Springer Wörterbuch
Medizin

Springer
Berlin
Heidelberg
New York
Barcelona
Hongkong
London
Mailand
Paris
Singapur
Tokio

P. Reuter

Springer Wörterbuch Medizin

Mit 14 anatomischen Abbildungen

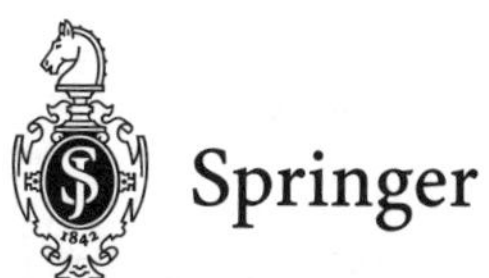

Springer

Peter Reuter
Reuter medical, Inc.
6341 Aragon Way Apt. 201
Fort Myers, FL 33912
USA

ISBN 3-540-67860-3 Springer-Verlag Berlin Heidelberg New York

Die Deutsche Bibliothek - CIP-Einheitsaufnahme

Reuter, Peter: Springer Wörterbuch Medizin : 48000 Fachbegriffe auf über 1000 Seiten ; Synonyme ; Bedeutung ; neue Rechtschreibung mit Alternativen ; 10 anatomische Tafeln / Peter Reuter. - Berlin ; Heidelberg ; New York ; Barcelona ; Hongkong ; London ; Mailand ; Paris ; Singapur ; Tokio : Springer, 2001
(Springer-Wörterbücher)
ISBN 3-540-67860-3

Springer-Verlag Berlin Heidelberg New York
ein Unternehmen der BertelsmannSpringer Science+Business Media GmbH

Printed in Germany

Herstellung: Andreas Gösling, Heidelberg
Zeichnungen: Adrian Cornford, MEDICAL ART, Reinheim
Umschlaggestaltung: Künkel + Lopka Werbeagentur GmbH, Heidelberg
Satz: wiskom e.K., Friedrichshafen
Druck und Bindung: Clausen & Bosse, Leck

Gedruckt auf säurefreiem Papier SPIN: 10774897 14/3130/ag – 5 4 3 2 1 0

Vorwort

Bei der Ausarbeitung des Konzeptes für das **Springer Wörterbuch Medizin** haben Verlag und Autor die Ergebnisse von Umfragen und Voruntersuchungen berücksichtigt, die zeigten, dass traditionelle Wörterbücher auf Grund ihrer Struktur (viele Stichwörter mit kurzer, knapper Definition und Angabe von Geschlecht, Silbentrennung und Synonymen) als besser geeignet für Studenten, Schwestern und andere Beschäftigte im Gesundheitswesen eingeschätzt wurden, als die auf dem Markt vorhandenen medizinischen Lexika. Vor allem für Benutzer mit nur geringer oder keiner medizinischen Vorbildung wurde ein Werk, das den Schwerpunkt auf beide Aspekte, den sprachlichen und den medizinischen Inhalt legt, als wesentlich besser beurteilt. Es zeigte sich auch, dass es eine Nachfrage nach einem Werk gibt, das die Änderungen, die sich aus der Reform der Rechtschreib- und Trennregeln ergeben, konsequent berücksichtigt.

Auf der Basis dieser Überlegungen wurden rund 50.000 Stichwörter aus allen Bereichen der Grundlagenfächer und der theoretischen und klinischen Medizin zusammengestellt. Dabei wurde darauf geachtet, dass sowohl traditionelle Begriffe als auch aktuelle Termini erfasst wurden. Da die Einträge aus einer wesentlich umfangreicheren Datenbank extrahiert wurden, die ständig aktualisiert und korrigiert wird, konnten Wortgruppen systematisch und vollständig abgearbeitet werden. Das gilt auch für die Einarbeitung von Silbentrennpunkten, unregelmäßigen Pluralformen und alternativer Schreibweisen der neuen Rechtschreibregeln, soweit das inhaltlich sinnvoll war. Alle anatomischen Termini, egal ob im Hauptteil oder im Anhang, entsprechen der neuen Terminologia anatomica.

Um den Benutzern einen Schnellzugriff auf Informationen zu ermöglichen, wurde das Werk in einen Lexikonteil und einen Anhang mit Normalwerttabellen, Abkürzungsverzeichnis und anatomischen Tafeln unterteilt.

Trotz aller Anstrengungen von Verlag und Autor kann und will diese Erstauflage keinen Anspruch auf Vollständigkeit oder Fehlerfreiheit erheben. Für Hinweise auf Versäumnisse oder notwendige Korrekturen, sowie Ergänzungsvorschläge für kommende Auflagen, sind wir jederzeit dankbar.

Die Zusammenarbeit mit dem Springer-Verlag war außerordentlich produktiv und konstruktiv. Ein Werk dieser Größenordnung innerhalb kurzer Zeit auf die Beine zu stellen, war ein Abenteuer, das nur Dank des großen Engagements von Herrn Dr. Mager und der Mitarbeiter in Redaktion und Herstellung möglich war.

Fort Myers, Florida
im Dezember 2000

Peter Reuter

Inhaltsverzeichnis

Hinweise zur Benutzung des Wörterbuchs

Hauptstichwörter werden auf der Grundlage eines Buchstaben-für-Buchstaben-Systems eingeordnet. Bei mehrsilbigen Stichwörtern [Ausnahme: Komposita] wird die Silbentrennung angezeigt.

Haupteinträge erhalten eine Wortartangabe [siehe auch 'Abkürzungsverzeichnis'].

Umlaute werden bei der Alphabetisierung nicht besonders berücksichtigt, d.h., ä, ö, ü werden als a, o bzw. u eingeordnet. Kursiv geschriebene Vorsilben, numerische Präfixe, griechische Buchstaben und die Präfixe L, D, l, d werden bei der alphabetischen Einordnung nicht beachtet.

Mehrworteinträge erscheinen in der Regel als Untereinträge zu einem logischen Überbegriff. Untereinträge werden genauso wie Hauptstichwörter alphabetisch eingeordnet. Die Pluralform wird bei der Einordnung nicht berücksichtigt. Das gleiche gilt für Präpositionen, Konjunktionen und Artikel.

Fünf verschiedene Schriftarten werden zur Gliederung der Einträge eingesetzt:
Halbfett für den Haupteintrag
Auszeichnungsschrift für Untereinträge
Grundschrift für die Definition
Kursiv für erklärende und bestimmende Zusätze.
KAPITÄLCHEN für Synonyme

Bestimmende Zusätze (z.B. Sachgebietsangaben) werden dazu verwendet, Einträge zu kennzeichnen, die in ihrer Gesamtheit oder in Teilbedeutungen Einschränkungen unterliegen.

Verweise innerhalb des Lexikonteils werden durch Pfeile [→] gekennzeichnet.

Hinweise auf einen anderen Eintrag, unter dem das Stichwort aufgeführt und evtl. definiert ist, sind mit [s.u.] markiert.

Stichwörter, die eine Definition inhaltlich ergänzen, sind mit einem Asterisk [*] versehen.

Abkürzungsverzeichnis

adj	Adjektiv
anatom.	anatomisch
biochem.	biochemisch
biolog.	biologisch
bzw.	beziehungsweise
ca.	circa
chem.	chemisch
chirurg.	chirurgisch
embryolog.	embryologisch
etc.	et cetera
evtl.	eventuell
f	femininum, weiblich
genet.	genetisch
gynäkol.	gynäkologisch
hämatolog.	hämatologisch
histolog.	histologisch
i.d.R.	in der Regel
i.e.S.	im eigentlichen Sinne
immunolog.	immunologisch
m	masculinum, männlich
neurol.	neurologisch
nt	neutrum, sächlich
patholog.	pathologisch
pharmakol.	pharmakologisch
physik.	physikalisch
physiolog.	physiologisch
pl	Plural, Mehrzahl
präf.	Präfix, Vorsilbe
psychiat.	psychiatrisch
psychol.	psychologisch
s.	sich
sog.	sogenannt
s.u.	siehe unter
suff.	Suffix, Nachsilbe
u.a.	unter anderem; und andere
u.ä.	und ähnliche(s)
u.U.	unter Umständen
usw.	und so weiter
v.a.	vor allem
z.B.	zum Beispiel
z.T.	zum Teil

A

A-, **a-** *präf.* Wortelement mit der Bedeutung **1.** "nicht" **2.** "weg von/entfernt von"

Aarskog-Syndrom *nt* Fehlbildungssyndrom mit Kleinwuchs und Fehlbildungen im Gesichts-, Extremitäten- und Genitalbereich; SYN: fazio-genito-digitales Syndrom

Aase-Syndrom *nt* autosomal-rezessiv vererbte Blutbildungsstörung mit Skelettanomalien

Ab-, **ab-** *präf.* Wortelement mit der Bedeutung "weg von/entfernt von"

a|bak|te|ri|ell *adj* frei von Bakterien, bakterienfrei; (*Krankheit*) nicht von Bakterien verursacht

A|ba|ro|gno|sis *f* Verlust des Gewichtssinns; SYN: Baragnosis

a|ba|ro|gno|tisch *adj* Abarognosis betreffend

ab|ar|tig *adj* von der Norm abweichend, nicht normal

A|ba|sie *f* Gehunfähigkeit; SYN: Abasia

a|ba|tisch *adj* Abasie betreffend, durch sie bedingt, gehunfähig

Ab|bau|in|to|xi|ka|ti|on *f* Autointoxikation* durch Abbau körpereigener Substanzen

Abbé-Zählkammer *f* Zählkammer für Blutkörperchen; SYN: Thoma-Zeiss-Zählkammer

Ab|bruch|blu|tung *f* Menstruationsblutung ohne vorhergehende Ovulation

Ab|do|men *nt* Bauch, Unterleib

ab|do|mi|nal *adj* Abdomen/Bauch(höhle) betreffend; SYN: abdominell

Ab|do|mi|nal|a|or|ta *f* unterhalb des Zwerchfells liegender Teil der Aorta; teilt sich in die rechte und linke Arteria* iliaca communis; SYN: Bauchschlagader, Aorta abdominalis, Pars abdominalis aortae

Ab|do|mi|nal|at|mung *f* Bauchatmung

Ab|do|mi|nal|gie *f* Bauchschmerzen, Leibschmerzen, Abdominalschmerzen

Ab|do|mi|nal|gra|vi|di|tät *f* Einnistung der Frucht in der Bauchhöhle; SYN: abdominale Schwangerschaft, Abdominalschwangerschaft, Bauchhöhlenschwangerschaft, Graviditas abdominalis

Ab|do|mi|nal|ho|den *pl* Form des Maldescensus testis, bei der die Hoden im Bauchraum bleiben; SYN: Bauchhoden

Ab|do|mi|nal|la|vage *f* Spülung/Lavage der Bauchhöhle; SYN: Bauchhöhlenspülung

Ab|do|mi|nal|schwan|ger|schaft *f* Abdominalgravidität

Ab|do|mi|nal|trau|ma *nt* Bauchverletzung

ab|do|mi|nell *adj* → abdominal

Abdomino-, **abdomino-** *präf.* Wortelement mit der Bedeutung "Bauch(höhle)/Unterleib"

Ab|do|mi|no|hys|te|ro|to|mie *f* Gebärmuttereröffnung durch den Bauchraum; SYN: transabdominelle Hysterotomie, Laparohysterotomie, Zöliohysterotomie

ab|do|mi|no|in|gu|i|nal *adj* Bauch und Leistenregion betreffend oder verbindend

ab|do|mi|no|kar|di|al *adj* Bauch und Herz betreffend

ab|do|mi|no|pel|vin *adj* Bauchhöhle und Beckenhöhle/Cavitas pelvis betreffend oder verbindend

ab|do|mi|no|pe|ri|ne|al *adj* Bauch und Damm/Perineum betreffend oder verbindend

ab|do|mi|no|tho|ra|kal *adj* Bauch und Brust(korb)/Thorax betreffend oder verbindend; SYN: thorakoabdominal

ab|do|mi|no|va|gi|nal *adj* Bauch und Scheide/Vagina betreffend oder verbindend

ab|do|mi|no|ve|si|kal *adj* Bauch und Harnblase/Vesica urinaria betreffend oder verbindend; SYN: vesikoabdominal

Ab|do|mi|no|zen|te|se *f* Punktion der Bauchhöhle, Bauchpunktion, Bauchhöhlenpunktion; SYN: Zöliozentese

Ab|du|cens *m* Abduzens

Ab|du|cens|pa|re|se *f* Lähmung des Nervus* abducens; führt zum Sehen von Doppelbildern und Schielen des betroffenen Auges; SYN: Abduzensparese, Abduzenslähmung

Ab|duk|ti|on *f* Wegbewegung von der Längsachse

Ab|duk|ti|ons|mus|kel *m* → Abduktor

A

Ab|duk|tor *m* Muskel, der eine Abduktion bewirkt; SYN: Abduktionsmuskel, Abziehmuskel, Abzieher, Musculus abductor

Ab|du|zens *m* den Musculus* rectus lateralis versorgender Hirnnerv; SYN: Abducens, VI. Hirnnerv, Nervus abducens

Ab|du|zens|läh|mung *f* →Abducensparese

Ab|du|zens|pa|re|se *f* →Abducensparese

ab|du|zie|rend *adj* von der Längsachse wegbewegend

Aberhalden-Fanconi-Lignac-Syndrom *nt* →Aberhalden-Fanconi-Syndrom

Aberhalden-Fanconi-Syndrom *nt* zu den lysosomalen Speicherkrankheiten* gehörende, autosomal-rezessiv vererbte Erkrankung mit Cystinspeicherung in u.a. Kornea, Konjuktiva, Knochenmark, Niere, Lymphozyten; SYN: Zystinspeicherkrankheit, Zystinose, Lignac-Syndrom, Lignac-Fanconi-Krankheit, Aberhalden-Fanconi-Lignac-Syndrom, Cystinose

ab|er|rant *adj* **1.** an atypischer Stelle liegend, atypisch gebildet **2.** anomal, von der Norm abweichend

Ab|er|ra|ti|on *f* **1.** Abweichung, Lageanonalie, Formanomalie **2.** Abbildungsfehler, durch den ein Bild verzerrt dargestellt wird [**sphärische Abberation**] oder von einem farbigem Randsaum [**chromatische Abberation**] umgeben ist

Abe|ta|li|po|pro|te|in|ä|mie *f* rezessiv vererbter Mangel an β-Lipoproteinen im Serum; SYN: A-Beta-Lipoproteinämie, Bassen-Kornzweig-Syndrom

A-Beta-Lipoproteinämie *f* →Abetalipoproteinämie

Ab|führ|mit|tel|ab|u|sus *m* zu häufige Einnahme von Abführmitteln; führt u.a. zu Störungen des Elektrolythaushaltes und dadurch bedingter Verstopfung; SYN: Abführmittelmissbrauch, Laxanzienabusus, Laxanzienmissbrauch

Ab|führ|mit|tel|miss|brauch *m* →Abführmittelabusus

A|bi|o|ge|ne|se *f* (*biolog.*) Entstehung von Leben aus toter Materie; SYN: Urzeugung

a|bi|o|ge|ne|tisch *adj* Abiogenese betreffend

A|bi|o|se *f* Abwesenheit von Leben; auch gleichgesetzt mit Abiotrophie*

a|bi|o|tisch *adj* Abiose betreffend, von ihr betroffen oder gekennzeichnet, ohne Leben; leblos

a|bi|o|troph *adj* Abiotrophie betreffend; SYN: abiotrophisch

A|bi|o|tro|phie *f* progressiver Vitalitätsverlust von Organen

a|bi|o|tro|phisch *adj* →abiotroph

Ab|klatsch|me|tas|ta|se *f* durch direkten Kontakt entstandene Metastase; SYN: Kontaktmetastase

Ab|lac|ta|tio *f* Abstillen; SYN: Ablaktation

Ab|lak|ta|ti|on *f* Abstillen; SYN: Ablactatio

Ab|lak|ta|ti|ons|dys|pep|sie *f* Verdauungsstörung des Säuglings nach dem Abstillen; SYN: Abstilldyspepsie

Ab|la|tio *f* **1.** Ablösung, Abtrennung, Abhebung, Ablation **2.** (operative) Entfernung, Abtragung, Amputation

Ablatio chorioideae Abhebung der Aderhaut durch Exsudat oder Einblutung; SYN: Aderhautabhebung, Amotio chorioideae

Ablatio mammae klassische Brustentfernung mit Entfernung der Pektoralmuskeln und Achsellymphknoten; SYN: Halsted-Operation, radikale Mastektomie, Mammaamputation

Ablatio placentae vorzeitige Lösung der Plazenta

Ablatio retinae durch verschiedene Ursachen hervorgerufene Trennung von Netzhaut und Pigmentepithel; SYN: Netzhautablösung, Amotio retinae

ab|la|tiv *adj* (*chirurg.*) entfernend, amputierend

Ab|lei|tung *f* Registrierung der Aktionsströme des Herzens an bestimmten Oberflächenpunkten mittels Elektroden

A|ble|pha|rie *f* angeborenes oder erworbenes Fehlen des Augenlids

Ab|ma|ge|rung *f* extremer Gewichtsverlust

Ab|na|be|lung *f* Durchtrennung der Nabelschnur; SYN: Nabelschnurschnitt, Omphalotomie

ab|norm *adj* **1.** von der Norm abweichend, anormal, ungewöhnlich **2.** ungewöhnlich hoch oder groß

ab|nor|mal *adj* →abnorm

ABNull-Blutgruppen *pl* klassisches Blutgruppensystem, das vier Hauptgruppen [A, B, 0, AB] und mehrere Untergruppen hat; SYN: ABO-System, ABO-Blutgruppen

ABNull-Inkompatibilität *f* Unverträglichkeit zwischen den verschiedenen ABNull-Blutgruppen*; SYN: ABO-Unverträglichkeit, ABO-Inkompatibilität

Ab|nut|zungs|pig|ment *nt* bräunliches Pigmentgemisch, das beim Abbau von Zellbestandteilen anfällt und in der Zelle abgelagert wird; SYN: Lipofuszin

ABO-Blutgruppen *pl* →ABNull-Blutgruppen

ABO-Inkompatibilität *f* →ABNull-Inkompatibilität

ab|o|rad *adj* vom Mund weg (führend)

ab|o|ral *adj* vom Mund entfernt (liegend), mundfern

A|bort *m* →Abortus

artifizieller Abort →Abortus artificialis

habitueller Abort →Abortus habitualis

idiopathischer Abort Fehlgeburt ohne erkennbare Ursache

induzierter Abort →Abortus artificialis

inkompletter Abort →Abortus incompletus

kompletter Abort →Abortus completus

tubarer Abort Ausstoßung einer Tubenschwangerschaft* in die Bauchhöhle

unvollständiger Abort →Abortus incompletus
vollständiger Abort →Abortus completus

A|bor|ti|fa|ci|ens *nt, pl* **-en|zi|en** →Abortivum

A|bort|in|duk|ti|on *f* Einleitung eines Schwangerschaftsabbruches

a|bor|tiv *adj* **1.** eine Fehlgeburt verursachend **2.** unfertig, unvollständig entwickelt, verkümmert, zurückgeblieben **3.** abgekürzt (verlaufend), vorzeitig, verfrüht, gemildert

A|bor|tiv|ei *nt* Ei, das keine Keimanlage enthält oder sich nur für wenige Wochen weiterentwickelt; SYN: Molenei, Windei

A|bor|tiv|mit|tel *nt* →Abortivum

A|bor|ti|vum *nt, pl* **-va** zur Einleitung eines Schwangerschaftsabbruches verwendete Substanz; SYN: Abortivmittel, Abortifaciens, Abtreibemittel

A|bor|tus *m, pl* **-tus** Fehlgeburt, Abgang; SYN: Abort
Abortus artificialis künstlich herbeigeführte Fehlgeburt; SYN: induzierter/artifizieller Abort, Schwangerschaftsabbruch
Abortus completus Abort mit vollständiger Ausstoßung der abgestorbenen Frucht; SYN: kompletter/vollständiger Abort
Abortus criminalis illegaler/krimineller Schwangerschaftsabbruch
Abortus febrilis fieberhafter Abort
Abortus habitualis wiederholt auftretende Frühgeburten; SYN: habitueller Abort
Abortus imminens drohender Abort
Abortus incipiens beginnender Abort
Abortus incompletus Abort, bei dem die Frucht nur unvollständig ausgestoßen wird; SYN: inkompletter/unvollständiger Abort
Abortus spontaneus Fehlgeburt, Spontanabort, Abgang

ABO-System *nt* →ABNull-Blutgruppen

ABO-Unverträglichkeit *f* →ABNull-Inkompatibilität

A|bra|chie *f* angeborenes Fehlen der Arme

Ab|ra|sio *f, pl* **-si|o|nes** (Haut-)Abschürfung, Ablederung
Abrasio corneae Abschabung des Hornhautepithels des Auges
Abrasio dentium physiologischer Abrieb der Kauflächen der Zähne
Abrasio uteri Gebärmutterausschabung

Abrikossoff-Geschwulst *f* →Abrikossoff-Tumor

Abrikossoff-Tumor *m* gutartiger Tumor der quergestreiften Muskulatur; SYN: Abrikossoff-Geschwulst, Myoblastenmyom, Myoblastom, Abrikossoff-Tumor, Granularzelltumor

Ab|riss|frak|tur *f* Abriss von Knochenteilen am Ansatz von Sehnen oder Bändern; SYN: Ausrissfraktur

Ab|rup|tio *f, pl* **-ti|o|nes** Lösung, Ablösung
Abruptio graviditatis Schwangerschaftsunterbrechung
Abruptio placentae vorzeitige Plazentalösung

Abs-, **abs-** *präf.* →Ab-

Abs|ces|sus *m, pl* **-sus** →Abszess

Ab|schäl|lungs|frak|tur *f* →Abscherfraktur

Ab|schei|dungs|throm|bus *m, pl* **-ben** an der geschädigten Gefäßwand entstehender Thrombus*, der außen von einer weißgrauen Leukozytenschicht umgeben ist; SYN: Abscheidungsthrombus, Konglutinationsthrombus, weißer Thrombus, grauer Thrombus

Ab|scher|frak|tur *f* Absprengung eines schalenförmigen Fragments im Gelenkbereich; SYN: Abschälungsfraktur

Ab|sence *f* plötzlich einsetzender, kurzzeitiger Bewusstseinsverlust mit Amnesie*

Ab|sen|tia *f* Geistesabwesenheit

Ab|si|dia *f* Pilzgattung, die Erreger vom Mukormykosen sein kann

Ab|sie|de|lung *f* →Metastase

Ab|sinth *m* →Artemisia absinthium

ab|so|lut *adj* **1.** uneingeschränkt, unumschränkt **2.** rein, unvermischt

Ab|sor|bens *nt, pl* **-en|zi|en** saugfähiger Stoff, absorbierende Struktur/Substanz; SYN: Absorbens

Ab|sor|ber *m* →Absorbens

ab|sor|bie|rend *adj* saugfähig, einsaugend, aufsaugend

Ab|sorp|ti|on *f* **1.** Aufnahme, Aufsaugen von Gasen/Flüssigkeiten durch eine Grenzfläche **2.** Aufnahme von Substanzen über die Haut oder Schleimhaut **3.** Schwächung von Strahlung, Licht oder Wellen

ab|sorp|tiv *adj* Absorption betreffend, aufsaugend, absorbierend

Ab|still|dys|pep|sie *f* Verdauungsstörung des Säuglings nach dem Abstillen; SYN: Ablaktationsdyspepsie

abs|ti|nent *adj* enthaltsam; auf Geschlechtsverkehr verzichtend

Abs|ti|nenz *f* Enthaltung, Enthaltsamkeit

Abs|ti|nenz|er|schei|nun|gen *pl* →Abstinenzsyndrom

Abs|ti|nenz|syn|drom *nt* Bezeichnung für die beim Entzug eines Suchtmittels auftretende körperliche Symptomatik; SYN: Entzugserscheinungen, Entzugssyndrom, Entziehungserscheinungen, Entziehungssyndrom, Abstinenzerscheinungen

Ab|sto|ßung *f* →Abstoßungsreaktion

Ab|sto|ßungs|re|ak|ti|on *f* Abstoßung eines Transplantates durch den Wirt; in Abhängigkeit vom Zeitpunkt des Auftretens der Abstoßungsreaktion, spricht man von **hyperakuter, akuter, beschleunigter** oder **chronischer Abstoßung**; SYN: Abstoßung

Ab|strich *m* Entnahme von Probematerial von der Oberfläche von Haut oder Schleimhaut

abs|ze|die|ren *v* einen Abszess bilden, zu einer Abszessbildung führen

abs|ze|die|rend *adj* einen Abszess bildend, zu

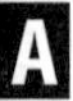

einer Abszessbildung führend, abszessbildend

Abs|ze|die|rung *f* Abszessbildung

Abs|zess *m* abgekapselte Eiteransammlung [**Abszessmembran**] in einem durch Gewebeeinschmelzung entstanden Hohlraum [**Abszesshöhle**]; SYN: Abscessus

anorektaler Abszess Abszess in der After-Mastdarmgegend; SYN: After-Mastdarmabszess

appendizealer Abszess Abszess in der Gegend der Appendix* vermiformis; SYN: periappendizealer Abszess

appendizitischer Abszess Begleitabszess bei einer Entzündung der Appendix* vermiformis

biliärer Abszess meist durch aufsteigende Darmbakterien verursachter Leberabszess bei Cholangitis* oder Cholestase*; SYN: biliärer Leberabszess, biliogener Leberabszess, cholangitischer Leberabszess, biliogener Abszess, cholangitischer Abszess

biliogener Abszess →biliärer Abszess

cholangitischer Abszess →biliärer Abszess

embolischer Abszess durch einen septischen Embolus* verursachter Abszess; meist als Leberabszess

epiduraler Abszess Abszess im Epiduralraum; meist kommt es zur Entwicklung einer Meningitis*; SYN: extraduraler Abszess, Epiduralabszess

epinephritischer Abszess →paranephritischer Abszess

epiploischer Abszess Abszess des Bauchnetzes

extraduraler Abszess →epiduraler Abszess

hämatogener Abszess durch hämatogene Streuung von Erregern entstandener Abszess

heißer Abszess durch Eitererreger hervorgerufener akuter Abszess

intraabdominaler Abszess Abszess im Bauchraum/in der Bauchhöhle

intraabdomineller Abszess →intraabdominaler Abszess

intraduraler Abszess zwischen den Durablättern liegender Abszess

intrahepatischer Abszess Abszess im Lebergewebe; Leberabszess

intrakranieller Abszess Abszess innerhalb der Schädelhöhle

intramuraler Abszess Abszess in einer Organwand

intraperitonealer Abszess in der Peritonealhöhle liegender Abszess

intrarenaler Abszess Abszess im Nierengewebe; SYN: Nierenabszess

intrazerebraler Abszess Abszess im Hirngewebe; SYN: Hirnabszess

ischiorektaler Abszess tiefer Abszess zwischen Rektum und Sitzbein

kalter Abszess meist durch Mycobacterium* tuberculosis verursachter chronischer Abszess

metastatischer Abszess bei Pyämie* entstehender Abszess durch i.d.R. hämatogene Streuung der Erreger

metastatisch-pyämischer Abszess →pyogener Abszess

mykotischer Abszess im Rahmen einer Pilzinfektion entstehender Abszess

otogener Abszess vom Ohr [Otitis* media] ausgehender Abszess; tritt meist als Hirnabszess in Erscheinung

parametraner Abszess meist durch eine Parametritis* ausgelöster Abszess im Parametrium

paranephritischer Abszess Abszess des Nierenlagers bzw. der Nierenkapsel; SYN: epinephritischer Abszess

pelvirektaler Abszess Abszess der Beckengewebe um das Rektum

perforierender Abszess in das umliegende Gewebe infiltrierender Abszess oder Durchbruch in eine Körperhöhle

perianaler Abszess Abszess in unmittelbarer Nähe des Afters

perianastomotischer Abszess um eine Anastomose herum entstehender Abszess

periappendizealer Abszess Abszess in der Gegend der Appendix* vermiformis; SYN: appendizealer Abszess

periappendizitischer Abszess Abszess in unmittelbarer Nähe einer entzündeten Appendix* vermiformis

periareolarer Abszess Abszess in unmittelbarer Nähe des Warzenvorhofs der Brust

pericholangiolärer Abszess Abszess in unmittelbarer Nähe der Gallenwege

pericholezystischer Abszess Abszess in unmittelbarer Nähe der Gallenblase

periduktaler Abszess Abszess in unmittelbarer Nähe eines Milchganges der Brustdrüse

peripleuritischer Abszess Abszess als Begleiterscheinung bei einer Pleuritis*; abszedierende Pleuritis

perirektaler Abszess Abszess in unmittelbarer Nähe des Rektums; SYN: Perirektalabszess

perirenaler Abszess Abszess in unmittelbarer Nähe der Niere

perisinuöser Abszess Abszess in unmittelbarer Nähe eines Hirn- oder Lebersinus

periurethraler Abszess Abszess in unmittelbarer Nähe der Harnröhre, Abszess im Harnröhrenbereich

perivertebraler Abszess Abszess in unmittelbarer Nähe eines Wirbelkörpers; meist als kalter Abszess [Senkungsabszess] bei Tuberkulose*

pyämischer Abszess Abszessbildung bei Pyämie*

pyelophlebitischer Abszess Leberabszess durch Erreger aus dem Pfortadergebiet; SYN: pyelophlebitischer Leberabszess
pyogener Abszess durch Absiedlung aus einem Eiterherd entstandener Abszess; SYN: metastatisch-pyämischer Abszess
rektaler Abszess Abszess der Rektumwand; SYN: Mastdarmabszess
retrobulbärer Abszess Abszess im Gewebe hinter dem Augapfel
retroglandulärer Abszess →retromammärer Abszess
retromammärer Abszess hinter der Brustdrüse liegender Abszess; SYN: retroglandulärer Abszess
retroperitonealer Abszess Abszess im Retroperitonealraum
retropharyngealer Abszess Abszess zwischen Rachenhinterwand und Halswirbelsäule; SYN: Retropharyngealabszess
retrotonsillärer Abszess durch eine Tonsillitis* ausgelöster Abszess im Retrotonsillargewebe; SYN: Retrotonsillarabszess
retrozäkaler Abszess hinter dem Zäkum* liegender Abszess; meist als periappendizitischer Abszess
steriler Abszess Abszess aus dem kein Erreger isoliert werden kann
subareolärer Abszess Abszess im Subkutangewebe des Warzenvorhofs der Brust
subduraler Abszess Abszess im Subduralraum
subepidermaler Abszess unter der Epidermis liegender Abszess
subfaszialer Abszess unter einer Aponeurose/Faszie liegender Abszess
subhepatischer Abszess unterhalb der Leber liegender Abszess
subkutaner Abszess Abszess des Unterhautgewebes
submammärer Abszess unterhalb der Brustdrüse liegender Abszess
subpektoraler Abszess unter einem Pektoralmuskel liegender Abszess
subperiostaler Abszess Abszess unter der Knochenhaut
subphrenischer Abszess unterhalb des Zwerchfells liegender Abszess; häufigster Abszess des Bauchraums
subskapulärer Abszess Abszess unterhalb des Schulterblattes
subungualer Abszess Abszess unter einem Nagel
suprahepatischer Abszess oberhalb der Leber liegender Abszess
tuberkulöser Abszess Abszessbildung im Rahmen einer Tuberkulose*; meist gleichgesetzt mit kaltem Abszess
verkäsender Abszess i.d.R. tuberkulöser Abszess mit Verkäsung des nekrotischen Gewebes

Abs|zess|fis|tel *f* von einem Abszess ausgehende Fistel

Abs|zess|höh|le *f* s.u. Abszess

Abs|zess|mem|bran *f* s.u. Abszess

Abt-Letterer-Siwe-Krankheit *f* bevorzugt Kleinkinder betreffende, generalisierte Variante der Histiozytose* mit Granulomen in Haut, Milz, Lymphknoten, Leber, Lunge und Knochen; akuter Verlauf mit hoher Sterberate [90%]; SYN: Morbus Letterer-Siwe, Letterer-Siwe-Krankheit, akute/maligne Säuglingsretikulose, maligne generalisierte Histiozytose

Ab|trei|be|mit|tel *nt* →Abortivum

Ab|trei|bung *f* künstlich herbeigeführte Fehlgeburt; SYN: Schwangerschaftsunterbrechung, Schwangerschaftsabbruch

Ab|trop|fungs|nä|vus *m, pl* **-vi** Nävuszellnävus* im Übergangsbereich von Dermis* und Epidermis*; SYN: Grenznävus, Übergangsnävus, Junktionsnävus, junktionaler Nävus

A|bu|lie *f* krankhafte Willenlosigkeit oder Entschlusslosigkeit

Ab|u|sus *m* Missbrauch, missbräuchliche Anwendung

Ab|wehr *f* Immunsystem, Immunabwehr

ab|wehr|ge|schwächt *adj* mit geschwächter (Immun-)Abwehr

Ab|wehr|re|fle|xe *pl* Reflexe, die dem Schutz des Körpers dienen [z.B. Fluchtreflex]

Ab|zie|her *m* →Abduktor

Ab|zieh|mus|kel *m* →Abduktor

Ac-, ac- *präf.* Wortelement mit der Bedeutung “zu../hinzu../an”

Acanth-, acanth- *präf.* →Acantho-

A|can|tha|moe|ba *f* freilebende Amöben, die v.a. bei abwehrgeschwächten Patienten Infektionen [Amöbenenzephalitis] hervorrufen können; SYN: Akanthamöbe

Acantho-, acantho- *präf.* Wortelement mit der Bedeutung “Stachel/Dorn”

A|can|tho|ce|pha|la *pl* zu den Nemathelminthen gehörende Darmparasiten, die beim Menschen nur selten Erkrankungen auslösen; SYN: Kratzer, Kratzwürmer

A|can|tho|ly|sis *f, pl* **-ses** →Akantholyse

A|can|tho|ma *nt, pl* **-ma|ta** gutartige Hyperplasie* der Epidermis* und Hautpapillen; SYN: Akanthom

A|can|tho|sis *f, pl* **-ses** Verdickung der Stachelzellschicht der Haut; SYN: Akanthose
Acanthosis circumporalis pruriens zu Juckreiz und Papelbildung führender Verschluss der Ausführungsgänge apokriner Schweißdrüsen; SYN: Fox-Fordyce-Krankheit, apokrine Miliaria, Hidradenoma eruptivum, Apocrinitis sudoripara pruriens
Acanthosis nigrans grau-braune, papillomatöse Wucherung der Haut der großen Gelenkbeugen; SYN: Schwarzwucherhaut, Akanthosis nigricans

Acar-, acar- *präf.* →Acaro-

A|car|di|cus *m* →Akardius

A

A|car|di|us *m* →Akardius

A|ca|ri *pl* allgemeiner Begriff für Milben und Zecken

A|ca|ri|a|sis *f, pl* **-ses** →Akariosis

A|ca|ri|do|sis *f, pl* **-ses** →Akariosis

A|ca|ri|no|sis *f, pl* **-ses** →Akariosis

Acaro-, acaro- *präf.* Wortelement mit der Bedeutung "Milbe"

A|ca|ro|der|ma|ti|tis *f, pl* **-ti|ti|den** durch Milben hervorgerufene Dermatitis*; SYN: Milbendermatitis, Akarodermatitis; Skabies **Acarodermatitis urticarioides** Milbendermatitis durch Kontakt mit Stroh oder Getreide; SYN: Gerstenkrätze, Getreidekrätze

a|ca|ro|der|ma|ti|tisch *adj* Acarodermatitis betreffend; SYN: akarodermatitisch

A|ca|rus sca|bi|ei *m* Milbenart, deren Weibchen die Krätze* verursachen; SYN: Krätzmilbe, Sarcoptes scabiei

Ac|ce|le|ra|tor|glo|bu|lin *nt* →Akzeleratorglobulin

Ac|ce|le|rin *nt* zur Blutgerinnungskaskade gehörender Faktor, der dort aus Faktor V gebildet wird; SYN: Akzelerin, Faktor VI

Ac|cre|tio *f, pl* **-ti|o|nes** pathologische Verwachsung, Verklebung

ACE-Hemmer *pl* zur Senkung des Blutdruckes verwendete Hemmer des Angiotensin-Converting-Enzyms; SYN: Angiotensin-Converting-Enzym-Hemmer

A|ce|pha|lie *f* angeborenes Fehlen des Kopfes; SYN: Azephalie

A|ce|ta|bu|lum *nt, pl* **-la** Gelenkpfanne des Hüftgelenks; SYN: Hüftpfanne, Hüftgelenkspfanne, Azetabulum

A|ce|ta|bu|lum|dys|pla|sie *f* mangelhafte Ausbildung der Hüftgelenkspfanne; SYN: Pfannendysplasie, Azetabulumdysplasie

A|ce|ta|bu|lum|frak|tur *f* Hüftpfannenbruch, Hüftpfannenfraktur

A|cet|al|de|hyd *m* im Intermediärstoffwechsel enstehender Aldehyd mit stechendem Geruch; SYN: Azetaldehyd, Äthanal, Ethanal

A|ce|tat *nt* Salz der Essigsäure; SYN: Azetat

A|cet|es|sig|säu|re *f* Zwischenprodukt beim Abbau von Fettsäuren und ketoplastischen Aminosäuren; wird bei gestörtem Kohlenhydratstoffwechsel [u.a. Diabetes* mellitus] vermehrt in der Leber gebildet; SYN: β-Ketobuttersäure, Azetessigsäure

A|ce|to|a|ce|tat *nt* Salz der Acetessigsäure; SYN: Azetoazetat

A|ce|ton *nt* farblose, mit Wasser mischbare Flüssigkeit; einfachstes Keton; wird im Stoffwechsel aus Acetoacetat gebildet und über den Zitratzyklus abgebaut; bei gestörtem Kohlenhydratstoffwechsel [u.a. Diabetes* mellitus] vermehrt in der Leber gebildet; SYN: Azeton, Dimethylketon, Propanon

A|ce|ton|ä|mie *f* erhöhter Ketonkörpergehalt des Blutes; SYN: Azetonämie, Ketonämie

a|ce|ton|ä|misch *adj* Acetonämie betreffend, durch sie bedingt; SYN: azetonämisch, ketonämisch

A|ce|ton|kör|per *pl* →Ketonkörper

A|ce|ton|u|rie *f* Ausscheidung von Aceton bzw. Ketonkörpern* im Urin; SYN: Ketonurie

a|ce|ton|u|risch *adj* Acetonurie betreffend, durch sie bedingt; SYN: ketonurisch

A|ce|tum *nt* Essig

A|ce|tyl|a|mei|sen|säu|re *f* Ketokarbonsäure; wichtiges Zwischenprodukt des Kohlenhydrat- und Aminosäurestoffwechsels; SYN: Brenztraubensäure, α-Ketopropionsäure

A|ce|tyl|cho|lin *nt* Cholinester der Essigsäure; Neurotransmitter im ZNS und in cholinergen Synapsen; SYN: Azetylcholin

A|ce|tyl|cho|lin|es|te|ra|se *f* die Spaltung von Acetylcholin in Cholin und Acetat katalysierendes Enzym; SYN: echte Cholinesterase

A|ce|tyl|cho|lin|es|te|ra|se|hem|mer *pl* Pharmaka, die die Aktivität der Acetylcholinesterase hemmen und eine (toxische) Anreicherung von Acetylcholin bewirken; SYN: Cholinesterasehemmer, Cholinesteraseinhibitor, Acetylcholinesteraseinhibitor

A|ce|tyl|cho|lin|es|te|ra|se|in|hi|bi|tor *pl* →Acetylcholinesterasehemmer

Acetyl-CoA *nt* →Acetylcoenzym A

Acetyl-Coenzym A *nt* →Acetylcoenzym A

A|ce|tyl|co|en|zym A *nt* energiereiche Thioverbindung von Essigsäure und Coenzym A; zentraler Metabolit des Stoffwechsel der Zelle

A|ce|ty|lie|rung *f* Einführung eine Acetylrests in eine Verbindung; SYN: Azetylierung

A|ce|tyl|sa|li|cyl|säu|re *f* Salicylsäureester mit antipyretischer, analgetischer, antiphlogistischer und thrombozytenaggregationshemmender Wirkung; SYN: Azetylsalizylsäure; Aspirin

A|ce|tyl|trans|fe|ra|se *f* die Acetylgruppe übertragendes Enzym

A|cha|la|sie *f* **1.** neuromuskuläre Störung der glatten Muskulatur von Hohlorganen **2.** Störung des unteren Speiseröhrensphinkters mit fehlender oder ungenügender Erschlaffung während des Schluckaktes; SYN: Ösophagusachalasie, Kardiospasmus

Achard-Syndrom *nt* genetisch bedingte umschriebene Vergrößerung der Akren

Achard-Thiers-Syndrom *nt* nur Frauen betreffende endokrine Störung mit Diabetes* mellitus, Fettsucht, Hirsutismus* und evtl. Hypertonie*, Amenorrhö* und Akne

A|chei|lie *f* angeborenes Fehlen einer oder beider Lippen; SYN: Achilie

A|chei|rie *f* angeborenes Fehlen einer oder beider Hände; SYN: Achirie

A|chi|lie *f* →Acheilie

A|chil|les|seh|ne *f* die am Tuber* calcanei ansetzende Sehne des Musculus* triceps surae; SYN: Tendo calcaneus

A|chil|les|seh|nen|re|flex *m* Dorsalflexion des Fußes bei Schlag auf die Achillessehne; SYN: Triceps-surae-Reflex

A|chil|lo|bur|si|tis *f, pl* **-ti|den** Entzündung der Bursa* tendinis calcanei; SYN: Bursitis achillea

a|chil|lo|bur|si|tisch *adj* Achillobursitis betreffend

A|chil|lo|dy|nie *f* Schmerzen in der Achillessehne

A|chil|lo|rrha|phie *f* **1.** Naht der Achillessehne, Achillessehnennaht **2.** (operative) Achillessehnenverkürzung, Achillessehnenraffung

A|chil|lo|te|no|to|mie *f* Achillessehnendurchtrennung

A|chi|rie *f* →Acheirie

A|chlor|hy|drie *f* absoluter Mangel an Magensäure; SYN: Magensäuremangel, Magenanazidität

a|chlor|hy|drisch *adj* Achlorhydrie betreffend, durch sie bedingt

A|cho|lie *f* mangelhafte oder fehlende Gallenausscheidung; SYN: Gallenmangel

a|cho|lisch *adj* Acholie betreffend, frei von Galle

A|cho|lu|rie *f* Fehlen von Gallenpigment im Harn

a|cho|lu|risch *adj* Acholurie betreffend, ohne Ausscheidung von Gallenpigment im Harn

A|chon|dro|ge|ne|sie *f* Oberbegriff für Fehlbildungssyndrome mit Störung der Knorpelbildung

A|chon|dro|pla|sie *f* autosomal-dominantes Fehlbildungssyndrom mit großem Kopf, Sattelnase, Verkürzung der langen Röhrenknochen, kleinen Händen und Füßen; normale Intelligenzentwicklung; SYN: Parrot-Krankheit, Parrot-Syndrom, Parrot-Kauffmann-Syndrom

a|chon|dro|plas|tisch *adj* Achondroplasie betreffend, von ihr betroffen oder gekennzeichnet, durch sie bedingt

A|chro|ma|sie *f* Pigmentmangel

A|chro|ma|tin *nt* im Ruhekern der Zelle nicht anfärbbares Chromatin; SYN: Euchromatin

a|chro|ma|tisch *adj* **1.** unbunt, farblos **2.** nicht oder schwer anfärbbar

a|chro|ma|to|phil *adj* schwer anfärbend, achromatophil

A|chro|ma|to|pie *f* →Achromatopsie

A|chro|ma|top|sie *f* (totale) Farbenblindheit; SYN: Achromatopie, Monochromasie

A|chro|ma|to|sis *f, pl* **-ses** fehlendes Färbevermögen von Zellen

A|chro|mat|u|rie *f* Ausscheidung eines farblosen Harns

A|chro|mo|bac|ter *m* anaerobe, stäbchenförmige Bakterien; selten Erreger von Harnwegsinfekten

A|chro|mo|re|ti|ku|lo|zyt *m* →Achromozyt

A|chro|mo|zyt *m* bei Anämien vorkommender, halbmondförmiger Zellschatten; SYN: Achromoretikulozyt, Halbmondkörper, Schilling-Halbmond

Ach|sel|drü|sen|abs|zess *m* →Achselhöhlenabszess, apokriner

Ach|sel|höh|len|abs|zess, apokriner *m* meist chronisch rezidivierende, eitrige Schweißdrüsenentzündung; SYN: Schweißdrüsenabszess, Achseldrüsenabszess, Hidradenitis suppurativa

Ach|sel|ve|ne *f* aus den Oberarmvenen entstehende kräftige Vene; SYN: Vena axillaris

Ach|sen|hy|per|o|pie *f* Weitsichtigkeit durch eine zu kurze Augenachse

Ach|sen|my|o|pie *f* Kurzsichtigkeit durch eine zu lange Augenachse

Ach|sen|zy|lin|der *m* →Axon

A|chy|lia *f* Fehlen der Verdauungssekrete, z.B. **Achylia gastrica** [Fehlen der Magensekretion]

a|ci|do|phil *adj* →azidophil

A|ci|do|se *f* →Azidose

A|ci|dum *nt* Säure

A|ci|ne|to|bac|ter *m* unbewegliche, aerobe, gramnegative, ubiquitär vorkommende Bakterien, die zunehmend als Erreger von nosokomialen Infekten [**Acinetobacter calcoaceticus**] auftreten

A|ci|nus *m, pl* **-ni** traubenförmiges Endstück von Drüsen; SYN: Azinus

Ac|ne *f* →Akne

Acne-rosacea-Keratitis *f* Hornhautentzündung im Rahmen der Rosazea*; SYN: Akne-rosacea-Dermatitis, Rosazea-Keratitis

acquired immunodeficiency syndrome *nt* →AIDS

Acr-, acr- *präf.* →Acro-

A|cra|nia *f* →Akranie

a|cra|ni|al *adj* Akranie betreffend, von ihr betroffen oder gekennzeichnet, ohne Schädel, schädellos; SYN: akranial

A|cre|mo|ni|o|se *f* durch **Cephalosporium acremonium** hervorgerufene Pilzinfektion; SYN: Akremoniose, Cephalosporiose

Acro-, acro- *präf.* Wortelement mit der Bedeutung "Spitze/Extremität/Gipfel"

A|cro|a|sphy|xia *f* →Akrozyanose

A|cro|cy|a|no|sis *f, pl* **-ses** →Akrozyanose

A|cro|der|ma|ti|tis *f, pl* **-ti|ti|den** Dermatitis* der Extremitäten; SYN: Akrodermatitis **Acrodermatitis enteropathica** seltene, autosomal-rezessiv vererbte Störung der Zinkabsorption mit Ekzemen an den Akren; SYN: Danbolt-Closs-Syndrom, Brandt-Syndrom **Acrodermatitis papulosa eruptiva infantilis** papulöses Exanthem* bei Kleinkindern im Rahmen einer Hepatitis B; SYN: infantile papulöse Akrodermatitis, Gianotti-Crosti-Syndrom **Acrodermatitis perstans** →Acroderma-

A

titis continua suppurativa

Acrodermatitis continua suppurativa ätiologisch ungeklärte, rezidivierende Erkrankung der Finger- und Zehenkuppen mit Pustelbildung und Mutilation*; SYN: Eiterflechte, Hallopeau-Krankheit, Acrodermatitis perstans

a|cro|der|ma|ti|tisch *adj* Acodermatitis betreffend; SYN: akodermatitisch

A|cro|dy|nia *f* →Akrodynie

A|cro|ke|ra|to|sis *f, pl* **-ses** →Akrokeratose

A|cro|mi|on *nt, pl* **-m|ia** →Akromion

A|cro|scle|ro|sis *f, pl* **-ses** Unterform der Sklerodermie* mit hauptsächlichem Befall der Akren* und des Nackens; oft gleichgesetzt mit Sklerodaktylie*; SYN: Akrosklerose, Akrosklerodermie

ACTH-Belastungstest *m* →ACTH-Test

ACTH-Stimulationstest *m* →ACTH-Test

ACTH-Test *m* Funktionstest für die Nebennierenrinde; SYN: ACTH-Belastungstest, ACTH-Stimulationstest

Ac|tin *nt* →Aktin

Actino-, actino- *präf.* Wortelement mit der Bedeutung "Strahl/Strahlung"

Ac|ti|no|ba|cil|lus *m, pl* **-li** Gattung gramnegativer Bakterien, die nur selten als Krankheitserreger in Erscheinung tritt; SYN: Aktinobazillus

Actinobacillus mallei →Pseudomonas mallei

Actinobacillus pseudomallei →Pseudomonas pseudomallei

Ac|ti|no|my|ces *m* Gattung gramnegativer, unbeweglicher Fadenbakterien; SYN: Aktinomyzet

Actinomyces israelii Erreger der Aktinomykose*; SYN: Strahlenpilz

Ac|ti|no|my|ce|ta|ceae *pl* Familie gramnegativer, unbeweglicher Fadenbakterien, die nur selten als Krankheitserreger in Erscheinung treten

Ac|ti|no|my|ce|ta|les *pl* Ordnung grampositiver, unbeweglicher Fadenbakterien mit echten Verzweigungen

Ac|ti|no|my|co|sis *f, pl* **-ses** →Aktinomykose

A|cyl|gly|ce|rin *nt* →Glyzerid

Ad-, ad- *präf.* Wortelement mit der Bedeutung "zu../hinzu../an.."

A|dak|ty|lie *f* angeborenes Fehlen von Finger(n) oder Zehe(n)

A|da|man|tin *nt* emailleartige, transparente, äußere Zahnschicht; härteste Substanz des menschlichen Körpers; SYN: Schmelz, Zahnschmelz, Substantia adamantina, Enamelum

A|da|man|ti|nom *nt* meist im Unterkiefer auftretende zystische Geschwulst, die von Epithelresten ausgeht; SYN: Ameloblastom, Ganoblastom

Adamanto-, adamanto- *präf.* Wortelement mit Bezug auf "Zahnschmelz/Enamelum"

A|da|man|to|blast *m* den Zahnschmelz bildende Zelle; SYN: Zahnschmelzbildner, Ameloblast, Ganoblast

A|dams|ap|fel *m* Vorwölbung des Schildknorpels; beim Mann stärker ausgeprägt als bei der Frau; SYN: Prominentia laryngea

Adams-Stokes-Anfall *m* durch Herzrhythmusstörungen hervorgerufene akute, lebensbedrohliche Bewusstlosigkeit mit durch Minderdurchblutung des Gehirns; SYN: Adams-Stokes-Synkope, Adams-Stokes-Syndrom, Adams-Stokes-Morgagni-Syndrom, Morgagni-Adams-Stokes-Anfall

Adams-Stokes-Morgagni-Syndrom *nt* →Adams-Stokes-Anfall

Adams-Stokes-Syndrom *nt* →Adams-Stokes-Anfall

Adams-Stokes-Synkope *f* →Adams-Stokes-Anfall

A|dap|ta|ti|on *f* Anpassung, Gewöhnung; SYN: Adaption

A|dap|ta|ti|ons|hy|per|pla|sie *f* Hyperplasie* eines Organs oder Muskels als Anpassung an eine Belastung; SYN: Anpassungshyperplasie

A|dap|ta|ti|ons|syn|drom *nt* Bezeichnung für die Gesamtheit der Reaktionen des Körpers zur Anpassung an Umweltreize; SYN: allgemeines Anpassungssyndrom

A|dap|ti|on *f* →Adaptation

a|dap|tiv *adj* auf Adaptation beruhend; anpassungsfähig

A|dap|to|me|ter *nt* Gerät zur Messung der Dunkelanpassung des Auges

Addis-Count *nt* Bestimmung, der über einen bestimmten Zeitraum im Harn ausgeschiedenen Zellen und Zylinder; SYN: Addis-Count, Addis-Hamburger-Count, Addis-Test

Addis-Hamburger-Count *nt* →Addis-Count

Addison-Anämie *f* durch einen Vitamin B_{12}-Mangel hervorgerufene megaloblastäre Anämie*; SYN: perniziöse Anämie, Biermer-Anämie, Morbus Biermer, Perniziosa, Perniciosa, Anaemia perniciosa, Vitamin B_{12}-Mangelanämie

Addison-Krankheit *f* durch eine fehlende oder verminderte Hormonproduktion der Nebennierenrinde ausgelöstes Krankheitsbild mit u.a. Müdigkeit, Schwäche, Gewichtsverlust und Hyperpigmentierung der Haut; SYN: Morbus Addison, Bronzekrankheit, Bronzehautkrankheit, primäre chronische Nebenniereninsuffizienz, primäre chronische Nebennierenrindeninsuffizienz

Addison-Krise *f* akute Nebenniereninsuffizienz

Addis-Test *m* →Addis-Count

ad|di|tiv *adj* zusätzlich, hinzukommend

Ad|duk|ti|on *f* Hinbewegung zur Längsachse

Ad|duk|tor *m* Muskel, der eine Adduktion bewirkt; SYN: Adduktionsmuskel, Musculus adductor

Ad|duk|to|ren|ka|nal *m* Kanal an der medialen Seite des Oberschenkels in dem Arteria und Vena femoralis verlaufen; SYN: Schenkelkanal, Canalis adductorius

Ad|duk|to|ren|läh|mung *f* Lähmung der Musculi arytenoideus obliquuus und transverus mit Weitstellung der Stimmritze

Ad|duk|to|ren|re|flex *m* Adduktion des Oberschenkels bei Schlag auf die mediale Femurkondyle

ad|du|zie|rend *adj* zur Längsachse hinbewegend

Aden-, aden- *präf.* →Adeno-

a|dend|ri|tisch *adj* ohne Dendriten

A|de|nek|to|mie *f* Drüsenentfernung, Drüsenresektion

A|de|nin *nt* Purinbase; Baustein von Nukleinsäuren und Coenzymen; SYN: 6-Aminopurin

Adenin-Arabinosid *f* gegen Herpesviren und Varicella-Zoster-Virus wirksames topisches Virostatikum*; SYN: Vidarabin, Ara-A

A|de|nin|des|o|xy|ri|bo|sid *nt* Purinnukleosid aus Adenin und Desoxyribose; SYN: Desoxyadenosin

A|de|ni|tis *f, pl* **-ti|den** 1. Drüsenentzündung 2. Lymphknotenentzündung; SYN. Lymphadenitis

a|de|ni|tisch *adj* Adenitis betreffend

Adeno-, adeno- *präf.* Wortelement mit der Bedeutung "Drüse"

A|de|no|car|ci|no|ma *nt, pl* **-ma|ta** von Drüsengewebe ausgehendes Karzinom*; SYN: Adenokarzinom, Adenocarcinom, Carcinoma adenomatosum

A|de|no|cel|lu|li|tis *f, pl* **-ti|den** Entzündung einer Drüse und des umliegenden Gewebes; SYN: Adenozellulitis

A|de|no|dy|nie *f* Drüsenschmerz(en)

A|de|no|e|pi|the|li|om *nt* Mischtumor aus Drüsen- und Epithelgewebe; SYN: Adenoepithelioma

A|de|no|fi|brom *nt* Mischtumor aus Drüsen- und Bindegewebe; SYN: Fibroadenom, Adenofibroma

A|de|no|fi|bro|se *f* zu Fibrosierung führende degenerative Drüsenerkrankung

a|de|no|fi|bro|tisch *adj* Adenofibrose betreffend

a|de|no|gen *adj* von Drüsengewebe abstammend

A|de|no|gra|fie *f* →Adenographie

a|de|no|gra|fisch *adj* →adenographisch

A|de|no|gra|phie *f* Röntgendarstellung einer oder mehrerer Drüsen

a|de|no|gra|phisch *adj* Adenographie betreffend, mittels Adenographie

a|de|no|hy|po|phy|sär *adj* Adenohypophyse betreffend, aus ihr stammend

A|de|no|hy|po|phy|se *f* aus drei Teilen [**Pars distalis, Pars tuberalis, Pars intermedia**] bestehender vorderer Teil der Hypophyse*; bildet u.a. die Hypophysenhormone **Somatotropin, ACTH** und **follikelstimulierendes Hormon**; SYN: Adenohypophyse, Hypophysenvorderlappen, Adenohypophysis, Lobus anterior hypophysis

A|de|no|hy|po|phys|ek|to|mie *f* Entfernung/Resektion der Adenohypophyse*

A|de|no|hy|po|phy|sis *f, pl* **-ses** →Adenohypophyse

a|de|no|id *adj* drüsenähnlich, von drüsenähnlichem Aufbau

A|de|no|ide *pl* im Kindesalter häufige Wucherung der Rachenmandel, die zu Atembeschwerden, krankhafter Mundatmung, Mundgeruch und Mittelohrbeschwerden führen kann; SYN: Rachenmandelhyperplasie, adenoide Vegetationen

A|de|no|id|ek|to|mie *f* →Adenotomie

A|de|no|i|di|tis *f, pl* **-ti|den** Entzündung des lymphatischen Gewebes des Nasopharynx*

a|de|no|i|di|tisch *adj* Adenoiditis betreffend

A|de|no|kar|zi|nom *nt* von Drüsengewebe ausgehendes Karzinom*; SYN: Adenocarcinom, Carcinoma adenomatosum

A|de|no|kys|tom *nt* Adenom* mit zystischer Erweiterung der Drüsenlichtungen; SYN: Cystadenom, Kystadenom, Zystadenom, zystisches Adenom

A|de|no|li|pom *nt* gutartiger Mischtumor aus Drüsen- und Fettgewebe; SYN: Lipoadenom

A|de|no|li|po|ma|to|se *f* Auftreten gehäufter Adenolipome

symmetrische Adenolipomatose →multiple symmetrische Lipomatose

A|de|no|lym|phom *nt* gutartiger Mischtumor der Ohrspeicheldrüse aus drüsigem und lymphatischem Gewebe; SYN: Warthin-Tumor, Warthin-Albrecht-Arzt-Tumor, Adenolymphom, Cystadenoma lymphomatosum, Cystadenolymphoma papilliferum

A|de|nom *nt* von Drüsengewebe ausgehender gutartiger Tumor; SYN: Adenoma

zystisches Adenom Adenom mit zystischer Erweiterung der Drüsenlichtungen; SYN: Cystadenom, Kystadenom, Zystadenom, Adenokystom

A|de|no|ma *nt, pl* **-ma|ta** →Adenom

Adenoma insulocellulare von den Inselzellen der Bauch speicheldrüse ausgehender gutartiger Tumor; SYN: Inselzelladenom, Nesidioblastom, Nesidiom

Adenoma sudoriparum benignes Adenom der Schweißdrüsen; SYN: Schweißdrüsenadenom, Hidradenom, Syringom

A|de|no|ma|to|id|tu|mor *m* gutartiger Tumor mit drüsenähnlichen Spalten

a|de|no|ma|tös *adj* Adenomatose betreffend

A|de|no|ma|to|se *f* durch die Entwicklung multipler Adenome* gekennzeichnete Erkrankung; SYN: Adenomatosis

A

multiple endokrine Adenomatose →multiple endokrine Adenopathie
pluriglanduläre Adenomatose →multiple endokrine Adenopathie
A|de|no|ma|to|sis *f, pl* **-ses** durch die Entwicklung multipler Adenome* gekennzeichnete Erkrankung; SYN: Adenomatose
Adenomatosis coli mit einem hohen Entartungsrisiko [70-100%] behaftete, familiäre Adenomatose mit Ausbildung zahlreichen Dickdarmpolypen; SYN: familiäre Polypose, Polyposis familiaris
a|de|no|ma|tisch *adj* Adenomatose betreffend
A|de|no|me|ga|lie *f* Drüsenvergrößerung, Drüsenschwellung
A|de|no|my|o|fi|brom *nt* Fibrom* mit Drüsen- und Muskelgewebe
A|de|no|my|om *nt* gutartiger Mischtumor aus Drüsengewebe und glatter Muskulatur; SYN: Adenomyoma
a|de|no|my|o|ma|tös *adj* an ein Adenomyom erinnernd
A|de|no|my|o|ma|to|se *f* durch multiple Adenomyome* in der Uteruswand hervorgerufene Erkrankung
Adenomyomatose der Prostata →Prostataadenom
a|de|no|my|o|ma|tisch *adj* Adenomyomatose betreffend
A|de|no|my|o|rhab|do|sar|kom der Niere *nt* bösartiger Tumor der Nieren, der drüsige und sarkomatöse Anteile enthält; tritt oft schon im Kindesalter auf; SYN: Wilms-Tumor, embryonales Adenosarkom, embryonales Adenomyosarkom, Nephroblastom, Adenomyorhabdosarkom der Niere
A|de|no|my|o|sar|kom *nt* bösartiger Mischtumor aus Drüsengewebe und quergestreifter Muskulatur
embryonales Adenomyosarkom bösartiger Tumor der Nieren, der drüsige und sarkomatöse Anteile enthält; tritt oft schon im Kindesalter auf; SYN: Wilms-Tumor, embryonales Adenosarkom, Nephroblastom, Adenomyorhabdosarkom der Niere
A|de|no|my|o|se *f* Endometriosis* genitalis interna mit Sitz in der Gebärmuttermuskulatur; SYN: Adenomyosis interna, Endometriosis uteri interna
Adenomyosis interna →Adenomyose
A|de|no|pa|thie *f* allgemeine Bezeichnung für eine Erkrankung endokriner oder exokriner Drüsen; meist gleichgesetzt mit Lymphadenopathie
multiple endokrine Adenopathie durch eine Adenombildung in verschiedenen endokrinen Düsen gekennzeichnetes Syndrom; meist autosomal-dominant vererbt; SYN: multiple endokrine Neoplasie, pluriglanduläre Adenomatose, multiple endokrine Adenomatose
a|de|no|pa|thisch *adj* Adenopathie betreffend, durch sie bedingt
A|de|no|pha|ryn|gi|tis *f, pl* **-ti|den** Entzündung der Adenoide* und des Pharynx*
a|de|no|pha|ryn|gi|tisch *adj* Adenopharyngitis betreffend, durch sie bedingt
a|de|nös *adj* Drüse betreffend, drüsig, drüsenartig
A|de|no|sar|kom *nt* bösartiger Mischtumor aus drüsigen und sarkomatösen Anteilen
embryonales Adenosarkom bösartiger Tumor der Nieren, der drüsige und sarkomatöse Anteile enthält; tritt oft schon im Kindesalter auf; SYN: Wilms-Tumor, embryonales Adenomyosarkom, Nephroblastom, Adenomyorhabdosarkom der Niere
A|de|no|se *f* degenerative Drüsenerkrankung; oft gleichgesetzt mit Adenopathie*; SYN: Adenosis
sklerosierende Adenose mit Sklerosierung* der Drüsen einhergehende Form der Mastopathie*; SYN: Korbzellenhyperplasie, sklerosierende Adenosis
A|de|no|sin *nt* aus Adenin* und Ribose* aufgebautes Nukleosid*; Baustein der Nukleinsäuren
A|de|no|sin|des|a|mi|na|se *f* intrazelluläres Enzym, das Adenosin im Rahmen des Purinabbaus zu Inosit umwandelt
A|de|no|sin|des|a|mi|na|se|man|gel *m* autosomal-rezessive Enzymopathie mit Störung der zellulären und humoralen Immunabwehr
A|de|no|sin|di|phos|phat *nt* im Stoffwechsel aus Adenosinmonophosphat oder Adenosintriphosphat gebildet; stellt zusammen mit Adenosintriphosphat eine Schlüsselsubstanz des Energiestoffwechsels dar; SYN: Adenosin-5'-diphosphat, Adenosin-5'-pyrophosphat
Adenosin-5'-diphosphat *nt* →Adenosindiphosphat
A|de|no|sin|mo|no|phos|phat *nt* Monophosphorsäureester des Adenosins; SYN: Adenylsäure, Adenosin-5'-monophosphat
zyklisches Adenosinmonophosphat →Adenosin-3',5'-Phosphat, zyklisches
Adenosin-5'-monophosphat *nt* →Adenosinmonophosphat
Adenosin-3',5'-Phosphat, zyklisches *nt* aus Adenosintriphosphat* gebildete Ringverbindung, die als extra- und intrazelluläre Botensubstanz von Bedeutung ist; SYN: Zyklo-AMP, Cyclo-AMP, zyklisches Adenosinmonophosphat
Adenosin-5'-pyrophosphat *nt* →Adenosindiphosphat
A|de|no|sin|tri|phos|phat *nt* wichtigster Energielieferant des Stoffwechsels; wird bei praktisch allen energieverbrauchenden Reaktionen der Zelle in Adenosindiphosphat umgewandelt
Adenosin-5'-triphosphat *nt* →Adenosintri-

phosphat

A|de|no|sin|tri|phos|pha|ta|se *f* Enzym, das die Spaltung von Adenosintriphosphat in Adenosindiphosphat katalysiert

A|de|no|sis *f, pl* **-ses** degenerative Drüsenerkrankung; oft gleichgesetzt mit Adenopathie*; SYN: Adenose

sklerosierende Adenosis mit Sklerosierung* der Drüsen einhergehende Form der Mastopathie*; SYN: Korbzellenhyperplasie, sklerosierende Adenose

A|de|no|skle|ro|se *f* zu Sklerosierung* führende degenerative Drüsenerkrankung; SYN: Drüsensklerose

a|de|no|skle|ro|tisch *adj* Adenosklerose betreffend, von ihr betroffen oder gekennzeichnet, durch sie bedingt

a|de|no|tisch *adj* Adenose betreffend, von ihr betroffen oder gekennzeichnet, durch sie bedingt

A|de|no|tom *nt* ringförmiges Messer zur Adenotomie*

A|de|no|to|mie *f* operative Entfernung der Rachenmandel; SYN: Adenoidektomie

A|de|no|ton|sil|lek|to|mie *f* operative Entfernung von Adenoiden und Rachenmandel

a|de|no|trop *adj* aus Drüsen einwirkend

A|de|no|vi|ri|dae *pl* Familie von DNA-Viren, die beim Menschen Infektionen der Atemwege hervorrufen kann

A|de|no|zel|lu|li|tis *f, pl* **-ti|den** Entzündung einer Drüse und des umliegenden Gewebes; SYN: Adenocellulitis

a|de|no|zel|lu|li|tisch *adj* Adenozellulitis betreffend, von ihr betroffen oder gekennzeichnet, durch sie bedingt

A|de|nyl|at|ki|na|se *f* Enzym, das im Muskel die Reaktion ATP + AMP →2 ADP katalysiert; SYN: Myokinase, AMP-Kinase, A-Kinase

A|de|nyl|säu|re *f* →Adenosinmonophosphat

A|deps *m* Fett

A|der *f* Blutgefäß

A|der|haut *f* gefäß- und pigmentreicher hinterer Abschnitt der mittleren Augenhaut; versorgt das Pigmentepithel und die Stäbchen-Zapfen-Schicht; SYN: Choroidea, Chorioidea

A|der|haut|ab|he|bung *f* Abhebung der Aderhaut durch Exsudat oder Einblutung; SYN: Amotio chorioideae, Ablatio chorioideae

A|der|haut|ent|zün|dung *f* →Chorioiditis

A|der|lass *m* künstliche Eröffnung eines Blutgefäßes zur Blutentnahme

A|der|mo|ge|ne|se *f* unvollständige Hautentwicklung

ad|hä|rent *adj* (an-)klebend, (an-)haftend; verklebt, verwachsen

Ad|hä|si|o|ly|se *f* →Adhäsiotomie

Ad|hä|si|on *f* **1.** (An-)Kleben, (An-)Haften, Adhärenz **2.** Verklebung, Verwachsung

Ad|hä|si|o|to|mie *f* Durchtrennung von Verwachsungen; SYN: Adhäsiolyse

ad|hä|siv *adj* (an-)haftend, klebend

A|di|a|do|cho|ki|ne|se *f* Unfähigkeit, koordinierte Bewegungen schnell abwechselnd auszuführen

A|di|a|spi|ro|my|ko|se *f* durch **Emmonsia**-Species hervorgerufene Pilzerkrankung der Lunge; SYN: Lungenadiaspiromykose

a|di|a|ther|man *adj* wärmeundurchlässig; SYN: atherman

Adie-Pupille *f* fehlende Pupillenreaktion bei Änderung der einfallenden Lichtmenge; SYN: Pupillotonie

Adie-Syndrom *nt* meist einseitige Pupillotonie mit Hypo- oder Areflexie*; SYN: Adie-Pupillotonie, pupillotonischer Pseudotabes, Pseudotabes pupillotonica, Pseudo-Argyll Robertson-Syndrom, Pseudo-Robertson-Syndrom

Adipo-, adipo- *präf.* Wortelement mit der Bedeutung "Fett"

A|di|po|ci|re *f* aus den Körperfetten entstehendes wachsähnliches Fett in Leichen, die im Wasser oder feuchten Boden liegen; SYN: Fettwachs, Leichenwachs

A|di|po|ki|ne|se *f* Fettmobilisation im Gewebe

a|di|po|ki|ne|tisch *adj* Adipokinese betreffend oder fördernd

A|di|po|ne|cro|sis *f, pl* **-ses** meist das Unterhautgewebe betreffende Nekrose* des Fettgewebes; SYN: Fettgewebsnekrose, Fettnekrose, Adiponekrose

Adiponecrosis subcutanea neonatorum durch eine geburtstraumatische Schädigung hervorgerufene Fettgewebsnekrose im Bereich von Schulter, Wange und Gesäß; SYN: symmetrische Fettsklerose, subkutane Fettnekrose der Neugeborenen

a|di|pös *adj* **1.** fetthaltig, fettig **2.** fett, fettleibig

A|di|pos|al|gie *f* ätiologisch ungeklärte, meist Frauen in der Menopause befallende, lokalisierte, schmerzhafte Fettgewebsvermehrung; SYN: Lipalgie, Dercum-Krankheit, Adipositas dolorosa, Lipomatosis dolorosa

A|di|po|si|tas *f* übermäßige Vermehrung des Gesamtfettgewebes; i.d.R. durch zu hohe Kalorienzufuhr und zu geringen Energieverbrauch bedingt; krankheitsbedingte oder idiopathische Formen sind selten; SYN: Fettleibigkeit, Fettsucht, Obesität, Obesitas

Adipositas cordis subepikardiale Fetteinlagerung; SYN: Fettherz, Cor adiposum

Adipositas dolorosa ätiologisch ungeklärte, meist Frauen in der Menopause befallende, lokalisierte, schmerzhafte Fettgewebsvermehrung; SYN: Dercum-Krankheit, Lipalgie, Adiposalgie, Lipomatosis dolorosa

A|di|po|so|gi|gan|tis|mus *m* Riesenwuchs kombiniert mit Pubertätsfettsucht; SYN: konstitutionelle Fettsucht

A|di|pos|u|rie *f* Fett-/Lipidausscheidung im Harn; SYN: Lipurie, Lipidurie
A|di|po|ze|le *f* Eingeweidebruch mit Fettgewebe im Bruchsack; SYN: Fettbruch, Liparozele, Lipozele
a|di|po|zel|lu|lär *adj* aus Bindegewebe und Fett bestehend
A|di|po|zyt *m* fettspeichernde Zellen; **univakuoläre Fettzellen** des weißen Fettgewebes enthalten nur ein Fetttröpfchen, **plurivakuoläre Fettzellen** des braunen Fettgewebes mehrere Tröpfchen; SYN: Fettspeicherzelle, Fettzelle, Lipozyt
A|dip|sie *f* Durstlosigkeit, mangelndes Durstgefühl
A|di|tus *m, pl* **-tus** Zugang, Eingang
Aditus ad antrum mastoideum Eingang ins Antrum* mastoideum
Aditus laryngis Kehlkopfeingang
Aditus orbitalis vordere Öffnung der Augenhöhle
A|di|u|re|tin *nt* im Hypothalamus* gebildetes Hormon, das die Rückresorbtion von Wasser in der Niere reguliert; SYN: antidiuretisches Hormon, Vasopressin
Ad|ju|vans *nt, pl* **-van|zi|en** Stoff, der die Wirkung eines anderen verstärkt oder steigert; Hilfsmittel
ad|ju|vant *adj* helfend, förderlich, unterstützend
Ad|mi|ni|cu|lum *nt, pl* **-la** Sehnenverstärkung, Sehnenverbreiterung
Ad|nek|to|mie *f* operative Entfernung einer Adnexe; SYN: Adnexektomie
Ad|ne|xe *f* Anhangsgebilde; SYN: Adnexum
Ad|nex|ek|to|mie *f* →Adnektomie
Ad|nex|tu|mor *m* Tumor von Eierstock oder Eileiter
Ad|ne|xum *nt, pl* **-ne|xa** Anhangsgebilde; SYN: Adnexe
a|do|les|zent *adj* Adoleszenz betreffend, in der Adoleszenz, heranwachsend, heranreifend, jugendlich
A|do|les|zen|ten|al|bu|min|u|rie *f* Eiweißausscheidung im Harn während der Pubertät; ohne pathologischen Wert; SYN: Adoleszentenproteinurie, Pubertätsalbuminurie, Pubertätsproteinurie
A|do|les|zen|ten|ky|pho|se *f* sich in der Adoleszenz [11.–18. Lebensjahr] manifestierende, zur Ausbildung eines Rundrückens führende Erkrankung der Wirbelsäule unklarer Ätiologie; SYN: Osteochondritis deformans juvenilis, Morbus Scheuermann, Scheuermann-Krankheit, Osteochondrosis deformans juvenilis
A|do|les|zen|ten|pro|te|in|u|rie *f* →Adoleszentenalbuminurie
A|do|les|zen|ten|sko|li|o|se *f* sich in der Adoleszenz herausbildende skoliotische Veränderung der Wirbelsäule
A|do|les|zen|ten|stru|ma *f* in der Adoleszenz auftretende euthyreote Struma*; betrifft meist junge Frauen; SYN: Juvenilstruma, Struma adolescentium, Struma juvenilis
A|do|les|zenz *f* Jugendalter; Zeitraum zwischen Beginn der Pubertät und Erwachsenenalter [11.–18. Lebensjahr]; SYN: Adolescens
A|don|tie *f* völlige Zahnlosigkeit
ad|o|ral *adj* in der Nähe des Mundes (liegend), zum Mund hin
Adren-, adren- *präf.* →Adreno-
ad|re|nal *adj* die Nebenniere(n) betreffend
Ad|re|nal|ek|to|mie *f* Nebennierenentfernung, Nebennierenresektion; SYN: Epinephrektomie
pharmakologische Adrenalektomie Ausschaltung der Nebennieren durch pharmakologische Hemmung
Ad|re|na|lin *nt* im Nebennierenmark und den Paraganglien der Grenzstrangkette gebildetes Hormon; SYN: Epinephrin
Ad|re|na|lin|ä|mie *f* erhöhter Adrenalingehalt des Blutes; SYN: Hyperadrenalinämie
Ad|re|na|lin|an|ta|go|nist *m* →Adrenorezeptorenblocker
Ad|re|na|lin|di|a|be|tes *m* Anstieg des Blutzuckerspiegels nach Adrenalininjektion; SYN: Adrenalinhyperglykämie
Ad|re|na|lin|glu|kos|u|rie *f* Zuckerausscheidung im Harn nach Adrenalininjektion
Ad|re|na|lin|hy|per|glyk|ä|mie *f* →Adrenalindiabetes
Ad|re|na|lin|oxi|da|se *f* Enzym, das die Oxidation von primären, sekundären und tertiären Aminen katalysiert; SYN: Monoaminooxidase, Monoaminoxidase, Tyraminoxidase, Tyraminase
Ad|re|na|lin|u|rie *f* Adrenalinausscheidung im Harn
Ad|re|na|li|tis *f, pl* **-ti|den** Entzündung der Nebenniere
ad|re|na|li|tisch *adj* Adrenalitis betreffend, von ihr betroffen oder gekennzeichnet, durch sie bedingt
ad|re|na|lo|trop *adj* auf die Nebenniere(n) einwirkend
Ad|ren|ar|che *f* Beginn der erhöhten Androgenbildung in der Nebennierenrinde am Anfang der Pubertät
ad|ren|erg *adj* durch Adrenalin bewirkt, Adrenalin ausschüttend, auf Adrenalin ansprechend; SYN: adrenergisch
ad|ren|er|gisch *adj* →adrenerg
Adreno-, adreno- *präf.* Wortelement mit der Bedeutung "Nebenniere"
ad|re|no|cor|ti|cal *adj* →adrenokortikal
ad|re|no|cor|ti|co|trop *adj* auf die Nebennierenrinde einwirkend; SYN: corticotrop, corticotroph, adrenocorticotroph, kortikotrop, kortikotroph, adrenokortikotrop, adrenokortikotroph
ad|re|no|cor|ti|co|troph *adj* →adrenocorticotrop
ad|re|no|gen *adj* durch die Nebenniere(n)

verursacht, von ihr ausgelöst oder ausgehend

ad|re|no|ki|ne|tisch *adj* die Nebenniere stimulierend

ad|re|no|kor|ti|kal *adj* Nebennierenrinde betreffend, von ihr ausgehend; SYN: adrenocortical

ad|re|no|kor|ti|ko|mi|me|tisch *adj* mit ähnlicher Wirkung wie Nebennierenrindenhormone

ad|re|no|kor|ti|ko|trop *adj* →adrenocorticotrop

ad|re|no|kor|ti|ko|troph *adj* →adrenocorticotrop

Ad|re|no|kor|ti|ko|tro|pin *nt* in der Hypophyse* gebildetes, glandotropes Polypeptidhormon, das die Synthese und Freisetzung von Glucocorticoiden in der Nebennierenrinde anregt; SYN: Kortikotropin, Kortikotrophin, Corticotrophin, Corticotrophinum, adrenocorticotropes Hormon, corticotropes Hormon

Ad|re|no|leu|ko|dys|tro|phie *f* X-chromosomal-rezessive Erkrankung mit Atrophie der Nebennierenrinde und herdförmiger Entmarkung im Gehirn; SYN: Siemerling-Creutzfeld-Syndrom, Fanconi-Prader-Syndrom, Schiller-Addison-Syndrom

Ad|re|no|ly|ti|kum *nt, pl* **-ka** die Wirkung von Adrenalin aufhebende Substanz; SYN: Sympatholytikum

ad|re|no|ly|tisch *adj* die Wirkung von Adrenalin aufhebend; SYN: sympatholytisch

ad|re|no|me|dul|lo|trop *adj* das Nebennierenmark stimulierend

Ad|re|no|me|ga|lie *f* Nebennierenvergrößerung

Ad|re|no|mi|me|ti|kum *nt, pl* **-ka** das sympathische System anregende Substanz; SYN: Sympathikomimetikum, Sympathikomimetikum, Adrenozeptoragonist, Adrenozeptorantagonist

ad|re|no|mi|me|tisch *adj* das sympathische System anregend, mit stimulierender Wirkung auf das sympathische System; SYN: sympathomimetisch

ad|re|no|priv *adj* durch einen Mangel an Nebennierenhormonen bedingt

ad|re|no|re|zep|tiv *adj* auf adrenerge Transmitter ansprechend; SYN: adrenozeptiv

Ad|re|no|re|zep|to|ren|blo|cker *pl* Substanzen, die durch Blockade der Adrenorezeptoren die Wirkung von Adrenalin und Noradrenalin hemmen; SYN: Adrenalinantagonist, Antiadrenergikum, Sympatholytikum

α-Adrenorezeptorenblocker *m* die Alpharezeptoren blockierende Substanzen; SYN: Alpha-Adrenorezeptorenblocker, Alpharezeptorenblocker, Alphablocker

β-Ad|re|no|re|zep|to|ren|blo|cker *pl* →Betablocker

Ad|re|no|sta|ti|kum *nt, pl* **-ka** die Nebennierenfunktion hemmende Substanz

ad|re|no|sta|tisch *adj* die Nebennierenfunktion hemmend

ad|re|no|trop *adj* auf die Nebenniere(n) einwirkend, mit besonderer Affinität zur Nebenniere

ad|re|no|zep|tiv *adj* →adrenorezeptiv

Ad|re|no|zep|tor|a|go|nist *m* →Adrenomimetikum

Ad|re|no|zep|tor|ant|a|go|nist *m* →Adrenomimetikum

Ad|ri|a|my|cin *nt* von **Streptomyces pencecticus** gebildetes zytostatisches Antibiotikum; SYN: Doxorubicin

Ad|sor|bens *nt, pl* **-en|zi|en** adsorbierende Substanz; SYN: Adsorber

Ad|sor|ber *m* →Adsorbens

ad|sor|bie|ren *v* an der Oberfläche anreichern oder festhalten

ad|sor|bie|rend *adj* mittels Adsorption; SYN: adsorptiv

Ad|sorp|ti|on *f* Bindung an die Oberfläche, Anreicherung auf der Oberfläche

ad|sorp|tiv *adj* →adsorbierend

Ad|strin|gens *nt, pl* **-en|zi|en** durch Zusammenziehung der Blutgefäße wirksames, blutstillendes Mittel; SYN: Styptikum, Hämostyptikum

ad|strin|gie|rend *adj* **1.** zusammenziehend **2.** blutstillend, hämostyptisch, styptisch

a|dult *adj* erwachsen

adult respiratory distress syndrome *nt* meist im Rahmen von Sepsis, Trauma oder Schock auftretendes akutes Lungenversagen mit alveolärer Hypoventilation* und Hypoxämie*; SYN: Schocklunge

Ad|ven|ti|tia *f* äußere Bindegewebsschicht von Gefäßen und Organen; SYN: Tunica adventitia

Ad|ven|ti|tia|zel|len *pl* Makrophagen der Gefäßwand

ad|ven|ti|ti|ell *adj* die Adventitia betreffend

A|dy|na|mia *f* →Adynamie

Adynamia episodica hereditaria autosomal-dominante Erkrankung mit anfallsweiser schlaffer Lähmung der Muskeln von Stamm und Extremitäten; SYN: Gamstorp-Syndrom, familiäre periodische hyperkaliämische Lähmung

A|dy|na|mie *f* Kraftlosigkeit, Schwäche, Muskelschwäche; SYN: Asthenie, Adynamia

a|dy|na|misch *adj* kraftlos, schwach; ohne Schwung

A|e|des *f* weitverbreitete Wald- und Wiesenstechmücke, die Krankheiten übertagen kann

Aedes aegypti in tropischen und subtropischen Gebieten Überträger des Gelbfiebers; SYN: Gelbfieberfliege

-aemia *suf.* →-ämie

Aequi-, aequi- *präf.* →Äqui-

Aer-, aer- *präf.* →Aero-

A|er|ä|mie *f* Bildung von Gasbläschen im Blut bei plötzlicher Dekompression [Caissonkrankheit*]; SYN: Aeroembolismus

A

Aeri-, aeri- *präf.* →Aero-

Aero-, aero- *präf.* Wortelement mit der Bedeutung "Luft/Gas/Nebel"

a|e|rob *adj* (*biolog.*) mit Sauerstoff lebend, auf Sauerstoff angewiesen; (*chem.*) in Gegenwart von Sauerstoff ablaufend, auf Sauerstoff angewiesen

A|e|ro|bi|er *m* Mikroorganismus, der auf Sauerstoff angewiesen ist; SYN: aerober Mikroorganismus, Aerobiont, Oxybiont

A|e|ro|bi|lie *f* Vorkommen von Luft/Gas in der Galle

A|e|ro|bi|ont *m* →Aerobier

A|e|ro|bi|o|se *f* sauerstoffabhängige Lebensweise; SYN: Oxibiose

a|e|ro|bi|o|tisch *adj* Aerobiose betreffend; SYN: oxibiotisch

A|e|ro|ce|le *f* →Aerozele

A|e|ro|em|bo|lis|mus *m* →Aerämie

a|e|ro|gen *adj* **1.** gasbildend, luftbildend **2.** (*Erreger*) durch die Luft übertragen

A|e|ro|mo|nas *f* Gattung gramnegativer Stäbchenbakterien

A|e|ro|o|ti|tis *f, pl* **-ti|ti|den** durch eine (plötzliche) Luftdruckänderung hervorgerufene Mittelohrentzündung; SYN: Fliegerotitis, Aerotitis, Barotitis, Barootitis, Otitis barotraumatica

a|e|ro|o|ti|tisch *adj* Aerootitis betreffend, von ihr betroffen oder gekennzeichnet, durch sie bedingt

A|e|ro|pa|thie *f* durch eine Luftdruckänderung hervorgerufener pathologischer Zustand [z.B. Aerootitis*]

A|e|ro|pha|gie *f* (krankhaftes) Luft(ver)schlucken

a|e|ro|phil *adj* mit Sauerstoff lebend, auf Sauerstoff angewiesen

a|e|ro|phob *adj* Aerophobie betreffend

A|e|ro|pho|bie *f* **1.** krankhafte Angst vor frischer Luft; SYN: Luftscheu **2.** krankhafte Angst vor dem Fliegen; SYN: Flugangst

A|e|ro|si|nu|si|tis *f, pl* **-ti|den** durch eine (plötzliche) Luftdruckänderung hervorgerufene Entzündung der Nasennebenhöhlen; SYN: Fliegersinusitis, Barosinusitis

a|e|ro|si|nu|si|tisch *adj* Aerosinusitis betreffend, von ihr betroffen oder gekennzeichnet, durch sie bedingt

A|e|ro|sol *nt* in einem Gas schwebende feinverteilte feste [**Staub**] oder flüssige [**Nebel**] Teilchen

A|e|ro|sol|ke|ra|ti|tis *f, pl* **-ti|ti|den** durch Aerosol(e) hervorgerufene Hornhautentzündung

a|e|ro|sol|ke|ra|ti|tisch *adj* Aerosolkeratitis betreffend, von ihr betroffen oder gekennzeichnet, durch sie bedingt

A|e|ro|sol|the|ra|pie *f* Inhalationstherapie mit vernebelten Medikamenten

A|e|ro|ti|tis *f, pl* **-ti|ti|den** →Aerootitis

a|e|ro|ti|tisch *adj* →aerootitisch

a|e|ro|to|le|rant *adj* in Anwesenheit von Sauerstoff wachsend; sauerstofftolerant

A|e|ro|ze|le *f* lufthaltige Zyste; SYN: Aerocele, Luftzyste

Aes|ti|vo|au|tum|nal|fie|ber *nt* →Malaria tropica

Ae|ther *m* →Äther

Af-, af- *präf.* Wortelement mit der Bedeutung "zu../hinzu../an.."

A-Fasern *pl* markhaltige Nervenfasern mit hoher Leitungsgeschwindigkeit; je nach Durchmesser und Leitungsgeschwindigkeit unterscheidet man Aα-Fasern, Aβ-Fasern, Aγ-Fasern und Aδ-Fasern

a|feb|ril *adj* ohne Fieber verlaufend; SYN: fieberfrei, fieberlos, apyretisch

Af|fekt *m* Gemütsbewegung, Stimmung

Af|fekt|ent|zugs|syn|drom *nt* durch die Trennung von Bezugspersonen hervorgerufenes Depressionssyndrom bei Kindern; SYN: Anlehnungsdepression, Säuglingsdepression, anaklitische Depression

Af|fekt|hand|lung *f* im Affekt begangene strafbare Handlung

Af|fek|ti|on *f* Befall, Erkrankung

af|fek|tiv *adj* Affekt betreffend, emotional, affektbetont, gefühlsbetont

Af|fekt|la|bi|li|tät *f* Unausgeglichenheit des Gefühlslebens

Af|ekt|psy|cho|se *f* Psychose* mit erheblicher und anhaltender Verstimmung; SYN: affektive Psychose

Af|fen|hand *f* meist durch eine Medianuslähmung ausgelöste Unfähigkeit den Daumen zu opponieren

Af|fen|kopf *m* Entwicklungsanomalie mit affenähnlichem Schädel; SYN: Kebozephalie, Zebozephalie, Cebozephalie

Af|fen|lü|cke *f* physiologische Lücke zwischen oberem Schneidezahn und Eckzahn im Milchgebiss; SYN: Primatenlücke

af|fe|rent *adj* (*Nerv, Gefäß*) hinführend, zuführend

Afferent-loop-Syndrom *nt* nach Magenresektion auftretender Beschwerdekomplex durch eine Abflussbehinderung der zuführenden Darmschlinge; SYN: Syndrom der zuführenden Schlinge

Af|fi|ni|tät *f* Neigung

af|fi|ziert *adj* befallen; betroffen, berührt

A|fi|bri|no|gen|ä|mie *f* angeborener [autosomal-rezessiv] oder erworbener absoluter Mangel an Fibrinogen, der zu Gerinnungsstörungen führt; SYN: Faktor-I-Mangel, Fibrinogenmangel

Af|la|to|xi|ne *pl* von Pilzen der Gattung Aspergillus* gebildete Toxine, die in hoher Konzentration tödlich sein können; wirken in niederiger Dosierung krebserregend

a|fon *adj* →aphon

a|fo|nisch *adj* →aphon

Af|ter *m* →Anus

After-Blasen-Fistel *f* innere Analfistel mit

Mündung in die Blase
Af|ter|ent|zün|dung *f* →Anusitis
Af|ter|ju|cken *nt* durch verschiedene Ursachen [Ekzem, Hämorrhoiden] ausgelöster starker Juckreiz der Haut um den After; SYN: Pruritus ani
Af|ter|ka|nal *m* unterer Abschnitt des Mastdarms; SYN: Analkanal, Canalis analis
Af|ter|load *nt* Kraftaufwand der Herzmuskulatur zur Überwindung der Widerstände in der Ausstrombahn des linken Ventrikels und des peripheren Kreislaufs; SYN: Nachlast, Nachbelastung
After-Mastdarmabszess *m* Abszess in der After-Mastdarmgegend; SYN: anorektaler Abszess
After-Mastdarm-Fistel *f* innere Analfistel mit Mündung in das Rektum; SYN: After-Mastdarm-Fistel, Anorektalfistel, Anus-Rektum-Fistel, Fistula anorectalis
Af|ter|plas|tik *f* →Anoplastik
Ag-, ag- *präf.* Wortelement mit der Bedeutung "zu../hinzu../an.."
A|ga|lak|tie *f* fehlende Milchsekretion
A|ga|lak|tos|u|rie *f* Fehlen von Galaktose im Harn
A|gam|ma|glo|bu|lin|ä|mie *f* angeborener oder erworbener vollständiger Mangel an Gammaglobulin
Bruton-Typ der Agammaglobulinämie →kongenitale Agammaglobulinämie
infantile X-chromosomale Agammaglobulinämie →kongenitale Agammaglobulinämie
kongenitale Agammaglobulinämie X-chromosomal-rezessiv vererbtes Antikörpermangelsyndrom mit Fehlen aller Immunglobulinklassen; führt bereits im Säuglingsalter zu schweren (meist bakteriellen) Infektionen; SYN: Bruton-Typ der Agammaglobulinämie, infantile X-chromosomale Agammaglobulinämie, kongenitale geschlechtsgebundene Agammaglobulinämie
kongenitale geschlechtsgebundene Agammaglobulinämie →kongenitale Agammaglobulinämie
Schweizer-Typ der Agammaglobulinämie autosomal-rezessiv vererbter schwerer Immundefekt mit Fehlen der Immunglobuline und hochgradiger Hypoplasie der lymphatischen Gewebe; ohne Knochenmarkstransplantation meist tödlicher Verlauf im 1. Lebensjahr; SYN: schwerer kombinierter Immundefekt
a|gan|gli|o|när *adj* ohne Ganglien
A|gan|gli|o|no|se *f* fehlende Entwicklung von (Nerven-)Ganglien; SYN: Aganglionosis
A|gar *m/nt* aus Rotalgen gewonnenes Polysaccharid, das als Geliermittel für Nährböden verwendet wird; SYN: Agar-Agar
Agar-Agar *m/nt* →Agar
A|gar|nähr|bo|den *m* mit Agar* gelierter Nährboden, der spezifische Nährstoffe enthält
A|gas|trie *f* Fehlen des Magens
a|gas|trisch *adj* ohne Magen
A|ge|ne|sia *f* →Agenesie
Agenesia ovarii angeborenes Fehlen eines oder beider Eierstöcke; SYN: Ovarialagenesie
A|ge|ne|sie *f* vollständiges Fehlen einer Organ- oder Gewebeanlage; SYN: Agenesia
sakrokokzygeale Agenesie Fehlbildungssyndrom mit Unterentwicklung von unterer Wirbelsäule und Becken, kombiniert mit anderen Fehlbildungen [Darm, Herz]; SYN: Syndrom der kaudalen Regression, Symptom der kaudalen Regression, kaudale Regression
A|gens *nt, pl* **-en|zi|en** wirksames Mittel, wirksame Substanz; pathogener Faktor
A|geu|sie *f* Geschmacksverlust, Geschmackslähmung
Ag|glo|me|rat *nt* Anhäufung, (Zusammen-)Ballung von Zellen oder Molekülen
Ag|glo|me|ra|ti|on *f* Zusammenballung, Anhäufung
ag|glo|me|riert *adj* zusammengeballt, angehäuft
ag|glu|ti|na|bel *adj* agglutinierbar
Ag|glu|ti|na|ti|on *f* Zusammenkleben, Verkleben, Zusammenballung, Verklumpen
Ag|glu|ti|na|ti|ons|re|ak|ti|on *f* auf einer Antigen-Antikörper-Reaktion und Agglutination der Komplexe beruhender Labortest; SYN: Agglutinationsprobe, Agglutinationstest
ag|glu|ti|niert *adj* zusammengeklebt, verbunden
Ag|glu|ti|nin *nt* spezifische [Antikörper] oder unspezifische [Lektine] Substanzen, die korpuskuläre Antigene agglutinieren; SYN: Immunagglutinin
Ag|glu|ti|no|gen *nt* agglutinable Substanz
Ag|gra|va|ti|on *f* Verschlimmerung, Erschwerung, Verschärfung
ag|gra|vie|rend *adj* verschlimmernd, erschwerend, verschärfend
Ag|gre|ga|ti|on *f* (An-)Häufung, Ansammlung
Ag|gre|ga|ti|ons|hem|mer *pl* Substanzen, die die Zusammenballung von Blutplättchen verhindern oder hemmen; SYN: Thrombozytenaggregationshemmer
ag|gre|giert *adj* (an-)gehäuft, vereinigt
Ag|gres|si|ne *pl* von Bakterien gebildete Enzyme, die die Interzellulärsubstanz des Bindegewebes andauen
A|gi|ta|tio *f, pl* **-ti|o|nes** Aufregung, Erregung, körperliche Unruhe; SYN: Agitation, Agitiertheit
a|gi|tiert *adj* aufgeregt, erregt, unruhig
A|gi|tiert|heit *f* →Agitatio
a|glan|du|lär *adj* ohne Drüsen, drüsenlos
A|glos|sie *f* angeborenes Fehlen der Zunge
A|glu|kos|ä|mie *f* →Aglykämie

A

a|glu|kos|u|risch *adj* ohne Glukosurie (verlaufend)
A|glyk|ä|mie *f* absoluter Zuckermangel des Blutes; SYN: Aglukosämie
a|gnath *adj* Agnathie betreffend, von ihr betroffen oder gekennzeichnet, durch sie bedingt
A|gna|thie *f* angeborenes Fehlen von Ober- oder Unterkiefer
A|gno|sie *f* Nichterkennen von wahrgenommenen Sinnesreizen
auditive Agnosie Nichterkennen von gehörten Tönen oder Geräuschen; SYN: Seelentaubheit, Worttaubheit
optische Agnosie Nichterkennen von optisch wahrgenommenen Objekten; SYN: Seelenblindheit, visuelle Agnosie, visuelle Amnesie
taktile Agnosie Verlust der Fähigkeit Formen durch Betasten zu Erkennen; SYN: Astereognosie, Tastlähmung, Stereoagnosie, Astereognosis
visuelle Agnosie →optische Agnosie
a|gnos|tisch *adj* Agnosie betreffend, von ihr betroffen oder gekennzeichnet, durch sie bedingt
A|gom|phi|a|sis *f, pl* **-ses** völlige Zahnlosigkeit, Fehlen aller Zähne; SYN: Anodontie, Anodontia
a|go|na|dal *adj* ohne Keimdrüsen/Gonaden
A|go|na|dis|mus *m* angeborenes oder erworbenes Fehlen der Keimdrüsen
a|go|nal *adj* Agonie betreffend
A|go|nie *f* Todeskampf
A|go|nist *m* **1.** Substanz mit gleicher Wirkung **2.** Muskel mit gleicher Funktion
a|go|nis|tisch *adj* Agonist oder Agonismus betreffend, auf Agonismus beruhend
a|go|ra|phob *adj* Platzangst/Agoraphobie betreffend, durch sie gekennzeichnet
A|go|ra|pho|bie *f* krankhafte Angst vor öffentlichen Plätzen; SYN: Platzangst
A|gra|fie *f* →Agraphie
a|gra|fisch *adj* →agraphisch
A|gram|ma|tis|mus *m* Sprachstörung mit ausgeprägten, grammatischen Fehlern
a|gra|nu|lär *adj* ohne Granula; glatt
A|gra|nu|lo|zy|to|se *f* allergische oder toxische, hochgradige Verminderung der Granulozyten*; SYN: maligne Neutropenie, perniziöse Neutropenie
infantile hereditäre Agranulozytose autosomal-rezessiv vererbte familiäre Granulozytopenie*; SYN: Kostmann-Syndrom
a|gra|nu|lo|zy|to|tisch *adj* Agranulozytose betreffend, von ihr betroffen oder durch sie bedingt
A|gra|phie *f* Unfähigkeit zu schreiben; SYN: Schreibunfähigkeit, Agraphia
a|gra|phisch *adj* Agraphie betreffend, durch sie bedingt, schreibunfähig
a|gy|ral *adj* Agyrie betreffend, durch sie bedingt
A|gy|rie *f* angeborenes Fehlen der Großhirnwindungen; SYN: Agyrismus
A|gy|ris|mus *m* →Agyrie
A|hap|to|glo|bin|ä|mie *f* →Ahaptoglobulinämie
A|hap|to|glo|bu|lin|ä|mie *f* Mangel an Haptoglobulin im Blut; SYN: Ahaptoglobinämie
AHG-Test *m* →Antiglobulintest
A|horn|rin|den|krank|heit *f* durch den Schimmelpilz **Coniosporium** verursachte exogen allergische Alveolitis* bei Holzarbeitern; SYN: Koniosporose, Ahornrindenschälerkrankheit, Towey-Krankheit
A|horn|rin|den|schä|ler|krank|heit *f* →Ahornrindenkankheit
Ahornsirup-Syndrom *nt* autosomal-rezessiv vererbte Störung des Stoffwechsels der verzweigtkettigen Aminosäuren Valin, Leucin und Isoleucin; führt zu Ernährungs- und Entwicklungsstörungen, sowie geistiger Retardierung; charakteristisch ist der typische Uringeruch nach Ahornsirup; SYN: Ahornsirup-Krankheit, Valin-Leucin-Isoleucinurie, Verzweigtkettendecarboxylase-Mangel
Ahumada-Syndrom *nt* idiopathische Form der Galaktorrhoe-Amenorrhoe bei Nullipara; SYN: Argonz-Del Castillo-Syndrom, Argonz-Del Castillo-Ahumada-Syndrom
aich|mo|phob *adj* Aichmophobie betreffend, durch sie gekennzeichnet
Aich|mo|pho|bie *f* krankhafte Angst vor spitzen oder scharfen Gegenständen; SYN: Nagelangst, Nadelangst
AIDS *nt* durch das HIV-Virus hervorgerufenes Immunmangelsyndrom [acquired immunodeficiency syndrome] mit rezidivierenden Infektionen durch opportunistische Erreger und Bildung spezifischer Tumoren [Kaposi-Sarkom]; SYN: erworbenes Immundefektsyndrom, acquired immunodeficiency syndrome
AIDS-Demenz *f* durch die AIDS-Enzephalopathie hervorgerufenes Nachlassen der geistigen Leistungsfähigkeit
AIDS-Enzephalopathie *f* subakut verlaufende Enzephalitis*, die im Spätstadium zu einer AIDS-Demenz führt; SYN: HIV-Enzephalopathie
AIDS-Phobie *f* krankhafte Angst an AIDS zu erkranken
AIDS-Retinopathie *f* Netzhauterkrankung im Rahmen einer HIV-Infektion
Aids-Virus *nt* →HIV-Virus
ai|lu|ro|phob *adj* Ailurophobie betreffend, durch sie gekennzeichnet
Ai|lu|ro|pho|bie *f* krankhafte Angst vor Katzen; SYN: Katzenangst
Ainhum-Syndrom *nt* ätiologisch ungeklärte, primär in Afrika vorkommende, meist die Kleinzehen betreffende, zirkuläre Konstriktion mit folgender Spontanamputation; SYN: Ainhum, Dactylosis spontanea

Air-Block-Syndrom *nt* Kombination von Atemnot und Zyanose bei Kompression der Vena cava durch Luftansammlung im Mediastinum und Lungengewebe

Air-block-Technik *f* Vorinjektion von Luft bei einer Varizenverödung

Ak-, ak- *präf.* Wortelement mit der Bedeutung "zu../hinzu../an.."

A|kal|ku|lie *f* Unfähigkeit zu rechnen; SYN: Rechenunfähigkeit

Akanth-, akanth- *präf.* →Akantho-

A|kanth|a|mö|be *f* →Acanthamoeba

Akantho-, akantho- *präf.* Wortelement mit der Bedeutung "Stachel/Dorn"

A|kan|tho|ly|se *f* Auflösung des epidermalen Zellverbandes mit Spalt- und Blasenbildung; SYN: Acantholysis

a|kan|tho|ly|tisch *adj* Akantholyse betreffend, durch sie bedingt

A|kan|thom *nt* gutartige Hyperplasie* von Epidermis* und Hautpapillen; SYN: Acanthoma

A|kan|tho|se *f* Verdickung der Stachelzellschicht der Haut; SYN: Acanthosis

a|kan|tho|tisch *adj* Akanthose betreffend, von ihr betroffen oder gekennzeichnet, durch sie bedingt

A|kan|tho|ze|pha|li|a|sis *f, pl* **-ses** durch Würmer der Gatttung **Acanthocephala** hervorgerufene Infektionskrankheit

A|kan|tho|zyt *m* stechapfelförmiger Erythrozyt; SYN: Stechapfelform

A|kan|tho|zy|to|se *f* (vermehrtes) Auftreten von Akanthozyten* im Blut; meist bei Abetalipoproteinämie*

a|kan|tho|zy|to|tisch *adj* Akanthozytose betreffend, von ihr betroffen oder gekennzeichnet, durch sie bedingt

A|kap|nie *f* verminderter Kohlendioxidgehalt des Blutes

a|kap|no|isch *adj* Akapnie betreffend, durch sie bedingt

Akar-, akar- *präf.* →Akaro-

a|kar|di|al *adj* Akardie betreffend, von Akardie betroffen, ohne Herz

A|kar|die *f* angeborenes Fehlen des Herzens

A|kar|di|kus *m* →Akardius

A|kar|di|us *m* Doppelfehlbildung mit nur einem Herz; SYN: Acardius, Akardikus, Acardicus

A|ka|ri|a|sis *f, pl* **-ses** →Akariosis

A|ka|ri|no|se *f* →Akariosis

A|ka|ri|o|sis *f, pl* **-ses** durch Milben* [meist Acarus] hervorgerufene Hauterkrankung; oft gleichgesetzt mit Skabies*; SYN: Akarinose, Acariasis, Acarinosis, Acaridosis

a|ka|ri|o|tisch *adj* Akariosis betreffend, durch sie bedingt

A|ka|ri|zid *nt* milbenabtötendes Mittel

a|ka|ri|zid *adj* milbenabtötend

Akaro-, akaro- *präf.* Wortelement mit der Bedeutung "Milbe"

A|ka|ro|der|ma|ti|tis *f, pl* **-ti|ti|den** durch Milben hervorgerufene Dermatitis*; SYN: Acarodermatitis

a|ka|ro|der|ma|ti|tisch *adj* Akarodermatitis betreffend, von ihr betroffen oder gekennzeichnet, durch sie bedingt; SYN: acarodermatitisch

A|ka|ta|la|sä|mie *f* angeborene Enzymopathie* mit Fehlen von Katalase in Blut und Gewebe; SYN: Takahara-Krankheit, Akatalasie

A|ka|ta|la|sie *f* →Akatalasämie

A|ka|thi|sie *f* Unvermögen ruhig zu sitzen

A-Kette *f* s.u. Proinsulin

A-Kinase *f* Enzym, das im Muskel die Reaktion ATP + AMP →2 ADP katalysiert; SYN: Adenylatkinase, Myokinase, AMP-Kinase

A|ki|ne|se *f* →Akinesie

A|ki|ne|sie *f* Bewegungslosigkeit, Bewegungsarmut; SYN: Akinese

a|ki|ne|tisch *adj* Akinese betreffend oder verursachend, bewegungslos, bewegungsarm

A|ki|no|sper|mie *f* Unbeweglichkeit der Spermien

Ak|kli|ma|ti|sa|ti|on *f* Eingewöhnung, Anpassung, Akklimatisierung

Ak|kom|mo|da|ti|on *f* Einstellung, Angleichung, Anpassung an die Anforderungen, z.B. des Auges an Fern- oder Nahsehen

Ak|kom|mo|da|ti|ons|brei|te *f* Bereich der Akkommodationsfähigkeit des Auges

Ak|kom|mo|da|ti|ons|krampf *m* Krampf des Ziliarmuskels mit bleibender Naheinstellung und evtl. Schielen

Ak|kom|mo|da|ti|ons|läh|mung *f* Lähmung des Ziliarmuskels; SYN: Zykloplegie

Ak|kom|mo|da|ti|ons|re|flex *m* automatische Veränderung der Pupillengröße beim Übergang von Fernsehen zu Nahsehen; SYN: Naheinstellungsreaktion, Naheinstellungsreflex

Ak|ku|mu|la|ti|on *f* Ansammlung, Aufhäufung, Anhäufung; Speicherung

ak|ku|mu|lie|rend *adj* (an-)wachsend, anhäufend, aufhäufend

A|kla|di|o|se *f* durch **Acladium** hervorgerufene Dermatomykose*

Ak|me *f* Höhepunkt, Kulminationspunkt

Ak|ne *f* Oberbegriff für Erkrankungen der Talgdrüsenfollikel mit Knötchen- und Pustelbildung; SYN: Finnenausschlag, Acne

Akne aestivalis meist Frauen betreffende Akne sonnenexponierter Hautareale; SYN: Mallorca-Akne, Frühjahrsakne, Sommerakne

Akne chlorica durch Kontakt mit chlorhaltigen Naphthalinen hervorgerufene akneartige Veränderungen der Haut von Gesicht und Extremitäten; SYN: Chlorakne, Chlorarylakne

Akne conglobata schwerste Form der Akne vulgaris

Akne cosmetica durch Kosmetika verursachte Kontaktakne; SYN: Kosmetikaakne

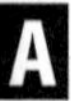

Akne mechanica durch mechanische Reizung verschlimmerte Akne vulgaris
Akne neonatorum bei Neugeborenen auftretende leichte Akneform, die spontan abheilt; SYN: Neugeborenenakne
Akne occupationalis berufsbedingte Kontaktakne; SYN: Berufsakne, Gewerbeakne
Akne picea durch Hautkontakt mit Teer ausgelöste Akne*; SYN: Teerakne
Akne rosacea bevorzugt die Haut von Stirn, Wange, Kinn und Nase befallende chronische Dermatose* unklarer Genese mit fleckiger Rötung und kleinlamellärer Schuppung; SYN: Kupferfinnen, Rotfinnen, Rosazea, Rosacea
Akne rosacea demodes durch Haarbalgmilben [Demodex*] hervorgerufene Entzündung der Talgdrüsenfollikel mit Erythembildung und Schuppung der Wangenhaut; SYN: Demodikose, Demodicidose, Pityriasis folliculorum
Akne vinenata durch Kontakt mit chemischen Stoffen ausgelöste Akne; SYN: Kontaktakne
Akne vulgaris durch verschiedene Faktoren ausgelöste häufige Akne mit Seborrhoe*, Mitessern*, entzündlichen Pusteln und evtl. Abszessbildung

Ak|ne|gen *nt* Akne-verursachende Substanz

ak|ne|gen *adj* Akne verursachend oder auslösend

Ak|ne|pha|skopie *f* Schwäche des Dämmerungssehens

Akne-rosacea-Keratitis *f* Hornhautentzündung im Rahmen der Rosazea*; SYN: Acne-rosacea-Dermatitis, Rosazea-Keratitis

ak|ni|form *adj* Akne ähnlich, akneförmig

A|ko|rie *f* **1.** angeborenes oder erworbenes Fehlen der Pupille **2.** Heißhunger; SYN: Bulimie

Akr-, akr- *präf.* →Akro-

a|kral *adj* die Akren betreffend

a|kra|ni|al *adj* Akranie betreffend, durch sie bedingt, ohne Schädel, schädellos; SYN: acranial

A|kra|nie *f* angeborenes Fehlen des knöchernen Schädels; SYN: Acrania

A|kre|mo|ni|o|se *f* →Acremoniose

A|kren *pl* hervorstehende Körperteile, z.B. Nase, Kinn, Finger(spitzen)

A|kri|nie *f* Fehlen der Drüsensekretion

Akro-, akro- *präf.* Wortelement mit der Bedeutung "Spitze/Extremität/Gipfel"

A|kro|an|äs|the|sie *f* Empfindungslosigkeit in den Akren

A|kro|an|gi|o|der|ma|ti|tis *f, pl* **-ti|ti|den** an ein Kaposi*-Sarkom erinnernde, bräunlich-livide Flecken an Unterschenkel und Füßen; SYN: Pseudo-Kaposi-Syndrom, Pseudosarcoma Kaposi

A|kro|bra|chy|ze|pha|lie *f* kombinierter Kurzschädel [Brachyzephalie] und Spitzschädel [Akrozephalie]

A|kro|ce|pha|lie *f* anomale Schädelform mit turmartigem Wachstum; meist durch einen vorzeitigen Verschluss der Kranznaht bedingt; SYN: Spitzschädel, Turmschädel, Akrozephalie, Oxyzephalie, Oxycephalie, Hypsizephalie, Hypsicephalie, Turrizephalie, Turricephalie

A|kro|chor|don *nt* harmlose, faden- oder stielförmige Hautfibrome, v.a. am Hals, in den Achselhöhlen und unter der Brust; SYN: Stielwarze, Acrochordom, weiches Fibrom, Fibroma molle

A|kro|der|ma|ti|tis *f, pl* **-ti|ti|den** Dermatitis* der Extremitäten; SYN: Acrodermatitis
infantile papulöse Akrodermatitis papulöses Exanthem* bei Kleinkindern im Rahmen einer Hepatitis B; SYN: Gianotti-Crosti-Syndrom, Acrodermatitis papulosa eruptiva infantilis

a|kro|der|ma|ti|tisch *adj* Akrodermatitis betreffend, durch sie bedingt; SYN: acrodermatitisch

A|kro|der|ma|to|se *f* auf die Haut der Extremitäten begrenzte Dermatose*

A|kro|dy|nie *f* vermutlich durch eine Quecksilbervergiftung verursachte Schädigung des Stammhirns mit Haut- und Organsymptomen bei Kleinkindern; SYN: Feer-Krankheit, Rosakrankheit, vegetative Neurose der Kleinkinder, Swift-Syndrom, Selter-Swift-Feer-Krankheit, Feer-Selter-Swift-Krankheit, Acrodynia

A|kro|ke|ra|to|se *f* auf die Haut der Extremitäten begrenzte, zu Verhornung führende Erkrankung; SYN: Acrokeratosis, Akrokerarosis
Akrokeratose Bazex im Rahmen einer Malignomerkrankung [meist Plattenepithelkarzinom*] auftretende, plattenförmige Hyperkeratose* der Akren; SYN: Bazex-Syndrom, Akrokeratosis paraneoplastica, Acrokeratosis paraneoplastica, paraneoplastische Akrokeratose
paraneoplastische Akrokeratose →Akrokeratose Bazex

a|kro|ke|ra|to|tisch *adj* Akrokeratose betreffend, von ihr betroffen oder gekennzeichnet, durch sie bedingt

a|kro|me|gal *adj* Akromegalie betreffend, von ihr betroffen oder gekennzeichnet, durch sie bedingt

A|kro|me|ga|lie *f* durch einen erhöhten Wachstumshormonspiegel verursachte Vergrößerung der Akren nach dem Abschluss des Wachstumsalters; SYN: Marie-Krankheit, Marie-Syndrom

a|kro|me|ga|lo|id *adj* einer Akromegalie ähnlich

A|kro|mel|al|gie *f* ätiologisch ungeklärte, anfallsartige Hyperämie* der Akren nach Wärmeexposition; SYN: Gerhardt-Syndrom, Mitchell-Gerhardt-Syndrom, Weir-Mitchell-Krankheit, Erythromelalgie, Ery-

A

thralgie, Erythermalgie
a|kro|mi|al *adj* Akromion betreffend
A|kro|mik|rie *f* abnorme Kleinheit der Akren
a|kro|mi|o|hu|me|ral *adj* Akromion und Oberarmknochen/Humerus betreffend oder verbindend
a|kro|mi|o|kla|vi|ku|lar *adj* Akromion und Schlüsselbein/Klavikula betreffend oder verbindend
A|kro|mi|o|kla|vi|ku|lar|ge|lenk *nt* Gelenk zwischen Acromion und Schlüsselbein; SYN: äußeres Schlüsselbeingelenk, Schultereckgelenk, Articulatio acromioclavicularis
A|kro|mi|on *nt, pl* **-m|ia** äußeres Ende der Spina scapulae; SYN: Acromion, Schulterhöhe
A|kro|mi|on|ek|to|mie *f* Akromionentfernung, Akromionresektion
a|kro|mi|o|ska|pu|lar *adj* Akromion und Schulterblatt betreffend oder verbindend
a|kro|mi|o|tho|ra|kal *adj* Akromion und Brust(korb)/Thorax betreffend oder verbindend
A|kro|neu|ro|se *f* durch Störung der Vasomotorik hervorgerufene Durchblutungsstörungen der Akren
a|kro|neu|ro|tisch *adj* Akroneurose betreffend, von ihr betroffen oder gekennzeichnet, durch sie bedingt
A|kro|os|teo|ly|se *f* Osteolyse* von Mittel- und Endgliedern von Fingern und Zehen
A|kro|pa|chie *f* durch chronische Lungenerkrankungen ausgelöste schmerzhafte Schwellung von Gelenken [Knie, Ellenbogen, Füße, Handgelenke], hyperplastische Periostitis der Diaphyse langer Röhrenknochen, Trommelschlegelfinger und Weichteilschwellungen; SYN: Marie-Bamberger-Syndrom, Bamberger-Marie-Syndrom, Bamberger- Pierre-Marie-Syndrom, hypertrophische pulmonale Osteoarthropathie
  Akropachydermie mit Pachydermoperiostose unregelmäßig autosomal-dominant vererbtes Syndrom mit Hyperostosen [Periost der langen Röhrenknochen], Pachydermie* [Gesicht, Arme, Beine], Trommelschlegelfingern* und Akrozyanose*; SYN: Pachydermoperiostose, Touraine-Solente-Golé-Syndrom, idiopathische hypertrophische Osteoarthropathie, Hyperostosis generalisata mit Pachydermie
A|kro|pa|ra|ly|se *f* Extremitätenlähmung
A|kro|par|äs|the|sie *f* Empfindungsstörung [Kribbeln, Taubheitgefühl, Pelzigkeit] an Händen und Füßen bei peripherer Nervenschädigung oder vasomotorischer Störung
  idiopathische Akroparästhesie meist bei älteren Frauen auftretende nächtliche Akroparästhesie unbekannter Genese; SYN: Wartenberg-Syndrom, Brachialgia statica paraesthetica
a|kro|phob *adj* Akrophobie betreffend, durch sie gekennzeichnet
A|kro|pho|bie *f* Angst- oder Schwindelgefühl bei großen Höhenunterschieden; oft gleichgesetzt mit Höhenangst*
A|kro|skle|ro|der|mie *f* →Akrosklerose
A|kro|skle|ro|se *f* Unterform der Sklerodermie* mit hauptsächlichem Befall der Akren* und des Nackens; oft gleichgesetzt mit Sklerodaktylie*; SYN: Acrosclerosis, Akrosklerodermie
a|kro|skle|ro|tisch *adj* Akrosklerose betreffend, von ihr betroffen oder gekennzeichnet, durch sie bedingt
A|kro|som *nt* Kopfkappe des Spermiums
a|kro|so|mal *adj* Akrosom betreffend
a|krot *adj* pulslos
A|kro|tie *f* Pulslosigkeit; SYN: Akrotismus
A|kro|tis|mus *m* →Akrotie
A|kro|tri|chom *nt* gehäuft ältere Männer betreffende Keratose* mit nach innen wachsenden, gutartigen follikulären Tumoren; SYN: follikuläres Porom, invertierte follikuläre Keratose, Keratosis follicularis inversa
A|kro|tro|pho|neu|ro|se *f* durch Störung der Vasomotorik* hervorgerufene Durchblutungs- und Ernährungsstörungen der Akren
a|kro|tro|pho|neu|ro|tisch *adj* Akrotrophoneurose betreffend, von ihr betroffen oder gekennzeichnet, durch sie bedingt
a|kro|ze|phal *adj* Akrozephalie betreffend, von ihr betroffen oder gekennzeichnet; SYN: spitzschädelig, turmschädelig, oxyzephal, turrizephal, turricephal, hypsicephal, hypsizephal
A|kro|ze|pha|lie *f* →Akrocephalie
Akrozephalopolysyndaktylie-Syndrom *nt* Oberbegriff für Syndrome mit Schädelfehlbildung, überzähligen Fingern/Zehen und Verwachsung von Zehen oder Fingern
A|kro|ze|pha|lo|syn|dak|ty|lie *f* Oberbegriff für Fehlbildungssyndrome mit den Leitsymptomen Akrozephalie* und Syn- oder Polydaktylie*; SYN: Apert-Syndrom, Akrozephalosyndaktylie Typ Ia
  Akrozephalosyndaktylie II Fehlbildungssyndrom mit Akrozephalie* und Polydaktylie* von Händen und Füßen; SYN: Carpenter-Syndrom, Akrozephalopolysyndaktylie II
  Akrozephalosyndaktylie Typ IIa autosomal-dominantes Fehlbildungssyndrom mit Turmschädel, Gesichtsfehlbildungen, Hypertelorismus und Syndaktylie* von Händen und Füßen; SYN: Apert-Crouzon-Syndrom
  Akrozephalosyndaktylie III autosomal-dominante Form der Akrozephalosyndaktylie mit Fehlbildungen von Schädel,

Gesicht und Fingern; SYN: Chotzen-Syndrom, Chotzen-Saethre-Syndrom

Akrozephalosyndaktylie-Syndrom *nt* Oberbegriff für Syndrome mit Schädelfehlbildung und Verwachsung von Zehen oder Fingern

A|kro|zy|a|no|se *f* durch Störung der Mikrozirkulation hervorgerufene zyanotische Verfärbung der Akren; SYN: Akroasphyxie, Acroasphyxia, Acrocyanosis

a|kro|zy|a|no|tisch *adj* Akrozyanose betreffend, von ihr betroffen oder gekennzeichnet, durch sie bedingt

Ak|tin *nt* Muskelprotein, das für die Muskelkontraktion von Bedeutung ist; SYN: Actin

ak|ti|nisch *adj* Strahlen/Strahlung betreffend, durch Strahlen/Strahlung bedingt

Aktino-, **aktino-** *präf.* Wortelement mit der Bedeutung "Strahl/Strahlung"

Ak|ti|no|ba|zil|lus *m, pl* **-li** →Actinobacillus

Ak|ti|no|der|ma|ti|tis *f, pl* **-ti|ti|den** durch (Sonnen-, Wärme-, Röntgen-)Strahlung hervorgerufene Dermatitis*; SYN: aktinische Dermatitis, Dermatitis actinica, Aktinodermatosis

ak|ti|no|der|ma|ti|tisch *adj* Aktinodermatitis betreffend, von ihr betroffen oder gekennzeichnet, durch sie bedingt

Ak|ti|no|der|ma|to|se *f* →Aktinodermatitis

Ak|ti|no|kar|di|o|gra|fie *f* →Aktinokardiographie

Ak|ti|no|kar|di|o|gra|phie *f* Registrierung der Herzrandbewegung und der Bewegung der großen Gefäße bei der Röntgendurchleuchtung; SYN: Fluorokardiographie, Elektrokymographie

Ak|ti|no|my|kom *nt* hartes, schmerzloses Infiltrat der Haut bei Aktinomykose*

Ak|ti|no|my|ko|se *f* durch Infektion mit Actinomyces* hervorgerufene Erkrankung; SYN: Strahlenpilzkrankheit, Actinomycosis

ak|ti|no|my|ko|tisch *adj* Aktinomykose betreffend, von ihr betroffen oder gekennzeichnet, durch sie bedingt

Ak|ti|no|my|zet *m* →Actinomyces

Ak|ti|no|my|ze|tom *nt* Myzetom* durch Actinomycetes-Species

Ak|ti|no|re|ti|ku|lo|se *f* zu den Pseudolymphomen gerechnete, auf dem Boden einer Lichtdermatose* entstehende, chronische ekzematöse Hauterkrankung; SYN: aktinisches Retikuloid, aktinische retikuläre Hyperplasie

Ak|ti|ons|po|ten|ti|al *nt* kurzzeitige Änderung des Membranpotentials bei Erregung

Ak|ti|ons|strom *m* durch Spannungsänderung der Nerven-/Muskelmembran erzeugter Strom

ak|tiv *adj* tätig; rege, lebhaft; wirksam, wirkend

Ak|ti|va|tor *m* **1.** (*chem.*) Stoff, der die Katalysatorwirkung verstärkt, ohne selbst als Katalysator zu wirken; SYN: Promotor **2.** kieferorthopädisches Behandlungsgerät zur Kieferregulierung

ak|ti|vie|ren *v* anregen; (*physik.*) radioaktiv machen

Ak|ti|vi|täts|hy|per|tro|phie *f* durch eine Belastung ausgelöste Vergrößerung eines Organs oder Muskels; SYN: Arbeitshypertrophie

Ak|ti|vi|täts|in|dex *m* Index zur Bewertung des Allgemeinbefindens von Patienten; SYN: Karnofsky-Index, Karnofsky-Skala

Ak|tiv|koh|le *f* aus pflanzlichen Substanzen gewonnene Kohle, die gelöste Teilchen absorbiert; SYN: medizinische Kohle, Carbo medicinalis, Carbo activatus

Ak|to|my|o|sin *nt* aus Aktin und Myosin bestehendes Muskelprotein, das für die Muskelkontraktion von Bedeutung ist

A|ku|pres|sur *f* traditionelle chinesische Therapie, bei der Druck auf definierte Körperpunkte ausgeübt wird

A|ku|punk|tur *f* traditionelle chinesische Therapie, bei der Nadeln an definierten Körperpunkten eingestochen werden

A|kus|tik *f* Lehre vom Schall

A|kus|ti|kus *m* veraltet für →Nervus vestibulocochlearis

A|kus|ti|kus|neu|ri|nom *nt* vom Nervus* vestibulocochlearis ausgehendes Neurinom im Kleinhirn-Brücken-Winkel

a|kus|tisch *adj* das Gehör betreffend, mit dem Gehör wahrnehmbar; den Schall betreffend

a|kut *adj* plötzlich einsetzend; schnell/kurz verlaufend

Akute-Phase-Proteine *pl* Eiweiße, die bei akut entzündlichen Prozessen gebildet werden; SYN: Akutphasenproteine

Akute-Phase-Reaktion *f* unspezifische Reaktion des Körpers bei akut entzündlichen Prozessen, z.B. Fieber, Appetitlosigkeit, Krankheitsgefühl

A|ku|tes Ab|do|men *nt* klinische Bezeichnung für ein akut einsetzendes, massives Krankheitsbild mit den Leitsymptomen Leibschmerzen, Erbrechen, Meteorismus, Bauchdeckenspannung und evtl. Kreislaufstörung und Schock

Akut|pha|sen|pro|te|i|ne *pl* →Akute-Phase-Proteine

Ak|ze|le|ra|ti|on *f* **1.** Beschleunigung **2.** beschleunigtes und vermehrtes Längenwachstum in den Entwicklungsländern

Ak|ze|le|ra|tor *m* Substanz, die den Ablauf einer chemischen Reaktion beschleunigt; SYN: Beschleuniger; Katalysator

Ak|ze|le|ra|tor|glo|bu|lin *nt* thermolabiler Blutgerinnungsfaktor; ist an der Umwandlung von Prothrombin zu Thrombin beteiligt; SYN: Proakzelerin, Proaccelerin, Acceleratorglobulin, labiler Faktor, Faktor V, Plasmaakzeleratorglobulin

A

ak|ze|le|rie|rend *adj* beschleunigend

Ak|ze|le|rin *nt* zur Blutgerinnungskaskade gehörender Faktor, der dort aus Faktor V gebildet wird; SYN: Akzelerin, Accelerin, Faktor VI

Ak|zep|tor *m* aufnehmende Substanz, z.B. Protonenakzeptor; SYN: Acceptor

ak|zes|so|risch *adj* zusätzlich, begleitend, ergänzend

Ak|zes|so|ri|us *m* die Musculi sternocleidomastoideus und trapezius versorgender Hirnnerv; SYN: XI. Hirnnerv, Nervus accessorius

Ak|zes|so|ri|us|läh|mung *f* Lähmung des Nervus* accesorius; einseitige Lähmung führt zu Kopfneigung und Schiefhals

ak|zi|den|tell *adj* →akzidentiell

ak|zi|den|ti|ell *adj* zufällig (hinzukommend oder eintretend), versehentlich

Al-, **al-** *präf.* Wortelement mit der Bedeutung "zu../hinzu../an.."

A|la *f, pl* **A|lae** Flügel, flügelförmige Struktur

Ala major ossis sphenoidalis großer Keilbeinflügel

Ala minor ossis sphenoidalis kleiner Keilbeinflügel

Ala nasi Nasenflügel

Ala ossis ilii Beckenschaufel, Darmbeinschaufel

Ala vomeris Flügel des Pflugscharbeins

Alagille-Syndrom *nt* Fehlbildungssyndrom mit Hypoplasie der Gallengänge, Pulmonalstenose, Gesichtsfehlbildungen und Wirbelkörperanomalien; SYN: arteriohepatische Dysplasie

A|lak|ta|sie *f* durch einen angeborenen Mangel an Laktase in der Darmschleimhaut verursachte Laktoseintoleranz; SYN: Lactasemangel, Laktasemangel

A|la|lie *f* gestörte Lautbildung, z.B. bei angeborener Taubheit; SYN: Alalia

A|la|nin *nt* natürlich vorkommende, nichtessentiele Aminosäure; SYN: Aminopropionsäure

β-A|la|nin|ä|mie *f* erhöhter β-Alaningehalt des Blutes; SYN: Hyperbetaalaninämie

A|la|nin|a|mi|no|trans|fe|ra|se *f* Aminotransferase*, die die Umwandlung von Glutamat und Pyruvat zu L-Alanin und Alphaketoglutarat katalysiert; SYN: Alanintransaminase, Serum-Glutamatpyruvattransaminase, Glutamatpyruvattransaminase

A|la|nin|trans|a|mi|na|se *f* →Alaninaminotransferase

A|larm|re|ak|ti|on *f* die erste Phase des allgemeinen Anpassungssyndroms

A|las|trim *nt* meldepflichtige Pockenkrankheit durch das **Alastrimvirus**; der Verlauf ist mild und ohne Narbenbildung; SYN: weiße Pocken, Alastrim, Variola minor

A|las|trim|vi|rus *nt, pl* **-ren** s.u. Alastrim

A|laun *m* Doppelsalz mit blutstillender Wirkung; SYN: Kalium-Aluminium-Sulfat, Alumen

Albers-Schönberg-Krankheit *f* angeborene Störung der normalen Knochenbildung mit generalisierter Sklerose und Verhärtung der Knochen; SYN: Marmorknochenkrankheit, Osteopetrose, Osteopetrosis

Al|bid|u|rie *f* Ausscheidung von weißem Harn

Al|bi|nis|mus *m* angeborener Pigmentmangel von Augen, Haut und Haaren; SYN: Weißsucht

Albinismus circumscriptus angeborene, umschriebene, pigmentlose Hautflecken; SYN: partieller/umschriebener Albinismus, Piebaldismus, Weißscheckenkrankheit, Albinismus partialis

kompletter Albinismus →Albinismus totalis

okulokutaner Albinismus →Albinismus totalis

Albinismus partialis →Albinismus circumscriptus

partieller Albinismus →Albinismus circumscriptus

Albinismus totalis Albinismus mit vollständigem Fehlen von Pigment; SYN: kompletter Albinismus, okulokutaner Albinismus, Albinismus universalis

Tyrosinase-negativer okulokutaner Albinismus kompletter Albinismus mit autosomal-rezessivem Defekt der Tyrosinasebildung

Tyrosinase-positiver okulokutaner Albinismus inkompletter Albinismus mit verminderter Melaninsynthese; SYN: Albinoidismus

umschriebener Albinismus →Albinismus circumscriptus

Albinismus universalis →Albinismus totalis

Al|bi|no *m/f* Patient/in mit Albinismus*

Al|bi|no|i|dis|mus *m* →Tyrosinase-positiver okulokutaner Albinismus

Albright-McCune-Syndrom *nt* →Albright-Syndrom

Albright-Syndrom *nt* ätiologisch ungeklärtes Syndrom mit polyostotischer fibröser Dysplasie langer Röhrenknochen, Hautpigmentierung [Café-au-lait-Flecken] und endokinen Störungen; SYN: McCune-Albright-Syndrom, Albright-McCune-Syndrom, McCune-Syndrom, polyostotische fibröse Dysplasie

Al|bu|gi|nea *f* bindegewebige Hodenhülle; SYN: Tunica albuginea testis

Al|bu|gi|ne|o|to|mie *f* Eröffnung der Tunica* albuginea

Al|bu|gi|ni|tis *f, pl* **-ti|den** Entzündung der bindegewebigen Hodenhülle

al|bu|gi|ni|tisch *adj* Albuginitis betreffend, durch sie bedingt

Al|bu|go *f, pl* **-gi|nes** weißer Hornhautfleck;

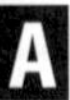

SYN: Leukom, Leukoma, Leucoma
Al|bu|men *nt* Hühnereiweiß, Eiweiß
Al|bu|min *nt* wasserlösliches, globuläres Eiweiß; wichtigstes Eiweiß des Blutplasmas
Al|bu|mi|nat *nt* basische Eiweißverbindung
Al|bu|mi|nat|u|rie *f* Albuminatausscheidung im Harn
Al|bu|mi|no|cho|lie *f* Vorkommen von Albumin in der Galle
Al|bu|mi|no|id *nt* Gerüsteiweiß, Skleroprotein
al|bu|mi|no|id *adj* eiweißähnlich, eiweißartig, albuminähnlich, albuminartig
Al|bu|mi|no|ly|se *f* Albuminspaltung
Al|bu|mi|nor|rhoe *f, pl* **-rho|en** übermäßige Albuminausscheidung im Harn
al|bu|mi|nös *adj* eiweißhaltig, albuminhaltig; serös
al|bu|min|u|re|tisch *adj* Albuminurie betreffend oder fördernd
Al|bu|min|u|rie *f* Albuminausscheidung im Harn; meist gleichgesetzt mit Proteinurie
al|bu|min|u|risch *adj* Albuminurie betreffend, durch sie bedingt; SYN: proteinurisch
Al|bu|mo|sen *pl* Abbauprodukte des Albumins
Al|ca|li|ge|nes *m* gramnegative, bewegliche Stäbchen- oder Kugelbakterien; obligate Erreger von Harnwegsinfektionen; SYN: Alkaligenes
Al|co|ho|lus *m* →Alkohol
Alcoholus absolutus wasserfreier Alkohol; SYN: absoluter Alkohol
Al|de|hyd *m* chemische Verbindung, die die Aldehydgruppe [-CHO] enthält
Al|de|hyd|al|ko|hol *m* Verbindung, die eine Aldehydgruppe und eine oder mehrere Alkoholgruppenenthält
Al|de|hyd|de|hy|dro|ge|na|se *f* in der Leber vorkommendes Enzym, das Aldehyde zu Säuren oxidiert
Al|de|hyd|grup|pe *f* s.u. Aldehyd
al|de|hy|disch *adj* Aldehyd betreffend
Al|de|hyd|ly|a|se *f* →Aldolase
Al|de|hyd|o|xi|da|se *f* Molybdän-haltiges Enzym der Lebermitochondrien, das aliphatische Aldehyde zu Säure oxidiert
Al|de|hyd|zu|cker *m* Einfachzucker mit terminaler Aldehydgruppe; SYN: Aldose
Alder-Granulationsanomalie *f* →Alder-Reilly-Granulationsanomalie
Alder-Reilly-Granulationsanomalie *f* azurophile Granula in Leukozyten bei Mukopolysaccharidosen*; SYN: Alder-Körperchen, Alder-Reilly-Körperchen, Alder-Granulationsanomalie, Alder-Reilly-Anomalie
Al|do|hep|to|se *f* Aldose* mit sieben C-Atomen
Al|do|he|xo|se *f* Aldose* mit sechs C-Atomen
Al|do|la|se *f* Schlüsselenzym des Embden-Meyerhof-Wegs*; katalysiert die Umwandlung von Fructose-1,6-diphosphat zu Dihydroxyacetonphosphat und D-Glycerinaldehyd-3-phosphat; SYN: Fruktosediphosphataldolase, Fruktosebisphosphataldolase, Aldehydlyase
Al|do|la|se|man|gel *m* autosomal-rezessive Enzymopathie* mit Störung der Glukoneogenese*
Al|do|se *f* Einfachzucker [Monosaccharid] mit terminaler Aldehydgruppe; SYN: Aldehydzucker
Al|dos|te|ron *nt* zu den Mineralokortikoiden zählendes Hormon der Nebennierenrinde; hat wesentlichen Einfluss auf den Wasser- und Elektrolythaushalt
Al|dos|te|ro|nis|mus *m* übermäßige Aldosteronproduktion; SYN: Hyperaldosteronismus
Al|dos|te|ro|nom *nt* aldosteronbildender Tumor
Al|dos|te|ron|u|rie *f* Aldosteronausscheidung im Harn
a|lek|tisch *adj* Alexie betreffend, durch sie bedingt
Al|lep|po|beu|le *f* s.u. Hautleishmaniase
a|leuk|ä|misch *adj* ohne typische Leukämiezeichen (verlaufend)
A|leu|kie *f* seltenes Krankheitsbild mit Fehlen der Granulozyten und Lymphozyten
a|leu|ko|zy|tär *adj* ohne Leukozyten; SYN: aleukozytisch
a|leu|ko|zy|tisch *adj* →aleukozytär
A|leu|ko|zy|to|se *f* absoluter Leukozytenmangel; oft gleichgesetzt mit Leukopenie*
a|leu|ko|zy|to|tisch *adj* Aleukozytose betreffend, von ihr betroffen oder gekennzeichnet, durch sie bedingt
A|le|xie *f* Unfähigkeit zu lesen; SYN: Leseunfähigkeit, Leseunvermögen
A|le|xi|thy|mie *f* Unvermögen, Gefühle wahrzunehmen oder zu beschreiben
a|le|zi|thal *adj* ohne Dotter, dotterlos
Alg-, alg- *präf.* Wortelement mit der Bedeutung "Schmerz"
Al|gen|pil|ze *pl* zu den echten Pilze gehörende Pilze; u.a. Erreger von Mukormykose* und Phykomykose*; SYN: niedere Pilze, Phykomyzeten, Phykomycetes
Al|gen|säu|re *f* →Alginsäure
Algesi-, algesi- *präf.* →Algesio-
Al|ge|sie *f* Schmerzempfindlichkeit, Schmerzhaftigkeit; SYN: Algesia
Algesio-, algesio- *präf.* Wortelement mit der Bedeutung "Schmerz"
Al|ge|si|o|lo|gie *f* Lehre von der Schmerzentstehung und Schmerztherapie
al|ge|tisch *adj* schmerzhaft, schmerzend
Algi-, algi- *präf.* →Algio-
-algia *suf.* →-algie
-algie *suf.* Wortelement mit der Bedeutung "Schmerz"
Al|gin *nt* Natriumsalz der Alginsäure; SYN: Natiumalginat
Al|gi|nat *nt* Salz der Alginsäure
Al|gin|säu|re *f* aus Algen gewonnene Säure,

deren Salze als Verdickungsmittel und Gelbildner verwendet werden; SYN: Algensäure

Algio-, algio- *präf.* Wortelement mit der Bedeutung "Schmerz"

-algisch *suf.* in Adjektiven verwendetes Wortelement mit der Bedeutung "schmerzhaft/schmerzend"

Algo-, algo- *präf.* Wortelement mit der Bedeutung "Schmerz"

Al|go|dys|tro|phie *f* →Algodystrophie-Syndrom

Algodystrophie-Syndrom *nt* idiopathische oder sekundäre, schmerzhafte Funktionseinschränkung der oberen oder unteren Extremitäten durch vasomototrische oder trophische Störungen; SYN: Algodystrophie

al|go|gen *adj* Schmerz(en) verursachend

Al|go|lag|nie *f* sexuelle Lust am Zufügen oder Erleiden von Schmerzen oder Demütigungen; SYN: Schmerzwollust

Al|go|par|eu|nie *f* schmerzhafter Geschlechtsverkehr/Koitus; SYN: Dyspareunie

al|go|phob *adj* Algophobie betreffend, durch sie gekennzeichnet; SYN: odynophob

Al|go|pho|bie *f* krankhafte Angst vor Schmerzen; SYN: Odynophobie

Al|gor *m* Kälte

Algor mortis Leichenkälte

Alg|u|rie *f* schmerzhaftes Wasserlassen; SYN: Alguria

alg|u|risch *adj* Algurie betreffend, von ihr betroffen

Alibert-Bazin-Krankheit *f* zu den T-Zell-Lymphomen gehörende, chronisch-progrediente Erkrankung, die von der Haut ausgeht und meist auch darauf beschränkt bleibt; SYN: Alibert-Krankheit, (klassische) Mycosis fungoides, Mycosis fungoides Alibert-Bazin-Form

Alibert-Krankheit *f* →Alibert-Bazin-Krankheit

A|li|bi|di|nie *f* chronisches Fehlen des Geschlechtstriebs

a|li|bi|di|nös *adj* Alibidinie betreffend, ohne Geschlechtstrieb

Alice-in-Wonderland-Syndrom *nt* Depersonalisationssyndrom mit Störung der optischen Wahrnehmung und der Zeit- und Raumerkennung

Ali|e|na|ti|on *f* Entfremdung

Ali|e|nie *f* angeborenes Fehlen der Milz

a|li|men|tär *adj* durch die Nahrung bedingt, mit der Nahrung aufgenommen, ernährungsbedingt

A|li|men|tär|psa|thy|ro|se *f* durch eine Fehl- oder Mangelernährung verursachte Brüchigkeit der Knochen

A|li|men|ta|ti|on *f* Ernährung

a|li|pha|tisch *adj* (*chem.*) offenkettig; SYN: azyklisch

a|li|po|gen *adj* nicht fettbildend

a|li|po|trop *adj* ohne Einfluss auf den Fettstoffwechsel

A|li|quor|rhoe *f, pl* **-rho|en** Fehlen des Liquor* cerebrospinalis

a|li|zy|klisch *adj* (*chem.*) sowohl aliphatisch als auch zyklisch

Al|kal|ä|mie *f* Erhöhung des pH-Wertes des Blutes; Alkalivermehrung im Blut; SYN: Alkaliämie

al|ka|les|zent *adj* leicht alkalisch

Al|ka|li *nt* Hydroxid* eines Alkalimetalls

Al|ka|li|ä|mie *f* →Alkalämie

al|ka|li|gen *adj* alkalibildend

Al|ka|li|ge|nes *m* →Alcaligenes

Al|ka|li|me|tall *nt* (*chem.*) Element der ersten Hauptgruppe des Periodensystems

Al|ka|li|me|trie *f* quantitative Bestimmung des Basengehalts einer Lösung durch Titration* mit Säure

al|ka|li|me|trisch *adj* Alkalimetrie betreffend, mittels Alkalimetrie

Al|ka|li|re|ser|ve *f* Kohlendioxidbindungsvermögen des arteriellen Blutes

al|ka|lisch *adj* Alkali(en) enthaltend, basisch reagierend; SYN: basisch

Al|ka|li|tät *f* basischer Zustand; SYN: Basizität, Basität

Al|ka|li|u|rie *f* Ausscheidung von alkalischem Harn; SYN: Alkalurie

al|ka|lo|id *adj* alkaliähnlich

Al|ka|lo|i|de *pl* stickstoffhaltige Pflanzenbasen, die als Genuss-, Rausch- und Heilmittel verwendet werden

Al|ka|lo|se *f* durch einen Anstieg des Blut-pH-Wertes auf mehr als 7,44 charakterisierte Störung des Säure-Basen-Haushalts

atmungsbedingte Alkalose →respiratorische Alkalose

metabolische Alkalose Alkalose durch Stoffwechselstörungen; SYN: stoffwechselbedingte Alkalose

respiratorische Alkalose Alkalose als Folge einer Hyperventilation* [willkürliche Hyperventilation, Sauerstoffmangel, Lungenerkrankungen]; SYN: atmungsbedingte Alkalose

stoffwechselbedingte Alkalose →metabolische Alkalose

al|ka|lo|tisch *adj* Alkalose betreffend, von ihr betroffen oder gekennzeichnet, durch sie bedingt

Al|kal|u|rie *f* →Alkaliurie

Al|ka|nol *nt* →Alkohol

Al|kap|ton *nt* schwarz-braunes Abbauprodukt der Homogentisinsäure

Al|kap|ton|u|rie *f* Alkaptonausscheidung im Harn

al|kap|ton|u|risch *adj* Alkaptonurie betreffend, durch sie bedingt

Al|ko|hol *m* Kohlenwasserstoff mit einer oder mehreren Hydoxylgruppen; je nach Anzahl der OH-Gruppen unterscheidet man **einwertige, zweiwertige, dreiwertige Alko-**

hole usw.; oft gleichgesetzt mit Äthylalkohol*; SYN: Alkanol, Hydroxyalkan, Alcoholus
absoluter Alkohol wasserfreier Alkohol; SYN: Alcoholus absolutus
denaturierter Alkohol durch Zusatz schlecht schmeckender oder riechender Substanzen ungenießbar gemachter Alkohol; SYN: vergällter Alkohol
vergällter Alkohol →denaturierter Alkohol

Al|ko|hol|ab|hän|gig|keit *f* →Alkoholismus

Al|ko|hol|ab|u|sus *m* Alkoholmissbrauch

Al|ko|hol|ä|mie *f* erhöhter Alkoholspiegel im Blut

Al|ko|hol|de|hy|dro|ge|na|se *f* Dehydrogenase* in u.a. Leber und Hefe, die Alkohol oxidiert

Al|ko|hol|de|lir *nt* Entzugssyndrom bei chronischem Alkolkonsum; SYN: Delirium tremens/alcoholicum

Al|ko|hol|em|bry|o|pa|thie *f* →Alkoholembryopathiesyndrom

Al|ko|hol|em|bry|o|pa|thie|syn|drom *nt* durch chronischen Alkoholgenuss der Mutter hervorgerufene Schädigung mit Fruchttod [30-50%], Minderwuchs, Mikrozephalus, Muskelhypotonie, Gesichtsfehlbildung und geistiger Retardierung; SYN: embryofetales Alkoholsyndrom, Alkoholembryopathie, Embryopathia alcoholica, Embryofetopathia alcoholica

Al|ko|hol|hal|lu|zi|no|se *f* bei langjährigem, chronischem Alkoholismus* auftretende Psychose* mit starken Halluzinationen, v.a. Dermatozoenwahn*; SYN: alkoholische Halluzinose, Alkoholwahnsinn

Al|ko|hol|he|pa|ti|tis *f, pl* **-ti|ti|den** durch Alkoholabusus* hervorgerufene (chronische) Leberentzündung; SYN: chronische Alkoholhepatitis, alkoholische Hepatitis, alkoholtoxische Hepatitis

Al|ko|hol|in|to|xi|ka|ti|on *f* →Alkoholvergiftung

al|ko|ho|lisch *adj* Alkohol betreffend, alkoholartig, alkoholhaltig

Al|ko|ho|lis|mus *m* chronischer Alkoholmissbrauch mit oder ohne Suchterscheinungen; SYN: Alkoholkrankheit, Trunksucht, Alkoholabhängigkeit, Äthylismus

Al|ko|hol|krank|heit *f* →Alkoholismus

Al|ko|hol|le|ber|syn|drom *nt* durch chronischen Alkoholmissbrauch verursachte Leberschädigung: oft gleichgesetzt mit Alkoholhepatitis*

Al|ko|hol|my|o|pa|thie *f* durch chronischen Alkoholmissbrauch verursachte Muskelschädigung

Al|ko|hol|pan|kre|a|ti|tis *f, pl* **-ti|ti|den** in ihrem Pathomechanismus noch ungeklärte Entzündung der Bauchspeicheldrüse bei langjährigem, schwerem Alkoholabusus; SYN: alkoholische Pankreatitis

Al|ko|hol|psy|cho|se *f* Psychose* bei chronischem Alkoholabusus*; häufigste Formen sind Delirium* tremens, Alkoholhalluzinose* und Alkoholparanoia

Al|ko|hol|rausch *m* →Alkoholvergiftung

Al|ko|hol|schmerz *m* bei Patienten mit Lymphogranulomatose* auftretende Schmerzen in Lymphknoten und anderen befallenen Geweben

Al|ko|hol|syn|drom, em|bry|o|fe|ta|les *nt* →Alkoholembryopathiesyndrom

Al|ko|hol|u|rie *f* Alkoholausscheidung im Harn

Al|ko|hol|ver|gif|tung *f* akute Vergiftung durch einen überhöhten Alkoholkonsum; SYN: Betrunkenheit, Alkoholrausch, Alkoholintoxikation

Al|ko|hol|wahn|sinn *m* →Alkoholhalluzinose

Al|ko|hol|zir|rho|se *f* durch einen chronischen Alkoholabusus* hervorgerufene (häufigste) Form der Leberzirrhose*; SYN: Cirrhosis alcoholica

Al|kyl|an|zi|en *pl* als Zytostatika und Immunsuppressiva verwendete Substanzgruppe mit hemmender Wirkung auf die Zellteilung; SYN: alkylierende Substanzen

All-, all- *präf.* →Allo-

All|ach|äs|the|sie *f* →Allästhesie

All|an|ti|a|sis *f, pl* **-ses** Lebensmittelvergiftung durch, in Fleisch- oder Wurstwaren enthaltene, Botulinustoxine; SYN: Wurstvergiftung

All|an|to|ge|ne|se *f* Harnsackbildung

All|an|to|in *nt* Endprodukt des Purinabbaus bei verschiedenen Säugetieren; SYN: Glyoxylsäurediureid

All|an|to|in|u|rie *f* Allantoinausscheidung im Harn

All|an|to|is *f* embryonaler Harnsack

al|lan|to|isch *adj* Allantois betreffend

All|äs|the|sie *f* Fehlwarnehmung von taktilen Reizen; SYN: Allachästhesie

Al|lel *nt* Zustandsform eines Gens; SYN: Allelomorph

al|lel *adj* Allel(e) betreffend

Al|le|lie *f* Vorkommen verschiedener Allele bzw. die dadurch bedingten verschiedenen Zustandsformen; SYN: Allelie, Allelomorphismus

Al|le|lo|morph *nt* →Allel

al|le|lo|morph *adj* Allel(e) oder Allelomorphismus betreffend

Al|le|lo|mor|phis|mus *m* →Allelie

Allen-Spitz-Nävus *m* v.a. bei Kindern auftretender benigner Nävuszellnävus*, der histologisch an ein malignes Melanom erinnert; SYN: Spitz-Tumor, Spitz-Nävus, Nävus Spitz, Epitheloidzellnävus, Spindelzellnävus, benignes juveniles Melanom

Al|ler|gen *nt* eine Allergie verursachende oder auslösende Substanz

al|ler|gen *adj* eine Allergie verursachend, als Allergen wirkend

Al|ler|gie *f* durch eine Überempfindlichkeit(sreaktion) gegen ein Allergen ausgelöstes Krankheitsbild

Al|ler|gi|ker *m* Patient mit Allergie

al|ler|gisch *adj* Allergie betreffend, durch Allergie verursacht, von Allergie betroffen, überempfindlich

Al|ler|go|lo|ge *m* Arzt für Allergologie*

Al|ler|go|lo|gie *f* Wissenschaft von den Allergien

Al|ler|go|lo|gin *f* Ärztin für Allergologie*

Al|ler|go|se *f* durch eine allergische Überempfindlichkeit hervorgerufene Erkrankung; Syn: allergische Erkrankung

Al|les|che|ri|o|se *f* durch **Pseudallescheria boydii** hervorgerufene Hautpilzerkrankung; Syn: Allescheriasis

All|ge|mein|an|äs|the|sie *f* durch Narkotika herbeigeführte reversible, künstliche Bewusstlosigkeit und Schmerzlosigkeit; Syn: Allgemeinnarkose, Vollnarkose, Narkose

All|ge|mein|in|fek|ti|on *f* den ganzen Körper befallende Infektion

All|ge|mein|nar|ko|se *f* →Allgemeinanästhesie

Allo-, allo- *präf.* Wortelement mit der Bedeutung "anders/verschieden"

Al|lo|ag|glu|ti|nin *nt* Alloantikörper* gegen Antigene der ABNull-Blutgruppen; Syn: Isoagglutinin

Al|lo|an|ti|gen *nt* Antigen* von einem Individuum der gleichen Spezies; Syn: Isoantigen

Al|lo|an|ti|kör|per *m* Antikörper* gegen ein Alloantigen*; Syn: Isoantikörper

Al|lo|an|ti|se|rum *nt, pl* **-se|ren** Immunserum gegen Alloantigene

Al|lo|chei|rie *f* →Allochirie

Al|lo|che|zie *f* Entleerung anderer Massen als Stuhl aus dem After; Stuhlentleerung durch eine pathologische oder künstlich angelegte Fistel; Syn: Allochezia

al|lo|chi|ral *adj* Allochirie betreffend

Al|lo|chi|rie *f* Sensibilitätsstörung mit Projektion von Reizen auf die andere Hand; Syn: Allocheirie

Al|lo|cor|tex *m* die stammesgeschichtlich alten Hirnrindenteile; Syn: Allokortex

Al|lo|dy|nie *f* Schmerzempfindung bei leichter Berührung

Al|lo|en|do|pro|the|se *f* Prothese* aus körperfremdem Material

al|lo|gen *adj* von derselben Species stammend; Syn: allogenetisch, allogenisch, homolog

al|lo|ge|ne|tisch *adj* →allogen

al|lo|ge|nisch *adj* →allogen

al|lo|im|mun *adj* mit Immunität gegen ein Alloantigen*

Al|lo|im|mu|ni|sie|rung *f* durch ein Alloantigen* ausgelöste Antikörperbildung; Syn: Isoimmunisierung

Al|lo|ke|ra|to|plas|tik *f* Keratoplastik* mit körperfremdem Material

Al|lo|ki|ne|se *f* unbeabsichtigte Bewegung eines Gliedes anstelle eines anderen

al|lo|ki|ne|tisch *adj* Allokinese betreffend

Al|lo|kor|tex *m* →Allocortex

Al|lo|lak|to|se *f* Disaccharid*; isomer mit Laktose*

Al|lo|me|trie *f* unharmonisches Wachstum von Körperteilen

al|lo|me|trisch *adj* Allometrie betreffend

al|lo|morph *adj* in verschiedenen Formen vorkommend, mit verschiedenen Formen

Al|lo|mor|pho|se *f* von der Norm abweichendes Wachstum von Organen; Syn: Allometrie

Al|lo|pa|thie *f* Bezeichnung für die Verwendung von Heilmitteln, die den Krankheitssymptomen entgegenwirken; Gegenbegriff zu Homöopathie*

al|lo|pa|thisch *adj* Allopathie betreffend, von ihr betroffen oder gekennzeichnet, auf ihr beruhend

Al|lo|pla|sie *f* atypisches Gewebewachstum mit Umwandlung in ein anderes Gewebe; Syn: Heteroplasie

Al|lo|plas|ma *nt* von der Zelle gebildete Einschlusskörperchen; Syn: Paraplasma

Al|lo|plas|tik *f* **1.** Ersatz eines Körperteils durch körperfremdes Material [Prothese] **2.** Prothese* aus körperfremdem Material; Alloendoprothese

al|lo|plas|tisch *adj* aus körperfremdem Material bestehend

al|lo|psy|chisch *adj* sich auf die Vorstellung von der Außenwelt beziehend

Al|lo|psy|cho|se *f* Psychose* mit Verfälschung der Auffasung von der Außenwelt

Al|lo|rhyth|mie *f* Herzrhythmusstörung mit regelmäßigen Extrasystolen

al|lo|rhyth|misch *adj* Allorhythmie betreffend; Syn: allorrhythmisch

Al|lor|rhyth|mie *f* →Allorhythmie

al|lor|rhyth|misch *adj* →allorhythmisch

Al|lo|sen|si|bi|li|sie|rung *f* Sensibilisierung durch Alloantigene; Syn: Isosensibilisierung

Al|los|te|rie *f* (*chem.*) Änderung der räumlichen Struktur eines Makromolekül durch Einfluss einer kleineren Verbindung

al|los|te|risch *adj* Allosterie betreffend

al|lo|therm *adj* wechselwarm; Syn: poikilotherm, heterotherm

al|lo|top *adj* Allotopie betreffend, von ihr betroffen oder durch sie bedingt; Syn: allotopisch, dystop, dystopisch

Al|lo|to|pie *f* Gewebeverlagerung; oft gleichgesetzt mit Ektopie; Syn: Dystopie

al|lo|to|pisch *adj* →allotop

Al|lo|trans|plan|ta|ti|on *f* plastische Operation mit Übertragung von homologem Gewebe; Syn: homologe/allogene/allogenetische Transplantation, Homoplastik, Homotransplantation

Al|lo|tri|o|pha|gie *f* Essen ungewöhnlicher

Stoffe, z.B. Erde, Glas

Al|lo|ty|pie *f* durch allele Gene hervorgerufener Strukturunterschied von Proteinketten bei Individuen einer Species

al|lo|ty|pisch *adj* Allotypie betreffend

Al|lo|pe|cia *f, pl* **-ci|ae** angeborener oder erworbener, nur Teile des Körpers oder den ganzen Körper betreffender Verlust der Behaarung; SYN: Kahlheit, Haarausfall, Haarlosigkeit, Alopezie

Alopecia androgenetica Haarausfall vom männlichen Typ, männliche Glatzenbildung; SYN: androgenetische Alopezie, androgenetisches Effluvium, Alopecia androgenetica, Calvities hippocratica

Alopecia areata kreisrunder Haarausfall; SYN: Pelade, Area celsi

Alopecia areata atrophicans erworbene, vernarbende Alopezie* mit kleinen, scharf begrenzten Herden; SYN: Pseudopelade Brocq, Alopecia atrophicans

Alopecia atrophicans →Alopecia areata atrophicans

Alopecia cicatricans durch Narbenbildung bedingte Haarlosigkeit; SYN: narbige Alopezie

Alopecia climacterica eondokrin bedingter Haarausfall bei Frauen im Klimakterium

Alopecia decubitalis durch Liegen auf dem Rücken hervorgerufener mechanischer Haarausfall; SYN: Säuglingsglatze, Dekubitalalopezie

Alopecia hereditaria autosomal-rezessiver Haarausfall, der oft schon in der Kindheit beginnt

Alopecia mechanica durch Druck oder Zug verursachter Haarausfall; SYN: mechanische Alopezie, Alopecia traumatica

Alopecia medicamentosa diffuser, meist reversibler Haarausfall durch z.B. Zytostatika

Alopecia mucinosa v. a. den Kopf und die obere Körperhälfte betreffende, herdförmig auftretende follikuläre Papeln mit Rötung, Schuppung und Haarausfall; SYN: Pinkus Alopezie, Mucinosis follicularis, Mucophanerosis intrafollicularis et seboglandularis

Alopecia postpartualis reversibler Haarausfall nach der Geburt; SYN: postpartale Alopezie

Alopecia praematura bereits in der Pubertät einsetzende, familiäre Alopezie

Alopecia seborrhoica Alopezie bei Seborrhoe*

Alopecia traumatica →Alopecia mechanica

Al|lo|pe|zie *f* →Alopecia

androgenetische Alopezie →Alopecia androgenetica

mechanische Alopezie →Alopecia mechanica

narbige Alopezie →Alopecia cicatricans

postpartale Alopezie →Alopecia postpartualis

Alpers-Krankheit *f* →Alpers-Syndrom

Alpers-Syndrom *nt* erbliche, im Kleinkindalter beginnende, fortschreitende diffuse Hirnatrophie; SYN: Alpers-Krankheit, Poliodystrophia cerebri progressiva infantilis

alpha$_1$-Antitrypsin *nt* in der Leber gebildeter Proteinasehemmer

alpha$_1$-Antitrypsinmangel *m* genetisch bedingter Mangel an alpha$_1$-Antitrypsin im Serum; führt zu Entwicklung einer Leberzirrhose oder eines Lungenemphysems; SYN: alpha$_1$-Antitrypsinmangelkrankheit

alpha$_1$-Antitrypsinmangelkrankheit *f* →alpha$_1$-Antitrypsinmangel

Alpha-Adrenorezeptorenblocker *pl* →Alphablocker

alpha-Aminobenzylpenicillin *nt* →Ampicillin

Al|pha|a|myl|a|se *f* von Ohr- und Bauchspeicheldrüse gebildete Amylase*, die Polysaccharide innerhalb des Moleküls spaltet; SYN: α-Amylase, Endoamylase, Speicheldiastase, Ptyalin

Al|pha|blo|cka|de *f* Blockade der Alpharezeptoren; SYN: Alpharezeptorenblockade

Al|pha|blo|cker *pl* die Alpharezeptoren blockierende Substanzen; SYN: Alpha-Adrenorezeptorenblocker, Alpharezeptorenblocker, α-Adrenorezeptorenblocker

Al|pha|fe|to|pro|te|in *nt* Glykoproteid, das v.a. in fetalem Gewebe gebildet wird; erhöhte Blutspiegel werden bei gewissen Erkrankungen und Tumoren gefunden; SYN: alpha$_1$-Fetoprotein, α_1-Fetoprotein

alpha$_1$-Fetoprotein *nt* →Alphafetoprotein

Al|pha|glo|bu|lin *nt* erste Plasmaeiweißfraktion bei der Elektrophorese; SYN: α-Globulin

Al|pha|hä|mo|ly|se *f* durch Ausbildung einer grünen Zone um die Kolonie gekennzeichnetes Bakterienwachstum mit Hämolyse auf Blutagar; SYN: α-Hämolyse

al|pha|hä|mo|ly|tisch *adj* Alphahämolyse betreffend, mittels Alphahämolyse; SYN: α-hämolytisch

Alpha-Kettenkrankheit *f* multifaktorielle Form der Schwerkettenkrankheit mit H-Ketten vom Alphatyp im Serum; klinisch auffällig sind chronischer Durchfall, Gewichtsverlust und Malabsorption*; SYN: α-Schwerkettenkrankheit, α-Kettenkrankheit, Alpha-Schwerkettenkrankheit

Al|pha|mi|me|ti|kum *nt, pl* **-ka** alpharezeptoren-stimmulierendes Mittel; SYN: Alphasympathomimetika

al|pha|mi|me|tisch *adj* alpharezeptorenstimmulierend

Al|pha|re|zep|to|ren *pl* auf Adrenalin und andere Catecholamine ansprechende Rezeptoren des sympathischen Nervensystems; SYN: alphaadrenerge Rezeptoren, α-Rezeptoren

Al|pha|re|zep|to|ren|blo|cka|de *f* Blockade der Alpharezeptoren; SYN: Alphablockade

Al|pha|re|zep|to|ren|blo|cker *pl* →Alphablocker

Alpha-Rhythmus *m* Bezeichnung für Alpha-Wellen im Elektroenzephalogramm; SYN: α-Rhythmus, Berger-Rhythmus

Alpha-Schwerkettenkrankheit *f* →Alpha-Kettenkrankheit

Al|pha|strah|len *pl* aus Alphateilchen* bestehende Korpuskularstrahlung; SYN: α-Strahlen, Alphastrahlung, α-Strahlung

Al|pha|strah|ler *pl* Radionuklide, die beim Zerfall Alphateilchen* emittieren

Al|pha|strah|lung *f* →Alphastrahlen

Al|pha|sym|pa|tho|mi|me|ti|kum *nt, pl* **-ka** →Alphamimetikum

Al|pha|teil|chen *pl* aus zwei Protonen und zwei Neutronen bestehende, zweifach positive Teilchen; entsprechen dem Heliumkern; SYN: α-Teilchen

Al|pha|vi|rus *nt, pl* **-ren** Viren der Togaviridae* mit zahlreichen menschenpathogenen Arten

Al|pha|wel|len *pl* normale Wellenform im Elektroenzephalogramm; SYN: α-Wellen

Alpha-Zelladenokarzinom *nt* →Alpha-Zelladenom

Alpha-Zelladenom *nt* von den A-Zellen der Langerhans*-Inseln ausgehender bösartiger Tumor der Bauchspeicheldrüse; SYN: Alpha-Zelladenokarzinom, A-Zelladenom, A-Zelladenokarzinom

Al|pha|zel|len *pl* **1.** Glukagon-bildende Zellen der Langerhans*-Inseln der Bauchspeicheldrüse; SYN: A-Zellen, α-Zellen **2.** azidophile Zellen des Hypophysenvorderlappens, in denen STH gebildet wird; SYN: azidophile Zellen, α-Zellen

Al|pha|zer|fall *m* radioaktiver Zerfall, bei dem Alphateilchen frei werden; SYN: α-Zerfall

Alport-Syndrom *nt* familiäre Nephropathie* mit Innenohrtaubheit und Augenfehlbildungen; SYN: Nephropathie-Taubheits-Syndrom

Al|pros|ta|dil *nt* Prostaglandin mit gefäßerweiternder Wirkung; SYN: Prostaglandin E_1

Alström-Hallgren-Syndrom *nt* autosomal-rezessive Netzhautdegeneration kombiniert mit Innenohrtaubheit, Nierenveränderungen und endokrinen Störungen; SYN: Alström-Syndrom

Alström-Syndrom *nt* →Alström-Hallgren-Syndrom

Al|te|ra|ti|on *f* Änderung, Veränderung, Abänderung, Umänderung

al|te|ra|tiv *adj* verändernd, veränderlich

al|ter|nie|rend *adj* abwechselnd, wechselweise, wechselseitig

Al|ters|a|my|lo|i|do|se *f* durch AS-Amyloid hervorgerufene Amyloidose* mit Schädigung von Herzmuskel und Gehirn; SYN: senile Amyloidose

Al|ters|a|tro|phie *f* physiologischer Abbau von Organen und Geweben im Alter

Al|ters|de|menz *f* Abnahme der geistigen Leistungsfähigkeit im Alter; SYN: senile Demenz, Presbyophrenie

Al|ters|di|a|be|tes *m* nicht-insulinabhängiger Diabetes* mellitus

Al|ters|fle|cke *pl* durch eine Pigmentvermehrung verursachte physiologische Fleckung der Haut; SYN: Lentigo senilis

Al|ters|haut *f* physiologische Abnahme der Hautelastizität und Atrophie der Haut ab dem 4. Lebensjahrzehnt

atrophische Altershaut dünne Altershaut des Greisenalters; SYN: Greisenhaut, Geroderma

Al|ters|herz *nt* senile Herzkrankheit; SYN: Presbykardie

Al|ters|hy|per|thy|re|o|se *f* Hyperthyreose* im höheren Lebensalter

Al|ters|hy|po|thy|re|o|se *f* Hypothyreose* im höheren Lebensalter

Al|ters|os|te|o|po|ro|se *f* physiologische, im Rahmen der allgemeinen Altersatrophie* auftretenden Osteoporose* des Skeletts; SYN: senile Osteoporose

Al|ters|pem|phi|gus *m* wahrscheinlich durch Autoantikörper verursachtes Pemphigoid* mit großen prallen Blasen; SYN: bullöses Pemphigoid, Parapemphigus

Al|ters|pig|men|tie|run|gen *pl* im Alter vermehrt auftretende Pigmentflecke der Haut

Al|ters|schwer|hö|rig|keit *f* physiologische Abnahme des Hörvermögens im Alter; betrifft v.a. die höheren Frequenzen; SYN: Presbyakusis

Al|ters|sich|tig|keit *f* →Presbyopie

Al|ters|spei|se|röh|re *f* senile Abnahme von Tonus und Kontraktion der Speiseröhre; SYN: Presbyösophagus

Al|ters|star *m* häufigste Form der Katarakt*; SYN: Cataracta senilis

Al|ters|ul|kus des Magens *m* durch arteriosklerotische Veränderungen von Magengefäßen hervorgerufenes, ausgedehntes Magengeschwür, das relativ symptomlos verläuft; SYN: Riesenmagengeschwür der alten Menschen

Al|ters|war|ze *f* im höheren Alter gehäuft auftretender gutartiger, verruköser Tumor mit schmutzig-grauer zerklüfteter Oberfläche; SYN: seborrhoische Alterswarze, seborrhoische Warze, seborrhoische Keratose, Verruca sebborrhoica, Verruca senilis, Verruca sebborrhoica senilis

Al|ters|weit|sich|tig|keit *f* →Presbyopie

Alt|ru|is|mus *m* Nächstenliebe, Selbstlosigkeit, Uneigennützigkeit

alt|ru|is|tisch *adj* selbstlos, uneigennützig

A|lu|men *nt* →Alaun

A|lu|mi|ni|um *nt* zu den Erdmetallen gehören-

A

des Leichtmetall

Al|u|mi|ni|um|lun|ge *f* durch langjähriges Einatmen von Aluminiumstaub [Kaolin, Bauxit] hervorgerufene Pneumokoniose*; SYN: Bauxitfibrose, Aluminose, Aluminiumstaublunge

Al|u|mi|ni|um|os|te|o|pa|thie *f* durch Aluminium verursachte Mineralisationsstörung der Knochen

Al|u|mi|ni|um|staub|lun|ge *f* →Aluminiumlunge

Al|u|mi|no|se *f* →Aluminiumlunge

Al|ve|o|bron|chi|o|li|tis *f, pl* **-ti|den** Entzündung von Lungenbläschen/Alveolen und Bronchien; SYN: Alveobronchiolitis

al|ve|o|bron|chi|o|li|tisch *adj* Alveobronchiolitis betreffend, von ihr betroffen oder gekennzeichnet, durch sie bedingt; SYN: alveolobronchiolitisch

al|ve|o|lär *adj* **1.** mit Hohlräumen versehen **2.** Lungenalveolen betreffend **3.** Zahnalveolen betreffend

Al|ve|o|lar|druck *m* Druck innerhalb der Lungenalveolen

Al|ve|o|lar|epi|thel|zel|len *pl* →Alveolarzellen

Al|ve|o|lar|gas *nt* →Alveolarluft

Al|ve|o|lar|luft *f* Gasgemisch der Lungenalveolen; enthält mehr Kohlendioxid als die eingeatmete Luft; SYN: alveolares Gasgemisch, Alveolargas

Al|ve|o|lar|ma|kro|pha|ge *m* in den Septen der Lungenalveolen sitzende Monozyten, die Kohle- und Staubpartikel aufnehmen und Zellen phagozytieren; SYN: Alveolarmakrophag, Alveolarphagozyt, Staubzelle, Körnchenzelle, Rußzelle

Al|ve|o|lar|pha|go|zyt *m* →Alveolarmakrophage

Al|ve|o|lar|pro|te|i|no|se *f* seltene, chronisch-verlaufende Lungenerkrankung durch eine übermäßige Produktion von Surfactant-Faktor*; SYN: pulmonale alveoläre Proteinose, Lungenproteinose

Al|ve|o|lar|säck|chen *pl* blinde Enden der Alveolargänge, von denen die Lungenbläschen ausgehen; SYN: Alveolensäckchen, Sacculi alveolares

Al|ve|o|lar|zel|len *pl* Epithelzellen der Lungenbläschen; SYN: Alveolarepithelzellen, Pneumozyten

Al|ve|o|lar|zel|len|kar|zi|nom *nt* →Alveolarzellkarzinom

Al|ve|o|lar|zell|kar|zi|nom *nt* seltenes Adenokarzinom* der Lunge; trotz frühzeitiger hämatogener Metastasierung* ist die Prognose relativ gut; SYN: bronchioloalveoläres Lungenkarzinom, Alveolarzellenkarzinom, Lungenadenomatose, Carcinoma alveolocellulare/alveolare

Al|ve|o|le *f* →Alveolus

Al|ve|o|lek|to|mie *f* operative (Teil-)Entfernung von Zahnalveolen

Al|ve|o|len|säck|chen *pl* →Alveolarsäckchen

Al|ve|o|li|tis *f, pl* **-ti|den** **1.** Entzündung der Lungenbläschen/Alveoli pulmones **2.** Entzündung der Zahnfächer/Alveoli dentales
exogen allergische Alveolitis durch organische Staubpartikel hervorgerufene allergische Reaktion der Lungenalveolen; SYN: Hypersensivitätspneumonitis
fibrosierende Alveolitis Lungenfibrose* ohne nachweisbare Ursache; SYN: idiopathische Lungenfibrose

al|ve|o|li|tisch *adj* Alveolitis betreffend, von ihr betroffen oder gekennzeichnet, durch sie bedingt

Al|ve|o|lo|bron|chi|o|li|tis *f, pl* **-ti|den** Entzündung von Lungenbläschen/Alveolen und Bronchien; SYN: Alveobronchiolitis

al|ve|o|lo|bron|chi|o|li|tisch *adj* Alveolobronchiolitis betreffend, von ihr betroffen oder gekennzeichnet, durch sie bedingt; SYN: alveobronchiolitisch

al|ve|o|lo|den|tal *adj* Zahnfach und Zahn/Dens betreffend oder verbindend; SYN: dentoalveolär

al|ve|o|lo|la|bi|al *adj* Alveolarfortsatz und Lippen/Labia betreffend

al|ve|o|lo|pa|la|tal *adj* Alveolarfortsatz und Gaumen/Palatum betreffend oder verbindend

Al|ve|o|lo|to|mie *f* Eröffnung von Zahnalveolen

Al|ve|o|lus *m, pl* **-li** **1.** Alveole, kleine sackähnliche Ausbuchtung **2.** Lungenbläschen, Alveole
Alveoli dentales Zahnfächer der Alveolarfortsätz von Unter- und Oberkiefer
Alveoli dentales mandibulae Zahnfächer des Unterkiefers
Alveoli dentales maxillae Zahnfächer des Oberkiefers
Alveoli pulmonis Lungenbläschen

A|lym|pho|pla|sie *f* fehlende Lymphozytenbildung im Knochenmark; SYN: Alymphoplasia

A|lym|pho|zy|to|se *f* absoluter Lymphozytenmangel im Blut

a|lym|pho|zy|to|tisch *adj* Alymphozytose betreffend, von ihr betroffen oder gekennzeichnet, durch sie bedingt

Alzheimer-Degenerationsfibrillen *pl* Alzheimer-Fibrillen; s.u. Alzheimer-Krankheit

Alzheimer-Demenz, präsenile *f* →Alzheimer-Krankheit

Alzheimer-Fibrillen *pl* s.u. Alzheimer-Krankheit

Alzheimer-Krankheit *f* multifaktoriell bedingte, präsenile [meist 5.–6. Lebensjahrzehnt] Atrophie der Großhirnrinde mit typischem pathohistologischem Bild [**Alzheimer-Fibrillen, Alzheimer-Plaques**]; im Laufe der Krankheit kommt es zum fortschreitenden geistigen und körperlichen Verfall der Patienten; SYN: präsenile Alzheimer-Demenz, Demenz vom Alzheimer-

Typ

Alzheimer-Plaques *pl* s.u. Alzheimer-Krankheit

Am-, am- *präf.* →Amb-

A|mal|gam *nt* Legierung von Quecksilber mit anderen Metallen; in der Zahnmedizin als Füllungsmaterial verwendet; SYN: Quecksilberlegierung

A|ma|ni|ta *f* Pilzgattung mit zahlreichen giftigen Arten

A|ma|ni|ta|to|xin *nt* in Amanita*-Arten enthaltene Lebergifte

A|ma|ni|tin *nt* im **grünen Knollenblätterpilz** [Amanita phalloides] enthaltenes hochgiftiges Mykotoxin*, das zu Leberzellverfettung und -nekrose führt

A|mas|tie *f* angeborenes, ein- oder beidseitiges Fehlen der Brustdrüse; SYN: Mammaaplasie

ama|tho|phob *adj* Amathophobie betreffend, durch sie gekennzeichnet

Ama|tho|pho|bie *f* krankhafte Angst vor Staub oder Schmutz

Ama|to|xi|ne *pl* in Amanita*-Arten enthaltene Lebergifte

A|mau|ro|se *f* vollständige, durch eine amaurotische Pupillenstarre* gekennzeichnete Erblindung bei Ausfall sämtlicher optischer Funktionen; SYN: (totale) Blindheit, Erblindung, Amaurosis

diabetische Amaurose Erblindung als Endstadium einer Retinopathia* diabetica; häufigste Erblindung in den industrialisierten Ländern; SYN: diabetische Blindheit, diabetogene Blindheit, diabetogene Amaurose

diabetogene Amaurose →diabetische Amaurose

kongenitale Amaurose (Leber) rezessiv geschlechtsgebundene, i.d.R. beidseitige Atrophie des Sehnervens mit Erblindung; SYN: Leber-Syndrom, Leber-Optikusatrophie

totale Amaurose →Amaurose

zentrale Amaurose →zerebrale Amaurose

zerebrale Amaurose durch eine Störung der Sehbahn oder der Sehzentren [Rindenblindheit*] bedingte Erblindung; SYN: zentrale Blindheit, zentrale Amaurose, Amaurosis centralis

A|mau|ro|sis *f, pl* **-ses** →Amaurose

Amaurosis centralis →zerebrale Amaurose

Amaurosis congenita angeborene Blindheit, z.B. bei Netzhautaplasie

Amaurosis fugax nur kurz andauernde, vollständig reversible Erblindung

Amaurosis partialis fugax plötzliche vorübergehende beidseitige Sehstörung [z.B. **Amaurosis fugax der Flieger**]

a|mau|ro|tisch *adj* Blindheit/Amaurose betreffend

Amb-, amb- *präf.* Wortelement mit der Bedeutung **1.** "beide/beidseitig" **2.** "um...herum"

Ambi-, ambi- *präf.* →Amb-

am|bi|dex|ter *adj* mit beiden Händen, beidhändig

Am|bi|dex|trie *f* weder Rechts- noch Linkshändig; Beidhändigkeit

am|big *adj* zweideutig, mehrdeutig, vieldeutig; doppelsinnig; unklar, unbestimmt

Am|bi|gu|i|tät *f* Zweideutigkeit, Mehrdeutigkeit, Vieldeutigkeit; Doppelsinn, Doppelsinnigkeit; Unklarheit

am|bi|gu|os *adj* (*anatom.*) (s.) nach zwei Seiten neigend

am|bi|la|te|ral *adj* beide Seiten betreffend

Am|bi|se|xu|a|li|tät *f* sexuelle Neigung zu beiden Geschlechtern; SYN: Bisexualität

am|bi|se|xu|ell *adj* Ambisexualität betreffend; SYN: bisexuell

Am|bi|ten|denz *f* Ambivalenz* des Wollens; gleichzeitiges Bestehen gegensätzlicher Wünsche und Triebe; SYN: Doppelwertigkeit

am|bi|va|lent *adj* zwiespältig, nach zwei Seiten neigend

Am|bi|va|lenz *f* Doppelwertigkeit; gleichzeitiges Bestehen miteinander unvereinbarer, entgegengesetzter Gefühle

Am|bi|ver|si|on *f* gleichzeitiges Vorkommen von Introversion und Extroversion in einer Person

am|bi|ver|tiert *adj* sowohl intovertiert als auch extrovertiert

Ambly-, ambly- *präf.* Wortelement mit der Bedeutung "stumpf/abgestumpft"

Am|bly|om|ma *nt* Schildzeckengattung, die häufig Erreger überträgt; SYN: Buntzecken

am|bly|op *adj* Amblyopie betreffend, durch sie bedingt; SYN: amblyopisch, schwachsichtig

Am|bly|o|pie *f* angeborene oder erworbene Schwachsichtigkeit ohne erkennbare organische Ursache; SYN: Amblyopia, Schwachsichtigkeit

toxische Amblyopie durch chronischen Alkohol- oder Nikotingenuss verursachte Amblyopie*; SYN: Intoxikationsamblyopie

am|bly|o|pisch *adj* →amblyop

Ambo-, ambo- *präf.* →Amb-

Am|boss *m* mittleres Gehörknöchelchen, das mit Hammer und Steigbügel verbunden ist; SYN: Incus

Am|boss|fal|te *f* Schleimhautfalte zwischen Amboss und Paukenhöhlenwand; SYN: Plica incudalis

Amboss-Steigbügel-Gelenk *nt* gelenkige Verbindung zwischen Amboss und Steigbügel im Mittelohr; SYN: Inkudostapedialgelenk, Articulatio incudostapedialis

Am|bo|zep|tor *m* zweiwertiger Antikörper, der über eine Komplementbildung zur Auflösung von Zellen führt

am|bu|lant *adj* ohne stationäre Aufnahme,

während einer Sprechstunde; SYN: ambulatorisch

am|bu|la|to|risch *adj* →ambulant

A|mei|sen|lau|fen *nt* Hautkribbeln als Störung der normalen Empfindung

A|mei|sen|säu|re *f* einfachste Monokarbonsäure

a|mel *adj* Amelie betreffend, von ihr betroffen oder gekennzeichnet, durch sie bedingt

A|mel|a|no|se *f* selten gebrauchte Bezeichnung für einen Melaninmangel der Haut oder anderer Gewebe

a|mel|a|no|tisch *adj* Amelanose betreffend

A|mel|lie *f* angeborenes Fehlen einer oder mehrerer Gliedmaße; SYN: Amelia

Amelo-, amelo- *präf.* Wortelement mit Bezug auf "Zahnschmelz/Enamelum"

A|me|lo|blast *m* den Zahnschmelz bildende Zelle; SYN: Zahnschmelzbildner, Adamantoblast, Ameloblast, Ganoblast

a|me|lo|blas|tisch *adj* Ameloblasten betreffend

A|me|lo|blas|tom *nt* meist im Unterkiefer auftretende zystische Geschwulst, die von Epithelresten ausgeht; SYN: Adamantinom, Ganoblastom

A|me|lo|blas|to|sar|kom *nt* bösartiges Ameloblastom*

a|me|lo|gen *adj* Amelogenese betreffend, zahnschmelzbildend

A|me|lo|ge|ne|se *f* Zahnschmelzbildung; SYN: Amelogenesis

A|me|lo|ge|ne|sis *f* →Amelogenese

Amelogenesis imperfecta angeborene Störung der Zahnschmelzbildung mit unterschiedlicher Ausprägung

A|me|nor|rhö *f, pl* **-rhö|en** →Amenorrhoe

A|me|nor|rhoe *f, pl* **-rho|en** Ausbleiben der Monatsblutung; SYN: Amenorrhö, Amenorrhoea

ernährungsbedingte Amenorrhoe →nutritive Amenorrhoe

nutritive Amenorrhoe durch eine Mangelernährung verursachte Amenorrhoe; SYN: Notstandsamenorrhoe, ernährungsbedingte Amenorrhoe

Amenorrhoe-Galaktorrhoe-Syndrom *nt* Erkrankung mit endokrin bedingter Erhöhung des Prolaktinspiegels [Hyperprolaktinämie] und dadurch verursachter Galaktorrhoe und Amenorrhoe; SYN: Galaktorrhoe-Amenorrhoe-Syndrom

Amenorrhö-Galaktorrhö-Syndrom *nt* →Amenorrhoe-Galaktorrhoe-Syndrom

A|men|tia *f* leichte Bewusstseinseinschränkung mit Zusammenhangslosigkeit des Denkens, Ratlosigkeit, Desorientierheit und Halluzinationen; SYN: Amenz, amentielles Syndrom

A|menz *f* →Amentia

a|me|trop *adj* Ametropie betreffend; SYN: ametropisch

A|me|tro|pie *f* Fehlsichtigkeit [Hyperopie*, Myopie*] durch Brechungsanomalien des Auges

a|me|tro|pisch *adj* →ametrop

A|mid *nt* Ammoniakverbindung, in der ein Wasserstoffatom durch ein Metallatom [**Metallamid**] oder einen Säurerest [**Säureamid**] ersetzt ist

A|mi|da|se *f* Hydrolase*, die Säureamide spaltet

A|mi|do|hy|dro|la|se *f* Hydrolase*, die die Spaltung der C-N-Bindung in nichtzyklischen Amiden fördert; SYN: Desamidase

-ämie *suf.* Wortelement mit der Bedeutung "erhöhter (Blut-)Spiegel"

a|mi|kro|bi|ell *adj* nicht von Mikroben verursacht

A|mi|mie *f* Verlust der Mimik, z.B. bei Parkinson*-Krankheit [Maskengesicht]

A|min *nt* Ammoniakverbindung, in der ein oder mehrere Wasserstoffatome durch einen organischen Rest ersetzt sind; je nach der Anzahl der ersetzten H-Atome unterscheidet man **primäre**, **sekundäre** und **tertiäre Amine**

biogenes Amin natürliches, in Pflanzen oder Tieren vorkommendes Amin mit Bedeutung für den Stoffwechsel; SYN: Bioamin

A|min|kol|pi|tis *f, pl* **-ti|den** Besiedlung der Scheide mit **Gardnerella vaginalis** und anderen Bakterien [Staphylokokken, Streptokokken, Escherichia coli], die zu grau-weißem Ausfluss mit fischähnlichem Geruch führt; SYN: bakterielle Vaginose

A|mi|no|a|zid|ä|mie *f* erhöhter Aminosäuregehalt des Blutes; SYN: Hyperaminoazidämie

A|mi|no|a|zid|u|rie *f* gesteigerte Aminosäureausscheidung im Harn; SYN: Hyperaminoazidurie

A|mi|no|ben|zol *nt* →Anilin

A|mi|no|bern|stein|säu|re *f* →Asparaginsäure

A|mi|no|es|sig|säu|re *f* einfachste Aminosäure; Bestandteil vieler Gerüsteiweiße; SYN: Glyzin, Glykokoll, Glycin, Leimzucker

A|mi|no|glu|ko|se *f* Aminozuckerderivat der Glukose*; Baustein komplexer Polysaccharide*; SYN: Glukosamin, Aminoglucose, Glucosamin

α-Aminoglutarsäure *f* nicht-essentielle Aminosäure, die eine wichtige Rolle im Zitronensäurezyklus und Aminosäureabbau spielt; SYN: Glutaminsäure

Aminoglykosid-Antibiotikum *nt* aus glykosidisch verknüpften Aminozuckern aufgebaute Antibiotikagruppe mit meist breitem Wirkungsspektrum

A|mi|no|grup|pe *f* die aus Ammoniak durch Substitution eines Wasserstoffatoms erhaltene NH_2-Gruppe

A|mi|no|hy|dro|la|se *f* Hydrolase*, die die Abspaltung von Ammoniak aus zyklischen Amiden katalysiert; SYN: Desaminase

α-Amino-β-hydroxybuttersäure *f* essentielle Aminosäure; SYN: Threonin

α-Aminoisocapronsäure *f* essentielle Aminosäure; SYN: Leuzin, Leucin

α-Aminoisovaleriansäure *f* essentielle Aminosäure; SYN: Valin

δ-Aminolävulinsäure *f* Zwischenprodukt der Porphyrinsynthese; wird bei Bleivergiftung und Porphyrie vermehrt im Harn ausgeschieden; SYN: Deltaaminolävulinsäure

A|mi|no|pep|ti|da|se *f* Hydrolase*, die die N-terminale Aminosäure von Proteinen abspaltet

A|mi|no|pro|pi|on|säu|re *f* →Alanin

A|mi|no|pte|rin *nt* Folsäureantagonist, der als Zytostatikum* verwendet wird; SYN: Methotrexat

6-Aminopurin *nt* →Adenin

A|mi|no|säu|re|di|a|be|tes *m* genetisch bedingte Ausscheidung von Aminosäuren und Zucker im Harn

A|mi|no|säu|ren *pl* Karbonsäuren, bei denen ein H-Atom durch eine Amingruppe ersetzt wurde; einfachste Bausteine der Eiweiße

essentielle Aminosäuren Aminosäuren, die mit der Nahrung aufgenommen werden müssen

glukogene Aminosäuren →glukoplastische Aminosäuren

glukoplastische Aminosäuren Aminosäuren, die in Zucker umgewandelt werden können; SYN: glukogene Aminosäuren

ketogene Aminosäuren →ketoplastische Aminosäuren

ketoplastische Aminosäuren Aminosäuren, die Ketonkörper bilden; SYN: ketogene Aminosäuren

nicht-essentielle Aminosäuren Aminosäuren, die nicht mit der Nahrung aufgenommen werden müssen

A|mi|no|säu|re|o|xi|da|se *f* Enzym, das die Bildung von Ketosäuren aus Aminosäuren katalysiert

A|mi|no|säu|re|o|xi|da|ti|on *f* oxidativer Aminosäureabbau

A|mi|nos|u|rie *f* →Aminurie

A|mi|no|trans|fe|ra|se *f* Enzym, das die Aminogruppe von einer Substanz auf eine andere überträgt; SYN: Transaminase

A|mi|no|zu|cker *m* Einfachzucker, in dem die OH-Gruppe durch die NH_2-Gruppe ersetzt ist

A|min|u|rie *f* gesteigerte Aminausscheidung im Harn; SYN: Aminosurie

-ämisch *suf.* in Adjektiven verwendetes Wortelement mit der Bedeutung "mit erhöhtem (Blut-)spiegel"

A|mi|to|se *f* ohne Ausbildung einer Teilungsspindel verlaufende Zellteilung; SYN: direkte Zellteilung, amitotische Zellteilung

a|mi|to|tisch *adj* Amitose betreffend, ohne Ausbildung einer Teilungsspindel verlaufend

Am|men|phä|no|men *nt* stärkeres Wachstum von Bakterien [z.B. Haemophilus] im Hämolysehof von Staphylococcus* aureus; SYN: Ammenwachstum, Satellitenphänomen, Satellitenwachstum

Am|men|wachs|tum *nt* →Ammenphänomen

Am|men|zel|len *pl* pyramidenförmige Zellen des Hodens, die für die Ernährung der Samenzellen von Bedeutung sind; SYN: Sertoli-Zellen, Stützzellen, Fußzellen

Am|mon|ä|mie *f* erhöhter Ammoniakgehalt des Blutes; SYN: Hyperammonämie, Hyperammoniämie

Am|mo|ni|ak *nt* farbloses, stechend riechendes Gas; löst sich leicht in Wasser [Salmiakgeist]

am|mo|ni|a|ka|lisch *adj* Ammoniak enthaltend; (*Urin, Ausfluss*) nach Ammoniak riechend

Am|mo|ni|ä|mie *f* →Ammonämie

Am|mo|ni|o|ge|ne|se *f* Bildung von Ammoniumionen in der Niere

Am|mo|ni|um *nt* in wässriger Lösung aus Ammoniak entstehendes einwertiges Kation, das sich wie ein Metall verhält

Am|mo|ni|u|rie *f* Ammoniakausscheidung im Harn

Am|mo|no|ly|se *f* Ammoniakspaltung

Am|mons|horn *nt* Längswulst am Unterhorn des Seitenventrikels; Teil des limbischen Systems; SYN: Hippokampus, Cornu ammonis

Am|mons|horn|skle|ro|se *f* wahrscheinlich durch wiederholte Epilepsieanfälle verursachte Verhärtung des Ammonshorns

Am|ne|sie *f* Erinnerungsstörung, Gedächtnisstörung; SYN: Amnesia

anterograde Amnesie Amnesie für die Zeit nach dem auslösenden Ereigniss

kongrade Amnesie Amnesie für die Zeit einer Bewusstlosigkeit

psychogene Amnesie Amnesie durch eine unbewusste Verdrängung unangenehmer Erinnerungen

retrograde Amnesie Amnesie für die Zeit vor dem auslösenden Ereigniss

am|ne|sisch *adj* →amnestisch

am|nes|tisch *adj* Amnesie betreffend, von Amnesie betroffen

Am|ni|o|fe|to|gra|fie *f* →Amniofetographie

Am|ni|o|fe|to|gra|phie *f* →Amniographie

Am|ni|o|ge|ne|se *f* Amnionentwicklung

Am|ni|o|gra|fie *f* →Amniographie

am|ni|o|gra|fisch *adj* →amniographisch

Am|ni|o|gra|phie *f* bildgebendes Verfahren zur Darstellung von Plazenta und Fetus unter Verwendung von Kontrastmittel*; SYN: Amniofetographie

am|ni|o|gra|phisch *adj* Amniographie betref-

A

fend, mittels Amniographie

Am|ni|on *nt* dünne innere Haut der Fruchtblase, deren Epithel das Fruchtwasser bildet; SYN: Schafshaut, innere Eihaut

Am|ni|on|in|fek|ti|ons|syn|drom *nt* bakterielle Infektion des Fruchtwassers im letzten Schwangerschaftsdrittel; meist nach vorzeitigem Blasensprung

Am|ni|on|in|fu|si|ons|syn|drom *nt* durch Eindringen von Fruchtwasser in den mütterlichen Kreislauf verursachte Embolie*; SYN: Fruchtwasserembolie

Am|ni|o|ni|tis *f, pl* **-ti|den** Entzündung der Schafshaut/des Amnions; SYN: Amnionentzündung

am|ni|o|ni|tisch *adj* Amnionitis betreffend

Am|ni|on|punk|ti|on *f* Fruchtblasenpunktion; SYN: Amniozentese

Am|ni|on|rup|tur *f* →Blasensprung

Am|ni|on|strän|ge *pl* Verwachsungsstränge zwischen Amnion und Fetus; können zu intrauteriner Amputation führen; SYN: amniotische Stränge, Simonart-Bänder

Am|ni|or|rhoe *f, pl* **-rho|en** Aussickern von Fruchtwasser

Am|ni|o|skop *nt* spezielles Endoskop* zur Fruchtwasserspiegelung

Am|ni|o|sko|pie *f* direkte Betrachtung der Fruchtblase mit einem Amnioskop; SYN: Fruchtwasserspiegelung

am|ni|o|tisch *adj* Amnion betreffend, vom Amnion abstammend

Am|ni|o|tom *nt* Messer zur Amniotomie*

Am|ni|o|to|mie *f* Eröffnung der Fruchtblase zur Geburtseinleitung; SYN: Blasensprengung

Am|ni|o|zen|te|se *f* Fruchtblasenpunktion, Amnionpunktion

A|mö|ben *pl* zu den Wurzelfüßern gehörende Einzeller, die sich durch Formveränderung und Ausbildung von Scheinfüßchen [Pseudopodien] fortbewegen; SYN: Wechseltierchen, Amoeba

A|mö|ben|abs|zess *m* i.d.R. metastatischer Abszess der Leber, seltener auch von Gehirn oder Lungen bei Amöbeninfektion

A|mö|ben|ap|pen|di|zi|tis *f, pl* **-ti|den** Appendizitis* durch Entamoeba* histolytica

A|mö|ben|dys|en|te|rie *f* →Amöbenruhr

A|mö|ben|gra|nu|lom *nt* →Amöbom

A|mö|ben|he|pa|ti|tis *f, pl* **-ti|ti|den** Leberentzündung durch Entamoeba* histolytica; SYN: Leberamöbiasis

Amöben-Meningoenzephalitis *f* durch Amöben verursachte Meningoenzephalitis* mit akutem Verlauf

A|mö|ben|neu|ri|tis *f, pl* **-ti|den** Nervenentzündung als Begleiterscheinung einer Amöbeninfektion

A|mö|ben|pe|ri|kar|di|tis *f, pl* **-ti|den** Herzbeutelentzündung im Rahmen einer Amöbeninfektion

A|mö|ben|ruhr *f* in den Tropen weitverbreitete, oft schwere Durchfallerkrankung durch Entamoeba* histolytica oder (selten) Dientamoeba* fragilis; SYN: Amöbendysenterie, intestinale Amöbiasis

A|mö|bi|a|sis *f, pl* **-ses** durch Entamoeba* histolytica hervorgerufene Infektionskrankheit der Tropen und Subtropen; meist gleichgesetzt mit intestinaler Amöbiasis

extraintestinale Amöbiasis meist die Leber [Amöbenhepatitis*], Lunge oder Haut betreffende Form

intestinale Amöbiasis in den Tropen weitverbreitete, oft schwere Durchfallerkrankung durch Entamoeba* histolytica oder (selten) Dientamoeba* fragilis; SYN: Amöbenruhr, Amöbendysenterie

a|mö|bisch *adj* Amöben betreffend, durch Amöben verursacht

A|mö|bi|zid *nt* amöbenabtötende Substanz

a|mö|bi|zid *adj* amöbenabtötend

a|mö|bo|id *adj* amöbenähnlich oder amöbenartig (*in Form oder Bewegung*)

A|mö|bom *nt* gutartiges Granulom* des Dickdarms bei Amöbenbefall; SYN: Amöbengranulom

A|mö|bu|rie *f* Amöbenausscheidung im Harn

A|moe|ba *f, pl* **-bae** →Amöben

A|mor|bo|gen *m* der geschwungene Bogen des Oberlippenrots; SYN: Kupidobogen

a|morph *adj* gestaltlos, formlos, strukturlos; (*chem.*) nicht kristallin

A|mo|tio *f, pl* **-ti|o|nes** Lösung, Ablösung

Amotio chorioideae Abhebung der Aderhaut durch Exsudat oder Einblutung; SYN: Aderhautabhebung, Ablatio chorioideae

Amotio retinae durch verschiedene Ursachen hervorgerufene Trennung von Netzhaut und Pigmentepithel; SYN: Netzhautablösung, Ablatio retinae

Am|ox|i|cil|lin *nt* halbsynthetisches Penicillin* mit breitem Wirkspektrum

Am|pere *nt* SI-Einheit der elektrischen Stromstärke

Amph-, amph- *präf.* →Amphi-

Am|phe|ta|min *nt* dem Adrenalin verwandtes Sympathomimetikum mit hohem Suchtpotenzial; SYN: Benzedrin

Amphi-, amphi- *präf.* Wortelement mit der Bedeutung "zweifach/doppelt/beide/um...herum"

Am|phi|ar|thro|se *f* von straffen Bändern zusammengehaltenes Gelenk mit nur geringer Beweglichkeit [z.B. Iliosakralgelenk*]; SYN: Wackelgelenk, straffes Gelenk, Amphiarthrosis

am|phi|bol *adj* zweideutig, mehrdeutig, doppelsinnig, schwankend, amphibolisch

am|phi|trich *adj* (*Bakterien*) mit Behaarrung an beiden Zellenden

Am|phi|zyt *m* zur Neuroglia* gehörende Zelle des peripheren Nervensystems; SYN: Man-

telzelle, Hüllzelle, Satellitenzelle, Lemnozyt
Ampho-, ampho- *präf.* →Amphi-
am|pho|chro|ma|to|phil *adj* mit sauren und basischen Farbstoffen färbend; SYN: amphophil, amphochromophil
am|pho|chro|mo|phil *adj* →amphochromatophil
Am|pho|lyt *m* chemische Verbindung, die sowohl sauer als auch basisch reagieren kann
am|pho|ly|tisch *adj* sowohl sauer als auch basisch reagierend
am|pho|phil *adj* →amphochromatophil
Am|pho|ren|at|men *nt* →Amphorophonie
am|pho|risch *adj* (*Schall*) hohl klingend
Am|pho|ro|pho|nie *f* über großen Lungenkavernen hörbares, hohl-klingendes Atemgeräusch; SYN: Amphorenatmen, amphorisches Atmen, Krugatmen, Höhlenatmen
am|pho|ter *adj* teils sauer, teils basisch reagierend; SYN: amphoterisch
am|pho|te|risch *adj* →amphoter
Am|pi|cil|lin *nt* säurestabiles, halbsynthetisches Penicillin* mit breitem Wirkspektrum; SYN: alpha-Aminobenzylpenicillin
AMP-Kinase *f* Enzym, das im Muskel die Reaktion ATP + AMP →2 ADP katalysiert; SYN: Adenylatkinase, Myokinase, A-Kinase
Am|pli|fi|ka|ti|on *f* Verstärkung, Vergrößerung
Am|pli|tu|de *f* Schwingungsweite, Ausschlagsweite
Am|pul|la *f, pl* **-lae** bauchige Aufweitung eines Hohlorgans; SYN: Ampulle
Ampulla canaliculi lacrimalis Ausbuchtung des Tränengangs; SYN: Tränengangsampulle
Ampulla ductus deferentis ampullärer Endabschnitt des Samenleiters; SYN: Samenleiterampulle
Ampulla hepatopancreatica Endstück des Ductus* choledochus; SYN: Vater-Ampulle
Ampulla membranacea Bogengangsampulle
Ampulla ossea anterior knöcherne Bogengangsampulle
Ampulla recti Mastdarmausbuchtung
Ampulla tubae uterinae Ampulle des Eileiters; SYN: Tubenampulle
am|pul|lär *adj* eine Ampulle betreffend; bauchig aufgetrieben oder erweitert
Am|pul|le *f* →Ampulla
Am|pul|len|ste|no|se *f* Stenose* der Ampulla hepaticopancreatica
Am|pul|li|tis *f, pl* **-ti|den** Entzündung der Samenleiterampulle; SYN: Ampullenentzündung
am|pul|li|tisch *adj* Ampullitis betreffend
Am|pu|ta|ti|on *f* operative Abnahme eines Körperteils
Am|pu|ta|ti|ons|neu|rom *nt* s.u. Stumpfneuralgie
am|pu|tie|ren *v* eine Amputation durchführen, abnehmen
a|my|cho|phob *adj* Amychophobie betreffend, durch sie gekennzeichnet
A|my|cho|pho|bie *f* krankhafte Angst vor Krallen oder vor dem Gekratztwerden; SYN: Kratzangst
a|my|el *adj* Amyelie betreffend, von ihr betroffen, rückenmarkslos, ohne Rückenmark
A|my|el|en|ze|pha|lie *f* angeborenes Fehlen von Hirn und Rückenmark
A|my|e|lie *f* angeborenes Fehlen des Rückenmarks; SYN: Rückenmarksaplasie
a|my|e|li|nisch *adj* ohne Myelin, myelinlos, myelinfrei
A|my|e|lo|tro|phie *f* Rückenmarkatrophie
Amyl-, amyl- *präf.* →Amylo-
A|myl|as|ä|mie *f* Amylasenerhöhung im Blut
A|my|la|se *f* Enzym, das Stärke und Glykogen abbaut; SYN: Diastase
α-Amylase von Ohr- und Bauchspeicheldrüse gebildete Amylase, die Polysaccharide innerhalb des Moleküls spaltet; SYN: Alphaamylase, Endoamylase, Speicheldiastase, Ptyalin
β-Amylase in Pflanzen und Mikroorganismen vorkommende Amylase, die schrittweise Maltose abspaltet; SYN: Betaamylase, Exoamylase, Saccharogenamylase, Glykogenase
γ-Amylase in den Lysosomen von Leber und Niere vorkommende Amylase, die Betaglukose abspaltet; SYN: Gammaamylase, Glukan-1,4-α-Glukosidase, lysosomale α-Glukosidase
A|myl|as|u|rie *f* gesteigerte Amylaseausscheidung im Harn
A|my|lin *nt* →Amylopektin
Amylo-, amylo- *präf.* Wortelement mit der Bedeutung "Stärke/Amylum"
a|my|lo|gen *adj* stärkebildend; SYN: amyloplastisch
Amylo-1,6-Glukosidase *f* u.a. in Leber und Muskel vorkommende Glykosidhydrolase; Mangel oder Fehlen verursacht hepatorenale Glykogenspeicherkrankheiten*; SYN: Dextrin-1,6-Glukosidase
A|my|lo|hy|dro|ly|se *f* Stärkehydrolyse, Stärkespaltung; SYN: Amylolyse
a|my|lo|hy|dro|ly|tisch *adj* →amylolytisch
a|my|lo|id *adj* stärkeähnlich
A|my|lo|id|kör|per *pl* u.a. in Prostata, Gehirn und Gelenken auftretende, konzentrische Körperchen; SYN: Corpora amylacea
A|my|lo|id|ne|phro|se *f* durch Amyloidablagerung in den Glomeruli entstehende, sekundäre Nierenamyloidose
A|my|lo|i|do|se *f* Oberbegriff für durch die Ablagerung von Amyloid hervorgerufene Krankheiten; SYN: amyloide Degeneration, Amyloidosis

A

familiäre Amyloidose →hereditäre Amyloidose
hereditäre Amyloidose i.d.R. durch AA-Amyloid hervorgerufene Gruppe hereditärer Krankheiten; SYN: familiäre Amyloidose, heredofamiliäre Amyloidose
heredofamiliäre Amyloidose →hereditäre Amyloidose
idiopathische Amyloidose durch Einlagerung von AL-Amyloid hervorgerufene ätiologisch unklare Amyloidose mit Befall multipler Organe; SYN: primäre Amyloidose, primäre Systemamyloidose, idiopathische Systemamyloidose, Paramyloidose, Paraamyloidose
kardiopathische Amyloidose hauptsächlich das kardiovaskuläre System betreffende senile Herzamyloidose*
kutane Amyloidose durch primäre oder sekundäre Ablagerung von Amyloid in die Haut hervorgerufene Erkrankung; SYN: Hautamyloidose
primäre Amyloidose →idiopathische Amyloidose
reaktiv-sekundäre Amyloidose →sekundäre Amyloidose
sekundäre Amyloidose im Rahmen chronisch entzündlicher Erkrankungen [z.B. Osteomyelitis*, Tuberkulose*] entstehende Amyloidose durch Ablagerung von AA-Amyloid; SYN: reaktiv-sekundäre Amyloidose
senile Amyloidose durch AS-Amyloid hervorgerufene Amyloidose mit Schädigung des Herzmuskels und des Gehirns; SYN: Altersamyloidose
systemische Amyloidose primäre oder sekundäre Amyloidose mit Ablagerung von Amyloid in mehreren Organen oder Organsystemen

A|my|lo|i|do|sis *f, pl* **-ses** →Amyloidose

a|my|lo|i|do|tisch *adj* Amyloidose betreffend, von ihr betroffen oder gekennzeichnet, durch sie bedingt

A|my|lo|ly|se *f* →Amylohydrolyse

a|my|lo|ly|tisch *adj* Amylolyse betreffend, stärkespaltend, stärkeauflösend; SYN: amylohydrolytisch

A|my|lo|pek|tin *nt* verzweigtkettiger, wasserunlöslicher Teil der Stärke; SYN: Amylin

A|my|lo|pek|ti|no|se *f* durch Fehlen der Amylo-1,6-Glukosidase* hervorgerufene Glykogenspeicherkrankheit mit schlechter Prognose; klinisch stehen Leberzirrhose*, Splenomegalie* und Minderwuchs im Vordergrund; SYN: Andersen-Krankheit, leberzirrhotische retikuloendotheliale Glykogenose, Glykogenose Typ IV

a|my|lo|plas|tisch *adj* stärkebildend; SYN: amylogen

A|my|lor|rhoe *f* erhöhte Stärkeausscheidung im Stuhl

A|my|lo|se *f* aus D-Glucose* aufgebautes Polysaccharid*; Bestandteil der Stärke

A|my|los|u|rie *f* Stärkeausscheidung im Harn; SYN: Amylurie

A|my|lo|syn|the|se *f* Stärkeaufbau, Stärkesynthese

A|my|lum *nt* aus Amylose* und Amylopektin* aufgebautes Polysaccharid; wichtigstes Speicherkohlenhydrat; SYN: Stärke

A|my|lu|rie *f* →Amylosurie

A|my|o|pla|sie *f* angeborene Fehlbildung oder Unterentwicklung eines Muskels; SYN: Muskelaplasie, Amyoplasia

A|my|os|ta|sis *f* Störung der Muskelkoordination

a|my|os|ta|tisch *adj* Amyostasis betreffend

A|my|o|to|nie *f* verringerter oder fehlender Muskeltonus; SYN: Myatonie

A|my|o|tro|phie *f* Muskelschwund, Muskelatrophie; SYN: Myatrophie

a|my|o|tro|phisch *adj* Amyotrophie betreffend, durch sie bedingt; SYN: myatrophisch

A|myx|or|rhoe *f* Fehlen der physiologischen Schleimbildung

a|na|ba|tisch *adj* (auf-)steigend, sich verstärkend

a|na|bol *adj* Anabolismus betreffend, aufbauend; SYN: anabolisch

A|na|bo|li|kum *nt, pl* **-ka** Substanz, die den Aufbaustoffwechsel anregt; wird heute meist auf synthetische Steroide angewendet, die die Eiweißsynthese fördern

a|na|bo|lisch *adj* →anabol

A|na|bo|lis|mus *m* Aufbaustoffwechsel des Körpers

A|na|bo|lit *m* Zwischenprodukt des Aufbaustoffwechsels

A|na|cho|re|se *f* **1.** (*psychiat.*) Abkapselung von der Außenwelt **2.** (*patholog.*) Absiedlung von Erregern an einem sanierten Fokus

a|na|cho|re|tisch *adj* (*psychiat.*) Anachorese betreffend, durch Anachorese gekennzeichnet oder bedingt; (*patholog.*) Anachorese betreffend, durch Anachorese gekennzeichnet oder bedingt

An|ae|mia *f, pl* **-mi|ae** →Anämie
Anaemia perniciosa durch Vitamin B_{12}-Mangel hervorgerufene megaloblastäre Anämie*; SYN: perniziöse Anämie, Biermer-Anämie, Addison-Anämie, Morbus Biermer, Perniziosa, Perniciosa, Vitamin B_{12}-Mangelanämie

an|a|e|rob *adj* ohne Sauerstoff lebend, nicht auf Sauerstoff angewiesen

An|a|e|ro|bi|er *m* Mikroorganismus, der ohne Sauerstoff oder nur bei Abwesenheit von Sauerstoff leben kann; SYN: Anaerobiont, Anoxybiont

An|a|e|ro|bi|ont *m* →Anaerobier

An|a|e|ro|bi|o|se *f* sauerstoffunabhängige Lebensweise; SYN: Anoxybiose

an|a|e|ro|bi|o|tisch *adj* Anaerobiose betref-

A

fend, sauerstoffunabhängig

an|a|e|ro|gen *adj* wenig oder kein Gas bildend; die Gasbildung unterdrückend

A|na|gen|haar *nt* wachsendes Haar ohne Wurzelscheide

An|a|kli|se *f* emotionale Abhängigkeit von einem Partner

an|a|kli|tisch *adj* Anaklise betreffend

an|a|krot *adj* Anakrotie betreffend

An|a|ku|sis *f* (vollständige) Taubheit

a|nal *adj* After/Anus betreffend, zum After/Anus gehörend

A|nal|abs|zess *m* Abszess in der Analregion

A|nal|a|tre|sie *f* angeborenes Fehlen der Afteröffnung; SYN: Atresia ani

An|al|bu|min|ä|mie *f* vollständiges Fehlen von Albuminen im Blut

A|nal|ek|zem *nt* meist juckendes, akutes oder chronisches Ekzem im Analbereich

A|na|lep|ti|kum *nt, pl* **-ka** Reizmittel, Stimulans; SYN: Exzitans, Exzitantium

a|na|lep|tisch *adj* belebend, anregend, stärkend; mit analeptischer Wirkung

A|nal|fal|ten *pl* nach perianalen Thrombosen zurückbleibende Hautfalten am äußeren Anus; SYN: Marisken

A|nal|fis|sur *f* schmerzhafter Einriss im Bereich des Afters; SYN: Fissura ani

A|nal|fis|tel *f* vom Anus ausgehende Fistel, die in andere Darmteile oder Organe mündet [**innere Analfistel**] oder nach außen führt [**äußere Analfistel**]; SYN: Fistula ani

An|al|ge|sie *f* Aufhebung der Schmerzempfindlichkeit; SYN: Schmerzunempfindlichkeit, Schmerzlosigkeit

patientengesteuerte Analgesie Form der Schmerztherapie, bei der der Patient die zugeführte Schmerzmittelmenge regulieren kann; SYN: On-demand-Analgesie

Analgetika-Asthma *f* durch verschiedene Schmerzmittel [z.B. Acetylsalicylsäure] ausgelöstes Asthma* bronchiale

An|al|ge|ti|ka|ne|phro|pa|thie *f* durch chronische Einnahme des Schmerzmittels Phenacetin hervorgerufene interstitielle Nephritis* mit Ausbildung einer Niereninsuffizienz; SYN: Phenacetinnephropathie, Analgetikaniere, Phenacetinniere

An|al|ge|ti|ka|nie|re *f* →Analgetikanephropathie

An|al|ge|ti|kum *nt, pl* **-ka** schmerzstillendes Medikament; SYN: Schmerzmittel

an|al|ge|tisch *adj* schmerzstillend; schmerzunempfindlich

An|al|gie *f* Schmerzlosigkeit

A|nal|kamm *m* Zone unter der Anokutangrenze; SYN: Pecten analis

A|nal|ka|nal *m* unterer Abschnitt des Mastdarms; SYN: Afterkanal, Canalis analis

A|nal|kar|zi|nom *nt* bösartige Geschwulst des Afters; SYN: Afterkrebs

A|nal|kryp|ten *pl* Krypten der Afterschleimhaut; SYN: Morgagni-Krypten, Sinus anales

a|na|log *adj* entsprechend, ähnlich; ähnlich, gleichartig; vergleichbar

A|na|lo|gie *f* Entsprechung, Ähnlichkeit, Übereinstimmung

A|na|lo|gon *nt* analoges Organ; analoge Substanz

A|nal|pa|pil|len *pl* →Analsäulen

An|al|pha|li|po|pro|te|in|ä|mie *f* autosomal-rezessive vererbtes Fehlen der Alpha$_1$-Lipoproteine; SYN: Tangier-Krankheit

A|nal|po|lyp *m* von den Analsäulen ausgehender Polyp; SYN: hypertrophe Anapapille

A|nal|pro|laps *m* Vorfall der Analschleimhaut [**inkompletter Analprolaps**] oder aller Wandschichten [**kompletter Analprolaps, Rektumprolaps**]; SYN: Prolapsus ani

A|nal|pru|ri|tus *m* Afterjucken; SYN: Pruritus ani

A|nal|re|flex *m* Kontraktion des äußeren Afterschließmuskels bei Berührung

A|nal|rha|ga|den *pl* oberflächliche Defekte der Afterschleimhaut

A|nal|säu|len *pl* Längsfalten der Mastdarmschleimhaut; SYN: Analpapillen, Columnae anales, Morgagni-Papillen

A|nal|ver|kehr *m* Geschlechtsverkehr mit Einführen des Penis in den Anus

A|na|ly|se *f* **1.** quantitative oder qualitative Bestimmung der Bestandteile einer Substanz **2.** Zerlegung, Zergliederung, Aufspaltung; Darlegung, Deutung; Untersuchung; Auswertung

a|na|ly|sie|ren *v* eine Analyse durchführen, genau untersuchen; zergliedern, zerlegen, auswerten

A|na|lyt *m* die mittels Analyse zu bestimmende Substanz

a|na|ly|tisch *adj* Analyse betreffend, mittels Analyse

An|ä|mie *f* Verminderung von Hämoglobinkonzentration, Erythrozytenzahl und/oder Hämatokrit unter die alters- und geschlechtsspezifischen Normwerte; SYN: Blutarmut, Anämie, Anaemia

achrestische Anämie an eine perniziöse Anämie erinnernde megaloblastäre Anämie, die aber nicht auf einem Vitamin B_{12}-Mangel beruht

achylische Anämie →idiopathische hypochrome Anämie

akute hämorrhagische Anämie akute, durch einen massiven Blutverlust hervorgerufene Anämie; SYN: akute Blutungsanämie, akute post-hämorrhagische Anämie

akute post-hämorrhagische Anämie →akute hämorrhagische Anämie

alimentäre Anämie Anämie durch unzureichende Zufuhr eines oder mehrerer essentieller Nährstoffe; SYN: Mangelanämie, nutritive Anämie, ernährungsbedingte Anämie

angiopathische hämolytische Anämie durch Gefäßveränderungen hervorgerufene hämolytische Anämie
aplastische Anämie Anämie als Folge einer Blutbildungsstörung; SYN: aregenerative Anämie
aregenerative Anämie →aplastische Anämie
autoimmunhämolytische Anämie durch Autoimmunantikörper gegen Erythrozyten hervorgerufene Anämie
chronische kongenitale aregenerative Anämie autosomal-rezessive, hypo- oder aplastische, normochrome Anämie mit isolierter Störung der Erythropoese; SYN: Diamond-Blackfan-Syndrom, Blackfan-Diamond-Anämie, kongenitale hypoplastische Anämie, pure red cell aplasia
chronisch-refraktäre Anämie →sideroachrestische Anämie
ernährungsbedingte Anämie →alimentäre Anämie
erworbene sideroachrestische Anämie durch eine erworbene Verwertungsstörung für Eisen hervorgerufene Anämie
essentielle Anämie nicht durch eine äußere Ursache hervorgerufene Anämie; SYN: idiopathische Anämie, primäre Anämie
hämolytische Anämie Anämie durch einen pathologisch erhöhten Zerfall von Erythrozyten
hämotoxische Anämie durch toxische Substanzen hervorgerufene Anämie durch Störung der Blutbildung oder Schädigung der Erythrozyten; SYN: toxische Anämie
hyperchrome Anämie Anämie mit erhöhtem Hämoglobingehalt der Erythrozyten
hypochrome Anämie Anämie mit vermindertem Hämoglobingehalt der Erythrozyten
hypochrome mikrozytäre Anämie Anämie mit hypochromen Mikrozyten
hypoplastische Anämie Anämie durch eine unzureichende Erythrozytenbildung
idiopathische Anämie →essentielle Anämie
idiopathische hypochrome Anämie Anämie in Folge gestörter oder fehlender Magensaftsekretion und dadurch bedingtem Eisenmangel; SYN: achylische Anämie
immunhämolytische Anämie durch Antikörper gegen Erythrozyten hervorgerufene hämolytische Anämie; SYN: serogene hämolytische Anämie, immunotoxischbedingte hämolytische Anämie
immunotoxisch-bedingte hämolytische Anämie →immunhämolytische Anämie
infektiös-bedingte hämolytische Anämie →infektiöse hämolytische Anämie
infektiöse hämolytische Anämie durch Erreger [z.B. Plasmodien] verursachte hämolytische Anämie; SYN: infektiösbedingte hämolytische Anämie
kongenitale hypoplastische Anämie →chronische kongenitale aregenerative Anämie
leukoerythroblastische Anämie bei Verdrängung und Zerstörung des Knochenmarks [z.B. Osteomyelofibrose*] auftretende Anämie mit unreifen Erythrozyten- und Leukozytenvorstufen; SYN: idiopathische myeloische Metaplasie, primäre myeloische Metaplasie, Leukoerythroblastose
makrozytäre Anämie Anämie mit Makrozyten im Blutausstrich
megaloblastäre Anämie hyperchrome Anämie mit Megaloblasten im Knochenmark und im peripheren Blut
mikrozytäre Anämie Anämie mit Bildung von Mikrozyten
molekuläre Anämie Anämie durch pathologisches Hämoglobin [z.B. Sichelzellenanämie*]
nephrogene Anämie Anämie durch Erythropoetinmangel bei chronischer Niereninsuffizienz; SYN: renale Anämie
normochrome Anämie Anämie mit normalem Hämoglobingehalt der Erythrozyten
normozytäre Anämie Anämie mit normal geformten und gefärbten Erythrozyten
nutritive Anämie →alimentäre Anämie
perniziöse Anämie durch Vitamin B_{12}-Mangel hervorgerufene megaloblastäre Anämie*; SYN: Biermer-Anämie, Addison-Anämie, Morbus Biermer, Perniziosa, Perniciosa, Anaemia perniciosa, Vitamin B_{12}-Mangelanämie
physiologische Anämie im dritten Monat nach der Geburt auftretende Anämie der Säuglinge, die ohne Behandlung wieder verschwindet; SYN: Drei-Monats-Anämie, Trimenonanämie, Trimenonreduktion
posthämorrhagische Anämie Anämie im Anschluss an einen akuten oder chronischen Blutverlust
primäre Anämie →essentielle Anämie
renale Anämie →nephrogene Anämie
sekundäre Anämie erworbene Anämie
serogene hämolytische Anämie →immunhämolytische Anämie
sideroachrestische Anämie Anämie durch eine angeborene oder erworbene Eisenverwertungsstörung; SYN: sideroblastische Anämie, chronisch-refraktäre Anämie
sideroblastische Anämie →sideroachrestische Anämie
sideropenische Anämie hypochrome Anämie durch einen angeborenen oder erworbenen Eisenmangel; häufigste Anämieform; SYN: Eisenmangelanämie
toxische Anämie →hämotoxische Anämie
toxische hämolytische Anämie →hämotoxische Anämie

Anämie Typ Lederer-Brill akute Form der idiopathischen autoimmunhämolytischen Anämie; SYN: Lederer-Anämie
Anämie Typ Widal idiopathische autoimmunhämolytische Anämie; SYN: Widal-Anämie

an|ä|misch *adj* Anämie betreffend, von ihr betroffen oder gekennzeichnet, durch sie bedingt; SYN: blutarm

A|na|mne|se *f* (*Patient*) Vorgeschichte, Krankengeschichte

a|na|mnes|tisch *adj* Anamnese betreffend; SYN: anamnetisch

a|na|mne|tisch *adj* →anamnestisch

A|nan|kas|mus *m* Neurose*, die von Zwangserscheinungen [Zwangsgedanken, -handlungen, -impulsen] beherrscht wird; SYN: Zwangskrankheit, Zwangsneurose, anankastisches Syndrom, obsessiv-kompulsive Reaktion

a|nan|kas|tisch *adj* mit den Symptomen von Anankasmus, zwanghaft, obszessiv-kompulsiv

A|na|pha|se *f* Phase der Kernteilung, in der die Tochterchromosomen gebildet werden

a|na|phyl|lak|tisch *adj* Anaphylaxie betreffend, von ihr gekennzeichnet, durch sie bedingt

a|na|phyl|lak|to|gen *adj* eine Anaphylaxie verursachend

A|na|phyl|lak|to|ge|ne|se *f* Herbeiführen von Anaphylaxie*

a|na|phyl|lak|to|id *adj* anaphylaxieähnlich, mit den Symptomen einer Anaphylaxie

A|na|phyl|la|to|xin *nt* zum Komplementsystem gehörende Substanz, die u.a. eine Kontraktion der glatten Muskulatur bewirkt

A|na|phyl|la|xie *f* Allergie* nach wiederholter Antigeninjektion; kann zur Ausbildung eines **allergischen** oder **anaphylaktischen Schocks** mit akuter Lebensgefahr führen; SYN: anaphylaktische Reaktion

A|na|pla|sie *f* rückläufige Zellentwicklung mit Verlust der Differenzierung; SYN: Anaplasia

a|na|plas|tisch *adj* Anaplasie betreffend, durch sie bedingt

An|ar|thrie *f* Störung der Lautbildung, die Buchstaben [**literale Anarthrie**], Silben [**syllabare Anarthrie**] oder ganze Wörter [**verbale Anarthrie**] betreffen kann

A|na|sar|ka *f* Flüssigkeitsansammlung im Gewebe

A|na|spa|die *f* Mündung der Harnröhre auf dem Penisrücken

An|äs|the|sie *f* **1.** Zustand absoluter (Temperatur-, Schmerz-, Berührungs-)Unempfindlichkeit; entweder durch neurologische Erkrankungen oder im Rahmen einer Narkose **2.** medikamentöse Betäubung/Narkose; oft gleichgesetzt mit Anästhesiologie

an|äs|the|sie|ren *v* eine Narkose durchführen, betäuben, narkotisieren

An|äs|the|si|o|lo|ge *m* Arzt für Anästhesiologie

An|äs|the|si|o|lo|gie *f* Lehre von der Schmerzausschaltung; SYN: Anästhesie

An|äs|the|sist *m* Arzt für Anästhesie; SYN: Narkosearzt

An|äs|the|ti|kum *nt, pl* **-ka** Betäubungsmittel, Narkosemittel; SYN: Narkotikum

an|äs|the|tisch *adj* Anästhesie betreffend oder auslösend, mittels Anästhesie, narkotisch, betäubend

an|as|tig|ma|tisch *adj* nicht-astigmatisch

A|na|sto|mo|se *f* **1.** (*anatom.*) natürliche Verbindung zweier Hohlorgane, Gefäße oder Nerven; SYN: Anastomosis **2.** (*chirurg.*) operativ hergestellte Verbindung von Hohlorganen, Gefäßen oder Nerven
antiperistaltische Anastomose (*chirurg.*) Darmanastomose mit Umkehr der Peristaltik zur Verlangsamung der Speisebreipassage; SYN: antiperistaltische Enteroanastomose, antiperistaltische Enterostomie
arteriovenöse Anastomose physiologische [Anastomosis* arteriovenosa] oder künstlich angelegte Verbindung zwischen Arterien und Venen
biliodigestive Anastomose operative Verbindung von Gallengang oder Gallenblase und Darm; SYN: biliodigestive Fistel, biliodigestiver Bypass, biliodigestiver Shunt, biliointestinaler Shunt
distale splenorenale Anastomose Form der portokavalen Anastomose
gastroduodenale Anastomose operative Verbindung von Magen und Zwölffingerdarm; SYN: Gastroduodenostomie
gastrointestinale Anastomose operative Verbindung von Magen und Darm; SYN: Magen-Darm-Anastomose, Gastroenteroanastomose, Gastroenterostomie
gastrojejunale Anastomose →Gastrojejunostomie
glomusförmige Anastomose →Anastomosis arteriovenosa glomeriformis
ileorektale Anastomose operative Verbindung von Ileum und Rektum
isoperistaltische Anastomose Darmanastomose mit normaler Ausrichtung der Peristaltik; SYN: isoperistaltische Enteroanastomose, isoperistaltische Enterostomie
mesoatriale Anastomose operative Verbindung von Vena* mesenterica superior und rechtem Herzvorhof; SYN: mesoatrialer Shunt
mesokavale Anastomose operative Verbindung von Vena* mesenterica superior und Vena* cava inferior; SYN: mesokavaler Shunt
portokavale Anastomose operative Verbindung von Pfortader/Vena portae und Vena* cava inferior; SYN: portokavaler

A

Shunt

präkapilläre Anastomose Anastomose von Arteriolen vor dem Übergang in Kapillaren

refluxverhindernde Anastomose bei vesikoureteralem Reflux* angewandte Technik; meist handelt es sich um eine submuköse Verlagerung des Harnleiters; SYN: Anti-Reflux-Anastomose

splenorenale Anastomose operative Verbindung von Milzvene/Vena splenica und Nierenvene/Vena renalis; SYN: splenorenaler Shunt

vesikointestinale Anastomose operative Verbindung von Blase und Darm; SYN: Blasen-Darm-Fistel, Blasen-Darm-Anastomose, zystoenterische Anastomose

zystoenterische Anastomose →vesikointestinale Anastomose

A|na|sto|mo|sen|abs|zess *m* sich im Bereich einer Anastomose bildender Abszess*

A|na|sto|mo|sen|fis|tel *f* meist durch eine Nahtinsuffizienz hervorgerufene (äußere) Fistel*

A|na|sto|mo|sen|ge|schwür *nt* →Anastomosenulkus

A|na|sto|mo|sen|in|suf|fi|zienz *f* meist von Fistel- [Anastomosenfistel*] oder Abszessbildung [Anastomosenabszess*] begleitete Nahtinsuffizienz einer Anastomose

A|na|sto|mo|sen|kar|zi|nom *nt* im Bereich der Anastomose entstehendes Karzinom des Magenstumpfes

A|na|sto|mo|sen|leck *nt* →Anastomoseninsuffizienz

A|na|sto|mo|sen|re|zi|div *nt* Tumor- oder Ulkusrezidiv im Bereich einer Anastomose

A|na|sto|mo|sen|strik|tur *f* durch Narbenbildung oder andere Prozesse [Anastomosenrezidiv*] bedingte Einengung oder Stenose einer Anastomose

A|na|sto|mo|sen|ul|kus *nt, pl* **-ul|ze|ra** Dünndarmgeschwür im Bereich einer gastrointestinalen Anastomose; SYN: Anastomosengeschwür

a|nas|to|mo|sie|ren *v* eine Anastomose bilden

A|na|sto|mo|sis *f, pl* **-ses** natürliche Verbindung zweier Hohlorgane, Gefäße oder Nerven; SYN: Anastomose

Anastomosis arteriolovenularis →Anastomosis arteriovenosa

Anastomosis arteriovenosa physiologische Verbindung von Arterien und Venen; SYN: arteriovenöse Anastomose, AV-Anastomose, Anastomosis arteriolovenularis

Anastomosis arteriovenosa glomeriformis in die Unterhaut eingebettete kleine Gefäßknäuel; wahrscheinlich von Bedeutung für die Hautdurchblutung und Wärmesteuerung; SYN: Glomusorgan, Masson-Glomus, Hoyer-Grosser-Organ, Knäuelanastomose, Glomus neuromyoarteriale

a|nas|to|mo|tisch *adj* Anastomose betreffend

A|na|tom *m* Lehrer der Anatomie

A|na|to|mie *f* Wissenschaft von Bau des (menschlichen) Körpers, seiner Organe und Gewebe

a|na|to|mie|ren *v* einen (toten) Körper zerlegen; SYN: sezieren

a|na|to|misch *adj* Anatomie betreffend, auf ihr beruhend

A|na|to|xin *nt* durch Formaldehyd entgiftetes Toxin, das aber noch als Antigen wirkt; SYN: Toxoid, Formoltoxoid

an|a|tro|phisch *adj* Atrophie verhindernd, einer Atrophie vorbeugend

an|a|zid *adj* ohne Säure

An|a|zi|di|tät *f* Säuremangel des Magens, Magensäuremangel; SYN: Inazidität

An|a|zi|do|ge|ne|se *f* Unfähigkeit der Niere, freie Wasserstoffionen auszuscheiden

An|crod *nt* fibrinspaltendes Enzym der Grubenotter **Agkistrodon rhodostoma**

Ancyl-, ancyl- *präf.* →Ancylo-

Ancylo-, ancylo- *präf.* Wortelement mit der Bedeutung "gekrümmt"

An|cy|lo|sto|ma *nt, pl* **-ma|ta** blutsaugende Hakenwümer der Familie **Ancylostomatidae**; SYN: Ankylostoma

Ancylostoma braziliense selten auf den Menschen übertragener Hakenwurm von Hunden und Katzen

Ancylostoma caninum selten auf den Menschen übertragener Hakenwurm von Hunden

Ancylostoma duodenale in Europa und Asien vorkommender Hakenwurm; häufiger Erreger der Ankylostomiasis*; SYN: europäischer Hakenwurm, Grubenwurm

Andersen-Krankheit *f* durch Fehlen der Amylo-1,6-Glukosidase* hervorgerufene Glykogenspeicherkrankheit mit schlechter Prognose; klinisch stehen Leberzirrhose*, Splenomegalie* und Minderwuchs im Vordergrund; SYN: Amylopektinose, leberzirrhotische retikuloendotheliale Glykogenose, Glykogenose Typ IV

Andr-, andr- *präf.* →Andro-

Andro-, andro- *präf.* Wortelement mit der Bedeutung "Mann/männlich"

An|dro|blas|tom *nt* meist gutartiger Tumor der Keimdrüsen [Hoden, Eierstock]

An|dro|ga|met *m* kleinerer, männlicher Gamet von Plasmodium*; SYN: Mikrogamet

An|dro|gen *nt* männliches Geschlechts-/Keimdrüsenhormon

an|dro|gen *adj* in der Art eines Androgens, mit androgener Wirkung

an|dro|ge|ne|tisch *adj* durch Androgene bedingt

An|dro|gen|hem|mer *m* Arzneimittel, das die Wirkung von Androgenen am Erfolgsorgan hemmt; SYN: Antiandrogen

An|dro|ge|ni|sa|ti|on *f* →Androgenisierung
An|dro|ge|ni|sie|rung *f* Vermännlichung von Frauen durch eine vermehrte Androgenwirkung; SYN: Androgenisation
An|dro|gen|re|sis|tenz *f* fehlende oder abgeschwächte Wirkung von Androgenen durch einen Defekt der Rezeptoren; SYN: Testosteronresistenz
an|dro|gyn *adj* Androgynie betreffend, zweigeschlechtlich, zwitterhaft
An|dro|gy|nie *f* **1.** chromosomal (XY) männliche Patienten mit äußeren weiblichen Geschlechtsorganen; SYN: Pseudohermaphroditismus masculinus **2.** Zweigeschlechtlichkeit, Zwittertum
an|dro|id *adj* einem Mann ähnlich, vermännlicht
An|dro|lo|ge *m* Arzt für Andrologie*
An|dro|lo|gie *f* Lehre von Aufbau, Funktion und Erkrankung der männlichen Geschlechtsorgane; SYN: Männerheilkunde
an|dro|lo|gisch *adj* Andrologie betreffend
An|dro|ma|nie *f* Mannstollheit; SYN: Nymphomanie, Hysteromanie
an|dro|mi|me|tisch *adj* mit androgenähnlicher Wirkung
an|dro|phob *adj* Androphobie betreffend, durch sie gekennzeichnet
An|dro|pho|bie *f* krankhafte Angst vor Männern
An|dros|ten|di|on *nt* schwach androgenes Hormon der Nebennierenrinde und des Eierstocks
An|dros|te|ron *nt* im Harn ausgeschiedenes Stoffwechselprodukt von Testosteron*
An|dro|tro|pie *f* gehäuftes Auftreten von Erkrankungen bei Männern; SYN: Androtropismus
An|dro|tro|pis|mus *m* →Androtropie
An|dro|zyt *m* männliche Geschlechts-/Keimzelle
An|e|ja|ku|la|ti|on *f* Fehlen des Samenergusses beim Höhepunkt
a|ne|mo|phob *adj* Anemophobie betreffend, durch sie gekennzeichnet
A|ne|mo|pho|bie *f* krankhafte Angst vor Wind
an|en|ze|phal *adj* Anenzephalie betreffend; SYN: hirnlos
An|en|ze|pha|lie *f* angeborenes Fehlen des Gehirns; SYN: Hirnlosigkeit, Anencephalia
An|e|o|si|no|phi|lie *f* Fehlen der eosinophilen Granulozyten im peripheren Blut
A|ne|phrie *f* angeborenes Fehlen der Nieren; SYN: Nierenagenesie
a|ne|phrisch *adj* ohne Nieren
an|erg *adj* **1.** inaktiv; energielos, energiearm; SYN: anergisch **2.** mit verminderter Reaktionsbereitschaft; SYN: anergisch
An|er|gie *f* **1.** Energielosigkeit, Energiemangel; Inaktivität **2.** verminderte Ansprechbarkeit des Serums auf Antigene
an|er|gisch *adj* →anerg
an|e|ro|id *adj* keine Flüssigkeit enthaltend, ohne Flüssigkeit
An|e|ry|thro|pla|sie *f* fehlende Erythrozytenbildung; SYN: Anerythropoese, Anerythropoiese
an|e|ry|thro|plas|tisch *adj* Anerythroplasie betreffend, von ihr betroffen oder gekennzeichnet, durch sie bedingt; SYN: anerythropoetisch
An|e|ry|thro|po|e|se *f* →Anerythroplasie
an|e|ry|thro|po|e|tisch *adj* →anerythroplastisch
An|e|ry|thro|po|i|e|se *f* →Anerythroplasie
an|eu|plo|id *adj* Aneuploidie betreffend, von ihr gekennzeichnet
An|eu|plo|i|die *f* Abweichung von der normalen Chromosomenzahl durch Überzähligkeit oder Fehlen von Chromosomen
A|neu|rin *nt* →Vitamin B_1
An|eu|rys|ma *nt, pl* **-ma|ta** umschriebene Wanderweiterung einer Arterie oder des Herzens

arteriosklerotisches Aneurysma durch eine Atherosklerose* verursachtes Aneurysma, betrifft meist die Bauchaorta, Arteria femoralis oder Arteria poplitea
arteriovenöses Aneurysma →Aneurysma arteriovenosum
Aneurysma arteriovenosum meist traumatische Fistel zwischen einer Arterie und einer Vene; SYN: arteriovenöses Aneurysma
Aneurysma dissecans durch Spaltenbildung der Arterienwand entstehendes Aneurysma
echtes Aneurysma Aneurysma, das alle Wandschichten erfasst; SYN: Aneurysma verum
falsches Aneurysma mit einem Gefäß verbundenes traumatisches Hämatom*, das ein Aneurysma vortäuscht; SYN: Aneurysma spurium
Aneurysma spurium →falsches Aneurysma
Aneurysma verum →echtes Aneurysma

An|eu|rys|ma|ek|to|mie *f* →Aneurysmektomie
an|eu|rys|ma|tisch *adj* Aneurysma betreffend
An|eu|rys|mek|to|mie *f* Aneurysmaexstirpation, Aneurysmaresektion
An|eu|rys|mor|rha|phie *f* Naht eines Aneurysmas; meist kombiniert mit einer Aneurysmaplastik zur Rekonstrukton der Durchblutung
An|eu|rys|mo|to|mie *f* Eröffnung eines Aneurysmas
An|falls|lei|den *nt* Krankheit, die durch das Auftreten von Anfällen gekennzeichnet ist; oft gleichgesetzt mit Epilepsie*
an|ge|bo|ren *adj* **1.** bei der Geburt vorhanden; SYN: konnatal **2.** durch Veranlagung, durch Vererbung; SYN: kongenital, hereditär
Angi-, angi- *präf.* →Angio-
An|gi|al|gie *f* Gefäßschmerz(en); SYN: Angiodynie

An|gi|ek|ta|sie *f* angeborene oder erworbene Gefäßerweiterung; SYN: Angiectasia

an|gi|ek|ta|tisch *adj* Angiektasie betreffend, von ihr betroffen oder gekennzeichnet, durch sie bedingt

An|gi|ek|to|mie *f* Gefäßentfernung

An|gi|i|tis *f, pl* **-ti|den** Entzündung der Gefäßwand; SYN: Gefäßwandentzündung, Gefäßentzündung, Vaskulitis, Vasculitis

allergische granulomatöse Angiitis systemische nekrotisierende Gefäßentzündung unbekannter Ursache; SYN: Churg-Strauss-Syndrom, allergische Granulomatose

maligne granulomatöse Angiitis ätiologisch ungeklärte, systemische Erkrankung mit Nekrose* der Blutgefäße und Bildung von Granulomen im Nasen-, Mund- und Rachenraum; SYN: Wegener-Granulomatose, Wegener-Klinger-Granulomatose, rhinogene Granulomatose

nekrotisierende Angiitis nekrotisierende Blutgefäßentzündung; SYN: nekrotisierende Vaskulitis

an|gi|i|tisch *adj* Gefäßwandentzündung/Angiitis betreffend, von ihr betroffen oder gekennzeichnet, durch sie bedingt; SYN: vaskulitisch

An|gi|na *f, pl* **-gi|nen** 1. Enge, Beklemmung 2. Halsentzündung, Mandelentzündung, Tonsillitis 3. →Angina pectoris

Angina abdominalis kolikartige Leibschmerzen mit Symptomen des akuten Abdomens bei Einschränkung der Darmdurchblutung durch eine Arteriosklerose der Mesenterialgefäße; SYN: Morbus Ortner, Ortner-Syndrom II, Angina intestinalis, Claudicatio intermittens abdominalis

Angina agranulocytotica Tonsillitis* bei Agranulozytose*

Angina catarrhalis katarrhalische Tonsillenentzündung; SYN: katarrhalische Tonsillitis, Tonsillitis catarrhalis

Angina cruris durch eine periphere arterielle Durchblutungsstörung verursachte heftige Wadenschmerzen, die zu vorübergehendem Hinken führen oder den Patienten zum Stehenbleiben zwingen; SYN: intermittierendes Hinken, Charcot-Syndrom, Schaufensterkrankheit, Claudicatio intermittens, Dysbasia intermittens/angiospastica

Angina decubitus instabile Angina pectoris, die v.a. im Liegen auftritt

Angina follicularis akute Tonsillitis* mit Belägen in den Kryptenmündungen; SYN: Kryptentonsillitis, Tonsillitis lacunaris, Angina lacunaris

Angina herpetica durch Coxsackievirus* A verursachte fieberhafte Entzündung des Rachens mit Bläschenbildung; SYN: Zahorsky-Syndrom, Herpangina

Angina intestinalis →Angina abdominalis

Angina lacunaris →Angina follicularis

Angina Ludovici Phlegmone des Mundbodens; SYN: Ludwig-Angina, Angina Ludovici

Angina pectoris durch eine akute Ischämie* der Herzmuskulatur hervorgerufene anfallsartige Schmerzen in der Herzgegend mit charakteristischem Beengungsgefühl; wird i.d.R. durch eine körperliche oder seelische Belastung ausgelöst; SYN: Herzbräune, Stenokardie, Brustenge

Angina phlegmonosa von der Tonsille ausgehende phlegmonöse Entzündung des Peritonsillargewebes; SYN: Angina tonsillaris

Angina Plaut-Vincent →ulzeromembranöse Angina

Angina tonsillaris →Angina phlegmonosa

Angina ulceromembranacea →ulzeromembranöse Angina

Angina ulcerosa →ulzeromembranöse Angina

ulzeromembranöse Angina Fusoborreliose* durch Fusobacterium* fusiforme und Borrelia* vincenti; meist einseitige ulzeröse Mandelentzündung mit Schluckbeschwerden und evtl. Zahnfleischbefall; i.d.R. kein Fieber und nur leichtes Krankheitsgefühl; SYN: Fusospirillose, Vincent-Angina, Plaut-Vincent-Angina, Angina ulcerosa/ulceromembranacea, Angina Plaut-Vincent

vasospastische Angina Sonderform der Angina pectoris, bei der kurzdauernde Krämpfe der Koronararterien auftreten; SYN: Prinzmetal-Angina

an|gi|no|phob *adj* Anginophobie betreffend, durch sie gekennzeichnet

An|gi|no|pho|bie *f* krankhafte Angst vor dem Ersticken oder einem Angina* pectoris-Anfall

an|gi|nös *adj* Angina pectoris betreffend, an ihr leidend, mit den Symptomen einer Angina pectoris

Angio-, angio- *präf.* Wortelement mit der Bedeutung "Gefäß"

An|gi|o|blast *m* gefäßbildende Zelle

an|gi|o|blas|tisch *adj* Angioblast betreffend

An|gi|o|blas|tom *nt* von der Gefäßwand ausgehender gutartiger Tumor; SYN: Lindau-Tumor, Hämangioblastom

An|gi|o|car|di|tis *f, pl* **-ti|den** Entzündung des Herzens und der großen Blutgefäße; SYN: Angiokarditis

an|gi|o|car|di|tisch *adj* Angiokarditis betreffend, von ihr betroffen oder gekennzeichnet, durch sie bedingt; SYN: angiokarditisch

An|gi|o|cho|li|tis *f, pl* **-ti|den** Entzündung der Gallenwege/Gallengänge; SYN: Gallengangsentzündung, Cholangiitis, Cholangitis

an|gi|o|cho|li|tisch *adj* Angiocholitis betreffend, von ihr betroffen oder gekennzeichnet, durch sie bedingt; SYN: cholangitisch

An|gi|o|der|ma|ti|tis *f, pl* **-ti|ti|den** Entzündung von Hautgefäßen

an|gi|o|der|ma|ti|tisch *adj* Angiodermatitis betreffend, von ihr betroffen oder gekennzeichnet, durch sie bedingt

An|gi|o|dy|nie *f* →Angialgie

An|gi|o|dys|pla|sie *f* fehlerhafte Gefäßbildung/Gefäßentwicklung

An|gi|o|dys|tro|phie *f* mangelhafte Ernährung der Blutgefäße

An|gi|o|en|do|the|li|om *nt* vom Endothel der Blutgefäße ausgehender Tumor; SYN: Hämangioendotheliom

An|gi|o|fi|brom *nt* gutartiger Gefäßtumor mit Bindegewebsanteilen

an|gi|o|fol|li|ku|lar *adj* Lymphfollikel und Blutgefäße betreffend; SYN: angiofollikulär

An|gi|o|ge|ne|se *f* Blutgefäßbildung

an|gi|o|ge|ne|tisch *adj* Angiogenese betreffend, Blut oder Blutgefäße bildend

An|gi|o|gra|fie *f* →Angiographie

an|gi|o|gra|fisch *adj* →angiographisch

An|gi|o|gramm *nt* Kontrastmittelbild von Gefäßen

An|gi|o|gra|nu|lom *nt* gutartiger Gefäßtumor mit Granulationsgewebe

An|gi|o|gra|phie *f* Kontrastmitteldarstellung von Gefäßen

renale Angiographie Angiographie der Nierenarterien

selektive Angiographie Angiographie spezifischer Gefäße über eine direkte Injektion

An|gi|o|gra|phie|ka|the|ter *m* Katheter zur (selektiven) Angiographie

an|gi|o|gra|phie|ren *v* eine Angiographie durchführen, Gefäße mittels Angiographie darstellen

an|gi|o|gra|phisch *adj* Angiographie betreffend, mittels Angiographie

An|gi|o|hä|mo|phi|lie *f* durch einen Mangel oder Defekt an von Willebrand-Faktor* hervorgerufene Blutungsneigung; SYN: von Willebrand-Jürgens-Syndrom, konstitutionelle Thrombopathie, hereditäre/vaskuläre Pseudohämophilie

An|gi|o|hy|a|li|no|se *f* Hyalinose* mit vorwiegendem Befall der Gefäßwände; SYN: Gefäßhyalinose

An|gi|o|kar|di|o|gra|fie *f* →Angiokardiographie

an|gi|o|kar|di|o|gra|fisch *adj* →angiokardiographisch

An|gi|o|kar|di|o|gramm *nt* Kontrastmittelbild von Herz und großen Gefäßen

An|gi|o|kar|di|o|gra|phie *f* Kontrastmitteldarstellung des Herzens und der großen Gefäße

an|gi|o|kar|di|o|gra|phisch *adj* Angiokardiographie betreffend, mittels Angiokardiographie

An|gi|o|kar|di|o|pa|thie *f* Erkrankung oder Fehlbildung des Herzens und der großen Gefäße

an|gi|o|kar|di|o|pa|thisch *adj* Angiokardiopathie betreffend

An|gi|o|kar|di|tis *f, pl* **-ti|den** Entzündung des Herzens und der großen Blutgefäße; SYN: Angiocarditis

an|gi|o|kar|di|tisch *adj* Angiokarditis betreffend, von ihr betroffen oder gekennzeichnet, durch sie bedingt; SYN: angiocarditisch

An|gi|o|ke|ra|tom *nt* gutartiger Gefäßtumor mit warzenförmiger Hyperkeratose*; SYN: Blutwarze, Angiokeratoma

An|gi|o|ke|ra|to|ma *nt, pl* **-ma|ta** →Angiokeratom

Angiokeratoma corporis diffusum (Fabry) X-chromosomal vererbte Sphingolipidose* mit multiplen Angiokeratomen und Befall innerer Organe [Nieren, Herz-Kreislaufsystem]; der Befall der Niere führt meist zu terminaler Niereninsuffizienz; SYN: Fabry-Syndrom, Morbus Fabry, hereditäre Thesaurismose Ruiter-Pompen-Weyers, Ruiter-Pompen-Weyers-Syndrom, Thesaurismosis hereditaria lipoidica, Angiokeratoma universale

Angiokeratoma Mibelli dunkelrote, warzenartige Angiokeratome bei Jugendlichen mit Akrozyanose

Angiokeratoma scroti im 4. Lebensjahrzehnt auftretende kleine Angiome des Skrotums; SYN: Fordyce-Krankheit

Angiokeratoma universale →Angiokeratoma corporis diffusum (Fabry)

An|gi|o|ky|mo|gra|fie *f* →Angiokymographie

An|gi|o|ky|mo|gra|phie *f* kymographische Darstellung der Strömungsverhältnisse in den Arterien; SYN: Rasterverschiebungsangiokymographie

An|gi|o|lei|o|my|o|li|pom *nt* gutartiger Mischtumor mit Gefäßen, Fettgewebsanteil und glattem Muskelgewebe; SYN: Angioleiomyolipoma

An|gi|o|li|pom *nt* Lipom* mit zahlreichen Blutgefäßen; SYN: Angiolipoma

An|gi|o|li|po|ma|to|sis *f, pl* **-ses** Auftreten multipler Angiolipome

An|gi|o|lo|gie *f* Lehre von den Gefäßen und ihren Erkrankungen

an|gi|o|lo|gisch *adj* Angiologie betreffend

An|gi|o|lo|pa|thi|en *pl* Erkrankungen der terminalen Arterien

An|gi|o|lu|po|id *nt* gutartiger, blauroter Knoten am Nasenrücken; Hautmanifestation der Sarkoidose*; SYN: Brocq-Pautrier-Syndrom

An|gi|o|lymph|an|gi|om *nt* Angiom* aus Blut- und Lymphgefäßen; SYN: Angiolymphangioma

A

An|gi|om *nt* tumorartige Gefäßneubildung oder Gefäßfehlbildung
eruptives Angiom gutartige, chronisch-eitrige granulomatöse Erkrankung der Mundschleimhaut und der Haut von Gesicht, Händen und Zehen; tritt meist nach traumatischer Hautschädigung auf; SYN: proliferierendes Angiom, Stielknollen, Botryomykose, Botryomykom, Botryomycosis, Granuloma pediculatum, Granuloma pyogenicum, Granuloma teleangiectaticum
proliferierendes Angiom →eruptives Angiom

an|gi|o|ma|tös *adj* Angiome betreffend, in der Art eines Angioms

An|gi|o|ma|to|se *f* →Angiomatosis
enzephalofaziale Angiomatose →Angiomatosis encephalo-oculo-cutanea
enzephalookuläre Angiomatose →Angiomatosis encephalo-cutanea
okuloenzephalische Angiomatose →Angiomatosis encephalo-cutanea

An|gi|o|ma|to|sis *f, pl* **-ses** Auftreten multipler Angiome*; SYN: Angiomatose
Angiomatosis cerebelli et retinae →Angiomatosis retinae cystica
Angiomatosis encephalo-cutanea ohne Augenbeteiligung verlaufende Angiomatosis* encephalo-oculo-cutanea; SYN: Krabbe-Syndrom, okuloenzephalische Angiomatose, enzephalookuläre Angiomatose
Angiomatosis encephalofacialis →Angiomatosis encephalo-oculo-cutanea
Angiomatosis encephalo-oculo-cutanea ätiologisch ungeklärte, kongenitale neurokutane Phakomatose* mit Naevus* flammeus im Trigeminusbereich, Uveahämangiom und verkalkenden Angiomen der Hirnhäute und Hirnrinde; SYN: Sturge-Weber-Krankheit, Sturge-Weber-Syndrom, Sturge-Weber-Krabbe-Krankheit, Sturge-Weber-Krabbe-Syndrom, enzephalofaziale Angiomatose, Neuroangiomatosis encephalofacialis, Angiomatosis encephalotrigeminalis, Angiomatosis encephalofacialis
Angiomatosis encephalotrigeminalis →Angiomatosis encephalo-oculo-cutanea
Angiomatosis retinae cystica zu den Phakomatosen* gehörige, wahrscheinlich dominant vererbte Systemerkrankung mit Naevus* flammeus lateralis, sowie retinaler und zerebellarer Angiomatose; SYN: Netzhautangiomatose, Hippel-Lindau-Syndrom, von Hippel-Lindau-Syndrom, Angiomatosis cerebelli et retinae

An|gi|o|me|ga|lie *f* Gefäßvergrößerung, Gefäßerweiterung

An|gi|o|my|o|li|pom *nt* gutartiger Nierentumor mit Gefäßen und Fett- und Muskelgewebsanteil; SYN: Angiomyolipoma

An|gi|o|my|om *nt* Myom* mit zahlreichen Blutgefäßen; SYN: Angiomyoma

An|gi|o|my|o|neu|rom *nt* langsam wachsender, von einem Glomus* ausgehender bösartiger Tumor; SYN: Glomustumor, Glomangiom

An|gi|o|my|o|sar|kom *nt* bösartiger Mischtumor mit angiomatösen und sarkomatösen Anteilen; SYN: Angiomyosarcoma

An|gi|o|ne|kro|se *f* Nekrose* der Wand von Blut- oder Lymphgefäßen; SYN: Gefäßnekrose, Gefäßwandnekrose

an|gi|o|ne|kro|tisch *adj* Angionekrose betreffend, von ihr betroffen oder gekennzeichnet, durch sie bedingt

An|gi|o|neur|al|gie *f* Gefäßneuralgie, neuralgischer Gefäßschmerz

An|gi|o|neur|ek|to|mie *f* Gefäß- und Nervenexzision

An|gi|o|neu|ro|pa|thie *f* durch nervale Dysregulation hervorgerufene Durchblutungsstörung

an|gi|o|neu|ro|pa|thisch *adj* Angioneuropathie betreffend, von ihr betroffen oder gekennzeichnet, durch sie bedingt

An|gi|o|neu|ro|se *f* selten gebrauchte Bezeichnung für Störungen der vegetativen Gefäßregulation; SYN: Gefäßneurose, Vasoneurose

an|gi|o|neu|ro|tisch *adj* Angioneurose betreffend, von ihr betroffen oder gekennzeichnet, durch sie bedingt; SYN: vasoneurotisch

An|gi|o|neu|ro|to|mie *f* Durchtrennung eines Gefäß-Nervenbündels

An|gi|o|ö|dem *nt* durch eine allergische Reaktion hervorgerufene subkutane Schwellung von Haut und Schleimhaut; SYN: angioneurotisches Ödem, Quincke-Ödem

an|gi|o|ö|de|ma|tös *adj* angioneurotisches Ödem betreffend, durch ein angioneurotisches Ödem bedingt

An|gi|o|pa|ra|ly|se *f* →Angioparese

An|gi|o|pa|re|se *f* Gefäßlähmung durch Störung der nervalen Versorgung; SYN: vasomotorische Lähmung, Angioparalyse

An|gi|o|pa|thia *f* →Angiopathie
Angiopathia diabetica →diabetische Angiopathie
Angiopathia retinae traumatica Schädigung der Netzhaut, die nicht durch eine direkte Gewalteinwirkung hervorgerufen wird; typisch sind Netzhaut- und Glaskörperblutungen, Gefäßspasmus und Netzhautödem; SYN: Purtscher-Syndrom, Purtscher-Netzhautschädigung

An|gi|o|pa|thie *f* Gefäßerkrankung; SYN: Angiopathia
diabetische Angiopathie Langzeitschaden bei schlecht eingestelltem Diabetes* mellitus; die **diabetische Makroangiopathie** betrifft hauptsächlich Gehirn, Herz, Nie-

ren und periphere Gefäße; die **diabetische Mikroangiopathie** ist die Ursache von u.a. Retinopathia* diabetica, diabetischer Glomerulosklerose* und diabetischer Neuropathie*; SYN: diabetische Angiopathie, Angiopathia diabetica

an|gi|o|pa|thisch *adj* Angiopathie betreffend, durch sie bedingt, die Gefäße schädigend

An|gi|o|pha|ko|ma|to|se *f* Oberbegriff für die angiomatösen Phakomatosen* [Angiomatosis* encephalo-oculo-cutanea, Angiomatosis* retinae cystica]

An|gi|o|plas|tie *f* Aufdehnung verengter Gefäßabschnitte mit einem Ballonkatheter

An|gi|o|plas|tik *f* Gefäßplastik, plastische Gefäßoperation

An|gi|o|po|e|se *f* Gefäßbildung, Gefäßneubildung; SYN: Angiopoiese

an|gi|o|po|e|tisch *adj* Angiopoese betreffend oder auslösend

An|gi|o|po|i|e|se *f* →Angiopoese

An|gi|o|re|ti|ku|lo|ma|to|se *f* früher nur sporadisch auftretendes [**klassisches/sporadisches Kaposi-Sarkom**] Sarkom*, als Komplikation einer HIV-Infektion [**epidemisches Kaposi-Sarkom**] aber von zunehmender Bedeutung; initial braunrotlivide knotige Effloreszenzen der Haut und Schleimhaut mit Tendenz zur Ulzeration; im weiteren Verlauf Befall von Lymphknoten und Organen [Leber, Herz, Lunge]; SYN: Kaposi-Sarkom, Morbus Kaposi, Retikuloangiomatose, idiopathisches multiples Pigmentsarkom Kaposi, Sarcoma idiopathicum multiplex haemorrhagicum

An|gi|o|re|zep|to|ren *pl* Gefäßrezeptoren, z.B. Chemorezeptoren

An|gi|or|rha|phie *f* Gefäßnaht

An|gi|o|sar|kom *nt* von den Gefäßen ausgehender bösartiger Tumor

An|gi|o|skle|ro|se *f* Verdickung und Verhärtung der Wand von Blut- oder Lymphgefäßen; SYN: Gefäßsklerose, Gefäßwandsklerose

an|gi|o|skle|ro|tisch *adj* Angiosklerose betreffend, von ihr betroffen oder durch sie bedingt

An|gi|o|skop *nt* Mikroskop zur direkten Betrachtung von Kapillaren; SYN: Kapillarmikroskop

An|gi|o|sko|pie *f* direkte Betrachtung oberflächlicher Kapillaren mit einem Kapillarmikroskop; SYN: Kapillarmikroskopie, Kapillaroskopie

An|gi|o|spas|mus *m* Gefäßkrampf; SYN: Vasospasmus

an|gi|o|spas|tisch *adj* Angiospasmus betreffend oder auslösend; SYN: vasospastisch

An|gi|o|ste|no|se *f* Einengung (des Lumens) von Blut- oder Lympfgefäßen; SYN: Gefäßstenose

an|gi|o|ste|no|tisch *adj* Angiostenose betreffend, von ihr betroffen oder durch sie bedingt

An|gi|o|stron|gy|li|a|sis *f, pl* **-ses** →Angiostrongylose

An|gi|o|stron|gy|lo|se *f* durch Angiostrongylus cantonensis hervorgerufene, häufig als eosinophile Meningitis* verlaufende Erkrankung; SYN: Angiostrongyliasis

An|gi|o|stron|gy|lus can|to|nen|sis *m* Erreger der Angiostrongylose*; SYN: Rattenlungenwurm

An|gi|o|ten|si|na|se *f* Enzym, das Angiotensin II spaltet

Angiotensin-Converting-Enzym *nt* Peptidase*, die Angiotensin I in Angiotensin II umwandelt; SYN: Converting-Enzym, Konversionsenzym

Angiotensin-Converting-Enzym-Hemmer *m* zur Senkung des Blutdruckes verwendeter Hemmer des Angiotensin-Converting-Enzyms; SYN: ACE-Hemmer

An|gi|o|ten|si|ne *pl* Gewebehormone mit Polypeptidstruktur; das inaktive **Angiotensin I** wird vom Angiotensin-Converting-Enzym in **Angiotensin II** umgewandelt, das eine starke vasokonstriktorische und blutdrucksteigernde Wirkung hat; **Angiotensin III** ist ein inaktives Abbauprodukt von Angiotensin II

Angiotensin-II-Blocker *pl* Substanzen, die mit Angiotensin II am Rezeptor konkurrieren und damit blutdrucksenkend wirken; SYN: Angiotensin-II-Rezeptorantagonsiten

Angiotensin-II-Rezeptorantagonsiten *pl* →Angiotensin-II-Blocker

An|gi|o|ten|si|no|gen *nt* inaktive Muttersubstanz der Angiotensine*; SYN: Reninsubstrat, Hypertensinogen

An|gi|o|to|mie *f* Gefäßeröffnung

An|gi|o|to|nus *m* Gefäßtonus; SYN: Vasotonus

an|gi|o|tro|phisch *adj* gefäßernährend

Angst *f* ursprünglich nicht auf bestimmte Objekte oder Situationen bezogenes, subjektives Bedrohungsgefühl mit auffälligen klinischen Symptomen [Blässe, Schweißausbruch, Zittern, Herzklopfen, Blutdruckanstieg]; im täglichen Gebrauch nicht von Furcht* abgegrenzt und oft auch als Synonym für Phobie* verwendet

Angst|er|war|tung *f* krankhafte Angst vor (der Entwicklung) einer Phobie; SYN: Phobophobie

Angst|neu|ro|se *f* neurotisches Krankheitsbild mit Angst als führendem Symptom; nicht immer klar von phobischer Angst zu unterscheiden; SYN: hysterische Angst

An|gu|il|lu|la ster|co|ra|lis *f* häufiger Darmparasit in tropischen und subtropischen Ländern; Erreger der Strongyloidose*; SYN: Zwergfadenwurm, Kotälchen, Strongyloides stercoralis

An|gu|lus *m* Winkel

Angulus costae Rippenwinkel

A

Angulus infectiosus candidamycetica →Angulus infectiosus oris

Angulus infectiosus oris schmerzhaftes, akutes oder chronisches Ekzem* des Mundwinkels; SYN: Perlèche, Faulecken, Mundwinkelcheilitis, Mundwinkelrhagaden, Angulus infectiosus candidamycetica, Cheilitis angularis, Stomatitis angularis

Angulus infrasternalis Winkel zwischen rechtem und linkem Rippenbogen; SYN: epigastrischer Winkel, Rippenbogenwinkel

Angulus iridocornealis Winkel zwischen Hornhaut und Iris in der vorderen Augenkammer; SYN: Iridokornealwinkel, Kammerwinkel

Angulus Ludovici →Angulus sterni

Angulus mandibulae Winkel zwischen Corpus und Arcus mandibulae; SYN: Unterkieferwinkel

Angulus oculi lateralis äußerer/seitlicher Augenwinkel

Angulus oculi medialis innerer/medialer Augenwinkel

Angulus oris Mundwinkel

Angulus sterni Winkel zwischen Manubrium und Corpus des Brustbeins; SYN: Angulus Ludovici

Angulus subpubicus Winkel zwischen den beiden Schambeinen; SYN: Schambeinwinkel

Angulus venosus Winkel zwischen Vena jugularis interna und Vena subclavia; auf der linken Seite Mündungsort des Ductus* thoracicus; SYN: Venenwinkel

An|hid|ro|sis *f, pl* **-ses** generalisiertes oder lokalisiertes Fehlen oder starke Verminderung der Schweißabsonderung; SYN: Anidrose, Anhidrose

Anhidrosis congenita X-chromosomal-rezessiv vererbtes Syndrom, das durch Fehlbildung der Haut(anhangsgebilde) [Hypotrichie], der Zähne [Hypodontie*] und verschiedener Knorpel [Nase, Ohr] gekennzeichnet ist; SYN: Christ-Siemens-Syndrom, Christ-Siemens-Touraine-Syndrom, Guilford-Syndrom, Jacquet-Syndrom, anhidrotische ektodermale Dysplasie, ektodermale Dysplasie, ektodermale kongenitale Dysplasie, Anhidrosis hypotrichotica

Anhidrosis hypotrichotica →Anhidrosis congenita

Anhidrosis tropica durch trockene Hitze hervorgerufene Anhidrose mit Hitzeintoleranz; SYN: thermogene Anhidrose, tropische Anhidrose

an|hid|ro|tisch *adj* Anhidrose betreffend, durch sie bedingt; SYN: anidrotisch

An|hy|drä|mie *f* Wassermangel im Blut, Bluteindickung

An|id|ro|se *f* →Anhidrose

an|id|ro|tisch *adj* →anhidrotisch

an|ik|te|risch *adj* ohne Gelbsucht/Ikterus (verlaufend)

A|ni|lin *nt* einfachstes aromatisches Amin; Grundsubstanz für Farbstoffe und Medikamente; SYN: Aminobenzol, Phenylamin

A|ni|linc|tus *m* →Anilingus

A|ni|lin|gus *m* orale Stimualtion des Anus; SYN: Anilinctus

A|ni|li|nis|mus *m* akute oder chronische Anilinvergiftung

A|ni|lin|krebs *m* Blasenkrebs bei Anilinarbeitern

A|ni|ma *f* Seele

a|ni|ma|lisch *adj* von Tieren stammend, animalisch, tierisch; tierisch, triebhaft

An|i|on *nt* negatives Ion*

an|i|o|nisch *adj* Anion betreffend, Anione enthaltend

An|i|ri|die *f* Fehlen der Regenbogenhaut

Anis-, anis- *präf.* →Aniso-

A|ni|sa|ki|a|sis *f, pl* **-ses** durch den Heringswurm **Anisakis marina** hervorgerufene Darmerkrankung mit Ausbildung eosinophiler Granulome und Abszesse; SYN: Heringswurmkrankheit

A|ni|sa|kis ma|ri|na *f* Heringswurm; s.u. Anisakiasis

An|is|ei|ko|nie *f* ungleiche Größe der beiden Netzhautbilder

Aniso-, aniso- *präf.* Wortelement mit der Bedeutung "ungleich/verschieden"

an|i|so|chro|ma|tisch *adj* von unterschiedlicher Farbe, uneinheitlich gefärbt

An|i|so|chro|mie *f* unterschiedliche Anfärbbarkeit von Erythrozyten

An|i|so|dak|ty|lie *f* asymmetrisches Wachstum von Fingern oder Zehen

an|i|so|dont *adj* Anisodontie betreffend; SYN: heterodont

An|i|so|don|tie *f* Gebiss mit unterschiedlich großen Zähnen; SYN: Heterodontie

an|i|so|gam *adj* Anisogamie betreffend; SYN: heterogam

An|i|so|ga|met *m* ungleichgroße Gameten [z.B. Spermium und Eizelle]; SYN: Heterogamet

an|i|so|ga|me|tisch *adj* Anisogameten betreffend; SYN: heterogametisch

An|i|so|ga|mie *f* Fortpflanzung durch Vereinigung ungleicher Gameten [z.B. Spermium und Eizelle]

An|i|so|ka|ry|o|se *f* ungleiche Kerngröße gleichartiger Zellen (z.B. bei Malignomen); SYN: Anisonukleose

an|i|so|ka|ry|o|tisch *adj* Anisokaryose betreffend, durch sie bedingt

An|i|so|ko|rie *f* unterschiedliche Pupillenweite; SYN: Pupillendifferenz

An|i|so|mas|tie *f* unterschiedliche Größe der Brüste

An|i|so|me|lie *f* asymmetrisches Wachstum von Armen oder Beinen

an|i|so|mer *adj* nicht-isomer
an|i|so|me|trop *adj* Anisometropie betreffend
An|i|so|me|tro|pie *f* ungleiche Brechkraft beider Augen
An|i|so|nu|kle|o|se *f* →Anisokaryose
An|i|so|pie *f* ungleiche Sehschärfe beider Augen
An|i|so|poi|ki|lo|zy|to|se *f* Vorhandensein unterschiedlich großer und unterschiedlich geformter Erythrozyten* im Blut(bild)
an|i|so|poi|ki|lo|zy|to|tisch *adj* Anisopoikilozytose betreffend, von ihr betroffen oder gekennzeichnet, durch sie bedingt
an|i|so|ton *adj* nicht-isoton; SYN: anisotonisch
an|i|so|trop *adj* Doppelbrechung betreffend oder zeigend, doppelbrechend, doppelrefraktär
An|i|so|tro|pie *f* optische Doppelbrechung
An|i|so|zy|to|se *f* **1.** ungleiche Form gleichartiger Zellen **2.** Vorhandensein unterschiedlich geformter Erythrozyten* im Blut(bild)
an|i|so|zy|to|tisch *adj* Anisozytose betreffend, von ihr betroffen oder gekennzeichnet, durch sie bedingt
An|ko|ne|us *m* Fortsetzung des mittleren Trizepskopfes; Spanner der Ellenbogenkapsel; SYN: Musculus anconeus
Ankyl-, **ankyl-** *präf.* →Ankylo-
Ankylo-, **ankylo-** *präf.* Wortelement mit der Bedeutung "gekrümmt"
An|ky|lo|ble|pha|ron *nt* Lidverwachsung
An|ky|lo|chei|lie *f* Lippenverwachsung; SYN: Ankylochilie
An|ky|lo|chi|lie *f* Lippenverwachsung; SYN: Ankylocheilie
An|ky|lo|dak|ty|lie *f* Verwachsung von Fingern oder Zehen
An|ky|lo|glos|sie *f* →Ankyloglosson
An|ky|lo|glos|son *nt* Zungenverwachsung; SYN: Ankyloglossum, Ankyloglossie
An|ky|lo|se *f* Einschränkung der Gelenkbeweglichkeit durch krankheits- oder unfallbedingte Veränderungen; SYN: Gelenkversteifung, Ankylosis
knöcherne Ankylose durch Verwachsung der gelenkbildenden Knochen entstehende Versteifung; SYN: Ankylosis ossea
an|ky|lo|sie|rend *adj* Ankylose verursachend, versteifend
An|ky|lo|sis *f, pl* **-ses** →Ankylose
Ankylosis intervertebralis Versteifung der Intervertebralgelenke der Wirbelsäule, z.B. bei Spondylarthritis* ankylosans; SYN: Intervertebralankylose
An|ky|lo|sto|ma *nt* →Ancylostoma
An|ky|lo|sto|ma|ti|do|se *f* →Ankylostomiasis
An|ky|lo|sto|ma|to|sis *f, pl* **-ses** →Ankylostomiasis
An|ky|lo|sto|mi|a|sis *f, pl* **-ses** meist durch Ancylostoma* duodenale oder Necator* americanus hervorgerufene Erkrankung mit Anämie*, Magen-Darm-Symptomen und evtl. Herzinsuffizienz*; SYN: Hakenwurmbefall, Hakenwurminfektion, Tunnel-Anämie, Wurmkrankheit der Bergarbeiter, Ankylostomatosis, Ankylostomatidose
an|ky|lo|tisch *adj* Ankylose betreffend, von ihr betroffen oder durch sie bedingt
An|ky|lo|to|mie *f* **1.** Durchtrennung ankylotischer Verwachsungen eines Gelenks **2.** Durchtrennung eines angewachsenen Zungenbändchens
An|leh|nungs|de|pres|si|on *f* durch die Trennung von Bezugspersonen verursachtes Depressionssyndrom bei Kindern; SYN: Affektentzugssyndrom, Säuglingsdepression, anaklitische Depression
An|ne|li|da *pl* Würmerstamm, zu dem u.a. die Blutegel gehören; SYN: Gliederwürmer, Ringelwürmer, Anneliden
Ano-, **ano-** *präf.* Wortelement mit der Bedeutung **1.** "After/Anus" **2.** "Ring"
An|o|de *f* positive Elektrode, positiver Pol
an|o|disch *adj* Anode betreffend
An|o|don|tie *f* völlige Zahnlosigkeit, Fehlen aller Zähne; SYN: Anodontia, Agomphiasis
An|o|dy|num *nt* schmerzlinderndes Mittel, Schmerzmittel
An|o|e|sia *f* herabgesetzte oder fehlende Verstandesfunktion; SYN: Anoese
an|o|e|tisch *adj* Anoesia betreffend
a|no|kok|zy|ge|al *adj* After und Steißbein/Os coccygis betreffend oder verbindend
a|no|mal *adj* nicht der Regel entsprechend, nicht normal, regelwidrig, normwidrig, abnorm; ungewöhnlich
A|no|ma|lie *f* Abweichung (von der Norm), Unregelmäßigkeit, Ungewöhnlichkeit; Missbildung
A|no|ma|lo|skop *nt* Gerät zur Diagnostik von Farbsinnesstörungen
An|o|ny|chie *f* →Anonychosis
An|o|ny|cho|sis *f, pl* **-ses** partielles oder vollständiges Fehlen der Finger- und/oder Zehennägel; SYN: Anonychie
a|no|pe|ri|ne|al *adj* After und Damm/Perineum betreffend oder verbindend
An|o|phe|les *f* weltweit verbreitete Stechmückenart, die Malaria und andere Infektionskrankheiten überträgt; SYN: Malariamücke, Gabelmücke, Fiebermücke
An|oph|thal|mie *f* →Anophthalmus
An|oph|thal|mus *m* Fehlen des Augapfels; SYN: Anophthalmie
An|o|pie *f* Funtionsausfall der Augen; SYN: Anopsie
A|no|plas|tik *f* Plastik des Afterschließmuskels; SYN: Afterplastik, Anusplastik
An|o|plu|ra *pl* flügellose blutsaugende Insekten; medizinisch wichtig sind die **Menschenläuse** [Pediculidae]; SYN: Läuse
An|op|sie *f* →Anopie
An|or|chi|die *f* →Anorchie
An|or|chie *f* Fehlen der Hoden; SYN:

Anorchidie, Anorchismus

An|or|chis|mus *m* →Anorchie

a|no|rek|tal *adj* After und Mastdarm/Rektum betreffend oder verbindend

A|no|rek|tal|fis|tel *f* innere Analfistel mit Mündung in das Rektum; SYN: After-Mastdarm-Fistel, Anus-Rektum-Fistel, Fistula anorectalis

An|o|rek|ti|kum *nt, pl* **-ka** Appetitzügler, Appetithemmer; SYN: Anorexikum

an|o|rek|tisch *adj* Anorexia betreffend; Appetitlosigkeit verursachend, appetithemmend

A|no|rek|ti|tis *f, pl* **-ti|ti|den** Entzündung von After und Mastdarm

a|no|rek|ti|tisch *adj* Anorektitis betreffend

A|no|rek|to|plas|tik *f* Anus-Rektum-Plastik

An|o|re|xia *f* Appetitlosigkeit; SYN: Anorexie

Anorexia mentalis →Anorexia nervosa

Anorexia nervosa fast ausschließlich Mädchen im Alter von 12–21 Jahren betreffende, psychisch bedingte Essstörung mit extremer Abmagerung und Zeichen allgemeiner Körperschwäche und Fehlernährung; oft kombiniert mit periodischer Bulimie* [**Anorexie-Bulimie-Syndrom**]; SYN: Pubertätsmagersucht, Magersucht, Anorexia mentalis

Anorexie-Bulimie-Syndrom *nt* s.u. Anorexia nervosa

An|o|re|xi|kum *nt, pl* **-ka** →Anorektikum

an|or|ga|nisch *adj* (*chem.*) nicht organisch, mineralisch; unbelebt

An|or|gas|mie *f* Ausbleiben des Orgasmus beim Geschlechtsverkehr oder bei der Masturbation

a|nor|mal *adj* von der Norm abweichend, anormal, ungewöhnlich

A|no|sig|mo|i|de|o|skop *nt* →Anosigmoidoskop

A|no|sig|mo|i|de|o|sko|pie *f* →Anosigmoidoskopie

a|no|sig|mo|i|de|o|sko|pisch *adj* Anosigmoidoskopie betreffend, mittels Anosigmoidoskopie; SYN: anosigmoidoskopisch

A|no|sig|mo|i|do|skop *nt* Endoskop* zur Anosigmoidoskopie; SYN: Anosigmoideoskop

A|no|sig|mo|i|do|sko|pie *f* endoskopische Untersuchung von Anus und Colon sigmoideum; SYN: Anosigmoideoskopie

a|no|sig|mo|i|do|sko|pisch *adj* →anosigmoideoskopisch

A|no|skop *nt* kurzes starres Endoskop* zur direkten Betrachtung des Analkanals

A|no|sko|pie *f* endoskopische Untersuchung des Analkanals

An|os|mie *f* Fehlen des Geruchsinnes

an|os|misch *adj* Anosmie betreffend oder von ihr betroffen

An|o|so|gno|sie *f* Unfähigkeit, die Erkrankung des eigenen Körpers zu erkennen

a|no|spi|nal *adj* After und Rückenmark/Medulla spinalis betreffend

An|os|te|o|pla|sie *f* fehlerhafte Knochenbildung

An|o|tie *f* ein- oder beidseitiges Fehlen der Ohrmuschel

a|no|va|gi|nal *adj* After und Scheide/Vagina betreffend oder verbindend

An|o|va|rie *f* ein- oder beidseitiges Fehlen der Eierstöcke

a|no|ve|si|kal *adj* After und Harnblase/Vesica urinaria betreffend oder verbindend

an|o|vu|lär *adj* →anovulatorisch

An|o|vu|la|ti|on *f* fehlende Ovulation, fehlender Eisprung

an|o|vu|la|to|risch *adj* ohne eine Ovulation/Eisprung

An|ox|ä|mie *f* Sauerstoffmangel des Blutes; SYN: Anoxyhämie

an|ox|ä|misch *adj* Anoxämie betreffend, von ihr betroffen oder gekennzeichnet, durch sie bedingt

An|o|xie *f* (starker) Sauerstoffmangel

anämische Anoxie Anoxie bei Anämie

ischämische Anoxie durch eine Minderdurchblutung hervorgerufene Anoxie; SYN: Stagnationsanoxie

an|o|xisch *adj* Sauerstoffmangel/Anoxie betreffend, von ihr betroffen oder durch sie bedingt

An|o|xy|bi|ont *m* →Anaerobier

An|o|xy|bi|o|se *f* sauerstoffunabhängige Lebensweise; SYN: Anaerobiose

an|o|xy|bi|o|tisch *adj* Anoxybiose betreffend, von ihr gekennzeichnet, sauerstoffunabhängig; SYN: anaerobiotisch

An|oxy|hä|mie *f* →Anoxämie

An|pas|sungs|hy|per|pla|sie *f* →Adaptationshyperplasie

An|pas|sungs|syn|drom, all|ge|mei|nes *nt* →Adaptationssyndrom

An|rei|che|rungs|kul|tur *f* Kultur zur selektiven Anreicherung von Mikroorganismen

An|rei|che|rungs|nähr|me|di|en *pl* Nährmedien zur Anlage einer Anreicherungskultur*

An|sa *f, pl* **-sae** Schlinge, Schleife

Ansa cervicalis Schlinge von Fasern des Nervus* hypoglossus am Hals; SYN: Hypoglossusschlinge

Ansa subclavia Nervenschlinge um die Arteria* subclavia; SYN: Subklaviaschlinge

An|satz|a|po|neu|ro|se *f* Aponeurose* am Ansatzpunkt eines Muskels; SYN: Insertionsaponeurose

An|stren|gungs|al|bu|min|u|rie *f* →Anstrengungsproteinurie

An|stren|gungs|asth|ma *nt* durch eine körperliche Belastung ausgelöstes Asthma* bronchiale

An|stren|gungs|pro|te|in|u|rie *f* Form der orthostatischen Proteinurie nach längerer Anstrengung [z.B. Marschieren]; SYN: Marschalbuminurie, Anstrengungsalbuminurie, Marschproteinurie

An|stren|gungs|ur|ti|ka|ria *f* bei erhöhter Acetylcholinempfindlichkeit auftretende Urtikaria* nach körperlicher oder psychischer Belastung; SYN: Schwitzurtikaria, cholinergische Urtikaria

Antabus-Syndrom *nt* s.u. Disulfiram

Ant|a|ci|dum *nt, pl* **-da** →Antazidum

An|ta|go|nis|mus *m* Gegensatz; gegeneinander gerichtete Wirkungsweise von Muskeln oder Stoffen

bakterieller Antagonismus gegenseitige Wachstumshemmung von Bakterien; SYN: Bakterienantagonismus

An|ta|go|nist *m* **1.** Muskel, der mit einem entgegengesetzt wirkenden Muskel zusammenarbeitet; SYN: Gegenmuskel **2.** durch Besetzung eines Membranrezeptors wirksame Substanz

an|ta|go|nis|tisch *adj* Antagonismus betreffend, gegenwirkend, entgegengesetzt wirkend

ant|a|tro|phisch *adj* Atrophie verhindernd, einer Atrophie vorbeugend; SYN: antiatrophisch

ant|a|zid *adj* säureneutralisierend

Ant|a|zi|dum *nt, pl* **-da** (Magen-)Säure-neutralisierende Substanz; SYN: Antiazidum, Antacidum

Ante-, ante- *präf.* Wortelement mit der Bedeutung "vor/voran/vorher"

an|te|bra|chi|al *adj* Unterarm/Antebrachium betreffend

An|te|bra|chi|um *nt* Unterarm, Vorderarm

an|te|flek|tiert *adj* nach vorne gebeugt

An|te|fle|xio *f* Vorwärtsbeugung, Anteflexion

Anteflexio uteri physiologische Vorwärtsbeugung/Anteflexion der Gebärmutter

an|te|he|pa|tisch *adj* vor der Leber/Hepar (liegend); SYN: prähepatisch

an|te|ko|lisch *adj* vor dem Kolon (liegend)

Ant|e|me|ti|kum *nt, pl* **-ka** →Antiemetikum

an|te|na|tal *adj* vor der Geburt oder während der Schwangerschaft (auftretend oder entstehend); SYN: pränatal

an|te|par|tal *adj* unmittelbar vor der Entbindung/Geburt (auftretend oder entstehend); SYN: vorgeburtlich, präpartal

An|te|po|si|tio *f, pl* **-ti|o|nes** Vorwärtsverlagerung, Anteposition

Antepositio uteri Vorwärtsverlagerung der Gebärmutter

an|te|ri|or *adj* vorne liegend; nach vorne gelegen, vorderer; ventral

Antero-, antero- *präf.* Wortelement mit der Bedeutung "vorderer/erster"

an|te|ro|grad *adj* nach vorne oder vorwärts (gerichtet/verlaufend)

an|te|ro|in|fe|ri|or *adj* vorne und unten (liegend)

an|te|ro|la|te|ral *adj* vorne und seitlich (liegend)

An|te|ro|la|te|ral|in|farkt *m* Myokardinfarkt* der Vorder- und Seitenwand

an|te|ro|me|di|al *adj* vorne und zur Mitte hin (liegend)

an|te|ro|me|di|an *adj* vorne und zur Medianebene hin (liegend)

an|te|ro|pos|te|ri|or *adj* von vorne nach hinten (gerichtet oder verlaufend)

an|te|ro|sep|tal *adj* vor dem Kammerseptum (liegend)

an|te|ro|su|pe|ri|or *adj* vorne und oben (liegend)

An|te|sys|to|lie *f* vorzeitige Erregung von Teilen der Herzkammermuskulatur

An|te|ver|sio *f* Vorwärtsneigung, Anteversion

Anteversio uteri physiologische Vorwärtsneigung der Gebärmutter

Anteversio-anteflexio uteri *f* physiologische Vorwärtsbeugung und Vorwärtsneigung der Gebärmutter

an|te|ver|tiert *adj* nach vorne geneigt

Ant|hel|min|ti|kum *nt, pl* **-ka** Wurmmittel

ant|hel|min|tisch *adj* gegen Würmer wirkend, wurmtötend

Ant|he|lon *nt* in den EC-Zellen* des Magen-Darm-Traktes gebildetes Gewebshormon, das die Magensaftbildung hemmt; SYN: Enterogastron

Ant|hid|ro|ti|kum *nt, pl* **-ka** →Antiperspirant

ant|hid|ro|tisch *adj* die Schweißbildung/Schweißsekretion hemmend; SYN: schweißhemmend, antihidrotisch

an|tho|phob *adj* Anthophobie betreffend, durch sie gekennzeichnet

An|tho|pho|bie *f* krankhafte Angst vor Blumen

Anth|ra|co|sis *f, pl* **-ses** Gewebepigmentierung durch Einlagerung exogener Ruß- oder Kohlepartikel; meist gleichgesetzt mit Anthracosis pulmonum; SYN: Anthrakose

Anthracosis pulmonum zu den Pneumokoniosen* zählende, durch langjährige Einatmung von Kohlenstaub hervorgerufene Erkrankung; die Ablagerung in den Alveolen führt zur Ausbildung eines Lungenemphysems*; SYN: Kohlenstaublunge, Kohlenstaubpneumokoniose, Lungenanthrakose, Anthrakose

anth|ra|ko|id *adj* milzbrandähnlich, anthraxähnlich

Anth|ra|ko|ne|kro|se *f* Nekrose* mit Schwarzfärbung des Gewebes

Anth|ra|ko|se *f* Gewebepigmentierung durch Einlagerung exogener Ruß- oder Kohlepartikel; meist gleichgesetzt mit Anthracosis* pulmonum; SYN: Anthracosis

Anth|ra|ko|si|li|ko|se *f* zu den Berufskrankheiten* gerechnete Pneumokoniose* durch langjähriges Einatmen kieselsäurehaltigen Kohlenstaubs; SYN: Anthrasilikose, Silikoanthrakose

anth|ra|ko|tisch *adj* Anthrakose betreffend, von ihr betroffen oder gekennzeichnet, durch sie bedingt

Anth|ra|si|li|ko|se *f* →Anthrakosilikose

Anth|rax *m* meldepflichtige Infektionskrankheit durch Bacillus* anthracis, die vom Tier auf den Menschen übertragen wird; die drei Hauptformen sind **Darmmilzbrand, Lungenmilzbrand** und **Hautmilzbrand**; SYN: Milzbrand
Anthrax intestinalis durch den Genuss infizierter Nahrungsmittel hervorgerufener Milzbrand* von Dünn- und Dickdarm; SYN: Darmmilzbrand

Anth|rax|pneu|mo|nie *f* durch Einatmen von Bacillus* anthracis hervorgerufene Lungenform des Milzbrandes; SYN: Lungenmilzbrand, Wollsortiererkrankheit, Lumpensortiererkrankheit, Hadernkrankheit

An|thro|po|ge|ne|se *f* Entwicklung der menschlichen Rasse

anth|ro|po|id *adj* menschenähnlich

Anth|ro|po|iden *pl* Menschenaffen

Anth|ro|po|lo|gie *f* Wissenschaft vom Menschen und den Menschenrassen; SYN: Menschenkunde

anth|ro|po|lo|gisch *adj* Anthropologie betreffend

Anth|ro|po|me|trie *f* Lehre von den Maßen und Maßverhältnissen des menschlichen Körpers

anth|ro|po|me|trisch *adj* Anthropometrie betreffend, mittels Anthropometrie

Anth|ro|po|mor|phis|mus *m* Menschwerdung, Vermenschlichung

Anth|ro|po|no|se *f* nur bei Menschen vorkommende Erkrankung

anth|ro|po|phil *adj* (*Fliegen*) den Menschen bevorzugend

anth|ro|po|phob *adj* Menschenscheu/Anthropophobie betreffend, durch sie gekennzeichnet

Anth|ro|po|pho|bie *f* Angst vor bestimmten Menschen oder Menschengruppen; SYN: Menschenscheu

anth|ro|po|zen|trisch *adj* den Menschen in den Mittelpunkt stellend

Anth|ro|po|zo|o|no|se *f* von Tieren auf Menschen übertragene Erkrankung

anth|ro|po|zo|o|phil *adj* (*Fliegen*) sowohl Menschen als auch Tiere angreifend

Anti-, anti- *präf.* Wortelement mit der Bedeutung "gegen"

an|ti|ad|ren|erg *adj* die Wirkung von Adrenalin aufhebend; das sympathische System hemmend; SYN: sympatholytisch

An|ti|ad|ren|er|gi|kum *nt, pl* **-ka** →Adrenorezeptorenblocker

An|ti|ag|glu|ti|nin *nt* die Wirkung von Agglutinin hemmende Substanz

An|ti|al|bu|min *nt* Antikörper gegen Albumin

An|ti|al|ler|gi|kum *nt, pl* **-ka** Arzneimittel mit Wirkung gegen Allergie oder allergische Symptome

an|ti|al|ler|gisch *adj* gegen Allergie gerichtet

an|ti|a|na|bol *adj* den Anabolismus hemmend

an|ti|a|nä|misch *adj* gegen Anämie gerichtet

an|ti|a|na|phy|lak|tisch *adj* gegen Anaphylaxie gerichtet

An|ti|an|dro|gen *nt* Arzneimittel, das die Wirkung von Androgenen am Erfolgsorgan hemmt; SYN: Androgenhemmer

Anti-Antikörper *m* Antikörper* gegen einen anderen Antikörper

an|ti|a|po|plek|tisch *adj* Apoplexie verhindernd, die Symptome von Apoplexie mildernd

An|ti|ar|rhyth|mi|kum *nt, pl* **-ka** Arzneimittel mit Wirkung gegen Herzrhythmusstörungen

an|ti|ar|rhyth|misch *adj* mit Wirkung gegen Arrhythmien, Arrhythmien verhindernd

An|ti|a|te|lek|ta|se|fak|tor *f* in den Lungenalveolen vorhandene oberflächenaktive Substanz, die die Oberflächenspannung herabsetzt; SYN: Surfactant, Surfactant-Faktor

an|ti|a|the|ro|gen *adj* die Atherombildung hemmend

an|ti|a|tro|phisch *adj* →antatrophisch

An|ti|au|to|ly|sin *nt* Antikörper gegen Autolysin

An|ti|a|zi|dum *nt, pl* **-da** →Antazidum

An|ti|ba|by|pil|le *f* oraler Ovulationshemmer zur hormonalen Empfängnisverhütung

an|ti|bak|te|ri|ell *adj* gegen Bakterien (wirkend)

Antibasalmembran-Antikörper *m* gegen die Basalmembran gerichtete Autoantikörper*

Antibasalmembran-Glomerulonephritis *f* durch gegen die Basalmembran gerichtete Autoantikörper* hervorgerufene Glomerulonephritis*

An|ti|bi|o|gramm *nt* Testung der Antibiotikaresistenz von Bakterien oder Pilzen

An|ti|bi|o|se *f* gegenseitige Wachstumshemmung oder Abtötung von Mikroorganismen durch die Ausscheidung von Antibiotika*

an|ti|bi|o|ti|ka|in|du|ziert *adj* durch eine Antibiotikatherapie verursacht oder hervorgerufen

An|ti|bi|o|ti|ka|pro|phy|la|xe *f* Krankheitsverhütung durch frühzeitige Antibiotikagabe [z.B. präoperativ]

an|ti|bi|o|ti|ka|re|sis|tent *adj* nicht durch Antibiotika abtötbar oder im Wachstum hemmbar

An|ti|bi|o|ti|ka|re|sis|tenz *f* natürliche oder erworbene Widerstandsfähigkeit von Mikroorganismen gegen Antibiotika

An|ti|bi|o|ti|kum *nt, pl* **-ka** Arzneimittel, das Mikroorganismen abtötet [Bakterizidie*] oder in ihrem Wachstum hemmt [Bakteriostase*]

an|ti|bi|o|tisch *adj* **1.** Antibiose betreffend, auf ihr beruhend **2.** Antibiose bewirkend, wachstumshemmend, keimhemmend oder -abtötend

an|ti|cho|lin|erg *adj* die Wirkung von Acetylcholin hemmend; das parasympathische System hemmend; SYN: parasympatholytisch

An|ti|cho|lin|er|gi|kum *nt, pl* **-ka** die Wirkung von Acetylcholin hemmendes Arzneimittel; SYN: Parasympathikolytikum, Parasympatholytikum

An|ti|con|vul|si|vum *nt, pl* **-va** →Antikonvulsivum

an|ti|de|pres|siv *adj* Depression(en) verhindernd oder lindernd

An|ti|de|pres|si|vum *nt, pl* **-va** Arzneimittel mit Wirkung gegen Depressionen

An|ti|di|a|be|ti|kum *nt, pl* **-ka** Arzneimittel mit Wirkung gegen Diabetes* mellitus

an|ti|di|a|be|tisch *adj* gegen Diabetes* mellitus wirkend, den Blutzuckerspiegel senkend

an|ti|di|a|be|to|gen *adj* die Diabetesentwicklung verhindernd

An|ti|di|ar|rho|i|kum *nt, pl* **-ka** Arzneimittel mit Wirkung gegen Durchfall/Diarrhö

an|ti|di|ar|rho|isch *adj* gegen Durchfall/Diarrhö wirkend, Durchfallsymptome lindernd

Anti-D-Immunglobulin *nt* Antikörper* gegen das D-Antigen des Rhesussystems; wird in der Anti-D-Prophylaxe* eingesetzt

An|ti|di|u|re|se *f* Einschränkung der Harnbildung in der Niere durch Hemmung der Wasserausscheidung oder Erhöhung der Reabsorption von Wasser

an|ti|di|u|re|tisch *adj* die Wasserausscheidung/Diurese in der Niere hemmend

Anti-DNA-Antikörper *m* Autoantikörper* gegen körpereigene DNA

An|ti|dot *nt* Gegengift, Gegenmittel; SYN: Antidoton

Anti-D-Prophylaxe *f* Prophylaxe der Rhesus-Sensiblisierung von rh-negativen Müttern durch Gabe von Anti-D-Immunglobulin*

an|ti|drom *adj* gegenläufig

An|ti|dys|en|te|ri|kum *nt, pl* **-ka** Arzneimittel mit Wirkung gegen Dysenterie*

an|ti|dys|en|te|risch *adj* Dysenterie verhütend oder lindernd oder heilend

An|ti|e|lek|tron *nt* positives Elektron; SYN: Positron

An|ti|e|me|ti|kum *nt, pl* **-ka** Arzneimittel mit Wirkung gegen Übelkeit und Erbrechen; SYN: Antemetikum

an|ti|e|me|tisch *adj* gegen Übelkeit und Erbrechen wirksam

An|ti|en|zym *nt* Antikörper gegen ein spezifisches Enzym; SYN: Antiferment

an|ti|en|zy|ma|tisch *adj* gegen ein Enzym wirkend, ein Enzym hemmend

Antiepileptika-Embryofetopathie *f* durch die Einnahme verschiedener Antiepileptika verursachtes Fehlbildungssyndrom mit Gesichtsanomalien, Herzfehler und Wachstumsstörungen; SYN: embryopathisches Hydantoinsyndrom

An|ti|e|pi|lep|ti|kum *nt, pl* **-ka** Arzneimittel mit Wirkung gegen Epilepsie oder epileptische Anfälle; SYN: Antikonvulsivum

an|ti|e|pi|lep|tisch *adj* mit Wirkung gegen Epilepsie, epileptische Anfälle verhindernd; SYN: antikonvulsiv

an|ti|feb|ril *adj* fiebersenkend; SYN: antipyretisch

An|ti|feb|ri|li|um *nt, pl* **-lia** fiebersenkendes Mittel; SYN: Antipyretikum

An|ti|fer|ment *nt* Antikörper gegen ein spezifisches Enzym; SYN: Antienzym

An|ti|fi|bril|lans *nt, pl* **-lan|zi|en** Arzneimittel mit Wirkung gegen Vorhof- oder Kammerflimmern; SYN: Antifibrillantium

an|ti|fi|bril|lant *adj* gegen Herzflimmern wirksam

An|ti|fi|bril|lan|ti|um *nt, pl* **-lan|zi|en** →Antifibrillans

An|ti|fi|bri|no|ly|sin *nt* körpereigener Fibrinolysinhemmer; SYN: Antiplasmin

An|ti|fi|bri|no|ly|ti|kum *nt, pl* **-ka** die Fibrinolyse hemmende Substanz

an|ti|fi|bri|no|ly|tisch *adj* die Fibrinolyse hemmend

an|ti|fun|gal *adj* gegen Pilze/Fungi wirkend; SYN: antimykotisch

An|ti|gen *nt* körperfremde Substanz [meist Makromolekül], die eine Immunreaktion hervorruft und zur Bildung von spezifischen Antikörpern führt

Faktor VIII assoziertes-Antigen Untereinheit von Faktor* VIII der Blutgerinnung; Mangel führt zu Willebrand-Jürgens-Syndrom*; SYN: von Willebrand-Faktor, Willebrand-Faktor

heterologes Antigen s.u. Kreuzimmunität

homologes Antigen s.u. Kreuzimmunität

komplettes Antigen Antigen, das zur Immunisierung führen kann; SYN: Vollantigen

kreuzreagierendes Antigen eine Kreuzreaktion* auslösendes Antigen

private Antigene Antigene, die nur bei wenigen Menschen auftreten; SYN: seltene Antigene, Privatantigene

seltene Antigene →private Antigene

unvollständiges Antigen niedermolekulares Antigen, das erst nach Bindung an einen Carrier eine Antikörperbildung auslöst; SYN: Halbantigen, Hapten

an|ti|gen *adj* Antigeneigenschaften besitzend, als Antigen wirkend

Antigen-Antikörper-Komplex *m* im Rahmen der **Antigen-Antikörper-Reaktion** entstehender Komplex; im Blut zirkulierende Antigen-Antikörper-Komplexe können Ursache diverser Krankheiten sein; SYN: Immunkomplex

Antigen-Antikörper-Reaktion *f* s.u. Antigen-Antikörper-Komplex

An|ti|gen|drift *f* partielle Veränderung der

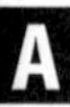

Antigenstruktur von Mikroorganismen [meist Viren]; führt evtl. zu einer Abschwächung der Wirksamkeit von Antikörpern

An|ti|gen|shift *m* plötzliche, starke Veränderung der Antigenstruktur von Mikroorganismen [meist Viren]; führt zur Bildung eines neuen Subtyps

An|ti|gen|wech|sel *m* Änderung der Antigenstruktur, z.B. von Bakterien und Viren

An|ti|ges|ta|ge|ne *pl* Substanzen, die mit Progesteron am Rezeptor konkurrieren; SYN: Antiprogesterone, Progesteronrezeptor-Antagonisten

An|ti|glo|bu|lin *nt* Antikörper* gegen Serumglobuline

An|ti|glo|bu|lin|test *m* serologischer Nachweis inkompletter Erythrozytenantikörper mittels Antiglobulin; SYN: Coombs-Test, Antihumanglobulintest, AHG-Test

an|ti|go|na|do|trop *adj* gonadotrope Hormone hemmend

An|ti|gramm *nt* graphische Darstellung eines Antikörpersuchtests

An|ti|häm|ag|glu|ti|nin *nt* Antikörper gegen Hämagglutinin

An|ti|hä|mo|ly|sin *nt* Antikörper gegen Hämolysin

an|ti|hä|mo|ly|tisch *adj* gegen Hämolyse wirkend, eine Hämolyse verhindernd

an|ti|hä|mo|phil *adj* gegen Hämophilie wirkend, Hämophilie verhindernd

An|ti|hä|mo|phi|lie|fak|tor *m* in der Leber gebildeter Faktor der Blutgerinnung; Mangel oder Fehlen führt zu Hämophilie* A; SYN: antihämophiles Globulin, Faktor VIII

An|ti|hä|mor|rha|gi|kum *nt, pl* **-ka** blutstillendes Mittel; SYN: Hämostatikum, Hämostyptikum

an|ti|hä|mor|rha|gisch *adj* blutstillend; SYN: hämostatisch, hämostyptisch

Anti-HB *nt* Antikörper* gegen das Oberflächenantigen des Hepatitis B-Virus

An|ti|he|pa|rin *nt* in den Blutplättchen enthaltene Substanz, die die Wirkung von Heparin hemmt; SYN: Plättchenfaktor 4

An|ti|he|te|ro|ly|sin *nt* Antikörper gegen Heterolysin

An|ti|hid|ro|ti|kum *nt, pl* **-ka** →Antiperspirant

an|ti|hid|ro|tisch *adj* die Schweißbildung/Schweißsekretion hemmend; SYN: schweißhemmend, anthidrotisch

An|ti|his|ta|min *nt* →Antihistaminikum

An|ti|his|ta|mi|ni|kum *nt, pl* **-ka** Arzneimittel, die die Wirkung von Histamin durch Blockade der Histaminrezeptoren abschwächen oder aufheben; je nach Rezeptorart unterscheidet man **H_1-Antihistaminika** [H_1-Rezeptorenblocker, klassische Antihistaminika], die zur Allergietherapie und -prophylaxe eingesetzt werden, und **H_2-Antihistaminika** [H_2-Rezeptorenblocker], die die Magensäureproduktion hemmen und in der Ulkustherapie Verwendung finden; SYN: Antihistamin, Histaminantagonist, Histaminrezeptorenblocker

an|ti|his|ta|mi|nisch *adj* die Wirkung von Histamin abschwächend, Histaminrezeptoren blockend

An|ti|hor|mon *nt* die Wirkung eines Hormons hemmende oder aufhebende Substanz; SYN: Hormonblocker, Hormonantagonist

An|ti|hu|man|glo|bu|lin *nt* Antikörper* gegen Humanglobulin

An|ti|hu|man|glo|bu|lin|test *m* →Antiglobulintest

An|ti|hy|a|lu|ro|ni|da|se *f* Antikörper* gegen Hyaluronidase*; SYN: Hyaluronidasehemmer, Hyaluronidaseantagonist

An|ti|hy|a|lu|ro|ni|da|se|test *m* serologischer Test zum Nachweis von Antikörpern gegen Hyaluronidase

An|ti|hy|per|li|pä|mi|kum *nt, pl* **-ka** →Antilipidämikum

an|ti|hy|per|ten|siv *adj* blutdrucksenkend; SYN: antihypertonisch

An|ti|hy|per|ten|si|vum *nt, pl* **-va** Arzneimittel mit Wirkung gegen erhöten Blutdruck, blutdrucksenkendes Mittel; SYN: Antihypertonikum

An|ti|hy|per|to|ni|kum *nt, pl* **-ka** →Antihypertensivum

an|ti|hy|per|to|nisch *adj* →antihypertensiv

an|ti|ik|te|risch *adj* Gelbsucht/Ikterus lindernd oder verhindernd

an|ti|in|fek|ti|ös *adj* infektionsverhindernd

An|ti|in|fek|ti|o|sum *nt, pl* **-sa** infektionsverhinderndes Mittel, Arzneimittel zur Behandlung von Infektionskrankheiten

an|ti|ka|ri|ös *adj* gegen Karies wirkend, Karies vorbeugend

An|ti|kar|zi|no|gen *nt* die Tumorentstehung hemmende Substanz, antikarzinogene Substanz

an|ti|kar|zi|no|gen *adj* die Tumorentstehung hemmend, einer Tumorentwicklung vorbeugend

an|ti|ke|to|gen *adj* die Ketonkörperbildung hemmend

An|ti|ke|to|ge|ne|se *f* Hemmung der Ketonkörperbildung

An|ti|ki|na|se *f* Kinasehemmer, Kinaseantagonist

An|ti|ko|a|gu|lans *nt, pl* **-lan|zi|en** gerinnungshemmende Substanz; SYN: Antikoagulantium

An|ti|ko|a|gu|lan|ti|um *nt, pl* **-lan|zi|en** →Antikoagulans

an|ti|ko|a|gu|lie|rend *adj* die Blutgerinnung hemmend, gerinnungshemmend

an|ti|ko|a|gu|liert *adj* mit Antikoagulantien versetzt

an|ti|kon|vul|siv *adj* krampflösend, krampfverhindernd

An|ti|kon|vul|si|vum *nt, pl* **-va** krampflösendes/

krampfverhindernd Mittel; SYN: Anticonvulsivum
An|ti|kon|zep|ti|on *f* Methoden zur Verhinderung der Konzeption oder der Einnistung der Frucht in der Gebärmutter; SYN: Empfängnisverhütung, Konzeptionsverhütung, Kontrazeption
an|ti|kon|zep|ti|o|nell *adj* empfängnisverhütend; SYN: kontrazeptiv
An|ti|kör|per *m* vom Immunsystem gebildete Eiweißkörper, die spezifisch gegen ein Antigen* gerichtet sind; oft gleichgesetzt mit Immunglobulin*
agglutinierender Antikörper →kompletter Antikörper
anti-idiotypischer Antikörper Antikörper gegen vom eigenen Körper gebildete Antikörper
antimikrosomaler Antikörper Antikörper gegen Leber- oder Nierenmikrosomen; SYN: mikrosomaler Antikörper
antimitochondriale Antikörper Antikörper gegen Bestandteile der Mitochondrienmembran; SYN: Mitochondrienantikörper, Antimitochondrienantikörper
antinukleäre Antikörper Antikörper gegen Zellkernbestandteile; SYN: antinukleäre Faktoren
autologer Antikörper →Autoantikörper
bivalenter Antikörper Antikörper mit zwei Antigenbindungsstellen
blockierender Antikörper →inkompletter Antikörper
hemmender Antikörper →univalenter Antikörper
heterogener Antikörper Antikörper gegen ein artfremdes Antigen*; SYN: Heteroantikörper, Xenoantikörper, heterogener/xenogener Antikörper
heterozytotroper Antikörper Antikörper, der sich an eine artfremde Zelle bindet
homozytotroper Antikörper Antikörper, der sich an eine Zelle derselben Species bindet
humoraler Antikörper im Blut und anderen Körperflüssigkeiten frei vorkommender Antikörper
inkompletter Antikörper Antikörper, der sich an ein Antigen bindet ohne Agglutination auszulösen; SYN: blockierender Antikörper, nichtagglutinierender Antikörper, konglutinierender Antikörper
irregulärer Antikörper durch nachweisbare Immunisierung induzierter Antikörper; SYN: Immunantikörper
isophiler Antikörper Antikörper gegen Erythrozyten der eigenen Species
komplementbindender Antikörper Antikörper, der Komplement aktiviert und damit zur Zellauflösung führt
kompletter Antikörper Antikörper, der in Kochsalzlösung zu Agglutination führt; SYN: Kochsalzantikörper, agglutinierender Antikörper
konglutinierender Antikörper →inkompletter Antikörper
kreuzreagierender Antikörper Antikörper, der mit mehr als einem Antigen reagiert
lymphozytotoxischer Antikörper zur Auflösung von Erythrozyten führender Antikörper
maternale Antikörper →mütterliche Antikörper
membrangebundener Antikörper an die Zellmembran gebundener Antikörper
mikrosomaler Antikörper Antikörper gegen Leber- oder Nierenmikrosomen; SYN: antimikrosomaler Antikörper
monoklonaler Antikörper von einem Zellklon gebildeter Antikörper
mütterliche Antikörper Antikörper der Mutter, die in den kindlichen Kreislauf eingedrungen sind; SYN: maternale Antikörper
natürlicher Antikörper →regulärer Antikörper
nichtagglutinierender Antikörper →inkompletter Antikörper
nichtpräzipitierender Antikörper Antikörper, der nicht zur Präzipitation des Antigens führt
polyklonale Antikörper von mehreren Zellklonen gebildete Antikörper
regulärer Antikörper ohne nachweisbare Immunisierung vorhandener Antikörper; SYN: Normalantikörper, natürlicher Antikörper
univalenter Antikörper Antikörper mit nur einer Antigenbindungsstelle; SYN: hemmender Antikörper
xenogener Antikörper →heterogener Antikörper
zellgebundene Antikörper Antikörper auf der Oberfläche von Lymphozyten; SYN: zellständige Antikörper
zellständige Antikörper →zellgebundene Antikörper
zytolytischer Antikörper →zytotoxischer Antikörper
zytophiler Antikörper Antikörper, der sich an Zellen bindet
zytotoxischer Antikörper Antikörper, der über eine Aktivierung des Komplementsystems zur Auflösung der Zelle führt; SYN: zytolytischer Antikörper, Zytolysin
An|ti|kör|per|man|gel|syn|drom *nt* angeborener oder erworbener Immundefekt* mit klinischer Symptomatik
An|ti|kör|per|such|test *m* serologischer Test auf irreguläre Antikörper
An|ti|lep|ro|ti|kum *nt, pl* **-ka** Arzneimittel mit Wirkung gegen Lepra oder Leprabazillen
an|ti|leu|ko|zy|tär *adj* gegen Leukozyten gerichtet oder wirkend
An|ti|li|pi|dä|mi|kum *nt, pl* **-ka** Arzneimittel mit

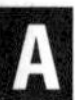

Wirkung gegen erhöhte Blutlipidspiegel; SYN: Lipidsenker, Antihyperlipämikum

an|ti|li|pid|ä|misch *adj* den Lipidspiegel senkend

An|ti|lu|e|ti|kum *nt, pl* **-ka** Arzneimittel mit Wirkung gegen Syphilis; SYN: Antisyphilitikum

an|ti|lu|e|tisch *adj* gegen Syphilis wirkend; SYN: antisyphilitisch

An|ti|lym|pho|zy|ten|glo|bu|lin *nt* gegen Lymphozyten gerichtetes Immunglobulin

An|ti|lym|pho|zy|ten|se|rum *nt, pl* **-se|ren** Antiserum gegen Lymphzyten zur Unterdrückung der Transplantatabstoßung oder Behandlung von zellvermittelten Autoimmunerkrankungen

An|ti|me|ta|bo|lit *m* Substanz, die einen Stoffwechselweg hemmt und damit zytostatisch oder zytotoxisch wirkt

an|ti|mi|kro|bi|ell *adj* gegen Mikroorganismen wirkend

An|ti|mi|to|chon|dri|en|an|ti|kör|per *pl* Antikörper gegen Bestandteile der Mitochondrienmembran; SYN: Mitochondrienantikörper, antimitochondriale Antikörper

An|ti|mi|to|ti|kum *nt, pl* **-ka** die Mitose hemmendes Mitosegift; therapeutisch zur Chemotherapie maligner Tumoren verwendet; SYN: Mitosehemmer

an|ti|mi|to|tisch *adj* die Mitose hemmend; SYN: mitosehemmend

An|ti|mon *nt* zur Stickstoffgruppe gehörendes Metall; SYN: Stibium

An|ti|mu|ta|gen *nt* Substanz, die die spontane oder induzierte Mutationsrate verringert; SYN: antimutagene Substanz

An|ti|my|ko|ti|kum *nt, pl* **-ka** gegen Pilze/Fungi wirkende Substanz

an|ti|my|ko|tisch *adj* gegen Pilze/Fungi wirkend; SYN: antifugal

An|ti|ne|o|plas|ti|kum *nt, pl* **-ka** Arzneimittel mit Wirkung gegen Neoplasmen/Tumoren; Zytostatikum

an|ti|ne|o|plas|tisch *adj* gegen (maligne) Neoplasmen wirksam; zytostatisch

an|ti|ne|phri|tisch *adj* gegen Nephritis wirkend

An|ti|neur|al|gi|kum *nt, pl* **-ka** Arzneimittel mit Wirkung gegen Neuralgie; Analgetikum

an|ti|neur|al|gisch *adj* gegen Neuralgie wirksam

an|ti|neu|ri|tisch *adj* gegen Neuritis wirkend

an|ti|nu|kle|är *adj* gegen den Zellkern oder Zellkernteile gerichtet

An|ti|ös|tro|gen *nt* Substanz, die die Wirkung von Östrogen an den Erfolgsorganen hemmt; SYN: Östrogenhemmer, Östrogenantagonist

an|ti|o|vu|la|to|risch *adj* ovulationshemmend

An|ti|o|xy|dans *nt, pl* **-dan|zi|en** Substanz, die die Oxidation oder Autooxidation anderer Substanzen verhindert

an|ti|pa|ra|ly|tisch *adj* einer Lähmung/Paralyse vorbeugend, Paralyse lindernd

An|ti|pa|ra|si|ti|kum *nt, pl* **-ka** gegen Parasiten wirkendes Mittel

an|ti|pa|ra|si|tisch *adj* gegen Parasiten wirkend

An|ti|par|kin|so|ni|kum *nt, pl* **-ka** gegen die Symptome der Parkinson-Krankheit wirkendes Mittel; SYN: Antiparkinsonmittel

An|ti|pe|di|ku|lo|sum *nt, pl* **-sa** Arzneimittel mit Wirkung gegen Läuse; SYN: Läusemittel

An|ti|pe|ris|tal|tik *f* rückläufige Peristaltik; chirurgisch mittels **antiperistaltischer Anastomose** zur Verlangsamung der Darmpassage

an|ti|pe|ris|tal|tisch *adj* **1.** die Peristaltik hemmend **2.** Antiperistaltik betreffend oder verursachend

An|ti|pers|pi|rant *nt* die Schweißsekretion hemmendes Mittel, schweißhemmende Substanz; SYN: Antitranspirant, Anthidrotikum, Antihidrotikum

an|ti|pha|go|zy|tär *adj* gegen Phagozyten gerichtet; SYN: antiphagozytisch

an|ti|pha|go|zy|tisch *adj* →antiphagozytär

An|ti|phlo|gis|ti|kum *nt, pl* **-ka** entzündungshemmendes Mittel, Entzündungshemmer

an|ti|phlo|gis|tisch *adj* entzündungshemmend

An|ti|plas|min *nt* körpereigener Fibrinolysinhemmer; SYN: Antifibrinolysin

An|ti|plas|mo|di|kum *nt, pl* **-ka** gegen Plasmodien wirkendes Mittel

An|ti|port *m* Austauschvorgang durch die Zellmembran, bei dem Substanzen in entgegengesetzter Richtung transportiert werden; SYN: Austauschtransport, Gegentransport, Countertransport

An|ti|pro|ges|te|ro|ne *pl* Substanzen, die mit Progesteron am Rezeptor konkurrieren; SYN: Antigestagene, Progesteronrezeptor-Antagonisten

An|ti|pro|to|zo|i|kum *nt, pl* **-ka** gegen Protozoen wirkendes Mittel; SYN: Antiprotozoenmittel

an|ti|pru|ri|gi|nös *adj* gegen Juckreiz wirkend

An|ti|pru|ri|gi|no|sum *nt, pl* **-sa** Mittel gegen Juckreiz

An|ti|pso|ri|kum *nt, pl* **-ka** Arzneimittel mit Wirkung bei Psoriasis

An|ti|psy|cho|ti|kum *nt, pl* **-ka** Substanz mit angstlösender, beruhigender und sedierender Wirkung; SYN: Neuroleptikum

an|ti|psy|cho|tisch *adj* gegen Psychosen wirkend

an|ti|py|o|gen *adj* die Eiterbildung verhindernd

An|ti|py|re|se *f* Fieberbekämpfung

An|ti|py|re|ti|kum *nt, pl* **-ka** fiebersenkendes Mittel; SYN: Antifebrilium

an|ti|py|re|tisch *adj* fiebersenkend; SYN: antifebril

An|ti|py|ro|ti|kum *nt, pl* **-ka** Mittel zur Behandlung von Brandwunden

an|ti|ra|chi|tisch *adj* gegen Rachitis wirksam,

Rachitis vorbeugend oder verhindernd

An|ti|re|flux|a|nas|to|mo|se *f* bei vesikoureteralem Reflux* angewandte Technik; meist handelt es sich um eine submuköse Verlagerung des Harnleiters; SYN: refluxverhindernde Anastomose

An|ti|re|flux|plas|tik *f* Operation zur Refluxverhinderung, z.B. am Magen oder der Blase

An|ti|rheu|ma|ti|kum *nt, pl* **-ka** gegen rheumatische Erkrankungen wirkendes Mittel; SYN: Rheumamittel

an|ti|rheu|ma|tisch *adj* gegen rheumatische Erkrankungen wirkend

Anti-Rh-Serum *nt* in der Anti-D-Prophylaxe* verwendetes Immunserum

An|ti|schild|drü|sen|an|ti|kör|per *m* Antikörper* gegen Schilddrüsengewebe; SYN: Schilddrüsenantikörper

An|ti|se|bor|rho|i|kum *nt, pl* **-ka** gegen Seborrhoe* wirkendes Mittel

an|ti|se|bor|rho|isch *adj* gegen Seborrhoe wirkend

an|ti|se|kre|to|risch *adj* sekretionshemmend

An|ti|sep|sis *f* Maßnahmen zur Verhinderung oder Bekämpfung von Infektionen; SYN: Antiseptik

An|ti|sep|tik *f* →Antisepsis

An|ti|sep|ti|kum *nt, pl* **-ka** antiseptisches Mittel

an|ti|sep|tisch *adj* Antisepsis betreffend oder herbeiführend

An|ti|se|rum *nt, pl* **-se|ren** Antikörper* enthaltendes Serum, das zur passiven Immunisierung und in der Serodiagnostik verwendet wird; SYN: Immunserum

An|ti|ska|bi|o|sum *nt, pl* **-sa** Mittel gegen Scabies/Krätze

An|ti|spas|mo|di|kum *nt, pl* **-ka** Arzneimittel mit Wirkung gegen Krämpfe der glatten Muskulatur; SYN: Spasmolytikum

an|ti|spas|tisch *adj* krampflösend, Muskelkrämpfe verhindernd oder lindernd

An|ti|sta|phy|lo|ly|sin *nt* Antikörper* gegen Staphylolysin*

An|ti|strep|to|ki|na|se *nt* Antikörper* gegen Streptokinase*

An|ti|strep|to|ly|sin *nt* Antikörper* gegen Streptolysin O

An|ti|sym|pa|tho|to|ni|kum *nt, pl* **-ka** Arzneimittel, das den zentralen oder peripheren Sympathikotonus herabsetzt; als Mittel gegen hohen Blutdruck eingesetzt

An|ti|sy|phi|li|ti|kum *nt, pl* **-ka** Arzneimittel mit Wirkung gegen Syphilis; SYN: Antiluetikum

an|ti|sy|phi|li|tisch *adj* gegen Syphilis wirkend; SYN: antiluetisch

An|ti|throm|bin *nt* Substanz, die Thrombin inaktiviert oder hemmt

Antithrombin III in der Leber und dem Gefäßendothel gebildeter Enzymhemmer, der verschiedene Faktoren der Blutgerinnung hemmt

Antithrombin-III-Mangel *m* zu Störungen der Blutgerinnung und einer erhöhten Thromboseneigung führender Mangel; SYN: AT III-Mangel, hereditäre Thrombophilie

An|ti|throm|bin|zeit *f* Gerinnungstest zur Kontrolle der zweiten Phase der Blutgerinnung; SYN: Thrombinzeit, Plasmathrombinzeit

An|ti|throm|bo|ti|kum *nt, pl* **-ka** gerinnungshemmende Substanz

an|ti|throm|bo|tisch *adj* Thrombose oder Thrombusbildung verhindernd oder erschwerend; auch im Sinne von gerinnungshemmend verwendet

An|ti|thy|mo|zy|ten|glo|bu|lin *nt* gegen Thymozyten gerichtetes Immunglobulin

An|ti|thy|re|o|glo|bu|lin|an|ti|kör|per *m* Antikörper* gegen Thyreoglobulin; SYN: Thyreoglobulinantikörper

an|ti|thy|re|o|id *adj* gegen die Schilddrüse gerichtet oder wirkend; SYN: antithyroid, antithyreoidal, antithyroidal

an|ti|thy|re|o|to|xisch *adj* gegen Hyperthyreose wirksam

an|ti|thy|ro|id *adj* →antithyreoid

An|ti|to|xin *nt* **1.** Gegengift, Antidot **2.** gegen ein Toxin gerichteter Antikörper*; SYN: Toxinantikörper, Anti-Toxinantikörper

Anti-Toxinantikörper *m* Antikörper* gegen ein Toxin; SYN: Toxinantikörper, Antitoxin

an|ti|to|xisch *adj* Antitoxin betreffend, mit antitoxischer Wirkung

An|ti|trans|pi|rant *nt* →Antiperspirant

An|ti|tryp|sin *nt* die Wirkung von Trypsin hemmende Substanz; SYN: Trypsininhibitor, Trypsinhemmer

an|ti|tu|ber|ku|lös *adj* gegen Tuberkelbakterien wirkend

An|ti|tu|ber|ku|lo|ti|kum *nt, pl* **-ka** Arzneimittel mit Wirkung gegen Tuberkelbakterien, antituberkulöse Substanz; SYN: Tuberkulostatikum

an|ti|tu|mo|ri|gen *adj* die Tumorbildung hemmend

an|ti|tus|siv *adj* hustenstillend

An|ti|tus|si|vum *nt, pl* **-va** hustenstillendes Mittel, Hustenmittel

an|ti|ty|phös *adj* Typhus verhindernd, gegen Typhus wirkend

An|ti|ve|ne|num *nt, pl* **-na** Gegengift gegen tierisches Gift; SYN: Antitoxin

an|ti|vi|ral *adj* gegen Viren gerichtet, Viren abtötend [**viruzid**] oder im Wachstum hemmend [**virustatisch**]

An|ti|vit|a|min *nt* die Wirkung eines Vitamins aufhebende Substanz; meist eine strukturanaloge Substanz ohne Vitaminwirkung; SYN: Vitaminantagonist

an|ti|zi|pa|to|risch *adj* vorgreifend, vorwegnehmend, erwartend; ahnungsvoll, vorausahnend

an|tral *adj* Antrum betreffend

An|trek|to|mie *f* operative Entfernung des Antrum* pyloricum; SYN: Antrumresektion
An|trieb *m* vitaler Impuls, der die Aktivität der psychischen Vorgänge bestimmt
An|triebs|stö|rung *f* Hemmung oder Steigerung des Antriebs
An|tri|tis *f, pl* **-ti|den** Entzündung des Antrum* mastoideum; SYN: Antrumentzündung
an|tri|tisch *adj* Antritis betreffend
An|tro|at|ti|ko|to|mie *f* →Attikoantrotomie
an|tro|buk|kal *adj* Kieferhöhle/Sinus maxillaris und Mundhöhle/Vestibulum oris betreffend oder verbindend
An|tro|du|o|de|nek|to|mie *f* operative Entfernung von Antrum* pyloricum und Teilen des Duodenums
An|tro|nal|gie *f* Schmerzen in der Kieferhöhle
an|tro|na|sal *adj* Kieferhöhle/Sinus maxillaris und Nase betreffend oder verbindend
an|tro|py|lo|risch *adj* Antrum* pyloricum betreffend
An|tro|sko|pie *f* endoskopische Untersuchung der Kieferhöhle
An|tro|sto|mie *f* operative Eröffnung der Kieferhöhle; SYN: Kieferhöhlenfensterung
An|tro|to|mie *f* operative Eröffnung eines Antrums, z.B. des Antrum* mastoideum
an|tro|tym|pa|nisch *adj* Antrum* mastoideum und Paukenhöhle/Tympanum betreffend oder verbindend
An|tro|tym|pa|ni|tis *f, pl* **-ti|den** Entzündung von Paukenhöhle und Antrum* mastoideum
an|tro|tym|pa|ni|tisch *adj* Antrotympanitis betreffend
An|tro|ze|le *f* zystenartige Flüssigkeitsansammlung in der Kieferhöhle
An|trum *nt, pl* **-tra, -tren** Höhle, Hohlraum
Antrum mastoideum größter Hohlraum des Warzenfortsatzes; SYN: Warzenfortsatzhöhle
Antrum pyloricum präpylorischer Magenabschnitt, Antrum
An|trum|gas|tri|tis *f, pl* **-ti|den** auf das Antrum* pyloricum begrenzte Magenschleimhautentzündug
An|trum|re|sek|ti|on *f* →Antrektomie
a|nu|kle|är *adj* kernlos, ohne Kern
a|nu|lär *adj* ringförmig, zirkulär
A|nu|lo|plas|tik *f* plastische Herzklappenoperation mit Raffung des Anulus* fibrosus cordis
A|nu|lo|rha|phie *f* Naht des Afterschließmuskels; SYN: Anulorrhaphie
A|nu|lor|rha|phie *f* →Anulorhaphie
A|nu|lus *m, pl* **-li** Ring, ringförmige Struktur
Anulus fibrosus Faserring der Bandscheiben
Anulus fibrosus cordis Faserring der Herzostien
Anulus inguinalis profundus innerer Leistenring
Anulus inguinalis superficialis äußerer Leistenring
Anulus iridis major äußerer Irisring, Ziliarabschnitt der Iris
Anulus iridis minor innerer Irisring, Pupillarabschnitt der Iris
Anulus tendineus communis bindegewebiger Ring am Augenhöhlenausgang des Canalis* opticus; SYN: Zinn-Sehnenring
Anulus umbilicalis Faserring um den Nabel; SYN: Nabelring
An|u|re|se *f* fehlende Harnabsonderung durch eine Abflussbehinderung oder -störung der Blase; SYN: Harnverhalt
an|u|re|tisch *adj* Anurese betreffend
An|u|rie *f* fehlende oder nur minimale Urinausscheidung
echte Anurie Anurie durch eine Nierenschädigung oder -insuffizienz; SYN: renale Anurie
falsche Anurie Anurie durch eine Harnabflussbehinderung; SYN: Harnsperre
renale Anurie →echte Anurie
an|u|risch *adj* Anurie betreffend, durch sie bedingt
A|nus *m, pl* **A|ni** unteres, auf dem Damm mündendes Darmende; SYN: After
Anus praeter künstlich angelegter Darmausgang; SYN: Anus praeternaturalis, Kunstafter, Kotfistel
Anus praeternaturalis →Anus praeter
A|nus|a|pla|sie *f* →Aproktie
A|nu|si|tis *f, pl* **-ti|den** Entzündung des Afters; SYN: Afterentzündung, Anusentzündung
Anus-Rektum-Fistel *f* innere Analfistel mit Mündung in das Rektum; SYN: After-Mastdarm-Fistel, Anorektalfistel, Fistula anorectalis
A|nus|ste|no|se *f* angeborene [Analatresie*] oder erworbene Einengung des Afters; SYN: Rektumstenose, Mastdarmstenose, Proktostenose
An|xi|o|ly|ti|kum *nt, pl* **-ka** angstlösendes Mittel
an|xi|o|ly|tisch *adj* angstlösend
An|zapf|syn|drom *nt* durch Umleitung oder Ableitung von Blut hervorgerufene Symptomatik; SYN: Steal-Effekt
Aort-, aort- *präf.* →Aorto-
A|or|ta *f, pl* **-tae, -ten** die aus der linken Herzkammer entspringende große Körperschlagader
Aorta abdominalis unterhalb des Zwerchfells liegender Teil der Aorta; teilt sich in die rechte und linke Arteria* iliaca communis; SYN: Bauchschlagader, Abdominalaorta, Pars abdominalis aortae
Aorta ascendens aufsteigende Aorta; SYN: Pars ascendens aortae
aufsteigende Aorta →Aorta ascendens
Aorta descendens absteigende Aorta; SYN: Pars descendens aortae
Aorta thoracica Aortenabschnitt zwischen Aortenisthmus und Zwerchfell; SYN:

Brustschlagader, Pars thoracica aortae

a|or|tal *adj* Hauptschlagader/Aorta betreffend; SYN: aortisch

A|ort|al|gie *f* Aortenschmerz

A|ort|ek|to|mie *f* Teilentfernung der Aorta, Aortenresektion

A|or|ten|an|eu|rys|ma *nt* angeborene oder erworbene Aussackung der Aorta; meist im Bereich des Aortenbogens oder der absteigenden Aorta

A|or|ten|ar|ka|de *f* von den Sehnenbögen des Zwerchfells gebildete Arkade über dem Hiatus* aorticus; SYN: Ligamentum arcuatum medianum

A|or|ten|bi|fur|ka|ti|on *f* →Aortengabel

A|or|ten|bi|fur|ka|ti|ons|syn|drom *nt* durch einen Verschluss der Aortengabel hervorgerufene Minderdurchblutung der Beine und die damit entstehenden Symptome; SYN: Leriche-Syndrom

A|or|ten|bo|gen *m* zwischen aufsteigender und absteigender Aorta liegender Bogen, von dem der Truncus* brachiocephalicus und die Arteriae carotis communis und subclavia sinistra abgehen; SYN: Arcus aortae

A|or|ten|bo|gen|an|gi|o|gra|fie *f* →Aortenbogenangiographie

A|or|ten|bo|gen|an|gi|o|gra|phie *f* angiographische Darstellung des Aortenbogens und der abgehenden Gefäße

A|or|ten|bo|gen|a|no|ma|li|en *pl* Fehlbildungen des Aortenbogens, z.B. **doppelter Aortenbogen** [Arcus aortae duplex], **rechter Aortenbogen** [Arcus aortae dexter]

A|or|ten|bo|gen|syn|drom *nt* Oberbegriff für Erkrankungen, die von Stenose oder Verschluss von Gefäßen, die vom Aortenbogen abgehen, charakterisiert werden

A|or|ten|bul|bus *m* ausgebuchteter Anfangsteil der Aorta*; SYN: Bulbus aortae

A|or|ten|dis|sek|ti|on *f* Aneurysma* dissecans der Aorta

A|or|ten|en|ge *f* →Aortenisthmus

A|or|ten|ga|bel *f* Teilung der Aorta* in rechte und linke Arteria* iliaca communis in Höhe des 4. Lendenwirbels; SYN: Aortenbifurkation, Bifurcatio aortae

A|or|ten|herz *nt* typische Form des Herzens im Röntgenbild bei Erweiterung des linken Ventrikels [Aortenklappeninsuffizienz]; SYN: Aortenkonfiguration, Entenform, Schuhform

A|or|ten|in|suf|fi|zienz *f* →Aortenklappeninsuffizienz

A|or|ten|isth|mus *m* Einengung der Aorta* zwischen Aortenbogen und absteigender Aorta; SYN: Aortenenge, Isthmus aortae

A|or|ten|isth|mus|ste|no|se *f* relativ häufige [5% der konnatalen Angiokardiopathien], angeborene Verengung des Isthmus* aortae oberhalb [**infantile** oder **präduktale** oder **supraduktale Aortenisthmusstenose**] oder unterhalb [**Erwachsenentyp** oder **infraduktale** oder **postduktale Aortenisthmusstenose**] der Einmündung des Ductus* arteriosus; SYN: Isthmusstenose, Coarctatio aortae

Erwachsenenform der Aortenisthmusstenose →postduktale Aortenisthmusstenose

infantile Aortenisthmusstenose →präduktale Aortenisthmusstenose

infraduktale Aortenisthmusstenose →postduktale Aortenisthmusstenose

postduktale Aortenisthmusstenose durch die hinter der Einmündung des Ductus* arteriosus liegende Stenose kommt es, trotz Ausbildung eines Kollateralkreislaufs, zu Minderdurchblutung der unteren Körperhälfte und zu Blutdruckerhöhung vor der Stenose; langfristig kommt es zu Linksherzhypertrophie* und nachfolgender Herzinsuffizienz*; SYN: infraduktale Aortenisthmusstenose, Erwachsenenform der Aortenisthmusstenose

präduktale Aortenisthmusstenose bereits im Säuglingsalter klinisch manifest werdende Form mit Stenose der Aorta vor Einmündung des Ductus* arteriosus; durch den offenen Ductus kommt es zum Rechts-Links-Shunt* mit Zyanose der unteren Körperhälfte und (meist) pulmonaler Hypertonie*; SYN: infantile Aortenisthmusstenose

A|or|ten|klap|pe *f* aus drei Taschenklappen bestehende Klappe am Ausgang der linken Herzkammer in die Aorta; SYN: Valva aortae

A|or|ten|klap|pen|in|suf|fi|zienz *f* Herzklappenfehler mit unvollständigem Verschluss der Aortenklappe*; führt zu Rückfluss von Blut in die linke Herzkammer während der Diastole*; SYN: Aorteninsuffizienz

A|or|ten|klap|pen|ste|no|se *f* angeborene oder erworbene [rheumatische oder bakterielle Endokarditis*] Verengung der Aortenklappenöffnung; die Druckbelastung des linken Ventrikels führt zu Linksherzhypertrophie* und Linksherzinsuffizienz*; SYN: valvuläre Aortenstenose

A|or|ten|kon|fi|gu|ra|ti|on *f* →Aortenherz

A|or|ten|rup|tur *f* akut lebensbedrohende Ruptur der meist vorgeschädigten Aorta [Aneurysma, Arteriosklerose] bei Unfällen

A|or|ten|si|nus *pl* taschenförmige Buchten zwischen den Semilunarklappen und der Aortenwand; SYN: Valsalva-Sinus, Sinus aortae

A|or|ten|skle|ro|se *f* die Aorta betreffende, zu Verkalkung führende Arteriosklerose*; SYN: Aortenverkalkung

a|or|ten|skle|ro|tisch *adj* Aortensklerose betreffend, von ihr betroffen oder durch sie bedingt

A|or|ten|ste|no|se *f* angeborene oder erworbene Verengung der Aorta oder der Aor-

tenklappe [Aortenklappenstenose*]
infravalvuläre Aortenstenose →subvalvuläre Aortenstenose
subvalvuläre Aortenstenose unterhalb der Aortenklappe liegende Einengung der Ausflussbahn des linken Ventrikels; SYN: infravalvuläre Aortenstenose
supravalvuläre Aortenstenose angeborene [Williams-Beuren-Syndrom] oder erworbene Aortenstenose im eigentlichen Sinn; der klinischer Verlauf gleicht dem der Aortenklappenstenose*
valvuläre Aortenstenose →Aortenklappenstenose

a|or|ti|ko|pul|mo|nal *adj* Aorta und Lungenschlagader/Truncus pulmonalis betreffend oder verbindend; SYN: aortopulmonal

a|or|ti|ko|re|nal *adj* Aorta und Niere(n)/Ren betreffend; SYN: aortorenal

a|or|tisch *adj* →aortal

A|or|ti|tis *f, pl* **-ti|ti|den** Entzündung der Aorta bzw. der Aortenwand

a|or|ti|tisch *adj* Aortitis betreffend

Aorto-, aorto- *präf.* Wortelement mit der Bedeutung "Hauptschlagader/Aorta"

A|or|to|gra|fie *f* →Aortographie

a|or|to|gra|fisch *adj* →aortographisch

A|or|to|gramm *nt* Röntgenkontrastaufnahme der Aorta und ihrer Äste

A|or|to|gra|phie *f* Röntgenkontrastdarstellung der Aorta und ihrer Äste

a|or|to|gra|phisch *adj* Aortographie betreffend, mittels Aortographie

a|or|to|kar|di|al *adj* Aorta und Herz/Cardia betreffend oder verbindend; SYN: kardioaortal

a|or|to|ko|ro|nar *adj* Aorta und Kranzarterien/Koronargefäße betreffend oder verbindend

A|or|to|pto|se *f* Aortensenkung

a|or|to|pul|mo|nal *adj* →aortikopulmonal

a|or|to|re|nal *adj* →aortikorenal

A|or|tor|rha|phie *f* Aortennaht

A|or|to|to|mie *f* Eröffnung der Aorta, Aortenschnitt

a|pal|lisch *adj* durch einen Ausfall des Palliums bedingt oder gekennzeichnet

a|pan|kre|a|tisch *adj* ohne Pankreas, durch ein Fehlen des Pankreas bedingt

a|pa|ra|ly|tisch *adj* ohne Lähmung/Paralyse (verlaufend)

A|pa|ra|thy|re|o|se *f* angeborenes oder postoperatives Fehlen der Nebenschilddrüsen

A|pa|thie *f* Teilnahmslosigkeit, verminderte Gefühlserregbarkeit, Leidenschaftslosigkeit

a|pa|thisch *adj* teilnahmslos, leidenschaftslos

a|pa|tho|gen *adj* (*Mikroorganismen*) nicht krankheitserregend

A|pa|tit *nt* fluorhaltiger Kalziumphosphatkristall; mineralischer Baustein von Knochen und Zähnen

A|pe|ri|ens *nt, pl* **-en|zi|en** mildes Abführmittel; SYN: Aperientium

A|pe|ri|en|ti|um *nt, pl* **-en|zi|en** →Aperiens

a|pe|ri|o|disch *adj* nicht periodisch, ohne Periodizität

A|pe|ris|tal|sis *f* →Aperistaltik

A|pe|ris|tal|tik *f* Peristaltikmangel, Peristaltikschwäche; SYN: Aperistalsis

a|pe|ris|tal|tisch *adj* Aperistaltik betreffend, ohne Peristaltik

Apert-Crouzon-Syndrom *nt* autosomal-dominantes Fehlbildungssyndrom mit Turmschädel, Gesichtsfehlbildungen, Hypertelorismus und Syndaktylie* von Händen und Füßen; SYN: Akrozephalosyndaktylie Typ IIa

Apert-Syndrom *nt* Oberbegriff für Fehlbildungssyndrome mit den Leitsymptomen Akrozephalie* und Syn- oder Polydaktylie*; SYN: Akrozephalosyndaktylie, Akrozephalosyndaktylie Typ Ia

A|per|tu|ra *f, pl* **-rae** Öffnung, Eingang, Spalt, Loch, Schlitz, Apertur
Apertura lateralis ventriculi quarti beidseitige seitliche Öffnung des IV. Ventrikels; SYN: Luschka-Foramen
Apertura mediana ventriculi quarti Öffnung des IV. Ventrikels in die Cisterna* cerebellomedullaris; SYN: Magendie-Foramen
Apertura nasalis anterior →Apertura piriformis
Apertura pelvis inferior Beckenausgang
Apertura pelvis superior Beckeneingang
Apertura piriformis vordere Öffnung der (knöchernen) Nasenhöhle; SYN: Apertura nasalis anterior
Apertura sinus frontalis Stirnhöhlenmündung im mittleren Nasengang
Apertura sinus sphenoidalis Öffnung der Keilbeinhöhle
Apertura thoracis inferior untere Thoraxapertur, Brustkorbausgang
Apertura thoracis superior obere Thoraxapertur, Brustkorbeingang

A|pex *m, pl* **A|pi|ces** Spitze, Gipfel, Scheitel
Apex cartilaginis arytenoideae Spitze des Aryknorpels
Apex cordis Herzspitze
Apex cornus posterioris medullae spinalis Hinterhornspitze des Rückenmarks
Apex cuspidis dentis Spitze eines Zahnhöckers
Apex linguae Zungenspitze
Apex nasi Nasenspitze
Apex ossis sacri Kreuzbeinspitze
Apex partis petrosae ossis temporalis Felsenbeinspitze
Apex patellae untere Patellaspitze, unterer Patellapol
Apex prostatae Prostataspitze
Apex pulmonis Lungenspitze
Apex radicis dentis Wurzelspitze eines

Zahns
Apex vesicae Harnblasenspitze, Blasenspitze
A|pex|kar|di|o|gra|fie *f* →Apexkardiographie
a|pex|kar|di|o|gra|fisch *adj* →apexkardiographisch
A|pex|kar|di|o|gramm *nt* über der Herzspitze erfasstes Mechanokardiogramm*
A|pex|kar|di|o|gra|phie *f* Form der Mechanokardiographie* mit Messung über der Herzspitze
a|pex|kar|di|o|gra|phisch *adj* Apexkardiographie betreffend, mittels Apexkardiographie
Apex-orbitae-Syndrom *nt* Lähmung von Sehnerv und Augenmuskelnerven bei entzündlichen oder tumorösen Prozessen im Orbitaspitzenbereich; SYN: Orbitaspitzensyndrom, Malatesta-Syndrom
Ap|fel|säu|re *f* Dikarbonsäure*; Zwischenprodukt der Glykolyse; SYN: Äpfelsäure
Ap|fel|si|nen|haut *f* →Apfelsinenschalenhaut
Ap|fel|si|nen|scha|len|haut *f* v.a. Frauen betreffende Veränderung des Unterhautfettgewebes [Zellulitis*] mit typischem Erscheinungsbild; SYN: Orangenschalenhaut, Orangenhaut, Apfelsinenhaut, Peau d'orange
Apgar-Index *m* Punktsystem zur Beurteilung der Vitalität von Neugeborenen; SYN: Apgar-Schema
Aph-, aph- *präf.* →Apo-
A|pha|gie *f* Unvermögen zu schlucken; SYN: Aphagopraxie
A|pha|go|pra|xie *f* →Aphagie
a|phak *adj* Aphakie betreffend, linsenlos, ohne Linse; SYN: aphakisch
A|pha|kie *f* angeborenes oder erworbenes (Trauma, Linsenextraktion) Fehlen der Augenlinse
a|pha|kisch *adj* →aphak
A|pha|nip|te|ra *pl* kleine blutsaugende Insekten, die wichtige Krankheitsüberträger sind; SYN: Siphonaptera, Flöhe
A|pha|sie *f* durch eine Hirnschädigung bedingte Sprachstörung bei intaktem Gehör und Sprachapparat; SYN: Sprachversagen, Aphemie, Aphasia
amnestische Aphasie Wortfindungsstörung mit normalem Sprachverständnis und intakter Spontansprache; SYN: Wortvergessenheit
assoziative Aphasie Aphasie* durch Unterbrechung der assoziativen Leitungsbahnen; SYN: Leitungsaphasie
motorische Aphasie durch Schädigung des motorischen Sprachzentrums hervorgerufenes Sprachversagen; SYN: Broca-Aphasie
sensorische Aphasie Aphasie durch Ausfall des Sprachverständnisses; SYN: Wernicke-Aphasie
a|pha|sisch *adj* Aphasie betreffend
A|phe|mie *f* →Aphasie
A|phe|re|se *f* Entfernung von einzelnen Blutbestandteilen; SYN: Pherese
a|phon *adj* Aphonie betreffend, von ihr betroffen, stimmlos, tonlos; SYN: aphonisch
A|pho|nie *f* Stimmlosigkeit, Stimmverlust
a|pho|nisch *adj* →aphon
A|phot|äs|the|sie *f* verminderte Empfindlichkeit der Netzhaut auf Lichtreize nach übermäßiger Sonneneinstrahlung
A|phra|sie *f* Unfähigkeit, Sätze zu bilden oder zu verstehen
A|phro|di|si|a|kum *nt, pl* **-ka** den Geschlechtstrieb anregendes oder steigerndes Mittel
A|phro|di|sie *f* (übermäßige) sexuelle Erregung, (krankhaft) gesteigerter Sexualtrieb
a|phro|di|sisch *adj* den Geschlechtstrieb anregend oder steigernd; SYN: aphroditisch
Aph|then *pl* rundliche Erosionen der Schleimhaut des Mundes und der Genitalregion, die von einem entzündlichen Randsaum umgeben sind
habituelle Aphthen solitär auftretende, rezidivierende Aphthen* der Mundschleimhaut; SYN: Mikulicz-Aphthen, chronisch rezidivierende Aphthen, rezidivierende benigne Aphthosis, Periadenitis mucosa necrotica recurrens
rezidivierende Aphthen →habituelle Aphthen
tropische Aphthen bei Sprue* vorkommende glatte rote Zunge mit Aphthenbildung; SYN: Psilosis linguae
aph|tho|id *adj* aphthenähnlich, aphthenförmig
aph|thös *adj* Aphthen betreffend, aphthenartig
Aph|tho|se *f* durch multiple Aphthen* gekennzeichnete Erkrankung der Mundschleimhaut; SYN: Aphthosis
Aphthose Behçet durch Aphthen der Mund- und Genitalschleimhaut, Hypopyoniritis*, nodöse Erytheme und Gelenkschwellungen gekennzeichnetes Syndrom unbekannter Genese; SYN: Behçet-Krankheit, Behçet-Syndrom, bipolare/große/maligne Aphthose, Gilbert-Syndrom, Aphthose Touraine, Aphthose Behçet
bipolare Aphthose →Aphthose Behçet
große Aphthose →Aphthose Behçet
maligne Aphthose →Aphthose Behçet
Aphthose Touraine →Aphthose Behçet
Aph|tho|sis *f, pl* **-ses** durch multiple Aphthen* gekennzeichnete Erkrankung der Mundschleimhaut; SYN: Aphthose
Aphthosis epizootica relativ selten auf den Menschen übertragene Viruskrankheit von Wiederkäuern und Schweinen; oft schwer von einer Stomatitis aphthosa zu unterscheiden; SYN: (echte) Maul- und Klauenseuche, Febris aphthosa, Stomatitis

A

epidemica
rezidivierende benigne Aphthosis solitär auftretende, rezidivierende Aphthen* der Mundschleimhaut; SYN: Mikulicz-Aphthen, habituelle Aphthen, chronisch rezidivierende Aphthen, Periadenitis mucosa necrotica recurrens

A|pi|ci|tis *f, pl* **-ti|den** →Apizitis

a|pi|kal *adj* Spitze/Apex betreffend, an der Spitze liegend

A|pi|kek|to|mie *f* operative Entfernung einer Organspitze; SYN: Apikoektomie, Apikotomie

Apiko-, apiko- *präf.* Wortelement mit der Bedeutung "Gipfel/Spitze/Apex"

A|pi|ko|ek|to|mie *f* **1.** operative Entfernung einer Organspitze; SYN: Apikektomie, Apikotomie **2.** →Apikotomie

A|pi|ko|ly|se *f* operative Lösung der Lungenspitze

A|pi|ko|to|mie *f* Entfernung/Resektion der Zahnwurzelspitze; SYN: Wurzelspitzenresektion, Apikoektomie

A|pi|ne|a|lis|mus *m* angeborenes oder erworbenes Fehlen der Zirbeldrüse

a|pi|phob *adj* Apiphobie betreffend, durch sie gekennzeichnet

A|pi|pho|bie *f* krankhafte Angst vor Bienen

A|pi|zi|tis *f, pl* **-ti|den** Entzündung einer (Organ-, Knochen-)Spitze; SYN: Apicitis

a|pi|zi|tisch *adj* Apizitis betreffend

a|pla|na|tisch *adj* (*Linse*) ohne sphärische Aberration oder Asymmetriefehler

A|pla|sia *f* →Aplasie
Aplasia pilorum intermittens angeborene Störung des Haarwachstums mit unregelmäßiger Verdickung und Verdünnung der Haare; SYN: Spindelhaare, Monilethrichie, Monilethrix, Monilethrix-Syndrom
Aplasia unguinis congenita angeborenes vollständiges [**Aplasia unguinis congenita totalis**] oder teilweises [**Aplasia unguinis congenita partialis**] Fehlen der Zehen- oder Fingernägel

A|pla|sie *f* fehlende Entwicklung eines Organs oder Gewebes aus einer vorhandenen Anlage; SYN: Aplasia

a|plas|tisch *adj* Aplasie betreffend, von ihr betroffen, durch sie bedingt; nicht gebildet, nicht bildend

A|pleu|rie *f* unvollständige Entwicklung einzelner oder mehrerer Rippen; SYN: Rippenaplasie

a|pneu|ma|tisch *adj* luftfrei; unter Luftausschluss

A|pneu|ma|to|se *f* angeborene Lungenatelektase*

A|pneu|mie *f* unvollständige Entwicklung der Lunge; SYN: Lungenaplasie

A|pnoe *f, pl* **-o|en** Atemstillstand

a|pno|isch *adj* Apnoe betreffend, durch sie bedingt

Apo-, apo- *präf.* Wortelement mit der Bedeutung "weg/ab"

A|po|chro|mat *m* Objektiv ohne chromatische Aberration; SYN: apochromatisches Objektiv

a|po|chro|ma|tisch *adj* frei von chromatischer Aberration, ohne chromatische Aberration

A|po|cri|ni|tis *f, pl* **-ti|den** (eitrige) Schweißdrüsenentzündung
Apocrinitis sudoripara pruriens zu Juckreiz und Papelbildung führender Verschluss der Ausführungsgänge apokriner Schweißdrüsen; SYN: Fox-Fordyce-Krankheit, apokrine Miliaria, Hidradenoma eruptivum, Acanthosis circumporalis pruriens

a|po|dal *adj* ohne Fuß/Füße, fußlos; SYN: apodisch

A|po|die *f* angeborene Fußlosigkeit

a|pod|isch →apodal

A|po|en|zym *nt* Proteinanteil eines komplexen Enzyms

A|po|fer|ri|tin *nt* Eiweiß, das im Darm zusammen mit Eisen Ferritin* bildet; eisenfreier Teil des Ferritins

a|po|krin *adj* (*Sekretion*) mit Ausscheidung des apikalen Teils der Drüse

a|po|lar *adj* (*Zelle*) ohne Pol

A|po|li|po|pro|te|i|ne *pl* Proteinanteil eines Lipoproteins

A|po|neur|ek|to|mie *f* →Aponeurosektomie

A|po|neu|ror|rha|phie *f* Aponeurosennaht

A|po|neu|ro|se *f* breite, flächenhafte Sehne; SYN: Sehnenhaut, Sehenplatte, Aponeurosis

A|po|neu|ros|ek|to|mie *f* operative (Teil-)Entfernung einer Aponeurose; SYN: Aponeurosenresektion, Aponeurektomie

A|po|neu|ro|sis *f, pl* **-ses** breite, flächenhafte Sehne; SYN: Sehnenhaut, Sehnenplatte, Aponeurose
Aponeurosis bicipitalis Aponeurose des Bizepsmuskels; SYN: Bizepsaponeurose, Aponeurosis musculi bicipitis brachii
Aponeurosis epicranialis →Galea aponeurotica
Aponeurosis lingualis Zungenaponeurose
Aponeurosis musculi bicipitis brachii →Aponeurosis bicipitalis
Aponeurosis palatina Gaumenaponeurose
Aponeurosis palmaris Palmaraponeurose
Aponeurosis plantaris Fußsohlenaponeurose, Plantaraponeurose

A|po|neu|ro|si|tis *f, pl* **-ti|den** Entzündung einer Aponeurose*

a|po|neu|ro|si|tisch *adj* Aponeurositis betreffend

a|po|neu|ro|tisch *adj* Aponeurose betreffend

A|po|neu|ro|to|mie *f* Aponeurosenspaltung

a|po|phy|sär *adj* Apophyse betreffend

A|po|phy|se *f* aus eigenständigen Knochenkernen entstehende Knochenvorsprünge;

meist Ansatz von Muskelsehnen; SYN: Apophysis

A|po|phy|sen|ne|kro|se *f* →Apophyseonekrose

A|po|phy|se|o|ly|se *f* traumatische Apophysenlösung, Apophysenabriss

A|po|phy|se|o|ne|kro|se *f* zu den aseptischen Knochennekrosen* gehörende Apophysenerkrankung; SYN: Apophysennekrose, Apophyseoosteonekrose

A|po|phy|se|o|os|te|o|ne|kro|se *f* →Apophyseonekrose

A|po|phy|se|o|se *f* Verknöcherungsstörung der Apophyse

Apophyseose calcanei →Apophysitis calcanei

A|po|phy|si|tis *f, pl* **-ti|den** Entzündung einer Apophyse*; oft gleichgesetzt mit Apophyseonekrose

Apophysitis calcanei Entzündung der Fersenbeinapophyse; SYN: Haglund-Syndrom, Sever-Krankheit, Apophyseose calcanei

Apophysitis tibialis adolescentium ein- oder beidseitige aseptische Nekrose der Tibiaapophyse im Wachstumsalter; SYN: Osgood-Schlatter-Krankheit, Osgood-Schlatter-Syndrom, Schlatter-Osgood-Krankheit, Schlatter-Osgood-Syndrom

a|po|phy|si|tisch *adj* Apophysitis betreffend

a|po|plek|ti|form *adj* in der Art einer Apoplexie, apoplexieartig, apoplexieähnlich

a|po|plek|tisch *adj* Apoplexie betreffend, durch sie bedingt

A|po|ple|xia *f* →Apoplexie

Apoplexia cerebri durch eine akute Ischämie* oder Hirnblutung verursachte, zentrale Ausfallssymptomatik; je nach Schwere und Dauer der Symptome unterscheidet man: **1. transitorische ischämische Attacke** [TIA] mit Rückbildung der Symptome innerhalb von 24 Stunden **2. prolongiertes reversibles ischämisches neurologisches Defizit** [PRIND] bzw. **reversibles ischämisches neurologisches Defizit** [RIND] mit vollständig reversibler Symptomatik, die länger als 24 Stunden anhält **3. partiell reversible ischämische neurologische Symptomatik** [PRINS], die sich langsam entwickelt und nicht oder nur teilweise reversibel ist **4. persistierender Hirninfarkt** mit bleibenden neurologischen Schäden; SYN: Schlaganfall, Gehirnschlag, apoplektischer Insult, Apoplexie, Apoplexia, Hirnschlag

Apoplexia pancreatis perakute Form der Pankreatitis* mit Einblutung und Zerstörung des Pankreasparenchyms; SYN: Pankreasapoplexie

Apoplexia retinae schlagartiger Verschluss der Arteria centralis retinae des Auges mit irreversibler Erblindung; SYN: Zentralarterienthrombose

Apoplexia spinalis Rückenmarkeinblutung, die u.U. zu Querschnittslähmung führt; SYN: Rückenmarkapoplexie, Apoplexia spinalis, Hämatorrhachis, spinale Meningealapoplexie

Apoplexia uteri auf die Gebärmutter beschränkte Form der Apoplexia uteroplacentaris

Apoplexia uteroplacentaris schwere Form der vorzeitigen Plazentalösung mit Blutung in die Uteruswand und u.U. Schockentwicklung; SYN: Uterusapoplexie, uteroplazentare Apoplexie, Couvelaire-Uterus, Couvelaire-Syndrom

A|po|ple|xie *f* **1.** pötzliche Durchblutungsstörung eines Organs; SYN: Apoplexia **2.** →Apoplexia cerebri

thrombotische Apoplexie Apoplexie durch Thrombose eines Hirngefäßes; SYN: thrombotischer Hirninfarkt

uteroplazentare Apoplexie →Apoplexia uteroplacentaris

A|po|pro|te|in *nt* Eiweißanteil zusammengesetzer Proteine

A|po|pto|sis *f, pl* **-ses** kontinuierliche Abstoßung und Phagozytose* einzelner Zellen eines Gewebeverbandes; vermulich Teil eines programmierten Zelltods; SYN: Apoptose

a|po|pto|tisch *adj* Apoptosis betreffend, durch sie bedingt

Ap|pa|ra|tus *m* System, Trakt, Apparat; Organsystem

Apparatus digestorius Verdauungsapparat, Digestitionssystem; SYN: Systema alimentarium

Apparatus lacrimalis Tränenapparat

Apparatus respiratorius Atmungsorgane, Atemwege, Respirationstrakt; SYN: Systema respiratorium

Apparatus urogenitalis Urogenitalsystem, Urogenitaltrakt, Harn- und Geschlechtsorgane; SYN: Systema urogenitale

ap|pa|rent *adj* sichtbar, manifest; offensichtlich, ersichtlich, klar

Append-, append- *präf.* →Appendico-

Ap|pend|al|gie *f* Schmerzen in der Blinddarmgegend

Ap|pend|ek|to|mie *f* operative Entfernung des Wurmfortsatzes, Blinddarmoperation

Appendic-, appendic- *präf.* →Appendico-

Ap|pen|di|ces *pl* s.u. Appendix

Ap|pen|di|ci|tis *f, pl* **-ti|den** Entzündung des Wurmfortsatzes/Appendix* vermiformis; SYN: Wurmfortsatzentzündung, Blinddarmentzündung, Appendizitis

Appendicitis helminthica durch Wurmbefall hervorgerufene Appendicitis; SYN: Appendicitis vermicularis

Appendicitis obliterans Appendicitis mit Verschluss des Lumens; SYN: obliterierende Appendizitis

Appendicitis perforans Appendicitis mit

A

Perforation* in Nachbarorgane oder in die Bauchhöhle; SYN: perforierende Appendizitis

Appendicitis phlegmonosa phlegmonöse Appendicitis

Appendicitis purulenta Appendicitis mit Eiterbildung und eitriger Infiltration der Appendixwand; SYN: eitrige Appendizitis

Appendicitis vermicularis →Appendicitis helminthica

Appendico-, **appendico-** *präf.* Wortelement mit der Bedeutung "Anhang/Appendix"

Ap|pen|di|co|pa|thia *f* →Appendikopathie

Appendiko-, **appendiko-** *präf.* Wortelement mit der Bedeutung **1.** "Anhang/Appendix" **2.** "Wurmfortsatz/Appendix"

Ap|pen|di|ko|en|te|ro|sto|mie *f* operative Verbindung von Wurmfortsatz und Darm

Ap|pen|di|ko|li|thi|a|sis *f, pl* **-ses** Vorkommen von Steinen/Kalkuli im Wurmfortsatz

Ap|pen|di|ko|ly|se *f* operative Lösung der Appendix* vermiformis

Ap|pen|di|ko|pa|thie *f* nicht-entzündliche Wurmfortsatzerkrankung

Ap|pen|di|ko|sto|mie *f* Anlegen einer äußeren Appendixfistel

Ap|pen|di|ko|zä|ko|sto|mie *f* operative Verbindung von Wurmfortsatz und Zäkum

Ap|pen|di|ko|ze|le *f* Eingeweidebruch mit dem Wurmfortsatz im Bruchsack

Ap|pen|dix *f, pl* **-di|ces** Anhang, Anhängsel, Ansatz, Fortsatz

Appendix ventriculi laryngis kleiner, nach oben gerichteter Blindsack des Morgagni*-Ventrikels; SYN: Kehlkopfblindsack, Sacculus laryngis

Appendix vermiformis am unteren Blinddarmende liegender, wurmförmiger Fortsatz; wird oft als Blinddarm bezeichnet; SYN: Wurmfortsatz des Blinddarms, Wurm

Ap|pen|dix|tu|mo|ren *pl* von der Appendix* vermiformis ausgehende Tumoren

Ap|pen|di|zi|tis *f, pl* **-ti|den** →Appendicitis

eitrige Appendizitis →Appendicitis purulenta

fulminante Appendizitis fulminant verlaufende akute Appendizitis; SYN: perakute Appendizitis

links-seitige Appendizitis **1.** Appendizitis bei Situs* inversus; SYN: Linksappendizitis **2.** Divertikelentzündung; SYN: Linksappendizitis

obliterierende Appendizitis →Appendicitis obliterans

perakute Appendizitis →fulminante Appendizitis

perforierende Appendizitis →Appendicitis perforans

rezidivierende Appendizitis chronische Appendizitis mit wiederkehrenden akuten Attacken

ap|pen|di|zi|tisch *adj* Appendizitis betreffend, bei Appendizitis vorkommend

Ap|per|zep|ti|on *f* bewusste Wahrnehmung äußerer und innerer Reize

ap|per|zep|tiv *adj* Apperzeption betreffend, auf ihr beruhend

Ap|pe|tit *nt* Bedürfnis nach Essen; komplexer Vorgang, der von äußeren und inneren Faktoren beeinflusst wird

Ap|pe|tit|züg|ler *m* Substanz, die das Hungergefühl unterdrückt; SYN: Anorektikum

Ap|pla|na|ti|ons|to|no|me|ter *nt* Gerät zur Messung des Augeninnendrucks

Ap|pli|ka|ti|on *f* Verabreichung eines Medikamentes; je nach der Art der Applikation unterscheidet man **orale** oder **perorale Applikation** [durch den Mund], **nasale Applikation** [in die Nase], **parenterale Applikation** [unter Umgehung des Darms], **intravenöse Applikation** [direkt in eine Vene], **subkutane Applikation** [in das Unterhautfettgewebe], **intramuskuläre Applikation** [in einen Muskel], **intrakutane Applikation** [in die Haut], **intraarterielle Applikation** [direkt in eine Arterie], **rektale Applikation** [in den Mastdarm], **sublinguale Applikation** [unter die Zunge], **bukkale Applikation** [auf die Wangenschleimhaut], **pulmonale Applikation** [über die Lunge], **kutane Applikation** [auf die Haut], **lokale Applikation** [am Ort der Erkrankung]

Ap|pre|hen|si|on *f* Erfassen, Begreifen; Besorgnis, Furcht

ap|pre|hen|siv *adj* empfindlich, empfindsam; besorgt, ängstlich

Ap|pro|ba|ti|on *f* Zulassung als Arzt oder Zahnarzt

ap|pro|biert *adj* als Arzt oder Zahnarzt zugelassen

ap|pro|xi|mal *adj* annähernd, ungefähr; SYN: approximativ

ap|pro|xi|ma|tiv *adj* →approximal

a|prak|tisch *adj* →apraxisch

A|pra|xie *f* Störung des Handelns und von Bewegungsabläufen bei erhaltener Wahrnehmungs- und Bewegungsfähigkeit; SYN: Apraxia

a|pra|xisch *adj* Apraxie betreffend, durch sie bedingt; SYN: apraktisch

A|prok|tie *f* unvollständige oder fehlerhafte Anusentwicklung; oft gleichgesetzt mit Analatresie*; SYN: Anusaplasie

A|pro|se|xie *f* durch hirnorganische Schädigung, Erschöpfung oder psychische Faktoren bedingte Aufmerksamkeitsschwäche

A|pro|ti|nin *nt* Proteinasehemmer, der verschiedene Komponenten der Gerinnungskaskade hemmt

Ap|sel|a|phe|sie *f* Verminderung oder Fehlen des Tastsinnes; SYN: Apselhaphesie

Ap|si|thy|rie *f* psychogener Stimmverlust

A|ptya|lis|mus *m* →Asialie

A|pu|dom *nt* von APUD-Zellen des neuroendokrinen Systems gebildeter Tumor

APUD-System *nt* aus hellen Zellen bestehendes, diffuses neuroendokrines System; SYN: Helle-Zellen-System

APUD-Zelle *f* von der Neuralleiste abstammende helle Zellen, die Amine und deren Vorstufen aufnehmen und dekarboxylieren können [**a**min **p**recursor **u**ptake and **d**ecarboxylation]

a|pu|trid *adj* nicht-eitrig, ohne Eiter

a|py|o|gen *adj* nicht durch Eiter verursacht

a|py|re|tisch *adj* ohne Fieber verlaufend; SYN: fieberfrei, fieberlos, afebril

a|py|ro|gen *adj* nicht fiebererzeugend

A|qua *f* Wasser

Aqua destillata destilliertes Wasser

Aqua-, aqua- *präf.* Wortelement mit der Bedeutung "Wasser/ Feuchtigkeit"

Aquä-, aquä- *präf.* →Aqua-

A|quä|dukt|ste|no|se *f* zur Entwicklung eines Hydrozephalus* führende Einengung des Aqueductus* cerebri

Aquae-, aquae- *präf.* →Aqua-

a|qua|phob *adj* Aquaphobie betreffend, durch sie gekennzeichnet

A|qua|pho|bie *f* krankhafte Angst vor Wasser

A|que|duc|tus *m, pl* **-tus** Aquädukt

Aqueductus cerebri/mesencephalici Verbindungsgang zwischen III. und IV. Ventrikel; SYN: Aqueductus mesencephalici

Äqui-, äqui- *präf.* Wortelement mit der Bedeutung "gleich"

ä|qui|an|äs|the|tisch *adj* von gleicher anästhetischer Wirkung

ä|qui|ka|lo|risch *adj* mit gleichem kalorischem Wert; SYN: isokalorisch

Ä|qui|li|bri|e|ren *nt* Aufrechterhaltung oder Herstellung eines Gleichgewichts

ä|qui|li|bri|e|ren *v* ins Gleichgewicht bringen, im Gleichgewicht halten

Ä|qui|li|bri|um *nt* Gleichgewicht, Equilibrium

ä|qui|mo|lar *adj* von gleicher Molarität/Molekülzahl; SYN: äquimolekular

ä|qui|mo|le|ku|lar *adj* →äquimolar

ä|qui|po|ten|ti|al *adj* mit gleichem Potential; SYN: äquipotentiell

ä|qui|po|ten|ti|ell *adj* →äquipotential

ä|qui|po|ten|zi|al *adj* →äquipotential

ä|qui|po|ten|zi|ell *adj* →äquipotentiell

Ä|qui|va|lent *nt* Entsprechung, Gegenstück; Grammäquivalent

kalorisches Äquivalent Energiemenge, die bei der Oxidation einer definierten Menge einer Substanz freigesetzt wird; SYN: Energieäquivalent

ä|qui|va|lent *adj* gleichwertig, entsprechend

Ä|qui|va|lent|do|sis *f, pl* **-sen** Maß für die biologische Wirksamkeit von ionisierenden Strahlen; SYN: Dosisäquivalent

Ä|qui|va|lenz|zo|ne *f* Zone der optimalen Konzentration von Antigen und Antikörper bei der Präzipitationsreaktion; wird umgeben von einer **Zone des Antigenüberschusses** und einer **Zone des Antikörperüberschusses**

A|quo|co|ba|la|min *nt* Hydroxyderivat von Cobalamin [Vitamin B_{12}]; SYN: Hydroxocobalamin, Vitamin B_{12b}

Ara-A *nt* gegen Herpesviren und Varicella-Zoster-Virus wirksames topisches Virostatikum*; SYN: Adenin-Arabinosid, Vidarabin

A|ra|bi|no|se *f* zu den Aldopentosen gehörender Zucker, der in Kulturmedien verwendet wird

A|ra|bi|no|se|in|to|xi|ka|ti|on *f* durch eine Störung des Arabinosestoffwechsels hervorgerufenes Krankheitsbild

A|ra|bi|nos|u|rie *f* Arabinoseausscheidung im Harn

A|ra|chi|don|säu|re *f* vierfach ungesättigte, essentielle C_{20}-Fettsäure; Ausgangssubstanz für Leukotriene und Prostaglandine

A|ra|chi|don|säu|re|de|ri|va|te *pl* von der Arachidonsäure abgeleitete Derivate, z.B. Prostaglandine; SYN: Eicosanoide

A|rach|ni|da *pl* Spinnentiere

A|rach|ni|dis|mus *m* Vergiftung durch den Biss giftiger Spinnen

A|rach|ni|tis *f, pl* **-ti|den** Entzündung der Spinnengewebshaut/Arachnoidea; SYN: Arachnoiditis

a|rach|ni|tisch *adj* Arachnitis betreffend; SYN: arachnoiditisch

A|rach|no|dak|ty|lie *f* grazil verlängerte Finger; SYN: Spinnenfingrigkeit, Dolichostenomelie

kontrakturelle Arachnodaktylie autosomal-rezessives Syndrom mit Arachnodaktylie* und Kontrakturen der Finger; SYN: Beals-Hecht Syndrom

Arachnodaktylie-Syndrom *nt* autosomal-dominantes Syndrom mit skelettalen, okulären und kardiovaskulären Fehlbildungen; SYN: Marfan-Syndrom

a|rach|no|id *adj* **1.** spinnenartig, spinnwebartig, spinnennetzähnlich **2.** Spinnwebenhaut/Arachnoidea betreffend; SYN: arachnoidal

A|rach|no|i|dal|zot|ten *pl* bindegewebige Wucherungen der Arachnoidea unbekannter Funktion; SYN: Pacchioni-Granulationen, Granulationes arachnoideae

A|rach|no|i|dal|zys|te *f* zystenartige Flüssigkeitsansammlung in der Arachnoidea

A|rach|no|i|dea *f* äußeres Blatt der weichen Hirn- und Rückenmarkhaut; SYN: Spinnwebenhaut, Spinnengewebshaut

Arachnoidea cranialis →Arachnoidea mater encephali

Arachnoidea encephali →Arachnoidea mater encephali

Arachnoidea mater cranialis →Arachnoidea mater encephali

Arachnoidea mater encephali äußeres Blatt der weichen Hirnhaut; SYN: Arachnoidea cranialis, Arachnoidea encephali, Arachnoidea mater cranialis

Arachnoidea mater spinalis äußeres Blatt der weichen Rückenmarkhaut; SYN: Arachnoidea spinalis

Arachnoidea spinalis →Arachnoidea mater spinalis

A|rach|no|i|di|tis *f, pl* **-ti|den** Entzündung der Spinnengewebshaut/Arachnoidea; SYN: Arachnitis

a|rach|no|i|di|tisch *adj* Arachnoiditis betreffend; SYN: arachnitisch

a|rach|no|phob *adj* Arachnophobie betreffend, durch sie gekennzeichnet

A|rach|no|pho|bie *f* krankhafte Angst vor Spinnen

Aran-Duchenne-Krankheit *f* im Erwachsenenalter [20.–40. Lebensjahr] beginnende, langsam progrediente Atrophie der Handmuskeln und später der Schultergürtelmuskulatur; SYN: Aran-Duchenne-Muskelatrophie, Duchenne-Aran-Krankheit, Duchenne-Aran-Syndrom, adult-distale Form der spinalen Muskelatrophie, spinale progressive Muskelatrophie

Aran-Duchenne-Muskelatrophie *f* →Aran-Duchenne-Krankheit

A|rä|o|me|ter *nt* Messgerät zur Bestimmung der Flüssigkeitsdichte durch Messung der Eintauchtiefe; SYN: Senkwaage, Tauchwaage, Flüssigkeitswaage, Aräometer

A|rä|o|me|trie *f* Bestimmung der Flüssigkeitsdichte durch Messung der Eintauchtiefe

a|rä|o|me|trisch *adj* Aräometrie betreffend, mittels Aräometrie

Ar|beit *m* (*physik.*) Produkt aus Kraft und Weg

Ar|beits|hy|per|tro|phie *f* durch eine Belastung ausgelöste Vergrößerung eines Organs oder Muskels; SYN: Aktivitätshypertrophie

Ar|beits|leu|ko|zy|to|se *f* durch körperliche Anstrengung hervorgerufene Erhöhung der Leukozytenzahl

ar|bi|trär *adj* willkürlich, nach Ermessen

Ar|bor *f, pl* **Ar|bo|res** Baum, baumartige Struktur

Arbor bronchialis Gesamtheit der sich verzweigenden Bronchialäste; SYN: Bronchialbaum, Bronchialsystem, Arbor bronchialis

Arbor vitae Markkörper des Kleinhirns

Ar|bo|ri|sa|ti|on *f* baumartige Verzweigung, Aufzweigung, Verästelung, dendritenartige Bildung

Ar|bo|ri|sa|ti|ons|block *m* Herzblock durch eine Störung der Erregungsleitung in den Ästen der Tawara*-Schenkel; SYN: Astblock, Verzweigungsblock

Ar|bo|ri|sa|ti|ons|phä|no|men *nt* charakteristische Form des getrockneten Zervixschleims; am ausgeprägtesten kurz vor der Ovulation; SYN: Farnkrautphänomen, Farntest

Ar|bo|vi|ren *pl* von blutsaugenden Zecken und Mücken [arthropode-borne] übertragene Viren

Ar|bo|vi|ro|se *f* Oberbegriff für durch Arboviren* hervorgerufene Erkrankungen; SYN: Arbovireninfektion

Arbovirus-Enzephalitis *f* durch Arboviren* hervorgerufene Encephalitis*

Arch-, arch- *präf.* Wortelement mit der Bedeutung **1.** "ur../früher" **2.** "uralt/alt" **3.** "erster/haupt.."

Archä-, archä- *präf.* →Archäo-

Ar|chä|bak|te|ri|en *pl* →Archaebacteria

Ar|chae|bac|te|ria *pl* stammesgeschichtlich alte Bakterien ohne Murein in der Wand; leben i.d.R. in extremen Ökosystemen; SYN: Archäobakterien, Archäbakterien

Archaeo-, archaeo- *präf.* →Archäo-

Ar|chae|o|ce|re|bel|lum *nt* →Archicerebellum

Ar|chae|o|cor|tex *m* →Archicortex

ar|cha|isch *adj* frühzeitlich, altertümlich, urtümlich

Archäo-, archäo- *präf.* Wortelement mit der Bedeutung "uralt/alt"

Ar|chä|o|bak|te|ri|en *pl* →Archaebacteria

Arche-, arche- *präf.* Wortelement mit der Bedeutung **1.** "ur../früher" **2.** "erster/haupt.."

Arch|en|ce|pha|lon *nt* Urhirn

Arch|en|te|ron *nt* Urdarm

Archeo-, archeo- *präf.* →Archäo-

Ar|che|o|ce|re|bel|lum *nt* →Archicerebellum

Ar|che|o|cor|tex *m* →Archicortex

Ar|che|typ *m* (*psychiat.*) Urtyp, Urform, Urbild; SYN: Archetypus

Archi-, archi- *präf.* →Arche-

Ar|chi|blast *m* den Embryo bildender Teil des Ovums

ar|chi|blas|tisch *adj* Archiblast betreffend, vom Archiblast abstammend

Ar|chi|ce|re|bel|lum *nt* stammesgeschichtlich ältester Teil des Kleinhirns; SYN: Archeocerebellum, Archaeocerebellum

Ar|chi|cor|tex *m* stammesgeschichtlich alte Teile der Großhirnrinde; SYN: Cortex medialis pallii, Archeocortex, Archaeocortex

ar|chi|kor|ti|kal *adj* Archicortex betreffend

ar|chi|pal|li|al *adj* Archipallium betreffend

Ar|chi|pal|li|um *nt* stammesgeschichtlich ältester Teil des Hirnmantels

Archo-, archo- *präf.* →Arche-

Ar|cus *m, pl* **-cus** Bogen, Wölbung, Gewölbe

Arcus anterior atlantis vorderer Atlasbogen

Arcus aortae zwischen aufsteigender und absteigender Aorta liegender Bogen, von dem der Truncus* brachiocephalicus und die Arteriae carotis communis und subclavia sinistra abgehen; SYN: Aortenbogen

Arcus aortae dexter s.u. Aortenbogenanomalien

Arcus aortae duplex s.u. Aortenbogenanomalien

Arcus cartilaginis cricoideae Ringknorpelbogen
Arcus costalis Rippenbogen
Arcus dentalis inferior Unterkieferzahnreihe, mandibuläre Zahnreihe
Arcus dentalis superior Oberkieferzahnreihe, maxilläre Zahnreihe
Arcus inguinalis Leistenband; SYN: Arcus inguinale
Arcus lipoides corneae →Arcus lipoides juvenilis
Arcus lipoides juvenilis weißliche, ringförmige Hornhauttrübung; angeboren bei Neugeborenen oder bei Jugendlichen im Zusammenhang mit Hyperlipoproteinämie; SYN: Embryotoxon, Arcus lipoides corneae
Arcus palatoglossus vorderer Gaumenbogen
Arcus palatopharyngeus hinterer Gaumenbogen
Arcus palmaris profundus tiefer Hohlhandbogen
Arcus palmaris superficialis oberflächlicher Hohlhandbogen
Arcus posterior atlantis hinterer Atlasbogen
Arcus pubicus von den unteren Schambeinästen und der Symphyse gebildeter Bogen; SYN: Schambogen
Arcus senilis weißliche, ringförmige Hornhauttrübung durch Lipoideinlagerung; SYN: Gerontoxon, Greisenbogen
Arcus tendineus Sehnenbogen
Arcus venae azygos Azygosbogen
Arcus venosus Venenbogen
Arcus venosus dorsalis pedis Venenbogen des Fußrückens
Arcus venosus jugularis inkonstante Verbindung der rechten und linken Vena* jugularis anterior
Arcus venosus palmaris profundus tiefer Venenbogen der Hohlhand
Arcus venosus palmaris superficialis oberflächlicher Venenbogen der Hohlhand
Arcus venosus plantaris Venenbogen der Fußsohle
Arcus vertebrae Wirbelbogen
Arcus zygomaticus Jochbogen

A|rea *f, pl* **A|rae** Gebiet, Areal, Zone, Bereich, Gegend, Region
Areae gastricae Magenschleimhautfelder

A|re|fle|xie *f* Reflexlosigkeit, Fehlen normaler Reflexe

a|re|ge|ne|ra|tiv *adj* ohne Regeneration oder regenerative Prozesse ablaufend; in der Hämatologie gleichgesetzt mit aplastisch

A|re|na|vi|ri|dae *pl* Familie pleomorpher RNA-Viren, die beim Menschen u.a. Lassa-Fieber und lymphozytäre Choriomeningitis verursachen; SYN: Arenaviren

A|re|o|la *f, pl* **-lae** 1. (kleiner) Hof, kleiner (Haut-)Bezirk 2. Gewebsspalte, Gewebsfissur
Areola mammae Warzenvorhof der Brustwarze

a|re|o|lar *adj* 1. Areola betreffend 2. netzförmig, netzartig

A|re|o|li|tis *f, pl* **-ti|den** Entzündung des Warzenvorhofs; SYN: Warzenvorhofentzündung

a|re|o|li|tisch *adj* Areolitis betreffend

Ar|gas *f* zu den Argasidae* gehörende Zeckenart, deren Hauptvertreter [**Argas persicus, Argas reflexus**] meist Geflügel befällt

Ar|ga|si|dae *pl* zu den Acari* gehörende Familie blutsaugender Zecken, die verschiedene Bakterien, Viren und Helminthen auf Tiere und Menschen übertragen können; SYN: Lederzecken

ar|gen|taf|fin *adj* durch ammoniakalische Silberlösung färbbar

Ar|gen|taf|fi|nom *nt* meist maligner, aus argentaffinen Zellen bestehender Tumor des Magen-Darm-Taktes

Ar|gen|tum *nt* chemische Bezeichnung für Silber*

Ar|gi|na|se *f* vorwiegend in der Leber lokalisiertes Schlüsselenzym der Harnstoffsynthese; spaltet L-Arginin in Harnstoff und L-Ornithin

Ar|gi|na|se|man|gel *m* autosomal-rezessiver Mangel an Arginase* mit Block des Harnstoffzyklus; führt zu erhöhten Blutspiegeln von Arginin und Ammoniak, Argininurie*, epileptiformen Krämpfen und Hirnschäden; SYN: Arginasemangel, Argininämie, Hyperargininämie

Ar|gi|nin *nt* natürliche, für den Erwachsenen nicht-essentielle Aminosäure; Zwischenprodukt der Harnstoffsynthese

Ar|gi|nin|ä|mie *f* →Arginasemangel

Argininbernsteinsäure-Krankheit *f* seltener, autosomal-rezessiver Enzymdefekt [**Argininosukzinasemangel**] mit Gedeihstörung, Krampfanfällen und Hirnentwicklungsstörung; SYN: Argininosukzinoazidurie, Argininosukzinurie, Argininbernsteinsäure-Schwachsinn

Argininbernsteinsäure-Schwachsinn *m* →Argininbernsteinsäure-Krankheit

Argininbernsteinsäure-synthetasemangel *m* autosomal-rezessive Enzymopathie*, die zur Anhäufung von Ammoniak im Körper führt; gekennzeichnet durch Erbrechen, epileptiforme Anfälle, geistige Retardierung und Gedeihstörung; SYN: Citrullinämie

Ar|gi|ni|no|suk|zi|no|a|zid|u|rie *f* →Argininbernsteinsäure-Krankheit

Ar|gi|ni|no|suk|zin|u|rie *f* →Argininbernsteinsäure-Krankheit

Ar|gi|nin|u|rie *f* Argininausscheidung im Harn; s.u. Arginasemangel

Ar|gon *nt* zu den Edelgasen gehörendes Element; wird als inertes Schutzgas eingesetzt

Ar|gon|la|ser *m* Laser* mit Argonfüllung

Argyll Robertson-Pupille *f* Pupillenengstellung und Pupillenstarre bei zentralnervösen Erkrankungen [z.B. Neurosyphilis]; SYN: Argyll Robertson-Phänomen, Argyll Robertson-Zeichen

Argyll Robertson-Zeichen *nt* →Argyll Robertson-Pupille

Ar|gy|rie *f* →Argyrose

ar|gy|ro|phil *adj* mit besonderer Affinität zu Silber oder Silberverbindungen

Ar|gy|ro|phi|lie *f* besondere Affinität zu Silber oder Silberverbindungen

Ar|gy|ro|se *f* Vergiftung durch Siber oder Silberverbindungen; SYN: Silberintoxikation, Argyrie, Argyrosis

Ar|gy|ro|sis *f, pl* **-ses** →Argyrose

A|rhin|en|ze|pha|lie *f* →Arhinenzephalie-Syndrom

Arhinenzephalie-Syndrom *nt* angeborenes Fehlen des Riechhirns, meist zusammen mit einer Lippen-Kiefer-Gaumenspalte; SYN: Holoprosenzephalie-Syndrom, Holoprosenzephalie, Arhinenzephalie, Arrhinenzephalie

A|rhi|nie *f* angeborenes Fehlen der Nase

A|rhyth|mie *f* →Arrhythmie

a|rhyth|misch *adj* ohne Rhythmus; SYN: arrhythmisch

A|ri|bo|fla|vi|no|se *f* durch chronische Unterversorgung mit Riboflavin auftretende Avitaminose* mit ekzematösen Hautveränderungen und evtl. Sehstörungen; SYN: Riboflavinmangel, Vitamin-B_2-Mangel, Ariboflavinosesyndrom

A|ri|bo|fla|vi|no|se|syn|drom *nt* →Ariboflavinose

A|rith|ma|sthe|nie *f* Rechenschwäche

A|rith|mo|ma|nie *f* zwanghaftes Zählen oder Rechnen bei Zwangsneurose*; SYN: Zählzwang

Arm|ge|flecht *m* →Armplexus

Arm|ple|xus *m* von den vorderen Ästen der Spinalnerven C_5-Th_1 gebildeter Plexus, aus dem u.a. die Nervi* musculocutaneus, medianus, radialis und ulnaris hervorgehen; SYN: Armgeflecht, Plexus brachialis

Arm|ple|xus|an|äs|the|sie *f* Anästhesie* der oberen Extremität durch Blockade des Armplexus

Arm|ple|xus|läh|mung *f* Lähmung des Armplexus; SYN: Brachialislähmung

obere Armplexuslähmung die oberen Anteile [C_{4-6}] des Armplexus betreffende Lähmung; SYN: Erb-Lähmung, Erb-Duchenne-Lähmung

untere Armplexuslähmung die unteren Anteile [C_7-Th_1] des Armplexus betreffende Lähmung; SYN: Klumpke-Déjérine-Lähmung, Klumpke-Lähmung

Armstrong-Krankheit *f* virale Entzündung [LCM-Virus] von Hirnhaut und Plexus* choroideus mit meist guter Prognose; SYN: lymphozytäre Choriomeningitis

Arm|vor|fall *m* Vorfall eines Arms unter der Geburt; meist bei Schräg- oder Querlage

Arm|vor|lie|gen *nt* regelwidrige Armlage vor dem Blasensprung; u.U. Vorstufe des Armvorfalls

Arndt-Gottron-Syndrom *nt* ätiologisch ungeklärte Hauterkrankung mit lichenoiden Papeln und flächenhafter Verdickung und Verhärtung der Haut durch Einlagerung mukoider Substanzen; SYN: Skleromyxödem

Arnold-Chiari-Syndrom *nt* Hemmungsfehlbildung des Kleinhirns mit Verlagerung in den Spinalkanal; SYN: Arnold-Chiari-Hemmungsmissbildung

Arnold-Ganglion *nt* autonomes Ganglion unter dem Foramen ovale; versorgt u.a. die Ohrspeicheldrüse; SYN: Ganglion oticum

A|ro|mat *m* ringförmige, von Benzol abgeleitete Verbindung; aromatische Verbindung

A|ro|ma|ta|se *f* die Umwandlung von Androgenen in Östrogene katalysierendes Enzym

A|ro|ma|ta|se|hem|mer *m* zur Behandlung von Prostatahypertrophie und -tumoren eingesetzte Hemmstoffe der intraprostatischen Aromatase*

A|ro|ma|the|ra|pie *f* therapeutische Anwendung natürlicher Aromastoffe, v.a. ätherischer Öle, zur Heilung und Linderung diverses Erkrankungen

A|ro|ma|ti|kum *nt, pl* **-ka** aromatisches Mittel, aromatische Substanz

a|ro|ma|tisch *adj* **1.** (*chem.*) von Benzol abgeleitet **2.** mit Aroma, wohlriechend, würzig, duftend

Ar|rhe|no|blas|tom *nt* Androblastom* des Eierstocks

Ar|rhin|en|ze|pha|lie *f* →Arhinenzephalie-Syndrom

Ar|rhi|nie *f* →Arhinie

Ar|rhyth|mia *f* Störung des normalen Herzrythmus; SYN: Herzrhythmusstörung, Arhythmie, Arrhythmie

Arrhythmia absoluta Arrhythmie des Herzschlags ohne erkennbare Grundfrequenz; SYN: absolute Arrhythmie

Ar|rhyth|mie *f* **1.** unregelmäßiger oder fehlender Rhythmus; SYN: Arhythmie **2.** Störung des normalen Herzrythmus; SYN: Herzrhythmusstörung, Arrhythmia, Arhythmie

absolute Arrhythmie →Arrhythmia absoluta

ar|rhyth|misch *adj* ohne Rhythmus; SYN: arhythmisch

ar|rhyth|mo|gen *adj* Arrhythmie verursachend oder fördernd

Ar|rhyth|mo|ki|ne|se *f* Bildung/Entstehung von Herzrhythmusstörungen

Arrojo-Zeichen *nt* Trägheit der Pupillenreaktion; SYN: Asthenokorie

Ar|ro|si|on *f* Annagen/Anfresssen von Organen [insbesondere Gefäße] und Knochen durch Entzündung oder Geschwürsbildung

Ar|sen *nt* zur Stickstoffgruppe gehörendes Halbmetall; bei beruflicher Exposition kann Arsen zu akuter oder chronischer Vergiftung führen

Ar|sen|ke|ra|to|se *f* typische punkt- oder warzenförmige Keratosen* an Händen und Füßen bei chronischer Arsenintoxikation; SYN: Arsenwarzen

Ar|sen|me|la|no|se *f* Braunfärbung der Haut durch Arsenverbindungen

Ar|sen|po|ly|neu|ro|pa|thie *f* Polyneuropathie* bei chronischer Arsenvergiftung

Ar|sen|was|ser|stoff *m* extrem giftiges, nach Koblauch riechendes Gas; SYN: Arsin

Ar|sin *nt* →Arsenwasserstoff

Ar|te|fakt *m* Kunstprodukt, artifizielle Veränderung

Ar|te|mi|sia ab|sin|thi|um *f* Bitter- und Gerbstoffe enthaltendes Kraut; SYN: Wermut, Absinth

Arteri-, arteri- *präf.* →Arterio-

Ar|te|ria *f, pl* **-ri|ae** Gefäß, das Blut vom Herzen wegführt; im großen Körperkreislauf führen Arterien sauerstoffreiches Blut, im kleinen Lungenkreislauf sauerstoffarmes Blut; SYN: Schlagader, Pulsader, Arterie

Arteria acetabuli Azetabulumast der Arteria obturatoria; SYN: Hüftkopfarterie, Ramus acetabularis arteriae obturatoriae

Arteriae alveolares superiores anteriores vordere Oberkieferschlagadern

Arteria alveolaris inferior Unterkieferschlagader

Arteria alveolaris superior posterior hintere Oberkieferschlagader

Arteria angularis Augenwinkelarterie

Arteria appendicularis die Appendix* vermiformis versorgende Arterie, Appendixarterie

Arteria arcuata Bogenarterie des Fußes

Arteriae arcuatae renis Bogenarterien der Niere

Arteria auricularis posterior hintere Ohrschlagader

Arteria auricularis profunda tiefe Ohrschlagader

Arteria axillaris Achselschlagader

Arteria azygos vaginae Vaginaast der Arteria uterina

Arteria basilaris Basisarterie des Hirnstamms; SYN: Schädelbasisarterie, Basilaris

Arteria brachialis Armschlagader, Oberarmschlagader

Arteriae bronchiales Bronchialäste der Aorta thoracica; SYN: Bronchialarterien, Rami bronchiales aortae thoracicae

Arteria buccalis Backenschlagader

Arteriae capsulares Kapseläste der Nierenarterie; SYN: Arteriae perirenales, Rami capsularis

Arteria carotis communis Halsschlagader, gemeinsame Kopfschlagader, Karotis communis

Arteria carotis externa äußere Kopfschlagader, Karotis externa

Arteria carotis interna innere Kopfschlagader, Karotis interna

Arteria centralis retinae zentrale Netzhautschlagader

Arteriae cerebrales Hirnarterien

Arteria cervicalis ascendens aufsteigende Halsschlagader

Arteria cervicalis profunda tiefe Halsschlagader

Arteria cervicalis superficialis oberflächliche Halsarterie; SYN: Ramus superficialis arteriae transversae colli

Arteria colica dextra, media, sinistra rechte, mittlere und linke Kolonschlagader

Arteria communicans anterior, posterior vordere und hintere Verbindungsarterie; Teil des Circulus arteriosus cerebri

Arteriae conjunctivales anteriores, posteriores vordere und hintere Bindehautarterien

Arteria coronaria die Herzmuskulatur versorgende Arterie; SYN: Herzkranzarterie, Herzkranzgefäß, Koronararterie, Koronarie, Kranzarterie, Kranzgefäß

Arteria coronaria dextra die rechte Kammer und Teile des Kammerseptums und der linken Kammer versorgende Koronararterie; SYN: rechte Kranzarterie, rechte Herzkranzarterie

Arteria coronaria sinistra die linke Kammer und Teile des Kammerseptums und der rechten Kammer versorgende Koronararterie; SYN: linke Kranzarterie, linke Herzkranzarterie

Arteria cystica Gallenblasenarterie, Zystika, Cystica

Arteriae digitales Finger- und Zehenarterien

Arteria dorsalis nasi Nasenrückenarterie

Arteria dorsalis pedis Fußrückenarterie, Fußrückenschlagader

Arteria dorsalis penis dorsale Penisarterie

Arteria ductus deferentis Samenleiterarterie

Arteria epigastrica inferior, superficialis, superior untere, oberflächliche und obere Bauchdeckenarterie

Arteria ethmoidalis anterior, posterior vordere und hintere Siebbeinarterie

Arteria facialis Gesichtsschlagader, Facialis

A

Arteria femoralis Oberschenkelschlagader, Oberschenkelarterie, Femoralis
Arteria fibularis Wadenbeinschlagader, Wadenbeinarterie, Fibularis; SYN: Arteria peronea
Arteriae gastricae Magenarterien
Arteria glutea inferior, superior untere und obere Gesäßarterie
Arteria hepatica communis gemeinsame Leberarterie; Ast des Truncus* coeliacus, aus dem die Arteria hepatica propria hervorgeht
Arteria hepatica propria Leberarterie, Hepatika, Hepatica propria
Arteria hyaloidea Glaskörperschlagader
Arteria hypophysialis inferior, superior untere und obere Hypophysenarterie
Arteriae ileales Ileumarterien, Ileumäste der Arteria mesenterica superior
Arteria iliaca communis in der Bifurcatio* aortae entstehender rechter und linker Endast der Aorta*; teilt sich in Arteria iliaca externa und Arteria iliaca interna; SYN: gemeinsame Hüftschlagader, Iliaka communis
Arteria iliaca externa Ast der Arteria* iliaca communis; geht ab dem Leistenband in die Arteria* femoralis über; SYN: äußere Hüftarterie, Iliaka externa
Arteria iliaca interna Ast der Arteria* iliaca communis; versorgt die Organe des kleinen Beckens; SYN: innere Hüftarterie, Iliaka interna
Arteria infraorbitalis Augenhöhlenbodenschlagader
Arteriae intestinales Darmarterien
Arteriae jejunales Jejunalarterien, Jejunumarterien
Arteria labialis inferior Unterlippenschlagader
Arteria labialis superior Oberlippenschlagader
Arteria laryngea inferior, superior untere und obere Kehlkopfschlagader
Arteria lienalis Milzschlagader, Milzarterie, Lienalis; SYN: Arteria splenica
Arteria lingualis Zungenschlagader, Zungenarterie, Lingualis
Arteriae lumbales Lendenarterien, Lumbalarterien
Arteria maxillaris Oberkieferschlagader, Maxillaris
Arteriae membri inferioris Arterien der unteren Extremität
Arteriae membri superioris Arterien der oberen Extremität
Arteria meningea media mittlere Hirnhautarterie, Meningea media
Arteria meningea posterior hintere Hirnhautarterie, Meningea posterior
Arteria mentalis Kinnschlagader; SYN: Ramus mentalis arteriae alveolaris inferioris
Arteriae mesencephalicae Mittelhirnarterien
Arteria mesenterica inferior Ast der Bauchaorta; versorgt den linken Teil des Kolons, das Sigma und Teile des Rektums; SYN: untere Gekröseschlagader, Mesenterika inferior
Arteria mesenterica superior Ast der Bauchaorta; versorgt den größten Teil von Dickdarm und Dünndarm; SYN: obere Gekröseschlagader, Mesenterika superior
Arteriae metacarpales Mittelhandarterien
Arteriae metatarsales Mittelfußarterien
Arteria nutricia/nutriens einen Knochen ernährende Arterie
Arteria occipitalis Hinterhauptsschlagader, Occipitalis
Arteria ophthalmica Augenschlagader, Ophthalmika
Arteria ovarica Eierstockarterie, Ovarika
Arteriae palatinae Gaumenarterien
Arteriae palpebrales laterales, mediales laterale und mediale Lidarterien
Arteriae pancreaticae Pankreasarterien, Bauchspeicheldrüsenarterien
Arteriae pancreaticoduodenales Pankreas und Duodenum versorgende Arterien
Arteria perinealis Dammschlagader, Dammarterie, Perinealis
Arteriae perirenales →Arteriae capsulares
Arteria peronea Wadenbeinschlagader, Wadenbeinarterie, Fibularis; SYN: Arteria fibularis
Arteriae phrenicae Zwerchfellarterien
Arteria plantaris lateralis, medialis, profunda laterale, mediale und tiefe Fußsohlenarterie
Arteriae pontis Brückenäste der Arteria basilaris; SYN: Brückenarterien, Rami ad pontem arteriae basilaris
Arteria poplitea Kniekehlenarterie, Poplitea
Arteria profunda femoris tiefe Oberschenkelarterie, Profunda femoris
Arteria profunda linguae tiefe Zungenarterie
Arteria pudenda extern profunda, superficialis äußere Schamarterien
Arteria pudenda interna innere Schamarterie, Pudenda interna
Arteria pulmonalis dextra aus dem Truncus* pulmonalis entspringende Arterie zur linken Lunge; SYN: linke Lungenschlagader, Pulmonalis sinistra
Arteria pulmonalis sinistra aus dem Truncus* pulmonalis entspringende Arterie zur rechten Lunge; SYN: rechte Lungenschlagader, Pulmonalis dextra
Arteria radialis Speichenschlagader, Radialis; kann am unteren Speichenende gefühlt werden [Radialispuls]
Arteria rectalis inferior, media, superior

untere, mittlere und obere Mastdarm-/Rektumarterie

Arteria renalis Nierenarterie, Nierenschlagader, Renalis

Arteriae segmentales Segmentarterien von Leber und Niere

Arteriae sigmoideae Sigmaarterien

Arteria spinalis anterior, posterior vordere und hintere Rückenmarksarterie

Arteria splenica Milzschlagader, Milzarterie, Lienalis; SYN: Arteria lienalis

Arteria subclavia rechts aus dem Truncus* brachiocephalicus, links aus dem Aortenbogen entspringender Arterienstamm; geht in die Arteria axillaris über; SYN: Unterschlüsselbeinschlagader, Subklavia

Arteria sublingualis Unterzungenschlagader, Sublingualis

Arteriae suprarenales Nebennierenarterien

Arteria testicularis Hodenarterie, Testikularis

Arteria thoracica interna, lateralis, superior innere, seitliche und oberste Brustwandarterie

Arteria thyroidea inferior, superior untere und obere Schilddrüsenarterie

Arteria tibialis anterior, posterior vordere und hintere Schienbeinschlagader

Arteriae tympanicae anterior Paukenhöhlenschlagadern

Arteria ulnaris Ellenschlagader, Ulnaris

Arteria umbilicalis Nabelarterie, Umbilikalarterie

Arteria urethralis Harnröhrenarterie, Urethralis

Arteria uterina Gebärmutterschlagader, Uterusschlagader, Uterina

Arteria vaginalis Scheidenarterie, Vaginalis

Arteria vertebralis Wirbelarterie, Vertebralis

Arteriae vesicales Harnblasenarterien, Blasenarterien

Arteria-basilaris-Thrombose *f* Thrombose der Arteria* basilaris; SYN: Basilaristhrombose

Ar|te|rie *f* →Arteria

Ar|te|ri|ek|ta|sie *f* diffuse Arterienerweiterung

Ar|te|ri|ek|to|mie *f* operative (Teil-)Entfernung einer Arterie, Arterienresektion

ar|te|ri|ell *adj* Arterien betreffend; SYN: arteriös

Ar|te|ri|en|a|nas|to|mo|se *f* operative Verbindung von Arterien

Ar|te|ri|en|ent|zün|dung *f* →Arteriitis

Ar|te|ri|en|ge|räusch *nt* Strömungsgeräusch über einer Arterie

Ar|te|ri|en|skle|ro|se *f* →Arteriosklerose

zerebrale Arteriensklerose vorwiegend die Hirnarterien betreffende Arteriosklerose*; führt zu Schwindel, (geistiger) Leistungsminderung und evtl. Demenz*; mit einem erhöhten Risiko eines Schlaganfalls* verbunden; SYN: Zerebralarteriensklerose, zerebrale Gefäßsklerose, zerebrale Gefäßwandsklerose

ar|te|ri|en|skle|ro|tisch *adj* →arteriosklerotisch

Ar|te|ri|en|ste|no|se *f* Lumenverengung einer Arterie; SYN: Arterienstriktur

ar|te|ri|en|ste|no|tisch *adj* Arterienstenose betreffend, durch sie bedingt

Ar|te|ri|en|ver|kal|kung *f* →Arteriosklerose

Ar|te|ri|i|tis *f, pl* **-ti|den** Entzündung einer Arterie; SYN: Arterienentzündung

Arteriitis allergica cutis zu den Immunkomplexkrankheiten* zählende Gefäßentzündung, die durch Medikamente, bakterielle und virale Infekte ausgelöst wird oder idiopathisch auftritt; SYN: Immunkomplexvaskulitis, leukozytoklastische Vaskulitis, hyperergische Vaskulitis, Vasculitis hyperergica cutis, Vasculitis allergica

Arteriitis brachiocephalica Entzündung des Truncus* brachiocephalicus am Abgang aus der Aorta; SYN: Martorell-Krankheit, Martorell-Syndrom, Takayasu-Krankheit, Takayasu-Syndrom, Pulslos-Krankheit

Arteriitis cranialis subakute granulomatöse Entzündung der Kopfschlagadern; SYN: (senile) Riesenzellarteriitis, Horton-Riesenzellarteriitis, Horton-Syndrom, Horton-Magath-Brown-Syndrom, Arteriitis cranialis/gigantocellularis/temporalis

Arteriitis gigantocellularis →Arteriitis cranialis

Arteriitis obliterans →Endarteriitis obliterans

Arteriitis rheumatica Entzündung meist kleiner Arterien und Arteriolen im Rahmen eines rheumatischen Fiebers; SYN: rheumatische Arteriitis

rheumatische Arteriitis →Arteriitis rheumatica

Arteriitis temporalis →Arteriitis cranialis

ar|te|ri|i|tisch *adj* Arterienentzündung/Arteriitis betreffend, von ihr betroffen oder gekennzeichnet, durch sie bedingt

Arterio-, arterio- *präf.* Wortelement mit der Bedeutung "Schlagader/Arterie"

ar|te|ri|o|bi|li|är *adj* Arterien und Gallengänge betreffend oder verbindende

Ar|te|ri|o|ge|ne|se *f* Arterienbildung

Ar|te|ri|o|gra|fie *f* →Arteriographie

ar|te|ri|o|gra|fisch *adj* →arteriographisch

Ar|te|ri|o|gramm *nt* Röntgenkontrastaufnahme von Arterien und deren Ästen

Ar|te|ri|o|gra|phie *f* Röntgenkontrastdarstellung von Arterien und ihren Ästen

selektive Arteriographie Darstellung einer spezifischen Arterie unter Verwendung eines Katheters zur selektiven Injektion des Kontrastmittels

A

ar|te|ri|o|gra|phisch *adj* Arteriographie betreffend, mittels Arteriographie
ar|te|ri|o|ka|pil|lar *adj* Arterien und Kapillaren betreffend oder verbindend
Ar|te|ri|o|la *f, pl* **-lae** kleine Arterie; SYN: Arteriole
Arteriola macularis inferior, superior untere und obere Makulaarteriole
Arteriola nasalis retinae inferior, superior untere und obere nasale/mediale Netzhautarteriole
Arteriola temporalis retinae inferior, superior untere und obere temporale/laterale Netzhautarteriole
ar|te|ri|o|lär *adj* Arteriole(n) betreffend
Ar|te|ri|o|le *f* →Arteriola
Ar|te|ri|o|len|hy|a|li|no|se *f* hyaline Degeneration von Arteriolen
Ar|te|ri|o|len|ne|kro|se *f* →Arteriolonekrose
ar|te|ri|o|len|ne|kro|tisch *adj* →arteriolonekrotisch
Ar|te|ri|o|len|skle|ro|se *f* →Arteriolosklerose
ar|te|ri|o|len|skle|ro|tisch *adj* arteriolosklerotisch
Ar|te|ri|o|li|tis *f, pl* **-ti|den** Entzündung einer Arteriole bzw. der Arteriolenwand; SYN: Arteriolenentzündung
ar|te|ri|o|li|tisch *adj* Arteriolitis betreffend, von ihr betroffen oder gekennzeichnet, durch sie bedingt
Ar|te|ri|o|lo|gie *f* Lehre von Aufbau und Erkrankungen der Arterien
Ar|te|ri|o|lo|ne|kro|se *f* zu Nekrose* der Arteriolenwand führende Entzündung; SYN: Arteriolennekrose
ar|te|ri|o|lo|ne|kro|tisch *adj* Arteriolonekrose betreffend, von ihr betroffen oder gekennzeichnet, durch sie bedingt
Ar|te|ri|o|lo|skle|ro|se *f* mit fibrösen Veränderungen und Sklerose* einhergehende Schädigung der Arteriolenwand; SYN: Arteriolensklerose
ar|te|ri|o|lo|skle|ro|tisch *adj* Arteriolosklerose betreffend, von ihr betroffen oder gekennzeichnet, durch sie bedingt
Ar|te|ri|o|my|o|ma|to|se *f* zu Wandverdickung führende Hyperplasie oder -trophie der Arterienmuskulatur
Ar|te|ri|o|ne|kro|se *f* Nekrose* der Arterienwand; SYN: Arteriennekrose
ar|te|ri|o|ne|kro|tisch *adj* Arterionekrose betreffend, von ihr betroffen oder gekennzeichnet, durch sie bedingt
Ar|te|ri|o|ne|phro|skle|ro|se *f* altersbedingte, langsam progrediente Sklerose der Nierengefäße; SYN: senile Nephrosklerose
Ar|te|ri|o|pa|thie *f* Arterienerkrankung; SYN: Arteriopathia
hypertensive Arteriopathie durch eine arterielle Hypertonie* verursachte Arteriopathie
ar|te|ri|o|re|nal *adj* Arterie(n) und Niere betreffend oder verbindend
Ar|te|ri|o|rha|phie *f* Arteriennaht; SYN: Arteriorrhaphie
Ar|te|ri|o|rhe|xis *f* Arterienruptur, Arterienriss; SYN: Arteriorrhexis
Ar|te|ri|or|rha|phie *f* Arteriennaht; SYN: Arteriorhaphie
Ar|te|ri|or|rhe|xis *f* Arterienruptur, Arterienriss; SYN: Arteriorhexis
ar|te|ri|ös *adj* Arterien betreffend; SYN: arteriell
Ar|te|ri|o|skle|ro|se *f* häufigste systemische Arterienerkrankung mit fibrösen Veränderungen von Intima* und Media*, die zu Verhärtung, Verdickung, Elastizitätsverlust und Lumeneinengung führt; die wichtigsten Risikofaktoren sind Bluthochdruck, Nikotinabusus, Übergewicht, Bewegungsmangel, Stoffwechselerkrankungen [Diabetes* mellitius, Hyperlipoproteinämie]; SYN: Arterienverkalkung, Arteriosclerosis
hyaline Arteriosklerose Arteriosklerose mit hyaliner Verdickung der Gefäßwände
hyperplastische Arteriosklerose Arteriosklerose mit Hyperplasie der Arterienwand
hypertensive Arteriosklerose Arteriosklerose bei bestehendem Bluthochdruck
infantile Arteriosklerose seltene, schon im Kindesalter auftretende Form der Arteriosklerose auf dem Boden von Stoffwechselerkrankungen
noduläre Arteriosklerose Arteriosklerose mit atherosklerotischen Knötchen der Gefäßwand
präsenile Arteriosklerose frühzeitige, i.d.R. ätiologisch ungeklärte Arteriosklerose
senile Arteriosklerose altersbedingte Arteriosklerose; wird durch die erwähnten Risikofaktoren begünstigt
ar|te|ri|o|skle|ro|tisch *adj* Arteriosklerose betreffend, von ihr betroffen oder gekennzeichnet, durch sie bedingt
Ar|te|ri|o|spas|mus *m* Arterienkrampf
ar|te|ri|o|spas|tisch *adj* Arteriospasmus betreffend oder verursachend
Ar|te|ri|o|to|mie *f* operative Arterieneröffnung
ar|te|ri|o|ve|nös *adj* Arterie(n) und Vene(n) betreffend oder verbindend
Arthr-, arthr- *präf.* →Arthro-
Ar|thra|gra *nt/f* Gelenkgicht
Ar|thral|gie *f* Gelenkschmerz(en); SYN: Arthrodynia, Arthralgia
ar|thral|gisch *adj* Arthralgie betreffend
Ar|thräs|the|sie *f* Gelenkempfindung, Gelenksensibilität
Ar|threk|to|mie *f* Gelenkresektion, Gelenkentfernung
Ar|thri|tis *f, pl* **-ti|den** Entzündung eines oder mehrerer Gelenke; SYN: Gelenkentzündung
akut-eitrige Arthritis →Arthritis purulenta

Arthritis allergica allergisch-bedingte Gelenkentzündung mit Ergussbildung; SYN: allergische Arthritis
eitrige Arthritis →Arthritis purulenta
Arthritis exsudativa Arthritis mit Ergussbildung; SYN: exsudative Arthritis
Arthritis gonorrhoica bakterielle Infektarthritis* im Rahmen einer Gonorrhö*; SYN: Gonokokkenarthritis, gonorrhoische Arthritis
gonorrhoische Arthritis →Arthritis gonorrhoica
hämophile Arthritis chronisches Gelenkleiden bei Hämophilie* mit fortschreitender Deformierung und Bewegungseinschränkung; SYN: Blutergelenk, Arthropathia haemophilica
Arthritis obliterans →Endarteritis obliterans
Arthritis psoriatica →Arthropathia psoriatica
Arthritis purulenta (durch Bakterien verursachte) akute Entzündung mit eitrigem Gelenkerguss; SYN: akut-eitrige Gelenkentzündung, Gelenkeiterung, Gelenkempyem, Pyarthrose, akut-eitrige Arthritis, eitrige Arthritis
rheumatoide Arthritis durch Immunreaktionen ausgelöste Polyarthritis* mit Befall großer und kleiner Gelenke und extraartikulärer Strukturen (Sehnenscheiden, Schleimbeutel); SYN: primär chronische Polyarthritis, progrediente Polyarthritis, chronische Polyarthritis
Arthritis tuberculosa tuberkulöse Gelenkentzündung; SYN: Gelenktuberkulose
Arthritis urica anfallsweise, akute Gelenkentzündung im Rahmen der Gicht*; SYN: Gelenkgicht, Gichtarthritis
venerische Arthritis durch die Trias Arthritis, Urethritis* und Konjunktivitis* gekennzeichnete, reaktiv entzündliche Systemerkrankung, die wahrscheinlich durch Bakterien (Chlamydien) hervorgerufen wird; SYN: Morbus Reiter, Reiter-Krankheit, Reiter-Syndrom, Fiessinger-Leroy-Reiter-Syndrom, Okulourethrosynovitis, urethro-okulo-synoviales Syndrom
Arthritis villonodularis pigmentosa lokalisierte knottig-zottige Synovialiswucherung, die im Endstadium einen gutartigen Riesenzelltumor der Sehnenscheide bildet; SYN: benignes Synovialom, Riesenzelltumor der Sehnenscheide, Tendosynovitis nodosa, pigmentierte villonoduläre Synovitis

ar|thri|tisch *adj* Gelenkentzündung/Arthritis betreffend, von ihr betroffen oder gekennzeichnet, durch sie bedingt

Arthro-, arthro- *präf.* Wortelement mit der Bedeutung **1.** "Gelenk" **2.** "Glied"

Ar|thro|chond|ri|tis *f, pl* **-ti|den** Gelenkknorpelentzündung

ar|thro|chond|ri|tisch *adj* Arthrochondritis betreffend, von ihr betroffen oder gekennzeichnet, durch sie bedingt

Ar|thro|de|se *f* operative Gelenkversteifung

ar|thro|di|al *adj* Arthrodialgelenk betreffend, mit ebenen Gelenkflächen

Ar|thro|di|al|ge|lenk *nt* Gelenk mit ebenen Gelenkflächen; SYN: Articulatio plana

Ar|thro|dy|nie *f* →Arthralgia

Ar|thro|dys|pla|sie *f* angeborene Gelenkverformung; SYN: Arthrodysplasia, Gelenkdysplasie

ar|thro|gen *adj* vom Gelenk ausgehend, gelenkbedingt

Ar|thro|gra|fie *f* →Arthrographie

ar|thro|gra|fisch *adj* →arthrographisch

Ar|thro|gramm *nt* Röntgenkontrastaufnahme eines Gelenks

Ar|thro|gra|phie *f* Röntgenkontrastdarstellung eines Gelenks

ar|thro|gra|phisch *adj* Arthrographie betreffend, mittels Arthrographie

Ar|thro|gry|po|se *f* angeborene oder postoperative Gelenkkontraktur; SYN: Arthrogryposis

Ar|thro|gry|po|sis *f, pl* **-ses** →Arthrogrypose
Arthrogryposis multiplex congenita angeborene, ein- oder beidseitige Kontraktur* großer Gelenke; SYN: Guérin-Stern-Syndrom

Ar|thro|lith *m* Gelenkstein, Gelenkkörper

Ar|thro|lo|gie *f* Gelenklehre; SYN: Arthrologia

Ar|thro|ly|se *f* operative Gelenkmobilisierung

Ar|thro|me|trie *f* Gelenkmessung, Bestimmung der Gelenkbeweglichkeit

Arthro-Ophthalmopathie *f* kombinierte Erkrankung von Augen und Gelenken

Ar|thro|pa|thia *f* →Arthropathie
Arthropathia haemophilica chronisches Gelenkleiden bei Hämophilie* mit fortschreitender Deformierung und Bewegungseinschränkung; SYN: Blutergelenk, hämophile Arthritis
Arthropathia neuropathica durch einen Verlust der Nervenversorgung hervorgerufene progrediente Gelenkschädigung; SYN: neurogene Arthropathie, neuropathische Arthropathie, Arthropathia neuropathica
Arthropathia ovaripriva durch Hormonmangel bedingte Arthropathie der Menopause; SYN: klimakterische Arthropathie
Arthropathia psoriatica chronische Gelenkerkrankung mit Knochenbeteiligung im Rahmen einer Psoriasis*; SYN: Arthritis psoriatica, Osteoarthropathia psoriatica, Psoriasisarthritis
Arthropathia tabica meist die Gelenke der unteren Extremitäten betreffende Erkrankung bei Tabes* dorsalis; auffällig sind Schlottergelenke, Frakturen und Periostbeteiligung; SYN: tabische Arthropathie,

Charcot-Gelenk, Charcot-Krankheit

Ar|thro|pa|thie *f* Oberbegriff für entzündliche und degenerative Gelenkerkrankungen; SYN: Gelenkerkrankung, Gelenkleiden, Arthropathia

destruierende Arthropathie zur Zerstörung der Gelenkflächen führende Erkrankung

diabetische Arthropathie durch eine diabetische Angiopathie* verursachte Gelenkerkrankung

klimakterische Arthropathie durch Hormonmangel bedingte Arthropathie der Menopause; SYN: Arthropathia ovaripriva

neurogene Arthropathie →Arthropathia neuropathica

neuropathische Arthropathie →Arthropathia neuropathica

tabische Arthropathie →Arthropathia tabica

Ar|thro|plas|tik *f* plastische Gelenkoperation, Gelenkplastik

ar|thro|plas|tisch *adj* Arthroplastik betreffend

Ar|thro|po|da *pl* →Arthropoden

Arthropode-borne disease *nt* →Arbovirose

Ar|thro|po|den *pl* formenreicher Tierstamm, zu dem u.a. die Spinnentiere [**Arachnida**] und Insekten [**Insecta**] gehören; als Krankheitsüberträger oder Parasiten von Bedeutung; SYN: Gliederfüßer, Arthropoda

Ar|thro|ri|se *f* operative Sperrung/Einschränkung der Gelenkbeweglichkeit

Ar|thro|se *f* chronisch degenerative Gelenkveränderung ätiologisch unterschiedlicher Genese; oft gleichgesetzt mit Osteoarthrose*; SYN: degenerative Gelenkerkrankung, Arthrosis; Arthrosis deformans; Diarthrosis

Ar|thro|sis *f, pl* **-ses** →Arthrose

Arthrosis deformans meist bei älteren Menschen auftretende, vorwiegend die Gelenke der unteren Extremität [Hüfte, Knie] betreffende, chronische Erkrankung, die zu Zerstörung der Gelenkflächen [Gelenkknorpel und -knochen] führt; SYN: degenerative Gelenkerkrankung, Osteoarthrose, Gelenkarthrose

Arthrosis deformans coxae Arthrosis deformans des Hüftgelenks; SYN: Koxarthrose, Coxarthrosis, Malum coxae senile

Arthrosis interspinosa durch Hyperlordose* und Ausbildung von Nearthrosen entstehendes radiologisches Bild [**kissing spine**]; SYN: Baastrup-Zeichen, Baastrup-Krankheit

Ar|thro|skop *nt* spezielles Endoskop* für die Arthroskopie

Ar|thro|sko|pie *f* endoskopische Untersuchung der Gelenkhöhle; SYN: Gelenkspiegelung

ar|thro|sko|pisch *adj* Arthroskopie betreffend, mittels Arthroskopie

Ar|thro|spo|ren *pl* durch Zerfall von Pilzhyphen entstehende Sporenform; SYN: Gliedsporen, Gliedersporen

Ar|thro|sto|mie *f* Anlegen einer Gelenkfistel

ar|thro|tisch *adj* Arthrose betreffend, von ihr betroffen oder gekennzeichnet, durch sie bedingt

Ar|thro|to|mie *f* operative Gelenkeröffnung

ar|thro|trop *adj* besonders die Gelenke betreffend, mit besonderer Affinität zu den Gelenken

Ar|thro|ze|le *f* Gelenkschwellung

Ar|thro|zen|te|se *f* Gelenkpunktion

Arthus-Phänomen *nt* Immunkomplex-vermittelte Überempfindlichkeitsreaktion mit lokaler Entzündung nach intradermaler Applikation eines Antigens; SYN: Arthus-Reaktion

Ar|ti|cu|la|tio *f, pl* **-ti|o|nes** Gelenk, Verbindung, Artikulation

Articulatio acromioclavicularis Gelenk zwischen Acromion und Schlüsselbein; SYN: äußeres Schlüsselbeingelenk, Akromioklavikulargelenk, Schultereckgelenk

Articulatio atlantoaxialis lateralis seitliches Gelenk zwischen 1. und 2. Halswirbel; SYN: unteres Kopfgelenk, laterales Atlantoaxialgelenk

Articulatio atlantoaxialis mediana Gelenk zwischen Atlas und Dens* axis; SYN: mediales Atlantoaxialgelenk

Articulatio atlantooccipitalis Gelenk zwischen Atlas und Hinterhauptsbein/Os occipitale; SYN: oberes Kopfgelenk, Atlantookzipitalgelenk

Articulatio calcaneocuboidea Fußwurzelgelenk zwischen Os calcaneus und Os cuboideum; SYN: Kalkaneokuboidgelenk

Articulationes carpi Gelenke zwischen den Handwurzelknochen; SYN: Interkarpalgelenke, Articulationes intercarpales

Articulationes carpometacarpales Gelenke zwischen Handwurzel- und Mittelhandknochen; SYN: Karpometakarpalgelenke, CM-Gelenke

Articulatio carpometacarpalis pollicis Sattelgelenk/Karpometakarpalgelenk des Daumens

Articulationes cinguli pectoralis Gelenke des Schultergürtels

Articulationes cinguli pelvici Gelenke des Beckengürtels

Articuatio condylaris →Articuatio ellipsoidea

Articulationes costovertebrales Gelenke zwischen Rippen und Wirbeln; SYN: Rippenwirbelgelenke, Kostovertebralgelenke

Articulatio coxae Gelenk zwischen Oberschenkelknochen/Femur und Hüftpfanne; SYN: Hüftgelenk, Articulatio coxofemoralis

Articulatio coxofemoralis →Articulatio coxae

Articulatio cubiti aus drei Teilen [Articulatio humeroradialis, Articulatio humeroulnaris, Articulatio radioulnaris proximalis] bestehendes Gelenk zwischen Oberarm und Unterarm; SYN: Ellenbogengelenk
Articuatio ellipsoidea Gelenk mit eiförmigen Gelenkflächen; SYN: Ellipsoidgelenk, Eigelenk, Articuatio condylaris
Articulatio fibrosa ununterbrochene, starre Verbindung zweier Knochen; Oberbegriff für Synchondrose*, Syndesmose* und Synostose*; SYN: kontinuierliche Knochenverbindung, Knochenfuge, Synarthrose, Synarthrosis, Junctura fibrosa
Articulationes fibrosae Verbindung von Knochen durch straffes Bindegewebe; SYN: Bandverbindung
Articulatio genus Gelenk zwischen Oberschenkelknochen/Femur und Schienbein/Tibia; SYN: Kniegelenk
Articulatio glenohumeralis Gelenk zwischen Oberarmknochen/Humerus und Cavitas glenoidalis des Schulterblatts; SYN: Schultergelenk, Articulatio humeri
Articulatio humeri →Articulatio glenohumeralis
Articulatio humeroradialis Gelenk zwischen Oberarmknochen/Humerus und Speiche/Radius; Teil des Ellenbogengelenks; SYN: Humeroradialgelenk
Articulatio humeroulnaris Gelenk zwischen Oberarmknochen/Humerus und Elle/Ulna; Teil des Ellenbogengelenks; SYN: Humeroulnargelenk
Articulatio incudomallearis gelenkige Verbindung zwischen Hammer und Amboss im Mittelohr; SYN: Hammer-Amboss-Gelenk, Inkudomalleolargelenk
Articulatio incudostapedialis gelenkige Verbindung zwischen Amboss und Steigbügel im Mittelohr; SYN: Amboss-Steigbügel-Gelenk, Inkudostapedialgelenk
Articulationes intercarpales Gelenke zwischen den Handwurzelknochen; SYN: Interkarpalgelenke, Articulationes carpi
Articulationes intercuneiformes Mittelfußgelenke zwischen den Keilbeinen
Articulationes intermetacarpales Gelenke zwischen den Mittelhandknochen; SYN: Intermetakarpalgelenke
Articulationes intermetatarsales Gelenke zwischen den Mittelfußknochen; SYN: Intermetatarsalgelenke
Articulationes interphalangeae Gelenke zwischen den Finger- oder Zehengliedern; SYN: Mittelgelenke, Endgelenke, Interphalangealgelenke, IP-Gelenke
Articulatio interphalangealis distalis Endgelenk von Finger oder Zehe; SYN: DIP-Gelenk, distales Interphalangealgelenk
Articulatio lumbosacralis Gelenk zwischen letztem Lendenwirbel und Kreuzbein; SYN: Lumbosakralgelenk
Articulationes manus Gelenke der Hand, Handgelenke
Articulatio mediocarpalis Gelenk zwischen den beiden Reihen der Handwurzelknochen
Articulationes metacarpophalangeae Gelenke zwischen Mittelhand und Fingern; SYN: Fingergrundgelenke, Metakarpophalangealgelenke, MP-Gelenke
Articulationes metatarsophalangeae Gelenke zwischen Mittelfuß und Zehen; SYN: Zehengrundgelenke, Metatarsophalangealgelenke, MT-Gelenke
Articulationes ossiculorum auditus/auditorium Gelenke zwischen den Gehörknöchelchen
Articulationes pedis Gelenke des Fußes, Fußgelenke
Articulatio plana Gelenk mit ebenen Gelenkflächen; SYN: Arthrodialgelenk
Articulatio radiocarpalis Gelenk zwischen Speiche/Radius und Handwurzel/Carpus; SYN: proximales Handgelenk, Radiokarpalgelenk
Articulatio radioulnaris distalis Drehgelenk zwischen unteren Ende von Speiche/Radius und Elle/Ulna; SYN: unteres/distales Radioulnargelenk
Articulatio radioulnaris proximalis Drehgelenk zwischen oberem Ende von Speiche/Radius und Elle/Ulna; Teil des Ellenbogengelenks; SYN: oberes/proximales Radioulnargelenk
Articulatio sacrococcygea Gelenk zwischen Kreuzbein und Steißbein; SYN: Kreuzbein-Steißbein-Gelenk, Sakrokokzygealgelenk
Articulatio sacroiliaca Gelenk zwischen Kreuzbein und Darmbein; SYN: Kreuzbein-Darmbein-Gelenk, Iliosakralgelenk
Articulatio sellaris Gelenk mit zwei sattelförmigen Gelenkflächen; SYN: Sattelgelenk
Articulatio sternoclavicularis Gelenk zwischen Schlüsselbein und Brustbein; SYN: inneres Schlüsselbeingelenk, Sternoklavikulargelenk
Articulationes sternocostales Gelenke zwischen Brustbein und Rippen; SYN: Brustbein-Rippen-Gelenke, Sternokostalgelenke
Articulatio subtalaris Gelenk zwischen den hinteren Gelenkflächen von Talus und Kalkaneus; SYN: hintere Abteilung des unteren Sprunggelenks, Subtalargelenk, Articulatio talocalcanea
Articulatio synovialis aus Gelenkkapsel, Gelenkhöhle, Gelenkflächen und Verstärkungsapparat (Bänder, Menisci) bestehendes Gelenk; SYN: echtes Gelenk, Diarthrosis, Diarthrose, Junctura synovialis

A

Articulatio talocalcanea →Articulatio subtalaris

Articulatio talocalcaneonavicularis Gelenk zwischen Gelenkflächen von Talus, Kalkaneus und Kahnbein; SYN: vordere Abteilung des unteren Sprunggelenks, Talokalkaneonavikulargelenk

Articulatio talocruralis Gelenk zwischen unterem Ende von Schienbein und Wadenbein und dem Sprungbein/Talus; SYN: oberes Sprunggelenk, Talokruralgelenk

Articulatio tarsi transversa Gelenklinie innerhalb der Fußwurzelknochen; von Bedeutung für Fußamputationen; SYN: Chopart-Gelenklinie

Articulationes tarsometatarsales Gelenke zwischen Fußwurzel- und Mittelfußknochen; SYN: Tarsometatarsalgelenke

Articulatio temporomandibularis Gelenk zwischen dem Unterkieferköpfchen und der Gelenkgrube des Schläfenbeins; SYN: Unterkiefergelenk, Kiefergelenk, Temporomandibulargelenk

Articulatio tibiofibularis straffes Gelenk zwischen Wadenbein(köpfchen) und Schienbein; SYN: Schienbein-Wadenbein-Gelenk, oberes Tibiofibulargelenk

Articulatio trochoidea sich um eine Achse drehendes Gelenk; SYN: Drehgelenk, Zapfengelenk, Radgelenk

ar|ti|fi|zi|ell *adj* künstlich, nicht natürlich

ar|ti|ku|lär *adj* ein Gelenk betreffend

Ar|ti|ku|la|ti|on *nt* **1.** Gelenk, Verbindung, Articulatio **2.** Gleitbewegung der Zahnreihen aufeinander **3.** (deutliche) Aussprache; Artikulieren, Aussprechen

Ar|ti|ku|la|tor *m* Gerät mit eingesetzen Zahn- und Kiefermodellen zur Simulation der Bewegung zueinander; SYN: Gelenksimulator

ar|ti|ku|la|to|risch *adj* Artikulation betreffend

ar|ti|ku|lie|ren *v* **1.** ein Gelenk bilden, (durch ein Gelenk) verbinden **2.** (deutlich) aussprechen oder ausdrücken

A|ry|e|pi|glot|ti|kus *m* den Kehlkopfeingang verengender Muskel; SYN: Musculus aryepiglotticus

a|ry|e|pi|glot|tisch *adj* Aryknorpel und Kehldeckel/Epiglottis betreffend

A|ry|knor|pel *pl* auf der Ringknorpelplatte sitzende Knorpel, die die Spannung der Stimmbänder regulieren; SYN: Stellknorpel, Gießbeckenknorpel, Cartilago arytenoidea

a|ry|tä|no|id *adj* Gießbecken-/Aryknorpel betreffend

A|ry|tä|no|id|ek|to|mie *f* Aryknorpelentfernung, Aryknorpelresektion

A|ry|tä|no|i|di|tis *f, pl* **-ti|den** Entzündung des/der Aryknorpel*; SYN: Aryknorpelentzündung

a|ry|tä|no|i|di|tisch *adj* Arytänoiditis betreffend

A|ry|tä|no|i|do|pe|xie *f* operative Anheftung der Aryknorpel; SYN: Kelly-Operation, Kelly-Arytänoidopexie

Arz|nei *f* Heilmittel, Arzneimittel, Medikament

Arz|nei|buch *nt* Verzeichnis der offizinellen Arzneimittel mit Vorschriften für ihre Beschaffenheit, Zubereitung, Aufbewahrung und Prüfung; SYN: Pharmakopöe

Arz|nei|ex|an|them *nt* →Arzneimittelallergie

Arz|nei|kun|de *f* Lehre von der Zubereitung und Anwendung von Arzneimitteln; SYN: Arzneilehre, Pharmazeutik, Pharmazie

arz|nei|kund|lich *adj* Pharmazeutik betreffend, auf ihr beruhend; SYN: pharmazeutisch

Arz|nei|leh|re *f* →Arzneikunde

Arz|nei|mit|tel *nt* zu Diagnostik, Therapie und Prophylaxe verwendete natürliche oder synthetische Substanz oder Mischung von Substanzen; SYN: Medikament, Pharmakon, Arzneistoff

Arz|nei|mit|tel|ab|hän|gig|keit *f* →Arzneimittelsucht

Arz|nei|mit|tel|al|ler|gie *f* durch Arzneimittel verursachte Allergie; SYN: Arzneimittelüberempfindlichkeit

Arz|nei|mit|tel|der|ma|ti|tis *f, pl* **-ti|ti|den** →Arzneimittelexanthem

Arz|nei|mit|tel|ex|an|them *nt* Hautausschlag, der durch ein Arzneimittel hervorgerufen wird; meist Ausdruck einer Arzneimittelallergie; SYN: Arzneimitteldermatitis, Arzneiexanthem, Dermatitis medicamentosa

Arz|nei|mit|tel|ik|te|rus *m* durch Arzneimittel oder Drogen verursachte Gelbsucht; SYN: Drogenikterus

Arz|nei|mit|tel|in|ter|ak|ti|on *pl* Wechselwirkung von zwei oder mehreren Medikamenten; es kann sowohl zu einer Abschwächung, als auch einer Verstärkung der Wirkung kommen; SYN: Arzneimittelwechselwirkungen

Arz|nei|mit|tel|in|ter|fe|renz *f* gegenseitige Beeinflussung der Wirkung von zwei oder mehreren Medikamenten; es kann sowohl zu einer Abschwächung, als auch einer Verstärkung der Wirkung kommen

Arz|nei|mit|tel|sucht *f* Abhängigkeit von freierhältlichen oder verschreibungspflichtigen Arzneimitteln; SYN: Medikamentenabhängigkeit, Arzneimittelabhängigkeit

Arz|nei|mit|tel|ü|ber|emp|find|lich|keit *f* →Arzneimittelallergie

Arz|nei|mit|tel|wech|sel|wir|kun|gen *pl* →Arzneimittelinteraktion

Arz|nei|mit|tel|wir|kung, unerwünschte *f* therapeutisch nicht erwünschte Wirkung eines Arzneimittels, die zu Änderung oder Absetzen der Therapie führen kann; SYN: Nebenwirkung

Arz|nei|stoff *m* →Arzneimittel

As-, as- *präf.* Wortelement mit der Bedeutung

"zu../hinzu../an.."

A|sa|krie *f* mangelhafte Ausbildung des Kreuzbeins; SYN: Kreuzbeinaplasie

As|best *m* Sammelbegriff für faserförmige silikathaltige Mineralien, die u.a. wegen ihrer Temperaturbeständigkeit in vielen Industrieprodukten eingesetzt wurden; die Gefahr von Asbestose* und Krebsentwicklung führt zunehmend zu einem Ersatz durch andere Stoffe

As|best|grind *m* meist im Rahmen anderer Erkrankungen [Seborrhoe*, endogenes Ekzem*] auftretende asbestartige, weißschimmernde Schuppen; SYN: Tinea amiantacea (Alibert), Tinea asbestina, Pityriasis amiantacea, Keratosis follicularis amiantacea, Impetigo scapida

As|bes|to|se *f* zur Gruppe der Silikatosen* gehörende Pneumokoniose* durch Asbeststaub; neben einer diffusen interstitiellen Lungenfibrose* treten gehäuft Adenokarzinome* der Lunge und Mesotheliome* der Pleura auf; SYN: Asbeststaublunge, Bergflachslunge, Asbestosis pulmonum

As|bes|to|sis pul|mo|num *f* →Asbestose

As|best|staub|lun|ge *f* →Asbestose

As|ca|ri|a|sis *f, pl* **-ses** →Askariasis

As|ca|ris *f* Spulwurmgattung der Familie **Ascarididae** mit zahlreichen Dünndarmparasiten von Menschen und Tieren **Ascaris lumbricoides** im Dünndarm des Menschen parasitierender Erreger der Askariasis*; SYN: Spulwurm

A|schel|min|thes *pl* zu den Fadenwürmern zählende Parasiten; zu ihnen gehören u.a. die Klassen Nematodes* und Acanthocephala*; SYN: Schlauchwürmer, Rundwürmer, Nemathelminthes, Aschelminthes

A|schen|bild *nt* nach Veraschung der organischen Substanz sichtbare Verteilung anorganischer Bestandteile in einem Gewebeschnitt; SYN: Spodogramm

Aschner-Dagnigni-Bulbusreflex *m* Druck auf den Augapfel führt zu Bradykardie, Hautblässe und Brechreiz; SYN: okulokardialer Reflex, Bulbusdruckreflex, Aschner-Versuch, Aschner-Dagnini-Versuch, Bulbusdruckversuch

Aschner-Versuch *m* →Aschner-Dagnigni-Bulbusreflex

Aschoff-Geipel-Knötchen *nt* bei rheumatischem Fieber auftretendes knötchenförmiges Granulom, v.a. im interstitiellen Herzmuskelgewebe; SYN: Aschoff-Knötchen, Rheumaknötchen, rheumatisches Knötchen, rheumatisches Granulom

Aschoff-Knötchen *nt* →Aschoff-Geipel-Knötchen

Aschoff-Tawara-Knoten *m* →Atrioventrikularknoten

As|ci|tes *m* →Aszites

Ascoli-Reaktion *f* →Ascoli-Test

Ascoli-Test *m* Ringtest zum Nachweis von Milzbrandantigen; SYN: Ascoli-Reaktion, Thermopräzipitationstest

As|co|my|ce|tes *pl* zu den echten Pilzen gehörende größte Klasse der Pilze; vermehrt sich sexuell [Askosporen*] und asexuell [Konidiosporen*]; SYN: Schlauchpilze, Askomyzeten, Ascomycotina

As|co|my|co|ti|na *pl* →Ascomycetes

As|cor|bin|säu|re *f* wasserlösliches, leicht oxidierbares Vitamin, das in vielen Früchten und Gemüsen vorkommt; Vitamin C-Mangel betrifft v.a. Knochen, Knorpel und Zähne; SYN: Askorbinsäure, Vitamin C

-ase *suf.* Wortelement mit der Bedeutung "Enzym"

a|se|kre|to|risch *adj* ohne Sekretion

A|se|mia *f* →Asymbolie

A|se|mie *f* →Asymbolie

A|sep|sis *f* **1.** Keimfreiheit **2.** Herbeiführen von Keimfreiheit; SYN: Aseptik; Sterilisation, Sterilisierung

A|sep|tik *f* **1.** Herbeiführen von Keimfreiheit; SYN: Asepsis; Sterilisation, Sterilisierung **2.** keimfreie Wundbehandlung

a|sep|tisch *adj* **1.** Asepsis betreffend, keimfrei; steril **2.** (*Entzündung*) ohne Erregerbeteiligung; avaskulär

a|se|xu|al *adj* →asexuell

A|se|xu|a|li|tät *f* ohne sexuelles Verlangen, ohne Sextrieb

a|se|xu|ell *adj* **1.** (*biolog.*) geschlechtslos, ungeschlechtlich, nicht geschlechtlich **2.** (*Beziehung*) ohne Sexualverkehr, platonisch

Asherman-Fritsch-Syndrom *nt* partielle oder vollständige Verklebung der Gebärmutterhöhle durch Verwachsungsstränge; SYN: Asherman-Syndrom

Asherman-Syndrom *nt* →Asherman-Fritsch-Syndrom

A|si|a|lie *f* fehlende Speichelsekretion; SYN: Aptyalismus, Xerostomie

A|si|de|ro|se *f* Eisenmangel; SYN: Sideropenie, Asiderosis

As|ka|ri|a|sis *f, pl* **-ses** durch Befall mit dem Spulwurm/Ascaris lumbricoides hervorgerufene Erkrankung; SYN: Spulwurminfektion, Askariose, Askaridose, Ascariasis

As|ka|ri|di|a|sis *f, pl* **-ses** →Askariasis

As|ka|ri|do|se *f* →Askariasis

As|ka|ri|o|se *f* →Askariasis

as|ka|ri|zid *adj* askariden(ab)tötend, spulwurmtötend

As|ko|my|ze|ten *pl* →Ascomycetes

As|kor|bin|säu|re *f* →Ascorbinsäure

As|kor|bin|u|rie *f* Askorbinsäureausscheidung im Harn; SYN: Askorburie

As|korb|u|rie *f* →Askorbinurie

As|ko|spo|re *f* im Askus* gebildete Hauptfruchtform der Schlauchpilze*

As|kus *m* zylindrische Zelle im Fruchtkörper von Schlauchpilzen, in dem die Askospo-

ren gebildet werden; SYN: Sporenschlauch
A|som|nie *f* Schlaflosigkeit
As|pa|ra|gin *nt* nicht-essentielle Aminosäure; Monoamid der Asparaginsäure
As|pa|ra|gin|a|mi|da|se *f* →Asparaginase
As|pa|ra|gi|na|se *f* zur Behandlung von Lymphomen und Leukämien verwendetes Zytostatikum*; SYN: Asparaginamidase
As|pa|ra|gin|säu|re *f* nicht-essentielle Aminosäure; SYN: Aminobernsteinsäure
As|par|tam *nt* synthetischer Süßstoff, der wesentlich süßer schmeckt als Zucker [ca. 200mal]
As|par|ta|se *f* Enzym, das die Desaminierung von Asparaginsäure* zu Fumarsäure* katalysiert; SYN: Aspartatammoniaklyase
As|par|tat *nt* Salz der Asparaginsäure*
As|par|tat|a|mi|no|trans|fe|ra|se *f* u.a. in der Leber vorkommendes Enzym, das die Umwandlung von L-Aspartat in Oxalacetat katalysiert; wichtig für Diagnose und Verlaufskontrolle von Leber- und Muskelerkrankungen, sowie Herzinfarkt; SYN: Aspartattransaminase, Glutamatoxalacetattransaminase, Serum-Glutamatoxalacetattransaminase
As|par|tat|am|mo|ni|ak|ly|a|se *f* →Aspartase
As|par|tat|trans|a|mi|na|se *f* →Aspartataminotransferase
As|per|gil|lom *nt* bei Lungenaspergillose auftretendes Myzetom* in vorgebildeten Höhlen [Kaverne, Bronchiektase]
As|per|gil|lo|se *f* durch Aspergillus-Species hervorgerufene, durch typische Granulome [**Aspergillome**] gekennzeichnete Mykose* mit Befall von Haut, Schleimhäuten, Ohr und Lunge; SYN: Aspergillusmykose
allergische bronchopulmonale Aspergillose durch eine allergische Reaktion auf Aspergillus-Antigene hervorgerufene Kombination von Asthma* bronchiale und exogen allergischer Alveolitis* bei Asthmatikern; SYN: bronchopulmonale Aspergillose
bronchopulmonale Aspergillose →allergische bronchopulmonale Aspergillose
As|per|gil|lus *m, pl* **-li** Schimmelpilz mit kolbigen Konidien; z.T. Krankheitserreger [Aspergillose*], z.T. Toxinbildner [Aspergillustoxikose*]; SYN: Kolbenschimmel, Gießkannenschimmel
As|per|gil|lus|my|ko|se *f* →Aspergillose
As|per|gil|lus|to|xi|ko|se *f* durch Aspergillus-Species hervorgerufene Form der Mykotoxikose*
a|sperm *adj* Aspermie betreffend; SYN: aspermatisch
A|sper|ma|tie *f* fehlender Samenerguss beim Höhepunkt; SYN: Aspermatismus
a|sper|ma|tisch *adj* →asperm
A|sper|ma|tis|mus *m* →Aspermatie
A|sper|ma|to|ge|ne|se *f* Ausbleiben der Spermatogenese*
A|sper|mie *f* Fehlen von Samenzellen im Ejakulat
A|sphyg|mie *f* vorübergehende Pulslosigkeit
a|sphyk|tisch *adj* Asphyxie betreffend, durch sie bedingt
A|sphy|xia *f* →Asphyxie
Asphyxia neonatorum unmittelbar nach der Geburt einsetzende Atemdepression und Asphyxie durch Unreife der Gehirnzentren; SYN: Neugeborenenasphyxie, Depressionszustand des Neugeborenen, Atemdepressionszustand des Neugeborenen
A|sphy|xie *f* durch Störung der Atmung oder Herzkreislauffunktion verursachte Atemdepression oder Atemstillstand mit Pulsschwäche oder Pulslosigkeit; SYN: Asphyxia
A|spi|rat *nt* durch Aspiration gewonnene Flüssigkeit
A|spi|ra|ti|on *f* **1.** Fremdstoffeinatmung in die Lunge **2.** Ansaugen, Absaugen, Aufsaugen; (*Gelenk*) Punktion
A|spi|ra|ti|ons|bi|op|sie *f* Biopsie* mit Aspiration von Flüssigkeit oder Gewebe; SYN: Saugbiopsie
A|spi|ra|ti|ons|pneu|mo|nie *f* durch Einatmung von Fremdstoffen [Blut, Erbrochenes, Fremdkörper] hervorgerufene Lungenentzündung
A|spi|ra|tor *m* Gerät zur Absaugung von Flüssigkeit
a|spi|rie|ren *v* **1.** absaugen, ansaugen, aufsaugen; (*Gelenk*) punktieren **2.** durch Aspiration aufnehmen
a|spi|riert *adj* **1.** mittels Aspiration gewonnen **2.** durch Aspiration aufgenommen
A|sple|nie *f* angeborenes oder erworbenes Fehlen der Milz
A|sple|nie|syn|drom *nt* angeborenes Fehlen der Milz in Kombination mit anderen Fehlbildungen [Situs inversus, Angiopathien]; SYN: Milzagenesiesyndrom, Ivemark-Syndrom
a|sple|nisch *adj* Asplenie betreffend, durch sie bedingt
a|spo|ro|gen *adj* nicht-sporebildend
As|say *m* Analyse, Test, Probe, Nachweisverfahren, Bestimmung
As|si|mi|la|ti|on *f* **1.** (*biochem.*) Aufnahme von Nahrungsstoffen und Einbau oder Umwandlung in körpereigene Stoffe **2.** (*psychol.*) Angleichung, Anpassung an die Umwelt
As|si|mi|la|ti|ons|be|cken *nt* durch Einbeziehung des letzten Lendenwirbels [**hohes Assimilationsbecken**] oder ersten Steißbeinwirbels [**niedriges Assimilationsbecken**] entstandene Beckenanomalie
As|si|mi|la|ti|ons|wir|bel *m* erster oder letzter Wirbel einer Wirbelgruppe der Merkmale der angrenzenden Wirbelgruppe aufweist; SYN: Übergangswirbel

as|si|mi|la|to|risch *adj* Assimilation betreffend, mittels Assimilation

as|si|mi|lier|bar *adj* durch Assimilation in den Körper aufnehmbar

as|sis|tiert *adj* gestützt, unterstützt, mit Hilfe von

Assmann-Herd *m* bei der Tuberkulose* vorkommender Herd im Lungenoberlappen; SYN: Assmann-Frühinfiltrat

As|so|zi|a|ti|on *f* Verbindung, Verknüpfung, Vereinigung; Ideenverknüpfung, Gedankenverknüpfung

As|so|zi|a|ti|ons|bah|nen *pl* s.u. Assoziationsfasern

As|so|zi|a|ti|ons|fa|ser *f* verschiedene Hirnrindengebiete miteinander verbindende Faser; SYN: Fibra associationis, Neurofibra associationis

As|so|zi|a|ti|ons|fel|der *pl* durch Assoziationsfasern verbundene Areale der Großhirnrinde

As|so|zi|a|ti|ons|ver|such *m* psychologisches Testverfahren, bei dem der Proband spontan auf ein Reizwort antwortet; ausgewertet werden Inhalt und Reaktionszeit

as|so|zi|a|tiv *adj* auf Assoziation beruhend, mittels Assoziation

as|so|zi|ie|ren *v* verknüpfen, verbinden, in Verbindung/Zusammenhang bringen

as|so|zi|iert *adj* in Verbindung stehend, verknüpft, verbunden

A|sta|sie *f* Unfähigkeit zu stehen

Astasie-Abasie-Syndrom *nt* kombinierte Geh- und Stehstörung bei Kleinhirn- oder Brückenhaubenschädigung

a|sta|tisch *adj* Astasie betreffend

Ast|block *m* Herzblock durch eine Störung der Erregungsleitung in den Ästen der Tawara*-Schenkel; SYN: Arborisationsblock, Verzweigungsblock

A|ste|a|to|se *f* →Asteatosis cutis

A|ste|a|to|sis *f, pl* **-ses** mangelnde oder fehlende Sekretion der Talgdrüsen

Asteatosis cutis durch trockene Haut hervorgerufenes Ekzem* bei älteren Menschen [meist durch Sebostase*], bei übermäßiger Reinigung und Entfettung der Haut [**angewaschenes Ekzem**] oder durch Wettereinflüsse; SYN: Exsikkationsekzem, Exsikkationsdermatitis, asteatotisches Ekzem, xerotisches Ekzem, Austrocknungsekzem, Exsikkationsekzematid, Xerosis

a|ste|a|to|tisch *adj* Asteatose betreffend, durch sie bedingt

As|ter *f* strahlenförmige Mikrotubulianordnung um die beiden Zentriolen während der Mitose; SYN: Astrosphäre

A|ste|re|o|gno|sis *f, pl* **-ses** Unfähigkeit, Gegenstände durch Betasten zu erkennen; SYN: taktile Agnosie, Astereognosie

a|ste|re|o|gno|tisch *adj* Tastlähmung/Astereognosie betreffend; SYN: stereoagnostisch

As|te|ri|xis *f* grobschlägiger Tremor* im präkomatösen Zustand bei verschiedenen Erkrankungen; SYN: Flattertremor, Flapping-Tremor

A|ster|nie *f* mangelnde Ausbildung des Brustbeins/Sternums; SYN: Sternumaplasie

as|te|ro|id *adj* sternförmig

A|sthe|nie *f* Kraftlosigkeit, Energielosigkeit, Schwäche; SYN: Asthenia

neurozirkulatorische Asthenie belastungsunabhängig auftretende Symptomatik mit Hyperventilation*, Tachykardie*, Herzschmerzen und Engegefühl; SYN: Effort-Syndrom, DaCosta-Syndrom, Soldatenherz, Phrenikokardie

a|sthe|nisch *adj* **1.** Asthenie betreffend, kraftlos **2.** von asthenischem Körperbau, schlankwüchsig

A|sthe|no|ko|rie *f* Trägheit der Pupillenreaktion; SYN: Arrojo-Zeichen

a|sthe|no|phob *adj* Asthenophobie betreffend, durch sie gekennzeichnet

A|sthe|no|pho|bie *f* krankhafte Angst vor körperlicher Schwäche

A|sthe|no|pie *f* Schwachsichtigkeit durch Überbeanspruchung des Auges

a|sthe|no|pisch *adj* Asthenopie betreffend, durch sie bedingt

a|sthe|no|sperm *adj* Asthenospermie betreffend, durch sie bedingt

A|sthe|no|sper|mie *f* verminderte Beweglichkeit oder Bewegungslosigkeit der Spermien im Ejakulat; SYN: Asthenozoospermie

a|sthe|no|zo|o|sperm *adj* →asthenosperm

A|sthe|no|zo|o|sper|mie *f* →Asthenospermie

A|sthen|u|rie *f* Unvermögen der Niere den Harn zu konzentrieren

-ästhesie *suf.* Wortelement mit der Bedeutung "Empfindung/Gefühl/Sensibilität"

Ästhesio-, ästhesio- *präf.* Wortelement mit der Bedeutung "Empfindung/Wahrnehmung/Gefühl"

Äs|the|si|o|neu|ro|se *f* Erkrankung sensibler Nerven

-ästhetisch *suf.* in Adjektiven verwendetes Wortelement mit der Bedeutung "empfindend/fühlend"

Asth|ma *nt* anfallsweise Atemnot; meist gleichgesetzt mit Asthma bronchiale

Asthma bronchiale durch exogene oder endogene Faktoren ausgelöste anfallsweise Atemnot mit Bronchialverengung und vorwiegend exspirastorischer Ventilationsbehinderung; SYN: Bronchialasthma

bronchitisches Asthma → Asthmabronchitis

Asthma cardiale meist in der Nacht auftretende Atemnot durch eine Lungenstauung bei Linksherzinsuffizienz; SYN: Herzasthma

katarrhalisches Asthma → Asthmabron-

A

chitis

As|th|ma|bron|chi|tis *f, pl* **-ti|den** durch eine Bronchitis ausgelöstes Asthma* (bronchiale); SYN: bronchitisches Asthma, katarrhalisches Asthma

Asth|ma|kris|tal|le *pl* spitze Kristalle im Sputum bei Asthma* bronchiale; SYN: Charcot-Leyden-Kristalle

asth|ma|tisch *adj* Asthma betreffend, kurzatmig

asth|ma|to|id *adj* asthmaähnlich, asthmaartig, mit den Symptomen von Asthma

asth|mo|gen *adj* asthmaverursachend, asthmaauslösend

a|stig|ma|tisch *adj* Astigmatismus betreffend, durch ihn bedingt; SYN: stabsichtig

A|stig|ma|tis|mus *m* Refraktionsanomalie des Auges, bei der das Licht nicht in einem Punkt, sondern nur als Linie fokussiert werden kann; SYN: Stabsichtigkeit, Brennpunktlosigkeit

kornealer Astigmatismus durch Unregelmäßigkeiten in der Hornhaut verursachte Stabsichtigkeit; SYN: Hornhautastigmatismus

A|stig|ma|to|graf *m* →Astigmatograph

A|stig|ma|to|graph *m* Gerät zur Bestimmung des Astigmatismus; SYN: Astigmograph

A|stig|ma|to|me|ter *nt* Gerät zur Messung des Astigmatismus; SYN: Astigmometer, Astigmatoskop

A|stig|ma|to|me|trie *f* Messung/Bestimmung des Astigmatismus; SYN: Astigmometrie, Astigmatoskopie, Astigmoskopie

A|stig|ma|to|skop *nt* →Astigmatometer

A|stig|ma|to|skopie *f* →Astigmatometrie

A|stig|mo|graf *m* →Astigmograph

A|stig|mo|graph *m* →Astigmatograph

A|stig|mo|me|ter *nt* →Astigmatometer

A|stig|mo|me|trie *f* →Astigmatometrie

A|stig|mo|skop *nt* →Astigmatometer

A|stig|mo|sko|pie *f* →Astigmatometrie

Äs|ti|vo|au|tum|nal|fie|ber *nt* →Malaria tropica

A|sto|mie *f* angeborenes Fehlen des Mundes

As|tra|ga|lus *m* Sprungbein, Talus

as|tral *adj* sternförmig, stellar

as|tra|phob *adj* Gewitterangst/Astraphobie betreffend, durch sie gekennzeichnet

As|tra|pho|bie *f* krankhafte Angst vor Gewittern; SYN: Gewitterangst, Gewitterfurcht, Keraunophobie

A-Streptokokken *pl* Streptokokken, die in der Kultur Betahämolyse* zeigen; u.a. Erreger von Atemwegserkrankungen, Scharlach* und Erysipel*; wichtig sind auch die im Anschluss an die Akuterkrankungen auftretenden Folgerkrankungen wie z.B. rheumatisches Fieber*; SYN: A-Streptokokken, Streptokokken der Gruppe A, Streptococcus pyogenes/haemolyticus/erysipelatis

Astro-, **astro-** *präf.* Wortelement mit der Bedeutung "Stern"

As|tro|blast *m* jugendlicher Astrozyt*

As|tro|blas|tom *nt* aus Astroblasten bestehendes malignes Astrozytom*

As|tro|cy|to|ma *nt, pl* **-ma|ta** →Astrozytom

As|tro|glia *f* aus Astrozyten bestehende, großzellige Glia*; SYN: Makroglia

As|tro|vi|rus *nt, pl* **-ren** selten auf den Menschen übertragenes Virus von Vögeln und Säugetieren

As|tro|zyt *m* sternenförmige Zelle der Neuroglia*; SYN: Sternzelle

As|tro|zy|tom *nt* primär gutartiger, aus Astrozyten aufgebauter Hirntumor, der zu Rezidiven und maligner Entartung neigt; SYN: Astrocytoma

As|tro|zy|to|se *f* meist reaktive Proliferation von Astrozyten im Rahmen eines entzündlichen oder degenerativen Prozesses der Neuronen

as|tro|zy|to|tisch *adj* Astrozytose betreffend

Astrup-Methode *f* indirekte Bestimmung des Kohlendioxidpartialdruckes im arteriellen Blut oder Kapillarblut

A|syl|la|bie *f* Unvermögen zur Silbenerkennung oder -bildung

A|sym|bo|lie *f* Störung im Gebrauch und der Erkennung von Zeichen und Symbolen; SYN: Asemia, Asemie

a|sym|me|trisch *adj* ohne Symmetrie, ungleichmäßig, unsymmetrisch

a|symp|to|ma|tisch *adj* ohne Symptome (verlaufend), symptomlos, symptomarm

a|syn|chron *adj* nicht gleichzeitig, nicht synchron

A|sy|ner|gie *f* meist durch Kleinhirnstörungen verursachte Ataxie* durch Störung der Koordination der Einzelbewegungen der verschiedenen Muskeln

a|sy|ner|gisch *adj* Asynergie betreffend, durch sie bedingt

A|syn|kli|tis|mus *m* Abweichung der Pfeilnaht des kindlichen Kopfes von der Beckenführungslinie bei der Geburt als Anpassungsvorgang an ein enges Becken

A|sys|to|lie *f* durch Ausbleiben der Herzmuskelkontraktion ausgelöster Herz-Kreislaufstillstand; SYN: Herzstillstand

a|sys|to|lisch *adj* Asystolie betreffend, durch sie bedingt

as|zen|die|rend *adj* (auf-, an-)steigend, nach oben strebend

As|zi|tes *m* Ansammlung von Flüssigkeit in der freien Bauchhöhle; je nach Ursache bildet sich ein **entzündlicher Aszites** [durch Exsudat*], **nichtentzündlicher Aszites** [durch Transsudat], **chylöser Aszites** [durch Lymphflüssigkeit] oder **hämorrhagischer Aszites** [mit Blutbeimengung]; SYN: Bauchwassersucht, Ascites, Hydrops abdominis

adipöser Aszites →fettiger Aszites

blutiger Aszites Aszites mit Blutbeimengung; SYN: Hämaskos, hämorrhagischer

Aszites
chylöser Aszites chylöser Erguss in der Bauchhöhle; SYN: Chyloperitoneum, Chylaskos, Chylaszites
fettiger Aszites milchig-trüber Aszites mit Fetttröpfchen; SYN: adipöser Aszites
hämorrhagischer Aszites →blutiger Aszites

as|zi|tisch *adj* Aszites betreffend, durch ihn bedingt

At-, at- *präf.* Wortelement mit der Bedeutung "zu../hinzu../an.."

a|tak|tisch *adj* **1.** Ataxie betreffend, durch Ataxie bedingt; SYN: ataxisch **2.** ungleichmäßig, unregelmäßig, ungeordnet, unkoordiniert

A|ta|rak|ti|kum *nt, pl* **-ka** Beruhigungsmittel; SYN: Ataraxikum, Tranquilizer, Psychosedativum, Sedativum

a|ta|rak|tisch *adj* Ataraxie betreffend oder bewirkend, beruhigend

A|ta|ra|xie *f* Unerschütterlichkeit, (Seelen-) Ruhe

A|ta|ra|xi|kum *nt, pl* **-ka** Beruhigungsmittel; SYN: Ataraktikum

A|ta|vis|mus *m* Auftreten von entwicklungsgeschichtlich frühen Formbildungen

a|ta|vis|tisch *adj* Atavismus betreffend

A|ta|xia *f* →Ataxie
Ataxia teleangiectatica →Ataxia-Teleangiectasia

Ataxia-Teleangiectasia *f* autosomal-rezessive Erbkrankheit mit progredienten zerebellären und extrapyramidal motorischen Störungen; SYN: progressive zerebelläre Ataxie, Louis-Bar-Syndrom, Teleangiektasie-Ataxie-Syndrom, Ataxia teleangiectatica

A|ta|xie *f* gestörte Bewegungskoordination durch eine zentralnervöse Störung; SYN: Ataxia
lokomotorische Ataxie Ataxie mit ausgeprägter Gangstörung bei Beteiligung der Rumpf- und Gliedmaßenmuskulatur; SYN: Gangataxie
motorische Ataxie Ataxie bei Störung der motorischen Zentren oder Bahnen
progressive zerebelläre Ataxie autosomal-rezessive Erbkrankheit mit progredienten zerebellären und extrapyramidal motorischen Störungen; SYN: Louis-Bar-Syndrom, Ataxia-Teleangiectasia, Teleangiektasie-Ataxie-Syndrom, Ataxia teleangiectatica
spinale Ataxie Ataxie bei Störung der sensiblen Hinterstrangbahnen des Rückenmarks; SYN: Hinterstrangataxie
zerebelläre Ataxie Ataxie durch Erkrankungen des Kleinhirns

a|ta|xisch *adj* Ataxie betreffend, durch Ataxie bedingt; SYN: ataktisch

A|ta|xo|phe|mie *f* Störung der Stimmmuskelkoordination

a|ta|xo|phob *adj* Ataxophobie betreffend, durch sie gekennzeichnet

A|ta|xo|pho|bie *f* krankhafte Angst vor Unordnung

A|tel|ek|ta|se *f* verminderter oder fehlender Luftgehalt der Lungenbläschen mit Kollaps der betroffenen Lungenteile; SYN: Lungenatelektase

a|tel|ek|ta|tisch *adj* Atelektase betreffend

A|tel|en|ke|pha|lie *f* →Ateloenzephalie

A|tel|en|ze|pha|lie *f* →Ateloenzephalie

A|te|lie *f* unvollständige Entwicklung eines Organs oder Gewebes

A|te|lo|car|die *f* unvollständige Entwicklung des Herzens

a|te|lo|ce|phal *adj* →atelokephal

A|te|lo|ce|pha|lie *f* →Atelokephalie

A|te|lo|chei|lie *f* unvollständige Entwicklung der Lippe(n); SYN: Atelochilie

A|te|lo|chei|rie *f* unvollständige Entwicklung der Hände; SYN: Atelochirie

A|te|lo|chi|lie *f* →Atelocheilie

A|te|lo|chi|rie *f* →Atelocheirie

A|te|lo|en|ke|pha|lie *f* →Ateloenzephalie

A|te|lo|en|ze|pha|lie *f* unvollständige Entwicklung des Gehirns; SYN: Atelenkephalie, Ateloenkephalie, Atelenzephalie

A|te|lo|glos|sie *f* unvollständige Entwicklung der Zunge

A|te|lo|gna|thie *f* unvollständige Entwicklung des Ober- oder Unterkiefers

a|te|lo|ke|phal *adj* Atelokephalie betreffend; SYN: atelocephal

A|te|lo|ke|pha|lie *f* unvollständige Entwicklung des Schädels; SYN: Atelocephalie

A|te|lo|my|e|lie *f* unvollständige Entwicklung des Rückenmarks

A|te|lo|po|die *f* unvollständige Entwicklung der Füße

A|te|lo|pro|so|pie *f* unvollständige Entwicklung des Gesichts

A|te|lo|sto|mie *f* unvollständige Entwicklung des Mundes

A|tem|ä|qui|va|lent *nt* Verhältnis von Atemminutenvolumen zu Sauerstoffaufnahme; ist z.B. bei körperlicher Arbeit erhöht; SYN: spezifische Ventilation, Ventilationsäquivalent

A|tem|ar|beit *f* für die Atembewegungen notwendiger Energieaufwand

A|tem|beu|tel *m* luftdichter, elastischer Gummibeutel zur Handbeatmung

A|tem|de|pres|si|on *f* i.d.R. zentral-bedingte Abflachung der Atmung, z.B. durch Narkotika oder Schädelhirnverletzungen

A|tem|de|pres|si|ons|zu|stand des Neugeborenen *m* unmittelbar nach der Geburt einsetzende Atemdepression und Asphyxie durch Unreife der Gehirnzentren; SYN: Neugeborenenasphyxie, Depressionszustand des Neugeborenen, Asphyxia neonatorum

A|tem|fre|quenz *f* Anzahl der Atemzüge pro

A

Minute

A|tem|gas|a|na|ly|se *f* Messung der Sauerstoff- und Kohlendioxidkonzentration in der Atemluft

A|tem|ge|räusch *nt* durch die einströmende und ausströmende Luft verursachtes Geräusch über Lunge, Bronchien und Luftröhre; SYN: respiratorisches Geräusch

bronchiales Atemgeräusch normales Atemgeräusch über den Bronchien; SYN: Bronchialatmen, bronchiales Atmen

bronchovesikuläres Atemgeräusch kombiniert bronchiales und vesikuläres Atemgeräusch; SYN: bronchovesikuläres/vesikobronchiales Atmen, vesikobronchiales Atemgeräusch

vesikobronchiales Atemgeräusch →bronchovesikuläres Atemgeräusch

vesikuläres Atemgeräusch normales Atemgeräusch, das durch die Ausdehnung der Lungenalveolen entsteht; SYN: Vesikuläratmen, Bläschenatmen, vesikuläres Atmen

A|tem|ge|ruch *m* Bezeichnung für schlechten Mundgeruch, unabhängig von der Genese; SYN: Mundgeruch, Halitose, Halitosis, Kakostomie, Foetor ex ore

A|tem|grenz|wert *m* maximales Atemminutenvolumen* bei willkürlicher Hyperventilation

A|tem|hilfs|mus|keln *pl* →Atemhilfsmuskulatur

A|tem|hilfs|mus|ku|la|tur *f* Muskeln, die willkürlich zur Steigerung der Ein- und/oder Ausatmung aktiviert werden können; SYN: Atemhilfsmuskeln, auxiläre Atemmuskeln, auxiläre Atemmuskulatur

A|tem|hub|vo|lu|men *nt* →Atemzugvolumen

A|tem|läh|mung *f* Ausfall der Atemtätigkeit

periphere Atemlähmung Atemlähmung durch eine Ausfall der Atemmuskeln, z.B. bei Myasthenia* gravis oder Polyneuropathie*

zentrale Atemlähmung Atemlähmung durch Schädigung des Atemzentrums in der Medulla* oblongata

A|tem|luft|mi|nu|ten|vo|lu|men *nt* →Atemminutenvolumen

A|tem|mi|nu|ten|vo|lu|men *nt* das in einer Minute ein- und ausgeatmete Luftvolumen; SYN: Atemluftminutenvolumen

A|tem|mus|keln *pl* Muskeln, die aktiv an der äußeren Atmung durch eine Verkleinerung [Ausatmung] oder Vergrößerung [Einatmung] des Thoraxvolumens mitwirken; SYN: Atemmuskulatur

auxiläre Atemmuskeln →Atemhilfsmuskulatur

A|tem|mus|ku|la|tur *f* →Atemmuskeln

Atem|not|syn|drom des Neugeborenen *nt* durch eine Lungenunreife oder Erkrankungen der Atemwege hervorgerufener Komplex von Zyanose* und Dyspnoe*; SYN: Respiratory-distress-Syndrom des Neugeborenen

A|tem|re|ser|ve *f* Differenz von Atemgrenzwert* und Atemminutenvolumen* in Ruhe

A|tem|spen|de *f* direkte künstliche Beatmung, z.B. Mund-zu-Mund-Beatmung, Mund-zu-Nase-Beatmung

A|tem|still|stand *m* Apnoe*

A|tem|stoß|test *m* Bestimmung der Luftmenge, die nach tiefer Einatmung in einer Sekunde ausgeatmet werden kann; SYN: Ein-Sekundenkapazität, Tiffeneau-Test, Sekundenkapazität

A|tem|vo|lu|men *nt* →Atemzugvolumen

A|tem|we|ge *pl* die luftleitenden Abschnitte des Respirationstraktes [Mund, Nase, Rachen, Luftröhre und Bronchien]

A|tem|weg|wi|der|stand *m* Widerstand der Atemwege gegen den Luftstrom, der bei der Atmung überwunden werden muss; SYN: Resistance

A|tem|zeit|vo|lu|men *nt* das pro Zeiteinheit ein- und ausgeatmete Luftvolumen

A|tem|zen|trum *nt* in der Medulla* oblongate liegendes Nervenzentrum, das Rhythmus und Automatie der Atmung beeinflusst

A|tem|zug|tie|fe *f* →Atemzugvolumen

A|tem|zug|vo|lu|men *nt* die mit einem Atemzug eingeatmente Luftmenge; SYN: Atemvolumen, Atemhubvolumen, Atemzugtiefe

Ä|tha|nol *m* bei der Gärung von Kohlenhydraten entstehender Alkohol, der mit Wasser mischbar ist; SYN: Ethanol, Äthylalkohol, Ethylalkohol, Weingeist, Alkohol

Ä|than|säu|re *f* Essigsäure*

A|the|lie *f* angeborenes Fehlen der Brustwarze(n); meist kombiniert mit Amastie*

Ä|then *nt* Äthylen*

Ä|ther *m* **1.** chemische Verbindung mit der allgemeinen Formel R_1-O-R_2, wobei R für Alkylrest steht; meist leicht flüchtige Substanzen, die als Lösungsmittel verwendet werden; SYN: Ether **2.** durch Wasserabspaltung aus zwei Äthylalkoholmolekülen gewonnene klare, berauschende Flüssigkeit, die früher als Narkosemittel [**Aether pro narcosi**] verwendet wurde; SYN: Ether, Diäthyläther, Diethylether

ä|the|risch *adj* ätherhaltig, leicht flüchtig

a|ther|man *adj* wärmeundurchlässig, nicht durchlässig für Wärmestrahlen; SYN: adiatherman

A|ther|ma|ni|tät *f* Wärmeundurchlässigkeit von Stoffen

A|the|ro|em|bo|lie *f* durch einen Atheroembolus* verursachte Embolie*

A|the|ro|em|bo|lus *m, pl* **-li** durch Ablösung von atheromatösem Material gebildeter Embolus*

a|the|ro|gen *adj* die Atherombildung fördernd, zur Atherombildung führend

A|the|ro|ge|ne|se *f* Atherombildung

A|the|rom *nt* **1.** Haarbalgtumor der Haut;

SYN: Grützbeutel **2.** in der Gefäßwand auftretende beetförmige atherosklerotische Veränderungen; SYN: atherosklerotische Plaque

echtes Atherom meist multiple, prallelastische, gelbe Tumoren durch versprengtes Epithelgewebe ohne Ausführungsgang; SYN: Epidermoid

falsches Atherom meist multipel auftretende Retentionszysten der Haut mit punktförmiger Follikelmündung; gleicht dem echten Atherom*; SYN: Follikelretentionszyste, Ölretentionszyste, Talgretentionszyste, Sebozystom, Steatom

a|the|ro|ma|tös *adj* Atheromatose betreffend, durch sie bedingt

A|the|ro|ma|to|se *f* Bezeichnung für die degenerativen Veränderungen an der Arterienintima bei einer Arteriosklerose*; SYN: Atherosis

A|the|ro|sis *f, pl* **-ses** →Atheromatose

A|the|ro|skle|ro|se *f* Bezeichnung für die durch atheromatöse Plaques* und sklerotische Veränderungen gekennzeichnete Intimaverkalkung bei Arteriosklerose*; oft gleichgesetzt mit Arteriosklerose*

a|the|ro|skle|ro|tisch *adj* Atherosklerose betreffend, durch sie bedingt

a|the|to|id *adj* athetosenähnlich, an eine Athetose erinnernd

A|the|to|se *f* durch Störung des extrapyramidal-motorischen Systems hervorgerufene Erkrankung mit typischen unwillkürlichen, unregelmäßigen, langsamen, verkrampft wirkenden Bewegungen mit Hyperflexion oder -extension von Gelenken; SYN: Athetosis

A|the|to|sis *f, pl* **-ses** →Athetose

Athetosis duplex durch einen frühkindlichen Hirnschaden [Geburtstrauma, Asphyxie*, Icterus* gravis neonatorum] hervorgerufene beidseitige Athetose mit Zeichen anderer zerebraler Schädigungen; SYN: Hammond-Syndrom, Athétose double

Athetosis pupillaris durch eine zentralnervöse Schädigung hervorgerufenes Zittern der Pupille; SYN: Pupillenzittern, Hippus (pupillae)

a|the|to|tisch *adj* Athetose betreffend, durch sie bedingt

Ath|le|ten|fuß *m* durch Dermatophyten* hervorgerufene Pilzerkrankung der Füße; häufigste Pilzerkrankung überhaupt; je nach Form findet man Erosionen und Rhagaden der Zehenzwischenräume [**intertriginöser Typ**], schuppende Hyperkeratosen der Fußränder und Ferse [**squamös-hyperkeratotischer Typ**] oder Rötung der Zehenzwischenräume zusammen mit feinlamellärer Schuppung der Fußränder [**oligosymptomatischer Typ**]; SYN: Sportlerfuß, Fußpilz, Fußpilzerkrankung, Fußmykose, Tinea der Füße, Tinea pedis/pedum, Epidermophytia pedis/pedum

Ä|thyl|al|ko|hol *m* →Äthanol

Ä|thy|len|di|a|min|te|tra|es|sig|säu|re *f* organische Säure, die als Chelatbildner im Labor und bei Schwermetallvergiftungen verwendet wird; SYN: Ethylendiamintetraessigsäure, Edetinsäure

Ä|thy|len|o|xid *nt* farbloses Gas, das zur Sterilization hitzeempfindlicher Produkte verwendet wird; SYN: Ethylenoxid

Ä|thy|lis|mus *m* →Alkoholismus

A|thy|mie *nt* angeborenes Fehlen des Thymus

A|thy|re|o|se *f* angeborenes Fehlen der Schilddrüse; SYN: Athyrie

a|thy|re|ot *adj* Athyreose betreffend, von ihr betroffen, ohne Schilddrüse

A|thy|rie *f* angeborenes Fehlen der Schilddrüse

Ä|ti|o|lo|gie *f* **1.** Lehre von den Krankheitsursachen **2.** (Gesamtheit der) Ursachen einer spezifischen Erkrankung

ä|ti|o|lo|gisch *adj* Ätiologie betreffend

Atlanto-, atlanto- *präf.* Wortelement mit der Bedeutung "erster Halswirbel/Atlas"

at|lan|to|a|xi|al *adj* Atlas und Axis betreffend oder verbindend

At|lan|to|a|xi|al|ge|lenk *nt* Gelenk zwischen 1. und 2. Halswirbel; SYN: Atlas-Axisgelenk

laterales Atlantoaxialgelenk seitliches Gelenk zwischen 1. und 2. Halswirbel; SYN: unteres Kopfgelenk, Articulatio atlantoaxialis lateralis

mediales Atlantoaxialgelenk Gelenk zwischen Atlas und Dens* axis; SYN: Articulatio atlantoaxialis mediana

atlanto-dental *adj* →atlanto-odontoid

atlanto-occipital *adj* →atlanto-okzipital

atlanto-odontoid *adj* Atlas und Dens* axis betreffend oder verbindend; SYN: atlantodental

atlanto-okzipital *adj* Atlas und Hinterhauptsbein/Os occipitale betreffend; SYN: atlanto-occipital

At|lan|to|ok|zi|pi|tal|ge|lenk *nt* Gelenk zwischen Atlas und Hinterhauptsbein/Os occipitale; SYN: oberes Kopfgelenk, Articulatio atlantooccipitalis

At|las *m* erster Halswirbel

At|las|as|si|mi|la|ti|on *f* angeborene Verschmelzung des ersten Halswirbels [Atlas] mit dem Hinterhauptsbein

Atlas-Axisgelenk *nt* →Atlantoaxialgelenk

At|las|dis|si|mi|la|ti|on *f* →Atlasdysplasie

At|las|dys|pla|sie *f* Fehlbildung des 1. Halswirbels/Atlas; SYN: Atlasdissimilation

At|las|frak|tur *f* Fraktur des I. Halswirbels

At|men *nt* **1.** Atmung **2.** Atemgeräusch

amphorisches Atmen über großen Lungenkavernen hörbares, hohl-klingendes Atemgeräusch; SYN: Amphorenatmen, Amphorophonie, Krugatmen, Höhlenatmen

A

bronchiales Atmen normales Atemgeräusch über den Bronchien; SYN: Bronchialatmen, bronchiales Atemgeräusch
bronchovesikuläres Atmen kombiniert bronchiales und vesikuläres Atemgeräusch; SYN: vesikobronchiales Atmen, bronchovesikuläres/vesikobronchiales Atemgeräusch
vesikobronchiales Atmen →bronchovesikuläres Atmen
vesikuläres Atmen normales Atemgeräusch, das durch die Ausdehnung der Lungenalveolen entsteht; SYN: Vesikuläratmen, Bläschenatmen, vesikuläres Atemgeräusch

At|mi|do|me|ter *nt* →Atmometer

At|mo|graf *m* →Atmograph

At|mo|graph *m* Gerät zur Registrierung der Atembewegungen

At|mo|me|ter *nt* Verdunstungsmesser; SYN: Atmidometer

At|mung *f* der aus **innerer** und **äußerer Atmung** bestehende Gasaustausch im Körper
äußere Atmung Gesamtheit von Gastransport in die Lunge [Inspiration], Diffusion der Atemgase durch die alveoläre Membran und Abtransport der Gase [Exspiration]; SYN: Lungenatmung
basale Atmung Atmung, bei der sich das Zwerchfell bei der Einatmung anspannt und bei der Ausatmung entspannt und nach oben gedrückt wird; SYN: Zwerchfellatmung, Bauchatmung
große Atmung rhythmische Atmung mit tiefen Atemzügen, z.B. bei metabolischer Azidose*; SYN: Lufthunger, Kussmaul-Atmung, Kussmaul-Kien-Atmung, Kussmaul-Atmung
innere Atmung Gasaustausch der Zellen mit der Umgebung und Oxidation von Brennstoffen zur Energiegewinnung; SYN: Zellatmung, Gewebeatmung
intermittierende Atmung regelmäßige Atmung mit plötzlichen Atempausen, z.B. bei Meningitis* oder Hirnödem; SYN: Biot-Atmung
paradoxe Atmung bei Instabilität der Brustwand [Rippenserienfraktur] auftretende Einziehung der Brustwand während der Einatmung; SYN: Brustwandflattern
periodische Atmung Atemrhythmus mit zu- und abnehmender Atemtiefe und evtl. Atempausen; SYN: Cheyne-Stokes-Atmung

At|mungs|en|zy|me *pl* →Atmungsfermente

At|mungs|fer|men|te *pl* die Enzyme der Atmungskette*; SYN: Atmungsenzyme

At|mungs|in|suf|fi|zi|enz *f* Störung des Gasaustauches, die zu einer mangelhaften Sauerstoffversorgung führt; SYN: respiratorische Insuffizienz

At|mungs|ket|te *f* in den Mitochondrien der Zelle lokalisiertes Multienzymsystem, das stufenweise Wasserstof mit Sauerstoff zu Wasser oxidiert; die gewonnene Energie wird als Wärme freigesetzt oder in energiereichen Verbindungen gespeichert

A|tom *nt* aus Kern [**Atomkern**] und Hülle [**Elektronenhülle**] bestehender kleinster Baustein eines Elements

a|to|mar *adj* Atom betreffend

A|to|mi|sie|rung *f* Zerstäubung, Zerstäuben

A|tom|mas|sen|ein|heit *f* →Dalton

A|to|nia *f* →Atonie
Atonia uteri Tonusmangel der Gebärmutter nach der Geburt; führt zu mangelhafter Kontraktion und Nachblutungen

A|to|nie *f* Schwäche, Schlaffheit, Erschlaffung, Tonusmangel eines Gewebes oder Organs; SYN: Atonia

a|to|nisch *adj* ohne Tonus/Spannung, schlaff, kraftlos

A|to|pen *nt* eine atopische Erkrankung auslösendes Allergen*

A|to|pie *f* Oberbegriff für anlagebedingte allergische Erkrankungen mit Überempfindlichkeit gegen Umweltstoffe; klassische Beispiele sind endogenes Ekzem* und Asthma* bronchiale

a|to|pisch *adj* **1.** Atopen oder Atopie betreffend **2.** ursprungsfern, an atypischer Stelle liegend oder entstehend, (nach außen) verlagert, heterotopisch, ektop, ektopisch

A|to|po|gno|sie *f* Verlust des Ortssinns; SYN: Topagnosie

a|to|xisch *adj* ungiftig, nicht-giftig; nicht durch Gift verursacht

ATP|ase *f* Enzym, das Adenosintriphosphat in Adenosindiphosphat und anorganisches Phosphat spaltet; SYN: Adenosintriphosphatase

A|trans|fer|rin|ä|mie *f* zu Eisenmangelanämie führender, angeborener Mangel an Transferrin*; SYN: Transferrinmangel

a|trau|ma|tisch *adj* (*Nadel, Technick*) nicht-gewebeschädigend

A|trep|sie *f* chronische Gedeihstörung von Säuglingen durch z.B. Fehlernährung oder chronische Infekte; SYN: Säuglingsdystrophie

A|tre|sia *f* →Atresie
Atresia ani angeborenes Fehlen der Afteröffnung; SYN: Analatresie
Atresia auris angeborener Verschluss des äußeren Gehörgangs
Atresia cervicalis angeborener oder erworbener Verschluss des Gebärmutterhalses
Atresia choanae angeborener Verschluss der hinteren Nasenöffnung; SYN: Choanalatresie
Atresia folliculi Untergang eines Eifollikels vor Erreichung der Reifestufe; SYN: Follikelatresie
Atresia hymenalis Verschluss der Vagina

durch ein nicht-perforiertes Hymen; SYN: hymenale Atresie

Atresia iridis →Atresia pupillae

Atresia nasi angeborener Verschluss des Nasengangs; SYN: Atretorrhinie, Nasenatresie, Nasengangsatresie

Atresia pupillae angeborener Pupillenverschluss; SYN: Pupillenatresie, Atresia iridis, Atretopsie

Atresia recti angeborener Mastdarmverschluss mit Fehlen der Verbindung zum After; SYN: Rektumatresie, Mastdarmatresie

Atresia urethrae angeborener Verschluss der Harnröhre; SYN: Harnröhrenatresie, Urethraatresie, Atreturethrie

Atresia uteri angeborener Verschluss der Gebärmutterhöhle; SYN: Gebärmutteratresie, Uterusatresie, Atretometrie

Atresia vaginalis angeborener oder erworbener Verschluss der Scheidenlichtung; SYN: Scheidenatresie, Vaginalatresie

A|tre|sie *f* **1.** angeborenes Fehlen oder Verschluss einer natürlichen Körperöffnung **2.** Involution/Rückbildung eines Organs oder einer Organstruktur; SYN: Atresia

hymenale Atresie angeborenes Fehlen der Öffnung des Jungfernhäutchens; SYN: Hymenalatresie, Atresia hymenalis

a|tre|tisch *adj* Atresie betreffend, uneröffnet, ungeöffnet, geschlossen

A|tre|to|gas|trie *f* angeborener Verschluss des Mageneingangs; SYN: Magenatresie

A|tre|to|me|trie *f* angeborener Verschluss der Gebärmutterhöhle; SYN: Gebärmutteratresie, Uterusatresie, Atresia uteri

A|tre|top|sie *f* angeborener Pupillenverschluss; SYN: Pupillenatresie, Atresia iridis/pupillae

A|tre|tor|rhi|nie *f* angeborener Verschluss des Nasengangs; SYN: Atresia nasi, Nasenatresie, Nasengangsatresie

A|tre|to|sto|mie *f* angeborener Verschluss der Mundöffnung

A|tre|t|u|re|thrie *f* angeborener Verschluss der Harnröhre; SYN: Harnröhrenatresie, Urethraatresie, Atresia urethrae

a|tri|al *adj* Vorhof/Atrium betreffend; SYN: aurikulär

A|tri|al|ga|lopp *m* Galopprhythmus mit dumpfem Vorhofton [4. Herzton]; SYN: Vorhofgalopp, Aurikulargalopp, präsystolischer Galopp

a|trich *adj* **1.** ohne Haare, haarlos **2.** (*biolog.*) ohne Geißel

A|tri|chie *f* vollständiges Fehlen der Haare; SYN: Atrichia, Atrichose

A|tri|cho|se *f* →Atrichie

Atrio-, atrio- *präf.* Wortelement mit der Bedeutung "Vorhof/Atrium"

A|tri|o|me|ga|lie *f* Vergrößerung des Herzvorhofes; SYN: Vorhofdilatation

A|tri|o|pep|tid *nt* in Myozyten des linken Vorhofs und anderen Geweben gebildetes Hormon mit Einfluss auf die Wasser- und Natriumdiurese; SYN: atrialer natriuretischer Faktor, Atriopeptin, atriales natriuretisches Peptid, atriales natriuretisches Hormon

A|tri|o|pep|tin *nt* →Atriopeptid

A|tri|o|sep|to|sto|mie *f* operative Durchtrennung des Vorhofseptums

A|tri|o|to|mie *f* operative Vorhoferöffnung

a|tri|o|vent|ri|ku|lär *adj* Vorhof und Herzkammer/Ventrikel betreffend oder verbindend; SYN: atrioventrikular

A|tri|o|vent|ri|ku|lar|ka|nal *m* beim Embryo vorkommende Verbindung von Vorhof und Kammer; SYN: AV-Kanal

A|tri|o|vent|ri|ku|lar|klap|pe *f* segelförmige Herzklappe zwischen rechtem/linkem Vorhof und rechter/linker Kammer; SYN: Segelklappe, Vorhof-Kammerklappe, Valva atrioventricularis

A|tri|o|vent|ri|ku|lar|kno|ten *m* an der Vorhofkammergrenze liegender Knoten aus spezifischen Muskelfasern, der die Erregung vom Vorhof auf die Kammer überträgt; übernimmt bei Ausfall des Sinusknoten als sekundäres Erregungsbildungszentrum die Schrittmacherfunktion; SYN: AV-Knoten, Aschoff-Tawara-Knoten, Tawara-Knoten, Nodus atrioventricularis

A|tri|o|vent|ri|ku|lar|rhyth|mus *m* vom Atrioventrikularknoten* ausgehender Ersatzrhythmus; SYN: AV-Rhythmus, Knotenrhythmus

A|tri|o|vent|ri|ku|lar|ve|nen *pl* Venen an der Vorhof-Kammer-Grenze; SYN: Venae atrioventriculares

A|tri|um *nt, pl* **A|tria**, **A|tri|en** **1.** Vorhof **2.** Herzvorhof, Vorhof, Kammervorhof, Atrium cordis

Atrium cordis Herzvorhof, Vorhof, Kammervorhof

Atrium cordis dextrum nimmt das aus dem Körperkreislauf kommende venöse Blut auf und pumpt es während der Diastole* durch die Trikuspidalklappe* in die rechte Herzkammer; SYN: rechter Vorhof

Atrium cordis sinistrum nimmt das aus den Lungenvenen kommende sauerstoffreiche Blut auf und pumpt es während der Diastole* durch die Mitralklappe* in die linke Herzkammer; SYN: linker Vorhof

A|tri|um|sep|tum|de|fekt *m* angeborener Herzfehler mit Lückenbildung in der Scheidewand zwischen den beiden Vorhöfen; SYN: Vorhofseptumdefekt, Vorhofscheidewanddefekt

At|ro|pa bel|la|don|na *f* zu den Nachtschattengewächsen gehörende Pflanze; enthält zahlreiche Alkaloide [z.B. Atropin*]; SYN:

Tollkirsche, Belladonna

A|tro|phia *f* →Atrophie

Atrophia bulborum hereditaria X-chromosomal-rezessives Syndrom mit Blindheit und Schwerhörigkeit; SYN: Norrie-Warburg-Syndrom

Atrophia musculorum spinalis pseudomyopathica (Kugelberg-Welander) meist autosomal-rezessive Form der spinalen Muskelatrophie; beginnt mit Atrophie und Lähmung der rumpfnahen Beinmuskulatur und betrifft später auch Schultergürtel-, Arm- und Handmuskulatur; SYN: Kugelberg-Welander-Krankheit, Kugelberg-Welander-Syndrom, juvenile Form der spinalen Muskelatrophie

Atrophia nervi optici zu Erblindung führende Degeneration der Sehnervenfasern; SYN: Optikusatrophie, Sehnervenatrophie

A|tro|phie *f* Gewebs- oder Organschwund, Rückbildung, Verkümmerung; SYN: Atrophia

senile Atrophie physiologische Atrophie von Organen und Geweben im Alter; SYN: Altersatrophie

braune Atrophie v.a. Herz und Leber betreffende braune Verfärbung bei Altersatrophie

physiologische Atrophie normale Atrophie von Organen oder Geweben im Rahmen der körperlichen Entwicklung

postmenopausale Atrophie durch das Fehlen von Hormonen verursachte Atrophie der Haut und anderer Organe nach der Menopause*; SYN: Postmenopausenatrophie

vaskuläre Atrophie Atrophie bei gestörter Gefäßversorgung

zyanotische Atrophie durch einen chronischen Sauerstoffmangel verursachte Atrophie; SYN: Sauerstoffmangelatrophie

a|tro|phiert *adj* geschrumpft, verkümmert

a|tro|phisch *adj* Atrophie betreffend, durch sie bedingt

A|tro|pho|der|ma *f* Hautatrophie; SYN: Atrophodermia

Atrophoderma neuroticum papierdünne, glatte Haut bei neurotrophischer Atrophie*; SYN: Lioderma, Leioderma, Glanzhaut

A|tro|pho|der|ma|to|se *f* chronische, zu Atrophie führende Hauterkrankung

A|tro|pin *nt* in Nachtschattengewächsen wie **Tollkirsche** [Atropa belladonna], **Stechapfel** [Datura stramonium] und **Bilsenkraut** [Hyoscyamus niger] vorkommendes sehr giftiges Alkaloid mit parasympatholytischer Wirkung; SYN: Atropinum, D/L-Hyoscyamin

At|ta|cke *f* Anfall

transitorische ischämische Attacke s.u. Apoplexia cerebri

at|te|nu|ie|ren *v* (*Virulenz*) vermindern, abschwächen

at|te|nu|iert *adj* verdünnt, vermindert, (ab-) geschwächt

At|te|nu|ie|rung *f* (*Viren, Bakterien*) Abschwächung, Verminderung der Virulenz

At|tik|an|tro|to|mie *f* →Attikoantrotomie

At|ti|ko|an|tro|to|mie *f* operative Eröffnung von Attikus* und Antrum* mastoideum zur Sanierung einer chronischen Mittelohraffektion; SYN: Attikantrotomie, Antroattikotomie

At|ti|ko|to|mie *f* operative Kuppelraumeröffnung

At|ti|kus *m* kuppelartige Ausbuchtung an der Decke der Paukenhöhle; SYN: Kuppelraum, Epitympanum, Recessus epitympanicus

At|ti|zi|tis *f, pl* **-ti|den** Entzündung des Kuppelraums der Paukenhöhle; SYN: Kuppelraumentzündung

at|ti|zi|tisch *adj* Kuppelraumentzündung/Attizitis betreffend

At|to|ni|tät *f* völlige Bewegungslosigkeit, Starre

At|trak|tant *m* Lockstoff

At|tri|ti|on *f* Abrieb, Reibung; (physiologische) Abnutzung, Abreibung, Verschleiß

A|ty|pie *f* Strukturveränderung von Zellen oder Geweben

a|ty|pisch *adj* nicht typisch, untypisch

Ätz|gas|tri|tis *f, pl* **-ti|den** durch Säuren oder Laugen hervorgerufene Magenschleimhautentzündung; SYN: Gastritis corrosiva

Ätz|mit|tel *nt* Mittel mit gewebezerstörender Wirkung; SYN: Kaustikum

Ät|zung *f* gezielte Anwendung von Ätzmitteln

Audi-, audi- *präf.* →Audio-

Au|di|mu|ti|tas *f* fehlende oder verzögerte Sprachentwicklung; SYN: motorische Hörstummheit, Hörstummheit

Audio-, audio- *präf.* Wortelement mit der Bedeutung "Hören/Gehör"

au|di|o|gen *adj* durch Schall/Töne verursacht oder ausgelöst

Au|di|o|gramm *nt* bei der Audiometrie* gewonnene graphische Darstellung

Au|di|o|lo|gie *f* Lehre vom Hören

Au|di|o|me|trie *f* Prüfung der Hörfunktion durch elektroakustisch erzeugte Töne

au|di|o|me|trisch *adj* Audiometrie betreffend, mittels Audiometrie

au|di|o|vi|su|ell *adj* Hören und Sehen betreffend

Au|di|tio *f, pl* **-ti|o|nes** Hörvermögen, Hörkraft; Gehör; Hören

au|di|tiv *adj* Gehör oder Hören betreffend

Auerbach-Plexus *m* vegetativer Plexus der Darmwand, der die Peristaltik* reguliert; SYN: Plexus myentericus

Auer-Stäbchen *nt* bei verschiedenen hämatologischen Erkrankungen [v.a. akute myeloische Leukämie] vorkommende azurophile Granula im Zytoplasma, die durch

Pappenheim-Färbung rotviolett gefärbt werden

Auf|fri|schungs|do|sis *f, pl* **-sen** Antigenmenge zur Auffrischung der Immunreaktion bei einer Auffrischungsimpfung; SYN: Boosterdosis

Auf|guss|tier|chen *pl* im Wasser eines Heuaufgusses entstandene Einzeller; SYN: Infusoria, Infusorien

Auf|pfropf|ges|to|se *f* Gestose*, die sich auf eine vorbestehende Erkrankung [Diabetes* mellitus, Hypertonie*] aufpropft; SYN: Pfropfgestose

Auf|sät|ti|gungs|do|sis *f, pl* **-sen** erste, meist höhere Dosis zu Beginn eines Therapiezyklus; SYN: Initialdosis

Auf|wach|epi|lep|sie *f* meist in den Morgenstunden oder während des Aufwachens auftretende generalisierte Epilepsie*

Auf|wach|tem|pe|ra|tur *f* Körpertemperatur beim Aufwachen; oft gleichgesetzt mit Basaltemperatur; SYN: Morgentemperatur

Aug|ap|fel|in|zi|si|on *f* Eröffnung des Augapfels; SYN: Bulbusinzision, Ophthalmotomie

Aug|ap|fel|prel|lung *f* stumpfe Verletzung des Augapfels; kann zur Ausbildung eines Wundstars führen; SYN: Contusio bulbi

Au|ge *nt* aus dem Augapfel und seinen Anhangsgebilden bestehender Teil des Sehorgans; SYN: Oculus

aphakes Auge Bezeichnung für ein Auge bei angeborener Aphakie* oder nach operativer Linsenentfernung; SYN: linsenloses Auge

linsenloses Auge →aphakes Auge

verborgenes Auge unvollständige Augenentwicklung bei Verschluss der Lidspalte; SYN: Kryptophthalmus

Au|gen|ab|stand *m* Abstand zwischen der Pupillenmitte der beiden Augen

Au|gen|ach|se, anatomische *f* äußere Verbindungslinie von vorderem und hinterem Augenpol; SYN: äußere Augenachse, Axis externus bulbi

Au|gen|ach|se, äußere *f* →Augenachse, anatomische

Au|gen|ach|se, innere *f* innere Verbindungslinie von vorderem und hinterem Augenpol; SYN: Axis internus bulbi

Au|gen|ach|se, optische *f* Linie durch den Mittelpunkt der Hornhaut zur Fovea* centralis der Netzhaut; SYN: Sehachse, Axis opticus

Au|gen|bin|nen|druck *m* →Augeninnendruck

Au|gen|di|a|gno|se *f* Diagnose von Erkrankungen durch Veränderungen der Iris; nicht als Teil der Schulmedizin anerkannt

Au|gen|ent|zün|dung *f* →Ophthalmie

Au|gen|hin|ter|grund *m* die durch die Pupille direkt betrachtbaren Teile der inneren Augapfeloberfläche

Au|gen|horn|haut *f* vorderer durchsichtiger Teil der Augapfelhülle [Tunica fibrosa bulbi], der am Limbus* corneae in die weiße Augenhaut [Sklera*] übergeht; SYN: Hornhaut, Kornea, Cornea

Au|gen|in|nen|druck *m* Druck im Augeninneren; bei Glaukom* erhöht; SYN: intraokulärer Druck, Augenbinnendruck

Au|gen|lid|ek|tro|pi|um *nt* Auswärtskehrung/Umstülpung des Augenlids nach außen; SYN: Lidektropium, Ektropium, Ektropion

Au|gen|lid|ent|zün|dung *f* →Blepharitis

Au|gen|lid|ste|no|se *f* Verengung der Lidspalte; SYN: Blepharophimose, Blepharostenose

Au|gen|mi|grä|ne *f* heftige, meist einseitige Migräne mit visuellen Symptomen; SYN: Migraine ophthalmique

Au|gen|mus|kel|läh|mung *f* →Augenmuskelparese

Au|gen|mus|kel|pa|re|se *f* zu Sehstörungen [Doppelbilder, Schielen] führende Lähmung eines oder mehrerer äußerer Augenmuskeln; SYN: Ophthalmoplegie, Ophthalmoplegia, Augenmuskellähmung

Au|gen|schwin|del *m* durch eine Augenmuskellähmung* hervorgerufenes Schwindelgefühl; SYN: Gesichtsschwindel, Vertigo ocularis

Au|gen|spie|gel *m* Instrument zur direkten Untersuchung des Augenhintergrundes; SYN: Ophthalmoskop, Funduskop

Au|gen|spie|gel|lung *f* Betrachtung des Augenhintergrundes mit einem Augenspiegel; SYN: Funduskopie, Ophthalmoskopie, Augenspiegeln

Au|gen|trip|per *m* →Gonoblennorrhoe

Au|gen|wim|pern *pl* Cilia, Zilien

Au|gen|win|kel|ble|pha|ri|tis *f, pl* **-ti|den** →Blepharitis angularis

Au|gen|win|kel|ent|zün|dung *f* **1.** →Blepharitis angularis **2.** →Canthitis

Au|gen|win|kel|ve|ne *f* Anfang der Gesichtsvene im Augenwinkel; SYN: Vena angularis

Au|gen|wurm *m* in Afrika vorkommender parasitärer Fadenwurm, der durch Bremsen übertragen wird; SYN: Augenwurm, Wanderfilarie, Taglarvenfilarie, Loa loa

Au|gen|zahn *m* oberer Eckzahn

Au|gen|zit|tern *nt* →Nystagmus

Aug|men|ta|ti|ons|plas|tik *f* operative Vergrößerung eines Organs oder Körperteils, z.B. Brustvergrößerung

Aujeszky-Krankheit *f* selten auf den Menschen übertragene [Laborinfektion] Enzephalomyelitis von Haustieren durch das Pseudowutvirus **Herpesvirus suis**; SYN: Pseudowut, Pseudolyssa, Pseudorabies, Aujeszky-Krankheit

Au|ra *f, pl* **-rae** Bezeichnung für die einem epileptischen Anfall vorausgehenden sensorischen, vegetativen oder psychischen Wahrnehmungen; je nach der Art unterscheidet man u.a. **akustische**

Aura [mit Geräuschwahrnehmung], **motorische Aura** [mit Zwangsbewegungen], **olfaktorische Aura** [mit Geruchswahrnehmung], **sensible Aura** [mit unangenehmen Hautempfindungen], **visuelle Aura** [mit optischer Wahrnehmung], **gustatorische Aura** [mit unangenehmer Geschmacksempfindung] und **viszerale Aura** [mit vom Magen aufsteigendem Übelkeitsgefühl]; SYN: epileptische Aura

au|ral *adj* Ohr(en) oder Gehör betreffend

Au|ran|ti|a|sis cu|tis *f* durch eine Erhöhung der Carotine* hervorgerufene Gelbfärbung der Haut; relativ häufig bei Säuglingen durch Karotten verursacht; SYN: Karotinikterus, Karotingelbsucht, Carotinosis, Carotingelbsucht, Carotinikterus, Karotinodermie, Carotinodermia, Carotinodermie, Xanthodermie

Au|ri|a|sis *f, pl* **-ses** meist durch therapeutische Goldapplikation hervorgerufene irreversible Einlagerung von Goldpartikeln in die Haut und Schleimhaut, aber auch Lederhaut und Bindehaut des Auges [**Chrysosis corneae**]; SYN: Goldausschlag, Chrysoderma, Chrysiasis, Chrysosis, Pigmentatio aurosa

Au|ri|cu|la *f, pl* **-lae** Ohrmuschel; SYN: Aurikel

Auricula atrii dextra, sinistra rechtes und linkes Herzohr

Au|ri|kel *f* →Auricula

au|ri|ku|lar *adj* →aurikulär

au|ri|ku|lär *adj* Ohr oder ohrförmige Struktur betreffend, ohrförmig; SYN: aurikular

Au|ri|ku|lar|fis|tel *f* meist blind endende Fistel, die aus Resten der 1. Kiemenfurche entsteht; SYN: kongenitale präaurikuläre Fistel, Fistula auris congenita, angeborene Ohrfistel

Au|ri|ku|lar|ga|lopp *m* Galopprhythmus mit dumpfem Vorhofton [4. Herzton]; SYN: Atrialgalopp, Vorhofgalopp, präsystolischer Galopp

au|ri|ku|lo|kra|ni|al *adj* Ohrmuschel und Schädel/Kranium betreffend

au|ri|ku|lo|na|sal *adj* Ohr und Nase betreffend oder verbindend

au|ri|ku|lo|tem|po|ral *adj* Ohrmuschel und Schläfenregion/Regio temporalis betreffend; SYN: temporoaurikulär

Au|ris *f* Ohr

Auris externa besteht aus Ohrmuschel und äußerem Gehörgang; dient der Schallaufnahme und -weiterleitung zum Mittelohr; SYN: äußeres Ohr

Auris interna wandelt die durch den Schall hervorgerufenen Schwingungen in elektrische Impulse um, die dann zum Hörzentrum des Gehirns geleitet werden; SYN: Innenohr

Auris media leitet den Schall vom Trommelfell weiter zum Innenohr; SYN: Mittelohr

Au|ri|skop *nt* Ohrenspiegel; auch Endoskop für die Spiegelung des Gehörganges; SYN: Otoskop, Ohrenspekulum

Auro-, auro- *präf.* Wortelement mit der Bedeutung "Gold/Aurum"

Au|ro|the|ra|pie *f* Behandlung mit goldhaltigen Substanzen; SYN: Goldtherapie, Chrysotherapie

Au|ro|thi|o|glu|ko|se *f* zur Therapie der rheumatischen Arthritis verwendetes goldhaltiges Antiphlogistikum*; SYN: Goldthioglukose

Au|rum *nt* Gold*

Aus|guss|stein *m* geweihförmiger, das Nierenbecken ausfüllender Nierenstein; SYN: Korallenstein, Hirschgeweihstein, Beckenausgussstein

Aus|kul|ta|ti|on *f* Abhören/Abhorchen der im Körper entstehenden Geräusche mit dem Ohr, Hörrohr oder Stethoskop

aus|kul|ta|to|risch *adj* Auskultation betreffend, durch Auskultation feststellend oder feststellbar

aus|kul|tie|ren *v* abhören, abhorchen

Auspitz-Phänomen *nt* charakteristische, punktförmige Blutung nach Entfernen des letzten Häutchens bei Psoriasis*; SYN: Phänomen des blutigen Taus

Aus|riss|frak|tur *f* →Abrissfraktur

Aus|saat *f* Ausbreitung von Erregern oder Tumorzellen im Körper

bronchogene Aussaat über die Bronchien erfolgende Aussaat von Erregern oder Tumorzellen

hämatogene Aussaat Aussaat über den Blutweg

lymphogene Aussaat Ausbreitung über die Lymphgefäße

Aus|satz *m* →Lepra

Aus|schäl|plas|tik *f* Eröffnung einer Arterie und Ausschälung eines alten Thrombus; SYN: Endarteriektomie, Intimektomie

Aus|schei|der *m* Person, die vorübergehend oder permanent Erreger ausscheidet, ohne selbst krank zu sein

Aus|schei|dungs|py|e|lo|gra|fie *f* →Ausscheidungspyelographie

Aus|schei|dungs|py|e|lo|gra|phie *f* Röntgenkontrastdarstellung* der Nierenbecken; meist im Rahmen einer Urographie*; SYN: intravenöse Pyelographie, i.v. Pyelographie

Aus|schei|dungs|u|ro|gra|fie *f* →Ausscheidungsurographie

Aus|schei|dungs|u|ro|gramm *nt* Röntgenkontrastaufnahme der ableitenden Harnwege

Aus|schei|dungs|u|ro|gra|phie *f* Röntgenkontrastdarstellung der ableitenden Harnwege

Aus|schei|dungs|zys|to|gra|fie *f* →Ausscheidungszystographie

Aus|schei|dungs|zys|to|gra|phie *f* Röntgenkontrastdarstellung* der Harnblase; SYN: Miktionszystographie

Aus|schei|dungs|zys|to|u|re|thro|gra|fie *f* →Ausscheidungszystourethrographie

Aus|schei|dungs|zys|to|u|re|thro|gra|phie *f* Röntgenkontrastdarstellung* der Harnblase und Harnröhre; SYN: Miktionszystourethrographie

Aus|schluss|chro|ma|to|gra|fie *f* →Ausschlusschromatographie

Aus|schluss|chro|ma|to|gra|phie *f* →Gelchromatographie

Aus|schluss|di|a|gno|se *f* Krankheitsdiagnose durch Ausschluss anderer, mit den selben Symptomen einhergehender Erkrankungen

Aus|sprit|zungs|gang *m* Endabschnitt des Samenleiters in der Prostata; SYN: Ejakulationsgang, Ductus ejaculatorius

Aus|tausch|trans|fu|si|on *f* Bluttransfusion mit gleichzeitiger Entnahme von Empfängerblut; SYN: Blutaustauschtransfusion, Blutaustausch

Aus|tausch|trans|port *m* Austauschvorgang durch die Zellmembran, bei dem Substanzen in entgegengesetzter Richtung transportiert werden; SYN: Gegentransport, Countertransport, Antiport

Austin Flint-Geräusch *nt* Herzgeräusch bei Aorteninsuffizienz* durch die begleitende funktionelle Mitralstenose*; SYN: Flint-Geräusch

Aus|tra|li|a|an|ti|gen *nt* auf der Oberfläche von Hepatitis B-Viren auftretendes Antigen mit Bedeutung für Diagnostik und Verlaufsbeobachtung; SYN: Hepatitis B surface-Antigen, HB_s-Antigen, Hepatits B-Oberflächenantigen

Australian-X-Enzephalitis *f* durch das Murray-Valley-Enzephalitis-Virus hervorgerufene Arbovirus-Enzephalitis* Ausraliens; SYN: Murray-Valley-Enzephalitis

Aus|trei|bungs|frak|ti|on *f* Auswurfleistung des Herzens, d.h. der während der Systole ausgeworfene Anteil der Blutmenge im linken Ventrikel; SYN: Auswurffraktion, Ejektionsfraktion

Aus|trei|bungs|ge|räu|sche *pl* über dem Herzen auskultierbare Geräusche während der Austreibungsphase [Systole]; SYN: Austreibungstöne

Aus|trei|bungs|pe|ri|o|de *f* **1.** die Zeit vom Durchtritt des kindlichen Kopfes durch den Muttermund bis zur Geburt; SYN: Austreibungsphase **2.** die zweite Hälte der Systole, während der das Blut aus dem Herzen in den großen und kleinen Kreislauf strömt; SYN: Austreibungsphase, Austreibungszeit

Aus|trei|bungs|pha|se *f* →Austreibungsperiode

Aus|trei|bungs|tö|ne *pl* →Austreibungsgeräusche

Aus|trei|bungs|zo|ne *f* die zweite Hälte der Systole, während der das Blut aus dem Herzen in den großen und kleinen Kreislauf strömt; SYN: Austreibungsperiode, Austreibungsphase

Aus|tritts|do|sis *f, pl* **-sen** Bezeichnung für die an der Austrittsseite des Körpers gemessene Ionendosis; SYN: Exitdosis

Aus|trock|nungs|ek|zem *nt* durch extrem trockene Haut hervorgerufenes Ekzem* bei älteren Menschen [meist durch Sebostase*], bei übermäßiger Reinigung und Entfettung der Haut [**angewaschenes Ekzem**] oder durch Wettereinflüsse; SYN: Exsikkationsdermatitis, Exsikkationsekzem, asteatotisches Ekzem, xerotisches Ekzem, Exsikkationsekzematid, Xerosis, Asteatosis cutis

Aus|wurf|frak|ti|on *f* Auswurfleistung des Herzens, d.h. der während der Systole ausgeworfene Anteil der Blutmenge im linken Ventrikel; SYN: Austreibungsfraktion, Ejektionsfraktion

Aut-, aut- *präf.* →Auto-

Au|tis|mus *m* Rückzug von der Außenwelt durch Einkapselung in eine eigene Ideen- und Vorstellungswelt •

frühkindlicher Autismus bereits im Säuglingsalter beginnende Kontaktstörung mit Sprachstörungen oder Sprachretardierung; SYN: Kanner-Syndrom

au|tis|tisch *adj* Autismus betreffend

Auto-, auto- *präf.* Wortelement mit der Bedeutung "selbst/eigen"

Au|to|ag|glu|ti|na|ti|on *f* Agglutination von Blutkörperchen durch das eigene Serum

Au|to|ag|glu|ti|nin *nt* gegen die eigenen Blutkörperchen gerichtetes Agglutinin*

Au|to|ag|gres|si|ons|krank|heit *f* →Autoimmunkrankheit

au|to|ag|gres|siv *adj* gegen den eigenen Körper oder eigene Organe oder Gewebe gerichtet; autoimmun

Au|to|a|na|ly|sa|tor *m* →Autoanalyzer

Au|to|a|na|ly|se *f* →Autopsychoanalyse

Au|to|a|na|ly|zer *m* Gerät zur automatischen Analyse von Blut-, Gewebe-, Urinproben etc.; SYN: Autoanalysator

Au|to|a|nam|ne|se *f* Eigenanamnese des Patienten

Au|to|an|ti|gen *nt* die Bildung von Autoantikörpern anregendes körpereigenes Antigen

Au|to|an|ti|kör|per *pl* Antikörper gegen körpereigene Antigene

au|toch|thon *adj* an Ort und Stelle entstanden, eingeboren, bodenständig

Au|to|des|truk|ti|on *f* Selbstzerstörung

Au|to|di|ges|ti|on *f* Selbstverdauung

au|to|di|ges|tiv *adj* Autodigestion betreffend, durch sie bedingt, selbstverdauend

Au|to|dup|li|ka|ti|on *f* identische Verdopplung von DNA- oder RNA-Strängen; SYN: Replikation

Au|to|e|ro|tik *f* Oberbegriff für Onanie* und Narzissmus*; oft gleichgesetzt mit Autoerotismus

au|to|e|ro|tisch *adj* Autoerotik betreffend, von ihr gekennzeichnet

Au|to|e|ro|tis|mus *m* sexuelle Erregung ohne direkte oder indirekte äußere Reize, (ausschließliches) sexuelles Interesse an der eigenen Person; SYN: Autoerastie

Au|to|flu|o|res|zenz *f* durch im Gewebe vorhandene Substanzen hervorgerufene Fluoreszenz*

Au|to|flu|o|ro|skop *nt* spezielle Szintillationskamera zur Messung von Aktivitätsverteilungen

au|to|gen *adj* **1.** von selbst entstehend **2.** im Organismus selbst erzeugt; SYN: endogen, autolog **3.** →autogenetisch

Au|to|ge|ne|se *f* Selbstentstehung

au|to|ge|ne|tisch *adj* von der selben Person stammend; SYN: autogenisch, autogen, autolog

au|to|ge|nisch *adj* →autogenetisch

Au|to|häm|ag|glu|ti|na|ti|on *f* Agglutination von körpereigenen Blutkörperchen

Au|to|häm|ag|glu|ti|nin *nt* Agglutinin* gegen körpereigene Blutkörperchen

Au|to|hä|mo|ly|se *f* Hämolyse der körpereigenen Blutkörperchen

Au|to|hä|mo|ly|sin *nt* hämolysierender Autoantikörper

au|to|hä|mo|ly|tisch *adj* Autohämolyse betreffend, von ihr betroffen oder durch sie bedingt

Au|to|hä|mo|the|ra|pie *f* Eigenblutbehandlung

Au|to|his|to|ra|di|o|gra|fie *f* →Autohistoradiographie

Au|to|his|to|ra|di|o|gra|phie *f* →Autoradiographie

Au|to|hyp|no|se *f* durch Autosuggestion* erzeugte Hypnose*; SYN: Selbsthypnose, Idiohypnose

au|to|hyp|no|tisch *adj* Autohypnose betreffend, mittels Autohypnose

au|to|im|mun *adj* Autoimmunität betreffend

Au|to|im|mun|er|kran|kung *f* →Autoimmunkrankheit

Au|to|im|mun|he|pa|ti|tis *f, pl* **-ti|ti|den** durch Autoantikörper* hervorgerufene Leberentzündung; SYN: autoimmune Hepatitis

Au|to|im|mu|ni|sie|rung *f* Sensibilisierung gegen körpereigenes Gewebe; SYN: Autosensibilisierung

Au|to|im|mu|ni|tät *f* Immunreaktion gegen körpereigene Zellen, Gewebe oder Stoffe

Au|to|im|mun|krank|heit *f* durch die Bildung von Antikörpern gegen körpereigene Gewebe oder Substanzen [Autoantikörper] hervorgerufene Erkrankung; SYN: Autoaggressionskrankheit, Autoimmunerkrankung, Autoimmunopathie

Au|to|im|mu|no|pa|thie *f* →Autoimmunkrankheit

Autoimmun-Polyendokrinopathie *f* durch Autoantikörper* hervorgerufene Insuffizienz mehrerer endokriner Drüsen; SYN: polyglanduläres Autoimmunsyndrom

Au|to|im|mun|syn|drom, po|ly|glan|du|lä|res *nt* →Autoimmun-Polyendokrinopathie

Au|to|im|mun|thy|re|o|i|di|tis *f, pl* **-ti|den** Autoimmunkrankheit* der Schilddrüse mit organspezifischen Autoantikörpern*; SYN: Autoimmunthyroiditis, Immunthyreoiditis, Immunthyreoiditis, Hashimoto-Thyreoiditis, Struma lymphomatosa

Au|to|im|mun|thy|ro|i|di|tis *f, pl* **-ti|den** →Autoimmunthyreoiditis

Au|to|in|fek|ti|on *f* Selbstinfizierung mit im Körper lebenden Keimen

Au|to|in|fu|si|on *f* relative Vermehrung der Blutmenge im großen Kreislauf durch Hochlegen und evtl. Bandagieren der Beine zur Schockbehandlung

Au|to|in|o|ku|la|ti|on *f* spontane Verbreitung von Erregern oder Tumorzellen im Körper durch hämatogene oder lymphogene Verbreitung

au|to|in|o|ku|lier|bar *adj* zur Autoinokulation befähigt

Au|to|in|to|xi|ka|ti|on *f* durch Stoffwechselprodukte oder Autotoxine verursachte Vergiftung; SYN: Selbstvergiftung, Autotoxikose

Au|to|ka|ta|ly|se *f* Beschleunigung einer Reaktion durch eines oder mehrere Zwischenprodukte

au|to|ka|ta|ly|tisch *adj* Autokatalyse betreffend, Autokatalyse auslösend

Au|to|ki|ne|se *f* willkürliche Bewegung, Willkürmotorik

au|to|ki|ne|tisch *adj* Autokinese betreffend

Au|to|klav *m* Druckkessel zur Sterilisation mit gespanntem und gesättigtem Wasserdampf; SYN: Hochdrucksterilisator

Au|to|leu|ko|ag|glu|ti|nin *nt* agglutinierender Leukozytenautoantikörper

au|to|log *adj* von der selben Person stammend; SYN: autogenisch, autogen, autogenetisch

Au|to|ly|se *f* Selbstauflösung; Selbstverdauung, Autodigestion

Au|to|ly|sin *nt* gegen körpereigene Zellen gerichtetes Lysin*; SYN: Autozytolysin

au|to|ly|tisch *adj* Autolyse betreffend oder auslösend, selbstauflösend; selbstverdauend, autodigestiv

au|to|ma|tisch *adj* spontan, unwillkürlich, zwangsläufig; selbsttätig, selbstgesteuert

Au|to|ma|tis|mus *m* automatische/unwillkürliche Handlung oder Reaktion

Au|to|mu|ti|la|ti|on *f* Selbstverstümmelung; SYN: Autotomie

Au|to|mu|ti|la|ti|ons|syn|drom *nt* X-chromosomal-rezessive Störung des Purinstoffwechsels mit Intelligenzstörung und Selbstverstümmelung; SYN: Lesch-Nyhan-Syndrom

au|to|my|so|phob *adj* Automysophobie betreffend

Au|to|my|so|pho|bie *f* krankhafte Überzeugung schlecht zu riechen oder unsauber zu sein

au|to|nom *adj* unabhängig, selbständig (funktionierend); selbstgesteuert; vegetativ

Au|to|no|mie *f* Selbständigkeit, Unabhängigkeit

Au|to|oph|thal|mo|skop *nt* Ophthalmoskop* zur Autoophthalmoskopie*

Au|to|oph|thal|mo|sko|pie *f* Untersuchung des eigenen Augenhintergundes mittels Autoophthalmoskop*

Au|to|pa|thie *f* Erkrankung ohne erkennbare Krankheitsursache; SYN: idiopathische Erkrankung

Au|to|pha|gie *f* **1.** Auflösung von Zellteilen innerhalb der Zelle **2.** krankhaftes Verlangen Teile des eigenen Körpers zu verzehren

au|to|pha|gisch *adj* Autophagie betreffend

Au|to|pha|go|som *nt* intrazelluläre Vakuole, in der Autophagie abläuft; SYN: autophagische Vakuole

au|to|phob *adj* Autophobie betreffend, durch sie gekennzeichnet

Au|to|pho|bie *f* krankhafte Angst vor dem Alleinsein

Au|to|pho|nie *f* Resonanz der eigenen Stimme, z.B. bei Mittelohrkatarrh

Au|to|plas|tik *f* plastische Operation unter Verwendung körpereigener Gewebe oder Organteile

au|to|plas|tisch *adj* Autoplastik betreffend, mittels Autoplastik

Au|to|pro|to|ly|se *f* Selbstverdauung von Eiweißen

Au|top|sie *f* Leicheneröffnung; SYN: Obduktion, Nekropsie

au|to|psy|chisch *adj* die eigene Psyche betreffend

Au|to|psy|cho|a|na|ly|se *f* Psychoanalyse* der eigenen Person; SYN: Autoanalyse

Au|to|psy|cho|se *f* Psychose* mit einer verfälschten Vorstellung von der eigenen Person

Au|to|ra|di|o|gra|fie *f* →Autoradiographie

au|to|ra|di|o|gra|fisch *adj* →autoradiographisch

Au|to|ra|di|o|gra|phie *f* Radiographie* mit Hilfe von gespeicherten oder eingebauten radioaktiven Markern; SYN: Autohistoradiographie

au|to|ra|di|o|gra|phisch *adj* Autoradiographie betreffend, mittels Autoradiographie

Au|to|re|dup|li|ka|ti|on *f* Selbstvermehrung durch identische Verdoppelung; SYN: identische Reduplikation

Au|to|re|gu|la|ti|on *f* Selbstregulation/-steuerung von Körperprozessen

Au|to|rhyth|mie *f* Fähigkeit, rhythmische Erregung oder Reize zu erzeugen

Au|to|sen|si|bi|li|sie|rung *f* Sensibilisierung* gegen körpereigenes Gewebe; Grundprinzip der Autoimmunkrankheiten*; SYN: Autoimmunisierung

Au|to|sep|sis *f* Sepsis* durch im Körper lebende Erreger [z.B. Darmbakterien]; SYN: Endosepsis

au|to|se|rös *adj* Autoserum betreffend

Au|to|se|ro|the|ra|pie *f* Behandlung mit aus dem eigenen Blut gewonnenem Serum; SYN: Eigenserumbehandlung

Au|to|se|rum *nt, pl* **-se|ren** aus dem eigenen Blut gewonnenes Serum; SYN: Eigenserum

Au|to|sit *m* annähernd normal ausgebildeter Partner einer Doppelmissbildung

Au|to|skop *nt* Endoskop* zur direkten Kehlkopfspiegelung

Au|to|sko|pie *f* direkte Kehlkopfspiegelung

au|to|so|mal *adj* Autosom(en) betreffend, auf den Autosomen (liegend), durch autosomale Gene bedingt

Au|to|so|men *pl* alle Chromosomen, außer den Geschlechtschromosomen; SYN: Euchromosomen

Au|to|so|men|a|no|ma|lie *f* Chromosomenanomalie*, die ein oder mehrere Autosomen betrifft; SYN: autosomale Chromosomenanomalie

Au|to|sug|ges|ti|on *f* Selbstbeeinflussung

au|to|sug|ges|tiv *adj* Autosuggestion betreffend, mittels Autosuggestion

Au|to|the|ra|pie *f* Selbstheilung

Au|to|throm|bin *nt* während der Thrombinbildung entstehende Prothrombinderivate

Autothrombin I in der Leber gebildeter Faktor der Blutgerinnung; Mangel führt zu Hypoprokonvertinämie*; SYN: Prokonvertin, Proconvertin, Faktor VII, Serum-Prothrombin-Conversion-Accelerator, stabiler Faktor

Autothrombin II Vitamin K-abhängig in der Leber synthetisierter Faktor der Blutgerinnung; Mangel führt zu Hämophilie* B; SYN: Faktor IX, Christmas-Faktor, antihämophiles Globulin B

Autothrombin III in der Leber gebildeter Faktor der Blutgerinnung; ein Mangel führt zu erhöhter Blutungsneigung; SYN: Faktor X, Stuart-Prower-Faktor

Au|to|throm|bo|ag|glu|ti|nin *nt* Autoagglutinin gegen Blutplättchen; SYN: Plättchenautoagglutinin

Au|to|to|mie *f* Selbstverstümmelung; SYN: Automutilation

Au|to|top|a|gno|sie *f* Unfähigkeit, Hautreize am eigenen Körper zu lokalisieren

Au|to|tox|ä|mie *f* →Autotoxikose

Au|to|to|xi|ko|se *f* durch körpereigene Stoffwechselprodukte entstandene Selbstvergiftung, z.B. bei verminderter Ausscheidung [Leberinsuffizienz*, Niereninsuffizienz*]; SYN: Autointoxikation, Endointoxikation, Selbstvergiftung, Autotoxämie

Au|to|to|xin *nt* **1.** im Körper entstandenes

Toxin; SYN: Endotoxin **2.** gegen körpereigene Zellen gerichtetes Toxin; SYN: Autozytotoxin

au|to|to|xisch *adj* Autointoxikation betreffend, zu Autointoxikation führend

Au|to|trans|fu|si|on *f* **1.** Eigenbluttransfusion **2.** Vermehrung der Blutmenge im großen Kreislauf durch Hochlegen oder Bandagieren der Beine zur Schockbehandlung

Au|to|trans|plan|tat *nt* vom eigenen Körper stammendes Transplantat; SYN: autogenes Transplantat, autologes Transplantat

Au|to|trans|plan|ta|ti|on *f* Transplantation von körpereigenem Gewebe; SYN: autogene Transplantation, autologe Transplantation

Au|to|vak|zi|ne *f* Eigenimpfstoff, Eigenvakzine

Aut|o|xi|da|ti|on *f* direkte Oxidation von organischen Verbindungen durch Sauerstoff

Au|to|zy|to|ly|sin *nt* gegen körpereigene Zellen gerichtetes Lysin*; SYN: Autolysin

Au|to|zy|to|to|xin *nt* gegen körpereigene Zellen gerichtetes Toxin; SYN: Autotoxin

au|tum|nal *adj* im Herbst vorkommend oder auftretend, herbstlich

Au|xa|no|gra|fie *f* →Auxanographie

au|xa|no|gra|fisch *adj* →auxanographisch

Au|xa|no|gra|phie *f* Erstellung eines Wachstumsbildes von Bakterien auf verschiedenen Nährböden

au|xa|no|gra|phisch *adj* Auxanographie betreffend

Au|xi|li|ar|at|mung *f* forcierte Atmung durch Einsatz der Atemhilfsmuskeln

Au|xo|me|trie *f* Messung der Wachstumsgeschwindigkeit

au|xo|me|trisch *adj* Auxometrie betreffend, mittels Auxometrie

Au|xo|troph *m* Zelle, die bestimmte Substanzen nicht selbst synthetisieren kann, sondern von außen aufnehmen muss

au|xo|troph *adj* Auxotroph betreffend

a|val|vu|lär *adj* ohne Klappe(n), klappenlos

AV-Anastomose *f* physiologische Verbindung von Arterien und Venen; SYN: arteriovenöse Anastomose, Anastomosis arteriolovenularis, Anastomosis arteriovenosa

a|vas|ku|lär *adj* **1.** ohne Blutgefäße, gefäßlos **2.** ohne Erregerbeteiligung, aseptisch

AV-Block *m* Verlängerung der atrioventrikulären Überleitungszeit; SYN: atrioventrikulärer Block
 kompletter AV-Block vollständige Unterbrechung der Erregungsleitung mit atrioventrikulärer Dissoziation; SYN: totaler AV-Block
 totaler AV-Block →kompletter AV-Block

AV-Dissoziation *f* unabhängige Schlagfrequenz von Vorhöfen und Kammer; SYN: atrioventrikuläre Dissoziation

A|ver|si|on *f* Widerwille, Abneigung, Abscheu

AV-Fistel *f* angeborene oder erworbene Verbindung einer Arterie mit einer Vene; SYN: arteriovenöse Fistel

A|vi|din *nt* im Eiklar vorkommendes Protein, das Biotin* irreversibel bindet und damit der Verdauung und Aufnahme in den Körper entzieht

A|vi|di|tät *f* Anziehungskraft, Bindungskraft

a|vi|ru|lent *adj* nicht-virulent, nicht-ansteckungsfähig

A|vi|ru|lenz *f* Mangel an Ansteckungsfähigkeit

A|vit|a|mi|no|se *f* durch einen absoluten Vitaminmangel hervorgerufene Erkrankung; SYN: Vitaminmangelkrankheit, Vitaminmangel

AV-Kanal *m* →Atrioventrikularkanal

AV-Knoten *m* →Atrioventrikularknoten

AV-Knotenrhythmus *m* →AV-Rhythmus

AV-Knotentachykardie *f* Tachykardie* mit Ursprung im Atrioventrikularknoten

Avogadro-Zahl *f* Zahl der Moleküle in einem Mol* einer Substanz [6,023 x 10^{23}]

AV-Rhythmus *m* vom Atrioventrikularknoten* ausgehender Ersatzrhythmus; SYN: Atrioventrikularrhythmus, Knotenrhythmus

A|vul|sio *f, pl* **-si|o|nes** Abreißen, Ausreißen
 Avulsio bulbi Ausriss des Augapfels

Axi-, axi- *präf.* →Axo-

a|xi|al *adj* Achse betreffend, achsenförmig

a|xi|fu|gal *adj* von der Achse weg (gerichtet)

A|xil|la *f, pl* **-lae** Achsel; Achselhöhle

a|xil|lar *adj* Achsel(höhle) betreffend

A|xil|lar|an|äs|the|sie *f* →Axillarisblock

A|xil|la|ris|block *m* Block des Nervus* axillaris; SYN: Axillaranästhesie

A|xil|la|ris|läh|mung *f* Lähmung des Nervus* axillaris

a|xi|pe|tal *adj* zur Achse hin

A|xis *f, pl* **A|xes** **1.** zweiter Halswirbel, Epistropheus **2.** (Körper-, Gelenk-, Organ-)Achse
 Axis externus bulbi äußere Verbindungslinie von vorderem und hinterem Augenpol; SYN: äußere/anatomische Augenachse
 Axis internus bulbi innere Verbindungslinie von vorderem und hinterem Augenpol; SYN: innere Augenachse
 Axis lentis Linsenachse
 Axis opticus Linie durch den Mittelpunkt der Hornhaut zur Fovea* centralis der Netzhaut; SYN: optische Augenachse, Sehachse
 Axis pelvis Beckenführungslinie, Beckenachse

A|xis|frak|tur *f* Fraktur des II. Halswirbels

Axo-, axo- *präf.* Wortelement mit der Bedeutung "Achse"

axo-axonal *adj* zwei Axone verbindend, von Axon zu Axon; SYN: axo-axonisch

axo-axonisch *adj* →axo-axonal

a|xo|dend|ri|tisch *adj* Axon und Dendrit verbindend

a|xo|dend|ro|so|ma|tisch *adj* Axon, Dendrit und Körper der Nervenzelle verbindend

A|xo|lemm *nt* Zellmembran des Axons

A

A|xo|ly|se *f* Degeneration und Zerfall eines Axons

A|xon *nt* am **Axonhügel** des Zellleibs der Nervenzelle entspringender, bis zu 1m langer Fortsatz, der die Nervenzelle mit anderen Zellen verbindet und Impulse weiterleitet; SYN: Achsenzylinder, Axon, Neuraxon
dendritisches Axon kurzer Zellfortsatz der Nervenzelle; SYN: Dendrit

a|xo|nal *adj* Axon betreffend

A|xo|nem *nt* Achsenfaden des Spermiums

A|xon|hü|gel *m* s.u. Axon

A|xo|not|me|sis *f* Schädigung des Axons peripherer Nerven bei erhaltener Hüllstruktur; führt zu rückbildungsfähigen Ausfallserscheinungen

A|xon|re|flex *m* rückläufige Impulsübertragung in einem sensorischen Nerv; kein Reflex im klassischen Sinn, weil keine Synapse beteiligt ist

A|xo|plas|ma *nt* Zytoplasma des Axons

a|xo|plas|ma|tisch *adj* Axoplasma betreffend

a|xo|so|ma|tisch *adj* Axon und Körper der Nervenzelle verbindend

Ayerza-Syndrom *nt* ätiologisch ungeklärte Arteriosklerose der Pulmonalgefäße mit Dyspnoe, Zyanose, Rechtsherzhypertrophie und Hepatosplenomegalie; SYN: primäre Pulmonalsklerose, Ayerza-Krankheit

A|zan|fär|bung *f* histologische Färbung mit Azokarmin und Anilinblau-Goldorange; SYN: Heidenhain-Azanfärbung

A-Zell|a|de|no|kar|zi|nom *nt* →A-Zelladenom

A-Zelladenom *nt* von den A-Zellen der Langerhans*-Inseln ausgehender bösartiger Tumor der Bauchspeicheldrüse; SYN: Alpha-Zelladenokarzinom, Alpha-Zelladenom, A-Zelladenokarzinom

A-Zellen *pl* Glukagon-bildende Zellen der Langerhans*-Inseln der Bauchspeicheldrüse; SYN: α-Zellen, Alphazellen

A-Zellen-Tumor *m* von den A-Zellen der Langerhans*-Inseln ausgehender Glukagon-bildender Tumor; SYN: Glukagonom, Glucagonom, A-Zell-Tumor

A-Zell-Tumor *m* →A-Zellen-Tumor

a|zel|lu|lär *adj* zellfrei, nicht aus Zellen bestehend, ohne Zellen

a|zen|trisch *adj* nicht im Zentrum (liegend), nichtzentral

a|ze|phal *adj* Azephalie betreffend, ohne Kopf, kopflos

A|ze|pha|lie *f* angeborenes Fehlen des Kopfes; SYN: Acephalie

a|ze|ta|bu|lär *adj* Hüftgelenkspfanne/Azetabulum betreffend; SYN: azetabular

A|ze|ta|bu|lek|to|mie *f* operative (Teil-)Entfernung der Hüftpfanne; SYN: Azetabulumexzision

A|ze|ta|bu|lo|plas|tik *f* plastische Operation der Hüftgelenkspfanne; SYN: Pfannenplastik, Azetabulumplastik

A|ze|ta|bu|lum *nt, pl* **-la** Gelenkpfanne des Hüftgelenks; SYN: Hüftpfanne, Hüftgelenkspfanne, Acetabulum

A|ze|ta|bu|lum|dys|pla|sie *f* →Acetabulumdysplasie

A|ze|ta|bu|lum|rand *m* Rand der Hüftgelenkspfanne; SYN: Pfannenrand, Limbus acetabuli, Margo acetabuli

A|ze|tat *nt* Salz der Essigsäure; SYN: Acetat

A|zet|es|sig|säu|re *f* Zwischenprodukt beim Abbau von Fettsäuren und ketoplastischen Aminosäuren; wird bei gestörtem Kohlenhydratstoffwechsel [u.a. Diabetes* mellitus] vermehrt in der Leber gebildet; SYN: β-Ketobuttersäure, Acetessigsäure

A|ze|to|a|ze|tat *nt* Salz der Azetessigsäure; SYN: Acetoacetat

A|ze|to|ly|se *f* kombinierte Hydrolyse und Acetylierung

A|ze|ton *nt* farblose, mit Wasser mischbare Flüssigkeit; einfachstes Keton; wird im Stoffwechsel aus Acetoacetat gebildet und über den Zitratzyklus abgebaut; wird bei gestörtem Kohlenhydratstoffwechsel [u.a. Diabetes* mellitus] vermehrt in der Leber gebildet; SYN: Aceton, Dimethylketon, Propanon

A|ze|ton|ä|mie *f* erhöhter Ketonkörpergehalt des Blutes; SYN: Acetonämie, Ketonämie

a|ze|ton|ä|misch *adj* Azetonämie betreffend, von ihr betroffen oder gekennzeichnet, durch sie bedingt; SYN: acetonämisch, ketonämisch

A|ze|tyl|cho|lin *nt* Cholinester der Essigsäure; Neurotransmitter im ZNS und in cholinergen Synapsen; SYN: Acetylcholin

A|ze|tyl|co|en|zym A *nt* →Acetylcoenzym A

A|ze|tyl|sa|li|zyl|säu|re *f* →Acetylsalicylsäure

A|zid *nt* Salz der Stickstoffwasserstoffsäure

A|zi|dä|mie *f* Blut-pH unter 7,36

A|zi|di|tät *f* Säuregrad, Säuregehalt

a|zi|do|gen *adj* säurebildend

A|zi|do|ge|ne|se *f* Ausscheidung von Wasserstoffionen durch die Niere

a|zi|do|phil *adj* **1.** (*biolog.*) auf sauren Nährböden wachsend **2.** mit sauren Farbstoffen färbbar; SYN: oxyphil

A|zi|do|se *f* Störung des Säure-Basenhaushalts mit einem Abfall des Blut-pH-Werts unter 7,36; SYN: Acidose
atmungsbedingte Azidose →respiratorische Azidose
dekompensierte Azidose nach Ausschöpfung der Kompensationsmechanismen eintretende Azidose; SYN: Azidämie
diabetische Azidose metabolische Azidose bei schlecht eingestelltem und entgleistem Diabetes* mellitus; SYN: diabetogene Azidose
diabetogene Azidose →diabetische Azidose
kompensierte Azidose Azidose mit normalem pH-Wert durch Kompensation

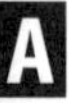

[Abatmung von Kohlendioxid bzw. vermehrter Säureausscheidung über die Niere]

metabolische Azidose durch eine vermehrte Bildung von Säure [z.B. Ketoazidose*] oder erhöhte Bikarbonatverluste [Subtraktionsazidose*] hervorgerufene Azidose; SYN: stoffwechselbedingte Azidose

nutritive Azidose metabolische Azidose bei ungenügender Kohlenhydratzufuhr; SYN: Hungerazidose, nutritive metabolische Azidose

nutritive metabolische Azidose → nutritive Azidose

renal-tubuläre Azidose durch Störung der Tubulusfunktion hervorgerufene Azidose mit begleitender Hyperchlorämie* und Hypokaliämie*

respiratorische Azidose Azidose mit Erhöhung des CO_2-Partialdrucks bei gestörtem alvolärem Gasaustausch oder Hypoventilation*; SYN: atmungsbedingte Azidose

stoffwechselbedingte Azidose →metabolische Azidose

A|zi|do|se|at|mung *f* vertiefte und beschleunigte Atmung bei Azidose*

A|zi|do|thy|mi|din *nt* →Zidovudin

a|zi|do|tisch *adj* Azidose betreffend, von ihr betroffen oder gekennzeichnet, durch sie bedingt

A|zid|u|rie *f* Ausscheidung eines sauren Harns

a|zi|när *adj* Azinus betreffend; beerenförmig; SYN: azinös

a|zi|nös *adj* →azinär

A|zi|nus *m, pl* **-ni** traubenförmiges Endstück von Drüsen; SYN: Acinus

A|zo|farb|stof|fe *pl* Farbstoffe, die die Azogruppe [-N=N-] enthalten

a|zo|o|sperm *adj* Azoospermie betreffend

A|zo|o|sper|mie *f* Fehlen von Spermien im Ejakulat

A|zo|ren|krank|heit *f* autosomal-dominant vererbte Erkrankung mit Kleinhirnatrophie und neurologischen Ausfallserscheinungen; SYN: Machado-Joseph-Syndrom

A|zot|ä|mie *f* Erhöhung der stickstoffhaltigen Stoffwechselprodukte im Blut; SYN: Azothämie, Hyperazotämie

extrarenale Azotämie durch Störung des Eiweißstoffwechsels hervorgerufene Azotämie; SYN: metabolische Azotämie

metabolische Azotämie →extrarenale Azotämie

renale Azotämie Azotämie bei Nierenfunktionsstörungen

a|zot|ä|misch *adj* Azotämie betreffend, von ihr betroffen oder gekennzeichnet, durch sie bedingt

A|zot|hä|mie *f* →Azotämie

A|zo|tor|rhoe *f* vermehrte Stickstoffausscheidung im Stuhl

A|zot|u|rie *f* übermäßige Stickstoffausscheidung im Harn

a|zot|u|risch *adj* Azoturie betreffend

Az|tre|o|nam *nt* von Chromobacterium* violaceum gebildetes Antibiotikum mit Betalaktamring

A|zur *m* →Azurfarbstoffe

A|zur|farb|stof|fe *pl* methylierte, wasserunlösliche leuchtend-blaue Thioninfarbstoffe

A|zur|gra|nu|la *pl* durch Azur rotgefärbte Körnchen im Zytoplasma von Monozyten, Lymphozyten und Vorstufen der Granulozyten; SYN: azurophile Granula

a|zu|ro|phil *adj* durch Azurfarbstoffe färbbar

A|zu|ro|phi|lie *f* Anfärbbarkeit mit Azurfarbstoffen

A|zy|a|no|blep|sie *f* Farbenfehlsichtigkeit für Blau; SYN: Tritanopie, Tritanopsie, Blaublindheit

a|zy|a|no|tisch *adj* ohne Zyanose (verlaufend)

A|zy|go|gra|fie *f* →Azygographie

A|zy|go|gramm *nt* Röntgenkontrastaufnahme der Vena* azygos

A|zy|go|gra|phie *f* Röntgenkontrastdarstellung der Vena* azygos

A|zy|gos *f* große Vene, die auf der rechten Seite der Wirbelkörper zur oberen Hohlvene zieht; SYN: Vena azygos

a|zy|klisch *adj* **1.** (*chem.*) offenkettig; aliphatisch **2.** nicht periodisch

A|zy|mie *f* Enzymmangel

a|zy|misch *adj* Azymie betreffend; nicht durch ein Enzym bewirkt

B

Baastrup-Syndrom *nt* →Baastrup-Zeichen

Baastrup-Zeichen *nt* durch Hyperlordose* und Ausbildung von Nearthrosen entstehendes radiologisches Bild [**kissing spine**]; SYN: Baastrup-Syndrom, Arthrosis interspinosa

Babcock-Krampfaderoperation *f* →Babcock-Methode

Babcock-Methode *f* Krampfaderextraktion mittels flexibler Metallsonden; SYN: Babcock-Krampfaderoperation, Babcock-Venenstripping

Babcock-Venenstripping *nt* →Babcock-Methode

Babès-Ernst-Körperchen *pl* intrazelluläre Polkörperchen bei verschiedenen Bakterien; SYN: metachromatische Granula

Ba|be|sia *f* durch Schildzecken* übertragene Sporozoen, die als Parasiten in roten Blutkörperchen leben

Ba|be|si|a|sis *f, pl* **-ses** →Babesiose

Ba|be|si|o|se *f* selten auf den Menschen übertragene Zoonose* durch verschiedene Babesia-Species; SYN: Babesiasis, Piroplasmose

Babès-Knötchen *pl* bei Tollwut vorkommende lymphozytäre Knötchen in Gehirn und Rückenmark; SYN: Wutknötchen

Babinski-Nageotte-Syndrom *nt* alternierende Lähmung bei Schädigung der Medulla* oblongata

Babinski-Vaquez-Syndrom *nt* Spätsyphilis* mit Argyll Robertson-Pupille, Meningoenzephalitis, neurologischen Ausfällen und Aortitis*

Babinsky-Fröhlich-Syndrom *nt* bei Kindern auftretende plötzliche Fettsucht in Kombination mit Minderwuchs und Hypogonadismus*; SYN: Morbus Fröhlich, Dystrophia adiposogenitalis, hypothalamisches Syndrom, hypothalamischer Symptomenkomplex

Ba|cam|pi|cil|lin *nt* vom Ampicillin* abgeleitetes Breitbandpenicillin

Bachmann-Bündel *nt* akzessorisches Leitungsbündel zwischen den beiden Herzohren; SYN: Bachmann-Interaurikularbündel

Bachmann-Interaurikularbündel *nt* →Bachmann-Bündel

Ba|cil|la|ceae *pl* Familie grampositiver, stäbchenförmiger Sporenbildner; enthält u.a. die Gattungen Bacillus* und Clostridium*

Bacille-Calmette-Guérin *m* →Bacillus Calmette-Guérin

Ba|cil|lus *m, pl* **-li** grampositive, meist bewegliche, stäbchenförmige Bakteriengattung der Familie Bacillaceae*

Bacillus anthracis ubiquitär vorkommender Erreger des Milzbrands/Anthrax; bildet extrem haltbare Sporen; SYN: Milzbrandbazillus

Bacillus Calmette-Guérin attenuierte Variante von Mycobacterium* bovis; wird als Lebendimpfstoff für die Tuberkuloseschutzimpfung [**BCG-Impfung**] verwendet; SYN: Bacille-Calmette-Guérin

Bacillus cereus aerober Bacillus, der Nahrungsmittelvergiftung und Hornhautinfektionen (nach Verletzung) hervorrufen kann

Bacillus colistinus bildet das Antibiotikum Colistin

Bacillus gigas Zeissler tierpathogener Subtyp von Clostridium* novyi; SYN: Clostridium novyi typ B

Bacillus oedematiens veraltet für →Clostridium novyi

Bacillus polymyxa bildet das Antibiotikum Colistin

Bacillus subtilis aerober Bacillus, der Nahrungsmittelvergiftung und Hornhautinfektionen (nach Verletzung) hervorrufen kann; bildet das Antibiotikum Bacitracin*; SYN: Heubazillus

Ba|ci|tra|cin *nt* von Bacillus* subtilis gebildetes Antibiotikum mit Wirkung gegen grampositive Bakterien, Gono- und Meningokokken; SYN: Bazitrazin

Bä|cker|asth|ma *nt* allergisches Asthma*

B

bronchiale durch Mehlstaub, Kleie oder Backzusatzstoffe; SYN: Bäckerkrankheit

Bälckerleklzem *nt* berufsbedingtes Kontaktekzem der Hände und Unterarme

Bälckerlkalriles *f* atypischer Kariesbefall durch Einatmung kohlenhydrathaltiger Stäube

Bälckerlkranklheit *f* →Bäckerasthma

Baclteirilolcin *nt* Stoffwechselprodukt von Bakterien mit antibiotischer Wirkung gegen verwandte Bakterien; SYN: Bakteriozin

Bacltelrilum *nt, pl* **-ria** nicht mehr verwendeter Gattungsname für Bakterien, die anderen Gattungen zugeodnet wurden; s.u. Bakterien

Bacterium abortus Bang →Bang-Bazillus

Bacterium diphtheriae →Corynebacterium diphtheriae

Bacterium coli →Escherichia coli

Bacterium pneumoniae Friedländer →Klebsiella pneumoniae

Bacltelrolildalceae *pl* Familie gramnegativer, anaerober Stäbchenbaktieren; enthält u.a. Bacteroides* und Fusobacterium*

Bacltelrolildes *m* Gattung unbeweglicher Stäbchen der Familie Bacteroidaceae*; nur wenige menschenpathogene Arten

Bacteroides fragilis physiologischer Bestandteil der Dickdarmflora; wird außerhalb des Dickdarms in eitrigen Abszessen und Entzündungen gefunden

Bacteroides melaninogenicus physiologisch in der Mundhöhle; bei Mischinfektionen der Mundhöhle, des Ohrs und der weiblichen Genitale gefunden

Bacltelrolildeslinlfekltilon *f* →Bacteroidosis

Bacltelrolildolsis *f, pl* **-ses** durch Bacteroides*-Species hervorgerufene Erkrankung; SYN: Bacteroidesinfektion, Bakteroidose

Baldelderlmaltiltis *f, pl* **-tiltilden** durch Zerkarien hervorgerufene Dermatitis* mit Juckreiz und Quaddelbildung; SYN: Badekrätze, Schwimmbadkrätze, Weiherhippel, Schistosomendermatitis, Zerkariendermatitis

Baldelholsenlnälvus *m, pl* **-vi** mit der Gefahr einer malignen Entartung einhergehender Naevus* giganteus im Lenden- und Gesäßbereich; SYN: Schwimmhosennävus

Baldelkrätlze *f* durch Zerkarien hervorgerufene Dermatitis* mit Juckreiz und Quaddelbildung; SYN: Schwimmbadkrätze, Badedermatitis, Weiherhippel, Schistosomendermatitis, Zerkariendermatitis

Baerensprung-Krankheit *f* durch **Corynebacterium minutissimum** verursachte intertriginöse braunrote Plaques mit feiner Schuppung; SYN: Zwergflechte Baerensprung, Erythrasma, Erythrasma intertriginosum

Bäfverstedt-Syndrom *nt* polyätiologische [u.a. Lyme-Disease*], gutartige, tumoröse Proliferation der Haut von Gesicht [v.a. Ohrläppchen], Nacken, Achselhöhlen und Genitalbereich; SYN: multiples Sarkoid, benigne Lymphoplasie der Haut, Lymphozytom, Lymphocytoma cutis, Lymphadenosis benigna cutis

Balgaslsolse *f* →Bagassosis

Balgaslsolsis *f, pl* **-ses** Bezeichnung für eine durch **Thermoactinomyces saccharii** hervorgerufene exogen allergische Alveolitis* bei Zuckerrohrarbeitern; SYN: Zuckerrohrlunge, Bagassose

Bainbridge-Reflex *m* Erhöhung der Herzfrequenz und Anstieg des Blutdrucks bei Druckerhöhung im rechten Vorhof

Baker-Zyste *f* Ausstülpung der Kniegelenkssynovialis in die Kniekehle

Bakteri-, bakteri- *präf.* →Bakterio-

Bakltelrilälmie *f* Vorkommen von Bakterien im Blut

Bakltelrilcholie *f* Bakterienausscheidung in der Galle

Bakltelrid *nt* durch Bakterien bzw. deren Produkte verursachte Hautreaktion; SYN: Bakteriid

bakltelrilell *adj* Bakterien betreffend; durch Bakterien verursacht, bakteriogen

Bakltelrilen *pl* einzellige Mikroorganismen ohne echten Kern, die sich i.d.R. durch Spaltung vermehren; Bakterien kommen in vielen verschiedenen Formen vor; nur eine kleiner Bruchteil der in der Natur vorkommenden Bakterien können beim Menschen Erkrankungen auslösen

Bakltelrilenlanltalgolnislmus *m* gegenseitige Wachstumshemmung von Bakterien; SYN: bakterieller Antagonismus

Bakltelrilenlanltilgen *nt* Bakteriensubstanz mit Antigeneigenschaften

Bakltelrilenlchrolmolsom *nt* ringförmige, doppelsträngige DNS-Struktur

Bakterien-DNA *f* die das ringförmige Bakterienchromosom bildende DNA der Bakterien; SYN: Bakterien-DNS, bakterielle DNA, bakterielle DNS

Bakterien-DNS *f* →Bakterien-DNA

Bakltelrilenlemlbollie *f* Embolie* durch Bakterienhaufen in der Blutbahn

Bakltelrilenlfilter *nt* Mikrofilter zur Abtrennung von Bakterien aus Flüssigkeiten und Gasen

Bakltelrilenlflolra *f* Bezeichnung für die physiologisch vorhandenen Bakterien auf der Haut oder Schleimhaut

Bakltelrilenlgift *nt* →Bakteriotoxin

Bakltelrilenlkaplsel *f* äußere Wandschicht bekapselter Bakterien

Bakltelrilenlratltenlbisslfielber *nt* durch Rattenbisse oder verdorbene Lebensmittel übertragene Infektionskrankheit durch **Streptobacillus moniliformis**; verläuft hochfieberhaft mit Befall mehrerer Gelenke; SYN: Rattenbisskrankheit, Rattenbissfieber II, atypisches Rattenbissfieber, Ha-

verhill-Fieber, Streptobazillenrattenbissfieber, Erythema arthriticum epidemicum
Bak|te|ri|en|ruhr *f* durch von **Shigella**-Species produzierte Toxine verursachte schwere Infektionskrankheit des Dickdarms mit blutig-schleimigem Durchfall, Exsikkation und evtl. tödlichem Verlauf; SYN: bakterielle Ruhr, Dysenterie, Bazillenruhr
Bak|te|ri|en|tox|ä|mie *f* →Bakteriotoxämie
Bak|te|ri|en|to|xin *nt* →Bakteriotoxin
Bak|te|ri|en|zy|lin|der *pl* im Harn ausgeschiedene Pseudozylinder* aus Bakterienhaufen
Bak|te|ri|id *nt* →Bakterid
Bakterio-, bakterio- *präf.* Wortelement mit der Bedeutung "Bakterium/Bakterien"
bak|te|ri|o|gen *adj* durch Bakterien verursacht, bakteriell
bak|te|ri|o|id *adj* bakterienähnlich, bakterienförmig; SYN: bakteroid
Bak|te|ri|o|lo|gie *f* Bakterienkunde
bak|te|ri|o|lo|gisch *adj* Bakterien oder Bakteriologie betreffend
Bak|te|ri|o|ly|se *f* Auflösung von Bakterien(zellen)
Bak|te|ri|o|ly|sin *nt* zu Bakteriolyse führender Antikörper
bak|te|ri|o|ly|tisch *adj* Bakteriolyse betreffend oder auslösend, bakterienauflösend
Bak|te|ri|o|pe|xie *f* Festhalten von in den Körper eingedrungenen Bakterien durch Abwehrzellen
Bak|te|ri|o|pha|ge *m* sich auf Kosten von Bakterien vermehrendes Virus; SYN: Phage, bakterienpathogenes Virus
Bak|te|ri|o|pha|gie *f* Zerstörung von Bakterien durch Bakteriophagen; SYN: d'Herelle-Phänomen, Twort-d'Herelle-Phänomen
bak|te|ri|o|phob *adj* Bakteriophobie betreffend, durch sie gekennzeichnet
Bak|te|ri|o|pho|bie *f* krankhafte Angst vor Infektionserregern oder ansteckenden Krankheiten; SYN: Bazillophobie
Bak|te|ri|o|phy|tom *nt* bakteriogene Geschwulst(bildung)
Bak|te|ri|o|se *f* Bezeichnung für eine durch Bakterien hervorgerufene Erkrankung; SYN: bakterielle Erkrankung
Bak|te|ri|o|sper|mie *f* Bakterienausscheidung im Sperma
Bak|te|ri|o|sta|se *f* Hemmung des Bakterienwachstums
Bak|te|ri|o|sta|ti|kum *nt, pl* **-ka** bakteriostatisches Mittel, Antibiotikum mit bakteriostatischer Wirkung
bak|te|ri|o|sta|tisch *adj* Bakteriostase betreffend oder bewirkend, durch sie bedingt
Bak|te|ri|o|tox|ä|mie *f* Vorkommen von Bakterientoxinen im Blut; SYN: Bakterientoxämie
Bak|te|ri|o|to|xin *nt* von Bakterien gebildetes Endo- oder Ektotoxin*; SYN: Bakteriengift, Bakterientoxin
bak|te|ri|o|to|xisch *adj* bakterienschädigend, bakterientoxisch
Bak|te|ri|o|tro|pin *nt* Opsonin*, das die Phagozytose* von Bakterien fördert
Bak|te|ri|o|zin *nt* →Bacteriocin
Bak|te|ri|um *nt, pl* **-ri|en** →Bakterien
Bak|te|ri|u|rie *f* Bakterienausscheidung im Harn
bak|te|ri|u|risch *adj* Bakteriurie betreffend
Bak|te|ri|zid *nt* bakterientötendes Mittel, Antibiotikum mit bakterizider Wirkung
bak|te|ri|zid *adj* bakterienabtötend
bak|te|ri|zi|die *f* bakterientötende Wirkung einer Substanz
bak|te|ro|id *adj* bakterienähnlich, bakterienförmig; SYN: bakterioid
Bak|te|ro|i|do|se *f* →Bacteroidosis
Balan-, balan- *präf.* →Balano-
ba|lan|ciert *adj* ausgewogen, ausgeglichen, ausbalanciert, im Gleichgewicht befindlich
Ba|la|ni|tis *f, pl* **-ni|ti|den** Entzündung der Eichel/Glans* penis; SYN: Eichelentzündung
ba|la|ni|tisch *adj* Eichelentzündung/Balanitis betreffend, von ihr betroffen oder gekennzeichnet
Balano-, balano- *präf.* Wortelement mit der Bedeutung "Eichel"
Ba|la|no|blen|nor|rhoe *f, pl* **-rho|en** Balanitis* mit eitrigem Ausfluss; meist bei Gonorrhoe*
Ba|la|no|ble|nor|rhoe *f, pl* **-rho|en** Balanitis* mit Schleim- und Eiterausfluss
Ba|la|no|plas|tik *f* plastische Chirurgie der Eichel
Ba|la|no|pos|thi|tis *f, pl* **-thi|ti|den** Entzündung von Eichel und Vorhaut; SYN: Eichel-Vorhaut-Katarrh
ba|la|no|pos|thi|tisch *adj* Balanoposthitis betreffend, von ihr betroffen oder gekennzeichnet
Ba|la|nor|rha|gie *f* eitrige Balanitis*
Ba|la|nor|rhoe *f, pl* **-rho|en** Balanitis* mit Eiterausfluss; eitrige Balanitis
Ba|la|nos *f* Eichel; SYN: Glans penis
Ba|la|no|zel|le *f* Hervortreten der Eichel duch die Vorhaut bei einem Vorhautdefekt
Ba|lan|ti|den|ko|li|tis *f, pl* **-li|ti|den** durch Balantidium* coli hervorgerufene Dickdarmentzündung; SYN: Balantidiasis, Balantidiosis, Balantidienruhr, Balantidiose
Ba|lan|ti|di|a|sis *f, pl* **-ses** →Balantidenkolitis
Ba|lan|ti|di|en|ruhr *f* →Balantidenkolitis
Ba|lan|ti|di|o|se *f* →Balantidenkolitis
Ba|lan|ti|di|o|sis *f, pl* **-ses** →Balantidenkolitis
Ba|lan|ti|di|um co|li *nt* durch kontaminierte Nahrungsmittel vom Schwein auf den Menschen übertragenes, zilientragendes Protozoon; Erreger der Balantidienruhr
Bal|bu|ti|es *f* Stottern
Baldy-Franke-Operation *f* →Baldy-Operation
Baldy-Operation *f* Korrektur einer fixierten Rückwärtsbeugung der Gebärmutter; SYN:

B

Baldy-Franke-Operation

Balint-Syndrom *nt* durch eine Schädigung der Assoziationsfasern zwischen den Sehrinden hervorgerufene "Seelenlähmung des Schauens" mit Simultanagnosie, Blickapraxie und Ataxie

Bal|kan|fie|ber *nt* →Balkangrippe

Bal|kan|grip|pe *f* meldepflichtige, weltweit vorkommende Infektionskrankheit durch Coxiella* burnetii; die Übertragung erfolgt durch kontaminierte Staubpartikel; SYN: Balkangrippe, Balkanfieber, Krimfieber, Schlachthausfieber, Q-Fieber

Bal|kan|ne|phri|tis *f, pl* **-ti|den** im Balkan auftretende endemisch chronische Nierenentzündung unbekannter Genese; SYN: Balkannephropathie, chronische endemische Nephropathie

Bal|kan|ne|phro|pa|thie *f* →Balkannephritis

Bal|ken *m* die beiden Großhirnhälften verbindende Nervenfasern; SYN: Corpus callosum

Bal|ken|bla|se *f* stark erweiterte Blase mit Hypertrophie der Blasenwandmuskulatur; SYN: Trabekelblase

Bal|ken|man|gel *m* angeborenes Fehlen des Balkens/Corpus callosus; SYN: Agenesis corporis callosi

Ballantyne-Runge-Syndrom *nt* durch eine Übertragung des Säuglings hervorgerufene Störungen [reduziertes Fettpolster, Fehlen der Käseschmiere, Grünfärbung der Haut]; SYN: Übertragungssyndrom, Dysmaturitätssyndrom, Überreifesyndrom, Clifford-Syndrom

Bal|last|stof|fe *pl* unverdauliche Nahrungsbestandteile, die dem Stuhl Volumen verleihen und damit die Darmperistaltik anregen

Bal|len|groß|ze|he *f* X-förmige Abknickung der Großzehe im Grundgelenk; durch zu enges Schuhwerk gefördert; SYN: X-Großzehe, Hallux valgus

Bal|lis|mus *m* durch blitzartige Schleuderbewegungen charakterisierte extrapyramidale hyperkinetische Bewegungsstörung; SYN: ballistisches Syndrom

bal|lis|tisch *adj* (*neurol.*) Ballismus betreffend, von ihm betroffen oder durch ihn bedingt; (*physik.*) Ballistik betreffend

Bal|lis|to|kar|di|o|graf *m* →Ballistokardiograph

Bal|lis|to|kar|di|o|gra|fie *f* →Ballistokardiographie

bal|lis|to|kar|di|o|gra|fisch *adj* →ballistokardiographisch

Bal|lis|to|kar|di|o|gramm *nt* bei der Ballistokardiographie gewonnene graphische Darstellung

Bal|lis|to|kar|di|o|graph *m* Gerät für die Ballistokardiographie

Bal|lis|to|kar|di|o|gra|phie *f* Ableitung und Aufzeichnung der ballistischen Kräfte von Herz und Aorta

bal|lis|to|kar|di|o|gra|phisch *adj* Ballistokardiographie betreffend, mittels Ballistokardiographie

Bal|lon|an|gi|o|plas|tik *f* Gefäßaufdehnung mittels Ballonkatheter

Bal|lon|di|la|ta|ti|on *f* Aufdehnung eines Gefäßes oder Hohlorgans mittels Ballonkatheter

bal|lo|niert *adj* ballonförmig (aufgetrieben), aufgebläht

Bal|lo|nie|rung *f* akute Blähung der Lungen, akutes Emphysem

Bal|lon|ka|the|ter *m* Gummi- oder Kunststoffkather mit, meist endständigem, aufblasbarem Ballon

Bal|lon|son|de *f* Sonde mit endständigem, aufblasbarem Ballon

Bal|lon|val|vu|lo|plas|tie *f* Sprengung einer Herzklappenstenose mittels Ballonkatheter*

Bal|lon|zell|nä|vus *m, pl* **-vi** Sonderform des Nävuszellnävus* mit ballonierten hellen Nävuszellen

Bal|lungs|re|ak|ti|on *f* Reaktion, die zur Ausflockung der Probe führt; SYN: Trübungsreaktion, Klärungsreaktion, Flockungsreaktion

Bal|ne|o|lo|gie *f* Bäderkunde, Heilquellenkunde

Bal|ne|o|the|ra|pie *f* Heilbäderbehandlung, Bäderbehandlung

Baló-Krankheit *f* allmählich progrediente Enzephalitis mit sklerosierender Entmarkung; SYN: Encephalitis periaxialis, konzentrische Sklerose, Leucoencephalitis periaxialis concentrica

Bal|sam *m* **1.** →Balsamum **2.** heilendes oder linderndes Mittel

bal|sa|misch *adj* heilend, lindernd, wohltuend

Bal|sa|mum *nt* natürliche vorkommende, dickflüssige Mischung von Harzen und ätherischen Ölen; SYN: Balsam

Balser-Nekrose *f* bei Pankreasnekrose* auftretende kalkspritzerartige Nekrose des Fettgewebes

Bamberger-Krankheit *f* bei verschiedenen neurologischen Erkrankungen auftretende hüpfend-tanzende Bewegungen durch Muskelkrämpfe beim Auftreten; SYN: saltatorischer Reflexkrampf

Bamberger-Marie-Syndrom *nt* durch chronische Lungenerkrankungen ausgelöste schmerzhafte Schwellung von Gelenken [Knie, Ellenbogen, Füße, Handgelenke], hyperplastische Periostitis der Diaphyse langer Röhrenknochen, Trommelschlegelfinger und Weichteilschwellungen; SYN: Marie-Bamberger-Syndrom, Bamberger-Pierre-Marie-Syndrom, Akropachie, hypertrophische pulmonale Osteoarthropathie

Bamberger-Pierre-Marie-Syndrom *nt* →Bamberger-Marie-Syndrom

Bam|bus|form *f* →Bambusstabwirbelsäule

Bam|bus|haa|re *pl* Verhornungsdefekt der Haare mit knotigen Auftreibungen; SYN: Trichorrhexis-Syndrom, Trichorrhexis invaginata

Bam|bus|stab|wir|bel|säu|le *f* im Röntgenbild sichtbares Endstadium der Spondylitis* ankylosans mit knöcherner Überbrückung der Zwischenwirbelräume; SYN: Bambusform

Bancroft-Filarie *f* durch Mücken übertragener parasitärer Fadenwurm; Erreger der Bancroftose*; SYN: Wuchereria bancrofti

Ban|crof|to|se *f* zu den Filariosen* gehörende Erkrankung durch die Bancroft-Filarie*; SYN: Wuchereria bancrofti-Filariose, Wuchereriasis bancrofti, Filariasis bancrofti

Band *nt* Ligament, Ligamentum
gelbe Bänder elastische Bänder zwischen den Wirbelbögen; SYN: Ligamenta flava

Bän|de|lung *f* operative Drosselung eines Gefäßes, i.d.R. der Arteria pulmonalis; SYN: Banding, Bändelungsoperation

Bän|de|lungs|o|pe|ra|ti|on *f* →Bändelung

Band|haft *f* bandartige Verbindung zweier Knochen durch kollagenes oder elastisches Bindegewebe; SYN: Syndesmose, Syndesmosis

Ban|ding *nt* **1.** Darstellung der Chromosomenbänderung **2.** →Bändelung

Bandl-Furche *f* →Bandl-Kontraktionsring

Bandl-Kontraktionsring *m* unter der Geburt tastbare starke Einziehung der Gebärmuttermuskulatur an der Isthmus-Korpus-Grenze; SYN: Bandl-Furche

Band|schei|be *f* aus einem gallertartigen Kern [**Nucleus pulposus**] und einem Faserknorpelring [**Anulus fibrosus**] aufgebaute Scheibe zwischen den Wirbelkörpern; SYN: Intervertebralscheibe, Zwischenwirbelscheibe, Discus intervertebralis

Band|schei|ben|ent|zün|dung *f* →Discitis

Band|schei|ben|er|kran|kung *f* Diskopathie

Band|schei|ben|her|nie *f* →Bandscheibenprolaps

Band|schei|ben|o|pe|ra|ti|on *f* operative (Teil-) Entfernung des Bandscheibenkerns [Nucleus* pulposus] bei Bandscheibenprolaps*

Band|schei|ben|pro|laps *m* hernienartiger Vorfall des Bandscheibenkerns [Nucleus* pulposus]; die klinische Symptomatik hängt von Größe und Lokalisation des Prolaps ab; SYN: Bandscheibenvorfall, Bandscheibenhernie, Hernia disci intervertebralis, Nucleus-pulposus-Hernie, Diskushernie, Diskusprolaps

Band|schei|ben|syn|drom *nt* Bezeichnung für die durch einen Bandscheibenprolaps* ausgelöste neurologische Symptomatik

Band|schei|ben|vor|fall *m* →Bandscheibenprolaps

Band|ver|bin|dung *f* Verbindung von Knochen durch straffes Bindegewebe; SYN: Articulationes fibrosae

Band|wurm|an|ä|mie *f* Vitamin B_{12}-Mangelanämie bei Fischbandwurmbefall

Band|wurm|be|fall *m* durch Bandwürmer der Familie **Taeniidae** [Taenia*, Echinococcus*] hervorgerufene Wurmerkrankung; oft gleichgesetzt mit Taeniasis*

Band|wür|mer *pl* aus dem Kopfteil [**Scolex**] und einer, aus einzelnen Gliedern [**Proglottiden**] bestehenden Körperkette [**Strobila**] aufgebaute, bis zu 15 m lange, ubiqitär verbreitete Parasiten von Tier und Mensch; Bandwürmer haben keinen Darm, sondern nehmen Nahrung mittels Osmose* auf; medizinisch wichtige Gattungen sind u.a. Taenia*, Echinococcus*, Diphyllobothrium*; SYN: Zestoden, Cestoda, Cestodes

Band|wurm|mit|tel *nt* taeniaabtötendes Mittel; SYN: Taenizid, Taenicidum

Bang-Bazillus *m* Erreger der Rinderbrucellose* und von Brucellosen* des Menschen; SYN: Brucella abortus, Bacterium abortus Bang

Bang-Krankheit *f* **1.** durch **Brucella abortus**-Arten hervorgerufene Brucellose* des Menschen mit undulierendem Fieber; SYN: Febris undulans Bang, Morbus Bang **2.** auf den Menschen übertragbare, primär Rinder, Pferde und Schafe betreffende Infektionskrankheit durch **Brucella abortus**-Arten, die zu Fehlgeburten führt; SYN: Rinderbrucellose

Bannister-Krankheit *f* vorwiegend junge Frauen betreffende allergische Reaktion [Typ I] mit Schwellung der Haut und Schleimhaut [v.a. Kehlkopf] durch subkutane Ödembildung; das plötzlich einsetzende Glottisödem kann lebensbedrohlich sein; SYN: Quincke-Ödem, angioneurotisches Ödem, idiopathisches Quincke-Ödem, sporadisches Quincke-Ödem; Urticaria gigantea, Urticaria profunda, Riesenurtikaria Milton

Bannwarth-Syndrom *nt* im Rahmen einer Lyme-Disease* auftretende lymphozytäre Meningoradikulitis mit Areflexie, Extremitätenlähmung und Fazialisparese*

Banti-Krankheit *f* langfristig zu Störungen des hämatopoetischen Systems und Leberzirrhose führende Hepatosplenomegalie unbekanter Ätiologie

Bar-, bar- *präf.* →Baro-

Bar|a|gno|sis *f, pl* **-ses** Verlust des Gewichtssinns; SYN: Abarognosis

Bárány-Kalorisation *f* kalorische Prüfung der Labyrinthfunktion; SYN: Bárány-Versuch

Bárány-Versuch *m* →Bárány-Kalorisation

Bárány-Zeigeversuch *m* Test zur Prüfung der Koordination bei Verdacht auf Labyrinth- oder Kleinhirnschädigung

B

Bar|äs|the|sie *f* Drucksinn, Gewichtssinn
Bar|äs|the|si|o|me|ter *nt* Drucksinnmesser, Gewichtssinnmesser
Bar|ba *f* Bart
Bar|bi|tal *nt* zuerst verwendetes Barbiturat* mit langanhaltender Wirkung; SYN: Diäthylbarbitursäure, Diethylbarbitursäure
Bar|bi|ta|lis|mus *m* (chronische) Barbituratvergiftung; SYN: Barbiturismus
Bar|bi|tu|ra|te *pl* als Schlaf-, Beruhigungs- und Narkosemittel eingesetzte Derivate der Barbitursäure
Bar|bi|tu|ris|mus *m* (chronische) Barbituratvergiftung; SYN: Barbitalismus
Bar|bi|tur|säu|re *f* nicht hypnotisch wirkender, wasserlöslicher Grundbaustein der Barbiturate; SYN: 4-Hydroyuracil, Malonylharnstoff
Bar|bo|ta|ge *f* wiederholte Liquoransaugung bei Spinalanästhsie zur besseren Verteilung des Anästhetikums
Bard-Pic-Syndrom *nt* Pankreaskopfkarzinom mit Verschlussikterus, Gallenblasenhydrops, Dyspepsie und evtl. Diabetes* mellitus
Ba|ri|um *nt* als Röntgenkontrastmittel verwendetes Erdalkalimetall
Ba|ri|um|brei *m* aus hochreinem Bariumsulfat [**Barium sulfuricum purissimum**] hergestellter Brei für die Kontrastmitteldarstellung des Magen-Darm-Trakts
Ba|ri|um|kon|trast|ein|lauf *m* Darmeinlauf mit bariumhaltiger Flüssigkeit zur Doppelkontrastdarstellung
Ba|ri|um|staub|lun|ge *f* →Barytose
Ba|ri|um|sul|fat *nt* unlösliches und damit ungiftiges Bariumsalz, das als Röntgenkontrastmittel eingesetzt wird; SYN: Barium sulfuricum
Barlow-Syndrom *nt* ätiologisch unklare, meist Frauen betreffende, ballonartige Vorwölbung der Mitralklappensegel in den linken Vorhof; verläuft meist asymptomatisch; SYN: Mitralklappenprolaps-Syndrom, Klick-Syndrom, Floppy-Valve-Syndrom
Baro-, **baro-** *präf.* Wortelement mit der Bedeutung "Druck/Schwere/Gewicht"
Ba|rock|en|gel *m* s.u. Cherubismus
Ba|ro|gno|sis *f, pl* **-ses** Gewichtssinn
Ba|ro|o|ti|tis *f, pl* **-ti|den** ->Barotitis
Ba|ro|re|zep|tor *m* auf eine Druck- oder Volumenänderung ansprechender Rezeptor; SYN: Druckrezeptor, Barosensor
Ba|ro|sen|sor *m* →Barorezeptor
Ba|ro|si|nu|si|tis *f, pl* **-ti|den** durch eine (plötzliche) Luftdruckänderung hervorgerufene Entzündung der Nasennebenhöhlen; SYN: Fliegersinusitis, Aerosinusitis
ba|ro|si|nu|si|tisch *adj* Barosinusitis betreffend, von ihr betroffen oder gekennzeichnet
Ba|ro|ti|tis *f, pl* **-ti|ti|den** durch eine (plötzliche) Luftdruckänderung hervorgerufene Mittelohrentzündung; SYN: Fliegerotitis, Aerotitis, Aerootitis, Barootitis, Otitis barotraumatica
ba|ro|ti|tisch *adj* Barotitis betreffend, von ihr betroffen oder gekennzeichnet
Ba|ro|trau|ma *nt* durch eine plötzliche Druckänderung verursachte Schädigung; SYN: Druckverletzung
Barrett-Ösophagus *m* durch narbige Abheilung und Stenose von Geschwüren der unteren Ösophagusschleimhaut [**Barrett-Ulkus**] verursachte Schleimhautschrumpfung; Präkanzerose des Ösophaguskarzinoms; SYN: Barrett-Syndrom, Endobrachyösophagus
Barrett-Syndrom *nt* →Barrett-Ösophagus
Barrett-Ulkus *m* s.u. Barrett-Ösophagus
Barr-Körper *m* bei Frauen in der Nähe der Kernmembran liegender Chromatinkörper, der vom inaktivierten X-Chromosom gebildet wird; SYN: Sexchromatin, Geschlechtschromatin, X-Chromatin
Bartholin-Abszess *m* Pseudoabszess bei Bartholinitis*
Bartholin-Drüse *f* muköse Drüse im unteren Drittel der kleinen Schamlippen; SYN: Glandula vestibularis major
Bar|tho|li|ni|tis *f, pl* **-ti|den** Entzündung der Bartholin*-Drüse
bar|tho|li|ni|tisch *adj* Bartholinitis betreffend, von ihr betroffen oder gekennzeichnet
Bartholin-Zyste *f* seröse Zyste des Ausführungsganges der Bartholin-Drüse
Bar|to|nel|la *f* gramnegative, aerobe, teilweiße begeißelte, polymorphe Bakterien der Familie **Bartonellaceae**
Bartonella bacilliformis in Südamerika vorkommender Erreger der Bartonellose* und der Peruwarze
Bar|to|nel|lo|se *f* in Südamerika vorkommende Infektionskrankheit durch **Bartonella bacilliformis**; im Primärstadium Ausbildung einer fieberhaften hämolytischen Anämie [**Oroyafieber**] mit hoher Letalität [50%]; später Entwicklung harmloser Hautwarzen [Verruga* peruana]; SYN: Carrión-Krankheit, Bartonellosis
Bar|u|rie *f* Ausscheidung eines konzentrierten Harns
Ba|ry|to|se *f* durch chronisches Einatmen von Bariumsulfatstaub entstehende gutartige, nicht zu Einschränkungen der Lungenfunktion führende Staublunge*; SYN: Barytstaublunge, Schwerspatstaublunge, Bariumstaublunge
Ba|ryt|staub|lun|ge *f* →Barytose
Bas-, **bas-** *präf.* →Baso-
ba|sal *adj* an der Basis liegend, Basis betreffend; fundamental, grundlegend; den Ausgangswert bezeichnend
basal acid output *nt* →Basalsekretion
Ba|sal|fi|bro|id *nt* →Basalfibrom

Ba|sal|fi|brom *nt* lokal wachsender Tumor des Nasenrachens, der meist zwischen dem 10. und 20. Lebensjahr auftritt; SYN: juveniles Nasenrachenfibrom, Nasenrachenfibrom, Schädelbasisfibrom, Basalfibroid, Basalfibrom

Ba|sal|fre|quenz *f* Herzfrequenz des Feten in der Wehenpause; SYN: Basisfrequenz, Baseline

Ba|sal|gan|gli|en *pl* zum extrapyramidal-motorischen System gehörende Endhirn- und Zwischenhirnkerne mit Bedeutung für die Motorik; SYN: Stammganlien

Ba|sa|li|om *nt* von den Basalzellen der Epidermis ausgehender, häufigster bösartiger Hauttumor; wächst lokal infiltrierend und destruierend ohne Metastasenbildung; SYN: Basalioma, Basalzellkarzinom, Basalzellenkarzinom, Krompecher-Karzinom, Basalzellepitheliom, Epithelioma basocellulare, Carcinoma basocellulare

knotiges Basaliom →Basalioma exulcerans

nävoide Basaliome autosomal-dominantes Syndrom mit multiplen Basaliomen und Fehlbildungen von Skelettsystem [u.a. Spina bifida, Skoliose] und ZNS; SYN: Gorlin-Goltz-Syndrom, Basalzellnävus-Syndrom, nävoides Basalzellkarzinom-Syndrom, nävoides Basalzellenkarzinom-Syndrom, Naevobasaliome, Naevobasaliomatose

noduläres Basaliom →Basalioma exulcerans

nodulo-ulzeröses Basaliom →Basalioma exulcerans

solides Basaliom →Basalioma exulcerans

Ba|sa|li|o|ma *nt* →Basaliom

Basalioma exulcerans flaches, langsam fortschreitendes Basaliom; SYN: knotiges/solides/noduläres/nodulo-ulzeröses Basaliom, Ulcus rodens

Ba|sa|lis *f* Basalschicht der Gebärmutterhaut, die nicht abgestoßen wird; SYN: Basalisschicht, Lamina basalis, Stratum basale endometrii

Ba|sa|lis|schicht *f* →Basalis

Ba|sal|la|mi|na *f* →Basalmembran

Ba|sal|mem|bran *f* Grenzschicht zwischen Epithel und Bindegewebe; SYN: Basallamina

hintere Basalmembran Basalmembran zwischen Hornhautsubstanz und hinterem Hornhautepithel; SYN: Descemet-Membran, hintere Basalmembran, Lamina elastica posterior Descemeti, Lamina limitans posterior corneae

vordere Basalmembran vordere Basalmembran der Hornhaut unter dem Hornhautepithel; SYN: Bowman-Membran, Lamina limitans anterior corneae

Ba|sal|me|nin|gi|tis *f, pl* **-ti|den** Hirnhautentzündung an der Hirnbasis

ba|sal|me|nin|gi|tisch *adj* Basalmeningitis betreffend, von ihr betroffen oder gekennzeichnet

basal metabolic rate *nt* Stoffwechselumsatz unter Ruhebedingungen; SYN: Basalumsatz, Grundumsatz

Ba|sal|schicht *f* →Basalzellschicht

Ba|sal|se|kre|ti|on *f* die pro Stunde sezernierte Menge an Magensäure bei Ausschaltung aller Reize [Nüchternsekretion]; SYN: basale Säuresekretion, basal acid output

Ba|sal|tem|pe|ra|tur *f* die morgens nach dem Aufwachen gemessene Körpertemperatur; SYN: basale Körpertemperatur

Ba|sal|um|satz *m* Stoffwechselumsatz unter Ruhebedingungen; SYN: Grundumsatz, basal metabolic rate

Ba|sal|zell|a|de|nom *nt* gutartiger Tumor der Ohrspeicheldrüse bei älteren Patienten; SYN: Basalzellenadenom

Ba|sal|zel|len *pl* teilungsaktive zylindrische Zellen der Basalzellschicht der Haut

Ba|sal|zel|len|a|de|nom *nt* →Basalzelladenom

Ba|sal|zel|len|kar|zi|nom *nt* →Basaliom

Basalzellenkarzinom-Syndrom, nävoides *nt* →Basalzellnävus-Syndrom

Ba|sal|zell|e|pi|the|li|om *nt* →Basaliom

Ba|sal|zell|kar|zi|nom *nt* →Basaliom

Basalzellkarzinom-Syndrom, nävoides *nt* →Basalzellnävus-Syndrom

Basalzellnävus-Syndrom *nt* autosomal-dominantes Syndrom mit multiplen Basaliomen und Fehlbildungen von Skelettsystem [u.a. Spina bifida, Skoliose] und ZNS; SYN: Gorlin-Goltz-Syndrom, nävoides Basalzellkarzinom-Syndrom, nävoides Basalzellenkarzinom-Syndrom, nävoide Basaliome, Naevobasaliome, Naevobasaliomatose

Ba|sal|zell|schicht *f* Wachstumsschicht der Haut; SYN: Basalschicht, Stratum basale epidermidis

Ba|se *f* chemische Verbindung, die in Wasser alkalisch reagiert und mit Säuren unter Wasserabspaltung Salze bildet

ba|se|dow|ähn|lich *adj* →basedowartig

ba|se|dow|ar|tig *adj* an eine Basedow-Krankheit erinnernd, mit den Symptomen einer Basedow-Krankheit

Basedow-Koma *nt* sich aus einer thyreotoxischen Krise entwickelndes Koma; SYN: thyreotoxisches Koma, Coma basedowicum

Basedow-Krankheit *f* Autoimmunerkrankung der Schilddrüse mit Hyperthyreose* und evtl. Struma* und Exophthalmus*; SYN: Morbus Basedow

Basedow-Struma *f* Bezeichnung für eine hyperthyreote Struma* bei Basedow-Krankheit; SYN: Struma basedowiana, Struma basedowificata

Base excess *nt* →Basenüberschuss

Base|line *nt* →Basalfrequenz

B

Ba|sen|de|fi|zit *nt* negativer Basenüberschuss, d.h. Mangel an Pufferbase

Ba|sen|ex|zess *m* →Basenüberschuss

Ba|sen|paa|rung *f* Paarung komplementärer Basen bei der DNA-Synthese

Ba|sen|se|quenz *f* die Reihenfolge der Basen Adenin*, Guanin*, Cytosin*, Thymin* und Uracil* in der DNA- und RNA-Kette

Ba|sen|ü|ber|schuss *m* Basenkonzentration des Blutes in mmol/l unter Standardbedingungen; SYN: Basenexzess

negativer Basenüberschuss →Basendefizit

Basi-, basi- *präf.* →Baso-

Ba|si|die *f* keulenförmige Hyphenzelle der Ständerpilze, die durch Abschnürung Ständersporen bildet; SYN: Sporenständer, Basidium

Ba|si|di|o|bo|lo|se *f* tropische Pilzinfektion durch **Basidiobulus**-Species

Ba|si|di|o|bo|lus *m* Pilzgattung, deren Vertreter [**Basidiobolus haptosporus** oder **ranahum**] Pilzinfektionen bei Tieren und Menschen verursachen kann

Ba|si|di|o|my|ce|tes *pl* zu den Eumycetes* gehörende Unterklasse der Pilze, die essbare und giftige Arten enthält; SYN: Ständerpilze, Basidiomyzeten

Ba|si|di|o|spo|re *f* auf der Basidie von Ständerpilzen gebildete sexuelle Spore; SYN: Ständerspore

Ba|si|di|um *nt* →Basidie

ba|si|fa|zi|al *adj* die untere Gesichtshälfte betreffend

ba|si|lar *adj* →basilär

ba|si|lär *adj* die Schädelbasis betreffend, an der Schädelbasis (liegend); SYN: basilar

Ba|si|la|ris *f* Basisarterie des Hirnstamms; SYN: Schädelbasisarterie, Arteria basilaris

Ba|si|la|ris|in|suf|fi|zi|enz *f* Durchblutungsstörung im Versorgungsgebiet der Arteria basilaris

Ba|si|la|ris|throm|bo|se *f* Thrombose der Arteria* basilaris; SYN: Arteria-basilaris-Thrombose

Ba|si|lar|mem|bran *f* untere Wand des Ductus cochlearis, die das Corti*-Organ trägt; SYN: Lamina basilaris ductus cochlearis

ba|si|la|te|ral *adj* Basis und Seite(n) betreffend

Ba|si|li|ka *f* Hautvene auf der Ulnarseite des Unterarms; SYN: Vena basilica

ba|si|pe|tal *adj* in Richtung zur Basis (gerichtet/verlaufend)

Ba|sis *f* untere Fläche oder Grundfläche eines Organs; Sockel, Fuß; (*pharmakol.*) Grundbestandteil, Hauptbestandteil, Grundstoff
- **Basis cochleae** Basis der Innenohrschnecke; SYN: Schneckenbasis
- **Basis cordis** Herzbasis
- **Basis cranii** äußere [**Basis cranii externa**] oder innere [**Basis cranii interna**] Schädelbasis
- **Basis patellae** oberer Rand der Kniescheibe
- **Basis prostatae** Prostatabasis
- **Basis pulmonis** Lungenbasis
- **Basis stapedis** Steigbügelplatte

ba|sisch *adj* Alkali(en) enthaltend, basisch reagierend; SYN: alkalisch

Ba|sis|fre|quenz *f* →Basalfrequenz

Ba|sis|to|nus *m* Grundspannung eines Gefäßes oder Hohlorgans; SYN: basaler Tonus

Ba|si|tät *f* →Basizität

Ba|si|zi|tät *f* basischer Zustand; SYN: Alkalität, Basität

Bas|ket|ball|fer|se *f* Blutergüsse über der Ferse bei wiederholter traumatischer Belastung; SYN: Black heel, Tennisferse

Baso-, baso- *präf.* Wortelement mit der Bedeutung "Grund/Grundlage/Grundfläche"

Ba|so|pe|nie *f* Verminderung der basophilen Leukozyten im peripheren Blut

ba|so|phil *adj* **1.** mit basischen Farbstoffen anfärbbar **2.** aus basophilen Zellen oder Strukturen bestehend

Ba|so|phi|len|leuk|ä|mie *f* seltene Form der akuten myeloischen Leukämie* mit Erhöhung der basophilen Leukozyten; SYN: Blutmastzell-Leukämie, Mastzellenleukämie

Ba|so|phi|ler *m* mit basischen Farbstoffen anfärbbarer granulozytärer Leukozyt; SYN: basophiler Leukozyt, basophiler Granulozyt

Ba|so|phi|lie *f* **1.** Anfärbbarkeit mit basischen Farbstoffen **2.** Vermehrung der basophilen Leukozyten im Blut; SYN: Basozytose, basophile Leukozytose

Ba|so|zy|to|se *f* Vermehrung der basophilen Leukozyten im Blut; SYN: Basophilie, basophile Leukozytose

ba|so|zy|to|tisch *adj* Basozytose betreffend, von ihr betroffen oder gekennzeichnet

Bassen-Kornzweig-Syndrom *nt* rezessiv vererbter Mangel an β-Lipoproteinen im Serum; SYN: Abetalipoproteinämie, A-Beta-Lipoproteinämie

Bassini-Operation *f* Leistenbruchoperation mit Verstärkung der Hinterwand des Leistenkanals; SYN: Herniotomie nach Bassini

Bas|tard *m* durch Kreuzung zweier genetisch unterschiedlicher Eltern erhaltener Nachkömmling; SYN: Kreuzung, Mischling, Hybride

Ba|ta|vi|a|fie|ber *nt* akut fieberhafte Leptospirose* mit oder ohne Ikterus; tritt hauptsächlich in Südostasien auf; SYN: Reisfeldfieber, Reisfeldleptospirose, Leptospirosis bataviae

bath|mo|trop *adj* die Reizschwelle des Herzmuskelgewebes verändernd

Bath|mo|tro|pie *f* Veränderung der Reizschwelle des Herzmuskelgewebes, bathmotrope Wirkung

ba|tho|phob *adj* Höhenangst/Bathophobie betreffend, durch sie gekennzeichnet

Ba|tho|pho|bie *f* durch große Höhenunterschiede ausgelöster Angstzustand; SYN: Höhenangst, Höhenfurcht, Höhenschwindel, Tiefenangst

Ba|thy|an|äs|the|sie *f* Verlust der Tiefensensibilität

Ba|thy|äs|the|sie *f* Tiefensensibilität

Ba|thy|hyp|äs|the|sie *f* verminderte oder abgeschwächte Tiefensensibilität; SYN: Bathyhypoästhesie

Ba|thy|hy|per|äs|the|sie *f* gesteigerte Tiefensensibilität

Ba|thy|hy|po|äs|the|sie *f* →Bathyhypästhesie

Ba|thy|kar|die *f* Herztiefstand, meist in Verbindung mit einer Enteroptose*; SYN: Herzsenkung, Wanderherz, Kardioptose

Ba|thy|pnoe *f, pl* **-o|en** vertiefte Atmung

ba|thy|pnoe|isch *adj* Bathypnoe betreffend, mit vertiefter Atmung, tief atmend

ba|tra|cho|phob *adj* Batrachophobie betreffend, durch sie gekennzeichnet

Ba|tra|cho|pho|bie *f* krankhafte Angst vor Fröschen

Bat|ta|ris|mus *m* überstürzte, polternde Sprache

Batten-Spielmeyer-Vogt-Syndrom *nt* primär durch eine progrediente Visusabnahme mit Erblindung und der Entwicklung einer Demenz* gekennzeichnete Form der Zeroidlipofuszinose*; SYN: juvenile Form der amaurotischen Idiotie, juvenile Ceroidlipofuscinose, juvenile Zeroidlipofuszinose, Stock-Vogt-Spielmeyer-Syndrom

Battered-child-Syndrom *nt* Bezeichnung für die sichtbaren Verletzungszeichen bei körperlicher Kindesmisshandlung; SYN: Syndrom des geschlagenen Kindes

Battered-parents-Syndrom *nt* Bezeichnung für die sichtbaren Verletzungszeichen bei körperlicher Misshandlung der Eltern durch ihre Kinder; SYN: Syndrom der geschlagenen Eltern

Battey-Krankheit *f* durch **Mycobacterium intracellulare** hervorgerufene, nicht von Mensch zu Mensch übertragbare Lungenerkrankung

Bauch|aor|ta *f* →Bauchschlagader

Bauch|at|mung *f* Atmung, bei der sich das Zwerchfell bei der Einatmung anspannt und bei der Ausatmung entspannt und nach oben gedrückt wird; SYN: Zwerchfellatmung, basale Atmung

Bauch|bruch *m* →Bauchwandhernie

Bauch|de|cken|a|pla|sie *f* Syndrom mit angeborenem Fehlen oder Unterentwicklung der Bauchwandmuskulatur; oft kombiniert mit anderen Fehlbildungen; SYN: ventrales Defektsyndrom, Pflaumenbauchsyndrom, kongenitaler Bauchwanddefekt, Bauchdeckenaplasie-Syndrom, prune-belly syndrome

Bauchdeckenaplasie-Syndrom *nt* →Bauchdeckenaplasie

Bauch|de|cken|fis|tel *f* auf der Bauchdecke mündende Fistel; meist eine äußere Darmfistel*; SYN: Bauchwandfistel

Bauch|fell|abs|zess *m* verkapselte Peritonitis* mit Abszessbildung; SYN: Peritonealabszess

Bauch|fell|ent|zün|dung *f* →Peritonitis

Bauch|fell|plas|tik *f* operative Deckung von Darm- oder Organdefekten mit Bauchfell; SYN: Peritoneoplastik

Bauch|fell|ta|sche *f* von der restlichen Bauchhöhle abgegrenzter Raum zwischen Magen und Bauchspeicheldrüse; SYN: Netzbeutel, Bursa omentalis

Bauch|fis|tel *f* auf der Bauchdecke mündende Fistel [**äußere Bauchfistel**] oder Fistel zwischen zwei Bauchorganen [**innere Bauchfistel**]

Bauch|her|nie *f* →Bauchwandhernie

Bauch|hirn *nt* →Plexus coeliacus

Bauch|ho|den *pl* Form des Maldescensus testis, bei der die Hoden im Bauchraum bleiben; SYN: Abdominalhoden

Bauch|höh|len|ge|flecht *nt* →Plexus coeliacus

Bauch|höh|len|schwan|ger|schaft *f* Einnistung der Frucht in der Bauchhöhle; SYN: Abdominalschwangerschaft, Abdominalgravidität, abdominale Schwangerschaft, Graviditas abdominalis

Bauch|netz *nt* Bauchfellduplikatur, in der Blut-, Lymphgefäße und Nerven verlaufen; SYN: Netz, Omentum, Epiploon

Bauch|netz|ent|zün|dung *f* Entzündung des Bauchnetzes; SYN: Omentitis, Epiploitis

Bauch|pres|se *f* Erhöhung des Drucks im Bauchraum durch Kontraktion der Bauchmuskeln bei festgestelltem Zwerchfell

Bauch|punk|ti|on *f* Punktion der Bauchhöhle

Bauch|schlag|a|der *f* unterhalb des Zwerchfells liegender Teil der Aorta; teilt sich in rechte und linke Arteria* iliaca communis; SYN: Bauchaorta, Abdominalaorta, Aorta abdominalis, Pars abdominalis aortae

Bauch|schnitt *m* Laparotomie

Bauch|so|no|gramm *nt* Sonogramm* des Bauchraums

Bauch|spal|te *f* angeborener Vorfall von Darmschlingen bei unvollständigem Verschluss der Bauchwand; SYN: Gastroschisis, Paromphalozele

Bauch|spei|chel|drü|se *f* →Pancreas

Bauch|spei|chel|drü|sen|ent|zün|dung *f* →Pankreatitis

Bauch|spie|ge|lung *f* endoskopische Untersuchung der Bauchhöhle; SYN: Laparoskopie

Bauch|ty|phus *m* durch Salmonella* typhi verursachte, melde- und isolierpflichtige Infektionskrankheit; klinisch stehen Fieber, Milzschwellung, Bewusstseinseintrübung und massive Durchfälle [Erbsenbreistühle] im Vordergrund; SYN: Unter-

B

B

leibstyphus, typhoides Fieber, Typhus (abdominalis), Febris typhoides

Bauch|wand|bruch *m* →Bauchwandhernie

Bauch|wand|de|fekt, kongenitaler *m* →Bauchdeckenaplasie

Bauch|wand|fis|tel *f* →Bauchdeckenfistel

Bauch|wand|her|nie *f* Eingeweidebruch der Bauchwand; je nach Lokalisation unterscheidet man **mediane** oder **mittlere Bauchwandhernie** [Bruchpforte im Bereich der Linea alba] oder **seitliche Bauchwandhernie** [zwischen Linea semilunaris und Rektusscheide]; SYN: Bauchwandbruch, Bauchhernie, Bauchbruch, Laparozele, Hernia abdominalis/ventralis

Bauch|was|ser|sucht *f* →Aszites

Bauer-Probe *m* Leberfunktionstest durch orale Galaktosegabe und Bestimmung der Spiegel in Blut oder Urin; SYN: Galaktosetoleranztest

Bau|fett *nt* Fett, das am Aufbau von Zellen und Geweben beteiligt ist, z.B. Membranlipid; SYN: Strukturfett

Bauhin-Klappe *f* Klappe an der Einmündung des Ileums in das Zäkum; SYN: Ileozäkalklape, Ileozökalklappe, Valva ileocaecalis/ilealis

Baum|woll|fie|ber *nt* →Baumwollstaubpneumokoniose

Baum|woll|pneu|mo|ko|ni|o|se *f* →Baumwollstaubpneumokoniose

Baum|woll|staub|pneu|mo|ko|ni|o|se *f* zu den Berufskrankheiten* gehörende Pneumokoniose* durch Einatmen von Baumwollstaubpartikeln; SYN: Baumwollfieber, Baumwollpneumokoniose, Byssinose

Bau|xit|fi|bro|se *f* durch langjähriges Einatmen von Aluminiumstaub [Kaolin, Bauxit] hervorgerufene Pneumokoniose*; SYN: Aluminose, Aluminiumlunge, Aluminiumstaublunge

Bayard-Ekchymosen *pl* kleinfleckige Einblutungen in seröse Häute und Organe bei Erstickung

Bayliss-Effekt *m* reaktive Vasokonstriktion bei Druckerhöhung im Gefäß

Bazex-Syndrom *nt* im Rahmen einer Malignomerkrankung [meist Plattenepithelkarzinom*] auftretende, plattenförmige Hyperkeratose* der Akren; SYN: Akrokeratose Bazex, Akrokeratosis paraneoplastica, Acrokeratosis paraneoplastica, paraneoplastische Akrokeratose

Bazill-, bazill- *präf.* →Bazillo-

Ba|zill|ä|mie *f* Vorkommen von Bazillen im Blut; SYN: Bazillensepsis

ba|zil|lär *adj* Bazillen betreffend; bazillenförmig, stäbchenförmig, bazilliform

Ba|zil|len *pl* →Bacillus

Ba|zil|len|ruhr *f* →Bakterienruhr

Ba|zil|len|sep|sis *f* →Bazillämie

ba|zil|li|form *adj* bazillenförmig, stäbchenförmig; bazillär

Bazillo-, bazillo- *präf.* Wortelement mit der Bedeutung "Bazillen"

ba|zil|lo|phob *adj* Bazillophobie betreffend, durch sie gekennzeichnet

Ba|zil|lo|pho|bie *f* krankhafte Angst vor Infektionserregern oder ansteckenden Krankheiten; SYN: Bakteriophobie

Ba|zill|u|rie *f* Bazillenausscheidung im Harn

Ba|zil|lus *m, pl* **-li** Bacillus*; auch allgemeine Bezeichnung für ein stäbchenförmiges Bakterium

Bazin-Krankheit *f* meist jüngere Frauen betreffende Vaskulitis* der kleinen und mittleren Subkutangefäße mit knotigen Schwellungen; SYN: nodöses Tuberkulid, Erythema induratum

Bazin-Syndrom *nt* besonders im Winter auftretende blau-rote Infiltrate der Wadenhaut; SYN: Erythema induratum Bazin, nodöses Tuberkulid

Ba|zi|tra|zin *nt* →Bacitracin

BCG-Impfung *f* s.u. Bacillus Calmette-Guérin

Beals-Hecht-Syndrom *nt* autosomal-rezessives Syndrom mit Arachnodaktylie* und Kontrakturen der Finger; SYN: kontrakturelle Arachnodaktylie

Beals-Syndrom *nt* autosomal-dominante Oto-Osteodysplasie mit Fehlbildung von Ohrmuschel, Ellenbogen- und Hüftgelenk

Bean-Syndrom *nt* autosomal-dominant vererbte Erkrankung mit Bildung zahlreicher bläulicher Hämangiome; SYN: Blaue-Gummiblasen-Nävus-Syndrom, blue rubber bleb nevus syndrome

Beard-Syndrom *nt* nervöses Erschöpfungssyndrom mit u.a. Kopfschmerzen, Schwitzen, Schlafstörungen, Schwindel, Durchfall oder Verstopfung; SYN: Nervenschwäche, nervöse Übererregbarkeit, Neurasthenie, Neurasthenia

Bearn-Kunkel-Slater-Syndrom *nt* zu den Autoimmunkrankheiten* gehörende Sonderform der chronisch-agressiven Hepatitis* mit positivem L.E.-Phänomen und plasmazellulärem Infiltrat; SYN: lupoide Hepatitis, Bearn-Kunkel-Syndrom

Bearn-Kunkel-Syndrom *nt* →Bearn-Kunkel-Slater-Syndrom

Be|at|mung *f* künstliche Belüftung der Lunge

assistierte Beatmung Beatmung, die eine noch vorhandene, aber unzureichende Spontanatmung ergänzt

kontrollierte Beatmung vollständige künstliche Beatmung

Beau-Furchen *pl* →Beau-Reil-Querfurchen

Beau-Linien *pl* →Beau-Reil-Querfurchen

Beau-Reil-Linien *pl* →Beau-Reil-Querfurchen

Beau-Reil-Querfurchen *pl* Querfurchen der Fingernägel als Zeichen einer Wachstumsunterbrechung; SYN: Beau-Furchen, Beau-Linien, Beau-Reil-Linien, Reil-Furchen

Be|cher|zel|len *pl* schleimbildende, becherförmige Zellen intraepithelialer Drüsen

Bechterew-Krankheit *f* chronische degenerative Entzündung des Achsenskelett und der Extremitäten; typisch ist eine Versteifung [Ankylosierung] des Iliosakralgelenkes und der Wirbelsäule; SYN: Morbus Bechterew, Bechterew-Strümpell-Marie-Krankheit, Marie-Strümpell-Krankheit, Spondylarthritis ankylopoetica/ankylosans, Spondylitis ankylopoetica/ankylosans

Bechterew-Strümpell-Marie-Krankheit *f* →Bechterew-Krankheit

Be|cken *nt* aus Kreuzbein, Steißbein und den beiden Hüftbeinen bestehendes knöchernes Gerüst; das weibliche Becken ist niedriger, breiter und weiter als das männliche Becken; SYN: Pelvis

Be|cken|abs|zess *m* Abszess im Beckenbereich

Be|cken|ak|ti|no|my|ko|se *f* von Abszessbildung begleitete Aktinomykose* des Beckens

Be|cken|aus|gang *m* untere Öffnung des Beckens; SYN: Apertura pelvis inferior

Be|cken|aus|guss|stein *m* geweihförmiger, das Nierenbecken ausfüllender Nierenstein; SYN: Korallenstein, Hirschgeweihstein, Ausgussstein

Be|cken|bauch|fell|ent|zün|dung *f* →Pelvioperitonitis

Be|cken|bo|den *m* von Muskeln und Sehnen gebildeter Boden des kleinen Beckens, der den Beckenausgang verschließt

Be|cken|bo|den|fis|tel *f* auf dem Damm mündende Fistel; SYN: Dammfistel, Fistula perinealis

Be|cken|bruch *m* →Beckenfraktur

Be|cken|ein|gang *m* obere Öffnung des Beckens; SYN: Apertura pelvis superior

Be|cken|end|la|ge *f* Längslage des Kindes, bei der das Beckenende vorausgeht

Be|cken|frak|tur *f* Bruch des knöchernen Beckens; je nach Lage der Fraktur unterscheidet man **Beckenrandfraktur, Beckenpfeilerfraktur** und **Beckenringfraktur**; SYN: Beckenbruch

Be|cken|ge|flecht *nt* vegetativer Plexus im kleinen Becken, der die Beckenorgane versorgt; SYN: Beckenplexus, Plexus hypogastricus inferior, Plexus pelvicus

Be|cken|her|nie *f* Eingeweidebruch mit Foramen ischiadicum majus oder minus als Bruchpforte; SYN: Ischiozele, Hernia ischiadica

Be|cken|kamm *m* oberer Rand der Darmbeinschaufel; SYN: Darmbeinkamm, Crista iliaca

Be|cken|kamm|punk|ti|on *f* Knochenmarkentnahme aus dem Beckenkamm; SYN: Kristapunktion

Be|cken|nei|gung *f* Neigungswinkel zwischen Beckeneingangsebene und der Horizontalen; bei der Frau größer [60°] als beim Mann [55°]; SYN: Inclinatio pelvis

Be|cken|nie|re *f* angeborener Tiefstand der Niere im Becken; SYN: Ren pelvicus, pelvine Nierendystopie

Be|cken|os|te|o|to|mie *f* Durchtrennung von Beckenknochen

Be|cken|pfei|ler|frak|tur *f* s.u. Beckenfraktur

Be|cken|ple|xus *m* →Beckengeflecht

Be|cken|rand|frak|tur *f* s.u. Beckenfraktur

Be|cken|ring|frak|tur *f* s.u. Beckenfraktur

Be|cken|ring|lo|cke|rung *f* physiologische Lockerung der Iliosakralgelenke und der Beckensymphyse während der Schwangerschaft

Be|cken|ring|os|te|o|to|mie *f* Durchtrennung des Beckenrings, z.B. zur Geburtserleichterung; SYN: Pubeotomie, Pubiotomie, Hebetomie, Hebotomie

Be|cken|schief|stand *m* meist durch eine einseitige Beinverkürzung oder Wirbelsäulenskoliose bedingte Schiefstellung des Beckens

Be|cken|so|no|gra|fie *f* →Beckensonographie

Be|cken|so|no|gra|phie *f* Sonographie* der Beckenorgane

Be|cken|ve|nen|throm|bo|se *f* gehäuft postoperativ oder postpartal auftretende Thrombose* der großen Beckenvenen [Vena* iliaca externa, Vena* iliaca interna]

Becker-Melanose *f* v.a. am Stamm auftretender pigmentierter, behaarter, epidermaler Naevus mit guter Prognose; SYN: Becker-Nävus, Melanosis naeviformis

Becker-Muskeldystrophie *f* langsam progrediente Form der progressiven Muskeldystrophie* mit primärem Befall der Becken- und Beinmuskulatur; SYN: Becker-Kiener Typ der progressiven Muskeldystrophie, gutartige Beckengürtelform der progressiven Muskeldystrophie

Becker-Nävus *m* →Becker-Melanose

Beck-Trias *f* arterielle Hypotonie, venöse Hypertonie und verminderte Herzwandpulsation bei Herzbeuteltamponade

Beckwith-Syndrom *nt* durch Einnahme des Schlafmittels Thalidomid hervorgerufene Embryopathie mit Extremitätenfehlbildungen oder Ohrmuschelfehlbildungen und Fazialisparese; SYN: Thalidomidembryopathie, Contergan-Syndrom

Beckwith-Wiedemann-Syndrom *nt* familiäres Fehlbildungssyndrom mit charakteristischen Gesichtsdysmorphien [Makroglossie, Exophthalmus] und Riesenwuchs; SYN: Exomphalos-Makroglossie-Gigantismus-Syndrom, EMG-Syndrom, Wiedemann-Beckwith-Syndrom

Béclard-Hernie *f* durch die Fossa ovalis hervortretende Schenkelhernie*

Béclard-Knochenkern *m* schon beim Neugeborenen vorhandener Verknöcherungskern in der distalen Femurepiphyse

Bec|que|rel *nt* SI-Einheit der Radioaktivität

Be|darfs|schritt|ma|cher *m* Herzschrittmacher,

B

der über die Herzstromkurve gesteuert wird und nur bei Bedarf einspringt; man unterscheidet dabei **kammergesteuerte** und **vorhofgesteuerte** Herzschrittmacher; SYN: bedarfsgesteuerter Herzschrittmacher

Bednar-Aphthen *pl* Sauggeschwüre an der Wangen- und Gaumenschleimhaut von Säuglingen

Bednar-Parrot-Pseudoparalyse *f* Scheinlähmung von Armen oder Beinen bei angeborener Syphilis; SYN: Parrot-Lähmung

Bed|so|nia *f* veraltet für →Chlamydia

Bed|so|ni|en *pl* veraltet für →Chlamydia

Bee|ren|ge|schwulst *f* →Staphylom

Be|fehls|au|to|ma|tie *f* automatenhaftes Ausführen von Befehlen oder Anordnungen

Be|feuch|ter|lun|ge *f* allergische Alveolitis* durch Inhalation von Bakterien- oder Schimmelallergenen aus Klimaanlagen; SYN: Befeuchterfieber

Be|fruch|tung *f* zusammenfassender Begriff für **Imprägnation** [Eindringen des Spermiums in das Ei] und **Konjugation** [Verschmelzung der beiden Zellkerne]

Be|gat|tung *f* Geschlechtsverkehr zum Zweck der Befruchtung

Be|geh|rens|neu|ro|se *f* sich im Anschluss an eine Schädigung, Verletzung oder Krankheit halbbewusst oder unbewusst entwickelndes, übertriebenes Begehren nach (finanzieller) Entschädigung; SYN: Begehrungsneurose, Tendenzneurose

Be|geh|rungs|neu|ro|se *f* →Begehrensneurose

Be|gleit|ar|thri|tis *f, pl* **-ti|den** Gelenkentzündung im Rahmen einer Allgemeinerkrankung

Be|gleit|o|ti|tis *f, pl* **-ti|ti|den** im Kleinkindalter häufig auftretende Mittelohrentzündung als Begleiterscheinung bei anderen Erkrankungen

Be|gleit|schie|len *nt* Schielen, bei dem ein Auge das andere begleitet; SYN: Strabismus concomitans

Be|gleit|schnup|fen *m* s.u. Rhinitis acuta

Be|ha|vi|o|ris|mus *m* Richtung der amerikanischen Psychologie, die die Rolle von Umweltfaktoren und die Anpassung an sie in den Vordergrund stellt

be|ha|vi|o|ris|tisch *adj* Behaviorismus betreffend, auf ihm beruhend

Behr-Krankheit *f* erbliche, familiäre Sehnervenatrophie mit Erblindung; kombiniert mit anderen neurologischen Störungen

be|hüllt *adj* (*Virus*) von einer Hülle umgeben

Bei|ei|er|stock *m* neben dem Eierstock liegender Rest der embryonalen Urniere; SYN: Paroophoron

Beigel-Krankheit *f* meist die Barthaare betreffende Pilzinfektion der Haarbälge mit Knötchenbildung; SYN: weiße Piedra, Trichomycosis nodosa, Piedra alba

Bei|kost *f* zur Deckung des Vitamin- und Mineralbedarfs des Säuglings zusätzlich verabreichte Kost; SYN: Beinahrung

Be|impf|ung *f* Einbringen eines Erregers in einen Nährboden oder Organismus; SYN: Inokulation, Überimpfung, Impfung

Bei|nah|rung *f* →Beikost

Bein|ge|schwür *nt* →Ulcus cruris

Bein|pa|ra|ly|se *f* Beinlähmung

Bein|ve|nen|throm|bo|se *f* meist die tiefen Beinvenen betreffende Thrombose*

Be|jel *f* meist schon im Kindesalter auftretende, nicht-venerische Syphilis in Südeuropa, Afrika und Asien; SYN: endemische Syphilis

Belastungs-EKG *nt* →Belastungselektrokardiographie

Be|las|tungs|e|lek|tro|kar|di|o|gra|fie *f* →Belastungselektrokardiographie

Be|las|tungs|e|lek|tro|kar|di|o|gra|phie *f* Aufzeichnung eines EKGs vor, während und nach einer definierten Belastung; SYN: Belastungs-EKG

Be|las|tungs|in|kon|ti|nenz *f* unwillkürlicher Harnabgang bei Erhöhung der intraabdominellen Drucks; SYN: Stressinkontinenz

Be|las|tungs|in|suf|fi|zi|enz *f* s.u. Herzinsuffizienz

Be|leg|kno|chen *pl* Knochen, die aus Bindegewebe entstehen; SYN: Deckknochen, Bindegewebsknochen

Be|leg|zel|len *pl* salzsäurebildende Zellen der Magenschleimhaut; SYN: Parietalzellen

be|lem|no|phob *adj* Belemnophobie betreffend, durch sie gekennzeichnet

Be|lem|no|pho|bie *f* krankhafte Angst vor spitzen Gegenständen

Bel|la|don|na *f* zu den Nachtschattengewächsen gehörende Pflanze; enthält zahlreiche Alkaloide [z.B. Atropin*]; SYN: Tollkirsche, Atropa belladonna

Bel|la|don|na|al|ka|lo|i|de *pl* aus der Tollkirsche/Belladonna gewonnene Alkaloide

Bell-Dally-Dislokation *f* spontane, nicht-traumatische Atlasluxation

Bell-Lähmung *f* einseitige, periphere Fazialisparese*

Bellocq-Tamponade *f* hintere Nasentamponade bei Nasenbluten mit Blutungsquelle in hinteren Teil der Nase; SYN: Choanaltamponade

Bell-Phänomen *nt* die bei Bell-Lähmung* sichtbare Rotation des Auges nach oben beim Augenschluss

Bell-Spasmus *m* unwillkürliches Zucken der vom Nervus* facialis versorgten Gesichtsmuskeln; SYN: Fazialiskrampf, Fazialis-Tic, Gesichtszucken, mimischer Gesichtskrampf, Tic convulsiv/facial

be|lo|ne|phob *adj* Belonephobie/Nadelangst betreffend, durch sie gekennzeichnet

Be|lo|ne|pho|bie *f* krankhafte Angst vor Nadeln; SYN: Nadelangst

Bence-Jones-Eiweiß *nt* s.u. Bence-Jones-Eiweißkörper

Bence-Jones-Eiweißkörper *pl* aus Paraprotein der Leichtketten von Immunglobulinen [**Bence-Jones-Eiweiß, Bence-Jones-Protein**] bestehende Eiweißkörper im Urin von Patienten mit Plasmozytom*

Bence-Jones-Krankheit *f* Variante des Plasmozytoms mit ausschließlicher Bildung von Bence-Jones-Eiweiß*, Bence-Jones-Proteinurie* und Nierenschädigung; SYN: Bence-Jones-Plasmozytom, L-Ketten-Krankheit, Leichtketten-Krankheit

Bence-Jones-Plasmozytom *nt* →Bence-Jones-Krankheit

Bence-Jones-Protein *nt* s.u. Bence-Jones-Eiweißkörper

Bence-Jones-Proteinurie *f* Ausscheidung von Bence-Jones-Eiweiß im Harn bei Bence-Jones-Krankheit

Benedict-Glukoseprobe *f* Zuckernachweis im Harn durch **Benedict-Zuckerreagens**

Benedict-Zuckerreagenz *nt* s.u. Benedict-Glukoseprobe

be|nig|ne *adj* (*Tumor*) gutartig, nicht maligne; nicht rezidivierend; (*Verlauf*) günstig, vorteilhaft

Be|nig|ni|tät *f* Gutartigkeit eines Tumors oder des Krankheitsverlaufs

Bennett-Luxationsfraktur *f* Luxationsfraktur* des 1. Mittelhandknochens

Benninghoff-Spannmuskeln *pl* glatte Muskelfasern in der Wand elastischer Arterien

Benz|al|de|hyd *m* einfachster aromatischer Aldehyd*; Zwischenprodukt beim Abbau aromatischer Verbindungen

Benz|al|ko|ni|um|chlo|rid *nt* als Antiseptikum und Desinfektionsmittel verwendete Ammoniumverbindung

Benzathin-Benzylpenicillin *nt* schwerlösliches Depotpenicilin zur intramuskulären Injektion

Benzathin-Penicillin G *nt* schwerlösliches Depotpenicilin zur intramuskulären Injektion

Ben|ze|drin *nt* dem Adrenalin verwandtes Sympathomimetikum mit hohem Suchtpotenzial; SYN: Amphetamin

Ben|zen *nt* →Benzol

B-Enzephalitis, japanische *f* primär im ostasiatischen Raum auftretende Arbovirus-Enzephalitis*; SYN: Encephalitis japonica B

Ben|zi|din *nt* kanzerogene organische Base; Ausgangssubstanz für wichtige Farbstoffe [z.B. Kongorot]; SYN: Diphenyldiamin

Ben|zi|din|pro|be *f* Blutnachweis in Harn, Stuhl und Liquor

Ben|zo|at *nt* Salz der Benzoesäure

Ben|zo|ca|in *nt* Lokalanästhetikum*; SYN: Ethyl-4-aminobenzoat

Ben|zo|di|a|ze|pin|de|ri|va|te *pl* →Benzodiazepine

Ben|zo|di|a|ze|pi|ne *pl* zur Gruppe der Tranquilizer* gehörende Psychopharmaka mit angstlösender, sedativer, antikonvulsiver und muskelrelaxierender Wirkung; SYN: Benzodiazepinderivate

Ben|zo|e|säu|re *f* fungizides und bakterizides Konservierungsmittel, Antiseptikum und Desinfektionsmittel; SYN: Acidum benzoicum

Ben|zol *nt* einfachster aromatischer Alkohol; Grundkörper der aromatischen Verbindungen; SYN: Benzen

Ben|zol|gly|ko|koll *nt* aus Glycin und Benzoesäure entstehende Verbindung, die nur in Spuren im Harn vorhanden ist; SYN: Hippursäure, Benzoylaminoessigsäure, Benzoylglycin

Ben|zol|he|xa|chlo|rid *nt* äußerlich gegen Hautparasiten [Läuse] angewandtes toxisches Insektizid*; SYN: Hexachlorcyclohexan, Lindan

Ben|zol|in|to|xi|ka|ti|on *f* →Benzolismus

Ben|zo|lis|mus *m* akute Benzolvergiftung mit Übelkeit, Erbrechen, Rauschzustand, Bewusstlosigkeit und u.U. Tod durch Kreislaufschwäche; SYN: Benzolintoxikation, Benzolrausch

Ben|zol|rausch *m* →Benzolismus

Ben|zol|ring *m* klassische Darstellung der Benzolstruktur als sechseckiger Ring

Benzothiadiazin-Derivate *pl* →Benzothiadiazine

Ben|zo|thi|a|di|a|zi|ne *pl* Saluretika*, die durch Hemmung der Rückresorption von Na^+ und Cl^- zur Wasserausscheidung führen; SYN: Thiazide, Benzothiadiazin-Derivate

Ben|zo|yl|a|mi|no|es|sig|säu|re *f* →Benzolglykokoll

Ben|zo|yl|gly|cin *nt* →Benzolglykokoll

Ben|zo|yl|per|o|xid *nt* zur Aknebehandlung verwendetes Keratolytikum und Antiseptikum*; SYN: Benzoylsuperoxid, Dibenzoylperoxid

Ben|zo|yl|su|per|o|xid *nt* →Benzoylperoxid

Benz|py|ren *nt* in Teer, Tabakrauch und Abgasen vorkommendes Karzinogen*

Ben|zyl|al|ko|hol *m* zur Haut- und Händedesinfektion verwendetes Antiseptikum; SYN: Phenylcarbinol, Phenylmethanol, α-Hydroxytoluol, Alcohol benzylicus

Ben|zyl|pe|ni|cil|lin *nt* gegen grampositive Bakterien und Kokken wirksames penicillinaselabiles Penicillin*; SYN: Penicillin G

Benzylpenicillin-Benzathin *nt* Depotform von Benzylpenicillin*

Berger-Effekt *m* Veränderung der Alphawellen im EEG beim Öffnen oder Schließen der Augen

Berger-Rhythmus *m* Bezeichnung für Alpha-Wellen im Elektroenzephalogramm; SYN: α-Rhythmus, Alpha-Rhythmus

Berger-Zellentumor *m* von den Bergerzellen des Eierstocks ausgehender Tumor; SYN: Hiluszelltumor

Berger-Zelltumor *m* →Berger-Zellentumor

B

Bergey-Klassifikation *f* weltweit anerkannte Einteilung der Bakterien

Berg|flachs|lun|ge *f* zur Gruppe der Silikatosen* gehörende Pneumokoniose* durch Asbeststaub; neben einer diffusen interstitiellen Lungenfibrose* treten gehäuft Adenokarzinome* der Lunge und Mesotheliome* der Pleura auf; SYN: Asbeststaublunge, Asbestose, Asbestosis pulmonum

Berg|krank|heit *f* durch Sauerstoffmangel hervorgerufene akute oder chronische, körperliche und geistige Leistungsminderung; SYN: Höhenkrankheit
akute Bergkrankheit akutes Syndrom mit Kopfschmerzen, Übelkeit, Erbrechen, Schwindel und Atemnot; evtl. Entwicklung eines **Höhenlungenödems** und Bewusstlosigkeit [**Höhenkollaps**]; SYN: d'Acosta-Syndrom, Mal di Puna, akute Höhenkrankheit

Bergstrand-Syndrom *nt* schmerzhafte Knochenaufhellung im Röntgenbild und Weichteilschwellung bei Jugendlichen; SYN: Kortikalisosteoid, Osteoidosteom

Be|ri|be|ri *f* durch einen Mangel an Vitamin B_1 verursachte Vitaminmangelkrankheit mit Ödemen, neurologischen Störungen und Herzinsuffizienz; SYN: Vitamin B_1-Mangel, Vitamin B_1-Mangelkrankheit, Thiaminmangel, Thiaminmangelkrankheit

Berliner-Blau-Reaktion *f* Nachweis von Eisen in Zellen oder Geweben durch Behandlung mit Kaliumferrocyanid und Bildung eines blauen Komplexes; SYN: Ferriferrocyanid-Reaktion

Berlin-Netzhautödem *nt* durch eine Augapfelprellung verursachte vorübergehende Netzhauttrübung; SYN: Commotio retinae, Berlin-Netzhauttrübung, Berlin-Ödem

Berlin-Netzhauttrübung *f* →Berlin-Netzhautödem

Berlin-Ödem *nt* →Berlin-Netzhautödem

Berloque-Dermatitis *f* durch ätherische Öle [Bergamottöl] verursachtes phototoxisches Ekzem*; SYN: Kölnisch-Wasser-Dermatitis

Bernard-Soulier-Syndrom *nt* autosomal-rezessive Bildungsstörung von Thrombozyten verbunden mit Purpura*

Bernhardt-Roth-Syndrom *nt* Neuralgie* des Nervus* cutaneus femoris lateralis mit brennendem Schmerzen der Oberschenkelaußenseite; SYN: Meralgia paraesthetica

Bern|stein|säu|re *f* Dikarbonsäure; Zwischenprodukt des Stoffwechsels; SYN: Butandisäure

Berry-Syndrom *nt* autosomal-dominant vererbtes Syndrom mit Fehlbildungen des Unterkiefers und des Gesichtsschädels; typisch sind Unter- und Oberkieferhypoplasie, Ohrmuscheldysplasie und Gehörgangsatresie mit Taubheit; SYN: Treacher-Collins-Syndrom, Franceschetti-Syndrom, Franceschetti-Zwahlen-Syndrom, Dysostosis mandibulo-facialis

Bers|tungs|bruch *m* Schädelbruch durch von zwei oder mehreren Seiten einwirkende Kräfte; SYN: Berstungsfraktur

Bers|tungs|frak|tur *f* →Berstungsbruch

Ber|ti|el|la stu|de|ri *f* s.u. Bertielliasis

Ber|ti|el|li|a|sis *f, pl* **-ses** tropische Wurmerkrankung durch den Bandwurm **Bertiella studeri**; SYN: Bertiellainfektion

Bertin-Säulen *pl* die Nierenpyramiden umschließende Rindensubstanz; SYN: Columnae renales

Be|rufs|ak|ne *f* berufsbedingte Kontaktakne; SYN: Gewerbeakne, Akne occupationalis

Be|rufs|krank|heit *f* meist chronische Krankheit, die durch schädigende (physikalische, chemische, usw.) Einwirkungen während der Arbeit hervorgerufen wird

Be|rüh|rungs|angst *f* krankhafte Angst vor dem Berührtwerden; SYN: Haphephobie, Haptephobie, Haptophobie

Be|ryl|li|o|se *f* durch Inhalation oder Kontakteinwirkung von Berylliumverbindungen hervorgerufene Erkrankung der Lunge [Berylliosis* pulmonum] oder Haut [**Beryllium-Geschwür**, **Beryllium-Granulom**]; SYN: Berylliumvergiftung, Beryllose, Berylliosis

Be|ryl|li|o|sis *f, pl* **-ses** →Berylliose
Berylliosis pulmonum durch Inhalation von Berylliumsilikaten oder Berylliummetalldampf hervorgerufene Pneumokoniose*

Be|ryl|li|um *nt* zu den Erdalkalimetallen gehörendes leichtes Metall

Be|ryl|li|um|ge|schwür *nt* s.u. Berylliose

Be|ryl|li|um|gra|nu|lom *nt* s.u. Berylliose

Be|ryl|li|um|ver|gif|tung *f* →Berylliose

Be|ryl|lo|se *f* →Berylliose

Be|schäf|ti|gungs|neu|ri|tis *f, pl* **-ti|den** berufsbedingte Nervenschädigung

Be|schäf|ti|gungs|the|ra|pie *f* therapeutischer Ansatz, der sinnvolle handwerkliche oder künstlerische Betätigungen umfasst; SYN: Ergotherapie

Be|schnei|dung *f* operative Kürzung der Vorhaut; SYN: Zirkumzision

Be|sen|rei|ser *pl* →Besenreiservarizen

Be|sen|rei|ser|va|ri|zen *pl* feinverzweigte kleinste Venen unter der Haut; SYN: Besenreiser

Be|sin|nungs|lo|sig|keit *f* →Bewusstlosigkeit

Besnier-Boeck-Schaumann-Krankheit *f* →Boeck-Sarkoid

Besnier-Flechte *f* chronische Dermatose* mit follikulären Keratosen und schuppendem Erythem*; SYN: Stachelflechte, Besnier-Krankheit, Pityriasis rubra pilaris

Bes|nier Pru|ri|go *f* chronisch-rezidivierende entzündliche Erkrankung mit trockener, stark juckender Haut; die verschiedenen Manifestationsformen [**ekzematoide, lichenifizierte** oder **pruriginöse Form**] treten nebeneinander und/oder nacheinander auf; ätiologisch spielen erbliche Disposition, Allergien und Stressreaktionen eine Rolle; SYN: Neurodermitis disseminata, atopisches Ekzem, endogenes Ekzem, exsudatives Ekzem, neuropathisches Ekzem, konstitutionelles Ekzem, atopische Dermatitis, neurogene Dermatose, Neurodermitis diffusa/constitutionalis/atopica, Morbus Besnier, Prurigo Besnier

Best-Karminfärbung *f* Färbemethode zur Darstellung von Glykogen

Beta-Adrenorezeptorenblocker *pl* →Betablocker

Be|ta|a|myl|a|se *f* in Pflanzen und Mikroorganismen vorkommende Amylase*, die schrittweise Maltose abspaltet; SYN: β-Amylase, Exoamylase, Saccharogenamylase, Glykogenase

Be|ta|blo|cker *pl* die β-Rezeptoren blockierende Arzneimittel; SYN: Beta-Rezeptorenblocker, β-Adrenorezeptorenblocker, Beta-Adrenorezeptorenblocker

Be|ta|ca|ro|tin *nt* zur Provitamin A-Gruppe gehörende Substanz, die als Dermatikum verwendet wird; SYN: β-Karotin, β-Carotin, Provitamin A

Be|ta|ga|lak|to|si|da|se *f* Disaccharidase* der Dünndarmschleimhaut, die Milchzucker spaltet; SYN: Laktase, Lactase, β-Galaktosidase

Be|ta|glo|bu|lin *nt* Plasmaprotein, das in der Elektrophorese zwischen α- und γ-Globulin liegt; SYN: β-Globulin

beta-Hämolyse *f* →Betahämolyse

Be|ta|hä|mo|ly|se *f* vollständige Hämolyse der Erythrozyten bei Bakterienwachstum auf Blutagar; SYN: β-Hämolyse, beta-Hämolyse

beta-hämolytisch *adj* Betahämolyse betreffend, von ihr betroffen oder gekennzeichnet; SYN: β-hämolytisch

beta-Lactamase *f* →β-Lactamase

Betalaktam-Antibiotika *pl* Antibiotika, die einen β-Laktamring im Molekül haben, z.B. Penicilline*, Cephalosporine*; SYN: β-Laktamantibiotika

beta-Laktamase *f* →β-Lactamase

Be|ta|lak|ta|ma|se|hem|mer *pl* →Betalaktamaseinhibitoren

Be|ta|lak|ta|ma|se|in|hi|bi|to|ren *pl* Substanzen, die β-Lactamase* hemmen; SYN: Betalaktamasehemmer, β-Lactamasehemmer, β-Lactamaseinhibitoren

Be|ta|li|po|pro|te|in *nt* Fraktion der Serumlipoproteine mit geringer Dichte; SYN: Lipoprotein mit geringer Dichte, β-Lipoprotein, low-density lipoprotein

Be|ta|mi|me|ti|ka *pl* →Betasympathomimetika

Be|ta|oxi|dat|i|on *f* oxidativer Fettsäureabbau mit Spaltung der Fettsäuren in C_2-Bruchstücke in den Mitochondrien

Be|ta|re|zep|to|ren *pl* Rezeptoren, die auf adrenerge Transmitter im sympathischen System ansprechen; werden unterteilt in **β_1-Rezeptoren** [Herz, Niere] und **β_2-Rezeptoren** [Bronchien, Gefäße, Fettgewebe]; SYN: β-adrenerge Rezeptoren, β-Rezeptoren

Beta-Rezeptorenblocker *pl* →Betablocker

Be|ta|strah|lung *f* aus Kernteilchen bestehende Strahlung [**Korpuskularstrahlung**], die beim Betazerfall von Radionukliden abgestrahlt wird; SYN: β-Strahlung

Be|ta|sym|pa|tho|ly|ti|ka *pl* →Betablocker

Be|ta|sym|pa|tho|mi|me|ti|ka *pl* Substanzen, die die Betarezeptoren* anregen; SYN: Betamimetika

Be|ta|teil|chen *nt* negativ oder positiv geladene Kernteilchen, die beim Kernzerfall emittiert werden; SYN: β-Teilchen

beta-Wellen *pl* im Elektroenzephalogramm auftretende relativ schnelle Wellen (14–30/Sek.); SYN: β-Wellen

Beta-Zelladenokarzinom *nt* von den B-Zellen der Langerhans*-Inseln ausgehender bösartiger Tumor; SYN: B-Zelladenokarzinom

Beta-Zelladenom *nt* von den B-Zellen der Langerhans*-Inseln ausgehender gutartiger Tumor; SYN: B-Zelladenom

Be|ta|zel|len *pl* **1.** insulinbildende Zellen der Langerhans*-Inseln der Bauchspeicheldrüse; SYN: β-Zellen, B-Zellen **2.** in der Adenohypophyse vorkommende Zellen, die TSH bilden; SYN: basophile Zellen, β-Zellen

Beta-Zelltumor *m* von den Betazellen* der Langerhans*-Inseln ausgehender Insulin-produzierender Tumor; SYN: B-Zelltumor, Insulinom

Beta-Zerfall *m* radioaktiver Zerfall mit Emission von Betateilchen aus dem Kern; SYN: β-Zerfall

Bett|näs|sen *nt* durch verschiedene Ursachen auslösbarer, unwillkürlicher Harnabgang im Schlaf; SYN: nächtliches Einnässen, Enuresis nocturna

Bett|wan|ze *f* **1.** zur Familie **Cimicidae** gehörende Gattung blutsaugender Wanzen SYN: Cimex **2.** in den gemäßigten Zonen heimische Wanze, deren Speichelsekret eine urtikarielle Reaktion [Cimicosis*] hervorruft; SYN: gemeine Bettwanze, Cimex lectularius

tropische Bettwanze in den Tropen vorkommende Bettwanze; SYN: Cimex hemipterus

Beu|ge|kon|trak|tur *f* Kontraktur* in Beugestellung

Beu|ger *m* →Musculus flexor

Beu|gung *f* durch ein in der Ausbreitungsrichtung liegendes Hindernis verursachte Ablenkung von Strahlen; SYN: Diffraktion

B

B

Beullenlmylilalsis *f, pl* **-ses** in Afrika und Südamerika vorkommende Fliegenmadenkrankheit durch **Dermatobia hominis** und andere Fliegenlarven; kennzeichnend sind furunkuloide Knoten der Subkutis; SYN: Dasselbeule, furunkuloide Myiasis, Dermatobiasis

Beullenlpest *f* häufigste Form der Pest bei Aufnahme des Pesterregers [**Yersinia pestis**] durch die Haut; kennzeichnend sind die abszedierende Schwellung regionaler Lymphknoten und präfinale ausgedehnte Hautblutungen; SYN: Bubonenpest, Pestis bubonica/fulminans/major

Belwelgungslkranklheit *f* Oberbegriff für durch Reizung des Vestibularapparats ausgelöste Erkrankungen; typisch sind Schwindel, Schweißausbrüche, Übelkeit, Erbrechen, Hypotonie und Kopfschmerzen; SYN: Reisekrankheit, Kinetose

Belwelgungslneulrolse *f* selten gebrauchtes Synonym für motorische Unruhe; SYN: Motilitätsneurose, Kinesioneurose

belwelgungslneulroltisch *adj* Bewegungsneurose betreffend, von ihr betroffen oder gekennzeichnet

Belwelgungslschielne *f* Schiene zur postoperativen Frühmobilisierung von Gelenken

Belwelgungslthelralpie *f* Behandlung durch wiederholte aktive oder passive Bewegung; SYN: Kinesitherapie

belwimlpert *adj* mit Zilien/Wimpern(haaren) versehen, zilientragend

belwusstllos *adj* ohne Bewusstsein, besinnungslos; ohnmächtig

Belwusstllolsiglkeit *f* Verlust des Bewusstsein; oft gleichgesetzt mit Ohnmacht; SYN: Besinnungslosigkeit

Belwusstlsein *nt* geistige Klarheit, Besinnung

Belzielhungslwahn *m* Wahn*, bei dem alle Ereignisse auf die eigene Person bezogen werden

Belzolar *m* sich im Magen bildender Klumpen aus Fasern und anderen unverdaulichen Substanzen; bei Verkrustung entsteht ein **Bezoarstein**; SYN: Magenbezoar

Belzolarlstein *m* s.o. Bezoar

Bezold-Abszess *m* Abszessbildung über der Warzenfortsatzspitze bei Bezold-Mastoiditis

Bezold-Jarisch-Reflex *m* Verringerung der Herzfrequenz und Weitstellung der Blutgefäße bei Stimulation bestimmter Herzmuskelrezeptoren; wirkt als **Schonreflex** bei Herzinfarkt

Bezold-Mastoiditis *f* eitrige Mastoiditis* mit Bildung eines Bezold-Abszesses

B-Fasern *pl* markarme Nervenfasern, z.B. viszerale Nervenfasern

Bi-, bi- *präf.* Wortelement mit der Bedeutung "zwei/zweifach/doppelt"

Bial-Pentoseprobe *f* Pentose*-Nachweis im Harn mit **Biot-Reagens**; SYN: Bial-Probe

Bial-Probe *f* →Bial-Pentoseprobe

bilarltilkullär *adj* zwei Gelenke betreffend, mit zwei Gelenken versehen

bilaulral *adj* →binaural

bilblilolphob *adj* Bibliophobie betreffend, durch sie gekennzeichnet

Bilblilolpholbie *f* krankhafte Abneigung gegen Bücher

Bilcarlbolnat *nt* saures Salz der Kohlensäure; SYN: Bikarbonat, Hydrogencarbonat

Bilcarlbolnatlälmie *f* Erhöhung der Bicarbonatkonzentration im Blut; SYN: Hyperbicarbonatämie

Bilcarlbolnatlpuflfer *m* →Bicarbonatpuffersystem

Bilcarlbolnatlpuflferlsyslem *nt* das im Blut vorhandene Puffersystem aus Bicarbonat und Kohlensäure; wichtig für die Erhaltung des Säure-Basen-Gleichgewichts

Bichat-Fettpfropf *m* →Bichat-Wangenfettpfropf

Bichat-Wangenfettpfropf *m* Fettkörper in der Wange von Säuglingen, der das Einfallen der Wangen beim Saugen verhindert; SYN: Wangenfettpfropf, Bichat-Fettpfropf, Corpus adiposum buccae

Bilchrolmalsie *f* Farbenfehlsichtigkeit mit Ausfall einer Farbe; SYN: Dichromasie, Zweifarbensehen, Dichromatopsie

bilcuslpildal *adj* →bikuspidal

Bilcuslpildallis *f* →Mitralklappe

Bildakltyllie *f* angeborene Fehlbildung mit nur zwei Fingern oder Zehen

Bidder-Ganglien *pl* →Bidder-Haufen

Bidder-Haufen *pl* Ganglienzellhaufen des Nervus* vagus im Vorhofseptum; SYN: Remak-Haufen, Bidder-Remak-Ganglien, Bidder-Ganglien, Remak-Ganglien

Bidder-Remak-Ganglien *pl* →Bidder-Haufen

bildilrekltilolnal *adj* in zwei Richtungen ablaufend oder verlaufend

Bielgungslbruch *m* durch Biegungsbeanspruchung entstandener Bruch langer Röhrenknochen; SYN: Biegungsfraktur

Bielgungslfrakltur *f* →Biegungsbruch

Bielschowsky-Syndrom *nt* langsam progredient verlaufende, rezessiv vererbte Gangliosidose*, die zu Erblindung und Abbau bereits erlernter Fähigkeiten [Lesen, Sprechen] führt; SYN: Jansky-Bielschowsky-Krankheit, spätinfantile Form der amaurotischen Idiotie

Biemond-Syndrom *nt* erbliche Degeneration des Zwischenhirns mit Entwicklungsstörung und geistiger Retardierung; SYN: Biemond-van Bogaert-Syndrom

Biemond-van Bogaert-Syndrom *nt* →Biemond-Syndrom

Bierlherz *nt* durch exzessiven Bierkonsum verursachte Kardiomegalie*

Biermer-Anämie *f* durch Vitamin B_{12}-Mangel hervorgerufene megaloblastäre Anämie*;

SYN: perniziöse Anämie, Addison-Anämie, Morbus Biermer, Perniziosa, Perniciosa, Anaemia perniciosa, Vitamin B_{12}-Mangelanämie

Biermer-Schallwechsel *m* Änderung der Perkussionsschalls über großen Lungenkavernen bei Lageänderung des Patienten; SYN: Gerhardt-Schallwechsel

Bi|fi|do|bac|te|ri|um *nt* zur normalen Darmflora [**Bifidusflora**] gehörendes apathogenes Stäbchenbakterium

Bifidobacterium bifidum im Stuhl von gestillten Säuglingen nachweisbares Bakterium, das im Darm die überschüssige Milchsäure vergärt; SYN: Bifidus-Bakterium, Lactobacillus bifidus

Bifidus-Bakterium *nt* →Bifidobacterium bifidum

Bi|fi|dus|flo|ra *f* s.u. Bifidobacterium

bi|fo|kal *adj* zwei Brennpunkte besitzend, mit zwei Brennpunkten

Bi|fo|kal|glä|ser *pl* Brillengläser mit zwei verschiedenen Brennweiten; i.d.R. oben für Fernsehen, unten für Nahsehen; SYN: Zweistärkengläser, Bifokallinsen

Bi|fo|kal|lin|sen *pl* →Bifokalgläser

Bi|fur|ca|tio *f, pl* **-ti|o|nes** Gabelung, Gabel, Zweiteilung; SYN: Bifurkation

Bifurcatio aortae Teilung der Aorta* in rechte und linke Arteria* iliaca communis in Höhe des 4. Lendenwirbels

Bifurcatio carotidis Teilung der Arteria* carotis communis in Arteria* carotis interna und externa; SYN: Karotisgabel

Bifurcatio tracheae Aufgabelung der Luftröhre in die beiden Hauptbronchien in Höhe des 4. Brustwirbels; SYN: Luftröhrengabelung, Trachealbifurkation

Bifurcatio trunci pulmonalis Teilung des Truncus* pulmonalis in rechte und linke Arteria* pulmonalis; SYN: Trunkusbifurkation

Bi|fur|ka|ti|on *f* →Bifurcatio

Bi|fur|ka|ti|ons|pro|the|se *f* Gefäßprothese der Aortengabel

Bi|fur|ka|ti|ons|win|kel *m* Winkel zwischen den beiden Hauptbronchen an der Luftröhrengabelung

Bigelow-Band *nt* Y-förmiges Verstärkungsband des Hüftgelenkes zwischen Spina iliaca anterior inferior und Crista femoris; SYN: Ligamentum iliofemorale

Bi|ge|mi|nie *f* Herzrhythmusstörung mit doppeltem Puls [**Bigeminuspuls**] durch Extrasytolen nach jedem Herzschlag; SYN: Bigeminusrhythmus, Bigeminus, Doppelschlägigkeit

Bi|ge|mi|nus *m* **1.** Zwilling **2.** Herzrhythmusstörung mit doppeltem Puls [**Bigeminuspuls**] durch Extrasytolen nach jedem Herzschlag; SYN: Bigeminusrhythmus, Doppelschlägigkeit, Bigeminie

Bi|ge|mi|nus|puls *m* s.u. Bigeminus

Bi|ge|mi|nus|rhyth|mus *m* →Bigeminie

bi|kap|su|lär *adj* mit zwei Kapseln

Bi|kar|bo|nat *nt* →Bicarbonat

Bi|kar|bo|nat|ä|mie *f* erhöhter Bikarbonatgehalt des Blutes; SYN: Hyperbikarbonatämie

bi|klo|nal *adj* aus zwei Klonen stammend, mit zwei Klonen

bi|kon|kav *adj* mit konkaver Krümmung der Vorder- und Hinterfläche; SYN: konkavokonkav

Bi|kon|kav|lin|se *f* Linse mit konkaver Krümmung der Vorder- und Hinterfläche; SYN: bikonkave Linse, konkavokonkave Linse

Bi|kon|trast|me|tho|de *f* Röntgenkontrastdarstellung von Hohlorganen, Körper- oder Gelenkhöhlen unter gleichzeitiger Anwendung von Kontrastmittel und Gas; SYN: Doppelkontrastverfahren, Doppelkontrastdarstellung, Doppelkontrastmethode

bi|kon|vex *adj* mit konvexer Krümmung der Vorder- und Hinterfläche

Bi|kon|vex|lin|se *f* Linse mit konvexer Krümmung der Vorder- und Hinterfläche; SYN: bikonvexe Linse

bi|kus|pi|dal *adj* (*Herzklappe*) zweizipf(e)lig; (*Zahn*) zweihöckerig; SYN: bicuspidal

Bi|kus|pi|dal|klap|pe *f* →Mitralklappe

Bi|lan|zie|rung *f* Ausgleich des Wasser- und Elektrolythaushalts

bi|la|te|ral *adj* zwei/beide Seiten betreffend oder besitzend, von zwei Seiten ausgehend; SYN: beidseitig, zweiseitig

Bi|la|yer *m* bimolekulare Schicht

Bil|hä|mie *f* Vorkommen von Galle im Blut

Bil|har|zia *f* in den Tropen und Subtropen vorkommende Gattung von Saugwürmern; Erreger der Bilharziose*; SYN: Pärchenegel, Schistosoma

Bil|har|zi|o|se *f* tropische Infektionskrankheit durch Pärchenegel [**Schistosoma**]; SYN: Schistosomiasis

ägyptische Bilharziose durch Blasenpärchenegel hervorgerufene chronische Infektion der Blase und anderer Beckenorgane; SYN: Blasenbilharziose, Urogenitalschistosomiasis, ägyptische Hämaturie, Schistosomiasis urogenitalis

japanische Bilharziose durch Schistosoma* japonicum verursachte Bilharziose, die vorwiegend Lunge, Leber, Darm, Milz oder Gehirn befällt; SYN: japanische Schistosomiasis, Schistosomiasis japonica

Bili-, bili- *präf.* →Bilio-

bi|li|är *adj* Galle oder Gallenblase oder Gallengänge betreffend; SYN: gallig, biliös

Bi|li|är|fis|tel *f* von der Gallenblase oder den Gallengängen ausgehende innere oder äußere Fistel; SYN: Gallenfistel, Gallefistel, biliäre Fistel, Fistula biliaris

bi|li|fer *adj* galleleitend

Bi|li|fus|cin *nt* zu den Gallenfarbstoffen gehörendes Abbauprodukt des Hämstoff-

B

wechsels; Hauptfarbstoff des Stuhls; SYN: Bilifuszin

bi|li|gen *adj* Biligenese betreffend, gallenbildend

Bi|li|ge|ne|se *f* Gallenbildung, Gallenproduktion

Bi|li|leu|kan *nt* farbloses Zwischenprodukt des Hämstoffwechsels

Bi|li|neu|rin *nt* über die Nahrung aufgenommener Baustein von Acetylcholin* und Lecithin*; SYN: Cholin, Sinkalin

Bilio-, bilio- *präf.* Wortelement mit der Bedeutung "Galle/Gallenflüssigkeit"

bi|li|o|di|ges|tiv *adj* Gallenblase und Verdauungskanal/Canalis digestivus betreffend oder verbindend; SYN: bilioenterisch, biliointestinal

bi|li|o|en|te|risch *adj* →biliodigestiv

bi|li|o|in|tes|ti|nal *adj* →biliodigestiv

bi|li|o|ku|tan *adj* Gallenblase oder Gallengänge und Haut verbindend

bi|li|ös *adj* →biliär

Bi|li|ra|chie *f* →Bilirhachie

Bi|li|rha|chie *f* Bilirubin im Liquor* cerebrospinalis; SYN: Bilirachie

Bi|li|ru|bin *nt* beim Hämoglobinabbau entstehender gelber Gallenfarbstoff; wird über die Galle in den Darm abgeben, wo es weiter abgebaut [Urobilin, Stercobilin] wird; zum Teil erfolgt auch Rückresorption [enterohepatischer Kreislauf]; bei Ausscheidungsstörung oder erhöhter Produktion kommt es zu Bilirubinämie und evtl. Ikterusbildung

direktes Bilirubin wasserlösliches und damit über die Niere ausscheidbares Bilirubin [**Bilirubinglukuronid, Bilirubinsulfat**]; SYN: konjugiertes Bilirubin, gepaartes Bilirubin

freies Bilirubin →indirektes Bilirubin

gepaartes Bilirubin →direktes Bilirubin

indirektes Bilirubin wasserunlösliches, in der Peripherie gebildetes Bilirubin, das an Albumin gebunden zur Leber transportiert wird; SYN: freies Bilirubin, unkonjugiertes Bilirubin

konjugiertes Bilirubin →direktes Bilirubin

unkonjugiertes Bilirubin →indirektes Bilirubin

Bi|li|ru|bin|ä|mie *f* Erhöhung der Bilirubinkonzentration im Blut; oft gleichgesetzt mit Hyperbilirubinämie*

Bi|li|ru|bi|nat *nt* Bilirubinsalz

Bi|li|ru|bin|en|ze|phal|o|pa|thie *f* ZNS-Schädigung durch eine Hyperbilirubinämie*; SYN: Kernikterus, Bilirubinencephalopathie

Bi|li|ru|bin|glu|ku|ro|nid *nt* s.u. direktes Bilirubin

Bi|li|ru|bin|sul|fat *nt* s.u. direktes Bilirubin

Bi|li|ru|bin|u|rie *f* Bilirubinausscheidung im Harn

Bi|lis *f* Galle

Bi|li|ver|din *nt* blau-grüner Gallenfarbstoff; Vorstufe des Bilirubins

Bi|li|xan|thin *nt* durch Oxidation von Bilirubin entstehender gelber Farbstoff; SYN: Choletelin

Billings-Ovulationsmethode *f* unzuverlässige natürliche Empfängnisverhütung durch Bestimmung der fruchtbaren Tage; SYN: Zervixschleimmethode

Billroth-Magenresektion *f* klassische Methode der Magenteilentfernung mit Bildung einer Anastomose von Magen und Duodenum [**Billroth I**] oder einer Seit-zu-Seit-Anastomose von Restmagen und hochgezogener Jejunumschlinge [**Billroth II**]

Billroth-Syndrom *nt* idiopathische benigne Pylorushypertrophie

bi|lo|bär *adj* aus zwei Lappen bestehend; SYN: zweilappig, zweigelappt

bi|lo|bu|lär *adj* aus zwei Läppchen/Lobuli bestehend

bi|mal|le|o|lär *adj* zwei Knöchel betreffend

bi|ma|nu|ell *adj* beide Hände betreffend oder mit beiden Händen durchgeführt; SYN: beidhändig

bi|ma|xil|lär *adj* beide Hälften des Oberkiefers betreffend; oft auch Oberkiefer und Unterkiefer betreffend

bi|me|tal|lisch *adj* auf zwei Metalle bezogen, aus zwei Metallen bestehend

bi|mo|le|ku|lar *adj* aus zwei Molekülen bestehend

Bims|stein|lun|ge *f* bei Hyperkalzämie* auftretende metastatische Verkalkung des Lungengewebes; SYN: Tuffsteinlunge, metastatische Lungenkalzinose, Pneumokalzinose, Lungenkalzinose

Bin-, bin- *präf.* →Bi-

bi|när *adj* aus zwei Teilen/Elementen bestehend

bin|au|ral *adj* beide Ohren betreffend, mit beiden Ohren, für beide Ohren; SYN: beidohrig, biaural, binotisch

Bin|de|ge|we|be *nt* aus dem mittleren Keimblatt hervorgehendes Gewebe, das Organe umhüllt, stützt oder voneinander trennt; je nach Aufbau und Stuktur unterscheidet man u.a. **elastisches, straffes, lockeres, retikuläres, gallertiges** und **kollagenfaseriges** Bindegewebe

Bin|de|ge|webs|ge|schwulst *f* →Fibrom

Bin|de|ge|webs|kno|chen *pl* Knochen, die aus Bindegewebe entstehen; SYN: Deckknochen, Belegknochen

Bin|de|ge|webs|knor|pel *m* Knorpel mit kollagenen Fasern; kommt u.a. in den Bandscheiben vor; SYN: fibröser Knorpel, Faserknorpel, Cartilago fibrosa/collagenosa

Bin|de|ge|webs|nä|vus *m, pl* **-vi** angeborene Fehlbildung des Bindegewebes der Haut mit überschießender Bildung kollagener und elastischer Fasern

Bin|de|ge|webs|schä|del *m* Teil des Schädels, der aus Belegknochen entsteht; SYN: Desmokranium, Desmocranium

Bin|de|haut *f* Bindehaut des Auges; SYN: Konjunktiva, Conjunctiva, Tunica conjunctiva

Bin|de|haut|blu|tung *f* Punktblutung in die Augenbindehaut, z.B. bei Strangulation [**Erstickungsblutung**]; SYN: Hyposphagma

Bin|de|haut|ent|zün|dung *f* →Konjunktivitis

Bin|de|haut|ka|tarr *m* →Bindehautkatarrh

Bin|de|haut|ka|tarrh *m* katarrhalische Bindehautentzündung; SYN: Conjunctivitis catarrhalis

Bin|de|haut|ö|dem *f* ödematöse Schwellung der Bindehaut des Auges; SYN: Chemosis, Konjunktivalödem, Chemose

Binet-Simon-Methode *f* →Binet-Simon-Test

Binet-Simon-Test *m* Intelligenztest für Kinder und Jugendliche; SYN: Binet-Simon-Methode

Bing-Horton-Neuralgie *f* →Bing-Horton-Syndrom

Bing-Horton-Syndrom *nt* streng halbseitig auftretende Schmerzattacken im Augen-Stirn-Schläfen-Bereich mit Rötung des Auges, Tränenfluss und anderen Symptomen; SYN: Bing-Horton-Neuralgie, Horton-Syndrom, Horton-Neuralgie, Histaminkopfschmerz, Kephalgie, Erythroprosopalgie, Cephalaea histaminica, cluster headache

Bing-Neel-Syndrom *nt* Sonderform der Makroglobulinämie* Waldenström mit neurologischen und psychiatrischen Veränderungen

Bin|nen|bün|del *pl* benachbarte Rückenmarkssegmente verbindende Faserbündel, SYN: Elementarbündel, Grundbündel, Intersegmentalfaszikel, Fasciculi proprii

bin|o|ku|lar *adj* **1.** beide Augen betreffend; SYN: beidäugig, binokulär **2.** mit zwei Okularen versehen, zum Sehen für beide Augen geeignet; SYN: binokulär

Bin|o|ku|lar|mi|kro|skop *nt* Mikroskop mit zwei Binokularen zum beidäugigen Sehen; SYN: binokulares Mikroskop, Doppelmikroskop

Bin|o|ku|lar|se|hen *nt* beidäugiges Einfachsehen; SYN: binokulares Sehen

Bin|o|ku|lus|ver|band *m* Verband über beide Augen

bi|no|mi|nal *adj* aus zwei Gliedern bestehend, zweigliedrig; SYN: binomisch

bi|no|misch *adj* →binominal

bin|o|tisch *adj* →binaural

bin|o|vu|lär *adj* zwei weibliche Eizellen/Ova betreffend

Binswanger-Enzephalopathie *f* arteriosklerotisch-ischämisch bedingter Hirnschaden mit multiplen Mikronekrosen; SYN: Binswanger-Krankheit, subkortikale progressive Enzephalopathie, Encephalopathia chronica progressiva subcorticalis

Binswanger-Krankheit *f* →Binswanger-Enzephalopathie

Bio-, bio- *präf.* Wortelement mit der Bedeutung "Leben"

Bi|o|ak|ku|mu|la|ti|on *f* Anreicherung von chemischen Stoffen in Zellen oder Geweben; wichtig ist die Bioakkumulation innerhalb der Nahrungskette

bi|o|ak|tiv *adj* biologisch aktiv

Bi|o|a|min *nt* natürliches, in Pflanzen oder Tieren vorkommendes Amin mit Bedeutung für den Stoffwechsel; SYN: biogenes Amin

bi|o|ä|qui|va|lent *adj* mit identischer Bioäquivalenz

Bi|o|ä|qui|va|lenz *f* Übereinstimmung der Bioverfügbarkeit zweier Präparate eines Wirkstoffs

Bi|o|che|mie *f* Chemie der Stoffwechselvorgänge lebender Organismen; SYN: physiologische Chemie, biologische Chemie

bi|o|che|misch *adj* Biochemie betreffend

bi|o|e|lek|trisch *adj* Bioelektrizität betreffend, durch sie bedingt

Bi|o|e|lek|tri|zi|tät *f* in lebenden Geweben erzeugte Elektrizität

Bi|o|en|gi|nee|ring *f* Technologie zur Nutzung oder Veränderung biologischer Vorgänge; SYN: Biotechnik

Bi|o|feed|back *nt* in Rahmen der Psychotherapie eingesetzte Sichtbarmachung von physiologischen Parametern, die dann bewusst durch Entspannung verändert werden

bi|o|gen *adj* von organischer Substanz oder Lebewesen abstammend; mit Bedeutung für Entstehung und Entwicklung von Leben

Bi|o|ka|ta|ly|sa|to|ren *pl* Oberbegriff für Enzyme*, Hormone* und Vitamine*

Bi|o|kli|ma|to|lo|gie *f* Wissenschaft, die sich mit dem Einfluss des Klimas auf Lebewesen beschäftigt

bi|o|kom|pa|ti|bel *adj* mit Körpergewebe verträglich/kompatibel; nicht gewebeschädigend

Bi|o|kom|pa|ti|bi|li|tät *f* Verträglichkeit/Kompatibilität von körperfremdem Stoffen mit Körpergewebe; SYN: Gewebeverträglichkeit

Bi|o|lo|gie *f* Lehre vom Leben und den Lebensvorgängen

bi|o|lo|gisch *adj* Biologie betreffend, auf ihr beruhend

biologisch-medizinisch *adj* →biomedizinisch

Bi|o|ly|se *f* Auflösung von organischem Material durch Levebwesen

bi|o|ly|tisch *adj* Biolyse betreffend, von ihr betroffen oder durch sie bedingt

Bi|o|me|cha|nik *f* Anwendung von Methoden und Erkenntnissen der Mechanik auf den Körper und Körperbewegungen

bi|o|me|cha|nisch *adj* Biomechanik betreffend

B

B

Bi|o|me|di|zin *f* Grenzbereich von Medizin und Biologie
bi|o|me|di|zi|nisch *adj* Biomedizin betreffend; SYN: biologisch-medizinisch, medizinisch-biologisch
Bi|o|mem|bran *f* Grenzschicht eines biologischen Systems
bi|o|mem|bra|nös *adj* Biomembran betreffend, als Biomembran wirkend
Bi|o|mi|kro|sko|pie *f* mikroskopische Untersuchung lebender Gewebe in situ; insbesondere die Hornhautuntersuchung mittels Hornhautmikroskop
Bi|o|mo|ni|to|ring *nt* systematische Messung von Schadstoffkonzentrationen im Körper von Einzelpersonen oder definierten Gruppen
Bi|om|pha|la|ria *f* Schneckengattung; Zwischenwirt von Schistosoma* mansoni
bi|o|phag *adj* sich von lebendem organischem Material ernährend
Bi|o|pha|gie *f* Ernährung durch Aufnahme lebender organischer Substanzen
Bi|o|phy|sik *f* Grenzbereich von Biologie und Physik
bi|o|phy|si|ka|lisch *adj* Biophysik betreffend
Bi|o|po|ly|mer *nt* hochmolekulare, in Organismen vorkommende Substanz
Bi|o|pro|the|se *f* aus natürlichem Gewebe bestehende oder hergestellte Prothese
Bi|op|sie *f* Gewebeentnahme am Lebenden durch Punktion oder Exzision
bi|op|sie|ren *v* eine Biopsie vornehmen
bi|op|tisch *adj* Biopsie betreffend, mittels Biopsie
bi|or|bi|tal *adj* beide Augenhöhlen betreffend
Biörck-Thorson-Syndrom *nt* durch ein Karzinoid* ausgelöste Symptome eines Hyperserotoninismus [Durchfälle, anfallsweise Blutwallungen]; SYN: Flushsyndrom, Karzinoidsyndrom
bi|o|rhyth|misch *adj* Biorhythmus betreffend, durch ihn bedingt, einen Biorhythmus zeigend
Bi|o|rhyth|mus *m* durch äußere [Tag-Nacht-Wechsel] oder innere Faktoren [biologische Uhr*] beeinflusste rhythmische Schwankung verschiedener Körperfunktionen; SYN: biologischer Rhythmus
Bi|o|sko|pie *f* intravitale Untersuchung oder Betrachtung von Organen oder Geweben (z.B. Endoskopie)
bi|o|sko|pisch *adj* Bioskopie betreffend
Bi|o|syn|the|se *f* Bildung chemischer Substanzen im Körper oder künstlich durch Anwendung biochemischer Methoden
bi|o|syn|the|tisch *adj* Biosynthese betreffend, mittels Biosynthese
Biot-Atmung *f* regelmäßige Atmung mit plötzlichen Atempausen, z.B. bei Meningitis* oder Hirnödem; SYN: intermittierende Atmung
Bi|o|tech|nik *f* Technologie zur Nutzung oder Veränderung biologischer Vorgänge; SYN: Bioengineering
Bi|o|tin *nt* durch Darmbakterien gebildetes Vitamin, das als Coenzym von Bedeutung ist; kann durch Avidin* irreversibel gebunden und damit der Resorption entzogen werden; SYN: Vitamin H
bi|o|tisch *adj* Leben oder lebende Materie betreffend
Bi|o|trans|for|ma|ti|on *f* Umwandlung eines Stoffes durch Stoffwechselvorgänge
Biot-Reagens *nt* s.u. Bial-Pentoseprobe
Bi|o|typ *m* veraltet für →Biovar
Bi|o|var *nt* sich durch biochemische Unterschiede auszeichnende Stämme derselben Bakterienart
Bi|o|ver|füg|bar|keit *f* Geschwindigkeit und Ausmaß, mit der der therapeutisch wirksame Anteil eines Medikamentes freigesetzt, resorbiert und am Wirkort zur Verfügung gestellt wird; SYN: biologische Verfügbarkeit
Bi|o|zid *nt* Oberbegriff für alle Substanzen, die zur Abtötung von Pflanzen oder Tieren verwendet werden; SYN: Schädlingsbekämpfungsmittel
bi|o|zid *adj* Pflanzen oder Tieren abtötend, mit biozider Wirkung
Bi|o|zö|no|se *f* (*biolog.*) Gemeinschaft aller Lebewesen eines bestimmten Lebensraums/Biotops
Bi|o|zy|klus *m* der sich wiederholende Ablauf von Vorgängen im Körper (z.B. Menstrualzyklus); SYN: biologischer Zyklus
bi|pa|ren|tal *adj* beide Elternteile betreffend
bi|pa|ri|e|tal *adj* beide Teile des Scheitelbeins/Os parietale betreffend
bi|pe|disch *adj* beide Füße betreffend, mit zwei Füßen; SYN: zweifüßig
bi|po|lar *adj* mit zwei Polen versehen; SYN: zweipolig
bi|re|frak|tär *adj* (*physik.*) doppelbrechend
Birkett-Hernie *f* Vorfall der Membrana* synovialis durch eine Lücke in der Gelenkkapsel; SYN: Hernia synovialis
Bi|se|xu|a|li|tät *f* sexuelle Neigung zu beiden Geschlechtern; SYN: Ambisexualität
bi|se|xu|ell *adj* Bisexualität betreffend; SYN: ambisexuell
Bis|kra|beu|le *f* s.u. Hautleishmaniase
Bis|mut *nt* →Bismutum
Bis|mu|tis|mus *f* →Bismutose
Bis|mu|to|se *f* durch chronische Wismutaufnahme hervorgerufene Intoxikation, die meist das Zahnfleisch [Wismutstomatitis*] oder die Nieren [Wismutnephropathie] betrifft; SYN: Wismutvergiftung, Bismutismus
Bis|mu|tum *nt* zur Stickstoffgruppe gehörendes giftiges Halbmetall; SYN: Wismut, Bismut
bi|sphä|risch *adj* mit sphärischer Krümmung beider Seiten

Biss *m* Zusammentreffen und Ineinandergreifen der Zahnreihen bei Okklusion*; SYN: Schlussbiss

Bisslalnolmallie *f* Abweichung von der normalen Verzahnung der Zahnreihen beim Schlussbiss

Bisslelbelne *f* Ebene, in der die Zahnreihen bei Schlussbiss aufeinander treffen; SYN: Okklusionsebene

Bisslhöhe *f* Abstand zwischen Ober- und Unterkiefer in Schlussbissstellung

Bissllalge *f* Lagebeziehung des Unterkiefers zum Oberkiefer

Bisslsperlre *f* Unfähigkeit, die Zahnreihen in eine Schlussbissstellung zu bringen; SYN: Kiefersperre

Bitot-Flecken *pl* bei Vitamin A-Mangel auftretende weißliche Flecken der Augenbindehaut

biltrolchanltär *adj* beide Trochanter betreffend

Bitlterlsalz *nt* als Abführmittel und Antikonvulsivum* verwendetes Salz; SYN: Magnesiumsulfat, Magnesium sulfuricum

Bilvallent *nt* Chromosomenpaar während der Meiose; SYN: Geminus

bilvallent *adj* zweiwertig, divalent; doppelchromosomig

bilventlrilkullär *adj* zwei oder beide Kammern/Ventrikel betreffend

bilzelllullär *adj* aus zwei Zellen bestehend; SYN: zweizellig

Bilzeps *m* **1.** zweiköpfiger Muskel **2.** →Bizeps brachii

Bizeps brachii zweiköpfiger Oberarmmuskel, der den Unterarm im Ellenbogengelenk beugt; SYN: Musculus biceps brachii, Bizeps

Bizeps femoris zweiköpfiger Oberschenkelmuskel; bewirkt eine Beugung im Kniegelenk und eine Streckung im Hüftgelenk; SYN: Musculus biceps femoris

Bilzepslalpolneulrolse *f* Aponeurose* des Bizepsmuskels; SYN: Aponeurosis musculi bicipitis brachii, Aponeurosis bicipitalis

Bilzepslrelflex *m* →Bizepssehnenreflex

Bilzepslsehlnenlrelflex *m* Beugung des Unterarms bei Beklopfen der Sehne des Bizeps* brachii; SYN: Bizepsreflex

Bjerrum-Skotom *nt* vom blinden Fleck ausgehendes bogenförmiges Skotom* als Frühzeichen eines Glaukoms; SYN: Bjerrum-Zeichen

Bjerrum-Zeichen *nt* →Bjerrum-Skotom

Björk-Shiley-Klappe *f* →Björk-Shiley-Prothese

Björk-Shiley-Prothese *f* künstliche Herzklappe mit beweglicher Verschlussklappe; SYN: Björk-Shiley-Klappe

B-Kette *f* s.u. Proinsulin

BK-mole-Syndrom *nt* autosomal-dominantes Auftreten dysplastischer Nävuszellnävi und maligner Melanome; SYN: BK-Naevussyndrom, FAMM-Syndrom, hereditäres dysplastisches Naevuszellnaevussyndrom, Nävusdysplasie-Syndrom

BK-Naevussyndrom *nt* →BK-mole-Syndrom

Blackfan-Diamond-Anämie *f* autosomal-rezessive, hypo- oder aplastische, normochrome Anämie mit isolierter Störung der Erythropoese; SYN: Diamond-Blackfan-Syndrom, chronische kongenitale aregenerative Anämie, kongenitale hypoplastische Anämie, pure red cell aplasia

Blackfan-Diamond-Syndrom *nt* →Blackfan-Diamond-Anämie

Black heel *nt* Blutergüsse über der Ferse bei wiederholter traumatischer Belastung; SYN: Basketballferse, Tennisferse

Blacklout *nt/m* kurzer plötzlicher Funktionsausfall; kurze Ohnmacht, Bewusstlosigkeit; vorübergehender Ausfall des Sehvermögens [**Amaurosis fugax der Flieger**]

Blählsucht *f* übermäßige Gasansammlung im Bauchraum; SYN: Trommelbauch, Meteorismus, Tympania

Blalock-Taussig-Anastomose *f* operative Anastomosierung von Arteria subclavia und Arteria pulmonalis bei angeborenen Herzfehlern (z.B. Fallot*-Tetralogie); SYN: Blalock-Taussig-Operation

Blalock-Taussig-Operation *f* →Blalock-Taussig-Anastomose

bland *adj* ruhig verlaufend; nicht-entzündlich; (*Heilmittel*) beruhigend, mild; (*Kost*) leicht

Blandin-Drüse *f* Speicheldrüse der Zungenspitze; SYN: Blandin-Nuhn-Drüse, Zungenspitzendrüse, Glandula lingualis anterior

Blandin-Ganglion *nt* parasympathisches Ganglion, das u.a. Unterkieferdrüse, Unterzungendrüse und Zungendrüsen versorgt; SYN: Faesebeck-Ganglion, Ganglion submandibulare

Blandin-Nuhn-Drüse *f* →Blandin-Drüse

Bland-White-Garland-Syndrom *nt* Fehlbildungssyndrom mit Ursprung der Arteria coronaria sinistra aus der Arteria pulmonalis

Bläslchenlatlmen *nt* normales Atemgeräusch, das durch die Ausdehnung der Lungenalveolen entsteht; SYN: Vesikuläratmen, vesikuläres Atemgeräusch, vesikuläres Atmen

Bläslchenldrülse *f* zwischen Blasengrund und Rektum liegende blindendende Aussackung; bildet ein alkalisches, fruktosereiches Sekret, das über den Ductus excretorius in den Samenleiter abgegeben wird; SYN: Samenblase, Samenbläschen, Gonecystis, Spermatozystis, Vesicula seminalis

Blalse *f* **1.** Hautblase, Bulla **2.** Harnblase, Vesica urinaria

atonische Blase angeborene oder erworbene Atonie der Blasenmuskulatur; SYN: Harnblasenatonie, Blasenatonie

B

autonome Blase Störung der Blaseninnervation bei Ausfall des Blasenzentrums im Sakralmark; SYN: Blasenautonomie
neurogene Blase erworbene Harnblasenatonie bei Störung der motorischen Innervation

Bla|sen|a|to|nie *f* angeborene oder erworbene Atonie der Blasenmuskulatur; SYN: atonische Blase, Harnblasenatonie

Bla|sen|a|tro|phie *f* Atrophie* der Blasenmuskulatur bei chronischer Überdehnung; SYN: Harnblasenatrophie, Zystatrophie

Bla|sen|au|to|ma|tie *f* sich unwillkürlich entleerende Blase bei Störung der willkürlichen Entleerungsfunktion, z.B. bei Querschnittslähmung [**Querschnittsblase**]; SYN: Rückenmarksblase

Bla|sen|au|to|no|mie *f* Störung der Blaseninnervation bei Ausfall des Blasenzentrums im Sakralmark; SYN: autonome Blase

Bla|sen|band|wurm *m* 3-6 mm langer Bandwurm, der bei Hunden und anderen Caniden vorkommt; beim Menschen [Fehlzwischenwirt] Erreger der Echinokokkose*; SYN: Hundebandwurm, Echinococcus granulosus, Taenia echinococcus

Bla|sen|bil|har|zi|o|se *f* durch Schistosoma* haematobium hervorgerufene Erkrankung der Blase und ableitenden Harnwege mit Zystitis* und terminaler Hämaturie*; selten Entwicklung eines Blasenkarzinoms; SYN: Urogenitalbilharziose, Harnblasenbilharziose, Urogenitalschistosomiasis, ägyptische Hämaturie, ägyptische Bilharziose, urogenitale Schistosomiais, Schistosomiasis urogenitalis

Bla|sen|bruch *m* →Blasenhernie

Blasen-Damm-Fistel *f* äußere Blasenfistel mit Mündung auf dem Damm; SYN: vesikoperineale Fistel, Fistula vesicoperinealis

Blasen-Darm-Anastomose *f* operative Verbindung von Blase und Darm; SYN: Harnblasen-Darm-Fistel, Blasen-Darm-Fistel, Harnblasen-Darm-Anastomose, zystoenterische/vesikointestinale Anastomose

Blasen-Darm-Fistel *f* **1.** innere Blasenfistel mit Mündung in den Darm; SYN: vesikointestinale Fistel, Harnblasen-Darm-Fistel **2.** operative Verbindung von Blase und Darm; SYN: Harnblasen-Darm-Fistel, Harnblasen-Darm-Anastomose, Blasen-Darm-Anastomose, zystoenterische/vesikointestinale Anastomose

Bla|sen|di|ver|ti|kel *nt* meist erworbene Wandschwäche der Blase mit sackartiger Ausstülpung; SYN: Harnblasendivertikel

Bla|sen|drai|na|ge *f* künstliche Harnableitung aus der Blase

Bla|sen|drei|eck *nt* von den beiden Harnleitermündungen und dem Harnröhrenabgang gebildetes Dreieck am Boden der Harnblase; SYN: Harnblasendreieck, Lieutaud-Dreieck, Trigonum vesicae

Bla|sen|ek|stro|phie *f* Blasenfehlbildung mit fehlendem Verschluss der Blasenvorderwand; Teilbild einer Bauchwandspalte; SYN: Spaltblase, Blasenexstrophie

Bla|sen|ek|to|pie *f* angeborene Verlagerung der Blase; SYN: Ektopia vesicae

Blasen-Enddarm-Fistel *f* operative Verbindung von Blase und Enddarm/Rektum; SYN: Blasen-Rektum-Fistel, Zystorektostomie, Vesikorektostomie

Bla|sen|ent|zün|dung *f* →Cystitis

Bla|sen|ex|stro|phie *f* →Blasenekstrophie

Bla|sen|fis|tel *f* **1.** von der Blase ausgehende Fistel, die in andere Organe mündet **innere Blasenfistel**] oder nach außen führt [**äußere Blasenfistel**]; SYN: Harnblasenfistel, Fistula vesicalis **2.** →künstliche Blasenfistel
äußere Blasenfistel auf der Haut mündende Blasenfistel; SYN: vesikokutane Fistel, Fistula vesicocutanea
künstliche Blasenfistel operativ angelegte äußere Blasenfistel, Blasenfistelung; SYN: Vesikostomie, Zystostomie

Blasen-Gebärmutter-Fistel *f* innere Blasenfistel mit Mündung in die Gebärmutter; SYN: Harnblasen-Gebärmutter-Fistel, vesikouterine Fistel, Fistula vesicouterina

Bla|sen|ge|schwür *nt* Geschwür der Blasenschleimhaut; meist als kleines Geschwür bei Frauen [**Ulcus simplex vesicae**]; SYN: Harnblasengeschwür, Ulcus vesicae

Bla|sen|grund *m* unterer, breiter Teil der Blasenwand mit den Einmündungen der Harnleiter; SYN: Harnblasengrund, Fundus vesicae

Bla|sen|hals *m* Übergang von der Blase in die Harnröhre; SYN: Harnblasenhals, Cervix vesicae

Bla|sen|hals|a|de|nom *nt* gutartige Vergrößerung der Prostata; führt zu Einengung der Harnröhre und Miktionsbeschwerden; SYN: benigne Prostatahypertrophie, Prostatahypertrophie, Prostatahyperplasie, Prostataadenom, Blasenhalskropf, Adenomyomatose der Prostata

Bla|sen|hals|ent|zün|dung *f* →Cystitis colli

Bla|sen|hals|kropf *n* →Blasenhalsadenom

Bla|sen|hals|obs|truk|ti|on *f* Oberbegriff für alle zu Einengung und Abflussbehinderung führende Prozesse am Blasenhals, z.B. **Blasenhalsstenose** (bei Verengung) und **Blasenhalssklerose** (bei chronisch entzündlicher Vernarbung)

Bla|sen|hals|skle|ro|se *f* s.u. Blasenhalsobstruktion

Bla|sen|hals|ste|no|se *f* s.u. Blasenhalsobstruktion

Bla|sen|her|nie *f* Vorfall der Harnblasenwand durch eine Bruchpforte; SYN: Blasenbruch, Blasenvorfall, Zystozele, Cystocele

Bla|sen|hirn *nt* →Hydranzephalie

Bla|sen|in|kon|ti|nenz *f* Unfähigkeit, Harn in

der Blase zurückzuhalten; SYN: Harninkontinenz

Bla|sen|in|stil|la|ti|on *f* Einbringen von Medikamenten in die Blase

Bla|sen|kar|zi|nom *nt* v.a. ältere Männer betreffender, vom Blasenepithel ausgehender, bösartiger Tumor; SYN: Blasenkrebs, Harnblasenkrebs, Harnblasenkarzinom

Bla|sen|ka|tarr *m* →Blasenkatarrh

Bla|sen|ka|tarrh *m* akute katarrhalische Blasenentzündung; SYN: Desquamationskatarrh, Harnblasenkatarrh, Cystitis catarrhalis

Bla|sen|ka|the|ter *m* Katheter zur Harnblasenkatheterisierung und Harnableitung

Blasen-Kolon-Fistel *f* **1.** innere Kolonfistel mit Einmündung in die Harnblase; SYN: Fistula vesicocolica **2.** operative Verbindung von Blase und Kolon; SYN: Zystokolostomie

Bla|sen|krebs *m* →Blasenkarzinom

Bla|sen|läh|mung *f* vollständige oder teilweise Lähmung der Blasenwandmuskulatur; SYN: Harnblasenlähmung, Zystoplegie

Bla|sen|ma|no|me|trie *f* Messung des Blaseninnendrucks und des Miktionsdrucks beim Urinieren; SYN: Zystomanometrie, Zystometrie

Bla|sen|mo|le *f* Entartung der Plazentazotten mit Bildung traubengroßer heller Bläschen; kann zu einem Chorionkarzinom entarten; SYN: Traubenmole, Mola hydatidosa

Blasen-Nabel-Fistel *f* äußere Blasenfistel mit Mündung am Nabel; SYN: Harnblasen-Nabel-Fistel, vesikoumbilikale Fistel, Fistula vesicoumbilicalis

Bla|sen|pa|pil|lom *f* von der Blasenschleimhaut ausgehender gutartiger Tumor, der zu schmerzloser Hämaturie* führen kann; SYN: Harnblasenpapillom

Bla|sen|pär|chen|e|gel *m* Erreger der Blasenbilharziose* [Schistosomiasis urogenitalis]; SYN: Schistosoma haematobium

Blasen-Rektum-Fistel *f* **1.** innere Blasenfistel mit Mündung in das Rektum; SYN: Harnblasen-Rektum-Fistel, vesikorektale Fistel, Fistula vesicorectalis **2.** operative Verbindung von Blase und Enddarm/Rektum; SYN: Blasen-Enddarm-Fistel, Zystorektostomie, Vesikorektostomie

Bla|sen|re|sek|ti|on *f* Teilentfernung der Blase

Bla|sen|rup|tur *f* Zerreißung der Harnblase durch direkte oder indirekte Gewalteinwirkung

Blasen-Scheiden-Fistel *f* innere Blasenfistel mit Mündung in die Scheide; SYN: Harnblasen-Scheiden-Fistel, Blasen-Scheiden-Fistel, Vesikovaginalfistel, vesikovaginale Fistel, Fistula vesicovaginalis

Bla|sen|schleim|haut|ent|zün|dung *f* →Endocystitis

Blasen-Sigma-Fistel *f* operative Verbindung von Blase und Sigmoid zur Harnableitung; SYN: Harnblasen-Sigma-Fistel, Vesikosigmoideostomie, Vesikosigmoidostomie

Bla|sen|spal|te *f* Entwicklungsstörung der Blase mit Spaltbildung; SYN: Zystoschisis

Bla|sen|spie|gel *m* Endoskop* für die Zystoskopie*; SYN: Zystoskop

Bla|sen|spie|ge|lung *f* endoskopische Untersuchung der Harnblase; SYN: Harnblasenspiegelung, Zystoskopie

Bla|sen|spren|gung *f* Eröffnung der Fruchtblase zur Geburtseinleitung; SYN: Amniotomie

Bla|sen|sprung *m* spontane Ruptur der Fruchtblase mit Abgang von Fruchtwasser; je nach dem Zeitpunkt der Ruptur unterscheidet man **rechtzeitiger Blasensprung** [am Ende der Eröffnungsperiode], **vorzeitiger** oder **unzeitiger Blasensprung** [vor Wehenbeginn], **frühzeitiger Blasensprung** [während der Eröffnungsperiode] und **verspäteter Blasensprung** [nach Abschluss der Eröffnungsperiode]; SYN: Amnionruptur

Bla|sen|stein *f* Harnstein* in der Blase; kann in der Blase entstehen [**primärer Blasenstein**] oder aus den oberen Harnwegen stammen [**sekundärer Blasenstein**]; SYN: Zystolith, Calculus vesicae

Bla|sen|stein|schnitt *m* operative Blasensteinentfernung; SYN: Lithozystotomie

Bla|sen|stot|tern *nt* schmerzhafte Unterbrechungen des Harnflusses, z.B. durch kleine Harnsteine; SYN: Harnstottern

Bla|sen|sucht *f* →Pemphigus

Bla|sen|tam|po|na|de *f* vollständige Ausfüllung der Blase mit geronnenem Blut

Bla|sen|ü|ber|deh|nung *f* Überdehnung der Blase bei Störung der Blasenentleerung (z.B. Postatahypertrophie, Blasensteine)

Bla|sen|vor|fall *m* **1.** Vorfall der Harnblasenwand durch eine Bruchpforte: SYN: Blasenhernie, Blasenbruch, Zystozele, Cystocele **2.** Vorfall der Harnblase in die Scheide bei Scheidensenkung; SYN: Zystozele, Cystocele

Bla|sen|wurm *m* Bandwurmfinne (Blase mit Kopfteil/Scolex und Halszone), aus der im Endwirt der Bandwurm entsteht; SYN: Zystizerkus, Cysticercus

Blast *m* unreife Zellvorstufe

-blast *suf.* Wortelement mit der Bedeutung "Keim/Urzelle"

Blast-, **blast-** *präf.* →Blasto-

Blas|tem *nt* durch Zusammenschluss von Stammzellen entstandenes undifferenziertes Gewebe, aus dem im Laufe der Entwicklung differenzierte Gewebe hervorgehen; SYN: Keimgewebe, Keimstoff

Blas|te|ma|to|pa|thie *f* →Blastopathie

Blas|te|ma|to|se *f* →Blastopathie

Blas|ten|kri|se *f* exzessive Vermehrung von

B

B

Myeloblasten in der Endphase der Erkrankung bei chronisch myeloischer Leukämie*; SYN: Blastenschub, Blastenphase
Blas|ten|pha|se *f* →Blastenkrise
Blas|ten|schub *m* →Blastenkrise
-blastisch *suf.* in Adjektiven verwendetes Wortelement mit der Bedeutung "keimend"
Blasto-, blasto- *präf.* Wortelement mit der Bedeutung "Keim/Spross"
Blas|to|derm *nt* den Embryo bildender Teil des Ovums; SYN: Keimhaut
blas|to|der|mal *adj* Blastoderm betreffend, vom Blastoderm abstammend
Blas|to|dis|kus *m* aus den Keimblättern bestehende Embryonalanlage; die **zweiblättrige Keimscheibe** besteht aus Ektoderm* und Entoderm*, bei der **dreiblättrigen Keimscheibe** kommt noch das Mesoderm* hinzu; SYN: Keimscheibe, Keimschild
blas|to|gen *adj* Keimzelle oder Keimentwicklung betreffend, keimgebunden
Blas|to|ge|ne|se *f* 1. (*embryolog.*) Keimentwicklung 2. (*biolog.*) asexuelle Vermehrung durch Knospung 3. (*hämatolog.*) Blastenbildung
Blas|to|ly|se *f* Auflösung der Keimsubstanz
blas|to|ly|tisch *adj* Blastolyse betreffend, durch sie bedingt
Blas|tom *nt* echte Geschwulst aus körpereigenen Zellen oder parasitärem Gewebe; SYN: Neubildung, Tumor, Neoplasma, Blastozytom
blas|to|ma|tös *adj* Blastom betreffend, in der Art eines Blastoms, blastomähnlich; SYN: blastomös
Blas|to|ma|to|se *f* durch das Auftreten multipler Blastome gekennzeichnete Erkrankung
Blas|to|mer *nt* durch Furchung der Zygote* entstehende Zelle; SYN: Furchungszelle
blas|to|mo|gen *adj* tumorbildend
blas|to|mös *adj* →blastomatös
Blas|to|my|ces *m* inhomogene Pilzgattung, die mehrere menschenpathogene Pilze enthält
Blastomyces coccidioides → Blastomyces immitis
Blastomyces dermatitidis Erreger der nordamerikanische Blastomykose*
Blastomyces brasiliensis →Paracoccidioides brasiliensis
Blas|to|my|co|i|des immitis in Mittel- und Nordamerika vorkommender Erreger der Coccidioidomycose*; SYN: Coccidioides immitis, Blastomyces coccidioides
Blas|to|my|co|sis *f, pl* **-ses** →Blastomykose
Blastomycosis nigra durch Schwärzepilze [Fonsecaea- und Phialophora-Species] hervorgerufene Mykose* der Haut und des Unterhautgewebes mit Befall von Hand, Unterschenkel und Fuß [**Moos-Fuß**]; SYN: Chromomykose, Chromoblastomykose, schwarze Blastomykose, Fonsecas-Krankheit, Pedrosos-Krankheit
Blastomycosis queloidana durch Loboa* loboi hervorgerufene chronische Mykose* der Haut und Unterhaut mit keloidähnlichen Knoten; SYN: Lobo-Krankheit, Lobomykose, Keloidblastomykose
Blas|to|my|ko|se *f* durch hefeartige Pilze [Blastomyces*-Species] hervorgerufene, i.d.R. systemische Mykose*; SYN: Blastomycosis
brasilianische Blastomykose in Südamerika vorkommende systemische Mykose* mit hauptsächlichem Befall der Schleimhaut von Mund und Nase, sowie der angrenzenden Gesichtshaut; SYN: Lutz-Splendore-Almeida-Krankheit, südamerikanische Blastomykose, Parakokzidioidomykose, Paracoccidioidomycose, Granuloma paracoccidioides
europäische Blastomykose durch Cryptococcus* neoformans hervorgerufene Mykose* der Lunge, Meningen, Leber und seltener der Haut; tritt meist bei Patienten mit geschwächter Abwehrlage [Frühgeborene, Tumoren, HIV-Infektion] auf; SYN: Kryptokokkose, Kryptokokkusmykose, Cryptococcose, Cryptococcus-Mykose, Torulose, Busse-Buschke-Krankheit
kutane Blastomykose Hautbefall durch Blastomyces* dermatitidis im Rahmen einer nordamerikanischen Blastomykose; SYN: Hautblastomykose
nordamerikanische Blastomykose chronische Systemmykose* mit primärem Befall der Lunge; SYN: Gilchrist-Krankheit
schwarze Blastomykose →Blastomycosis nigra
südamerikanische Blastomykose →brasilianische Blastomykose
Blas|to|my|ze|ten|der|ma|ti|tis *f, pl* **-ti|ti|den** durch Blastomyces* hervorgerufene Dermatitis*; SYN: Dermatitis blastomycotica
Blas|to|pa|thie *f* angeborener Entwicklungsfehler durch Störung der Blastogenese; SYN: Blastematose, Blastematopathie
Blas|to|po|rus *m* äußere Öffnung des Urdarms; SYN: Urdarmöffnung, Urmund
Blas|to|spo|re *f* asexuell, durch Knospung aus Pilzhyphen entstehende Spore; SYN: Sprosskonidie
Blas|to|zys|te *f* sich am 4.Tag aus der Morula entwickelnder, von Tophoblasten umschlossener Hohlraum, der innen den Embryoblasten enthält; SYN: Keimbläschen
Blas|to|zy|tom *nt* →Blastom
Blat|tern *pl* →Pocken
blau|blind *adj* Blaublindheit betreffend, von ihr betroffen; SYN: tritanop
Blau|blind|heit *f* Farbenfehlsichtigkeit für Blau; SYN: Tritanopie, Tritanopsie, Azyanoblepsie
Blaue-Gummiblasen-Nävus-Syndrom *nt* autosomal-dominant vererbte Erkrankung mit

Bildung zahlreicher bläulicher Hämangiome; SYN: Bean-Syndrom, blue rubber bleb nevus syndrome

Blau|säu|re *f* extrem giftige, wässrige Lösung von Cyanwasserstoff; SYN: Cyanwasserstoffsäure, Zyanwasserstoffsäure

Blau|säu|re|ver|gif|tung *f* durch rosiges Aussehen, Bittermandelgeruch des Atems und Atemnot gekennzeichnete Vergiftung; evtl. Erstickung durch Hemmung der intrazellulären Atemenzyme; SYN: Zyanidvergiftung, Cyanidvergiftung

Blau|schwä|che *f* Farbsehschwäche für Blau; SYN: Tritanomalie

Blau|se|hen *nt* erworbene Störung des Farbensehens mit Blautönung aller Farben; SYN: Zyanopie, Zyanopsie

Blau|sucht *f* durch eine Abnahme der Sauerstoffsättigung des Blutes hervorgerufene bläulich-livide Verfärbung von Haut und Schleimhaut; SYN: Zyanose, Cyanosis

Blei *nt* blaugraues, weiches Schwermetall der Kohlenstoffgruppe; SYN: Plumbum

Blei|an|ä|mie *f* normochrome Anämie* bei Bleivergiftung

Bleich|kalk *m* zur Wasser- und Oberflächendesinfektion verwendetes weißes, nach Chlor riechendes Pulver; SYN: Chlorkalk, Calcaria chlorata, Calciumchloridhypochlorit

Blei|en|ze|pha|lo|pa|thie *f* Großhirnschädigung bei chronischer Bleivergiftung; SYN: Encephalopathia saturnina

Blei|läh|mung *f* s.u. Bleineuropathie

Blei|neu|ro|pa|thie *f* bei chronischer Bleivergiftung auftretende Schädigung peripherer motorischer Nerven; kann zur Entwicklung einer **Bleilähmung** führen; SYN: Bleipolyneuropathie, Neuritis saturnina

Blei|nie|re *f* →Bleischrumpfniere

Blei|po|ly|neu|ro|pa|thie *f* →Bleineuropathie

Blei|saum *m* blau-grauer Zahnfleischsaum bei Bleivergiftung

Blei|schrumpf|nie|re *f* durch eine chronische Bleivergiftung hervorgerufene Nephrosklerose*, die zu Schrumpfniere* und Niereninsuffizienz* führt; SYN: Bleiniere, Nephritis saturnina

Blei|stift|kot *m* dünner Stuhl bei Verengung [Stenose, Striktur] des Afters

Blei|ver|gif|tung *f* i.d.R. chronische Vergiftung durch Inhalation von bleihaltigem Staub oder Aufnahme über Haut und Schleimhaut; betrifft u.a. die blutbildenden Organe [Bleianämie*], innere Organe [Bleiniere*] und das periphere [Bleineuropathie*] und zentrale Nervensystem [Bleienzephalopathie*]

Blenn-, blenn- *präf.* →Blenno-

Blen|na|de|ni|tis *f, pl* **-ti|den** Entzündung schleimbildender Drüsen

blen|na|de|ni|tisch *adj* Blennadenitis betreffend, von ihr betroffen oder gekennzeichnet

Blenno-, blenno- *präf.* Wortelement mit der Bedeutung "Schleim"

Blen|nor|rha|gie *f* starke Blennorrhö*

blen|nor|rha|gisch *adj* Blennorrhagie betreffend, von ihr gekennzeichnet

Blen|nor|rhö *f, pl* **-rhö|en** 1. eitrige Schleimhautentzündung; SYN: Blennorrhoea, Blennorrhoe 2. Bindehauteiterung, eitrige Bindehautentzündung; SYN: Ophthalmoblennorrhoe

Blen|nor|rhoe *f, pl* **-rho|en** →Blennorrhoea

Blen|nor|rho|ea *f, pl* **-rho|e|ae** eitrige Schleimhautentzündung; SYN: Blennorrhö, Blennorrhoe

blen|nor|rho|isch *adj* Blennorrhö betreffend, von ihr betroffen

Blenn|u|rie *f* Schleimabsonderung im Harn

Blephar-, blephar- *präf.* →Blepharo-

Ble|phar|a|de|ni|tis *f, pl* **-ti|den** Entzündung der Lidranddrüsen; SYN: Blepharoadenitis

ble|phar|a|de|ni|tisch *adj* Blepharadenitis betreffend, von ihr betroffen oder gekennzeichnet; SYN: blepharoadenitisch

Ble|phar|a|de|nom *nt* Adenom* des Augenlid; SYN: Blepharoadenom

Ble|phar|ek|to|mie *f* operative Lidknorpelentfernung

Ble|pha|ris|mus *m* Lidkrampf; SYN: Blepharospasmus

Ble|pha|ri|tis *f, pl* **-ti|den** Entzündung der Augenlider; SYN: Lidentzündung, Augenlidentzündung

Blepharitis angularis Augenwinkelentzündung, Lidwinkelentzündung; SYN: Augenwinkelblepharitis, Lidwinkelblepharitis

Blepharitis marginalis Entzündung des Lidrandes; SYN: Triefauge, Lidrandentzündung, Lippitudo

ble|pha|ri|tisch *adj* Augenlidentzündung/Blepharitis betreffend, von ihr betroffen oder gekennzeichnet

Blepharo-, blepharo- *präf.* Wortelement mit der Bedeutung "Lid/Augenlid"

Ble|pha|ro|a|de|ni|tis *f, pl* **-ti|den** Entzündung der Lidranddrüsen; SYN: Blepharadenitis

ble|pha|ro|a|de|ni|tisch *adj* Blepharoadenitis betreffend, von ihr betroffen oder gekennzeichnet; SYN: blepharadenitisch

Ble|pha|ro|a|de|nom *nt* →Blepharadenom

Ble|pha|ro|a|the|rom *nt* Atherom* des Augenlids

Ble|pha|ro|cha|la|sis *f* Atrophie* und Erschlaffung des Oberlids; SYN: Blepharochalase

Ble|pha|ro|chrom|hid|ro|sis *f, pl* **-ses** Absonderung einer gefärbten Tränenflüssigkeit; SYN: Blepharochromidrosis

Ble|pha|ro|chro|mid|ro|sis *f, pl* **-ses** →Blepharochromhidrosis

Ble|pha|ro|con|junc|ti|vi|tis *f, pl* **-ti|den** Entzündung von Augenlid und Bindehaut; SYN: Blepharokonjunktivitis

B

Blepharoconjunctivitis angularis durch Moraxella* lacunata verursachte Bindehautentzündung mit Beteiligung des Lidwinkels; SYN: Diplobazillenkonjunktivitis, Conjunctivitis angularis

Ble|pha|ro|ke|ra|to|kon|junk|ti|vi|tis *f, pl* **-ti|den** Entzündung von Augenlid, Horn- und Bindehaut

Ble|pha|ro|klo|nus *m* Blinzelkrampf

Ble|pha|ro|kon|junk|ti|vi|tis *f, pl* **-ti|den** Entzündung von Augenlid und Bindehaut; SYN: Blepharoconjunctivitis

ble|pha|ro|kon|junk|ti|vi|tisch *adj* Blepharokonjunktivitis betreffend, von ihr betroffen oder gekennzeichnet

Ble|pha|ro|phi|mo|se *f* →Blepharostenose

Ble|pha|ro|plast *m* (*biolog.*) Basalkörperchen der Geißel

Ble|pha|ro|plas|tik *f* Lidplastik

Ble|pha|ro|ple|gie *f* Lidlähmung

Ble|pha|rop|to|se *f* Herabhängen des Oberlids; SYN: Oberlidptose, Lidptose, Ptose, Ptosis (palpebrae)

Ble|pha|ro|py|or|rhoe *f, pl* **-rho|en** eitrige Augenentzündung

Ble|pha|ro|rha|phie *f* Vernähung von Ober- und Unterlid; SYN: Tarsorhaphie, Blepharorrhaphie, Tarsorrhaphie

Ble|pha|ror|rha|phie *f* →Blepharorhaphie

Ble|pha|ro|spas|mus *m* Lidkrampf; SYN: Blepharismus

Ble|pha|ro|sphink|ter|ek|to|mie *f* Teilentfernung von Fasern des Musculus* orbitalis bei Blepharospasmus*

Ble|pha|ro|stat *m* Lidhalter

Ble|pha|ro|ste|no|se *f* angeborene oder erworbene Verengung der Lidspalte; SYN: Lidverengerung, Lidstenose, Augenlidstenose, Blepharophimose

Ble|pha|ro|sym|phy|sis *f, pl* **-ses** →Blepharosynechie

Ble|pha|ro|syn|e|chie *f* Verwachsung/Verklebung von Lid und Bindehaut; SYN: Blepharosymphysis, Symblepharon, Symblepharose, Lidverklebung

Ble|pha|ro|to|mie *f* Durchtrennung der Lidplatte; SYN: Tarsotomie

Blick|feld *nt* maximal mit den Augen erfassbarer Raum

Blick|krampf *m* Minuten bis Stunden anhaltende Verdrehung der Augen (meist) nach oben, z.B. nach Enzephalitis*; SYN: Schauanfall

Blick|läh|mung *f* Störung oder Aufhebung der koordinierten Blickbewegungen der Augen

Blick|läh|mungs|nys|tag|mus *m* →Blickrichtungsnystagmus

Blick|rich|tungs|nys|tag|mus *m* durch eine zentrale Vestibularisstörung verursachter Nystagmus beim Blick in eine bestimmte Richtung; SYN: Blicklähmungsnystagmus

Blind|brem|se *f* blutsaugende Bremsengattung; in den Tropen Krankheitserreger [Loiasis*, Tularämie*]; SYN: Chrysops

Blind|darm *m* sackförmiger Anfangsteil des Dickdarms im rechten Unterbauch; am blinden Ende liegt der Wurmfortsatz [Appendix* vermiformis]; SYN: Zäkum, Zökum, Caecum, Intestinum caecum

Blind|darm|ent|zün|dung *f* **1.** Entzündung des Blinddarms/Zäkums; klinisch nicht von einer Appendizitis* zu unterscheiden; SYN: Zäkumentzündung, Typhlitis **2.** Entzündung des Wurmfortsatzes/Appendix* vermiformis; SYN: Wurmfortsatzentzündung, Appendicitis, Appendizitis

Blind|heit *f* angeborene oder erworbene hochgradige Sehschwäche; i.e.S. die totale Blindheit [Amaurose*] beider Augen; SYN: Erblindung

diabetische Blindheit →diabetogene Blindheit

diabetogene Blindheit Erblindung als Endstadium einer Retinopathia diabetica; häufigste Erblindung in den industrialisierten Ländern; SYN: diabetische Blindheit, diabetogene Amaurose, diabetische Amaurose

Blind-loop-Syndrom *nt* durch chronische Stauung von Darminhalt in einer nebengeschlossenen Darmschlinge entstehende Beschwerden [u.a. Völlegefühl, Durchfall, Anämie]; SYN: Blindsack-Syndrom, Syndrom der blinden Schlinge, Blindschlingensyndrom

Blindsack-Syndrom *nt* →Blind-loop-Syndrom

Blind|schlin|gen|synd|rom *nt* →Blind-loop-Syndrom

Blin|zel|re|flex *m* Lidschluss bei Berührung der Hornhaut; SYN: Kornealreflex, Hornhautreflex

Blitz-Nick-Salaam-Krämpfe *pl* Form der Petitmal-Epilepsie* mit charakteristischem Anfallsmuster [Nachvorneschleudern von Armen und Beinen, Kopfnicken, Vorbeugen des Rumpfs]; SYN: BNS-Krämpfe, Propulsiv Petit Mal

Blitz|star *m* Linsentrübung durch Blitzschlag oder Starkstromeinwirkung; SYN: Cataracta electrica

Bloch-Sulzberger-Syndrom *nt* X-chromosomal dominante Dermatose* mit spritzerartigen Pigmentflecken und Anomalien der Augen, der Zähne und des ZNS, sowie anderen Missbildungen [Herzfehler, Skelett]; SYN: Bloch-Sulzberger-Krankheit, Melanoblastosis Bloch-Sulzberger, Incontinentia pigmenti Typ Bloch-Sulzberger, Pigmentdermatose Siemens-Bloch

Block *m* **1.** Störung oder Unterbrechung der normalen Erregungsleitung des Herzens; SYN: kardialer Block, Herzblock **2.** Unterbrechung der Nervenleitung; SYN: Nervenblock, Blockade, Nervenblockade **3.**

Blockierung, Verstopfung eines Gefäßes
atrioventrikulärer Block Verlängerung der atrioventrikulären Überleitungszeit; SYN: AV-Block
fokaler Block auf einen kleineren Bezirk beschränkter Herzblock; SYN: Fokalblock
intraatrialer Block Block des Erregungsimpulses innerhalb des Vorhofs
intraventrikulärer Block Block des Erregungsimpulses im Kammermyokard
kardialer Block →Block 1.
neuromuskulärer Block Blockierung der Erregungsübertragung an der motorischen Endplatte
sinuatrialer Block Unterbrechung der Erregungsleitung vom Sinusknoten* zum Vorhof; SYN: sinuaurikulärer Block, SA-Block
sinuaurikulärer Block →sinuatrialer Block

Blolckalde *f* **1.** Unterbrechung der Nervenleitung; SYN: Nervenblock, Block, Nervenblockade **2.** Blockierung, Verstopfung eines Gefäßes

Blolcker *m* die Wirkung einer anderen Substanz blockierender Stoff; blockierende Substanz

Blocklwirlbel *pl* angeborene oder erworbene Verschmelzung von zwei oder mehr Wirbeln

Blount-Krankheit *f* durch O-Bein-Bildung gekennzeichnete aseptische Entzündung des Schienbeins; SYN: Osteochondrosis deformans tibiae

Blow-out-Fraktur *f* Bruch des Bodens der Augenhöhle durch Gewalteinwirkung auf Auge und Orbita

blue baby *nt* Bezeichnung für Säuglinge mit Blaufärbung bei angeborenen Herzfehlern mit Rechts-Links-Shunt* oder bei Methämoglobinämie*; SYN: zyanotischer Säugling

blue bloater *m* durch Zyanose*, Dyspnoe* und Polyglobulie* gekennzeichneter Patient mit bronchitischem Lungenemphysem*

blue rubber bleb nevus syndrome *nt* →Blaue-Gummiblasen-Nävus-Syndrom

Blumberg-Symptom *nt* Loslassschmerz im rechten Unterbauch bei Appendizitis; SYN: Blumberg-Zeichen

Blumberg-Zeichen *nt* →Blumberg-Symptom

Blut *nt* aus Zellen und Plasma bestehendes flüssiges Organ, das ungefähr 8% der Körpermasse ausmacht; SYN: Sanguis
arterielles Blut in den Arterien fließendes Blut; im Körperkreislauf ist es sauerstoffreich, im Lungenkreislauf sauerstoffarm
defibriniertes Blut fibrinfreies, nicht-gerinnbares Blut
gemischtes Blut arterielles und venöses Mischblut
okkultes Blut s.u. Blutstuhl
sauerstoffarmes Blut meist gleichgesetzt mit venösem Blut
sauerstoffreiches Blut meist gleichgesetzt mit arteriellem Blut
venöses Blut in den Venen fließendes Blut; im Lungenkreislauf ist es sauerstoffreich, im Körperkreislauf sauerstoffarm

Blutlalgar *m/nt* Nähragar mit Zusatz von tierischem oder menschlichem Blut

Blutlarlmut *f* Anämie*

Blutlausltausch *m* →Blutaustauschtransfusion

Blutlausltauschltranslfulsilon *f* Bluttransfusion mit gleichzeitiger Entnahme von Empfängerblut; SYN: Austauschtransfusion, Blutaustausch

Blutlbild *nt* quantitative Bestimmung der Blutbestandteile; SYN: Blutstatus, Hämogramm
großes Blutbild Auszählung der roten und der weißen Blutzellen, der Thrombozyten und Bestimmung des Hämoglobins
rotes Blutbild Auszählung der roten Blutzellen und Bestimmung des Hämoglobins
weißes Blutbild Auszählung der weißen Blutzellen
zentrales Blutbild quantitative Auswertung der Zellen im Knochenmarkausstrich; SYN: Hämatomyelogramm, Myelogramm

Blutlbilldung *f* Bildung der zellulären Blutelemente; SYN: Hämatopoese, Hämopoese, Hämatopoiese, Hämopoiese
extramedulläre Blutbildung Blutbildung außerhalb des Knochenmarks
medulläre Blutbildung Blutbildung im Knochenmark

Blutlbruch *m* Blutansammlung in einem physiologischen Hohlraum oder einer Gewebsspalte; SYN: Hämatozele, Haematocele

Blutlbrust *f* Blutansammlung im Pleuraraum; SYN: Hämothorax, Hämatothorax

Blutldruck *m* der in den Gefäßen des großen und kleinen Kreislaufs herrschende Druck; durch die rhythmische Herztätigkeit schwankt der Wert für den Blutdruck zwischen hohen Werten für den **systolischen Blutdruck** und niedrigeren Werten für den **diastolischen Blutdruck**; der **arterielle Blutdruck** unterscheidet sich wesentlich vom **venösen Blutdruck**

Blutldrucklkrilse *f* anfallsartiger Anstieg des systolischen und diastolischen Blutdrucks; SYN: Hochdruckkrise, hypertensive Krise, hypertone Krise

Blutldyslkralsie *f* fehlerhafte Blutzusammensetzung; SYN: Dysämie

Blutlelgel *pl* zu den Ringelwürmer gehörende Saugwürmer, die meist als Ektoparasiten leben; SYN: Hirudinea
medizinischer Blutegel sowohl von der Schulmedizin, als auch der Alternativmedizin verwendeter Blutegel; SYN: Hirudo medicinalis

Blut|er|bre|chen *nt* Erbrechen von hellem oder dunkelbraunem [**Kaffeesatzerbrechen**] Blut; SYN: Hämatemesis, Vomitus cruentus

Blu|ter|ge|lenk *nt* chronisches Gelenkleiden bei Hämophilie* mit fortschreitender Deformierung und Bewegungseinschränkung; SYN: hämophile Arthritis, Arthropathia haemophilica

Blut|er|guss *m* traumatisch bedingte Blutansammlung im Gewebe oder einem Hohlraum; SYN: Hämatom, Haematoma

Blu|ter|krank|heit *f* X-chromosomal-rezessiv vererbte Blutgerinnungsstörung; SYN: Hämophilie, Haemophilia

Blut|er|satz *m* wässrige Lösung von Salzen oder organischen Stoffen zur Volumenauffüllung bei Hypovolämie; SYN: Blutersatzflüssigkeit

Blut|er|satz|flüs|sig|keit *f* →Blutersatz

Blut|farb|stoff *m* Hämoglobin*

Blut|gas|a|na|ly|se *f* quantitative Bestimmung der im arteriellen oder venösen Blut vorhandenen Gase

Blut|ga|se *pl* gebundene oder in gelöster Form im Blut vorhandene Gase

Blut|ge|fäß|er|kran|kung *f* Angiopathie, Vasopathie

Blut|ge|rinn|sel *nt* bei der Blutgerinnung entstehendes Fibrinnetz mit eingelagerten Erythrozyten; SYN: Blutkoagulum

Blut|ge|rin|nung *f* komplexer Reaktionsablauf, der den Körper vor Blutverlusten bei Schädigung der Blutgefäße schützt; SYN: Koagulation

Blut|ge|rin|nungs|fak|tor *m* die Blutgerinnungskaskade hat insgesamt 13 Faktoren [Faktor* I-XIII], die alle für einen regelrechten Ablauf nötig sind; SYN: Gerinnungsfaktor, Koagulationsfaktor

Blut|ge|rin|nungs|zeit *f* Zeitspanne zwischen Blutentnahme und Bildung von festem Fibrin

Blut|glu|ko|se *f* Blutzucker

Blut|grup|pe *f* durch spezifische Antigene der Erythrozytenmembran bedingte Eigenschaften, die mit Hilfe spezifischer Antikörper nachgewiesen werden können; die wichtigsten Blutgruppen sind **ABNull-Blutgruppe** [Blutgruppen A, AB, B, O], **Rhesus-Blutgruppe** und **MNSs-Blutgruppe**

Blut|grup|pen|an|ti|ge|ne *pl* auf den Erythrozyten und anderen Zellen lokalisierte, genetisch-determinierte Makromoleküle, die für die einzelnen Blutgrupen spezifisch sind; SYN: Blutgruppenmerkmale, Blutgruppensubstanzen

Blut|grup|pen|an|ti|kör|per *pl* spezifische, gegen die Blutgruppenantigene gerichtete Antikörper, die eine Blutgruppeninkompatibilität hervorrufen

Blut|grup|pen|in|kom|pa|ti|bi|li|tät *f* Unverträglichkeit von Blutgruppen; SYN: Blutgruppenunverträglichkeit

Blut|grup|pen|merk|ma|le *pl* →Blutgruppenantigene

Blut|grup|pen|sub|stan|zen *pl* →Blutgruppenantigene

Blut|grup|pen|un|ver|träg|lich|keit *f* →Blutgruppeninkompatibilität

Blut|har|nen *nt* Blutausscheidung im Harn; SYN: Hämaturie, Haematuria

Blut-Hirn-Schranke *f* selektive Schranke zwischen Blutgefäßen und Gehirn, die nur bestimmte Substanzen durchlässt

Blut|hoch|druck *m* →Hypertonie

Blut|ka|pil|la|re *f* kleinste Blutgefäße, die zwischen arteriellem und venösem Schenkel des Kreislaufs liegen; SYN: Haargefäß, Kapillare, Vas capillare

Blut|ko|a|gu|lum *nt, pl* **-la** →Blutgerinnsel

Blut|kon|ser|ve *f* mit Stabilisatoren versetztes Spenderblut, das als **Vollblutkonserve** oder als spezielle Präparation [**Plasmakonserve**, **Blutkörperchenkonzentrat***] verwendet werden kann

Blut|kör|per|chen *pl* Sammelbegriff für die im Blut enthaltenen Zellen, d.h. **rote Blutkörperchen** [Erythrozyten], **weiße Blutkörperchen** [Leukozyten] und **Blutplättchen** [Thrombozyten], sowie ihre Vorstufen; SYN: Hämozyten, Blutzellen

Blut|kör|per|chen|kon|zen|trat *nt* aus Vollblut gewonnenes Konzentrat einzelner zellulärer Blutbestandteile, z.B. **Erythrozytenkonzentrat**, **Thrombozytenkonzentrat**, **Leukozytenkonzentrat**

Blut|kör|per|chen|sen|kung *f* Bestimmung der Sedimentationsgeschwindigkeit von Erythrozyten in ungerinnbar gemachtem Blut; die Blutkörperchensenkung ist ein unspezifischer Parameter, der bei Entzündungen und Tumoren erhöht sein kann; SYN: Blutkörperchensenkungsgeschwindigkeit, Blutsenkung, Erythrozytensenkungsreaktion

Blut|kör|per|chen|sen|kungs|ge|schwin|dig|keit *f* →Blutkörperchensenkung

Blut|kreis|lauf *m* Blutzirkulation im Körper bzw. das kardiovaskuläre System als funktionelle Gesamtheit von Herz und Blutgefäßen; SYN: Kreislauf

Blut|kul|tur *f* Methode zur direkten Anzüchtung von Bakterien aus Blut

Blut-Liquor-Schranke *f* selektive Schranke zwischen Blutgefäßen und Liquorraum, die nur bestimmte Substanzen durchlässt

Blut|mast|zel|len *f* basophile Granulozyten mit Heparin und Histamin in den Granula

Blutmastzell-Leukämie *f* →Basophilenleukämie

Blut|mo|le *f* verhaltener Abort*, bei dem es nach Absterben des Embryos zu einer Organisation des Abortiveis kommt; entwickelt sich weiter zur lachsfarbenen **Fleischmole** [Mola carnosa] oder (seltener) **Steinmole**; SYN: Mola sanguinolenta

Blut|pfropf *m* in einem Blutgefäß entstandenes Blutgerinnsel; SYN: Thrombus

Blut|plas|ma *nt* zellfreie Blutflüssigkeit; SYN: Plasma

Blut|plätt|chen *pl* kleine, kernlose, scheibenförmige Blutkörperchen, die von Megakaryozyten im Knochenmark gebildet werden; Thrombozyten sind von wesentlicher Bedeutung für die Blutgerinnung; SYN: Thrombozyten

Blut|schan|de *f* →Inzest

Blut|scheu *f* krankhafte Angst vor Blut; SYN: Hämatophobie, Hämophobie

Blut|schwamm *m* meist schon bei der Geburt vorhandenes flach-gewölbtes subkutanes Hämangiom*; SYN: blastomatöses Hämangiom, Haemangioma planotuberosum/simplex

Blut|schweiß *m* Ausscheidung von bluthaltigem Schweiß; SYN: Blutschwitzen, Hämatidrosis, Hämathidrosis, Hämhidrose, Hämidrosis, Hämhidrosis

Blut|schwit|zen *nt* →Blutschweiß

Blut|sen|kung *f* →Blutkörperchensenkung

Blut|se|rum *nt, pl* **-se|ren** fibrinfreies und damit nicht-gerinnbares Blutplasma; SYN: Serum

Blut|spie|gel *m* Konzentration einer Substanz in Blut(plasma)

Blut|stamm|zel|len *pl* pluripotente Zellen im Knochenmark, aus denen sich die Blutzellen entwickeln; SYN: Stammzellen

Blut|sta|tus *m* →Blutbild

Blut|stil|lung *f* 1. vom Körper iniziierte Mechanismen zum Schutz vor Blutverlusten; SYN: Hämostase 2. Maßnahmen zur Stillung einer traumatischen oder chirurgischen Blutung

Blut|stuhl *m* sichtbare Blutbeimengung zum Stuhl; färbt das Blut den Stuhl schwarz, spricht man von **Teerstuhl** [Melaena]; **okkultes Blut** im Stuhl ist nur durch Tests nachweisbar; SYN: blutiger Stuhl, Hämatochezie

Blut|sturz *m* →Hämatorrhö

Blut|the|ra|pie *f* therapeutische Transfusion von Blut oder Blutbestandteilen; SYN: Hämatotherapie, Hämotherapie, Transfusionstherapie

Blut|trans|fu|si|on *f* Übertragung von Blut oder Blutbestandteilen von einem Spender auf einen Empfänger; SYN: Blutübertragung, Transfusion

Blut|ü|ber|tra|gung *f* →Bluttransfusion

Blu|tung *f* Blutaustritt aus einem Gefäß; SYN: Hämorrhagie, Haemorrhagia; Einblutung

arterielle Blutung Blutung aus einer Arterie; helle, spritzende Blutung

äußere Blutung Blutung auf die Körperoberfläche

epidurale Blutung Blutung in den Epiduralraum*; SYN: Epiduralblutung, extradurale Blutung

extradurale Blutung →epidurale Blutung

gastrointestinale Blutung Blutung im Magen-Darm-Trakt; SYN: Magen-Darm-Blutung

innere Blutung Blutung in eine Körperhöhle oder ein Organ

rektale Blutung Blutung aus dem After; SYN: Rektumblutung, Mastdarmblutung

vaginale Blutung Blutung aus der Scheide

venöse Blutung Blutung aus einer Vene; schwallartige, dunkelrote Blutung

Blu|tungs|an|ä|mie *f* durch einen akuten oder chronischen Blutverlust hervorgerufene Anämie

Blu|tungs|schock *m* durch einen massiven Blutverlust ausgelöster Schockzustand; SYN: hämorrhagischer Schock, Blutungsschock

Blu|tungs|zeit *f* Zeit zwischen dem Setzen einer Stichinzision und der Blutstillung

Blut|ver|dün|nung *f* durch eine Erhöhung des Flüssigkeitsanteils oder eine Verringerung der roten Blutkörperchen verursachte Verdünnung des Blutes; SYN: Hämodilution

Blut|ver|gif|tung *f* generalisierte Erkrankung mit dem Auftreten von Krankheitserregern [Bakterien, Viren, Pilzen] oder ihren Toxinen im Blut; oft gleichgesetzt mit Sepsis*; SYN: Hämatosepsis, Septikämie, Septikhämie

Blut|vo|lu|men *nt* Gesamtblutmenge des Körpers; beträgt ca. 4-6 l

Blut|war|ze *f* gutartiger Gefäßtumor mit warzenförmiger Hyperkeratose*; SYN: Angiokeratom, Angiokeratoma

Blut|wä|sche *f* →Hämodialyse

Blut|zel|len *pl* →Blutkörperchen

Blut|zu|cker *m* →Blutzuckerspiegel

Blut|zu|cker|spie|gel *m* Glukosegehalt der Blutes; SYN: Blutzucker, Blutzuckerwert, Glukosespiegel

Blut|zu|cker|wert *m* →Blutzuckerspiegel

B-Lymphozyten *pl* zum Immunsystem gehörende Zellen, die zuerst im Knochenmark und später in lymphatischen Gewebe gebildet werden; nach Antigenkontakt können sie in antikörperbildende Zellen [Plasmazellen*] oder Gedächtniszellen [Memory cells] vom B-Typ übergehen; SYN: B-Zellen

BNS-Krämpfe *pl* →Blitz-Nick-Salaam-Krämpfe

Bobath-Methode *f* krankengymnastische Behandlungsmethode bei z.B. Hemiplegie, Zerebralparese

Bochdalek-Dreieck *nt* Muskellücke zwischen 12. Rippe und den Partes costalis und lumbalis des Zwerchfells; SYN: Trigonum lumbocostale

Bochdalek-Hernie *f* häufig bei Neugeborenen gefundene Zwerchfellhernie durch das Bochdalek*-Foramen

Bochdalek-Zyste *f* von einem Rest des Ductus

thyroglossalis ausgehende Zyste am Zungengrund

body mass index *m* Quotient aus Körpergewicht und dem Quadrat der Körpergröße zur Bestimmung des Normalgewichts; SYN: Quetelet-Index, Körpermasseindex

Boeck-Krankheit *f* →Boeck-Sarkoid

Boeck-Sarkoid *nt* ätiologisch ungeklärte, familiär gehäuft auftretende Systemerkrankung mit Granulomen der Haut, innerer Organe [Milz, Leber, Lunge], sowie mediastinaler und peripherer Lymphknoten; SYN: Sarkoidose, Morbus Boeck, Boeck-Krankheit, Morbus Besnier-Boeck-Schaumann, Besnier-Boeck-Schaumann-Krankheit, benignes Miliarlupoid, benigne Lymphogranulomatose, Lymphogranulomatosa benigna

Boenninghaus-Syndrom *nt* einseitige Schwerhörigkeit durch Durchblutungsstörungen und Lärmbelastung

Boerhaave-Syndrom *nt* oft durch heftiges Erbrechen verursachte Spontanzerreißung der Speiseröhre; SYN: spontane/postemetische/emetogene Ösophagusruptur

Bo|gen|gangs|ap|pa|rat *m* aus den knöchernen und membranösen Bogengängen bestehender Teil des Gleichgewichtsorgans

Bogros-Raum *m* Raum hinter dem Leistenband; SYN: Retroinguinalraum

Bohn-Drüsen *pl* Schleimretentionszysten beidseits der Gaumennaht bei Neugeborenen; SYN: Bohn-Perlen, Epithelperlen

Boh|nen|krank|heit *f* nach Verzehr von Favabohnen auftretende hämolytische Krise bei vorbestehendem Glukose-6-Phosphatdehydrogenasemangel; SYN: Favismus, Fabismus

Bohn-Perlen *pl* →Bohn-Drüsen

Bohr-Atommodell *nt* klassisches Atommodell mit Atomkern und Elektronenhülle; SYN: Bohr-Rutherford-Atommodell

Bohr-Effekt *m* Abhängigkeit der Sauerstoffaufnahme und -abgabe des Blutes vom pH-Wert und der Kohlendioxidkonzentration

Bohr-Rutherford-Atommodell *nt* →Bohr-Atommodell

Bo|lus *m, pl* **-li** 1. Bissen 2. große Pille

Bo|lus|ob|struk|ti|on *f* Verlegung von Kehlkopf und/oder Speiseröhre durch einen Fremdkörper

Bo|lus|tod *m* Erstickungstod bei Verlegung von Kehlkopf und/oder Speiseröhre durch einen Fremdkörper

Bombay-Blutgruppe *f* seltenen Variante des ABNull-Blutgruppensystems

Bom|be|sin *nt* Peptid der APUD-Zellen und Duodenalschleimhaut mit hormonartiger Wirkung

Bonnet-Dechaume-Blanc-Syndrom *nt* angeborene Gefäßfehlbildungen von Mittelhirn und Netzhaut

Bonnevie-Ullrich-Syndrom *nt* Flügelfellbildung an Hals und Gelenken; SYN: Pterygium-Syndrom

Boos|ter|do|sis *f, pl* **-sen** Antigenmenge zur Auffrischung der Immunreaktion bei einer Auffrischungsimpfung; SYN: Auffrischungsdosis

Booster-Effekt *m* beschleunigte und vermehrte Antikörperbildung bei wiederholtem Antigenkontakt; SYN: Sekundärantwort, Erinnerungsreaktion, anamnestische Reaktion

Bor *nt* grau-schwarzes Halbmetall; zweithärteste Substanz nach Diamant

Bo|rat *nt* Salz der Borsäure

Bo|rax *nt* nur noch selten verwendetes Natriumsalz der Borsäure; SYN: Natriumtetraborat

Bor|bo|ryg|mus *m* durch die Darmperistaltik hervorgerufenes Bauchknurren

Bor|der|line *nt* Grenzlinie; Grenze

Borderline-Hypertonie *f* klinische Bezeichnung für einen nur mäßig erhöhten Blutdruck; SYN: Grenzwerthypertonie

Borderline-Läsion *f* →Borderline-Tumor

Borderline-Lepra *f* Lepraform, die zwischen tuberkuloider und lepromatöser Lepra* liegt; SYN: dimorphe Lepra, Lepra dimorpha, Borderline-Typ

Borderline-Psychose *f* →Borderline-Schizophrenie

Borderline-Schizophrenie *f* nicht eindeutig definierte Schizophrenieform mit sowohl psychotischer als auch neurotischer Symptomatik; SYN: latente Schizophrenie, Borderline-Psychose

Borderline-Syndrom *nt* Persönlichkeitsstörung an der Grenze zwischen Neurose* und Psychose*

Borderline-Tumor *m* Epithelveränderung, die an der Grenze zur Malignität liegt; SYN: Borderline-Läsion, Grenzfallläsion

Borderline-Typ *m* →Borderline-Lepra

Bor|de|tel|la *f* gramnegative Bakteriengattung aus unbeweglichen kurzen Stäbchen

Bordetella bronchiseptica beim Menschen eher selten; Erreger eine keuchhustenartigen Erkrankung

Bordetella parapertussis Erreger eine keuchhustenartigen Erkrankung [**Parapertussis**]

Bordetella pertussis Erreger des Keuchhustens; SYN: Bordet-Gengou-Bakterium

Bordet-Gengou-Agar *m/nt* Spezialagar zur Züchtung von Bordetella pertussis; SYN: Kartoffel-Glyzerin-Blut-Agar

Bordet-Gengou-Bakterium *nt* →Bordetella pertussis

Bordet-Gengou-Phänomen *nt* →Bordet-Konglutinationsreaktion

Bordet-Gengou-Reaktion *f* →Bordet-Konglutinationsreaktion

Bordet-Konglutinationsreaktion *f* Bindung und Aktivierung von Komplement durch Bakterien; SYN: Bordet-Gengou-Reaktion, Bordet-Gengou-Phänomen

Bor|ken|krät|ze *f* v.a. Patienten mit geschwächter Immunabwehr [AIDS, Zytostatikatherapie] befallende seltene Form der Skabies* mit massivem Milbenbefall; SYN: norwegische Skabies, Scabies crustosa/norvegica

Born|hol|mer Krankheit *f* durch Coxsackieviren* verursachte schmerzhafte Muskelentzündung v.a. der Brustmuskeln; SYN: epidemische Pleurodynie, Myalgia epidemica, Pleurodynia epidemica

Bor|rel|lia *f* große, schraubenförmige, bewegliche Bakterien der Familie Spirochaetaceae; enthält zahlreiche für Mensch oder Tier pathogene Arten

Borrelia berbera →Borrelia recurrentis

Borrelia burgdorferi durch Zecken übertragener Erreger der Lyme-Borreliose*

Borrelia caucasica durch Zecken [Ornithodoros verrucosus] übertragener Erreger eines Rückfallfiebers im Kaukasus

Borrelia duttonii Erreger des endemischen Zeckenrückfallfiebers in Zentral- und Südafrika; SYN: Spirochaeta duttoni

Borrelia hispanica Erreger eines endemischen Rückfallfiebers in Spanien und Nordafrika

Borrelia obermeieri →Borrelia recurrentis

Borrelia recurrentis durch die Menschenlaus [Pediculus humanus] übertragener Erreger des Läuserückfallfiebers*; SYN: Borrelia obermeieri, Borrelia berbera, Spirochaeta obermeieri

Borrelia vincentii →Treponema vincentii

Bor|rel|li|en|in|fek|ti|on *f* →Borreliose

Bor|rel|li|o|se *f* Bezeichnung für eine durch Borrelia*-Species hervorgerufene Infektionskrankheit; SYN: Borrelieninfektion

Bor|säu|re *f* schwache Säure, die als Antiseptikum* eingesetzt wird

Boten-RNA *f* Einzelstrang-RNA, die bei der Proteinsynthese als Vorlage dient; SYN: Matrizen-RNA, Boten-RNS, Matrizen-RNS, Messenger-RNA, Messenger-RNS

Boten-RNS *f* →Boten-RNA

Bo|thri|o|ce|pha|lo|sis *f, pl* **-ses** durch den Fischbandwurm Bothriocephalus* latus hervorgerufene Infektionskrankheit mit Befall des Dünndarms; langfristig kommt es zu Vitamin-B_{12}-Mangelerscheinungen; SYN: Fischbandwurminfektion, Diphyllobothriose, Diphyllobothriasis, Bothriozephalose

Bo|thri|o|ce|pha|lus *m* Bandwurmgattung, die als Parasiten im Darm von Menschen und Tieren lebt; SYN: Diphyllobothrium, Dibothriocephalus

Bothriocephalus latus Darmparasit des Menschen, der bis zu 10 m lang werden kann; Erreger der Bothriocephalosis*; SYN: breiter Fischbandwurm, Grubenkopfbandwurm, Diphyllobothrium latum

Bo|thri|o|ze|pha|lo|se *f* →Bothriocephalosis

Bo|try|o|my|co|sis *f, pl* **-ses** →Botryomykose

Bo|try|o|my|kom *nt* →Botryomykose

Bo|try|o|my|ko|se *f* gutartige, chronisch-eitrige, granulomatöse Erkrankung der Mundschleimhaut und der Haut von Gesicht, Händen und Zehen; tritt meist nach traumatischer Hautschädigung auf; SYN: eruptives Angiom, proliferierendes Angiom, Stielknollen, Botryomykom, Botryomycosis, Granuloma pediculatum, Granuloma pyogenicum, Granuloma teleangiectaticum

bo|try|o|my|ko|tisch *adj* Botryomykose betreffend, von ihr betroffen oder durch sie bedingt

bo|tu|li|no|gen *adj* Botulinustoxin bildend

Bo|tu|li|num|to|xin *nt* →Botulinustoxin

Bo|tu|li|nus|an|ti|to|xin *nt* zu Prophylaxe und Therapie des Botulismus verwendetes Antiserum; SYN: antitoxisches Botulinusserum, Botulismus-Serum

Bo|tu|li|nus|ba|zil|lus *m, pl* **-li** peritrich begeißeltes Stäbchenbakterium, das ein extrem giftiges Ektotoxin [**Botulinustoxin**] bildet; Botulismus*-Erreger; SYN: Clostridium botulinum, Bacillus botulinus

Bo|tu|li|nus|se|rum, an|ti|to|xi|sches *nt* →Botulinusantitoxin

Bo|tu|li|nus|to|xin *nt* von Clostridium* botulinum unter anaeroben Bedingungen gebildetes Neurotoxin*; SYN: Botulinumtoxin

Bo|tu|lis|mus *m* Nahrungsmittelvergiftung durch Botulinustoxin

Botulismus-Serum *nt* →Botulinusantitoxin

Bouchard-Arthrose *f* Arthrose* der Mittelgelenke der Finger mit spindelförmiger Auftreibung [**Bouchard-Knoten**]

Bouchard-Knoten *pl* s.u. Bouchard-Arthrose

Bouchet-Gsell-Krankheit *f* weltweit auftretende, akute Infektionskrankheit durch Leptospira* pomona; der Verlauf ist klinisch durch Kopf- und Muskelschmerzen, Meningismus* (evtl. sogar Meningitis*) und Leberbeteiligung [Ikterus*] gekennzeichnet; SYN: Schweinehüterkrankheit, Leptospirosis pomona

Bou|gie *f* Dehnsonde

Bou|gie|ren *nt* Aufdehnen mit Hilfe einer Dehnsonde; SYN: Bougierung

Bou|gie|rung *f* →Bougieren

Bouillaud-Krankheit *f* infektallergische Entzündung der Herzklappen nach einer Infektion mit beta-hämolysierenden A-Streptokokken*; SYN: rheumatische Endokarditis

Bouillaud-Syndrom *nt* rheumatische Endo- und Perikarditis*

B

B

Bouil|lon *f* flüssiger Nährboden für Bakterien oder Pilze; SYN: Nährbrühe, Nährbouillon
Bourneville-Pringle-Syndrom *nt* →Bourneville-Syndrom
Bourneville-Syndrom *nt* autosomal-dominant vererbte, zu den Phakomatosen* gehörende Erkrankung mit epileptischen Anfällen, psychomotorischer Retardierung*, intrakraniellen Verkalkungen, Adenoma* sebaceum und knotigen Tumoren verschiedener Organe [Herz, Niere, Retina]; SYN: Morbus Bourneville, Bourneville-Pringle-Syndrom, tuberöse Hirnsklerose, tuberöse Sklerose, Epiloia
Bou|ton|neu|se|fie|ber *nt* durch **Rickettsia conorii** verursachte Infektionskrankheit mit Kopf- und Gliederschmerzen; SYN: Fièvre boutonneuse
Bouveret-Syndrom *nt* vorübergehende Tachykardie* ohne Extrasystolen; SYN: paroxysmale Tachykardie
bo|vin *adj* das Rind betreffend, vom Rind stammend, Rinder-
Bowen-Dermatose *f* →Bowen-Krankheit
Bowen-Karzinom *nt* aus einer Bowen-Krankheit* entstehendes Karzinom
Bowen-Krankheit *f* intraepidermal wachsende Präkanzerose* der Haut lichtexponierter Areale [Gesicht, Hände, Nacken]; kann in ein Bowen-Karzinom* übergehen; SYN: Bowen-Dermatose, Morbus Bowen, Dyskeratosis maligna
Bowman-Drüsen *pl* →Bowman-Spüldrüsen
Bowman-Kapsel *f* becherförmige Einstülpung der Nierenkanälchen um die Glomeruluskapillaren; SYN: Capsula glomeruli
Bowman-Membran *f* vordere Basalmembran der Hornhaut unter dem Hornhautepithel; SYN: vordere Basalmembran, Lamina limitans anterior corneae
Bowman-Sonde *f* geknöpfte Tränensacksonde
Bowman-Spüldrüsen *pl* unter der Riechschleimhaut liegende seröse Drüsen; SYN: Bowman-Drüsen, Glandulae olfactoriae
Bo|xer|en|ze|pha|lo|pa|thie *f* durch wiederholte Gehirnerschütterungen ausgelöste Schädigung des Gehirns; SYN: Encephalopathia traumatica
Boyd-Venen *pl* Perforansvenen am Unterschenkel
Brachi-, brachi- *präf.* →Brachio-
bra|chi|al *adj* (Ober-)Arm betreffend, zum Arm gehörend, Arm-
Bra|chi|al|gia *f* →Brachialgie
Brachialgia paraesthetica nocturna Karpaltunnelsyndrom* mit Schmerzen und Parästhesien während der Nacht
Brachialgia statica paraesthetica meist bei älteren Frauen auftretende nächtliche Akroparästhesie* unbekannter Genese; SYN: idiopathische Akroparästhesie, Wartenberg-Syndrom
Bra|chi|al|gie *f* meist durch Irritation des Armplexus ausgelöster Armschmerz; SYN: Brachialgia
Bra|chi|a|lis|block *m* Lokalanästhesie* des Plexus* brachialis
Bra|chi|a|lis|läh|mung *f* Lähmung des Plexus* brachialis; SYN: Armplexuslähmung
Brachio-, brachio- *präf.* Wortelement mit der Bedeutung "Arm"
bra|chi|o|ce|phal *adj* →brachiozephal
bra|chi|o|cru|ral *adj* →brachiokrural
bra|chi|o|kar|pal *adj* Unterarm oder Radius und Handwurzel/Karpus betreffend oder verbindend
bra|chi|o|kru|ral *adj* Arm(e) und Bein(e) betreffend; SYN: brachiocrural
bra|chi|o|ku|bi|tal *adj* Oberarm und Ell(en)-bogen oder Oberarm und Unterarm betreffend oder verbindend
Bra|chi|o|ra|di|a|lis *m* →Musculus brachioradialis
bra|chi|o|ze|phal *adj* Arm und Kopf betreffend oder verbindend; SYN: brachiocephal
Bra|chi|um *nt* Arm; Oberarm
Brachmann-de-Lange-Syndrom *nt* angeborenes Entwicklungsstörungssyndrom mit Störung der körperlichen und geistigen Entwicklung; SYN: Lange-Syndrom, Cornelia de Lange-Syndrom, Amsterdamer Degenerationstyp
Bracht-Handgriff *m* Technik zur Entwicklung eines Kindes aus Beckenendlage
Brachy-, brachy- *präf.* Wortelement mit der Bedeutung "kurz"
Bra|chy|ba|sie *f* kleinschrittiger Gang bei z.B. Parkinson-Syndrom
Bra|chy|chei|lie *f* abnormale Kurzheit der Lippen; SYN: Brachychilie
Bra|chy|chei|rie *f* Kurzhändigkeit; SYN: Brachychirie
Bra|chy|chi|lie *f* →Brachycheilie
Bra|chy|chi|rie *f* →Brachycheirie
Bra|chy|dak|ty|lie *f* pathologische Kurzheit von Fingern oder Zehen; SYN: Kurzfingrigkeit; Kurzzehigkeit
Bra|chy|ge|nie *f* Unterentwicklung des Unterkiefers; SYN: Mikrogenie, Mandibulahypoplasie, Opisthogenie
bra|chy|gnath *adj* Brachygnathie betreffend, von ihr betroffen oder gekennzeichnet; SYN: mikrognath
Bra|chy|gna|thie *f* angeborene Kleinheit des Oberkiefers; SYN: Mikrognathie
bra|chy|ke|phal *adj* →brachyzephal
Bra|chy|ke|pha|lie *f* →Brachyzephalie
Bra|chy|me|nor|rhoe *f*, *pl* **-rho|en** verkürzte Monatsblutung
Bra|chy|me|ta|kar|pie *f* Verkürzung eines oder mehrerer Mittelhandknochen
Bra|chy|me|ta|po|die *f* angeborene Verkürzung der Mittelfußknochen
Bra|chy|me|ta|tar|sie *f* Verkürzung eines oder mehrerer Mittelfußknochen
Bra|chy|ö|so|pha|gus *m* angeborene oder er-

worbene [Barrett-Syndrom*] Kurzheit der Speiseröhre

Bra|chy|pha|lan|gie *f* pathologische Kurzheit von Finger- oder Zehengliedern

Bra|chy|syn|dak|ty|lie *f* kombinierte Brachydaktylie* und Syndaktylie*

Bra|chy|te|le|pha|lan|gie *f* pathologische Kurzheit der Endglieder von Fingern oder Zehen

Bra|chy|the|ra|pie *f* Strahlentherapie, bei der die Strahlenquelle in unmittelbarer Nähe des bestrahlten Feldes ist

bra|chy|ze|phal *adj* Brachyzephalie betreffend, von ihr betroffen oder gekennzeichnet; SYN: kurzköpfig, breitköpfig, rundköpfig, brachykephal

Bra|chy|ze|pha|lie *f* runde Kopfform mit Abflachung des Hinterkopfs, z.B. bei Down-Syndrom; SYN: Rundköpfigkeit, Breitköpfigkeit, Kurzköpfigkeit, Brachykephalie

Brady-, **brady-** *präf.* Wortelement mit der Bedeutung "langsam/verlangsamt"

Bra|dy|a|ku|sie *f* vermindertes Hörvermögen; Schwerhörigkeit; SYN: Bradyakusis

Bra|dy|a|ku|sis *f* →Bradyakusie

Bra|dy|ar|rhyth|mie *f* langsame, total Arrhythmie* des Herzens

Bra|dy|ar|thrie *f* →Bradylalie

Bra|dy|di|a|do|cho|ki|ne|se *f* verlangsamte Ausführung aufeinanderfolgender antagonistischer Bewegungen

Bra|dy|di|a|sto|lie *f* verlangsamte Diastole*

bra|dy|di|a|sto|lisch *adj* Bradydiastolie betreffend, mit verlangsamter Diastole*

Bra|dy|ge|ne|se *f* Entwicklungsverzögerung

Bra|dy|glos|sie *f* →Bradylalie

bra|dy|kard *adj* Bradykardie betreffend, von ihr betroffen oder gekennzeichnet; SYN: bradykardisch

Bra|dy|kar|die *f* zu langsamer Herzschlag [Pulsfrequenz unter 60/min]

Bradykardie-Tachykardie-Syndrom *nt* durch eine Funktionsstörung des Sinusknotens ausgelöste Herzrhythmusstörung, die abwechselnd zu Bradykardie* und Tachykardie* führt; SYN: Sinusknotensyndrom, Sick-Sinus-Syndrom

bra|dy|kar|disch *adj* →bradykard

Bra|dy|ki|ne|sie *f* Bewegungsverlangsamung

bra|dy|ki|ne|tisch *adj* Bradykinesie betreffend, von ihr betroffen oder gekennzeichnet, durch sie bedingt

Bra|dy|ki|nin *nt* zu den Kininen gehörendes Gewebehormon, das zur Kontraktion der glatten Muskulatur führt, den Blutdruck senkt und die Kapillarpermeabilität steigert

bra|dy|krot *adj* pulsreduzierend, pulsverlangsamend

Bra|dy|la|lie *f* verlangsamtes Sprechtempo/Sprechen, Skandieren; SYN: Bradyarthrie, Bradyglossie, Bradyphasie

Bra|dy|le|xie *f* verlangsamtes Lesen/Lesetempo

Bra|dy|me|nor|rhoe *f, pl* **-rho|en** verlängerte Menstruation

Bra|dy|me|ta|bo|lis|mus *m* verlangsamter Stoffwechsel

Bra|dy|pha|gie *f* verlangsamtes Essen

Bra|dy|pha|sie *f* **1.** →Bradylalie **2.** →Bradyphemie

Bra|dy|phe|mie *f* verlangsamte Sprache; SYN: Bradyphasie

Bra|dy|phra|sie *f* **1.** →Bradylalie **2.** →Bradyphrenie

Bra|dy|phre|nie *f* Verlangsamung der Denkprozesse, schnelle geistige Ermüdbarkeit

Bra|dy|pnoe *f, pl* **-o|en** verlangsamte Atmung, verminderte Atemfrequenz

bra|dy|pno|ich *adj* Bradypnoe betreffend, von ihr betroffen oder gekennzeichnet

Bra|dy|sphyg|mie *f* Pulsverlangsamung, verminderte Pulsfrequenz

Bra|dy|stal|tik *f* verlangsamte Peristaltik*

Bra|dy|te|le|o|ki|ne|se *f* Verlangsamung der Zielbewegung bei Kleinhirnerkrankungen

Bra|dy|to|kie *f* Wehenschwäche

bra|dy|troph *adj* Bradytrophie betreffend

Bra|dy|tro|phie *f* herabgesetzer Gewebestoffwechsel, z.B. in Knorpelgewebe, Augenhornhaut

Bra|dy|u|rie *f* verlangsamte Harnentleerung

bran|chi|al *adj* Kiemen(bögen) betreffend, von den Kiemen(bögen) ausgehend; SYN: branchiogen

Bran|chi|al|bö|gen *pl* während der Embryonalentwicklung auftretende Mesenchymwülste am Hals; SYN: Kiemenbögen, Schlundbögen, Pharyngialbögen, Viszeralbögen

Bran|chi|al|spal|ten *pl* während der Embryonalentwicklung auftretende seitliche Ausbuchtungen am Vorderdarm des Embryos; SYN: Kiemengänge, Viszeralspalten, Schlundtaschen, Kiemenspalten

Bran|ching|en|zym *nt* an der Glykogensynthese beteiligtes Enzym; SYN: Glucanverzweigende Glykosyltransferase, 1,4-α-Glucan-branching-Enzym

bran|chi|o|gen *adj* →branchial

Bran|chi|om *nt* branchiogene Geschwulst, branchiogener Tumor

Bran|chi|o|ma *nt, pl* **-o|ma|ta** branchiogene Geschwulst, branchiogener Tumor

Brand *m* Gewebsuntergang mit Nekrose, Autolyse und schwärzlicher Verfärbung; SYN: Gangrän, gangräne Nekrose, Gangraena

Brand|bla|se *f* bei einer Verbrennung II. Grades entstehende Blase

bran|dig *adj* nekrotisch

Brand|nar|ben|kar|zi|nom *nt* nach Jahren oder Jahrzehnten entstehendes Plattenepithelkarzinom von Verbrennungsnarben; SYN: Brandnarbenkrebs

Brand|nar|ben|krebs *m* →Brandnarbenkarzinom

Brand|stif|tungs|trieb *m* Pyromanie*

Brandt-Syndrom *nt* seltene, autosomal-rezessiv vererbte Störung der Zinkabsorption mit Ekzemen an den Akren; SYN: Danbolt-Closs-Syndrom, Acrodermatitis enteropathica

Brand|wunde *f* Gewebeschädigung durch externe oder interne Hitzeeinwirkung; Verlauf und Prognose hängen vom Grad der Verbrennung und der Größe der verbrannten Körperoberfläche ab; SYN: Verbrennung, Combustio

Braun-Anastomose *f* Anastomose von zuführender und abführender Darmschlinge zur Vermeidung eines **Syndroms der zuführenden Schlinge** bei Gastroenterostomie*; SYN: Braun-Enteroanastomose

Braun-Schiene *f* Schiene zur funktionsgerechten Lagerung von Bein und Fuß

Brech|durch|fall *m* durch Viren oder Bakterien verursachte choleraähnliche Erkrankung; SYN: Brechruhr, einheimische/unechte Cholera, Cholera nostras

Brech|ruhr *f* →Brechdurchfall

Brech|kraft *f* Kehrwert der Brennweite in Luft; wird in Dioptrie angegeben; SYN: Brechungskraft

Brech|kraft|ein|heit *f* Maßeinheit für die Brechkraft optischer Systeme; SYN: Dioptrie

Bre|chungs|feh|ler *m* Abweichung von der normalen Brechkraft des Auges; SYN: Refraktionsfehler, Refraktionsanomalie

Bre|chungs|hy|per|o|pie *f* Hyperopie* durch eine zu geringe Brechkraft des Auges

Bre|chungs|kraft *f* →Brechkraft

Bre|chungs|leh|re *f* Lehre von der Lichtbrechung; SYN: Refraktionslehre, Dioptrik

Bre|chungs|my|o|pie *f* Myopie* durch eine zu starke Brechkraft des Auges

Breg|ma *nt* **1.** Schnittpunkt von Sagittal- und Koronaranaht **2.** Vorderkopf

Breisky-Krankheit *f* durch Atrophie der Vulvahaut und Schwund von Schamlippen und Klitoris gekennzeichnete Form des Lichen* sclerosus et atrophicus; SYN: Craurosis vulvae, Kraurosis vulvae

Breit|band|an|ti|bi|o|ti|ka *pl* Antibiotika mit Wirkung gegen eine Vielzahl von Erregern; SYN: Breitspektrumantibiotika

Brei|te, therapeutische *f* Verhältnis der für den Erreger schädlichen Konzentration eines Chemotherapeutikums, zu der für den Wirt verträglichen Konzentration; je größer der Wert, desto weniger Nebenwirkungen und Schäden können erwartet werden; SYN: therapeutischer Index, chemotherapeutischer Index

breit|köp|fig *adj* Breitköpfigkeit/Brachyzephalie betreffend, von ihr betroffen oder gekennzeichnet; SYN: kurzköpfig, rundköpfig, brachykephal, brachyzephal

Breit|köp|fig|keit *f* runde Kopfform mit Abflachung des Hinterkopfs, z.B. bei Down-Syndrom; SYN: Rundköpfigkeit, Kurzköpfigkeit, Brachyzephalie, Brachykephalie

Breit|spekt|rum|an|ti|bi|o|ti|ka *pl* →Breitbandantibiotika

Brenneman-Syndrom *nt* klinische Bezeichnung für eine pseudoappendizitische Symptomatik durch eine Entzündung und Schwellung mesenterialer Lymphknoten; SYN: Pseudoappendizitis

Brenner-Tumor *m* meist einseitiger, gutartiger Eierstocktumor

Brenn|fleck *m* in einer Röntgenröhre die Stelle auf der Anode, die von den Kathodenstrahlen getroffen wird

Brenn|punkt *m* Vereinigungspunkt von Lichtstrahlen nach der Brechung durch eine Sammellinse

Brenn|punkt|lo|sig|keit *f* Refraktionsanomalie des Auges, bei der das Licht nicht in einem Punkt, sondern nur als Linie fokussiert werden kann; SYN: Stabsichtigkeit, Astigmatismus

Brenn|wei|te *f* Abstand von Brennpunkt und Hauptebene eines optischen Systems; SYN: Fokaldistanz

Brenn|wert *m* der bei der Oxidation von 1 Gramm eines Nahrungsmittels im Körper freigesetzte Energiebetrag; SYN: Kalorienwert, kalorischer Wert, Energiewert

Brenz|ka|te|chin *nt* bildet zusammen mit o-Chinon ein Redoxsystem, das mit der Atmungskette verbunden ist; SYN: Brenzcatechin, o-Dihydroxybenzol

Brenz|trau|ben|säu|re *f* Ketokarbonsäure; wichtiges Zwischenprodukt des Kohlenhydrat- und Aminosäurestoffwechsels; SYN: Acetylameisensäure, α-Ketopropionsäure

Brenz|trau|ben|säu|re|schwach|sinn *m* autosomal-rezessive Enzymopathie*, die unbehandelt zu geistiger Behinderung und Störung der körperlichen Entwicklung führt; SYN: Fölling-Krankheit, Morbus Fölling, Phenylketonurie, Oligophrenia phenylpyruvica

Breschet-Hiatus *m* Verbindung von Scala* tympani und vestibuli an der Schneckenspitze; SYN: Schneckenloch, Helicotrema

Breschet-Känale *pl* Schädeldachkanäle für die Diploëvenen; SYN: Diploëkanäle, Canales diploici

Breschet-Venen *pl* Diploëvenen; SYN: Venae diploicae

Brevi-, brevi- *präf.* Wortelement mit der Bedeutung "kurz"

Bricker-Blase *f* künstliche Blase aus einer Ileumschlinge mit Ausleitung des Harns über ein Ileostoma; SYN: Bricker-Operation, Bricker-Plastik, Ileum-Conduit, Ileumblase, Dünndarmblase

Bricker-Operation *f* →Bricker-Blase

Bricker-Plastik *f* →Bricker-Blase

Bri|de *f* Verwachsungsstrang in der Bauchhöhle

Bri|den|i|le|us *m* durch Verwachsungsstränge verursachter Ileus*

Bril|lant|grün *nt* insbesondere das Wachstum von Kolibakterien* hemmender Farbstoff, der als Zusatz in Selektivnährböden verwendet wird

Bril|lant|kre|syl|blau *nt* zur Intravitalfärbung von Erythrozyten verwendeter Farbstoff

Bril|len|hä|ma|tom *nt* Bluterguss in die Ober- und Unterlider

Brill-Krankheit *f* →Brill-Zinsser-Krankheit

Brill-Symmers-Syndrom *nt* zu den Non-Hodgkin-Lymphomen* gerechnete Lymphknotenerkrankung mit Leber- und Milzschwellung, Aszites* und Schwellung im Bereich der Ohrspeicheldrüse; SYN: Brill-Symmers-Syndrom, Morbus Brill-Symmers, großfollikuläres Lymphoblastom, großfollikuläres Lymphom, zentroblastisch-zentrozytisches (malignes) Lymphom

Brill-Zinsser-Krankheit *f* Spätrezidiv des epidemischen Fleckfiebers; SYN: Brill-Krankheit

Brinton-Krankheit *f* diffus-infiltrierende, alle Magenwandschichten erfassende entzündliche Veränderung, die meist als Symptom eines szirrhös wachsende Magenkarzinoms* zu sehen ist; SYN: Magenszirrhus, entzündlicher Schrumpfmagen, Linitis plastica

Bri|se|ment *nt* operative Gelenkmobilisierung

Broad-Beta-Disease *nt* →Hyperlipoproteinämie Typ III

Broca-Aphasie *f* durch Schädigung des motorischen Sprachzentrums hervorgerufenes Sprachversagen; SYN: motorische Aphasie

Broca-Feld *nt* →Broca-Zentrum

Broca-Zentrum *nt* Zentrum in der unteren Stirnhirnwindung; SYN: motorisches Sprachzentrum, Broca-Feld

Brocq-Krankheit *f* chronische, an eine Psoriasis* erinnernde Erkrankung mit disseminierten, geröteten Herden und Schuppung; SYN: Parapsoriasis en plaques, chronische superfizielle Dermatitis

Brocq-Pautrier-Syndrom *nt* gutartiger, blauroter Knoten am Nasenrücken; Hautmanifestation der Sarkoidose*; SYN: Angiolupoid

Brodie-Knochenabszess *m* Sonderform der Osteomyelitis* mit Abszessbildung in den Metaphysen von Röhrenknochen; SYN: Brodie-Abszess

Brodmann-Areale *pl* definierte Felder der Großhirnrinde; SYN: Brodmann-Felder, Brodmann-Areae

Brodmann-Felder *pl* →Brodmann-Areale

Brom *nt* zu den Halogenen* gehörendes flüssiges Element, das rotbraune giftige Dämpfe abgibt; Bromsalze wurden früher als Schlafmittel verwendet; SYN: Bromum

Brom|ak|ne *f* durch Langzeitbehandlung mit Brompräparaten hervorgerufene Akne*; SYN: Bromfinne

Bro|mat *nt* Salz der Bromsäure

Bro|ma|tik *f* →Bromatologie

Bro|ma|to|gra|fie *f* →Bromatographie

Bro|ma|to|gra|phie *f* →Bromatologie

Bro|ma|to|lo|gie *f* Lehre von der Zubereitung von Nahrungsmitteln; SYN: Bromatik, Bromatographie

Bro|ma|to|to|xin *nt* in Lebensmittel enthaltenes oder entstandenes Toxin, z.B. Botulinustoxin*; SYN: Lebensmitteltoxin

Bro|me|la|in *nt* aus Ananas gewonnenes Enzym mit antiphlogistischer Wirkung

Bro|me|lin *nt* aus Ananas gewonnenes Enzym mit antiphlogistischer Wirkung

Brom|fin|ne *f* →Bromakne

Brom|hid|ro|se *f* →Bromhidrosis

Brom|hid|ro|sis *f, pl* **-ses** →Bromidrosis

Bro|mid *nt* Salz der Bromwasserstoffsäure

Bro|mi|dro|sis *f, pl* **-ses** Ausscheidung eines übelriechenden Schweißes mit unangenehmem Körpergeruch; SYN: Stinkschweiß, Bromhidrose, Bromhidrosis, Kakhidrosis, Osmihidrosis

bro|miert *adj* bromhaltig

Bro|mis|mus *m* chronische Brom(id)vergiftung

Bro|mo|der|ma *nt* →Bromodermie

Bro|mo|der|mie *f* Hautreaktion oder -erkrankung bei Therapie mit bromhaltigen Präparaten; SYN: Bromoderma

Bro|mo|form *nt* dem Chloroform* ähnliche, süßlich riechende, toxische Flüssigkeit; SYN: Tribrommethan

Bro|mo|sul|fa|le|in *nt* zur Leberfunktionsdiagnostik verwendete Substanz; wird in der Leber aus dem Blut entfernt und mit der Galle ausgeschieden; SYN: Bromsulfalein, Bromosulphthalein, Bromosulfophthalein

Bro|mo|sul|fa|le|in|test *m* Lebefunktionstest unter Verwendung von Bromosulfalein; SYN: Bromsulfaleintest, Bromosulphthaleintest, Bromosulfophthaleintest

Bro|mo|sul|foph|tha|le|in *nt* →Bromosulfalein

Bro|mo|sul|foph|tha|le|in|test *m* →Bromosulfaleintest

Bro|mo|sulph|tha|le|in *nt* →Bromosulfalein

Bro|mo|sulph|tha|le|in|test *m* →Bromosulfaleintest

Brom|sul|fa|le|in *nt* →Bromosulfalein

Brom|sul|fa|le|in|test *m* →Bromosulfaleintest

Bronch-, bronch- *präf.* →Broncho-

Bronch|a|de|ni|tis *f, pl* **-ti|den** Entzündung der Bronchialdrüsen; SYN: Bronchoadenitis

bronch|a|de|ni|tisch *adj* Bronchadenitis betreffend, von ihr betroffen oder gekennzeichnet; SYN: bronchoadenitisch

B

Bronch|al|ve|o|li|tis *f, pl* **-ti|den** Entzündung von Bronchien und Lungenalveolen; SYN: Bronchoalveolitis
bronch|al|ve|o|li|tisch *adj* Bronchalveolitis betreffend, von ihr betroffen oder gekennzeichnet; SYN: bronchoalveolitisch
Bronchi-, bronchi- *präf.* →Broncho-
bron|chi|al *adj* Bronchus/Bronchien oder Bronchialsystem betreffend
Bron|chi|al|a|de|nom *nt* von der Bronchialwand ausgehendes Adenom; kann zum Bronchusverschluss führen
Bron|chi|al|ar|te|ri|en *pl* Bronchialäste der Aorta* thoracica; SYN: Arteriae bronchiales, Rami bronchiales aortae thoracicae
Bron|chi|al|as|per|gil|lo|se *f* →Bronchoaspergillose
Bron|chi|al|asth|ma *nt* durch exogene oder endogene Faktoren ausgelöste anfallsweise Atemnot mit Bronchialverengung und vorwiegend exspirastorischer Ventilationsbehinderung; SYN: Asthma bronchiale
Bron|chi|al|at|men *nt* normales Atemgeräusch über den Bronchien; SYN: bronchiales Atemgeräusch, bronchiales Atmen
Bron|chi|al|baum *m* Gesamtheit der sich verzweigenden Bronchialäste; SYN: Bronchialsystem, Arbor bronchialis
Bron|chi|al|can|di|do|se *f* primär die Bronchien betreffende Candidose*; SYN: Bronchialmoniliasis
Bron|chi|al|drü|sen *pl* seromuköse Drüsen der Bronchialschleimhaut; SYN: Glandulae bronchiales
Bron|chi|al|fre|mi|tus *m* fühlbares Schwirren der Thoraxwand bei Rasselgeräuschen* der Lunge; SYN: Fremitus bronchialis
Bron|chi|al|kar|zi|nom *nt* vom Epithel der Bronchien ausgehender bösartiger Tumor, der v.a. durch Rauchen und Luftverunreinigungen ausgelöst wird; meist gleichgesetzt mit Lungenkrebs*; SYN: Bronchialkrebs; Lungenkrebs, Lungenkarzinom
Bron|chi|al|krebs *m* →Bronchialkarzinom
Bron|chi|al|la|va|ge *f* therapeutische oder diagnostische Spülung der Bronchien; SYN: Bronchuslavage
Bron|chi|al|lymph|kno|ten|tu|ber|ku|lo|se *f* Tuberkulose* der Lymphknoten im Lungenhilus; SYN: Hilustuberkulose
Bron|chi|al|mo|ni|li|a|sis *f, pl* **-ses** →Bronchialcandidose
Bron|chi|al|ö|dem *nt* Ödem der Bronchialschleimhaut
Bron|chi|al|po|lyp *m* von der Bronchialschleimhaut ausgehender Polyp; kann zum Bronchusverschluss führen
Bron|chi|al|spas|mus *m* →Bronchospasmus
Bron|chi|al|stein *m* →Broncholith
Bron|chi|al|stim|me *f* →Bronchophonie
Bron|chi|al|sys|tem *nt* →Bronchialbaum
Bron|chi|ek|ta|se *f* durch eine angeborene oder erworbene Wandschwäche hervorgerufene irreversible Erweiterung von Bronchien oder Bronchialästen; SYN: Bronchiektasie
Bron|chi|ek|ta|sie *f* →Bronchiektase
bron|chi|ek|ta|tisch *adj* Bronchiektase betreffend, von ihr betroffen oder gekennzeichnet
Bron|chi|en *pl* s.u. Bronchus
Bron|chi|en|ver|schluss *m* →Bronchusverschluss
Bron|chi|o|lek|ta|se *f* irreversible Bronchiolenerweiterung
Bron|chi|o|len *pl* →Bronchioli
Bron|chi|o|len|ent|zün|dung *f* →Bronchiolitis
Bron|chi|o|li *pl* kleinere Verzweigungen der Bronchien, **Bronchioli respiratorii** und **Bronchioli terminales**; SYN: Bronchiolen
Bron|chi|o|li|tis *f, pl* **-ti|den** Entzündung der Bronchiolen; SYN: Bronchiolenentzündung, Bronchitis capillaris
bron|chi|o|li|tisch *adj* Bronchiolenentzündung/Bronchiolitis betreffend, von ihr betroffen oder gekennzeichnet
bronchiolo-alveolär *adj* →bronchoalveolär
Bron|chi|tis *f, pl* **-ti|den** Entzündung der Bronchialschleimhaut
Bronchitis capillaris Entzündung der Bronchiolen; SYN: Bronchiolitis, Bronchiolenentzündung
Bronchitis crouposa Bronchitis mit fibrinösem Exsudat und Auswurf; SYN: kruppöse Bronchitis, pseudomembranöse Bronchitis, membranöse Bronchitis, Bronchitis crouposa/fibrinosa/plastica/pseudomembranacea
eitrige Bronchitis →Bronchitis foetida
Bronchitis fibrinosa →Bronchitis crouposa
Bronchitis foetida Bronchitis mit fötidem Auswurf; SYN: eitrige/putride Bronchitis, Bronchitis putrida
Bronchitis haemorrhagica Bronchitis mit blutigem Auswurf; SYN: hämorrhagische Bronchitis, Bronchospirochaetosis Castellani
hämorrhagische Bronchitis →Bronchitis haemorrhagica
Bronchitis hypertrophicans chronische Bronchitis mit Hypertrophie der Bronchuswand
kruppöse Bronchitis →Bronchitis crouposa
membranöse Bronchitis →Bronchitis crouposa
Bronchitis obliterans Bronchitis mit Verlegung der Bronchien
Bronchitis plastica →Bronchitis crouposa
Bronchitis productiva Bronchitis mit Auswurf; SYN: produktive Bronchitis
produktive Bronchitis →Bronchitis productiva
Bronchitis pseudomembranacea →Bronchitis crouposa

pseudomembranöse Bronchitis →Bronchitis crouposa
Bronchitis putrida →Bronchitis foetida
putride Bronchitis →Bronchitis foetida
Bronchitis sicca Bronchitis mit nur spärlichem Auswurf; SYN: trockene Bronchitis
trockene Bronchitis →Bronchitis sicca

bron|chi|tisch *adj* Bronchitis betreffend, von ihr betroffen oder gekennzeichnet, mit Bronchitis verbunden

Broncho-, broncho- *präf.* Wortelement mit der Bedeutung "Bronchus/Bronchie"

Bron|cho|a|de|ni|tis *f, pl* **-ti|den** Entzündung der Bronchialdrüsen; SYN: Bronchadenitis

bron|cho|a|de|ni|tisch *adj* Bronchoadenitis betreffend, von ihr betroffen oder gekennzeichnet; SYN: bronchadenitisch

bron|cho|al|ve|o|lär *adj* Bronchiole(n) und Lungenbläschen/Alveolen betreffend oder verbindend; SYN: bronchiolo-alveolär, bronchovesikulär

Bron|cho|al|ve|o|li|tis *f, pl* **-ti|den** Entzündung von Bronchien und Lungenalveolen

bron|cho|al|ve|o|li|tisch *adj* Bronchoalveolitis betreffend, von ihr betroffen oder gekennzeichnet

Bron|cho|as|per|gil|lo|se *f* die Bronchien befallende Aspergillose*; nur schwer von der allergisch bronchopulmonalen Aspergillose* abzugrenzen; SYN: Bronchialaspergillose

Bron|cho|blas|to|my|ko|se *f* Lungenform der nordamerikanischen Blastomykose*

Bron|cho|blen|nor|rhoe *f, pl* **-rho|en** Schleimabsonderung aus den Bronchien

Bron|cho|di|la|ta|ti|on *f* Erweiterung der Bronchien

Bron|cho|di|la|ta|tor *m* →Broncholytikum

bron|cho|di|la|ta|to|risch *adj* zur Erweiterung von (spastisch verengten) Bronchien und Bronchiolen führend, mit bronchuserweiternder Wirkung; SYN: bronchodilatorisch

bron|cho|di|la|to|risch *adj* →bronchodilatatorisch

Bron|cho|fi|ber|en|do|sko|pie *f* Bronchoskopie* mit einem flexibles Bronchoskop

bron|cho|gen *adj* von den Bronchien ausgehend

Bron|cho|gra|fie *f* →Bronchographie

bron|cho|gra|fisch *adj* →bronchographisch

Bron|cho|gramm *nt* mittels Bronchographie gewonnenes Röntgenbild

Bron|cho|gra|phie *f* Röntgenkontrastdarstellung des Bronchialbaums; SYN: Bronchoradiographie

bron|cho|gra|phisch *adj* Bronchographie betreffend, mittels Bronchographie

bron|cho|ka|ver|nös *adj* Bronchus und Kaverne betreffend oder verbindend

Bron|cho|kon|strik|ti|on *f* Verengung der Bronchien; SYN: Bronchuskonstriktion

bron|cho|kon|strik|tiv *adj* die Bronchien zusammenziehend

Bron|cho|lith *m* durch Verkalkung von Gewebe-, Schleim- oder Bakterienmassen entstandenes Konkrement in den Bronchien; SYN: Bronchialstein, Calculus bronchialis

Bron|cho|li|thi|a|sis *f, pl* **-ses** durch Bronchialsteine verursachte Bronchienentzündung oder -obstruktion

Bron|cho|ly|ti|kum *nt, pl* **-ka** Arzneimittel, das den Tonus der Bronchialmuskulatur herabsetzt und damit zur Erweiterung von (spastisch verengten) Bronchien und Bronchiolen führt; SYN: Bronchodilatator, Bronchospasmolytikum

Bron|cho|ma|la|zie *f* meist angeborene Schwäche der Bronchien- und Bronchiolenwand

Bron|cho|my|ko|se *f* Pilzerkrankung [Mykose*] der Bronchien (meist unter Mitbeteiligung der Lunge)

bron|cho|my|ko|tisch *adj* Bronchomykose betreffend, von ihr betroffen oder gekennzeichnet, durch sie bedingt

bron|cho|ö|so|pha|ge|al *adj* Bronchus/Bronchien und Speiseröhre/Ösophagus betreffend oder verbindend; SYN: ösophagobronchial

Bron|cho|ö|so|pha|go|sko|pie *f* kombinerte Endoskopie von Bronchien und Speiseröhre

bron|cho|pan|kre|a|tisch *adj* Bronchus/Bronchien und Bauchspeichdrüse/Pankreas betreffend oder verbindend

Bron|cho|pa|thie *f* Bronchialerkrankung

Bron|cho|pho|nie *f* bei der Auskultation hörbare Fortleitung der Stimme des Patienten über verdichtetem Lungengewebe; SYN: Bronchialstimme

Bron|cho|ple|gie *f* Bronchuslähmung

bron|cho|pleu|ral *adj* Bronchien und Brustfell/Pleura betreffend oder verbindend

Bron|cho|pleu|ro|pneu|mo|nie *f* kombinierte Bronchopneumonie* und Pleuritis*

Bron|cho|pneu|mo|nie *f* sich nicht an anatomische Grenzen haltende, herdförmige Lungenentzündung, die meist als **endobronchiale Bronchopneumonie** oder **peribronchiale Bronchopneumonie** aus einer Bronchitis* oder Tracheobronchitis* hervorgeht; SYN: lobuläre Pneumonie, Herdpneumonie

bron|cho|pneu|mo|nisch *adj* Bronchopneumonie betreffend, von ihr betroffen oder gekennzeichnet, durch sie bedingt

Bron|cho|pneu|mo|pa|thie *f* Erkrankung von Bronchien und Lunge(ngewebe)

bron|cho|pul|mo|nal *adj* Bronchien und Lunge(n)/Pulmones betreffend

Bron|cho|ra|di|o|gra|fie *f* →Bronchoradiographie

Bron|cho|ra|di|o|gra|phie *f* →Bronchographie

Bron|chor|rha|gie *f* Bronchialblutung, Bronchusblutung

Bron|chor|rha|phie *f* Bronchusnaht

Bron|chor|rhoe *f, pl* **-rho|en** Schleimabsonde-

B

rung aus den Bronchien

Bron|cho|si|nu|si|tis *f, pl* **-ti|den** subakute oder chronische Sinusitis* mit folgender Bronchitis* oder Bronchopneumonie*; SYN: Sinobronchitis, Sinubronchitis, sinubronchiales/sinupulmonales Syndrom

Bron|cho|skop *nt* starres oder flexibles [**Glasfaserbronchoskop**] Endoskop zur direkten Betrachtung des Bronchialbaums und zur Entnahme von Gewebeproben oder Entfernung von Fremdkörpern (Erdnüsse!) oder Tumoren

Bron|cho|sko|pie *f* direkte Betrachtung des Bronchialbaums mittels Bronchoskop*

bron|cho|sko|pisch *adj* Bronchoskop oder Bronchoskopie betreffend, mittels Bronchoskop oder Bronchoskopie

Bron|cho|spas|mo|ly|ti|kum *nt, pl* **-ka** →Broncholytikum

Bron|cho|spas|mus *m* u.U. zu lebensbedrohlicher Atemnot führender Krampf der Bronchialmuskulatur bei z.B. Bronchialasthma*; SYN: Bronchialspasmus

Bron|cho|spi|ro|chae|to|sis Castellani *f* durch Spirochäten* hervorgerufene hämorrhagische Bronchitis*

Bron|cho|spi|ro|me|trie *f* Spirometrie* mit getrennter Messung der beiden Lungenflügel

Bron|cho|sta|xis *f* Blutung aus der Bronchuswand/Bronchialschleimhaut

Bron|cho|ste|no|sis *f, pl* **-ses** →Bronchusstenose

bron|cho|ste|no|tisch *adj* Bronchostenosis betreffend, von ihr betroffen oder gekennzeichnet, durch sie bedingt

Bron|cho|sto|mie *f* Anlegen einer äußeren Bronchusfistel

Bron|cho|to|mie *f* operative Bronchuseröffnung

bron|cho|tra|che|al *adj* Bronchien und Luftröhre/Trachea betreffend oder verbindend; SYN: tracheobronchial

Bron|cho|tra|che|o|sko|pie *f* Spiegelung von Luftröhre und Bronchien

bron|cho|ve|si|ku|lär *adj* →bronchoalveolär

Bron|cho|ze|le *f* (lokalisierte) Bronchuserweiterung

Bron|chus *m, pl* **-chi, -chi|en** aus der Luftröhre hervorgehende Äste, die sich immer weiter verteilen und verkleinern und in ihrer Gesamtheit den Bronchialbaum bilden; SYN: Luftröhrenast

Bronchus lobaris aus den Stammbronchien entstehende Lappenbronchien für die drei Lappen des rechten Lungenflügels [**B. l. superior dexter**, **B. l. medius**, **B. l. inferior dexter**] und die beiden linken Lungenlappen [**B. l. superior sinister**, **B. l. inferior sinister**]; SYN: Lappenbronchus, Lobarbronchus

Bronchus principalis noch außerhalb der Lunge entstehender rechter [**B. p. dexter**] und linker [**B. p. sinster**] Stammbronchus; SYN: Primärbronchus, Hauptbronchus, Stammbronchus

Bronchus segmentalis aus den Lappenbronchien hervorgehende kleinere, die Lungensegment versorgende Bronchien; SYN: Segmentbronchus

Bron|chus|ab|riss *m* →Bronchusriss

Bron|chus|blo|cka|de *f* Blockade eines (Haupt-, Lappen-)Bronchus mit einem Ballonkatheter; SYN: Bronchusblockierung

Bron|chus|blo|ckie|rung *f* →Bronchusblockade

Bron|chus|fis|tel *f* vom Bronchialbaum ausgehende Fistel, die in andere Organe mündet [**innere Bronchusfistel**] oder nach außen führt [**äußere Bronchusfistel**]

Bron|chus|kon|strik|ti|on *f* →Bronchokonstriktion

Bron|chus|la|va|ge *f* →Bronchiallavage

Bronchus-Pankreas-Fistel *f* innere Bronchusfistel* mit Verbindung zur Bauchspeicheldrüse; SYN: bronchopankreatische Fistel

Bron|chus|riss *m* v.a. im Kindesalter vorkommender Abriss eines Bronchus bei stumpfem Thoraxtraume; SYN: Bronchusabriss, Bronchusruptur

Bron|chus|rup|tur *f* →Bronchusriss

Bron|chus|ste|no|se *f* Einengung der Bronchuslichtung von außen [Druck, Tumor] oder innen [Sekretpropf, Fremdkörper, Schleimhautschwellung]; SYN: Bronchuseinengung, Bronchostenosis

Bron|chus|tu|ber|ku|lo|se *f* hämatogene oder bronchogene Tuberkulose* der Bronchien

Bron|chus|ver|schluss *m* Verschluss der Bronchuslichtung durch z.B. Tumormassen oder Fremdkörper (Erdnüsse!); SYN: Bronchienverschluss

bron|to|phob *adj* Brontophobie betreffend, durch sie gekennzeichnet

Bron|to|pho|bie *f* krankhafte Angst vor Donner; oft gleichgesetzt mit Gewitterangst

Bronze-Baby-Syndrom *nt* grau-braune Hautverfärbung bei Phototherapie des Neugeborenenikterus

Bron|ze|di|a|be|tes *m* chronische Speicherkrankheit* mit erhöhter Eisenresorption und Hämosiderinablagerung in verschiedenen Organen [Leber, Bauchspeicheldrüse]; klinisch auffällig sind Leberzirrhose*, Diabetes* mellitus und eine blau-braunbronzefarbene Hautpigmentierung; SYN: Eisenspeicherkrankheit, Hämochromatose, Siderophilie

Bron|ze|haut|krank|heit *f* durch eine fehlende oder verminderte Hormonproduktion der Nebennierenrinde ausgelöstes Krankheitsbild mit u.a. Müdigkeit, Schwäche, Gewichtsverlust und Hyperpigmentierung der Haut; SYN: Addison-Krankheit, Morbus Addison, Bronzekrankheit, primäre chronische Nebenniereninsuffizienz, primäre chronische Nebennierenrindeninsuffizienz

Bron|ze|krank|heit *f* →Bronzehautkrankheit

Brooke-Krankheit *f* autosomal-dominantes Auftreten multipler Trichoepitheliome; SYN: Trichoepitheliom, multiple Trichoepitheliome, Trichoepithelioma papulosum multiplex, Epithelioma adenoides cysticum

Brot|ein|heit *f* Maßeinheit zur Angabe des Kohlenhydratgehaltes von Lebensmitteln; 1 Broteinheit entspricht 12 Gramm Glukose

Browne-Operation *f* Harnröhrenplastik bei Hypospadie*

Brown-Séquard-Syndrom *nt* Bezeichnung für die klinische Symptomatik bei halbseitiger Verletzung des Rückenmarks; SYN: Brown-Séquard-Lähmung

Bru|cel|la *f* Gattung gramnegativer, unbeweglicher, ellipsoider Aerobier

Brucella abortus →Bang-Bazillus

Brucella bronchiseptica →Bordetella bronchiseptica

Brucella canis bei Hunden vorkommende Brucella-Species; wird nur selten auf den Menschen übertragen

Brucella melitensis Erreger des Maltafiebers* und der Bang-Krankheit* bei Schafen und Ziegen; SYN: Maltafieber-Bakterium

Brucella suis Erreger der Brucellose* des Menschen und der Schweinebrucellose*; SYN: Mittelmeerfieber

Bru|cel|lo|se *f* Oberbegriff für durch Brucella*-Species hervorgerufene Anthropozoonosen [Mittelmeerfieber*, Bang-Krankheit*, Schweinebrucellose*]; SYN: Bruzellose, Brucellosis

Bru|cel|lo|sis *f, pl* **-ses** →Brucellose

Bruce-Septikämie *f* →Maltafieber

Bruch *m* 1. →Knochenbruch 2. →Hernie

direkter Bruch durch direkte Gewalteinwirkung auf den Knochen entstandene Fraktur; SYN: direkte Fraktur

geschlossener Bruch Fraktur ohne Verbindung zur Körperoberfläche; SYN: geschlossene Fraktur

indirekter Bruch durch indirekte Gewalteinwirkung entstandene Fraktur; SYN: indirekte Fraktur

kompletter Bruch 1. Hernie, bei der Bruchsack und Bruchinhalt vollständig durch die Bruchpforte getreten sind; SYN: vollständiger Bruch, Hernia completa 2. →komplette Fraktur

komplizierter Bruch →komplizierte Fraktur

offener Bruch →offene Fraktur

unvollständiger Bruch Hernie, bei der Bruchsack und Bruchinhalt nicht vollständig durch die Bruchpforte getreten sind; SYN: Hernia incompleta

vollständiger Bruch →kompletter Bruch

Bruch|bil|dung *f* Ausbildung einer Hernie; SYN: Hernienbildung, Herniation

Bruch|ein|klem|mung *f* Einklemmung einer Hernie* in der Bruchpforte; kann zur Entwicklung eines akuten Abdomens führen

Bruch|kal|lus *m* nach einem Knochenbruch entstehende, den Knochen umgebende Scheide, von der der Heilungsprozess ausgeht; SYN: Knochenkallus, Kallus, Frakturkallus, Callus

Bruch|ka|nal *m* →Bruchpforte

Bruch-Membran *f* innere Schicht der Aderhaut des Auges; SYN: Lamina basalis choroideae

Bruch|o|pe|ra|ti|on *f* operative Beseitigung einer Hernie*

Bruch|pfor|te *f* angeborene oder erworbene Lücke oder Schwachstelle der Bauchwand, durch die der Bruch hervortritt; SYN: Bruchkanal

Bruch|sack *m* den Bruch umgebende Bauchfellaussackung

Brücke-Fasern *pl* →Brücke-Muskel

Brücke-Muskel *m* meridionale Fasern des Ziliarmuskels; SYN: Brücke-Fasern, Fibrae meridionales musculi ciliaris

Brü|cken|angst *f* krankhafte Angst vor Brücken oder davor einen Fluss zu überqueren; SYN: Gephyrophobie

Brü|cken|ar|te|ri|en *pl* Brückenäste der Arteria basilaris; SYN: Arteriae pontis, Rami ad pontem arteriae basilaris

Brü|cken|kal|lus *m* zwei Knochen verbindender Kallus; führt zu Bewegungseinschränkung

Brü|cken|lap|pen *m* doppelseitig gestielter Hautlappen

Brücken-Mittelhirn-Syndrom *nt* bei Schädigung im Brücken- und Mittelhirnbereich auftretende Lähmung des Nervus* facialis kombiniert mit spastischer Lähmung der Gliedmaße der anderen Körperseite; SYN: Gubler-Lähmung, Millard-Gubler-Syndrom, Hemiplegia alternans inferior

Bru|der|kom|plex *m* neurotischer Komplex mit Rivalität, Neid und Abneigung gegen den eigenen Bruder oder die eigene Schwester; SYN: Kainkomplex

Bru|gia ma|la|yi *f* zu den Nematoden* gehörender Parasit des Menschen, der im Lymphgefäßsystem lebt und zu Elephantiasis* und Brugiose* führt; SYN: Malayenfilarie, Wuchereria malayi

Brugia malayi-Filariose *f* →Brugiose

Bru|gi|o|se *f* durch Mücken übertragene tropische Infektionskrankheit mit Befall der Lymphgefäße; SYN: Brugia malayi-Filariose, malayische Filariose, Filariasis malayi

Bruit *m* Geräusch

Brunhilde-Stamm *m* →Brunhilde-Virus

Brunhilde-Virus *nt* häufigster Erreger von Poliomyelitis*-Epidemien und der paraly-

B

tischen Form der Kinderlähmung; SYN: Brunhilde-Stamm, Poliomyelitis-Virus Typ I

Brunner-Drüsen *pl* in der Submukosa des Zwölffingerdarms liegende mukoide Drüsen; SYN: Duodenaldrüsen, Glandulae duodenales

Brun|ne|ri|om *nt* Adenom* der Brunner-Drüsen; häufigster [90%] benigner Tumor des Zwölffingerdarms

Brun|ne|ro|sis *f, pl* **-ses** Hyperplasie der Brunner*-Drüsen

Brushfield-Flecken *pl* weiße Flecken der Regenbogenhaut bei Down-Syndrom

Brust|at|mung *f* flacher Atmungstyp, bei dem nur die Brustmuskeln eingesetzt werden; SYN: Thorakalatmung, Kostalatmung

Brust|bein|punk|ti|on *f* Knochenmarkentnahme aus dem Brustbein; SYN: Sternalpunktion

Brust|drü|sen|ent|zün|dung *f* →Mastitis

Brust|drü|sen|kar|zi|nom *nt* →Brustkrebs

Brust|drü|sen|krebs *m* →Brustkrebs

Brust|en|ge *f* →Angina pectoris

Brust|ent|zün|dung *f* →Mastitis

Brust|fell *nt* →Pleura

Brust|fell|ent|zün|dung *f* →Pleuritis

Brust|kar|zi|nom *nt* →Brustkrebs

Brust|korb|prel|lung *f* →Brustkorbquetschung

Brust|korb|quet|schung *f* durch stumpfe Gewalteinwirkung [Verkehrsunfall] verursachte Prellung des knöchernen Thorax; kann von Rippenfrakturen und Schäden der Brustorgane begleitet sein; SYN: Thoraxquetschung, Brustkorbprellung, Contusio thoracis

Brust|krebs *m* v.a. nach dem 40. Lebensjahr auftretender bösartiger Tumor der Brustdrüse, der meist vom oberen äußeren Quadranten ausgeht; häufig ist eine familiäre Häufung zu finden; SYN: Brustdrüsenkrebs, Brustdrüsenkarzinom, Brustkarzinom, Mammakarzinom, Carcinoma mammae

Brust|mark *m* Brustabschnitt des Rückenmarks; SYN: Brustsegmente, Thorakalsegmente, Thoracica, Pars thoracica medullae spinalis

Brust|milch|gang *m* Hauptlymphstamm des Körpers, der die Lymphe der unteren Körperhälfte und der linken Seite von Kopf und Oberkörper aufnimmt; mündet in den linken Venenwinkel; SYN: Milchbrustgang, Ductus thoracicus

Brust|ner|ven *pl* Spinalnerven des Brustmarks; SYN: thorakale Spinalnerven, Nervi thoracici

Brust|schlag|a|der *f* Aortenabschnitt zwischen Aortenisthmus und Zwerchfell; SYN: Aorta thoracica, Pars thoracica aortae

Brust|seg|men|te *pl* →Brustmark

Brust|wand|ab|lei|tun|gen *pl* EKG-Ableitung von der äußeren Brustwand

Brust|wand|flat|tern *nt* bei Instabilität der Brustwand [Rippenserienfraktur] auftretende Einziehung der Brustwand während der Einatmung; SYN: paradoxe Atmung

Brust|war|zen|ent|zün|dung *f* →Mamillitis

Brust|was|ser|sucht *f* →Hydrothorax

Brust|wir|bel *pl* die 12 Wirbel der Brustwirbelsäule; SYN: Thorakalwirbel, Vertebrae thoracicae

Bruton-Syndrom *nt* X-chromosomal-rezessiv vererbtes Antikörpermangelsyndrom mit Fehlen aller Immunglobulinklassen; führt bereits im Säuglingsalter zu schweren (meist bakteriellen) Infektionen; SYN: Bruton-Typ der Agammaglobulinämie, infantile X-chromosomale Agammaglobulinämie, kongenitale geschlechtsgebundene Agammaglobulinämie, kongenitale Agammaglobulinämie

Bru|xis|mus *m* (unwillkürliches) Zähneknirschen

Bru|xo|ma|nie *f* Pressen und Knirschen der Zähne während des Tages

Bru|zel|lo|se *f* →Brucellose

B-Streptokokken *pl* meist Tiere, seltener auch den Menschen befallende Streptokokken, die Wundinfektionen, Meningitis [Neugeborene] und Entzündungen des Nasenrachenraums hervorrufen können; SYN: Streptococcus agalactiae, Streptococcus mastitidis, Streptokokken der Gruppe B

Bu|bo *m, pl* **Bu|bo|nes, Bu|bo|nen** entzündlich-vergrößerter Lymphknoten (in der Leistenbeuge)

Bubo indolens schmerzlose Leistenlymphknotenschwellung bei verschiedenen Infektionskrankheiten [meist Syphilis*]; SYN: schmerzloser Bubo, indolenter Bubo

indolenter Bubo →Bubo indolens

klimatischer Bubo durch Chlamydia* trachomatis hervorgerufene meldepflichtige Geschlechtskrankheit*; kennzeichnend ist die ausgeprägte Schwellung der Leistenlymphknoten; SYN: Lymphogranuloma inguinale/venereum, Lymphopathia venerea, Morbus Durand-Nicolas-Favre, vierte Geschlechtskrankheit, Poradenitis inguinalis

schmerzloser Bubo →Bubo indolens

Bu|bo|nen|pest *f* →Beulenpest

Bu|bo|no|zel|le *f* inkompletter Leistenbruch*

Bu|bo|nu|lus *m* im Rahmen des Ulcus* molle auftretende Lymphgefäßentzündung des Penis; SYN: Lymphangiitis dorsalis penis, Nisbet-Schanker

Bucc-, bucc- *präf.* →Bukko-

Buc|ca *f, pl* **-cae** Wange; SYN: Mala

buc|cal *adj* →bukkal

Bucci-, bucci- *präf.* →Bukko-

Buck-Faszie *f* tiefe Penisfaszie; SYN: Fascia penis profunda

Bucky-Strahlen *pl* ultraweiche Röntgenstrahlen; SYN: Grenzstrahlen

Buday-Krankheit *f* durch Fusobacterium* necrophorum hervorgerufene Abszesse von Leber, Lunge, Milz und Muskeln

Budd-Chiari-Syndrom *nt* zu einem Verschluss der Lebervenen führende Entzündung; SYN: Endophlebitis hepatica obliterans

Budd-Zirrhose *f* Leberzirrhose* bei Budd-Chiari-Syndrom*

Büdinger-Ludloff-Läwen-Syndrom *nt* oft beide Kniescheiben betreffende Knorpelerweichung bei Jugendlichen; SYN: Chondromalacia patellae

buffy coat *nt* Schicht aus Leukozyten und Thrombozyten an der Grenzschicht zwischen Plasma und Erythrozyten in Blutkonserven; SYN: Leukozytenmanschette

Bu|kar|die *f* extrem vergrößertes Herz; SYN: Ochsenherz, Cor bovinum

buk|kal *adj* Wange/Bucca betreffend; SYN: buccal

Buk|kal|drü|sen *pl* Speicheldrüsen der Wangenschleimhaut; SYN: Glandulae buccales

Bukko-, bukko- *präf.* Wortelement mit der Bedeutung "Backe/Wange"

buk|ko|gin|gi|val *adj* Wange und Zahnfleisch/Gingiva betreffend oder verbindend

Buk|ko|glos|so|pha|ryn|gi|tis *f, pl* **-ti|den** Entzündung von Wange, Zunge und Rachen

buk|ko|la|bi|al *adj* Wange und Lippe/Labium betreffend oder verbindend

buk|ko|lin|gu|al *adj* Wange und Zunge/Lingua betreffend

buk|ko|ma|xil|lär *adj* Wange und Oberkiefer/Maxilla betreffend oder verbindend

buk|ko|pha|ryn|ge|al *adj* Wange oder Mund und Rachen/Pharynx betreffend oder verbindend

buk|ko|zer|vi|kal *adj* Wange und Hals/Zervix betreffend oder verbindend

Bülau-Drainage *f* Drainage zur Absaugung von Eiter aus der Pleurahöhle

Bulb-, bulb- *präf.* →Bulbo-

bul|bär *adj* Bulbus betreffend; Medulla oblongata betreffend

Bul|bär|pa|ra|ly|se *f* Ausfall motorischer Hirnnervenkerne in der Medulla* oblongate
progressive Bulbärparalyse fortschreitende Bulbärparalyse mit Schluckbeschwerden, Atemstörungen und evtl. Kehlkopflähmung; SYN: Duchenne-Syndrom

bul|bi|form *adj* knollenförmig, zwiebelförmig; SYN: bulboid, bulbös

Bul|bi|tis *f, pl* **-ti|den** Entzündung des Bulbus penis

bul|bi|tisch *adj* Bulbitis betreffend, von ihr betroffen oder gekennzeichnet

Bulbo-, bulbo- *präf.* Wortelement mit der Bedeutung "Bulbus"

bul|bo|a|tri|al *adj* Bulbus* cordis und Herzvorhof/Atrium betreffend

Bul|bo|ca|ver|no|sus *m* veraltet für →Musculus bulbospongiosus

Bul|bo|ca|ver|no|sus|re|flex *m* →Bulbospongiosusreflex

bul|bo|id *adj* →bulbiform

bul|bös *adj* →bulbiform

bul|bo|spi|nal *adj* Markhirn und Rückenmark/Medulla spinalis betreffend oder verbindend; SYN: spinobulbär

Bul|bo|spon|gi|o|sus *m* →Musculus bulbospongiosus

Bul|bo|spon|gi|o|sus|re|flex *m* Kontraktion des Musculus* bulbospongiosus bei Reizung der Penishaut; SYN: Bulbocavernosusreflex

bul|bo|u|re|thral *adj* Bulbus* penis und Harnröhre/Urethra betreffend; SYN: urethrobulbär

Bul|bo|u|re|thral|drü|sen *pl* Gleitmittel für den Sexualverkehr produzierende paarige Drüse, die in den hinteren Teil der Harnröhre mündet; SYN: Cowper-Drüsen, Glandula bulbourethralis

Bul|bus *m, pl* **-ben, -bi** zwiebel-/knollenförmige Stuktur
Bulbus aortae ausgebuchteter Anfangsteil der Aorta*; SYN: Aortenbulbus
Bulbus medullae spinalis zwischen Rückenmark und Mittelhirn liegender unterster Teil des Gehirns; SYN: Markhirn, verlängertes Mark, Medulla oblongata, Bulbus medullae spinalis, Myelencephalon
Bulbus oculi Augapfel
Bulbus olfactorius Anschwellung an der vorderen Hirnbasis, in die die Riechfäden einstrahlen; SYN: Riechkolben

Bul|bus|druck|re|flex *m* Druck auf den Augapfel führt zu Bradykardie, Hautblässe und Brechreiz; SYN: Aschner-Dagnigni-Bulbusreflex, okulokardialer Reflex, Aschner-Versuch, Aschner-Dagnini-Versuch, Bulbusdruckversuch

Bul|bus|druck|ver|such *m* →Bulbusdruckreflex

Bul|bus|in|zi|si|on *f* Eröffnung des Augapfels; SYN: Augapfelinzision, Ophthalmotomie

Bu|li|ma|re|xie *f* →Bulimia nervosa

Bu|li|mia *f* →Bulimie
Bulimia nervosa isoliert oder zusammen mit **Anorexia nervosa** auftretende Essstörung, die durch abwechselndes exzessives Essen [**Fressattacke**] und selbst herbeigeführtes Erbrechen charakterisiert ist

Bu|li|mie *f* übermäßiges Essen, das nicht von einem Hungergefühl ausgelöst wird; SYN: Heißhunger, Esssucht, Fresssucht, Hyperorexie, Bulimia

bu|li|misch *adj* Bulimie betreffend, von ihr betroffen oder gekennzeichnet

Bul|la *f, pl* **-lae 1.** (*anatom.*) blasenähnliche Struktur, Höhle **2.** Blase; Hautblase
Bulla ethmoidalis größte Siebbeinzelle
Bulla repens →Bulla rodens
Bulla rodens meist durch Staphylococcus* aureus verursachte eitrige Hand- oder Fingerblase; SYN: Bulla repens, Staphylodermia superficialis bullosa manuum,

B

Streptodermia superficialis bullosa manuum

bul|lös *adj* 1. mit Blasen besetzt, mit Blasenbildung einhergehend 2. durch Bullae gekennzeichnet, (groß-)blasig 3. aufgebläht, aufgeblasen

Bul|lo|sis *f, pl* **-ses** durch das Auftreten multipler Blasen gekennzeichnete Hauterkrankung

Bullosis diabeticorum intra- und subepidermale Blasenbildung an Unterschenkeln und Füßen bei schlecht eingestelltem Diabetes* mellitus

Bunt|licht|the|ra|pie *f* Bestrahlung mit Licht einer bestimmten Wellenlänge, z.B. Rotlichttherapie

Bunt|ze|cken *pl* Schildzeckengattung, die häufig Erreger überträgt; SYN: Amblyomma

Bun|ya|vi|ri|dae *pl* weltweit vorkommende RNA-Viren, die durch Zecken und Mücken übertragen werden; SYN: Bunyaviren

Buph|thal|mus *m* ein- oder beidseitige Vergrößerung des Augpapfels durch Erhöhung des Augeninnendrucks; SYN: Ochsenauge, Glaukom der Kinder, Hydrophthalmus

Burdach-Strang *m* im Hinterstrang des Rückenmarks verlaufende Fasern der Tast- und Tiefensensibilität des Oberkörpers; SYN: Fasciculus cuneatus medullae spinalis

Bürger-Grütz-Syndrom *nt* familiäre Lipidspeicherkrankheit mit Neigung zu Atherosklerose*, Hepatosplenomegalie* und zentralnervösen Störungen; SYN: Bürger-Grütz-Krankheit, Hyperlipoproteinämie Typ I, fettinduzierte/exogene Hypertriglyzeridämie, fettinduzierte/exogene Hyperlipämie, familiärer C-II-Apoproteinmangel

Bürker-Zählkammer *f* Zählkammer zur Auszählung von Blutzellen

Burkitt-Lymphom *nt* hoch-malignes Non-Hodgkin-Lymphom*, das wahrscheinlich durch das Epstein-Barr*-Virus ausgelöst wird; SYN: Burkitt-Tumor, epidemisches Lymphom, B-lymphoblastisches Lymphom

Burkitt-Tumor *m* →Burkitt-Lymphom

Burnett-Syndrom *nt* durch übermäßige Alkalienzufuhr [Milch] hervorgerufene Stoffwechselstörung mit Kalkablagerung in Geweben; SYN: Milchalkalisyndrom

Burning-feet-Syndrom *nt* durch verschiedene Ursachen [Vitaminmangel, Lebererkrankungen, Diabetes] hervorgerufenes, schmerzhaftes Brennen der Füße während der Nacht; SYN: Gopalan-Syndrom, Syndrom der brennenden Füße, heiße Greisenfüße, Burning-feet-Syndrom

Bur|sa *f, pl* **-sae** Beutel, Tasche, Aussackung

Bursa Fabricii bei Vögeln vorkommendes lymphoretikuläres Organ im Enddarm, in dem die B-Lymphozyten gebildet werden

Bursa infrapatellaris profunda tiefer Schleimbeutel zwischen Ligamentum* patellae und Schienbein

Bursa omentalis von der restlichen Bauchhöhle abgegrenzter Raum zwischen Magen und Bauchspeicheldrüse; SYN: Netzbeutel, Bauchfelltasche

Bursa subacromialis Schleimbeutel unter dem Akromion

Bursa subcutanea subkutan liegender Schleimbeutel

Bursa subcutanea olecrani Schleimbeutel zwischen Olekranon und Sehne des Musculus* triceps; SYN: Ellenbogenschleimbeutel

Bursa subcutanea prepatellaris vor der Kniescheibe liegender Schleimbeutel

Bursa subfascialis unter einer Faszie liegender Schleimbeutel; SYN: subfaszialer Schleimbeutel

Bursa submuscularis unter einem Muskel liegender Schleimbeutel; SYN: submuskulärer Schleimbeutel

Bursa subtendinea unter einer Sehne liegender Schleimbeutel; SYN: subtendinöser Schleimbeutel

Bursa suprapatellaris oberhalb der Kniescheibe liegender Schleimbeutel, der mit dem Kniegelenk verbunden ist

Bursa synovialis Schleimbeutel

Bursa tendinis calcanei Schleimbeutel zwischen Achillessehne und Fersenbein; SYN: Fersenschleimbeutel

Bursa-Äquivalent *nt* für den Menschen postuliertes Organ, in dem die Ausreifung der B-Lymphozyten erfolgen soll

Bur|sek|to|mie *f* Schleimbeutelentfernung, Schleimbeutelresektion

Bur|si|tis *f, pl* **-ti|den** akute oder chronische Entzündung eines Schleimbeutels; SYN: Schleimbeutelentzündung

bur|si|tisch *adj* Schleimbeutelentzündung/ Bursitis betreffend, von ihr betroffen oder gekennzeichnet

Bur|so|pa|thie *f* Schleimbeutelerkrankung

Bur|so|to|mie *f* operative Schleimbeuteleröffnung

Bürs|ten|ab|strich *m* Gewinnung von Abstrichmaterial aus Hohlorganen mittels Kunststoff- oder Stahlbürste; SYN: Bürstenbiopsie

Bürs|ten|bi|op|sie *f* →Bürstenabstrich

Buruli-Ulkus *nt* chronisch-ulzerierende Hautkrankheit durch Mycobacterium* ulcerans in Ost- und Zentralafrika

Busch|fleck|fie|ber *nt* von Milben übertragene, hoch fieberhafte Infektionskrankheit durch Rickettsia* tsutsugamushi; SYN: japanisches Fleckfieber, Tsutsugamushi-Fieber, Milbenfleckfieber, Scrub-Typhus, Buschfleckfieber

Busch|gelb|fie|ber *nt* s.u. Gelbfieber

Buschke-Löwenstein-Kondylom *nt* →Buschke-

Löwenstein-Tumor

Buschke-Löwenstein-Tumor *m* ausgedehnte Condylomata* acuminata mit destruierendem Wachstum (Perforation der Harnröhre, Fensterung der Vorhaut); SYN: Buschke-Löwenstein-Kondylom, Condylomata gigantea

Buschke-Ollendorff-Syndrom *nt* autosomal-dominant vererbtes Syndrom von Osteopoikilie* und linsengroßen fibrösen Bindegewebsnävi; SYN: Dermatofibrosis lenticularis disseminata mit Osteopoikilie

Bush yaws *nt* s.u. südamerikanische Hautleishmaniose

Busse-Buschke-Krankheit *f* durch Cryptococcus* neoformans hervorgerufene Mykose* der Lunge, Meningen, Leber und seltener der Haut; tritt meist bei Patienten mit geschwächter Abwehrlage [Frühgeborene, Tumoren, HIV-Infektion] auf; SYN: Kryptokokkose, Kryptokokkusmykose, Cryptococcose, Cryptococcus-Mykose, Torulose, europäische Blastomykose

Bu|tan *nt* geruchloses, gasförmiges Alkan (C_4H_{10}); in höherer Konzentration narkotisierend

Bu|tan|di|säure *f* Dikarbonsäure; Zwischenprodukt des Stoffwechsels; SYN: Bernsteinsäure

Bu|tan|säu|re *f* →Buttersäure

But|ter|gelb *nt* früher als Lebensmittelfarbstoff verwendete karzinogene Substanz; SYN: p-Dimethylaminoazobenzol, Dimethylgelb

But|ter|säu|re *f* leicht ranzig riechende Monokarbonfettsäure, die v.a. im Milchfett vorkommt; SYN: Butansäure

Bu|ty|les|sig|säu|re *f* in Fetten und Ölen vorkommende gesättigte Fettsäure; SYN: Kapronsäure, Capronsäure, Hexansäure

Bu|ty|rat *nt* Salz der Buttersäure

Bu|ty|ryl|cho|lin|es|te|ra|se *f* in Serum, Darmschleimhaut und Pankreas vorkommendes Enzym, das außer Acetylcholin auch andere Cholinester spaltet; SYN: unspezifische/unechte Cholinesterase, Pseudocholinesterase, β-Cholinesterase, Typ II-Cholinesterasse

Byler-Krankheit *f* autosomal-rezessive Cholestase* mit Entwicklung einer biliären Leberzirrhose*; SYN: Byler-Syndrom

By|pass *m* operativ angelegte Umgehung von Gefäßen oder Darmabschnitten

aortofemoraler Bypass operative Verbindung von Aorta und Arteria femoralis

aortokoronarer Bypass operative Verbindung von Aorta und Koronararterie(n) zur Umgehung einer Stenose

arteriovenöser Bypass operative Verbindung einer Arterie und einer Vene; SYN: arteriovenöser Shunt, arteriovenöse Fistel

biliodigestiver Bypass operative Verbindung von Gallenblase/Gallengängen und Darm; SYN: biliodigestive Anastomose/Fistel, biliodigestiver Shunt, biliointestinaler Shunt

femoropoplitealer Bypass operative Verbindung von Arteria femoralis und Arteria poplitea zur Umgehung einer Stenose

ilealer Bypass vorübergehende Ausschaltung des Ileums; SYN: Ileumausschaltung, jejunaler Bypass

jejunaler Bypass →ilealer Bypass

Bys|si|no|se *f* zu den Berufskrankheiten* gehörende Pneumokoniose* durch Einatmen von Baumwollstaubpartikeln; SYN: Baumwollfieber, Baumwollstaubpneumokoniose, Baumwollpneumokoniose

bys|si|no|tisch *adj* Byssinose betreffend, von ihr betroffen oder gekennzeichnet, durch sie bedingt

Bywaters-Krankheit *f* durch einen massiven Zerfall von Muskelgewebe verursachte akute Niereninsuffizienz; SYN: Crush-Syndrom, Crush-Niere, Quetschungssyndrom, Verschüttungssyndrom, Muskelzerfallssyndrom, myorenales/tubulovaskuläres Syndrom

B-Zell|a|de|no|kar|zi|nom *nt* von den B-Zellen der Langerhans*-Inseln ausgehender bösartiger Tumor; SYN: Beta-Zelladenokarzinom

B-Zell|a|de|nom *nt* von den B-Zellen der Langerhans*-Inseln ausgehender gutartiger Tumor; SYN: Beta-Zelladenom

B-Zellen *pl* **1.** zum Immunsystem gehörende Zellen, die zuerst im Knochenmark und später in lymphatischen Gewebe gebildet werden; nach Antigenkontakt können sie in antikörperbildende Zellen [Plasmazellen*] oder Gedächtniszellen [Memory cells] vom B-Typ übergehen; SYN: B-Lymphozyten **2.** insulinbildende Zellen der Langerhans*-Inseln der Bauchspeicheldrüse; SYN: β-Zellen, Betazellen

B-Zel|len|lym|phom *nt* von B-Lymphozyten ausgehendes Non-Hodgkin-Lymphom*; SYN: B-Zelllymphom, B-Zell-Lymphom

B-Zellen-Tumor *m* →B-Zelltumor

B-Zell|lym|phom *nt* →B-Zellenlymphom

B-Zell|tu|mor *m* von den B-Zellen der Langerhans*-Inseln ausgehender Insulin-produzierender Tumor; SYN: Beta-Zelltumor, Insulinom, B-Zellen-Tumor

B-Zell-Wachstumsfaktoren *pl* das Wachstum von B-Lymphozyten stimulierende Interleukine*

B

C

Ca-Blocker *m* →Calciumkanalblocker

Ca-Carrier *m* Protein, das Calciumionen durch die Zellmembran transportiert; SYN: Ca-Carrier

Ca|chec|tin *nt* in zwei Formen [**TNF-α** und **TNF-β**, **Lymphotoxin**] vorkommendes Zytokin*; Mediator der Entzündungs- und Immunreaktion; löst bei manchen Tumoren hämorrhagische Nekrosen aus; SYN: Tumor-Nekrose-Faktor, Kachektin

Cach|e|xia *f* Auszehrung, starke Abmagerung mit Kräftezerfall; SYN: Kachexie

Ca|da|ve|rin *nt* bei bakterieller Zersetzung von Eiweißen entstehendes Leichengift; SYN: Kadaverin, Pentamethylendiamin, 1,5-Diaminopentan

Cad|mi|um *nt* zur Zinkgruppe gehörendes weiches, silberweißes Spurenelement; SYN: Kadmium

Ca|du|ca *f* Schwangerschaftsendometrium; SYN: Dezidua, Decidua, Decidua membrana, Membrana deciduae

Cae|ci|tas *f* Blindheit

Cae|cum *nt* sackförmiger Anfangsteil des Dickdarms im rechten Unterbauch; am blinden Ende liegt der Wurmfortsatz [Appendix* vermiformis]; SYN: Blinddarm, Zäkum, Zökum, Intestinum caecum

Caecum mobile abnorm bewegliches Zäkum

Caecum altum congenitum angeborene Hochstand des Zäkums

Cae|ru|lo|plas|min *nt* kupferbindendes und -transportierendes Eiweiß, das als Oxidase wirkt; SYN: Zöruloplasmin, Zäruloplasmin, Coeruloplasmin, Caeruloplasmin, Ferroxidase I

Cae|si|um *nt* einwertiges Alkalimetall; SYN: Cäsium

Café-au-lait-Flecken *pl* angeborene, gelbbraune, hyperpigmentierte Hautflecken, die u.U. auf eine generalisierte Erkrankung hinweisen können; SYN: Milchkaffeeflecken

Caffey-de Toni-Syndrom *nt* →Caffey-Silverman-Syndrom

Caffey-Silverman-Syndrom *nt* ätiologisch unklare Erkrankung des Kleinkindalters; typisch sind schmerzhafte Weichteilschwellung und asymmetrische kortikale Hyperostosen von Unterkiefer, Schlüsselbeinen und Ulna; heilt i.d.R. nach Ablauf mehrerer Schübe ohne bleibende Schäden ab; SYN: Caffey-Syndrom, Morbus Caffey, Caffey-de Toni-Syndrom, Caffey-Smith-Syndrom, Hyperostosis corticalis infantilis, infantile kortikale Hyperostose

Caffey-Smith-Syndrom *nt* →Caffey-Silverman-Syndrom

Caffey-Syndrom *nt* →Caffey-Silverman-Syndrom

Cais|son|krank|heit *f* durch die Entwicklung von Gasblasen im Blut entstehende Krankheit bei zu schnellem Druckabfall; SYN: Druckluftkrankheit, Taucherkrankheit, Druckfallkrankheit

Ca-Kanal *m* →Calciumkanal

Calabar-Beule *f* in Afrika vorkommende Filariose* durch Loa* loa; charakteristisch sind die ödematösen Hautschwellungen durch eine Überempfindlichkeitsreaktion auf die subkutan umherwandernden Filarien; SYN: Loa-loa-Infektion, Loa-loa-Filariose, Filaria-loa-Infektion, Loaose, Calabar-Schwellung, Kamerunschwellung, Kalabar-Beule

Ca|la|bar|boh|ne *f* s.u. Physostigmin

Calabar-Schwellung *f* →Calabar-Beule

Calc-, calc- *präf.* →Calci-

Calcaneo-, calcaneo- *präf.* Wortelement mit der Bedeutung "Ferse/Fersenbein/Calcaneus"

Cal|ca|ne|us *m* Fersenbein; SYN: Kalkaneus

Cal|ca|ria chlorata *f* →Chlorkalk

Calci-, calci- *präf.* Wortelement mit der Bedeutung "Kalk/Kalkstein/Kalzium"

Cal|ci|di|ol *nt* in der Leber gebildeter aktiver Metabolit von Vitamin D_3; SYN: 25-Hydroxycholecalciferol, Calcifediol

Cal|ci|fe|di|ol *nt* →Calcidiol

Cal|ci|fe|rol *nt* Oberbegriff für eine Gruppe fettlöslicher Vitamine, die für die Regulation des Calciumspiegels bedeutend sind; SYN: Vitamin D, antirachitisches Vitamin

Cal|ci|fi|ca|tio *f, pl* **-ti|o|nes** Verkalkung, Kalkeinlagerung, Kalzifikation, Kalzifizierung

Cal|ci|no|sis *f, pl* **-ses** durch Kalziumablagerung in Geweben hervorgerufene Speicherkrankheit*; SYN: Kalzinose

Calcinosis circumscripta durch subkutane Ablagerung von Kalziumphosphatsteinen gekennzeichnete Erkrankung unbekannter Genese; SYN: Profichet-Krankheit, Profichet-Syndrom, Kalkgicht, Hautsteine

Calcinosis cutis lokalisierte oder diffuse Ablagerung von Kalziumsalzen in der Haut im Rahmen einer Stoffwechselstörung für Kalzium oder Phosphat [**Calcinosis metastatica**] oder ohne fassbare Stoffwechselstörung [**Calcinosis metabolica**]; SYN: Hautkalzinose

Calcinosis interstitialis →Calcinosis universalis interstitialis

Calcinosis intervertebralis Kalkablagerung im Nucleus* pulposus der Bandscheiben, seltener auch im Anulus* fibrosus

Calcinosis metabolica s.u. Calcinosis cutis

Calcinosis metabolica universalis →Calcinosis universalis interstitialis

Calcinosis metastatica durch Störung des Kalzium und/oder Phosphatstoffwechsels hervorgerufene Ablagerung von Kalziumsalzen in die Haut; SYN: metastatische Verkalkung, metastatische Kalzinose

Calcinosis universalis interstitialis chronisch progrediente Erkrankung mit Ablagerung von Kalziumsalzen in Haut, Muskeln, Schleimbeuteln und Sehnenscheiden; SYN: Lipokalzinogranulomatose, Teutschländer-Syndrom, Lipoidkalzinose, Lipocalcinosis progrediens, Calcinosis metabolica universalis

Cal|ci|to|nin *nt* in der Schilddrüse gebildetes Proteohormon, das den Calciumspiegel des Blutes senkt; SYN: Kalzitonin, Thyreocalcitonin

Cal|ci|to|nin|ä|mie *f* erhöhter Calcitoningehalt des Blutes; SYN: Hyperkalzitoninämie, Kalzitoninämie, Hypercalcitoninämie

Cal|ci|tri|ol *nt* in der Niere aus Calcidiol gebildeter wirksamster Vitamin D-Metabolit; SYN: 1,25-Dihydroxycholecalciferol

Cal|ci|um *nt* weiches, hoch reaktives Erdalkalimetall; für den menschlichen Körper von essentieller Bedeutung; SYN: Kalzium

Calcium/Phosphor-Quotient *m* Verhältnis der Plasmaspiegel von Calcium und Phosphor; bei Rachitis erhöht

Cal|ci|um|an|ta|go|nist *m* →Calciumkanalblocker

Calcium-ATPase *f* Enzymaktivität in der Membran des sarkoplasmatischen Retikulums; SYN: Calcium-ATPase-System

Cal|ci|um|bi|li|ru|bi|nat|stein *m* s.u. Gallenstein

Cal|ci|um|blo|cker *m* →Calciumkanalblocker

Cal|ci|um|car|bo|nat|stein *m* röntgendichter, weicher Harnstein; SYN: Kalziumkarbonatstein

Calcium-Carrier *m* →Calcium-Carrier

Cal|ci|um|chlo|rid|hy|po|chlo|rit *nt* →Chlorkalk

Cal|ci|um|ka|nal *m* von Proteinen gebildeter Kanal der Zellmembran, durch den Ca-Ionen in die Zelle einströmen; SYN: Kalziumkanal, Ca-Kanal

Cal|ci|um|ka|nal|blo|cker *m* Arzneimittel, das den langsamen transmembranösen Calciumeinstrom in die Zelle hemmt; SYN: Kalziumantagonist, Calciumantagonist, Calciumblocker, Kalziumblocker, Kalziumantagonist, Ca-Blocker, Ca-Antagonist

Cal|ci|um|o|xa|lat|stein *m* harter, röntgendichter Harnstein aus Calciumoxalat; SYN: Kalziumoxalatstein

Cal|ci|um|phos|phat *nt* in drei verschiedenen Formen [**primäres, sekundäres** und **tertiäres Calciumphosphat**] vorkommendes Calciumsalz der Phosphorsäure; wichtiger Teil des Apatits*; SYN: Kalziumphosphat

Cal|ci|um|phos|phat|stein *m* harter, röntgendichter Harnstein aus Calciumphosphat; SYN: Kalziumphosphatstein

Cal|ci|um|pum|pe *f* aktives Transportsystem für Ca-Ionen in der Wand des sarkoplasmatischen Retikulums der Muskelzelle; SYN: Kalziumpumpe, Ca-Pumpe

Cal|ci|um|py|ro|phos|phat|di|hy|drat|ab|la|ge|rung *f* durch Ablagerung von Calciumpyrophosphatdihydrat in einem [meist Kniegelenk] oder mehreren Gelenken hervorgerufene Arthropathie*; SYN: Chondrokalzinose, Chondrokalzinose-Syndrom, Pseudogicht, Pyrophosphatarthropathie, CPPD-Ablagerung, Chondrocalcinosis

Cal|ci|um|u|rat *nt* Calciumsalz der Harnsäure; SYN: Kalziumurat

Cal|ci|um|u|rat|stein *m* harter röntgendichter Harnstein bei Übersattigung des Harns mit Harnsäure; SYN: Kalziumuratstein

Cal|cu|lo|sis *f, pl* **-ses** Oberbegriff für Erkrankungen durch eine Stein- oder Konkrementbildung; SYN: Steinleiden, Lithiasis

Cal|cu|lus *m, pl* **-li** Steinchen, Stein; SYN: Konkrement, Kalkulus, Calculus

Calculus biliaris →Gallenstein

Calculus bronchialis durch Verkalkung von Gewebe-, Schleim- oder Bakterienmassen entstandenes Konkrement in den Bronchien; SYN: Bronchialstein, Broncholith

Calculus dentalis Zahnstein

Calculus felleus Gallenstein

C

C

Calculus renalis Nierenstein
Calculus vesicae Blasenstein
Caldwell-Luc-Operation *f* Radikaloperation der Kieferhöhle bei chronischer Entzündung
Ca|le|bas|sen|cu|ra|re *nt* s.u. Curare
Ca|li|ci|vi|ri|dae *pl* s.u. Calicivirus
Ca|li|ci|vi|rus *nt, pl* **-ren** zur Familie der **Caliciviridae** gehörende Gattung von RNA-Viren; zum Teil humanpathogen [Norwalk-Virus]
Ca|li|cu|lus *m, pl* **-li** kleiner Kelch
Caliculus gustatorius auf der Zunge sitzendes epitheliales Sinnesorgan aus Geschmackszellen und Stützzellen; SYN: Geschmacksknospe, Gemma gustatoria
California-Enzephalitis *f* durch Bunyaviren [California-Enzephalitisvirus] hervorgerufene Arbovirus-Enzephalitis*
California-Enzephalitis-Virus *nt* durch Mücken übertragenes Arbovirus* der Bunja-Virus-Gruppe; SYN: California-Virus
California-Virus *nt* →California-Enzephalitis-Virus
Ca|lix *m, pl* **-li|ces** Kelch, kelchförmige Struktur
Calices renales 8-10 kelchförmige Ausstülpungen des Nierenbeckens, in die die Nierenpyramiden den Harn abgeben; SYN: Nierenkelche
Cal|li|pho|ra *pl* blaue Schmeißfliegen; ihre Larven können Erreger der Myiasis* sein
Cal|li|pho|ri|dae *pl* metallisch glänzende große Fliegen, die als Myiasiserreger und Vektoren medizinische Bedeutung haben; SYN: Schmeißfliegen, Goldfliegen
Cal|lo|si|tas *f, pl* **-ta|tes** →Callus
Cal|lus *m, pl* **-li** **1.** Schwielenbildung, Schwiele, Hornschwiele; SYN: Callositas, Kallus **2.** nach einem Knochenbruch entstehende, den Knochen umgebende Scheide, von der der Heilungsprozess ausgeht; SYN: Knochenkallus, Kallus
Callus luxurians übermäßige Kallusbildung bei mangelhafter Ruhigstellung der Frakturenden
Calmette-Konjunktivaltest *m* →Calmette-Reaktion
Calmette-Reaktion *f* Tuberkulintest*, bei dem Tuberkulin in den Bindehautsack eingeträufelt wird; SYN: Calmette-Konjunktivaltest
Cal|mo|du|lin *nt* Rezeptorprotein für Ca-Ionen im sarkoplasmatischen Retikulum; wichtig für die Muskelkontraktion; SYN: Kalmodulin
Ca|lo|mel *nt* heute nicht mehr verwendetes Laxans* und Diuretikum*; SYN: Kalomel, Quecksilber-I-Chlorid, Hydrargyrum chloratum
Ca|lor *m* Wärme; Hitze; [klassisches Entzündungszeichen]
Cal|va|ria *f, pl* **-ri|ae** knöchernes Schädeldach; SYN: Kalotte
Calvé-Krankheit *f* Plattwirbelbildung bei aseptischer Knochennekrose; SYN: Calvé-Syndrom, Calvé-Wirbel, Vertebra plana osteonecrotica
Calvé-Syndrom *nt* →Calvé-Krankheit
Calvé-Wirbel *m* →Calvé-Krankheit
Cal|vi|ties *f* Kahlheit, Haarausfall, Haarlosigkeit; SYN: Alopezie, Alopecia
Calvities hippocratica Haarausfall vom männlichen Typ, männliche Glatzenbildung; SYN: androgenetische Alopezie, androgenetisches Effluvium, Alopecia androgenetica
Calx *f* Ferse, Fersenregion; SYN: Regio calcanea
Ca|lym|ma|to|bac|te|ri|um gra|nu|lo|ma|tis *nt* gramnegativer, fakultativer Anaerobier; Erreger der tropischen Geschlechtskrankheit Donovanosis*; SYN: Donovan-Körperchen
Ca|me|ra *f, pl* **-rae** Kammer
Camera anterior bulbi oculi Raum zwischen Hornhaut und Regenbogenhaut; SYN: vordere Augenkammer
Camera posterior bulbi oculi Raum zwischen Rückfläche der Regenbogenhaut, Linse und Ziliarkörper; SYN: hintere Augenkammer
Camper-Kreuzung *f* Überkreuzung der Beugersehnen über dem Fingergrundglied; SYN: Chiasma tendinum digitorum manus
Camp|fer *m* aus dem **Kampferbaum** [Cinnamomum camphora] gewonnenes ätherisches Öl; SYN: Kampfer, Camphora, Campher
Cam|pher *m* →Campfer
Cam|pho|ra *f* →Campfer
CAMP-Test *m* von Christie, Atkins und Munch-Petersen entwickelter Test zur Identifizierung von B-Streptokokken*
Cam|py|lo|bac|ter *m* gramnegative, mikroaerophile Stäbchenbakterien der Familie Spirillaceae
Campylobacter cinaedi Erreger von Diarrhoe* oder Proctitis*, v.a. bei Homosexuellen
Campylobacter coli Erreger von Durchfallerkrankungen
Campylobacter fennelliae Erreger von Diarrhoe* oder Proctitis*, v.a. bei Homosexuellen
Campylobacter fetus in mehreren Subspecies [**Campylobacter fetus fetus, Campylobacter fetus intestinalis**] vorkommender Erreger von Durchfallerkrankungen; SYN: Vibrio fetus
Campylobacter jejuni häufige Ursache schwerer bakterieller Gastroenteriden bzw. Enterokolitiden; SYN: Vibrio jejuni
Campylobacter pylori veraltet für →Helicobacter pylori
Campylobacter-Enteritis *f* durch Campylobacter* jejuni hervorgerufene Darment-

zündung

Cam|py|lo|bac|te|ri|o|se *f* durch Campylobacter*-Species hervorgerufene Infektionskrankheit*

Camurati-Engelmann-Syndrom *nt* autosomal-dominant vererbte generalisierte Osteosklerose* mit Myopathien; SYN: Camurati-Engelmann-Erkrankung, Engelmann-Erkrankung, Engelmann-Syndrom, Osteopathia hyperostotica multiplex infantilis

Ca|na|li|cu|lus *m, pl* **-li** kleiner Kanal, Kanälchen

Canaliculi dentinales von der Pulpa zur Peripherie ziehende Kanälchen; SYN: Dentinkanälchen, Tubuli dentinales

Canaliculus lacrimalis leitet die Tränenflüssigkeit vom Tränenpünktchen zum Tränensack; SYN: Tränenkanälchen

Ca|na|lis *m* Gang, Röhre, Kanal

Canalis adductorius Kanal an der medialen Seite des Oberschenkels in dem Arteria und Vena femoralis verlaufen; SYN: Schenkelkanal, Adduktorenkanal

Canalis analis unterer Abschnitt des Mastdarms; SYN: Analkanal, Afterkanal

Canalis caroticus Kanal für die Arteria carotis interna im Felsenbein; SYN: Karotiskanal

Canalis carpi zwischen den Handwurzelknochen und dem Retinaculum flexorum liegender Kanal, durch den u.a. der Nervus* medianus zieht; SYN: Handwurzelkanal, Handwurzeltunnel, Karpalkanal, Karpaltunnel

Canalis centralis medullae spinalis Zentralkanal des Rückenmarks

Canalis cervicis uteri Kanal durch den Gebärmutterhals; SYN: Zervikalkanal, Gebärmutterhalskanal

Canales diploici Schädeldachkanäle für die Diploëvenen; SYN: Breschet-Känale, Diploëkanäle

Canalis femoralis Kanal zwischen Anulus femoralis und Hiatus saphenus; Bruchpforte der Schenkelhernien; SYN: Schenkelkanal

Canalis ganglionaris veraltet für →Canalis spiralis modioli

Canalis gastricus Magenstraße

Canalis infraorbitalis Kanal am unteren Rand der Augenhöhle für Arteria, Vena und Nervus infraorbitalis; SYN: Infraorbitalkanal

Canalis inguinalis Spaltraum in der vorderen Bauchwand, durch den der Samenstrang verläuft; SYN: Leistenkanal

Canalis mandibulae Kanal im Unterkiefer für Arteria, Vena und Nervus alveolaris inferior; SYN: Unterkieferkanal

Canalis nasolacrimalis Kanal für den Ductus nasolacrimalis; SYN: Tränen-Nasenkanal

Canalis nervi facialis Kanal im Felsenbein für den Nervus facialis; SYN: Fazialiskanal

Canalis nutricius/nutriens Knochenkanal, durch den die knochenernährenden Gefäße ziehen

Canalis opticus Kanal im kleinen Keilbeinflügel, durch den Nervus opticus und Arteria ophthalmica ziehen; SYN: Optikuskanal, Sehnervenkanal

Canalis radicis dentis Wurzelkanal des Zahns; SYN: Zahnwurzelkanal, Wurzelkanal

Canalis sacralis Kreuzbeinabschnitt des Wirbelkanals; SYN: Kreuzbeinkanal, Sakralkanal

Canales semicirculares knöcherne Bogengänge des Felsenbeins

Canalis spiralis modioli spiraliger Gang im Inneren der Schneckenspindel; enthält das Ganglion spirale cochleae; SYN: Rosenthal-Kanal, Schneckenspindelkanal, Canalis ganglionaris

Canalis vertebralis von den Wirbelkörpern und -bögen gebildeter Kanal, in dem das Rückenmark liegt; SYN: Wirbelkanal, Wirbelsäulenkanal, Spinalkanal, Vertebralkanal

Canavan-Syndrom *nt* autosomal-rezessive Degeneration des ZNS, die bereits bei Säuglingen einsetzt; SYN: Canavan-van Bogaert-Bertrand-Syndrom, van Bogaert-Bertrand-Syndrom, frühinfantile spongiöse Dystrophie

Canavan-van Bogaert-Bertrand-Syndrom *nt* →Canavan-Syndrom

Can|cer *m* Krebs, Karzinom

Cancer aquaticus vor allem bei Kleinkindern in Afrika, Asien und Südamerika auftretende gangränöse Entzündung der Mundschleimhaut; SYN: Noma, Wangenbrand, Wasserkrebs, infektiöse Gangrän des Mundes, Chancrum oris, Stomatitis gangraenosa

Cancer en cuirasse panzerförmig den Brustkorb umgebendes Brustkrebsrezidiv; SYN: Panzerkrebs

Can|de|la *f* SI-Einheit der Lichtstärke

Can|di|da *f* zu den imperfekten Pilzen gehörende Gattung von Sprosspilzen mit zahlreichen menschenpathogenen Arten; SYN: Monilia, Oidium

Candida albicans häufigster Erreger der Candidose*; SYN: Soorpilz

Can|di|da|ba|la|ni|tis *f, pl* **-ti|den** durch Candida (albicans) hervorgerufene Entzündung von Eichel und Vorhaut; SYN: Balanitis candidamycetica

Can|di|da|en|do|kar|di|tis *f, pl* **-ti|den** durch Candida (albicans) hervorgerufene Endokardentzündung

Can|di|da|gra|nu|lom *nt* Granulom* bei Candidose der Mundschleimhaut; SYN: Soorgranulom

Candida-Hämagglutinationstest *m* Hämagglutinationstest zum Nachweis von Candida albicans-Antigen

Candida-Intertrigo *f* →Candidose der Körperfalten

Can|did|ä|mie *f* Vorkommen von Candida-Species im Blut

Candida-Mykid *nt* →Candidid

Can|di|da|my|ko|se *f* →Candidose

Can|di|da|ö|so|pha|gi|tis *f, pl* **-ti|den** durch Candida (albicans) hervorgerufene Speiseröhrenentzündung

Can|di|da|vul|vo|va|gi|ni|tis *f, pl* **-ti|den** durch Candida (albicans) hervorgerufene Vulvovaginitis*

Can|di|did *nt* Mykid* bei Candidamykose; SYN: Candida-Mykid

Can|di|do|se *f* lokalisierte oder systemische Mykose* durch Candida*-Species [meist Candida albicans]; SYN: Kandidamykose, Candidamykose, Soor, Soormykose, Candidiasis, Moniliasis, Moniliose

Candidose der Haut meist scharf begrenzte, schuppende Erytheme mit besonderer Bevorzugung der Körperfalten; SYN: kutane Kandidamykose, kutane Candidose, kutane Candidamykose

Candidose der Körperfalten insbesondere perianal, submammär, axillär und interdigital auftretende Mykose* der Körperfalten; häufig bei Diabetes* mellitus und Adipositas*; SYN: Candida-Intertrigo, Intertrigo candidamycetica

kutane Candidose →Candidose der Haut

Candidose der Mundschleimhaut v.a. die Zunge und Wangenschleimhaut betreffende Entzündung durch Candida* albicans; SYN: Mundsoor, Soormykose der Mundschleimhaut, Stomatitis candidamycetica

Can|did|u|rie *f* Candidaausscheidung im Harn

cane-field fever *nt* primär in Australien auftretende mild verlaufende Leptospirose* durch **Leptospira pyrogenes** oder **Leptospira australis**; SYN: Zuckerrohrfieber, Zuckerplantagenleptospirose

Ca|ni|co|la|fie|ber *nt* primär Hunde betreffende, selten auf den Menschen übertragene Leptospirose; verläuft milder als die Leptospirosis* icterohaemorrhagica; SYN: Kanikolafieber, Leptospirosis canicola, Stuttgarter-Hundeseuche

Ca|ni|nus *m, pl* **-ni** Eckzahn, Reißzahn, Dens caninus

Ca|ni|ties *f* Grauhaarigkeit, Weißhaarigkeit; SYN: Poliosis

Can|na|bi|no|i|de *pl* s.u. Cannabis sativa

Can|na|bi|o|se *f* durch Hanfstaub ausgelöste Form der Byssinose*; SYN: Hanffieber, Hanfstaublunge

Can|na|bis in|di|ca *f* →Cannabis sativa

Can|na|bis sa|ti|va *f* Wild- und Kulturpflanze, deren weibliche Form zahlreiche Wirkstoffe [**Cannabinoide**] mit psychotroper Wirkung enthält; SYN: indischer Hanf, Cannabis indica

Can|thi|tis *f, pl* **-ti|den** Entzündung im Bereich des Lidwinkels; SYN: Augenwinkelentzündung, Kanthitis

Can|thus *m, pl* **-thi** Augenwinkel; SYN: Kanthus

Capdepont-Syndrom *nt* →Capdepont-Zahndysplasie

Capdepont-Zahndysplasie *f* autosomal-dominant vererbte Strukturanomalie des Dentins mit atypischem Dentin und leicht splitterndem Schmelz; SYN: Capdepont-Syndrom, Glaszähne, Stainton-Syndrom, Dentinogenesis imperfecta hereditaria

Capgras-Syndrom *nt* Wahnvorstellung, dass eine Person durch einen Doppelgänger ersetzt wurde

Ca|pil|la|ria *f* s.u. Capillariasis

Capillaria philippinensis s.u. intestinale Capillariasis

Capillaria-Infektion *f* →Capillariasis

Ca|pil|la|ri|a|sis *f, pl* **-ses** Wurminfektion durch **Capillaria**-Species; SYN: Capillaria-Infektion

intestinale Capillariasis den Dünndarm betreffende Wurmerkrankung durch **Capillaria philippinensis**; SYN: Capillariasis philippinensis

Ca|pil|la|ri|tis *f, pl* **-ti|den** Entzündung einer Kapillare; SYN: Kapillarenentzündung, Kapillaritis

Capillaritis alba schmerzhafte Kapillarentzündung bei venöser Insuffizienz*; SYN: weiße Atrophie, Atrophie Blanche, Atrophia albe

Capillaritis haemorrhagica maculosa durch eine allergische Reaktion vom Spättyp ausgelöste Entzündung mit braunroten Herden und Petechien*, primär an den Unterschenkeln und später auch am Stamm; zu den Auslösefaktoren gehören Medikamente [Karbamid*], Nahrungsmittelzusätze und Hausstaub; SYN: Schamberg-Krankheit, Morbus Schamberg, Schamberg-Syndrom, progressive Pigmentpurpura, progressive pigmentöse Dermatose, Karbamidpurpura, Purpura pigmentosa progressiva, Dermatosis pigmentaria progressiva, Purpura Schamberg

Ca|pil|li *pl* Kopfhaare

Ca|pil|li|ti|um *nt* die behaarte Kopfhaut

Ca|pil|lus *m, pl* **-li** Kopfhaar

Ca|pis|tra|tio *f, pl* **-ti|o|nes** **1.** Abschnürung der Eichel durch Einklemmung der zu engen Vorhaut hinter dem Eichelkranz; SYN: Paraphimose, Spanischer Kragen **2.** meist erworbene [Trauma, Entzündung] Verengung der Vorhaut, die nicht über die Eichel zurückgeschoben werden kann; SYN: Phimose

Ca|pis|trum *nt* Verbandstechnik für Kopfverbände; SYN: Halfterverband, Kopfbindenverband

Ca|pi|tu|lum *nt, pl* **-la** Knochenkopf, Knochenköpfchen; SYN: Kapitulum

Capitulum humeri kleines Köpfchen am unteren Ende des Oberarmknochens/Humerus; SYN: Humerusköpfchen

Caplan-Colinet-Petry-Syndrom *nt* →Caplan-Syndrom

Caplan-Syndrom *nt* zu den Pneumokoniosen* gehörendes, meist bei Bergleuten auftretendes Syndrom von Silikose* und rheumatoider Arthritis*; SYN: Caplan-Colinet-Petry-Syndrom, Silikoarthrose, Silikoarthritis

Cap|re|o|my|cin *nt* von **Streptomyces capreolus** gebildetes tuberkulostatisches Antibiotikum

Cap|ron|säu|re *f* in Fetten und Ölen vorkommende gesättigte Fettsäure; SYN: Kapronsäure, Butylessigsäure, Hexansäure

Cap|ryl|säu|re *f* in Fetten und Ölen vorkommende gesättigte Fettsäure; SYN: Kaprylsäure, Oktansäure

Cap|sa|i|cin *nt* scharf schmeckende Substanz aus Paprikaarten [**Capsicum**]

Cap|sid *nt* aus Untereinheiten [**Capsomeren**] aufgebaute Proteinhülle des Virions; SYN: Kapsid

Cap|so|mer *nt* s.u. Capsid

Cap|su|la *f, pl* **-lae** Kapsel

Capsula adiposa perirenalis Nierenfettkapsel, perirenale Fettkapsel

Capsula articularis Gelenkkapsel

Capsula fibrosa glandulae thyroideae Schilddrüsenkapsel

Capsula fibrosa perivascularis hepatis Bindegewebskapsel der Leber; SYN: Glisson-Kapsel

Capsula fibrosa renis (fibröse) Nierenkapsel

Capsula glomeruli becherförmige Einstülpung der Nierenkanälchen um die Glomeruluskapillaren; SYN: Bowman-Kapsel

Capsula lentis Linsenkapsel

Capsula prostatica Prostatakapsel

Capsula splenica fibröse Milzkapsel

Capsula tonsillae/tonsillaris Mandelkapsel

Ca-Pumpe *f* aktives Transportsystem für Ca-Ionen in der Wand des sarkoplasmatischen Retikulums der Muskelzelle; SYN: Kalziumpumpe, Calciumpumpe

Ca|put *m* Kopf; kopfförmige Struktur

Caput costae Rippenköpfchen

Caput epididymidis Nebenhodenkopf

Caput femoris Femurkopf, Oberschenkelkopf, Hüftkopf

Caput fibulae Wadenbeinköpfchen, Fibulaköpfchen

Caput galeatum Eihautreste, die den Kindskopf bei der Geburt bedecken; SYN: Glückshaube

Caput humeri Humeruskopf, Oberarmkopf

Caput mallei Hammerkopf

Caput mandibulae Gelenkkopf des Unterkiefers

Caput medusae Erweiterung und Schlängelung der Bauchdeckenvenen bei Abflussstörung im Pfortaderbereich; SYN: Medusenhaupt, Cirsomphalus

Caput membranaceum durch Störung der Osteoblastenfunktion hervorgerufene Weichheit der Schädelknochen; SYN: Kautschukschädel, Kautschukkopf

Caput musculi Muskelkopf

Caput obstipum angeborene oder erworbene Schräghaltung des Kopfes mit Drehung zur Gegenseite; SYN: Torticollis, Schiefhals

Caput ossis metacarpi Metakarpalköpfchen

Caput ossis metatarsi Metatarsalköpfchen

Caput pancreatis Pankreaskopf

Caput radii Speichenkopf, Radiuskopf

Caput stapedis Steigbügelkopf

Caput succedaneum Geburtsgeschwulst des Kopfes; SYN: Kopfgeschwulst

Caput tali Taluskopf

Caput ulnae Ellenköpfchen, Ulnaköpfchen

Ca|ra|te *f* in Süd- und Mittelamerika vorkommende, durch Treponema* carateum verursachte chronische Hauterkrankung; SYN: Pinta, Mal del Pinto

Carb-, carb- *präf.* →Carbo-

Car|ba|ma|te *pl* als Insektizide verwendete Ester der Carbaminsäure

Carb|a|mid *nt* im Harn ausgeschiedenes, stickstoffhaltiges Endprodukt des Eiweißstoffwechsels; SYN: Harnstoff, Karbamid, Urea

Carb|a|mid|pur|pu|ra *f* durch eine allergische Reaktion vom Spättyp ausgelöste Capillaritis* mit braunroten Herden und Petechien*, primär an den Unterschenkeln und später auch am Stamm; zu den Auslösefaktoren gehören Medikamente [Carbamid*], Nahrungsmittelzusätze und Hausstaub; SYN: Schamberg-Krankheit, Schamberg-Syndrom, Morbus Schamberg, progressive Pigmentpurpura, progressive pigmentöse Dermatose, Karbamidpurpura, Purpura pigmentosa progressiva, Purpura Schamberg, Dermatosis pigmentaria progressiva, Capillaritis haemorrhagica maculosa

Carb|a|mid|säu|re *f* →Carbaminsäure

Carb|a|min|säu|re *f* Zwischenprodukt im Harnstoffzyklus; SYN: Carbamidsäure

Carb|a|mo|yl|phos|phat *nt* →Carbamylphosphat

Carb|a|mo|yl|phos|phat|syn|the|ta|se *f* →Carbamylphosphatsynthetase

Carb|a|mo|yl|phos|phat|syn|the|ta|se|man|gel *m* →Carbamylphosphatsynthetasemangel

C

Carb|a|myl|phos|phat *nt* energiereiches Zwischenprodukt im Harnstoffzyklus; SYN: Carbamoylphosphat

Carb|a|myl|phos|phat|syn|the|ta|se *f* Enzym, das die Bildung von Carbamylphosphat im Harnstoffzyklus katalysiert; SYN: Carbamoylphosphatsynthetase

Carb|a|myl|phos|phat|syn|the|ta|se|man|gel *m* zu Hyperammonämie* führender, angeborener Mangel an Carbamylphosphatsynthetase*; SYN: Carbamoylphosphatsynthetasemangel

Car|bo *m* Kohle

Carbo activatus →Carbo medicinalis

Carbo medicinalis aus pflanzlichen Substanzen gewonnene Kohle, die gelöste Teilchen absorbiert; SYN: Aktivkohle, medizinische Kohle, Carbo activatus

Carbo-, **carbo-** *präf.* Wortelement mit der Bedeutung "Kohle/Kohlenstoff"

Car|bo|an|hy|dra|se *f* zinkhaltiges Enzym, das in den Erythrozyten der Magenschleimhaut und den Nierentubuli die Bildung von Kohlensäure aus Wasser und Kohlendioxid katalysiert; SYN: Kohlensäureanhydrase, Karbonatdehydratase

Car|bo|an|hy|dra|se|hem|mer *m* Substanz, die die Carboanhydrase hemmt und damit die Wasser- und Kohlendioxidausscheidung steigert; SYN: Carboanhydraseinhibitor

Car|bo|an|hy|dra|se|in|hi|bi|tor *m* →Carboanhydrasehemmer

Car|bo|hä|mie *f* Kohlendioxidüberschuss des Blutes; SYN: Karbohämie

Car|bo|hy|drat|u|rie *f* (erhöhte) Kohlenhydratausscheidung im Harn; SYN: Karbohydraturie

Car|bo|nat *nt* Salz der Kohlensäure; SYN: Karbonat

Car|bo|ne|um *nt* Nichtmetall, das in zwei Formen [**Diamant, Graphit**] vorkommt; SYN: Kohlenstoff

Car|bon|säu|re *f* organische Säure, die eine oder mehrere Carboxylgruppen [-COOH] enthält; SYN: Karbonsäure

Carb|o|xi|la|se *f* →Carboxylase

Carb|o|xy|hä|mo|glo|bin *nt* durch Anlagerung von Kohlenmonoxid entstandenes hellrotes Hämoglobinderivat; SYN: Kohlenmonoxidhämoglobin, CO-Hämoglobin

Carb|o|xy|la|se *f* Enzym, das die Einführung von Kohlendioxid in organische Verbindungen katalysiert; SYN: Carboxilase

Carb|o|xyl|es|te|ra|se *f* Esterase*, die Carbonsäureester spaltet

Carb|o|xyl|grup|pe *f* s.u. Carbonsäure

Carb|o|xy|pep|ti|da|sen *f* Peptidasen, die die C-terminale Aminosäure von Eiweißen abspalten

6-Carboxyuracil *nt* Zwischenprodukt des Pyrimidinstoffwechsels; SYN: Orotsäure

Car|bun|cu|lus *m, pl* **-li** durch Staphylokokken verursachte eitrige Entzündung mehrerer Haarfollikel; SYN: Karbunkel

Carcassone-Band *nt* querverlaufende Faszienverdickung unterhalb des Ligamentum* pubicum inferius; SYN: Waldeyer-Band, Ligamentum transversum perinei

Carcino-, **carcino-** *präf.* Wortelement mit der Bedeutung "Krebs/Karzinom"

Car|ci|no|ma *nt, pl* **-ma|ta** bösartiger, vom Epithel von Haut, Schleimhaut und Organen ausgehender Tumor; häufigste maligne Geschwulst [ca. 80%]; SYN: Karzinom, malignes Epitheliom, Krebs

Carcinoma adenomatosum von Drüsengewebe ausgehendes Karzinom*; SYN: Adenokarzinom, Adenocarcinom

Carcinoma alveolare →Carcinoma alveolocellulare

Carcinoma alveolocellulare seltenes Adenokarzinom* der Lunge; trotz frühzeitiger hämatogener Metastasierung* ist die Prognose relativ gut; SYN: bronchiolo-alveoläres Lungenkarzinom, Alveolarzellkarzinom, Alveolarzellenkarzinom, Lungenadenomatose

Carcinoma avenocellulare kleinzelliges/kleinzellig-anaplastisches Bronchialkarzinom* mit typischen Zellen; SYN: Haferzellkarzinom, oat-cell-Karzinom

Carcinoma basocellulare von den Basalzellen der Epidermis ausgehender, häufigster bösartiger Hauttumor; wächst lokal infiltrierend und destruierend ohne Metastasenbildung; SYN: Basalzellkarzinom, Basalzellenkarzinom, Basalzellepitheliom, Basaliom, Krompecher-Karzinom, Epithelioma basocellulare

Carcinoma cervicis uteri früher häufigstes Karzinom des Genitalbereichs, heute ebenso häufig wie das Korpuskarzinom*; Vorsorgeuntersuchungen [Abstrich, Kolposkopie] können einen Großteil der Tumoren schon in der Frühphase [epitheliale Dysplasie, Carcinoma in situ] entdecken; SYN: Gebärmutterhalskrebs, Gebärmutterhalskarzinom, Kollumkarzinom, Zervixkarzinom

Carcinoma cholangiocellulare von den intrahepatischen Gallengängen ausgehender bösartiger Tumor; SYN: Gallengangskarzinom, malignes Cholangiom, cholangiozelluläres Karzinom

Carcinoma clarocellulare Plattenepithelkarzinom mit großen hellen Zellen; SYN: hellzelliges Karzinom, Klarzellkarzinom, Klarzellenkarzinom

Carcinoma colloides schleimproduzierendes Adenokarzinom*, meist mit Siegelringzellen; SYN: Gallertkrebs, Gallertkarzinom, Schleimkrebs, Schleimkarzinom, Kolloidkrebs, Kolloidkarzinom, Carcinoma gelatinosum/mucoides/mucosum

Carcinoma corporis uteri vom Endometrium ausgehender, vorwiegend Frauen in der Menopause betreffender Krebs, der in den letzten Jahren an Bedeutung gewonnen hat; SYN: Korpuskarzinom, Gebärmutterkörperkrebs, Endometriumkarzinom

Carcinoma gelatinosum →Carcinoma colloides

Carcinoma hepatocellulare von den Leberzellen ausgehendes Karzinom*; SYN: primäres Leberzellkarzinom, hepatozelluläres Karzinom, malignes Hepatom

Carcinoma in situ Karzinom von Haut oder Schleimhaut, das die Basalmembran noch nicht durchbrochen hat; SYN: Oberflächenkarzinom, präinvasives/intraepitheliales Karzinom

Carcinoma mammae v.a. nach dem 40. Lebensjahr auftretender bösartiger Tumor der Brustdrüse, der meist vom oberen äußeren Quadranten ausgeht; häufig ist eine familiäre Häufung zu finden; SYN: Brustdrüsenkrebs, Brustkrebs, Brustdrüsenkarzinom, Brustkarzinom, Mammakarzinom

Carcinoma mucoides →Carcinoma colloides

Carcinoma mucosum →Carcinoma colloides

Carcinoma planocellulare verhornender oder unverhornender bösartiger Tumor des Plattenepithels; SYN: Plattenepithelkarzinom, Carcinoma platycellulare

Carcinoma platycellulare →Carcinoma planocellulare

Carcinoma scirrhosum Karzinom* mit harter Konsistenz durch ein Überwiegen von Stromaanteilen; SYN: szirrhöses Karzinom, Faserkrebs, Szirrhus, Scirrhus, Skirrhus

Car|ci|no|sar|co|ma *nt, pl* **-ma|ta** bösartiger Mischtumor mit karzinomatösen und sarkomatösen Anteilen; SYN: Karzinosarkom

Car|ci|no|sis *f, pl* **-ses** diffuser Befall des gesamten Körpers, eines Organs oder einer Körperhöhle mit Karzinommetastasen; SYN: Karzinomatose, Karzinose

Carcinosis pleurae diffus metastatischer Pleurabefall bei verschiedenen Tumoren; SYN: Pleurakarzinose, Pleurakarzinomatose

Card-, card- *präf.* →Cardio-

Car|dia *f* Mageneingang, Magenmund; SYN: Kardia, Pars cardiaca gastricae

Cardia-, cardia- *präf.* Wortelement mit der Bedeutung **1.** "Herz" **2.** "Magenmund/Kardia"

Cardiac index *m* Herzminutenvolumen pro Quadratmeter Körperoberfläche; SYN: Herzindex

Cardio-, cardio- *präf.* Wortelement mit der Bedeutung **1.** "Herz" **2.** "Magenmund/Kardia"

Car|di|o|li|pin *nt* im Herzmuskel auftretendes Phospholipid*; SYN: Diphosphatidylglycerin, Kardiolipin

Car|di|o|my|o|pa|thie *f* Oberbegriff für Erkrankungen der Herzmuskulatur, die alle zu Hypertrophie* des Myokards führen; SYN: Myokardiopathie, Kardiomyopathie

Car|di|tis *f, pl* **-ti|den** Herzentzündung; Oberbegriff für Endocarditis*, Myocarditis*, Pericarditis* und Pancarditis*; SYN: Karditis

C

Ca|ri|es *f* Knochenkaries, Knochenfraß, Knochenschwund; SYN: Karies

Caries dentium Zahnkaries, Zahnfäule, Zahnfäulnis; SYN: Karies

Ca|ri|na *f, pl* **-nae** Kiel, kielförmige Struktur

Car|mi|na|ti|vum *nt, pl* **-va** Mittel gegen Blähungen; SYN: Karminativum

Car|ni|tin *nt* vitaminähnlicher Wirkstoff, der in der Mitochondrienmembran als Carrier für Acyl-Reste fungiert; SYN: Karnitin

Car|ni|vo|ra *pl* (*biolog.*) Fleischfresser; SYN: Karnivoren

Car|no|sin *nt* im Muskel vorkommendes Protein; SYN: Karnosin, β-Alanin-L-Histidin

Car|no|sin|ä|mie *nt* Erhöhung des Carnosinspiegels im Blut; SYN: Karnosinämie

Car|no|sin|u|rie *f* erhöhte Carnosinausscheidung im Harn; SYN: Karnosinurie

Caroli-Syndrom *nt* angeborene Erweiterung der intrahepatischen Gallengänge

Ca|ro lu|xu|ri|ans *f* überschießendes Granulationsgewebe; SYN: wildes Fleisch

Ca|ro|tin *nt* Gruppe von Pflanzenfarbstoffen, die im Körper in Vitamin* A umgewandelt werden; SYN: Karotin

β-Carotin zur Provitamin A-Gruppe gehörende Substanz, die als Dermatikum verwendet wird; SYN: β-Karotin, β-Carotin, Betacarotin, Provitamin A

Ca|ro|tin|ä|mie *f* erhöhter Carotingehalt des Blutes; SYN: Karotinämie, Hyperkarotinämie

Ca|ro|tin|gelb|sucht *f* →Carotinosis

Ca|ro|tin|ik|te|rus *m* →Carotinosis

Ca|ro|ti|no|der|mia *f* →Carotinosis

Ca|ro|ti|no|der|mie *f* →Carotinosis

Ca|ro|ti|no|id *nt* aus Isopreneinheiten aufgebaute Pflanzenfarbstoffe, zu denen u.a. Carotin gehört; SYN: Karotinoid

Ca|ro|ti|no|sis *f, pl* **-ses** durch eine Erhöhung der Carotine* hervorgerufene Gelbfärbung der Haut; relativ häufig bei Säuglingen durch Karotten verursacht; SYN: Karotingelbsucht, Karotinikterus, Carotingelbsucht, Carotinikterus, Karotinodermie, Carotinodermia, Carotinodermie, Xanthodermie, Aurantiasis cutis

Ca|ro|tis|si|nus *m* Erweiterung der Arteria carotis communis an der Karotisgabel; SYN: Karotissinus, Sinus caroticus

Carotis-sinus-Syndrom *nt* durch Schlag oder Druck auf den Carotissinus ausgelöste Bradykardie*; evtl. auch Hypotonie oder Bewusstlosigkeit; SYN: Karotissinussyndrom, hyperaktiver Karotissinusreflex,

Charcot-Weiss-Baker-Syndrom

Car|pa|lia *pl* Handwurzelknochen; SYN: Karpalknochen, Ossa carpalia, Ossa carpi

Carpenter-Syndrom *nt* Fehlbildungssyndrom mit Akrozephalie* und Polydaktylie* von Händen und Füßen; SYN: Akrozephalopolysyndaktylie II, Akrozephalosyndaktylie II

C

Car|pus *m, pl* **-pi** Handwurzel

Car|ri|er *m* **1.** Träger, Trägersubstanz **2.** Infektionsträger, Keimträger, Vektor

Carrión-Krankheit *f* in Südamerika vorkommende Infektionskrankheit durch **Bartonella bacilliformis**; im Primärstadium Ausbildung einer fieberhaften hämolytischen Anämie [**Oroyafieber**] mit hoher Letalität [50%]; später Entwicklung harmloser Hautwarzen [Verruga* peruana]; SYN: Bartonellose, Bartonellosis

Car|ti|la|go *f, pl* **-la|gi|nes** Knorpel; Knorpelgewebe

Cartilagines alares minores kleine Nasenflügelknorpel

Cartilago alaris major großer Nasenflügelknorpel

Cartilago articularis Gelenkknorpel, Gelenkflächenknorpel, gelenkflächenüberziehender Knorpel

Cartilago arytenoidea auf der Ringknorpelplatte sitzende Knorpel, die die Spannung der Stimmbänder regulieren; SYN: Stellknorpel, Gießbeckenknorpel, Aryknorpel

Cartilago auriculae Ohrmuschelknorpel, Knorpelgerüst der Ohrmuschel

Cartilago collagenosa →Cartilago fibrosa

Cartilago corniculata elastische Knorpelstücke auf der Spitze der Aryknorpel; SYN: Santorini-Knorpel

Cartilago costalis Rippenknorpel

Cartilago cricoidea Ringknorpel des Kehlkopfs; SYN: Krikoidknorpel

Cartilago cuneiformis neben der Cartilago corniculata liegende elastische Knorpel; SYN: Wrisberg-Knorpel

Cartilago elastica Knorpel mit elastischen Fasern; kommt u.a. in Kehldeckel und Ohrmuschel vor; SYN: elastischer Knorpel

Cartilago epiglottica knorpeliges Kehldeckelskelett

Cartilago epiphysialis Epiphysenknorpel, Epiphysenfugenknorpel, epiphysäre Knorpelzone

Cartilago fibrosa Knorpel mit kollagenen Fasern; kommt u.a. in den Bandscheiben vor; SYN: fibröser Knorpel, Faserknorpel, Bindegewebsknorpel, Cartilago collagenosa

Cartilago hyalina druckfester, durchsichtiger Knorpel; kommt v.a. als Gelenkknorpel und Rippenknorpel vor; SYN: Hyalinknorpel, hyaliner Knorpel

Cartilagines laryngis Kehlkopfknorpel

Cartilago meatus acustici Gehörgangsknorpel

Cartilagines nasi Nasenknorpel

Cartilagines nasi accessoriae akzessorische Nasenknorpel

Cartilago septi nasi Scheidewandknorpel, Septumknorpel, Knorpel des Nasenseptums

Cartilago sesamoidea Sesamknorpel des Stimmbandes

Cartilago thyroidea Schildknorpel

Cartilagines tracheales Knorpelspangen der Luftröhre, Trachealknorpel

Cartilago triticea Weizenknorpel

Cartilago tubae auditivae/auditoriae Tubenknorpel, Ohrtrompetenknorpel

Cartilago vomeronasalis Knorpelstück zwischen Vomer* und Nasenseptum; SYN: Jacobson-Knorpel

Ca|run|cu|la *f, pl* **-lae** (warzenförmiges) Weichteilhöckerchen; SYN: Karunkel

Carunculae hymenales Reste des Jungfernhäutchens am Scheideneingang; SYN: Fleischwärzchen (der Scheide), Hymenalkarunkeln

Caruncula lacrimalis Schleimhauthöcker im inneren Augenwinkel; SYN: Tränenwärzchen, Karunkel

Caruncula sublingualis Schleimhauthöcker an der Mündung von Ductus* sublingualis major und Ductus* submandibularis unter der Zunge; SYN: Karunkel

Ca|se|in *nt* inhomogene Gruppe von Milcheiweißen; Hauptbestandteil der Milch; SYN: Kasein

Cä|si|um *nt* einwertiges Alkalimetall; SYN: Caesium

Castellani-Agglutinin-Absättigung *f* Methode zum Vergleich der Antigenstruktur von Bakterienstämmen

Castellani-Lösung *f* Lösung zur äußerlichen Behandlung von mikrobiellen und ekzematösen Hauterkrankungen

Castillo-Syndrom *nt* Aspermie* durch ein angeborenes Fehlen des Keimepithels der Hodenkanälchen; SYN: del Castillo-Syndrom, Sertoli-Zell-Syndrom, Sertoli-cell-only-Syndrom, Germinalaplasie, Germinalzellaplasie

Castle-Faktor *m* von den Belegzellen der Magenschleimhaut gebildetes Glykoprotein, das Vitamin B_{12} bindet und damit die Absorption im Darm ermöglicht; SYN: Intrinsic-Faktor, intrinsic factor

Castleman-Lymphozytom *nt* gutartige Lymphknotenvergrößerung mit Plasmazellvermehrung; SYN: Castleman-Tumor, hyalinisierende plasmazelluläre Lymphknotenhyperplasie

Castleman-Tumor *m* →Castleman-Lymphozytom

Ca|ta|rac|ta *f, pl* **-tae** angeborene oder erworbene Linsentrübung; SYN: grauer Star, Katarakt

Cataracta brunescens brauner Altersstar
Cataracta calcarea durch Kalksalzeinlagerung hervorgerufene Katarakt; SYN: Kalkstar
Cataracta calorica durch Infrarotstrahlen hervorgerufene Linsentrübung; SYN: Feuerstar, Glasbläserstar, Infrarotkatarakt, Infrarotstar, Wärmestar, Schmiedestar
Cataracta capsularis unter der Kapsel liegende Linsentrübungen; SYN: Kapselstar
Cataracta centralis Katarakt des Linsenkerns; SYN: Kernstar, Zentralstar, Cataracta nuclearis
Cataracta complicata Katarakt als Folge einer anderen Augenerkrankung; SYN: komplizierter Star
Cataracta congenita angeborener Star
Cataracta coronaria Katarakt mit kranzförmiger Trübung der Linsenrinde; SYN: Kranzstar
Cataracta corticalis Katarakt der Linsenrinde; SYN: Rindenstar
Cataracta diabetica Katarakt bei Diabetes* mellitus; SYN: Zuckerstar
Cataracta electrica Linsentrübung durch Blitzschlag oder Starkstromeinwirkung; SYN: Blitzstar
Cataracta incipiens beginnender Star
Cataracta juvenilis bereits im Jugendalter auftretende Katarakt, z.B. bei Diabetes* mellitus; SYN: juvenile Katarakt
Cataracta nuclearis →Cataracta centralis
Cataracta polaris Katarakt am vorderen oder hinteren Linsenpol; SYN: Polstar
Cataracta punctata punktförmige Linsentrübung
Cataracta secundaria nach einer Linsenextraktion auftretender Star durch Wachstum verbliebener Linsenzellen; SYN: Nachstar
Cataracta senilis häufigste Form der Katarakt; SYN: Altersstar
Cataracta totalis vollständig ausgeprägte Katarakt mit Verlust der Sehkraft; SYN: kompletter/vollständiger Star, Totalstar
Cataracta traumatica Katarakt im Anschluss an eine Augenverletzung; SYN: post-traumatischer Star, traumatischer Star, Wundstar, Cataracta traumatica
Cataracta zonularis Trübung der tiefen Linsenrinde; SYN: Schichtstar

Caltelchollamin *nt* von Brenzkatechin abgeleitetes biogenes Amin, z.B. Adrenalin, Noradrenalin; SYN: Katecholamin, Katechinamin

Catlgut *nt* resorbierbares Nahtmateriel aus Rinder- oder Hammeldarm; SYN: Katgut

cat-scratch-disease *nt* durch Katzen übertragene, regionale Lymphknotenentzündung durch verschiedene Bakterien; SYN: Katzenkratzkrankheit, benigne Inokulationslymphoretikulose, Miyagawanellose

Caulda *f, pl* **-dae** Schwanz, Schweif; SYN: Kauda
Cauda epididymidis Nebenhodenschwanz
Cauda equina aus den Wurzeln der unteren Lendennerven und der Kreuzbein- und Sakralnerven gebildetes Nervenbündel am Ende des Rückenmarks; SYN: Pferdeschweif
Cauda pancreatis Pankreasschwanz

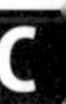

Cauda-equina-Syndrom *nt* →Caudasyndrom

caudal *adj* fußwärts/schwanzwärts (gelegen), zum Schwanz hin, nach dem unterem Körperende hin; SYN: kaudal, inferior

Cauldalsynldrom *nt* durch eine Schädigung der Cauda* equina [Bandscheibenvorfall, Trauma] hervorgerufene neurologische Symptomatik; SYN: Kauda-Syndrom, Cauda-equina-Syndrom

Calvalkalthelter *m* meist über Arm- oder Jugularvenen eingeführter Katheter, der in der oberen oder unteren Hohlvene plaziert wird; SYN: Kavakatheter, zentraler Venenkatheter

Calverlna *f, pl* **-lae** Hohlraum, Höhle; SYN: Kaverne
Cavernae corporis spongiosi Kavernen des Harnröhrenschwellkörpers
Cavernae corporum cavernosorum Schwellkörperkavernen

Calverlniltis *f, pl* **-tilden** Entzündung der Penisschwellkörper; SYN: Kavernitis

Calviltas *f* Höhle, Höhlung, Raum; SYN: Cavum
Cavitas abdomins/abdominalis Bauchraum, Bauchhöhle
Cavitas articularis Gelenkhöhle, Gelenkraum, Gelenkspalt
Cavitas coronae Kronenabschnitt der Zahnhöhle
Cavitas cranii Schädelhöhle, Hirnhöhle
Cavitas dentis Zahnhöhle, Pulpahöhle; SYN: Cavitas pulparis
Cavitas glenoidalis scapulae Gelenkpfanne des Schulterblattes
Cavitas infraglottica infraglottischer Raum
Cavitas laryngis Kehlkopfinnenraum
Cavitas medullaris Knochenmarkhöhle, Markhöhle
Cavitas nasalis ossea knöcherne Nasenhöhle
Cavitas nasi Nasenhöhle
Cavitas orbitalis Augenhöhle; SYN: Orbita
Cavitas oris Mundhöhle; besteht aus Mundvorhof und eigentlicher Mundhöhle
Cavitas oris propria die durch die Zahnreihen vom Mundvorhof abgegrenzte eigentliche Mundhöhle
Cavitas pelvis Beckenhöhle
Cavitas pericardiaca/pericardialis Perikardhöhle
Cavitas peritonealis Peritonealhöhle, Bauchfellhöhle
Cavitas pharyngis Schlundhöhle, Rachen-

höhle

Cavitas pleuralis Spaltraum zwischen dem parietalen und dem viszeralen Blatt der Pleura; SYN: Pleurahöhle, Pleuraspalt, Pleuraraum

Cavitas pulparis →Cavitas dentis

Cavitas thoracica Brusthöhle, Thoraxhöhle, Brustkorbinnenraum

Cavitas thoracis →Cavitas thoracica

Cavitas tympani die Gehörknöchelchen enthaltende Paukenhöhle des Mittelohrs; SYN: Tympanon, Tympanum

Cavitas uteri Gebärmutterhöhle, Uterushöhle

Ca|vum *nt, pl* **-va** Höhle, Höhlung, Raum; SYN: Cavitas

Cavum mediastinale →Mediastinum

Cavum mediastinale anterius →Mediastinum anterius

Cavum mediastinale inferius →Mediastinum inferius

Cavum mediastinale medius →Mediastinum medium

Cavum mediastinale posterius →Mediastinum posterius

Cavum mediastinale superius →Mediastinum superius

Cavum trigeminale an der Felsenbeinspitze liegender Raum für das Ganglion trigeminale; SYN: Meckel-Raum

C5b-9-Komplex *m* bei der Komplementaktivierung entstehender Enzymkomplex, der zur Auflösung der Membran von körperfremden Zellen führt; SYN: terminaler Komplex, Membranangriffskomplex

C-CHF-Virus *nt* →Krimfieber-Virus

CC-Viren *pl* →Common-cold-Viren

CD4-Lymphozyten *pl* →Helferzellen

CD4-Zellen *pl* →Helferzellen

Ce|bo|ze|pha|lie *f* Entwicklungsanomalie mit affenähnlichem Schädel; SYN: Affenkopf, Kebozephalie, Zebozephalie

Ceelen-Gellerstedt-Syndrom *nt* Lungenerkrankung mit rezidivierenden Blutungen in die Alveolarsepten und Alveolen; dadurch kommt es zu Eisenablagerung und Entwicklung einer fortschreitenden Lungenfibrose*; SYN: primäre Lungenhämosiderose, idiopathische Lungenhämosiderose, idiopathische Lungensiderose, Morbus Ceelen, Ceelen-Krankheit

Ceelen-Krankheit *f* →Ceelen-Gellerstedt-Syndrom

CEE-Virus *nt* Flavivirus*; Erreger der Frühsommer-Enzephalitis*; SYN: FSME-Virus

-cele *suf.* Wortelement mit der Bedeutung **1.** "Bruch/Hernie" **2.** "Geschwulst"

Cel|la *f, pl* **-lae** Hohlraum, Zelle

Cel|lo|bi|o|se *f* aus zwei Glukosemolekülen bestehendes Disaccharid*; SYN: Cellose, Zellose, Zellubiose

Cel|lo|he|xo|se *f* →Glukose

Cel|lo|se *f* →Cellobiose

Cel|lu|la *f, pl* **-lae** Zelle; kleine Zelle

Cellulae ethmoidales lufthaltige Zellen des Siebbeins; SYN: Siebbeinzellen

Cellulae ethmoidales anteriores vordere Siebbeinzellen; SYN: Sinus anteriores

Cellulae ethmoidales mediae mittlere Siebbeinzellen; SYN: Sinus medii

Cellulae ethmoidales posteriores hintere Siebbeinzellen; SYN: Sinus posteriores

Cellulae mastoideae lufthaltige Zellen des Warzenfortsatzes; SYN: Warzenfortsatzzellen

Cel|lu|lite *nt* konstitutionell bedingte, nicht-entzündliche Veränderung des subkutanen Fettgewebes im Oberschenkel- und Gesäßbereich bei Frauen; SYN: Cellulitis, Zellulitis, Dermopanniculosis deformans

Cel|lu|li|tis *f, pl* **-ti|den** **1.** Entzündung des Unterhautbindegewebes; SYN: Zellulitis **2.** konstitutionell bedingte, nicht-entzündliche Veränderung des subkutanen Fettgewebes im Oberschenkel- und Gesäßbereich bei Frauen; SYN: Zellulitis, Cellulite, Dermopanniculosis deformans

Cel|lu|lo|se *f* aus Cellobiose*-Einheiten aufgebautes Polysaccharid*; wird zur Zellstoffherstellung verwendet; SYN: Zellulose

Ce|men|tum *nt* knochenähnliche Substanz des Zahnes; SYN: Zahnzement, Zement, Cementum, Substantia ossea dentis

Cent-, **cent-** *präf.* →Centi-

Centi-, **centi-** *präf.* Wortelement mit der Bedeutung "hundertster Teil/Hundert"

Centr-, **centr-** *präf.* →Centro-

Central European Encephalitis *f* durch das **FSME-Virus** verursachte Arbovirus-Enzephalitis* Mitteleuropas, die meist unter Mitbeteiligung der Hirnhaut verläuft; SYN: zentraleuropäische Zeckenenzephalitis, Frühsommer-Enzephalitis, Frühsommer-Meningoenzephalitis

Centri-, **centri-** *präf.* →Centro-

Centro-, **centro-** *präf.* Wortelement mit der Bedeutung "Mittelpunkt/Zentrum"

Cen|trum *nt* Zentrum

Centrum ossificationis Ossifikationszentrum im Knorpel, von dem die Verknöcherung ausgeht; SYN: Verknöcherungskern, Ossifikationskern, Knochenkern

Centrum perinei Sehnenplatte des Damms

Centrum tendineum diaphragmatis Zentralfläche des Zwerchfells

Cephal-, **cephal-** *präf.* →Cephalo-

Ce|pha|laea *f* Kopfschmerz(en), Kopfweh

Cephalaea histaminica streng halbseitig auftretende Schmerzattacken im Augen-Stirn-Schläfen-Bereich mit Rötung des Auges, Tränenfluss und anderen Symptomen; SYN: Bing-Horton-Syndrom, Bing-Horton-Neuralgie, Horton-Syndrom, Horton-Neuralgie, Histaminkopfschmerz, Erythroprosopalgie, cluster headache

Ce|phal|al|gia *f* Kopfschmerz(en), Kopfweh

Ce|phal|lea *f* Kopfschmerz(en), Kopfweh
Ce|phal|gia *f* Kopfschmerz(en), Kopfweh
Ce|pha|lin *nt* Phospholipid* mit Colamin oder Serin; SYN: Kephalin
Cephalo-, cephalo- *präf.* Wortelement mit der Bedeutung "Kopf/Schädel"
Ce|pha|lo|spo|rin *nt* dem Penicillin* verwandtes β-Laktamantibiotikum mit bakterizider Wirkung gegen grampositive und gramnegative Bakterien in der Wachstumsphase
Ce|pha|lo|spo|ri|na|se *f* den β-Laktamring von Cephalosporinen spaltendes Enzym
Ce|pha|lo|spo|ri|o|se *f* durch **Cephalosporium acremonium** hervorgerufene Mykose*; SYN: Cephalosporium-Mykose, Acremonium-Infektion, Akremoniose, Acremoniose
Cephalosporium-Mykose *f* →Cephalosporiose
-ceps *suf.* Wortelement mit der Bedeutung "Kopf"
Cer *nt* seltenes Erdmetall
Ce|ra|mid *nt* einfachstes Sphingolipid; Vorstufe von Sphingomyelinen, Gangliosiden und Zerebrosiden; SYN: Zeramid
Ce|ra|mi|da|se|man|gel *m* autosomal-rezessiv vererbte Enzymopathie* mit Zeramidablagerung in praktisch allen Körpergeweben; meist tödlicher Verlauf im Kindes- oder Jugendalter; SYN: Farber-Krankheit, disseminierte Lipogranulomatose, familiäre Lipogranulomatose, Zeramidasemangel
Cer|ca|ria *f, pl* **-ri|ae** infektiöses Entwicklungsstadium [1. Larvenstadium] von Trematoden; SYN: Schwanzlarve, Zerkarie
Cer|cla|ge *f* Kreisnaht, Umschlingung [z.B. des Muttermundes]; SYN: Zerklage
Cerebell-, cerebell- *präf.* →Cerebello-
ce|re|bel|lar *adj* Kleinhirn/Cerebellum betreffend, zum Kleinhirn gehörend, aus dem Kleinhirn stammend; SYN: zerebellar, zerebellär
Ce|re|bel|li|tis *f, pl* **-ti|den** Kleinhirnentzündung; SYN: Zerebellitis
Cerebello-, cerebello- *präf.* Wortelement mit der Bedeutung "Kleinhirn/Cerebellum"
Ce|re|bel|lum *nt, pl* **-la** in der hinteren Schädelgrube liegender Hirnteil, der aus den beiden Kleinhirnhemisphären und dem Kleinhirnwurm besteht; fungiert als Zentrum für die Willkürmotorik, für Bewegungsautomatie und -koordination, Gleichgewicht und Tiefensensibilität; SYN: Kleinhirn, Zerebellum
Cerebr-, cerebr- *präf.* →Cerebro-
ce|re|bral *adj* Großhirn/Cerebrum betreffend, zum Großhirn gehörend, aus dem Großhirn stammend; SYN: zerebral
ce|re|bri|fu|gal *adj* vom Gehirn weg(führend)
ce|re|bri|pe|tal *adj* zum Gehirn hin(führend)
Ce|re|bri|tis *f, pl* **-ti|den** Großhirnentzündung; SYN: Zerebritis
Cerebro-, cerebro- *präf.* Wortelement mit der Bedeutung "Hirn/Gehirn/Großhirn/Zerebrum"
Ce|re|bro|pa|thia *f* nicht-entzündliche Gehirnerkrankung; SYN: Enzephalopathie, Zerebropathie, Encephalopathia
Ce|re|bro|se *f* in Gangliosiden*, Cerebrosiden*, Glykolipiden*, Mukopolysacchariden* u.a. vorkommende Aldohexose*; Stereoisomer der D-Glukose; SYN: Zerebrose, D-Galaktose, Galactose, Galaktose
Ce|re|bro|sid *nt* zu den Glykosphingolipiden gehörendes komplexes Lipid*, das u.a. im Myelin* enthalten ist; SYN: Zerebrosid
Ce|re|bro|sid|li|pi|do|se *f* seltene, durch ein Fehlen der Glukozerebrosidase hervorgerufene Sphingolipidose* mit Einlagerung von Cerebrosiden in Zellen des retikulärhistiozytären Systems; je nach Verlaufsform kommt es zu verschiedenen klinischen Bildern mit unterschiedlicher Prognose
Ce|re|bro|si|do|se *f* **1.** durch eine Cerebrosidspeicherung hervorgerufene Sphingolipidose*; SYN: Zerebrosidspeicherkrankheit, Zerebrosidose **2.** →Cerebrosidlipidose
ce|re|bro|spi|nal *adj* Gehirn und Rückenmark/ Medulla spinalis betreffend oder verbindend; SYN: zerebrospinal, spinozerebral, enzephalospinal
Ce|re|brum *nt* der aus den Großhirnhemisphären, Fornix* cerebri und Kommissuren bestehende Teil des Gehirns; meist gleichgesetzt mit Gehirn/Encephalon oder Endhirn/Telencephalon; SYN: Großhirn, Zerebrum
Ce|ro|id *nt* braune, wachsähnliche Substanz in Körpergeweben; SYN: Zeroid
Ce|ro|id|li|po|fus|ci|no|se *f* zu den Lipidspeicherkrankheiten* zählende Erkrankung mit Einlagerung von Ceroid-Lipofuszin-Granula innerhalb und außerhalb des Zentralnervensystems; SYN: Zeroidlipofuszinose, neuronale Ceroidlipofuscinose, neuronale Zeroidlipofuscinose
juvenile Ceroidlipofuscinose primär durch eine progrediente Visusabnahme mit Erblindung und der Entwicklung einer Demenz* gekennzeichnete Form; SYN: juvenile Form der amaurotischen Idiotie, juvenile Zeroidlipofuszinose, Batten-Spielmeyer-Vogt-Syndrom, Stock-Vogt-Spielmeyer-Syndrom
neuronale Ceroidlipofuscinose →Ceroidlipofuscinose
Ce|ru|men *nt* Ohrenschmalz; SYN: Zerumen
Cerumen obturans Ohrenschmalzpfropf im äußeren Gehörgang; SYN: Zeruminalpfropf
Cervic-, cervic- *präf.* Wortelement mit der Bedeutung "Nacken/Hals/Zervix"
Cer|vi|ca|lia *pl* Halsabschnitt des Rückenmarks; SYN: Halssegmente, Zervikalsegmente, Halsmark, Pars cervicalis medullae

spinalis

Cer|vi|ci|tis *f, pl* **-ti|den** Entzündung (der Schleimhaut) der Cervix* uteri; SYN: Zervixentzündung, Zervizitis, Endometritis cervicis uteri

Cervicitis gonorrhoica durch Gonokokken hervorgerufene Entzündung der Cervix* uteri; SYN: Gonokokkenzervitis

C

Cer|vix *f, pl* **-vi|ces** Hals, halsförmige Struktur; SYN: Zervix, Kollum, Collum

Cervix dentis Zahnabschnitt zwischen Krone und Wurzel; SYN: Zahnhals

Cervix uteri Gebärmutterhals, Uterushals; SYN: Zervix, Collum, Kollum

Cervix vesicae Übergang von der Blase in die Harnröhre; SYN: Harnblasenhals, Blasenhals

C1-Esterase-Inhibitor *m* →C1-Inaktivator

Ces|to|cid *nt* Bandwurmmittel; SYN: Zestozid

ces|to|cid *adj* gegen Bandwürmer wirkend, cestoden(ab)tötend; SYN: zestozid

Ces|to|da *pl* aus dem Kopfteil [**Scolex**] und einer aus einzelnen Gliedern [**Proglottiden**] bestehenden Körperkette [**Strobila**] aufgebaute, bis zu 15 m lange ubiqitär verbreitete Parasiten von Tier und Mensch; Bandwürmer haben keinen Darm, sondern nehmen Nahrung mittels Osmose* auf; medizinisch wichtige Gattungen sind u.a. Taenia*, Echinococcus*, Diphyllobothrium*; SYN: Bandwürmer, Zestoden, Cestodes

Ces|to|des *pl* →Cestoda

Ce|ta|ce|um *nt* heute durch synthetischen Walrat ersetzte, aus der Kopfhöhle des Pottwals gewonnene Salbengrundlage; SYN: Walrat

Chagas-Krankheit *f* durch Raubwanzen [**Triatoma**] übertragene Infektionskrankheit durch **Trypanosoma cruzi**; anfangs stehen Hautsymptome [**Chagom**] im Vordergrund, langristig kommt es aber zu Befall und Schädigung innerer Organe [Myokarditis*, Herzinsuffizienz, Achalasie*, Megakolon*]; SYN: amerikanische Trypanosomiasis

Cha|gom *nt* lokaliserte Hautschwellung an der Eintrittspforte des Erregers bei Chagas*-Krankheit

Cha|la|sie *f* Sphinkterschlaffheit, Sphinkterentspannung; SYN: Chalasia

Cha|la|zi|on *nt, pl* **-zia, -zi|en** Vergrößerung einer oder mehrerer Meibohm*-Drüsen bei chronischer granulierender Entzündung; SYN: Hagelkorn

Cha|la|zo|der|mie *f* inhomogene Krankheitsgruppe, die durch eine von der Unterlage abhebbare, schlaffe, in Falten hängende Haut gekennzeichnet ist; SYN: Fallhaut, Schlaffhaut, Cutis-laxa-Syndrom, generalisierte Elastolyse, Zuviel-Haut-Syndrom, Dermatochalasis, Dermatolysis, Dermatomegalie, Chalodermie

Chal|co|sis *f, pl* **-ses** durch Ablagerung von Kupfer(verbindungen) entstandene Speicherkrankheit*; SYN: Chalkose

Chalcosis lentis durch Kupferablagerung entstandene Verfärbung der Linse; SYN: Kupferstar, Sonnenblumenkatarakt, Chalkosis

Cha|li|co|sis *f, pl* **-ses** durch Ablagerung von Kalksalzen entstandene Speicherkrankheit*

Chalicosis pulmonum durch Einatmen von Kalkpartikeln hervorgerufene gutartige Pneumokoniose*; SYN: Kalkstaublunge, Chalikose

Cha|li|ko|se *f* →Chalicosis pulmonum

Chal|ki|tis *f, pl* **-ti|den** durch Messingpartikel hervorgerufene Augenentzündung

chal|ki|tisch *adj* Chalkitis betreffend, von ihr betroffen oder gekennzeichnet

Chal|ko|se *f* →Chalcosis

Chal|ko|sis *f, pl* **-ses** →Chalcosis lentis

Cha|lo|der|mie *f* →Chalazodermie

Cha|lon *nt* die Mitose hemmendes Mitosegift; therapeutisch zur Chemotherapie maligner Tumoren verwendet; SYN: Mitosehemmer, Statin

cha|mä|kra|ni|al *adj* →chamäzephal

Cha|mä|kra|nie *f* →Chamäzephalie

Cha|mä|pro|so|pie *f* Breitgesichtigkeit

cha|mä|ze|phal *adj* Flachköpfigkeit betreffend, von ihr betroffen oder gekennzeichnet, flachköpfig; SYN: chamäkranial

Cha|mä|ze|pha|lie *f* Flachköpfigkeit; SYN: Chamäkranie

Cha|mo|mil|la *f* echte Kamille; SYN: Matricaria chamomilla/officinalis

Chan|crum oris *nt* v.a. bei Kleinkindern in Afrika, Asien und Südamerika auftretende, gangränöse Entzündung der Mundschleimhaut; SYN: Noma, Wangenbrand, Wasserkrebs, infektiöse Gangrän des Mundes, Cancer aquaticus, Stomatitis gangraenosa

Chank|ro|id *nt* v.a. in Afrika, Asien und Südamerika vorkommende, meldepflichtige Geschlechtskrankheit durch Haemophilus* ducrey; SYN: weicher Schanker, Ulcus molle

Cha|rak|ter *m* Wesensart, Persönlichkeit

neurotischer Charakter →Charakterneurose

Cha|rak|ter|neu|ro|se *f* durch eine Veränderung der Persönlichkeit [z.B. hysterisch, zwansgsneurotisch] gekennzeichnete Persönlichkeitsstörung*; oft gleichgesetzt mit Kernneurose*; SYN: Charakterose, neurotischer Charakter

Cha|rak|te|ro|se *f* →Charakterneurose

Charcot-Gelenk *nt* meist die Gelenke der unteren Extremitäten betreffende Erkrankung bei Tabes* dorsalis; auffällig sind Schlottergelenke, Frakturen und Periostbeteiligung; SYN: tabische Arthropathie,

Arthropathia tabica, Charcot-Krankheit

Charcot-Krankheit *f* →Charcot-Gelenk

Charcot-Leyden-Kristalle *pl* spitze Kristalle im Sputum bei Asthma* bronchiale; SYN: Asthmakristalle, Leyden-Kristalle

Charcot-Marie-Krankheit *f* erbliche bedingte, fortschreitende Muskeldystrophie der Bein- und Fußmuskeln; SYN: Charcot-Marie-Krankheit, Charcot-Marie-Syndrom, Charcot-Marie-Tooth-Hoffmann-Krankheit, Charcot-Marie-Tooth-Hoffmann-Syndrom

Charcot-Marie-Syndrom *nt* →Charcot-Marie-Krankheit

Charcot-Marie-Tooth-Hoffmann-Krankheit *f* →Charcot-Marie-Krankheit

Charcot-Syndrom *nt* durch eine periphere arterielle Durchblutungsstörung verursachte heftige Wadenschmerzen, die zu vorübergehendem Hinken führen oder den Patienten zum Stehenbleiben zwingen; SYN: intermittierendes Hinken, Schaufensterkrankheit, Claudicatio intermittens, Angina cruris, Dysbasia intermittens/angiospastica

Charcot-Weiss-Baker-Syndrom *nt* durch Schlag oder Druck auf den Carotissinus ausgelöste Bradykardie*; evtl. auch Hypotonie oder Bewusstlosigkeit; SYN: Karotissinussyndrom, hyperaktiver Karotissinusreflex, Carotis-sinus-Syndrom

Char|ri|ère *nt* Maßeinheit für die Dicke von Kathetern und Dehnsonden; 1 Charrière = 1/3 mm; SYN: French

Chassaignac-Lähmung *f* durch eine Subluxation des Radiusköpfchens hervorgerufene schmerzhafte Scheinlähmung; meist durch plötzliches Hochreißen von Kleinkindern bedingt; SYN: Pronatio dolorosa, Subluxatio radii peranularis

Chauffard-Ramon-Still-Syndrom *nt* schon im Kindesalter einsetzende Form der chronischen Polyarthritis*; SYN: Chauffard-Ramon-Still-Syndrom, Still-Syndrom, juvenile Form der chronischen Polyarthritis

Cheil-, **cheil-** *präf.* →Cheilo-

Cheil|al|gie *f* Lippenschmerz(en); SYN: Chilalgie

Cheil|ek|to|mie *f* **1.** operative Lippenentfernung, Lippenexzision **2.** operative Abtragung einer Gelenklippe

Cheil|i|on *nt* am Übergang von Ober- und Unterlippe liegender Punkt; SYN: Mundwinkelpunkt

Cheil|i|tis *f, pl* **-ti|den** akute oder chronische Entzündung der Lippen; SYN: Lippenentzündung

Cheilitis actinica durch Lichteinwirkung hervorgerufene Lippenentzündung; SYN: Cheilitis photoactinica

Cheilitis angularis schmerzhaftes, akutes oder chronisches Ekzem* des Mundwinkels; SYN: Perlèche, Faulecken, Mundwinkelcheilitis, Mundwinkelrhagaden, Angulus infectiosus oris/candidamycetica, Stomatitis angularis

Cheilitis glandularis apostematosa Lippenentzündung mit Ausbildung hyperplastischer Schleimdrüsen; SYN: Volkmann-Cheilitis, Volkmann-Krankheit

Cheilitis glandularis purulenta superficialis eitrige Form der Cheilitis glandularis apostematosa; SYN: Baelz-Krankheit, Myxadenitis labialis

Cheilitis granulomatosa granulomatöse Lippenentzündung

Cheilitis photoactinica →Cheilitis actinica

cheil|i|tisch *adj* Lippenentzündung/Cheilitis betreffend, von ihr betroffen oder gekennzeichnet

Cheilo-, **cheilo-** *präf.* Wortelement mit der Bedeutung "Lippe"

Cheil|o|an|gi|o|sko|pie *f* mikroskopische Betrachtung der Unterlippengefäße

Cheil|o|gna|tho|pa|la|to|schi|sis *f* angeborene Hemmungsfehlbildung mit Spalte der seitlichen Oberlippe, des Oberkiefers und des harten und weichen Gaumens; SYN: Wolfsrachen, Lippen-Kiefer-Gaumen-Spalte

Cheil|o|gna|tho|schi|sis *f* häufigste angeborene Hemmungsfehlbildung mit Spalte der seitlichen Oberlippe und des Oberkiefers; SYN: Lippen-Kiefer-Spalte

Cheil|o|pha|gie *f* Lippenbeißen

Cheil|o|plas|tik *f* Lippenplastik; SYN: Labioplastik

Cheil|or|rha|phie *f* Lippennaht

Cheil|o|schi|sis *f* angeborene, ein- oder beidseitige Spaltenbildung der Oberlippe; meist zusammen mit Kieferspalte [Cheilognathoschisis*]; SYN: Lippenspalte, Hasenscharte

Cheil|o|sis *f, pl* **-ses** Rötung und Schwellung der Lippe mit Rhagadenbildung, z.B. bei Ariboflavinose*; oft gleichgesetzt mit Cheilitis* angularis

Cheil|o|sto|ma|to|plas|tik *f* Lippen-Mund-Plastik

Cheil|o|to|mie *f* Lippeninzision

Cheir-, **cheir-** *präf.* →Cheiro-

Cheil|rag|ra *nt/f* Gicht in den Handgelenken; SYN: Chiragra

Cheir|al|gia *f* →Cheiralgie

Cheiralgia paraesthetica schmerzhafte Parästhesie* des Daumens und der Radialseite des Handrückens bei Schädigung oder Reizung [Armbanduhr] des Nervus radialis; SYN: Chiralgia paraesthetica

Cheir|al|gie *f* Handschmerz(en); SYN: Cheiralgia, Chiralgie, Chiralgia

Chei|ris|mus *m* →Chirospasmus

Cheiro-, **cheiro-** *präf.* Wortelement mit der Bedeutung "Hand"

Chei|ro|bra|chi|al|gie *f* Schmerzen im Arm und

in der Hand; SYN: Chirobrachialgie
Chei|ro|me|ga|lie *f* pathologische Vergrößerung der Hand, z.B. bei Akromegalie*; SYN: Tatzenhand, Chiromegalie
Chei|ro|plas|tik *f* (plastische) Handchirurgie; SYN: Chiroplastik
Chei|ro|pod|al|gia *f* →Cheiropodalgie
Chei|ro|pod|al|gie *f* Schmerzen in Händen und Füßen; SYN: Cheiropodalgia, Chiropodalgie, Chiropodalgia
Chei|ro|po|do|pom|pho|lyx *f* großblasiges Ekzem* an Händen und Füßen bei gestörter Schweißbildung [Dyshidrose]; SYN: Chiropodopompholyx
Chei|ro|pom|pho|lyx *f* →Chiropompholyx
Chei|ro|skop *nt* Gerät zum Training der Augen-Hand-Koordination bei Schielamblyopie
Che|lat *m* komplexe Ringverbindung, bei der ein Metall mit zwei oder mehreren Liganden einer anderen Substanz [**Chelatbildner**] verbunden ist; SYN: Chelatkomplex
Che|lat|bild|ner *pl* Verbindungen, die mit Metallen Chelatkomplexe bilden; werden zur Dekontamination von Metallionen eingesetzt; SYN: Komplexbildner, Komplexone, Chelone
Che|lat|kom|plex *m* →Chelat
Che|lo|ne *pl* →Chelatbildner
Chem-, chem- *präf.* →Chemo-
Chemi-, chemi- *präf.* →Chemo-
Che|mie *f* Wissenschaft von den chemischen Elementen und Verbindungen und ihren Reaktionen
biologische Chemie →physiologische Chemie
physiologische Chemie Chemie der Stoffwechselvorgänge lebender Organismen; SYN: Biochemie, biologische Chemie
Che|mi|ka|lie *f* chemische Substanz, chemisches Produkt
Che|mi|lu|mi|nes|zenz *f* →Chemolumineszenz
Che|mi|os|mo|se *f* chemische Reaktion durch eine Trennmembran hindurch; SYN: Chemosmose
che|mi|os|mo|tisch *adj* Chemosmose betreffend; SYN: chemosmotisch
che|misch *adj* Chemie betreffend
chemisch-physikalisch *adj* Chemie und Physik betreffend, physikalische Chemie betreffend; SYN: physikochemisch
Chemo-, chemo- *präf.* Wortelement mit der Bedeutung "Chemie"
Che|mo|ab|ra|die|rung *f* →Chemoabrasion
Che|mo|ab|ra|si|on *f* Entfernung der oberflächlichen Haut (z.B. Narbengewebe) durch Chemikalien [Ätzmittel]; SYN: Chemoabradierung
Che|mo|chi|rur|gie *f* therapeutische Gewebeauflösung durch Chemikalien, z.B. Chemonukleolyse
Che|mo|dek|tom *nt* nicht von den chromaffinen Zellen ausgehender Glomustumor; SYN: nicht-chromaffines Paragangliom
Che|mo|em|bo|li|sa|ti|on *f* Embolisation* durch Chemikalien
Che|mo|ki|ne *pl* Zytokine* mit chemotaktischer Wirkung
Che|mo|ko|a|gu|la|ti|on *f* durch Chemikalien [Ätzmittel] verursachte Koagulation
Che|mo|li|tho|ly|se *f* Auflösung von Steinen oder Konkrementen durch Chemikalien oder Medikamente
Che|mo|lu|mi|nes|zenz *f* durch eine chemische Reaktion hervorgerufene Lumineszenz*; SYN: Chemilumineszenz
Che|mo|ly|se *f* Auflösung durch chemische Substanzen
Che|mo|mor|pho|se *f* Formänderung durch chemische Einflüsse
Che|mo|nu|kle|o|ly|se *f* chemisch-enzymatische Auflösung [Chymopapain, Kollagenasen] des prolabierten Bandscheibenkerns bei Bandscheibenschäden; SYN: Nukleolyse
Che|mo|pro|phy|la|xe *f* Infektionsprophylaxe durch Chemotherapeutika
Che|mo|re|flex *m* durch Erregung eines Chemorezeptors ausgelöster Reflex, z.B. Atemreflex
Che|mo|re|sis|tenz *f* Resistenz von Bakterien gegen Chemotherapeutika
Che|mo|re|zep|ti|on *f* Aufnahme chemischer Stimuli durch spezifische Rezeptoren; SYN: Chemozeption
che|mo|re|zep|tiv *adj* Chemorezeption oder Chemorezeptor betreffend, chemische Reize aufnehmend
Che|mo|re|zep|tor *m* auf chemische Reize spezialisierter Rezeptor; SYN: Chemozeptor
Che|mo|se *f* ödematöse Schwellung der Bindehaut des Auges; SYN: Bindehautödem, Konjunktivalödem, Chemosis
che|mo|sen|si|bel *adj* anfällig für Änderungen der chemischen Zusammensetzung; SYN: chemosensitiv
Che|mo|sen|si|bi|li|tät *f* Anfälligkeit für Änderungen der chemischen Zusammensetzung
che|mo|sen|si|tiv *adj* chemosensibel
Che|mo|sen|sor *m* Sensor mit Anfälligkeit für chemische Reize
Che|mo|sis *f, pl* **-ses** ödematöse Schwellung der Bindehaut des Auges; SYN: Bindehautödem, Konjunktivalödem, Chemose
Chem|os|mo|se *f* →Chemiosmose
chem|os|mo|tisch *adj* →chemiosmotisch
Che|m|osup|pres|si|on *f* prophylaktische Gabe von Antibiotika während der Inkubationsphase zur Unterdrückung des Krankheitsausbruchs oder Abschwächung des Verlaufs
Che|mo|tak|tin *nt* Chemotaxis bewirkende biologische Substanz; SYN: chemotaktischer Faktor, Chemotaxin

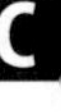

che|mo|tak|tisch *adj* Chemotaxis betreffend, durch sie bedingt, auf ihr beruhend

Che|mo|ta|xin *nt* →Chemotaktin

Che|mo|ta|xis *f* durch chemische Substanzen ausgelöste Bewegung einer Zelle

Che|mo|the|ra|peu|ti|kum *nt, pl* **-ka** natürliche oder synthetische Substanzen, die weitgehend selektiv Krankheitserreger oder Tumorzellen abtöten oder das Wachstum hemmen

che|mo|the|ra|peu|tisch *adj* Chemotherapie betreffend, mittels Chemotherapie

Che|mo|the|ra|pie *f* Verwendung von Chemotherapeutika zur Bekämpfung von Erregern oder Tumoren; heute i.d.R. gleichgesetzt mit Zytostatikatherapie
neoadjuvante Chemotherapie präoperative Chemotherapie zur Verkleinerung der Tumormasse oder Verhütung von Metastasenbildung
palliative Chemotherapie Chemotherapie zur Milderung von Symptomen und Verbesserung der Lebensqualität bei fortgeschrittenen Tumorerkrankungen
regionale Chemotherapie selektive Chemotherapie durch Einbringung der Zytostatika in die Blutgefäße des Tumors oder der Metastase

che|mo|tisch *adj* Chemosis betreffend, von ihr betroffen oder gekennzeichnet

Che|mo|trans|mit|ter *m* chemischer Bote, chemische Botensubstanz

Che|mo|zep|tion *f* →Chemorezeption

Che|mo|zep|tor *m* →Chemorezeptor

Che|no|des|o|xy|cho|lat *nt* Salz der Chenodesoxycholsäure

Che|no|des|o|xy|chol|säu|re *f* natürliche Gallensäure, die die Cholesterinbildung in der Leber hemmt

Che|ru|bi|nis|mus *m* →Cherubismus

Che|ru|bis|mus *m* wahrscheinlich autosomal-dominant vererbte, im Kindesalter beginnende, beidseitige, symmetrische Vergrößerung der Unter- und Oberkiefer mit Wangenverdickung [**Barockengel**]; SYN: Cherubinismus

Chester-Erdheim-Erkrankung *f* Xanthomatose* langer Röhrenknochen mit Spontanfrakturen; SYN: Chester-Erkrankung, Chester-Syndrom, Chester-Erdheim-Syndrom, Knochenxanthomatose

Chester-Erkrankung *f* →Chester-Erdheim-Erkrankung

Cheyne-Stokes-Atmung *f* Atemrhythmus mit zu- und abnehmender Atemtiefe und evtl. Atempausen; SYN: periodische Atmung

Chiari-Arnold-Syndrom *nt* Hemmungsfehlbildung des Kleinhirns mit Verlagerung in den Spinalkanal; SYN: Arnold-Chiari-Hemmungsmissbildung, Arnold-Chiari-Syndrom

Chiari-Frommel-Syndrom *nt* anhaltender Milchfluss mit Uterusatrophie und Amenorrhoe*; SYN: Laktationsatrophiedes Genitals

Chi|as|ma *nt* **1.** X-förmige (Über-)Kreuzung **2.** Überkreuzung von Chromosomen während der Reifeteilung
Chiasma opticum Überkreuzung der beiden Sehnerven; die nasalen Fasern kreuzen über zur anderen Seite, während die temporalen Fasern ungekreuzt verlaufen; SYN: Sehnervenkreuzung
Chiasma tendinum digitorum manus Überkreuzung der Beugersehnen über dem Fingergrundglied; SYN: Camper-Kreuzung

Chi|as|ma|bil|dung *f* partieller Chromosomenaustausch zwischen gepaarten Chromosomen während der Meiose*; SYN: Faktorenaustausch, Crossing-over

Chiclero-Geschwür *nt* →Chiclero-Ulkus

Chic|le|ro-Ul|kus *nt* durch verschiedene Leishmania*-Species [Leishmania mexicana, Leishmania brasiliensis] hervorgerufene Hauterkrankung; je nach Erreger kommt es zu unterschiedlichen kutanen Läsionen mit unterschiedlicher Heilungstendenz; je nach Region gibt es lokale Synonyme [**Pian bois, Bush yaws, Forest yaws**]; SYN: südamerikanische Hautleishmaniose, kutane Leishmaniose Südamerikas, amerikanische Hautleishmaniose, Chiclero-Geschwür

Chikungunya-Fieber *nt* durch das Chikungunya-Virus hervorgerufene tropische Infektionskrankheit, die dem Dengue-Fieber* ähnelt

Chikungunya-Virus *nt* s.u. Chikungunya-Fieber

Chil-, chil- *präf.* →Chil-

Chilaiditi-Syndrom *nt* Verlagerung des Kolons zwischen Leber und Zwerchfell; SYN: Interpositio coli/hepatodiaphragmatica

Chi|lal|gie *f* Lippenschmerz(en); SYN: Cheilalgie

Chilblain-Lupus *m* Form des Lupus* erythematodes mit bläulichen Knoten an den kälteexponierten Akren; SYN: Lupus pernio

Chilo-, chilo- *präf.* Wortelement mit der Bedeutung "Lippe"

Chi|lo|mas|ti|gi|a|sis *f, pl* **-ses** →Chilomastosis

Chi|lo|mas|tix *f* birnenförmiges Geißeltierchen, das im Darm vieler Tiere und des Menschen gefunden wird; **Chilomastix mesnili** [auch **Cercomonas intestinalis**] ist der Erreger einer Durchfallerkrankung mit wässrigen Stühlen

Chi|lo|mas|tix mes|ni|li *f* s.u. Chilomastosis

Chi|lo|mas|tix|in|fek|ti|on *f* →Chilomastosis

Chi|lo|mas|to|sis *f, pl* **-ses** seltene, durch **Chilomastix mesnili** hervorgerufene Enteritis* mit wässrigen Durchfällen; SYN: Chilomastixinfektion, Chilomastigiasis

Chi|mä|re *f* **1.** Organismus mit Immuntoleranz für genetisch unterschiedliche Zellen und Gewebe **2.** aus der DNA* verschiedener Species rekombinierte DNA

Chi|na|al|ka|lo|i|de *pl* s.u. Chinarinde

Chinarestaurant-Syndrom *nt* durch Natrium-L-glutamat (als Geschmacksverstäker verwendet) ausgelöstes Hitze- und Engegefühl, das von alleine nachlässt

C

Chi|na|rin|de *f* getrocknete Rinde von Cinchona-Arten [**Chinarindenbäume**] die zahlreiche Chinaalkaloide [z.B. Chinin, Chinidin] enthält; SYN: Fieberrinde

Chi|na|rin|den|bäu|me *pl* s.u. Chinarinde

Chin|cho|nis|mus *m* Chininvergiftung; SYN: Cinchonismus

Chi|ni|din *nt* aus der Chinarinde gewonnenes Alkaloid; zur Therapie von Herzarrhythmien verwendet; SYN: Quinidine

Chi|nin *nt* aus der Chinarinde gewonnenes Alkaloid; zur Malariatherapie verwendet; SYN: Quinine

Chi|nis|mus *m* Chininvergiftung; SYN: Cinchonismus

Chi|no|li|ne *pl* vom Chinolin abgeleitete Malariamittel [Chloroquin, Primaquin]

Chi|no|lon|an|ti|bi|o|ti|ka *pl* →Chinolone

Chi|no|lo|ne *pl* das Enzym Gyrase* hemmende Antibiotika mit breitem Wirkungsspektrum; SYN: Gyrasehemmer, Quinolone, Chinolonantibiotika

Chi|non *nt* durch Oxidation aus Hydrochinon entstehendes ringförmiges Diketon
o-Chinon bildet zusammen mit Brenzkatechin ein Redoxsystem, das mit der Atmungskette verbunden ist

Chir-, chir- *präf.* →Chiro-

Chir|a|gra *nt/f* Gicht in den Handgelenken; SYN: Cheiragra

Chir|al|gie *f* →Cheiralgie

Chiro-, chiro- *präf.* Wortelement mit der Bedeutung "Hand"

Chi|ro|bra|chi|al|gie *f* →Cheirobrachialgie

Chi|ro|me|ga|lie *f* →Cheiromegalie

Chi|ro|plas|tik *f* →Cheiroplastik

Chi|ro|pod|al|gia *f* →Cheiropodalgie

Chi|ro|pod|al|gie *f* →Cheiropodalgie

Chi|ro|po|do|pom|pho|lyx *f* →Cheiropodopompholyx

Chi|ro|pom|pho|lyx *f* →Cheiropompholyx

Chi|ro|prak|tik *f* →Chirotherapie

Chi|ro|spas|mus *m* Handmuskelkrampf, Schreibkrampf; SYN: Cheirismus

Chi|ro|the|ra|pie *f* Diagnostik und Therapie reversibler Funktionsstörungen des Stütz- und Bewegungsapparates; SYN: Chiropraktik, Manipulationstherapie, manuelle Medizin, Manualtherapie, Osteopathie

Chi|rurg *m* Facharzt für Chirurgie; Operateur

Chi|rur|gie *f* Teigebiet der Medizin, das sich mit der operativen Therapie von angeborenen und erworbenen Erkrankungen, Fehlbildungen und Veränderungen beschäftigt; auch Bezeichnung für einen chirurgischen Eingriff
ästhetische Chirurgie Chirurgie zur Behebung oder Verbesserung angeborener oder erworbener Beeinträchtigungen der äußeren Erscheinung
kosmetische Chirurgie operativer Eingriff zur Verbesserung der äußeren Erscheinung; SYN: Schönheitschirurgie
minimal invasive Chirurgie chirurgische Technik, bei der möglichst schonend und mit kleiner Inzision gearbeitet wird, z.B. endoskopische Chirurgie
plastische Chirurgie wiederherstellende Chirurgie, die versucht Strukturen wieder aufzubauen oder durch künstliche Strukturen oder Plastiken zu ersetzen

chi|rur|gisch *adj* Chirurgie betreffend; durch einen chirurgischen Eingriff/eine Operation bedingt, operativ

chirurgisch-anatomisch *adj* Chirurgie und Anatomie betreffend

Chla|myd|ä|mie *f* Vorkommen von Chlamydien im Blut

Chla|my|dia *f* zur Bakterienfamilie **Chlamydiaceae** gehörende kleine, obligate Zellparasiten; SYN: Chlamydie, PLT-Gruppe
Chlamydia ornithosis →Chlamydia psittaci
Chlamydia pneumoniae Erreger der **Chlamydienpneumonie**, einer akuten Pneumonie des Erwachsenenalters
Chlamydia psittaci Erreger der Psittakose*; SYN: Chlamydia ornithosis
Chlamydia trachomatis in zahlreichen Serotypen vorkommender Erreger von Trachom*, Einschlusskonjunktivitis* und Lymphogranuloma* inguinale; SYN: TRIC-Gruppe

Chla|my|di|a|ceae *pl* s.u. Chlamydia

Chla|my|dien|er|kran|kung *f* →Chlamydiose

Chla|my|dien|in|fek|ti|on *f* →Chlamydiose

Chla|my|dien|pneu|mo|nie *f* s.u. Chlamydia pneumoniae

Chla|my|di|o|se *f* Oberbegriff für durch Chlamydia*-Species hervorgerufene Infektionskrankheiten; klinisch wichtig sind Ornithose*, Trachom*, Lymphogranuloma* venereum; SYN: Chlamydienerkrankung, Chlamydieninfektion

Chla|my|do|spo|re *f* asexuelle Dauerspore von Pilzen

Chlo|as|ma *nt* erworbene, umschriebene Hypermelanose von sonnenlichtexponierten Hautbezirken; neben idiopathischen Formen [**Chloasma gravidarum**], gibt es auch durch Medikamente [**Chloasma medicamentosum**], Kosmetika [**Chloasma cosmeticum**], Hormone [**Chloasma hormonale**] oder physikalische Reizung [**Chloasma traumaticum**] hervorgerufene Formen; SYN: Melasma

Chlor *nt* i.d.R. als gelbgrünes, molekulares Gas (Cl_2) vorliegendes Element der Halogengruppe; extrem reaktionsfähig; wird zur Wasserentkeimung verwendet

Chlor-, chlor- *präf.* →Chloro-

Chlor|ak|ne *f* akneartige Veränderungen der Haut von Gesicht und Extremitäten durch Kontakt mit chlorhaltigen Naphthalinen; SYN: Chlorarylakne, Akne chlorica

Chlo|ral|hy|drat *nt* als Schlaf- und Beruhigungsmittel verwendetes Kristallpulver; SYN: Chloralum hydratum, Trichloracetaldehydmonohydrat

Chlo|ra|lis|mus *m* Chloralvergiftung durch Chloralhydrateinnahme

Chlo|ra|lum hy|dra|tum *nt* →Chloralhydrat

Chlor|am|bu|cil *nt* alkylierendes Zytostatikum*

Chlor|am|phe|ni|col *nt* gegen grampositive und gramnegative Bakterien, Rickettsien, Chlamydien und Mykoplasmen wirksames Breitbandantibiotikum

Chlor|an|ä|mie *f* schwere Eisenmangelanämie bei Achlorhydrie*; SYN: Faber-Anämie

Chlor|a|ryl|ak|ne *f* →Chlorakne

Chlor|he|xi|din *nt* Antiseptikum und Desinfektionsmittel mit breitem Wirkspektrum

Chlo|rid *nt* Salz der Salzsäure

Chlo|rid|be|stim|mung *f* →Chloridimetrie

Chlorid-Diarrhoe *f* autosomal-rezessive Chloridabsorptionsstörung, die zu osmotischbedingten Durchfällen und Gedeihstörung führt; SYN: Chlorverlustdiarrhoe

Chlorid-Diarrhö-Syndrom *nt* autosomal-rezessive Störung der Chloridresorption im Darm mit Durchfällen und Gedeihstörung der Säuglinge; SYN: familiäre Chlorverlustdiarrhö, Chloridverlust-Syndrom

Chlo|ri|di|me|trie *f* quantitative Bestimmung von Chlorid in Flüssigkeiten; SYN: Chloridbestimmung, Chloridometrie

Chlo|ri|do|me|trie *f* →Chloridimetrie

chlo|rid|u|re|tisch *adj* Chloridurie betreffend, von ihr betroffen oder gekennzeichnet; SYN: chloruretisch

Chlo|rid|u|rie *f* übermäßige Chloridausscheidung im Harn; SYN: Chlorurese

Chloridverlust-Syndrom *nt* →Chlorid-Diarrhö-Syndrom

chlo|rig *adj* dreiwertiges Chlor enthaltend, z.B. **chlorige Säure**

Chlor|ka|li|um *nt* therapeutisch verwendetes Kaliumsalz der Salzsäure; SYN: Kaliumchlorid, Kalium chloratum

Chlor|kalk *f* zur Wasser- und Oberflächendesinfektion verwendetes weißes, nach Chlor riechendes Pulver; SYN: Calcaria chlorata, Calciumchloridhypochlorit, Bleichkalk

Chloro-, chloro- *präf.* Wortelement mit der Bedeutung "grün/grünlich"

Chlo|ro|don|tie *f* Grünfärbung von Milchzähnen als Folge von Ikterus* gravis neonatorum

Chlo|ro|form *nt* Halogenwasserstoff mit narkotisierender Wirkung; heute nicht mehr verwendet; SYN: Trichlormethan

Chlo|ro|for|mis|mus *m* akute oder chronische Chloroformvergiftung

Chlo|ro|form|nar|ko|se *f* heute nicht mehr gebräuchliche Inhalationsnarkose* durch Chloroformdämpfe

Chlo|ro|leuk|ä|mie *f* 1. durch eine grünliche Färbung der Infiltrate gekennzeichnete akute Form der myeloischen Leukämie*; SYN: Chloroleukose, Chloromyelose 2. →Chlorom

Chlo|roleu|ko|se *f* →Chloroleukämie

Chlo|ro|lym|phom *nt* von Lymphoblasten gebildetes Chlorom*; SYN: Chlorolymphosarkom

Chlo|ro|lym|pho|sar|kom *nt* →Chlorolymphom

Chlo|rom *nt* bei akuter Leukämie* auftretende seltene, grün gefärbte Infiltrate aus Myeloblasten; SYN: Chloroleukämie, Chlorosarkom

Chlo|ro|my|e|lo|blas|tom *nt* →Chloromyelom

Chlo|ro|my|e|lom *nt* meist im Rahmen einer Chloroleukämie* auftretende Sonderform des Chloroms* mit Überwiegen der Myeloblasten*; SYN: Chloromyelose, Chloromyeloblastom

Chlo|ro|my|e|lo|se *f* 1. →Chloromyelom 2. →Chloroleukämie

Chlo|ro|pe|nie *f* Chloridmangel des Körpers; SYN: Hypochlorämie, Hypochloridämie

Chlo|ro|pe|xie *f* Chlorbindung/-fixierung im Gewebe

Chlo|ro|pie *f* Chloropsie

chlo|ro|priv *adj* durch Chlor- oder Chloridmangel bedingt

Chlor|op|sie *f* erworbene Störung des Farbensehens [z.B. Digitalisvergiftung] mit Grüntönung aller Farben; SYN: Grünsehen, Chloropie

Chlo|ro|quin *nt* wichtiges Mittel der Malariaprophylaxe und -therapie; auch bei systemischem Lupus* erythematodes und rheumatoider Arthritis* wirksam; führt u.U. zu irreversiblen Netzhautschädigungen

Chlo|ro|sar|kom *nt* →Chlorom

Chlo|ro|se *f* früher häufige, meist Mädchen betreffende, schwere Eisenmangelanämie; SYN: Bleichsucht, Chlorosis

chlo|ro|tisch *adj* Chlorose betreffend, von ihr betroffen oder gekennzeichnet, durch sie bedingt

Chlo|ro|zyt *m* blasser, hämoglobinarmer Erythrozyt

Chlor|u|re|se *f* →Chloridurie

chlor|u|re|tisch *adj* →chloriduretisch

Chlor|ver|lust|di|ar|rhoe *f, pl* **-rho|en** →Chlorid-Diarrhoe

Chlor|ver|lust|di|ar|rhö, familiäre *f* →Chlorid-Diarrhö-Syndrom

Chlor|was|ser *nt* Desinfektionsmittel für Wunden, Schleimhaut und Hände; SYN: Aqua chlorata

Cho|a|na *f, pl* **-nae** hintere Öffnung der Nasen-

C

C

höhle; SYN: Choane

Cho|a|nal|a|tre|sie *f* angeborener Verschluss der hinteren Nasenöffnung; SYN: Atresia choanae

Cho|a|nal|po|lyp *m* von der Nasenschleimhaut ausgehender Polyp, der die Choane vollständig verschließen und bis in den Epipharynx reichen kann

Cho|a|nal|tam|po|na|de *f* hintere Nasentamponade bei Nasenbluten mit Blutungsquelle in hinteren Teil der Nase; SYN: Bellocq-Tamponade

Cho|a|ne *f* →Choana

Chol-, chol- *präf.* →Chole-

chol|a|gog *adj* den Gallenfluss anregend, galletreibend

Chol|a|go|gum *nt, pl* **-ga** galletreibendes Mittel, den Gallenfluss anregendes Mittel

Chol|ä|mie *f* Vorkommen von Galle oder Gallenpigmenten im Blut

chol|ä|misch *adj* Cholämie betreffend, von ihr betroffen oder durch sie bedingt

Chol|an *nt* zu den Steroiden gehörende Verbindung; Grundgerüst der Gallensäuren

Chol|an|e|re|se *f* erhöhte Gallensäureausscheiung

Cholangi-, cholangi- *präf.* →Cholangio-

Chol|an|gi|i|tis *f, pl* **-ti|den** Entzündung der Gallenwege/Gallengänge; SYN: Gallengangsentzündung, Cholangitis, Angiocholitis

chol|an|gi|i|tisch *adj* Gallengangsentzündung/Cholangiitis betreffend, von ihr betroffen oder gekennzeichnet; SYN: cholangitisch, angiocholangitisch

Cholangio-, cholangio- *präf.* Wortelement mit der Bedeutung "Gallengang"

Chol|an|gi|o|chol|e|zys|to|chol|e|doch|ek|to|mie *f* operative Entfernung von Gallenblase, Gallenblasengang und Choledochus*

Chol|an|gi|o|du|o|de|no|sto|mie *f* operative Verbindung von Gallengang und Zwölffingerdarm; SYN: Gallengang-Duodenum-Fistel

Chol|an|gi|o|ek|ta|sie *f* Gallengangserweiterung, Gallengangsdilatation

Chol|an|gi|o|en|te|ro|sto|mie *f* operative Verbindung von Gallengang und (Dünn-) Darm; SYN: Gallengang-Darm-Fistel

Chol|an|gi|o|fi|bro|se *f* Gallengangsfibrose

Chol|an|gi|o|gas|tro|sto|mie *f* operative Verbindung von Gallenwegen und Magen; SYN: Gallen-Magen-Fistel

chol|an|gi|o|gen *adj* von den Gallengängen ausgehend; SYN: cholangogen

Chol|an|gi|o|gra|fie *f* →Cholangiographie

chol|an|gi|o|gra|fisch *adj* →cholangiographisch

Chol|an|gi|o|gramm *nt* Röntgenkontrastaufnahme der Gallengänge

Chol|an|gi|o|gra|phie *f* Kontrastmitteldarstellung der Gallengänge

endoskopische retrograde Cholangiographie Cholangiographie mit direkter endoskopischer Kontrastmittelfüllung

perkutane transhepatische Cholangiographie Cholangiographie mit Leberpunktion und direkter Kontrastmittelfüllung

perkutane transjugulare Cholangiographie Cholangiographie durch Zugang über die Vena jugularis externa

chol|an|gi|o|gra|phisch *adj* Cholangiographie betreffend, mittels Cholangiographie

Chol|an|gi|o|he|pa|ti|tis *f, pl* **-ti|ti|den** Entzündung der intrahepatischen Gallengänge

chol|an|gi|o|he|pa|ti|tisch *adj* Cholangiohepatitis betreffend, von ihr betroffen oder gekennzeichnet

Chol|an|gi|o|he|pa|tom *nt* von den Leberzellen und den Gallengängen ausgehendes Karzinom; SYN: Hepatocholangiokarzinom

Chol|an|gi|o|je|ju|no|sto|mie *f* operative Verbindung von Gallengang und Jejunum; SYN: Gallengang-Jejunum-Fistel

Chol|an|gi|o|len *pl* kleinste Gallengänge der Leber

Chol|an|gi|o|len|ent|zün|dung *f* →Cholangiolitis

Chol|an|gi|o|li|tis *f, pl* **-ti|den** Entzündung der Gallenkapillaren und intrahepatischen Gallengänge; SYN: Cholangiolenentzündung, Angiocholitis

chol|an|gi|o|li|tisch *adj* Cholangiolitis betreffend, von ihr betroffen oder gekennzeichnet; SYN: angiocholitisch

Chol|an|gi|om *nt* vom Epithel der Gallengänge ausgehende Geschwulst; SYN: Gallengangstumor

benignes Cholangiom von den Gallengängen ausgehender benigner Tumor; SYN: Gallengangsadenom

malignes Cholangiom von den intrahepatischen Gallengängen ausgehender bösartiger Tumor; SYN: Gallengangskarzinom, cholangiozelluläres Karzinom, Carcinoma cholangiocellulare

Chol|an|gi|o|ma|no|me|trie *f* Druckmessung in den Gallenwegen

Chol|an|gi|o|pan|kre|a|ti|ko|gra|fie *f* →Cholangiopankreatikographie

chol|an|gi|o|pan|kre|a|ti|ko|gra|fisch *adj* →cholangiopankreatikographisch

Chol|an|gi|o|pan|kre|a|ti|ko|gra|phie *f* Kontrastmitteldarstellung der Gallenwege und der Bauchspeicheldrüse/des Pankreas; SYN: Cholangiopankreatographie

endoskopische retrograde Cholangiopankreatikographie Cholangiopankreatikographie mit direkter endoskopischer Kontrastmittelfüllung

chol|an|gi|o|pan|kre|a|ti|ko|gra|phisch *adj* Cholangiopankreatikographie betreffend, mittels Cholangiopankreatikographie

Chol|an|gi|o|pan|kre|a|ti|ko|gra|fie *f* →Cholangiopankreatikographie

Chol|an|gi|o|pan|kre|a|to|gramm *nt* Röntgenkontrastaufnahme von Gallenwegen und

Bauchspeicheldrüse/Pankreas

Chol|an|gi|o|pan|kre|a|to|gra|phie *f* →Cholangiopankreatikographie

Chol|an|gi|o|pa|thie *f* Erkrankung der Gallenwege

Chol|an|gi|o|sko|pie *f* endoskopische Betrachtung der Gallenwege; entweder als **intraoperative** oder als **endoskopische retrograde Cholangioskopie**; SYN: Gallenwegsendoskopie

chol|an|gi|o|sko|pisch *adj* Cholangioskopie betreffend, mittels Cholangioskopie

Chol|an|gi|o|sto|mie *f* **1.** Anlegen einer äußeren Gallengangsfistel, Gallengangsfistelung **2.** operativ angelegte äußere Gallengangsfistel

Chol|an|gi|o|to|mie *f* operative Gallengangseröffnung

Chol|an|gi|tis *f, pl* **-ti|den** Entzündung der Gallenwege/Gallengänge; SYN: Gallengangsentzündung, Cholangiitis, Angiocholitis

primär-sklerosierende Cholangitis chronische Cholangitis mit progredienter Fibrosierung; SYN: sklerosierende Cholangitis

sklerosierende Cholangitis →primär-sklerosierende Cholangitis

chol|an|gi|tisch *adj* Gallengangsentzündung/Cholangitis betreffend, von ihr betroffen oder gekennzeichnet; SYN: angiocholangitisch, cholangiitisch

chol|an|go|gen *adj* →cholangiogen

Chol|an|säu|re *f* aus Cholsäure hergestellte synthetische Gallensäure

Chol|as|kos *nt* Austritt von Galle in die Bauchhöhle; biliärer Aszites*; SYN: Choleperitoneum

Chol|at *nt* Salz der Cholsäure

Chole-, chole- *präf.* Wortelement mit der Bedeutung "Galle/Gallenflüssigkeit"

Cho|le|bi|li|ru|bin *nt* vom Bilirubin abweichender Gallenfarbstoff

Cho|le|cal|ci|fe|rol *nt* mit der Nahrung [Butter, Milch, Eier, Fischöle] aufgenommenes Vitamin D; SYN: Cholekalziferol, Colecalciferol, Vitamin D_3

Cho|le|cys|ti|tis *f, pl* **-ti|ti|den** Entzündung der Gallenblase; SYN: Gallenblasenentzündung, Gallenentzündung, Cholezystitis

cho|le|cys|ti|tisch *adj* Gallenblasenentzündung/Cholecystitis betreffend, von ihr betroffen oder gekennzeichnet; SYN: cholezystitisch

Cholecysto-, cholecysto- *präf.* Wortelement mit der Bedeutung "Gallenblase"

Cho|le|cys|to|du|o|de|no|sto|mie *f* operative Verbindung von Gallenblase und Duodenum; SYN: Gallenblasen-Duodenum-Fistel

Cho|le|cys|to|en|te|ro|sto|mie *f* operative Verbindung von Gallenblase und Darm; SYN: Gallenblasen-Darm-Fistel

Cho|le|cys|to|gas|tro|sto|mie *f* operative Verbindung von Gallenblase und Magen; SYN: Gallenblasen-Magen-Fistel

Cho|le|cys|to|ki|nin *nt* →Cholezystokinin

Cho|le|cys|to|ko|lo|sto|mie *f* operative Verbindung von Gallenblase und Kolon; SYN: Gallenblasen-Kolon-Fistel

Choledoch-, choledoch- *präf.* →Choledocho-

Cho|le|doch|ek|to|mie *f* Choledochusentfernung, Choledochusresektion

Cho|le|do|chi|tis *f, pl* **-ti|den** Entzündung des Ductus* cheledochus; SYN: Choledochusentzündung

cho|le|do|chi|tisch *adj* Choledochitis betreffend, von ihr betroffen oder gekennzeichnet

Choledocho-, choledocho- *präf.* Wortelement mit der Bedeutung "Hauptgallengang/Choledochus"

Cho|le|do|cho|cho|le|do|cho|a|nas|to|mo|se *f* →Choledochocholedochostomie

Cho|le|do|cho|cho|le|do|cho|sto|mie *f* Vereinigung zweier Choledochusabschnitte nach Resektion eines Zwischenstücks; SYN: Choledochocholedochoanastomose

Cho|le|do|cho|du|o|de|no|sto|mie *f* operative Verbindung von Choledochus und Zwölffingerdarm; SYN: Choledochus-Duodenum-Fistel

Cho|le|do|cho|en|te|ro|a|nas|to|mo|se *f* →Choledochoenterostomie

Cho|le|do|cho|en|te|ro|sto|mie *f* operative Verbindung von Choledochus und (Dünn-) Darm; SYN: Choledochus-Darm-Fistel, Choledochoenteroanastomose

Cho|le|do|cho|gas|tro|sto|mie *f* operative Verbindung von Choledochus und Magen; SYN: Choledochus-Magen-Fistel

Cho|le|do|cho|gra|fie *f* →Choledochographie

cho|le|do|cho|gra|fisch *adj* →choledochographisch

Cho|le|do|cho|gramm *nt* Röntgenkontrastaufnahme des Gallengangs/Ductus choledochus

Cho|le|do|cho|gra|phie *f* Kontrastmitteldarstellung des Gallengangs/Ductus choledochus

cho|le|do|cho|gra|phisch *adj* Choledochographie betreffend, mittels Choledochographie

Cho|le|do|cho|he|pa|to|sto|mie *f* operative Verbindung von Choledochus und Leber; SYN: Choledochus-Leber-Fistel

Cho|le|do|cho|i|le|o|sto|mie *f* operative Verbindung von Choledochus und Ileum; SYN: Choledochus-Ileum-Fistel

Cho|le|do|cho|je|ju|no|sto|mie *f* operative Verbindung von Choledochus und Jejunum; SYN: Choledochus-Jejunum-Fistel

Cho|le|do|cho|lith *m* im Choledochus liegender Gallenstein; kann zu Choledochusverlegung führen; SYN: Choledochusstein

Cho|le|do|cho|li|thi|a|sis *f, pl* **-ses** Gallensteinleiden mit Steinen im Ductus* choledochus

Cho|le|do|cho|li|tho|to|mie *f* Choledochus-

C

steinentfernung
Chol|e|do|cho|li|tho|trip|sie *f* Zerstörung von Choledochussteinen
Chol|e|do|cho|rha|phie *f* →Choledochorrhaphie
Chol|e|do|chor|rha|phie *f* Choledochusnaht; SYN: Choledochorhaphie
Chol|e|do|cho|skop *nt* Endoskop* zur Choledochoskopie
Chol|e|do|cho|sko|pie *f* endoskopische Untersuchung des Choledochus; meist intraoperativ [**intraoperative Choledochoskopie**] oder als **endoskopische retrograde Choledochoskopie** durch den Darm
chol|e|do|cho|sko|pisch *adj* Choledochoskopie betreffend, mittels Choledochoskopie
Chol|e|do|cho|sto|mie *f* Anlegen einer äußeren Choledochusfistel zur Gallendrainage
Chol|e|do|cho|to|mie *f* Choledochuseröffnung
Chol|e|do|cho|ze|le *f* angeborene Erweiterung des Endteils des Choledochus mit Vorwölbung in das Duodenum; SYN: intraduodenale Papillenzyste
Chol|e|do|chus *m* durch die Vereinigung von Ductus* cysticus und Ductus* hepaticus entstehender Gang, der an der Papilla* duodeni major in den Zwölffingerdarm mündet; SYN: Hauptgallengang, Ductus choledochus/biliaris
Choledochus-Darm-Fistel *f* operative Verbindung von Choledochus und (Dünn-) Darm; SYN: Choledochoenterostomie, Choledochoenteroanastomose
Choledochus-Duodenum-Fistel *f* operative Verbindung von Choledochus und Zwölffingerdarm; SYN: Choledochoduodenostomie
Chol|e|do|chus|ent|zün|dung *f* →Choledochitis
Choledochus-Ileum-Fistel *f* operative Verbindung von Choledochus und Ileum; SYN: Choledochoileostomie
Choledochus-Jejunum-Fistel *f* operative Verbindung von Choledochus und Jejunum; SYN: Choledochojejunostomie
Chol|e|do|chus|kar|zi|nom *nt* vom Ductus choledochus ausgehendes Karzinom; häufigster maligner Tumor der Gallenwege
Choledochus-Leber-Fistel *f* operative Verbindung von Choledochus und Leber; SYN: Choledochohepatostomie
Choledochus-Magen-Fistel *f* operative Verbindung von Choledochus und Magen; SYN: Choledochogastrostomie
Chol|e|do|chus|plas|tik *f* plastische Operation des Ductus* choledochus
Chol|e|do|chus|stein *m* →Choledocholith
Chol|e|do|chus|ste|no|se *f* erworbene Einengung des Ductus* choledochus; meist im Bereich der Papilla* duodeni major [Papillenstenose*]
Chol|e|do|chus|zys|te *f* angeborene zystische Erweiterung des Choledochus; führt oft zu rezidivierenden Entzündungen von Gallenblase und Pankreas
Chol|e|glo|bin *nt* im ersten Schritt des Hämoglobinabbaus entstehendes grünes Pigment; SYN: Verdohämoglobin, Verdoglobin
Chol|e|gra|fie *f* →Cholegraphie
Chol|e|gra|phie *f* Oberbegriff für alle Methoden zur Röntgenkontrastdarstellung der Gallenwege und der Gallenblase
Chol|e|kal|zi|fe|rol *nt* →Cholecalciferol
Chol|e|ki|ne|ti|kum *nt, pl* **-ka** die Gallenentleerung förderndes Mittel; SYN: Cholezystagogum
chol|e|ki|ne|tisch *adj* die Gallenentleerung fördernd, Gallenblase und Gallenwege anregend
Chol|e|lith *m* →Gallenstein
Cholelith-, cholelith- *präf.* →Cholelitho-
Chol|e|li|thi|a|sis *f, pl* **-ses** Vorhandensein eines oder mehrerer Gallensteine im Gallengangssystem; betrifft ca. 15% aller Erwachsenen [Frauen, Übergewichtige, Diabetiker]; SYN: Gallensteinleiden
Cholelitho-, cholelitho- *präf.* Wortelement mit der Bedeutung "Gallenstein/Cholelith"
Chol|e|li|tho|ly|se *nt* medikamentöse Auflösung von Gallensteinen
Chol|e|li|tho|to|mie *f* Gallensteinentfernung
Chol|e|li|tho|trip|sie *f* Gallensteinzertrümmerung; heute meist durch **extrakorporale Stoßwellenlithotripsie**
Chol|e|me|sis *f* Galleerbrechen; SYN: Vomitus biliosus
Chol|e|pa|thie *f* Gallenwegserkrankung, Gallenwegsleiden
Chol|e|pe|ri|to|ne|um *nt* Austritt von Galle in die Bauchhöhle; SYN: Cholaskos
Chol|e|pe|ri|to|ni|tis *f, pl* **-ti|den** durch Gallenaustritt in die Bauchhöhle hervorgerufene Bauchfellentzündung/Peritonitis*; SYN: gallige Peritonitis
chol|e|pe|ri|to|ni|tisch *adj* Choleperitonitis betreffend, von ihr betroffen oder gekennzeichnet
Chol|e|po|e|se *f* die in der Leber ablaufende Gallenbildung
chol|e|po|e|tisch *adj* Cholepoese betreffend oder fördernd
Chol|e|ra *f* schwere, mit Durchfällen und Erbrechen einhergehende Darmerkrankung; meist gleichgesetzt mit klassischer Cholera
Cholera aestiva in den Sommermonaten auftretende Cholera* nostras durch Viren oder Bakterien
Cholera asiatica →klassische Cholera
einheimische Cholera →Cholera nostras
Cholera epidemica →klassische Cholera
Cholera fulminans →Cholera sicca
Cholera gravis perakut verlaufende Cholera mit meist tödlichem Ausgang
Cholera indica →klassische Cholera
Cholera infantum Brechdurchfall der Säuglinge
klassische Cholera durch das kommaför-

mige Bakterium Vibrio* cholera hervorgerufene Infektionskrankheit mit profusen wässrigen Durchfällen [**Reiswasserstühle**], Erbrechen, Exsikkose und Elektrolytverlust und hoher Letalität; SYN: Cholera asiatica, Cholera indica, Cholera orientalis, Cholera epidemica

Cholera nostras durch Viren oder Bakterien verursachte choleraähnliche Erkrankung; SYN: Brechdurchfall, Brechruhr, einheimische/unechte Cholera

Cholera orientalis →klassische Cholera

pankreatische Cholera durch einen endokrinaktiven Tumor der Bauchspeicheldrüse verursachtes Syndrom mit wässrigen Durchfällen, Hypokaliämie* und Achlorhydrie*; SYN: Verner-Morrison-Syndrom, WDHA-Syndrom

Cholera sicca ohne Durchfälle oder Erbrechen verlaufende Form, die innerhalb weniger Stunden zum Tode führt; SYN: Cholera fulminans, Cholera siderans

Cholera siderans →Cholera sicca

unechte Cholera →Cholera nostras

Cho|le|ra|di|ar|rhö *f, pl* **-rhöen** milde Verlaufsform der Cholera; SYN: Cholerine

Cho|le|ra|ty|pho|id *nt* typhusähnliches Stadium der Cholera

Cho|le|ra|vi|bri|o|nen *pl* →Vibrio cholerae

Cho|le|re|se *f* Gallenbildung und -sekretion durch die Leberzellen

Cho|le|re|ti|kum *nt, pl* **-ka** die Cholerese anregendes Mittel

cho|le|re|tisch *adj* die Cholerese betreffend oder anregend

cho|le|ri|form *adj* choleraähnlich, choleraartig, an eine Cholera erinnernd

Cho|le|ri|ker *m* Person mit heftigem, leicht aufbrausendem Temperament

Cho|le|ri|ne *f* →Choleradiarrhö

Chol|er|rha|gie *f* (übermäßiger) Gallenfluss

Cho|les|tan *nt* aus Cholesterin entstehende Stammverbindung der Sterine*

Cho|les|ta|se *f* durch intrahepatische oder extrahepatische Störung des Gallenabflusses aus der Leber hervorgerufenes Krankheitsbild mit Retention von Gallensäuren, Bilirubin [Ikterus*] und anderen Bestandteilen der Galle; SYN: Cholostase, Gallestauung, Cholestasesyndrom

Cho|les|ta|se|syn|drom *nt* →Cholestase

cho|les|ta|tisch *adj* Cholestase betreffend, von ihr betroffen oder gekennzeichnet, durch sie bedingt

Cho|le|ste|a|tom *nt* **1.** chronische Epithelproliferation im Bereich des Trommelfells mit destruktivem Wachstum; SYN: Perlgeschwulst **2.** durch embryonal versprengte Epidermis verursachter benigner Tumor im Kleinhirnbrückenwinkel; SYN: Perlgeschwulst

cho|le|ste|a|to|ma|tös *adj* Cholesteatom betreffend, von ihr betroffen, in der Art eines Cholesteatoms

Cho|le|ste|a|to|se *f* →Cholesteatosis

Cho|le|ste|a|to|sis *f, pl* **-ses** Ablagerung von Cholesterinestern im Gewebe [**Lipoidflecken**]; SYN: Cholesteatose

Cholesteatosis vesicae Cholesteatose der Gallenblase mit stippchenförmigen Lipoidflecken; SYN: Stippchengallenblase, Gallenblasencholesteatose, Cholesteatosis vesicularis

Cholesteatosis vesicularis →Cholesteatosis vesicae

Cho|les|te|ra|se *f* →Cholesterinesterase

Cho|les|te|rin *nt* in freier und veresterter Form im Körper vorkommender Steroidalkohol; Grundsubstanz der Steroidhormone und Gallensäuren; wird über die Galle ausgeschieden und zum großen Teil resorbiert [**enterohepatischer Kreislauf**]; SYN: Cholesterol

Cho|les|te|ri|na|se *f* →Cholesterinesterase

Cho|les|te|rin|em|bo|lie *f* →Cholesterinkristallembolie

Cho|les|te|rin|es|ter *pl* im Körper vorkommende Ester von Cholesterin und höheren Fettsäuren

Cho|les|te|rin|es|te|ra|se *f* im Pankreas gebildetes Enzym, das Cholesterinester spaltet und damit resorbierbar macht; SYN: Cholesterinase, Cholesterase, Cholesterinesterhydrolase

Cho|les|te|rin|es|ter|hy|dro|la|se *f* →Cholesterinesterase

Cho|les|te|rin|kris|tall|em|bo|lie *f* kleinere Arterien und Kapillaren betreffende Embolie* durch Cholesterinkristalle; SYN: Cholesterinembolie

Cho|les|te|ri|no|se *f* Ablagerung von Cholesterin in Geweben

Cho|les|te|rin|pig|ment|kalk|stein *m* häufigste Gallensteinform, die neben einem Cholesterinkern auch Gallenfarbstoffe und Kalk enthält

Cho|les|te|rin|stein *m* fast ausschließlich aus Cholesterin bestehender Gallenstein

Cho|les|te|rin|syn|the|se *f* Cholesterinbildung

Cholesterin-Synthese-Enzym-Hemmer *m* als Lipidsenker verwendeter Hemmer der HMG-CoA-reduktase; SYN: HMG-CoA-Reduktase-Hemmer, CSE-Hemmer

Cho|les|te|rin|u|rie *f* Cholesterinausscheidung im Harn

Cho|les|te|rol *nt* →Cholesterin

Cho|les|ty|ra|min *nt* Anionenaustauscherharz, das im Darm Gallensäuren bindet; SYN: Colestyramin

Cho|le|szin|ti|gra|fie *f* →Choleszintigraphie

cho|le|szin|ti|gra|fisch *adj* →choleszintigraphisch

Cho|le|szin|ti|gramm *nt* Szintigramm* der Gallenwege; SYN: Gallenwegsszintigramm

Cho|le|szin|ti|gra|phie *f* Szintigraphie* der Gallenwege; SYN: Gallenwegsszintigraphie

C

cho|le|szin|ti|gra|phisch *adj* Choleszintigraphie betreffend, mittels Choleszintigraphie
Cho|le|te|lin *nt* durch Oxidation von Bilirubin entstehender gelber Farbstoff; SYN: Bilixanthin
Cho|le|tho|rax *m* gallenhaltiger Pleuraerguss*
Cholezyst-, cholezyst- *präf.* →Cholezysto-
Cho|le|zys|ta|go|gum *nt, pl* **-ga** →Cholekinetikum
Cho|le|zys|tal|gie *f* Gallenblasenschmerz
Cho|le|zys|ta|to|nie *f* Gallenblasenatonie
Cho|le|zyst|chol|an|gi|o|gra|fie *f* →Cholezystcholangiographie
cho|le|zyst|chol|an|gi|o|gra|fisch *adj* →cholezystcholangiographisch
Cho|le|zyst|chol|an|gi|o|gramm *nt* →Cholezystocholangiogramm
Cho|le|zyst|chol|an|gi|o|gra|phie *f* →Cholezystocholangiographie
cho|le|zyst|chol|an|gi|o|gra|phisch *adj* Cholezystocholangiographie betreffend, mittels Cholezystocholangiographie
Cho|le|zyst|ek|ta|sie *f* Gallenblasenausweitung, Gallenblasenektasie, z.B. bei Abflussbehinderung
Cho|le|zyst|ek|to|mie *f* Gallenblasenentfernung
Cho|le|zyst|en|te|ro|a|nas|to|mo|se *f* →Cholezystoenteroanastomose
Cho|le|zyst|en|te|ro|en|te|ro|sto|mie *f* →Cholezystoenteroanastomose
Cho|le|zyst|en|te|ro|rha|phie *f* →Cholezystoenterorrhaphie
Cho|le|zyst|en|te|ror|rha|phie *f* →Cholezystoenterorrhaphie
Cho|le|zys|ten|te|ro|sto|mie *f* →Cholezystoenterostomie
Cho|le|zys|ti|tis *f, pl* **-ti|ti|den** Entzündung der Gallenblase; SYN: Gallenblasenentzündung, Gallenentzündung, Cholecystitis
cho|le|zys|ti|tisch *adj* Gallenblasenentzündung/Cholezystitis betreffend, von ihr betroffen oder gekennzeichnet; SYN: cholecystitisch
Cholezysto-, cholezysto- *präf.* Wortelement mit der Bedeutung "Gallenblase"
Cho|le|zys|to|chol|an|gi|o|gra|fie *f* →Cholezystocholangiographie
Cho|le|zys|to|chol|an|gi|o|gramm *nt* Röntgenkontrastaufnahme von Gallenblase und Gallenwege; SYN: Cholezystcholangiogramm
Cho|le|zys|to|chol|an|gi|o|gra|phie *f* Kontrastmitteldarstellung der Gallenblase und der Gallenwege; SYN: Cholezystcholangiographie
Cho|le|zys|to|chol|an|gi|o|pa|thie *f* Erkrankung der Gallenblase und der Gallenwege
Cho|le|zys|to|du|o|de|no|sto|mie *f* operative Verbindung von Gallenblase und Zwölffingerdarm; SYN: Gallenblasen-Duodenum-Fistel
Cho|le|zys|to|en|te|ro|a|nas|to|mo|se *f* operative Verbindung von Gallenblase und Darm; SYN: Cholezystoenteroenterostomie, Cholezystenteroanastomose, Cholezystenteroenterostomie, Gallenblasen-Darm-Fistel, Gallenblasen-Darm-Anastomose
Cho|le|zys|to|en|te|ro|en|te|ro|sto|mie *f* →Cholezystoenteroanastomose
Cho|le|zys|to|en|te|ro|rha|phie *f* →Cholezystoenterorrhaphie
Cho|le|zys|to|en|te|ror|rha|phie *f* Gallenblasenfistelung durch direkte Vernähung von Gallenblase und Darm; SYN: Cholezystenterorhaphie, Cholezystoenterorhaphie, Cholezystenterorrhaphie
Cho|le|zys|to|en|te|ro|sto|mie *f* operative Verbindung von Gallenblase und Darm; SYN: Gallenblasen-Darm-Fistel, Gallenblasen-Darm-Anastomose, Cholezystoenteroanastomose, Cholezystenteroanastomose, Cholezystenterostomie
Cho|le|zys|to|gas|tro|a|nas|to|mo|se *f* →Cholezystogastrostomie
Cho|le|zys|to|gas|tro|sto|mie *f* operative Verbindung von Gallenblase und Magen; SYN: Gallenblasen-Magen-Fistel, Cholezystogastrostomie, Cholezystogastroanastomose
Cho|le|zys|to|gra|fie *f* →Cholezystographie
cho|le|zys|to|gra|fisch *adj* →cholezystographisch
Cho|le|zys|to|gramm *nt* Röntgenkontrastaufnahme der Gallenblase
intravenöses Cholezystogramm Cholezystogramm mit intravenöser Kontrastmittelapplikation
orales Cholezystogramm Cholezystogramm mit oralem Kontrastmittel
Cho|le|zys|to|gra|phie *f* Kontrastmitteldarstellung der Gallenblase
cho|le|zys|to|gra|phisch *adj* Cholezystographie betreffend, mittels Cholezystographie
Cho|le|zys|to|i|le|o|sto|mie *f* operative Verbindung von Gallenblase und Ileum; SYN: Gallenblasen-Ileum-Fistel
cho|le|zys|to|in|tes|ti|nal *adj* Gallenblase und Darm/Intestinum betreffend oder verbindend
Cho|le|zys|to|je|ju|no|sto|mie *f* operative Verbindung von Gallenblase und Jejunum; SYN: Gallenblasen-Jejunum-Fistel
Cho|le|zys|to|ki|nin *nt* vom APUD-System der Darmschleimhaut gebildetes Hormon, das die Sekretion von Galle und Pankreasspeichel anregt und die Darmmotilität erhöht; SYN: Pankreozymin, Cholecystokinin
Cho|le|zys|to|ko|lo|sto|mie *f* operative Verbindung von Gallenblase und Kolon; SYN: Gallenblasen-Kolon-Fistel
Cho|le|zys|to|li|thi|a|sis *f, pl* **-ses** auf die Gallenblase beschränkte Cholelithiasis*
Cho|le|zys|to|li|tho|trip|sie *f* Zerstörung von Gallensteinen in der Gallenblase
Cho|le|zys|to|ne|phro|sto|mie *f* →Cholezysto-

pyelostomie
Cho|le|zys|to|pa|thie *f* Gallenblasenerkrankung
Cho|le|zys|to|pe|xie *f* Gallenblasenanheftung bei mobiler Gallenblase
Cho|le|zys|top|to|se *f* →Choloptose
Cho|le|zys|to|py|e|lo|sto|mie *f* operative Verbindung von Gallenblase und Nierenbecken; SYN: Gallenblasen-Nierenbecken-Fistel, Cholezystonephrostomie
Cho|le|zys|to|rha|phie *f* →Cholezystorrhaphie
Cho|le|zys|tor|rha|phie *f* Gallenblasennaht; SYN: Cholezystorhaphie
Cho|le|zys|to|so|no|gra|fie *f* →Cholezystosonographie
Cho|le|zys|to|so|no|gra|phie *f* Sonographie* der Gallenblase
Cho|le|zys|to|sto|mie *f* Anlegen einer Gallenblasenfistel, Gallenblasenfistelung; SYN: Gallenblasenfistel
Cho|le|zys|to|to|mie *f* Gallenblaseneröffnung
Cho|lin *nt* über die Nahrung aufgenommener Baustein von Acetylcholin* und Lecithin*; SYN: Bilineurin, Sinkalin
Cho|lin|a|ce|ty|la|se *f* die Synthese von Acetylcholin katalysierendes Enzym; SYN: Cholinacetyltransferase
Cho|lin|a|ce|tyl|trans|fe|ra|se *f* →Cholinacetylase
cho|lin|erg *adj* durch Acetylcholin wirkend, auf Acetylcholin ansprechend; SYN: cholinergisch
Cho|lin|er|gi|kum *nt, pl* **-ka** Arzneimittel mit aktivierender Wirkung auf das parasympathische Nervensystem; SYN: Parasympathikomimetikum
cho|lin|er|gisch *adj* →cholinerg
Cho|lin|es|te|ra|se *f* Enzym, das Acetylcholin in Essigsäure und Cholin spaltet
β-Cholinesterase →unspezifische Cholinesterase
echte Cholinesterase die Spaltung von Acetylcholin in Cholin und Acetat katalysierendes Enzym; SYN: Acetylcholinesterase
Typ II-Cholinesterase →unspezifische Cholinesterase
unechte Cholinesterase →unspezifische Cholinesterase
unspezifische Cholinesterase in Serum, Darmschleimhaut und Pankreas vorkommendes Enzym, das außer Acetylcholin auch andere Cholinester spaltet; SYN: unechte Cholinesterase, Pseudocholinesterase, β-Cholinesterase, Butyrylcholinesterase, Typ II-Cholinesterase
Cho|lin|es|te|ra|se|hem|mer *pl* Pharmaka, die die Aktivität der Acetylcholinesterase hemmen und eine (toxische) Anreicherung von Acetylcholin bewirken; SYN: Cholinesteraseinhibitor, Acetylcholinesterasehemmer, Acetylcholinesteraseinhibitor
Cho|lin|es|te|ra|se|in|hi|bi|tor *pl* →Cholinesterasehemmer
Cho|li|no|ly|ti|kum *nt, pl* **-ka** die Wirkung von Acetylcholin* aufhebendes Mittel
cho|li|no|ly|tisch *adj* die Wirkung von Acetylcholin* aufhebend
Cho|li|no|re|zep|tor *m* Rezeptor für Acetylcholin* oder Substanzen mit cholinerger Wirkung; SYN: Cholinozeptor, cholinerger Rezeptor
Cho|li|no|re|zep|to|ren|blo|cker *pl* cholinerge Rezeptoren hemmende Mittel
Cho|li|no|zep|tor *m* →Cholinorezeptor
Cho|lin|phos|pho|gly|ce|rid *nt* aus Cholin, Glycerin, Phosphorsäure und Fettsäuren bestehender Grundbaustein der Zellmembran; SYN: Phosphatidylcholin, Lecithin, Lezithin
Cholo-, cholo- *präf.* →Chole-
Cho|lo|pto|se *f* Absenkung der Gallenblase; meist im Rahmen einer Enteroptose*; SYN: Gallenblasensenkung, Cholezystoptose
Cho|lor|rhoe *f, pl* **-rho|en** übermäßiger Gallenfluss
Cho|lo|sta|se *f* →Cholestase
Chol|säu|re *f* eine Gallensäure, die als Laxans, Choleretikum und Cholagogum verwendet wird
Chol|u|rie *f* Ausscheidung von Gallenfarbstoffen im Harn
chol|u|risch *adj* Cholurie betreffend, von ihr betroffen oder gekennzeichnet
Chondr-, chondr- *präf.* →Chondro-
chond|ral *adj* Knorpel betreffend, aus Knorpel bestehend, knorpelig, knorplig; SYN: kartilaginär
Chon|dral|gie *f* →Chondrodynie
Chon|dral|lo|pla|sie *f* →Chondrodystrophie
Chon|drek|to|mie *f* Knorpelentfernung, Knorpelresektion
Chondri-, chondri- *präf.* →Chondro-
Chond|ri|o|som *nt* im Zellplasma aller Körperzellen [außer Erythrozyten] liegende Organelle, die der Hauptort des Energiestoffwechsel aller aeroben Zellen ist; SYN: Mitochondrie, Mitochondrion, Mitochondrium
Chond|ri|tis *f, pl* **-ti|den** Knorpelentzündung
chond|ri|tisch *adj* Knorpelentzündung/Chondritis betreffend, von ihr betroffen oder gekennzeichnet
Chondro-, chondro- *präf.* Wortelement mit der Bedeutung "Knorpel/Knorpelgewebe"
Chon|dro|a|de|nom *nt* Chondrom* mit drüsigen Strukturen
Chon|dro|al|lo|pla|sie *f* →Chondrodystrophie
Chon|dro|an|gi|om *nt* gutartiger Bindegewebstumor mit chondromatösen und angiomatösen Anteilen
Chon|dro|blast *m* knorpelbildende Zelle; SYN: Chondroplast
Chon|dro|blas|tom *nt* gutartige Geschwulst des Epiphysenknopels; SYN: Codman-Tumor
Chon|dro|cal|ci|no|sis *f, pl* **-ses** →Chondro-

kalzinose

Chon|dro|cra|ni|um *nt* →Chondrokranium

Chon|dro|der|ma|ti|tis *f, pl* **-ti|ti|den** Entzündung von Haut und Knorpel; SYN: Dermatochondritis

Chondrodermatitis nodularis circumscripta helicis schmerzhafte Ohrknötchen am freien Ohrmuschelrand; SYN: Winkler-Krankheit

chon|dro|der|ma|ti|tisch *adj* Chondrodermatitis betreffend, von ihr betroffen oder gekennzeichnet

Chon|dro|dy|nie *f* Knorpelschmerz; SYN: Chondrodynia, Chondralgie

Chon|dro|dys|pla|sia *f* →Chondrodysplasie

Chondrodysplasia calcificans congenita →Chondrodystrophia calcificans congenita

Chondrodysplasia ectodermica Syndrom mit Mikromelie*, Polydaktylie*, Hypodontie und anderen Fehlbildungen; SYN: Ellis-van Creveld-Syndrom, Chondroektodermaldysplasie, chondroektodermale Dysplasie

Chondrodysplasia-punctata-Syndrome *pl* Gruppe von Erkrankungen mit Störungen der Knochen- und Knorpelentwicklung und spritzerartigen Verkalkungen der Epiphyse

Chon|dro|dys|pla|sie *f* Knorpelbildungsstörung; SYN: Chondrodysplasia

chon|dro|dys|troph *adj* Chondrodystrophie betreffend, von ihr betroffen oder gekennzeichnet, durch sie bedingt; SYN: chondrodystrophisch

Chon|dro|dys|tro|phia *f* →Chondrodystrophie

Chondrodystrophia calcificans congenita Oberbegriff für Entwicklungsstörungen von Knochen und Knorpel, die alle durch eine punktförmige Verkalkung von Knorpel gekennzeichnet sind; SYN: Conradi-Syndrom, Conradi-Hünermann-Syndrom, Conradi-Hünermann-Raap-Syndrom, Chondrodysplasia calcificans congenita

Chon|dro|dys|tro|phie *f* Störung der enchondralen Ossifikation* mit Beeinträchtigung des Längenwachstums der Knochen; SYN: Chondralloplasie, Chondroalloplasie, Chondrodystrophia

chon|dro|dys|tro|phisch *adj* →chondrodystroph

Chon|dro|ek|to|der|mal|dys|pla|sie *f* Syndrom mit Mikromelie*, Polydaktylie*, Hypodontie und anderen Fehlbildungen; SYN: Ellis-van Creveld-Syndrom, Ellis-Creveld-Syndrom, chondroektodermale Dysplasie, Chondrodysplasia ectodermica

Chon|dro|en|do|the|li|om *nt* gutartiger Bindegewebstumor mit chondromatösen und endotheliomatösen Anteilen

chon|dro|e|pi|phy|sär *adj* Epiphysen(fugen)-knorpel/Cartilago epiphysialis betreffend

Chon|dro|e|pi|phy|si|tis *f, pl* **-ti|den** Entzündung des Epiphysenknorpels

chon|dro|e|pi|phy|si|tisch *adj* Chondroepiphysitis betreffend, von ihr betroffen oder gekennzeichnet

Chon|dro|fi|brom *nt* Chondrom* mit fibrösen Anteilen; SYN: chondromyxoides Fibrom, Fibrochondrom

chon|dro|gen *adj* Chondrogenese betreffend, knorpelbildend, knorpelformend

Chon|dro|ge|ne|se *f* Knorpelbildung

Chon|dro|hy|po|pla|sie *f* abortive Form der Chondrodysplasie*

Chon|dro|id *nt* Knorpelgrundsubstanz

chon|dro|id *adj* wie Knorpel, knorpelartig, knorpelähnlich, knorpelförmig, knorpelig, knorplig

Chondroitin-6-Sulfat *nt* s.u. Chondroitinsulfate

Chondroitin-4-Sulfat *nt* s.u. Chondroitinsulfate

Chon|dro|i|tin|sul|fa|te *pl* zu den Mukopolysacchariden gehörende Sulfate der Chondoitinschwefelsäure; ihre drei Formen **Chondroitinsulfat A** (Chondroitin-4-Sulfat), **Chondroitinsulfat B** (Dermatansulfat) und **Chondroitinsulfat C** (Chondroitin-6-Sulfat) sind die Hauptbestandteile des Knorpels und kommen auch in Haut, Sehnen und Herzklappen vor

Chon|dro|kal|zi|no|se *f* durch Ablagerung von Calciumpyrophosphatdihydrat in einem [meist Kniegelenk] oder mehreren Gelenken hervorgerufene Arthropathie*; SYN: Chondrokalzinose-Syndrom, Chondrokalzinose-Arthropathie, Pseudogicht, Pyrophosphatarthropathie, CPPD-Ablagerung, Calciumpyrophosphatdihydratablagerung , Chondrocalcinosis

Chondrokalzinose-Arthropathie *f* →Chondrokalzinose

Chondrokalzinose-Syndrom *nt* →Chondrokalzinose

Chon|dro|kar|zi|nom *nt* Karzinom* mit Knorpelanteil

Chon|dro|klast *m* im Rahmen der Ossifikation* den Knorpel abbauende Zelle; SYN: Knorpelfresszelle

chon|dro|kos|tal *adj* Rippenknorpel/Cartilago costalis betreffend; SYN: kostochondral

Chon|dro|kra|ni|um *nt* knorpelig vorgebildete Teile des Schädels [v.a. Schädelbasis], die später durch Knochen ersetzt werden; SYN: Knorpelschädel, Primordialkranium, Chondrocranium

Chon|dro|li|pom *nt* aus Knorpel- und Fettgewebe bestehender Mischtumor

Chon|dro|ly|se *f* Knorpelauflösung

Chon|drom *nt* von Knorpelgewebe ausgehender Tumor; SYN: Knorpelgeschwulst, Knorpeltumor, Chondroma

peripheres Chondrom dem Knochen aufsitzender, gutartiger Knorpeltumor; SYN: Ekchondrom

Chon|dro|ma *nt, pl* **-ma|ta** →Chondrom

Chondroma sarcomatosum bösartiger Tumor des Knorpelgewebes; SYN: Knorpelsarkom, Chondrosarkom, Enchondroma malignum

Chon|dro|ma|la|cia *f* →Chondromalazie
Chondromalacia patellae oft beide Kniescheiben betreffende Knorpelerweichung bei Jugendlichen; SYN: Büdinger-Ludloff-Läwen-Syndrom

Chon|dro|ma|la|zie *f* Knorpelerweichung; SYN: Chondromalacia
systematisierte Chondromalazie ätiologisch ungeklärte, seltene Entzündung von knorpeligen Teilen der Nase [Sattelnase], des Ohrs [Blumenkohlohr], der oberen Luftwege und der Augen; SYN: rezidivierende Polychondritis, Polychondritis chronica atrophicans, von Meyenburg-Altherr-Uehlinger-Syndrom, Meyenburg-Altherr-Uehlinger-Syndrom, Polychondritis recidivans et atrophicans

chon|drom|ar|tig *adj* →chondromatös

chon|dro|ma|tös *adj* Knorpelgeschwulst/Chondrom betreffend, in der Art eines Chondroms (wachsend); SYN: chondromartig

Chon|dro|ma|to|se *f* durch multiple, gutartige Knorpelgeschwulste [Chondrome*] gekennzeichnete Arthropathie*; SYN: multiple Chondrome
artikuläre Chondromatose →synoviale Chondromatose
synoviale Chondromatose meist das Knie-, Hüft- oder Ellenbogengelenk betreffende Chondromatose* der Synovialis; SYN: artikuläre Chondromatose, Gelenkchondromatose

Chon|dro|me|ta|pla|sie *f* metaplastische Knorpelumwandlung

Chon|dro|mu|ko|id *nt* Grundsubstanz des hyalinen Knorpels

Chon|dro|my|om *nt* gutartiger Bindegewebstumor mit chondromatösen und myomatösen Anteilen

Chon|dro|my|xom *nt* verschleimtes Chondrom; SYN: Myxochondrom

Chon|dron *nt* aus Knorpelzellen und dem sie umschließenden Hof bestehende Grundeinheit des Knorpels; SYN: Knorpelterritorium

Chon|dro|ne|kro|se *f* Nekrose* von Knorpel(gewebe); SYN: Knorpelnekrose

chondro-ossär *adj* aus Knorpel- und Knochengewebe bestehend; SYN: osteochondral, osteokartilaginär

Chondro-osteoarthritis *f* kombinierte Chondritis* und Osteoarthritis*

Chon|dro|os|te|o|dys|tro|phie *f* Störung der Knochen- und Knorpelbildung; SYN: Osteochondrodystrophie

Chon|dro|os|te|om *nt* aus Knochen- und Knorpelgewebe bestehende Exostose*; SYN: knorpelige Exostose, kartilaginäre Exostose, osteo-kartilaginäre Exostose, Osteochondrom

Chon|dro|os|te|o|ne|kro|se *f* zur Gruppe der aseptischen Knochennekrosen* zählende, spontan auftretende unspezifische Erkrankung der Epiphyse*; SYN: aseptische Epiphysennekrose, aseptische Epiphyseonekrose, Knorpelknochennekrose, Osteochondrose, Osteochondrosis

Chon|dro|pa|thia *f* →Chondropathie
Chondropathia patellae degenerative Veränderung des Gelenkknorpels der Kniescheibe
Chondropathia tuberosa ätiologisch ungeklärte, schmerzhafte Anschwellung von Rippenknorpeln; SYN: Tietze-Syndrom

Chon|dro|pa|thie *f* (degenerative) Knorpelerkrankung

Chon|dro|pla|sie *f* Knorpelbildung

Chon|dro|plast *m* →Chondroblast

Chon|dro|plas|tik *f* Knorpelplastik

Chon|dro|po|ro|se *f* physiologische oder pathologische Hohlraumbildung im Knorpel

Chon|dro|sa|min *nt* Amin der Galaktose*; SYN: D-Galaktosamin

Chon|dro|sar|co|ma *nt, pl* **-ma|ta** →Chondrosarkom

Chon|dro|sar|kom *nt* bösartiger Tumor des Knorpelgewebes; SYN: Knorpelsarkom, Chondroma sarcomatosum, Enchondroma malignum, Chondrosarcoma

chon|dro|sar|ko|ma|tös *adj* Chondrosarkom betreffend

Chon|dro|sar|ko|ma|to|se *f* durch muliple maligne Knorpelgeschwulste [Chondrosarkome*] und Zerstörung der Knochenstruktur gekennzeichnete Erkrankung

Chon|dro|se *f* degenerative Knorpelerkrankung; SYN: Chondrosis

Chon|dro|tom *nt* Knorpelmesser

Chon|dro|to|mie *f* Knorpeldurchtrennung

chon|dro|xi|pho|id *adj* Schwertfortsatz/Processus xiphoideus betreffend

Chon|dro|zyt *m* aus Chondroblasten hervorgehende reife Knorpelzelle

Chopart-Amputation *f* Fußamputation in der Chopart-Gelenklinie; SYN: Chopart-Exartikulation, Chopart-Operation

Chopart-Exartikulation *f* →Chopart-Amputation

Chopart-Gelenklinie *f* Gelenklinie innerhalb der Fußwurzelknochen; von Bedeutung für Fußamputationen; SYN: Articulatio tarsi transversa

Chopart-Operation *f* →Chopart-Amputation

Chor-, chor- *präf.* →Chorio-

Chor|da *f, pl* **-dae** (*anatom.*) Schnur, Strang, Band
Chorda dorsalis axiales Stützorgan während der Embryonalentwicklung; SYN: Rückensaite
Chordae tendineae cordis Sehnenfäden der Papillarmuskeln
Chorda tympani Fasern des Nervus facialis, die durch die Paukenhöhle zur Zun-

gen ziehen; SYN: Paukensaite
Chorda umbilicalis Nabelstrang, Nabelschnur; SYN: Funiculus umbilicalis
Chorda urachi bindegewebiger Rest des verödeten Urachus; SYN: Urachusstrang, Ligamentum umbilicale medianum

C

Chor|da|fal|te *f* durch die Chorda* tympani hervorgerufene Schleimhautfalte der seitlichen Pukenhöhlenwand; SYN: Plica chordae tympani
chor|dal *adj* Chorda betreffend
Chord|ek|to|mie *f* Stimmbandteilresektion, Stimmbandausschneidung
Chor|di|tis *f, pl* **-ti|den** Entzündung eines oder beider Stimmbänder; SYN: Stimmbandentzündung, Chorditis vocalis
chor|di|tisch *adj* Stimmbandentzündung/Chorditis betreffend, von ihr betroffen oder gekennzeichnet
Chor|dom *nt* seltener, gallertartiger Tumor an der Schädelbasis; SYN: Notochordom
Chor|do|pe|xie *f* Stimmbandfixierung
Chor|do|to|mie *f* **1.** Stimmlippendurchtrennung **2.** Durchschneidung/Durchtrennung der Schmerzbahn im Rückenmark
Chor|do|zen|te|se *f* Punktion der Nabelschnurgefäße
Cho|rea *f* Oberbegriff für extrapyramidale Bewegungsstörungen mit unwillkürlichen, nicht unterdrückbaren Bewegungen [Hyperkinesen] und allgemeiner Muskelhypotonie
Chorea chronica progressiva hereditaria →Chorea Huntington
Chorea gravidarum in der Schwangerschaft auftretende Chorea; SYN: Schwangerschaftschorea
Chorea Huntington autosomal-dominante Form, die meist im 4. Lebensjahrzehnt einsetzt; neben choreatischen Symptomen imponiert der progressive geistige Verfall; SYN: Erbchorea, Chorea chronica progressiva hereditaria, Chorea major, Veitstanz
Chorea infectiosa →Chorea minor
Chorea juvenilis →Chorea minor
Chorea major →Chorea Huntington
Chorea minor v.a. Mädchen betreffende Choreaform, die im Anschluss an Streptokokkenerkrankungen zusammen mit rheumatischem Fieber auftritt; SYN: Sydenham-Chorea, Chorea minor Sydenham, Chorea juvenilis/rheumatica/infectiosa/simplex
Chorea minor Sydenham →Chorea minor
Chorea rheumatica →Chorea minor
Chorea simplex →Chorea minor
cho|re|a|ti|form *adj* choreaähnlich, in der Art einer Chorea; SYN: choreiform
cho|re|a|tisch *adj* Chorea betreffend, von Chorea betroffen, choreaartig
cho|re|i|form *adj* →choreatiform
cho|re|o|a|the|to|id *nt* Choreoathetose betreffend, von ihr betroffen oder gekennzeichnet
Cho|re|o|a|the|to|se *f* angeborene oder erworbene Bewegungsunruhe [Hyperkinese*] mit kombiniert choreatischer und athetotischer Symptomatik
Cho|res|tom *nt* →Choristom
cho|ri|al *adj* die mittlere Eihaut/Chorion betreffend; SYN: chorional
Chorio-, chorio- *präf.* Wortelement mit der Bedeutung "Zottenhaut/Chorion"
Cho|ri|o|am|ni|o|ni|tis *f, pl* **-ti|den** Entzündung von Chorion* und Amnion*
cho|ri|o|am|ni|o|ni|tisch *adj* Chorioamnionitis betreffend, von ihr betroffen oder gekennzeichnet
Cho|ri|o|blas|tom *nt* →Chorionepitheliom
Cho|ri|o|blas|to|se *f* Chorionwucherung
Cho|ri|o|ca|pil|la|ris *f* aus einem dichten Gefäßnetz bestehende Aderhautschicht; SYN: Lamina choroidocapillaris
Cho|ri|o|e|pi|the|li|om *nt* →Chorionepitheliom
Cho|ri|o|ge|ne|se *f* Chorionentwicklung
Cho|ri|o|i|dea *f* →Choroidea
Cho|ri|o|i|dea|skle|ro|se *f* altersbedingte, primäre [ohne erkennbare Ursache] oder sekundäre [nach Entzündung oder Verletzung] Sklerose der Aderhaut; SYN: Aderhautsklerose
Cho|ri|o|id|epi|the|li|om *nt* vom Plexus* choroideus ausgehender gutartiger Tumor; SYN: Choroidpapillom, Chorioidpapillom, Plexuspapilllom, Choroidepitheliom
Cho|ri|o|i|der|e|mie *f* zu Erblindung führende X-chromosomale Degeneration von Aderhaut und Netzhaut; SYN: Degeneratio chorioretinalis progressiva
Cho|ri|o|i|di|tis *f, pl* **-ti|den** Entzündung der Aderhaut; SYN: Aderhautentzündung, Choroiditis
Chorioiditis anterior vordere Chorioiditis
Chorioiditis centralis zentrale Chorioiditis in Nähe der Macula* lutea
Chorioiditis disseminata disseminierte exsudative Chorioiditis; SYN: hintere Chorioiditis
exsudative Chorioiditis Chorioiditis mit Ergussbildung
hintere Chorioiditis →Chorioiditis disseminata
juxtapapilläre Chorioiditis →Chorioiditis juxtapapillaris
Chorioiditis juxtapapillaris Chorioiditis in der Nähe der Sehnervenpapille; SYN: juxtapapilläre Chorioiditis
Chorioiditis macularis Chorioiditis mit Beteiligung der Macula* lutea
Chorioiditis metastatica metastatische Chorioiditis
Chorioiditis purulenta Chorioiditis mit eitrigem Erguss; SYN: Chorioiditis suppurativa
Chorioiditis suppurativa →Chorioiditis purulenta
vordere Chorioiditis →Chorioiditis ante-

rior

cho|ri|o|i|di|tisch *adj* Aderhautentzündung/Chorioiditis betreffend, von Chorioiditis betroffen

Cho|ri|o|i|do|cy|cli|tis *f, pl* **-ti|den** →Chorioidozyklitis

Cho|ri|o|i|do|i|ri|tis *f, pl* **-ti|den** Entzündung von Aderhaut und Regenbogenhaut; SYN: Chorioiritis

cho|ri|o|i|do|i|ri|tisch *adj* Chorioidoiritis betreffend, von ihr betroffen oder gekennzeichnet; SYN: chorioiritisch

Cho|ri|o|i|do|se *f* Bezeichnung für degenerative, evtl. auch entzündliche Veränderungen der Aderhaut; oft gleichgesetzt mit Chorioiditis*; SYN: (degenerative) Aderhauterkrankung

Cho|ri|o|i|do|zy|kli|tis *f, pl* **-ti|den** Entzündung von Aderhaut und Ziliarkörper; SYN: Chorioidozyklitis, Choroidocyclitis, Chorioidocyclitis

cho|ri|o|i|do|zy|kli|tisch *adj* Chorioidozyklitis betreffend, von ihr betroffen oder gekennzeichnet

Cho|ri|o|id|pa|pil|lom *nt* →Chorioidepitheliom

Cho|ri|o|i|ri|tis *f, pl* **-ti|den** Entzündung von Aderhaut und Regenbogenhaut; SYN: Chorioidoiritis

cho|ri|o|i|ri|tisch *adj* Choriodoiritis betreffend, von ihr betroffen oder gekennzeichnet; SYN: chorioidoiritisch

Cho|ri|o|me|nin|gi|tis *f, pl* **-ti|den** Entzündung von Hirnhaut und Plexus* choroideus
lymphozytäre Choriomeningitis virale Entzündung [LCM-Virus] mit meist guter Prognose; SYN: Armstrong-Krankheit

cho|ri|o|me|nin|gi|tisch *adj* Choriomeningitis betreffend, von ihr betroffen oder gekennzeichnet

Cho|ri|on *nt* **1.** mittlere Eihaut; SYN: Zottenhaut **2.** (*biolog.*) äußere Eihaut/Membran

Cho|ri|on|a|de|no|ma des|tru|ens *nt* →Chorionepitheliom

cho|ri|o|nal *adj* →chorial

Cho|ri|on|bi|op|sie *f* →Chorionzottenbiopsie

Cho|ri|on|ent|zün|dung *f* →Chorionitis

Cho|ri|on|e|pi|thel *nt* Epithel der Zottenhaut/Chorion; bildet u.a. Choriongonadotropin

Cho|ri|on|e|pi|the|li|om *nt* aus einer Blasenmole* hervorgehender maligner Tumor des Chorionepithels; SYN: Chorioblastom, malignes Chorionepitheliom, (malignes) Chorioepitheliom, Chorionkarzinom, fetaler Zottenkrebs, Chorionadenoma destruens

Cho|ri|on|go|na|do|tro|phin *n* →Choriongonadotropin

Cho|ri|on|go|na|do|tro|pin *nt* von den Trophoblasten der Plazenta gebildetes Hormon, das den Gelbkörper erhält und seine Umwandlung in den Schwangerschaftsgelbkörper bewirkt; SYN: Choriongonadotrophin, humanes Choriongonadotropin, Humanchoriongonadotropin

Cho|ri|o|ni|tis *f, pl* **-ti|den** Entzündung des Chorions*; SYN: Chorionentzündung

cho|ri|o|ni|tisch *adj* Chorionitis betreffend, von ihr betroffen oder gekennzeichnet

Cho|ri|on|kar|zi|nom *nt* →Chorionepitheliom

Cho|ri|on|so|ma|to|mam|mo|tro|pin *nt* in den Chorionzellen der Plazenta gebildetes Hormon unklarer Funktion; SYN: humanes Plazentalaktogen, humanes Chorionsomatomammotropin, Plazentalaktogen

Cho|ri|on|zot|ten|bi|op|sie *f* Probeentnahme aus dem Chorion in der Frühschwangerschaft zur Diagnose genetischer Erkrankungen; SYN: Chorionbiopsie

cho|ri|o|re|ti|nal *adj* Aderhaut und Netzhaut/Retina betreffend oder verbindend

Cho|ri|o|re|ti|ni|tis *f, pl* **-ti|den** Entzündung von Aderhaut und Netzhaut; SYN: Retinochorioiditis

cho|ri|o|re|ti|ni|tisch *adj* Chorioretinitis betreffend, von ihr betroffen oder gekennzeichnet

Cho|ri|o|re|ti|no|pa|thie *f* Erkrankung von Aderhaut und Netzhaut

Cho|ris|tie *f* Versprengung von Gewebe in der Embryonalphase

Cho|ris|tom *nt* von versprengtem Embryonalgewebe ausgehender Tumor; SYN: Chorestom

Cho|ro|i|dea *f* gefäß- und pigmentreicher hinterer Abschnitt der mittleren Augenhaut; versorgt das Pigmentepithel und die Stäbchen-Zapfen-Schicht; SYN: Chorioidea, Aderhaut

Cho|ro|id|ek|to|mie *f* operative Entfernung des Plexus* choroideus der Seitenventrikel

Cho|ro|id|epi|the|li|om *nt* →Chorioidepitheliom

Cho|ro|i|di|tis *f, pl* **-ti|den** →Chorioiditis

cho|ro|i|di|tisch *adj* →chorioiditisch

Cho|ro|i|do|cy|cli|tis *f, pl* **-ti|den** →Chorioidozyklitis

Cho|ro|i|do|zy|kli|tis *f, pl* **-ti|den** →Chorioidozyklitis

cho|ro|i|do|zy|kli|tisch *adj* →chorioidozyklitisch

Cho|ro|id|pa|pil|lom *nt* →Chorioidepitheliom

Chotzen-Saethre-Syndrom *nt* →Chotzen-Syndrom

Chotzen-Syndrom *nt* autosomal-dominante Form der Akrozephalosyndaktylie* mit Fehlbildungen von Schädel, Gesicht und Fingern; SYN: Chotzen-Saethre-Syndrom, Akrozephalosyndaktylie Typ III

Christmas-Faktor *m* Vitamin K-abhängig in der Leber synthetisierter Faktor der Blutgerinnung; Mangel führt zu Hämophilie* B; SYN: Faktor IX, Autothrombin II, antihämophiles Globulin B

Christmas-Krankheit *f* durch einen angeborenen Mangel an Christmas-Faktor bedingte Blutgerinnungsstörung; SYN: Hämophi-

C

lie B, Faktor IX-Mangel, Faktor IX-Mangelkrankheit

Christ-Siemens-Syndrom *nt* →Christ-Siemens-Touraine-Syndrom

Christ-Siemens-Touraine-Syndrom *nt* X-chromosomal-rezessiv vererbtes Syndrom, das durch Fehlbildung der Haut(anhangsgebilde) [Hypotrichie, Anhidrose*], der Zähne [Hypodontie*] und verschiedener Knorpel [Nase, Ohr] gekennzeichnet ist; SYN: Christ-Siemens-Syndrom, Guilford-Syndrom, Jacquet-Syndrom, anhidrotische ektodermale Dysplasie, ektodermale Dysplasie, ektodermale kongenitale Dysplasie, Anhidrosis hypotrichotica/congenita

Chrom *nt* hartes, beständiges Metall; essentielles Spurenelement; berufliche Exposition kann zu Allergien und Lungenerkrankungen führen

-chrom *suf.* Wortelement mit der Bedeutung "Farbe/Farbstoff"

Chrom-, chrom- *präf.* →Chromo-

chrom|af|fin *adj* leicht mit Chromsalzen färbbar; SYN: chromaphil, phäochrom

Chrom|af|fi|ni|tät *f* leichte Anfärbbarkeit mit Chromsalzen

Chrom|af|fi|nom *nt* vom chromaffinen System ausgehender Tumor; SYN: chromaffiner Tumor

Chrom|af|fi|no|pa|thie *f* Erkrankung des chromaffinen Systems

chro|ma|phil *adj* →chromaffin

chrom|ar|gen|taf|fin *adj* mit Chrom- und Silbersalzen färbbar

Chrom|äs|the|sie *f* durch andere Sinnesreize ausgelöstes Farbensehen

Chro|mat *nt* Salz der Chromsäure

Chromat-, chromat- *präf.* →Chromat-

Chro|ma|ti|de *f* Längshalfte eines Chromosoms; SYN: Halbchromosom

Chro|ma|tin *nt* im wesentlichen aus DNA*, Protein [Histone*, Nichthistone] und RNA* bestehende spezifisch anfärbbare Kernsubstanz; in der Teilungsphase entstehen aus ihm die sichtbaren Chromosomen

chro|ma|tin|ne|ga|tiv *adj* ohne Geschlechtschromatin

Chro|ma|ti|no|ly|se *f* Auflösung der Nissl-Substanz von Nervenzellen; SYN: Chromatolyse, Tigrolyse

Chro|ma|ti|nor|rhe|xis *f* →Chromatorrhexis

chro|ma|tin|po|si|tiv *adj* mit Geschlechtschromatin

chro|ma|tisch *adj* Farbe betreffend, farbig, anfärbbar

Chromato-, chromato- *präf.* Wortelement mit der Bedeutung "Farbe/Farbstoff"

Chro|ma|to|blast *m* Vorläuferzelle von Pigmentzellen; SYN: Chromoblast

Chro|ma|to|der|ma|to|se *f* durch eine Vermehrung oder Verminderung der Pigmentierung gekennzeichnete Hauterkrankung; SYN: Chromatodermatosis, Chromatose, Pigmentdermatose, Pigmentanomalie

Chro|ma|to|dys|o|pie *f* angeborene oder erworbene Störung des normalen Farbensehens, z.B. Rotschwäche, Grünschwäche; SYN: Farbensinnstörung, Farbenfehlsichtigkeit, Farbenanomalie, Dyschromatopsie, Dyschromatopie

Chro|ma|to|dys|op|sie *f* →Chromatodysopie

chro|ma|to|gen *adj* farbstoffbildend, farbstoffbildend; SYN: chromogen

Chro|ma|to|gra|fie *f* →Chromatographie

chro|ma|to|gra|fisch *adj* →chromatographisch

Chro|ma|to|gra|phie *f* Analysenmethode zur Auftrennung von Lösungen oder Gasen, durch Ausnutzung der unterschiedlichen Wanderungsgeschwindigkeit

chro|ma|to|gra|phie|ren *v* mittels Chromatographie analysieren

chro|ma|to|gra|phisch *adj* Chromatographie betreffend, mittels Chromatographie

chro|ma|to|id *adj* sich wie Chromatin färbend, chromatinartig

Chro|ma|to|ki|ne|se *f* Veränderung der Chromatinstruktur während des Zellzyklus

Chro|ma|to|ly|se *f* →Chromatinolyse

chro|ma|to|ly|tisch *adj* Chromatolyse betreffend, chromatolytisch

Chro|ma|to|me|ter *nt* →Chromometer

chro|ma|to|phil *adj* leicht färbbar; SYN: chromophil

Chro|ma|to|phi|lie *f* leichte Anfärbbarkeit mit Farbstoffen

Chro|ma|to|phor *nt* Pigmentzelle von Haut, Iris oder Choroidea

Chro|ma|to|pie *f* →Chromatopsie

Chro|ma|top|sie *f* **1.** (Fähigkeit zum) Farbensehen, Farbsinn; SYN: Chromatopie, Chromopsie **2.** Sehstörung, bei der alle Gegenstände in einem Farbton erscheinen, z.B. Gelbsehen [Xanthopsie]; SYN: Farbensehen, Chromatopie, Chromopsie

Chro|ma|top|to|me|ter *nt* Gerät zur Messung des Farbensehens; SYN: Chromoptometer

Chro|ma|top|to|me|trie *f* Messung des Farbensehens; SYN: Chromoptometrie

Chro|ma|tor|rhe|xis *f* Chromatinauflösung, Chromatinfragmentation; SYN: Chromatinorrhexis

Chro|ma|to|se *f* →Chromatodermatose

Chro|ma|to|sko|pie *f* →Chromodiagnostik

Chro|mat|u|rie *f* Ausscheidung eines pathologisch gefärbten Harns; SYN: Harnverfärbung

Chrom|cat|gut *nt* mit Chromsalzen behandeltes Catgut*; wird langsamer resorbiert als normales Catgut; SYN: Chromkatgut

Chrom|hid|ro|se *f* unabhängig von der Genese verwendeter Oberbegriff für die Ausscheidung eines gefärbten Schweißes; SYN: Chromhidrosis, Chromidrosis, Farbschweiß, gefärbter Schweiß

falsche Chromhidrose durch Farbstoffe hervorgerufene Färbung des Schweißes; SYN: Pseudochromhidrose, Pseudochromidrose

Chrom|hid|ro|sis *f, pl* **-ses** →Chromhidrose

chrom|hid|ro|tisch *adj* Chromhidrose betreffend, von ihr betroffen oder gekennzeichnet

Chrom|i|dro|sis *f, pl* **-ses** →Chromhidrose

chro|mie|ren *v* mit Chromsalzlösung behandeln

Chrom|kat|gut *nt* →Chromcatgut

Chromo-, **chromo-** *präf.* Wortelement mit der Bedeutung "Farbe/Farbstoff"

Chro|mo|bac|te|ri|um *nt* fakultativ anaerobe, gramnegative Pigmentbilder mit peritricher Begeißelung

Chromobacterium violaceum Erreger von Abszessen, Durchfallerkrankungen und Harnwegsinfekten; bildet das Antibiotikum **Aztreonam**

Chro|mo|blast *m* Vorläuferzelle von Pigmentzellen; SYN: Chromatoblast

Chro|mo|blas|to|my|ko|se *f* →Chromomykose

Chro|mo|cho|lo|sko|pie *f* Chromodiagnostik* der Gallenfunktion unter Verwendung gallengängiger Farbstoffe

Chro|mo|di|a|gnos|tik *f* Funktionsprüfung innerer Organe [z.B. Niere] unter Verwendung von Farbstoffen; SYN: Chromatoskopie, Chromoskopie

chro|mo|gen *adj* →chromatogen

Chro|mo|ge|ne|se *f* Farbstoffbildung

Chro|mo|mer *nt* Knotenbildung von Chromatiden mit erhöhtem DNA-Gehalt

Chro|mo|me|ter *nt* Messgerät für die Kolorimetrie*; SYN: Kolorimeter, Chromatometer, Farbenmesser

Chro|mo|my|ko|se *f* durch Schwärzepilze [**Fonsecaea**- und **Phialophora**-Species] hervorgerufene Mykose* der Haut und des Unterhautgewebes mit Befall von Hand, Unterschenkel und Fuß [**Moos-Fuß**]; SYN: Chromoblastomykose, schwarze Blastomykose, Blastomycosis nigra, Fonsecas-Krankheit, Pedrosos-Krankheit

Chro|mo|per|tu|ba|tion *f* Füllung der Eileiter mit Farbstoff zur Testung der Durchgängigkeit

Chro|mo|pe|xie *f* Pigmentfixierung, Pigmentbindung

chro|mo|phil *adj* leicht färbbar; SYN: chromatophil

chro|mo|phob *adj* schwer anfärbbar

Chro|mo|phor *nt* farbgebende Gruppe einer Verbindung; SYN: Farbradikal

chro|mo|phor *adj* farbgebend; farbtragend

Chro|mo|pho|to|the|ra|pie *f* Bestrahlung mit Licht einer bestimmten Wellenlänge, z.B. Rotlichttherapie; SYN: Buntlichttherapie

Chro|mo|pro|te|id *nt* →Chromoprotein

Chro|mo|pro|te|in *nt* eine farbgebende Gruppe enthaltendes, komplexes Protein; SYN: Chromoproteid

Chro|mo|pro|te|in|nie|re *f* durch Auftreten von **Chromoproteinzylindern** charakterisierte Schockniere im Anschluss an eine massive Hämolyse* und Myolyse*; SYN: chromoproteinurische Nephrose

Chro|mo|pro|te|in|u|rie *f* Ausscheidung von pigmentierten Eiweißzylindern im Harn

chro|mo|pro|te|in|u|risch *adj* Chromoproteinurie betreffend, von ihr betroffen oder gekennzeichnet, durch sie bedingt

Chrom|op|sie *f* →Chromatopsie

Chrom|op|to|me|ter *nt* →Chromatoptometer

Chrom|op|to|me|trie *f* →Chromatoptometrie

Chro|mo|re|ti|no|gra|fie *f* →Chromoretinographie

Chro|mo|re|ti|no|gra|phie *f* Farbfotografie der Netzhaut

Chro|mo|sko|pie *f* →Chromodiagnostik

Chro|mo|som *nt* während der Mitose* sichtbare Träger der Erbinformation; der Mensch hat insgesamt 46 Chromosomen, 44 Autosomen* und 2 Geschlechtschromosomen (XX bei der Frau, XY beim Mann)

chro|mo|so|mal *adj* Chromosom(en) betreffend, durch die Chromosomen bedingt

Chro|mo|so|men|ab|er|ra|ti|on *f* Abweichung von der normalen Chromosomenzahl [**numerische Chromosomenaberration**] oder der Struktur der Chromosomen [**strukturelle Chromosomenaberration**]

Chro|mo|so|men|a|no|ma|lie *f* Abweichung von der normalen Chromosomenzahl oder -form

autosomale Chromosomenanomalie Chromosomenanomalie, die ein oder mehrere Autosomen betrifft; SYN: Autosomenanomalie

Chro|mo|so|men|ar|me *pl* durch das Zentromer getrennte Chromosomenschenkel; je nach Lage des Zentromers und damit der Länge der Chromosomenarme unterscheidet man **metazentrische Chromosomen** [Zentromer in der Mitte], **akrozentrische Chromosomen** [Zentromer am Ende], **submediozentrische Chromosomen** [Zentromer fast in der Mitte], **subakrozephale Chromosomen** [Zentromer fast am Ende] und **telozentrische Chromosomen** [mit endständigem Zentromer]

Chro|mo|so|men|ban|de *f* mit Hilfe von Spezialfärbungen [**Chromosomenbanding**] erzeugte Querstreifung von Chromosomen

Chro|mo|so|men|de|le|ti|on *f* Verlust eines Chromosomenabschnitts; SYN: Deletion

Chro|mo|so|men|dis|junk|ti|on *f* Auseinanderweichen der Chromosomen während der Anaphase; SYN: Disjunktion

Chro|mo|so|men|in|ver|si|on *f* Umkehrung von Chromosomenteilen; SYN: Inversion

Chro|mo|so|men|mu|ta|ti|on *f* bleibende Strukturveränderung von Chromosomen

C

Chro|mo|so|men|satz *m* Gesamtzahl der Chromosomen
Chro|mo|so|men|trans|lo|ka|ti|on *f* Verlagerung eines Chromosomenteils auf ein anderes Chromosom; SYN: Translokation
chro|mo|to|xisch *adj* Hämoglobin zerstörend; durch Hämoglobinzerstörung hervorgerufen
Chro|mo|tri|chia *f* →Chromotrichie
Chro|mo|tri|chie *f* Haarfarbe, Haarfärbung, pigmentiertes Haar; SYN: Chromotrichia
Chro|mo|zen|tren *pl* stark anfärbbare Chromatinverdichtungen im Ruhekern
Chro|mo|zys|to|sko|pie *f* Chromodiagnostik* der Blasenfunktion unter Verwendung nierengängiger Farbstoffe
Chro|mo|zyt *m* pigmenthaltige/pigmentierte Zelle
Chrom|u|rie *f* Ausscheidung von endogenen [Bilirubin, Hämoglobin] oder exogenen [rote Beete] Farbstoffen im Harn
Chron-, **chron-** *präf.* →Chrono-
chronic fatigue syndrome *nt* ätiologisch ungeklärtes Syndrom, das durch anhaltende oder rezidivierende Müdigkeit, Konzentrationschwäche, Depressionen, Nachtschweiß u.ä. gekennzeichnet ist; SYN: chronisches Erschöpfungssyndrom, chronisches Ermüdungssyndrom, chronisches Müdigkeitssyndrom
chro|nisch *adj* sich langsam entwickelnd, langsam verlaufend, (an-)dauernd, anhaltend, langwierig
Chro|ni|zi|tät *f* langsam schleichender Verlauf; chronischer Zustand
Chrono-, **chrono-** *präf.* Wortelement mit der Bedeutung "Zeit"
Chro|no|bi|o|lo|gie *f* Wissenschaft vom Einfluss der Zeit auf Lebensabläufe
chro|no|bi|o|lo|gisch *adj* Chronobiologie betreffend, von ihr betroffen oder gekennzeichnet
Chro|no|gno|sie *f* Zeitgefühl
Chro|no|me|trie *f* Zeitmessung
chro|no|me|trisch *adj* Chronometrie betreffend
Chro|no|phar|ma|ko|lo|gie *f* Anwendung chronobiologischer Erkenntnisse auf Dosierung und Verabreichungsrhythmus von Arzneimitteln
Chro|no|phy|si|o|lo|gie *f* Lehre vom zeitlichen Ablauf physiologischer Vorgänge
chro|no|trop *adj* den zeitlichen Ablauf beeinflussend; (*Herz*) die Schlagrequenz beeinflussend
Chro|no|tro|pie *f* chronotrope Wirkung; SYN: Chronotropismus
Chro|no|tro|pis|mus *m* →Chronotropie
Chrys-, **chrys-** *präf.* →Chryso-
Chry|si|a|sis *f, pl* **-ses** →Chrysosis
Chryso-, **chryso-** *präf.* Wortelement mit der Bedeutung "Gold"
Chry|so|der|ma *nt* →Chrysosis
Chry|so|i|din *nt* in der Neisser-Färbung verwendeter Azofarbstoff
Chry|so|mia *f* →Chrysomyia
Chry|so|myia *f* Schmeißfliegengattung der Familie Calliphoridae*; ihre Larven sind obligate Erreger der Myiasis*; SYN: Chrysomia
Chry|sops *m* blutsaugende Bremsengattung; in den Tropen Krankheitserreger [Loiasis*, Tularämie*]; SYN: Blindbremse
Chrysops dimidiata Mangrovefliege; Überträger von Loa* loa
Chrysops discalis amerikanische Pferdebremse; Überträger von Francisella* tularensis
Chry|so|sis *f, pl* **-ses** meist durch therapeutische Goldapplikation hervorgerufene irreversible Einlagerung von Goldpartikeln in die Haut und Schleimhaut, aber auch Lederhaut und Bindehaut des Auges [**Chrysosis corneae**]; SYN: Goldausschlag, Chrysoderma, Chrysiasis, Auriasis, Pigmentatio aurosa
Chry|so|spo|ri|um *nt* Schimmelpilzgattung, die Hautpilzerkrankungen verursachen kann
Chry|so|the|ra|pie *f* Behandlung mit goldhaltigen Substanzen; SYN: Goldtherapie, Aurotherapie
Churg-Strauss-Syndrom *nt* systemische, nekrotisierende Gefäßentzündung unbekannter Ursache; SYN: allergische Granulomatose, allergische granulomatöse Angiitis
Chvostek-Fazialisphänomen *nt* →Chvostek-Zeichen
Chvostek-Zeichen *nt* mechanische Übererregbarkeit des Nervus* facialis bei Tetanie*; SYN: Chvostek-Fazialisphänomen
Chyl-, **chyl-** *präf.* →Chylo-
Chyl|ä|mie *f* Vorkommen von Chylus* im Blut; auch gleichgesetzt mit Chylomikronämie*
Chyl|an|gi|ek|ta|sie *f* zystische Erweiterung von Lymphgefäßen des Darms; SYN: Chyluszyste, Chylektasie
Chyl|an|gi|om *nt* mit chylöser Flüssigkeit gefülltes Angiom von Darm oder Mesenterium*
Chyl|as|kos *m* →Chyloperitoneum
Chyl|as|zi|tes *m* →Chyloperitoneum
Chyl|ek|ta|sie *f* →Chylangiektasie
Chylo-, **chylo-** *präf.* Wortelement mit der Bedeutung "Saft/milchige Flüssigkeit"
Chy|lo|ce|le *f* →Chylozele
Chy|lo|li|pu|rie *f* →Chylurie
Chy|lo|me|di|as|ti|num *nt* chylöser Erguss im Mediastinalraum
Chy|lo|mi|kron *nt* in der Darmschleimhaut gebildete Lipoid-Protein-Partikel als Transportform für Fette im Blut; SYN: Lipomikron, Chylusträpfchen, Chyluskorn
Chy|lo|mi|kron|ä|mie *f* Erhöhung der Chylomikronen im Blut; SYN: Hyperchylomi-

kronämie

chy|lo|mi|kron|ä|misch *adj* Chylomikronämie betreffend, von ihr betroffen oder gekennzeichnet; SYN: hyperchylomikronämisch

Chy|lo|pe|ri|kard *nt* chylöser Erguss im Herzbeutel

Chy|lo|pe|ri|kar|di|tis *f, pl* **-ti|den** Herzbeutelentzündung durch einen chylösen Erguss

chy|lo|pe|ri|kar|di|tisch *adj* Chyloperikarditis betreffend, von ihr betroffen oder gekennzeichnet

Chy|lo|pe|ri|to|ne|um *nt* chylöser Erguss in der Bauchhöhle; SYN: chylöser Aszites, Chylaskos, Chylaszites

Chy|lo|pneu|mo|tho|rax *m* kombinierter Chylo- und Pneumothorax*

Chy|lo|po|e|se *f* Chylusbildung

chy|lo|po|e|tisch *adj* Chylopoese betreffend, chylusbildend

Chy|lor|rhö *f, pl* **-rhö|en** →Chylorrhoe

Chy|lor|rhoe *f, pl* **-rho|en** **1.** Austritt von chylöser Flüssigkeit aus geschädigten Lymphgefäßen; SYN: Chylorrhö **2.** chylöser Durchfall; SYN: Chylorrhö

chy|lös *adj* Chylus betreffend, aus Chylus bestehend; chylusähnlich, chylusartig

Chy|lo|tho|rax *m* chylöser Erguss in der Pleurahöhle

Chy|lo|ze|le *f* Hydrozele* durch Chylusstauung, z.B. bei Elephantiasis* scroti; SYN: Chyluszele, Chyluscele, Chylocele, Hydrocele chylosa

Chy|lu|rie *f* Chylusausscheidung im Harn; chylöser Urin; SYN: Chylolipurie, Galakturie

Chy|lus *m* von den Dünndarmzotten kommende milchig-trübe Darmlymphe, die via Truncus* lymphaticus und Ductus* lymphaticus in die venöse Blutbahn geleitet wird; SYN: Milchsaft

Chy|lus|ce|le *f* →Chylozele

Chy|lus|korn *nt* →Chylomikron

Chy|lus|tröpf|chen *nt* →Chylomikron

Chy|lus|ze|le *f* →Chylozele

Chy|lus|zys|te *f* →Chylangiektasie

Chy|ma|se *f* Peptidbindungen hydrolysierendes Enzym der Mastzellen

Chy|mi|fi|ka|ti|on *f* Chymusbildung im Magen; SYN: Chymopoese

Chy|mo|pa|pa|in *nt* s.u. Chemonukleolyse

Chy|mo|po|e|se *f* Chymusbildung im Magen; SYN: Chymifikation

chy|mo|po|e|tisch *adj* Chymopoese betreffend, chymusbildend

chy|mös *adj* Chymus betreffend, chymusartig

Chy|mo|sin *nt* eiweißspaltendes und die Milch gerinnendes Enzym im Labmagen der Wiederkäufer und im Säuglingsmagen; SYN: Labferment, Rennin

Chy|mo|tryp|sin *nt* für die Eiweißverdauung im Darm wichtiges Enzym; wird im Darmlumen aus der Vorstufe **Chymotrypsinogen** aktiviert

Chy|mo|tryp|si|no|gen *nt* inaktive Vorstufe [**Zymogen**] von Chymotrypsin

Chy|mus *m* der im Magen gebildete, aus vorverdauter Nahrung bestehende Brei; SYN: Speisebrei

ci|bo|phob *adj* Cibophobie betreffend, durch sie gekennzeichnet; SYN: sitophob

Ci|bo|pho|bie *f* krankhafte Abneigung gegen Nahrung oder Nahrungsmittel; SYN: Sitophobie, Sitiophobie

Ci|ca|trix *f* Narbe, Narbengewebe

Cic|lo|spo|rin *nt* stark wirksames Immunsuppressivum*, das zur Behandlung von Autoimmunkrankheiten und bei Transplantatabstoßung eingesetzt wird

Ci|cu|ta vi|ro|sa *f* Wasserschierling; s.u. Cicutin

Ci|cu|tin *nt* aus dem **Wasserschierling** [Cicuta virosa] gewonnenes Krampfgift; SYN: Cicutinum, Koniin, Coniin, Coniinum

Ci|cu|ti|num *nt* →Cicutin

Ci|gu|a|te|ra *f* Vergiftung durch Meerestiere, die das Nervengift **Ciguatoxin** enthalten, z.B. Muscheln

Ci|gu|a|to|xin *nt* s.u. Ciguatera

C-II-Apoproteinmangel, familiärer *m* familiäre Lipidspeicherkrankheit mit Neigung zu Atherosklerose*, Hepatosplenomegalie* und zentralnervösen Störungen; SYN: Bürger-Grütz-Syndrom, Hyperlipoproteinämie Typ I, fettinduzierte/exogene Hypertriglyzeridämie, fettinduzierte/exogene Hyperlipämie

Ci|lia *pl* **1.** Augenwimpern, Wimpern, Zilien, Cilien **2.** →Cilium

ci|li|ar *adj* Wimpernhaare/Cilia oder Ziliarkörper betreffend; SYN: ziliar

Ci|li|a|ta *pl* →Ciliophora

Ci|li|en *pl* →Cilia

Cilio-, cilio- *präf.* Wortelement mit der Bedeutung "Wimper/Zilie/Cilium"

Ci|li|o|pho|ra *pl* teilweise oder vollständig bewimperte Einzeller, die in Süß- und Salzwasser vorkommen; zum Teil Parasiten oder Krankheitserreger des Menschen [z.B. Balantidium* coli]; SYN: Ziliaten, Wimpertierchen, Ciliophora

Ci|li|um *nt, pl* **Ci|lia, Ci|li|en** **1.** feines Haar des Flimmerepithels; SYN: Flimmerhärchen, Zilie, Cilie **2.** Flimmerhaar der Wimpertierchen/Ciliophora*

Cil|lo|sis *f, pl* **-ses** spastisches Oberlidzittern

Ci|mex *m, pl* **-mi|ces** zur Familie **Cimicidae** gehörende Gattung blutsaugender Wanzen; SYN: Bettwanze

Cimex hemipterus in den Tropen vorkommende Bettwanze; SYN: tropische Bettwanze

Cimex lectularius in den gemäßigten Zonen heimische Wanze, deren Speichelsekret eine urtikarielle Reaktion [Cimicose*] hervorruft; SYN: (gemeine) Bettwanze

C

Ci|mi|ci|a|sis *f, pl* **-ses** →Cimicosis

Ci|mi|ci|dae *pl* Familie flügelloser, blutsaugender Insekten, die die Bettwanzen und verwandte Gattungen enthält

Ci|mi|co|sis *f, pl* **-ses** in Mitteleuropa selten gewordene Hautreaktion [**Urticaria cimicina**] auf Bettwanzenbisse; SYN: Cimiciasis, Cimikose

Ci|mi|ko|se *f* →Cimicosis

C1-Inaktivator *m* Hemmer der Komplementkomponente C1; SYN: C1-Esterase-Inhibitor

Cin|cho|nis|mus *m* Chininvergiftung; SYN: Chinismus

Ci|ne|ol *nt* als Sekretolytikum* verwendetes ätherisches Öl; Hauptbestandteil des Eukalyptusöls und anderer ätherischer Öle; SYN: Eukalyptol, Eucalyptol, Zineol

Cin|gu|lum *nt, pl* **-la** Gürtel, gürtelförmige Struktur

Cingulum dentis Schmelzwulst am Zahnhals

Cingulum membri inferioris →Cingulum pelvicum

Cingulum membri superioris →Cingulum pectorale

Cingulum pectorale Schultergürtel; SYN: Cingulum membri superioris

Cingulum pelvicum Beckengürtel; SYN: Cingulum membri inferioris

Cin|na|mo|mum cam|pho|ra *m* Kampferbaum; s.u. Kampfer

Ci|o|ni|tis *f, pl* **-ti|den** Entzündung des Gaumenzäpfchens; SYN: Zäpfchenentzündung, Uvulitis, Staphylitis, Kionitis

ci|o|ni|tisch *adj* Zäpfchenentzündung/Cionitis betreffend, von ihr betroffen oder gekennzeichnet; SYN: uvulitisch, staphylitisch

cir|ca|di|an *adj* über den ganzen Tag (verteilt), ungefähr 24 Stunden dauernd oder umfassend, tagesrhythmisch; SYN: zirkadian

Cir|cu|lus *m* Kreis, Ring, kreis- oder ringförmige Formation

Circulus arteriosus arterieller Anastomosenring

Circulus arteriosus cerebri an der Gehirnbasis liegende Anastomose* von Arteria basilaris und Arteria carotis interna

Circulus arteriosus iridis major äußeres/ziliares Arteriengeflecht der Iris

Circulus arteriosus iridis minor inneres/pupilläres Arteriengeflecht der Iris

Circulus vasculosus Gefäßkranz

Circulus vasculosus nervi optici Arterienkranz an der Eintrittstelle des Sehnervs in die Sklera; SYN: Haller-Gefäßkranz, Zinn-Gefäßkranz

Circum-, circum- *präf.* Wortelement mit der Bedeutung "um...herum"

Cir|cum|fe|ren|tia *f* Umkreis, (Kreis-)Umfang; Ausdehnung, Peripherie, Zirkumferenz

Cir|rho|no|sis *f, pl* **-ses** ätiologisch ungeklärte, gold-gelbe Färbung von Pleura* und Peritoneum* bei Feten

Cirrhose cardiaque *f* durch eine Rechtsherzinsuffizienz* hervorgerufene Leberstauung mit Verbreiterung der Periportalsepten; keine Zirrhose* im pathologisch-anatomischen Sinn; SYN: Stauungsinduration der Leber

Cir|rho|sis *f, pl* **-ses** chronisch-entzündliche, evtl. von Nekrose* begleitete Organerkrankung mit fortschreitender Verhärtung und Schrumpfung des Gewebes; SYN: Zirrhose

Cirrhosis alcoholica durch chronischen Alkoholabusus* hervorgerufene häufigste Form der Leberzirrhose*; SYN: Alkoholzirrhose

Cirrhosis biliaris von den Gallengängen ausgehende Leberzirrhose*; SYN: biliäre Zirrhose, biliäre Leberzirrhose

Cirrhosis hepatis Oberbegriff für alle chronischen Lebererkrankungen, die durch Entzündung, Parenchymuntergang, Regeneration und Ausbildung von Bindegewebssepten zu einer Veränderung der Leberarchitektur und damit zu einer Beeinträchtigung von Durchblutung und Leberfunktion führen; SYN: Leberzirrhose; Zirrhose

Cirrhosis pigmentosa durch Einlagerung von Hämosiderin* hervorgerufene Leberzirrhose* bei Hämochromatose*; SYN: Pigmentzirrhose

Cir|sek|to|mie *f* Teilentfernung von Krampfadern

Cir|so|ce|le *f* →Cirsozele

Cir|som|pha|lus *m* Erweiterung und Schlängelung der Bauchdeckenvenen bei Abflussstörung im Pfortaderbereich; SYN: Medusenhaupt, Caput medusae

Cir|so|ze|le *f* hochgradige Erweiterung und Schlängelung des Plexus* pampiniformis; SYN: Krampfaderbruch, Cirsocele, Varikozele, Hernia varicosa

cis-Form *f* s.u. cis-trans Isomerie

cis-Konfiguration *f* **1.** Lage auf dem gleichen Chromosom **2.** cis-Form; s.u. cis-trans Isomerie

Cis|pla|tin *nt* Platinkomplex mit zytostatischer Wirkung

Cis|ter|na *f, pl* **-nae** Flüssigkeitsreservoir, Zisterne

Cisterna caryothecae →Cisterna nucleolemmae

Cisterna cerebellomedullaris größte Erweiterung des Subarachnoidalraums zwischen Kleinhirn und verlängertem Mark; typischer Ort für die Subokzipitalpunktion; SYN: Cisterna magna

Cisterna chiasmatica Zisterne im Bereich der Sehnervenkreuzung

Cisterna chyli Erweiterung am Zusammenfluss von Truncus* intestinalis und Trunci* lumbales

Cisterna magna →Cisterna cerebellomedullaris

Cisterna nucleolemmae Flüssigkeitsraum um den Zellkern; SYN: perinukleäre Zisterne, perinukleärer Spaltraum, Cisterna caryothecae

Cisternae subarachnoideae liquorhaltige Erweiterungen des Subarachnoidalraums; SYN: Subarachnoidalzisternen

cis-trans-Isomer *nt* s.u. cis-trans Isomerie

cis-trans Isomerie *f* Isomerie, bei der durch eine Doppelbindung getrennte Substituenten entweder auf derselben Seite des Moleküls [**cis-Form**] oder auf entgegengesetzten Seiten stehen [**trans-Form**]; SYN: geometrische Isomerie

Cis|tron *nt* Genabschnitt, der die Bildung eines Produktes [Protein, RNA] kodiert

Citr-, **citr-** *präf.* →Citro-

Ci|trat *nt* Salz der Citronensäure; SYN: Zitrat

Ci|trat|al|do|la|se *f* →Citratlyase

Ci|trat|blut *nt* durch Citratzusatz ungerinnbar gemachtes Blut; SYN: Zitratblut

Ci|trat|ly|a|se *f* die Spaltung von Citrat in Oxalacetat und Acetyl-CoA katalysierendes Enzym; wichtig für die Fettsäuresynthese; SYN: Zitrataldolase, Zitratlyase, Citrataldolase

Ci|trat|plas|ma *nt* durch Citratzusatz ungerinnbar gemachtes Plasma; SYN: Zitratplasma

Citrat-Pyruvat-Zyklus *m* Mechanismus zum transmembranösen Transport von Acetyl-Resten und Elektronen während der Fettsäuresynthese; SYN: Zitrat-Pyruvat-Zyklus

Ci|trat|zy|klus *m* →Zitratzyklus

Citro-, **citro-** *präf.* Wortelement mit der Bedeutung "Zitrone"

Ci|tro|bac|ter *m* gramnegatives Stäbchenbakterium; selten Erreger von Infektionen der Harn- oder der Atemwege und einer Säuglingsmeningitis

Ci|tro|nen|säu|re *f* Tricarbonsäure, wichtiges Zwischenprodukt des Intermediärstoffwechsels; SYN: Zitronensäure, Acidum citricum

Citrovorum-Faktor *m* von Leuconostoc citrovorum gebildete aktive Form der Folsäure*; SYN: N^{10}-Formyl-Tetrahydrofolsäure, Leukovorin, Leucovorin

Ci|trul|lin *nt* in Tieren und Pflanzen [**Wassermelone, Citrullus vulgaris**] vorkommende Aminosäure, die im Harnstoffzyklus anfällt; SYN: Zitrullin

Ci|trul|lin|ä|mie *f* autosomal-rezessive Enzymopathie*, die zur Anhäufung von Ammoniak im Körper führt; gekennzeichnet durch Erbrechen, epileptiforme Anfälle, geistige Retardierung und Gedeihstörung; SYN: Argininbernsteinsäure-synthetasemangel

Ci|trul|lin|u|rie *f* erhöhte Citrullinausscheidung im Harn; oft gleichgesetzt mit Citrullinämie*

Civatte-Krankheit *f* ätiologisch ungeklärte, aus einer entzündlichen Fleckenbildung hervorgehende, grau-braune, flächenhafte Pigmentierung der Gesichtshaut; SYN: Riehl-Melanose, Riehl-Syndrom, Civatte-Poikilodermie, Kriegsmelanose, Melanosis toxica lichenoides

Civatte-Poikilodermie *f* →Civatte-Krankheit

CK-BB *nt* s.u. Creatinkinase

C-Kette *f* s.u. Proinsulin

CK-MB *nt* s.u. Creatinkinase

CK-MM *nt* s.u. Creatinkinase

C3-Konvertase *f* Schlüsselenzym der Komplementaktivierung, das sowohl bei der klassischen als auch der alternativen Aktivierung die Umwandlung von C3 in C3b katalysiert; SYN: 4-2-Enzym

Cla|di|o|sis *f, pl* **-ses** meist tiefe Mykose* durch Scopulariopsis; SYN: Kladiose

Cla|do|spo|ri|o|se *f* durch Cladosporium*-Species hervorgerufene meist oberflächliche Mykose*; SYN: Cladosporiumerkrankung, Cladosporiosis

Cla|do|spo|ri|o|sis *f, pl* **-ses** →Cladosporiose

Cla|do|spo|ri|um *nt* Schimmelpilzgattung mit verschiedenen Erregern [**Cladosporium carrionii, Cladosporium mansoni, Cladosporium werneckii**] von Hautpilzerkrankungen

Cla|do|spo|ri|um|er|kran|kung *f* →Cladosporiose

Cla|pote|ment *nt* Plätschergeräusch des Magens

Clarke-Säule *f* Ganglienzellgruppe in der Hintersäule des Rückenmarks; SYN: Clarke-Stilling-Säule, Stilling-Kern, Nucleus thoracicus, Columna thoracica

Clarke-Stilling-Säule *f* →Clarke-Säule

Clauberg-Nährboden *m* Nährboden zur Züchtung des Diphtherieerregers **Corynebacterium diphtheriae**

Clau|di|ca|tio *f, pl* **-ti|o|nes** Hinken; SYN: Claudikation

Claudicatio intermittens durch eine periphere arterielle Durchblutungsstörung verursachte heftige Wadenschmerzen, die zu vorübergehendem Hinken führen oder den Patienten zum Stehenbleiben zwingen; SYN: intermittierendes Hinken, Charcot-Syndrom, Schaufensterkrankheit, Angina cruris, Dysbasia intermittens/angiospastica

Claudicatio intermittens abdominalis kolikartige Leibschmerzen mit Symptomen des akuten Abdomens bei Einschränkung der Darmdurchblutung durch eine Arteriosklerose der Mesenterialgefäße; SYN: Morbus Ortner, Ortner-Syndrom II, Angina abdominalis, Angina intestinalis

Claudicatio intermittens der Cauda equina →Claudicatio intermittens spinalis
Claudicatio intermittens des Rückenmarks →Claudicatio intermittens spinalis
Claudicatio intermittens spinalis durch Einengung des Spinalkanals hervorgerufene Symptomatik, die an eine Claudicatio intermittens erinnert; SYN: Claudicatio intermittens des Rückenmarks, Claudicatio intermittens der Cauda equina

C

Clau|di|ka|ti|on *f* →Claudicatio

Claus|tro|pho|bie *f* Angst vor geschlossenen Räumen; oft gleichgesetzt mit Platzangst*; SYN: Klaustrophobie

Cla|vi|ceps pur|pu|rea *f* auf Gräsern, v.a. Roggen, wachsender Pilz, dessen sporenbildende Dauerform [**Mutterkorn, Secale cornutum**] zahlreiche Alkaloide [**Mutterkornalkaloide**] enthält; SYN: Mutterkornpilz

Cla|vi|cu|la *f, pl* **-lae** S-förmiger Knochen, der Schulterblatt und Brustbein verbindet; SYN: Schlüsselbein, Klavikel, Klavikula

Cla|vi|ko|to|mie *f* Schlüsselbeindurchtrennung; SYN: Kleidotomie

Cla|vu|lan|säu|re *f* von **Streptomyces clavuligerus** gebildete Substanz, die die Empfindlichkeit von Bakterien gegen verschiedene Antibiotika erhöht

Cla|vus *m, pl* **-vi** durch chronischen Druck hervorgerufene Hornverdickung mit zentralem Zapfen; SYN: Hühnerauge, Leichdorn, Klavus

Clea|rance *f* Bezeichnung für die Plasmamenge, die pro Zeiteinheit von einer bestimmten Substanzmenge gereinigt wird
renale Clearance Klärleistung der Niere; SYN: Nierenclearance

Cleid-, cleid- *präf.* Wortelement mit der Bedeutung "Schlüsselbein/Klavikula"

Click *m* hochfrequenter Extraton des Herzens, z.B. zwischen I. und II. Herzton; SYN: Klick

Clifford-Syndrom *nt* durch eine Übertragung des Säuglings hervorgerufene Störungen [reduziertes Fettpolster, Fehlen der Käseschmiere, Grünfärbung der Haut]; SYN: Dysmaturitätssyndrom, Übertragungssyndrom, Überreifesyndrom, Ballantyne-Runge-Syndrom

Cli|mac|ter *m* →Climacterium

Cli|mac|te|ri|um *nt* Übergangsphase von der vollen Geschlechtsreife zum Senium, die von Hitzewallungen, unregelmäßiger Menstruation, Stimmungsschwankungen, Schlafstörungen, Kreislaufbeschwerden u.ä. gekennzeichnet ist; SYN: Klimakterium, Klimax, Wechseljahre der Frau, Climacter, Climax
Climacterium praecox vor dem 40. Lebensjahr einsetzendes Klimakterium; SYN: Klimakterium praecox, vorzeitiges Klimakterium
Climacterium tardum nach dem 58. Lebensjahr einsetzendes Klimakterium; SYN: Klimakterium tardum, verzögertes Klimakterium
Climacterium virile durch das Absinken der Androgenbildung hervorgerufener Symptomenkomplex, der dem Klimakterium der Frau ähnelt; SYN: Klimakterium virile, Wechseljahre des Mannes

Cli|max *m, pl* **Cli|ma|ces 1.** →Climacterium **2.** sexueller Höhepunkt; SYN: Orgasmus, Klimax **3.** Höhepunkt einer Krankheit

Cli|to|ris *f, pl* **-to|ri|des** erektiles weibliches Sexualorgan am vorderen Ende der kleinen Schamlippen; SYN: Kitzler, Klitoris

Cli|to|ri|tis *f, pl* **-ti|den** Entzündung der Clitoris; SYN: Klitorisentzündung, Klitoritis

cli|to|ri|tisch *adj* Klitorisentzündung/Clitoritis betreffend, von ihr betroffen oder gekennzeichnet

Clo|a|ca *f* gemeinsame Endung von Darm- und Urogenitalkanal während der Embryonalentwicklung; SYN: Kloake

Clon *m* **1.** genetisch identische Nachkommen einer Mutterzelle oder eines Organismus **2.** multiple Kopien eines Moleküls; SYN: Klon

Clon|or|chi|a|sis *f, pl* **-ses** durch Leberegel [Clonorchis*, Opisthorchis*] hervorgerufene Erkrankung der Gallengänge, der Gallenblase und evtl. des Pankreasgangs; SYN: Klonorchiasis, Clonorchiose, Opisthorchiasis

Clon|or|chi|o|se *f* →Clonorchiasis

Clon|or|chis *m* zu den Trematoden gehörige Gattung von Leberegeln; SYN: Opisthorchis
Clonorchis sinensis in Ostasien vorkommender Saugwurm; Erreger der Clonorchiasis*; SYN: chinesischer Leberegel, Opisthorchis sinensis

Clo|nus *m, pl* **-ni** rhythmisch krampfende Muskelkontraktion; SYN: Klonus
Clonus uteri dicht aufeinenderfolgende krampfartige Wehen, die in einen Wehensturm übergehen können; SYN: Gebärmutterkrampf

Cloquet-Drüse *f* zu den tiefen Leistenlymphknoten gehöriger kleiner Lymphknoten unter dem Leistenband in der Lacuna vasorum; SYN: Rosenmüller-Cloquet-Drüse, Rosenmüller-Drüse

Cloquet-Hernie *f* Schenkelhernie* mit dem Canalis* femoralis als Bruchpforte; SYN: Hernia femoralis pectinea

Clos|tri|die *f* →Clostridium

Clostridien-Cellulitis *f* durch Clostridien hervorgerufene Entzündung des Unterhautgewebes

Clos|tri|di|um *nt* ubiquitär vorkommende, anaerobe, gramnegative Sporenbildner; SYN: Klostridie, Clostridie
Clostridium botulinum peritrich begei-

ßeltes Stäbchenbakterium, das ein extrem giftiges Ektotoxin [**Botulinustoxin**] bildet; Botulismus*-Erreger; SYN: Botulinusbazillus, Bacillus botulinus

Clostridium bubalorum Prévot →Clostridium novyi typ C

Clostridium difficile exotoxinbildendes Stäbchen [das stabile Enterotoxin **Toxin A** und das hitzelabile Zytotoxin **Toxin B**]; Erreger der Antibiotika-assoziierten Kolitis*

Clostridium histolyticum seltener, aber gefährlicher Gasbrand*-Erreger, der 9 verschiedene Toxine bilden kann

Clostridium novyi in verschiedenen Subtypen vorkommender Gasbrand*-Erreger; SYN: Clostridium oedematiens

Clostridium novyi typ B tierpathogener Subtyp von Clostridium novyi; SYN: Bacillus gigas Zeissler

Clostridium novyi typ C tierpathogener Subtyp von Clostridium* novyi; SYN: Clostridium bubalorum Prévot

Clostridium oedematiens →Clostridium novyi

Clostridium perfringens unbewegliches Stäbchen, das thermoresistente Sporen bildet; häufigster Gasbrand*-Erreger; SYN: Welch-Fränkel-Bazillus, Welch-Fränkel-Gasbrandbazillus, Fraenkel-Gasbazillus

Clostridium septicum Gasbrand*-Erreger bei Tier und Mensch; SYN: Pararauschbrandbazillus

Clostridium tetani extrem widerstandsfähige [bis zu 100° feuchte Hitze] Sporen bildendes, bewegliches Stäbchen mit typischer **Trommelschlegelform**; bildet zwei Toxine, das neurotoxische **Tetanospasmin** und das hämolytische **Tetanolysin**; SYN: Tetanusbazillus, Tetanuserreger, Wundstarrkrampfbazillus, Wundstarrkrampferreger, Plectridium tetani

Clot-observation-Test *m* Globaltest zur Beurteilung der Gerinnungsfunktion des Blutes

Clo|tri|ma|zol *nt* Antimykotikum* mit breiter Wirkung gegen Dermatophyten, Hefen und Schimmelpilze

Clough-Richter-Syndrom *nt* erworbene Bildung von Kältehämagglutininen mit Hämolyse* bei Temperaturerniedrigung; SYN: Clough-Syndrom, Kältehämagglutinationskrankheit

Clough-Syndrom *nt* →Clough-Richter-Syndrom

Clouston-Syndrom *nt* autosomal-dominant vererbte Dermatose* ohne Schweißdrüsendysplasie; SYN: hidrotisch ektodermale Dysplasie

Clo|xa|cil|lin *nt* gegen grampositive und gramnegative Keime wirkendes bakterizides Antibiotikum

Clu|nes *pl* Gesäß, Hinterbacken; SYN: Nates

cluster headache *nt* streng halbseitig auftretende Schmerzattacken im Augen-Stirn-Schläfen-Bereich mit Rötung des Auges, Tränenfluss und anderen Symptomen; SYN: Cluster-Kopfschmerz, Bing-Horton-Syndrom, Bing-Horton-Neuralgie, Horton-Syndrom, Horton-Neuralgie, Histaminkopfschmerz, Kephalgie, Erythroprosopalgie, Cephalaea histaminica

Cluster-Kopfschmerz *m* →cluster headache

Clys|ma *nt* Einlauf, Darmeinlauf; SYN: Klistier, Klysma

CM-Gelenke *pl* Gelenke zwischen Handwurzel- und Mittelhandknochen; SYN: Karpometakarpalgelenke, Articulationes carpometacarpales

CMV-Hepatitis *f* durch das Cytomegalievirus* hervorgerufene Leberentzündung/Hepatitis*

CMV-Mononukleose *f* zum Zytomegalie-Syndrom* gehörende Speicheldrüsenentzündung, die nur schwer von der klassischen infektiösen Mononukleose* abgrenzbar ist; SYN: Zytomegalievirusmononukleose, Paul-Bunnel-negative infektiöse Mononukleose

Co-, co- *präf.* Wortelement mit der Bedeutung "zusammen/verbunden"

Co|a|gu|la|se *f* eine Gerinnung bewirkendes Enzym; SYN: Koagulase

Co|a|li|tio *f, pl* **-ti|o|nes** angeborene Verschmelzung benachbarter Knochen

Co|arc|ta|tio *f, pl* **-ti|o|nes** Verengung, Verengerung, Striktur, Koarktation

Coarctatio aortae →Aortenisthmusstenose

Coats-Syndrom *nt* seltene, von angeborenen Gefäßanomalien begünstigte Netzhautschädigung mit grauweißem Exsudat; SYN: Morbus Coats, Retinitis haemorrhagica externa, Retinitis exsudativa (externa)

Co|ba|la|min *nt* Cobalt-haltiges, in der Leber gespeichertes wasserlösliches Vitamin; ein Mangel führt langfristig zur Entwicklung einer perniziösen Anämie*; SYN: Kobalamin, Vitamin B_{12}

Co|balt *nt* Schwermetall der Eisengruppe; essentielles Spurenelement; Zentralatom in Vitamin B_{12} [Cobalamin*]; **radioaktive Cobaltisotope** werden in der Strahlentherapie [**Cobaltbestrahlung**] eingesetzt; SYN: Kobalt

Co|balt|be|strah|lung *f* s.u. Cobalt

Co|ca|blät|ter *pl* das Rauchgift Cocain* enthaltende Blätter des südamerikanischen Cocastrauchs [**Erythroxylum coca**]

Co|ca|in *nt* unter das Betäubungsmittelgesetz fallendes, in Cocablättern enthaltenes Alkaloid, das nur noch als Lokalanästhetikum verwendet wird; SYN: Kokain, Erythroxylin

Co|ca|i|ni|sie|rung *f* lokale Anwendung einer Kokainlösung zur Schleimhautanästhesie; SYN: Kokainisierung

C

C

Co|ca|i|nis|mus *m* chronische Kokainvergiftung; Kokainmissbrauch, Kokainabusus, Kokainabhängigkeit; SYN: Kokainismus

Coc|ci|dia *pl* parasitäre Protozoen mit Generationswechsel und meist auch Wirtswechsel; leben zum Teil im Gewebe [Toxoplasma*], zum Teil im Blut [Plasmodium*] der Wirte; SYN: Kokzidien

Coc|ci|di|o|i|des *m* Gattung dimorpher Pilze mit tier- und menschenpathogenen Arten; SYN: Kokzidioidespilz

Coccidioides immitis in Mittel- und Nordamerika vorkommender Erreger der Coccidioidomycose*; SYN: Blastomycoides immitis

Coccidioides-Mykose *f* →Coccidioidomycose

Coc|ci|di|o|i|din *nt* für Intrakutantests verwendetes Vollantigen von Coccidioides* immitis; SYN: Kokzidioidin

Coc|ci|di|o|i|do|my|co|se *f* in den USA vorkommende, akut oder chronisch verlaufende, systemische Mykose* durch Coccidioides* immitis mit Lungenbefall und hämatogener Streuung in verschiedene Organe; SYN: Wüstenfieber, Wüstenrheumatismus, Talfieber, Posada-Mykose, kokzidioidales Granulom, Coccidioides-Mykose, Kokzidioidomykose, Granuloma coccidioides

Coc|ci|di|o|sis *f, pl* **-ses** durch Kokzidien* hervorgerufene meist mild verlaufende Erkrankung des Darmepithels; SYN: Kokzidienbefall, Kokzidiose

Coc|co|ba|cil|lus ducreyi *m* Erreger des Ulcus* molle; SYN: Ducrey-Streptobakterium, Streptobazillus des weichen Schankers, Haemophilus ducreyi

Coc|cus *m, pl* **-coc|ci** Bezeichnung für kugelförmige Bakterien, z. B. Staphylococcus*, Streptococcus*; SYN: Kokke, Kokkus

Coccyg-, **coccyg-** *präf.* →Coccygo-

Coc|cy|gea *pl* Steißbeinabschnitt des Rückenmarks; SYN: Steißbeinsegmente, Kokzygealsegmente, Pars coccygea medullae spinalis

coc|cy|ge|al *adj* Steißbein/Os coccygis betreffend; SYN: kokzygeal

Coccygo-, **coccygo-** *präf.* Wortelement mit der Bedeutung "Steißbein/Coccyx"

Coc|cy|go|dy|nie *f* Steißbeinschmerz; SYN: Kokzygodynie

Coc|cyx *f* Steißbein; SYN: Os coccygis

Cochle-, **cochle-** *präf.* Wortelement mit der Bedeutung "Schnecke/Cochlea"

Coch|lea *f* die aus Schneckenspindel und Schneckenkanal bestehende Innenohrschnecke; Teil des Hörorgans; SYN: Gehörgangsschnecke, Schnecke, Kochlea

Coch|le|ar implant *nt* elektronisches Gerät zur Verbesserung der Innenohrschwerhörigkeit; SYN: Cochlearimplantat

Coch|le|ar|im|plan|tat *nt* →Cochlear implant

Coch|le|i|tis *f, pl* **-ti|den** →Cochlitis

Coch|li|tis *f, pl* **-ti|den** Entzündung der Innenohrschnecke; SYN: Kochleitis, Cochleitis

coch|li|tisch *adj* Cochlitis betreffend, von ihr betroffen oder gekennzeichnet

Cockayne-Syndrom *nt* autosomal-rezessive Entwicklungsstörung mit u.a. Kleinwuchs, Progenie*, Taubheit, Mikrozephalie*

Cockayne-Touraine-Syndrom *nt* autosomal-dominante Blasenbildung von Haut und Schleimhaut mit Narbenbildung; SYN: Epidermolysis bullosa (hereditaria) dystrophica dominans, Epidermolysis bullosa hyperplastica

Cockett-Venen *pl* Perforansvenen an der Wade

Code, genetischer *m* auf Basentripletts [**Codons**] beruhende Verschlüsselung der Erbinformation; SYN: genetischer Kode

Co|de|in *nt* in Opium vorkommendes Morphinderivat mit antitussiver und analgetischer Wirkung; SYN: Kodein, Methylmorphin

Codman-Tumor *m* gutartige Geschwulst des Epiphysenknopels; SYN: Chondroblastom

Co|don *nt* s.u. Code, genetischer

Coe|cum *nt* veraltet für →Caecum

Coe|li|o|to|mia *f* operative Eröffnung der Bauchhöhle

Coeliotomia vaginalis transvaginale Eröffnung der Bauchhöhle; SYN: Kolpozöliotomie

Coe|lo|ma *nt, pl* **-ma|ta** primäre Leibeshöhle des Embryos; SYN: Zölom, Zölomhöhle, Coelom

Co|en|zym *nt* niedermolekulare, organische Substanzen, die für die Wirkung eines Enzyms essentiell sind; locker gebundene Coenzyme werden als **Cosubstrate** bezeichnet, fest gebundene als **prosthetische Gruppe**; SYN: Koenzym

Coenzym A in allen lebenden Zellen vorkommendes Coenzym der Acylierungsreaktion

Coenzym Q in den Mitochondrien vorkommender Elektronenüberträger der Atmungskette; SYN: Ubichinon

Coe|ru|lo|plas|min *nt* kupferbindendes und -transportierendes Eiweiß, das als Oxidase wirkt; SYN: Zöruloplasmin, Zäruloplasmin, Caeruloplasmin, Ferroxidase I

Co|fak|tor *m* für die Wirkung eines Enzyms wichtige Substanz, die aber im Gegensatz zu Koenzymen nicht an das Enzym gebunden wird; SYN: Kofaktor

Cof|fe|in *nt* in verschiedenen Kaffee- und Teearten enthaltene Purinbase mit zentralstimulierender Wirkung; SYN: Koffein, Thein, Methyltheobromin, 1,3,7-Trimethylxanthin

Coffey-Mayo-Operation *f* Umgehung der Blase durch Einpflanzung der Harnleiter in Sigma oder Rektum

CO-Hämoglobin *nt* durch Anlagerung von Kohlenmonoxid entstandenes hellrotes

Hämoglobinderivat; Syn: Kohlenmonoxidhämoglobin, Carboxyhämoglobin

Cohn-Fraktionierung *f* Aufteilung der Plasmaproteine in verschiedene Fraktionen

Co|hy|dra|se I *f* →Nicotinamid-adenin-dinucleotid

CO-Intoxikation *f* →Kohlenmonoxidvergiftung

Co|i|tus *m* Geschlechtsverkehr, Beischlaf; Syn: Koitus

Coitus condomatus Geschlechtsverkehr unter Verwendung eines Kondoms

Coitus interruptus Unterbrechung des Geschlechtsverkehrs vor dem Samenerguss; Syn: Koitus interruptus

Coitus oralis Oralverkehr; Syn: Fellatio

Col|chi|cin *nt* aus **Colchicum autumnale** [Herbstzeitlose] gewonnenes starkes Mitosegift; wird zur Gichtbehandlung und als Zytostatikum* verwendet; Syn: Kolchizin, Colchicinum

Cold-pressure-Test *m* klinischer Test zur Beurteilung der Kreislaufregulation bei Kältebelastung; Syn: Hines-Brown-Test, CP-Test

Co|le|cal|ci|fe|rol *nt* →Cholecalciferol

Co|les|ty|ra|min *nt* Anionenaustauscherharz, das im Darm Gallensäuren bindet; Syn: Cholestyramin

Col-Faktor *m* →Colicinogen

Coli-, coli- *präf.* →Colo-

Co|li|bak|te|ri|en *pl* Bezeichnung für physiologisch im Darm vorkommende gramnegative, stäbchenförmige Bakterien der Familie **Enterobacteriaceae;** Syn: coliforme Bakterien, Kolibakterien

Co|li|bak|te|ri|um *nt* →Escherichia coli

Co|li|ba|zil|len|in|fek|ti|on *f* →Colibazillose

Co|li|ba|zil|lo|se *f* Infektion mit Escherichia* coli; Syn: Kolibazillose, Kolibazilleninfektion, Colibazilleninfektion

Co|li|ba|zil|lus *m* →Escherichia coli

Co|li|ca *f* intermittierende, krampfartige Schmerzen; Syn: Kolik

Colica hepatica meist durch Gallensteine oder Gallenblasenentzündung hervorgerufene akute Symptomatik mit heftigen Schmerzen im rechten Oberbauch; Syn: Gallenkolik

Colica mucomembranacea →Colica mucosa

Colica mucosa von kolikartigen Anfällen und schleimhaltigen Stühlen gekennzeichnete, funktionelle Dickdarmstörung; oft gleichgesetzt mit Reizkolon*; Syn: Colitis mucosa, Colica mucomembranacea

Colica renalis meist durch Nierensteine hervorgerufene Kolik; Syn: Nierenkolik

Co|li|cin *nt* von Escherichia* coli und ähnlichen Bakterien gebildetes Bacteriocin*; Syn: Kolizin

Co|li|ci|no|gen *nt* Plasmide, die die Geninformation für die Bildung von Colicin durch Escherichia* coli übertragen; Syn: Kolizinogen, Col-Faktor, kolizinogener/colicinogener Faktor

Co|li|ci|no|ge|nie *f* (Fähigkeit zur) Colicinbildung; Syn: Kolizinogenie

co|li|form *adj* an Escherichia* coli erinnernd, koliähnlich, koliform

Co|li|pha|ge *m* Escherichia* coli befallender Bakteriophage*; Syn: Koliphage

Co|lis|tin *nt* von **Bacillus colistinus** und **Bacillus polymyxa** gebildetes Antibiotikum mit Wirkung gegen gramnegative Bakterien; Syn: Polymyxin E

Co|li|tis *f, pl* **-ti|den** Schleimhautentzündung des Dickdarms; Syn: Dickdarmentzündung, Kolonentzündung, Kolitis

Antibiotika-assoziierte Colitis nach Antibiotikaeinnahme auftretende oft pseudomembranöse (Dick-)Darmentzündung; Syn: Antibiotika-assoziierte Kolitis, postantibiotische Enterokolitis

Colitis granulomatosa granulomatöse Dickdarmentzündung; in der Regel mit einer Enteritis* regionalis Crohn assoziiert; Syn: granulomatöse Kolitis

Colitis gravis →Colitis ulcerosa

Colitis haemorrhagica Dickdarmentzündung mit Blutentleerung; Syn: hämorrhagische Kolitis

Colitis ischaemica durch eine Ischämie der Schleimhaut ausgelöste örtlich begrenzte Kolitis; Syn: ischämische Kolitis

Colitis mucosa →Colica mucosa

Colitis pseudomembranacea Antibiotika-assoziierte Colitis mit Bildung von Pseudomembranen; Syn: pseudomembranöse Kolitis

Colitis regionalis Enteritis* regionalis Crohn des Dickdarms

Colitis ulcerosa ätiologisch ungeklärte, chronisch rezidivierende Dickdarmentzündung mit Ulzerationen und pseudopolypösen Schleimhautinseln; Syn: Colitis gravis

co|li|tisch *adj* Dickdarmentzündung/Colitis betreffend, von ihr betroffen oder gekennzeichnet; Syn: kolitisch

Co|li|tox|ä|mie *f* durch enterotoxische Escherichia* coli-Arten verursachte Toxämie*; Syn: Kolitoxämie

Co|li|to|xi|ko|se *f* durch enterotoxische Escherichia* coli-Arten verursachte Toxikose*; Syn: Kolitoxikose

Co|li|to|xin *nt* von enterotoxischen Escherichia* coli-Arten gebildetes Toxin*; Syn: Kolitoxin

Colles-Band *nt* Abspaltung des Leistenbandes zum vorderen Blatt der Rektusscheide; Syn: Ligamentum reflexum

Colles-Fraktur *f* typische Radiusfraktur 1-3 cm über dem Handgelenk

Col|li|cu|li|tis *f, pl* **-ti|den** Entzündung des Samenhügels/Colliculus seminalis; Syn:

Samenhügelentzündung, Kollikulitis

Col|li|cu|lus *m, pl* **-li** kleiner Hügel oder Vorsprung

Colliculus seminalis durch die Mündung von rechtem und linkem Ductus* ejaculatorius in den Prostataabschnitt der Harnröhre verursachte Vorwölbung; SYN: Samenhügel

Col|lo|di|um *nt* leicht brennbare Lösung von Zellulosedinitrat in einer Äther-Alkohol-Mischung; hinterlässt beim Verdampfen ein festes Häutchen; SYN: Kollodium

Col|lum *nt, pl* **-la** 1. Hals, halsförmige Struktur; Zervix, Cervix, Kollum 2. Gebärmutterhals, Uterushals; SYN: Cervix uteri, Zervix, Collum

Collum anatomicum humeri enge Stelle des Oberarmknochens direkt unter dem Kopf; SYN: anatomischer Humerushals

Collum chirurgicum humeri unter dem anatomischer Humerushals liegender Bereich, der häufig Sitz einer Fraktur ist; SYN: chirurgischer Humerushals

Collum costae Rippenhals

Collum femoris Oberschenkelhals, Schenkelhals

Collum fibulae Wadenbeinhals

Collum glandis penis Ringfurche der Eichel

Collum radii Radiushals

Collum scapulae Schulterblatthals

Collum tali Talushals

Collum vesicae Blasenhals, Harnblasenhals

Collum vesicae biliaris/felleae Gallenblasenhals

Col|lu|na|ri|um *nt* Nasendusche, Nasenspülung

Col|lu|to|ri|um *nt* Mundwasser

Col|ly|ri|um *nt* Augenwasser

Colo-, colo- *präf.* Wortelement mit der Bedeutung "Dickdarm/Kolon"

Co|lo|bom *nt* angeborene oder erworbene Spaltbildung; SYN: Kolobom

Co|lo|fi|xa|ti|on *f* Kolonanheftung, Kolonfixation; SYN: Kolofixation

Co|lon *nt* Hauptteil des Dickdarms, mit dem es oft gleichgesetzt wird; besteht aus 4 Abschnitten **Colon ascendens** [aufsteigendes Kolon], **Colon transversum** [Querkolon], **Colon descendens** [absteigendes Kolon] und **Colon sigmoideum** [Sigma]; SYN: Grimmdarm, Kolon, Intestinum colon

Colon ascendens s.u. Colon

Colon descendens s.u. Colon

Colon irritabile durch ein Reihe von Faktoren [postinfektös, allergisch, psychogen] hervorgerufene Stuhlregulationsstörung; klinisch auffällig sind krampfartige Leibschmerzen, Durchfälle (meist abwechselnd mit Verstopfung), Völlegefühl und Blähungen; SYN: Kolonneurose, Reizkolon, irritables/spastisches Kolon, Colon spasticum

Colon sigmoideum s.u. Colon

Colon spasticum →Colon irritabile

Colon transversum s.u. Colon

Colony-stimulating-Faktor *m* Oberbegriff für von verschiedenen Zellen gebildete hämopoetische Wachstumsfaktoren, die für die Proliferation von Vorläuferzellen unabdingbar sind; SYN: kolonie-stimulierender Faktor

Co|lo|pe|xia *f* operative Kolonanheftung; SYN: Kolopexie

Co|lo|pto|sis *f, pl* **-ses** v.a. das Colon* transversum betreffende Senkung des Dickdarms; meist im Rahmen einer Enteroptose*; SYN: Dickdarmsenkung, Kolonsenkung, Koloptose

color index *nt* →Färbeindex

Co|lo|ra|do tick fever-Virus *nt* →Colorado-Zeckenfiebervirus

Colorado-Zeckenfieber *nt* meist mild verlaufende, durch Zecken übertragene Erkrankung durch das Colorado-Zeckenfiebervirus*; SYN: amerikanisches Gebirgszeckenfieber

Colorado-Zeckenfiebervirus *nt* durch die Schildzecke **Dermacentor andersoni** übertragenes Arbovirus; Erreger des Colorado-Zeckenfieber*; SYN: Colorado tick fever-Virus, CTF-Virus

Co|lo|ri|me|trie *f* quantitative Bestimmung gelöster Substanzen durch Messung der Farbstärke gegen Vergleichslösungen; SYN: Kolorimetrie, kolorimetrische Analyse

Co|los|trum *nt* schon während der Schwangerschaft gebildete Milch, die nach der Geburt durch reife Muttermilch ersetzt wird; SYN: Vormilch, Kolostrum

Colp-, colp- *präf.* →Kolpo-

Col|pi|tis *f, pl* **-ti|den** Entzündung der Scheide/Vagina; SYN: Scheidenentzündung, Kolpitis, Vaginitis

Col|por|rha|phia *f* 1. Scheidennaht, Vaginalnaht 2. Scheidenraffung; SYN: Kolporrhaphie

Co|lum|na *f, pl* **-nae** Säule, Pfeiler; säulenförmige Struktur

Columnae anales Längsfalten der Mastdarmschleimhaut; SYN: Analsäulen, Analpapillen, Morgagni-Papillen

Columna anterior Vordersäule (des Rückenmarks)

Columnae griseae medullae spinalis Säulen der grauen (Rückenmarks-)Substanz

Columnae renales die Nierenpyramiden umschließende Rindensubstanz; SYN: Bertin-Säulen

Columnae rugarum Längswülste der Scheidenwand

Columna thoracica Ganglienzellgruppe in der Hintersäule des Rückenmarks; SYN: Clarke-Säule, Clarke-Stilling-Säule, Stilling-Kern, Nucleus thoracicus

Columna vertebralis die aus Hals-, Brust-, Lendenwirbel, Kreuz- und Steißbein be-

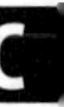

stehende Wirbelsäule; SYN: Rückgrat, Wirbelsäule

Com-, com- *präf.* Wortelement mit der Bedeutung "zusammen/verbunden"

Co|ma *nt, pl* **-ma|ta** **1.** tiefe Bewusstlosigkeit; SYN: Koma **2.** Asymmetriefehler, Linsenfehler; SYN: Koma

Coma alcoholicum Koma bei Alkoholvergiftung

Coma apoplecticum Koma nach einem Schlaganfall

Coma basedowicum sich aus einer thyreotoxischen Krise entwickelndes Koma; SYN: thyreotoxisches Koma, Basedow-Koma

Coma cerebrale durch einen Prozess im Großhirn ausgelöstes Koma, z.B. Coma apoplecticum; SYN: zerebrales Koma

Coma diabeticum durch einen entgleisten Diabetes* mellitus versursachtes Koma mit Hyperglykämie*, Hyperketonämie* und Kussmaul-Atmung*; SYN: diabetisches/hyperglykämisches Koma, Kussmaul-Koma, Coma hyperglycaemicum

Coma hepaticum durch eine Störung der Leberfunktion hervorgerufenes Koma; SYN: Leberkoma, hepatisches Koma

Coma hyperglycaemicum →Coma diabeticum

Coma hyperosmolare durch eine Hyperosmolarität* des Blutes verursachtes Koma, z.B. bei diabetischem Koma; SYN: hyperosmolares Koma

Coma hypoglycaemicum komatöser Zustand bei Hypoglykämie*; SYN: hypoglykämisches Koma, hypoglykämischer Schock

Coma uraemicum komatöser Zustand bei Urämie*; SYN: urämisches Koma

Com|bus|tio *f, pl* **-ti|o|nes** Gewebeschädigung durch externe oder interne Hitzeeinwirkung; Verlauf und Prognose hängen vom Grad der Verbrennung und der Größe der verbrannten Körperoberfläche ab; SYN: Brandwunde, Verbrennung

Com|e|do *m, pl* **-do|nes** mit Talg und Keratin gefüllter, erweiterter Haarfollikel; SYN: Komedo, Mitesser

Com|mis|su|ra *f, pl* **-rae** Naht, Verbindung(sstelle), Kommissur

Commissura labiorum anterior vordere Verbindung der großen Schamlippen

Commissura labiorum oris Verbindung von Ober- und Unterlippe im Mundwinkel

Commissura labiorum posterior hintere Verbindung der großen Schamlippen

Commissura lateralis palpebrarum äußere/seitliche Augenlidkommissur

Commissura medialis palpebrarum innere/mediale Augenlidkommissur

Common-cold-Viren *pl* Schnupfen-verursachende RNA-Viren; SYN: Schnupfenviren, CC-Viren, Rhinoviren

Com|mo|tio *f, pl* **-ti|o|nes** Organerschütterung durch eine stumpfe Gewalteinwirkung; SYN: Kommotion

Commotio cerebri vollständig reversible, vorübergehende Einschränkung der Hirnfunktion nach einem Trauma; SYN: Gehirnerschütterung, Kommotionssyndrom

Commotio medullae spinalis vorübergehende, komplette oder inkomplette Querschnittssymptomatik bei stumpfer Gewalteinwirkung auf das Rückenmark; SYN: Commotio spinalis, Rückenmarkserschütterung

Commotio retinae durch eine Augapfelprellung verursachte vorübergehende Netzhauttrübung; SYN: Berlin-Netzhautödem, Berlin-Netzhauttrübung

Commotio spinalis →Commotio medullae spinalis

Com|pac|ta *f* oberflächliche kompakte Schicht des Stratum* functionale endometrii; SYN: Kompakta, Lamina compacta, Pars compacta, Stratum compactum endometrii

Com|pli|ance *f* **1.** Bereitschaft des Patienten zur Mit- und Zusammenarbeit **2.** Weitbarkeit, Dehnbarkeit von Hohlorganen oder Hohlräumen **3.** →pulmonale Compliance

pulmonale Compliance Dehnbarkeit von Lunge und Thorax; je nach Art der Messung unterscheidet man **dynamische**, **statische** und **spezifische** Compliance; SYN: Compliance

composite graft *nt* →Mehrorgantransplantat

Com|po|si|tum *nt, pl* **-ta** →Kombinationspräparat

Com|pres|sio *f, pl* **-si|o|nes** Zusammenpressen, Zusammendrücken, Kompression

Compressio cerebri durch intra- oder extrakranielle Prozesse hervorgerufene Kompression und Schädigung von Hirngewebe; SYN: Hirnkompression, Hirnquetschung

Com|pu|ter|to|mo|gra|fie *f* →Computertomographie

com|pu|ter|to|mo|gra|fisch *adj* →computertomographisch

Com|pu|ter|to|mo|gramm *nt* bei der Computertomographie gewonnenes Bild

Com|pu|ter|to|mo|gra|phie *f* computergesteuertes, bildgebendes Schichtaufnahmeverfahren* mit oder ohne Verwendung von Kontrastmittel; SYN: CT-Technik

com|pu|ter|to|mo|gra|phisch *adj* Computertomographie betreffend, mittels Computertomographie

Con-, con- *präf.* Wortelement mit der Bedeutung "zusammen/verbunden"

Con|cep|tio *f, pl* **-ti|o|nes** Empfängnis, Befruchtung; SYN: Konzeption

Con|cha *f, pl* **-chae** Muschel, muschelförmige Struktur

Concha auriculae Ohrmuschel

Concha nasalis muschelförmiger, mit

Schleimhaut überzogener Fortsatz der Nasenwand; SYN: Nasenmuschel

Con|chi|tis *f, pl* **-ti|den** Entzündung einer Nasenmuschel oder der Ohrmuschel; SYN: Conchaentzündung, Konchitis

Con|cre|tio *f, pl* **-ti|o|nes** Zusammenwachsen, Verwachsung von Organen oder Organteilen

Concretio pericardii Verwachsung der Herzbeutelblätter bei chronischer Perikarditis*

Con|cus|sio *f, pl* **-si|o|nes** Erschütterung

Con|duit *m* künstliche angelegter, kanalförmiger Ausgang

Condyl-, condyl- *präf.* →Condylo-

Condylo-, condylo- *präf.* Wortelement mit der Bedeutung "Knöchel/Kondylus"

Con|dy|lo|ma *nt, pl* **-ma|ta** warzen- oder papillenförmige Hyperplasie von Plattenepithel; SYN: Kondylom

Condyloma acuminatum v.a. durch Geschlechtsverkehr übertragene Viruserkrankung mit Ausbildung spitzer, warzenartiger Papillome im Genitalbereich; SYN: Feigwarze, Feuchtwarze, spitzes Kondylom, Papilloma acuminatum/venereum

Condylomata gigantea ausgedehnte Condylomata acuminata mit destruierendem Wachstum (Perforation der Urethra, Fensterung der Vorhaut); SYN: Buschke-Löwenstein-Tumor, Buschke-Löwenstein-Kondylom

Condyloma latum im Sekundärstadium der Syphilis* auftretende, breite Papeln in den Haltfalten und im Anogenitalbereich; SYN: breites Kondylom, Condyloma syphiliticum

Condyloma syphiliticum →Condyloma latum

Con|dy|lus *m, pl* **-li** Gelenkkopf, Knochenende; SYN: Kondyle

Condylus humeri Gelenkkopf am unteren Ende des Oberarmknochens für das Ellenbogengelenk; SYN: Humeruskondyle

Condylus lateralis femoris äußere/laterale/fibulare Kondyle am unteren Femurende für das Kniegelenk

Condylus lateralis tibiae äußere/laterale Kondyle am oberen Tibiakopf für das Kniegelenk

Condylus medialis femoris innere/mediale/tibiale Kondyle am unteren Femurende für das Kniegelenk

Condylus medialis tibiae innere/mediale/tibiale am oberen Tibiakopf für das Kniegelenk

Condylus occipitalis Gelenkkopf des Hinterhauptsbeines für das Atlantookzipitalgelenk; SYN: Hinterhauptskondyle

Con|fa|bu|la|tio *f, pl* **-ti|o|nes** Ausfüllung von Gedächtnislücken durch erfundene Vorgänge; SYN: Konfabulation

Con|flu|ens *f* Zusammenfließen, Zusammenfluss; SYN: Konflux, Konfluenz

Confluens sinuum Zusammenfluss der Hirnsinus am Hinterhaupt

Con|ge|la|tio *f, pl* **-ti|o|nes** lokale Gewebeschädigung durch Kälteeinwirkung; SYN: Erfrierung, Kongelation

Con|ges|tio *f, pl* **-ti|o|nes** Stauung, Blutstauung; SYN: Kongestion

Con|glu|ti|na|tio *f, pl* **-ti|o|nes** durch Konglutinine* verursachte Zusammenballung von roten Blutkörperchen; SYN: Konglutination

Coni-, coni- *präf.* →Conio-

Co|ni|di|um *nt, pl* **-dia** asexuelle Spore als Nebenfruchtform bei Pilzen; SYN: Konidie, Konidiospore

Co|ni|in *nt* →Cicutin

Co|ni|i|num *nt* →Cicutin

Conio-, conio- *präf.* Wortelement mit der Bedeutung "Staub"

Co|ni|o|fi|bro|sis *f, pl* **-ses** Bezeichnung für Pneumokoniosen* mit überwiegender Fibrosierung des interstitiellen Lungengewebes; SYN: Koniofibrose

Co|ni|o|spo|ri|um *nt* s.u. Koniosporose

Con|ju|ga|ta *f* Beckenlängsdurchmesser; SYN: Diameter conjugata

Con|junc|ti|va *f* Bindehaut des Auges; SYN: Bindehaut, Konjunktiva, Tunica conjunctiva

Con|junc|ti|vi|tis *f, pl* **-ti|den** Entzündung der Augenbindehaut; SYN: Bindehautentzündung, Konjunktivitis

Conjunctivitis actinica Bindehautentzündung (mit Beteiligung der Hornhaut) durch energiereiche Strahlung; SYN: Conjunctivitis actinica, Conjunctivitis photoelectrica, Keratoconjunctivitis photoelectrica, Ophthalmia photoelectrica

Conjunctivitis allergica meist im Rahmen einer Atopie* auftretende allergische Bindehautentzündung; SYN: allergische Konjunktivitis

Conjunctivitis angularis durch Moraxella* lacunata verursachte Bindehautentzündung mit Beteiligung des Lidwinkels; SYN: Diplobazillenkonjunktivitis, Conjunctivitis/Blepharoconjunctivitis angularis

Conjunctivitis catarrhalis katarrhalische Bindehautentzündung; SYN: Bindehautkatarrh

Conjunctivitis catarrhalis chronica chronischer Bindehautkatarrh

Conjunctivitis diphtherica pseudomembranöse Bindehautentzündung durch Corynebacterium* diphtheriae

Conjunctivitis eccematosa durch eine allergische Reaktion gegen Mikrobenproteine ausgelöste Entzündung von Bindehaut und Hornhaut; SYN: Conjunctivitis scrofulosa/phlyctaenulosa, Keratoconjunctivitis eccematosa/scrofulosa/phlyctaenulosa

Conjunctivitis gonorrhoica durch Gonokokken* hervorgerufene eitrige Bindehautentzündung; SYN: Gonokokkenkonjunktivitis, gonorrhoische Bindehautentzündung, Gonoblennorrhoe, Conjunctivitis gonorrhoica

Conjunctivitis granulosa →Conjunctivitis trachomatosa

Conjunctivitis meibomiana Conjunctivitis mit Beteiligung der Lidränder und der Meibohm-Drüsen

Conjunctivitis necroticans infectiosa eitrig-nekrotisierende Bindehautentzündung; SYN: Pascheff-Konjunktivitis

Conjunctivitis nivalis Conjunctivitis photoelectrica durch vom Schnee reflektierte UV-Strahlung; SYN: Schneeophthalmie, Schneeblindheit

Conjunctivitis nodosa durch Haare verschiedener Lepidopteren [**Brombeerspinner, Prozessionsspinner**] hervorgerufene mit Knötchenbildung einhergehende, toxische Bindehautentzündung; SYN: Raupenhaarkonjunktivitis, Raupenkonjunktivitis, Ophthalmia nodosa

Conjunctivitis phlyctaenulosa →Conjunctivitis eccematosa

Conjunctivitis photoelectrica →Conjunctivitis actinica

Conjunctivitis purulenta eitrige Bindehautentzündung

Conjunctivitis scrufulosa →Conjunctivitis eccematosa

Conjunctivitis trachomatosa durch Chlamydia* trachomatis hervorgerufene Bindehautentzündung mit Trachombildung und Vernarbung; SYN: Trachom(a), ägyptische Körnerkrankheit, trachomatöse Einschlusskonjunktivitis, Conjunctivitis granulosa

Conjunctivitis vernalis allergische Bindehautentzündung mit Häufung im Frühjahr/Frühsommer; SYN: Frühjahrskatarrh, Frühjahrskonjunktivitis

con|junc|ti|vi|tisch *adj* Bindehautentzündung/Conjunctivitis betreffend, von ihr betroffen oder gekennzeichnet; SYN: konjunktivitisch

Con|junc|ti|vo|ma *nt, pl* **-ma|ta** Bindehauttumor, Konjunktivaltumor

Conn-Syndrom *nt* durch einen Aldosteron-produzierenden Tumor der Nebennierenrinde ausgelöster Hyperaldosteronismus*; SYN: primärer Hyperaldosteronismus

Conradi-Hünermann-Raap-Syndrom *nt* →Conradi-Hünermann-Syndrom

Conradi-Hünermann-Syndrom *nt* Oberbegriff für Entwicklungsstörungen von Knochen und Knorpel, die alle durch eine punktförmige Verkalkung von Knorpel gekennzeichnet sind; SYN: Conradi-Hünermann-Raap-Syndrom, Chondrodysplasia calcificans congenita, Chondrodystrophia calcificans congenita, Conradi-Syndrom

Conradi-Syndrom *nt* →Conradi-Hünermann-Syndrom

Con|ter|gan-Syndrom *nt* durch Einnahme des Schlafmittels Thalidomid hervorgerufene Embryopathie mit Extremitätenfehlbildungen oder Ohrmuschelfehlbildungen und Fazialisparese; SYN: Thalidomidembryopathie, Beckwith-Syndrom

Con|ti|nen|tia *f* →Kontinenz

Con|ti|nua *f* gleichbleibend hohes Fieber; SYN: Kontinua, Febris continua

Con|ti|nu|i|tas *f* Stetigkeit, ununterbrochenes Fortdauern oder Fortbestehen, ununterbrochener Zusammenhang, Kontinuität

Contra-, contra- *präf.* →Kontra-

Con|tu|sio *f, pl* **-si|o|nes** Prellung, Quetschung; SYN: Kontusion

Contusio bulbi stumpfe Verletzung des Augapfels; kann zur Ausbildung eines Wundstars führen; SYN: Augapfelprellung

Contusio cerebri gedeckte Hirnverletzung bei stumpfem Schädeltrauma; die Symptomatik hängt von der Schwere der Gewebequetschung ab; SYN: Hirnprellung, Hirnkontusion, Gehirnprellung, Gehirnkontusion

Contusio cordis durch stumpfe Gewalteinwirkung auf die Brustwand verursachte Herzschädigung; SYN: Herzprellung, Herzkontusion

Contusio medullae spinalis →Contusio spinalis

Contusio spinalis Zerstörung von Rückenmarkgewebe durch direkte oder indirekte Gewalteinwirkung; SYN: Rückenmarkprellung, Rückenmarkquetschung, Contusio medullae spinalis

Contusio thoracis durch stumpfe Gewalteinwirkung [Verkehrsunfall] verursachte Prellung des knöchernen Thorax; kann von Rippenfrakturen und Schäden der Brustorgane begleitet sein; SYN: Thoraxquetschung, Brustkorbquetschung, Brustkorbprellung

Co|nus *m, pl* **-ni** kegelförmiges/zapfenförmiges Gebilde, Zapfen, Konus

Conus arteriosus Übergang von rechter Herzkammer in den Truncus* pulmonalis; SYN: Infundibulum

Conus elasticus Membran zwischen Ringknorpel und Stimmbändern; SYN: Membrana cricovocalis

Coni epididymidis Läppchen des Nebenhodenkopfes; SYN: Lobuli epididymidis

Conus medullaris kegelförmiges Ende des Rückenmarks in Höhe des 2. Lendenwirbels

Conus myopicus von der Sehnervenpapille ausgehende, konische Atrophie von Aderhaut und Netzhaut bei Myopie*

Converting-Enzym *nt* Peptidase*, die Angiotensin I in Angiotensin II umwandelt; SYN: Konversionsenzym, Angiotensin-Converting-Enzym

Con|vul|sio *f, pl* **-si|o|nes** Krampf, Zuckung, Konvulsion

C

Cooley-Anämie *f* Thalassämieform mit hohem Hämoglobin F-Gehalt bei Erwachsenen, Erythroblastose*, hämolytischem Ikterus*, Leber- und Milzvergrößerung; SYN: homozygote β-Thalassämie, Thalassaemia major

Coombs-Test *m* serologischer Nachweis inkompletter Erythrozytenantikörper mittels Antiglobulin; SYN: Antiglobulintest, Antihumanglobulintest, AHG-Test

Cooper-Band *nt* →Cooper-Ligament

Cooper-Hernie *f* seitliche Schenkelhernie* durch die Lacuna* musculorum; SYN: Hesselbach-Hernie

Cooper-Hodenneuralgie *f* Hodenschmerzen ohne organische Ursache

Cooper-Ligament *nt* Fortsetzung des Ligamentum* lacunare zum Pecten ossis pubis; SYN: Cooper-Band, Ligamentum pectineum

Cooper-Mastodynie *f* →Cooper-Neuralgie

Cooper-Neuralgie *f* v.a. jüngere Frauen, aber auch Männer betreffende Schmerzen in der Brust ohne organische Ursache; SYN: Cooper-Syndrom, Cooper-Mastodynie, Neuralgia mammalis

Cooper-Syndrom *nt* →Cooper-Neuralgie

CO_2-Partialdruck *m* Partialdruck des Kohlendioxids in einem Gasgemisch; SYN: Kohlendioxidpartialdruck

Co|po|ly|mer *nt* aus zwei oder mehreren Stoffen zusammengesetztes Polymer; SYN: Kopolymer

Copro-, copro- *präf.* Wortelement mit der Bedeutung "Kot/Schmutz"

Cor *nt* Herz

Cor adiposum subepikardiale Fetteinlagerung; SYN: Fettherz, Adipositas cordis

Cor biloculare Herzfehlbildung mit nur zwei Herzkammern durch das Fehlen von Vorhof- und Kammerseptum

Cor bovinum extrem vergrößertes Herz; SYN: Ochsenherz, Bukardie

Cor pendulum Tropfenform des Herzens bei Zwerchfelltiefstand; SYN: Tropfenherz

Cor pulmonale akute [**Cor pulmonale acutum**] oder chronische [**Cor pulmonale chronicum**] Druckbelastung des rechten Ventrikels

Cor villosum bei Fibrinablagerung im Herzbeutel [Pericarditis* fibrinosa] entstehende raue Herzoberfläche; SYN: Zottenherz

Cor-, cor- *präf.* Wortelement mit der Bedeutung "zusammen/verbunden"

Co|ra|ci|di|um *nt, pl* **-dia** bewimpertes erstes Larvenstadium verschiedener Bandwürmer; SYN: Wimperlarve, Flimmerlarve, Korazidium

Core *nt* Innenkern von Viren

Cori-Ester *m* →Glukose-1-phosphat

Cori-Krankheit *f* autosomal-rezessiver Mangel an Amylo-1,6-Glukosidase; dadurch kommt es zur Ablagerung eines pathologischen Glykogens in Leber, Herz und Skelettmuskulatur; klinisch auffällig sind Muskelschwäche, Hypotonie* und Kardiohepatomegalie*; SYN: Forbes-Syndrom, hepatomuskuläre benigne Glykogenose, Glykogenose Typ III

Co|ri|um *nt* s.u. Cutis

Cori-Zyklus *m* Abbau von Glykogen zu Laktat im Muskel und Glykogensynthese aus Laktat in der Leber; SYN: Glukose-Laktat-Zyklus

Cor|nea *f, pl* **-ne|ae** vorderer durchsichtiger Teil der Augapfelhülle [Tunica fibrosa bulbi], der am Limbus* corneae in die weiße Augenhaut [Sklera*] übergeht; SYN: Augenhornhaut, Hornhaut, Kornea

Cornelia de Lange-Syndrom *nt* angeborenes Entwicklungsstörungssyndrom mit Störung der körperlichen und geistigen Entwicklung; SYN: Lange-Syndrom, Brachmann-de-Lange-Syndrom, Amsterdamer Degenerationstyp

Cor|nu *nt, pl* **-nu|a** Horn, hornförmige Struktur

Cornu ammonis Längswulst am Unterhorn des Seitenventrikels; Teil des limbischen Systems; SYN: Ammonshorn, Hippokampus

Cornu anterius medullae spinalis Vorderhorn des Rückenmarks

Cornu anterius ventriculi lateralis Vorderhorn des Seitenventrikels; SYN: Cornu frontale ventriculi lateralis

Cornu cutaneum hornförmige, verhornende Hautwucherung; SYN: Hauthorn, Keratoma giganteum

Cornu frontale ventriculi lateralis →Cornu anterius ventriculi lateralis

Cornu inferius ventriculi lateralis →Cornu temporale ventriculi lateralis

Cornu occipitale ventriculi lateralis →Cornu posterius ventriculi lateralis

Cornu posterius medullae spinalis Hinterhorn des Rückenmarks

Cornu posterius ventriculi lateralis Hinterhorn des Seitenventrikels; SYN: Cornu occipitale ventriculi lateralis

Cornu temporale ventriculi lateralis Unterhorn des Seitenventrikels; SYN: Cornu inferius ventriculi lateralis

Co|ro|na *f, pl* **-nae** kranzförmiges Gebilde; Scheitel, Wirbel (des Kopfes)

Corona ciliaris Strahlenkranz des Ziliarkörpers

Corona clinica dentis klinische Zahnkrone

Corona dentis anatomische Zahnkrone

Corona dentis anatomica →Corona dentis

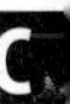

Corona glandis Randwulst der Eichel; SYN: Peniskorona

Co|ro|na|vi|ri|dae *pl* RNA-Viren, die nur selten milde Atemwegsinfekte verursachen

Cor|pus *nt, pl* **-po|ra** Körper

Corpus adiposum Fettkörper

Corpus adiposum buccae Fettkörper in der Wange von Säuglingen, der das Einfallen der Wangen beim Saugen verhindert; SYN: Wangenfettpfropf, Bichat-Fettpropf, Bichat-Wangenfettpfropf

Corpus adiposum infrapatellare Fettkörper unterhalb der Kniescheibe; SYN: Hoffa-Fettkörper

Corpus adiposum orbitae Fettkörper der Augenhöhle/Orbita

Corpus adiposum pararenale pararenales Fettpolster, pararenaler Fettkörper

Corpus albicans weißliche Bindegewebsnarbe im Eierstock als Rest eines Gelbkörpers; SYN: Weißkörper

Corpus alienatum Fremdkörper

Corpus amygdaloideum Kernkomplex vor dem Unterhorn des Seitenventrikels, Teil des limbischen Systems; SYN: Mandelkern, Mandelkernkomplex, Mandelkörper, Nucleus amygdalae

Corpora amylacea u.a. in Prostata, Gehirn und Gelenken auftretende konzentrische Körperchen; SYN: Amyloidkörper

Corpus callosum die beiden Großhirnhälften verbindende Nervenfasern; SYN: Balken

Corpus cavernosum clitoridis Klitorisschwellkörper

Corpus cavernosum penis Penisschwellkörper

Corpus ciliare Abschnitt der mittleren Augenhaut, der den Ziliarmuskel enthält und das Kammerwasser bildet; SYN: Strahlenkörper, Strahlenapparat, Ziliarkörper, Ziliarapparat

Corpus costae Rippenkörper

Corpus femoris Oberschenkelschaft, Femurschaft, Femurdiaphyse

Corpus fibulae Wadenbeinschaft, Fibulaschaft, Fibuladiaphyse

Corpus gastricum Hauptteil des Magens zwischen Fundus und Pylorus; SYN: Magenkörper

Corpus humeri Oberarmschaft, Humerusschaft, Humerusdiaphyse

Corpus liberum freier Gelenkkörper

Corpus luteum nach dem Eisprung aus dem Follikel entstehender hormonproduzierender [Progesteron, Östrogen] Körper, der durch Fetttröpfchen gelb gefärbt ist; SYN: Gelbkörper

Corpus mammae Brustdrüsenkörper, Drüsenkörper

Corpus medullare cerebelli Kleinhirnmark

Corpora oryzoidea von den Synovialzotten gebildete Firbrinkörperchen in Gelenken und Sehnenscheiden; SYN: Reiskörper, Reiskörperchen

Corpus ossis ilii Darmbeinkörper

Corpus ossis ischii Sitzbeinkörper

Corpus ossis pubis Schambeinkörper

Corpus pancreatis Pankreaskörper

Corpus penis Penisschaft

Corpus pineale hormonproduzierende Drüse an der Hinterwand des III. Ventrikels; SYN: Zirbeldrüse, Pinealdrüse, Pinea, Glandula pinealis, Epiphyse, Epiphysis cerebri

Corpus radii Radiusschaft, Radiusdiaphyse

Corpus spongiosum penis Harnröhrenschwellkörper

Corpus sterni Brustbeinkörper

Corpus striatum Basalganglion neben dem Thalamus*; SYN: Streifenkörper, Streifenhügel, Striatum

Corpus tibiae Schienbein, Tibiaschaft, Tibiadiaphyse

Corpus ulnae Ulnaschaft, Ulnadiaphyse

Corpus uteri Gebärmutterkörper, Uteruskörper, Korpus

Corpus vertebrae Wirbelkörper

Corpus vesicae Harnblasenkörper, Blasenkörper

Corpus vesicae biliaris/felleae Gallenblasenkörper

Corpus vitreum Glaskörper des Auges

Cor|pus|cu|lum *nt, pl* **-la** Körperchen, Korpuskel

Corpuscula lamellosa Hautrezeptoren für Vibrationen; SYN: Vater-Pacini- Körperchen, Vater-Pacini-Lamellenkörperchen, Lamellenkörperchen

Corpuscula tactus Mechanorezeptoren in den Hautpapillen; SYN: Meissner-Tastkörperchen, Meissner-Körperchen

Corpus-luteum-Hormon *nt* vom Gelbkörper des Eierstocks während des Genitalzyklus und der Plazenta während der Schwangerschaft gebildetes Hormon, das u.a. die Uterusschleimhaut für die Einnistung vorbereitet und die Schwangerschaft erhält; SYN: Gelbkörperhormon, Progesteron

Corpus-luteum-Insuffizienz *f* Funktionsschwäche des Gelbkörpers mit verminderter Progesteronproduktion; häufigste Ursache weiblicher Unfruchtbarkeit

Cor|ri|gens *nt, pl* **-gen|zi|en** →Corrigentium

Cor|ri|gen|ti|um *nt, pl* **-gen|zi|en** Arzneimitteln zugesetzter Stoff zur Geschmacksverbesserung, Geschmacksverbesserer; SYN: Korrigens, Corrigens

Cort-, cort- *präf.* →Cortico-

Cor|tex *m, pl* **-ti|ces** Rinde, äußerste Schicht; SYN: Kortex

Cortex cerebelli Kleinhirnrinde

Cortex cerebri Großhirnrinde, Hirnrinde; SYN: Kortex

C

Cortex glandulae suprarenalis Nebennierenrinde
Cortex lentis Linsenrinde
Cortex medialis pallii stammesgeschichtlich alte Teile der Großhirnrinde; SYN: Archeocortex, Archaeocortex
Cortex nodi lymphoidei Lymphknotenrinde
Cortex ovarii Eierstockrinde
Cortex renalis Nierenrinde
Cor|te|xo|lon *nt* Vorstufe des Cortisons
Cor|te|xon *nt* in der Nebenniere gebildetes Mineralocorticoid*; SYN: Desoxycorticosteron
Corti-, **corti-** *präf.* →Cortico-
Cortico-, **cortico-** *präf.* Wortelement mit der Bedeutung "Rinde/Schale/Kortex"
Cor|ti|co|li|be|rin *nt* im Hypothalaums gebildetes Peptid, das die Freisetzung von Corticotropin bewirkt; SYN: Kortikoliberin, corticotropin releasing hormone
Cor|ti|co|ste|ro|id *nt* Sammelbezeichnung für in der Nebennierenrinde gebildete Steroidhormone; SYN: Kortikosteroid, Kortikoid
Cor|ti|co|ste|ron *nt* in der Nebennierenrinde gebildetes Hormon
cor|ti|co|trop *adj* auf die Nebennierenrinde einwirkend; SYN: corticotroph, adrenocorticotrop, adrenocorticotroph, kortikotrop, kortikotroph, adrenokortikotrop, adrenokortikotroph
cor|ti|co|troph *adj* →corticotrop
Cor|ti|co|tro|phin *nt* in der Hypophyse* gebildetes, glandotropes Polypeptidhormon, das die Synthese und Freisetzung von Glucocorticoiden in der Nebennierenrinde anregt; SYN: Corticotropin, Kortikotropin, Kortikotrophin, Corticotrophinum, adrenocorticotropes Hormon, corticotropes Hormon, Adrenokortikotropin
Cor|ti|co|tro|phi|num *nt* →Corticotrophin
Cor|ti|co|tro|pin *nt* →Corticotrophin
corticotropin releasing hormone *nt* →Corticoliberin
Corti-Ganglion *nt* Ganglion im Spindelkanal der Ohrschnecke; SYN: Ganglion cochleare, Ganglion spirale cochlearis
Corti-Membran *f* zellfreie Gallertmembran, die das Organum* spirale bedeckt; SYN: Membrana tectoria ductus cochlearis
Corti-Organ *nt* auf der Lamina basalis der Innenohrschnecke sitzendes Sinnesepithel, das aus Hör- und Stützzellen besteht; SYN: Organum spirale
Cor|ti|sol *nt* in der Nebennierenrinde aus Cholesterin gebildetes wichtigstes Glucocorticoid*; SYN: Kortisol, Hydrocortison
Cor|ti|son *nt* im Blut nicht nachweisbares Oxidationsprodukt der Cortisols; SYN: Kortison
Cor|ti|son|glau|kom *nt* Augendrucksteigerung bei Cortisonanwendung; SYN: Kortisonglaukom
Co|ry|ne|bac|te|ri|um *nt* Gattung grampositiver, nichtsporenbildender, unbeweglicher Stäbchenbakterien, die zahlreiche pathogene Arten enthält; SYN: Korynebakterium
Corynebacterium acnes häufig in Aknepusteln gefundenes Bakterium; SYN: Propionibacterium acnes
Corynebacterium diphtheriae fakultativ anaerobes Stäbchenbakterium, das in vielen verschiedenen Formen vorkommt [Polymorphie]; Erreger der Diphtherie*; SYN: Diphtheriebazillus, Diphtheriebakterium, Klebs-Löffler-Bazillus, Löffler-Bazillus, Bacterium diphtheriae
Corynebacterium infantisepticum →Listeria monocytogenes
Corynebacterium minutissimum Erreger des Erythrasmas*
Corynebacterium pseudodiphtheriticum apathogenes, leicht mit Corynebacterium* diphtheriae zu verwechselndes Stäbchenbakterium; SYN: Löffler-Pseudodiphtheriebazillus
Corynebacterium pseudotuberculosis selten auf den Menschen übertragenes Bakterium; befällt meist Schafe, Ziegen oder Pferde; SYN: Preisz-Nocard-Bazillus
Corynebacterium xerosis apathogenes Bakterium; häufig auf Haut, Schleimhaut und Bindehaut des Menschen
Co|ry|za *f* s.u. Rhinitis
Cos|ta *f, pl* **-tae** Rippe
Costa cervicalis stummelartige Rippe im Halsbereich; kann zu Skoliose der Halswirbelsäule und Einengung des Brustkorbausgangs führen; SYN: Halsrippe, Costa colli
Costa colli →Costa cervicalis
Costae fluctuantes Lendenrippen, die nicht mit dem Brustbein verbunden sind
Costae spuriae nur indirekt mit dem Brustbein verbundene Rippen
Costae verae direkt mit dem Brustbein verbundene Rippen
Costen-Syndrom *nt* vom Kiefergelenk ausgehende neuralgiforme Beschwerden; SYN: temporomandibuläres Syndrom
Co|sub|strat *nt* →Coenzym
Co|trans|mit|ter *m* in synaptischen Vesikeln enthaltener Transmitter außer dem Haupttransmitter; die funktionelle Bedeutung ist ungeklärt; SYN: Kotransmitter
Co|trans|port *m* gleichzeitiger Transport zweier Substanzen durch die Zellmembran, wobei eine Substanz mit und die andere gegen ein Konzentrazionsgefälle transportiert wird; SYN: gekoppelter Transport, Symport
Co|tri|m|o|xa|zol *nt* Kombination der Antibiotika Trimethoprim und Sulfamethoxazol

Cotton-wool-Herde *pl* kleine helle Exsudatherde im Augenhintergund bei verschiedenen Augenerkrankungen

Cotunnius-Flüssigkeit *f* Lymphe des Innenohrlabyrinths; SYN: Perilymphe, Perilympha, Liquor cotunnii

Co|ty|le|do *f, pl* **-do|nes** Zottenbüschel des Chorions, Plazentalappen; SYN: Kotyledo, Kotyledone

Cou|lomb *nt* SI-Einheit der elektrischen Ladung

Councilman-Körperchen *pl* hyaline Körperchen bei Leberzellnekrose

Coun|ter|trans|port *m* Austauschvorgang durch die Zellmembran, bei dem Substanzen in entgegengesetzter Richtung transportiert werden; SYN: Austauschtransport, Gegentransport, Antiport

Couvelaire-Syndrom *nt* schwere Form der vorzeitigen Plazentalösung mit Blutung in die Uteruswand und u.U. Schockentwicklung; SYN: Couvelaire-Uterus, Uterusapoplexie, uteroplazentare Apoplexie, Apoplexia uteroplacentaris

Couvelaire-Uterus *m* →Couvelaire-Syndrom

CO-Vergiftung *f* →Kohlenmonoxidvergiftung

Cowper-Drüse *f* Gleitmittel für den Sexualverkehr produzierende paarige Drüse, die in den hinteren Teil der Harnröhre mündet; SYN: Bulbourethraldrüse, Glandula bulbourethralis

Cow|pe|ri|tis *f, pl* **-ti|den** Entzündung der Cowper-Drüse*

Cowper-Zyste *f* Retentionszyste der Cowper-Drüse*

Cox-, cox *präf.* Wortelement mit der Bedeutung "Hüfte/Hüftgelenk/Coxa"

Co|xa *f, pl* **-xae** Hüfte, Hüftregion

Coxa plana →Coxa plana idiopathica

Coxa plana idiopathica im Kindesalter auftretende aseptische Osteonekrose* des Hüftkopfs, die häufig zur Verformung des Kopfes und damit langfristig zu Koxarthrose* führt; SYN: Perthes-Krankheit, Morbus Perthes, Perthes-Legg-Calvé-Krankheit, Legg-Calvé-Perthes-Krankheit, Legg-Calvé-Perthes-Waldenström-Krankheit, Osteochondropathia deformans coxae juvenilis, Coxa plana

Cox|al|gia *f* Hüftschmerz, Hüftgelenkschmerz; SYN: Koxalgie

Cox|ar|thri|tis *f, pl* **-ti|den** →Coxitis

Cox|ar|thro|sis *f, pl* **-ses** Arthrosis* deformans des Hüftgelenks; SYN: Koxarthrose, Hüftarthrose, Hüftgelenkarthrose, Arthrosis deformans coxae, Malum coxae senile

Co|xi|el|la *f* sich nur intrazellulär vermehrende, kleine gramnegative Stäbchenbakterien

Coxiella burnetii Erreger des Q-Fiebers*

Co|xi|tis *f, pl* **-ti|den** Entzündung des Hüftgelenks; SYN: Hüftgelenksentzündung, Koxitis, Koxarthritis, Coxarthritis

Coxitis gonorrhoica Coxitis als Begleitentzündung einer Gonorrhö*; SYN: gonorrhoische Koxitis

Coxitis purulenta eitirige Coxitis; Empyem* des Hüftgelenks

Coxitis syphilitica syphilitische Hüftgelenksentzündung

Coxitis tuberculosa Gelenktuberkulose* des Hüftgelenks; SYN: tuberkulöse Koxitis, Hüftgelenktuberkulose

Coxsackie-Enzephalitis *f* durch Coxsackieviren hervorgerufene Virusenzephalitis*

Cox|sa|ckie|vi|rus *nt, pl* **-ren** in zwei Subgruppen [A und B] unterteilte, weltweit vorkommende Picornaviren*, die u.a. Herpangina*, Atemwegsinfektionen, Virusmeningitis* und Virusenzephalitis* verursachen können

CPPD-Ablagerung *f* →Calciumpyrophosphatdihydratablagerung

CP-Test *m* →Cold-pressure-Test

Cram|pus *m, pl* **-pi** Muskelkrampf; SYN: Krampus

Cra|ni|a|lia *pl* Schädelknochen; SYN: Ossa cranii

Cra|ni|um *nt, pl* **-nia** der von den Schädelknochen gebildete knöcherne Schädel; SYN: Kranium

Cranium bifidum angeborene Schädelspalte, Spaltschädel; SYN: Kranioschisis

Cranium viscerale Gesichts- und Eingeweideschädel; SYN: Splanchnokranium, Splanchnocranium, Viszerokranium, Viscerocranium

Crau|ro|sis *f, pl* **-ses** zu Atrophie und Schrumpfung führende Erkrankung der Halbschleimhaut der Genitalregion; SYN: Kraurose, Kraurosis

Craurosis penis Kraurose von Vorhaut und Eichel; SYN: Kraurosis penis

Craurosis vulvae durch Atrophie der Vulvahaut und Schwund von Schamlippen und Klitoris gekennzeichnete Form des Lichen* sclerosus et atrophicus; SYN: Breisky-Krankheit, Kraurosis vulvae

Cre|a|tin *nt* in der Leber gebildeter Metabolit des Stoffwechsels, der als Creatinphosphat* ein Energiespeicher der Muskelzelle ist; SYN: Kreatin, α-Methylguanidinoessigsäure

Cre|a|tin|ä|mie *f* vermehrter Kreatingehalt des Blutes; SYN: Kreatinämie

Cre|a|ti|nin *nt* harngängige Ausscheidungsform des Creatins; SYN: Kreatinin

Cre|a|ti|nin|clea|rance *f* in der Nierenfunktionsdiagnostik verwendetes Maß für die Ausscheidung von Creatinin durch die Niere; SYN: Kreatininclearance

Cre|a|tin|ki|na|se *f* intrazelluläres Enzym, das die reversible Reaktion von Kreatin und ATP zu Kreatinphosphat und ADP katalysiert; kommt in drei Isoformen vor: CK-BB [**Hirntyp**], CK-MM [**Skelettmuskel-**

typ] und CK-MB [**Herzmuskeltyp**]; CK-MB wird zur Diagnose und Verlaufsbeobachtung des Herzinfarkts verwendet; SYN: Kreatinkinase, Kreatinphosphokinase, Creatinphosphokinase

Cre|a|tin|phos|phat *nt* energiereiche Phosphatverbindung, die im Muskel als Energiespeicher dient; SYN: Kreatinphosphat, Phosphokreatin

Cre|a|tin|phos|pho|ki|na|se *f* →Creatinkinase

Cre|a|tin|u|rie *f* vermehrte Kreatinausscheidung im Harn; SYN: Kreatinurie

Credé-Handgriff *m* Methode zur manuellen Plazentalösung

Cre|dé|i|sie|ren *nt* →Credé-Prophylaxe

Credé-Prophylaxe *f* vorbeugende Behandlung gegen Gonoblennorrhoe* des Neugeborenen durch Eintröpfeln von Silbernitratlösung in den Bindehautsack; heute werden meist Erythromycintropfen verwendet; SYN: Credéisieren

cree|ping disease *nt* durch Larven hervorgerufene, stark juckende Dermatitis* mit typischen geröteten Gangstrukturen in der Haut; SYN: Hautmaulwurf, Larva migrans, Myiasis linearis migrans, Kriechkrankheit

Cre|mas|ter *m* →Musculus cremaster

Cre|mas|ter|re|flex *m* Hochheben des Hodens durch Kremasterkontraktion bei Berührung der Innenseite des Oberschenkels; SYN: Hodenreflex, Kremasterreflex

Cre|na *f, pl* **-ne|ae** Furche, Spalte, Rinne

Crena analis →Crena analis

Crena ani Gesäßspalte, Afterfurche; SYN: Crena interglutealis, Rima ani, Crena ani

Crena interglutealis →Crena analis

Cre|pi|ta|tio *f, pl* **-ti|o|nes** **1.** (*Lunge*) Knistern, Knisterrasseln; SYN: Krepitation, Crepitus **2.** (*Fraktur*) Reiben, Reibegeräusch; SYN: Krepitation, Crepitus

Cre|pi|tus *m* →Crepitatio

Creutzfeldt-Jakob-Erkrankung *f* durch Prionen* verursachte seltene Erkrankung des ZNS mit fortschreitender Degeneration und tödlichem Ausgang; in den letzten Jahren gab es eine neue Variante mit kürzerer Inkubationszeit, die durch Übertragung der bovinen spongiformen Enzephalopathie der Rinder auf den Menschen entstand; SYN: subakute spongiforme Enzephalopathie, Creutzfeldt-Jakob-Syndrom, Jakob-Creutzfeldt-Erkrankung, Jakob-Creutzfeldt-Syndrom

Creutzfeldt-Jakob-Syndrom *nt* →Creutzfeldt-Jakob-Erkrankung

cri|co|id *adj* ringförmig; SYN: krikoid

Cri-du-chat-Syndrom *nt* durch Verlust des kurzen Armes von Chromosom 5 verursachtes Fehlbildungssyndrom mit Gesichts- und Schädelfehlbildungen und charakteristischem katzenähnlichem Schreien der Kinder; SYN: Katzenschreisyndrom, Lejeune-Syndrom

Crigler-Najjar-Syndrom *nt* familiärer, nichthämolytischer Ikterus* des Neugeborenen durch einen Mangel an Glucuronyltransferase; SYN: idiopathische Hyperbilirubinämie

Cri|nis *m* Haar

Cri|sis *f* →Krise

Cris|ta *f, pl* **-tae** (Knochen-)Leiste, Kamm

Crista ampullaris Crista der Bogengangsampulle; trägt das Sinnesepithel des Vestibularapparates und den Gallertkörper

Crista conchalis corporis maxillae, ossis palatini Ansatzleiste der Nasenmuschel an Oberkiefer und Gaumenbein

Cristae cutis genetisch determiniertes Leistenmuster der Haut; SYN: Hautleisten, Tastleisten, Papillarleisten

Crista ethmoidalis maxillae, ossis palatini Ansatzleiste der mittleren Nasenmuschel an Oberkiefer und Gaumenbein

Crista galli vom Siebbein ausgehende Ansatzleiste der Falx* cerebri; SYN: Hahnenkamm

Crista iliaca oberer Rand der Darmbeinschaufel; SYN: Beckenkamm, Darmbeinkamm

Crista marginalis dentis Randleiste von Schneide- und Eckzähnen

Crista sacralis intermedia, lateralis, mediana durch die Verschmelzung von Gelenk-, Quer- und Dornfortsätzen entstandene vertikale Knochenleisten auf der Rückfläche des Kreuzbeins

Crista supraventricularis supraventrikuläre Muskelleiste der rechten Herzkammer, die Einflussbahn und Ausflussbahn trennt

Crista urethralis Schleimhautfalte an der Hinterwand der Harnröhre

Crohn-Krankheit *f* multifaktoriell bedingte (u.a. immunologisch, genetisch) alle Wandschichten betreffende granulomatöse Entzündung, die meist die unteren Ileumabschnitte (evtl. auch höhere Darmbezirke und auch das Kolon) befällt; SYN: Morbus Crohn, Enteritis regionalis Crohn, Enteritis regionalis, Ileitis regionalis/terminalis, Ileocolitis regionalis/terminalis

Cro|mo|gli|cin|säu|re *f* →Cromoglycinsäure

Cro|mo|gly|cin|säu|re *f* zur Behandlung allergischer Reaktionen und zur Asthmaprophylaxe verwendetes Antiallergikum; SYN: Cromoglicinsäure, Cromolyn

Cro|mo|lyn *nt* →Cromoglycinsäure

Cronkhite-Canada-Syndrom *nt* ätiologisch ungeklärte diffuse Magen-Darm-Polypose mit Malabsorption

Crossing-over *nt* partieller Chromosomenaustausch zwischen gepaarten Chromosomen während der Meiose; SYN: Chiasmabildung, Faktorenaustausch

Cross-match *nt* Test auf das Vorhandensein

von Antikörpern im Serum des Empfängers gegen Lymphozyten des Spenders; SYN: Kreuzprobe

Croup *m* durch eine fibrinös-pseudomembranöse Entzündung der Atemwege hervorgerufene Kehlkopfenge mit Atemnot, inspiratorischem Stridor* und meist bellendem Husten [**Krupphusten**]; SYN: Krupp

Crouzon-Syndrom *nt* autosomal-dominant vererbtes Syndrom mit Fehlbildungen im Bereich des Schädels [Kraniosynostose* mit Ausbildung eines Turmschädels] und des Gesichts [Mittelgesichtshypoplasie, kurze Oberlippe]; klinisch wichtig sind auch die Augensymptome [Exophthalmus*, Hypertelorismus*] und die progrediente Innenohrschwerhörigkeit; evtl. geistige Retardierung; SYN: Dysostosis cranio-facialis

Cru|or sanguinis *m* Blutgerinnsel, Blutkuchen, Blutklumpen; SYN: Kruor, Kruorgerinnsel

Crus *nt* Schenkel

Crus cerebri Hirnschenkel

Crus clitoridis Klitorisschenkel, Clitorisschenkel

Crus dextrum diaphragmatis rechter Zwerchfellschenkel

Crus dextrum fasciculi atrioventricularis rechter Tawara-Schenkel, rechter Schenkel des Reiz-/Erregungsleitungssystems

Crus fornicis Fornixschenkel

Crus membranaceum Schenkel der Bogengänge

Crus osseum knöcherner Bogengangsschenkel

Crus penis Schwellkörperschenkel des Penis

Crus sinistrum diaphragmatis linker Zwerchfellschenkel

Crus sinistrum fasciculi atrioventricularis linker Tawara-Schenkel, linker Schenkel des Reiz-/Erregungsleitungssystems

Crush fracture *nt* Kompressionsfraktur eines Wirbelkörpers

Crush-Niere *f* →Crush-Syndrom

Crush-Syndrom *nt* durch einen massiven Zerfall von Muskelgewebe verursachte akute Niereninsuffizienz; SYN: Crush-Niere, Bywaters-Krankheit, Quetschungssyndrom, Verschüttungssyndrom, Muskelzerfallssyndrom, myorenales/tubulovaskuläres Syndrom

Crus|ta *f, pl* **-tae** Kruste, Borke, Grind, Schorf

Crusta lactea an den Wangen beginnende Frühform des seborrhoischen Ekzems*, die abheilen oder in ein endogenes Ekzem* übergehen kann; SYN: Milchschorf, frühexsudatives Ekzematoid, konstitutionelles Säuglingsekzem, Eccema infantum

Crying-face-Syndrom *nt* angeborene Hypoplasie* oder Aplasie* des Musculus* depressor anguli oris; SYN: schiefes Schreigesicht

Crypt-, crypt- *präf.* →Crypto-

Cryp|ta *f, pl* **-tae** seichte (Epithel-)Grube; SYN: Krypte

Cryptae tonsillares Tonsillenkrypten, Mandelkrypten

Cryptae tonsillares palatinae Gaumenmandelkrypten

Cryptae tonsillares pharyngealis Rachenmandelkrypten

Crypto-, crypto- *präf.* Wortelement mit der Bedeutung "verborgen/versteckt"

Cryp|to|coc|ca|ceae *pl* Familie imperfekter Hefen, zu der u.a. die Gattungen Cryptococcus*, Torulopsis*, Pityrosporum* und Candida* gehören

Cryp|to|coc|co|se *f* durch Cryptococcus* neoformans hervorgerufene Mykose* der Lunge, Meningen, Leber und seltener der Haut; tritt meist bei Patienten mit geschwächter Abwehrlage [Frühgeborene, Tumoren, HIV-Infektion] auf; SYN: europäische Blastomykose, Kryptokokkose, Kryptokokkusmykose, Cryptococcus-Mykose, Torulose, Busse-Buschke-Krankheit

Cryp|to|coc|cus *m, pl* **-coc|ci** Gattung imperfekter Hefen der Familie Cryptococcaceae*; SYN: Kryptokokkus

Cryptococcus neoformans Erreger der Cryptococcose*

Cryptococcus-Meningitis *f* durch Cryptococcus-Arten hervorgerufene Hirnhautentzündung; SYN: Kryptokokkenmeningitis

Cryptococcus-Mykose *f* →Cryptococcose

Cryp|to|spo|ri|di|o|sis *f, pl* **-ses** durch **Cryptosporidium** verursachte, mild verlaufende tropische Diarrhoe*; bei Immunsuppression* oder AIDS* Entwicklung einer chronischen, schwer verlaufenden Durchfallerkrankung mit Allgemeinsymptomen; SYN: Kryptosporidiose

Cryp|to|spo|ri|di|um *nt* ubiquitäre, opportunistische Parasiten, die Cryptosporidiosis* verursachen können

CSE-Hemmer *m* als Lipidsenker verwendeter Hemmer der HMG-CoA-reduktase; SYN: HMG-CoA-Reduktase-Hemmer, Cholesterin-Synthese-Enzym-Hemmer

CTF-Virus *nt* →Colorado-Zeckenfiebervirus

CT-Technik *f* →Computertomographie

Cu|bi|tus *m* Ellenbogen

Cu|lex *m, pl* **-li|ces** Krankheitsübertrager enthaltende Mückenart, die in Europa kaum eine Rolle spielt; SYN: Kulexmücke

Cu|li|ci|dae *pl* Mückenfamilie, deren Weibchen Blutsauger sind und damit Krankheitserreger übertragen können; wichtige Gattungen sind Anopheles*, Aedes* und Culex*; SYN: Stechmücken, Moskitos

Cu|li|co|i|des *pl* zu den **Gnitzen** gehörende Mückengattung, Überträger verschiedener Filarien; SYN: Bartmücken

C

Cullen-Phänomen *nt* Blaufärbung der Haut um den Nabel bei Blutung in die Bauchhöhle

Cul|men ce|re|bel|li *nt* Gipfel des Kleinhirnwurms

Cu|ma|rin *nt* zur Synthese von Antikoagulanzien [Cumarinderivate*] und Antibiotika verwendetes Glykosid, das in vielen Pflanzen vorkommt; SYN: Kumarin

Cu|ma|rin|de|ri|va|te *pl* vom Kumarin abgeleitete Hemmstoffe der Blutgerinnung [Antikoagulanzien]; durch ihre Strukturähnlichkeit mit Vitamin K hemmen sie die Bildung Vitamin K-abhängiger Gerinnungsfaktoren; SYN: Kumarinderivate

Cumarin-Embryopathie *f* Schädigung des Embryos bei Warfarin*-Therapie während der Schwangerschaft; SYN: Warfarin-Embryopathie

Cu|mu|lus o|o|pho|rus *m* in den Bläschenfollikel vorspringende Verdickung des Follikelepithels, die die Eizelle enthält; SYN: Eihügel

Cun|ni|lin|gus *m* orale Stimulation der weiblichen Scham; SYN: Kunnilingus

Cun|nus *m* Vulva*

Cu|prum *nt* weiches, rotgoldenes Metall; essentielles Spurenelement des menschlichen Körpers; SYN: Kupfer

Cu|pu|la *f, pl* **-lae** Kuppel

Cupula pleurae Pleurakuppel

Cu|ra|re *nt* Oberbegriff für Pfeilgifte südamerikanischer Indianer, die eine muskelrelaxierende Wirkung haben; je nach Herkunft unterscheidet man **Tubocurare** [aus Strychnos-Arten] und **Calebassencurare** [aus Chondrodendron-Arten]; SYN: Kurare

cu|ra|re|mi|me|tisch *adj* curareähnlich wirkend, mit curareähnlicher Wirkung

Cu|ret|ta|ge *f* Ausschabung oder Auskratzung mit einer Kürette*; SYN: Kürettage, Kürettement

Cu|rie *nt* veraltete Einheit der Aktivität; durch Becquerel ersetzt

Curschmann-Spiralen *pl* gedrillte Schleimfäden im Sputum bei Asthma* bronchiale

Curschmann-Steinert-Batten-Syndrom *nt* autosomal-dominante Muskeldystrohie, die in vier Formen [kongenitale, kindliche, juvenile und Erwachsenenform] vorkommt; SYN: Curschmann-Steinert-Syndrom, myotonische Dystrophie, Dystrophia myotonica

Curschmann-Steinert-Syndrom *nt* →Curschmann-Steinert-Batten-Syndrom

Curtius-Syndrom *nt* halbseitige/einseitige Hypertrophie*; SYN: Hemihypertrophie

Cur|va|tu|ra *f* Krümmung, Wölbung; SYN: Kurvatur

Curvatura major gastrica große Kurvatur, große Magenkurvatur

Curvatura minor gastrica kleine Kurvatur, kleine Magenkurvatur

cu|shin|go|id *adj* Cushing-ähnlich, mit Cushing-ähnlicher Symptomatik

Cushing-Syndrom *nt* **1.** durch eine Erhöhung der Glucocorticoide im Körper verursachtes Syndrom mit u.a. Vollmondgesicht, Stammfettsucht, Büffelhöcker des Nackens, Osteoporose*, Muskelschwäche, Steroiddiabetes; je nach Ursache unterscheidet man **zentrales Cushing-Syndrom** [Morbus Cushing] bei vermehrter ACTH-Bildung in der Hypophyse; **paraneoplastisches Cushing-Syndrom** bei ACTH-Bildung in malignen Tumoren und **exogenes** oder **iatrogenes Cushing-Syndrom** bei Überdosierung von Glucocorticoiden **2.** durch einen Tumor im Kleinhirn-Brückenbereich verursachte, neurologische Ausfallerscheinungen; SYN: Kleinhirnbrückenwinkel-Syndrom

Cus|pis *f, pl* **-pi|des** Spitze, Zipfel

Cuspis anterior valvae atrioventricularis vorderes Segel einer Atrioventrikularklappe

Cuspis dentis Zahnhöcker

Cuspis posterior valvae atrioventricularis hinteres Segel einer Atrioventrikularklappe

Cuspis septalis valvae atrioventricularis dextrae septales Segel der Trikuspidalklappe

Cu|ti|cu|la *f, pl* **-lae** Häutchen, hauchdünner Überzug von Epithelzellen; SYN: Kutikula

Cu|tis *f* aus **Oberhaut** [Epidermis] und **Lederhaut** [Dermis, Corium, Korium] bestehende äußere Schicht der Haut; oft gleichgesetzt mit Haut; SYN: Kutis, Haut

Cutis anserina Gänsehaut

Cutis hyperelastica überdehnbare, in Falten abhebbare Haut, z.B. bei Ehlers-Danlos-Syndrom; SYN: Kautschukhaut, Gummihaut

Cutis laxa →Cutis-laxa-Syndrom

Cutis marmorata blaurote, netzförmige Hautzeichnung bei Abkühlung der Haut; SYN: Kältemarmorierung, Livedo reticularis

Cutis vagantium schmutzig-braune Haut mit Ekzematisation und Impetiginisation bei mangelnder Hygiene; SYN: Vagantenhaut, Vagabundenhaut

Cutis-laxa-Syndrom *f* inhomogene Krankheitsgruppe, die durch von der Unterlage abhebbare, schlaffe, in Falten hängende Haut gekennzeichnet ist; SYN: Fallhaut, Schlaffhaut, generalisierte Elastolyse, Zuviel-Haut-Syndrom, Dermatochalasis, Dermatolysis, Dermatomegalie, Chalazodermie, Chalodermie, Cutis laxa

Cyan-, cyan- *präf.* →Cyano-

Cy|an|hä|mo|glo|bin|me|tho|de *f* Bestimmung der Hämoglobinkonzentration nach Umwandlung in **Cyanmethämoglobin**; SYN: Zyanhämoglobinmethode, Methämoglobincyanidmethode

Cy|an|hid|ro|sis *f, pl* **-ses** Blaufärbung des Schweißes; SYN: Zyanhidrose

Cy|a|nid *nt* Salz der Blausäure; SYN: Zyanid

Cy|a|nid|ver|gif|tung *f* durch rosiges Aussehen, Bittermandelgeruch des Atems und Atemnot gekennzeichnete Vergiftung; evtl. Erstickung durch Hemmung der intrazellulären Atemenzyme; SYN: Zyanidvergiftung, Blausäurevergiftung

Cy|an|ka|li|um *nt* Kaliumsalz der Blausäure; SYN: Zyankalium, Kaliumzyanid

Cy|an|met|hä|mo|glo|bin *nt* s.u. Cyanhämoglobinmethode

Cyano-, cyano- *präf.* Wortelement mit der Bedeutung "blau/schwarzblau/blau gefärbt"

Cy|a|no|co|bal|a|min *nt* eine Cyano-Gruppe enthaltende Form des Cobalamins* [Vitamin B_{12}]; SYN: Zyanocobalamin

Cy|a|no|sis *f, pl* **-ses** durch eine Abnahme der Sauerstoffsättigung des Blutes hervorgerufene bläulich-livide Verfärbung von Haut und Schleimhaut; SYN: Blausucht, Zyanose

Cy|an|was|ser|stoff *m* farblose Flüssigkeit mit niedrigem Siedepunkt

Cy|an|was|ser|stoff|säu|re *f* extrem giftige, wässrige Lösung von Cyanwasserstoff*; SYN: Zyanwasserstoffsäure, Blausäure

Cycl-, cycl- *präf.* →Cyclo-

Cyc|la|mat *nt* als Ersatz für Kohlenhydrate verwendeter kalorienfreier Süßstoff; SYN: Zyklamat

Cyc|li|tis *f, pl* **-ti|den** Entzündung des Ziliarkörpers; SYN: Ziliarkörperentzündung, Zyklitis

Cyclo-, cyclo- *präf.* Wortelement mit der Bedeutung "Ring/Kreis/Zyklus"

Cyclo-AMP *nt* aus Adenosintriphosphat* gebildete Ringverbindung, die als extra- und intrazelluläre Botensubstanz von Bedeutung für den Stoffwechsel ist; SYN: zyklisches Adenosin-3',5'-Phosphat, Zyklo-AMP, zyklisches Adenosinmonophosphat

Cyclo-GMP *nt* als Neurotransmitter und Mediator der Histaminfreisetzung vorkommende Ringform von Guanosinmonophosphat; SYN: zyklisches Guanosinmonophosphat, zyklisches Guanosin-3',5'-Phosphat, Zyklo-GMP

Cyc|lo|o|xi|ge|na|se *f* Schlüsselenzym der Prostaglandin- und Prostazyklinsynthese; wird von Acetylsalicylsäure gehemmt; SYN: Zyklooxigenase

Cyc|lo|phos|pha|mid *nt* zu den Alkylanzien zählendes Zytostatikum*

Cyc|lo|pro|pan *nt* farbloses Gas mit narkotischer Wirkung

Cyc|lo|se|rin *nt* aus Streptomyces*-Species gewonnenes Antibiotikum* und Tuberkulostatikum*

Cyc|lo|spo|rin *nt* Antibiotikum mit immunsuppressiver Wirkung; SYN: Ciclosporin A

Cy|lin|dro|ma *nt, pl* **-ma|ta** familiär gehäuft auftretender benigner Tumor, v.a. der Kopfhaut [**Turbantumor**]; SYN: Zylindrom, Spiegler-Tumor, Endothelioma cutis, Naevus epithelioma-cylindromatosus

Cyst-, Cyst- *präf.* →Cysto-

Cyst|a|de|no|car|ci|no|ma *nt, pl* **-ma|ta** →Cystadenokarzinom

Cyst|a|de|no|fi|brom *nt* Adenofibrom* mit Zystenbildung; SYN: Kystadenofibrom, Zystadenofibrom

Cyst|a|de|no|kar|zi|nom *nt* Adenokarzinom* mit Zystenbildung; häufiger Tumor des Eierstocks; SYN: Kystadenokarzinom, Zystadenokarzinom, Cystadenocarcinoma

Cyst|a|de|no|lym|pho|ma pa|pil|li|fe|rum *nt* →Cystadenoma lymphomatosum

Cyst|a|de|no|ma *nt, pl* **-ma|ta** Adenom* mit zystischer Erweiterung der Drüsenlichtungen; SYN: Kystadenom, Zystadenom, Adenokystom, zystisches Adenom

Cystadenoma lymphomatosum gutartiger Mischtumor der Ohrspeicheldrüse aus drüsigem und lymphatischem Gewebe; SYN: Warthin-Tumor, Warthin-Albrecht-Arzt-Tumor, Adenolymphom, Cystadenolymphoma papilliferum

Cystadenoma ovarii zystischer Eierstocktumor, der maligne entarten kann [**verkrebstes Ovarialkystom, Cystadenocarcinoma ovarii**]; SYN: Ovarialkystom

Cyst|a|de|no|sar|kom *nt* Adenosarkom* mit Zystenbildung; SYN: Kystadenosarkom, Zystadenosarkom

Cys|ta|thi|o|nin *nt* Zwischenprodukt beim Abbau von Homocystein; SYN: Zystathionin

Cys|ta|thi|o|nin|u|rie *f* erhöhte Cystathioninausscheidung im Harn; SYN: Zystathioninurie

Cys|te *f* sackartige Geschwulst mit Kapsel und flüssigkeitsgefülltem, ein- oder mehrkammerigem Hohlraum; SYN: Zyste, Kyste, Kystom

Cys|te|a|min *nt* aus Cystein* entstehendes biogenes Amin; Bestandteil von Coenzym* A

Cys|te|in *nt* schwefelhaltige Aminosäure; SYN: Zystein

Cysti-, cysti- *präf.* →Cysto-

Cys|ti|cer|co|se *f* durch Finnen* des Schweinebandwurms* und evtl. auch des Rinderbandwurms* hervorgerufene Erkrankung mit Befall verschiedener Organe; SYN: Finnenkrankheit, Zystizerkose

Cys|ti|cer|cus *m* Bandwurmfinne (Blase mit Kopfteil/Scolex und Halszone), aus der im Endwirt der Bandwurm entsteht; SYN: Blasenwurm, Zystizerkus

Cysticercus bovis Finne des Rinderbandwurms (Taenia* saginata); SYN: Rinderfinne

Cysticercus cellulosae Finne des Schweinebandwurms (Taenia* solium); SYN:

Schweinefinne

Cys|ti|cus *m* Ausführungsgang der Gallenblase; vereinigt sich mit dem Ductus* hepaticus zum Ductus* choledochus; SYN: Gallenblasengang, Zystikus, Ductus cysticus

Cys|tin *nt* aus zwei Molekülen Cystein* entstandene schwefelhaltige Aminosäure, deren Disulfidbrücken die Tertiärstruktur von Eiweißen stabilisieren; SYN: Zystin, Dicystein

Cys|tin|ä|mie *f* Vorkommen von Cystin im Blut; SYN: Zystinämie

Cys|ti|no|se *f* zu den lysosomalen Speicherkrankheiten* gehörende, autosomal-rezessiv vererbte Erkrankung mit Cystinspeicherung in u.a. Kornea, Konjunktiva, Knochenmark, Niere, Lymphozyten; SYN: Lignac-Syndrom, Lignac-Fanconi-Krankheit, Zystinose, Zystinspeicherkrankheit, Aberhalden-Fanconi-Syndrom, Aberhalden-Fanconi-Lignac-Syndrom

Cys|tin|u|rie *f* Cystinausscheidung im Harn; SYN: Zystinurie

Cys|tis *f* Blase; Harnblase

Cys|ti|tis *f, pl* **-ti|ti|den** Entzündung der Harnblase; SYN: Harnblasenentzündung, Blasenentzündung, Zystitis

Cystitis catarrhalis akute katarrhalische Blasenentzündung; SYN: Desquamationskatarrh, Blasenkatarrh, Harnblasenkatarrh

Cystitis colli Blasenhalsentzündung; SYN: Zystokollitis, Trachelozystitis, Trachelocystitis

Cystitis cystica chronische Blasenentzündung mit Zystenbildung der Schleimhaut; SYN: zystische Zystitis

Cystitis desquamativa Blasenentzündung mit Abstoßung von Schleimhaut

Cystitis fibrinosa Blasenentzündung mit membranähnlichen Fibrinauflagerungen; SYN: fibrinöse Zystitis

Cystitis gangraenosa gangränöse Blasenentzündung mit Ablösung nekrotischer Schleimhautbezirke; SYN: gangränöse Zystitis

Cystitis gravidarum Blasenentzündung in der Schwangerschaft

Cystitis haemorrhagica hämorrhagische Blasenentzündung

Cystitis intermuralis →Cystitis interstitialis

Cystitis interstitialis chronisch interstitielle Blasenentzündung mit Infiltration der Blasenwand; SYN: Cystitis intermuralis

Cystitis necroticans Cystitis mit Nekrose der Blasenwand; SYN: nekrotisierende Zystitis

Cystitis tuberculosa tuberkulöse Blasenentzündung; SYN: Blasentuberkulose

cys|ti|tisch *adj* Blasenentzündung/Cystitis betreffend, von ihr betroffen oder gekennzeichnet; SYN: zystitisch

Cysto-, Cysto- *präf.* Wortelement mit der Bedeutung "Blase/Harnblase/Zyste"

Cys|to|car|ci|no|ma *nt, pl* **-ma|ta** Karzinom* mit Zystenbildung; SYN: Zystokarzinom

Cys|to|ce|le *f* **1.** Vorfall der Harnblasenwand durch eine Bruchpforte: SYN: Blasenhernie, Blasenbruch, Zystozele, Blasenvorfall **2.** Vorfall der Harnblase in die Scheide bei Scheidensenkung; SYN: Zystozele, Blasenvorfall

Cys|to|e|pi|the|li|o|ma *nt, pl* **-ma|ta** Epitheliom* mit Zystenbildung; SYN: Zystoepitheliom

Cys|to|fi|bro|ma *nt, pl* **-ma|ta** Fibrom* mit Zystenbildung; SYN: Zystofibrom

Cys|to|sar|co|ma phylloides *nt* langsam wachsendes Sarkom* der Brustdrüse, das extrem groß werden kann; SYN: Phylloidestumor

Cyt-, cyt- *präf.* →Cyto-

Cyt|a|ra|bin *nt* zu den Antimetaboliten gehörendes Zytostatikum*; SYN: Zytosinarabinosid, Cytosinarabinosid

Cy|ti|din *nt* Ribonukleosid* aus Cytosin* und Ribose*; bildet mit Phosphorsäure Nukleotide [**Cytidinmonophosphat**, **Cytidindiphosphat**, **Cytidintriphosphat**], die für Biosynthese von Phosphatiden* von Bedeutung sind; SYN: Zytidin

Cy|ti|din|di|phos|phat *nt* s.u. Cytidin

Cytidin-5'-diphosphat *nt* Cytidindiphosphat; s.u. Cytidin

Cy|ti|din|mo|no|phos|phat *nt* s.u. Cytidin

Cy|ti|din|tri|phos|phat *nt* s.u. Cytidin

Cytidin-5'-triphosphat *nt* Cytidintriphosphat; s.u. Cytidin

Cy|ti|dyl|säu|re *f* Cytidinmonophosphat; s.u. Cytidin

Cy|ti|sin *nt* giftiges Alkaloid im **Goldregen** [Laburnum anagyroides]; Vergiftungsursache bei Kindern; SYN: Zytisin

Cyto-, cyto- *präf.* Wortelement mit der Bedeutung "Zelle"

Cytochrom (c) oxidase *f* →Cytochrom a_3

Cy|to|chro|me *pl* zu den Hämoproteinen gehörende Oxidoreduktasen, die eine zentrale Rolle in der Atmungskette spielen; SYN: Zytochrome

Cytochrom a_3 kupferhaltiges Cytochrom, das als letztes Glied der Atemkette eine Schlüsselposition bei der Sauerstoffverwertung einnimmt; SYN: Cytochrom(-c-)oxidase, Ferrocytochrom-c-Sauerstoff-Oxidoreduktase, Warburg-Atmungsferment

Cy|to|me|ga|lie|vi|rus *nt, pl* **-ren** →Zytomegalievirus

Cy|to|sin *nt* Pyrimidinbase*, Baustein der Nukleinsäuren; SYN: Zytosin

Cy|to|sin|a|ra|bin|o|sid *nt* →Cytarabin

Cy|to|skel|e|ton *nt* intrazelluläre Eiweißstrukturen, die die Zellform aufrechterhalten; SYN: Zellskelett, Zytoskelett

Czapek-Dox-Nährlösung *f* halbsynthetisches Medium für Pilze, insbesondere Schim-

melpilze; Syn: Czapek-Dox-Nährmedium

C-Zellen *pl* 1. blasse Zellen der Langerhans*-Inseln der Bauchspeicheldrüse, in denen Somatostatin gebildet wird 2. Calcitonin-produzierende Zellen der Schilddrüse; Syn: parafollikuläre Zellen

C-Zellen-Karzinom *nt* von den C-Zellen der Schilddrüse ausgehender bösartiger Tumor; Syn: medulläres Schilddrüsenkarzinom

Czermak-Räume *pl* nicht mineralisierte Räume in Zahndentin; Syn: Interglobularräume, Spatia interglobularia

D

Da|carb|a|zin *nt* Zytostatikum* der Alkylanziengruppe

DaCosta-Syndrom *nt* belastungsunabhängig auftretende Symptomatik mit Hyperventilation*, Tachykardie*, Herzschmerzen und Engegefühl; SYN: Effort-Syndrom, neurozirkulatorische Asthenie, Soldatenherz, Phrenikokardie

d'Acosta-Syndrom *nt* akutes Syndrom mit Kopfschmerzen, Übelkeit, Erbrechen, Schwindel und Atemnot; evtl. Entwicklung eines **Höhenlungenödems** und Bewusstlosigkeit [**Höhenkollaps**]; SYN: akute Bergkrankheit, Mal di Puna, akute Höhenkrankheit

Dacry-, **dacry-** *präf.* →Dacryo-

Dacryo-, **dacryo-** *präf.* Wortelement mit der Bedeutung "Träne"

Dac|ti|no|my|cin *nt* zytostatisches Antibiotikum von Streptomyces*-Species; SYN: Actinomycin D

Dactyl-, **dactyl-** *präf.* →Dactylo-

Dac|tyl|li|tis *f, pl* **-ti|den** →Daktylitis

Dactylo-, **dactylo-** *präf.* Wortelement mit der Bedeutung "Finger/Zehe"

Dac|tyl|lo|sis spon|ta|nea *f* ätiologisch ungeklärte, primär in Afrika vorkommende, meist die Kleinzehen betreffende zirkuläre Konstriktion mit folgender Spontanamputation; SYN: Ainhum, Ainhum-Syndrom

Dakry-, **dakry-** *präf.* →Dakryo-

Da|kry|a|de|nek|to|mie *f* operative Tränendrüsenentfernung; SYN: Dakryoadenektomie

Da|kry|a|go|gum *nt, pl* **-ga** tränentreibende Substanz

Dakryo-, **dakryo-** *präf.* Wortelement mit der Bedeutung "Träne"

Da|kry|o|a|de|nal|gie *f* Schmerzen in einer Tränendrüse, Tränendrüsenschmerz

Da|kry|o|a|de|nek|to|mie *f* →Dakryadenektomie

Da|kry|o|a|de|ni|tis *f, pl* **-ti|den** Entzündung der Tränendrüse(n); SYN: Tränendrüsenentzündung

da|kry|o|a|de|ni|tisch *adj* Tränendrüsenentzündung/Dakryoadenitis betreffend, von ihr betroffen oder gekennzeichnet

Da|kry|o|blen|nor|rhoe *f, pl* **-rho|en** chronischer Tränenfluss bei Tränendrüsenentzündung

Da|kry|o|ca|na|li|cu|li|tis *f, pl* **-ti|den** →Dakryokanalikulitis

Da|kry|o|cys|ti|tis *f, pl* **-ti|ti|den** →Dakryozystitis

Da|kry|o|el|ko|se *f* →Dakryohelkose

Da|kry|o|gra|fie *f* →Dakryographie

Da|kry|o|gra|phie *f* Röntgenkontrastdarstellung der Tränenwege

Da|kry|o|hä|mor|rhoe *f, pl* **-rho|en** Absonderung blutiger/bluthaltiger Tränen, blutiger Tränenfluss

Da|kry|o|hel|ko|se *f* Geschwür des Tränensacks oder des Tränenröhrchens; SYN: Dakryoelkose

Da|kry|o|ka|na|li|ku|li|tis *f, pl* **-ti|den** Entzündung der Tränenröhrchen; SYN: Tränenröhrchenentzündung, Dakryocanaliculitis

da|kry|o|ka|na|li|ku|li|tisch *adj* Tränenröhrchenentzündung/Dakryokanalikulitis betreffend, von ihr betroffen oder gekennzeichnet

Da|kry|o|lith *m* Stein in den Tränenwegen

Da|kry|o|li|thi|a|sis *f, pl* **-ses** Steinbildung in den Tränenwegen

Da|kry|om *nt* **1.** Stauung und Schwellung des Tränenkanals **2.** →Dakryops

Da|kry|ops *m* Retentionszyste der Tränendrüse; SYN: Dakryom

Da|kry|o|py|or|rhoe *f, pl* **-rho|en** eitriger Tränenfluss

Da|kry|o|py|o|sis *f, pl* **-ses** eitrige Entzündung der Tränenwege

Da|kry|o|rhi|no|sto|mie *f* operative Anastomosierung von Tränensack und mittlerem Nasengang bei Verlegung der Tränenwege; SYN: Dakryozystorhinostomie, Toti-Operation

Da|kry|or|rhoe *f, pl* **-rho|en** übermäßiger Tränenfluss; SYN: Tränenträufeln, Epiphora

Da|kry|o|si|nu|si|tis *f, pl* **-ti|den** Entzündung

von Tränenröhrchen und Sinus* ethmoidalis

da|kry|o|si|nu|si|tisch *adj* Dakryosinusitis betreffend, von ihr betroffen oder gekennzeichnet

Da|kry|o|so|le|ni|tis *f, pl* **-ti|den** Entzündung eines Tränenröhrchens; SYN: Tränenröhrchenentzündung

da|kry|o|so|le|ni|tisch *adj* Tränenröhrchenentzündung/Dakryosolenitis betreffend, von ihr betroffen oder gekennzeichnet

Da|kry|o|ste|no|se *f* zu Störung des Tränenabflusses führende Einengung des Tränenganges durch entzündliche Prozesse, Verwachsungen oder Fremdkörper; SYN: Tränengangsstenose

Da|kry|o|szin|ti|gra|fie *f* →Dakryoszintigraphie

da|kry|o|szin|ti|gra|fisch *adj* →dakryoszintigraphisch

Da|kry|o|szin|ti|gra|phie *f* Szintigraphie* der Tränenwege

da|kry|o|szin|ti|gra|phisch *adj* Dakryoszintigraphie betreffend, mittels Dakryoszintigraphie

Da|kry|o|ze|le *f* Tränensackbruch; SYN: Dakryozystozele

Da|kry|o|zyst|al|gie *f* Tränensackschmerz

Da|kry|o|zyst|ek|ta|sie *f* Tränensackdilatation, Tränensackerweiterung

Da|kry|o|zyst|ek|to|mie *f* Tränensackentfernung, Tränensackresektion

Da|kry|o|zys|ti|tis *f, pl* **-ti|ti|den** Entzündung des Tränensacks; SYN: Tränensackentzündung, Dakryocystitis

da|kry|o|zys|ti|tisch *adj* Tränensackentzündung/Dakryozystitis betreffend, von ihr betroffen oder gekennzeichnet

Da|kry|o|zys|ti|tom *nt* Messer zur Tränenröhrcheninzision

Da|kry|o|zys|ti|to|mie *f* Tränenröhrcheninzision, Tränenröhrchenschnitt

Da|kry|o|zys|to|blen|nor|rhoe *f, pl* **-rho|en** chronisch exsudative/eitrige Tränensackentzündung, Tränensackeiterung

Da|kry|o|zys|to|gra|fie *f* →Dakryozystographie

da|kry|o|zys|to|gra|fisch *adj* →dakryozystographisch

Da|kry|o|zys|to|gramm *nt* Röntgenkontrastaufnahme der Tränenwege

Da|kry|o|zys|to|gra|phie *f* Röntgenkontrastdarstellung der Tränenwege

da|kry|o|zys|to|gra|phisch *adj* Dakryozystographie betreffend, mittels Dakryozystographie

Da|kry|o|zys|to|pto|se *f* Senkung des Tränensacks; SYN: Tränensacksenkung

Da|kry|o|zys|to|rhi|no|ste|no|se *f* Verlegung des Tränennasenganges/Ductus nasolacrimalis

Da|kry|o|zys|to|rhi|no|sto|mie *f* →Dakryorhinostomie

Da|kry|o|zys|to|ste|no|se *f* meist durch eine Schrumpfung hervorgerufene Stenose des Tränensacks; SYN: Tränensackstenose

Da|kry|o|zys|to|sto|mie *f* Tränensackeröffnung, Tränensackinzision

Da|kry|o|zys|to|tom *nt* Messer zur Tränensackeröffnung

Da|kry|o|zys|to|to|mie *f* Tränensackeröffnung, Tränensackinzision

Da|kry|o|zys|to|ze|le *f* →Dakryozele

Daktyl-, daktyl- *präf.* →Daktylo-

Dak|tyl|al|gie *f* Fingerschmerz; SYN: Daktylodynie

Dak|tyl|li|tis *f, pl* **-ti|den** Entzündung eines Fingers oder einer Zehe; SYN: Dactylitis; Fingerentzündung; Zehenentzündung

dak|tyl|li|tisch *adj* Daktylitis betreffend, von ihr betroffen oder gekennzeichnet

Daktylo-, daktylo- *präf.* Wortelement mit der Bedeutung "Finger/Zehe"

Dak|tyl|lo|dy|nie *f* Fingerschmerz; SYN: Daktylalgie

Dak|tyl|lo|gramm *nt* Fingerabdruck

Dak|tyl|lo|gry|po|se *f* angeborene oder erworbene permanente Verkrümmung von Fingern oder Zehen; SYN: Fingerverkrümmung, Zehenverkrümmung

Dak|tyl|lo|kamps|o|dy|nie *f* schmerzhafte Finger- oder Zehenverkrümmung

Dak|tyl|lo|lo|gie *f* Zeichen- und Gebärdensprache der Taubstummen

Dak|tyl|lo|me|gal|lie *f* übermäßige Größe von Fingern oder Zehen; SYN: Makrodaktylie, Megalodaktylie

Dak|tyl|lo|spas|mus *m* Finger- oder Zehenkrampf

Dal|ton *nt* Einheit der relativen Atommasse; 1 Dalton ist ein Zwölftel der Masse des Kohlenstoffatoms C^{12}; SYN: Atommasseneinheit

Dal|to|nis|mus *m* angeborene Farbsinnesstörung, bei der Rot und Grün als Grautöne gesehen werden; SYN: Rot-Grün-Blindheit

Damm *m* Körperregion zwischen Steißbein und äußeren Genitalien; wird unterteilt in **Vorderdamm** [zwischen äußerem Genitale und After] und **Hinterdamm** [zwischen After und Steißbein]; SYN: Perineum

Damm|bruch *m* angeborener oder erworbener Bruch von Baucheingeweide durch den Damm; SYN: Perineozele, Hernia perinealis/ischiorectalis

Däm|me|rungs|se|hen *nt* durch die Stäbchenzellen der Netzhaut ermöglichtes Sehen bei niedriger Lichtintensität; SYN: Nachtsehen, skotopes Sehen, Skotopie, Skotopsie

Däm|mer|zu|stand *m* nach Anfällen auftretender Zustand mit eingeengtem Bewusstsein

Damm|fis|tel *f* auf dem Damm mündende Fistel; SYN: Beckenbodenfistel, Fistula perinealis

Damm|ge|gend *f* →Dammregion

Damm|naht *f* Vernähung eines Dammrisses oder eines Dammschnitts; SYN: Perineorrhaphie

Damm|ner|ven *pl* gemischte Äste des Nervus* pudendus zur Dammhaut und den Musculi ischiocavernosus, bulbospongiosus, transversus perinei superficialis und sphincter ani externus; SYN: Nervi perineales

Damm|re|gi|on *f* Körperregion zwischen Steißbein und äußeren Genitalien; SYN: Dammgegend, Regio perinealis

D

Damm|riss *m* Riss des Damms unter der Geburt; je nach Ausdehnung und Tiefe unterscheidet man **Dammriss 1°** [nur die Dammhaut], **Dammriss 2°** [Riss von Haut und Dammmuskulatur] oder **Dammriss 3°** [Mitbeteiligung des Afterschließmuskels]

Damm|schnitt *m* **1.** →Episiotomie **2.** Dammdurchtrennung; SYN: Peritoneotomie

Damm|schutz *m* Handgriffe zur Verhinderung eines Dammrisses

Dampf|re|sis|tenz *f* Widerstandsfähigkeit von Erregern gegen Wasserdampfsterilisation

Dampf|ste|ri|li|sa|ti|on *f* Sterilisation in einem Autoklaven mit gespanntem und gesättigtem Wasserdampf

Dämp|fung *f* verkürzter Klopfschall über Hohlräumen

Dana-Lichtheim-Krankheit *f* bevorzugt das Hinterstrangsystem und die Pyramidenbahn befallende Entmarkungskrankheit mit neurologischen Ausfällen, Muskelhypotonie, Ataxie, Depression und evtl. Psychose; SYN: Lichtheim-Syndrom, Dana-Syndrom, Dana-Lichtheim-Putman-Syndrom, funikuläre Spinalerkrankung, funikuläre Myelose

Dana-Lichtheim-Putman-Syndrom *nt* →Dana-Lichtheim-Krankheit

Dana-Operation *f* Durchtrennung der hinteren Spinalnervenwurzel zur Behandlung unstillbarer Schmerzen

Dana-Syndrom *nt* →Dana-Lichtheim-Krankheit

Danbolt-Closs-Syndrom *nt* seltene, autosomal-rezessiv vererbte Störung der Zinkabsorption mit Ekzemen an den Akren; SYN: Brandt-Syndrom, Acrodermatitis enteropathica

Dandy-Fieber *nt* relativ gutartiges hämorrhagisches Fieber der Tropen und Subtropen; SYN: Dengue, Dengue-Fieber

Dane-Partikel *nt* veraltet für →Hepatitis-B-Virus

Danlos-Syndrom *nt* Oberbegriff für Syndrome mit angeborener Kollagendysplasie; auffällig ist die Hyperelastizität der Haut [Cutis* hyperelastica]; SYN: Ehlers-Danlos-Syndrom

Daph|nis|mus *m* Vergiftung durch toxische Glykoside aus **Seidelbast** [Daphne mezereum]

Dap|son *nt* Antibiotikum mit Wirksamkeit gegen den Lepraerreger Mycobacterium* leprae; SYN: Diaminodiphenylsulfon

Darier-Grönblad-Strandberg-Syndrom *nt* generalisierte, degenerative Erkrankung des elastischen Bindegewebes mit gelblichen Papeln und Hautflecken; SYN: Grönblad-Strandberg-Syndrom, systematische Elastorrhexis, Pseudoxanthoma elasticum

Darier-Krankheit *f* durch typische Verhornungsstörungen im Bereich von Kopf, Handflächen, Fußsohlen und Nägeln gekennzeichnete, autosomal-dominant vererbte Keratose*; SYN: Dyskeratosis follicularis vegetans, Porospermosis follicularis vegetans, Porospermosis cutanea, Keratosis vegetans, Dyskeratosis follicularis

Darling-Krankheit *f* Befall und Infektion mit Histoplasma* capsulatum; nach Einatmung von sporenhaltigem Staub kommt es primär zu einer Infektion der Atemwege und der Lunge, die klinisch kaum von Tuberkulose zu unterscheiden ist; später evtl. lymphogene Aussaat und Entwicklung einer Systemmykose*; SYN: Histoplasmose, retikuloendotheliale Zytomykose

Darm *m* der aus Dünndarm und Dickdarm bestehende Abschnitt des Magen-Darm-Trakts zwischen Magenausgang und After

Darm|a|nas|to|mo|se *f* operative Verbindung von Darmabschnitten; SYN: Enteroanastomose, Enteroenterostomie

Darm|a|to|nie *f* Tonusmangel der Darmmuskulatur mit herabgesetzter Peristaltik*; kann zur Entwicklung eines paralytischen Ileus* führen

Darm|a|tre|sie *f* angeborener Verschluss der Darmlichtung

Darm|bak|te|ri|en *pl* Bezeichnung für alle physiologisch im Darm vorkommende Bakterien; SYN: Enterobakterien

Darm|bein *nt* Teil des Hüftbeins; bildet den oberen Teil der Hüftpfanne; SYN: Ilium, Os ilium

Darm|bein|kamm *m* oberer Rand der Darmbeinschaufel; SYN: Beckenkamm, Crista iliaca

Darm|bein|mus|kel *m* →Musculus iliacus

Darm-Blasen-Fistel *f* innere Darmfistel* mit Einmündung in die Blase; SYN: enterovesikale Fistel

Darm|blu|tung *f* Blutung in das Darmlumen; SYN: Enterorrhagie

Darm|brand *m* nekrotisierende Enteritis* durch Clostridium* perfringens; SYN: Enteritis necroticans

Darm|bruch *m* Hernie* mit Darmteilen im Bruchsack; SYN: Enterozele

Darm|di|ver|ti|kel *pl* meist den Dickdarm betreffende, i.d.R. asymptomatische Divertikel* der Darmwand

Darm|drü|sen *pl* tubulöse Drüsen der Dünndarm- und Dickdarmschleimhaut; SYN:

Lieberkühn-Drüsen, Lieberkühn-Krypten, Glandulae intestini/intestinales

Darm|e|gel *m* im Darm schmarotzender Wurm
großer Darmegel v.a. in Südostasien vorkommender Erreger der Fasciolopsiasis*; SYN: Riesendarmegel, Fasciolopsis buski
kleiner Darmegel in Afrika und Asien vorkommender Dünndarmparasit; SYN: Zwergdarmegel, Heterophyes heterophyes

Darm|e|gel|krank|heit *f* durch Fasciolopsis* buski hervorgerufene tropische Durchfallerkrankung; SYN: Fasciolopsiasis, Fasciolopsiasis

Darm|em|phy|sem *nt* →Darmwandemphysem

Darm|en|do|skop *nt* spezielles Endoskop* zur Darmspiegelung; SYN: Enteroskop

Darm|ent|zün|dung *f* →Enteritis

Darm|fis|tel *f* vom Darm ausgehende Fistel, die entweder in einen anderen Teil des Darms oder ein anderes Organ einmündet [**innere Darmfistel**] oder nach außen führt [**äußere Darmfistel**]

Darm|flo|ra *f* Gesamtheit der physiologisch im Darm vorkommenden Mikroorganismen

Darm|gas *nt* aus verschluckter Luft und von Darmbakterien gebildetem Gas bestehende Gasmischung; pro Tag werden zwischen 400 und 1200 ml Gas gebildet; SYN: Darmluft

Darm|ge|räu|sche *pl* durch die Verdauungstätigkeit des Darms bedingte physiologische Geräusche

Darm|gif|te *pl* auf den Darm einwirkende Bakteriengifte; SYN: Enterotoxine

Darm|grip|pe *f* Magen-Darm-Beteiligung bei einer Grippe*; oft auch als Bezeichnung für Virusinfekte des Magen-Darms mit grippeähnlicher Symptomatik verwendet; SYN: Magen-Darmgrippe

Darm|hor|mo|ne *pl* im Magen-Darm-Trakt gebildete Hormone, z.B. Gastrin, Cholezystokinin; SYN: gastrointestinale Hormone

Darm|in|farkt *m* durch akute Unterbrechung der Durchblutung hervorgerufene Infarzierung von Darmabschnitten

Darm|ka|tarr *m* →Darmkatarrh

Darm|ka|tarrh *m* →Enteritis

Darm|klem|me *f* Klemmzange zum Abklemmen von Darmteilen

Darm-Kolon-Fistel *f* innere Darmfistel zwischen Dünndarm und Kolon; SYN: Dünndarm-Kolon-Fistel, enterokolische Fistel, Fistula enterocolica

Darm|kon|kre|ment *nt* →Darmstein

Darm|kon|ti|nenz *f* Fähigkeit den Stuhl zurückzuhalten; SYN: Stuhlkontinenz

Darm|krampf *m* Krampf der Darmmuskulatur; SYN: Enterospasmus

Darm|läh|mung *f* völliger Verlust des Darmtonus und der Peristaltik; führt zur Entwicklung eines paralytischen Ileus*; SYN: Enteroparese, Enteroparalyse

Darm|lö|sung *f* Lösung von Darmverwachsungen; SYN: Enterolyse

Darm|luft *f* →Darmgas

Darm|milz|brand *m* durch den Genuss infizierter Nahrungsmittel hervorgerufener Milzbrand* von Dünn- und Dickdarm; SYN: Anthrax intestinalis

Darm|my|ko|se *f* Pilzerkrankung der Darmschleimhaut; SYN: Enteromykose

Darm|ner|ven|sys|tem *nt* Gesamtheit der sympathischen und parasympathischen Nerven des Darms

Darm|obs|truk|ti|on *f* Einengung der Darmlichtung durch Prozesse im Darm [**Darmverlegung**] oder Druck von außen; kann zum Darmverschluss* führen

Darm|pa|ra|sit *m* im Darm schmarotzender Einzeller oder Wurm

Darm|pär|chen|e|gel *m* Erreger einer Darm- und Leberschistosomiasis in Afrika; SYN: Schistosoma intercalatum

Darm|per|fo|ra|ti|on *f* Durchbruch der Darmwand durch entzündliche oder nekrotische Prozesse, v.a. bei Gängrän oder Geschwür; SYN: Darmwandperforation

Darm|po|lyp *m* von der Darmschleimhaut ausgehender gutartiger Tumor

Darm|rei|ni|gung *f* präoperative Darmvorbereitung zur Vermeidung von Komplikationen und Infekten

Darm|re|sek|ti|on *f* operative Teilentfernung von Dünn- oder Dickdarm

Darm|rohr *nt* weiches Gummirohr zum Einführen in den Mastdarm

Darm-Scheiden-Fistel *f* innere Darmfistel mit Einmündung in die Scheide/Vagina; SYN: enterovaginale Fistel

Darm|schleim|haut|ent|zün|dung *f* Endoenteritis*

Darm|sen|kung *f* angeborene oder erworbene Senkung der Baucheingeweide; klinisch auffällig sind eine chronische Obstipation* und Rücken- oder Kreuzschmerzen beim Stehen; SYN: Eingeweidesenkung, Enteroptose, Splanchnoptose

Darm|spie|ge|lung *f* endoskopische Untersuchung des Darms; SYN: Enteroskopie

Darm|stei|fung *f* durch die Bauchwand tastbare Versteifung einzelner Darmschlingen oberhalb eines Darmverschlusses

Darm|stein *m* durch Verkrustung von Kotsteinen* entstandes Konkrement im Darm; SYN: Darmkonkrement, Enterolith

Darm|ste|no|se *f* angeborene [Darmatresie*] oder erworbene [Tumoren, Verwachsungsstränge, Fremdkörper] Einengung der Darmlichtung mit Behinderung der Darmpassage und evtl. Entwicklung eines Darmverschlusses [Ileus*]; SYN: Darmverengung, Enterostenose

Darm|stiel *m* embryonaler Gang, der Darm und Dottersack verbindet; SYN: Dottergang, Dottersackgang, Ductus omphalo-

D

enotericus, Ductus omphalomesentericus

Darm|tri|chi|ne *f* →Trichinella spiralis

Darm|tu|ber|ku|lo|se *f* meist sekundärer Befall des Darms bei hämatogener Streuung oder kanalikulärer Ausbreitung durch Verschlucken im Rahmen einer Lungentuberkulose; nur selten als Primärerkrankung durch verseuchte Kuhmilch; SYN: Intestinaltuberkulose

D

Darm|ver|dau|ung *f* Aufspaltung und Resorption der Nahrung im Darm

Darm|ver|le|gung *f* Verlegung der Darmlichtung; komplette Verlegung führt zum Darmverschluss*

Darm|ver|schlin|gung *f* meist Säuglinge betreffende Verdrehung und Verschlingung von Dünndarmteilen; kann zur Ausbildung eines Ileus* führen; SYN: Volvulus intestini

Darm|ver|schluss *m* vollständige Unterbrechung der Darmpassage durch Verschluss der Darmlichtung oder Darmlähmung; SYN: Ileus

Darmvi|rus *nt, pl* **-ren** →Enterovirus

Darm|vor|fall *m* Vorfall von Anus oder Rektum

Darm|wand|bruch *m* Hernie* mit Einklemmung der Darmwand in der Bruchpforte; SYN: Darmwandhernie, Littré-Hernie

Darm|wand|em|phy|sem *nt* ätiologisch ungeklärte Emphysembildung der Darmwand, die i.d.R. asymptomatisch verläuft; SYN: Darmemphysem, Pneumatosis cystoides intestini

Darm|wand|ent|zün|dung *f* →Enteritis

Darm|wand|her|nie *f* →Darmwandbruch

Darm|wand|per|fo|ra|ti|on *f* →Darmperforation

Darm|zot|ten *pl* fingerförmige Ausstülpungen der Dünndarmschleimhaut, die die Nahrung resorbieren; SYN: Villi intestinales

Darwin-Höcker *m* Höcker am oberen Rand der Ohrmuschelhelix; SYN: Darwin-Höckerchen, Tuberculum auriculare

Dar|wi|nis|mus *m* Evolutionslehre

Das|sel|beu|le *f* in Afrika und Südamerika vorkommende Fliegenmadenkrankheit durch **Dermatobia hominis** und andere Fliegenlarven; kennzeichnend sind furunkuloide Knoten der Subkutis; SYN: furunkuloide Myiasis, Beulenmyiasis, Dermatobiasis

Das|sel|flie|ge *f* in Mittel- und Südamerika vorkommende Fliege, deren Larven eine furunkulöse Myiasis* verursachen können; SYN: Dermatobia hominis

Dat|tel|beu|le *f* s.u. Hautleishmaniase

Da|tu|ra stra|mo|ni|um *f* Stechapfel; s.u. Atropin

Dau|er|aus|schei|der *m* klinisch gesunder Träger eines Erregers, der nach Überstehen der Krankheit das Agens vorrübergehend [**temporärer Dauerausscheider**] oder langfristig [**permanenter** oder **chronischer Dauerausscheider**] ausscheidet

Dau|er|be|at|mung *f* künstliche Beatmung von mehr als 48 Stunden; SYN: Langzeitbeatmung

Dau|er|ge|biss *nt* Gesamtheit der permanenten Zähne; SYN: bleibende/zweite Zähne, Dentes permanentes

Dau|er|ka|the|ter *m* über längere Zeit belassener Blasen- oder Nierenkatheter bei Harnabflussstörung; SYN: Verweilkatheter

Dau|er|kau|dal|an|äs|the|sie *f* Kaudalanästhesie* mit liegendem Katheter

Dau|er|kul|tu|ren *pl* Fortzüchtung von Reinkulturen über einen längeren Zeitraum

Dau|er|spi|nal|an|äs|the|sie *f* fortlaufende Spinalanästhesie über einen liegenden Katheter; SYN: kontinuierliche Spinalanästhesie

Dau|er|trä|ger *m* klinisch asymptomatischer chronischer Träger eines Erregers; kann als Dauerausscheider* fungieren

Dau|er|tropf *m* kontinuierliche Tropfinfusion von Flüssigkeit, Elektolyten und energieliefernden Substanzen; SYN: Dauertropfinfusion

Dau|er|tropf|in|fu|si|on *f* →Dauertropf

Dau|men|bal|len|a|tro|phie *f* Atrophie der Daumenballen bei Schädigung der nervalen Versorgung

Dau|no|my|cin *nt* →Daunorubicin

Dau|no|ru|bi|cin *nt* zytostatisch wirkendes Antibiotikum verschiedener Streptomyces*-Species; SYN: Daunomycin

Davidoff-Zellen *pl* gekörnte Epithelzellen der Dünndarmkrypten; SYN: Paneth-Körnerzellen, Paneth-Zellen

De-, de- *präf.* Wortelement mit der Bedeutung "weg/von...weg/herab"

De|a|cy|la|se *f* Hydrolase*, die die Abspaltung der Acylgruppe katalysiert

De|a|cy|lie|rung *f* Abspaltung der Acylgruppe

Dead-fetus-Syndrom *nt* Verbrauchskoagulopathie* durch Retention eines abgestorbenen Fetus

DEAE-Cellulose *f* in der Dünnschichtchromatographie und als Kationenaustauscher verwendetes Cellulosederivat; SYN: Diethylaminoethylcellulose, Diäthylaminoäthylcellulose

De|af|fe|ren|zie|rung *f* Ausschaltung der afferenten Impulse durch Krankheiten, Operation oder Arzneimittel

De|al|ko|ho|li|sie|rung *f* Alkoholentzug, Alkoholentfernung

De|al|ler|gi|sie|rung *f* Herabsetzung der Allergiebereitschaft durch Injektion oder Inhalation ansteigender Allergendosen; SYN: Hyposensibilisierung

De|ar|te|ri|a|li|sa|ti|on *f* Umwandlung von arteriellem Blut in venöses Blut durch Sauerstoffverbrauch

De|ba|ry|o|my|ces *m* Hefepilzgattung mit fraglicher Pathogenität für den Menschen

De Beurmann-Gougerot-Krankheit *f* subakute

oder chronische, durch **Sporothrix schenkii** hervorgerufene Pilzinfektion, die i.d.R. auf Haut und Unterhaut beschränkt bleibt; SYN: Sporotrichose

De|bi|li|tas *f* →Debilität

De|bi|li|tät *f* **1.** Schwäche, Kraftlosigkeit; Schwächezustand, Erschöpfungszustand **2.** leichte geistige Behinderung; SYN: Debilitas mentalis

Dé|bri|de|ment *nt* Wundtoilette, Wundreinigung

De|bul|king *nt* partielle Geschwulstverkleinerung; i.d.R. vor einer Chemo- oder Strahlentherapie

Dec-, **dec-** *präf.* →Deca-

Deca-, **deca-** *präf.* Wortelement mit der Bedeutung "zehn"

Dé|ca|nu|le|ment *nt* Kanülenentfernung, Dekanülierung

De|ca|pep|tid *nt* aus zehn Aminosäuren bestehendes Peptid*; SYN: Dekapeptid

De|carb|o|xy|la|se *f* Lyase*, die Kohlendioxid aus der Carboxylgruppe von Carbonsäuren abspaltet; SYN: Dekarboxylase

De|carb|o|xy|lie|rung *f* Abspaltung von Kohlendioxid aus der Carboxylgruppe von Carbonsäuren; SYN: Dekarboxylierung

De|ce|re|bra|ti|on *f* Ausfall des Großhirns durch Trauma oder Tumor; führt zu **Dezerebrierungsstarre**; SYN: Dezerebration, Dezerebrierung, Enthirnung

De|chlo|ri|da|ti|on *f* Chloridentzug, Salzentzug; SYN: Dechlorination

De|chlo|ri|na|ti|on *f* →Dechloridation

Deci-, **deci-** *präf.* Wortelement mit der Bedeutung "Zehntel"

De|ci|dua *f* Schwangerschaftsendometrium; SYN: Dezidua, Caduca, Decidua membrana, Membrana deciduae

de|ci|du|al *adj* Dezidua betreffend; SYN: dezidual

De|ci|du|a|li|tis *f, pl* **-ti|den** →Deciduitis

de|ci|du|a|li|tisch *adj* →deciduitisch

De|ci|du|i|tis *f, pl* **-ti|den** Entzündung der Decidua* während der Schwangerschaft; SYN: Deziduaentzündung, Deziduitis, Decidualitis, Endometritis decidualis

de|ci|du|i|tisch *adj* Deziduaentzündung/Deciduitis betreffend, von ihr betroffen oder gekennzeichnet; SYN: decidualitisch, deziduitisch

Deck|biss *m* Kieferfehlbildung mit steilgestellten und verlängerten oberen Schneidezähnen, die die unteren Schneidezähne überdecken

Deck|ge|we|be *nt* die äußere Oberfläche von Organen oder Strukturen bedeckende Zellschicht, die auch Hohlorgane und Körperhöhlen auskleidet; SYN: Epithelgewebe, Epithelialgewebe, Epithel, Epithelium

Deck|glas *nt* Glasplättchen zum Abdecken (nicht fixierter) Präparate auf dem Objektträger

Deck|kno|chen *pl* Knochen, die aus Bindegewebe entstehen; SYN: Bindegewebsknochen, Belegknochen

Deck|plat|te *f* den Wirbelkörper bedeckende Abschlussplatte

Deck|zel|len *pl* flache Epithelzellen an der Oberfläche seröser Häute

Dé|col|le|ment *nt* flächenhafte Hautablederung

De|cre|men|tum *nt* Abnahme, Verringerung

De|cu|bi|tus *m* (meist superinfizierte) Nekrose- und Geschwürbildung bei längerer Bettlägrigkeit durch chronische Druckeinwirkung und die dadurch bedingte lokale Minderdurchblutung; SYN: Wundliegen, Dekubitalulkus, Dekubitalgeschwür, Dekubitus

De|cus|sa|tio *f, pl* **-ti|o|nes** Kreuzung, Überkreuzung

Decussatio motoria →Decussatio motoria

Decussatio pyramidum Kreuzung der Pyramidenbahn* in der Medulla* oblongata; SYN: Pyramidenbahnkreuzung, Pyramidenkreuzung, Decussatio motoria

De|fä|ka|ti|on *f* Darmentleerung, Stuhlgang

De|fa|ti|ga|tio *f, pl* **-ti|o|nes** (extreme) Ermüdung, Übermüdung, Erschöpfung

De|fekt *m* Fehler, Schaden; Mangel, Schwäche; (körperliches) Gebrechen

konnataler Defekt bei der Geburt vorhandener Defekt

De|fekt|dys|pro|te|in|ä|mie *f* →Defektproteinämie

De|fekt|hei|lung *f* Abheilung mit Fortbestehen eines organischen oder funktionellen Restschadens

De|fekt|im|mu|no|pa|thie *f* Oberbegriff für angeborene oder erworbene Störungen der normalen Immunreaktion des Körpers; SYN: Immundefekt, Immunmangelkrankheit

De|fekt|pa|tho|pro|te|in|ä|mie *f* →Defektproteinämie

De|fekt|pro|te|in|ä|mie *f* Störung der Eiweißzusammensetzung des Plasmas durch vollständiges oder teilweises Fehlen von Eiweißen; SYN: Plasmaproteindefekt, Defektdysproteinämie, Defektpathoproteinämie

De|fekt|syn|drom, ventrales *nt* Syndrom mit angeborenem Fehlen oder Unterentwicklung der Bauchwandmuskulatur; oft kombiniert mit anderen Fehlbildungen; SYN: Bauchdeckenaplasie, kongenitaler Bauchwanddefekt, Pflaumenbauchsyndrom, prune-belly syndrome

De|fe|mi|ni|sie|rung *f* Verlust der weiblichen Merkmale und Entwicklung körperlicher und seelischer Merkmale des männlichen Geschlechts; SYN: Entweiblichung

De|fe|ren|tek|to|mie *f* (Teil-)Entfernung oder Unterbrechung des Samenleiters; SYN: Vasektomie, Vasoresektion

D

De|fe|ren|ti|tis *f, pl* **-ti|ti|den** Entzündung des Samenleiters/Ductus* deferens; SYN: Samenleiterentzündung, Spermatitis, Funiculitis

de|fe|ren|ti|tisch *adj* Samenleiterentzündung/Deferentitis betreffend, von ihr betroffen oder gekennzeichnet; SYN: spermatitisch

D

De|fe|ren|to|gra|fie *f* →Deferentographie

De|fe|ren|to|gra|phie *f* Röntgenkontrastdarstellung der Samenwege

De|fer|o|xa|min *nt* bei akuter oder chronischer Eisenüberladung des Körpers verwendeter Chelatbildner aus **Streptomyces pilosus**; SYN: Desferrioxamin

De|fer|ves|zenz *f* Entfieberung

De|fi|bril|la|ti|on *f* pharmazeutische, mechanische oder elektrische Behandlung von Kammerflimmern

De|fi|bril|la|tor *m* Gerät zur elektrischen Defibrillation

De|fi|bri|na|ti|on *nt* Fibrinentfernung aus dem Blut; SYN: Defibrinieren

De|fi|bri|na|ti|ons|syn|drom *nt* verstärkte Blutungsneigung bei Fibrinmangel [Fibrinogenopenie*] oder übermäßigem Fibrinabbau [Hyperfibrinolyse*]; SYN: Defibrinisierungssyndrom

De|fi|bri|nie|ren *nt* →Defibrination

de|fi|bri|niert *adj* fibrinfrei, ohne Fibrin

De|fi|bri|ni|sie|rungs|syn|drom *nt* →Defibrinationssyndrom

De|fi|ni|tiv|wirt *m* Wirt, der die geschlechtsreife Form eines Parasiten beherbergt; SYN: Endwirt

De|fi|zit *nt* Mangel, Fehlen; (funktionelle) Unzulänglichkeit, Mangelhaftigkeit

prolongiertes reversibles ischämisches neurologisches Defizit s.u. Apoplexia cerebri

reversibles ischämisches neurologisches Defizit s.u. Apoplexia cerebri

De|flek|ti|on *f* Auslenkung, Ablenkung, Abweichung, (*Zeiger*) Ausschlag; (*Licht*) Beugung; SYN: Deflexion

De|fle|xi|on *f* →Deflektion

De|fle|xi|ons|la|gen *pl* Kindslagen, bei denen der Kopf von der normalen Beugehaltung abweicht [Vorderhauptlage, Stirnlage, Gesichtslage]

De|flo|ra|ti|on *f* Entjungferung

de|flo|rie|ren *v* entjungfern

De|for|ma|ti|on *f* Verunstaltung, Missbildung, Entstellung, Deformierung; SYN: Deformität

de|for|miert *adj* verunstaltet, entstellt, missgestaltet, verformt

De|for|mie|rung *f* →Deformation

De|for|mi|tät *f* →Deformation

De|ge|ne|ra|tio *f, pl* **-ti|o|nes** Entartung von Zellen, Geweben oder Funktionen; Verfall, Verkümmerung, Rückbildung; SYN: Degeneration

Degeneratio adiposa degenerative Verfettung von Zellen, Geweben oder Organen; SYN: Steatosis, fettige Degeneration

Degeneratio chorioretinalis progressiva zu Erblindung führende X-chromosomale Degeneration von Aderhaut und Netzhaut; SYN: Chorioideremie

De|ge|ne|ra|ti|on *f* →Degeneratio

amyloide Degeneration Oberbegriff für durch die Ablagerung von Amyloid* hervorgerufene Krankheiten; SYN: Amyloidose

dienzephalo-retinale Degeneration autosomal-rezessives Fehlbildungssyndrom mit Retinopathie*, Adipositas*, Innenohrschwerhörigkeit und leichter Intelligenzminderung; SYN: Laurence-Moon-Syndrom, Laurence-Moon-Bardet-Biedl-Syndrom, Laurence-Moon-Biedl-Syndrom, Laurence-Moon-Biedl-Bardet-Syndrom

fettige Degeneration 1. Degeneration mit anfangs reversibler Einlagerung von Fetttröpfchen in die Zelle; SYN: fettige Metamorphose **2.** degenerative Verfettung von Zellen, Geweben oder Organen; SYN: Steatosis, degenerative Verfettung, Degeneratio adiposa

fettige Degeneration der Leber reversible fettige Degeneration von Leberzellen bei gesteigerter Fettsynthese, Fettverwertungsstörung oder Störung des Fetttransports aus der Zelle; SYN: Leberepithelverfettung, Leberverfettung, fettige Metamorphose der Leber

hepatolentikuläre Degeneration autosomal-rezessive Störung des Kupferstoffwechsels mit Ablagerung von Kupfer in den Geweben und erhöhter Ausscheidung im Harn; führt zu Leberzirrhose* und Hirnschäden; SYN: Wilson-Krankheit, Wilson-Syndrom, Morbus Wilson, hepatozerebrale Degeneration

hepatozerebrale Degeneration →hepatolentikuläre Degeneration

orthograde Degeneration absteigende Degeneration nach Durchtrennung einer Nervenfaser; SYN: Waller-Degeneration, sekundäre Degeneration

sekundäre Degeneration →orthograde Degeneration

verkäsende Degeneration Koagulationsnekrose* mit Bildung käseartiger Massen von zäher, gelblicher Konsistenz; häufig bei Tuberkulose*; SYN: Verkäsung, verkäsende Nekrose

de|ge|ne|riert *adj* zurückgebildet, verfallen; entartet

De|glu|ti|ti|on *f* Schluckakt, Schlucken, Hinunterschlucken

De|glu|ti|ti|ons|a|pnoe *f, pl* **-o|en** Apnoe* während des Schluckaktes

Degos-Delort-Tricot-Syndrom *nt* ätiologisch ungeklärte, durch eine Thrombosierung kleiner Arterien und Papelbildung gekennzeichnete Erkrankung mit schlechter Prognose; SYN: Degos-Syndrom, Köhlmeier-Degos-Syndrom, tödliches kutaneointestinales Syndrom, Papulosis maligna atrophicans (Degos), Papulosis atrophicans maligna, Thrombangiitis cutaneaintestinalis disseminata

Degos-Syndrom *nt* →Degos-Delort-Tricot-Syndrom

De|gra|da|ti|on *f* (*chem.*) Abbau, Zerlegung, Degradierung

De|gra|nu|la|ti|on *f* Verlust der natürlichen Granulierung; SYN: Degranulierung

De|ha|lo|ge|na|se *f* Hydrolase*, die Halogenwasserstoff aus halogenidhaltigen Stoffen abspaltet

De|his|zenz *f* Klaffen, Auseinanderweichen (einer Naht, Wunde etc.)

Deh|li|beu|le *f* s.u. Hautleishmaniase

Deh|nungs|läh|mung *f* durch Dehnung eines Nervens verursachte Lähmung, z.B. Geburtslähmung

Deh|nungs|re|flex *m* Reflex als Reaktion auf einen Dehunungsreiz

De|hy|dra|ta|se *f* wasserabspaltende Lyase*; SYN: Hydratase

De|hy|dra|ta|ti|on *f* **1.** (*chem.*) Wasserabspaltung aus einem Molekül **2.** Wasserentzug; Entwässerung, Entwässerungstherapie **3.** Wassermangel der Körpers; SYN: Dehydration, Hypohydratation

De|hy|dra|ti|on *f* Wassermangel der Körpers; SYN: Dehydratation, Hypohydratation

de|hy|drie|ren *v* Wasser entfernen oder entziehen, entwässern; (vollständig) trocknen

De|hy|drie|rung *f* Wasserstoffabspaltung aus einem Molekül

De|hy|dro|cho|lat *nt* Salz der Dehydrocholsäure

7-De|hy|dro|cho|les|te|rin *nt* im Körper aus Cholesterin gebildetes Provitamin, das in der Haut von UV-Strahlen in Vitamin D_3 umgewandelt wird; SYN: Provitamin D_3

De|hy|dro|chol|säu|re *f* halbsynthetische Gallensäure*

11-De|hy|dro|cor|ti|co|ste|ron *nt* in der Nebenniere gebildetes Glucocorticoid*; SYN: Kendall-Substanz A

De|hy|dro|e|pi|an|dros|te|ron *nt* Androgen* aus Nebennierenrinde, Ovar und Testis; SYN: Dehydroisoandrosteron

De|hy|dro|ge|na|se *f* Oxidoreduktase*, die den Transfer von Wasserstoff katalysiert

De|hy|dro|i|so|an|dros|te|ron *nt* →Dehydroepiandrosteron

3-De|hy|dro|re|ti|nol *nt* Vitamin A_2; s.u. Vitamin A

De|i|o|ni|sie|rung *f* Entfernung von Ionen; SYN: Entionisierung

Deiters-Stützzellen *pl* Stützzellen im Corti-Organ des Innenohrs; SYN: Deiters-Zellen

Deiters-Zellen *pl* →Deiters-Stützzellen

Déjà-entendu-Erlebnis *nt* Eindruck, etwas gerade Gehörtes schon einmal gehört zu haben

Déjà-pensé-Erlebnis *nt* Eindruck, etwas gerade Gedachtes schon einmal gedacht zu haben

Déjà-vécu-Erlebnis *nt* Eindruck, etwas gerade Erlebtes schon einmal erlebt zu haben

Déjà-vu-Erlebnis *nt* Eindruck, etwas gerade Gesehenes schon einmal gesehen zu haben

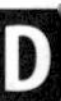

De|jo|da|se *f* Dehalogenase*, die Jod aus einer Verbindung abspaltet; SYN: Dejodinase

De|jo|die|rung *f* Jodentfernung, Jodabspaltung; SYN: Dejodinierung

De|jo|di|na|se *f* →Dejodase

De|jo|di|nie|rung *f* →Dejodierung

Dek-, dek- *präf.* →Deka-

Deka-, deka- *präf.* Wortelement mit der Bedeutung "zehn"

De|kal|zi|fi|ka|ti|on *f* Entkalkung, Entkalken von Gewebe; SYN: Dekalzifizierung

De|kal|zi|fi|zie|rung *f* →Dekalzifikation

De|kal|zi|fi|zie|rungs|syn|drom *nt* multiple Spontanfrakturen durch eine Entkalkung der Knochen bei Störungen des Kalziumstoffwechsel oder als idiopathische Form; SYN: Milkman-Syndrom, Looser-Syndrom, Looser-Milkman-Syndrom

De|ka|nül|lie|rung *f* Kanülenentfernung, Décanulement

De|ka|pep|tid *nt* →Decapeptid

De|ka|pi|ta|ti|on *f* Entfernung des Kopfes bei einer Embryotomie*; SYN: Dekapitierung

De|ka|pi|tie|rung *f* →Dekapitation

De|kap|su|la|ti|on *f* Entfernung einer Organkapsel, Kapselentfernung

De|karb|o|xy|la|se *f* →Decarboxylase

De|karb|o|xy|lie|rung *f* →Decarboxylierung

De|kom|pen|sa|ti|on *f* nicht mehr ausreichende Kompensation, Entgleisung

de|kom|pen|siert *adj* nicht ausgeglichen, entgleist

De|kom|pres|sion *f* Druckentlastung

De|kom|pres|si|ons|kam|mer *f* Druckentlastungskammer zur kontrollierten Drucksenkung

de|kom|pri|mie|ren *v* von (hohem) Druck entlasten

De|kon|ges|ti|ons|mit|tel *nt* abschwellendes Mittel

De|kon|ta|mi|na|ti|on *f* Entgiftung, Entgasung, Entseuchung, Entstrahlung; SYN: Dekontaminierung

de|kon|ta|mi|nie|ren *v* entgiften, entgasen, entseuchen, entstrahlen

De|kon|ta|mi|nie|rung *f* →Dekontamination

De|kor|ti|ka|ti|on *f* operative Entrindung, Rindenentfernung

de|kre|pit *adj* (alters-)schwach, (körperlich) heruntergekommen, hinfällig

De|kru|des|zenz *f* Abnahme eines Symptoms

De|krus|tie|ren *nt* chirurgische Krustenentfernung, Krustenbeseitigung

D

de|ku|bi|tal *adj* Dekubitus betreffend
De|ku|bi|tal|alo|pe|zie *f* durch Liegen auf dem Rücken hervorgerufener mechanischer Haarausfall; SYN: Säuglingsglatze, Alopecia decubitalis
De|ku|bi|tal|ge|schwür *nt* →Dekubitus
De|ku|bi|tal|ul|kus *nt, pl* **-ul|ze|ra** →Dekubitus
De|ku|bi|tus *m* (meist superinfizierte) Nekrose- und Geschwürbildung bei längerer Bettlägrigkeit durch chronische Druckeinwirkung und die dadurch bedingte lokale Minderdurchblutung; SYN: Wundliegen, Dekubitalulkus, Dekubitalgeschwür, Decubitus
De|ku|bi|tus|pro|phy|la|xe *f* Maßnahmen zur Vorbeugung eines Dekubitus*
De|la|mi|na|ti|on *f* Abspaltung von Gewebeschichten oder -verbänden
del Castillo-Syndrom *nt* Aspermie* durch ein angeborenes Fehlen des Keimepithels der Hodenkanälchen; SYN: Castillo-Syndrom, Sertoli-Zell-Syndrom, Sertoli-cell-only-Syndrom, Germinalaplasie, Germinalzellaplasie
de|le|tär *adj* (gesundheits-)schädlich, schädigend, zerstörend
De|le|ti|on *f* Verlust eines Chromosomenabschnitts; SYN: Chromosomendeletion
De|lir *nt* →Delirium
de|li|rant *adj* an Delirium leidend, mit Symptomen des Delirs; SYN: delirös
De|li|ri|um *nt* rückbildungsfähiges akutes Psychosyndrom mit Desorientiertheit, Verwirrtheit, (optischen) Halluzinationen, ängstlicher Erregung und motorischer Unruhe; SYN: delirantes Syndrom, Delir
Delirium acutum akut auftretendes Delir, z.B. bei Vergiftungen oder Fieber
Delirium alcoholicum Entzugssyndrom bei chronischem Alkolkonsum; SYN: Alkoholdelir, Delirium tremens
Delirium tremens 1. durch Entzug eines Suchtmittels hervorgerufene delirante Entzugssymptomatik; SYN: Entzugssyndrom, Entzugsdelir **2.** →Delirium alcoholicum
de|li|rös *adj* →delirant
Dell|war|ze *f* durch Viren [**Molluscum contagiosum-Virus**] verursachte gutartige Hauterkrankung mit typischen zentral eingedellten Knötchen; SYN: Molluscum contagiosum, Epithelioma contagiosum/molluscum
Del|ta|a|gens *nt* defektes RNA-Virus, das ein Helfervirus [Hepatitis B-Virus] benötigt; Erreger der Hepatitis* D; SYN: Hepatitis-Delta-Virus
Del|ta|a|mi|no|lä|vu|lin|säu|re *f* Zwischenprodukt der Porphyrinsynthese; wird bei Bleivergiftung und Porphyrie vermehrt im Harn ausgeschieden; SYN: δ-Aminolävulinsäure
Del|ta|band *nt* deltaförmiges Band des Innenknöchels; SYN: Innenknöchelband, Ligamentum deltoideum
Del|ta|he|pa|ti|tis *f, pl* **-ti|den** durch das Hepatitis-D-Virus* hervorgerufene Virushepatitis*; SYN: Hepatitis D
Del|ta|mus|kel *m* →Musculus deltoideus
Del|ta|wel|len *pl* niederfrequente Wellen im Elektroenzephalogramm; SYN: δ-Wellen
Delta-Zelladenokarzinom *nt* von den D-Zellen ausgehendes Adenokarzinom* des Pankreas; SYN: D-Zelladenokarzinom
Delta-Zelladenom *nt* von den D-Zellen ausgehendes Adenom* des Pankreas; SYN: D-Zelladenom
Delta-Zelle *f* Somatostatin*-bildende Zelle der Langerhans*-Inseln der Bauchspeicheldrüse; SYN: D-Zelle, δ-Zelle
Demand-Herzschrittmacher *m* →Demand-Pacemaker
Demand-Pacemaker *m* ein EKG-gekoppelter Herzschrittmacher, der nur bei Bedarf einspringt; SYN: Demand-Herzschrittmacher, Demand-Schrittmacher
Demand-Schrittmacher *m* →Demand-Pacemaker
De|mar|ka|ti|on *f* Abgrenzung eines Prozesses oder eines Gewebes
de|mar|kiert *adj* (klar) abgegrenzt
De|mas|ku|li|ni|sa|ti|on *f* Rückbildung männlicher Geschlechtsmerkmale und Entwicklung weiblicher Geschlechtsmerkmale
de|ment *adj* an Demenz leidend
De|men|tia *f* →Demenz
Dementia infantilis ätiologisch unklarer, im 3.–4. Lebensjahr beginnender geistiger Verfall nach zunächst normaler Entwicklung; SYN: Heller-Syndrom
Dementia senilis →senile Demenz
De|menz *f* geistiger Verfall, der zum Abbau der geistigen und körperlichen Leistungsfähigkeit führt; SYN: Dementia
Demenz vom Alzheimer-Typ multifaktoriell bedingte, präsenile [meist 5.–6. Lebensjahrzehnt], fortschreitende Atrophie der Großhirnrinde mit typischem pathohistologischem Bild [Alzheimer-Fibrillen, Alzheimer-Plaques]; im Laufe der Krankheit kommt es zum geistigen und körperlichen Verfall der Patienten; SYN: Alzheimer-Krankheit, präsenile Alzheimer-Demenz
senile Demenz Abnahme der geistigen Leistungsfähigkeit im Alter; oft als Altersschwachsinn bezeichnetet; SYN: Altersdemenz, Presbyophrenie, Dementia senilis
Demi-, demi- *präf.* Wortelement mit der Bedeutung "halb/teilweise"
De|mi|ne|ra|li|sa|ti|on *f* Verarmung an Mineralien, z.B. Kalkverlust der Knochen oder Zähne
De|mo|dex *m, pl* **-di|ces** Gattung der **Haarbalg-**

milben [Demodicidae]; nur selten für den Menschen pathogen
Demodex folliculorum Erreger der Demodikose*; SYN: Haarbalgmilbe
De|mo|di|ci|dae *pl* Haarbalgmilben; s.u. Demodex
De|mo|di|ci|do|se *f* durch Haarbalgmilben [Demodex*] hervorgerufene Entzündung der Talgdrüsenfollikel mit Erythembildung und Schuppung der Wangenhaut; SYN: Demodikose, Pityriasis folliculorum, Akne rosacea demodes
De|mo|di|ko|se *f* →Demodicidose
de|mo|phob *adj* Demophobie betreffend, durch sie gekennzeichnet; SYN: ochlophob
De|mo|pho|bie *f* krankhafte Angst vor Menschenansammlungen; SYN: Ochlophobie
De|my|e|li|ni|sa|ti|on *f* Myelinverlust der Nervenscheide; SYN: Entmarkung, Demyelinisierung
De|na|tu|rie|ren *nt* **1.** meist irreversible Änderung der Struktur einer Verbindung; SYN: Denaturierung **2.** durch schlecht schmeckende oder riechende Zusätze ungenießbar machen; SYN: Vergällen
Dend|rit *m* kurzer Zellfortsatz der Nervenzelle; SYN: dendritisches Axon
dend|ri|tisch *adj* Dendriten betreffend, verästelt, verzweigt
De|ner|va|ti|on *f* Ausfall/Unterbrechung der nervalen Versorgung; SYN: Denervierung, Enervation, Enervierung
De|ner|va|ti|ons|a|tro|phie *f* durch Ausfall der nervalen Versorgung bedingte Atrophie
de|ner|viert *adj* ohne Nervenversorgung; SYN: enerviert
De|ner|vie|rung *f* →Denervation
Dengue *nt* →Dengue-Fieber
Dengue-Fieber *nt* relativ gutartiges hämorrhagisches Fieber der Tropen und Subtropen; SYN: Dengue, Dandy-Fieber
Dengue-Virus *nt* in vier Serotypen vorkommendes Flavivirus*; Erreger des Dengue-Fiebers*
De|nit|ro|ge|ni|sa|ti|on *f* Erniedrigung des Stickstoffgehalts im Blut durch Einatmung von reinem Sauerstoff; SYN: Denitrogenisierung
De|nit|ro|ge|ni|sie|rung *f* →Denitrogenisation
Denk|stö|run|gen *pl* Denkstörungen kommen in zwei Formen vor: **formale Denkstörungen**, bei denen Geschwindigkeit, Struktur oder Ablauf der Denkvorgänge gestört sind und **inhaltliche Denkstörungen**, z.B. Wahn- oder Zwangsgedanken
Denman-Selbstentwicklung *f* Methode zur Entwicklung der Frucht bei Querlage
Dens *m* **1.** Zahn; zahnähnlicher Teil/Fortsatz **2.** →Dens axis
Dens axis Zahn des II. Halswirbels
Dentes canini →Dens caninus
Dens caninus Eckzahn, Reißzahn
Dentes connatales →Dentes natales
Dentes decidui die ab dem 6.–7. Lebensmonat durchbrechenden 20 Zähne des Milchgebisses; SYN: Dentes lactales, Milchzähne
Dentes incisivi →Dens incisivus
Dens incisivus Schneidezahn; SYN: Incisivus
Dentes lactales →Dentes decidui
Dentes molares →Dens molaris
Dens molaris Mahlzahn, großer Backenzahn; SYN: Molar
Dens molaris tertius Weisheitszahn; SYN: dritter Molar, Dens serotinus
Dentes natales bereits bei der Geburt durchgebrochene Zähne
Dens permanens →Dentes permanentes
Dentes permanentes die 32 Zähne des bleibenden Gebisses; SYN: bleibende Zähne, zweite Zähne
Dentes premolares →Dens premolaris
Dens premolaris vorderer/kleiner Backenzahn; SYN: Prämolar, Prämolarzahn
Dens serotinus →Dens molaris tertius
Dens|a|pla|sie *f* angeborenes Fehlen des Dens* axis
Densi-, densi- *präf.* Wortelement mit der Bedeutung "dicht/Dichte"
Den|si|me|ter *nt* Dichtemesser; SYN: Densitometer
Den|si|me|trie *f* Dichtemessung, Dichtebestimmung; SYN: Densitometrie
Densito-, densito- *präf.* →Densi-
Den|si|to|me|ter *nt* →Densimeter
Den|si|to|me|trie *f* →Densimetrie
Denso-, denso- *präf.* →Densi-
Dent-, dent- *präf.* →Dento-
Den|tag|ra *nt/f* →Dentalgie
den|tal *adj* Zahn oder Zähne betreffend; zahnärztlich, zahnheilkundlich
Den|tal|flu|o|ro|se *f* durch eine langfristig erhöhte Fluorzufuhr hervorgerufene fleckige Störung der Zahnschmelzbildung; SYN: Schmelzfleckenkrankheit
Dent|al|gia *f* →Dentalgie
Dent|al|gie *f* Zahnschmerz, Zahnschmerzen; SYN: Dentalgia, Dentagra
Den|ta|tum *nt* größter Kleinhirnkern; SYN: Nucleus dentatus
Denti-, denti- *präf.* →Dento-
Den|ti|cu|lus *m, pl* **-li** →Dentikel
den|ti|form *adj* zahnförmig
Den|ti|fri|ci|um *nt* Zahnreinigungsmittel, Zahnreinigungspulver; Zahnsteinentfernungsmittel
Den|ti|kel *m* Hartgewebekörper in der Zahnpulpa; SYN: Dentinkörnchen, Denticulus
Den|ti|me|ter *nt* Instrument zur Messung des Zahnumfangs
Den|tin *nt* zwischen Zahnpulpa und Schmelz liegende Hauptmasse des Zahns; SYN: Zahnbein, Dentinum, Substantia eburna
den|ti|nal *adj* Dentin betreffend
Den|tin|ka|näl|chen *pl* von der Pulpa zur Peri-

pherie ziehende Kanälchen; SYN: Tubuli dentinales, Canaliculi dentinales

Den|tin|körn|chen *nt* →Dentikel

Den|ti|no|blast *m* das Dentin bildende Zahnzelle; SYN: Zahnbeinbildner, Odontoblast

den|ti|no|gen *adj* Dentinogenese betreffend, Dentin bildend

D

Den|ti|no|ge|ne|se *f* Zahnbeinbildung, Dentinbildung; SYN: Dentinogenesis

Den|ti|no|ge|ne|sis *f* →Dentinogenese

Dentinogenesis imperfecta hereditaria autosomal-dominant vererbte Strukturanomalie des Dentins mit atypischem Dentin und leicht splitterndem Schmelz; SYN: Capdepont-Zahndysplasie, Capdepont-Syndrom, Glaszähne, Stainton-Syndrom

Den|ti|no|id *nt* unverkalkte Dentinmatrix; SYN: Prädentin

den|ti|no|id *adj* dentinähnlich, dentinförmig

Den|ti|nom *nt* aus dentinartigem Gewebe bestehender Tumor

Den|ti|no|os|te|om *nt* benigner Dentin-Osteoid-Mischtumor

Den|ti|num *nt* →Dentin

Den|ti|tio *f, pl* **-ti|o|nes** Zahnen, Zahndurchbruch; SYN: Dentition

Dentitio difficilis erschwerter Zahndurchbruch

Dentitio praecox vorzeitiger Zahndurchbruch

Dentitio tarda verzögerter Zahndurchbruch

Den|ti|ti|on *f* →Dentitio

Den|ti|ti|ons|ge|schwür *nt* während der Zahnung auftretende Geschwüre oder Aphthen* der Mundschleimhaut

Den|ti|ti|ons|zys|te *f* Zyste über dem noch nicht durchgebrochenen Zahn; SYN: Eruptionszyste

Dento-, dento- *präf.* Wortelement mit der Bedeutung "Zahn"

den|to|al|ve|o|lär *adj* Zahn und Zahnfach/Alveolus betreffend oder verbindend; SYN: alveolodental

den|to|buk|kal *adj* Zähne und Wange/Bucca betreffend oder verbindend; SYN: odontobukkal

den|to|gen *adj* **1.** von den Zähnen ausgehend; SYN: odontogen **2.** zahnbildend

den|to|id *adj* zahnförmig, zahnähnlich; SYN: odontoid

den|to|la|bi|al *adj* Zähne und Lippen/Labia betreffend; SYN: odontolabial

den|to|lin|gu|al *adj* Zähne und Zunge/Lingua betreffend; SYN: odontolingual

Den|to|lo|gie *f* Zahnkunde, Zahnheilkunde, Zahnmedizin; SYN: Odontologie

De|nu|da|ti|on *f* operative Freilegung von Strukturen; SYN: Denudierung

de|nu|kle|iert *adj* entkernt, kernlos

Denver-Klassifikation *f* internationale Einteilung der Chromosomen; SYN: Denver-System

De|pen|den|ce *f* Abängigkeit; Substanzabhängigkeit, Sucht; SYN: Dependenz

De|pen|denz *f* →Dependence

De|pen|do|vi|ren *pl* auf das Vorhandensein von Helferviren angewiesene Viren

De|per|so|na|li|sa|ti|on *f* Gefühl der Fremdheit der eigenen Person oder des eigenen Körpers

De|per|so|na|li|sa|ti|ons|syn|drom *nt* psychisches Krankheitsbild mit Vorherrschen von Depersonalisationserscheinungen und Illusionen; SYN: neurotisches Depersonalisationssyndrom

De|phos|pho|ry|lie|rung *f* Entfernung der Phosphatgruppe aus einem Molekül

De|pig|men|tie|rung *f* Pigmentverlust, Pigmentmangel, Pigmentschwund

De|pi|la|ti|on *f* Enthaarung

De|pi|la|to|ri|um *nt* Enthaarungsmittel

de|pi|lie|ren *v* enthaaren

De|ple|ti|on *f* Entleerung, Verbrauch; Flüssigkeitsentzug

De|po|la|ri|sa|ti|on *f* Abnahme oder Umkehr der Polarisation einer Membran; SYN: Depolarisierung

De|po|la|ri|sa|ti|ons|block *m* Muskelrelaxation durch Depolarisationsblocker*

De|po|la|ri|sa|ti|ons|blo|cker *pl* Substanzen, die eine anhaltende Depolarisierung der Muskelmembran verursachen; SYN: depolarisierende Muskelrelaxanzien

De|po|la|ri|sie|rung *f* →Depolarisation

De|po|ly|me|ra|se *f* Polymere spaltendes Enzym

De|po|ly|me|ri|sa|ti|on *f* Aufspaltung eines Polymers in kleinere Einheiten; SYN: Depolymerisieren

De|po|ly|me|ri|sie|ren *nt* →Depolymerisation

De|pot|fett *nt* vom Körper angelegte Speicher im Fettgewebe; SYN: Reservefett, Speicherfett

De|pot|in|su|lin *nt* Depotpräparat von Insulin* mit einer Wirkungsdauer von 12-24 Stunden

De|pot|pe|ni|cil|li|ne *pl* Penicilline, deren Resorption durch Bildung schwerlöslicher Salze verzögert wird

De|pot|prä|pa|ra|te *pl* Arzneimittelformen mit verlängerter Wirkung durch eine Verzögerung der Resorption oder Verwendung inaktiver Vorstufen, die im Körper aktiviert werden müssen; je nach Applikationsart unterscheidet man **Depotinjektion, Depottabletten, Depotkapseln** usw.

De|pra|va|ti|on *f* (*Zustand*) Verschlechterung; (*psychiat.*) (sittlicher und moralischer) Verfall

De|pres|si|on *f* **1.** (*anatom.*) Vertiefung, Mulde, Einsenkung **2.** Schwächung, Herabsetzung; (*Funktion*) Dämpfung **3.** unspezifische Bezeichnung für depressive Verstimmungszustände; SYN: Niedergeschla-

genheit, Schwermut
agitierte Depression von Angst und Unruhe gekennzeichnete Depression
anaklitische Depression durch die Trennung von Bezugspersonen ausgelöstes Depressionssyndrom bei Kindern; SYN: Anlehnungsdepression, Affektentzugssyndrom, Säuglingsdepression
endogene Depression depressive Verstimmung aus endogener Ursache; SYN: zyklothyme Depression, vitale Depression, Melancholie
exogene Depression Depression als Folge einer körperlichen Erkrankung; SYN: organische Depression, symptomatische Depression, somatogene Depression
hypochondrische Depression Depression mit Hypochondrie im Vordergrund des Symptomatik
hysterische Depression Depression mit überwiegend hysterischen Symptomen
larvierte Depression Depression, bei der körperliche Beschwerden im Vordergrund stehen und die depressive Symptomatik nur schwer erkennbar ist
motivierte Depression →reaktive Depression
neurotische Depression i.d.R. durch einen verdrängten neurotischen Konflikt hervorgerufene ängstlich-traurige Verstimmung; SYN: depressive Neurose
organische Depression →exogene Depression
pharmakogene Depression durch Arzneimittel, v.a. Neuroleptika, hervorgerufene Depression
postpartale Depression depressives Zustandsbild bei Wochenbettpsychose*; SYN: Wochenbettdepression
psychogene Depression →reaktive Depression
psychoreaktive Depression →reaktive Depression
reaktive Depression durch äußere Ereignisse ausgelöste Depression, die nach Verschwinden der Ursache wieder abklingt; SYN: psychogene Depression, psychoreaktive Depression, motivierte Depression, depressive Reaktion
somatogene Depression →exogene Depression
symptomatische Depression →exogene Depression
vitale Depression →endogene Depression
zyklothyme Depression →endogene Depression

De|pres|sions|zu|stand des Neugeborenen *m* unmittelbar nach der Geburt einsetzende Atemdepression und Asphyxie durch Unreife der Gehirnzentren; SYN: Neugeborenenasphyxie, Atemdepressionszustand des Neugeborenen, Asphyxia neonatorum

de|pres|siv *adj* an Depression(en) leidend, schwermütig

De|pres|sor *m* **1.** Depressor, Depressorsubstanz; depressorischer Nerv **2.** Herabdrücker, Herunterdrücker, Musculus depressor

De|pres|sor|re|flex *m* von den Pressorezeptoren ausgehender Reflex, der über eine Herabsetzung des Arterientonus den Blutdruck reguliert

D

de|pri|miert *adj* niedergeschlagen, bedrückt

De|pri|miert|heit *f* Niedergeschlagenheit

De|pri|va|ti|on *f* Entzug, Entziehung; Mangel

De|pri|va|ti|ons|syn|drom *nt* Bezeichnung für die psychischen Störungen bei Kindern, die ohne Bezugspersonen [z.B. in Waisenhäusern] aufwachsen

de|pro|te|i|nie|ren *v* Eiweiß entfernen

De|pro|te|i|nie|rung *f* Eiweißentfernung

De|pu|rans *nt, pl* **-ran|zi|en** Abführmittel; SYN: Depurantium

De|pu|ran|ti|um *nt, pl* **-ran|zi|en** Abführmittel; SYN: Depurans

De Quervain-Krankheit *f* chronisch entzündliche Reizung der gemeinsam verlaufenden Sehnen von Musculus* abductor pollicis longus und Musculus* extensor pollicis brevis; SYN: Quervain-Krankheit, Tendovaginitis sclerosans (de Quervain), Tendovaginitis stenosans (de Quervain)

Dercum-Krankheit *f* ätiologisch ungeklärte, meist Frauen in der Menopause befallende lokalisierte schmerzhafte Fettgewebsvermehrung; SYN: Lipalgie, Adiposalgie, Adipositas dolorosa, Lipomatosis dolorosa

De|re|a|li|sa|ti|on *f* Zustand, bei dem die Umwelt als fremd und unwirklich empfunden wird

De|re|is|mus *m* unlogisches, realitätsfernes Denken, das keine Rücksicht auf Fakten nimmt; SYN: dereistisches/autistisches Denken

de|re|is|tisch *adj* Dereismus betreffend, von ihm betroffen oder gekennzeichnet

De|re|pres|si|on *f* Aufhebeung einer Repression*

De|ri|van|ti|um *nt, pl* **-van|zi|en** →Derivat

De|ri|vat *nt* von einer anderen Substanz abgeleitete Verbindung; SYN: Abkömmling, Derivantium

Derm-, derm- *präf.* Wortelement mit der Bedeutung "Haut/Dermis"

-derm *suf.* →-dermie

Derma-, derma- *präf.* →Derm-

-derma *suf.* →-dermie

Derm|ab|ra|sio *f, pl* **-si|o|nes** →Dermabrasion

Derm|ab|ra|si|on *f* Abschleifen der obersten Hautschichten; SYN: Dermabrasio

Der|ma|cen|tor *m* zu den Schildzecken* gehörende Zeckenart, die als Krankheitsüberträger eine Rolle spielt

der|mal *adj* Haut/Derma betreffend, zur Haut gehörend; SYN: kutan

Der|ma|nys|si|dae *pl* Milbenfamilie, deren Arten, v.a. **Dermanyssus gallinae** [Vogelmil-

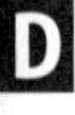

be], stark juckende Exantheme hervorrufen können

Der|ma|nys|sus gal|li|nae *m* s.u. Dermanyssidae

Dermat-, dermat- *präf.* →Dermato-

Der|ma|tal|gie *f* Schmerzhaftigkeit der Haut, Hautschmerz; SYN: Dermatodynie

Der|ma|tan|sul|fat *nt* s.u. Chondroitinsulfate

Der|ma|ti|tis *f, pl* **-ti|ti|den** akute oder chronische Entzündung der Haut; im angloamerikanischen Bereich oft mit Ekzem* gleichgesetzt; SYN: Hautentzündung

Dermatitis actinica durch (Sonnen-, Wärme-, Röntgen-)Strahlung hervorgerufene Dermatitis*; SYN: aktinische Dermatitis, Aktinodermatitis Aktinodermatosis

aktinische Dermatitis →Dermatitis actinica

Dermatitis ammoniacalis flächenhafte irritative Hautentzündung im Windelbereich; SYN: Windeldermatitis, Dermatitis pseudosyphilitica papulosa, Dermatitis glutaealis infantum, Erythema papulosum posterosivum, Erythema glutaeale

atopische Dermatitis →Neurodermitis disseminata

Dermatitis blastomycotica durch Blastomyces*-Species hervorgerufene Dermatitis; SYN: Blastomyzetendermatitis

Dermatitis bullosa pratensis →Dermatitis pratensis

chronische superfizielle Dermatitis chronische, an eine Psoriasis* erinnernde Erkrankung mit disseminierten, geröteten Herden und Schuppung; SYN: Brocq-Krankheit, Parapsoriasis en plaques

Dermatitis contusiformis infekt- oder medikamentenallergische Erkrankung mit Ausbildung schmerzhafter subkutaner Knoten an den Streckseiten der Unterschenkel und evtl. der Arme; SYN: Knotenrose, Erythema nodosum, Erythema contusiforme

Dermatitis cosmetica durch Kosmetika hervorgerufene Dermatitis

dysseborrhoische Dermatitis →seborrhoisches Ekzem

Dermatitis exfoliativa Dermatitis mit lamellärer Schuppung; auch Bezeichnung für Pityriasis* rubra Hebra-Jadassohn

Dermatitis exfoliativa neonatorum durch Bakterientoxine von Staphylococcus* aureus hervorgerufene flächenhafte Hautablösung; SYN: Ritter-Krankheit, Ritter-Dermatitis, Morbus Ritter von Rittershain, Pemphigoid der Säuglinge, Syndrom der verbrühten Haut, staphylogenes Lyell-Syndrom, Epidermolysis toxica acuta

Dermatitis glutaealis infantum →Dermatitis ammoniacalis

Dermatitis haemostatica →Dermatitis hypostatica

Dermatitis herpetiformis Duhring chronisch-rezidivierende Autoimmunerkrankung* mit herpetiformer Anordnung der Effloreszenzen*; SYN: Duhring-Krankheit, Morbus Duhring-Brocq, Hidroa bullosa/herpetiformis/pruriginosa, Hidroa mitis et gravis

Dermatitis hypostatica ekzematisierte Dermatitis bei venöser Insuffizienz; SYN: Dermatitis statica/varicosa/haemostatica, Stauungsdermatitis, Stauungsdermatose, Stauungsekzem

Dermatitis intertriginosa rote, meist juckende Hautveränderung der Körperfalten; SYN: Wundsein, Hautwolf, Wolf, Intertrigo

Dermatitis medicamentosa →Arzneimittelexanthem

papulöse Dermatitis in der Schwangerschaft mit juckenden Papeln einhergehende Dermatitis der Schwangeren

Dermatitis pemphigoides mucocutanea chronica chronisches, vernarbendes Pemphigoid* der Haut und Schleimhaut; SYN: vernarbendes Pemphigoid, benignes Schleimhautpemphigoid, okulärer Pemphigus

Dermatitis perioralis papulöse Dermatitis der perioralen Haut; SYN: perorale Dermatitis, Rosazea-artige Dermatitis, Stewardessen-Krankheit

perorale Dermatitis →Dermatitis perioralis

Dermatitis photoelectrica →Dermatitis solaris

phototoxische Dermatitis durch photochemische Reaktionen ausgelöste nichtallergische Kontaktdermatitis*; SYN: Photokontaktdermatitis, phototoxische Dermatitis, phototoxisches Ekzem

phytophototoxische Dermatitis →Dermatitis pratensis

Dermatitis pratensis durch Kontakt mit Pflanzen erworbene phototoxische Kontaktdermatitis*; SYN: Wiesengräserdermatitis, Wiesengrasdermatitis, Pflanzendermatitis, Phyto-Photodermatitis, phytophototoxische Dermatitis, Dermatitis bullosa pratensis, Photodermatitis phytogenica

Dermatitis pseudosyphilitica papulosa →Dermatitis ammoniacalis

Rosazea-artige Dermatitis →Dermatitis perioralis

Dermatitis seborrhoides →seborrhoisches Ekzem

seborrhoische Dermatitis →seborrhoisches Ekzem

Dermatitis solaris Sonnenbrand; SYN: Erythema solaris, Dermatitis photoelectrica

Dermatitis statica →Dermatitis hypostatica

Dermatitis varicosa →Dermatitis hypostatica

der|ma|ti|tisch *adj* Hautentzündung/Dermatitis betreffend, von ihr betroffen oder gekennzeichnet

Dermato-, dermato- *präf.* Wortelement mit der Bedeutung "Haut/Dermis"

Der|ma|to|au|to|plas|tik *f* autologe Haut(lappen)plastik, Hautautoplastik, Hautautotransplantation

Der|ma|to|bia ho|mi|nis *f* in Mittel- und Südamerika vorkommende Fliege, deren Larven eine furunkulöse Myiasis* verursachen können; SYN: Dasselfliege

Der|ma|to|bi|a|sis *f, pl* **-ses** in Afrika und Südamerika vorkommende Fliegenmadenkrankheit durch **Dermatobia hominis** und andere Fliegenlarven; kennzeichnend sind furunkuloide Knoten der Subkutis; SYN: Dasselbeule, furunkuloide Myiasis, Beulenmyiasis

Der|ma|to|cel|lu|li|tis *f, pl* **-ti|den** Entzündung der Haut und des Unterhautbindegewebes; SYN: Dermatozellulitis

Der|ma|to|cha|la|sis *f* inhomogene Krankheitsgruppe, die durch von der Unterlage abhebbare, schlaffe, in Falten hängende Haut gekennzeichnet ist; SYN: Fallhaut, Schlaffhaut, Cutis-laxa-Syndrom, generalisierte Elastolyse, Zuviel-Haut-Syndrom, Dermatolysis, Dermatomegalie, Chalazodermie, Chalodermie

Der|ma|to|chond|ri|tis *f, pl* **-ti|den** Entzündung von Haut und Knorpel; SYN: Chondrodermatitis

der|ma|to|chond|ri|tisch *adj* Dermatochondritis betreffend, von ihr betroffen oder gekennzeichnet

Der|ma|to|dy|nie *f* →Dermatalgie

Der|ma|to|fi|brom *nt* derber gutartiger Hauttumor; oft gleichgesetzt mit Histiozytom*; SYN: Hautfibrom, Histiozytom

Der|ma|to|fi|bro|sar|co|ma *nt, pl* **-ma|ta** seltener, langsam wachsender Hauttumor, der nur selten metastasiert; SYN: Dermatofibrosarkom

Der|ma|to|fi|bro|sis *f, pl* **-ses** durch eine Fibrosierung gekennzeichnete Hautkrankheit

Dermatofibrosis lenticularis disseminata mit Osteopoikilie autosomal-dominant vererbtes Syndrom von Osteopoikilie* und linsengroßen fibrösen Bindegewebsnävi; SYN: Buschke-Ollendorff-Syndrom

der|ma|to|fi|bro|tisch *adj* Dermatofibrosis betreffend, von ihr betroffen oder gekennzeichnet

der|ma|to|gen *adj* von der Haut ausgehend

Der|ma|to|gly|phen *pl* Tastleisten der Haut

Der|ma|to|he|te|ro|plas|tik *f* heterologe Haut(lappen)plastik

Der|ma|to|ho|mo|plas|tik *f* homologe Haut(lappen)plastik

der|ma|to|id *adj* hautähnlich, hautartig; SYN: dermoid

Der|ma|to|ko|ni|o|se *f* durch Staubexposition hervorgerufene Dermatitis* oder Dermatose*; SYN: Staubdermatose

Der|ma|to|kon|junk|ti|vi|tis *f, pl* **-ti|den** Entzündung der Bindehaut und der periokulären Haut

der|ma|to|kon|junk|ti|vi|tisch *adj* Dermatokonjunktivitis betreffend, von ihr betroffen oder gekennzeichnet

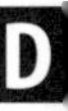

Der|ma|to|lei|o|my|om *nt* Leiomyom* der Haut

Der|ma|to|lo|ge *m* Hautarzt

Der|ma|to|lo|gie *f* Teilgebiet der Medizin, das sich mit Diagnostik und Therapie von Hauterkrankungen befasst

Der|ma|to|lo|gin *f* Hautärztin

der|ma|to|lo|gisch *adj* Dermatologie betreffend

Der|ma|to|ly|sis *f, pl* **-ses** →Dermatochalasis

Der|ma|tom *nt* **1.** Hautsegment eines Spinalnerven **2.** Instrument zur Entnahme von Hautlappen für freie Hauttransplantation

Der|ma|to|me|ga|lie *f* →Dermatochalasis

Der|ma|to|mu|ko|my|o|si|tis *f, pl* **-ti|den** →Dermatomyositis

Der|ma|to|my|co|sis *f, pl* **-ses** oberflächliche oder tiefe Pilzerkrankung der Haut durch Dermatophyten*, Hefepilze oder Schimmelpilze; SYN: kutane Mykose, Hautpilz, Hautpilzerkankung, Dermatomykose

Dermatomycosis favosa Dermatomykose durch Trichophyton* schoenleinii; typisch sind die Bildung von schildförmigen Schuppen [**Scutula**] und ein penetranter, an Mäuseurin erinnernder Geruch; evtl. Abheilung mit Favusalopezie; SYN: Erbgrind, Flechtengrind, Kopfgrind, Pilzgrind, Favus, Tinea favosa, Tinea capitis favosa

Der|ma|to|my|i|a|sis *f, pl* **-ses** durch Maden hervorgerufene Hauterkrankung

Der|ma|to|my|ko|se *f* →Dermatomycosis

der|ma|to|my|ko|tisch *adj* Dermatomykose betreffend, von ihr betroffen oder gekennzeichnet, durch sie bedingt

Der|ma|to|my|o|si|tis *f, pl* **-ti|den** durch typische lilafarbene ödematöse Erytheme* gekennzeichnete Autoimmunkrankheit* mit Beteiligung von Haut und Muskulatur; SYN: Lilakrankheit, Dermatomukomyositis

der|ma|to|my|o|si|tisch *adj* Dermatomyositis betreffend, von ihr betroffen oder gekennzeichnet

Der|ma|to|pa|thia *f* Hauterkrankung, Hautleiden; SYN: Dermatopathie

Dermatopathia photoelectrica ätiologisch ungeklärte, durch Sonnenlicht hervorgerufene Lichtdermatose*; die Art der Hautveränderung ist extrem variabel [ekzemartig, plaque-artig, urtikariell, erythematös] und wechselt oft von Mal zu Mal; SYN: polymorphe Lichtdermatose (Haxthausen), Lichtekzem, polymorpher Lichtausschlag, Sommerprurigo, Lupus erythematodes-artige Lichtdermatose, Eccema solare, Prurigo aestivalis

D

Der|ma|to|pa|thie *f* Hauterkrankung, Hautleiden; SYN: Dermatopathia

der|ma|to|pa|thisch *adj* Dermatopathie betreffend, von ihr betroffen oder gekennzeichnet, durch sie bedingt

Der|ma|to|pha|go|i|des *m* Gattung der Hausstaubmilben*

Dermatophagoides farinae bildet Allergene, die eine Hausstauballergie auslösen; SYN: amerikanische Hausstaubmilbe

Dermatophagoides pteronyssus erzeugt Allergene, die Hausstauballergie und Asthma* bronchiale auslösen können; SYN: europäische Hausstaubmilbe

Der|ma|to|phi|lus pe|ne|trans *m* weltweit verbreiteter Floh; Befall verursacht Tungiasis*; SYN: Sandfloh, Tunga penetrans

der|ma|to|phob *adj* Dermatophobie betreffend, durch sie gekennzeichnet

Der|ma|to|pho|bie *f* krankhafte Angst vor Hautkrankheiten

Der|ma|to|phy|ten *pl* Sammelbegriff für Pilze, die Hautpilzerkrankungen hervorrufen können; SYN: Hautpilze

Der|ma|to|phy|tid *nt* durch Dermatophyteninfektion hervorgerufenes Mykid*

Der|ma|to|phy|tie *f* durch Dermatophyten* hervorgerufene Hautpilzerkrankung; oft gleichgesetzt mit Tinea*; SYN: Dermatophytose, Dermatophytosis, Dermatophyteninfektion, Epidermomykose

Der|ma|to|phy|to|se *f* →Dermatophytie

Der|ma|to|phy|to|sis *f, pl* **-ses** →Dermatophytie

Der|ma|to|plas|tik *f* Hautplastik, Hautlappenplastik

der|ma|to|plas|tisch *adj* Dermatoplastik betreffend, mittels Dermatoplastik

Der|ma|tor|rha|gie *f* Hautblutung, Hauteinblutung; SYN: Dermorrhagie

Der|ma|tor|rhe|xis *f* Ruptur der Hautkapillaren

Der|ma|to|se *f* Oberbegriff für entzündliche und nichtentzündliche Erkrankungen der Haut unabhängig von der Genese; oft gleichgesetzt mit Dermatitis*; SYN: Hauterkrankung, Hautkrankheit, Dermatosis; Dermatopathie

akute febrile neutrophile Dermatose durch Neutrophilie*, Fieber, schwere Allgemeinsymptome und schmerzhafte, dunkelrote, plaqueförmige Hautveränderungen gekennzeichnete Erkrankung unbekannter Genese; SYN: Sweet-Syndrom

benigne papulöse akantholytische Dermatose →transitorische akantholytische Dermatose

neurogene Dermatose chronisch-rezidivierende entzündliche Erkrankung mit trockener, stark juckender Haut; die verschiedenen Manifestationsformen [**ekzematoide Form, lichenifizierte Form, pruriginöse Form**] treten nebeneinander und/oder nacheinander auf; ätiologisch spielen erbliche Disposition, Allergien und Stressreaktionen eine Rolle; SYN: atopisches Ekzem, endogenes Ekzem, exsudatives Ekzem, neuropathisches Ekzem, konstitutionelles Ekzem, atopische Dermatitis, Neurodermitis disseminata/diffusa/constitutionalis/atopica, Morbus Besnier, Prurigo Besnier, Besnier Prurigo

progressive pigmentöse Dermatose durch eine allergische Reaktion vom Spättyp ausgelöste Entzündung mit braunroten Herden und Petechien*; primär an den Unterschenkeln und später auch am Stamm; zu den Auslösefaktoren gehören Medikamente [Karbamid*], Nahrungsmittelzusätze und Hausstaub; SYN: Schamberg-Krankheit, Schamberg-Syndrom, Morbus Schamberg, progressive Pigmentpurpura, Capillaritis haemorrhagica maculosa, Carbamidpurpura, Karbamidpurpura, Purpura pigmentosa progressiva, Purpura Schamberg, Dermatosis pigmentaria progressiva

Pseudoainhum-artige Dermatose vermutlich autosomal-dominant vererbte, polysymptomatische Erkrankung mit Hyperkeratose* der Handfläche und Fußsohle, Kontrakturen* und ringförmigen Schnürfurchen der Finger; SYN: Vohwinkel-Syndrom, Keratoma hereditarium mutilans, Keratosis palmoplantaris mutilans

subkorneale pustulöse Dermatose chronisch rezidivierende Hauterkrankung mit Bildung steriler subkutaner Eiterbläschen; SYN: Snedden-Wilkinson-Syndrom, subkorneale Pustulose, Pustulosis subcornealis

transiente akantholytische Dermatose →transitorische akantholytische Dermatose

transitorische akantholytische Dermatose ätiologisch ungeklärte transiente Hauterkrankung mit papulovesikulösen, juckenden Effloreszenzen* und Akantholyse*; SYN: Morbus Grover, Grover-Krankheit, transiente akantholytische Dermatose, benigne papulöse akantholytische Dermatose

Der|ma|to|sis *f, pl* **-ses** →Dermatose

Dermatosis pigmentaria progressiva →progressive pigmentöse Dermatose

Der|ma|to|skle|ro|se *f* Hautatrophie mit Straffung und Verhärtung

Der|ma|to|sto|ma|ti|tis Baader *f* →Erythema exsudativum multiforme majus

Der|ma|to|the|ra|pie *f* Behandlung/Therapie von Hautkrankheiten

der|ma|to|trop *adj* mit besonderer Affinität zur Haut, mit Wirkung auf die Haut; SYN: dermotrop

Der|ma|to|zel|lu|li|tis *f, pl* **-ti|den** Entzündung der Haut und des Unterhautbindegewebes; SYN: Dermatocellulitis

der|ma|to|zel|lu|li|tisch *adj* Dermatozellulitis betreffend, von ihr betroffen oder gekennzeichnet

Der|ma|to|zo|en *pl* →Dermatozoon

Der|ma|to|zo|en|wahn *m* wahnhafte Vorstellung an einer parasitären Hautkrankheit zu leiden; häufig bei senilen und präsenilen Patienten und bei chronischem Alkoholismus*; SYN: Ungezieferwahn, Epidermozoophobie, chronisch taktile Halluzinose

Der|ma|to|zo|on *nt, pl* **-zo|a, -zo|en** Hautparasit, Hautschmarotzer

Der|ma|to|zo|o|no|se *f* durch Dermatozoen* hervorgerufene Hautkrankheit; auch verwendet für Anthropozoonosen* der Haut

Der|ma|tro|phie *f* Hautatrophie

der|ma|tro|phisch *adj* Dermatrophie betreffend, von ihr betroffen oder gekennzeichnet, zu Dermatrophie führend

-dermia *suf.* →-dermie

-dermie *suf.* Wortelement mit der Bedeutung "Haut"

Der|mis *f* s.u. Cutis

Dermo-, dermo- *präf.* Wortelement mit der Bedeutung "Haut/Dermis"

Der|mo|graf *m* →Dermograph

Der|mo|gra|fie *f* →Dermographismus

der|mo|gra|fisch *adj* →dermographisch

Der|mo|gra|fis|mus *m* →Dermographismus

Der|mo|graph *m* Instrument zur Hautschrifttestung

Der|mo|gra|phia *f* →Dermographismus

Der|mo|gra|phie *f* →Dermographismus

der|mo|gra|phisch *adj* Dermographismus betreffend, Dermographismus zeigend

Der|mo|gra|phis|mus *m* nach mechanischer Reizung sichtbare Reaktion der Haut; SYN: Hautschrift, Dermographie, Dermographia, Dermographismus

Dermographismus albus Ablassung der Haut beim Bestreichen; u.a. bei endogenem Ekzem* und Hypothyreose*; SYN: weißer Dermographismus

Dermographismus niger dunkle Färbung durch Metallpartikel auf der Haut; SYN: schwarzer Dermographismus

roter Dermographismus →Dermographismus ruber

Dermographismus ruber physiologische Rötung der Hat nach mechanischer Reizung; SYN: roter Dermographismus

schwarzer Dermographismus →Dermographismus niger

urtikarieller Dermographismus durch mechanische Reizung der Haut ausgelöste Urtikaria*; SYN: Urticaria factitia

weißer Dermographismus →Dermographismus albus

Der|mo|id *nt* **1.** mit Epithel ausgekleidete Hautzyste, die Hautanhangsgebilde und evtl. Zähne enthalten kann; SYN: Dermoidzyste **2.** zystischer Keimzelltumor, der neben Hautanhangsgebilden auch andere Strukturen enthalten kann; SYN: Dermoidzyste, Teratom, zystisches Teratom

der|mo|id *adj* →dermatoid

Der|mo|id|ek|to|mie *f* Dermoidentfernung, Dermoidexzision

Der|mo|id|zys|te *f* →Dermoid

Der|mo|me|ter *nt* Gerät zur Dermometrie*

Der|mo|me|trie *f* Messung des Hautwiderstandes gegen Gleichstrom

der|mo|neu|ro|trop *adj* mit besonderer Affinität zu Haut und Nervengewebe

Der|mo|pan|ni|cu|lo|sis de|for|mans *f* konstitutionell bedingte, nicht-entzündliche Veränderung des subkutanen Fettgewebes im Oberschenkel- und Gesäßbereich bei Frauen; SYN: Cellulitis, Cellulite, Zellulitis

Der|mo|re|ak|ti|on *f* Testung der Hautreaktion auf Allergene

Der|mor|rha|gie *f* →Dermatorrhagie

Der|mo|to|xin *nt* die Haut schädigendes Agens

der|mo|trop *adj* mit besonderer Affinität zur Haut, mit Wirkung auf die Haut; SYN: dermatotrop

der|mo|vas|ku|lär *adj* Haut(blut)gefäße betreffend

De|ro|di|dy|mus *m* →Dicephalus

De|ro|ta|ti|on *f* operative Beseitigung der Rotationsfehlstellung eines Knochen; SYN: Derotationsosteotomie

De|ro|ta|ti|ons|os|te|o|to|mie *f* →Derotation

Des-, des- *präf.* Wortelement mit der Bedeutung "weg/von...weg/herab"

De|sa|li|na|ti|on *f* Salzentzug, Entsalzung

Des|al|ler|gi|sie|rung *f* →Desensibilisierung

Des|a|mi|da|se *f* Hydrolase*, die die Spaltung der C-N-Bindung in nicht-zyklischen Amiden fördert; SYN: Amidohydrolase

Des|a|mi|die|rung *f* Abspaltung von Ammoniak aus Amiden

Des|a|mi|na|se *f* Hydrolase*, die die Abspaltung von Ammoniak aus zyklischen Amiden katalysiert; SYN: Aminohydrolase

Des|a|mi|nie|rung *f* Abspaltung von Ammoniak aus einer Verbindung

Des|an|ti|ge|ni|sie|rung *f* Abschwächung der Antigenität eines Eiweißes durch Denaturierung

Desault-Verband *m* Bindenverband zur Ruhigstellung von Oberarm und Schultergelenk

Des|ce|me|ti|tis *f, pl* **-ti|ti|den** Entzündung der Descemet*-Membran

des|ce|me|ti|tisch *adj* Descemetitis betreffend, von ihr betroffen oder gekennzeichnet

Descemet-Membran *f* Basalmembran zwischen Hornhautsubstanz und hinterem Hornhautepithel; SYN: hintere Basalmembran, Lamina elastica posterior Descemeti, Lamina limitans posterior corneae

Des|ce|me|to|zel|le *f* Vorwölbung der Desce-

D

met-Membran; SYN: Keratozele

Des|cen|sus *m, pl* **-sus** Senkung oder Vorfall eines Organs oder von Organteilen; SYN: Deszensus
Descensus testis physiologische Verlagerung des Hodens aus dem Bauchraum in den Hodensack
Descensus uteri Absenkung der Gebärmutter, meist unter Beteiligung der Nachbarorgane [Blase, Rektum] und -strukturen [Vagina]; durch Beckenbodenschwäche bzw. Schwäche des Aufhängeapparates nach Geburten und im Alter begünstigt; häufig Übergang zu einem Gebärmuttervorfall; SYN: Gebärmuttersenkung, Metroptose, Hysteroptose
Descensus uteri et vaginae Senkung von Gebärmutter und Scheide
Descensus vaginae Tiefertreten der Scheide; SYN: Scheidensenkung

Deschamps-Nadel *f* speziell gebogene Nadel zur Ligatur tieferer Gefäße

De|sen|si|bi|li|sie|rung *f* **1.** psychotherapeutisches Verfahren zum Abbau von Phobien **2.** Abbau der Sensibilität gegen spezifische Allergene durch stufenweise Applikation in die Haut; SYN: Hyposensibilisierung, Desallergisierung

Des|fer|ri|o|xa|min *nt* →Deferoxamin

De|sik|kans *nt, pl* **-kan|zi|en** Trockenmittel; SYN: Exsikkans

De|sik|ka|ti|on *f* Wasserentzug; Austrocknen, Austrocknung

De|sik|ka|tor *m* Trockenapparat; SYN: Exsikkator

Des|in|fek|tans *nt, pl* **-tan|zi|en** Desinfektionsmittel; SYN: Desinfiziens

Des|in|fek|ti|on *f* Abtötung oder Inaktivierung aller Keime; SYN: Entseuchung, Entkeimung, Desinfizierung

Des|in|fek|tor *m* Desinfektionsapparat

Des|in|fes|ta|ti|on *f* Abtötung oder Inaktivierung von Parasiten; SYN: Entwesung

Des|in|fi|zi|ens *nt, pl* **-en|zi|en** Desinfektionsmittel; SYN: Desinfektans

des|in|fi|zie|rend *adj* keim(ab)tötend, mit keimabtötender Wirkung

Des|in|fi|zie|rung *f* →Desinfektion

Des|in|sek|ti|on *f* Ungezieferbekämpfung; SYN: Disinsektion

Des|in|to|xi|ka|ti|on *f* Entgiftung; meist im Sinne von Entgiftung des Körpers von Suchtmitteln, d.h. Entzug, verwendet; SYN: Detoxikation

Des|in|va|gi|na|ti|on *f* operative oder konservative [Einlauf] Beseitigung einer Invagination; SYN: Devagination

Desjardins-Punkt *m* Druckschmerzpunkt über der Mündung des Ductus* pancreaticus bei Pankreatitis*

des|krip|tiv *adj* beschreibend, schildernd, darstellend, erläuternd

Desm-, desm- *präf.* →Desmo-

des|mal *adj* Band/Ligament betreffend, von einem Band ausgehend

Des|mal|gie *f* Schmerzen in einem Band/Ligament, Bandschmerzen; SYN: Desmodynie

Des|mek|ta|sie *f* traumatische Bänderdehnung

Des|mi|tis *f, pl* **-ti|den** Entzündung von Bändern oder Sehnen; SYN: Bänderentzündung; Sehnenentzündung

des|mi|tisch *adj* Desmitis betreffend, von ihr betroffen oder gekennzeichnet

Desmo-, desmo- *präf.* Wortelement mit der Bedeutung "Band/Ligament/Bindegewebe"

Des|mo|cra|ni|um *nt* Teil des Schädels, der aus Belegknochen entsteht; SYN: Bindegewebsschädel, Desmokranium

Des|mo|dont *nt* →Desmodontium

Des|mo|don|ti|um *nt* Periost* der Zahnwurzel; SYN: Wurzelhaut, Desmodontium, Periodontium

Des|mo|dy|nie *f* →Desmalgie

Des|mo|fi|brom *nt* →Desmoid

des|mo|gen *adj* von einem Band ausgehend; auf bindegewebiger Grundlage (entstanden)

Des|mo|id *nt* gutartige, oft in der Bauchdecke von Frauen auftretende Geschwulst; SYN: Desmofibrom
abdominales Desmoid meist bei Frauen in der Schwangerschaft vorkommende Fibromatose* der Bauchwand; SYN: abdominelle Fibromatose
extraabdominales Desmoid außerhalb der Bauchhöhle, meist am Stamm oder den Extremitäten auftretende Fibromatose*; SYN: extraabdominelle Fibromatose

des|mo|id *adj* bindegewebsartig, bandartig, sehnenartig

Des|mo|kra|ni|um *nt* →Desmocranium

Des|mo|la|se *f* die Spaltung der C-C-Bindung katalysierendes Enzym

Des|mo|pa|thie *f* Sehnenerkrankung, Bändererkrankung

Des|mo|pla|sie *f* Bildung von fibrösem Gewebe

des|mo|plas|tisch *adj* Desmoplasie betreffend, fibröses Gewebe bildend

Des|mor|rhe|xis *f* Sehnenruptur, Bandruptur, Bänderriß

Des|mo|sin *nt* aus vier Lysinmolekülen bestehender Teil von Elastin*

Des|mo|som *nt* elektronenmikroskopisch dichte Zellverbindung; SYN: Haftplatte, Macula adhaerens

Des|mo|to|mie *f* Sehnendurchtrennung, Banddurchtrennung, Bänderdurchtrennung

Des|ob|li|te|ra|ti|on *f* Wiederherstellung der Durchgängigkeit von verschlossenen Gefäßen, z.B. durch eine Ausschälplastik

des|o|ri|en|tiert *adj* verwirrt, orientierungslos

Des|o|ri|en|tiert|heit *f* Störung der räumlichen oder zeitlichen Orientierung

De|sorp|ti|on *f* Lösung physikalischer Bindungen, z.B. von Adsorption

Des|o|xy|a|de|no|sin *nt* Purinnukleosid aus Adenin* und Desoxyribose*; SYN: Adenindesoxyribosid

Des|o|xy|a|de|no|sin|di|phos|phat *nt* Diphosphat von Desoxyadenosin*

Des|o|xy|a|de|no|sin|mo|no|phos|phat *nt* in DNA vorkommendes Monophosphat von Desoxyadenosin; SYN: Desoxyadenylsäure

Des|o|xy|a|de|no|sin|tri|phos|phat *nt* Triphosphat von Desoxyadenosin*

5'-Des|o|xy|a|de|no|syl|co|bal|a|min *nt* Coenzymform von Vitamin B_{12}

Des|o|xy|a|de|ny|lat *nt* Salzform der Desoxyadenylsäure

Des|o|xy|a|de|nyl|säu|re *f* →Desoxyadenosinmonophosphat

Des|o|xy|chol|lat *nt* Salz der Desoxycholsäure

Des|o|xy|chol|säu|re *f* natürliche Gallensäure*

Des|o|xy|cor|ti|co|ste|ron *nt* in der Nebenniere gebildetes Mineralocorticoid*; SYN: Cortexon

Des|o|xy|cor|ton *nt* in der Nebenniere gebildetes Mineralocorticoid*

Des|o|xy|cy|ti|din *nt* Purinnukleosid aus Cytosin* und Desoxyribose*

Des|o|xy|cy|ti|din|di|phos|phat *nt* Diphosphat von Desoxycytidin*

Des|o|xy|cy|ti|din|mo|no|phos|phat *nt* in DNA vorkommendes Monophosphat von Desoxycytidin*; SYN: Desoxycytidylsäure

Des|o|xy|cy|ti|din|tri|phos|phat *nt* Triphosphat von Desoxycytidin*

Des|o|xy|cy|ti|dy|lat *nt* Salzform der Desoxycytidylsäure

Des|o|xy|cy|ti|dyl|säu|re *f* →Desoxycytidinmonophosphat

6-Desoxy-L-Galaktose *f* beim Menschen in den Blutgruppensubstanzen A, B und O sowie in der Muttermilch vorkommender Desoxyzucker*; auch Bestandteil verschiedener Glykoside* und Antibiotika*; SYN: Fucose, Fukose

Des|o|xy|ge|na|ti|on *f* Sauerstoffentzug; SYN: Desoxygenierung

des|o|xy|ge|nie|ren *v* Sauerstoff entziehen; (*Blut*) in venöses/sauerstoffarmes Blut umwandeln

Des|o|xy|ge|nie|rung *f* →Desoxygenation

Des|o|xy|gu|a|no|sin *nt* Purinnukleosid aus Guanin* und Desoxyribose*

Des|o|xy|gu|a|no|sin|di|phos|phat *nt* Diphosphat von Desoxyguanosin*

Des|o|xy|gu|a|no|sin|mo|no|phos|phat *nt* in DNA vorkommendes Monophosphat von Desoxyguanosin*; SYN: Desoxyguanylsäure

Des|o|xy|gu|a|no|sin|tri|phos|phat *nt* Triphosphat von Desoxyguanosin*

Des|o|xy|gu|a|ny|lat *nt* Salzform der Desoxyguanylsäure

Des|o|xy|gu|a|nyl|säu|re *f* →Desoxyguanosinmonophosphat

Des|o|xy|hä|mo|glo|bin *nt* in der Peripherie durch Desoxygenation* aus Oxyhämoglobin* gebildetes sauerstoffarmes Hämoglobin; SYN: reduziertes/desoxygeniertes Hämoglobin

Des|o|xy|he|xo|se *f* Desoxyzucker* mit sechs C-Atomen

6-Desoxy-L-mannose *f* in verschiedenen Glykosiden* vorkommende Desoxyhexose*; SYN: Isodulcit, (L-)Rhamnose

Des|o|xy|my|o|glo|bin *nt* sauerstoffarmes Myoglobin

Des|oxy|nu|kle|o|ti|dyl|trans|fe|ra|se *f* die endständige Anlagerung von Desoxyribonukleotiden an DNA-Sequenzen katalysierendes Enzym; SYN: DNS-Nukleotidylexotransferase, DNA-Nukleotidylexotransferase

Des|o|xy|pen|to|se *f* Desoxyzucker* mit fünf C-Atomen

Des|o|xy|ri|bo|nu|cle|a|se *f* Nuklease*, die spezifisch die Phosphatesterbindung in DNA spaltet; SYN: Desoxyribonuklease, DNase, DNSase, DNAase

Des|o|xy|ri|bo|nu|cle|in|säu|re *f* Makromoleküle, in denen Desoxyribonucleoside* über 3'-5'-Phosphodiesterbrücken miteinander verknüpft sind; die Reihenfolge der Basen Adenin*, Cytosin*, Guanin* und Thymin* kodiert die Geninformation aller Lebewesen mit Ausnahme der RNA-Viren

Des|o|xy|ri|bo|nu|cle|o|sid *nt* aus einer Base (Adenin*, Cytosin*, Guanin* oder Thymin*) und 2-Desoxyribose gebildetes Nucleosid; Vorstufe der Desoxyribonucleinsäure; SYN: Desoxyribonucleosid, Desoxyribosid

Des|o|xy|ri|bo|nu|cle|o|sid|di|phos|phat *nt* Diphosphosphat eines Desoxyribonucleosids*

Des|o|xy|ri|bo|nu|cle|o|sid|mo|no|phos|phat *nt* Monophosphosphat eines Desoxyribonucleosids*

Des|o|xy|ri|bo|nu|cle|o|sid|tri|phos|phat *nt* Triphosphosphat eines Desoxyribonucleosids*

Des|o|xy|ri|bo|nu|cle|o|tid *nt* Phosphorsäureester der Desoxyribonucleoside*; SYN: Desoxyribonukleotid

Des|o|xy|ri|bo|nu|kle|a|se *f* →Desoxyribonuclease

Des|o|xy|ri|bo|nu|kle|in|säu|re *f* →Desoxyribonucleinsäure

Des|o|xy|ri|bo|nu|kle|o|sid *nt* →Desoxyribonucleosid

Des|o|xy|ri|bo|nu|kle|o|tid *nt* →Desoxyribonucleotid

Des|o|xy|ri|bo|se *f* Desoxypentose*; Kohlenhydratkomponente der Desoxyribonukleinsäure*

Des|o|xy|ri|bo|sid *nt* →Desoxyribonucleosid

Des|o|xy|thy|mi|din *nt* Pyrimidinnucleosid aus Thymin* und Desoxyribose*

Des|o|xy|thy|mi|din|di|phos|phat *nt* Diphosphat

D

von Desoxythymidin*

Des|o|xy|thy|mi|din|mo|no|phos|phat *nt* in DNA vorkommendes Monophosphat von Desoxythymidin*; SYN: Desoxythymidylsäure

Des|o|xy|thy|mi|din|tri|phos|phat *nt* Triphosphat von Desoxythymidin*

Des|o|xy|thy|mi|dy|lat *nt* Salzform der Desoxythymidylsäure

Des|o|xy|thy|mi|dyl|säu|re *f* →Desoxythymidinmonophosphat

Des|o|xy|zu|cker *m* Zucker, bei dem eine oder mehrere Hydroxylgruppen durch Wasserstoff ersetzt sind

Des|qua|ma|ti|on *f* Abschuppung/Abschilferung der obersten Schichten von Haut oder Schleimhaut; SYN: Desquamatio
lamelläre Desquamation bei Neugeborenen bei der Geburt vorhandene Verhornungsstörung mit lamellärer Schuppung und diffuser Rötung [Kollodiumbaby]; SYN: lamelläre Ichthyosis, Ichthyosis lamellosa

Des|qua|ma|ti|ons|ka|tarr *m* →Desquamationskatarrh

Des|qua|ma|ti|ons|ka|tarrh *m* akute katarrhalische Blasenentzündung; SYN: Blasenkatarrh, Desquamativkatarrh, Harnblasenkatarrh, Cystitis catarrhalis

Des|qua|ma|ti|ons|pha|se *f* Phase des Menstruationszkylus, während der die oberste Schicht der Gebärmutterschleimhaut abgestoßen wird

des|qua|ma|tiv *adj* Desquamation betreffend, von ihr betroffen oder durch sie bedingt, abschuppend, abschilfernd

Des|qua|ma|tiv|ka|tarr *m* →Desquamationskatarrh

Des|qua|ma|tiv|ka|tarrh *m* →Desquamationskatarrh

Des|til|lat *nt* bei der Destillation* erhaltene Flüssigkeit

Des|til|la|ti|on *f* Trennung von Flüssigkeitsgemischen durch Verdampfen und getrenntes Kondensieren; SYN: Destillieren

des|til|lier|bar *adj* durch Destillation trennbar

Des|til|lie|ren *nt* →Destillation

des|til|liert *adj* durch Destillation gereinigt, mittels Destillation gewonnen

des|tru|ie|rend *adj* →destruktiv

Des|truk|ti|ons|lu|xa|ti|on *f* Luxation* durch eine nicht-traumatische Schädigung des Gelenks

des|truk|tiv *adj* zerstörend, zerstörerisch, schädlich, destruierend

Des|zen|dent *m* Nachkomme, Abkömmling

Des|zen|denz *f* Nachkommenschaft, Abkömmlinge

des|zen|die|rend *adj* absteigend, nach unten führend

Des|zen|sus *m, pl* **-sus** →Descensus

De|ter|gens *nt, pl* **-en|zi|en** oberflächenaktives/grenzflächenaktives Mittel, Netzmittel; Reinigungsmittel, Waschmittel

De|te|ri|o|ra|ti|on *f* (*Zustand*) Verschlechterung, Verschlimmerung; SYN: Deteriorisierung

De|te|ri|o|ri|sie|rung *f* →Deterioration

Determann-Syndrom *nt* intermittierendes Versagen von Muskelgruppen bei angiosklerotischen Durchblutungsstörungen; SYN: Dyskinesia intermittens angiosclerotica

de|ter|mi|nant *adj* entscheidend, bestimmend; SYN: determinierend

De|ter|mi|nan|te *f* **1.** kleinste Teile des Keimplasmas, die die weitere Entwicklung während der Embryogenese bestimmen **2.** Teil des Antigens, der mit dem Antikörper reagiert und damit die Spezifität des Antikörpers bestimmt; SYN: antigene Determinante, Epitop

De|ter|mi|na|ti|on *f* Bestimmung/Festlegung der weiteren Entwicklung durch Determinanten*; SYN: Determinierung

de|ter|mi|na|tiv *adj* determinativ, bestimmend, eingrenzend, festlegend

de|ter|mi|nie|rend *adj* →determinant

de|ter|mi|niert *adj* fest(gelegt), bestimmt

De|ter|mi|nie|rung *f* →Determination

De|to|na|ti|on *f* Explosion

De|to|na|ti|ons|trau|ma *nt* durch eine explosionsartige Druckerhöhung hervorgerufene Schädigung; SYN: Explosionstrauma, Knalltrauma

De|tor|si|on *f* →Derotation

De|to|xi|ka|ti|on *f* Entgiftung; meist im Sinne von Entgiftung des Körpers von Suchtmitteln, d.h. Entzug verwendet; SYN: Desintoxikation

De|tri|tus *m* (Gewebe-, Zell-)Trümmer, Geröll, Schutt

De|tri|tus|zys|te *f* gelenknahe Knochenzyste mit Knochenresten und proliferierendem Bindegewebe; SYN: Geröllzyste, Trümmerzyste

Detrusor-Sphinkter-Dyssynergie *f* Blasenentleerungsstörung durch eine fehlende Koordination von Blasenmuskel und Blasensphinkter

De|tru|sor ve|si|cae *m* Blasenwandmuskulatur; SYN: Musculus detrusor vesicae

De|tu|mes|zenz *f* Abschwellen

Deut-, deut- *präf.* Wortelement mit der Bedeutung "zweiter/später/nächster"

Deuter-, deuter- *präf.* →Deutero-

deu|ter|a|no|mal *adj* Grünschwäche betreffend, von ihr betroffen

Deu|ter|a|no|ma|lie *f* Farbsehschwäche für Grün; SYN: Grünschwäche

deu|ter|an|op *adj* Grünblindheit betreffend, von ihr betroffen; SYN: grünblind

Deu|ter|an|o|pie *f* →Deuteranopsie

Deu|ter|an|op|sie *f* Farbenfehlsichtigkeit für Grün; SYN: Grünblindheit, Rot-Grün-Dichromasie, Deuteranopie

Deu|te|ri|um *nt* natürlich vorkommendes

Wasserstoffisotop, das ein Deuteron* anstatt eines Protons im Kern hat; Syn: schwerer Wasserstoff, Deutohydrogen

Deu|te|ri|um|kern *m* →Deuteron

Deu|te|ri|um|o|xid *nt* natürlich vorkommendes Wassermolekül, das Deuterium anstatt Wasserstoff im Molekül hat; Syn: schweres Wasser

Deutero-, deutero- *präf.* Wortelement mit der Bedeutung "zweiter/später/nächster"

Deu|te|ro|my|cet *m* unvollständiger Pilz; s.u. Deuteromycetes

Deu|te|ro|my|ce|tes *pl* Pilze, die keine sexuellen Sporen, sondern nur sogenannte **Nebenfruchtformen** [asexuelle Sporen] bilden; die Einteilung erfolgt nach der Form der Sporen; Syn: unvollständige Pilze, Deuteromyzeten, Deuteromycotina, Fungi imperfecti

Deu|te|ro|my|co|ti|na *pl* →Deuteromycetes

Deu|te|ro|my|ze|ten *pl* →Deuteromycetes

Deu|te|ron *nt* aus je einem Proton und Neutron bestehender Atomkern von Deuterium; ist doppelt so schwer, wie der normale Kern mit nur einem Proton; Syn: Deuteriumkern, Deuton

Deu|te|ro|pa|thie *f* Sekundärleiden, Sekundärerkrankung; zusätzliches/sekundäres Symptom

deu|te|ro|pa|thisch *adj* Deuteropathie betreffend; (*Krankheit, Symptom*) sekundär, zusätzlich

Deu|te|ro|por|phy|rin *nt* von Bakterien im Darm aus Protoporphyrin gebildetes Porphyrin

Deuto-, deuto- *präf.* Wortelement mit der Bedeutung "zweiter/später/nächster"

Deu|to|hy|dro|gen *nt* →Deuterium

Deu|ton *nt* →Deuteron

Deutsche Horizontale *f* Bezugsebene für Röntgenaufnahmen und die Planung neurochirurgischer Eingriffe; Syn: Frankfurter Horizontale, Ohr-Augen-Ebene

Deutsches Arzneibuch *nt* amtliche Vorschriften für die Herstellung von und den Umgang mit Azneimitteln

Deutschländer-Fraktur *f* Spontanfraktur von Mittelfußknochen durch Überbelastung; Syn: Marschfraktur

De|va|gi|na|ti|on *f* →Desinvagination

De|vas|ku|la|ri|sa|ti|on *f* durch operative Eingriffe oder tramatisch/pathologische Prozesse verursachte Unterbindung der Blutzufuhr; Syn: Devaskularisierung

De|vas|ku|la|ri|sie|rung *f* →Devaskularisation

de|vi|ant *adj* vom normalen Verhalten abweichend

De|vi|anz *f* von der Norm abweichendes Verhalten

De|vi|a|ti|on *f* Abweichung, Abweichen von der Norm

De|vi|a|ti|ons|win|kel *m* Winkel zwischen den Sehlinien von gesundem und schielendem Auge bei Fernblick; Syn: Schielwinkel

Devic-Syndrom *nt* akute disseminierte Rückenmarksschädigung mit begleitender Sehnervenentzündung und Erblindung; wahrscheinlich eine Sonderform der multiplen Sklerose*; Syn: Devic-Krankheit, Neuromyelitis optica

De|vi|o|me|ter *nt* Gerät zur Bestimmung des Schielwinkels; Syn: Schielmesser

De|vis|ze|ra|ti|on *f* Eingeweideentfernung

de|vi|tal *adj* leblos, ohne Zeichen von Leben

De|vi|ta|li|sa|ti|on *f* **1.** Schädigung von Zellen mit Verlust der Teilungsfähigkeit; Abtöten; Syn: Devitalisierung **2.** Abtötung der Zahnpulpa; Syn: Devitalisierung

De|vi|ta|li|sie|rung *f* →Devitalisation

De|vo|lu|ti|on *f* Rückwärtsentwicklung, Umkehr der Evolution

De|xa|me|tha|son *nt* stark wirksames, synthetisches Glucocorticoid

Dexamethason-Kurztest *m* Screeningtest zur Diagnose des Cushing*-Syndroms; Syn: Dexamethason-Test

Dex|pan|the|nol *nt* zur Vitamin B-Gruppe gehörender Alkohol der Pantothensäure; regt die Epithelialisierung der Haut an

dex|ter *adj* rechts

Dex|te|ra|li|tät *f* Rechtshändigkeit

Dextr-, dextr- *präf.* Wortelement mit der Bedeutung "rechts"

Dext|ra|li|tät *f* Rechtshändigkeit

Dext|ran *nt* wasserlösliches Polysaccharid*; wird als Plasmaexpander* eingesetzt

Dext|ra|na|se *f* dextranspaltendes Enzym

Dextri-, dextri- *präf.* →Dextro-

Dext|rin *nt* bei Stärkehydolyse entstehende, chemisch nicht definierte Polysaccharide; Syn: Dextrinum, Stärkegummi

Dext|ri|na|se *f* dextrinabbauendes Enzym

Dextrin-1,6-Glukosidase *f* u.a. in Leber und Muskel vorkommende Glykosidhydrolase; Mangel oder Fehlen verursacht hepatorenale Glykogenspeicherkrankheiten*; Syn: Amylo-1,6-Glukosidase

Dext|ri|no|se *f* aus zwei Glukose-Einheiten aufgebautes Disaccharid*; Bestandteil von Stärke*, Amylopektin* und Glykogen*; Syn: Isomaltose

Dext|ri|num *nt* →Dextrin

Dext|rin|u|rie *f* Dextrinausscheidung im Harn

Dextro-, dextro- *präf.* Wortelement mit der Bedeutung "rechts"

Dext|ro|duk|ti|on *f* Augapfelwendung nach rechts

Dext|ro|gas|trie *f* Rechtsverlagerung des Magens

Dext|ro|gramm *nt* Röntgenkontrastbild der rechten Herzhöhlen; Syn: Dextrokardiogramm

dext|ro|gy|ral *adj* →dextrorotatorisch

Dext|ro|kar|die *f* Rechtsverlagerung des Herzens

Dext|ro|kar|di|o|gra|fie *f* →Dextrokardiographie

D

Dext|ro|kar|di|o|gramm *nt* **1.** Elektrokardiogramm der rechten Herzhälfte **2.** →Dextrogramm
Dext|ro|kar|di|o|gra|phie *f* Elektrokardiographie* der rechten Herzhälfte
Dext|ro|po|si|tio *f, pl* **-ti|o|nes** →Dextroposition
Dext|ro|po|si|ti|on *f* Rechtsverlagerung von Organen, die normalerweise auf der linken Körperseite sind; SYN: Dextropositio
Dext|ro|ro|ta|ti|on *f* (*chem.*) Rechtsdrehung
dext|ro|ro|ta|to|risch *adj* (*chem.*) rechtsdrehend; SYN: dextrogyral
Dext|ro|se *f* zu den Aldohexosen* gehörendes Monosaccharid*; von zentraler Bedeutung für den Kohlenhydratstoffwechsel und den Energiehaushalt des Körpers; SYN: Glukose, D-Glukose, Traubenzucker, D-Glucose, Glucose, α-D-Glucopyranose, Glykose
Dext|ro|tor|si|on *f* Verdrehung/Torsion nach rechts; meist gleichgesetzt mit Dextroversion*
Dex|tro|ver|sio *f* →Dextroversion
Dextroversio cordis angeborene Rechtsverlagerung des Herzens
Dextroversio uteri Neigung der Gebärmutter zur rechten Seite
Dext|ro|ver|si|on *f* Rechtsdrehung, z.B. Blickwendung nach rechts, Rechtsrehung des Herzens [**Dextroversio cordis**]
dext|ro|ver|tiert *adj* nach rechts gedreht
De|ze|le|ra|ti|on *f* Verlangsamung, Verzögerung, Geschwindigkeitsabnahme; (*gynäkol.*) Verlangsamung der Herzschlagfrequenz des Kindes unter der Geburt
De|ze|le|ra|ti|ons|trau|ma *nt* durch plötzliches Abbremsen des Körpers [z.B. Autounfall] hervorgerufene Verletzung
De|ze|re|bra|ti|on *f* →Decerebration
De|ze|re|brie|rung *f* →Decerebration
De|ze|re|brie|rungs|star|re *f* s.u. Decerebration
Dezi-, dezi- *präf.* Wortelement mit der Bedeutung "Zehntel"
De|zi|bel *nt* dimensionslose Maßeinheit für den Schallpegel
De|zi|dua *f* →Decidua
De|zi|du|a|ent|zün|dung *f* →Deciduitis
de|zi|du|al *adj* Dezidua betreffend; SYN: decidual
De|zi|du|i|tis *f, pl* **-ti|den** →Deciduitis
de|zi|du|i|tisch *adj* →deciduitisch
De|zi|du|om *nt* Deziduazellen enthaltender Tumor der Gebärmutter
D-Fructose *f* →Fruktose
D-Fruktose *f* →Fruktose
D-Galaktose *f* →Galaktose
D-Glucose *f* →Dextrose
D-Glukose *f* → Dextrose
d'Herelle-Phänomen *nt* Zerstörung von Bakterien durch Bakteriophagen; SYN: Twort-d'Herelle-Phänomen, Bakteriophagie
DHFR-Mangel *m* zur Ausbildung einer megaloblastären Anämie führender Mangel an Dihydrofolatreduktase; SYN: Dihydrofolatreduktasemangel
DHPR-Mangel *m* zu Hyperphenylalaninämie führender Mangel an Dihydropteridinreduktase; SYN: Dihydropteridinreduktasemangel
Dia-, dia- *präf.* Wortelement mit der Bedeutung "hindurch/auseinander/zwischen"
Di|a|be|tes *m* Oberbegriff für Erkrankungen mit verstärkter Harnausscheidung; meist gleichgesetzt mit Diabetes* mellitus
Diabetes insipidus Störung des Wasserstoffwechsels mit Polyurie*, Polydipsie* und Dehydratation*; SYN: Diabetes spurius, Wasserharnruhr
Diabetes insipidus centralis →zentraler Diabetes insipidus
Diabetes insipidus neurohormonalis →zentraler Diabetes insipidus
renaler Diabetes insipidus Diabetes insipidus bei angeborener oder erworbener Resistenz der Nierentubuli auf antidiuretisches Hormon*
zentraler Diabetes insipidus Diabetes insipidus durch eine Störung von Bildung oder Ausschüttung von antidiuretischem Hormon*; SYN: Diabetes insipidus centralis, Diabetes insipidus neurohormonalis
juveniler Diabetes →insulinabhängiger Diabetes mellitus
maturity-onset diabetes of youth autosomal-dominant vererbter, nicht-insulinabhängiger Diabetes mellitus, der schon im Jugendalter einsetzt; SYN: maturity-onset diabetes of youth
Diabetes mellitus chronische Störung der Verwertung von Glukose im Stoffwechsel, der auf einem relativen oder absoluten Insulinmangel oder einer Insulinverwertungsstörung beruht; die dadurch ausgelösten Veränderungen im Kohlenhydrat-, Eiweiß- und Fettstoffwechsel führen u.a. zu Glukosurie*, Polydipsie*, Polyurie*, Leistungsminderung, Gewichtsabnahme; langfristig kommt es v.a. zu Veränderungen an den Gefäßen [Arteriosklerose] und dadurch bedingte Schäden von Organen und Geweben; SYN: Zuckerkrankheit, Zuckerharnruhr
asymptomatischer Diabetes mellitus →subklinischer Diabetes mellitus
endokriner Diabetes mellitus sekundärer Diabetes mellitus durch Störungen der endokrinen Sekretion von u.a. Pankreas und Nebenniere
insulinabhängiger Diabetes mellitus primärer Insulinmangeldiabetes, der wahrscheinlich durch Autoantikörper verursacht wird; führt zum Teil schon im Kindesalter zur Diabetesmanifestation; SYN: juveniler Diabetes, Typ-I-Diabetes
latenter Diabetes mellitus →subklinischer Diabetes mellitus

medikamentöser Diabetes mellitus sekundärer Diabetes mellitus durch Anwendung verschiedener Arzneimittel [Corticoide, Diuretika]
nicht-insulinabhängiger Diabetes mellitus durch eine Insulinresistenz verschiedener Gewebe [Muskel, Leber] und eine verminderte Insulinbildung hervorgerufener Diabetes, dessen Entwicklung auch durch Übergewicht begünstigt wird; SYN: nicht-insulinabhängiger Diabetes mellitus, Altersdiabetes, Typ-II-Diabetes
pankreatopriver Diabetes mellitus sekundärer Diabetes mellitus bei Ausfall der endokrinen Pankreasfunktion
primärer Diabetes mellitus genetisch bedingter, familär gehäuft auftretender Diabetes mellitus
sekundärer Diabetes mellitus nicht-essentieller/erworbener Diabetes mellitus
subklinischer Diabetes mellitus Bezeichnung für einen Zustand mit normalem Glukosestoffwechsel, aber pathologischer Glukosetoleranz*; 30–60% der Patienten entwickeln innerhalb von 10 Jahren einen klinisch manifesten Diabetes; SYN: asymptomatischer Diabetes mellitus, latenter Diabetes mellitus
Diabetes renalis autosomal-rezessiv vererbte Störung der Glukoserückresorption mit konstanter Glukosurie; SYN: renale Glukosurie, Nierendiabetes
Diabetes spurius →Diabetes insipidus
Typ-I-Diabetes →insulinabhängiger Diabetes mellitus
Typ-II-Diabetes →nicht-insulinabhängiger Diabetes mellitus

Di|a|be|ti|ker *m* Patient mit Diabetes mellitus, Zuckerpatient, Zuckerkranker

Di|a|be|ti|ke|rin *f* Patientin mit Diabetes mellitus, Zuckerpatientin, Zuckerkranke

di|a|be|tisch *adj* Diabetes betreffend, an Diabetes leidend, zuckerkrank; durch Diabetes bedingt oder ausgelöst oder verursacht; diabetogen

di|a|be|to|gen *adj* **1.** durch Diabetes bedingt oder ausgelöst oder verursacht; diabetisch **2.** Diabetes verursachend oder auslösend

Di|a|bro|se *f* Bezeichnung für eine Arrosion* von Gewebe durch einen ulzerativen Prozess; SYN: perforierende Ulzeration, Diabrosis

Di|a|ce|tyl|mor|phin *nt* halbsynthetisches Morphinderivat mit starker Wirkung und großem Abhängigkeitspotential; SYN: Heroin, Diacetylmorphin, Diamorphin

Di|a|cyl|gly|ce|rin *nt* mit 2 Fettsäuremolekülen verestertes Glycerin; SYN: Diglycerid, Diacylglyzerin

Di|a|cyl|gly|ze|rin *nt* →Diacylglycerin

Di|a|do|cho|ki|ne|se *f* geordneter, rhythmischer Ablauf antogonistischer Bewegungen

di|a|do|cho|ki|ne|tisch *adj* Diadochokinese betreffend

Di|a|gno|se *f* Erkennung und Benennung einer gesundheitlichen Störung
klinische Diagnose auf körperlicher Untersuchung und der Interpretation von Laborwerten beruhende Diagnose

Di|a|gnos|tik *f* Gesamtheit der Maßnahmen zur Erkennung von krankhaften Veränderungen

di|a|gnos|tisch *adj* Diagnose oder Diagnostik betreffend

Di|a|gramm *nt* graphische Darstellung, Schema; Schaubild, Kurvenbild

Di|a|ki|ne|se *f* Auseinanderwanderung der Chromosomenhälften in der Anaphase

di|ak|tin *adj* aktinische Strahlen durchlassend; SYN: diaktinisch

di|a|ly|sa|bel *adj* dialysierbar

Di|a|ly|san|ce *f* Dialysierfähigkeit

Di|a|ly|sat *nt* durch Dialyse abgetrennte Flüssigkeit

Di|a|ly|sa|tor *m* Gerät für die Dialyse

Di|a|ly|se *f* Trennung löslicher Stoffe durch Diffusion durch semipermeable Membranen
extrakorporale Dialyse →Hämodialyse
intrakorporale Dialyse Hämodialyse* im Körper, z.B. Peritonealdialyse*

Di|a|ly|se|ar|thri|tis *f, pl* **-ti|den** →Dialysearthropathie

Di|a|ly|se|ar|thro|pa|thie *f* bei Langzeitdialyse auftretende, meist progressive Gelenkschäden; SYN: Dialysearthritis

Di|a|ly|se|os|te|o|pa|thie *f* bei Langzeitdialyse auftretende Osteopathie* mit Osteomalazie*, Hyperphosphatämie* und Hyperkalzämie*

Di|a|me|ter *m* Durchmesser
Diameter obliqua pelvis schräger Beckendurchmesser
Diameter transversa pelvis Beckenquerdurchmesser, querer/transverser Beckendurchmesser

di|a|met|ral *adj* genau entgegengesetzt

di|a|me|trisch *adj* Diameter betreffend

Di|a|mid *nt* Verbindung mit zwei Amidgruppen

Di|a|min *nt* Verbindung mit zwei Amingruppen

1,4-Diaminobutan *nt* bei der Eiweißzersetzung entstehendes Leichengift; SYN: Putreszin, Tetramethylendiamin, Putrescin

2,6-Diaminocapronsäure *f* essentielle Aminosäure; SYN: Lysin

Di|a|mi|no|di|phe|nyl|sul|fon *nt* →Dapson

Di|a|mi|no|o|xi|da|se *f* →Diaminoxidase

1,5-Di|a|mi|no|pen|tan *nt* bei bakterieller Zersetzung von Eiweißen entstehendes Leichengift; SYN: Kadaverin, Cadaverin, Pentamethylendiamin

Di|a|mi|no|säu|re *f* basische Aminosäure mit zwei Aminogruppen

Di|a|min|o|xi|da|se *f* Enzym, das eine Aminogruppe aus Diaminen abspaltet; SYN:

D

D

Diaminooxidase, Histaminase
Di|a|min|u|rie *f* Diaminausscheidung im Harn
Diamond-Blackfan-Anämie *f* →Diamond-Blackfan-Syndrom
Diamond-Blackfan-Syndrom *nt* autosomal-rezessive, hypo- oder aplastische, normochrome Anämie mit isolierter Störung der Erythropoese*; SYN: Blackfan-Diamond-Anämie, chronische kongenitale aregenerative Anämie, kongenitale hypoplastische Anämie, pure red cell aplasia, Diamond-Blackfan-Anämie
Di|a|mor|phin *nt* →Diacetylmorphin
Di|a|pe|de|se *f* Wanderung/Emigration von Zellen durch die Kapillarwand
Di|a|pha|nie *f* **1.** (Strahlen-, Licht-)Durchlässigkeit, Transparenz **2.** →Diaphanoskopie
Di|a|pha|no|skop *nt* Gerät zur Diaphanoskopie*
Di|a|pha|no|sko|pie *f* Durchleuchten eines Körperteils oder Organs mit einer starken Lichtquelle; SYN: Diaphanie, Transillumination
Di|a|pho|ra|se *f* Flavoenzym, das Wasserstoff im Zitronensäurezyklus auf NAD überträgt; SYN: Lipoamiddehydrogenase
Di|a|pho|re|se *f* Schweißsekretion, Schwitzen
Di|a|pho|re|ti|kum *nt, pl* **-ka** schweißtreibendes Mittel; SYN: Diaphoreticum, Sudoriferum
di|a|pho|re|tisch *adj* die Schweißsekretion fördernd oder anregend, schweißtreibend
Di|a|phrag|ma *nt, pl* **-ma|ta, -men 1.** (halbdurchlässige) Scheidewand oder Membran, Blende **2.** Zwerchfell **3.** →Diaphragmapessar
Diaphragma oris Mundboden
Diaphragma pelvis muskulärer Beckenboden
di|a|phrag|mal *adj* →diaphragmatisch
Di|a|phrag|mal|gie *f* Schmerz im Zwerchfell, Zwerchfellschmerz; SYN: Diaphragmodynie
Di|a|phrag|ma|pes|sar *nt* Gummikappe, die als mechanisches Verhütungsmittel den Muttermund bedeckt; SYN: Scheidendiaphragma, Diaphragma
di|a|phrag|ma|tisch *adj* Diaphragma oder Zwerchfell betreffend; SYN: diaphragmal
Di|a|phrag|ma|ti|tis *f, pl* **-ti|ti|den** Zwerchfellentzündung; SYN: Diaphragmitis
di|a|phrag|ma|ti|tisch *adj* Zwerchfellentzündung/Diaphragmatitis betreffend, von ihr betroffen oder gekennzeichnet; SYN: diaphragmitisch
Di|a|phrag|mi|tis *f, pl* **-ti|den** →Diaphragmatitis
Di|a|phrag|mo|dy|nie *f* →Diaphragmalgie
di|a|phy|sär *adj* Knochenschaft/Diaphyse betreffend
Di|a|phy|se *f* →Diaphysis
Di|a|phy|sek|to|mie *f* Diaphysenentfernung, Diaphysenresektion
Di|a|phy|sen|ent|zün|dung *f* Diaphysitis
Di|a|phy|sen|frak|tur *f* Schaftbruch eines langen Knochens
Di|a|phy|sis *f, pl* **-ses** Knochenschaft, Knochenmittelstück; SYN: Diaphyse
Di|a|phy|si|tis *f, pl* **-ti|den** Entzündung der Diaphyse; SYN: Diaphysenentzündung
di|a|phy|si|tisch *adj* Diaphysitis betreffend, von ihr betroffen oder gekennzeichnet
di|a|pla|zen|tar *adj* durch die Plazenta hindurch; SYN: diaplazentär
di|a|pla|zen|tär *adj* →diaplazentar
Di|ar|rhö *f, pl* **-rhö|en** häufige Ausscheidung wässriger oder breiiger Stühle; SYN: Durchfall, Durchfallkrankheit, Diarrhoe, Diarrhoea, Diarrhöe
chologene Diarrhö durch Gallensäuren verursachte Diarrhö
enteritische Diarrhö Diarrhö bei Enteritis*
osmotische Diarrhö durch osmotisch wirksame Substanzen im Darm verursachte Diarrhö
Di|ar|rhoe *f, pl* **-rho|en** →Diarrhö
Di|ar|rhöe *f* →Diarrhö
Di|ar|rho|ea *f, pl* **-rho|e|ae** →Diarrhö
Diarrhoea paradoxa Entleerung von festem und dünnflüssigem Stuhl; SYN: uneigentlicher Durchfall, Verstopfungsdurchfall, Diarrhoea stercoralis
Diarrhoea stercoralis →Diarrhoea paradoxa
di|ar|rho|isch *adj* Diarrhö betreffend, von ihr betroffen oder gekennzeichnet
di|ar|thrisch *adj* zwei Gelenke betreffend
Di|ar|thro|se *f* **1.** aus Gelenkkapsel, Gelenkhöhle, Gelenkflächen und Verstärkungsapparat (Bänder, Menisci) bestehendes Gelenk; SYN: echtes Gelenk, Diarthrosis, Articulatio synovialis, Junctura synovialis **2.** →Arthrose
Di|ar|thro|sis *f, pl* **-ses** →Diarthrose
di|ar|ti|ku|lär *adj* →diarthrisch
Di|a|schi|sis *f* plötzlich einsetzendes, reversibles Querschnittssyndrom; oft als spinaler Schock bezeichnet
Di|a|skop *nt* Glasplättchen, Glasspatel zur Diaskopie*
Di|a|sko|pie *f* **1.** Untersuchung entzündlicher Hautinfiltrate durch Wegdrücken mit einem Glasspatel **2.** Röntgendurchleuchtung
Di|a|sta|se *f* **1.** aus Malz gewonnene Enzymmischung, die Stärke zu Einfachzuckern abbaut **2.** Auseinanderklaffen, Auseinanderweichen von Muskeln, Knochen etc.; SYN: Diastasis **3.** langsame Füllungsphase des Herzens am Ende der Diastole*; SYN: Diastasis cordis
Di|a|sta|sis *f* Auseinanderklaffen, Auseinanderweichen von Muskeln, Knochen etc.; SYN: Diastase
Diastasis cordis langsame Füllungsphase des Herzens am Ende der Diastole*; SYN: Diastase

di|a|sta|tisch *adj* Diastasis betreffend
Di|a|ste|ma *nt* **1.** Lücke, Spalte **2.** (angeborene) Zahnlücke
Di|a|ste|ma|to|cra|nia *f* angeborene Schädelspalten; SYN: Diastematokranie
Di|a|ste|ma|to|kra|nie *f* →Diastematocrania
Di|a|ste|ma|to|my|e|lie *f* →Diastomyelie
Di|as|ter *m* doppelte, sternförmige Anordnung der Chromosomen in der Anaphase; SYN: Doppelstern
Di|a|ste|re|o|i|so|mer *nt* diastereoisomeres Molekül; SYN: Diastereomer, Diastomer
di|a|ste|re|o|i|so|mer *adj* Diastereoisomerie betreffend, von ihr betroffen oder gekennzeichnet; SYN: diastereomer
Di|a|ste|re|o|i|so|me|rie *f* Isomerie*, bei der sich die Moleküle wie Bild und Spiegelbild unterscheiden; SYN: Diastereomerie, Diastomerie, Spiegelbildisomerie
Di|a|ste|re|o|mer *nt* →Diastereoisomer
di|a|ste|re|o|mer *adj* →diastereoisomer
Di|a|ste|re|o|me|rie *f* →Diastereoisomerie
Di|a|sto|le *f* die auf die Herzkontraktion [Systole*] folgende Erschlaffungsphase, während der das Blut aus den Vorhöfen in die Kammern fließt [**Füllungsphase**]
Di|a|sto|li|kum *nt, pl* **-ka** diastolisches Herzgeräusch
di|a|sto|lisch *adj* Diastole betreffend, während der Diastole
Di|a|sto|mer *nt* →Diastereoisomer
Di|a|sto|me|rie *f* →Diastereoisomerie
Di|a|sto|my|e|lie *f* angeborene Aufspaltung des Rückenmarks in zwei Stränge; SYN: Diastematomyelie
di|a|stro|phisch *adj* (*Knochen*) verkrümmt, gebogen
Di|ät *f* Bezeichnung für jede, von der normalen Ernährung abweichende Kostform, z.B. Schonkost, Astronautenkost
Di|a|ta|xie *f* beide Körperseiten betreffende Ataxie*
Di|ä|te|tik *f* Lehre von der gesunden Lebensweise; Lehre von der Zusammensetzung der Nahrung; SYN: Diätlehre, Ernährungslehre, Diätetik
di|ä|te|tisch *adj* Diät betreffend, auf einer Diät aufbauend
di|a|therm *adj* Diathermie betreffend
di|a|ther|man *adj* wärmedurchlässig
Di|a|ther|mie *f* Gewebeanwärmung durch hochfrequente elektromagnetische Schwingungen; SYN: Hochfrequenzwärmetherapie
chirurgische Diathermie punktförmige Gewebekoagulation durch Hochfrequenzstrom; SYN: Elektrokoagulation, Kaltkaustik
Di|a|the|se *f* angeborene oder erworbene Neigung/Bereitschaft/Disposition; SYN: Diathesis
allergische Diathese angeborene Bereitschaft zur Entwicklung von Allergien
exsudative Diathese angeborene Disposition zu Entzündungen der Haut und Schleimhaut
hämorrhagische Diathese erhöhte Blutungsneigung
hämorrhagische Diathese der Neugeborenen Blutungsneigung von Neugeborenen bei Mangel an Vitamin K-abhängigen Gerinnungsfaktoren; SYN: Morbus haemorrhagicus neonatorum, Melaena neonatorum vera
harnsaure Diathese →uratische Diathese
spasmophile Diathese Neigung zu Krämpfen; SYN: Spasmophilie
thrombophile Diathese angeborene oder erworbene Neigung zur Thrombosebildung durch Störungen der Blutgerinnung oder Veränderungen der Blutzellen oder Gefäßwände; SYN: Thromboseneigung, Thrombophilie
uratische Diathese angeborene Disposition zur Entwicklung einer Gicht*; SYN: harnsaure Diathese
Di|ä|thyl|ä|ther *m* →Diethylether
Di|ä|thyl|bar|bi|tur|säu|re *f* zuerst verwendetes Barbiturat* mit langanhaltender Wirkung; SYN: Barbital, Diethylbarbitursäure
Di|ä|thyl|en|gly|kol *nt* glyzerinähnliche, süßliche Flüssigkeit mit karzinogener Potenz; SYN: Diethylenglykol, Diglykol, Digol
Di|ä|thyl|stilb|ös|trol *nt* synthetisches Östrogen* mit karzinogener Wirkung; SYN: Diäthylstilböstrol, Diethylstilbestrol, Stilböstrol
Di|ät|leh|re *f* →Diätetik
di|a|to|mar *adj* aus zwei Atomen bestehend
Di|ä|to|the|ra|pie *f* Krankheitsbehandlung durch eine spezifisch zusammengestellte Ernährung; SYN: Ernährungstherapie
Di|a|ze|pam *nt* unter dem Handelsnamen Valium bekanntes Benzodiazepinderivat
Di|a|zet|ä|mie *f* Vorkommen von Azetessigsäure im Blut
Di|a|ze|tat *nt* Salz der Azetessigsäure
Di|a|zet|u|rie *f* Azetessigsäureausscheidung im Harn
Di|ben|zo|yl|per|o|xid *nt* zur Aknebehandlung verwendetes Keratolytikum und Antiseptikum*; SYN: Benzoylperoxid, Benzoylsuperoxid
Di|bo|thri|o|ce|pha|lus *m* →Diphyllobothrium
Di|bra|chie *f* Fehlbildung mit Verdopplung der Arme
Di|car|bon|säu|re *f* Carbonsäure mit zwei Carboxylgruppen; SYN: Dikarbonsäure
Di|ce|pha|lie *f* Fehlbildungssyndrom mit Ausbildung von zwei Köpfen; SYN: Dizephalie, Dikephalie
Di|ce|pha|lus *m* Doppelmissbildung mit zwei Köpfen; SYN: Dicephalus, Dizephalus, Dikephalus
Di|chei|lie *f* Fehlbildung mit Verdopplung einer Lippe; SYN: Dichilie
Di|chei|rie *f* Fehlbildung mit Verdopplung

einer Hand; SYN: Dichirie

Di|chi|lie *f* →Dicheilie

Di|chi|rie *f* →Dicheirie

di|cho|tom *adj* zweiteilig, zweigeteilt; SYN: dichotomisch

Di|cho|to|mie *f* (Auf-)Spaltung, (Zwei-)Teilung, gabelartige Verzweigung

di|cho|to|misch *adj* →dichotom

Di|chro|is|mus *m* Eigenschaft von Stoffen, im auffallenden Licht eine andere Farbe zu zeigen als im durchfallenden Licht

di|chrom *adj* zwei Farben betreffend; SYN: dichromisch

Di|chro|ma|sie *f* **1.** Zweifarbigkeit; SYN: Dichromie **2.** →Dichromatopsie

Di|chro|mat *nt* Patient mit Dichromatopsie

di|chro|mat *adj* →dichromatisch

di|chro|ma|tisch *adj* zweifarbig

Di|chro|ma|top|sie *f* Farbenfehlsichtigkeit mit Ausfall einer Farbe; SYN: Dichromasie, Bichromasie, Zweifarbensehen

Di|chro|mie *f* Zweifarbigkeit; SYN: Dichromasie

di|chro|misch *adj* →dichrom

di|chro|mo|phil *adj* mit zwei Farbstoffen färbbar

Dich|te *f* Verhältnis von Masse zu Volumen eines Stoffes

Dich|te|hem|mung *f* Wachstumshemmung von Zellen bei Kontakt mit Nachbarzellen; bei Tumorzellen aufgehoben; SYN: Kontakthemmung

Dick|darm *m* ca. 1,5 m langer Darmabschnitt von der Ileozäkalklappe bis zur Aftermündung; besteht aus Caecum*, Colon* und Rektum*; meist gleichgesetzt mit Kolon; SYN: Intestinum crassum

Dick|darm|af|ter *m* Dickdarmfistelung

Dickdarm-Darm-Fistel *f* innere Dickdarmfistel, innere Kolonfistel

Dick|darm|di|ver|ti|kel *pl* echte oder falsche Divertikel* der Dickdarmwand, die meist asymptomatisch sind, aber auch Ursache einer Divertikulitis* sein können; SYN: Kolondivertikel

Dick|darm|di|ver|ti|ku|lo|se *f* Vorhandensein multipler Dickdarmdivertikel*; meist symptomlos; SYN: Kolondivertikulose

Dick|darm|ent|zün|dung *f* →Kolitis

Dick|darm|fis|tel *f* **1.** vom Dickdarm ausgehende Fistel, die in andere Darmteile oder Organe mündet [**innere Dickdarmfistel**] oder nach außen führt [**äußere Dickdarmfistel**]; SYN: Kolonfistel **2.** operativ angelegte Dickdarmfistel; SYN: Kolostoma

Dick|darm|fis|te|lung *f* Anlegen einer äußeren Dickdarmfistel mit Bildung eines Dickdarmafters [**Kolostoma**]; SYN: Kolonfistelung, Kolostomie

Dick|darm|haus|tren *pl* halbkugelige Ausbuchtungen der Dickdarmwand; SYN: Kolonhaustren, Haustra/Sacculationes coli

Dick|darm|kar|zi|nom *nt* meist im unteren Kolonbereich [**kolorektales Karzinom**] lokalisiertes dritthäufigstes Karzinom; verläuft anfangs symptomlos, kann aber bei der Krebsvorsorge [digitale Rektumexploration, Test auf okkultes Blut, Koloskopie] entdeckt werden; SYN: Kolonkarzinom, Kolonkrebs, Dickdarmkrebs

Dick|darm|krebs *m* →Dickdarmkarzinom

Dick|darm|me|la|no|se *f* meist durch Laxantienabusus hervorgerufene Braunfärbung der Dickdarmschleimhaut; SYN: Zottenmelanose, braunes Kolon, Melanosis coli

Dick|darm|po|lyp *m* meist von der Kolonschleimhaut ausgehender Polyp; evtl. multiples Auftreten bei Dickdarmpolypose; SYN: Kolonpolyp

Dick|darm|po|ly|po|se *f* autosomal-dominant vererbte Erkrankung des Dickdarms mit Ausbildung multipler Adenome; SYN: familiäre Polypose, Polyposis familiaris, Adenomatosis coli

Dickdarm-Scheiden-Fistel *f* Kolonfistel mit Mündung in die Scheide; SYN: kolovaginale Fistel

Dick|darm|sen|kung *f* v.a. das Colon* transversum betreffende Senkung des Dickdarms; meist im Rahmen einer Enteroptose*; SYN: Kolonsenkung, Koloptose, Coloptosis

Di|clo|xa|cil|lin *nt* Penicillinase-festes Penicillin*

Di|cou|ma|rol *nt* als Rattengift verwendetes Cumarin*-Derivat; SYN: Dicumarol

Di|cro|coe|li|a|sis *f, pl* **-ses** Wurmerkrankung durch **Dicrocoelium**-Species; SYN: Dicrocoeliuminfektion

Di|cro|coe|li|um *nt* zu dem Trematoden* gehörende Wurmgattung

Dicrocoelium lanceolatum selten den Menschen befallender Saugwurm, der die Gallen- und Pankreasgänge befällt; SYN: kleiner Leberegel, Lanzettegel, Dicrocoelium dendriticum

Dicrocoelium dendriticum →Dicrocoelium lanceolatum

Di|cro|coe|li|um|in|fek|ti|on *f* →Dicrocoeliasis

Di|cu|ma|rol *nt* →Dicoumarol

Di|cys|te|in *nt* aus zwei Molekülen Cystein* entstandene schwefelhaltige Aminosäure, deren Disulfidbrücken die Tertiärstruktur von Eiweißen stabilisieren; SYN: Zystin, Cystin

di|dak|tyl *adj* Didaktylie betreffend, von ihr betroffen, mit nur zwei Zehen oder Fingern

Di|dak|ty|lie *f* Fehlbildung mit nur zwei Zehen oder Fingern

Di|da|no|sin *nt* zur Behandlung von HIV-Infektionen verwendeter Hemmer der reversen Transkriptase; SYN: Dideoxyinosin

Di|de|o|xy|cy|ti|din *nt* zur Behandlung von HIV-Infektionen verwendeter Hemmer der reversen Transkriptase; SYN: Zalcitabin

Di|de|o|xy|i|no|sin *nt* →Didanosin

Di|dy|mi|tis *f, pl* **-ti|den** Entzündung eines oder beider Hoden; SYN: Hodenentzündung, Orchitis

di|dy|mi|tisch *adj* Hodenentzündung/Didymitis betreffend, von ihr betroffen oder gekennzeichnet; SYN: orchitisch

Di|dy|mus *m* **1.** Hoden; SYN: Testis **2.** Zwilling, Zwillingsmissbildung

Dieffenbach-Methode *f* Verschiebeplastik zur Deckung von Hautdefekten im Gesichtsbereich; SYN: Dieffenbach-Verfahren, Dieffenbach-Verschiebeplastik

Diego-Blutgruppe *f* Blutgruppe, die nur bei Indianern, Chinesen und Japanern vorkommt

Di|e|lek|tri|kum *nt, pl* **-ka** nichtleitendes Material, Isolator

di|e|lek|trisch *adj* nichtleitend, isolierend

Di|en|ce|pha|lon *nt* zwischen Endhirn und Mittelhirn liegender Abschnitt, umfasst u.a. Hypothalamus* und III. Ventrikel; SYN: Zwischenhirn, Dienzephalon

Di|ent|a|moe|ba *f* i.d.R. apathogene Protozoengattung

Dientamoeba fragilis Darmparasit, der gelegentlich eine milde Amöbenruhr* verursachen kann

Dientamoeba fragilis-Diarrhö *f* mild verlaufende Amöbenruhr* durch den Darmparasiten Dientamoeba* fragilis

di|en|ze|phal *adj* Zwischenhirn/Diencephalon betreffend

di|en|ze|pha|lo|hy|po|phy|si|al *adj* Zwischenhirn und Hirnanhangsdrüse/Hypophyse betreffend

Di|en|ze|pha|lon *nt* →Diencephalon

Di|e|thyl|a|mi|no|e|thyl|cel|lu|lo|se *f* in der Dünnschichtchromatographie und als Kationenaustauscher verwendetes Cellulosederivat; SYN: DEAE-Cellulose, Diäthylaminoäthylcellulose

Di|e|thyl|bar|bi|tur|säu|re *f* →Diäthylbarbitursäure

Di|e|thy|len|gly|kol *nt* →Diäthylenglykol

Di|e|thyl|ether *m* durch Wasserabspaltung aus zwei Äthylalkoholmolekülen gewonnene, klare, berauschende Flüssigkeit, die früher als Narkosemittel [**Aether pro narcosi**] verwendet wurde; SYN: Ether, Äther, Diäthyläther

Di|e|thyl|stil|bes|trol *nt* →Diäthylstilböstrol

Dieudonné-Agar *m/nt* Blut-Alkakiagar zur Züchtung von Vibrio* cholerae

Dieulafoy-Ulkus *nt* Magenschleimhautgeschwür mit massiver Blutung aus einer Arterienanomalie; SYN: Dieulafoy-Erosion, Exulceratio simplex

Dif-, dif- *präf.* →Dis-

Dif|fe|ren|ti|al|blut|bild *nt* Blutbild mit Auszählung der verschiedenen Leukozytenformen

Dif|fe|ren|ti|al|di|a|gno|se *f* Bezeichnung für alle im Rahmen einer diagnostischen Abklärung in Frage kommenden Krankheiten

Dif|fe|ren|ti|al|di|a|gnos|tik *f* Diagnostik zur Abgrenzung und Identifizierung klinisch ähnlicher Krankheiten

Dif|fe|ren|ti|al|fär|bung *f* Färbung mit mehreren Farbstoffen zur besseren Differenzierung unterschiedlicher Strukturen

Dif|fe|ren|ti|al|me|di|um *nt* Spezialnährboden zur Differenzierung unterschiedlicher Keime

Dif|fe|ren|ti|al|nähr|bo|den *m* →Differentialmedium

Dif|fe|ren|ti|al|zen|tri|fu|ga|ti|on *f* Methode zur Trennung verschiedener Bestandteile einer zerstörten Zelle

Dif|fe|ren|zi|al|blut|bild *nt* →Differentialblutbild

Dif|fe|ren|zi|al|fär|bung *f* →Differentialfärbung

Dif|fe|ren|zi|al|me|di|um *nt* →Differentialmedium

Dif|fe|ren|zi|al|nähr|bo|den *m* →Differentialmedium

Dif|fe|ren|zi|al|zen|tri|fu|ga|ti|on *f* →Differentialzentrifugation

Dif|fe|ren|zie|ren *nt* →Differenzierung

Dif|fe|ren|zie|rung *f* **1.** Herausbildung einer bestimmten Funktion oder Struktur **2.** Entwicklung eines Gewebes in Richtung einer geordneten Struktur **3.** Sichtbarmachung verschiedener Strukturen oder Zellen durch Differentialfärbung

Dif|fe|ren|zie|rungs|an|ti|gen *nt* membranständiges Antigen, das für die weitere Entwicklung der Zelle von Bedeutung ist

Dif|fe|ren|zie|rungs|nähr|bo|den *m* Nährboden zur Unterscheidung von Bakterien durch Zusatz von biochemischen Indikatoren

Dif|frak|ti|on *f* Ablenkung von Strahlen durch ein in der Ausbreitungsrichtung liegendes Hindernis; SYN: Beugung

dif|fus *adj* verstreut, zerstreut, unscharf, ungeordnet, verschwommen

Dif|fu|si|on *f* durch die molekuläre Wärmebewegung versuchte Bewegung von Molekülen; meist auf die Molekülwanderung entlang eines Konzentrationsgefälles bezogen

Dif|fu|si|ons|at|mung *f* Sauerstoffaustausch zwischen Lungenalveolen und Blut durch Diffusion

Dif|fu|si|ons|hyp|o|xie *f* Hypoxie durch Abfall der Sauerstoffkonzentration bei Ausleitung einer Lachgasnarkose

Dif|fu|si|ons|ka|pa|zi|tät *f* Maß für die pro Zeiteinheit aus den Lungenalveolen ins Blut diffundierende Sauerstoffmenge

Dif|fu|si|ons|stö|rung *f* Störung der Gasdiffusion in den Lungenalveolen

Dif|fu|si|ons|test *m* Test zur Bestimmung der bakteriostatischen oder bakterioziden Wirksamkeit von Antibiotika auf einen bestimmten Erreger

Di|gas|tri|kus *m* →Musculus digastricus

di|gas|trisch *adj* Musculus* digastricus betreffend; zweibäuchig

di|gen *adj* Digenese betreffend

Di|ge|ne|se *f* (*biolog.*) Generationswechsel; SYN: Digenesis

DiGeorge-Syndrom *nt* angeborenes Fehlen oder starke Unterentwicklung des Thymus*; meist kombiniert mit anderen Fehlbildungen; SYN: Schlundtaschensyndrom, Thymusaplasie, Thymusagenesie

di|ges|tier|bar *adj* durch Verdauung abbaubar, verdaulich, verdaubar

Di|ges|ti|on *f* Verdauung

Di|ges|ti|ons|mit|tel *nt* →Digestivum

Di|ges|ti|ons|sys|tem *nt* aus Mundhöhle, Speiseröhre, Magen, Darm und Anhangsdrüsen bestehender Komplex, der die Nahrung aufnimmt und verdaut; SYN: Verdauungsapparat, Systema digestorium

di|ges|tiv *adj* die Verdauung betreffend oder fördernd, verdauungsfördernd

Di|ges|ti|vum *nt, pl* **-va** die Verdauung förderndes oder anregendes Mittel; SYN: Digestionsmittel

di|gi|tal *adj* **1.** Zehe/Finger betreffend, mit dem Finger, fingerähnlich **2.** in Ziffern dargestellt, mittels Ziffern, diskret

Di|gi|tal|fi|brom, rezidivierendes *nt* meist schon im Kleinkindalter auftretender solitärer, seltener multipler, fibromatöser Tumor der Zehen oder Finger; SYN: infantile digitale Fibromatose, juvenile Fibromatose, rezidivierende Digitalfibromatose des Kindesalters

Di|gi|tal|fi|bro|ma|to|se des Kindesalters, rezidivierende *f* →Digitalfibrom, rezidivierendes

Di|gi|ta|lis *f* Pflanzengattung, deren Arten zum Teil [wolliger Fingerhut, **Digitalis lanata**; purpurroter Fingerhut, **Digitalis purpurea**] herzwirksame Glykoside bilden; SYN: Fingerhut

Di|gi|ta|lis|gly|ko|si|de *pl* aus Digitalis*-Arten und anderen Pflanzen gewonnene Glykoside, die die Kontraktionskraft des Herzens erhöhen; SYN: Digitalisglykoside, Herzglykoside

Di|gi|ta|li|sie|rung *f* Behandlung mit Digitalis, Digitalistherapie

Di|gi|ta|lis|in|to|xi|ka|ti|on *f* Digitalisvergiftung, Digitalismus

Di|gi|ta|lis|mus *m* Digitalisvergiftung, Digitalisintoxikation

di|gi|ta|lo|id *adj* digitalisähnlich, mit digitalisähnlicher Wirkung

Di|gi|ta|lo|se *f* in Digitalisglykosiden vorkommender Zucker

Di|gi|ta|tio *f, pl* **-ti|o|nes** fingerförmiger Fortsatz; SYN: Digitation

Di|gi|to|ge|nin *nt* Digitalisglykosid*

Di|gi|to|nin *nt* Digitalisglykosid*

Di|gi|to|xi|ge|nin *nt* Digitalisglykosid*

Di|gi|to|xin *nt* Digitalisglykosid*

Di|gi|to|xo|se *f* in Digitalisglykosiden vorkommende Hexose*

Di|gi|tus *m* Finger, Zehe

Digitus anularis Ringfinger; SYN: Digitus quartus

Digiti hippocratici bei verschiedenen Erkrankungen vorkommende rundliche Auftreibung der Endglieder der Finger; oft zusammen mit Uhrglasnägeln*; SYN: Trommelschlegelfinger

Digitus malleus meist erworbene Beugekontraktur der End- und Mittelgelenke der Zehen mit Überstreckung im Grundgelenk; SYN: Hammerzehe, Krallenzehe

Digiti manus Finger

Digitus medius Mittelfinger; SYN: Digitus tertius

Digitus minimus manus Kleinfinger; SYN: Digitus quintus manus

Digitus minimus pedis Kleinzehe; SYN: Digitus quintus pedis

Digiti pedis Zehen

Digitus primus manus Daumen; SYN: Pollex

Digitus primus pedis Großzehe; SYN: Hallux

Digitus quartus →Digitus anularis

Digitus quintus manus →Digitus minimus manus

Digitus quintus pedis →Digitus minimus pedis

Digitus secundus Zeigefinger; SYN: Index

Digitus tertius →Digitus medius

Di|gly|ce|rid *nt* mit 2 Fettsäuremolekülen verestertes Glycerin; SYN: Diacylglycerin, Diglyzerid

Di|gly|kol *nt* →Diäthylenglykol

Di|gly|ze|rid *nt* →Diglycerid

Dig|ni|tät *f* Bedeutung, Wertigkeit [z.B. Benignität, Malignität]

Di|gol *nt* →Diäthylenglykol

Di|go|xi|ge|nin *nt* Digitalisglykosid*

Di|go|xin *nt* Digitalisglykosid*

Di Guglielmo-Krankheit *f* Frühform der akuten myeloischen Leukämie* mit atypischen unreifen Erythroblasten im peripheren Blut; entweder Übergang in ein Erythroleukämie* oder reine Leukämie*; SYN: Di Guglielmo-Syndrom, akute Erythrämie, akute erythrämische Myelose, Erythroblastose des Erwachsenen, akute Erythromyelose

Di|hyb|rid *m* Bastardform mit Heterozygotie für zwei Gene

di|hyb|rid *adj* für zwei Gene heterozygot

Di|hy|drat *nt* Verbindung mit zwei Wassermolekülen

Di|hy|dro|cal|ci|fe|rol *nt* zur Vitamin D-Gruppe gehörende Verbindung; SYN: Vitamin D_4

Di|hy|dro|co|de|in *nt* halbsynthetisches Morphinderivat mit antitussiver Wirkung

Di|hy|dro|er|go|cor|nin *nt* vasodilatorisches Mutterkornalkaloid

Di|hy|dro|er|go|cris|tin *nt* vasodilatorisches Mutterkornalkaloid

Di|hy|dro|er|go|ta|min *nt* halbsynthetisches vasokonstriktorisches Mutterkornalkaloid

Di|hy|dro|er|go|to|xin *nt* als Sympatholytikum* und Vasokonstriktor* verwendetes Gemisch verschiedener Mutterkornalkaloide* [Dihydroergocristin, Dihydroergocryptin, Dihydroergocornin]

Di|hy|dro|fo|la|tre|duk|ta|se *f* Enzym des Folsäurestoffwechsels, das Dihydrofolat zu Tetrahydrofolat reduziert

Di|hy|dro|fo|la|tre|duk|ta|se|man|gel *m* zur Ausbildung einer megaloblastären Anämie führender Mangel an Dihydrofolatreduktase*; SYN: DHFR-Mangel

Di|hy|dro|fol|säu|re *f* aus Tetrahydrofolsäure entstehend; bildet mit ihr ein Redoxsystem

Di|hy|dro|o|rot|säu|re *f* bei der Biosynthese von Pyrimidinbasen auftretende Zwischenstufe

Di|hy|dro|pte|ri|din|re|duk|ta|se|man|gel *m* zu Hyperphenylalaninämie* führender Mangel an Dihydropteridinreduktase; SYN: DHPR-Mangel

Di|hy|dro|ta|chy|ste|rin *nt* →Dihydrotachysterol

Di|hy|dro|ta|chy|ste|rol *nt* durch UV-Strahlung aus Ergosterin entstehendes Vitamin D-Derivat mit Bedeutung für den Calciumstoffwechsel; SYN: Dihydrotachysterin

Di|hy|dro|tes|to|ste|ron *nt* biologisch wirksame Form des Testosterons*

Di|hy|dro|thy|min *nt* Zwischenprodukt beim Thyminabbau

5,6-Di|hy|dro|u|ra|cil *nt* Metabolit beim Abbau von Cytosin* und Uracil*

Di|hy|dro|xy|a|ce|ton *nt* beim enzymatischen Abbau von Kohlenhydraten entstehende Triose*; SYN: Dihydroxyazeton

Di|hy|dro|xy|a|ce|ton|phos|phat *nt* Zwischenprodukt der Glukoneogenese* und der Glykolyse*; SYN: Phosphodihydroxyaceton

Di|hy|dro|xy|a|ze|ton *nt* →Dihydroxyaceton

Di|hy|dro|xy|ben|zo|e|säu|re *f* Salicylsäurederivat mit antipyretischer, analgetischer und antiphlogistischer Wirkung; SYN: Gentisinsäure

o-Dihydroxybenzol *nt* bildet zusammen mit o-Chinon ein Redoxsystem, das mit der Atmungskette verbunden ist; SYN: Brenzcatechin, Brenzkatechin

Di|hy|dro|xy|cho|lan|säu|re *f* Gallensäure mit zwei Hydroxylgruppen

1,25-Di|hy|dro|xy|cho|le|cal|ci|fe|rol *nt* in der Niere aus Calcidiol gebildeter wirksamster Vitamin D-Metabolit; SYN: Calcitriol

2,5-Dihydroxyphenylessigsäure *f* →Homogentisinsäure

2,6-Dihydroxypurin *nt* →Xanthin

Di|iod|thy|ro|nin *nt* →Dijodthyronin

Di|iod|ty|ro|sin *nt* →Dijodtyrosin

Di|jod|thy|ro|nin *nt* Zwischenprodukt der Thyroxinsynthese in der Schilddrüse; SYN: Diiodthyronin

Di|jod|ty|ro|sin *nt* Vorstufe von Triiodthyronin* und Thyroxin*; SYN: Diiodtyrosin

Di|kar|bon|säu|re *f* →Dicarbonsäure

Di|ka|ry|ont *m* Zelle mit zwei haploiden Kernen; SYN: Dikaryot

Di|ka|ry|ot *m* →Dikaryont

di|ke|phal *adj* Dikephalie betreffend, mit zwei Köpfen; SYN: dizephal

Di|ke|pha|lie *f* Fehlbildungssyndrom mit Ausbildung von zwei Köpfen; SYN: Dizephalie, Dicephalie

Di|ke|pha|lus *m* Doppelmissbildung mit zwei Köpfen; SYN: Dicephalus, Dizephalus

Di|ke|ton *nt* Verbindung mit zwei Ketongruppen

di|krot *adj* Dikrotie betreffend, mit zwei Gipfeln

Di|kro|tie *f* Doppelgipfligkeit der peripheren Pulswelle; SYN: Dikrotie, dikroter Puls, Pulsus dicrotus

Dik|ty|o|ki|ne|se *f* Wanderung der Diktyosomen während der Zellteilung

Dik|ty|o|som *nt* Membranstapel des Golgi*-Apparats

di|la|ta|bel *adj* (aus-)dehnbar, dilatierbar

Di|la|ta|ti|on *f* (pathologische oder künstliche) Erweiterung, Dehnung, Aufdehnung
linksventrikuläre Dilatation Erweiterung der linken Herzkammer als Zeichen einer Linksherzinsuffizienz*; SYN: Linksherzerweiterung, Linksherzdilatation
rechtsventrikuläre Dilatation Erweiterung der rechten Herzkammer als Zeichen einer Rechtsherzinsuffizienz*; SYN: Rechtsherzdilatation, Rechtsherzerweiterung

Di|la|ta|ti|ons|ka|the|ter *m* Katheter zur Aufdehnung von Stenosen

Di|la|ta|tor *m* **1.** (*anatom.*) erweiternder Muskel, Musculus dilatator **2.** Instrument zur Aufdehnung/Erweiterung von Eingängen oder Lichtungen; SYN: Dilatorium

Di|la|to|ri|um *nt* Instrument zur Aufdehnung/Erweiterung von Eingängen oder Lichtungen; SYN: Dilatator

Di|la|ze|ra|ti|on *f* Zerreißung

Di|lu|ens *nt, pl* **-en|zi|en** Verdünner, Verdünnungsmittel; SYN: Diluent

Di|lu|ent *m* →Diluens

di|lu|ie|ren *v* verdünnen, verwässern

Di|lu|ti|on *f* Verdünnung einer Lösung; verdünnte Lösung

Di|me|lie *f* Fehlbildung mit Verdoppelung einer Extremität

Di|mer *nt* aus zwei Molekülen bestehendes Polymer

di|mer *adj* aus zwei Molekülen bestehend, zweiteilig, zweigliedrig

Di|mer|cap|rol *nt* zur Behandlung von Schwermetallvergiftungen verwendeter Komplexbildner; SYN: British antilewisit,

D

2,3-Dimercaptopropanol
2,3-Di|mer|cap|to|pro|pa|nol *nt* →Dimercaprol
Di|mer|cap|to|pro|pan|sul|fon|säu|re *f* zur Behandlung von Schwermetallvergiftungen verwendeter Komplexbildner
p-Di|me|thyl|a|mi|no|a|zo|ben|zol *nt* früher als Lebensmittelfarbstoff verwendete karzinogene Substanz; SYN: Buttergelb, Dimethylgelb
D-β,β-Di|me|thyl|cys|te|in *nt* zur Behandlung von Metallvergiftungen verwendeter Chelatbildner; SYN: Penizillamin, Penicillamin
Di|me|thyl|gelb *nt* →p-Dimethylaminoazobenzol
Di|me|thyl|ke|ton *nt* farblose, mit Wasser mischbare Flüssigkeit; einfachstes Keton; wird im Stoffwechsel aus Acetoacetat gebildet und über den Zitratzyklus abgebaut; wird bei gestörtem Kohlenhydratstoffwechsel [u.a. Diabetes* mellitus] vermehrt in der Leber gebildet; SYN: Azeton, Aceton, Propanon
3,4-Di|me|thyl|o|xy|phe|nyl|es|sig|säu|re *f* beim Parkinson*-Syndrom im Harn ausgeschiedenes Stoffwechselprodukt
Di|me|thyl|sulf|o|xid *nt* lokal angewendetes Antiphlogistikum* und Antiseptikum*
di|morph *adj* in zwei verschiedenen Formen auftretend, zweigestaltig
Di|mor|phie *f* →Dimorphismus
Di|mor|phis|mus *m* Fähigkeit, in zwei verschiedenen Formen vorzukommen; SYN: Dimorphie
Di|no|prost *nt* als Wehenmittel verwendetes Prostaglandin*; SYN: Prostaglandin F_{2a}
Di|no|pros|ton *nt* als Wehenmittel verwendetes Prostaglandin*; SYN: Prostaglandin E_2
Di|nu|kle|o|tid *nt* Molekül aus zwei Nukleotiden
Di|op|to|me|ter *nt* Gerät zur Messung der Brechkraft der Augen; SYN: Refraktionsmesser, Optometer
Di|op|to|me|trie *f* Bestimmung der Brechkraft der Augen; SYN: Refraktionsmessung, Optometrie
Di|opt|rie *f* Maßeinheit für die Brechkraft optischer Systeme; SYN: Brechkrafteinheit
Di|opt|rik *f* Lehre von der Lichtbrechung; SYN: Brechungslehre, Refraktionslehre
di|opt|risch *adj* Dioptrie betreffend; (licht-) brechend
Di|o|se *f* Glykolaldehyd
Di|o|xid *nt* Verbindung von zwei Sauerstoffatomen mit einem Atom eines anderen Elements
Di|o|xi|ne *pl* hochgifte Substanzen, die bei der Herstellung und Verbrennung polychlorierter aromatischer Verbindungen anfallen
Di|o|xy|ge|na|se *f* sauerstoffübertragendes Enzym; SYN: Sauerstofftransferase
Dip *m* Absinken der Herzfrequenz bei gleichzeitiger Änderung des Wehentyps im Cardiotokogramm
Di|pa|re|se *f* beidseitige Parese*
Di|pep|tid *nt* Peptid* aus zwei Aminosäuren
Di|pep|ti|da|se *f* Dipeptide spaltendes Enzym
DIP-Gelenk *nt* Endgelenk von Finger oder Zehe; SYN: distales Interphalangealgelenk, Articulatio interphalangealis distalis
Di|phal|lie *f* Doppelbildung des Penis
di|pha|sisch *adj* mit zwei Phasen, aus zwei Phasen bestehend, zweiphasisch
Di|phe|nyl|di|a|min *nt* kanzerogene organische Base; Ausgangssubstanz für wichtige Farbstoffe [z.B. Kongorot]; SYN: Benzidin
Di|phe|nyl|hy|dan|to|in *nt* Antiepileptikum* mit antikonvulsiver Wirkung; SYN: Phenytoin
Di|phos|pha|ti|dyl|gly|ce|rin *nt* im Herzmuskel auftretendes Phospholipid*; SYN: Cardiolipin
1,3-Di|phos|pho|gly|ce|rat *nt* energiereiches Zwischenprodukt der Glykolyse; SYN: Negelein-Ester
2,3-Di|phos|pho|gly|ce|rat *nt* in hoher Konzentration in Erythrozyten vorkommender energiereicher Ester; bei Mangel kommt es zu hämolytischer Anämie*; SYN: Greenwald-Ester
Di|phos|pho|py|ri|din|nu|cle|o|tid *nt* in allen Zellen vorkommendes Coenzym zahlreicher Oxidoreduktasen*, das reversibel Wasserstoff anlagern kann; liegt abwechselnd in oxidierter [Grundzustand, NAD] und reduzierter Form [NADH] vor; SYN: Nicotinamid-adenin-dinucleotid, Cohydrase I, Coenzym I, Nikotinsäureamid-adenin-dinukleotid
Diph|the|rie *f* durch Corynebacterium* diphtheriae verursachte akute, meldepflichtige Infektionskrankheit; verläuft meist primär als Rachendiphtherie*, kann aber durch Toxinausschüttung zu systemischen Symptomen [Myokarditis*, Lähmungen, Herz-Kreislaufversagen] führen; SYN: Diphtheria
Diph|the|rie|a|na|to|xin *nt* →Diphtherietoxoid
Diph|the|rie|an|ti|to|xin *nt* Antikörper gegen Diphtherietoxin*
Diph|the|rie|bak|te|ri|um *nt, pl* **-ri|en** →Diphtheriebazillus
Diph|the|rie|ba|zil|lus *m, pl* **-li** fakultativ anaerobes Stäbchenbakterium, das in vielen verschiedenen Formen vorkommt [Polymorphie]; Erreger der Diphtherie*; SYN: Diphtheriebakterium, Klebs-Löffler-Bazillus, Löffler-Bazillus, Corynebacterium diphtheriae, Bacterium diphtheriae
Diph|the|rie|for|mol|to|xo|id *nt* →Diphtherietoxoid
Diph|the|rie|se|rum *nt, pl* **-se|ren** Serum mit Antikörpern gegen Diphtherietoxix
Diph|the|rie|to|xin *nt* von Diphtheriebakterien gebildetes Ektotoxin; wirkt auf Herz, Leber, Niere, Nebenniere und periphere

Nerven

Diph|the|rie|to|xo|id *nt* durch Einwirkung von Formalin auf Diphtherietoxin* hergestellter Impfstoff zur aktiven Immunisierung gegen Diphtherie; SYN: Diphtherieanatoxin, Diphtherieformoltoxoid

diph|the|risch *adj* Diphtherie betreffend, von ihr betroffen oder durch sie bedingt

Diph|the|ro|id *nt* diphtherieähnlich Erkrankung; SYN: Pseudodiphtherie

diph|the|ro|id *adj* diphtherieähnlich

Diph|thon|gie *f* Doppeltönigkeit der Stimme, z.B. beim Stimmbruch; SYN: Diphthonie, Diplophonie, Diplofonie

Diph|tho|nie *f* →Diphthongie

Di|phyl|lo|bo|thri|a|sis *f, pl* **-ses** →Diphyllobothriose

Di|phyl|lo|bo|thri|i|dae *pl* Bandwurmfamilie, zu der u.a. die Gattung Diphyllobothrium* gehört

Di|phyl|lo|bo|thri|o|se *f* durch den Fischbandwurm Diphyllobothrium* latum hervorgerufene Infektionskrankheit mit Befall des Dünndarms; langfristig kommt es zu Vitamin-B_{12}-Mangelerscheinungen; SYN: Fischbandwurminfektion, Diphyllobothriasis, Bothriozephalose, Bothriocephalosis

Di|phyl|lo|bo|thri|um *nt* Bandwurmgattung, die als Parasit im Darm von Menschen und Tieren lebt; SYN: Bothriocephalus, Dibothriocephalus

Diphyllobothrium cordatum selten auf den Menschen übertragener Parasit von Hunden und Seehunden

Diphyllobothrium latum Darmparasit des Menschen, der bis zu 10 m lang werden kann; Erreger der Diphyllobothriose*; SYN: breiter Fischbandwurm, Grubenkopfbandwurm, Bothriocephalus latus

di|phy|o|dont *adj* Diphyodontie betreffend, doppelzahnend

Di|phy|o|don|tie *f* doppelte Zahnung, Zahnwechsel

Dipl-, dipl- *präf.* →Diplo-

Dip|la|cu|sis *f* Doppelhören; SYN: Diplakusis

Dip|la|ku|sis *f* →Diplacusis

Di|ple|gia *f* →Diplegie

Diplegia facialis Lähmung beider Gesichtshälften

Diplegia spastica infantilis doppelseitige Form der spastischen Zerebralparese; SYN: Little-Krankheit

Diplegia spastica progressiva Systemerkrankung des Rückenmarks mit fortschreitender Degeneration von motorischen Neuronen; SYN: Erb-Charcot-Syndrom, Erb-Charcot-Krankheit, spastische Spinalparalyse

Di|ple|gie *f* doppelseitige Lähmung, Lähmung gleicher Körperteile auf beiden Seiten; SYN: Diplegia

di|ple|gisch *adj* Diplegie betreffend, von ihr betroffen oder gekennzeichnet

Diplo-, diplo- *präf.* Wortelement mit der Bedeutung "zweifach/doppelt"

Dip|lo|bak|te|ri|en|kon|junk|ti|vi|tis *f, pl* **-ti|den** →Diplobazillenkonjunktivitis

Dip|lo|bak|te|ri|um *nt, pl* **-ri|en** als verbundenes Paar auftretendes Bakterium; SYN: Diplobazillus

Diplobakterium Morax-Axenfeld paarig auftretendes Stäbchenbakterium; Erreger der Diplobazillenkonjunktivitis*; SYN: Moraxella lacunata

Dip|lo|ba|zil|len|kon|junk|ti|vi|tis *f, pl* **-ti|den** durch Moraxella* lacunata verursachte Bindehautentzündung mit Beteiligung des Lidwinkels; SYN: Diplobakterienkonjunktivitis, Blepharoconjunctivitis angularis, Conjunctivitis angularis

Dip|lo|ba|zil|lus *m, pl* **-li** →Diplobakterium

Dip|lo|coc|cus *m, pl* **-coc|ci** veraltete Gattungsbezeichnung für kokkenförmige Diplobakterien; SYN: Diplokokkus

Diplococcus pneumoniae von einer Polysaccharidkapsel umgegebene, lanzettförmige Diplokokke; klassischer Erreger der Pneumonie*; SYN: Fränkel-Pneumokokkus, Pneumokokkus, Pneumococcus, Streptococcus pneumoniae

Dip|loë *f* Spongiosa* des Schädeldaches

Di|plo|ë|ka|nä|le *pl* Schädeldachkanäle für die Diploëvenen; SYN: Breschet-Känale, Canales diploici

Dip|lo|fo|nie *f* →Diphthongie

Dip|lo|ge|ne|se *f* Entwicklung siamesischer Zwillinge

dip|lo|id *adj* mit doppeltem Chromosomensatz

Dip|lo|i|die *f* Vorhandensein von zwei vollständigen Chromosomensätzen

Dip|lo|kok|kus *m, pl* **-ken** →Diplococcus

Dip|lo|my|e|lie *f* angeborene Verdopplung des Rückenmarks

dip|lo|neu|ral *adj* (*Muskel*) zweifach innerviert

Dip|lo|pho|nie *f* →Diphthongie

Dip|lo|pie *f* Doppelsehen, Doppeltsehen; SYN: Diplopia

binokuläre Diplopie durch Abbildung des Objektes auf verschiedene Stellen der beiden Netzhäute entstehendes Doppelbild

monokuläre Diplopie Diplopie durch doppelte Abbildung desselben Objektes auf zwei Punkten der Netzhaut

Dip|lo|po|die *f* angeborene Doppelbildung eines Fußes

Dip|lo|so|mie *f* Doppelfehlbildung mit vollständiger Entwicklung zweier Körper

Dip|lo|tän *nt* erste Phase der Meiose*

Di|pro|pyl|es|sig|säu|re *f* Antiepileptikum*; SYN: Valproinsäure

Di|pro|so|pus *m* Doppelfehlbildung mit teilweiser oder vollständiger Verdoppelung des Gesichts

Dip|so|ma|nie *f* periodisch auftretende

Trunksucht; SYN: Quartalsaufen

Dip|te|ra *pl* Ordnung der Insekten, zu der u.a. Fliegen und Mücken gehören; SYN: Zweiflügler

Di|py|gus *m* Doppelfehlbildung mit Verdoppelung des Beckens und der Beine

Di|py|li|di|a|sis *f, pl* **-ses** Infektion durch den Gurkenkernbandwurm [Dipylidium caninum]

D

Di|py|li|di|um *nt* selten den Menschen befallende Bandwurmgattung

Dipylidium caninum v.a. Hunde, seltener auch den Menschen befallender Bandwurm; SYN: Gurkenkernbandwurm

Di|ro|fi|la|ria *nt* Gattung parasitäre Fadenwürmer

Dirofilaria immitis bei Hunden, Katzen und Füchsen in der Herzmuskulatur gefundener Parasit, der selten auf den Menschen überträgen wird; SYN: Herzwurm

Di|ro|fi|la|ri|a|sis *f, pl* **-ses** durch Fadenwürmer der Gattung **Dirofilaria** hervorgerufene Hauterkrankung; SYN: Dirofilarieninfektion

Dis-, dis- *präf.* Wortelement mit der Bedeutung "auseinander/zwischen/gegensätzlich"

Di|sac|cha|rid *nt* aus zwei Einfachzuckern bestehendes Molekül; SYN: Zweifachzucker

Di|sac|cha|ri|da|se *f* Disaccharide spaltendes Enzym

Di|sac|cha|ri|da|se|man|gel *m* s.u. Disaccharidintoleranz

Di|sac|cha|rid|in|to|le|ranz *f* Unverträglichkeit von Disacchariden bei Mangel an spezifischer Disaccharidase [**Disaccharidasemangel**]; führt i.d.R. zu **Disaccharidmalabsorption** und Diarrhoe durch Vergärung der Disaccharide im Dickdarm

Di|sac|cha|rid|mal|ab|sorp|ti|on *f* s.u. Disaccharidintoleranz

Di|sac|cha|rid|u|rie *f* Disaccharidausscheidung im Harn

Disc-, disc- *präf.* →Disco-

Disci-, disci- *präf.* →Disco-

Dis|ci|sio *f, pl* **-si|o|nes** →Diszision

Discisio cataractae Eröffnung der Linsenkapsel; SYN: Diszision

Dis|ci|tis *f, pl* **-ti|den** 1. Entzündung eines Discus*; SYN: Diskusentzündung, Diszitis 2. Entzündung einer Bandscheibe; SYN: Bandscheibenentzündung, Diszitis

Disco-, disco- *präf.* Wortelement mit der Bedeutung "Scheibe/Diskus/Bandscheibe"

Discoid-Lupus erythematosus *m* häufigste Form des Lupus erythematodes der Haut mit scharf begrenzten schuppenden Erythemen des Gesichts, selten auch von Rumpf und Extremitäten; SYN: Lupus erythematodes chronicus discoides

Disconnection syndromes *pl* durch Unterbrechung der Assoziationsfasern oder Kommissurenfasern verursachte neurologische Schäden

Dis|cus *m, pl* **-ci** Scheibe; SYN: Diskus

Discus articularis Gelenkzwischenscheibe, Gelenkscheibe; SYN: Discus articulationis

Discus articulationis →Discus articularis

Discus interpubicus Gelenkscheibe des Beckensymphyse

Discus intervertebralis aus einem gallertartigen Kern [**Nucleus pulposus**] und einem Faserknorpelring [**Anulus fibrosus**] aufgebaute Scheibe zwischen den Wirbelkörpern; SYN: Intervertebralscheibe, Zwischenwirbelscheibe, Bandscheibe

Discus nervi optici Erhebung an der Austrittsstelle der Sehnervenfasern aus der Netzhaut; SYN: Sehnervenpapille, Papilla nervi optici

Dis|in|hi|bi|ti|on *f* Enthemmung

Dis|in|sek|ti|on *f* →Desinsektion

Dis|in|te|gra|ti|on *f* Auflösung, Aufspaltung, Zerfall

Dis|junk|ti|on *f* 1. Auseinanderweichen der Chromosomen während der Anaphase; SYN: Chromosomendisjunktion 2. Disjunktion der Blickkoordination

Disk-, disk- *präf.* →Disko-

Dis|kek|to|mie *f* Bandscheibenentfernung, Bandscheibenresektion

Disk|e|lek|tro|pho|re|se *f* Elektrophorese* in einem diskontinuierlichen Gel

Dis|klu|si|on *f* gestörte Okklusion*

Disko-, disko- *präf.* Wortelement mit der Bedeutung "Scheibe/Diskus/Bandscheibe"

dis|ko|gen *adj* von den Bandscheiben ausgehend, durch sie verursacht

Dis|ko|gra|fie *f* →Diskographie

dis|ko|gra|fisch *adj* →diskographisch

Dis|ko|gramm *nt* Röntgenkontrastaufnahme einer Bandscheibe

Dis|ko|gra|phie *f* Röntgenkontrastdarstellung der Bandscheiben

dis|ko|gra|phisch *adj* Diskographie betreffend, mittels Diskographie

dis|ko|id *adj* scheibenförmig; SYN: diskoid, diskoidal, disziform

dis|ko|i|dal *adj* →diskoid

dis|kon|ti|nu|ier|lich *adj* unzusammenhängend; unterbrochen, mit Unterbrechungen

Dis|kon|ti|nu|i|tät *f* Zusammenhang(s)losigkeit; Unterbrechung

Dis|kon|ti|nu|i|täts|zo|nen *pl* durch das schubweise Wachstum des Linsenkerns entstandene sichtbare Schichten

Dis|ko|pa|thie *f* Bandscheibenerkrankung, Bandscheibenschaden

dis|kor|dant *adj* gegenteilig, gegensinnig, unterschiedlich, nicht übereinstimmend

Dis|kor|danz *f* Nichtübereinstimmung

Dis|kre|panz *f* Widerspruch, Unstimmigkeit

dis|kret *adj* getrennt, einzeln; aus einzelnen Teilen bestehend; unstetig

Dis|kri|mi|na|ti|on *f* 1. getrennte Wahrnehmung zweier simultan verabreichter Hautreize **2.** Unterscheidung von Wörtern in der Sprachaudiometrie

Dis|kus *m* →Discus

Dis|kus|ent|zün|dung *f* Entzündung eines Discus*; SYN: Discitis, Diszitis

Dis|kus|her|nie *f* →Bandscheibenprolaps

Dis|kus|pro|laps *m* →Bandscheibenprolaps

Dis|lo|ca|tio *f, pl* **-ti|o|nes** Verschiebung von Bruchfragmenten, Fragmentverschiebung; SYN: Dislokation

Dis|lo|ka|ti|on *f* **1.** Verlagerung, Lageanomalie, Lageatypie **2.** Verlust oder Verlagerung von Chromosomensegmenten; SYN: Chromosomendislokation **3.** Verschiebung von Bruchfragmenten, Fragmentverschiebung; SYN: Dislocatio

Dis|mu|ta|ti|on *f* Reaktion, bei der zwei identische Moleküle in entgegengesetzter Art verändert werden

di|som *adj* Disomie betreffend

Di|so|mie *f* Vorhandensein von zwei homologen Chromosomen

dis|par *adj* →disparat

dis|pa|rat *adj* ungleich(artig), grundverschieden, unvereinbar; SYN: dispar

Dis|pa|ra|ti|on *f* Unterschiede in der Abbildung von Objekten auf der Netzhaut; führt zu räumlichem Sehen

Dis|per|gens *nt, pl* **-en|zi|en** s.u. Dispersion

Di|sper|mie *f* Befruchtung des Ovums durch zwei Spermien; SYN: Doppelbefruchtung

Dis|per|si|on *f* **1.** (Zer-, Ver-)Streuung, Zerlegung, Verteilung **2.** feinste Verteilung einer Substanz [**Dispersum, dispersive Phase**] in einer anderen Substanz [**Dispergens, Dispersionsmittel**]

Dis|per|si|ons|mit|tel *nt* s.u. Dispersion

Dis|per|sum *nt* s.u. Dispersion

Di|spi|rem *nt* Knäuelbildung der Chromosomen in den Tochterkernen während der Telophase; SYN: Doppelknäuel

Dis|po|si|ti|on *f* Veranlagung, angeborene Anfälligkeit

dis|pro|por|ti|o|niert *adj* unverhältnismäßig (groß oder klein), in keinem Verhältnis stehend

Dis|rup|ti|on *f* embryonale Fehlentwicklung durch exogene Schädigung

Dis|sec|tio *f, pl* **-ti|o|nes** →Dissektion

Dissectio fetus Zerstückelung des abgestorbenen Embryos; SYN: Embryotomie, Embryotomia

Dis|sek|ti|on *f* Zerschneidung, Zergliederung, Zerlegung; Präparieren, Darstellen; Ausräumung, Resektion; SYN: Dissectio

Dis|se|mi|na|ti|on *f* Streuung/Aussaat von Tumorzellen oder Erregern

dis|se|mi|niert *adj* verbreitet, verstreut

Disse-Raum *m* Raum zwischen den Leberepithelzellen und der Wand der intralobulären Kapillaren; SYN: perisinusoidaler Raum

dis|se|zie|rend *adj* trennend, spaltend

dis|si|mi|lär *adj* ungleich(artig), unähnlich; verschieden

Dis|si|mi|la|ti|on *f* **1.** Verlust oder Beseitigung der Ähnlichkeit, Entähnlichung **2.** veraltet für→Katabolismus

Dis|si|mu|la|ti|on *f* Verbergen oder Verheimlichen von Krankheitssymptomen

Dis|sol|vens *nt, pl* **-ven|zi|en** Lösungsmittel; SYN: Solvens

dis|so|nant *adj* gegenteilig, gegensinnig, unterschiedlich, nicht übereinstimmend

Dis|so|nanz *f* Missklang

Dis|so|zi|a|ti|on *f* **1.** (Ab-)Trennung, Auflösung, Loslösung **2.** Spaltung von Molekülen durch Lösungsmittel oder elektrischen Strom **3.** Aufhebung koordinierter Bewegungen

albuminozytologische Dissoziation starke Erhöhung der Eiweißkonzentration im Liquor* cerebrospinalis bei normaler oder kaum erhöhter Zellzahl, z.B. bei Guillain-Barré-Syndrom

atrioventrikuläre Dissoziation unabhängige Schlagfrequenz von Vorhöfen und Kammer; SYN: AV-Dissoziation

Dis|so|zi|a|ti|ons|grad *m* Verhältnis der dissoziierten Moleküle zur Gesamtmolekülzahl

Dis|so|zi|a|ti|ons|kon|stan|te *f* Quotient aus dem Produkt der, durch Dissoziation entstandenen Ionen und der Konzentration der nichtdissoziierten Moleküle

dis|so|zi|ier|bar *adj* durch Dissoziation aufspaltbar

dis|so|zi|iert *adj* (in Ionen) zerfallen, aufgespalten

dis|tal *adj* vom Mittelpunkt/von der Körpermitte entfernt (liegend)

Dis|tal|biss *m* durch eine Rückverlagerung des Unterkiefers verursachte Okklusionsanomalie; SYN: Rückbiss, Distalokklusion

Dis|tal|ok|klu|si|on *f* →Distalbiss

Dis|tanz|ge|räusch *nt* lautes Herzgeräusch, das ohne Aufsetzen des Stethoskops gehört werden kann

Dis|ten|si|on *f* (Aus-, Über-)Dehnung, (Auf-)Blähung

Dis|ten|si|ons|lu|xa|ti|on *f* Luxation* durch Überdehnung des Bandapparates

Di|sti|chi|a|sis *f, pl* **-ses** angeborene Fehlbildung der Lidränder mit doppelter Wimpernreihe; Gefahr einer Hornhautläsion durch mechanische Reizung

Di|stick|stoff|mon|o|xid *nt* farbloses Gas mit narkotisierender und berauschender Wirkung; SYN: Lachgas, Distickstoffoxid, Stickoxydul

Di|stick|stoff|o|xid *nt* →Distickstoffmonoxid

Di|sto|ma *nt, pl* **-ma|ta** früher verwendeter Gattungsname für Bandwürmer

Di|sto|ma|to|se *f* →Distomiasis

Di|sto|mi|a|sis *f, pl* **-ses** Befall mit Saugwürmern; SYN: Distomatose

D

Di|sto|mie *f* Fehlbildung mit Verdopplung des Mundes
Dis|to|mo|lar *m* überzähliger Backenzahn am Ende der Zahnreihe; SYN: Retromolar
Di|sto|mum *nt* früher verwendeter Gattungsname für Bandwürmer
Di|sto|mus *m* Fehlbildung mit Distomie*
Dis|tor|sio *f, pl* **-si|o|nes** s.u. Distorsion
Dis|tor|si|on *f* **1.** (*physik.*) Verzerrung, Verzeichnung **2.** Gelenkverstauchung, Verstauchung, Verrenkung; SYN: Distorsio
Dis|trak|ti|on *f* Streckung einer gebrochenen Gliedmaße zum Auseinanderziehen und Wiedereinrichtung der frakturierten Knochenteile
Dis|tri|chi|a|sis *f, pl* **-ses** Wachstum von zwei Haaren aus einem Haarfollikel
Di|sul|fat *nt* zwei Sulfatgruppen enthaltendes Molekül
Di|sul|fid|bin|dung *f* Bindung zwischen zwei Schwefelatomen; Disulfidbindungen zwischen zwei Molekülen führt zur Bildung von **Disulfidbrücken**, die u.a. die Tertiärstruktur von Proteinen stabilisieren
Di|sul|fid|brü|cke *f* s.u. Disulfidbindung
Di|sul|fi|ram *nt* in der Alkoholentzugstherapie verwendetes Mittel, das bei Alkoholgenuss zu schweren Unverträglichkeitserscheinungen [**Antabussyndrom** mit Übelkeit, Kopfschmerz, Erbrechen, Hypotonie] führt; SYN: Tetraäthylthiuramidsulfid
di|sy|nap|tisch *adj* zwei Synapsen betreffend
Diszi-, diszi- *präf.* →Disko-
dis|zi|form *adj* scheibenförmig; SYN: diskoid, diskoidal
Dis|zi|si|on *f* **1.** operative Spaltung/Eröffnung/Durchtrennung; SYN: Discisio **2.** Eröffnung der Linsenkapsel; SYN: Discisio cataractae
Dis|zi|tis *f, pl* **-ti|den 1.** Entzündung eines Discus*; SYN: Diskusentzündung, Discitis **2.** Entzündung einer Bandscheibe; SYN: Bandscheibenentzündung, Discitis
dis|zi|tisch *adj* Diszitis betreffend, von ihr betroffen oder gekennzeichnet
Di|thi|ol *nt* zwei Thiolgruppen enthaltendes Molekül
Di|u|re|se *f* Harnausscheidung
forcierte Diurese willkürlich gesteigerte Harnausscheidung, z.B. bei Vergiftung mit harnpflichtigen Substanzen oder bei Lungenödem
osmotische Diurese durch osmotisch wirksame Substanzen verursachte Diurese; SYN: Molekulardiurese
Di|u|re|ti|kum *nt, pl* **-ka** harntreibendes Mittel
kaliumsparendes Diuretikum Diuretikum, das zur Steigerung der Natrium-, Chlorid- und Bikarbonatausscheidung führt, ohne die Kaliumausscheidung zu erhöhen
nicht-osmotisches Diuretikum Oberbegriff für alle Substanzen, die nicht durch osmotische Diurese wirksam sind
osmotisches Diuretikum Substanzen, die nicht aus dem Glomerulumfiltrat reabsorbiert werden und damit zur Flüssigkeitsausscheidung führen
di|u|re|tisch *adj* die Diurese betreffend oder anregend, harntreibend, diuresefördernd, diureseanregend
Di|u|rie *f* tägliche Harnfrequenz
di|ur|nal *adj* am Tage, tagsüber, täglich; tageszyklisch
Di|va|ga|ti|on *f* Weitschweifigkeit von Gedanken oder Sprache
di|va|lent *adj* zweiwertig; SYN: bivalent
di|ver|gent *adj* auseinanderstrebend, auseinanderlaufend, auseinandergehend; SYN: divergierend
Di|ver|genz *f* Auseinanderstreben, Auseinanderlaufen, Auseinandergehen
di|ver|gie|rend *adj* →divergent
Di|ver|ti|cu|lum *nt, pl* **-la** →Divertikel
Di|ver|ti|kel *nt* umschriebene, i.d.R. sackförmige Ausstülpung einer Organwand; beim **echten Divertikel** sind alle Wandschichten betroffen, beim **falschen Divertikel** nur die Schleimhaut; SYN: Diverticulum
pharyngoösophageales Divertikel Pulsionsdivertikel am Übergang von Rachen/Pharynx und Speiseröhre/Ösophagus; SYN: Zenker-Divertikel
Di|ver|ti|kel|ent|zün|dung *f* →Divertikulitis
Di|ver|ti|kel|kar|zi|nom *nt* von einem Divertikel ausgehendes Karzinom
Di|ver|ti|kel|re|sek|ti|on *f* →Divertikulektomie
Di|ver|ti|ku|lek|to|mie *f* Divertikelentfernung, Divertikelabtragung; SYN: Divertikelresektion
Di|ver|ti|ku|li|tis *f, pl* **-ti|den** Entzündung eines Divertikels; SYN: Divertikelentzündung
di|ver|ti|ku|li|tisch *adj* Divertikelentzündung/Divertikulitis betreffend, von ihr betroffen oder gekennzeichnet
Di|ver|ti|ku|lo|pe|xie *f* Divertikelanheftung, Divertikelfixierung
Di|ver|ti|ku|lo|se *f* Bezeichnung für das Auftreten multipler Divertikel; meist als symptomarme Dickdarmdivertikulose*
di|zen|trisch *adj* mit zwei Zentren, zwei Zentren betreffend
di|ze|phal *adj* Dikephalie betreffend, mit zwei Köpfen; SYN: dikephal
Di|ze|pha|lie *f* Doppelmissbildung mit zwei Köpfen; SYN: Dikephalie, Dicephalie
Di|ze|pha|lus *m* Doppelmissbildung mit zwei Köpfen; SYN: Dicephalus, Dikephalus
di|zy|got *adj* (*Zwillinge*) binovulär, dissimilär, erbungleich, heteroovulär, zweieiig
di|zy|klisch *adj* aus zwei Ringstrukturen bestehen
DMF-Index *m* Index, der die Summe der kariösen [**d**ecayed], fehlenden [**m**issing] und gefüllten [**f**illed] Zähne [**DMF-T-Index**] oder Zahnflächen [**DMF-S-Index**] angibt

DNA *f* [engl. deoxyribonucleic acid] →Desoxyribonukleinsäure

DNAase *f* →Desoxyribonuclease

DNA-Fingerprint-Methode *f* Untersuchung von DNA-Bereichen zur Feststellung genetischer Unterschiedlichkeit oder Identität; SYN: genetischer Fingerabdruck, DNA-Typing, DNA-Profiling

DNA-Gyrase *f* DNA-Topoisomerase*, die ATP-abhängig Teile aus DNA-Strängen herausschneidet und an anderer Stelle wieder einfügt; SYN: DNS-Gyrase

DNA-Klonierung *f* Übertragung von DNA auf Zellen und anschließende Klonierung

DNA-Ligase *f* Enzym, das die Bildung der Phosphodiesterbindung bei der DNA-Synthese katalysiert; SYN: DNS-Ligase, Polynukleotidligase, Polydesoxyribonukleotidsynthase (ATP)

DNA-Nukleotidylexotransferase *f* die endständige Anlagerung von Desoxyribonukleotiden an DNA-Sequenzen katalysierendes Enzym; SYN: DNS-Nukleotidylexotransferase, DNA-Nukleotidylexotransferase, terminale Desoxynukleotidyltransferase

DNA-Nukleotidyltransferase *f* Polymerase, die an einer DNA-Matrize DNA-Stränge aus Desoxyribonukleotiden synthetisiert; SYN: DNA-abhängige DNA-Polymerase, DNS-abhängige DNS-Polymerase, DNS-Nukleotidyltransferase, DNS-Polymerase I, Kornberg-Enzym

DNA-Polymerase *f* Polymerase, die DNA-Stränge aus Desoxyribonukleotiden synthetisiert; SYN: DNS-Polymerase

DNA-abhängige DNA-Polymerase →DNA-Nukleotidyltransferase

RNA-abhängige DNA-Polymerase Enzym, das in RNA-Viren die Transkription von RNA zu DNA katalysiert; SYN: RNS-abhängige DNS-Polymerase, reverse Transkriptase

DNA-Profiling *nt* →DNA-Fingerprint-Methode

DNase *f* →Desoxyribonuclease

DNA-Topoisomerase *f* Isomerase*, die die Abspaltung und Wiedereinfügung von DNA-Abschnitten katalysiert

DNA-Typing *nt* →DNA-Fingerprint-Methode

DNA-Viren *pl* Viren mit DNA als Genmaterial; SYN: DNS-Viren

DNSase *f* →Desoxyribonuclease

DNS-Gyrase *f* →DNA-Gyrase

DNS-Ligase *f* →DNA-Ligase

DNS-Nukleotidylexotransferase *f* →DNA-Nukleotidylexotransferase

DNS-Nukleotidyltransferase *f* →DNA-Nukleotidyltransferase

DNS-Polymerase *f* →DNA-Polymerase

DNS-abhängige DNS-Polymerase →DNA-Nukleotidyltransferase

DNS-Polymerase I →DNA-Nukleotidyltransferase

RNS-abhängige DNS-Polymerase Enzym, das in RNA-Viren die Transkription von RNA zu DNA katalysiert; SYN: reverse Transkriptase, RNA-abhängige DNA-Polymerase

DNS-Viren *pl* →DNA-Viren

Dodd-Venen *pl* Perforansvenen am Oberschenkel

Döderlein-Stäbchen *pl* grampositive, unbewegliche Milchsäurebakterien, die physiologisch in der Scheide vorkommen; SYN: Döderlein-Bakterien

Döhle-Körperchen *pl* wahrscheinlich durch eine Reifestörung entstehende basiphile Einschlusskörperchen in neutrophilen Leukozyten; SYN: Döhle-Einschlusskörperchen

do|lent *adj* schmerzhaft

Dolich-, **dolich-** *präf.* →Dolicho-

Dolicho-, **dolicho-** *präf.* Wortelement mit der Bedeutung "lang/länglich"

do|li|cho|fa|zi|al *adj* langgesichtig

do|li|cho|ke|phal *adj* Dolichokephalie betreffend, von ihr betroffen oder gekennzeichnet, langköpfig

Do|li|cho|ke|pha|lie *f* Langköpfigkeit, Langschädel; SYN: Dolichozephalie

Do|li|cho|ko|lie *f* abnorm langes Kolon; SYN: Dolichokolon

Do|li|cho|ko|lon *nt* →Dolichokolie

Do|li|cho|ö|so|pha|gus *m* verlängerte und geschlängelte Speiseröhre

Do|li|cho|ste|no|me|lie *f* grazil verlängerte Finger; SYN: Spinnenfingrigkeit, Arachnodaktylie

do|li|cho|ze|phal *adj* →dolichokephal

Do|li|cho|ze|pha|lie *f* →Dolichokephalie

Do|lor *m* Schmerz; klassisches Entzündungszeichen

do|lo|rös *adj* schmerzhaft, schmerzend; SYN: doloros

Do|mä|ne *f* abgegrenzter Bereich auf Makromolekülen, z.B. Immunglobulinen

do|mi|nant *adj* **1.** (vor-)herrschen; überwiegend, dominierend **2.** Dominanz betreffend, (im Erbgang) dominierend

Do|mi|nan|te *f* dominantes Allel oder Gen

Do|mi|nanz *f* **1.** (Vor-)Herrschaft, (Vor-)Herrschen **2.** Vorherrschen eines Merkmals/Gens über ein anderes Merkmal/Gen

Donath-Landsteiner-Antikörper *m* biphasische Kälteantikörper*, die in der kühlen Körperperipherie Komplement bilden und bei Erwärmung im Kernbereich zu Hämolyse führen

Donath-Landsteiner-Reaktion *f* Test zum Nachweis von Donath-Landsteiner-Antikörpern

Donders-Druck *m* Differenz zwischen Luftdruck und dem Druck im Pleuraspalt

Donné-Körperchen *pl* fettbeladene Leukozyten in der Vormilch; SYN: Kolostrumkörperchen

Do|nor *m* **1.** (Blut-, Organ-)Spender; SYN:

Donator 2. (*chem.*) Substanz, die einen Teil von sich an eine andere Substanz abgibt; SYN: Donator

Do|no|va|nia gra|nu|lo|ma|tis *f* gramnegativer, fakultativer Anaerobier; Erreger der tropischen Geschlechtskrankheit Donovanosis*; SYN: Donovan-Körperchen, Calymmatobacterium granulomatosis

D

Do|no|va|ni|o|sis *f, pl* **-ses** in den Tropen und Subtropen endemisch auftretende, sexuell übertragene [keine Geschlechtskrankheit!], chronisch granulomatöse Erkrankung der Genitalregion durch Calymmatobacterium* granulomatosis; SYN: Donovanosis, Granuloma venereum, Granuloma inguinale, Granuloma pudendum chronicum

Donovan-Körperchen *nt* →Donovania granulomatis

Do|no|va|no|sis *f, pl* **-ses** →Donovaniosis

Do|pa|de|carb|o|xy|la|se *f* Enzym, das DOPA in Dopamin* und 5-Hydroxytryptophan in Serotonin* umwandelt

Do|pa|min *nt* als Neurotransmitter* verwendetes Katecholamin*; Zwischenprodukt der Adrenalin- und Noradrenalinsynthese; SYN: Hydroxytyramin

do|pa|min|erg *adj* von Dopamin aktiviert oder übertragen, durch Dopaminfreisetzung wirkend

Do|ping *nt* Versuch der Leistungssteigerung mit nicht zugelassenen Substanzen oder Methoden

Dop|pel|bal|lon|son|de *f* dreiläufige Sonde mit zwei getrennt aufblasbaren Ballons

Dop|pel|be|fruch|tung *f* Befruchtung des Ovums durch zwei Spermien; SYN: Dispermie

Dop|pel|bin|dung *f* ungesättigte Bindung in Molekülen, die zwei Valenzen enthält

Dop|pel|blind|ex|pe|ri|ment *nt* →Doppelblindversuch

Dop|pel|blind|stu|die *f* →Doppelblindversuch

Dop|pel|blind|ver|such *m* Studie, bei der weder Proband noch Untersucher wissen, welches Präparat die aktive Substanz enthält; SYN: Doppelblindexperiment, Doppelblindstudie

Dop|pel|fehl|bil|dung *f* →Doppelmissbildung

Dop|pel|he|lix *f* von Watson und Crick beschriebene, doppelt wendelförmige Struktur der Desoxyribonukleinsäure; SYN: Doppelhelixstruktur

Doppelhelix-DNA *f* als Doppelhelixstruktur vorliegende DNA; SYN: Duplex-DNA, Doppelstrang-DNA, Doppelhelix-DNS, Duplex-DNS, Doppelstrang-DNS

Doppelhelix-DNS *f* →Doppelhelix-DNA

Dop|pel|he|lix|struk|tur *f* →Doppelhelix

Dop|pel|knäu|el *m/nt* Knäuelbildung der Chromosomen in den Tochterkernen während der Telophase; SYN: Dispirem

Dop|pel|kon|trast|ar|thro|gra|fie *f* →Doppelkontrastarthrographie

Dop|pel|kon|trast|ar|thro|gra|phie *f* Röntgendarstellung eines Gelenks in der Doppelkontrastmethode*

Dop|pel|kon|trast|dar|stel|lung *f* →Doppelkontrastmethode

Dop|pel|kon|trast|me|tho|de *f* Röntgenkontrastdarstellung von Hohlorganen, Körper- oder Gelenkhöhlen unter gleichzeitiger Anwendung von Kontrastmittel und Gas; SYN: Doppelkontrastverfahren, Doppelkontrastdarstellung, Bikontrastmethode

Dop|pel|kon|trast|ver|fah|ren *nt* →Doppelkontrastmethode

Dop|pel|lip|pe *f* angeborene Schleimhautfalte der Oberlippe, die den Anschein einer Lippenverdopplung gibt

Dop|pel|lu|men|tu|bus *m* Spezialtubus zur unabhängigen Beatmung der beiden Lungenflügel

Dop|pel|mi|kro|skop *nt* Mikroskop mit zwei Binokularen zum beidäugigen Sehen; SYN: binokulares Mikroskop, Binokularmikroskop

Dop|pel|miss|bil|dung *f* durch eine Verdopplung und unvollständige Trennung von Embryonalanlagen entstandenes Individuum; SYN: Doppelfehlbildung, Duplicitas, Monstrum duplex

Dop|pel|nie|re *n* ein- oder beidseitige Nierenfehlbildung mit doppeltem Nierenbecken

Dop|pel|pa|ra|pro|te|in|ä|mie *f* Vorkommen von zwei Paraproteinen im Serum; SYN: biklonale Gammopathie

Dop|pel|schlä|gig|keit *f* Herzrhythmusstörung mit doppeltem Puls [**Bigeminuspuls**] durch Extrasytolen nach jedem Herzschlag; SYN: Bigeminusrhythmus, Bigeminus, Bigeminie

Dop|pel|se|hen *nt* →Diplopie

Doppelstrang-DNA *f* →Doppelhelix-DNA

Doppelstrang-DNS *f* →Doppelhelix-DNA

dop|pel|strän|gig *adj* (*DNA*) aus zwei Strängen bestehend

Dop|pelt|se|hen *nt* →Diplopie

Dop|pel|wer|tig|keit *f* Ambivalenz* des Wollens; gleichzeitiges Bestehen gegensätzlicher Wünsche und Triebe; SYN: Ambitendenz

Dop|pel|zel|len *pl* durch Kreuzung von genetisch unterschiedlichen Zellen erhaltene Zellen; SYN: Zwillingszellen, Hybridzellen

Doppler-Effekt *m* Änderung der Wellenfrequenz in Abhängigkeit von der Bewegung von Sender und Empfänger; bewegen sie sich aufeinander zu, nimmt die Frequenz zu, entfernen sie sich voneinander, nimmt die Frequenz ab; SYN: Doppler-Prinzip, Doppler-Verschiebung

Doppler-Prinzip *nt* →Doppler-Effekt

Doppler-Sonografie *f* →Doppler-Sonographie

Doppler-Sonographie *f* auf dem Doppler-Effekt* beruhende Ultraschalldiagnostik der Gefäße und des Herzens

Doppler-Verschiebung *f* →Doppler-Effekt

dor|mant *adj* (*Zelle*) ruhend

Dor|manz *f* (*Zelle*) Wachstumsruhe

Dormia-Körbchen *nt* →Dormia-Schlinge

Dormia-Schlinge *f* körbchenförmige Drahtschlinge zur Stein- oder Fremdkörperextraktion; SYN: Dormia-Körbchen

Dorn|fort|satz *m* →Processus spinosus vertebrae

Dorn|fort|satz|mus|kel *m* →Musculus spinalis

Dorn|war|ze *f* nach innen wachsende, gewöhnliche Warze [Verruca vulgaris] der Fußsohle; SYN: Sohlenwarze, Plantarwarze, Fußsohlenwarze, Verruca plantaris

Dors-, **dors-** *präf.* →Dorso-

dor|sad *adj* zum Rücken hin, rückenwärts

dor|sal *adj* zum Rücken/zur Rückseite hin (liegend), zum Rücken gehörig, am Rücken; SYN: rückseitig, notal; posterior

Dor|sal|fle|xi|on *f* Beugungnach rückwärts/in Richtung der Rückseite

Dor|sal|gie *f* Rückenschmerz(en); SYN: Dorsodynie

Dor|sal|zys|ten *pl* durch eine Dauerreizung [z.B. enge Schuhe] verursachte, gallertige Pseudozysten auf der Streckseite der Finger und Zehen

Dorso-, **dorso-** *präf.* Wortelement mit der Bedeutung "Rücken/Rückseite/Dorsum"

dor|so|an|te|ri|or *adj* mit dem Rücken nach vorne (liegend)

Dor|so|dy|nie *f* →Dorsalgie

dor|so|la|te|ral *adj* Rücken und Seite betreffend, hinten und auf der Seite (liegend)

dor|so|lum|bal *adj* Rücken und Lendengegend/Regio lumbalis betreffend oder verbindend

dor|so|me|di|al *adj* hinten und in der Mitte (liegend)

dor|so|pos|te|ri|or *adj* mit dem Rücken nach hinten (liegend)

dor|so|spi|nal *adj* Rücken und Wirbelsäule/Columna vertebralis betreffend oder verbindend

dor|so|vent|ral *adj* vom Rücken zum Bauch (gerichtet oder verlaufend)

Dor|sum *nt* Rücken, Rückseite

Dorsum linguae Zungenrücken

Dorsum manus Handrücken

Dorsum nasi Nasenrücken

Dorsum pedis Fußrücken

Dorsum penis Penisrücken

Do|si|me|ter *nt* Instrument zur Dosimetrie*; SYN: Dosismesser

Do|si|me|trie *f* quantitative Messung ionisierender Strahlung in Luft oder in bestrahlten Objekten mit Hilfe von Dosimetern; SYN: Strahlendosismessung

do|si|me|trisch *adj* Dosimetrie betreffend, mittels Dosimetrie

Do|sis *f, pl* **-ses, -sen** **1.** verabreichte oder verordnete Menge eines Arzneimittels; oft verwendet im Sinne von Arzneigabe **2.** Menge der verabreichten (ionisierenden) Strahlung

Dosis curativa erfahrungsgemäß zur Heilung führende Dosis

Dosis effectiva Bezeichnung für die effektive wirksame Arzneimittelmenge; SYN: Effektivdosis, Dosis efficax, Wirkdosis

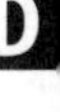

Dosis effectiva media Bezeichnung für die Dosis, bei der innerhalb einer vorgegeben Zeit bei 50% der Patienten eine Wirkung eintritt; SYN: mittlere effektive Dosis, mittlere wirksame Dosis

Dosis efficax →Dosis effectiva

fraktionierte Dosis →Dosis refracta

Dosis infectiosa Menge pathogener Organismen, die bei Probanden oder in Testsystemen einen Effekt hervorruft; SYN: infektiöse Dosis, Infektionsdosis

Dosis infectiosa media infektiöse Dosis, die bei 50% der Probanden oder Testsysteme einen Effekt erzielt; SYN: mittlere infektiöse Dosis

infektiöse Dosis →Dosis infectiosa

kumulierte Dosis Bezeichnung für die durch wiederholte Strahlenbelastung erzielte Gesamtdosis; SYN: kumulierte Strahlendosis

letale Dosis →Dosis letalis

Dosis letalis tödliche Menge eines Arzneimittels oder einer Strahlendosis; SYN: tödliche Dosis, letale Dosis, Letaldosis

Dosis letalis media für 50% der Patienten oder Versuchstiere tödliche Dosis; SYN: mittlere letale Dosis

Dosis letalis minima kleinste tödliche Dosis; SYN: minimale letale Dosis

Dosis maximalis im Deutschen Arzneibuch festgelegte Höchstmenge; SYN: Maximaldosis

minimale letale Dosis →Dosis letalis minima

mittlere effektive Dosis →Dosis effectiva media

mittlere infektiöse Dosis →Dosis infectiosa media

mittlere letale Dosis →Dosis letalis media

mittlere wirksame Dosis →Dosis effectiva media

Dosis refracta Einzeldosis bei fraktionierter Dosierung; SYN: fraktionierte Dosis

Dosis therapeutica zur Erzielung eines therapeutischen Effekts notwendige Dosis; SYN: therapeutische Dosis

therapeutische Dosis →Dosis therapeutica

tödliche Dosis →Dosis letalis

Dosis tolerata maximal zulässige (Gesamt-)Dosis, die ohne Schädigung vertragen wird; SYN: Toleranzdosis

Dosis toxica mit erheblichen Nebenwirkungen belastete (Gesamt-)Dosis; SYN: toxische Dosis

toxische Dosis →Dosis toxica

D

Do|sis|ä|qui|va|lent *f* Maß für die biologische Wirksamkeit von ionisierenden Strahlen; SYN: Äquivalentdosis

Do|sis|leis|tung *f* Dosis pro Zeiteinheit

Do|sis|mes|ser *m* Instrument zur Dosimetrie*; SYN: Dosimeter

Dosis-Wirkungs-Kurve *f* graphische Darstellung der Beziehung zwischen Dosis und Wirkung eines Arzneimittels oder anderen Wirkstoffs

Dot|ter *m* Nährsubstanz der Eizelle für den Embryo; SYN: Vitellus, Eidotter, Eigelb

Dot|ter|gang *m* embryonaler Gang, der Darm und Dottersack verbindet; SYN: Darmstiel, Dottersackgang, Ductus omphaloentericus, Ductus omphalomesentericus

Dot|ter|gangs|fis|tel *f* am Nabel mündende, von einem fortbestehenden Dottergang ausgehende Fistel; SYN: Fistula omphaloenterica

Dot|ter|gangs|zys|te *f* angeborene Zyste als Rest des Dottergangs/Ductus omphaloentericus; SYN: enterogene Zyste, Enterozyste, Enterozystom, Enterokystom

Dot|ter|sack|gang *m* →Dottergang

Douglas-Abszess *m* Eiteransammlung im Douglas*-Raum

Douglas-Hernie *f* Eingeweidebruch in den Douglas*-Raum; SYN: Douglasozele, Enterocele vaginalis posterior

Dou|gla|si|tis *f, pl* **-ti|den** Entzündung des Douglas*-Raums

Dou|gla|so|ze|le *f* →Douglas-Hernie

Douglas-Punktion *f* Punktion des Douglas*-Raums

Douglas-Raum *m* zwischen Uterus und Rektum liegender Raum; tiefster Punkt der Bauchhöhle bei der Frau; SYN: Excavatio rectouterina

vorderer Douglas-Raum *m* spaltförmige Bauchfelltasche zwischen Gebärmutter und Blase; SYN: Excavatio vesicouterina

Douglas-Selbstentwicklung *f* Selbstentwicklung bei Querlage des Frucht

Doug|las|sko|pie *f* Endoskopie des Douglas*-Raums mit einem **Kuldoskop**; SYN: Kuldoskopie

Downey-Zellen *pl* beim Pfeiffer*-Drüsenfieber im Blut auftretende mononukleäre, lymphomonozytäre Blutzellen; SYN: monozytoide Zellen, Pfeiffer-Drüsenfieber-Zellen

Down-Syndrom *nt* durch eine Trisomie* von Chromosom 21 verursachtes Syndrom mit variabler geistiger Behinderung und körperlichen Fehlbildungen [Minderwuchs, Brachyzephalie*, tiefsitzende Ohren, Epikanthus*]; häufigste Chromosomenaberration, die mit dem Alter der Mutter bei der Geburt korreliert; SYN: Trisomie 21, Trisomie 21-Syndrom, Mongolismus

Do|xo|ru|bi|cin *nt* von **Streptomyces penceticus** gebildetes zytostatisches Antibiotikum; SYN: Adriamycin

Dra|chen|wurm *m* →Dracunculus medinensis

Dra|con|ti|a|sis *f, pl* **-ses** →Drakontiase

Dra|cun|cu|lo|sis *f, pl* **-ses** durch Befall mit Dracunculus* medinensis hervorgerufene Erkrankung; SYN: Medinawurminfektion, Medinawurmbefall, Guineawurminfektion, Guineawurmbefall, Drakunkulose, Drakontiase, Dracontiasis

Dra|cun|cu|lus *m* Fadenwurmgattung mit nur einer menschenpathogenen Art [Dracunculus* medinensis]

Dracunculus medinensis im Unterhautbindegewebe parasitierender Fadenwurm; Erreger der Dracunculosis*; SYN: Medinawurm, Guineawurm, Drachenwurm, Filaria medinensis

Draht|ex|ten|si|on *f* Form der Extension* mit einem Draht oder Nagel im Knochen

Draht|os|te|o|syn|the|se *f* Fixierung von Knochenfragmenten mit chirurgischem Draht

Drain *m* Hilfsmittel [dünner Schlauch, Röhrchen] zur Ableitung von Flüssigkeit aus dem Körper; SYN: Drän

Drai|na|ge *f* Ableitung von Flüssigkeit aus dem Körper; SYN: Drainieren, Dränage

Drai|na|ge|rohr *nt* s.u. Drain

Drai|nie|ren *nt* →Drainage

Dra|kon|ti|a|se *f* durch Befall mit Dracunculus* medinensis hervorgerufene Erkrankung; SYN: Medinawurminfektion, Medinawurmbefall, Guineawurminfektion, Guineawurmbefall, Drakunkulose, Dracontiasis, Dracunculosis

Dra|kun|ku|lo|se *f* →Dracunculosis

Drän *m* →Drain

Drä|na|ge *f* →Drainage

Drä|na|ge|rohr *nt* s.u. Drain

Drang|in|kon|ti|nenz *f* zwanghafter, nicht-unterdrückbarer Harndrang; SYN: imperative Miktion, imperativer Harndrang

Drä|nie|ren *nt* →Drainage

Dras|ti|kum *nt, pl* **-ka** starkes Abführmittel

Dreh|bruch *m* durch Drehkräfte verursachte Fraktur langer Röhrenknochen; SYN: Torsionsbruch, Torsionsfraktur, Drehfraktur, Spiralbruch, Spiralfraktur

Dreh|frak|tur *f* →Drehbruch

Dreh|ge|lenk *nt* sich um eine Achse drehendes Gelenk; SYN: Zapfengelenk, Radgelenk, Articulatio trochoidea

Dreh|krampf *m* unwillkürliche Kopfdrehung mit Krampf der Halsmuskulatur; SYN: Spasmus rotatorius

Dreh|nys|tag|mus *m* Nystagmus* bei schneller Drehung des Körpers; SYN: rotatorischer Nystagmus

Dreh|os|te|o|to|mie *f* Osteotomie* mit Drehung eines oder beider Fragmente zur Korrektur von Fehlstellungen

Dreh|schwin|del *m* Schwindelgefühl, bei dem sich alles zu drehen scheint; SYN: Vertigo rotatoria

Drei|ecks|bein *nt* dreieckiger Handwurzelknochen; SYN: Os triquetrum
Drei|eck|schä|del *m* s.u. Trigonozephalie
Drei|fach|bin|dung *f* ungesättigte Bindung, die drei Valenzen enthält
Drei|fach|se|hen *nt* Triplopie
Drei|fach|zu|cker *m* Trisaccharid
Drei|far|ben|the|o|rie *f* →Young-Helmholtz-Dreifarbentheorie
Drei|glä|ser|pro|be *f* Auffangen von Harn in drei getrennten Fraktionen; das erste Glas enthält Urin aus der Harnröhre, das zweite [**Mittelstrahlurin**] aus der Blase und das dritte aus der Prostata [nach Prostatamassage]
Drei-Monats-Anämie *f* im dritten Monat nach der Geburt auftretende Anämie der Säuglinge, die ohne Behandlung wieder verschwindet; SYN: physiologische Anämie, Trimenonanämie, Trimenonreduktion
Drei|mo|nats|ko|lik *f* Bauchkolik bei Säuglingen beim Umstieg von Milch auf feste Nahrung
Drei|mo|nats|sprit|ze *f* hormonale Kontrazeption durch Depotinjektion von Gestagen
Drei|stär|ken|glas *nt* →Dreistärkenlinse
Drei|stär|ken|lin|se *f* Linse mit drei verschiedenen Zonen mit verschiedenen optischen Eigenschaften; SYN: Dreistärkenglas, Trifokallinse, Trifokalglas
Drei|stu|fen|pil|le *f* Antibabypille, die den normalen Hormonrhythmus imitiert
Drei|ta|ge|fie|ber *nt* **1.** wahrscheinlich virusbedingte Kleinkinderkrankheit [4 Monate – 2 Jahre], die durch ein plötzlich einsetzendes hohes Fieber [40°] gekennzeichnet ist, nach drei Tagen kommt es zu Entfieberung und Auftreten eines flüchtigen hellroten Ausschlages [Exanthem*]; SYN: sechste Krankheit, Exanthema subitum, Roseola infantum, Pseudorubella **2.** hochfieberhafte Arbovirusinfektionskrankheit; SYN: Phlebotomusfieber, Pappatacifieber, Moskitofieber
Drei-X-Syndrom *nt* Trisomie* mit drei X-Chromosomen; klinisch meist unauffällig; SYN: Triplo-X-Syndrom, XXX-Syndrom
Drei|zack|hand *f* Verformung der Hand mit vergrößertem Abstand zwischen dem 3. und 4. Finger
Dre|pa|no|zy|ten *pl* s.u. Drepanozytose
Dre|pa|no|zy|to|se *f* autosomal-rezessiv vererbte Hämoglobinopathie* mit schwerer hämolytischer Anämie*; das abnorm geformte **Sichelzellenhämoglobin** führt bei sinkender Sauerstoffsättigung zur sichelförmigen Verformung der Erythrozyten [**Drepanozyten**]; die meist schwarzafrikanischen und afroamerikanischen heterozygoten Träger haben eine erhöhte Malariaresistenz; SYN: Sichelzellenanämie, Sichelzellenanämie, Herrick-Syndrom
dre|pa|no|zy|to|tisch *adj* Drepanozytose betreffend, von ihr betroffen oder gekennzeichnet
Dresbach-Syndrom *f* autosomal-dominant vererbte Erythrozytenanomalie mit Bildung ovaler oder elliptischer Formen; i.d.R. leichter Verlauf ohne klinische Symptome; SYN: (hereditäre) Elliptozytose, Ovalozytose, Kamelozytose, Elliptozytenanämie
Dre|scher|krank|heit *f* exogen allergische Alveolitis* durch Inhalation von Pilzsporen in Heustaub; SYN: Farmerlunge, Drescherfieber
Dresch|fie|ber *nt* →Drescherkrankheit
Dressler-Myokarditis *f* →Dressler-Syndrom
Dressler-Syndrom *nt* Tage bis Wochen nach einem Herzinfarkt auftretender Komplex von Brustschmerzen, Fieber, Perikarditis* und Pleuritis*; SYN: Dressler-Myokarditis, Postmyokardinfarktsyndrom
Drift *f* langsame allmähliche Änderung
Dril|lings|nerv *m* →Nervus trigeminus
Dritter-Ton-Galopp *m* Galopprhythmus mit kräftigem 3. Herzton am Anfang der Diastole*; SYN: protodiastolischer Galopp, diastolischer Galopp, Ventrikelgalopp, 3. Herztongalopp
Dro|ge *f* **1.** ursprünglich Bezeichnung für getrocknete Pflanzen oder Pflanzenteile, aus denen Arzneimittel gewonnen oder hergestellt werden **2.** heute meist für zu Abhängigkeit führende Suchtmittel und Alkohol gebraucht
Dro|gen|ab|hän|gig|keit *f* durch regelmäßigen Konsum eines Suchtmittels hervorgerufene physische und/oder psychische Abhängigkeit; SYN: Drogensucht
Dro|gen|ik|te|rus *m* durch Arzneimittel oder Drogen verursachte Gelbsucht; SYN: Arzneimittelikterus
Dro|gen|miss|brauch *m* Gebrauch von Drogen ohne ärztliche Anordnung und i.d.R. in übermäßiger Dosierung; chronischer Drogenmissbrauch kann zu Drogenabhängigkeit führen
Dro|gen|psy|cho|se *f* durch Medikamente oder Drogen hervorgerufene Intoxikationspsychose*
Dro|gen|sucht *f* →Drogenabhängigkeit
Dro|me|dar|kur|ve *f* zweigipflige Fieberkurve; SYN: Dromedartypus
Dro|me|dar|ty|pus *m* →Dromedarkurve
Dro|mo|graf *m* →Dromograph
Dro|mo|gramm *nt* Aufzeichnung der Blutstromgeschwindigkeit mit einem Dromograph*
Dro|mo|graph *m* Gerät zur Flussmessung, z.B. des Blustrom
Dro|mo|lep|sie *f* Epilepsie* mit Bewusstseinseinschränkung und Bewegungsautomatismen; SYN: Epilepsia cursiva
Dro|mo|ma|nie *f* krankhafter Lauftrieb
dro|mo|trop *adj* die Erregungsleitungs-

D

geschwindigkeit im Herzen beeinflussend
Dro|mo|tro|pie *f* dromotrope Wirkung
Drop-Anfall *m* bei Basilaris-Insuffizienz auftretende plötzlicher Kollaps mit oder ohne Bewusstseinsverlust
Dros|sel|loch *nt* Öffnung in der hinteren Schädelgrube; Durchtrittsstelle für Vena jugularis interna, Nervus glossopharyngeus, Nervus vagus und Nervus accessorius; SYN: Foramen jugulare
Dros|se|lungs|hoch|druck *m* Bluthochdruck bei Drosselung der Nierenarterie
Dros|sel|ve|ne *f* Jugularvene, Jugularis, Vena jugularis
Druck *m* Kraft pro Flächeneinheit
hydrostatischer Druck allseitig ausgeübter Druck innerhalb einer Flüssigkeit
intraabdomineller Druck Druck in der Bauchhöhle
intraalveolärer Druck Druck in den Lungenalveolen; SYN: intrapulmonaler Druck
intrakranieller Druck Druck im Schädelinneren; SYN: Hirndruck
intraokulärer Druck Druck im Augeninneren; bei Glaukom* erhöht; SYN: Augeninnendruck, Augenbinnendruck
intrapleuraler Druck der physiologisch negative Druck im Pleuraspalt; SYN: Pleuradruck
intrapulmonaler Druck →intraalveolärer Druck
intrathorakaler Druck Druck im Brustkorb
intravesikaler Druck Blasendruck
kolloidosmotischer Druck durch Makromoleküle bedingter osmotischer Druck kolloidaler Lösungen; ist wegen der Größe der Moleküle relativ klein; SYN: onkotischer Druck
onkotischer Druck →kolloidosmotischer Druck
osmotischer Druck durch Osmose bedingter hydrostatischer Druck
zentralvenöser Druck Druck im rechten Vorhof oder der oberen Hohlvene; SYN: zentraler Venendruck
Druck|at|mung *f* →Druckbeatmung
Druck|a|tro|phie *f* durch eine chronische Druckbelastung ausgelöste Atrophie*
Druck|be|at|mung *f* künstliche Beatmung mit Lufteinblasung über einen Tubus; SYN: Druckatmung
positive-negative Druckbeatmung Druckbeatmung, bei der die Einatmung durch einen Überdruck und die Ausatmung durch einen Sog erleichtert wird; SYN: Wechseldruckbeatmung
Druck|dol|lenz *f* Druckschmerzhaftigkeit
Druck|fall|krank|heit *f* →Druckluftkrankheit
Druck|ge|schwür *nt* →Dekubitus
Druck|kam|mer *f* Kammer zur Behandlung mit Luft oder Sauerstoff unter Überdruck
Druck|läh|mung *f* durch Druckschädigung eines Nerven verursachte Lähmung; SYN: Kompressionslähmung
Druck|luft|krank|heit *f* durch die Entwicklung von Gasblasen im Blut entstehende Krankheit bei zu schnellem Druckabfall; SYN: Taucherkrankheit, Druckfallkrankheit, Caissonkrankheit
Druck|ne|kro|se *f* durch Druckeinwirkung hervorgerufene Nekrose*
Druck|os|te|o|syn|the|se *f* stabile Osteosynthese* durch Aufeinanderpressen der Bruchenden mit Schrauben, Druckplatten usw.; SYN: Kompressionsosteosynthese
Druck|phos|phen *nt* durch mechanischen Druck auf das Auge ausgelöste Lichterscheinung
Druck|puls *m* langsamer, gespannter Puls bei intrakranieller Druckerhöhung
Druck|punk|te *pl* für bestimmte Erkrankungen typische Körperpunkte mit erhöhter Druckempfindlichkeit
Druck|ur|ti|ka|ria *f* durch Druck ausgelöste Urtikaria*; SYN: Urticaria mechanica
Druck|ver|band *m* festsitzender Verband zur Blutstillung; SYN: Kompressionsverband
Druck|ver|let|zung *f* Barotrauma*
Drum|stick *nt* trommelschlegelförmiger Chromatinanhang des Kerns von neutrophilen Granulozyten; kommt bei Frauen häufiger vor als bei Männern; SYN: Trommelschlegel
Drü|se *f* Zelle oder mehrzelliges Organ, das eine spezifische Flüssigkeit absondert; SYN: Glandula
endokrine Drüsen Drüsen, die ihr Sekret direkt in das Blut abgeben; SYN: Glandulae endocrinae, unechte Drüsen, Drüsen mit innerer Sekretion
exokrine Drüse Drüse, die ihr Sekret auf eine freie Oberfläche [Haut, Schleimhaut] abgibt
gemischte Drüse Drüse mit wässrig-schleimigem Sekret; SYN: seromuköse Drüse
Drüsen mit innerer Sekretion →endokrine Drüsen
muköse Drüse Drüse mit schleimigem Sekret; SYN: Schleimdrüse, muzinöse Drüse
muzinöse Drüse →muköse Drüse
präputiale Drüsen talgproduzierende Drüsen der Penisvorhaut; SYN: Vorhautdrüsen, Präputialdrüsen, Tyson-Drüsen, Glandulae preputiales
seromuköse Drüse →gemischte Drüse
seröse Drüse Drüse mit dünnflüssigem Sekret; SYN: Eiweißdrüse
unechte Drüsen →endokrine Drüsen
Dru|sen *pl* **1.** (*biolog.*) aus Fäden bestehende Vegetationsform bestimmter Pilze und Bakterien, z.B. Strahlenpilzdrusen **2.** bei verschiedenen Hirnerkrankungen auftretende Eiweißplaques im Hirngewebe
interstitielle Drüsen testosteronbildende Zellen im interstitiellen Gewebe der Ho-

den; SYN: Leydig-Zwischenzellen, Interstitialzellen, Leydig-Zellen

Drü|sen|ent|zün|dung *f* →Adenitis

Drü|sen|fie|ber *nt* →Mononucleosis infectiosa

Drü|sen|skle|ro|se *f* zu Sklerosierung* führende degenerative Drüsenerkrankung; SYN: Adenosklerose

Dschun|gel|gelb|fie|ber *nt* s.u. Gelbfieber

D-Tetraiodthyronin *nt* D-Isomer von Thyroxin*; SYN: D-Thyroxin

D-Thyroxin *nt* D-Isomer von Thyroxin*; SYN: D-Tetraiodthyronin

D_1-Trisomiesyndrom *nt* Trisomie* mit Fehlbildungen des Skeletts, des Auges und innerer Organe; SYN: Patau-Syndrom, Trisomie 13-Syndrom

D_1-Tumor *m* gutartiger Tumor der Bauchspeicheldrüse, der vasoaktive intestinale Peptide bildet; SYN: Vipom, VIPom, VIP-produzierendes Inselzelladenom

Dual-, **dual-** *präf.* Wortelement mit der Bedeutung "zweifach/doppelt"

DuBois-Formel *f* Formel zur Berechnung der Körperoberfläche

Dubreuilh-Erkrankung *f* →Dubreuilh-Krankheit

Dubreuilh-Hutchinson-Erkrankung *f* →Dubreuilh-Krankheit

Dubreuilh-Hutchinson-Krankheit *f* →Dubreuilh-Krankheit

Dubreuilh-Krankheit *f* aus einem Altersfleck entstehendes, langsam wachsendes malignes Melanom*; unbehandelt Übergang in ein Lentigo-maligna Melanom; SYN: prämaligne Melanose, melanotische Präkanzerose, Lentigo maligna, Melanosis circumscripta praeblastomatosa (Dubreuilh), Melanosis circumscripta praecancerosa (Dubreuilh), Dubreuilh-Erkrankung, Dubreuilh-Hutchinson-Krankheit

Duchenne-Aran-Krankheit *f* →Duchenne-Aran-Syndrom

Duchenne-Aran-Syndrom *nt* im Erwachsenenalter [20.–40. Lebensjahr] beginnende, langsam progrediente Atrophie der Handmuskeln und später der Schultergürtelmuskulatur; SYN: Aran-Duchenne-Krankheit, Aran-Duchenne-Syndrom, Duchenne-Aran-Krankheit, adult-distale Form der spinalen Muskelatrophie, spinale progressive Muskelatrophie

Duchenne-Form der progressiven Muskelatrophie/Muskeldystrophie *f* →Duchenne-Muskeldystrophie

Duchenne-Krankheit *f* →Duchenne-Muskeldystrophie

Duchenne-Landouzy-Atrophie *f* leichte Form der progressiven Muskeldystrophie, die Gesichts- und Schultergürtelmuskulatur befällt; SYN: fazioskapulohumerale Form der Dystrophia musculorum progressiva

Duchenne-Muskeldystrophie *f* häufigste und bösartigste Form der progressiven Muskeldystrophie; X-chromosomal-rezessiv vererbt; SYN: Duchenne-Krankheit, Duchenne-Typ der progressiven Muskeldystrophie, pseudohypertrophe pelvifemorale Form, Dystrophia musculorum progressiva Duchenne

Duchenne-Syndrom *nt* **1.** fortschreitende Bulbärparalyse mit Schluckbeschwerden, Atemstörungen und evtl. Kehlkopflähmung; SYN: progressive Bulbärparalyse **2.** zur Neurosyphilis* gehörende Schädigung des Rückenmarks mit Degeneration der Hinterstränge; führt u.a. zu Pupillen- und Blasenstörungen [**Tabikerblase**] und schmerzhaften tabischen Krisen* innerer Organe; SYN: Rückenmarkschwindsucht, Rückenmarkdarre, Tabes dorsalis

Duchenne-Typ der progressiven Muskelatrophie/Muskeldystrophie *m* →Duchenne-Muskeldystrophie

Ducrey-Streptobakterium *nt* Erreger des Ulcus* molle; SYN: Streptobazillus des weichen Schankers, Haemophilus ducreyi, Coccobacillus ducreyi

Duc|tu|lus *m, pl* **-li** kleiner Gang, Kanälchen

Ductuli efferentes testis Ausführungsgänge der Hoden im Nebenhodenkopf

Ductuli excretorii glandulae lacrimalis Ausführungsgänge der Tränendrüse

Ductuli prostatici Ausführungsgänge der Prostatadrüsen

Duc|tus *m* Gang, Kanal

Ductus arteriosus im fetalen Kreislauf die Verbindung zwischen Truncus pulmonalis und Aortenbogen; schließt sich nach der Geburt; SYN: Ductus Botalli, Ductus arteriosus Botalli

Ductus arteriosus apertus Offenbleiben des Ductus arteriosus nach der Geburt; häufigste angeborene Angiokardiopathie*; SYN: offener Ductus Botalli, persistierender Ductus arteriosus

Ductus arteriosus Botalli →Ductus arteriosus

persistierender Ductus arteriosus →Ductus arteriosus apertus

Ductus biliaris →Ductus choledochus

Ductus Botalli →Ductus arteriosus

offener Ductus Botalli →Ductus arteriosus apertus

Ductus choledochus durch die Vereinigung von Ductus cysticus und Ductus hepaticus entstehender Gang, der an der Papilla* duodeni major in den Zwölffingerdarm mündet; SYN: Hauptgallengang, Choledochus, Ductus biliaris

Ductus cochlearis mit Endolymphe gefüllter häutiger Schneckengang

Ductus cysticus Ausführungsgang der Gallenblase; vereinigt sich mit dem Ductus hepaticus zum Ductus choledochus; SYN: Gallenblasengang, Zystikus, Cysticus

D

Ductus deferens Fortsetzung des Nebenhodengangs; zieht im Samenstrang zur Prostata; SYN: Samenleiter
Ductus ejaculatorius Endabschnitt des Samenleiters in der Prostata; SYN: Ausspritzungsgang, Ejakulationsgang
Ductus endolymphaticus Endolymphgang des Labyrinths
Ductus epididymidis 4-5 m langer Epithelschlauch, der zusammengeknäult Kopfteil, Körper und Schwanz des Nebenhodens bildet; geht in den Samenleiter über; SYN: Nebenhodengang
Ductus excretorius Ausführungsgang des Samenbläschens
Ductus hepaticus communis gemeinsamer Gallengang der Leberlappen; vereinigt sich mit dem Ductus cysticus zum Ductus choledochus; SYN: Hepatikus
Ductus hepaticus dexter, sinister rechter und linker Gallengang; vereinigen sich zum Ductus hepaticus communis
Ductus lactiferi Milchgänge der Brustdrüse
Ductus lymphaticus dexter durch Vereinigung der Lymphstämme des rechten Oberkörpers entstehender Lymphgang, der im rechten Venenwinkel mündet; SYN: rechter Hauptlymphgang, Ductus thoracicus dexter
Ductus nasolacrimalis Abflussgang der Tränen aus dem Tränensack in den unteren Nasengang; SYN: Tränen-Nasen-Gang
Ductus omphaloentericus →Ductus omphalomesentericus
Ductus omphalomesentericus embryonaler Gang, der Darm und Dottersack verbindet; SYN: Darmstiel, Dottergang, Dottersackgang, Ductus omphaloentericus, Ductus vitellinus
Ductus pancreaticus Ausführungsgang der Bauchspeicheldrüse, der zusammen mit dem Ductus choledochus auf der Papilla* duodeni major in den Zwölffingerdarm mündet; SYN: Wirsung-Gang, Wirsung-Kanal, Pankreasgang
Ductus pancreaticus accessorius manchmal vorhandener zusätzlicher Ausführungsgang der Bauchspeicheldrüse; mündet auf der Papilla* duodeni minor in den Zwölffingerdarm; SYN: Santorini-Gang
Ductus paraurethrales urethrae femininae Ausführungsgänge der Harnröhrendrüsen in der Umgebung der Harnröhrenmündung der Frau; SYN: Skene-Gänge
Ductus parotideus Ausführungsgang der Ohrspeicheldrüse; SYN: Parotisgang, Stensen-Gang, Stenon-Gang
Ductus semicirculares vorderer [**Ductus semicircularis anterior**], seitlicher [**Ductus semicircularis lateralis**] und hinterer [**Ductus semicircularis posterior**] häutiger Bogengang
Ductus sublinguales minores Ausführungsgänge der kleinen Unterzungendrüsen
Ductus sublingualis major Ausführungsgang der großen Unterzungendrüse
Ductus submandibularis Ausführungsgang der Unterkieferdrüse; SYN: Wharton-Gang
Ductus thoracicus Hauptlymphstamm des Körpers, der die Lymphe der unteren Körperhälfte und der linken Seite von Kopf und Oberkörper aufnimmt; mündet in den linken Venenwinkel; SYN: Brustmilchgang, Milchbrustgang
Ductus thoracicus dexter →Ductus lymphaticus dexter
Ductus venosus im Fetalkreislauf Anastomose von Nabelvene und unterer Hohlvene; verödet nach der Geburt
Ductus vitellinus →Ductus omphalomesentericus

Duffy-Blutgruppe *f* Blutgruppensystem, dessen Antigene Auslöser eines schweren Morbus* haemolyticus neonatorum oder Ursache eines Transfusionszwischenfalles sein können; SYN: Duffy-Blutgruppensystem

Duhring-Brocq-Krankheit *f* →Duhring-Krankheit

Duhring-Krankheit *f* chronisch-rezidivierende Autoimmunerkrankung* mit herpetiformer Anordnung der Effloreszenzen*; SYN: Duhring-Brocq-Krankheit, Dermatitis herpetiformis Duhring, Morbus Duhring-Brocq, Hidroa bullosa/herpetiformis/pruriginosa, Hidroa mitis et gravis

Duke-Methode *f* Bestimmung der Blutungszeit durch Einstich ins Ohrläppchen und Abwischen des austretenden Blutes mit Fließpapier bis zur Blutstillung

Dukes-Einteilung *f* klassische Einteilung der Dickdarmkarzinome; SYN: Dukes-Klassifikation

Dukt-, dukt- *präf.* →Dukto-

dukltal *adj* Gang/Ductus betreffend

Dukltekltalsie *f* Gangaufweitung, Gangektasie

dukltil *adj* dehnbar, streckbar; biegsam

Dukltillilltät *f* Dehnbarkeit, Streckbarkeit

Dukto-, dukto- *präf.* Wortelement mit der Bedeutung “Gang/Duktus”

Dukltolgralfie *f* →Duktographie

Dukltolgralphie *f* Röntgenkontrastdarstellung der Milchgänge der Brust; SYN: Galaktographie

Dullcit *nt* sechswertiger Alkohol [Hexit], der bei Diabetes und Galaktoseintoleranz im Harn auftritt; SYN: Galactit, Galaktit

Dum-Dum-Fieber *nt* in subtropischen und tropischen Ländern sowie im Mittelmeerraum vorkommende, chronische Erkrankung der Haut und des retikuloendothelialen Systems von Leber, Milz und Knochenmark durch Leishmania* donovani; SYN: viszerale Leishmaniase, Kala-Azar, Splenomegalia tropica

Dum|ping|syn|drom *nt* nach Magenresektion und Vagotomie auftretende intestinale Beschwerden mit Hypoglykämie*, Tachykardie* und Schwächegefühl

Dun|kel|a|dap|ta|ti|on *f* mit dem Verlust des Farbensehens einhergehende Anpassung des Auges an die Dunkelheit

Dun|kel|angst *f* krankhafte Angst vor der Dunkelheit; SYN: Nachtangst, Nyktophobie, Nyktalophobie, Skotophobie

Dun|kel|an|pas|sung *f* →Dunkeladaptation

Dun|kel|feld|mi|kro|skop *nt* Mikroskop für die Dunkelfeldmikroskopie*

Dun|kel|feld|mi|kro|sko|pie *f* mikroskopische Technik, die die Untersuchungsobjekte hell vor dunklem Hintergrund darstellt

Dünn|darm *m* 3–4 m langer Abschnitt des Darms zwischen Magenausgang und Dickdarm; besteht aus Zwölffingerdarm [Duodenum*], Leerdarm [Jejunum*] und Krummdarm [Ileum*]; im Dünndarm wird die aufgenommene Nahrung verdaut und resorbiert; SYN: Intestinum tenue, Enteron

Dünn|darm|bla|se *f* künstliche Blase aus einer Ileumschlinge mit Ausleitung des Harns über ein Ileostoma; SYN: Bricker-Operation, Bricker-Plastik, Bricker-Blase, Ileumblase, Ileum-Conduit

Dünndarm-Dickdarm-Anastomose *f* operative Verbindung von Dünndarm und Dickdarm; SYN: Dünndarm-Dickdarm-Fistel, Enterokolostomie

Dünndarm-Dickdarm-Fistel *f* →Dünndarm-Dickdarm-Anastomose

Dünn|darm|di|ver|ti|kel *nt* meist asymptomatische, falsche Divertikel der Dünndarmschleimhaut

Dünn|darm|di|ver|ti|ku|lo|se *f* das Vorhandensein multipler Dünndarmdivertikel; meist symptomlos

Dünn|darm|ein|lauf *m* hoher Einlauf; SYN: Dünndarmeinlauf, Enteroklysma

Dünn|darm|ent|zün|dung *f* →Enteritis

Dünn|darm|er|satz|ma|gen *m* Ersatzmagen aus Dünndarm, meist Jejunum

Dünn|darm|fis|tel *f* vom Dünndarm ausgehende Fistel, die in andere Darmteile oder Organe einmündet [**innere Dünndarmfistel**] oder nach außen führt [**äußere Dünndarmfistel**]

Dünndarm-Gallenblasen-Fistel *f* innere Dünndarmfistel mit Einmündung in die Gallenblase

Dünndarm-Gallenblasen-Fistelung *f* operative Verbindung von Dünndarm und Gallenblase

Dünn|darm|ge|krö|se *nt* Verdoppelung des Bauchfells [Peritoneum*], die Jejunum* und Ileum* an der hinteren Bauchwand befestigt; SYN: Gekröse, Mesenterium

Dünn|darm|ge|schwür *nt* →Dünndarmulkus

Dünn|darm|i|le|us *m* →Dünndarmverschluss

Dünndarm-Kolon-Fistel *f* →Darm-Kolon-Fistel

Dünn|darm|ne|o|plas|ma *nt* →Dünndarmtumor

Dünn|darm|re|sek|ti|on *f* operative Entfernung eines Dünndarmabschnitts

Dünn|darm|tu|mor *m* Dünndarmtumoren sind selten [5% der Tumoren des Verdauungstraktes]; meist handelt es sich um gutartige Polypen der Dünndarmschleimhaut; SYN: Dünndarmneoplasma

Dünn|darm|ul|kus *nt, pl* **-ul|ze|ra** Geschwür der Dünndarmschleimhaut; meist ein peptisches Zwölffingerdarmgeschwür; SYN: Dünndarmgeschwür

Dünn|darm|ver|schluss *m* meist akut verlaufender Verschluss mit Schmerzen, Erbrechen, Meteorismus, Kollaps und Fieber; SYN: Dünndarmileus

Dünn|schicht|chro|ma|to|gra|fie *f* →Dünnschichtchromatographie

Dünn|schicht|chro|ma|to|gra|phie *f* Chromatographie* unter Verwendung dünner, auf Glas oder Kunststoff aufgebrachter Schichten von Sorptionsmittel

Dünn|schicht|e|lek|tro|pho|re|se *f* Elektrophorese* in einer dünnen Schicht von Trägermedium

Duoden-, duoden- *präf.* →Duodeno-

du|o|de|nal *adj* Zwölffingerdarm/Duodenum betreffend, vom Duodenum stammend

Du|o|de|nal|a|tre|sie *f* angeborener Verschluss des Zwölffingerdarms; SYN: Duodenumatresie

Du|o|de|nal|di|ver|ti|kel *nt* meist asymptomatisches Divertikel*; i.d.R. auf der Konkavseite des absteigenden Teils liegend; SYN: Duodenumdivertikel

Du|o|de|nal|drü|sen *pl* in der Submukosa des Zwölffingerdarms liegende mukoide Drüsen; SYN: Brunner-Drüsen, Glandulae duodenales

Du|o|de|nal|fis|tel *f* →Duodenumfistel

Du|o|de|nal|fle|xur *f* obere [**Flexura duodeni superior**] und untere [**Flexura duodeni inferior**] Krümmung des Zwölffingerdarms; SYN: Zwölffingerdarmkrümmung, Flexura duodeni

Du|o|de|nal|kar|zi|nom *nt* seltener maligner Tumor des Zwölffingerdarms

Du|o|de|nal|pa|pil|le, große *f* Schleimhautpapille an der Mündung von Ductus* choledochus und Ductus* pancreaticus in den Zwölffingerdarm; SYN: Vater-Papille, Papilla duodeni major, Papilla Vateri

Du|o|de|nal|pa|pil|le, kleine *f* Schleimhautpapille an der Mündung des Ductus* pancreaticus minor in den Zwölffingerdarm; SYN: Papilla duodeni minor

Du|o|de|nal|plas|tik *f* plastische Operation des Zwölffingerdarms; SYN: Duodenumplastik

Du|o|de|nal|saft *m* Gemisch aus Galle, Pankreassekret und Magenspeichel; i.e.S. das Sekret der Duodenaldrüsen*

Du|o|de|nal|son|de *f* langer, dünner Gummischlauch zur Gewinnung von Duodenalsaft

Du|o|de|nal|ste|no|se *f* Einengung der Lichtung des Zwölffingerdarms; meist durch Druckeinwirkung von außen [Pankreastumor, Pankreaszysten]

D

Du|o|de|nal|ul|kus *nt, pl* **-ul|ze|ra** häufigstes Geschwür des Magen-Darm-Traktes; meist mit Überproduktion von Magensäure und Helicobacter-pylori-Infektion des Magens; typisch sind Nüchternschmerz und Druckschmerz im Oberbauch; SYN: Zwölffingerdarmgeschwür, Ulcus duodeni

Du|o|de|nal|ver|schluss *m* Kompression und evtl. Verschluss des Duodenums durch die Arteria mesenterica superior; SYN: Arteria-mesenterica-superior-Kompressionssyndrom

Du|o|de|nek|to|mie *f* Zwölffingerdarmentfernung, Duodenum(teil)entfernung, Duodenumresektion

Du|o|de|ni|tis *f, pl* **-ti|den** Entzündung der Duodenalschleimhaut

du|o|de|ni|tisch *adj* Duodenitis betreffend, von ihr betroffen oder gekennzeichnet

Duodeno-, duodeno- *präf.* Wortelement mit der Bedeutung "Zwölffingerdarm/Duodenum"

Du|o|de|no|chol|an|gi|tis *f, pl* **-ti|den** Entzündung von Duodenum und Ductus* choledochus

du|o|de|no|chol|an|gi|tisch *adj* Duodenocholangitis betreffend, von ihr betroffen oder gekennzeichnet

Du|o|de|no|cho|le|do|cho|to|mie *f* Eröffnung von Duodenum und Ductus* choledochus

Du|o|de|no|cho|le|zys|to|sto|mie *f* operative Verbindung von Zwölffingerdarm und Gallenblase; SYN: Duodenum-Gallenblasen-Fistel, Duodenozystostomie, Duodenum-Gallenblasen-Fistelung

Du|o|de|no|du|o|de|no|sto|mie *f* Anastomose* von zwei Duodenumabschnitten

Du|o|de|no|en|te|ro|chol|an|gi|tis *f, pl* **-ti|den** →Duodenocholangitis

du|o|de|no|en|te|ro|chol|an|gi|tisch *adj* →duodenocholangitisch

Du|o|de|no|en|te|ro|sto|mie *f* operative Verbindung von Zwölffingerdarm und anderen Darmabschnitten

Du|o|de|no|gra|fie *f* →Duodenographie

du|o|de|no|gra|fisch *adj* →duodenographisch

Du|o|de|no|gramm *nt* Röntgenkontrastaufnahme des Zwölffingerdarms

Du|o|de|no|gra|phie *f* Röntgenkontrastdarstellung des Zwölffingerdarms

du|o|de|no|gra|phisch *adj* Duodenographie betreffend, mittels Duodenographie

Du|o|de|no|i|le|o|sto|mie *f* operative Verbindung von Zwölffingerdarm und Ileum

du|o|de|no|je|ju|nal *adj* Zwölffingerdarm und Leerdarm/Jejunum betreffend oder verbindend

Du|o|de|no|je|ju|nal|fal|te *f* Bauchfellfalte am Übergang von Duodenum und Jejunum; SYN: Plica duodenojejunalis, Plica duodenalis superior

Du|o|de|no|je|ju|nal|fle|xur *f* Flexur am Übergang von Duodenum und Jejunum; SYN: Duodenojejunalflexur, Flexura duodenojejunalis

Du|o|de|no|je|ju|no|sko|pie *f* Endoskopie* von Zwölffingerdarm und Jejunum

Du|o|de|no|je|ju|no|sto|mie *f* operative Verbindung von Zwölffingerdarm und Jejunum

Du|o|de|no|ly|se *f* operative Duodenummobilisation

Du|o|de|no|pan|kre|a|tek|to|mie *f* operative Entfernung von Duodenum, Teilen des Magens und des Pankreaskopfes bei Tumoren des Duodenums oder der Bauchspeicheldrüse; SYN: Pankreatikoduodenektomie, Pankreatoduodenektomie

Du|o|de|nor|rha|phie *f* Duodenalnaht, Duodenumnaht

Du|o|de|no|skop *nt* Endoskop* zur Duodenoskopie

Du|o|de|no|sko|pie *f* Endoskopie* des Zwölffingerdarms; SYN: Zwölffingerdarmendoskopie

du|o|de|no|sko|pisch *adj* Duodenoskopie betreffend, mittels Duodenoskopie

Du|o|de|no|sto|mie *f* operative Anlage einer äußeren Duodenalfistel

Du|o|de|no|to|mie *f* Zwölffingerdarmeröffnung, Duodenaleröffnung, Duodenumeröffnung

Du|o|de|no|zys|to|sto|mie *f* →Duodenocholezystostomie

Du|o|de|num *nt* etwa 30 cm langer, hufeisenförmiger Dünndarmabschnitt zwischen Magenausgang und Jejunum; die Ausführungsgänge von Galle und Bauchspeicheldrüse münden ins Duodenum; SYN: Zwölffingerdarm

Du|o|de|num|a|tre|sie *f* →Duodenalatresie

Du|o|de|num|di|ver|ti|kel *nt* →Duodenaldivertikel

Du|o|de|num|fis|tel *f* **1.** vom Duodenum ausgehende Fistel mit Mündung in andere Darmabschnitte oder Organe [**innere Duodenumfistel**] oder auf der Haut [**äußere Duodenumfistel**] **2.** operativ angelegte Duodenumfistel; SYN: Duodenalfistel

Duodenum-Gallenblasen-Fistel *f* →Duodenocholezystostomie

Duodenum-Gallenblasen-Fistelung *f* →Duodenocholezystostomie

Du|o|de|num|plas|tik *f* →Duodenalplastik

Duplex-DNA *f* →Doppelhelix-DNA

Duplex-DNS *f* →Doppelhelix-DNA

Dup|li|ci|tas *f, pl* **-ta|tes** durch eine Verdopplung und unvollständige Trennung von

Embryonalanlagen entstandenes Individuum; SYN: Doppelfehlbildung, Doppelmissbildung, Monstrum duplex

Dup|li|ka|tur *f* Verdoppelung/Doppelbildung einer anatomischen Struktur

Dupuytren-Erkrankung *f* →Dupuytren-Kontraktur

Dupuytren-Kontraktur *f* ätiologisch ungeklärte, häufig beidseitige, lokalisierte, bindegewebige Verhärtung der Palmaraponeurose mit Beugekontraktur eines oder mehrerer Finger; SYN: Palmarfibromatose, palmare Fibromatose, Dupuytren-Erkrankung

Dupuytren-Kontraktur der Plantarfaszie *f* der palmaren Fibromatose entsprechende, manchmal auch gleichzeitig auftretende, bindegewebige Verhärtung der Palmaraponeurose mit Beugekontraktur von Zehen; SYN: Ledderhose-Syndrom I, Morbus Ledderhose, plantare Fibromatose, Fußsohlenfaszienkontraktur, Plantaraponeurosenkontraktur, Fibromatosis plantae

Du|ra *f, pl* **-rae** →Dura mater

Dura mater äußere harte Haut von Gehirn und Rückenmark; SYN: Dura

Dura mater cranialis harte Hirnhaut; SYN: Dura mater encephali, Pachymeninx

Dura mater encephali →Dura mater cranialis

Dura mater spinalis harte Rückenmarkshaut

Dura-Entzündung *f* Entzündung der harten Hirn- oder Rückenmarkhaut/Dura mater; SYN: Dura mater-Entzündung, Pachymeningitis

du|ral *adj* Dura mater betreffend

Dura mater-Entzündung *f* →Dura-Entzündung

Du|ra|me|tas|ta|se *f* Tumorabsiedlung in der harten Hirn- oder Rückenmarkshaut

Du|ra|plas|tik *f* Verschluss einer Duralücke

Du|ra|si|nus *pl* venöse Sinus der Dura mater encephali, die Blut aus Gehirn und Hirnhäuten zur Vena jugularis interna führen; SYN: Hirnsinus, Sinus venosi durales, Sinus durae matris

Durch|blu|tung *f* Blutfluss durch ein Organ oder Gewebe; SYN: Perfusion

Durch|blu|tungs|stö|rung *f* verminderte Durchblutung eines Organs oder Gewebes

kardiale Durchblutungsstörung →Koronarinsuffizienz

koronare Durchblutungsstörung →Koronarinsuffizienz

zerebrale Durchblutungsstörung meist durch eine Arteriosklerose der Hirngefäße verursachte Minderdurchblutung des Gehirns; SYN: zerebrovaskuläre Insuffizienz, Hirndurchblutungsstörung

Durch|fall *m* →Diarrhö

uneigentlicher Durchfall Entleerung von festem und dünnflüssigem Stuhl; SYN: Verstopfungsdurchfall, Diarrhoea stercoralis, Diarrhoea paradoxa

Durch|fall|krank|heit *f* →Diarrhö

Durch|gangs|syn|drom *nt* unspezifisches, körperlich begündbares psychotisches Syndrom ohne Bewusstseinseinschränkung; die Rückbildung erfolgt innerhalb von Stunden oder Tagen

Durch|leuch|tung *f* **1.** direkte Beurteilung von Röntgenaufnahmen auf einem Bildschirm; SYN: Röntgendurchleuchtung, Fluoroskopie **2.** →Diaphanoskopie

Durch|mes|ser *m* Diameter*

Durch|schlaf|mit|tel *m* Schlafmittel mit verlängerter Wirkung

Durch|schlaf|stö|rung *f* Unfähigkeit, die ganze Nacht durchzuschlafen

Durch|wan|de|rungs|pe|ri|to|ni|tis *f, pl* **-ti|den** durch Erregereinwanderung aus benachbarten Organen hervorgerufene Bauchfellentzündung

Duret-Berner-Blutungen *pl* kleine Blutungen in das Mittelhirn und in den IV. Ventrikel bei stumpfem Schädeltrauma

Du|ro|a|rach|ni|tis *f, pl* **-ti|den** Entzündung von Dura* mater und Arachnoidea*

du|ro|a|rach|ni|tisch *adj* Duroarachnitis betreffend, von ihr betroffen oder gekennzeichnet

Duroziez-Syndrom *nt* angeborene Mitralklappenstenose* mit Anämie, Enteroptose* und Hämorrhoiden; SYN: Duroziez-Erkrankung

Durst *m* durch Veränderung im Wasserhaushalt und Reizung der Osmorezeptoren ausgelöstes Trinkbedürfnis

Durst|fie|ber *nt* meist Säuglinge betreffende Hyperthermie* bei Wasserverlust oder Salzüberschuss im Körper; SYN: Salzfieber

Durst|lo|sig|keit *f* Adipsie*

Durst|man|gel *m* Oligodipsie*

Dutton-Fieber *nt* durch Borrelia* duttoni verursachtes Rückfallfieber*; SYN: Dutton-Rückfallfieber

Duverney-Fraktur *f* Form der Beckenringfraktur

Dyggve-Melchior-Clausen-Syndrom *nt* autosomal-rezessives Syndrom mit Minderwuchs, Beckenfehlbildungen und geistiger Retardierung

-dymus *suf.* Wortelement mit der Bedeutung "Doppel-/Zwillingsmissbildung"

Dynam-, dynam- *präf.* →Dynamo-

Dy|na|mik *f* **1.** Kraftlehre **2.** Schwung, Elan, Triebkraft, Energie

dy|na|misch *adj* Dynamik betreffend; energisch, energiegeladen, schwunghaft

Dynamo-, dynamo- *präf.* Wortelement mit der Bedeutung "Kraft"

dy|na|mo|gen *adj* kraftentwickelnd

Dy|na|mo|ge|ne|se *f* Kraftentwicklung

Dy|na|mo|graf *m* →Dynamograph

Dy|na|mo|gra|fie *f* →Dynamographie

Dy|na|mo|graph *m* die Kraftentwicklung von Muskeln aufzeichnendes Gerät
Dy|na|mo|gra|phie *f* Messung der Kraftentwicklung von Muskeln
Dy|na|mo|me|ter *nt* Gerät zur Messung der Muskelkraft
Dy|na|mo|skop *nt* Gerät zur Dynamoskopie*
Dy|na|mo|sko|pie *f* direkte Beobachtung der Funktion eines Organs oder Muskels
Dy|ne|in *nt* mit den Mikrotubuli assoziiertes Motorprotein
-dynia *suf.* →-dynie
-dynie *suf.* Wortelement mit der Bedeutung "Schmerz"
Dys-, dys- *präf.* Wortelement mit der Bedeutung "schwierig/mangelhaft/schlecht"
Dys|a|dap|ta|ti|on *f* mangelhafte/ungenügende Adaptation
Dys|ad|re|na|lis|mus *m* Fehlfunktion der Nebenniere
Dys|a|ku|sis *f* **1.** Störung der Gehörempfindung, Gehörabnahme **2.** akustische Überempfindlichkeit; SYN: auditorische/akustische Dysästhesie
Dys|ä|mie *f* fehlerhafte Blutzusammensetzung; SYN: Blutdyskrasie
Dys|an|a|gno|sie *f* Dyslexie*, bei der bestimmte Worte nicht erkannt werden
Dys|an|ti|gra|fie *f* →Dysantigraphie
Dys|an|ti|gra|phie *f* Unfähigkeit einen Text abzuschreiben
Dys|a|phie *f* Tastsinnstörung
Dys|ä|qui|li|bri|um *nt* Ungleichgewicht
Dys|ä|qui|li|bri|um|syn|drom *nt* während oder nach Hämodialyse* auftretende Hirnsymptome; SYN: Hämolysedysäquilibrium
Dys|ar|thrie *f* Störung der klaren Aussprache, Artikulationsstörung
Dys|ar|thro|se *f* Fehlbildung oder Fehlstellung eines Gelenks; SYN: Dysarthrosis
Dys|ar|thro|sis *f, pl* **-ses** →Dysarthrose
Dys|äs|the|sie *f* veränderte Wahrnehmung von äußeren Reizen; meist werden normale Reize als unangenehm oder schmerzhaft empfunden
akustische Dysästhesie akustische Überempfindlichkeit; SYN: auditorische Dysästhesie, Dysakusis
auditorische Dysästhesie →akustische Dysästhesie
dys|äs|the|tisch *adj* Dysästhesie betreffend, von ihr betroffen oder gekennzeichnet, durch sie bedingt
Dys|au|to|no|mie *f* autosomal-rezessives Syndrom mit Störung des vegetativen Nervensystems; SYN: Riley-Day-Syndrom, familiäre Dysautonomie
Dys|ba|ris|mus *m* durch Änderung des Umgebungsdruckes hervorgerufenes Krankheitsbild
Dys|ba|sia *f* Gehstörung; SYN: Dysbasie
Dysbasia angiospastica →Claudicatio intermittens
Dysbasia intermittens →Claudicatio intermittens
Dysbasia lordotica Erbkrankheit mit wechselndem Bild von Muskelhypotonie und Muskelhypertonie mit tonisch-klonischen Zwangsbewegungen; SYN: Ziehen-Oppenheim-Syndrom, Ziehen-Oppenheim-Krankheit, Torsionsneurose, Torsionsdystonie
Dys|ba|sie *f* Gehstörung; SYN: Dysbasia
Dys|bo|lis|mus *m* abnormer Stoffwechsel
Dys|bu|lie *f* Störung der Willensbildung, Willenshemmung; SYN: Dysbulia
Dys|che|zie *f* erschwerte/gestörte Defäkation
Dys|cho|lie *f* Störung der Gallenzusammensetzung
Dys|chon|dro|pla|sie *f* Knorpelbildungsstörung; SYN: Dyschondroplasia
Dys|chro|ma|to|pie *f* angeborene oder erworbene Störung des normalen Farbensehens, z.B. Rotschwäche, Grünschwäche; SYN: Farbensinnstörung, Farbenfehlsichtigkeit, Farbenanomalie, Chromatodysopsie, Dyschromatopsie, Chromatodysopie
Dys|chro|ma|top|sie *f* →Dyschromatopie
Dys|chro|mie *f* Pigmentstörung der Haut; SYN: Dyschromia
Dys|chy|lie *f* gestörte Funktion von Speichel- und Schleimdrüsen
Dys|di|a|do|cho|ki|ne|se *f* gestörte Diadochokinese*
dys|di|a|do|cho|ki|ne|tisch *adj* Dysdiadochokinese betreffend, von ihr betroffen oder gekennzeichnet
Dys|dip|sie *f* Durststörung, Störung der normalen Durstempfindung
Dys|em|bry|om *nt* embryonales Gewebe enthaltendes Teratom*; SYN: embryonales Teratom
Dys|em|bry|o|pla|sie *f* embryonale/pränatale Fehlbildung/Malformation
Dys|en|ce|pha|lia *f* fehlerhafte Gehirnentwicklung; SYN: Dysenzephalie
Dys|en|te|rie *f* schwere Infektionskrankheit des Dickdarms mit blutig-schleimigem Durchfall, Exsikkation und evtl. tödlichem Verlauf durch von **Shigella**-Species produzierte Toxine; SYN: Bakterienruhr, bakterielle Ruhr
dys|en|te|ri|form *adj* dysenterieähnlich, dysenterieartig
dys|en|te|risch *adj* Dysenterie betreffend
Dys|en|ze|pha|lie *f* →Dysencephalia
Dys|e|rä|the|sie *f* Beeinträchtigung der Reizempfindlichkeit
Dys|fi|bri|no|gen *nt* nicht-gerinnbares Fibrinogen
Dys|fi|bri|no|gen|ä|mie *f* Auftreten von Dysfibrinogen* im Blut
dys|fi|bri|no|gen|ä|misch *adj* Dysfibrinogenämie betreffend
dys|fon *adj* →dysphon

Dys|fo|nia *f* →Dysphonia
Dys|fo|nie *f* →Dysphonia
Dys|funk|ti|on *f* Funktionsstörung, Fehlfunktion; SYN: Parafunktion
erektile Dysfunktion fehlende oder unzureichende Erektion des Penis; kann psychisch oder organisch bedingt sein; SYN: Erektionsstörung, erektile Impotenz
Dys|gam|ma|glo|bu|lin|ä|mie *f* Störung der Gammaglobulinzuammensetzung des Plasmas
Dys|ge|ne|sie *f* Fehlentwicklung, fehlerhafte Entwicklung; SYN: Dysgenesia
dys|ge|ne|tisch *adj* Dysgenesie betreffend, von ihr betroffen oder durch sie bedingt
Dys|ge|ni|ta|lis|mus *m* Fehlentwicklung der Geschlechtsorgane
Dys|ger|mi|nom *nt* niedrig maligner Keimzelltumor des Eierstocks; SYN: Seminom des Ovars
Dys|geu|sie *f* Störung des Geschmacksempfindens
Dys|glo|bu|lin|ä|mie *f* Störung der Globulinzusammensetzung des Plasmas
Dys|glos|sie *f* Sprachstörung durch eine anatomische Anomalität von Zunge [**linguale Dysglossie**], Lippe(n) [**labiale Dysglossie**], Gaumen [**palatale Dysglossie**] oder Zähnen [**dentale Dysglossie**]
dys|gnath *adj* Dysgnathie betreffend, von ihr betroffen oder gekennzeichnet
Dys|gna|thie *f* Kieferfehlentwicklung
Dys|gno|sie *f* Intelligenzdefekt, Störung der geistigen Leistungsfähigkeit
dys|go|nisch *adj* (*biolog.*) nur schwer auf Nährboden wachsend
Dys|gra|fie *f* →Dysgraphie
Dys|gram|ma|tis|mus *m* Sprachstörung mit Fehlern in Grammatik und Syntax
Dys|gra|phie *f* Schreibstörung
Dys|hä|mo|po|e|se *f* fehlerhafte Blutbildung/Hämopoese
dys|hä|mo|po|e|tisch *adj* Dyshämopoese betreffend, von ihr betroffen oder gekennzeichnet
Dys|hid|rie *f* →Dyshidrose
Dys|hid|ro|se *f* **1.** Störung der Schweißdrüsentätigkeit; SYN: Dyshidrosis, Dysidrosis, Dysidrose, Dyshidrie **2.** mit klaren, intraepidermalen Bläschen an Händen und Fußsohlen einhergehende Dermatose* unterschiedlicher Ätiologie [u.a. endogenes Ekzem*, Kontaktekzem*]; SYN: Dysidrose, Dyshidrosis, Dysidrosis, Dyshidrose-Syndrom, dyshidrotisches Ekzem, Pompholyx
Dyshidrose-Syndrom *nt* →Dyshidrose 2.
Dys|hid|ro|sis *f, pl* **-ses** →Dyshidrose
dys|hid|ro|tisch *adj* Dyshidrose betreffend, von ihr betroffen oder gekennzeichnet
Dys|ho|rie *f* →Dysorose
Dys|hor|mo|no|ge|ne|se *f* fehlerhafte Hormonbildung/Hormonsynthese
Dys|i|dro|se *f* →Dyshidrose
Dys|i|dro|sis *f, pl* **-ses** →Dyshidrose
Dys|kal|ku|lie *f* Rechenstörung
Dys|ka|ry|o|se *f* Bezeichnung für Kernatypien mit Formveränderungen
dys|ka|ry|o|tisch *adj* Dyskaryose betreffend, von ihr betroffen oder gekennzeichnet
Dys|ke|pha|lie *f* Fehlentwicklung des Schädels, Schädelfehlbildung; SYN: Dyszephalie
Dys|ke|pha|lie|syn|drom von François *nt* autosomal-rezessives Fehlbildungssyndrom mit Fehlbildungen von Schädel, Gesicht und Augen; SYN: Hallermann-Streiff-Syndrom, Hallermann-Streiff-François-Syndrom, Dysmorphia mandibulo-oculo-facialis
Dys|ke|ra|tom *nt* dyskeratotischer Tumor; SYN: Dyskeratoma
warziges Dyskeratom meist isolierte Dyskeratose* des Kopfes oder Gesichts, seltener der Mundschleimhaut; SYN: Dyskeratoma segregans, Dyskeratoma verrucosum, Dyskeratoma lymphadenoides, Dyskeratosis segregans, Dyskeratosis follicularis isolata
Dys|ke|ra|to|ma *nt, pl* **-ma|ta** dyskeratotischer Tumor; SYN: Dyskeratom
Dyskeratoma lymphadenoides →Dyskeratoma segregans
Dyskeratoma segregans meist isolierte Dyskeratose* des Kopfes oder Gesichts, seltener der Mundschleimhaut; SYN: warziges Dyskeratom, Dyskeratoma verrucosum, Dyskeratoma lymphadenoides, Dyskeratosis segregans, Dyskeratosis follicularis isolata
Dyskeratoma verrucosum →Dyskeratoma segregans
Dys|ke|ra|to|se *f* Oberbegriff für Verhornungsstörungen der Haut; SYN: Dyskeratosis
hereditäre benigne intraephitheliale Dyskeratose autosomal-dominant vererbte Verhornungsstörung von Mundschleimhaut und Konjunktiva*
kongenitale Dyskeratose →Dyskeratosis congenita
Dys|ke|ra|to|sis *f, pl* **-ses** Oberbegriff für Verhornungsstörungen der Haut; SYN: Dyskeratosis
Dyskeratosis bullosa →Dyskeratosis bullosa hereditaria
Dyskeratosis bullosa hereditaria chronisch verlaufende, rezidivierende Dermatose* mit typischen nässenden Erosionen und Schuppenkrusten der großen Körperfalten; SYN: Hailey-Hailey-Krankheit, Hailey-Hailey-Syndrom, Morbus Hailey-Hailey, familiärer gutartiger Pemphigus, Gougerot-Hailey-Hailey-Krankheit, Pemphigus chronicus benignus familiaris (Hailey-Hailey), Pemphigus Gougerot-Hailey-Hailey, Pemphigus chronicus, Dys-

D

keratosis bullosa

Dyskeratosis congenita ausschließlich Männer betreffende, zu den Poikilodermien* gehörende Erkrankung von Nägeln [Paronychie*], Schleimhäuten [Mund, Anus, Urethra] und Haut; SYN: Zinsser-Cole-Engman-Syndrom, kongenitale Dyskeratose, Polydysplasia ectodermica Typ Cole-Rauschkolb-Toomey

Dyskeratosis follicularis durch typische Verhornungsstörungen im Bereich von Kopf, Handflächen, Fußsohlen und Nägeln gekennzeichnete, autosomal-dominant vererbte Keratose*; SYN: Darier-Krankheit, Dyskeratosis follicularis vegetans, Porospermosis follicularis vegetans, Porospermosis cutanea, Keratosis vegetans

Dyskeratosis follicularis isolata meist isolierte Dyskeratose des Kopfes oder Gesichts, seltener der Mundschleimhaut; SYN: warziges Dyskeratom, dyskeratotischer Tumor, Dyskeratoma segregans, Dyskeratoma verrucosum, Dyskeratoma lymphadenoides, Dyskeratosis segregans

Dyskeratosis follicularis vegetans →Dyskeratosis follicularis

Dyskeratosis maligna intraepidermal wachsende Präkanzerose* der Haut lichtexponierter Areale [Gesicht, Hände, Nacken]; kann in ein Bowen-Karzinom* übergehen; SYN: Bowen-Krankheit, Bowen-Dermatose, Morbus Bowen

Dyskeratosis segregans →Dyskeratosis follicularis isolata

dys|ke|ra|to|tisch *adj* Dyskeratose betreffend, von ihr betroffen oder gekennzeichnet, durch sie bedingt

Dys|ki|ne|se *f* →Dyskinesie

biliäre Dyskinese Störung der Gallenblasenentleerung; kann zur Entwicklung einer Gallenkolik* führen; SYN: Gallenblasendyskinesie, Gallendyssynergie, biliäre Dystonie, Dyskinesie des Gallensystems

Dys|ki|ne|sia *f* →Dyskinesie

Dyskinesia intermittens angiosclerotica intermittierendes Versagen von Muskelgruppen bei angiosklerotischen Durchblutungsstörungen; SYN: Determann-Syndrom

Dyskinesia tarda bei Langzeittherapie mit Neuroleptika* auftretendes extrapyramidales Syndrom mit Hyperkinesien; SYN: tardive Dyskinesie, Spätdyskinesie

Dys|ki|ne|sie *f* motorische Fehlfunktion, Störung der motorischen Funktion; SYN: Dyskinesia, Dyskinese

Dyskinesie des Gallensystems →biliäre Dyskinese

tardive Dyskinesie →Dyskinesia tarda

dys|ki|ne|tisch *adj* Dyskinesie betreffend, von ihr betroffen oder durch sie bedingt

Dys|ko|i|me|sis *f* Einschlafstörung

Dys|ko|rie *f* 1. Entrundung und Verlagerung der Pupille 2. abnorme Pupillenreaktion

Dys|kor|ti|zis|mus *m* Störung der Nebennierenrindenfunktion

Dys|kra|nie *f* Fehlbildung des knöchernen Schädels

Dys|kra|sie *f* fehlerhafte Zusammensetzung von Blut und Körpersäften

dys|kra|sisch *adj* →dyskratisch

dys|kra|tisch *adj* Dyskrasie betreffend

Dys|kri|nie *f* Störung der Bildung und/oder Absonderung von Sekreten

Dys|la|lie *f* Unfähigkeit, Vokale und/oder Konsonanten deutlich auszusprechen; SYN: Stammeln

Dys|le|xie *f* Lesestörung, Leseschwäche; SYN: Legasthenie

Dys|li|pi|do|se *f* lokalisierte oder generalisierte Störung des Fettstoffwechsels; SYN: Fettstoffwechselstörung

Dys|li|po|pro|te|in|ä|mie *f* Auftreten abnormaler Lipoproteine im Blut

Dys|lo|gie *f* Einschränkung der Logik bei beeinträchtigter Hirnfunktion; SYN: Dyslogia

dys|ma|tur *adj* (*Gewebe*) unreif; (*Säugling*) unreif, hypotroph, hypoplastisch

Dys|ma|tu|ri|tät *f* (*Gewebe*) Reifestörung; (*Säugling*) pränatale Dystrophie*

Dys|ma|tu|ri|täts|syn|drom *nt* durch eine Übertragung des Säuglings hervorgerufene Störungen [reduziertes Fettpolster, Fehlen der Käseschmiere, Grünfärbung der Haut]; SYN: Ballantyne-Runge-Syndrom, Übertragungssyndrom, Überreifesyndrom, Clifford-Syndrom

Dys|me|ga|lop|sie *f* Sehstörung mit Vergrößerung der Objekte

Dys|me|lie *f* Gliedmaßenfehlbildung

atriodigitale Dysmelie autosomal-dominante Fehlbildung des Daumens kombiniert mit einem Vorhofseptumdefekt*; SYN: Holt-Oram-Syndrom, atriodigitale Dysplasie

Dys|me|nor|rhö *f, pl* **-rhö|en** schmerzhafte Regelblutung/Menorrhoe; SYN: Menorrhalgie, Dysmenorrhoe, Dysmenorrhoea

Dys|me|nor|rhoe *f, pl* **-rho|en** →Dysmenorrhö

Dys|me|nor|rho|ea *f, pl* **-rho|e|ae** →Dysmenorrhö

Dysmenorrhoea membranacea schmerzhafte Ausscheidung von Gebärmutterschleimhaut während der Monatsblutung

dys|me|nor|rho|isch *adj* Dysmenorrhö betreffend, von ihr betroffen oder gekennzeichnet

dys|me|ta|bo|lisch *adj* Dysmetabolismus betreffend, stoffwechselgestört

Dys|me|ta|bo|lis|mus *m* Stoffwechselstörung, fehlerhafter Stoffwechsel

Dys|me|trie *f* Zielunsicherheit beim Bewegungen

Dys|me|trop|sie *f* Sehstörung mit Fehleinschätzung der Objektgröße

Dys|mi|mie *f* Störung der Mimik/Gestik
Dys|mne|sie *f* Gedächtnisstörung
dys|mnes|tisch *adj* Dysmnesie betreffend, von ihr betroffen oder gekennzeichnet
Dys|mor|phia *f* →Dysmorphie
Dysmorphia mandibulo-oculo-facialis autosomal-rezessives Fehlbildungssyndrom mit Fehlbildungen von Schädel, Gesicht und Augen; SYN: Dyskephaliesyndrom von François, Hallermann-Streiff-Syndrom, Hallermann-Streiff-François-Syndrom
Dys|mor|phie *f* Gestaltanomalie, Deformität, Fehlbildung; SYN: Dysmorphia
dys|mor|pho|phob *adj* Dysmorphophobie betreffend, durch sie gekennzeichnet
Dys|mor|pho|pho|bie *f* krankhafte Angst vor körperlichen Missbildungen; auch die wahnhafte Überzeugung durch reale oder vermeintliche Körperfehler aufzufallen
Dys|morph|op|sie *f* Verzerrtsehen
Dys|my|e|li|no|ge|ne|se *f* Störung der Myelinscheidenbildung
Dys|o|don|tie *f* **1.** Fehlentwicklung der Zahnanlage **2.** verzögerte/erschwerte/fehlerhafte Zahnung
Dys|on|to|ge|ne|se *f* Störung der Fruchtentwicklung; SYN: Dysontogenie
dys|on|to|ge|ne|tisch *adj* Dysontogenese betreffend, durch sie bedingt
Dys|on|to|ge|nie *f* →Dysontogenese
Dys|o|pie *f* →Dysopsie
Dys|op|sie *f* Sehstörung; SYN: Dysopia, Dysopie, Dysopsia
Dys|o|re|xie *f* Appetitstörung
Dys|or|ga|no|pla|sie *f* Organfehlentwicklung
Dys|o|rie *f* →Dysorose
dys|o|risch *adj* Dysorie betreffend, mit gestörter Gefäßpermeabilität
Dys|o|ro|se *f* Störung der Permeabilität des Gefäßendothels; SYN: Dyshorie, Dysorie
Dys|os|mie *f* Störung des Geruchssinns; SYN: Dysosphresie
Dys|os|phre|sie *f* →Dysosmie
Dys|os|te|o|ge|ne|se *f* →Dysostose
Dys|os|to|se *f* durch eine fehlerhaft Knochenentwicklung oder Knochenbildung gekennzeichnete Erkrankung; SYN: Dysostosis
orodigitofaziale Dysostose X-chromosomal vererbtes Syndrom mit oralen [Lappenzunge, Gaumenspalte], digitalen [Brachydaktylie*, Syndaktylie*] und fazialen [Lippenspalte, Nasenknorpelhypoplasie] Fehlbildungen; evtl. geistige Retardierung; SYN: orofaziodigitales Syndrom, OFD-Syndrom, Papillon-Léage-Psaume-Syndrom
Dys|os|to|sis *f, pl* **-ses** durch eine fehlerhaft Knochenentwicklung oder Knochenbildung gekennzeichnete Erkrankung; SYN: Dysostose
Dysostosis acrofacialis autosomal-dominant vererbtes Syndrom mit Fehlbildungen der Akren [Polydaktylie*, Synostose* der Mittelhandknochen] und des Unterkiefers [Unterkieferspalte, Diastema*]; SYN: Weyers-Syndrom
Dysostosis cleidocranialis autosomal-dominant vererbtes Syndrom mit Fehlbildung des Schlüsselbeins [Hypoplasie* oder Aplasie*] und des Schädels [vorspringender Stirnhöcker, Sattelnase, kleiner Unterkiefer], kombiniert mit sonstigen Skelettfehlbildungen [Hypoplasie* von Beckenschaufel, Sitzbein und Schambein]; SYN: kleidokraniale Dysplasie, Dysplasia cleidocranialis, Scheuthauer-Marie-Sainton-Syndrom, Scheuthauer-Marie-Syndrom
Dysostosis cranio-facialis autosomal-dominant vererbtes Syndrom mit Fehlbildung im Bereich des Schädels [Kraniosynostose* mit Ausbildung eines Turmschädels] und des Gesichts [Mittelgesichtshypoplasie, kurze Oberlippe]; klinisch wichtig sind auch die Augensymptome [Exophthalmus*, Hypertelorismus*] und die progrediente Innenohrschwerhörigkeit; evtl. geistige Retardierung; SYN: Crouzon-Syndrom
Dysostosis enchondralis metaphysaria zur Gruppe der metaphysären Chondrodysplasien* gehörende, autosomal-dominant vererbte Dysostose mit disproportioniertem Zwergwuchs* [mittlere Endgröße 125 cm]; SYN: Jansen-Syndrom
Dysostosis mandibularis autosomal vererbtes Syndrom mit Gesichts-, Kiefer- und Ohrmuschelfehlbildungen; SYN: Nager-Syndrom, Nager-Reynier-Syndrom, Reynier-Nager-Syndrom
Dysostosis mandibulofacialis autosomal-dominant vererbtes Syndrom mit Fehlbildungen des Unterkiefers und des Gesichtsschädels; typisch sind Unter- und Oberkieferhypoplasie, Ohrmuscheldysplasie und Gehörgangsatresie mit Taubheit; SYN: Treacher-Collins-Syndrom, Franceschetti-Syndrom, Berry-Syndrom, Franceschetti-Zwahlen-Syndrom
Dysostosis multiplex autosomal-rezessiv vererbte Speicherkrankheit durch einen Mangel an α-L-Iduronidase; typisch sind Knochenwachstumsstörungen [disproportionierter Zwergwuchs*, Lendenkyphose], Deformität des Gesichtsschädels [Wasserspeiergesicht*], Hepatosplenomegalie*, sowie Hornhauttrübungen und evtl. eine geistige Retardierung; SYN: Hurler-Krankheit, Hurler-Syndrom, Lipochondrodystrophie, (von) Pfaundler-Hurler-Krankheit, (von) Pfaundler-Hurler-Syndrom, Mukopolysaccharidose I-H
dys|os|to|tisch *adj* Dysostose betreffend, von ihr betroffen oder gekennzeichnet, durch sie bedingt

D

Dys|pa|reu|nie *f* schmerzhafter Geschlechtsverkehr/Koitus; SYN: Algopareunie

Dys|pep|sia *f* →Dyspepsie

Dys|pep|sie *f* 1. Verdauungsstörung 2. unspezifische Bezeichnung für Oberbauchbeschwerden unterschiedlicher Genese 3. →Säuglingsdyspepsie

dys|pep|tisch *adj* Dyspepsie betreffend, von ihr betroffen oder gekennzeichnet, durch sie bedingt

Dys|pha|gia *f* Schluckstörung; SYN: Dysphagie

Dysphagia amyotactica Dysphagie durch Störung der Schlundmuskulatur

Dysphagia lusoria Schluckstörung bei Druck auf die Speiseröhre durch Gefäßfehlbildungen

Dys|pha|gie *f* Schluckstörung; SYN: Dysphagia

sideropenische Dysphagie durch Vitamin- und Eisenmangel hervorgerufene Schluckbeschwerden, Zungenbrennen, Speiseröhrenkrämpfe und hypochrome Anämie*; SYN: Plummer-Vinson-Syndrom, Paterson-Brown-Syndrom, Kelly-Paterson-Syndrom, Paterson-Kelly-Syndrom

Dys|pha|go|zy|to|se *f* angeborener oder erworbener Defekt der Phagozytose*

kongenitale Dysphagozytose angeborener [X-chromosomaler oder autosomal-rezessiver] Phagozytosedefekt mit chronisch rezidivierenden bakteriellen Infektionen; SYN: progressive septische Granulomatose, septische Granulomatose

dys|pha|go|zy|to|tisch *adj* Dysphagozytose betreffend, von ihr betroffen oder durch sie bedingt

Dys|pha|sie *f* Sprachstörung, Störung der normalen Sprache; SYN: Dysphasia

Dys|phe|mie *f* Stottern

dys|phon *adj* Dysphonie betreffend

Dys|pho|nie *f* Stimmstörung, Stimmbildungsstörung; SYN: Dysphonia

Dys|pho|rie *f* Verstimmung, Missstimmung, Übellaunigkeit, Gereiztheit

dys|pho|risch *adj* Dysphorie betreffend, übellaunig, gereizt, verstimmt, dysphorisch

Dys|phy|la|xie *f* Durchschlafstörung

Dys|pla|sia *f* →Dysplasie

Dysplasia cleidocranialis autosomal-dominant vererbtes Syndrom mit Fehlbildung des Schlüsselbeins [Hypoplasie* oder Aplasie*] und des Schädels [vorspringender Stirnhöcker, Sattelnase, kleiner Unterkiefer], kombiniert mit sonstigen Skelettfehlbildungen [Hypoplasie* von Beckenschaufel, Sitzbein und Schambein]; SYN: kleidokraniale Dysplasie, Dysostosis cleidocranialis, Scheuthauer-Marie-Syndrom, Scheuthauer-Marie-Sainton-Syndrom,

Dysplasia coxae congenita angeborene, unvollständige Entwicklung des Hüftgelenks; SYN: kongenitale Hüftdysplasie, kongenitale Hüftgelenkdysplasie

Dysplasia cranio-carpo-tarsalis autosomal-dominantes Fehlbildungssyndrom mit charakteristischer Gesichtsdysmorphie [**whistling face**], kleinem Schädel und kleinen Händen und Füßen; SYN: Freeman-Sheldon-Syndrom, kranio-karpo-tarsales Dysplasie-Syndrom

Dysplasia ectodermalis angeborene Entwicklungsstörung von Organen und Geweben, die vom Ektoderm* abstammen; SYN: Ektodermaldysplasie

Dysplasia epiphysealis capitis femoris meist asymptomatische, ein- oder beidseitige Dysplasie der oberen Femurepiphysen

Dysplasia epiphysealis hemimelica meist einseitige Knochen-Knorpelwucherung eines Gelenks; SYN: Trevor-Erkrankung, Trevor-Syndrom

Dysplasia fibrosa →fibröse Dysplasie

Dys|pla|sie *f* Fehlbildung, Fehlentwicklung eines Gewebes oder Organs; SYN: Dysplasia

familäre metaphysäre Dysplasie autosomal-rezessive Dysplasie der Metaphysen langer Knochen; SYN: Pyle-Syndrom

anhidrotische ektodermale Dysplasie X-chromosomal-rezessiv vererbtes Syndrom, das durch Fehlbildung der Haut(anhangsgebilde) [Hypotrichie, Anhidrose*], der Zähne [Hypodontie*] und verschiedener Knorpel [Nase, Ohr] gekennzeichnet ist; SYN: ektodermale Dysplasie, ektodermale kongenitale Dysplasie, Christ-Siemens-Syndrom, Christ-Siemens-Touraine-Syndrom, Guilford-Syndrom, Jacquet-Syndrom, Anhidrosis hypotrichotica/congenita

arteriohepatische Dysplasie Fehlbildungssyndrom mit Hypoplasie der Gallengänge, Pulmonalstenose, Gesichtsfehlbildungen und Wirbelkörperanomalien; SYN: Alagille-Syndrom

atriodigitale Dysplasie autosomal-dominante Fehlbildung des Daumens kombiniert mit einem Vorhofseptumdefekt*; SYN: Holt-Oram-Syndrom, atriodigitale Dysmelie

bronchopulmonale Dysplasie v.a. bei Frühgeborenen auftretendes Syndrom mit Verdickung der Alveolarsepten, Emphysembildung und Atelektasen; SYN: Wilson-Mikity-Syndrom

chondroektodermale Dysplasie Syndrom mit Mikromelie*, Polydaktylie*, Hypodontie und anderen Fehlbildungen; SYN: Ellis-van Creveld-Syndrom, Ellis-Creveld-Syndrom, Chondroektodermaldysplasie, Chondrodysplasia ectodermica

chorioidoretinale Dysplasie X-chromosomal-dominant vererbtes Syndrom mit Agenesie* des Corpus callosum, Chorioretinopathie* und tonisch-konischen

Krampfanfällen; SYN: Aicardi-Syndrom
ektodermale Dysplasie →anhidrotische ektodermale Dysplasie
ektodermale kongenitale Dysplasie →anhidrotische ektodermale Dysplasie
epiphysäre Dysplasie Fehlentwicklung der Knochenepiphyse; SYN: Epiphysendysplasie
fibröse Dysplasie in der Kindheit (5.–15. Jahr) beginnende systemische Skeletterkrankung, die einen oder mehrere Knochen befallen kann; kommt i.d.R. nach Abschluss des Wachstums zum Stillstand; SYN: Jaffé-Lichtenstein-Krankheit, Jaffé-Lichtenstein-Uehlinger-Syndrom, fibröse Knochendysplasie, nicht-ossifizierendes juveniles Osteofibrom, halbseitige von Recklinghausen-Krankheit, Osteodystrophia fibrosa unilateralis, Osteofibrosis deformans juvenilis
hidrotisch ektodermale Dysplasie autosomal-dominant vererbte Dermatose* ohne Schweißdrüsendysplasie; SYN: Clouston-Syndrom
kleidokraniale Dysplasie autosomal-dominant vererbtes Syndrom mit Fehlbildung des Schlüsselbeins [Hypoplasie* oder Aplasie*] und des Schädels [vorspringender Stirnhöcker, Sattelnase, kleiner Unterkiefer], kombiniert mit sonstigen Skelettfehlbildungen [Hypoplasie* von Beckenschaufel, Sitzbein und Schambein]; SYN: Scheuthauer-Marie-Sainton-Syndrom, Scheuthauer-Marie-Syndrom, Dysplasia cleidocranialis, Dysostosis cleidocranialis
kongenitale ektodermale und mesodermale Dysplasie erbliches Fehlbildungssyndrom mit Hautatrophie, Pigmentanomalie, sowie Augen-, Zahn- und Skelettfehlbildungen; SYN: fokale dermale Hypoplasie, FDH-Syndrom, Goltz-Gorlin-Syndrom, Goltz-Peterson-Gorlin-Ravits-Syndrom, Jessner-Cole-Syndrom, Liebermann-Cole-Syndrom
polyostotische fibröse Dysplasie ätiologisch ungeklärtes Syndrom mit polyostotischer fibröser Dysplasie langer Röhrenknochen, Hautpigmentierung [Café-au-lait-Flecken] und endokinen Störungen; SYN: Albright-Syndrom, McCune-Syndrom, McCune-Albright-Syndrom
spondyloepiphysäre Dysplasie im Kleinkindesalter auftretende, auf das Bindegewebe beschränkte Speicherkrankheit mit relativ leichter Symptomatik [Minderwuchs, Kielbrust, Hornhauttrübung] bei normaler Intelligenz; SYN: Morquio-Syndrom, Morquio-Ullrich-Syndrom, Morquio-Brailsford-Syndrom, Mukopolysaccharidose Typ IV
kranio-karpo-tarsales Dysplasie-Syndrom →Dysplasia cranio-carpo-tarsalis

dys|plas|tisch *adj* Dysplasie betreffend, von ihr betroffen oder gekennzeichnet, durch sie bedingt
Dys|pnoe *f, pl* **-o|en** erschwerte Atmung, Atemnot, Kurzatmigkeit
exspiratorische Dyspnoe Dyspnoe bei Verengung der Atemwege während der Ausatmung, z.B. bei Asthma
inspiratorische Dyspnoe erschwerte Einatmung bei Verlegung oder Einengung der Atemwege
kardiale Dyspnoe Dyspnoe bei Linksherzinsuffzienz*
pulmonale Dyspnoe durch Veränderungen oder Erkrankungen der Lunge verursachte Dyspnoe

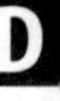

dys|pno|isch *adj* Dyspnoe betreffend, von ihr betroffen oder gekennzeichnet, kurzatmig
Dys|po|e|se *f* Bildungsstörung; SYN: Dyspoiese
Dys|po|i|e|se *f* →Dyspoese
Dys|pon|de|ro|sis *f, pl* **-ses** Oberbegriff für extreme Störungen des Körpergewichts
Dys|pra|xie *f* leichte Apraxie*
Dys|pro|te|in|ä|mie *f* abweichende Zusammensetzung der Plasmaeiweiße
dys|pro|te|in|ä|misch *adj* Dysproteinämie betreffend
Dys|pro|throm|bin|ä|mie *f* autosomal-rezessive Bildungsstörung von Prothrombin*, die zu unterschiedlich ausgeprägter Blutungsneigung führt
Dys|re|fle|xie *f* Reflexstörung
Dys|rha|phie *f* Fehlbildung durch einen unvollständigen Schluss des Neuralrohrs während der Embryonalperiode
Dys|rha|phie|syn|drome *nt* durch einen unvollständigen Schluss des Neuralrohrs während der Embryonalperiode hervorgerufene Störungen; SYN: dysrhaphische Störungen
dys|rha|phisch *adj* Dysrhaphie betreffend, durch sie bedingt
Dys|rhyth|mie *f* Rhythmusstörung
Dys|se|ba|cea *f* Störung der Talgdrüsensekretion; SYN: Dyssteatosis
Dys|som|nie *f* Schlafstörung
Dys|sper|ma|tis|mus *m* fehlerhafte Entwicklung der Spermien; auch Störung der Ejakulation
dys|sper|ma|to|gen *adj* durch Störung der Spermatogenese* bedingt
Dys|sta|sia *f* →Dysstasie
Dys|sta|sie *f* Störung des Stehens; Beschwerden beim Stehen; SYN: Dysstasia
Dys|ste|a|to|sis *f, pl* **-ses** Störung der Talgdrüsensekretion; SYN: Dyssebacea
dys|ste|a|to|tisch *adj* Dyssteatosis betreffend, von ihr betroffen oder durch sie bedingt
Dys|syl|la|bie *f* Silbenstottern
Dys|sym|bo|lie *f* Störung der Konzeptbildung mit Unfähigkeit Gedanken oder Ideen klar auszudrücken

D

Dys|sy|ner|gie *f* Störung des Zusammenwirkens synergistischer Funktionen, Synergiestörung; SYN: Dyssynergia
Dys|ta|xia *f* leichte/partielle Ataxie*
Dys|te|lek|ta|se *f* vermindert Belüftung oder Entfaltung eine Lungenabschnitts
Dys|ther|mie *f* Fehlregulation der Körpertemperatur
dys|thym *adj* Dysthymie betreffend, von ihr betroffen oder gekennzeichnet
Dys|thy|mie *f* Beeinträchtigung der Stimmung im Sinne einer Depression
Dys|thy|re|o|se *f* Bezeichnung für Störungen der Schilddrüsenfunktion
dys|thy|re|ot *adj* Dysthyreose betreffend, von ihr betroffen oder gekennzeichnet, durch sie bedingt
Dys|to|kie *f* abnormaler/gestörter/erschwerter Geburtsverlauf
dys|ton *adj* Dystonie betreffend, von ihr betroffen oder gekennzeichnet, durch sie bedingt; SYN: dystonisch
Dys|to|nie *f* mangelhafter/fehlerhafter Spannungszustand/Tonus
biliäre Dystonie Störung der Gallenblasenentleerung; kann zur Entwicklung einer Gallenkolik* führen; SYN: Gallenblasendyskinesie, Gallendyssynergie, biliäre Dyskinese
dys|to|nisch *adj* →dyston
dys|top *adj* Dystopie betreffend, von ihr betroffen oder durch sie bedingt; SYN: allotop, allotopisch, dystopisch
Dys|to|pie *f* Gewebeverlagerung; oft gleichgesetzt mit Ektopie
dys|to|pisch *adj* →dystop
dys|troph *adj* Dystrophie betreffend, von ihr betroffen oder gekennzeichnet, durch sie bedingt; SYN: dystrophisch
Dys|tro|phia *f* →Dystrophie
Dystrophia adiposogenitalis bei Kindern auftretende plötzliche Fettsucht in Kombination mit Minderwuchs und Hypogonadismus*; SYN: Babinski-Fröhlich-Syndrom, Morbus Fröhlich, hypothalamisches Syndrom, hypothalamischer Symptomenkomplex, Fröhlich-Syndrom
Dystrophia epithelialis corneae ätiologisch ungeklärte Degeneration von Hornhautepithel und -endothel; SYN: Fuchs-Hornhautdystrophie
Dystrophia musculorum progressiva Oberbegriff für Erkrankungen, die zu einem fortschreitenden Abbau von Muskeln führen; SYN: progressive Muskeldystrophie
Dystrophia musculorum progressiva Duchenne häufigste und bösartigste Form der progressiven Muskeldystrophie; X-chromosomal-rezessiv vererbt; SYN: Duchenne-Krankheit, Duchenne-Muskeldystrophie, Duchenne-Typ der progressiven Muskeldystrophie, pseudohypertrophe pelvifemorale Form
Dystrophia musculorum progressiva Erb autosomal-dominant vererbte, gutartige Verlaufsform der progressiven Muskeldystrophie mit fast normaler Lebenserwartung; SYN: Erb-Muskelatrophie, Erb-Muskeldystrophie, Erb-Syndrom
fazioskapulohumerale Form der Dystrophia musculorum progressiva leichte Form der progressiven Muskeldystrophie, die Gesichts- und Schultergürtelmuskulatur befällt; SYN: Duchenne-Landouzy-Atrophie
Dystrophia myotonica autosomal-dominante Muskeldystrohie, die in vier Formen [kongenitale, kindliche, juvenile und Erwachsenenform] vorkommt; SYN: Curschmann-Steinert-Syndrom, Curschmann-Steinert-Batten-Syndrom, myotonische Dystrophie
Dystrophia unguium erworbene Entwicklungsstörung der Nägel; SYN: Nageldystrophie, Onychodystrophie
Dys|tro|phie *f* durch Mangel- oder Fehlernährung hervorgerufene Störung des gesamten Körpers, einzelner Organe oder Gewebe; SYN: Dystrophia
frühinfantile spongiöse Dystrophie autosomal-rezessive Degeneration des ZNS, die bereits bei Säuglingen einsetzt; SYN: Canavan-Syndrom, van Bogaert-Bertrand-Syndrom, Canavan-van Bogaert-Bertrand-Syndrom
myotonische Dystrophie →Dystrophia myotonica
dys|tro|phisch *adj* →dystroph
Dys|u|ria *f* →Dysurie
Dysuria psychica Unfähigkeit, in Gegenwart anderer Harn zu lassen
Dys|u|rie *f* schmerzhafte Miktion, schmerzhaftes Wasserlassen; SYN: Fehlharnen, Schwerharnen, Dysuria
dys|u|risch *adj* Dysurie betreffend, von ihr betroffen oder gekennzeichnet
Dys|vit|a|mi|no|se *f* Bezeichnung für Erkrankungen, die durch einen Vitaminmangel [Hypovitaminose*, Avitaminose*] oder Vitaminüberschuss [Hypervitaminose*] verursacht werden
Dys|ze|pha|lie *f* Fehlentwicklung des Schädels, Schädelfehlbildung; SYN: Dyskephalie
Dys|ze|pha|lo|syn|dak|ty|lie *f* Fehlbildungssyndrom mit Beteiligung von Schädel, Gesicht, Skelett und inneren Organen; SYN: Vogt-Waardenburg-Syndrom, Waardenburg-Syndrom
Dys|zo|o|sper|mie *f* Störung der Spermatozoenbildung
D-Zelladenokarzinom *nt* von den D-Zellen ausgehendes Adenokarzinom* des Pankreas; SYN: Delta-Zelladenokarzinom
D-Zelladenom *nt* von den D-Zellen ausgehendes Adenom* des Pankreas; SYN: Delta-

Zelladenom

D-Zelle *f* Somatostatin*-bildende Zelle der Langerhans*-Inseln der Bauchspeicheldrüse; SYN: δ-Zelle, Delta-Zelle

D-Zellen-Tumor *m* →D-Zell-Tumor

D-Zell-Tumor *m* von den D-Zellen* des Pankreas ausgehender Somatostatin*-bildender Tumor; SYN: D-Zellen-Tumor, Somatostatinom

E

E-, **e-** *präf.* Wortelement mit der Bedeutung "aus/heraus"

EAC-Rosettentest *m* immunologische Technik zur Darstellung von B-Lymphozyten unter Verwendung von Erythrozyten, Antikörperserum und Komplement*

Eales-Krankheit *f* ätiologisch ungeklärte, vorwiegend jüngere Männer betreffende, rezidivierende Blutungen in Netzhaut und Glaskörper; SYN: Eales-Erkrankung, Periphlebitis retinae

early cancer *nt* in die Submukosa eingewachsenes Karzinom*; SYN: Frühkarzinom

East-Coast-Fieber *nt* in Ostafrika vorkommende, selten auf den Menschen übertragene Piroplasmose*; SYN: bovine Piroplasmose, bovine Theileriose

Eastern equine encephalitis *f* →Eastern equine encephalomyelitis

Eastern equine encephalomyelitis *f* in Nord- und Mittelamerika auftretende, schwer verlaufende Arbovirus-Enzephalitis* durch das **Eastern equine encephalomyelitis-Virus**; SYN: östliche Pferdeenzephalitis, Eastern equine encephalitis

Eaton agent *nt* veraltet für →Mycoplasma pneumoniae

Ebner-Drüsen *pl* seröse Drüsen der Papillae vallate der Zunge; SYN: von Ebner-Drüsen, von Ebner-Spüldrüsen, Ebner-Spüldrüsen

Ebner-Halbmond *m* halbmondförmiges Endstück der gemischten Mundspeicheldrüsen; SYN: von Ebner-Halbmond, seröser Halbmond, Giannuzzi-Halbmond, Heidenhain-Halbmond

Ebner-Spüldrüsen *pl* →Ebner-Drüsen

Ebola-Fieber *nt* →Ebolaviruskrankheit

Ebola-Virus *nt* s.u. Ebolaviruskrankheit

E|bo|la|vi|rus|krank|heit *nt* durch das **Ebola-Virus** verursachte tropische Infektionskrankheit mit hoher Letalität; SYN: Ebola-Fieber, Ebola hämorrhagisches Fieber

E|bri|e|tas *f* Trunkenheit

Ebstein-Anomalie *f* angeborener Herzfehler mit Verlagerung der fehlgebildeten Trikuspidalklappe* in den rechten Ventrikel; SYN: Ebstein-Syndrom

E|bul|lis|mus *m* Freisetzung von Gasblasen in Blut und Körpergeweben bei Druckabfall; SYN: Aeroembolismus

E|bur|ne|a|ti|on *f* übermäßige Knochenbildung mit elfenbeinartiger Verdichtung; SYN: Eburnisation, Eburnifikation

E|bur|ni|fi|ka|ti|on *f* →Eburneation

E|bur|ni|sa|ti|on *f* →Eburneation

EB-Virus *nt* →Epstein-Barr-Virus

Ec-, **ec-** *präf.* Wortelement mit der Bedeutung "aus/heraus"

Ec|ce|ma *nt, pl* **-ma|ta** →Ekzem

Eccema herpeticatum meist bei Patienten mit endogenem Ekzem* auftretende disseminierte Aussaat von Herpes-simplex-Bläschen; SYN: Kaposi-Dermatitis, Eczema herpeticatum, Eccema herpetiformis, varizelliforme Eruption Kaposi, Pustulosis acuta varicelliformis, Pustulosis acuta varioliformis

Eccema herpetiformis →Eccema herpeticatum

Eccema infantum an den Wangen beginnende Frühform des seborrhoischen Ekzems, die abheilen oder in ein endogenes Ekzem übergehen kann; SYN: Milchschorf, frühexsudatives Ekzematoid, konstitutionelles Säuglingsekzem, Crusta lactea

Eccema solare ätiologisch ungeklärte, durch Sonnenlicht hervorgerufene Lichtdermatose*; die Art der Hautveränderung ist extrem variabel [ekzem-artig, plaque-artig, urtikariell, erythematös] und wechselt oft von Mal zu Mal; SYN: polymorphe Lichtdermatose (Haxthausen), Lichtekzem, polymorpher Lichtausschlag, Sommerprurigo, Lupus erythematodes-artige Lichtdermatose, Dermatopathia photoelectrica, Prurigo aestivalis

Ec|chon|dro|sis os|si|fi|cans *f* autosomal-dominant vererbte Skeletterkrankung mit multiplen Exostosen* im Bereich der Metaphysen* von Röhrenknochen, Rippen,

Schulterblatt und Becken; i.d.R. benigner Verlauf, bei ca. 10% der Patienten maligne Entartung; SYN: multiple kartilaginäre Exostosen, hereditäre multiple Exostosen, Exostosenkrankheit, multiple Osteochondrome, Ekchondrosis ossificans

Eclchylmolsis *f, pl* **-ses** kleinflächige Hautblutung; SYN: Ekchymose

-echie *suf.* Wortelement mit der Bedeutung "Halten/Zusammenhalten/Zurückhalten"

Elchilnolcoclcolsis *f, pl* **-ses** →Echinokokkose

Elchilnolcoclcus *m, pl* **-cocl ci** **1.** Gattung der Bandwürmer **2.** Bandwurmfinne; SYN: Echinokokkus

Echinococcus alveolaris Finne von Echinococcus* multilocularis

Echinococcus cysticus Finne von Echinococcus* granulosus

Echinococcus granulosus 3–6 mm langer Bandwurm, der bei Hunden und anderen Caniden vorkommt; beim Menschen [Fehlzwischenwirt] Erreger der Echinokokkose*; SYN: Blasenbandwurm, Hundebandwurm, Taenia echinococcus

Echinococcus multilocularis 1–4 mm langer Bandwurm des Rotfuchses; beim Menschen [Fehlzwischenwirt] Erreger der Echinokokkose*; SYN: Fuchsbandwurm

Elchilnolkoklkenlblalse *f* →Echinokokkenzyste

Elchilnolkoklkenlinlfekltilon *f* →Echinokokkose

Elchilnolkoklkenlkranklheit *f* →Echinokokkose

Elchilnolkoklkenlzyslte *f* von Echinococcus* cysticus im Körper gebildete flüssigkeitsgefüllte Blase; SYN: Echinokokkenblase, Echinokokkuszyste, Hydatide

Elchilnolkoklkolse *f* nach peroraler Aufnahme der Eier des Hundebandwurms [Echinococcus* granulosus oder multilocularis] entstehende Erkrankung; je nach Verlauf unterscheidet man eine alveoläre und eine zystische Form; SYN: Echinokokkenkrankheit, Echinokokkeninfektion, Echinococcosis, Hydatidenkrankheit, Hydatidose, Hundebandwurmkrankheit

alveoläre Echinokokkose durch Echinococcus* alveolaris hervorgerufene Erkrankung mit Bildung multipler traubenartiger Zysten in Leber, Milz und Lunge

zystische Echinokokkose durch die Bildung solitärer, zum Teil kindskopfgroßer Zysten in Leber (60%) und Lunge (40%) gekennzeichnete Erkrankung durch Echinococcus* cysticus

Elchilnolkoklkuslzyslte *f* →Echinokokkenzyste

Elchilnolstolma *nt, pl* **-malta** zu den Trematoden gehörender Saugwurm

Elchilnolstolmilalsis *f, pl* **-ses** durch Saugwürmer [**Echinostoma**-Species] hervorgerufene Tropenkrankheit mit meist asymptomatischem Verlauf; SYN: Echinostomainfektion

Elchilnolzyt *m* in hyperosmolarer Lösung entstehende stechapfelförmige Erythrozytenform; SYN: Stechapfelform

Echo-, **echo-** *präf.* Wortelement mit der Bedeutung "Schall/Widerhall/Ton"

Elcholenlzelphallolgraf *m* →Echoenzephalograph

Elcholenlzelphallolgralfie *f* →Echoenzephalographie

elcholenlzelphallolgralfisch *adj* →echoenzephalographisch

Elcholenlzelphallolgramm *nt* bei der Echoenzephalographie gewonnene Aufnahme

Elcholenlzelphallolgraph *m* Ultraschallgerät zur Echoenzephalographie

Elcholenlzelphallolgralphie *f* Ultraschalluntersuchung des Schädelinneren, insbesondere des Gehirns

elcholenlzelphallolgralphisch *adj* Echoenzephalographie betreffend, mittels Echoenzephalographie

Elcholerlscheilnunlgen *pl* zwangshafte Nachahmung der Handlungen anderer Personen; SYN: Echomatismus

Elcholfolnolkarldilolgralfie *f* →Echophonokardiographie

Elcholgraf *m* →Echograph

Elcholgralfie *f* →Echographie

Elcholgramm *nt* Sonogramm*

Elcholgraph *m* Ultraschallgerät; SYN: Sonograph

Elcholgralphie *f* **1.** Ultraschalluntersuchung, Sonographie* **2.** Wiederholung von Worten beim Abschreiben

Elcholkarldilolgralfie *f* →Echokardiographie

elcholkarldilolgralfisch *adj* →echokardiographisch

Elcholkarldilolgramm *nt* bei der Echokardiographie gewonnene Aufnahme; SYN: Ultraschallechokardiogramm, Ultraschallkardiogramm

Elcholkarldilolgralphie *f* Ultraschalluntersuchung des Herzens; SYN: Ultraschallechokardiographie, Ultraschallkardiographie

elcholkarldilolgralphisch *adj* Echokardiographie betreffend, mittels Echokardiographie; SYN: ultraschallkardiographisch, ultraschallechokardiographisch

Elcholkilnelse *f* zwangshaftes Nachahmen von Bewegungen anderer Personen; SYN: Echopraxie

Elchollallie *f* zwangshaftes Nachsprechen von Wörtern oder Sätzen; SYN: Echophrasie

Elcholmaltislmus *m* →Echoerscheinungen

Elcholpholnolkarldilolgralfie *f* →Echophonokardiographie

Elcholpholnolkarldilolgralphie *f* kombinierte Echokardiographie* und Phonokardiographie*

Elcholphralsie *f* →Echolalie

Elcholpralxie *f* →Echokinese

ECHO-Viren *nt* kleine RNA-Viren [**e**nteric, **c**ytopathic, **h**uman, **o**rphan], die Infektionen der Atemwege, des Magen-Darm-

Traktes und des ZNS hervorrufen können

Echt-Zeit-Verfahren *nt* Ultraschalltechnik, bei der Vorgänge direkt am Monitor beobachtet werden können; SYN: Real-time-Technik

Ec|lamp|sia *f* →Eklampsie

Economo-Enzephalitis *f* epidemische Enzephalitis* vermutlich viraler Genese, die primär zwischen 1915 und 1925 in Europa auftrat; SYN: von Economo-Krankheit, Economo-Krankheit, von Economo-Enzephalitis, europäische Schlafkrankheit, Encephalitis epidemica/lethargica

Ect-, ect- *präf.* →Ekto-

-ectasia *suf.* →-ektasie

Ec|thy|ma *nt, pl* **-ma|ta** durch Streptokokken oder Staphylokokken verursachtes eitriges Hautgeschwür; SYN: Ekthym, Ekthyma, Ecthyma

Ecthyma cachectoricum →Ecthyma gangraenosum terebrans

Ecthyma contagiosum von Schafen oder Ziegen auf den Menschen [Melker] übertragene Haukrankheit, die durch rötliche, nässende Knoten charakterisiert ist; SYN: Orf, atypische Schafpocken, Steinpocken, Stomatitis pustulosa contagiosa

Ecthyma gangraenosum →Ecthyma gangraenosum terebrans

Ecthyma gangraenosum terebrans v.a. Kleinkinder und ältere Patienten befallende eitrig-ulzeröse Hauterkrankung durch Pseudomonas* aeruginosa, Escherichia* coli u.a.; SYN: Ecthyma gangraenosum, Ecthyma terebrans infantum, Ecthyma cachectoricum

Ecthyma terebrans infantum →Ecthyma gangraenosum terebrans

Ecto-, ecto- *präf.* →Ekto-

-ectomia *suf.* →-ektomie

Ec|to|pia *f* →Ektopie

EC-Zellen *pl* u.a. Serotonin* enthaltende, basalgekörnte Zellen des Magen-Darm-Traktes, die sich mit Silber anfärben; SYN: enterochromaffine/argentaffine/gelbe/ent eroendokrine Zellen, Kultschitzky-Zellen

Ec|ze|ma *nt, pl* **-ma|ta** →Ekzema

E|del|ga|se *pl* die gasförmigen, reaktionsträgen Elemente der VIII. Hauptgruppe des Periodensystems

E|de|tin|säu|re *f* →Ethylendiamintetraessigsäure

Edinger-Westphal-Kern *m* autonomer Okulomotoriuskern für die inneren Augenmuskeln; SYN: Nucleus oculomotorius accessorius

Ed|ward|si|el|la *f* gramnegative Gattung der Enterobacteriaceae*

Edwards-Syndrom *nt* durch eine Trisomie* von Chromosom 18 verursachtes Fehlbildungssyndrom mit Schädel- und Knochenfehlbildungen, Skoliose und körperlicher und geistiger Unterentwicklung; SYN: Trisomie 18-Syndrom, Trisomie 18

Ef-, ef- *präf.* Wortelement mit der Bedeutung "aus/heraus"

Ef|fek|tiv|do|sis *f, pl* **-sen** Bezeichnung für die effektive wirksame Arzneimittelmenge; SYN: Dosis effectiva, Dosis efficax, Wirkdosis

ef|fe|rent *adj* zentrifugal; wegführend, herausführend, herausleitend, ableitend

Ef|fi|zi|enz *f* Wirkungsgrad, Nutzleistung; (Leistungs-)Fähigkeit

Ef|fla|ti|on *f* Aufstoßen

Ef|flo|res|zenz *f* sichtbare Hautveränderung, z.B. Fleck, Knötchen, Quaddel; SYN: Hautblüte

Ef|flu|vi|um *nt* **1.** Ausfall, Entleerung, Erguss **2.** Haarausfall

androgenetisches Effluvium Haarausfall vom männlichen Typ, männliche Glatzenbildung; SYN: androgenetische Alopezie, Alopecia androgenetica, Calvities hippocratica

Effluvium capillorum Haarausfall

Effluvium seminis Samenerguss, Ejakulation

telogenes Effluvium diffuser, nicht vernarbender Haarausfall, z.B. bei Säuglingen oder im Alter

Effort-Syndrom *nt* belastungsunabhängig auftretende Symptomatik mit Hyperventilation*, Tachykardie*, Herzschmerzen und Engegefühl; SYN: DaCosta-Syndrom, neurozirkulatorische Asthenie, Soldatenherz, Phrenikokardie

Ef|fu|sion *f* Erguss, Flüssigkeitsansammlung

E|gel *m* Sammelbezeichnung für Würner der Gattung Hirudinea* und verschiedene Trematodengattungen

E|gres|si|on *f* (*Zahn*) Verlängerung; SYN: Elongation, Extrusion

Ehlers-Danlos-Syndrom *nt* Oberbegriff für Syndrome mit angeborener Kollagendysplasie; auffällig ist die Hyperelastizität der Haut [Cutis* hyperelastica]; SYN: Danlos-Syndrom

Ei|chel|ent|zün|dung *f* →Balanitis

Eichel-Vorhaut-Katarr *m* →Eichel-Vorhaut-Katarrh

Eichel-Vorhaut-Katarrh *m* Entzündung von Eichel und Vorhaut; SYN: Balanoposthitis

Eichstedt-Krankheit *f* häufige, oberflächliche Hautmykose durch **Malassezia furfur** mit variablem Krankheitsbild; SYN: Kleienpilzflechte, Willan-Krankheit, Pityriasis versicolor, Tinea versicolor

Ei|co|sa|no|i|de *pl* →Eikosanoide

Ei|dot|ter *m* Nährsubstanz der Eizelle für den Embryo; SYN: Vitellus, Eigelb, Dotter

Ei|er|stock|band *nt* Band zwischen Tubenwinkel und Eierstock; SYN: Ligamentum ovarii proprium

Ei|er|stock|en|do|me|tri|o|se *f* Form der Endometriosis* genitalis externa mit einseitigem (seltener beidseitigem) Eierstockbefall; evtl. Ausbildung einer Schokoladenzyste*; SYN: Ovarialendometriose, Endometriosis ovarii

Eilerlstocklentlzünldung *f* →Oophoritis

Eilerlstocklfilbrom *nt* gutartiger Bindegewebstumor des Eierstocks; SYN: Ovarialfibrom

Eilerlstocklgralvildiltät *f* →Eierstockschwangerschaft

Eilerlstocklschwanlgerlschaft *f* Einnistung der Frucht im Eierstock; SYN: Eierstockgravidität, Ovarialschwangerschaft, Ovarialgravidität, Graviditas ovarica

Eilerlstocklzyslte *f* Flüssigkeitsansammlung in einem erweiterten Follikel oder Gelbkörper; SYN: Ovarialzyste

Eilgelb *nt* →Eidotter

Eilgellenk *nt* Gelenk mit eiförmigen Gelenkflächen; SYN: Ellipsoidgelenk, Articuatio ellipsoidea/condylaris

Eilgenlblutltranslfulsilon *f* Transfusion von patienteneigenem Blut

Eilgenlrelflex *m* Reflex, bei dem Reizort und Erfolgsorgan identisch sind; SYN: Muskeleigenreflex, propriozeptiver Reflex, monosynaptischer Reflex

Eilgenlselrum *nt, pl* **-selren** aus dem eigenen Blut gewonnenes Serum; SYN: Autoserum

Eilgenlselrumlbelhandllung *f* Behandlung mit aus dem eigenen Blut gewonnenem Serum; SYN: Autoserotherapie

Eilhäulte *pl* die Fetus und Fruchtwasser umhüllenden drei Häute: Schafshaut [Amnion], Zottenhaut [Chorion] und Siebhaut [Dezidua]

Eilhülgel *m* in den Bläschenfollikel vorspringende Verdickung des Follikelepithels, die die Eizelle enthält; SYN: Cumulus oophorus

Eilhüllle *f* von den Follikelzellen gebildete Umhüllung der Eizelle; SYN: Oolemma, Zona/ Membrana pellucida

Eilkolsalnolilde *pl* von der Arachidonsäure abgeleitete Derivate, z.B. Prostaglandine; SYN: Arachidonsäurederivate, Eicosanoide

Eilleilter *m* →Tuba uterina

Eilleilterlentlzünldung *f* →Salpingitis

Eilleilterlschwanlgerlschaft *f* Einnistung der Frucht im Eileiter; SYN: Tubenschwangerschaft, Tubarschwangerschaft, Tubargravidität, Graviditas tubaria

einleilig *adj* (*Zwilling*) monovular, monovulär

einlfachlunlgelsätltigt *adj* mit einer Doppelbindung

Einlfachlzulcker *m* einfacher, aus nur einem Molekül bestehender Grundkörper der Kohlenhydrate; SYN: Monose, Monosaccharid

Einlfallldolsis *f, pl* **-sen** Strahlendosis in der Eingangsebene in den Körper

Einlflusslstaulung *f* **1.** venöse Einflussstauung mit Behinderung des Blutstroms in die rechte Herzhälfte **2.** Harnstauung bei Einflussbehinderung in die Harnblase

Einlgelweildelbruch *m* Verlagerung von Baucheingeweiden in eine angeborene oder erworbene Ausstülpung des Bauchfells; SYN: Splanchnozele

Einlgelweildelsenlkung *f* angeborene oder erworbene Senkung der Baucheingeweide; klinisch auffällig sind eine chronische Obstipation* und Rücken- oder Kreuzschmerzen beim Stehen; SYN: Darmsenkung, Enteroptose, Splanchnoptose, Viszeroptose

Einlgelweildelwürlmer *pl* →Helminthes

Einlnäslsen *nt* unwillkürlicher Harnabgang; SYN: Enuresis

nächtliches Einnässen durch verschiedene Ursachen auslösbarer unwillkürlicher Harnabgang im Schlaf; SYN: Bettnässen, Enuresis nocturna

Einlschlusslkonljunkltilviltis *f, pl* **-tilden** durch Chlamydia*-Species hervorgerufene Bindehautentzündung mit Einschlusskörperchen; SYN: Schwimmbadkonjunktivitis

trachomatöse Einschlusskonjunktivitis →Conjunctivitis trachomatosa

Einlschlusslkörlperlchen *pl* bei Virusinfektionen in der Zelle nachweisbare Körperchen; SYN: Elementarkörperchen

Einlschlusslkörlperlenlzelphallitis Dawson *f* chronisch-progrediente, alle Hirnteile [Panenzephalitis*] betreffende Slow-virus-Infektion*, die mehrere (bis zu 30) Jahre nach akuter Maserninfektion auftritt; SYN: subakute sklerosierende Panenzephalitis, subakute sklerosierende Leukenzephalitis van Bogaert

Einlschlusslkörlperlkranklheit, zyltolmelgalle *f* →Zytomegalie

Einlschwemmlkalthelter *m* Katheter, der nach Einführen in die Vene mit dem Blutstrom zum Herzen geführt wird

Ein-Sekundenkapazität *f* Bestimmung der Luftmenge, die nach tiefer Einatmung in einer Sekunde ausgeatmet werden kann; SYN: Sekundenkapazität, Atemstoßtest, Tiffeneau-Test

Einlstellllungslalnolmallilen *pl* von der normalen Kindslage abweichende Lagen, z.B. tiefer Querstand

Einlstellllungslnyslaglmus *m* feiner Nystagmus* beim Fixieren des Auges auf einen Punkt; SYN: Fixationsnystagmus

Einltagslfielber *nt* virales Erkältungsfieber im Herbst und Winter; SYN: Ephemera, Febricula, Febris herpetica/ephemera

Einthoven-Ableitungen *pl* EKG-Ableitungen nach Einthoven

Einlzellldolsis *f, pl* **-sen** Arzneimitteldosis für eine Gabe

Einlzelllmalximallldolsis *f, pl* **-sen** maximal zulässige Einzeldosis*

Eilsen *nt* für den Menschen unentbehrliches Spurenelement; Bestandteil von Enzymen,

Hämoglobin* und Myoglobin*; SYN: Ferrum

Ei|sen|bahn|nys|tag|mus *m* optokinetischer Nystagmus* beim Blick aus einem fahrenden Zug

Ei|sen|bin|dungs|ka|pa|zi|tät *f* Bindungsvermögen des Transferrins* für Eisen

freie Eisenbindungskapazität →latente Eisenbindungskapazität

latente Eisenbindungskapazität Eisenbindungskapazität von freiem, noch nicht mit Eisen beladenem Transferrin

totale Eisenbindungskapazität Gesamteisenbindungskapazität des Transferrins im Serum

Ei|sen|lun|ge *f* benigne, rückbildungsfähige Pneumokoniose* durch Ablagerung von Eisenstaub; SYN: Eisenstaublunge, Schweißerlunge, Lungensiderose, Eisenoxidstaublunge, Siderosis pulmonum

Ei|sen|man|gel|an|ä|mie *f* hypochrome Anämie* durch einen angeborenen oder erworbenen Eisenmangel; häufigste Anämieform; SYN: sideropenische Anämie

Eisenmenger-Komplex *m* →Eisenmenger-Tetralogie

Eisenmenger-Syndrom *nt* →Eisenmenger-Tetralogie

Eisenmenger-Tetralogie *f* angeborener Herzfehler mit Ventrikelseptumdefekt, überreitender Aorta, pulmonaler Hypertonie und Rechtsherzvergrößerung; SYN: Eisenmenger-Komplex, Eisenmenger-Syndrom

Ei|sen|o|xid|staub|lun|ge *f* →Eisenlunge

Ei|sen|spei|cher|krank|heit *f* chronische Speicherkrankheit* mit erhöhter Eisenresorption und Hämosiderinablagerung in verschiedenen Organen [Leber, Bauchspeicheldrüse]; klinisch auffällig sind Leberzirrhose*, Diabetes* mellitus und eine blau-braun-bronzefarbene Hautpigmentierung; auch als Synonym für Siderose* verwendet; SYN: Hämochromatose, Siderophilie, Bronzediabetes

Ei|sen|staub|lun|ge *f* →Eisenlunge

Eis|es|sig *m* hochkonzentrierte [95%] Essigsäurelösung

Ei|sprung *m* Ruptur des reifen Follikels um den 14. Tagen des Zyklus; die Eizelle wird vom Eileiter aufgefangen und in Richtung Gebärmutter transportiert; SYN: Ovulation, Follikelsprung

Ei|ter *m* aus weißen Blutkörperchen, Zelltrümmern und Serum bestehendes entzündliches Exsudat

Ei|ter|aus|schlag *m* durch Eitererreger [Staphylokokken, Streptokokken] verursachte Hautkrankheit; SYN: Grindausschlag, Pyodermie, Pyodermitis, Pyodermia

Ei|ter|beu|le *f* →Furunkel

Ei|ter|flech|te *f* 1. →Acrodermatitis continua suppurativa 2. →Impetigo

Ei|ter|harn *m* Ausscheidung von eitrigem Harn; SYN: Pyurie

Ei|ter|kok|ken *pl* eitererregende Kokken; SYN: Pyokokken

ei|ternd *adj* purulent

eit|rig *adj* purulent

eitrig-serös *adj* seropurulent

ei|weiß|ab|bau|end *adj* proteolytisch

Ei|weiß|drü|se *f* Drüse mit dünnflüssigem Sekret; SYN: seröse Drüse, Glandula serosa

Ei|wei|ße *pl* aus Aminosäuren aufgebaute Naturstoffe, die neben Fetten und Kohlenhydraten zu den wichtigsten Bausteinen lebender Organismen gehören; SYN: Eiweißkörper, Proteine

Ei|weiß|fäul|nis *f* im Dickdarm stattfindende Vergärung von Eiweißen; SYN: Eiweißgärung

Ei|weiß|gä|rung *f* →Eiweißfäulnis

Ei|weiß|kör|per *pl* →Eiweiße

Ei|weiß|man|gel|an|ä|mie *m* Anämie* bei schwerem Eiweißmangel und dadurch verursachter Störung der Hämoglobinbildung; SYN: Proteinmangelanämie

Ei|weiß|man|gel|dys|tro|phie *m* Entwicklungsstörung durch ungenügende Eiweißzufuhr mit der Nahrung; SYN: Eiweißmangelsyndrom

Ei|weiß|man|gel|syn|drom *nt* →Eiweißmangeldystrophie

Ei|weiß|mi|ni|mum *nt* Eiweißmenge, die täglich dem Körper zugeführt werden muss, um die Stickstoffverluste durch den Harn auszugleichen

Ei|weiß|quo|ti|ent *m* Verhältnis von Albumin zu Globulin im Serum; SYN: Globulin/Albumin-Quotient

Ei|weiß|stoff|wech|sel *m* Gesamtheit von Resorption, Verdauung und Synthese von Eiweißen im Körper; SYN: Proteinstoffwechsel

Ei|weiß|ver|lust|syn|drom *nt* ätiologisch ungeklärte Erkrankung mit Eiweißausscheidung in den Magen-Darm-Trakt; SYN: exsudative Enteropathie, exsudative Gastroenteropathie, eiweißverlierende Enteropathie, eiweißverlierende Gastroenteropathie, Gordon-Syndrom

E|ja|cu|la|tio *f, pl* **-ti|o|nes** Samenerguss; SYN: Ejakulation

Ejaculatio praecox vorzeitiger Samenerguss

Ejaculatio retardata verspäteter Samenerguss

E|ja|ku|lat *nt* bei der Ejakulation ausgespritzte Samenflüssigkeit

E|ja|ku|la|ti|on *f* Samenerguss; SYN: Ejaculatio

E|ja|ku|la|ti|ons|gang *m* Endabschnitt des Samenleiters in der Prostata; SYN: Ausspritzungsgang, Ductus ejaculatorius

E|ja|ku|la|ti|ons|stö|rung *f* sexuelle Funktionsstörung durch anomale Ejakulation, z.B. vorzeitiger oder verzögerter Samenerguss

E|jek|ti|ons|frak|ti|on *f* Auswurfleistung des

Herzens, d.h. der während der Systole ausgeworfene Anteil der Blutmenge im linken Ventrikel; SYN: Auswurffraktion, Austreibungsfraktion

E|jek|ti|ons|klick *m* Herzton am Anfang der Austreibungsphase; SYN: Austreibungsgeräusch, Austreibungston

Ek-, ek- *präf.* Wortelement mit der Bedeutung "aus/heraus"

Ek|chon|drom *nt* dem Knochen aufsitzender, gutartiger Knorpeltumor; SYN: peripheres Chondrom

Ek|chon|dro|sis os|si|fi|cans *f* autosomal-dominant vererbte Skeletterkrankung mit multiplen Exostosen* im Bereich der Metaphysen* von Röhrenknochen, Rippen, Schulterblatt und Becken; i.d.R. benigner Verlauf, bei ca. 10% der Patienten maligne Entartung; SYN: multiple kartilaginäre Exostosen, hereditäre multiple Exostosen, Exostosenkrankheit, multiple Osteochondrome, Ecchondrosis ossificans

Ek|chy|mo|se *f* kleinflächige Hautblutung; SYN: Ecchymosis

Ekchymosen-Syndrom, schmerzhafte *nt* fast ausschließlich bei Frauen auftretendes Syndrom mit rezidivierenden schmerzhaften Hautblutungen; neben einer allergischen Genese [Autoantikörper gegen Erythrozyten] wird auch eine psychogene Auslösung [Konversionsneurose*] diskutiert; SYN: Erythrozytenautosensibilisierung, autoerythrozytäre Purpura, Syndrom der blauen Flecken, painful bruising syndrome

ek|chy|mo|tisch *adj* Ekchymose betreffend, von ihr betroffen oder gekennzeichnet

ek|krin *adj* (*Drüse*) nach außen absondernd

Ek|lamp|sie *f* stärkste Form der Spätgestose* kurz vor der Geburt; i.d.R. kommt es nach Prodromalsymptomen [**drohende Eklampsie, Eclampsia imminens**] zu Krampfanfällen [**Eclampsia convulsiva**] mit darauffolgendem komatösem Schlaf; SYN: Eclampsia

ek|lamp|tisch *adj* Eklampsie betreffend, von ihr betroffen oder gekennzeichnet

ek|lamp|to|gen *adj* Eklampsie verursachend

Eks|ta|se *f* extremer, rauschhafter Glückszustand

ek|sta|tisch *adj* Ekstase betreffend, von ihr betroffen oder gekennzeichnet

Eks|tro|phie *f* angeborene Fehlbildung, bei der ein inneres Organ nach außen verlagert und die Schleimhaut (zum Teil) nach außen gestülpt ist; SYN: Ekstrophia, Exstrophie, Extrophie, Extrophia

Ekt-, ekt- *präf.* →Ekto-

-ektase *suf.* →-ektasie

-ektasie *suf.* Wortelement mit der Bedeutung "Erweiterung/Ausdehnung"

-ektatisch *suf.* in Adjektiven verwendetes Wortelement mit der Bedeutung "erweiternd/streckend"

Ek|thy|ma *nt, pl* **-ma|ta** durch Streptokokken oder Staphylokokken verursachtes eitriges Hautgeschwür; SYN: Ekthym, Ecthyma

ek|thy|ma|tös *adj* ekthymähnlich, ekthymartig

Ekto-, ekto- *präf.* Wortelement mit der Bedeutung "außerhalb/außen"

Ek|to|blast *m* →Ektoderm

Ek|to|car|dia *f* angeborene Verlagerung des Herzen aus dem Brustkorb, z.B. in den Bauchraum [**Ektocardia abdominalis/subthoracica**]; SYN: Ektokardie, Kardiozele, Hernia cordis

Ek|to|derm *nt* äußeres Keimblatt, aus dem sich Haut, Hautanhangsgebilde, Nervensystem und Sinnesepithelien bilden; SYN: Ektoblast

ek|to|der|mal *adj* Ektoderm betreffend, vom Ektoderm abstammend

Ek|to|der|mal|dys|pla|sie *f* angeborene Entwicklungsstörung von Organen und Geweben, die vom Ektoderm* abstammen; SYN: Dysplasia ectodermalis

Ektodermaldysplasie-Syndrome *pl* Oberbegriff für Syndrome, die mit Fehlbildungen von Organen oder Geweben ektodermaler Herkunft einhergehen

Ek|to|der|ma|to|se *f* →Ektodermose

Ek|to|der|mo|se *f* Erkrankung eines vom Ektoderm* abstammenden Organs oder Gewebes

Ek|to|en|zym *nt* von der Zelle nach außen abgegebenes Enzym; SYN: extrazelluläres Enzym, Exoenzym

Ek|to|kar|die *f* →Ektocardia

-ektomie *suf.* Wortelement mit der Bedeutung "Ausschneidung/Entfernung"

-ektomieren *suf.* in Verben verwendetes Wortelement mit der Bedeutung "herausschneiden/entfernen"

ek|to|nu|kle|är *adj* außerhalb des Zellkerns (liegend); SYN: exonukleär

ek|top *adj* **1.** ursprungsfern, an atypischer Stelle liegend oder entstehend, (nach außen) verlagert; SYN: heterotopisch, heterotop, ektopisch **2.** Ektopie betreffend, von ihr betroffen oder gekennzeichnet; SYN: ektopisch

Ek|to|pa|ra|sit *m* s.u. Parasit

Ek|to|pia *f* →Ektopie

Ektopia lentis congenita angeborene Verlagerung der Augenlinse; SYN: Linsenektopie

Ektopia portionis Ausstülpung der Zervixschleimhaut; SYN: Ektropium

Ektopia pupillae Pupillenverlagerung, Pupillenektopie; SYN: Korektopie

Ektopia renis angeborene Verlagerung der Niere; SYN: Nierenektopie, Nierendysplasie

Ektopia testis angeborene Verlagerung des Hodens; SYN: Hodenektopie

Ektopia vesicae angeborene Verlagerung der Blase

Ek|to|pie *f* angeborene Gewebs- oder Organverlagerung; SYN: Ektopia, Ectopia, Extraversion, Eversion

ek|to|pisch *adj* →ektop

Ek|to|plas|ma *nt* äußere, helle Protoplasmaschicht

ek|to|plas|ma|tisch *adj* Ektoplasma betreffend

Ek|to|to|xin *nt* von der Zelle nach außen abgegebenes Toxin*; SYN: Exotoxin

E

ek|to|zer|vi|kal *adj* Ektozervix betreffend

Ek|to|zo|on *nt, pl* **-zo|a, -zo|en** tierischer Ektoparasit*

ek|to|zy|tär *adj* außerhalb der Zelle (liegend); SYN: exozytär

Ek|tro|dak|ty|lie *f* angeborene Fehlbildung des Handskeletts

ek|tro|mel *adj* Ektromelie betreffend, von ihr betroffen

Ek|tro|me|lie *f* angeborene Fehlbildung der Gliedmaßen

Ek|tro|pi|on *nt* →Ektropium

Ek|tro|pi|o|nie|rung *f* Umstülpen des Augenlids

Ek|tro|pi|um *nt* **1.** Auswärtskehrung, Umstülpung des Augenlids nach außen; SYN: Augenlidektropium, Lidektropium, Ektropion **2.** Ausstülpung der Zervixschleimhaut; SYN: Ektopia portionis

Ektropium cicatriceum Augenlidektropium durch Narbenzug

Ektropium paralyticum Augenlidektropium bei Fazialislähmung*

Ektropium senile Augenlidektropium durch Muskelerschlaffung im Alter

Ektropium spasticum Augenlidektropium durch eine Schließmuskelkrampf

Ek|zem *nt* nicht-infektiöse, entzündliche Hautkrankheit mit Juckreiz, die durch endogene oder exogene Faktoren ausgelöst werden kann; SYN: Ekzema, Eczema, Eccema

angewaschenes Ekzem s.u. asteatotisches Ekzem

asteatotisches Ekzem durch extrem trockene Haut hervorgerufenes Ekzem* bei älteren Menschen [meist durch Sebostase*], bei übermäßiger Reinigung und Entfettung der Haut [**angewaschenes Ekzem**] oder durch Wettereinflüsse; SYN: Exsikkationsdermatitis, Exsikkationsekzem, xerotisches Ekzem, Austrocknungsekzem, Exsikkationsekzematid, Xerosis, Asteatosis cutis

atopisches Ekzem →endogenes Ekzem

dyshidrotisches Ekzem mit klaren, intraepidermalen Bläschen an Händen und Fußsohlen einhergehende Dermatose* unterschiedlicher Ätiologie [u.a. endogenes Ekzem*, Kontaktekzem*]; SYN: Dysidrose, Dyshidrosis, Dysidrosis, Dyshidrose, Dyshidrose-Syndrom, Pompholyx

endogenes Ekzem chronisch-rezidivierende, entzündliche Erkrankung mit trockener, stark juckender Haut; die verschiedenen Manifestationsformen [**ekzematoide Form, lichenifizierte Form, pruriginöse Form**] treten nebeneinander und/oder nacheinander auf; ätiologisch spielen erbliche Disposition, Allergien und Stressreaktionen eine Rolle; SYN: Neurodermitis disseminata, atopisches Ekzem, exsudatives Ekzem, neuropathisches Ekzem, konstitutionelles Ekzem, atopische Dermatitis, neurogene Dermatose, Neurodermitis diffusa/constitutionalis/atopica, Morbus Besnier, Prurigo Besnier, Besnier Prurigo

exsudatives Ekzem →endogenes Ekzem

konstitutionelles Ekzem →endogenes Ekzem

kontaktallergisches Ekzem durch ein Kontaktallergen* ausgelöstes, akut oder chronisch verlaufendes Ekzem*; SYN: allergische Kontaktdermatitis, allergisches Kontaktekzem

neuropathisches Ekzem →endogenes Ekzem

phototoxisches Ekzem durch photochemische Reaktionen ausgelöste nicht-allergische Kontaktdermatitis*; SYN: Photokontaktdermatitis, phototoxische Dermatitis, phototoxische Dermatitis

seborrhoisches Ekzem ätiologisch ungeklärtes Ekzem mit unscharf begrenzten Erythemen, v.a. am behaarten Kopf, im Gesicht und auf der Brust; SYN: Unna-Krankheit, Morbus Unna, seborrhoische/dysseborrhoische Dermatitis, Dermatitis seborrhoides

xerotisches Ekzem →asteatotisches Ekzem

Ek|ze|ma *nt, pl* **-ma|ta** →Ekzem

ek|ze|ma|to|gen *adj* ekzemverursachend, ekzemauslösend

Ek|ze|ma|to|id *nt* ekzemartige Erkrankung

frühexsudatives Ekzematoid an den Wangen beginnende Frühform des seborrhoischen Ekzems*, die abheilen oder in ein endogenes Ekzem* übergehen kann; SYN: Milchschorf, konstitutionelles Säuglingsekzem, Eccema infantum, Crusta lactea

ek|ze|ma|to|id *adj* →ekzematös

ek|ze|ma|tös *adj* ekzemähnlich, ekzemartig; SYN: ekzematoid

E|la|in|säu|re *f* einfach ungesättigte C_{18}-Fettsäure; SYN: Oleinsäure, Ölsäure

E|las|tance *f* Dehnbarkeit von Lunge und Brustkorb

E|las|ta|se *f* Elastin und andere Proteine spaltendes Enzym; SYN: Elastinase, Pankreaselastase, Pankreopeptidase E

E|las|ti|ca *f* aus elastischen Fasern bestehende Schicht der Arterienwand; SYN: Elastika, Tunica elastica

E|las|ti|ka *f* →Elastica

E|las|tin *nt* Gerüsteiweiß der elastischen Fasern

E|las|ti|na|se *f* →Elastase

e|las|tisch *adj* dehnbar, biegsam, nachgebend; verformbar, ausdehnungsfähig, expansionsfähig

E|las|to|i|do|se *f* an eine Elastose* erinnernde Hautveränderungen; SYN: Elastoidosis

E|las|to|i|do|sis *f, pl* **-ses** →Elastoidose

Elastoidosis cutanea nodularis et cystica fast ausschließlich bei älteren Männern vorkommende aktinische Elastose* mit Komedonen* und gelblichen Follikelzysten; SYN: Favre-Racouchot-Krankheit

E|las|to|ly|se *f* Abnahme oder Verlust der Elastizität des elastischen Bindegewebes; SYN: Elastolysis

generalisierte Elastolyse inhomogene Krankheitsgruppe, die durch von der Unterlage abhebbare, schlaffe, in Falten hängende Haut gekennzeichnet ist; SYN: Fallhaut, Schlaffhaut, Cutis-laxa-Syndrom, Zuviel-Haut-Syndrom, Dermatochalasis, Dermatolysis, Dermatomegalie, Chalazodermie, Chalodermie

E|las|to|ma in|tra|pa|pil|la|re per|fo|rans ver|ru|ci|for|me *nt* seltene, ätiologisch ungeklärte Hautkrankheit durch eine transepidermale Ablagerung degenerierter elastischer Fasern; typisch sind die ringförmig oder serpiginös angeordneten verrukösen Papeln am Nacken und im Ellenbogenbereich; SYN: perforierendes Elastom, Keratosis follicularis serpiginosa, Elastosis perforans serpiginosa

E|las|tom, perforierendes *nt* →Elastoma intrapapillare perforans verruciform

E|las|tor|rhe|xis *f* Zerfall elastischer Fasern

systematische Elastorrhexis generalisierte, degenerative Erkrankung des elastischen Bindegewebes mit gelblichen Papeln und Hautflecken; SYN: Pseudoxanthoma elasticum, Grönblad-Strandberg-Syndrom, Darier-Grönblad-Strandberg-Syndrom

E|las|to|se *f* **1.** durch Einlagerung veränderter elastischer Fasern in die Gefäßwand verursachte Angiopathie*; SYN: Gefäßelastose **2.** durch eine Veränderung der elastischen Fasern hervorgerufene Änderung der Hautstruktur; SYN: Hautelastose, Elastosis

aktinische Elastose durch eine Degeneration der elastischen und kollagenen Fasern hervorgerufene Verdickung und Vergröberung der Haut lichtexponierter Areale [Gesicht, Nacken]; Teilaspekt der Altershaut*; SYN: senile Elastose, basophile Kollagendegeneration, Elastosis actinica/solaris/senilis

senile Elastose →aktinische Elastose

E|las|to|sis *f, pl* **-ses** durch eine Veränderung der elastischen Fasern hervorgerufene Änderung der Hautstruktur; SYN: Hautelastose, Elastosis

Elastosis actinica →aktinische Elastose

Elastosis perforans serpiginosa seltene, ätiologisch ungeklärte Hautkrankheit durch eine transepidermale Ablagerung degenerierter elastischer Fasern; typisch sind die ringförmig oder serpiginös angeordneten verrukösen Papeln am Nacken und im Ellenbogenbereich; SYN: perforierendes Elastom, Elastoma intrapapillare perforans verruciforme, Keratosis follicularis serpiginosa

Elastosis senilis →aktinische Elastose

Elastosis solaris →aktinische Elastose

E

E|le|i|din|körn|chen *pl* weiche Vorstufe von Keratin*; SYN: Keratohyalin

Elek-Ouchterlony-Test *m* Methode zum quantitativen Nachweis von bakteriellen Ektotoxinen

e|lek|tiv *adj* wahlweise, Wahl-

E|lek|tiv|nähr|bö|den *pl* Nährböden zur Anreicherung spezifischer Keime

Elektr-, elektr- *präf.* →Elektro-

Elektra-Komplex *m* übermäßige Bindung der Tochter an den Vater

Elektro-, elektro- *präf.* Wortelement mit der Bedeutung "elektrischer Strom/Elektrizität"

E|lek|tro|a|ku|punk|tur *f* Akupunktur* mit Verwendung von Elektroden

E|lek|tro|a|tri|o|gramm *nt* Aufzeichnung der Erregungsausbreitung in den Vorhöfen

e|lek|tro|che|misch *adj* Elektrochemie betreffend

E|lek|tro|chi|rur|gie *f* operativer Eingriff mit Hochfrequenzstrom

e|lek|tro|chi|rur|gisch *adj* Elektrochirurgie betreffend, mittels Elektrochirurgie

E|lek|tro|cho|le|zys|tek|to|mie *f* elektrochirurgische Gallenblasenentfernung

E|lek|tro|di|a|gnos|tik *f* Prüfung von Muskeln und Nerven mit elektrischem Strom

e|lek|tro|di|a|gnos|tisch *adj* Elektrodiagnostik betreffend

E|lek|tro|end|os|mo|se *f* Endosmose* in einem elektrischen Feld

E|lek|tro|en|ze|pha|lo|graf *m* →Elektroenzephalograph

E|lek|tro|en|ze|pha|lo|gra|fie *f* →Elektroenzephalographie

e|lek|tro|en|ze|pha|lo|gra|fisch *adj* →elektroenzephalographisch

E|lek|tro|en|ze|pha|lo|gramm *nt* die bei Elektroenzephalographie* gewonnene Aufzeichnung

isoelektrisches Elektroenzephalogramm Elektroenzephalogramm ohne jede Aktivität bei Hirntod; SYN: Null-Linien-EEG

E|lek|tro|en|ze|pha|lo|graph *m* Gerät zur Elektroenzephalographie*

E|lek|tro|en|ze|pha|lo|gra|phie *f* Registrierung und graphische Darstellung der hirnelektrischen Aktivität

e|lek|tro|en|ze|pha|lo|gra|phisch *adj* Elektroenzephalographie betreffend, mittels Elektroenzephalographie

E|lek|tro|gas|tro|gra|fie *f* →Elektrogastrographie

E|lek|tro|gas|tro|gramm *nt* die bei Elektrogastrographie* gewonnene Aufzeichnung

E|lek|tro|gas|tro|gra|phie *f* Registrierung und graphische Darstellung der Potentiale der Magenmuskulatur

e|lek|tro|gen *adj* eine elektrische Spannung erzeugend

E|lek|tro|gus|to|me|trie *f* elektrische Untersuchung des Geschmacksinnes

E|lek|tro|gym|nas|tik *f* Anregung gelähmter Muskeln mit elektrischem Strom; SYN: Schwellstrombehandlung

E|lek|tro|hys|te|ro|graf *m* →Elektrohysterograph

E|lek|tro|hys|te|ro|gra|fie *f* →Elektrohysterographie

e|lek|tro|hys|te|ro|gra|fisch *adj* →elektrohysterographisch

E|lek|tro|hys|te|ro|gramm *nt* bei der Elektrohysterographie* gewonnene Aufzeichnung

E|lek|tro|hys|te|ro|graph *m* Gerät zur Elektrohysterographie*

E|lek|tro|hys|te|ro|gra|phie *f* Aufzeichnung der Aktionspotentiale der Gebärmuttermuskulatur

e|lek|tro|hys|te|ro|gra|phisch *adj* Elektrohysterographie betreffend, mittels Elektrohysterographie

E|lek|tro|kar|di|o|graf *m* →Elektrokardiograph

E|lek|tro|kar|di|o|gra|fie *f* →Elektrokardiographie

e|lek|tro|kar|di|o|gra|fisch *adj* →elektrokardiographisch

E|lek|tro|kar|di|o|gramm *nt* bei der Elektrokardiographie* gewonnene Aufzeichnung; SYN: Herzstromkurve

E|lek|tro|kar|di|o|graph *m* Gerät zur Elektrokardiographie*

E|lek|tro|kar|di|o|gra|phie *f* Aufzeichnung der Aktionspotentiale der Herzmuskulatur
telemetrische Elektrokardiographie drahtlose Elektrokardiographie mit Übermittlung der Messwerte durch einen Sender; SYN: Teleelektrokardiographie, Telekardiographie, Radioelektrokardiographie

e|lek|tro|kar|di|o|gra|phisch *adj* Elektrokardiographie betreffend, mittels Elektrokardiographie

E|lek|tro|kar|di|o|pho|no|gra|fie *f* →Elektrokardiophonographie

E|lek|tro|kar|di|o|pho|no|gra|phie *f* kombinierte Elektrokardiographie* und Phonokardiographie

E|lek|tro|kar|di|o|skop *nt* Gerät zur direkten Betrachtung der EKG-Kurve; SYN: Kardioskop, Oszillokardioskop

E|lek|tro|kar|di|o|sko|pie *f* direkte Darstellung der EKG-Kurve auf einem Sichtgerät; SYN: Kardioskopie, Oszillokardioskopie

E|lek|tro|kau|ter *m* elektrisches Brenneisen zur Durchtrennung oder Verschorfung von Gewebe; SYN: Thermokauter, Galvanokauter

E|lek|tro|kau|te|ri|sa|ti|on *f* →Elektrokoagulation

E|lek|tro|ko|a|gu|la|ti|on *f* punktförmige Gewebekoagulation durch Hochfrequenzstrom; SYN: chirurgische Diathermie, Kaltkaustik, Elektrokauterisation

E|lek|tro|koch|le|o|graf *m* →Elektrokochleograph

E|lek|tro|koch|le|o|gra|fie *f* →Elektrokochleographie

e|lek|tro|koch|le|o|gra|fisch *adj* →elektrokochleographisch

E|lek|tro|koch|le|o|gramm *nt* bei der Elektrokochleographie* gewonnene Aufzeichnung

E|lek|tro|koch|le|o|graph *m* Gerät zur Elektrokochleographie*

E|lek|tro|koch|le|o|gra|phie *f* Aufzeichnung der Aktionspotentiale in der Innenohrschnecke

e|lek|tro|koch|le|o|gra|phisch *adj* Elektrokochleographie betreffend, mittels Elektrokochleographie

E|lek|tro|kor|ti|ko|gra|fie *f* →Elektrokortikographie

E|lek|tro|kor|ti|ko|gramm *nt* bei der Elektrokortikographie* gewonnene Aufzeichnung

E|lek|tro|kor|ti|ko|gra|phie *f* Aufzeichnung der Aktionspotentiale der Hirnrinde

E|lek|tro|ky|mo|gra|fie *f* →Elektrokymographie

e|lek|tro|ky|mo|gra|fisch *adj* →elektrokymographisch

E|lek|tro|ky|mo|gramm *nt* bei der Elektrokymographie* gewonnene Aufzeichnung

E|lek|tro|ky|mo|gra|phie *f* Registrierung der Herzrandbewegung und der Bewegung der großen Gefäße bei der Röntgendurchleuchtung; SYN: Fluorokardiographie, Aktinokardiographie

e|lek|tro|ky|mo|gra|phisch *adj* Elektrokymographie betreffend, mittels Elektrokymographie

E|lek|tro|li|tho|ly|se *f* elektrische Steinauflösung

E|lek|tro|lun|ge *f* kaum noch verwendetes Gerät zur Reizung der Atemhilfsmuskulatur

E|lek|tro|ly|se *f* **1.** Auflösung einer Substanz durch elektrischen Strom **2.** Entfernung von Warzen, Haaren u.ä. durch eine Elektronadel; SYN: therapeutische Elektrolyse, Elektropunktur, Galvanopunktur, Elektrostixis

e|lek|tro|ly|sier|bar *adj* mittels Elektrolyse zersetzbar

e|lek|tro|ly|sie|ren *v* mittels Elektrolyse zersetzen

E|lek|tro|ly|te *pl* Stoffe, die in wässriger Lösung in Anionen und Kationen zerfallen und damit den elektrischen Strom leiten

e|lek|tro|ly|tisch *adj* Elektrolyse betreffend, mittels Elektrolyse

E|lek|tro|lyt|ko|ma *nt, pl* **-ma|ta** komatöser Zustand bei Störungen des Elektrolythaushaltes; SYN: Pseudokoma

e|lek|tro|mag|ne|tisch *adj* Elektromagnet(ismus) betreffend

E|lek|tro|my|o|graf *m* →Elektromyograph

E|lek|tro|my|o|gra|fie *f* →Elektromyographie

E|lek|tro|my|o|gramm *nt* bei der Elektromyographie* gewonnene Aufzeichnung

E|lek|tro|my|o|graph *m* Gerät zur Elektromyographie*

E|lek|tro|my|o|gra|phie *f* Aufzeichnung der Aktionspotentiale von Muskeln

E|lek|tron *nt* negativ geladenes Elementarteilchen

E|lek|tro|nar|ko|se *f* in Deutschland nur selten praktiziertes Verfahren der Betäubung mittels elektrischem Strom

e|lek|tro|nar|tisch *adj* Elektronarkose betreffend, mittels Elektronarkose

e|lek|tro|ne|ga|tiv *adj* Elektronegativität betreffend, negativ elektrisch

E|lek|tro|nen|hül|le *f* den Atomkern umgebende Hülle von Elektronen

E|lek|tro|nen|lin|se *f* elektromagnetisches Feld, das Elektronenstrahlen ablenkt

E|lek|tro|nen|mi|kro|skop *nt* Mikroskop, das Elektronenstrahlen durch ultradünne Schnitte schickt und damit ein hohes Auflösungsvermögen erreicht

E|lek|tro|nen|mi|kro|sko|pie *f* Untersuchung kleinster Strukturen mit dem Elektronenmikroskop*

e|lek|tro|nen|mi|kro|sko|pisch *adj* Elektronenmikroskop oder Elektronenmikroskopie betreffend, mit Hilfe eines Elektronenmikroskops

E|lek|tro|nen|ras|ter|mi|kro|skop *nt* Elektronenmikroskop, bei dem die Probe von oben mit einem Elektronenstrahl abgetastet wird, dadurch entsteht eine große Plastizität der Bilder; SYN: Rasterelektronenmikroskop

E|lek|tro|nen|spin|re|so|nanz|spek|tro|sko|pie *f* Spektroskopie*, die künstlich erzeugte paramagnetische Resonanz misst; SYN: ESR-Spektroskopie, paramagnetische Resonanzspektroskopie

E|lek|tro|nen|the|ra|pie *f* Strahlentherapie mit schnellen Elektronen

E|lek|tro|neu|ro|gra|fie *f* →Elektroneurographie

E|lek|tro|neu|ro|gra|phie *f* Messung der Nervenleitgeschwindigkeit peripherer Nerven

E|lek|tro|neu|ro|ly|se *f* Zerstörung von Nervengewebe mittels elektrischem Strom

E|lek|tro|neu|ro|my|o|gra|fie *f* →Elektroneuromyographie

E|lek|tro|neu|ro|my|o|gra|phie *f* Aufzeichnung der Aktionspotentiale eines Muskels bei gleichzeitiger Stimulation des versorgenden Nervens

e|lek|tro|nisch *adj* Elektron(en) oder Elektronik betreffend

E|lek|tro|nys|tag|mo|graf *m* →Elektronystagmograph

E|lek|tro|nys|tag|mo|gra|fie *f* →Elektronystagmographie

E|lek|tro|nys|tag|mo|gramm *nt* durch Elektronystagmographie* erhaltene Aufzeichnung

E|lek|tro|nys|tag|mo|graph *m* Gerät zur Elektronystagmographie*

E|lek|tro|nys|tag|mo|gra|phie *f* Nystagmusregistrierung durch Messung der korneoretinalen Potentiale

E|lek|tro|o|ku|lo|gra|fie *f* →Elektrookulographie

E|lek|tro|o|ku|lo|gramm *nt* durch Elektrookulographie* erhaltene Aufzeichnung

E|lek|tro|o|ku|lo|gra|phie *f* Registrierung der Augapfelbewegungen durch Messung der korneoretinalen Potentiale

E|lek|tro|ol|fak|to|gra|fie *f* →Elektroolfaktographie

E|lek|tro|ol|fak|to|gramm *nt* durch Elektroolfaktographie* erhaltene Aufzeichnung

E|lek|tro|ol|fak|to|gra|phie *f* Registrierung der Aktionspotentiale von Riechfasern

E|lek|tro|os|mo|se *f* Osmose* in einem elektrischen Feld

e|lek|tro|os|mo|tisch *adj* Elektroosmose betreffend, mittels Elektroosmose

E|lek|tro|phe|ro|gramm *nt* bei der Elektrophorese erhaltenes Diagramm; SYN: Pherogramm

e|lek|tro|phil *adj* Elektronen suchend, mit besonderer Affinität zu Elektronen

E|lek|tro|pho|re|se *f* zur Analyse und Auftrennung von Substanzgemischen eingesetzte Wanderung elektrisch geladener Teilchen in flüssigen Medien im elektrischen Feld

e|lek|tro|pho|re|tisch *adj* Elektrophorese betreffend, mittels Elektrophorese

E|lek|tro|phy|si|o|lo|gie *f* Physiologie* der Erregungsvorgänge von Zellen

e|lek|tro|po|si|tiv *adj* Elektropositivität betreffend, positiv elektrisch

E|lek|tro|punk|tur *f* Entfernung von Warzen, Haaren u.ä. durch eine Elektronadel; SYN: (therapeutische) Elektrolyse, Galvanopunktur, Elektrostixis

E|lek|tro|re|sek|ti|on *f* operative Entfernung mittels elektrochirurgischer Methoden

E|lek|tro|re|ti|no|graf *m* →Elektroretinograph

E|lek|tro|re|ti|no|gra|fie *f* →Elektroretinographie

E|lek|tro|re|ti|no|gramm *nt* bei der Elektroretinographie* erhaltene Kurve

E|lek|tro|re|ti|no|graph *m* Gerät zur Elektroretinographie*

E|lek|tro|re|ti|no|gra|phie *f* Aufzeichnung der bei Lichteinfall auftretenden Potentialschwankungen der Netzhaut

E|lek|tro|schock *nt* durch einen elektrischen Strom ausgelöster Schock

E|lek|tro|spi|no|gra|fie *f* →Elektrospinographie

E|lek|tro|spi|no|gra|phie *f* Aufzeichnung der Aktionspotentiale des Rückenmarks

e|lek|tro|sta|tisch *adj* Elektrostatik betreffend

E|lek|tro|sti|mu|la|ti|ons|an|al|ge|sie *f* Hemmung der Schmerzempfindung durch elektrische Reizung von Nervenfasern;

SYN: Neurostimulation
E|lek|tro|sti|xis *f* →Elektropunktur
E|lek|tro|the|ra|pie *f* therapeutische Anwendung von elektrischen Strömen und elektromagnetischen Feldern
E|lek|tro|to|mie *f* Gewebedurchtrennung mit einem elektrisches Skalpell [**Elektrotom**]
e|lek|tro|to|nisch *adj* Elektrotonus betreffend
E|lek|tro|to|nus *m* die Veränderung von Gewebestrukturen beim Durchfluss von elektrischem Gleichstrom
E|lek|tro|un|fall *m* Unfall, bei dem elektrischer Strom durch den Körper fließt
E|lek|tro|u|re|te|ro|gra|fie *f* →Elektroureterographie
E|lek|tro|u|re|te|ro|gramm *nt* bei der Elektroureterographie* erhaltene Aufzeichnung
E|lek|tro|u|re|te|ro|gra|phie *f* Aufzeichnung der Aktionspotentiale der Harnleiter
E|lek|tro|u|ro|gra|fie *f* →Elektrourographie
E|lek|tro|u|ro|gra|phie *f* Aufzeichnung der Aktionspotentiale der Harnblasenmuskulatur
E|lek|tro|va|go|gramm *nt* Aufzeichnung der Aktivität des Nervus* vagus; SYN: Vagogramm
E|lek|tro|ven|tri|ku|lo|gramm *nt* Abschnitt des Elektrokardiogramms, der sich auf die Erregungsausbreitung in den Kammern bezieht
E|lek|tro|zys|to|gra|fie *f* →Elektrozystographie
E|lek|tro|zys|to|gra|phie *f* Aufzeichnung der Aktionspotentiale der Harnblasenmuskulatur
E|le|ment *nt* Grundstoff, chemisches Element
E|le|men|tar|bün|del *pl* benachbarte Rückenmarkssegmente verbindende Faserbündel; SYN: Binnenbündel, Grundbündel, Intersegmentalfaszikel, Fasciculi proprii
E|le|men|tar|kör|per|chen *pl* bei Virusinfektionen in der Zelle nachweisbare Körperchen; SYN: Einschlusskörperchen
E|le|men|tar|teil|chen *pl* kleinste Bausteine der Materie, z.B. Elektron, Proton, Neutron
E|le|phan|ti|a|sis *f, pl* **-ses** durch eine Lymphabflussstörung hervorgerufene monströse Schwellung eines Körperabschnitts; meist gleichgesetzt mit Elephantiasis tropica
Elephantiasis congenita hereditaria genetisch bedingtes Lymphödem, das v.a. die Füße und Unterschenkel, seltener auch die Hände und Unterarme betrifft; SYN: chronisch hereditäres Trophödem, chronisch kongenitales Lymphödem, Nonne-Milroy-Meige-Syndrom
Elephantiasis filarica →Elephantiasis tropica
Elephantiasis genitoanorectalis mit hochgradiger Schwellung von Skrotum und Penis bzw. Vulva einhergehende Elephantiasis des Anogenitalbereiches; SYN: Elephantiasis venera
Elephantiasis gingivae sowohl hereditäre, als auch durch exogene Faktoren [Hydantoin] hervorgerufene bindegewebige Wucherung des Zahnfleischs; SYN: Fibromatosis gingivae
Elephantiasis neuromatosis im Rahmen einer Neurofibromatosis* generalista auftretende, primär die Bauchdecke betreffende Schwellung der Haut; SYN: Lappenelephantiasis, Wammen
Elephantiasis penis →Elephantiasis scroti
Elephantiasis scroti mit hochgradiger Schwellung von Skrotum und Penis einhergehende Elephantiasis des Anogenitalbereiches; SYN: Skrotalelephantiasis, Elephantiasis penis
Elephantiasis tropica durch Filarien [Wuchereria* bancrofti, Brugia* malayi] verursachtes Lymphödem mit zum Teil monströser Schwellung der Beine und Genitalien; SYN: Elephantiasis filarica
Elephantiasis vulvae mit hochgradiger Schwellung der Vulva einhergehende Elephantiasis des Anogenitalbereiches
E|le|va|ti|on *f* (Auf-, Hoch-)Heben, Anhebung
E|le|va|to|ri|um *nt* stumpfes Instrument zum Abheben der Knochenhaut usw.
El|fen|bein|wir|bel *m* Wirbel mit diffus verdichteter Struktur; SYN: Marmorwirbel
E|li|mi|na|ti|on *f* **1.** Beseitigung, Entfernung, Ausmerzung, Eliminierung **2.** Ausscheidung
e|li|mi|nier|bar *adj* ausscheidbar
El|len|bo|gen|ge|lenk *nt* aus drei Teilen [Articulatio humeroradialis, Articulatio humeroulnaris, Articulatio radioulnaris proximalis] bestehendes Gelenk zwischen Oberarm und Unterarm; SYN: Articulatio cubiti
El|len|bo|gen|schleim|beu|tel *m* Schleimbeutel zwischen Olekranon und Sehne des Musculus* triceps; SYN: Bursa subcutanea olecrani
El|len|nerv *m* →Nervus ulnaris
Elliot-Trepanation *f* Druckentlastung bei Glaukom* durch Trepanation* der Lederhaut
el|lip|so|id *adj* ellipsenförmig, ellipsenähnlich; SYN: elliptisch
El|lip|so|id|ge|lenk *nt* Gelenk mit eiförmigen Gelenkflächen; SYN: Eigelenk, Articuatio ellipsoidea/condylaris
el|lip|to|zy|tär *adj* Elliptozyten betreffend; SYN: ovalozytär
El|lip|to|zy|ten|an|ä|mie *f* →Elliptozytose
El|lip|to|zy|to|se *f* autosomal-dominant vererbte Erythrozytenanomalie mit Bildung ovaler oder elliptischer Formen; i.d.R. leichter Verlauf ohne klinische Symptome; SYN: Dresbach-Syndrom, hereditäre Elliptozytose, Ovalozytose, Kamelozytose, Elliptozytenanämie
el|lip|to|zy|tisch *adj* Elliptozytose betreffend, von ihr betroffen oder gekennzeichnet
Ellis-Creveld-Syndrom *nt* Syndrom mit Mikromelie*, Polydaktylie*, Hypodontie und

anderen Fehlbildungen; SYN: Ellis-van Creveld-Syndrom, Chondroektodermaldysplasie, chondroektodermale Dysplasie, Chondrodysplasia ectodermica

Ellis-van Creveld-Syndrom *nt* →Ellis-Creveld-Syndrom

El|lon|ga|tio *f, pl* **-ti|o|nes** Verlängerung; Dehnung, Streckung, Elongation

El|lon|ga|ti|on *f* (*Zahn*) Verlängerung; SYN: Egression, Extrusion

El|u|at *nt* durch Elution* gewonnene Lösung

El|u|ti|on *f* Auswaschen, (Her-)Ausspülen von Stoffen aus einem Stoffgemisch

Em-, em- *präf.* Wortelement mit der Bedeutung "innerhalb/hinein"

E|ma|na|ti|on *f* beim radioaktiven Zerfall freiwerdendes gasförmiges Isotop

Embden-Meyerhof-Weg *m* Abbauweg für Glukose in den Körperzellen; SYN: Glykolyse, Glycolyse

Embol-, embol- *präf.* →Embolo-

Em|bo|lek|to|mie *f* operative Embolusentfernung

Em|bo|lie *f* plötzlicher Verschluss eines Gefäßes durch einen Embolus*; SYN: Embolia

arterielle Embolie embolischer Verschluss einer Arterie

gekreuzte Embolie →paradoxe Embolie

paradoxe Embolie arterielle Embolie des großen Kreislaufs durch einen Embolus aus dem venösen System; SYN: gekreuzte Embolie

venöse Embolie embolischer Verschluss einer Vene

em|bo|li|form *adj* embolusähnlich, pfropfenförmig

em|bo|lisch *adj* Embolus oder Embolie betreffend

Embolo-, embolo- *präf.* Wortelement mit der Bedeutung "Embolus/Embolie"

Em|bo|lo|la|lie *f* Verwendung sinnloser Wörter oder Sätze; SYN: Embolophrasie

Em|bo|lo|my|ko|se *f* Embolie* durch einen Pilzpropf bei Pilzsepsis* oder massivem Pilzeinbruch in die Blutbahn

em|bo|lo|my|ko|tisch *adj* Embolomykose betreffend, von ihr betroffen oder gekennzeichnet, durch sie bedingt

Em|bo|lo|phra|sie *f* →Embololalie

Em|bo|lus *m, pl* **-li** im Blutkreislauf auftretender, nicht löslicher Körper, der bei Verschluss des Gefäßes eine Embolie auslöst

Embry-, embry- *präf.* →Embryo-

Em|bry|ek|to|mie *f* Entfernung eines Embryos bei Extrauteringravidität

Em|bryo *m, pl* **-bry|os, -bry|o|nen** Keimling bis zum Ende des dritten Monats

Embryo-, embryo- *präf.* Wortelement mit der Bedeutung "Leibesfrucht/Embryo"

Em|bry|o|blast *m* Zellgruppe, aus der sich der Embryo entwickelt; SYN: Embryonalknoten

Em|bry|o|fe|to|pa|thia *f* Schädigung des ungeborenen Kindes während der Embryonal- oder Fetalperiode; SYN: Embryofetopathie

Embryofetopathia alcoholica →Alkoholembryopathiesyndrom

Embryofetopathia diabetica bei Diabetes* mellitus der Mutter auftretende Schädigung des Kindes, z.B. Herzfehler, Polydaktylie*, Syndaktylie*, Klumpfüße; SYN: diabetische Embryopathie, diabetische Fetopathie, Embryopathia diabetica

em|bry|o|gen *adj* **1.** Embryogenese betreffend **2.** einen Embryo bildend

Em|bry|o|ge|ne|se *f* Entwicklung des Embryos während der Embryonalperiode; SYN: Embryogenie

em|bry|o|id *adj* einem Embryo ähnlich, embryoähnlich

Em|bry|o|lo|gie *f* Lehre von der Entwicklung des Embryos von der Befruchtung bis zur Geburt

em|bry|o|lo|gisch *adj* Embryologie betreffend

em|bry|o|nal *adj* Embryo oder Embryonalstadien betreffend, vom Embryonalstadium stammend; SYN: embryonisch

Em|bry|o|nal|kern *m* zentraler Teil der Augenlinse

Em|bry|o|nal|kno|ten *m* →Embryoblast

Em|bry|o|nal|pe|ri|o|de *f* Zeitraum von der Befruchtung bis zum Abschluss der Organogenese am Ende des dritten Schwangerschaftsmonats; SYN: Embryonalzeit

Em|bry|o|nal|zeit *f* →Embryonalperiode

Em|bry|o|nen|im|plan|ta|ti|on *f* →Embryonentransfer

Em|bry|o|nen|trans|fer *m* Übertragung eines durch In-vitro-Fertilisation erzeugten Embryos in die Gebärmutter; SYN: Embryonenimplantation, Embryonenübertragung

Em|bry|o|nen|ü|ber|tra|gung *f* →Embryonentransfer

em|bry|o|niert *adj* Embryo(nen) enthaltend; befruchtet; bebrütet, angebrütet

em|bry|o|nisch *adj* →embryonal

Em|bry|o|pa|thia *f* →Embryopathie

Embryopathia alcoholica durch chronischen Alkoholgenuss der Mutter hervorgerufene Schädigung mit Fruchttod [30–50%], Minderwuchs, Mikrozephalus, Muskelhypotonie, Gesichtsfehlbildung; SYN: embryofetales Alkoholsyndrom, Alkoholembryopathie, Alkoholembryopathiesyndrom

Embryopathia diabetica →diabetische Embryopathie

Embryopathia rubeolosa Schädigung des Embryos durch eine intrauterine Rötelninfektion; die Art der Schädigung hängt vom Zeitpunkt der Infektion ab; SYN: Rötelnembryopathie, Rubeolaembryopathie, Gregg-Syndrom

Em|bry|o|pa|thie *f* Schädigung der Leibesfrucht während der ersten drei Schwangerschaftsmonate; SYN: Embryopathia

diabetische Embryopathie bei Diabetes* mellitus der Mutter auftretende Schädigung des Kindes, z.B. Herzfehler, Polydaktylie*, Syndaktylie*, Klumpfüße; SYN: diabetische Fetopathie, Embryopathia diabetica, Embryofetopathia diabetica

Em|bry|o|to|mia *f* →Embryotomie

Em|bry|o|to|mie *f* Zerstückelung des abgestorbenen Embryos; SYN: Embryotomia, Dissectio fetus

em|bry|o|to|xisch *adj* den Embryo schädigend

Em|bry|o|to|xi|zi|tät *f* den Embryo schädigende Wirkung

Em|bry|o|to|xon *nt* weißliche, ringförmige Hornhauttrübung; angeboren bei Neugeborenen oder bei Jugendlichen im Zusammenhang mit Hyperlipoproteinämie; SYN: Arcus lipoides corneae, Arcus lipoides juvenilis

Em|bry|o|tro|phie *f* Keimernährung, Embryoernährung

em|bry|o|tro|phisch *adj* den Embryo ernährend

E|mei|o|zy|to|se *f* aktive Ausscheidung von Substanzen aus der Zelle; Umkehrung der Pinozytose*; SYN: Emeozytose

E|me|sis *f* vom Brechzentrum gesteuerte rückläufige Entleerung des Magens; SYN: Vomitus, Erbrechen

Emesis gravidarum meist frühmorgens auftretendes Erbrechen in der Frühphase der Schwangerschaft; SYN: Schwangerschaftserbrechen, Vomitus gravidarum

E|me|ti|kum *nt, pl* **-ka** Brechmittel

e|me|tisch *adj* Brechreiz oder Erbrechen auslösend

e|me|to|gen *adj* durch Erbrechen bedingt oder ausgelöst

E|me|to|ka|thar|ti|kum *nt, pl* **-ka** kombiniertes Abführ- und Brechmittel

EMG-Syndrom *nt* →Exomphalos-Makroglossie-Gigantismus-Syndrom

E|mi|gra|ti|on *f* Zellwanderung; Diapedese*

E|mi|nen|tia *f, pl* **-ti|ae** Vorsprung, Erhöhung, Höcker

Eminentia frontalis Höcker oberhalb des Augengrauenbogens; SYN: Stirnhöcker, Tuber frontale

Eminentia hypothenaris Kleinfingerballen; SYN: Hypothenar

Eminentia thenaris Daumenballen; SYN: Thenar

E|mis|sa|ri|um *nt* innere und äußere Schädelvenen verbindende Vene; SYN: Vena emissaria

E|mis|si|on *f* Ausstoß; Ausstrahlung, Abstrahlung; Absonderung, Ausscheidung

E|mis|sions|com|pu|ter|to|mo|gra|fie *f* →Emissionscomputertomographie

E|mis|sions|com|pu|ter|to|mo|gra|phie *f* computergesteuerte Szintigraphie* zur Gewinnung von Schichtaufnahmen; SYN: Schichtszintigraphie

Emmet-Riss *m* narbig verheilter Riss des Gebärmutterhalses

em|me|trop *adj* Emmetropie betreffend, normalsichtig

Em|me|tro|pie *f* Normalsichtigkeit

E|mol|li|ens *nt, pl* **-li|en|zi|en** erweichendes Mittel; SYN: Emollientium

E|mol|li|en|ti|um *nt, pl* **-li|en|zi|en** erweichendes Mittel; SYN: Emolliens

E|mo|ti|on *f* Gefühl, Gefühlsregung, Gemütsbewegung

e|mo|ti|o|nal *adj* Gefühl oder Gemüt betreffend, emotionell, gefühlmäßig, gefühlsbetont

e|mo|ti|o|nell *adj* →emotional

e|mo|tiv *adj* gefühlsbedingt; gefühlsbetont; gefühlvoll

Em|pa|thie *f* Einfühlungsvermögen

Em|pe|ri|po|le|sis *f* Eindringen von Zellen [Plasmazellen, Lymphozyten] in andere Zellen

Emp|fäng|nis *f* Verschmelzung von Eizelle und Spermium; SYN: Konzeption

Emp|fäng|nis|ver|hü|tung *f* Methoden zur Verhinderung der Konzeption oder der Einnistung der Frucht in der Gebärmutter; SYN: Konzeptionsverhütung, Antikonzeption, Kontrazeption

Em|phy|sem *nt* **1.** Luft-/Gasansammlung in Geweben, die normalerweise luft-/gasfrei sind [z.B. Hautemphysem] **2.** übermäßige Luft-/Gasansammlung in einem lufthaltigen Gewebe oder Organ [z.B. Lungenemphysem]; SYN: Emphysema

subkutanes Emphysem →Emphysema subcutaneum

Em|phy|se|ma *nt, pl* **-ma|ta** →Emphysem

Emphysema intestini Emphysem der Darmwand; SYN: Darmemphysem

Emphysema malignum durch Clostridium* perfringens und andere Clostridienarten verursachte, meldepflichtige schwere Wundinfektion, die durch hochgradige Toxämie und ausgedehnte Ödem- und/oder Gasbildung gekennzeichnet ist; SYN: Gasbrand, Gasgangrän, Gasödem, Gasphlegmone, malignes Ödem, Emphysema septicum, Oedema malignum

Emphysema mediastinale Emphysem des Mediastinalraums; SYN: Mediastinalemphysem

Emphysema pulmonum meist erworbene [Raucher], irreversible Überblähung der Lungenalveolen mit Veränderung oder Zerstörung des Lungengewebes; SYN: Lungenemphysem, Lungenblähung

Emphysema septicum →Emphysema malignum

Emphysema subcutaneum Luft- oder Gasansammlung im subkutanen Gewebe; SYN: Hautemphysem, subkutanes Emphysem

em|phy|se|ma|tös *adj* emphysemartig

em|pi|risch *adj* auf Erfahrung beruhend

Em|plas|trum *nt* Pflaster

Em|py|em *nt* Eiteransammlung in einer natürlichen Körperhöhle; SYN: Empyema

em|py|e|ma|tös *adj* Empyem betreffend, empyemartig

Em|py|o|ze|le *f* eitrige Nabelzyste

E|mul|ga|tor *m* Stoff, der die Löslichkeit eines anderen Stoffes erhöht

E|mul|gie|ren *v* eine Emulsion herstellen

E|mul|si|on *f* feinste Verteilung eines Stoffes in einem anderern Stoff, in dem er nicht löslich ist, z.B. Öl-in-Wasser-Emulsion

En-, **En-** *präf.* Wortelement mit der Bedeutung "innerhalb/hinein"

E|na|me|lum *nt* emailleartige, transparente äußere Zahnschicht; härteste Substanz des menschlichen Körpers; SYN: Adamantin, Zahnschmelz, Schmelz, Substantia adamantina

E|nan|them *nt* Schleimhautausschlag

e|nan|the|ma|tös *adj* Enanthem betreffend

en|an|ti|o|mer *adj* Enantiomerie betreffend; SYN: spiegelbildisomer

En|ar|thron *nt* Fremdkörper in einem Gelenk

En|ar|thro|se *f* Variante des Kugelgelenks*, bei dem die Gelenkpfanne den Kopf zu mehr als der Hälfte umfasst; trifft beim Menschen nur auf das Hüftgelenk* zu; SYN: Nussgelenk, Napfgelenk, Enarthrosis spheroidea

En|ar|thro|sis sphe|ro|i|dea *f* →Enarthrose

en|ar|thro|tisch *adj* Enarthrose betreffend

En-Bloc-Exstirpation *f* →En-Bloc-Resektion

En-Bloc-Resektion *f* radikale Resektion eines befallenen Organs zusammen mit Nachbarstrukturen; SYN: En-Bloc-Exstirpation

Encephal-, **encephal-** *präf.* →Encephalo-

En|ce|pha|li|tis *f, pl* **-ti|den** Gehirnentzündung; SYN: Enzephalitis

Encephalitis epidemica 1. epidemisch auftretende Encephalitis; SYN: epidemische Enzephalitis **2.** →Encephalitis lethargica

Encephalitis equina →Encephalomyelitis equina

Encephalitis haemorrhagica hämorrhagische Enzephalitis

Encephalitis japonica B primär im ostasiatischen Raum auftretende Arbovirus-Enzephalitis*; SYN: japanische B-Enzephalitis

Encephalitis lethargica epidemische Encephalitis vermutlich viraler Genese, die primär zwischen 1915 und 1925 in Europa auftrat; SYN: (von) Economo-Krankheit, (von) Economo-Enzephalitis, europäische Schlafkrankheit, Encephalitis epidemica

Encephalitis periaxialis allmählich progrediente Encephalitis mit sklerosierender Entmarkung; SYN: Baló-Krankheit, konzentrische Sklerose, Leucoencephalitis periaxialis concentrica

Encephalitis periaxialis diffusa im Kindes- oder Jugendalter auftretende, chronisch-progrediente Encephalitis mit Demyelinisation* und Sklerose; SYN: Schilder-Krankheit, diffuse Zerebralsklerose Schilder, Encephalitis periaxialis diffusa

Encephalitis purulenta eitrige Enzephalitis; Hirnabszess

Encephalitis toxoplasmatica durch Toxoplasma* gondii hervorgerufene Encephalitis; SYN: Toxoplasmose-Enzephalitis

en|ce|pha|li|tisch *adj* Gehirnentzündung/Encephalitis betreffend, von ihr betroffen oder gekennzeichnet; SYN: enzephalitisch

En|ce|pha|li|to|zo|on *nt, pl* **-zo|a, -zo|en** Toxoplasma-ähnlicher Parasit; Erreger von Zoonosen, die selten auf den Menschen übertragen werden

Encephalitozoon cuniculi s.u. Encephalitozoonose

En|ce|pha|li|to|zo|o|no|se *f* durch das Protozoon **Encephalitozoon cuniculi** hervorgerufene Erkrankung von Säugetieren, die nur selten auf den Menschen übertragen wird; SYN: Encephalitozoonosis

Encephalo-, **encephalo-** *präf.* Wortelement mit der Bedeutung "Hirn/Gehirn/Enzephalon"

En|ce|pha|lo|en|te|ri|tis acuta *f* schwere, durch toxische Symptome gekennzeichnete Form der Dyspepsie*; SYN: Enzephaloenteritis, Säuglingstoxikose

En|ce|pha|lo|ma|la|cia *f* Hirnerweichung; SYN: Enzephalomalazie

En|ce|pha|lo|me|nin|gi|tis *f, pl* **-ti|den** Entzündung von Gehirn und Hirnhäuten; SYN: Enzephalomeningitis, Meningoenzephalitis, Meningoencephalitis

en|ce|pha|lo|me|nin|gi|tisch *adj* Encephalomeningitis betreffend, von ihr betroffen oder gekennzeichnet; SYN: enzephalomeningitisch, meningoenzephalitisch

En|ce|pha|lo|my|e|li|tis *f, pl* **-ti|den** Entzündung von Gehirn und Rückenmark; SYN: Enzephalomyelitis, Myeloenzephalitis, Myeloencephalitis

Encephalomyelitis benigna myalgica →Encephalomyelitis myalgica epidemica

Encephalomyelitis disseminata chronisch-progrediente, in Schüben verlaufende demyelinisierende Erkrankung unklarer Genese (Slow-virus-Infektion*, Autoimmunkrankheit*?); SYN: multiple Sklerose, Polysklerose, Sclerosis multiplex

Encephalomyelitis equina in Nord- und Südamerika auftretende Arbovirus-Enzephalitis*, die in seltenen Fällen auf Menschen übertragen wird; SYN: Pferdeenzephalitis, Encephalitis equina

Encephalomyelitis myalgica epidemica ätiologisch unklare (Virusgenese?) Erkrankung, die durch Muskel-, Kopf- und Gliederschmerzen, sowie Abgeschlagenheit und Muskelschwäche gekennzeichnet ist; SYN: epidemische myalgische Enzephalomyelopathie, epidemische Neuromyasthenie, Encephalomyelitis benigna myalgica

Encephalomyelitis postvaccinalis nach einer Impfung (Masern, Röteln) auftretende akute oder subakute Entzündung, die auf einer Immunreaktion beruht; SYN: Impfenzephalitis, Impfenzephalomyelitis, Impfenzephalopathie, Vakzinationsenzephalitis

en|ce|pha|lo|my|e|li|tisch *adj* Encephalomyelitis betreffend, von ihr betroffen oder gekennzeichnet; SYN: enzephalomyelitisch, myeloenzephalitisch

En|ce|pha|lo|my|e|lo|ra|di|cu|li|tis *f, pl* **-ti|den** Entzündung von Gehirn, Rückenmark und Spinalnervenwurzeln; SYN: Enzephalomyeloradikulitis

En|ce|pha|lo|my|o|car|di|tis *f, pl* **-ti|den** durch das **EMC-Virus** hervorgerufene Entzündung von Gehirn und Herzmuskel; SYN: Enzephalomyokarditis, EMC-Syndrom

En|ce|pha|lon *nt, pl* **-la** Gehirn; SYN: Enzephalon

En|ce|pha|lo|pa|thia *f* nicht-entzündliche Gehirnerkrankung; SYN: Enzephalopathie, Zerebropathie, Cerebropathia

Encephalopathia chronica progressiva subcorticalis arteriosklerotisch-ischämisch bedingter Hirnschaden mit multiplen Mikronekrosen; SYN: Binswanger-Enzephalopathie, subkortikale progressive Enzephalopathie

Encephalopathia saturnina Großhirnschädigung bei chronischer Bleivergiftung; SYN: Bleienzephalopathie

Encephalopathia traumatica durch wiederholte Gehirnerschütterungen und -traumen verursachte Hirnschädigung; SYN: Boxerenzephalopathie

En|ce|pha|lo|ra|di|cu|li|tis *f, pl* **-ti|den** Entzündung von Gehirn und Spinalnervenwurzeln; SYN: Enzephaloradikulitis

En|chei|re|sis *f* Handgriff, Methode, Operation

en|chon|dral *adj* →endochondral

En|chon|drom *nt* von Knorpelgewebe ausgehender Tumor; Chondrom* innerhalb eines Knochens; SYN: Enchondroma

multiple kongenitale Enchondrome →Enchondromatose

En|chon|dro|ma *nt, pl* **-ma|ta** →Enchondrom

Enchondroma malignum bösartiger Tumor des Knorpelgewebes; SYN: Knorpelsarkom, Chondrosarkom, Chondroma sarcomatosum

en|chon|dro|ma|tös *adj* Enchondrom betreffend, enchondromartig

En|chon|dro|ma|to|se *f* angeborene, sich meist nach dem 2. Lebensjahr manifestierende Wucherung von Knorpelzellen der Epiphysenfugen und später auch der Metaphysen; tritt oft halbseitig mit bevorzugtem Befall von Unterarmen und Unterschenkeln auf; SYN: Ollier-Erkrankung, Ollier-Syndrom, multiple kongenitale Enchondrome, Hemichondrodystrophie

En|chon|dro|se *f* Vorkommen multipler Enchondrome; SYN: Enchondrosis

End-, end- *präf.* →Endo-

End|an|gi|i|tis *f, pl* **-ti|den** Entzündung der Gefäßinnenwand; SYN: Endangitis, Endoangitis, Endoangiitis

Endangiitis obliterans meist bei Rauchern (Männer, 20–40 Jahre) auftretende arterielle Verschlusskrankheit mit Befall kleiner und mittelgroßer Arterien der Extremitäten; oft mit begleitender Phlebitis* oder Thrombophlebitis*; SYN: Morbus Winiwarter-Buerger, Winiwarter-Buerger-Krankheit, Thrombangiitis/Thrombendangiitis/Endarteritis obliterans

end|an|gi|i|tisch *adj* Endangiitis betreffend, von ihr betroffen oder gekennzeichnet; SYN: endangitisch

End|an|gi|tis *f, pl* **-ti|den** →Endangiitis

end|an|gi|tisch *adj* →endangiitisch

End|a|or|ti|tis *f, pl* **-ti|ti|den** Entzündung der Aortenintima

end|a|or|ti|tisch *adj* Endaortitis betreffend, von ihr betroffen oder gekennzeichnet

End|ar|te|ri|ek|to|mie *f* Eröffnung einer Arterie und Ausschälung eines alten Thrombus; SYN: Ausschälplastik, Intimektomie

end|ar|te|ri|ell *adj* in einer Arterie (liegend); SYN: intraarteriell

End|ar|te|ri|en *pl* Endäste einer Arterie, die nicht mit anderen Arterien kommunizieren

End|ar|te|ri|i|tis *f, pl* **-ti|den** →Endarteritis

Endarteriitis obliterans →Endangiitis obliterans

end|ar|te|ri|i|tisch *adj* →endarteritisch

End|ar|te|ri|tis *f, pl* **-ti|den** Entzündung der Arterienintima; SYN: Endarteriitis, Endoarteritis, Endoarteriitis

Endarteritis obliterans →Endangiitis obliterans

end|ar|te|ri|tisch *adj* Endarteritis betreffend, von ihr betroffen oder gekennzeichnet; SYN: endarteriitisch

end|au|ral *adj* im Ohr (liegend)

End|bäum|chen *nt* feinste Endverzweigungen des Achsenzylinders; SYN: Telodendrion, Telodendron

End|darm *m* letzter Abschnitt des Dickdarms vor dem After; SYN: Mastdarm, Rektum, Rectum, Intestinum rectum

end|di|a|sto|lisch *adj* am Ende der Diastole (auftretend)

En|de|mie *f* regional begrenzt auftretende Krankheit; SYN: endemische Krankheit

en|de|misch *adj* Endemie betreffend, als Endemie auftretend

En|de|mo|e|pi|de|mie *f* primär endemische Krankheit, die gelegentlich als Epidemie* auftreten kann

en|de|mo|e|pi|de|misch *adj* Endemoepidemie betreffend, sowohl endemisch, als auch epidemisch

en|der|mal *adj* in der Haut (befindlich), in die

Haut (eingeführt); SYN: intrakutan

En|der|mo|se *f* Schleimhautausschlag

end|ex|spi|ra|to|risch *adj* am Ende der Ausatmung/Exspiration

End|ge|lenk *nt* Gelenk zwischen mittlerem Finger- oder Zehenglied und dem Endglied

End|hirn *nt* aus den beiden Großhirnhälten und ihren Verbindungen bestehender Teil des Gehirns; SYN: Telenzephalon, Telencephalon

Endo-, endo- *präf.* Wortelement mit der Bedeutung "innen/innerhalb"

en|do|ab|do|mi|nal *adj* im Bauch(raum)/Abdomen auftretend oder liegend, in den Bauchraum hinein; SYN: intraabdominal, intraabdominell

En|do|a|my|la|se *f* von Ohr- und Bauchspeicheldrüse gebildete Amylase, die Polysaccharide innerhalb des Moleküls spaltet; SYN: Alphaamylase, α-Amylase, Speicheldiastase, Ptyalin

En|do|an|eu|rys|mor|rha|phie *f* Spaltung und Ausräumung eines Aneurysmas mit abschließender Vernähung

En|do|an|gi|i|tis *f, pl* **-ti|den** →Endangiitis

en|do|an|gi|i|tisch *adj* →endangiitisch

En|do|an|gi|tis *f, pl* **-ti|den** →Endangiitis

En|do|ap|pen|di|zi|tis *f, pl* **-ti|den** Entzündung der Schleimhaut der Appendix* vermiformis

en|do|ap|pen|di|zi|tisch *adj* Endoappendizitis betreffend, von ihr betroffen oder gekennzeichnet

En|do|ar|te|ri|i|tis *f, pl* **-ti|den** →Endarteritis

en|do|ar|te|ri|i|tisch *adj* →endarteriitisch

En|do|ar|te|ri|tis *f, pl* **-ti|den** →Endarteritis

en|do|ar|te|ri|tisch *adj* →endarteriitisch

En|do|blast|tu|mor *m* →Endotheliom

En|do|bra|chy|ö|so|pha|gus *m* durch narbige Abheilung und Stenose von Geschwüren der unteren Ösophagusschleimhaut [**Barrett-Ulkus**] verursachte Schleimhautschrumpfung; Präkanzerose des Ösophaguskarzinoms; SYN: Barrett-Syndrom, Barrett-Ösophagus

en|do|bron|chi|al *adj* in den Bronchien auftretend oder ablaufend; SYN: intrabronchial

En|do|bron|chi|al|an|äs|the|sie *f* →Endobronchialnarkose

En|do|bron|chi|al|nar|ko|se *f* Vollnarkose* unter Verwendung eines Endobronchialtubus; SYN: Endobronchialanästhesie

En|do|bron|chi|al|tu|bus *m* doppellumiger Tubus zur selektiven Intubation und Belüftung eines Lungenflügels

En|do|bron|chi|tis *f, pl* **-ti|den** Entzündung der Bronchialschleimhaut

en|do|bron|chi|tisch *adj* Endobronchitis betreffend, von ihr betroffen oder gekennzeichnet

En|do|car|di|tis *f, pl* **-ti|den** Entzündung der Herzinnenhaut (Endokard); in der Regel mit Beteiligung der Herzklappen; SYN: Endokardentzündung, Endokarditis

Endocarditis lenta protrahiert verlaufende, symptomarme Endocarditis mit Schädigung der Herzklappen; SYN: subakute-bakterielle Endokarditis

Endocarditis mycotica durch Pilzbefall hervorgerufene Endocarditis; SYN: Pilzendokarditis

Endocarditis parietalis Entzündung des Endokards der Herzkammern

Endocarditis parietalis fibroplastica akut verlaufende Endocarditis mit vorwiegendem Befall der rechten Herzkammer; histologisch durch Eosinophilie* gekennzeichnet; SYN: Löffler-Endokarditis, Löffler-Syndrom

Endocarditis septica akute bakterielle Endokarditis im Rahmen einer Septikämie*; SYN: septische Endokarditis

Endocarditis thrombotica abakterielle Endocarditis bei Lupus* erythematodes visceralis mit Befall der Atrioventrikularklappen; SYN: Libman-Sacks-Syndrom, Endokarditis Libman-Sacks, atypische verruköse Endokarditis

Endocarditis thromboulcerosa perakute Endocarditis mit Ulzeration* der Herzklappen und Thrombusbildung; SYN: thromboulzeröse Endokarditis

Endocarditis ulcerosa perakute Endocarditis mit Ulzeration* der Herzklappen; SYN: ulzeröse Endokarditis

Endocarditis valvularis Entzündung des Endokards* der Herzklappen; oft gleichgesetzt mit Herzklappenentzündung

Endocarditis verrucosa Endocarditis mit Bildung wärzchenförmiger Thromben auf den geschädigten Herzklappen; SYN: verruköse Endokarditis

En|do|car|di|um *nt* innerste Herzwandschicht; SYN: Endokard

En|do|cer|vi|ci|tis *f, pl* **-ti|den** Entzündung der Schleimhaut der Cervix* uteri; SYN: Endozervixentzündung, Endozervizitis, Endometritis cervicis

en|do|chon|dral *adj* in Knorpel/Cartilago entstehend oder liegend oder auftretend; SYN: enchondral, intrakartilaginär

En|do|co|li|tis *f, pl* **-ti|den** →Endokolitis

En|do|cra|ni|um *nt* →Endokranium

En|do|cys|ti|tis *f, pl* **-ti|ti|den** Entzündung der Blasenschleimhaut; SYN: Blasenschleimhautentzündung, Endozystitis

En|do|des|o|xy|ri|bo|nu|kle|a|se *f* →Endonuklease

En|do|en|te|ri|tis *f, pl* **-ti|den** Entzündung der Darmschleimhaut; SYN: Darmschleimhautentzündung

en|do|en|te|ri|tisch *adj* Darmschleimhautentzündung/Endoenteritis betreffend, von ihr betroffen oder gekennzeichnet

en|do|e|pi|der|mal *adj* in der Oberhaut/Epidermis (liegend); SYN: intraepidermal

en|do|e|pi|the|li|al *adj* im Deckgewebe/Epithel

(liegend); SYN: intraepithalial

en|do|gan|gli|o|när *adj* innerhalb eines Nervenknotens/Ganglions (liegend); SYN: intraganglionär

en|do|gas|tral *adj* im Magen/Gaster (liegend); SYN: intragastral

En|do|gas|trek|to|mie *f* operative Entfernung der Magenschleimhaut

En|do|gas|tri|tis *f, pl* **-ti|den** Entzündung der Magenschleimhaut; SYN: Magenschleimhautentzündung; Gastritis

E

en|do|gas|tri|tisch *adj* Endogastritis betreffend, von ihr betroffen oder gekennzeichnet

en|do|gen *adj* **1.** im Innern entstehend oder liegend, nicht von außen zugeführt **2.** aus innerer Ursache, von innen kommend, anlagebedingt

en|do|glo|bu|lär *adj* in den Blutkörperchen liegend oder ablaufend; SYN: intraglobulär, intraglobular, intrakorpuskulär, endokorpuskulär; intraerythrozytär

En|do|in|to|xi|ka|ti|on *f* durch körpereigene Stoffwechselprodukte entstandene Selbstvergiftung, z.B. bei verminderter Ausscheidung [Leberinsuffizienz*, Niereninsuffizienz*]; SYN: Autointoxikation, Autotoxikose, Selbstvergiftung

en|do|ka|pil|lär *adj* in einer Kapillare (liegend)

En|do|kard *f* innerste Herzwandschicht; SYN: Endocardium

En|do|kard|fi|bro|e|las|to|se *f* ätiologisch ungeklärte, massive Verdickung des Endokards insbesondere des linken Ventrikels; häufig Mitbeteiligung von Mitral- und Aortenklappe; SYN: Endomyokardfibrose, Endomyokardose, Fibroelastosis endocardii

En|do|kard|fi|bro|se *f* zu fibrotischer Verdickung des Endokards führende Erkrankung

en|do|kar|di|al *adj* **1.** innerhalb des Herzens (liegend), ins Herz hinein; SYN: intrakardial **2.** Endokard betreffend

En|do|kar|di|tis *f, pl* **-ti|den** Entzündung der Herzinnenhaut (Endokard); i.d.R. mit Beteiligung der Herzklappen; SYN: Endokardentzündung, Endocarditis

atypische verruköse Endokarditis →Endocarditis thrombotica

Endokarditis der Herzklappen →Endocarditis valvularis

infektiöse Endokarditis durch Mikroorganismen (i.d.R. Bakterien oder Pilze) hervorgerufene Endokarditis

Endokarditis Libman-Sacks →Endocarditis thrombotica

rheumatische Endokarditis infektallergische Entzündung der Herzklappen nach einer Infektion mit beta-hämolysierenden A-Streptokokken*; SYN: Bouillaud-Krankheit

septische Endokarditis →Endocarditis septica

subakute-bakterielle Endokarditis →Endocarditis lenta

thromboulzeröse Endokarditis →Endocarditis thromboulcerosa

ulzeröse Endokarditis →Endocarditis ulcerosa

verruköse Endokarditis →Endocarditis verrucosa

en|do|kar|di|tisch *adj* Endokarditis betreffend, von ihr betroffen oder gekennzeichnet

En|do|kar|do|pa|thie *f* Endokarderkrankung

En|do|ko|a|gu|la|tion *f* endoskopische Blutstillung durch Elektrokoakulation

En|do|ko|li|tis *f, pl* **-ti|den** Entzündung der Kolonschleimhaut; SYN: katarrhalische Kolitis, Endocolitis

en|do|ko|li|tisch *adj* Endokolitis betreffend, von ihr betroffen oder gekennzeichnet

En|do|kol|pi|tis *f, pl* **-ti|den** Entzündung der Scheidenschleimhaut

en|do|kol|pi|tisch *adj* Endokolpitis betreffend, von ihr betroffen oder gekennzeichnet

en|do|kor|pus|ku|lär *adj* in den Blutkörperchen liegend oder ablaufend

en|do|kra|ni|al *adj* **1.** im Schädel/Cranium (liegend); SYN: endokraniell, intrakranial, intrakraniell **2.** Endokranium betreffend

en|do|kra|ni|ell *adj* →endokranial

En|do|kra|ni|tis *f, pl* **-ti|den** Entzündung des Endokraniums; SYN: Pachymeningitis externa

en|do|kra|ni|tisch *adj* Endokranitis betreffend, von ihr betroffen oder gekennzeichnet

En|do|kra|ni|um *nt* Periost* der Schädelinnenseite; SYN: Endocranium; Dura mater encephali

en|do|krin *adj* **1.** mit innerer Sekretion **2.** endokrines System/Endokrinum betreffend

En|do|kri|no|lo|gie *f* Lehre von Funktion und Erkrankungen des endokrinen Systems

en|do|kri|no|lo|gisch *adj* Endokrinologie betreffend

En|do|kri|no|pa|thie *f* Erkrankung endokriner Drüsen mit Störungen des Hormonhaushaltes

en|do|kri|no|trop *adj* mit besonderer Affinität zu endokrinen Drüsen

En|do|la|by|rin|thi|tis *f, pl* **-ti|den** Entzündung des häutigen Labyrinths*

en|do|la|by|rin|thi|tisch *adj* Endolabyrinthitis betreffend, von ihr betroffen oder gekennzeichnet

en|do|la|ryn|ge|al *adj* innerhalb des Kehlkopfes/Larnyx (liegend); SYN: intralaryngeal

En|do|li|max na|na *f* nicht krankheitserregende Amöbe im Darm des Menschen

en|do|lu|mi|nal *adj* im Lumen (liegend); SYN: intraluminal

en|do|lym|pha|tisch *adj* Endolymphe betreffend

En|do|lym|phe *f* lymphartige Flüssigkeit im häutigen Labyrinth des Innenohrs; SYN: Endolympha

En|do|mas|to|i|di|tis *f, pl* **-ti|den** Entzündung der Schleimhaut der Warzenfortsatzhöhle* und -zellen

en|do|mas|to|i|di|tisch *adj* Endomastoiditis betreffend, von ihr betroffen oder gekennzeichnet

en|do|me|tri|al *adj* Gebärmutterschleimhaut/ Endometrium betreffend, vom Endometrium ausgehend

en|do|me|tri|o|id *adj* endometriumähnlich

En|do|me|tri|o|se *f* →Endometriosis

primäre Endometriose →Endometriosis genitalis interna

En|do|me|tri|o|sis *f, pl* **-ses** Vorkommen von Gebärmutterschleimhaut außerhalb der Schleimhautschicht der Gebärmutterhöhle; SYN: Endometriose

Endometriosis externa →Endometriosis genitalis externa

Endometriosis extragenitalis Endometriose mit Sitz außerhalb der Genitalorgane [z.B. Lunge (50%), Bauchdecke, Harnblase]

Endometriosis genitalis externa Endometriose mit Sitz außerhalb der Gebärmutter [z.B. im Eierstock]

Endometriosis genitalis interna häufigste Form [40%] der Endometriose; Sitz in der Gebärmutter [Endometriosis uteri interna] oder im Eileiter [Endometriosis tubae]; SYN: primäre Endometriose, Endometriosis interna

Endometriosis interna →Endometriosis genitalis interna

Endometriosis ovarii Form der Endometriosis genitalis externa mit einseitigem (selten beidseitigem) Eierstockbefall; evtl. Ausbildung einer Schokoladenzyste*; SYN: Eierstockendometriose, Ovarialendometriose

Endometriosis tubae Endometriosis genitalis interna mit Sitz im Eileiter; SYN: Tubenendometriose

Endometriosis uteri interna Endometriosis genitalis interna mit Sitz in der Gebärmuttermuskulatur; SYN: Adenomyose, Adenomyosis interna

En|do|me|tri|tis *f, pl* **-ti|den** Entzündung der Gebärmutterschleimhaut; SYN: Endometriumentzündung

Endometritis cervicis uteri Entzündung (der Schleimhaut) der Cervix* uteri; SYN: Endozervizitis, Endocervicitis; Zervixentzündung, Zervizitis, Cervicitis

Endometritis corporis uteri Entzündung (der Schleimhaut) der Gebärmutterhöhle

Endometritis decidualis Entzündung der Decidua* während der Schwangerschaft; SYN: Deziduaentzündung, Deziduitis, Decidualitis, Deciduitis

Endometritis gonorrhoica gonorrhoische Endometritis mit Befall der Zervix und evtl. aszendierender Adnexitis*

Endometritis puerperalis Endometritis im Wochenbett

Endometritis tuberculosa tuberkulöse Endometritis

en|do|me|tri|tisch *adj* Endometriumentzündung/Endometritis betreffend, von ihr betroffen oder gekennzeichnet

En|do|me|tri|um *nt* Gebärmutterschleimhaut, Uterusschleimhaut; SYN: Tunica mucosa uteri

En|do|me|tri|um|ent|zün|dung *f* →Endometritis

En|do|me|tri|um|hy|per|pla|sie *f* Hyperplasie* der Gebärmutterschleimhaut; SYN: Hyperplasia endometrii

En|do|me|tri|um|kar|zi|nom *nt* vom Endometrium ausgehender, vorwiegend Frauen in der Menopause betreffender Krebs, der in den letzten Jahren an Bedeutung gewonnen hat; SYN: Korpuskarzinom, Gebärmutterkörperkrebs, Carcinoma corporis uteri

En|do|me|tri|um|sar|kom *nt* von der Gebärmutterschleimhaut ausgehendes Sarkom*

En|do|mi|to|se *f* Chromosomenvermehrung ohne Zellvermehrung; führt zu Riesenkernen und Endopolyploidie*

en|do|mi|to|tisch *adj* Endomitose betreffend, von ihr betroffen oder gekennzeichnet, durch sie bedingt

En|do|mor|phi|ne *pl* vom Körper gebildete Peptide, die an Opiatrezeptoren angreifen und als endogene Schmerzmittel wirken; SYN: Endorphine, endogene Morphine, endogene Opioide

En|do|my|ko|se *f* Pilzerkrankung mit hauptsächlichem Befall innerer Organe; SYN: tiefe Mykose, Systemmykose, viszerale Mykose

En|do|my|o|kard|fi|bro|se *f* ätiologisch ungeklärte, massive Verdickung des Endokards insbesondere des linken Ventrikels; häufig Mitbeteiligung von Mitral- und Aortenklappe; SYN: Endokardfibroelastose, Endomyokardose, Fibroelastosis endocardii

en|do|my|o|kar|di|al *adj* Endokard und Herzmuskulatur/Myokard betreffend

En|do|my|o|kar|di|tis *f, pl* **-ti|den** Entzündung von Endokard* und Myokard*

en|do|my|o|kar|di|tisch *adj* Endomyokarditis betreffend, von ihr betroffen oder gekennzeichnet

En|do|my|o|kar|do|se *f* →Endomyokardfibrose

En|do|my|o|me|tri|tis *f, pl* **-ti|den** auf die Gebärmuttermuskulatur übergreifende Entzündung der Gebärmutterschleimhaut

En|do|my|o|pe|ri|kar|di|tis *f, pl* **-ti|den** Entzündung aller Herzwandschichten (Endokard*, Myokard*, Perikard*); SYN: Pankarditis, Endoperimyokarditis

en|do|my|o|pe|ri|kar|di|tisch *adj* Endomyoperikarditis betreffend, von ihr betroffen oder gekennzeichnet; SYN: pankarditisch

En|do|my|si|um *nt* Hüllgewebe der Muskelfaser

en|do|na|sal *adj* in der Nasenhöhle (liegend); SYN: intranasal

en|do|neu|ral *adj* in einem Nerv (liegend), in einen Nerv hinein; SYN: intraneural

En|do|neu|ri|tis *f, pl* **-ti|den** Entzündung des Endoneuriums*

en|do|neu|ri|tisch *adj* Endoneuritis betreffend, von ihr betroffen oder gekennzeichnet

En|do|neu|ri|um *nt* bindegewebige Hülle der Nervenfasern

E

En|do|neu|ri|um|ent|zün|dung *f* →Endoneuritis

en|do|nu|kle|ar *adj* im Zellkern/Nukleus (liegend); SYN: intranukleär

en|do|nu|kle|är *adj* →endonuklear

En|do|nu|kle|a|se *f* Enzym, das DNA [**Endodesoxyribonuklease**] oder RNA [**Endoribonuklease**] im Molekül spaltet

En|do|ö|so|pha|gi|tis *f, pl* **-ti|den** Entzündung der Ösophagusschleimhaut

en|do|ö|so|pha|gi|tisch *adj* Endoösophagitis betreffend, von ihr betroffen oder gekennzeichnet

En|do|pa|ra|sit *m* s.u. Parasit

en|do|pel|vin *adj* im Becken/in der Pelvis (liegend); SYN: intrapelvin

En|do|pep|ti|da|se *f* Enzym, das im Molekül liegende Peptidbindungen spaltet; SYN: Endoprotease

en|do|pe|ri|kar|di|al *adj* **1.** Endokard und Herzbeutel/Perikard betreffend **2.** in der Perikardhöhle (liegend); SYN: intraperikardial

En|do|pe|ri|kar|di|tis *f, pl* **-ti|den** Entzündung von Endokard* und Perikard*

en|do|pe|ri|kar|di|tisch *adj* Endoperikarditis betreffend, von ihr betroffen oder gekennzeichnet

En|do|pe|ri|my|o|kar|di|tis *f, pl* **-ti|den** →Endomyoperikarditis

En|do|pe|ri|neu|ri|tis *f, pl* **-ti|den** Entzündung von Endoneurium* und Perineurium*

en|do|pe|ri|neu|ri|tis *adj* Endoperineuritis betreffend, von ihr betroffen oder gekennzeichnet

en|do|pe|ri|to|ne|al *adj* innerhalb des Bauchfells/Peritoneums (liegend); SYN: intraperitoneal, intraperitonäal

En|do|phle|bi|tis *f, pl* **-ti|den** Entzündung der Veneninnenwand

Endophlebitis hepatica obliterans zu einem Verschluss der Lebervenen führende Entzündung; SYN: Budd-Chiari-Syndrom

Endophlebitis portalis Pfortaderentzündung; SYN: Pylephlebitis

en|do|phle|bi|tisch *adj* Endophlebitis betreffend, von ihr betroffen oder gekennzeichnet

En|do|pho|rie *f* latentes Einwärtsschielen; SYN: Esophorie, Strabismus convergens latens

End|oph|thal|mi|tis *f, pl* **-ti|den** Entzündung der Augeninnenräume; SYN: Endophthalmie, Endophthalmia

end|oph|thal|mi|tisch *adj* Endophthalmitis betreffend, von ihr betroffen oder gekennzeichnet

en|do|phy|tisch *adj* nach innen wachsend

en|do|plas|ma|tisch *adj* Endoplasma betreffend, im Endoplasma liegend

en|do|po|ly|plo|id *adj* Endopolyploidie betreffend, von ihr betroffen

En|do|po|ly|plo|i|die *f* durch Endomitose* verursachtes Vorkommen von mehr als zwei vollständigen Chromosomensätzen in einer Zelle

En|do|pro|te|a|se *f* Enzym, das im Molekül liegende Peptidbindungen spaltet; SYN: Endopeptidase

En|do|pro|the|se *f* Prothese* zur Einpflanzung im Körper, z.B. Hüftgelenksprothese

En|do|rha|chis *f* Periost* des Wirbelkanals

En|do|rhi|ni|tis *f, pl* **-ti|den** Entzündung der Nasenschleimhaut; SYN: Nasenschleimhautentzündung

en|do|rhi|ni|tisch *adj* Nasenschleimhautentzündung/ Endorhinitis betreffend, von ihr betroffen oder gekennzeichnet

En|do|ri|bo|nu|kle|a|se *f* →Endonuklease

En|dor|phi|ne *pl* vom Körper gebildete Peptide, die an Opiatrezeptoren angreifen und als endogene Schmerzmittel wirken; SYN: Endomorphine, endogene Morphine, endogene Opioide

En|do|sal|pin|gi|tis *f, pl* **-ti|den** Entzündung der Tubenschleimhaut; SYN: Tubenschleimhautentzündung

en|do|sal|pin|gi|tisch *adj* Tubenschleimhautentzündung/Endosalpingitis betreffend, von ihr betroffen oder gekennzeichnet

En|do|sal|pinx *f* Eileiterschleimhaut; SYN: Tubenmukosa, Tubenschleimhaut, Tunica mucosa tubae uterinae

en|do|se|kre|to|risch *adj* innere/endokrine Sekretion betreffend

En|do|sep|sis *f* Sepsis* durch im Körper lebende Erreger [z.B. Darmbakterien]; SYN: Autosepsis

en|do|sep|tisch *adj* Endosepsis betreffend, von ihr betroffen oder gekennzeichnet, durch sie bedingt; SYN: autoseptisch

En|do|skop *nt* mit Lichtquelle und optischem System ausgestattetes, starres oder flexibles Rohr zur Endoskopie*

En|do|sko|pie *f* direkte Betrachtung von Hohlorganen, Körperhöhlen oder Gelenken mit einem Endoskop*

en|do|sko|pisch *adj* Endoskop oder Endoskopie betreffend, mittels Endoskop oder Endoskopie

End|os|mo|se *f* Osmose* aus einem Außenmedium in ein, von einer semipermeablen Membran umgebenes System

end|os|mo|tisch *adj* Endosmose betrefend, mittels Endosmose, auf ihr beruhend

En|do|so|no|gra|fie *f* →Endosonographie

En|do|so|no|gra|phie *f* Kombination von Endoskopie* und Sonographie*

End|ost *nt* innere Knochenhaut; SYN: Endosteum

end|os|tal *adj* **1.** innere Knochenhaut/Endosteum betreffend **2.** im Knochen liegend oder auftretend; SYN: intraossär, intraossal

End|os|te|um *nt* innere Knochenhaut; SYN: Endost

End|os|ti|tis *f, pl* **-ti|den** Endostentzündung

end|os|ti|tisch *adj* Endostitis betreffend, von ihr betroffen oder gekennzeichnet

End|os|to|se *nt* nach innen gerichtete, überschießende Knochenbildung

En|do|thel *nt* einschichtige Auskleidung von Gefäßen und Hohlorganen; SYN: Endothelium

en|do|the|li|al *adj* Endothel betreffend, aus Endothel bestehend

En|do|the|li|i|tis *f, pl* **-ti|den** →Endotheliitis

en|do|the|li|i|tisch *adj* →endothelitisch

En|do|the|li|ne *pl* v.a. vom Endothel* gebildete vasoaktive Polypeptide

en|do|the|li|o|id *adj* endothelähnlich

en|do|the|li|o|ly|tisch *adj* endothelzerstörend, endothelauflösend

En|do|the|li|om *nt* vom Endothel ausgehender Tumor; SYN: Endothelioma

En|do|the|li|o|ma *nt, pl* **-ma|ta** vom Endothel ausgehender Tumor; SYN: Endotheliom
Endothelioma cutis familiär gehäuft auftretender benigner Tumor, v.a. der Kopfhaut [**Turbantumor**]; SYN: Zylindrom, Cylindroma, Spiegler-Tumor, Naevus epithelioma-cylindromatosus

En|do|the|li|o|ma|to|se *f* Vorkommen multipler Endotheliome

En|do|the|li|o|se *f* Oberbegriff für Erkrankungen des retikuloendothelialen Systems; SYN: Retikuloendotheliose

en|do|the|li|o|trop *adj* mit besonderer Affinität zum Endothel

En|do|the|li|tis *f, pl* **-ti|den** Endothelentzündung; SYN: Endotheliitis

en|do|the|li|tisch *adj* Endothelentzündung/Endothelitis betreffend, von ihr betroffen oder gekennzeichnet; SYN: endotheliitisch

En|do|the|li|um *nt* →Endothel
Endothelium corneae inneres Korneaepithel, Epithel der Hornhauthinterfläche; SYN: Korneaendothel, Epithelium posterius corneae

en|do|therm *adj* Wärme von außen aufnehmend; SYN: wärmebindend

en|do|tho|ra|kal *adj* im Brustkorb/Thorax (liegend); SYN: intrathorakal

En|do|tox|ä|mie *f* Vorkommen von Endotoxinen im Blut; SYN: endogene Toxämie

En|do|to|xi|ko|se *f* durch Endotoxine* hervorgerufene Erkrankung; oft gleichgesetzt mit Autointoxikation

En|do|to|xin *nt* **1.** in der Zelle enthaltenes Toxin*, das erst bei Zellzerstörung frei wird **2.** im Körper entstandenes Toxin; SYN: Autotoxin

En|do|to|xin|schock *nt* durch massives Auftreten von Endotoxinen verursachter septischer Schock*

en|do|tra|che|al *adj* in der Luftröhre/Trachea (liegend), in die Luftröhre hinein; SYN: intratracheal

En|do|tra|che|al|an|äs|the|sie *f* →Endotrachealnarkose

En|do|tra|che|al|nar|ko|se *f* Vollnarkose* mit endotrachealer Intubation; SYN: Endotrachealanästhesie

En|do|tra|che|al|tu|bus *m* Tubus zur Einführung in die Luftröhre; SYN: Trachealtubus

En|do|tra|che|i|tis *f, pl* **-ti|den** Entzündung der Luftröhrenschleimhaut

en|do|tra|che|i|tisch *adj* Endotracheitis betreffend, von ihr betroffen oder gekennzeichnet

en|do|u|re|thral *adj* in der Harnröhre/Urethra (liegend); SYN: intraurethral

en|do|u|te|rin *adj* in der Gebärmutter/im Uterus liegend oder ablaufend, in die Gebärmutter hinein; SYN: intrauterin

en|do|zer|vi|kal *adj* **1.** Zervikalkanal/Endozervix betreffend **2.** im Zervikalkanal (liegend); SYN: intrazervikal

En|do|zer|vix *f* **1.** Halskanal der Zervix, Zervikalkanal **2.** Schleimhaut des Zervikalkanals

En|do|zer|vi|zi|tis *f, pl* **-ti|den** Entzündung der Schleimhaut der Cervix* uteri; SYN: Endozervixentzündung, Endocervicitis, Endometritis cervicis

en|do|zer|vi|zi|tisch *adj* Endozervizitis betreffend, von ihr betroffen oder gekennzeichnet

En|do|zys|ti|tis *f, pl* **-ti|den** Entzündung der Blasenschleimhaut; SYN: Blasenschleimhautentzündung, Endocystitis

en|do|zys|ti|tisch *adj* Blasenschleimhautentzündung/Endozystitis betreffend, von ihr betroffen oder gekennzeichnet

En|do|zy|to|se *f* Stoffaufnahme in die Zelle durch aktiven Transport in Membranvesikeln

en|do|zy|to|tisch *adj* Endozytose betreffend, mittels Endozytose

End|plat|te, motorische *f* Endorgan für die Übertragung der Erregung der motorischen Nervenfasern auf die Muskelfasern; SYN: Muskelendplatte

End|pro|dukt|hem|mung *f* Hemmung einer biochemischen Reaktion(skette) durch das Endprodukt; SYN: Rückkopplungshemmung, Feedback-Hemmung

End|strom|bahn *f* Gesamtheit der Arteriolen, Kapillaren und postkapillaren Venen, die die Mikrozirkulation der Gewebe bewirken; SYN: terminale Strombahn

end|sys|to|lisch *adj* am Ende der Systole (auftretend)

End|wirt *m* Wirt, der die geschlechtsreife Form eines Parasiten beherbergt; SYN: Definitivwirt

E|ner|gie *f* (*physik.*) Fähigkeit eines Systems,

Arbeit zur verrichten

E|ner|gie|ä|qui|va|lent *nt* Energiemenge, die bei der Oxidation einer definierten Menge einer Substanz freigesetzt wird; SYN: kalorisches Äquivalent

E|ner|gie|do|sis *f, pl* **-ses** von Strahlung übertragener Energiebetrag pro Masseneinheit des bestrahlten Stoffs oder Körpers

E|ner|gie|quo|ti|ent *m* Quotient von Energiezufuhr und Körpergewicht

E

E|ner|gie|stoff|wech|sel *m* Gesamtheit aller energieliefernden und -verbauchenden Reaktionen des Körpers

E|ner|gie|um|satz *m* Energieproduktion pro Zeiteinheit

E|ner|gie|wert *m* der bei der Oxidation von 1 Gramm eines Nahrungsmittels im Körper freigesetzte Energiebetrag; SYN: Kalorienwert, kalorischer Wert, Brennwert

E|ner|va|ti|on *f* →Denervation

e|ner|viert *adj* ohne Nervenversorgung; SYN: denerviert

E|ner|vie|rung *f* →Denervation

En-face-Nische *f* Abbildung eines Magen- oder Darmgeschwürs als runder Fleck in der Kontrastmittelaufnahme

Engelmann-Syndrom *nt* autosomal-dominant vererbte, generalisierte Osteosklerose* mit Myopathien; SYN: Camurati-Engelmann-Erkrankung, Camurati-Engelmann-Syndrom, Engelmann-Erkrankung, Osteopathia hyperostotica multiplex infantilis

Engel-Recklinghausen-Syndrom *nt* Knochendystrophie mit Zystenbildung durch eine Störung des Calcium-Phosphat-Stoffwechsels im Rahmen eines primären Hyperparathyreoidismus*; SYN: von Recklinghausen-Krankheit, Recklinghausen-Krankheit, Engel-von Recklinghausen-Syndrom, Osteodystrophia fibrosa cystica generalisata, Ostitis fibrosa cystica, Ostitis fibrosa cystica generalisata

Engel-von Recklinghausen-Syndrom *nt* →Engel-Recklinghausen-Syndrom

Eng|li|sche Krank|heit *f* von markanten Skelettveränderungen [Kraniotabes*, rachitischer Rosenkranz*] und Muskelhypotonie [**Froschbauch**] begleitete, meist bei Kleinkindern auftretende Hypovitaminose*; SYN: Glisson-Krankheit, Vitamin-D-Mangel-Rachitis

En|gramm *nt* im Gehirn hinterlassene Gedächtnisspur, die die Wiedererinnerung ermöglicht

Eng|win|kel|glau|kom, akutes *m* anfallsartige starke Erhöhung des Augeninnendrucks durch Verlegung des Kammerwinkels; SYN: akutes Winkelblockglaukom, Glaucoma acutum congestivum, Glaukomanfall

En|hance|ment *nt* Steigerung, Erhöhung, Vergrößerung, Verstärkung

En|kel|ge|ne|ra|ti|on *f* durch Kreuzung der Tochtergeneration erhaltene zweite Filialgeneration; SYN: F_2-Generation

En|ke|pha|li|ne *pl* Polypeptide, die wie die Endorphine* an Opiatrezeptoren wirken

En|ko|pre|sis *nt* Einkoten

E|no|la|se *f* Dehydratase* der Glykolyse*

En|oph|thal|mie *f* →Enophthalmus

En|oph|thal|mus *m* Zurücksinken des Augapfels; SYN: Enophthalmie

En|os|to|se *f* im Innern eines Knochens liegende Hyperostose*; **solitäre Enostosen** werden als **Knocheninseln** bezeichnet

Ent-, ent- *präf.* →Ento-

Ent|a|mö|bo|se *f* Befall und Erkrankung durch Entamoeba*-Species; SYN: Entamoebainfektion

Ent|a|moe|ba *f* Amöbengattung, die kommensal oder parasitisch lebt

Entamoeba coli im Dickdarm vorkommende apathogene Amöbe

Entamoeba dysenteriae →Entamoeba histolytica

Entamoeba gingivalis in der Mundhöhle vorkommende apathogene Amöbe

Entamoeba hartmanni apathogene Amöbe, die Entamoeba histolytica ähnelt

Entamoeba histolytica Erreger der Amöbenruhr*; kommt in zwei Formen vor, **Magnaform** [pathogene Gewebeform] und **Minutaform** [apathogene Darmlumenform]; SYN: Ruhramöbe, Entamoeba dysenteriae

Ent|ar|tungs|re|ak|ti|on *f* Veränderung der normalen Erregbarkeit von Nerv und Muskel bei Schädigung des motorischen Neurons

Ent|bin|dung *f* Leitung einer Geburt; Geburt

Ent|dif|fe|ren|zie|rung *f* Umwandlung normaler Zellen in atypische Zellen

En|ten|form *f* typische Form des Herzens im Röntgenbild bei Erweiterung des linken Ventrikels; SYN: Aortenkonfiguration, Schuhform, Aortenherz

En|ten|gang *m* typischer Gang bei Lähmung des großen Gesäßmuskels; SYN: Watschelgang

En|ten|schna|bel|bruch *f* Form der Fersenbeinfraktur

Enter-, enter- *präf.* →Entero-

en|te|ral *adj* Darm betreffend, im Darm (liegend), durch den Darm; SYN: intestinal

En|ter|al|gie *f* Darmschmerz(en), Darmneuralgie

En|te|rek|to|mie *f* Darm(teil)entfernung, Darmresektion

En|ter|e|pi|plo|ze|le *f* →Enteroepiplozele

en|te|risch *adj* Dünndarm betreffend; SYN: intestinal

En|te|ri|tis *f, pl* **-ti|den** Entzündung der Darmwand; meist gleichgesetzt mit Dünndarmentzündung; SYN: Darmentzündung, Darmkatarrh, Darmwandentzündung

Enteritis necroticans nekrotisierende En-

teritis durch Clostridium* perfringens; SYN: Darmbrand
pseudomembranöse Enteritis schwerste Form der Antibiotika-assoziierten Kolitis* mit Nekrose* und Bildung von Pseudomembranen*; SYN: pseudomembranöse Kolitis, pseudomembranöse Enterokolitis
Enteritis regionalis →Enteritis regionalis Crohn
Enteritis regionalis Crohn multifaktoriell bedingte (u.a. immunologisch, genetisch), alle Wandschichten betreffende granulomatöse Entzündung, die meist die unteren Ileumabschnitte (evtl. auch höhere Darmbezirke und das Kolon) befällt; SYN: Crohn-Krankheit, Morbus Crohn, Enteritis regionalis, Ileitis regionalis/terminalis, Ileocolitis regionalis/terminalis

en|te|ri|tisch *adj* Darmentzündung/Enteritis betreffend, von ihr betroffen oder gekennzeichnet

Entero-, entero- *präf.* Wortelement mit der Bedeutung "Darm/Eingeweide"

En|te|ro|a|nas|to|mo|se *f* operative Verbindung von Darmabschnitten; SYN: Darmanastomose, Enteroenterostomie
antiperistaltische Enteroanastomose Anastomose mit Umkehr der Peristaltik zur Verlangsamung der Speisebreipassage; SYN: antiperistaltische Anastomose, antiperistaltische Enterostomie
isoperistaltische Enteroanastomose Darmanastomose mit normaler Ausrichtung der Peristaltik; SYN: isoperistaltische Anastomose, isoperistaltische Enterostomie

En|te|ro|bac|ter *m* gramnegative, peritrich begeißelte Bakterien; selten Erreger von Harnwegsinfekten oder Meningitis*

En|te|ro|bac|te|ri|a|ceae *pl* gramnegative, fakultativ anaerobe Familie von Darmbakterien, zu der u.a. Salmonella*, Shigella* und Enterobacter* gehören

En|te|ro|bak|te|ri|en *pl* Bezeichnung für alle physiologisch im Darm vorkommende Bakterien; SYN: Darmbakterien

En|te|ro|bi|a|sis *f, pl* **-ses** Befall und Erkrankung durch Enterobius* vermicularis; klinische Symptome sind Stuhldrang, Afterjucken, nervöse Störungen; selten Entwicklung einer Appendicitis* helminthica; SYN: Enterobiusinfektion, Madenwurminfektion, Madenwurmbefall, Enterobiose, Oxyuriasis

en|te|ro|bi|li|är *adj* Dünndarm/Enteron und Gallenwege betreffend

En|te|ro|bi|o|se *f* →Enterobiasis

En|te|ro|bi|us ver|mi|cu|la|ris *m* im unteren Dünndarm und Dickdarm vorkommender parasitischer Wurm; Erreger der Enterobiasis*; SYN: Madenwurm, Oxyuris vermicularis

En|te|ro|bi|us|in|fek|ti|on *f* →Enterobiasis

En|te|ro|cho|le|zys|to|to|mie *f* Eröffnung von Darm und Gallenblase

En|te|ro|coc|cus *m, pl* **-coc|ci** Gattung kokkenförmiger Darmbakterien, die u.a. Harnwegserkrankungen und Perikarditis* verursachen können; SYN: Enterokokkus, Enterokokke

En|te|ro|co|li|tis *f, pl* **-ti|den** →Enterokolitis

en|te|ro|en|te|risch *adj* zwei Darmabschnitte miteinander verbindend

En|te|ro|en|te|ro|sto|mie *f* operative Verbindung von Darmabschnitten; SYN: Darmanastomose, Enteroanastomose, Enterostomie

En|te|ro|e|pi|plo|ze|le *f* Hernie* mit Darmnetz im Bruchsack; SYN: Darmnetzbruch, Enterepiplozele

en|te|ro|gas|tral *adj* Darm/Intestinum und Magen/Gaster betreffend; SYN: enterogastrisch

en|te|ro|gas|trisch *adj* →enterogastral

En|te|ro|gas|tron *nt* in den EC-Zellen* des Magen-Darm-Traktes gebildetes Gewebehormon, das die Magensaftbildung hemmt; SYN: Anthelon

en|te|ro|gen *adj* im (Dünn-)Darm entstehend oder entstanden

En|te|ro|glu|ca|gon *f* in den EC-Zellen* des Magen-Darm-Traktes gebildetes Gewebehormon, das ähnlich wie Glucagon* wirkt

En|te|ro|gra|fie *f* →Enterographie

En|te|ro|gra|phie *f* Aufzeichnung der Darmbewegungen

en|te|ro|he|pa|tisch *adj* Darm/Intestinum und Leber/Hepar betreffend

En|te|ro|he|pa|ti|tis *f, pl* **-ti|ti|den** Entzündung von Leber und Darm

en|te|ro|he|pa|ti|tisch *adj* Enterohepatitis betreffend, von ihr betroffen oder gekennzeichnet

En|te|ro|he|pa|to|ze|le *f* Nabelbruch* mit Leber und Darmteilen im Bruchsack

En|te|ro|hor|mo|ne *pl* in der Darmschleimhaut gebildete Gewebshormone

En|te|ro|hy|dro|ze|le *f* kombinierte Enterozele* und Hydrozele*

En|te|ro|ki|na|se *f* →Enteropeptidase

En|te|ro|ki|ne|se *f* →Peristaltik

en|te|ro|ki|ne|tisch *adj* Peristaltik betreffend; SYN: peristaltisch

En|te|ro|klys|ma *nt* Dünndarmeinlauf, hoher Einlauf

En|te|ro|kok|kus *m, pl* **-ken** →Enterococcus

En|te|ro|kol|lek|to|mie *f* Teilentfernung von Dünndarm und Kolon

en|te|ro|ko|lisch *adj* Dünndarm/Intestinum tenue und Kolon betreffend

En|te|ro|ko|li|tis *f, pl* **-ti|den** Schleimhautentzündung von Dünn- und Dickdarm; SYN: Enterocolitis
postantibiotische Enterokolitis nach Antibiotikaeinnahme auftretende, oft pseudomembranöse (Dick-)Darmentzündung; SYN: Antibiotika-assoziierte Colitis, Anti-

E

biotika-assoziierte Kolitis
pseudomembranöse Enterokolitis schwerste Form der Antibiotika-assoziierten Kolitis* mit Nekrose* und Bildung von Pseudomembranen*; SYN: pseudomembranöse Kolitis, pseudomembranöse Enteritis

en|te|ro|ko|li|tisch *adj* Enterokolitis betreffend, von ihr betroffen oder gekennzeichnet

En|te|ro|ko|lo|sto|mie *f* operative Verbindung von Dünndarm und Dickdarm; SYN: Dünndarm-Dickdarm-Fistel, Dünndarm-Dickdarm-Anastomose

E

en|te|ro|ku|tan *adj* Darm/Intestinum und Haut betreffend oder verbindend

En|te|ro|kys|tom *nt* →Enterozyste

En|te|ro|lith *m* durch Verkrustung von Kotsteinen* entstandes Konkrement im Darm; SYN: Darmstein, Darmkonkrement

En|te|ro|li|thi|a|sis *f, pl* **-ses** meist asymptomatisches Vorkommen von Kotsteinen

En|te|ro|ly|se *f* Lösung von Darmverwachsungen; SYN: Darmlösung

En|te|ro|me|ga|lie *f* Darmvergrößerung; SYN: Megaenteron

En|te|ro|my|ko|se *f* Pilzerkrankung der Darmschleimhaut; SYN: Darmmykose

En|te|ron *nt* Darm; v.a. Dünndarm

En|te|ro|pa|ra|ly|se *f* →Enteroparese

En|te|ro|pa|re|se *f* völliger Verlust des Darmtonus und der Peristaltik; führt zur Entwicklung eines paralytischen Ileus*; SYN: Darmlähmung, Enteroparalyse

En|te|ro|pa|thie *f* Darmerkrankung; SYN: Enteropathia
eiweißverlierende Enteropathie →exsudative Enteropathie
exsudative Enteropathie ätiologisch ungeklärte Erkrankung mit Eiweißausscheidung in den Magen-Darm-Trakt; SYN: exsudative Gastroenteropathie, eiweißverlierende Enteropathie, eiweißverlierende Gastroenteropathie, Gordon-Syndrom, Eiweißverlustsyndrom

En|te|ro|pep|ti|da|se *f* Protease*, die Trypsinogen* in Trypsin* umwandelt; SYN: Enterokinase

En|te|ro|pe|xie *f* operative Darmanheftung

En|te|ro|plas|tik *f* Darmplastik

En|te|ro|pto|se *f* angeborene oder erworbene Senkung der Baucheingeweide; klinisch auffällig sind eine chronische Obstipation* und Rücken- oder Kreuzschmerzen beim Stehen; SYN: Darmsenkung, Eingeweidesenkung, Splanchnoptose, Viszeroptose

en|te|ro|re|nal *adj* Darm/Intestinum und Niere(n)/Ren(es) betreffend oder verbindend; SYN: intestinorenal

en|te|ro|re|zep|tiv *adj* →enterozeptiv

En|te|ror|rha|gie *f* Blutung in das Darmlumen; SYN: Darmblutung

En|te|ror|rha|phie *f* Darmnaht

En|te|ror|rhe|xis *f* Darmriss, Darmruptur

En|te|ro|sep|sis *f* den Darmkanal betreffende oder aus dem Darmkanal entstehende Sepsis*

en|te|ro|sep|tisch *adj* Enterosepsis betreffend, von ihr betroffen oder gekennzeichnet, durch sie bedingt

En|te|ro|skop *nt* spezielles Endoskop* zur Darmspiegelung; SYN: Darmendoskop

En|te|ro|sko|pie *f* endoskopische Untersuchung des Darms; SYN: Darmspiegelung

En|te|ro|spas|mus *m* Krampf der Darmmuskulatur; SYN: Darmkrampf

En|te|ro|ste|no|se *f* angeborene [Darmatresie*] oder erworbene [Tumoren, Verwachsungsstränge, Fremdkörper] Einengung der Darmlichtung mit Behinderung der Darmpassage und evtl. Entwicklung eines Darmverschlusses [Ileus*]; SYN: Darmverengung, Darmstenose

En|te|ro|sto|mie *f* **1.** operative (Dünn-)Darmausleitung, Anlegen einer äußeren Darmfistel **2.** operative Verbindung von zwei Darmabschnitten; SYN: Darmanastomose, Enteroanastomose, Enteroenterostomie
antiperistaltische Enterostomie Anastomose mit Umkehr der Peristaltik zur Verlangsamung der Speisebreipassage; SYN: antiperistaltische Anastomose, antiperistaltische Enteroanastomose
isoperistaltische Enterostomie Darmanastomose mit normaler Ausrichtung der Peristaltik; SYN: isoperistaltische Anastomose, isoperistaltische Enteroanastomose

En|te|ro|to|mie *f* Darmschnitt, Darmeröffnung

En|te|ro|tox|ä|mie *f* →Enterotoxinämie

en|te|ro|to|xi|gen *adj* enterotoxinbildend

En|te|ro|to|xin|ä|mie *f* Vorkommen von Enterotoxinen im Blut; SYN: Enterotoxämie

En|te|ro|to|xi|ne *pl* auf den Darm einwirkende Bakteriengifte; SYN: Darmgifte

en|te|ro|to|xisch *adj* Enterotoxin betreffend oder enthaltend

en|te|ro|trop *adj* mit besonderer Affinität zum Darm

en|te|ro|va|gi|nal *adj* Darm/Intestinum und Scheide/Vagina betreffend oder verbindend

en|te|ro|ve|si|kal *adj* Darm/Intestinum und Harnblase/Vesica urinaria betreffend oder verbindend

en|te|ro|vi|ral *adj* Enteroviren betreffend, durch Enteroviren verursacht

En|te|ro|vi|rus *nt, pl* **-ren** Gattung säurestabiler RNA-Viren, die v.a. Infektionen des Darms verursachen, aber auch Bronchitis*, Lungenentzündung und Meningoenzephalitis* hervorrufen können; SYN: Darmvirus

En|te|ro|ze|le *f* Hernie* mit Darmteilen im Bruchsack; SYN: Darmbruch

En|te|ro|zen|te|se *f* Darmpunktion

en|te|ro|zep|tiv *adj* innere/körpereigene Reize aufnehmend; SYN: interozeptiv, interorezeptiv, enterorezeptiv

En|te|ro|zo|on *nt, pl* **-zo|a, -zo|en** tierischer Darmparasit

En|te|ro|zys|te *f* angeborene Zyste als Rest des Dottergangs/Ductus omphaloentericus; SYN: enterogene Zyste, Dottergangszyste, Enterozystom, Enterokystom

En|te|ro|zys|tom *nt* →Enterozyste

En|te|ro|zys|to|ze|le *f* Eingeweidebruch mit Blasenteilen im Bruchsack

Ent|frem|dungs|psy|cho|se *f* zu den zykloiden Psychosen* gehörende Erkrankung mit (zahlreichen) Entfremdungserlebnissen

En|the|si|o|pa|thie *f* Erkrankung der Muskelansatzsehne; SYN: Insertionstendopathie, Enthesopathie

Ent|hir|nung *f* Ausfall des Großhirns durch Trauma oder Tumor; führt zu **Enthirnungsstarre**; SYN: Dezerebration, Decerebration, Dezerebrierung

Ent|hir|nungs|star|re *f* s.u. Enthirnung

Ent|i|o|ni|sie|rung *f* Entfernung von Ionen; SYN: Deionisierung

Ent|kei|mung *f* Abtötung oder Inaktivierung aller Keime; SYN: Desinfektion, Entseuchung, Desinfizierung

Ent|las|tungs|hy|per|ä|mie *f* reaktive Hyperämie* nach Wegfall einer örtlichen Zirkulationsbehinderung

Ent|las|tungs|syn|drom *nt* Kreislaufstörungen bei plötzlicher körperlicher Entlastung

Ent|mar|kung *f* Myelinverlust der Nervenscheide; SYN: Demyelinisation, Demyelinisierung

Ent|mar|kungs|krank|heiten *pl* Oberbegriff für Erkrankungen des ZNS mit Zerstörung von Markscheiden

Ento-, ento- *präf.* Wortelement mit der Bedeutung "innen/innerhalb"

En|to|blast *m* →Entoderm

En|to|derm *nt* inneres Keimblatt, von dem sich u.a. die Epithelien des Verdauungs- und Respirationstraktes ableiten; SYN: Entoblast

en|to|der|mal *adj* inneres Keimblatt/Entoderm betreffend, vom Entoderm abstammend

En|to|mo|lo|gie *f* Insektenkunde

en|to|mo|phob *adj* Insektenangst/Entomophobie betreffend, durch sie gekennzeichnet

En|to|mo|pho|bie *f* krankhafte Angst vor Insekten; SYN: Insektenangst

Entomophthora-Mykose *f* →Entomophthorose

Entomophthora-Phykomykose *f* →Entomophthorose

En|to|moph|tho|ro|se *f* in den Tropen [Zentralafrika, Indonesien] vorkommende Mykose* durch verschiedene Schimmelpilze [Basidiobolus*, Conodiobolus]; i.d.R. Ausbildung subkutaner, nasaler oder pulmonaler Granulome; SYN: Entomophthora-Mykose, Entomophthora-Phykomykose

En|to|plas|ma *nt* vom Ektoplasma* umgebener innerer Teil des Protoplasmas

ent|op|tisch *adj* im Augeninnern (entstanden oder liegend)

Ent|op|to|skop *nt* Gerat zur Entoptoskopie*

Ent|op|to|sko|pie *f* Untersuchung der brechenden Medien des Auges

ent|o|tisch *adj* im Ohr (entstanden oder liegend)

En|to|zo|on *nt, pl* **-zo|a, -zo|en** tierischer Endoparasit*

En|tro|pi|on *nt, pl* **-pia, -pi|en** →Entropium

En|tro|pi|um *nt* Einwärtsstülpung des freien Lidrandes; SYN: Entropion

Ent|schä|di|gungs|neu|ro|se *f* Begehrensneurose* mit hartnäckigem Streben nach einer Rente als Entschädigung für eine Krankheit oder eine Verletzung nach einem Unfall; SYN: Unfallneurose, Rentenbegehren, Rentensucht, Rententendenz, tendenziöse Unfallreaktion

Ent|seu|chung *f* Abtötung oder Inaktivierung aller Keime; SYN: Entkeimung, Desinfektion, Desinfizierung

Ent|weib|li|chung *f* Verlust der weiblichen Merkmale und Entwicklung körperlicher und seelischer Merkmale des männlichen Geschlechts; SYN: Defeminisierung

Ent|we|sung *f* Abtötung oder Inaktivierung von Parasiten; SYN: Desinfestation

Ent|wur|ze|lungs|de|pres|sion *f* reaktive Depression bei einschneidenden Veränderungen, wie z.B. Deportation

Ent|zie|hung *f* kontrollierter Entzug von Suchtmitteln mit dem Ziel der Entwöhnung

Ent|zie|hungs|er|schei|nun|gen *pl* →Entziehungssyndrom

Ent|zie|hungs|syn|drom *nt* Bezeichnung für die beim Entzug eines Suchtmittels auftretende körperliche Symptomatik; SYN: Entzugserscheinungen, Entzugssyndrom, Entziehungserscheinungen, Abstinenzerscheinungen, Abstinenzsyndrom

Ent|zü|ge|lungs|hoch|druck *m* Bluthochdruck und Tachykardie* bei Ausfall der nervalen Regulationsmechanismen; SYN: neurogener Hochdruck, neurogene Hypertonie

Ent|zugs|blu|tung *f* nach Absetzen von Hormonen [Östrogene] einsetzende Blutung aus der Gebärmutterschleimhaut; SYN: Hormonentzugsblutung

Ent|zugs|de|lir *nt* →Entzugssyndrom

Ent|zugs|ef|fekt *m* →Entzugsyndrom

Ent|zugs|er|schei|nun|gen *pl* →Entzugssyndrom

Ent|zugs|syn|drom *nt* durch Entzug eines Suchtmittels hervorgerufene delirante Entzugssymptomatik; SYN: Entzugsdelir, Delirium tremens

Ent|zug|syn|drom *nt* durch Umleitung oder Ableitung von Blut hervorgerufene Symptomatik; SYN: Anzapfsyndrom, Entzugseffekt, Steal-Effekt, Steal-Phänomen

Ent|zün|dung *f* durch die klassischen Entzündungszeichen Rötung [Rubor], Schwellung

E

[Tumor], Wärme [Calor] und Schmerz [Dolor] charakterisierte Reaktion des Körpers auf schädigende Reize

Entlzünldungslhemlmer *m* Antiphlogistikum*

Elnulklelaltilon *f* operative Ausschälung einer Struktur, z.B. des Auges

Enlulrelsis *f* unwillkürlicher Harnabgang; SYN: Enurese

Enuresis diurna meist psychisch bedingtes Einnässen im wachen Zustand

Enuresis nocturna durch verschiedene Ursachen auslösbarer unwillkürlicher Harnabgang im Schlaf; SYN: Bettnässen, nächtliches Einnässen

Enlvellope *nt* äußere Hülle des Virions

Enzephal-, enzephal- *präf.* →Enzephalo-

Enlzelphallitis *f, pl* **-tilden** Gehirnentzündung; SYN: Encephalitis

epidemische Enzephalitis epidemisch auftretende Enzphalitis; meist gleichgesetzt mit Encephalitis* lethargica

enlzelphallitisch *adj* Gehirnentzündung/Enzephalitis betreffend, von ihr betroffen oder gekennzeichnet

Enzephalo-, enzephalo- *präf.* Wortelement mit der Bedeutung "Hirn/Gehirn/Enzephalon"

Enlzelphallolarltelrilolgralfie *f* →Enzephaloarteriographie

Enlzelphallolarltelrilolgralphie *f* Röntgenkontrastdarstellung der Hirngefäße; SYN: Hirnangiographie

Enlzelphallolenltelriltis *f, pl* **-tilden** schwere, durch toxische Symptome gekennzeichnete Form der Dyspepsie*; SYN: Säuglingstoxikose, Encephaloenteritis acuta

enlzelphallolenltelriltisch *adj* Enzephaloenteritis betreffend, von ihr betroffen oder gekennzeichnet

Enlzelphallolgralfie *f* →Enzephalographie

Enlzelphallolgralphie *f* Oberbegriff für die verschiedenen Verfahren zur Darstellung der Hirnstruktur und -funktion

enlzelphallolid *adj* gehirnähnlich, gehirnsubstanzähnelnd

Enlzelphallolmallalzie *f* Hirnerweichung; SYN: Encephalomalacia

Enlzelphallolmelgallie *f* Gehirnvergrößerung; SYN: Makroenzephalie, Makrenzephalie, Kephalonie

Enlzelphallolmelninlgiltis *f, pl* **-tilden** Entzündung von Gehirn und Hirnhäuten; SYN: Encephalomeningitis, Meningoenzephalitis, Meningoencephalitis

enlzelphallolmelninlgiltisch *adj* Enzephalomeningitis betreffend, von ihr betroffen oder gekennzeichnet; SYN: meningoenzephalitisch

Enlzelphallolmelninlgolpalthie *f* Erkrankung von Gehirn und Hirnhäuten; SYN: Meningoenzephalopathie

Enlzelphallolmelninlgolzelle *f* Vorfall von Hirnhaut und Hirnsubstanz durch eine Lücke im Schädel; SYN: Meningoenzephalozele

Enlzelphallolmylelliltis *f, pl* **-tilden** Entzündung von Gehirn und Rückenmark; SYN: Encephalomyelitis, Myeloenzephalitis, Myeloencephalitis

enlzelphallolmylelliltisch *adj* Enzephalomyelitis; SYN: myeloenzephalitisch

Enlzelphallolmylellolneulrolpalthie *f* Erkrankung von Gehirn, Rückenmark und peripheren Nerven

Enlzelphallolmylellolpalthie *f* Erkrankung von Gehirn und Rückenmark

Enlzelphallolmylellolraldilkuliltis *f, pl* **-tilden** Entzündung von Gehirn, Rückenmark und Spinalnervenwurzeln; SYN: Encephalomyeloradiculitis

enlzelphallolmylellolraldilkuliltisch *adj* Enzephalomyeloradikulitis betreffend, von ihr betroffen oder gekennzeichnet

Enlzelphallolmylellolraldilkullolpalthie *f* Erkrankung von Gehirn, Rückenmark und Spinalnervenwurzeln

Enlzelphallolmylellolzelle *f* Vorfall von Hirnhaut, Hirnsubstanz und Rückenmark durch eine Fehlbildung von Schädel und Halswirbelsäule

Enlzelphallolmylolkarldiltis *f, pl* **-tilden** durch das **EMC-Virus** hervorgerufene Entzündung von Gehirn und Herzmuskel; SYN: Encephalomyocarditis, EMC-Syndrom

enlzelphallolmylolkarldiltisch *adj* Enzephalomyokarditis betreffend, von ihr betroffen oder gekennzeichnet

Enlzelphallon *nt, pl* **-la** Gehirn; SYN: Encephalon

Enlzelphallolpalthie *f* nicht-entzündliche Gehirnerkrankung; SYN: Encephalopathia, Zerebropathie, Cerebropathia

bovine spongiforme Enzephalopathie s.u. subakute spongiforme Enzephalopathie

subakute spongiforme Enzephalopathie durch Prionen* verursachte seltene Erkrankung des ZNS mit fortschreitender Degeneration und tödlichem Ausgang; in den letzten Jahren gab es eine neue Variante mit kürzerer Inkubationszeit, die durch Übertragung der bovinen spongiformen Enzephalopathie der Rinder auf den Menschen entstand; SYN: Creutzfeldt-Jakob-Syndrom, Creutzfeldt-Jakob-Erkrankung, Jakob-Creutzfeldt-Erkrankung, Jakob-Creutzfeldt-Syndrom

subkortikale progressive Enzephalopathie arteriosklerotisch-ischämisch bedingter Hirnschaden mit multiplen Mikronekrosen; SYN: Binswanger-Enzephalopathie, Encephalopathia chronica progressiva subcorticalis

enlzelphallolpalthisch *adj* Enzephalopathie betreffend, von ihr betroffen oder gekennzeichnet

Enlzelphallolraldilkuliltis *f, pl* **-tilden** Entzündung von Gehirn und Spinalnervenwurzeln; SYN: Encephaloradiculitis

E

en|ze|pha|lo|ra|di|ku|li|tisch *adj* Enzephaloradikulitis betreffend, von ihr betroffen oder gekennzeichnet

En|ze|pha|lor|rha|gie *f* Hirnblutung, Hirneinblutung

En|ze|pha|lo|se *f* Oberbegriff für alle nichtentzündlichen Hirnschädigungen bzw. degenerativen Hirnerkrankungen

En|ze|pha|lo|skle|ro|se *f* Oberbegriff für zu Verhärtung und evtl. Entmarkung des Gehirns führende Erkrankungen; SYN: Hirnsklerose

en|ze|pha|lo|skle|ro|tisch *adj* Enzephalosklerose betreffend, von ihr betroffen oder gekennzeichnet, durch sie bedingt; SYN: hirnsklerotisch

en|ze|pha|lo|spi|nal *adj* Gehirn umd Rückenmark/Medulla spinalis betreffend oder verbindend; SYN: cerebrospinal, zerebrospinal, spinozerebral

en|ze|pha|lo|tisch *adj* Enzephalose betreffend, von ihr betroffen oder gekennzeichnet, durch sie bedingt

En|ze|pha|lo|to|mie *f* **1.** operativer Hirnschnitt **2.** Zerstückelung des Schädels eines abgestorbenen Embryos; SYN: Kraniotomie

En|ze|pha|lo|ze|le *f* angeborener oder erworbener Vorfall von Hirngewebe durch eine Lücke im Schädel; SYN: Kraniozele, äußerer Hirnprolaps, Hirnbruch, Hernia cerebri

En|ze|pha|lo|zys|to|me|nin|go|ze|le *f* Enzephalomeningozele* mit Beteiligung des Liquorräume

En|ze|pha|lo|zys|to|ze|le *f* Enzephalozele* mit Beteiligung des Liquorräume; SYN: Hydroenzephalozele

En|zo|o|no|se *f* bei Tieren endemisch auftretende Erkrankung

en|zy|ma|tisch *adj* Enzym(e) betreffend, durch Enzyme bewirkt

En|zym|de|fekt *m* angeborene oder erworbene, verminderte oder fehlende Aktivität eines Enzyms

En|zym|di|a|gnos|tik *f* Bestimmung der Enzymaktivität in Probenmaterial

En|zy|me *pl* Proteine, die biochemische Reaktionen katalysieren, ohne das Gleichgewicht zu verschieben; SYN: Fermente, Biokatalysatoren

4-2-Enzym Schlüsselenzym der Komplementaktivierung, das sowohl bei der klassischen als auch der alternativen Aktivierung die Umwandlung von C3 in C3b katalysiert; SYN: C3-Konvertase

extrazelluläres Enzym von der Zelle nach außen abgegebenes Enzym; SYN: Ektoenzym, Exoenzym

gelbe Enzyme Enzyme, die Flavinnukleotide* enthalten; SYN: Flavinenzyme, Flavinenzyme

En|zym|ein|heit *f* die Enzymmenge, die die Umwandlung von einem Millimol Substrat pro Minute katalysiert

En|zym|hem|mung *f* →Enzyminhibition

Enzym-Immunassay *m* →Enzymimmunoassay

En|zym|im|mu|no|as|say *m* Immunoassay unter Verwendung von mit Enzymen markierten Antigenen; SYN: Enzym-Immunassay

En|zym|in|hi|bi|ti|on *f* reversible oder irreversible Hemmung der Wirkung eines Enzyms; SYN: Enzymhemmung

En|zym|man|gel|krank|heit *f* →Enzymopathie

En|zym|mus|ter *f* →Enzymprofil

En|zy|mo|pa|thie *f* angeborener, genetisch bedingter Mangel oder Fehlen eines spezifischen Enzyms; SYN: Enzymmangelkrankheit

En|zym|pro|fil *nt* für Zellen oder Gewebe typische Zusammensetzung der Enzyme; SYN: Enzymmuster

en|zys|tiert *adj* verkapselt

E|o|sin *nt* zur Kontrastfärnung verwendeter roter Farbstoff

E|o|si|no|pe|nie *f* Verminderung der eosinophilen Leukozyten im peripheren Blut

e|o|si|no|phil *adj* **1.** mit Eosin färbend **2.** eosinophile Leukozyten oder Eosinophilie betreffend

E|o|si|no|phil|ä|mie *f* Erhöhung der eosinophilen Leukozyten im peripheren Blut; SYN: Eosinophilie

E|o|si|no|phi|len|leuk|ä|mie *f* Form der akuten oder chronischen myeloischen Leukämie* mit Erhöhung der eosinophilen Leukozyten

E|o|si|no|phi|ler *m* mit Eosin anfärbbarer granulozytärer Leukozyt; SYN: eosinophiler Granulozyt

E|o|si|no|phi|lie *f* **1.** Neigung zu eosinophilen Farbstoffen, eosinophile Beschaffenheit **2.** Erhöhung der eosinophilen Leukozyten im peripheren Blut; SYN: Eosinophilämie

Eosinophilie-Myalgie-Syndrom *nt* durch die Einnahme von L-Tryptophan ausgelöstes Syndrom mit Eosinophilie, sowie Gelenk- und Muskelschmerzen

e|o|si|no|tak|tisch *adj* Eosinotaxis betreffend

E|o|si|no|ta|xis *f* Leukotaxis* eosinophiler Leukozyten

Ep-, ep- *präf.* →Epi-

E|pars|al|gie *f* Schmerzen bei Überbelastung; SYN: Eparsalgia

ep|a|xi|al *adj* hinter oder über einer Achse

Ep|en|dym *nt* Epithel der Hirnventrikel und des Zentralkanals des Rückenmarks

ep|en|dy|mal *adj* Ependym betreffend, aus Ependym bestehend

Ep|en|dy|mi|tis *f, pl* **-ti|den** Ependymentzündung

ep|en|dy|mi|tisch *adj* Ependymentzündung/Ependymitis betreffend, von ihr betroffen oder gekennzeichnet

Ep|en|dy|mo|e|pi|the|li|om *nt* →Ependymom

Ep|en|dy|mom *nt* vom Ependym* ausgehender Hirntumor; SYN: Ependymoepitheliom, Ependymozytom

Ep|en|dy|mo|pa|thie *f* Ependymerkrankung

E

Eplenldylmolzyltom *nt* →Ependymom
Eplenldymlzysite *f* vom Ependym der Hirnventrikel gebildete Zyste; SYN: ependymale Zyste
Eph-, eph- *präf.* →Epi-
Ephlaplse *f* elektrische Synapse
Eplharlmolnie *f* →Epharmose
Eplharlmolse *f* Entwicklung in Harmonie mit der Umwelt; SYN: Epharmonie
elphelbisch *adj* Jugend oder Pubertät(speriode) betreffend
Elphelbolgelnelse *f* körperliche Veränderung von Männern während der Pubertät
Elphellilden *pl* →Ephelides
Elphellildes *pl* Sommersprossen; SYN: Epheliden, Lentigo aestiva
Elphlelmelra *f* virales Erkältungsfieber im Herbst und Winter; SYN: Eintagsfieber, Febricula, Febris herpetica/ephemera
EPH-Gestose *f* im letzten Schwangerschaftsdrittel auftretende Gestose* mit Ödemen (engl. edemas), Proteinurie und Hypertonie; SYN: Spätgestose
Epi-, epi- *präf.* Wortelement mit der Bedeutung “auf/darüber/darauf”
Elpilblelphalron *nt* angeborene Hautfalte am Lidrand, die ein Entropium* verursachen kann
elpilbullbär *adj* auf dem Augapfel/Bulbus oculi (liegend)
Elpilcanlthus *m* →Epikanthus
Elpilcarldilum *nt* →Epikard
Elpilconldyllitis *f, pl* **-tilden** Entzündung einer Epikondyle; SYN: Epikondylenentzündung, Epikondylitis
Epicondylitis humeri ulnaris Entzündung des Epicondylus* medialis humeri; SYN: Golfspielerellenbogen
Epicondylitis humeri radialis Entzündung des Epicondylus* lateralis humeri; SYN: Tennisellenbogen
Elpilconldyllus *m, pl* **-li** Gelenkhöcker; SYN: Epikondyle
Epicondylus lateralis femoris seitliche/äußere Femurepikondyle
Epicondylus lateralis humeri seitliche/äußere Humerusepikondyle
Epicondylus medialis femoris innere/mediale Femurepikondyle
Epicondylus medialis humeri innere/mediale Humerusepikondyle
Elpildelmie *f* räumlich und zeitlich begrenztes massenhaftes Auftreten einer Krankheit; SYN: epidemische Krankheit
Elpildelmilollolgie *f* Lehre von Häufigkeit und Verteilung von Krankheiten
elpildelmisch *adj* epidemieartig auftretend
elpilderlmal *adj* Oberhaut/Epidermis betreffend
epidermal growth factor *m* →Epidermiswachstumsfaktor
Elpilderlmallzysite *f* →Epidermoid
Elpilderlmaltiltis *f, pl* **-tiltilden** →Epidermitis
elpilderlmaltiltisch *adj* →epidermitisch
Elpilderlmis *f* s.u. Cutis
Elpilderlmislentlzünldung *f* →Epidermitis
Elpilderlmislläpplchen *nt* →Epidermislappen
Elpilderlmisllaplpen *m* aus Oberhaut/Epidermis bestehender Hautlappen zur freien Hauttransplantation; SYN: Epidermisläppchen
Elpilderlmislplasltik *f* plastische Operation unter Verwendung von Epidermislappen
Elpilderlmislwachsltumslfakltor *m* Faktor, der zu einer Proliferation von epithelialen und epidermalen Zellen führt; SYN: epidermaler Wachstumsfaktor, epidermal growth factor
Elpilderlmislzysite *f* →Epidermoid
Elpilderlmiltis *f, pl* **-tilden** Entzündung der Oberhaut/Epidermis; SYN: Epidermisentzündung, Epidermatitis
elpilderlmiltis *adj* Epidermitis betreffend, von ihr betroffen oder gekennzeichnet; SYN: epidermatitisch
Elpilderlmoldyslplalsia verlrulcilforlmis *f* meist schon im Säuglings- oder Kindesalter beginnende, z.T. durch Viren [**HP-Viren**] hervorgerufene, z.T. familiär gehäuft auftretende generalisierte Warzenerkrankung mit hoher Wahrscheinlichkeit einer malignen Entartung; SYN: Lewandowsky-Lutz-Krankheit, Lewandowsky-Lutz-Syndrom, Verrucosis generalisata (Lewandowsky-Lutz)
Elpilderlmolid *nt* meist multiple, prall-elastische, gelbe Tumoren durch versprengtes Epithelgewebe ohne Ausführungsgang; SYN: Epidermoidzyste, Epidermalzyste, Epidermiszyste
Elpilderlmolidlzysite *f* →Epidermoid
Elpilderlmollylsis *f, pl* **-ses** Ablösung der Oberhaut unter Blasenbildung
Epidermolysis acuta toxica durch Medikamente [Barbiturate, Sulfonamide] verursachte flächenhafte Nekrolyse der Epidermis mit subepidermaler Blasenbildung; SYN: medikamentöses Lyell-Syndrom, Syndrom der verbrühten Haut, Epidermolysis necroticans combustiformis
Epidermolysis bullosa dystrophica dominans →Epidermolysis bullosa hyperplastica
Epidermolysis bullosa hyperplastica autosomal-dominante Blasenbildung von Haut und Schleimhaut mit Narbenbildung; SYN: Cockayne-Touraine-Syndrom, Epidermolysis bullosa (hereditaria) dystrophica dominans
Epidermolysis bullosa hereditaria dystrophica dominans →Epidermolysis bullosa hyperplastica
Epidermolysis necroticans combustiformis →Epidermolysis acuta toxica
Epidermolysis toxica acuta durch Bakterientoxine von Staphylococcus* aureus hervorgerufene flächenhafte Hautablö-

sung; SYN: Ritter-Krankheit, Ritter-Dermatitis, Morbus Ritter von Rittershain, Pemphigoid der Säuglinge, Syndrom der verbrühten Haut, staphylogenes Lyell-Syndrom, Dermatitis exfoliativa neonatorum

e|pi|der|mo|ly|tisch *adj* Epidermolysis betreffend, von ihr betroffen oder durch sie bedingt

E|pi|der|mo|my|ko|se *f* durch Dermatophyten hervorgerufene Hautpilzerkrankung; oft gleichgesetzt mit Tinea*; SYN: Dermatophytose, Dermatophytosis, Dermatophytie, Dermatophyteninfektion

e|pi|der|mo|my|ko|tisch *adj* Epidermomykose betreffend, von ihr betroffen oder gekennzeichnet

E|pi|der|mo|phyt *m* auf der Haut lebender Parasit; SYN: Hautschmarotzer, Epiphyt

E|pi|der|mo|phy|tia *f* →Epidermophytie

Epidermophytia corporis oberflächliche Trichophytie* des Körpers; SYN: Tinea corporis, Trichophytia corporis

Epidermophytia pedis durch Dermatophyten* hervorgerufene Pilzerkrankung der Füße; häufigste Pilzerkrankung überhaupt; je nach Form findet man Erosionen und Rhagaden der Zehenzwischenräume [**intertriginöser Typ**], schuppende Hyperkeratosen der Fußränder und Ferse [**squamös-hyperkeratotischer Typ**] oder Rötung der Zehenzwischenräume zusammen mit feinlamellärer Schuppung der Fußränder [**oligosymptomatischer Typ**]; SYN: Sportlerfuß, Fußpilz, Fußpilzerkrankung, Athletenfuß, Fußmykose, Tinea der Füße, Tinea pedis/pedum, Epidermophytia pedum

Epidermophytia pedum →Epidermophytia pedis

E|pi|der|mo|phy|tie *f* durch Dermatophyten* hervorgerufene Hautpilzerkrankung; oft gleichgesetzt mit Tinea*; SYN: Dermatophytose, Dermatophytosis, Dermatophytie, Epidermomykose, Epidermophytia

E|pi|der|mo|phy|ton floc|co|sum *n* zu den Dermatophyten* gehörender Erreger der Fußpilzerkrankung [Epidermophytia* pedis]

E|pi|der|mo|zo|o|pho|bie *f* wahnhafte Vorstellung an einer parasitären Hautkrankheit zu leiden; häufig bei senilen und präsenilen Patienten und bei chronischem Alkoholismus*; SYN: Dermatozoenwahn, Ungezieferwahn, chronisch taktile Halluzinose

e|pi|di|dy|mal *adj* Epididymis/Nebenhoden betreffend

E|pi|di|dym|ek|to|mie *f* Nebenhodenentfernung

E|pi|di|dy|mis *f, pl* **-dy|mi|des** Abschnitt der ableitenden Samenwege, in dem die Spermien ausreifen; SYN: Nebenhoden

E|pi|di|dy|mi|tis *f, pl* **-ti|den** Nebenhodenentzündung

e|pi|di|dy|mi|tisch *adj* Nebenhodenentzündung/Epididymitis betreffend, von ihr betroffen oder gekennzeichnet

E|pi|di|dy|mo|de|fe|ren|ti|tis *f, pl* **-ti|ti|den** Entzündung von Nebenhoden und Samenstrang/Funiculus spermaticus; SYN: Epididymofunikulitis

E|pi|di|dy|mo|fu|ni|ku|li|tis *f, pl* **-ti|den** →Epididymodeferentitis

E|pi|di|dy|mo|or|chi|tis *f, pl* **-ti|den** Entzündung von Nebenhoden und Hoden

e|pi|di|dy|mo|or|chi|tisch *adj* Epididymoorchitis betreffend, von ihr betroffen oder gekennzeichnet

E|pi|di|dy|mo|to|mie *f* Nebenhodeneröffnung

E|pi|di|dy|mo|vas|ek|to|mie *f* Nebenhodenentfernung mit (teilweiser) Samenstrangresektion

E|pi|di|dy|mo|va|so|sto|mie *f* operative Verbindung von Nebenhoden und Samenleiter

e|pi|du|ral *adj* auf der Dura mater (liegend); SYN: supradural

E|pi|du|ral|abs|zess *m* Abszess im Epiduralraum; meist kommt es zur Entwicklung einer Meningitis*; SYN: epiduraler Abszess, extraduraler Abszess

E|pi|du|ral|an|äs|the|sie *f* Anästhesie* durch Injektion von Anästhetikum in den Periduralraum; SYN: Periduralanästhesie, Epidurale, Peridurale

E|pi|du|ral|blu|tung *f* Blutung in den Epiduralraum*; SYN: epidurale Blutung, extradurale Blutung

E|pi|du|ra|le *f* →Epiduralanästhesie

E|pi|du|ral|raum *m* Raum zwischen dem äußeren und dem inneren Blatt der Dura* mater des Rückenmarks; SYN: Epiduralspalt, Spatium extradurale, Spatium epidurale

E|pi|du|ral|spalt *m* →Epiduralraum

E|pi|du|ro|gra|fie *f* →Epidurographie

E|pi|du|ro|gra|phie *f* Röntgenkontrastdarstellung des Epiduralraums

e|pi|fas|zi|al *adj* auf einer Faszie (liegend)

E|pi|gas|tral|gie *f* Oberbauchschmerz(en), Schmerzen im Epigastrium

e|pi|gas|trisch *adj* Oberbauch(gegend)/Epigastrium betreffend, im Epigastrium (liegend)

E|pi|gas|tri|um *nt* Oberbauch, Oberbauchgegend; SYN: Regio epigastrica

E|pi|gas|tro|ze|le *f* über dem Nabel liegende mittlere Bauchwandhernie; SYN: epigastrische Hernie, Hernia epigastrica

e|pi|ge|ne|tisch *adj* durch die Gene und die Umwelt beeinflusst oder bedingt

E|pi|glot|tek|to|mie *f* Kehldeckelentfernung, Epiglottisentfernung; SYN: Epiglottidektomie

E|pi|glot|tid|ek|to|mie *f* →Epiglottektomie

E|pi|glot|ti|di|tis *f, pl* **-ti|den** →Epiglottitis

e|pi|glot|ti|di|tisch *adj* →epiglottitisch

E|pi|glot|tis *f* aus weichem Knorpel bestehen-

E

de Platte, die beim Schlucken den Kehlkopfeingang verschließt; SYN: Kehldeckel
e|pi|glot|tisch *adj* Kehldeckel/Epiglottis betreffend
E|pi|glot|tis|ent|zün|dung *f* →Epiglottitis
E|pi|glot|tis|hö|cker|chen *nt* Schleimhauthöckerchen über dem Epiglottisstiel im Vestibulum* laryngis; SYN: Tuberculum epiglotticum
E|pi|glot|ti|tis *f, pl* **-ti|ti|den** Entzündung des Kehldeckels; SYN: Kehldeckelentzündung, Epiglottisentzündung, Epiglottiditis
e|pi|glot|ti|tisch *adj* Kehldeckelentzündung/Epiglottitis betreffend, von ihr betroffen oder gekennzeichnet; SYN: epiglottiditisch
e|pi|hy|al *adj* auf oder über dem Zungenbein/Os hyoideum (liegend); SYN: epihyoid
e|pi|hy|o|id *adj* →epihyal
e|pi|kan|thal *adj* Lidfalte/Epikanthus betreffend
E|pi|kan|thus *m* sichelförmige Hautfalte am inneren Rand des Oberlids; SYN: Epicanthus
E|pi|kard *nt* viszerales Perikard; SYN: Lamina visceralis pericardii, Epicardium
E|pi|kar|dek|to|mie *f* Epikardresektion
e|pi|kar|di|al *adj* Epikard betreffend
E|pi|kon|dyl|al|gie *f* Epikondylenschmerz
e|pi|kon|dy|lär *adj* Epikondyle betreffend
E|pi|kon|dy|le *f* Gelenkhöcker; SYN: Epicondylus
E|pi|kon|dy|li|tis *f, pl* **-ti|den** →Epicondylitis
e|pi|kon|dy|li|tisch *adj* Epikondylitis betreffend, von ihr betroffen oder gekennzeichnet
e|pi|ko|ra|ko|id *adj* auf oder über dem Processus coracoideus (liegend)
E|pi|kor|ne|a|skle|ri|tis *f, pl* **-ti|den** oberflächliche Entzündung von Hornhaut/Kornea und Lederhaut/Sklera
e|pi|kos|tal *adj* auf oder über einer Rippe/Costa (liegend)
e|pi|kra|ni|al *adj* **1.** auf dem Schädel/Kranium (liegend) **2.** Epikranium betreffend
E|pi|kri|se *f* zusammenfassender, kritischer Abschlussbericht des Arztes
e|pi|kri|tisch *adj* Epikrise betreffend
E|pi|ku|tan|test *m* s.u. Hauttest
e|pi|la|mel|lär *adj* auf oder über der Basalmembran (liegend)
E|pi|la|ti|on *f* Enthaarung, Haarentfernung; SYN: Depilation
E|pi|lep|sia *f* →Epilepsie
Epilepsia corticalis von einem bestimmten Bezirk der Hirnrinde ausgehende fokale Epilepsie; SYN: Rindenepilepsie
Epilepsia cursiva Epilepsie* mit Bewusstseinseinschränkung und Bewegungsautomatismen; SYN: Dromolepsie
Epilepsia diurna nur im Wachszustand auftretende Epilepsie
Epilepsia nocturna nur im Schlaf auftretende Epilepsieform; SYN: Schlafepilepsie
Epilepsia tarda erstmalig nach dem 30. Lebensjahr auftretende Epilepsie; SYN: Spätepilepsie, Epilepsia tardiva
Epilepsia tardiva →Epilepsia tarda
E|pi|lep|sie *f* Oberbegriff für Erkrankungen, die durch wiederholtes Auftreten von vom Großhirn ausgehenden Anfällen gekennzeichnet sind; SYN: Epilepsia
bioelektrische Epilepsie →latente Epilepsie
endogene Epilepsie →kryptogenetische Epilepsie
essentielle Epilepsie →kryptogenetische Epilepsie
fokale Epilepsie von einem Rindenbezirk ausgehende Epilepsie mit Beschränkung auf eine Muskelgruppe
fotogene Epilepsie →photogene Epilepsie
fotosensible Epilepsie →photogene Epilepsie
generalisierte Epilepsie Epilepsie mit von beiden Gehirnhälften ausgehenden Anfällen, die beide Körperseiten betreffen
genuine Epilepsie →kryptogenetische Epilepsie
halbseitige Epilepsie Epilepsie mit auf eine Körperseite beschränkten Anfällen
idiopathische Epilepsie →kryptogenetische Epilepsie
juvenile myoklonische Epilepsie v.a. bei Jugendlichen vorkommende Petit-mal-Form mit plötzlich einschießenden Muskelzuckungen; SYN: Herpin-Janz-Syndrom, Impulsiv-petit-mal
kryptogenetische Epilepsie Epilepsie unbekannter Ursache; SYN: idiopathische Epilepsie, genuine Epilepsie, endogene Epilepsie, essentielle Epilepsie
larvierte Epilepsie →latente Epilepsie
latente Epilepsie Zustand mit Epilepsie-typischen EEG-Veränderungen ohne Anfall in der Vorgeschichte; SYN: larvierte Epilepsie, bioelektrische Epilepsie, Präepilepsie
myoklonische Epilepsie autosomal-rezessive Epilepsie* mit ausgeprägten Muskelzuckungen; SYN: Lafora-Syndrom, Unverricht-Syndrom, Myoklonusepilepsie
organische Epilepsie →symptomatische Epilepsie
photogene Epilepsie durch Lichtreize ausgelöste Reflexepilepsie; SYN: photogene Epilepsie, photosensible Epilepsie, fotogene Epilepsie, fotosensible Epilepsie
photosensible Epilepsie →photogene Epilepsie
psychomotorische Epilepsie Epilepsie mit psychischen Störungen und motorischen Bewegungsautomatismen
symptomatische Epilepsie auf einer nachweisbaren Gehirnerkrankung oder -schädigung beruhende Epilepsie; SYN: organische Epilepsie
traumatische Epilepsie symptomatische Epilepsie nach einer Hirnschädigung
zerebellare Epilepsie Epilepsie durch

Schädigungen im Kleinhirn

e|pi|lep|ti|form *adj* in der Art eines epileptischen Anfalls; SYN: epilepsieartig, epileptoid

e|pi|lep|tisch *adj* Epilepsie betreffend, durch Epilepsie hervorgerufen, an Epilepsie leidend

e|pi|lep|to|gen *adj* einen epileptischen Anfall auslösend

e|pi|lep|to|id *adj* →epileptiform

E|pi|lep|to|lo|ge *m* Arzt für Epileptologie*

E|pi|lep|to|lo|gie *f* Teilgebiet der Neurologie, das sich mit Diagnose und Therapie von Epilepsien beschäftigt

E|pi|lep|to|lo|gin *f* Ärztin für Epileptologie*

E|pi|lo|ia *f* autosomal-dominant vererbte, zu den Phakomatosen* gehörende Erkrankung mit epileptischen Anfällen, psychomotorischer Retardierung*, intrakraniellen Verkalkungen, Adenoma* sebaceum und knotigen Tumoren verschiedener Organe [Herz, Niere, Retina]; SYN: Bourneville-Syndrom, Morbus Bourneville, Bourneville-Pringle-Syndrom, tuberöse Hirnsklerose, tuberöse Sklerose

e|pi|man|di|bu|lär *adj* auf oder über dem Unterkiefer(knochen) (liegend)

E|pi|me|nor|rha|gie *f* zu häufige und zu starke Regelblutung

E|pi|me|nor|rhoe *f, pl* **-rho|en** zu häufige Regelblutung

E|pi|my|si|o|to|mie *f* Durchtrennung der Muskelscheide

E|pi|my|si|um *nt* Muskelscheide; SYN: Perimysium externum

E|pi|ne|phrek|to|mie *f* Nebennierenentfernung, Nebennierenresektion; SYN: Adrenalektomie

E|pi|ne|phrin *nt* im Nebennierenmark und den Paraganglien der Grenzstrangkette gebildetes Hormon; SYN: Adrenalin

E|pi|ne|phri|tis *f, pl* **-ti|den** (meist hämatogene) Entzündung der Nierenkapsel und umliegender Strukturen; SYN: Paranephritis

e|pi|ne|phri|tisch *adj* Epinephritis betreffend, von ihr betroffen oder gekennzeichnet; SYN: paranephritisch

E|pi|ne|phron *nt* Nebenniere*

e|pi|neu|ral *adj* auf einem Wirbelbogen/Arcus vertebralis (liegend)

e|pi|neu|ri|al *adj* das Epineurium betreffend

E|pi|neu|ri|um *nt* Bindegewebshülle der Nerven

e|pi|o|tisch *adj* auf oder über dem Ohr (liegend)

e|pi|pe|ri|kar|di|al *adj* auf dem Herzbeutel/Perikard (liegend), um das Perikard herum

e|pi|pha|ryn|ge|al *adj* Nasenrachen(raum)/ Epipharynx betreffend; SYN: nasopharyngeal, rhinopharyngeal, pharyngonasal

E|pi|pha|ryn|gi|tis *f, pl* **-ti|den** Entzündung des Nasenrachens/Epipharynx; SYN: Nasopharynxentzündung, Epipharynxentzündung, Nasopharyngitis, Rhinopharyngitis

e|pi|pha|ryn|gi|tisch *adj* Epipharyngitis betreffend, von ihr betroffen oder gekennzeichnet; SYN: nasopharyngitisch, rhinopharyngitisch

E|pi|pha|ryn|go|sko|pie *f* Nasenhöhlenspiegelung vom Nasenrachen aus; SYN: Postrhinoskopie, Rhinoscopia posterior

E|pi|pha|rynx *m* Raum zwischen Nasenhöhle und Rachen; SYN: Nasenrachenraum, Nasopharynx, Rhinopharynx, Pars nasalis pharyngis

E|pi|pho|ra *f* übermäßiger Tränenfluss; SYN: Tränenträufeln, Dakryorrhoe

e|pi|phre|nal *adj* auf oder über dem Zwerchfell (liegend); SYN: epiphrenisch

e|pi|phre|nisch *adj* →epiphrenal

e|pi|phy|sär *adj* Epiphyse betreffend, zur Epiphyse gehörend

E|pi|phy|se *f* **1.** →Epiphysis **2.** →Epiphysis cerebri

E|pi|phy|sen|dys|pla|sie *f* Fehlentwicklung der Knochenepiphyse; SYN: epiphysäre Dysplasie

E|pi|phy|sen|ent|zün|dung *f* →Epiphysitis

E|pi|phy|sen|fuge *f* knorpelige Schicht zwischen Epiphyse* und Diaphyse* der langen Röhrenknochen; Wachstumsschicht der Knochen, die nach Abschluss des Wachstums nur noch schwer erkennbar ist; SYN: Epiphysenlinie, Linea epiphysialis

E|pi|phy|sen|kern *m* Knochenkern in der Epiphyse

E|pi|phy|sen|li|nie *f* →Epiphysenfuge

e|pi|phy|sen|nah *adj* juxtaepiphysär

E|pi|phy|sen|ne|kro|se *f* zu Nekrose von Knorpel und Knochen führende Erkrankung der Epiphyse; evtl. Ursache einer Epiphysenlösung*; SYN: Epiphyseonekrose

aseptisch Epiphysennekrose zur Gruppe der aseptischen Knochennekrosen* zählende, spontan auftretende unspezifische Erkrankung der Epiphyse; SYN: aseptische Epiphyseonekrose, Knorpelknochennekrose, Osteochondrose, Osteochondrosis

E|pi|phy|sen|schluss *m* das Ende des Knochenlängenwachstums darstellende Verknöcherung der Epiphysenfuge

E|pi|phy|se|o|de|se *f* operative Fixierung der Epiphysenfuge bei Abrutschen der Epiphyse oder zur Wachstumshemmung

E|pi|phy|se|o|ly|se *f* →Epiphyseolysis

E|pi|phy|se|o|ly|sis *f, pl* **-ses** Lösung der Wachstumsfuge, Epiphysenlösung; SYN: Epiphysiolyse, Epiphysiolysis, Epiphyseolyse

Epiphyseolysis capitis femoris meist in der Vorpubertät auftretende Lösung der Epiphyse des Femurkopfes

E|pi|phy|se|o|ne|kro|se *f* →Epiphysennekrose

E|pi|phy|si|o|ly|se *f* →Epiphyseolysis

E|pi|phy|si|o|ly|sis *f, pl* **-ses** →Epiphyseolysis

E|pi|phy|si|o|pa|thie *f* **1.** Erkrankung der Knochenepiphyse, Epiphysenerkrankung **2.** Erkrankung der Hirnanhangsdrüse, Epi-

E

physenerkrankung

E|pi|phy|sis *f, pl* **-ses** das Gelenkende eines Röhrenknochens; ist über die Epiphysenfuge mit dem Mittelstück verbunden; SYN: Epiphyse

Epiphysis cerebri hormonproduzierende Drüse an der Hinterwand des III. Ventrikels; SYN: Zirbeldrüse, Pinealdrüse, Pinea, Corpus pineale, Glandula pinealis, Epiphyse

E

E|pi|phy|si|tis *f, pl* **-ti|den** Entzündung der Knochenepiphyse oder der Epiphysenfuge; SYN: Epiphysenentzündung

e|pi|phy|si|tisch *adj* Epiphysitis betreffend, von ihr betroffen oder gekennzeichnet

E|pi|phyt *m* auf der Haut lebender Parasit; SYN: Hautschmarotzer, Epidermophyt

e|pi|phy|tisch *adj* Epiphyt(en) betreffend, durch Epiphyten hervorgerufen

e|pi|pi|al *adj* auf der Pia mater (liegend)

Epiplo-, epiplo- *präf.* Wortelement mit der Bedeutung "Netz/Bauchnetz/Omentum"

E|pi|plo|ek|to|mie *f* Bauchnetzentfernung, Omentumresektion; SYN: Omentektomie

E|pi|plo|en|te|ro|zel|e *f* Eingeweidebruch mit Bauchnetz und Darmteilen im Bruchsack; SYN: Omentoenterozele

e|pi|plo|isch *adj* Bauchnetz/Epiploon betreffend; SYN: omental

E|pi|plo|i|tis *f, pl* **-ti|den** Entzündung des Bauchnetzes; SYN: Omentitis, Netzentzündung

e|pi|plo|i|tisch *adj* Netzentzündung/Epiploitis betreffend, von ihr betroffen oder gekennzeichnet; SYN: omentitisch

E|pi|plo|me|ro|zel|e *f* Schenkelbruch* mit Bauchnetz im Bruchsack

E|pi|plom|pha|lo|zel|e *f* Nabelbruch* mit Bauchnetz im Bruchsack

E|pi|plo|on *nt* Bauchfellduplikatur, in der Blut-, Lymphgefäße und Nerven verlaufen; SYN: Bauchnetz, Netz, Omentum

E|pi|plo|pe|xie *f* operative Anheftung des Bauchnetzes; SYN: Omentopexie

E|pi|plo|zel|e *f* Eingeweidebruch mit Bauchnetz im Bruchsack; SYN: Netzbruch

Episio-, episio- *präf.* Wortelement mit der Bedeutung "Scham/Schamgegend/Vulva"

E|pi|si|o|pe|ri|ne|o|plas|tik *f* Vulva-Damm-Plastik, z.B. nach Dammriss

E|pi|si|o|pe|ri|ne|or|rha|phie *f* Vulva-Damm-Naht, z.B. nach Dammriss

E|pi|si|o|plas|tik *f* Vulvaplastik

E|pi|si|or|rha|phie *f* Vulvaplastik; Naht einer Episiotomie*

E|pi|si|o|ste|no|se *f* Verengung des Scheideneingangs

E|pi|si|o|to|mie *f* zur Verhütung eines Dammrisses oder zur Erleichterung der Geburt durchgeführte Durchtrennung des Damms mit einer Schere; je nach Lage des Schnittes unterscheidet man **mediane**, **laterale** und **mediolaterale Episiotomie**; SYN: Scheidendammschnitt, Dammschnitt

E|pi|skle|ra *f* auf der Sklera* aufliegende gefäßreiche Schicht; SYN: Lamina episcleralis

e|pi|skle|ral *adj* **1.** Episklera betreffend **2.** auf der Lederhaut/Sclera (liegend)

E|pi|skle|ral|ve|nen *pl* Venen an der Oberfläche der Sklera; SYN: Venae episclerales

E|pi|skle|ri|tis *f, pl* **-ti|den** Entzündung der Episklera oder oberflächliche Entzündung der Lederhaut/Sklera; SYN: Episkleraentzündung

e|pi|skle|ri|tisch *adj* Episkleritis betreffend, von ihr betroffen oder gekennzeichnet

E|pi|so|de *f* vorübergehende, vollständig rückbildbare psychische Störung

e|pi|spa|di|al *adj* obere Harnröhrenspalte/Epispadie betreffend; SYN: epispadisch

E|pi|spa|die *f* obere Harnröhrenspalte; SYN: Fissura urethrae superior

e|pi|spa|disch *adj* →epispadial

E|pi|spas|ti|kum *nt, pl* **-ka** Zugmittel, Hautreizmittel

e|pi|spi|nal *adj* auf oder über der Wirbelsäule oder dem Rückenmark (liegend)

E|pi|sple|ni|tis *f, pl* **-ti|den** Entzündung der Milzkapsel; SYN: Milzkapselentzündung, Perisplenitis

e|pi|sple|ni|tisch *adj* Milzkapselentzündung/Episplenitis betreffend, von ihr betroffen oder gekennzeichnet

E|pi|sta|se *f* Unterdrückung der phänotypischen Ausbildung eines Gens durch ein anderes; SYN: Epistasis, Epistasie

e|pi|sta|tisch *adj* Epistase betreffend

E|pi|sta|xis *f* (starkes) Nasenbluten; SYN: Rhinorrhagie

e|pi|ster|nal *adj* auf oder über dem Brustbein/Sternum (liegend); SYN: suprasternal

E|pis|tro|phe|us *m* zweiter Halswirbel; SYN: Axis

e|pi|tha|la|misch *adj* **1.** oberhalb des Thalamus (liegend) **2.** Epithalamus betreffend

E|pi|tha|la|mus *m* auf dem Thalamus* liegender Hirnabschnitt

E|pi|thel *nt* die äußere Oberfläche von Organen oder Strukturen bedeckende Zellschicht, die auch Hohlorgane und Körperhöhlen auskleidet; SYN: Deckgewebe, Epithelgewebe, Epithelialgewebe, Epithelium

Epithel-, epithel- *präf.* →Epithelio-

E|pi|thel|ge|we|be *nt* →Epithel

Epitheli-, epitheli- *präf.* →Epithelio-

e|pi|the|li|al *adj* Epithel betreffend, aus Epithel bestehend

E|pi|the|li|al|ge|we|be *nt* →Epithel

E|pi|the|li|a|li|sie|rung *f* →Epithelisierung

E|pi|the|li|i|tis *f, pl* **-ti|den** →Epithelitis

e|pi|the|li|i|tisch *adj* →epithelitisch

Epithelio-, epithelio- *präf.* Wortelement mit der Bedeutung "Deckgewebe/Epithel"

E|pi|the|li|o|ly|se *f* Ablösung des Epithel, Epithelabhebung

e|pi|the|li|o|ly|tisch *adj* Epitheliolyse betreffend oder verursachend, Epithelgewebe zerstörend

E|pi|the|li|om *nt* vom Epithel ausgehender Tumor; SYN: Epithelioma

malignes Epitheliom →Karzinom

verkalkendes Epitheliom Malherbe von der Haarmatrix ausgehender verkalkender Tumor; SYN: Pilomatrikom, Pilomatrixom, Epithelioma calcificans Malherbe

E|pi|the|li|o|ma *nt, pl* **-o|ma|ta** vom Epithel ausgehender Tumor; SYN: Epitheliom

Epithelioma adenoides cysticum autosomal-dominantes Auftreten multipler Trichoepitheliome; SYN: Brooke-Krankheit, Trichoepitheliom, multiple Trichoepitheliome, Trichoepithelioma papulosum multiplex

Epithelioma basocellulare von den Basalzellen der Epidermis ausgehender, häufigster bösartiger Hauttumor; wächst lokal infiltrierend und destruierend ohne Metastasenbildung; SYN: Basalzellkarzinom, Basalzellenkarzinom, Basalzellepitheliom, Basaliom, Krompecher-Karzinom, Carcinoma basocellulare

Epithelioma calcificans Malherbe von der Haarmatrix ausgehender verkalkender Tumor; SYN: Pilomatrikom, Pilomatrixom, verkalkendes Epitheliom Malherbe

Epithelioma contagiosum durch Viren [**Molluscum contagiosum-Virus**] verursachte gutartige Hauterkrankung mit typischen zentral eingedellten Knötchen; SYN: Dellwarze, Molluscum contagiosum, Epithelioma molluscum

Epithelioma molluscum →Epithelioma contagiosum

e|pi|the|li|o|ma|tös *adj* Epitheliom betreffend, einem Epitheliom ähnlich; SYN: epitheliomartig

E|pi|the|li|o|sis *f, pl* **-ses** **1.** Proliferation des Bindehautepithels des Auges bei Conjunctivitis* trachomatosa **2.** Proliferation des Gangepithels der Brustdrüse bei Mastopathie* **3.** Vorkommen multipler Epitheliome*

E|pi|the|li|sa|ti|on *f* →Epithelisierung

E|pi|the|li|sie|rung *f* Epithelbildung über einer Wunde; SYN: Epithelialisierung, Epithelisation

E|pi|the|li|tis *f, pl* **-ti|den** Epithelentzündung; SYN: Epitheliitis

e|pi|the|li|tisch *adj* Epithelentzündung/Epithelitis betreffend, von ihr betroffen oder gekennzeichnet; SYN: epitheliitisch

E|pi|the|li|um *nt* →Epithel

Epithelium anterius corneae äußeres Hornhautepithel, Epithel der Hornhautvorderfläche

Epithelium lentis Linsenepithel

Epithelium pigmentosum iridis pigmenthaltiges Irisepithel

Epithelium posterius corneae inneres Hornhautepithel, Epithel der Hornhauthinterfläche; SYN: Korneaendothel, Endothelium corneae

Epithelium squamosum aus flachen Zellen bestehendes Epithel* der äußeren Haut und Schleimhaut; kann einschichtig oder mehrschichtig, verhornt oder unverhornt sein; SYN: Schuppenepithel, Plattenepithel

E|pi|thel|kör|per|chen *nt* etwa erbsengroße, hinter der Schilddrüse liegende endokrine Drüsen [**Glandula parathyroidea inferior, superior**], die über das Parathormon* den Kalzium- und Phosphathaushalt regulieren; SYN: Nebenschilddrüse, Parathyroidea, Parathyreoidea, Glandula parathyroidea

Epithelo-, epithelo- *präf.* →Epithelio-

e|pi|the|lo|id *adj* epithelähnlich

E|pi|the|lo|id|zel|len *pl* epithelartige Zellen; SYN: epitheloide Zellen

E|pi|the|lo|id|zell|nä|vus *m, pl* **-vi** v.a. bei Kindern auftretender benigner Nävuszellnävus*, der histologisch an ein malignes Melanom erinnert; SYN: Spindelzellnävus, Spitz-Tumor, Allen-Spitz-Nävus, Spitz-Nävus, Nävus Spitz, benignes juveniles Melanom

E|pi|thel|per|len *pl* Schleimretentionszysten beidseits der Gaumennaht bei Neugeborenen; SYN: Bohn-Perlen, Bohn-Drüsen

E|pi|the|se *f* Prothese* zur Deckung äußerer Organdefekte

E|pi|top *nt* Teil des Antigens, der mit dem Antikörper reagiert und damit die Spezifität des Antikörpers bestimmt; SYN: antigene Determinante, Determinante

E|pi|tu|ber|ku|lo|se *f* veraltete Bezeichnung für eine meist bei Kindern vorkommende Form der Primärtuberkulose* mit ausgedehnter Verschattung großer Lungenbezirke

e|pi|tym|pa|nal *adj* **1.** Kuppelraum/Epitympanum betreffend; SYN: epitympanisch **2.** oberhalb der Paukenhöhle/des Tympanums liegend; SYN: epitympanisch

e|pi|tym|pa|nisch *adj* →epitympanal

E|pi|tym|pa|num *nt* kuppelartige Ausbuchtung an der Decke der Paukenhöhle; SYN: Kuppelraum, Attikus, Recessus epitympanicus

E|pi|ty|phli|tis *f, pl* **-ti|den** Entzündung des den Blinddarm umgebenden Bindegewebes; SYN: Paratyphlitis

e|pi|ty|phli|tisch *adj* Epityphlitis betreffend, von ihr betroffen oder gekennzeichnet; SYN: paratyphlitisch

e|pi|zo|isch *adj* Hautschmarotzer/Epizoon betreffend

E|pi|zo|on *nt, pl* **-zo|a, -zo|en** Hautschmarotzer, Hautparasit

E|pi|zo|o|no|se *f* durch einen Hautschmarotzer hervorgerufene Hautkrankheit; SYN: Epizootie

E|pi|zo|o|tie *f* →Epizoonose

e|pi|zo|o|tisch *adj* durch Hautschmarotzer verursacht

E|pi|zys|to|to|mie *f* suprapubischer Blasenschnitt; SYN: suprapubische Zystotomie

E|po|e|tin *nt* →Erythropoetin

e|po|ny|chi|al *adj* Eponychium betreffend

E|po|ny|chi|um *nt* **1.** Nagelhäutchen **2.** Nagelhaut; SYN: Cuticula, Perionychium, Perionyx

E

E|po|opho|rek|to|mie *f* Nebeneierstockentfernung

E|po|opho|ron *nt* entwicklungsgeschichtlich dem Nebenhoden des Mannes entsprechender kranialer Rest der Urniere; liegt unter der Tube zwischen den Blättern des Ligamentum* latum uteri; SYN: Nebeneierstock, Parovarium, Rosenmüller-Organ

Epstein-Barr-Virus *nt* zu den Herpesviridae* gehörendes DNA-Virus; Erreger der Mononucleosis* infectiosa und lymphoproliferativer Erkrankungen; Kofaktor bei der Entstehung des Burkitt*-Lymphoms; SYN: EB-Virus, humanes Herpesvirus Typ 4

Ep|u|lis *f, pl* **Ep|u|li|den** Granulationsgeschwulst auf dem Zahnfleisch

ep|u|lo|id *adj* epulisähnlich, epulisartig

E|qua|tor *m* Äquator

Equator bulbi oculi Augapfeläquator

Equator lentis Linsenrand

E|qui|li|bri|um *nt* Gleichgewicht, Äquilibrium

e|qui|no|phob *adj* Equinophobie betreffend, durch sie gekennzeichnet

E|qui|no|pho|bie *f* krankhafte Angst vor Pferden

E|ra|di|ka|ti|on *f* Vernichtung/Ausrottung eines Erregers

E|ra|di|ka|ti|ons|the|ra|pie *f* Eradikation* von Helicobacter* pylori durch eine Kombination von Antibiotika, H_2-Blocker und Säurehemmer

Erb|an|la|ge *f* Gen*

Erb|bild *nt* Gesamtheit der Erbanlagen eines Organismus; SYN: Genotypus, Genotyp

Erb-Charcot-Krankheit *f* Systemerkrankung des Rückenmarks mit fortschreitender Degeneration von motorischen Neuronen; SYN: Erb-Charcot-Syndrom, spastische Spinalparalyse, Diplegia spastica progressiva

Erb|cho|rea *f* autosomal-dominante Form der Chorea*, die meist im 4. Lebensjahrzehnt einsetzt; neben choreatischen Symptomen imponiert der progressive geistige Verfall; SYN: Chorea Huntington, Chorea chronica progressiva hereditaria, Chorea major, Veitstanz

Erb-Duchenne-Lähmung *f* die oberen Anteile [C_{4-6}] des Armplexus betreffende Lähmung; SYN: obere Armplexuslähmung, Erb-Lähmung

Erb|ein|heit *f* Gen*

Erb|fak|tor *m* Gen*

Erb|gang *m* Vererbung eines genetischen Merkmals von den Eltern auf die Kinder; die Übertragung kann über Autosomen* [**autosomaler Erbgang**] oder Gonosomen* [**gonosomaler Erbgang**] erfolgen; je nach dem, ob das Gen auf beiden Chromosomen vorhanden sein muss oder nur auf einem, spricht man von **autosomal-rezessivem** [auf beiden Genen] oder **autosomal-dominantem** [nur auf einem Gen] Erbgang

Erb-Goldflam-Krankheit *f* Autoimmunkrankheit mit einer Blockierung der Acetylcholinrezeptoren an der motorischen Endplatte durch Autoantikörper; führt zu schneller Ermüdbarkeit der Muskulatur; SYN: Erb-Goldflam-Syndrom, Erb-Oppenheim-Goldflam-Syndrom, Erb-Oppenheim-Goldflam-Krankheit, Hoppe-Goldflam-Syndrom, Myasthenia gravis pseudoparalytica

Erb|grind *m* Dermatomykose* durch Trichophyton* schoenleinii; typisch sind die Bildung von schildförmigen Schuppen [Scutula*] und ein penetranter, an Mäuseurin erinnernder Geruch; evtl. Abheilung mit Favusalopezie; SYN: Flechtengrind, Kopfgrind, Pilzgrind, Favus, Tinea favosa, Tinea capitis favosa, Dermatomycosis favosa

Erb|krank|heit *nt* familiär gehäuft auftretende Krankheit; SYN: Erbleiden, Heredopathie

Erb-Lähmung *f* die oberen Anteile [C_{4-6}] des Armplexus betreffende Lähmung; SYN: Erb-Duchenne-Lähmung, obere Armplexuslähmung

Erb|lei|den *nt* →Erbkrankheit

Er|blin|dung *f* angeborene oder erworbene, hochgradige Sehschwäche; i.e.S. die totale Blindheit [Amaurose*] beider Augen; SYN: Blindheit

Erb-Muskelatrophie *f* →Erb-Muskeldystrophie

Erb-Muskeldystrophie *f* autosomal-dominant vererbte, gutartige Verlaufsform der progressiven Muskeldystrophie mit fast normaler Lebenserwartung; SYN: Erb-Muskelatrophie, Erb-Syndrom, Dystrophia musculorum progressiva Erb

Erb-Oppenheim-Goldflam-Krankheit *f* →Erb-Goldflam-Krankheit

Erb-Oppenheim-Goldflam-Syndrom *nt* →Erb-Goldflam-Krankheit

Erb|plas|ma *nt* Erbsubstanz; SYN: Idioplasma, Keimplasma

Er|bre|chen *nt* vom Brechzentrum gesteuerte rückläufige Entleerung des Magens; SYN: Vomitus, Emesis

kaffeesatzartiges Erbrechen durch Hämatin* dunkelbraun gefärbtes Erbrochenes; SYN: Kaffeesatzerbrechen

Erb|sen|bein *nt* erbsenförmiger Handwurzelknochen; SYN: Os pisiforme

Erb|sen|pflü|cker|krank|heit *f* epidemisch auftretende anikterische Leptospirose*; verläuft meist als hochfieberhafte grippeähnliche Erkrankung; am häufigsten ist die durch Leptospira* grippotyphosa hervorgerufene Form; SYN: Feldfieber, Erntefieber, Schlammfieber, Sumpffieber, Leptospirosis grippotyphosa

Erb-Syndrom *nt* →Erb-Muskeldystrophie

Erd|al|ka|li|me|tal|le *pl* Bezeichnung für die Elemente der II. Hauptgruppe des Periodensystems

Erd|beer|gal|len|bla|se *f* bei Cholesteatose* auftretende gelbe Flecken der Gallenblasenschleimhaut; SYN: Stippchengallenblase

Erd|beer|zun|ge *f* für Scharlach* charakteristische hochrote Schleimhaut der Zunge; SYN: Himbeerzunge

Erdheim-Gsell-Syndrom *nt* idiopathische Nekrose* der Aortenmedia, die zu spontaner Aortenruptur oder Aneurysma* dissecans führen kann; SYN: Gsell-Erdheim-Syndrom, Medionecrosis Erdheim-Gsell

Erdheim-Tumor *m* durch lokales Wachstum zu neurologischen Störungen führender benigner Hirntumor, der aus Resten des Hypophysenganges [Ductus craniopharyngeus] entsteht; SYN: Kraniopharyngiom, Kraniopharyngeom

e|rek|til *adj* erigibel, schwellfähig, erektionsfähig

E|rek|ti|on *f* Anschwellung und Aufrichtung von Penis, Klitoris oder Brustwarzen

E|rek|ti|ons|stö|rung *f* fehlende oder unzureichende Erektion des Penis; kann psychisch oder organisch bedingt sein; SYN: erektile Dysfunktion, erektile Impotenz

E|rek|tor spi|nae *m* →Musculus erector spinae

e|re|mo|phob *adj* Eremophobie betreffend, durch sie gekennzeichnet

E|re|mo|pho|bie *f* krankhafte Angst vor einsamen Plätzen oder vor dem Alleinsein

E|re|thie *f* →Erethismus

e|re|thisch *adj* (über-)erregt, (über-)erregbar, reizbar, gereizt

E|re|this|mus *m* (krankhaft) gesteigerte Erregbarkeit, Übererregbarkeit; SYN: Erethie

e|reu|tho|phob *adj* Errötungsfurcht/Ereuthophobie betreffend, durch sie gekennzeichnet

E|reu|tho|pho|bie *f* krankhafte Angst vor dem Erröten; SYN: Errötungsfurcht, Erythrophobie

Er|frie|rung *f* lokale Gewebeschädigung durch Kälteeinwirkung; SYN: Congelatio

Erg-, erg- *präf.* →Ergo-

-erg *suf.* →-ergisch

er|ga|si|o|phob *adj* Arbeitsscheu/Ergasiophobie betreffend, durch sie gekennzeichnet

Er|ga|si|o|pho|bie *f* krankhafte Angst vor Arbeit oder körperlicher Bewegung; SYN: Arbeitsscheu

Er|gas|to|plas|ma *nt* raues endoplasmatisches Retikulum*

-ergie *suf.* Wortelement mit der Bedeutung "Arbeit/Leistung"

-ergisch *suf.* in Adjektiven verwendetes Wortelement mit der Bedeutung "wirkend/tätig/arbeitend"

Ergo-, ergo- *präf.* Wortelement mit der Bedeutung "Arbeit/Leistung"

Er|go|cal|ci|fe|rol *nt* durch UV-Lichteinwirkung aus 7-Dehydrocholesterin in der Haut entstehendes aktives Vitamin D; SYN: Vitamin D_2

Er|go|dy|na|mo|graf *m* →Ergodynamograph

Er|go|dy|na|mo|graph *m* Gerät zur Aufzeichnung von Muskelkraft und geleisteter Arbeit

Er|go|graf *m* →Ergograph

Er|go|gra|fie *f* →Ergographie

er|go|gra|fisch *adj* →ergographisch

Er|go|gramm *nt* bei der Ergographie* erhaltene Kurve

Er|go|graph *m* Gerät zur Aufzeichnung von geleisteter Arbeit

Er|go|gra|phie *f* Aufzeichnung vom Muskel geleisteter körperlicher Arbeit

er|go|gra|phisch *adj* Ergographie betreffend, mittels Ergographie

Er|go|kar|di|o|gra|fie *f* →Ergokardiographie

Er|go|kar|di|o|gramm *nt* bei der Ergokardiographie* erhaltene Kurve

Er|go|kar|di|o|gra|phie *f* Aufzeichnung der vom Herzmuskel geleisteten Arbeit

Er|go|me|ter *nt* Gerät zur Messung körperlicher Arbeit

Er|go|me|trie *f* Messung der Arbeitsleistung und dabei auftretender physiologischer Veränderungen

Er|go|pep|ti|ne *pl* →Ergotalkaloide

Er|go|som *nt* aus mehreren Ribosomen und einem Molekül Messenger-RNA* bestehender aktiver Eiweißsynthesekomplex der Zelle; SYN: Polysom, Polyribosom

Er|go|spi|ro|me|trie *f* Kombination von Ergometrie* und Spirometrie*

Er|gos|te|rin *nt* Vorstufe von Ergocalciferol*; SYN: Provitamin D_2

Er|got|al|ka|lo|ide *pl* aus Mutterkorn [Secale cornutum] gewonnene Alkaloide, die sich chemisch von der Lysergsäure ableiten; SYN: Mutterkornalkaloide, Secalealkaloide, Ergotamine, Ergopeptine

Er|go|ta|min *nt* Mutterkornalkaloid mit kontrahierender Wirkung auf die glatte Muskulatur; wird als Gebärmuttertonikum und in der Migränebehandlung verwendet

Er|go|ta|mi|ne *pl* →Ergotalkaloide

Er|go|the|ra|pie *f* therapeutischer Ansatz, der sinnvolle handwerkliche oder künstlerische Betätigungen umfasst; SYN: Beschäftigungstherapie

Er|go|tis|mus *m* Vergiftung durch Mutterkornalkaloide

er|go|trop *adj* leistungssteigernd, kraftentfaltend

Er|guss *m* Flüssigkeitsansammlung in einer Körperhöhle

Er|hal|tungs|do|sis *f, pl* **-sen** zur Aufrechterhaltung eines angestrebten (Blut-, Gewebe-) Spiegels notwendige Arzneimitteldosis

e|ri|gi|bel *adj* schwellfähig, erektionsfähig, erektil

Er|in|ne|rungs|fäl|schung *f* →Erinnerungsverfälschung

Er|in|ne|rungs|re|ak|ti|on *f* beschleunigte und vermehrte Antikörperbildung bei wiederholtem Antigenkontakt; SYN: Sekundärantwort, anamnestische Reaktion, Booster-Effekt

Er|in|ne|rungs|täu|schung *f* →Erinnerungsverfälschung

Er|in|ne|rungs|ver|fäl|schung *f* bewusstes oder unbewusstes Verfälschen von Erinnerungen; SYN: Erinnerungsfälschung, Erinnerungstäuschung

Er|käl|tung *f* →Erkältungskrankheiten

Er|käl|tungs|krank|heiten *pl* meist nach Kälteexposition auftretende katarrhalische Erkrankung der oberen Luftwege; i.d.R. durch Viren [Schnupfenviren] verursacht; SYN: Erkältung

Er|kran|kung *f* durch subjektive oder objektive Symptome gekennzeichnete körperliche, geistige oder seelische Veränderung oder Störung; SYN: Krankheit, Morbus

manisch-depressive Erkrankung endogene Psychose* mit abwechselnd manischen und depressiven Phasen; SYN: manisch-depressive Psychose, manisch-depressive Krankheit

rheumatische Erkrankung Oberbegriff für ätiologisch unterschiedliche Erkrankungen des Bewegungsapparates mit fließenden, ziehenden Schmerzen; SYN: Erkrankung des rheumatischen Formenkreises, Rheumatismus, Rheuma

Erkrankung des rheumatischen Formenkreises →rheumatische Erkrankung

Er|mü|dungs|bruch *m* Knochenbruch durch Langzeitbelastung; SYN: Ermüdungsfraktur, Stressfraktur, Stressbruch

Er|mü|dungs|frak|tur *f* →Ermüdungsbruch

Er|mü|dungs|syn|drom, chronisches *nt* →Erschöpfungssyndrom, chronisches

Er|näh|rung *f* durch die Zufuhr von Nahrungsmitteln gewährleistete Versorgung des Körpers mit den benötigten Nähr- und Wirkstoffen

enterale Ernährung künstliche Ernährung durch direktes Einbringen in den Darm, z.B. über eine Darmsonde

parenterale Ernährung künstliche Ernährung unter Umgehung des Darms, z.B. als intravenöse Infusion

Er|näh|rungs|leh|re *f* Lehre von der gesunden Lebensweise; Lehre von der Zusammensetzung der Nahrung; SYN: Diätlehre, Diätetik

Er|näh|rungs|the|ra|pie *f* Krankheitsbehandlung durch eine spezifisch zusammengestellte Ernährung; SYN: Diätotherapie

Ern|te|fie|ber *nt* epidemisch auftretende, anikterische Leptospirose*; verläuft meist als hochfieberhafte grippeähnliche Erkrankung; am häufigsten ist die durch Leptospira* grippotyphosa hervorgerufene Form; SYN: Feldfieber, Schlammfieber, Sumpffieber, Erbsenpflückerkrankheit, Leptospirosis grippotyphosa

Ern|te|krät|ze *f* durch Milben der Gattung Trombicula verursachte, heftig juckende Dermatose* mit Quaddelbildung; SYN: Heukrätze, Sendlinger Beiß, Giesinger Beiß, Herbstbeiße, Herbstkrätze, Gardnerbeiß, Trombidiose, Trombidiosis, Erythema autumnale

Ern|te|mil|be *f* Erreger der Erntekrätze*

Er|öff|nungs|pe|ri|o|de *f* Zeitraum vom Wehenbeginn bis zur vollständigen Eröffnung des Muttermundes

Er|öff|nungs|we|hen *pl* sich langsam steigernde Wehen während der Eröffnungsperiode*

E-Rosettentest *m* immunologische Technik zur Darstellung von T-Lymphozyten mit Schaferythrozyten

E|ro|sio *f, pl* **-si|o|nes** →Erosion

Erosio corneae Epitheldefekt der Augenhornhaut; SYN: Hornhauterosion

Erosio portionis oberflächlicher Epitheldefekt des Muttermundes; SYN: Portioerosion, Erosio vera, Erosio simplex

Erosio simplex →Erosio portionis

Erosio vera →Erosio portionis

E|ro|si|on *f* oberflächlicher Haut- oder Schleimhautdefekt; SYN: Erosio

e|ro|tisch *adj* Erotik betreffend; sinnlich

E|ro|to|ma|nie *f* übermäßig gesteigerter Sexualtrieb; SYN: Liebestollheit, Hypererosie

e|ro|to|phob *adj* Erotophobie betreffend, durch sie gekennzeichnet

E|ro|to|pho|bie *f* krankhafte Angst vor körperlicher Liebe oder Sexualität

er|ra|tisch *adj* (im Körper) umherwandernd

Er|re|ger|wech|sel *m* Auftreten eines anderen Erregers im Verlauf einer Infektionskrankheit

Er|re|gungs|bil|dungs|stö|rung *f* Störung der normalen Erregungsbildung im Sinusknoten*

Er|re|gungs|lei|tungs|stö|rung *f* den Herzrhythmus beeinträchtigende Störung des Erregungsleitungssystems des Herzens; SYN: Leitungsstörung

Er|re|gungs|lei|tungs|sys|tem *nt* spezifisches Gewebe der Herzmuskulatur, in dem die Erregung entsteht und auf die anderen Teile des Herzmuskels übertragen wird; SYN: Reizleitungssystem

Er|röt|ungs|furcht *f* krankhafte Angst vor dem Erröten; SYN: Erythrophobie, Ereuthophobie

Er|satz|kno|chen *pl* Knochen, die durch Verknöcherung von korpeligen Vorläufern entstehen

Er|satz|kno|chen|bil|dung *f* Ersatz von Knorpelgewebe durch Knochengewebe; SYN: chondrale Ossifikation

Er|satz|mut|ter *f* Frau, die ein künstlich befruchtetes Ei einer anderen Frau austrägt; SYN: Leihmutter, Surrogatmutter

Er|satz|rhyth|mus *m* Herzrhythmus bei Ausfall des Sinusknotens

Er|satz|sys|to|le *f* bei Ausfall des Sinusrhythmus auftretende Extrasystole*

Er|schöp|fungs|de|li|ri|um *nt* →Erschöpfungspsychose

Er|schöp|fungs|de|pres|si|on *nt* depressive Reaktion bei extremer körperlicher oder psychischer Erschöpfung

Er|schöp|fungs|ir|re|sein *nt* →Erschöpfungspsychose

Er|schöp|fungs|psy|cho|se *f* nur noch selten gebrauchte Bezeichnung für ein Erschöpfungssyndrom* nach extremer körperlicher oder geistiger Überanstrengung; SYN: Erschöpfungsirresein, Erschöpfungsdelirium

Er|schöp|fungs|syn|drom, chronisches *nt* ätiologisch ungeklärtes Syndrom, das durch anhaltende oder rezidivierende Müdigkeit, Konzentrationschwäche, Depressionen, Nachtschweiß u.ä. gekennzeichnet ist; SYN: chronic fatigue syndrome, chronisches Müdigkeitssyndrom, chronisches Ermüdungssyndrom

Er|sti|ckung *f* Tod durch Unterbrechung der Sauerstoffzufuhr; je nach Ursache unterscheidet man **äußere Erstickung** [Verlegung der Atemwege, Sauerstoffmangel] und **innere Erstickung** [Blockade der Atmungskette bei Vergiftung]; SYN: Suffocatio

Er|sti|ckungs|blu|tung *f* s.u. Bindehautblutung

E-Ruhrbakterium *nt* nicht-toxinbildender Erreger der Sommerdiarrhö*; SYN: Kruse-Sonne-Ruhrbakterium, Kruse-Sonne-Bakterium, Shigella sonnei

E|ruk|ta|ti|on *f* Aufstoßen, Rülpsen; SYN: Ruktation

E|rup|tio *f, pl* **-ti|o|nes** Ausschlag, Hautaussschlag; SYN: Eruption

E|rup|ti|on *f* **1.** Ausbruch, Hervortreten, Hervorbrechen **2.** Zahndurchbruch **3.** Ausschlag, Hautaussschlag; SYN: Eruptio

varizelliforme Eruption Kaposi meist bei Patienten mit endogenem Ekzem* auftretende disseminierte Aussaat von Herpes-simplex-Bläschen; SYN: Kaposi-Dermatitis, Eczema herpeticatum, Eccema herpeticatum, Eccema herpetiformis, Pustulosis acuta varicelliformis, Pustulosis acuta varioliformis

E|rup|ti|ons|zys|te *f* Zyste über dem noch nicht durchgebrochenen Zahn; SYN: Dentitionszyste

e|rup|tiv *adj* ausbrechend; von einem Ausschlag begleitet

Er|wach|se|nen|hä|mo|glo|bin *nt* normales Hämoglobin* des Erwachsenen; besteht aus zwei Unterformen [Hämoglobin A_1, Hämoglobin A_2]; SYN: Hämoglobin A

Er|war|tungs|angst *f* Angst vor einem bestimmten Ereignis in der Zukunft

Er|war|tungs|wel|le *f* vor einer Willkürbewegung auftretendes Potential, das mit der Entwicklung eines Bewegungsprogramm assoziert wird; SYN: Bereitschaftspotential

Er|wei|chungs|ne|kro|se *f* Nekrose* mit Verflüssigung des Gewebes; SYN: Kolliquationsnekrose

Er|wei|chungs|zys|te *f* Zystenbildung nach Erweichung und Nekrose des Gewebes

E|ry|si|pel *f* durch β-hämolytische Streptokokken* verursachte akute Infektion der oberen Hautschichten mit Rötung und evtl. Blasenbildung [**Erysipelas vesiculosum; Erysipelas bullosum**]; manchmal Entwicklung einer Phlegmone* [**Erysipelas phlegmonosum**] oder einer Gangrän* [**Erysipelas gangraenosum**]; SYN: Wundrose, Rose, Erysipelas, Streptodermia cutanea lymphatica

E|ry|si|pe|las *f* →Erysipel

E|ry|si|pe|lo|id *nt* durch **Erysipelothrix rhusiopathiae** verursachte, meist die Finger/Hände betreffende schmerzlose, livide Entzündung; SYN: Rosenbach-Krankheit, falsche Rose, Fischrose, Fischhändlerrotlauf, Rotlauf, Schweinerotlauf, Pseudoerysipel, Erythema migrans

e|ry|si|pe|lo|id *adj* erysipelähnlich, in der Art einer Erysipel

E|ry|si|pe|lo|thrix *f* Gattung gramnegativer, unbeweglicher Stäbchenbakterien

Erysipelothrix insidiosa Erysipelothrix rhusiopathiae; s.u. Erysipeloid

Erysipelothrix rhusiopathiae Schweinerotlauf-Bakterium; s.u. Erysipeloid

E|ry|them *nt* (entzündliche) Hautrötung; SYN: Erythema

E|ry|the|ma *nt, pl* **-ma|ta** (entzündliche) Hautrötung; SYN: Erythem

Erythema arthriticum epidemicum durch Rattenbisse oder verdorbene Lebensmittel übertragene Infektionskrankheit durch **Streptobacillus moniliformis**; verläuft hochfieberhaft mit Befall mehrerer Gelenke; SYN: Rattenbisskrankheit, Rattenbissfieber II, atypisches Rattenbissfieber, Haverhill-Fieber, Bakterienrattenbissfieber, Streptobazillenrattenbissfieber

Erythema autumnale durch Milben der Gattung Trombicula verursachte, heftig juckende Dermatose* mit Quaddelbildung; SYN: Erntekrätze, Heukrätze, Sendlinger Beiß, Giesinger Beiß, Herbstbeiße, Herbstkrätze, Gardnerbeiß, Trombidiose, Trombidiosis

Erythema bullosum vegetans Mund und

Naseneingang betreffende, schmerzhafte Entzündung mit Eiterbläschen und Geschwürsbildung; SYN: Neumann-Krankheit, Pemphigus vegetans, Pyostomatitis vegetans

Erythema caloricum durch Wärmeeinwirkung verursachtes Erythem; SYN: Hitzeerythem

Erythema chronicum migrans nach Zeckenbiss entstehendes, sich langsam ausbreitendes Erythem; SYN: Wanderröte

Erythema contusiforme →Erythema nodosum

Erythema elevatum diutinum ätiologisch ungeklärte, chronische Erkrankung mit entzündlichen Papeln, Knoten und Knötchen

Erythema exsudativum multiforme akut auftretendes Exanthem* mit kokardenförmigen Efflorenzen; SYN: Erythema multiforme, Kokardenerythem, Scheibenrose

Erythema exsudativum multiforme majus akut auftretendes, durch verschiedene Faktoren [Arzneimittel, Infektionen] hervorgerufenes Exanthem mit scheibenförmigen, rötlich-lividen Effloreszenzen und schwerer Störung des Allgemeinbefindens; SYN: Stevens-Johnson-Syndrom, Stevens-Johnson-Fuchs-Syndrom, Fiesinger-Rendu-Syndrom, Dermatostomatitis Baader, Ectodermose érosive pluriorificielle

Erythema glutaeale →Erythema papulosum posterosivum

Erythema induratum meist jüngere Frauen betreffende Vaskulitis* der kleinen und mittleren Subkutangefäße mit knotigen Schwellungen; SYN: Bazin-Krankheit, nodöses Tuberkulid

Erythema induratum Bazin besonders im Winter auftretende blau-rote Infiltrate der Wadenhaut; SYN: Bazin-Syndrom, nodöses Tuberkulid

Erythema infectiosum meist Kinder unter 14 Jahren betreffende Viruskrankheit [Parvovirus B 19] mit Krankheitsgefühl, Fieber und gitter- oder girlandenförmigen Erythemen der Extremitätenstreckseiten; SYN: Ringelröteln, fünfte Krankheit, Morbus quintus, Sticker-Krankheit, Megalerythem, Megalerythema epidemicum/infectiosum

Erythema migrans durch **Erysipelothrix rhusiopathiae** verursachte, meist die Finger/Hände betreffende schmerzlose, livide Entzündung; SYN: Rosenbach-Krankheit, falsche Rose, Fischrose, Fischhändlerrotlauf, Rotlauf, Schweinerotlauf, Erysipeloid, Pseudoerysipel

Erythema multiforme →Erythema exsudativum multiforme

Erythema nodosum infekt- oder medikamentenallergische Erkrankung mit Ausbildung schmerzhafter subkutaner Knoten an den Streckseiten der Unterschenkel und evtl. der Arme; SYN: Knotenrose, Dermatitis contusiformis, Erythema contusiforme

Erythema palmare Rötung des Handtellers; SYN: Palmarerythem

Erythema papulosum posterosivum flächenhafte irritative Hautentzündung im Windelbereich; SYN: Windeldermatitis, Dermatitis pseudosyphilitica papulosa, Dermatitis ammoniacalis, Dermatitis glutaealis infantum, Erythema glutaeale

Erythema solaris Sonnenbrand; SYN: Dermatitis solaris, Dermatitis photoelectrica

Erythema-migrans-Krankheit *f* meist durch Zecken, selten auch durch Stechmücken, übertragene Infektionskrankheit durch Borrelia* burgdorferi; i.d.R. kommt es zu unspezifischen Symptomen [Kopf-, Gliederschmerzen, Fieber, gastrointestinale Beschwerden], gefolgt von dermatologischen [Erythema* chronicum migrans], orthopädischen [Arthritis*, Arthralgie*] oder neurologischen Krankheitsbildern [Bannwarth-Syndrom*]; SYN: Zeckenborreliose, Lyme-Krankheit, Lyme-Borreliose, Lyme-Disease

E|ry|the|ma|to|des *m* →Lupus erythematodes

e|ry|the|ma|tös *adj* Erythem betreffend, durch ein Erythem gekennzeichnet

E|ry|therm|al|gie *f* →Erythromelalgie

Erythr-, erythr- *präf.* →Erythro-

E|ry|thral|gie *f* →Erythromelalgie

E|ry|thrä|mie *f* myeloproliferative Erkrankung mit Vermehrung der roten Blutkörperchen [Erythrozyten] im peripheren Blut; SYN: Osler-Krankheit, Osler-Vaquez-Krankheit, Vaquez-Osler-Syndrom, Morbus Vaquez-Osler, Polycythaemia rubra vera, Polycythaemia vera, Erythrämie

akute Erythrämie Frühform der akuten myeloischen Leukämie* mit atypischen unreifen Erythroblasten im peripheren Blut; entweder Übergang in ein Erythroleukämie* oder reine Leukämie*; SYN: Di Guglielmo-Krankheit, Di Guglielmo-Syndrom, akute erythrämische Myelose, Erythroblastose des Erwachsenen, akute Erythromyelose

e|ry|thrä|misch *adj* Erythrämie betreffend, von ihr betroffen oder gekennzeichnet, durch sie bedingt

E|ry|thras|ma *nt* durch **Corynbacterium minutissimum** verursachte intertriginöse, braunrote Plaques mit feiner Schuppung; SYN: Zwergflechte Baerensprung, Baerensprung-Krankheit, Erythrasma intertriginosum

Erythro-, erythro- *präf.* Wortelement mit der Bedeutung "rot/rötlich"

E|ry|thro|blast *m* kernhaltige Vorstufe der Erythrozyten; SYN: Erythrozytoblast

E|ry|thro|blast|ä|mie *f* Auftreten von Erythroblasten im peripheren Blut; SYN: Erythroblastose

e|ry|thro|blast|ä|misch *adj* Erythroblastämie betreffend, von ihr betroffen oder durch sie bedingt

E|ry|thro|blas|ten|an|ä|mie *f* mild verlaufende heterozygote Form der β-Thalassämie* mit Überproduktion von Hb A_2; SYN: Thalassaemia minor, familiäre Erythroblastenanämie

E|ry|thro|blas|to|pe|nie *f* Verminderung der Erythroblasten im Knochenmark; SYN: Erythroblastophthise

E|ry|thro|blas|to|phthi|se *f* →Erythroblastopenie

E|ry|thro|blas|to|se *f* Auftreten von Erythroblasten im peripheren Blut; SYN: Erythroblastämie

Erythroblastose des Erwachsenen Frühform der akuten myeloischen Leukämie* mit atypischen unreifen Erythroblasten im peripheren Blut; entweder Übergang in ein Erythroleukämie* oder reine Leukämie*; SYN: Di Guglielmo-Krankheit, Di Guglielmo-Syndrom, akute Erythrämie, akute erythrämische Myelose, akute Erythromyelose

fetale Erythroblastose immunhämolytische Anämie* von Feten oder Neugeborenen durch mütterliche Antikörper gegen die kindlichen Erythrozyten; meist [85%] besteht eine ABO- oder Rhesusinkompatibilität; SYN: Neugeborenenerythroblastose, Erythroblastosis fetalis, Morbus haemolyticus fetalis, Morbus haemolyticus neonatorum

E|ry|thro|blas|to|sis *f, pl* **-ses** →Erythroblastose

Erythroblastosis fetalis →fetale Erythroblastose

E|ry|thro|cu|pre|in *nt* in Erythrozyten vorhandenes Enzym, das Superoxid-Ionen abbaut; SYN: Hyperoxiddismutase, Superoxiddismutase, Hämocuprein

E|ry|thro|cy|a|no|sis *f, pl* **-ses** flächenhafte, rötlich-bläuliche Erytheme mit teigigem Infiltrat; als **Erythrocyanosis crurum puellarum (Klingmüller)** Befall v.a. der Unterschenkel adipöser Mädchen; SYN: Erythrozyanose

E|ry|thro|der|ma *f* →Erythrodermie

E|ry|thro|der|ma|ti|tis *f, pl* **-ti|ti|den** →Erythrodermie

E|ry|thro|der|mia *f* →Erythrodermie

Erythrodermia desquamativa Leiner Säuglinge und Kleinkinder betreffende schwerste Form des seborrhoischen Ekzems*; SYN: Säuglingsschälflechte, Leiner-Dermatitis, Leiner-Erythrodermie

Erythrodermia psoriatica durch eine große Körperflächen umfassende Erythrodermie gekennzeichnete Form der Psoriasis* vulgaris; SYN: psoriatische Erythrodermie, Psoriasis erythrodermica

E|ry|thro|der|mie *f* großflächige entzündliche Rötung der Haut; SYN: Erythroderma, Erythrodermia, Erythrodermatitis

psoriatische Erythrodermie durch eine große Körperflächen umfassende Erythrodermie gekennzeichnete Form der Psoriasis* vulgaris; SYN: Erythrodermia psoriatica, Psoriasis erythrodermica

E|ry|thro|don|tie *f* rot-braune Färbung der Zähne bei Porphyrie*

e|ry|thro|gen *adj* **1.** ein Erythem verursachend **2.** erythrozytenbildend; SYN: erythrozytogen

E|ry|thro|ge|ne|se *f* →Erythropoese

E|ry|thro|ka|ta|ly|se *f* Erythrozytenabbau

E|ry|thro|ki|ne|tik *f* Erfassung des Erythrozytenumsatzes im Körper

E|ry|thro|kla|sie *f* Erythrozytenfragmentierung

e|ry|thro|klas|tisch *adj* Erythroklasie betreffend

E|ry|thro|leuk|ä|mie *f* akute Leukämie* mit starker Vermehrung der erythrozytopoetischen Zellen im Knochenmark

E|ry|thro|leu|ko|blas|to|se *f* →Erythroleukose

E|ry|thro|leu|ko|se *f* durch das Auftreten unreifer Vorstufen, sowohl der erythrozytären als auch der leukozytären Reihe, gekennzeichnete Erkrankung; oft gleichgesetzt mit Erythroleukämie*; SYN: Erythroleukoblastose

E|ry|thro|ly|se *f* Auflösung der roten Blutkörperchen, Erythrozytenauflösung; SYN: Erythrozytolyse

E|ry|thro|mel|al|gie *f* ätiologisch ungeklärte, anfallsartige Hyperämie* der Akren nach Wärmeexposition; SYN: Gerhardt-Syndrom, Mitchell-Gerhardt-Syndrom, Weir-Mitchell-Krankheit, Akromelalgie, Erythralgie, Erythermalgie

E|ry|thro|me|lie *f* blau-scharze Färbung der Haut der Akren bei atrophischer Dermatitis*

E|ry|thro|my|cin *nt* von **Streptomyces erythreus** gebildetes Makrolid-Antibiotikum mit begrenztem Wirkungsspektrum

E|ry|thro|my|e|lo|se *f* durch das Auftreten von Erythroblasten und Myeloblasten im peripheren Blut gekennzeichnete Erkrankung

akute Erythromyelose Frühform der akuten myeloischen Leukämie* mit atypischen unreifen Erythroblasten im peripheren Blut; entweder Übergang in ein Erythroleukämie* oder reine Leukämie*; SYN: akute Erythrämie, akute erythrämische Myelose, Erythroblastose des Erwachsenen, Di Guglielmo-Krankheit, Di Guglielmo-Syndrom

E|ry|thro|ne|o|zy|to|se *f* Auftreten unreifer Erythrozytenvorstufen im peripheren Blut; Linksverschiebung* des roten Blutbildes

E|ry|thro|pa|thie *f* Erkrankung mit Auftreten pathologischer Erythrozytenformen; SYN: Erythrozytopathie

E

E|ry|thro|pe|nie *f* Verminderung der Erythrozyten im peripheren Blut, Erythrozytenmangel; SYN: Erythrozytopenie

E|ry|thro|pha|gen *pl* Erythrozyten abbauende Makrophagen; SYN: Erythrozytophagen

E|ry|thro|pha|gie *f* →Erythrophagozytose

e|ry|thro|pha|gisch *adj* Erythrophagozytose betreffend

E|ry|thro|pha|go|zy|to|se *f* Erythrozytenabbau durch spezialisierte Makrophagen [Erythrophagen]; physiologisch im Rahmen der Erythrozytenmauserung aber auch verstärkt bei z.B. immunhämolytischer Anämie*; SYN: Erythrophagie

e|ry|thro|pha|go|zy|to|tisch *adj* Erythrophagozytose betreffend, mittels Erythrophagozytose

e|ry|thro|phil *adj* mit besonderer Affinität zu roten Farbstoffen

e|ry|thro|phob *adj* **1.** Errötungsfurcht/Erythrophobie betreffend, durch sie gekennzeichnet **2.** Rotangst/Erythrophobie betreffend, durch sie gekennzeichnet

E|ry|thro|pho|bie *f* **1.** krankhafte Angst vor dem Erröten; SYN: Errötungsfurcht, Ereuthophobie **2.** krankhafte Angst vor roter Farbe; SYN: Rotangst

E|ry|thro|pie *m* →Erythropsie

E|ry|thro|pla|kia por|ti|o|nis *f* →Erythroplakie

E|ry|thro|pla|kie *f* roter Schleimhautfleck am Muttermund; SYN: Erythroplakia portionis

E|ry|thro|pla|sie Queyrat *f* als Präkanzerose* aufgefasste Veränderung der Mund- oder Lippenschleimhaut oder der Haut von Penis und Vulva; SYN: Queyrat-Syndrom

E|ry|thro|po|e|se *f* Bildung der roten Blutkörperchen, Erythrozytenbildung; SYN: Erythrogenese, Erythrozytogenese, Erythropoiese, Erythrozytopoese

E|ry|thro|po|e|tin *nt* in der Niere gebildetes Zytokin*, das die Bildung der roten Blutkörperchen anregt; SYN: Epoetin, Erythropoietin, erythropoetischer Faktor, Hämatopoietin, Hämopoietin

e|ry|thro|po|e|tisch *adj* →erythropoietisch

E|ry|thro|po|i|e|se *f* →Erythropoese

E|ry|thro|po|i|e|tin *nt* →Erythropoetin

e|ry|thro|po|i|e|tisch *adj* Erythropoiese betreffend oder stimulierend; SYN: erythropoetisch

E|ry|thro|pros|op|al|gie *f* streng halbseitig auftretende Schmerzattacken im Augen-Stirn-Schläfen-Bereich mit Rötung des Auges, Tränenfluss und anderen Symptomen; SYN: Bing-Horton-Syndrom, Bing-Horton-Neuralgie, Horton-Syndrom, Horton-Neuralgie, Histaminkopfschmerz, Cephalaea histaminica, cluster headache

E|ry|throp|sie *f* Form der Chromatopsie*, bei der alles rot ist; SYN: Rotsehen, Erythropie

E|ry|thro|pyk|no|se *f* Pyknose* bei kernhaltigen Erythrozyten

E|ry|thror|rhe|xis *f* Ruptur von Erythrozyten; SYN: Erythrozytorrhexis

E|ry|thro|se *f* Aldotetrose*, deren Phosphatderivat [**Erythrose-4-phosphat**] als Zwischenprodukt im Pentosephosphatzyklus* auftritt

E|ry|thro|sis *f, pl* **-ses** flächenhafte, rötliche Hautverfärbung

Erythrosis interfollicularis colli Rötung der interfollikulären Haut der lichtexponierten Areale im Hals- und Nackenbereich

E|ry|thro|xy|lin *nt* unter das Betäubungsmittelgesetz fallendes, in Cocablättern enthaltenes Alkaloid, das nur noch als Lokalanästhetikum verwendet wird; SYN: Cocain, Kokain

E|ry|thro|xy|lum co|ca *nt* s.u. Cocablätter

E|ry|thro|zy|a|no|se *f* →Erythrocyanosis

e|ry|thro|zy|a|no|tisch *adj* Erythrozyanose betreffend, von ihr betroffen oder gekennzeichnet, durch sie bedingt

e|ry|thro|zy|tär *adj* Erythrozyten betreffend

E|ry|thro|zy|ten *pl* scheibenförmige kernlose Blutzellen, die Hämoglobin enthalten und den Sauerstoff von der Lunge zu den Geweben transportieren; SYN: rote Blutzellen, rote Blutkörperchen

E|ry|thro|zy|ten|au|to|sen|si|bi|li|si|e|rung *f* fast ausschließlich bei Frauen auftretendes Syndrom mit rezidivierenden schmerzhaften Hautblutungen; neben einer allergischen Genese [Autoantikörper gegen Erythrozyten] wird auch eine psychogene Auslösung [Konversionsneurose*] diskutiert; SYN: autoerythrozytäre Purpura, schmerzhafte Ekchymosen-Syndrom, Syndrom der blauen Flecken, painful bruising syndrome

E|ry|thro|zy|ten|kon|zen|trat *nt* s.u. Blutkörperchenkonzentrat

E|ry|thro|zy|ten|re|sis|tenz *f* Widerstandsfähigkeit der Erythrozyten, z.B. gegen mechanische Belastung

osmotische Erythrozytenresistenz Widerstandsfähigkeit der Erythrozyten gegen Osmose; wird in hypotonen Kochsalzlösungen bestimmt; vermindert bei verschiedenen hämatologischen Krankheitsbildern [Kugelzellanämie, perniziöse Anämie]

E|ry|thro|zy|ten|sen|kungs|re|ak|tion *f* Bestimmung der Sedimentationsgeschwindigkeit von Erythrozyten in ungerinnbar gemachtem Blut; die Blutkörperchensenkung ist ein unspezifischer Parameter, der bei Entzündungen und Tumoren erhöht sein kann; SYN: Blutkörperchensenkungsgeschwindigkeit, Blutsenkung, Blutkörperchensenkung

E|ry|thro|zy|ten|vo|lu|men *nt* Gesamtvolumen der Erythrozyten im zirkulierenden Blut

E|ry|thro|zy|ten|zahl *f* Bestimmung der Anzahl von Erythrozyten in einem bestimmten Blutvolumen; SYN: Erythrozytenzählung

E|ry|thro|zy|ten|zäh|lung *f* →Erythrozytenzahl
E|ry|thro|zyt|hä|mie *f* Anstieg der Erythrozytenzahl auf Werte außerhalb des Normalbereichs; SYN: Erythrozytose
e|ry|thro|zyt|hä|misch *adj* Erythrozythämie betreffend, durch sie gekennzeichnet
E|ry|thro|zy|to|blast *m* kernhaltige Vorstufe der Erythrozyten; SYN: Erythroblast
e|ry|thro|zy|to|gen *adj* erythrozytenbildend; SYN: erythrogen
E|ry|thro|zy|to|ge|ne|se *f* →Erythropoese
E|ry|thro|zy|to|ly|se *f* →Erythrolyse
E|ry|thro|zy|to|pa|thie *f* Erkrankung mit Auftreten pathologischer Erythrozytenformen; SYN: Erythropathie
E|ry|thro|zy|to|pe|nie *f* Verminderung der Erythrozyten im peripheren Blut, Erythrozytenmangel; SYN: Erythropenie
E|ry|thro|zy|to|pha|gen *pl* Erythrozyten abbauende Makrophagen; SYN: Erythrophagen
E|ry|thro|zy|to|po|e|se *f* →Erythropoese
E|ry|thro|zy|tor|rhe|xis *f* Ruptur von Erythrozyten; SYN: Erythrorrhexis
E|ry|thro|zy|to|se *f* Anstieg der Erythrozytenzahl auf Werte außerhalb des Normalbereichs; SYN: Erythrozythämie
E|ry|thro|zyt|u|rie *f* Erythrozytenausscheidung im Harn
E|rythr|u|rie *f* Ausscheidung von rötlichem Harn
Esc|ha|ro|to|mie *f* Inzision von Verbrennungsschorf
Escherich-Bakterium *nt* →Escherichia coli
E|sche|ri|chia *f* Gattung gramnegativer Stäbchenbakterien der Familie Enterobacteriaceae*
Escherichia coli plumpe, peritrich begeißelte Stäbchen, die zur normalen Darmflora gehören; Erreger einer Reihe intestinaler [Säuglingsenteritis, Reisediarrhö] und extraintestinaler [Harnwegsinfekte, Meningitis] Infektionskrankheiten; serologisch lassen sich vier Stämme unterscheiden: **enterohämorrhagische, enteroinvasive, enteropathogene** und **enterotoxische Escherichia coli**; SYN: Escherich-Bakterium, Colibakterium, Colibazillus, Kolibazillus, Bacterium coli
E|se|rin *nt* in der Calabarbohne [**Physostigma venenosum**] vorkommendes Alkaloid; Ursache der Physostigminvergiftung; SYN: Physostigmin
E|se|ris|mus *m* Physostigminvergiftung durch Verzehr von Calabarbohnen; SYN: Physostigminismus
Esmarch-Blutleere *f* Ausstreichen des Blutes und Abbindung der Blutzufuhr einer Extremität zur Erzielung von Blutleere
Esmarch-Handgriff *m* →Esmarch-Heiberg-Handgriff
Esmarch-Heiberg-Handgriff *m* Anheben und und Vorschieben des Unterkiefers zur Freimachung der Atemwege; SYN: Esmarch-Handgriff
Eso-, eso- *präf.* Wortelement mit der Bedeutung "nach innen/hinein"
E|so|pho|rie *f* latentes Einwärtsschielen; SYN: Endophorie, Strabismus convergens latens
e|so|trop *adj* Esotropie betreffend, von ihr gekennzeichnet, nach innen schielend
E|so|tro|pie *f* Einwärtsschielen; SYN: Strabismus convergens/internus
Es|pun|dia *f* durch Leishmania* brasiliensis hervorgerufene Hautleishmaniose* mit späterem Übergreifen auf die Schleimhaut von Mund, Nase, Rachen und Kehlkopf; SYN: südamerikanische Haut-Schleimhautleishmaniase, mukokutane Leishmaniase Südamerikas
ESR-Spektroskopie *f* →Elektronenspinresonanzspektroskopie
Ess-Brechsucht *f* isoliert oder zusammen mit **Anorexia nervosa** auftretende Essstörung, die durch abwechselndes exzessives Essen [**Fressattacke**] und folgendes selbst herbeigeführtes Erbrechen charakterisiert ist; SYN: Bulimia nervosa, Bulimarexie, Fress-Kotzsucht
es|sen|ti|ell *adj* **1.** wesentlich, lebensnotwendig **2.** ohne erkennbare Ursache (entstanden), unabhängig von anderen Krankheiten; SYN: idiopathisch, primär
es|sen|zi|ell *adj* →essentiell
Es|sig|bak|te|ri|en *pl* →Essigsäurebakterien
Es|sig|säu|re *f* organische Säure [CH_3-COOH]; wichtiges Zwischenprodukt des Kohlenhydrat- und Fettstoffwechsels; SYN: Äthansäure, Ethansäure, Acidum aceticum
aktivierte Essigsäure →Acetylcoenzym A
Es|sig|säu|re|bak|te|ri|en *pl* essigsäurebildende Bakterien ohne medizinische Bedeutung; SYN: Essigbakterien, Acetobacter
Ess|sucht *f* übermäßiges Essen, das nicht von einem Hungergefühl ausgelöst wird; SYN: Heißhunger, Fresssucht, Hyperorexie, Bulimie, Bulimia
Es|ter *m* organische Vernindung, die durch Wasserabspaltung aus Alkohol und Säure gebildet wird
Es|te|ra|se *f* Hydrolase*, die die Esterbindung spaltet; SYN: Esterhydrolase
Es|te|ra|se|hem|mer *m* →Esteraseinhibitor
Es|te|ra|se|in|hi|bi|tor *m* die Aktivität einer Esterase* hemmende Substanz; SYN: Esterasehemmer
Es|ter|hy|dro|la|se *f* →Esterase
Es|ter|hy|dro|ly|se *f* hydrolytische Esterspaltung
Estlander-Lippenplastik *f* Vergrößerung der Unterlippe; SYN: Estlander-Plastik
Estlander-Operation *f* Teilentfernung von Rippen zur Beseitung von Empyemhöhlen im Pleuraraum
Es|tra|di|ol *nt* im Eierstock gebildetes, stärkstes natürliches Östrogen; SYN: Östradiol
Es|tri|ol *nt* nur schwach wirksames Zwi-

schen- und Ausscheidungsprodukt von Estradiol* und Estron*; SYN: Östriol

Es|tron *nt* neben Estradiol* zweitwichtigtes, natürliches Östrogen; SYN: Östron, Follikulin, Folliculin

E|ta|gen|naht *f* schichtweises Vernähen einer Operationswunde

E|tham|bu|tol *nt* wichtiges Tuberkulostatikum*

E|tha|nal *nt* im Intermediärstoffwechsel entstehender Aldhyd mit stechendem Geruch; SYN: Azetaldehyd, Acetaldehyd, Äthanal

E|tha|nol *m* bei der Gärung von Kohlenhydraten entstehender Alkohol, der mit Wasser mischbar ist; SYN: Äthanol, Äthylalkohol, Ethylalkohol, Weingeist, Alkohol

E|than|säu|re *f* →Essigsäure

E|ther *m* **1.** chemische Verbindung mit der allgemeinen Formel R_1-O-R_2, wobei R für Alkylrest steht; meist leicht flüchtige Substanzen, die als Lösungsmittel verwendet werden; SYN: Äther **2.** durch Wasserabspaltung aus zwei Ethylalkoholmolekülen gewonnene, klare, berauschende Flüssigkeit, die früher als Narkosemittel [**Aether pro narcosi**] verwendet wurde; SYN: Äther, Diäthyläther, Diethylether

E|thi|nyl|es|tra|di|ol *nt* hochwirksames synthetisches Östrogen; SYN: Äthinylöstradiol

eth|mo|fron|tal *adj* Siebbein und Stirnbein/Os frontale betreffend oder verbindend

Eth|moid *nt* zwischen den beiden Augenhöhlen liegender Schädelbasisknochen; SYN: Siebbein, Os ethmoidale

eth|mo|i|dal *adj* Siebbein/Os ethmoidale betreffend

Eth|mo|id|ek|to|mie *f* Siebbeinausräumung

Eth|mo|i|di|tis *f, pl* **-ti|den 1.** Entzündung des Siebbeins/Os ethmoidale; SYN: Siebbeinentzündung **2.** Entzündung der Siebbeinzellen/Cellulae ethmoidales; SYN: Siebbeinzellenentzündung, Sinusitis ethmoidalis

eth|mo|i|di|tisch *adj* Ethmoiditis betreffend, von ihr betroffen oder gekennzeichnet

Eth|mo|i|do|to|mie *f* operative Eröffnung der Siebbeinzellen

Ethno-, ethno- *präf.* Wortelement mit der Bedeutung "Volk"

Eth|no|lo|gie *f* Völkerkunde

E|tho|lo|gie *f* (vergleichende) Verhaltensforschung

e|tho|lo|gisch *adj* Ethologie betreffend

Ethyl-4-aminobenzoat *nt* Lokalanästhetikum*; SYN: Benzocain

E|thyl|al|ko|hol *m* →Ethanol

E|thy|len|di|a|min|te|tra|es|sig|säu|re *f* organische Säure, die als Chelatbildner im Labor und bei Schwermetallvergiftungen verwendet wird; SYN: Äthylendiamintetraessigsäure, Edetinsäure

E|thy|len|i|mi|ne *pl* zu den alkylierenden Substanzen gehörende Zytostatika; SYN: Äthylenimine

E|thy|len|o|xid *nt* farbloses Gas, das zur Sterilization hitzeempfindlicher Produkte verwendet wird; SYN: Äthylenoxid

E|to|po|sid *nt* zu den Mitosegiften gehörendes Zytostatikum

Eu-, eu- *präf.* Wortelement mit der Bedeutung "gut/gesund/normal/regelrecht"

Eu|bac|te|ri|a|les *pl* nicht mehr übliche Bezeichnung für echte Bakterien

Eu|ca|lyp|tol *nt* →Eukalyptol

Eu|chlor|hy|drie *f* normale Säurebildung im Magen

Eu|cho|lie *f* normale Zusammensetzung der Galle

Eu|chro|ma|sie *f* normales Farbensehen, trichromatisches Sehen; SYN: Trichromasie

Eu|chro|ma|tin *nt* im Ruhekern der Zelle nicht anfärbbares Chromatin; SYN: Achromatin

eu|chro|ma|tisch *adj* Euchromatin betreffend, aus Euchromatin bestehend; SYN: achromatisch

Eu|chro|ma|to|pie *f* →Euchromatopsie

Eu|chro|ma|top|sie *f* normales Farbensehen; SYN: Euchromatopie

Eu|chro|mo|so|men *pl* alle Chromosomen, außer Geschlechtschromosomen; SYN: Autosomen

Eu|chy|lie *f* normale Zusammensetzung des Chylus

Eu|ge|ne|tik *f* →Eugenik

Eu|ge|nik *f* Erbhygiene; SYN: Eugenetik

eu|ge|nisch *adj* Eugenik betreffend

Eu|glo|bu|line *pl* Plasmaglobulinfraktion, die im sauren Bereich [pH<5,5] ausfällt

Eu|gly|k|ä|mie *f* normaler Blutzuckerspiegel; SYN: Normoglykämie

eu|gly|k|ä|misch *adj* Euglykämie betreffend, mit normalem Blutzuckerspiegel; SYN: normoglykämisch

Eu|gna|thie *f* normaler Schlussbiss der Zahnreihen; SYN: Regelbiss, Neutrogenie, Neutralbiss

Eu|gno|sie *f* normale sensorische Aufnahmefähigkeit

eu|gnos|tisch *adj* Eugnosie betreffend

eu|go|na|do|trop *adj* mit normaler Keimdrüsenfunktion

eu|go|nisch *adj* üppig wachsend, mit üppigem Wachstum

Eu|hy|dra|ta|ti|on *m* normaler Wassergehalt des Körpers

Eu|ka|lyp|tol *nt* als Sekretolytikum* verwendetes ätherisches Öl; Hauptbestandteil des Eukalyptusöls und anderer ätherischer Öle; SYN: Zineol, Cineol, Eucalyptol

Eu|ka|ry|on *nt* von einer Kernmembran umgebener Zellkern

Eu|ka|ry|ont *m* →Eukaryot

eu|ka|ry|ont *adj* →eukaryot

eu|ka|ry|on|tisch *adj* →eukaryot

Eu|ka|ry|o|se *f* Vorhandensein eines echten Kerns; kennzeichnend für Eukaryoten*

Eu|ka|ry|ot *m* ein- oder mehrzelliger Organismus mit echtem Zellkern und Zellorganellen; SYN: Eukaryont

eu|ka|ry|ot *adj* Eukaryon oder Eukaryo(n)t betreffend; SYN: eukaryont, eukaryontisch

Eu|ki|ne|sie *f* normale Beweglichkeit, Normalität der Bewegungsabläufe

eu|ki|ne|tisch *adj* Eukinesie betreffend, mit normalem Bewegungsablauf

Eulenburg-Syndrom *nt* autosomal-dominante Erkrankung mit Muskelstarre bei Kälteexposition und nachfolgender Erschlaffung; SYN: Eulenburg-Krankheit, Paramyotonie, Paramyotonia congenita

Euler-Liljestrand-Reflex *m* Druckanstieg in der Arteria* pulmonalis bei einem Abfall des alveolären Sauerstoffpartialdruckes; SYN: von Euler-Liljestrand-Reflex

Eu|me|nor|rhoe *f, pl* **-rho|en** normale/regelrechte Monatsblutung

Eu|my|ce|tes *pl* echte Pilze; s.u. Fungi

Eu|my|co|phy|ta *pl* echte Pilze; s.u. Fungi

Eu|my|co|ta *pl* echte Pilze; s.u. Fungi

Eu|my|ze|ten *pl* echte Pilze; s.u. Fungi

Eu|nuch *m* vor der Pubertät kastrierter Mann

Eu|nu|chis|mus *m* Bezeichnung für die Veränderungen nach Kastration

eu|nu|cho|id *adj* einem Eunuchen ähnlich

Eu|nu|cho|i|dis|mus *m* charakteristische, an einen Eunuchismus erinnernde Veränderung des Körperbaus bei Hypogonadismus*

Eu|os|mie *f* normaler Geruchssinn

Eu|pep|sie *f* normale Verdauung

eu|pep|tisch *adj* Eupepsie betreffend oder fördernd

Eu|pho|rie *f* **1.** Hochgefühl, Hochstimmung, Glücksgefühl **2.** krankhaft gehobene Stimmung, motivlose Heiterkeit, motivloses Glücksgefühl

eu|pho|risch *adj* Euphorie betreffend

eu|pho|ri|sie|rend *adj* euphorieauslösend, in Euphorie versetzend

eu|plo|id *adj* Euploidie betreffend, mit einem vollständigen Chromosomensatz

Eu|plo|i|die *f* Vorhandensein eines vollständigen Chromosomensatzes

Eu|pnoe *f, pl* **-o|en** normale/freie/ungestörte Atmung, normale Ruheatmung

eu|pno|isch *adj* Eupnoe betreffend, von ihr gekennzeichnet

Eu|pro|te|in|ä|mie *f* normaler Proteingehalt des Blutes

Eury-, eury- *präf.* Wortelement mit der Bedeutung "breit/weit"

eu|ry|som *adj* (*Konstitution*) breitwüchsig

Eustachio-Klappe *f* Falte an der Einmündung der unteren Hohlvene in den rechten Vorhof; SYN: Sylvius-Klappe, Valvula venae cavae inferioris

Eustachio-Röhre *f* →Eustach-Röhre

Eustach-Kanal *m* →Eustach-Röhre

Eustach-Röhre *f* Verbindung zwischen Paukenhöhle und Rachen; SYN: Ohrtrompete, Eustachio-Röhre, Eustach-Kanal, Tuba auditiva/auditoria

Eu|tha|na|sie *f* **1.** leichter/schmerzloser Tod **2.** Sterbehilfe

eu|therm *adj* bei optimaler Temperatur

Eu|thy|re|o|se *f* normale Schilddrüsenfunktion

eu|thy|re|ot *adj* Euthyreose betreffend, von ihr betroffen oder gekennzeichnet, mit normaler Schilddrüsenfunktion

Eu|thy|skop *nt* lichtstarker Augenspiegel zur Behandlung der Schielamblyopie

Eu|thy|sko|pie *f* Behandlung der Schielamblyopie mit einem Euthyskop

Eu|to|kie *f* normale Entbindung

eu|ton *adj* mit Normaltonus; SYN: normotonisch

eu|top *adj* am regelrechten Ort (liegend oder entstanden); SYN: eutopisch, normotop, orthotop

Eu|to|pie *f* normale/regelrechte Lage von Organen

eu|to|pisch *adj* →eutop

eu|troph *adj* Eutrophie betreffend; nährstoffreich

Eu|tro|phie *f* guter Ernährungszustand; gute/ausreichende Ernährung

E|va|can|ti|um *nt, pl* **-can|zi|en** Abführmittel

E|va|cu|a|tio u|te|ri *f* →Evakuation

E|va|gi|na|ti|on *f* **1.** Ausstülpung eines Organs **2.** →Devagination

E|va|ku|a|tio|n *f* (Vakuum-)Kürettage, Gebärmutterausräumung; SYN: Evacuatio uteri

E|va|po|ra|ti|on *f* Verdampfung, Verdunstung; Verdampfen; Eindampfen

e|va|po|ra|tiv *adj* durch Verdampfung

E|ven|te|ra|ti|on *f* (Bauch-)Eingeweidevorfall; SYN: Eventratio, Eventration

E|ven|tra|tio *f, pl* **-ti|o|nes** →Eventeration

E|ven|tra|ti|on *f* →Eventeration

E|ver|si|on *f* **1.** Auswärtsdrehung, Auswärtskehrung, Auswärtswendung; Ausstülpung, Verlagerung nach außen **2.** angeborene Gewebs- oder Organverlagerung; SYN: Ektopie

E|ver|si|ons|frak|tur *f* Knöchelfraktur durch Auswärtsdrehung des Fußes

E|vi|de|ment *nt* Ausräumung, Ausschabung, Auskratzung, Kürettage

E|vis|ze|ra|ti|on *f* **1.** Eingeweideentfernung; SYN: Exenteration **2.** Ausweidung des Augapfels

E|vo|lu|ti|on *f* **1.** (schrittwiese) Entwicklung **2.** Selbstenwicklung/Drehung der Frucht im Mutterleib

e|vo|ziert *adj* durch einen Reiz ausgelöst

Ewing-Knochensarkom *nt* vom Knochenmark ausgehender extrem bösartiger Tumor, der v.a. bei Kindern auftritt; SYN: Ewing-Sarkom, endotheliales Myelom

Ex-, ex- *präf.* Wortelement mit der Bedeutung "aus/heraus"

Ex|a|cer|ba|tio *f, pl* **-ti|o|nes** Verschlimmerung, Verschärfung, Steigerung; SYN: Exazerbation

Ex|ag|ge|ra|tio *f, pl* **-ti|o|nes** Übertreibung, Übersteigerung
E|xal|ta|ti|on *f* hysterische Aufregung, übertriebene Begeisterung, Überspanntheit
e|xal|tiert *adj* hysterisch aufgeregt, überschwenglich begeistert, überspannt
Ex|a|nie *f* Mastdarmvorfall, Rektumprolaps
E|xan|them *nt* Hautausschlag; Erkrankung mit Exanthem als Hauptsymptom; SYN: Exanthema
E|xan|the|ma *nt, pl* **-ma|ta** →Exanthem
Exanthema subitum wahrscheinlich virusbedingte Kleinkinderkrankheit [4 Monate - 2 Jahre], die durch ein plötzlich einsetzendes hohes Fieber [40°] gekennzeichnet ist; nach drei Tagen kommt es zu Entfieberung und Auftreten eines flüchtigen hellroten Ausschlages; SYN: Dreitagefieber, sechste Krankheit, Roseola infantum, Pseudorubella
e|xan|the|ma|tisch *adj* →exanthematös
e|xan|the|ma|tös *adj* Exanthem betreffend, durch ein Exanthem gekennzeichnet, exanthemartig, exanthematisch
Ex|ar|ti|ku|la|ti|on *f* Amputation/Absetzung einer Gliedmaße im Gelenk
Ex|a|zer|ba|ti|on *f* →Exacerbatio
Ex|ca|va|tio *f, pl* **-ti|o|nes** Aushöhlung, Ausbuchtung, Höhle, Vertiefung, Exkavation
Excavatio disci Vertiefung der Sehnervenpapille; Eintrittsstelle von Arteria und Vena centralis retinae; SYN: Pupillenexkavation, Excavatio pupillae
Excavatio pupillae →Excavatio disci
Excavatio rectouterina zwischen Uterus und Rektum liegender Raum; tiefster Punkt der Bauchhöhle bei der Frau; SYN: Douglas-Raum
Excavatio rectovesicalis Bauchfelltasche zwischen Blase und Rektum; beim Mann tiefste Stelle der Peritonealhöhle; SYN: Proust-Raum
Excavatio vesicouterina spaltförmige Bauchfelltasche zwischen Gebärmutter und Blase; SYN: vorderer Douglas-Raum
Excimer-Laser *m* Laser mit einem Edelgas-Halogen-Gemisch, das präzises Ätzen kleinster Strukturen ermöglicht
Ex|coch|le|a|tio *f, pl* **-ti|o|nes** Auslöffeln, Auskratzen; SYN: Exkochleation
Ex|co|ri|a|tio *f, pl* **-ti|o|nes** Hautabschürfung; SYN: Exkoriation
Ex|cre|men|tum *nt, pl* **-ta** Ausscheidung; Stuhl, Kot; SYN: Exkrement
Ex|cre|tum *nt, pl* **-ta** →Exkret
ex|en|ke|phal *adj* →exenzephal
Ex|en|ke|pha|lie *f* →Exenzephalie
Ex|en|te|ra|tio *f, pl* **-ti|o|nes** →Exenteration
Exenteratio bulbi Ausweidung des Augapfels
Exenteratio orbitae operative Entfernung aller Strukturen in der Augenhöhle
Ex|en|te|ra|ti|on *f* Ausweidung, Eingeweideentfernung, Organentfernung; SYN: Exenteratio
ex|en|ze|phal *adj* Exenzephalie betreffend, von ihr betroffen oder gekennzeichnet; SYN: exenkephal
Ex|en|ze|pha|lie *f* angeborene Fehlbildung mit Lage des Gehirns außerhalb des Schädels; SYN: Exenkephalie
ex|er|gon *adj* (*chem.*) energiefreisetzend
Ex|fo|li|a|tio *f, pl* **-ti|o|nes** →Exfoliation
Exfoliatio areata linguae flächenhafte Schleimhautabstoßung bei Landkartenzunge*
Ex|fo|li|a|ti|on *f* Abblättern, Abschälen; Abblätterung, Abschälung, Abstoßung; SYN: Exfoliatio
ex|fo|li|a|tiv *adj* schuppend, abblätternd
Ex|fo|li|a|tiv|zy|to|lo|gie *f* Entnahme und Untersuchung oberflächlicher Zellen; SYN: exfoliative Zytodiagnostik
Ex|hai|re|se *f* (Teil-)Entfernung, Herausziehen, z.B. von Nerven; SYN: Exhärese
Ex|ha|la|tio *f, pl* **-ti|o|nes** Ausatmen; Ausatmung
Ex|hi|bi|ti|o|nis|mus *m* fast nur bei Männern vorkommende Störung des Sexualverhaltens, die durch einen unwiderstehlichen Drang zur Entblößung der Genitale vor dem anderen Geschlecht charakterisiert ist
Ex|hu|mie|rung *f* Wiederausgrabung einer Leiche; SYN: Exhumieren
E|xit|do|sis *f, pl* **-sen** Bezeichnung für die an der Austrittsseite des Körpers gemessene Ionendosis; SYN: Austrittsdosis
E|xi|tus *m* Tod, Exitus letalis
Ex|ka|va|ti|on *f* →Excavatio
Ex|koch|le|a|ti|on *f* Auslöffeln, Auskratzen; SYN: Excochleatio
Ex|ko|ri|a|ti|on *f* Hautabschürfung; SYN: Excoriatio
Ex|kre|ment *nt* Ausscheidung; Stuhl, Kot; SYN: Excrementum
Ex|kret *f* ausgeschiedene Substanz, Ausscheidung; SYN: Excretum
Ex|kre|ti|on *f* Ausscheidung, Absonderung
ex|kre|to|risch *adj* Exkretion betreffend, sezernierend, ausscheidend, absondernd
Exo-, exo- *präf.* Wortelement mit der Bedeutung "außen/außerhalb"
E|xo|a|my|la|se *f* in Pflanzen und Mikroorganismen vorkommende Amylase*, die schrittweise Maltose abspaltet; SYN: Betaamylase, β-Amylase, Saccharogenamylase, Glykogenase
E|xo|en|zym *nt* **1.** Enzym, das das endständige Monomer eines Polymers abspaltet **2.** von der Zelle nach außen abgegebenes Enzym; SYN: extrazelluläres Enzym, Ektoenzym
e|xo|e|ry|thro|zy|tär *adj* (*Parasitenzyklus*) außerhalb der Erythrozyten
e|xo|gen *adj* **1.** von außen zugeführt oder stammend oder wirkend, durch äußere Ursachen entstehend **2.** an der Außenflä-

che/Oberfläche ablaufend

E|xo|ka|renz *f* mangelhafte Nährstoffzufuhr

e|xo|krin *adj* (*Drüse*) nach außen absondernd oder ausscheidend

Ex|om|phal|os *m* →Exomphalozele

Exomphalos-Makroglossie-Gigantismus-Syndrom *nt* familiäres Fehlbildungssyndrom mit charakteristischen Gesichtsdysmorphien [Makroglossie, Exophthalmus] und Riesenwuchs; SYN: Beckwith-Wiedemann-Syndrom, EMG-Syndrom, Wiedemann-Beckwith-Syndrom

Ex|om|phal|lo|ze|le *f* **1.** angeborener oder erworbener Bauchwandbruch durch den Nabelring; SYN: Nabelbruch, Exomphalos, Umbilikalhernie, Hernia umbilicalis **2.** durch eine Verschlussstörung der Bauchwand verursachter Bruch, der Darmteile und Leber in einer Hülle von Amnionepithel enthält; evtl. kombiniert mit anderen Fehlbildungen; SYN: Omphalozele, Nabelschnurbruch, Exomphalos, Hernia funiculi umbilicalis

E|xon *nt* DNA-Segment, das Information für die RNA-Synthese kodiert

e|xo|nu|kle|är *adj* außerhalb des Zellkerns (liegend); SYN: ektonukleär

E|xo|nu|kle|a|se *f* Enzym, das DNA und RNA von Ende her abbaut

E|xo|pa|thie *f* durch äußere Ursachen hervorgerufene Krankheit; exogene Krankheit

E|xo|pep|ti|da|se *f* Enzym, das Peptide vom Ende her abbaut

E|xo|pho|rie *f* latentes Auswärtsschielen

Ex|oph|thal|mie *f* →Exophthalmus

ex|oph|thal|misch *adj* Exophthalmus betreffend, durch Exophthalmus gekennzeichnet

ex|oph|thal|mo|gen *adj* einen Exophthalmus verursachend oder auslösend

Ex|oph|thal|mo|me|ter *m* Gerät zur Messung des Exophthalmus*

Ex|oph|thal|mos *m* →Exophthalmus

Ex|oph|thal|mus *m* ein- oder beidseitiges Hervortreten des Augapfels aus der Augenhöhle; kann durch Tumoren der Augenhöhle oder andere raumfordernde Prozesse verursacht werden; klassisch bei Basedow*-Krankheit; SYN: Exophthalmos, Exophthalmie, Ophthalmoptose, Protrusio bulbi, Protopsis bulbi

e|xo|phy|tisch *adj* nach außen wachsend

E|xo|sep|sis *f* durch eine äußere Infektion hervorgerufene Sepsis*

e|xo|sep|tisch *adj* Exosepsis betreffend, von ihr betroffen durch sie bedingt

Ex|os|mo|se *f* von innen nach außen gerichtete Osmose*

ex|os|mo|tisch *adj* Exosmose betreffend, mittels Exosmose

Ex|os|to|se *f* nach außen wachsende benigne Hyperplasie* von Knochengewebe; SYN: Exostosis

hereditäre multiple Exostosen autosomal-dominant vererbte Skeletterkrankung mit multiplen Exostosen im Bereich der Metaphysen* von Röhrenknochen, Rippen, Schulterblatt und Becken; i.d.R. benigner Verlauf, bei ca. 10% der Patienten maligne Entartung; SYN: multiple kartilaginäre Exostosen, Exostosenkrankheit, multiple Osteochondrome, Ecchondrosis/Ekchondrosis ossificans

kartilaginäre Exostose aus Knochen- und Knorpelgewebe bestehende Exostose; SYN: Osteochondrom, knorpelige Exostose, osteo-kartilaginäre Exostose, Chondroosteom

knorpelige Exostose →kartilaginäre Exostose

multiple kartilaginäre Exostosen →hereditäre multiple Exostosen

osteo-kartilaginäre Exostose →kartilaginäre Exostose

Ex|os|to|sen|krank|heit *f* →hereditäre multiple Exostosen

Ex|os|to|sis *f, pl* **-ses** →Exostose

ex|os|to|tisch *adj* Exostose(n) betreffend, exostosenartig, exostosenähnlich

e|xo|therm *adj* (*Reaktion*) Wärme abgebend

E|xo|to|xin *nt* von der Zelle nach außen abgegebenes Toxin*; SYN: Ektotoxin

e|xo|trop *adj* Exotropie betreffend, nach außen schielend

E|xo|tro|pie *f* Auswärtsschielen; SYN: Strabismus divergens

e|xo|zel|lu|lär *adj* außerhalb der Zelle (liegend)

e|xo|zy|tär *adj* außerhalb der Zelle (liegend); SYN: ektozytär

E|xo|zy|to|se *f* aktive Stoffausscheidung aus der Zelle mittels Vesikelbildung

e|xo|zy|to|tisch *adj* Exozytose betreffend, mittels Exosmose

ex|pan|siv *adj* (*Wachstum*) verdrängend

Ex|pek|to|rans *nt, pl* **-ran|zi|en** schleimlösendes/auswurfförderndes Mittel

Ex|pek|to|ra|ti|on *f* Auswurf; SYN: Sputum

Ex|phal|la|tio *f, pl* **-ti|o|nes** Penisentfernung, Penisamputation; SYN: Phallektomie, Penektomie

Ex|plan|ta|ti|on *f* Entnahme von Geweben oder Organen zur Züchtung oder Transplantation

Ex|plo|ra|ti|on *f* Untersuchung, Erkundung, Ausforschung; Anamneseerhebung

ex|plo|ra|tiv *adj* untersuchend, Probe-

Ex|plo|ra|tiv|la|pa|ro|to|mie *f* Eröffnung der Bauchhöhle zur Abklärung eines Zustandes; SYN: Probelaparotomie, explorative Laparotomie

Ex|plo|si|ons|trau|ma *nt* durch eine explosionsartige Druckerhöhung hervorgerufene Schädigung; SYN: Detonationstrauma, Knalltrauma

Ex|po|si|ti|on *f* das Ausgesetztsein der Wirkung von Umwelteinflüssen, Strahlen, Erregern usw.

Ex|pres|si|on *f* Herausdrücken der Frucht aus

der Gebärmutter; SYN: Exprimieren

ex|pres|siv *adj* ausdrucksvoll, ausdrucksstark; ausdrucksfähig

Ex|pres|si|vi|tät *f* Grad der Ausprägung einer Erbanlage

Ex|pri|mie|ren *nt* →Expression

Ex|pul|si|on *f* Austreibung

ex|pul|siv *adj* austreibend

Ex|sik|kans *nt, pl* **-kan|zi|en** Trockenmittel; SYN: Desikkans

E

Ex|sik|ka|ti|on *f* →Exsikkose

Ex|sik|ka|ti|ons|der|ma|ti|tis *f, pl* **-ti|ti|den** →Exsikkationsekzem

Ex|sik|ka|ti|ons|ek|zem *nt* durch extrem trockene Haut hervorgerufenes Ekzem* bei älteren Menschen [meist durch Sebostase*], bei übermäßiger Reinigung und Entfettung der Haut [**angewaschenes Ekzem**] oder durch Wettereinflüsse; SYN: Exsikkationsdermatitis, asteatotisches Ekzem, xerotisches Ekzem, Austrocknungsekzem, Exsikkationsekzematid, Xerosis, Asteatosis cutis

Ex|sik|ka|ti|ons|ek|ze|ma|tid *nt* →Exsikkationsekzem

ex|sik|ka|tiv *adj* austrocknend

Ex|sik|ka|tor *m* Trockenapparat; SYN: Desikkator

Ex|sik|ko|se *f* Austrocknung des Körpers durch Abnahme des Gesamtkörperwassers; SYN: Exsikkation

ex|spek|ta|tiv *adj* (*Behandlung*) abwartend

Ex|spi|ra|tio *f, pl* **-ti|o|nes** →Exspiration

Ex|spi|ra|ti|on *f* Ausatmen, Ausatmung; SYN: Exspiratio, Exspirium

ex|spi|ra|to|risch *adj* Exspiration betreffend

Ex|spi|ri|um *nt* →Exspiration

Ex|stir|pa|ti|on *f* (vollständige) Entfernung

ex|stir|pie|ren *v* (völlig) entfernen; eine Exstirpation durchführen

Ex|stro|phie *f* →Ekstrophie

Ex|su|dat *nt* bei einer Entzündung ausgeschwitzte Flüssigkeit, die je nach Zusammensetzung als **seröses**, **hämorrhagisches**, **fibrinöses**, **eitriges Exsudat** usw. bezeichnet wird

Ex|su|da|ti|on *f* Exsudatbildung, Ausschwitzung eines Exsudats

ex|su|da|tiv *adj* Exsudat oder Exsudation betreffend

Ex|ten|si|on *f* **1.** aktive oder passive Streckung in einem Gelenk **2.** mechanische Streckung einer Extremität zur Frakturеinrenkung oder Entlastung; SYN: Zug, Streckung

Ex|ten|si|ons|ver|band *m* Verband, z.B. Pflasterzugverband, zur Dauerextension von Extremitäten; SYN: Streckverband

Ex|ten|sor *m* Strecker, Streckmuskel, Musculus extensor

ex|te|ri|or *adj* auf der Außenseite (liegend), äußerlich, äußere(r, s)

ex|tern *adj* außen (liegend), äußere(r, s), äußerlich

Ex|ter|nus|a|po|neu|ro|se *f* Aponeurose des Musculus* obliquus externus abdominis

ex|te|ro|fek|tiv *adj* auf äußere Reize reagierend

ex|te|ro|re|zep|tiv *adj* äußere Reize aufnehmend; SYN: exterozeptiv

ex|te|ro|zep|tiv *adj* →exterorezeptiv

Ex|tink|ti|on *f* Abschwächung von Strahlen beim Durchgang durch ein Medium

Extra-, extra- *präf.* Wortelement mit der Bedeutung "außen/außerhalb"

ex|tra|ad|re|nal *adj* außerhalb der Nebenniere/Glandula adrenalis (liegend)

ex|tra|ar|ti|ku|lär *adj* außerhalb eines Gelenks (liegend)

ex|tra|au|ral *adj* außerhalb des Ohres (liegend)

ex|tra|bi|li|är *adj* außerhalb der Gallenblase/Vesica biliaris (liegend)

ex|tra|bron|chi|al *adj* außerhalb der Bronchien (liegend)

ex|tra|bul|bär *adj* außerhalb eines Bulbus (liegend)

ex|tra|chro|mo|so|mal *adj* außerhalb eines Chromosoms/der Chromosomen (liegend)

Ex|trac|tum *nt, pl* **-ta** Extrakt, Auszug

ex|tra|du|ral *adj* außerhalb der Dura mater (liegend); SYN: peridural

ex|tra|em|bry|o|nal *adj* außerhalb des Embryos (liegend)

ex|tra|e|pi|phy|sär *adj* außerhalb der Epiphyse (liegend), nicht mit der Epiphyse verbunden; SYN: extraepiphyseal

ex|tra|e|pi|phy|se|al *adj* →extraepiphysär

ex|tra|fu|sal *adj* außerhalb einer Muskelspindel (liegend)

ex|tra|ge|ni|tal *adj* außerhalb der Geschlechtsorgane (liegend), nicht von den Geschlechtsorganen stammend, unabhängig von den Geschlechtsorganen

ex|tra|glan|du|lär *adj* außerhalb einer Drüse (liegend)

ex|tra|glo|bu|lär *adj* außerhalb einer roten Blutzelle/eines Erythrozyten

ex|tra|he|pa|tisch *adj* nicht in der Leber (liegend oder ablaufend)

Ex|tra|hie|ren *nt* **1.** Herstellung eines Extrakts; SYN: Extraktion **2.** (*Zahn*) Ziehen; SYN: Extraktion **3.** (*chirurg.*) Herausziehen, Entfernen; SYN: Extraktion

ex|tra|hy|po|tha|la|misch *adj* außerhalb des Hypothalamus (liegend)

ex|tra|in|tes|ti|nal *adj* außerhalb des Darms/Darmtrakts (liegend)

ex|tra|ka|pil|lär *adj* außerhalb einer Kapillare (liegend)

ex|tra|kap|su|lär *adj* außerhalb der (Gelenk-, Organ-)Kapsel (liegend)

ex|tra|kar|di|al *adj* außerhalb des Herzens (liegend)

ex|tra|kor|po|ral *adj* außerhalb des Körpers (liegend oder ablaufend), nicht mit dem Körper verbunden; SYN: extrasomatisch

ex|tra|kor|pus|ku|lär *adj* außerhalb der Blutkörperchen (ablaufend)

ex|tra|kra|ni|al *adj* außerhalb der Schädelhöhle (liegend); SYN: extrakraniell
ex|tra|kra|ni|ell *adj* →extrakranial
Ex|trakt *m* aus Pflanzen oder Tieren gewonnener, wässriger oder alkoholischer Auszug; SYN: Extractum
Ex|trak|ti|on *f* **1.** Herstellung eines Extrakts; SYN: Extrahieren **2.** (*Zahn*) Ziehen; SYN: Extrahieren **3.** (*chirurg.*) Herausziehen, Entfernen; SYN: Extrahieren **4.** Herausziehen des Kindes
ex|trak|tiv *adj* durch Extraktion (erfolgend); SYN: auslaugend, ausziehend
ex|tra|li|ga|men|tär *adj* außerhalb eines Bandes/Ligaments (liegend), nicht mit einem Band/Ligament verbunden
ex|tra|me|dul|lär *adj* **1.** außerhalb des (Knochen-, Rücken-)Marks (liegend), nicht mit dem Mark verbunden **2.** außerhalb des Markhirns/Medulla oblongata (liegend)
ex|tra|me|nin|ge|al *adj* außerhalb der Meningen (liegend oder ablaufend)
ex|tra|mi|to|chond|ri|al *adj* außerhalb der Mitochondrien (liegend)
ex|tra|mu|ral *adj* außerhalb der (Organ-) Wand (liegend oder ablaufend)
ex|tra|nu|kle|är *adj* außerhalb des (Zell-) Kerns (liegend)
ex|tra|o|ral *adj* außerhalb der Mundhöhle (liegend)
ex|tra|os|sär *adj* außerhalb des Knochens (liegend)
ex|tra|par|en|chy|mal *adj* außerhalb des Parenchyms liegend oder gebildet, unabhängig vom Parenchym
ex|tra|pel|vin *adj* außerhalb des Beckens/Pelvis (liegend)
ex|tra|pe|ri|kar|di|al *adj* außerhalb des Herzbeutels/Pericardium (liegend)
ex|tra|pe|ri|ne|al *adj* nicht am Damm/Perineum (liegend)
ex|tra|pe|ri|os|tal *adj* außerhalb der Knochenhaut/Periosteum (liegend)
ex|tra|pe|ri|to|ne|al *adj* außerhalb der Bauchfellhöhle/Peritonealhöhle (liegend)
Ex|tra|pe|ri|to|ne|al|raum *m* Raum außerhalb der Peritonealhöhle; SYN: Spatium extraperitoneale
ex|tra|plan|tar *adj* an oder auf der Außenseite der Fußsohle (liegend)
ex|tra|pla|zen|tar *adj* außerhalb der Plazenta (liegend), nicht mit der Plazenta verbunden
ex|tra|pleu|ral *adj* außerhalb des Brustfells/der Pleura oder der Pleurahöhle (liegend)
ex|tra|pro|sta|tisch *adj* außerhalb der Vorsteherdrüse/Prostata (liegend), unabhängig von der Prostata
ex|tra|pul|mo|nal *adj* außerhalb der Lunge(n)/Pulmo (liegend), nicht mit der Lunge verbunden
ex|tra|py|ra|mi|dal *adj* außerhalb der Pyramidenbahn (liegend)
ex|tra|re|nal *adj* außerhalb der Niere (liegend), nicht von der Niere ausgehend
Ex|tra|schlag *m* →Extrasystole
ex|tra|so|ma|tisch *adj* außerhalb des Körpers (liegend oder ablaufend), nicht mit dem Körper verbunden; SYN: extrakorporal
Ex|tra|sys|to|le *f* außerhalb des normalen Rhythmus vorkommende, vorzeitige Herzmuskelkontraktion; nach dem Ursprungsort unterscheidet man **supraventrikuläre Extrasystolen** [vom Vorhof ausgehend] und **ventrikuläre Extrasystolen** [mit Ursprung in der Kammermuskulatur]; SYN: Extraschlag
atriale Extrasystole von einem Reizbildungszentrum im Vorhof ausgehende Extrasystole; SYN: Vorhofextrasystole
Ex|tra|sys|to|lie *f* gehäuftes Auftreten von Extrasystolen
ex|tra|tho|ra|kal *adj* außerhalb des Brustkorbs/Thorax (liegend)
Ex|tra|tö|ne *pl* zusätzlich zu den normalen Herztönen auftretende Töne, z.B. 3. Herzton
ex|tra|tra|che|al *adj* außerhalb der Luftröhre/Trachea (liegend)
ex|tra|tu|bal *adj* **1.** außerhalb einer Tube (liegend) **2.** außerhalb des Eileiters/Tuba uterina (liegend) **3.** außerhalb der Ohrtrompete/Tuba auditiva (liegend)
ex|tra|tym|pa|nal *adj* außerhalb der Paukenhöhle/Tympanum (liegend); SYN: extratympanisch
ex|tra|tym|pa|nisch *adj* →extratympanal
ex|tra|u|te|rin *adj* außerhalb der Gebärmutter/Uterus (liegend)
Ex|tra|u|te|rin|gra|vi|di|tät *f* →Extrauterinschwangerschaft
Ex|tra|u|te|rin|schwan|ger|schaft *f* Einnistung der Frucht außerhalb der Gebärmutter; SYN: ektopische Schwangerschaft, Extrauteringravidität, Graviditas extrauterina, Parakyese
ex|tra|va|gi|nal *adj* außerhalb der Scheide/Vagina (liegend)
ex|tra|va|sal *adj* außerhalb der (Blut-)Gefäße (liegend oder erfolgend)
Ex|tra|va|sat *nt* aus einem Gefäß ausgetretene Flüssigkeit
ex|tra|vent|ri|ku|lär *adj* außerhalb einer Kammer/eines Ventrikels (liegend oder ablaufend), insbesondere außerhalb der Herzkammer
Ex|tra|ver|si|on *f* **1.** Auswärtsdrehung, Auswärtswendung; SYN: Extroversion **2.** Öffnung zu Außenwelt; offenes, entgegenkommendes Verhalten; SYN: Extravertiertheit, Extroversion
ex|tra|ver|tiert *adj* (*anatom.*) nach außen gedreht; SYN: extrovertiert **2.** (*psychol.*) nach außen gewandt, welt-offen, aufgeschlossen; SYN: extrovertiert
ex|tra|ve|si|kal *adj* außerhalb der (Harn-)Blase (liegend)

ex|tra|zel|lu|lär *adj* außerhalb der Zelle (liegend)

Ex|tra|zel|lu|lär|flüs|sig|keit *f* außerhalb der Zelle befindliche Flüssigkeit

Ex|tra|zel|lu|lär|raum *m* Gesamtheit der Extrazellulärflüssigkeit enthaltenden Räume des Körpers; SYN: extrazellulärer Raum

ex|tra|ze|re|bel|lar *adj* außerhalb des Kleinhirns/Zerebellum (liegend); SYN: extrazerebellär

E

ex|tra|ze|re|bel|lär *adj* →extrazerebellar

ex|tra|ze|re|bral *adj* außerhalb des Gehirns/Zerebrum (liegend)

Ex|tre|mi|tas *f, pl* **-ta|tes** äußeres Ende, Endstück, das Äußerste, Spitze; Gliedmaße, Glied

Extremitas tubaria ovarii oberer Eierstockpol

Extremitas uterina ovarii unterer Eierstockpol, Uteruspol des Eierstocks

Ex|tre|mi|tä|ten *pl* Gliedmaße, Arme und Beine

Ex|tre|mi|tä|ten|ab|lei|tung *f* EKG-Ableitung von den Extremitäten nach Einthoven oder Goldberger

Ex|tre|mi|tä|ten|pa|re|se *f* Gliedmaßenlähmung

ex|trin|sic *adj* →extrinsisch

extrinsic factor *m* selten verwendete Bezeichnung für →Vitamin B_{12}

ex|trin|sisch *adj* von außen (kommend oder wirkend), äußerlich, äußere(r, s); SYN: extrinsic, exogen

Extro-, extro- *präf.* →Extra-

Ex|tro|phia *f* →Ekstrophie

Ex|tro|phie *f* →Ekstrophie

Ex|tro|ver|si|on *nt* →Extraversion

ex|tro|ver|tiert *adj* →extravertiert

Ex|tru|si|on *f* **1.** (*Sekret*) Ausschleusung **2.** (*Zahn*) Verlängerung; SYN: Elongation, Egression

ekkrine Extrusion aktive Sekretabgabe nach außen; SYN: Krinozytose

Ex|tu|ba|ti|on *f* Tubusentfernung, Extubieren

Ex|ul|ce|ra|tio *f, pl* **-ti|o|nes** →Exulzeration

Exulceratio simplex Magenschleimhautgeschwür mit massiver Blutung aus einer Arterienanomalie; SYN: Dieulafoy-Erosion, Dieulafoy-Ulkus

Ex|ul|ze|ra|ti|on *f* Geschwürbildung, Ulzeration; SYN: Exulceratio

Ex|zi|si|on *f* Ausschneidung, Entfernung

ex|zi|ta|bel *adj* erregbar, reizbar

Ex|zi|tans *nt, pl* **-tan|zi|en** Reizmittel, Stimulans; SYN: Exzitantium, Analeptikum

Ex|zi|tan|ti|um *nt, pl* **-tan|zi|en** →Exzitans

Ex|zi|ta|ti|on *f* Anregung, Reizung; Reiz; Erregung

ex|zi|ta|tiv *adj* →exzitatorisch

ex|zi|ta|to|risch *adj* anregend oder erregend (wirkend); SYN: exzitativ

ex|zi|to|mo|to|risch *adj* die Bewegung oder Motorik anregend

F

Fa|bel|la *nt* Sesambein auf der Rückseite des Kniegelenks

Faber-Anämie *f* schwere Eisenmangelanämie bei Achlorhydrie*; SYN: Chloranämie

Fab-Fragment *nt* antigen-bindender Teil der Immunglobuline

Fa|bis|mus *m* nach Verzehr von Favabohnen auftretende hämolytische Krise bei vorbestehendem Glukose-6-Phosphatdehydrogenasemangel; SYN: Bohnenkrankheit, Favismus

Fabry-Syndrom *nt* X-chromosomal vererbte Sphingolipidose* mit multiplen Angiokeratomen und Befall innerer Organe [Nieren, Herz-Kreislaufsystem]; der Befall der Niere führt meist zu terminaler Niereninsuffizienz; SYN: Morbus Fabry, Ruiter-Pompen-Weyers-Syndrom, hereditäre Thesaurismose Ruiter-Pompen-Weyers, Thesaurismosis hereditaria lipoidica, Angiokeratoma corporis diffusum (Fabry), Angiokeratoma universale

Face|lif|ting *nt* Straffung der Gesichtshaut zur Glättung von Falten, Doppelkinn u.ä.

Fa|cet|te *f* (kleine) Gelenkfläche, Gelenkfacette

Fa|ci|es *f* **1.** Gesicht **2.** Außenfläche, Vorderseite

Facies adenoidea typischer Gesichtsausdruck bei adenoiden Vegetationen

Facies anterior cordis Herzvorderfläche, Sternokostalfläche; SYN: Facies sternocostalis cordis

Facies anterior corneae Hornhautvorderfläche

Facies anterior iridis Irisvorderfläche

Facies anterior lentis Linsenvorderfläche

Facies anterior palpebraris äußere/vordere Lidfläche

Facies anterior patellae Oberfläche der Kniescheibe

Facies anterior scapulae Rippenfläche des Schulterblattes; SYN: Facies costalis scapulae

Facies anterior uteri Blasenfläche des Uterus; SYN: Facies vesicalis uteri

Facies antonina typische Gesichtsveränderung bei tuberkuloider Lepra*

Facies articularis Gelenkfläche von Knorpel oder Knochen

Facies articularis patellae Gelenkfläche der Kniescheibe

Facies auricularis ossis ilii Gelenkfläche des Darmbeins für das Iliosakralgelenk

Facies auricularis ossis sacri Gelenkfläche des Kreuzbeins für das Iliosakralgelenk

Facies costalis pulmonis Rippenfläche der Lunge

Facies costalis scapulae Rippenfläche des Schulterblattes; SYN: Facies anterior scapulae

Facies diaphragmatica cordis Zwerchfellfläche des Herzens; SYN: Facies inferior cordis

Facies diaphragmatica hepatis Zwerchfellfläche der Leber

Facies diaphragmatica pulmonis Zwerchfellfläche der Lunge

Facies leontina durch eine Verdickung der Schädelknochen hervorgerufenes löwenartiges Gesicht; SYN: Leontiasis, Löwengesicht

Facies gastrica typischer Gesichtsausdruck mit tiefer Nasolabialfalte bei Magenkrankheiten

Facies hippocratica spitzes, blasses Gesicht mit eingefallenen Augen und Wangen des Sterbenden

Facies inferior cordis →Facies diaphragmatica cordis

Facies inferior linguae Zungenunterfläche

Facies intestinalis uteri Darmfläche der Gebärmutter; SYN: Facies posterior uteri

Facies lateralis Seitenfläche

Facies lunata volles, rundes Gesicht; SYN: Mondgesicht

Facies mediastinalis pulmonis Mediastinalfläche der Lunge

Facies mitralis blasses Gesicht mit bläulichen Lippen bei schwerer Mitralstenose

Facies myopathica typischer Gesichtsausdruck bei Muskeldystrophie; SYN: Sphinxgesicht

Facies occlusalis dentis Kaufläche des Zahns
Facies paralytica fehlende Mimik bei Fazialislähmung*
Facies posterior Rückfläche, Hinterfläche
Facies posterior corneae Hornhauthinterfläche
Facies posterior iridis Irisrückfläche
Facies posterior lentis Linsenrückfläche
Facies posterior palpebrae innere/hintere Lidfläche
Facies posterior uteri →Facies intestinalis uteri
Facies pulmonalis cordis Lungenfläche des Herzens
Facies sternocostalis cordis →Facies anterior cordis
Facies urethralis Penisunterseite
Facies vesicalis uteri Blasenfläche des Uterus; SYN: Facies anterior uteri

Fa|den|ei|te|rung *nt* Eiterung im Stichkanal einer Naht

Fa|den|gra|nu|lom *nt* Fremdkörpergranulom* als Reaktion auf Nahtmaterial

Fa|den|pil|ze *pl* hyphenbildende Pilze; SYN: Hyphomyzeten, Hyphomycetes

Fa|den|wür|mer *pl* fadenförmige, runde Würmer, die sich i.d.R. durch Eier vermehren, zum Teil auch lebendgebährend; wichtige Gattungen sind u.a. Ankylostoma*, Ascaris*, Dracunculus*, Trichinella*, Onchocerca*; SYN: Nematoden, Nematoda, Nematodes

Fae|ces *pl* →Fäzes

Faesebeck-Ganglion *nt* parasympathisches Ganglion, das u.a. Unterkieferdrüse, Unterzungendrüse und Zungendrüsen versorgt; SYN: Blandin-Ganglion, Ganglion submandibulare

Faex *f* Hefe
Faex medicinalis gereinigte Bierhefe [Saccharomyces cerevisiae]

Fahr-Krankheit *f* idiopathische Gefäßsklerose im Bereich der Stammganglien; SYN: Fahr-Syndrom

Fahr-Volhard-Nephrosklerose *f* zu Niereninsuffizienz führende, rasch progrediente Nephrosklerose*; SYN: maligne Nephrosklerose

fä|kal *adj* Kot/Fäzes betreffend, aus Fäkalien bestehend, von Fäkalien stammend, kotig; SYN: fäkulent, sterkoral

Fä|kal|ap|pen|di|zi|tis *f, pl* **-ti|den** durch Kotsteine hervorgerufene Appendizitis*; SYN: Sterkoralappendizitis

Fä|ka|li|en *pl* →Fäzes

Fä|kal|sta|se *f* Kotstauung, Kotverhaltung; SYN: Koprostase

Fä|kal|u|rie *f* Kotausscheidung im Harn

Fa|ktor *m* (maßgebender) Umstand, bestimmendes Element
Faktor I in der Leber gebildeter, Vitamin K-abhängiger Blutgerinnungsfaktor; Vorstufe des Fibrins; SYN: Fibrinogen
Faktor II in der Leber gebildeter, Vitamin K-abhängiger Blutgerinnungsfaktor; inaktive Vorstufe des Thrombins; SYN: Prothrombin
Faktor IIa proteolytischer Faktor der Blutgerinnung; wird aus Prothrombin [Faktor II] gebildet; SYN: Thrombin
Faktor III aus verschiedenen Komponenten [u.a. aktivierter Faktor V, Faktor X] bestehender Komplex, der Prothrombin [Faktor II] in Thrombin umwandelt; SYN: Gewebethromboplastin, Gewebethrombokinase, Prothrombinase
Faktor V thermolabiler Blutgerinnungsfaktor; ist an der Umwandlung von Prothrombin zu Thrombin* beteiligt; SYN: Proakzelerin, Proaccelerin, Acceleratorglobulin, Akzeleratorglobulin, labiler Faktor, Plasmaakzeleratorglobulin
Faktor VI zur Blutgerinnungskaskade gehörender Faktor, der dort aus Faktor V gebildet wird; SYN: Akzelerin, Accelerin
Faktor VII in der Leber gebildeter Faktor der Blutgerinnung; Mangel führt zu Hypoprokonvertinämie*; SYN: Prokonvertin, Proconvertin, Serum-Prothrombin-Conversion-Accelerator, Autothrombin I, stabiler Faktor
Faktor VIII in der Leber gebildeter Faktor der Blutgerinnung; Mangel oder Fehlen führt zu Hämophilie* A; SYN: antihämophiles Globulin, Antihämophiliefaktor
Faktor IX Vitamin K-abhängig in der Leber synthetisierter Faktor der Blutgerinnung; Mangel führt zu Hämophilie* B; SYN: Christmas-Faktor, Autothrombin II, antihämophiles Globulin B
Faktor X in der Leber gebildeter Faktor der Blutgerinnung; ein Mangel führt zu erhöhter Blutungsneigung; SYN: Stuart-Prower-Faktor, Autothrombin III
Faktor XI Faktor der Blutgerinnungskaskade; ein angeborener Mangel führt zu Hämophilie* C; SYN: Plasmathromboplastinantecedent, antihämophiler Faktor C, Rosenthal-Faktor
Faktor XII im retikulohistiozytären System gebildeter Blutgerinnungsfaktor; SYN: Hageman-Faktor
Faktor XIII in Leber und Thrombozyten gebildeter Blutgerinnungsfaktor; SYN: fibrinstabilisierender Faktor, Laki-Lorand-Faktor
antihämophiler Faktor C →Faktor XI
antinukleäre Faktoren Antikörper* gegen Zellkernbestandteile; SYN: antinukleäre Antikörper
atrialer natriuretischer Faktor in Myozyten des linken Vorhofs und anderen Geweben gebildetes Hormon mit Einfluss auf die Wasser- und Natriumdiurese; SYN: Atriopeptid, Atriopeptin, atriales natri-

uretisches Peptid, atriales natriuretisches Hormon
chemotaktischer Faktor Chemotaxis* bewirkende biologische Substanz; SYN: Chemotaxin, Chemotaktin
colicinogener Faktor →kolizinogener Faktor
erythropoetischer Faktor in der Niere gebildetes Zytokin*, das die Bildung der roten Blutkörperchen anregt; SYN: Epoetin, Erythropoetin, Erythropoietin, Hämatopoietin, Hämopoietin
fibrinstabilisierender Faktor →Faktor XIII
kolizinogener Faktor Plasmide, die die Geninformation für die Bildung von Colicin* durch Escherichia* coli übertragen; SYN: Kolizinogen, Colicinogen, Col-Faktor, colicinogener Faktor
kolonie-stimulierender Faktor Oberbegriff für von verschiedenen Zellen gebildete hämopoetische Wachstumsfaktoren, die für die Proliferation von Vorläuferzellen unabdingbar sind; SYN: Colony-stimulating-Faktor
labiler Faktor →Faktor V
stabiler Faktor →Faktor VII
thrombozytopoesestimulierender Faktor Substanz, die die Thrombozytenbildung im Knochenmark anregt; SYN: Thrombopoetin, Thrombopoietin

Fak|to|ren|aus|tausch *m* partieller Chromosomenaustausch zwischen gepaarten Chromosomen während der Meiose; SYN: Chiasmabildung, Crossing-over

Fak|to|ren|se|rum *nt, pl* **-se|ren** Testserum, das Antikörper gegen einen Antigenfaktor enthält

Faktor-I-Mangel *m* verminderter Fibrinogengehalt des Blutes; SYN: Hypofibrinogenämie, Fibrinogenmangel, Fibrinogenopenie, Fibrinopenie

Faktor-II-Mangel *m* erblicher Mangel an Blutgerinungsfaktor II; führt zu erhöhter Blutungsneigung; SYN: Hypoprothrombinämie

Faktor-V-Mangel *m* autosomal-rezessiver Mangel an Blutgerinnungsfaktor V; führt zu erhöhter Blutungsneigung; SYN: Parahämophilie (A), Owren-Syndrom, Hypoproakzelerinämie, Hypoproaccelerinämie

Faktor-VII-Mangel *m* erblicher Mangel an Blutgerinungsfaktor VII; führt zu erhöhter Blutungsneigung ähnlich der Hämophilie*; SYN: Parahämophilie B, Hypoprokonvertinämie, Hypoproconvertinämie

Faktor-VIII-Mangel *m* durch einen Mangel an Blutgerinnungsfaktor VIII verursachte klassische Blutgerinnungstörung mit mikrotraumatischen Blutungen in Gelenke und Muskeln; SYN: klassische Hämophilie, Hämophilie A, Haemophilia vera

Faktor-IX-Mangel *m* →Faktor IX-Mangelkrankheit

Faktor IX-Mangelkrankheit *f* durch einen angeborenen Mangel an Faktor IX bedingte Blutgerinnungsstörung; SYN: Hämophilie B, Christmas-Krankheit, Faktor IX-Mangel

Faktor-XI-Mangel *m* durch einen autosomal-rezessiv vererbten Mangel an Faktor XI bedingte erbliche Blutungsneigung; SYN: PTA-Mangel, PTA-Mangelsyndrom, Hämophilie C, Rosenthal-Krankheit

Faktor-XII-Mangel *m* autosomal-rezessiver Mangel an Faktor XIII der Blutgerinnung; klinisch unauffällig; SYN: Hageman-Syndrom

Faktor-XIII-Mangel *m* autosomal-rezessiver Mangel an Faktor XII der Blutgerinnung; kann zu Wundheilungsstörungen und Nachblutungen führen

fä|ku|lent *adj* kotig, kotartig, stuhlartig, stuhlähnlich; SYN: sterkoral

Fä|ku|lom *nt* durch die Bauchdecke tastbare Masse aus verhärtetem Stuhl im Dickdarm; SYN: Kotgeschwulst, Koprom, Sterkorom

fa|kul|ta|tiv *adj* freigestellt, wahlweise

fal|ci|form *adj* sichelförmig

Falciparum-Malaria *f* →Malaria tropica

Fall|hand *nt* Herabhängen der Hand bei Radialislähmung*; SYN: Kusshand

Fall|haut *f* inhomogene Krankheitsgruppe, die durch von der Unterlage abhebbare, schlaffe, in Falten hängende Haut gekennzeichnet ist; SYN: Schlaffhaut, Faltenhaut, Cutis-laxa-Syndrom, generalisierte Elastolyse, Zuviel-Haut-Syndrom, Dermatochalasis, Dermatolysis, Dermatomegalie, Chalazodermie, Chalodermie

Fallot-Pentalogie *f* Fallot-Tetralogie* mit zusätzlichem Vorhoseptumdefekt

Fallot-Tetralogie *f* angeborener Herzfehler mit hochsitzendem Ventrikelseptumdefekt, Pulmonalstenose, überreitender Aorta und Hypertrophie des rechten Ventrikels; SYN: Fallot-Tetrade

Fallot-Trilogie *f* angeborener Herzfehler mit hochsitzendem Ventrikelseptumdefekt, Pulmonalstenose und Hypertrophie des rechten Ventrikels

Fall|sucht *f* Epilepsie*

Falsch|ge|lenk *nt* bei fehlender Ausheilung einer Fraktur entstehendes echtes Gelenk [Nearthrose] oder bindegewebig-fibröse Knochenverbindung; SYN: Scheingelenk, Pseudogelenk, Pseudarthrose, Pseudoarthrose

Fal|te *f* Plica
aryepiglottische Falte Falte von der Epiglottis zum Arykorpel; SYN: Plica aryepiglottica
epigastrische Falte Bauchfellfalte an der Innenseite der Bauchwand; enthält Arteria und Vena epigastrica inferior; SYN: Plica umbilicalis lateralis

Fal|ten|haut *f* →Fallhaut

Fal|ten|zun|ge *f* angeborene oder erworbene tiefe Furchung der Zunge; SYN: Lingua pli-

F

cata/scrotalis

Falx *f* Sichel, sichelförmige Struktur

Falx cerebelli schmaler Fortsatz der Dura* mater zwischen den beiden Kleinhirnhemisphären; SYN: Kleinhirnsichel

Falx cerebri sichelförmiger, bindegewebiger Fortsatz der Dura* mater zwischen den beiden Großhirnhemispären; SYN: Großhirnsichel, Hirnsichel

Falx inguinalis dünne, sehnenartige Platte an der Leistenkanalhinterwand; SYN: Leistensichel, Tendo conjunctivus

Fa|mi|li|en|an|ti|ge|ne *pl* seltene, nur in einer oder wenigen Familien gefundene Antigene

FAMM-Syndrom *nt* autosomal-dominantes Auftreten dysplastischer Nävuszellnävi und maligner Melanome; SYN: BK-mole-Syndrom, BK-Naevussyndrom, hereditäres dysplastisches Naevuszellnaevussyndrom, Nävusdysplasie-Syndrom

Fanconi-Anämie *f* vererbte Blutbildungsstörung, die alle Zellreihen des Knochenmarks betrifft; SYN: konstitutionelle infantile Panmyelopathie

Fanconi-Prader-Syndrom *nt* X-chromosomal-rezessive Erkrankung mit Atrophie der Nebennierenrinde und herdförmiger Entmarkung im Gehirn; SYN: Siemerling-Creutzfeld-Syndrom, Schiller-Addison-Syndrom, Adrenoleukodystrophie

Fan|go *m* Mineralschlamm aus heißen Quellen, der u.a. für Bäder und Packungen verwendet wird

Fa|rad *nt* abgeleitete SI-Einheit der elektrischen Kapazität

Fa|ra|di|sa|ti|on *f* Behandlung mit faradischem Strom; SYN: Faradotherapie

Fa|ra|do|the|ra|pie *f* →Faradisation

Fär|be|in|dex *m* aus Hämoglobin und Erythrozytenzahl bestimmter Quotient; heute ersetzt durch Färbekoeffizient*; SYN: Hämoglobinquotient, color index

Fär|be|ko|ef|fi|zi|ent *m* Hämoglobingehalt des einzelnen Erythrozyten; SYN: mean corpuscular hemoglobin

Far|ben|am|bly|o|pie *f* vermindertes Farbenunterscheidungsvermögen

Far|ben|a|no|ma|lie *f* →Farbensinnstörung

Far|ben|a|sthe|no|pie *f* vermindertes Farbenunterscheidungsvermögen bei Ermüdung der Augen

Far|ben|blind|heit *f* Achromatopsie*

Far|ben|fehl|sich|tig|keit *f* →Farbensinnstörung

Far|ben|he|mi|a|nop|sie *f* nur das Farbensehen betreffende Hemianopsie*; SYN: Hemiachromatopsie, Hemichromatopsia

Far|ben|mes|ser *m* →Chromometer

Far|ben|schwä|che *f* →Farbensinnstörung

Far|ben|se|hen *nt* Sehstörung, bei der alle Gegenstände in einem Farbton erscheinen, z.B. Gelbsehen [Xanthopsie]; SYN: Chromatopie, Chromatopsie, Chromopsie

Far|ben|sinn|stö|rung *f* angeborene oder erworbene Störung des normalen Farbensehens, z.B. Rotschwäche, Grünschwäche; SYN: Farbenfehlsichtigkeit, Farbenanomalie, Farbenschwäche, Chromatodysopsie, Dyschromatopsie, Chromatodysopie, Dyschromatopie

Farber-Krankheit *f* autosomal-rezessiv vererbte Enzymopathie* mit Zeramidablagerung in praktisch allen Körpergeweben; meist tödlicher Verlauf im Kindes- oder Jugendalter; SYN: disseminierte Lipogranulomatose, familiäre Lipogranulomatose, Ceramidasemangel, Zeramidasemangel

Farb|ra|di|kal *nt* farbgebende Gruppe einer Verbindung; SYN: Chromophor

Farb|schweiß *f* unabhängig von der Genese verwendeter Oberbegriff für die Ausscheidung eines gefärbten Schweißes; SYN: Chromhidrose, Chromhidrosis, Chromidrosis, gefärbter Schweiß

Farb|sko|tom *nt* umschriebener Gesichtsfeldausfall für Farben

Farb|stoff|ver|dün|nungs|me|tho|de *f* Methode zur Bestimmung von Blutvolumina, z.B. Herzzeitvolumen

Far|mer|haut *f* durch Wettereinflüsse hervorgerufene Hautalterung, die z.T. als Präkanzerose betrachtet wird; SYN: Landmannshaut, Seemannshaut

Far|mer|lun|ge *f* exogen allergische Alveolitis* durch Inhalation von Pilzsporen in Heustaub; SYN: Drescherkrankheit, Dreschfieber

Farn|kraut|phä|no|men *nt* charakteristische Form des getrockneten Zervixschleims; am ausgeprägtesten kurz vor der Ovulation; SYN: Farntest, Arborisationsphänomen

Farn|test *m* →Farnkrautphänomen

Fasci-, fasci- *präf.* →Fascio-

Fas|cia *f, pl* **-ci|ae** bindegewebige Hülle um Muskeln oder Muskelgruppen; SYN: Faszie

Fascia abdominis Bauchfaszie

Fascia abdominis parietalis parietale Bauchfaszie

Fascia abdominis visceralis viszerale Bauchfaszie; SYN: Fascia endoabdominalis

Fascia antebrachii Unterarmfaszie

Fascia brachii Oberarmfaszie

Fascia cervicalis Halsfaszie; SYN: Fascia colli

Fascia colli →Fascia cervicalis

Fascia colli media mittlere Halsfaszie; SYN: Lamina pretrachealis fasciae cervicalis

Fascia colli profunda tiefe Halsfaszie; SYN: Lamina prevertebralis fasciae cervicalis

Fascia cruris oberflächliche Unterschenkelfaszie

Fascia dorsalis manus Handrückenfaszie

Fascia dorsalis pedis Fußrückenfaszie

Fascia endoabdominalis →Fascia abdominis visceralis

Fascia endopelvina →Fascia pelvis visceralis

Fascia endothoracica endothorakale Faszie

Fascia lata Oberschenkelfaszie
Fascia nuchae Nackenfaszie
Fascia parotidea Faszienhülle der Ohrspeicheldrüse
Fascia pectoralis Pektoralisfaszie
Fascia pelvis Beckenfaszie
Fascia pelvis parietalis parietale Beckenfaszie
Fascia pelvis visceralis viszerale Beckenfaszie; SYN: Fascia endopelvina
Fascia penis profunda tiefe Penisfaszie; SYN: Buck-Faszie
Fascia perinei Dammfaszie
Fascia renalis Nierenfaszie
Fascia spermatica externa äußere Samenstrangfaszie
Fascia spermatica interna innere Samenstrangfaszie
Fascia thoracolumbalis Rückenfaszie

Fas|ci|cu|lus *m, pl* **-li** Faserbündel, Faserstrang, Strang; SYN: Faszikel
Fasciculus atrioventricularis vom Atrioventrikulaknoten ausgehendes Faserbündel des Erregungsleitungssystems; spaltet sich im Kammerseptum in die Tawara-Schenkel; SYN: His-Bündel
Fasciculus cuneatus medullae spinalis im Hinterstrang des Rückenmarks verlaufende Fasern der Tast- und Tiefensensibilität des Oberkörpers; SYN: Burdach-Strang
Fasciculus gracilis medullae spinalis im Hinterstrang des Rückenmarks verlaufende Fasern der Tast- und Tiefensensibilität der unteren Körperhälfte; SYN: Goll-Strang
Fasciculus interfascicularis kommaförmiges Faserbündel zwischen den langen Bahnen des Hinterstrangs des Rückenmarks; SYN: Schultze-Komma, Fasciculus semilunaris
Fasciculi plexus brachialis Faserbündel des Plexus* brachialis, aus denen die verschiedenen Nerven entstehen
Fasciculi proprii benachbarte Rückenmarkssegmente verbindende Faserbündel; SYN: Binnenbündel, Elementarbündel, Grundbündel, Intersegmentalfaszikel
Fasciculus retroflexus Faserbündel vom Nucleus habenulae zum Nucleus interpeduncularis; Teil der Riechbahn; SYN: Meynert-Bündel, Tractus habenulointerpeduncularis
Fasciculus semilunaris →Fasciculus interfascicularis

Fas|ci|i|tis *f, pl* **-ti|den** Faszienentzündung; SYN: Fasziitis

Fascio-, fascio- *präf.* Wortelement mit der Bedeutung "Band/Faszie"

Fas|ci|o|la *f* **1.** (*anatom.*) Bändchen **2.** (*biolog.*) Gattung der Saugwürmer
Fasciola hepatica blutsaugender Parasit der Gallengänge; Erreger der Fascioliasis*; SYN: großer Leberegel

Fas|ci|o|li|a|sis *f, pl* **-ses** Befall durch Fasciola* hepatica mit Entwicklung einer Gallengangsobstruktion [evtl. Ikterus*] und schmerzhafter Hepatomegalie; SYN: Leberegelkrankheit, Fasciola-hepatica-Infektion, Fasziolìasis, Fasziolose, Fasciolosis

Fas|ci|o|lop|si|a|sis *f, pl* **-ses** durch Fasciolopsis* buski hervorgerufene tropische Durchfallerkrankung

Fas|ci|o|lop|sis bus|ki *f* v.a. in Südostasien vorkommender Erreger der Fasciolopsiasis*; SYN: großer Darmegel, Riesendarmegel

Fas|ci|o|lo|sis *f, pl* **-ses** →Fascioliasis

Fa|ser *f* fadenförmige Bindegewebsstruktur, Bindegewebsfaser; Nervenfaser; SYN: Fibra
elastische Faser aus Elastin und Kohlenhydraten aufgebaute Bindegewebsfaser
kollagene Fasern hauptsächlich aus Kollagen bestehende Stützfasern faseriger Bindegewebe; SYN: Kollagenfasern
markhaltige Fasern von einer Myelinscheide* umgebene Nervenfasern; SYN: markhaltige Nervenfasern
marklose Fasern nicht von einer Myelinscheide* umgebene Nervenfasern; SYN: marklose Nervenfasern, Remak-Fasern
retikuläre Fasern argyrophile Fasern, die an der Grenzfläche von Geweben gitterförmige Netze bilden; SYN: Gitterfasern

Fa|ser|en|do|skop *nt* →Fiberendoskop

Fa|ser|knor|pel *m* Knorpel mit kollagenen Fasern; kommt u.a. in den Bandscheiben vor; SYN: fibröser Knorpel, Bindegewebsknorpel, Cartilago fibrosa/collagenosa, Fibrocartilago

Fa|ser|krebs *m* Karzinom* mit harter Konsistenz durch ein Überwiegen von Stromaanteilen; SYN: szirrhöses Karzinom, Szirrhus, Scirrhus, Skirrhus, Carcinoma scirrhosum

Fass|tho|rax *m* typische Thoraxform bei Lungenemphysem*; SYN: fassförmiger Thorax

Fas|ti|di|um *nt* Ekel, Abscheu

Faszi-, faszi- *präf.* →Faszio-

Fas|zie *f* bindegewebige Hülle um Muskeln oder Muskelgruppen; SYN: Fascia

Fas|zi|ek|to|mie *f* Faszienentfernung, Faszienexzision, Faszienresektion

Fas|zi|i|tis *f, pl* **-ti|den** Faszienentzündung; SYN: Fasziitis

fas|zi|i|tisch *adj* Fasziitis betreffend, von ihr betroffen oder gekennzeichnet

Fas|zi|kel *m* →Fasciculus

fas|zi|ku|lär *adj* Faszikel betreffend; büschelförmig

Fas|zi|ku|la|ti|on *f* regellose, blitzartige Muskelzuckungen; SYN: faszikuläre Zuckungen

Faszio-, faszio- *präf.* Wortelement mit der Bedeutung "Band/Faszie"

Fas|zi|o|de|se *f* Verstärkung einer Kapsel durch Aufnähen eines Faszientransplantats

fas|zi|o|gen *adj* von einer Faszie ausgehend, durch eine Faszie bedingt

Fas|zi|o|li|a|sis *f, pl* **-ses** →Fascioliasis

Fas|zi|o|lop|si|a|sis *f, pl* **-ses** →Fasciolopsiasis

F

Fas|zi|o|lo|se *f* →Fascioliasis
Fas|zi|or|rha|phie *f* Fasziennaht
Fas|zi|o|to|mie *f* Faszienschnitt, Faszienspaltung
Fa|ti|ga|tio *f, pl* **-ti|o|nes** Ermüdung; Ermattung, Erschöpfung
Fau|ces *pl* Schlund, Schlundenge
Fau|ci|tis *f, pl* **-ti|den** Entzündung der Rachenenge/des Isthmus faucium
Faul|e|cken *pl* schmerzhaftes, akutes oder chronisches Ekzem* des Mundwinkels; SYN: Mundwinkelcheilitis, Mundwinkelrhagaden, Angulus infectiosus oris/candidamycetica, Cheilitis/Stomatitis angularis, Perlèche
Fa|vis|mus *m* nach Verzehr von Favabohnen auftretende hämolytische Krise bei vorbestehendem Glukose-6-Phosphatdehydrogenasemangel; SYN: Bohnenkrankheit, Fabismus
Favre-Racouchot-Krankheit *f* fast ausschließlich bei älteren Männern vorkommende aktinische Elastose* mit Komedonen* und gelblichen Follikelzysten; SYN: Elastoidosis cutanea nodularis et cystica
Fa|vus *m, pl* **-vi** Dermatomykose durch Trichophyton* schoenleinii; typisch sind die Bildung von schildförmigen Schuppen [Scutula*] und ein penetranter, an Mäuseurin erinnernder Geruch; evtl. Abheilung mit Favusalopezie; SYN: Erbgrind, Flechtengrind, Kopfgrind, Pilzgrind, Tinea favosa, Tinea capitis favosa, Dermatomycosis favosa
Fa|vus|schild|chen *nt* →Favusskutulum
Fa|vus|sku|tu|lum *nt, pl* **-la** bei Favus* vorkommende schildartige Effloreszenzen aus Pilzgeflecht und Hautdetritus; SYN: Skutulum, Scutulum, Favusschildchen
Fä|zes *pl* aus unverdauten Nahrungsresten, Abfallprodukten des Stoffwechsels, Wasser und Mikroorganismen bestehende, meist breiige oder feste Masse; die durchschnittliche tägliche Menge beträgt ca. 200–250 Gramm; SYN: Stuhl, Kot, Faeces, Fäkalien
Fazi-, fazi- *präf.* →Fazio-
fa|zi|al *adj* Gesicht betreffend, zum Gesicht gehörend
Fa|zi|a|lis *m* gemischter Hirnnerv, der die mimischen Gesichtsmuskeln innerviert; die sekretorischen Fasern versorgen Tränen-, Nasen-, Gaumen- und Speicheldrüsen; führt Geschmacksfasern für die vorderen 2/3 der Zunge; SYN: VII. Hirnnerv, Nervus facialis
Fa|zi|a|lis|de|kom|pres|si|on *f* Freilegung des Nervus* facialis im Fazialiskanal
Fa|zi|a|lis|ka|nal *m* Kanal im Felsenbein für den Nervus* facialis; SYN: Canalis nervi facialis
Fa|zi|a|lis|läh|mung *f* →Fazialisparese
Fa|zi|a|lis|pa|re|se *f* angeborene oder erworbene Lähmung des Nervus* facialis und der von ihm versorgten Gesichtsmuskeln; SYN: Fazialislähmung, Gesichtslähmung, Fazioplegie, Prosopoplegie
Fazialis-Tic *m* unwillkürliches Zucken der vom Nervus* facialis versorgten Gesichtsmuskeln; SYN: Bell-Spasmus, Fazialiskrampf, Gesichtszucken, mimischer Gesichtskrampf, Tic convulsiv/facial
Fazio-, fazio- *präf.* Wortelement mit der Bedeutung "Gesicht/Facies"
fa|zi|o|bra|chi|al *adj* Gesicht und Arm/Brachium betreffend
fa|zi|o|lin|gu|al *adj* Gesicht und Zunge/Lingua betreffend
Fa|zi|o|ple|gie *f* →Fazialisparese
fazio-skapulo-humeral *adj* Gesicht, Schulterblatt/Scapula und Arm betreffend
Fa|zi|o|ste|no|se *f* Entwicklungsstörung des Gesichts mit Fehlbildung
fa|zi|o|zer|vi|kal *adj* Gesicht und Hals/Zervix betreffend oder verbindend
Fc-Fragment *nt* Teil der Immunglobuline [fragment crystalline], das die Bindung an Komplement oder Gewebe vermittelt
FDH-Syndrom *nt* erbliches Fehlbildungssyndrom mit Hautatrophie, Pigmentanomalie, sowie Augen-, Zahn- und Skelettfehlbildungen; SYN: fokale dermale Hypoplasie, kongenitale ektodermale und mesodermale Dysplasie, Goltz-Gorlin-Syndrom, Goltz-Peterson-Gorlin-Ravits-Syndrom, Jessner-Cole-Syndrom, Liebermann-Cole-Syndrom
Feb|ri|cu|la *f* virales Erkältungsfieber im Herbst und Winter; SYN: Eintagsfieber, Ephemera, Febris herpetica/ephemera
feb|ril *adj* mit Fieber (verbunden), fieberhaft, fiebernd, fiebrig, fieberig, fieberkrank
Feb|ris *f* Fieber; fieberhafte Erkrankung
Febris aphthosa relativ selten auf den Menschen übertragene Viruskrankheit von Wiederkäuern und Schweinen; oft schwer von einer Stomatitis aphthosa zu unterscheiden; SYN: (echte) Maul- und Klauenseuche, Aphthosis epizootica, Stomatitis epidemica
Febris biliosa Fieber mit Gelbsucht
Febris biliosa et haemoglobinurica bei Malaria* topica auftretendes Fieber mit massiver Hämolyse* und dunkelbraunem Harn; SYN: Schwarzwasserfieber
Febris continua gleichbleibend hohes Fieber; SYN: Continua, Kontinua
Febris ephemera virales Erkältungsfieber im Herbst und Winter; SYN: Eintagsfieber, Ephemera, Febricula, Febris herpetica
Febris herpetica →Febris ephemera
Febris intermittens Fieber mit Temperaturschwankungen; SYN: intermittierendes Fieber
Febris mediterranea →Mittelmeerfieber
Febris quartana jeden vierten Tag auftre-

tendes Fieber bei Malaria* quartana; SYN: Viertagefieber

Febris quintana heute seltenes Fieber durch **Rickettsia quintana**; SYN: Fünftagefieber, Wolhyn-Fieber, Wolhynienfieber, Quintana

Febris quotidiana tägliche Fieberschübe bei Malaria* tropica; SYN: Quotidiana

Febris recurrens Fieber mit regelmäßigen Fieberanfällen und fieberfreien Intervallen; SYN: Rückfallfieber

Febris remittens Fieber mit Temperaturschwankungen

Febris rheumatica zu den Poststreptokokkenerkrankungen gehörende akute Entzündung der großen Gelenke; charakteristisch sind u.a. Fieber, Herzbeteiligung und Weichteilschwellungen; SYN: rheumatisches Fieber, akuter Gelenkrheumatismus, Polyarthritis rheumatica acuta

Febris tertiana jeden dritten Tag auftretendes Fieber bei Malaria* tertiana; SYN: Dreitagefieber

Febris traumatica bei Infektion von Verletzungen auftretendes Fieber; SYN: Wundfieber, zentrales Fieber

Febris typhoides durch Salmonella* typhi verursachte melde- und isolierpflichtige Infektionskrankheit; klinisch stehen Fieber, Milzschwellung, Bewusstseinseintrübung und massive Durchfälle [Erbsenbreistühle] im Vordergrund; SYN: Bauchtyphus, Unterleibstyphus, typhoides Fieber, Typhus (abdominalis)

Febris puerperalis durch Eindringen von Erregern [Streptokokken, Staphylokokken, Escherichia coli] in die Gebärmutter verursachte hochfieberhafte Erkrankung mit septischen Symptomen; SYN: Wochenbettfieber, Kindbettfieber, Puerperalfieber, Puerperalsepsis

Febris undulans Fieber mit wellenförmigem Verlauf; SYN: undulierendes Fieber

Febris undulans Bang durch **Brucella abortus**-Arten hervorgerufene Brucellose* des Menschen mit undulierendem Fieber; SYN: Bang-Krankheit, Morbus Bang

Febris urethralis akutes Fieber bei Keimverschleppung beim Katheterisieren oder Eingriffen an der Harnröhre; SYN: Urethralfieber, Harnfieber, Katheterfieber

Febris uveoparotidea von Iridozyklitis* und chronischer Parotitis* gekennzeichnete Sonderform der Sarkoidose*; SYN: Heerfordt-Syndrom, Uveoparotitis

Fe|cun|da|tio *f, pl* **-ti|o|nes** Befruchtung

Fede-Riga-Geschwür *nt* Aphthe am Zungenbändchen bei Keuchhusten; SYN: Riga-Geschwür, Keuchhustengeschwür

Feedback-Hemmung *f* Hemmung einer biochemischen Reaktion(skette) durch das Endprodukt; SYN: Endprodukthemmung, Rückkopplungshemmung

Feer-Krankheit *f* vermutlich durch eine Quecksilbervergiftung verursachte Schädigung des Stammhirns mit Haut- und Organsymptomen bei Kleinkindern; SYN: Rosakrankheit, vegetative Neurose der Kleinkinder, Swift-Syndrom, Selter-Swift-Feer-Krankheit, Feer-Selter-Swift-Krankheit, Akrodynie, Acrodynia

Feer-Selter-Swift-Krankheit *f* →Feer-Krankheit

Fehl|bil|dung *f* angeborene Fehlgestaltung eines Organs oder Organteils

Fehl|bil|dungs|syn|drom *nt* durch angeborene Fehlbildungen gekennzeichnetes Syndrom; SYN: Missbildungssyndrom

Fehl|di|a|gno|se *f* fehlerhafte Diagnose, die zu falscher Therapie oder zum Verzicht auf eine Therapie und zum Stellen einer Fehlprognose führen kann

Fehl|ge|burt *f* Abort*

Fehl|har|nen *nt* schmerzhafte Miktion, schmerzhaftes Wasserlassen; SYN: Schwerharnen, Dysurie, Dysuria

Fehl|prog|no|se *f* s.u. Fehldiagnose

Fehl|wirt *m* Wirt, in dem die Entwicklung eines Parasiten nicht zum Abschluss gelangen kann

Feig|war|ze *f* v.a. durch Geschlechtsverkehr übertragene Viruserkrankung mit Ausbildung spitzer, warzenartiger Papillome im Genitalbereich; SYN: Feuchtwarze, spitzes Kondylom, Condyloma acuminatum, Papilloma acuminatum/venereum

Fein|na|del|chol|an|gi|o|gra|fie *f* →Feinnadelcholangiographie

Fein|na|del|chol|an|gi|o|gra|phie *f* Cholangiographie* mit transhepatischer Injektion von Kontrastmittel mittels einer dünnen Hohlnadel

Fei|ung *f* aktive Immunisierung*

stille Feiung Immunisierung durch eine asymptomatische Erkrankung

Fel *nt* Galle

Feld|block *m* Infiltrationsanästhesie des Operationsgebietes

Feld|fie|ber *nt* epidemisch auftretende anikterische Leptospirose*; verläuft meist als hochfieberhafte grippeähnliche Erkrankung; am häufigsten ist die durch Leptospira* grippotyphosa hervorgerufene Form; SYN: Erntefieber, Schlammfieber, Sumpffieber, Erbsenpflückerkrankheit, Leptospirosis grippotyphosa

Fel|i|no|se *f* vermutlich durch Bakterien [Chlamydia*?] hervorgerufene, durch Katzen übertragene regionale Lymphknotenentzündung; SYN: Katzenkratzkrankheit, cat-scratch-disease, benigne Inokulationslymphoretikulose, Miyagawanellose

Fel|la|tio *f, pl* **-ti|o|nes** Oralverkehr; SYN: Coitus oralis

Fel|sen|bein *nt* das Innenohr enthaltender Teil des Schläfenbeins

Fel|sen|bein|ent|zün|dung *f* Petrositis*

Fel|sen|ge|birgs|fie|ber *nt* von Schildzecken

[Dermacentor* andersoni] übertragene Infektionskrankheit durch Rickettsia* rickettsii; SYN: Felsengebirgsfleckfieber, amerikanisches Zeckenbißfieber, Rocky Mountain spotted fever

fe|mi|nin *adj* weiblich

fe|mo|ral *adj* Femur/Oberschenkel(knochen) betreffend

Fe|mo|ra|lis|läh|mung *f* Lähmung des Nervus* femoralis

Femoro-, femoro- *präf.* Wortelement mit der Bedeutung "Oberschenkel/Femur"

fe|mo|ro|ab|do|mi|nal *adj* Oberschenkel(knochen) und Bauch/Abdomen betreffend oder verbindend

fe|mo|ro|i|li|a|kal *adj* Oberschenkel(knochen) und Darmbein/Ilium betreffend oder verbindend

fe|mo|ro|pa|tel|lar *adj* Oberschenkel(knochen) und Kniescheibe/Patella betreffend oder verbindend

fe|mo|ro|pop|li|te|al *adj* **1.** Oberschenkel und Kniekehle betreffend oder verbindend **2.** Arteria femoralis und Arteria poplitea verbindend

fe|mo|ro|ti|bi|al *adj* Oberschenkel(knochen) und Schienbein/Tibia betreffend oder verbindend

Fe|mur *m* Oberschenkelknochen; SYN: Os femoris

Fe|mur|frak|tur *f* Bruch des Oberschenkelknochens; je nach Lokalisation unterscheidet man **distale Femurfraktur** [im unteren Oberschenkel], **proximale** bzw. **hüftgelenksnahe Femurfraktur** [in der Nähe des Hüftgelenks], **Femurschaftfraktur** und **Femurhalsfraktur;** SYN: Oberschenkelbruch, Oberschenkelfraktur, Fractura femoris

Fe|mur|hals|frak|tur *f* Femurfraktur* im Bereich der Oberschenkelhalses; je nach Lage unterscheidet man **intertrochantäre, mediale** bzw. **subkapitale** und **laterale Femurhalsfraktur;** SYN: Schenkelhalsfraktur

Fe|mur|kopf *m* Oberschenkelkopf; SYN: Caput femoris

Fe|mur|kopf|ne|kro|se *f* Osteochondrose* des Hüftkopfs; führt i.d.R. zu Deformierung; SYN: Hüftkopfnekrose

avaskuläre Femurkopfnekrose einseitig oder beidseitig [50%] auftretende, meist Männer zwischen 20 und 50 Jahren betreffende aseptische Knochennekrose des Hüftkopfes; SYN: idiopathische Hüftkopfnekrose des Erwachsenen, ischämische Femurkopfnekrose

ischämische Femurkopfnekrose →avaskuläre Femurkopfnekrose

Fe|mur|schaft|frak|tur *f* Fraktur des Oberschenkelschaftes; SYN: Oberschenkelschaftfraktur

Fe|nes|tra *f, pl* **-rae** (*anatom.*) Fenster

Fenestra cochleae durch die Membrana* tympanica secundaria verschlossene Öffnung zwischen Mittelohr und Innenohr; SYN: rundes Fenster, Schneckenfenster

Fenestra vestibuli durch die Steigbügelplatte verschlossene Öffnung zwischen Mittelohr und Innenohr; Ort der Schwingungsübertragung auf die Innenohrschnecke; SYN: Vorhoffenster, ovales Fenster

fe|nes|tral *adj* Fenster betreffend, fensterartig

Fe|nes|tra|ti|on *f* Fensterung, Fensterungsoperation

fe|nes|triert *adj* mit Fenster(n)/Löchern (versehen), gefenstert

Fens|ter *nt* (*anatom.*) Fenestra

ovales Fenster durch die Steigbügelplatte verschlossene Öffnung zwischen Mittelohr und Innenohr; Ort der Schwingungsübertragung auf die Innenohrschnecke; SYN: Vorhoffenster, Fenestra vestibuli

rundes Fenster durch die Membrana* tympanica secundaria verschlossene Öffnung zwischen Mittelohr und Innenohr; SYN: Schneckenfenster, Fenestra cochleae

Fer|ment *nt* nur noch selten verwendeter Begriff für Enzym*

fer|men|ta|tiv *adj* Gärung betreffend oder bewirkend, gärend, enzymatisch

fer|men|tier|bar *adj* gärfähig, gärungsfähig

Fer|mo|se|rum *nt, pl* **-se|ren** enzymatisch angedautes Immunserum

Fern|be|strah|lung *f* Bestrahlung mit großem Fokus-Haut-Abstand

Fern|di|a|gno|se *f* Diagnose* einer Erkrankung ohne direkten Patientenkontakt auf der Basis übermittelter Daten und Informationen; SYN: Telediagnose

Fern|lap|pen|plas|tik *f* →Fernplastik

Fern|me|tas|ta|sen *pl* fern des Primärtumors wachsende Metastasen*

Fern|plas|tik *f* Hauttransplantation, bei der das Transplantat in einem [**direkte Fernplastik**] oder mehreren Schritten [**indirekte Fernplastik**] an den Zielort verpflanzt wird; SYN: Fernlappenplastik

Fern|punkt *m* Punkt, auf den das Auge bei voller Erschlaffung des Akkommodationsapparates eingestellt ist; SYN: Punctum remotum

Ferri-, ferri- *präf.* →Ferro-

Ferriferrocyanid-Reaktion *f* Nachweis von Eisen in Zellen oder Geweben durch Behandlung mit Kaliumferrocyanid und Bildung eines blauen Komplexes; SYN: Berliner-Blau-Reaktion

Fer|ri|hä|mo|glo|bin *nt* oxidierte Form von Hämoglobin* mit dreiwertigem Eisen; SYN: Hämiglobin

Fer|ri|tin *nt* aus einer Proteinkomponente [**Apoferritin**] und Eisen bestehendes Eisenspeicherprotein

Ferro-, ferro- *präf.* Wortelement mit der Bedeutung "Eisen/Ferrum"

Fer|ro|che|la|ta|se *f* mitochondriales Enzym der Hämsynthese, das den Einbau von Eisen in Protoporphyrin katalysiert; SYN:

Goldberg-Enzym

Ferrocytochrom-c-Sauerstoff-Oxidoreduktase *f* →Cytochrom a_3

Fer|ro|ki|ne|tik *f* Eisenstoffwechsel

fer|ro|ki|ne|tisch *adj* Ferrokinetik betreffend

Fer|ro|xi|da|se I *f* kupferbindendes und -transportierendes Eiweiß, das als Oxidase wirkt; SYN: Zöruloplasmin, Zäruloplasmin, Coeruloplasmin, Caeruloplasmin

Fer|ro|zyt *m* Erythrozyt oder Retikulozyt* mit Eisengranula; SYN: Siderozyt

Fer|rum *nt* →Eisen

Fer|sen|bein|ent|zün|dung *f* →Kalkaneitis

Fer|sen|bein|hö|cker *m* hinterer Teil des Fersenbeins; SYN: Tuber calcanei

Fer|sen|schleim|beu|tel *m* Schleimbeutel zwischen Achillessehne und Fersenbein; SYN: Bursa tendinis calcanei

fer|til *adj* fruchtbar, zeugungsfähig, fortpflanzungsfähig

Fer|ti|li|tät *f* Fruchtbarkeit

Fest|fre|quenz|schritt|ma|cher *m* kaum noch verwendeter Herzschrittmacher mit konstanter Frequenz; SYN: frequenzstabiler/festfrequenter/starrfrequenter Herzschrittmacher

Fet *m* →Fetus

Fet-, fet- *präf.* →Feto-

fe|tal *adj* Fetus oder Fetalperiode betreffend; SYN: fötal

Fe|tal|blut|a|na|ly|se *f* Mikroblutanalyse des Feten unter der Geburt

fetal distress *nt* Oberbegriff für alle Gefahren, die dem Fetus während der letzten Schwangerschaftsmonate, unter der Geburt und unmittelbar nach der Geburt drohen; SYN: fetaler Gefahrenzustand, fetale Notsituation

Fe|tal|pe|ri|o|de *f* Zeitraum vom Beginn des vierten Schwangerschaftsmonats bis zur Geburt; SYN: Fötalperiode

fe|tid *adj* übelriechend, stinkend; SYN: fötid

Fe|ti|schis|mus *m* abweichendes Sexualverhalten, bei dem sexuelle Erregung beim Anblick oder Berühren von Gegenständen einer anderen Person empfunden wird

Fe|ti|zid *nt* Fetusschädigung, Fetusabtötung; SYN: Foetizid

fe|ti|zid *adj* den Fetus schädigend oder abtötend

Feto-, feto- *präf.* Wortelement mit der Bedeutung "Leibesfrucht/Fetus"

Fe|to|ge|ne|se *f* Entwicklung des Feuts vom Ende der Embryonalperiode bis zur Geburt; SYN: Fötogenese

Fe|to|gra|fie *f* →Fetographie

Fe|to|gra|phie *f* kaum noch durchgeführte Röntgenkontrastdarstellung des Feten nach Injektion von Kontrastmittel in die Amnionhöhle

fe|to|ma|ter|nal *adj* Fetus und Mutter betreffend oder verbindend

Fe|to|pa|thia *f* →Fetopathie

Fetopathia diabetica →diabetische Fetopathie

Fetopathia toxoplasmotica durch diaplazentare Übertragung auf den Feten in der 2. Schwangerschaftshälfte ausgelöste Toxoplasmose*; kann zu Früh- oder Totgeburt führen; oft erst nach Monaten auftretende Vergrößerung von Leber und Milz, Herzmuskelentzündung, Chorioretinitis* und Meningoenzephalitis*; SYN: konnatale Toxoplasmose

Fe|to|pa|thie *f* Schädigung der Leibesfrucht zwischen dem Anfang des 4. Monats und der Geburt; SYN: Fetopathia

diabetische Fetopathie bei Diabetes* mellitus der Mutter auftretende Schädigung des Kindes, z.B. Herzfehler, Polydaktylie*, Syndaktylie*, Klumpfüße; SYN: diabetische Embryopathie, Fetopathia diabetica, Embryopathia diabetica, Embryofetopathia diabetica

fe|to|pla|zen|tar *adj* Fetus und Mutterkuchen/Plazenta betreffend oder verbindend

α_1-Fetoprotein *nt* Glykoproteid, das v.a. in fetalem Gewebe gebildet wird; erhöhte Blutspiegel bei gewissen Erkrankungen und Tumoren; SYN: alpha$_1$-Fetoprotein, Alphafetoprotein

Fe|to|skop *nt* Endoskop* für die Fetoskopie*

Fe|to|sko|pie *f* direkte Betrachtung des Fetus mit einem speziellen Endoskop*

fe|to|sko|pisch *adj* Fetoskopie betreffend, mittels Fetoskopie

Fe|to|to|xi|zi|tät *nt* Schädlichkeit für den Fetus

Fett *nt* Ester* von Glyzerin und gesättigten oder ungesättigten Fettsäuren; oft gleichgesetzt mit Lipid*

Fett|as|pi|ra|ti|ons|pneu|mo|nie *f* durch Inhalation öl- oder fetthaltiger Substanzen verursachte Pneumonie*; SYN: Lipidpneumonie, Ölaspirationspneumonie

Fett|bruch *m* Eingeweidebruch mit Fettgewebe im Bruchsack; SYN: Liparozele, Lipozele, Adipozele

Fett|dar|re *f* →Fettsklerem (der Neugeborenen)

Fett|di|ar|rhoe *f, pl* **-rhoen** →Fettdurchfall

Fett|durch|fall *f* erhöhte Fettausscheidung im Stuhl bei mangelhafter Verdauung oder Aufnahme durch den Darm; SYN: Steatorrhoe, Steatorrhö, Stearrhoe, Steatorrhoea

Fett|em|bo|lie *f* Embolie* durch Fetttröpfchen in der Blutbahn, z.B. nach Knochenbruch und Ausschwemmung von Fett aus dem Knochenmark

Fett|fär|bung *f* Färbetechnik zur Darstellung von Fett

Fett|ge|schwulst *nt* vom Fettgewebe ausgehender Tumor; SYN: Lipom, Fettgewebsgeschwulst, Fettgewebstumor

Fett|ge|we|be *nt* aus Gitterfasern und Fettzellen bestehendes lockeres Bindegewebe

braunes Fettgewebe beim Menschen nur spärlich vorhandenes Fettgewebe mit

Lipochromeinlagerung
weißes Fettgewebe Speicher- und Baugewebe mit fettspeichernder Zellen

Fett|ge|webs|bruch *m* Vorfall von Fettgewebe oder eines Fetttumors in das Unterhautgewebe; SYN: Steatozele, Fetthernie, Hernia adiposa

Fett|ge|webs|ent|zün|dung *f* →Panniculitis

Fett|ge|webs|ge|schwulst *f* →Fettgeschwulst

Fett|ge|webs|ne|kro|se *f* meist das Unterhautfettgewebe betreffende Nekrose* des Fettgewebes; SYN: Fettnekrose, Adiponecrosis

F

Fett|ge|webs|tu|mor *m* →Fettgeschwulst

Fett|herz *nt* subepikardiale Fetteinlagerung; SYN: Adipositas cordis, Cor adiposum, Lipomatosis cordis

Fett|le|ber *m* übermäßiger Fettgehalt der Leberzellen bei vermehrtem Fettangebot aus der Nahrung oder Störungen des Fettabbaus; SYN: Hepar adiposum, Steatosis hepatis

Fett|le|ber|he|pa|ti|tis *f, pl* **-ti|ti|den** klinisch unauffällige, chronisch entzündliche Leberschädigung

Fett|lei|big|keit *f* →Fettsucht

Fett|mark *nt* nicht-blutbildendes, fetthaltiges Knochenmark; SYN: gelbes Knochenmark, Medulla ossium flava

Fett|ne|kro|se *f* →Fettgewebsnekrose
subkutane Fettnekrose der Neugeborenen durch eine geburtstraumatische Schädigung hervorgerufene Fettgewebsnekrose im Bereich von Schulter, Wange und Gesäß; SYN: symmetrische Fettsklerose, Adiponecrosis subcutanea neonatorum

Fett|pha|ne|ro|se *f* Sichtbarwerden intrazellulärer Fetteinlagerungen; SYN: Lipophanerose

Fett|säu|ren *pl* in Fetten vorkommende organische Säuren; nach der Kettenlänge unterscheidet man **kurzkettige, mittelkettige** und **langkettige Fettsäuren**; Fettsäuren mit Doppelbindungen im Molekül werden als **ungesättigte Fettsäuren**, Säuren ohne Doppelbindung als **gesättigte Fettsäuren** bezeichnet
essentielle Fettsäuren Fettsäuren mit zwei oder mehr Doppelbindungen, die nicht im Körper synthetisiert werden können, z.B. Linolsäure, Linolensäure; SYN: Vitamin F
freie Fettsäuren im Serum vorhandene, an Albumin gebundene Fettsäuren; SYN: nichtveresterte Fettsäuren, unveresterte Fettsäuren
nichtveresterte Fettsäuren →freie Fettsäuren
unveresterte Fettsäuren →freie Fettsäuren

Fett|säu|re|syn|tha|se *f* im Zytosol der Zelle vorhandener Enzymkomplex, der Teilschritte der Fettsäuresynthese katalysieret

Fett|skle|rem (der Neugeborenen) *nt* bei Säuglingen auftretende teigig-ödematöse Verhärtung der Haut; SYN: Underwood-Krankheit, Sklerem, Fettdarre, Sclerema adiposum neonatorum

Fett|skle|ro|se *f* zu Sklerosierung* führende entzündliche Fettgewebserkrankung
symmetrische Fettsklerose durch eine geburtstraumatische Schädigung hervorgerufene Fettgewebsnekrose* im Bereich von Schulter, Wange und Gesäß; SYN: subkutane Fettnekrose der Neugeborenen, Adiponecrosis subcutanea neonatorum

Fett|spei|cher|zel|le *f* →Fettzelle

Fett|stuhl *m* lehmartiger Stuhl mit hohem Fettgehalt

Fett|sucht *f* übermäßige Vermehrung des Gesamtfettgewebes; i.d.R. durch zu hohe Kalorienzufuhr und zu geringen Energieverbrauch bedingt; krankheitsbedingte oder idiopathische Formen sind selten; SYN: Fettleibigkeit, Obesität, Adipositas, Obesitas
konstitutionelle Fettsucht Riesenwuchs kombiniert mit Pubertätsfettsucht; SYN: Adiposogigantismus

Fett|tu|mor *m* →Lipom

Fett|wachs *nt* aus den Körperfetten entstehendes wachsähnliches Fett in Leichen, die im Wasser oder feuchten Boden liegen; SYN: Leichenwachs, Adipocire

Fett|zel|le *f* fettspeichernde Zellen; **univakuoläre Fettzellen** des weißen Fettgewebes enthalten nur ein Fetttröpfchen, **plurivakuoläre Fettzellen** des braunen Fettgewebes mehrere Tröpfchen; SYN: Fettspeicherzelle, Adipozyt, Lipozyt

Fett|zir|rho|se *f* sich auf dem Boden einer Fettleber* entwickelnde Leberzirrhose*; SYN: Steatocirrhosis

Fe|tus *m, pl* **Fe|tus, Fe|ten, Fe|tus|se** das Ungeborene vom Beginn des 4. Schwangerschaftsmonats bis zur Geburt; SYN: Foetus, Foet, Fet

Feucht|war|ze *f* →Feigwarze

Feu|er|mal *nt* großer tiefroter Gefäßnävus, der oft mit anderen Gefäßneubildungen oder -fehlbildungen assoziiert ist; SYN: Gefäßmal, Portweinfleck, Weinfleck, Naevus flammeus

Feu|er|star *m* durch Infrarotstrahlen hervorgerufene Linsentrübung; SYN: Glasbläserstar, Infrarotkatarakt, Infrarotstar, Wärmestar, Schmiedestar, Cataracta calorica

Feu|er|stein|le|ber *f* bräunlich-grau, vergrößerte Leber mit fester Schnittfläche, z.B. bei Syphilis

F_1-Generation *f* erste Generation von Nachkommen; SYN: Tochtergeneration

F_2-Generation *f* durch Kreuzung der Tochtergeneration erhaltene zweite Filialgeneration; SYN: Enkelgeneration

Fi|ber|bron|cho|skop *nt* flexibles Bronchoskop* mit Kaltlichtfaseroptik; SYN: Glasfaserbronchoskop

Fi|ber|en|do|skop *nt* flexibles Endoskop* mit

Kaltlichtfaseroptik; SYN: Fibroskop, Faserendoskop

Filberlgaslrolskop *nt* flexibles Gastroskop* mit Kaltlichtfaseroptik; SYN: Glasfasergastroskop

Fibr-, fibr- *präf.* Wortelement mit der Bedeutung "Faser/Fibra/Fiber"

Filbra *f, pl* **-rae** Faser, faserähnliche Struktur; Nervenfaser

Fibrae arcuatae bogenförmige Verbindungsfasern; SYN: Bogenfasern

Fibra associationis verschiedene Hirnrindengebiete miteinander verbindende Faser; SYN: Assoziationsfaser

Fibrae circulares musculi ciliaris vordere, zirkulär-verlaufende Fasern des Ziliarmuskels; SYN: Müller-Muskel

Fibra commissurales markhaltige Nervenfaser, die die beiden Großhirnhälften miteinander verbindet; SYN: Kommissurenfaser

Fibrae corticospinales Nervenfasern der Pyramidenbahn*

Fibrae lentis Linsenfasern

Fibrae longitudinales musculi ciliaris längs verlaufende Fasern des Ziliarmuskels

Fibrae meridionales musculi ciliaris meridionale Fasern des Ziliarmuskels; SYN: Brücke-Fasern, Brücke-Muskel

Fibrae obliquae schräge Muskel(faser)züge der Magenwand

Fibra projectionis Großhirnrinde und Hirnstamm [**kurze Projektionsfaser**] oder Rückenmark [**lange Projektionsfaser**] verbindende Nervenfaser; SYN: Projektionsfaser

Fibrae radiales musculi ciliaris radiäre Ziliarmuskelfasern

Fibrae zonulares Aufhängefasern der Linse; SYN: Zonularfasern

filbrilllär *adj* Fibrille(n) betreffend, aus Fibrillen bestehend, (fein-)faserig

Filbrilllaltilon *f* ungeordnete, schnell aufeinander folgende Muskelkontraktionen; SYN: Fibrillieren, Flimmern

Filbrillle *f* kleine oder dünne Faser

Filbrilllielren *nt* →Fibrillation

Filbrilllollylse *f* Fibrillenauflösung, Fibrillenzerstörung

filbrilllollyltisch *adj* Fibrillolyse betreffend, fibrillenzerstörend, fibrillenauflösend

Filbrin *nt* hochmolekulares, wasserunlösliches Protein; entsteht bei der Blutgerinnung aus Fibrinogen

Filbrinlälmie *f* Vorkommen von Fibrin im Blut

Filbrinldelgraldaltilonslproldukte *pl* →Fibrinspaltprodukte

Filbrinlgelrinnlsel *nt* bei der Blutgerinnung entstehendes netzförmiges Gerinnsel

Filbrinlklelber *m* in der Chirurgie eingesetzter Gewebekleber aus einem Fibrinogenpräzipitat, aus dem Fibrin freigesetzt wird

Filbrilnolgen *nt* in der Leber gebildeter, Vitamin K-abhängiger Blutgerinnungsfaktor; Vorstufe des Fibrins; SYN: Faktor I

filbrilnolgen *adj* fibrinbildend

Filbrilnolgenlälmie *f* erhöhter Fibrinogengehalt des Blutes; SYN: Hyperfibrinogenämie

Filbrilnolgenldelgraldaltilonslproldukte *pl* →Fibrinspaltprodukte

Filbrilnolgelnelse *f* Fibrinbildung

Filbrilnolgenlmanlgel *m* →Faktor-I-Mangel

Filbrilnolgelnollylse *f* Fibrinogenauflösung, Fibrinogenspaltung, Fibrinogeninaktivierung

filbrilnolgelnollyltisch *adj* Fibrinogenolyse betreffend, fibrinogenauflösend, fibrinogenspaltend, fibrinogeninaktivierend

Filbrilnolgelnolpelnie *f* →Faktor-I-Mangel

Filbrilnolgenlspaltlproldukte *pl* →Fibrinspaltprodukte

filbrilnolid *adj* fibrinähnlich, fibrinartig

Filbrilnollylse *f* enzymatische Aufspaltung von Fibrin oder Fibringerinnsel; SYN: Fibrinspaltung

Filbrilnollylselinlhilbiltolren *pl* Substanzen, die die Fibrinolyse hemmen

Filbrilnollylsin *nt* →Plasmin

Filbrilnollyltilkum *nt, pl* **-ka** Substanz, die direkt oder über eine Aktivierung des körpereigenen Fibrinolysesystems intravasale Thromben auflöst; SYN: Thrombolytikum

filbrilnollyltisch *adj* Fibrinolyse betreffend oder verursachend, fibrinspaltend

Filbrilnolpelnie *f* →Faktor-I-Mangel

filbrilnös *adj* Fibrin betreffend oder enthaltend, fibrinartig, fibrinhaltig, fibrinreich

filbrilnolzelllullär *adj* aus Fibrin und Zellen bestehend

Filbrinlspaltlproldukte *pl* Abbauprodukte von Fibrin und Fibrinogen, die z.T. eine hemmende Wirkung auf die Blutgerinnung ausüben; SYN: Fibrinogenspaltprodukte, Fibrindegradationsprodukte, Fibrinogendegradationsprodukte

Filbrinlulrie *f* Fibrinausscheidung im Harn

Fibro-, fibro- *präf.* Wortelement mit der Bedeutung "Faser/Fibra/Fiber"

Filbrolaldelnom *nt* Mischtumor aus Drüsen- und Bindegewebe; SYN: Adenofibrom, Adenofibroma, Fibroadenoma, Adenoma fibrosum

Filbrolaldelnolma *nt, pl* **-malta** →Fibroadenom

Fibroadenoma intracanaliculare intrakanalikulär-wachsendes Fibroadenom der Brustdrüse

Fibroadenoma pericanaliculare perikanalikulär-wachsendes Fibroadenom der Brustdrüse

Filbrolaldelnolmaltolsis *f, pl* **-ses** durch die Bildung multipler Fibroadenome* gekennzeichnete Mastopathie*; SYN: Fibroadenose

Filbrolaldelnolse *f* →Fibroadenomatosis

Filbrolblast *m* juvenile Bindegewebszelle

filbrolblasltisch *adj* Fibroblasten betreffend

Filbrolcarltilllalgo *m, pl* **-lalgilnes** →Faserknorpel

F

fi|bro|chon|dral *adj* Faserknorpel betreffend, aus Faserknorpel bestehend; SYN: fibrokartilaginär, faserknorpelig

Fi|bro|chon|dri|tis *f, pl* **-ti|den** Faserknorpelentzündung

fi|bro|chon|dri|tisch *adj* Faserknorpelentzündung/Fibrochondritis betreffend, von ihr betroffen oder gekennzeichnet

Fi|bro|chon|drom *nt* Chondrom* mit fibrösen Anteilen; SYN: chondromyxoides Fibrom, Chondrofibrom

Fi|bro|dys|pla|sia *f* Gewebeveränderung durch Proliferation von Fasergewebe; SYN: fibröse Dysplasie, Fibrodysplasie, Dysplasia fibrosa

fi|bro|e|las|tisch *adj* aus Kollagen und elastischen Fasern bestehend

Fi|bro|e|las|to|sis *f, pl* **-ses** durch eine übermäßige Bildung fibrös-elastischen Bindegewebes gekennzeichnete Erkrankung; SYN: Fibroelastose

Fibroelastosis endocardiaca →Fibroelastosis endocardii

Fibroelastosis endocardii ätiologisch ungeklärte, massive Verdickung des Endokards insbesondere des linken Ventrikels; häufig Mitbeteiligung von Mitral- und Aortenklappe; SYN: Endomyokardfibrose, Endomyokardose, Endokardfibroelastose, Fibroelastosis endocardiaca

Fi|bro|e|pi|the|li|om *nt* Mischtumor aus Binde- und Epithelgewebe

prämalignes Fibroepitheliom →Fibroepithelioma Pinkus

Fi|bro|e|pi|the|li|o|ma Pinkus *nt* semimaligner Hauttumor; nicht-invasive Form des Basalzellkarzinoms*; SYN: Pinkus-Tumor, prämalignes Fibroepitheliom, fibroepithelialer Tumor (Pinkus)

fi|bro|gen *adj* die Faserbildung induzierend

Fi|bro|ge|ne|se *f* Fasersynthese, Faserbildung

fi|bro|his|tio|zy|tär *adj* sowohl faserig/fibrös als auch histiozytär

fi|bro|id *adj* aus Fasern oder fibrösem Bindegewebe bestehend

Fi|bro|id|ek|to|mie *f* →Fibromektomie

fi|bro|kar|ti|la|gi|när *adj* →fibrochondral

Fi|bro|li|pom *nt* Mischtumor aus Binde- und Fettgewebe; SYN: Lipoma fibrosum

fi|bro|li|po|ma|tös *adj* Fibrolipom betreffend, in der Art eines Fibrolipoms

Fi|brom *nt* vom Bindegewebe ausgehender Tumor; SYN: Bindegewebsgeschwulst, Fibroma

Fi|bro|ma *nt, pl* **-ma|ta** →Fibrom

Fibroma cavernosum Fibrom mit zahlreichen erweiterten Blut- oder Lymphgefäßen; SYN: Fibroma lymphangiectaticum, Fibroma teleangiectaticum

Fibroma cysticum zystisches Fibrom

Fibroma durum hartes, faserreiches Fibrom

Fibroma lymphangiectaticum →Fibroma cavernosum

Fibroma molle harmlose faden- oder stielförmige Hautfibrome, v.a. am Hals, in den Achselhöhlen und unter der Brust; SYN: Stielwarze, Akrochordon, Acrochordom, weiches Fibrom

Fibroma teleangiectaticum →Fibroma cavernosum

Fibroma thecacellulare xanthomatodes von den Thekazellen* des Eierstocks ausgehendes Fibrom mit lipidhaltigen Zellen; SYN: Thekazelltumor, Thekom, Priesel-Tumor, Loeffler-Priesel-Tumor

fi|bro|ma|tös *adj* Fibrom betreffend, fibromähnlich, fibromartig

Fi|bro|ma|to|se *f* lokalisierte oder diffuse, i.d.R. benigne Bindegewebsproliferation; auch Bezeichnung für das Auftreten multipler Fibrome; SYN: Fibromatosis

abdominelle Fibromatose meist bei Frauen in der Schwangerschaft vorkommende Fibromatose der Bauchwand; SYN: abdominales Desmoid

extraabdominelle Fibromatose außerhalb der Bauchhöhle, meist am Stamm oder den Extremitäten auftretende Fibromatose; SYN: extraabdominales Desmoid

infantile digitale Fibromatose →juvenile Fibromatose

juvenile Fibromatose meist schon im Kleinkindalter auftretender solitärer, seltener multipler, fibromatöser Tumor der Zehen oder Finger; SYN: infantile digitale Fibromatose, rezidivierendes Digitalfibrom, rezidivierende Digitalfibromatose des Kindesalters

kongenitale generalisierte Fibromatose autosomal-rezessiv vererbte Fibromatose mit multiplen Bindegewebsknoten

palmare Fibromatose ätiologisch ungeklärte, häufig beidseitige, lokalisierte bindegewebige Verhärtung der Palmaraponeurose mit Beugekontraktur eines oder mehrerer Finger; SYN: Palmarfibromatose, Dupuytren-Kontraktur, Dupuytren-Erkrankung

plantare Fibromatose der palmaren Fibromatose entsprechende, manchmal auch gleichzeitig auftretende, bindegewebige Verhärtung der Palmaraponeurose mit Beugekontraktur von Zehen; SYN: Ledderhose-Syndrom I, Morbus Ledderhose, Fußsohlenfaszienkontraktur, Plantaraponeurosenkontraktur, Dupuytren-Kontraktur der Plantarfaszie, Fibromatosis plantae

Fi|bro|ma|to|sis *f, pl* **-ses** →Fibromatose

Fibromatosis colli muskulärer Schiefhals durch Fibrosierung des Musculus sternocleidomastoideus

Fibromatosis gingivae sowohl hereditäre, als auch durch exogene Faktoren [Hydantoin] hervorgerufene bindegewebige Wucherung des Zahnfleischs; SYN: Elephan-

tiasis gingivae
Fibromatosis plantae →plantare Fibromatose
Filbrolmekltolmie *f* Fibromentfernung, Fibromexzision; SYN: Fibroidektomie
filbrolmemlbralnös *adj* fibrös und membranös, fibrös-membranös
filbrolmuslkullär *adj* sowohl faserig/fibrös als auch muskulär; fibröses Bindegewebe und Muskelgewebe betreffend
Filbrolmylallgie *f* →Fibrositis-Syndrom
Filbrolmylom *nt* Myom* mit hohem Bindegewebsanteil
Filbrolmylolmekltolmie *f* Fibromyomentfernung, Fibromyomexzision
Filbrolmylolsiltis *f, pl* **-tilden** chronisch fibrosierende Muskelentzündung
filbrolmylolsiltisch *adj* Fibromyositis betreffend, von ihr betroffen oder gekennzeichnet
Filbrolnecltin *nt* →Fibronektin
Filbrolnekltin *nt* Plasmaprotein mit oppsonierender Wirkung; SYN: Fibronectin
Filbrolplalsie *f* vermehrte Bildung von Bindegewebsfasern; SYN: Fibroplasia
retrolentale Fibroplasie Netzhauterkrankung von untergewichtigen Frühgeborenen, die vermutlich durch die toxische Wirkung von Sauerstoff im Brutkasten verursacht wird; in schweren Fällen kommt es zur Erblindung; SYN: Frühgeborenenretinopathie, Terry-Syndrom, Retinopathia praematurorum
filbrolplasltisch *adj* fibröses Bindegewebe bildend
filbrös *adj* faserig, faserreich
Filbrolsa *f* fibröse Außenschicht der Gelenkkapsel; SYN: Membrana fibrosa, Stratum fibrosum
Filbrolsarlcolma *nt, pl* **-malta** →Fibrosarkom
Filbrolsarlkom *nt* Sarkom* mit reichlich Kollagenfasern; SYN: Fibrosarcoma
filbrolsarlkolmaltös *adj* Fibrosarkom betreffend, in der Art eines Fibrosarkoms
Filbrolse *f* krankhafte Vermehrung des Bindegewebes; oft gleichgesetzt mit Sklerose; SYN: Fibrosis
idiopathische retroperitoneale Fibrose ätiologisch ungeklärte fortschreitende Fibrose des peritonealen Bindegewebes; führt i.d.R. zu einer externen Harnleiterstenose; SYN: Ormond-Syndrom, retroperitoneale Fibrose
proliferative Fibrose fortschreitende Fibrose
retroperitoneale Fibrose 1. →idiopathische retroperitoneale Fibrose **2.** →symptomatische retroperitoneale Fibrose
symptomatische retroperitoneale Fibrose durch verschiedene Ursachen [Tumoren, Entzündungen] ausgelöstete, progrediente Fibrose des retroperitonealen Bindegewebes mit Bildung einer externen Harnleiterstenose; SYN: retroperitoneale Fibrose
zystische Fibrose autosomal-rezessiv vererbtes Syndrom mit generalisierter Dysfunktion exokriner Drüsen und fortschreitender zystischer Fibrose von Lunge und Bauchspeicheldrüse; oft kommt es schon bei Säuglingen zum Mekoniumileus*; SYN: Mukoviszidose, zystische Pankreasfibrose, Fibrosis pancreatica cystica
filbrolselrös *adj* sowohl faserig/fibrös als auch serös; SYN: fibrös-serös, serofibrös
Filbrolsis *f, pl* **-ses** →Fibrose
Fibrosis pancreatica cystica →zystische Fibrose
Filbrolsiltis *f, pl* **-tilden** →Fibrositis-Syndrom
filbrolsiltisch *adj* Fibrositis betreffend, von ihr betroffen oder gekennzeichnet
Fibrositis-Syndrom *nt* Oberbegriff für chronische, nicht-rheumatische Erkrankungen mit typischen extraartikulären Schmerzen [Muskulatur, Skelettweichteile]; SYN: Weichteilrheumatismus, Muskelrheumatismus, Fibrositis, Fibromyalgie, fibromyalgisches Syndrom
Filbrolskop *nt* →Fiberendoskop
fibrös-serös *adj* →fibroserös
filbroltisch *adj* Fibrose betreffend, von ihr betroffen oder gekennzeichnet, durch sie bedingt
Filbrolzyt *m* Bindegewebszelle
Filbulla *f, pl* **-lae** Wadenbein
Filbullalfrakltur *f* Wadenbeinfraktur, Wadenbeinbruch
filbullar *adj* Wadenbein/Fibula betreffend; SYN: peronäal, peroneal
Filbullalrislähmung *f* Lähmung des Nervus* peroneus profundus; SYN: Peronäuslähmung
filbullolkallkalnelal *adj* Wadenbein und Fersenbein/Kalkaneus betreffend oder verbindend
filbulloltilbilal *adj* Wadenbein und Schienbein/Tibia betreffend; SYN: peroneotibial, tibiofibular
Fielber *nt* **1.** Erhöhung der Körpertemperatur über den Normalwert **2.** fieberhafte Erkrankung; Erkankung mit Fieber als Leitsymptom
argentinisches hämorrhagisches Fieber durch das **Juninfiebervirus** verursachtes Fieber mit Blutungen und Erbrechen; SYN: Juninfieber
aseptisches Fieber Fieber ohne nachweisbare Infektion, z.B. nach Operationen
bolivianisches hämorrhagisches Fieber in Südamerika vorkommendes hämorrhagisches Fieber durch das **Madungofiebervirus**; SYN: Madungofieber
Ebola hämorrhagisches Fieber durch das **Ebola-Virus** verursachte tropische Infektionskrankheit mit hoher Letalität; SYN: Ebolaviruskrankheit, Ebola-Fieber
hämorrhagisches Fieber fieberhafte Erkrankung mit ausgeprägter Blutungs-

neigung
hämorrhagisches Fieber mit renalem Syndrom hauptsächlich in Ostasien auftretende, durch das **Hantaan-Virus** verursachte, schwerverlaufende Erkrankung; SYN: akute hämorrhagische Nephrosonephritis, koreanisches hämorrhagisches Fieber, Nephropathia epidemica
intermittierendes Fieber Fieber mit Temperaturschwankungen; SYN: Febris intermittens
koreanisches hämorrhagisches Fieber →hämorrhagisches Fieber mit renalem Syndrom
rheumatisches Fieber zu den Poststreptokokkenerkrankungen gehörende, akute Entzündung der großen Gelenke; charakteristisch sind u.a. Fieber, Herzbeteiligung und Weichteilschwellungen; SYN: Febris rheumatica, akuter Gelenkrheumatismus, Polyarthritis rheumatica acuta
typhoides Fieber durch Salmonella* typhi verursachte, melde- und isolierpflichtige Infektionskrankheit; klinisch stehen Fieber, Milzschwellung, Bewusstseinseintrübung und massive Durchfälle [Erbsenbreistühle] im Vordergrund; SYN: Bauchtyphus, Unterleibstyphus, Typhus (abdominalis), Febris typhoides
undulierendes Fieber Fieber mit wellenförmigem Verlauf; SYN: Febris undulans
zentrales Fieber bei Infektion von Verletzungen auftretendes Fieber; SYN: Wundfieber, Febris traumatica

Fie|ber|al|bu|min|u|rie *f* →Fieberproteinurie

Fie|ber|bläs|chen *pl* Herpes* simplex der Lippen; SYN: Herpes febrilis/labialis

fie|ber|frei *adj* afebril, apyretisch

fie|ber|haft *adj* febril

fie|be|rig *adj* febril

Fie|ber|krampf *m* Krampfanfall bei Kleinkindern bei Fieber oder infektiösen Erkrankungen; SYN: Infektkrampf

Fie|ber|mü|cke *f* weltweit verbreitete Stechmückenart, die Malaria und andere Infektionskrankheiten überträgt; SYN: Malariamücke, Gabelmücke, Anopheles

Fie|ber|pro|te|in|u|rie *f* Eiweißausscheidung im Harn bei fieberhaften Erkrankungen; SYN: Fieberalbuminurie, febrile Proteinurie, febrile Albuminurie

Fie|ber|rin|de *f* getrocknete Rinde von Cinchona-Arten [**Chinarindenbäume**] die zahlreiche Chinaalkaloide [z.B. Chinin, Chinidin] enthält; SYN: Chinarinde

fieb|rig *adj* febril

Fiesinger-Rendu-Syndrom *nt* akut auftretendes, durch verschiedene Faktoren [Arzneimittel, Infektionen] hervorgerufenes Exanthem mit scheibenförmigen, rötlich-lividen Effloreszenzen und schwerer Störung des Allgemeinbefindens; SYN: Stevens-Johnson-Syndrom, Stevens-Johnson-Fuchs-Syndrom, Dermatostomatitis Baader, Ectodermose érosive pluriorificielle, Erythema exsudativum multiforme majus

Fiessinger-Leroy-Reiter-Syndrom *nt* durch die Trias Arthritis*, Urethritis* und Konjunktivitis* gekennzeichnete, reaktiv entzündliche Systemerkrankung, die wahrscheinlich durch Bakterien (Chlamydien) hervorgerufen wird; SYN: Morbus Reiter, Reiter-Krankheit, Reiter-Syndrom, venerische Arthritis, Okulourethrosynovitis, urethro-okulo-synoviales Syndrom

Fièvre boutonneuse *f* durch **Rickettsia conorii** verursachte Infektionskrankheit mit Kopf- und Gliederschmerzen; SYN: Boutonneusefieber

Fi|la|men|tum *nt, pl* **-ta** fadenförmiger Fortsatz, Filament

Fi|la|ria *f, pl* **-ri|ae** zu den Nermatoden gehörende Fadenwurmgattung
Filaria bancrofti →Wuchereria bancrofti
Filaria loa →Loa loa
Filaria medinensis im Unterhautbindegewebe parasitierender Fadenwurm; Erreger der Dracunculosis*; SYN: Medinawurm, Guineawurm, Drachenwurm, Dracunculus medinensis

Fi|la|ri|a|sis *f, pl* **-ses** in den Tropen häufige Erkrankung durch Filarien; meist steht der Befall des lymphatischen Systems im Vordergrund [Elephantiasis*]; SYN: Filarieninfektion, Filariose
Filariasis bancrofti Filariose durch Wuchereria* bancrofti; SYN: Wuchereria bancrofti-Filariose, Wuchereriasis bancrofti, Bancroftose
Filariasis malayi durch Mücken übertragene tropische Infektionskrankheit mit Befall der Lymphgefäße; SYN: Brugia malayi-Filariose, malayische Filariose, Brugiose

Fi|la|ri|en *pl* meist in den Tropen und Subtropen vorkommende Fadenwürmer; wichtige Gattungen sind u.a. Wuchereria, Onchocerca, Brugia

Fi|la|ri|en|ar|thri|tis *f, pl* **-ti|den** durch Filarien* hervorgerufene Gelenkentzündung

Fi|la|ri|en|in|fek|ti|on *f* →Filariasis

fi|la|ri|form *adj* filarienähnlich, filarienartig

Fi|la|ri|o|se *f* →Filariasis
malayische Filariose →Filariasis malayi

fi|la|ri|zid *adj* filarien(ab)tötent

Fi|li|al|ge|ne|ra|ti|on *f* auf eine Elterngeneration folgende Generation, z.B. Tochtergeneration, Enkelgenerarition

Fi|li|a|li|sie|rung *f* Absiedlung von Tumorzellen aus dem Ausgangstumor; SYN: Metastasierung

fi|li|form *adj* fadenförmig, faserig, faserartig

Fi|lo|vi|ri|dae *pl* fadenförmige RNA-Viren, zu denen u.a. das Ebola-Virus gehört

Fi|lum *nt, pl* **-la** Faden, fadenförmige Struktur
Fila olfactoria marklose Nervenfasern, die

zusammen den Riechnerv [Nervus olfactorius] bilden; SYN: Riechfäden

Fila radicularia Wurzelfasern der Spinalnerven

Filum terminale Endfaden des Rückenmarks

Filz|laus *f* v.a. die Schamhaare, aber auch Bart und u.U. Kopfhaare befallender Blutsauger, der durch direkten Kontakt [Geschlechtsverkehr] übertragen wird; SYN: Schamlaus, Phthirus pubis, Pediculus pubis

Filz|laus|be|fall *m* Phthiriasis*

Fim|bria *f, pl* **-bri|ae, -bri|en** Franse, fransenartige Struktur; SYN: Fimbrie

Fimbria ovarica längste Tubenfimbrie, Ovarialfimbrie

Fimbriae tubae uterinae Tubenfimbrien, Eileiterfransen

Fim|bri|ek|to|mie *f* Fimbrienentfernung

Fim|bri|en|plas|tik *f* plastische Operation der Eileiterfransen

Fim|bri|o|ly|se *f* Lösung der Eileiterfransen, Fimbrienlösung

Fim|bri|o|ze|le *f* Eingeweidebruch mit Tubenfimbrien im Bruchsack

Fin|ger|ab|druck, genetischer *m* Untersuchung von DNA-Bereichen zur Feststellung genetischer Unterschiedlichkeit oder Identität; SYN: DNA-Fingerprint-Methode, DNA-Typing, DNA-Profiling

Fin|ger|a|gno|sie *f* Unfähigkeit, die Finger der Hand zu unterscheiden, zu bennen oder vorzuzeigen

Fin|ger|ent|zün|dung *f* Dactylitis, Daktylitis

Finger-Finger-Versuch *m* Test zur Prüfung der Koordination

Fin|ger|grund|ge|len|ke *pl* Gelenke zwischen Mittelhand und Fingern; SYN: Metakarpophalangealgelenke, MP-Gelenke, Articulationes metacarpophalangeae

Fin|ger|hut *m* s.u. Digitalis

Fin|ger|knö|chel|pols|ter *pl* Verdickung der Haut über den Mittel- und Endgelenken der Finger

Finger-Nase-Versuch *m* Test zur Prüfung der Koordination

Fin|ger|streck|seh|nen|ab|riss *m* Abriss der Strecksehen vom Endglied [**Hammerfinger**] oder Mittelglied [**Knopflochdeformität**]

Fin|ne *f* Larvenstadium von Bandwürmern*

Fin|nen|aus|schlag *m* →Akne

Fin|nen|krank|heit *f* durch Finnen* des Schweinebandwurms* und evtl. auch des Rinderbandwurms* hervorgerufene Erkrankung mit Befall verschiedener Organe; SYN: Zystizerkose, Cysticercose

First-pass-Effekt *m* Abbau von oralen Medikamenten in der Leber vor dem Erreichen des Wirkungsortes

Fisch|band|wurm, breiter *m* Darmparasit des Menschen, der bis zu 10 m lang werden kann; Erreger der Diphyllobothriose*; SYN: Grubenkopfbandwurm, Bothriocephalus latus, Diphyllobothrium latum

Fisch|band|wurm|in|fek|ti|on *f* durch den breiten Fischbandwurm* hervorgerufene Infektionskrankheit mit Befall des Dünndarms; langfristig kommt es zu Vitamin-B_{12}-Mangelerscheinungen; SYN: Diphyllobothriose, Diphyllobothriasis, Bothriozephalose, Bothriocephalosis

Fisch|händ|ler|rot|lauf *m* →Fischrose

Fisch|maul|ste|no|se *f* i.d.R. erworbene, meist postendokarditische Verengung einer Herzklappe; am häufigsten betroffen sind Aorten- und Mitralklappe; SYN: Knopflochstenose

Fisch|ro|se *f* durch **Erysipelothrix rhusiopathiae** verursachte, meist die Finger/Hände betreffende schmerzlose, livide Entzündung; SYN: Rosenbach-Krankheit, falsche Rose, Fischhändlerrotlauf, Schweinerotlauf, Rotlauf, Erysipeloid, Pseudoerysipel, Erythema migrans

Fisch|schup|pen|krank|heit *f* autosomal-dominant vererbte Retentionshyperkeratose* mit symmetrischem Befall der Streckseiten der Extremitäten unter Aussparung der Handteller, Fußsohlen und Gelenkbeugen; auffällig oft [50%] ist eine Kombination mit Atopien*; SYN: Ichthyosis simplex, Ichthyosis vulgaris

Fisch|ver|gif|tung *f* durch Fische oder Fischprodukte verursachte Lebensmittelvergiftung; SYN: Ichthyismus, Ichthysmus

Fisch|wir|bel|bil|dung *f* bei Osteoporose* häufige zentral Wirbeleindellung

fis|si|par *adj* (*biolog.*) sich durch Teilung vermehrend

Fis|su|ra *f, pl* **-rae** Spalt, Spalte, Furche, Rinne, Fissur

Fissura ani schmerzhafter Einriss im Bereich des Afters; SYN: Analfissur

Fissura calcarina Furche an der Innenfläche des Hinterhauptlappens; SYN: Spornfurche, Kalkarina, Sulcus calcarinus

Fissurae cerebelli Kleinhirnfurchen

Fissura facialis angeborene Gesichtsspalte; SYN: Prosoposchisis

Fissura horizontalis cerebelli horizontale Kleinhirnfurche

Fissura horizontalis pulmonis dextri horizontaler Interlobärspalt

Fissura ligamenti teretis Leberfurche für das Ligamentum teres hepatis

Fissura longitudinalis cerebri mediale Längsspalte des Großhirns

Fissura mediana anterior medullae oblongatae vordere Mittelfurche der Medulla oblongata

Fissura mediana anterior medullae spinalis vordere Rückenmarksfissur

Fissura obliqua pulmonis schräger Interlobärspalt

Fissura orbitalis inferior Augenhöhlenbo-

denspalte, untere Orbitaspalte
Fissura orbitalis superior Augenhöhlendachspalte, obere Orbitaspalte
Fissura petrotympanica Austrittstelle der Chorda tympani aus dem Schädel; SYN: Glaser-Spalte
Fissura thoracica angeborene Brustkorbspalte; SYN: Thorakoschisis
Fissura transversa cerebri tiefe Querspalte zwischen Großhirn und Kleinhirn
Fissura urethrae inferior untere Harnröhrenspalte; SYN: Hypospadie
Fissura urethrae superior obere Harnröhrenspalte; SYN: Epispadie

F

Fis|su|rek|to|mie *f* Entfernung einer Fissur

Fis|tel *f* **1.** spontan entstandene gangförmige Verbindung eines Organs mit der Körperoberfläche [**äußere Fistel**] oder einem anderen Organ [**innere Fistel**]; SYN: Fistula **2.** operativ angelegte Verbindung eines Organs mit der Körperoberfläche oder einem anderen Organ; SYN: Anastomose, Fistelung
arteriovenöse Fistel 1. angeborene oder erworbene Verbindung einer Arterie mit einer Vene **2.** operative Verbindung einer Arterie und einer Vene; SYN: arteriovenöser Shunt/Bypass
biliäre Fistel von der Gallenblase oder den Gallengängen ausgehende innere oder äußere Fistel; SYN: Gallenfistel, Biliärfistel, Gallefistel, Fistula biliaris
biliodigestive Fistel 1. Gallenblase/Gallengänge und (Dünn-)Darm verbindende Fistel; SYN: Gallen-Darm-Fistel, bilioenterische/biliointestinale Fistel, Fistula biliodigestiva **2.** operative Verbindung von Gallenblase/Gallengängen und Darm
bilioenterische Fistel →biliodigestive Fistel 1.
biliogastrische Fistel Gallenblase/Gallengänge und Magen verbindende Fistel
biliointestinale Fistel →biliodigestive Fistel 1.
biliokutane Fistel auf der Haut mündende Gallenfistel, äußere Gallenfistel; SYN: Fistula biliocutanea
blinde Fistel →inkomplette Fistel
branchiogene Fistel von Kiemengangsresten ausgehende Fistel; SYN: Kiemengangsfistel
bronchoösophageale Fistel innere Bronchusfistel* mit Verbindung zur Speiseröhre
bronchopankreatische Fistel innere Bronchusfistel* mit Verbindung zur Bauchspeicheldrüse; SYN: Bronchus-Pankreas-Fistel
bronchopleurale Fistel Bronchialfistel mit Mündung in den Pleuraspalt; SYN: Fistula bronchopleuralis
cholezystointestinale Fistel innere Gallenblasenfistel mit Mündung in den Darm; SYN: Gallenblasen-Darm-Fistel, Fistula cholecystointestinalis
enteroenterische Fistel innere Darmfistel mit Mündung in den Darm
enterokolische Fistel innere Darmfistel zwischen Dünndarm und Kolon; SYN: Darm-Kolon-Fistel, Dünndarm-Kolon-Fistel, Fistula enterocolica
enterokutane Fistel äußere Darmfistel
enterovaginale Fistel innere Darmfistel mit Einmündung in die Scheide/Vagina; SYN: Darm-Scheiden-Fistel
enterovesikale Fistel innere Darmfistel mit Einmündung in die Blase; SYN: Darm-Blasen-Fistel
gastroduodenale Fistel innere Magenfistel mit Mündung in den Zwölffingerdarm; SYN: Magen-Duodenum-Fistel
gastrointestinale Fistel innere Magenfistel mit Mündung in den Darm; SYN: Magen-Darm-Fistel
gastrokolische Fistel innere Magenfistel mit Mündung in das Kolon; SYN: Magen-Kolon-Fistel, Fistula gastrocolica
gastrokutane Fistel äußere Magenfistel
hepatobronchiale Fistel Fistel zwischen Bronchialbaum und Leber; SYN: Leber-Bronchus-Fistel
hepatopleurale Fistel Fistel zwischen Pleurahöhle und Leber; SYN: Leber-Pleurahöhlen-Fistel
ileoileale Fistel innere Ileumfistel mit Mündung in das Ileum
ileokolische Fistel innere Kolonfistel mit Mündung in das Ileum; SYN: Kolon-Ileum-Fistel
ileorektale Fistel innere Ileumfistel mit Mündung in das Rektum; SYN: Ileum-Rektum-Fistel
ileozäkale Fistel innere Ileumfistel mit Mündung in das Zäkum; SYN: Ileozäkalfistel
inkomplette Fistel unvollkommene, blind endende Fistel; SYN: blinde Fistel, Fistula incompleta
koloileale Fistel innere Kolonfistel mit Mündung in das Ileum; SYN: Kolon-Ileum-Fistel
kolokutane Fistel äußere Dickdarmfistel, äußere Kolonfistel
kolovaginale Fistel Kolonfistel mit Mündung in die Scheide; SYN: Dickdarm-Scheiden-Fistel
komplette Fistel Fistel mit zwei Mündungen; SYN: Fistula completa
kongenitale präaurikuläre Fistel meist blind endende Fistel, die aus Resten der 1. Kiemenfurche entsteht; SYN: Fistula auris congenita, angeborene Ohrfistel, Aurikularfistel
metroperitoneale Fistel Gebärmutter und Peritonealhöhle verbindende Fistel; SYN: uteroperitoneale Fistel
oronasale Fistel Mund- und Nasenhöhle

verbindende Fistel
perianale Fistel in der Umgebung des Anus mündende Fistel; SYN: Perianalfistel
perineovaginale Fistel Scheiden und Damm verbindende Fistel; SYN: Scheiden-Damm-Fistel
rektolabiale Fistel Rektum und Schamlippen verbindende Fistel
rektouterine Fistel →uterorektale Fistel
rektovulväre Fistel Rektum und Vulva verbindende Fistel; SYN: Rektum-Vulva-Fistel
sigmoideovesikale Fistel →sigmoidovesikale Fistel
sigmoidovesikale Fistel innere Sigmafistel mit Mündung in die Blase; SYN: Sigma-Blasen-Fistel
ureteroduodenale Fistel Harnleiter und Duodenum verbindende Fistel; SYN: Harnleiter-Duodenum-Fistel
ureterointestinale Fistel Harnleiter und Darm verbindende Fistel; SYN: Harnleiter-Darm-Fistel
ureterokutane Fistel äußere Harnleiterfistel; SYN: Fistula ureterocutanea
ureterorektale Fistel Harnleiter und Rektum verbindende Fistel; SYN: Harnleiter-Rektum-Fistel
ureterouterine Fistel Harnleiter und Gebärmutter verbindende Fistel; SYN: Harnleiter-Gebärmutter-Fistel
ureterovaginale Fistel Harnleiter und Scheide verbindende Fistel; SYN: Harnleiter-Scheiden-Fistel, Fistula ureterovaginalis
ureterovesikale Fistel Harnleiter und Blase verbindende Fistel; SYN: Harnleiter-Blasen-Fistel
urethroskrotale Fistel Harnröhre und Skrotum verbindende Fistel; SYN: Harnröhren-Skrotum-Fistel
urethrovaginale Fistel Harnröhre und Scheide verbindende Fistel; SYN: Harnröhren-Scheiden-Fistel
uteroperitoneale Fistel →metroperitoneale Fistel
uterorektale Fistel Gebärmutter und Rektum verbindende Fistel; SYN: Gebärmutter-Rektum-Fistel
uterovaginale Fistel Gebärmutter und Scheide verbindende Fistel; SYN: Gebärmutter-Scheiden-Fistel, Fistula uterovaginalis
uterovesikale Fistel Gebärmutter und Blase verbindende Fistel; SYN: Gebärmutter-Blasen-Fistel
vaginokutane Fistel äußere Scheidenfistel
vaginovesikale Fistel Scheide und Blase verbindende Fistel; SYN: Scheiden-Blasen-Fistel
vesikointestinale Fistel innere Blasenfistel mit Mündung in den Darm; SYN: Harnblasen-Darm-Fistel, Blasen-Darm-Fistel
vesikokutane Fistel auf der Haut mündende Blasenfistel; SYN: äußere Blasenfistel, Fistula vesicocutanea
vesikoperineale Fistel äußere Blasenfistel mit Mündung auf dem Damm; SYN: Blasen-Damm-Fistel, Fistula vesicoperinealis
vesikorektale Fistel innere Blasenfistel mit Mündung in das Rektum; SYN: Harnblasen-Rektum-Fistel, Blasen-Rektum-Fistel, Fistula vesicorectalis
vesikoumbilikale Fistel äußere Blasenfistel mit Mündung am Nabel; SYN: Harnblasen-Nabel-Fistel, Blasen-Nabel-Fistel, Fistula vesicoumbilicalis
vesikouterine Fistel innere Blasenfistel mit Mündung in die Gebärmutter; SYN: Blasen-Gebärmutter-Fistel, Harnblasen-Gebärmutter-Fistel, Fistula vesicouterina
vesikovaginale Fistel innere Blasenfistel mit Mündung in die Scheide; SYN: Harnblasen-Scheiden-Fistel, Blasen-Scheiden-Fistel, Vesikovaginalfistel, Fistula vesicovaginalis
vulvorektale Fistel Vulva und Rektum verbindende Fistel; SYN: Vulva-Rektum-Fistel

Fis|tel|kar|zi|nom *f* vom Epithel einer Fistel ausgehendes Karzinom*

Fis|tel|spal|tung *f* →Fistulotomie

Fis|tu|la *f, pl* **-lae** spontan entstandene gangförmige Verbindung eines Organs mit der Körperoberfläche [**äußere Fistel**] oder einem anderen Organ [**innere Fistel**]; SYN: Fistel
Fistula ani vom Anus ausgehende Fistel, die in andere Darmteile oder Organe [**innere Analfistel**] mündet oder nach außen führt [**äußere Analfistel**]; SYN: Analfistel
Fistula anorectalis innere Analfistel mit Mündung in das Rektum; SYN: After-Mastdarm-Fistel, Anorektalfistel, Anus-Rektum-Fistel
Fistula auris congenita meist blind endende Fistel, die aus Resten der 1. Kiemenfurche entsteht; SYN: kongenitale präaurikuläre Fistel, angeborene Ohrfistel, Aurikularfistel
Fistula biliaris von der Gallenblase oder den Gallengängen ausgehende innere oder äußere Fistel; SYN: Gallenfistel, Biliärfistel, Gallefistel, biliäre Fistel
Fistula biliocutanea →biliokutane Fistel
Fistula biliodigestiva →biliodigestive Fistel 1.
Fistula bronchopleuralis →bronchopleurale Fistel
Fistula cholecystoduodenalis innere Gallenblasenfistel mit Mündung in das Duodenum; SYN: Gallenblasen-Duodenum-Fistel
Fistula cholecystogastrica innere Gallenblasenfistel mit Mündung in den Magen; SYN: Gallenblasen-Magen-Fistel
Fistula cholecystointestinalis →cholezys-

tointestinale Fistel

Fistula coccygealis Steißbeinfistel

Fistula completa →komplette Fistel

Fistula enterocolica →enterokolische Fistel

Fistula externa an der Körperoberfläche mündende Fistel; SYN: äußere Fistel

Fistula gastrica vom Magen ausgehende Fistel, die in ein anderes Organ mündet [**innere Magenfistel**] oder nach außen führt [**äußere Magenfistel**]; SYN: Magenfistel

Fistula gastrocolica innere Magenfistel mit Mündung in das Kolon; SYN: Magen-Kolon-Fistel, gastrokolische Fistel

Fistula incompleta unvollkommene, blind endende Fistel; SYN: inkomplette/blinde Fistel

Fistula interna zwei Organe verbindende Fistel im Körper; SYN: innere Fistel

Fistula lymphatica meist innere, lymphabsondernde Fistel eines Lymphgefäßes; SYN: Lymphfistel

Fistula omphaloenterica am Nabel mündende, von einem fortbestehenden Dottergang ausgehende Fistel; SYN: Dottergangsfistel

Fistula perinealis auf dem Damm mündende Fistel; SYN: Dammfistel, Beckenbodenfistel

Fistula pilonidalis durch Eindringen von Haaren in die Subkutis oder als Hemmungsfehlbildung entstandene Taschenbildung über der Steißbeinspitze; SYN: Pilonidalsinus, Pilonidalfistel, Steißbeinfistel, Steißbeinzyste, Haarnestgrübchen

Fistula rectalis vom Rektum ausgehende Fistel, die in andere Organen mündet [**innere Mastdarmfistel**] oder nach außen führt [**äußere Mastdarmfistel**]; SYN: Mastdarmfistel, Rektalfistel

Fistula rectourethralis innere Mastdarmfistel mit Mündung in die Harnröhre; SYN: Mastdarm-Harnröhren-Fistel, Rektourethralfistel

Fistula rectovaginalis innere Mastdarmfistel mit Mündung in die Scheide; SYN: Rektovaginalfistel, Mastdarm-Scheiden-Fistel

Fistula rectovesicalis innere Mastdarmfistel mit Mündung in die Blase; SYN: Rektovesikalfistel, Mastdarm-Blasen-Fistel

Fistula rectovestibularis innere Mastdarmfistel mit Mündung in den Scheidenvorhof; SYN: Mastdarm-Scheidenvorhof-Fistel, Rektovestibulärfistel, Fistula rectovestibularis

Fistula stercoralis angeborene oder nach Darmverletzung entstehende kotführende äußere Darmfistel; SYN: Kotfistel

Fistula umbilicalis angeborene Fistel zwischen Nabel und Ileum [Kotfistel] oder Nabel und Blase [Urinfistel]; meist eine Dottergangsfistel*; SYN: Nabelfistel

Fistula ureterica vom Harnleiter ausgehende Fistel, die in andere Organe mündet [**innere Harnfistel**] oder nach außen führt [**äußere Harnfistel**]; SYN: Harnleiterfistel, Ureterfistel

Fistula ureterocutanea äußere Harnleiterfistel; SYN: ureterokutane Fistel

Fistula ureterovaginalis Harnleiter und Scheide verbindende Fistel; SYN: Harnleiter-Scheiden-Fistel, ureterovaginale Fistel

Fistula uterovaginalis Gebärmutter und Scheide verbindende Fistel; SYN: Gebärmutter-Scheiden-Fistel, uterovaginale Fistel

Fistula vesicalis von der Blase ausgehende Fistel, die in andere Organe mündet [**innere Blasenfistel**] oder nach außen führt [**äußere Blasenfistel**]; SYN: Blasenfistel, Harnblasenfistel

Fistula vesicocolica innere Kolonfistel mit Einmündung in die Harnblase; SYN: Blasen-Kolon-Fistel, Harnblasen-Kolon-Fistel

Fistula vesicocutanea auf der Haut mündende Blasenfistel; SYN: äußere Blasenfistel, vesikokutane Fistel

Fistula vesicoperinealis äußere Blasenfistel mit Mündung auf dem Damm; SYN: Blasen-Damm-Fistel, vesikoperineale Fistel

Fistula vesicorectalis innere Blasenfistel mit Mündung in das Rektum; SYN: Harnblasen-Rektum-Fistel, Blasen-Rektum-Fistel, vesikorektale Fistel

Fistula vesicoumbilicalis äußere Blasenfistel mit Mündung am Nabel; SYN: Harnblasen-Nabel-Fistel, Blasen-Nabel-Fistel, vesikoumbilikale Fistel

Fistula vesicouterina innere Blasenfistel mit Mündung in der Gebärmutter; SYN: Blasen-Gebärmutter-Fistel, Harnblasen-Gebärmutter-Fistel, vesikouterine Fistel

Fistula vesicovaginalis innere Blasenfistel mit Mündung in die Scheide; SYN: Harnblasen-Scheiden-Fistel, Blasen-Scheiden-Fistel, Vesikovaginalfistel, vesikovaginale Fistel

Fis|tul|ek|to|mie *f* komplette operative Entfernung eines Fistelgangs; SYN: Syringektomie

Fis|tu|lo|en|te|ro|sto|mie *f* Ableitung einer Fistel in den Darm

Fis|tu|lo|gra|fie *f* →Fistulographie

Fis|tu|lo|gra|phie *f* Röntgenkontrastdarstellung einer Fistel*

Fis|tu|lo|to|mie *f* operative Eröffnung einer Fistel und Umwandlung in ein Geschwür; SYN: Fistelspaltung, Syringotomie

Fitz-Hugh-Curtis-Syndrom *nt* im Rahmen einer Gonorrhoe* auftretende, seltene Entzündung der Leberkapsel; SYN: Perihepatitis acuta gonorrhoica

Fi|xa|teur ex|terne *m* Apparat zur äußeren Fixierung von Knochenfragmenten

Fi|xa|teur in|terne *m* Apparat zur inneren Fixierung von Knochenfragmenten

Fi|xa|ti|on *f* →Fixierung

Fi|xa|ti|ons|nys|tag|mus *m* feiner Nystagmus* beim Fixieren des Auges auf einen Punkt; SYN: Einstellungsnystagmus

Fi|xie|rung *f* **1.** (*chirurg.*) Befestigung **2.** Einstellung des Auges auf einen Punkt **3.** Konservierung von Zellen oder Geweben und Aufbringen auf einen Objektträger **4.** (*psychiat.*) Festlegung auf bestimmte Personen oder Objekte

Flac|ci|da *f* schlaffer oberer Abschnitt des Trommelfells; SYN: Shrapnell-Membran, Pars flaccida membranae tympanicae

Flach|rü|cken *m* meist durch angeborene oder erworbene Schäden der Wirbelsäule verursachte Fehlhaltung

Flach|wir|bel *m* angeborene oder erworbene Abflachung eines oder mehrerer Wirbel; SYN: Platyspondylie, Vertebra plana

Fla|gel|la|ta *pl* beim Menschen als Parasiten auftretende Einzeller mit einer oder mehreren Geißeln; SYN: Geißeltierchen, Geißelinfusorien, Flagellaten, Mastigophoren, Mastigophora

Fla|gel|la|ten *pl* →Flagellata

Fla|gel|la|ti|on *f* Geißelung als Mittel der sexuellen Erregung

Fla|gel|lum *nt, pl* **-la** peitschenförmiges Fortbewegungsorgan von Zellen; SYN: Geißel

Flapping-Tremor *m* →Flattertremor

Flat|ter|tre|mor *m* grobschlägiger Tremor* im präkomatösen Zustand bei verschiedenen Erkrankungen; SYN: Flapping-Tremor, Asterixis

Fla|tu|lenz *f* Geblähtsein, Blähung, Blähungen

Fla|tus *m* Wind, Blähung; Darmluft, Darmgas

Flatus vaginalis hörbares Entweichen von Luft aus der Scheide; SYN: Garrulitas vulvae

Flaum|haar *nt* →Lanugo

Flav-, flav- *präf.* →Flavo-

Fla|vek|to|mie *f* Teilentfernung des Ligamentum* flavum

Fla|vin|a|de|nin|di|nu|kle|o|tid *nt* Dinukleotid aus Flavinmononukleotid* und Adenosinmonophosphat; prosthetische Gruppe vieler Flavinenzyme

Fla|vi|ne *pl* Derivate des Isoalloxazins, z.B. Riboflavin, Laktoflavin; SYN: Lyochrome

Fla|vin|en|zy|me *pl* Enzyme, die Flavinnukleotide* enthalten; SYN: Flavoproteine, gelbe Enzyme

Fla|vin|mo|no|nu|kle|o|tid *nt* aus Isoalloxazin, Ribitol und Phosphat aufgebaute prosthetische Gruppe vieler Flavinenzyme; SYN: Riboflavin-5'-phosphat

Fla|vin|nu|kle|o|ti|de *pl* Oberbegriff für Flavinmononukleotid* und Flavinadenindinukleotid*

Fla|vi|vi|ri|dae *pl* RNA-Viren, zu denen Flavivirus* und das Hepatitis C-Virus gehören

Fla|vi|vi|rus *nt, pl* **-ren** Gattung der Flaviviridae* mit mehr als 20 menschenpathogenen Arten, die meist durch Mücken oder Zecken übertragen werden

Flavo-, flavo- *präf.* Wortelement mit der Bedeutung "gelb/gelblich"

Fla|vo|bac|te|ri|um *nt* gramnegative Stäbchenbakterien mit gelbem Farbstoff [**Gelbkeime**]; nur selten als Krankheitserreger gefunden

Fla|vo|pro|te|i|ne *pl* →Flavinenzyme

Flechsig-Bündel *nt* hintere Kleinhirn-Seitenstrang-Bahn; SYN: Tractus spinocerebellaris posterior

Flech|te *f* unspezifische Bezeichnung für eine Reihe chronischer Hautkrankheiten

chinesische Flechte →orientalische Flechte

indische Flechte →orientalische Flechte

nagende Flechte →Lupus erythematodes chronicus discoides

orientalische Flechte v.a. in Afrika, Asien und Südamerika vorkommende oberflächliche Tinea* mit typischen kokardenförmigen Herden; SYN: indische/chinesische Flechte, Tinea imbricata (Tokelau), Trichophytia corporis superficialis

Flech|ten|grind *m* Dermatomykose* durch Trichophyton* schoenleinii; typisch sind die Bildung von schildförmigen Schuppen [Scutula*] und ein penetranter, an Mäuseurin erinnernder Geruch; evtl. Abheilung mit Favusalopezie; SYN: Erbgrind, Kopfgrind, Pilzgrind, Favus, Tinea favosa, Tinea capitis favosa, Dermatomycosis favosa

Fleck *m* Makula, Macula

blinder Fleck Eintrittsstelle des Sehnervs in die Netzhaut; SYN: Discus nervi optici

gelber Fleck gelblicher Netzhautfleck neben der Sehnervenpapille; Stelle des schärfsten Sehens; SYN: Makula, Macula lutea

Fleck|fie|ber *nt* durch **Rickettsia**-Species hervorgerufene fieberhafte Erkrankung mit fleckigem Hautausschlag; oft gleichgesetzt mit epidemischem Fleckfieber

endemisches Fleckfieber durch Flöhe [Pestfloh, Katzenfloh] übertragenes Fleckfieber durch **Rickettsia typhi**; SYN: murines Fleckfieber, Rattenfleckfieber, Flohfleckfieber

epidemisches Fleckfieber weltweit verbreitete, durch schlechte hygienische Bedingungen geförderte Infektionskrankheit; der Erreger **Rickettsia prowazeki** wird v.a. durch die Kleiderlaus* von Mensch zu Mensch übertragen; neben hohem Fieber und einem charakteristischem fleckförmigem Hautausschlag imponiert die Erkrankung durch Bewusstseinseintrübung und neurologische Schäden; SYN: klassisches Fleckfieber, Läusefleckfieber, Flecktyphus, Hungertyphus, Kriegstyphus, Typhus exanthematicus

japanisches Fleckfieber von Milben übertragene, hoch fieberhafte Infektionskrankheit durch **Rickettsia tsutsugamushi**; SYN:

Tsutsugamushi-Fieber, Milbenfleckfieber, Scrub-Typhus, Buschfleckfieber
klassisches Fleckfieber →epidemisches Fleckfieber
murines Fleckfieber →endemisches Fleckfieber

Fleck|ty|phus *m* weltweit verbreitete, durch schlechte hygienische Bedingungen geförderte Infektionskrankheit; der Erreger **Rickettsia prowazeki** wird v.a. durch die Kleiderlaus* von Mensch zu Mensch übertragen; neben hohem Fieber und einem charakteristischem fleckförmigem Hautausschlag imponiert die Erkrankung durch Bewusstseinseintrübung und neurologische Schäden; SYN: epidemisches Fleckfieber, klassisches Fleckfieber, Läusefleckfieber, Hungertyphus, Kriegstyphus, Typhus exanthematicus

Fleisch|flie|ge *f* Fliegengattung, deren Larven Erreger der Myiasis* sind; SYN: Sarcophaga

Fleisch|mo|le *f* s.u. Blutmole

Fleisch|ver|gif|tung *f* Lebensmittelvergiftung durch verdorbenes Fleisch

Fleisch|wärz|chen (der Scheide) *pl* Reste des Jungfernhäutchens am Scheideneingang; SYN: Hymenalkarunkeln, Carunculae hymenales

Fletscher-Faktor *m* inaktive Vorstufe von Kallikrein*; SYN: Kallikreinogen, Präkallikrein

Fle|xi|bi|li|tas *f* Biegsamkeit, Flexibilität
Flexibilitas cerea bei verschiedenen psychischen Erkrankungen auftretende wachsartige Biegsamkeit der Extremitäten

Fle|xio *f* Beugung, Biegung, Krümmung, Flexion

Fle|xio u|te|ri *f* Abwinkelung des Gebärmutterkörpers gegen den Hals

Fle|xi|ons|hal|tung *f* →Flexionslage

Fle|xi|ons|la|ge *f* Beugung des Kindskopfes auf die Brust; SYN: Flexionshaltung

Flexner-Bacillus *m* weltweit verbreitete Gruppe B der Shigellen; die Infektionen verlaufen relativ leicht, da keine Enterotoxine gebildet werden; SYN: Shigella flexneri

Fle|xor *m* →Musculus flexor

Fle|xur *f* →Flexura

Fle|xu|ra *f, pl* **-rae** Biegung, Beugung, Krümmung; SYN: Flexur
Flexura coli rechte [**Flexura coli dextra**] und linke [**Flexura coli sinistra**] Kolonflexur am Anfang und Ende des Querkolons
Flexura duodeni obere [**Flexura duodeni superior**] und untere [**Flexura duodeni inferior**] Krümmung des Zwölffingerdarms; SYN: Zwölffingerdarmkrümmung, Duodenalflexur
Flexura duodenojejunalis Flexur am Übergang von Duodenum und Jejunum; SYN: Duodenojejunalflexur

Flie|ger|o|ti|tis *f, pl* **-ti|ti|den** durch eine (plötzliche) Luftdruckänderung hervorgerufene Mittelohrentzündung; SYN: Aerotitis, Aerootitis, Barootitis, Barotitis, Otitis barotraumatica

Flie|ger|si|nu|si|tis *f, pl* **-ti|den** durch eine (plötzliche) Luftdruckänderung hervorgerufene Entzündung der Nasennebenhöhlen; SYN: Aerosinusitis, Barosinusitis

Fließ|gleich|ge|wicht *nt* Gleichgewichtszustand eines offenen Systems; SYN: dynamisches Gleichgewicht

Flim|mer|e|pi|thel *nt* Epithel mit Flimmerhärchen an der Oberfläche

Flim|mer|fre|quenz, kritische *f* →Flimmerfusionsfrequenz

Flim|mer|fu|si|ons|fre|quenz *f* Bildfrequenz, bei der Einzelbilder zu einem flimmerfreien Bild verschmelzen; SYN: kritische Flimmerfrequenz

Flim|mer|haa|re *pl* kleinste, haarähnliche Zellfortsätze, die aktiv bewegt werden; SYN: Zilien, Kinozilien

Flim|mer|lar|ve *f* bewimpertes erstes Larvenstadium verschiedener Bandwürmer; SYN: Wimperlarve, Korazidium, Coracidium

Flim|mern *nt* ungeordnete, schnell aufeinander folgende Muskelkontraktionen; SYN: Fibrillieren, Fibrillation

Flim|mer|sko|tom *nt* anfallsweises Augenflimmern bei Durchblutungsstörungen des Gehirns

Flint-Geräusch *nt* Herzgeräusch bei Aorteninsuffizienz* durch die begleitende funktionelle Mitralstenose*; SYN: Austin Flint-Geräusch

Flo|ckungs|re|ak|tion *f* Reaktion, die zur Ausflockung der Probe führt; SYN: Ballungsreaktion, Trübungsreaktion, Klärungsreaktion

Flö|he *pl* kleine blutsaugende Insekten, die wichtige Krankheitsüberträger sind; SYN: Siphonaptera, Aphaniptera

Floh|fleck|fie|ber *nt* durch Flöhe [Pestfloh, Katzenfloh] übertragenes Fleckfieber durch **Rickettsia typhi**; SYN: endemisches/murines Fleckfieber, Rattenfleckfieber

Floppy-Valve-Syndrom *nt* ätiologisch unklare, meist Frauen betreffende, ballonartige Vorwölbung der Mitralklappensegel in den linken Vorhof; verläuft meist asymptomatisch; SYN: Barlow-Syndrom, Mitralklappenprolaps-Syndrom, Klick-Syndrom

Flo|ra *f* Gesamtheit der Bakterien in einem Organ oder Körperbereich, z.B. **Flora intestinalis** [Darmflora]

flo|ri|de *adj* blühend, stark entwickelt oder ausgeprägt; SYN: florid

flot|tie|ren *v* sich hin- und herbewegen

flot|tie|rend *adj* frei beweglich, wandernd, fluktuierend

Flow *m* Fluss, Strom, Strömung von Flüssigkeiten oder Gasen

Flow|me|ter *nt* Durchflussmesser, Strömungsmesser

Flucht|re|flex *m* angeborener Reflex, der Gliedmaßen vom schädigenden Reiz wegbewegt

Flu|clo|xa|cil|lin *nt* halbsynthetisches, penicillinase-festes Penicillin

Flu|co|na|zol *nt* Antimykotikum zur systemischen Behandlung von Candidainfektionen

Flug|angst *f* krankhafte Angst vor dem Fliegen; SYN: Aerophobie

Flü|gel|bein *nt* in der Mitte der Schädelbasis liegender Knochen; SYN: Keilbein, Wespenbein, Os sphenoidale

Flü|gel|fal|ten *pl* Falten vom Hoffa*-Fettkörper zur Kniescheibe; SYN: Plicae alares

Flü|gel|fell *nt* →Pterygium

flu|id *adj* flüssig, fließend

Flu|i|di|tät *f* Fließeigenschaft einer Flüssigkeit

fluid lung *nt* subakutes Lungenödem*

Fluk|tu|a|ti|on *f* Schwankung, Wellenbewegung

fluk|tu|ie|rend *adj* frei beweglich, wandernd, flottierend

Flu|or *m* **1.** (*chem.*) Element der Halogengruppe; wichtiger Bestandteil des Zahnschmelzes **2.** (*patholog.*) Ausfluss

Fluor albus weißlicher Ausfluss aus der Scheide; SYN: Leukorrhoe

Fluor genitalis →Fluor vaginalis

Fluor vaginalis Scheidenausfluss; SYN: Fluor genitalis

Flu|o|res|ze|in *nt* fluoreszierender Xanthinfarbstoff; SYN: Fluorescein, Resorcinphthalein

Flu|o|res|ze|in|u|rie *f* Fluoreszeinausscheidung im Harn

Flu|o|res|zenz *f* direkte Lichtabstrahlung nach Anregung durch energiereiche Strahlen

Flu|o|res|zenz|an|gi|o|gra|fie *f* →Fluoreszenzangiographie

Flu|o|res|zenz|an|gi|o|gra|phie *f* Angiographie* des Augenhintergrundes nach Fluoreszeininjektion

Flu|o|res|zenz|fär|bung *f* →Fluorochromisierung

Flu|o|res|zenz|mi|kro|skop *nt* Mikroskop* zur Fluoreszenzmikroskopie

Flu|o|res|zenz|mi|kro|sko|pie *f* mikroskopische Untersuchung mit UV-Licht zur Untersuchung von Primärfluoreszenz oder Sekundärfluoreszenz durch fluoreszierende Farbstoffe

Flu|o|res|zenz|pho|to|me|trie *f* →Fluorometrie

Fluoreszenz-Treponemen-Antikörpertest *m* Syphilistest durch indirekte Immunofluoreszenz; SYN: FTA-Test

Flu|o|rid *nt* Salz der Fluorwasserstoffsäure

Flu|o|ri|me|trie *f* →Fluorometrie

Flu|o|ro|chro|me *f* fluoreszierende Farbstoffe

Flu|o|ro|chro|mi|sie|rung *f* Färbung mit fluoreszierenden Farbstoffen; SYN: Floureszenzfärbung

Flu|o|ro|kar|di|o|gra|fie *f* →Fluorokardiographie

Flu|o|ro|kar|di|o|gra|phie *f* Registrierung der Herzrandbewegung und der Bewegung der großen Gefäße bei der Röntgendurchleuchtung; SYN: Aktinokardiographie, Elektrokymographie

Flu|o|ro|me|trie *f* quantitative oder qualitative Analyse fluoreszierender Stoffe; SYN: Fluorimetrie, Fluorophotometrie, Fluoreszenzphotometrie

flu|o|ro|me|trisch *adj* Fluorometrie betreffend, mittels Fluorometrie

Flu|o|ro|pho|to|me|trie *f* →Fluorometrie

Flu|o|ro|se *f* durch eine erhöhte Zufuhr von Fluor oder Fluorverbindungen verursachte chronische Vergiftung; SYN: chronische Fluorvergiftung

Flu|o|ro|skop *nt* Gerät zur Fluoroskopie*

Flu|o|ro|sko|pie *f* Sichtbarmachung von Strahlen auf einem Leuchtschirm; SYN: Röntgendurchleuchtung, Durchleuchtung

flu|o|ro|sko|pisch *adj* Fluoroskopie betreffend, mittels Fluoroskopie

Flu|or|u|ra|cil *nt* zu den Antimetaboliten gehörendes Zytostatikum*

Flu|or|was|ser|stoff|säu|re *f* stark ätzende Säure; SYN: Flusssäure

Flush *m* anfallsartige Wallung, Hitze

Flush|syn|drom *nt* durch ein Karzinoid* ausgelöste Symptome eines Hyperserotoninismus [Durchfälle, anfallsweise Blutwallungen]; SYN: Karzinoidsyndrom, Biörck-Thorson-Syndrom

Fluss|blind|heit *f* durch Onchocerca* volvulus hervorgerufene Erkrankung mit Befall der Haut [Juckreiz, Dermatitis*, urtikarielle Eruptionen an Kopf und Rumpf] und der Augen [Iritis*, Keratitis*, Retinitis*]; häufigste Erblindungsursache in Zentralafrika und Mittelamerika; SYN: Onchozerkose, Onchocercose, Onchocerciasis, Knotenfilariose, Onchocerca-volvulus-Infektion

Flüs|sig|keits|ho|mö|o|sta|se *f* Konstanz des Flüssigkeitshaushaltes/der Wasserbilanz; SYN: Isorrhoe

Flüs|sig|keits|waa|ge *f* Messgerät zur Bestimmung der Flüssigkeitsdichte durch Messung der Eintauchtiefe; SYN: Senkwaage, Tauchwaage, Aräometer

Fluss|säu|re *f* stark ätzende Säure; SYN: Fluorwasserstoffsäure

Fo|cus *m, pl* **-ci 1.** Brennpunkt **2.** Herd

Foet *m* →Fetus

Foe|ti|zid *nt* Fetusschädigung, Fetusabtötung; SYN: Fetizid

Foe|tor *m* schlechter Geruch

Foetor ex ore Mundgeruch

Foetor hepaticus charakteristischer Mundgeruch bei Lebererkrankungen

Foetor uraemicus urinöser Mundgeruch bei Urämie*

Foe|tus *m* →Fetus

Foix-Alajouanine-Syndrom *nt* i.d.R. zu einer Querschnittslähmung* führende Rückenmarkschädigung durch (extra-/intra-)medulläre Gefäßmissbildungen; SYN: subaku-

F

te nekrotisierende Myelitis, angiodysplastische Myelomalazie, Varicosis spinalis, Myelitis necroticans

fo|kal *adj* 1. Brennpunkt/Fokus betreffend, im Brennpunkt 2. von einem Herd/Fokus ausgehend

Fo|kal|block *m* auf einen kleineren Bezirk beschränkter Herzblock; SYN: fokaler Block

Fo|kal|dis|tanz *f* Abstand von Brennpunkt und Hauptebene eines optischen Systems; SYN: Brennweite

Fo|kal|in|fek|ti|on *f* von einem Herd/Fokus ausgehende Infektion; SYN: Herdinfektion

Fo|kal|ne|kro|se *f* auf einen umschriebenen Bereich beschränkte Nekrose*

Fo|kus *m*, **Fo|kus|se** 1. Brennpunkt 2. Herd

Fo|li|um *nt, pl* **-lia** Blatt, blattartige Struktur

Folia cerebelli Kleinhirnwindungen

Fol|li|cu|lin *nt* →Follikulin

Fol|li|cu|li|tis *f, pl* **-ti|den** Entzündung des Haarfollikels; SYN: Haarfollikelentzündung, Follikelentzündung, Follikulitis

Folliculitis barbae →Folliculitis simplex barbae

Folliculitis decalvans seltene, bei Männern auftretende Folliculitis der Kopfhaare, die zur Zerstörung der Haarbälge führt; SYN: Quinquaud-Krankheit, Folliculitis depilans

Folliculitis depilans →Folliculitis decalvans

Folliculitis picea →Teerakne

Folliculitis pustulosa (rezidivierende) superfizielle Staphylokokkeninfektion der Haarfollikel mit Restitutio* ad integrum; SYN: Staphyloderma follicularis, Ostiofollikulitis/Ostiofolliculitis/Impetigo Bockhart, Impetigo follicularis Bockhart, Folliculitis staphylogenes superficialis, Staphylodermia Bockhart

Folliculitis simplex →Folliculitis simplex barbae

Folliculitis simplex barbae meist durch Staphylococcus* aureus hervorgerufene oberflächliche Bartflechte; SYN: Bartflechte, Sycosis barbae/simplex/vulgaris, Folliculitis barbae/simplex

Folliculitis staphylogenes superficialis →Folliculitis pustulosa

Fol|li|cu|lo|sis *f, pl* **-ses** Bezeichnung für Erkrankungen mit Bildung multipler kleiner Lymphfollikel; SYN: Follikulose

Fol|li|cu|lus *m, pl* **-li** bläschenförmiges Gebilde, Follikel

Folliculi glandulae thyroideae Speicherfollikel der Schilddrüse; SYN: Schilddrüsenfollikel

Folliculus lymphaticus veraltet für →Nodulus lymphoideus

Folliculi ovarici Eierstockfollikel, Ovarialfollikel

Folliculi ovarici primarii Primärfollikel

Folliculi ovarici secundarii Sekundärfollikel, wachsende Follikel

Folliculi ovarici vesiculosi ausgreifte Eifollikel vor der Ovulation; SYN: Graaf-Follikel, Tertiärfollikel, reife Follikel

Folliculus pili sackförmige, bindegewebige Haarwurzelscheide; SYN: Haarfollikel, Haarbalg

Fol|li|kel *m* →Folliculus

reife Follikel ausgreifte Eifollikel vor der Ovulation; SYN: Graaf-Follikel, Tertiärfollikel, Folliculi ovarici vesiculosi

Fol|li|kel|a|my|lo|i|do|se *f* sekundäre Amyloidose* mit Ablagerung von AA-Amyloid in den Milzfollikeln*

Fol|li|kel|a|tre|sie *f* Untergang eines Eifollikels ohne Erreichung der Reifestufe; SYN: Atresia folliculi

Fol|li|kel|per|sis|tenz *f* Bestehenbleiben des Follikels über den Zeitpunkt der Ovulation hinaus

Fol|li|kel|rei|fung *f* Entwicklung eines Follikels bis zum Eisprung

Fol|li|kel|rei|fungs|hor|mon *nt* →Follitropin

Fol|li|kel|rei|fungs|pha|se *f* Phase des Menstrualzyklus [5.–15. Tag], während der die Gebärmutterschleimhaut unter dem Einfluss von Östrogen proliferiert; SYN: östrogene/proliferative Phase, Proliferationsphase

Fol|li|kel|re|ten|ti|ons|zys|te *f* meist multipel auftretende Retentionszysten der Haut mit punktförmiger Follikelmündung; gleicht dem echten Atherom*; SYN: falsches Atherom, Ölretentionszyste, Talgretentionszyste, Sebozystom, Steatom

Fol|li|kel|sprung *m* Ruptur des reifen Follikels um den 14. Tagen des Zyklus; die Eizelle wird vom Eileiter aufgefangen und in Richtung Gebärmutter transportiert; SYN: Ovulation, Eisprung

Fol|li|kel|zys|te *f* Retentionszyste* einer Talgdrüse durch Verlegung des Ausführungsgangs; SYN: Retentionsatherom, falsches Atherom, Sebozystom

fol|li|ku|lar *adj* Follikel betreffend, von einem Follikel (ab-)stammend oder ausgehend, aus Follikeln bestehend, follikelähnlich; SYN: follikulär

Fol|li|ku|lin *nt* neben Östradiol* zweitwichtigtes, natürliches Östrogen; SYN: Estron, Östron, Folliculin

Fol|li|ku|li|tis *f, pl* **-ti|den** →Folliculitis

fol|li|ku|li|tisch *adj* Haarfollikelentzündung/Folliculitis betreffend, von ihr betroffen oder gekennzeichnet

Fol|li|ku|lo|se *f* →Folliculosis

Fölling-Krankheit *f* autosomal-rezessive Enzymopathie*, die unbehandelt zu geistiger Behinderung und Störung der körperlichen Entwicklung führt; SYN: Morbus Fölling, Phenylketonurie, Brenztraubensäureschwachsinn, Oligophrenia phenylpyruvica

Fol|li|tro|pin *nt* im Hypophysenvorderlappen

gebildetes Hormon, das die Follikelreifung fördert; SYN: follikelstimulierendes Hormon, Follikelreifungshormon

Folls̈äulre *f* essentieller, zum Vitamin B-Komplex gehörender Nahrungsbestandteil; Mangel führt zu neurologischen Störungen und Anämie*; SYN: Pteroylglutaminsäure, Vitamin B_c

Follsäulrelanltalgolnislten *pl* zur Behandlung von akuten Leukämien und maligner Tumoren verwendete Antimetaboliten

Follsäulrelmanlgellanlälmie *f* megaloblastäre Anämie* bei ungenügender Folsäurezufuhr, Resorptionsstörung im Darm oder erhöhtem Bedarf [Schwangerschaft]

Folnolanlgilolgralfie *f* →Phonoangiographie

Folnolkarldilolgraf *m* →Phonokardiograph

Folnolkarldilolgralfie *f* →Phonokardiographie

Folnolmylolgralfie *f* →Phonomyographie

Fonsecas-Krankheit *f* durch Schwärzepilze [Fonsecaea- und Phialophora-Species] hervorgerufene Mykose* der Haut und des Unterhautgewebes mit Befall von Hand, Unterschenkel und Fuß [**Moos-Fuß**]; SYN: Chromomykose, Chromoblastomykose, schwarze Blastomykose, Blastomycosis nigra, Pedrosos-Krankheit

Fontana-Räume *pl* Lücken zwischen den Faserbündeln des Hueck-Bandes

Fonltalnellle *f* →Fonticulus

Fonltilcullus *m, pl* **-li** angeborene, physiologische Schädellücke, die sich im Laufe der Entwicklung schließt; SYN: Fontanelle

Fonticulus anterior rautenförmige Fontanelle am vorderen Ende der Pfeilnaht; SYN: vordere/große Fontanelle, Stirnfontanelle

Fonticulus anterolateralis →Fonticulus sphenoidalis

Fonticulus mastoideus Fontanelle hinter dem Warzenfortsatz; SYN: hintere Seitenfontanelle, Warzenfontanelle, Fonticulus posterolateralis

Fonticulus posterior dreieckige Fontanelle am hinteren Ende der Pfeilnaht; SYN: kleine/hintere Fontanelle, Hinterhauptsfontanelle

Fonticulus posterolateralis →Fonticulus mastoideus

Fonticulus sphenoidalis zwischen Stirn- und Scheitelbein liegende Fontanelle; SYN: Keilbeinfontanelle, vordere Seitenfontanelle, Fonticulus anterolateralis

Folralmen *nt* Öffnung, Loch

Foramen apicis dentis Wurzelspitzenöffnung

Foramen epiploicum →Foramen omentale

Foramen interventriculare Öffnung zwischen III. Ventrikel und Seitenventrikel; SYN: Monro-Foramen, Foramen Monroi

Foramen intervertebrale Öffnung zwischen zwei übereinander liegenden Wirbeln; Austrittsstelle der Spinalnerven aus dem Spinalkanal; SYN: Zwischenwirbelloch

Foramen ischiadicum majus großes Sitzbeinloch

Foramen ischiadicum minus kleines Sitzbeinloch

Foramen jugulare Öffnung in der hinteren Schädelgrube; Durchtrittsstelle für Vena jugularis interna, Nervus glossopharyngeus, Nervus vagus und Nervus accessorius; SYN: Drosselloch

Foramen magnum Übergang der Schädelgrube in den Wirbelkanal; SYN: großes Hinterhauptsloch

Foramen mandibulae Eingang in den Unterkieferkanal an der Innenseite des Kiefers

Foramen Monroi →Foramen interventriculare

Foramen nutricium Eintrittstelle der Arteria nutritia in den Knochen

Foramen omentale Eingang in die Bursa omentalis; SYN: Winslow-Foramen, Winslow-Loch, Foramen epiploicum

Foramen ovale cordis beim Fetus physiologisch vorkommende Verbindung von rechtem und linkem Vorhof

Foramen stylomastoideum Austrittstelle des Nervus* facialis an der Schädelbasis

Foramen transversarium Loch im Querfortsatz der Halswirbel für die Arteria vertebralis

Foramen venae cavae Öffnung für den Durchtritt der unteren Hohlvene durch das Zwerchfell

Foramen vertebrale von Wirbelkörper und Wirbelbogen begrenztes Loch für das Rückenmark und seine Häute; SYN: Wirbelloch

Folralmilnoltolmie *f* operative Erweiterung eines Foramen* intervertebrale

Forbes-Syndrom *nt* autosomal-rezessiver Mangel an Amylo-1,6-Glukosidase; dadurch kommt es zur Ablagerung eines pathologischen Glykogens in Leber, Herz und Skelettmuskulatur; klinisch auffällig sind Muskelschwäche, Hypotonie* und Kardiohepatomegalie*; SYN: Cori-Krankheit, hepatomuskuläre benigne Glykogenose, Glykogenose Typ III

Fordyce-Drüsen *pl* vereinzelt oder multipel vorkommende Talgdrüsen, v.a. an der Mundschleimhaut; SYN: Fordyce-Zustand, freie/ektopische Talgdrüsen

Fordyce-Krankheit *f* im 4. Lebensjahrzehnt auftretende, kleine Angiome des Skrotums; SYN: Angiokeratoma scroti

Fordyce-Zustand *m* →Fordyce-Drüsen

folrenlsisch *adj* gerichtlich, Gerichts-, Rechts-

Forestier-Krankheit *f* meist ältere Patienten betreffende Hyperostose der (Brust-)Wirbelsäule mit ausgeprägter Spangenbildung; vermutlich durch Stoffwechselstörungen [Diabetes* mellitus, Hyperurikämie] ausgelöst; SYN: Forestier-Syndrom, Morbus Forestier, hyperostotische Spondylose, Spondylosis hyperostotica

Forest yaws *nt* s.u. südamerikanische Hautleishmaniose

Form|al|de|hyd *m* vom Methan abgeleitetes, stechend riechendes, farbloses Gas; SYN: Methanal

For|ma|lin *nt* wässrige Formaldehydlösung

For|ma|tio *f, pl* **-ti|o|nes** Bildung, Gebilde, Formation

for|ma|tiv *adj* gestaltend, bildend, formend

For|mi|at *nt* Salz der Ameisensäure

For|mi|ca|tio *f, pl* **-ti|o|nes** Ameisenlaufen, Hautkribbeln

For|mi|ci|a|sis *f, pl* **-ses** Bezeichnung für die Hautveränderungen nach Ameisenbiss

For|mol|to|xo|id *nt* durch Formaldehyd entgiftetes Toxin, das aber noch als Antigen wirkt; SYN: Toxoid, Anatoxin

N^{10}-Formyl-Tetrahydrofolsäure *f* von Leuconostoc citrovorum gebildete aktive Form der Folsäure*; SYN: Citrovorum-Faktor, Leukovorin, Leucovorin

For|nix *m, pl* **-ni|ces** Gewölbe, Kuppel, Dach, Bogen

Fornix cerebri Hirngewölbe

Fornix conjunctivae inferior untere Umschlagsfalte der Konjunktiva

Fornix conjunctivae superior obere Umschlagsfalte der Konjunktiva

Fornix gastricus Magenkuppel

Fornix pharyngis Pharynxkuppel

Fornix sacci lacrimalis Tränensackkuppel

Fornix vaginae Scheidengewölbe

For|zeps *f* Zange, Klemme, Forceps

Fos|sa *f, pl* **Fos|sae** Grube, Höhle, Mulde, Nische

Fossa acetabuli knorpelfreier Teil der Hüftpfanne

Fossa axillaris Achselhöhle, Achselhöhlengrube

Fossa cranii anterior vordere Schädelgrube

Fossa cranii media mittlere Schädelgrube

Fossa cranii posterior hintere Schädelgrube

Fossa epigastrica Magengrube

Fossa infraclavicularis Mohrenheim-Grube; SYN: Trigonum deltopectorale

Fossa inguinalis lateralis äußere/seitliche Leistengrube

Fossa inguinalis medialis innere/mittlere Leistengrube

Fossa navicularis urethrae kahnförmiger Endabschnitt der männlichen Harnröhre

Fossa ovalis Vertiefung des Vorhofseptums als Rest des Foramen* ovale cordis

Fossa poplitea Kniekehle

Fossa rhomboidea rautenförmiger Boden des IV. Ventrikels; SYN: Rautengrube

Fossa supraclavicularis major oberhalb des Schlüsselbeins liegende seichte Grube; SYN: große Schlüsselbeingrube, Trigonum omoclaviculare

Fossa supraclavicularis minor kleine Schlüsselbeingrube

Fossa temporalis Schläfengrube

Fossa vesicae biliaris bauchfellfreie Fläche an der Unterseite des rechten Leberlappens; SYN: Gallenblasengrube, Gallenblasenbett, Leberbett, Fossa vesicae felleae

Fossa vesicae felleae →Fossa vesicae biliaris

Fos|su|la *f, pl* **-lae** Grübchen

Fossulae tonsillares palatini, pharyngealis Mandelkryptenöffnungen der Gaumen- und Rachenmandel

Fot-, fot- *präf.* →Foto-

Föt-, föt- *präf.* →Föto-

fö|tal *adj* Fötus oder Fetalperiode betreffend; SYN: fetal

Fö|tal|pe|ri|o|de *f* Zeitraum vom Beginn des vierten Schwangerschaftsmonats bis zur Geburt; SYN: Fetalperiode

fö|tid *adj* übelriechend, stinkend; SYN: fetid

Foto-, foto- *präf.* Wortelement mit der Bedeutung "Licht"

Föto-, föto- *präf.* Wortelement mit der Bedeutung "Leibesfrucht/Fetus"

Fo|to|der|ma|to|se *f* →Photodermatose

Fo|to|e|lek|tro|nys|tag|mo|gra|fie *f* →Photoelektronystagmographie

Fö|to|ge|ne|se *f* →Fetogenese

Fo|to|ko|a|gu|la|ti|on *f* Koagulation* von Netzhautteilen durch konzentrierte Lichtbündel [Laser]; SYN: Photokoagulation, Lichtkoagulation

Fo|to|the|ra|pie *f* Behandlung mit natürlichem oder künstlichem Licht; SYN: Lichttherapie, Phototherapie, Lichtbehandlung

foud|roy|ant *adj* schlagartig einsetzend, fulminant

Fournier-Gangrän *f* fiebrige, nekrotische Gängrän des Skrotums; SYN: Fournier-Krankheit, Skrotalgangrän

Fournier-Zähne *pl* fehlgebildete Mahlzähne bei angeborener Syphilis

Fo|vea *f, pl* **-ve|ae** kleine Grube oder Vertiefung

Fovea centralis zentrale Grube im gelben Fleck [Macula lutea] der Netzhaut; Stelle des schärfsten Sehens; SYN: Sehgrube

Fo|ve|o|la *f, pl* **-lae** Grübchen, winzige Vertiefung

Foveolae gastricae Grübchen in der Magenschleimhaut; Mündungsort der Magendrüsen; SYN: Magengrübchen

fo|ve|o|lär *adj* Foveola betreffend; eingedellt, eingedrückt

Fox-Fordyce-Krankheit *f* zu Juckreiz und Papelbildung führender Verschluss der Ausführungsgänge apokriner Schweißdrüsen; SYN: apokrine Miliaria, Hidradenoma eruptivum, Apocrinitis sudoripara pruriens, Acanthosis circumporalis pruriens

Frac|tu|ra *f, pl* **-rae** →Fraktur

Fractura communitiva Trümmerbruch, Splitterbruch

Fraenkel-Gasbazillus *m* →Clostridium perfringens

fra|gil *adj* zerbrechlich, brüchig, gebrechlich

Fragiles-X-Syndrom *nt* v.a. das männliche Geschlecht betreffendes Syndrom mit Gesichtsfehlbildungen, Hyperaktivität und verzögerter körperlicher und geistiger Entwicklung; SYN: Marker-X-Syndrom, Martin-Bell-Syndrom, Syndrom des fragilen X-Chromosoms

Fra|gi|li|tas *f* Zerbrechlichkeit, Brüchigkeit, Sprödigkeit; SYN: Fragilität

Fra|gi|li|tät *f* Zerbrechlichkeit, Brüchigkeit, Sprödigkeit; SYN: Fragilitas

Fra|gi|lo|zyt *m* s.u. Fragilozytose

Fra|gi|lo|zy|to|se *f* Vorkommen von **Fragilozyten**, d.h. Erythrozyten* mit verminderter osmotischer Resistenz, im Blut

Frag|ment *nt* Bruchstück, Bruchteil

frag|men|tär *adj* bruchstückhaft, unvollendet, lückenhaft, fragmentarisch

Frag|men|to|zyt *m* kleiner, fehlgebildeter Erythrozyt; SYN: Schistozyt, Schizozyt

Frak|tur *f* durch äußere Gewalteinwirkung entstandene Unterbrechung der Gewebekontinuität des Knochens mit oder ohne Verschiebung der Knochenfragmente; SYN: Bruch, Knochenbruch, Knochenfraktur, Fractura

bimalleoläre Fraktur Fraktur von Innen- und Außenknöchel

direkte Fraktur durch direkte Gewalteinwirkung auf den Knochen entstandene Fraktur; SYN: direkter Bruch

dislozierte Fraktur Fraktur mit Verschiebung/Dislokation der Bruchenden

extraartikuläre Fraktur Fraktur ohne Gelenkbeteiligung

extrakapsuläre Fraktur Fraktur außerhalb der Gelenkkapsel

geschlossene Fraktur Fraktur ohne Verbindung zur Körperoberfläche; SYN: geschlossener Bruch

indirekte Fraktur durch indirekte Gewalteinwirkung entstandene Fraktur; SYN: indirekter Bruch

inkomplette Fraktur Fraktur ohne vollständige Durchtrennung des Knochens (z.B. Grünholzfraktur*); SYN: unvollständige Fraktur

intraartikuläre Fraktur Knochenbruch innerhalb eines Gelenks

intrakapsuläre Fraktur Fraktur innerhalb der Gelenkkapsel

komplette Fraktur Fraktur mit vollständiger Durchtrennung des Knochens; SYN: vollständige Fraktur

komplizierte Fraktur Knochenbruch mit Weichteilverletzung; SYN: Wundfraktur

kongenitale Fraktur bei der Geburt vorhandene Fraktur, intrauterin erworbene Fraktur

neurogene Fraktur pathologische Fraktur bei Vorschädigung durch neurologische Ausfälle

nicht-dislozierte Fraktur Fraktur ohne Verschiebung/Dislokation der Bruchenden

offene Fraktur Knochenbruch mit Weichteilverletzung und offener Verbindung zur Körperoberfläche; SYN: Wundfraktur

pathologische Fraktur nicht durch traumatische Schädigung hervorgerufene Fraktur eines bereits krankhaft veränderten Knochens; SYN: Spontanfraktur

subkapitale Fraktur Fraktur unterhalb eines Gelenkkopfes

traumatische Fraktur durch Einwirkung auf einen gesunden Knochen entstandene Fraktur (Gegensatz: pathologische Fraktur)

unkomplizierte Fraktur Fraktur ohne Weichteilverletzung oder Verbindung zur Körperoberfläche

unvollständige Fraktur →inkomplette Fraktur

vollständige Fraktur →komplette Fraktur

Frak|tur|dis|lo|ka|ti|on *f* Fraktur mit Luxation* der Fragmente oder eines angrenzenden Knochens; SYN: Luxationsfraktur, Verrenkungsbruch

Frak|tur|kal|lus *m* nach einem Knochenbruch entstehende, den Knochen umgebende Scheide, von der der Heilungsprozess ausgeht; SYN: Knochenkallus, Kallus, Bruchkallus, Callus

Fram|boe|sia tropica *f* →Frambösie

Fram|bö|sie *f* chronische tropische Infektionskrankheit durch **Treponema pertenue**; im Endstadium kommt es zu schweren Schädigungen von Haut, Weichteilen und Knochen; SYN: Pian, Parangi, Yaws, Framboesia tropica, Polypapilloma tropicum

Franceschetti-Erosion *f* angeborene Erkrankung mit wiederkehrenden Geschwüren der Augenhornhaut

Franceschetti-Syndrom *nt* autosomal-dominant vererbtes Syndrom mit Fehlbildungen des Unterkiefers und des Gesichtsschädels; typisch sind Unter- und Oberkieferhypoplasie, Ohrmuscheldysplasie und Gehörgangsatresie mit Taubheit; SYN: Treacher-Collins-Syndrom, Franceschetti-Zwahlen-Syndrom, Berry-Syndrom, Dysostosis mandibulo-facialis

Franceschetti-Zwahlen-Syndrom *nt* →Franceschetti-Syndrom

Fran|ci|sel|la *f* Gattung gramnegativer, unbeweglicher Bakterien

Francis-Krankheit *f* →Tularämie

Fränkel-Pneumokokkus *m* von einer Polysaccharidkapsel umgegebene, lanzettförmige Diplokokke; klassischer Erreger der Pneumonie*; SYN: Pneumokokkus, Pneumococcus, Streptococcus pneumoniae, Diplococcus pneumoniae

Frankenhäuser-Geflecht *nt* →Frankenhäuser-Plexus

Frankenhäuser-Plexus *m* vegetativer Plexus* neben Gebärmutter und Scheide; SYN: Frankenhäuser-Geflecht, Plexus uterovaginalis

Frank|fur|ter Horizontale *f* Bezugsebene für Röntgenaufnahmen und die Planung neurochirurgischer Eingriffe; SYN: Deutsche Horizontale, Ohr-Augen-Ebene

Franklin-Syndrom *nt* monoklonale Paraproteinämie* mit Bildung schwerer Ketten der Immunglobuline G [**Gamma-Ketten-Krankheit, γ-Typ**], M [**M-Ketten-Krankheit, μ-Typ**], oder A [**Alpha-Ketten-Krankheit, α-Typ**]; SYN: Schwerekettenkrankheit, H-Krankheit

F

Fraser-Syndrom *nt* autosomal-rezessives Syndrom mit Kryptophthalmus*, Syndaktylie*, Unterentwicklung der Genitale und Nierenagenesie*; SYN: Kryptophthalmus-Syndrom

Frazier-Spiller-Operation *f* Durchtrennung der sensiblen Trigeminusfasern bei Trigeminusneuralgie*; SYN: Neurotomia retrogasserina, retroganglionäre Neurotomie

Freeman-Sheldon-Syndrom *nt* autosomal-dominantes Fehlbildungssyndrom mit charakteristischer Gesichtsdysmorphie [**whistling face**], kleinem Schädel und kleinen Händen und Füßen; SYN: kraniokarpo-tarsales Dysplasie-Syndrom, Dysplasia cranio-carpo-tarsalis

Fremd|a|nam|ne|se *f* Anamnese* durch Befragung von Familie und Freunden des Patienten

Fremd|kör|per *m* in den Körper eingebrachter lebender oder unbelebter Stoff, der eine Fremdkörperreaktion auslöst

Fremd|kör|per|as|pi|ra|ti|on *m* Einatmung eines Fremdkörpers in die Atemwege [Erdnüsse!], kann zur Verlegung eines Bronchus führen

Fremd|kör|per|em|bo|lie *f* durch einen in den Blutkreislauf eingedrungenen Fremdkörper [Kanüle, Katheterteile] ausgelöste Embolie*

Fremd|kör|per|gra|nu|lom *nt* Granulationsgewebe um einen Fremdkörper

Fremd|kör|per|rie|sen|zel|len *pl* sich um Fremdsubstanzen bildende vielkernige Riesenzellen

Fremd|re|flex *m* Reflex, bei dem Reizort und Erfolgsorgan nicht identisch sind; SYN: polysynaptischer Reflex, heterozeptiver Reflex

Fre|mi|tus *m* tastbares oder hörbares Vibrieren, Vibration, Schwirren

Fremitus bronchialis fühlbares Schwirren der Thoraxwand bei Rasselgeräuschen* der Lunge; SYN: Bronchialfremitus

Fremitus pectoralis Übertragung von Stimmlauten auf die Thoraxwand; SYN: Stimmfremitus, Pektoralfremitus

French *nt* Maßeinheit für die Dicke von Kathetern und Dehnsonden; 1 French = 1/3 mm; SYN: Charrière

Fre|nek|to|mie *f* operative Entfernung des Zungenbändchens; SYN: Frenulektomie

Frenkel-Test *m* s.u. Toxoplasmin

Fre|no|plas|tik *f* Zungenbändchenplastik; SYN: Frenuloplastik

Fre|no|to|mie *f* Zungenbändchendurchtrennung; SYN: Frenulotomie

Fre|nu|lek|to|mie *f* →Frenektomie

Fre|nu|lo|plas|tik *f* →Frenoplastik

Fre|nu|lo|to|mie *f* →Frenotomie

Fre|nu|lum *nt, pl* **-la** Bändchen

Frenulum labii inferioris Unterlippenbändchen

Frenulum labii superioris Oberlippenbändchen

Frenulum linguae Zungenbändchen

Frenulum preputii Vorhautbändchen

Fress|at|ta|cke *f* s.u. Fress-Kotzsucht

Fress-Kotzsucht *f* isoliert oder zusammen mit **Anorexia nervosa** auftretende Essstörung, die durch abwechselndes exzessives Essen [**Fressattacke**] und folgendes selbst herbeigeführtes Erbrechen charakterisiert ist; SYN: Bulimia nervosa, Bulimarexie, Ess-Brechsucht

Fress|sucht *f* übermäßiges Essen, das nicht von einem Hungergefühl ausgelöst wird; SYN: Heißhunger, Esssucht, Hyperorexie, Bulimie, Bulimia

Fress|zel|le *f* Zelle, die belebte oder unbelebte Partikel aufnehmen und abbauen kann; SYN: Phagozyt

Friderichsen-Waterhouse-Syndrom *nt* perakute Sepsis* bei Meningokokkenbefall mit Kreislaufschock und Ausfall der Nebennierenrinde; SYN: Waterhouse-Friderichsen-Syndrom

Friedländer-Bacillus *m* gramnegatives Bakterium mit zahlreichen Antigentypen; Erreger der Friedländer*-Pneumonie und von Harnwegsinfektionen; SYN: Friedländer-Bakterium, Bacterium pneumoniae Friedländer, Klebsiella pneumoniae

Friedländer-Pneumonie *f* häufig bei älteren und abwehrgeschwächten Patienten auftretende bakterielle Lungenentzündung durch den Friedländer*-Bacillus; SYN: Klebsiellenpneumonie

Friedreich-Ataxie *f* autosomal-rezessive Kleinhirn-Rückenmarkerkrankung mit u.a. Sensibilitätsstörungen, Sprachstörungen, Ataxie*, Spastik; SYN: Friedreich-Krankheit, spinale/spinozerebellare Heredoataxie, Heredoataxia spinalis

Friedreich-Krankheit *f* →Friedreich-Ataxie

Frisch|blut|kon|ser|ve *f* Vollblutkonserve, die nicht älter als drei Tage ist

Fröhlich-Syndrom *nt* →Dystrophia adiposogenitalis

Frons *f* Stirn

fron|tal *adj* stirnwärts, stirnseitig; Stirn oder Stirnbein/Os frontale betreffend

Fron|tal|hirn|e|pi|lep|sie *f* durch einen Herd im Frontalhirn ausgelöste Epilepsie*

Fron|tal|pol *m* Vorderende einer Großhirnhemisphäre; SYN: Polus frontalis

Fronto-, fronto- *präf.* Wortelement mit der Bedeutung "Stirn/Stirnbein/Frons"

fron|to|ma|xil|lar *adj* →frontomaxillär

fron|to|ma|xil|lär *adj* Stirn oder Stirnbein und Oberkiefer/Maxilla betreffend oder verbindend; SYN: frontomaxillar

fron|to|na|sal *adj* Stirn oder Stirnhöhle und Nase betreffend oder verbindend

fron|to|ok|zi|pi|tal *adj* Stirn und Hinterhaupt/Okziput betreffend; SYN: okzipitofrontal

fron|to|tem|po|ral *adj* Stirnbein und Schläfenbein/Os temporale betreffend oder verbindend

Front|zäh|ne *f* Schneide- und Eckzähne

Frosch|ge|schwulst *f* →Ranula

Frost, urämischer *m* Ausscheidung von Harnstoff und Harnsäure im Schweiß bei Urämie*; SYN: Urhidrosis, Uridrosis, Sudor urinosus

Frost|beu|len *pl* Pernio*

Frucht *f* Embryo, Fetus

Frucht|be|häl|ter *m* Sporangium*

Frucht|bla|se *f* von den Eihäuten gebildeter Sack, in dem die Frucht heranwächst

Frucht|schmie|re *f* aus Epidermiszellen und Talgdrüsensekret bestehende Schmiere auf der Haut von Säuglingen, die das Herausgleiten bei der Geburt erleichtert; SYN: Käseschmiere, Vernix caseosa

Frucht|was|ser *nt* in der Fruchtblase enthaltene Amnionflüssigkeit

Frucht|was|ser|as|pi|ra|ti|on *nt* Aspiration von Fruchtwasser durch den Säugling unter der Geburt

Frucht|was|ser|di|a|gnos|tik *f* Untersuchung des Fruchtwassers

Frucht|was|ser|em|bo|lie *f* durch Eindringen von Fruchtwasser in den mütterlichen Kreislauf verursachte Embolie; SYN: Amnioninfusionssyndrom

Frucht|was|ser|spie|ge|lung *f* direkte Betrachtung der Fruchtblase mit einem Amnioskop; SYN: Amnioskopie

Frucht|zu|cker *f* →Fruktose

Fruc|to|fu|ra|no|se *f* Ringform [Furanose*] der Fruktose mit 5 C-Atomen; SYN: Fruktofuranose

Fruc|to|ki|na|se *f* Kinase, die Fruktose in Fruktose-6-phosphat umwandelt; SYN: Fruktokinase, Ketohexokinase, Ketokinase

Fruc|to|py|ra|no|se *f* Ringform [Pyranose*] der Fruktose mit 6 C-Atomen; SYN: Fruktopyranose

Fruc|tos|ä|mie *f* →Fruktosämie

Fruc|to|san *nt* →Fruktosan

Fruc|to|se *f* →Fruktose

Fruc|tos|u|rie *f* →Fruktosurie

Früh|a|bort *m* Abort* vor der 16. Schwangerschaftswoche

Früh|di|a|gno|se *f* die für Therapie und Prognose, aber auch für die Erkennung und Eindämmung von Epidemien wichtige, möglichst frühzeitige Diagnose* einer Erkrankung

früh|di|a|sto|lisch *adj* protodiastolisch

Früh|ge|bo|re|nen|re|ti|no|pa|thie *f* Netzhauterkrankung von untergewichtigen Frühgeborenen, die vermutlich durch die toxische Wirkung von Sauerstoff im Brutkasten verursacht wird; in schweren Fällen kommt es zur Erblindung; SYN: retrolentale Fibroplasie, Terry-Syndrom, Retinopathia praematurorum

Früh|ge|bo|re|nes *nt* vor der 37. Schwangerschaftswoche geborener Säugling

Früh|ge|burt *f* Geburt zwischen der 28. und der 37. Schwangerschaftswoche

Früh|ges|to|se *f* in der Frühphase der Schwangerschaft (1. Drittel) auftretende, schwangerschaftstypische Erkrankung mit Übelkeit und Brechreiz; schwerste Form ist die Hyperemesis* gravidarum

Früh|jahrs|ak|ne *f* meist Frauen betreffende Akne sonnenexponierter Hautareale; SYN: Mallorca-Akne, Sommerakne; Akne aestivalis

Früh|jahrs|ka|tarr *m* →Frühjahrskatarrh

Früh|jahrs|ka|tarrh *m* →Frühjahrskonjunktivitis

Früh|jahrs|kon|junk|ti|vi|tis *f, pl* **-ti|den** allergische Bindehautentzündung/Konjunktivitis mit Häufung im Frühjahr/Frühsommer; SYN: Frühjahrskatarrh, Conjunctivitis vernalis

Frühjahr-Sommer-Enzephalitis *f* →Frühsommer-Enzephalitis

russische Frühjahr-Sommer-Enzephalitis →russische Frühsommer-Enzephalitis

Früh|kar|zi|nom *nt* in die Submukosa eingewachsenes Karzinom*; SYN: early cancer

Frühsommer-Enzephalitis *f* durch das **FSME-Virus** verursachte Arbovirus-Enzephalitis* Mitteleuropas, die meist unter Mitbeteiligung der Hirnhaut verläuft; SYN: zentraleuropäische Zeckenenzephalitis, Frühsommer-Meningoenzephalitis, Central European encephalitis

russische Frühsommer-Enzephalitis durch Zecken übertragene Virusenzephalitis [**RSSE-Virus, RFSE-Virus**] mit endemischen Herden in Mittel- und Osteuropa; SYN: russische Frühjahr-Sommer-Enzephalitis, russische Zeckenenzephalitis

Frühsommerenzephalitis-Virus, russische *nt* durch Zecken übertragenes Arbovirus*, Erreger der russischen Frühsommer-Enzephalitis*; SYN: RFSE-Virus, RSSE-Virus

Frühsommer-Meningoenzephalitis *f* →Frühsommer-Enzephalitis

Früh|sterb|lich|keit *f* Säuglingssterblichkeit bis zum 7. Tag nach der Geburt

Früh|sy|phi|lis *f* Sammelbegriff für das Primär- und Sekundärstadium der Syphilis*

F

Fruk|ta|ne *pl* aus Fruktose* aufgebaute Polysaccharide*

Fruk|to|fu|ra|no|se *f* Ringform [Furanose*] der Fruktose mit 5 C-Atomen; SYN: Fructofuranose

β-Fruktofuranosidase *f* →Invertase

Fruk|to|ki|na|se *f* Kinase, die Fruktose in Fruktose-6-phosphat umwandelt; SYN: Fructokinase

Fruk|to|py|ra|no|se *f* Ringform [Pyranose*] der Fruktose mit 6 C-Atomen; SYN: Fructopyranose

F

Fruk|tos|ä|mie *f* Vorkommen von Fruktose im Blut; SYN: Fructosämie

Fruk|to|san *nt* aus Fruktose*-Einheiten aufgebautes Polysaccharid*; SYN: Fructosan, Levulan, Laevulan, Polyfruktose

Fruk|to|se *f* in Früchten, Honig u.ä. vorkommender, süßester natürlicher Zucker; wichtig als Energielieferant für Spermatozoen; bei Diabetes* mellitus wird Fruktose als Süßmittel eingesetzt; SYN: Fruchtzucker, (D-)Fruktose, D-Fructose, Laevulose, Levulose, Lävulose

Fruktose-1,6-diphosphat *nt* bei der Glykolyse* auftretendes Zwischenprodukt; SYN: Harden-Young-Ester

Fruktose-1,6-diphosphatase *f* die Spaltung von Fruktose-1,6-diphosphat im Rahmen der Glukoneogenese* katalysierende Hydrolase*; SYN: Hexosediphosphatase

Fruktose-1-phosphat *nt* Zwischenprodukt des Fruktosestoffwechsels

Fruktose-6-phosphat *nt* Zwischenprodukt des Embden-Meyerhof-Wegs*; SYN: Neuberg-Ester

Fruk|to|se|bis|phos|phat|al|do|la|se *f* Schlüsselenzym des Embden-Meyerhof-Wegs*; katalysiert die Umwandlung von Fruktose-1,6-diphosphat zu Dihydroxyacetonphosphat und D-Glycerinaldehyd-3-phosphat; SYN: Fruktosediphosphataldolase, Aldolase

Fruk|to|se|di|phos|phat|al|do|la|se *f* →Fruktosebisphosphataldolase

Fruk|to|se|in|to|le|ranz *f* →Fruktoseintoleranzsyndrom

Fruk|to|se|in|to|le|ranz|syn|drom *nt* autosomal-rezessiv vererbter komplexer Enzymdefekt, der bei Fruktosezufuhr zu Fruktosämie*, Hypoglykämie, Erbrechen und Leberschäden führt; SYN: (erbliche/hereditäre) Fruktoseintoleranz

Fruk|tos|u|rie *f* Fruktoseausscheidung im Harn; SYN: Fructosurie

FSME-Virus *nt* Flavivirus*; Erreger der Frühsommer-Enzephalitis*; SYN: CEE-Virus

FTA-Test *m* →Fluoreszenz-Treponemen-Antikörpertest

Fuchs|band|wurm *m* 1–4 mm langer Bandwurm des Rotfuchses; beim Menschen [Fehlzwischenwirt] Erreger der Echinokokkose*; SYN: Echinococcus multilocularis

Fuchs-Hornhautdystrophie *f* ätiologisch ungeklärte Degeneration von Hornhautepithel und -endothel; SYN: Dystrophia epithelialis corneae

Fuch|sin *nt* in der Histologie verwendeter roter Farbstoff

fuch|si|no|phil *adj* mit Fuchsin färbend

Fuch|si|no|phi|lie *f* leichte Anfärbbarkeit mit Fuchsin

Fu|co|se *f* beim Menschen in den Blutgruppensubstanzen A, B und O sowie in der Muttermilch vorkommender Desoxyzucker*; auch Bestandteil verschiedener Glykoside* und Antibiotika*; SYN: L-Fucose, Fukose, 6-Desoxy-L-Galaktose

α-L-Fu|co|si|da|se *f* s.u. Fucosidose-Syndrom

Fu|co|si|do|se *f* →Fucosidose-Syndrom

Fucosidose-Syndrom *nt* durch einen autosomal-rezessiv vererbten Mangel an **α-L-Fucosidase** hervorgerufene lysosomale Speicherkrankheit*; klinisch stehen Hepatosplenomegalie*, Kardiomegalie*, Wachstumsverzögerung und geistige Retardierung* im Vordergrund; SYN: Fucosidose, Fukosidose

fu|gax *adj* flüchtig, vergänglich, kurzlebig, vorübergehend

Fu|ko|se *f* →Fucose

Fu|ko|si|do|se *f* →Fucosidose-Syndrom

Ful|gu|ra|ti|on *f* Blitzeinschlag, Blitzeinwirkung

Fül|lungs|pha|se *f* s.u. Diastole

ful|mi|nant *adj* plötzlich oder schlagartig (auftretend), foudroyant

Fu|ma|rat *nt* Salz der Fumarsäure

Fu|mar|säu|re *f* Zwischenprodukt des Zitronensäurezyklus

Func|tio *f, pl* **-ti|o|nes** Funktion, Tätigkeit, Wirksamkeit

Functio laesa gestörte Funktion

Fun|dek|to|mie *f* operative Entfernung eines Fundus, z.B. Magenfundus, Fundusresektion

Fundo-, fundo- *präf.* Wortelement mit der Bedeutung "Grund/Boden/Fundus"

Fun|do|pe|xie *f* operative Anheftung eines Organfundus, z.B. des Magenfundus an die Speiseröhre

Fun|do|pli|ca|tio *f, pl* **-ti|o|nes** manschettenartige Umnähung des Magenfundus um die untere Speiseröhre; SYN: Fundoplikation nach Nissen

Fun|do|pli|ka|ti|on nach Nissen *f* →Fundoplicatio

Fun|dus *m, pl* **-di** (Hinter-)Grund, Boden, Bodenteil

Fundus albinoticus →albinotischer Fundus

albinotischer Fundus Pigmentarmut des Augenfundus bei Albinismus; SYN: Fundus albinoticus

Fundus arterioscleroticus Veränderung des Augenhintergrundes bei Arteriosklerose

Fundus gastricus oberster Teil des Magens; SYN: Magenfundus, Magengrund

Fundus hypertonicus Veränderung des Augenhintergrundes bei benigner Hypertonie*
Fundus uteri oberster Teil der Gebärmutter; SYN: Gebärmutterfundus, Uterusfundus
Fundus ventriculi veraltet für →Fundus gastricus
Fundus vesicae unterer, breiter Teil der Blasenwand mit den Einmündungen der Harnleiter; SYN: Harnblasengrund, Blasengrund
Fundus vesicae biliaris abgerundetes Ende der Gallenblase; SYN: Gallenblasenkuppel, Fundus vesicae felleae
Fundus vesicae felleae →Fundus vesicae biliaris

Fun|dus|ka|me|ra *f* Kamera zur Fotografie der Netzhaut/des Augenhintergrundes; SYN: Retinograph

Fun|du|skop *nt* Instrument zur direkten Untersuchung des Augenhintergrundes; SYN: Ophthalmoskop, Augenspiegel

Fun|du|sko|pie *f* Betrachtung des Augenhintergrundes mit einem Augenspiegel; SYN: Augenspiegelung, Ophthalmoskopie

Fünf|ta|ge|fie|ber *nt* heute seltenes Fieber durch **Rickettsia quintana**; SYN: Wolhyn-Fieber, Wolhynienfieber, Febris quintana

fun|gal *adj* Pilz/Fungus betreffend

Fung|ä|mie *f* Vorkommen von Pilzen im Blut; SYN: Pilzsepsis, Mykämie, Myzetämie, Myzethämie

Fun|gi *pl* die mehr als 100.000 Arten umfassenden echten Pilze, die sexuelle Sporen bilden; Erreger von Mykosen bei Tieren und Menschen
Fungi imperfecti Pilze, die keine sexuellen Sporen, sondern nur sogenannte **Nebenfruchtformen** [asexuelle Sporen] bilden; die Einteilung erfolgt nach der Form der Sporen; SYN: unvollständige Pilze, Deuteromyzeten, Deuteromycetes, Deuteromycotina

fun|gi|form *adj* pilzförmig, schwammförmig

Fun|gi|sta|ti|kum *nt, pl* **-ka** das Pilzwachstum hemmendes Mittel, fungistatisches Mittel

fun|gi|sta|tisch *adj* das Pilzwachstum hemmend

fun|gi|to|xisch *adj* →fungizid

Fun|gi|zid *nt* fungizides Mittel

fun|gi|zid *adj* Pilze abtötend; SYN: fungitoxisch

fun|go|id *adj* pilzartig, schwammartig; SYN: fungös

fun|gös *adj* →fungoid

Fun|gus *m, pl* **-gi** **1.** s.u. Pilze **2.** schwammige/pilzartige Geschwulst
Fungus articuli Gelenkauftreibung bei Gelenktuberkulose; SYN: Gelenkfungus

Fu|ni|cu|li|tis *f, pl* **-ti|den** →Funikulitis
Funiculitis vertebralis Entzündung der Spinalnervenwurzel; SYN: Funikulitis

Fu|ni|cu|lus *m, pl* **-li** kleiner (Gewebe-)Strang, strangartiges Gebilde
Funiculus anterior medullae spinalis Vorderstrang (des Rückenmarks)
Funiculus lateralis medullae oblongatae Seitenstrang des Markhirns
Funiculus lateralis medullae spinalis Seitenstrang (des Rückenmarks)
Funiculi medullae spinalis Markstänge des Rückenmarks
Funiculus posterior medullae spinalis Hinterstrang (des Rückenmarks)
Funiculus spermaticus aus dem Samenleiter und Blut- und Lymphgefäßen bestehender Strang, der vom oberen Hodenpol zum inneren Leistenring zieht; SYN: Samenstrang
Funiculus umbilicalis Nabelstrang, Nabelschnur; SYN: Chorda umbilicalis

fu|ni|ku|lär *adj* bandartig, strangartig

Fu|ni|ku|li|tis *f, pl* **-ti|den** **1.** Entzündung des Samenstrangs/Funiculus spermaticus; SYN: Samenstrangentzündung, Funiculitis, Spermatitis, Deferentitis **2.** Entzündung der Spinalnervenwurzel; SYN: Funiculitis vertebralis

f|ni|ku|li|tisch *adj* Funikulitis betreffend, von ihr betroffen oder gekennzeichnet

Fu|ni|ku|lo|e|pi|di|dy|mi|tis *f, pl* **-ti|den** Entzündung von Samenstrang/Funiculus spermaticus und Nebenhoden/Epididymis

Fu|ni|ku|lo|pe|xie *f* operative Anheftung des Samenstranges

Funk|ti|o|na|lis *f* oberflächliche Schicht der Gebärmutterschleimhaut, die während der Proliferationsphase* an Dicke zunimmt und in der Menstruation abgestoßen wird; in der Schwangerschaft dient sie der Einnistung des befruchteten Eies; SYN: Lamina functionalis, Pars functionalis, Stratum functionale endometrii

Fu|ra|no|se *f* durch eine Halbacetalbildung und Verknüpfung der C-Atome 1 und 4 entstehende Ringform von Monosacchariden* mit 5 C-Atomen

Fur|chen|ke|ra|ti|tis *f, pl* **-ti|ti|den** →Herpes-simplex-Keratitis

Furcht *f* sich auf ein bestimmtes Objekt oder eine bestimmte Situation beziehende Angst*; wird heute meist mit Angst* gleichgesetzt

Fur|chung *f* mitotische Teilung der Zygote*; SYN: Furchungsteilung

Fur|chungs|zel|le *f* durch Furchung der Zygote* entstehende Zelle; SYN: Blastomer

fu|ri|bund *adj* wütend, rasend, tobsüchtig

Fu|ror *m* Wut, Raserei, Tobsucht

Fu|ro|se|mid *nt* Schleifendiuretikum* mit starker Wirkung; zur Therapie von (Hirn-, Lungen-)Ödemen und zur forcierten Diurese* bei Vergiftungen eingesetzt

Fu|run|cu|lo|sis *f, pl* **-ses** →Furunkulose

Fu|run|cu|lus *m, pl* **-li** →Furunkel

Fu|run|kel *m* eitrige Haarbalgentzündung durch Staphylococcus* aureus oder ande-

F

re Staphylokokken; SYN: Eiterbeule, Furunculus

fu|run|ku|lös *adj* Furunkel betreffend

Fu|run|ku|lo|se *f* wiederholtes Auftreten multipler Furunkel an zum Teil unterschiedlichen Körperteilen; SYN: Furunculosis

fu|si|form *adj* spindelförmig

Fu|si|on *f* **1.** Zell-, Chromosomenverschmelzung **2.** Verschmelzung der beiden Bildeindrücke zu einem Bild; Grundlage des binokulären Sehens

Fu|si|ons|nie|re *f* angeborene Verschmelzung der beiden Nieren; SYN: Verschmelzungsniere

Fu|so|bac|te|ri|um *nt* gramnegative, anaerobe Stäbchenbakterien; SYN: Fusobakterium

Fusobacterium fusiforme zusammen mit Borrelia* vincenti Erreger der Fusospirillose*; SYN: Fusobacterium Plaut-Vincenti, Fusobacterium nucleatum

Fusobacterium nucleatum →Fusobacterium fusiforme

Fusobacterium Plaut-Vincenti →Fusobacterium fusiforme

Fu|so|bor|re|li|o|se *f* durch eine gemeinsames Vorkommen von Fusobacterium*-Species und Spirochäten [**fusospirilläre Symbiose**] auf der Haut oder Schleimhaut hervorgerufene Erkrankung; SYN: Fusospirochätose

Fu|so|spi|ril|lo|se *f* Fusoborreliose* durch Fusobacterium* fusiforme und Borrelia* vincenti; meist einseitige ulzeröse Mandelentzündung mit Schluckbeschwerden und evtl. Zahnfleischbefall; i.d.R. kein Fieber und nur leichtes Krankheitsgefühl; SYN: Plaut-Vincent-Angina, Vincent-Angina, ulzeromembranöse Angina, Angina ulcerosa/ulceromembranacea, Angina Plaut-Vincent

Fu|so|spi|ro|chä|to|se *f* →Fusoborreliose

Fuß|la|ge *f* Beckenendlage* mit Vorliegen eines [**unvollkommene Fußlage**] oder beider Füße [**vollkommene Fußlage**]

Fuß|my|ko|se *f* →Fußpilz

Fuß|pilz *m* durch Dermatophyten* hervorgerufene Pilzerkrankung der Füße; häufigste Pilzerkrankung überhaupt; je nach Form findet man Erosionen und Rhagaden der Zehenzwischenräume [**intertriginöser Typ**], schuppende Hyperkeratosen der Fußränder und Ferse [**squamös-hyperkeratotischer Typ**] oder Rötung der Zehenzwischenräume zusammen mit feinlamellärer Schuppung der Fußränder [**oligosymptomatischer Typ**]; SYN: Athletenfuß, Sportlerfuß, Fußpilzerkrankung, Fußmykose, Tinea der Füße, Tinea pedis/pedum, Epidermophytia pedis/pedum

Fuß|pilz|er|kran|kung *f* →Fußpilz

Fuß|soh|len|a|po|neu|ro|se *f* Plantaraponeurose; SYN: Fußsohlenfaszie, Aponeurosis plantaris

Fuß|soh|len|fas|zie *f* →Fußsohlenaponeurose

Fuß|soh|len|fas|zi|en|kon|trak|tur *f* der palmaren Fibromatose* entsprechende, manchmal auch gleichzeitig auftretende, bindegewebige Verhärtung der Palmaraponeurose mit Beugekontraktur von Zehen; SYN: Ledderhose-Syndrom I, Morbus Ledderhose, plantare Fibromatose, Plantaraponeurosenkontraktur, Dupuytren-Kontraktur der Plantarfaszie, Fibromatosis plantae

Fuß|soh|len|war|ze *f* nach innen wachsende gewöhnliche Warze [Verruca vulgaris] der Fußsohle; SYN: Sohlenwarze, Dornwarze, Plantarwarze, Verruca plantaris

Fuß|zel|len *pl* pyramidenförmige Zellen des Hodens, die für die Ernährung der Samenzellen von Bedeutung sind; SYN: Sertoli-Zellen, Stützzellen, Ammenzellen

Fus|zin *nt* **1.** gelb-brauner Farbstoff im Pigmentepithel der Choroidea **2.** beim Hämoglobinabbau entstehendes braunes Pigment; SYN: Fuscin

fu|til *adj* sinnlos, zwecklos, nutzlos, wirkungslos

F-Wellen *pl* Flatter- oder Flimmerwellen im EKG

G

GABAerg *adj* auf Gammaaminobuttersäure ansprechend

Ga|be|mü|cke *f* weltweit verbreitete Stechmückenart, die Malaria und andere Infektionskrankheiten überträgt; Syn: Malariamücke, Fiebermücke, Anopheles

Gaisböck-Syndrom *nt* Polyzythämie* kombiniert mit Hypertonie*; Syn: Polycythaemia hypertonica, Polycythaemia rubra hypertonica

Galact-, galact- *präf.* →Galacto-

Ga|lac|tit *nt* →Galaktit

Galacto-, galacto- *präf.* Wortelement mit der Bedeutung "Milch"

Ga|lac|to|se *f* →Galaktose

Galakt-, galakt- *präf.* →Galakto-

Ga|lakt|a|go|gum *nt, pl* **-ga** den Milchfluss förderndes Mittel; Syn: Laktagogum

Ga|lakt|ä|mie *f* Lipidämie* mit milchig-trübem Plasma

Ga|lak|ta|ne *pl* aus Galaktose* bestehende Polysaccharide*

Ga|lakt|hid|ro|se *f* Milchschwitzen

Ga|lak|tit *nt* sechswertiger Alkohol [Hexit], der bei Diabetes und Galaktoseintoleranz im Harn auftritt; Syn: Galactit, Dulcit

Galakto-, galakto- *präf.* Wortelement mit der Bedeutung "Milch"

ga|lak|to|bol *adj* die Milchsekretion fördernd

ga|lak|to|gen *adj* die Milchbildung fördernd, milchbildend

Ga|lak|to|gra|fie *f* →Galaktographie

Ga|lak|to|gra|phie *f* Röntgenkontrastdarstellung der Milchgänge der Brust; Syn: Duktographie

Ga|lak|to|ki|na|se *f* Kinase, die Galaktose in Galaktose-1-phosphat umwandelt

Ga|lak|to|ki|na|se|man|gel *m* →Galaktosediabetes

ga|lak|to|phag *adj* von Milch lebend

Ga|lak|to|pho|ri|tis *f, pl* **-ti|den** Entzündung der Milchgänge; Syn: Milchgangentzündung

ga|lak|to|pho|ri|tisch *adj* Galaktophoritis betreffend, von ihr betroffen oder gekennzeichnet

Ga|lak|to|po|e|se *f* Milchbildung

ga|lak|to|po|e|tisch *adj* Galaktopoese betreffend oder anregend

Ga|lak|to|py|ra|no|se *f* Pyranose*-Form der Galaktose*

Ga|lak|tor|rhö *f, pl* **-rhö|en** →Galaktorrhoe

Ga|lak|tor|rhoe *f, pl* **-rho|en** unwillkürlicher Milchabgang während der Stillphase; Syn: Milchfluss, Galaktorrhö, Galaktorrhoe

Galaktorrhoe-Amenorrhoe-Syndrom *nt* Erkrankung mit endokrin bedingter Erhöhung des Prolaktinspiegels [Hyperprolaktinämie] und dadurch bedingter Galaktorrhoe und Amenorrhoe; Syn: Amenorrhoe-Galaktorrhoe-Syndrom

Ga|lak|tos|ä|mie *f* **1.** erhöhter Galaktosegehalt des Blutes **2.** →hereditäre Galaktosämie

hereditäre Galaktosämie autosomal-rezessive Enzymopathie* durch Mangel an Galaktosekinase; führt zu Galaktosämie, Galaktosurie und Glaukomentwicklung; Syn: (kongenitale) Galaktosämie, Galaktoseintoleranz, Galaktoseunverträglichkeit, Galaktosediabetes

klassische Galaktosämie autosomal-rezessiv vererbter Mangel an **Galaktose-1-phosphat-uridyltransferase**, der schon bei Säuglingen zu Hypoglykämie*, Krampfanfällen, Gedeihstörung, Hepatosplenomegalie* führt; später Ausbildung einer Katarakt* und auffällige psychomotorische Retardierung*; Syn: hereditäre/kongenitale Galaktosämie, Galaktoseintoleranz, Galaktoseunverträglichkeit

kongenitale Galaktosämie →hereditäre Galaktosämie

D-Ga|lak|tos|a|min *nt* Amin der Galaktose*; Syn: Chondrosamin

Ga|lak|to|se *f* in Gangliosiden*, Cerebrosiden*, Glykolipiden*, Mukopolysacchariden* u.a. vorkommende Aldohexose*; Stereoisomer der D-Glukose; Syn: Cerebrose, Zerebrose, D-Galaktose, Galactose

aktive Galaktose an Uridindiphosphat* gebundene aktivierte Galaktose; Syn: Uridindiphosphat-D-Galaktose, UDP-Galaktose, aktive Galaktose

Galaktose-1-phosphat *nt* Zwischenprodukt des Kohlenhydratstoffwechsels

Ga|lak|to|se|di|a|be|tes *m* →hereditäre Galaktosämie

Ga|lak|to|se|in|to|le|ranz *f* →hereditäre Galaktosämie

Ga|lak|to|se|to|le|ranz|test *m* Leberfunktionstest durch orale Galaktosegabe und Bestimmung der Spiegel in Blut oder Urin; SYN: Bauer-Probe

Ga|lak|to|se|un|ver|träg|lich|keit *f* →hereditäre Galaktosämie

β-Galaktosidase *f* Disaccharidase* der Dünndarmschleimhaut, die Milchzucker spaltet; SYN: Laktase, Lactase, Betagalaktosidase

G

Ga|lak|to|sta|se *f* Milchstauung

Ga|lak|to|se|un|ver|träg|lich|keit *f* →klassische Galaktosämie

Ga|lak|tos|u|rie *f* Galaktoseausscheidung im Harn

Ga|lak|to|syl|ce|ra|mi|da|se *f* s.u. Galaktozerebrosidose

Ga|lak|to|wal|de|na|se *f* die sogenannte Walden-Umkehr katalysierendes Enzym; SYN: UDP-Glucose-4-Epimerase, UDP-Galaktose-4-Epimerase

Ga|lak|to|ze|le *f* **1.** durch Milchstau hervorgerufene Zyste der Brustdrüse; SYN: Milchzyste, Laktationszyste **2.** Hydrozele* mit milchigem Inhalt

Ga|lak|to|ze|re|bro|sid|li|pi|do|se *f* →Galaktozerebrosidose

Ga|lak|to|ze|re|bro|si|do|se *f* autosomal-rezessiv vererbter Defekt der **Galaktosylceramidase** mit Entmarkungsarealen und Ablagerung von Zerebrosiden in Riesenzellen [**Globoidzellen**]; SYN: Globoidzellen-Leukodystrophie, Galaktozerebrosidlipidose, Leukodystrophia cerebri progressiva hereditaria

Ga|lakt|u|rie *f* Chylusausscheidung im Harn; chylöser Urin; SYN: Chylurie, Chylolipurie

Ga|lea *f* Helm, Haube, haubenartiges Gebilde **Galea aponeurotica** mit der Kopfhaut fest verbundene Sehnenplatte des Kopfes; SYN: Kopfschwarte, Aponeurosis epicranialis

Galeazzi-Fraktur *f* distale Radiusfraktur* mit (Sub-)Luxation des Ellenköpfchens; SYN: Galeazzi-Luxationsfraktur

Galen-Tasche *f* →Galen-Ventrikel

Galen-Vene *f* in den Sinus* rectus mündende größte Hirnvene; SYN: Vena magna cerebri

Galen-Ventrikel *m* seitliche Ausbuchtung des Kehlkopfinnenraumes zwischen Taschen- und Stimmfalte; SYN: Morgagni-Ventrikel, Morgagni-Tasche, Galen-Tasche, Kehlkopftasche, Ventriculus laryngis

Gal|le *f* **1.** in der Leber gebildetes Sekret, das direkt in den Darm abgegeben [**Lebergalle**] oder erst in der Gallenblase gespeichert und eingedickt wird [**Blasengalle**]; enthält außer Gallensäuren* auch Cholesterin, Farbstoffe und Elektrolyte; SYN: Bilis, Fel **2.** Kurzbezeichnung für →Gallenblase

Gal|le|fis|tel *f* →Gallenfistel

Gal|len|bla|se *f* an der Leberunterfläche liegende birnenförmige Struktur, die die in der Leber gebildete Gallenflüssigkeit speichert und bei Bedarf in den Darm abgibt; SYN: Galle, Vesica fellea/biliaris

Gal|len|bla|sen|a|pla|sie *f* unvollständige Entwicklung der Gallenblase

Gal|len|bla|sen|bett *nt* bauchfellfreie Fläche an der Unterseite des rechten Leberlappens; SYN: Gallenblasengrube, Leberbett, Fossa vesicae felleae/biliaris

Gal|len|bla|sen|cho|les|te|a|to|se *f* Cholesteatose* der Gallenblase mit stippchenförmigen Lipoidflecken; SYN: Stippchengallenblase, Cholesteatosis vesicae/vesicularis

Gallenblasen-Darm-Anastomose *f* operative Verbindung von Gallenblase und Darm; SYN: Gallenblasen-Darm-Fistel, Cholezystoenteroanastomose, Cholezystenteroanastomose, Cholezystenterostomie, Cholezystoenterostomie

Gallenblasen-Darm-Fistel *f* **1.** (*chirurg.*) operative Verbindung von Gallenblase und Darm; SYN: Gallenblasen-Darm-Anastomose, Cholezystoenteroanastomose, Cholezystoenterostomie, Cholezystenteroanastomose, Cholezystenterostomie **2.** (*patholog.*) innere Gallenblasenfistel mit Mündung in den Darm; SYN: cholezystointestinale Fistel, Fistula cholecystointestinalis

Gallenblasen-Duodenum-Fistel *f* **1.** (*chirurg.*) operative Verbindung von Gallenblase und Duodenum; SYN: Cholecystoduodenostomie **2.** (*patholog.*) innere Gallenblasenfistel mit Mündung in das Duodenum; SYN: Fistula cholecystoduodenalis

Gal|len|bla|sen|dys|ki|ne|sie *f* Störung der Gallenblasenentleerung; kann zur Entwicklung einer Gallenkolik* führen; SYN: Gallendyssynergie, biliäre Dyskinese/Dystonie

Gal|len|bla|sen|em|py|em *nt* Eiteransammlung in der Gallenblase

Gal|len|bla|sen|ent|zün|dung *f* →Cholecystitis

Gal|len|bla|sen|fis|tel *f* Cholezystostomie*

Gal|len|bla|sen|gang *m* Ausführungsgang der Gallenblase; vereinigt sich mit dem Ductus* hepaticus zum Ductus* choledochus; SYN: Zystikus, Cysticus, Ductus cysticus

Gal|len|bla|sen|gru|be *f* →Gallenblasenbett

Gal|len|bla|sen|hy|drops *m* Vergrößerung der Gallenblase bei einem Verschluss des Ductus* cysticus; SYN: Stauungsgallenblase

Gal|len|bla|sen|hy|po|pla|sie *f* angeborene Kleinheit der Gallenblase

Gallenblasen-Ileum-Fistel *f* operative Verbindung von Gallenblase und Ileum; SYN:

Cholezystoileostomie

Gallenblasen-Jejunum-Fistel *f* operative Verbindung von Gallenblase und Jejunum; SYN: Cholezystojejunostomie

Gal|len|bla|sen|kar|zi|nom *nt* vom Epithel der Gallenblase ausgehender bösartiger Tumor

Gallenblasen-Kolon-Fistel *f* **1.** (*chirurg.*) operative Verbindung von Gallenblase und Kolon; SYN: Cholecystokolostomie **2.** (*patholog.*) innere Gallenblasenfistel mit Mündung in das Kolon

Gal|len|bla|sen|kup|pel *f* abgerundetes Ende der Gallenblase; SYN: Fundus vesicae biliaris/felleae

Gallenblasen-Magen-Fistel *f* **1.** (*chirurg.*) operative Verbindung von Gallenblase und Magen; SYN: Cholecystogastrostomie, Cholezystogastroanastomose **2.** (*patholog.*) innere Gallenblasenfistel mit Mündung in den Magen; SYN: Fistula cholecystogastrica

Gallenblasen-Nierenbecken-Fistel *f* operative Verbindung von Gallenblase und Nierenbecken; SYN: Cholezystopyelostomie, Cholezystonephrostomie

Gal|len|bla|sen|per|fo|ra|ti|on *f* →Gallenblasenruptur

Gal|len|bla|sen|rup|tur *f* Perforation der Gallenblase bei Gallenblasenempyem* oder Gallensteinen; SYN: Gallenblasenperforation

Gal|len|bla|sen|sen|kung *f* Absenkung der Gallenblase; meist im Rahmen einer Enteroptose; SYN: Cholezystoptose, Choloptose

Gallen-Darm-Fistel *f* Gallenblase/Gallengänge und (Dünn-)Darm verbindende Fistel; SYN: biliodigestive/bilioenterische/biliointestinale Fistel, Fistula biliodigestiva

Gal|len|dys|sy|ner|gie *f* →Gallenblasendyskinesie

Gal|len|ent|zün|dung *f* →Cholecystitis

Gal|len|farb|stof|fe *f* beim Abbau von Hämoglobin entstehende farbige Verbindungen (z.B. Bilirubin, Biliverdin), die mit der Galle ausgeschieden werden

Gal|len|fis|tel *f* von der Gallenblase oder den Gallengängen ausgehende innere oder äußere Fistel; SYN: Biliärfistel, Gallefistel, biliäre Fistel, Fistula biliaris
äußere Gallenfistel auf der Haut mündende Gallenfistel; SYN: biliokutane Fistel, Fistula biliocutanea

Gal|len|gangs|a|tre|sie *f* angeborener Verschluss der Gallengänge

Gallengang-Darm-Fistel *f* operative Verbindung von Gallengang und (Dünn-)Darm; SYN: Cholangioenterostomie

Gallengang-Duodenum-Fistel *f* operative Verbindung von Gallengang und Zwölffingerdarm; SYN: Gallengang-Duodenum-Fistel

Gallengang-Jejunum-Fistel *f* operative Verbindung von Gallengang und Jejunum; SYN: Cholangiojejunostomie

Gal|len|gangs|a|de|nom *nt* von den Gallengängen ausgehender benigner Tumor; SYN: benignes Cholangiom

Gal|len|gangs|a|nas|to|mo|se *f* operative Verbindung von Gallengängen

Gal|len|gangs|a|pla|sie *f* unvollständige Entwicklung der Gallengänge

Gal|len|gangs|a|tre|sie *f* angeborener Verschluss der intra- und/oder extrahepatischen Gallengänge

Gal|len|gangs|ent|zün|dung *f* →Cholangitis

Gal|len|gangs|fis|tel *f* →Cholangiostomie

Gal|len|gangs|fis|tel|lung *f* →Cholangiostomie

Gal|len|gangs|hy|po|pla|sie *f* unvollständige Entwicklung der Gallengänge

Gal|len|gangs|kar|zi|nom *nt* von den intrahepatischen Gallengängen ausgehender bösartiger Tumor; SYN: malignes Cholangiom, cholangiozelluläres Karzinom, Carcinoma cholangiocellulare

Gal|len|gangs|tu|mor *m* →Cholangiom

Gal|len|grieß *m* kleinste Gallensteine*

Gal|len|ko|lik *f* meist durch Gallensteine oder Gallenblasenentzündung hervorgerufene akute Symptomatik mit heftigen Schmerzen im rechten Oberbauch; SYN: Colica hepatica

Gallen-Magen-Fistel *f* **1.** operative Verbindung von Gallenwegen und Magen; SYN: Cholangiogastrostomie **2.** Gallenblase/Gallengänge und Magen verbindende Fistel; SYN: biliogastrische Fistel

Gal|len|säu|ren *pl* in der Leber aus Cholesterin gebildete Stoffwechselprodukte, die in der Gallenblase gespeichert und bei Bedarf in den Darm abgegeben werden; im Darm wichtig für die Fettverdauung und -resorption

Gal|len|säu|re|pool *m* Gesamtmenge der Gallensäuren

Gal|len|stein *m* einzelne [**Solitärstein**] oder multiple Konkremente in der Gallenblase oder den Gallengängen; je nach Zusammensetzung unterscheidet man **Cholesterinsteine** (90% aller Steine), **Pigmentsteine** und **Calciumbilirubinatsteine** (meist postoperativ); SYN: Cholelith, Calculus biliaris/felleus

Gal|len|stein|il|le|us *m* Darmverschluss durch einen Gallenstein

Gal|len|stein|krank|heit *f* →Gallensteinleiden

Gal|len|stein|lei|den *nt* Vorhandensein eines oder mehrerer Gallensteine im Gallengangssystem; betrifft ca. 15% aller Erwachsenen [Frauen, Übergewichtige, Diabetiker]; SYN: Gallensteinkrankheit, Cholelithiasis

Gal|len|stein|pan|kre|a|ti|tis *f, pl* **-ti|ti|den** meist durch zahlreiche, kleine Gallensteine begünstigte, akute Pankreatitis*; SYN: biliäre Pankreatitis

Gal|len|wegs|en|do|sko|pie *f* →Cholangioskopie

Gal|len|wegs|szin|ti|gra|fie *f* →Gallenwegsszin-

G

tigraphie

Gal|len|wegs|szin|ti|gramm *nt* Choleszintigramm*

Gal|len|wegs|szin|ti|gra|phie *f* Choleszintigraphie*

Gal|len|zy|lin|der *pl* →Gallethromben

Gal|le|pe|ri|to|ni|tis *f, pl* **-ti|den** durch Gallenaustritt in die Bauchhöhle hervorgerufene Peritonitis*; SYN: gallige Peritonitis, Choleperitonitis

Gal|lert|bauch *m* Ansammlung gallertartiger Massen in der Bauchhöhle bei Ruptur von gallertartigen Kystomen von Eierstock oder Appendix; SYN: Pseudomyxoma peritonei, Hydrops spurius

Gal|lert|kar|zi|nom *nt* →Gallertkrebs

Gal|lert|kern *m* gallertartiger Kern der Bandscheibe*; SYN: Nucleus pulposus

Gal|lert|krebs *m* schleimproduzierendes Adenokarzinom*, meist mit Siegelringzellen; SYN: Schleimkrebs, Schleimkarzinom, Gallertkarzinom, Kolloidkrebs, Kolloidkarzinom, Carcinoma colloides/gelatinosum/mucoides/mucosum

Gal|lert|stru|ma *f* Struma* mit Einlagerung von Kolloid in große [**Struma colloides macrofolliculares**] oder kleine [**Struma colloides microfolliculares**] Follikel; SYN: Kolloidstruma, Struma colloides

Gal|le|stau|ung *f* →Cholestase

Gal|le|throm|ben *pl* durch Eiweiße eingedickte Galle in den Gallenkapillaren bei Cholestase*; SYN: Gallezylinder, Gallenzylinder

Gal|le|zy|lin|der *pl* →Gallethromben

Ga|lopp *m* durch einen zusätzlichen Ton hervorgerufener auskultatorischer Dreierrhythmus; SYN: Galopprhythmus

diastolischer Galopp →protodiastolischer Galopp

präsystolischer Galopp Galopprhythmus mit dumpfem Vorhofton [4. Herzton]; SYN: Atrialgalopp, Vorhofgalopp, Aurikulargalopp

protodiastolischer Galopp Galopprhythmus mit kräftigem 3. Herzton am Anfang der Diastole*; SYN: diastolischer Galopp, Ventrikelgalopp, Dritter-Ton-Galopp, 3. Herztongalopp

Ga|lopp|rhyth|mus *m* →Galopp

Gal|va|no|kau|ter *m* elektrisches Brenneisen zur Durchtrennung oder Verschorfung von Gewebe; SYN: Elektrokauter, Thermokauter

Gal|va|no|punk|tur *f* Entfernung von Warzen, Haaren u.ä. durch eine Elektronadel; SYN: (therapeutische) Elektrolyse, Elektropunktur, Elektrostixis

-gam *suf.* in Adjektiven verwendetes Wortelement mit Bezug auf "Verschmelzung/Fortpflanzung"

Ga|ma|si|di|o|sis *f, pl* **-ses** durch blutsaugende Milben [**Dermanyssus avium, Dermanyssus gallinae**] hervorgerufene flüchtige Urtikaria mit heftigem Juckreiz; SYN: Vogelmilbenkrätze

Ga|met *m* reife Keimzelle, Geschlechtszelle; SYN: Gamozyt

Gamet-, gamet- *präf.* →Gameto-

Ga|me|ten|ver|schmel|zung *f* →Syngamie

Gameto-, gameto- *präf.* Wortelement mit Bezug auf "Geschlechtszelle/Gamet"

ga|me|to|gen *adj* Gametogenese betreffend

Ga|me|to|ge|ne|se *f* Gametenbildung, Gametenentwicklung

Ga|me|to|pa|thie *f* endogene oder exogene Schädigung der Keimzellen

-gamie *suf.* Wortelement mit Bezug auf "Verschmelzung/Fortpflanzung"

Gam|ma|amy|la|se *f* in den Lysosomen von Leber und Niere vorkommende Amylase*, die Betaglukose abspaltet; SYN: γ-Amylase, Glukan-1,4-α-Glukosidase, lysosomale α-Glukosidase

Gam|ma|glo|bu|li|ne *pl* überwiegend aus Immunglobulinen bestehende Fraktion der Plasmaglobuline; SYN: γ-Globuline

Gam|ma|glo|bu|lin|man|gel *m* verminderter Gammaglobulingehalt des Blutes; kann angeboren oder erworben sein; Säuglinge durchlaufen eines physiologische Hypogammaglobulinämie zwischen dem 2. und 6. Monat; SYN: Hypogammaglobulinämie

Gam|ma|glu|ta|myl|trans|fe|ra|se *f* membranständiges Enzym, dessen Blutspiegel bei Leber- und Gallenerkrankungen ansteigt; SYN: γ-Glutamyltransferase, Gammaglutamyltranspeptidase

Gam|ma|glu|ta|myl|trans|pep|ti|da|se *f* →Gammaglutamyltransferase

Gam|ma|hä|mo|ly|se *f* (*Bakterien*) nicht-hämolytisches Wachstum, nicht-hämolysierendes Wachstum, Wachstum ohne Hämolyse; SYN: γ-Hämolyse

gamma-hämolytisch *adj* (*Bakterien*) nicht-hämolytisch, nicht-hämolysierend; SYN: γ-hämolytisch

Gam|ma|strah|lung *f* energiereiche Strahlung, die beim radioaktiven Zerfall freigesetzt wird; SYN: γ-Strahlung

Gam|mo|pa|thie *f* Erkrankung mit monoklonaler [**monoklonale Gammopathie**] oder polyklonaler [**polyklonale Gammopathie**] Immunglobulinvermehrung

biklonale Gammopathie Vorkommen von zwei Paraproteinen im Serum; SYN: Doppelparaproteinämie

Ga|mo|ge|ne|se *f* geschlechtliche Fortpflanzung; SYN: Gamogenesis, Gamogonie

Ga|mo|ge|ne|sis *f* →Gamogenese

Ga|mo|go|nie *f* →Gamogenese

ga|mo|phob *adj* Ehefeindlichkeit/Gamophobie betreffend, durch sie gekennzeichnet

Ga|mo|pho|bie *f* krankhafte Abneigung gegen die Ehe oder das Heiraten; SYN: Ehefeindlichkeit

Ga|mo|zyt *m* →Gamet

Gamstorp-Syndrom *nt* autosomal-dominante Erkrankung mit anfallsweiser schlaffer Lähmung der Muskeln von Stamm und Extremitäten; SYN: Adynamia episodica hereditaria, familiäre periodische hyperkaliämische Lähmung

Ganlcilclolvir *nt* gegen das Zytomegalievirus* wirksames Virustatikum*

Ganglaltalxie *f* Ataxie mit ausgeprägter Gangstörung bei Beteiligung der Rumpf- und Gliedmaßenmuskulatur; SYN: lokomotorische Ataxie

Gangli-, gangli- *präf.* →Ganglio-

Ganlglilekltolmie *f* →Ganglionektomie

Ganlglilenlblolckalde *f* pharmakologische Unterbrechung der Erregungsübertragung in den vegetativen Ganglien

Ganlglilenlblolcker *m* Substanz, die die Erregungsübertragung in den vegetativen Ganglien unterbricht; SYN: Ganglioplegikum

Ganlglilenlentlzünldung *f* →Ganglionitis

Ganlglilenlzellle *nt* Nervenzelle im Ganglion

Ganlglililtis *f, pl* **-tilden** →Ganglionitis

ganlglililtisch *adj* →ganglionitisch

Ganglio-, ganglio- *präf.* Wortelement mit der Bedeutung "Knoten/Nervenknoten/Ganglion"

Ganlglilollylse *f* Auflösung/Zerfall von Ganglien

Ganlglilon *nt, pl* **-glia, -glilen** **1.** mukoide Zystenbildung einer Gelenkkapsel oder des Sehnengleitgewebes; SYN: Synovialzyste, Überbein **2.** Ansammlung von Nervenzellen im peripheren Nervensystem; SYN: Nervenknoten

Ganglion autonomicum vegetatives/autonomes Grenzstrangganglion

Ganglia cardiaca Ganglien des Herzgeflechtes [Plexus cardiacus]; SYN: Wrisberg-Ganglien

Ganglion cervicale inferius, medium, superius unteres, mittleres und oberes Halsganglion des Grenzstranges

Ganglion cervicothoracicum durch Verschmelzung von unterem Halsganglion und 1. Brustganglion des Grenzstranges entstandenes Ganglion; SYN: Sternganglion, Ganglion stellatum

Ganglion ciliare parasympathisches Ganglion hinter dem Augapfel; enthält Fasern für Ziliarmuskel und Pupillensphinkter; SYN: Schacher-Ganglion, Ziliarganglion

Ganglion cochleare Ganglion im Spindelkanal der Ohrschnecke; SYN: Corti-Ganglion, Ganglion spirale cochlearis

Ganglion craniospinale sensorium Spinalganglion der Hirn- und Rückenmarksnerven

Ganglion geniculatum Fazialis(knie)ganglion; SYN: Ganglion geniculi

Ganglion geniculi →Ganglion geniculatum

Ganglion inferius nervi glossopharyngei unteres Glossopharyngeusganglion

Ganglion inferius nervi vagi unteres Vagusganglion

Ganglia lumbalia Lumbalganglien des Grenzstranges

Ganglion oticum autonomes Ganglion unter dem Foramen ovale; versorgt u.a. die Ohrspeicheldrüse; SYN: Arnold-Ganglion

Ganglion parasympathicum parasympathisches Ganglion, Parasympathikusganglion

Ganglia pelvica Beckenganglien

Ganglion pterygopalatinum parasympathisches Ganglion, das u.a. die Tränendrüse und die Drüsen der Nasen- und Gaumenschleimhaut versorgt; SYN: Meckel-Ganglion

Ganglion semilunare Gasseri →Ganglion trigeminale

Ganglion sensorium nervi cranialis Hirnnervenganglion

Ganglion sensorium nervi spinalis Spinalganglion

Ganglion spirale cochleae →Ganglion cochleare

Ganglion stellatum →Ganglion cervicothoracicum

Ganglion submandibulare parasympathisches Ganglion, das u.a. Unterkieferdrüse, Unterzungendrüse und Zungendrüsen versorgt; SYN: Faesebeck-Ganglion, Blandin-Ganglion

Ganglion superius nervi glossopharyngei Müller-Ganglion, Ehrenritter-Ganglion, oberes Glossopharyngeusganglion

Ganglion superius nervi vagi oberes Vagusganglion

Ganglion sympathicum sympathisches Ganglion, Sympathikusganglion

Ganglia thoracica thorakale Grenzstrangganglien, Brustganglien des Grenzstranges

Ganglion trigeminale am Felsenbein liegendes sensibles Ganglion des Nervus* trigeminus; SYN: Gasser-Ganglion

Ganglia trunci sympathetici Kette sympathischer Ganglien, die durch Verbindungsäste [Rami interganglionares] zum Grenzstrang verbunden werden; SYN: Grenzstrangganglien

Ganglion vestibulare im Boden des inneren Gehörgangs liegendes Ganglion des vestibulären Teils des VIII. Hirnnerven; SYN: Scarpa-Ganglion, Rosenthal-Ferré-Ganglion

ganlglilolnär *adj* Ganglion betreffend

Ganlglilolnekltolmie *f* **1.** Entfernung eines Überbeins/Ganglion; SYN: Ganglionexzision, Gangliektomie **2.** Entfernung eines Nervenganglions; SYN: Gangliektomie

Ganlglilonlentlzünldung *f* →Ganglionitis

Ganlglilolneulrom *nt* von den Ganglienzellen ausgehender gutartiger Tumor; SYN: Gangliozytom

Gan|gli|o|ni|tis *f, pl* **-ti|den** Entzündung eines Nervenganglions; SYN: Ganglionentzündung, Ganglienentzündung, Gangliitis
gan|gli|o|ni|tisch *adj* Ganglionitis betreffend, von ihr betroffen oder gekennzeichnet; SYN: gangliitisch
Gan|gli|o|ple|gi|kum *nt, pl* **-ka** →Ganglienblocker
gan|gli|o|ple|gisch *adj* ganglienblockend
Gan|gli|o|si|de *pl* in der weißen und grauen Hirnsubstanz vorkommende Sphingolipide* mit Aminozuckern und Sialinsäure
Gan|gli|o|si|do|se *f* genetisch determinierte, zu den Sphingolipidosen* gehörende Speicherkrankheit* mit Einlagerung von Gangliosiden in das Zentralnervensystem und andere Organe

Erwachsenenform der GM_1-Gangliosidose →GM_1-Gangliosidose Typ III

generalisierte GM_1-Gangliosidose →GM_1-Gangliosidose Typ I

GM_1-Gangliosidose Speicherkrankheit* durch einen angeborenen Defekt der lysosomalen β-Galaktosidase, der zur Einlagerung von GM_1-Gangliosid in ein oder mehrere Organe führt

GM_2-Gangliosidose durch einen Defekt der Hexosaminidase A und/oder B hervorgerufene Speicherkrankheit* mit Ablagerung von GM_2-Gangliosid im ZNS und anderen Organen

GM_1-Gangliosidose Typ I bereits bei Neugeborenen zu Muskelhypotonie und Ödemen führende Variante; im weiteren Verlauf kommt es zu Hepatosplenomegalie*, Krampfanfällen, psychomotorischer Retardierung*, Dysostose*; auffällig oft findet man einen kirschroten Fleck [**cherry-red spot**] der Makula; SYN: generalisierte GM_1-Gangliosidose, infantile GM_1-Gangliosidose

GM_1-Gangliosidose Typ II nach anfänglich unauffälliger Entwicklung, kommt es nach 6–20 Monaten zu Krampfanfällen, Spastik*, Erblindung und Ataxie*; die Patienten versterben meist zwischen dem 3. und 10. Lebensjahr; SYN: juvenile GM_1-Gangliosidose, spätinfantile GM_1-Gangliosidose

GM_1-Gangliosidose Typ III tritt erst bei Jugendlichen oder jungen Erwachsenen auf; langsam progredienter Verlauf mit eingeschränkter Lebenserwartung; SYN: Erwachsenenform der GM_1-Gangliosidose

GM_2-Gangliosidose Typ I Hexosaminidase-A-Mangel mit geistiger Retardierung*, Krampfanfällen, Spastik und Hepatosplenomegalie*; auffällig oft findet man einen kirschroten Fleck [**cherry-red spot**] der Makula; SYN: Tay-Sachs-Erkrankung, Tay-Sachs-Syndrom, infantile amaurotische Idiotie

GM_2-Gangliosidose Typ II kombinierter Hexosaminidase A und B-Mangel; klinischer Verlauf wie GM_2-Gangliosidose Typ I; zusätzlich noch Kardiomyopathie*; SYN: Sandhoff-Krankheit, Sandhoff-Jatzekewitz-Syndrom, Sandhoff-Jatzekewitz-Variante

GM_2-Gangliosidose Typ III verläuft klinisch bis auf die Abwesenheit des kirschroten Makulaflecks wie die GM_2-Gangliosidose Typ I; tödlicher Verlauf innerhalb der ersten 10. Lebensjahre; SYN: juvenile GM_2-Gangliosidose

infantile GM_1-Gangliosidose →GM_1-Gangliosidose Typ I

juvenile GM_1-Gangliosidose →GM_1-Gangliosidose Typ II

juvenile GM_2-Gangliosidose →GM_2-Gangliosidose Typ III

spätinfantile GM_1-Gangliosidose →GM_1-Gangliosidose Typ II

Gan|gli|o|zy|tom *nt* von den Ganglienzellen ausgehender gutartiger Tumor; SYN: Ganglioneurom
Gan|go|sa *f* im Verlauf der Frambösie* auftretende Zerstörung von Knochen- und Knorpelgewebe mit Mutilation von Nase und Oberlippe; SYN: Rhinopharyngitis mutilans
Gan|grae|na *f* →Gangrän

Gangraena arteriosclerotica durch arteriosklerotische Veränderungen hervorgerufene Gangrän; SYN: arteriosklerotische Gangrän

Gangraena emphysematosa →Gasbrand

Gangraena pulmonum herdförmige oder diffuse Gangrän des Lungengewebes, die als Sekundärinfektion von Bronchiektasen oder einem Abszess entsteht; SYN: Lungenbrand, Lungengangrän

Gan|grän *f* Gewebsuntergang mit Nekrose, Autolyse und schwärzlicher Verfärbung; SYN: Brand, gangräne Nekrose, Gangraena

arteriosklerotische Gangrän durch arteriosklerotische Veränderungen hervorgerufene Gangrän; SYN: Gangraena arteriosclerotica

infektiöse Gangrän des Mundes vor allem bei Kleinkindern in Afrika, Asien und Südamerika auftretende, gangränöse Entzündung der Mundschleimhaut; SYN: Noma, Wangenbrand, Wasserkrebs, Cancer aquaticus, Chancrum oris, Stomatitis gangraenosa

postthrombotische Gangrän im Anschluss an eine Thrombose auftretende Gangrän

trockene Gangrän Gangrän mit Eintrocknung und Schrumpfung des Gewebes; SYN: Mumifizierung, Mumifikation

gan|grä|nös *adj* Gangrän betreffend, mit einer Gangrän, in Form einer Gangrän
Ga|no|blast *m* den Zahnschmelz bildende Zelle; SYN: Zahnschmelzbildner, Adaman-

toblast, Ameloblast
Ga|no|blas|tom *nt* meist im Unterkiefer auftretende zystische Geschwulst, die von Epithelresten ausgeht; SYN: Ameloblastom, Adamantinom
Gän|se|gur|gel|ar|te|ri|en *pl* s.u. Mönckeberg-Mediasklerose
Ganser-Syndrom *nt* schwer von Simulation zu unterscheidendes Vorkommen von Vorbeireden, Vorbeihandeln und Nichtwissenwollen; wurde ursprünglich bei Häftlingen beschrieben, kann aber auch organische Ursachen haben; SYN: Pseudodemenz, Scheinblödsinn, Zweckpsychose
Ganz|kör|per|szin|ti|gra|fie *f* →Ganzkörperszintigraphie
Ganz|kör|per|szin|ti|gra|phie *f* Szintigraphie* des gesamten Körpers, z.B. bei der Tumordiagnostik
Ganz|kör|per|to|mo|gra|fie *f* →Ganzkörpertomographie
Ganz|kör|per|to|mo|gra|phie *f* Computertomographie* des gesamten Körpers
Gard|ner|beiß *m* durch Milben der Gattung Trombicula verursachte, heftig juckende Dermatose* mit Quaddelbildung; SYN: Erntekrätze, Sendlinger Beiß, Giesinger Beiß, Herbstbeiße, Herbstkrätze, Trombidiose, Trombidiosis, Erythema autumnale
Gard|ne|rel|la va|gi|na|lis *f* gramnegatives oder gramlabiles Stäbchenbakterium, das bei Entzündungen der Scheide und Harnröhre gefunden wird
Gar|goy|lis|mus *m* typische Gesichtsveränderung, z.B. beim Pfaundler-Hurler-Syndrom; SYN: Wasserspeiergesicht
Gar|ru|li|tas vul|vae *f* hörbares Entweichen von Luft aus der Scheide; SYN: Flatus vaginalis
Gärtner-Bazillus *m* Erreger einer akuten Gastroenteritis; SYN: Salmonella enteritidis
Gas-Adsorptionschromatografie *f* →Gas-Adsorptionschromatographie
Gas-Adsorptionschromatographie *f* s.u. Gaschromatographie
Gas|brand *m* durch Clostridium* perfringens und andere Clostridienarten verursachte, meldepflichtige schwere Wundinfektion, die durch hochgradige Toxämie und ausgedehnte Ödem- und/oder Gasbildung gekennzeichnet ist; SYN: Gasgangrän, Gasödem, Gasphlegmone, malignes Ödem, Emphysema malignum, Emphysema septicum, Oedema malignum, Gangraena emphysematosa
Gas|brand|ba|zil|len *pl* Clostridium* perfringens und andere Clostridienarten, die Gasbrand verursachen können; SYN: Gasödembazillen
Gas|brust *f* →Pneumothorax
Gas|chro|ma|to|gra|fie *f* →Gaschromatographie
Gas|chro|ma|to|gra|phie *f* Form der Chromatographie* bei der Gase oder leicht flüchtige Flüssigkeiten mit Hilfe eines inerten Trägergases über die Trensnäule geleitet werden; je nach Sorptionsmittel unterscheidet man **Gas-Adsorptionschromatographie** [festes Adsorptionsmittel] und **Gas-Flüssigkeitschromatographie** [flüssiges Sorptionsmittel]
Gas|em|bo|lie *f* durch Luft-/Gasbläschen hervorgerufene Embolie*; SYN: Luftembolie
Gas-Flüssigkeitschromatografie *f* →Gas-Flüssigkeitschromatographie
Gas-Flüssigkeitschromatographie *f* s.u. Gaschromatographie
Gas|gan|grän *f* →Gasbrand
Gas|ö|dem *nt* →Gasbrand
Gas|ö|dem|ba|zil|len *pl* →Gasbrandbazillen
Gas|phleg|mo|ne *f* →Gasbrand
Gasser-Ganglion *nt* am Felsenbein liegendes sensibles Ganglion des Nervus* trigeminus; SYN: Ganglion trigeminale
Gasser-Syndrom *nt* vorwiegen im Kindesalter auftretende Mikroangiopathie* der Nierengefäße mit Niereninsuffizienz; SYN: hämolytisch-urämisches Syndrom
Gas|ter *f* Magen
Gastr-, gastr- *präf.* →Gastro-
Gas|tra|de|ni|tis *f, pl* **-ti|den** Entzündung der Magendrüsen; SYN: Magendrüsenentzündung, Gastroadenitis
gs|tra|de|ni|tisch *adj* Magendrüsenentzündung/Gastradenitis betreffend, von ihr betroffen oder gekennzeichnet; SYN: gastroadenitisch
gas|tral *adj* Magen betreffend; SYN: gastrisch
Gas|tral|gie *f* Magenschmerz(en); SYN: Gastrodynie
Gas|trek|ta|sie *f* Magenerweiterung
Gas|trek|to|mie *f* Magenentfernung, totale Magenresektion
partielle Gastrektomie Magenteilentfernung, Magenteilresektion
Gas|trin *nt* in der Antrumschleimhaut gebildetes Gewebehormon, das die Salzsäuresekretion des Magens reguliert
Gas|tri|nom *nt* Gastrin bildender Tumor des Magen-Darm-Traktes
gas|trisch *adj* →gastral
Gas|tri|tis *f, pl* **-ti|den** Entzündung der Magenschleimhaut; SYN: Magenkatarrh, Magenschleimhautentzündung, Magenentzündung
akute Gastritis auf die Schleimhautoberfläche begrenzte akute Entzündung unterschiedlicher Genese (Alkohol, Medikamente, Viren, Bakterien)
atrophische Gastritis →chronisch-atrophische Gastritis
atrophisch-hyperplastische Gastritis Variante der chronisch-atrophischen Gastritis mit Verdickung der Schleimhaut
chronisch-atrophische Gastritis meist im Antrum beginnende, chronische Magenentzündung mit Atrophie der Schleim-

haut; Helicobacter* pylori-Eradikation soll die Prognose verbessern
chronisch-follikuläre Gastritis Variante der chronisch-atrophischen Gastritis mit Proliferation der mukösen und submukösen Lymphfollikel
Gastritis corrosiva durch Säuren oder Laugen hervorgerufene Magenschleimhautentzündung; SYN: Ätzgastritis
Gastritis erosiva Gastritis mit Erosion der Schleimhaut; SYN: erosive Gastritis
erosive Gastritis →Gastritis erosiva
follikuläre Gastritis chronische Gastritis, deren Erscheinungsbild von einer Hyperplasie der submukösen Lymphfollikel geprägt wird
Gastritis haemorrhagica erosive Gastritis mit Schleimhautblutungen; SYN: hämorrhagische Gastritis
hämorrhagische Gastritis →Gastritis haemorrhagica
Gastritis phlegmonosa Gastritis mit flächenhafter eitriger Infiltration von Magenschleimhaut und Magenwand; SYN: phlegmonöse Gastritis
phlegmonöse Gastritis →Gastritis phlegmonosa
Gastritis polyposa hypertrophische Gastritis mit polypoider Wucherung der Schleimhaut
pseudomembranöse Gastritis akute Gastritis mit Ausbildung fibrinöser Pseudomembranen
urämische Gastritis Magenschleimhautentzündung im Rahmen einer Urämie*

gas|tri|tisch *adj* Magenschleimhautentzündung/Gastritis betreffend, von ihr betroffen oder gekennzeichnet

Gastro-, gastro- *präf.* Wortelement mit der Bedeutung "Bauch/Magen/Gaster"

Gas|tro|a|de|ni|tis *f, pl* **-ti|den** →Gastradenitis

gas|tro|a|de|ni|tisch *adj* →gastradenitisch

Gas|tro|a|nas|to|mo|se *f* →Gastrogastrostomie

Gas|tro|a|to|nie *f* Tonusverlust der Magenmuskulatur; SYN: Magenatonie

gas|tro|di|a|phrag|mal *adj* Magen und Zwerchfell/Diaphragma betreffend oder verbindend; SYN: gastrophrenisch, phrenikogastral

Gas|tro|dis|ci|a|sis *f, pl* **-ses** in Asien vorkommende Darmerkrankung durch den Saugwurm **Gastrodiscoides hominis**; SYN: Gastrodiscoidiasis

Gas|tro|dis|co|i|des ho|mi|nis *f* s.u. Gastrodisciasis

Gas|tro|dis|co|i|di|a|sis *f, pl* **-ses** →Gastrodisciasis

gas|tro|du|o|de|nal *adj* Magen und Zwölffingerdarm/Duodenum betreffend oder verbindend

Gas|tro|du|o|de|nek|to|mie *f* (Teil-)Entfernung von Magen und Zwölffingerdarm

Gas|tro|du|o|de|ni|tis *f, pl* **-ti|den** Entzündung (der Schleimhaut) von Magen und Zwölffingerdarm

Gas|tro|du|o|de|no|sko|pie *f* endoskopische Untersuchung von Magen und Zwölffingerdarm

Gas|tro|du|o|de|no|sto|mie *f* operative Verbindung von Magen und Zwölffingerdarm; SYN: gastroduodenale Anastomose

Gas|tro|dy|nie *f* →Gastralgie

gas|tro|en|te|ral *adj* Magen und Darm/Intestinum betreffend; SYN: gastrointestinal

Gas|tro|en|te|ri|tis *f, pl* **-ti|den** Entzündung (der Schleimhaut) von Magen und Dünndarm; SYN: Magen-Darm-Entzündung, Magen-Darm-Katarrh
eosinophile Gastroenteritis seltene Erkrankung mit typischer Eosinophilie* des Blutbildes und eosinophiler Infiltration von Mukosa* und Wand des Gastrointestinaltrakts

gas|tro|en|te|ri|tisch *adj* Magen-Darm-Entzündung/Gastroenteritis betreffend, von ihr betroffen oder gekennzeichnet

Gas|tro|en|te|ro|a|nas|to|mo|se *f* →Gastroenterostomie

Gas|tro|en|te|ro|ko|li|tis *f, pl* **-ti|den** Entzündung (der Schleimhaut) von Magen, Dünndarm und Dickdarm; SYN: Magen-Darm-Kolon-Entzündung, Magen-Darm-Kolon-Katarrh

gas|tro|en|te|ro|ko|li|tisch *adj* Gastroenterokolitis betreffend, von ihr betroffen oder gekennzeichnet

Gas|tro|en|te|ro|ko|lo|sto|mie *f* operative Verbindung von Magen, Dünndarm und Kolon

Gas|tro|en|te|ro|lo|ge *m* Arzt für Gastroenterologie*

Gas|tro|en|te|ro|lo|gie *f* Teilgebiet der Medizin, das sich mit den Erkrankungen des Verdauungsapparates beschäftigt

Gas|tro|en|te|ro|lo|gin *f* Ärztin für Gastroenterologie*

Gas|tro|en|te|ro|pa|thie *f* Magen-Darm-Erkrankung
eiweißverlierende Gastroenteropathie →exsudative Gastroenteropathie
exsudative Gastroenteropathie ätiologisch ungeklärte Erkrankung mit Eiweißausscheidung in den Magen-Darm-Trakt; SYN: exsudative Enteropathie, eiweißverlierende Enteropathie, eiweißverlierende Gastroenteropathie, Gordon-Syndrom, Eiweißverlustsyndrom

Gas|tro|en|te|ro|plas|tik *f* plastische Operation von Magen und Darm, Magen-Darm-Plastik

Gas|tro|en|te|ro|pto|se *f* Senkung von Magen und Darm; meist im Rahmen einer allgemeinen Baucheingeweidesenkung [Enteroptose*]; SYN: Magen-Darm-Senkung

Gas|tro|en|te|ro|sto|mie *f* operative Verbindung von Magen und Darm; SYN: Magen-Darm-Anastomose, Gastroenteroanastomose, gastrointestinale Anastomose

Gas|tro|en|te|ro|to|mie *f* operative Eröffnung

von Magen und Dünndarm
gas|tro|e|pi|plo|isch *adj* Magen und Bauchnetz/Epiploon betreffend oder verbindend; SYN: gastroomental
Gas|tro|gas|tro|sto|mie *f* operative Verbindung zweier Magenabschnitte (z.B. Kardia und Pylorusregion); SYN: Gastroanastomose
gas|tro|gen *adj* vom Magen ausgehend, aus dem Magen stammend
gas|tro|he|pa|tisch *adj* Magen und Leber/Hepar betreffend oder verbindend
gas|tro|i|le|al *adj* Magen und Ileum betreffend oder verbindend
Gas|tro|i|le|i|tis *f, pl* **-ti|den** Entzündung (der Schleimhaut) von Magen und Ileum*
gas|tro|i|le|i|tisch *adj* Gastroileitis betreffend, von ihr betroffen oder gekennzeichnet
Gas|tro|i|le|o|sto|mie *f* operative Verbindung von Magen und Ileum; SYN: Magen-Ileum-Anastomose
gas|tro|in|tes|ti|nal *adj* →gastroenteral
Gas|tro|in|tes|ti|nal|trakt *m* Gesamtheit des Verdauungstraktes vom Mageneingang bis zum After; SYN: Magen-Darm-Trakt
gas|tro|je|ju|nal *adj* Magen und Jejunum betreffend oder verbindend
Gas|tro|je|ju|no|sto|mie *f* operative Verbindung von Magen und Jejunum; SYN: Magen-Jejunum-Anastomose
gas|tro|kar|di|al *adj* Magen und Herz betreffend
Gas|tro|ki|ne|to|graf *m* →Gastrokinetograph
Gas|tro|ki|ne|to|graph *m* Gerät zur Aufzeichnung der Magenmotilität
gas|tro|ko|lisch *adj* Magen und Kolon betreffend oder verbindend
Gas|tro|ko|li|tis *f, pl* **-ti|den** Entzündung (der Schleimhaut) von Magen und Dickdarm/Kolon; SYN: Magen-Kolon-Entzündung, Magen-Kolon-Katarrh
gas|tro|ko|li|tisch *adj* Gastrokolitis betreffend, von ihr betroffen oder gekennzeichnet
Gas|tro|ko|lon|fis|tel *f* innere Magenfistel mit Mündung ins Kolon
Gas|tro|ko|lo|pto|se *f* Senkung von Magen und Dickdarm/Kolon; meist im Rahmen einer allgemeinen Baucheingeweidesenkung [Enteroptose*]
Gas|tro|ko|lo|sto|mie *f* operative Verbindung von Magen und Kolon; SYN: Magen-Kolon-Anastomose
Gas|tro|ko|lo|to|mie *f* operative Eröffnung von Magen und Kolom
gas|tro|ku|tan *adj* Magen und Haut/Cutis betreffend oder verbindend
gas|tro|li|e|nal *adj* Magen und Milz/Lien betreffend oder verbindend
Gas|tro|lith *m* aus unverdauten Nahrungsresten [Haare, Fasern] gebildetes Konkrement im Magen; SYN: Magenstein
Gas|tro|li|thi|a|sis *f, pl* **-ses** Vorkommen von Magensteinen
Gas|tro|lo|ge *m* Arzt für Gastrologie*
Gas|tro|lo|gie *f* Teilgebiet der Medizin, das sich mit den Erkrankungen des Magens beschäftigt
Gas|tro|lo|gin *f* Ärztin für Gastrologie*
Gas|tro|ly|se *f* operative Magenlösung, Magenmobilisierung
Gas|tro|ma|la|zie *f* saure Magenerweichung durch Selbstandauung nach dem Tod
Gas|tro|me|ga|lie *f* Magenvergrößerung
Gas|tro|my|ko|se *f* Pilzerkrankung des Magens
Gas|tro|my|o|to|mie *f* operative Durchtrennung der Magenwandmuskulatur
gas|tro|o|men|tal *adj* →gastroepiploisch
gas|tro|ö|so|pha|ge|al *adj* Magen und Speiseröhre/Ösophagus betreffend oder verbindend; SYN: ösophagogastral
Gas|tro|ö|so|pha|gi|tis *f, pl* **-ti|den** Entzündung (der Schleimhaut) von Magen und Speiseröhre
gas|tro|ö|so|pha|gi|tisch *adj* Gastroösophagitis betreffend, von ihr betroffen oder gekennzeichnet
Gas|tro|pan|kre|a|ti|tis *f, pl* **-ti|ti|den** Entzündung von Magen und Bauchspeicheldrüse/Pankreas
Gas|tro|pa|ra|ly|se *f* →Gastroplegie
Gas|tro|pa|re|se *f* →Gastroplegie
Gas|tro|pa|thia *f* →Gastropathie
Gastropathia hypertrophica gigantea zu Vergröberung des Faltenreliefs führende, chronische Entzündung der Magenschleimhaut unbekannter Genese; SYN: Riesenfaltengastritis, Ménétrier-Syndrom, Morbus Ménétrier, Riesenfaltenmagen, Riesenfaltengastropathie
Gastropathia nervosa nervöse Magenbeschwerden
Gas|tro|pa|thie *f* Magenerkrankung, Magenleiden; SYN: Gastropathia
Gas|tro|pe|ri|to|ni|tis *f, pl* **-ti|den** Entzündung von Magen und Bauchfell/Peritoneum
gas|tro|pe|ri|to|ni|tisch *adj* Gastroperitonitis betreffend, von ihr betroffen oder gekennzeichnet
Gas|tro|pe|xie *f* operative Magenanheftung
gas|tro|phre|nisch *adj* →gastrodiaphragmal
Gas|tro|plas|tik *f* Magenplastik
Gas|tro|ple|gie *f* zu Magenatonie* und -überdehnung führende Lähmung der Magenwandmuskulatur; SYN: Magenlähmung, Gastroparese, Gastroparalyse
Gas|tro|pli|ka|ti|on *f* operative Magenverengerung durch Raffnähte
Gas|tro|pto|se *f* meist angeborene, seltener erworbene Senkung des Magens; meist zusammen mit einer Senkung des Darms [Gastoenteroptose*] im Rahmen einer allgemeinen Baucheingeweidesenkung [Enteroptose*]; SYN: Magensenkung
gas|tro|pul|mo|nal *adj* Magen und Lunge(n)/Pulmo betreffend; SYN: pneumogastral
Gas|tro|py|lor|ek|to|mie *f* operative Entfernung der Pars pyloria des Magens

gas|tro|py|lo|risch *adj* Magen und Magenpförtner/Pylorus betreffend
gas|tro|re|nal *adj* Magen und Niere(n) betreffend; SYN: renogastral
Gas|tror|rha|gie *f* Magenblutung, Blutung aus dem Magen
Gas|tror|rha|phie *f* Magennaht, Naht der Magenwand
Gas|tror|rhe|xis *f* Magenruptur
Gas|tror|rhoe *f, pl* **-rho|en** Hypersekretion des Magens; SYN: Magenfluss
Gas|tro|schi|sis *f* angeborener Vorfall von Darmschlingen bei unvollständigem Verschluss der Bauchwand; SYN: Paromphalozele, Bauchspalte
gas|tro|se|lek|tiv *adj* nur auf den Magen wirkend
Gas|tro|skop *nt* Endoskop* für die Gastroskopie*
Gas|tro|sko|pie *f* endoskopische Untersuchung des Magens; SYN: Magenspiegelung
gas|tro|sko|pisch *adj* Gastroskopie betreffend, mittels Gastroskopie
Gas|tro|spas|mus *m* Magenkrampf
Gas|tro|sta|xis *f* Sickerblutung aus der Magenschleimhaut
Gas|tro|ste|no|se *f* meist durch eine entzündliche Schrumpfung hervorgerufene Einengung des Magenlumens; SYN: Magenverengung, Magenstenose
Gas|tro|sto|ma *nt, pl* **-ma|ta** operativ angelegte äußere Magenfistel; SYN: Magenfistel
Gas|tro|sto|mie *f* Anlegen einer äußeren Magenfistel, Magenfistelung
Gas|tro|to|mie *f* operative Eröffnung des Magens
gas|tro|trop *adj* mit besonderer Affinität zum Magen
Gas|tro|zel|le *f* **1.** Eingeweidebruch mit Magenteilen im Bruchsack; SYN: Magenhernie **2.** meist asymptomatisches echtes oder falsches Divertikel* der Magenwand; SYN: Magendivertikel
Gas|trul|la|ti|on *f* Bildung der Keimblätter
Gas|zys|te *f* gashaltige Zyste
Gaucher-Erkrankung *f* seltene, durch ein Fehlen der Glukozerebrosidase hervorgerufene Sphingolipidose* mit Einlagerung von Cerebrosiden in Zellen des retikulohistiozytären Systems; je nach Verlaufsform kommt es zu verschiedenen klinischen Bildern mit unterschiedlicher Prognose; SYN: Gaucher-Krankheit, Gaucher-Syndrom, Morbus Gaucher, Cerebrosidose, Glukozerobrosidose, Cerebrosidlipidose, Zerebrosidlipidose, Glykosylzeramidlipidose, Lipoidhistiozytose vom Kerasintyp
Gau|men *m* Palatum
Gau|men|a|po|neu|ro|se *f* Aponeurosis palatina
Gau|men|bein *nt* Os palatinum
Gau|men|ent|zün|dung *f* →Uranitis
Gau|men|leis|te *f* mediane, längsverlaufende Schleimhautleiste über der Verwachsungslinie der beiden Gaumenförtsätze; SYN: Raphe palati
Gau|men|man|del *f* zwischen den Gaumenbögen liegende Tonsille; SYN: Tonsilla palatina
Gau|men|re|flex *m* Anheben des Gaumensegels bei Berührung des Zäpfchens
Gau|men|se|gel *nt* weicher Gaumen; SYN: Palatum molle, Velum palatinum
Gau|men|spal|te *f* angeborene Spaltbildung des Gaumens; SYN: Palatoschisis, Uranoschisis, Palatum fissum
Gau|men|wulst *m* beidseitiger Knochenwulst am Gaumen; SYN: Torus palatinus
Gau|men|zäpf|chen|ent|zün|dung *f* →Staphylitis
Ga|ze *f* für Verbände verwendetes weitmaschiges Baumwollgewebe
Ge|bär|mut|ter *f* Uterus, Metra
Ge|bär|mut|ter|a|pla|sie *f* unvollständige Gebärmutterentwicklung; SYN: Uterusaplasie
Ge|bär|mut|ter|a|tre|sie *f* angeborener Verschluss der Gebärmutterhöhle; SYN: Uterusatresie, Atresia uteri, Atretometrie
Ge|bär|mut|ter|a|tro|phie *f* Atrophie* der Gebärmutter nach der Menopause
Gebärmutter-Blasen-Fistel *f* Gebärmutter und Blase verbindende Fistel; SYN: uterovesikale Fistel
Ge|bär|mut|ter|ent|zün|dung *f* →Metritis
Ge|bär|mut|ter|fun|dus *m* oberster Teil der Gebärmutter; SYN: Uterusfundus, Fundus uteri
Ge|bär|mut|ter|hals|ka|nal *m* Kanal durch den Gebärmutterhals; SYN: Zervikalkanal, Canalis cervicis uteri
Ge|bär|mut|ter|hals|kar|zi|nom *nt* →Gebärmutterhalskrebs
Ge|bär|mut|ter|hals|krebs *m* früher häufigstes Karzinom des Genitalbereichs, heute ebenso häufig wie das Korpuskarzinom*; Vorsorgeuntersuchungen [Abstrich, Kolposkopie] können einen Großteil der Tumoren schon in der Frühphase [epitheliale Dysplasie, Carcinoma in situ] entdecken; SYN: Gebärmutterhalskarzinom, Kollumkarzinom, Zervixkarzinom, Carcinoma cervicis uteri
Ge|bär|mut|ter|hy|po|pla|sie *f* angeborene Kleinheit der Gebärmutter; SYN: Uterushypoplasie
Ge|bär|mut|ter|isth|mus *m* zwischen Gebärmutterhals und -körper liegender enger Abschnitt; SYN: Uterusisthmus, Isthmus uteri
Ge|bär|mut|ter|kör|per|krebs *m* vom Endometrium* ausgehender, vorwiegend Frauen in der Menopause betreffender Krebs, der in den letzten Jahren an Bedeutung gewonnen hat; SYN: Korpuskarzinom, Carcinoma corporis uteri, Endometriumkarzinom
Ge|bär|mut|ter|krampf *m* dicht aufeinanderfolgende krampfartige Wehen, die in einen Wehensturm übergehen können; SYN: Clo-

nus uteri

Ge|bär|mut|ter|krebs *m* von der Gebärmutter ausgehender bösartiger Tumor; je nach der Lage unterscheidet man Zervixkarzinom* und Korpuskarzinom*; SYN: Uteruskarzinom

Gebärmutter-Rektum-Fistel *f* Gebärmutter und Rektum verbindende Fistel; SYN: uterorektale Fistel

Gebärmutter-Scheiden-Fistel *f* Gebärmutter und Scheide verbindende Fistel; SYN: uterovaginale Fistel, Fistula uterovaginalis

Ge|bär|mut|ter|sen|kung *f* Absenkung der Gebärmutter, meist unter Beteiligung der Nachbarorgane [Blase, Rektum] und -strukturen [Vagina]; durch Beckenbodenschwäche bzw. Schwäche des Aufhängeapparates nach Geburten und im Alter begünstigt; häufig Übergang zu einem Gebärmuttervorfall; SYN: Metroptose, Hysteroptose, Descensus uteri

Ge|bär|mut|ter|skle|ro|se *f* meist durch entzündliche Prozesse ausgelöste Verhärtung der Gebärmutterwand

Ge|bär|mut|ter|spie|ge|lung *f* endoskopische Untersuchung der Gebärmutter; SYN: Hysteroskopie

Ge|birgs|ze|cken|fie|ber, amerikanisches *nt* meist mild verlaufende, durch Zecken übertragene Viruserkrankung durch das Colorado-Zeckenfiebervirus*; SYN: Colorado-Zeckenfieber

Ge|biss *nt* Zähne des Ober- und Unterkiefers

Ge|biss|a|no|ma|li|en *pl* Abweichungen von der normalen Gebissform

Ge|burt *f* Ausstoßung der Frucht aus der Gebärmutter

Ge|burts|ge|schwulst *f* blutig-seröse Schwellung des bei der Geburt vorangehenden Teils

Ge|burts|hel|fer|stel|lung *f* s.u. Karpopedalspasmen

Ge|burts|hin|der|nis *nt* alle Faktoren, die einem normalem Geburtsablauf im Wege stehen

Ge|burts|läh|mung *f* durch eine Verletzung während der Geburt hervorgerufene Lähmung des Kindes; SYN: geburtstraumatische Lähmung

Ge|burts|schä|den *pl* unter der Geburt erworbene Schäden; SYN: Geburtstrauma

Ge|burts|ter|min *m* errechneter, wahrscheinlicher Termin der Geburt

Ge|burts|trau|ma *nt* →Geburtsschäden

Ge|burts|zan|ge *f* Instrument zur Zangenextraktion des Säuglings

Ge|dächt|nis|spur *f* Engramm*

Ge|dächt|nis|zel|len *pl* nach dem Erstkontakt mit einem Antigen entstehende Zellen, die beim Zweitkontakt eine Beschleunigung der Immunantwort bewirken; SYN: memory cells, Memory-Zellen

Gee-Herter-Heubner-Syndrom *nt* →Heubner-Herter-Krankheit

Ge|fah|ren|zu|stand, fetaler *m* Oberbegriff für alle Gefahren, die dem Fetus während der letzten Schwangerschaftsmonate, unter der Geburt und unmittelbar nach der Geburt drohen; SYN: fetale Notsituation, fetal distress

Ge|fäß|bänd|chen *nt* Keratitis* mit Bildung eines zur Hornhautmitte wandernden Infiltrats [Wanderphlyktäne], das Gefäße bandförmig mit sich zieht [Gefäßbändchen]; SYN: Keratitis fascicularis, Wanderphlyktäne

Ge|fäß|dar|stel|lung *f* Angiographie*

Ge|fäß|e|las|to|se *f* durch Einlagerung veränderter elastischer Fasern in die Gefäßwand verursachte Angiopathie*; SYN: Elastose

Ge|fäß|ent|zün|dung *f* Angiitis*

Ge|fäß|ge|räusch *nt* auskultatorisch hörbares Srömungsgeräusch über Gefäßen

Ge|fäß|hy|a|li|no|se *f* Hyalinose* mit vorwiegendem Befall der Gefäßwände; SYN: Angiohyalinose

Ge|fäß|in|jek|ti|on *f* Sichtbarwerden von Gefäßen, z.B. bei Blutüberfüllung; SYN: Injektion

Ge|fäß|mal *nt* großer tiefroter Gefäßnävus, der oft mit anderen Gefäßneubildungen oder -fehlbildungen assoziiert ist; SYN: Feuermal, Portweinfleck, Weinfleck, Naevus flammeus

Ge|fäß|ne|kro|se *f* →Gefäßwandnekrose

Ge|fäß|neu|ro|se *f* selten gebrauchte Bezeichnung für Störungen der vegetativen Gefäßregulation; SYN: Angioneurose, Vasoneurose

Ge|fäß|pro|the|se *f* aus Kunststoff gefertiger Gefäßersatz

Ge|fäß|skle|ro|se *f* →Gefäßwandsklerose

Ge|fäß|spin|ne *f* v.a. im Gesicht auftretende, stecknadelkopfgroße Papel mit radiären feinen Gefäßreisern; SYN: Sternnävus, Spinnennävus, Spider naevus, Naevus araneus

Ge|fäß|ste|no|se *f* Einengung (des Lumens) von Blut- oder Lympfgefäßen; SYN: Angiostenose

Ge|fäß|tu|mor *m* Angiom*

Ge|fäß|wand|ent|zün|dung *f* **1.** →Angiitis **2.** →Thrombangiitis

Ge|fäß|wand|ne|kro|se *f* Nekrose* der Wand von Blut- oder Lymphgefäßen; SYN: Gefäßnekrose, Angionekrose

Ge|fäß|wand|skle|ro|se *f* Verdickung und Verhärtung der Wand von Blut- oder Lymphgefäßen; SYN: Gefäßsklerose, Angiosklerose

zerebrale Gefäßwandsklerose vorwiegend die Hirnarterien betreffende Arteriosklerose*; führt zu Schwindel, (geistiger) Leistungsminderung und evtl. Demenz*; mit einem erhöhten Risiko eines Schlaganfalls* verbunden; SYN: Zerebralarteriensklerose, zerebrale Arteriensklerose, zerebrale Gefäßsklerose

Ge|flü|gel|züch|ter|lun|ge *f* exogen allergische Alveolitis* durch Inhalation von Kot- oder Federstaub von Vögeln; SYN: Vogelzüchterlunge, Taubenzüchterlunge, Wellensittichhalterlunge

Ge|frier|schnitt *m* Schnitt von tiefgefrorenem Gewebe

Ge|frier|trock|nung *f* schonendes Trocknungsverfahren, bei dem Proben tiefgefroren und dann im Vakuum getrocknet werden; SYN: Lyophilisation, Lyophilisierung

Ge|gen|an|zei|ge *f* →Gegenindikation

Ge|gen|far|ben *pl* Bezeichnung für Farben bestimmter Wellenlänge, die bei additiver Mischung Weiß ergeben; SYN: Komplementärfarben

Ge|gen|gift *nt* Antidot*

Ge|gen|in|di|ka|ti|on *f* Umstände, die die Anwendung eines Arzneimittels oder einer diagnostischen oder therapeutischen Maßnahme verbieten; SYN: Gegenanzeige, Kontraindikation

Ge|gen|strom|e|lek|tro|pho|re|se *f* Elektrophorese* mit entgegengesetzter Wanderungsrichtung von Antigen und Antikörper; SYN: Gegenstromimmunoelektrophorese, Überwanderungselektrophorese

Ge|gen|strom|im|mu|no|e|lek|tro|pho|re|se *f* →Gegenstromelektrophorese

Ge|gen|trans|port *m* Austauschvorgang durch die Zellmembran, bei dem Substanzen in entgegengesetzter Richtung transportiert werden; SYN: Austauschtransport, Countertransport, Antiport

Ge|gen|ü|ber|tra|gung *f* s.u. Übertragung

Ge|hirn *nt* der im Schädel liegende Teil des zentralen Nervensystems; besteht aus **Endhirn** [Telencephalon], **Zwischenhirn** [Diencephalon], **Mittelhirn** [Mesencephalon], **Hinterhirn** [Metencephalon] und **Nachhirn** [Myelencephalon]; SYN: Encephalon, Enzephalon, Hirn

Ge|hirn|blu|tung *f* Einblutung in das Gehirn; SYN: Hirnblutung

Ge|hirn|ent|zün|dung *f* Encephalitis*

Ge|hirn|er|schüt|te|rung *f* vollständig reversible, vorübergehende Einschränkung der Hirnfunktion nach einem Trauma; SYN: Kommotionssyndrom, Commotio cerebri, Hirnerschütterung

Ge|hirn|kon|tu|si|on *f* →Hirnprellung

Ge|hirn|prel|lung *f* →Hirnprellung

Ge|hirn|schlag *m* durch eine akute Ischämie* oder Hirnblutung verursachte zentrale Ausfallssymptomatik; je nach Schwere und Dauer der Symptome unterscheidet man: **1. transitorische ischämische Attacke** [TIA] mit Rückbildung der Symptome innerhalb von 24 Stunden **2. prolongiertes reversibles ischämisches neurologisches Defizit** [PRIND] bzw. **reversibles ischämisches neurologisches Defizit** [RIND] mit vollständig reversibler Symptomatik, die länger als 24 Stunden anhält **3. partiell reversible ischämische neurologische Symptomatik** [PRINS], die sich langsam entwickelt und nicht oder nur teilweise reversibel ist **4. persistierender Hirninfarkt** mit bleibenden neurologischen Schäden; SYN: Schlaganfall, apoplektischer Insult, Apoplexie, Apoplexia cerebri

Ge|hör|gang, äußerer *m* Gang von der äußeren Ohröffnung bis zum Trommelfell; SYN: Meatus acusticus externus

Ge|hör|gang, innerer *m* im Felsenbein liegender Kanal, durch den Nervus facialis, Nervus vestibulocochlearis und Arteria und Vena labyrinthi verlaufen; SYN: Meatus acusticus internus

Ge|hör|gang|ent|zün|dung *f* →Otitis externa

Ge|hör|gangs|fu|run|kel *m* umschriebene, schmerzhafte Schwellung des knorpeligen Gehörgangs; SYN: Ohrfurunkel, Otitis externa diffusa, Otitis externa furunculosa

Ge|hör|gangs|my|ko|se *f* oft chronisch rezidivierende, auf den äußeren Gehörgang beschränkte Pilzinfektion; i.d.R. mit Juckreiz verbunden, meist aber schmerzlos; SYN: Ohrmykose, Otomykose

Ge|hör|gangs|schne|cke *f* die aus Schneckenspindel und Schneckenkanal bestehende Innenohrschnecke; Teil des Hörorgans; SYN: Schnecke, Kochlea, Cochlea

Ge|hör|knö|chel|chen *pl* die drei Knöchelchen des Mittelohrs [Hammer, Amboss, Steigbügel]; SYN: Ossicula auditus/auditoria

Ge|hör|lo|sig|keit *f* angeborener [Rötelnembryopathie*] oder erworbener [Innenohrschaden nach Entzündung oder Trauma], einseitiger oder beidseitiger Verlust der Hörempfindung; in der täglichen Praxis nicht immer klar von Schwerhörigkeit abgegrenzt; SYN: Taubheit, Surditas, Kophosis

Gei|ßel *f* peitschenförmiges Fortbewegungsorgan von Zellen; SYN: Flagellum

Gei|ßel|an|ti|gen *nt* Antigen* der Geißel von Mikroorganismen; SYN: H-Antigen

Gei|ßel|in|fu|so|ri|en *pl* →Geißeltierchen

Gei|ßel|tier|chen *pl* beim Menschen als Parasiten auftretende Einzeller mit einer oder mehreren Geißeln; SYN: Geißelinfusorien, Flagellaten, Flagellata, Mastigophoren, Mastigophora

Ge|krö|se *nt* Verdoppelung des Bauchfells [Peritoneum*], die Jejunum* und Ileum* an der hinteren Bauchwand befestigt; SYN: Dünndarmgekröse, Mesenterium

Gel *nt* halbfeste, formelastische Dispersion

Ge|las|ma *nt* zwanghaftes/hysterisches Lachen, Lachkrampf

ge|la|ti|nös *adj* gelartig, gallertartig, gelatineartig

Gelb|fie|ber *nt* in den Tropen und Subtropen

auftretendes Virusfieber [Gelbfiebervirus] mit Leberschwellung, Gelbsucht und Hämaturie; die beiden Formen [**klassisches/urbanes Gelbfieber** oder **Stadtgelbfieber** und **Buschgelbfieber, Dschungelgelbfieber** oder **sylvatisches Gelbfieber**] sind klinisch nicht zu unterscheiden; SYN: Ochropyra

Gelb|fie|ber|flie|ge *f* in tropischen und subtropischen Gebieten Überträger des Gelbfiebers; SYN: Aedes aegypti

Gelb|fie|ber|vi|rus *nt, pl* **-ren** durch Mücken [Aedes aegypti] übertragener Erreger des Gelbfiebers*

Gelb|kei|me *pl* s.u. Flavobacterium

Gelb|kör|per *m* nach dem Eisprung aus dem Follikel entstehender hormonproduzierender [Progesteron, Östrogen] Körper, der durch Fetttröpfchen gelb gefärbt ist; SYN: Corpus luteum

Gelb|kör|per|hor|mon *nt* vom Gelbkörper des Eierstocks während des Genitalzyklus und von der Plazenta während der Schwangerschaft gebildetes Hormon, das u.a. die Uterusschleimhaut für die Einnistung vorbereitet und die Schwangerschaft erhält; SYN: Corpus-luteum-Hormon, Progesteron

Gelb|kör|per|pha|se *f* zweite Phase des Menstruationszyklus; die Zeit vom Eisprung bis zur Monatsblutung; SYN: gestagene Phase, Sekretionsphase, Lutealphase, Transformationsphase

Gelb|se|hen *nt* Chromatopsie* mit Gelbfärbung aller Farben; SYN: Gelbsehen, Xanthop(s)ie

Gelb|sucht *f* →Ikterus

gelb|süch|tig *adj* →ikterisch

Gel|chro|ma|to|gra|fie *f* →Gelchromatographie

Gel|chro|ma|to|gra|phie *f* Chromatographie* mit Gel als stationärer Phase; SYN: Gelfiltrationschromatographie, Gelfiltration, Ausschlusschromatographie

Geld|rol|len|bil|dung *f* Aggregation von Erythrozyten in Form geldrollenförmiger Ketten bei Änderung der Plasmaproteinzusammensetzung; SYN: Pseudohämagglutination, Pseudoagglutination

Ge|le|gen|heits|kräm|pfe *pl* einmalig auftretende Krämpfe, z.B. Fieberkrämpfe

Gel|e|lek|tro|pho|re|se *f* Elektrophorese* mit Gel als stationärer Phase

Ge|lenk *nt* bewegliche oder unbewegliche Verbindung von zwei oder mehreren Knochen; SYN: Articulatio

echtes Gelenk aus Gelenkkapsel, Gelenkhöhle, Gelenkflächen und Verstärkungsapparat (Bänder, Menisci) bestehendes Gelenk; SYN: Diarthrosis, Diarthrose, Articulatio synovialis, Junctura synovialis

straffes Gelenk von straffen Bändern zusammengehaltenes Gelenk mit nur geringer Beweglichkeit [z.B. Iliosakralgelenk*]; SYN: Amphiarthrose, Wackelgelenk

Ge|lenk|ar|thro|se *f* meist bei älteren Menschen auftretende, vorwiegend die Gelenke der unteren Extremität [Hüfte, Knie] betreffende chronische Erkrankung, die zu Zerstörung der Gelenkflächen [Gelenkknorpel und -knochen] führt; SYN: degenerative Gelenkerkrankung, Osteoarthrose, Arthrosis deformans

Ge|lenk|chon|dro|ma|to|se *f* meist das Knie-, Hüft- oder Ellenbogengelenk betreffende Chondromatose* der Synovialis; SYN: artikuläre Chondromatose, synoviale Chondromatose

polytope Gelenkchondromatose Chondromatose* mit multiplen gestielten Knorpelknoten; führt zu Ergussbildung und Bildung freier Gelenkkörper; SYN: Henderson-Jones-Syndrom, Reichel-Syndrom

Ge|lenk|ei|te|rung *f* →Gelenkempyem

Ge|lenk|em|py|em *nt* durch Bakterien und selten auch Pilze hervorgerufene eitrige Gelenkentzündung; SYN: Gelenkeiterung, Pyarthrose, Pyarthros

Ge|lenk|ent|zün|dung *f* →Arthritis

Ge|lenk|er|guss *m* Flüssigkeitsansammlung im Gelenk; SYN: Gelenkhydrops, Hydarthrose, Hydrops articularis

Ge|lenk|er|kran|kung *f* Arthropathie*

degenerative Gelenkerkrankung 1. chronisch degenerative Gelenkveränderung, ätiologisch unterschiedlicher Genese; oft gleichgesetzt mit Osteoarthrose*; SYN: Arthrose, Arthrosis **2.** meist bei älteren Menschen auftretende, vorwiegend die Gelenke der unteren Extremität [Hüfte, Knie] betreffende chronische Erkrankung, die zu Zerstörung der Gelenkflächen [Gelenkknorpel und -knochen] führt; SYN: Osteoarthrose, Gelenkarthrose, Arthrosis deformans

Ge|lenk|fun|gus *m* Gelenkauftreibung bei Gelenktuberkulose; SYN: Gelenkschwamm, Fungus articuli

Ge|lenk|hy|drops *m* →Gelenkerguss

Ge|lenk|knor|pel|ent|zün|dung *f* Arthrochondritis

Ge|lenk|kon|trak|tur *f* s.u. Kontraktur

Ge|lenk|lip|pe *f* knorpelige Lippe am Rand von Gelenkpfannen; SYN: Labrum articulare

Ge|lenk|maus *f* freier Gelenkkörper

Ge|lenk|mus|kel *m* an der Gelenkkapsel ansetzender Muskel; SYN: Kapselspanner, Musculus articularis

ge|lenk|nah *adj* juxtaartikulär

Ge|lenk|plas|tik *f* →Arthroplastik

Ge|lenk|pro|the|se *f* Prothese* zum vollständigen [**Endoprothese**] oder teilweisen Ersatz [**Hemiprothese**] eines Gelenkes

Ge|lenk|re|sek|ti|on *f* vollständige oder partielle Entfernung von Gelenkstrukturen

Ge|lenk|rheu|ma|tis|mus *m* rheumatische Erkrankung der Gelenke

akuter Gelenkrheumatismus zu den Poststreptokokkenerkrankungen gehörende, akute Entzündung der großen Gelenke; charakteristisch sind u.a. Fieber, Herzbeteiligung und Weichteilschwellungen; SYN: rheumatisches Fieber, Febris rheumatica, Polyarthritis rheumatica acuta

Ge|lenk|schmie|re *f* Synovia*

Ge|lenk|schwamm *m* →Gelenkfungus

Ge|lenk|si|mula|tor *m* Gerät mit eingesetzen Zahn- und Kiefermodellen zur Simulation der Bewegung zueinander; SYN: Artikulator

Ge|lenk|spie|ge|lung *f* endoskopische Untersuchung einer Gelenkhöhle; SYN: Arthroskopie

Ge|lenk|stei|fe *f* Einschränkung der Beweglichkeit eines Gelenks

G

Ge|lenk|sy|no|vek|to|mie *f* operative Entfernung der Membrana* synovialis, Synovialisentfernung; SYN: Synovektomie, Synovialektomie

Ge|lenk|tu|ber|ku|lo|se *f* tuberkulöse Gelenkentzündung; SYN: Arthritis tuberculosa

Gel|filt|ra|ti|on *f* →Gelchromatographie

Gel|filt|ra|ti|ons|chro|ma|to|gra|fie *f* →Gelfiltrationschromatographie

Gel|filt|ra|ti|ons|chro|ma|to|gra|phie *f* →Gelchromatographie

Ge|lo|lep|sie *f* →Geloplegie

Ge|lo|ple|gie *f* plötzlicher Tonusverlust der Halte- und Streckmuskulatur bei starker affektiver Belastung [Schreck, unkontrolliertes Lachen]; SYN: Kataplexie, Gelolepsie, Lachschlag, Schrecklähmung, Tonusverlustsyndrom

Ge|lo|se *f* Bezeichnung für eine knotenförmige Gewebsverhärtung; oft gleichgesetzt mit Myogelose

Ge|mi|ni *pl* Zwillinge*

Ge|mi|no|lo|gie *f* Zwillingsforschung

Gem|ma gus|ta|to|ria *f* auf der Zunge sitzendes epitheliales Sinnesorgan aus Geschmackszellen und Stützzellen; SYN: Geschmacksknospe, Caliculus gustatorius

Gen *nt* funktionelle Einheit der Chromosomen, die die Information für ein Genprodukt enthält; SYN: Erbfaktor, Erbeinheit, Erbanlage

-gen *suf.* →-genetisch

Ge|na *f* Backe, Wange

Ge|ne|ra|li|sie|rung *f* Ausbreitung einer Krankheit auf den ganzen Körper

Ge|ne|ra|ti|ons|wech|sel *m* Wechsel von sexueller und asexueller Fortpflanzung

ge|ne|ra|tiv *adj* Zeugung oder Fortpflanzung betreffend; geschlechtlich

Generic name *m* internationaler Freiname einer Substanz

Ge|ne|ri|ka *pl* Fertigarzneimittel, die unter einem Generic name auf dem Markt sind

ge|ne|risch *adj* Geschlecht oder Gattung betreffend

-genese *suf.* Wortelement mit der Bedeutung "Entstehung/Entwicklung/Erzeugung"

-genesie *suf.* →-genese

Ge|ne|sung *f* Erholung von einer Krankheit; SYN: Rekonvaleszenz

Ge|ne|tic en|gi|nee|ring *nt* →Genmanipulation

Ge|ne|tik *f* Lehre von der Vererbung; SYN: Vererbungslehre

-genetisch *suf.* in Adjektiven verwendetes Wortelement mit der Bedeutung "entstehend/erzeugend"

Gen|ex|pres|si|on *f* Ausbildung der durch ein Gen übertragenen Information

Gen|fre|quenz *f* Häufigkeit einzelner Gene in der Bevölkerung; SYN: Genhäufigkeit

Gen|häu|fig|keit *f* →Genfrequenz

Geni-, geni- *präf.* →Genio-

-genie *suf.* →-genese

Ge|ni|ku|la|tum|neur|al|gie *f* schmerzhafte Gürtelrose* mit besonderer Beteiligung der Ohrmuschel, des äußeren Gehörgangs und des Innenohr; kann zu Schwerhörigkeit oder Ertaubung führen; SYN: Ramsay Hunt-Syndrom, Neuralgia geniculata, Zoster oticus, Herpes zoster oticus

Genio-, genio- *präf.* Wortelement mit der Bedeutung "Kinn"

Ge|ni|o|plas|tik *f* Kinnplastik

Genital-, genital- *präf.* Wortelement mit der Bedeutung "Geschlechtsorgan/Genitale"

Ge|ni|ta|le *pl* →Genitalien

Ge|ni|tal|flu|or *m* Scheidenausfluss

Ge|ni|ta|li|en *pl* Geschlechtsorgane, Genitalorgane; SYN: Genitale, Organa genitalia

Ge|ni|tal|tu|ber|ku|lo|se *f* i.d.R. durch hämatogene Streuung entstehende, sekundäre Tuberkulose* der Geschlechtsorgane; häufigste extrapulmonale Tuberkulose; bei Frauen meist Befall der Eileiter oder des Endometriums, bei Männern der Prostata oder der Hoden

Ge|ni|tal|ver|kehr *m* Geschlechtsverkehr mit Vereinigung der Genitalien

Ge|ni|tal|zy|klus *m* wiederkehrender Zyklus vom ersten Tag einer Monatsblutung bis zum letzen Tag vor der nächsten Blutung; SYN: Monatszyklus, Sexualzyklus, Menstrualzyklus, Menstruationszyklus

Genito-, genito- *präf.* Wortelement mit der Bedeutung "Geschlechtsorgan/Genitale"

ge|ni|to|fe|mo|ral *adj* Genitale oder Genitalregion und Oberschenkel/Femur betreffend oder verbindend; SYN: genitokrural

ge|ni|to|kru|ral *adj* →genitofemoral

Gen|lo|kus *m* Lage eines Gens auf einem Chromosom; SYN: Genort

Gen|ma|ni|pu|la|ti|on *f* Veränderung des Genoms von Pflanzen, Tieren oder Menschen zur Erforschung der Gene und zur Entwicklung neuer Arznei- und Nahrungsmittel oder Therapien; SYN: genetische Manipulation, Genetic engineering, Gentechnologie

Gen|mu|ta|ti|on *f* nur eine Gen betreffende Mutation*

Geno-, **geno-** *präf.* Wortelement mit der Bedeutung "Geschlecht/Stamm"

Ge|no|der|ma|to|lo|gie *f* Teilgebiet der Dermatologie*, das sich mit Diagnose und Therapie ererbter Hautkrankheiten [**Genodermatosen**] beschäftigt

Ge|no|der|ma|to|se *f* Bezeichnung für eine genetisch determinierte Hauterkrankung, die aber erst durch innere oder äußere Reize ausgelöst werden muß; SYN: Genodermie

Ge|no|der|mie *f* →Genodermatose

Ge|nom *nt* Gesamtheit der Gene eines Organismus

Ge|nom|mu|ta|ti|on *nt* Mutation* der Chromosomenzahl

Gen|ort *m* →Genlokus

Ge|no|typ *m* Gesamtheit der Erbanlagen eines Organismus; SYN: Genotypus, Erbbild, Idiotyp, Idiotypus

ge|no|ty|pisch *adj* Genotyp betreffend, auf ihm beruhend, durch ihn bestimmt

Ge|no|ty|pus *m* →Genotyp

Gen|tech|no|lo|gie *f* →Genmanipulation

Gen|the|ra|pie *f* Korrektur von genetischen Defekten oder Veränderung von Genen einer Zelle, z.B. zur Krebstherapie

Gen|ti|a|na|vi|o|lett *nt* Anilinfarbstoff mit fungistatischer und bakteriostatischer Wirkung

gen|ti|a|no|phil *adj* leicht mit Gentianaviolett färbend

gen|ti|a|no|phob *adj* nicht mit Gentianaviolett färbend

Gen|ti|sin|säu|re *f* Salicylsäurederivat mit antipyretischer, analgetischer und antiphlogistischer Wirkung; SYN: Dihydroxybenzoesäure

Ge|nu *nt, pl* **Ge|nua** Knie, Knick, Abknickung
- **Genu capsulae internae** Kapselknie, Knie der inneren Kapsel
- **Genu corporis callosi** Balkenknie
- **Genu nervi facialis** inneres Fazialisknie
- **Genu recurvatum** Überstreckbarkeit des Kniegelenks
- **Genu valgum** X-Bein
- **Genu varum** O-Bein

ge|nu|in *adj* angeboren, ursprünglich; meist im Sinne von idiopathisch, essentiell, primär verwendet

Geo-, **geo-** *präf.* Wortelement mit der Bedeutung "Erde"

Ge|o|tri|cho|se *f* Infektion durch Geotrichum* candidum; Befall der Haut, v.a. aber der Lunge mit Kavernenbildung, peribronchitischen Infiltraten und evtl. Abszessbildung; SYN: Geotrichuminfektion

Ge|o|tri|chum can|di|dum *nt* hefeähnlicher Pilz; Erreger der Geotrichose*; SYN: Milchschimmel

Ge|o|tri|chum|in|fek|ti|on *f* →Geotrichose

ge|phy|ro|phob *adj* Brückenangst/Gephyrophobie betreffend, durch sie gekennzeichnet

Ge|phy|ro|pho|bie *f* krankhafte Angst vor Brücken oder davor einen Fluss zu überqueren; SYN: Brückenangst

Ger-, **ger-** *präf.* →Gero-

Ge|ra|to|lo|gie *f* →Gerontologie

Ge|räusch *nt* bei der Auskultation wahrgenommenes Schallereignis
- **diastolisches Geräusch** während der Diastole* auftretendes Geräusch
- **holosystolisches Geräusch** während der gesamten Systole* hörbares Geräusch; SYN: pansystolisches Geräusch
- **pansystolisches Geräusch** →holosystolisches Geräusch
- **präsystolisches Geräusch** vor der Systole* auftretendes Geräusch; SYN: spät-diastolisches Geräusch
- **respiratorisches Geräusch** durch die einströmende und ausströmende Luft verursachtes Geräusch über Lunge, Bronchien und Luftröhre; SYN: Atemgeräusch
- **spät-diastolisches Geräusch** →präsystolisches Geräusch
- **systolisches Geräusch** während der Systole* auftretendes Geräusch

Gerhardt-Schallwechsel *m* Änderung der Perkussionsschalls über großen Lungenkavernen bei Lageänderung des Patienten; SYN: Biermer-Schallwechsel

Gerhardt-Syndrom *nt* ätiologisch ungeklärte, anfallsartige Hyperämie* der Akren nach Wärmeexposition; SYN: Mitchell-Gerhardt-Syndrom, Weir-Mitchell-Krankheit, Akromelalgie, Erythromelalgie, Erythralgie, Erythermalgie

Ge|ri|a|trie *f* Altersheilkunde, Greisenheilkunde; SYN: Presbyatrie

Ge|ri|a|tri|ka *pl* Arzneimittel, die die geistige und körperliche Leistungsfähigkeit älterer Menschen steigern

ge|ri|a|trisch *adj* Alter oder Geriatrie betreffend

Ge|richts|me|di|zin *nt* Teilgebiet der Medizin, das sich mit allen Rechtsfragen befasst, die die Medizin berühren; SYN: Rechtsmedizin, forensische Medizin

Ge|rinn|sel *nt* Blutgerinnsel

Ge|rin|nung *f* Blutgerinung
- **disseminierte intravasale Gerinnung** erhöhte Blutungsneigung durch einen erhöhten Verbrauch an Gerinnungsfaktoren und Thrombozyten; SYN: Verbrauchskoagulopathie, disseminierte intravasale Koagulation

Ge|rin|nungs|fak|tor *m* die Blutgerinnungskaskade hat insgesamt 13 Faktoren [Faktor* I XIII], die alle für einen regelrechten Ablauf nötig sind; SYN: Blutgerinnungsfaktor, Koagulationsfaktor

Ge|rin|nungs|ne|kro|se *f* durch eine Denaturierung und Gerinnung von Eiweißen gekennzeichnete Nekrose*; SYN: Koagulationsnekrose

Ge|rin|nungs|stö|run|gen *pl* Störungen der normalen Blutgerinnung

Ge|rin|nungs|throm|bus *m, pl* **-ben** durch rasche Blutgerinnung entstehender Thrombus*, der durch Erythrozyten rotgefärbt ist; SYN: Schwanzthrombus, roter Thrombus

ger|mi|nal *adj* Keim oder Keim(bahn)zellen betreffend; SYN: germinativ

Ger|mi|nal|a|pla|sie *f* →Germinalzellaplasie

Ger|mi|nal|zell|a|pla|sie *f* Aspermie* durch ein angeborenes Fehlen des Keimepithels der Hodenkanälchen; SYN: del Castillo-Syndrom, Castillo-Syndrom, Sertoli-Zell-Syndrom, Sertoli-cell-only-Syndrom, Germinalaplasie

G

ger|mi|na|tiv *adj* →germinal

Ger|mi|no|blast *m* unreife Vorstufe der B-Lymphozyten in den Keimzentren der Lymphknoten; SYN: Zentroblast

Ger|mi|nom *nt* bösartiger Tumor des Keimgewebes

Ger|mi|no|zyt *m* B-Lymphozyt in den Keimzentren der Lymphknoten; SYN: Zentrozyt

Ger|mi|zid *nt* keim(ab)tötendes Mittel

ger|mi|zid *adj* keim(ab)tötend

Gero-, **gero-** *präf.* Wortelement mit der Bedeutung "Greis/Alter"

Ge|ro|der|ma *nt* dünne Altershaut des Greisenalters; SYN: atrophische Altershaut, Greisenhaut

Ge|röll|zys|te *f* gelenknahe Knochenzyste mit Knochenresten und proliferierendem Bindegewebe; SYN: Trümmerzyste, Detrituszyste

Geronto-, **geronto-** *präf.* Wortelement mit der Bedeutung "Greis/Alter"

Ge|ron|to|lo|gie *f* Lehre vom Altern, Alternsforschung; SYN: Geratologie

Ge|ron|to|phi|lie *f* sexuelle Zuneigung zu älteren Personen

Ge|ron|to|xon *nt* weißliche, ringförmige Hornhauttrübung durch Lipoideinlagerung; SYN: Greisenbogen, Arcus senilis

Gers|ten|korn *nt* Abszess der Liddrüsen; SYN: Zilienabszess, Hordeolum

Gers|ten|krät|ze *f* Milbendermatitis durch Kontakt mit Stroh oder Getreide; SYN: Acarodermatitis urticarioides, Getreidekrätze

Ge|rüst|ei|wei|ße *pl* wasserunlösliche, fibrilläre Eiweiße, die im Körper als Stütz- und Gerüstsubstanzen dienen; SYN: Skleroproteine, Gerüstproteine, Strukturproteine

Ge|rüst|pro|te|i|ne *pl* →Gerüsteiweiße

Ge|samt|a|zi|di|tät *f* Summe der sauren Substanzen im Magensaft; SYN: Gesamtsäure

Ge|samt|do|sis *f, pl* **-sen** **1.** Gesamtsumme der bei fraktionierter Bestrahlung gegebenen Einzeldosen; SYN: Gesamtherddosis **2.** die im Rahmen einer Therapie verabreichtete Gesamtmenge eines Arzneimittels

Ge|samt|ei|weiß *nt* Eiweißkonzentration im Blutplasma; SYN: Gesamtprotein

Ge|samt|herd|do|sis *f, pl* **-ses** Gesamtsumme der bei fraktionierter Bestrahlung gegebenen Einzeldosen; SYN: Gesamtdosis

Ge|samt|kör|per|was|ser *nt* gesamtes, im Körper vorhandenes Wasser

Ge|samt|li|pi|de *pl* Konzentration von Lipiden im Blutplasma

Ge|samt|pro|te|in *nt* →Gesamteiweiß

Ge|samt|säu|re *f* →Gesamtazidität

Ge|säß|mus|kel, großer *m* →Musculus gluteus maximus

Ge|säß|mus|kel, kleiner *m* →Musculus gluteus minimus

Ge|säß|mus|kel, mittlerer *m* →Musculus gluteus medius

ge|sät|tigt *adj* (*chem.*) ohne Doppel- oder Dreifachbindung

Ge|schlecht *nt* Zuordnung zum männlichen oder weiblichen Geschlecht

chromosomales Geschlecht durch die Chromosomenzusammensetzung bestimmtes Geschlecht; SYN: genetisches Geschlecht

genetisches Geschlecht →chromosomales Geschlecht

ge|schlecht|lich *adj* sexuell

Ge|schlechts|chro|ma|tin *nt* bei Frauen in der Nähe der Kernmembran liegender Chromatinkörper, der vom inaktivierten X-Chromosom gebildet wird; SYN: Barr-Körper, Sexchromatin, X-Chromatin

Ge|schlechts|chro|mo|so|men *pl* das Geschlecht bestimmende Chromosomen; beim Mann je ein X- und ein Y-Chromosom, bei der Frau zwei X-Chromosome; SYN: Heterosomen, Gonosomen

Ge|schlechts|drü|sen *pl* Keimdrüsen, Gonaden; Hoden und Eierstöcke

Ge|schlechts|hor|mo|ne *pl* Oberbegriff für alle Hormone, die an der Ausbildung der primären und sekundären Geschlechtsmerkmale beteiligt sind und die Einfluss auf die Sexualfunktion haben; SYN: Sexualhormone

ge|schlechts|krank *adj* an einer Geschlechtskrankheit leidend

Ge|schlechts|krank|heit *f* durch Sexualkontakt übertragbare Krankheit; SYN: sexuell/venerisch übertragene Krankheit

vierte Geschlechtskrankheit durch Chlamydia* trachomatis hervorgerufene, meldepflichtige Geschlechtskrankheit*; kennzeichnend ist die ausgeprägte Schwellung der Leistenlymphknoten; SYN: Lymphogranuloma inguinale/venereum, Lymphopathia venerea, Morbus Durand-Nicolas-Favre, klimatischer Bubo, Poradenitis inguinalis

Ge|schlechts|merk|ma|le *pl* geschlechtsspezifische Merkmale, die die beiden Geschlechter unterscheiden

Ge|schlechts|or|ga|ne *pl* →Genitalien

Ge|schmacks|au|ra *f* unmittelbar vor einem epileptischen Anfall auftretende unangenehme Geschmacksempfindung; SYN: gustatorische Aura

Ge|schmacks|knos|pe *f* auf der Zunge sitzendes epitheliales Sinnesorgan aus Geschmackszellen und Stützzellen; SYN: Caliculus gustatorius, Gemma gustatoria

Ge|schwulst *f* Tumor; Schwellung

falsche Geschwulst durch eine entzündliche Schwellung vorgetäuschte Tumorbildung; SYN: Scheingeschwulst, Pseudotumor

teratogene Geschwulst meist gutartige, angeborene Geschwulst mit Anteilen aller Keimblätter; SYN: teratoide Geschwulst, Teratoma, Teratom, Wundergeschwulst

teratoide Geschwulst →teratogene Geschwulst

ge|schwulst|er|zeu|gend *adj* onkogen

Ge|schwür *nt* lokale Entzündung von Haut oder Schleimhaut mit in die Tiefe gehendem Substanzverlust; SYN: Ulkus, Ulcus

Ge|schwürs|krank|heit *f* →Geschwürsleiden

Ge|schwürs|lei|den *nt* chronisch rezidivierendes Ulkus* von Magen oder Dünndarm; SYN: Geschwürskrankheit, Ulkuskrankheit

Ge|sicht *nt* Facies

Ge|sichts|a|tro|phie *f* Schwund der Gesichtsmuskulatur

progressive halbseitige Gesichtsatrophie ätiologisch ungeklärte, evtl. durch Trigeminusschädigung hervorgerufene Verkleinerung einer Gesichtshälfte mit Atrophie von Haut und Muskeln; SYN: Romberg-Syndrom, Romberg-Trophoneurose, Romberg-Parry-Trophoneurose, Romberg-Parry-Syndrom, Hemiatrophia progressiva faciei, Hemiatrophia progressiva facialis

Ge|sichts|feld *nt* Bereich, in dem mit dem unbewegten Auge Gegenstände wahrgenommen werden können; SYN: Sehfeld

Ge|sichts|feld|aus|fall *m* Ausfall eines Teils des normalen Gesichtsfeldes; SYN: Skotom

Ge|sichts|krampf *m* Krampf der Gesichtsmuskulatur, z.B. bei Tetanus; SYN: Spasmus facialis

mimischer Gesichtskrampf →Gesichtszucken

Ge|sichts|la|ge *f* Schädellage mit dem Gesicht als führendem Teil

Ge|sichts|läh|mung *f* angeborene oder erworbene Lähmung des Nervus* facialis und der von ihm versorgten Gesichtsmuskeln; SYN: Fazialislähmung, Fazialisparese, Fazioplegie, Prosopoplegie

Ge|sichts|neur|al|gie *f* neuralgische Schmerzen im Gesicht, z.B. bei Trigeminusneuralgie*

Ge|sichts|schwin|del *m* durch eine Augenmuskellähmung* hervorgerufenes Schwindelgefühl; SYN: Augenschwindel, Vertigo ocularis

Ge|sichts|spal|te *f* angeborene Spaltbildung im Gesicht; SYN: Prosoposchisis

Ge|sichts|zu|cken *nt* unwillkürliches Zucken der vom Nervus* facialis versorgten Gesichtsmuskeln; SYN: Bell-Spasmus, Fazialiskrampf, Fazialis-Tic, mimischer Gesichtskrampf, Tic convulsiv/facial

ges|ta|gen *adj* Gestagen betreffend

Ges|ta|ge|ne *pl* synthetische Hormone, die ähnlich wie Progesteron* wirken; SYN: gestagene Hormone

Ges|ta|tio *f, pl* **-ti|o|nes** Geamtheit von Schwangerschaft, Geburt und Wochenbett

Ges|ta|ti|ons|di|a|be|tes *m* während der Schwangerschaft bestehende diabetische Stoffwechsellage; SYN: Graviditätsdiabetes, Schwangerschaftsdiabetes

Ges|ta|ti|ons|to|xi|ko|se *f* →Gestose

Ges|to|se *f* Oberbegriff für Erkrankungen, die nur im Zusammenhang mit einer Schwangerschaft auftreten; je nach dem Zeitpunkt des Auftretens unterscheidet man Frühgestose* und Spätgestose*; oft werden Gestose und Spätgestose gleichgesetzt; SYN: Gestationstoxikose, Schwangerschaftstoxikose

Ge|sund|heit *nt* subjektives Wohlbefinden ohne Zeichen einer körperlichen, geistigen oder seelischen Störung

Ge|trei|de|krät|ze *f* Milbendermatitis durch Kontakt mit Stroh oder Getreide; SYN: Acarodermatitis urticarioides, Gerstenkrätze

Ge|we|be *nt* aus Zellen gleicher Art bestehender Zellverband

hämopoetisches Gewebe blutbildendes Gewebe

lymphatisches Gewebe spezifisches Gewebe des lymphatischen Systems

Ge|we|be|at|mung *f* Gasaustausch der Zellen mit der Umgebung und Oxidation von Brennstoffen zur Energiegewinnung; SYN: innere Atmung, Zellatmung

Ge|we|be|di|a|gno|se *f* Diagnose durch (histologische/chemische/physikalische etc.) Untersuchung von Gewebeproben; SYN: Histodiagnose

Ge|we|be|do|sis *f, pl* **-ses** ein bestimmtes Gewebe betreffende Strahlendosis

Ge|we|be|ein|dring|tie|fe *nt* Eindringtiefe ionisierender Strahlen in Gewebe

Ge|we|be|hor|mon *nt* im Gewebe gebildetes Hormon

Ge|we|be|kul|tur *f* Züchtung von gesunden oder erkrankten Geweben

Ge|we|be|leh|re *f* Histologie

Ge|we|be|mast|zel|len *pl* im Bindegewebe vorkommende Mastzellen mit reichlich basophilen Granula

Ge|we|be|spie|gel *f* die Konzentration eines Stoffes in einem Gewebe

Ge|we|be|throm|bo|ki|na|se *f* →Gewebethromboplastin

Ge|we|be|throm|bo|plas|tin *nt* aus verschiedenen Komponenten [u.a. aktivierter Fak-

G

tor V, Faktor X] bestehender Komplex, der Prothrombin [Faktor II] in Thrombin umwandelt; SYN: Gewebethrombokinase, Prothrombinase, Faktor III

Ge|we|be|un|ver|träg|lich|keit *f* →Histoinkompatibilität

Ge|we|be|ver|träg|lich|keit *f* Verträglichkeit/Kompatibilität von körperfremdem Stoffen mit Körpergewebe; SYN: Biokompatibilität

Ge|webs|ma|kro|phag *m* amöboid-bewegliche Bindegewebszelle; SYN: Histiozyt

Ge|wer|be|ak|ne *f* berufsbedingte Kontaktakne; SYN: Berufsakne, Akne occupationalis

Ge|wichts|a|na|ly|se *f* →Gravimetrie

Ge|wichts|sinn *m* Barästhesie

Ge|wit|ter|angst *f* krankhafte Angst vor Gewitter oder vor Donner; SYN: Gewitterfurcht, Astraphobie, Keraunophobie

Ge|wit|ter|furcht *f* →Gewitterangst

Ge|wöh|nung *f* **1.** Anpassung des Körpers an immer höhere Mengen einer Substanz; erster Schritt der Suchtentwicklung; SYN: Habituaton, Toleranzentwicklung **2.** Entwicklung einer automatischen Verhaltensweise durch ständige bewusste oder unbewusste Wiederholung; SYN: Habituation

Ghon-Herd *m* Primärherd bei Lungentuberkulose*; SYN: Ghon-Primärkomplex

Ghon-Primärkomplex *m* →Ghon-Herd

Giannuzzi-Halbmond *m* halbmondförmiges Endstück der gemischten Mundspeicheldrüsen; SYN: von Ebner-Halbmond, Ebner-Halbmond, Heidenhain-Halbmond, seröser Halbmond

Gianotti-Crosti-Syndrom *nt* papulöses Exanthem* bei Kleinkindern im Rahmen einer Hepatitis B; SYN: infantile papulöse Akrodermatitis, Acrodermatitis papulosa eruptiva infantilis

Gi|ar|dia lam|blia *f* birnenförmiger Darmparasit; Erreger der Giardiasis*; SYN: Lamblia intestinalis

Gi|ar|di|a|sis *f, pl* **-ses** asymptomatische oder als Durchfallerkrankung imponierende Dünndarminfektion durch **Gardia lamblia/Lamblia intestinalis**; SYN: Giardia-Infektion, Lamblia-Infektion, Lambliasis

Gib|bus *m* stärkste Ausprägung einer Kyphose* mit spitzwinkliger Abknickung; meist als Folge einer tuberkulösen Spondylitis* [Pott-Buckel]; SYN: Spitzbuckel, anguläre Kyphose, knickförmige Kyphose

Gibert-Krankheit *f* von einen Primärfleck ausgehende, fortschreitende Erkrankung mit schuppenden Erythemen; SYN: Röschenflechte, Schuppenröschen, Pityriasis rosea

Gicht *f* in Schüben verlaufende Erkrankung mit Erhöhung der Harnsäurekonzentration im Blut

Gicht|ar|thri|tis *f, pl* **-ti|den** anfallsweise akute Gelenkentzündung im Rahmen der Gicht; SYN: Arthritis urica

Gicht|ne|phro|pa|thie *f* Nierenerkrankung und -schädigung bei chronischer Gicht; SYN: Uratnephropathie, Gichtniere, Uratniere

Gicht|nie|re *f* →Gichtnephropathie

Gicht|sy|no|vi|tis *f, pl* **-ti|den** Entzündung der Synovialis* im Rahmen der Gelenkgicht

Gicht|u|re|thri|tis *f, pl* **-ti|den** zum Komplex Gichtnephropathie* gehörige Harnleiterentzündung

Giemsa-Färbung *f* histologische Differentialfärbung

Gierke-Krankheit *f* durch einen autosomal-rezessiven Defekt der Glukose-6-phosphatase kommt es zur Ablagerung normalen Glykogens in Leber und Niere; klinisch auffällig sind schwere Hypoglykämie*, Hyperlipämie* und Minderwuchs*; SYN: von Gierke-Krankheit, van Creveld-von Gierke-Krankheit, hepatorenale Glykogenose, Glykogenose Typ I

Gie|sin|ger Beiß *m* durch Milben der Gattung Trombicula verursachte, heftig juckende Dermatose* mit Quaddelbildung; SYN: Erntekrätze, Heukrätze, Sendlinger Beiß, Herbstbeiße, Herbstkrätze, Gardnerbeiß, Trombidiose, Trombidiosis, Erythema autumnale

Gieson-Färbung *f* histologische Färbung mit Hämatoxylin-Pikrinsäure-Säurefuchsin

Gieß|be|cken|knor|pel *pl* auf der Ringknorpelplatte sitzende Knorpel, die die Spannung der Stimmbänder regulieren; SYN: Stellknorpel, Aryknorpel, Cartilago arytenoidea

Gie|ßer|fie|ber *nt* durch Zinkdämpfe hervorgerufenes, vorübergehendes Fieber mit Muskelschmerzen und Abgeschlagenheit; SYN: Gießfieber, Zinkfieber, Metalldampffieber

Gieß|fie|ber *nt* →Gießerfieber

Gieß|kan|nen|schim|mel *m* s.u. Aspergillus

Giga-, giga- *präf.* Wortelement mit der Bedeutung "milliardenfach"

Gigant-, gigant- *präf.* →Giganto-

Gi|gan|tis|mus *m* Riesenwuchs; SYN: Somatomegalie, Hypersomie

Giganto-, giganto- *präf.* Wortelement mit der Bedeutung "Riese/Gigant"

Gi|gan|to|me|lie *f* übermäßige Vergrößerung einer oder mehrerer Gliedmaßen

Gi|gan|to|zyt *m* extrem großer Erythrozyt*

Gilbert-Meulengracht-Syndrom *nt* hereditäre Hyperbilirubinämie*, die v.a. Männer unter 25 Jahren betrifft; SYN: intermittierende Hyperbilirubinämie Meulengracht, Meulengracht-Krankheit, Meulengracht-Syndrom, Meulengracht-Gilbert-Krankheit, Meulengracht-Gilbert-Syndrom, Icterus juvenilis intermittens Meulengracht

Gilchrist-Krankheit *f* chronische Systemmykose* mit primärem Befall der Lunge; SYN: nordamerikanische Blastomykose

Gilford-Syndrom *nt* autosomal-rezessive Entwicklungsstörung mit Minderwuchs, hochgradiger Vergeisung, Knochen-, Gelenk- und Zahnfehlbildungen; SYN: Hutchinson-Gilford-Syndrom, Progerie, greisenhafter Zwergwuchs, Progeria Hutchinson-Gilford, Progeria infantilis

Gimbernat-Band *nt* Teil des Leistenbandes zum Pecten ossis pubis; SYN: Ligamentum lacunare

Gimbernat-Hernie *f* Schenkelhernie* mit Bruchpforte im Ligamentum* lacunare; SYN: Laugier-Hernie

Gingiv-, gingiv- *präf.* →Gingivo-

Ginlgilva *f, pl* **-vae** Zahnfleisch

Gingiva hyperplastica →Gingivahyperplasie

Ginlgilvalhylperlplalsie *f* generalisierte oder umschriebene Verdickung des Zahnfleisches; SYN: Gingiva hyperplastica, Zahnfleischhyperplasie

ginlgilval *adj* Zahnfleisch/Gingiva betreffend

Ginlgilvekltolmie *f* Zahnfleischabtragung; SYN: Gingivoektomie

Ginlgilviltis *f, pl* **-tilden** Entzündung der Gingiva; SYN: Zahnfleischentzündung

Gingivitis catarrhalis akute Gingivitis mit Rötung und Blutungsneigung

Gingivitis desquamativa Gingivitis mit flächenhafter Epithelabschilferung

Gingivitis gravidarum durch die verbesserte Durchblutung begünstigte Zahnfleischentzündung; SYN: Schwangerschaftsgingivitis

Gingivitis hyperplastica Gingivitis mit Zahnfleischhyperplasie; SYN: hyperplastische Gingivitis

hyperplastische Gingivitis →Gingivitis hyperplastica

Gingivitis hypertrophicans Gingivitis mit Zahnfleischhypertrophie; SYN: hypertrophische Gingivitis

hypertrophische Gingivitis →Gingivitis hypertrophicans

Gingivitis marginalis Entzündung des Zahnfleischsaums

Gingivitis simplex unspezifische Zahnfleischentzündung mit Schwellung, Rötung und evtl. Blutungsneigung; SYN: unspezifische Gingivitis, Schmutzgingivitis

unspezifische Gingivitis →Gingivitis simplex

ginlgilviltisch *adj* Zahnfleischentzündung/Gingivitis betreffend, von ihr betroffen oder gekennzeichnet

Gingivo-, gingivo- *präf.* Wortelement mit der Bedeutung "Zahnfleisch/Gingiva"

Ginlgilvolekltolmie *f* →Gingivektomie

Ginlgilvolgloslsiltis *f, pl* **-tilden** Entzündung von Zahnfleisch und Zunge

ginlgilvolgloslsiltisch *adj* Gingivoglossitis betreffend, von ihr betroffen oder gekennzeichnet

ginlgilvollalbilal *adj* Zahnfleisch und Lippe(n) betreffend oder verbindend

Ginlgilvolpelriloldonltiltis *f, pl* **-tiltilden** Entzündung von Zahnfleisch und Wurzelhaut/Periodontium

ginlgilvolpelriloldonltiltisch *adj* Gingivoperiodontitis betreffend, von ihr betroffen oder gekennzeichnet

Ginlgilvolplaslltik *f* Zahnfleischplastik

Ginlgilvolstolmaltiltis *f, pl* **-tiltilden** Entzündung von Zahnfleisch und Mundschleimhaut

Gingivostomatitis herpetica akut verlaufende Entzündung durch Herpes* simplex mit schmerzhaften, stecknadelkopfgroßen Aphthen*, die narbenlos abheilen; SYN: aphthöse Stomatitis, Stomatitis herpetica, Stomatitis aphthosa, Stomatitis maculofibrinosa

ginlgilvolstolmaltiltisch *adj* Gingivostomatitis betreffend, von ihr betroffen oder gekennzeichnet

Ginlglylmus *m* Gelenk, das nur Bewegungen in einer Ebene erlaubt; SYN: Scharniergelenk

Gips *m* wasserarmes Kalziumsulfat, das bei Wasserzusatz schnell zu einer festen Masse erhärtet

Gipslverlband *m* aus Gipsbinden gefertigter starres Verband zur Ruhigstellung von Gliedmaßen und Gelenken

Gitlterlfalsern *pl* argyrophile Fasern, die an der Grenzfläche von Geweben gitterförmige Netze bilden; SYN: retikuläre Fasern

Gitlterlkelraltiltis *f, pl* **-tilden** →Herpes-simplex-Keratitis

Gitlterltranslplanltat *nt* →Mesh graft

Glalbellla *f* unbehaarte Stelle zwischen den Augenbrauen

glanldoltrop *adj* auf Drüsen einwirkend

Glanldulla *f, pl* **-lae** Drüse

Glandula adrenalis →Glandula suprarenalis

Glandula apocrinae apokrine Drüse

Glandulae areolares apokrine Schweißdrüsen im Warzenvorhof der Brust; SYN: Montgomery-Knötchen, Warzenvorhofdrüsen

Glandulae biliares Schleimdrüsen der Gallengänge

Glandulae bronchiales seromuköse Drüsen der Bronchialschleimhaut; SYN: Bronchialdrüsen

Glandulae buccales Speicheldrüsen der Wangenschleimhaut; SYN: Bukkaldrüsen

Glandula bulbourethralis Gleitmittel für den Sexualverkehr produzierende paarige Drüse, die in den hinteren Teil der Harnröhre mündet; SYN: Cowper-Drüsen, Bulbourethraldrüsen

Glandulae ceruminosae Ohrschmalzdrüsen, Zeruminaldrüsen

Glandulae cervicales den glasklaren Zervixschleim bildende Drüsen des Gebärmutterhalses; SYN: Zervixdrüsen

Glandulae ciliares apokrine Schweißdrü-

G

sen am Lidrand; SYN: Moll-Drüsen, Wimperndrüsen
Glandulae conjunctivales Schleimdrüsen der Augenbindehaut; SYN: Krause-Drüsen, Konjunktivaldrüsen
Glandulae cutis Hautdrüsen
Glandulae endocrinae Drüsen, die ihr Sekret direkt in das Blut abgeben; Drüsen mit innerer Sekretion; SYN: endokrine Drüsen, unechte Drüsen
Glandulae gastricae Magendrüsen, Fundus- und Korpusdrüsen
Glandulae intestini/intestinales tubulöse Drüsen der Dünndarm- und Dickdarmschleimhaut; SYN: Lieberkühn-Drüsen, Lieberkühn-Krypten, Darmdrüsen
Glandulae labiales Lippendrüsen, Lippenspeicheldrüsen
Glandulae lacrimales accessoriae Nebentränendrüsen
Glandula lacrimalis Tränendrüse
Glandula lacrimalis superior oberer Hauptteil der Tränendrüse; SYN: Pars orbitalis glandulae lacrimalis
Glandulae laryngeales Schleimdrüsen des Kehlkopfes; SYN: Kehlkopfdrüsen, Larynxdrüsen
Glandulae linguales Zungendrüsen, Zungenspeicheldrüsen
Glandula lingualis anterior Speicheldrüse der Zungenspitze; SYN: Blandin-Drüse, Zungenspitzendrüse, Nuhn-Drüse
Glandula mammaria Brustdrüse, Milchdrüse
Glandula mucosa schleimbildende/muköse/muzinöse Drüse; SYN: Schleimdrüse
Glandulae nasales Nasendrüsen, Nasenschleimhautdrüsen
Glandulae oesophageae Speiseröhrendrüsen
Glandulae olfactoriae unter der Riechschleimhaut liegende seröse Drüsen; SYN: Bowman-Spüldrüsen
Glandulae oris Düsen der Mundhöhle
Glandulae palatinae Gaumendrüsen, Gaumenspeicheldrüsen
Glandula parathyroidea etwa erbsengroße, hinter der Schilddrüse liegende endokrine Drüsen [**Glandula parathyroidea inferior, superior**], die über das Parathormon* den Kalzium- und Phosphathaushalt regulieren; SYN: Nebenschilddrüse, Epithelkörperchen, Parathyroidea, Parathyreoidea
Glandula parotidea Ohrspeicheldrüse; SYN: Parotis
Glandulae pharyngeales Rachendrüsen, Rachenspeicheldrüsen
Glandula pinealis hormonproduzierende Drüse an der Hinterwand des III. Ventrikels; SYN: Zirbeldrüse, Pinealdrüse, Pinea, Corpus pineale, Epiphyse, Epiphysis cerebri
Glandula pituitaria am Boden des Zwischenhirns in der Fossa der Sella turcica liegende neuroendokrine Drüse, die histologisch und funktionell in einen vorderen [Hypophysenvorderlappen*] und hinteren Teil [Hypophysenhinterlappen*] unterteilt wird; SYN: Hirnanhangdrüse, Hypophyse, Pituitaria, Hypophysis
Glandulae preputiales talgproduzierende Drüsen der Penisvorhaut; SYN: Vorhautdrüsen, Präputialdrüsen, Tyson-Drüsen, präputiale Drüsen
Glandulae salivariae Speicheldrüsen
Glandulae salivariae majores große Speicheldrüsen
Glandulae salivariae minores kleine Speicheldrüsen
Glandula sebacea Talgdrüsen
Glandulae sebaceae Talgdrüsen der Augenbindehaut; SYN: Zeis-Drüsen
Glandula seromucosa seromuköse Mischdrüse, gemischte Drüse
Glandula serosa seröse Drüse; SYN: Eiweißdrüse
Glandula sublingualis Unterzungendrüse, Unterzungenspeicheldrüse
Glandula submandibularis Unterkieferdrüse
Glandula sudorifera Schweißdrüse
Glandulae sudoriferae apocrinae apokrine Schweißdrüse
Glandulae sudoriferae eccrinae ekkrine Schweißdrüse
Glandulae suprarenales accessoriae versprengte Nebennierendrüsen, versprengtes Nebennierengewebe
Glandula suprarenalis dem oberen Nierenpol aufsitzende endokrine Drüse, die in zwei unterschiedliche Teile [Nebennierenrinde*, Nebennierenmark*] unterteilt ist; SYN: Nebenniere
Glandulae tarsales Talgdrüsen der Lidplatte, die auf der hinteren Lidkante münden; SYN: Meibom-Drüsen
Glandula thyroidea aus zwei Seitenlappen und einem verbindenden Isthmus bestehende endokrine Drüse, die unterhalb des Kehlkopfes auf der Luftröhre liegt; die Schilddrüsenhormone Thyroxin* und Triiodthyronin* spielen eine wichtige Rolle in der Stoffwechselregulation; SYN: Schilddrüse, Thyroidea, Thyreoidea
Glandulae thyroideae accessoriae akzessorische Schilddrüsen
Glandulae tracheales seromuköse Drüsen der Luftröhrenschleimhaut; SYN: Luftröhrendrüsen, Trachealdrüsen
Glandulae tubariae muköse Tubendrüsen
Glandulae urethrales urethrae femininae Drüsen der weiblichen Harnröhre
Glandulae urethrales urethrae masculinae muköse Drüsen der Schleimhaut der männlichen Harnröhre; SYN: Littré-

Drüsen, Urethraldrüsen
Glandulae uterinae Gebärmutterdrüsen, Uterusdrüsen
Glandula vestibularis major muköse Drüse im unteren Drittel der kleinen Schamlippen; SYN: Bartholin-Drüse
Glandulae duodenales in der Submukosa des Zwölffingerdarms liegende mukoide Drüsen; SYN: Brunner-Drüsen, Duodenaldrüsen

glan|du|lär *adj* **1.** Drüse/Glandula betreffend **2.** Glans* clitoridis oder Glans* penis betreffend

Glan|du|lo|gra|fie *f* →Glandulographie

Glan|du|lo|gra|phie *f* Röntgenkontrastdarstellung von Drüsen

Glans cli|to|ri|dis *f* Klitorisspitze, Clitorisspitze

Glans pe|nis *f* Eichel; SYN: Balanos

Glanz|au|ge *nt* feucht-glänzendes Auge, z.B. bei Hyperthyreose*

Glanz|haut *f* papierdünne, glatte Haut bei neurotrophischer Atrophie*; SYN: Lioderma, Leioderma, Atrophoderma neuroticum

Glanzmann-Naegeli-Syndrom *nt* autosomal-rezessiver Defekt der Thrombozytenfunktion mit vermehrter Blutungsneigung; SYN: Thrombasthenie

Glas|blä|ser|star *m* durch Infrarotstrahlen hervorgerufene Linsentrübung; SYN: Feuerstar, Infrarotkatarakt, Infrarotstar, Wärmestar, Schmiedestar, Cataracta calorica

Glaser-Spalte *f* Austrittstelle der Chorda tympani aus dem Schädel; SYN: Fissura petrotympanica

Glas|fa|ser|bron|cho|skop *nt* flexibles Bronchoskop* mit Kaltlichtfaseroptik; SYN: Fiberbronchoskop

Glas|fa|ser|gas|tro|skop *nt* flexibles Gastroskop* mit Kaltlichtfaseroptik; SYN: Fibergastroskop

Glas|kör|per *m* glasklarer Gallertkörper im Inneren des Auges; SYN: Corpus vitreum

Glas|kör|per|ent|zün|dung *f* Hyalitis, Hyaloiditis

Glas|kör|per|glit|zern *nt* Vorkommen glitzernder Cholesterinkristalle im Glaskörper; SYN: Synchisis scintillans

Glas|kör|per|mem|bran *f* den Glaskörper umgebende glasklare Membran; SYN: Membrana vitrea

Glas|kör|per|trü|bun|gen *pl* das Sehvermögen einschränkende Trübungen des Glaskörpers

Glas|zäh|ne *pl* autosomal-dominant vererbte Strukturanomalie des Dentins mit atypischem Dentin und leicht splitterndem Schmelz; SYN: Capdepont-Zahndysplasie, Capdepont-Syndrom, Stainton-Syndrom, Dentinogenesis imperfecta hereditaria

Glatt|form *f* Bakterienstamm, der Kolonien mit glatter Oberfläche bildet; SYN: S-Form, S-Stamm

Glau|co|ma *nt, pl* **-ma|ta** →Glaukom
Glaucoma absolutum Glaukom mit Erblindung
Glaucoma acutum congestivum →Glaukomanfall
Glaucoma apoplecticum Glaukom nach Zentralvenenthrombose; SYN: Glaucoma haemorrhagicum
Glaucoma chronicum congestivum chronische Form des Winkelblockglaukoms
Glaucoma haemorrhagicum →Glaucoma apoplecticum
Glaucoma simplex primäres Glaukom durch Abflussbehinderung im Schlemm*-Kanal ohne Einengung des Kammerwinkels*; SYN: Simplexglaukom, Weitwinkelglaukom

G

Glau|kom *nt* Augenerkrankung mit vorübergehender oder permanenter Erhöhung des Augeninendrucks; führt langfristig zu Atrophie des Sehnervens und Erblindung; SYN: grüner Star, Glaucoma
Glaukom der Kinder ein- oder beidseitige Vergrößerung des Augpapfels durch Erhöhung des Augeninnendrucks; SYN: Ochsenauge, Hydrophthalmus, Buphthalmus

Glau|kom|an|fall *m* anfallsartige starke Erhöhung des Augeninnendrucks durch Verlegung des Kammerwinkels; SYN: akutes Winkelblockglaukom, akutes Engwinkelglaukom, Glaucoma acutum congestivum

glau|ko|ma|tös *adj* Glaukom betreffend

Glau|ko|se *f* Bezeichnung für eine Erblindung als Folgeerscheinung eines Glaukoms*

gleich|ar|tig *adj* homogen*

gleich|er|big *adj* homozygot*

Gleich|ge|schlecht|lich|keit *f* auf Partner/Partnerinnen des gleichen Geschlechts gerichtete sexuelle Wünsche und Verhaltensweisen; hauptsächlich als Gegenbegriff zu Heterosexualität* verwendet; SYN: Homophilie, Homosexualität, Konträrsexualität, sexuelle Inversion; Homoerotik

Gleich|ge|wichts|nerv *m* →Nervus vestibularis

Gleich|ge|wichts|or|gan *nt* der Vestibularapparat des Innenohrs

Gleich|strom *m* elektrischer Strom mit konstanter Flussrichtung; SYN: galvanischer Strom

Gleit|bruch *m* →Gleithernie

Gleit|her|nie *f* **1.** Hernie, bei der ein mit Bauchfell überzogenes Organ durch eine Bruchpforte hin und her gleitet; SYN: Gleitbruch **2.** →gleitende Hiatushernie

Gleit|ho|den *m* Form des Maldescensus testis, bei der sich der Hoden in das Skrotum drücken lässt, dann aber wieder nach oben gleitet

Glenn-Operation *f* End-zu-End-Anastomose von Vena* cava superior und Arteria* pulmonalis dextra zur Verbesserung der Lungendurchblutung, z.B. bei Trikuspidalatresie; SYN: Kava-Pulmonalis-Anastomose

gle|no|hu|me|ral *adj* Gelenkpfanne/Cavitas glenoidalis und Oberarmknochen/Hume-

rus betreffend
gle|no|i|dal *adj* höhlenartig, höhlenförmig
Glia *f* interstitielles (Stütz-)Gewebe des Zentralnervensystems, das den Raum zwischen den Nervenzellen ausfüllt; SYN: Neuroglia
Gli|a|din *nt* als Allergen* wirkende Fraktion des Glutens*; **Gliadinunverträglichkeit** ist die Ursache der Zöliakie*
Gli|a|din|un|ver|träg|lich|keit *f* s.u. Gliadin
gli|al *adj* Glia betreffend; SYN: gliär, neuroglial
gli|är *adj* →glial
Glie|der|fü|ßer *pl* formenreicher Tierstamm, zu dem u.a. die Spinnentiere [**Arachnida**] und Insekten [**Insecta**] gehören; als Krankheitsüberträger oder Parasiten von Bedeutung; SYN: Arthropoda, Arthropoden
Glied|er|satz *m* Prothese
Glie|der|spo|ren *pl* durch Zerfall von Pilzhyphen entstehende Sporenform; SYN: Gliedsporen, Arthrosporen
Glie|der|wür|mer *pl* Würmerstamm, zu dem u.a. die Blutegel gehören; SYN: Ringelwürmer, Anneliden, Annelida
Glied|ma|ßen *pl* Extremitäten, Arme und Beine
Glied|spo|ren *pl* →Gliedersporen
Gli|o|blast *m* embryonale Zelle, aus der Gliazellen hervorgehen; SYN: Spongioblast
Gli|o|blas|tom *nt* von den Gliazellen ausgehender bösartiger Hirntumor; SYN: malignes Gliom
buntes Glioblastom →Glioblastoma multiforme
Gli|o|blas|to|ma mul|ti|for|me *nt* schnell wachsendes Glioblastom mit polymorpen Zellen; SYN: buntes Glioblastom
gli|o|gen *adj* von Gliazellen gebildet
Gli|om *nt* von den Gliazellen ausgehender Hirntumor
gli|o|ma|tös *adj* gliomartig
Gli|o|ma|to|se *f* Bezeichnung für eine diffuse Gliaproliferation mit Gliombildung; SYN: Neurogliomatose
Gli|o|se *f* meist nach primärer Schädigung von Nervengewebe auftretende Vermehrung und Wucherung der Glia*; SYN: Gliosis
Glis|so|ni|tis *f, pl* **-ti|den** Entzündung der Glisson-Kapsel
Glisson-Kapsel *f* Bindegewebskapsel der Leber; SYN: Capsula fibrosa perivascularis hepatis
Glisson-Krankheit *f* von markanten Skelettveränderungen [Kraniotabes*, rachitischer Rosenkranz*] und Muskelhypotonie [**Froschbauch**] begleitete, meist bei Kleinkindern auftretende Hypovitaminose*; SYN: Englische Krankheit, Vitamin-D-Mangel-Rachitis
Glisson-Schlinge *f* Zugvorrichtung zur Behandlung von Wirbelsäulenverletzungen, Bandscheibenvorfall etc.
Glisson-Zirrhose *f* Zirrhose* der Glisson-Kapsel
Glo|bal|in|suf|fi|zi|enz *f* s.u. Herzinsuffizienz
Glo|bin *nt* Eiweißkomponente des Hämoglobins*
glo|bo|id *adj* kugelförmig, sphärisch, globulär, kugelig
Glo|bo|id|zel|len *pl* s.u. Globoidzellen-Leukodystrophie
Globoidzellen-Leukodystrophie *f* autosomal-rezessiv vererbter Defekt der **Galaktosylceramidase** mit Entmarkungsarealen und Ablagerung von Zerebrosiden in Riesenzellen [**Globoidzellen**]; SYN: Galaktozerebrosidlipidose, Galaktozerebrosidose, Leukodystrophia cerebri progressiva hereditaria
glo|bu|lär *adj* →globoid
Glo|bu|lin *nt* Oberbegriff für kugelförmige Eiweiße
α-Globulin erste Plasmaeiweißfraktion bei der Elektrophorese; SYN: Alphaglobulin
antihämophiles Globulin in der Leber gebildeter Faktor der Blutgerinnung; Mangel oder Fehlen führt zu Hämophilie* A; SYN: Antihämophiliefaktor, Faktor VIII
antihämophiles Globulin B Vitamin K-abhängig in der Leber synthetisierter Faktor der Blutgerinnung; Mangel führt zu Hämophilie* B; SYN: Christmas-Faktor, Autothrombin II, Faktor IX
β-Globulin Plasmaprotein, das in der Elektrophorese zwischen α- und γ-Globulin liegt; SYN: Betaglobulin
Cortisol-bindendes Globulin Transportprotein für Cortisol im Blut; SYN: Transkortin, Transcortin
γ-Globuline überwiegend aus Immunglobulinen bestehende Fraktion der Plasmaglobuline; SYN: Gammaglobuline
Vitamin-B_{12}-bindendes Globulin Transportprotein für Vitamin-B_{12} im Blut; SYN: Transcobalamin
Globulin/Albumin-Quotient *m* Verhältnis von Albumin zu Globulin im Serum; SYN: Eiweißquotient
Glo|bu|lin|u|rie *f* Globulinausscheidung im Harn
glo|bu|li|zid *adj* Erythrozyten zerstörend
Glo|bus *m, pl* **-ben, -bi** Kugel, kugelförmige Struktur; Kloß
Glo|bus|ge|fühl *nt* Fremdkörpergefühl im Hals, Kloß im Hals; SYN: Globussymptom
Glo|bus|symp|tom *nt* →Globusgefühl
Glo|man|gi|om *nt* langsam wachsender, von einem Glomus* ausgehender bösartiger Tumor; SYN: Glomustumor, Glomangioma, Angiomyoneurom
Glo|mek|to|mie *f* Glomus-Entfernung; Glomus-caroticum-Entfernung
glo|me|ru|lär *adj* Glomerulus/Glomerulum betreffend
Glo|me|ru|li|tis *f, pl* **-ti|den** Entzündung der Glomeruli; meist im Rahmen einer Glomerulonephritis*; SYN: Glomerulumentzündung

glo|me|ru|li|tisch *adj* Glomerulumentzündung/Glomerulitis betreffend, von ihr betroffen oder gekennzeichnet

Glomerulo-, glomerulo- *präf.* Wortelement mit der Bedeutung "Knäuel/Glomerulus/Glomerulum"

Glo|me|ru|lo|ne|phri|tis *f, pl* **-ti|den** akut oder chronisch verlaufende Entzündung des Nierengewebes mit primärem Befall der Glomeruli

akute Glomerulonephritis →endokapilläre Glomerulonephritis

chronische Glomerulonephritis zu Niereninsuffizienz* führende Entzündung variabler histologischer Ausprägung; SYN: chronische Nephritis

diffuse Glomerulonephritis oft mit Lupus* erythematodes visceralis verbundene diffuse Zerstörung der Glomeruli

endokapilläre Glomerulonephritis meist im Anschluss an eine Streptokokkeninfektion auftretende Sekundärkrankheit durch Immunkomplexbildung; SYN: akute Glomerulonephritis, exsudative Glomerulonephritis, exsudativ-proliferative Glomerulonephritis, postinfektiöse Glomerulonephritis, Poststreptokokken-Nephritis

exsudative Glomerulonephritis →endokapilläre Glomerulonephritis

exsudativ-proliferative Glomerulonephritis →endokapilläre Glomerulonephritis

extrakapilläre Glomerulonephritis →rapid-progressive Glomerulonephritis

extrakapilläre proliferative Glomerulonephritis →rapid-progressive Glomerulonephritis

fokal-segmentale Glomerulonephritis durch eine herdförmige juxtaglomeruläre Sklerose gekennzeichnete Glomerulonephritis; SYN: fokal-segmental sklerosierende Glomerulonephritis, fokal-segmentale Glomerulusklerose, minimal proliferierende Glomerulonephrits mit fokaler Sklerose

fokal-segmental sklerosierende Glomerulonephritis →fokal-segmentale Glomerulonephritis

maligne Glomerulonephritis →rapid-progressive Glomerulonephritis

membranoproliferative Glomerulonephritis zu Niereninsuffizienz* führende i.d.R. chronisch progressive Glomerulonephritis mit Mesangiumproliferation und Verdickung der Basalmembran

membranöse Glomerulonephritis klassische Immunkomplexnephritis* mit Ablagerung von Immunkomplexen auf der Basalmembran; im Kindesalter ist eine spontane Ausheilung häufig; bei Erwachsenen kommt es meist zu chronischer Niereninsuffizienz*; SYN: perimembranöse Glomerulonephritis

mesangiale Glomerulonephritis primär das Mesangium betreffende herdförmige Glomerulonephritis

mesangioproliferative Glomerulonephritis häufigste primär chronische Glomerulonephritis, histologisch von einer Proliferation der Mesangiumzellen charakterisiert

minimal proliferierende Glomerulonephritis durch eine Diskrepanz von histologischem Bild (nur minimale Veränderungen der Mesangiumzellen und der Basalmembran) und klinischen Symptomen (nephrotisches Syndrom*) gekennzeichnete Erkrankung; SYN: glomeruläre Minimalläsionen, glomeruläre Minimalveränderungen, Minimal-change-Glomerulonephritis, Lipoidnephrose, Lipidnephrose

minimal proliferierende Glomerulonephritis mit fokaler Sklerose →fokal-segmentale Glomerulonephritis

minimal proliferierende interkapilläre Glomerulonephritis milde Verlaufsform der mesangioproliferativen Glomerulonephritis

perimembranöse Glomerulonephritis →membranöse Glomerulonephritis

postinfektiöse Glomerulonephritis →endokapilläre Glomerulonephritis

rapid-progressive Glomerulonephritis Glomerulonephritis (Immunkomplexnephritis* oder Antibasalmembran-Glomerulonephritis*) mit akutem Verlauf und terminaler Niereninsuffizienz*; SYN: maligne Glomerulonephritis, rasch progrediente Glomerulonephritis, exsudativ-proliferative Glomerulonephritis, exsudativ-proliferative Glomerulonephritis, subakute Glomerulonephritis

rasch progrediente Glomerulonephritis →rapid-progressive Glomerulonephritis

subakute Glomerulonephritis →rapid-progressive Glomerulonephritis

glo|me|ru|lo|ne|phri|tisch *adj* Glomerulonephritis betreffend, von ihr betroffen oder gekennzeichnet

Glo|me|ru|lo|ne|phro|pa|thie *f* →Glomerulonephrose

glo|me|ru|lo|ne|phro|pa|thisch *adj* Glomerulonephropathie betreffend, von ihr betroffen oder gekennzeichnet, durch sie bedingt; SYN: glomerulonephrotisch

Glo|me|ru|lo|ne|phro|se *f* Oberbegriff für degenerative oder nicht-entzündliche Schädigungen der Nierenglomeruli; nicht exakt von Glomerulonephritis* oder Glomerulopathie* abgegrenzt; SYN: Glomerulonephropathie

glo|me|ru|lo|ne|phro|tisch *adj* Glomerulonephrose betreffend, von ihr betroffen oder gekennzeichnet, durch sie bedingt; SYN: glomerulonephropathtisch

Glo|me|ru|lo|pa|thie *f* nicht-entzündliche Erkrankung der Nierenglomeruli; SYN: Glomerulonephrose

Glo|me|ru|lo|skle|ro|se *f* Oberbegriff für alle, durch Fibrosierung und Vernarbung der Glomeruli gekennzeichnete Erkrankungen, unabhängig von der Genese

diabetische Glomerulosklerose im Rahmen des Diabetes* mellitus auftretende Schädigung der Glomeruli und Nierentubuli, die langfristig zu Niereninsuffizienz* führt; die außerhalb der Niere entstehenden Gefäßschäden manifestieren sich u.a. in einer Retinopathia* diabetica; SYN: Kimmelstiel-Wilson-Syndrom, diabetische Nephrosklerose, diabetische Nephropathie

fokal-segmentale Glomerulosklerose fokale und segmentale Sklerose von Glomeruli bei z.B. nephrotischem Syndrom* oder fokal-segmentaler Glomerulonephritis*

glo|me|ru|lo|skle|ro|tisch *adj* Glomerulosklerose betreffend, von ihr betroffen oder gekennzeichnet, durch sie bedingt

Glo|me|ru|lum *nt, pl* **-la** →Glomerulus

Glo|me|ru|lum|ent|zün|dung *f* →Glomerulitis

Glo|me|ru|lus *m, pl* **-li 1.** Knäuel **2.** kleine Kapillarschleifen der Nierenrinde, die das Glomerulusfiltrat* bildet; SYN: Nierenglomerulus, Glomerulus renalis

Glo|me|ru|lus|fil|trat *nt* in den Nierenglomeruli gebildeter **Vorharn** oder **Primärharn**

glo|mo|id *adj* glomusähnlich, glomusartig

Glo|mus *nt* Gefäßknäuel, Nervenknäuel

Glomus caroticum Paraganglion der Karotisgabel; spricht auf Änderungen des Sauerstoffpartialdruckes und des pH-Wertes an; SYN: Karotisdrüse

Glomus coccygeum Gefäßknäuel an der Steißbeinspitze; SYN: Steißknäuel, Steißbeinknäuel

Glo|mus|or|gan *nt* in die Unterhaut eingebettete kleine Gefäßknäuel; wahrscheinlich von Bedeutung für die Hautdurchblutung und Wärmesteuerung; SYN: Masson-Glomus, Hoyer-Grosser-Organ, Knäuelanastomose, Glomus neuromyoarteriale, Anastomosis arteriovenosa glomeriformis

Glo|mus|tu|mor *m* →Glomangiom

Gloss-, gloss- *präf.* →Glosso-

Glos|sa *f* Zunge; SYN: Lingua

Gloss|al|gie *f* →Glossodynie

Gloss|anth|rax *m* Glossitis* bei Milzbrand*

Glos|sek|to|mie *f* (Teil-)Amputation der Zunge; SYN: Zungenamputation

Glos|si|na *f* in Afrika verbreitete Fliege; Überträger der Schlafkrankheit; SYN: Zungenfliege, Tsetsefliege

Glos|si|tis *f, pl* **-ti|den** Entzündung der Zunge/Zungenschleimhaut; SYN: Zungenentzündung, Zungenschleimhautentzündung

Glossitis areata exsudativa gutartige Veränderung der Zunge mit flächenhafter Schleimhautabstoßung; SYN: Landkartenzunge, Wanderplaques, Lingua geographica, Glossitis exfoliativa marginata

Glossitis atrophicans atrophische Glossitis als Begleiterscheinung von Anämien oder Lebererkrankungen; SYN: Hunter-Glossitis, Moeller-Hunter-Glossitis, Moeller-Glossitis, Glossitis Möller-Hunter, Möller-Glossitis, Möller-Hunter-Glossitis, Glossitis atrophicans

Glossitis exfoliativa marginata →Glossitis areata exsudativa

Glossitis mediana rhombica →Glossitis rhombica mediana

Glossitis Möller-Hunter →Glossitis atrophicans

Glossitis rhombica mediana ätiologisch unklare Anomalie mit rautenförmigem, rotem Schleimhautbezirk des Zungenrückens; SYN: Rautenzunge, Glossitis mediana rhombica

glos|si|tisch *adj* Zungenentzündung/Glossitis betreffend, von ihr betroffen oder gekennzeichnet

Glosso-, glosso- *präf.* Wortelement mit der Bedeutung "Zunge/Glossa"

Glos|so|dy|nie *f* Zungenbrennen, Zungenschmerz(en); SYN: Glossalgie, Glossodynia

glos|so|e|pi|glot|tisch *adj* Zunge und Kehldeckel/Epiglottis betreffend oder verbindend

glos|so|hy|al *adj* Zunge und Zungenbein/Os hyoideum betreffend oder verbindend

glos|so|pa|la|ti|nal *adj* Zunge und Gaumen/Palatum betreffend oder verbindend; SYN: palatolingual

Glos|so|pa|thie *f* Zungenerkrankung

glos|so|pha|ryn|ge|al *adj* Zunge und Rachen/Pharynx betreffend oder verbindend

Glos|so|pha|ryn|ge|us *m* gemischter Hirnnerv, der motorisch die obere Schlundmuskulatur versorgt; führt Geschmacksfasern für das hintere Zungendrittel und sensible Fasern für Paukenhöhle, Ohrtrompete und Nasenrachen; SYN: IX. Hirnnerv, Nervus glossopharyngeus

Glos|so|pha|ryn|ge|us|krampf *m* Krampf der vom Glossopharyngeus* versorgten Schlundmuskulatur; SYN: Schlundkrampf, Pharyngismus

Glos|so|pha|ryn|ge|us|pa|re|se *f* Lähmung des Nervus* glossopharyngeus

glos|so|phob *adj* Sprechscheu/Glossophobie betreffend, durch sie gekennzeichnet; SYN: lalophob

Glos|so|pho|bie *f* krankhafte Angst vorm Sprechen; SYN: Sprechscheu, Lalophobie

Glos|so|phy|tie *f* durch Nicotinsäureamidmangel, chemische Reize, Bakterien oder Pilze hervorgerufene grauschwarze Hyperkeratose der filiformen Zungenpapillen; SYN: schwarze Haarzunge, Melanoglossie, Lingua pilosa/villosa nigra

Glos|so|plas|tik *f* Zungenplastik

Glos|so|ple|gie *f* Zungenlähmung

Glos|so|pto|se *f* Zurücksinken der Zunge, z.B.

bei Bewusstlosigkeit oder unter Narkose; Gefahr der Erstickung

Glos|so|py|rie *f* Parästhesie* der Zungenschleimhaut mit Brennen, Jucken und Schmerzreiz ohne erkennbare Schädigung; Teilaspekt der Glossodynie*; SYN: Zungenbrennen, Glossopyrosis

Glos|so|py|ro|sis *f, pl* **-ses** →Glossopyrie

Glos|sor|rha|phie *f* Zungennaht

Glos|so|schi|sis *f* angeborene Längsspaltung der Zunge; SYN: Zungenspalte, Spaltzunge, Lingua bifida

Glos|so|spas|mus *m* Zungenkrampf

Glos|so|to|mie *f* Zungenschnitt, Zungendurchtrennung

Glos|so|tri|chie *f* Hypertrophie* der Papillae* filiformes; SYN: Haarzunge, Trichoglossie, Lingua pilosa/villosa

Glos|so|zel|le *f* **1.** Herausquellen einer vergrößerten Zunge [Makroglossie*] aus dem Mund **2.** zystische Zungengeschwulst

Glott-, **glott-** *präf.* Wortelement mit der Bedeutung "Zunge/Glossa"

Glot|tis *f, pl* **-ti|des** Stimmapparat der Kehlkopfes; zum Teil nur Bezeichnung für die Stimmritze

glot|tisch *adj* Glottis betreffend

Glot|tis|krampf *m* Stimmritzenkrampf

Glot|tis|ö|dem *nt* akutes Kehlkopfödem mit Verschluss der Stimmritze

Glot|ti|tis *f, pl* **-ti|ti|den** Entzündung der Glottis; SYN: Glottisentzündung

glot|ti|tisch *adj* Glottitis betreffend, von ihr betroffen oder gekennzeichnet

Gluc-, **gluc-** *präf.* →Gluco-

Glu|ca|gon *nt* in den A-Zellen der Langerhans*-Inseln der Bauchspeicheldrüse gebildetes Hormon, das als Gegenspieler von Insulin* wirkt; SYN: Glukagon

Glu|ca|go|nom *nt* →Glukagonom

1,4-α-Glucan-branching-Enzym *nt* an der Glykogensynthese beteiligtes Enzym; SYN: Glucan-verzweigende Glykosyltransferase, Branchingenzym

Glu|cit *nt* als Süßstoff verwendeter sechswertiger Zuckeralkohol; SYN: Sorbit, Sorbitol, Glucitol

Glu|ci|tol *nt* →Glucit

Glücks|hau|be *f* Eihautreste, die den Kindskopf bei der Geburt bedecken; SYN: Caput galeatum

Gluco-, **gluco-** *präf.* Wortelement mit der Bedeutung "Zucker/Glukose/Glykose"

Glu|co|cor|ti|co|i|de *pl* →Glukokortikoide

Glu|co|fu|ra|no|se *f* Furanose*-Form der Glukose

glu|co|gen *adj* Glukose bildend; SYN: glukogen

Glu|co|ge|ne|se *f* Glukosebildung; SYN: Glukogenese, Glykogenese

Glu|co|ne|o|ge|ne|se *f* →Glukoneogenese

Glu|co|py|ra|no|se *f* Pyranose*-Form der Glukose

Glu|co|sa|min *nt* Aminozuckerderivat der Glukose; Baustein komplexer Polysaccharide*; SYN: Glukosamin, Aminoglucose, Aminoglukose

Glu|co|se *f* →Glukose

Glu|cos|u|rie *f* Zuckerausscheidung im Harn; SYN: Glucosurie, Glukurese, Glucurese, Glykosurie, Glykurie

Glu|cu|re|se *f* →Glukosurie

Glu|cu|ro|ni|de *pl* →Glukuronide

Glu|cu|ron|säu|re *f* →Glukuronsäure

Gluk-, **gluk-** *präf.* →Gluko-

Glu|ka|gon *nt* in den A-Zellen der Langerhans*-Inseln der Bauchspeicheldrüse gebildetes Hormon, das als Gegenspieler von Insulin* wirkt; SYN: Glucagon

Glu|ka|go|nom *nt* von den A-Zellen der Langerhans*-Inseln ausgehender Glukagon-bildender Tumor der Bauchspeicheldrüse; SYN: Glucagonom, A-Zellen-Tumor, A-Zell-Tumor

Glukan-1,4-α-Glukosidase *f* in den Lysosomen von Leber und Niere vorkommende Amylase*, die Betaglukose abspaltet; SYN: Gammaamylase, γ-Amylase, lysosomale α-Glukosidase

Gluko-, **gluko-** *präf.* Wortelement mit der Bedeutung "Zucker/Glukose/Glykose"

Glu|ko|fu|ra|no|se *f* Furanose*-Form der Glukose

glu|ko|gen *adj* Glukose bildend; SYN: glucogen

Glu|ko|ge|ne|se *f* Glukosebildung; SYN: Glykogenese, Glucogenese

Glu|ko|ki|na|se *f* Kinase*, die Glukose zu Glukose-6-phosphat phosphoryliert; SYN: Glucokinase

glu|ko|ki|ne|tisch *adj* Glukose aktivierend

Glu|ko|kor|ti|ko|i|de *pl* in der Nebennierenrinde gebildete Steroidhormone, die den Zuckerhaushalt beeeinflussen, die Immunantwort unterdrücken und eine antiphlogistische Wirkung ausüben; SYN: Glucocorticoide, Glukosteroide

Glu|ko|ne|o|ge|ne|se *f* Neubildung von Glukose aus Nicht-Kohlenhydaten [Aminosäuren] u.a. in Leber und Niere; SYN: Glykoneogenese, Gluconeogenese

glu|ko|ne|o|ge|ne|tisch *adj* Glukoneogenese betreffend

Glu|ko|pe|nie *f* Zuckermangel im Gewebe; SYN: Glykopenie

Glu|ko|py|ra|no|se *f* Pyranose*-Form der Glukose

Glu|kos|ä|mie *f* pathologische Blutzuckererhöhung; SYN: Hyperglykämie

Glu|ko|sa|min *nt* Aminozuckerderivat der Glukose; Baustein komplexer Polysaccharide*; SYN: Aminoglucose, Aminoglukose, Glucosamin

Glu|ko|se *f* zu den Aldohexosen* gehörender Einfachzucker (Monosaccharid*); von zentraler Bedeutung für den Kohlenhydratstoffwechsel und den Energiehaushalt des Körpers; SYN: D-Glukose, Traubenzucker, Dextrose, D-Glucose, Glucose, Glykose, α-D-Glucopyranose

aktive Glukose an Uridindiphosphat gebundene aktivierte Glukose; SYN: Uridindiphosphat-Glukose, UDP-Glukose

Glukose-Alanin-Zyklus *m* Abwandlung des Glukose-Laktat-Zyklus, bei dem Alanin aus dem Muskelgewebe für die Glukoneogenese in der Leber verwendet wird

Glu|ko|se|be|las|tung *f* →Glukosetoleranztest

Glu|ko|se|bil|dung *f* **1.** →Glukogenese **2.** →Glukoneogenese

Glu|ko|se|car|ri|er *m* Glukose transportierendes Molekül

Glukose-1,6-diphosphat *nt* Zwischenprodukt des Kohlenhydratstoffwechsels

Glukose-Doppelbelastung *f* oraler Glukosetoleranztest* mit zweimaliger Glukosezufuhr im Abstand von 90 Minuten; SYN: Staub-Traugott-Versuch

Glukose-Galaktose-Malabsorption *f* seltene, autosomal-rezessiv vererbte Erkrankung, bei der weder Glukose, noch Galaktose aus dem Darm absorbiert werden; führt schon im Säuglingsalter zu Durchfällen und Glukosurie*

Glukose-Insulin-Kalium-Lösung *f* Lösung zur intravenösen Infusion bei Coma* diabeticum

Glukose-Laktat-Zyklus *m* Abbau von Glykogen zu Laktat im Muskel und Glykogensynthese aus Laktat in der Leber

Glu|ko|se|man|gel *m* unspezifische Bezeichnung für einen Mangel an Glukose im Gewebe [Glukopenie*] oder Blut [Hypoglykämie*]

Glu|ko|se|o|xi|da|se *f* Oxidoreduktase*, die die Oxidation von Glukose unter gleichzeitiger Bildung von Wasserstoffperoxid* katalysiert; zum Nachweis von Glukose eingesetzt [**Glukoseoxidaseteststreifen**]

Glukose-Pepton-Agar nach Sabouraud *m/nt* als Pilznährboden verwendetes Kulturmedium; SYN: Sabouraud-Glukose-Pepton-Agar

Glukose-1-phosphat *nt* Zwischenprodukt des Kohlenhydratstoffwechsels; SYN: Cori-Ester

Glukose-1-phosphat-uridylyltransferase *f* wichtiges Enzym des Glykogenaufbaus; katalysiert die Bildung von aktiver Glukose*

Glukose-6-phosphat *nt* zentrales Zwischenprodukt des Kohlehydratstoffwechsels; SYN: Robison-Ester

Glukose-6-phosphatase *f* im endoplasmatischen Retikulum* von Leber, Niere und Darm vorkommende Hydrolase*, die die Umwandlung von Glukose-6-Phosphat in Glukose katalysiert

Glukose-6-phosphatdehydrogenase *f* Enzym des Pentosephosphatzyklus, das Glukose-6-phosphat zu 6-Phosphoglukonolakton oxidiert; SYN: Zwischenferment

Glukose-6-Phosphatdehydrogenasemangel *m* X-chromosomal-ressesiv vererbte, häufigste Stoffwechselerkrankung [100 Millionen Menschen], die überwiegend Farbige und Bewohner der Mittelmeergegend betrifft; klinisch kommt es zu einer akuten oder chronischen hämolytischen Anämie*, die durch oxidativ wirkende Substanzen [Phenacetin*, Sulfonamide*, Favabohnen] ausgelöst werden kann; SYN: Glukose-6-Phosphatdehydrogenasemangelkrankheit, G-6-PDH-Mangel, G-6-PDH-Mangel krankheit

Glukose-6-Phosphatdehydrogenasemangelkrankheit *f* →Glukose-6-Phosphatdehydrogenasemangel

Glu|ko|se|phos|phat|i|so|me|ra|se *f* Isomerase*, die die reversible Konversion von Glukose-6-phosphat und Fruktose-6-Phosphat katalysiert; ein Glukosephosphatisomerase-Defekt führt zu hämolytischer Anämie*; SYN: Glukose-6-phosphatisomerase, Phosphohexoseisomerase, Phosphoglucoseisomerase

Glukose-6-phosphatisomerase *f* →Glukosephosphatisomerase

Glukosephosphatisomerase-Defekt *m* →Glukosephosphatisomerase-Mangel

Glukosephosphatisomerase-Mangel *m* autosomal-rezessiv vererbte Stoffwechselstörung mit schwerer hämolytischer Anämie; SYN: Glukosephosphatisomerase-Defekt

Glu|ko|se|schwel|le *f* Bezeichnung für die Glukosekonzentration des Plasmas [10 mmol/l], bei der die maximale Rückresorptionskapazität der Niere überschritten wird und es zur Ausscheidung von Glukose im Harn kommt

Glu|ko|se|spie|gel *m* Glukosegehalt der Blutes; SYN: Blutzuckerspiegel, Blutzucker, Blutzuckerwert

Glu|ko|se|to|le|ranz *f* Fähigkeit des Organismus eine zugeführte Glukosemenge physiologisch zu verarbeiten, d.h. ohne eine Erhöhung des Blutzuckerspiegels auf pathologische Werte und ohne Glukoseausscheidung im Harn

gestörte Glukosetoleranz →pathologische Glukosetoleranz

pathologische Glukosetoleranz erhöhte, aber nicht eindeutig einen Diabetes* mellitus beweisende Blutzuckerwerte im Glukosetoleranztest*; 30–60% der Patienten entwickeln innerhalb von 10 Jahren einen klinisch manifesten Diabetes; oft gleichgesetzt mit subklinischem Diabetes* mellitus; SYN: gestörte Glukosetoleranz

Glu|ko|se|to|le|ranz|test *m* Test zur Bestimmung der Glukostoleranz bei Verdacht auf Diabetes* mellitus; je nach Zufuhrmechanismus unterscheidet man **intravenöse** und **orale Glukosetoleranztests**; bei den oralen Tests gibt es einfache Formen und Versionen mit doppelter Glukosegabe

[Glukose-Doppelbelastung]; SYN: Glukosebelastung

Glu|ko|si|da|se *f* Hydrolase*, die glukosehaltige Disaccharide spaltet; SYN: Glucosidase

lysosomale α-Glukosidase in den Lysosomen von Leber und Niere vorkommende Amylase*, die Betaglukose abspaltet; SYN: Gammaamylase, γ-Amylase, Glukan-1,4-α-Glukosidase

Glu|ko|ste|ro|i|de *pl* →Glukokortikoide

Glu|kos|u|rie *f* Zuckerausscheidung im Harn; SYN: Glucosurie, Glukurese, Glucurese, Glykosurie, Glykurie

renale Glukosurie autosomal-rezessiv vererbte Störung der Glukoserückresorption mit konstanter Glukosurie; SYN: Diabetes renalis, Nierendiabetes

Glu|ko|ze|re|bro|si|do|se *f* seltene, durch ein Fehlen der Glukozerebrosidase hervorgerufene Sphingolipidose* mit Einlagerung von Cerebrosiden in Zellen des retikulohistiozytären Systems; je nach Verlaufsform kommt es zu verschiedenen klinischen Bildern mit unterschiedlicher Prognose; SYN: Gaucher-Erkrankung, Gaucher-Krankheit, Gaucher-Syndrom, Morbus Gaucher, Zerebrosidlipidose, Cerebrosidlipidose, Glykosylzeramidlipidose, Lipoidhistiozytose vom Kerasintyp

Glu|ku|re|se *f* →Glukosurie

Glu|ku|ro|ni|de *pl* in der Leber durch Konjugation von Glukuronsäure* mit exogenen und endogenen Substanzen entstandene, wasserlösliche Entgiftungsprodukte, die mit der Galle ausgeschieden werden; SYN: Glucuronide, Glukuronoside

Glu|ku|ro|no|si|de *pl* →Glukuronide

Glu|kuron|säu|re *f* durch enzymatische Oxidation aus Glukose* entstehende Säure, die in der Leber mit exogenen und endogenen Substanzen konjugiert wird; Bestandteil von Hyaluronsäure* und Chondroitinsulfat*; SYN: Glucuronsäure, Glykuronsäure

glu|tä|al *adj* Gesäß oder Gesäßmuskulatur betreffend

Glu|ta|mat *nt* Salz der Glutaminsäure

Glu|ta|mat|de|hy|dro|ge|na|se *f* Enzym, das in den Lebermitochondrien Glutaminsäure in α-Ketoglutarsäure umwandelt; SYN: Glutaminsäuredehydrogenase

Glu|ta|mat|o|xal|a|ce|tat|trans|a|mi|na|se *f* u.a. in der Leber vorkommendes Enzym, das die Umwandlung von L-Aspartat in Oxalacetat katalysiert; wichtig für Diagnose und Verlaufskontrolle von Leber- und Muskelerkrankungen, sowie Herzinfarkt; SYN: Aspartataminotransferase, Aspartattransaminase

Glu|ta|mat|py|ru|vat|trans|a|mi|na|se *f* Aminotransferase*, die die Umwandlung von Glutamat und Pyruvat zu L-Alanin und Alphaketoglutarat katalysiert; SYN: Alaninaminotransferase, Alanintransaminase

Glu|ta|min *nt* nicht-essentielle, aus Glutaminsäure gebildete Aminosäure

Glu|ta|mi|na|se *f* Hydrolase*, die Umandlung von Glutamin zu Glutaminsäure katalysiert

Glu|ta|min|säu|re *f* nicht-essentielle Aminosäure, die eine wichtige Rolle im Zitronensäurezyklus und Aminosäureabbau spielt; SYN: α-Aminoglutarsäure

Glu|ta|min|säu|re|de|hy|dro|ge|na|se *f* →Glutamatdehydrogenase

Glu|ta|myl|cys|te|in|gly|cin *nt* →Glutathion

γ-Glu|ta|myl|trans|fe|ra|se *f* →Gammaglutamyltransferase

Glu|tar|a|zid|u|rie *f* →Glutarsäureazidurie

Glu|tar|säu|re *f* beim Lysinabbau entstehende gesättigte Dikarbonsäure

Glu|tar|säu|re|a|zid|u|rie *f* vermehrte Glutarsäureausscheidung im Harn; SYN: Glutarazidurie

Glu|ta|thi|on *nt* in Erythrozyten enthaltendes Tripeptid, das die Membran vor Oxidation schützt; SYN: γ-Glutamylcysteinglycin

Glu|ta|thi|on|ä|mie *f* Vorkommen vom Glutathion im Blut

Glu|ta|thi|on|u|rie *f* vermehrte Glutathionausscheidung im Harn

Glu|te|li|ne *pl* wasserunlösliche Getreideproteine

Glu|ten *nt* aus Prolaminen und Glutelinen bestehende Eiweißmischung; SYN: Klebereiweiß

Glu|te|nin *nt* Glutelin von Weizen

glu|te|o|in|gu|i|nal *adj* Gesäß(muskulatur) und Leistengegend/Regio inguinalis betreffend oder verbindend

Glu|ti|tis *f, pl* **-ti|ti|den** Entzündung der Gesäßmuskulatur; SYN: Gesäßentzündung

glu|ti|tisch *adj* Gesäßentzündung/Glutitis betreffend, von ihr betroffen oder gekennzeichnet

Glyc-, glyc- *präf.* →Glyco-

Gly|ce|rid *nt* →Glyzerid

Gly|ce|rin *nt* →Glyzerin

Gly|ce|rol *nt* →Glyzerin

Gly|ce|ro|phos|pha|tid *nt* →Glyzerinphosphatid

Gly|cin *nt* →Glyzin

gly|cin|erg *adj* auf Glycin ansprechend

Gly|ci|no|sis *f, pl* **-ses** autosomal-rezessiv vererbte Störung des Glycinabbaus, die schon in den ersten Lebenstagen zu Krämpfen und Muskelhypotonie führt; SYN: nichtketotische Hyperglyzinämie, nicht-ketotische Hyperglycinämie, Glykokollkrankheit, Glyzinose, Glycinurie mit Hyperglyzinämie

Gly|cin|u|rie *f* Glycinausscheidung im Harn; SYN: Glyzinurie

Glycinurie mit Hyperglyzinämie →Glycinosis

Glyco-, glyco- *präf.* Wortelement mit der Bedeutung "Zucker/Glukose/Glykose"

Gly|co|ka|lix *f* Kohlenhydratsaum an der Außenfläche der Zellmembran; SYN: Glykokalyx

Gly|co|ly|se *f* →Glykolyse

Glyk-, glyk- *präf.* →Glyko-

Glyk|ä|mie *f* Zuckergehalt des Blutes, Blutzucker

Glyko-, glyko- *präf.* Wortelement mit der Bedeutung "Zucker/Glukose/Glykose"

Gly|ko|che|no|des|o|xy|chol|säu|re *f* Gallensäure*

Gly|ko|chol|säu|re *f* Gallensäure*

Gly|ko|gen *nt* aus Glukose aufgebautes verzweigtkettiges Polysaccharid*; Speicherform für Kohlenhydrat im Körper; SYN: tierische Stärke

G

Gly|ko|ge|na|se *f* in Pflanzen und Mikroorganismen vorkommende Amylase*, die schrittweise Maltose abspaltet; SYN: Betaamylase, β-Amylase, Exoamylase, Saccharogenamylase

Gly|ko|ge|ne|se *f* Glukosebildung; SYN: Glukogenese, Glucogenese

gly|ko|ge|ne|tisch *adj* die Glykogenese betreffend oder fördernd

Gly|ko|ge|no|ly|se *f* Glykogenabbau, Glykogenspaltung

gly|ko|ge|no|ly|tisch *adj* Glykogenolyse betreffend oder fördernd, glykogenspaltend

Gly|ko|ge|no|se *f* Oberbegriff für angeborene Störungen des Glykogenstoffwechsels, bei denen es durch einen Enzymdefekt zu vermehrter Ablagerung von normalem oder pathologischem Glykogen in verschiedenen Organen kommt; SYN: Glykogenspeicherkrankheit, Glykogenthesaurismose

generalisierte maligne Glykogenose →Glykogenose Typ II

hepatische Glykogenose →Glykogenose Typ VIII

hepatomuskuläre benigne Glykogenose →Glykogenose Typ III

hepatorenale Glykogenose →Glykogenose Typ I

leberzirrhotische retikuloendotheliale Glykogenose →Glykogenose Typ IV

muskuläre Glykogenose →Glykogenose Typ V

Glykogenose Typ I durch einen autosomal-rezessiven Defekt der Glukose-6-phosphatase kommt es zur Ablagerung normalen Glykogens in Leber und Niere [Hepatorenomegalie]; klinisch auffällig sind schwere Hypoglykämie*, Hyperlipämie* und Minderwuchs*; SYN: Gierke-Krankheit, von Gierke-Krankheit, van Creveld-von Gierke-Krankheit, hepatorenale Glykogenose

Glykogenose Typ II autosomal-rezessiv vererbter Mangel an lysosomaler α-1,4-Glukosidase mit Glykogeneinlagerung in Muskeln, Leber, Herz, Milz, Lunge und ZNS; klinisch gibt es drei Verlaufsformen, **frühinfantile**, **spätinfantile** und **adulte Form**, die alle tödlich verlaufen; SYN: Pompe-Krankheit, generalisierte maligne Glykogenose

Glykogenose Typ III autosomal-rezessiver Mangel an Amylo-1,6-Glukosidase; dadurch kommt es zur Ablagerung eines pathologischen Glykogens in Leber, Herz und Skelettmuskulatur; klinisch auffällig sind Muskelschwäche, Hypotonie* und Kardiohepatomegalie*; SYN: Cori-Krankheit, Forbes-Syndrom, hepatomuskuläre benigne Glykogenose

Glykogenose Typ IV durch Fehlen der Amylo-1,6-Glukosidase* hervorgerufene Glykogenspeicherkrankheit mit schlechter Prognose; klinisch stehen Leberzirrhose*, Splenomegalie* und Minderwuchs im Vordergrund; SYN: Andersen-Krankheit, Amylopektinose, leberzirrhotische retikuloendotheliale Glykogenose

Glykogenose Typ V autosomal-rezessiver, isolierter Mangel an Muskelphosphorylase mit Anreicherung von normalem Glykogen in der Skelettmuskulatur; die betroffenen Patienten [meist Erwachsene] klagen über Muskelschwäche und -krämpfe, sowie rasche Erschöpfung; SYN: McArdle-Krankheit, McArdle-Syndrom, muskuläre Glykogenose, Muskelphosphorylasemangel, Myophosphorylaseinsuffizienz, Glykogenose Typ V

Glykogenose Typ VI relativ gutartiger, autosomal-rezessiver Mangel an Leberphosphorylase, der zur Anreicherung von normalem Glykogen in der Leber führt; dadurch kommt es zu Hepatomegalie* und Hypoglykämie*; SYN: Hers-Erkrankung, Hers-Syndrom, Hers-Glykogenose, Leberphosphorylaseinsuffizienz

Glykogenose Typ VII autosomal-rezessiver Mangel an Phosphofruktokinase in der Skelettmuskulatur mit Ablagerung von normalem Glykogen; klinisch stehen Muskelkrämpfe und rasche Muskelerschöpfung, sowie eine Myoglobinurie* im Vordergrund; SYN: Tarui-Krankheit, Muskelphosphofruktokinaseinsuffizienz, Glykogenose Typ VII

Glykogenose Typ VIII mild verlaufender, X-chromosomal-rezessiver Mangel an Phosphorylase-b-Kinase in der Leber; durch die Einlagerung von normalem Glykogen in die Leber kommt es zu Hepatomegalie* und Hypoglykämie*; SYN: hepatische Glykogenose, Phosphorylase-b-Kinase-Insuffizienz

Gly|ko|gen|spei|cher|krank|heit *f* →Glykogenose

Gly|ko|gen|the|sau|ris|mo|se *f* →Glykogenose

Gly|ko|hä|mo|glo|bin *nt* glykosyliertes Hämoglobin*

Gly|ko|ka|lyx *f* Kohlenhydratsaum an der Außenfläche der Zellmembran; SYN: Glyco-

kalix
Gly|ko|koll *nt* →Glyzin
Gly|ko|koll|krank|heit *f* →Glycinosis
Gly|kol *m* vom Äthan abgeleiteter einfachster, zweiwertiger Alkohol
Gly|kol|al|de|hyd *f* einfachster Aldehydalkohol*; SYN: Diose
Gly|ko|li|pi|de *pl* Lipide* mit einem Kohlenhydratanteil
Gly|ko|lyl|harn|stoff *m* s.u. Hydantoine
Gly|ko|ly|se *f* Abbauweg für Glukose in den Körperzellen; SYN: Glycolyse, Embden-Meyerhof-Weg
gly|ko|ly|tisch *adj* Glykolyse betreffend oder fördernd
Gly|ko|ne|o|ge|ne|se *f* →Glukoneogenese
Gly|ko|pe|nie *f* Zuckermangel im Gewebe; SYN: Glukopenie
gly|ko|priv *adj* durch Glukosemangel bedingt, durch Glukosemangel hervorgerufen
Gly|ko|pro|te|i|de *pl* →Glykoproteine
Gly|ko|pro|te|i|ne *pl* Proteine* mit einem Kohlenhydratanteil; SYN: Glykoproteide
Gly|ko|pty|a|lis|mus *m* →Glykosialie
Gly|kos|a|mi|no|gly|ka|ne *pl* aus Aminozucker, Glukuronsäure und Galakturonsäure bestehende Proteoglykane, z.B. Heparin*, Chondroitinsulfat*; SYN: Mukopolysaccharide
Gly|ko|se *f* →Glukose
Gly|ko|si|a|lie *f* Glukoseausscheidung im Speichel; SYN: Glykoptyalismus
Gly|ko|si|da|se *f* Hydrolase*, die Gykoside spaltet; SYN: Glykosidhydrolase
Gly|ko|si|de *pl* Verbindungen, bei denen die acetalische OH-Gruppe am C-Atom 1 mit einer OH- [**O-Glykoside**] oder NH_2-Gruppe [**N-Glykoside**] verbunden ist
Gly|ko|sid|hy|dro|la|se *f* →Glykosidase
Gly|ko|sphin|go|li|pi|de *pl* Sphingolipide* mit einem Kohlenhydratanteil; SYN: Sphingoglykolipide
Gly|kos|u|rie *f* →Glukosurie
Gly|ko|syl|ze|ra|mid|li|pi|do|se *f* seltene, durch ein Fehlen der Glukozerebrosidase hervorgerufene Sphingolipidose* mit Einlagerung von Cerebrosiden in Zellen des retikulohistiozytären Systems; je nach Verlaufsform kommt es zu verschiedenen klinischen Bildern mit unterschiedlicher Prognose; SYN: Gaucher-Erkrankung, Gaucher-Krankheit, Gaucher-Syndrom, Morbus Gaucher, Zerebrosidlipidose, Cerebrosidlipidose, Glukozerobrosidose, Lipoidhistiozytose vom Kerasintyp
gly|ko|trop *adj* eine Hyperglykämie* verursachend
Glyk|u|rie *f* →Glukosurie
Gly|ku|ron|säu|re *f* →Glukuronsäure
Gly|ku|ron|u|rie *f* Glykuronsäureausscheidung im Harn
Gly|o|xa|lin *nt* heterozyklische Verbindung; Grundgerüst von u.a. Histamin, Histidin; SYN: Imidazol
Gly|o|xyl|säu|re|di|u|re|id *nt* Endprodukt des Purinabbaus bei verschiedenen Säugetieren; SYN: Allantoin
Gly|ze|rid *nt* Ester* aus Glyzerin und Fettsäuren; je nach der Zahl der veresterten Alkoholgruppen unterscheidet man **Monoglyzerid, Diglyzerid** und **Triglyzerid**; SYN: Acylglycerin, Glycerid
Gly|ze|rin *nt* einfachster dreiwertiger Alkohol; bildet mit Fettsäuren Glyzeride; SYN: Glycerin, Glycerol, Propan-1,2,3-triol
Gly|ze|rin|phos|pha|tid *nt* Lipid*, das Glyzerophosphorsäure enthält; SYN: Phosphoglyzerid, Glycerophosphatid
Gly|zin *nt* einfachste Aminosäure; Bestandteil vieler Gerüsteiweiße; SYN: Aminoessigsäure, Glykokoll, Glycin, Leimzucker
Gly|zi|no|se *f* →Glycinosis
Gly|zin|u|rie *f* Glyzinausscheidung im Harn; SYN: Glycinurie
Gnath-, gnath- *präf.* →Gnatho-
Gna|thal|gie *f* Kieferschmerz(en); SYN: Gnathodynie
Gnatho-, gnatho- *präf.* Wortelement mit der Bedeutung "Kinn/Kiefer"
Gna|tho|dy|nie *f* →Gnathalgie
gna|tho|gen *adj* vom Kiefer ausgehend oder stammend
Gna|tho|plas|tik *f* plastische Kieferoperation, Kieferplastik
Gna|tho|schi|sis *f* angeborene Spaltbildung des Oberkiefers; SYN: Kieferspalte
Gna|tho|sto|ma *nt, pl* **-ma|ta** Magenwurm von Schweinen, Hunden oder Katzen; nur selten auf den Menschen übertragen
Gna|tho|sto|mi|a|sis *f, pl* **-ses** durch **Gnathostoma**-Species verursachte Wurmerkrankung von Tieren, die selten auf den Menschen übertragen wird; SYN: Gnathostomainfektion
Gnit|zen *pl* kleine, behaarte Mücken
-gnose *suf.* Wortelement mit der Bedeutung "Kenntnis/Wissen"
-gnosie *suf.* →-gnose
-gnosis *suf.* →-gnose
-gnostisch *suf.* in Adjektiven verwendetes Wortelement mit der Bedeutung "wissend"
Gno|to|bi|o|lo|gie *f* →Gnotobiose
Gno|to|bi|o|se *f* Studium von keimfrei zur Welt gebrachten und aufgezogenen Versuchstieren; SYN: Gnotobiotik, Gnotobiologie
Gno|to|bi|o|tik *f* →Gnotobiose
Goethe-Knochen *m* Schneidezahnregion der Maxilla; SYN: Zwischenkieferknochen, Intermaxilarknochen, Os incisivum
Gold *nt* Schwermetall der Kupfergruppe; zur Behandlung rheumatischer Erkrankungen und für Zahnfüllungen verwendet; SYN: Aurum
Gold|aus|schlag *f* meist durch therapeutische

G

Goldapplikation hervorgerufene irreversible Einlagerung von Goldpartikeln in die Haut und Schleimhaut, aber auch Lederhaut und Bindehaut des Auges [**Chrysosis corneae**]; SYN: Chrysoderma, Chrysosis, Chrysiasis, Auriasis, Pigmentatio aurosa

Goldberg-Enzym *nt* mitochondriales Enzym der Hämsynthese, das den Einbau von Eisen in Protoporphyrin katalysiert; SYN: Ferrochelatase

Goldberger-Ableitungen *pl* EKG-Ableitung von den Extremitäten

Gold|flie|gen *pl* metallisch glänzende große Fliegen, die als Myiasiserreger und Vektoren medizinische Bedeutung haben; SYN: Schmeißfliegen, Calliphoridae

Gold|re|gen *nt* s.u. Cytisin

Gold|seeds *pl* zur Karzinombehandlung verwendete kleine Kugeln aus **Radiogold** [Gold-198]

Gold|thi|o|glu|ko|se *f* zur Therapie der rheumatischen Arthritis verwendetes goldhaltiges Antiphlogistikum*; SYN: Aurothioglukose

Golf|spie|ler|el|len|bo|gen *m* Entzündung des Epicondylus* medialis humeri; SYN: Epicondylitis humeri ulnaris

Golgi-Apparat *m* in der Nähe des Zellkerns liegender Komplex aus flachen Membransäckchen [**Diktysomen**] und Vesikeln; von Bedeutung für die Kondensation und Verpackung von Sekreten; SYN: Golgi-Komplex, Binnennetz

Goll-Strang *m* im Hinterstrang des Rückenmarks verlaufende Fasern der Tast- und Tiefensensibilität der unteren Körperhälfte; SYN: Fasciculus gracilis medullae spinalis

Goltz-Gorlin-Syndrom *nt* erbliches Fehlbildungssyndrom mit Hautatrophie, Pigmentanomalie, sowie Augen-, Zahn- und Skelettfehlbildungen; SYN: fokale dermale Hypoplasie, FDH-Syndrom, kongenitale ektodermale und mesodermale Dysplasie, Goltz-Peterson-Gorlin-Ravits-Syndrom, Jessner-Cole-Syndrom, Liebermann-Cole-Syndrom

Goltz-Peterson-Gorlin-Ravits-Syndrom *nt* →Goltz-Gorlin-Syndrom

Gom|pho|sis *f, pl* **-ses** **1.** Einkeilung/Einstauchung von Frakturenden **2.** als Begriff für die Verankerung des Zahns im Zahnfach verwendet

Gon-, **gon-** *präf.* Wortelement mit der Bedeutung "Knie"

Gonad-, **gonad-** *präf.* →Gonado-

go|na|dal *adj* Keimdrüse(n)/Gonade(n) betreffend

Go|nad|ar|che *f* Beginn der endokrinen Keimdrüsenproduktion in der Pubertät

Go|nad|ek|to|mie *f* operative Entfernung der Keimdrüsen/Gonaden, Gonadenentfernung

Go|na|den *pl* Keimdrüsen, Geschlechtsdrüsen; Hoden und Eierstöcke

Go|na|den|a|ge|ne|sie *f* angeborenes Fehlen der Gonaden

Go|na|den|a|pla|sie *f* fehlende Entwicklung der Gonaden

Go|na|den|dys|ge|ne|sie *f* Funktionsunfähigkeit der Gonaden

Go|na|den|schutz *m* Schutz der Gonaden bei Belastung mit ionisierender Strahlung

Gonado-, **gonado-** *präf.* Wortelement mit der Bedeutung "Geschlechtsdrüse/Gonade"

Go|na|do|ge|ne|se *f* Entwicklung der Keimdrüsen, Gonadenentwicklung

Go|na|do|li|be|rin *nt* im Hypothalamus gebildetes Neurohormon, das die Freisetzung von Gonadotropinen aus dem Hypophysenvorderlappen regelt; SYN: luteinisierendes Hormon-releasing-Hormon, Gonadotropin-releasing-Faktor, Gonadotropin-releasing-Hormon

Go|na|do|pa|thie *f* Erkrankung der Keimdrüsen, Gonadenerkrankung

Go|na|do|re|lin *nt* synthetisches Gonadoliberin*

go|na|do|trop *adj* auf die Gonaden wirkend

Go|na|do|tro|pi|ne *pl* im Hypohysenvorderlappen gebildete Hormone, die auf die Gonaden wirken [LH, FSH, ICSH]; SYN: gonadotrope Hormone

Gonadotropin-releasing-Faktor *m* →Gonadoliberin

Gonadotropin-releasing-Hormon *nt* →Gonadoliberin

Go|nag|ra *nt/f* Knieschmerzen bei Gicht*; SYN: Kniegicht

Go|nal|gie *f* Schmerzen im Knie(gelenk), Knieschmerz

Gon|ar|thri|tis *f, pl* **-ti|den** Entzündung des Knies oder des Kniegelenks; SYN: Kniegelenkentzündung Knieentzündung, Gonitis

gon|ar|thri|tisch *adj* Gonarthritis betreffend, von ihr betroffen oder gekennzeichnet; SYN: gonitisch

Gon|ar|thro|se *f* Arthrose* des Kniegelenks; SYN: Kniegelenkarthrose

gon|ar|thro|tisch *adj* Gonarthrose betreffend, von ihr betroffen oder gekennzeichnet, durch sie bedingt

Gon|ar|thro|to|mie *f* operative Eröffnung des Kniegelenks

Go|ne|cys|tis *f* →Samenbläschen

Gon|gy|lo|ne|ma pul|chrum *nt* Fadenwurm; s.u. Gongylonemiasis

Gon|gy|lo|ne|mi|a|sis *f, pl* **-ses** selten auf den Menschen übertragene, meist symptomarm verlaufende Erkrankung durch **Gongylonema pulchrum**; SYN: Gongylonemainfektion

Gonio-, **gonio-** *präf.* Wortelement mit der Bedeutung "Ecke/Winkel"

Go|ni|o|plas|tik *f* Plastik des Kammerwinkels zur Verbesserung des Kammerwasserab-

flusses; SYN: Trabekuloplastik
Go|ni|o|skop *nt* Gerät zur Gonioskopie*
Go|ni|o|sko|pie *f* Untersuchung des Kammerwinkels des Auges
Go|ni|o|to|mie *f* Durchtrennung von fehlgebildeten Trabekeln im Kammerwinkel bei verschiedenen Glaukomformen; SYN: Trabekulotomie, Goniotrabekulotomie
Go|ni|o|tra|be|ku|lo|to|mie *f* →Goniotomie
Go|ni|tis *f, pl* **-ti|den** Entzündung des Knies oder des Kniegelenks; SYN: Kniegelenkentzündung Knieentzündung, Gonarthritis
Gonitis gonorrhoica bei Gonorrhö* auftretende Arthritis* gonorrhoica
Gonitis tuberculosa Gelenktuberkulose* des Kniegelenks; SYN: tuberkulöse Gonitis
go|ni|tisch *adj* Gonitis betreffend, von ihr betroffen oder gekennzeichnet; SYN: gonarthritisch
Gono-, **gono-** *präf.* Wortelement mit der Bedeutung "Abstammung/Geschlecht/Samen"
Go|no|blen|nor|rhö *f, pl* **-rhö|en** durch Gonokokken* hervorgerufene eitrige Bindehautentzündung; SYN: Gonokokkenkonjunktivitis, gonorrhoische Bindehautentzündung, Gonoblennorrhoe, Conjunctivitis gonorrhoica, Augentripper, Ophthalmoblennorrhoe
Go|no|blen|nor|rhoe *f, pl* **-rho|en** →Gonoblennorrhö
Go|no|coc|cus *m, pl* **-coc|ci** unbewegliche Diplokokken; Erreger der Gonorrhoe*; SYN: Gonokokkus, Gonokokke, Neisseria gonorrhoeae
Go|no|kokk|ä|mie *f* Vorkommen von Gonokokken* im Blut; SYN: Gonokokkensepsis
Go|no|kok|ken *pl* →Gonococcus
Go|no|kok|ken|ar|thri|tis *f, pl* **-ti|den** bakterielle Infektarthritis* im Rahmen einer Gonorrhö*; SYN: gonorrhoische Arthritis, Arthritis gonorrhoica
Go|no|kok|ken|en|do|kar|di|tis *f, pl* **-ti|den** durch Gonkokken hervorgerufene Endokardentzündung
Go|no|kok|ken|kon|junk|ti|vi|tis *f, pl* **-ti|den** →Gonoblennorrhö
Go|no|kok|ken|prok|ti|tis *f, pl* **-ti|ti|den** durch Gonokokken hervorgerufene Mastdarmentzündung
Go|no|kok|ken|sal|pin|gi|tis *f, pl* **-ti|den** durch Gonokokken hervorgerufene Eileiterentzündung
Go|no|kok|ken|sep|sis *f* →Gonokokkämie
Go|no|kok|ken|sto|ma|ti|tis *f, pl* **-ti|ti|den** durch Gonokokken hervorgerufene Entzündung der Mundschleimhaut
Go|no|kok|ken|zer|vi|tis *f, pl* **-ti|den** durch Gonokokken hervorgerufene Entzündung der Cervix* uteri; SYN: Cervicitis gonorrhoica
Go|no|kok|kus *m, pl* **-ken** →Gonococcus
Go|nor|rhö *f, pl* **-rhö|en** →Gonorrhoe
Go|nor|rhoe *f, pl* **-rho|en** durch **Neisseria gonorrhoeae** hervorgerufene, meldepflichtige Geschlechtskrankheit, die bevorzugt die Schleimhäute von Harnröhre [Urethritis gonorrhoica], Gebärmutterhals [Gonokokkenzervitis*], Rektum [Gonokokkenproktitis*], Rachen und Augenbindehaut [Gonoblennorrhö*] befällt; SYN: Tripper, Gonorrhö, Gonorrhoea
go|nor|rho|isch *adj* Gonorrhö betreffend, von ihr betroffen oder gekennzeichnet
Go|no|so|men *pl* das Geschlecht bestimmende Chromosomen; beim Mann je ein X- und ein Y-Chromosom, bei der Frau zwei X-Chromosome; SYN: Geschlechtschromosomen, Heterosomen, Heterochromosomen
Go|no|zel|le *f* mit Sperma gefüllte Retentionszyste; meist im Nebenhoden; SYN: Spermatozele, Samenbruch
Gonyo-, **gonyo-** *präf.* Wortelement mit der Bedeutung "Knie"
Goodpasture-Syndrom *nt* Autoimmunerkrankung mit Glomerulonephritis* und Lungenblutungen
Gopalan-Syndrom *nt* durch verschiedene Ursachen [Vitaminmangel, Lebererkrankungen, Diabetes] hervorgerufenes schmerzhaftes Brennen der Füße während der Nacht; SYN: Syndrom der brennenden Füße, heiße Greisenfüße, Burning-feet-Syndrom
Gordon-Syndrom *nt* ätiologisch ungeklärte Erkrankung mit Eiweißausscheidung in den Magen-Darm-Trakt; SYN: exsudative Enteropathie, exsudative Gastroenteropathie, eiweißverlierende Enteropathie, eiweißverlierende Gastroenteropathie, Eiweißverlustsyndrom
Gorham-Osteolyse *f* nach Traumen auftretende Osteolyse*, die von alleine abheilt; SYN: Gorham-Erkrankung, Gorham-Staut-Erkrankung
Gorham-Staut-Erkrankung *f* →Gorham-Osteolyse
Gorlin-Goltz-Syndrom *nt* autosomal-dominantes Syndrom mit multiplen Basaliomen und Fehlbildungen von Skelettsystem [u.a. Spina bifida, Skoliose] und ZNS; SYN: Basalzellnävus-Syndrom, nävoides Basalzellkarzinom-Syndrom, nävoides Basalzellenkarzinom-Syndrom, nävoide Basaliome, Naevobasaliome, Naevobasaliomatose
Gougerot-Carteaud-Syndrom *nt* ätiologisch ungeklärte Erkrankung mit Hyperpigmentierung der Haut und verrukösen Keratosen; SYN: Papillomatosis confluens et reticularis
Gougerot-Hailey-Hailey-Krankheit *f* chronisch verlaufende, rezidivierende Dermatose* mit typischen, nässenden Erosionen und Schuppenkrusten der großen Körperfalten; SYN: Hailey-Hailey-Krankheit, Hailey-Hailey-Syndrom, Morbus Hailey-Hailey, familiärer gutartiger Pemphigus, Pemphigus chronicus benignus familiaris (Hai-

ley-Hailey), Pemphigus Gougerot-Hailey-Hailey, Pemphigus chronicus, Dyskeratosis bullosa, Dyskeratosis bullosa hereditaria

Gowers-Bündel *nt* vordere Kleinhirn-Seitenstrang-Bahn; SYN: Tractus spinocerebellaris anterior

G-6-PDH-Mangel *m* →Glukose-6-Phosphatdehydrogenasemangel

G-6-PDH-Mangelkrankheit *f* →Glukose-6-Phosphatdehydrogenasemangel

G_1-Phase *f* s.u. Zellzyklus

G_2-Phase *f* s.u. Zellzyklus

Graaf-Follikel *pl* ausgreifte Eifollikel vor der Ovulation; SYN: Tertiärfollikel, reife Follikel, Folliculi ovarici vesiculosi

G

Grab|mil|be *f* →Sarcoptes

Gra|ding *nt* histologische Differentierung der Malignität von Tumoren

-grafisch *suf.* →-graphisch

Graft-versus-Host-Reaktion *f* Abstoßungsreaktion, bei der das transplantierte Gewebe eine Immunreaktion gegen Wirtsgewebe zeigt; SYN: Transplantat-Wirt-Reaktion, GvH-Reaktion

Graham Steell-Geräusch *nt* frühdiatolisches Herzgeräusch bei relativer Pulmonalisinsuffizienz*; SYN: Steell-Geräusch

Gram-Färbung *f* wichtigste Differentialfärbung von Bakterien, die sich Unterschiede im Wandaufbau zu Nutze macht; gramnegative Bakterien färben sich rot, grampositive blau

-gramm *suf.* Wortelement mit der Bedeutung "(schriftliche/bildliche) Darstellung/Aufzeichnung"

Gramm|ka|lo|rie *f* s.u. Kalorie

Gram-negativ *adj* (*Bakterien*) nicht mit Gramfärbung färbend; SYN: gramnegativ

gram|ne|ga|tiv *adj* →Gram-negativ

Gram-positiv *adj* (*Bakterien*) mit Gramfärbung färbend; SYN: grampositiv

gram|po|si|tiv *adj* →Gram-positiv

Grand mal *nt* generalisierte Epilepsie* mit tonisch-klonischen Krampfanfällen; SYN: Grand-mal-Epilepsie

Gra|nu|la *pl* →Granulum

gra|nu|lär *adj* körnig, gekörnt, granuliert; SYN: granular, granulös

Gra|nu|lar|zell|tu|mor *m* gutartiger Tumor der quergestreiften Muskulatur; SYN: Myoblastenmyom, Myoblastom, Abrikossoff-Geschwulst, Abrikossoff-Tumor

Gra|nu|la|tio *f, pl* **-ti|o|nes** körnchenähnliche Struktur; SYN: Granulation

Gra|nu|la|ti|on *f* **1.** körnchenähnliche Struktur; SYN: Granulatio **2.** →Granulationsgewebe

Granulationes arachnoideae bindegewebige Wucherungen der Arachnoidea unbekannter Funktion; SYN: Pacchioni-Granulationen, Arachnoidalzotten

Gra|nu|la|ti|ons|a|no|ma|lie *f* Veränderung der Leukozytengranulation

Gra|nu|la|ti|ons|ge|schwulst *f* →Granulom

Gra|nu|la|ti|ons|ge|we|be *nt* bei Verletzung und Entzündung auftretendes zellreiches Gewebe, das vom Gefäßbindegewebe entspringt; durch Einlagerung von Kollagenfasern entsteht Narbengewebe; SYN: Granulation

Granulo-, granulo- *präf.* Wortelement mit der Bedeutung "Körnchen/körnig"

Gra|nu|lom *nt* aus Granulationsgewebe bestehende knötchenartige Veränderung

kokzidioidales Granulom in den USA vorkommende, akut oder chronisch verlaufende, systemische Mykose* durch Coccidioides* immitis mit Lungenbefall und hämatogener Streuung in verschiedene Organe; SYN: Wüstenfieber, Wüstenrheumatismus, Talfieber, Posada-Mykose, Kokzidioidomykose, Coccidioidomycose, Granuloma coccidioides

rheumatisches Granulom bei rheumatischem Fieber auftretendes, knötchenförmiges Granulom, v.a. im interstitiellen Herzmuskelgewebe; SYN: Aschoff-Knötchen, Aschoff-Geipel-Knötchen, Rheumaknötchen, rheumatisches Knötchen

Gra|nu|lo|ma *nt, pl* **-ma|ta** →Granulom

Granuloma coccidioides in den USA vorkommende, akut oder chronisch verlaufende, systemische Mykose* durch Coccidioides* immitis mit Lungenbefall und hämatogener Streuung in verschiedene Organe; SYN: Wüstenfieber, Wüstenrheumatismus, Talfieber, Posada-Mykose, kokzidioidales Granulom, Kokzidioidomykose, Coccidioidomycose

Granuloma inguinale in den Tropen und Subtropen endemisch auftretende, sexuell übertragene [keine Geschlechtskrankheit!], chronisch granulomatöse Erkrankung der Genitalregion durch Calymmatobacterium* granulomatosis; SYN: Granuloma venereum, Granuloma pudendum chronicum, Donovaniosis

Granuloma paracoccidioides in Südamerika vorkommende systemische Mykose* mit hauptsächlichem Befall der Schleimhaut von Mund und Nase, sowie der angrenzenden Gesichtshaut; SYN: Lutz-Splendore-Almeida-Krankheit, brasilianische Blastomykose, südamerikanische Blastomykose, Parakokzidioidomykose, Paracoccidioidomycose

Granuloma pediculatum →Granuloma teleangiectaticum

Granuloma pudendum chronicum →Granuloma inguinale

Granuloma pyogenicum →Granuloma teleangiectaticum

Granuloma teleangiectaticum gutartige, chronisch-eitrige granulomatöse Erkrankung der Mundschleimhaut und der Haut von Gesicht, Händen und Zehen; tritt meist nach traumatischer Hautschädigung auf; SYN: eruptives Angiom, proliferierendes Angiom, Stielknollen, Botryomykose, Botryomykom, Botryomycosis, Granuloma pediculatum, Granuloma pyogenicum

Granuloma venereum →Granuloma inguinale

gra|nu|lo|ma|tös *adj* mit Granulomen

Gra|nu|lo|ma|to|se *f* Vorkommen multipler Granulome*; SYN: Granulomatosis

allergische Granulomatose systemische nekrotisierende Gefäßentzündung unbekannter Ursache; SYN: Churg-Strauss-Syndrom, allergische granulomatöse Angiitis

progressive septische Granulomatose angeborener [X-chromosomaler oder autosomal-rezessiver] Phagozytosedefekt mit chronisch rezidivierenden bakteriellen Infektionen; SYN: kongenitale Dysphagozytose, septische Granulomatose

rhinogene Granulomatose ätiologisch ungeklärte systemische Erkrankung mit Nekrose* der Blutgefäße und Bildung von Granulomen in Nasen-, Mund- und Rachenraum; SYN: Wegener-Granulomatose, Wegener-Klinger-Granulomatose, maligne granulomatöse Angiitis

septische Granulomatose →progressive septische Granulomatose

Gra|nu|lo|ma|to|sis *f, pl* **-ses** →Granulomatose

Granulomatosis infantiseptica Fetopathie* durch intrauterine, diaplazentare Infektion mit Listeria* monocytogenes; disseminierte Bildung von Granulomen in Haut, Leber, Lunge, Milz und Darm; SYN: Neugeborenenlisteriose

Gra|nu|lo|pe|nie *f* →Granulozytopenie

Gra|nu|lo|po|e|se *f* Granulozytenbildung; SYN: Granulozytopoese, Granulozytopoiese

gra|nu|lo|po|e|tisch *adj* Granulopoese betreffend oder stimulierend; SYN: granulozytopoetisch

gra|nu|lös *adj* →granulär

Gra|nu|lo|sa|zel|len *pl* Epithelzellen der Graaf*-Follikel

Gra|nu|lo|sa|zell|tu|mor *m* meist gutartiger Tumor der Granulosazellen*

Gra|nu|lo|se *f* Erkrankung der Haut oder Schleimhaut mit Bildung einer granulären Oberfläche; oft gleichgesetzt mit Trachom*; SYN: Körnerkrankheit, Körnchenkrankheit, Granulosis

Gra|nu|lo|zyt *m* polymorphkernige weiße Blutzelle mit anfärbbaren Granula; SYN: granulärer Leukozyt

basophiler Granulozyt mit basischen Farbstoffen anfärbbarer granulozytärer Leukozyt; SYN: basophiler Leukozyt, Basophiler

eosinophiler Granulozyt mit Eosin anfärbbarer granulozytärer Leukozyt; SYN: Eosinophiler, eosinophiler Leukozyt

jugendlicher Granulozyt unreife Granulozytenvorstufe; SYN: Metamyelozyt

neutrophiler Granulozyt mit neutralen Farbstoffen anfärbbarer granulozytärer Leukozyt; häufigste Granulozytenform; SYN: Neutrophiler, neutrophiler Leukozyt

segmentkernige Granulozyten reife Granulozyten mit segmentiertem Kern; SYN: Segmentkernige

stabkernige Granulozyten jugendliche Granulozyten mit einem stabförmigen Kern; SYN: Stabkernige

gra|nu|lo|zy|tär *adj* Granulozyt(en) betreffend

Gra|nu|lo|zy|ten|kon|zen|trat *nt* durch Blutzellseparation gewonnenes Konzentrat, das zur **Granulozytentranfusion** verwendet wird

Gra|nu|lo|zy|ten|trans|fu|sion *f* s.u. Granulozytenkonzentrat

Gra|nu|lo|zy|to|pe|nie *f* Verminderung der Granulozyten im peripheren Blut; SYN: Granulopenie

Gra|nu|lo|zy|to|po|e|se *f* →Granulopoese

gra|nu|lo|zy|to|po|e|tisch *adj* →granulopoetisch

Gra|nu|lo|zy|to|po|i|e|se *f* →Granulopoese

Gra|nu|lo|zy|to|se *f* Erhöhung der Granulozytenzahl im peripheren Blut

gra|nu|lo|zy|to|tisch *adj* Granulozytose betreffend, von ihr betroffen oder gekennzeichnet, durch sie bedingt

Gra|nu|lum *nt, pl* **-la** Körnchen; Zellkörnchen, Speicherkörnchen

azurophile Granula durch Azur rotgefärbte Körnchen im Zytoplasma von Monozyten, Lymphozyten und Vorstufen der Granulozyten; SYN: Azurgranula

metachromatische Granula intrazelluläre Polkörperchen bei verschiedenen Bakterien; SYN: Babès-Ernst-Körperchen

Graph-, graph- *präf.* →Grapho-

Graph|äs|the|sie *f* Fähigkeit, auf die Haut geschriebene Zeichen zu erkennen

-graphia *suf.* →-graphie

-graphie *suf.* Wortelement mit der Bedeutung "Schreiben/Darstellung/Aufzeichnung"

-graphisch *suf.* in Adjektiven verwendetes Wortelement mit der Bedeutung "aufzeichnend/darstellend"

Grapho-, grapho- *präf.* Wortelement mit der Bedeutung "Schrift/Schreiben"

Gra|phor|rhoe *f, pl* **-rho|en** krankhafte Neigung zu schreiben; SYN: Kritzelsucht

Gra|pho|spas|mus *m* durch Überbelastung der Handmuskeln beim Schreiben auftretender Krampf; SYN: Schreibkrampf, Mogigraphie

Gratiolet-Sehstrahlung *f* Teil der Sehbahn; SYN: Radiatio optica

Grau|syn|drom *nt* →Grey-Syndrom

Gravi-, gravi- *präf.* Wortelement mit der Bedeutung "schwer"

gra|vid *adj* schwanger

Gra|vi|da *f, pl* **-dae** Schwangere

Gra|vi|di|tas *f, pl* **-ta|tes** Schwangerschaft; SYN: Gravidität

Graviditas abdominalis Einnistung der Frucht in der Bauchhöhle; SYN: Bauchhöhlenschwangerschaft, Abdominalgravidität, Abdominalschwangerschaft, abdominale Schwangerschaft

Graviditas extrauterina Einnistung der Frucht außerhalb der Gebärmutter; SYN: Extrauterinschwangerschaft, Extrauteringravidität, ektopische Schwangerschaft, ektopische Gravidität, extrauterine Gravidität

Graviditas interstitialis Einnistung der Frucht im intramuralen Abschnitt des Eileiters; SYN: intramurale/interstitielle Schwangerschaft

Graviditas ovarica Einnistung der Frucht im Eierstock; SYN: Eierstockschwangerschaft, Eierstockgravidität, Ovarialgravidität, Ovarialschwangerschaft

Graviditas tubaria Einnistung der Frucht im Eileiter; SYN: Eileiterschwangerschaft, Tubenschwangerschaft, Tubarschwangerschaft, Tubargravidität

Gra|vi|di|tät *f* Schwangerschaft; SYN: Graviditas

ektopische Gravidität →Graviditas extrauterina

eutopische Gravidität Schwangerschaft mit Einnistung der Frucht in der Gebärmutter; SYN: intrauterine Gravidität, uterine Gravidität

extrauterine Gravidität →Graviditas extrauterina

intrauterine Gravidität →eutopische Gravidität

uterine Gravidität →eutopische Gravidität

Gra|vi|di|täts|di|a|be|tes *m* während der Schwangerschaft bestehende diabetische Stoffwechsellage; SYN: Gestationsdiabetes, Schwangerschaftsdiabetes

Gra|vi|me|trie *f* quantitative Analyse durch Gewichtsbestimmung von Niederschlägen; SYN: Gewichtsanalyse, gravimetrische Analyse

gra|vi|me|trisch *adj* Gravimetrie betreffend, mittels Gravimetrie

Grawitz-Tumor *m* durch helle Zellen charakterisierter, häufigster bösartiger Nierentumor, der Männer häufiger befällt als Frauen; SYN: hypernephroides Karzinom, klarzelliges Nierenkarzinom, Hypernephrom

Gray *nt* SI-Einheit der Energiedosis

Greenwald-Ester *m* in hoher Konzentration in Erythrozyten vorkommender energiereicher Ester; bei Mangel kommt es zu hämolytischer Anämie*; SYN: 2,3-Diphosphoglycerat

Gregg-Syndrom *nt* →Embryopathia rubeolosa

Grei|sen|bo|gen *m* →Gerontoxon

Grei|sen|fü|ße, heiße *pl* durch verschiedene Ursachen [Vitaminmangel, Lebererkrankungen, Diabetes] hervorgerufenes schmerzhaftes Brennen der Füße während der Nacht; SYN: Gopalan-Syndrom, Syndrom der brennenden Füße, Burning-feet-Syndrom

Grei|sen|haut *f* dünne Altershaut des Greisenalters; SYN: atrophische Altershaut, Geroderma

Grenz|do|sis *f, pl* **-sen** zur Erzielung eines Effekts notwendige minimale Strahlendosis; SYN: Schwellendosis

Grenz|fall|lä|si|on *f* Epithelveränderung, die an der Grenze zur Malignität liegt; SYN: Borderline-Läsion, Borderline-Tumor

Grenz|nä|vus *m, pl* **-vi** Nävuszellnävus* im Übergangsbereich von Dermis* und Epidermis*; SYN: Übergangsnävus, Abtropfungsnävus, Junktionsnävus, junktionaler Nävus

Grenz|strah|len *pl* ultraweiche Röntgenstrahlen; SYN: Bucky-Strahlen

Grenz|strang *m* aus den Grenzstrangganglien und ihren Verbindungsfasern bestehender Teil des Sympathikus*, zu beiden Seiten der Wirbelsäule; SYN: Truncus sympathicus

Grenz|strang|blo|cka|de *f* Ausschaltung eines Teils des Grenzstranges [**zervikale, thorakale, lumbale Grenzstrangblockade**] durch Lokalanästhetika

Grenz|strang|gan|gli|en *pl* Kette sympathischer Ganglien, die durch Verbindungsäste [Rami interganglionares] zum Grenzstrang verbunden werden; SYN: Ganglia trunci sympathetici

Grenz|strang|re|sek|ti|on *f* teilweise oder vollständige Entfernung von Grenzstrangganglien; SYN: Sympathektomie

Grenz|wert|hy|per|to|nie *f* klinische Bezeichnung für einen nur mäßig erhöhten Blutdruck; SYN: Borderline-Hypertonie

Grey-Syndrom *nt* durch Chloramphenicol ausgelöstes toxisches Syndrom bei Neugeborenen; SYN: Grausyndrom

grif|fel|för|mig *adj* styloid

Grimm|darm *m* →Colon

Grind *m* Wundschorf; Hautausschlag mit Krusten- und Borkenbildung

feuchter Grind →Grindflechte

Grind|aus|schlag *m* durch Eitererreger [Staphylokokken, Streptokokken] verursachte Hautkrankheit; SYN: Eiterausschlag, Pyodermie, Pyodermitis, Pyodermia

Grind|flech|te *f* durch Eitererreger [Staphylokokken, Streptokokken] hervorgerufene Hauterkrankung mit eitriger Blasen- und Pustelbildung; SYN: Eiterflechte, Krustenflechte, Pustelflechte, feuchter Grind, Impetigo (contagiosa/vulgaris)

grip|pal *adj* Grippe betreffend, grippeartig,

grippeähnlich

Griplpe *f* akute Allgemeinerkrankung durch Grippeviren; kann endemisch, epidemisch oder pandemisch auftreten; SYN: Influenza, Virusgrippe

Griplpelenlanlthem *nt* Rötung der Mund- und Rachenschleimhaut mit flohstichartigen Blutungen

Griplpelenlzelphallilitis *f, pl* **-tilden** Enzephalitis* als relativ seltene Komplikation einer Influenza; SYN: Influenzaenzephalitis

Griplpelexlanlthem *nt* v.a. bei Kindern vorkommender Hautausschlag, der an Scharlach oder Masern erinnert

Griplpelolitilitis *f, pl* **-tiltilden** meist durch einen kombinierten Infekt von Haemophilus* influenzae und Grippevirus ausgelöste, akute hämorrhagische Mittelohrentzündung mit Blasenbildung auf dem Trommelfell

Griplpelvilrus *nt, pl* **-ren** in drei Subtypen [**Influenza A-Virus, Influenza B-Virus, Influenza C-Virus**] vorkommendes Virus; auf der Virushülle lokalisierte Antigene [Neuraminidase, Hämagglutinin] führen über Veränderungen der Antigenstruktur [Antigendrift*, Antigenshift*] zur Bildung neuer Serovarianten, die neue Epidemien auslösen können; SYN: Influenzavirus, Myxovirus influenza

Grilselolfullvin *nt* orales Antimykotikum*

Grönblad-Strandberg-Syndrom *nt* generalisierte, degenerative Erkrankung des elastischen Bindegewebes mit gelblichen Papeln und Hautflecken; SYN: Darier-Grönblad-Strandberg-Syndrom, systematische Elastorrhexis, Pseudoxanthoma elasticum

Großlhirn *nt* aus den Großhirnhemisphären, Fornix* cerebri und Kommissuren bestehender Teil des Gehirns; meist gleichgesetzt mit Gehirn/Encephalon oder Endhirn/Telencephalon; SYN: Zerebrum, Cerebrum

Großlhirnlentlzünldung *f* Cerebritis, Zerebritis

Großlhirnlrinlde *f* Cortex cerebri

Großlhirnlsilchel *f* sichelförmiger, bindegewebiger Fortsatz der Dura* mater zwischen den beiden Großhirnhemispären; SYN: Hirnsichel, Falx cerebri

Großlköplfiglkeit *f* angeborene Vergrößerung des Schädels; SYN: Makrozephalie, Makrokephalie

Großlzelhe *f* Hallux

großlzellig *adj* makrozellulär

Grover-Krankheit *f* →Morbus Grover

Grüblchenlnälgel *pl* grübchenförmige, kleine Nageldefekte, z.B. bei Psoriasis; SYN: Tüpfelnägel

Grulbenlgas *nt* Methan*

Grulbenlkopflbandlwurm *m* Darmparasit des Menschen, der bis zu 10 m lang werden kann; Erreger der Diphyllobothriose*; SYN: breiter Fischbandwurm, Diphyllobothrium latum, Bothriocephalus latus

Grulbenlkranklheit *f* Ankylostomiasis*

Grulbenlwurm *m* in Europa und Asien vorkommender Hakenwurm; häufiger Erreger der Ankylostomiasis*; SYN: europäischer Hakenwurm, Ancylostoma duodenale

Gruber-Widal-Reaktion *f* Agglutination von Bakterien mit Antiseren; SYN: Gruber-Widal-Test, Widal-Reaktion, Widal-Test

Gruby-Krankheit *f* Pilzinfektion der Kopfhaut durch Microsporum*-Species; SYN: Mikrosporie

grünlblind *adj* Grünblindheit betreffend, von ihr betroffen; SYN: deuteranop

Grünlblindlheit *f* Farbenfehlsichtigkeit für Grün; SYN: Rot-Grün-Dichromasie, Deuteranop(s)ie

Grundlbünldel *pl* benachbarte Rückenmarkssegmente verbindende Faserbündel; SYN: Binnenbündel, Elementarbündel, Intersegmentalfaszikel, Fasciculi proprii

Grundlsublstanz *f* der ungeformte Teil der Interzellulärsubstanz

Grundlumlsatz *m* Stoffwechselumsatz unter Ruhebedingungen; SYN: Basalumsatz, basal metabolic rate

Grundlzyltolplaslma *nt* fast glasklares, lichtmikroskopisch homogenes Grundplasma der Zelle; SYN: zytoplasmatische Matrix, Hyaloplasma

Grünlholzlbruch *m* →Grünholzfraktur

Grünlholzlfraklur *f* unvollständiger Bruch langer Röhrenknochen bei Kindern, bei dem das Periost unversehrt erhalten bleibt; SYN: Grünholzbruch

Grünlschwälche *f* Farbsehschwäche für Grün; SYN: Deuteranomalie

Grünlselhen *nt* erworbene Störung des Farbensehens [z.B. Digitalisvergiftung] mit Grüntönung aller Farben; SYN: Chloropie, Chloropsie

Grützlbeultel *m* Haarbalgtumor der Haut; SYN: Atherom

Grynfeltt-Dreieck *nt* dreieckige Muskellücke zwischen 12. Rippe und den Musculi obliquus internus abdominis und quadratus lumborum; SYN: Trigonum lumbale superior

Grylpolsis *f, pl* **-ses** abnorme Krümmung eines Organs oder Körperteils

grylpoltisch *adj* Gryposis betreffend, von ihr betroffen oder gekennzeichnet

Gsell-Erdheim-Syndrom *nt* idiopathische Nekrose* der Aortenmedia, die zu spontaner Aortenruptur oder Aneurysma* dissecans führen kann; SYN: Erdheim-Gsell-Syndrom, Medionecrosis Erdheim-Gsell

Gulaljaklharz *nt* s.u. Guajakprobe

Gulaljaklprolbe *f* qualitativer Blutnachweis mit Guajakharz; SYN: Guajaktest

Gulalnildin *nt* Abbauprodukt des Guanins*; SYN: Iminoharnstoff

G

Gu|a|ni|din|ä|mie *f* erhöhter Guanidingehalt des Blutes; SYN: Hyperguanidinämie
Gu|a|nin *nt* Purinbase*, die mit Ribose* Guanosin bildet; SYN: 2-Amino-6-hydoxypurin
Gu|a|no|sin *nt* Nukleosid* aus Guanin und Ribose*; Baustein der RNA
Gu|a|no|sin|di|phos|phat *nt* an der Energieübertragung im Stoffwechsel [Zitratzyklus] beteiligtes Nukleotid*; SYN: Guanosin-5'-diphosphat
Guanosin-5'-diphosphat *nt* →Guanosindiphosphat
Gu|a|no|sin|mo|no|phos|phat *nt* Monophosphorsäureester des Guanosins; SYN: Guanosin-5'-monophosphat, Guanylsäure
zyklisches Guanosinmonophosphat als Neurotransmitter und Mediator der Histaminfreisetzung vorkommende Ringform; SYN: zyklisches Guanosin-3',5'-Phosphat, Zyklo-GMP, Cyclo-GMP
Guanosin-5'-monophosphat *nt* →Guanosinmonophosphat
Guanosin-3',5'-Phosphat, zyklisches *nt* als Neurotransmitter und Mediator der Histaminfreisetzung vorkommende Ringform von Guanosinmonophosphat; SYN: Zyklo-GMP, Cyclo-GMP, zyklisches Guanosinmonophosphat
Gu|a|no|sin|tri|phos|phat *nt* energiereiches Triphosphat; wichtiger Energie- und Phosphatdonor des Stoffwechsels; SYN: Guanosin-5'-triphosphat
Guanosin-5'-triphosphat *nt* →Guanosintriphosphat
Gu|a|ny|lat|cy|cla|se *f* Enzym, das die Umwandlung von Guanosintriphosphat* in zyklisches Guanosinmonophosphat* katalysiert
Gu|a|nyl|säu|re *f* →Guanosinmonophosphat
Gubler-Lähmung *f* bei Schädigung im Brücken- und Mittelhirnbereich auftretende Lähmung des Nervus* facialis, kombiniert mit spastischer Lähmung der Gliedmaße der anderen Körperseite; SYN: Millard-Gubler Syndrom, Gubler-Hemiplegie, Brücken-Mittelhirn-Syndrom, Hemiplegia alternans inferior
Guérin-Fraktur *f* Form der Oberkieferfraktur
Guérin-Stern-Syndrom *nt* angeborene, ein- oder beidseitige Kontraktur* großer Gelenke; SYN: Arthrogryposis multiplex congenita
Guilford-Syndrom *nt* X-chromosomal-rezessiv vererbtes Syndrom, das durch Fehlbildung der Haut(anhangsgebilde) [Hypotrichie, Anhidrose*], der Zähne [Hypodontie*] und verschiedener Knorpel [Nase, Ohr] gekennzeichnet ist; SYN: Christ-Siemens-Touraine-Syndrom, Christ-Siemens-Syndrom, anhidrotische ektodermale Dysplasie, ektodermale Dysplasie, ektodermale kongenitale Dysplasie, Jacquet-Syndrom, Anhidrosis hypotrichotica/congenita
Guillain-Barré-Syndrom *nt* aufsteigende Entzündung und Lähmung von Spinalnerven und ihrer Wurzeln im Anschluss an Virusentzündungen; SYN: Polyradikuloneuritis, Radikuloneuritis, Neuronitis
Gui|nea|wurm *m* im Unterhautbindegewebe parasitierender Fadenwurm; Erreger der Dracunculosis*; SYN: Medinawurm, Drachenwurm, Dracunculus medinensis, Filaria medinensis
Gui|nea|wurm|in|fek|ti|on *f* durch Befall mit Dracunculus* medinensis hervorgerufene Erkrankung; SYN: Medinawurminfektion, Medinawurmbefall, Guineawurmbefall, Drakunkulose, Drakontiase, Dracontiasis, Dracunculosis
Gu|lo|se *f* mit Glukose* isomere Aldohexose*
Gum|ma *f, pl* **-ma|ta, -men** gummiartige Granulationsgeschwulst; v.a. bei Syphilis; SYN: Gumme, Gummiknoten, Gummigeschwulst
Gumma syphiliticum im Tertiärstadium der Syphilis* auftretende Gumma; SYN: Syphilom
tuberkulöses Gumma postprimäre subakute Hauttuberkulose mit Bildung subkutaner livider Knoten, die zu Ulzeration und Fistelbildung neigen; SYN: Skrophuloderm, Tuberculosis cutis colliquativa
gum|ma|tös *adj* Gumme/Gumma betreffend, gummaartig; SYN: gummös
Gum|me *f* →Gumma
Gum|mi|ge|schwulst *f* →Gumma
Gum|mi|haut *f* überdehnbare, in Falten abhebbare Haut, z.B. bei Ehlers-Danlos-Syndrom; SYN: Kautschukhaut, Cutis hyperelastica
Gum|mi|kno|ten *m* →Gumma
gum|mös *adj* →gummatös
Gumprecht-Kernschatten *pl* Reste zerquetscher Leukozyten im Blutausstrich; SYN: Gumprecht-Schatten
Günther-Krankheit *f* autosomal-rezessive Störung der Hämsynthese mit Rotfärbung der Zähne, hämolytischer Anämie* und Splenomegalie*; SYN: Morbus Günther, kongenitale erythropoetische Porphyrie, Porphyria erythropoietica congenita, Porphyria congenita Günther
Gur|ken|kern|band|wurm *m* v.a. Hunde, seltener auch den Menschen befallender Bandwurm; SYN: Dipylidium caninum
Gür|tel|pla|zen|ta *f* ringförmige Plazenta; SYN: Ringplazenta, Placenta anularis
Gür|tel|ro|se *f* akute, schmerzhafte Erkrankung durch ein Rezidiv einer vorausgegangenen Infektion [Windpocken*] mit dem Varicella-Zoster-Virus*; meist gürtelförmige Ausbreitung im Versorgungsgebiet eines Spinalnervens; SYN: Zoster, Zona, Herpes zoster
gus|ta|tiv *adj* →gustatorisch
gus|ta|to|risch *adj* Geschmackssinn betref-

fend; SYN: gustativ
Gus|to|me|trie *f* Geschmacksprüfung
gut|ar|tig *adj* benigne*
Guthrie-Hemmtest *m* Screeningtest zum Ausschluss von Phenylketonurie* bei Neugeborenen; SYN: Guthrie-Test
gut|tu|ral *adj* **1.** Kehle/Guttur betreffend, kehlig **2.** (*Stimme*) rauh, heiser, kehlig
GvH-Reaktion *f* →Graft-versus-Host-Reaktion
gym|no|phob *adj* Gymnophobie betreffend, durch sie gekennzeichnet
Gym|no|pho|bie *f* krankhafte Angst vor nackten Körpern oder vor dem Nacktsein
Gyn-, gyn- *präf.* Wortelement mit der Bedeutung "Frau/weiblich"
Gynäko-, gynäko- *präf.* Wortelement mit der Bedeutung "Frau/weiblich"
gy|nä|ko|id *adj* frauenähnlich, frauenartig; SYN: gynoid
Gy|nä|ko|lo|ge *m* Arzt für Gynäkologie
Gy|nä|ko|lo|gie *f* Frauenheilkunde
Gy|nä|ko|lo|gin *f* Ärztin für Gynäkologie
gy|nä|ko|lo|gisch *adj* Gynäkologie betreffend
Gy|nä|ko|mas|tie *f* Vergrößerung der männlichen Brustdrüse
Gy|nä|ko|pa|thie *f* Frauenkrankheit; SYN: Gynopathie
Gy|nand|rie *f* Patientin mit chromosomal weiblichem Geschlecht und männlichen oder gemischten Geschlechtsmerkmalen; SYN: Gynandrismus, Pseudohermaphroditismus femininus
Gy|nand|ris|mus *m* →Gynandrie
gy|nä|phob *adj* Gynäphobie betreffend, durch sie gekennzeichnet
Gy|nä|pho|bie *f* krankhafte Angst vor oder Abneigung gegen Frauen
Gyn|a|tre|sie *f* Oberbegriff für angeborene Verschlüsse im weiblichen Geschlechtstrakt
Gyno-, gyno- *präf.* Wortelement mit der Bedeutung "Frau/weiblich"
gy|no|id *adj* →gynäkoid
Gy|no|pa|thie *f* →Gynäkopathie
Gy|no|plas|tik *f* Chirurgie der weiblichen Geschlechtsorgane
gy|no|plas|tisch *adj* Gynoplastik betreffend
Gy|ra|se *f* Bakterienenzym, das die Ausbildung der Tertiärstruktur der Bakterien-DNA steuert
Gy|ra|se|hem|mer *pl* das Enzym Gyrase* hemmende Antibiotika mit breitem Wirkungsspektrum; SYN: Chinolone, Quinolone, Chinolonantibiotika
Gy|rek|to|mie *f* (Teil-)Entfernung einer Kleinhirnwindung
gy|ren|ze|phal *adj* (*Gehirn*) mit vielen Windungen versehen
Gy|rus *m, pl* **-ri** Kreis, Windung, Hirnwindung
Gyri cerebelli Kleinhirnwindungen; SYN: Folia cerebelli
Gyri cerebri Hirnwindungen, Großhirnwindungen
Gyrus frontalis inferior, medialis, medius, superior Stirnhirnwindungen
Gyri insulae Windungen/Gyri der Insel
Gyrus postcentralis hintere Zentralwindung des Großhirns
Gyrus precentralis vordere Zentralwindung des Großhirns
Gyri temporales Schläfenwindungen, Windungen des Schläfenlappens
G-Zellen *pl* gastrinbildende Magenzellen

G

H

Haab-Reflex *m* Engstellung der Pupille bei Konzentration auf ein Objekt in der Peripherie des Gesichtsfeldes; SYN: Rindenreflex der Pupille

Haarlauflrichlter *m* glatter Muskel, der bei Kontraktion das Haar aufrichtet; SYN: Haarmuskel, Haarbalgmuskel, Musculus arrector pili

Haarlauslfall *m* →Haarlosigkeit

Haarlbalg *m* →Haarfollikel

Haarlbalglentlzünldung *f* Trichitis*

Haarlbalglknötlchen *nt* →Trichoepitheliom

Haarlbalglmillbe *f* Erreger der Demodikose*; SYN: Demodex folliculorum

Haarlbalglmuslkel *m* →Haaraufrichter

Haarlball *m* aus verschluckten Haaren gebildeter Magen- oder Darmstein; SYN: Trichobezoar

Haarlbruch *m* kleinste Knochenfraktur ohne typische Fraktursymptome; SYN: Knochenfissur

Haarlfollliklel *m* sackförmige, bindegewebige Haarwurzelscheide; SYN: Haarbalg, Folliculus pili

Haarlfollliklellentlzünldung *f* Folliculitis*

Haarlgelfäße *pl* kleinste Blutgefäße, die zwischen arteriellem und venösem Schenkel des Kreislaufs liegen; SYN: Blutkapillare, Kapillare, Vas capillare

Haarlknötlchenlkranklheit *f* **1.** Pilzinfektion des Haarschaftes mit zahlreichen Knoten; SYN: Piedra, Trichosporie **2.** Trichorrhexis* mit knötchenförmiger Auftreibung und pinselförmiger Auffaserung der Haarenden; SYN: Trichorrhexis nodosa, Nodositas crinium

Haarlleulkolplalkie *f* bei HIV-Infektionen auftretende Leukoplakie* durch das Epstein-Barr-Virus; SYN: orale haarförmige Leukoplakie

Haarllolsiglkeit *f* angeborener oder erworbener, nur Teile des Körpers oder den ganzen Körper betreffender Verlust der Behaarung; SYN: Kahlheit, Haarausfall, Alopezie, Alopecia

Haarlmuslkel *m* →Haaraufrichter

Haarlnestlgrüblchen *nt* durch Eindringen von Haaren in die Subkutis oder als Hemmungsfehlbildung entstandene Taschenbildung über der Steißbeinspitze; SYN: Pilonidalsinus, Pilonidalfistel, Fistula pilonidalis, Steißbeinfistel, Steißbeinzyste

Haarlrupflsucht *f* Trichotillomanie*

Haarlzelllen *pl* **1.** Sinneszellen im Corti-Organ des Innenohrs; SYN: Hörzellen **2.** duch haarförmige Fortsätze charakterisierte B-Lymphozyten

Haarlzelllenlleuklälmie *f* seltenes, langsam fortschreitendes Non-Hodgkin-Lymphom mit Haarzellen* im Blutausstrich; SYN: leukämische Retikuloendotheliose

Haarlzunlge *f* Hypertrophie* der filiformen Zungenpapillen; SYN: Glossotrichie, Trichoglossie, Lingua pilosa/villosa

schwarze Haarzunge durch Nicotinsäureamidmangel, chemische Reize, Bakterien oder Pilze hervorgerufene grauschwarze Hyperkeratose der filiformen Zungenpapillen; SYN: Glossophytie, Melanoglossie, Lingua pilosa/villosa nigra

halbiltulal *adj* →habituell

Halbiltulaltilon *f* **1.** Anpassung des Körpers an immer höhere Mengen einer Substanz; erster Schritt der Suchtentwicklung; SYN: Gewöhnung, Toleranzentwicklung **2.** Entwicklung einer automatischen Verhaltensweise durch ständige bewusste oder unbewusste Wiederholung; SYN: Gewöhnung

halbiltulell *adj* gewohnheitsmäßig, wiederholt auftretend, rezidivierend; SYN: habitual

Halbiltus *m* Körperbau, Konstitution; Körperhaltung, Körperstellung

Hablrolnelmaltolsis *f, pl* **-ses** Befall und Infektion mit Fadenwürmern* der Gattung **Habronema**; SYN: Habronemainfektion, Habronemosis

Hablrolnelmolsis *f, pl* **-ses** →Habronematosis

Halckenlfuß *m* Fußfehlstellung in Dorsalflexion; SYN: Pes calcaneus

Ha|cken|hohl|fuß *m* Fußfehlstellung mit Abknickung des Vorfußes und Steilstellung des Fersenbeins; SYN: Pes calcaneus excavatus

Ha|dern|krank|heit *f* →Lungenmilzbrand

Haem-, haem- *präf.* Wortelement mit der Bedeutung "Blut"

Hae|ma|dip|sa *f* blutsaugender Landegel in Asien

Haem|an|gi|o|ma *nt, pl* **-malta** →Hämangiom

Haemangioma capillare aus wuchernden Kapillaren bestehendes Hämangiom; SYN: Kapillarhämangiom

Haemangioma cavernosum →Haemangioma tuberonodosum

Haemangioma planotuberosum →Haemangioma simplex

Haemangioma racemosum traubenförmiges subkutanes Hämangiom

Haemangioma simplex meist schon bei der Geburt vorhandenes flach-gewölbtes subkutanes Hämangiom; SYN: Blutschwamm, blastomatöses Hämangiom, Haemangioma planotuberosum

Haemangioma tuberonodosum meist schon bei der Geburt vorhandenes subkutanes Hämangiom mit venösen Hohlräumen; SYN: kavernöses Hämangiom, Kavernom, Haemangioma cavernosum

Haem|an|gi|o|ma|to|sis *f, pl* **-ses** →Hämangiomatose

Hae|ma|phy|sa|lis *f* parasitäre Schildzecken-Gattung; Überträger von u.a. Q-Fieber, Zeckenbissfieber, Tularämie

Haemat-, haemat- *präf.* →Haemato-

Haemato-, haemato- *präf.* Wortelement mit der Bedeutung "Blut"

Hae|ma|to|ce|le *f* Blutansammlung in einem physiologischen Hohlraum oder einer Gewebsspalte; SYN: Blutbruch, Hämatozele

Haematocele retrouterina Blutansammlung im Douglas*-Raum

Haematocele testis Blutansammlung in der Tunica vaginalis des Hodens; SYN: Hämatozele

Hae|ma|to|ma *nt, pl* **-ma|ta** →Hämatom

Hae|mat|uria *f* →Hämaturie

Hae|men|te|ria *f* Blutegelgattung

Haementeria officinalis in Mexiko vorkommender Blutegel; SYN: Placobdella officinalis

-haemia *suf.* →-ämie

Haemo-, haemo- *präf.* Wortelement mit der Bedeutung "Blut"

Hae|mo|glo|bin|u|ria *f* →Hämoglobinurie

Hae|mo|phi|lia *f* →Hämophilie

Haemophilia vera →Hämophilie A

Hae|mo|phi|lus *m* gramnegative, fakultativ anaerobe Stäbchenbakterien, die keine Sporen bilden; wachsen nur auf bluthaltigen Medien

Haemophilus aegypticus Erreger einer eitrigen Konjunktivitis* in tropischen und subtropischen Gebieten; SYN: Koch-Weeks-Bazillus, Haemophilus conjunctivitidis

Haemophilus conjunctivitidis →Haemophilus aegypticus

Haemophilus ducreyi Erreger des Ulcus* molle; SYN: Ducrey-Streptobakterium, Streptobazillus des weichen Schankers, Coccobacillus ducreyi

Haemophilus influenzae Erreger von eitriger Laryngitis*, Konjunktivitis*, Endokarditis*, Meningitis* und atypischer Pneumonie*; SYN: Pfeiffer-Bazillus, Pfeiffer-Influenzabazillus

Haemophilus-influenzae-Meningitis *f* meist bei Kindern auftretende, akut eitrige Hirnhautentzündung mit hoher Mortalität im Neugeborenenalter

Hae|mor|rha|gia *f* →Hämorrhagie

Ha|fer|zell|len|kar|zi|nom *nt* kleinzelliges/kleinzellig-anaplastisches Bronchialkarzinom* mit typischen Zellen; SYN: oat-cell-Karzinom, Carcinoma avenocellulare

Haf|nia *f* gramnegative, peritrich begeißelte Stäbchenbakterien

Haft|glas *nt* der Hornhautkrümmung angepasste, durchsichtige, weiche [**weiche Kontaktlinse**] oder harte [**harte Kontaktlinse**] Kunststoffschale zur Korrektur von Sehfehlern; SYN: Kontaktlinse, Kontaktglas, Haftschale, Kontaktschale

Haft|plat|te *f* elektronenmikroskopisch dichte Zellverbindung; SYN: Desmosom, Macula adhaerens

Haft|scha|le *f* →Haftglas

Haft|ze|cken *pl* blutsaugende Zecken von Vögeln, Säugetieren und Menschen, deren Körper mit chitinhaltigen Schilden bedeckt ist; SYN: Schildzecken, Ixodidae

Haft|zo|ne *f* Form der Zellverbindung, bei der das Plasma entlang der Membran verdichtet ist; SYN: Desmosom, Zonula adhaerens

Ha|gel|korn *nt* Vergrößerung einer oder mehrerer Meibohm*-Drüsen bei chronischer granulierender Entzündung; SYN: Chalazion

Hageman-Faktor *m* im retikulohistiozytären System gebildeter Blutgerinnungsfaktor; SYN: Faktor XII

Hageman-Syndrom *nt* autosomal-rezessiver Mangel an Faktor XII der Blutgerinnung; klinisch unauffällig; SYN: Faktor XII-Mangel

Haglund-Exostose *f* →Haglund-Ferse

Haglund-Ferse *f* Exostose* des Tuber* calcanei mit schmerzhafter Weichteilschwellung; SYN: Haglund-Syndrom, Haglund-Exostose

Haglund-Syndrom *nt* **1.** Entzündung der Fersenbeinapophyse; SYN: Sever-Krankheit, Apophysitis calcanei **2.** Exostose* des Tuber* calcanei mit schmerzhafter Weichteilschwellung; SYN: Haglund-Ferse, Haglund-Exostose

Hah|nen|kamm *m* vom Siebbein ausgehende Ansatzleiste der Falx* cerebri; SYN: Crista galli

Hailey-Hailey-Krankheit *f* chronisch verlaufende, rezidivierende Dermatose* mit typischen, nässenden Erosionen und Schuppenkrusten der großen Körperfalten; SYN: Hailey-Hailey-Syndrom, Morbus Hailey-Hailey, familiärer gutartiger Pemphigus, Gougerot-Hailey-Hailey-Krankheit, Pemphigus chronicus benignus familiaris (Hailey-Hailey), Pemphigus Gougerot-Hailey-Hailey, Pemphigus chronicus, Dyskeratosis bullosa, Dyskeratosis bullosa hereditaria

Ha|ken|bein *nt* hakenförmiger Handwurzelknochen; SYN: Hamatum, Os hamatum

Ha|ken|wurm *m* Ancylostoma*

Hakenwurm europäischer in Europa und Asien vorkommender Hakenwurm; häufiger Erreger der Ankylostomiasis*; SYN: Grubenwurm, Ancylostoma duodenale

Ha|ken|wurm|be|fall *m* meist durch Ancylostoma* duodenale oder Necator* americanus hervorgerufene Erkrankung mit Anämie*, Magen-Darm-Symptomen und evtl. Herzinsuffizienz*; SYN: Hakenwurminfektion, Wurmkrankheit der Bergarbeiter, Tunnel-Anämie, Ankylostomatosis, Ankylostomatidose, Ankylostomiasis

Ha|ken|wurm|in|fek|ti|on *f* →Hakenwurmbefall

Hal-, hal- *präf.* Wortelement mit der Bedeutung "Salz"

Halb|an|ti|gen *nt* niedermolekulares Antigen, das erst nach Bindung an einen Carrier eine Antikörperbildung auslöst; SYN: Hapten, unvollständiges Antigen

Halb|chro|mo|som *nt* Längshalfte eines Chromosoms; SYN: Chromatide

halb|durch|läs|sig *adj* semipermeabel

Halberstädter-Prowazek-Körperchen *pl* Einschlusskörperchen der Bindehautzellen bei Trachom*; SYN: Prowazek-Körperchen, Halberstädter-Prowazek-Einschlusskörperchen, Prowazek-Einschlusskörperchen

Halb|mond, seröser *m* halbmondförmiges Endstück der gemischten Mundspeicheldrüsen; SYN: von Ebner-Halbmond, Ebner-Halbmond, Heidenhain-Halbmond, Giannuzzi-Halbmond

halb|mond|för|mig *adj* semilunar

Halb|mond|kör|per *m* bei Anämien vorkommender, halbmondförmiger Zellschatten; SYN: Achromoretikulozyt, Achromozyt, Schilling-Halbmond

Halb|sei|ten|blind|heit *f* Erblindung auf einem Auge

Halb|sei|ten|läh|mung *f* auf eine Körperseite beschränkte Lähmung

halb|sei|tig *adj* hemilateral

Halb|wert|zeit *f* Zeitraum, in dem ein radioaktiver Stoff die Hälfte seiner Strahlenwirksamkeit abgibt

biologische Halbwertzeit Zeitraum, in dem die Hälfte eines Stoffes abgebaut oder ausgeschieden wird

effektive Halbwertzeit Zeitraum, in dem die Aktivität eines Stoffes durch radioaktiven Zerfall und Ausscheidung auf die Hälfte abgeklingt

Half|ter|ver|band *m* Verbandstechnik für Kopfverbände; SYN: Capistrum, Kopfbindenverband

Hali-, hali- *präf.* Wortelement mit der Bedeutung "Salz"

Ha|li|ste|re|se *f* Schwund/Verlust der Mineralsalze des Knochens; SYN: Halisteresis

Ha|li|to|se *f* Bezeichnung für schlechten Mundgeruch, unabhängig von der Genese; SYN: Mundgeruch, Atemgeruch, Halitosis, Kakostomie, Foetor ex ore

Haller-Gefäßkranz *m* Arterienkranz an der Eintrittstelle des Sehnervs in die Sklera; SYN: Zinn-Gefäßkranz, Circulus vasculosus nervi optici

Hallermann-Streiff-François-Syndrom *nt* →Hallermann-Streiff-Syndrom

Hallermann-Streiff-Syndrom *nt* autosomal-rezessives Fehlbildungssyndrom mit Fehlbildungen von Schädel, Gesicht und Augen; SYN: Hallermann-Streiff-François-Syndrom, Dysmorphia mandibulo-oculofacialis, Dyskephaliesyndrom von François

Haller-Membran *f* Gefäßschicht der Aderhaut; SYN: Lamina vasculosa

Haller-Netz *nt* Netz von Hodenkanälchen, das Ausgangspunkt eines bösartigen Tumors [**Rete-Tumor**] sein kann; SYN: Rete testis

Hallopeau-Krankheit *f* ätiologisch ungeklärte, rezidivierende Erkrankung der Finger- und Zehenkuppen mit Pustelbildung und Mutilation*; SYN: Eiterflechte, Acrodermatitis continua suppurativa, Acrodermatitis perstans

Hal|lux *m, pl* **-lu|ces** Großzehe; SYN: Digitus primus pedis

Hallux malleus Hammerbildung der Großzehe

Hallux rigidus Versteifung des Großzehengrundgelenkes

Hallux valgus X-förmige Abknickung der Großzehe im Grundgelenk; durch zu enges Schuhwerk gefördert; SYN: Ballengroßzehe, X-Großzehe

Hal|lu|zi|na|ti|on *f* Sinnestäuschung

hal|lu|zi|na|tiv *adj* auf Halluzinationen beruhend

hal|lu|zi|na|to|risch *adj* Halluzinationen bzw. Halluzinosen betreffend oder durch sie gekennzeichnet; SYN: halluzinotisch

Hal|lu|zi|no|gen *nt* Substanz, die Halluzinationen auslöst; SYN: Psychodysleptikum, Psychomimetikum, Psychotomimetikum

hal|lu|zi|no|gen *adj* Halluzinationen auslösend

Hal|lu|zi|no|ge|ne|se *f* Halluzinationsbildung

Hal|lu|zi|no|se *f* psychopathologische Erkrankung mit dominierenden Halluzinationen

bei unbeeinträchtigtem Bewusstsein
akustische Halluzinose Form, bei der Worte oder Sätze halluziniert werden; SYN: Verbalhalluzinose
alkoholische Halluzinose bei langjährigem chronischem Alkoholismus auftretende Psychose* mit starken Halluzinationen, v.a. Dermatozoenwahn*; SYN: Alkoholhalluzinose, Alkoholwahnsinn
chronisch taktile Halluzinose wahnhafte Vorstellung an einer parasitären Hautkrankheit zu leiden; häufig bei senilen und präsenilen Patienten und bei chronischem Alkoholismus*; SYN: Dermatozoenwahn, Ungezieferwahn, Epidermozoophobie
haptische Halluzinose Krankheitsbild mit überwiegend taktilen Halluzinationen
optische Halluzinose Krankheitsbild mit überwiegend optischen Halluzinationen
organische Halluzinose organisch bedingtes Krankheitsbild mit ständigen oder wiederkehrenden Halluzinationen

hal|lu|zi|no|tisch *adj* Halluzinosen bzw. Halluzinationen betreffend oder durch sie gekennzeichnet; SYN: halluzinatorisch

Halo-, halo- *präf.* Wortelement mit der Bedeutung **1.** "Salz" **2.** "Ring/Hof/Lichthof"

Ha|lo|ge|ne *nt* die Elemente der VII. Hauptgruppe des Periodensystems

Ha|lo|ge|ni|de *pl* Salze der Halogenwasserstoffsäuren

ha|lo|ge|niert *adj* halogenhaltig, mit Halogen verbunden

ha|lo|id *adj* salzähnlich

Halo-Nävus *m* Nävuszellnävus* mit hellem Hof; kommt v.a. bei Jugendlichen vor; SYN: Sutton-Nävus, perinaevische Vitiligo, Leucoderma centrifugum acquisitum, Vitiligo circumnaevalis

ha|lo|phil *adj* (*biolog.*) salzliebend

Ha|lo|than *nt* als Allgemeinanästhetikum verwendeter hologenierter Kohlenwasserstoff

Ha|lo|than|he|pa|ti|tis *f, pl* **-ti|ti|den** relativ seltene Leberschädigung, die meist nur durch einen flüchtigen Ikterus in Erscheinung tritt

Hals|dis|sek|ti|on *f* Ausräumung der Halslymphknoten und Entfernung von Muskel- und Gefäßstrukturen; SYN: neck dissection

Hals|fis|tel *f* angeborene oder erworbene Fistel im Halsbereich
mediane Halsfistel in der Medianlinie des Halses liegender Fistelgang mit Mündung in einer Thyreoglossuszyste

Hals|ge|flecht *nt* von den vorderen Ästen der Zervikalnerven C_{1-4} gebildeter Plexus, aus dem Hautäste für den Kopf- und Halsbereich und Muskeläste [u.a. Nervus* phrenikus] entspringen; SYN: Halsplexus, Halsnervengeflecht, Plexus cervicalis

Hals|grenz|strang|blo|cka|de *f* Blockade der zervikalen Grenzstrangganglien durch Lokalanästhetika

Hals|mark *nt* Halsabschnitt des Rückenmarks; SYN: Halssegmente, Zervikalsegmente, Cervicalia, Pars cervicalis medullae spinalis

Hals|ner|ven *pl* Spinalnerven des Halsmarks; SYN: Zervikalnerven, Nervi cervicales

Hals|ner|ven|ge|flecht *nt* →Halsgeflecht

Hals|ple|xus *m* →Halsgeflecht

Hals|rip|pe *f* stummelartige Rippe im Halsbereich; kann zu Skoliose der Halswirbelsäule und Einengung des Brustkorbausgangs führen; SYN: Costa cervicalis, Costa colli

Hals|rip|pen|syn|drom *nt* Kompression der Arteria subclavia und des Plexus brachialis durch Halsrippen; SYN: Naffziger-Syndrom

Hals|seg|men|te *pl* →Halsmark

Halsted-Operation *f* klassische Brustentfernung mit Entfernung der Pektoralmuskeln und Achsellymphknoten; SYN: radikale Mastektomie, Mammaamputation, Ablatio mammae

Hals|wir|bel *pl* die 7 Wirbel der Halswirbelsäule; SYN: Vertebrae cervicales
VII. Halswirbel unterster Halswirbel, der einen stark vorspringenden Dornfortsatz hat; SYN: Prominens, Vertebra prominens

Hals|wir|bel|säu|len|ky|pho|se *f* Kyphose* der Halswirbelsäule; SYN: HWS-Kyphose, Trachelokyphose

Hals|zys|te *f* Zyste oder zystische Geschwulst im Halsbereich
laterale Halszyste bei teilweisem oder vollständigem Verschluss einer lateralen Halsfistel* entstehende Stauungszyste; SYN: branchiogene Zyste, Kiemengangszyste
mediane Halszyste von den Resten des Ductus* thyroglossalis ausgehende Zyste in der Medianlinie des Halses; SYN: Thyroglossuszyste
seitliche Halszyste durch eine unvollständige Rückbildung der embryonalen 2. Schlundtasche entstandene Kiemengangszyste an der Halsseite

Häm-, häm- *präf.* Wortelement mit der Bedeutung "Blut"

häm|ad|sor|bie|rend *adj* Erythrozyten adsorbierend; SYN: hämadsorptiv

Häm|ad|sorp|ti|on *f* Festhaften von roten Blutkörperchen

häm|ad|sorp|tiv *adj* →hämadsorbierend

Häm|ag|glu|ti|na|ti|on *f* durch Hämagglutinine* ausgelöste Blutverklumpung

Häm|ag|glu|ti|na|tions|hemm|test *m* serologischer Test zum Nachweis von Antikörpern oder Antigenen

häm|ag|glu|ti|na|tiv *adj* Hämagglutination betreffend oder verusachend; SYN: hämagglutinierend

häm|ag|glu|ti|nie|rend *adj* →hämagglutinativ

Häm|ag|glu|ti|ni|ne *pl* Substanzen, die zur Verklumpung von Erythrozyten führen

Häm|al|aun *nt* Gemisch aus Hämatoxylin* und Alaun*

Häm|a|na|ly|se *f* →Hämoanalyse

Häm|an|gi|o|blas|tom *nt* von der Gefäßwand ausgehender gutartiger Tumor; SYN: Lindau-Tumor, Angioblastom

Häm|an|gi|o|en|do|the|li|om *nt* vom Endothel der Blutgefäße ausgehender Tumor; SYN: Angioendotheliom

sarkomatöses Hämangioendotheliom malignes Hämangioendotheliom; SYN: Hämangiosarkom

Häm|an|gi|om *nt* gutartiger Gefäßtumor, der bei der Geburt vorhanden ist oder in den ersten Lebensmonaten entsteht; SYN: Blutschwamm, Haemangioma

blastomatöses Hämangiom meist schon bei der Geburt vorhandenes subkutanes, flach-gewölbtes Hämangiom; SYN: Blutschwamm, Haemangioma planotuberosum/simplex

kavernöses Hämangiom meist schon bei der Geburt vorhandenes subkutanes Hämangiom mit venösen Hohlräumen; SYN: Kavernom, Haemangioma tuberonodosum, Haemangioma cavernosum

Häm|an|gi|o|ma|to|se *f* Vorkommen multipler Hämangiome*; SYN: Haemangiomatosis

Hämangiom-Thrombopenie-Syndrom *nt* Syndrom mit Riesenhämangiomen, Thrombopenie* und Blutungsneigung; SYN: Kasabach-Merritt-Syndrom, Thrombozytopenie-Hämangiom-Syndrom, Thrombopenie-Hämangiom-Syndrom

Häm|an|gi|o|sar|kom *nt* malignes Hämangioendotheliom*; SYN: sarkomatöses Hämangioendotheliom

Hä|ma|phe|re|se *f* Abtrennung von Blutbestandteilen und Reinfusion des Restblutes; SYN: Hämopherese

Häm|ar|thros *m* →Hämarthrose

Häm|ar|thro|se *f* blutige Ergussbildung in einem Gelenk als Traumafolge oder bei Hämophilie*; SYN: blutiger Gelenkerguss, Hämarthros

häm|ar|thro|tisch *adj* Hämarthrose betreffend, von ihr betroffen oder gekennzeichnet

Ha|mar|tom *nt* von einer embryonalen Gewebefehlbildung ausgehender Tumor

Ha|mar|to|ma|to|se *f* →Hamartose

Ha|mar|to|ma|to|sis *f, pl* **-ses** →Hamartose

ha|mar|to|phob *adj* Hamartophobie betreffend, durch sie gekennzeichnet

Ha|mar|to|pho|bie *f* krankhafte Angst vor Fehlhandlungen

Ha|mar|to|se *f* Vorkommen multipler Hamartome*; SYN: Hamartomatose, Hamartomatosis, Hamartosis

Ha|mar|to|sis *f, pl* **-ses** →Hamartose

Häm|as|kos *m* Aszites* mit Blutbeimengung; SYN: blutiger Aszites, hämorrhagischer Aszites

Hämat-, hämat- *präf.* →Hämato-

Hä|ma|te|me|sis *f* Erbrechen von hellem oder dunkelbraunem [**Kaffeesatzerbrechen**] Blut; SYN: Bluterbrechen, Vomitus cruentus

Hä|mat|hid|ro|sis *f, pl* **-ses** →Hämhidrose

Hä|ma|ti|dro|sis *f, pl* **-ses** →Hämhidrose

Hä|ma|tin *nt* durch Einwirkung von Salzsäure auf Hämoglobin* entstehende Substanz; SYN: Hydroxyhämin, Oxyhämin

Hä|ma|tin|ä|mie *f* Vorkommen von Hämatin im Blut

Hä|ma|tin|u|rie *f* Hämatinausscheidung im Harn

Hämato-, hämato- *präf.* Wortelement mit der Bedeutung "Blut"

Hä|ma|to|bi|lie *f* Blutausscheidung in der Galle; SYN: Hämobilie

Hä|ma|to|che|zie *f* sichtbare Blutbeimengung zum Stuhl; färbt das Blut den Stuhl schwarz, spricht man von **Teerstuhl** [Melaena]; **okkultes Blut** im Stuhl ist nur durch Tests nachweisbar; SYN: Blutstuhl, blutiger Stuhl

Hä|ma|to|chy|lie *f* Vorkommen von Erythrozyten im Chylus*

Hä|ma|to|chy|lu|rie *f* kombinierte Hämaturie* und Chylurie*

hä|ma|to|gen *adj* **1.** im Blut entstanden, aus dem Blut stammend **2.** durch Blut übertragen, über den Blutweg

hä|ma|to|id *adj* blutähnlich, blutartig

Hä|ma|to|i|din *nt* beim Hämoglobinabbau entstehender eisenfreier Farbstoff

Hä|ma|to|kol|po|met|ra *f* Blutansammlung in Scheide und Gebärmutter

Hä|ma|to|kol|pos *m* Blutansammlung in der Scheide; SYN: Hämokolpos

Hä|ma|to|krit *m* Anteil der Blutzellen am Gesamtblutvolumen

Hä|ma|to|lo|ge *m* Arzt für Hämatologie

Hä|ma|to|lo|gie *f* Teilgebiet der inneren Medizin, das sich mit Diagnose und Therapie von Erkrankungen des Blutes und der blutbildenden Organe beschäftigt

Hä|ma|to|lo|gin *f* Ärztin für Hämatologie

Hä|ma|tom *nt* traumatisch bedingte Blutansammlung im Gewebe oder einem Hohlraum; SYN: Bluterguss, Haematoma

epidurales Hämatom Bluterguss im Epiduralraum; SYN: extradurales Hämatom, Haematoma extradurale, Haematoma epidurale

extradurales Hämatom →epidurales Hämatom

intrakranielles Hämatom Bluterguss innerhalb der Schädelhöhle

intrazerebrales Hämatom Bluterguss im Gehirn; Einblutung ins Gehirn

subdurales Hämatom Bluterguss im Subduralraum; SYN: Haematoma subdurale

Hä|ma|to|met|ra *f* Blutansammlung in der Gebärmutter; SYN: Hämometra

Hä|ma|tom|pha|lo|zele *f* Nabelhernie* mit Einblutung

Hä|ma|to|my|e|lie *f* als Folge einer Rückenmarkseinblutung auftretende, meist mehrere Rückenmarksegmente betreffende Schädigung; SYN: akute hämorrhagische Myelitis, Hämatomyelitis

Hä|ma|to|my|e|li|tis *f, pl* **-ti|den** **1.** akute hämorrhagische Rückenmarkentzündung **2.** →Hämatomyelie

hä|ma|to|my|e|li|tisch *adj* Hämatomyelitis betreffend, von ihr betroffen oder gekennzeichnet

Hä|ma|to|my|e|lo|gramm *nt* graphische Darstellung der Auswertung eines Knochenmarkausstriches

Hä|ma|to|ne|phro|se *f* →Hämatopelvis

Hä|ma|to|pel|vis *f* Blutansammlung im Nierenbecken; SYN: Hämatonephrose

Hä|ma|to|pe|nie *f* Verminderung des Blutvolumens, Blutmangel

Hä|ma|to|pe|ri|kard *nt* Blutansammlung im Herzbeutel; SYN: Hämoperikard

Hä|ma|to|pe|ri|to|ne|um *nt* Blutansammlung in der Bauchhöhle; SYN: Hämoperitoneum

hä|ma|to|phag *adj* (*biolog.*) blutsaugend

hä|ma|to|phob *adj* Hämatophobie betreffend, durch sie gekennzeichnet; SYN: hämophob

Hä|ma|to|pho|bie *f* krankhafte Angst vor Blut; SYN: Hämophobie, Blutscheu

hä|ma|to|plas|tisch *adj* blutbildend

Hä|ma|to|pneu|mo|tho|rax *m* Blut- und Luftansammlung im Pleuraraum

Hä|ma|to|po|e|se *f* →Hämopoese

hä|ma|to|po|e|tisch *adj* →hämopoetisch

Hä|ma|to|poi|e|se *f* →Hämopoese

Hä|ma|to|poi|e|tin *nt* →Hämopoietin

hä|ma|to|poi|e|tisch *adj* →hämopoetisch

Hä|ma|to|por|phy|rin *nt* beim Hämoglobinabbau entstehendes Porphyrin*

Hä|ma|to|por|phy|rin|u|rie *f* Hämatoporphyrinausscheidung im Harn

Hä|ma|tor|rha|chis *f* Rückenmarkeinblutung, die u.U. zu Querschnittslähmung führt; SYN: Rückenmarkapoplexie, Apoplexia spinalis, spinale Meningealapoplexie

Hä|ma|tor|rhö *f, pl* **-rhö|en** massive Blutung, Massenblutung; SYN: Blutsturz, Hämatorrhoe

Hä|ma|tor|rhoe *f, pl* **-rho|en** →Hämatorrhö

Hä|ma|to|sal|pinx *f* Blutansammlung im Eileiter

Hä|ma|tos|che|o|zele *f* Blutansammlung im Hodensack/Skrotum

Hä|ma|to|sep|sis *f* generalisierte Erkrankung mit dem Auftreten von Krankheitserregern [Bakterien, Viren, Pilzen] oder ihren Toxinen im Blut; oft gleichgesetzt mit Sepsis*; SYN: Septikämie, Septikhämie, Blutvergiftung

hä|ma|to|sep|tisch *adj* Hämatosepsis betreffend, von ihr betroffen oder gekennzeichnet, durch sie bedingt

Hä|ma|to|se|ro|tho|rax *m* Blut- und Flüssigkeitsansammlung im Pleuraraum

Hä|ma|to|spek|tro|skop *nt* Gerät zur Hämatospektroskopie*; SYN: Hämospektroskop

Hä|ma|to|spek|tro|sko|pie *f* spektroskopische Untersuchung des Blutes; SYN: Hämospektroskopie

Hä|ma|to|sper|ma|to|zele *f* Blutansammlung im Samenbläschen

Hä|ma|to|sper|mie *f* Blut in der Samenflüssigkeit; SYN: Hämospermie

hä|ma|to|sta|tisch *adj* **1.** Hämostase betreffend, blut(ungs)stillend; SYN: hämostyptisch **2.** Blutstauung/Hämostase betreffend

Hä|ma|to|the|ra|pie *f* therapeutische Transfusion von Blut oder Blutbestandteilen; SYN: Hämotherapie, Transfusionstherapie, Bluttherapie

Hä|ma|to|tho|rax *m* Blutansammlung im Pleuraraum; SYN: Blutbrust, Hämothorax

Hä|ma|to|to|xi|ko|se *f* toxische Schädigung des hämopoetischen Systems

hä|ma|to|to|xisch *adj* Blutzellen schädigend; SYN: hämotoxisch

hä|ma|to|trop *adj* mit besondere Affinität zu Blut oder Blutzellen; SYN: hämotrop

Hä|ma|to|tym|pa|non *nt* Bluterguss in die Paukenhöhle; SYN: Hämotympanon

Hä|ma|to|xy|lin *nt* aus **Hämatoxylinum campechianum** [Blauholz] gewonnener Farbstoff

Hä|ma|to|ze|le *f* **1.** Blutansammlung in einem physiologischen Hohlraum oder einer Gewebsspalte; SYN: Blutbruch, Haematocele **2.** Einblutung in eine Körperhöhle **3.** Blutansammlung in der Tunica vaginalis des Hodens; SYN: Haematocele testis

Hä|ma|to|zo|on *nt, pl* **-zo|a, -zo|en** (ein- oder vielzelliger) Blutparasit; SYN: Hämozoon

Hä|ma|to|zy|to|ly|se *f* →Hämolyse

Hä|ma|to|zyt|u|rie *f* Ausscheidung von Erythrozyten im Harn; SYN: echte Hämaturie, Erythrozyturie

Ha|ma|tum *nt* Hakenbein*

Hä|mat|u|rie *f* Blutausscheidung im Harn; SYN: Blutharnen, Haematuria

ägyptische Hämaturie durch Blasenpärchenegel hervorgerufene chronische Infektion der Blase und anderer Beckenorgane; SYN: Blasenbilharziose, Urogenitalschistosomiasis, ägyptische Bilharziose, Schistosomiasis urogenitalis

makroskopische Hämaturie mit bloßem Auge sichtbare Hämaturie*; SYN: Makrohämaturie

mikroskopische Hämaturie nur unter dem Mikroskop erkennbare Hämaturie*; SYN: Mikrohämaturie

Häm|hid|ro|se *f* Ausscheidung von bluthaltigem Schweiß; SYN: Blutschweiß, Blutschwitzen, Hämatidrosis, Hämathidrosis, Hämidrosis, Hämhidrosis

Häm|hid|ro|sis *f, pl* **-ses** →Hämhidrose
häm|hid|ro|tisch *adj* Hämhidrose betreffend, von ihr betroffen oder gekennzeichnet
Häm|i|dro|sis *f, pl* **-ses** →Hämhidrose
-hämie *suf.* →-ämie
Hä|mi|glo|bin *nt* oxidierte Form von Hämoglobin* mit dreiwertigem Eisen; SYN: Ferrihämoglobin, Methämoglobin
Hä|min *nt* Komplex aus dreiwertigem Eisen und Porphyrin*
Hamman-Rich-Syndrom *nt* ätiologisch ungeklärte Lungenfibrose* mit Zerstörung der Alveolen und Ausbildung einer Wabenlunge*; verläuft oft fulminant mit tödlichem Ausgang innerhalb weniger Monate; SYN: diffuse progressive interstitielle Lungenfibrose
Ham|mer *m* mit dem Trommelfell verbundenes Gehörknöchelchen; übertragt die Trommelfellschwingungen auf den Amboss; SYN: Malleus
Hammer-Amboss-Gelenk *nt* gelenkige Verbindung zwischen Hammer und Amboss im Mittelohr; SYN: Inkudomalleolargelenk, Articulatio incudomallearis
Ham|mer|fin|ger *m* s.u. Fingerstrecksehnenabriss
Ham|mer|ze|he *f* meist erworbene Beugekontraktur der End- und Mittelgelenke der Zehen mit Überstreckung im Grundgelenk; SYN: Krallenzehe, Digitus malleus
Hammond-Syndrom *nt* durch einen frühkindlichen Hirnschaden [Geburtstrauma, Asphyxie*, Icterus* gravis neonatorum] hervorgerufene beidseitige Athetose* mit Zeichen anderer zerebraler Schädigungen; SYN: Athetosis duplex, Athétose double
Hämo-, hämo- *präf.* Wortelement mit der Bedeutung "Blut"
Hä|mo|a|na|ly|se *f* Bluntuntersuchung, Blutanalyse; SYN: Hämanalyse
Hä|mo|bi|lie *f* →Hämatobilie
hä|mo|blas|tisch *adj* Hämozytoblast betreffend; SYN: hämozytoblastisch
Hä|mo|blas|to|se *f* Oberbegriff für diffuse, maligne Erkrankungen des hämopoetischen Systems
Hä|mo|chro|ma|to|se *f* chronische Speicherkrankheit* mit erhöhter Eisenresorption und Hämosiderinablagerung in verschiedenen Organen [Leber, Bauchspeicheldrüse]; klinisch auffällig sind Leberzirrhose*, Diabetes* mellitus und eine blau-braunbronzefarbene Hautpigmentierung; SYN: Eisenspeicherkrankheit, Siderophilie, Bronzediabetes
idiopathische Hämochromatose autosomal-rezessiv vererbte Eisenspeicherkrankheit*, die erst relativ spät in Erscheinung tritt [Männer nach dem 30. Jahr, Frauen nach der Menopause]; SYN: (von) Recklinghausen-Appelbaum-Krankheit
Hä|mo|cu|pre|in *nt* in Erythrozyten vorhandenes Enzym, das Superoxid-Ionen abbaut; SYN: Hyperoxiddismutase, Superoxiddismutase, Erythrocuprein
Hä|mo|di|a|fil|tra|ti|on *f* Kombination von Hämodialyse* und Hämofiltration*
Hä|mo|di|a|ly|se *f* künstliche Entfernung von harnpflichtigen Abfallprodukten und Wasser aus dem Blut; SYN: Blutwäsche, extrakorporale Dialyse
Hä|mo|di|lu|ti|on *f* durch eine Erhöhung des Flüssigkeitsanteils oder eine Verringerung der roten Blutkörperchen verursachte Verdünnung des Blutes; SYN: Blutverdünnung
Hä|mo|dy|na|mik *f* Lehre von den Bewegungen des Blutes im Kreislauf
hä|mo|dy|na|misch *adj* Hämodynamik betreffend
Hä|mo|filt|ra|ti|on *f* Blutreinigung durch Abfiltration von Stoffen und Zellfragmenten
Hä|mo|fus|zin *nt* aus Hämosiderin* entstehendes eisenfreies Pigment
Hä|mo|glo|bin *nt* in den roten Blutkörperchen enthaltener Blutfarbstoff, der aus einem Globinanteil und einer eisenhaltigen prosthetischen Gruppe [Häm] besteht; die verschiedenen Hämoglobine unterscheiden sich in der Struktur des Eiweißanteils [Globin]; Hämoglobin transportiert Sauerstoff von der Lunge zum Gewebe und Kohlendioxid vom Gewebe zur Lunge
Hämoglobin A normales Hämoglobin des Erwachsenen; besteht aus zwei Unterformen [Hämoglobin A_1, Hämoglobin A_2]; SYN: Erwachsenenhämoglobin
Hämoglobin A_{1c} →glykosyliertes Hämoglobin
desoxygeniertes Hämoglobin →reduziertes Hämoglobin
Hämoglobin F normales Hämoglobin des Feten, das eine höhere Sauerstoffaffinität hat; wird nach der Geburt durch Hämoglobin A ersetzt; SYN: fetales Hämoglobin
fetales Hämoglobin →Hämoglobin F
glykosyliertes Hämoglobin Hämoglobin mit kovalent gebundener Glukose; tritt bei Erhöhung der Zuckerspiegels [Diabetes* mellitus] vermehrt auf; SYN: Hämoglobin A_{1c}
oxygeniertes Hämoglobin sauerstoffhaltiges Hämoglobin; SYN: Oxyhämoglobin
reduziertes Hämoglobin in der Peripherie durch Desoxygenation* aus Oxyhämoglobin* gebildetes sauerstoffarmes Hämoglobin; SYN: desoxygeniertes Hämoglobin
Hä|mo|glo|bin|ä|mie *f* Vorkommen von freiem Hämoglobin im Blut
Hämoglobin-C-Krankheit *f* erbliche hämolytische Anämie* mit Bildung von anomalem Hämoglobin C
Hämoglobin-C-Thalassämie *f* kombinierte Heterozygotie für Hämoglobin C und β-Thalassämie* mit schwerer Anämie; SYN:

HbC-Thalassämie

Hämoglobin-E-Krankheit *f* erbliche Anämie* mit Bildung von anomalem Hämoglobin E

Hämoglobin-E-Thalassämie *f* kombinierte Heterozygotie für Hämoglobin E und β-Thalassämie* mit schwerer Anämie; SYN: HbE-Thalassämie

Hä|mo|glo|bi|no|cho|lie *f* Hämoglobinausscheidung in der Galle

Hä|mo|glo|bi|no|ly|se *f* Hämoglobinabbau, Hämoglobinspaltung

Hä|mo|glo|bi|no|pa|thie *f* erbliche Erkrankung mit Bildung von anomalen Hämoglobinformen

Hä|mo|glo|bin|quo|ti|ent *m* aus Hämoglobin und Erythrozytenzahl bestimmter Quotient; heute ersetzt durch Färbekoeffizient*; SYN: Färbeindex

Hä|mo|glo|bin|u|rie *f* Hämoglobinausscheidung im Harn; SYN: Haemoglobinuria

paroxysmale nächtliche Hämoglobinurie chronisch hämolytische Anämie* mit nächtlicher Hämoglobinurie, Gelbsucht und Milzvergrößerung; SYN: Marchiafava-Micheli-Anämie

hä|mo|glo|bin|u|risch *adj* Hämoglobinurie betreffend, von ihr betroffen oder gekennzeichnet

Hä|mo|gramm *nt* quantitative Bestimmung der Blutbestandteile; SYN: Blutstatus, Blutbild

Hä|mo|ki|ne|se *f* Blutfluss, Blutzirkulation

hä|mo|ki|ne|tisch *adj* den Blutfluss betreffend oder fördernd

Hä|mo|kol|pos *m* Blutansammlung in der Scheide; SYN: Hämatokolpos

Hä|mo|ko|ni|o|se *f* erhöhte Hämokonienzahl im Blut

Hä|mo|kry|o|sko|pie *f* Gefrierpunktbestimmung des Blutes

Hä|mo|ly|se *f* Auflösung der roten Blutkörperchen, Erythrozytenauflösung, Erythrozytenzerstörung, Erythrozytenabbau; SYN: Hämatozytolyse

α-Hämolyse durch Ausbildung einer grünen Zone um die Kolonie gekennzeichnetes Bakterienwachstum mit Hämolyse auf Blutagar; SYN: Alphahämolyse

β-Hämolyse vollständige Hämolyse der Erythrozyten bei Bakterienwachstum auf Blutagar; SYN: beta-Hämolyse, Betahämolyse

γ-Hämolyse (*Bakterien*) nicht-hämolytisches Wachstum, nicht-hämolysierendes Wachstum, Wachstum ohne Hämolyse; SYN: Gammahämolyse

kolloid-osmotische Hämolyse durch eine Änderung des kolloidosmotischen Drucks hervorgerufene Zerstörung der roten Blutkörperchen; SYN: osmotische Hämolyse

osmotische Hämolyse →kolloid-osmotische Hämolyse

Hä|mo|ly|se|dys|ä|qui|li|bri|um *nt* während oder nach Hämodialyse* auftretende Hirnsymptome; SYN: Dysäquilibriumsyndrom

Hä|mo|ly|se|plaque|tech|nik *f* Nachweis antikörperbildender Zellen unter Verwendung von Schaferythrozyten; SYN: Jerne-Technik, Plaquetechnik

hä|mo|ly|sie|rend *adj* →hämolytisch

Hä|mo|ly|sin *nt* **1.** hämolyseverursachendes Toxin, Hämolysegift **2.** hämolyseauslösender Antikörper

hä|mo|ly|tisch *adj* Hämolyse betreffend, von ihr betroffen oder gekennzeichnet, durch sie bedingt, Hämolyse auslösend

α-hämolytisch *adj* Alphahämolyse betreffend, mittels Alphahämolyse; SYN: alphahämolytisch

β-hämolytisch *adj* Betahämolyse betreffend, von ihr betroffen oder gekennzeichnet; SYN: beta-hämolytisch

γ-hämolytisch *adj* (*Bakterien*) nicht-hämolytisch, nicht-hämolysierend; SYN: gammahämolytisch

Hä|mo|me|di|as|ti|num *nt* Blutansammlung im Mediastinalraum

Hä|mo|met|ra *f* Blutansammlung in der Gebärmutter; SYN: Hämatometra

Hä|mo|pa|thie *f* Erkrankung des Blutes oder der blutbildenden Gewebe

Hä|mo|per|fu|si|on *f* Modifikation der Hämodialyse*, bei der adsorbierende Stoffe [Aktivkohle] verwendet werden

Hä|mo|pe|ri|kard *nt* Blutansammlung im Herzbeutel; SYN: Hämatoperikard

Hä|mo|pe|ri|to|ne|um *nt* Blutansammlung in der Bauchhöhle; SYN: Hämatoperitoneum

Hä|mo|pha|go|zy|to|se *f* Abbau von Blutzellen durch spezialisierte Makrophagen [Hämophagen]; physiologisch im Rahmen der Blutmauserung; SYN: Hämozytophagie

hä|mo|pha|go|zy|to|tisch *adj* Hämophagozytose betreffend, von ihr betroffen oder durch sie bedingt; SYN: hämozytophag

Hä|mo|phe|re|se *f* →Hämapherese

hä|mo|phil *adj* **1.** (*biolog.*) blutliebend **2.** Bluterkrankheit/Hämophilie betreffend, von ihr betroffen oder gekennzeichnet

Hä|mo|phi|lie *f* X-chromosomal-rezessiv vererbte Blutgerinnungsstörung; SYN: Bluterkrankheit, Haemophilia

Hämophilie A durch einen Mangel an Blutgerinnungsfaktor VIII verursachte klassische Blutgerinnungstörung mit mikrotraumatischen Blutungen in Gelenke und Muskeln; SYN: klassische Hämophilie, Faktor-VIII-Mangel, Haemophilia vera

Hämophilie B durch einen angeborenen Mangel an Faktor IX bedingte Blutgerinnungsstörung; SYN: Christmas-Krankheit, Faktor IX-Mangel, Faktor IX-Mangelkrankheit

Hämophilie C durch autosomal-rezessiv vererbten Mangel an Faktor XI bedingte

H

erbliche Blutungsneigung; SYN: Faktor XI-Mangel, PTA-Mangel, PTA-Mangelsyndrom, Rosenthal-Krankheit

klassische Hämophilie →Hämophilie A

hä|mo|phob *adj* Hämophobie betreffend, durch sie gekennzeichnet; SYN: hämatophob

Hä|mo|pho|bie *f* krankhafte Angst vor Blut; SYN: Hämatophobie, Blutscheu

Häm|oph|thal|mus *m* Bluterguss ins Auge

Hä|mo|pneu|mo|pe|ri|kard *nt* Luft- und Blutansammlung im Herzbeutel; SYN: Pneumohämoperikard

Hä|mo|pneu|mo|tho|rax *m* Luft- und Blutansammlung im Pleuraraum; SYN: Pneumohämothorax

Hä|mo|po|e|se *f* Bildung der zellulären Blutelemente; SYN: Blutbildung, Hämatopoese, Hämatopoiese, Hämopoiese

hä|mo|po|e|tisch *adj* Blutbildung/Hämopoese betreffend, die Hämopoese anregend, blutbildend; SYN: hämatopoetisch, hämatopoietisch, hämopoietisch

Hä|mo|poi|e|se *f* →Hämopoese

Hä|mo|poi|e|tin *nt* in der Niere gebildetes Zytokin*, das die Bildung der roten Blutkörperchen anregt; SYN: Epoetin, Erythropoetin, Erythropoietin, erythropoetischer Faktor, Hämatopoietin

hä|mo|poi|e|tisch *adj* →hämopoetisch

Hä|mo|ptoe *f* →Hämoptyse

Hä|mo|pty|se *f* Bluthusten, Blutspucken; SYN: Hämoptoe, Hämoptysis

Hä|mo|pty|sis *f, pl* **-ses** →Hämoptyse

Hä|mo|rhe|o|lo|gie *f* Wissenschaft, die sich mit den Fließeigenschaften des Blutes beschäftigt; SYN: Hämorrheologie

Hä|mor|rha|gie *f* Blutung, Einblutung; SYN: Haemorrhagia

hä|mor|rha|gisch *adj* Blutung betreffend, durch Blutung gekennzeichnet

Hä|mor|rhe|o|lo|gie *f* →Hämorheologie

hä|mor|rho|i|dal *adj* Hämorrhoiden betreffend; hämorrhoidenähnlich; SYN: hämorridal

Hä|mor|rho|i|dal|ring *f* →Hämorrhoidalzone

Hä|mor|rho|i|dal|throm|bo|se *f* akute Thrombosierung von Hämorrhoiden*

Hä|mor|rho|i|dal|zo|ne *f* unterster Abschnitt des Mastdarms; SYN: Hämorrhoidalring, Zona hemorrhoidalis

Hä|mor|rho|i|dek|to|mie *f* operative Entfernung von Hämorrhoiden, Hämorrhoidenexzision; SYN: Hämorridektomie

Hä|mor|rho|i|den *pl* krampfaderähnliche Erweiterung des Mastdarmschwellkörpers

hä|mor|ri|dal *adj* →hämorrhoidal

Hä|mor|ri|dek|to|mie *f* →Hämorrhoidektomie

Hä|mo|si|de|rin *nt* wasserunlöslicher Eisen-Eiweißkomplex; Speicherform von Eisen in Geweben

Hä|mo|si|de|rin|u|rie *f* Hämosiderinausscheidung im Harn

Hä|mo|si|de|ro|se *f* Hämosiderinablagerung in verschiedenen Organen und der Haut [**Hämosiderosis cutis**] bei übermäßigem lokalisiertem oder generalisiertem Eisengehalt; SYN: Hämosiderosis

Hä|mo|si|de|ro|sis *f, pl* **-ses** →Hämosiderose

Hämosiderosis cutis s.u. Hämosiderose

hä|mo|si|de|ro|tisch *adj* Hämosiderose betreffend, von ihr betroffen oder gekennzeichnet, durch sie bedingt

Hä|mo|spek|tro|skop *nt* →Hämatospektroskop

Hä|mo|spek|tro|sko|pie *f* →Hämatospektroskopie

Hä|mo|sper|mie *f* Blut in der Samenflüssigkeit; SYN: Hämatospermie

Hä|mo|sta|se *f* vom Körper iniziierte Mechanismen zum Schutz vor Blutverlusten; SYN: Blutstillung

Hä|mo|sta|ti|kum *nt, pl* **-ka** Blutstillungsmittel, blutstillendes Mittel; SYN: Hämostyptikum

hä|mo|sta|tisch *adj* Hämostase betreffend, blut(ungs)stillend; SYN: hämostyptisch, styptisch; adstringierend

Hä|mo|styp|ti|kum *nt, pl* **-ka** Blutstillungsmittel, blutstillendes Mittel; SYN: Hämostatikum

hä|mo|styp|tisch *adj* →hämostatisch

Hä|mo|the|ra|pie *f* →Hämatotherapie

Hä|mo|tho|rax *m* Blutansammlung im Pleuraraum; SYN: Blutbrust, Hämatothorax

hä|mo|to|xisch *adj* Blutzellen schädigend; SYN: hämatotoxisch

hä|mo|trop *adj* mit besonderer Affinität zu Blut oder Blutzellen; SYN: hämatotrop

Hä|mo|tym|pa|non *nt* Bluterguss in die Paukenhöhle; SYN: Hämatotympanon

Hä|mo|zo|on *nt, pl* **-zo|a, -zo|en** (ein- oder vielzelliger) Blutparasit; SYN: Hämatozoon

Hä|mo|zy|ten *pl* Sammelbegriff für die im Blut enthaltenen Zellen, d.h. **rote Blutkörperchen** [Erythrozyten], **weiße Blutkörperchen** [Leukozyten] und **Blutplättchen** [Thrombozyten], sowie ihre Vorstufen; SYN: Blutkörperchen, Blutzellen

Hä|mo|zy|to|blast *m* Blutstammzelle im Knochenmark

hä|mo|zy|to|blas|tisch *adj* Hämozytoblast betreffend; SYN: hämoblastisch

Hä|mo|zy|to|ly|se *f* →Hämolyse

hä|mo|zy|to|phag *adj* Hämozytophagie betreffend, von ihr betroffen oder durch sie bedingt; SYN: hämophagozytotisch

Hä|mo|zy|to|pha|gie *f* Abbau von Blutzellen durch spezialisierte Makrophagen [Hämophagen]; physiologisch im Rahmen der Blutmauserung; SYN: Hämophagozytose

Ha|mu|lus *m* kleiner Haken, hakenförmiger Fortsatz

Hand *f* Manus

Hand-Fuß-Syndrom *f* bei Sichelzellanämie* auftretende schmerzhafte Schwellung von Händen und Füßen; SYN: Sichelzelldaktylitis

Hand|rü|cken|re|flex *m* Kontraktion der Fingermuskeln nach Beklopfen des Handrückens; SYN: Karpometakarpalreflex

Hand-Schüller-Christian-Krankheit *f* im Kindesalter auftretende Retikulohistiozytose mit Speicherung von Cholesterinkristallen; SYN: Schüller-Hand-Christian-Krankheit, Schüller-Krankheit

Hand|wur|zel *m* Carpus

Hand|wur|zel|ka|nal *m* zwischen den Handwurzelknochen und dem Retinaculum flexorum liegender Kanal, durch den u.a. der Nervus* medianus zieht; SYN: Handwurzeltunnel, Karpalkanal, Karpaltunnel, Canalis carpi

Hand|wur|zel|kno|chen *pl* Ossa carpi

Hand|wur|zel|tun|nel *m* →Handwurzelkanal

Hanf, indischer *m* Wild- und Kulturpflanze, deren weibliche Form zahlreiche Wirkstoffe [**Cannabinoide**] mit psychotroper Wirkung enthält

Hanf|fie|ber *nt* →Hanfstaublunge

Hanf|staub|lun|ge *f* durch Hanfstaub ausgelöste Form der Byssinose*; SYN: Hanffieber, Cannabiose

Hän|ge|brust *f* Mastoptose, Mamma pendulans

Hanot-Zirrhose *f* vermutlich zu den Autoimmunerkrankungen gehörende, nicht-eitrige destruierende Entzündung der intrahepatischen Gallengänge; 90% der Fälle betreffen Frauen im mittleren Lebensalter; fast immer [95% der Fälle] finden sich antimitochondriale Antikörper*; SYN: primär biliäre Zirrhose, primär biliäre Leberzirrhose

Hansen-Krankheit *f* →Lepra

Han|se|no|sis *f, pl* **-ses** →Lepra

H-Antigen *nt* Antigen der Geißel von Mikroorganismen; SYN: Geißelantigen

ha|phe|phob *adj* Berührungsangst/Haphephobie betreffend, durch sie gekennzeichnet; SYN: haptephob, haptophob

Ha|phe|pho|bie *f* krankhafte Angst vor dem Berührtwerden; SYN: Berührungsangst, Haptephobie, Haptophobie

Haplo-, haplo- *präf.* Wortelement mit der Bedeutung "einmal/einfach"

ha|plo|id *adj* mit einfachem Chromosomensatz

Ha|plo|i|die *f* Vorhandensein eines einfachen Chromosomensatzes

Hap|ten *nt* niedermolekulares Antigen, das erst nach Bindung an einen Carrier eine Antikörperbildung auslöst; SYN: Halbantigen, unvollständiges Antigen

hap|te|phob *adj* →haphephob

Hap|te|pho|bie *f* →Haphephobie

hap|tisch *adj* Tastsinn betreffend; SYN: taktil

Hap|to|glo|bin *nt* in der Leber gebildetes Globulin

hap|to|phob *adj* →haphephob

Hap|to|pho|bie *f* →Haphephobie

Harden-Young-Ester *m* bei der Glykolyse* auftretendes Zwischenprodukt; SYN: Fruktose-1,6-diphosphat

Har|le|kin|fe|tus *m* autosomal-rezessiv vererbte, schwerste Form der kongenitalen Ichthyosen*; schon intrauterin kommt es zur Ausbildung dunkler panzerartiger Hornplatten, sowie einer Ektropionierung von Lippen, Lidern und Genitalschleimhaut und Entwicklung einer Plattnase; SYN: Ichthyosis congenita Riecke I, Ichthyosis congenita gravis, Ichthyosis congenita universalis, Keratosis diffusa maligna, Hyperkeratosis universalis congenita

Harn *m* in der Niere gebildete Flüssigkeit zur Ausscheidung harnpflichtiger Stoffwechselprodukte; SYN: Urin

Harn|bla|se *f* muskulöses Hohlorgan; sammelt den aus den Nieren kommenden Harn; SYN: Vesica urinaria

Harn|bla|sen|a|pla|sie *f* unvollständige Entwicklung der Harnblase

Harn|bla|sen|a|to|nie *f* angeborene oder erworbene Atonie der Blasenmuskulatur; SYN: atonische Blase, Blasenatonie

Harn|bla|sen|a|tro|phie *f* Atrophie* der Blasenmuskulatur bei chronischer Überdehnung; SYN: Blasenatrophie, Zystatrophie

Harn|bla|sen|bil|har|zi|o|se *f* durch Blasenpärchenegel hervorgerufene chronische Infektion der Blase und anderer Beckenorgane; SYN: Blasenbilharziose, Urogenitalschistosomiasis, Urogenitalbilharziose, ägyptische Hämaturie, ägyptische Bilharziose, urogenitale Schistosomiasis, Schistosomiasis urogenitalis

Harn|bla|sen|bruch *m* →Blasenhernie

Harnblasen-Damm-Fistel *f* →Blasen-Damm-Fistel

Harnblasen-Darm-Anastomose *f* operative Verbindung von Harnblase und Darm; SYN: Blasen-Darm-Anastomose, Blasen-Darm-Fistel, zystoenterische Anastomose, vesikointestinale Anastomose

Harnblasen-Darm-Fistel *f* →Blasen-Darm-Fistel

Harn|bla|sen|di|ver|ti|kel *nt* meist erworbene Wandschwäche der Blase mit sackartiger Ausstülpung; SYN: Blasendivertikel

Harn|bla|sen|drei|eck *nt* von den beiden Harnleitermündungen und dem Harnröhrenabgang gebildetes Dreieck am Boden der Harnblase; SYN: Blasendreieck, Lieutaud-Dreieck, Trigonum vesicae

Harn|bla|sen|ent|zün|dung *f* →Cystitis

Harn|bla|sen|fis|tel *f* →Blasenfistel

Harnblasen-Gebärmutter-Fistel *f* →Blasen-Gebärmutter-Fistel

Harn|bla|sen|ge|schwür *nt* Geschwür der Blasenschleimhaut; meist als kleines Geschwür bei Frauen [**Ulcus simplex vesicae**]; SYN: Blasengeschwür, Ulcus vesicae

Harn|bla|sen|grund *m* unterer, breiter Teil der Blasenwand mit den Einmündungen der Harnleiter; SYN: Blasengrund, Fundus ve-

H

sicae
Harn|bla|sen|hals *m* Übergang von der Harnblase in die Harnröhre; SYN: Blasenhals, Cervix vesicae
Harn|bla|sen|hals|ent|zün|dung *f* →Cystitis colli
Harn|bla|sen|her|nie *f* →Blasenhernie
Harn|bla|sen|kar|zi|nom *nt* v.a. ältere Männer betreffender, vom Blasenepithel ausgehender bösartiger Tumor; SYN: Blasenkrebs, Harnblasenkrebs, Blasenkarzinom
Harn|bla|sen|ka|tarr *m* →Harnblasenkatarrh
Harn|bla|sen|ka|tarrh *m* akute katarrhalische Blasenentzündung; SYN: Desquamationskatarrh, Blasenkatarrh, Cystitis catarrhalis
Harnblasen-Kolon-Fistel *f* →Blasen-Kolon-Fistel
Harn|bla|sen|krebs *m* →Harnblasenkarzinom
Harn|bla|sen|läh|mung *f* vollständige oder teilweise Lähmung der Blasenwandmuskulatur; SYN: Blasenlähmung, Zystoplegie
Harnblasen-Nabel-Fistel *f* →Blasen-Nabel-Fistel
harn|bla|sen|nah *adj* juxtavesikal
Harn|bla|sen|pa|pil|lom *f* von der Blasenschleimhaut ausgehender gutartiger Tumor, der zu schmerzloser Hämaturie* führen kann; SYN: Blasenpapillom
Harnblasen-Rektum-Fistel *f* →Blasen-Rektum-Fistel
Harnblasen-Scheiden-Fistel *f* →Blasen-Scheiden-Fistel
Harnblasen-Sigma-Fistel *f* operative Verbindung von Blase und Sigmoid zur Harnableitung; SYN: Blasen-Sigma-Fistel, Vesikosigmoideostomie, Vesikosigmoidostomie
Harn|bla|sen|spie|ge|lung *f* endoskopische Untersuchung der Harnblase; SYN: Blasenspiegelung, Zystoskopie
Harn|bla|sen|tu|ber|ku|lo|se *f* tuberkulöse Blasenentzündung; SYN: Blasentuberkulose, Cystitis tuberculosa
Harn|drang, imperativer *m* zwanghafter nichtunterdrückbarer Harndrang; SYN: imperative Miktion, Dranginkontinenz
Harn|fie|ber *nt* akutes Fieber bei Keimverschleppung beim Katheterisieren oder Eingriffen an der Harnröhre; SYN: Katheterfieber, Urethralfieber, Febris urethralis
Harn|fis|tel *f* harnführende Fistel des Urogenitaltraktes
Harn|glu|ko|se *f* Glukosegehalt des Harn
Harn|grieß *m* keine Harnkonkremente
Harn|in|kon|ti|nenz *f* Unfähigkeit, Harn in der Blase zurückzuhalten; SYN: Blaseninkontinenz
Harn|kon|kre|men|te *pl* unterschiedlich große Steinchen in den Harnwegen; SYN: Harnsteine
Harn|lei|ter *m* Kanal vom Nierenbecken zur Blase; SYN: Ureter
Harnleiter-Blasen-Fistel *f* Harnleiter und Blase verbindende Fistel; SYN: ureterovesikale Fistel
Harnleiter-Darm-Fistel *f* Harnleiter und Darm verbindende Fistel; SYN: ureterointestinale Fistel
Harnleiter-Dünndarm-Anastomose *f* operative Verbindung von Harnleiter und Dünndarm; SYN: Ureteroenteroanastomose, Ureteroenterostomie
Harnleiter-Duodenum-Fistel *f* Harnleiter und Duodenum verbindende Fistel; SYN: ureteroduodenale Fistel
Harn|lei|ter|ent|zün|dung *f* →Ureteritis
Harn|lei|ter|fis|tel *f* **1.** vom Harnleiter ausgehende Fistel, die in andere Organe mündet [**innere Harnfistel**] oder nach außen führt [**äußere Harnfistel**]; SYN: Ureterfistel, Fistula ureterica **2.** operativ angelegte äußere Harnleiterfistel; SYN: Ureterfistel, Ureterostoma
Harn|lei|ter|fis|te|lung *f* Anlegen einer äußeren Harnleiterfistel zur Harnableitung; SYN: Ureterostomie
Harnleiter-Gebärmutter-Fistel *f* Harnleiter und Gebärmutter verbindende Fistel; SYN: ureterouterine Fistel
Harnleiter-Haut-Fistel *f* operative Verlagerung der Harnleitermündung in die Haut; SYN: Ureterokutaneostomie
Harnleiter-Ileum-Anastomose *f* operative Verbindung von Harnleiter und Ileum; SYN: Ureteroileostomie
Harnleiter-Kolon-Anastomose *f* operative Verbindung von Harnleiter und Dickdarm/Kolon; SYN: Ureterokolostomie
Harnleiter-Rektum-Fistel *f* Harnleiter und Rektum verbindende Fistel; SYN: ureterorektale Fistel
Harnleiter-Scheiden-Fistel *f* Harnleiter und Scheide verbindende Fistel; SYN: ureterovaginale Fistel, Fistula ureterovaginalis
Harnleiter-Sigma-Fistel *f* operative Verbindung von Harnleiter und Sigma zur Harnableitung; SYN: Ureterosigmoideostomie, Ureterosigmoidostomie
Harn|lei|ter|stein *m* Harnstein im Harnleiter
Harn|lei|ter|ste|no|se *f* angeborene [Harnleiterklappe, Ureterozele*] oder erworbene [Entzündung, Tumor, retroperitoneale Fibrose*] Einengung des Harnleiterlumens; SYN: Harnleiterverengung, Ureterostenose
Harn|lei|ter|ver|en|gung *f* →Harnleiterstenose
Harn|re|ten|ti|on *f* Unvermögen, die Blase spontan zu entleeren; SYN: Harnverhaltung, Harnsperre, Ischurie
Harn|röh|re *f* Urethra
Harn|röh|ren|a|tre|sie *f* angeborener Verschluss der Harnröhre; SYN: Urethraatresie, Atresia urethrae, Atreturethrie
Harnröhren-Damm-Fistel *f* operativ angelegte äußere Harnröhrenfistel zum Damm
Harn|röh|ren|ent|zün|dung *f* →Urethritis
Harn|röh|ren|fis|tel *f* von der Harnröhre ausgehende Fistel
Harn|röh|ren|pro|laps *m* →Harnröhrenschleim-

hautprolaps

Harnröhren-Scheiden-Fistel *f* Harnröhre und Scheide verbindende Fistel; SYN: urethrovaginale Fistel

Harn|röh|ren|schleim|haut|pro|laps *m* fast nur bei Frauen vorkommender schmerzhafter Vorfall der Schleimhaut; SYN: Harnröhrenprolaps

Harnröhren-Skrotum-Fistel *f* Harnröhre und Skrotum verbindende Fistel; SYN: urethroskrotale Fistel

Harn|röh|ren|spal|te *f* angeborene Spaltbildung der Harnröhre mit aberranter Mündung

obere Harnröhrenspalte Epispadie, Fissura urethrae superior

untere Harnröhrenspalte Hypospadie, Fissura urethrae inferior

Harn|röh|ren|spie|ge|lung *f* endoskopische Untersuchung der Harnröhre; SYN: Urethroskopie

Harn|röh|ren|ste|no|se *f* angeborene [Harnröhrenklappe] oder häufiger erworbene [Entzündung, Tumor, Prostatahypertrophie, Verletzung (Katheterismus!)] Einengung des Harnröhrenlumens; SYN: Harnröhrenverengung, Urethrastenose, Harnröhrenstriktur

Harn|röh|ren|strik|tur *f* →Harnröhrenstenose

Harn|röh|ren|ver|en|gung *f* →Harnröhrenstenose

Harn|säu|re *f* beim Menschen als Endprodukt des Purinabbaus auftretende, in Wasser schwerlösliche organische Säure; SYN: 2,6,8-Trihydroxypurin

Harn|se|di|ment *nt* die im Harn enthaltenen organischen [Zellen, Bakterien] und kristallinen [Salze] Bestandteile

Harn|sep|sis *f* von den Harnwegen ausgehende Sepsis*; SYN: Urosepsis

Harn|sper|re *f* Anurie* durch eine Harnabflussbehinderung; SYN: falsche Anurie

Harn|star|re *f* Ausscheidung von Harn mit konstantem spezifischem Gewicht; SYN: Isosthenurie

Harn|stau|ung *f* Stauung des Harns in den Harnwegen

Harn|stau|ungs|nie|re *f* angeborene [selten] oder erworbene, sackartige Ausweitung des Nierenhohlsystems und evtl. der Harnleiter [Hydroureteronephrose*]; SYN: Wassersackniere, Hydronephrose, Uronephrose

Harn|stei|ne *pl* unterschiedlich große Steinchen in den Harnwegen; SYN: Harnkonkremente

Harn|stein|lei|den *nt* durch multiple Harnsteine ausgelöstes klinisches Krankheitsbild; SYN: Urolithiasis

Harn|stoff *m* im Harn ausgeschiedenes, stickstoffhaltiges Endprodukt des Eiweißstoffwechsels; SYN: Karbamid, Carbamid, Urea

Harn|stoff|zy|klus *m* in den Lebermitochondrien ablaufender Zyklus, der Harnstoff aus Ammoniak und Kohlendioxid bildet; SYN: Ornithinzyklus, Krebs-Henseleit-Zyklus

Harn|stot|tern *nt* schmerzhafte Unterbrechungen des Harnflusses, z.B. durch kleine Harnsteine; SYN: Blasenstottern

Harn|träu|feln *nt* unwillkürlicher, tropfenweiser Harnabgang

Harn|ver|fär|bung *f* Chromaturie*

Harn|ver|gif|tung *f* →Urämie

Harn|ver|halt *m* fehlende Harnabsonderung durch eine Abflussbehinderung oder -störung der Blase; SYN: Anurese

Harn|ver|hal|tung *f* →Harnretention

Harn|waa|ge *f* Urometer*

Harn|zu|cker *m* Zuckergehalt des Harns

Harn|zwang *m* schmerzhafter Harndrang; SYN: Strangurie

Harn|zy|lin|der *pl* im Harn vorkommende Tubulusabgüsse aus Eiweiß, Zellaggregaten u.ä.; SYN: Zylinder

Harrington-Operation *f* Aufrichtung der Wirbelsäule durch Versteifung mit **Harrington-Stäben**; SYN: Skoliosekorrektur nach Harrington

Hart|ma|nel|la *f* s.u. Hartmanellose

Hart|ma|nel|li|a|sis *f, pl* **-ses** →Hartmanellose

Hart|ma|nel|lo|se *f* Befall und Infektion mit Protozoen* der Gattung **Hartmanella**; klinisch wichtig ist die primäre Amöbenenzephalitis durch **Hartmanella hyalina**; SYN: Hartmanellainfektion, Hartmanelliasis

Hart|me|tall|lun|ge *f* Lungenfibrose* durch eingeatmete Hartmetallstäube

Hart|spann *m* knotenartige Verhärtung der Muskulatur mit Druck- und Spontanschmerz, meist bedingt durch Fehlbelastung oder entzündliche Prozesse; SYN: Muskelhartspann, Muskelhärte, Myogelose

Ha|schisch *nt* aus indischem Hanf* gewonnenes Harz, das als Rauchgift gekaut oder geraucht wird

Ha|sen|au|ge *nt* Unfähigkeit, bei erweiterter Lidspalte das Auge zu schließen; SYN: Lagophthalmus

Ha|sen|pest *f* →Tularämie

Ha|sen|schar|te *f* angeborene, ein- oder beidseitige Spaltenbildung der Oberlippe; meist zusammen mit Kieferspalte [Lippen-Kiefer-Spalte*]; SYN: Lippenspalte, Cheiloschisis

Hashimoto-Thyreoiditis *f* Autoimmunkrankheit* der Schilddrüse mit organspezifischen Autoantikörpern*; SYN: Autoimmunthyroiditis, Autoimmunthyreoiditis, Immunthyreoiditis, Struma lymphomatosa, Immunhyroiditis

Hasner-Falte *f* →Hasner-Klappe

Hasner-Klappe *f* Schleimhautfalte an der Mündung des Tränennasengangs in den unteren Nasengang; SYN: Hasner-Falte, Plica lacrimalis

Hau|ben|me|nin|gi|tis *f, pl* **-ti|den** haubenförmige eitrige Hirnhautentzündung der oberen Hirnwölbung; SYN: Konvexitätsmeningitis

Haupt|bron|chus *m, pl* **-chi|en** noch außerhalb der Lunge entstehender rechter [**Bronchus principalis dexter**] und linker [**Bronchus principalis sinster**] Stammbronchus; SYN: Primärbronchus, Stammbronchus, Bronchus principalis

Haupt|gal|len|gang *m* →Choledochus

Haupt|his|to|kom|pa|ti|bi|li|täts|kom|plex *m* Genkomplex auf dem Chromosom 6, der die Leukozytenantigene der Histokompatibilität kodiert; SYN: major Histokompatibilitätskomplex, major histocompatibility complex, HLA-Genkomplex

H

Haupt|lymph|gang, rechter *m* →Ductus lymphaticus dexter

Haupt|wirt *m* von einem Parasiten bevorzugter Wirt

Haupt|zel|len *pl* Pepsinogen* bildende Zellen der Magenschleimhaut

Haus|staub|mil|ben *pl* im Hausstaub vorkommende Milben

amerikanische Hausstaubmilbe bildet Allergene, die eine Hausstauballergie auslösen; SYN: Dermatophagoides farinae

europäische Hausstaubmilbe erzeugt Allergene, die Hausstauballergie und Asthma* bronchiale auslösen können; SYN: Dermatophagoides pteronyssus

Haus|tra co|li *pl* halbkugelige Ausbuchtungen der Dickdarmwand; SYN: Dickdarmhaustren, Kolonhaustren, Sacculationes coli

Haut *f* das aus Kutis* und Subkutis* bestehende, die äußere Körperoberfläche bedeckendes Organ; SYN: Integumentum commune

Haut|a|myl|o|i|do|se *f* durch primäre oder sekundäre Ablagerung von Amyloid* in die Haut hervorgerufene Amyloidose*; SYN: kutane Amyloidose

Haut|aus|schlag *m* Exanthem*

Haut|blas|to|my|ko|se *f* Hautbefall durch Blastomyces* dermatitidis im Rahmen einer nordamerikanischen Blastomykose*; SYN: kutane Blastomykose

Haut|blü|te *f* sichtbare Hautveränderung, z.B. Fleck, Knötchen, Quaddel; SYN: Effloreszenz

Haut|do|sis *f, pl* **-sen** die aus Einfalldosis und Streustrahlendosis bestehende Teilkörperdosis der Haut; SYN: Oberflächendosis

Haut|e|las|to|se *f* durch eine Veränderung der elastischen Fasern hervorgerufene Änderung der Hautstruktur; SYN: Elastose, Elastosis

Haut|em|phy|sem *nt* Luft- oder Gasansammlung im subkutanen Gewebe; SYN: Emphysema subcutaneum

Haut|ent|zün|dung *f* →Dermatitis

Haut|er|kran|kung *f* Dermatose*; Dermatitis*

Haut|fi|brom *nt* derber gutartiger Hauttumor; oft gleichgesetzt mit Histiozytom*; SYN: Dermatofibrom

Haut|flo|ra *f* die physiologisch auf der Haut lebenden Mikroorganismen

Haut|grieß *m* bis stecknadelkopfgroße, weißliche, subepitheliale Zysten v.a. im Gesicht; SYN: Milie, Milium

Haut|horn *nt* hornförmige, verhornende Hautwucherung; SYN: Cornu cutaneum, Keratoma giganteum

Haut|ju|cken *nt* Pruritus*

Haut|kal|zi|no|se *f* lokalisierte oder diffuse Ablagerung von Kalziumsalzen in der Haut im Rahmen einer Stoffwechselstörung für Kalzium oder Phosphat [Calcinosis* metastatica] oder ohne fassbare Stoffwechselstörung [Calcinosis* metabolica]; SYN: Calcinosis cutis

Haut|kar|zi|nom *nt* von der Epidermis* ausgehender bösartiger Tumor; SYN: Hautkrebs

Haut|krank|heit *f* Dermatose*; Dermatitis*

Haut|krebs *m* →Hautkarzinom

schwarzer Hautkrebs →malignes Melanom

Haut|lap|pen|plas|tik *f* →Hautplastik

Haut|leish|ma|ni|o|se *f* durch Leishmania* tropica hervorgerufene lokalisierte Erkrankung der Haut; typisch ist das Fortschreiten von juckendem Hautfleck zu Papel zu weicher, verkrusteter Ulzeration, die allmählich [**Jahresbeule**] abheilt; je nach Region gibt es eine Reihe von lokalen Synonymen [**Orientbeule, Aleppobeule, Jerichobeule, Biskrabeule, Dehlibeule, Dattelbeule, Siskrabeule, Nilbeule, Lahorebeule**]; SYN: kutane Leishmaniose, kutane Leishmaniase, Hautleishmaniose, Leishmaniasis cutis

amerikanische Hautleishmaniose →südamerikanische Hautleishmaniose

südamerikanische Hautleishmaniose durch verschiedene Leishmania*-Species [Leishmania mexicana, Leishmania brasiliensis] hervorgerufene Hauterkrankung; je nach Erreger kommt es zu unterschied lichen kutanen Läsionen mit unterschiedlicher Heilungstendenz; je nach Region gibt es lokale Synonyme [**Pian bois, Bush yaws, Forest yaws**]; SYN: amerikanische Hautleishmaniose, kutane Leishmaniose Südamerikas, Chiclero-Ulkus

Haut|leis|ten *pl* genetisch determiniertes Leistenmuster der Haut; SYN: Tastleisten, Papillarleisten, Cristae cutis

Haut|maul|wurf *m* durch Larven hervorgerufene stark juckende Dermatitis* mit typischen geröteten Gangstrukturen in der Haut; SYN: Larva migrans, Myiasis linearis migrans, creeping disease, Kriechkrankheit

Haut|milz|brand *m* durch Milzbrandbazillen hervorgerufene Infektionskrantheit; häufigste Milzbrandform

Haut|mus|kel *m* in die Haut einstrahlender Muskel; SYN: Musculus cutaneus

Haut|ne|kro|se *f* i.d.R. alle Hautschichten umfassende Hautschädigung mit Nekrose* und Narbenbildung

Haut|ö|dem *nt* Ödem von Lederhaut und Unterhaut

Haut|pa|pil|len *pl* Papillen der Lederhaut, die die Papillarleisten bilden; SYN: Papillae dermis, Papillae corii

Haut|pilz *m* →Hautpilzerkrankung

Haut|pil|ze *pl* Sammelbegriff für Pilze, die Hautpilzerkrankungen hervorrufen können; SYN: Dermatophyten

Haut|pilz|er|kran|kung *f* oberflächliche oder tiefe Pilzerkrankung der Haut durch Dermatophyten, Hefepilze oder Schimmelpilze; SYN: kutane Mykose, Hautpilz, Dermatomykose, Dermatomycosis

Haut|plas|tik *f* plastische Deckung von Hautdefekten unter Verwendung von Hautlappen, d.h. Haut mit Unterhautfettgewebe; SYN: Hautlappenplastik

Haut-Schleimhautleishmaniase, südamerikanische *f* durch Leishmania* brasiliensis hervorgerufene Hautleishmaniose* mit späterem Übergreifen auf die Schleimhaut von Mund, Nase, Rachen und Kehlkopf; SYN: Espundia, mukokutane Leishmaniase Südamerikas

Haut|schma|rot|zer *m* auf der Haut lebender Parasit; SYN: Epiphyt, Epidermophyt

Haut|spalt|li|ni|en *pl* Spannungslinien der Haut, die bei der Schnittführung beachtet werden müssen; SYN: Langer-Linien

Haut|stei|ne *pl* durch subkutane Ablagerung von Kalziumphosphatsteinen gekennzeichnete Erkrankung unbekannter Genese; SYN: Profichet-Krankheit, Profichet-Syndrom, Kalkgicht, Calcinosis circumscripta

Haut|test *m* Allergietestung durch Aufbringen des Allergens auf [**Epikutantest**] oder in die Haut [**Intrakutantest**]

Haut|trans|plan|tat *nt* frei verpflanztes Hautstück

Haut|trans|plan|ta|ti|on *f* Verpflanzung von freien Hauttransplantaten, d.h. Hautstücken ohne Gefäßvesorgung

Haut|tu|ber|ku|lo|se *f* Oberbegriff für die verschiedenen primären oder sekundären Tuberkuloseformen der Haut; SYN: Tuberculosis cutis

Haut|tur|gor *m* Eigenspannung der Haut, die primär vom Wassergehalt bestimmt wird

Haut|wolf *m* rote, meist juckende Hautveränderung der Körperfalten; SYN: Wundsein, Wolf, Intertrigo, Dermatitis intertriginosa

Haut|zys|ten *pl* echte, mit ektodermalen Anteilen ausgekleidete Zysten, die u.a. von der Epidermis, den Talgdrüsen oder den Schweißdrüsen ausgehen; SYN: dermale Zysten, kutane Zysten

Haverhill-Fieber *nt* durch Rattenbisse oder verdorbene Lebensmittel übertragene Infektionskrankheit durch **Streptobacillus moniliformis**; verläuft hochfieberhaft mit Befall mehrerer Gelenke; SYN: Rattenbisskrankheit, Rattenbissfieber II, atypisches Rattenbissfieber, Bakterienrattenbissfieber, Streptobazillenrattenbissfieber, Erythema arthriticum epidemicum

Havers-System *nt* aus Knochenlamellen bestehende Baueinheit des Knochens; SYN: Osteon

HbC-Thalassämie *f* →Hämoglobin-C-Thalassämie

HbE-Thalassämie *f* →Hämoglobin-E-Thalassämie

HB_s-Antigen *nt* →Hepatitis B-Oberflächenantigen

HbS-Thalassämie *f* kombinierte Heterozygotie für Hämoglobin S und Thalassämie*; imponiert klinisch als Sichelzellenanämie* mit Symptomen der Thalassämie; SYN: Sichelzellthalassämie, Sichelzellenthalassämie, Mikrodrepanozytenkrankheit, HbS-Thalassämie

Head-Zonen *pl* durch den metameren Aufbau der Körpers bedingter Zusammenhang von Hautzonen und inneren Organen aus dem gleichen Segment

he|be|phren *adj* Hebephrenie betreffend

He|be|phre|nie *f* meist schon im Jugendalter beginnende, zu hochgradiger Persönlichkeitszerstörung führende Schizophrenieform; SYN: hebephrene Schizophrenie

Heberden-Polyarthrose *f* idiopathische Arthrose* der Interphalangealgelenke mit Bildung von Heberden-Knoten

He|be|to|mie *f* Durchtrennung des Beckenrings, z.B. zur Geburtserleichterung; SYN: Beckenringosteotomie, Pubeotomie, Pubiotomie, Hebotomie

He|be|tudo *f* Stumpfheit, Abstumpfung der Sinne

He|bo|to|mie *f* →Hebetomie

he|do|no|phob *adj* Hedonophobie betreffend, durch sie gekennzeichnet; SYN: hedophob

He|do|no|pho|bie *f* krankhafte Angst vor angenehmen Empfindungen oder vor einem Lustgefühl; SYN: Hedophobie

he|do|phob *adj* →hedonophob

He|do|pho|bie *f* →Hedonophobie

Heerfordt-Syndrom *nt* von Iridozyklitis* und chronischer Parotitis* gekennzeichnete Sonderform der Sarkoidose*; SYN: Uveoparotitis, Febris uveoparotidea

He|fe|my|ko|sen *pl* von unechten Hefen* verursachte Pilzerkrankungen

He|fen *pl* einzellige Pilze, die sich durch Spaltung und/oder Sprossung vermehren
echte Hefen Hefen, die sich auch geschlechtlich vermehren; SYN: perfekte Hefen
imperfekte Hefen →unechte Hefen

perfekte Hefen →echte Hefen
unechte Hefen Hefen, die sich nur ungeschlechtlich vermehren; SYN: imperfekte Hefen

Hegar-Stifte *pl* Metallstifte zur Erweiterung des Zervikalkanals

Heidenhain-Azanfärbung *f* histologische Färbung mit Azokarmin und Anilinblau-Goldorange; SYN: Azanfärbung

Heidenhain-Halbmond *m* halbmondförmiges Endstück der gemischten Mundspeicheldrüsen; SYN: von Ebner-Halbmond, Ebner-Halbmond, Giannuzzi-Halbmond, seröser Halbmond

Heil|an|zei|ge *f* allgemein anerkannter Grund für eine bestimmte Therapie oder Maßnahme; SYN: Indikation, Indicatio

H

Heil|mit|tel *pl* alle Mittel zur Behandlung von Krankheiten

Hei|lung *f* Wiederherstellung der Gesundheit oder des Zustandes vor der Erkrankung/Verletzung
p.p.-Heilung →Heilung per primam intentionem
p.s.-Heilung →Heilung per secundam intentionem
Heilung per primam intentionem direkte Wundheilung durch Verkleben der Wundränder und Ausfüllung des Defektes mit Bindegewebe; SYN: Primärheilung, primäre Wundheilung, p.p.-Heilung
Heilung per secundam intentionem verzögerte Wundheilung mit Granulationsgewebe und Narbenbildung; SYN: Sekundärheilung, sekundäre Wundheilung, p.s.-Heilung

Heine-Medin-Krankheit *f* durch das Poliomyelitis-Virus hervorgerufene Viruskrankheit, die durch die Entwicklung schlaffer Lähmungen, v.a. der Beine, gekennzeichnet ist; SYN: (epidemische/spinale) Kinderlähmung, Heine-Medin-Krankheit, Poliomyelitis (epidemica) anterior acuta

Heinz-Ehrlich-Körperchen *pl* →Heinz-Innenkörperchen

Heinz-Innenkörperchen *pl* in Erythrozyten gefundene Körnchen aus denaturiertem Hämoglobin; SYN: Heinz-Ehrlich-Körperchen

Heiß|hun|ger *f* →Hyperorexie

Heister-Klappe *f* glatte Muskelfasern enthaltende Schleimhautfalte des Ductus* cysticus; SYN: Plica spiralis

Hekt-, hekt- *präf.* →Hekto-

Hekto-, hekto- *präf.* Wortelement mit der Bedeutung "hundertfach"

Held-Bündel *nt* Fasern vom Nucleus vestibularis lateralis zu den Vorderwurzelzellen des Rückenmarks; SYN: Tractus vestibulospinalis

Helfer-T-Zellen *pl* →Helferzellen

Hel|fer|zel|len *pl* T-Lymphzyzen, die das Oberflächenantigen CD4 besitzen; Helferzellen fördern die Antikörperbildung beim Zweitkontakt durch Aktivierung der Memory-Zellen; SYN: T-Helferzellen, Helfer-T-Zellen, T-Helfer-Lymphozyten, $T4^+$-Zellen, $T4^+$-Lymphozyten, CD4-Zellen, CD4-Lymphozyten

Heli-, heli- *präf.* →Helio-

Helico-, helico- *präf.* →Heliko-

He|li|co|bac|ter *m* gramnegative Stäbchenbakterien
Helicobacter pylori Erreger chronischer Magenschleimhautentzündungen und wichtiger pathogenetischer Faktor für die Entstehung von Geschwüren von Magen und Zwölffingerdarm

He|li|co|tre|ma *nt* Verbindung von Scala* tympani und vestibuli an der Schneckenspitze; SYN: Breschet-Hiatus, Schneckenloch

he|li|kal *adj* Helix betreffend, in der Art einer Helix

Heliko-, heliko- *präf.* Wortelement mit der Bedeutung "Windung/Spirale/Helix"

Helio-, helio- *präf.* Wortelement mit der Bedeutung "Sonne"

He|li|o|en|ze|pha|li|tis *f, pl* **-ti|den** im Rahmen eines massiven Sonnenstichs* auftretende Enzephalitis*; SYN: Insolationsenzephalititis

He|li|o|pa|thie *f* durch Sonnenlicht hervorgerufene Erkrankung

he|li|o|phob *adj* Lichtscheu/Heliophobie betreffend, durch sie gekennzeichnet

He|li|o|pho|bie *f* krankhafte Angst vor Sonnenlicht; oft gleichgesetzt mit Photophobie*; SYN: Lichtscheu

He|li|o|sis *f, pl* **-ses** durch übermäßige Sonnenbestrahlung des Kopfes ausgelöstes Krankheitsbild mit Erbrechen, Kopfschmerzen, und Schwindelgefühl; evtl. Übergang in einen Hitzschlag*; SYN: Sonnenstich

He|li|o|the|ra|pie *nt* Behandlung mit Sonnenlicht

He|li|um *nt* leichtestes Edelgas

He|lix *f, pl* **-li|ces** äußerstes Rand der Ohrmuschel

hel|ko|gen *adj* aus einem Geschwür entstanden

Hel|ko|plas|tik *f* Geschwürplastik, Geschwürversorgung, Ulkusplastik, Ulkusversorgung

Hel|ko|sis *f, pl* **-ses** Geschwürsleiden

Hell|a|dap|ta|ti|on *f* Anpassung des Sehapparates an Helligkeit

Heller-Operation *f* Längsdurchtrennung der Kardiamuskulatur bei Achalasie*; SYN: Kardiomyotomie, Ösophagokardiomyotomie, Kardiotomie

Heller-Syndrom *nt* ätiologisch unklarer, im 3.–4. Lebensjahr beginnender geistiger Verfall nach zunächst normaler Entwicklung; SYN: Dementia infantilis

Helle-Zellen *pl* **1.** allgemeine Bezeichnung für Zellen mit hellem Zytoplasma, z. B. in der Haut oder der Niere **2.** veraltete Bezeichnung für die Zellen des APUD-Systems; SYN: Hellzellen, Klarzellen

Helle-Zellen-System *nt* aus hellen Zellen bestehendes, diffuses neuroendokrines System; SYN: APUD-System

Hell|zel|len *pl* →Helle-Zellen

Hell|zel|len|a|kan|thom *nt* gutartiger Epidermistumor aus hellen Zellen; SYN: Klarzellakanthom

Hel|min|then *pl* →Helminthes

Hel|min|thes *pl* parasitischer Würmer; werden in zwei Klassen unterteilt: **1.** Plattwürmer [Plathelminthes*] und **2.** Fadenwürmer [Nemathelminthes*]; SYN: Helminthen, Eingeweidewürmer

Hel|min|thi|a|sis *f, pl* **-ses** Oberbegriff für alle durch Befall und Infektion mit parasitierenden Würmern [Nematoden*, Zestoden*, Trematoden*] hervorgerufene Erkrankungen; SYN: Wurmerkrankung, Wurmbefall, Wurmkrankheit, Wurminfektion, Helminthose

hel|min|tho|id *adj* wurmähnlich

Hel|min|tho|lo|gie *f* Teilgebiet der Parasitologie*, das sich mit den parasitären Würmern beschäftigt

hel|min|tho|phob *adj* Helminthophobie betreffend, durch sie gekennzeichnet

Hel|min|tho|pho|bie *f* krankhafte Angst vor Würmern oder einer Wurmerkrankung

Hel|min|tho|se *f* →Helminthiasis

He|lo|se *f* Vorkommen mehrerer Hühneraugen

He|lo|to|mie *f* operative Entfernung von Hornhautschwielen oder Hühneraugen

Helweg-Dreikantenbahn *f* Teil der extrapyramidal-motorischen Bahn im Halsmark; SYN: Tractus olivospinalis

He|me|ra|lo|pie *f* eingeschränktes Dämmerungssehen durch eine herabgesetzte Dunkelanpassung; SYN: Nachtblindheit, Tagsichtigkeit

Hemi-, hemi- *präf.* Wortelement mit der Bedeutung "halb/teilweise"

He|mi|a|chro|ma|top|sie *f* nur das Farbensehen betreffende Hemianopsie*; SYN: Farbenhemianopsie, Hemiachromatopsia, Hemichromatopsie

He|mi|al|gie *f* auf eine Körperseite begrenzter Schmerz, Halbseitenschmerz

He|mi|an|aes|the|sia *f* halbseitige Empfindungslosigkeit; SYN: Hemianästhesie

He|mi|a|na|ku|sis *f* einseitige Taubheit

He|mi|an|äs|the|sie *f* halbseitige Empfindungslosigkeit; SYN: Hemianaesthesia

He|mi|an|en|ze|pha|lie *f* angeborener halbseitiger Hirnmangel

He|mi|an|o|pie *f* Halbseitenblindheit; SYN: Hemianopsie

he|mi|an|o|pisch *adj* →hemianoptisch

He|mi|an|op|sie *f* Halbseitenblindheit; SYN: Hemianopie

he|mi|an|op|tisch *adj* Hemianop(s)ie betreffend; SYN: hemianoptisch

He|mi|an|os|mie *f* halbseitige/einseitige Anosmie*

He|mi|a|pla|sie *f* halbseitige/einseitige Aplasie*

He|mi|ar|thro|plas|tik *f* teilweiser Ersatz eines Gelenks; Teilprothese; SYN: Hemiprothese

He|mi|a|so|ma|to|gno|sie *f* auf eine Körperseite beschränkter Verlust der Sinnesempfindungen; SYN: Anton-Babinski-Syndrom, Anton-Syndrom

He|mi|a|ta|xie *f* einseitige/halbseitige Ataxie*

He|mi|a|the|to|se *f* nur eine Körperhälfte betreffende Athetose*; SYN: einseitige Athetose, halbseitige Athetose

he|mi|a|the|to|tisch *adj* Hemiathetose betreffend, von ihr betroffen oder gekennzeichnet, durch sie bedingt

He|mi|a|tro|phia *f* →Hemiatrophie

Hemiatrophia linguae halbseitiger Zungenschwund

Hemiatrophia progressiva facialis →Hemiatrophia progressiva faciei

Hemiatrophia progressiva faciei ätiologisch ungeklärte, evtl. durch Trigeminusschädigung hervorgerufene Verkleinerung einer Gesichtshälfte mit Atrophie von Haut und Muskeln; SYN: progressive halbseitige Gesichtsatrophie, Romberg-Syndrom, Romberg-Parry-Trophoneurose, Romberg-Trophoneurose, Romberg-Parry-Syndrom, Hemiatrophia progressiva facialis

He|mi|a|tro|phie *f* halbseitige/einseitige Atrophie*; SYN: Hemiatrophia

He|mi|a|zy|gos *f* parallel zur Vena* azygos verlaufende Vene, in die sie auch mündet; SYN: Vena hemiazygos

He|mi|block *m* Unterbrechung eines Faszikels der Tawara-Schenkel

He|mi|ce|pha|lia *f* partielle Anenzephalie*; SYN: Hemizephalie, Hemikephalie

He|mi|chon|dro|dys|tro|phie *f* angeborene, sich meist nach dem 2. Lebensjahr manifestierende Wucherung von Knorpelzellen der Epiphysenfugen und später auch der Metaphysen; tritt oft halbseitig mit bevorzugtem Befall von Unterarmen und Unterschenkeln auf; SYN: Ollier-Erkrankung, Ollier-Syndrom, Enchondromatose, multiple kongenitale Enchondrome

He|mi|cho|rea *f* halbseitige/einseitige Chorea*

He|mi|chro|ma|top|sie *f* →Hemiachromatopsie

He|mi|cra|nia *f* Halbseitenkopfschmerz, halbseitiger/einseitiger Kopfschmerz; SYN: Hemikranie

Hemicrania cerebellaris durch halbseitigen Kopfschmerz, Vestibularisschwindel, Schwerhörigkeit und Ohrensausen gekennzeichnete seröse Meningitis in der hinteren Schädelgrube; SYN: Bárány-Syndrom

He|mi|dro|sis *f, pl* **-ses** →Hemihidrose

He|mi|dys|tro|phie *f* halbseitige/einseitige Dystrophie*

He|mi|ek|tro|me|lie *f* halbseitige/einseitige Ektromelie*

He|mi|e|pi|lep|sie *f* halbseitige/einseitige Epilepsie*

he|mi|fa|zi|al *adj* nur eine Gesichtshälfte betreffend

He|mi|gas|trek|to|mie *f* operative Entfernung einer Magenhälfte

He|mi|gi|gan|tis|mus *m* Halbseitenriesenwuchs

he|mi|glos|sal *adj* nur eine Zungenhälfte betreffend; SYN: hemilingual

He|mi|glos|sek|to|mie *f* operative Entfernung/Amputation einer Zungenhälfte

He|mi|glos|si|tis *f, pl* **-ti|den** meist als Folge einer Angioneurose* oder Trophoneurose* auftretende halbseitige Zungenentzündung

h|mi|glos|si|tisch *adj* Hemiglossitis betreffend, von ihr betroffen oder gekennzeichnet

He|mi|he|pa|tek|to|mie *f* operative Entfernung der rechten oder linken Leberhälfte

He|mi|hid|ro|se *f* auf nur eine Körperhälfte beschränkte Schweißsekretion; besser definiert als halbseitige Anhidrose*; SYN: Hemihidrosis, Hemidrosis

He|mi|hid|ro|sis *f, pl* **-ses** →Hemihidrose

he|mi|hid|ro|tisch *adj* Hemihidrose betreffend, von ihr betroffen oder gekennzeichnet, durch sie bedingt

He|mi|hyp|äs|the|sie *f* einseitige/halbseitige Hypästhesie*

He|mi|hy|per|äs|the|sie *f* halbseitige/einseitige Hyperästhesie*

He|mi|hy|per|hid|ro|se *f* auf eine Körperhälfte beschränkte Steigerung der Schweißsekretion; SYN: halbseitige Hyperhidrose, einseitige Hyperhidrose, Hemihyperhidrosis

he|mi|hy|per|hid|ro|tisch *adj* Hemihyperhidrose betreffend, von ihr betroffen oder gekennzeichnet, durch sie bedingt

He|mi|hy|per|pla|sie *f* halbseitige/einseitige Hyperplasie*

He|mi|hy|per|tro|phie *f* halbseitige/einseitige Hypertrophie*; SYN: Curtius-Syndrom

He|mi|hy|po|pla|sie *f* einseitige/halbseitige Hypoplasie*

He|mi|hy|po|to|nie *f* halbseitige/einseitige Hypotonie*

He|mi|ke|pha|lie *f* →Hemicephalia

He|mi|ko|lek|to|mie *f* operative Entfernung einer Kolonhälfte; bei der **rechtsseitigen Hemikolektomie** Entfernung von aufsteigendem Kolon und rechtem Drittel des Querkolons, bei **linksseitiger Hemikolektomie** Entfernung von absteigendem Kolon und linker Hälfte des Querkolons

He|mi|kor|ti|kek|to|mie *f* operative Entfernung der Rinde einer Großhirnhälfte

He|mi|kra|nie *f* →Hemicrania

He|mi|kra|ni|ek|to|mie *f* operative Entfernung einer Schädelhälfte; SYN: Hemikraniotomie

He|mi|kra|ni|o|se *f* ätiologisch ungeklärte Hyperostose* einer Schädelhälfte

He|mi|kra|ni|o|to|mie *f* →Hemikraniektomie

He|mi|la|mi|nek|to|mie *f* halbseitige Entfernung eines oder mehrerer Wirbelbögen der Wirbelsäule

He|mi|la|ryn|gek|to|mie *f* operative Entfernung einer Kehlkopfhälfte

he|mi|la|te|ral *adj* nur eine Seite betreffend; SYN: einseitig, halbseitig, semilateral

he|mi|lin|gu|al *adj* →hemiglossal

He|mi|man|di|bu|lek|to|mie *f* operative Entfernung einer Unterkieferhälfte

He|mi|ma|xil|lek|to|mie *f* operative Entfernung einer Oberkieferhälfte

He|mi|me|lie *f* auf einen Gliedmaßenstrahl beschränkte Peromelie*

He|mi|ne|phrek|to|mie *f* operative Entfernung eines Teils einer Niere oder der Hälfte einer Verschmelzungsniere

He|mi|ne|phro|u|re|te|rek|to|mie *f* operative Entfernung der Hälfte einer Verschmelzungsniere und des Harnleiters

He|mi|pa|re|se *f* Halbseitenschwäche, leichte/unvollständige Halbseitenlähmung

he|mi|pa|re|tisch *adj* Hemiparese betreffend, von ihr betroffen oder durch sie bedingt

He|mi|par|kin|so|nis|mus *m* Parkinson-Erkrankung mit Symptomen auf nur einer Körperseite

He|mi|pel|vek|to|mie *f* Amputation eines Beines und der entsprechenden Beckenhälfte

He|mi|pha|lan|gek|to|mie *f* Teilamputation eines Finger- oder Zehenglieds

He|mi|ple|gia *f* →Hemiplegie

Hemiplegia alternans Halbseitenlähmung, bei der die gegenüberliegenden Seiten von Kopf und Körper betroffen sind; SYN: gekreuzte Hemiplegie, Hemiplegia cruciata

Hemiplegia alternans inferior bei Schädigung im Brücken- und Mittelhirnbereich auftretende Lähmung des Nervus* facialis kombiniert mit spastischer Lähmung der Gliedmaße der anderen Körperseite; SYN: Brücken-Mittelhirn-Syndrom, Gubler-Lähmung, Millard-Gubler-Syndrom

Hemiplegia cruciata →Hemiplegia alternans

He|mi|ple|gie *f* (vollständige) Halbseitenlähmung; SYN: Hemiplegia

gekreuzte Hemiplegie →Hemiplegia alternans

Hemiplegie Typ Wernicke-Mann Halbseitenlähmung mit Beugestellung des Arms und Streckstellung von Bein und Fuß; führt zum typischen Gangbild mit Kreisbewegung [Zirkumduktion] des betroffenen Beins; SYN: Wernicke-Prädilektionsparese

he|mi|ple|gisch *adj* Hemiplegie betreffend, von ihr betroffen oder durch sie bedingt

He|mi|pro|the|se *f* →Hemiarthroplastik

He|mi|py|lo|rek|to|mie *f* operative Entfernung der Hälfte der Pars pylorica des Magens

He|mi|py|o|ne|phro|se *f* einseitige Pyonephrose*
He|mi|rha|chi|schi|sis *f* unvollständige Wirbelsäulenspalte
He|mi|sphä|re *f* →Hemispherium
He|mi|sphä|rek|to|mie *f* operative Entfernung einer Kleinhirnhemisphäre
he|mi|sphä|risch *adj* halbkugelig, halbkuglig
He|mi|sphe|ri|um *nt* Hemisphäre, Halbkugel
Hemispherium cerebelli Kleinhirnhälfte, Kleinhirnhemisphäre
Hemispherium cerebri Großhirnhälfte, Endhirnhälfte, Großhirnhemisphäre, Endhirnhemisphäre
He|mi|spo|ra stel|la|ta *f* s.u. Hemisporose
He|mi|spo|ro|se *f* Schimmelpilzinfektion mit **Hemispora stellata**; ähnelt klinisch einer Sporotrichose*
He|mi|stru|mek|to|mie *f* operative Verkleinerung einer Struma*
He|mi|sys|to|lie *f* Halbseitenkontraktion des Herzmuskels
He|mi|thy|re|o|id|ek|to|mie *f* operative Entfernung einer Schilddrüsenhälfte
He|mi|ze|pha|lie *f* →Hemicephalia
he|mi|zy|got *adj* mit nur einem Gen
Hemm|kör|per|hä|mo|phi|lie *f* Hämophilie* durch Antikörper gegen Faktor VIII; SYN: Immunhemmkörperhämophilie
Hem|mungs|fehl|bil|dung *f* Fehlbildung durch Hemmung der Entwicklung
Henderson-Jones-Syndrom *nt* Chondromatose* mit multiplen gestielten Knorpelknoten; führt zu Ergussbildung und Bildung freier Gelenkkörper; SYN: Reichel-Syndrom, polytope Gelenkchondromatose
He|pad|na|vi|ren *pl* →Hepadnaviridae
He|pad|na|vi|ri|dae *pl* DNA-Viren; bekanntester Vertreter ist das Hepatitis-B-Virus*; SYN: Hepadnaviren
He|par *nt* Leber*
Hepar adiposum übermäßiger Fettgehalt der Leberzellen bei vermehrtem Fettangebot aus der Nahrung oder Störungen des Fettabbaus; SYN: Fettleber, Steatosis hepatis
Hepar crocatum Gelbfärbung und Verfettung der Leber; SYN: Safranleber
Hepar migrans →Hepar mobile
Hepar mobile Tiefstand der Leber; meist im Rahmen einer Enteroptose*; SYN: Lebersenkung, Wanderleber, Hepatoptose, Hepar migrans
He|pa|rin *nt* u.a. in den Mastzellgranula vorkommende, gerinnungshemmende Substanz, die therapeutisch als Antikoagulans Verwendung findet
He|pa|rin|ä|mie *f* Vorkommen von Heparin im Blut
He|pa|ri|no|i|de *pl* Mukopolysaccharide mit heparinartiger Wirkung
He|pa|ri|no|zy|ten *pl* Bezeichnung für die heparinhaltigen Gewebsmastzellen
He|pa|rin|re|kal|zi|fi|zie|rungs|zeit *f* globaler Gerinnungstest, der das endogene Gerinnungssystem und die Thrombozytenfunktion testet
Hepat-, hepat- *präf.* →Hepato-
He|pat|al|gie *f* Schmerzen in der Leber, Leberschmerz; SYN: Hepatodynie
He|pa|tek|to|mie *f* operative Entfernung der Leber oder eines Teils der Leber, Leberentfernung, Leberresektion
Hepatica-Porta-Fistel *f* operativ angelegte Fistel zwischen Arteria hepatica und Vena portae
Hepatiko-, hepatiko- *präf.* Wortelement mit der Bedeutung "Hepatikus/Ductus hepaticus"
He|pa|ti|ko|chol|an|gi|o|en|te|ro|sto|mie *f* operative Verbindung von Ductus* hepaticus und Dündarm; SYN: Hepatikoenterostomie
He|pa|ti|ko|chol|an|gi|o|je|ju|no|sto|mie *f* operative Verbindung von Ductus* hepaticus und Jejunum; SYN: Hepatikojejunostomie
He|pa|ti|ko|cho|le|do|cho|sto|mie *f* operative Verbindung von Ductus* hepaticus und Ductus* choledochus
He|pa|ti|ko|do|cho|to|mie *f* operative Eröffnung von Ductus* hepaticus und Ductus* choledochus
He|pa|ti|ko|du|o|de|no|sto|mie *f* operative Verbindung von Ductus* hepaticus und Duodenum
He|pa|ti|ko|en|te|ro|sto|mie *f* →Hepatikocholangioenterostomie
He|pa|ti|ko|gas|tro|sto|mie *f* operative Verbindung von Ductus* hepaticus und Magen
He|pa|ti|ko|je|ju|no|sto|mie *f* →Hepatikocholangiojejunostomie
He|pa|ti|ko|li|tho|to|mie *f* operative Eröffnung des Ductus* hepaticus und Entfernung von Gallensteinen
He|pa|ti|ko|sto|mie *f* Anlegen einer äußeren Ductus* hepaticus-Fistel zur Gallenableitung
He|pa|ti|ko|to|mie *f* operative Eröffnung des Ductus* hepaticus
He|pa|ti|sa|ti|on *f* bei Pneumonie* vorkommende leberähnliche Beschaffenheit des Lungengewebes durch Ausfüllung der Alveolen mit Exsudat; je nach der Beschaffenheit unterscheidet man **gelbe, rote** und **graue Hepatisation**
he|pa|tisch *adj* Leber/Hepar betreffend, zur Leber gehörig
He|pa|ti|tis *f, pl* **-ti|ti|den** Entzündung des Leberparenchyms; SYN: Leberentzündung, Leberparenchymentzündung
Hepatitis A durch das Hepatitis-A-Virus* hervorgerufene akute Virushepatitis [Inkubationszeit 15–45 Tage], die oft anikterisch verläuft und meist innerhalb von 4–8 Wochen ausheilt; SYN: Virushepatitis A, epidemische Hepatitis, Hepatitis epidemica
akute Hepatitis meist durch Hepatitisviren hervorgerufene akut verlaufende Leberentzündung, die durch Ikterus*, gas-

trointestinale Symptome und einen Anstieg der Serumtransaminasen gekennzeichnet ist

alkoholische Hepatitis →alkohol-toxische Hepatitis

alkohol-toxische Hepatitis durch Alkoholabusus* hervorgerufene (chronische) Leberentzündung; SYN: (chronische) Alkoholhepatitis, alkoholische Hepatitis

anästhetika-induzierte Hepatitis durch Narkosemittel hervorgerufene Leberzellschädigung [z.B. Halothanhepatitis*]

anikterische Hepatitis Hepatitis ohne klinisch manifeste Gelbsucht*

arzneimittel-induzierte Hepatitis durch Arzneimittel oder Drogen hervorgerufene Leberzellschädigung

H

autoimmune Hepatitis durch Autoantikörper* hervorgerufene Leberentzündung; SYN: Autoimmunhepatitis

Hepatitis B Virushepatitis [Erreger: Hepatitis-B-Virus*] mit langer Inkubationszeit [45–160 Tage], die vor allem durch direkten Kontakt mit Blut oder Serum übertragen wird; die klassische akute B-Hepatitis verläuft klinisch auffälliger als eine Hepatitis A, führt aber in den meisten Fällen zur Ausheilung; 5–10% der Patienten entwickeln eine chronische Hepatitis; SYN: Virushepatitis B, Serumhepatitis, Transfusionshepatitis, Inokulationshepatitis

Hepatitis C parenteral übertragene, häufigste Form der Posttransfusionshepatitis* [Erreger: Hepatitis-C-Virus*]; etwa die Hälfte der Patienten entwickelt eine mild verlaufende chronische Hepatitis; SYN: Virushepatitis C

cholestatische Hepatitis durch Gallestauung ausgelöste, oft mit starken Juckreiz einhergehende Hepatitis

chronisch-aggressive Hepatitis meist als Folge einer Virushepatitis [Hepatitis B, Non-A-Non-B-Hepatitis*] auftretende chronische Hepatitis mit typischen pathohistologischen Veränderungen [Mottenfraßnekrose*]; eine Ausheilung ist auch nach Jahren noch möglich, häufiger kommt es aber zur Entwicklung einer Leberzirrhose*

chronisch-aktive Hepatitis →chronisch-aggressive Hepatitis

chronische Hepatitis Sammelbezeichnung für chronisch verlaufende [mindestens 6 Monate] Hepatitiden unterschiedlicher Ätiologie; klinisch lassen sich zwei Hauptformen, chronisch-aggressive Hepatitis bzw. chronisch-persistierende Hepatitis, abgrenzen

chronisch-persistierende Hepatitis chronische Hepatitis auf viraler oder medikamentös-toxischer Grundlage; i.d.R. gute Ausheilungstendenz und nur selten Übergang [10%] in eine chronisch-aggressive Form

Hepatitis D durch das Hepatitis-D-Virus* hervorgerufene Virushepatitis; SYN: Deltahepatitis, Virushepatitis D

Hepatitis E früher zur Non-A-Non-B-Hepatitis* gerechnete, durch das Hepatitis-E-Virus hervorgerufene epidemische Hepatitisform; SYN: Virushepatitis E

Hepatitis epidemica →Hepatitis A

epidemische Hepatitis →Hepatitis A

fulminante Hepatitis mit massiver Parenchymschädigung [Lebernekrose*, Leberdystrophie*] einhergehende Hepatitisform viraler oder toxischer [Halothan*, Knollenblätterpilz] Genese; SYN: akute virusbedingte Lebernekrose

ikterische Hepatitis Hepatitis mit klinisch manifester Gelbsucht*

lupoide Hepatitis zu den Autoimmunkrankheiten* gehörende Sonderform der chronisch-aggressiven Hepatitis mit positivem L.E.-Phänomen und plasmazellulärem Infiltrat; SYN: Bearn-Kunkel-Slater-Syndrom, Bearn-Kunkel-Syndrom

narkose-induzierte Hepatitis durch Narkosemittel hervorgerufene Leberentzündung, z.B. Halothanhepatitis*

reaktive Hepatitis Sammelbegriff für diffuse oder herdförmige entzündliche Begleitreaktionen bei Lebererkrankungen unterschiedlicher Genese [Tumor*, Fettleber*]; SYN: Minimalhepatitis, reaktiv-unspezifische Hepatitis

reaktiv-unspezifische Hepatitis →reaktive Hepatitis

Hepatitis-A-Virus *nt* weltweit verbreitetes Heparvirus, das v.a. fäkal-oral übertragen wird

Hepatitis B surface-Antigen *nt* →Hepatitis B-Oberflächenantigen

Hepatitis-B-Virus *nt* DNA-Virus, das v.a. parenteral übertragen wird

he|pa|ti|tisch *adj* Leberentzündung/Hepatitis betreffend, von ihr betroffen oder gekennzeichnet

Hepatitis-C-Virus *nt* RNA-haltiges Flavivirus; wird v.a. parenteral übertagen

Hepatitis-Delta-Virus *nt* defektes RNA-Virus, das ein Helfervirus [Hepatitis B-Virus] benötigt; Erreger der Hepatitis* D; SYN: Deltaagens, Hepatitis-D-Virus

Hepatitis-D-Virus *nt* →Hepatitis-Delta-Virus

Hepatitis B-Oberflächenantigen *nt* auf der Oberfläche von Hepatitis B-Viren auftretendes Antigen mit Bedeutung für Diagnostik und Verlaufsbeobachtung; SYN: Australiaantigen, Hepatitis B surface-Antigen, HB_s-Antigen

Hepato-, hepato- *präf.* Wortelement mit der Bedeutung "Leber/Hepar"

he|pa|to|bi|li|är *adj* Leber und Galle oder Gallenblase betreffend oder verbindend

He|pa|to|blas|tom *nt* embryonaler Lebertumor, der auch Knochen und Osteoid enthält; SYN: Lebermischtumor

he|pa|to|bron|chi|al *adj* Leber und Bronchus betreffend oder verbindend

He|pa|to|chol|an|gi|o|du|o|de|no|sto|mie *f* operative Verbindung von Gallenwegen und Duodenum

He|pa|to|chol|an|gi|o|en|te|ro|sto|mie *f* operative Verbindung von Gallenwegen und Dünndarm; SYN: Hepatoenterostomie

He|pa|to|chol|an|gi|o|gas|tro|sto|mie *f* operative Verbindung von Gallenwegen und Magen

He|pa|to|chol|an|gi|o|je|ju|no|sto|mie *f* operative Verbindung von Gallenwegen und Jejunum

He|pa|to|chol|an|gi|o|kar|zi|nom *nt* von den Leberzellen und den Gallengängen ausgehendes Karzinom*; SYN: Cholangiohepatom

He|pa|to|chol|an|gi|o|sto|mie *f* Anlegen einer äußeren Gallenwegsfistel zur Gallenableitung

He|pa|to|chol|an|gi|tis *f, pl* **-ti|den** Entzündung von Leber und Gallengängen

he|pa|to|chol|an|gi|tisch *adj* Hepatocholangitis betreffend, von ihr betroffen oder gekennzeichnet

he|pa|to|di|a|phrag|mal *adj* Leber und Zwerchfell/Diaphragma betreffend oder verbindend; SYN: phrenikohepatisch

he|pa|to|du|o|de|nal *adj* Leber und Zwölffingerdarm/Duodenum betreffend oder verbindend

He|pa|to|dy|nie *f* →Hepatalgie

he|pa|to|en|te|ral *adj* Leber und Darm/Intestinum betreffend oder verbindend; SYN: hepatointestinal, hepatoenterisch

he|pa|to|en|te|risch *adj* →hepatoenteral

He|pa|to|en|te|ro|sto|mie *f* →Hepatocholangioenterostomie

he|pa|to|fu|gal *adj* von der Leber wegfließend oder wegführend

he|pa|to|gas|tral *adj* Leber und Magen/Gaster betreffend oder verbindend; SYN: hepatoventrikulär

he|pa|to|gen *adj* **1.** Lebergewebe bildend **2.** von der Leber ausgehend, in der Leber entstanden

He|pa|to|gra|fie *f* →Hepatographie

He|pa|to|gramm *nt* Röntgenkontrastaufnahme der Leber

He|pa|to|gra|phie *f* Röntgenkontrastdarstellung der Leber

he|pa|to|id *adj* leberähnlich, leberartig

he|pa|to|in|tes|ti|nal *adj* →hepatoenteral

he|pa|to|ju|gu|lär *adj* Leber und Jugularvene betreffend

he|pa|to|kar|di|al *adj* Leber und Herz/Cardia betreffend; SYN: kardiohepatisch

he|pa|to|ko|lisch *adj* Leber und Kolon betreffend oder verbindend

he|pa|to|len|ti|ku|lär *adj* Leber und Linsenkern/Nucleus lenticularis betreffend

he|pa|to|li|e|nal *adj* Leber und Milz/Lien betreffend oder verbindend

He|pa|to|li|e|no|gra|fie *f* →Hepatolienographie

He|pa|to|li|e|no|gra|phie *f* →Hepatosplenographie

He|pa|to|lith *m* intrahepatischer Gallenstein; SYN: Leberstein

He|pa|to|li|thek|to|mie *f* operative Entfernung von Lebersteinen; SYN: Hepatolithentfernung

He|pa|to|li|thi|a|sis *f, pl* **-ses** Vorkommen von Lebersteinen

He|pa|to|lo|gie *f* Teilgebiet der inneren Medizin, das sich mit Diagnose und Therapie von Lebererkrankungen beschäftigt

He|pa|to|ly|se *f* Leberzellzerstörung

He|pa|to|ly|sin *nt* Leberzellen-zerstörendes Zytolysin*

he|pa|to|ly|tisch *adj* Hepatolyse betreffend oder auslösend

He|pa|tom *m* (primärer) Lebertumor

malignes Hepatom von den Leberzellen ausgehendes Karzinom*; SYN: primäres Leberzellkarzinom, hepatozelluläres Karzinom, Carcinoma hepatocellulare

He|pa|to|ma|la|zie *f* Lebererweichung; SYN: Hepatomalacia

He|pa|to|me|ga|lie *f* Lebervergrößerung, Leberschwellung

He|pa|to|me|la|no|se *f* Dunkelfärbung der Leber durch Pigmenteinlagerung; SYN: Hepatomelanosis

He|pa|to|me|trie *f* Bestimmung der Lebergröße

He|pa|tom|pha|lo|ze|le *f* Nabelschnurbruch* mit Teilen der Leber im Bruchsack; SYN: Hepatoomphalos

He|pa|to|ne|phri|tis *f, pl* **-ti|den** gleichzeitige Entzündung von Leber und Niere(n)

he|pa|to|ne|phri|tisch *adj* Hepatonephritis betreffend, von ihr betroffen oder gekennzeichnet

He|pa|to|ne|phro|me|ga|lie *f* Vergrößerung/Schwellung von Leber und Niere(n)

He|pa|to|om|pha|los *m* →Hepatomphalozele

he|pa|to|pan|kre|a|tisch *adj* Leber und Bauchspeicheldrüse/Pancreas betreffend oder verbindend

He|pa|to|pa|thia *f* →Hepatopathie

Hepatopathia gravidarum von Gelbsucht geprägte Leberschädigung während der Schwangerschaft; SYN: Schwangerschaftsgelbsucht, Icterus gravidarum

He|pa|to|pa|thie *f* Lebererkrankung, Leberleiden; SYN: Hepatopathia

he|pa|to|pa|thisch *adj* leberschädigend

he|pa|to|pe|tal *adj* zur Leber hinfließend oder hinführend

He|pa|to|pe|xie *f* operative Leberfixierung, Leberanheftung

He|pa|to|phle|bi|tis *f, pl* **-ti|den** Entzündung der Lebervenen; SYN: Lebervenenentzündung

he|pa|to|phle|bi|tisch *adj* Lebervenenentzündung/Hepatophlebitis betreffend, von ihr betroffen oder gekennzeichnet

He|pa|to|phle|bo|gra|fie *f* →Hepatophlebogra-

phie
He|pa|to|phle|bo|gra|phie *f* Röntgenkontrastdarstellung der Lebervenen
He|pa|to|phos|pho|ry|la|se|man|gel *m* →Hers-Glykogenose
he|pa|to|pleu|ral *adj* Leber und Pleura oder Pleurahöhle betreffend oder verbindend
he|pa|to|por|tal *adj* Leberpforte oder Pfortader(system) betreffend
He|pa|to|pto|se *f* Tiefstand der Leber; meist im Rahmen einer Enteroptose*; SYN: Lebersenkung, Wanderleber, Hepar migrans, Hepar mobile
he|pa|to|pul|mo|nal *adj* Leber und Lunge(n)/Pulmo betreffend oder verbindend
he|pa|to|re|nal *adj* Leber und Niere/Ren betreffend oder verbindend
He|pa|tor|rha|gie *f* Leberblutung, Lebereinblutung
He|pa|tor|rha|phie *f* Lebernaht
He|pa|tor|rhe|xis *f* Leberriss, Leberruptur
He|pa|to|se *f* Bezeichnung für nicht-entzündliche Lebererkrankungen, die durch Schädigung des Parenchyms zu Funktionseinschränkungen führen; SYN: funktionelle Lebererkrankung, funktionelle Leberschädigung
He|pa|to|sko|pie *f* direkte Betrachtung der Leber, direkte Leberuntersuchung
He|pa|to|sple|ni|tis *f, pl* **-ti|den** gleichzeitige Entzündung von Leber und Milz
he|pa|to|sple|ni|tisch *adj* Hepatosplenitis betreffend, von ihr betroffen oder gekennzeichnet
He|pa|to|sple|no|gra|fie *f* →Hepatosplenographie
He|pa|to|sple|no|gra|phie *f* Röntgenkontrastdarstellung von Leber, Pfortader und Milz; SYN: Hepatolienographie, Splenoportographie
He|pa|to|sple|no|me|ga|lie *f* Vergrößerung/Schwellung von Leber und Milz; SYN: Splenohepatomegalie
He|pa|to|sple|no|pa|thie *f* kombinierte Erkrankung von Leber und Milz
He|pa|to|sto|mie *f* Anlegen einer äußeren Leberfistel
He|pa|to|the|ra|pie *f* **1.** Behandlung von Leberkrankheiten **2.** Behandlung mit Leberpräparaten
He|pa|to|to|mie *f* Durchtrennung der Leber oder von Lebergewebe, Leberschnitt
He|pa|to|tox|ä|mie *f* Autotoxikose* bei Leberversagen
He|pa|to|to|xin *nt* Lebergift, hepatotoxische Substanz
he|pa|to|to|xisch *adj* leberschädigend, leberzellschädigend
He|pa|to|to|xi|zi|tät *f* Lebergiftigkeit, Leberschädlichkeit
he|pa|to|trop *adj* auf die Leber einwirkend, Lebergewebe bevorzugend
he|pa|to|vent|ri|ku|lär *adj* →hepatogastral
He|pa|to|vi|rus *nt, pl* **-ren** Gattung der Picornaviridae*; enthält u.a. des Hepatitis-A-Virus
He|pa|to|ze|le *f* Eingeweidebruch mit Teilen der Leber im Bruchsack; SYN: Leberbruch
he|pa|to|zel|lu|lär *adj* Leberzelle(n) betreffend, von Leberzellen ausgehend
he|pa|to|ze|re|bral *adj* Leber und Gehirn/Zerebrum betreffend
He|pa|to|zyt *m* Leberzelle
Hept-, hept- *präf.* →Hepta-
Hepta-, hepta- *präf.* Wortelement mit der Bedeutung "sieben"
Hep|ta|dak|ty|lie *f* Polydaktylie* mit sieben Fingern oder Zehen
hep|ta|va|lent *adj* siebenwertig
Hep|to|se *f* Monosaccharid* mit 7 C-Atomen; SYN: C_7-Zucker
Hep|tos|u|rie *f* Heptoseausscheidung im Harn
Her|ba *f* (Heil-)Kraut
Her|bi|zi|de *nt* Unkrautvertilgungsmittel
Herbst|bei|ße *f* →Heukrätze
Herbst|krät|ze *f* →Heukrätze
Herd *m* umschriebener Krankheitsherd, Fokus
Herd|do|sis *f, pl* **-sen** die an einem (Kankheits-) Herd wirksame Energiedosis*
Herd|in|fek|ti|on *f* von einem Herd/Fokus ausgehende Infektion; SYN: Fokalinfektion
Herd|pneu|mo|nie *f* sich nicht an anatomische Grenzen haltende, herdförmige Lungenentzündung, die meist als **endobronchiale Bronchopneumonie** oder **peribronchiale Bronchopneumonie** aus einer Bronchitis* oder Tracheobronchitis* hervorgeht; SYN: lobuläre Pneumonie, Bronchopneumonie
he|re|di|tär *adj* ererbt, vererbt, erblich, erbbedingt; angeboren
He|re|di|tät *f* Erblichkeit, Vererbbarkeit
He|re|do|a|ta|xia *f* hereditäre Ataxie*; SYN: Heredoataxie
Heredoataxia spinalis autosomal-rezessive Kleinhirn-Rückenmarkerkrankung mit u.a. Ataxie*, Sensibilitätsstörungen, Spastik, Sprachstörungen; SYN: Friedreich-Ataxie, spinale/spinozerebellare Heredoataxie
He|re|do|a|ta|xie *f* Heredoataxia
spinale Heredoataxie →Heredoataxia spinalis
spinozerebellare Heredoataxie →Heredoataxia spinalis
He|re|do|de|ge|ne|ra|ti|on *f* hereditäre Degeneration*
Heredopathia atactica polyneuritiformis autosomal-rezessive Lipidstoffwechselstörung; führt zu zerebellarer Ataxie, Knochenanomalien und Schwerhörigkeit; SYN: Refsum-Syndrom
He|re|do|pa|thie *f* familiär gehäuft auftretende Krankheit; SYN: Erbleiden, Erbkrankheit
Hering-Blutdruckzügler *m* Ast des Nervus* glossopharyngeus zum Sinus caroticus; SYN: Karotissinusnerv, Ramus sinus caro-

tici nervi glossopharyngei

He|rings|wurm *m* s.u. Heringswurmkrankheit

He|rings|wurm|krank|heit *f* durch den Heringswurm **Anisakis marina** hervorgerufene Darmerkrankung mit Ausbildung eosinophiler Granulome und Abszesse; SYN: Anisakiasis

Herm|a|phro|dis|mus *m* →Hermaphroditismus

Herm|a|phro|dit *m* an Hermaphroditismus* leidender Patient; SYN: Zwitter

herm|a|phro|di|tisch *adj* Hermaphroditismus betreffend, zwittrig, zwitterhaft

Herm|a|phro|di|tis|mus *m* Entwicklungsstörung mit Merkmalen beider Geschlechter im selben Indivuum; SYN: Zwittrigkeit, Zwittertum, Hermaphrodismus

echter Hermaphroditismus →Hermaphroditismus verus

falscher Hermaphroditismus →Hermaphroditismus spurius

gonadaler Hermaphroditismus →Hermaphroditismus verus

Hermaphroditismus spurius Form der Intersexualität, bei der eine Differenz zwischen chromosomalem und gonadalem Geschlecht, sowie äußeren Genitalen und sekundären Geschlechtsmerkmalen vorliegt; SYN: Pseudohermaphroditismus, Pseudohermaphrodismus, Scheinzwittertum, falscher Hermaphroditismus

Hermaphroditismus verus Intersexualität mit Vorkommen von Hoden- und Eierstockgewebe in einem Organ oder getrennt an verschiedenen Orten; SYN: echter Hermaphroditismus, gonadaler Hermaphroditismus

Her|nia *f, pl* **-ni|ae** →Hernie

Hernia abdominalis →Hernia ventralis

Hernia acquisita erworbene Hernie, erworbener Bruch

Hernia adiposa Vorfall von Fettgewebe oder eines Fetttumors in das Unterhautgewebe; SYN: Steatozele, Fetthernie, Fettgewebshernie

Hernia carnosa entzündliche oder neoplastische Hodenschwellung; SYN: Sarkozele

Hernia cerebralis Vorfall von Hirngewebe nach außen oder durch den Tentoriumschlitz; SYN: Hirnbruch, Hirnhernie

Hernia completa Hernie, bei der Bruchsack und Bruchinhalt vollständig durch die Bruchpforte getreten sind; SYN: kompletter/vollständiger Bruch

Hernia congenita angeborene/kongenitale Hernie

Hernia cordis →Kardiozele

Hernia cruralis →Hernia femoralis

Hernia diaphragmatica Hernie durch eine (anatomische) Lücke im Zwerchfell; SYN: Zwerchfellhernie

Hernia disci intervertebralis hernienartiger Vorfall des Bandscheibenkerns [Nucleus* pulposus]; die klinische Symptomatik hängt von Größe und Lokalisation des Prolaps ab; SYN: Bandscheibenvorfall, Bandscheibenprolaps, Bandscheibenhernie, Nucleus-pulposus-Hernie

Hernia duodenojejunalis innere Hernie durch die Plica* duodenojejunalis; SYN: Treitz-Hernie

Hernia encystica erworbener Leistenbruch* in einen abgeschlossenen Teil des Processus vaginalis peritonei; SYN: Hernia encystica

Hernia epigastrica über dem Nabel liegende mittlere Bauchwandhernie; SYN: epigastrische Hernie, Epigastrozele

Hernia externa nach außen tretende Hernie; SYN: äußere Hernie

Hernia femoralis Eingeweidehernie mit der Lacuna* vasorum als Bruchpforte; SYN: Schenkelhernie, Schenkelbruch, Merozele, Hernia cruralis

Hernia femoralis pectinea Schenkelhernie* mit dem Canalis* femoralis als Bruchpforte; SYN: Cloquet-Hernie

Hernia funiculi umbilicalis durch eine Verschlussstörung der Bauchwand verursachter Bruch, der Darmteile und Leber in einer Hülle von Amnionepithel enthält; evtl. kombiniert mit anderen Fehlbildungen; SYN: Omphalozele, Nabelschnurbruch, Exomphalos, Exomphalozele

Hernia incarcerata in der Bruchpforte eingeklemmter Bruch, der manuell nicht reponiert werden kann; SYN: inkarzerierte/eingeklemmte Hernie

Hernia incompleta Hernie, bei der Bruchsack und Bruchinhalt nicht vollständig durch die Bruchpforte getreten sind; SYN: unvollständiger Bruch, inkomplette Hernie

Hernia inguinalis angeborener oder erworbener Eingeweidebruch durch den inneren oder äußeren Leistenring; SYN: Leistenbruch, Leistenhernie

Hernia inguinalis acquisita erworbener Leistenbruch

Hernia inguinalis congenita angeborener Leistenbruch

Hernia inguinalis directa durch den inneren/medialen Leistenring austretender Leistenbruch; SYN: direkter/innerer/gerader Leistenbruch, Hernia inguinalis interna/medialis

Hernia inguinalis externa →Hernia inguinalis indirecta

Hernia inguinalis indirecta durch den äußeren/lateralen Leistenring austretender Leistenbruch; SYN: äußerer/indirekter/seitlicher/schräger Leistenbruch, Hernia inguinalis externa/lateralis/obliqua

Hernia inguinalis interna →Hernia inguinalis directa

Hernia inguinalis lateralis →Hernia inguinalis indirecta

Hernia inguinalis medialis →Hernia inguinalis directa

Hernia inguinalis obliqua →Hernia inguinalis indirecta

Hernia interna innerhalb der Bauchhöhle liegende Hernie; SYN: innere Hernie

Hernia ischiadica Eingeweidebruch mit Foramen ischiadicum majus oder minus als Bruchpforte; SYN: Beckenhernie, Ischiozele

Hernia ischiorectalis →Hernia perinealis

Hernia labialis Leistenbruch mit Vorfall in die großen Schamlippen

Hernia labialis posterior Leistenbruch mit Vorfall in den hinteren Teil der großen Schamlippen; SYN: Hernia vaginolabialis

Hernia lentis Vorfall der Linse durch einen Defekt von Hornhaut oder Sklera; SYN: Linsenvorfall, Phakozele, Lentozele

Hernia lumbalis Eingeweidebruch im Lendenbereich; SYN: Lendenbruch

Hernia mesentericoparietalis innere Hernie in Ausstülpungen des Bauchfells

Hernia obturatoria Hernie durch das Foramen obturatorium; SYN: Obturatorhernie

Hernia omentalis 1. innere Hernie durch Lücken im Bauchnetz **2.** →Epiplozele

Hernia ovarialis Eingeweidebruch mit Eierstock im Bruchsack; SYN: Ovariozele

Hernia perinealis angeborener oder erworbener Bruch von Baucheingeweide durch den Damm; SYN: Dammbruch, Hernia ischiorectalis

Hernia rectalis sich in das Rektum vorwölbender Dammbruch; SYN: Rektozele, Proktozele, Mastdarmbruch

Hernia scrotalis bis in den Hodensack reichender Leistenbruch; SYN: Hodenbruch, Skrotalhernie

Hernia sicca Hernie ohne Bruchwasser

Hernia spuria kompletter oder teilweiser Eingeweidevorfall ohne Bruchsack; SYN: Pseudohernie, Scheinbruch

Hernia synovialis Vorfall der Membrana* synovialis durch eine Lücke in der Gelenkkapsel; SYN: Birkett-Hernie

Hernia tonsillaris Verdängung der Kleinhirntonsillen durch das Foramen* magnum bei raumfordernden Prozessen in der Schädelhöhle

Hernia umbilicalis angeborener oder erworbener Bauchwandbruch durch den Nabelring; SYN: Nabelbruch, Exomphalos, Umbilikalhernie, Exomphalozele

Hernia uterina Eingeweidebruch mit Teilen der Gebärmutter im Bruchsack; SYN: Hysterozele

Hernia vaginalis Dammbruch in Richtung zur Scheide; SYN: Scheidenbruch, Kolpozele

Hernia vaginolabialis →Hernia labialis posterior

Hernia varicosa hochgradige Erweiterung und Schlängelung des Plexus* pampiniformis; SYN: Krampfaderbruch, Cirsozele, Cirsocele, Varikozele

Hernia ventralis Eingeweidebruch der Bauchwand; je nach Lokalisation unterscheidet man **mediane** oder **mittlere Bauchwandhernie** [Bruchpforte im Bereich der Linea alba] oder **seitliche Bauchwandhernie** [zwischen Linea semilunaris und Rektusscheide]; SYN: Bauchwandhernie, Bauchwandbruch, Bauchhernie, Bauchbruch, Laparozele, Hernia abdominalis

Her|ni|a|ti|on *f* Ausbildung einer Hernie; SYN: Hernienbildung, Bruchbildung

Her|nie *f* Verlagerung von Bauchorganen [**Bruchinhalt**] in eine sackartige Ausstülpung des Bauchfells [**Bruchsack**], die ganz oder teilweise durch eine angeborene oder erworbene Lücke in der Bauchwand [**Bruchpforte**] hervortritt; SYN: Bruch, Hernia; Eingeweidebruch

äußere Hernie →Hernia externa

eingeklemmte Hernie →Hernia incarcerata

epigastrische Hernie →Hernia epigastrica

inkarzerierte Hernie →Hernia incarcerata

inkomplette Hernie →Hernia incompleta

innere Hernie →Hernia interna

paraösophageale Hernie →paraösophageale Hiatushernie

reponible Hernie manuell reponierbare Hernie, reponierbare Hernie

retrozäkale Hernie hinter dem Zäkum liegende innere Hernie; SYN: Rieux-Hernie

Her|ni|en|bil|dung *f* Ausbildung einer Hernie; SYN: Herniation, Bruchbildung

Her|ni|en|plas|tik *f* →Hernioplastik

Hernio-, hernio- *präf.* Wortelement mit der Bedeutung "Bruch/Hernie"

Her|ni|o|la|pa|ro|to|mie *f* Bruchoperation mit Eröffnung des Bauchraums

Her|ni|o|plas|tik *f* Bruchoperation mit Deckung der Bruchpforte; SYN: Hernienplastik

Her|ni|o|to|mie *f* Bruchoperation, Hernienoperation

Herniotomie nach Bassini Leistenbruchoperation mit Verstärkung der Hinterwand des Leistenkanals

He|ro|in *nt* halbsynthetisches Morphinderivat mit starker Wirkung und großem Abhängigkeitspotential; SYN: Diacetylmorphin, Diamorphin

Her|pan|gi|na *f* durch **Coxsackievirus A** verursachte fieberhafte Entzündung des Rachens mit Bläschenbildung; SYN: Zahorsky-Syndrom, Angina herpetica

Her|pes *m* Hautausschlag mit Bläschenbildung; heute meist gleichgesetzt mit Herpes* simplex

Herpes corneae →Herpeskeratitis

Herpes febrilis →Herpes labialis

Herpes genitalis Haut-Schleimhautinfektion des Genitaltraktes durch Herpes-simplex-Virus Typ II; wird primär durch Geschlechtsverkehr übertragen

Herpes gestationis in der zweiten Schwangerschaftshälfte auftretende Autoimmunkrankheit mit Blasenbildung, die zu Früh- oder Totgeburt führen kann; SYN: Pemphigus gravidarum

Herpes labialis Herpes* simplex der Lippen; SYN: Fieberbläschen, Herpes febrilis

Herpes menstrualis Herpes* simplex während der Monatsblutung

Herpes simplex durch das Herpes-simplex-Virus* ausgelöste Infektionskrankheit, die lokalsiert [Lippen, Genitalbereich] oder generalisiert auftreten kann; lokale Herpes simplex-Fälle neigen zu Rezidiven, die durch körperliche [Menstruation, fiebrige Infekte] oder psychische Belastungen ausgelöst werden; bei Patienten mit geschwächter Abwehrlage [HIV-Infektion, Leukämien, Immunsuppression] kann es zu schwersten Verläufen und Sepsis kommen

Herpes zoster akute, schmerzhafte Erkrankung durch ein Rezidiv einer vorausgegangenen Infektion [Windpocken*] mit dem Varicella-Zoster-Virus*; meist gürtelförmige Ausbreitung im Versorgungsgebiet eines Spinalnervens; SYN: Gürtelrose, Zoster, Zona

Herpes zoster ophthalmicus Herpes zoster des Nervus* ophthalmicus mit halbseitigen Kopfschmerzen, Lidödem und evtl. Hornhautbeteiligung [Herpeskeratitis*, Herpeskeratokonjunktivitis*]; SYN: Zoster ophthalmicus

Herpes zoster oticus schmerzhafte Gürtelrose* mit besonderer Beteiligung der Ohrmuschel, des äußeren Gehörgangs und des Innenohr; kann zu Schwerhörigkeit oder Ertaubung führen; SYN: Genikulatumneuralgie, Ramsay Hunt-Syndrom, Neuralgia geniculata, Zoster oticus

Her|pes|en|ze|pha|li|tis *f, pl* **-ti|den** durch das Herpes-simplex-Virus* hervorgerufene, rasch progrediente Virusenzephalitis* mit schlechter Prognose; SYN: Herpes-simplex-Enzephalitis, HSV-Enzephalitis

Her|pes|gin|gi|vi|tis *f, pl* **-ti|den** hauptsächlich die Mundschleimhaut betreffende Form des Herpes* simplex

Her|pes|ke|ra|ti|tis *f, pl* **-ti|ti|den** meist einseitige herpetische Infektion der Hornhaut, die als oberflächliche Form [Keratitis* dendrica] oder als tiefe Form [Keratitis* interstitialis herpetica; Keratitis* disciformis] verläuft; SYN: Herpes corneae (simplex)

Her|pes|ke|ra|to|kon|junk|ti|vi|tis *f, pl* **-ti|den** zu Rezidiven neigende herpetische Entzündung von Bindehaut und Hornhaut mit oberflächlicher [Keratitis* dendrica] und tiefer Form [Keratitis* interstitialis herpetica; Keratitis* disciformis]; SYN: herpetische Keratokonjunktivitis, Keratoconjunctivitis herpetica

Her|pes|me|nin|go|en|ze|pha|li|tis *f, pl* **-ti|den** schwere, rasch progredient verlaufende hämorrhagische Meningoenzephalitis* mit schlechter Prognose; SYN: Herpesmeningoenzephalitis, Meningoencephalitis herpetica

Herpes-simplex-Enzephalitis *f* →Herpesenzephalitis

Herpes-simplex-Keratitis *f* häufig rezidivierende, oberflächliche Form der Herpeskeratitis*, die klinisch durch graue Epithelflecken [Keratitis superficialis punctata] oder geweihartige verzweigte Effloreszenzen [Keratitis dendrica] imponiert; häufigste Ursache für Hornhautvernarbung mit Sehstörungen; SYN: Furchenkeratitis, Gitterkeratitis, Keratitis dendrica, Keratitis superficialis punctata

H

Herpes-simplex-Virus *nt* in zwei Typen vorkommendes DNA-Virus mit weltweiter Verbreitung; SYN: Herpesvirus hominis

venerisches Herpes-simplex-Virus →Herpes-simplex-Virus Typ II

Herpes-simplex-Virus Typ I Erreger von Herpes* labialis und generalisierten Herpesinfektionen; wird meist durch Tröpfchen oder Schmierinfektion übertragen; SYN: HSV-Typ I, orales Herpes-simplex-Virus, labiales Herpes-simplex-Virus

Herpes-simplex-Virus Typ II meist durch Geschlechtsverkehr übertragener Erreger von Herpes* genitalis und Infektionen des Darms; SYN: HSV-Typ II, genitales Herpes-simplex-Virus, venerisches Herpes-simplex-Virus

labiales Herpes-simplex-Virus →Herpes-simplex-Virus Typ I

orales Herpes-simplex-Virus →Herpes-simplex-Virus Typ I

Her|pes|vi|ren *pl* →Herpesviridae

Her|pes|vi|ri|dae *pl* weltweit verbreitete DNA-Viren, zu denen u.a. Herpes-simplex-Virus, Varicella-Zoster-Virus gehören; SYN: Herpesviren

Her|pes|vi|rus ho|mi|nis *nt* →Herpes-simplex-Virus

Her|pes|vi|rus, humanes Typ 4 *nt* zu den Herpesviridae* gehörendes DNA-Virus; Erreger der Mononucleosis* infectiosa und lymphoproliferativer Erkrankungen; Kofaktor bei der Entstehung des Burkitt*-Lymphoms; SYN: EB-Virus, Epstein-Barr-Virus

Her|pes|vi|rus su|is *nt* Erreger der Pseudowut*

Her|pes|vi|rus va|ri|cel|lae *nt* DNA-Virus; Erreger der Windpocken* [Varicella] und der Gürtelrose* [Zoster]; SYN: Varicella-Zoster-Virus, Herpes-zoster-Virus

Herpes-zoster-Virus *nt* →Herpesvirus varicellae

her|pe|ti|form *adj* herpesähnlich, herpesartig

her|pe|tisch *adj* Herpes betreffend, mit Herpes einhergehend; Herpesviren betreffend, durch sie verursacht

her|pe|to|phob *adj* Herpetophobie betreffend, durch sie gekennzeichnet

Her|pe|to|pho|bie *f* krankhafte Angst vor Reptilien oder Amphibien

Herpin-Janz-Syndrom *nt* v.a. bei Jugendlichen vorkommende Petit-mal-Form mit plötzlich einschießenden Muskelzuckungen; SYN: Impulsiv-petit-mal, juvenile myoklonische Epilepsie

Herrick-Syndrom *nt* →Sichelzellenanämie

Hers-Erkrankung *f* →Hers-Glykogenose

Hers-Glykogenose *f* relativ gutartiger, autosomal-rezessiver Mangel an Leberphosphorylase, der zur Anreicherung von normalem Glykogen in der Leber führt; dadurch kommt es zu Hepatomegalie* und Hypoglykämie*; SYN: Hers-Erkrankung, Hers-Syndrom, Hepatophosphorylasemangel, Leberphosphorylaseinsuffizienz, Glykogenose Typ VI

Herter-Heubner-Syndrom *nt* →Heubner-Herter-Krankheit

Hertz *nt* Einheit der Frequenz

Herz *nt* aus vier Kammern [rechter und linker Vorhof, rechter und linker Ventrikel] bestehendes muskulöses Hohlorgan; Zentralorgan des Kreislaufs, das sauerstoffreiches Blut über die Arterien in die Gewebe und Organe pumpt

Herz|a|my|lo|i|do|se *f* zu Kardiomyopathie* und chronischer Herzinsuffizienz* führende, idiopathische oder hereditäre Amyloidose*; SYN: Herzmuskelamyloidose, Myokardamyloidose

Herz|an|eu|rys|ma *nt* Aussackung der Herzwand; SYN: Herzwandaneurysma

Herz|angst *f* krankhafte Angst vor einem Herzanfall durch eine bestehende oder angenommene Herzerkrankung; SYN: Herzphobie, Kardiophobie

Herz|angst|syn|drom *nt* klinischer Symptomenkomplex [Schwindelgefühl, starkes Herzklopfen, Übelkeit, Beklemmungsgefühl, Todesangst] als Ausdruck einer Herzangst

Herz|asth|ma *nt* meist in der Nacht auftretende Atemnot durch eine Lungenstauung bei Linksherzinsuffizienz; SYN: Asthma cardiale

Herz|aus|kul|ta|ti|on *f* Auskultation der Herztöne und -geräusche

Herz|au|to|ma|tis|mus *m* Automatie der Herzerregung und des -rhythmus

Herz|ba|sis *f* Basis cordis

Herz|beu|tel *m* Perikard*

Herz|beu|tel|ent|zün|dung *f* →Pericarditis

Herz|beu|tel|kar|zi|no|se *f* zu (hämorrhagischem) Erguss und evtl. Herzbeuteltamponade führende Karzinose* des Herzbeutels; SYN: Perikardkarzinose

Herz|beu|tel|tam|po|na|de *f* Auffüllung des Herzbeutels mit Blut oder Exsudat; führt zur Einschränkung der Beweglichkeit der Muskulatur; SYN: Perikardtamponade

Herz|beu|tel|was|ser|sucht *f* →Hydroperikard

Herz|block *m* Störung oder Unterbrechung der normalen Erregungsleitung des Herzens; SYN: Block, kardialer Block

Herz|bräu|ne *f* →Angina pectoris

Herz|bu|ckel *m* Vorwölbung der Brustwand bei Hypertrophie* des Herzens

Herz|de|kom|pen|sa|ti|on *f* →dekompensierte Herzinsuffizienz

Herz|di|la|ta|ti|on *f* Erweiterung der Herzinnenräume

Herz|ent|zün|dung *f* →Carditis

Herz|er|kran|kung, koronare *f* Oberbegriff für alle Formen der Koronarinsuffizienz*, die auf einer stenosierenden Einengung der Koronargefäße beruhen [Angina* pectoris, Herzinfarkt*, Linksherzinsuffizienz*]; SYN: koronare Herzkrankheit, degenerative Koronarerkrankung, stenosierende Koronarsklerose

Herz|feh|ler *m* Oberbegriff für angeborene oder erworbene Fehlbildungen des Herzens oder der Herzklappen; SYN: Vitium cordis, Herzvitium

Herz|feh|ler|zel|len *pl* bei herzbedingter Lungenstauung im Sputum auftretende, mit Hämosiderin beladene Alveolarmakrophagen; SYN: Siderophagen

Herz|fi|bro|se *f* →Herzmuskelsklerose

Herz|fre|quenz *f* Zahl der Herzschläge pro Minute; entspricht normalerweise der Pulsrate; SYN: Herzschlagfrequenz

Herz|ge|räu|sche *pl* zwischen den Herztönen* auftretende Geräusche, die durch Strömungsturbulenzen des Blutes verursacht werden; nach dem Zeitpunkt des Auftretens unterscheidet man **diastolische, frühdiastolische, holosystolische** oder **pansystolische, prädiastolische, spät-diastolische** und **systolische Herzgeräusche**

Herz|gly|ko|si|de *pl* aus Digitalis*-Arten und anderen Pflanzen gewonnene Glykoside, die die Kontraktionskraft des Herzens erhöhen; SYN: Digitalisglykoside

Herz|hy|per|tro|phie *f* Dickenzunahme der Herzmuskulatur; SYN: Herzmuskelhypertrophie

Herz|in|dex *m, pl* **-di|ces** Herzminutenvolumen pro Quadratmeter Körperoberfläche; SYN: Cardiac index

Herz|in|farkt *m* →Myokardinfarkt

Herz|in|suf|fi|zi|enz *f* Unfähigkeit des Herzens, eine ausreichenede Leistung zu vollbringen; die Insuffizienz kann auf bestimmte Teile der Herzens beschränkt sein [**Linksherzinsuffizienz, Rechtsherzinsuffizienz**] oder das ganze Herz betreffen [**Globalinsuffizienz, globale Herzinsuffizienz**]; nach der Schwere der Insuffizienz unterscheidet man **Belastungsinsuffizienz** und **Ruheinsuffizienz**; wenn die Kompensationsmechanismen des Körpers erschöpft sind, kommt es zum klinischen Bild der **dekompensierten Herzinsuffizienz**; SYN: Herzversagen, Herzmuskelschwäche, Myokardinsuffizienz, Insufficientia cordis

Herz|ja|gen *nt* →Tachykardie

Herz|ka|the|te|ri|sie|rung *f* Einführung eines dünnen Katheters in die Herzhöhlen nach Punktion einer Vene [**Rechtsherzkatheter**] oder Arterie [**Linksherzkatheter**] zur direkten Druckmessung, Probenentnahme, Kontratsmittelinjektion usw.

Herz|klap|pen *pl* klappenförmige Strukturen an den Öffnungen zwischen den Vorhöfen und Kammern und an den Ausgängen der Kammern in die großen Gefäße

Herz|klap|pen|an|eu|rys|ma *nt* sackartige Vorwölbung an den Herzklappen bei Entzündung oder Degeneration

Herz|klap|pen|ent|zün|dung *f* →Endocarditis valvularis

Herz|klap|pen|er|satz *m* →Herzklappenprothese

Herz|klap|pen|feh|ler *m* angeborene oder erworbene Fehlbildung einer Herzklappe, die zu Verschlussunfähigkeit [**Herzklappeninsuffizienz**] oder Verengung [**Herzklappenstenose**] führen kann; SYN: Klappenfehler

Herz|klap|pen|in|suf|fi|zi|enz *f* s.u. Herzklappenfehler

Herz|klap|pen|pro|the|se *f* aus alloplastischem oder biologischem Material hergestellte künstliche Herzklappe; SYN: Herzklappenersatz

Herz|klap|pen|skle|ro|se *f* zu Herzklappeninsuffizienz* führende fibrotische Verdickung; am häufigsten wird die Mitralklappe* befallen; SYN: Klappensklerose

Herz|klap|pen|ste|no|se *f* zu einer Einengung des Öffnungsdurchmessers führende Herzklappenerkrankung; kann angeboren oder erworben [Herzklappenentzündung*] sein; bei einer **relativen** oder **funktionellen Herzklappenstenose** liegt ein Missverhältnis von Durchflussvolumen und Öffnungsdurchmesser einer gesunden Herzklappe vor; SYN: Klappenstenose

Herz|klop|fen *nt* verstärkte und beschleunigte Herzaktion, die als unangenehm empfunden wird; SYN: Palpitation, Kardioplamus, Palpitatio cordis

Herz|kon|tu|si|on *f* →Herzprellung

Herz|krank|heit, koronare *f* Oberbegriff für alle Formen der Koronarinsuffizienz*, die auf einer stenosierenden Einengung der Koronargefäße beruhen [Angina* pectoris, Herzinfarkt*, Linksherzinsuffizienz*]; SYN: koronare Herzerkrankung, stenosierende Koronarsklerose, degenerative Koronarerkrankung

Herz|kranz|ar|te|rie *f* →Herzkranzgefäß

linke Herzkranzarterie die linke Kammer und Teile des Kammerseptums und der rechten Kammer versorgende Koronararterie; SYN: linke Kranzarterie, Arteria coronaria sinistra

rechte Herzkranzarterie die rechte Kammer und Teile des Kammerseptums und der linken Kammer versorgende Koronararterie; SYN: rechte Kranzarterie, Arteria coronaria dextra

Herz|kranz|fur|che *f* Furche an der Vorhof-Kammer-Grenze, in der die Herzkranzgefäße verlaufen; SYN: Kranzfurche, Sulcus coronarius

Herz|kranz|ge|fäß *nt* die Herzmuskulatur versorgendes Arterie; SYN: Herzkranzarterie, Kranzarterie, Kranzgefäß, Koronararterie, Koronarie, Arteria coronaria

Herz-Kreislauf-Kollaps *m* durch eine vorübergehende Kreislaufinsuffizienz ausgelöster Kollaps; SYN: kardiovaskulärer Kollaps, Kreislaufkollaps

Herz-Kreislauf-Stillstand *m* Zustand, bei dem keine Blutzirkulation stattfindet; kann durch einen Herzstillstand [Asystolie], aber auch Kammerflimmern* bedingt sein; SYN: Kreislaufstillstand

Herz-Lungen-Wiederbelebung *f* Wiederbelebung bei Herz-Kreislauf-Stillstand*; SYN: kardiorespiratorische Reanimation, kardiopulmonale Reanimation

Herz|mas|sa|ge *m* rhythmische Kompression des Herzens zur Aufrechterhaltung oder Wiederherstellung eines Blutkreislaufs; entweder durch Druck auf die Brustwand [**extrathorakale Herzmassage**] oder durch direkte Kompression [**intrathorakale Herzmassage**] nach Eröffnung des Brustkorbs

Herz|mi|nu|ten|vo|lu|men *nt* pro Minute ausgeworfenes Blutvolumen; SYN: Minutenvolumen

Herz|mus|kel|a|myl|o|i|do|se *f* →Herzamyloidose

Herz|mus|kel|ent|zün|dung *f* →Myokarditis

Herz|mus|kel|fi|bro|se *f* →Herzmuskelsklerose

Herz|mus|kel|hy|per|tro|phie *f* →Herzhypertrophie

Herz|mus|kel|in|farkt *m* →Myokardinfarkt

Herz|mus|kel|ne|kro|se *f* i.d.R. lokalisierte Nekrose* des Herzmuskels; meist als ischämische Nekrose* bei einem Myokardinfarkt*; SYN: Herznekrose, Myokardnekrose

Herz|mus|kel|schwä|che *f* →Herzinsuffizienz

Herz|mus|kel|si|de|ro|se *f* durch Eisenablagerung im Rahmen einer Siderose* hervorgerufene Erkrankung; führt zu Kardiomyopathie* und Herzinsuffizienz*; SYN: Myokardsiderose

Herz|mus|kel|skle|ro|se *f* zu Herzinsuffizienz* führende Fibrose* und Verhärtung des Herzmuskelgewebes; SYN: Herzmuskelsklerose, Herzmuskelfibrose, Herzfibrose, Myokardfibrose, Kardiosklerose, Myofibrosis cordis

Herz|mus|kel|typ *m* s.u. Creatinkinase

Herz|mus|ku|la|tur *nt* Muskelschicht der Herzwand; ist im linken Ventrikel besonders stark ausgeprägt; SYN: Myokard, Myocardium

Herz|ne|kro|se *f* →Herzmuskelnekrose

Herz|neu|ro|se *f* zu den Organneurosen* gehörendes Krankheitsbild mit belastungsunabhängigen kardialen Symptomen, kombiniert mit Ängstlichkeit und Selbstunsicherheit

Herz|ohr *nt* Auricula atrii

Herz|pho|bie *f* **1.** →Herzangst **2.** →Herzangstsyndrom

Herz|po|lyp *m* dem Endokard* aufsitzender organisierter Thrombus*

Herz|prel|lung *f* durch stumpfe Gewalteinwirkung auf die Brustwand verursachte Herzschädigung; SYN: Herzkontusion, Contusio cordis

H

Herz|rhyth|mus|stö|rung *f* Störung des normalen Herzrythmus; SYN: Arrhythmia, Arhythmie, Arrhythmie

Herz|rup|tur *f* Riss der Herzwand druch Trauma oder bei ausgedehntem Myokardinfarkt*

herz|schä|di|gend *adj* kardiotoxisch

Herz|schlag *m* **1.** Herzaktion **2.** plötzlicher Herztod

Herz|schlag|fre|quenz *f* →Herzfrequenz

Herz|schlag|vo|lu|men *nt* das pro Herzschlag ausgestoßene Blutvolumen; SYN: Schlagvolumen

Herz|schritt|ma|cher *m* **1.** der Sinusknoten* im Herzvorhof **2.** Gerät zur künstlichen Anregung des Herzmuskels; SYN: künstlicher Herzschrittmacher, Schrittmacher, Pacemaker

bedarfsgesteuerter Herzschrittmacher Herzschrittmacher, der über die Herzstromkurve gesteuert wird und nur bei Bedarf einspringt; man unterscheidet dabei **kammergesteuerte** und **vorhofgesteuerte Herzschrittmacher**; SYN: Bedarfsschrittmacher

festfrequenter Herzschrittmacher →frequenzstabiler Herzschrittmacher

frequenzstabiler Herzschrittmacher kaum noch verwendeter Herzschrittmacher mit konstanter Frequenz; SYN: festfrequenter/starrfrequenter Herzschrittmacher, Festfrequenzschrittmacher

kammergesteuerte Herzschrittmacher s.u. bedarfsgesteuerter Herzschrittmacher

künstlicher Herzschrittmacher s.u. Herzschrittmacher

starrfrequenter Herzschrittmacher →frequenzstabiler Herzschrittmacher

vorhofgesteuerte Herzschrittmacher s.u. bedarfsgesteuerter Herzschrittmacher

Herz|schwie|le *f* Herzmuskelnarbe nach Gewebezerstörung [Herzinfarkt]

Herz|sen|kung *f* Herztiefstand; meist in Verbindung mit einer Enteroptose*; SYN: Wanderherz, Kardioptose

Herz|sep|tum *nt* die beiden Herzkammern bzw. -vorhöfe trennendes Septum

Herz|skle|ro|se *f* →Herzmuskelsklerose

Herz|so|no|gra|fie *f* →Herzsonographie

Herz|so|no|gra|phie *f* Ultraschalluntersuchung des Herzens; SYN: Echokardiographie

Herz|spit|zen|stoß *f* über der Herzspitze fühlbares Anstoßen des Herzens an die Brustwand; SYN: Herzstoß, Spitzenstoß

herz|stär|kend *adj* kardiotonisch

Herz|still|stand *m* durch Ausbleiben der Herzmuskelkontraktion ausgelöster Herz-Kreislaufstillstand; SYN: Asystolie

Herz|stol|pern *nt* vom Patienten empfundene Rhythmusunregelmäßigkeit

Herz|stoß *m* →Herzspitzenstoß

Herz|strom|kur|ve *f* bei der Elektrokardiographie* gewonnene Aufzeichnung; SYN: Elektrokardiogramm

Herz|throm|bo|se *f* Thrombusbildung im Herzen

Herz|tod *m* Tod durch Herzstillstand

akuter Herztod innerhalb weniger Sekunden eintretender Herztod; SYN: Sekundentod, Herzschlag

Herz|tö|ne *pl* physiologisch auftretende Töne, die durch Bewegung des Muskels und der Klappen entstehen

3. Herz|ton|ga|lopp *m* Galopprhythmus mit kräftigem 3. Herzton am Anfang der Diastole*; SYN: protodiastolischer Galopp, diastolischer Galopp, Ventrikelgalopp, Dritter-Ton-Galopp

Herz|tra|be|kel *pl* netzförmige Muskelbälkchen an der Innenfläche der Herzkammern; SYN: Trabeculae carneae cordis

Herz|trans|plan|ta|ti|on *f* Ersatz eines erkrankten Herzens durch das Herz eines verstorbenen Spenders; man unterscheidet **orthotope Herztransplantation** [Einpflanzung am selben Ort] und **heterotope Herztransplantation** [Einpflanzung an anderer Stelle]; SYN: Herzverpflanzung

Herz|ver|pflan|zung *f* →Herztransplantation

Herz|ver|sa|gen *nt* →Herzinsuffizienz

Herz|vi|ti|um *nt, pl* **-tia** →Herzfehler

Herz|wand|an|eu|rys|ma *nt* →Herzaneurysma

Herz|wie|der|be|le|bung *f* Wiederbelebung bei Herzstillstand; SYN: kardiale Reanimation

Herz|wir|bel *m* wirbelförmige Anordnung der Herzmuskelfasern über der Herzspitze; SYN: Vortex cordis

Herz|wurm *m* bei Hunden, Katzen und Füchsen in der Herzmuskulatur gefundener Parasit, der selten auf den Menschen überträgen wird; SYN: Dirofilaria immitis

Herz|zeit|vo|lu|men *nt* ausgestoßenes Blutvolumen pro Zeiteinheit

Herz|zy|klus *m* der sich rhythmisch wiederholende Vorgang von Muskelkontraktion [Systole] und Muskelerschlaffung [Diasto-

le]; SYN: Herzaktion, Herzschlag
Hesselbach-Hernie *f* seitliche Schenkelhernie* durch die Lacuna* musculorum; SYN: Cooper-Hernie
Heter-, heter- *präf.* →Hetero-
Hetero-, hetero- *präf.* Wortelement mit der Bedeutung "anders/verschieden"
He|te|ro|an|ti|kör|per *m* Antikörper gegen ein artfremdes Antigen*; SYN: Xenoantikörper, heterogener/xenogener Antikörper
he|te|ro|blas|tisch *adj* von mehreren Geweben abstammend
he|te|ro|chrom *adj* verschiedenfarbig, heterochromatisch
He|te|ro|chro|ma|tin *nt* stark kondensiertes Chromatin*, das in allen Mitosephasen anfärbbar ist
he|te|ro|chro|ma|tisch *adj* verschiedenfarbig, heterochrom
He|te|ro|chro|ma|to|se *f* unterschiedliche Färbung von i.d.R. gleichfarbigen Strukturen; SYN: Heterochromie
He|te|ro|chro|mia *f* unterschiedliche Färbung der Regenbogenhaut des Auges; tritt als primäre [z.B. Heterochromiezyklitis Fuchs] oder sekundäre Form [Siderose*, metallene Fremdkörper] auf; SYN: Heterochromie
He|te|ro|chro|mie *f* **1.** unterschiedliche Färbung von i.d.R. gleichfarbigen Strukturen; SYN: Heterochromatose **2.** Vorkommen verschiedener Haarfärbungen bei einer Person, z.B. Farbunterschiede zwischen Kopf- und Barthaaren; SYN: Heterochromatose, Heterotrichosis **3.** unterschiedliche Färbung der Regenbogenhaut des Auges; tritt als primäre [z.B. Heterochromiezyklitis Fuchs] oder sekundäre Form [Siderose*, metallene Fremdkörper] auf; SYN: Heterochromia
He|te|ro|chro|mie|zy|kli|tis Fuchs *f* embryonale Entwicklungsstörung mit Farbunterschieden der Hornhaut [Heterochromie*] und Entzündungszeichen des Ziliarkörpers [Zyklitis*]; SYN: heterochrome Zyklitis
He|te|ro|chro|mo|so|men *pl* →Heterosomen
he|te|ro|chron *adj* zeitlich versetzt oder verschoben
He|te|ro|chro|nie *f* zeitliche Verschiebung eines Vorgangs
he|te|ro|dont *adj* Heterodontie betreffend; SYN: anisodont
He|te|ro|don|tie *f* Gebiss mit unterschiedlich großen Zähnen; SYN: Anisodontie
he|te|ro|drom *adj* in entgegengesetzter Richtung (ablaufend)
he|te|ro|e|zisch *adj* (*biolog.*) wirtswechselnd; SYN: heterözisch
he|te|ro|gam *adj* Heterogamie betreffend; SYN: anisogam
He|te|ro|ga|met *m* ungleichgroße Gameten [z.B. Spermium und Eizelle]; SYN: Anisogamet
he|te|ro|ga|me|tisch *adj* Heterogameten betreffend; SYN: anisogametisch
He|te|ro|ga|mie *f* Fortpflanzung durch Vereinigung ungleicher Gameten [z.B. Spemium und Eizelle]; SYN: Anisogamie
he|te|ro|gen *adj* **1.** uneinheitlich, ungleichartig, verschiedenartig **2.** von verschiedener Herkunft, von einer anderen Art (stammend); SYN: heterogenetisch, xenogen, xenogenetisch
He|te|ro|ge|ne|se *f* (*biolog.*) asexuelle Entstehung/Bildung; SYN: Heterogonie
he|te|ro|ge|ne|tisch *adj* von verschiedener Herkunft, von einer anderen Art (stammend); SYN: heterogen, xenogen, xenogenetisch
He|te|ro|gly|ka|ne *pl* aus verschiedenen Monosacchariden bestehende Polysaccharide
He|te|ro|gly|ka|no|se *f* Speicherung von Heteroglykanen*
He|te|ro|go|nie *f* →Heterogenese
He|te|ro|hyp|no|se *f* Hypnose durch eine fremde Person; Gegensatz zu Autohypnose*
he|te|ro|im|mun *adj* Heteroimmunität betreffend
He|te|ro|im|mu|ni|tät *f* Vorhandensein heterophiler Antikörper
He|te|ro|ke|ra|to|plas|tik *f* Keratoplastik* unter Verwendung von heterologem Material; SYN: heterologe Hornhautplastik
he|te|ro|kla|disch *adj* Endäste verschiedener Gefäße betreffend
he|te|ro|krin *adj* (*Drüse*) mehr als ein Sekret absondernd
He|te|ro|la|lie *f* Ersetzen von vergessenen Worten mit anderen, nicht sinngemäßen Begriffen; SYN: Vorbeireden, Heterophasie
he|te|ro|la|te|ral *adj* auf der anderen Seite (liegend), die andere (Körper-)Seite betreffend; SYN: kontralateral
he|te|ro|log *adj* **1.** abweichend, nicht übereinstimmend **2.** artfremd; SYN: xenogen
He|te|ro|lo|gie *f* Abweichung in Art oder Form oder Funktion
He|te|ro|ly|se *f* durch Heterozytolysine* ausgelöste Zellauflösung
He|te|ro|ly|sin *nt* Heteroantikörper*, der eine Zellauflösung bewirkt; SYN: Heterozytolysin
he|te|ro|ly|tisch *adj* Heterolyse betreffend
He|te|ro|me|ta|pla|sie *f* Metaplasie* mit Entwicklung ortsfremder Eigenschaften
he|te|ro|morph *adj* von verschiedener Gestalt, verschiedengestaltig
He|te|ro|mor|pho|se *f* Ersatz eines Gewebes durch ein anderes, ortsfremdes Gewebe
he|te|ro|nom *adj* unselbständig, von fremden Gesetzen abhängig
he|te|ro|nym *adj* ungleichnamig, sich nicht entsprechend
he|te|ro|o|vu|lär *adj* (*Zwillinge*) zweieiig, dizygot
He|te|ro|pa|thie *f* abnorme/abnormale Reizempfindlichkeit
He|te|ro|pha|gie *f* Phagozytose* extrazellulärer Substrate

he|te|ro|pha|gisch *adj* Heterophagie betreffend

He|te|ro|pha|sie *f* →Heterolalie

he|te|ro|phil *adj* mit Affinität zu fremden Antigenen

he|te|ro|phor *adj* zum Schielen neigend; SYN: heterophorisch

He|te|ro|pho|rie *f* Neigung zum Schielen

he|te|ro|pho|risch *adj* →heterophor

He|te|ro|phy|di|a|sis *f, pl* **-ses** →Heterophyiasis

He|te|ro|phy|es he|te|ro|phy|es *f* in Afrika und Asien vorkommender Dünndarmparasit; SYN: kleiner Darmegel, Zwergdarmegel

He|te|ro|phy|i|a|sis *f, pl* **-ses** in Afrika und Asien auftretender Befall mit **Heterophyes heterophyes** oder anderen Heterophyes-Species; SYN: Heterophyes-Infektion, Heterophydiasis, Heterophyose

He|te|ro|phy|o|se *f* →Heterophyiasis

He|te|ro|pie *f* ungleiches Sehvermögen der Augen; SYN: Heteropsie, Heteroskopie

He|te|ro|pla|sie *f* atypisches Gewebewachstum mit Umwandlung in ein anderes Gewebe; SYN: Alloplasie

He|te|ro|plas|tik *f* plastische Operation mit Übertragung von artfremdem Gewebe; SYN: heterogene/heterologe/xenogene/xenogenetische Transplantation, Xenotransplantation, Heterotransplantation, Xenoplastik

he|te|ro|plas|tisch *adj* Heteroplasie oder Heteroplastik betreffend

he|te|ro|plo|id *adj* Heteroploidie betreffend, mit abweichender Chromosomenzahl

He|te|ro|plo|i|die *f* Abweichung von normalen Chromosomensatz

He|te|ro|po|ly|mer *nt* Polymer* aus zwei oder mehreren Verbindungen

he|te|ro|po|ly|mer *adj* Heteropolymer betreffend

He|te|ro|pro|te|in|ä|mie *f* Vorkommen atypischer Eiweiße im Blut

He|te|ro|pro|te|i|ne *pl* Proteine, die von ihrer normalen Struktur abweichen

He|te|rop|sie *f* →Heteropie

He|te|ro|pte|ra *pl* Wanzen*

He|te|ro|pyk|no|se *f* Zustand mit nicht-homogener Kernverdichtung

he|te|ro|pyk|no|tisch *adj* Heteropyknose betreffend, von ihr betroffen oder gekennzeichnet

He|te|ro|se|rum *nt, pl* **-se|ren** Serum einer anderen Tierart oder ein Serum mit heterologen Antikörpern; SYN: heterologes Serum

He|te|ro|se|xu|a|li|tät *f* auf das andere Geschlecht gerichtete sexuelle Wünsche und Verhaltensweisen; hauptsächlich als Gegenbegriff zu Homosexualität* verwendet

he|te|ro|se|xu|ell *adj* Heterosexualität betreffend, sexuell auf das andere Geschlecht orientiert, andersgeschlechtlich

He|te|ro|sis *f, pl* **-ses** generelle oder spezifische Überlegenheit von Hetrozygoten gegenüber Homozygoten

He|te|ro|skop *nt* Gerät zur Bestimmung des Schielwinkels

He|te|ro|sko|pie *f* **1.** Bestimmung des Schielwinkels **2.** →Heteropie

He|te|ro|so|men *pl* das Geschlecht bestimmende Chromosomen; beim Mann je ein X- und ein Y-Chromosom, bei der Frau zwei X-Chromosomen; SYN: Gonosomen, Geschlechtschromosomen

he|te|ro|therm *adj* wechselwarm; SYN: poikilotherm, allotherm

he|te|ro|ton *adj* mit schwankendem Tonus; SYN: heterotonisch

he|te|ro|to|nisch *adj* →heteroton

he|te|ro|top *adj* →heterotopisch

He|te|ro|to|pie *f* ursprungsferne/atypische Lage von Geweben oder Organen; SYN: Dystopie

he|te|ro|to|pisch *adj* ursprungsfern, an atypischer Stelle liegend oder entstehend, (nach außen) verlagert; SYN: heterotop, ektopisch, ektop

He|te|ro|trans|plan|ta|ti|on *f* →Heteroplastik

He|te|ro|tri|cho|sis *f, pl* **-ses** Vorkommen verschiedener Haarfärbungen bei einer Person, z.B. Farbunterschiede zwischen Kopf- und Barthaaren; SYN: Heterochromatose, Heterochromie

he|te|ro|troph *adj* Heterotrophie betreffend, von ihr betroffen oder durch sie bedingt

He|te|ro|tro|phie *f* Ernährungsfehler, Ernährungsstörung

He|te|ro|tro|pie *f* Schielen; SYN: Strabismus

He|te|ro|vak|zi|ne *f* Impfstoff aus krankheitsfremden Erregerantigenen

he|te|ro|xen *adj* (*biolog.*) mehrwirtig

he|te|ro|zel|lu|lär *adj* aus verschiedenen Zellen bestehend

he|ter|ö|zisch *adj* →heteroezisch

he|te|ro|zy|got *adj* Heterozygotie betreffend, ungleicherbig

He|te|ro|zy|go|tie *f* Vererbung durch zwei verschiedene Allele eines Gens; SYN: Ungleicherbigkeit, Mischerbigkeit

he|te|ro|zy|klisch *adj* *(Ringmolekül)* nicht nur aus Kohlenstoffatomen bestehend

He|te|ro|zy|to|ly|sin *nt* Heteroantikörper*, der eine Zellauflösung bewirkt; SYN: Heterolysin

Heu|ba|zil|lus *m, pl* **-li** aerober Bacillus, der Nahrungsmittelvergiftung und Hornhautinfektionen (nach Verletzung) hervorrufen kann; SYN: Bacillus subtilis

Heubner-Herter-Krankheit *f* angeborene Unverträglichkeit von Gliadin*, die schon im Kleinkindalter zu Verdauungsinsuffizienz und Gedeihstörung führt; macht die lebenslange Einhaltung einer glutenfreien Diät nötig; SYN: Herter-Heubner-Syndrom, Gee-Herter-Heubner-Syndrom, Zöliakie, glutenbedingte Enteropathie

Heu|fie|ber *nt* durch eine Pollenallergie ausgelöste Entzündung der Nasenschleimhaut, die auf die oberen Luftwege übergreifen kann; SYN: Heuschnupfen, Pollenschnupfen

Heu|krät|ze *f* durch Milben der Gattung Trombicula verursachte, heftig juckende Dermatose* mit Quaddelbildung; SYN: Erntekrätze, Sendlinger Beiß, Giesinger Beiß, Herbstbeiße, Herbstkrätze, Gardnerbeiß, Trombidiose, Trombidiosis, Erythema autumnale

Heu|schnup|fen *m* →Heufieber

Hex-, hex- *präf.* →Hexa-

Hexa-, hexa- *präf.* Wortelement mit der Bedeutung "sechs/sechsfach"

He|xa|chlor|cy|clo|he|xan *nt* äußerlich gegen Hautparasiten [Läuse] angewandtes toxisches Insektizid*; SYN: Benzolhexachlorid, Lindan

He|xa|dak|ty|lie *f* Polydaktylie* mit sechs Fingern oder Zehen

2,4-Hexadiensäure *f* als Konservierungsmittel verwendete ungesättigte Säure; SYN: Sorbinsäure, Acidum sorbicum

He|xan|säu|re *f* in Fetten und Ölen vorkommende gesättigte Fettsäure; SYN: Kapronsäure, Capronsäure, Butylessigsäure

he|xa|plo|id *adj* Hexaploidie betreffend, von ihr betroffen oder gekennzeichnet

He|xa|plo|i|die *f* Chromosomensatz aus sechs haploiden Sätzen

He|xa|po|da *pl* Insekten, Insecta

he|xa|va|lent *adj* sechswertig

He|xen|milch *f* milchähnliche Flüssigkeit der Brustdrüse Neugeborener; SYN: Lac neonatorum

He|xi|tol *nt* sechswertiger Alkohol, z.B. Sorbit*, Mannitol*

Hexo-, hexo- *präf.* →Hexa-

He|xo|ki|na|se *f* Kinase, die Hexosen zu Hexosephosphat phosphoryliert

He|xo|se *f* Monosaccharid* mit 6 C-Atomen; liegt entweder als Aldose* [Glukose*, Galaktose*, Mannose*] oder Ketose* [Fruktose*] vor; SYN: C_6-Zucker

He|xo|se|di|phos|pha|ta|se *f* die Spaltung von Fructose-1,6-diphosphat im Rahmen der Glukoneogenese* katalysierende Hydrolase*; SYN: Fruktose-1,6-diphosphatase

He|xo|se|mo|no|phos|phat *nt* für den Energiestoffwechsel wichtiger Monophosphorsäureester von Hexosen*; SYN: Hexosephosphat

He|xo|se|mo|no|phos|phat|weg *m* im Zytosol ablaufende, direkte Oxidation von Glukose-6-Phosphat zu Pentose-5-phosphat unter Bildung von NADPH; SYN: Pentosephosphatzyklus, Hexosemonophosphatzyklus, Phosphogluconatweg, Warburg-Dickens-Horecker-Zyklus

He|xo|se|mo|no|phos|phat|zy|klus *m* →Hexosemonophosphatweg

He|xo|se|phos|phat *nt* →Hexosemonophosphat

He|xo|se|phos|pha|ta|se *f* die Umwandlung von Hexosephosphat zu Hexose katalysierende Hydrolase*

Hey-Hernie *f* erworbener Leistenbruch* in einen abgeschlossenen Teil des Processus vaginalis peritonei

H-Fistel *f* H-förmige Fistel zwischen Speise- und Luftröhre; SYN: ösophagotracheale H-Fistel

hi|a|tal *adj* Hiatus betreffend

Hi|a|tus *m, pl* **-tus** Spalt, Spalte, Ritze, schmale Öffnung

Hiatus aorticus Öffnung des Zwerchfells für den Durchtritt der Aorta*

Hiatus leucaemicus bei Leukämien auftretende Lücke im Blutbild durch das Fehlen von Zwischenstufen der Granulozytenbildung

Hiatus maxillaris Öffnung der Kieferhöhle in die Nasenhöhle

Hiatus oesophageus Öffnung des Zwerchfells für den Durchtritt der Speiseröhre

Hiatus sacralis untere Öffnung des Kreuzbeinkanals

Hiatus saphenus Öffnung der Oberschenkelfaszie unter dem Leistenband für den Durchtritt der Vena* saphena magna

Hi|a|tus|an|äs|the|sie *f* Periduralanästhesie* mit Injektion des Lokalanästhetikums durch den Hiatus sacralis in den Sakralkanal; SYN: Sakralanästhesie, Kaudalanästhesie

Hi|a|tus|her|nie *f* Hernie mit teilweiser oder vollständiger Verlagerung des Magens durch den Hiatus* oesophageus in das Mediastinum

gleitende Hiatushernie Hernie, bei der der Magen durch die Bruchpforte hoch und runter gleitet; SYN: Gleitbruch, Gleithernie

paraösophageale Hiatushernie Hiatushernie, bei der Teile des Magens permanent neben der Speiseröhre im Mediastinum liegen; SYN: paraösophageale Hernie

Hibbs-Operation *f* Aufrichtung und Versteifung der Wirbelsäule durch Verödung der Wirbelgelenke und Fusion der Wirbelbögen; SYN: Skoliosekorrektur nach Hibbs

Hi|ber|nom *nt* bräunliche Fettgeschwulst des Unterhautfettgewebes; SYN: braunes Lipom, Lipoma feto-cellulare

Hidr-, hidr- *präf.* Wortelement mit der Bedeutung "Schweiß/Schwitzen"

Hid|ra|de|ni|tis *f, pl* **-ti|den** Schweißdrüsenentzündung; SYN: Hidrosadenitis

Hidradenitis suppurativa meist chronisch rezidivierende, eitrige Schweißdrüsenentzündung; SYN: Schweißdrüsenabszess, apokriner Achselhöhlenabszess

hid|ra|de|ni|tisch *adj* Schweißdrüsenentzündung/Hidradenitis betreffend, von ihr betroffen oder gekennzeichnet; SYN:

H

hidrosadenitisch

Hid|ra|de|nom *nt* benignes Adenom* der Schweißdrüsen; SYN: Schweißdrüsenadenom, Hidradenoma, Syringom, Adenoma sudoriparum

Hid|ra|de|no|ma *nt, pl* **-ma|ta** →Hidradenom

Hidradenoma eruptivum zu Juckreiz und Papelbildung führender Verschluss der Ausführungsgänge apokriner Schweißdrüsen; SYN: Fox-Fordyce-Krankheit, apokrine Miliaria, Apocrinitis sudoripara pruriens, Acanthosis circumporalis pruriens

Hidro-, hidro- *präf.* Wortelement mit der Bedeutung "Schweiß/Schwitzen"

Hid|roa *f* durch Lichteinwirkung hervorgerufene Dermatose* mit juckenden Bläschen; SYN: Hydroa

Hidroa bullosa chronisch-rezidivierende Autoimmunerkrankung* mit herpetiformer Anordnung der Effloreszenzen*; SYN: Duhring-Krankheit, Dermatitis herpetiformis Duhring, Morbus Duhring-Brocq, Hidroa herpetiformis, Hidroa pruriginosa, Hidroa mitis et gravis

Hidroa herpetiformis →Hidroa bullosa

Hidroa mitis et gravis →Hidroa bullosa

Hidroa pruriginosa →Hidroa bullosa

Hid|ro|kys|tom *nt* →Hidrozystom

Hid|ro|po|e|se *f* Schweißbildung

hid|ro|po|e|tisch *adj* Schweißbildung betreffend oder fördernd

Hid|ro|sa|de|ni|tis *f, pl* **-ti|den** →Hidradenitis

hid|ro|sa|de|ni|tisch *adj* →hidradenitisch

Hid|ro|se *f* Schweißabsonderung; SYN: Hidrosis

Hid|ro|ti|kum *nt, pl* **-ka** schweißtreibendes Mittel; SYN: Hidroticum, Diaphoretikum, Diaphoreticum

hid|ro|tisch *adj* Hidrose betreffend, von ihr betroffen oder gekennzeichnet, durch sie bedingt, schweißabsondernd

Hid|ro|zys|tom *nt* bläschenförmige Auftreibung des Ausführungsganges einer Schweißdrüse; SYN: Schweißdrüsenzyste, Hidrokystom

high density lipoprotein *nt* je zur Hälfte aus Protein und Lipid bestehendes Lipoprotein, das in der Darmschleimhaut und der Leber gebildet wird; dient dem Transport von Cholesterin; SYN: Lipoprotein mit hoher Dichte, α-Lipoprotein

hi|lär *adj* Hilum betreffend

Hi|li|tis *f, pl* **-ti|den** **1.** Entzündung im Bereich eines Hilus/Hilums; SYN: Hilusentzündung **2.** Lymphknotenentzündung im Lungenhilus; SYN: Lungenhilusentzündung

hi|li|tisch *adj* Hilusentzündung/Hilitis betreffend, von ihr betroffen oder gekennzeichnet

Hi|lum *nt, pl* **-la** Eintritts- und Austrittsstelle von Nerven und Gefäßen; SYN: Hilus

Hilum glandulae suprarenalis Nebennierenhilus

Hilum lienale Milzhilus; SYN: Hilum splenicum

Hilum nodi lymphoidei Lymphknotenhilus

Hilum ovarii Eierstockhilus

Hilum pulmonis Lungenhilus

Hilum renale Nierenhilus

Hilum splenicum →Hilum lienale

Hi|lus *m, pl* **-li** →Hilum

Hi|lus|tu|ber|ku|lo|se *f* Tuberkulose* der Lymphknoten im Lungenhilus; SYN: Bronchiallymphknotentuberkulose

Hi|lus|zell|tu|mor *m* von den Bergerzellen des Eierstocks ausgehender Tumor; SYN: Berger-Zellentumor, Berger-Zelltumor

Him|beer|zun|ge *f* für Scharlach* charakteristische hochrote Schleimhaut der Zunge; SYN: Erdbeerzunge

Hines-Brown-Test *m* klinischer Test zur Beurteilung der Kreislaufregulation bei Kältebelastung; SYN: Cold-pressure-Test, CP-Test

Hin|ken, intermittierendes *nt* durch eine periphere arterielle Durchblutungsstörung verursachte heftige Wadenschmerzen, die zu vorübergehendem Hinken führen oder den Patienten zum Stehenbleiben zwingen; SYN: Charcot-Syndrom, Schaufensterkrankheit, Claudicatio intermittens, Angina cruris, Dysbasia intermittens/angiospastica

Hin|ter|damm *m* s.u. Damm

Hin|ter|haupts|bein *nt* größter Teil der hinteren Schädelgrube; umschließt das Foramen* magnum; SYN: Os occipitale

Hin|ter|haupts|fon|ta|nel|le *f* dreieckige Fontanelle am hinteren Ende der Pfeilnaht; SYN: kleine/hintere Fontanelle, Fonticulus posterior

Hin|ter|haupts|kon|dy|le *f* Gelenkkopf des Hinterhauptsbeines für das Atlantookzipitalgelenk; SYN: Condylus occipitalis

Hin|ter|haupts|la|ge *f* Schädellage*, bei der das Hinterhaupt führt; ist der Rücken nach vorne gedreht spricht man von **vorderer Hinterhauptslage**, ansonsten von **hinterer Hinterhauptslage**

Hin|ter|haupts|loch, großes *nt* Öffnung am Übergang der Schädelgrube in den Wirbelkanal; SYN: Foramen magnum

Hin|ter|strang|a|ta|xie *f* Ataxie* bei Störung der sensiblen Hinterstrangbahnen des Rückenmarks; SYN: spinale Ataxie

Hin|ter|wand|in|farkt *m* Myokardinfarkt* im Bereich der Herzhinterwand; SYN: posteriorer Myokardinfarkt

Hin|ter|wur|zel *f* hintere, sensible Spinalnervenwurzel; SYN: Radix posterior

Hippel-Lindau-Syndrom *nt* zu den Phakomatosen* gehörige, wahrscheinlich dominant vererbte Systemerkrankung mit Naevus* flammeus lateralis, sowie retinaler und zerebellarer Angiomatose; SYN: Netzhautangiomatose, von Hippel-Lindau-Syndrom, Lindau-Syndrom, Angiomatosis retinae cystica, Angiomatosis cerebelli et retinae

hip|po|kam|pal *adj* Ammonshorn/Hippokampus betreffend

Hip|po|kam|pus *m* Längswulst am Unterhorn des Seitenventrikels; Teil des limbischen Systems; SYN: Ammonshorn, Cornu ammonis

Hippokrates-Reposition *f* Methode zur Einrenkung des Schultergelenks

Hip|pu|ri|ca|se *nt* Hydrolase*, die Hippusäure in Glycin und Benzoesäure spaltet; SYN: Aminoacylase, Hippurikase

Hipp|u|rie *f* erhöhte Hippursäureausscheidung im Harn

Hip|pu|ri|ka|se *f* →Hippuricase

Hip|pur|säu|re *f* aus Glycin und Benzoesäure entstehende Verbindung, die nur in Spuren im Harn vorhanden ist; SYN: Benzoylaminoessigsäure, Benzolglykokoll, Benzoylglycin

Hip|pus (pu|pil|lae) *m* durch eine zentralnervöse Schädigung hervorgerufenes Zittern der Pupille; SYN: Pupillenzittern, Irisblinzeln, Athetosis pupillaris

Hir|ci *pl* Achselhaare

Hirn *nt* der im Schädel liegende Teil des zentralen Nervensystems; besteht aus **Endhirn** [Telencephalon], **Zwischenhirn** [Diencephalon], **Mittelhirn** [Mesencephalon], **Hinterhirn** [Metencephalon] und **Nachhirn** [Myelencephalon]; SYN: Encephalon, Enzephalon, Gehirn

Hirn|abs|zess *m* Abszess im Hirngewebe; SYN: intrazerebraler Abszess

Hirn|an|eu|rys|ma *nt* i.d.R. angeborenes Aneurysma* von Hirnarterien

Hirn|an|gi|o|gra|fie *f* →Hirnangiographie

Hirn|an|gi|o|gra|phie *f* Röntgenkontrastdarstellung der Hirngefäße; SYN: Enzephaloarteriographie

Hirn|an|hang|drü|se *f* →Hypophyse

Hirn|a|tro|phie *f* umschriebener oder diffuser Schwund von Hirngewebe; führt langfristig zu neurologischen Ausfallserscheinungen und Verlust der geistigen Leistungsfähigkeit

Hirn|blu|tung *f* Einblutung in das Gehirn; SYN: Gehirnblutung

Hirn|bruch *m* angeborener oder erworbener Vorfall von Hirngewebe durch eine Lücke im Schädel; SYN: Kraniozele, Enzephalozele, äußerer Hirnprolaps, Hernia cerebralis, Hirnhernie

Hirn|druck *m* Druck im Schädelinneren; SYN: intrakranieller Druck

Hirn|durch|blu|tungs|stö|rung *f* meist durch eine Arteriosklerose* der Hirngefäße verursachte Minderdurchblutung des Gehirns; SYN: zerebrovaskuläre Insuffizienz, zerebrale Durchblutungsstörung

Hirn|em|bo|lie *f* Embolie* von Hirnarterien; führt meist zu Hirnschlag* oder Hirnerweichung

Hirn|ent|zün|dung *f* →Encephalitis

Hirn|er|schüt|te|rung *f* →Gehirnerschütterung

Hirn|fehl|bil|dun|gen *pl* angeborene Fehlbindungen des Gehirns oder einzelner Teile, z.B. Mikrozephalie, Anenzephalie

Hirn|haut *f* die äußere Haut des Gehirns; s.u. Meninges

Hirn|haut|bruch *m* Meningozele* der Hirnhaut durch einen Schädeldefekt; SYN: kraniale Meningozele

Hirn|haut|ent|zün|dung *f* →Meningitis

Hirn|her|nie *f* →Hirnbruch

Hirn-Herz-Dextrose-Medium *nt* Agarnährboden zur Kultivierung von Bakterien und Pilzen

Hirn|in|farkt *m* Untergang von Hirngewebe
anämischer Hirninfarkt durch einen Sauerstoffmangel [**Hirnischämie**] verursachte Infarzierung von Hirngewebe
embolischer Hirninfarkt durch eine Hirnembolie* ausgelöste Infarzierung
hämorrhagischer Hirninfarkt Hirninfarkt durch Einblutung in das Gewebe
thrombotischer Hirninfarkt Apoplexie* durch Thrombose eines Hirngefäßes; SYN: thrombotische Apoplexie

Hirn|isch|ä|mie *f* s.u. anämischer Hirninfarkt

Hirn|kam|mer *f* →Hirnventrikel

Hirn|kom|pres|si|on *f* →Hirnquetschung

Hirn|kon|tu|si|on *f* →Hirnprellung

hirn|los *adj* anenzephal

Hirn|lo|sig|keit *f* Anenzephalie

Hirn|me|tas|ta|sen *nt* solitär oder multipel vorkommende Tochtergeschwülste von Tumoren mit Sitz außerhalb des Gehirns; am häufigsten verursacht von Bronchial- und Brustkrebs und malignem Melanom

Hirn|nerv *m* Kopfnerv, Nervus cranialis
I. Hirnnerv aus den Riechfäden* entstehender Nerv, der zum Bulbus* olfactorius zieht; SYN: Riechnerv, Olfaktorius, Nervus olfactorius
II. Hirnnerv aus den Ganglienzellen der Netzhaut entspringender Nerv, der vom Augapfel zum Chiasma* opticum zieht; SYN: Sehnerv, Optikus, Nervus opticus
III. Hirnnerv gemischter Hirnnerv mit motorischen [Musculus levator palpebrae superior, äußere Augenmuskeln außer Musculi rectus lateralis, obliquus superior] und parasympathischen [Musculi sphincter pupillae, ciliaris] Fasern; SYN: Okulomotorius, Nervus oculomotorius
IV. Hirnnerv motorischer Hirnnerv zum Musculus* obliquus superior; SYN: Trochlearis, Nervus trochlearis
V. Hirnnerv gemischter Hirnnerv, der sich im Ganglion trigeminale in die Nervi* ophthalmicus, maxillaris und mandibularis teilt; SYN: Drillingsnerv, Trigeminus, Nervus trigeminus
VI. Hirnnerv den Musculus* rectus lateralis versorgender Hirnnerv; SYN: Abduzens,

H

Abducens, Nervus abducens

VII. Hirnnerv gemischter Hirnnerv, der die mimischen Gesichtsmuskeln innerviert; die sekretorischen Fasern versorgen Tränen-, Nasen-, Gaumen- und Speicheldrüsen; führt Geschmacksfasern für die vorderen 2/3 der Zunge; SYN: Fazialis, Nervus facialis

VIII. Hirnnerv aus dem Hörnerv [Nervus* cochlearis] und dem Gleichgewichtsnerv [Nervus* vestibularis] bestehender Hirnnerv, der die Impulse vom Sinnesepithel der Innenohrschnecke zum Gehirn leitet; SYN: Akustikus, Vestibulokochlearis, Nervus vestibulocochlearis

IX. Hirnnerv gemischter Hirnnerv, der motorisch die obere Schlundmuskulatur versorgt; führt Geschmacksfasern für das hintere Zungendrittel und sensible Fasern für Paukenhöhle, Ohrtrompete und Nasenrachen; SYN: Glossopharyngeus, Nervus glossopharyngeus

X. Hirnnerv gemischter Hirnnerv mit motorischen, sensiblen und parasympathischen Fasern; innerviert u.a. die Muskulatur von Gaumen, Rachen, oberer Speiseröhre und Kehlkopf; versorgt sensibel Teile des Rachens, Kehlkopf, Luftröhre, Speiseröhre, Brust- und Bauchorgane; SYN: Vagus, Nervus vagus

XI. Hirnnerv die Musculi sternocleidomastoideus und trapezius versorgender Hirnnerv; SYN: Akzessorius, Nervus accessorius

XII. Hirnnerv motorischer Hirnnerv, der die gesamte Zungenmuskulatur innerviert; SYN: Hypoglossus, Nervus hypoglossus

Hirn|ö|dem *nt* Flüssigkeitseinlagerung in das Hirngewebe

Hirn|prel|lung *f* gedeckte Hirnverletzung bei stumpfem Schädeltrauma; die Symptomatik hängt von der Schwere der Gewebequetschung ab; SYN: Hirnkontusion, Contusio cerebri

Hirn|pro|laps *m* Vorfall von Hirngewebe nach außen [**äußerer Hirnprolaps, Hirnbruch**] oder nach unten unter das Tentorium

Hirn|pur|pu|ra *f* petechiale Blutungen durch Schädigung der Hirnkapillaren, z.B. bei Fettembolie; SYN: Purpura cerebri

Hirn|quet|schung *f* durch intra- oder extrakranielle Prozesse hervorgerufene Kompression und Schädigung von Hirngewebe; SYN: Hirnkompression, Compressio cerebri

Hirn-Rückenmark-Flüssigkeit *f* →Liquor cerebrospinalis

Hirn|schä|del *m* der Teil des Schädels, der das Gehirn bedeckt; SYN: Neurokranium, Neurocranium

Hirn|schen|kel|hau|ben|syn|drom *nt* homolaterale Okulomotoriusparese mit kontralateralen Hyperkinesen [Hemiathetose, Hemiataxie, Hemichorea] bei Schädigung des unteren Nucleus ruber; SYN: Benedikt-Syndrom, unteres Ruber-Syndrom, unteres Nucleus ruber-Syndrom

Hirn|schlag *m* Schlaganfall*

Hirn|si|chel *f* sichelförmiger, bindegewebiger Fortsatz der Dura* mater zwischen den beiden Großhirnhemispären; SYN: Großhirnsichel, Falx cerebri

Hirn|si|nus *pl* venöse Sinus der Dura* mater encephali, die Blut aus Gehirn und Hirnhäuten zur Vena* jugularis interna führen; SYN: Durasinus, Sinus venosi durales, Sinus durae matris

Hirn|si|nus|throm|bo|se *f* Thrombose* eines Hirnsinus; SYN: Thrombosinusitis, Sinusthrombose

Hirn|skle|ro|se *f* Sklerose* der Hirngefäße, v.a. der Arterien [Zerebralarteriensklerose*]; SYN: Enzephalosklerose

tuberöse Hirnsklerose autosomal-dominant vererbte, zu den Phakomatosen* gehörende Erkrankung mit epileptischen Anfällen, psychomotorischer Retardierung*, intrakraniellen Verkalkungen, Adenoma* sebaceum und knotigen Tumoren verschiedener Organe [Herz, Niere, Retina]; SYN: Bourneville-Syndrom, Morbus Bourneville, Bourneville-Pringle-Syndrom, tuberöse, Sklerose, Epiloia

hirn|skle|ro|tisch *adj* Hirnsklerose betreffend, von ihr betroffen oder gekennzeichnet, durch sie bedingt; SYN: enzephalosklerotisch

Hirn|stamm *m* verlängertes Mark, Brücke und Mittelhirn umfassender Hirnabschnitt; SYN: Stammhirn, Truncus encephali, Truncus cerebri

Hirn|strö|me *pl* die im Elektroenzephalogramm* dargestellten Aktionsströme des Gehirns

Hirn|tod *m* Tod durch einen irreversiblen Ausfall aller Hirnfunktionen; die Kreislauffunktionen können weiterhin erhalten sein

Hirn|typ *m* s.u. Creatinkinase

Hirn|ve|nen|throm|bo|se *f* Thrombose* eines venösen Hirnsinus; SYN: Sinusthrombose

Hirn|vent|ri|kel *m* mit Liquor* cerebrospinalis gefüllter physiologischer Hohlraum des Gehirns; SYN: Hirnkammer, Ventrikel, Ventriculus cerebri

Hirn|zis|ter|nen|punk|ti|on *f* Punktion der Cisterna* cerebellomedularis zur Entnahme von Liquor* cerebrospinalis oder Applikation von Chemotherapeutika; SYN: Subokzipitalpunktion, Zisternenpunktion

Hirsch|ge|weih|stein *m* geweihförmiger, das Nierenbecken ausfüllender Nierenstein; SYN: Korallenstein, Beckenausgussstein, Ausgussstein

Hirschsprung-Krankheit *f* angeborenes Megakolon*, das durch einen engen Kolonabschnitt ohne Nervenversorgung verursacht wird; SYN: aganglionäres/kongenitales Megakolon, Morbus Hirschsprung, Megacolon congenitum

Hir|su|ties *f* →Hirsutismus

Hir|su|tis|mus *m* männlicher Behaarungstyp bei Frauen; SYN: Hirsuties

Hi|ru|din *nt* im Speichel der Blutegel enthaltender Hemmstoff der Blutgerinnung

Hi|ru|di|nea *f* zu den Ringelwürmer gehörende Saugwürmer, die meist als Ektoparasiten leben; SYN: Blutegel

Hi|ru|di|ni|a|sis *f, pl* **-ses** Befall durch Blutegel [Hirudinea*]

Hi|ru|do me|di|ci|na|lis *f* sowohl von der Schulmedizin, als auch der Alternativmedizin verwendeter Blutegel; SYN: medizinischer Blutegel

His-Bündel *nt* vom Atrioventrikularknoten* ausgehendes Faserbündel des Erregungsleitungssystems; spaltet sich im Kammerseptum in die Tawara-Schenkel; SYN: Fasciculus atrioventricularis

His-Bündel-Elektrokardiografie *f* →His-Bündel-Elektrokardiographie

His-Bündel-Elektrokardiographie *f* intrakardiale Ableitung der Erregungsausbreitung im His-Bündel*

Hist-, hist- *präf.* →Histio-

His|ta|min *nt* bei der Dekarboxylierung von Histidin entstehendes biogenes Amin; wichtigster Mediator der allergischen Entzündungsreaktion

His|ta|min|ä|mie *f* Vorkommen von Histamin im Blut

His|ta|min|an|ta|go|nist *m* Arzneimittel, das die Wirkung von Histamin durch Blockade der Histaminrezeptoren abschwächt oder aufhebt; je nach Rezeptorart unterscheidet man **H_1-Antihistaminika** [H_1-Rezeptorenblocker, klassische Antihistaminika], die zur Allergietherapie und -prophylaxe eingesetzt werden, und **H_2-Antihistaminika** [H_2-Rezeptorenblocker], die die Magensäureproduktion hemmen und in der Ulkustherapie Verwendung finden; SYN: Antihistaminikum, Antihistamin, Histaminrezeptorenblocker

His|ta|mi|na|se *f* Enzym, das eine Aminogruppe aus Diaminen abspaltet; SYN: Diaminooxidase, Diaminoxidase

his|ta|min|erg *adj* auf Histamin als Transmitter ansprechend

Histamin-H_1-Rezeptorenblocker *pl* H_1-Rezeptorenblocker; s.u. Histaminantagonist

Histamin-H_2-Rezeptorenblocker *pl* H_2-Rezeptorenblocker; s.u. Histaminantagonist

His|ta|min|ke|phal|gie *f* →Histaminkopfschmerz

His|ta|min|kopf|schmerz *m* streng halbseitig auftretende Schmerzattacken im Augen-Stirn-Schläfen-Bereich mit Rötung des Auges, Tränenfluss und anderen Symptomen; SYN: Bing-Horton-Syndrom, Bing-Horton-Neuralgie, Horton-Syndrom, Horton-Neuralgie, Kephalgie, Erythroprosopalgie, Cephalaea histaminica, Histaminkephalgie, cluster headache

His|ta|min|re|zep|to|ren|blo|cker *m* →Histaminantagonist

His|ta|min|u|rie *f* Histaminausscheidung im Harn

His|ti|da|se *f* Desaminase*, die NH_2 aus Histidin abspaltet; SYN: Histidinammoniaklyase, Histidinase

His|ti|din *nt* halbessentielle Aminosäure, die in tierischen und pflanzlichen Eiweißen vorkommt; SYN: Imidazolylalanin

His|ti|din|ä|mie *f* erhöhter Histidingehalt des Blutes; SYN: Hyperhistidinämie

His|ti|din|am|mo|ni|ak|ly|a|se *f* →Histidase

His|ti|di|na|se *f* →Histidase

His|ti|din|u|rie *f* erhöhte Histidinausscheidung im Harn

Histio-, histio- *präf.* Wortelement mit der Bedeutung "Gewebe"

His|ti|o|cy|to|ma|to|sis *f, pl* **-ses** →Histiozytomatose

His|ti|o|cy|to|sis *f, pl* **-ses** →Histiozytose

Histiocytosis X durch eine Proliferation von Langerhans-Zellen gekennzeichnete Histiozytose; Oberbegriff für eosinophiles Granulom*, Abt-Letterer-Siwe-Krankheit* und Hand-Schüller-Christian-Krankheit*; SYN: Histiozytose X, Langerhans-Zellhistiozytose

His|ti|o|ge|ne|se *f* →Histogenese

His|ti|o|zyt *m* amöboid-bewegliche Bindegewebszelle; SYN: Gewebsmakrophag

his|ti|o|zy|tär *adj* Histiozyt(en) betreffend; SYN: histiozytisch

his|ti|o|zy|tisch *adj* →histiozytär

His|ti|o|zy|tom *nt* →Hautfibrom

His|ti|o|zy|to|ma|to|se *f* Oberbegriff für generalisierte Erkrankungen des retikuloendothelialen Systems [z.B. Histiozytose*]; SYN: Histiocytomatosis

His|ti|o|zy|to|se *f* durch eine Proliferation von Zellen der Monozyten-Makrophagen-Reihe [Histiozyten] hervorgerufene lokalisierte oder systemische Erkrankung; SYN: Histiocytosis

maligne Histiozytose systemische Histiozytenproliferation im Anschluss an einen Virusinfekt [meist Herpes-Viren] oder bei Immundefekten; durch Befall des Knochenmarks kommt es zu Panzytopenie* und einem tödlichen Verlauf in 50% der Fälle; SYN: maligne Retikulohistiozytose, histiozytäre medulläre Retikulose

maligne generalisierte Histiozytose bevorzugt Kleinkinder betreffende generalisierte Variante der Histiozytose mit Granulomen in Haut, Milz, Lymphknoten, Leber, Lunge und Knochen; akuter Verlauf mit hoher Sterberate [90%]; SYN: Abt-

Letterer-Siwe-Krankheit, Morbus Letterer-Siwe, Letterer-Siwe-Krankheit, akute Säuglingsretikulose, maligne Säuglingsretikulose

seeblaue Histiozytose unspezifische Erkrankung, die nach den bei verschiedenen Krankheiten [Leukämie*, Lipoidose*] auftretenden **seeblauen Histiozyten** bzw. **seeblauen Histiozytomen** benannt wird

Histiozytose X →Histiocytosis X

his|ti|o|zy|to|tisch *adj* Histiozytose betreffend, von ihr betroffen oder gekennzeichnet, durch sie bedingt

Histo-, histo- *präf.* Wortelement mit der Bedeutung "Gewebe"

His|to|di|a|gno|se *f* Diagnose durch (histologische/chemische, physikalische etc.) Untersuchung von Gewebeproben; SYN: Gewebediagnose

H

his|to|gen *adj* vom Gewebe gebildet, aus dem Gewebe stammend

His|to|ge|ne|se *f* Gewebebildung, Gewebeentstehung; SYN: Histogenie, Histiogenese

his|to|ge|ne|tisch *adj* Histogenese betreffend, gewebebildend

His|to|ge|nie *f* →Histogenese

his|to|hä|ma|to|gen *adj* von Gewebe und Blut gebildet

his|to|id *adj* gewebeartig, gewebeähnlich

his|to|in|kom|pa|ti|bel *adj* Histoinkompatibilität betreffend, von ihr betroffen oder durch sie bedingt, gewebeunverträglich

His|to|in|kom|pa|ti|bi|li|tät *f* Unverträglichkeit von Spender- und Empfängergewebe bei Transplantation oder Transfusion; SYN: Gewebeunverträglichkeit

his|to|klas|tisch *adj* gewebeabbauend

his|to|kom|pa|ti|bel *adj* Histokompatibilität betreffend, gewebeverträglich

His|to|kom|pa|ti|bi|li|tät *f* Verträglichkeit von Spender- und Empfängergewebe bei Transplantation oder Transfusion; SYN: Gewebeverträglichkeit

His|to|kom|pa|ti|bi|li|täts|an|ti|ge|ne *pl* genetisch festgelegte Oberflächenantigene biologischer Membranen; SYN: HLA-Antigene, MHC-Antigene, Transplantationsantigene

major Histokompatibilitätskomplex Genkomplex auf dem Chromosom 6, der die Leukozytenantigene der Histokompatibilität kodiert; SYN: major histocompatibility complex, HLA-Genkomplex, Haupthistokompatibilitätskomplex

His|to|lo|gie *f* Lehre von Aufbau, Struktur und Funktion von Geweben; SYN: Gewebelehre

his|to|lo|gisch *adj* Histologie betreffend

His|to|ly|se *f* Gewebeauflösung

his|to|ly|tisch *adj* Histolyse betreffend oder auslösend

his|to|me|ta|plas|tisch *adj* Gewebemetaplasie auslösend

His|to|ne *pl* im Zellkern enthaltene basische Proteine

His|ton|u|rie *f* Histonausscheidung im Harn

His|to|pa|tho|lo|gie *f* Teilgebiet der pathologischen Anatomie, das sich mit den krankhaften Veränderungen von Geweben beschäftigt

his|to|phag *adj* (*biolog.*) gewebefressend

His|to|plas|ma *nt* Pilzgattung, die abwechselnd in Hefe- oder Myzelform auftritt

Histoplasma capsulatum Erreger der Histoplasmose*

Histoplasma duboisii Erreger der afrikanischen Histoplasmose*

His|to|plas|min *nt* Pilzantigen von Histoplasma* capsulatum

His|to|plas|mo|se *f* Befall und Infektion mit Histoplasma* capsulatum; nach Einatmung von sporenhaltigem Staub kommt es primär zu einer Infektion der Atemwege und der Lunge, die klinisch kaum von Tuberkulose zu unterscheiden ist; später evtl. lymphogene Aussaat und Entwicklung einer Systemmykose*; SYN: Darling-Krankheit, retikuloendotheliale Zytomykose

afrikanische Histoplasmose seltene, durch Histoplasma* duboisii hervorgerufene afrikanische Variante; charakteristisch sind ausgedehnte subkutane Granulome mit Abszessbildung und Hauterosion

His|tor|rhe|xis *f* nicht-infektiöse Gewebeauflösung

his|to|to|xisch *adj* gewebeschädigend

his|to|trop *adj* mit besonderer Affinität zu Gewebe oder Gewebezellen

his|to|zo|isch *adj* (*biolog.*) im Gewebe lebend

Hit|ze|blat|tern *pl* →Hitzepickel

Hit|ze|e|ry|them *nt* durch Wärmeeinwirkung verursachtes Erythem; SYN: Erythema caloricum

Hit|ze|krämp|fe *pl* durch Wasser- und Elektrolytverluste ausgelöste Muskelkrämpfe

Hit|ze|me|la|no|se *f* Braunfärnung der Haut nach lokaler Hitzeinwirkung

Hit|ze|pi|ckel *pl* meist juckender Hautausschlag bei starkem Schwitzen; SYN: Schweißfrieseln, Hitzeblattern, Schweißbläschen, Schwitzbläschen, Miliaria

Hit|ze|syn|ko|pe *f* →Hitzschlag

Hit|ze|wal|lun|gen *pl* im Klimakterium auftretende fliegende Hitze

Hitz|schlag *m* durch Kreislaufversagen und extreme Temperaturerhöhung charakterisierter schwerstes Hitzeschaden; SYN: Hitzesynkope

HIV-Enzephalopathie *f* →AIDS-Enzephalopathie

HIV-Virus *nt* zu den Retroviren* gehörendes Virus [**h**uman **i**mmunodeficiency **v**irus], das in zwei Varianten [HIV-1, HIV-2] vorkommt; Erreger der erworbenen Immunschwäche AIDS*; SYN: Aids-Virus

H-Ketten-Krankheit *f* →H-Krankheit

H-Krankheit *f* monoklonale Paraproteinämie* mit Bildung schwerer Ketten der Immunglobuline G [**Gamma-Ketten-Krankheit, γ-Typ**], M [**M-Ketten-Krankheit, μ-Typ**], oder A [**Alpha-Ketten-Krankheit, α-Typ**]; SYN: Schwerekettenkrankheit, H-Ketten-Krankheit, Franklin-Syndrom

HLA-Antigene *pl* →Histokompatibilitätsantigene

HLA-Genkomplex *m* →Haupthistokompatibilitätskomplex

HLA-System *nt* auf Oberflächenantigenen von Leukozyten [**h**uman **l**eukocyte **a**ntigen] und anderen Zellen aufgebautes System, das von Bedeutung für die Regulation des Immunsystems ist

HMG-CoA-reduktase *f* Enzym, das in der Cholesterinsynthese HMG-CoA zu Mevalonsäure reduziert

HMG-CoA-Reduktase-Hemmer *m* als Lipidsenker verwendeter Hemmer der HMG-CoA-reduktase; SYN: Cholesterin-Synthese-Enzym-Hemmer, CSE-Hemmer

Hoch|druck *m* →arterielle Hypertonie

neurogener Hochdruck →neurogene Hypertonie

Hoch|druck|krank|heit *f* dauernde Erhöhung des Blutdrucks im arteriellen System auf Werte von >140 mm Hg systolisch und >90 mm Hg diastolisch; SYN: Bluthochdruck, Hypertension, arterielle Hypertonie

Hoch|druck|kri|se *f* anfallsartiger Anstieg des systolischen und diastolischen Blutdrucks; SYN: hypertensive Krise, hypertone Krise, Blutdruckkrise

Hoch|druck|ste|ri|li|sa|tor *m* Druckkessel zur Sterilisation mit gespanntem und gesättigtem Wasserdampf; SYN: Autoklav

Hoch|fre|quenz|di|a|ther|mie *f* Gewebeanwärmung durch hochfrequente elektromagnetische Schwingungen; SYN: Hochfrequenzwärmetherapie, Kurzwellendiathermie, Diathermie

Hoch|fre|quenz|wär|me|the|ra|pie *f* →Hochfrequenzdiathermie

Hoch|wuchs *m* verstärktes Längenwachstum

Ho|den *m* männliche Keimdrüse; Ort der Spermabildung; SYN: Testis, Orchis

Ho|den|a|tro|phie *f* fokale oder diffuse Atrophie des Hodens, die zu Verkleinerung des Hodens und Verlust der Spermienbildung führt

Ho|den|bruch *m* bis in den Hodensack reichender Leistenbruch; SYN: Skrotalhernie, Hernia scrotalis

Ho|den|dys|to|pie *f* →Hodenektopie

Ho|den|ek|to|pie *f* angeborene Verlagerung des Hodens; SYN: Hodendystopie, Ektopia testis

Ho|den|ent|fer|nung *f* Orchidektomie, Orchiektomie

Ho|den|ent|zün|dung *f* →Orchitis

Ho|den|he|ber *m* →Musculus cremaster

Ho|den|hül|len|ent|zün|dung *f* →Periorchitis

Ho|den|in|suf|fi|zi|enz *f* Unfähigkeiten der Hoden Spermatozyten [**exkretorische Hodeninsuffizienz**] oder Hormone [**inkretorische Hodeninsuffizienz**] zu bilden

Ho|den|re|flex *m* Hochheben des Hodens durch Kremasterkontraktion bei Berührung der Innenseite des Oberschenkels; SYN: Kremasterreflex, Cremasterreflex

Ho|den|re|ten|ti|on *f* Fehlen des Hodens im Hodensack bei Bauch- oder Leistenhoden; SYN: Kryptorchismus, Retentio testis, Maldescensus testis

Ho|den|sack *m* Skrotum

Ho|den|sack|ent|zün|dung *f* Scrotitis, Skrotitis

Ho|den|schei|den|ent|zün|dung *f* →Periorchitis

Ho|den|tor|si|on *f* Drehung von Hoden und Samenstrang

Ho|den|tu|ber|ku|lo|se *f* selten nur auf den Hoden beschränkte, meist auch den Nebenhoden betreffende Form der Genitaltuberkulose*; SYN: Orchitis tuberculosa

Hodge-Pessar *nt* Pessar* zur Aufrichtung der Gebärmutter

Hodgkin-Lymphom *nt* vom lymphatischen Gewebe ausgehende maligne Erkrankung; die Prognose hängt von der histologischen Form, dem Krankheitsstadium und dem Vorhandensein von Begleitsymptomen [z.B. Nachtschweiß] ab; SYN: maligne Lymphogranulomatose, Hodgkin-Krankheit, Morbus Hodgkin, Lymphogranulomatosis maligna

Hodgkin-Paltauf-Steinberg-Krankheit *f* →Hodgkin-Lymphom

Hodgkin-Paragranulom *nt* lymphozytenreiche Form des Hodgkin-Lymphoms; SYN: Paragranulom

Hodgkin-Zelle *f* einkernige Riesenzelle bei Hodgkin-Lymphom*

Hoffa-Fettkörper *m* Fettkörper unterhalb der Kniescheibe; SYN: Corpus adiposum infrapatellare

Hö|hen|angst *f* durch große Höhenunterschiede ausgelöster Angstzustand; SYN: Höhenfurcht, Höhenschwindel, Tiefenangst, Bathophobie

Hö|hen|furcht *f* →Höhenangst

Hö|hen|kol|laps *m* s.u. akute Höhenkrankheit

Hö|hen|krank|heit *f* durch Sauerstoffmangel hervorgerufene, akute oder chronische, körperliche und geistige Leistungsminderung; SYN: Bergkrankheit

akute Höhenkrankheit akutes Syndrom mit Kopfschmerzen, Übelkeit, Erbrechen, Schwindel und Atemnot; evtl. Entwicklung eines **Höhenlungenödems** und Bewusstlosigkeit [**Höhenkollaps**]; SYN: akute Bergkrankheit, d'Acosta-Syndrom, Mal di Puna

Hö|hen|lun|gen|ö|dem *nt* s.u. akute Höhenkrankheit

Hö|hen|schie|len *nt* Strabismus, bei dem ein Auge nach oben abwandert; SYN: Strabismus verticalis, Hypertropie

Hö|hen|schwin|del *m* →Höhenangst

Höh|len|at|men *nt* über großen Lungenkavernen hörbares, hohl-klingendes Atemgeräusch; SYN: Amphorenatmen, amphorisches Atmen, Amphorophonie, Krugatmen

Hohl|fuß *m* angeborene Überhöhung des Fußlängsgewölbes; SYN: Pes cavus

Hohl|na|gel *m* Nägel mit muldenförmiger Eindellung der Nagelplatte; SYN: Löffelnagel, Koilonychie

Hohl|ve|ne, obere *f* →Vena cava superior

Hohl|ve|ne, untere *f* →Vena cava inferior

Hohl|war|ze *f* eingezogene Brustwarze; SYN: Schlupfwarze

H

Hohmann-Keilosteotomie *f* Operationsmethode zur Korrektur des Hallux* valgus; SYN: Hohmann-Operation

Hol-, hol- *präf.* →Holo-

hol|an|drisch *adj* an das Y-Chromosom gebunden

Hol|ar|thri|tis *f, pl* **-ti|den** gleichzeitige Entzündung aller Gelenke; oft gleichgesetzt mit Polyarthritis*

hol|ar|thri|tisch *adj* Holarthritis betreffend, von ihr betroffen oder gekennzeichnet

ho|lis|tisch *adj* das Ganze betreffend, die Gesamtheit der Person betrachtend, Ganzheits-

Höl|len|stein *m* Silberverbindung mit antiseptischer und kaustischer Wirkung; SYN: Silbernitrat, Argentum nitricum

Holmes-Phänomen *nt* bei Kleinhirnerkrankungen auftretende überschießende Rückbewegung nach plötzlicher Aufhebung eines entgegengerichteten Widerstandes; SYN: Holmes-Stewart-Phänomen, Rückstossphänomen, Rückschlagphänomen, Reboundphänomen

Holmes-Stewart-Phänomen *nt* →Holmes-Phänomen

Holo-, holo- *präf.* Wortelement mit der Bedeutung "ganz/völlig"

ho|lo|di|a|sto|lisch *adj* während der ganzen Diastole; SYN: pandiastolisch

ho|lo|gyn *adj* nur bei weiblichen Nachkommen auftretend

ho|lo|krin *adj (Drüse)* vollständig sezernierend

Ho|lo|pros|en|ze|pha|lie *f* angeborenes Fehlen des Riechhirns, meist zusammen mit einer Lippen-Kiefer-Gaumenspalte; SYN: Holoprosenzephalie-Syndrom, Arhinenzephalie, Arrhinenzephalie, Arhinenzephalie-Syndrom

Holoprosenzephalie-Syndrom *nt* →Holoprosenzephalie

ho|lo|sys|to|lisch *adj* während der ganzen Systole; SYN: pansystolisch

ho|lo|trich *adj* völlig mit Zilien bedeckt

Holthouse-Hernie *f* kombinierte Schenkel- und Leistenhernie

Holt-Oram-Syndrom *nt* autosomal-dominante Fehlbildung des Daumens kombiniert mit einem Vorhofseptumdefekt*; SYN: atriodigitale Dysmelie, atriodigitale Dysplasie

Holz|bock *m* in Europa weit verbreitete Zeckenart, die zahlreiche Krankheitserreger [Rickettsia*] übertragen kann; SYN: Ixodes ricinus

Holzknecht-Raum *m* Raum zwischen Herz und Wirbelsäule; SYN: Retrokardialraum

Holz|schuh|herz *nt* typische Herzform bei Fallot*-Tetralogie; SYN: Coeur en sabot

Holz|zu|cker *m* in Pflanzen vorkommende Aldopentose*; SYN: D-Xylose

Hom-, hom- *präf.* →Homo-

hom|a|xi|al *adj* →homoaxial

ho|mi|nid *adj* menschenartig, menschenähnlich

Homo-, homo- *präf.* Wortelement mit der Bedeutung "gleich/gleichartig"

Homö-, homö- *präf.* →Homöo-

ho|mo|a|xi|al *adj* mit gleichlangen Achsen; SYN: homaxial

Ho|mo|car|no|si|no|se *f* →Homokarnosinose

ho|mo|chron *adj* in derselben Generation auftretend

Ho|mo|cys|te|in *nt* schwefelhaltige Aminosäure; SYN: Homozystein

Ho|mo|cys|tin *nt* aus zwei Molekülen Homocystein entstehende Aminosäure; SYN: Homozystin

Ho|mo|cys|tin|ä|mie *f* erhöhter Homocystingehalt des Blutes; SYN: Homozystinämie

Ho|mo|cys|tin|u|rie *f* Homocystinausscheidung im Harn; SYN: Homozystinurie

ho|mo|drom *adj* in die gleiche Richtung (ablaufend)

ho|mo|gen *adj* von einheitlicher Beschaffenheit, von gleicher Struktur; SYN: gleichartig, einheitlich, übereinstimmend

Ho|mo|ge|nat *nt* →Homogenisat

Ho|mo|ge|ni|sat *nt* zerkleinertes Gewebe, Gewebebrei; SYN: Homogenat

ho|mo|ge|ni|sie|ren *v* homogen oder einheitlich machen

Ho|mo|gen|ti|sin|säu|re *f* Zwischenprodukt beim Tyrosinabbau; SYN: 2,5-Dihydroxyphenylessigsäure

Ho|mo|gen|ti|sin|u|rie *f* Homogentisinsäureausscheidung im Harn

Ho|mo|gly|ka|ne *pl* aus einem Monosaccharid* aufgebaute Polysaccharide*

Homoio-, homoio- *präf.* →Homöo-

Ho|moi|o|plas|tik *f* →Homoplastik

Ho|moi|o|sta|se *f* →Homöostase

ho|moi|o|therm *adj* (*biolog.*) dauerwarm, warmblütig; SYN: homöotherm

Ho|moi|o|ther|mie *f* Warmblütigkeit; SYN: Homöothermie

Ho|mo|kar|no|si|no|se *f* Speicherkrankheit* mit Einlagerung von Homokarnosin ins ZNS; führt zu Schwachsinn, spastischer Paraplegie und Retinitis* pigmentosa;

SYN: Homocarnosinose

Ho|mo|ke|ra|to|plas|tik *f* Keratoplastik* unter Verwendung von homologem Material; SYN: homologe Hornhautplastik

ho|mo|kla|disch *adj* Endäste eines Gefäßes betreffend

ho|mo|la|te|ral *adj* dieselbe (Körper-)Seite betreffend, auf derselben Seite (liegend); SYN: gleichseitig, ipsilateral

ho|mo|log *adj* **1.** entsprechend, übereinstimmend, ähnlich, artgleich **2.** von derselben Species stammend; SYN: allogen, allogenetisch, allogenisch, homoplastisch **3.** (*chem.*) gleichliegend, gleichlaufend

Ho|mo|lo|gie *f* Übereinstimmung, Entsprechung, homologe Beschaffenheit

ho|mo|morph *adj* gleichgestaltig

ho|mo|nom *adj* von gleicher Funktion, von gleichem Bau; SYN: gleichartig, gleichwertig

ho|mo|nym *adj* gleichnamig

Homöo-, homöo- *präf.* Wortelement mit der Bedeutung "ähnlich/gleichartig"

ho|mö|o|morph *adj* von gleicher Form und Struktur; SYN: gleichgestaltig

Ho|mö|o|pa|thie *f* auf der Lehre von Samuel Hahnemann aufgebautes Behandlungssystem, das bei Erkrankung hochverdünnte Lösungen von Stoffen verwendet, die bei einem gesunden Patienten die selben Krankheitssymptome hervorrufen, wie die Krankheit selbst

ho|mö|o|pa|thisch *adj* Homöopathie betreffend, auf ihr beruhend

Ho|mö|o|pla|sie *f* Gewebeneubildung mit gewebetypischer Struktur

Ho|mö|o|plas|tik *f* →Homoplastik

ho|mö|o|plas|tisch *adj* Homöoplasie betreffend, von ihr betroffen oder gekennzeichnet

Ho|mö|o|sta|se *f* Konstanz des inneren Milieus eines Organismus; SYN: Homoiostase, Homöostasie, Homöostasis

Ho|mö|o|sta|sie *f* →Homöostase

ho|mö|o|sta|tisch *adj* Homöostase betreffend, zu ihr gehörend, auf ihr beruhend

ho|mö|o|the|ra|peu|tisch *adj* Homöotherapie betreffend

Ho|mö|o|the|ra|pie *f* Behandlung mit homöopathischen Mitteln

ho|mö|o|therm *adj* (*biolog.*) dauerwarm, warmblütig; SYN: homoiotherm

Ho|mö|o|ther|mie *f* Warmblütigkeit; SYN: Homoiothermie

ho|mö|o|typ *adj* aus gleichen Zellen bestehend; SYN: homöotypisch, homotyp, homotypisch

ho|mo|phil *adj* Homophilie betreffend, sexuell zum gleichen Geschlecht neigend; SYN: homosexuell, homoerotisch

Ho|mo|phi|lie *f* auf Partner/Partnerinnen des gleichen Geschlechts gerichtete sexuelle Wünsche und Verhaltensweisen; hauptsächlich als Gegenbegriff zu Heterosexualität* verwendet; SYN: Homosexualität, Gleichgeschlechtlichkeit, Konträrsexualität, sexuelle Inversion; Homoerotik

Ho|mo|plas|tik *f* plastische Operation mit Übertragung von homologem Gewebe; SYN: Allotransplantation, homologe/allogene/allogenetische Transplantation, Homotransplantation, Homöoplastik, Homoioplastik

ho|mo|plas|tisch *adj* **1.** Homoplastik betreffend **2.** von derselben Species stammend; SYN: allogen, allogenetisch, allogenisch, homolog

Ho|mo|se|rin *nt* Aminosäure*, die als Zwischenprodukt des Methioninabbaus auftritt

Ho|mo|se|xu|a|li|tät *f* auf Partner/Partnerinnen des gleichen Geschlechts gerichtete sexuelle Wünsche und Verhaltensweisen; hauptsächlich als Gegenbegriff zu Heterosexualität* verwendet; SYN: Homophilie, Gleichgeschlechtlichkeit, Konträrsexualität, sexuelle Inversion; Homoerotik

männliche Homosexualität sexuelle Beziehungen zwischen zwei oder mehreren Männern; SYN: Uranismus

weibliche Homosexualität sexuelle Beziehungen zwischen zwei oder mehreren Frauen; SYN: lesbische Liebe, Lesbianismus, Sapphismus, Tribadie

ho|mo|se|xu|ell *adj* Homosexualität betreffend, sexuell zum gleichen Geschlecht neigend; SYN: homophil, homoerotisch

ho|mo|top *adj* am richtigen Ort (liegend); SYN: orthotop

Ho|mo|trans|plan|ta|ti|on *f* plastische Operation mit Übertragung von homologem Gewebe; SYN: homologe/allogene/allogenetische Transplantation, Homoplastik, Allotransplantation

ho|mo|typ *adj* →homöotyp

ho|mo|ty|pisch *adj* →homöotyp

Ho|mo|va|nil|lin|säu|re *f* Abbauprodukt von Katecholaminen*

ho|mo|zel|lu|lär *adj* aus gleichartigen Zellen bestehend

ho|mo|zen|trisch *adj* einen gemeinsamen Mittelpunkt habend

ho|mo|zy|got *adj* mit gleichen Erbanlagen versehen; SYN: gleicherbig, reinerbig

Ho|mo|zy|go|tie *f* durch zwei identische Allele eines Gens vererbt; SYN: Gleicherbigkeit, Reinerbigkeit, Erbgleichheit

ho|mo|zy|klisch *adj* (*Ringmolekül*) nur aus Atomen eines Elements bestehend; SYN: isozyklisch

Ho|mo|zys|te|in *nt* →Homocystein

Ho|mo|zys|tin *nt* →Homocystin

Ho|mo|zys|tin|ä|mie *f* →Homocystinämie

Ho|mo|zys|tin|u|rie *f* →Homocystinurie

ho|mo|zy|to|trop *adj* mit Affinität für Zellen einer Species

Hoppe-Goldflam-Syndrom *nt* Autoimmunkrankheit mit einer Blockierung der

Acetylcholinrezeptoren an der motorischen Endplatte durch Autoantikörper; führt zu schneller Ermüdbarkeit der Muskulatur; SYN: Erb-Oppenheim-Goldflam-Syndrom, Erb-Goldflam-Syndrom, Erb-Goldflam Krankheit, Erb-Oppenheim-Goldflam-Krankheit, Myasthenia gravis pseudoparalytica

Hor|de|o|lum *nt, pl* **-la** Abszess der Liddrüsen mit Durchbruch nach außen [**Hordeolum externum**] oder innen [**Hordeolum internum**]; SYN: Gerstenkorn, Zilienabszess

Horm-, horm- *präf.* Wortelement mit der Bedeutung "anregen/erregen/antreiben"

Hormo-, hormo- *präf.* →Horm-

Hor|mo|gen *nt* Hormonvorläufer, aus dem das aktive Hormon freigesetzt wird; SYN: Prohormon, Hormonogen

H

Hor|mon *nt* vom Körper gebildete Substanz, die auf dem Blut- oder Lymphweg zu einem Erfolgsort gelangt und dort den Stoffwechsel beeinflusst

adrenocorticotropes Hormon in der Hypophyse* gebildetes, glandotropes Polypeptidhormon, das die Synthese und Freisetzung von Glucocorticoiden in der Nebennierenrinde anregt; SYN: Kortikotropin, Kortikotrophin, Corticotrophin, Corticotrophinum, corticotropes Hormon, Adrenokortikotropin

antidiuretisches Hormon im Hypothalamus* gebildetes Hormon, das die Rückresorbtion von Wasser in der Niere reguliert; SYN: Adiuretin, Vasopressin

atriales natriuretisches Hormon in Myozyten des linken Vorhofs und anderen Geweben gebildetes Hormon mit Einfluss auf die Wasser- und Natriumdiurese; SYN: Atriopeptid, Atriopeptin, atriales natriuretisches Peptid, atrialer natriuretischer Faktor

corticotropes Hormon →adrenocorticotropes Hormon

follikelstimulierendes Hormon im Hypophysenvorderlappen gebildetes Hormon, das die Follikelreifung fördert; SYN: Follitropin, Follikelreifungshormon

gastrointestinale Hormone im Magen-Darm-Trakt gebildete Hormone, z.B. Gastrin, Cholezystokinin; SYN: Darmhormone

gestagene Hormone synthetische Hormone, die ähnlich wie Progesteron* wirken; SYN: Gestagene

glandotropes Hormon auf eine Drüse einwirkendes Hormon

gonadotrope Hormone im Hypohysenvorderlappen gebildete Hormone, die auf die Gonaden wirken [LH, FSH, ICSH]; SYN: Gonadotropine

Interstitialzellen-stimulierendes Hormon beim Mann vorkommende Variante des luteinisierenden Hormons*, das die Leydig*-Zwischenzellen des Hodens und die Androgenbildung anregt

laktogenes Hormon Hypophysenvorderlappenhormon, das die Entwicklung der Brustdrüse und die Milchsekretion reguliert; SYN: Prolaktin, Prolactin, Milchhormon, Mammotropin, Laktationshormon

luteinisierendes Hormon im Hypohysenvorderlappen gebildetes gonadotropes Hormon, das bei der Frau an Follikelreifung, Ovulation und der Gelbkörperbildung teilnimmt; SYN: Luteinisierungshormon

luteinisierendes Hormon-releasing-Hormon im Hypothalamus gebildetes Neurohormon, das die Freisetzung von Gonadotropinen aus dem Hypophysenvorderlappen regelt; SYN: Gonadotropin-releasing-Faktor, Gonadotropin-releasing-Hormon, Gonadoliberin, luteinisierendes Hormon-releasing-Hormon

melanotropes Hormon →melanozytenstimulierendes Hormon

melanozytenstimulierendes Hormon im Hypophysenzwischenlappen gebildetes Hormon, das die Melaninsynthese in Melanozyten steuert; SYN: Melanotropin, melanotropes Hormon, Intermedin

östrogene Hormone im Eierstock und der Plazenta gebildete Hormone, die für die Ausprägung der weiblichen Geschlechtsmerkmale und den Menstruationszyklus von entscheidender Bedeutung sind; SYN: Östrogene

somatotropes Hormon im Hypophysenvorderlappen gebildetes Hormon, das die DNA- und Eiweißsynthese anregt und die Fettsynthese hemmt; SYN: Somatotropin, Wachstumshormon

thyreotropes Hormon im Hypophysenvorderlappen gebildetes Hormon, das die Schilddrüse stimuliert; SYN: Thyreotropin, Thyrotropin

hor|mo|nal *adj* →hormonell

Hor|mon|an|ta|go|nist *m* →Hormonblocker

Hor|mon|blo|cker *m* die Wirkung eines Hormons hemmende oder aufhebende Substanz; SYN: Hormonantagonist, Antihormon

hor|mo|nell *adj* Hormon(e) betreffend, durch Hormone bedingt

Hor|mon|ent|zugs|blu|tung *f* nach Absetzen von Hormonen [Östrogene] einsetzende Blutung aus der Gebärmutterschleimhaut; SYN: Entzugsblutung

Hormono-, hormono- *präf.* Wortelement mit der Bedeutung "Hormon"

Hor|mo|no|gen *nt* Hormonvorläufer, aus dem das aktive Hormon freigesetzt wird; SYN: Prohormon, Hormogen

hor|mo|no|gen *adj* die Hormonbildung betreffend oder stimulierend, hormonbildend

Hor|mo|no|ge|ne|se *f* Hormonbildung

hor|mon|sen|si|tiv *adj* auf Hormone ansprechend, durch Hormone anregbar

Hornlhaut *f* vorderer durchsichtiger Teil der Augapfelhülle [Tunica fibrosa bulbi], der am Limbus* corneae in die weiße Augenhaut [Sklera*] übergeht; SYN: Augenhornhaut, Kornea, Cornea

Hornlhautlalstiglmaltislmus *m* durch Unregelmäßigkeiten in der Hornhaut verursachte Stabsichtigkeit*; SYN: kornealer Astigmatismus

Hornlhautldysltrolphie *f* erworbene Degeneration der Hornhaut, die oft zu Sehstörungen führt

Hornlhautlentlzünldung *f* →Keratitis

Hornlhautlelrolsilon *f* Epitheldefekt der Augenhornhaut

Hornlhautlerlweilchung *f* Erweichung der Augenhornhaut, z.B. bei Vitamin A-Mangel; SYN: Keratomalazie

Hornlhautlgelschwür *nt* bei viraler Entzündung der Hornhaut auftretendes Geschwür; SYN: Ulcus corneae

Hornlhautlkelgel *m* ätiologisch unklare Hornhautvorwölbung bei normalem Augeninnendruck; SYN: Keratokonus

Hornlhautlmylkolse *f* Pilzinfektion der Hornhaut; SYN: Keratomykose, Keratitis mycotica

Hornlhautlplasltik *f* teilweiser oder vollständiger Ersatz der Augenhornhaut; SYN: Keratoplastik, Hornhauttransplantation
heterologe Hornhautplastik Keratoplastik unter Verwendung von heterologem Material; SYN: Heterokeratoplastik
homologe Hornhautplastik Keratoplastik unter Verwendung von homologem Material; SYN: Homokeratoplastik

Hornlhautlrelflex *m* **1.** Spiegelung der Umwelt auf der Hornhaut **2.** Lidschluss bei Berührung der Hornhaut; SYN: Blinzelreflex, Kornealreflex

Hornlhautlstalphyllom *nt* meist traumatisch bedingte Vorwölbung der Kornea*; SYN: Konophthalmus, Staphyloma anterius

Hornlhautltranslplanltaltilon *f* →Hornhautplastik

Hornlschicht *f* oberste Schicht der Epidermis*; SYN: Stratum corneum epidermidis

Hornlzellle *f* keratinbildende Zelle der Haut; SYN: Keratinozyt, Malpighi-Zelle

Hörlschlauch *m* spezielles Hörrohr zur Auskultation von Nasengeräuschen; SYN: Nasenhörrohr, Phonendoskop

Hörlstrahllung *f* Teil der Hörbahn; SYN: Radiatio acustica

Hörlstummlheit *f* fehlende oder verzögerte Sprachentwicklung; SYN: motorische Hörstummheit, Audimutitas

Hörlsturz *m* i.d.R. einseitige, plötzliche Innenohrscherhörigkeit

Horton-Magath-Brown-Syndrom *nt* →Horton-Riesenzellarteriitis

Horton-Neuralgie *f* →Horton-Syndrom

Horton-Riesenzellarteriitis *f* subakute granulomatöse Entzündung der Kopfschlagadern; SYN: (senile) Riesenzellarteriitis, Horton-Syndrom, Arteriitis cranialis/gigantocellularis/temporalis, Horton-Magath-Brown-Syndrom

Horton-Syndrom *nt* streng halbseitig auftretende Schmerzattacken im Augen-Stirn-Schläfen-Bereich mit Rötung des Auges, Tränenfluss und anderen Symptomen; SYN: Bing-Horton-Syndrom, Bing-Horton-Neuralgie, Horton-Neuralgie, Histaminkopfschmerz, Histaminkephalgie, Erythroprosopalgie, Cephalaea histaminica, cluster headache

Hörlzelllen *pl* Sinneszellen im Corti-Organ des Innenohrs; SYN: Haarzellen

Hoslpiltallislmus *m* Bezeichnung für alle körperlichen und psychischen Schäden, die durch oder während eines Aufenthaltes in einem Krankenhaus, Sanatorium, Heim usw., entstehen

Hoslpiltallkeilme *pl* i.d.R. antibiotikaresistente Keime, die nosokomiale Infekte hervorrufen; SYN: Nosokomialkeime

Host-versus-Graft-Reaktion *f* Abstoßungsreaktion, bei der das Immunsystem des Empfängers gegen das transplantierte Organ oder Gewebe reagiert; SYN: Wirt-anti-Transplantat-Reaktion

Howell-Jolly-Körperchen *pl* →Jolly-Körperchen

Hoyer-Grosser-Organ *nt* in die Unterhaut eingebettete kleine Gefäßknäuel; wahrscheinlich von Bedeutung für die Hautdurchblutung und Wärmesteuerung; SYN: Glomusorgan, Masson-Glomus, Knäuelanastomose, Glomus neuromyoarteriale, Anastomosis arteriovenosa glomeriformis

H_1-Rezeptorenblocker *m* s.u. Histaminantagonist

H_2-Rezeptorenblocker *m* s.u. Histaminantagonist

HSV-Enzephalitis *f* →Herpesenzephalitis

HSV-Typ I *nt* →Herpes-simplex-Virus Typ I

HSV-Typ II *nt* →Herpes-simplex-Virus Typ II

Hübener-Thomsen-Friedenreich-Phänomen *nt* enzymatische Freilegung der T-Antigene* führt zu Agglutination der Erythrozyten durch im Serum vorhandene Antikörper; SYN: Thomsen-Phänomen, T-Agglutinationsphänomen

Hueck-Band *nt* bindegewebiges Balkennetz zwischen Sinus* venosus sclerae und vorderer Augenkammer; SYN: Stenon-Band, iridokorneales Balkenwerk, Reticulum trabeculare, Ligamentum pectinatum

Hufleilsenlnielre *f* angeborene Nierenfehlbildung mit hufeisenförmiger Verschmelzungniere; SYN: Ren arcuatus

Hüftlanlkyllolse *f* Versteifung des Hüftgelenks nach akuten oder chronischen Entzündungen

Hüftlarlthrolplasltik *f* Hüftgelenkplastik

Hüft|ar|thro|se *f* →Hüftgelenkarthrose

Hüft|bein *nt* aus drei Knochen [Darmbein, Sitzbein, Schambein] bestehender, seitlicher Beckenknochen; SYN: Hüftknochen, Os coxae

Hüft|dys|pla|sie, kongenitale *f* angeborene, unvollständige Entwicklung des Hüftgelenks; SYN: kongenitale Hüftgelenkdysplasie, Dysplasia coxae congenita

Hüf|te *f* Coxa

Hüft|en|do|pro|the|se *f* künstliche Hüfte; SYN: Hüftgelenkprothese

Hüft|ge|lenk *nt* Gelenk zwischen Oberschenkelknochen/Femur und Hüftpfanne; SYN: Articulatio coxofemoralis, Articulatio coxae

Hüft|ge|lenk|ar|thro|se *f* Arthrosis* deformans des Hüftgelenks; SYN: Koxarthrose, Hüftarthrose, Coxarthrosis, Arthrosis deformans coxae, Malum coxae senile

Hüft|ge|lenk|dys|pla|sie, kongenitale *f* →Hüftdysplasie, kongenitale

Hüft|ge|lenk|ent|zün|dung *f* →Coxitis

Hüft|ge|lenk|er|satz *f* künstliche Hüfte; SYN: Hüftgelenkprothese

Hüft|ge|lenk|lu|xa|ti|on *f* angeborene [**Luxatio coxae congenita**] oder erworbene Verrenkung des Hüftgelenks; SYN: Luxatio coxae

Hüft|ge|lenk|pro|the|se *f* künstliche Hüfte; SYN: Hüftendoprothese

Hüft|ge|lenks|lu|xa|ti|ons|frak|tur *f* Fraktur der Hüftgelenkspfanne mit Luxation* des Oberschenkels

Hüft|ge|lenk|so|no|gra|fie *f* →Hüftgelenksonographie

Hüft|ge|lenk|so|no|gra|phie *f* Ultraschalluntersuchung des Hüftgelenks; v.a. zur Beurteilung der angeborenen Hüftgelenksdysplasie

Hüft|ge|lenks|pfan|ne *f* →Hüftpfanne

Hüft|ge|lenks|plas|tik *f* Ersatz des Hüftgelenks durch eine Prothese

Hüft|ge|lenks|tu|ber|ku|lo|se *f* Gelenktuberkulose* des Hüftgelenks; SYN: tuberkulöse Koxitis, tuberkulöse Hüftgelenkentzündung, Coxitis tuberculosa

Hüft|kno|chen *m* →Hüftbein

Hüft|kopf|ar|te|rie *f* Azetabulumast der Arteria obturatoria; SYN: Arteria acetabuli, Ramus acetabularis arteriae obturatoriae

Hüft|kopf|ne|kro|se *f* Osteochondrose* des Hüftkopfs; führt i.d.R. zu Deformierung; SYN: Femurkopfnekrose
idiopathische Hüftkopfnekrose des Erwachsenen einseitig oder beidseitig [50%] auftretende, meist Männer zwischen 20 und 50 Jahren betreffende aseptische Knochennekrose des Hüftkopfes; SYN: avaskuläre/ischämische Femurkopfnekrose

Hüft|kopf|pro|the|se *f* Prothese* zum Ersatz des Oberschenkelkopfes

Hüft|nerv *m* →Nervus ischiadicus

Hüft|pfan|ne *f* Gelenkpfanne des Hüftgelenks; SYN: Hüftgelenkspfanne, Azetabulum, Acetabulum

Hüft|pfan|nen|dys|pla|sie *f* angeborene Entwicklungsstörung der Hüftgelenkspfanne

Hüft|to|tal|en|do|pro|the|se *f* künstliche Hüfte; SYN: Hüftgelenkprothese

Hüh|ner|au|ge *nt* durch chronischen Druck hervorgerufene Hornverdickung mit zentralem Zapfen; SYN: Leichdorn, Klavus, Clavus

Hüh|ner|brust *f* Brustkorbfehlbildung mit kielartigem Vorspringen des Brustbeins; SYN: Kielbrust, Pectus gallinatum/carinatum

Huhner-Test *m* Untersuchung von Zervixschleim nach dem Beischlaf zur Beurteilung der männlichen Zeugungsfähigkeit; SYN: Sims-Huhner-Test, postkoitaler Spermakompatibilitätstest

Hüll|pro|te|i|ne *pl* Proteine der Virushülle

Hüll|zel|le *f* zur Neuroglia* gehörende Zelle des peripheren Nervensystems; SYN: Mantelzelle, Satellitenzelle, Lemnozyt, Amphizyt

hu|man *adj* **1.** den Menschen betreffend, im Menschen vorkommend, vom Menschen stammend **2.** menschlich, menschenfreundlich, menschenwürdig

Hu|man|cho|ri|on|go|na|do|tro|pin *nt* von den Trophoblasten der Plazenta gebildetes Hormon, das den Gelbkörper erhält und seine Umwandlung in den Schwangerschaftsgelbkörper bewirkt; SYN: Choriongonadotrophin, humanes Choriongonadotropin, Choriongonadotropin

Hu|man|in|su|lin *nt* synthetisch hergestelltes Insulin, das von der Struktur her dem Insulin des Körpers entspricht

Hu|man|phy|si|o|lo|gie *f* Physiologie* des Menschen

hu|me|ral *adj* Oberarm oder Oberarmknochen/Humerus betreffend

Humero-, humero- *präf.* Wortelement mit der Bedeutung "Oberarmknochen/Humerus"

hu|me|ro|ra|di|al *adj* Oberarmknochen und Speiche/Radius betreffend oder verbindend; SYN: radiohumeral

Hu|me|ro|ra|di|al|ge|lenk *nt* Gelenk zwischen Oberarmknochen/Humerus und Speiche/Radius; Teil des Ellenbogengelenks; SYN: Articulatio humeroradialis

hu|me|ro|ska|pu|lar *adj* Oberarmknochen und Schulterblatt/Skapula betreffend oder verbindend; SYN: skapulohumeral

hu|me|ro|ul|nar *adj* Oberarmknochen und Ulna betreffend oder verbindend

Hu|me|ro|ul|nar|ge|lenk *nt* Gelenk zwischen Oberarmknochen/Humerus und Elle/Ulna; Teil des Ellenbogengelenks; SYN: Articulatio humeroulnaris

Hu|me|rus *m, pl* **-ri** Oberarmknochen

Hu|me|rus|frak|tur *f* Oberarmbruch, Oberarmfraktur

Hu|me|rus|hals, anatomischer *m* enge Stelle des Oberarmknochens direkt unter dem Kopf

Hu|me|rus|hals, chirurgischer *m* unter dem anatomischer Humerushals liegender Bereich, der häufig Sitz einer Fraktur ist; SYN: Collum chirurgicum humeri

Hu|me|rus|kon|dy|le *f* Gelenkkopf am unteren Ende des Oberarmknochens für das Ellenbogengelenk; SYN: Condylus humeri

Hu|me|rus|köpf|chen *nt* kleines Köpfchen am unteren Ende des Oberarmknochens/Humerus; SYN: Capitulum humeri

Hu|me|rus|schaft|frak|tur *f* Bruch des Oberarmknochens im Schaft; kann zu Gefäß- und Nervenschäden [Nervus* radialis] führen

Hu|mor *m* (Körper-)Flüssigkeit

Humor aquosus vom Epithel des Ziliarkörpers gebildete Flüssigkeit der vorderen und hinteren Augenkammer; SYN: Kammerwasser

Humor vitreus wasserreiche Gallerte im Glaskörper des Auges

hu|mo|ral *adj* (Körper-)Flüssigkeit(en) betreffend

Hun|de|band|wurm *m* 3–6 mm langer Bandwurm, der bei Hunden und anderen Caniden vorkommt; beim Menschen [Fehlzwischenwirt] Erreger der Hydatidose*; SYN: Blasenbandwurm, Echinococcus granulosus, Taenia echinococcus

Hun|de|band|wurm|krank|heit *f* →Hydatidose

Hun|de|spul|wurm *m* selten auf den Menschen übertragener Erreger von Toxocariasis* und Larva* migrans; SYN: Toxocara canis

Hun|ger|a|zi|do|se *f* metabolische Azidose* bei ungenügender Kohlenhydratzufuhr; SYN: nutritive Azidose, nutritive metabolische Azidose

Hun|ger|ö|dem *nt* Ödem durch Eiweißmangel bei Unterernährung

Hun|ger|os|te|o|pa|thie *f* Osteopathie* bei Fehl- oder Unterernährung; SYN: alimentäre Osteopathie

Hun|ger|os|te|o|po|ro|se *f* bei Fehl- oder Unterernährung entstehende Osteoporose*, Teilaspekt der Hungerosteopathie*; SYN: alimentäre Osteoporose, nutritive Osteoporose

Hun|ger|ty|phus *m* weltweit verbreitete, durch schlechte hygienische Bedingungen geförderte Infektionskrankheit; der Erreger **Rickettsia prowazeki** wird v.a. durch die Kleiderlaus* von Mensch zu Mensch übertragen; neben hohem Fieber und einem charakteristischem fleckförmigem Hautausschlag imponiert die Erkrankung durch Bewusstseinseintrübung und neurologische Schäden; SYN: epidemisches Fleckfieber, klassisches Fleckfieber, Läusefleckfieber, Flecktyphus, Kriegstyphus, Typhus exanthematicus

Hunner-Zystitis *f* vorwiegend Frauem im mittleren Alter betreffende chronisch unspezifische Blasenentzündung unklarer Genese; SYN: interstitielle Zystitis

Hunter-Glossitis *f* atrophische Glossitis* als Begleiterscheinung von Anämien oder Lebererkrankungen; SYN: Moeller-Hunter-Glossitis, Moeller-Glossitis, Glossitis Möller-Hunter, Möller-Glossitis, Möller-Hunter-Glossitis, Glossitis atrophicans

Hunter-Linie *f* weißer Sehnenstreifen in der vorderen Medianlinie vom Brustbein bis zur Schamfuge; SYN: Linea alba

Hunter-Schanker *m* primäres Hautgeschwür bei Syphilis*; SYN: harter Schanker, syphilitischer Primäraffekt, Ulcus durum

Hunter-Syndrom *nt* je nach Manifestationsalter mild [späte Kindheit] oder schwer [frühe Kindheit] verlaufende Speicherkrankheit duch einen Defekt der Iduronatsulfatsulfatase; SYN: Morbus Hunter, Mukopolysaccharidose II

Hunt-Syndrom *nt* angeborene Degeneration des Nucleus dentatus mit Myoklonien* und Asynergie*; SYN: zerebellare myoklonische Dyssynergie, Ramsay Hunt-Syndrom, Dyssynergia cerebellaris myoclonica

Huppert-Krankheit *f* von einem Zellklon ausgehende monoklonale Gammopathie* und Plasmazellvermehrung im Knochenmark; SYN: Kahler-Krankheit, Morbus Kahler, Plasmozytom, multiples Myelom, plasmozytisches Immunozytom, plasmozytisches Lymphom

Hurler-Krankheit *f* →Hurler-Syndrom

Hurler-Pfaundler-Krankheit *f* Hurler-Syndrom

Hurler-Schele-Variante *f* nur mit leichter Einschränkung der Intelligenz verbunde Variante der Mukopolysaccharidose*; SYN: Mukopolysaccharidose I-H/S

Hurler-Syndrom *nt* autosomal-rezessiv vererbte Speicherkrankheit durch einen Mangel an α-L-Iduronidase; typisch sind Knochenwachstumsstörungen [disproportionierter Zwergwuchs*, Lendenkyphose], Deformität des Gesichtsschädels [Wasserspeiergesicht*], Hepatosplenomegalie*, sowie Hornhauttrübungen und evtl. eine geistige Retardierung; SYN: Hurler-Krankheit, Hurler-Pfaundler-Krankheit, (von) Pfaundler-Hurler-Krankheit, (von) Pfaundler-Hurler-Syndrom, Lipochondrodystrophie, Dysostosis multiplex, Mukopolysaccharidose I-H

Hürthle-Struma *f* →Hürthle-Tumor

Hürthle-Tumor *m* von den **Hürthle-Zellen** ausgehender Schilddrüsentumor, der nur selten maligne entartet; SYN: Hürthle-Zelladenom, Hürthle-Struma, oxyphiles Schilddrüsenadenom, Onkozytom

Hürthle-Zelladenom *nt* →Hürthle-Tumor

Hürthle-Zellen *pl* s.u. Hürthle-Tumor

Hus|ten|mit|tel *nt* Antitussivum

Hus|ten|plat|te *f* durch Aufhusten auf eine Agarplatte angelegte Kultur

Hus|ten|schlag *m* durch einen starken Hustenanfall ausgelöste krisenhafte Hirnischämie mit Schwindel oder Bewusstseinseintrübung; SYN: Hustensynkope

Huslten|syn|ko|pe *f* →Hustenschlag

Hutchinson-Gilford-Syndrom *nt* autosomal-rezessive Entwicklungsstörung mit Minderwuchs, hochgradiger Vergeisung, Knochen-, Gelenk- und Zahnfehlbildungen; SYN: Gilford-Syndrom, Progerie, greisenhafter Zwergwuchs, Progeria Hutchinson-Gilford, Progeria infantilis

Hutchinson-Weber-Peutz-Syndrom *nt* autosomal-dominantes Syndrom mit Pigmentflecken [Lentigo*] und Dünndarmpolypen; SYN: Peutz-Jeghers-Syndrom, Polyposis intestini Peutz-Jeghers, Pigmentfleckenpolypose, Lentigopolypose

H

Hutinel-Zirrhose *f* tuberkulöse Perikarditis* des Kindesalters mit Entwicklung von Herzinsuffizienz, Stauungsleber und Leberzirrhose; SYN: Hutinel-Krankheit

HVL-Insuffizienz *f* Hypophysenvorderlappeninsuffizienz*

HWS-Kyphose *f* Kyphose* der Halswirbelsäule; SYN: Halswirbelsäulenkyphose, Trachelokyphose

HWS-Schleudertrauma *nt* Verletzung der Halswirbelsäule durch plötzliche Überstreckung und nachfolgendes Nachvorneschleudern bei Auffahrunfällen; SYN: whiplash injury, Peitschenschlagphänomen, Schleudertrauma

Hyal-, hyal- *präf.* →Hyalo-

hyla|lin *adj* **1.** Hyalin betreffend **2.** transparent, durchscheinend; glasartig, glasig; SYN: hyaloid

Hyla|lin|knor|pel *m* druckfester, durchsichtiger Knorpel; kommt v.a. als Gelenkknorpel und Rippenknorpel vor; SYN: hyaliner Knorpel, Cartilago hyalina

Hyla|li|no|se *f* durch eine intrazelluläre Hyalineinlagerung in Gewebe und/oder Organe gekennzeichnete Erkrankung; SYN: hyaline Degeneration, Hyalinosis

Hyla|li|no|sis *f, pl* **-ses** →Hyalinose

Hyalinosis cutis et mucosae vermutlich autosomal-rezesssive Erkrankung mit der Einlagerung von Hyalin* in Haut und Schleimhaut; charakteristisch sind Heiserkeit durch Befall der Kehlkopfschleimhaut und neurologische Symptome [Krampfanfälle, Retardierung*]; SYN: Urbach-Wiethe-Syndrom, Lipoidproteinose (Urbach-Wiethe)

hyla|li|no|tisch *adj* Hyalinose betreffend, von ihr betroffen oder gekennzeichnet, durch sie bedingt

Hyla|lin|u|rie *f* Ausscheidung von Hyalin oder Hyalinzylindern im Harn

Hyla|li|tis *f, pl* **-ti|den** Glaskörperentzündung; SYN: Hyaloiditis

hyla|li|tisch *adj* Glaskörperentzündung/Hyalitis betreffend, von ihr betroffen oder gekennzeichnet; SYN: hyaloiditisch

Hyalo-, hyalo- *präf.* Wortelement mit der Bedeutung "Glas/gläsern"

hyla|lo|id *adj* transparent, durchscheinend; glasartig, glasig; SYN: hyalin

Hyla|lo|i|di|tis *f, pl* **-ti|den** →Hyalitis

hyla|lo|i|di|tisch *adj* →hyalitisch

Hyla|lo|mer *nt* glasklare Randschicht der Thrombozyten*

Hyla|lo|plas|ma *nt* fast glasklares, lichtmikroskopisch homogenes Grundplasma der Zelle; SYN: zytoplasmatische Matrix, Grundzytoplasma

hyla|lo|plas|ma|tisch *adj* Hyaloplasma betreffend, im Hyaloplasma liegend

Hyla|lo|se|ro|si|tis *f, pl* **-ti|den** von Hyalinose* gekennzeichnete Entzündung seröser Deckhäute

hyla|lo|se|ro|si|tisch *adj* Hyaloserositis betreffend, von ihr betroffen oder gekennzeichnet

Hyla|lu|ro|ni|da|se *nt* Hyaluronsäure spaltendes Enzym

Hyla|lu|ro|ni|da|se|an|ta|go|nist *m* →Hyaluronidasehemmer

Hyla|lu|ro|ni|da|se|hem|mer *m* Antikörper* gegen Hyaluronidase*; SYN: Antihyaluronidase, Hyaluronidaseantagonist

Hyla|lu|ron|säu|re *f* hochvisköses, stark wasserbindendes Glykosaminoglykosan aus Glukuronsäure und Acetylglukosamin; kommt u.a. in Synovialflüssigkeit, Glaskörper, Haut und Knochen vor

hyb|rid *adj* durch Kreuzung zweier genetisch unterschiedlicher Eltern erhalten

Hy|bri|de *f/m* durch Kreuzung zweier genetisch unterschiedlicher Eltern erhaltener Nachkömmling; SYN: Bastard, Kreuzung, Mischling

Hy|bri|di|sa|ti|on *f* **1.** Kreuzung zweier genetisch unterschiedlicher Eltern **2.** Methode zur DNA-Analyse durch Einbau markierter Nukleinsäuren

Hy|bri|di|sie|rung *f* →Hybridisation

Hy|bri|dom *nt* aus Hybridzellen* bestehender Tumor

Hy|brid|zel|len *pl* durch Kreuzung von genetisch unterschiedlichen Zellen erhaltene Zellen; SYN: Doppelzellen, Zwillingszellen

Hy|dan|to|i|ne *nt* vom **Hydantoin** [Glykolylharnstoff] abgeleitete Antikonvulsiva

Hy|dan|to|in|syn|drom, embryopathisches *nt* durch die Einnahme verschiedener Antiepileptika verursachtes Fehlbildungssyndrom mit Gesichtsanomalien, Herzfehler und Wachstumsstörungen; SYN: Antiepileptika-Embryofetopathie

Hy|darth|ros *m* →Hydrarthrose

Hy|darth|ro|se *f* Flüssigkeitsansammlung im Gelenk; SYN: Gelenkhydrops, Hydarthros, Hydrarthrose, Hydrarthros, Gelenkerguss, Hydrops articularis

Hy|da|ti|de *f* von Echinococcus* cysticus im

Körper gebildete flüssigkeitsgefüllte Blase; SYN: Echinokokkenblase, Echinokokkuszyste, Echinokokkenzyste, Hydatidenzyste

Hy|da|ti|den|krank|heit *f* →Hydatidose

Hy|da|ti|den|zys|te *f* →Hydatide

hy|da|ti|di|form *adj* hydatidenähnlich, hydatidenartig, hydatidenförmig

Hy|da|ti|do|se *f* nach peroraler Aufnahme der Eier des Hundebandwurms [Echinococcus* granulosus oder multilocularis] entstehende Erkrankung; je nach Verlauf unterscheidet man eine **alveoläre** und eine **zystische Form**; SYN: Echinokokkenkrankheit, Echinokokkeninfektion, Echinococcosis, Echinokokkose, Hydatidenkrankheit, Hundebandwurmkrankheit

Hy|da|ti|do|zel|le *f* Hodenbruch* durch eine vergrößerte Appendix* epididymidis

Hyde-Krankheit *f* v.a. Frauen im mittleren oder höheren Alter befallende chronische Dermatose* mit großen heftig juckenden Knoten der Extremitätenstreckseiten; SYN: nodulöse Prurigo, Prurigo nodularis Hyde

Hydr-, hydr- *präf.* →Hydro-

Hy|drä|mie *f* Volumenzunahme des Blutes/Blutplasmas durch erhöhte Wasserzufuhr; SYN: Hydroplasmie

Hy|dram|ni|on *nt* übermäßige Fruchtwassermenge; SYN: Polyhydramnie, Polyhydramnion

Hy|dran|en|ze|pha|lie *f* →Hydranzephalie

Hy|dran|ze|pha|lie *f* Extremform der Anenzephalie* mit Ersatz der Großhirnhälften durch flüssigkeitsgefüllte Blasen; SYN: Blasenhirn, Hydranenzephalie

Hy|drar|gy|rie *f* Quecksilbervergiftung; SYN: Hydrargyrose, Merkurialismus

Hy|drar|gy|ro|se *f* →Hydrargyrie

Hy|drar|gy|rum *nt* →Quecksilber

Hydrargyrum chloratum heute nicht mehr verwendetes Laxans* und Diuretikum*; SYN: Calomel, Quecksilber-I-Chlorid, Kalomel

Hy|drar|thros *m* →Hydarthrose

Hy|drar|thro|se *f* →Hydarthrose

Hy|dra|ta|se *f* wasserabspaltende Lyase*; SYN: Dehydratase

Hy|dra|ta|ti|on *f* **1.** Wasseranlagerung, Hydratbildung **2.** Wasseraufnahme

Hy|dra|ti|on *f* →Hydratation

hy|dra|ti|siert *adj* Wasser enthaltend

Hy|dri|a|trie *f* therapeutische Anwendung von Wasser; SYN: Wasserheilkunde, Hydrotherapie

hy|dri|a|trisch *adj* Hydrotherapie betreffend; SYN: hydrotherapeutisch

Hydro-, hydro- *präf.* Wortelement mit der Bedeutung "Wasser/Feuchtigkeit/Wasserstoff"

Hy|droa *f* durch Lichteinwirkung hervorgerufene Dermatose* mit juckenden Bläschen; SYN: Hidroa

Hy|dro|ca|ly|co|sis *f, pl* **-ses** meist asymptomatische Auftreibung mehrerer Nierenkelche; SYN: Hydrokalykose

Hy|dro|ce|le *f* Wasser-/Exsudatansammlung in einer serösen Höhle; SYN: Wasserbruch, Hydrozele

Hydrocele chylosa Hydrozele durch Chylusstauung, z.B. bei Elephantiasis* scroti; SYN: Chylozele, Chyluszele, Chyluscele, Chylocele

Hydrocele feminae Flüssigkeitsansammlung im fortbestehenden Processus vaginalis peritonei der Frau; SYN: Nuck-Zyste, Hydrocele muliebris

Hydrocele muliebris →Hydrocele feminae

Hydrocele testis Wasserbruch des Hodens mit Flüssigkeitsansammlung in der Tunica vaginalis; SYN: Wasserbruch, Hydrozele

Hy|dro|ce|pha|lus *m* angeborene oder erworbene Erweiterung der Liquorräume im Gehirn, die zu einer sichtbaren Vergrößerung des Schädels führen kann; SYN: Wasserkopf, Hydrozephalus

Hydrocephalus aresorptivus Hydrozephalus durch Fehlen oder Verminderung der Liquorresorption; SYN: Hydrozephalus malresorptivus

Hydrocephalus externus Hydrozephalus durch Erweiterung des Subarachnoidalraum; SYN: äußerer Hydrozephalus

Hydrocephalus hypersecretorius Hydrozephalus durch übermäßige Liquorbildung

Hydrocephalus internus Hydrozephalus durch Erweiterung des Ventrikelsystems; SYN: innerer Hydrozephalus

Hydrocephalus occlusus Hydrozephalus durch Störung des Liquorabflusses

Hy|dro|cho|le|re|se *f* Ausscheidung einer wässrigen Galle

hy|dro|cho|le|re|tisch *adj* Hydrocholerese betreffend oder verursachend

Hy|dro|cor|ti|son *nt* in der Nebennierenrinde aus Cholesterin gebildetes wichtigstes Glucocorticoid*; SYN: Kortisol, Cortisol

Hy|dro|di|u|re|se *f* durch Wasseraufnahme ausgelöste Erhöhung der Harnausscheidung; SYN: Wasserdiurese

Hy|dro|en|ze|pha|lo|zel|le *f* Enzephalozele* mit Beteiligung des Liquorräume; SYN: Enzephalozystozele

Hy|dro|gen|car|bo|nat *nt* saures Salz der Kohlensäure; SYN: Bikarbonat, Bicarbonat

Hy|dro|ge|ni|um *nt* einfachstes chemisches Element; SYN: Wasserstoff

Hy|dro|hä|ma|to|ne|phro|se *f* Hydronephrose* mit Blutbeimengung; SYN: Hydrohämonephrose

hy|dro|hä|ma|to|ne|phro|tisch *adj* Hydrohämatonephrose betreffend, von ihr betroffen oder gekennzeichnet

Hy|dro|hä|mo|ne|phro|se *f* →Hydrohämatonephrose

Hy|dro|ka|ly|ko|se *f* meist asymptomatische

H

Auftreibung mehrerer Nierenkelche; SYN: Hydrocalycosis
Hy|dro|kar|die *f* →Hydroperikard
Hy|dro|kol|pos *m* Flüssigkeitsansammlung in der Scheide bei Verschluss des Scheideneingangs; SYN: Scheidenretentionszyste
Hy|dro|la|se *f* Enzym, das die Hydrolyse* einer Verbindung katalysiert
Hy|dro|ly|se *f* Spaltung einer chemischen Verbindung durch Wasser
hy|dro|ly|sier|bar *adj* durch Hydrolyse auflösbar
hy|dro|ly|tisch *adj* Hydrolyse betreffend oder fördernd
Hy|dro|me|nin|gi|tis *f, pl* **-ti|den** seröse Meningitis*
hy|dro|me|nin|gi|tisch *adj* Hydromeningitis betreffend, von ihr betroffen oder gekennzeichnet
Hy|dro|me|nin|go|ze|le *f* hernienartiger Vorfall der Hirnhaut durch einen Schädeldefekt; SYN: Meningozele
Hy|dro|mi|kro|ze|pha|lie *f* Mikrozephalie* kombiniert mit Wasserkopf/Hydrozephalus
Hy|dro|my|e|lie *f* angeborene Erweiterung des Zentralkanals des Rückenmarks; SYN: Hydrorrhachis interna, Hydromyelia
Hy|dro|my|e|lo|me|nin|go|ze|le *f* hernienartiger Vorfall von Rückenmarkshaut und Rückenmark durch einen Wirbelsäulendefekt; SYN: Meningomyelozele
Hy|dro|my|e|lo|ze|le *f* Hydromyelomeningozele* mit zystischer Auftreibung des Rückenmarkkanals; SYN: Meningomyelozystozele
Hy|dro|ne|phro|se *f* angeborene [selten] oder erworbene, sackartige Ausweitung des Nierenhohlsystems und evtl. der Harnleiter [Hydroureteronephrose*]; SYN: Harnstauungsniere, Wassersackniere, Uronephrose
hy|dro|ne|phro|tisch *adj* Hydronephrose betreffend, von ihr betroffen oder gekennzeichnet
Hy|dro|ni|um|i|on *nt* positives Wasserstoffion; SYN: Hydroxoniumion
hy|dro|pek|tisch *adj* wasserbindend, wassereinlagernd, wasserfixierend
Hy|dro|pe|ri|car|di|um *nt* →Hydroperikard
Hy|dro|pe|ri|kard *nt* Wasseransammlung im Herzbeutel; SYN: Herzbeutelwassersucht, Hydropericardium, Hydrokardie, Hydrops pericardii
Hy|dro|pe|ri|kar|di|tis *f, pl* **-ti|den** mit Ergussbildung [Hydroperikard*] einhergehende Herzbeutelentzündung; SYN: seröse Perikarditis
hy|dro|pe|ri|kar|di|tisch *adj* Hydroperikarditis betreffend, von ihr betroffen oder gekennzeichnet
Hy|dro|per|tu|ba|ti|on *f* Durchspülung der Eileiter
Hy|dro|pe|xie *f* Wasserbindung, Wassereinlagerung, Wasserfixierung
hy|dro|phil *adj* wasserliebend, Wasser/Feuchtigkeit aufnehmend, Wasser anziehend
hy|dro|phob *adj* **1.** wasserabstoßend, wasserfeindlich; nicht in Wasser löslich oder mit Wasser mischbar **2.** Wasserscheu betreffend, durch sie gekennzeichnet, mit einer krankhaften Abneigung gegen Wasser; SYN: wasserscheu
Hy|dro|pho|bie *f* **1.** Unlöslichkeit in oder Nichtmischbarkeit mit Wasser **2.** krankhafte Abneigung gegen Wasser; charakteristisches Zeichen bei Tollwut*; SYN: Wasserscheu
hy|dro|pho|bo|phob *adj* Hydrophobophobie betreffend, durch sie gekennzeichnet
Hy|dro|pho|bo|pho|bie *f* krankhafte Angst vor Tollwut* oder Hydrophobie*
Hy|droph|thal|mus *m* ein- oder beidseitige Vergrößerung des Augpapfels durch Erhöhung des Augeninnendrucks; SYN: Ochsenauge, Glaukom der Kinder, Buphthalmus
hy|dro|pisch *adj* Hydrops betreffend, von ihm betroffen oder gekennzeichnet, mit Hydrops einhergehend; SYN: hydroptisch
Hy|dro|plas|mie *f* →Hydrämie
Hy|dro|pneu|ma|to|sis *f, pl* **-ses** kombiniertes Emphysem* und Ödem*
Hy|dro|pneu|mo|pe|ri|kard *nt* Luft- und Flüssigkeitsansammlung im Herzbeutel; SYN: Pneumohydroperikard
Hy|dro|pneu|mo|pe|ri|to|ne|um *nt* Luft- und Flüssigkeitsansammlung in der Bauchhöhle; SYN: Pneumohydroperitoneum
Hy|dro|pneu|mo|tho|rax *m* Luft- und Flüssigkeitsansammlung im Pleuraraum; SYN: Pneumohydrothorax
Hy|drops *m* Flüssigkeitansamlung in einer Körperhöhle oder im interstitiellen Raum; SYN: Wassersucht
Hydrops abdominis →Aszites
Hydrops articularis Flüssigkeitsansammlung im Gelenk; SYN: Gelenkhydrops, Hydarthrose, Gelenkerguss
Hydrops fetalis schwerste Form des Morbus* haemoliticus neonatorum mit allgemeinem Ödem, Aszites* und Leberinsuffizienz; SYN: Hydrops fetus universalis, Hydrops congenitus universalis, Hydrops universalis fetus
Hydrops fetus universalis →Hydrops fetalis
Hydrops congenitus universalis →Hydrops fetalis
Hydrops pericardii →Hydroperikard
Hydrops spurius Ansammlung gallertartiger Massen in der Bauchhöhle bei Ruptur von gallertartigen Kystomen von Eierstock oder Appendix; SYN: Gallertbauch, Pseudomyxoma peritonei
Hydrops tubae →Hydrosalpinx
Hydrops universalis fetus →Hydrops fetalis
hy|drop|tisch *adj* →hydropisch
Hy|dro|py|o|ne|phro|se *f* eitrige Hydronephro-

se*; SYN: Uropyonephrose

hy|dro|py|o|ne|phro|tisch *adj* Hydropyonephrose betreffend, von ihr betroffen oder gekennzeichnet; SYN: uropyonephrotisch

Hy|dror|rhoe *f, pl* **-rho|en** →Hydrorrhoea

Hy|dror|rho|ea *f, pl* **-rho|e|ae** wässriger/seröser Ausfluss; SYN: Hydrorrhoe

Hy|dro|sal|pinx *f* Flüssigkeitsansammlung im Eileiter; SYN: Hydrops tubae, Sactosalpinx serosa

Hy|dro|sar|ko|ze|le *f* kombinierte Hydrozele* und Sarkozele*

Hy|dro|sy|rin|go|my|e|lie *f* angeborene Höhlenbildung im Rückenmark; SYN: Syringomyelie

hy|dro|the|ra|peu|tisch *adj* Hydrotherapie betreffend; SYN: hydriatrisch

Hy|dro|the|ra|pie *f* therapeutische Anwendung von Wasser; SYN: Wasserheilkunde, Hydriatrie

Hy|dro|thi|on|ä|mie *f* Auftreten von Schwefelwasserstoff im Blut

Hy|dro|tho|rax *m* Ansammlung von Flüssigkeit im Pleuraspalt; SYN: Serothorax, Brustwassersucht

Hy|dro|to|mie *f* schonende Trennung von Geweben durch Injektion von Wasser

Hy|dro|u|re|ter *m* Flüssigkeitsansammlung im Eileiter; SYN: Hydrureter

Hy|dro|u|re|te|ro|ne|phro|se *f* kombinierte Erweiterung von Harnleiter [Hydroureter*] und Nierenhohlsystem [Hydronephrose*]

hy|dro|u|re|te|ro|ne|phro|tisch *adj* Hydroureteronephrose betreffend, von ihr betroffen oder gekennzeichnet

Hy|dro|xi|a|pa|tit *nt* →Hydroxylapatit

Hy|dro|xid *nt* Verbindung von Anionen mit Hydroxidionen [OH^-]

Hy|dro|xid|i|on *nt* s.u. Hydroxid

Hy|dro|xo|co|bal|a|min *nt* Hydroxyderivat von Cobalamin* [Vitamin B_{12}]; SYN: Aquocobalamin, Vitamin B_{12b}

Hydro|xo|ni|um|i|on *nt* →Hydroniumion

Hy|dro|xy|al|kan *nt* →Alkohol

Hy|dro|xy|a|pa|tit *nt* →Hydroxylapatit

o-Hy|dro|xy|benz|a|mid *nt* →Salicylamid

o-Hy|dro|xy|ben|zo|e|säu|re *f* →Salicylsäure

25-Hy|dro|xy|cho|le|cal|ci|fe|rol *nt* in der Leber gebildeter aktiver Metabolit von Vitamin D_3; SYN: Calcidiol

Hy|dro|xy|hä|min *nt* →Hämatin

5-Hydroxyindolessigsäure *f* im Harn ausgeschiedenes Abbauprodukt von Serotonin

Hy|dro|xyl|a|pa|tit *nt* mineralischer Hauptbestandteil von Zahnschmelz und Knochen; SYN: Hydroxiapatit, Hydroxyapatit

Hy|dro|xy|la|se *f* Oxygenase*, die die Hydroxylierung* von Verbindungen katalysiert

Hy|dro|xy|lie|rung *f* Einführung der Hydroxylgruppe [OH-] in ein Molekül

Hy|dro|xy|ly|sin *nt* v.a. im Kollagen enthaltene Aminosäure

Hy|dro|xy|pro|lin *nt* v.a. im Kollagen enthaltene essentielle Aminosäure

Hy|dro|xy|pro|lin|ä|mie *f* erhöhter Hydroxyprolingehalt des Blutes

Hy|dro|xy|pro|lin|u|rie *f* Hydroxyprolinausscheidung im Harn

α-Hydroxypropionsäure *f* bei der Vergärung von Milch entstehende Säure; SYN: Milchsäure

Hy|dro|xy|säu|re *f* Karbonsäure mit einer oder mehrerer Hydroxylgruppen

α-Hy|dro|xy|to|lu|ol *nt* zur Haut- und Händedesinfektion verwendetes Antiseptikum; SYN: Benzylalkohol, Phenylcarbinol, Phenylmethanol, Alcohol benzylicus

5-Hy|dro|xy|tryp|ta|min *nt* aus Tryptophan* entstehendes biogenes Amin, das eine Vorstufe von Melatonin* ist; Neurotransmitter; SYN: Serotonin

Hy|dro|xy|ty|ra|min *nt* als Neurotransmitter* verwendetes Katecholamin*; Zwischenprodukt der Adrenalin- und Noradrenalinsynthese; SYN: Dopamin

4-Hy|dro|xy|u|ra|cil *nt* nicht hypnotisch wirkender, wasserlöslicher Grundbaustein der Barbiturate; SYN: Barbitursäure, Malonylharnstoff

Hy|dro|ze|le *f* **1.** Wasser-/Exsudatansammlung in einer serösen Höhle; SYN: Wasserbruch, Hydrocele **2.** Wasserbruch des Hodens mit Flüssigkeitsansammlung in der Tunica vaginalis; SYN: Wasserbruch, Hydrocele testis

hy|dro|ze|phal *adj* Hydrozephalus betreffend

hy|dro|ze|pha|lo|id *adj* hydrozephalusähnlich

Hy|dro|ze|pha|lus *m* →Hydrocephalus
äußerer Hydrozephalus →Hydrocephalus externus
innerer Hydrozephalus →Hydrocephalus internus

Hy|dro|zys|te *f* durch Flüssigkeitsansammlung entstandene Zyste; SYN: seröse Zyste, seröse Retentionszyste

Hy|dru|rie *f* Ausscheidung eines hellen, wenig konzentrierten Harns

hy|dru|risch *adj* Hydrurie betreffend

Hy|gi|e|ne *f* Gesundheitslehre, Gesundheitsfürsorge

hy|gi|e|nisch *adj* Hygiene betreffend, auf Hygiene beruhend, der Gesundheit dienend; sauber, frei von Verschmutzung

Hygro-, hygro- *präf.* Wortelement mit der Bedeutung "Feuchtigkeit/Wasser"

Hy|grom *nt* durch Flüssigkeitseinlagerung verursachte Schwellung von Schleimbeuteln und Sehnenscheiden; SYN: Wassergeschwulst, Hygroma

Hy|gro|ma *nt, pl* **-ma|ta** →Hygroma

hy|gro|ma|tös *adj* Hygrom betreffend, hygromartig

Hy|gro|me|ter *nt* Luftfeuchtigkeitsmesser

Hy|gro|me|trie *f* Luftfeuchtigkeitsmessung

hy|gro|me|trisch *adj* Hygrometrie betreffend

hy|gro|phob *adj* Hygrophobie betreffend,

H

durch sie gekennzeichnet

Hy|gro|pho|bie *f* krankhafte Angst vor Feuchtigkeit

hy|gro|sko|pisch *adj* Wasser oder (Luft-) Feuchtigkeit anziehend oder aufnehmend

Hy|men *m* Jungfernhäutchen

hy|me|nal *adj* Jungfernhäutchen/Hymen betreffend

Hy|me|nal|a|tre|sie *f* angeborenes Fehlen der Öffnung des Jungfernhäutchens; SYN: hymenale Atresie, Atresia hymenalis

Hy|me|nal|ka|run|keln *pl* Reste des Jungfernhäutchens am Scheideneingang; SYN: Fleischwärzchen (der Scheide), Carunculae hymenales

Hy|men|ek|to|mie *f* operative Entfernung des Jungfernhäutchens/Hymen

H

Hy|me|ni|tis *f, pl* **-ti|den** Hymenentzündung

chy|me|ni|tisch *adj* Hymenitis betreffend, von ihr betroffen oder gekennzeichnet

hy|me|no|id *adj* hymenähnlich, hymenartig

Hy|me|no|le|pi|a|sis *f, pl* **-ses** Befall und Infektion mit Hymenolepis* nana; führt v.a. bei Kindern zu Leibschmerzen, Durchfall und Pruritus* ani; SYN: Zwergbandwurminfektion, Hymenolepidose

Hy|me|no|le|pi|do|se *f* →Hymenolepiasis

Hy|me|no|le|pis di|mi|nuta *f* weltweit verbreiteter Dünndarmparasit von Nagetieren und Menschen; SYN: Rattenbandwurm, Mäusebandwurm

Hy|me|no|le|pis na|na *f* Dünndarmparasit von Nagetieren und Menschen; SYN: Zwergbandwurm

Hy|me|nor|rha|phie *f* Naht des Jungfernhäutchens, Hymennaht

Hy|me|no|to|mie *f* Hymendurchtrennung, Hymendurchschneidung, Hymenspaltung

hy|o|e|pi|glot|tisch *adj* Zungenbein/Os hyoideum und Kehldeckel/Epiglottis betreffend

D/L-Hy|os|cy|a|min *nt* in Nachtschattengewächsen wie **Tollkirsche** [Atropa belladonna], **Stechapfel** [Datura stramonium] und **Bilsenkraut** [Hyoscyamus niger] vorkommendes, sehr giftiges Alkaloid mit parasympatholytischer Wirkung; SYN: Atropinum, Atropin

Hy|os|cy|a|mus ni|ger *m* s.u. D/L-Hyoscyamin

Hyp-, hyp- *präf.* →Hypo-

Hyp|ad|re|nal|in|ä|mie *f* verminderter Adrenalingehalt des Blutes; SYN: Hypoadrenalinämie

Hyp|aes|the|sia *f* →Hypästhesie

Hyp|a|ku|sis *f* Hörschwäche; SYN: Hypoakusis

Hyp|al|bu|min|ä|mie *f* verminderter Albumingehalt des Blutes; SYN: Hypoalbuminämie

Hyp|al|bu|mi|no|se *f* allgemeine Verminderung des Albuminspiegels; SYN: Hypoalbiminose

Hyp|al|ge|sie *f* verminderte Schmerzempfindung; SYN: Hypalgie

hyp|al|ge|tisch *adj* Hypalgesie betreffend, von ihr betroffen oder gekennzeichnet; SYN: hypalgisch

Hyp|al|gie *f* →Hypalgesie

hyp|al|gisch *adj* →hypalgetisch

hyp|al|ka|lisch *adj* mit verminderter Alkalität; SYN: hypoalkalisch

Hyp|äs|the|sie *f* verminderte Reizempfindlichkeit; SYN: Hypoästhesie, Hypaesthesia

hyp|äs|the|tisch *adj* Hypoästhesie betreffend; SYN: hypoästhetisch

Hyp|a|zi|di|tät *f* Säuremangel des Magens; SYN: Hypoazidität, Subazidität

Hyp|a|zot|u|rie *f* verminderte Stickstoffausscheidung im Harn

Hyp|e|lek|tro|lyt|ä|mie *f* verminderter Elektrolytgehalt des Blutes; SYN: Hypoelektrolytämie

Hyper-, hyper- *präf.* Wortelement mit der Bedeutung "über/oberhalb"

Hy|per|a|de|nie *f* →Hyperadenosis

Hy|per|a|de|no|sis *f, pl* **-ses** allgemeine Bezeichnung für eine gesteigerte Drüsentätigkeit oder für ein vermehrtes Vorkommen von Drüsengewebe; SYN: Hyperadenie

Hy|per|ad|re|nal|in|ä|mie *f* erhöhter Adrenalingehalt des Blutes; SYN: Adrenalinämie

Hy|per|aes|the|sia *f* →Hyperästhesie

hy|per|ak|tiv *adj* übermäßig aktiv; hyperkinetisch

Hy|per|ak|ti|vi|tät *f* Bewegungsunruhe; SYN: Hyperkinese, Hyperkinesie, Hyperkinesis

Hy|per|a|ku|sis *f* krankhafte Feinhörigkeit

hy|per|a|kut *adj* (*Verlauf, Reaktion*) extrem akut, perakut

Hy|per|al|bu|min|ä|mie *f* erhöhter Albumingehalt des Blutes

Hy|per|al|bu|mi|no|se *f* allgemeine Erhöhung des Albuminspiegels

Hy|per|al|dos|te|ron|ä|mie *f* erhöhter Aldosterongehalt des Blutes

Hy|per|al|dos|te|ro|nis|mus *m* übermäßige Aldosteronproduktion; SYN: Aldosteronismus

primärer Hyperaldosteronismus durch einen Aldosteron-produzierenden Tumor der Nebennierenrinde ausgelöster Hyperaldosteronismus; SYN: Conn-Syndrom

Hy|per|al|dos|te|ron|u|rie *f* erhöhte Aldosteronausscheidung im Harn

Hy|per|al|ge|sie *f* Schmerzüberempfindsamkeit, gesteigerte Schmerzempfindlichkeit; SYN: Hyperalgie

hy|per|al|ge|tisch *adj* Hyperalgesie betreffend, von ihr betroffen oder gekennzeichnet

Hy|per|al|gie *f* →Hyperalgesie

Hy|per|a|li|men|ta|ti|on *f* chronische Überernährung

Hy|per|a|li|men|ta|ti|ons|syn|drom *nt* Oberbegriff für die durch eine chronische Überernährung ausgelösten Erkrankungen

Hy|per|al|pha|li|po|pro|te|in|ä|mie *f* erhöhter Alphalipoproteingehalt des Blutes

Hy|per|ä|mie *f* vermehrte Blutfülle in einem Organ- oder Körperabschnitt

aktive Hyperämie →arterielle Hyperämie
arterielle Hyperämie Hyperämie bei Weitstellung der Arterien oder Arteriolen; SYN: aktive Hyperämie
fluxionäre Hyperämie Hyperämie bei erhöhtem Blutzufluss
funktionelle Hyperämie Hyperämie durch Weitstellung aller Gefäße
hypostatische Hyperämie Hyperämie durch Hypostase*
kompensatorische Hyperämie Hyperämie durch kompensatorische Vermehrung der Durchblutung
passive Hyperämie →venöse Hyperämie
reaktive Hyperämie Hyperämie durch lokale Reaktion und Weitstellung der Gefäße
venöse Hyperämie Hyperämie durch eine Abflussbehinderung im venösen Schenkel; SYN: passive Hyperämie, Stauungshyperämie

Hylperlalmilnolalzidlälmie *f* erhöhter Aminosäuregehalt des Blutes; SYN: Aminoazidämie

Hylperlalmilnolalzidlulrie *f* erhöhte Aminosäureausscheidung im Harn; SYN: Aminoazidurie

hylperlälmisch *adj* Hyperämie betreffend, von ihr betroffen oder gekennzeichnet, durch sie bedingt

hylperlälmilsielrend *adj* eine Hyperämie herbeiführend

Hylperlamlmonlälmie *f* erhöhter Ammoniakgehalt des Blutes; SYN: Hyperammoniämie, Ammonämie, Ammoniämie

Hylperlamlmolnilälmie *f* →Hyperammonämie

Hylperlamlmonlulrie *f* erhöhte Ammoniakausscheidung im Harn

Hylperlalmyllaslälmie *f* erhöhter Amylasegehalt des Blutes

Hylperlalphie *f* →Hyperhaphie

Hylperlarlgilninlälmie *f* autosomal-rezessiver Mangel an Arginase* mit Block des Harnstoffzyklus; führt zu erhöhten Blutspiegeln von Arginin und Ammoniak, Argininurie*, epileptiformen Krämpfen und Hirnschäden; SYN: Arginasemangel, Argininämie

Hylperläslthelsie *f* Überempfindlichkeit für Berührungsreize; SYN: Hyperaesthesia

hylperläslthel tisch *adj* Hyperästhesie betreffend, von ihr betroffen oder gekennzeichnet, überempfindlich

hylperlalzid *adj* übermäßig sauer; SYN: superazid

Hylperlalzildiltät *f* Übersäuerung des Magensaftes; SYN: Superazidität

Hylperlalzotlälmie *f* →Azotämie

Hylperlalzotlulrie *f* erhöhte Stickstoffausscheidung im Harn

hylperlbar *adj* unter/mit Überdruck, mit erhöhtem Druck

hylperlbalsolphil *adj* extrem basophil*

Hylperlbeltalallalninlälmie *f* erhöhter β-Alaningehalt des Blutes; SYN: β-Alaninämie

Hylperlbeltallilpolprolteinlälmie *f* erhöhter β-Liopoproteingehalt des Blutes
primäre Hyperbetalipoproteinämie Hyperlipoproteinämie* mit extrem hohen Cholesterinwerten und sehr hohem Arterioskleroserisiko; typisch sind tuberöse Xanthome*, Xanthelasmen und ein Arcus* lipoides corneae; SYN: (primäre/essentielle) Hyperlipoproteinämie Typ IIa, essentielle/familiäre Hypercholesterinämie, familiäre idiopathische hypercholesterinämische Xanthomatose, LDL-Rezeptordefekt

Hylperlbilkarlbolnatlälmie *f* erhöhter Bikarbonatgehalt des Blutes

Hylperlbillilrulbinlälmie *f* erhöhter Bilirubingehalt des Blutes
idiopathische Hyperbilirubinämie familiärer nicht-hämolytischer Ikterus* des Neugeborenen durch einen Mangel an Glucuronyltransferase; SYN: Crigler-Najjar-Syndrom
intermittierende Hyperbilirubinämie Meulengracht hereditäre Hyperbilirubinämie, die v.a. Männer unter 25 Jahren betrifft; SYN: Meulengracht-Krankheit, Meulengracht-Syndrom, Meulengracht-Gilbert-Krankheit, Meulengracht-Gilbert-Syndrom, Icterus juvenilis intermittens Meulengracht, Gilbert-Meulengracht-Syndrom
konjugierte Hyperbilirubinämie Erhöhung des konjugierten Bilirubins

Hylperlbillilrulbinlulrie *f* erhöhte Bilirubinausscheidung im Harn

Hylperlbralchylkelphallie *f* extreme Brachyzephalie*; SYN: Hyperbrachyzephalie

Hylperlbralchylzelphallie *f* →Hyperbrachykephalie

Hylperlbraldylkilninlälmie *f* erhöhter Bradykiningehalt des Blutes

Hylperlcallciltolninlälmie *f* erhöhter Kalzitoningehalt des Blutes; SYN: Hyperkalzitoninämie, Kalzitoninämie, Calcitoninämie

Hylperlcelmenltolse *f* diffuse oder umschriebene Verdickung des Zahnwurzelzements; SYN: Zementhyperplasie, Hyperzementose, Zementhypertrophie

Hylperlchlorlälmie *f* erhöhter Chloridgehalt des Blutes; SYN: Hyperchloridämie

hylperlchlorlälmisch *adj* Hyperchlorämie betreffend, von ihr betroffen oder gekennzeichnet, durch sie bedingt

Hylperlchlorlhyldrie *f* erhöhte Salzsäureproduktion des Magens

Hylperlchlolridlälmie *f* →Hyperchlorämie

Hylperlchlorlulrie *f* erhöhte Chloridausscheidung im Harn

Hylperlchollesltelrinlälmie *f* erhöhter Cholesteringehalt des Blutes
essentielle Hypercholesterinämie →familiäre Hypercholesterinämie

familiäre Hypercholesterinämie Hyperlipoproteinämie* mit extrem hohen Cholesterinwerten und sehr hohem Arterioskleroserisiko; typisch sind tuberöse Xanthome*, Xanthelasmen und ein Arcus* lipoides corneae; SYN: Hyperlipoproteinämie Typ IIa, essentielle Hypercholesterinämie, primäre Hyperbetalipoproteinämie, familiäre idiopathische hypercholesterinämische Xanthomatose, LDL-Rezeptordefekt

Hypercholesterinämie mit Hypertriglyzeridämie →Hyperlipoproteinämie Typ III

hy|per|cho|les|te|rin|ä|misch *adj* Hypercholesterinämie betreffend

Hy|per|cho|lie *f* übermäßige Galleproduktion oder Gallensekretion

hy|per|chrom *adj* (*Erythrozyten*) mit erhöhtem Hämoglobingehalt

Hy|per|chro|ma|sie *f* **1.** erhöhter Hämoglobingehalt der Erythrozyten; SYN: Hyperchromie **2.** erhöhte Färbbarkeit von Zellen oder Zellstrukturen; SYN: Hyperchromie

hy|per|chro|ma|tisch *adj* verstärkt anfärbbar

Hy|per|chro|ma|to|se *f* erhöhter Farbstoff- oder Pigmentgehalt eines Gewebes; SYN: Hyperchromie

Hy|per|chro|mie *f* **1.** erhöhter Farbstoff- oder Pigmentgehalt eines Gewebes; SYN: Hyperchromatose **2.** erhöhter Hämoglobingehalt der Erythrozyten; SYN: Hyperchromasie **3.** erhöhte Färbbarkeit von Zellen oder Zellstrukturen; SYN: Hyperchromasie

Hy|per|chy|lie *f* übermäßige Magensaftsekretion

Hy|per|chy|lo|mi|kron|ä|mie *f* Erhöhung der Chylomikronen im Blut; SYN: Chylomikronämie

Hy|per|chy|lo|mi|kron|ä|mie *f* →Hyperlipoproteinämie Typ V

hy|per|chy|lo|mi|kron|ä|misch *adj* Hyperchylomikronämie betreffend, von ihr betroffen oder gekennzeichnet; SYN: chylomikronämisch

Hy|per|dak|ty|lie *f* angeborene Überzahl von Fingern oder Zehen; SYN: Polydaktylie

hy|per|dens *adj* (*Film*) mit erhöhter Dichte

hy|per|dip|lo|id *adj* diploid* mit einem überzähligen Chromosom

Hy|per|don|tie *f* Überzahl von Zähnen

Hy|per|dy|na|mie *f* übermäßige Muskelaktivität

hy|per|dy|na|misch *adj* Hyperdynamie betreffend, mit erhöhter Muskelaktivität

Hy|per|e|lek|tro|lyt|ä|mie *f* Erhöhung der Elektrolytkonzentration im Blut

Hy|per|e|me|sis *f* übermäßiges Erbrechen

Hyperemesis gravidarum übermäßiges Schwangerschaftserbrechen

hy|per|e|me|tisch *adj* Hyperemesis betreffend, von ihr betroffen oder gekennzeichnet

Hy|per|en|zym|ä|mie *f* erhöhte Enzymaktivität im Blut; SYN: Hyperenzymie

Hy|per|en|zy|mie *f* →Hyperenzymämie

Hy|per|e|o|si|no|phi|lie *f* extreme Eosinophilie*

hy|per|erg *adj* Hyperergie betreffend, mit gesteigerter Empfindlichkeit; SYN: hyperergisch

Hy|per|er|gie *f* gesteigerte Empfindlichkeit, verstärkte Reaktion(sbereitschaft)

hy|per|er|gisch *adj* →hypererg

Hy|per|e|ro|sie *f* übermäßig gesteigerter Sexualtrieb; SYN: Liebestollheit, Erotomanie

Hy|per|e|ry|thro|zyt|hä|mie *f* pathologische Erhöhung der Erythrozytenzahl; SYN: Hyperzythämie

hy|per|ex|kre|to|risch *adj* durch Übersekretion gekennzeichnet

Hy|per|ex|ten|di|bi|li|tät *f* (*Gelenk*) Überstreckbarkeit

hy|per|ex|ten|dier|bar *adj* (*Gelenk*) überstreckbar

hy|per|ex|zi|ta|bel *adj* übererregbar

Hy|per|ex|zi|ta|bi|li|tät *f* Übererregbarkeit

Hy|per|fi|brin|ä|mie *f* erhöhter Fibringehalt des Blutes

Hy|per|fi|bri|no|gen|ä|mie *f* erhöhter Fibrinogengehalt des Blutes; SYN: Fibrinogenämie

Hy|per|fi|bri|no|ly|se *f* Steigerung der Fibrinolyse* durch Freisetzung von Plasminogen*

Hy|per|fi|brin|u|rie *f* erhöhte Fibrinausscheidung im Harn

hyp|erg *adj* Hypergie betreffend, mit verminderter Reaktivität; SYN: hypergisch

Hy|per|ga|lak|tie *f* übermäßige Milchsekretion; SYN: Polygalaktie

Hy|per|gam|ma|glo|bu|lin|ä|mie *f* erhöhter Gammaglobulingehalt des Blutes

Hy|per|gas|trin|ä|mie *f* erhöhter Gastringehalt des Blutes

Hy|per|ge|ne|se *f* Überentwicklung

hy|per|ge|ne|tisch *adj* Hypergenese betreffend, überentwickelt

Hy|per|ge|ni|ta|lis|mus *m* übermäßige oder vorzeitige Entwicklung der primären und sekundären Geschlechtsmerkmale

Hyp|er|gie *f* verminderte Reaktivität

hyp|er|gisch *adj* →hyperg

Hy|per|glo|bu|lie *f* Vermehrung der roten Blutkörperchen im peripherem Blut; SYN: Polyglobulie

Hy|per|glo|bu|lin|ä|mie *f* erhöhter Globulingehalt des Blutes

hy|per|glo|bu|lin|ä|misch *adj* Hyperglobulinämie betreffend, von ihr betroffen oder gekennzeichnet, durch sie bedingt

Hy|per|glu|ka|gon|ä|mie *f* erhöhter Glukagongehalt des Blutes

Hy|per|gly|ce|rid|ä|mie *f* erhöhter Glyceridgehalt des Blutes

Hy|per|gly|cin|ä|mie *f* **1.** erhöhter Glycingehalt des Blutes; SYN: Hyperglyzinämie **2.** →nichtketotische Hyperglycinämie

idiopathische Hyperglycinämie →ketotische Hyperglycinämie

ketotische Hyperglycinämie erhöhter Glycingehalt bei Glycinose; SYN: idiopathische

Hyperglycinämie
nicht-ketotische Hyperglycinämie autosomal-rezessiv vererbte Störung des Glycinabbaus, die schon in den ersten Lebenstagen zu Krämpfen und Muskelhypotonie führt; SYN: nicht-ketotische Hyperglyzinämie, Glykokollkrankheit, Glyzinose, Glycinosis, Glycinurie mit Hyperglyzinämie

Hy|per|gly|cin|u|rie *f* vermehrte Glycinausscheidung im Harn; SYN: Hyperglyzinurie

Hy|per|glyk|ä|mie *f* pathologische Blutzuckererhöhung; SYN: Glukosämie

hy|per|glyk|ä|misch *adj* Hyperglykämie betreffend, von ihr betroffen oder gekennzeichnet, durch sie bedingt, Hyperglykämie verursachend

Hy|per|gly|ko|ge|no|ly|se *f* übermäßige Glykogenolyse*

Hy|per|gly|kos|u|rie *f* stark erhöhte Zuckerausscheidung im Harn

Hy|per|gly|zin|ä|mie *f* →Hyperglycinämie

Hy|per|gly|zin|u|rie *f* →Hyperglycinurie

Hy|per|go|na|dis|mus *m* Gonadenüberfunktion

hy|per|go|na|do|trop *adj* durch einen Gonadotropinüberschuss bedingt oder verursacht; SYN: hypergonadotroph, hypergonadotrophisch

hy|per|go|na|do|troph *adj* →hypergonadotrop

hy|per|go|na|do|tro|phisch *adj* →hypergonadotrop

Hy|per|gu|a|ni|din|ä|mie *f* erhöhter Guanidingehalt des Blutes; SYN: Guanidinämie

Hy|per|hä|mo|glo|bin|ä|mie *f* extreme Hämoglobinämie*

Hy|per|ha|phie *f* taktile Hyperästhesie*; SYN: Hyperaphie

Hy|per|he|pa|rin|ä|mie *f* erhöhter Heparingehalt des Blutes

Hy|per|hid|ro|se *f* vermehrte Schweißsekretion unterschiedlicher Genese; zum Teil konstitutionell bedingt, zum Teil symptomatisch bei endokrinen oder neurologischen Störungen; SYN: übermäßiges Schwitzen, Hyperhidrosis, Hyperidrosis, Polyhidrose, Polyhidrosis, Polyidrosis
einseitige Hyperhidrose →halbseitige Hyperhidrose
halbseitige Hyperhidrose auf eine Körperhälfte beschränkte Steigerung der Schweißsekretion; SYN: Hemihyperhidrose, Hemihyperhidrosis

hy|per|hid|ro|tisch *adj* Hyperhidrose betreffend, von ihr betroffen oder gekennzeichnet; SYN: polyhidrotisch

Hy|per|his|ti|din|ä|mie *f* erhöhter Histidingehalt des Blutes; SYN: Histidinämie

Hy|per|hy|dra|ta|ti|on *f* übermäßiger Wassergehalt des Körpers, Überwässerung

Hy|per|hy|dro|pe|xie *f* übermäßige Wassereinlagerung im Gewebe

Hy|per|hy|dro|xy|pro|lin|ä|mie *f* erhöhter Hydroxyprolingehalt des Blutes

Hy|per|i|dro|sis *f, pl* **-ses** →Hyperhidrose

hy|per|im|mun *adj* mit hoher Antikörperkonzentration

Hy|per|im|mun|glo|bu|lin|ä|mie *f* erhöhter Immunglobulingehalt des Blutes

Hy|per|im|mu|ni|sie|rung *f* wiederholte Immunisierung mit dem gleichen Antigen

Hy|per|in|su|lin|ä|mie *f* erhöhter Insulingehalt des Blutes

Hy|per|in|su|li|nis|mus *m* vermehrte Insulinsekretion

Hy|per|in|vo|lu|ti|on *f* übermäßige Organrückbildung/Involution; SYN: Superinvolution, Superinvolutio

Hy|per|iod|ä|mie *f* erhöhter Jodgehalt des Blutes; SYN: Hyperjodämie

Hy|per|jod|ä|mie *f* →Hyperiodämie

Hy|per|kal|ä|mie *f* erhöhter Kaliumgehalt des Blutes; SYN: Hyperkaliämie, Kaliämie

hy|per|kal|ä|misch *adj* Hyperkalämie betreffend, von ihr betroffen oder gekennzeichnet, durch sie bedingt

Hy|per|ka|li|ä|mie *f* →Hyperkalämie

hy|per|ka|li|ä|misch *adj* →hyperkalämisch

Hy|per|kalz|ä|mie *f* erhöhter Kalziumgehalt des Blutes; SYN: Hyperkalziämie

hy|per|kalz|ä|misch *adj* Hyperkalzämie betreffend, von ihr betroffen oder gekennzeichnet, durch sie bedingt; SYN: hyperkalziämisch

Hy|per|kal|zi|ä|mie *f* →Hyperkalzämie

hy|per|kal|zi|ä|misch *adj* →hyperkalzämisch

Hy|per|kal|zi|pe|xie *f* übermäßige Kalziumeinlagerung im Gewebe

Hy|per|kal|zi|to|nin|ä|mie *f* erhöhter Kalzitoningehalt des Blutes; SYN: Kalzitoninämie, Hypercalcitoninämie, Calcitoninämie

Hy|per|kal|zi|u|rie *f* vermehrte Kalziumausscheidung im Harn; SYN: Hyperkalzurie

hy|per|kal|zi|u|risch *adj* Hyperkalziurie betreffend, von ihr betroffen oder gekennzeichnet, durch sie bedingt; SYN: hyperkalzurisch

Hy|per|kalz|u|rie *f* →Hyperkalziurie

hy|per|kalz|u|risch *adj* →hyperkalziurisch

Hy|per|kap|nie *f* Erhöhung der arteriellen Kohlendioxidspannung; SYN: Hyperkarbie

Hy|per|kar|bie *f* →Hyperkapnie

Hy|per|ka|ro|tin|ä|mie *f* erhöhter Karotingehalt des Blutes; SYN: Karotinämie, Carotinämie

Hy|per|ke|ra|to|se *f* Verdickung der Hornhaut durch vermehrte Proliferation der Hornzellen [**Proliferationshyperkeratose**] oder verminderte Abschilferung der Oberfläche [**Retentionshyperkeratose**]; SYN: Hyperkeratosis
Hyperkeratose bei Avitaminose A →Hyperkeratosis follicularis

Hy|per|ke|ra|to|sis *f, pl* **-ses** →Hyperkeratose
Hyperkeratosis concentrica autosomal-dominant vererbte Erkrankung mit Hyperkeratose und Porokeratose* der Haut von Extremitäten und Gesicht; SYN:

Mibelli-Krankheit, Porokeratosis Mibelli, Parakeratosis Mibelli, Parakeratosis centrifuga atrophicans, Keratoatrophodermie, Hyperkeratosis figurata centrifugata atrophicans, Keratodermia excentrica

Hyperkeratosis figurata centrifugata atrophicans →Hyperkeratosis concentrica

Hyperkeratosis follicularis durch Vitamin-A-Mangel hervorgerufene follikuläre Hyperkeratose mit trockener, asch-grauer Haut; SYN: Krötenhaut, Phrynoderm, Hyperkeratosis follicularis (metabolica), Hyperkeratose bei Avitaminose A

Hyperkeratosis follicularis et parafollicularis in cutem penetrans (Kyrle) seltene, gehäuft bei Diabetes* mellitus oder Niereninsuffizienz* auftretende, einzelne oder multiple hyperkeratotische Papeln der Beine; SYN: Kyrle-Krankheit, Morbus Kyrle

Hyperkeratosis follicularis metabolica →Hyperkeratosis follicularis

Hyperkeratosis ichthyosiformis congenita angeborene [meist autosomal-rezessive] Verhornungsstörung unterschiedlicher Ausprägung; SYN: Ichthyosis congenita

Hyperkeratosis lenticularis perstans (Flegel) wahrscheinlich autosomal-dominant vererbte, disseminierte hyperkeratotische Papeln der Unterschenkel und des Fußrückens; SYN: Morbus Flegel

Hyperkeratosis monstruosa Oberbegriff für alle Hyperkeratosen mit schwarzbraunen, krokodilartigen Schuppen; SYN: Sauriasis, Saurierhaut, Ichthyosis hystrix

Hyperkeratosis universalis congenita autosomal-rezessiv vererbte, schwerste Form der kongenitalen Ichthyosen*; schon intrauterin kommt es zur Ausbildung dunkler panzerartiger Hornplatten, sowie einer Ektropionierung von Lippen, Lidern und Genitalschleimhaut und Entwicklung einer Plattnase; SYN: Harlekinfetus, Ichthyosis congenita Riecke I, Ichthyosis congenita gravis, Ichthyosis congenita universalis, Keratosis diffusa maligna

hy|per|ke|ra|to|tisch *adj* Hyperkeratose betreffend, von ihr betroffen oder gekennzeichnet, durch sie bedingt

Hy|per|ke|ton|ä|mie *f* extreme Ketonämie*

Hy|per|ke|ton|u|rie *f* stark erhöhte Ketonkörperausscheidung im Harn

Hy|per|ke|to|se *f* übermäßige Ketonkörperbildung

hy|per|ke|to|tisch *adj* Hyperketose betreffend, von ihr betroffen oder gekennzeichnet, durch sie bedingt

Hy|per|ki|ne|se *f* **1.** übermäßige Bewegungsaktivität, gesteigerte Spontanmotorik; SYN: Hyperkinesie, Hyperkinesis, Hypermotilität **2.** Bewegungsunruhe; SYN: Hyperkinesie, Hyperkinesis, Hyperaktivität

hy|per|ki|ne|tisch *adj* Hyperkinese betreffend

Hy|per|ko|a|gu|la|bi|li|tät *f* erhöhte Gerinnbarkeit des Blutes

Hy|per|kor|ti|sol|ä|mie *f* erhöhter Kortisolgehalt des Blutes

Hy|per|kor|ti|zis|mus *m* Überfunktion der Nebennierenrinde

Hy|per|kre|a|tin|ä|mie *f* erhöhter Kreatingehalt des Blutes

Hy|per|kri|nie *f* übermäßige Sekretion

Hy|per|lac|ta|zid|ä|mie *f* →Hyperlaktazidämie

Hy|per|lak|ta|zid|ä|mie *f* pathologisch erhöhte Laktatkonzentration des Blutes

Hy|per|le|ci|thin|ä|mie *f* →Hyperlezithinämie

Hy|per|leu|ko|zy|to|se *f* extreme Leukozytose* mit einer Erhöhung der Leukozytenzahl auf Werte über 20.000/µl und starker Linksverschiebung*; SYN: leukämoide Reaktion, leukämische Reaktion, Pseudoleukämie

hy|per|leu|ko|zy|to|tisch *adj* Hyperleukozytose betreffend, von ihr betroffen oder gekennzeichnet

Hy|per|le|zi|thin|ä|mie *f* pathologisch erhöhte Laktatkonzentration des Blutes; SYN: Hyperlecithinämie

Hy|per|lip|ä|mie *f* vermehrter Neutralfettgehalt des Blutes; SYN: Lipämie

exogene Hyperlipämie →fettinduzierte Hyperlipämie

fettinduzierte Hyperlipämie familiäre Lipidspeicherkrankheit mit Neigung zu Atherosklerose*, Hepatosplenomegalie* und zentralnervösen Störungen; SYN: Bürger-Grütz-Syndrom, Hyperlipoproteinämie Typ I, fettinduzierte/exogene Hypertriglyzeridämie, fettinduzierte/exogene Hyperlipämie, familiärer C-II-Apoproteinmangel

hy|per|lip|ä|misch *adj* Hyperlipämie betreffend, von ihr betroffen oder gekennzeichnet, durch sie bedingt; SYN: lipämisch

Hy|per|li|pa|zid|ä|mie *f* Erhöhung der freien Fettsäuren im Blut; SYN: Lipazidämie

Hy|per|li|pid|ä|mie *f* vermehrter Gesamtlipidgehalt des Blutes, Erhöhung der Serumlipide; SYN: Lipidämie

endogene Hyperlipidämie →Hyperlipoproteinämie Typ IV

familiäre kombinierte Hyperlipidämie →Hyperlipoproteinämie Typ IIb

kohlenhydratinduzierte Hyperlipidämie →Hyperlipoproteinämie Typ IV

Hy|per|li|po|chrom|ä|mie *f* erhöhter Lipochromgehalt des Blutes; SYN: Lipochromämie

Hy|per|li|po|pro|te|in|ä|mie *f* vermehrter Lipoproteingehalt des Blutes

Hyperlipoproteinämie mit breiter Betabande →Hyperlipoproteinämie Typ III

essentielle Hyperlipoproteinämie →primäre Hyperlipoproteinämie

exogen-endogene Hyperlipoproteinämie

→Hyperlipoproteinämie Typ V
kalorisch-induzierte Hyperlipoproteinämie →Hyperlipoproteinämie Typ V
kombinierte Hyperlipoproteinämie →Hyperlipoproteinämie Typ II
primäre Hyperlipoproteinämie autosomal vererbte Erkrankung, die nach Frederickson in 5 Typen eingeteilt wird; SYN: essentielle Hyperlipoproteinämie
sekundäre Hyperlipoproteinämie erworbene Hyperlipoproteinämie, die durch die Ernährung oder andere Krankheiten [Diabetes* mellitus] ausgelöst wird; SYN: symptomatische Hyperlipoproteinämie
symptomatische Hyperlipoproteinämie →sekundäre Hyperlipoproteinämie
Hyperlipoproteinämie Typ I familiäre Lipidspeicherkrankheit mit Neigung zu Atherosklerose*, Hepatosplenomegalie* und zentralnervösen Störungen; SYN: Bürger-Grütz-Syndrom, fettinduzierte/exogene Hypertriglyzeridämie, fettinduzierte/exogene Hyperlipämie, familiärer C-II-Apoproteinmangel
Hyperlipoproteinämie Typ II durch eine Erhöhung von Cholesterin und β-Lipoprotein gekennzeichnete Form; SYN: kombinierte Hyperlipoproteinämie
Hyperlipoproteinämie Typ IIa Hyperlipoproteinämie mit extrem hohen Cholesterinwerten und sehr hohem Arterioskleroserisiko; typisch sind tuberöse Xanthome*, Xanthelasmen und ein Arcus* lipoides corneae
Hyperlipoproteinämie Typ IIb Hyperlipoproteinämie mit Erhöhung von Cholesterin, LDL und VLDL; führt zu frühzeitig auftretender schwerer Arteriosklerose; SYN: (familiäre) kombinierte Hyperlipidämie
Hyperlipoproteinämie Typ III Hyperlipoproteinämie mit Erhöhung von Triglyzeriden und VLDL und einer typischen verbreiterten β-Lipoproteinbande; das Arterioskleroserisiko ist hoch; SYN: Hypercholesterinämie mit Hypertriglyzeridämie, Broad-Beta-Disease, Hyperlipoproteinämie mit breiter Betabande
Hyperlipoproteinämie Typ IV durch eine Erhöhung von Triglyzeriden, VLDL und Präbetalipoproteinen markierte Hyperlipoproteinämie mit hohem Arterioskleroserisiko; SYN: endogene/kohlenhydratinduzierte Hyperlipidämie/Triglyzeridämie, familiäre Hypertriglyzeridämie
Hyperlipoproteinämie Typ V sowohl endogen bedingte, als auch durch Kohlenhydrat- und Fettzufuhr ausgelöste Hyperlipoproteinämie mit niedrigem Arterioskleroserisiko; SYN: exogen-endogene Hyperlipoproteinämie, kalorisch-induzierte Hyperlipoproteinämie, Hyperchylomikronämie und Hyperpräbetalipoproteinämie
Hy|per|lith|ä|mie *f* erhöhter Lithiumgehalt des Blutes
Hy|per|lith|u|rie *f* vermehrte Harnsäureausscheidung
Hy|per|lor|do|se *f* extreme Lordose*
hy|per|lor|do|tisch *adj* Hyperlordose betreffend, von ihr betroffen oder gekennzeichnet
Hy|per|ly|sin|ä|mie *f* erhöhter Lysingehalt des Blutes; SYN: Lysinintoleranz
Hy|per|ly|sin|u|rie *f* erhöhte Lysinausscheidung im Harn
Hy|per|mag|ne|si|ä|mie *f* erhöhter Magnesiumgehalt des Blutes
Hy|per|mas|tie *f* Brusthypertrophie, Brustdrüsenhypertrophie
Hy|per|me|la|no|se *f* übermäßige Melaninablagerung
hy|per|me|la|no|tisch *adj* Hypermelanose betreffend, von ihr betroffen oder gekennzeichnet, durch sie bedingt
Hy|per|me|nor|rhoe *f, pl* **-rho|en** übermäßig starke Menstruation(sblutung)
hy|per|me|ta|bo|lisch *adj* Hypermetabolismus betreffend, von ihm gekennzeichnet
Hy|per|me|ta|bo|lis|mus *m* gesteigerter Stoffwechsel
Hy|per|me|ta|mor|pho|se *f* extrem schnell wechselnde Aufmerksamkeit
Hy|per|me|ta|pla|sie *f* pathologisch erhöhte Metaplasie*
Hy|per|me|tro|pie *f* Übersichtigkeit, Weitsichtigkeit; SYN: Hyperopie
hy|per|me|tro|pisch *adj* weitsichtig; SYN: hyperop
Hy|per|mne|sie *f* übersteigertes Erinnerungsvermögen, abnorme Gedächtnisstärke
Hy|per|mo|ti|li|tät *f* übermäßige Bewegungsaktivität, gesteigerte Spontanmotorik; SYN: Hyperkinese, Hyperkinesie, Hyperkinesis
Hy|per|na|tri|ä|mie *f* erhöhter Natriumgehalt des Blutes
hy|per|na|tri|ä|misch *adj* Hypernatriämie betreffend, von ihr betroffen oder gekennzeichnet, durch sie bedingt
hy|per|ne|phro|id *adj* der Nebennierenrinde ähnlich
Hy|per|ne|phrom *nt* durch helle Zellen charakterisierter, häufigster bösartiger Nierentumor, der Männer häufiger befällt als Frauen; SYN: hypernephroides Karzinom, klarzelliges Nierenkarzinom, maligner Grawitz-Tumor
hy|per|nor|mal *adj* übermäßig, übernormal
Hy|per|o|don|tie *f* angeborene Überzahl von Zähnen
Hy|per|o|ny|chie *f* Nagelhypertrophie
hy|per|op *adj* weitsichtig; SYN: hypermetropisch
Hy|per|o|pie *f* Übersichtigkeit, Weitsichtigkeit; SYN: Hypermetropie
Hy|per|o|re|xie *f* übermäßiges Essen, das nicht

von einem Hungergefühl ausgelöst wird; SYN: Heißhunger, Esssucht, Fresssucht, Bulimie, Bulimia

Hy|per|os|mie *f* pathologisch gesteigertes Geruchsvermögen; SYN: olfaktorische Hyperästhesie

hy|per|os|mo|lar *adj* mit erhöhter Osmolarität

Hy|per|os|mo|la|ri|tät *f* erhöhte Osmolarität*

Hy|per|os|to|se *f* überschießende Knochenbildung, die nach außen [Exostose*] oder innen [Endostose*] gerichtet sein kann; SYN: Knochenhypertrophie, Knochenhyperplasie, Hyperostosis

infantile kortikale Hyperostose →Hyperostosis corticalis infantilis

Hy|per|os|to|sis *f, pl* **-ses** überschießende Knochenbildung, die nach außen [Exostose*] oder innen [Endostose*] gerichtet sein kann; SYN: Knochenhypertrophie, Knochenhyperplasie, Hyperostose

Hyperostosis corticalis deformans juvenilis familiäre Hyperostose mit Hyperphosphatasie*, sowie einer Verdickung der Diaphysen von Röhrenknochen und des Schädeldachs; wird meist im Alter von 2–3 Jahren manifest; SYN: juveniler Morbus Paget

Hyperostosis corticalis generalisata familiäre, meist nach der Pubertät auftretende Hyperostose mit Vergrößerung von zunächst Kinn und Schlüsselbein; später progrediente Generalisierung [Wirbelsäule, Becken, Schädel]; SYN: van Buchem-Syndrom

Hyperostosis corticalis infantilis ätiologisch unklare Erkrankung des Kleinkindalters; typisch sind schmerzhafte Weichteilschwellung und asymmetrische kortikale Hyperostosen von Unterkiefer, Schlüsselbeinen und Ulna; heilt i.d.R. nach Ablauf mehrerer Schübe ohne bleibende Schäden ab; SYN: Caffey-Syndrom, Morbus Caffey, Caffey-Silverman-Syndrom, Caffey-de Toni-Syndrom, Caffey-Smith-Syndrom, infantile kortikale Hyperostose

Hyperostosis frontalis interna auf die Lamina* interna des Stirnbeins beschränkte, fast ausschließlich ältere Frauen betreffende Hyperostose; Teil der Morgagni-Trias*; SYN: Morgagni-Syndrom, Morgagni-Morel-Stewart-Syndrom

Hyperostosis generalisata mit Pachydermie unregelmäßig autosomal-dominant vererbtes Syndrom mit Hyperostosen [Periost der langen Röhrenknochen], Pachydermie* [Gesicht, Arme, Beine], Trommelschlegelfingern* und Akrozyanose*; SYN: Pachydermoperiostose, familiäre Pachydermoperiostose, primäre Pachydermoperiostose, idiopathische hypertrophische Osteoarthropathie, Akropachydermie mit Pachydermoperiostose, Touraine-Solente-Golé-Syndrom

Hyperostosis vertebralis senilis ankylosans meist ältere Patienten betreffende Hyperostose der (Brust-)Wirbelsäule mit ausgeprägter Spangenbildung; vermutlich durch Stoffwechselstörungen [Diabetes* mellitus, Hyperurikämie] ausgelöst; SYN: Forestier-Krankheit, Forestier-Syndrom, Morbus Forestier, hyperostotische Spondylose, Spondylosis hyperostotica

hy|per|os|to|tisch *adj* Hyperostose betreffend, von ihr betroffen oder gekennzeichnet

Hy|per|ös|tro|gen|ä|mie *f* erhöhter Östrogengehalt des Blutes

Hy|per|o|xal|ä|mie *f* erhöhter Oxalsäuregehalt des Blutes; SYN: Oxalämie

Hy|per|o|xal|u|rie *f* erhöhte Oxalsäureausscheidung im Harn

primäre Hyperoxalurie seltene Stoffwechselstörung mit Ablagerung von Kalziumoxalat in Knochen und Niere; führt oft zu Harnsteinbildung [**Oxalatstein**]; SYN: Kalziumoxalatnephritis, Oxalose-Syndrom, Oxalose

Hy|per|ox|ä|mie *f* erhöhter Sauerstoffgehalt des Blutes

Hy|per|o|xid|dis|mu|ta|se *f* in Erythrozyten vorhandenes Enzym, das Superoxid-Ionen abbaut; SYN: Superoxiddismutase, Hämocuprein, Erythrocuprein

Hy|per|o|xie *f* erhöhte Sauerstoffspannung im Blut; erhöhter Sauerstoffgehalt im Gewebe

hy|per|o|xisch *adj* Hyperoxie betreffend, von ihr betroffen oder durch sie bedingt

Hy|per|pa|ra|thy|re|o|i|dis|mus *m* Nebenschilddrüsenüberfunktion; SYN: Hyperparathyroidismus, Hyperparathyreose

paraneoplastischer Hyperparathyreoidismus durch hormonbildende Tumoren verursachter Hyperparathyreoidismus; SYN: Pseudohypoparathyreoidismus

Hy|per|pa|ra|thy|re|o|se *f* →Hyperparathyreoidismus

Hy|per|pa|ra|thy|ro|i|dis|mus *m* →Hyperparathyreoidismus

Hy|per|pa|thie *f* Überempfindlichkeit für Reize

Hy|per|pep|sin|ä|mie *f* erhöhter Pepsingehalt des Blutes

Hy|per|pep|sin|u|rie *f* pathologisch erhöhte Pepsinausscheidung im Harn

Hy|per|pha|lan|gie *f* Vorkommen überzähliger Finger- oder Zehenglieder; SYN: Vielgliedrigkeit, Polyphalangie

Hy|per|phe|nyl|a|la|nin|ä|mie *f* erhöhter Phenylalaningehalt des Blutes; SYN: Phenylalaninämie

Hy|per|pho|rie *f* latentes Höhenschielen

Hy|per|phos|phat|ä|mie *f* Vermehrung des anorganischen Phosphats im Blut

Hy|per|phos|pha|tas|ä|mie *f* pathologische Erhöhung der alkalischen Phosphatase im Blut; SYN: Hyperphosphatasie

Hy|per|phos|pha|ta|sie *f* →Hyperphosphatasämie
Hy|per|phos|phat|u|rie *f* erhöhte Phosphatausscheidung im Harn
Hy|per|phos|phor|ä|mie *f* erhöhter Gehalt an Phosphorverbindungen im Blut
Hy|per|pig|men|tie|rung *f* vermehrte Pigmentierung
Hy|per|pi|tu|i|ta|ris|mus *m* Hypophysenüberfunktion
Hy|per|pla|sie *f* Vergrößerung eines Gewebs oder Organs durch Vermehrung der Zellen; SYN: numerische Hypertrophie, Hyperplasia
Hy|per|plas|mie *f* vermehrtes Blutplasmavolumen
hy|per|plas|tisch *adj* Hyperplasie betreffend, von ihr betroffen oder gekennzeichnet
hy|per|plo|id *adj* mit einem oder mehreren überzähligen Chromosomen
Hy|per|pnoe *f, pl* **-o|en** vertiefte Atmung
hy|per|pnoe|isch *adj* Hyperpnoe betreffend; SYN: hyperpnoisch
hy|per|pno|isch *adj* →hyperpnoeisch
Hy|per|po|ly|pep|tid|ä|mie *f* erhöhter Polypeptidgehalt des Blutes; SYN: Polypeptidämie
Hy|per|prä|be|ta|li|po|pro|te|in|ä|mie *f* Erhöhung der Präbetalipoproteine im Blut
Hy|per|pro|lac|tin|ä|mie *f* →Hyperprolaktinämie
Hy|per|pro|lak|tin|ä|mie *f* erhöhter Prolaktingehalt des Blutes; SYN: Hyperprolactinämie
hy|per|pro|lak|tin|ä|misch *adj* Hyperprolaktinämie betreffend, von ihr betroffen oder gekennzeichnet, durch sie bedingt
Hy|per|pro|lin|ä|mie *f* erhöhter Prolingehalt des Blutes
Hy|per|pro|se|xie *f* pathologisch gesteigerte Aufmerksamkeit
Hy|per|pro|te|in|ä|mie *f* Erhöhung der Plasmaproteine
hy|per|py|re|tisch *adj* Hyperpyrexie betreffend oder verursachend
Hy|per|pyr|e|xie *f* hohes Fieber
Hy|per|pyr|e|xie|syn|drom *nt* bei Darminfekten vorkommende Störung der Temperaturregelung mit Fieber von 41° oder höher; SYN: hyperpyretische Toxikose
hy|per|re|ak|tiv *adj* übermäßig stark reagierend
Hy|per|re|fle|xie *f* Reflexsteigerung
Hy|per|re|nin|ä|mie *f* erhöhter Reningehalt des Blutes; SYN: Hyperreninismus
Hy|per|re|ni|nis|mus *m* →Hyperreninämie
Hy|per|sal|ä|mie *f* erhöhter Salzgehalt des Blutes; SYN: Hypersaliämie, Hypersalie
Hy|per|sa|li|ä|mie *f* →Hypersalämie
Hy|per|sa|lie *f* →Hypersalämie
hy|per|sa|lin *adj* übermäßig salzhaltig
Hy|per|sa|li|va|ti|on *f* (übermäßiger) Speichelfluss; SYN: Sialorrhoe, Ptyalismus
Hy|per|sar|ko|sin|ä|mie *f* erhöhter Sarkosingehalt des Blutes; SYN: Sarkosinämie
Hy|per|se|kre|ti|on *f* übermäßige Sekretion
hy|per|sen|si|bel *adj* überempfindlich
Hy|per|sen|si|bi|li|tät *f* Reizüberempfindlichkeit
Hy|per|sen|si|ti|vi|täts|pneu|mo|ni|tis *f, pl* **-ti|den** durch organische Staubpartikel hervorgerufene allergische Reaktion der Lungenalveolen; SYN: exogen allergische Alveolitis
Hy|per|se|ro|ton|ä|mie *f* →Hyperserotoninämie
Hy|per|se|ro|to|nin|ä|mie *f* erhöhter Serotoningehalt des Blutes; SYN: Hyperserotonämie, Hyperserotonismus, Hyperserotoninismus
Hy|per|se|ro|to|ni|nis|mus *f* →Hyperserotoninämie
Hy|per|se|ro|to|nis|mus *f* →Hyperserotoninämie
Hy|per|se|xu|a|li|tät *f* übermäßiges sexuelles Verlangen
hy|per|som *adj* Hypersomie betreffend, an Hypersomie leidend, riesenwüchsig
Hy|per|so|ma|to|tro|pis|mus *m* erhöhter Somatotropingehalt des Blutes
Hy|per|so|mie *f* Riesenwuchs; SYN: Gigantismus
Hy|per|som|nie *f* Schlafsucht
hy|per|so|nisch *adj* Hyperschall betreffend
hy|per|sperm *adj* mit erhöhter Ejakulatmenge; SYN: hyperzoosperm
Hy|per|sper|mie *f* erhöhte Ejakulatmenge; SYN: Hyperzoospermie
Hy|per|sple|nie *f* →Hypersplenismus
Hy|per|sple|nie|syn|drom *nt* →Hypersplenismus
Hy|per|sple|nis|mus *m* Milzüberfunktion; SYN: Hypersplenie, Hyperspleniesyndrom
Hy|per|ste|a|to|se *f* vermehrte Talgabsonderung der Haut
hy|per|ste|a|to|tisch *adj* Hypersteatose betreffend, von ihr betroffen oder gekennzeichnet
Hy|per|sthen|u|rie *f* Ausscheidung eines konzentrierten Harns mit hoher Dichte [hochgestellter Harn]
Hy|per|te|lie *f* Überentwicklung
Hy|per|te|lo|ris|mus *m* Schädelanomalie mit vergrößertem Augenabstand und verbreitertem Nasenrücken
Hy|per|ten|si|no|gen *nt* inaktive Muttersubstanz der Angiotensine*; SYN: Angiotensinogen
Hy|per|ten|si|on *f* →arterielle Hypertonie
hy|per|ten|siv *adj* Hypertonie/Hypertension betreffend, mit erhöhtem Blutdruck
Hy|per|the|co|sis o|va|rii *f* →Hyperthekose
Hy|per|the|ko|se *f* familiär auftretende Hyperplasie* der Thekazellen* des Eierstocks; SYN: Thekazellenhyperplasie, Thekomatose, Hyperthecosis ovarii
Hy|per|the|lie *f* überzählige Brustwarzen; SYN: Polythelie
hy|per|therm *adj* Hyperthermie betreffend, von ihr betroffen oder gekennzeichnet
Hy|per|ther|mie *f* pathologische Erhöhung der Körpertemperatur, Überwärmung, Überhitzung
Hy|per|throm|bin|ä|mie *f* erhöhter Thrombingehalt des Blutes

H

Hy|per|thy|re|o|i|die *f* →Hyperthyreose

Hy|per|thy|re|o|i|dis|mus *m* →Hyperthyreose

Hy|per|thy|re|o|se *f* Überfunktion der Schilddrüse mit gesteigerter Bildung und Abgabe von Schilddrüsenhormonen [Trijodthyronin*, Thyroxin*] in den Blutkreislauf; klinisch auffällig sind psychomotorische Unruhe, Augensymptome [Exophthalmus*], Hyperhidose, Durchfälle, Gewichtsverlust, Heißhunger, Haarausfall und Muskelschwäche; SYN: Schilddrüsenüberfunktion, Hyperthyreose, Hyperthyreoidismus, Hyperthyreoidie
iodinduzierte Hyperthyreose durch Iodaufnahme induzierte Hyperthyreose

hy|per|thy|re|ot *adj* Schilddrüsenüberfunktion/Hyperthyreose betreffend, von ihr betroffen oder gekennzeichnet, durch sie bedingt

Hy|per|thy|ro|xin|ä|mie *f* erhöhter Thyroxingehalt des Blutes

hy|per|ton *adj* **1.** mit erhöhter Spannung/erhöhtem Tonus **2.** mit erhöhtem osmotischem Druck; SYN: hypertonisch

Hy|per|to|nie *f* **1.** erhöhte Spannung, erhöhter Tonus; SYN: Hypertonus **2.** →arterielle Hypertonie
arterielle Hypertonie dauernde Erhöhung des Blutdrucks im arteriellen System auf Werte von >140 mm Hg systolisch und >90 mm Hg diastolisch; SYN: Bluthochdruck, Hypertension, Hochdruckkrankheit
endokrine Hypertonie Hypertonie bei verschiedenen Erkrankungen des endokrinen Systems [Cushing*-Syndrom, Hyperthyreose*]
essentielle Hypertonie Hypertonie ohne nachweisbare Ursache; SYN: idiopathische Hypertonie, primäre Hypertonie
idiopathische Hypertonie →essentielle Hypertonie
maligne Hypertonie Hypertonie mit dauerhaften diastolischen Werten von >120 mm Hg
neurogene Hypertonie Bluthochdruck und Tachykardie* bei Ausfall der nervalen Regulationsmechanismen; SYN: neurogener Hochdruck, Entzügelungshochdruck
portale Hypertonie Erhöhung des Pfortaderdrucks; SYN: Pfortaderhochdruck, portale Hypertension
primäre Hypertonie →essentielle Hypertonie
renale Hypertonie durch eine Nierenerkrankung verursachte Hypertonie; kann durch die Nierenarterie [**renovaskuläre Hypertension**] oder das Parenchym [**renoparenchymale Hypertension**] bedingt sein
sekundäre Hypertonie Hypertonie als Folge einer anderen Erkrankung; SYN: symptomatische Hypertonie
symptomatische Hypertonie →sekundäre Hypertonie

hy|per|to|nisch *adj* mit erhöhtem osmotischem Druck; SYN: hyperton

Hy|per|to|nus *m* **1.** erhöhte Spannung, erhöhter Tonus; SYN: Hypertonie **2.** Erhöhung des arteriellen Blutdrucks, Bluthochdruck; SYN: (arterielle) Hypertonie, Hypertension, Hochdruckkrankheit

Hy|per|tri|chie *f* übermäßige Behaarung; SYN: Polytrichie, Hypertrichose, Hypertrichosis

Hy|per|tri|cho|se *f* →Hypertrichie
naevoide Hypertrichose lokalisierte Hypertrichose auf z.B. einer Melanosis* naeviformis oder einem Nävuszellnävus*

Hy|per|tri|cho|sis *f, pl* **-ses** →Hypertrichie

Hy|per|tri|gly|ze|rid|ä|mie *f* erhöhter Triglyzeridgehalt des Blutes; SYN: Hypertriglyceridämie, Triglyzeridämie
exogene Hypertriglyzeridämie familiäre Lipidspeicherkrankheit mit Neigung zu Atherosklerose*, Hepatosplenomegalie* und zentralnervösen Störungen; SYN: Bürger-Grütz-Syndrom, Hyperlipoproteinämie Typ I, fettinduzierte/exogene Hypertriglyzeridämie, fettinduzierte Hyperlipämie, familiärer C-II-Apoproteinmangel
familiäre Hypertriglyzeridämie →Hyperlipoproteinämie Typ IV

hy|per|troph *adj* Hypertrophie betreffend, von ihr betroffen oder gekennzeichnet, durch sie bedingt; SYN: hypertrophisch

Hy|per|tro|phie *f* Vergrößerung durch Volumenzunahme
linksventrikuläre Hypertrophie Hypertrophie der linken Herzkammer; SYN: Linksherzhypertrophie, Linkshypertrophie
numerische Hypertrophie →Hyperplasie
rechtsventrikuläre Hypertrophie Arbeitshypertrophie der rechten Herzkammermuskulatur bei chronischer Überbelastung; SYN: Rechtsherzhypertrophie, Rechtshypertrophie

hy|per|tro|phisch *adj* →hypertroph

Hy|per|tro|pie *f* Strabismus*, bei dem ein Auge nach oben abwandert; SYN: Höhenschielen, Strabismus verticalis

Hy|per|ty|ro|sin|ä|mie *f* erhöhter Tyrosingehalt des Blutes; SYN: Tyrosinämie

Hy|per|u|rik|ä|mie *f* erhöhter Harnsäuregehalt des Blutes; SYN: Hyperurikosämie

hy|per|u|rik|ä|misch *adj* Hyperurikämie betreffend, von ihr betroffen oder gekennzeichnet, durch sie bedingt

Hy|per|u|ri|kos|ä|mie *f* →Hyperurikämie

Hy|per|u|ri|kos|u|rie *f* erhöhte Harnsäureausscheidung; SYN: Hyperurikurie

Hy|per|u|rik|u|rie *f* →Hyperurikosurie

Hy|per|va|lin|ä|mie *f* erhöhter Valingehalt des Blutes; SYN: Valinämie

Hy|per|vas|ku|la|ri|sa|ti|on *f* übermäßiger Gefäßreichtum

hy|per|vas|ku|la|ri|siert *adj* stark vaskularisiert

Hy|per|ven|ti|la|ti|on *f* willkürlich [**forcierte Atmung**] oder unwillkürlich [psychogen, metabolisch] gesteigerte Lungenbelüftung über den Bedarf hinaus; SYN: Überventilation

Hy|per|ven|ti|la|ti|ons|syn|drom *nt* bei anhaltender Hyperventilation* auftretende Symptome, z.B. Krämpfe [Hyperventilationstetanie*], Parästhesie*, Schwindel, Bewusstseinseintrübung

Hy|per|ven|ti|la|ti|ons|te|ta|nie *f* durch die Abnahme der Kalziumkonzentration ausgelöste tetanische Krämpfe bei Hyperventilation*

Hy|per|vis|ko|si|täts|syn|drom *nt* durch einen erhöhte Viskosität des Blutes ausgelöste Symptome, wie z.B. Kopfschmerzen, Schwindel, Taubheit, Angina* pectoris

Hy|per|vit|a|mi|no|se *f* durch eine übermäßige Vitaminaufnahme hervorgerufene Erkrankung; klinisch wichtig sind **Vitamin-A-Hypervitaminose** [Haarausfall, Hautveränderungen, Anorexie*, Knochenschmerzen] und **Vitamin-D-Hypervitaminose** [Hyperkalzämie*, Calcinosis* metastatica, Müdigkeit, Kopfschmerzen]

Hy|per|vol|ä|mie *f* vermehrtes Plasmavolumen, Erhöhung des zirkulierenden Blutvolumens

hy|per|vol|ä|misch *adj* Hypervolämie betreffend, von ihr betroffen oder gekennzeichnet

hy|per|zel|lu|lär *adj* Hyperzellularität betreffend, von ihr gekennzeichnet

Hy|per|zel|lu|la|ri|tät *f* übermäßiger Zellreichtum

Hy|per|ze|men|to|se *f* →Hypercementose

hy|per|zo|o|sperm *adj* mit erhöhter Ejakulatmenge; SYN: hypersperm

Hy|per|zo|o|sper|mie *f* erhöhte Ejakulatmenge; SYN: Hyperspermie

hy|per|zy|a|no|tisch *adj* extrem zyanotisch

Hy|per|zyt|hä|mie *f* →Hypererythrozythämie

Hy|per|zy|to|se *f* Erhöhung der Zellzahl des Blutes; auch gleichgesetzt mit Polyglobulie* und Leukozytose*

hy|per|zy|to|tisch *adj* Hyperzytose betreffend, von ihr betroffen oder gekennzeichnet

Hyph-, hyph- *präf.* →Hypo-

Hy|phae|ma *nt* Bluterguss in die vordere Augenkammer; SYN: Hyphäma

Hy|phä|ma *nt* →Hyphaema

Hy|phe *f* von Pilzen gebildete fadenförmige Zelle, die der Nahrungsaufnahme [**vegetative Hyphe**] oder Vermehrung [**fruktifizierende Hyphe**] dient; SYN: Pilzfaden

Hy|pho|my|ce|tes *pl* hyphenbildende Pilze; SYN: Fadenpilze, Hyphomyzeten

Hy|pho|my|ze|ten *pl* →Hyphomycetes

Hypn-, hypn- *präf.* →Hypno-

hyp|na|gog *adj* schlaferzeugend, einschläfernd

Hyp|na|go|gum *nt, pl* **-ga** Schlafmittel; SYN: Hypnotikum, Hypnoticum

Hyp|nal|gie *f* im Schlaf auftretender Schmerzen, Schlafschmerz

Hypno-, hypno- *präf.* Wortelement mit der Bedeutung "Schlaf"

Hyp|no|an|äs|the|sie *f* →Hypnonarkose

hyp|no|an|äs|the|tisch *adj* Hypnoanästhesie betreffend, mittels Hypnoanästhesie; SYN: hypnonarkotisch

hyp|no|gen *adj* schlaferzeugend, hypnoseerzeugend

Hyp|no|ge|ne|se *f* Herbeiführen von Schlaf oder Hypnose

hyp|no|id *adj* hypnoseähnlich, schlafähnlich; SYN: hypnotoid

Hyp|no|ki|ne|ma|to|graf *m* →Hypnokinematograph

Hyp|no|ki|ne|ma|to|graph *m* Gerät zur Aufzeichnung der Bewegungen im Schlaf; SYN: Somnokinematograph

Hyp|no|nar|ko|se *f* durch Hypnose* eingeleitete Narkose*; SYN: Hypnoanästhesie

hyp|no|nar|ko|tisch *adj* Hypnonarkose betreffend, mittels Hypnonarkose; SYN: hypnoanästhetisch

hyp|no|phob *adj* Hypnophobie betreffend, durch sie gekennzeichnet

Hyp|no|pho|bie *f* krankhafte Angst vor Schlaf oder dem Einschlafen

hyp|no|pomp *adj* im Halbschlaf oder während der Aufwachphase auftretend

Hyp|no|se *f* durch (verbale) Suggestion* hervorgerufene Einengung des Bewusstseins mit der Erzeugung eines schlafähnlichen Zustandes; wird u.a. zu therapeutischen Zwecken in der Psychiatrie [Hypnotherapie*] und der Schmerztherapie eingesetzt

Hyp|no|the|ra|pie *f* **1.** Schlaftherapie **2.** Behandlung durch/unter Hypnose

Hyp|no|ti|kum *nt, pl* **-ka** Schlafmittel; SYN: Hypnagogum, Hypnoticum

hyp|no|tisch *adj* Hypnose betreffend, von ihr betroffen oder durch sie bedingt, auf ihr beruhend

hyp|no|to|id *adj* hypnoseähnlich, schlafähnlich; SYN: hypnoid

Hypo-, hypo- *präf.* Wortelement mit der Bedeutung "unter/unterhalb"

Hy|po|ac|ce|le|rin|ä|mie *f* →Hypoproaccelerinämie

Hy|po|ad|re|na|lin|ä|mie *f* verminderter Adrenalingehalt des Blutes; SYN: Hypadrenalinämie

Hy|po|ad|re|no|kor|ti|zis|mus *m* →Hypokortizismus

hy|po|ak|tiv *adj* Hypoaktivität betreffend oder zeigend

Hy|po|ak|ti|vi|tät *f* verminderte Aktivität

Hy|po|a|ku|sis *f* Hörschwäche; SYN: Hypakusis

Hy|po|al|bu|min|ä|mie *f* verminderter Albumingehalt des Blutes; SYN: Hypalbuminämie

Hy|po|al|bu|mi|no|se *f* allgemeine Verminderung des Albuminspiegels; SYN: Hypalbuminose

H

Hy|po|al|do|ste|ron|ä|mie *f* verminderter Aldosterongehalt des Blutes
Hy|po|al|do|ste|ro|nis|mus *m* Aldosteronmangel
Hy|po|al|do|ste|ron|u|rie *f* verminderte Aldosteronausscheidung im Harn
hy|po|al|ka|lisch *adj* mit verminderter Alkalität; SYN: hypalkalisch
Hy|po|al|ka|li|tät *f* verminderte Alkalität; SYN: Hypalkalität
Hypo-Alpha-Lipoproteinämie *f* verminderter $Alpha_1$-Lipoproteingehalt des Blutes; leichte Form der Analphalipoproteinämie
Hy|po|a|mi|no|a|zid|ä|mie *f* verminderter Aminosäuregehalt des Blutes
Hy|po|äs|the|sie *f* →Hypästhesie
hy|po|äs|the|tisch *adj* Hypoästhesie betreffend; SYN: hypästhetisch
Hy|po|a|zi|di|tät *f* →Hypazidität
hy|po|bar *adj* (*Flüssigkeit*) von geringer Dichte
Hy|po|ba|ro|pa|thie *f* Erkrankung durch Unterdruck
Hy|po|be|ta|li|po|pro|te|in|ä|mie *f* verminderter Betalipoproteingehalt des Blutes
Hy|po|bi|li|ru|bin|ä|mie *f* verminderter Bilirubingehalt des Blutes
Hy|po|chlor|ä|mie *f* Chloridmangel des Körpers; SYN: Chloropenie, Hypochloridämie
hy|po|chlor|ä|misch *adj* Hypochlorämie betreffend, von ihr betroffen oder durch sie bedingt
Hy|po|chlor|hy|drie *f* verminderte Salzsäuresekretion des Magens
Hy|po|chlo|rid|ä|mie *f* →Hypochlorämie
Hy|po|chlor|u|rie *f* verminderte Chloridausscheidung im Harn
Hy|po|cho|les|te|rin|ä|mie *f* verminderter Cholesteringehalt des Blutes
hy|po|cho|les|te|rin|ä|misch *adj* Hypocholesterinämie betreffend, von ihr betroffen oder gekennzeichnet
Hy|po|cho|lie *f* verminderte/mangelhafte Gallensekretion; SYN: Oligocholie
Hy|po|chol|u|rie *f* verminderte Gallenausscheidung im Harn
Hy|po|chon|drie *f* Krankheitswahn; SYN: Hypochondria
hy|po|chon|drisch *adj* Hypochondrie oder Hypochonder betreffend, von Hypochondrie betroffen, an Hypochondrie leidend
Hy|po|chond|ri|um *nt* unter dem Rippenbogen liegender Teil des Oberbauchs; SYN: Regio hypochondriaca
hy|po|chrom *adj* (*Erythrozyten*) mit vermindertem Hämoglobingehalt
Hy|po|chro|ma|sie *f* →Hypochromatose
hy|po|chro|ma|tisch *adj* vermindert anfärbbar
Hy|po|chro|ma|to|se *f* verminderte Anfärbbarkeit des Zellkerns; SYN: Hypochromasie, Hypochromie
Hy|po|chro|mie *f* **1.** verminderte Anfärbbarkeit des Zellkerns; SYN: Hypochromatose, Hypochromasie **2.** verminderter Hämoglobingehalt der Erythrozyten **3.** verminderter Farbstoff- oder Pigmentgehalt eines Gewebes
Hy|po|chy|lie *f* verminderte Magensaftbildung; SYN: Oligochylie
Hy|po|dak|ty|lie *f* angeborenes Fehlen von Fingern oder Zehen
hy|po|dens *adj* (*Film*) mit niedriger Dichte
hy|po|der|mal *adj* unter der Haut (liegend), in der Unterhaut/Subkutis (liegend); SYN: subkutan, subdermal
Hy|po|der|mi|tis no|du|la|ris sub|a|cu|ta sal|tans (O'Leary) *f* bei Hypertonikern auftretende, an den Beugeseiten der Unterschenkel lokalisierte schmerzhafte Knoten; SYN: noduläre Vaskulitis, Vasculitis nodularis, Phlebitis nodularis
hy|po|dip|lo|id *adj* diploid* mit einem oder mehreren fehlenden Chromosomen
Hy|po|dip|lo|i|die *f* Diploidie* mit einem oder mehreren fehlenden Chromosomen
Hy|po|dip|sie *f* pathologisch verminderter Durst
Hy|po|don|tia *f* →Hypodontie
Hy|po|don|tie *f* angeborenes Fehlen von Zähnen; SYN: Hypodontia
hy|po|dy|nam *adj* kraftlos, schwach, geschwächt; SYN: hypodynamisch
hy|po|dy|na|misch *adj* →hypodynam
Hy|po|e|lek|tro|lyt|ä|mie *f* verminderter Elektrolytgehalt des Blutes; SYN: Hypelektrolytämie
Hy|po|fer|rä|mie *f* verminderter Eisengehalt des Blutes
hy|po|fer|til *adj* vermindert fruchtbar
Hy|po|fer|ti|li|tät *f* verminderte Fruchtbarkeit
Hy|po|fi|bri|no|gen|ä|mie *f* verminderter Fibrinogengehalt des Blutes; SYN: Fibrinogenmangel, Faktor-I-Mangel
Hy|po|ga|lak|tie *f* verminderte/ungenügende Milchsekretion
Hy|po|gam|ma|glo|bu|lin|ä|mie *f* verminderter Gammaglobulingehalt des Blutes; kann angeboren oder erworben sein; Säuglinge durchlaufen eines physiologische Hypogammaglobulinämie zwischen dem 2. und 6. Monat; SYN: Gammaglobulinmangel
hy|po|gas|trisch *adj* **1.** unterhalb des Magens (liegend) **2.** Unterbauch/Hypogastrium betreffend **3.** Arteria iliaca interna betreffend
Hy|po|gas|tri|um *nt* Scham, Schambeinregion; SYN: Pubes, Regio pubica
Hy|po|ge|ne|se *f* →Hypogenesie
Hy|po|ge|ne|sie *f* Unterentwicklung, defekte Embryonalentwicklung; SYN: Hypogenese
hy|po|ge|ne|tisch *adj* Hypogenesie betreffend, durch sie gekennzeichnet; SYN: unterentwickelt, fehlentwickelt
Hy|po|ge|ni|ta|lis|mus *m* Unterentwicklung der Geschlechtsorgane
Hy|po|geu|sie *f* verminderte Geschmacksempfindung; SYN: gustatorische Hypästhesie

Hy|po|glo|bu|lie *f* Verminderung der Erythrozytenzahl im peripheren Blut

Hypoglossie-Hypodaktylie-Syndrom *nt* Fehlbildungssyndrom mit Beteiligung der Zunge, des Kiefers, der Zähne und der Finger oder Zehen; SYN: Aglossie-Adaktylie-Syndrom

Hy|po|glos|sus *m* motorischer Hirnnerv, der die gesamte Zungenmuskulatur innerviert; SYN: XII. Hirnnerv, Nervus hypoglossus

Hypoglossus-Fazialis-Anastomose *f* Verbindung von Nervus* hypoglossus und Nervus* facialis

Hy|po|glos|sus|läh|mung *f* Lähmung des Nervus* hypoglossus

Hy|po|glos|sus|schlin|ge *f* Schlingen von Fasern des Nervus* hypoglossus am Hals; SYN: Ansa cervicalis

Hy|po|glu|ka|gon|ä|mie *f* verminderter Glukagongehalt des Blutes; SYN: Hypoglucagonämie

Hy|po|glyk|ä|mie *f* Verminderung des Blutzuckers unter Normalwerte; SYN: Glukopenie **reaktive Hypoglykämie** nach Magenentfernung auftretendes Syndrom; 2–3 Stunden nach Nahrungsaufnahme kommt es zu einer hypoglykämischen Phase mit Schwitzen, Übelkeit und evtl. Kreislaufkollaps; SYN: reaktive Hypoglykämie, Spät-Dumping, postalimentäres Spätsyndrom

hy|po|glyk|ä|misch *adj* Hypoglykämie betreffend, von ihr betroffen oder gekennzeichnet, durch sie bedingt

Hy|po|gly|ko|ge|no|ly|se *f* verminderter Glykogenabbau

hy|po|gnath *adj* Hypognathie betreffend, von ihr betroffen oder gekennzeichnet

Hy|po|gna|thie *f* Unterentwicklung des Unterkiefers

Hy|po|go|na|dis|mus *m* Unterfunktion der Keimdrüsen/Gonaden

hy|po|go|na|do|trop *adj* Gonadotropinmangel betreffend, durch Gonadotropinmangel verursacht

Hy|po|hi|dro|se *f* verminderte Schweißsekretion; SYN: Hypoidrose, Hypohidrosis, Hypoidrosis

hy|po|hi|dro|tisch *adj* Hypohidrose betreffend, von ihr betroffen oder gekennzeichnet

Hy|po|hy|dra|ta|ti|on *f* Wassermangel der Körpers; SYN: Dehydration, Dehydratation

Hy|po|i|dro|se *f* →Hypohidrose

Hy|po|in|su|lin|ä|mie *f* verminderter Insulingehalt des Blutes, Insulinmangel; SYN: Insulinämie

Hy|po|jod|ä|mie *f* verminderter Jodgehalt des Blutes

Hy|po|kal|ä|mie *f* verminderter Kaliumgehalt des Blutes; SYN: Hypokaliämie

hy|po|kal|ä|misch *adj* Hypokalämie betreffend, von ihr betroffen oder gekennzeichnet, durch sie bedingt; SYN: hypokaliämisch

Hy|po|ka|li|ä|mie *f* →Hypokalämie

hy|po|ka|li|ä|misch *adj* →hypokalämisch

Hy|po|kalz|ä|mie *f* verminderter Kalziumgehalt des Blutes; SYN: Hypokalziämie

hy|po|kalz|ä|misch *adj* Hypokalzämie betreffend, von ihr betroffen oder gekennzeichnet, durch sie bedingt; SYN: hypokalziämisch

Hy|po|kal|zi|ä|mie *f* →Hypokalzämie

hy|po|kal|zi|ä|misch *adj* →hypokalzämisch

Hy|po|kal|zi|fi|ka|ti|on *f* →Hypokalzifizierung

Hy|po|kal|zi|fi|zie|rung *f* verminderte/mangelhafte Kalzifizierung; SYN: Hypokalzifikation

Hy|po|kal|zi|pe|xie *f* verminderte/mangelhafte Kalziumeinlagerung; SYN: Hypokalzistie

Hy|po|kal|zis|tie *f* →Hypokalzipexie

Hy|po|kal|zi|u|rie *f* verminderte Kalziumausscheidung im Harn; SYN: Hypokalzurie

Hy|po|kalz|u|rie *f* →Hypokalziurie

Hy|po|kap|nie *f* verminderte Kohlendioxidspannung des Blutes; SYN: Hypokarbie

hy|po|kap|nisch *adj* Hypokapnie betreffend, von ihr betroffen oder gekennzeichnet

Hy|po|kar|bie *f* →Hypokapnie

Hy|po|ki|ne|se *f* Bewegungsarmut, verminderte Spontanmotorik; SYN: Hypokinesie, Hypomotilität

Hy|po|ki|ne|sie *f* **1.** verringerte Motilität **2.** Bewegungsarmut, verminderte Spontanmotorik; SYN: Hypokinese, Hypomotilität

hy|po|ki|ne|tisch *adj* Hypokinese betreffend, von ihr betroffen oder gekennzeichnet, durch sie bedingt

hy|po|ko|a|gu|la|bel *adj* mit verminderter Gerinnbarkeit

Hy|po|ko|a|gu|la|bi|li|tät *f* verminderte Gerinnbarkeit

Hy|po|kom|ple|ment|ä|mie *f* verminderter Komplementgehalt des Blutes

hy|po|kon|dy|lär *adj* unterhalb einer Kondyle (liegend)

Hy|po|kor|ti|ka|lis|mus *m* →Hypokortizismus

Hy|po|kor|ti|zis|mus *m* verminderte Bildung von Nebennierenrindenhormen; SYN: Nebennierenrindeninsuffizienz, NNR-Insuffizienz, Hypoadrenokortizismus, Hypokortikalismus, Hypokortizismus

Hy|po|kupr|ä|mie *f* verminderter Kupfergehalt des Blutes

Hy|po|lip|ä|mie *f* verminderter Lipidgehalt des Blutes; SYN: Hypolipidämie

hy|po|lip|ä|misch *adj* Hypolipämie betreffend, von ihr betroffen oder gekennzeichnet; SYN: hypolipidämisch

Hy|po|li|pid|ä|mie *f* →Hypolipidämie

hy|po|li|pid|ä|misch *adj* →hypolipämisch

Hy|po|li|po|pro|te|in|ä|mie *f* verminderter Lipoproteingehalt des Blutes

Hy|po|li|quor|rhoe *f, pl* **-rho|en** mangelhafte Bildung an Liquor cerebrospinalis, Liquormangel

Hy|po|mag|ne|si|ä|mie *f* verminderter Magnesiumgehalt des Blutes

H

Hy|po|ma|nie *f* leichte Manie*
hy|po|ma|nisch *adj* Hypomanie betreffend
Hy|po|mas|tie *f* Unterentwicklung der Brustdrüse(n)
Hy|po|me|lan|cho|lie *f* leichte Melancholie
Hy|po|me|la|no|se *f* angeborener oder erworbener Pigmentmangel der Haut, der lokalisiert oder diffus auftreten kann; auch gleichgesetzt mit Hypopigmentierung* oder Leukodermie; SYN: Hypomelanosis
idiopathische fleckförmige Hypomelanose v.a. die Streckseiten der Arme und Unterschenkel betreffende, disseminierte weiße Hautflecken; SYN: Hypomelanosis guttata idiopathica, Leucoderma lenticulare disseminatum
Hy|po|me|la|no|sis *f, pl* **-ses** →Hypomelanose
Hypomelanosis guttata idiopathica →idiopathische fleckförmige Hypomelanose
hy|po|me|la|no|tisch *adj* Hypomelanose betreffend, von ihr betroffen oder gekennzeichnet
Hy|po|me|nor|rhoe *f, pl* **-rho|en** (zu) schwache Menstruationsblutung
hy|po|me|ta|bol *adj* Hypometabolismus betreffend; SYN: hypometabolisch
hy|po|me|ta|bo|lisch *adj* →hypometabol
Hy|po|me|ta|bo|lis|mus *m* verminderter Stoffwechsel
Hy|po|mi|mie *f* herabgesetzte Mimik, z.B. bei Parkinson*-Krankheit
Hy|po|mne|sie *f* Gedächtnisstörung
Hy|po|mo|ti|li|tät *f* →Hypokinese
Hy|po|na|trä|mie *f* verminderter Natriumgehalt des Blutes; SYN: Hyponatriämie
Hy|po|na|tri|ä|mie *f* →Hyponaträmie
Hy|po|na|tri|u|rie *f* verminderte Natriumausscheidung im Harn
hyp|on|ko|tisch *adj* mit verringertem onkotischem Druck; SYN: hypoonkotisch
hy|po|ny|chi|al *adj* unter dem Nagel (liegend); SYN: subungual
Hy|po|ny|chi|um *nt* Nagelbettepithel
hy|po|on|ko|tisch *adj* →hyponkotisch
hy|po|os|mo|lar *adj* mit verminderter Osmolarität; SYN: hyposmolar
Hy|po|pa|ra|thy|re|o|i|dis|mus *m* Unterfunktion der Nebenschilddrüsen; SYN: Nebenschilddrüseninsuffizienz, Hypoparathyroidismus, Hypoparathyreose
Hy|po|pa|ra|thy|re|o|se *f* →Hypoparathyreoidismus
Hy|po|pep|sie *f* mangelhafte Verdauung; SYN: Oligopepsie
hy|po|per|fun|diert *adj* minderdurchblutet
Hy|po|per|fu|si|on *f* Minderdurchblutung, Mangeldurchblutung
Hy|po|pe|ris|tal|tik *f* verminderte Peristaltik
hy|po|pe|ris|tal|tisch *adj* Hypoperistaltik betreffend
hy|po|pha|ryn|ge|al *adj* Hypopharynx betreffend
Hy|po|pha|ryn|go|skop *nt* Endoskop* für die Hypopharyngoskopie*
Hy|po|pha|ryn|go|sko|pie *f* endoskopische Hypopharynxuntersuchung; SYN: Hypopharyngoskopie
Hy|po|pha|rynx *m* unterer Schlundbereich über und hinter dem Kehlkopf; SYN: Laryngopharynx, Pars laryngea pharyngis
Hy|po|pha|rynx|kar|zi|nom *nt* durch Risikofaktoren [Rauchen, Alkohol] begünstigter bösartiger Tumor, der v.a. älterer Männer betrifft; SYN: äußeres Kehlkopfkarzinom
Hy|po|pho|ne|sie *f* →Hypophonie
Hy|po|pho|nie *f* Stimmschwäche; SYN: Hypophonesie, Phonasthenie
Hy|po|pho|rie *f* latentes Schielen nach unten
Hy|po|phos|phat|ä|mie *f* verminderter Phosphatgehalt des Blutes
familiäre Hypophosphatämie nicht auf Vitamin D-Zufuhr ansprechende Rachitisformen unterschiedlicher Genese [Phosphatdiabetes*, Hypophosphatasie*]; SYN: Vitamin D-resistente Rachitis, refraktäre Rachitis, Vitamin D-refraktäre Rachitis
hy|po|phos|phat|ä|misch *adj* Hypophosphatämie betreffend, von ihr betroffen oder gekennzeichnet
Hy|po|phos|pha|ta|sie *f* durch einen angeborenen Mangel an alkalischer Phosphatase* verursachte Störung des Kalzium- und Phosphatstoffwechsels; SYN: Rathbun-Syndrom, Phosphatmangelrachitis
Hy|po|phos|phat|u|rie *f* verminderte Natriumausscheidung im Harn
hy|po|phre|nisch *adj* unterhalb des Zwerchfells/Diaphragma (liegend); SYN: subdiaphragmal, subdiaphragmatisch, subphrenisch, infradiaphragmal, infradiaphragmatisch
hy|po|phy|sär *adj* Hirnanhangsdrüse/Hypophyse betreffend, aus der Hypophyse stammend; SYN: pituitär
Hy|po|phy|se *f* in der Fossa der Sella turcica am Boden des Zwischenhirns liegende neuroendokrine Drüse, die histologisch und funktionell in einen vorderen [Hypophysenvorderlappen*] und hinteren Teil [Hypophysenhinterlappen*] unterteilt wird; SYN: Hirnanhangdrüse, Pituitaria, Hypophysis, Glandula pituitaria
Hy|po|phy|sek|to|mie *f* operative Entfernung der Hypophyse*
Hy|po|phy|sen|a|de|no|me *pl* gutartige Tumoren, die von den verschiedenen Zellarten der Hypophyse ausgehen, **eosinophile** oder **azidophile Hypophysenadenome** von den Alphazellen, **basophile Hypophysenadenome** von den Betazellen und **chromophobe Hypophysenadenome** von den Gammazellen
Hy|po|phy|sen|a|pla|sie *f* angeborene Unterentwicklung der Hypophyse
Hy|po|phy|sen|ent|zün|dung *f* →Hypophysitis

Hy|po|phy|sen|hin|ter|lap|pen *m* aus Neurallappen und Infundibulum bestehender hinterer Teil der Hypophyse*, in dem Hypothalamushormone gespeichert werden; SYN: Neurohypophyse, Neurohypophysis, Lobus posterior hypophysis

Hy|po|phy|sen|hor|mo|ne *pl* die im Hypophysenvorderlappen* gebildeten Hormone und die im Hypophysenhinterlappen* gespeicherten Hypothalamushormone

Hy|po|phy|sen|in|suf|fi|zi|enz *f* →Hypophysenvorderlappeninsuffizienz

Hy|po|phy|sen|mit|tel|lap|pen *m* zwischen Hypophysenvorderlappen und -hinterlappen liegende Zone ohne Hormonbildung; SYN: Pars intermedia adenohypophysis

Hy|po|phy|sen|ne|kro|se *f* durch Zirkulationsstörungen [anämische Nekrose] oder Einblutung [Hypophysenapoplexie] hervorgerufene Nekrose; evtl. mit Ausbildung einer Hypophysenvorderlappeninsuffizienz*; eine Sonderform ist das Sheehan-Syndrom*

Hy|po|phy|sen|stiel *m* Fortsatz des Zwischenhirns, der Hypothalamus* und Hypophyse* verbindet; SYN: Infundibulum hypophysis

Hy|po|phy|sen|vor|der|lap|pen *m* aus drei Teilen [**Pars distalis, Pars tuberalis, Pars intermedia**] bestehender vorderer Teil der Hypophyse*; bildet u.a. die Hypophysenhormone Somatotropin, ACTH und follikelstimulierendes Hormon; SYN: Adenohypophyse, Adenohypophysis, Lobus anterior hypophysis

Hy|po|phy|sen|vor|der|lap|pen|in|suf|fi|zi|enz *f* Unterfunktion der Hormonbildung im Hypophysenvorderlappen, die alle [**Panhypopituitarismus**] oder nur einzelne Hormone betreffen kann; SYN: HVL-Insuffizienz, Simmonds-Syndrom, Hypopituitarismus, Hypophyseninsuffizienz

hy|po|phy|se|o|priv *adj* durch einen Mangel an Hypophysenhormonen bedingt; SYN: hypophysiopriv

hy|po|phy|se|o|trop *adj* auf die Hypophyse wirkend; SYN: hypophysiotrop

hy|po|phy|si|o|priv *adj* →hypophyseopriv

hy|po|phy|si|o|trop *adj* →hypophyseotrop

Hy|po|phy|sis *f, pl* **-ses** →Hypophyse

Hy|po|phy|si|tis *f, pl* **-ti|den** Entzündung der Hirnanhangsdrüse; SYN: Hypophysenentzündung

hy|po|phy|si|tisch *adj* Hypophysenentzündung/Hypophysitis betreffend, von ihr betroffen oder gekennzeichnet

Hy|po|pig|men|tie|rung *f* mangelnde oder fehlende Pigmentierung

Hy|po|pi|tu|i|ta|ris|mus *m* →Hypophysenvorderlappeninsuffizienz

Hy|po|pla|sie *f* angeborene oder erworbene Unterentwicklung eines Organs oder Gewebes; SYN: Hypoplasia

fokale dermale Hypoplasie erbliches Fehlbildungssyndrom mit Hautatrophie, Pigmentanomalie, sowie Augen-, Zahn- und Skelettfehlbildungen; SYN: FDH-Syndrom, kongenitale ektodermale und mesodermale Dysplasie, Goltz-Gorlin-Syndrom, Jessner-Cole-Syndrom, Liebermann-Cole-Syndrom, Goltz-Peterson-Gorlin-Ravits-Syndrom

hy|po|plas|tisch *adj* Hypoplasie betreffend, von ihr betroffen oder gekennzeichnet, durch sie bedingt, unterentwickelt

hy|po|plo|id *adj* mit unvollständigem Chromosomensatz

Hy|po|pnoe *f, pl* **-o|en** flache langsame Atmung

hy|po|pno|isch *adj* Hypopnoe betreffend, von ihr betroffen oder gekennzeichnet

Hy|po|pra|xie *f* pathologisch verminderte Aktivität

Hy|po|pro|ac|ce|le|rin|ä|mie *f* autosomal-rezessiver Mangel an Blutgerinnungsfaktor V; führt zu erhöhter Blutungsneigung; SYN: Owren-Syndrom, Faktor-V-Mangel, Parahämophilie (A), Hypoproakzelerinämie, Hypoproaccelerinämie

Hy|po|pro|ak|ze|le|rin|ä|mie *f* →Hypoproaccelerinämie

Hy|po|pro|con|ver|tin|ä|mie *f* erblicher Mangel an Blutgerinungsfaktor VII; führt zu erhöhter Blutungsneigung ähnlich der Hämophilie*; SYN: Faktor-VII-Mangel, Parahämophilie B, Hypoprokonvertinämie, Hypoproconvertinämie

Hy|po|pro|kon|ver|tin|ä|mie *f* →Hypoproconvertinämie

Hy|po|pro|te|in|ä|mie *f* verminderter Proteingehalt des Blutes

Hy|po|pro|te|no|se *f* durch eine Hypoproteinämie* hervorgerufene Mangelerkrankung [z.B. Kwashiorkor*]; SYN: Proteinmangelerkrankung

Hy|po|pro|throm|bin|ä|mie *f* erblicher Mangel an Blutgerinungsfaktor II; führt zu erhöhter Blutungsneigung; SYN: Faktor-II-Mangel

Hy|po|py|on *nt* Eiteransammlung in der vorderen Augenkammer

Hy|po|py|on|i|ri|tis *f, pl* **-i|ti|den** Hypopyonbildung im Rahmen einer meist rezidivierenden Regenbogenhautentzündung

Hy|po|py|on|ke|ra|ti|tis *f, pl* **-ti|ti|den** i.d.R. nach einer traumatischen Hornhautschädigung entstehende bakterielle Entzündung mit Hypopyon* und typischem serpiginösem Hornhautulkus; SYN: Ulcus corneae serpens

Hy|po|re|nin|ä|mie *f* verminderter Reningehalt des Blutes

Hy|po|rhi|no|la|lie *f* geschlossenes Näseln; SYN: Rhinolalia clausa

Hy|po|sal|i|ä|mie *f* verminderter Salzgehalt des Blutes

Hy|po|se|kre|ti|on *f* verminderte Drüsensekretion

H

hy|po|se|kre|to|risch *adj* Hyposekretion betreffend, von ihr betroffen oder gekennzeichnet

hy|po|sen|si|bel *adj* vermindert reizempfindlich

Hy|po|sen|si|bi|li|sie|rung *f* Herabsetzung der Allergiebereitschaft durch Injektion oder Inhalation ansteigender Allergendosen; SYN: Desensibilisierung, Deallergisierung

Hy|po|se|xu|a|li|tät *f* pathologische Verminderung des Sexualtriebs

Hy|po|si|de|rin|ä|mie *f* verminderter Eisengehalt des Serums

hy|po|skle|ral *adj* unter der Sklera (liegend); SYN: subskleral

Hyp|os|mie *f* vermindertes Geruchsvermögen; SYN: olfaktorische Hypästhesie

H

hyp|os|mo|lar *adj* →hypoosmolar

Hyp|os|mo|se *f* verlangsamte Osmose*

hyp|os|mo|tisch *adj* Hyposmose betreffend, von ihr betroffen oder gekennzeichnet, durch sie bedingt

Hy|po|spa|die *f* untere Harnröhrenspalte; SYN: Fissura urethrae inferior

hy|po|spa|disch *adj* Hypospadie betreffend

hy|po|sperm *adj* Hypospermie betreffend, mit verminderter Ejakulatmenge; SYN: hypozoosperm

Hy|po|sper|mie *f* verminderte Ejakulatmenge; SYN: Hypozoospermie

Hy|po|sphag|ma *nt* Punktblutung in die Augenbindehaut, z.B. bei Strangulation [**Erstickungsblutung**]; SYN: Bindehautblutung

Hy|po|sta|se *f* **1.** passive Blutfülle, Senkungsblutfülle; SYN: Hypostasis **2.** Überdeckung eines Gens durch ein nicht-alleles Gen; SYN: Hypostasie

Hy|po|sta|sie *f* Überdeckung eines Gens durch ein nicht-alleles Gen; SYN: Hypostase

Hy|po|sta|sis *f* passive Blutfülle, Senkungsblutfülle; SYN: Hypostase

hy|po|sta|tisch *adj* Hypostase betreffend, von ihr betroffen oder gekennzeichnet, durch sie bedingt

Hy|po|sthe|nie *f* allgemeine (Körper-, Muskel-) Schwäche

hy|po|sthe|nisch *adj* Hyposthenie betreffend, von ihr gekennzeichnet, schwach, geschwächt

Hy|po|sthen|u|rie *f* verminderte Harnkonzentration, verminderte Konzentrationsleistung der Nieren

Hy|po|sto|mie *f* Unterentwicklung des Mundes

Hy|pos|to|se *f* mangelhafte Knochenentwicklung

hy|pos|to|tisch *adj* Hypostose betreffend, von ihr betroffen oder gekennzeichnet

Hyp|ös|tro|gen|ä|mie *f* verminderter Östrogengehalt des Blutes

Hy|po|sys|to|le *f* unvollständige oder abgeschwächte Systole

Hy|po|ten|si|on *f* →Hypotonie

hy|po|ten|siv *adj* Hypotonie betreffend, von ihr betroffen, durch sie bedingt

hy|po|tha|la|misch *adj* **1.** Hypothalamus betreffend, vom Hypothalamus stammend **2.** unterhalb des Thalamus liegend

Hy|po|tha|la|mo|to|mie *f* Durchtrennung des hinteren Teils des Hypothalamus*

Hy|po|tha|la|mus *m* Teil des Zwischenhirns, der ein zentrales Organ der Regulation vegetativer Funktionen [Nahrungs- und Wasseraufnahme, Wärmeregulation, Sexualität] ist und durch Neurohormone die Freisetzung anderer Hormone kontrolliert

Hy|po|tha|la|mus|hor|mo|ne *pl* im Hypothalamus gebildete Neurohormone [antidiuretisches Hormon*, Oxytocin*], die zum Hypophysenhinterlappen* geleitet und dort bis zur Abgabe ins Blut gespeichert werden

Hypothalamus-Hypophysen-System *nt* Regelkreislauf, der die Bildung und Abgabe von Hypophysen- und Hypothalamushormonen kontrolliert; SYN: hypothalamisch-neurohypophysäres System

Hy|po|tha|la|mus|rin|ne *f* Furche an der Medialfläche des Mittelhirns zwischen Thalamus und Hypothalamus; SYN: Sulcus hypothalamicus

Hy|po|the|nar *m* Kleinfingerballen; SYN: Eminentia hypothenaris

hy|po|ther|mal *adj* Hypothermie betreffend oder zeigend, (künstlich) unterkühlt

Hy|po|ther|mie *f* Unterkühlung

Hy|po|the|se *f* Annahme, Vermutung, Voraussetzung

Hy|po|throm|bin|ä|mie *f* verminderter Thrombingehalt des Blutes; SYN: Thrombinmangel

Hy|po|thy|re|o|i|dis|mus *m* →Hypothyreose

Hy|po|thy|re|o|se *f* Unterfunktion der Schilddrüse mit verminderter Bildung und Abgabe von Schilddrüsenhormonen [Trijodthyronin*, Thyroxin*] in den Blutkreislauf, mit oder ohne Struma*; klinisch auffällig sind Apathie und Antrieblosigkeit, Hypothermie* mit Kälteempfindlichkeit, diffuses und zirkumskriptes Myxödem*, struppiges Haar, Hypotension* und Bradykardie*; bei **angeborener Hypothyreose** kommt es zur Ausbildung eines Kretinismus*; SYN: Schilddrüsenunterfunktion, Hypothyroidismus, Hypothyreoidismus

hy|po|thy|re|ot *adj* Schilddrüsenunterfunktion/Hypothyreose betreffend, von ihr betroffen oder gekennzeichnet, durch sie bedingt

Hy|po|thy|ro|i|dis|mus *m* →Hypothyreose

Hy|po|thy|ro|xin|ä|mie *f* verminderter Thyroxingehalt des Blutes

hy|po|ton *adj* mit oder bei niedrigem Tonus oder Druck; mit geringerem osmotischem Druck; SYN: hypotonisch

Hy|po|to|nie *f* **1.** Druckverminderung, Tonusverminderung, Spannungsverminderung;

SYN: Hypotonus, Hypotonia, Hypotension
2. Absinken des Blutdrucks unter Werte von 105/60 mm Hg, niedriger Blutdruck; SYN: Hypotonus, Hypotonia, Hypotension
essentielle Hypotonie Hypotonie ohne nachweisbare Ursache; SYN: konstitutionelle Hypotonie, primäre Hypotonie
konstitutionelle Hypotonie →essentielle Hypotonie
primäre Hypotonie →essentielle Hypotonie
sekundäre Hypotonie durch eine andere Erkrankung [Myokardinfarkt, Herzinsuffizienz] verursachte Hypotonie; SYN: symptomatische Hypotonie
symptomatische Hypotonie →sekundäre Hypotonie

hy|po|to|nisch *adj* →hypoton
Hy|po|to|nus *m* →Hypotonie
Hy|po|tri|chia *f* →Hypotrichose
Hy|po|tri|cho|se *f* angeborenes oder erworbenes, lokalisiertes oder diffuses, spärliches Haarwachstum; SYN: Haarmangel, Hypotrichosis, Hypotrichia
Hy|po|tri|cho|sis *f, pl* **-ses** →Hypotrichose
Hy|po|tro|phie *f* Unterentwicklung durch Unterernährung oder Minderbelastung
Hy|po|tro|pie *f* Schielen nach unten; SYN: Strabismus deorsum vergens
Hy|po|tym|pa|ni|cum *nt* →Hypotympanon
Hy|po|tym|pa|non *nt* unterster Teil der Paukenhöhle; SYN: Hypotympanicum
Hy|po|tym|pa|no|to|mie *f* operative Eröffnung des Hypotympanons*
Hy|po|u|rä|mie *f* verminderter Harnstoffgehalt des Blutes
Hy|po|u|rik|ä|mie *f* verminderter Harnsäuregehalt des Blutes; SYN: Hypourikosämie
Hy|po|u|ri|kos|ä|mie *f* →Hypourikämie
Hy|po|u|ri|kos|u|rie *f* verminderte Harnsäureausscheidung; SYN: Hypourikurie
Hy|po|u|rik|u|rie *f* →Hypourikosurie
Hy|po|ven|ti|la|ti|on *f* alveoläre Minderbelüftung; SYN: Mangelventilation, Minderventilatio
Hy|po|vit|a|mi|no|se *f* durch eine unzureichende Vitaminzufuhr entstehende Erkrankung; im Gegensatz zu Avitaminosen* meist leichter Verlauf; SYN: Vitaminmangelkrankheit
Hy|po|vol|ä|mie *f* Verminderung der zirkulierenden Blutmenge
hy|po|vol|ä|misch *adj* Hypovolämie betreffend, von ihr betroffen oder gekennzeichnet, durch sie bedingt
Hyp|ox|ä|mie *f* verminderter Sauerstoffgehalt des arteriellen Blutes; SYN: arterielle Hypoxie
hyp|ox|ä|misch *adj* Hypoxämie betreffend, von ihr betroffen oder gekennzeichnet
Hy|po|xan|thin *nt* Purinbase, die mit Ribose* Inosin* bildet; SYN: 6-Hydroxypurin
Hyp|o|xi|do|se *f* Einschränkung der Zellfunktion bei Sauerstoffmangel; SYN: Hypoxydose
hyp|o|xi|do|tisch *adj* Hypoxidose betreffend, von ihr betroffen oder durch sie bedingt
Hyp|o|xie *f* Sauerstoffmangel, Sauerstoffnot
anämische Hypoxie Hypoxie bei Anämie
arterielle Hypoxie verminderter Sauerstoffgehalt des arteriellen Blutes; SYN: Hypoxämie
ischämische Hypoxie durch eine Minderdurchblutung hervorgerufene Hypoxie; SYN: Stagnationshypoxie, zirkulatorische Hypoxie
zirkulatorische Hypoxie →ischämische Hypoxie

hyp|o|xisch *adj* Hypoxie betreffend, von ihr betroffen oder gekennzeichnet, durch sie bedingt
Hyp|o|xy|do|se *f* →Hypoxidose
hy|po|zel|lu|lär *adj* mit verminderter Zellzahl
Hy|po|zel|lu|la|ri|tät *f* Zellarmut
Hy|po|zit|rat|ä|mie *f* verminderter Zitratgehalt des Blutes
Hy|po|zit|rat|u|rie *f* verminderte Zitratausscheidung im Harn
hy|po|zo|o|sperm *adj* →hyposperm
Hy|po|zo|o|sper|mie *f* →Hypospermie
Hy|po|zyt|hä|mie *f* Verminderung der Erythrozytenzahl
Hy|po|zy|to|se *f* Verminderung der Blutzellzahl; auch gleichgesetzt mit Hypozythämie* oder Leukozytopenie*
hy|po|zy|to|tisch *adj* Hypozytose betreffend, von ihr betroffen oder gekennzeichnet
Hyps|ar|rhyth|mie *f* für Blitz-Nick-Salaam-Krämpfe typische Spitzenpotentiale im EEG
hyp|si|ce|phal *adj* →hypsizephal
Hyp|si|ce|pha|lie *f* anomale Schädelform mit turmartigem Wachstum; meist durch einen vorzeitigen Verschluss der Kranznaht bedingt; SYN: Spitzschädel, Turmschädel, Akrozephalie, Akrocephalie, Oxyzephalie, Oxycephalie, Hypsizephalie, Turrizephalie, Turricephalie
hyp|si|ze|phal *adj* Hypsizephalie betreffend, von Hypsizephalie betroffen oder gekennzeichnet; SYN: spitzschädelig, turmschädelig, akrozephal, oxyzephal, turrizephal, turricephal, hypsicephal
Hyp|si|ze|pha|lie *f* →Hypsicephalie
Hypso-, hypso- *präf.* Wortelement mit der Bedeutung "Höhe/hoch"
Hyrtl-Anastomose *f* schleifenförmige Anastomose von rechtem und linkem Nervus* hypoglossus
Hyster-, hyster- *präf.* →Hystero-
Hys|ter|al|gie *f* Schmerzen in der Gebärmutter, Gebärmutterschmerz; SYN: Hysterodynie, Metralgie, Metrodynie
Hys|ter|ec|to|mia *f* →Hysterektomie
Hysterectomia abdominalis →transabdominale Hysterektomie
Hysterectomia partialis partielle/subtotale Gebärmutterentfernung

H

Hysterectomia totalis totale Gebärmutterentfernung/Hysterektomie
Hysterectomia vaginalis →vaginale Hysterektomie
Hys|ter|ek|to|mie *f* operative Gebärmutterentfernung; SYN: Hysterectomia, Uterusexstirpation
abdominale Hysterektomie →transabdominelle Hysterotomie
partielle Hysterektomie partielle/subtotale Gebärmutterentfernung; SYN: Hysterectomia partialis
radikale Hysterektomie totale Gebärmutterentfernung mit Entfernung der angrenzenden Gewebe und der Beckenlymphknoten
subtotale Hysterektomie →partielle Hysterektomie
transabdominale Hysterektomie Gebärmutterentfernung durch den Bauchraum; SYN: abdominale Hysterektomie, Laparohysterektomie, Hysterectomia abdominalis
transvaginale Hysterektomie →vaginale Hysterektomie
vaginale Hysterektomie Gebärmutterentfernung durch die Scheide; SYN: transvaginale Hysterektomie, Hysterectomia vaginalis
hys|ter|ek|to|mie|ren *v* eine Hysterektomie durchführen, die Gebärmutter entfernen
Hys|te|re|se *f* **1.** verzögerter Wirkungseintritt, verzögerte Reaktion; SYN: Hysteresis **2.** sekundäre Verfestigung von Kolloiden; SYN: Hysteresis
Hys|te|rie *f* **1.** nur noch selten gebrauchter Begriff für Persönlichkeitsstörungen mit übertriebenem Geltungsbedürfnis und Selbstbezogenheit **2.** veraltet für Konversionshysterie* **3.** übertriebene Erregbarkeit, Erregtheit, grundlose Erregung
hys|te|ri|form *adj* hysterieähnlich, hysterieförmig; SYN: hysteroid
hys|te|risch *adj* Hysterie betreffend, an Hysterie leidend; leicht erregbar, übertrieben erregt, übernervös
Hystero-, hystero- *präf.* Wortelement mit der Bedeutung "Gebärmutter/Uterus"
Hys|te|ro|dy|nie *f* →Hysteralgie
Hys|te|ro|gra|fie *f* →Hysterographie
hys|te|ro|gra|fisch *adj* →hysterographisch
Hys|te|ro|gramm *nt* Röntgenkontrastaufnahme der Gebärmutterhöhle
Hys|te|ro|gra|phie *f* Röntgenkontrastdarstellung der Gebärmutterhöhle; SYN: Uterographie
hys|te|ro|gra|phisch *adj* Hysterographie betreffend, mittels Hysterographie
hys|te|ro|id *adj* →hysteriform
Hys|te|ro|klei|sis *f* operativer Gebärmutterverschluss
Hys|te|ro|kol|pek|to|mie *f* operative Entfernung von Gebärmutter und Scheide
Hys|te|ro|kol|po|skop *nt* Endoskop* für die Hysterokolposkopie*
Hys|te|ro|kol|po|sko|pie *f* endoskopische Untersuchung von Scheide und Gebärmutter
Hys|te|ro|kol|po|ze|le *f* Eingeweidebruch mit Teilen von Gebärmutter und Scheide im Bruchsack
Hys|te|ro|ly|se *f* operative Gebärmutterlösung
Hys|te|ro|ma|nie *f* Mannstollheit; SYN: Nymphomanie, Andromanie
Hys|te|ro|my|o|mek|to|mie *f* operative Entfernung eines Gebärmuttermyoms
Hys|te|ro|my|o|to|mie *f* →Hysterotomie
Hystero-oophorektomie *f* operative Entfernung von Gebärmutter und Eierstöcken; SYN: Hysteroovariektomie
Hys|te|ro|o|va|ri|ek|to|mie *f* →Hystero-oophorektomie
Hys|te|ro|pa|thie *f* Gebärmuttererkrankung, Uteruserkrankung; SYN: Hysteropathie, Metropathie, Uteropathie
Hys|te|ro|pe|xie *f* Gebärmutterfixierung, Gebärmutteranheftung; SYN: Uteropexie
transvaginale Hysteropexie Gebärmutterfixierung durch die Scheide; SYN: Kolpohysteropexie
Hys|ter|op|to|se *f* Absenkung der Gebärmutter, meist unter Beteiligung der Nachbarorgane [Blase, Rektum] und -strukturen [Vagina]; durch Beckenbodenschwäche bzw. Schwäche des Aufhängeapparates nach Geburten und im Alter begünstigt; häufig Übergang zu einem Gebärmuttervorfall; SYN: Gebärmuttersenkung, Metroptose, Descensus uteri
Hys|te|ror|rha|phie *f* Gebärmutternaht, Uterusnaht
Hys|te|ror|rhe|xis *f* Gebärmutterruptur, Gebärmutterriss, Uterusruptur, Uterusriss; SYN: Metrorrhexis
Hys|te|ro|sal|pin|gek|to|mie *f* operative Entfernung von Gebärmutter und Eileitern
Hys|te|ro|sal|pin|gi|tis *f, pl* **-ti|den** Entzündung von Gebärmutter und Eileiter(n); SYN: Metrosalpingitis
hys|te|ro|sal|pin|gi|tisch *adj* Hysterosalpingitis betreffend, von ihr betroffen oder gekennzeichnet
Hys|te|ro|sal|pin|go|gra|fie *f* →Hysterosalpingographie
Hys|te|ro|sal|pin|go|gra|phie *f* Röntgenkontrastdarstellung von Gebärmutterhöhle und Eileitern; SYN: Uterotubographie, Metrotubographie, Hysterotubographie, Uterosalpingographie, Metrosalpingographie, Hysterosalpingographie
Hysterosalpingo-oophorektomie *f* operative Entfernung von Gebärmutter, Eileitern und Eierstöcken; SYN: Hysterosalpingoovariektomie
Hys|te|ro|sal|pin|go|o|va|ri|ek|to|mie *f* →Hysterosalpingo-oophorektomie
Hys|te|ro|sal|pin|go|sto|mie *f* operative Verbindung von Gebärmutter und Eileiter(n)

Hys|te|ro|skop *nt* Endoskop* für die Hysteroskopie*
Hys|te|ro|sko|pie *f* endoskopische Untersuchung der Gebärmutter; SYN: Gebärmutterspiegelung
Hys|te|ro|to|mie *f* Gebärmutterschnitt, Gebärmuttereröffnung; SYN: Hysteromyotomie, Hysterotomia
transabdominelle Hysterotomie Gebärmuttereröffnung durch den Bauchraum; SYN: Abdominohysterotomie, Laparohysterotomie, Zöliohysterotomie
Hys|te|ro|tra|che|lo|plas|tik *f* plastische Operation des Gebärmutterhalses; SYN: Zervixplastik
Hys|te|ro|tu|bo|gra|fie *f* →Hysterosalpingographie
Hys|te|ro|tu|bo|gra|phie *f* →Hysterosalpingographie
Hys|te|ro|ze|le *f* Eingeweidebruch mit Teilen der Gebärmutter im Bruchsack; SYN: Hernia uterina

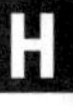

I

-iase *suf.* →-iasis

-iasis *suf.* Wortelement mit der Bedeutung "Infektion/Befall durch Erreger"

-iater *suf.* Wortelement mit der Bedeutung "Arzt"

-iatrie *suf.* Wortelement mit der Bedeutung "Behandlung/Heilverfahren"

Iatro-, iatro- *präf.* Wortelement mit der Bedeutung "Arzt/Heilkunde/Heilverfahren"

i|a|tro|gen *adj* durch den Arzt hervorgerufen, durch ärztliche Einwirkung entstanden

Ich|no|gramm *nt* Aufzeichnung der Gehspur

Ich|thy|is|mus *m* durch Fische oder Fischprodukte verursachte Lebensmittelvergiftung; SYN: Fischvergiftung, Ichthysmus

Ichthyo-, ichthyo- *präf.* →Ichthy-

ich|thy|o|id *adj* fischähnlich, fischartig, fischförmig

ich|thy|o|phob *adj* Ichthyophobie betreffend, durch sie gekennzeichnet

Ich|thy|o|pho|bie *f* krankhafte Angst vor Fischen oder Fischgerichten

Ich|thy|o|se *f* →Ichthyosis

ich|thy|o|si|form *adj* einer Ichthyosis* ähnlich

Ich|thy|o|sis *f, pl* **-ses** Oberbegriff für angeborene oder erworbene Dermatosen* mit fischschuppenartiger Haut; oft gleichgesetzt mit Ichthyosis vulgaris; SYN: Ichthyose

Ichthyosis congenita angeborene [meist autosomal-rezessive] Verhornungsstörung unterschiedlicher Ausprägung; SYN: Hyperkeratosis ichthyosiformis congenita

Ichthyosis congenita Riecke II →Ichthyosis congenita mitis

Ichthyosis congenita gravis autosomal-rezessiv vererbte, schwerste Form der kongenitalen Ichthyosen; schon intrauterin kommt es zur Ausbildung dunkler panzerartiger Hornplatten, sowie einer Ektropionierung von Lippen, Lidern und Genitalschleimhaut und Entwicklung einer Plattnase; SYN: Harlekinfetus, Ichthyosis congenita Riecke I, Ichthyosis congenita universalis, Keratosis diffusa maligna, Hyperkeratosis universalis congenita

Ichthyosis congenita mitis milde Verlaufsform der Ichthyosis congenita; SYN: Ichthyosis congenita Riecke II

Ichthyosis congenita Riecke I →Ichthyosis congenita gravis

Ichthyosis congenita Riecke III →Ichthyosis congenita tarda

Ichthyosis congenita tarda leichteste, sich erst im Säuglingsalter manifestierende Verlaufsform der Ichthyosis congenita; SYN: Ichthyosis congenita Riecke III

Ichthyosis congenita universalis →Ichthyosis congenita gravis

geschlechtsgebundene Ichthyosis vulgaris →X-chromosomal rezessive Ichthyosis

Ichthyosis hystrix Oberbegriff für alle Hyperkeratosen mit schwarz-braunen, krokodilartigen Schuppen; SYN: Sauriasis, Saurierhaut, Hyperkeratosis monstruosa

lamelläre Ichthyosis →Ichthyosis lamellosa

Ichthyosis lamellosa bei der Geburt vorhandene Verhornungsstörung mit lamellärer Schuppung und diffuser Rötung [Kollodiumbaby]; SYN: lamelläre Ichthyosis, lamelläre Desquamation bei Neugeborenen

Ichthyosis palmaris et plantaris (Thost) autosomal-dominant vererbte Verhornungsstörung der Handteller und Fußsohlen; häufig begleitet von Hyperhidrose* und Fingernagelwucherung; SYN: Morbus Unna-Thost, Keratosis palmoplantaris diffusa circumscripta, Keratoma palmare et plantare hereditaria

rezessive Ichthyosis vulgaris →X-chromosomal rezessive Ichthyosis

Ichthyosis simplex →Ichthyosis vulgaris

Ichthyosis vulgaris autosomal-dominant vererbte Retentionshyperkeratose* mit symmetrischem Befall der Streckseiten der Extremitäten unter Aussparung der Handteller, Fußsohlen und Gelenkbeugen; auffällig oft [50%] ist eine Kombination mit Atopien*; SYN: Fischschuppenkrankheit, Ichthyosis simplex

X-chromosomal rezessive Ichthyosis meist mit grau-bräunlicher Schuppung einhergehende Variante der Ichthyosis vulgaris; selten als Kollodiumbaby; SYN: geschlechtsgebundene Ichthyosis vulgaris, rezessive Ichthyosis vulgaris

ich|thy|o|tisch *adj* Ichthyosis betreffend, von ihr betroffen oder gekennzeichnet

Ich|thys|mus *m* →Ichthyismus

Icter-, icter- *präf.* Wortelement mit der Bedeutung "Gelbsucht/Ikterus"

Ic|te|rus *m* →Ikterus

Icterus gravidarum von Gelbsucht geprägte Leberschädigung während der Schwangerschaft; SYN: Schwangerschaftsgelbsucht, Hepatopathia gravidarum

Icterus gravidatis vorüberbergehende Cholestase* der zweiten Schwangerschaftshälfte; SYN: Schwangerschaftsikterus

Icterus juvenilis intermittens Meulengracht hereditäre Hyperbilirubinämie*, die v.a. Männer unter 25 Jahren betrifft; SYN: intermittierende Hyperbilirubinämie Meulengracht, Meulengracht-Syndrom, Meulengracht-Gilbert-Krankheit, Meulengracht-Krankheit, Meulengracht-Gilbert-Syndrom, Gilbert-Meulengracht-Syndrom

Icterus neonatorum physiologische Gelbsucht bei Neugeborenen durch Leberunreife und Anfall erhöhter Bilirubinmengen; SYN: Neugeborenenikterus

Icterus neonatorum gravis hämolytischer Ikterus* bei Blutgruppenunvertraglichkeit [Rh-Inkompatibilität, ABNull-Inkompatibilität] zwischen Mutter und Kind

Ic|tus *m, pl* **-tus 1.** plötzlicher Anfall, Attacke, Synkope, plötzlich auftretendes Symptom **2.** Schlag, Stoß

Ictus cordis Herzschlag

-id *suf.* Wortelement mit der Bedeutung "ähnlich/gleichen"

I|de|a|ti|on *f* Ideenbildung, Begriffsbildung

i|de|o|phob *adj* Ideophobie betreffend, durch sie gekennzeichnet

I|de|o|pho|bie *f* krankhafte Angst vor (neuen) Ideen oder Vorstellungen

Idio-, idio *präf.* Wortelement mit der Bedeutung "selbst/eigen"

i|di|o|dy|na|misch *adj* unabhängig aktiv

I|di|o|ge|ne|se *f* idiopathische Krankheitsentstehung, Krankheitsentstehung ohne erkennbare Ursache

I|di|o|glos|sie *f* Sprachstörung mit einer Sprache ohne Gaumen- und Kehllaute

I|di|o|gramm *nt* →Karyogramm

I|di|o|hyp|no|se *f* durch Autosuggestion* erzeugte Hypnose*; SYN: Selbsthypnose, Autohypnose

I|di|o|la|lie *f* kindliche Sprache, die nur für Angehörige verständlich ist

i|di|o|pa|thisch *adj* ohne erkennbare Ursache (entstanden), unabhängig von anderen Krankheiten; SYN: selbständig, protopathisch, essentiell, primär, genuin

I|di|o|plas|ma *nt* Erbsubstanz; SYN: Erbplasma, Keimplasma

I|di|o|syn|kra|sie *f* (angeborene) Überempfindlichkeit

i|di|o|syn|kra|tisch *adj* Idiosynkrasie betreffend, von ihr betroffen oder gekennzeichnet

I|di|o|tie *f* hochgradiger Schwachsinn

amaurotische Idiotie, Erwachsenenform erst im Erwachsenenalter beginnende Form der Gangliosidose*; SYN: Kufs-Syndrom, Kufs-Hallervorden-Krankheit, Erwachsenenform der amaurotischen Idiotie

amaurotische Idiotie, infantile Form Hexosaminidase-A-Mangel mit geistiger Retardierung*, Krampfanfällen, Spastik und Hepatosplenomegalie*; auffällig oft findet man einen kirschroten Fleck [**cherry-red spot**] der Makula; SYN: Tay-Sachs-Syndrom, infantile amaurotische Idiotie, GM_2-GangliosidoseTyp I

amaurotische Idiotie, juvenile Form primär durch eine progrediente Visusabnahme mit Erblindung und der Entwicklung einer Demenz* gekennzeichnete Form der Zeroidlipofuszinose*; SYN: Batten-Spielmeyer-Vogt-Syndrom, juvenile Ceroidlipofuscinose, juvenile Zeroidlipofuszinose, Stock-Vogt-Spielmeyer-Syndrom

amaurotische Idiotie, spätinfantile Form langsam progredient verlaufende, rezessiv vererbte Gangliosidose*, die zu Erblindung und Abbau bereits erlernter Fähigkeiten [Lesen, Sprechen] führt; SYN: Bielschowsky-Syndrom, Jansky-Bielschowsky-Krankheit

i|di|o|trop *adj* introvertiert; egozentrisch

I|di|o|typ *m* →Genotyp

I|di|o|ty|pie *f* genetisch bedingte Antigenvariation der variablen Abschnitte der Immunglobuline

i|di|o|ty|pisch *adj* Idiotype(n) betreffend

I|di|o|ty|pus *m* →Genotyp

i|di|o|ven|tri|ku|lär *adj* nur den Ventrikel betreffend

I|do|se *f* Aldohexose*; Epimer von Glukose*

Id|u|ron|säu|re *f* in Chondroitinsulfat* und Heparin* vorkommendes Isomer der Glukuronsäure

I|fos|fa|mid *nt* alkylierendes Zytostatikum*

IgA-Glomerulonephritis, mesangioproliferative *f* →IgA-Nephritis

IgA-Nephritis *f* durch mesangiale IgA-Ablagerung hervorgerufene Glomerulonephritis* mit rezidivierender schmerzloser Hämaturie*; meist benigner Verlauf; SYN: mesangioproliferative IgA-Glomerulonephritis, IgA-Nephropathie, Berger-Krankheit, Berger-Nephropathie

IgA-Nephropathie *f* →IgA-Nephritis

Ikter-, ikter- *präf.* Wortelement mit der Bedeutung "Gelbsucht/Ikterus"

I

ik|te|risch *adj* Gelbsucht/Ikterus betreffend, von ihr betroffen oder gekennzeichnet, gelbsüchtig

ik|te|ro|gen *adj* Gelbsucht/Ikterus verursachend

Ik|te|rus *m* durch eine Ablagerung von Bilirubin in Haut, Schleimhaut und Sklera hervorgerufene Gelbfärbung bei Hyperbilirubinämie*; SYN: Gelbsucht, Icterus

antehepatischer Ikterus Ikterus, dessen Ursache physiologisch vor der Leber liegt, z.B. hämolytischer Ikterus; SYN: prähepatischer Ikterus

cholestatischer Ikterus posthepatischer Ikterus durch eine Abflussbehinderung der Galle

extrahepatischer Ikterus Gelbsucht, deren Ursache außerhalb der Leber liegt

familiärer hämolytischer Ikterus häufigste erbliche hämolytische Anämie* in Europa mit meist autosomal-dominantem Erbgang; charakteristisch sind kugelförmige Erythrozyten [Kugelzellen] im Blutbild, Hämolyse*, Milzvergrößerung und Gelbsucht; SYN: Minkowski-Chauffard-Syndrom, Minkowski-Chauffard-Gänsslen-Syndrom, hereditäre Sphärozytose, konstitutionelle hämolytische Kugelzellanämie, Morbus Minkowski-Chauffard

hämolytischer Ikterus Gelbsucht durch eine vermehrte Auflösung von Erythrozyten

hepatischer Ikterus →hepatogener Ikterus

hepatogener Ikterus Ikterus durch eine unzureichende Funktion der Leberzellen; SYN: hepatozellulärer Ikterus, hepatischer Ikterus, Parenchymikterus

hepatozellulärer Ikterus →hepatogener Ikterus

posthepatischer Ikterus Ikterus, dessen Ursache physiologisch hinter der Leber liegt

prähepatischer Ikterus →antehepatischer Ikterus

Ik|te|rus|zy|lin|der *pl* gelbliche Harnzylinder Ikterus mit Bilirubinurie*

-ikum *suf.* Wortelement mit der Bedeutung "Mittel/Arzneimittel"

Il-, il- *präf.* Wortelement mit der Bedeutung **1.** "hinein/in" **2.** "nicht"

Ile-, ile- *präf.* →Ileo-

il|e|al *adj* Ileum betreffend

Il|e|ek|to|mie *f* operative Entfernung des Ileums, Ileumresektion

Il|e|i|tis *f, pl* **-ti|den** Entzündung des Ileums oder der Ileumschleimhaut; SYN: Ileumentzündung

Ileitis regionalis/terminalis →Enteritis regionalis Crohn

il|e|i|tisch *adj* Ileumentzündung/Ileitis betreffend, von ihr betroffen oder gekennzeichnet

Ileo-, ileo- *präf.* Wortelement mit der Bedeutung "Krummdarm/Ileum"

Il|e|o|co|li|tis *f, pl* **-ti|den** Entzündung von Ileum und Kolon; SYN: Ileokolitis

Ileocolitis regionalis/terminalis →Enteritis regionalis Crohn

il|e|o|il|e|al *adj* zwei Ileumabschnitte verbindend

Il|e|o|il|e|o|a|nas|to|mo|se *f* →Ileoileostomie

Il|e|o|il|e|o|sto|mie *f* operative Verbindung zweier Abschnitte des Ileums; SYN: Ileoileoanastomose

il|e|o|je|ju|nal *adj* Ileum und Jejunum betreffend oder verbindend

Il|e|o|je|ju|ni|tis *f, pl* **-ti|den** Entzündung von Ileum und Jejunum

il|e|o|je|ju|ni|tisch *adj* Ileojejunitis betreffend, von ihr betroffen oder gekennzeichnet

Il|e|o|je|ju|no|sto|mie *f* operative Verbindung von Ileum und Jejunum; SYN: Ileum-Jejunum-Fistel, Jejunum-Ileum-Fistel, Jejunoileostomie

il|e|o|ko|lisch *adj* Ileum und Kolon betreffend oder verbindend

Il|e|o|ko|li|tis *f, pl* **-ti|den** Entzündung von Ileum und Kolon; SYN: Ileocolitis

il|e|o|ko|li|tisch *adj* Ileokolitis betreffend, von ihr betroffen oder gekennzeichnet

Il|e|o|ko|lo|sto|mie *f* operative Verbindung von Ileum und Kolon; SYN: Ileum-Kolon-Fistel

Il|e|o|ko|lo|to|mie *f* Eröffnung von Ileum und Kolon

Il|e|o|pe|xie *f* operative Ileumfixierung, Ileumanheftung

Il|e|o|prok|to|sto|mie *f* operative Verbindung von Ileum und Rektum; SYN: Ileum-Rektum-Fistel, Ileoproktostomie, Ileorektostomie

il|e|o|rek|tal *adj* Ileum und Rektum betreffend oder verbindend

Il|e|o|rek|to|sto|mie *f* →Ileoproktostomie

Il|e|or|rha|phie *f* Ileumnaht

Il|e|o|sig|mo|i|dal|fis|tel *f* Ileum und Sigma verbindende Fistel; SYN: Ileum-Sigma-Fistel

Il|e|o|sig|mo|i|do|sto|mie *f* operative Verbindung von Ileum und Sigma; SYN: Ileum-Sigma-Fistel

Il|e|o|sto|ma *nt, pl* **-ma|ta** operativ angelegte äußere Ileumfistel; SYN: Ileumafter

Il|e|o|sto|mie *f* Anlegen einer äußeren Ileumfistel, Ileumfistelung

Il|e|o|to|mie *f* Ileumeröffnung, Ileumschnitt

Il|e|o|trans|ver|so|sto|mie *f* operative Verbindung von Ileum und Querkolon/Colon transversum

il|e|o|zä|kal *adj* Ileum und Zäkum betreffend oder verbindend; SYN: ileozökal

Il|e|o|zä|kal|fis|tel *f* innere Ileumfistel mit Mündung in das Zäkum

Il|e|o|zä|kal|klap|pe *f* Klappe an der Einmündung des Ileums in das Zäkum; SYN: Bauhin-Klappe, Ileozökalklappe, Valva ileocaecalis/ilealis

Il|e|o|zä|ko|sto|mie *f* operative Verbindung von Ileum und Zäkum; SYN: Ileum-Zäkum-Fistel, Ileozäkostomie, Zäkoileostomie

il|e|o|zö|kal *adj* →ileozäkal

Il|e|o|zö|kal|klap|pe *f* →Ileozäkalklape

Il|e|o|zö|kal|tu|ber|ku|lo|se *f* Tuberkulose* des Ileozäkalbereichs; häufige Lokalisation der Darmtuberkulose

Il|e|o|zö|kal|vol|vu|lus *m* Volvulus* durch Drehung des Ileozäkums

Il|e|o|zys|to|plas|tik *f* Ersatz oder Vergrößerung der Harnblase durch eine Ileumschlinge

Il|e|o|zys|to|sto|mie *f* operative Verbindung von Blase und Ileum zur Harnableitung; SYN: Ileum-Blasen-Fistel

Il|e|um *nt* letzter und längster Abschnitt des Dünndarms vor den Einmündung in den Blinddarm; SYN: Krummdarm, Intestinum ileum

Il|e|um|af|ter *m* operativ angelegte äußere Ileumfistel; SYN: Ileostoma

Il|e|um|aus|schal|tung *f* vorübergehende Ausschaltung des Ileums

Il|e|um|bla|se *f* →Ileum-Conduit

Ileum-Blasen-Fistel *f* operative Verbindung von Blase und Ileum zur Harnableitung; SYN: Ileozystostomie

Ileum-Conduit *m* künstliche Blase aus einer Ileumschlinge mit Ausleitung des Harns über ein Ileostoma; SYN: Bricker-Operation, Bricker-Plastik, Bricker-Blase, Ileumblase, Dünndarmblase

Ileum-Jejunum-Fistel *f* operative Verbindung von Ileum und Jejunum; SYN: Ileojejunostomie, Jejunoileostomie

Ileum-Kolon-Fistel *f* operative Verbindung von Ileum und Kolon; SYN: Ileokolostomie

Ileum-Rektum-Fistel *f* **1.** innere Ileumfistel mit Mündung in das Rektum; SYN: ileorektale Fistel **2.** operative Verbindung von Ileum und Rektum; SYN: Ileoproktostomie, Ileorektostomie

Ileum-Sigma-Fistel *f* **1.** Ileum und Sigma verbindende Fistel; SYN: Ileosigmoidalfistel **2.** operative Verbindung von Ileum und Sigma; SYN: Ileosigmoidostomie

Ileum-Zäkum-Fistel *f* operative Verbindung von Ileum und Zäkum; SYN: Ileozäkostomie, Zäkoileostomie

Il|e|us *m, pl* **Il|e|en, Il|ei** vollständige Unterbrechung der Darmpassage durch Verschluss der Darmlichtung oder Darmlähmung; SYN: Darmverschluss

adynamischer Ileus →paralytischer Ileus

dynamischer Ileus Ileus durch Störung oder Aufhebung der Peristaltik*; SYN: funktioneller Ileus

funktioneller Ileus →dynamischer Ileus

mechanischer Ileus Darmverschluss durch Verlegung der Darmlichtung von innen oder Druck von außen

paralytischer Ileus Ileus bei Darmlähmung; SYN: adynamischer Ileus, Lähmungsileus

spastischer Ileus dynamischer Ileus durch spastische Kontraktion von Darmabschnitten

Ilhéus-Enzephalitis *f* durch das **Ilhéus-Virus** hervorgerufene Arbovirus-Enzephalitis*

Ilia-, ilia- *präf.* Wortelement mit der Bedeutung "Darmbein/Ilium"

i|li|a|kal *adj* Darmbein/Os ilium betreffend

Ilio-, ilio- *präf.* Wortelement mit der Bedeutung "Darmbein/Ilium"

i|li|o|fe|mo|ral *adj* Darmbein und Oberschenkel/Femur betreffend oder verbindend

I|li|o|in|gu|i|nal|neur|al|gie *f* Neuralgie* des Nervus* ilioinguinalis mit Schmerzausstrahlung vom Rücken zur Leiste; SYN: Ilioinguinalsyndrom

I|li|o|in|gu|i|nal|syn|drom *nt* →Ilioinguinalneuralgie

i|li|o|kok|zy|ge|al *adj* Darmbein/Os ilium und Steißbein/Os coccygis betreffend oder verbindend

i|li|o|kos|tal *adj* Darmbein/Os ilium und Rippen/Costae betreffend oder verbindend

i|li|o|lum|bal *adj* Darmbein/Os ilium und Lendenregion betreffend oder verbindend

i|li|o|pek|ti|ne|al *adj* →iliopubisch

i|li|o|pel|vin *adj* Darmbein/Os ilium und Becken/Pelvis betreffend oder verbindend

I|li|o|pso|as *m* →Musculus iliopsoas

I|li|o|pso|as|syn|drom *nt* schmerzhafte Anspannung des Musculus* iliopsoas bei Entzündungen im Bauchraum, z.B. Appendizitis, Adnexitis

i|li|o|pu|bisch *adj* Darmbein/Os ilium und Schambein/Os pubis betreffend oder verbindend; SYN: iliopektineal

i|li|o|sa|kral *adj* Darmbein und Kreuzbein/Os sacrum betreffend oder verbindend; SYN: sakroiliakal

I|li|o|sa|kral|ge|lenk *nt* Gelenk zwischen Kreuzbein und Darmbein; SYN: Kreuzbein-Darmbein-Gelenk, Sakroiliakalgelenk, Articulatio sacroiliaca

i|li|o|spi|nal *adj* Darmbein/Os ilium und Rückenmark betreffend oder verbindend

i|li|o|ti|bi|al *adj* Darmbein/Os ilium und Schienbein/Tibia betreffend oder verbindend

I|li|um *nt* Teil des Hüftbeins; bildet den oberen Teil der Hüftpfanne; SYN: Darmbein, Os ilium

Il|lu|mi|na|tor *m* Beleuchtungsgerät, Beleuchtungsquelle

Il|lu|si|on *f* **1.** Sinnestäuschung **2.** Trugwahrnehmung, Einbildung, Selbsttäuschung, Wahn

Im-, im- *präf.* Wortelement mit der Bedeutung **1.** "hinein/in" **2.** "nicht"

i|ma|gi|när *adj* eingebildet; erfunden, frei ersonnen

I|ma|go *f* **1.** (*biolog.*) ausgewachsenes oder geschlechtsreifes Insekt, Vollinsekt **2.** inneres Bild [**Urbild**] einer wichtigen Bezugsperson aus der frühen KIndheit

im|be|zil *adj* →imbezill
Im|be|zi|li|tät *f* →Imbezillität
im|be|zill *adj* mittelgradig schwachsinnig; SYN: imbezil
Im|be|zil|li|tät *f* mittelgradiger Schwachsinn; SYN: Imbezilität
Im|bi|bi|ti|on *f* Durchtränkung, Durchtränken
Imerslund-Gräsbeck-Syndrom *nt* angeborene Resorptionsstörung von Vitamin B_{12} mit megaloblastärer Anämie*
I|mi|da|zol *nt* heterozyklische Verbindung; Grundgerüst von u.a. Histamin und Histidin; SYN: Glyoxalin
I|mi|da|zo|lyl|a|la|nin *nt* →Histidin
I|min *nt* organische Verbindung mit einer C=N-Doppelbindung
I|mi|no|harn|stoff *m* Abbauprodukt des Guanins*; SYN: Guanidin
Im|ma|tu|ri|tät *f* Unreife des Frühgeborenen
Im|me|di|at|pro|the|se *f* Zahnprothese, die unmittelbar nach der Zahnextraktion eingesetzt wird; SYN: Sofortprothese
Im|mer|si|on *f* (Ein-, Unter-)Tauchen
Im|mi|gra|ti|on *f* Zelleinwanderung in ein Gewebe
im|mo|bil *adj* unbeweglich; bewegungslos; starr, fest
Im|mo|bi|li|sa|ti|on *f* Ruhigstellung, Immobilisierung
Im|mo|bi|li|sa|ti|ons|a|tro|phie *f* Knochen- und Muskelabbau bei längerer Ruhigstellung, z.B. im Gipsverband
Im|mo|bi|li|sa|ti|ons|os|te|o|po|ro|se *f* durch eine längere Ruhigstellung [meist im Schienen- oder Gipsverband] hervorgerufene Osteoporose*
Immun-, immun- *präf.* Wortelement mit der Bedeutung "unberührt/geschützt/verschont"
Im|mun|ab|wehr *f* Fähigkeit des Immunsystems eingedrungene Antigene zu bekämpfen
Im|mun|ad|hä|renz *f* Anhaften von Antigen-Antikörper-Komplexen an Zellmembranen
Im|mun|ag|glu|ti|nin *nt* spezifische [Antikörper] oder unspezifische [Lektine] Substanzen, die korpuskuläre Antigene agglutinieren; SYN: Agglutinin
Im|mun|an|ti|kör|per *m* durch nachweisbare Immunisierung induzierter Antikörper; SYN: irregulärer Antikörper
Im|mun|ant|wort *f* Gesamtheit der Reaktionen des Immunsystems auf ein eingedrungenes Antigen; SYN: Immunreaktion, immunologische Reaktion
Im|mun|de|fekt *m* Oberbegriff für angeborene oder erworbene Störungen der normalen Immunreaktion des Körpers; SYN: Defektimmunopathie, Immunmangelkrankheit

schwerer kombinierter Immundefekt autosomal-rezessiv vererbter schwerer Immundefekt mit Fehlen der Immunglobuline und hochgradiger Hypoplasie der lymphatischen Gewebe; ohne Knochenmarkstransplantation meist tödlicher Verlauf im 1. Lebensjahr; SYN: Schweizer-Typ der Agammaglobulinämie

Im|mun|de|fekt|syn|drom, er|wor|be|nes *nt* durch das HIV-Virus hervorgerufenes erworbenes Immunmangelsyndrom [**a**cquired **im**muno**d**eficiency **s**yndrome] mit rezidivierenden Infektionen durch opportunistische Erreger und Bildung spezifischer Tumoren [Kaposi-Sarkom]; SYN: acquired immunodeficiency syndrome, AIDS
Im|mun|de|pres|si|on *f* →Immunsuppression
im|mun|de|pres|siv *adj* →immunsuppressiv
Im|mun|de|pres|si|vum *nt, pl* **-va** →Immunsuppressivum
Im|mun|der|ma|to|lo|gie *f* Teilgebiet der Dermatologie*, das sich mit Diagnose und Therapie von Immunerkrankungen der Haut beschäftigt
Im|mun|e|lek|tro|pho|re|se *f* Elektrophorese*, bei der im zweiten Schritt Immunseren zur Fällung der Antigene verwendet werden; SYN: Immunoelektrophorese
Im|mun|flu|o|res|zenz *f* Sichtbarmachung der Antigen-Antikörperreaktion durch Markierung mit fluoreszierenden Farbstoffen; SYN: Immunofluoreszenz
Im|mun|ge|ne|tik *f* Genetik der Immunabwehr
im|mun|ge|ne|tisch *adj* Immungenetik betreffend
Im|mun|glo|bu|li|ne *pl* von Plasmazellen gebildete Glykoproteine, die als Antikörper mit Antigenen reagieren; alle Immunglobuline bestehen aus zwei leichten [**L-Ketten**] und zwei schweren Ketten [**H-Ketten**]; enzymatische Spaltung liefert zwei antigenbindende Fragmente [**Fab-Fragmente**] und ein **Fc-Fragment**

Immunglobulin A auf die Schleimhäute sezerniertes Immunglobulin, das vor lokalen Infektion schützt; wird beim Stillen mit der Muttermilch vom Säugling aufgenommen

Immunglobulin D als Antigenrezeptor auf der Membran von B-Lymphozyten sitzendes Immungobulin

Immunglobulin E in der Membran von Mastzellen und Basophilen vorkommendes Immunglobulin, das für allergische Reaktionen und die Abwehr von Parasiten wichtig ist

Immunglobulin G mengenmäßig wichtigstes Immunglobulin, das Antigene beim Zweitkontakt neutralisiert

Immunglobulin M beim Erstkontakt mit einem Antigen gebildetes Immunglobulin

Im|mun|glo|bu|lin|man|gel *m* angeborener oder erworbener Mangel einzelner oder aller Immunglobuline
Im|mun|hä|ma|to|lo|gie *f* Teilgebiet der Immunologie*, das sich mit den Immunreaktionen im Blut beschäftigt
Im|mun|hä|mo|ly|se *f* Auflösung von roten

Blutkörperchen durch Komplement-vermittelte Immunreaktionen; SYN: Immunohämolyse

Im|mun|in|hi|bi|to|ren *pl* s.u. Immunkoagulopathien

im|mun|in|kom|pe|tent *adj* immunologisch inkompetent

Im|mu|ni|sa|ti|on *f* →Immunisierung

im|mu|ni|sie|rend *adj* eine Immunität hervorrufend

Im|mu|ni|sie|rung *f* Herbeiführung einer Immunität*; SYN: Immunisation

aktive Immunisierung Immunisierung durch direkten Kontakt mit dem Antigen, z.B. bei Infektion oder Schutzimpfung

passive Immunisierung Immunisierung durch Gabe von Immunglobulin [Immunserum]

Im|mu|ni|tät *f* Unempfänglichkeit des Organismus gegen ein Antigen* [Erreger, Toxine]

antitoxische Immunität gegen Toxine gerichtete Immunität

begleitende Immunität Immunität, die nur während der Infektion vorhanden ist und nach Verschwinden des Erregers erlischt; SYN: Prämunität, Präimmunität, Prämunition

erworbene Immunität nach einem Erstkontakt vorhandene Immunität gegen ein bestimmtes Antigen*; SYN: spezifische Immunität

genetische Immunität →unspezifische Immunität

humorale Immunität Immunität durch in den Körperflüssigkeiten gelöste Substanzen [Immunglobuline]

konstitutionelle Immunität →unspezifische Immunität

spezifische Immunität →erworbene Immunität

unspezifische Immunität Immunität, die auf natürlichen Abwehrmechanismen [Schleimhautbarriere, antimibrobielle Enzyme] beruht; SYN: genetische Immunität, konstitutionelle Immunität

zelluläre Immunität →zellvermittelte Immunität

zellvermittelte Immunität Immunität durch immunkompetente Zellen [T-Lymphozyten, Makrophagen]; SYN: zelluläre Immunität

Im|mun|ko|a|gu|lo|pa|thi|en *f* durch Antikörper gegen Gerinnungsfaktoren [**Immuninhibitoren**] ausgelöste Störung der Blutgerinnung

im|mun|kom|pe|tent *adj* immunologisch kompetent

Im|mun|kom|plex *m* im Rahmen der **Antigen-Antikörper-Reaktion** entstehender Komplex; im Blut zirkulierende Antigen-Antikörper-Komplexe können Ursache diverser Krankheiten sein; SYN: Antigen-Antikörper-Komplex

Im|mun|kom|plex|glo|me|ru|lo|ne|phri|tis *f, pl* **-ti|den** durch zirkulierende Immunkomplexe* ausgelöste Glomerulonephritis*

Im|mun|kom|plex|krank|hei|ten *pl* durch zirkulierende Immunkomplexe* ausgelöste Erkrankungen

Im|mun|kom|plex|ne|phri|tis *f, pl* **-ti|den** durch zirkulierende Immunkomplexe* ausgelöste interstitielle Nephritis*, meist unter Beteiligung der Glomeruli [Immunkomplexglomerulonephritis*]

Im|mun|kom|plex|pur|pu|ra *f* durch Arznei- und Nahrungsmittel, sowie Infektionen ausgelöste (autoimmun-)allergische Gefäßentzündung mit Purpura der Streckseiten der Extremitäten, Gelenk- und Leibschmerzen; SYN: Schoenlein-Henoch-Syndrom, rheumatoide/athrombopenische Purpura, Immunkomplexvaskulitis, Purpura anaphylactoides, Purpura rheumatica, (anaphylaktoide) Purpura Schoenlein-Henoch

Im|mun|kom|plex|vas|ku|li|tis *f, pl* **-ti|den** zu den Immunkomplexkrankheiten* zählende Gefäßentzündung, die durch Medikamente, bakterielle und virale Infekte ausgelöst wird oder idiopathisch auftritt; SYN: leukozytoklastische Vaskulitis, hyperergische Vaskulitis, Vasculitis allergica, Vasculitis hyperergica cutis, Arteriitis allergica cutis

Im|mun|man|gel|krank|heit *f* Oberbegriff für angeborene oder erworbene Störungen der normalen Immunreaktion des Körpers; SYN: Immundefekt, Defektimmunopathie

Im|mun|mo|du|la|ti|on *f* Veränderung der Immunantwort

Immuno-, immuno- *präf.* Wortelement mit der Bedeutung "unberührt/verschont/geschützt"

Im|mu|no|blast *m* nach Antigenkontakt entstehende große aktivierte Lymphozyten

im|mu|no|blas|tisch *adj* Immunoblast(en) betreffend

Im|mu|no|de|pres|si|on *f* →Immunsuppression

im|mu|no|de|pres|siv *adj* →immunsuppressiv

Im|mu|no|de|pres|si|vum *nt, pl* **-va** →Immunsuppressivum

Im|mu|no|e|lek|tro|pho|re|se *f* →Immunelektrophorese

Im|mu|no|flu|o|res|zenz *f* →Immunfluoreszenz

im|mu|no|gen *adj* eine Immunität hervorrufend, eine Immunantwort auslösend

Im|mu|no|hä|mo|ly|se *f* →Immunhämolyse

Im|mu|no|lo|gie *f* Immunitätsforschung, Immunitätslehre

im|mu|no|lo|gisch *adj* Immunologie betreffend

Im|mu|no|pa|thie *f* Erkrankung des Immunsystems

Im|mu|no|pa|tho|lo|gie *f* Teilgebiet der Immunologie*, das sich mit krankhaften Immunreaktionen beschäftigt

im|mu|no|re|ak|tiv *adj* eine Immunreaktion zeigend oder gebend; SYN: immunreaktiv

Im|mu|no|sup|pres|si|on *f* →Immunsuppression

im|mu|no|sup|pres|siv *adj* →immunsuppressiv

Im|mu|no|sup|pres|si|vum *nt, pl* **-va** →Immunsuppressivum

im|mu|no|sup|pri|miert *adj* mit abgeschwächter Immunreaktion

Im|mu|no|zyt *m* Zelle, die eine spezifische Funktion im Immunsystem wahrnimmt; SYN: immunkompetente Zelle, Immunzelle

Im|mu|no|zy|tom *nt* nieder malignes Non-Hodgkin-Lymphom* aus B-Lymphozyten; SYN: lymphoplasmozytisches Lymphom

plasmozytisches Immunozytom von einem Zellklon ausgehende monoklonale Gammopathie* und Plasmazellvermehrung im Knochenmark; SYN: Kahler-Krankheit, Huppert-Krankheit, Morbus Kahler, Plasmozytom, multiples Myelom, plasmozytisches Lymphom

I

Im|mun|pa|ra|ly|se *f* Lähmung/Hemmung der Immunantwort

Im|mun|pa|tho|lo|gie *f* →Immunopathologie

Im|mun|phy|si|o|lo|gie *f* Physiologie der Immunantwort

Im|mun|re|ak|ti|on *f* Reaktion des Körpers auf ein eingedrungenes Antigen; SYN: Immunantwort, immunologische Reaktion

im|mun|re|ak|tiv *adj* →immunoreaktiv

Im|mun|se|rum *nt, pl* **-se|ren** Antikörper enthaltendes Serum, das zur passiven Immunisierung und in der Serodiagnostik verwendet wird; SYN: Antiserum

Im|mun|sti|mu|lans *nt, pl* **-lan|zi|en** immun(system)stimulierende Substanz

Im|mun|sup|pres|si|on *f* Unterdrückung oder Abschwächung der Immunreaktion; SYN: Immunosuppression, Immunodepression, Immundepression

im|mun|sup|pres|siv *adj* die Immunreaktion unterdrückend oder abschwächend; SYN: immundepressiv, immunosuppressiv, immunodepressiv

Im|mun|sup|pres|si|vum *nt, pl* **-va** Mittel zur Unterdrückung oder Abschwächung der Immunreaktion, immunsuppressive Substanz, immundepressive Substanz; SYN: Immundepressivum, Immunosuppressivum, Immunodepressivum

Im|mun|sys|tem *nt* aus Zellen, Geweben und Organen bestehendes System zur Abwehr von Antigenen und Eliminierung abnormer Körperzellen

Im|mun|szin|ti|gra|fie *f* →Immunszintigraphie

Im|mun|szin|ti|gra|phie *f* Szintigraphie* unter Verwendung radioaktiv-markierter monoklonaler Antikörper

Im|mun|the|ra|pie *f* Beeinflussung des Immunsystems durch Medikamente, Immunglobuline oder Schutzimpfung

Im|mun|throm|bo|zy|to|pe|nie *f* durch Autoantikörper* gegen Thrombozyten verursachte Thrombozytopenie*

Im|mun|thy|re|o|i|di|tis *f, pl* **-ti|den** Autoimmunkrankheit* der Schilddrüse mit organspezifischen Autoantikörpern*; SYN: Autoimmunthyroiditis, Autoimmunthyreoiditis, Immunthyroiditis, Hashimoto-Thyreoiditis, Struma lymphomatosa

im|mun|thy|re|o|i|di|tis *adj* Immunthyreoiditis betreffend, von ihr betroffen oder gekennzeichnet; SYN: immunthyroiditisch

Im|mun|thy|ro|i|di|tis *f, pl* **-ti|den** →Immunthyreoiditis

im|mun|thy|ro|i|di|tisch *adj* →immunthyreoiditisch

Im|mun|to|le|ranz *f* Ausbleiben der Immunreaktion gegen ein bestimmtes Antigen; SYN: Toleranz

Im|mun|zel|le *f* →Immunozyt

im|pak|tiert *adj* eingekeilt, verkeilt

Im|pak|ti|on *f* Einkeilung, Verkeilung

im|per|me|a|bel *adj* undurchdringbar, undurchlässig

im|per|zep|ti|bel *adj* nicht wahrnehmbar, unmerklich

im|pe|ti|gi|no|id *adj* →impetiginös

im|pe|ti|gi|nös *adj* in der Art einer Impetigo, impetigoähnlich, impetigoartig, borkig

Im|pe|ti|go *f* durch Eitererreger [Staphylokokken, Streptokokken] hervorgerufene Hauterkrankung mit eitriger Blasen- und Pustelbildung; SYN: Eiterflechte, Grindflechte, Krustenflechte, Pustelflechte, feuchter Grind, Impetigo contagiosa/vulgaris

Impetigo Bockhart (rezidivierende) superfizielle Staphylokokkeninfektion der Haarfollikel mit Restitutio* ad integrum; SYN: Staphyloderma follicularis, Ostiofollikulitis/Ostiofolliculitis Bockhart, Impetigo follicularis Bockhart, Folliculitis pustulosa, Folliculitis staphylogenes superficialis, Staphylodermia Bockhart

Impetigo bullosa großblasige Form der Impetigo

Impetigo contagiosa →Impetigo

Impetigo follicularis Bockhart →Impetigo Bockhart

Impetigo scapida meist im Rahmen anderer Erkrankungen [Seborrhoe*, endogenes Ekzem*] auftretende asbestartige, weiß-schimmernde Schuppen; SYN: Asbestgrind, Tinea amiantacea (Alibert), Tinea asbestina, Pityriasis amiantacea, Keratosis follicularis amiantacea

Impetigo vulgaris →Impetigo

Impf|en|ze|pha|lo|my|e|li|tis *f, pl* **-ti|den** →Impfenzephalitis

Impf|en|ze|pha|li|tis *f, pl* **-ti|den** nach einer Impfung (Masern, Röteln) auftretende akute oder subakute Enzephalitis*, die auf einer Immunreaktion beruht; SYN: Impfenzephalomyelitis, Impfenzephalopathie, Vakzinationsenzephalitis, Encephalomyelitis postvaccinalis

Impf|en|ze|pha|lo|pa|thie *f* →Impfenzephalitis
Impf|me|tas|ta|se *f* →Implantationsmetastase
Impf|stoff *m* aus abgetöteten [**Totimpfstoff**] oder lebenden [**Lebendimpfstoff**] Krankheitserregern, Teilen oder Stoffwechselprodukten von Krankheitserregern hergestellte Stoffe zur aktiven Immunisierung gegen einen Erreger; SYN: Vakzine, Vakzin
Imp|fung *f* Erzeugung einer Immunität* durch Impstoffe [**aktive Impfung, Schutzimpfung**] oder Immunglobuline [**passive Impfung**]; SYN: Vakzination
Im|plan|ta|ti|on *f* **1.** Einpflanzung, Verpflanzung, Überpflanzung **2.** Einnistung der Frucht; SYN: Nidation
Im|plan|ta|ti|ons|me|tas|ta|se *f* durch direkten Kontakt oder unabsichtliche Übertragung [Chirurgie] implantierte Metastase; SYN: Impfmetastase
Im|plan|ta|ti|ons|zys|te *f* durch Epithelverschleppung bei perforierender Verletzung verursachte Zyste
im|po|tent *adj* Impotenz betreffend, an Impotenz leidend; zeugungsunfähig
Im|po|ten|tia *f* Unvermögen, Unfähigkeit; SYN: Impotenz
Impotentia coeundi Unvermögen den Beischlaf auszuführen
Impotentia concipiendi Unfähigkeit zu empfangen
Impotentia generandi Zeugungsunfähigkeit; Sterilität
Impotentia gestandi Unfähigkeit eine Schwangerschaft auszutragen
Im|po|tenz *f* **1.** Unvermögen, Unfähigkeit **2.** →Impotentia coeundi; SYN: Impotentia
erektile Impotenz fehlende oder unzureichende Erektion des Penis; kann psychisch oder organisch bedingt sein; SYN: erektile Dysfunktion, Erektionsstörung
Im|prä|gna|ti|on *f* Befruchtung; Schwängerung
Im|pres|sio *f, pl* **-si|o|nes** Eindruck, Vertiefung, Eindellung
Impressiones digitatae/gyrorum Abdrücke der Hirnwindungen auf der Innenseite des Schädels
im|pul|siv *adj* spontan
Impulsiv-petit-mal *nt* v.a. bei Jugendlichen vorkommende Petit-mal-Form mit plötzlich einschießenden Muskelzuckungen; SYN: Herpin-Janz-Syndrom, juvenile myoklonische Epilepsie
In-, in- *präf.* Wortelement mit der Bedeutung **1.** "hinein/in" **2.** "nicht"
in|ad|ä|quat *adj* unzulänglich, ungenügend
in|ak|tiv *adj* **1.** nicht aktiv, ruhend **2.** (*chem.*) ohne optische Aktivität
In|ak|ti|vi|täts|a|tro|phie *f* durch mangelnde Belastung verursachte Atrophie*
In|ak|ti|vi|täts|os|te|o|po|ro|se *f* Osteoporose* durch mangelnde Belastung; meist bei älteren Patienten und v.a. Patientinnen; bei Ruhigstellung spricht man von einer Immobilisationsosteoporose*
In|a|ni|ti|on *f* Entkräftung des Körpers durch unzureichende Ernährung
in|ap|pa|rent *adj* symptomlos, symptomarm, klinisch nicht in Erscheinung tretend, nicht sichtbar, nicht wahrnehmbar
In|ap|pe|tenz *f* **1.** fehlendes Verlangen nach Nahrung, Appetitlosigkeit **2.** Fehlen der sexuellen Appetenz
In|a|zi|di|tät *f* Säuremangel des Magens, Magensäuremangel; SYN: Anazidität
In|car|ce|ra|tio *f, pl* **-ti|o|nes** Einklemmung; SYN: Inkarzeration
In|ci|si|vus *m, pl* **-vi** Schneidezahn; SYN: Dens incisivus
In|ci|su|ra *f, pl* **-rae** Einschnitt, Einbuchtung
Incisura ligamenti teretis Lebereinschnitt durch Ligamentum teretis hepatis
Incisura tentorii Öffnung des Kleinhirnzeltes für den Durchtritt des Hirnstamms; SYN: Tentoriumschlitz
Incisura vertebralis inferior, superior Einschnitt an der Ober- und Unterseite des Wirbelbogens; oberer und unterer Teil des Intervertebralforamens
In|cli|na|tio *f, pl* **-ti|o|nes** Neigung, Gefälle; Neigungswinkel
Inclinatio pelvis Neigungswinkel zwischen Beckeneingangsebene und der Horizontalen; bei der Frau größer [60°] als beim Mann [55°]; SYN: Beckenneigung
In|clu|sio *f, pl* **-si|o|nes** Einschluss, Inklusion
In|con|ti|nen|tia *f* →Inkontinenz
Incontinentia alvi Stuhlinkontinenz, Darminkontinenz
Incontinentia pigmenti Typ Bloch-Sulzberger X-chromosomal dominante Dermatose* mit spritzerartigen Pigmentflecken und Anomalien der Augen, der Zähne und des ZNS, sowie anderen Missbildungen [Herzfehler, Skelett]; SYN: Bloch-Sulzberger-Syndrom, Bloch-Sulzberger-Krankheit, Melanoblastosis Bloch-Sulzberger, Pigmentdermatose Siemens-Bloch
Incontinentia urinae Harninkontinenz
In|cus *m* mittleres Gehörknöchelchen, das mit Hammer und Steigbügel verbunden ist; SYN: Amboss
In|dex *m, pl* **-di|ces 1.** Zeigefinger, Digitus secundus **2.** aus mehreren Größen rechnerisch ermittelte Größe
chemotherapeutischer Index Verhältnis der für den Erreger schädlichen Konzentration eines Chemotherapeutikums zu der für den Wirt verträglichen Konzentration; je größer der Wert, desto weniger Nebenwirkungen und Schäden können erwartet werden; SYN: therapeutische Breite, therapeutischer Index
therapeutischer Index →chemotherapeutischer Index
In|dex|a|me|tro|pie *f* Fehlsichtigkeit durch Än-

derung des Brechungsindexes des Auges

in|dif|fe|rent *adj* teilnahmslos, gleichgültig; neutral, unbestimmt

In|dif|fe|renz *f* Teilnahmslosigkeit, Gleichgültigkeit, Desinteresse

In|di|ges|ti|on *f* Verdauungsstörung; Magenverstimmung, verdorbener Magen

In|di|gi|ta|ti|on *f* Intussuszeption*, Invagination*

In|di|go *m* künstlicher Anilinfarbstoff

In|dig|u|rie *f* Indigoausscheidung im Harn

In|di|kan *nt* im Darm entstehendes Abbauprodukt tierischer Eiweiße

In|di|kan|ä|mie *f* erhöhter Indikangehalt des Blutes

In|di|kan|u|rie *f* erhöhte Indikanausscheidung im Harn

In|di|ka|ti|on *f* **1.** (An-)Zeichen; Hinweis **2.** allgemein anerkannter Grund für eine bestimmte Therapie oder Maßnahme; SYN: Heilanzeige, Indicatio

In|di|ka|tor *m* Substanz, die einen bestimmten Zustand eines Systems anzeigt

In|di|ru|bin|u|rie *f* Indirubinausscheidung im Harn

in|di|zie|ren *v* (*Therapie*) erfordern, angezeigt erscheinen lassen

in|di|ziert *adj* (*Therapie*) angezeigt, angebracht

In|dol *nt* beim Typtophanabbau im Darm entstehende heterozyklische Substanz; SYN: 2,3-Benzopyrrol

In|dol|a|zet|u|rie *f* Indolessigsäureausscheidung im Harn; SYN: Indolaceturie

in|do|lent *adj* gleichgültig, träge; (schmerz-) unempfindlich; schmerzlos

In|do|lenz *f* Trägheit; (*Schmerz*) Unempfindlichkeit, Schmerzlosigkeit

In|dol|u|rie *f* Indolausscheidung im Harn

In|do|xyl *nt* Oxidationsprodukt von Indol*; SYN: 3-Hydroxyindol

In|do|xyl|ä|mie *f* Vorkommen von Indoxyl im Blut

In|do|xyl|u|rie *f* Indoxylausscheidung im Harn

In|duk|ti|on *f* Herbeiführung, Auslösung, Einleitung; Enzyminduktion

in|duk|tiv *adj* Induktion betreffend, durch Induktion entstehend

In|duk|tor *m* **1.** Substanz, die Wachstum und Differenzierung embryonaler Gewebe und Organe induziert **2.** Stoff, der die Bildung eines anderen Stoffes anregt; SYN: Reaktionsbeschleuniger

In|du|ra|tio *f, pl* **-ti|o|nes** →Induration

Induratio penis plastica meist nach dem 40. Lebensjahr auftretende, ätiologisch ungeklärte Verhärtung und Schwielenbildung der Tunica* albuginea mit schmerzhafter Abknickung des Penis bei Erektion; SYN: Peyronie-Krankheit, Penisfibromatose, Sclerosis fibrosa penis

In|du|ra|ti|on *f* Verhärtung eines Gewebes; SYN: Induratio

braune Induration →zyanotische Induration

rote Induration →zyanotische Induration

zyanotische Induration meist durch ein Mitralvitium bedingte, rötlich-braune Verfärbung [Hämosiderin*] und Verhärtung des Lungengewebes; SYN: rote Induration, braune Induration

in|du|ra|tiv *adj* Induration betreffend, von Induration betroffen, durch Induration gekennzeichnet

in|du|riert *adj* verhärtet

in|ert *adj* träg(e), lustlos, kraftlos; (*chem.*) (reaktions-)träge

In|er|tia *f* Trägheit, Langsamkeit, Schwäche

Inertia uteri Wehenschwäche

in|fan|til *adj* **1.** Kind oder Kindheit betreffend, kindlich, im Kindesalter **2.** kindisch, zurückgeblieben, unterentwickelt

In|fan|ti|lis|mus *m* Stehenbleiben der körperlichen, geistigen oder psychischen Entwicklung auf einer kindlichen Ebene

In|farkt *m* Gewebeuntergang [Nekrose*] durch akute Unterbrechung der Blutzufuhr

anämischer Infarkt Infarkt mit blassem, trockenem, infarziertem Areal; SYN: ischämischer Infarkt, weißer Infarkt

hämorrhagischer Infarkt braunroter Infarkt durch Einblutung in das Gewebe; SYN: roter Infarkt

ischämischer Infarkt →anämischer Infarkt

roter Infarkt hämorrhagischer Infarkt

thrombotischer Infarkt durch eine Thrombose hervorgerufene Infarzierung des Gewebes

weißer Infarkt →anämischer Infarkt

in|faust *adj* ungünstig, aussichtslos, ohne Aussicht auf Heilung

In|fekt *m* →Infektionskrankheit

nosokomialer Infekt Infektion durch Nosokomialkeime*; SYN: nosokomiale Infektion, Nosokomialinfektion

In|fekt|ar|thri|tis *f, pl* **-ti|den** meist durch Bakterien [Streptokokken*, Staphylokokken*] und durch hämatogene Metastasierung* oder direkte Keimbesiedlung [iatrogen bei Punktion oder Injektion] hervorgerufene akute Gelenkentzündung

In|fek|ti|o|lo|gie *f* →Infektologie

In|fek|ti|on *f* **1.** Ansteckung mit einem Erreger **2.** →Infektionskrankheit

aerogene Infektion durch die Luft übertragene Infektion

apparente Infektion klinisch-manifeste Infektion

bakterielle Infektion Infektion durch Bakterien

endogene Infektion Infektion durch im Körper vorhandene Erreger, z.B. Darmbakterien

exogene Infektion Infektion durch von außen kommende Erreger

hämatogene Infektion auf dem Blutweg übertragene Infektion

inapparente Infektion Infektion ohne Krankheitszeichen; SYN: stumme Infektion
nosokomiale Infektion Infektion durch Nosokomialkeime*; SYN: Nosokomialinfektion, nosokomialer Infekt
stumme Infektion →inapparente Infektion

In|fek|ti|ons|do|sis *f, pl* **-sen** Menge pathogener Organismen, die bei Probanden oder in Testsystemen einen Effekt hervorruft; SYN: infektiöse Dosis, Dosis infectiosa
mittlere Infektionsdosis infektiöse Dosis, die bei 50% der Probanden oder Testsysteme einen Effekt erzielt; SYN: Dosis infectiosa media

In|fek|ti|ons|in|dex *m* Anzahl der tatsächlich an einer Infektionskrankheit erkrankten Patienten, bezogen auf 100 exponierte, nicht-immune Patienten; SYN: Kontagionsindex

In|fek|ti|ons|krank|heit *f* durch Ansteckung mit einem Erreger hervorgerufene Krankheit; SYN: Infekt, Infektion

in|fek|ti|ös *adj* ansteckungsfähig, ansteckend; übertragbar

In|fek|ti|o|si|tät *f* Ansteckungsfähigkeit

In|fekt|krampf *m* Krampfanfall bei Kleinkindern bei Fieber oder infektiösen Erkrankungen; SYN: Fieberkrampf

In|fek|to|lo|gie *f* Lehre von den Infektionskrankheiten; SYN: Infektiologie

in|fe|ri|or *adj* tiefer oder weiter unten liegend, untere, nach unten gerichtet; SYN: kaudal, caudal

in|fe|ro|la|te|ral *adj* unten und außen (liegend)

in|fe|ro|me|di|an *adj* unten und in der Mittellinie (liegend)

in|fe|ro|pos|te|ri|or *adj* unten und hinten (liegend)

in|fer|til *adj* unfruchtbar

In|fer|ti|li|tät *f* Unfruchtbarkeit; SYN: Impotentia generandi

In|filt|rat *nt* in ein Gewebe eingedrungene körpereigene oder -fremde Substanz [Flüssigkeit, Zellen]

In|filt|ra|ti|on *f* **1.** Eindringen von Substanzen [Flüssigkeit, Zellen] in das Gewebe **2.** Injektion in das Gewebe

In|filt|ra|ti|ons|an|äs|the|sie *f* Anästhesie* durch Infiltration des Gewebes mit Lokalanästhetikum

In|flam|ma|tio *f, pl* **-ti|o|nes** Entzündung, Inflammation

In|flu|en|za *f, pl* **-zae** akute Allgemeinerkrankung durch Grippeviren; kann endemisch, epidemisch oder pandemisch auftreten; SYN: Virusgrippe, Grippe

In|flu|en|za|bak|te|ri|en *pl* Haemophilus* influenzae

In|flu|en|za|ba|zil|len|me|nin|gi|tis *f, pl* **-ti|den** →Haemophilus-influenzae-Meningitis

In|flu|en|za|en|ze|pha|li|tis *f, pl* **-ti|den** Enzephalitis* als relativ seltene Komplikation einer Influenza; SYN: Grippeenzephalitis

In|flu|en|za|vi|rus *nt, pl* **-ren** in drei Subtypen [**Influenza A-Virus, Influenza B-Virus, Influenza C-Virus**] vorkommendes Virus; auf der Virushülle lokalisierte Antigene [Neuraminidase, Hämagglutinin] führen über Veränderungen der Antigenstruktur [Antigendrift*, Antigenshift*] zur Bildung neuer Serovarianten, die neue Epidemien auslösen können; SYN: Grippevirus, Myxovirus influenza

Infra-, infra- *präf.* Wortelement mit der Bedeutung "unter/unterhalb"

in|fra|a|xil|lär *adj* unterhalb der Achselhöhle/Axilla (liegend); SYN: subaxillär, subaxillar

in|fra|di|a|phrag|mal *adj* unterhalb des Zwerchfells/Diaphragma (liegend); SYN: subdiaphragmal, subdiaphragmatisch, subphrenisch, hypophrenisch, infradiaphragmatisch

in|fra|di|a|phrag|ma|tisch *adj* →infradiaphragmal

In|fra|duk|ti|on *f* Abwärtswendung eines Auges

in|fra|gle|no|i|dal *adj* unterhalb der Cavitas glenoidalis (liegend); SYN: subglenoidal

in|fra|glot|tisch *adj* unterhalb der Glottis (liegend); SYN: subglottisch

in|fra|hy|o|i|dal *adj* unterhalb des Zungenbeins/Os hyoideum (liegend); SYN: subhyoid, subhyoidal

In|fra|hy|o|i|dal|mus|keln *pl* vom Zungenbein nach unten ziehende Muskeln; SYN: Unterzungenbeinmuskeln, infrahyoidale Muskulatur, Musculi infrahyoidei

in|fra|kar|di|al *adj* unterhalb des Herzens oder der Herzebene (liegend); SYN: subkardial

in|fra|kla|vi|ku|lär *adj* unterhalb des Schlüsselbeins/Klavikula (liegend); SYN: subklavikulär

in|fra|kor|ti|kal *adj* unterhalb der Rinde/Kortex (liegend); SYN: subkortikal

in|fra|kos|tal *adj* unterhalb einer Rippe oder der Rippen (liegend); SYN: subkostal

In|frak|ti|on *f* Haarbruch, Knochenfissur; SYN: Infraktur

In|frak|tur *f* →Infraktion

in|fra|ma|mil|lär *adj* unterhalb der Brustwarze/Mamille (liegend); SYN: submamillär

in|fra|mam|mär *adj* unterhalb der Brust(drüse)/Mamma (liegend); SYN: submammär

in|fra|man|di|bu|lar *adj* →inframandibulär

in|fra|man|di|bu|lär *adj* unterhalb des Unterkiefers/Mandibula (liegend); SYN: submandibulär, submandibular, inframandibular

in|fra|mar|gi|nal *adj* unterhalb einer Grenze/eines Randes (liegend); SYN: submarginal

in|fra|ma|xil|lar *adj* →inframaxillär

in|fra|ma|xil|lär *adj* unterhalb des Oberkiefers/Maxilla (liegend); SYN: inframaxillar, submaxillar, submaxillär

I

in|fra|nu|kle|ar *adj* →infranukleär
in|fra|nu|kle|är *adj* unterhalb eines Kerns/Nucleus (liegend); SYN: subnuklear, subnukleär, infranuklear
in|fra|or|bi|tal *adj* unterhalb der Augenhöhle/Orbita (liegend), auf dem Orbitaboden liegend; SYN: suborbital
In|fra|or|bi|tal|ka|nal *m* Kanal am unteren Rand der Augenhöhle für Arteria, Vena und Nervus infraorbitalis; SYN: Canalis infraorbitalis
In|fra|or|bi|tal|neur|al|gie *f* Neuralgie* des Nervus infraorbitalis
in|fra|pa|tel|lar *adj* unterhalb der Kniescheibe/Patella (liegend); SYN: infrapatellär, subpatellar
in|fra|pa|tel|lär *adj* →infrapatellar
in|fra|pul|mo|nal *adj* unterhalb der Lungen (liegend); SYN: subpulmonal
in|fra|rek|tal *adj* unterhalb des Mastdarms/Rektum (liegend); SYN: subrektal
In|fra|rot *nt* jenseits des roten Lichts liegende elektromagnetischen Wärmestrahlung; SYN: Infrarotlicht, Ultrarotlicht, IR-Licht, UR-Licht, Ultrarot
In|fra|rot|ka|ta|rakt *f* durch Infrarotstrahlen hervorgerufene Linsentrübung; SYN: Feuerstar, Glasbläserstar, Infrarotstar, Wärmestar, Schmiedestar, Cataracta calorica
In|fra|rot|licht *nt* →Infrarot
In|fra|rot|star *m* →Infrarotkatarakt
in|fra|ska|pu|lar *adj* →infraskapulär
in|fra|ska|pu|lär *adj* unterhalb des Schulterblattes/Skapula (liegend); SYN: subskapular, subskapulär, infraskapular
in|fra|spi|nal *adj* unter einem Dornfortsatz/Processus spinosus (liegend); SYN: subspinal
in|fra|ster|nal *adj* unterhalb des Brustbeins/Sternum (liegend); SYN: substernal
in|fra|tem|po|ral *adj* unterhalb der Schläfe oder Schläfengrube/Fossa temporalis (liegend)
in|fra|ten|to|ri|al *adj* unterhalb des Tentorium cerebelli (liegend); SYN: subtentorial
in|fra|ton|sil|lär *adj* unterhalb einer Mandel/Tonsille (liegend); SYN: subtonsillär
in|fra|tra|che|al *adj* unterhalb der Luftröhre/Trachea (liegend)
in|fra|um|bi|li|kal *adj* unterhalb des Nabels/Umbilikus (liegend); SYN: subumbilikal
In|fra|ver|si|on *f* Abwärtswendung beider Augen
in|fun|di|bu|lär *adj* Infundibulum betreffend
In|fun|di|bu|lek|to|mie *f* Ausschneidung des Infundidulums/Conus arteriosus des Herzens; SYN: Infundibulumresektion
In|fun|di|bu|lum *nt, pl* **-la** Übergang von rechter Herzkammer in den Truncus* pulmonalis; SYN: Conus arteriosus
Infundibulum hypophysis Fortsatz des Zwischenhirns, der Hypothalamus* und Hypophyse* verbindet; SYN: Hypophysenstiel
Infundibulum tubae uterinae trichterförmiger Anfangsteil des Eileiters, der am Rand mit den Eileiterfransen besetzt ist; SYN: Tubentrichter, Tubeninfundibulum
In|fun|di|bu|lum|ste|no|se *f* angeborene Verengung der Ausflussbahn des rechten Ventrikels; häufig zusammen mit Fallot-Tetralogie*; die Ausflussbehinderung führt zu Rechtsherzbelastung und Rechtsherzhypertrophie*; zur Ausbildung einer Zyanose* kommt es erst nach Dekompensation; SYN: Konusstenose, subvalvuläre Pulmonalstenose, infundibuläre Pulmonalstenose
In|fu|si|on *f* Flüssigkeitszufuhr in eine Vene [**intravenöse Infusion**], eine Arterie [**intraarterielle Infusion**], das Unterhautfettgewebe [**subkutane Infusion**] oder den Darm [**rektale Infusion**]
In|fu|si|ons|chol|an|gi|o|gra|fie *f* →Infusionscholangiographie
In|fu|si|ons|chol|an|gi|o|gra|phie *f* Cholangiographie* mit intravenöser Gabe von Kontrastmittel
In|fu|si|ons|cho|le|zys|to|chol|an|gi|o|gra|fie *f* →Infusionscholezystocholangiographie
In|fu|si|ons|cho|le|zys|to|chol|an|gi|o|gra|phie *f* Cholezystocholangiographie* mit intravenöser Gabe von Kontrastmittel
In|fu|si|ons|u|ro|gra|fie *f* →Infusionsurographie
In|fu|si|ons|u|ro|gra|phie *f* Urographie* mit intravenöser Gabe von Kontrastmittel
In|fu|so|ri|a *pl* →Infusorien
In|fu|so|ri|en *pl* im Wasser eines Heuaufgusses entstandene Einzeller; SYN: Infusoria, Aufgusstierchen
In|fu|sum *nt* Aufguss; wässriger Extrakt
In|ges|ta *pl* aufgenommene Nahrung
In|ges|ti|on *f* Nährstoffaufnahme, Nahrungsaufnahme
In|gu|en *nt* Leiste, Leistengegend, Leistenregion; SYN: Regio inguinalis
in|gu|i|nal *adj* Leiste oder Leistengegend/Regio inguinalis betreffend
In|gu|i|nal|her|nie *f* →Leistenbruch
In|gu|i|nal|ho|den *m* Hodenfehllagerung, bei der ein oder beiden Hoden im Leistenkanal liegt/liegen; SYN: Leistenhoden
in|gu|i|no|ab|do|mi|nal *adj* Leiste/Leistengegend und Bauch/Abdomen betreffend oder verbindend
in|gu|i|no|fe|mo|ral *adj* Leiste/Leistengegend und Oberschenkel/Femur betreffend oder verbindend; SYN: inguinokrural
in|gu|i|no|kru|ral *adj* Leiste/Leistengegend und Oberschenkel/Femur betreffend oder verbindend; SYN: inguinofemoral
in|gu|i|no|la|bi|al *adj* Leiste/Leistengegend und Schamlippe(n) betreffend oder verbindend
in|gu|i|no|skro|tal *adj* Leiste/Leistengegend und Hodensack/Skrotum betreffend oder verbindend

In|ha|la|ti|on *f* Einatmung, Einatmen
In|ha|la|ti|ons|an|äs|the|ti|kum *nt, pl* **-ka** Narkosemittel, das als Gas oder Dampf eingeatmet wird; SYN: Inhalationsnarkotikum
In|ha|la|ti|ons|nar|ko|se *f* Durchführung einer Allgemeinanästhesie* unter Verwendung von Inhalationsanästhetika*
In|ha|la|ti|ons|nar|ko|ti|kum *nt, pl* **-ka** →Inhalationsanästhetikum
In|ha|la|ti|ons|tu|ber|ku|lo|se *f* durch Einatmen von Tuberkelbazillen hervorgerufene Tuberkulose* der Atemwege und der Lunge; häufigster Infektionsmechanismus der Lungentuberkulose*
in|hal|lier|bar *adj* einatembar
Inhibiting-Faktor *m* im Hypothalamus gebildetes Hormon, das die Bildung und/oder Freisetzung von Hypophysenvorderlappenhormonen hemmt; SYN: Release-inhibiting-Faktor, Inhibiting-Hormon
Inhibiting-Hormon *nt* →Inhibiting-Faktor
In|hi|bi|ti|on *f* Hemmung
In|hi|bi|tor *m* Hemmstoff, Hemmer
in|hi|bi|to|risch *adj* hemmend, hindernd
in|ho|mo|gen *adj* nichthomogen, ungleichmäßig
INH-Polyneuropathie *f* →Isoniazidneuropathie
I|ni|en|ze|pha|lie *f* Form der Anenzephalie* mit Fehlbildung von Schädelbasis und Halswirbelsäule; SYN: Iniencephalia
I|ni|ti|al|do|sis *f, pl* **-sen** erste, meist höhere Dosis zu Beginn eines Therapiezyklus; SYN: Aufsättigungsdosis
I|ni|ti|a|ti|on *f* Einleitung; Anfang, Beginn
In|jek|ti|on *f* **1.** Sichtbarwerden von Gefäßen, z.B. bei Blutüberfüllung; SYN: Gefäßinjektion **2.** schnelles Einspritzen von Flüssigkeit in den Körper
dermale Injektion →intrakutane Injektion
intraarterielle Injektion Injektion in eine Arterie
intrakardiale Injektion Injektion in das Herz; SYN: dermale Injektion
intrakutane Injektion Injektion in die Haut; SYN: dermale Injektion
intramuskuläre Injektion Injektion in einen Muskel
intravenöse Injektion Injektion in eine Vene
subkutane Injektion Injektion in das Unterhautfetfgewebe
in|ji|ziert *adj* blutüberfüllt
In|ka|bein *nt* Knochenkern, der i.d.R. mit dem Hinterhauptsbein verschmilzt; SYN: Os interparietale
In|kar|ze|ra|ti|on *f* Einklemmung, z.B. Brucheinklemmung; SYN: Incarceratio
in|kar|ze|riert *adj* eingeklemmt
In|kli|na|ti|on *f* →Inclinatio
in|ko|hä|rent *adj* unzusammenhängend, unverbunden, zusammenhangslos
In|ko|hä|renz *f* Zusammenhangslosigkeit, Unverbundenheit
in|kom|pa|ti|bel *adj* unvereinbar, unverträglich, nicht zusammenpassend
In|kom|pa|ti|bi|li|tät *f* Unvereinbarkeit, Unverträglichkeit, Gegensätzlichkeit
in|kom|pres|si|bel *adj* nicht-komprimierbar
in|kon|stant *adj* unbeständig, veränderlich; variabel
in|kon|ti|nent *adj* Inkontinenz betreffend, von ihr betroffen oder gekennzeichnet, durch sie bedingt
In|kon|ti|nenz *f* Unvermögen den Harn oder Stuhl einzuhalten; SYN: Incontinentia
In|kor|po|ra|ti|on *f* Einverleibung, Eingliederung
In|kre|ment *nt* Zuwachs, Zunahme
In|kret *nt* direkt in die Blutbahn abgegebenes Sekret
In|kre|ti|on *f* direkte Sekretion ins Blut
in|kre|to|risch *adj* innere Sekretion betreffend; SYN: innersekretorisch; endokrin
In|krus|ta|ti|on *f* Verkrustung
In|ku|ba|ti|ons|zeit *f* Zeit zwischen Infektion mit einem Erreger und dem Auftreten der ersten Krankheitszeichen; SYN: Latenzphase, Latenzperiode
In|ku|ba|tor *m* **1.** Brutkasten **2.** Brutschrank
In|ku|dek|to|mie *f* Ambossentfernung
in|ku|do|mal|le|o|lar *adj (Ohr)* Amboss/Incus und Hammer/Malleus betreffend oder verbindend
In|ku|do|mal|le|o|lar|ge|lenk *nt* gelenkige Verbindung zwischen Hammer und Amboss im Mittelohr; SYN: Hammer-Amboss-Gelenk, Articulatio incudomallearis
in|ku|do|sta|pe|di|al *adj (Ohr)* Amboss/Incus und Stapes betreffend oder verbindend
In|ku|do|sta|pe|di|al|ge|lenk *nt* gelenkige Verbindung zwischen Amboss und Steigbügel im Mittelohr; SYN: Amboss-Steigbügel-Gelenk, Articulatio incudostapedialis
in|ku|ra|bel *adj (Krankheit)* unheilbar, nicht heilbar
In|nen|knö|chel|band *nt* deltaförmiges Band des Innenknöchels; SYN: Deltaband, Ligamentum deltoideum
In|nen|ohr *nt* wandelt die durch den Schall hervorgerufenen Schwingungen in elektrische Impulse um, die dann zum Hörzentrum des Gehirns geleitet werden; SYN: Auris interna
In|nen|ohr|ent|zün|dung *f* Otitis* interna; oft auch Labyrinthitis*
In|nen|ohr|schwer|hö|rig|keit *f* Schwerhörigkeit durch eine Störung der Schallempfindung im Innenohr; SYN: Innenohrtaubheit, Labyrinthschwerhörigkeit
In|nen|ohr|taub|heit *f* →Innenohrschwerhörigkeit
In|ner|va|ti|on *f* Versorgung mit Nerven(reizen)
Ino-, ino- *präf.* Wortelement mit der Bedeutung "Muskel/Faser"
In|o|ku|la|ti|on *f* Einbringen eines Erregers in einen Nährboden oder Organismus; SYN:

Beimpfung, Überimpfung, Impfung
In|o|ku|la|ti|ons|he|pa|ti|tis *f, pl* **-ti|ti|den** Virushepatitis* [Erreger: Hepatitis-B-Virus*] mit langer Inkubationszeit [45–160 Tage], die vor allem durch direkten Kontakt mit Blut oder Serum übertragen wird; die klassische akute B-Hepatitis verläuft klinisch auffälliger als eine Hepatitis A, führt aber in den meisten Fällen zur Ausheilung; 5–10% der Patienten entwickeln eine chronische Hepatitis; SYN: Hepatitis B, Virushepatitis B, Serumhepatitis
In|o|ku|la|ti|ons|lym|pho|re|ti|ku|lo|se, be|nig|ne *f* durch Katzen übertragene regionale Lymphknotenentzündung durch verschiedene Bakterien; SYN: Katzenkratzkrankheit, cat-scratch-disease, Miyagawanellose, Felinose
in|o|ku|lier|bar *adj* durch Inokulation/Impfung übertragbar, impfbar
I|no|sin *nt* aus Hypoxanthin* und Ribose* bestehendes Nukleosid
I|no|sin|mo|no|phos|phat *nt* im Muskelgewebe vorkommendes Monophosphat von Inosin; SYN: Inosinsäure
I|no|sin|säu|re *f* →Inosinmonophosphat
I|no|sit *nt* in Lebensmitteln vorkommendes Isomer von Glukose; SYN: Inositol
I|no|sit|ä|mie *f* erhöhter Inositgehalt des Blutes
I|no|si|tol *nt* →Inosit
I|no|si|to|lu|rie *f* →Inositurie
I|no|sit|u|rie *f* Inositausscheidung im Harn; SYN: Inositolurie
i|no|trop *adj* die Muskelkraft beeinflussend
In|sa|nia *f* Geisteskrankheit, Irresein, Irrsinn, Wahnsinn
In|sec|ta *pl* Insekten, Hexapoda
In|sek|ten|der|ma|ti|tis *f, pl* **-ti|ti|den** allergische Kontaktdermatitis* durch Raupenhaare [Raupendermatitis*] oder Haare anderer Insekten
In|sek|ti|zid *nt* Insektenbekämpfungsmittel, Insektenvertilgungsmittel
in|sek|ti|zid *adj* Insekten (ab-)tötend
In|sel *f* →Insula
In|sel|hy|per|pla|sie *f* Hyperplasie* der Langerhans*-Inseln der Bauchspeicheldrüse; SYN: Inselzellhyperplasie
In|sel|or|gan *nt* →Langerhans-Inseln
In|sel|rin|de *f* →Insula
In|sel|trans|plan|ta|ti|on *f* →Inselzelltransplantation
In|sel|zell|a|de|nom *nt* von den Inselzellen der Bauchspeicheldrüse ausgehender gutartiger Tumor; SYN: Nesidioblastom, Nesidiom, Adenoma insulocellulare
VIP-produzierendes Inselzelladenom gutartiger Tumor der Bauchspeicheldrüse, der vasoaktive intestinale Peptide bildet; SYN: Vipom, VIPom, D1-Tumor
In|sel|zell|hy|per|pla|sie *f* →Inselhyperplasie
In|sel|zell|kar|zi|nom *nt* von den Langerhans*-Inseln der Bauchspeicheldrüse ausgehender bösartiger Tumor
In|sel|zell|trans|plan|ta|ti|on *f* Transplantation von Gewebe der Langerhans*-Inseln; SYN: Inseltransplantation
In|se|mi|na|ti|on *f* **1.** Eindringen des Samenfadens in die Eizelle; SYN: Befruchtung **2.** künstliche Befruchtung
heterologe Insemination künstliche Befruchtung mit Spendersamen
homologe Insemination künstliche Befruchtung mit Samen des Partners/Ehemannes
In|ser|tio *f, pl* **-ti|o|nes** (*Muskel, Nabelschnur*) Ansatz, Insertion
In|ser|ti|ons|a|po|neu|ro|se *f* Aponeurose* am Ansatzpunkt eines Muskels; SYN: Ansatzaponeurose
In|ser|ti|ons|ten|do|pa|thie *f* Erkrankung der Muskelansatzsehne; SYN: Enthesiopathie, Enthesopathie
In|so|la|tio *f, pl* **-ti|o|nes** →Insolation
In|so|la|ti|on *f* **1.** Sonnenbestrahlung **2.** Sonnenstich
In|so|la|ti|ons|en|ze|pha|li|tis *f, pl* **-ti|den** im Rahmen eines massiven Sonnenstichs* auftretende Enzephalitis*; SYN: Helioenzephalitits
in|so|lu|bel *adj* unlöslich
In|som|nie *f* Schlaflosigkeit, (pathologische) Wachheit; SYN: Insomnia
Ins|pek|ti|on *f* äußerliche Untersuchung
Ins|pi|rat *nt* eingeatmetes Gas, eingeatmete Luft
Ins|pi|ra|ti|on *f* Einatmung
ins|pi|ra|to|risch *adj* Inspiration betreffend
Ins|til|la|ti|on *f* Einträufelung; Tropfinfusion
In|su|da|ti|on *f* Eindringen von Flüssigkeit in die Gefäßwand
In|suf|fi|ci|en|tia *f* →Insuffizienz
Insufficientia cordis →Herzinsuffizienz
in|suf|fi|zi|ent *adj* unzulänglich, ungenügend, nicht ausreichend
In|suf|fi|zi|enz *f* Funktionsschwäche eines Organs oder Organteils; SYN: Insufficientia
respiratorische Insuffizienz Störung des Gasaustauches, die zu einer mangelhaften Sauerstoffversorgung führt; SYN: Atmungsinsuffizienz
zerebrovaskuläre Insuffizienz meist durch eine Arteriosklerose der Hirngefäße verursachte Minderdurchblutung des Gehirns; SYN: zerebrale Durchblutungsstörung, Hirndurchblutungsstörung
In|suf|fla|ti|on *f* Durchblasen der Eileiter zur Überprüfung der Durchgängigkeit bei Sterilität; SYN: Pertubation, Persufflation, Tubenperflation
In|suf|fla|ti|ons|an|äs|the|sie *f* →Insufflationsnarkose
In|suf|fla|ti|ons|nar|ko|se *f* seltene Narkoseform, bei der das Inhalationsanästhetikum* in einem offenen Narkosesystem in die Luftwege geblasen wird; SYN: Insuffla-

tionsanästhesie

In|su|la *f* Teil der Großhirnrinde, der von anderen Strukturen überlagert wird; SYN: Insel, Inselrinde, Lobus insularis

in|su|lar *adj* Lobus insularis oder Langerhans-Inseln betreffend

In|su|lin *nt* in den Betazellen der Langerhans*-Inseln der Bauchspeicheldrüse gebildetes Hormon, das den Blutzuckerspiegel regelt

In|su|lin|ä|mie *f* verminderter Insulingehalt des Blutes, Insulinmangel; SYN: Hypoinsulinämie

In|su|lin|an|ta|go|nis|ten *pl* Substanzen, die eine dem Insulin entgegengesetzte Wirkung haben

In|su|li|na|se *f* Enzym, das Insulin im Gewebe abbaut

In|su|lin|ein|heit *f* auf einen internationalen Standard bezogene Wirksamkeit von Insulin

In|su|lin|li|po|dys|tro|phie *f* durch häufige Insulininjektion hervorgerufener lokaler Schwund des Unterhautfettgewebes

In|su|lin|man|gel|di|a|be|tes *m* insulinabhängiger Diabetes* mellitus

In|su|li|nom *nt* von den B-Zellen der Langerhans*-Inseln ausgehender Insulin-produzierender Tumor; SYN: B-Zelltumor, Beta-Zelltumor

In|su|lin|re|sis|tenz *f* durch Insulinantikörper hervorgerufener Mehrbedarf an zugeführtem Insulin

In|su|lin|re|zep|to|ren *pl* in der Zellmembran der Zielorgane und -gewebe vorhandene Rezeptoren für Insulin

In|su|lin|schock *m* durch überhöhte Insulingaben verursachter hypoglykämischer Schock*

In|su|lin|the|ra|pie *f* therapeutische Gabe von Insulin bei insulinabhängigem Diabetes* mellitus

In|su|li|tis *f, pl* **-ti|den** Entzündung der Langerhans-Inseln* der Bauchspeicheldrüse

in|su|li|tisch *adj* Insulitis betreffend, von ihr betroffen oder gekennzeichnet

In|sult *m* Anfall, Attacke

apoplektischer Insult durch eine akute Ischämie* oder Hirnblutung verursachte zentrale Ausfallssymptomatik; je nach Schwere und Dauer der Symptome unterscheidet man: **1. transitorische ischämische Attacke** [TIA] mit Rückbildung der Symptome innerhalb von 24 Stunden **2. prolongiertes reversibles ischämisches neurologisches Defizit** [PRIND] bzw. **reversibles ischämisches neurologisches Defizit** [RIND] mit vollständig reversibler Symptomatik, die länger als 24 Stunden anhält **3. partiell reversible ischämische neurologische Symptomatik** [PRINS], die sich langsam entwickelt und nicht oder nur teilweise reversibel ist **4. persistierender Hirninfarkt** mit bleibenden neurologischen Schäden; SYN: Schlaganfall, Gehirnschlag, Apoplexie, Apoplexia cerebri

In|te|gral|do|sis *f, pl* **-sen** die gesamte, auf das Volumen des Zielbereiches übertragene Energiedosis* bei einer Bestrahlung; SYN: Raumdosis, Volumendosis

In|te|gri|tät *f* Unversehrtheit

In|te|gu|men|tum com|mu|ne *nt* das aus Kutis* und Subkutis* bestehende, die äußere Körperoberfläche bedeckendes Organ; SYN: Haut

In|tel|lek|tu|a|li|sie|rung *f* intellektuelle Behandlung

In|tel|li|genz *f* schnelle Auffassungsgabe, Klugheit

in|ten|diert *adj* (*Bewegung*) beabsichtigt, geplant, absichtlich

In|ten|ti|on *f* **1.** Absicht, Vorhaben, Vorsatz, Planung **2.** Heilprozess, Wundheilung

In|ten|ti|ons|tre|mor *m* kurz vor dem Ende einer Zielbewegung auftretendes Zittern

Inter-, inter- *präf.* Wortelement mit der Bedeutung "zwischen/in der Mitte"

In|ter|ak|ti|on *f* gegenseitige Einwirkung, Wechselwirkung

in|ter|al|ve|o|lar *adj* →interalveolär

in|ter|al|ve|o|lär *adj* zwischen Alveolen (liegend); SYN: interalveolar

in|ter|a|nu|lär *adj* zwischen zwei ringförmigen Strukturen (liegend)

in|ter|ar|ti|ku|lär *adj* zwischen zwei Gelenken (liegend), zwischen Gelenkflächen (liegend)

in|ter|a|ry|tä|no|id *adj* zwischen den Aryknorpeln (liegend)

in|ter|a|tri|al *adj* (*Herz*) zwischen den Vorhöfen (liegend), die Vorhöfe verbindend

in|ter|a|zi|när *adj* (*Drüse*) zwischen Azini (liegend)

in|ter|chond|ral *adj* zwischen Knorpeln (liegend), knorpelverbindend

in|ter|cu|ne|i|form *adj* die Keilbeine verbindend, zwischen den Keilbeinen (liegend)

in|ter|den|tal *adj* zwischen den Zähnen (liegend), Zähne verbindend, das Interdentium betreffend

In|ter|den|tal|pa|pil|le *f* Zahnfleischerhebung, die den Interdentalraum ausfüllt; SYN: Papilla interdentalis, Papilla gingivalis

in|ter|di|gi|tal *adj* zwischen Fingern oder Zehen (liegend), Finger oder Zehen verbindend, den Interdigitalraum betreffend

In|ter|di|gi|tal|my|ko|se *f* Pilzinfektion im Interdigitalraum zwischen Fingern oder Zehen

In|ter|di|gi|tal|raum *m* Zwischenraum zwischen Fingern oder Zehen

in|ter|di|gi|tie|rend *adj* miteinander verflochten

in|ter|fas|zi|ku|lär *adj* zwischen Faserbündeln/Faszikeln (liegend)

In|ter|fe|renz *f* **1.** Störung, Behinderung, Hemmung; Beeinträchtigung **2.** (*physik.*) Überlagerung von Wellen **3.** gegenseitige Vermehrungshemmung von Viren; SYN: Virusinterferenz

In|ter|fe|ro|ne *pl* von Zellen nach einer Virusinfektion gebildete Zytokine*, die den Körper vor anderen Viren schützen; je nach der Zellart, von der das Interfron gebildet wird, unterscheidet man das von Leukozyten gebildete **Leukozyteninterferon** [**α-Interferon**], von Fibroblasten gebildetes **Fibroblasteninterferon** [**β-Interferon**] und von Lymphozyten stammendes **Immuninterferon** [**γ-Interferon**]

in|ter|fi|bril|lär *adj* zwischen Fibrillen (liegend)

in|ter|fi|brös *adj* zwischen Fasern (liegend)

in|ter|fi|la|men|tär *adj* zwischen Filamenten (liegend)

in|ter|fron|tal *adj* zwischen den Stirnbeinhälften (liegend)

in|ter|gan|gli|o|när *adj* zwischen Nervenknoten/Ganglien (liegend), Ganglien verbindend

in|ter|glo|bu|lar *adj* →interglobulär

in|ter|glo|bu|lär *adj* zwischen Globuli (liegend); SYN: interglobular

In|ter|glo|bu|lar|räu|me *pl* nicht mineralisierte Räume in Zahndentin; SYN: Czermak-Räume, Spatia interglobularia

in|ter|glu|tä|al *adj* zwischen den Gesäßbacken (liegend); SYN: intergluteal, internatal

in|ter|glu|te|al *adj* →interglutäal

in|ter|gra|nu|lär *adj* zwischen den Körnerzellen des Gehirns

in|ter|gy|ral *adj* zwischen Hirnwindungen/Gyri (liegend)

in|ter|he|mi|sphä|risch *adj* zwischen den Großhirnhälften/Hemisphären (liegend), die Hemisphären verbindend; SYN: interzerebral

in|ter|i|li|o|ab|do|mi|nal *adj* im Bereich von Darmbein/Ilium und Bauch/Abdomen

in|ter|ka|lar *adj* →interkaliert

in|ter|ka|liert *adj* eingeschaltet, eingeschoben, eingekeilt; SYN: interkalar

in|ter|ka|na|li|ku|lär *adj* zwischen Kanälchen/Canaliculi (liegend)

in|ter|ka|pil|lär *adj* zwischen Kapillaren (liegend), Kapillaren verbindend

in|ter|kar|pal *adj* zwischen den Handwurzelknochen/Karpalknochen (liegend), die Karpalknochen verbindend

In|ter|kar|pal|ge|len|ke *f* Gelenke zwischen den Handwurzelknochen; SYN: Karpalgelenke, Articulationes carpi, Articulationes intercarpales

in|ter|ka|ver|nös *adj* zwischen Hohlräumen (liegend), Hohlräume verbindend

in|ter|kla|vi|ku|lar *adj* die Schlüsselbeine/Claviculae verbindend, zwischen den Schlüsselbeinen

in|ter|kok|zy|ge|al *adj* zwischen den Steißbeinsegmenten (liegend)

in|ter|ko|lum|nar *adj* zwischen Kolumnen oder Pfeilern (liegend)

in|ter|kon|dy|lär *adj* zwischen Kondylen (liegend)

in|ter|kos|tal *adj* zwischen Rippen/Costae (liegend), den Interkostalraum betreffend

In|ter|kos|tal|an|äs|the|sie *f* Anästhesie* der Interkostalnerven durch Injektion von Lokalanästhetikum; SYN: Interkostalblockade

In|ter|kos|tal|blo|cka|de *f* →Interkostalanästhesie

In|ter|kos|tal|mus|keln *pl* die Rippen auf der Außen- bzw. Innenfläche verbindende, schräg verlaufende Muskulatur; SYN: Interkostalmuskulatur, Musculi intercostales

äußere Interkostalmuskeln von hinten oben nach vorne unten verlaufende Muskeln, die die Rippen heben; SYN: Musculi intercostales externi

innere Interkostalmuskeln von hinten unten nach vorne oben verlaufende Senker der Rippen, die die Ausatmung unterstützen; SYN: Musculi intercostales interni

innerste Interkostalmuskeln die Interkostalgefäße und -nerven umscheidender Teil der Interkostalmuskulatur; SYN: Musculi intercostales intimi

In|ter|kos|tal|mus|ku|la|tur *f* →Interkostalmuskeln

In|ter|kos|tal|ner|ven *pl* gemischte Bauchäste der thorakalen Spinalnerven, die die Interkostalmuskeln und die Haut der Rumpfwand versorgen; SYN: Zwischenrippennerven, Rami anteriores nervorum thoracicorum, Nervi intercostales

In|ter|kos|tal|neur|al|gie *f* gürtelförmige Schmerzen in einem oder mehreren Rippenzwischenräumen, z.B. bei Gürtelrose

In|ter|kos|tal|raum *m* Raum zwischen zwei Rippen; SYN: Zwischenrippenraum, Spatium intercostale

In|ter|kri|ko|thy|re|o|to|mie *f* Längsspaltung des Ligamentum cricothyroideum als Notfalleingriff bei Erstickungsgefahr; SYN: Koniotomie, Konikotomie, Krikothyreotomie

In|ter|kri|ko|thy|ro|to|mie *f* Kehlkopfspaltung durch Schnitt des Ligamentum cricothyroideum medianum; SYN: Krikothyreotomie

in|ter|kri|tisch *adj* zwischen zwei Krankheitsschüben

in|ter|kru|ral *adj* zwischen zwei Schenkeln/Crura (liegend)

in|ter|kur|rent *adj* hinzukommend, dazwischentretend, zwischenzeitlich (auftretend); SYN: interkurrierend

in|ter|kur|rie|rend *adj* →interkurrent

in|ter|la|bi|al *adj* zwischen den Lippen (liegend)

in|ter|la|mel|lär *adj* zwischen Lamellen (liegend)

In|ter|leu|ki|ne *pl* von Leukozyten gebildete Zytokine*, die als Mediatoren des Immunsystems von Bedeutung sind

in|ter|li|ga|men|tär *adj* zwischen Bändern/Ligamenten (liegend)

in|ter|lo|bär *adj* zwischen Organlappen (liegend), Organlappen verbindend

In|ter|lo|bär|pleu|ri|tis *f, pl* **-ti|den** auf einen oder mehrere Interlobärspalten begrenzte Lungenfellentzündung; SYN: Pleuritis interlobaris

in|ter|lo|bu|lär *adj* zwischen Organläppchen (liegend)

in|ter|mal|le|o|lär *adj* zwischen den Knöcheln/Malleoli (liegend)

in|ter|ma|mil|lär *adj* zwischen den Brustwarzen/Mamillen (liegend)

in|ter|mam|mär *adj* zwischen den Brüsten/Mammae (liegend)

in|ter|ma|xil|lar *adj* zwischen den Oberkieferknochen/Maxillae; innerhalb des Oberkiefers; SYN: intermaxillär

in|ter|ma|xil|lär *adj* →intermaxillar

In|ter|ma|xil|lar|kno|chen *m* Schneidezahnregion der Maxilla; SYN: Zwischenkieferknochen, Goethe-Knochen, Os incisivum

in|ter|me|di|är *adj* dazwischenliegend; verbindend, vermittelnd

In|ter|me|di|är|wirt *m* Parasitenwirt, in dem ein Teil der Entwicklungsstadien des Parasiten abläuft; SYN: Zwischenwirt

In|ter|me|din *nt* →melanozytenstimulierendes Hormon

in|ter|mem|bra|nös *adj* zwischen Membranen (liegend oder auftretend)

in|ter|me|nin|ge|al *adj* zwischen den Meningen (liegend)

in|ter|mens|tru|al *adj* zwischen zwei Monatsblutungen/Menstruationen (liegend); SYN: intermenstruell

In|ter|mens|tru|al|in|ter|vall *nt* →Intermenstruum

In|ter|mens|tru|al|pha|se *f* →Intermenstruum

In|ter|mens|tru|al|schmerz *m* etwa in der Mitte zwischen zwei Regelblutungen auftretender Schmerz, der wahrscheinlich durch den Eisprung bedingt ist; SYN: Mittelschmerz

In|ter|mens|tru|al|sta|di|um *nt* →Intermenstruum

in|ter|mens|tru|ell *adj* →intermenstrual

In|ter|mens|tru|um *nt* Zeitraum zwischen zwei Regelblutungen; SYN: Intermenstrualphase, Intermenstrualstadium, Intermenstrualintervall

in|ter|me|ta|kar|pal *adj* zwischen den Mittelhandknochen/Metakarpalknochen (liegend), die Metakarpalknochen verbindend

In|ter|me|ta|kar|pal|ge|len|ke *pl* Gelenke zwischen den Mittelhandknochen; SYN: Articulationes intermetacarpales

in|ter|me|ta|tar|sal *adj* zwischen den Mittelfußknochen/Metatarsalknochen (liegend), die Metatarsalknochen verbindend

In|ter|me|ta|tar|sal|ge|len|ke *pl* Gelenke zwischen den Mittelfußknochen; SYN: Articulationes intermetatarsales

In|ter|mis|si|on *f* symptomfreie Phase im Krankheitsverlauf

in|ter|mi|to|tisch *adj* zwischen zwei Mitosen (auftretend)

in|ter|mit|tie|rend *adj* (zeitweilig) aussetzend, mit Unterbrechungen, periodisch (auftretend), in Schüben verlaufend

in|ter|mo|le|ku|lar *adj* zwischen Molekülen (liegend oder wirkend)

in|ter|mu|ral *adj* zwischen (Organ-)Wänden (liegend); SYN: interparietal, intraparietal

in|ter|mus|ku|lär *adj* zwischen Muskeln (liegend), Muskeln verbindend

in|ter|na|sal *adj* zwischen den Nasenlöchern/Nares (liegend); zwischen den Nasenknochen (liegend)

in|ter|na|tal *adj* zwischen den Gesäßbacken (liegend); SYN: interglutäal, intergluteal

In|ter|neu|ron *nt* andere Neuronen verbindende Nervenzelle; SYN: Zwischenneuron, Schaltneuron

in|ter|no|dal *adj* zwischen zwei Knoten/Nodi (liegend); das Internodium betreffend

In|ter|no|di|um *nt* Nervenabschnitt zwischen zwei Ranvier-Schnürringen; SYN: internodales/interanuläres Segment

in|ter|nu|kle|ar *adj* zwischen Kernen/Nuclei (liegend), Kerne verbindend; SYN: internukleär

in|ter|o|ku|lar *adj* zwischen den Augen/Oculi (liegend)

in|ter|or|bi|tal *adj* zwischen den Augenhöhlen/Orbitae (liegend)

in|te|ro|re|zep|tiv *adj* innere/körpereigene Reize aufnehmend; SYN: interozeptiv, enterozeptiv, enterorezeptiv

in|ter|os|sär *adj* zwischen Knochen/Ossa (liegend), Knochen verbindend

In|ter|os|sär|mus|keln *pl* zwischen den Mittelhand- und Mittelfußknochen liegende Muskeln; SYN: Musculi interossei

in|te|ro|zep|tiv *adj* →interorezeptiv

in|ter|pal|pe|bral *adj* zwischen den Augenlidern/Palpebrae (liegend)

in|ter|pa|ri|e|tal *adj* **1.** zwischen den beiden Teilen des Scheitelbeins/Os parietale (liegend) **2.** zwischen (Organ-)Wänden (liegend); SYN: intermural, intraparietal

in|ter|pa|ro|xys|mal *adj* zwischen zwei Anfällen/Paroxysmen (auftretend)

in|ter|per|so|nal *adj* →interpersonell

in|ter|per|so|nell *adj* zwischen mehreren Personen ablaufend, mehrere Personen betreffend; SYN: interpersonal

in|ter|pha|lan|ge|al *adj* zwischen Finger- oder Zehengliedern (liegend), Finger- oder Zehenglieder verbindend

In|ter|pha|lan|ge|al|ar|thro|se *f* Arthrose* der Interphalangealgelenke*

In|ter|pha|lan|ge|al|ge|len|ke *pl* Gelenke zwischen den Finger- oder Zehengliedern; SYN: IP-Gelenke, Articulationes interphalangeae

distales Interphalangealgelenk Endgelenk

von Finger oder Zehe; SYN: DIP-Gelenk, Articulatio interphalangealis distalis

In|ter|pha|se *f* Phase des Zellzyklus zwischen zwei Zellteilungen

in|ter|pi|al *adj* zwischen zwei Schichten der Pia mater (liegend)

in|ter|pleu|ral *adj* zwischen zwei Pleuraschichten (liegend)

in|ter|po|lar *adj* zwischen den Polen (liegend), die Pole verbindend

in|ter|po|niert *adj* eingeschoben, zwischengeschaltet, zwischengesetzt

In|ter|po|si|tio *f, pl* **-ti|o|nes** Dazwischentreten, Dazwischenlegen, Dazwischenbringen
Interpositio coli Verlagerung des Kolons zwischen Leber und Zwerchfell; SYN: Chilaiditi-Syndrom, Interpositio hepatodiaphragmatica
Interpositio hepatodiaphragmatica →Interpositio coli

In|ter|po|si|ti|on *f* Zwischenschaltung/Zwischenlagerung eines Transplantats

in|ter|pu|bisch *adj* in der Mitte des Schambeins/Os pubis (liegend)

in|ter|pu|pil|lar *adj* zwischen den Pupillen/Pupillae (liegend)

in|ter|re|nal *adj* zwischen den Nieren (liegend)

In|ter|rup|tio *f, pl* **-ti|o|nes** Unterbrechung; Schwangerschaftsabbruch, Schwangerschaftsunterbrechung

in|ter|seg|men|tal *adj* zwischen Segmenten (liegend), Segmente verbindend; SYN: intersegmentär

In|ter|seg|men|tal|fas|zi|kel *pl* benachbarte Rückenmarkssegmente verbindende Faserbündel; SYN: Binnenbündel, Elementarbündel, Grundbündel, Fasciculi proprii

in|ter|seg|men|tär *adj* →intersegmental

in|ter|sep|tal *adj* zwischen Scheidewänden/Septa (liegend)

In|ter|se|xu|a|li|tät *f* Störung der Geschlechtsdifferenzierung mit Vorkommen von Geschlechtsmerkmalen beider Geschlechter; SYN: Zwischengeschlechtlichkeit

in|ter|ska|pu|lär *adj* zwischen den Schulterblättern/Skapulae (liegend); SYN: interskapular

in|ter|spi|nal *adj* zwischen Dornfortsätzen (liegend), Dornfortsätze verbindend

In|ter|spi|nal|mus|keln *pl* Musculi interspinales

in|ter|sti|ti|al *adj* →interstitiell

In|ter|sti|ti|al|zel|len *pl* testosteronbildende Zellen im interstitiellen Gewebe der Hoden; SYN: Leydig-Zwischenzellen, interstitielle Drüsen, Leydig-Zellen

in|ter|sti|ti|ell *adj* im Interstitium (liegend oder ablaufend)

In|ter|sti|ti|um *nt* Zwischenraum zwischen Organen, Geweben oder Zellen

in|ter|tar|sal *adj* zwischen den Fußwurzelknochen/Tarsalknochen (liegend), die Tarsalknochen verbindend

in|ter|tha|la|misch *adj* zwischen beiden Hälften des Thalamus (liegend); innerhalb des Thalamus

in|ter|trans|ver|sal *adj (Wirbelsäule)* zwischen Querfortsätzen (liegend), Querfortsätze verbindend

In|ter|trans|ver|sal|mus|keln *pl* Musculi intertransversarii

in|ter|tri|gi|nös *adj* Intertrigo betreffend, in Form einer Intertrigo

In|ter|tri|go *f* rote, meist juckende Hautveränderung der Körperfalten; SYN: Wundsein, Hautwolf, Wolf, Dermatitis intertriginosa
Intertrigo candidamycetica insbesondere perianal, submammär, axillär und interdigital auftretende, häufig bei Diabetes* mellitus und Adipositas* vorkommende Mykose* der Körperfalten; SYN: Candidose der Körperfalten, Candida-Intertrigo

in|ter|tro|chan|tär *adj* zwischen den Trochanteren (liegend)

in|ter|tu|ber|ku|lär *adj* zwischen Tuberkeln/Tuberkuli (liegend)

in|ter|tu|bu|lär *adj* zwischen Kanälchen/Tubuli (liegend)

in|ter|u|re|tär *adj* zwischen den beiden Harnleitern/Ureteren (liegend); SYN: interureterisch

in|ter|u|re|te|risch *adj* →interuretär

In|ter|vall *nt* (zeitlicher und räumlicher) Abstand

in|ter|val|vu|lär *adj* zwischen Klappen/Valvae (liegend)

in|ter|vas|ku|lar *adj* →intervaskulär

in|ter|vas|ku|lär *adj* zwischen (Blut-)Gefäßen (liegend); SYN: intervaskular

in|ter|vent|ri|ku|lär *adj* zwischen zwei Kammern/Ventriculi (liegend), Ventrikel verbindend

In|ter|vent|ri|ku|lar|ar|te|rie, hin|te|re *f* Ast der Arteria coronaria dextra im Sulcus interventricularis posterior; SYN: Ramus interventricularis posterior arteriae coronariae dextrae

In|ter|vent|ri|ku|lar|ar|te|rie, vor|de|re *f* Ast der Arteria coronaria sinistra im Sulcus interventricularis anterior; SYN: Ramus interventricularis anterior arteriae coronariae sinistrae

In|ter|vent|ri|ku|lar|sep|tum *nt* Scheidewand zwischen rechter und linker Herzkammer; SYN: Kammerseptum, Ventrikelseptum, Septum interventriculare

in|ter|ver|te|bral *adj* zwischen zwei Wirbeln/Vertebrae (liegend)

In|ter|ver|te|bral|an|ky|lo|se *f* Versteifung der Intervertebralgelenke der Wirbelsäule, z.B. bei Spondylarthritis* ankylosans; SYN: Ankylosis intervertebralis

In|ter|ver|te|bral|schei|be *f* aus einem gallertartigen Kern [**Nucleus pulposus**] und einem Faserknorpelring [**Anulus fibrosus**] aufgebaute Scheibe zwischen den Wirbelkörpern; SYN: Zwischenwirbelscheibe,

Bandscheibe, Discus intervertebralis

in|ter|vil|lös *adj* zwischen Zotten/Villi (liegend)

in|ter|zel|lu|lar *adj* zwischen den Zellen (liegend), Zellen verbindend, im Interzellularraum (liegend); SYN: interzellulär

in|ter|zel|lu|lär *adj* →interzellular

In|ter|zel|lu|lar|sub|stanz *f* aus geformten [Fasern] und ungeformten [Proteinen, Sacchariden] Elementen bestehende Substanz zwischen den Zellen des Binde- und Stützgewebes; SYN: Zwischenzellsubstanz, Grundsubstanz, Kittsubstanz

in|ter|zen|tral *adj (ZNS)* zwischen mehreren Zentren (liegend), mehrere Zentren verbindend

in|ter|ze|re|bral *adj* zwischen den Großhirnhälften/Hemisphären (liegend), die Hemisphären verbindend; SYN: interhemisphärisch

Intestin-, intestin- *präf.* →Intestino-

in|tes|ti|nal *adj* Darm/Intestinum betreffend

In|tes|ti|nal|can|di|do|se *f* durch Candida*-Species hervorgerufene Darmerkrankung

In|tes|ti|nal|gra|nu|lo|ma|to|se, li|po|pha|ge *f* bakterielle [**Tropheryma whippelii**] Darmerkrankung mit Fettresorptions- und Verdauungsstörung; SYN: Whipple-Krankheit, Morbus Whipple, intestinale Lipodystrophie, Lipodystrophia intestinalis

In|tes|ti|nal|tu|ber|ku|lo|se *f* meist sekundärer Befall des Darms bei hämatogener Streuung oder kanalikulärer Ausbreitung durch Verschlucken im Rahmen einer Lungentuberkulose; nur selten als Primärerkrankung durch verseuchte Kuhmilch; SYN: Darmtuberkulose

Intestino-, intestino- *präf.* Wortelement mit der Bedeutung "Darm/Eingeweide"

intestino-intestinal *adj* zwei (unterschiedliche) Teile des Darms/Intestinum betreffend oder verbindend

in|tes|ti|no|re|nal *adj* Darm/Intestinum und Niere(n)/Ren betreffend oder verbindend; SYN: enterorenal

In|tes|ti|num *nt* Darm

Intestinum caecum sackförmiger Anfangsteil des Dickdarms im rechten Unterbauch; am blinden Ende liegt der Wurmfortsatz [Appendix* vermiformis]; SYN: Blinddarm, Zäkum, Zökum, Caecum

Intestinum colon →Colon

Intestinum crassum ca. 1,5 m langer Darmabschnitt von der Ileozäkalklappe bis zur Aftermündung; besteht aus Caecum*, Colon* und Rektum*; meist gleichgesetzt mit Kolon; SYN: Dickdarm

Intestinum duodenum etwa 30 cm langer, hufeisenförmiger Dünndarmabschnitt zwischen Magenausgang und Jejunum; die Ausführungsgänge von Galle und Bauchspeicheldrüse münden ins Duodenum; SYN: Zwölffingerdarm, Duodenum

Intestinum ileum →Ileum

Intestinum jejunum auf den Zwölffingerdarm folgender Dünndarmabschnitt; SYN: Leerdarm, Jejunum

Intestinum rectum letzter Abschnitt des Dickdarms vor dem After; SYN: Enddarm, Mastdarm, Rektum, Rectum

Intestinum tenue 3–4 m langer Abschnitt des Darms zwischen Magenausgang und Dickdarm; besteht aus Zwölffingerdarm [Duodenum*], Leerdarm [Jejunum*] und Krummdarm [Ileum*]; im Dünndarm wird die aufgenommene Nahrung verdaut und resorbiert; SYN: Dünndarm, Enteron

In|ti|ma *f* innerste Gefäßschicht; SYN: Tunica intima

In|ti|ma|ent|zün|dung *f* →Intimitis

In|ti|ma|fi|bro|se *f* Bindegewebsvermehrung in der Intima*

In|ti|ma|ö|dem *f* durch Insudation* entstandene Flüssigkeitseinlagerung in die Intima*

In|ti|ma|skle|ro|se *f* primär die Intima* betreffende Arteriosklerose*

In|ti|mek|to|mie *f* Eröffnung einer Arterie und Ausschälung eines alten Thrombus; SYN: Ausschälplastik, Endarteriektomie

In|ti|mi|tis *f, pl* **-ti|den** Entzündung der Gefäßintima; SYN: Intimaentzündung

in|ti|mi|tisch *adj* Intimaentzündung/Intimitis betreffend, von ihr betroffen oder gekennzeichnet

In|to|le|ranz *f* Unduldsamkeit; Überempfindlichkeit; Unverträglichkeit

In|to|xi|ka|ti|on *f* Vergiftung; Alkoholintoxikation, akuter Alkoholrausch, Trunkenheit

In|to|xi|ka|ti|ons|am|bly|o|pie *f* durch chronischen Alkohol- oder Nikotingenuss verursachte Amblyopie*; SYN: toxische Amblyopie

In|to|xi|ka|ti|ons|psy|cho|se *f* durch verschiedene Giftstoffe [Arsen, Thallium, Pilzgifte], Medikamente, Alkohol oder Nikotin hervorgerufenes psychotisches Zustandsbild; SYN: toxische Psychose

Intra-, intra- *präf.* Wortelement mit der Bedeutung "innerhalb/hinein"

in|tra|ab|do|mi|nal *adj* →intraabdominell

in|tra|ab|do|mi|nell *adj* im Bauch(raum)/Abdomen auftretend oder liegend, in den Bauchraum hinein; SYN: endoabdominal, intraabdominal

in|tra|al|ve|o|lär *adj* innerhalb einer Lungenalveole (liegend)

in|tra|ap|pen|di|ku|lar *adj* innerhalb einer Appendix (liegend)

in|tra|ar|te|ri|ell *adj* in einer Arterie oder in den Arterien (liegend), in eine Arterie hinein

in|tra|ar|ti|ku|lär *adj* innerhalb eines Gelenks oder einer Gelenkhöhle (liegend)

in|tra|a|to|mar *adj* innerhalb eines Atoms (liegend)

in|tra|a|tri|al *adj (Herz)* in einem oder beiden Vorhöfen/Atrien (liegend)

I

in|tra|au|ral *adj* im Ohr (liegend), im Inneren des Ohres
in|tra|a|xo|nal *adj* innerhalb eines Axons (liegend)
in|tra|a|zi|när *adj* innerhalb eines Azinus (liegend); SYN: intraazinös
in|tra|a|zi|nös *adj* →intraazinär
in|tra|bron|chi|al *adj* in den Bronchien auftretend oder ablaufend; SYN: endobronchial
in|tra|buk|kal *adj* im Mund oder in der Wange (liegend)
in|tra|chor|dal *adj* in der Chorda dorsalis (liegend)
in|tra|der|mal *adj* in der Haut/Dermis (liegend), in die Haut hinein; SYN: intrakutan
in|tra|de|zi|du|al *adj* innerhalb der Dezidua (liegend)
in|tra|duc|tal *adj* in einem Gang/Ductus (liegend)
in|tra|duk|tal *adj* innerhalb eines Ductus (liegend)
in|tra|du|o|de|nal *adj* im Zwölffingerdarm/Duodenum (liegend)
in|tra|du|ral *adj* in der Dura mater (liegend), innerhalb der Durahöhle, von der Dura mater umgeben
In|tra|du|ral|an|äs|the|sie *f* Leitungsanästhesie* mit Injektion des Anästhetikums in den Duralsack; SYN: Spinalanästhesie
in|tra|em|bry|o|nal *adj* innerhalb des Embryos (liegend)
in|tra|e|pi|der|mal *adj* in der Oberhaut/Epidermis (liegend); SYN: endoepidermal
in|tra|e|pi|phy|sär *adj* innerhalb einer Epiphyse (liegend)
in|tra|e|pi|the|li|al *adj* im Deckgewebe/Epithel (liegend); SYN: endoepithelial
in|tra|e|ry|thro|zy|tär *adj* in den roten Blutkörperchen/Erythrozyten liegend oder ablaufend
in|tra|fas|zi|ku|lär *adj* innerhalb eines Faserbündels/Faszikels (liegend)
in|tra|fis|su|ral *adj* innerhalb einer Fissura (liegend)
in|tra|fis|tu|lär *adj* in einer Fistel (liegend)
in|tra|fol|li|ku|lär *adj* innerhalb eines Follikels (liegend)
in|tra|fu|sal *adj* innerhalb einer Muskelspindel (liegend)
in|tra|gan|gli|o|när *adj* innerhalb eines Nervenknotens/Ganglions (liegend); SYN: endoganglionär
in|tra|gas|tral *adj* im Magen/Gaster (liegend); SYN: endogastral
in|tra|glan|du|lär *adj* innerhalb einer Drüse/Glandula (liegend), im Drüsengewebe (liegend)
in|tra|glo|bu|lär *adj* →intrakorpuskulär
in|tra|glos|sal *adj* innerhalb der Zunge/Glossa (liegend); SYN: intralingual
in|tra|glu|tä|al *adj* in die Gesäßmuskeln, innerhalb der Gesäßmuskeln (liegend); SYN: intragluteal
in|tra|glu|te|al *adj* →intraglutäal
in|tra|gy|ral *adj* in einer Hirnwindung/Gyrus (liegend)
in|tra|he|pa|tisch *adj* innerhalb der Leber (liegend oder ablaufend)
in|tra|in|tes|ti|nal *adj* im Darm/Intestinum (liegend)
in|tra|ju|gu|lar *adj* **1.** im Processus jugularis oder im Foramen jugulare (liegend) **2.** in der Jugularvene (liegend)
in|tra|ka|na|li|ku|lär *adj* in einem oder mehreren Kanälchen/Canaliculi (liegend)
in|tra|kap|su|lär *adj* innerhalb einer Kapsel/Capsula (liegend)
in|tra|kar|di|al *adj* innerhalb des Herzens (liegend), ins Herz hinein; SYN: endokardial
in|tra|kar|pal *adj* in der Handwurzel/im Carpus (liegend), zwischen den Handwurzelknochen (liegend)
in|tra|kar|ti|la|gi|när *adj* in Knorpel/Cartilago entstehend oder liegend oder auftretend; SYN: endochondral, enchondral
in|tra|ka|vi|tär *adj* in einer (Körper-, Organ-)Höhle oder Kavität (liegend)
in|tra|ko|lisch *adj* im Kolon (liegend)
in|tra|kon|dy|lär *adj* in einer Kondyle* (liegend)
in|tra|kor|po|ral *adj* im Körper (liegend oder ablaufend)
in|tra|kor|pus|ku|lär *adj* in den Blutkörperchen liegend oder ablaufend; SYN: endoglobulär intraglobulär, intraglobular, endokorpuskulär; intraerythrozytär
in|tra|kos|tal *adj* auf der Innenseite der Rippen (liegend); auch zwischen den Rippen (liegend)
in|tra|kra|ni|al *adj* im Schädel/Cranium (liegend); SYN: endokranial, endokraniell, intrakraniell
in|tra|kra|ni|ell *adj* →intrakranial
in|tra|ku|tan *adj* →intradermal
In|tra|ku|tan|test *m* s.u. Hauttest
in|tra|la|mel|lär *adj* innerhalb einer Lamelle (liegend)
in|tra|la|mi|nar *adj* innerhalb einer Lamina (liegend); SYN: intralaminär
in|tra|la|ryn|ge|al *adj* innerhalb des Kehlkopfes/Larnyx (liegend); SYN: endolaryngeal
in|tra|leu|ko|zy|tär *adj* innerhalb einer weißen Blutzelle/eines Leukozyten (liegend)
in|tra|li|ga|men|tär *adj* in einem Band/Ligament (liegend)
in|tra|lin|gu|al *adj* innerhalb der Zunge/Lingua (liegend); SYN: intraglossal
in|tra|lo|bär *adj* in einem Lappen/Lobus (liegend)
in|tra|lo|bu|lär *adj* in einem Läppchen/Lobulus (liegend)
in|tra|lum|bal *adj* im Lumbalkanal (liegend), in den Lumbalkanal hinein
in|tra|lu|mi|nal *adj* im Lumen (liegend); SYN: endoluminal
in|tra|mam|mär *adj* in der Brust/Mamma (lie-

gend)

in|tra|me|a|tal *adj* im Gehörgang/Meatus acusticus (liegend)

in|tra|me|dul|lär *adj* **1.** im Rückenmark (liegend), in das Rückenmark hinein **2.** im Knochenmark (liegend), in das Knochenmark hinein **3.** in der Medulla oblongata (liegend)

in|tra|mem|bra|nös *adj* innerhalb einer Membran (liegend oder auftretend)

in|tra|me|nin|ge|al *adj* innerhalb der Meningen (liegend), von den Meningen umschlossen

in|tra|mi|to|chond|ri|al *adj* innerhalb der Mitochondrien (liegend)

in|tra|mo|le|ku|lar *adj* innerhalb eines Moleküls; SYN: innermolekular

in|tra|mu|ral *adj* innerhalb der (Organ-) Wand (liegend oder ablaufend)

in|tra|mus|ku|lär *adj* innerhalb eines Muskels (liegend), in den Muskel hinein

in|tra|my|o|kar|di|al *adj* innerhalb der Herzmuskulatur/Myokard (liegend)

in|tra|my|o|me|tri|al *adj* innerhalb des Myometriums (liegend)

in|tra|na|sal *adj* in der Nasenhöhle (liegend); SYN: endonasal

in|tra|neu|ral *adj* in einem Nerv (liegend), in einen Nerv hinein; SYN: endoneural

in|tra|nu|kle|är *adj* im Zellkern/Nukleus (liegend); SYN: endonuklear, endonukleär

in|tra|o|ku|lar *adj* im Auge oder Augapfel (liegend); SYN: intraokulär

in|tra|o|ku|lär *adj* →intraokular

in|tra|o|pe|ra|tiv *adj* während einer Operation

in|tra|o|ral *adj* im Mund oder in der Mundhöhle (liegend)

in|tra|or|bi|tal *adj* in der Augenhöhle/Orbita (liegend)

in|tra|os|sal *adj* →intraossär

in|tra|os|sär *adj* im Knochen (liegend oder auftretend); SYN: endostal, intraossal

in|tra|o|va|ri|al *adj* innerhalb des Eierstocks/Ovar (liegend)

in|tra|o|vu|lär *adj* im Ei/Ovum (liegend)

in|tra|par|en|chy|mal *adj* innerhalb des Parenchyms (liegend); SYN: intraparenchymatös

in|tra|par|en|chy|ma|tös *adj* →intraparenchymal

in|tra|pa|ri|e|tal *adj* zwischen (Organ-)Wänden (liegend); SYN: intermural, interparietal

in|tra|par|tal *adj* während/unter der Geburt; SYN: intra partum

intra partum *adj* während/unter der Geburt; SYN: intrapartal

in|tra|pel|vin *adj* im Becken/Pelvis (liegend); SYN: endopelvin

in|tra|pe|ri|kar|di|al *adj* in der Perikardhöhle/Cavitas pericardialis (liegend); SYN: endoperikardial

in|tra|pe|ri|ne|al *adj* im Damm/Perineum (liegend)

in|tra|pe|ri|to|ne|al *adj* innerhalb des Bauchfells/Peritoneum (liegend); SYN: endoperitoneal

in|tra|pi|al *adj* innerhalb der Pia mater (liegend)

in|tra|pla|zen|tar *adj* innerhalb der Plazenta (liegend)

in|tra|pleu|ral *adj* innerhalb des Brustfells/der Pleura oder der Pleurahöhle (liegend)

in|tra|pon|tin *adj* in der Pons cerebri (liegend)

in|tra|pro|sta|tisch *adj* innerhalb der Vorsteherdrüse/Prostata (liegend)

in|tra|pro|to|plas|ma|tisch *adj* im Protoplasma (liegend)

in|tra|pul|mo|nal *adj* innerhalb der Lunge/Pulmo (liegend), im Lungenparenchym (liegend)

in|tra|rek|tal *adj* im Mastdarm/Rektum (liegend), in das Rektum hinein

in|tra|re|nal *adj* innerhalb der Niere/Ren (liegend)

in|tra|re|ti|nal *adj* innerhalb der Netzhaut/Retina (liegend)

in|tra|seg|men|tal *adj* innerhalb eines Segments (liegend)

in|tra|sel|lär *adj* in der Sella turcica (liegend)

in|tra|skle|ral *adj* innerhalb der Lederhaut/Sklera (liegend)

in|tra|skro|tal *adj* im Hodensack/Skrotum (liegend)

in|tra|sphink|tär *adj* innerhalb eines Schließmuskels/Sphinkters (liegend)

in|tra|spi|nal *adj* in der Wirbelsäule/Columna vertebralis oder im Wirbelkanal (liegend), in den Wirbelkanal hinein

in|tra|ster|nal *adj* im Brustbein/Sternum (liegend), ins Sternum hinein

in|tra|syn|o|vi|al *adj* innerhalb der Synovialis (liegend)

in|tra|tar|sal *adj* zwischen den Fußwurzelknochen/Tarsalknochen (liegend), in der Fußwurzel

in|tra|ten|di|nös *adj* innerhalb einer Sehne/Tendo (liegend), in eine Sehne hinein

in|tra|tes|ti|ku|lär *adj* innerhalb des Hodens/Testis (liegend), in den Hoden

in|tra|tha|la|misch *adj* innerhalb des Thalamus (liegend)

in|tra|the|kal *adj* **1.** innerhalb des Liquorraumes (liegend) **2.** innerhalb einer Scheide (liegend); von einer Scheide umgeben

in|tra|tho|ra|kal *adj* im Brustkorb/Thorax (liegend); SYN: endothorakal

in|tra|ton|sil|lar *adj* in einer Mandel/Tonsilla (liegend); SYN: intratonsillär

in|tra|tra|be|ku|lär *adj* in einer Trabekel (liegend)

in|tra|tra|che|al *adj* in der Luftröhre/Trachea (liegend), in die Luftröhre hinein; SYN: endotracheal

in|tra|tu|bar *adj* **1.** im Eileiter/Tuba uterina (liegend) **2.** in der Ohrtrompete/Tuba auditiva (liegend)

in|tra|tu|bu|lär *adj* in einem Tubulus (liegend)

in|tra|tym|pa|nal *adj* in der Paukenhöhle/Tympanum (liegend); SYN: intratympanisch

in|tra|tym|pa|nisch *adj* →intratympanal
in|tra|u|re|tär *adj* in einem Harnleiter/Ureter (liegend); SYN: intraureterisch
in|tra|u|re|te|risch *adj* →intrauretär
in|tra|u|re|thral *adj* in der Harnröhre/Urethra (liegend); SYN: endourethral
in|tra|u|te|rin *adj* in der Gebärmutter(höhle)/Uterus liegend oder ablaufend, in die Gebärmutter hinein; SYN: endouterin
In|tra|u|te|rin|pes|sar *nt* in die Gebärmutter eingeführte, meist spiralförmige Struktur zur Verhinderung der Einnistung der Frucht; SYN: Spirale
in|tra|va|gi|nal *adj* innerhalb der Scheide/Vagina (liegend)
in|tra|va|sal *adj* innerhalb eines Gefäßes (liegend), in ein Gefäß hinein; SYN: intravaskulär
in|tra|vas|ku|lär *adj* →intravasal
in|tra|ve|nös *adj* innerhalb einer Vene (liegend), in eine Vene hinein
in|tra|vent|ri|ku|lar *adj* →intraventrikulär
in|tra|vent|ri|ku|lär *adj* in einem Ventrikel (liegend); SYN: intraventrikular
in|tra|ve|si|kal *adj* in der Harnblase/Vesica urinaria (liegend)
in|tra|vil|lös *adj* in einer Zotte/Villus (liegend)
in|tra|vi|tal *adj* während des Lebens (auftretend oder vorkommend), in lebendem Zustand; SYN: intra vitam
intra vitam →intravital
in|tra|vi|tre|al *adj* innerhalb des Glaskörpers/Corpus vitreum (liegend)
in|tra|zel|lu|lar *adj* →intrazellulär
in|tra|zel|lu|lär *adj* innerhalb einer Zelle (liegend oder ablaufend); SYN: intrazellular
In|tra|zel|lu|lar|flüs|sig|keit *f* Flüssigkeit/Wasser in der Zelle; SYN: intrazelluläre Flüssigkeit
In|tra|zel|lu|lar|raum *m* Raum innerhalb der Zelle; Gesamtheit der intrazellulären Räume; SYN: intrazellulärer Raum
in|tra|ze|re|bel|lär *adj* innerhalb des Kleinhirns/Zerebellum (liegend)
in|tra|ze|re|bral *adj* innerhalb des Gehirns/Zerebrum (liegend)
in|tra|zer|vi|kal *adj* im Zervikalkanal/in der Endozervix (liegend); SYN: endozervikal
in|tra|zys|tisch *adj* in einer Zyste (liegend)
in|tra|zy|to|plas|ma|tisch *adj* innerhalb des Zytoplasmas (liegend)
intrinsic factor *m* →Intrinsic-Faktor
Intrinsic-Faktor *m* von den Belegzellen der Magenschleimhaut gebildetes Glykoprotein, das Vitamin B_{12} bindet und damit die Absorption im Darm ermöglicht; SYN: Castle-Faktor, intrinsic factor
in|trin|sisch *adj* innere(r, s), von innen kommend oder wirkend, innewohnend, innerhalb; endogen
Intro-, intro- *präf.* Wortelement mit der Bedeutung "innerhalb/hinein"
In|tro|i|tus *m* Eingang
In|tro|ne *pl* nicht-kodierende Abschnitte der DNA, die zwischen den Exonen liegen
In|tro|spek|ti|on *f* Selbstbeobachtung
in|tro|spek|tiv *adj* nach innen gewendet, sich selbst beobachtend, auf Selbstbeobachtung beruhend
In|tro|ver|si|on *f* nach innen gekehrtes Verhalten, das zu einer Abschottung von der Außenwelt führt; SYN: Introvertiertheit
in|tro|ver|tiert *adj* nach innen gekehrt, nach innen gerichtet
In|tro|ver|tiert|heit *f* →Introversion
In|tu|ba|ti|on *f* Einführung eines Tubus in die Luftröhre; SYN: Intubieren
In|tu|i|ti|on *f* unmittelbares Erkennen oder Wahrnehmen, (plötzliche) Eingebung oder Erkenntnis
In|tu|mes|cen|tia *f* Anschwellung
Intumescentia cervicalis Anschwellung des Halsmarks
Intumescentia lumbosacralis Anschwellung des Lenden- und Sakralmarks
in|tu|mes|zent *adj* sich aufblähend, anschwellend
In|tu|mes|zenz *f* Anschwellung; SYN: Intumescentia
In|tus|sus|zep|ti|on *f* Einstülpung eines Darmabschnitts [**Intussuszeptum**] in einen anderen Darmteil [**Intussuszipiens**]; SYN: Invagination, Indigitation
In|tus|sus|zep|tum *nt* s.u. Intussuszeption
In|tus|sus|zi|pi|ens *nt* s.u. Intussuszeption
In|va|gi|nans *nt* s.u. Invagination
In|va|gi|nat *nt* s.u. Invagination
In|va|gi|na|ti|on *f* **1.** Einstülpen, Einstülpung, Einfaltung **2.** Einstülpung eines Teils eines Hohlorgans [**Invaginat**] in einen anderen Teil [**Invaginans**] desselben Organs oder eines anderen Organs; SYN: Indigitation, Intussuszeption
in|va|gi|niert *adj* eingestülpt, nach innen gefaltet
In|va|si|on *m* (*Erreger*) Eindringen; (*Tumor*) Infiltration
In|va|si|ons|test *m* In-vitro-Test, bei dem geprüft wird, ob die Spermien durch das Zervixsekret gehemmt werden; SYN: Kurzrok-Miller-Test
In|va|si|vi|tät *f* Fähigkeit zur Invasion
in|vers *adj* umgekehrt, entgegengesetzt
In|ver|sio u|te|ri *f* Umstülpung der Gebärmutter unter der Geburt
In|ver|si|on *f* **1.** (*chem., physik.*) Umkehrung **2.** Umkehrung von Chromosomenteilen; SYN: Chromosomeninversion **3.** Umstülpung eines Hohlorgans
sexuelle Inversion auf Partner/Partnerinnen des gleichen Geschlechts gerichtete sexuelle Wünsche und Verhaltensweisen; hauptsächlich als Gegenbegriff zu Heterosexualität* verwendet; SYN: Homophilie, Gleichgeschlechtlichkeit, Konträrsexualität, Homosexualität; Homoerotik

In|ver|ta|se *f* Enzym, das Rohrzucker zu Invertzucker* spaltet; SYN: β-Fruktofuranosidase
in|ver|tiert *adj* umgekehrt
In|ver|to|se *f* →Invertzucker
In|vert|zu|cker *m* Gemisch aus gleichen Teilen von Glukose* und Fruktose*; SYN: Invertose
in|ve|te|riert *adj* (*Krankheit*) lange bestehend, hartnäckig, verschleppt
in|vi|si|bel *adj* unsichtbar
in vitro im Reagenzglas; außerhalb des Körpers
In-vitro-Fertilisation *f* künstliche Befruchtung außerhalb des Körpers mit Einpflanzung der befruchteten Eizelle [Embryonentransfer*]
in vivo im lebenden Körper/Organismus
In|vo|lu|tio u|te|ri *f* Rückbildung der Gebärmutter nach der Geburt; SYN: postpartale Uterusinvolution
In|vo|lu|ti|on *f* Rückbildung, Rückentwicklung
In|vo|lu|ti|ons|de|pres|si|on *f* im Alter auftretende depressive Grundstimmung; SYN: Involutionsmelancholie
In|vo|lu|ti|ons|me|lan|cho|lie *f* →Involutionsdepression
In|vo|lu|ti|ons|os|te|o|po|ro|se *f* physiologische Osteoporose* des Alters
präsenile Involutionsosteoporose durch die Veränderung des Hormonhaushalts im Klimakterium* hervorgerufene Osteoporose; SYN: postmenopausale Osteoporose, klimakterische Osteoporose
In|vo|lu|ti|ons|psy|cho|se *f* im 50. -60. Lebensjahr auftretende paranoide oder depressive Psychose*; SYN: Rückbildungspsychose, klimakterische Psychose
In|zest *m* Geschlechtsverkehr zwischen nahen leiblichen Verwandten [Geschwistern, Eltern, Kindern]; SYN: Blutschande
in|zes|tu|ös *adj* in der Art eines Inzests, als Inzest
In|zi|den|tom *nt* zufällig entdeckter Tumor
In|zi|denz *f* Auftreten, Vorkommen, Häufigkeit, Verbreitung
in|zi|pi|ent *adj* beginnend, anfangend, anfänglich
In|zi|si|on *f* Einschnitt, Eröffnung; Einschneiden
In|zi|sur *f* Einschnitt, Einbuchtung; SYN: Incisura
In|zy|klo|ver|genz *f* physiologisches Einwärtsrollen der Augen bei Blicksenkung; SYN: Konklination
Iod *nt* zu den Halogenen* gehörendes chemisches Element; SYN: Jod
Iod|ak|ne *f* akneartiger Hautausschlag bei Einnahme iodhaltiger Stoffe; SYN: Jodakne
Io|dat *nt* Salz der Iodsäure; SYN: Jodat
Io|did *nt* Salz der Iodwasserstoffsäure; SYN: Jodid
Io|did|per|o|xi|da|se *f* Enzym, das in der Schilddrüse Iodid zu Iod oxidiert; SYN: Jodidperoxidase, Jodinase
Io|die|rung *f* →Iodination
Io|di|na|ti|on *f* aktiver Transport von Iod in die Schilddrüse; SYN: Iodierung, Jodierung, Jodination
Io|di|sa|ti|on *f* Oxidation von Iodid zu Iod in der Schilddrüse; SYN: Jodisation
Iod|ka|li|um *nt* zur Prophylaxe von Iodmangel und als Expektorans verwendetes Salz; SYN: Kaliumiodid, Jodkali, Kaliumjodid, Kalium iodatum
Iod|man|gel|stru|ma *m* euthyreote Struma* bei Iodmangel
Iod|op|sin *nt* Farbstoff in den Zapfenzellen der Netzhaut; SYN: Jodopsin, Tagessehstoff
I|o|nen *pl* durch Elektronenabgabe oder -aufnahme aus Atomen oder Molekülen entstandene geladene Teilchen
I|o|nen|aus|tau|scher *pl* feste, wasserunlösliche Polymere, die Ionen einer Lösung gegen Ionen auf ihrer Oberfläche austauschen
I|o|nen|aus|tau|scher|chro|ma|to|gra|fie *f* →Ionenaustauscherchromatographie
I|o|nen|aus|tau|scher|chro|ma|to|gra|phie *f* Chromatographie* mit Verwendung von Ionenaustauschern als stationäre Phase
I|o|nen|do|sis *f, pl* **-sen** Anzahl der mittelbar und unmittelbar erzeugten Ionen pro Masseneinheit Luft
I|o|nen|do|sis|leis|tung *f* Ionendosis* pro Zeiteinheit
I|o|nen|the|ra|pie *f* →Iontophorese
Ionl-, Ionl- *präf.* →Iono-
I|o|ni|sa|ti|on *f* →Ionisierung
i|o|nisch *adj* Ion(en) betreffend
I|o|ni|sie|rung *f* Erzeugung von Ionen aus Atomen oder Molekülen; SYN: Ionisation
Iono-, iono- *präf.* Wortelement mit der Bedeutung "Ion"
i|o|no|gen *adj* durch Ionen entstanden, auf Ionen beruhend
I|on|to|pho|re|se *f* therapeutische Anwendung von Gleichstrom zum Einbringen von Medikamenten durch die Haut; SYN: Ionentherapie, Kataphorese
i|on|to|pho|re|tisch *adj* Iontophorese betreffend
-iose *suf.* →-iasis
-iosis *suf.* →-iasis
IP-Gelenke *pl* Gelenke zwischen den Finger- oder Zehengliedern; SYN: Interphalangealgelenke, Articulationes interphalangeae
ip|si|la|te|ral *adj* dieselbe (Körper-)Seite betreffend, auf derselben Seite (liegend); SYN: gleichseitig, homolateral
Ir-, ir- *präf.* Wortelement mit der Bedeutung 1. "nicht" 2. "hinein/in"
Irid-, irid- *präf.* →Irido-
I|ri|dal|gie *f* Schmerzen in der Regenbogenhaut, Irisschmerz
I|ri|dek|tom *nt* Iridektomiemesser; SYN: Korektom
I|ri|dek|to|mie *f* Iris(teil)entfernung, Irisre-

sektion; SYN: Korektomie

I|ri|den|klei|sis *f* Glaukomoperation mit Entfernung der Iris und Ableitung von Kammerwasser in die Konjunktiva; SYN: Korenklisis, Iridenklisis, Iriseinklemmung

I|ri|den|kli|sis *f* →Iridenkleisis

I|ri|de|re|mie *f* →Irisaplasie

I|ri|di|um *nr* zur Platingruppe gehörendes Metall

Irido-, irido- *präf.* Wortelement mit der Bedeutung "Regenbogenhaut/Iris"

I|ri|do|cel|le *f* →Iridoptose

I|ri|do|cho|ri|o|i|di|tis *f, pl* **-ti|den** Entzündung von Regenbogenhaut/Iris und Aderhaut/Choroidea

i|ri|do|cho|ri|o|i|di|tisch *adj* Iridochorioiditis betreffend, von ihr betroffen oder gekennzeichnet

I|ri|do|cy|cli|tis *f, pl* **-ti|den** →Iridozyklitis

I

I|ri|do|di|a|gno|se *f* Diagnose von Erkrankungen durch Veränderungen der Iris; nicht als Teil der Schulmedizin anerkannt; SYN: Augendiagnose

I|ri|do|di|a|ly|se *f* Irisablösung; SYN: Iridodialysis

I|ri|do|do|ne|sis *f* Schlottern der Iris* nach Linsenentfernung; SYN: Irisschlottern, Iris tremulans

I|ri|do|kap|su|li|tis *f, pl* **-ti|den** Entzündung von Regenbogenhaut/Iris und Linsenkapsel

i|ri|do|kap|su|li|tisch *adj* Iridokapsulitis betreffend, von ihr betroffen oder gekennzeichnet

I|ri|do|ke|ra|ti|tis *f, pl* **-ti|ti|den** Entzündung von Regenbogenhaut/Iris und Hornhaut/Kornea; SYN: Keratoiritis, Korneoiritis

i|ri|do|ke|ra|ti|tisch *adj* Iridokeratitis betreffend, von ihr betroffen oder gekennzeichnet

I|ri|do|ki|ne|se *f* Irisbewegungen

I|ri|do|kor|ne|al|win|kel *m* Winkel zwischen Hornhaut und Iris in der vorderen Augenkammer; SYN: Kammerwinkel, Angulus iridocornealis

I|ri|do|kor|ne|o|skle|rek|to|mie *f* operative Teilentfernung von Iris, Kornea und Sklera

I|ri|do|ly|se *f* (operative) Irislösung; SYN: Korelyse

I|ri|do|pa|ra|ly|sis *f, pl* **-ses** →Iridoplegie

I|ri|do|pa|re|se *f* →Iridoplegie

I|ri|do|pa|thie *f* pathologische Veränderung der Regenbogenhaut; SYN: Iridopathia

I|ri|do|pe|ri|pha|ki|tis *f, pl* **-ti|den** Entzündung der Regenbogenhaut/Iris mit Befall der angrenzenden Linsenkapsel

i|ri|do|pe|ri|pha|ki|tisch *adj* Iridoperiphakitis betreffend, von ihr betroffen oder gekennzeichnet

I|ri|do|ple|gie *f* Irislähmung, Lähmung des Musculus sphincter pupillae; SYN: Iridoparalysis, Iridoparese

I|ri|dop|sie *f* für den akuten Glaukomanfall typisches Sehen von Farbringen um Lichtquellen; SYN: Regenbogenfarbensehen, Regenbogensehen

I|ri|dop|to|se *f* Vorwölbung eines Teils der Regenbogenhaut durch einen traumatisch oder im Rahmen einer Hornhautentzündung [Ulcus* corneae serpens] entstandenen Defekt; SYN: Irisprolaps, Iridoptosis, Iridocele, Iridozele, Irishernie, Prolapsus iridis

i|ri|do|pu|pil|lär *adj* Regenbogenhaut/Iris und Pupille betreffend oder verbindend

I|ri|dor|rhe|xis *f* Irisriss; Irisabriss

I|ri|do|schi|sis *f* meist im Alter auftretende Ablösung der vorderen Irisanteile von den hinteren

I|ri|do|skle|ri|tis *f, pl* **-ti|den** Entzündung von Regenbogenhaut/Iris und Lederhaut/Sklera; SYN: Skleroiritis

i|ri|do|skle|ri|tisch *adj* Iridoskleritis betreffend, von ihr betroffen oder gekennzeichnet

I|ri|do|skle|ro|to|mie *f* Einschneiden/Durchtrennung von Iris und Slera

I|ri|do|to|mie *f* →Iritomie

I|ri|do|zel|le *f* →Iridoptose

I|ri|do|zy|klek|to|mie *f* operative Teilentfernung von Iris und Ziliarkörper

I|ri|do|zy|kli|tis *f, pl* **-ti|den** Entzündung von Regenbogenhaut/Iris und Ziliarkörper; SYN: Iridocyclitis

i|ri|do|zy|kli|tisch *adj* Iridozyklitis betreffend, von ihr betroffen oder gekennzeichnet

I|ri|do|zy|klo|cho|ri|o|i|di|tis *f, pl* **-ti|den** Entzündung von Regenbogenhaut/Iris, Aderhaut und Ziliarkörper

I|ri|do|zys|tek|to|mie *f* operative Teilentfernung von Iris und Linsenkapsel

I|ris *f, pl* **Ir|i|des** vorderer Teil der mittleren Augenhaut [Uvea], der als Blende den Lichteinfall auf die Netzhaut reguliert; SYN: Regenbogenhaut

Iris bombans Vorwölbung der Iris bei Verklebung mit der Linse und Sekundärglaukom; SYN: Napfkucheniris, Iris bombata

Iris bombata →Iris bombans

Iris tremulans →Iridodonesis

I|ris|a|pla|sie *f* angeborenes Fehlen der Regenbogenhaut; SYN: Irideremie

I|ris|blin|zeln *nt* durch eine zentralnervöse Schädigung hervorgerufenes Zittern der Pupille; SYN: Pupillenzittern, Hippus (pupillae), Athetosis pupillaris

I|ris|ein|klem|mung *f* →Iridenkleisis

I|ris|fal|ten *pl* Fältelung des Irisrandes; SYN: Plicae iridis

I|ris|her|nie *f* →Iridoptose

I|ris|pro|laps *m* →Iridoptose

I|ris|schlot|tern *nt* →Iridodonesis

I|ris|tu|mo|ren *pl* gutartige [Pigmentnävus] oder bösartige [Melanom] Tumoren der Regenbogenhaut

I|ris|zys|te *f* angeborene oder erworbene Zyste der Regenbogenhaut

I|ri|tis *f, pl* **-ti|den** Entzündung der Regenbogenhaut; SYN: Regenbogenhautentzün-

dung
i|ri|tisch *adj* Regenbogenhautentzündung/Iritis betreffend, von ihr betroffen oder gekennzeichnet
I|ri|to|mie *f* Irisschnitt, Irisdurchtrennung, Iriseinschnitt; SYN: Iridotomie
IR-Licht *nt* →Infrarot
Ir|ra|di|a|ti|on *f* (*Schmerz*) Ausstrahlung; (*Licht*) Ausstrahlung, Aussendung
ir|re|po|ni|bel *adj* (*Hernie*) nicht reponierbar, (*Fraktur*) nicht einrenkbar
ir|res|pi|ra|bel *adj* nicht einatembar
ir|re|ver|si|bel *adj* nicht umkehrbar, nur in einer Richtung verlaufend; nicht rückgängig zu machen
Ir|ri|gans *nt, pl* **-gan|zi|en** (Spül-)Lösung
Ir|ri|ga|ti|on *f* (Aus-, Durch-)Spülung, Spülen
Ir|ri|ga|tor *m* Spülkanne
ir|ri|ta|bel *adj* reizbar, erregbar
Ir|ri|tans *nt, pl* **-tan|zi|en** Reizstoff, Reizmittel
Ir|ri|ta|tio *f, pl* **-ti|o|nes** Reiz, Reizung, Reizen
ir|ri|ta|tiv *adj* als Reiz wirkend, erregend
Is-, **is-** *präf.* →Iso-
Isch-, **isch-** *präf.* →Ischio-
Is|chä|mie *f* lokale Blutleere oder Minderdurchblutung durch eine Verminderung [**relative** oder **inkomplette Ischämie**] oder völlige Unterbindung [**absolute** oder **komplette Ischämie**] der arteriellen Blutzufuhr
Is|chä|mie|to|le|ranz *f* Fähigkeit eines Organs oder Gewebes eine vorübergehende akute Ischämie ohne Dauerschaden zu tolerieren
is|chä|misch *adj* Ischämie betreffend, von ihr betroffen oder gekennzeichnet, durch sie bedingt
Ischi-, **ischi-** *präf.* →Ischio-
Is|chi|al|gie *f* von der Kreuzbeingegend ausgehende, bis in die Fußspitzen ausstrahlende Schmerzen im Versorgungsgebiet des Nervus* ischiadicus; SYN: Ischias, Ischiassyndrom
Is|chi|as *f/m/nt* →Ischialgie
Is|chi|as|nerv *m* →Nervus ischiadicus
Is|chi|as|syn|drom *nt* →Ischialgie
is|chi|a|tisch *adj* Sitzbein betreffend, zum Sitzbein gehörend
Ischio-, **ischio-** *präf.* Wortelement mit der Bedeutung "Hüfte/Sitzbein/Ischium"
is|chi|o|a|nal *adj* Sitzbein und After/Anus betreffend oder verbindend
is|chi|o|bul|bär *adj* Sitzbein und Bulbus penis betreffend
is|chi|o|fe|mo|ral *adj* Sitzbein und Oberschenkel/Femur betreffend oder verbindend
is|chi|o|fi|bu|lär *adj* Sitzbein und Wadenbein/Fibula betreffend
is|chi|o|kok|zy|ge|al *adj* Sitzbein und Steißbein/Os coccygis betreffend oder verbindend
Is|chi|o|pa|gus *m* Doppelmissbildung mit Verschmelzung im Beckenbereich
is|chi|o|pe|ri|ne|al *adj* Sitzbein und Damm/Perineum betreffend oder verbindend
is|chi|o|rek|tal *adj* Sitzbein und Mastdarm/Rektum betreffend oder verbindend
is|chi|o|sa|kral *adj* Sitzbein und Kreuzbein/Os sacrale betreffend oder verbindend
is|chi|o|va|gi|nal *adj* Sitzbein und Scheide/Vagina betreffend
is|chi|o|ver|te|bral *adj* Sitzbein und Wirbelsäule/Columna vertebralis betreffend
Is|chi|o|ze|le *f* Eingeweidebruch mit Foramen ischiadicum majus oder minus als Bruchpforte; SYN: Beckenhernie, Hernia ischiadica
Is|chi|um *nt, pl* **Is|chia** Teil des Hüftbeins*; bildet den seitlichen Teil der Hüftpfanne; SYN: Sitzbein, Os ischii
Isch|u|ria *f* →Ischurie
Ischuria paradoxa andauerndes Harntröpfeln bei Blasenentleerungsstörungen
Is|chu|rie *f* Unvermögen, die Blase spontan zu entleeren; SYN: Harnverhaltung, Harnsperre, Harnretention
isch|u|risch *adj* Ischurie betreffend, von ihr betroffen oder gekennzeichnet
Ishihara-Tafeln *pl* Testtafeln zur Diagnose von Farbenfehlsichtigkeit
-ismus *suf.* Wortelement mit der Bedeutung **1.** "Leiden/Krankheit(skomplex)" **2.** "Lehre/Lehrmeinung/Doktrin"
Iso-, **iso-** *präf.* Wortelement mit der Bedeutung "gleich"
I|so|ag|glu|ti|nin *nt* Alloantikörper* gegen Antigene der ABNull-Blutgruppen; SYN: Alloagglutinin
I|so|an|ti|gen *nt* Antigen* von einem Individuum der gleichen Spezies; SYN: Alloantigen
I|so|an|ti|kör|per *m* Antikörper* gegen ein Isoantigen*; SYN: Alloantikörper
i|so|bar *adj* mit gleichem oder gleichbleibendem Druck
I|so|ba|re *pl* **1.** (*chem.*) Isotope* mit gleicher Massenzahl aber verschiedener Ordnungszahl **2.** (*physik.*) Punkte gleichen Druckes verbindende Linien
i|so|chor *adj* bei oder mit konstantem Volumen; SYN: isovolumetrisch
i|so|chrom *adj* farbtonrichtig, gleichfarbig; gleichmäßig gefärbt; SYN: isochromatisch
i|so|chro|ma|tisch *adj* →isochrom
i|so|chron *adj* gleich lang dauernd, von gleicher Dauer
I|so|cor|tex *m* aus sechs Schichten bestehender junger Teil der Großhirnrinde; SYN: Isokortex
I|so|dak|ty|lie *f* gleiche Länge aller Finger
I|so|do|se *f* Linie, die alle Punkte mit gleicher Dosis in einer graphischen Darstellung verbindet; SYN: Isodosenkurve
I|so|do|sen|kur|ve *f* →Isodose
I|so|dul|cit *f* in verschiedenen Glykosiden* vorkommende Desoxyhexose*; SYN: (L-)Rhamnose, 6-Desoxy-L-mannose
i|so|dy|na|misch *adj* mit gleicher Bewegungs-

energie
i|so|e|lek|trisch *adj* bei oder mit gleichbleibendem elektrischem Potenzial
i|so|e|ner|ge|tisch *adj* mit gleicher Energie
I|so|en|zy|me *pl* Enzyme, die mit dem gleichen Substrat reagieren, sich aber in ihrer Struktur unterscheiden; SYN: Isozyme
i|so|gen *adj* artgleich und genetisch identisch; SYN: syngen, isogenetisch, syngenetisch
I|so|ge|ne|se *f* Übereinstimmung der Entwicklung
i|so|ge|ne|tisch *adj* →isogen
I|so|hä|mo|ly|se *f* Hämolyse* durch Isohämolysin*
I|so|hä|mo|ly|sin *nt* Isoantikörper*, der zur Auflösung von roten Blutkörperchen führt
i|so|hä|mo|ly|tisch *adj* Isohämolyse betreffend, durch Isohämolyse gekennzeichnet
I|so|hy|drie *f* Konstanz der Wasserstoffionenkonzentration
I|so|im|mu|ni|sie|rung *f* durch ein Isoantigen* ausgelöste Antikörperbildung; SYN: Alloimmunisierung
I|so|im|mun|se|rum *nt, pl* **-se|ren** →Isoserum
I|so|i|o|nie *f* Konstanz der Ionenzusammensetzung
i|so|i|o|nisch *adj* mit gleicher Ionenzusammensetzung wie das Blut(plasma)
i|so|ka|lo|risch *adj* mit gleichem kalorischem Wert; SYN: äquikalorisch
I|so|ko|rie *f* gleiche Pupillenweite beider Augen
I|so|kor|tex *m* →Isocortex
I|so|leu|cin *nt* essentielle Aminosäure
i|so|log *adj* genetisch-identisch, artgleich; SYN: homolog
I|so|ly|se *f* durch Isolysin* ausgelöste Zellauflösung
I|so|ly|sin *nt* eine Zellauflösung bewirkender Isoantikörper*
i|so|ly|tisch *adj* Isolyse betreffend, Isolyse auslösend
I|so|mal|to|se *f* aus zwei Glukose-Einheiten aufgebautes Disaccharid*; Bestandteil von Stärke*, Amylopektin* und Glykogen*; SYN: Dextrinose
i|so|mer *adj* Isomerie betreffend, von ihr gekennzeichnet
I|so|me|ra|se *f* Enzym, das die Isomerisierung einer Substanz katalysiert
I|so|me|re *pl* Moleküle mit unterschiedlicher Struktur bei gleicher Summenformel
I|so|me|rie *f* unterschiedliche Struktur von Molekülen mit gleicher Summenformel
geometrische Isomerie Isomerie, bei der die, durch eine Doppelbindung getrennten Substituenten entweder auf derselben Seite des Moleküls [**cis-Form**] oder auf entgegengesetzten Seiten stehen [**trans-Form**]; SYN: cis-trans Isomerie
I|so|me|rie|sie|rung *f* Isomerenbildung
i|so|me|trisch *adj* bei konstanter Länge
I|so|me|tro|pie *f* Gleichsichtigkeit/Refraktionsgleichheit beider Augen
i|so|morph *adj* gleichgestaltig, von gleicher Form und Gestalt
I|so|ni|a|zid *nt* Tuberkulostatikum* mit Wirkung auf schnell wachsende Tuberkulosebakterien; SYN: Isonicotinsäurehydrazid, Isonikotinsäurehydrazid, Pyridin-4-carbonsäurehydrazid
I|so|ni|a|zid|neu|ro|pa|thie *f* meist mehrere Nerven betreffende Schädigung nach Therapie mit Isoniazid*; SYN: INH-Polyneuropathie, Isoniazidpolyneuropathie
I|so|ni|a|zid|po|ly|neu|ro|pa|thie *f* →Isoniazidneuropathie
I|so|ni|ko|tin|säu|re|hy|dra|zid *nt* →Isoniazid
i|son|ko|tisch *adj* mit gleichem onkotischem Druck; SYN: isoonkotisch
i|so|on|ko|tisch *adj* →isonkotisch
i|so|os|mo|tisch *adj* mit gleichem osmotischem Druck; SYN: isosmotisch
i|so|pe|ris|tal|tisch *adj* mit gleichgerichteter Peristaltik
i|so|phän *adj* mit gleichem äußerem Erscheinungsbild
I|so|pie *f* gleiche Sehschärfe beider Augen
I|so|pren *nt* Grundkörper zahlreicher natürlicher und künstlicher Polymere [Kautschuk, Vitamin A]; SYN: 2-Methyl-1,3-butadien
I|so|pro|pyl|al|ko|hol *m* sekundärer Alkohol; als Lösungsmittel und zur Händedesinfektion verwendet; SYN: Isopropanol
I|sor|rhoe *f, pl* **-rho|en** Konstanz des Flüssigkeitshaushaltes/der Wasserbilanz; SYN: Flüssigkeitshomöostase
I|so|sen|si|bi|li|sie|rung *f* Sensibilisierung durch Isoantigene*; SYN: Allosensibilisierung
I|so|se|rum *nt, pl* **-se|ren** Isoantikörper* enthaltendes Antiserum; SYN: Isoimmunserum
i|so|se|xu|ell *adj* gleichgeschlechtlich
is|os|mo|tisch *adj* →isoosmotisch
I|so|spo|ra *f* zu den Kokzidien gehörende Darmparasiten
Isospora belli s.u. Isosporose
Isospora hominis s.u. Isosporose
I|so|spo|ri|a|sis *f, pl* **-ses** →Isosporose
I|so|spo|ro|se *f* seltene, meist nur in den Tropen oder bei AIDS-Patienten vorkommende Durchfallerkrankung durch **Isospora belli** oder **Isospora hominis**; SYN: Isosporainfektion, Isosporiasis
I|so|sthe|nu|rie *f* Ausscheidung von Harn mit konstantem spezifischem Gewicht; SYN: Harnstarre
i|so|therm *adj* bei konstanter Temperatur verlaufend, gleichwarm
I|so|ther|mie *f* Konstanz der Körpertemperatur
i|so|ton *adj* mit oder von gleichem osmotischem Druck (wie das Blut); SYN: isotonisch
I|so|to|nie *f* Konstanz des osmotischen Druckes
i|so|to|nisch *adj* →isoton
i|so|top *adj* Isotop(e) betreffend

I|so|to|pe *pl* Atome mit gleicher Ordnungszahl aber unterschiedlicher Neutronenzahl

I|so|trans|plan|tat *nt* artgleiches und genetisch identisches Transplantat, z.B. von eineiigen Zwillingen; SYN: isogenes/syngenes/syngenetisches/isogenetisches Transplantat

I|so|trans|plan|ta|ti|on *f* plastische Operation mit Übertragungen von isogenem Gewebe; SYN: isologe/isogene/isogenetische/ syngene/syngenetische Transplantation

i|so|trop *adj* einfachbrechend

I|so|vo|lä|mie *f* von Körper angestrebte Konstanz des Blutvolumens; SYN: Volumenkonstanz

i|so|vo|lu|me|trisch *adj* bei oder mit konstantem Volumen; SYN: isochor

i|so|zy|klisch *adj* (*Ringmolekül*) nur aus Atomen eines Elements bestehend; SYN: homozyklisch

I|so|zy|me *pl* →Isoenzyme

I|so|zy|to|se *f* Vorkommen gleich großer, normalgefärbter Erythrozyten* im Blutbild

Isthm-, isthm- *präf.* Wortelement mit der Bedeutung "Verengung/Isthmus"

Isth|mek|to|mie *f* operative Entfernung eines Organisthmus, z.B. des Schilddrüsenisthmus; SYN: Isthmusresektion

Isth|mi|tis *f, pl* **-ti|den** Entzündung der Rachenenge (Isthmus* faucium)

isth|mi|tisch *adj* Isthmitis betreffend, von ihr betroffen oder gekennzeichnet

Isth|mo|ple|gie *f* Schlundlähmung

Isth|mus *m* schmale enge Verbindung, Verengung, Enge

Isthmus aortae Einengung der Aorta* zwischen Aortenbogen und absteigender Aorta; SYN: Aortenisthmus, Aortenenge

Isthmus faucium Engstelle am Übergang von Mund- und Rachenhöhle zwischen den Gaumenbögen; SYN: Schlundenge, Rachenenge

Isthmus glandulae thyroideae die beiden Schilddrüsenlappen verbindende Gewebsbrücke vor der Luftröhre; SYN: Schilddrüsenisthmus

Isthmus prostatae die beiden Seitenlappen der Vorsteherdrüse verbindender Mittelteil; SYN: Prostataisthmus

Isthmus tubae auditivae/auditoriae engste Stelle der Ohrtrompete am Übergang vom knorpeligen zum knöchernen Abschnitt; SYN: Tubenenge, Tubenisthmus

Isthmus tubae uterinae enger Abschnitt des Eileiters vor dem Eintritt in die Gebärmutter; SYN: Tubenenge, Tubenisthmus

Isthmus uteri zwischen Gebärmutterhals und -körper liegender enger Abschnitt; SYN: Gebärmutteristhmus, Uterusisthmus

Isth|mus|re|sek|ti|on *f* operative Entfernung eines Organisthmus, z.B. des Schilddrüsenisthmus; SYN: Isthmektomie

Isth|mus|ste|no|se *f* →Aortenisthmusstenose

Is|u|rie *f* periodische Entleerung fast konstanter Harnmengen bei neurogenen Blasenstörungen

I|te|ra|ti|on *f* zwanghafte Wiederholung von Handlungen, Sätzen, Worten usw.

i|te|ra|tiv *adj* (s.) wiederholend, verdoppelnd

I|thy|lor|do|se *f* Lordose* ohne seitliche Verkrümmung; SYN: Ithylordosis, Ithyolordose, Ithyolordosis

I|thy|o|ky|pho|se *f* Rückwärtsbiegung der Wirbelsäule; SYN: Ithyokyphosis

I|thy|o|lor|do|se *f* →Ithylordose

I|thy|o|lor|do|sis *f, pl* **-ses** →Ithylordose

-itis *suf.* Wortelement mit der Bedeutung "Entzündung"

-itisch *suf.* in Adjektiven verwendetes Wortelement mit der Bedeutung "entzündlich/ entzündet"

Ito-Nävus *m* meist angeborener melanozytärer Nävus im Bereich der Schulter und des Oberkörpers; SYN: deltoido-akromiale Melanozytose, Nävus Ito, Naevus fuscocoeruleus/acromiodeltoideus/deltoideoacromialis

Ivemark-Syndrom *nt* angeborenes Fehlen der Milz in Kombination mit anderen Fehlbildungen [Situs inversus, Angiopathien]; SYN: Milzagenesiesyndrom, Aspleniesyndrom

Ix|o|des *m* Gattung der Schildzecken*

Ixodes ricinus in Europa weit verbreitete Zeckenart, die zahlreiche Krankheitserreger [Rickettsia*] übertragen kann; SYN: Holzbock

Ix|o|di|a|sis *f, pl* **-ses** **1.** durch Zecken [Ixodidae*] hervorgerufene Erkrankung **2.** Zeckenbefall **3.** durch Zecken übertragene Erkrankung

Ix|o|di|dae *pl* blutsaugende Zecken von Vögeln, Säugetieren und Menschen, deren Körper mit chitinhaltigen Schilden bedeckt ist; SYN: Schildzecken, Haftzecken

Ix|o|di|des *pl* blutsaugende Spinnentiere, die als Parasiten und Krankheitsüberträger wichtig sind; unterteilt in Schildzecken* [Ixodidae] und Lederzecken* [Argasidae]; SYN: Zecken

I-Zellen *pl* s.u. I-Zellen-Krankheit

I-Zellen-Krankheit *f* schon im Kindesalter tödliche Form der Mukolipidose* mit zytoplasmatischen Einschlüssen in kultivierten Fibroblasten [**I-Zellen**]; SYN: Mukolipidose II

J

Jaccoud-Zeichen *nt* Einziehung der Zwischenripenräume während der Systole bei Verwachsungen mit dem Herzbeutel

Ja|cket|kro|ne *f* aus keramischem Material gefertigte Zahnkrone, die dem alten Zahn aufgesetzt wird

Jackson-Anfall *m* s.u. Jackson-Epilepsie

Jackson-Epilepsie *f* Epilepsieform mit partiellen Anfällen, die mit Zuckungen im distalen Teil einer Extremität beginnt, die sich langsam nach proximal ausbreiten [**Jackson-Anfall**]; das Bewusstsein der Patienten ist dabei unbeeinträchtigt

Jackson-Lähmung *f* →Jackson-Syndrom

Jackson-Syndrom *nt* halbseitige Zungenlähmung mit kontralateraler Halbseitenlähmung; SYN: Jackson-Lähmung

Jacobson-Knorpel *m* Knorpelstück zwischen Vomer* und Nasenseptum; SYN: Cartilago vomeronasalis

Jacobson-Organ *nt* inkonstantes Rudiment eines älteren Riechorgans; SYN: Vomeronasalorgan, Organum vomeronasale

Jacquet-Syndrom *nt* X-chromosomal-rezessiv vererbtes Syndrom, das durch Fehlbildung der Haut(anhangsgebilde) [Hypotrichie, Anhidrose*], der Zähne [Hypodontie*] und verschiedener Knorpel [Nase, Ohr] gekennzeichnet ist; SYN: Christ-Siemens-Touraine-Syndrom, Christ-Siemens-Syndrom, Guilford-Syndrom, anhidrotische ektodermale Dysplasie, ektodermale Dysplasie, ektodermale kongenitale Dysplasie, Anhidrosis hypotrichotica/congenita

Jac|ta|tio *f, pl* **-ti|o|nes** rhythmisches Hin-und-Herwerfen, stereotype Schaukelbewegungen; SYN: Jaktation

Jactatio capitis nocturna kindliche Verhaltensstörung mit Hin-und-Herrolen des Kopfes in der Einschlafphase

Jactatio corporis nocturna kindliche Verhaltensstörung mit Hin-und-Herwerfen des Körpers in der Einschlafphase

Jadassohn-Lewandowsky-Syndrom *nt* angeborene Fehlbildung der Finger- und Zehennägel mit Verdickung der Nägel, Hyperhidrose* und Hyperkeratosen*; SYN: Jadassohn-Lewandowsky-Syndrom, Pachyonychie-Syndrom, Pachyonychia congenita

Jaffé-Lichtenstein-Krankheit *f* in der Kindheit (5.–15. Jahr) beginnende systemische Skeletterkrankung, die einen oder mehrere Knochen befallen kann; kommt i.d.R. nach Abschluss des Wachstums zum Stillstand; SYN: Jaffé-Lichtenstein-Uehlinger-Syndrom, fibröse Knochendysplasie, fibröse Dysplasie, nicht-ossifizierendes juveniles Osteofibrom, halbseitige von Recklinghausen-Krankheit, Osteodystrophia fibrosa unilateralis, Osteofibrosis deformans juvenilis

Jaffé-Lichtenstein-Uehlinger-Syndrom *nt* →Jaffé-Lichtenstein-Krankheit

Jah|res|beu|le *f* s.u. Hautleishmaniase

Jakob-Creutzfeldt-Erkrankung *f* durch Prionen verursachte seltene Erkrankung des ZNS mit fortschreitender Degeneration und tödlichem Ausgang; in den letzten Jahren gab es eine neue Variante mit kürzerer Inkubationszeit, die durch Übertragung der bovinen spongiformen Enzephalopathie der Rinder auf den Menschen entstand; SYN: Jakob-Creutzfeldt-Syndrom, Creutzfeldt-Jakob-Erkrankung, Creutzfeldt-Jakob-Syndrom, subakute spongiforme Enzephalopathie

Jakob-Creutzfeldt-Syndrom *nt* →Jakob-Creutzfeldt-Erkrankung

Jak|ta|ti|on *f* →Jactatio

James-Bündel *nt* akzessorische Leitungsfasern im Vorhofmyokard; Ursache von Erregungsleitungsstörungen; SYN: James-Fasern

Jansen-Syndrom *nt* zur Gruppe der metaphysären Chondrodysplasien* gehörende, autosomal-dominant vererbte Dysostose* mit disproportioniertem Zwergwuchs* [mittlere Endgröße 125 cm]; SYN: Dysostosis enchondralis metaphysaria

Jansky-Bielschowsky-Krankheit *f* langsam progredient verlaufende, rezessiv vererbte Gangliosidose*, die zu Erblindung und Abbau bereits erlernter Fähigkeiten [Lesen, Sprechen] führt; SYN: spätinfantile Form der amaurotischen Idiotie, Bielschowsky-Syndrom
Jejun-, jejun- *präf.* →Jejuno-
je|ju|nal *adj* Jejunum betreffend
Je|ju|nal|fis|tel *f* →Jejunostomie
Je|ju|nek|to|mie *f* operative Entfernung des Jejunums; SYN: Jejunumresektion
Je|ju|ni|tis *f, pl* **-ti|den** Entzündung des Jejunums; SYN: Jejunumentzündung
je|ju|ni|tisch *adj* Jejunumentzündung/Jejunitis betreffend, von ihr betroffen oder gekennzeichnet
Jejuno-, jejuno- *präf.* Wortelement mit der Bedeutung "Leerdarm/Jejunum"
je|ju|no|il|e|al *adj* Jejunum und Ileum betreffend oder verbindend
Je|ju|no|il|e|i|tis *f, pl* **-ti|den** Entzündung von Jejunum und Ileum*
je|ju|no|il|e|i|tisch *adj* Jejunoileitis betreffend, von ihr betroffen oder gekennzeichnet
Je|ju|no|il|e|o|sto|mie *f* operative Verbindung von Ileum und Jejunum; SYN: Ileum-Jejunum-Fistel, Jejunum-Ileum-Fistel, Ileojejunostomie
Je|ju|no|je|ju|no|sto|mie *f* operative Verbindung/Anastomosierung von zwei Jejunumabschnitten
Je|ju|no|ko|lo|sto|mie *f* operative Verbindung von Jejunum und Kolon; SYN: Jejunum-Kolon-Fistel
Je|ju|nor|rha|phie *f* Jejunumnaht
Je|ju|no|sto|mie *f* operatives Anlegen einer äußeren Jejunumfistel; SYN: Jejunalfistel, Jejunumfistel
Je|ju|no|to|mie *f* Jejunumeröffnung, Jejunumschnitt
Je|ju|no|zä|ko|sto|mie *f* operative Verbindung von Jejunum und Zäkum; SYN: Jejunum-Zäkum-Fistel
Je|ju|num *nt* auf den Zwölffingerdarm folgender Dünndarmabschnitt; SYN: Leerdarm, Intestinum jejunum
Je|ju|num|ent|zün|dung *f* →Jejunitis
Je|ju|num|fis|tel *f* →Jejunostomie
Jejunum-Ileum-Fistel *f* →Jejunoileostomie
Jejunum-Kolon-Fistel *f* →Jejunokolostomie
Je|ju|num|re|sek|ti|on *f* →Jejunektomie
Jejunum-Zäkum-Fistel *f* →Jejunozäkostomie
Jellinek-Zeichen *nt* Pigmentierung der Augenlider bei Überfunktion der Schilddrüse
Je|ri|cho|beu|le *f* s.u. Hautleishmaniase
Jerne-Technik *f* Nachweis antikörperbildender Zellen unter Verwendung von Schaferythrozyten; SYN: Hämolyseplaquetechnik, Plaquetechnik
Jervell-Lange-Nielsen-Syndrom *nt* angeborene Verlängerung des QT-Intervalls im EKG mit gleichzeitiger Innenohrtaubheit; SYN: QT-Syndrom
Jessner-Cole-Syndrom *nt* erbliches Fehlbildungssyndrom mit Hautatrophie, Pigmentanomalie, sowie Augen-, Zahn- und Skelettfehlbildungen; SYN: fokale dermale Hypoplasie, FDH-Syndrom, kongenitale ektodermale und mesodermale Dysplasie, Goltz-Gorlin-Syndrom, Liebermann-Cole-Syndrom, Goltz-Peterson-Gorlin-Ravits-Syndrom
Joch|bein *nt* Os zygomaticum
Joch|pil|ze *pl* →Zygomycetes
Jod *nt* →Iod
Jod|ak|ne *f* →Iodakne
Jo|dat *nt* →Iodat
Jo|did *nt* →Iodid
Jo|did|per|o|xi|da|se *f* →Iodidperoxidase
Jo|die|rung *f* →Iodination
Jo|di|na|se *f* →Iodidperoxidase
Jo|di|na|ti|on *f* →Iodination
Jo|di|sa|ti|on *f* →Iodisation
Jod|ka|li *nt* zur Prophylaxe von Iodmangel und als Expektorans verwendetes Salz; SYN: Iodkalium, Kaliumiodid, Kaliumjodid, Kalium iodatum
jo|do|phil *adj* leicht mit Jod anfärbbar
Jod|op|sin *nt* Farbstoff in den Zapfenzellen der Netzhaut; SYN: Iodopsin, Tagessehstoff
Johne-Bazillus *m* zu den atypischen Mykobakterien gehörender Erreger einer chronischen Enteritis bei Rindern; SYN: Mycobacterium paratuberculosis
Jolly-Körperchen *pl* Kernreste in Erythrozyten; SYN: Howell-Jolly-Körperchen
Joule *nt* Einheit der Energie/Arbeit; 1 Joule = 0.239 Kalorien; 1 Kalorie = 4.18 Joule
Juck|blat|ter|sucht *f* Oberbegriff für starkjuckende Hautkrankheiten mit Knötchen- oder Knotenbildung; SYN: Prurigo
Juck|reiz *m* Pruritus*
ju|gu|lar *adj* Hals betreffend; Jugularvene betreffend
Ju|gu|la|ris *f* →Vena jugularis
Ju|gu|la|ris|punk|ti|on *f* Punktion der Vena* jugularis interna
Ju|gu|lar|ve|ne *f* →Vena jugularis
Ju|gu|lum *nt, pl* **-la** Drosselgrube
Ju|gum *nt, pl* **-ga** Joch, jochartige Struktur, Erhebung
Juhel-Renoy-Syndrom *nt* meist beidseitige, ausgedehnte Nekrose* der Nierenrinde bei Eklampsie*, Infektionen oder Intoxikation; SYN: Nierenrindennekrose
Junc|tu|ra *f, pl* **-rae** Verbindung, Verbindungsstelle; Gelenk; Naht, Fuge
Junctura fibrosa ununterbrochene, starre Verbindung zweier Knochen; Oberbegriff für Synchondrose*, Syndesmose* und Synostose*; SYN: kontinuierliche Knochenverbindung, Knochenfuge, Synarthrose, Synarthrosis, Articulatio fibrosa
Junctura synovialis aus Gelenkkapsel, Gelenkhöhle, Gelenkflächen und Verstär-

kungsapparat (Bänder, Menisci) bestehendes Gelenk; SYN: echtes Gelenk, Diarthrosis, Diarthrose, Articulatio synovialis

Jung|fern|häut|chen *nt* Hymen*

Jüngling-Krankheit *f* i.d.R. als Begleiterkrankung bei Sarkoidose* auftretende, multiple pseudozystische Knochenveränderungen mit Weichteilschwellung; SYN: Perthes-Jüngling-Krankheit, Ostitis multiplex cystoides

Ju|nin|fie|ber *nt* durch das **Juninfiebervirus** verursachtes Fieber mit Blutungen und Erbrechen; SYN: argentinisches hämorrhagisches Fieber

Ju|nin|fie|ber|vi|rus *nt* s.u. Juninfieber

Junk|ti|ons|nä|vus *m, pl* **-vi** Nävuszellnävus* im Übergangsbereich von Dermis* und Epidermis*; SYN: Grenznävus, Übergangsnävus, Abtropfungsnävus, junktionaler Nävus

ju|ve|nil *adj* jugendlich, jung; unreif

Ju|ve|nil|stru|ma *f* in der Adoleszenz auftretende euthyreote Struma*; betrifft meist junge Frauen; SYN: Adoleszentenstruma

Juxta-, **juxta-** *präf.* Wortelement mit der Bedeutung "nahe bei/daneben"

jux|ta|ar|ti|ku|lär *adj* in der Nähe eines Gelenkes liegend; SYN: juxtartikulär, gelenknah

jux|ta|e|pi|phy|sär *adj* in Epiphysennähe (liegend); SYN: epiphysennah

jux|ta|glo|me|ru|lär *adj* in Glomerulusnähe liegend

jux|ta|in|tes|ti|nal *adj* in der Nähe des Darms/Intestinum liegend

jux|ta|kor|ti|kal *adj* in der Nähe der Rinde/Kortex (liegend)

jux|ta|me|dul|lär *adj* in Marknähe liegend; SYN: marknah

jux|ta|pa|pil|lär *adj* in Papillennähe liegend

Jux|ta|po|si|ti|on *f* Anlagerung von außen; SYN: Apposition

jux|ta|py|lo|risch *adj* in der Nähe des Magenpförtners/Pylorus (liegend)

juxt|ar|ti|ku|lär *adj* →juxtaartikulär

jux|ta|spi|nal *adj* in der Nähe der Wirbelsäule/Columna vertebralis (liegend); SYN: wirbelsäulennah

jux|ta|ve|si|kal *adj* in der Nähe der Harnblase/Vesica urinaria (liegend); SYN: harnblasennah, blasennah

K

Ka|chek|tin *nt* →Cachectin

ka|chek|tisch *adj* Kachexie betreffend, von ihr betroffen oder gekennzeichnet, ausgezehrt

Kach|e|xie *f* Auszehrung, starke Abmagerung mit Kräftezerfall; SYN: Cachexia

Ka|da|ve|rin *nt* bei bakterieller Zersetzung von Eiweißen entstehendes Leichengift; SYN: Cadaverin, Pentamethylendiamin, 1,5-Diaminopentan

Ka|da|ver|trans|plan|tat *nt* aus Leichen entnommenes Organ oder Gewebe zur Transplantation; SYN: Leichentransplantat

Ka|da|ver|trans|plan|ta|ti|on *f* Transplantation von Leichenorganen oder -geweben

Kader-Fistel *f* Form der operativen Magenfistel

Kad|mi|um *nt* zur Zinkgruppe gehörendes weiches, silberweißes Spurenelement; SYN: Cadmium

Kaf|fee|satz|er|bre|chen *nt* durch Hämatin* dunkelbraun gefärbtes Erbrochenes; SYN: kaffeesatzartiges Erbrechen

Kahler-Krankheit *f* von einem Zellklon ausgehende monoklonale Gammopathie* und Plasmazellvermehrung im Knochenmark; SYN: Huppert-Krankheit, Morbus Kahler, Plasmozytom, multiples Myelom, plasmozytisches Immunozytom, plasmozytisches Lymphom

Kahl|heit *f* angeborener oder erworbener, nur Teile des Körpers oder den ganzen Körper betreffender Verlust der Behaarung; SYN: Haarausfall, Haarlosigkeit, Alopezie, Alopecia

Kahn|bauch *m* kahnförmiges Einsinken der Bauchwand, z.B. bei Bauchfellentzündung

Kahn|bein *nt* **1.** kahnförmiger Fußwurzelknochen; SYN: Navikulare, Os naviculare **2.** kahnförmiger Handwurzelknochen; SYN: Os scaphoideum

Kahn|bein|ne|kro|se, a|sep|ti|sche/a|vas|ku|lä|re *f* zu den aseptischen Knochennekrosen gehörende Erkrankung des Kahnbeins/Os naviculare; tritt meist einseitig [30% beidseitig] bei Jungen im Alter von 3–8 Jahren auf; SYN: Morbus Köhler I, Köhler-Krankheit, Köhler-Müller-Weiss-Syndrom

Kahn|schä|del *m* bei vorzeitigem Verschluss der Schädelnähte entstehende schmale Kopfform mit kielförmiger Verjüngung des Schädeldaches; SYN: Leistenschädel, Skaphokephalie, Skaphozephalie, Zymbozephalie

Kain|kom|plex *m* neurotischer Komplex mit Rivalität, Neid und Abneigung gegen den eigenen Bruder oder die eigene Schwester; SYN: Bruderkomplex

Kai|ser|schnitt *m* operative Entbindung mit Eröffnung von Bauchraum und Gebärmutter; SYN: Schnittentbindung, Sectio, Sectio caesarea

Kak-, kak- *präf.* →Kako-

Kak|hi|dro|sis *f, pl* **-ses** Ausscheidung eines übelriechenden Schweißes mit unangenehmem Körpergeruch; SYN: Stinkschweiß, Bromhidrose, Kakidrose, Bromidrosis, Bromhidrosis, Osmihidrosis

Kako-, kako- *präf.* Wortelement mit der Bedeutung "schlecht/übel"

Ka|ko|cho|lie *f* Abweichung von der normalen Gallenzusammensetzung

Ka|ko|chy|lie *f* anomale Zusammensetzung der Körpersekrete

ka|ko|gen *adj* Kakogenese betreffend, fehlerhaft entwickelt

Ka|ko|ge|ne|se *f* fehlerhafte Entwicklung

Ka|ko|geu|sie *f* übler/schlechter Geschmack

Ka|ko|me|lie *f* angeborene Extremitätenfehlbildung

Ka|kos|mie *f* unangenehme Geruchsempfindung

Ka|ko|sto|mie *f* Bezeichnung für schlechten Mundgeruch, unabhängig von der Genese; SYN: Mundgeruch, Atemgeruch, Halitosis, Halitose, Foetor ex ore

Kala-Azar *f* in subtropischen und tropischen Ländern, sowie im Mittelmeerraum vorkommende chronische Erkrankung der Haut und des retikuloendothelialen Systems von Leber, Milz und Knochenmark durch Leishmania* donovani; SYN: viszerale Leishmaniase, Splenomegalia tropica, Dum-Dum-Fieber

Kalabar-Beule *f* →Calabar-Beule

Kallen|der|me|tho|de *f* natürliche Verhütungsmethode, die auf der Berechnung der empfängnisfähigen Tage mittels Menstruationskalender beruht; SYN: Knaus-Ogino-Methode, Knaus-Methode

Ka|li|ä|mie *f* erhöhter Kaliumgehalt des Blutes; SYN: Hyperkalämie, Hyperkaliämie

Ka|lib|rie|rung *nt* Eichen, Eichung

Ka|li|ek|ta|sie *f* →Kalikektasie

Ka|li|kek|ta|sie *f* Nierenkelcherweiterung, Nierenkelchdilatation; SYN: Kaliektasie

Ka|li|kek|to|mie *f* operative Nierenkelchentfernung

Ka|li|ko|plas|tik *f* Nierenkelchplastik

Ka|li|ko|to|mie *f* operative Nierenkelcheröffnung

Ka|li|lau|ge *f* wässrige Lösung von Kaliumhydroxid

Ka|li|o|pe|nie *f* systemischer Kaliummangel

ka|li|o|pe|nisch *adj* Kaliopenie betreffend, von ihr betroffen oder durch sie bedingt

K

Ka|li|um *nt* weiches, extrem reaktionsfähiges Alkalimetall

Kalium-Aluminium-Sulfat *nt* Doppelsalz mit blutstillender Wirkung; SYN: Alaun

Ka|li|um|chlo|rid *nt* therapeutisch verwendetes Kaliumsalz der Salzsäure; SYN: Chlorkalium, Kalium chloratum

Ka|li|um|io|did *nt* zur Prophylaxe von Iodmangel und als Expektorans* verwendetes Salz; SYN: Iodkalium, Jodkali, Kaliumjodid, Kalium iodatum

Ka|li|um|jo|did *nt* →Kaliumiodid

Ka|li|um|ka|nal *m* Proteinkanal der Zellmembran, der selektive Kaliumionen durchlässt; SYN: K^+-Kanal

Ka|li|um|ka|nal|blo|cker *m* Substanz, die den Einstrom von Kaliumionen durch Kaliumkanäle blockiert

Ka|li|um|ka|nal|öff|ner *m* Substanz, die den Einstrom von Kaliumionen durch Kaliumkanäle fördert

Ka|li|um|per|man|ga|nat *nt* als Antiseptikum* verwendetes Oxidationsmittel; SYN: Kalium permanganicum

Ka|li|um|zy|a|nid *nt* giftiges Kaliumsalz der Blausäure; SYN: Zyankalium, Cyankalium

Ka|li|u|re|se *f* Kaliumausscheidung im Harn

ka|li|u|re|tisch *adj* Kaliurese betreffend oder fördernd

Kalk *m* Kalziumkarbonat

kal|ka|ne|al *adj* Fersenbein/Kalkaneus betreffend

Kal|ka|ne|i|tis *f, pl* **-ti|den** Entzündung des Fersenbeins; SYN: Fersenbeinentzündung, Kalkaneusentzündung

kal|ka|ne|i|tisch *adj* Fersenbeinentzündung/Kalkaneitis betreffend, von ihr betroffen oder gekennzeichnet

Kalkaneo-, **kalkaneo-** *präf.* Wortelement mit der Bedeutung "Ferse/Fersenbein/Kalkaneus"

Kal|ka|ne|o|dy|nie *f* Fersenschmerz

kal|ka|ne|o|fi|bu|lar *adj* Fersenbein und Wadenbein/Fibula betreffend oder verbindend

kal|ka|ne|o|ku|bo|i|dal *adj* Fersenbein und Würfelbein/Kuboid betreffend oder verbindend

Kal|ka|ne|o|ku|bo|id|ge|lenk *nt* Fußwurzelgelenk zwischen Os calcaneus und Os cuboideum; SYN: Articulatio calcaneocuboidea

kal|ka|ne|o|na|vi|ku|lar *adj* Fersenbein und Kahnbein/Os naviculare betreffend oder verbindend

kal|ka|ne|o|plan|tar *adj* Fersenbein und Fußsohle/Planta pedis betreffend oder verbindend

kal|ka|ne|o|ti|bi|al *adj* Fersenbein und Schienbein/Tibia betreffend oder verbindend; SYN: tibiokalkanear

Kal|ka|ne|us *m* Fersenbein; SYN: Calcaneus

Kal|ka|ne|us|frak|tur *f* Fersenbeinbruch, Fersenbeinfraktur

Kal|ka|ri|na *f* Furche an der Innenfläche des Hinterhauptlappens; SYN: Spornfurche, Fissura calcarina, Sulcus calcarinus

Kal|ka|ri|u|rie *f* Ausscheidung von Kalksalzen im Harn

Kalk|gicht *f* durch subkutane Ablagerung von Kalziumphosphatsteinen gekennzeichnete Erkrankung unbekannter Genese; SYN: Profichet-Krankheit, Profichet-Syndrom, Hautsteine, Calcinosis circumscripta

Kalk|in|filt|ra|ti|on *f* Kalkeinlagerung im Gewebe; SYN: Verkalkung, Kalzifikation, Kalzifizierung

Kalk|sei|fen|stuhl *m* grau-weißer, faulig riechender Stuhl mit Kalkseifen; SYN: Seifenstuhl

Kalk|star *f* durch Kalksalzeinlagerung hervorgerufene Katarakt*; SYN: Cataracta calcarea

Kalk|staub|lun|ge *f* durch Einatmen von Kalkpartikeln hervorgerufene gutartige Pneumokoniose*; SYN: Chalikose, Chalicosis pulmonum

kal|ku|lös *adj* Stein(bildung) betreffend

Kal|ku|lus *m* Steinchen, Stein; SYN: Konkrement, Kalkulus, Calculus

Kal|li|din *nt* Gewebshormon mit blutdrucksenkender Wirkung; SYN: Lysyl-Bradykinin

Kal|li|di|no|gen *nt* Vorstufe von Kallidin*

Kal|li|kre|in *nt* Protease; die Kinine aus Kininogenen freisetzt

Kal|li|kre|in|in|hi|bi|tor *m* Eiweiß, das Kallikrein hemmt

Kallikrein-Kinin-System *nt* Regelsystem für die schnelle Freisetzung von Kininen*

Kal|li|krei|no|gen *nt* inaktive Vorstufe von Kallikrein*; SYN: Präkallikrein, Fletscher-Faktor

kal|lös *adj* schwielig, verhärtet, verhornt

Kal|lus *m* nach einem Knochenbruch entstehende, den Knochen umgebende Scheide, von der der Heilungsprozess ausgeht; SYN: Knochenkallus, Callus, Bruchkallus

Kal|mo|du|lin *nt* Rezeptorprotein für Ca-Ionen im sarkoplasmatischen Retikulum; wichtig für die Muskelkontraktion; SYN: Calmodulin

Ka|lo|mel *nt* heute nicht mehr verwendetes Laxans* und Diuretikum*; SYN: Calomel, Quecksilber-I-Chlorid, Hydrargyrum chloratum

Ka|lo|rie *f* alte Maßeinheit der Kalorie; heute durch Joule* ersetzt; unterschieden wurde zwischen **großer Kalorie** [auch **Kilokalorie**] und **kleiner Kalorie** [**Standardkalorie, Grammkalorie**]

Ka|lo|ri|en|wert *m* der bei der Oxidation von 1 Gramm eines Nahrungsmittels im Körper freigesetzte Energiebetrag; SYN: kalorischer Wert, Brennwert, Energiewert

ka|lo|ri|gen *adj* Wärme oder Energie entwickelnd, Wärme- oder Energiebildung fördernd

Ka|lo|ri|me|trie *f* Wärmemessung

ka|lo|ri|me|trisch *adj* Kalorimetrie betreffend, mittels Kalorimetrie

ka|lo|risch *adj* Wärme betreffend; Kalorie(n) betreffend

Ka|lot|te *f* knöchernes Schädeldach; SYN: Calvaria

Käl|te|ag|glu|ti|na|ti|on *f* durch Kälteagglutinine hervorgerufene Agglutination des Blutes; SYN: Kältehämagglutination

Käl|te|ag|glu|ti|nin *nt* komplette Antikörper*, die rote Blutkörperchen bei niedriger Temperatur, nicht aber bei Körpertemperatur agglutinieren; SYN: Kältehämagglutinin

Käl|te|ag|glu|ti|nin|krank|heit *f* durch Kälteagglutination ausgelöstes Krankheitsbild mit hämolytischer Anämie*; SYN: Kältehämagglutininkrankheit

Käl|te|an|äs|the|sie *f* Lokalanästhesie* durch Kältemittel [z.B. Eisbeutel, Chloräthylspray]; SYN: Kryoanästhesie, Kryanästhesie, Vereisung

Käl|te|an|ti|kör|per *pl* bei niedriger Temperatur wirkende Autoantikörper* gegen rote Blutkörperchen

Käl|te|chi|rur|gie *f* →Kryochirurgie

Käl|te|glo|bu|lin *nt* im Blut enthaltenes Globulin [meist Immunglobulin], das bei Abkühlung ausfällt; SYN: Kryoglobulin

Käl|te|häm|ag|glu|ti|na|ti|on *f* →Kälteagglutination

Käl|te|häm|ag|glu|ti|na|ti|ons|krank|heit *f* erworbene Bildung von Kältehämagglutininen mit Hämolyse* bei Temperaturerniedrigung; SYN: Clough-Syndrom, Clough-Richter-Syndrom

Käl|te|häm|ag|glu|ti|nin *nt* →Kälteagglutinin

Käl|te|häm|ag|glu|ti|nin|krank|heit *f* →Kälteagglutininkrankheit

Käl|te|hä|mo|ly|sin *nt* Antikörper*, der bei niedriger Temperatur zur Auflösung von roten Blutkörperchen führt

Käl|te|kon|ser|vie|rung *f* Konservierung von biologischem Material durch Tieffrieren; SYN: Kryokonservierung

käl|te|lie|bend *adj* →psychrophil

Käl|te|mar|mo|rie|rung *f* blaurote, netzförmige Hautzeichnung bei Abkühlung der Haut; SYN: Cutis marmorata, Livedo reticularis

Käl|te|pro|te|in *nt* Eiweiß, das bei Abkühlung des Blutes unter 37° ausfällt und bei Erwärmung wieder in Lösung geht; SYN: Kryoprotein

Käl|te|punkt *m* →Kaltpunkt

Käl|te|re|zep|tor *m* s.u. Kaltpunkt

Käl|te|son|de *f* →Kryosonde

Käl|te|stab *m* →Kryosonde

Käl|te|the|ra|pie *f* →Kryotherapie

Käl|te|ur|ti|ka|ria *f* durch Kälteeinwirkung hervorgerufene physikalische Urtikaria; SYN: Urticaria e frigore

Kalt|kaus|tik *f* punktförmige Gewebekoagulation durch Hochfrequenzstrom; SYN: chirurgische Diathermie, Elektrokoagulation

Kalt|licht *nt* Lichtausstrahlung nach Aufnahme von Energie; SYN: Lumineszenz

Kalt|punkt *m* umschriebener, kleiner Hautbezirk mit Rezeptoren für Kälte [**Kaltrezeptor, Kälterezeptor**]; SYN: Kältepunkt

Kalt|re|zep|tor *m* s.u. Kaltpunkt

Kalz-, kalz- *präf.* →Kalzi-

Kalzi-, kalzi- *präf.* Wortelement mit der Bedeutung "Kalk/Kalkstein/Kalzium"

Kal|zi|bi|lie *f* Vorkommen von Kalzium in der Galle

Kal|zi|fi|ka|ti|on *f* Kalkeinlagerung; SYN: Verkalkung, Kalzifizierung

kal|zi|fi|zie|ren *v* verkalken, Kalk(e) ablagern

kal|zi|fi|ziert *adj* verkalkt

Kal|zi|ko|si|li|ko|se *f* durch Einatmen von kalk- und quarzhaltigem Staub hervorgerufene gemischte Pneumokoniose*

kal|zi|ko|si|li|ko|tisch *adj* Kalzikosilikose betreffend, von ihr betroffen oder durch sie bedingt

Kal|zi|ko|sis *f, pl* **-ses** gutartige Pneumokoniose* durch Einatmen von Kalkstäuben

kal|zi|ko|tisch *adj* Kalzikosis betreffend, von ihr betroffen oder durch sie bedingt

Kal|zi|no|se *f* durch Kalziumablagerung in Geweben hervorgerufene Speicherkrankheit*; SYN: Calcinosis
metastatische Kalzinose durch Störung des Kalzium und/oder Phosphatstoffwechsels hervorgerufene Ablagerung von Kalziumsalzen in die Haut; SYN: metastatische Verkalkung, Calcinosis metastatica

kal|zi|no|tisch *adj* Kalzinose betreffend, von ihr betroffen oder gekennzeichnet, durch sie bedingt

Kal|zi|pe|nie *f* systemischer Kalziummangel

Kal|zi|pe|xie *f* Kalziumeinlagerung im Gewebe

kal|zi|phy|lak|tisch *adj* Kalziphylaxie betreffend, von ihr betroffen oder durch sie bedingt

Kal|zi|phy|la|xie *f* Überempfindlichkeit für Kalziumsalze

kal|zi|priv *adj* durch Kalziummangel hervorgerufen oder bedingt

Kal|zi|to|nin *nt* in der Schilddrüse gebildetes Proteohormon, das den Kalziumspiegel des Blutes senkt; SYN: Calcitonin, Thyreocalcitonin

Kal|zi|to|nin|ä|mie *f* erhöhter Kalzitoningehalt des Blutes; SYN: Hyperkalzitoninämie, Hypercalcitoninämie, Calcitoninämie

Kal|zi|um *nt* weiches, hoch reaktives Erdalkalimetall; für den menschlichen Körper von essentieller Bedeutung; SYN: Calcium

Kal|zi|um|an|ta|go|nist *m* Arzneimittel, das den langsamen transmembranösen Kalziumeinstrom in die Zelle hemmt; SYN: Calciumantagonist, Calciumblocker, Calciumkanalblocker, Kalziumblocker, Ca-Blocker

Kal|zi|um|ka|nal *m* von Proteinen gebildeter Kanal der Zellmembran, durch den Ca-Ionen in die Zelle einströmen; SYN: Calciumkanal, Ca-Kanal

Kal|zi|um|kar|bo|nat *nt* Kalziumsalz der Kohlensäure; SYN: Calciumcarbonat

Kal|zi|um|kar|bo|nat|stein *m* röntgendichter, weicher Harnstein aus Kalziumkarnonat; SYN: Calciumcarbonatstein

Kal|zi|um|o|xa|lat *nt* Kalziumsalz der Oxalsäure; SYN: Calciumoxalat

Kal|zi|um|o|xa|lat|ne|phri|tis *f, pl* **-ti|den** seltene Stoffwechselstörung mit Ablagerung von Kalziumoxalat in Knochen und Niere; führt oft zu Harnsteinbildung [**Oxalatstein**]; SYN: primäre Hyperoxalurie, Oxalose-Syndrom, Oxalose

Kal|zi|um|o|xa|lat|stein *m* harter, röntgendichter Harnstein aus Kalziumoxalat; SYN: Calciumoxalatstein

Kal|zi|um|phos|phat *nt* in drei verschiedenen Formen [**primäres, sekundäres** und **tertiäres Kalziumphosphat**] vorkommendes Kalziumsalz der Phosphorsäure; wichtiger Teil des Apatits*; SYN: Calciumphosphat

Kal|zi|um|phos|phat|stein *m* harter, röntgendichter Harnstein aus Kalziumphosphat; SYN: Calciumphosphatstein

Kal|zi|um|pum|pe *f* aktives Transportsystem für Ca-Ionen in der Wand des sarkoplasmatischen Retikulums der Muskelzelle; SYN: Calciumpumpe, Ca-Pumpe

Kal|zi|um|u|rat *nt* Kalziumsalz der Harnsäure; SYN: Calciumurat

Kal|zi|um|u|rat|stein *m* harter, röntgendichter Harnstein bei Übersattigung des Harns mit Harnsäure

Kal|zi|u|rie *f* Kalziumausscheidung im Harn

Kam|bi|um|schicht *f* gefäßreiche Innenschicht der Knochenhaut, von der das Dickenwachstum des Knochens ausgeht

Ka|me|lo|zy|to|se *f* autosomal-dominant vererbte Erythrozytenanomalie mit Bildung ovaler oder elliptischer Formen; i.d.R. leichter Verlauf ohne klinische Symptome; SYN: Dresbach-Syndrom, (hereditäre) Elliptozytose, Ovalozytose, Elliptozytenanämie

Ka|me|run|schwel|lung *f* in Afrika vorkommende Filariose* durch Loa* loa; charakteristisch sind die ödematösen Hautschwellungen durch eine Überempfindlichkeitsreaktion auf die subkutan umherwandernden Filarien; SYN: Loa-loa-Infektion, Loa-loa-Filariose, Filaria-loa-Infektion, Loaose, Calabar-Schwellung, Calabar-Beule

Kam|mer|au|to|ma|tie *f* Automatismus der Herzerregung mit Sitz des Automatiezentrums im Kammermyokard; SYN: Kammerautomatismus

Kam|mer|flat|tern *nt* Herzrhythmusstörung mit schnellen [220–350/min] und regelmäßigen Kontraktionen

Kam|mer|flim|mern *nt* asynchrones, extrem schnelles [300–500/min] Schlagen von Vorhöfen und Kammern; führt zu einem funktionellen Herz-Kreislauf-Stillstand

Kam|mer|schei|de|wand *f* →Kammerseptum

Kam|mer|sep|tum *nt* Scheidewand zwischen rechter und linker Herzkammer; SYN: Interventrikularseptum, Kammerscheidewand, Ventrikelseptum, Septum interventriculare

Kam|mer|sep|tum|de|fekt *m* angeborener oder erworbener Defekt der Kammerscheidewand; SYN: Ventrikelseptumdefekt

Kam|mer|ta|chy|kar|die *f* Tachykardie* mit Erregungsursprung in den Tawara*-Schenkeln; SYN: ventrikuläre Tachykardie

Kam|mer|vor|hof *m* Atrium* cordis

Kam|mer|wand|an|eu|rys|ma *nt* Aneurysma* der Herzwand; SYN: Herzwandaneurysma

Kam|mer|was|ser *nt* vom Epithel des Ziliarkörpers gebildete Flüssigkeit der vorderen und hinteren Augenkammer; SYN: Humor aquosus

Kam|mer|win|kel *m* Winkel zwischen Hornhaut und Iris in der vorderen Augenkammer; SYN: Iridokornealwinkel, Angulus iridocornealis

Kamp|fer *m* aus dem **Kampferbaum** [Cinnamomum camphora] gewonnenes ätherisches Öl; SYN: Campfer, Camphora, Campher

Kamp|fer|baum *m* s.u. Kampfer

Kam|pi|me|trie *f* Untersuchung des zentralen Gesichtsfeldbereiches

kam|po|mel *adj* →kamptomel

Kam|po|me|lie *f* →Kamptomelie

Kamp|to|dak|ty|lie *f* angeborene Beugekontraktur der Endgelenke der Finger mit

Hammerfingerbildung

kamp|to|mel *adj* Kamptomelie betreffend, von ihr betroffen oder gekennzeichnet; SYN: kampomel

Kamp|to|me|lie *f* angeborene Gliedmaßenverkrümmung; SYN: Kampomelie

ka|na|li|ku|lär *adj* Kanälchen betreffend, kanälchenähnlich

Ka|na|li|ku|lo|rhi|no|sto|mie *f* operative Verbindung von Tränengang und Nasenhöhle

Ka|na|my|cin *nt* von **Streptomyces kanamyceticus** gebildetes Aminoglykosidantibiotikum

Kan|di|da|my|ko|se *f* lokalisierte oder systemische Mykose* durch Candida*-Species [meist Candida albicans]; SYN: Candidamykose, Candidose, Soor, Soormykose, Candidiasis, Moniliasis, Moniliose, Kandidose

Kan|di|do|se *f* →Kandidamykose

Ka|ni|ko|la|fie|ber *nt* primär Hunde betreffende, selten auf den Menschen übertragene Leptospirose; verläuft milder als die Leptospirosis* icterohaemorrhagica; SYN: Canicolafieber, Leptospirosis canicola, Stuttgarter-Hundeseuche

Kankro-, kankro- *präf.* Wortelement mit der Bedeutung "Krebs/Karzinom"

kan|kro|id *adj* krebsähnlich, an einen Krebs erinnernd

kan|ne|liert *adj* geriffelt, gerieft, gerillt

Kanner-Syndrom *nt* bereits im Säuglingsalter beginnende Kontaktstörung mit Sprachstörungen oder Sprachretardierung; SYN: frühkindlicher Autismus

Kanth-, kanth *präf.* Wortelement mit der Bedeutung "Augenwinkel/Kanthus"

Kan|tha|ri|a|sis *f, pl* **-ses** durch Fliegen hervorgerufene Erkrankung

Kan|thek|to|mie *f* Lidwinkelresektion

Kan|thi|tis *f, pl* **-ti|den** Entzündung im Bereich des Lidwinkels; SYN: Augenwinkelentzündung, Canthitis

kan|thi|tisch *adj* Augenwinkelentzündung/Kanthitis betreffend, von ihr betroffen oder gekennzeichnet

Kan|tho|ly|se *f* operative Lösung des Augenwinkels

Kan|tho|plas|tik *f* Augenwinkelplastik, Lidwinkelplastik

Kan|tho|rha|phie *f* Naht des Lidwinkels; SYN: Kanthorrhaphie

Kan|tho|to|mie *f* Spaltung/Durchtrennung des äußeren Lidwinkles

Kan|thus *m, pl* **-thi** Augenwinkel; SYN: Canthus

K-Antigen *nt* Antigen* in der Bakterienkapsel; SYN: Kapselantigen

Ka|nü|le *f* Hohlnadel

Kan|zer|ä|mie *f* Auftreten von Krebszellen im Blut

Kan|ze|ro|gen *nt* krebserregende/karzinogene Substanz; SYN: Karzinogen

kan|ze|ro|gen *adj* krebserregend, krebsauslösend, krebserzeugend; SYN: karzinogen

Kan|ze|ro|ge|ne|se *f* Krebsentstehung; SYN: Karzinogenese

Kan|ze|ro|ge|ni|tät *f* kanzerogene Potenz eines Stoffes; SYN: Karzinogenität

kan|ze|ro|phob *adj* Krebsangst/Kanzerophobie betreffend, durch sie gekennzeichnet; SYN: karzinophob

Kan|ze|ro|pho|bie *f* krankhafte Angst, an einem Karzinom zu erkranken; SYN: Krebsangst, Karzinophobie

kan|ze|rös *adj* Krebs betreffend, krebsig, krebsbefallen, krebsartig; SYN: karzinomatös

Ka|o|lin *nt* Aluminiumsilikat, das als Adsorbens verwendet wird; SYN: Argilla alba, weißer Ton, Porzellanerde, Bolus alba

Ka|o|lin|lun|ge *f* →Kaolinose

Ka|o|li|no|se *f* zu den Silikatosen* gehörende Pneumokoniose* durch langjähriges Einatmen von Kaolinstaub [Aluminiumsilikat]; SYN: Kaolinpneumokoniose, Kaolinlunge, Kaolinstaublunge

Ka|o|lin|pneu|mo|ko|ni|o|se *f* →Kaolinose

Ka|o|lin|staub|lun|ge *f* →Kaolinose

Ka|pa|zi|tät *f* Speichervermögen, Speicherfähigkeit

inspiratorische Kapazität Luftmenge, die nach normaler Ausatmung maximal eingeatmet werden kann

Ka|pa|zi|ta|ti|on *f* von Östrogen stimulierte Reifung des Spermienkopfes, die das Eindringen in die Eizelle ermöglicht

ka|pil|lär *adj* Kapillare(n) betreffend, haarfein; SYN: kapillär

Ka|pil|lar|druck *m* Blutdruck in den Kapillaren

Ka|pil|la|re *f* kleinste Blutgefäße, die zwischen arteriellem und venösem Schenkel des Kreislaufs liegen; SYN: Haargefäß, Blutkapillare, Kapillare, Vas capillare

Ka|pil|lar|ek|ta|sie *f* angeborene oder erworbene Erweiterung von Kapilaren

Ka|pil|lar|em|bo|lie *f* Embolie* von Kapillaren durch verschleppte Zellen oder Krankheitserreger

Ka|pil|lar|hä|man|gi|om *nt* aus wuchernden Kapillaren bestehendes Hämangiom*; SYN: Haemangioma capillare

Ka|pil|la|ri|tis *f, pl* **-ti|den** Entzündung einer Kapillare; SYN: Kapillarenentzündung, Capillaritis

ka|pil|la|ri|tisch *adj* Kapillarenentzündung/Kapillaritis betreffend, von ihr betroffen oder gekennzeichnet

Ka|pil|lar|mi|kro|skop *nt* Mikroskop zur direkten Betrachtung von Kapillaren; SYN: Angioskop

Ka|pil|lar|mi|kro|sko|pie *f* direkte Betrachtung oberflächlicher Kapillaren mit einem Kapillarmikroskop; SYN: Kapillaroskopie, Angioskopie

Ka|pil|la|ro|sko|pie *f* →Kapillarmikroskopie

Ka|pil|lar|puls *m* sichtbares Pulsieren von Ka-

K

pillaren [z.B. **Nagelpuls**] bei Aorteninsuffizienz*; SYN: Quincke-Zeichen, Quincke-Kapillarpuls

Ka|pil|lar|re|sis|tenz *f* Widerstandsfähigkeit der Kapillarwand

Ka|pil|lar|throm|bus *m, pl* **-ben** Mikrothrombus von Kapillaren

Ka|pi|ta|tum *nt* kopfförmiger Handwurzelknochen; SYN: Kopfbein, Os capitatum

ka|pi|tu|lär *adj* Knochenkopf oder Knochenköpfchen/Capitulum betreffend

Ka|pi|tu|lum *nt, pl* **-la** Knochenkopf, Knochenköpfchen; SYN: Capitulum

Kap|no|gra|fie *f* →Kapnographie

Kap|no|gra|phie *f* Messung des Kohlendioxidgehaltes der Ausatemluft

Kap|no|me|trie *f* Messung des Kohlendioxidgehaltes

kap|no|phil *adj* biolog. kohlendioxidliebend

Kaposi-Dermatitis *f* meist bei Patienten mit endogenem Ekzem* auftretende disseminierte Aussaat von Herpes-simplex-Bläschen; SYN: Eczema herpeticatum, Eccema herpeticatum, Eccema herpetiformis, varizelliforme Eruption Kaposi, Pustulosis acuta varicelliformis, Pustulosis acuta varioliformis

Kaposi-Sarkom *nt* früher nur sporadisch auftretendes [**klassisches/sporadisches Kaposi-Sarkom**] Sarkom*, als Komplikation einer HIV-Infektion [**epidemisches Kaposi-Sarkom**] aber von zunehmender Bedeutung; initial braunrot-livide knotige Effloreszenzen der Haut und Schleimhaut mit Tendenz zur Ulzeration; im weiteren Verlauf Befall von Lymphknoten und Organen [Leber, Herz, Lunge]; SYN: Morbus Kaposi, Retikuloangiomatose, Angioretikulomatose, idiopathisches multiples Pigmentsarkom Kaposi, Sarcoma idiopathicum multiplex haemorrhagicum

Kap|pa|zis|mus *m* Sprachstörung, bei der "k" durch "t" oder "d" ersetzt wird

Kap|ron|säu|re *f* in Fetten und Ölen vorkommende gesättigte Fettsäure; SYN: Capronsäure, Butylessigsäure, Hexansäure

Kap|ryl|säu|re *f* in Fetten und Ölen vorkommende gesättigte Fettsäure; SYN: Caprylsäure, Oktansäure

Kap|sel|an|ti|gen *nt* Antigen* in der Bakterienkapsel; SYN: K-Antigen

Kap|sel|bak|te|ri|en *pl* Bakterien, die eine Schleimkapsel bilden

Kap|sel|bän|der *pl* Bänder der Gelenkkapsel; SYN: Ligamenta capsularia

Kap|sel|ent|zün|dung *f* **1.** →Kapsulitis **2.** →Kapsitis

Kap|sel|fär|bung *f* Färbung der Bakterienkapsel

Kap|sel|flie|te *f* Instrument zur Eröffnung der Linsenkapsel; SYN: Zystitom

Kap|sel|hy|a|li|no|se *f* bei einer chronischen Milzstauung entstehende knorpelartige Verdickung der Milzkapsel; SYN: Milzkapselhyalinose

Kap|sel|phleg|mo|ne *f* diffus eitrige Entzündung der Gelenkkapsel

Kap|sel|plas|tik *f* plastische Operation einer Gelenkkapsel

Kap|sel|span|ner *m* an der Gelenkkapsel ansetzender Muskel; SYN: Gelenkmuskel, Musculus articularis

Kap|sel|star *m* unter der Kapsel liegende Linsentrübungen; SYN: Cataracta capsularis

Kap|sid *nt* aus Untereinheiten [**Kapsomeren**] aufgebaute Proteinhülle des Virions; SYN: Capsid

Kap|si|tis *f, pl* **-ti|den** Entzündung der Linsenkapsel; SYN: Linsenkapselentzündung, Kapselentzündung

kap|si|tisch *adj* Linsenkapselentzündung/Kapsitis betreffend, von ihr betroffen oder gekennzeichnet

Kap|so|mer *nt* s.u. Kapsid

kap|su|lär *adj* Kapsel betreffend, kapselartig, kapselförmig

Kap|su|lek|to|mie *f* operative (Teil-)Entfernung einer Organkapsel

Kap|su|li|tis *f, pl* **-ti|den** Entzündung einer Organ- oder Gelenkkapsel; SYN: Kapselentzündung

kap|su|li|tisch *adj* Kapselentzündung/Kapsulitis betreffend, von ihr betroffen oder gekennzeichnet

kap|su|lo|len|ti|ku|lär *adj* (*Auge*) Linse und Linsenkapsel betreffend

Kap|su|lor|rha|phie *f* Naht einer (Gelenk-) Kapsel, Kapselnaht

Kap|su|lo|to|mie *f* Kapseleröffnung, Kapselspaltung

Ka|pu|zen|mus|kel *m* Musculus* trapezius

Karb-, karb- *präf.* →Karbo-

Karb|a|mid *nt* im Harn ausgeschiedenes, stickstoffhaltiges Endprodukt des Eiweißstoffwechsels; SYN: Harnstoff, Carbamid, Urea

Karb|a|mid|pur|pu|ra *f* durch eine allergische Reaktion vom Spättyp ausgelöste Entzündung mit braunroten Herden und Petechien*, primär an den Unterschenkeln und später auch am Stamm; zu den Auslösefaktoren gehören Medikamente [Karbamid], Nahrungsmittelzusätze und Hausstaub; SYN: Schamberg-Krankheit, Schamberg-Syndrom, Morbus Schamberg, progressive Pigmentpurpura, progressive pigmentöse Dermatose, Carbamidpurpura, Capillaritis haemorrhagica maculosa, Purpura pigmentosa progressiva, Purpura Schamberg, Dermatosis pigmentaria progressiva

Karbo-, karbo- *präf.* Wortelement mit der Bedeutung "Kohle/Kohlenstoff"

Kar|bo|hä|mie *f* Kohlendioxidüberschuss des Blutes; SYN: Carbohämie

Kar|bo|hy|drat|u|rie *f* (erhöhte) Kohlenhydratausscheidung im Harn; SYN: Carbohy-

draturie
Karlbollsäulre *f* aus Kohle gewonnenes Benzolderivat mit antiseptischer Wirkung; SYN: Phenol, Monohydroxybenzol, Acidum carbolicum
Karlbollulrie *f* Phenolausscheidung im Harn; SYN: Phenolurie
Karlbolnat *nt* Salz der Kohlensäure; SYN: Carbonat
Karlbolnatldelhyldraltalse *f* zinkhaltiges Enzym, das in den Erythrozyten der Magenschleimhaut und den Nierentubuli die Bildung von Kohlensäure aus Wasser und Kohlendioxid katalysiert; SYN: Kohlensäureanhydrase, Carboanhydrase
Karlbolnilsaltilon *f* Verkohlung
Karlbonlsäulre *f* organische Säure, die eine oder mehrere Karboxylgruppen [-COOH] enthält; SYN: Carbonsäure
Karlbolxyllgruplpe *f* s.u. Karbonsäure
Karlbunlkel *m* durch Staphylokokken* verursachte eitrige Entzündung mehrerer Haarfollikel; SYN: Carbunculus
karlbunlkullär *adj* Karbunkel betreffend, in der Art einer Karbunkel, karbunkelähnlich
karlbunlkullös *adj* karbunkelähnlich; SYN: karbunkulär
Karlbunlkullolse *f* Vorkommen multipler Karbunkel
Kard-, kard- *präf.* →Kardio-
Karldia *f* Mageneingang, Magenmund; SYN: Cardia, Pars cardiaca gastricae
Kardia-, kardia- *präf.* →Kardio-
Karldilalalchallalsie *f* Störung der Öffnungsfunktion der Kardia* mit Ausweitung der Speiseröhre und erhöhtem Krebsrisiko; SYN: Ösophagusachalasie, Kardiospasmus, Kardiakrampf
Karldilalinlsuflfilzilenz *f* bei Hiatushernie* auftretende Insuffizienz* des Magenmundes
Karldilalkarlzilnom *nt* von der Kardiaschleimhaut ausgehendes Adenokarzinom*
Karldilalkrampf *m* →Kardiaachalasie
Karldilalkum *nt, pl* **-ka** Herzmittel
karldilal *adj* das Herz betreffend, zum Herz gehörend
Karldilallgie *f* Herzschmerz; SYN: Kardiodynie
Karldilalplaslitik *f* Erweiterungsplastik der Kardia*; SYN: Kardioplastik, Ösophagogastroplastik
Karldilalrelsekltilon *f* →Kardiektomie
Karldilalstelnolse *f* Einengung des Mageneingangs
Karldilekltolmie *f* operative Entfernung der Kardia des Magens; SYN: Kardiaresektion
karldilnal *adj* hauptsächlich, grundlegend
Karldilnallband *nt* Verstärkungsband des breiten Mutterbandes; SYN: Ligamentum cardinale
Kardio-, kardio- *präf.* Wortelement mit der Bedeutung 1. "Herz" 2. "Magenmund/Kardia"
Karldilolanlgilollolgie *f* Teilgebiet der inneren Medizin, das sich mit Diagnose und Therapie von Erkrankungen von Herz und Gefäßen beschäftigt
karldilolalorltal *adj* Herz und Aorta betreffend oder verbindend; SYN: aortokardial
Karldilolcenltelse *f* Herzpunktion
Karldilolchallalsie *f* bei Neugeborenen auftretende Störung der Verschlussfunktion der Kardia* mit Reflux in die Speiseröhre
Karldiloldylnie *f* →Kardialgie
karldilolgen *adj* 1. aus dem Herz stammend, vom Herzen ausgehend 2. Kardiogenese betreffend
Karldilolgelnelse *f* Herzentwicklung
Karldilolgraf *m* →Kardiograph
Karldilolgralfie *f* →Kardiographie
karldilolgralfisch *adj* →kardiographisch
Karldilolgramm *nt* Röntgenkontrastaufnahme der Herzkammern
Karldilolgraph *m* Gerät zur Kardiographie*
Karldilolgralphie *f* 1. Oberbegriff für Verfahren zur Darstellung oder Aufzeichnung der Herzstruktur oder -funktion 2. Röntgenkontrastdarstellung der Herzkammern
karldilolgralphisch *adj* Kardiographie betreffend, mittels Kardiographie
karldilolhelpaltisch *adj* Herz und Leber/Hepar betreffend oder verbindend; SYN: hepatokardial
Karldilolhelpaltolmelgallie *f* Vergrößerung von Herz und Leber
Karldilolhisltilolzyt *m* bei rheumatischer Myokarditis* auftretende typische Zelle; SYN: Anitschkow-Zelle, Anitschkow-Myozyt
karldilolinlhilbiltolrisch *adj* die Herztätigkeit hemmend
karldilolkilneltisch *adj* die Herztätigkeit stimulierend
Karldilolkylmolgralfie *f* →Kardiokymographie
karldilolkylmolgralfisch *adj* →kardiokymographisch
Karldilolkylmolgralphie *f* Aufzeichnung der Herzbewegung mit einem Elektrokymograph
karldilolkylmolgralphisch *adj* Kardiokymographie betreffend, mittels Kardiokymographie
Karldilollilpin *f* →Cardiolipin
Karldilollolge *m* Arzt für Kardiologie*
Karldilollolgie *f* Teilgebiet der inneren Medizin, das sich mit Diagnose und Therapie von Erkrankung des Herzens beschäftigt
Karldilollolgin *f* Ärztin für Kardiologie*
Karldilollylse *f* operative Herzlösung, Herzmobilisierung
Karldilolmelgallie *f* Herzvergrößerung
karldilolmuslkullär *adj* Herzmuskel/Myokard betreffend
Karldilolmylolpalthie *f* Oberbegriff für Erkrankungen der Herzmuskulatur, die alle zu Hypertrophie* des Myokards führen; SYN: Myokardiopathie, Cardiomyopathie
alkoholische Kardiomyopathie →alkoholtoxische Kardiomyopathie

alkohol-toxische Kardiomyopathie durch chronischen Alkoholgenuss verursachte Kardiomyopathie; SYN: alkoholische Kardiomyopathie

dilatative Kardiomyopathie →kongestive Kardiomyopathie

hypertrophische Kardiomyopathie Kardiomyopathie mit Hypertrophie v.a. des linken Ventrikels und der Kammerscheidewand

hypertrophische nichtobstruktive Kardiomyopathie hypertrophische Kardiomyopathie ohne Ausflussbehinderung

hypertrophische obstruktive Kardiomyopathie hypertrophische Kardiomyopathie mit Ausflussbehinderung

idiopathische Kardiomyopathie Kardiomyopathie ohne nachweisbare Ursache; SYN: primäre Kardiomyopathie

kongestive Kardiomyopathie Kardiomyopathie mit Hypertrophie und Erweiterung der Ventrikel; SYN: dilatative Kardiomyopathie

obliterative Kardiomyopathie →restriktive Kardiomyopathie

primäre Kardiomyopathie →idiopathische Kardiomyopathie

restriktive Kardiomyopathie Kardiomyopathie durch eine Störung der Ausdehnungsfähigkeit des Ventrikels, z.B. bei Endomyokardfibrose*; SYN: obliterative Kardiomyopathie

Kar|di|o|my|o|to|mie *f* Längsdurchtrennung der Kardiamuskulatur bei Achalasie*; SYN: Ösophagokardiomyotomie, Heller-Operation, Kardiotomie

kar|di|o|neu|ral *adj* Herz und Nervensystem betreffend; SYN: neurokardial

Kar|di|o|pal|mus *m* verstärkte und beschleunigte Herzaktion, die als unangenehm empfunden wird; SYN: Palpitation, Palpitatio cordis, Herzklopfen

Kar|di|o|pa|thie *f* Herzerkrankung, Herzleiden

arteriosklerotische Kardiopathie durch eine Arteriosklerose der Herzgefäße hervorgerufene Kardiopathie

kar|di|o|pa|thisch *adj* Herzerkrankung/Kardiopathie betreffend, von einer Herzerkrankung betroffen

Kar|di|o|pe|ri|kar|di|tis *f, pl* **-ti|den** gleichzeitige Entzündung von Herzmuskel und Herzbeutel/Perikard

kar|di|o|pe|ri|kar|di|tisch *adj* Kardioperikarditis betreffend, von ihr betroffen oder gekennzeichnet

kar|di|o|phob *adj* Kardiophobie betreffend, durch sie gekennzeichnet

Kar|di|o|pho|bie *f* krankhafte Angst vor einem Herzanfall durch eine bestehende oder angenommene Herzerkrankung; SYN: Herzphobie, Herzangst

Kar|di|o|plas|tik *f* →Kardiaplastik

kar|di|o|pleg *adj* Kardioplegie betreffend, einen Herzstillstand herbeiführend

Kar|di|o|ple|gie *f* (künstlich induzierter) Herzstillstand

Kar|di|o|pto|se *f* Herztiefstand, meist in Verbindung mit einer Enteroptose*; SYN: Herzsenkung, Wanderherz, Bathykardie

kar|di|o|pul|mo|nal *adj* Herz und Lunge(n)/Pulmo betreffend oder verbindend; SYN: pneumokardial

kar|di|o|re|nal *adj* Herz und Niere(n)/Ren betreffend; SYN: renokardial

kar|di|o|re|spi|ra|to|risch *adj* Herz und Atmung betreffend

Kar|di|or|rha|phie *f* Herzmuskelnaht

Kar|di|or|rhe|xis *f* Ruptur der Herwand, Herzwandruptur

kar|di|o|se|lek|tiv *adj* mit selektiver Wirkung auf das Herz

Kar|di|o|skle|ro|se *f* zu Herzinsuffizienz führende Fibrose* und Verhärtung des Herzmuskelgewebes; SYN: Herzmuskelsklerose, Herzsklerose, Herzmuskelfibrose, Herzfibrose, Myokardfibrose, Myofibrosis cordis

kar|di|o|skle|ro|tisch *adj* Kardiosklerose betreffend, von ihr betroffen oder durch sie bedingt

Kar|di|o|skop *nt* Gerät zur direkten Betrachtung der EKG-Kurve; SYN: Elektrokardioskop, Oszillokardioskop

Kar|di|o|sko|pie *f* direkte Darstellung der EKG-Kurve auf einem Sichtgerät; SYN: Elektrokardioskopie, Oszillokardioskopie

Kar|di|o|spas|mus *m* Störung der Öffnungsfunktion der Kardia* mit Ausweitung der Speiseröhre und erhöhtem Krebsrisiko; SYN: Ösophagusachalasie, Kardiaachalasie, Kardiakrampf

Kar|di|o|to|ko|graf *m* →Kardiotokograph

Kar|di|o|to|ko|gra|fie *f* →Kardiotokographie

kar|di|o|to|ko|gra|fisch *adj* →kardiotokographisch

Kar|di|o|to|ko|gramm *nt* Aufzeichnung der fetalen Herzfrequenz und Wehentätigkeit

Kar|di|o|to|ko|graph *m* Gerät zur Kardiotokographie*

Kar|di|o|to|ko|gra|phie *f* gleichzeitige Aufzeichnung von fetalem Herzschlag und Wehentätigkeit

kar|di|o|to|ko|gra|phisch *adj* Kardiotokographie betreffend, mittels Kardiotokographie

Kar|di|o|to|mie *f* **1.** Herzeröffnung, Herzschnitt **2.** →Kardiomyotomie

kar|di|o|to|nisch *adj* die Herztätigkeit stärkend; SYN: herzstärkend, herztonisierend

kar|di|o|to|xisch *adj* das Herz schädigend; SYN: herzschädigend

Kar|di|o|val|vu|lo|to|mie *f* Herzklappenspaltung

kar|di|o|vas|ku|lär *adj* Herz und Kreislauf oder Herz und Gefäße betreffend

Kar|di|o|ver|si|on *f* Normalisierung des Herzrhythmus durch Medikamente oder elektrischen Strom

Kar|di|o|ze|le *f* angeborene Verlagerung des Herzen aus dem Brustkorb, z.B. in den Bauchraum [**Ektocardia abdominalis/ subthoracica**]; SYN: Ektokardie, Ektocardia, Hernia cordis

Kar|di|o|zen|te|se *f* Herzpunktion

Kar|di|tis *f, pl* **-ti|den** Herzentzündung; Oberbegriff für Endocarditis*, Myocarditis*, Pericarditis* und Pancarditis*; SYN: Carditis

kar|di|tisch *adj* Herzentzündung/Karditis betreffend, von ihr betroffen oder gekennzeichnet

Ka|ri|es *f* **1.** Knochenkaries, Knochenfraß, Knochenschwund; SYN: Caries **2.** Zahnkaries, Zahnfäule, Zahnfäulnis; SYN: Caries dentium

Ka|ri|na *f* Kiel, kielförmige Struktur; SYN: Carina

ka|ri|o|gen *adj* eine Kariesbildung fördernd oder auslösend

Ka|ri|o|ge|ne|se *f* Kariesentstehung, Kariesbildung

ka|ri|ös *adj* von Karies betroffen oder befallen, angefault, zerfressen

kar|mi|na|tiv *adj* gegen Blähungen wirkend

Kar|mi|na|ti|vum *nt, pl* **-va** Mittel gegen Blähungen; SYN: Carminativum

Kar|ni|fi|ka|ti|on *f* Verfestigung von Lungengewebe bei chronischer Pneumonie*

Kar|ni|tin *nt* vitaminähnlicher Wirkstoff, der in der Mitochondrienmembran als Carrier für Acyl-Reste fungiert; SYN: Carnitin

kar|ni|vor *adj* (*biolog.*) fleischfressend

Kar|ni|vo|ren *pl* (*biolog.*) Fleischfresser; SYN: Carnivora

Karnofsky-Index *m* Index zur Bewertung des Allgemeinbefindens von Patienten; SYN: Aktivitätsindex, Karnofsky-Skala

Kar|no|sin *nt* im Muskel vorkommendes Protein; SYN: Carnosin, β-Alanin-L-Histidin

Kar|no|sin|ä|mie *nt* Erhöhung des Karnosinspiegels im Blut; SYN: Carnosinämie

Kar|no|sin|u|rie *f* erhöhte Karnosinausscheidung im Harn; SYN: Carnosinurie

Ka|ro|ti|do|dy|nie *f* Schmerzen entlang der Arteria* carotis communis

Ka|ro|tin *nt* Gruppe von Pflanzenfarbstoffen, die im Körper in Vitamin* A umgewandelt werden; SYN: Carotin

β-Karotin zur Provitamin A-Gruppe gehörende Substanz, die als Dermatikum verwendet wird; SYN: β-Carotin, Betacarotin, Provitamin A

Ka|ro|tin|ä|mie *f* erhöhter Karotingehalt des Blutes; SYN: Hyperkarotinämie, Carotinämie

Ka|ro|tin|gelb|sucht *f* durch eine Erhöhung der Karotine* hervorgerufene Gelbfärbung der Haut; relativ häufig bei Säuglingen durch Karotten verursacht; SYN: Karotinikterus, Carotinosis, Carotingelbsucht, Carotinikterus, Karotinodermie, Carotinodermia, Carotinodermie, Xanthodermie, Aurantiasis cutis

Ka|ro|tin|ik|te|rus *m* →Karotingelbsucht

Ka|ro|ti|no|der|mie *f* →Karotingelbsucht

Ka|ro|ti|no|id *nt* aus Isopreneinheiten aufgebaute Pflanzenfarbstoffe, zu denen u.a. Karotin gehört; SYN: Carotinoid

Ka|ro|tis *f, pl* **-ti|den** Kurzbezeichnung für Arteria* carotis communis, externa oder interna

Ka|ro|tis|an|gi|o|gra|fie *f* →Karotisangiographie

Ka|ro|tis|an|gi|o|gramm *nt* Röntgenkontrastaufnahme der Arteria* carotis (interna) und ihrer Äste

Ka|ro|tis|an|gi|o|gra|phie *f* Röntgenkontrastdarstellung der Arteria* carotis (interna) und ihrer Äste; SYN: Karotisarteriographie

Ka|ro|tis|ar|te|ri|o|gra|fie *f* →Karotisarteriographie

Ka|ro|tis|ar|te|ri|o|gra|phie *f* →Karotisangiographie

Ka|ro|tis|drei|eck *nt* muskulär begrenztes Dreieck am Hals; Teilungsort der Arteria carotis communis; SYN: Trigonum caroticum

Ka|ro|tis|drü|se *f* Paraganglion der Karotisgabel; spricht auf Änderungen des Sauerstoffpartialdruckes und des pH-Wertes an; SYN: Glomus caroticum

Ka|ro|tis|ga|bel *f* Teilung der Arteria* carotis communis in Arteria* carotis interna und externa; SYN: Bifurcatio carotidis

Ka|ro|tis|ka|nal *m* Kanal für die Arteria carotis interna im Felsenbein; SYN: Canalis caroticus

Karotis-Kavernosus-Anastomose *f* →Karotis-Kavernosus-Fistel

Karotis-Kavernosus-Fistel *f* meist erworbene Fistel zwischen Arteria* carotis interna und Sinus* cavernosus; SYN: Karotis-Kavernosus-Anastomose

Ka|ro|tis|puls *m* am Hals fühlbarer Puls der Arteria* carotis communis

Ka|ro|tis|puls|kur|ve *f* Aufzeichnung der Pulskurve der Arteria* carotis communis

Ka|ro|tis|schei|de *f* bindegewebige Scheide um die Halsgefäße; SYN: Vagina carotica

Ka|ro|tis|si|nus *m* Erweiterung der Arteria* carotis communis an der Karotisgabel; SYN: Carotissinus, Sinus caroticus

Ka|ro|tis|si|nus|nerv *m* Ast des Nervus* glossopharyngeus zum Sinus caroticus; SYN: Hering-Blutdruckzügler, Ramus sinus carotici nervi glossopharyngei

Ka|ro|tis|si|nus|re|flex *m* Abfall von Blutdruck und Herzfrequenz bei Schlag auf den Karotissinus

hyperaktiver Karotissinusreflex →Karotissinussyndrom

Ka|ro|tis|si|nus|syn|drom *nt* durch Schlag oder Druck auf den Karotissinus ausgelöste Bradykardie*; evtl. auch Hypotonie oder

Bewusstlosigkeit; SYN: hyperaktiver Karotissinusreflex, Charcot-Weiss-Baker-Syndrom, Carotis-sinus-Syndrom

Ka|ro|tis|si|phon *m* S-förmiger Abschnitt der Arteria* carotis interna in der Schädelhöhle

Ka|ro|tis|ste|no|se *f* Stenose der Arteria* carotis communis [**Arteria-carotis-communis-Stenose**] oder Arteria* carotis interna [**Arteria-carotis-interna-Stenose**]; anfangs symptomlos, kommt es im weiteren Verlauf zu zerebralen Durchflussstörungen bis hin zum kompletten ischämischen Hirninfarkt*; in seltenen Fällen zeigt auch eine **Arteria-carotis-externa-Stenose** die gleiche Symptomatik

Karp-, karp- *präf.* →Karpo-

kar|pal *adj* Handwurzel(knochen)/Karpus betreffend

Kar|pal|ge|len|ke *pl* →Interkarpalgelenke

Kar|pal|ka|nal *m* →Karpaltunnel

Kar|pal|kno|chen *pl* Handwurzelknochen; SYN: Carpalia, Ossa carpi, Ossa carpalia

Kar|pal|tun|nel *m* zwischen den Handwurzelknochen und dem Retinaculum flexorum liegender Kanal, durch den u.a. der Nervus* medianus zieht; SYN: Handwurzelkanal, Handwurzeltunnel, Karpalkanal, Canalis carpi

Kar|pal|tun|nel|syn|drom *nt* durch Druckschädigung des Nervus* medianus im Karpaltunnel* hervorgerufene Atrophie des Daumenballens; SYN: Medianuskompressionssyndrom

Kar|pek|to|mie *f* teilweise oder vollständige Amputation eines Mittelhandknochens

Karpo-, karpo- *präf.* Wortelement mit der Bedeutung "Handwurzel/Carpus"

kar|po|kar|pal *adj* zwischen den Handwurzelknochen/Karpalknochen (liegend), Karpalknochen verbindend

kar|po|me|ta|kar|pal *adj* Handwurzel und Mittelhand/Metakarpus betreffend

Kar|po|me|ta|kar|pal|ge|len|ke *pl* Gelenke zwischen Handwurzel- und Mittelhandknochen; SYN: CM-Gelenke, Articulationes carpometacarpales

Kar|po|me|ta|kar|pal|re|flex *m* Kontraktion der Fingermuskeln nach Beklopfen des Handrückens; SYN: Handrückenreflex

Kar|po|pe|dal|spas|men *pl* bei Tetanie* auftretende typische Krämpfe von Händen [**Pfötchenstellung, Geburtshelferstellung**] und Füßen

kar|po|pha|lan|ge|al *adj* Handwurzel und Fingerglieder/Phalanges betreffend

kar|po|ul|nar *adj* Elle/Ulna und Handwurzel/Karpus betreffend oder verbindend; SYN: ulnokarpal

Kar|pus *m, pl* **-pi** Handwurzel, Handwurzelgelenk; SYN: Carpus

Kartagener-Syndrom *nt* Fehlbildungssyndrom mit Situs* inversus und Bronchiektasie*

kar|ti|la|gi|när *adj* Knorpel betreffend, aus Knorpel bestehend; SYN: knorpelig, knorplig, verknorpelt, chondral

Kartoffel-Glyzerin-Blut-Agar *m/nt* Spezialagar zur Züchtung von Bordetella pertussis; SYN: Bordet-Gengou-Agar

Kar|tof|fel|le|ber *f* Leber mit großknotigem Gewebeumbau nach Zellnekrose

Kar|tof|fel|na|se *f* v.a. ältere Männer betreffende, allmählich zunehmende, unförmige Auftreibung der Nase durch eine Hyperplasie der Talgdrüsen; meist Teilsyndrom der Rosacea*; SYN: Säufernase, Pfundnase, Knollennase, Rhinophym, Rhinophyma

Ka|run|kel *f* **1.** Schleimhauthöcker im inneren Augenwinkel; SYN: Tränenwärzchen, Caruncula lacrimalis **2.** Schleimhauthöcker an der Mündung von Ductus* sublingualis major und Ductus* submandibularis unter der Zunge; SYN: Caruncula sublingualis

Kary-, kary- *präf.* →Karyo-

Karyo-, karyo- *präf.* Wortelement mit der Bedeutung "Kern/Zellkern/Nukleus"

ka|ry|o|gam *adj* Karyogamie betreffend

Ka|ry|o|ga|mie *f* Verschmelzung der Kerne oder Chromosomen bei der Befruchtung

ka|ry|o|gen *adj* Karyogenese betreffend, den Zellkern bildend

Ka|ry|o|ge|ne|se *f* Zellkernentwicklung

Ka|ry|o|gramm *nt* Anordnung der Chromosomenpaare nach Größe der Chromosomen und Lage des Zentromers; SYN: Idiogramm

Ka|ry|o|ki|ne|se *f* Zellteilung mit erbgleicher Verteilung der Chromosomen; während der Karyokinese kommt es zur Ausbildung einer Teilungsspindel und dem Sichtbarwerden der Chromosomen; SYN: Mitose, mitotische Zellteilung, indirekte Kernteilung

ka|ry|o|ki|ne|tisch *adj* Karyokinese betreffend; SYN: mitotisch, karyomitotisch

Ka|ry|o|kla|sie *f* Kernzerbrechlichkeit, Kernauflösung

ka|ry|o|klas|tisch *adj* Karyoklasie betreffend

Ka|ry|o|lym|phe *f* Kernsaft

Ka|ry|o|ly|se *f* Zellkernauflösung, Kernauflösung

ka|ry|o|ly|tisch *adj* Karyolyse betreffend oder auslösend, von ihr gekennzeichnet

Ka|ry|o|me|gal|lie *f* Kernvergrößerung

Ka|ry|o|mi|to|se *f* mitotische Kernteilung

ka|ry|o|mi|to|tisch *adj* Karyomitose betreffend, von ihr betroffen oder gekennzeichnet

Ka|ry|on *nt* Zellkern; SYN: Nukleus, Nucleus

Ka|ry|o|plas|ma *nt* Protoplasma* des Zellkerns; SYN: Kernprotoplasma, Nukleoplasma

ka|ry|o|plas|ma|tisch *adj* Kernplasma/Karyoplasma betreffend; SYN: nukleoplasmatisch

Ka|ry|o|pyk|no|se *f* Schrumpfung und Verdichtung des Zellkerns; SYN: Kernschrumpfung, Kernverdichtung, Kernpyknose, Pyknose

ka|ry|o|pyk|no|tisch *adj* Karyopyknose betreffend, von ihr betroffen oder gekennzeichnet; SYN: pyknotisch

Ka|ry|o|rhe|xis *f* Zellkernzerfall, Kernzerfall; SYN: Karyorrhexis

ka|ry|or|rhek|tisch *adj* Karyorrhexis betreffend oder verursachend

Ka|ry|or|rhe|xis *f* Zellkernzerfall, Kernzerfall; SYN: Karyorhexis

Ka|ry|o|so|men *pl* Chromatinkernchen im Zellkern

Ka|ry|o|the|ka *f* den Zellkern umgebende Membran; SYN: Kernhülle, Kernwand, Nucleolemma, Kernmembran

Ka|ry|o|typ *m* Gesamtheit der Chromosomen einer Zelle

Karzino-, karzino- *präf.* Wortelement mit der Bedeutung "Krebs/Karzinom"

Kar|zi|no|gen *nt* krebserregende/karzinogene Substanz; SYN: Kanzerogen

kar|zi|no|gen *adj* krebserregend, krebsauslösend, krebserzeugend; SYN: kanzerogen

Kar|zi|no|ge|ne|se *f* Krebsentstehung; SYN: Kanzerogenese

Kar|zi|no|ge|ni|tät *f* kanzerogene Potenz eines Stoffes; SYN: Kanzerogenität

Kar|zi|no|id *nt* semimaligner Tumor, der Serotonin* und andere Peptide produzieren kann

Kar|zi|no|id|syn|drom *nt* durch ein Karzinoid* ausgelöste Symptome eines Hyperserotoninismus [Durchfälle, anfallsweise Blutwallungen]; SYN: Flushsyndrom, Biörck-Thorson-Syndrom

Kar|zi|no|ly|se *f* Auflösung eines Karzinoms durch Antikörper oder Therapeutika

kar|zi|no|ly|tisch *adj* Karzinolyse betreffend oder auslösend

Kar|zi|nom *nt* bösartiger, vom Epithel von Haut, Schleimhaut und Organen ausgehender Tumor; häufigste maligne Geschwulst [ca. 80%]; SYN: Carcinoma, malignes Epitheliom, Krebs, Carcinoma

cholangiozelluläres Karzinom von den intrahepatischen Gallengängen ausgehender bösartiger Tumor; SYN: Gallengangskarzinom, malignes Cholangiom, Carcinoma cholangiocellulare

hellzelliges Karzinom Plattenepithelkarzinom mit großen hellen Zellen; SYN: Klarzellkarzinom, Klarzellenkarzinom, Carcinoma clarocellulare

hepatozelluläres Karzinom von den Leberzellen ausgehendes Karzinom; SYN: primäres Leberzellkarzinom, malignes Hepatom, Carcinoma hepatocellulare

hypernephroides Karzinom durch helle Zellen charakterisierter, häufigster bösartiger Nierentumor, der Männer häufiger befällt als Frauen; SYN: klarzelliges Nierenkarzinom, maligner Grawitz-Tumor, Hypernephrom

intraepitheliales Karzinom →präinvasives Karzinom

kolorektales Karzinom s.u. Kolonkarzinom

lymphoepitheliales Karzinom in Afrika und Asien auftretendes Karzinom des Nasenrachens durch das Epstein-Barr*-Virus; SYN: Schmincke-Tumor, Lymphoepitheliom

präinvasives Karzinom Karzinom von Haut oder Schleimhaut, das die Basalmembran noch nicht durchbrochen hat; SYN: Oberflächenkarzinom, intraepitheliales Karzinom, Carcinoma in situ

szirrhöses Karzinom Karzinom mit harter Konsistenz durch ein Überwiegen von Stromaanteilen; SYN: Faserkrebs, Szirrhus, Scirrhus, Skirrhus, Carcinoma scirrhosum

kar|zi|no|ma|tös *adj* Karzinom betreffend, von ihm betroffen oder gekennzeichnet; SYN: krebsig, karzinomartig

Kar|zi|no|ma|to|se *f* diffuser Befall des gesamten Körpers, eines Organs oder einer Körperhöhle mit Karzinommetastasen; SYN: Carcinosis, Karzinose

kar|zi|no|phil *adj* mit Affinität zu Karzinomen

kar|zi|no|phob *adj* →kanzerophob

Kar|zi|no|pho|bie *f* →Kanzerophobie

Kar|zi|no|sar|kom *nt* bösartiger Mischtumor mit karzinomatösen und sarkomatösen Anteilen; SYN: Carcinosarcoma

Kar|zi|no|se *f* diffuser Befall des gesamten Körpers, eines Organs oder einer Körperhöhle mit Karzinommetastasen; SYN: Carcinosis, Karzinomatose

kar|zi|no|sta|tisch *adj* das Karzinomwachstum hemmend

Kasabach-Merritt-Syndrom *nt* Syndrom mit Riesenhämangiomen, Thrombopenie* und Blutungsneigung; SYN: Hämangiom-Thrombopenie-Syndrom, Thrombozytopenie-Hämangiom-Syndrom, Thrombopenie-Hämangiom-Syndrom

Ka|se|in *nt* inhomogene Gruppe von Milcheiweißen; Hauptbestandteil der Milch; SYN: Casein

Kä|se|schmie|re *f* aus Epidermiszellen und Talgdrüsensekret bestehende Schmiere auf der Haut von Säuglingen, die das Herausgleiten bei der Geburt erleichtert; SYN: Fruchtschmiere, Vernix caseosa

Kä|se|ver|gif|tung *f* bei Patienten mit Monoaminooxidasehemmern auftretende akute Hochdruckkrise nach Verzehr amin-reicher Käsesorten; SYN: Tyrotoxikose

Kas|ka|den|ma|gen *m* in der Röntgenkontrastdarstellung sichtbare Lagevariante des Magens

Kas|tra|ti|on *f* Ausschaltung oder Entfernung der männlichen oder weiblichen Keimdrüsen; SYN: Kastrierung

Kas|tra|ti|ons|be|strah|lung *f* Kastration mittels Röntgenbestrahlung; SYN: Röntgenkastration

Kas|trie|rung *f* →Kastration
Ka|su|is|tik *f* Beschreibung von Krankheitsfällen
Kat-, kat- *präf.* →Kata-
Kata-, kata- *präf.* Wortelement mit der Bedeutung "herab/hinunter/abwärts"
Ka|ta|bi|o|se *f* Verbrauch lebender Substanz im Rahmen der normalen Zellvorgänge
ka|ta|bi|ot *adj* →katabiotisch
ka|ta|bi|o|tisch *adj* Katabiose betreffend, von ihr betroffen oder gekennzeichnet; SYN: katabiot
ka|ta|bol *adj* den Abbaustoffwechsel/Katabolismus betreffend; SYN: katabolisch
Ka|ta|bo|lie *f* Abbaustoffwechsel; SYN: Katabolismus
ka|ta|bo|lisch *adj* →katabol
Ka|ta|bo|lis|mus *m* Abbaustoffwechsel; SYN: Katabolie
ka|ta|di|opt|risch *adj* kombiniert reflektorisch und refraktär
Ka|tal *nt* Maßeinheit der Enzymaktivität
Ka|ta|la|se *f* Häminenzym, das die Spaltung von Wasserstoffperoxid in Wasser und Sauerstoff katalysiert
Ka|ta|lep|sie *f* Verharren in einer einmal eingenommenen Körperstellung
ka|ta|lep|ti|form *adj* katalepsieähnlich; SYN: kataleptoid
ka|ta|lep|tisch *adj* Katalepsie betreffend, von ihr betroffen oder gekennzeichnet
ka|ta|lep|to|id *adj* →kataleptiform
Ka|ta|ly|sa|tor *m* Substanz, die den Ablauf einer chemischen Reaktion beschleunigt; SYN: Akzelerator
Ka|ta|ly|se *f* Beschleunigung einer chemischen Reaktion
ka|ta|ly|tisch *adj* Katalyse betreffend
Ka|tam|ne|se *f* Krankheitszusammenfassung und Stellung einer Prognose nach Abschluss der Behandlung
ka|tam|nes|tisch *adj* Katamnese betreffend
Ka|ta|pho|re|se *f* therapeutische Anwendung von Gleichstrom zum Einbringen von Medikamenten durch die Haut; SYN: Ionentherapie, Iontophorese
ka|ta|pho|re|tisch *adj* Kataphorese betreffend, mittels Kataphorese
Ka|ta|pla|sie *f* Rückentwicklung eines Gewebes
ka|ta|plek|tisch *adj* Kataplexie betreffend, von ihr betroffen oder gekennzeichnet
Ka|ta|ple|xie *f* plötzlicher Tonusverlust der Halte- und Streckmuskulatur bei starker affektiver Belastung [Schreck, unkontrolliertes Lachen]; SYN: Gelolepsie, Geloplegie, Lachschlag, Schrecklähmung, Tonusverlustsyndrom
Ka|ta|rakt *f* angeborene oder erworbene Linsentrübung; SYN: grauer Star, Cataracta
juvenile Katarakt bereits im Jugendalter auftretende Katarakt, z.B. bei Diabetes* mellitus; SYN: Cataracta juvenilis
metabolische Katarakt stoffwechselbedingte Katarakt, z.B. bei Diabetes* mellitus
nutritive Katarakt Katarakt bei Fehl- oder Mangelernährung
perinukleäre Katarakt Katarakt mit Trübung um den Linsenkern
ka|ta|rak|to|gen *adj* die Starentwicklung fördernd oder auslösend
Ka|tarr *m* →Katarrh
ka|tar|ra|lisch *adj* →katarrhalisch
Ka|tarrh *m* seröse Schleimhautentzündung; SYN: katarrhalische Entzündung, Katarr
ka|tar|rha|lisch *adj* Katarrh betreffend, mit einem Katarhh; SYN: katarralisch
ka|ta|thym *adj* Katathymie betreffend
Ka|ta|thy|mie *f* affekt-bedingte Verfälschung von Wahrnehmung und Erinnerung; plötzliche Stimmungsschwankung
Ka|ta|to|nie *f* psychische Erkrankung, bei der Störungen der Willkürmotorik im Vordergrund stehen; SYN: katatone Schizophrenie
Katayama-Fieber *nt* akute Schistosomiasis* durch Schistosoma* japonicum; SYN: Katayama-Krankheit, Katayama-Syndrom, Yangste-Fieber
Ka|te|chin|a|min *nt* →Katecholamin
Ka|te|chol|a|min *nt* von Brenzkatechin abgeleitetes biogenes Amin, z.B. Adrenalin, Noradrenalin; SYN: Katechinamin, Catecholamin
ka|te|chol|a|min|erg *adj* auf Katecholamine als Transmitter ansprechend; SYN: katecholaminergisch
Kat|gut *nt* resorbierbares Nahtmateriel aus Rinder- oder Hammeldarm; SYN: Catgut
Ka|thar|sis *f* seelische Reinigung, Läuterung, Abreaktion
ka|thar|tisch *adj* Katharsis betreffend
Ka|the|ter *m* röhren- oder schlauchförmiges, starres oder flxibles Instrument zur Einführung in Hohlorgane oder Gefäße
Ka|the|ter|an|gi|o|gra|fie *f* →Katheterangiographie
Ka|the|ter|an|gi|o|gra|phie *f* Angiographie* mit Kontrastmittelinjektion über einen Katheter
Ka|the|ter|ar|te|ri|o|gra|fie *f* →Katheterarteriographie
Ka|the|ter|ar|te|ri|o|gra|phie *f* Arteriographie* mit Kontrastmittelinjektion über einen Katheter
Ka|the|ter|di|la|ta|ti|on *f* Gefäßerweiterung durch einen Ballonkatheter
Ka|the|ter|em|bo|lie *f* Embolie* durch einen abgebrochenen Katheterteil
Ka|the|ter|em|bo|li|sa|ti|on *f* therapeutische Embolisation über einen Gefäßkatheter
Ka|the|ter|fie|ber *nt* akutes Fieber bei Keimverschleppung beim Katheterisieren oder Eingriffen an der Harnröhre; SYN: Urethralfieber, Harnfieber, Febris urethralis
Ka|the|te|ri|sie|rung *f* Einführung eines Katheters; SYN: Katheterismus
Ka|the|te|ris|mus *m* →Katheterisierung

Ka|the|ter|sep|sis *f* Sepsis* bei Keimverschleppung beim Katheterisieren
Ka|the|ter|u|rin *m* mittels Blasenkatheter entnommener Harn
kath|i|so|phob *adj* Kathisophobie betreffend, durch sie gekennzeichnet
Kath|i|so|pho|bie *f* krankhafte Angst vor dem Stillsitzen
Ka|tho|de *f* negativ geladene Elektrode; SYN: Katode
Ka|tho|den|strah|len *pl* von der Kathode ausgehende Elektronenstrahlen; SYN: Kathodenstrahlung
ka|tho|disch *adj* Kathode betreffend; SYN: katodisch
Kat|i|on *nt* positive geladenes Ion*
kat|i|o|nisch *adj* Kation betreffend
Ka|to|de *f* negativ geladene Elektrode; SYN: Kathode
ka|to|disch *adj* Kathode betreffend; SYN: kathodisch
Kat|zen|au|ge, a|mau|ro|ti|sches *nt* grünlichgelber Reflex eines erblindeten Auges bei Retinoblastom* oder Pseudogliom der Netzhaut
Kat|zen|kratz|krank|heit *f* durch Katzen übertragene, regionale Lymphknotenentzündung durch verschiedene Bakterien; SYN: benigne Inokulationslymphoretikulose, cat-scratch-disease, Miyagawanellose, benigne infektiöse Lymphoretikulose
Kat|zen|le|ber|e|gel *m* v.a. in Osteuropa und Asien vorkommender Erreger der Opisthorchiasis*; SYN: Opisthorchis felineus
Kat|zen|räu|de *f* von Katzen auf den Menschen übertragene Erkrankung mit stark juckenden Papeln
Kat|zen|schrei|syn|drom *nt* durch Verlust des kurzen Armes von Chromosom 5 verursachtes Fehlbildungssyndrom mit Gesichts- und Schädelfehlbildungen und charakteristischem katzenähnlichem Schreien der Kinder; SYN: Cri-du-chat-Syndrom, Lejeune-Syndrom
Kat|zen|spul|wurm *m* Erreger der Toxocariasis*; SYN: Toxocara cati, Toxocara mystax
Kau|da *f* Schwanz, Schweif; SYN: Cauda
kau|dal *adj* **1.** fußwärts/schwanzwärts (gelegen), zum Schwanz hin, nach dem unterem Körperende hin; SYN: caudal, inferior **2.** Cauda equina betreffend
Kau|dal|an|äs|the|sie *f* Periduralanästhesie* mit Injektion des Lokalanästhetikums durch den Hiatus* sacralis in den Sakralkanal; SYN: Sakralanästhesie, Hiatusanästhesie
Kauda-Syndrom *nt* neurologische Ausfälle nach Schädigung der Cauda* equina; SYN: Caudasyndrom, Cauda-equina-Syndrom
kau|do|ke|phal *adj* vom hinteren/unteren Ende zum Kopf (gerichtet oder verlaufend); SYN: kaudozephal
Kauffmann-White-Schema *nt* Aufteilung der Salmonella*-Species auf Grund ihrer Antigenstruktur
Kau|mus|kel *m* Musculus* masseter
kau|sal *adj* Ursache betreffend, auf die Ursache gerichtet, ursächlich
Kau|sal|be|hand|lung *f* gegen die Ursache einer Erkrankung gerichtete spezifische Behandlung
Kau|sal|gie *f* nach einer Nervenverletzung auftretender, heftig brennender Schmerz, v.a. der Hände und Füße
Kaus|tik *f* Gewebezerstörung durch Ätzmittel oder elektrischen Strom; SYN: Kauterisation, Kauterisieren
Kaus|ti|kum *nt, pl* **-ka** Mittel mit gewebezerstörender Wirkung; SYN: Ätzmittel
kaus|tisch *adj* ätzend, beißend, brennend
Kau|te|len *pl* Vorsichtsmaßregeln
Kau|te|ri|sa|ti|on *f* →Kaustik
Kau|te|ri|sie|ren *nt* →Kaustik
Kau|tschuk|haut *f* überdehnbare, in Falten abhebbare Haut, z.B. bei Ehlers-Danlos-Syndrom; SYN: Gummihaut, Cutis hyperelastica
Kau|tschuk|kopf *m* →Kautschukschädel
Kau|tschuk|schä|del *m* durch Störung der Osteoblastenfunktion hervorgerufene Weichheit der Schädelknochen; SYN: Caput membranaceum, Kautschukkopf
Ka|va|ka|the|ter *m* meist über Arm- oder Jugularvenen eingeführter Katheter, der in der oberen oder unteren Hohlvene plaziert wird; SYN: Cavakatheter, zentraler Venenkatheter
Kava-Pulmonalis-Anastomose *f* End-zu-End-Anastomose von Vena* cava superior und Arteria* pulmonalis dextra zur Verbesserung der Lungendurchblutung, z.B. bei Trikuspidalatresie; SYN: Glenn-Operation
Ka|ver|ne *f* Hohlraum, Höhle; (*anatom.*) Caverna
Ka|ver|nen|er|öff|nung *f* →Kavernotomie
Ka|ver|nen|jauch|zen *nt* bei der Auskultation über einer Lungenkaverne hörbares grobes Giemen; SYN: Kavernenjuchzen
Ka|ver|ni|tis *f, pl* **-ti|den** Entzündung der Penisschwellkörper; SYN: Cavernitis
ka|ver|ni|tisch *adj* Kavernitis betreffend, von ihr betroffen oder gekennzeichnet
Ka|ver|nom *nt* meist schon bei der Geburt vorhandenes, subkutanes Hämangiom* mit venösen Hohlräumen; SYN: kavernöses Hämangiom, Haemangioma tuberonodosum, Haemangioma cavernosum
ka|ver|nös *adj* Kavernen enthaltend, porös, schwammig
Ka|ver|no|skop *nt* starres Endoskop* für die Kavernoskopie*
Ka|ver|no|sko|pie *f* endoskopische Untersuchung einer Lungenkaverne; SYN: Speleoskopie
Ka|ver|no|so|gra|fie *f* →Kavernosographie
Ka|ver|no|so|gra|phie *f* Röntgenkontrastdar-

stellung der Penisschwellkörper
Ka|ver|no|sto|mie *f* operative Eröffnung einer Lungenkaverne mit Schaffung einer äußeren Fistel; SYN: Speleostomie
Ka|ver|no|sus|throm|bo|se *f* Thrombose* des Sinus* cavernosus; SYN: Sinus-cavernosus-Thrombose
Ka|ver|no|to|mie *f* operative Eröffnung einer Lungenkaverne; SYN: Kaverneneröffnung, Speleotomie
Ka|vi|tät *f* **1.** kariöse Zahnhöhle **2.** zur Aufnahme einer Füllung präparierte kariöse Zahnhöhle
Ka|vo|gra|fie *f* →Kavographie
Ka|vo|gramm *nt* Röntgenkontrastaufnahme der Vena* cava (inferior)
Ka|vo|gra|phie *f* Röntgenkontrastdarstellung der Vena* cava (inferior)
Kawasaki-Syndrom *nt* ätiologisch ungeklärte, fieberhafte Erkrankung, v.a. des Kleinkindalters, mit Lymphknotenschwellung und Beteiligung multipler Organe; SYN: Morbus Kawasaki, mukokutanes Lymphknotensyndrom, akutes febriles mukokutanes Lymphadenopathiesyndrom
Kayser-Fleischer-Kornealring *m* kupferhaltiger Hornhautring, z.B. bei hepatolentikulärer Degeneration*; SYN: Kayser-Fleischer-Ring
Kayser-Fleischer-Ring *m* →Kayser-Fleischer-Kornealring
Ke|bo|ze|pha|lie *f* Entwicklungsanomalie mit affenähnlichem Schädel; SYN: Affenkopf, Zebozephalie, Cebozephalie
Kehl|de|ckel *m* aus weichem Knorpel bestehende Platte, die beim Schlucken den Kehlkopfeingang verschließt; SYN: Epiglottis
Kehl|de|ckel|ent|zün|dung *f* Epiglottitis
Kehl|kopf *m* Larynx
Kehl|kopf|blind|sack *m* kleiner, nach oben gerichteter Blindsack des Morgagni*-Ventrikels; SYN: Sacculus laryngis, Appendix ventriculi laryngis
Kehl|kopf|diph|the|rie *f* von Heiserkeit, Husten und Atemnot gekennzeichnete Diphtherie* des Kehlkopfs; SYN: Larynxdiphtherie
Kehl|kopf|drü|sen *pl* Schleimdrüsen des Kehlkopfes; SYN: Larynxdrüsen, Glandulae laryngeales
Kehl|kopf|ent|zün|dung *f* →Laryngitis
Kehl|kopf|fis|tel *f* künstlich angelegte Kehlkopföffnung nach außen; SYN: Laryngostoma
Kehl|kopf|fis|tel|lung *f* Anlegen einer Kehlkopffistel; SYN: Laryngostomie
Kehl|kopf|kar|zi|nom *nt* häufigstes Karzinom im Halsbereich; wird v.a. durch chronischen Tabak- und Alkoholkonsum ausgelöst; SYN: Kehlkopfkrebs, Larynxkarzinom
äußeres Kehlkopfkarzinom durch Risikofaktoren [Rauchen, Alkohol] begünstigter bösartiger Tumor, der v.a. ältere Männer betrifft; SYN: Hypopharynxkarzinom
inneres Kehlkopfkarzinom je nach Lage unterscheidet man **supraglottische**, **glottische** und **subglottische** Kehlkopfkarzinome
Kehl|kopf|läh|mung *f* vollständige und unvollständige Lähmung der Kehlkopfmuskulatur
Kehl|kopf|ö|dem *nt* Ödem* der Kehlkopfschleimhaut
Kehl|kopf|pa|pil|lom *nt* blumenkohlartiger Tumor der Kehlkopfschleimhaut; SYN: Larynxpapillom
Kehl|kopf|pa|pil|lo|ma|to|se *f* meist schon in der Kindheit beginnende Erkrankung mit Bildung multipler Larynxpapillome; fakultative Präkanzerose*; SYN: Larynxpapillomatose
Kehl|kopf|sen|kung *f* meist altersbedingte Absenkung des Kehlkopfs; SYN: Laryngoptosis
Kehl|kopf|spie|gel *m* Instrument zur indirekten Untersuchung des Kehlkopfes; SYN: Laryngoskop
Kehl|kopf|spie|gel|lung *f* endoskopische Untersuchung des Kehlkopfes; SYN: Laryngoskopie
Kehl|kopf|ste|no|se *f* Einengung der Kehlkopflichtung durch z.B. Kehlkopfödem [häufige Intubationsfolge!] oder Tumoren der Stimmritze; SYN: Larynxverengung, Larynxstenose, Kehlkopfverengung, Laryngostenose
Kehl|kopf|ta|sche *f* seitliche Ausbuchtung des Kehlkopfinnenraumes zwischen Taschen- und Stimmfalte; SYN: Morgagni-Ventrikel, Morgagni-Tasche, Galen-Tasche, Galen-Ventrikel, Ventriculus laryngis
Kehl|kopf|tu|ber|ku|lo|se *f* meist im Zusammenhang mit einer Lungentuberkulose* auftretende tuberkulöse Kehlkopfentzündung; SYN: tuberkulöse Laryngitis, Larynxtuberkulose, Laryngophthise, Laryngitis tuberculosa
Kehl|kopf|ver|en|gung *f* →Kehlkopfstenose
Keil|bein *nt* **1.** in der Mitte der Schädelbasis liegender Knochen; SYN: Flügelbein, Wespenbein, Os sphenoidale **2.** keilförmiger Fußwurzelknochen; SYN: Os cuneiforme
Keil|bein|fon|ta|nel|le *f* zwischen Stirn- und Scheitelbein liegende Fontanelle; SYN: vordere Seitenfontanelle, Fonticulus anterolateralis, Fonticulus sphenoidalis
Keil|bein|höh|le *f* Sinus sphenoidalis
Keil|bein|höh|len|ent|zün|dung *f* →Sphenoiditis
Keil|os|te|o|to|mie *f* keilförmige Ausschneidung von Knochenteilen zur Korrektur von Fehlstellungen oder -bildungen
Keil|wir|bel *m* angeborene oder erworbene Keilform eines Wirbels; führt zu Wirbelsäulenverkrümmung
Keim|bläs|chen *nt* sich am 4.Tag aus der Morula entwickelnder, von Tophoblasten umschlossener Hohlraum, der innen den Embryoblasten enthält; SYN: Blastozyste
Keim|blät|ter *pl* s.u. Keimscheibe
Keim|dis|lo|ka|ti|on *f* Versprengung embryo-

K

naler Anlagen; SYN: Keimversprengung

Keim|drü|sen *pl* Gonaden, Geschlechtsdrüsen; Hoden und Eierstöcke

Keim|ge|we|be *nt* durch Zusammenschluss von Stammzellen entstandenes, undifferenziertes Gewebe, aus dem im Laufe der Entwicklung differenzierte Gewebe hervorgehen; SYN: Blastem, Keimstoff

Keim|haut *f* den Embryo bildender Teil des Ovums; SYN: Blastoderm

Keim|plas|ma *nt* Erbsubstanz; SYN: Erbplasma, Idioplasma

Keim|schei|be *f* aus den **Keimblättern** bestehende Embryonalanlage; die **zweiblättrige Keimscheibe** besteht aus Ektoderm* und Entoderm*, bei der **dreiblättrigen Keimscheibe** kommt noch das Mesoderm* hinzu; SYN: Keimschild, Blastodiskus

Keim|schild *nt* →Keimscheibe

Keim|stoff *m* →Keimgewebe

Keim|trä|ger *m* **1.** Person, die Erreger ausscheidet, ohne daran erkrankt zu sein **2.** mit definierten Keimmengen beschichtete Träger zur Testung von Desinfektionsverfahren

Keim|ver|spren|gung *f* →Keimdislokation

Keim|zel|len *pl* die in Eierstock bzw. Hoden gebildeten Gameten [Eizelle und Spermium]

Keith-Flack-Knoten *m* primäres Erregungszentrum des Herzens im rechten Vorhof; SYN: Sinusknoten, Sinuatrialknoten, SA-Knoten, Nodus sinuatrialis

Kell-Blutgruppen *pl* Blutgruppensystem, das bei Transfusion und in der Schwangerschaft zu Unverträglichkeitsreaktionen führen kann; SYN: Kell-Blutgruppensystem, Kell-Cellano-System

Kell-Cellano-System *nt* →Kell-Blutgruppen

Kelly-Arytänoidopexie *f* operative Anheftung der Aryknorpel*; SYN: Kelly-Operation, Arytänoidopexie

Kelly-Paterson-Syndrom *nt* durch Vitamin- und Eisenmangel hervorgerufene Schluckbeschwerden, Zungenbrennen, Speiseröhrenkrämpfe und hypochrome Anämie*; SYN: Plummer-Vinson-Syndrom, Paterson-Brown-Syndrom, sideropenische Dysphagie, Paterson-Kelly-Syndrom

Kelo-, kelo- *präf.* Wortelement mit der Bedeutung "Geschwulst"

Ke|lo|id *nt* spontan oder nach Verletzungen/Operation auftretende fibromartige Hautwucherung; SYN: Wulstnarbe

Ke|lo|id|blas|to|my|ko|se *f* durch **Loboa loboi** hervorgerufene chronische Mykose* der Haut und Unterhaut mit keloid-ähnlichen Knoten; SYN: Lobo-Krankheit, Lobomykose, Blastomycosis queloidana

Ke|lo|i|do|se *f* Vorkommen multipler Keloide*

Kel|vin *nt* SI-Einheit der thermodynamischen Temperatur

Kendall-Substanz A *f* in der Nebenniere gebildetes Glucocorticoid*; SYN: 11-Dehydrocorticosteron

Kent-Bündel *nt* akzessorisches Überleitungsbündel von rechtem Vorhof zur rechten Kammer; führt zu Erregungsleitungsstörungen

Kephal-, kephal- *präf.* →Kephalo-

Ke|pha|laea *f* Kopfschmerz(en), Kopfweh

Ke|pha|lal|gie *f* Kopfschmerz(en), Kopfweh

Ke|pha|lea *f* Kopfschmerz(en), Kopfweh

Ke|phal|gie *f* streng halbseitig auftretende Schmerzattacken im Augen-Stirn-Schläfen-Bereich mit Rötung des Auges, Tränenfluss und anderen Symptomen; SYN: Bing-Horton-Neuralgie, Bing-Horton-Syndrom, Horton-Syndrom, Horton-Neuralgie, Histaminkopfschmerz, Erythroprosopalgie, Cephalaea histaminica, cluster headache

Ke|phal|hä|ma|tom *nt* Bluterguss zwischen Knochenhaut und Schädelknochen bei Neugeborenen; SYN: Kopfblutgeschwulst

Ke|phal|hä|ma|to|ze|le *f* Blutansammlung unter dem Periost des Schädels mit Kommunikation mit den Hirnsinus

Ke|pha|lin *nt* Phospholipid* mit Colamin oder Serin; SYN: Cephalin

ke|pha|lisch *adj* Kopf oder Kopfregion betreffend; kopfwärts (liegend)

Kephalo-, kephalo- *präf.* Wortelement mit der Bedeutung "Kopf/Schädel"

Ke|pha|lo|dy|nie *f* Kopfschmerz(en), Kopfweh

Ke|pha|lo|ge|ne|se *f* Kopfentwicklung; SYN: Kraniogenese

Ke|pha|lo|gramm *nt* Zusammenfassung kephalometrischer Maße

Ke|pha|lo|hy|dro|ze|le *f* Ansammlung von seröser Flüssigkeit oder Liquor* cerebrospinalis unter dem Periost des Schädels

Ke|pha|lo|me|ga|lie *f* Kopfvergrößerung

Ke|pha|lo|me|trie *f* Schädelmessung

Ke|pha|lo|nie *f* Gehirnvergrößerung; SYN: Megalenzephalie, Makroenzephalie, Makrenzephalie, Enzephalomegalie

Ke|pha|lo|pa|gus *m* Doppelfehlbildung mit Verwachsung im Schädelbereich; SYN: Zephalopagus, Kraniopagus

Ke|pha|lo|pa|thie *f* Schädelerkrankung, Kopferkrankung

ke|pha|lo|tho|ra|kal *adj* Kopf und Brust(korb)/Thorax betreffend oder verbindend; SYN: kraniothorakal, thorakokranial

Ke|pha|lo|tho|ra|ko|pa|gus *m* Doppelmissbildung mit Verwachsung im Kopf-Brustkorb-Bereich

Ke|pha|lo|to|mie *f* Durchtrennung der Schädelknochen eines abgestorbenen Fetus

Ke|pha|lo|ze|le *f* angeborene oder erworbene Schädellücke mit Vorfall der Hirnhäute; SYN: Zephalozele

Kerat-, kerat- *präf.* →Kerato-

Ke|ra|tal|gie *f* Schmerzen in der Augenhornhaut, Hornhautschmerz

Ke|ra|tan|sul|fat *nt* im Bindegewebe [Knorpel, Hornhaut] vorkommendes Mukopolysaccharid*

Ke|ra|tek|ta|sie *f* Hornhautvorwölbung; SYN: Hornhautstaphylom, Kerektasie

Ke|ra|tek|to|mie *f* operative Entfernung/Abtragung der Augenhornhaut, Hornhautentfernung; SYN: Kerektomie

Ke|ra|tin *nt* wasserunlösliches Strukturprotein von Haaren, Nägeln und Epidermis; SYN: Hornstoff

Keratino-, keratino- *präf.* →Kerato-

Ke|ra|ti|no|zyt *m* keratinbildende Zelle der Haut; SYN: Hornzelle, Malpighi-Zelle

Ke|ra|ti|tis *f, pl* **-ti|ti|den** Entzündung der Augenhornhaut; SYN: Hornhautentzündung

Keratitis actinica durch energiereiche Strahlung hervorgerufene Hornhautentzündung; oft gleichgesetzt mit Keratoconjunctivitis* photoelectrica

Keratitis dendrica →Herpes-simplex-Keratitis

Keratitis eccematosa allergische Entzündung der Hornhaut nach Sensibilisierung durch Mycobacterium* tuberculosis; SYN: Keratitis scrufulosa/phlyctaenulosa

eitrige Keratitis →Keratitis purulenta

Keratitis e lagophthalmo durch einen unvollständigen Lidschluss [Narbenektropium, Fazialisparese*] hervorgerufene Hornhautschädigung mit Epitheldefekten und Ulkusgefahr; SYN: Keratopathia e lagophthalmo

Keratitis fascicularis Keratitis mit Bildung eines zur Hornhautmitte wandernden Infiltrats [Wanderphlyktäne], das Gefäße bandförmig mit sich zieht [Gefäßbändchen]; SYN: Gefäßbändchen, Wanderphlyktäne

Keratitis interstitialis tiefe, auf das Parenchym* übergreifende Hornhautentzündung; SYN: interstitielle Keratitis, parenchymatöse Keratitis, Keratitis parenchymatosa

Keratitis interstitialis herpetiformis tiefe, auf das Parenchym* übergreifende Form der Herpes-simplex-Keratitis*

interstitielle Keratitis →Keratitis interstitialis

Keratitis marginalis ätiologisch inhomogene Keratitisvariante mit Ulzeration der Hornhautränder; SYN: Randkeratitis

Keratitis metaherpetica als Spätfolge einer rezidivierenden Herpes-simplex-Keratitis* auftretende Epithelschädigung der Hornhaut mit Ulkusbildung

Keratitis mycotica Pilzinfektion der Hornhaut; SYN: Hornhautmykose. Keratomykose

Keratitis neuroparalytica durch nervale Schädigung [Ganglion trigeminale, erster Trigeminusast] hervorgerufene, trophisch bedingte Hornhautschädigung; SYN: Keratopathia neuroparalytica

Keratitis nummularis Keratitis mit münzenförmigen/nummulären Infiltraten; SYN: Dimmer-Keratitis

Keratitis parenchymatosa →Keratitis interstitialis

parenchymatöse Keratitis →Keratitis interstitialis

Keratitis phlyctaenulosa →Keratitis eccematosa

Keratitis profunda tiefe, auch auf das Parenchym übergreifende Hornhautentzündung

Keratitis profunda punctata tiefe Hornhautentzündung mit punktförmigen Epitheltrübungen

Keratitis purulenta eitrige Hornhautentzündung meist bakterieller Genese; oft gleichgesetzt mit Hypopyonkeratitis*; SYN: eitrige Keratitis, Keratitis suppurativa

Keratitis scrofulosa →Keratitis eccematosa

Keratitis sicca als Teilaspekt des Sjögren-Syndroms auftretende, durch mangelhaft Tränensekretion bedingte Hornhautschädigung; SYN: Keratoconjunctivitis sicca

sklerosierende Keratitis zu Sklerosierung der Hornhaut führende Erkrankung unklarer Ätiologie; SYN: Sklerokeratitis

Keratitis superficialis punctata →Herpes-simplex-Keratitis

Keratitis suppurativa →Keratitis purulenta

Keratitis vascularis von Gefäßeinsprossung begleitete Keratitis

ke|ra|ti|tisch *adj* Hornhautentzündung/Keratitis betreffend, von ihr betroffen oder gekennzeichnet

Kerato-, kerato- *präf.* Wortelement mit der Bedeutung "Horn/Hornhaut"

Ke|ra|to|a|kan|thom *nt* v.a. Hände und Gesicht befallender, gutartiger Hauttumor älterer Patienten, der sich spontan zurückbildet; SYN: selbstheilendes Stachelzellkarzinom, selbstheilender Stachelzellkrebs, Molluscum sebaceum/pseudocarcinomatosum

Ke|ra|to|a|tro|pho|der|mie *f* autosomal-dominant vererbte Erkrankung mit Hyperkeratose* und Porokeratose* der Haut von Extremitäten und Gesicht; SYN: Mibelli-Krankheit, Porokeratosis Mibelli, Parakeratosis Mibelli, Parakeratosis centrifuga atrophicans, Hyperkeratosis concentrica, Hyperkeratosis figurata centrifugata atrophicans, Keratodermia excentrica

Ke|ra|to|con|junc|ti|vi|tis *f, pl* **-ti|den** Entzündung von Hornhaut und Bindehaut/Conjunctiva; SYN: Keratokonjunktivitis

Keratoconjunctivitis actinica →Keratoconjunctivitis photoelectrica

Keratoconjunctivitis eccematosa durch eine allergische Reaktion gegen Mikrobenproteine ausgelöste Entzündung von Bindehaut und Hornhaut; SYN: Conjunctivitis eccematosa/scrofulosa/phlyctaenulosa, Keratoconjunctivitis scrofulosa/

phlyctaenulosa

Keratoconjunctivitis epidemica meist durch das **Adenovirus Typ 8** hervorgerufene, stark kontagiöse Keratoconjunctivitis; SYN: epidemische Keratokonjunktivitis

Keratoconjunctivitis herpetica zu Rezidiven neigende herpetische Entzündung von Bindehaut und Hornhaut mit oberflächlicher [Keratitis* dendrica] und tiefer Form [Keratitis* interstitialis herpetica; Keratitis* disciformis]; SYN: herpetische Keratokonjunktivitis, Herpeskeratokonjunktivitis

Keratoconjunctivitis phlyctaenulosa →Keratoconjunctivitis eccematosa

Keratoconjunctivitis photoelectrica Keratoconjunctivitis durch energiereiche Strahlung; SYN: Conjunctivitis actinica, Conjunctivitis photoelectrica, Ophthalmia photoelectrica

Keratoconjunctivitis scrofulosa →Keratoconjunctivitis eccematosa

Keratoconjunctivitis sicca →Keratitis sicca

Kelraltolderlma *f* 1. →Keratodermatitis 2. →Keratodermia

Kelraltolderlmaltiltis *f, pl* **-tiltilden** mit Verhornung einhergehende, entzündliche Hautveränderung; SYN: Keratoderma, Keratodermie, Keratodermatose

kelraltolderlmaltiltisch *adj* Keratodermatitis betreffend, von ihr betroffen oder gekennzeichnet

Kelraltolderlmaltolse *f* 1. →Keratodermatitis 2. →Keratodermia

Kelraltolderlmia *f* übermäßige Verhornung der Haut; SYN: Keratoderma, Keratodermatose, Keratodermie

Keratodermia excentrica autosomal-dominant vererbte Erkrankung mit Hyperkeratose* und Porokeratose* der Haut von Extremitäten und Gesicht; SYN: Mibelli-Krankheit, Porokeratosis Mibelli, Parakeratosis Mibelli, Parakeratosis centrifuga atrophicans, Keratoatrophodermie, Hyperkeratosis figurata centrifugata atrophicans, Hyperkeratosis concentrica

Keratodermia palmoplantaris Oberbegriff für angeborene oder erworbene Verhornungsstörungen der Handteller und Fußsohlen; SYN: Palmoplantarkeratose, palmoplantare Keratose, Keratosis palmoplantaris

Kelraltolderlmie *f* 1. →Keratodermatitis 2. →Keratodermia

kelraltolgen *adj* Hornbildung oder Verhornung fördernd

Kelraltolgelnelse *f* Hornbildung

kelraltolgelneltisch *adj* Keratogenese betreffend, hornbildend

Kelraltolglolbus *m* kugelförmige Vorwölbung der Augenhornhaut

Kelraltolhellkolse *f* Ulzeration* der Hornhaut des Auges; oft gleichgesetzt mit Hornhautgeschwür*

Kelraltolhylallin *nt* weiche Vorstufe von Keratin*; SYN: Eleidinkörnchen

kelraltolid *adj* hornartig

Kelraltolilrildolzylkliltis *f, pl* **-tilden** Entzündung von Hornhaut, Regenbogenhaut/Iris und Ziliarkörper

kelraltolilrildolzylkliltisch *adj* Keratoiridozyklitis betreffend, von ihr betroffen oder gekennzeichnet

Kelraltolilriltis *f, pl* **-tilden** Entzündung von Hornhaut und Regenbogenhaut/Iris; SYN: Iridokeratitis, Korneoiritis

kelraltolilriltisch *adj* Keratoiritis betreffend, von ihr betroffen oder gekennzeichnet

Kelraltolkonljunkltilviltis *f, pl* **-tilden** Entzündung von Hornhaut und Bindehaut/Conjunctiva; SYN: Keratoconjunctivitis

epidemische Keratokonjunktivitis →Keratoconjunctivitis epidemica

herpetische Keratokonjunktivitis →Keratoconjunctivitis herpetica

kelraltolkonljunkltilviltisch *adj* Keratokonjunktivitis betreffend, von ihr betroffen oder gekennzeichnet

Kelraltolkolnus *m* ätiologisch unklare Hornhautvorwölbung bei normalem Augeninnendruck; SYN: Hornhautkegel

Kelraltollylse *f* 1. Ablösung der Hornschicht der Haut 2. Auflösung/Erweichung der Hornsubstanz der Haut

kelraltollyltisch *adj* Keratolyse betreffend oder auslösend

Kelraltolma *nt, pl* **-malta** Verdickung der Hornschicht der Haut; SYN: Keratom

Keratoma giganteum hornförmige, verhornende Hautwucherung; SYN: Hauthorn, Cornu cutaneum

Keratoma hereditarium mutilans vermutlich autosomal-dominant vererbte, polysymptomatische Erkrankung mit Hyperkeratose* der Handfläche und Fußsohle, Kontrakturen* und ringförmigen Schnürfurchen der Finger; SYN: Vohwinkel-Syndrom, Pseudoainhum-artige Dermatose, Keratosis palmoplantaris mutilans

Keratoma palmare et plantare hereditaria autosomal-dominant vererbte Verhornungsstörung der Handteller und Fußsohlen; häufig begleitet von Hyperhidrose* und Fingernagelwucherung; SYN: Morbus Unna-Thost, Keratosis palmoplantaris diffusa circumscripta, Ichthyosis palmaris et plantaris (Thost)

Keratoma senile durch langfristige Lichteinwirkung an lichtexponierten Stellen [Stirn, Glatze, Nase, Handrücken] entstehende Dermatose*; je nach klinischem Bild unterscheidet man eine **erythematische Form, keratotische Form** und **pigmentierte aktinische Form**; SYN: aktinische Keratose, senile Keratose, Keratosis actinica, Keratosis solaris, Keratosis senilis

Ke|ra|to|ma|la|zie *f* Erweichung der Augenhornhaut, z.B. bei Vitamin A-Mangel; SYN: Hornhauterweichung

Ke|ra|to|me|ter *nt* Gerät für die Keratometrie; SYN: Ophthalmometer

Ke|ra|to|me|trie *f* Messung des Hornhautdurchmessers und der Hornhautkrümmung; SYN: Ophthalmometrie

ke|ra|to|me|trisch *adj* Keratometrie betreffend, mittels Keratometrie; SYN: ophthalmometrisch

Ke|ra|to|my|ko|se *f* Pilzinfektion der Hornhaut; SYN: Hornhautmykose, Keratitis mycotica, Keratomykosis

Ke|ra|to|my|ko|sis *f, pl* **-ses** →Keratomykose

ke|ra|to|my|ko|tisch *adj* Keratomykose betreffend, von ihr betroffen oder durch sie bedingt

Ke|ra|to|no|se *f* degenerative Hornhauterkrankung; SYN: Hornhautdegeneration

Ke|ra|to|pa|thie *f* nichtentzündliche Hornhauterkrankung

Ke|ra|to|plas|tik *f* teilweiser oder vollständiger Ersatz der Augenhornhaut; SYN: Hornhautplastik, Hornhauttransplantation

Ke|ra|to|pro|the|se *f* aus Kunststoff gebildete künstliche Hornhaut

Ke|ra|tor|rhe|xis *f* Hornhautriss, Hornhautruptur

Ke|ra|to|scle|ri|tis *f, pl* **-ti|den** →Keratoskleritis

Ke|ra|to|se *f* allgemeine Bezeichnung für angeborene oder erworbene Verhornungsstörungen der Haut; meist von Schuppenbildung begleitet; SYN: Keratosis

aktinische Keratose →Keratosis actinica

follikuläre Keratose →Keratosis follicularis

invertierte follikuläre Keratose gehäuft ältere Männer betreffende Keratose mit nach innen wachsenden, gutartigen follikulären Tumoren; SYN: Akrotrichom, follikuläres Porom, Keratosis follicularis inversa

palmoplantare Keratose →Keratosis palmoplantaris

seborrhoische Keratose im höheren Alter gehäuft auftretender gutartiger, verruköser Tumor mit schmutzig-grauer zerklüfteter Oberfläche; SYN: (seborrhoische) Alterswarze, seborrhoische Warze, Verruca sebborrhoica, Verruca senilis, Verruca sebborrhoica senilis

senile Keratose →Keratosis actinica

solare Keratose →Keratosis actinica

Ke|ra|to|sis *f, pl* **-ses** allgemeine Bezeichnung für angeborene oder erworbene Verhornungsstörungen der Haut; meist von Schuppenbildung begleitet; SYN: Keratose

Keratosis actinica durch langfristige Lichteinwirkung an lichtexponierten Stellen [Stirn, Glatze, Nase, Handrücken] entstehende Dermatose*; je nach klinischem Bild unterscheidet man eine **erythematische Form, keratotische Form** und **pigmentierte aktinische Form**; SYN: aktinische Keratose, senile Keratose, Keratosis solaris, Keratosis senilis, Keratoma senile

Keratosis diffusa maligna autosomal-rezessiv vererbte, schwerste Form der kongenitalen Ichthyosen*; schon intrauterin kommt es zur Ausbildung dunkler panzerartiger Hornplatten, sowie einer Ektropionierung von Lippen, Lidern und Genitalschleimhaut und Entwicklung einer Plattnase; SYN: Harlekinfetus, Ichthyosis congenita Riecke I, Ichthyosis congenita gravis, Ichthyosis congenita universalis, Keratosis diffusa maligna, Hyperkeratosis universalis congenita

Keratosis follicularis Verhornungsstörung der Haarfollikel; SYN: follikuläre Keratose

Keratosis follicularis amiantacea meist im Rahmen anderer Erkrankungen [Seborrhoe*, endogenes Ekzem*] auftretende asbestartige, weiß-schimmernde Schuppen; SYN: Asbestgrind, Tinea amiantacea (Alibert), Tinea asbestina, Pityriasis amiantacea, Keratosis follicularis amiantacea, Impetigo scapida

Keratosis follicularis inversa →invertierte follikuläre Keratose

Keratosis follicularis serpiginosa seltene, ätiologisch ungeklärte Hautkrankheit durch eine transepidermale Ablagerung degenerierter elastischer Fasern; typisch sind die ringförmig oder serpiginös angeordneten verrukösen Papeln am Nacken und im Ellenbogenbereich; SYN: perforierendes Elastom, Elastoma intrapapillare perforans verruciforme, Elastosis perforans serpiginosa

Keratosis palmoplantaris Oberbegriff für angeborene oder erworbene Verhornungsstörungen der Handteller und Fußsohlen; SYN: Palmoplantarkeratose, palmoplantare Keratose, Keratodermia palmoplantaris, Ichthyosis palmaris et plantaris Thost

Keratosis palmoplantaris diffusa circumscripta autosomal-dominant vererbte Verhornungsstörung der Handteller und Fußsohlen; häufig begleitet von Hyperhidrose* und Fingernagelwucherung; SYN: Morbus Unna-Thost, Keratoma palmare et plantare hereditaria, Ichthyosis palmaris et plantaris (Thost)

Keratosis palmoplantaris diffusa non circumscripta autosomal-rezessiv vererbte, palmoplantare Verhornungsstörung mit Zahnanomalien und Entzündungen im Mundbereich; SYN: Papillon-Lefèvre-Syndrom, Keratosis palmoplantaris mit Paradontose/Periodontose, Keratosis palmoplantaris diffusa non circumscripta

Keratosis palmoplantaris mit Paradontose/Periodontose →Keratosis palmoplantaris diffusa non circumscripta

Keratosis palmoplantaris mutilans vermutlich autosomal-dominant vererbte, polysymptomatische Erkrankung mit Hyperkeratose* der Handfläche und Fußsohle, Kontrakturen* und ringförmigen Schnürfurchen der Finger; SYN: Vohwinkel-Syndrom, Pseudoainhum-artige Dermatose, Keratoma hereditarium mutilans

Keratosis pilaris faciei autosomal-dominant vererbte Verhornungsstörung der Gesichtshaut mit diffuser Hautrötung und Follikelatrophie der Augenbrauen; SYN: Ulerythema ophryogenes, Keratosis pilaris rubra atrophicans faciei

Keratosis pilaris rubra atrophicans faciei →Keratosis pilaris faciei

Keratosis pilaris rubra faciei angeborene Verhornungsstörung mit follikulärer Hyperkeratose* und Rötung der Gesichtshaut; SYN: Ulerythema ophryogenes, Keratosis pilaris faciei

Keratosis senilis →Keratosis actinica

Keratosis solaris →Keratosis actinica

Keratosis vegetans durch typische Verhornungsstörungen im Bereich von Kopf, Handflächen, Fußsohlen und Nägeln gekennzeichnete, autosomal-dominant vererbte Keratose; SYN: Darier-Krankheit, Dyskeratosis follicularis vegetans, Porospermosis follicularis vegetans, Porospermosis cutanea, Dyskeratosis follicularis

Ke|ra|to|skle|ri|tis *f, pl* **-ti|den** Entzündung von Hornhaut und Lederhaut/Sklera; SYN: Keratoscleritis

ke|ra|to|skle|ri|tisch *adj* Keratoskleritis betreffend, von ihr betroffen oder gekennzeichnet

Ke|ra|to|skop *nt* runde Scheibe mit konzentrischen schwarzen Ringen und zentralem Loch für die Keratoskopie*; SYN: Placido-Scheibe

Ke|ra|to|sko|pie *f* Hornhautuntersuchung

ke|ra|to|tisch *adj* Keratose betreffend, von ihr betroffen oder gekennzeichnet, durch sie bedingt

Ke|ra|to|to|mie *f* Hornhautschnitt, Hornhautdurchtrennung; SYN: Korneotomie

Ke|ra|to|zele *f* Vorwölbung der Descemet-Membran; SYN: Descemetozele

Ke|rau|no|neu|ro|se *f* veraltete Bezeichnung für traumatische Neurosen nach Blitzschlag oder Gewitter

ke|rau|no|phob *adj* Gewitterangst/Keraunophobie betreffend, durch sie gekennzeichnet

Ke|rau|no|pho|bie *f* krankhafte Angst vor Gewittern; SYN: Gewitterangst, Gewitterfurcht, Astraphobie

Kerckring-Falten *pl* in die Darmlichtung vortretende Falten der Dünndarmschleimhaut; SYN: Plicae circulares

Ker|ek|ta|sie *f* Hornhautvorwölbung; SYN: Hornhautstaphylom, Keratektasie

Ker|ek|to|mie *f* →Keratektomie

Kern *m* Nukleus, Nucleus

Kern|a|ty|pie *f* Atypie des Zellkerns; SYN: Dyskaryose

Kern|hül|le *f* →Kernmembran

Kern|ik|te|rus *m* ZNS-Schädigung durch eine Hyperbilirubinämie*; SYN: Bilirubinencephalopathie, Bilirubinenzephalopathie

Kern|kör|per|chen *nt* im Kern liegende Organelle, die RNA und basische Proteine enthält; SYN: Nukleolus

Kern|la|dungs|zahl *f* Anzahl der Protonen im Atomkern; SYN: Ordnungszahl

Kern|mem|bran *f* den Zellkern umgebende Membran; SYN: Kernhülle, Kernwand, Nucleolemma, Karyotheka

Kern|neu|ro|se *f* tiefere Schichten der Persönlichkeit betreffende Neurose*; oft fälschlicherweise mit Charakterneurose* gleichgesetzt

Kern|po|ly|mor|phie *f* unterschiedliche Größe und Gestalt von Kernen in einem Gewebe

Kern|pro|to|plas|ma *nt* Protoplasma* des Zellkerns; SYN: Karyoplasma, Nukleoplasma

Kern|pyk|no|se *f* Schrumpfung und Verdichtung des Zellkerns; SYN: Kernschrumpfung, Kernverdichtung, Pyknose, Karyopyknose

Kern|re|so|nanz|spek|tro|sko|pie *f* →Kernspinresonanzspektroskopie

Kern|schrump|fung *f* →Kernpyknose

Kern|spin|del *f* während der Mitose sichtbarer Spindelapparat, der die Verteilung der Chromosomenhälten organisiert; SYN: Mitosespindel

Kern|spin|re|so|nanz *f* Absorption und Emission von Energie durch Atomkerne in einem magnetischen Feld; SYN: Magnetresonanz

Kern|spin|re|so|nanz|spek|tro|sko|pie *f* Strukturanalyse von Molekülen durch spektroskopische Messung der induzierten Kernspinresonanz; SYN: NMR-Spektroskopie, MR-Spektroskopie

Kern|spin|re|so|nanz|to|mo|gra|fie *f* →Kernspinresonanztomographie

Kern|spin|re|so|nanz|to|mo|gra|phie *f* auf Kernspinresonanz beruhendes, nicht-invasives, computergesteuertes bildgebendes Verfahren mit hoher Auflösung; SYN: NMR-Tomographie, MR-Tomographie, Magnetresonanztomographie

Kern|star *m* Katarakt* des Linsenkerns; SYN: Zentralstar, Cataracta nuclearis, Cataracta nuclearis

Kern|tei|lung *f* Teilung des Zellkerns

indirekte Kernteilung Zellteilung mit erbgleicher Verteilung der Chromosomen; während der Mitose kommt es zur Ausbildung einer Teilungsspindel und dem Sichtbarwerden der Chromosomen; SYN: Mitose, mitotische Zellteilung, Karyokinese

Kern|tem|pe|ra|tur *f* →Körperkerntemperatur

K

Kern|ver|dich|tung *f* →Kernpyknose
Kern|wand *f* →Kernmembran
Ke|to|a|zid|ä|mie *f* erhöhter Ketosäuregehalt des Blutes
Ke|to|a|zi|do|se *f* durch eine Erhöhung der Ketonkörper* hervorgerufene metabolische Azidose*; oft fälschlicherweise mit Acetonämie* gleichgesetzt; SYN: Ketoacidose
diabetische Ketoazidose Ketoazidose bei entgleistem Diabetes* mellitus
ke|to|a|zi|do|tisch *adj* Ketoazidose betreffend, von ihr betroffen oder gekennzeichnet, durch sie bedingt
Ke|to|a|zid|u|rie *f* Ketosäureausscheidung im Harn
β-Ke|to|but|ter|säu|re *f* Zwischenprodukt beim Abbau von Fettsäuren und ketoplastischen Aminosäuren; wird bei gestörtem Kohlenhydratstoffwechsel [u.a. Diabetes* mellitus] vermehrt in der Leber gebildet; SYN: Azetessigsäure, Acetessigsäure
ke|to|gen *adj* Ketogenese betreffend, Keton(körper) bildend; SYN: ketoplastisch
Ke|to|ge|ne|se *f* Keto(n)körperbildung
Ke|to|grup|pe *f* s.u. Ketone
Ke|to|hep|to|se *f* Ketozucker mit 7 C-Atomen
Ke|to|he|xo|ki|na|se *f* →Fructokinase
Ke|to|he|xo|se *f* Ketozucker mit 6 C-Atomen
Ke|to|ki|na|se *f* →Fructokinase
Ke|to|kör|per *pl* →Ketonkörper
Ke|to|ly|se *f* Abbau/Spaltung von Keton(körper)
ke|to|ly|tisch *adj* Ketolyse betreffend
Ke|ton *nt* organische Verbindung, die eine oder mehrere Ketogruppen [>C=O] enthält
Ke|ton|ä|mie *f* erhöhter Ketonkörpergehalt des Blutes; SYN: Azetonämie, Acetonämie
ke|ton|ä|misch *adj* Ketonämie betreffend, von ihr betroffen oder gekennzeichnet, durch sie bedingt; SYN: acetonämisch, azetonämisch
Ke|ton|kör|per *pl* Sammelbegriff für die bei gestörtem Kohlenhydratstoffwechsel [u.a. Diabetes* mellitus, Hunger] vermehrt in der Leber gebildeten Metaboliten Aceton, β-Ketobuttersäure und β-Hydroxybuttersäure; Erhöhung der Ketonkörper führt zu Azidose und Störungen des ZNS bis hin zur Bewusstlosigkeit; SYN: Ketokörper, Acetonkörper
Ke|ton|u|rie *f* Ausscheidung von Aceton bzw. Ketonkörpern* im Urin; SYN: Acetonurie
ke|ton|u|risch *adj* Ketonurie betreffend, von ihr betroffen oder gekennzeichnet, durch sie bedingt; SYN: acetonurisch
Ke|ton|zu|cker *m* →Ketozucker
Ke|to|oc|to|se *f* Ketozucker mit 8 C-Atomen
Ke|to|pen|to|se *f* Ketozucker mit 5 C-Atomen
ke|to|plas|tisch *adj* →ketoplastisch
α-Ketopropionsäure *f* Ketokarbonsäure; wichtiges Zwischenprodukt des Kohlenhydrat- und Aminosäurestoffwechsels; SYN: Acetylameisensäure, Brenztraubensäure
Ke|to|se *f* **1.** (*biochem.*) Monosaccharid* mit einer Ketogruppe; SYN: Ketonzucker, Ketozucker **2.** (*patholog.*) erhöhte Ketonkörperkonzentration im Blut und in Geweben; SYN: Ketosis
Ke|to|sis *f, pl* **-ses** erhöhte Ketonkörperkonzentration im Blut und in Geweben; SYN: Ketose
Ke|tos|u|rie *f* Ketoseausscheidung im Harn
Ke|to|te|tro|se *f* Ketozucker mit 4 C-Atomen
ke|to|tisch *adj* Ketose betreffend, von ihr betroffen oder gekennzeichnet, durch sie bedingt
Ke|to|tri|o|se *f* Ketozucker mit 3 C-Atomen
Ke|to|zu|cker *m* Monosaccharid* mit einer Ketogruppe; SYN: Ketonzucker, Ketose
α-Ket|ten|krank|heit *f* multifaktorielle Form der Schwerkettenkrankheit mit H-Ketten vom Alphatyp im Serum; klinisch auffällig sind chronischer Durchfall, Gewichtsverlust und Malabsorption*; SYN: Alpha-Kettenkrankheit, α-Schwerkettenkrankheit, Alpha-Schwerkettenkrankheit
Keuch|hus|ten *m* durch Bordetella* pertussis hervorgerufene Infektionskrankheit, deren klinisches Erscheinungsbild von andauernden Hustenanfällen geprägt ist; SYN: Pertussis, Stickhusten, Tussis convulsiva
Keuch|hus|ten|bak|te|ri|en *pl* Bordetella* pertussis
Keuch|hus|ten|ge|schwür *f* Aphthe am Zungenbändchen bei Keuchhusten; SYN: Riga-Geschwür, Fede-Riga-Geschwür
KFD-Virus *nt* Kyasanur-Waldfieber-Virus; s.u. Kyasanur-Forest-Krankheit
Ki|cher|erb|sen|ver|gif|tung *f* Vergiftung durch Neurotoxine in verschiedenen Erbsenarten; SYN: Lathyrismus, Lathyrismus-Syndrom, Neurolythyrismus
Kidd-Blutgruppen *pl* Blutgruppensystem, das Unverträglichkeitsreaktionen bei Transfusion und in der Schwangerschaft auslösen kann; SYN: Kidd-Blutgruppensystem
Kie|fer|ge|lenk *nt* Gelenk zwischen dem Unterkieferköpfchen und der Gelenkgrube des Schläfenbeins; SYN: Unterkiefergelenk, Temporomandibulargelenk, Articulatio temporomandibularis
Kie|fer|höh|le *f* Sinus maxillaris
Kie|fer|höh|len|ent|zün|dung *f* →Sinusitis maxillaris
Kie|fer|höh|len|fens|te|rung *f* Eröffnung der Kieferhöhle; SYN: Antrostomie
Kie|fer|klem|me *f* Trismus*
Kie|fer|lu|xa|ti|on *f* Unterkieferverrenkung; SYN: Luxatio mandibulae
Kie|fer|or|tho|pä|die *f* Beseitigung von Zahnstellungsanomalien und Kieferdeformitäten
Kie|fer|spal|te *f* angeborene Spaltbildung des Oberkiefers; SYN: Gnathoschisis

Kie|fer|sper|re *f* Unfähigkeit, die Zahnreihen in eine Schlussbissstellung zu bringen; SYN: Bisssperre
Kiel|brust *f* Brustkorbfehlbildung mit kielartigem Vorspringen des Brustbeins; SYN: Hühnerbrust, Pectus gallinatum/carinatum
Kie|men|bö|gen *pl* während der Embryonalentwicklung auftretende Mesenchymwülste am Hals; SYN: Schlundbögen, Pharyngialbögen, Viszeralbögen, Branchialbögen
Kie|men|gän|ge *pl* →Kiemenspalten
Kie|men|gangs|fis|tel *f* von Kiemengangsresten ausgehende Fistel; SYN: branchiogene Fistel
Kie|men|gangs|zys|te *f* bei teilweisem oder vollständigem Verschluss einer lateralen Halsfistel* entstehende Stauungszyste; SYN: laterale Halszyste, branchiogene Zyste
Kie|men|spal|ten *pl* während der Embryonalentwicklung auftretende seitliche Ausbuchtungen am Vorderdarm des Embryos; SYN: Kiemengänge, Viszeralspalten, Schlundtaschen, Branchialspalten
Kienböck-Krankheit *f* aseptische Osteonekrose* des Os* lunatum; SYN: Morbus Kienböck, Lunatummalazie
Kie|sel|staub|lun|ge *f* durch Einatmen von quarzhaltigem Staub hervorgerufene Pneumokoniose* mit chronisch progredienter Lungenfibrose*; führt im Laufe der Zeit zu obstruktiver und restriktiver Ventilationsstörung; SYN: Silikose, Lungensilikose, Quarzstaublunge, Quarzstaublungenerkrankung, Steinstaublunge
Kiesselbach-Ort *m* gefäßreiche Region am vorderen Ende des Nasenknorpels; häufig Quelle von Nasenbluten; SYN: Locus Kiesselbachi
Kil|ler|zel|len *pl* Sammelbezeichnung für Zellen mit zytotoxischer Wirkung; SYN: K-Zellen
natürliche Killerzellen T-Lymphozyten*, die ohne vorherigen Antigenkontakt Zellen angreifen und auflösen können; SYN: NK-Zellen, NK-Lymphozyten
Kilo-, kilo- *präf.* Wortelement mit der Bedeutung "tausendfach"
Ki|lo|ka|lo|rie *f* s.u. Kalorie
Kimmelstiel-Wilson-Syndrom *nt* im Rahmen des Diabetes* mellitus auftretende Schädigung der Glomeruli und Nierentubuli, die langfristig zu Niereninsuffizienz* führt; die außerhalb der Niere entstehenden Gefäßschäden manifestieren sich u.a. in einer Retinopathia* diabetica; SYN: diabetische Glomerulosklerose, diabetische Nephrosklerose, diabetische Nephropathie
Kimura-Krankheit *f* in Japan vorkommende, angiolymphoide Hyperplasie mit Eosinophilie; SYN: Kimura-Syndrom, Morbus Kimura, papulöse Angioplasie
Kin-, kin- *präf.* Wortelement mit der Bedeutung "Bewegung/bewegen"
Kin|an|äs|the|sie *f* Verlust der Bewegungsempfindung
Ki|na|se *f* Enzym, das Phosphatgruppen von Nukleosidphosphaten auf andere Verbindungen überträgt
Kin|äs|the|sie *f* Bewegungs- und Lagesinn, Muskelsinn, Bewegungsempfindung
kin|äs|the|tisch *adj* Kinästhesie betreffend
Kind|bett|fie|ber *nt* durch Eindringen von Erregern [Streptokokken, Staphylokokken, Escherichia coli] in die Gebärmutter verursachte hochfieberhafte Erkrankung mit septischen Symptomen; SYN: Wochenbettfieber, Puerperalfieber, Puerperalsepsis, Febris puerperalis
Kin|der|heil|kun|de *f* Lehre von Diagnose und Therapie von Erkrankungen des Kindesalters; SYN: Pädiatrie
Kin|der|läh|mung *f* durch das **Poliomyelitis-Virus** hervorgerufene Viruskrankheit, die durch die Entwicklung schlaffer Lähmungen, v.a. der Beine, gekennzeichnet ist; SYN: epidemische/spinale Kinderlähmung, Heine-Medin-Krankheit, Poliomyelitis (epidemica) anterior acuta
Kinds|la|ge *f* Lage der Frucht in der Gebärmutter
Kinds|pech *m* erster, dunkelgüner Stuhl des Neugenorenen; SYN: Mekonium, Meconium
Kinds|tod, plötz|li|cher *m* ätiologisch unklarer, plötzlicher Tod von Säuglingen; SYN: Krippentod, sudden infant death syndrome, Mors subita infantum
Kine-, kine- *präf.* →Kin-
Ki|ne|an|gi|o|graf *m* →Kineangiograph
Ki|ne|an|gi|o|gra|fie *f* →Kineangiographie
Ki|ne|an|gi|o|graph *m* Gerät zur Kineangiographie*
Ki|ne|an|gi|o|gra|phie *f* Angiographie* mit Serienaufnahmen
Ki|ne|an|gi|o|kar|di|o|gra|fie *f* →Kineangiokardiographie
Ki|ne|an|gi|o|kar|di|o|gra|phie *f* Angiokardiographie* mit Serienaufnahmen
Ki|ne|ma|tik *f* Bewegungslehre
ki|ne|ma|tisch *adj* Kinematik betreffend, auf ihr beruhend
Ki|ne|ma|to|gra|fie *f* →Kinematographie
Ki|ne|ma|to|gra|phie *f* →Kineradiographie
Ki|ne|ö|so|pha|go|gra|fie *f* →Kineösophagographie
Ki|ne|ö|so|pha|go|gra|phie *f* Kineradiographie* der Speiseröhre
Ki|ne|phle|bo|gra|fie *f* →Kinephlebographie
Ki|ne|phle|bo|gra|phie *f* Phlebographie* mit Serienaufnahmen
Ki|ne|plas|tik *f* plastische Amputation
Ki|ne|ra|di|o|gra|fie *f* →Kineradiographie
Ki|ne|ra|di|o|gra|phie *f* Serienaufnahmetechnik bei Röntgendurchleuchtung; SYN: Kinematographie, Röntgenkinematographie
Kines-, kines- *präf.* →Kinesio-
Ki|nes|al|gie *f* →Kinesialgie

K

-kinese *suf.* Wortelement mit der Bedeutung "Bewegung"
-kinesia *suf.* →-kinese
Ki|ne|si|al|gie *f* Muskelschmerzen bei Bewegung; SYN: Kinesalgie
-kinesie *suf.* →-kinese
Ki|ne|si|me|ter *f* Bewegungsmesser; SYN: Kinesiometer
Ki|ne|si|neu|ro|se *f* →Kinesioneurose
Kinesio-, kinesio- *präf.* Wortelement mit der Bedeutung "Bewegung/bewegen"
Ki|ne|si|o|lo|gie *f* Bewegungslehre
Ki|ne|si|o|me|ter *f* Bewegungsmesser; SYN: Kinesimeter
Ki|ne|si|o|neu|ro|se *f* sich durch Bewegungsstörungen ausdrückende, neurotische Erkrankung; auch selten gebrauchtes Synonym für motorische Unruhe; SYN: Kinesioneurose
ki|ne|si|o|neu|ro|tisch *adj* Kinesioneurose betreffend, von ihr betroffen oder gekennzeichnet
Ki|ne|si|o|the|ra|pie *f* →Kinesitherapie
-kinesis *suf.* →-kinese
Ki|ne|si|the|ra|pie *f* Behandlung durch wiederholte, aktive oder passive Bewegung; SYN: Bewegungstherapie, Kinesiotherapie
Kinet-, kinet- *präf.* →Kineto-
-kinetisch *suf.* in Adjektiven verwendetes Wortelement mit der Bedeutung "bewegend"
Kineto-, kineto- *präf.* Wortelement mit der Bedeutung "Bewegung/bewegen"
Ki|ne|to|chor *nt* Einschnürung des Chromosoms; Ansatzstelle der Spindelfasern
ki|ne|to|gen *adj* Bewegung auslösend
Ki|ne|to|se *f* Oberbegriff für durch Reizung des Vestibularapparats ausgelöste Erkrankungen; typisch sind Schwindel, Schweißausbrüche, Übelkeit, Erbrechen, Hypotonie und Kopfschmerzen; SYN: Bewegungskrankheit, Reisekrankheit
Ki|ne|to|skop *nt* Gerät zur Kinetoskopie*
Ki|ne|to|sko|pie *f* Serienaufnahmetechnik zur Begutachtung von Bewegungsabläufen
Ki|neu|ro|gra|fie *f* →Kineurographie
Ki|neu|ro|gra|phie *f* Kineradiographie* der ableitenden Harnwege
Ki|ni|ne *pl* Gewebshormone mit Oligopeptidcharakter, die auf die glatte Muskulatur von Gefäßen, Gebärmutter, Bronchien u.ä. wirken
Ki|ni|no|ge|ne *pl* Vorstufen der Kinine
Kino-, kino- *präf.* Wortelement mit der Bedeutung "Bewegung/bewegen"
Ki|no|zi|li|en *f* kleinste, haarähnliche Zellfortsätze, die aktiv bewegt werden; SYN: Zilien, Flimmerhaare
Ki|o|ni|tis *f, pl* **-ti|den** Entzündung des Gaumenzäpfchens; SYN: Zäpfchenentzündung, Uvulitis, Staphylitis, Cionitis
ki|o|ni|tisch *adj* Zäpfchenentzündung/Kionitis betreffend, von ihr betroffen oder gekennzeichnet
kissing disease *nt* s.u. Mononucleosis infectiosa
Kitt|nie|re *f* bei Nierentuberkulose vorkommende Verkäsung und Verkalkung der Niere; SYN: Mörtelniere
Kitt|sub|stanz *f* aus geformten [Fasern] und ungeformten [Proteinen, Sacchariden] Elementen bestehende Substanz zwischen den Zellen des Binde- und Stützgewebes; SYN: Zwischenzellsubstanz, Interzellularsubstanz, Grundsubstanz
Kitz|ler *m* →Klitoris
K^+-Kanal *m* Proteinkanal der Zellmembran, der selektive Kaliumionen durchlässt; SYN: Kaliumkanal
Kla|di|o|se *f* meist tiefe Mykose* durch Scopulariopsis; SYN: Cladiosis
Klap|pen *pl* Herzklappen*
Klap|pen|ent|zün|dung *f* →Valvulitis
Klap|pen|feh|ler *m* angeborene oder erworbene Fehlbildung einer Herzklappe, die zu Verschlussunfähigkeit [**Klappeninsuffizienz**] oder Verengung [**Klappenstenose**] führen kann; SYN: Herzklappenfehler
Klap|pen|in|suf|fi|zi|enz *f* s.u. Klappenfehler
Klap|pen|skle|ro|se *f* zu Herzklappeninsuffizienz* führende fibrotische Verdickung einer Herzklappe; am häufigsten wird die Mitralklappe* befallen; SYN: Herzklappensklerose
Klap|pen|ste|no|se *f* zu einer Einengung des Öffnungsdurchmessers führende Herzklappenerkrankung; kann angeboren oder erworben [Herzklappenentzündung*] sein; bei einer **relativen** oder **funktionellen Klappenstenose** liegt ein Missverhältnis von Durchflussvolumen und Öffnungsdurchmesser einer gesunden Herzklappe vor; SYN: Herzklappenstenose
Klär|fak|tor *m* →Lipoproteinlipase
Klä|rungs|re|ak|ti|on *f* Reaktion, die zur Ausflockung der Probe führt; SYN: Ballungsreaktion, Trübungsreaktion, Flockungsreaktion
Klar|zell|a|kan|thom *nt* gutartiger Epidermistumor aus hellen Zellen; SYN: Hellzellenakanthom
Klar|zel|len *pl* **1.** allgemeine Bezeichnung für Zellen mit hellem Zytoplasma, z. B. in der Haut oder der Niere **2.** veraltete Bezeichnung für die Zellen des APUD-Systems; SYN: Helle-Zellen, Hellzellen
Klar|zel|len|kar|zi|nom *nt* →Klarzellkarzinom
Klar|zell|kar|zi|nom *nt* Plattenepithelkarzinom mit großen hellen Zellen; SYN: hellzelliges Karzinom, Klarzellenkarzinom, Carcinoma clarocellulare
Klas|ma|to|se *f* Abspaltung oder Abschnürung von Zellteilen
-klast *suf.* Wortelement mit der Bedeutung "Zerbrechen/Spalten/Aufspaltung"
klas|to|gen *adj* Spaltung/Zerstörung bewir-

kend

Klau|en|fuß *m* Fußdeformität mit Hohlfuß und Krallenstellung der Zehen; SYN: Klauenhohlfuß, Krallenhohlfuß

Klau|en|hand *f* Handfehlbildung mit kurzen plumpen Fingern; SYN: Krallenhand

Klau|en|hohl|fuß *m* →Klauenfuß

Klaus|tro|ma|nie *f* →Klaustrophilie

Klaus|tro|phi|lie *f* krankhafte Neigung, sich in einer Wohung oder einem Raum einzuschließen; SYN: Klaustromanie

klaus|tro|phob *adj* Klaustrophobie betreffend, durch sie gekennzeichnet; SYN: klaustrophobisch

Klaus|tro|pho|bie *f* Angst vor geschlossenen Räumen; oft gleichgesetzt mit Platzangst*; SYN: Claustrophobie

klaus|tro|pho|bisch *adj* →klaustrophob

Kla|vi|kel *f* →Klavikula

Kla|vi|ku|la *f, pl* **-lä** S-förmiger Knochen, der Schulterblatt und Brustbein verbindet; SYN: Schlüsselbein, Klavikel, Clavicula

Kla|vi|ku|la|frak|tur *f* Schlüsselbeinbruch, Schlüsselbeinfraktur

kla|vi|ku|lar *adj* Schlüsselbein/Klavikula betreffend

Kla|vi|ku|lar|drü|se *f* →Virchow-Drüse

Kla|vus *m, pl* **-vi** durch chronischen Druck hervorgerufene Hornverdickung mit zentralem Zapfen; SYN: Hühnerauge, Leichdorn, Clavus

Kle|ber|ei|weiß *nt* aus Prolaminen und Glutelinen bestehende Eiweißmischung; SYN: Gluten

Kleb|si|el|la *f* gramnegative, anaerobe, unbewegliche Stäbchenbakterien

Klebsiella ozaenae →Klebsiella pneumoniae ozaenae

Klebsiella pneumoniae gramnegatives Bakterium mit zahlreichen Antigentypen; Erreger der Friedländer*-Pneumonie und von Harnwegsinfektionen; SYN: Friedländer-Bakterium, Friedländer-Bacillus, Bacterium pneumoniae Friedländer

Klebsiella pneumoniae ozaenae Erreger von Atemwegsinfekten und der Stinknase [Ozäna*]; SYN: Klebsiella pneumoniae ozaenae, Ozäna-Bakterium

Klebsiella pneumoniae rhinoscleromatis Erreger des Rhinoskleroms*; SYN: Rhinosklerom-Bakterium, Klebsiella rhinoscleromatis

Klebsiella rhinoscleromatis →Klebsiella pneumoniae rhinoscleromatis

Kleb|si|el|len|pneu|mo|nie *f* häufig bei älteren und abwehrgeschwächten Patienten auftretende bakterielle Lungenentzündung durch den Friedländer-Bacillus; SYN: Friedländer-Pneumonie

Klebs-Löffler-Bazillus *m* Diphtherietoxin-bildendes, fakultativ anaerobes Stäbchenbakterium, das in vielen verschiedenen Formen vorkommt [Polymorphie]; Erreger der Diphtherie*; SYN: Diphtheriebazillus, Diphtheriebakterium, Löffler-Bazillus, Corynebacterium diphtheriae, Bacterium diphtheriae

Klee|säu|re *f* →Oxalsäure

Klei|der|laus *f* den gesamtem Körper, mit Ausnahme von Kopf und Genitalbereich, befallende Laus, die Borrelien und Rickettsien übertragen kann; SYN: Körperlaus, Pediculus humanus corporis, Pediculus humanus humanus, Pediculus humanus vestimentorum, Pediculus vestimenti

Klei|der|laus|be|fall *m* Pediculosis* corporis

Kleido-, kleido- *präf.* Wortelement mit der Bedeutung "Schlüsselbein/Klavikula"

klei|do|kra|ni|al *adj* Schlüsselbein und Kopf betreffend

Klei|do|to|mie *f* Schlüsselbeindurchtrennung; SYN: Clavikotomie

Kleie|flech|te *f* Oberbegriff für Dermatosen* mit kleieförmiger Schuppung; SYN: Pityriasis

Klei|en|pilz|flech|te *f* häufige, oberflächliche Hautmykose durch **Malassezia furfur** mit variablem Krankheitsbild; SYN: Eichstedt-Krankheit, Willan-Krankheit, Pityriasis versicolor, Tinea versicolor

K

Klein|fin|ger|bal|len *m* Hypothenar

Klein|hirn *nt* in der hinteren Schädelgrube liegender Hirnteil, der aus den beiden **Kleinhirnhemisphären** und dem **Kleinhirnwurm** besteht; fungiert als Zentrum für Willkürmotorik, Bewegungsautomatie und -koordination, Gleichgewicht und Tiefensensibilität; SYN: Zerebellum, Cerebellum

Kleinhirnbrückenwinkel-Syndrom *nt* durch einen Tumor im Kleinhirn-Brückenbereich verursachte, neurologische Ausfallserscheinungen; SYN: Cushing-Syndrom

Klein|hirn|ent|zün|dung *f* Cerebellitis, Zerebellitis

Klein|hirn|man|del *f* mandelförmiger Lappen an der Unterseite der Kleinhirnhemisphären; SYN: Kleinhirntonsille, Tonsilla cerebelli

Klein|hirn|si|chel *f* schmaler Fortsatz der Dura* mater zwischen den beiden Kleinhirnhemisphären; SYN: Falx cerebelli

Klein|hirn|ton|sil|le *f* →Kleinhirnmandel

Klein|hirn|wurm *m* mittlerer Teil des Kleinhirns; SYN: Vermis

Klein|hirn|zelt *nt* zwischen Kleinhirn und Hinterhauptslappen liegende Duraplatte; SYN: Tentorium cerebelli

Klein|hirn|zys|te *f* angeborene, von Glia ausgekleidete Zyste

klep|to|man *adj* an Kleptomanie leidend; SYN: kleptomanisch

Klep|to|ma|ne *m* an Kleptomanie leidender Patient

Klep|to|ma|nie *f* krankhafter Stehltrieb

Klep|to|ma|nin *f* an Kleptomanie leidende Patientin

klep|to|ma|nisch *adj* →kleptoman

klep|to|phob *adj* Kleptophobie betreffend, durch sie gekennzeichnet

Klep|to|pho|bie *f* krankhafte Angst bestohlen zu werden oder selbst zu stehlen

Klick *m* hochfrequenter Extraton des Herzens, z.B. zwischen I. und II. Herzton; SYN: Click

Klick-Syndrom *nt* ätiologisch unklare, meist Frauen betreffende, ballonartige Vorwölbung der Mitralklappensegel in den linken Vorhof; verläuft meist asymptomatisch; SYN: Barlow-Syndrom, Mitralklappenprolaps-Syndrom, Floppy-Valve-Syndrom

kli|mak|te|risch *adj* Wechseljahre/Klimakterium betreffend, in den Wechseljahren auftretend

Kli|mak|te|ri|um *nt* Übergangsphase von der vollen Geschlechtsreife zum Senium, die von Hitzewallungen, unregelmäßiger Menstruation, Stimmungsschwankungen, Schlafstörungen, Kreislaufbeschwerden u.ä. gekennzeichnet ist; SYN: Klimax, Wechseljahre der Frau, Climacter, Climacterium, Climax

Klimakterium praecox vor dem 40. Lebensjahr einsetzendes Klimakterium; SYN: Climacterium praecox, vorzeitiges Klimakterium

Klimakterium tardum nach dem 58. Lebensjahr einsetzendes Klimakterium; SYN: Climacterium tardum, verzögertes Klimakterium

verzögertes Klimakterium nach dem 58. Lebensjahr einsetzendes Klimakterium; SYN: Climacterium tardum, Klimakterium tardum

Klimakterium virile durch das Absinken der Androgenbildung hervorgerufener Symptomenkomplex, der dem Klimakterium der Frau ähnelt; SYN: Climacterium virile, Wechseljahre des Mannes

vorzeitiges Klimakterium vor dem 40. Lebensjahr einsetzendes Klimakterium; SYN: Klimakterium praecox, Climacterium praecox

Kli|ma|to|lo|gie *f* Klimakunde

Kli|max *f, pl* **Kli|ma|zes 1.** →Klimakterium **2.** sexueller Höhepunkt; SYN: Orgasmus, Climax **3.** Höhepunkt einer Krankheit

Klinefelter-Reifenstein-Albright-Syndrom *nt* →Klinefelter-Syndrom

Klinefelter-Syndrom *nt* durch verschiedene Trisomien [meist 47,XXY] hervorgerufener Hypogonadismus* mit eunuchoidem Hochwuchs, Gynäkomastie*; weiblichem Behaarungstypus und Sterilität; SYN: Klinefelter-Reifenstein-Albright-Syndrom

Kli|nik *f* **1.** Krankenhaus **2.** Gesamtheit von Symptomatik und Verlauf einer Erkrankung

kli|nisch *adj* Klinik/Krankenhaus betreffend, klinisches (Krankheits-)Bild betreffend

Kli|no|dak|ty|lie *f* angeborene, seitliche Abknickung eines oder mehrere Finger

kli|no|id *adj* bettförmig

Kli|no|ke|pha|lie *f* Fehlentwicklung des Schädels mit Ausbildung einer Sattelform; SYN: Sattelkopf, Klinozephalie

kli|no|sta|tisch *adj* im Liegen (auftretend)

Kli|no|ze|pha|lie *f* →Klinokephalie

Klippel-Feil-Syndrom *nt* Fehlbildungssyndrom mit u.a. Spina* bifida, Kurzhals, Tiefstand der Ohren, Rundrücken, Zahnfehlbildungen und Gaumenspalte

Klippel-Trénaunay-Syndrom *nt* →Klippel-Trénaunay-Weber-Syndrom

Klippel-Trénaunay-Weber-Syndrom *nt* angeborene Entwicklungsstörung mit örtlichem Riesenwuchs, Hämangiomen der Haut und Gefäßdysplasien; SYN: Osteoangiohypertrophie-Syndrom, angio-osteo-hypertrophisches Syndrom, Haemangiectasia hypertrophicans, Klippel-Trénaunay-Syndrom

Klis|tier *nt* Einlauf, Darmeinlauf; SYN: Klysma, Clysma

Kli|to|ri|dek|to|mie *f* Klitorisresektion, Klitorisentfernung; SYN: Klitorisektomie

Kli|to|ri|do|to|mie *f* weibliche Beschneidung

Kli|to|ris *f, pl* **-ri|ti|den** erektiles weibliches Sexualorgan am vorderen Ende der kleinen Schamlippen; SYN: Kitzler, Clitoris

Kli|to|ris|ek|to|mie *f* →Klitoridektomie

Kli|to|ris|ent|zün|dung *f* Klitoritis, Clitoritis; SYN: Klitorisentzündung, Clitoritis

Kli|to|ris|hy|per|tro|phie *f* penisartige Vergrößerung der Klitoris; SYN: Klitorismus

Kli|to|ris|kri|se *f* s.u. tabische Krise

Kli|to|ris|mus *m* **1.** penisartige Vergrößerung der Klitoris; SYN: Klitorishypertrophie **2.** schmerzhafte Klitorisschwellung/-erektion

Kli|to|ri|tis *f, pl* **-ti|den** Entzündung der Klitoris; SYN: Klitorisentzündung, Clitoritis

kli|to|ri|tisch *adj* Klitorisentzündung/Klitoritis betreffend, von ihr betroffen oder gekennzeichnet

Kli|to|ro|to|mie *f* Klitorisinzision, Klitorisspaltung

Klo|a|ke *f* **1.** gemeinsame Endung von Darm- und Urogenitalkanal während der Embryonalentwicklung; SYN: Cloaca **2.** Fistelgang bei Osteomyelitis*

Klon *m* **1.** genetisch identische Nachkommen einer Mutterzelle oder eines Organismus **2.** multiple Kopien eines Moleküls; SYN: Clon

klo|nal *adj* Klon betreffend, von einem Klon stammend

Klo|nie|rung *f* Züchtung eines Zellklons

klo|nisch *adj* Klonus betreffend, in der Art eines Klonus

klonisch-tonisch *adj* abwechselnd klonisch

und tonisch

klo|no|gen *adj* die Klonbildung anregend

Klon|or|chi|a|sis *f, pl* **-ses** durch Leberegel [Clonorchis*, Opisthorchis*] hervorgerufene Erkrankung der Gallengänge, der Gallenblase und evtl. des Pankreasganges; SYN: Clonorchiose, Clonorchiasis, Opisthorchiasis

Klo|nus *m, pl* **-ni** rhythmisch krampfende Muskelkontraktion; SYN: Clonus

Klos|tri|die *f* →Clostridium

Klum|pen|nie|re *f* klumpenförmige, angeborene Verschmelzungsniere; SYN: Kuchenniere, Ren informis

Klump|fuß *m* angeborene Fußfehlstellung mit Spitzfußstellung im Sprunggelenk, Adduktion des Vorfußes und Innendrehung des Rückfußes; SYN: Pes equinovarus (excavatus et adductus)

Klump|hand *f* angeborene oder erworbene Radialfehlstellung der Hand; SYN: Manus vara

Klumpke-Déjérine-Lähmung *f* die unteren Anteile [C_7-Th_1] des Armplexus betreffende Lähmung; SYN: Klumpke-Lähmung, untere Armplexuslähmung

Klumpke-Lähmung *f* die unteren Anteile [C_7-Th_1] des Armplexus betreffende Lähmung; SYN: Klumpke-Déjérine-Lähmung, untere Armplexuslähmung

Klump|nie|re *f* unförmige Nierenanomalie; SYN: Kuchenniere

Klys|ma *nt* Einlauf, Darmeinlauf; SYN: Klistier, Clysma

Kna|ben|lie|be *f* →Päderastie

Knall|trauma *nt* durch eine explosionsartige Druckerhöhung hervorgerufene Schädigung; SYN: Explosionstrauma, Detonationstrauma

Knäu|el|a|nas|to|mo|se *f* in die Unterhaut eingebettete kleine Gefäßknäuel; wahrscheinlich von Bedeutung für die Hautdurchblutung und Wärmesteuerung; SYN: Glomusorgan, Masson-Glomus, Hoyer-Grosser-Organ, Glomus neuromyoarteriale, Anastomosis arteriovenosa glomeriformis

Knäu|el|fi|la|rie *f* in Afrika vorkommende pathogene Filarie*, die durch Kriebelmücken übertragen wird; Erreger der Flussblindheit*; SYN: Onchocerca volvulus

Knaus-Methode *f* →Knaus-Ogino-Methode

Knaus-Ogino-Methode *f* natürliche Verhütungsmethode, die auf der Berechnung der empfängnisfähigen Tage mittels Menstruationskalender beruht; SYN: Kalendermethode, Knaus-Methode

Knick|fuß *m* angeborene Abknickung der Ferse nach außen; SYN: Pes valgus

Knick|ha|cken|fuß *m* Kombination von Knickfuß und Hackenfuß

Knick|platt|fuß *m* Knickfuß* mit Abflachung des Fußquergewölbes; SYN: Pes planovalgus

Knie *nt* Genu

Knie|an|ky|lo|se *nt* Versteifung des Kniegelenks

Knie|ent|zün|dung *f* →Gonitis

Knie|ge|lenk *nt* Gelenk zwischen Oberschenkelknochen/Femur und Schienbein/Tibia; SYN: Articulatio genus

Knie|ge|lenk|an|ky|lo|se *f* Versteifung des Kniegelenks durch Verwachsung der Knochenenden; SYN: Kniegelenkversteifung

Knie|ge|lenk|ent|zün|dung *f* →Gonitis

Knie|ge|lenk|lu|xa|ti|on *f* angeborene [selten] oder erworbene Verrenkung des Schienbeins im Kniegelenk; SYN: Knieluxation, Luxatio genus, Luxatio tibiae

Knie|ge|lenks|ar|thro|de|se *f* operative Versteifung des Kniegelenkes

Knie|ge|lenks|sy|no|vi|tis *f, pl* **-ti|den** Entzündung der Synovialis* des Kniegelenks

Knie|ge|lenk|ver|stei|fung *f* Versteifung des Kniegelenks durch Verwachsung der Knochenenden; SYN: Kniegelenkankylose

Knie|gicht *f* Knieschmerzen bei Gicht*; SYN: Gonagra

Knie|keh|len|ve|ne *f* aus den Venae tibiales anteriores und posteriores entstehende Vene, die in die Vena femoralis übergeht; SYN: Vena poplitea

Knie|la|ge *f* Beckenendlage*, bei der die Kniee vor dem Steiß liegen

Knie|lu|xa|ti|on *f* →Kniegelenkluxation

Knie|schei|be *f* in die Sehne des Musculus* quadriceps femoris eingelassener, größter Sesamknochen des Körpers; SYN: Patella

Knie|schei|ben|band *nt* Endsehne des Musculus* quadriceps zwischen unterem Kniescheibenrand und der Tuberositas* tibiae; SYN: Ligamentum patellae

Knis|tern *nt* →Knisterrasseln

Knis|ter|ras|seln *nt* feinblasige Rasselgeräusche über Lungeninfiltraten; SYN: Knistern, Krepitation, Crepitatio, Crepitus

Knö|chel|bruch *m* →Knöchelfraktur

Knö|chel|frak|tur *f* Fraktur eines [**Innenknöchelfraktur**, **Außenknöchelfraktur**] oder beider Knöchel [**bimalleoläre Knöchelfraktur**]; meist kombiniert mit Zerreißung von Knöchelbändern; SYN: Knöchelbruch, Malleolarfraktur, Fractura malleolaris

Kno|chen *m* Os

akzessorische Knochen zusätzlich vorkommende Knochen; SYN: Ossa accessoria

lamellärer Knochen Knochengewebe mit lamellärer Schichtung der Interzellularsubstanz; SYN: Lamellenknochen

kno|chen|ähn|lich *adj* osteoid

Kno|chen|al|ter *nt* durch Bestimmung des Reifegrades des Skeletts festgelegtes Entwicklungsalter

Kno|chen|a|neu|rys|ma, be|nig|nes *nt* in den Metaphysen langer Röhrenknochen auftretende, mehrkammerige blutgefüllte Zyste; SYN: aneurysmatische/hämorrhagische/hämangiomatöse Knochenzyste, aneurysmatischer Riesenzelltumor

Kno|chen|a|tro|phie *f* Schwund der Knochensubstanz

kno|chen|auf|lö|send *adj* osteolytisch

Kno|chen|bild|ner *pl* →Osteoblasten

Kno|chen|bil|dung *f* Ossifikation*, Osteogenese*

Kno|chen|bruch *m* durch äußere Gewalteinwirkung entstandene Unterbrechung der Gewebekontinuität des Knochens mit oder ohne Verschiebung der Knochenfragmente; SYN: Knochenfraktur, Fractura, Bruch, Fraktur

Kno|chen|brü|chig|keit *f* erhöhte Frakturanfälligkeit bei Ausdünnung der Mineralsubstanz des Knochens, z.B. bei Osteoporose

Kno|chen|dich|te *f* meist mittels Computertomographie bestimmte Dichte des Knochengewebes

Kno|chen|dys|pla|sie, fi|brö|se *f* in der Kindheit (5.–15. Jahr) beginnende systemische Skeletterkrankung, die einen oder mehrere Knochen befallen kann; kommt i.d.R. nach Abschluss des Wachstums zum Stillstand; SYN: Jaffé-Lichtenstein-Krankheit, Jaffé-Lichtenstein-Uehlinger-Syndrom, fibröse Dysplasie, nicht-ossifizierendes juveniles Osteofibrom, halbseitige von Recklinghausen-Krankheit, Osteodystrophia fibrosa unilateralis, Osteofibrosis deformans juvenilis

Kno|chen|dys|tro|phie *f* Störung der Knochenbildung; SYN: Osteodystrophie, Osteodystrophia

Kno|chen|ei|te|rung *f* eitrige Knochentzündung; SYN: Ostitis purulenta

Kno|chen|ent|zün|dung *f* →Ostitis

Kno|chen|fi|brom *nt* benigner Mischtumor aus Knochen- und Knorpelgewebe; SYN: Osteofibrom

Kno|chen|fi|bro|se *f* Fibrosierung des Knochengewebes; meist im Rahmen einer Knochenmarkfibrose*; SYN: Osteofibrose, Osteofibrosis

Kno|chen|fis|sur *f* kleinste Knochenfraktur ohne typische Fraktursymptome; SYN: Haarbruch

Kno|chen|frak|tur *f* →Knochenbruch

Kno|chen|fress|zel|len *pl* Knochensubstanz abbauende Zellen; SYN: Osteoklasten

Kno|chen|fu|ge *f* ununterbrochene, starre Verbindung zweier Knochen; Oberbegriff für Synchondrose*, Syndesmose* und Synostose*; SYN: kontinuierliche Knochenverbindung, Synarthrose, Synarthrosis, Articulatio fibrosa, Junctura fibrosa

Kno|chen|ge|we|be *nt* aus Zellen [Osteozyten], Fasern [Kollagenfasern] und Grundsubstanz [Mineralien, Proteine, Proteoglykane] bestehendes Stützgewebe

Kno|chen|ger|webs|ent|zün|dung *f* →Ostitis

Kno|chen|haut *f* dem Knochen außen aufliegende Bindegewebshaut, die Gefäße und Nerven enthält und für Knochenernährung und -wachstum von Bedeutung ist; SYN: Beinhaut, Periost, Periosteum

Kno|chen|haut|ent|zün|dung *f* →Periostitis

Kno|chen|hy|per|pla|sie *f* überschießende Knochenbildung, die nach außen [Exostose*] oder innen [Endostose*] gerichtet sein kann; SYN: Knochenhypertrophie, Hyperostose, Hyperostosis

Kno|chen|hy|per|tro|phie *f* →Knochenhyperplasie

Kno|chen|in|farkt *m* durch eine akute Ischämie* hervorgerufene Knochennekrose

Kno|chen|in|seln *pl* s.u. Enostose

Kno|chen|kal|lus *m* →Kallus

Kno|chen|kern *m* Ossifikationszentrum im Knorpel, von dem die Verknöcherung ausgeht; SYN: Verknöcherungskern, Ossifikationskern, Centrum ossificationis

Knochen-Knorpel-Entzündung *f* →Osteochondritis

Kno|chen|lei|tung *f* Schallleitung in den Schädelknochen; SYN: Osteoakusis, Osteophonie

Kno|chen|mark *m* Medulla ossium

fetthaltiges Knochenmark →gelbes Knochenmark

gelbes Knochenmark nicht-blutbildendes Knochenmark; SYN: fetthaltiges Knochenmark, Fettmark, Medulla ossium flava

rotes Knochenmark blutbildendes Knochenmark; SYN: Medulla ossium rubra

Kno|chen|mark|a|pla|sie *f* Verminderung aller blutbildenden Elemente im Knochenmark

Kno|chen|mark|bi|op|sie *f* Entnahme von Knochenmark; SYN: Knochenmarkpunktion

Kno|chen|mark|de|pres|si|on *f* Hemmung der Blutbildung im Knochenmark; SYN: Knochenmarkhemmung

Kno|chen|mark|ent|zün|dung *f* →Osteomyelitis

Kno|chen|mark|fi|bro|se *f* zur Gruppe der myeloproliferativen Syndrome gehörende Knochenmarkserkrankung mit Fibrose und Sklerose des Knochenmarks; in der Folge kommt es zu extramedullärer Blutbildung* in Leber und Milz mit Ausbildung einer Hepatosplenomegalie*; SYN: Osteomyelofibrose, Osteomyelosklerose, Myelofibrose, Myelosklerose

Kno|chen|mark|hem|mung *f* Hemmung der Blutbildung im Knochenmark; SYN: Knochenmarkdepression

Kno|chen|mark|punk|ti|on *f* →Knochenmarkbiopsie

kno|chen|mark|schä|di|gend *adj* myelotoxisch

Kno|chen|marks|rie|sen|zel|le *f* Blutplättchen bildende, größte Knochenmarkzelle; SYN: Megakaryozyt

kno|chen|mark|to|xisch *adj* myelotoxisch

Kno|chen|mark|trans|fu|si|on *f* →Knochenmarktransplantation

Kno|chen|mark|trans|plan|ta|ti|on *f* Übertragung von Knochenmark, z.B. bei der Leukämietherapie; SYN: Knochenmarktrans-

K

fusion

Kno|chen|naht *f* →Sutura

Kno|chen|ne|kro|se *f* meist lokalisiertes Absterben von Knochengewebe; SYN: Osteonekrose

aseptische Knochennekrose vorwiegend das wachsende Skelett von Kindern und Jugendlichen betreffende Gruppe von Erkrankungen, die durch eine umschriebene ischämische Nekrose* von Knochen (und meist auch Knorpelgewebe) charakterisiert werden; SYN: spontane Knochennekrose, avaskuläre Knochennekrose, spontane Osteonekrose, spontane Osteochondrose

avaskuläre Knochennekrose →aseptische Knochennekrose

chemische Knochennekrose Knochennekrose durch eine chemische Schädigung

physikalische Knochennekrose Knochennekrose durch eine physikalische Schädigung [z.B. Osteoradionekrose*]

post-traumatische Knochennekrose Knochennekrose im Anschluss an eine Verletzung, i.d.R. Fraktur; SYN: traumatische Knochennekrose

spontane Knochennekrose →aseptische Knochennekrose

thermische Knochennekrose Knochennekrose nach einer Verbrennung

traumatische Knochennekrose →posttraumatische Knochennekrose

Knochen-Paget *m* ätiologisch ungeklärte, chronisch-progrediente Knochendystrophie*, die meist mehrere Knochen [Becken, Schädel] befällt; führt zu Verdickung und Verkrümmung der befallenen Knochen; SYN: Paget-Krankheit, Paget-Syndrom, Morbus Paget, Osteodystrophia deformans, Ostitis deformans

Knochen-Periost-Entzündung *f* →Osteoperiostitis

Kno|chen|rei|ben *nt* hörbares Aufeinanderreiben der Fragmente bei Knochenbruch; SYN: Crepitus, Krepitation

Kno|chen|sar|kom *nt* vom Knochengewebe ausgehender bösartiger Tumor; SYN: Osteosarkom, Osteosarcoma

Kno|chen|skle|ro|se *f* Verhärtung des Knochengewebes; SYN: Osteosklerose

Kno|chen|sy|phi|lis, kongenitale *f* meist schon im Säuglingsalter auftretende, zu Epiphysenlösung führende Manifestation der angeborenen Syphilis*; SYN: Wegner-Krankheit, Osteochondritis syphilitica

Kno|chen|szin|ti|gra|fie *f* →Knochenszintigraphie

Kno|chen|szin|ti|gramm *nt* Szintigramm* des Skeletts oder einzelner Knochen

Kno|chen|szin|ti|gra|phie *f* Szintigraphie* des Skeletts oder einzelner Knochen

Kno|chen|trans|plan|ta|ti|on *f* Verpflanzung von Knochen zur Deckung von Defekten

Kno|chen|tu|ber|ku|lo|se *f* meist hämatogen entstehende Tuberkulose des Knochengewebes; neben einem Übergreifen auf benachbarte Gelenke [Gelenktuberkulose*], steht klinisch die Bildung von kalten Abszessen* im Vordergrund; SYN: Ostitis tuberculosa

Kno|chen|xan|tho|ma|to|se *f* Xanthomatose* langer Röhrenknochen mit Spontanfrakturen; SYN: Chester-Erkrankung, Chester-Syndrom, Chester-Erdheim-Erkrankung, Chester-Erdheim-Syndrom

Kno|chen|zel|le *f* die Knochensubstanz bildende Zelle; SYN: Osteozyt

Kno|chen|zys|te *f* Hohlraumbildung im Knochen; keine Zyste im eigentlichen Sinn

aneurysmatische Knochenzyste in den Metaphysen langer Röhrenknochen auftretende, mehrkammerige blutgefüllte Zyste; SYN: hämorrhagische/hämangiomatöse Knochenzyste, aneurysmatischer Riesenzelltumor, benignes Knochenaneurysma

einfache Knochenzyste meist im Wachstumsalter auftretende Zyste in den Metaphysen langer Röhrenknochen; SYN: solitäre Knochenzyste, Solitärzyste

hämangiomatöse Knochenzyste →aneurysmatische Knochenzyste

hämorrhagische Knochenzyste →aneurysmatische Knochenzyste

solitäre Knochenzyste →einfache Knochenzyste

knöchern *adj* ossär

Knol|len|na|se *f* v.a. ältere Männer betreffende, allmählich zunehmende, unförmige Auftreibung der Nase durch eine Hyperplasie der Talgdrüsen; meist Teilsyndrom der Rosacea*; SYN: Kartoffelnase, Säufernase, Pfundnase, Rhinophym, Rhinophyma

Knopf|loch|de|for|mi|tät *f* s.u. Fingerstrecksehnenabriss

Knopf|loch|ste|no|se *f* i.d.R. erworbene, meist postendokarditische Verengung einer Herzklappe; am häufigsten betroffen sind Aorten- und Mitralklappe; SYN: Fischmaulstenose

Knor|pel *m* Cartilago

elastischer Knorpel Knorpel mit elastischen Fasern; kommt u.a. in Kehldeckel und Ohrmuschel vor; SYN: Cartilago elastica

fibröser Knorpel Knorpel mit kollagenen Fasern; kommt u.a. in den Bandscheiben vor; SYN: Faserknorpel, Bindegewebsknorpel, Fibrocartilago, Cartilago fibrosa/collagenosa

hyaliner Knorpel druckfester, durchsichtiger Knorpel; kommt v.a. als Gelenkknorpel und Rippenknorpel vor; SYN: Hyalinknorpel, Cartilago hyalina

knor|pel|ähn|lich *adj* chondroid

knor|pel|ar|tig *adj* chondroid

Knor|pel|ent|zün|dung *f* →Chondritis
knor|pel|för|mig *adj* chondroid
Knor|pel|fress|zel|le *f* Zelle, die im Rahmen der Ossifikation* den Knorpel abbaut; SYN: Chondroklast
Knor|pel|fu|ge *f* unbewegliche, knorpelige Verbindung zweier Knochen; SYN: Knorpelhaft, Synchondrose, Synchondrosis
Knor|pel|haft *f* →Knorpelfuge
Knor|pel|haut *f* für die Ernährung und das Wachstum von Knorpel zuständige äußere Haut; SYN: Perichondrium
knor|pe|lig *adj* →kartilaginär
Knor|pel|kno|chen|ne|kro|se *f* zur Gruppe der aseptischen Knochennekrosen* zählende, spontan auftretende, unspezifische Erkrankung der Epiphyse*; SYN: aseptische Epiphysennekrose, aseptische Epiphyseonekrose, Osteochondrose, Osteochondrosis, Chondroosteonekrose
Knor|pel|ne|kro|se *f* Nekrose* von Knorpel(gewebe); SYN: Chondronekrose
Knor|pel|sar|kom *nt* bösartiger Tumor des Knorpelgewebes; SYN: Chondrosarkom, Chondroma sarcomatosum, Enchondroma malignum

K

Knor|pel|schä|del *m* knorpelig vorgebildete Teile des Schädels [v.a. Schädelbasis], die später durch Knochen ersetzt werden; SYN: Primordialkranium, Chondrokranium, Chondrocranium
Knor|pel|ter|ri|to|ri|um *nt* aus Knorpelzellen und dem sie umschließenden Hof bestehende Grundeinheit des Knorpels; SYN: Chondron
knorp|lig *adj* →kartilaginär
Knöt|chen *nt* Nodulus
rheumatisches Knötchen bei rheumatischem Fieber auftretendes, knötchenförmiges Granulom, v.a. im interstitiellen Herzmuskelgewebe; SYN: Aschoff-Knötchen, Aschoff-Geipel-Knötchen, Rheumaknötchen, rheumatisches Granulom
Knöt|chen|flech|te *f* ätiologisch unklare, chronische Entzündung der Haut und Schleimhaut mit juckenden Papeln; je nach Auslösefaktor und Lokalisation unterscheidet man eine Reihe von spezifischen Formen; SYN: Lichen ruber, Lichen planus, Lichen ruber planus
Kno|ten *m* **1.** (*anatom.*) Nodus **2.** (*patholog.*) knotenförmige Gewebsneubildung **3.** chirurgischer Knoten
heißer Knoten Struktur, die im Schilddrüsenszintigramm* vermehrt Radioaktivität speichert; SYN: heißer Schilddrüsenknoten
kalter Knoten Struktur, die im Schilddrüsenszintigramm* keine Radioaktivität speichert; SYN: kalter Schilddrüsenknoten
Kno|ten|fi|la|ri|o|se *f* durch Onchocerca* volvulus hervorgerufene Erkrankung mit Befall der Haut [Juckreiz, Dermatitis*, urtikarielle Eruptionen an Kopf und Rumpf] und der Augen [Iritis*, Keratitis*, Retinitis*]; häufigste Erblindungsursache in Zentralafrika und Mittelamerika; SYN: Onchozerkose, Onchocercose, Onchocerciasis, Flussblindheit, Onchocerca-volvulus-Infektion
Kno|ten|kropf *m* →Knotenstruma
Kno|ten|lep|ra *f* gutartige Lepraform mit niedriger Kontagiosität und guter Prognose; SYN: tuberkuloide Lepra, Lepra tuberculoides
Kno|ten|rhyth|mus *m* vom Atrioventrikularknoten* ausgehender Ersatzrhythmus; SYN: AV-Rhythmus, Atrioventrikularrhythmus
Kno|ten|ro|se *f* infekt- oder medikamentenallergische Erkrankung mit Ausbildung schmerzhafter, subkutaner Knoten an den Streckseiten der Unterschenkel und evtl. der Arme; SYN: Erythema nodosum, Dermatitis contusiformis, Erythema contusiforme
Kno|ten|stru|ma *f* euthyreote Struma* mit knotigen Hyperplasien; SYN: Knotenkropf, Struma nodosa
Kno|ten|ta|chy|kar|die *f* Tachykardie* mit Erregungsursprung im Atrioventrikularknoten; SYN: AV-Knotentachykardie
Ko-, **ko-** *präf.* Wortelement mit der Bedeutung "zusammen/verbunden"
Ko|a|gel *nt* Blutgerinnsel, Gerinnsel; SYN: Koagulum
Koagul-, **koagul-** *präf.* Wortelement mit der Bedeutung "Gerinnung/gerinnen"
ko|a|gu|la|bel *adj* gerinnbar, gerinnungsfähig; SYN: koagulierbar
Ko|a|gu|la|bi|li|tät *f* Gerinnbarkeit; SYN: Koagulierbarkeit
Ko|a|gu|lans *nt, pl* **-lan|zi|en** gerinnungsförderndes Mittel
Ko|a|gu|la|se *f* eine Gerinnung bewirkendes Enzym; SYN: Coagulase
Ko|a|gu|la|ti|on *f* **1.** Gerinnung **2.** Blutgerinnung
disseminierte intravasale Koagulation erhöhte Blutungsneigung durch einen erhöhten Verbrauch an Gerinnungsfaktoren und Thrombozyten; SYN: Verbrauchskoagulopathie, disseminierte intravasale Gerinnung
Ko|a|gu|la|ti|ons|fak|tor *m* die Blutgerinnungskaskade hat insgesamt 13 Faktoren [Faktor* I-XIII], die alle für einen regelrechten Ablauf nötig sind; SYN: Gerinnungsfaktor, Blutgerinnungsfaktor
Ko|a|gu|la|ti|ons|ne|kro|se *f* durch eine Denaturierung und Gerinnung von Eiweißen gekennzeichnete Nekrose*; SYN: Gerinnungsnekrose
ko|a|gu|la|ti|ons|ne|kro|tisch *adj* Koagulationsnekrose betreffend, von ihr betroffen oder gekennzeichnet
Ko|a|gu|la|tor *m* Gerät zur Thermokoagulation
Ko|a|gu|lier|bar|keit *f* Gerinnbarkeit; SYN: Ko-

agulabilität
ko|a|gu|lie|ren *v* gerinnen
Ko|a|gu|lo|pa|thie *f* Störung der Blutgerinnung, Blutgerinnungsstörung, Gerinnungsstörung
Ko|a|gu|lum *nt, pl* **-la** →Koagel
Ko|a|les|zenz *f* Verschmelzen, Vereinigen, Verschmelzung, Vereinigung, Zusammenwachsen
Ko|ark|ta|ti|on *f* Verengung, Verengerung, Striktur, Coarctatio
Ko|ark|to|to|mie *f* Strikturendurchtrennung
Ko|bal|a|min *nt* Cobalt-haltiges, in der Leber gespeichertes, wasserlösliches Vitamin; ein Mangel führt langfristig zur Entwicklung einer perniziösen Anämie*; SYN: Cobalamin, Vitamin B_{12}
Ko|balt *nt* Schwermetall der Eisengruppe; essentielles Spurenelement; Zentralatom in Vitamin B_{12} [Kobalamin*]; **radioaktive Kobaltisotope** werden in der Strahlentherapie [**Kobaltbestrahlung**] eingesetzt; SYN: Cobalt
Ko|balt|be|strah|lung *f* s.u. Kobalt
Koch-Bazillus *m* Mycobacterium* tuberculosis
Kocher-Reposition *f* Methode zur Reposition einer vorderen Schultergelenkluxation
Kochle-, kochle- *präf.* →Kochleo-
Koch|lea *f* die aus Schneckenspindel und Schneckenkanal bestehende Innenohrschnecke; Teil des Hörorgans; SYN: Schnecke, Cochlea, Gehörgangsschnecke
koch|le|ar *adj* Gehörgangsachnecke/Cochlea betreffend
Koch|le|i|tis *f, pl* **-ti|den** Entzündung der Innenohrschnecke; SYN: Cochleitis, Cochlitis
koch|le|i|tisch *adj* Kochleitis betreffend, von ihr betroffen oder gekennzeichnet
Kochleo-, kochleo- *präf.* Wortelement mit der Bedeutung "Schnecke/Kochlea"
koch|le|o|ves|ti|bu|lär *adj* Gehörgangsschnecke und Innenohrvorhof/Vestibulum auris betreffend
Koch|salz|an|ti|kör|per *m* Antikörper*, der in Kochsalzlösung zu Agglutination führt; SYN: kompletter/agglutinierender Antikörper
Koch|salz|hy|per|ther|mie *nt* bei Säuglingen auftretendes Fieber bei Wasserverlust oder Salzzufuhr; SYN: Salzfieber
Koch-Weeks-Bazillus *m* Erreger einer eitrigen Konjunktivitis* in tropischen und subtropischen Gebieten; SYN: Weeks-Bazillus, Haemophilus aegypticus/conjunctivitidis
Koch|zu|cker *m* aus D-Glukose und D-Fruktose bestehendes Disaccharid*; SYN: Rübenzucker, Rohrzucker, Saccharose, Saccharum album
Kode, genetischer *m* auf Basentripletts [**Kodons**] beruhende Verschlüsselung der Erbinformation; SYN: genetischer Code
Ko|de|in *nt* in Opium vorkommendes Morphinderivat mit antitussiver und analgetischer Wirkung; SYN: Codein, Methylmorphin
ko|do|mi|nant *adj* Kodominanz betreffend, sich gleichzeitig ausprägend; SYN: kombinant
Ko|do|mi|nanz *f* gemeinsame Ausprägung mehrerer Allele eines Gens
Ko|don *nt* s.u. Kode, genetischer
Ko|en|zym *nt* niedermolekulare, organische Substanz, die für die Wirkung eines Enzyms essentiell ist; locker gebundene Koenzyme werden als **Kosubstrate** bezeichnet, fest gebundene als **prosthetische Gruppe**; SYN: Coenzym
ko|e|xis|tent *adj* gleichzeitig/nebeneinder bestehend oder auftretend oder lebend
Ko|e|xis|tenz *f* Nebeneinanderbestehen, Nebeneinanderleben
ko|e|xis|tie|ren *v* gleichzeitig/nebeneinander auftreten oder bestehen oder leben
Ko|fak|tor *m* für die Wirkung eines Enzyms wichtige Substanz, die aber im Gegensatz zu Koenzymen nicht an das Enzym gebunden wird; SYN: Cofaktor
Kof|fe|in *nt* in verschiedenen Kaffee- und Teearten enthaltene Purinbase mit zentralstimulierender Wirkung; SYN: Coffein, Thein, Methyltheobromin, 1,3,7-Trimethylxanthin
Kof|fe|i|nis|mus *m* Koffeinvergiftung, Koffeinintoxikation
Kog|ni|ti|on *f* Wahrnehmung, Erkennen, Verstehen
kog|ni|tiv *adj* auf Erkenntnis beruhend, erkenntnismäßig
Ko|ha|bi|tar|che *f* erster Geschlechtsverkehr
Ko|ha|bi|ta|ti|on *f* Beischlaf, Koitus, Geschlechtsverkehr
ko|hä|rent *adj* (*logisch*) zusammenhängend
Ko|hä|si|on *f* Anziehung(skraft) von Molekülen
ko|hä|siv *adj* auf Kohäsion beruhend, zusammenhaltend, zusammenhängend
Koh|le, me|di|zi|ni|sche *f* aus pflanzlichen Substanzen gewonnene Kohle, die gelöste Teilchen absorbiert; SYN: Aktivkohle, Carbo medicinalis, Carbo activatus
Koh|len|di|o|xid *nt* farbloses, nicht-brennbares Gas; schwerer als Luft; Anhydrid der Kohlensäure
Koh|len|di|o|xid|nar|ko|se *f* durch eine Erhöhung des arteriellen Kohlendioxidpartialdrucks hervorgerufenes Koma*; SYN: Kohlensäurenarkose
Koh|len|hy|dra|te *pl* aus Wasserstoff, Kohlenstoff und Sauerstoff zusammengesetzte, organische Verbindungen mit der allgemeinen Summenformel $C_n(H_2O)_n$; je nach der Molekülgröße unterscheidet man **Monosaccharide, Oligosaccharide** und **Polysaccharide**; SYN: Saccharide, Zucker
Koh|len|hy|drat|mal|ab|sorp|ti|on *f* angeborene oder erworbene Störung der Kohlenhy-

K

dratresoprtion im Darm

Kohllenlmonlolxid *nt* farb- und geruchloses, brennbares Gas; extrem giftig; SYN: Kohlenoxid

Kohllenlmonlolxidlhälmolglolbin *nt* durch Anlagerung von Kohlenmonoxid entstandenes hellrotes Hämoglobinderivat; SYN: Carboxyhämoglobin, CO-Hämoglobin

Kohllenlmonlolxidlverlgifltung *f* durch die Bildung von Kohlenmonoxidhämoglobin kommt es zu Sauerstoffmangel, Atemnot, rosiger Hautfarbe, Schwindel, Kopfschmerz und u.U. Bewusstlosigkeit; SYN: CO-Vergiftung, CO-Intoxikation

Kohllenlolxid *nt* →Kohlenmonoxid

Kohllenlsäulre *f* durch Lösung von Kohlendioxid in Wasser entstehende schwache Säure; SYN: Acidum carbonicum

Kohllenlsäulrelanlhyldralse *f* →Karbonatdehydratase

Kohllenlsäulrelnarlkolse *f* durch eine Erhöhung des arteriellen Kohlendioxidpartialdrucks hervorgerufenes Koma*; SYN: Kohlendioxidnarkose

Kohllenlsäulrelschnee *m* gefrorenes Kohlendioxid; SYN: Trockeneis

Kohllenlstaubllunlge *f* →Kohlenstaubpneumokoniose

Kohllenlstaublpneulmolkolnilose *f* zu den Pneumokoniosen* zählende, durch langjährige Einatmung von Kohlenstaub hervorgerufene Erkrankung; die Ablagerung in den Alveolen führt zur Ausbildung eines Lungenemphysems*; SYN: Kohlenstaublunge, Lungenanthrakose, Anthrakose, Anthracosis pulmonum

Kohllenlstoff *m* Nichtmetall, das in zwei Formen [**Diamant, Graphit**] vorkommt; SYN: Carboneum

Kohlenstoff-14 radioaktives Kohlenstoffisotop mit einer biologischen Halbwertzeit im Knochen von 40 Tagen, bezogen auf den ganzen Körper von 10 Tagen

Kohllenlwaslserlstoflfe *pl* aus Kohlenstoff und Wasserstoff bestehende organische Verbindungen, die eine azyklische [**Aliphaten**] oder zyklische [**Aromaten**] Struktur haben; **Alkane** sind gesättigte Kohlenwasserstoffe, ungesättigte Kohlenwasserstoffe können Doppelbindungen [**Alkene**] oder Dreifachbindungen [**Alkine**] enthalten

Köhler-Freiberg-Krankheit *f* aseptischen Knochennekrose der Köpfchen von Zwischenfußknochen; SYN: Morbus Köhler II

Köhler-Krankheit *f* zu den aseptischen Knochennekrosen gehörende Erkrankung des Kahnbeins/Os naviculare; tritt meist einseitig [30% beidseitig] bei Jungen im Alter von 3–8 Jahren auf; SYN: aseptische/avaskuläre Kahnbeinnekrose, Morbus Köhler I, Köhler-Müller-Weiss-Syndrom

Köhler-Müller-Weiss-Syndrom *nt* →Köhler-Krankheit

Köhlmeier-Degos-Syndrom *nt* ätiologisch ungeklärte, durch eine Thrombosierung kleiner Arterien und Papelbildung gekennzeichnete Erkrankung mit schlechter Prognose; SYN: Degos-Delort-Tricot-Syndrom, tödliches kutaneointestinales Syndrom, Papulosis maligna atrophicans (Degos), Papulosis atrophicans maligna, Thrombangiitis cutaneaintestinalis disseminata

Kohlrausch-Falte *f* mittlere Falte der Plicae* transversae recti

Koilo-, koilo- *präf.* Wortelement mit der Bedeutung "hohl/ausgehöhlt"

Koillolnylchie *f* Nägel mit muldenförmiger Eindellung der Nagelplatte; SYN: Löffelnagel, Hohlnagel

kolilnolnilphob *adj* Koinoniphobie betreffend, durch sie gekennzeichnet

Kolilnolnilpholbie *f* krankhafte Angst vor Menschenansammlungen

kolital *adj* Beischlaf/Koitus betreffend

kolitolphob *adj* Koitophobie betreffend, durch sie gekennzeichnet

Kolitolpholbie *f* krankhafte Angst vor dem Beischlaf/Koitus

Kolitus *m* Geschlechtsverkehr, Beischlaf; SYN: Coitus

Koitus interruptus Unterbrechung des Geschlechtsverkehrs vor dem Samenerguss; SYN: Coitus interruptus

Kolkalin *nt* unter das Betäubungsmittelgesetz fallendes, in Cocablättern enthaltenes Alkaloid, das nur noch als Lokalanästhetikum verwendet wird; SYN: Cocain

Kolkalilnilsielrung *f* lokale Anwendung einer Kokainlösung zur Schleimhautanästhesie; SYN: Cocainisierung

Kolkalilnislmus *m* chronische Kokainvergiftung; Kokainmissbrauch, Kokainabusus, Kokainabhängigkeit; SYN: Cocainismus

Kolkarldenlelrylthem *nt* →Erythema exsudativum multiforme

Kolkarldenlzelllen *pl* dünne, hypochrome Erythrozyten, die im Mikroskop einer Zielscheibe ähneln; SYN: Targetzellen, Schießscheibenzellen

Kolkarlzilnolgen *nt* Substanzen, die die Wirkung eines Karzinogens* verstärken, ohne selbst karzinogen zu wirken

Kolkarlzilnolgelnelse *f* durch ein Kokarzinogen* geförderte Karzinogenese*

Koklke *f* →Kokkus

koklkolid *adj* kokkenähnlich, kokkenartig

Koklkus *m, pl* **Koklken** Bezeichnung für kugelförmige Bakterien, z. B. Staphylococcus*, Streptococcus*; SYN: Kokke, Coccus

Koklzildilen *pl* parasitäre Protozoen mit Generationswechsel und meist auch Wirtswechsel; leben zum Teil im Gewebe [Toxoplasma*], zum Teil im Blut [Plasmodium*] der Wirte; SYN: Coccidia

Koklzildilenlbelfall *m* →Kokzidiose

Kok|zi|di|o|i|den|me|nin|gi|tis *f, pl* **-ti|den** durch Kokzidien* hervorgerufene Hirnhautentzündung

Kok|zi|di|o|i|des|pilz *m* Gattung dimorpher Pilze mit tier- und menschenpathogenen Arten; SYN: Coccidioides

Kok|zi|di|o|i|din *nt* für Intrakutantests verwendetes Vollantigen von Coccidioides* immitis; SYN: Coccidioidin

Kok|zi|di|o|i|do|my|ko|se *f* in den USA vorkommende akut oder chronisch verlaufende, systemische Mykose* durch Coccidioides* immitis mit Lungenbefall und hämatogener Streuung in verschiedene Organe; SYN: Wüstenfieber, Wüstenrheumatismus, Talfieber, Posada-Mykose, kokzidioidales Granulom, Coccidioidomycose, Granuloma coccidioides

Kok|zi|di|o|se *f* durch Kokzidien* hervorgerufene, meist mild verlaufende Erkrankung des Darmepithels; SYN: Kokzidienbefall, Coccidiosis

Kokzyg-, kokzyg- *präf.* →Kokzygo-

kok|zy|ge|al *adj* Steißbein/Os coccygis betreffend; SYN: coccygeal

Kok|zy|ge|al|seg|men|te *pl* Steißbeinabschnitt des Rückenmarks; SYN: Steißbeinsegmente, Coccygea, Pars coccygea medullae spinalis

Kok|zy|gek|to|mie *f* Steißbeinentfernung, Steißbeinresektion

Kok|zy|ge|us *m* →Nervus coccygeus

Kokzygo-, kokzygo- *präf.* Wortelement mit der Bedeutung "Steißbein/Coccyx"

Kok|zy|go|dy|nie *f* Steißbeinschmerz; SYN: Coccygodynie

Kok|zy|go|to|mie *f* operative Steißbeinlösung

Kol|ben|fin|ger *pl* →Trommelschlegelfinger

Kol|ben|schim|mel *m* s.u. Aspergillus

Kol|chi|zin *nt* aus **Colchicum autumnale** [Herbstzeitlose] gewonnenes starkes Mitosegift; wird zur Gichtbehandlung und als Zytostatikum* verwendet; SYN: Colchicin, Colchicinum

Ko|lek|ta|sie *f* Dickdarmerweiterung, Kolonerweiterung

Ko|lek|to|mie *f* Dickdarmentfernung, Dickdarmexstirpation, Kolonentfernung, Kolonexstirpation

Koleo-, koleo- *präf.* Wortelement mit der Bedeutung "Scheide/Vagina"

Koli-, koli- *präf.* →Kolo-

Ko|li|bak|te|ri|ä|mie *f* Vorkommen von Escherichia* coli im Blut; SYN: Kolibazillämie

Ko|li|bak|te|ri|en *pl* Bezeichnung für physiologisch im Darm vorkommende gramnegative, stäbchenförmige Bakterien der Familie **Enterobacteriaceae**; SYN: coliforme Bakterien, Colibakterien

Ko|li|ba|zil|lä|mie *f* →Kolibakteriämie

Ko|li|ba|zil|len|in|fek|ti|on *f* →Kolibazillose

Ko|li|ba|zil|lo|se *f* Infektion mit Escherichia* coli; SYN: Kolibazilleninfektion, Colibazillose, Colibazilleninfektion

Ko|li|ba|zil|lu|rie *f* Escherichia coli-Ausscheidung im Harn, Kolibazillenausscheidung; SYN: Koliurie

Ko|li|ba|zil|lus *m, pl* **-li** →Escherichia coli

Ko|li|dys|pep|sie *f* s.u. Kolienteritis

Ko|li|en|te|ri|tis *f, pl* **-ti|den** meldepflichtige Darmentzündung durch enterotoxinbildende Escherichia* coli; bei Befall von Säuglingen als **Kolidyspepsie** bezeichnet

ko|li|form *adj* an Escherichia* coli erinnernd, koliähnlich

Ko|lik *f* intermittierende krampfartige Schmerzen; SYN: Colica

Ko|li|ko|ple|gie *f* kombinierte Bleikolik und Bleilähmung

Ko|li|ne|phri|tis *f, pl* **-ti|den** durch Kolibakterien* hervorgerufene Nierenentzündung

ko|li|ne|phri|tisch *adj* Kolinephritis betreffend, von ihr betroffen oder gekennzeichnet

Ko|li|pha|ge *m* Escherichia* coli befallender Bakteriophage*; SYN: Coliphage

ko|lisch *adj* das Kolon betreffend

Ko|li|tis *f, pl* **-ti|den** Schleimhautentzündung des Dickdarms; SYN: Dickdarmentzündung, Kolonentzündung, Colitis

aktinische Kolitis Kolitis als Folge einer Strahlentherapie; SYN: Strahlenkolitis

Antibiotika-assoziierte Kolitis nach Antibiotikaeinnahme auftretende, oft pseudomembranöse Dickdarmentzündung; SYN: Antibiotika-assoziierte Colitis, postantibiotische Enterokolitis

granulomatöse Kolitis granulomatöse Dickdarmentzündung; in der Regel mit einer Enteritis* regionalis Crohn assoziiert; SYN: Colitis granulomatosa

hämorrhagische Kolitis Dickdarmentzündung mit Blutentleerung; SYN: Colitis haemorrhagica

ischämische Kolitis durch eine Ischämie der Schleimhaut ausgelöste, örtlich begrenzte Kolitis; SYN: Colitis ischaemica

katarrhalische Kolitis →Endokolitis

pseudomembranöse Kolitis schwerste Form der Antibiotika-assoziierten Kolitis mit Nekrose* und Bildung von Pseudomembranen*; SYN: pseudomembranöse Enteritis, pseudomembranöse Enterokolitis, Colitis pseudomembranacea

ko|li|tisch *adj* Dickdarmentzündung/Kolitis betreffend, von ihr betroffen oder gekennzeichnet

Ko|li|tox|ä|mie *f* durch enterotoxische Escherichia* coli-Arten verursachte Toxämie*; SYN: Colitoxämie

Ko|li|to|xi|ko|se *f* durch enterotoxische Escherichia* coli-Arten verursachte Toxikose*; SYN: Colitoxikose

Ko|li|to|xin *nt* von enterotoxischen Escherichia* coli-Arten gebildetes Toxin*; SYN: Colitoxin

Ko|li|u|rie *f* Escherichia* coli-Ausscheidung im Harn, Kolibazillenausscheidung; SYN: Kolibazillurie

Ko|li|zin *nt* von Escherichia* coli und ähnlichen Bakterien gebildetes Bacteriocin*; SYN: Colicin

Ko|li|zi|no|gen *nt* Plasmide, die die Geninformation für die Bildung von Kolizin durch Escherichia* coli übertragen; SYN: Colicinogen, Col-Faktor, kolizinogener/colicinogener Faktor

Ko|li|zi|no|ge|nie *f* (Fähigkeit zur) Kolizinbildung; SYN: Colicinogenie

Ko|li|zys|ti|tis *f, pl* **-ti|ti|den** durch Kolibakterien* hervorgerufene Blasenentzündung

ko|li|zys|ti|tisch *adj* Kolizystitis betreffend, von ihr betroffen oder gekennzeichnet

Ko|li|zys|to|py|e|li|tis *f, pl* **-ti|den** durch Kolibakterien* hervorgerufene Entzündung von Harnblase und Nierenbecken

ko|li|zys|to|py|e|li|tisch *adj* Kolizystopyelitis betreffend, von ihr betroffen oder gekennzeichnet

K

kol|la|bie|ren *v* (*psychisch oder physisch*) zusammenbrechen, einen Kollaps erleiden; (*Organ*) kollabieren

Kol|la|gen *nt* unlösliches, fibrilläres Protein, das als Gerüsteiweiß in Knochen, Knorpel, Zähnen, Sehnen, Gefäßwänden und Haut vorhanden ist

kol|la|gen *adj* aus Kollagen bestehend

Kol|la|ge|na|se *f* kollagenspaltendes Enzym

Kol|la|gen|de|ge|ne|ra|ti|on, ba|so|phi|le *f* durch eine Degeneration der elastischen und kollagenen Fasern hervorgerufene Verdickung und Vergröberung der Haut lichtexponierter Areale [Gesicht, Nacken]; Teilaspekt der Altershaut*; SYN: senile Elastose, aktinische Elastose, Elastosis actinica/solaris/senilis

Kol|la|gen|fa|sern *pl* hauptsächlich aus Kollagen bestehende Stützfasern faseriger Bindegewebe; SYN: kollagene Fasern

Kol|la|gen|krank|heit *f* →Kollagenose

Kol|la|ge|no|ly|se *f* Kollagenabbau, Kollagenauflösung

kol|la|ge|no|ly|tisch *adj* Kollagenolyse betreffend, mittels Kollagenolyse, kollagenauflösend, kollagenabbauend

Kol|la|ge|no|pa|thie *f* →Kollagenose

Kol|la|ge|no|se *f* Oberbegriff für systemische Erkrankungen mit Bindegewebsdegeneration; meist kommt es zur Bildung von Autoantikörpern* [Autoimmunerkrankung*]; SYN: Kollagenkrankheit, Kollagenopathie

kol|la|ge|no|tisch *adj* Kollagenose betreffend, von ihr betroffen oder gekennzeichnet, durch sie bedingt

Kol|laps *m* **1.** (*physischer oder psychischer*) Zusammenbruch **2.** Zusammenfallen eines Organs oder Organteils, z. B. Lungenkollaps **3.** →kardiovaskulärer Kollaps

kardiovaskulärer Kollaps durch eine vorübergehende Kreislaufinsuffizienz ausgelöster Kollaps; SYN: Herz-Kreislauf-Kollaps, Kreislaufkollaps

kol|la|te|ral *adj* seitlich, außen (liegend); nebeneinander (liegend), benachbart, parallel

Kol|la|te|ral|kreis|lauf *m* bei Durchblutungsstörung entstehender Umgehungskreislauf, über natürlich vorhandene Nebengefäße

Kol|li|ku|lek|to|mie *f* Resektion des Samenhügels

Kol|li|ku|li|tis *f, pl* **-ti|den** Entzündung des Samenhügels/Colliculus seminalis; SYN: Samenhügelentzündung, Colliculitis

kol|li|ku|li|tisch *adj* Samenhügelentzündung/Kollikulitis betreffend, von ihr betroffen oder gekennzeichnet

Kol|li|qua|ti|on *f* Gewebeeinschmelzung, Gewebeverflüssigung

Kol|li|qua|ti|ons|ne|kro|se *f* Nekrose* mit Verflüssigung des Gewebes; SYN: Erweichungsnekrose

kol|li|qua|ti|ons|ne|kro|tisch *adj* Kolliquationsnekrose betreffend, von ihr betroffen oder gekennzeichnet

kol|li|qua|tiv *adj* mit Verflüssigung einhergehend

Kol|li|si|ons|tu|mor *m* Mischgewulst aus zwei unabhängig voneinander entstandenen Tumoren

kol|lo|di|a|phy|sär *adj* Oberschenkelhals und Schaft/Diaphyse betreffend

Kol|lo|di|um *nt* leicht brennbare Lösung von Zellulosedinitrat in einer Äther-Alkohol-Mischung; hinterlässt beim Verdampfen ein festes Häutchen; SYN: Collodium

Kol|lo|id *nt* **1.** Lösung, in der eine Stoff [Kolloid] homogen in einem anderen Stoff [**Dispersionsmittel**]gelöst ist; SYN: kolloiddisperses System **2.** der in einem Dispersionsmittel verteilte Stoff **3.** gallertartige, durchsichtige Substanz

kol|lo|i|dal *adj* im Kolloidzustand

Kol|lo|id|ent|ar|tung *f* Umwandlung vom Zellen in eine kolloidartige Masse

Kol|lo|id|kar|zi|nom *nt* →Kolloidkrebs

Kol|lo|id|kno|ten *m* **1.** große Kolloidfollikel bei Struma* colloides **2.** →Kolloidmilium

Kol|lo|id|krebs *m* schleimproduzierendes Adenokarzinom*, meist mit Siegelringzellen; SYN: Gallertkrebs, Gallertkarzinom, Schleimkrebs, Schleimkarzinom, Kolloidkarzinom, Carcinoma colloides/gelatinosum/mucoides/mucosum

Kol|lo|id|mi|li|um *nt* gallerthaltige Knötchen im Gesicht, am Hals und der Brust; SYN: Pseudomilium colloidale, Kolloidknoten

Kol|lo|id|stru|ma *f* Struma* mit Einlagerung von Kolloid in große [**Struma colloides macrofolliculares**] oder kleine [**Struma colloides microfolliculares**] Follikel; SYN: Gallertstruma, Struma colloides

Kol|loid|syn|drom *nt* nach parenteraler Ernährung mit Fettinfusion auftretendes Syndrom mit Atemnot, Leibschmerzen, Schwindel, Blutdruckabfall und Zyanose
Kol|lo|id|zys|te *f* gutartiger Hirntumor im Bereich des Foramen* interventriculare
Kol|lum *nt, pl* **-la** 1. Hals, halsförmige Struktur; SYN: Zervix, Cervix, Collum 2. Gebärmutterhals, Uterushals; SYN: Cervix uteri, Zervix, Collum
Kol|lum|kar|zi|nom *nt* früher häufigstes Karzinom des Genitalbereichs, heute ebenso häufig wie das Korpuskarzinom*; Vorsorgeuntersuchungen [Abstrich, Kolposkopie] können einen Großteil der Tumoren schon in der Frühphase [epitheliale Dysplasie, Carcinoma in situ] entdecken; SYN: Gebärmutterhalskrebs, Gebärmutterhalskarzinom, Zervixkarzinom, Carcinoma cervicis uteri
Kölnisch-Wasser-Dermatitis *f* durch ätherische Öle [Bergamottöl] verursachtes, phototoxisches Ekzem*; SYN: Berloque-Dermatitis
Kolo-, **kolo-** *präf.* Wortelement mit der Bedeutung "Dickdarm/Kolon"
Ko|lo|bom *nt* angeborene oder erworbene Spaltbildung; SYN: Colobom
ko|lo|bo|ma|tös *adj* Kolobom betreffend, kolobomartig
ko|lo|du|o|de|nal *adj* Kolon und Zwölffingerdarm/Duodenum betreffend oder verbindend
Ko|lo|fi|xa|ti|on *f* operative Kolonanheftung, Kolonfixation; SYN: Colofixation
Ko|lo|he|pa|to|pe|xie *f* operative Anheftung des Kolons an die Leber
Ko|lo|ko|lo|sto|mie *f* operative Vereingiung zweier Kolonabschnitte
ko|lo|ku|tan *adj* Kolon und Haut/Cutis betreffend oder verbindend
Ko|lo|ly|se *f* operative Kolonlösung
Ko|lon *nt* →Colon
braunes Kolon meist durch Laxantienabusus hervorgerufene Braunfärbung der Dickdarmschleimhaut; SYN: Zottenmelanose, Dickdarmmelanose, Melanosis coli
irritables Kolon durch ein Reihe von Faktoren [postinfektös, allergisch, psychogen] hervorgerufene Stuhlregulationsstörung; klinisch auffällig sind krampfartige Leibschmerzen, Durchfälle (meist abwechselnd mit Verstopfung), Völlegefühl und Blähungen; SYN: spastisches Kolon, Kolonneurose, Reizkolon, Colon irritabile/spasticum
spastisches Kolon →irritables Kolon
Ko|lon|al|gie *f* Dickdarmschmerz, Kolonschmerz
Ko|lon|a|tre|sie *f* unvollständige Entwicklung des Kolons mit Verschluss der Lichtung
Kolon-Conduit *m* künstliche Harnausleitung mit Bildung einer Ersatzblase aus einem ausgeschalteten Kolonabschnitt
Ko|lon|di|ver|ti|kel *pl* echte oder falsche Divertikel* der Dickdarmwand, die meist asymptomatisch sind, aber auch Ursache einer Divertikulitis sein können; SYN: Dickdarmdivertikel
Ko|lon|di|ver|ti|ku|li|tis *f, pl* **-ti|den** Entzündung von Kolondivertikeln*; kann Ursache eines akuten Abdomens sein
Ko|lon|di|ver|ti|ku|lo|se *f* Vorhandensein multipler Kolondivertikel*; meist symptomlos; SYN: Dickdarmdivertikulose
Ko|lon|ent|zün|dung *f* →Kolitis
Ko|lon|fis|tel *f* 1. vom Dickdarm ausgehende Fistel, die in andere Darmteile oder Organe mündet [**innere Kolonfistel**] oder nach außen führt [**äußere Kolonfistel**]; SYN: Kolonfistel 2. operativ angelegte Dickdarmfistel; SYN: Kolostoma
Ko|lon|fis|tel|lung *f* →Kolostomie
Ko|lon|ge|krö|se *nt* Verdoppelung des Bauchfells [Peritoneum*], das das Kolon an der hinteren Bauchwand befestigt; SYN: Mesokolon, Mesocolon
Ko|lon|haus|tren *pl* halbkugelige Ausbuchtungen der Dickdarmwand; SYN: Dickdarmhaustren, Haustra/Sacculationes coli
Ko|lo|nie *f* auf festen Nährböden wachsende, aus einem Keim entstehende, makroskopisch sichtbare Anhäufung eines Mikroorganismus [Bakterium, Pilz]
Kolon-Ileum-Fistel *f* innere Kolonfistel mit Mündung in das Ileum; SYN: koloileale Fistel
Ko|lo|ni|sa|ti|on *f* →Kolonisierung
Ko|lo|ni|sie|rung *f* Besiedlung mit Mikroorganismen; SYN: Kolonisation
Ko|lon|kar|zi|nom *nt* meist im unteren Kolonbereich [**kolorektales Karzinom**] lokalisiertes dritthäufigstes Karzinom; verläuft anfangs symptomlos, kann aber bei der Krebsvorsorge [digitale Rektumexploration, Test auf okkultes Blut, Koloskopie] entdeckt werden; SYN: Kolonkrebs, Dickdarmkarzinom, Dickdarmkrebs
Ko|lon|klys|ma *nt* Dickdarmeinlauf, Koloneinlauf
Ko|lon|kon|trast|ein|lauf *m* Kolonröntgen nach retrograder Füllung mit Kontrastmittel und Lufteinblasung; SYN: Bariumkontrasteinlauf, Kontrasteinlauf
Ko|lon|krebs *m* →Kolonkarzinom
Ko|lon|la|vage *f* Dickdarmspülung
Ko|lon|neu|ro|se *f* durch ein Reihe von Faktoren [postinfektös, allergisch, psychogen] hervorgerufene Stuhlregulationsstörung; klinisch auffällig sind krampfartige Leibschmerzen, Durchfälle (meist abwechselnd mit Verstopfung), Völlegefühl und Blähungen; SYN: Reizkolon, irritables/spastisches Kolon, Colon irritabile/spasticum
Ko|lo|no|skop *nt* →Koloskop
Ko|lo|no|sko|pie *f* →Koloskopie
Ko|lon|po|lyp *m* meist von der Kolonschleim-

haut ausgehender Polyp; evtl. multiples Auftreten bei Dickdarmpolypose; SYN: Dickdarmpolyp

Kolon-Rektum-Anastomose *f* operative Verbindung von Kolon und Enddarm/Rektum; SYN: Kolon-Rektum-Fistel, Kolorektostomie

Kolon-Rektum-Fistel *f* →Kolon-Rektum-Anastomose

Kollonlrelsekltilon *f* Kolonteilentfernung zur Wiederherstellung der Darmpassage bei Obstruktion oder Tumor

Kollonlsenlkung *f* →Koloptose

Kolon-Sigma-Anastomose *f* →Kolosigmoidostomie

Kolon-Sigma-Fistel *f* →Kolosigmoidostomie

Kollonlspaslmen *pl* Dickdarmkrämpfe

Kollonltälnilen *pl* aus glatter Muskulatur bestehende Längsstreifen des Kolons; SYN: Taeniae coli

Kollolpelxie *f* operative Kolonanheftung; SYN: Colopexia

Kollolpelxoltolmie *f* Koloneröffnung und -fixierung

Kollolprokltekltolmie *f* Resektion von Kolon und Rektum; SYN: Proktokolektomie

Kollolprokltiltis *f, pl* **-tiltilden** Entzündung von Kolon und Mastdarm/Rektum; SYN: Proktokolitis, Rektokolitis

kollolprokltiltisch *adj* Koloproktitis betreffend, von ihr betroffen oder gekennzeichnet; SYN: proktokolitisch, rektokolitisch

Kollolptolse *f* v.a. das Colon* transversum betreffende Senkung des Dickdarms; meist im Rahmen einer Enteroptose*; SYN: Dickdarmsenkung, Kolonsenkung, Coloptosis

kollolrekltal *adj* Kolon und Mastdarm/Rektum betreffend oder verbindend

Kollolrekltolstolmie *f* operative Verbindung von Kolon und Enddarm/Rektum; SYN: Kolon-Rektum-Anastomose, Kolon-Rektum-Fistel

Kollolrekltum *nt* Kolon und Rektum

kollolrelnal *adj* Kolon und Niere(n)/Ren betreffend

Kollolrilmelter *nt* Messgerät für die Kolorimetrie*; SYN: Chromometer, Chromatometer, Farbenmesser

Kollolrilmeltrie *f* quantitative Bestimmung gelöster Substanzen durch Messung der Farbstärke gegen Vergleichslösungen; SYN: Colorimetrie, kolorimetrische Analyse

kollolrilmeltrisch *adj* Kolorimetrie betreffend, mittels Kolorimetrie

Kollolrit *nt* Hautfarbe; Hautpigmentierung

Kollorlrhalgie *f* Dickdarmblutung, Blutung aus dem Dickdarm, Kolonblutung

Kollorlrhalphie *f* Dickdarmnaht, Kolonnaht

Kollolsiglmolildolstolmie *f* operative Verbindung von proximalem Kolon und Sigma; SYN: Kolon-Sigma-Fistel, Kolon-Sigma-Anastomose

Kollolskop *nt* Endoskop* zur Koloskopie*; SYN: Kolonoskop

Kollolskolpie *f* Dickdarmspiegelung, Dickdarmendoskopie, Kolonspiegelung, Kolonendoskopie; SYN: Kolonoskopie

kollolskolpisch *adj* Koloskopie betreffend, mittels Koloskopie

Kollolstolma *nt, pl* **-malta** s.u. Kolostomie

Kollolstolmie *f* Anlegen einer äußeren Dickdarmfistel mit Bildung eines Dickdarmafters [**Kolostoma**]; SYN: Dickdarmfistelung, Kolonfistelung

Kollosltrallmilch *f* →Kolostrum

Kollosltrum *nt* schon während der Schwangerschaft gebildete Milch, die nach der Geburt durch reife Muttermilch ersetzt wird; SYN: Vormilch, Colostrum, Kolostralmilch

Kollosltrumlkörlperlchen *pl* fettbeladene Leukozyten in der Vormilch; SYN: Donné-Körperchen

Kollolltolmie *f* Dickdarmeröffnung, Koloneröffnung

Kollolltylphus *nt* primär das Kolon betreffende Form des Typhus* abdominalis

kollolvalgilnal *adj* Kolon und Scheide/Vagina betreffend oder verbindend

kollolvelsilkal *adj* Kolon und Harnblase/Vesica urinaria betreffend oder verbindend

Kollolzälkolstolmie *f* operative Verbindung von Kolon und Zäkum; SYN: Zäkum-Kolon-Fistel, Zäkokolostomie

Kollolzenltelse *f* Kolonpunktion, Dickdarmpunktion

Kolp-, kolp- *präf.* →Kolpo-

Kolplallgie *f* Scheidenschmerz; SYN: Vaginodynie

Kollpekltalsie *f* Scheidenerweiterung

Kollpekltolmie *f* Ausschneidung/Exzision der Scheidenwand

Kollpiltis *f, pl* **-tilden** Entzündung der Scheide/Vagina; SYN: Scheidenentzündung, Colpitis, Vaginitis

kollpiltisch *adj* Scheidenentzündung/Kolpitis betreffend, von ihr betroffen oder gekennzeichnet

Kolpo-, kolpo- *präf.* Wortelement mit der Bedeutung "Scheide/Vagina"

Kollpolgralfie *f* →Kolpographie

Kollpolgralphie *f* Röntgenkontrastdarstellung der Scheide

Kollpolhylperlplalsie *f* Scheidenschleimhauthyperplasie

Kollpolhyslterlekltolmie *f* Gebärmutterentfernung durch die Scheide; SYN: transvaginale Hysterektomie, vaginale Hysterektomie, Hysterectomia vaginalis

Kollpolhysltelrolpelxie *f* Gebärmutterfixierung durch die Scheide; SYN: transvaginale Hysteropexie

Kollpolkleilsis *f* operativer Scheidenverschluss; SYN: Kolpoklisis

Kollpolmilkrolskop *nt* s.u. Kolposkopie

Kollpolmilkrolskolpie *f* →Kolposkopie

Kol|po|my|ko|se *f* Pilzerkrankung der Scheide; SYN: Scheidenmykose, Vaginalmykose, Vaginomykose

kol|po|my|ko|tisch *adj* Scheidenmykose/Kolpomykose betreffend, von ihr betroffen oder gekennzeichnet

Kol|po|my|o|mek|to|mie *f* transvaginale Myomektomie*

Kol|po|pa|thie *f* Scheidenerkrankung, Vaginalerkrankung; SYN: Vaginopathie

Kol|po|pe|ri|ne|o|plas|tik *f* Scheidendammplastik; SYN: Vaginoperineoplastik

Kol|po|pe|ri|ne|or|rha|phie *f* Scheidendammnaht; SYN: Vaginoperineorrhaphie

Kol|po|pe|xie *f* Scheidenanheftung; SYN: Vaginopexie

Kol|po|plas|tik *f* Scheidenplastik; SYN: Vaginalplastik, Vaginoplastik

Kol|po|poe|se *f* künstliche Scheidenbildung

Kol|po|pto|se *f* schwerste Form der Scheidensenkung*, bei der die Scheidenwand, in Form einer Rektozele* oder Zystozele*, vor der Vulva* sichtbar wird; oft gleichgesetzt mit Kolpozele*; SYN: Scheidenvorfall, Vaginalprolaps, Prolapsus vaginae, Scheidenprolaps

Kol|po|rek|to|pe|xie *f* operative Anheftung des Rektums an die Scheide

Kol|por|rha|gie *f* vaginale Blutung, Scheidenblutung

Kol|por|rha|phie *f* **1.** Scheidennaht, Vaginalnaht **2.** Scheidenraffung; SYN: Colporrhaphia

Kol|por|rhe|xis *f* Scheidenriss

Kol|po|skop *nt* s.u. Kolposkopie

Kol|po|sko|pie *f* direkte Betrachtung der Scheidenschleimhaut mit einer Lupe [**Kolposkop**] oder einem Mikroskop [**Kolpomikroskop**]

kol|po|sko|pisch *adj* Kolposkop oder Kolposkopie betreffend, mittels Kolposkop oder Kolposkopie

Kol|po|ste|no|se *f* Einengung der Scheidenlichtung; SYN: Scheidenverengerung

Kol|po|ste|no|to|mie *f* Durchtrennung von Kolpostenosen

Kol|po|to|mie *f* Scheidenschnitt, Vaginalschnitt; SYN: Vaginotomie

Kol|po|u|re|te|ro|to|mie *f* Eröffnung des Harnleiter durch die Scheide

Kol|po|u|re|te|ro|zys|to|to|mie *f* Eröffnung von Blase und Harnleiter durch die Scheide; SYN: Kolpozystoureterotomie

Kol|po|ze|le *m* **1.** Scheidenprolaps mit Vortreten der Scheide vor die Vulva; SYN: Scheidenbruch **2.** Dammbruch in Richtung zur Scheide; SYN: Scheidenbruch, Hernia vaginalis

Kol|po|zö|li|o|to|mie *f* Eröffnung der Bauchhöhle durch die Scheide; SYN: Coeliotomia vaginalis

Kol|po|zö|li|o|zen|te|se *f* transvaginale Bauchhöhlenpunktion

Kol|po|zys|ti|tis *f, pl* **-ti|ti|den** Entzündung von Scheide/Vagina und Harnblase

kol|po|zys|ti|tisch *adj* Kolpozystitis betreffend, von ihr betroffen oder gekennzeichnet

Kol|po|zys|to|plas|tik *f* Scheiden-Blasen-Plastik

Kol|po|zys|to|to|mie *f* Scheiden-Blasen-Schnitt; SYN: transvaginale Zystotomie

Kol|po|zys|to|u|re|te|ro|to|mie *f* →Kolpoureterozystotomie

Kol|po|zys|to|u|re|te|ro|zys|to|to|mie *f* Freilegung der Harnleitermümdungen durch Eröffnung von Scheide und Blase

Kol|po|zys|to|ze|le *f* kombinierter Scheiden- und Blasenvorfall

Kol|po|zy|to|lo|gie *f* Beurteilung von Epithelabstrichen der Scheidenschleimhaut; SYN: Vaginalzytologie

Kol|lum|no|to|mie *f* Osteotomie* der Wirbelsäule, z.B. zur Korrektur von Skoliose* oder Kyphose*; SYN: Rhachitomie, Rhachiotomie

ko|ly|pep|tisch *adj* verdauungshemmend

Kom-, kom- *präf.* Wortelement mit der Bedeutung "zusammen/verbunden"

Ko|ma *nt, pl* **-ma|ta** **1.** tiefe Bewusstlosigkeit; SYN: Coma **2.** Asymmetriefehler, Linsenfehler; SYN: Coma

diabetisches Koma durch einen entgleisten Diabetes* mellitus versursachtes Koma mit Hyperglykämie*, Hyperketonämie* und Kussmaul-Atmung*; SYN: hyperglykämisches Koma, Kussmaul-Koma, Coma diabeticum/hyperglycaemicum

endogenes hepatisches Koma durch Viren oder Toxine hervorgerufene Zerstörung des Leberparenchyms, die zur Einschränkung der Leberfunktion und damit zum Koma führt; SYN: Leberzerfallskoma, endogenes Leberkoma

exogenes hepatisches Koma durch eine akute Überlastung der vorgeschädigten Leber ausgelöster Ausfall der Leberfunktion mit Entwicklung eines Komas; SYN: Leberausfallskoma, exogenes Leberkoma

hepatisches Koma durch Störung der Leberfunktion hervorgerufenes Koma; SYN: Leberkoma, Coma hepaticum

hyperglykämisches Koma →diabetisches Koma

hyperosmolares Koma durch eine Hyperosmolarität* des Blutes verursachtes Koma, z.B. bei diabetischem Koma; SYN: Coma hyperosmolare

hypoglykämisches Koma komatöser Zustand bei Hypoglykämie*; SYN: hypoglykämischer Schock, Coma hypoglycaemicum

ketoazidotisches Koma diabetisches Koma mit ausgeprägter Ketoazidose*

thyreotoxisches Koma sich aus einer thyreotoxischen Krise entwickelndes Koma; SYN: Basedow-Koma, Coma basedowicum

urämisches Koma komatöser Zustand bei

Urämie*; SYN: Coma uraemicum
zerebrales Koma durch einen Prozess im Großhirn ausgelöstes Koma, z.B. Coma apoplecticum; SYN: Coma cerebrale
ko|ma|tös *adj* im Koma, in tiefer Bewusstlosigkeit
Ko|ma|zy|lin|der *pl* bei diabetischem Koma auftretende granulierte Harnzylinder
kom|bi|nant *adj* →kodominant
Kom|bi|na|ti|ons|an|äs|the|sie *f* →Kombinationsnarkose
Kom|bi|na|ti|ons|be|hand|lung *f* Antibiotikabehandlung mit zwei oder mehreren Wirkstoffen; SYN: Kombinationstherapie
Kom|bi|na|ti|ons|che|mo|the|ra|pie *f* kombinierte Chemotherapie mit zwei oder mehreren Zytostatika*
Kom|bi|na|ti|ons|impf|stoff *m* mehrere Antigene enthaltender Impfstoff, zur Simultanimpfung gegen mehrere Erreger; SYN: Kombinationsvakzine
Kom|bi|na|ti|ons|nar|ko|se *f* Narkose* unter Verwendung mehrerer, gleichzeitig oder nacheinander eingesetzter Narkosemittel; SYN: Kombinationsanästhesie
Kom|bi|na|ti|ons|prä|pa|rat *nt* mehrere Wirkstoffe enthaltendes Präparat; SYN: Kompositum, Compositum
Kom|bi|na|ti|ons|the|ra|pie *f* →Kombinationsbehandlung
Kom|bi|na|ti|ons|vak|zi|ne *f* →Kombinationsimpfstoff
Ko|me|do *m* mit Talg und Keratin gefüllter, erweiterter Haarfollikel; SYN: Comedo, Mitesser
Ko|me|do|kar|zi|nom *nt* Brustkrebs, bei dem komedoartige Pröpfe aus der Schnittfläche austreten
Ko|me|do|mas|ti|tis *f, pl* **-ti|ti|den** fibröse Mastopathie* mit Komedo-artigen Zysten; SYN: Plasmazellmastitis
Komma-Bazillus *m* →Vibrio cholerae
Kom|men|sa|le *m* Organismus, der von Abfallprodukten oder überschüssiger Nahrung eines anderen Organismus lebt, ohne diesen zu schädigen [**Kommensalismus**]; SYN: Paraphage
Kom|men|sa|lis|mus *m* s.u. Kommensale
Kom|mi|nu|tiv|frak|tur *f* Trümmerbruch, Splitterbruch; SYN: Fractura comminutiva
Kom|mis|sur *f* Naht, Verbindung(sstelle), (*anatom.*) Commissura
kom|mis|su|ral *adj* Kommissur betreffend
Kom|mis|su|ren|fa|ser *f* markhaltige Nervenfaser, die die beiden Großhirnhälften miteinander verbindet; SYN: Fibra commissurales
Kom|mis|su|ren|zel|len *pl* Nervenzellen, die die Kommissurenfasern* bilden
Kom|mis|su|ror|rha|phie *f* Raffung der Herzklappenkommissuren, Kommissurenraffung
Kom|mis|su|ro|to|mie *f* Durchtrennung der Herzklappenkommissuren, Kommissurenschnitt
Kom|mo|ti|on *f* Organerschütterung durch eine stumpfe Gewalteinwirkung
Kom|mo|ti|ons|neu|ro|se *f* nach einer Gehirnerschütterung auftretende Neurose*
Kom|mo|ti|ons|psy|cho|se *f* nach einer Gehirnerschütterung auftretende organische Psychose*
Kom|mo|ti|ons|syn|drom *nt* vollständig reversible, vorübergehende Einschränkung der Hirnfunktion nach einem Trauma; SYN: Gehirnerschütterung, Commotio cerebri
Kom|pak|ta *f* **1.** feste Außenzone des Knochens; SYN: Substantia compacta **2.** oberflächliche kompakte Schicht des Stratum* functionale endometrii; SYN: Compacta, Lamina compacta, Pars compacta, Stratum compactum endometrii
Kom|par|ti|ment *nt* →Kompartment
Kom|part|ment *nt* Abteilung, Abschnitt, Fach, Kammer, Raum; SYN: Kompartiment
Kom|part|ment|syn|drom *nt* durch eine verletzungsbedingte Einblutung in eine Muskelloge verursachtes Syndrom mit neuromuskulären Ausfällen und Muskelnekrose; SYN: Logensyndrom
kom|pa|ti|bel *adj* vereinbar, verträglich, zusammenpassend, austauschbar
Kom|pa|ti|bi|li|tät *f* Verträglichkeit, Vereinbarkeit
Kom|pen|sa|ti|on *f* Ausgleich, Aufhebung
kom|pen|sa|to|risch *adj* ausgleichend, kompensierend
kom|pe|ti|tiv *adj* auf Konkurrenz/Wettbewerb beruhend
Kom|ple|ment *nt* der Abwehr von Erregern dienendes System von Serumeiweißen, dessen Aktivierung zur Zerstörung fremder Zellen führt
Kom|ple|ment|ak|ti|vie|rung *f* Aktivierung des Komplementsystems auf dem **klassischen** oder **alternativen Weg** der Komplementaktivierung
alternativer Weg der Komplementaktivierung Aktivierung des Komplements durch angeregtes Properdin; SYN: Properdin-System
klassischer Weg der Komplementaktivierung durch Antigen-Antikörper-Komplexe ausgelöste Aktivierungskaskade, die 11 Komponenten umfasst; am Ende entsteht der **Membranangriffskomplex**, der zur Auflösung der Zellwand führt
kom|ple|men|tär *adj* ergänzend
Kom|ple|men|tär|far|ben *pl* Bezeichnung für Farben bestimmter Wellenlänge, die bei additiver Mischung Weiß ergeben; SYN: Gegenfarben
Kom|ple|men|tär|ge|ne *pl* Gene, die zur Ausprägung eines Phänotyps vorhanden sein müssen
Kom|ple|men|tär|luft *f* Luftmenge, die nach

K

normaler Einatmung noch zusätzlich eingeatmet werden kann; SYN: inspiratorisches Reservevolumen

Kom|ple|ment|bin|dungs|re|ak|ti|on *f* serologischer Test zum Nachweis komplementbindender Antikörper; SYN: Komplementfixationsreaktion

Kom|ple|ment|fi|xa|ti|ons|re|ak|ti|on *f* →Komplementbindungsreaktion

Kom|ple|ment|sys|tem *nt* →Komplement

Kom|plex *m* **1.** aus mehreren Komponenten bestehende Verbindung **2.** aus größtenteils verdrängten Vorstellungen bestehender Komplex, der unbewusst Denken, Fühlen und Handeln einer Person beeinflusst

terminaler Komplex bei der Komplementaktivierung entstehender Enzymkomplex, der zur Auflösung der Membran von körperfremden Zellen führt; SYN: C5b-9-Komplex, Membranangriffskomplex

Kom|plex|bild|ner *pl* Verbindungen, die mit Metallen Chelatkomplexe bilden; werden zur Dekontamination von Metallionen eingesetzt; SYN: Chelatbildner, Komplexone, Chelone

Kom|ple|xo|ne *pl* →Komplexbildner

Kom|pli|ka|ti|on *f* ungünstige Veränderung im Krankheits-/Heilungsverlauf

Kom|po|si|tum *nt* →Kombinationspräparat

Kom|pres|se *f* feuchter Umschlag; kann warm oder kalt sein

Kom|pres|si|on *f* Zusammenpressen, Zusammendrücken; (*physik.*) Verdichtung

Kom|pres|si|ons|a|tel|ek|ta|se *f* Lungenatelektase* durch Kompression des Gewebes, z.B. bei Pleuraerguss

Kom|pres|si|ons|bruch *m* →Kompressionsfraktur

Kom|pres|si|ons|frak|tur *f* kompletter oder inkompletter Knochenbruch durch Stauchungskräfte; SYN: Kompressionsbruch, Stauchungsbruch, Stauchungsfraktur

Kom|pres|si|ons|il|le|us *m* Darmverschluss durch Druck von außen

Kom|pres|si|ons|läh|mung *f* durch Druckschädigung eines Nerven verursachte Lähmung; SYN: Drucklähmung

Kom|pres|si|ons|mye|lo|pa|thie *f* durch eine Druckeinwirkung hervorgerufene Rückenmarksschädigung

Kom|pres|si|ons|os|te|o|syn|the|se *f* stabile Osteosynthese* durch Aufeinanderpressen der Bruchenden mit Schrauben, Druckplatten usw.; SYN: Druckosteosynthese

Kom|pres|si|ons|ver|band *m* festsitzender Verband zur Blutstillung; SYN: Druckverband

Kom|pres|so|ri|um *nt* Gefäßklemme, Arterienklemme

kom|pri|mier|bar *adj* zusammendrückbar; verdichtbar

kom|pri|mie|ren *v* zusammendrücken, zusammenpressen; (*physik.*) verdichten

kom|pri|miert *adj* zusammengedrückt, zusammengepreßt, zusamemngedrängt; verdichtet

kom|pul|siv *adj* zwanghaft, zwingend

Kon-, kon- *präf.* Wortelement mit der Bedeutung "zusammen/verbunden"

Konch-, konch- *präf.* →Koncho-

Kon|chek|to|mie *f* operative Entfernung einer Nasenmuschel; SYN: Nasenmuschelresektion, Turbinektomie

Kon|chi|tis *f, pl* **-ti|den** **1.** Entzündung einer Nasenmuschel; SYN: Conchaentzündung, Conchitis **2.** Entzündung der Ohrmuschel; SYN: Conchaentzündung, Conchitis

kon|chi|tisch *adj* Konchitis betreffend, von ihr betroffen oder gekennzeichnet

Koncho-, koncho- *präf.* Wortelement mit der Bedeutung "Muschel/Koncha"

Kon|cho|skop *nt* Naselspiegel für die mittlere und hintere Rhinoskopie*

Kon|cho|to|mie *f* Teilentfernung einer Nasenmuschel; SYN: Muschelresektion, Turbinektomie

kon|den|siert *adj* verdichtet, komprimiert; konzentriert

Kon|di|ti|on *f* (*physischer oder psychischer*) Zustand, Verfassung, Befinden

kon|di|ti|o|niert *adj* durch Konditionierung erzeugt oder bedingt

Kon|di|ti|o|nie|rung *f* Herbeiführen einer **konditionierten Reaktion** oder eines **bedingten Reflexes** durch Verküpfen eines unspezifischen Reizes mit einem neutralen Reflexauslöser

Kon|dom *nt* meist aus Latex bestehendes, über den Penis gestreiftes mechanisches Kontrazeptivum*; SYN: Präservativ

Kon|duk|tanz *f* elektrische Leitfähigkeit; SYN: Wirkleitwert

Kon|duk|ti|vi|tät *f* Leitfähigkeit, Leitvermögen

Kon|duk|tor *m* Person, die ein Gen überträgt, ohne selbst erkrankt zu sein

Kondyl-, kondyl- *präf.* →Kondylo-

kon|dy|lär *adj* Kondyle betreffend

Kon|dy|le *f* Gelenkkopf, Knochenende; SYN: Condylus

Kon|dy|lek|to|mie *f* Kondylenabtragung, Kondylenresektion

Kondylo-, kondylo- *präf.* Wortelement mit der Bedeutung "Knöchel/Kondylus"

Kon|dy|lom *nt* warzen- oder papillenförmige Hyperplasie von Plattenepithel; SYN: Condyloma

breites Kondylom im Sekundärstadium der Syphilis* auftretende, breite Papeln in den Haltfalten und im Anogenitalbereich; SYN: Condyloma latum/syphiliticum

spitzes Kondylom v.a. durch Geschlechtsverkehr übertragene Viruserkrankung mit Ausbildung spitzer, warzenartiger Papillome im Genitalbereich; SYN: Feigwarze, Feuchtwarze, Condyloma acuminatum, Papilloma acuminatum/venereum

K

kon|dy|lo|ma|tös *adj* in der Art eines Kondyloms

Kon|dy|lo|ma|to|se *f* selten verwendete Bezeichnung für multiple Kondylome

Kon|dy|lo|to|mie *f* Kondylendurchtrennung, Kondylenspaltung

Kon|fa|bu|la|ti|on *f* Ausfüllung von Gedächtnislücken durch erfundene Vorgänge; SYN: Confabulatio

Kon|fa|bu|lo|se *f* Psychose* mit ausgeprägten Konfabulationen

Kon|fi|gu|ra|ti|on *f* (Auf-)Bau, (äußere) Form, Gestalt; Struktur; (*chem.*) räumliche Anordnung

Kon|flu|enz *f* **1.** (*anatom.*) Zusammenfließen, Zusammenfluss; SYN: Konflux, Confluens **2.** Zusammenfließen, Konfluieren von z.B. Effloreszenzen

kon|flu|ie|rend *adj* zusammenfließend, zusammenlaufend

Kon|flux *m* Zusammenfließen, Zusammenfluss; SYN: Confluens, Konfluenz

kon|fo|kal *adj* mit dem selben Brennpunkt

Kon|for|ma|ti|on *f* räumliche Anordnung eines Moleküls

Kon|for|ma|ti|ons|for|mel *f* Formel, die die räumliche Anordnung eines Moleküls widerspiegelt

kon|fus *adj* (*Person, Gedanken*) verworren, wirr; (*Sprache*) undeutlich

Kon|ge|la|ti|on *f* Erfrierung; SYN: Congelatio

kon|ge|ni|al *adj* gleichartig, (geistes-)verwandt

kon|ge|ni|tal *adj* angeboren, durch genetische Anlagen bedingt

Kon|ges|ti|on *f* Stauung, Blutstauung; SYN: Congestio

kon|ges|tiv *adj* Kongestion betreffend, durch eine Stauung hervorgerufen

kon|glo|biert *adj* zusammengeballt, kugelig

Kon|glo|me|ra|ti|on *f* Zusammenballung

Kon|glu|ti|na|ti|on *f* durch Konglutinine* verursachte Zusammenballung von roten Blutkörperchen; SYN: Conglutinatio

Kon|glu|ti|na|ti|ons|throm|bus *m, pl* **-ben** an der geschädigten Gefäßwand entstehender Thrombus*, der außen von einer weißgrauen Leukozytenschicht umgeben ist; SYN: weißer/grauer Thrombus, Abscheidungsthrombus

Kon|glu|ti|ni|ne *pl* Proteine, die durch Bindung an Komplement zur Aggregation von roten Blutkörperchen mit fixierten Antikörpern führen

Kongo-Krim-Fieber *nt* auf der Krim und in Zentralafrika vorkommendes, hämorrhagisches Fieber durch das Krimfieber-Virus*; SYN: hämorrhagisches Krim-Fieber

kon|gru|ent *adj* übereinstimmend, deckungsgleich

Kon|gru|enz *f* Deckungsgleichheit, Übereinstimmung

Koni-, koni- *präf.* →Konio-

Ko|ni|die *f* asexuelle Spore als Nebenfruchtform bei Pilzen; SYN: Conidium, Konidiospore

Ko|ni|di|o|spo|re *f* →Konidie

Ko|ni|ko|to|mie *f* →Koniotomie

Konio-, konio- *präf.* Wortelement mit der Bedeutung "Staub"

Ko|ni|o|fi|bro|se *f* Bezeichnung für Pneumokoniosen* mit überwiegender Fibrosierung des interstitiellen Lungengewebes; SYN: Coniofibrosis

Ko|ni|o|se *f* durch eine Staubablagerung im Gewebe hervorgerufene Erkrankung; wichtig sind v.a. die Pneumokoniosen*; SYN: Staubkrankheit, Staubablagerungskrankheit

Ko|ni|o|spo|ro|se *f* durch den Schimmelpilz **Coniosporium** verursachte exogen allergische Alveolitis* bei Holzarbeitern; SYN: Ahornrindenkankheit, Ahornrindenschälerkrankheit, Towey-Krankheit

Ko|ni|o|to|mie *f* Längsspaltung des Ligamentum cricothyroideum als Notfalleingriff bei Erstickungsgefahr; SYN: Konikotomie, Interkrikothyreotomie, Krikothyreotomie

Ko|ni|o|to|xi|ko|se *f* Pneumokoniose* mit direkter Gewebeschädigung

Ko|ni|sa|ti|on *f* konusförmige Gewebeausschneidung aus der Portio* vaginalis zur Biopsieentnahme [**Konusbiopsie**] oder Therapie; SYN: Portiokonisation, Zervixkonisation

kon|ju|gal *adj* Ehe(gatten) betreffend, ehelich

Kon|ju|ga|ti|on *f* **1.** Chromosomenkonjugation **2.** benachbarte Lage von Doppelbindungen im einem Molekül **3.** Vereinigung der Kerne bei der Befruchtung

kon|ju|giert *adj* gepaart, (paarweise) verbunden

Kon|junk|ti|va *f* Bindehaut des Auges; SYN: Conjunctiva, Tunica conjunctiva

kon|junk|ti|val *adj* Bindehaut/Conjunctiva betreffend

Kon|junk|ti|val|drü|sen *pl* Schleimdrüsen der Augenbindehaut; SYN: Krause-Drüsen, Glandulae conjunctivales

Kon|junk|ti|val|ö|dem *f* ödematöse Schwellung der Augenbindehaut; SYN: Bindehautödem, Chemosis, Chemose

Kon|junk|ti|val|pro|be *f* →Konjunktivaltest

Kon|junk|ti|val|re|flex *m* Lidschluss bei Berührung der Bindehaut

Kon|junk|ti|val|test *m* Allergietest durch Einbringen des Allergens in den Bindehautsack; SYN: Konjunktivalprobe, Ophthalmoreaktion, Ophthalmotest

Kon|junk|ti|vi|tis *f, pl* **-ti|den** Entzündung der Augenbindehaut; SYN: Bindehautentzündung, Conjunctivitis

akute kontagiöse Konjunktivitis durch **Haemophilus* aegyptius** hervorgerufene, akute Bindehautentzündung; SYN: Koch-Weeks-Konjunktivitis

allergische Konjunktivitis meist im Rahmen einer Atopie* auftretende allergische Bindehautentzündung; SYN: Conjunctivitis allergica

konljunkltilviltisch *adj* Bindehautentzündung/Konjunktivitis betreffend, von ihr betroffen oder gekennzeichnet

Konljunkltilvoldalkrylolzysltolstolmie *f* operative Verbindung von Tränensack und Bindehautsack

Konljunkltilvolrhilnolstolmie *f* operative Verbindung von Bindehautsack und Nasenhöhle

konlkav *adj* nach innen gewölbt, vertieft, hohl

Konlkalviltät *f* konkave Beschaffenheit, Krümmung nach innen

Konlkavllinlse *f* nach innen gewölbte Linse, die Lichtstrahlen streut; SYN: konkave Linse, Zerstreuungslinse, Streuungslinse

konlkalvolkonlkav *adj* mit konkaver Krümmung der Vorder- und Hinterfläche; SYN: bikonkave

Konlklilnaltilon *f* physiologisches Einwärtsrollen der Augen bei Blicksenkung; SYN: Inzyklovergenz

konlkolmiltielrend *adj* begleitend, gleichzeitig

konlkorldant *adj* übereinstimmend

Konlkorldanz *f* äußerliche Übereinstimmung von Merkmalen bei Zwillingen

Konlkrelment *nt* Steinchen, Stein; SYN: Kalkulus, Calculus

konlnaltal *adj* bei der Geburt vorhanden, angeboren

Konlophlthallmus *m* meist traumatisch bedingte Vorwölbung der Kornea*; SYN: Hornhautstaphylom, Staphyloma anterius

Konlsanlguilniltät *f* Blutsverwandtschaft

konlsenlsulell *adj* gleichsinnig, übereinstimmend

konlserlvaltiv *adj* 1. erhaltend, bewahrend, konservierend 2. (*Therapie*) zurückhaltend, vorsichtig

Konlserlvielrung *f* Haltbarmachung

Konlsillilalrilus *m* beratender Arzt, Konsiliararzt

Konlsillilum *nt* ärztliche Beratung, Konsultation

Konlsisltenz *f* Beschaffenheit; Struktur

konlsollildielrend *adj* (*Heilung*) fördernd, festigend

Konlsollildielrung *f* Festigung, Verfestigung

konlsolnielrend *adj* mitklingend

konlstant *adj* unveränderlich, gleichbleibend; (an-)dauernd, ständig, stetig

Konlstanlte *f* konstante oder feste Größe

Konlstilpaltilon *f* Stuhlverstopfung, Verstopfung; SYN: Obstipation

Konlstiltulens *nt, pl* **-enlzilen** Bestandteil, Komponente

Konlstiltultilon *f* 1. körperliche/seelische Struktur oder Verfassung; Gesamterscheinungsbild 2. Anordnung der Atome im Molekül

konlstiltultilolnell *adj* anlagebedingt, körperlich bedingt, naturgegeben

Konlstriklilon *f* Einengung, Einschnürung, Striktur

konlstrikltiv *adj* zusammenziehend, einschnürend, einengend

konlstrukltiv *adj* aufbauend; anabol, anabolisch

Konlsulltaltilon *f* ärztliche Beratung

Konlsumpltilon *f* Auszehrung (durch einen chronischen Krankheitsprozess)

konlsumpltiv *adj* Konsumption betreffend, verbrauchend, verzehrend

Konltalgilon *nt, pl* **-gilen** eine Krankheit übertragendes Partikel; SYN: Kontagium, kontagiöses Partikel

Konltalgilonslinldex *m* Anzahl der tatsächlich an einer Infektionskrankheit erkrankten Patienten, bezogen auf 100 exponierte, nicht-immune Patienten; SYN: Infektionsindex

konltalgilös *adj* (direkt) übertragbar, ansteckend

Konltalgilolsiltät *f* Übertragbarkeit einer Krankheit, Ansteckungsfähigkeit eines Erregers

Konltalgilum *nt* →Kontagion

Konltaktlaklne *f* durch Kontakt mit chemischen Stoffen ausgelöste Akne; SYN: Akne vinenata

Konltaktlalllerlgen *nt* Allergen, das durch Kontakt mit der Haut oder Schleimhaut eine Allergie hervorrufen kann

Konltaktlalllerlgie *f* allergische Reaktion durch ein Kontaktallergen*

Konltaktlblulltung *f* durch direkten Kontakt [Beischlaf] ausgelöste Scheiden- oder Penisblutung

Konltaktlderlmaltiltis *f, pl* **-tiltilden** durch Kontakt mit Fremdstoffen ausgelöstes exogenes Ekzem*; SYN: Kontaktekzem

allergische Kontaktdermatitis durch ein Kontaktallergen* ausgelöstes, akut oder chronisch verlaufendes Ekzem*; SYN: allergisches Kontaktekzem, kontaktallergisches Ekzem

Kontaktdermatitis durch Kosmetika durch Kosmetika hervorgerufenes phototoxisches Ekzem* [z.B. Kölnisch Wasser-Dermatitis]

nicht-allergische Kontaktdermatitis Sammelbegriff für Kontaktekzeme, die durch nicht-allergische Prozesse ausgelöst werden [phototoxisches Ekzem*; toxische Kontaktdermatitis*]

toxische Kontaktdermatitis durch direkte toxische Wirkung ausgelöste Kontaktdermatitis; SYN: toxisches Kontaktekzem, nicht-allergische Kontaktdermatitis

Konltaktleklzem *nt* durch Kontakt mit Fremdstoffen ausgelöstes exogenes Ekzem*; SYN: Kontaktdermatitis

allergisches Kontaktekzem durch ein Kontaktallergen* ausgelöstes, akut oder chronisch verlaufendes Ekzem*; SYN:

K

allergische Kontaktdermatitis, kontaktallergisches Ekzem
toxisches Kontaktekzem durch direkte toxische Wirkung ausgelöste Kontaktdermatitis; SYN: toxische Kontaktdermatitis, nicht-allergische Kontaktdermatitis

Kon|takt|glas *nt* →Kontaktlinse

Kon|takt|hem|mung *f* Wachstumshemmung von Zellen bei Kontakt mit Nachbarzellen; bei Tumorzellen aufgehoben; SYN: Dichtehemmung

Kon|takt|in|fek|ti|on *f* Krankheitsübertragung durch direkten Kontakt mit einem infizierten Menschen oder Tier [**direkte Kontaktinfektion**] oder durch Kontakt mit infizierten Gegenständen [**indirekte Kontaktinfektion**]

Kon|takt|lin|se *f* der Hornhautkrümmung angepasste, durchsichtige, weiche [**weiche Kontaktlinse**] oder harte [**harte Kontaktlinse**] Kunststoffschale zur Korrektur von Sehfehlern; SYN: Kontaktglas, Haftglas, Haftschale, Kontaktschale

Kon|takt|me|tas|ta|se *f* durch direkten Kontakt entstandene Metastase; SYN: Abklatschmetastase

Kon|takt|schal|le *f* →Kontaktlinse

Kon|takt|ur|ti|ka|ria *f* Quaddelbildung durch direkten Hautkontakt der auslösenden Substanz

Kon|ta|mi|na|ti|on *f* **1.** Verseuchung, Verunreinigung; Vergiftung **2.** Verschmelzung von Wörtern zu einer unverständlichen Wortneubildung

kon|ta|mi|nie|ren *v* verunreinigen, verschmutzen, vergiften, infizieren, verseuchen

kon|ta|mi|niert *adj* verschmutzt, verseucht, vergiftet

Kon|ti|gu|i|tät *f* Aneinandergrenzen, Angrenzen; Berührung

kon|ti|nent *adj* fähig Stuhl oder Harn zurückzuhalten

Kon|ti|nenz *f* die Fähigkeit, Stuhl, Harn usw. zurückzuhalten

Kon|ti|nua *f* gleichbleibend hohes Fieber; SYN: Continua, Febris continua

kon|ti|nu|ier|lich *adj* anhaltend, fortgesetzt, fortlaufend, stetig, unaufhörlich

Kon|ti|nu|i|tät *f* Stetigkeit, ununterbrochenes Fortdauern oder Fortbestehen, ununterbrochener Zusammenhang

Kon|tor|si|on *f* Verdrehung einer Gliedmaße

Kontra-, kontra- *präf.* Wortelement mit der Bedeutung "gegen"

kon|tra|hie|ren *v* (*Muskel*) zusammenziehen, verkürzen, verringern; (*Pupille*) verengen; verkleinern

kon|tra|hiert *adj* verkürzt, zusammengezogen; verengt

Kon|tra|in|di|ka|ti|on *f* Umstände, die die Anwendung eines Arzneimittels oder einer diagnostischen oder therapeutischen Maßnahme verbieten; SYN: Gegenanzeige, Gegenindikation

kon|tra|in|di|ziert *adj* nicht anwendbar, nicht zur Anwendung empfohlen

kon|trak|til *adj* zusammenziehbar, kontraktionsfähig

Kon|trak|ti|li|tät *f* Fähigkeit zur Kontraktion

Kon|trak|ti|on *f* Kontraktion, Zusammenziehung; Muskelkontraktion, Zuckung; Kontrahieren; (*Pupille*) Verengen

Kon|trak|tur *f* Dauerverkürzung eines Muskels mit daraus folgender Gelenkfehlstellung [**Gelenkkontraktur**]

kon|tra|la|te|ral *adj* auf der anderen Seite (liegend), die andere (Körper-)Seite betreffend; SYN: heterolateral

Kon|trär|se|xu|a|li|tät *f* auf Partner/Partnerinnen des gleichen Geschlechts gerichtete sexuelle Wünsche und Verhaltensweisen; hauptsächlich als Gegenbegriff zu Heterosexualität* verwendet; SYN: Homophilie, Gleichgeschlechtlichkeit, Homosexualität, sexuelle Inversion; Homoerotik

Kon|trast *m* (starker) Gegensatz

Kon|trast|ein|lauf *m* Kolonröntgen nach retrograder Füllung mit Kontrastmittel und Lufteinblasung; SYN: Bariumkontrasteinlauf, Kolonkontrasteinlauf

Kon|trast|fär|bung *f* Färbung mit mehreren Farbstoffen zur besseren Sichtbarmachung von Strukturen

Kon|trast|mit|tel *nt* zur Verstärkung der Kontraste von Röntgenaufnahmen eingesetzte Mittel, die Röntgenstrahlen stärker [**positive Kontrastmittel**] oder schwächer [**negative Kontrastmittel**] absorbieren, als die benachbarten Gewebe; SYN: Röntgenkontrastmittel

Kon|tra|zep|ti|on *f* Methoden zur Verhinderung der Konzeption oder der Einnistung der Frucht in der Gebärmutter; SYN: Empfängnisverhütung, Konzeptionsverhütung, Antikonzeption

kon|tra|zep|tiv *adj* empfängnisverhütend, konzeptionsverhütend; SYN: antikonzeptionell

Kon|tra|zep|ti|vum *nt, pl* **-va** Verhütungsmittel, empfängnisverhütendes Mittel

Kon|tu|si|on *f* Prellung, Quetschung; SYN: Contusio

Kon|tu|si|ons|ka|ta|rakt *f* →Kontusionsstar

Kon|tu|si|ons|lun|ge *f* v.a. durch Verkehrsunfälle verursachte, stumpfe Verletzung des Lungengewebes mit Einblutung; SYN: Lungenkontusion, Lungenquetschung, Lungenprellung

Kon|tu|si|ons|psy|cho|se *f* organische Psychose* nach einer Hirnquetschung

Kon|tu|si|ons|star *m* nach einer Augapfelprellung auftretender, irreversibler Star*; SYN: Kontusionskatarakt

Ko|nus|bi|op|sie *f* Entnahme einer konusförmigen Gewebeprobe aus der Portio* vaginalis

Ko|nus|ste|no|se *f* angeborene Verengung der Ausflussbahn des rechten Ventrikels; häufig zusammen mit Fallot-Tetralogie*; die Ausflussbehinderung führt zu Rechtsherzbelastung und Rechtsherzhypertrophie*; zur Ausbildung einer Zyanose* kommt es erst nach Dekompensation; SYN: Infundibulumstenose, subvalvuläre Pulmonalstenose, infundibuläre Pulmonalstenose

Ko|nus|syn|drom *nt* durch Schädigung des Conus* medullaris verursachte neurologische Symptomatik

Kon|va|les|zenz *f* Genesung, Rekonvaleszenz

kon|ver|gent *adj* zusammenlaufend, zusammenstrebend, sich (einander) nähernd; SYN: konvergierend

Kon|ver|genz *f* **1.** Annäherung, Zusammenstreben, Zusammenlaufen **2.** Einwärtswendung der Augen beim Fixieren naher Gegenstände

Kon|ver|genz|läh|mung *f* Störung oder Aufhebung der Konvergenz der Augen

Kon|ver|genz|re|ak|ti|on *f* Engstellung der Pupille bei Konvergenz

kon|ver|gie|ren *adj* zusammenlaufen, zusammenstreben; sich (einander) nähern

kon|ver|gie|rend *adj* →konvergent

Kon|ver|si|on *f* **1.** Umkehrung, Umwandlung einer Reaktion, z.B. von negativ auf positiv **2.** Umwandlung eines psychischen Konflikts in körperliche Beschwerden

Kon|ver|si|ons|en|zym *nt* Peptidase*, die Angiotensin I in Angiotensin II umwandelt; SYN: Converting-Enzym, Angiotensin-Converting-Enzym

Kon|ver|si|ons|hys|te|rie *f* s.u. Konversionsneurose

Kon|ver|si|ons|neu|ro|se *f* primär durch Konversionssymptome [u.a. Schwerhörigkeit, Sprechstörungen, Schmerzen, Sehstörungen, Lähmung] gekennzeichnete Neurose*; häufigste Form ist die **Konversionshysterie**, mit der sie oft gleichgesetzt wird; SYN: Konversionsreaktion, hysterische Reaktion, hysterische Neurose

kon|ver|si|ons|neu|ro|tisch *adj* Konversionsneurose betreffend, von ihr betroffen oder gekennzeichnet, durch sie bedingt

Kon|ver|si|ons|re|ak|ti|on *f* →Konversionsneurose

kon|ver|tie|ren *v* umwandel, verwandeln, umformen

kon|vex *adj* nach außen gewölbt

Kon|ve|xi|tät *f* Wölbung (nach außen)

Kon|ve|xi|täts|me|nin|gi|tis *f, pl* **-ti|den** haubenförmige, eitrige Hirnhautentzündung der oberen Hirnwölbung; SYN: Haubenmeningitis

Kon|vex|lin|se *f* Linse, die Licht nach innen beugt und in einem Brennpunkt vereinigt; SYN: konvexe Linse, Sammellinse

Kon|vo|lut *nt* Knäuel

Kon|vul|si|on *f* Krampf, Zuckung

kon|vul|siv *adj* Konvulsion betreffend, krampfartig, krampfend; SYN: konvulsivisch

kon|vul|si|visch *adj* →konvulsiv

Kon|vul|si|vum *nt, pl* **-va** krampfauslösendes Mittel

Kon|zen|tra|ti|on *f* **1.** Aufmerksamkeit **2.** Menge eines gelösten Stoffes pro Volumeneinheit oder Masseneinheit des Lösungsmittels

Kon|zep|ti|on *f* Verschmelzung von Eizelle und Spermium; SYN: Empfängnis, Conceptio, Befruchtung

Kon|zep|ti|ons|ver|hü|tung *f* Methoden zur Verhinderung der Konzeption oder der Einnistung der Frucht in der Gebärmutter; SYN: Empfängnisverhütung, Antikonzeption, Kontrazeption

ko|o|pe|ra|tiv *adj* kooperierend, zusammenarbeitend, zusammenwirkend

Ko|or|di|na|ti|on *f* Koordinierung, Abstimmung (aufeinander), (harmonisches) Zusammenwirken, Übereinstimmung

ko|or|di|niert *adj* (aufeinander) abgestimmt

Kopf *m* Caput*

Kopf|bein *nt* kopfförmiger Handwurzelknochen; SYN: Kapitatum, Os capitatum

Kopf|bin|den|ver|band *m* Verbandstechnik für Kopfverbände; SYN: Halfterverband, Capistrum

Kopf|blut|ge|schwulst *f* →Kephalhämatom

Kopf|ge|lenk, o|be|res *m* Gelenk zwischen Atlas und Hinterhauptsbein/Os occipitale; SYN: Atlantookzipitalgelenk, Articulatio atlantooccipitalis

Kopf|ge|lenk, un|te|res *m* seitliches Gelenk zwischen 1. und 2. Halswirbel; SYN: laterales Atlantoaxialgelenk, Articulatio atlantoaxialis lateralis

Kopf|ge|schwulst *f* Geburtsgeschwulst des Kopfes; SYN: Caput succedaneum

Kopf|grind *m* Dermatomykose* durch Trichophyton* schoenleinii; typisch sind die Bildung von schildförmigen Schuppen [Scutula*] und ein penetranter, an Mäuseurin erinnernder Geruch; evtl. Abheilung mit Favusalopezie; SYN: Erbgrind, Flechtengrind, Pilzgrind, Favus, Tinea favosa, Tinea capitis favosa, Dermatomycosis favosa

Kopf|haut|a|po|neu|ro|se *f* Galea aponeurotica, Aponeurosis epicranialis

Kopf|la|ge *f* Kindslage, bei der der Kopf führt; häufigste Geburtslage; SYN: Schädellage

Kopf|laus *f* Subspecies von Pediculus* humanus, die primär die Kopfhaare befällt

Kopf|laus|be|fall *m* Pediculosis* capitis

Kopf|nei|ge|test *m* s.u. Bielschowsky-Zeichen

Kopf|schup|pen *pl* Pityriasis* simplex capitis

Kopf|schwar|te *f* mit der Kopfhaut fest verbundene Sehnenplatte des Kopfes

kopf|wärts *adj* kranial

Ko|pho|sis *f, pl* **-ses** Taubheit*

ko|pi|ös *adj* reichlich, ausgiebig, massenhaft

Koplik-Flecke *pl* vor dem Ausschlag auftretende, weißliche Stippchen der Wangenschleimhaut bei Masern

Kolpollylmer *nt* aus zwei oder mehreren Stoffen zusammengesetztes Polymer; SYN: Copolymer

kolpolphob *adj* Kopophobie betreffend, durch sie gekennzeichnet

Kolpolpholbie *f* krankhafte Angst vor Müdigkeit

Kopr-, kopr- *präf.* →Kopro-

Kolpralgolgum *nt, pl* **-ga** den Stuhlgang förderndes Mittel

Kolprelmelsis *f* Koterbrechen

Kopro-, kopro- *präf.* Wortelement mit der Bedeutung "Kot/Schmutz"

Kolprolanltilkörlper *pl* im Stuhl enthaltene Antikörper

Kolprolkulltur *f* Stuhlkultur

Kolprollallie *f* wiederholte, zwanghafte Verwendung von Begriffen aus der Fäkalsprache; SYN: Kotsprache, Koprophrasie

Kolprollith *m* steinartig verhärtetes Kotkonkrement im Dickdarm; SYN: Kotstein

Kolprom *nt* durch die Bauchdecke tastbare Masse aus verhärtetem Stuhl im Dickdarm; SYN: Kotgeschwulst, Fäkulom, Sterkorom

kolprolphag *adj* **1.** (*biolog.*) sich von Kot ernährend **2.** (*psychiat.*) Koprophagie betreffend, von ihr betroffen oder gekennzeichnet, Kot essend

Kolprolphalgie *f* **1.** (*biolog.*) Kotfressen **2.** (*psychiat.*) Kotessen

kolprolphil *adj* **1.** Koprophilie betreffend, kotliebend **2.** (*biolog.*) in Mist/Dung lebend

Kolprolphillie *f* besonderes Interesse an Kot

kolprolphob *adj* Kotangst/Koprophobie betreffend, durch sie gekennzeichnet

Kolprolpholbie *f* krankhafte Angst vor (der Berührung von) Fäkalien; SYN: Kotangst

Kolprolphralsie *f* →Koprolalie

Kolprolporlphylrie *f* Vorkommen von Koproporphyrin im Stuhl

Kolprolporlphylrin *nt* Gruppe isomerer Porphyrine*, die im Hämstoffwechsel anfallen und über Galle, Darm und Niere ausgeschieden werden

Kolprolporlphylrinlulrie *f* Koproporphyrinausscheidung im Harn

Kolprolstalnol *nt* von Darmbakterien aus Cholesterin* gebildetes Sterol; SYN: Koprosterin

Kolprolstalse *f* Kotstauung, Kotverhaltung; SYN: Fäkalstase

Kolprolstelrin *nt* →Koprostanol

kolprolzolisch *adj* in Kot lebend

Kolpullaltilon *f* Geschlechtsverkehr, Beischlaf, Koitus, Coitus

Kor-, kor- *präf.* Wortelement mit der Bedeutung "zusammen/verbunden"

kolralkolalkrolmilal *adj* Processus coracoideus und Akromion betreffend oder verbindend

kolralkolbralchilal *adj* Processus coracoideus und Oberarm/Brachium betreffend oder verbindend

kolralkolhulmelral *adj* Processus coracoideus und Oberarmknochen/Humerus betreffend oder verbindend

kolralkolid *adj* Processus coracoideus betreffend; rabenschnabelförmig

Kolralkolildiltis *f, pl* **-tilden** Entzündung des Processus* coracoideus

kolralkolildiltisch *adj* Korakoiditis betreffend, von ihr betroffen oder gekennzeichnet

kolralkolklalvilkullär *adj* Processus coracoideus und Schlüsselbein/Klavikula betreffend oder verbindend

Kolrallenlstein *m* geweihförmiger, das Nierenbecken ausfüllender Nierenstein; SYN: Hirschgeweihstein, Beckenausgussstein, Ausgussstein

Korlalzildilum *nt, pl* **-dilen** bewimpertes erstes Larvenstadium verschiedener Bandwürmer; SYN: Wimperlarve, Flimmerlarve, Coracidium

Korblhenlkellriss *m* längsverlaufener Riss eines Kniegelenkmeniskus

Korblzelllenlhylperlplalsie *f* mit Sklerosierung* der Drüsen einhergehende Form der Mastopathie*; SYN: sklerosierende Adenose, sklerosierende Adenosis

Kore-, kore- *präf.* →Koreo-

Korlekltalsie *f* (pathologische) Pupillenerweiterung, Pupillendilatation

Korlekltom *nt* Iridektomiemesser; SYN: Iridektom

Korlekltolmie *f* Iris(teil)entfernung, Irisresektion; SYN: Iridektomie

Korlekltolpie *f* Pupillenverlagerung, Pupillenektopie; SYN: Ektopia pupillae

Kolrellylse *f* (operative) Irislösung; SYN: Iridolyse

Kolrelmorlpholse *f* operative Bildung einer künstlichen Pupille

Korlenlklilsis *f* Glaukomoperation mit Entfernung der Iris und Ableitung von Kammerwasser in die Konjunktiva; SYN: Iridenkleisis, Iridenklisis, Iriseinklemmung

Koreo-, koreo- *präf.* Wortelement mit der Bedeutung "Pupille"

Kolrelolpralxie *f* operative Pupillenbildung durch Lochbildung in der Regenbogenhaut

Kolreltoltolmie *f* Irisdurchtrennung, Irisausschneidung; SYN: Iridotomie

Korio-, korio- *präf.* →Koreo-

Kolrilolmelter *nt* Pupillenmesser; SYN: Pupillometer

Kolrilolmeltrie *f* Pupillenmessung; SYN: Pupillometrie

Kolrilum *nt* s.u. Kutis

Korklstaublllunge *f* in Portugal vorkommende, exogen allergische Alveolitis* durch Inhalation von **Penicillium frequetans**; SYN: Suberosis

Kornberg-Enzym *nt* Polymerase, die an einer DNA-Matrize DNA-Stränge aus Desoxyribonukleotiden synthetisiert; SYN: DNA-Nukleotidyltransferase, DNA-abhängige DNA-Polymerase, DNS-abhängige DNS-Polymerase, DNS-Nukleotidyltransferase, DNS-Polymerase I

Körn|chen|krank|heit *f* →Körnerkrankheit

Körn|chen|zel|le *f* in den Septen der Lungenalveolen sitzende Monozyten, die Kohle- und Staubpartikel aufnehmen und Zellen phagozytieren; SYN: Alveolarmakrophag, Alveolarphagozyt, Staubzelle, Rußzelle

Kor|nea *f* vorderer, durchsichtiger Teil der Augapfelhülle [Tunica fibrosa bulbi], der am Limbus* corneae in die weiße Augenhaut [Sklera*] übergeht; SYN: Augenhornhaut, Hornhaut, Cornea

Kornea-, kornea- *präf.* →Korneo-

Kor|ne|a|en|do|thel *nt* inneres Korneaepithel, Epithel der Hornhauthinterfläche; SYN: Endothelium corneae, Epithelium posterius corneae

kor|ne|al *adj (Auge)* Hornhaut/Kornea betreffend

Kor|ne|al|re|flex *m* Lidschluss bei Berührung der Hornhaut; SYN: Blinzelreflex, Hornhautreflex

Korneo-, korneo- *präf.* Wortelement mit der Bedeutung "Hornhaut/Kornea"

Kor|ne|o|i|ri|tis *f, pl* **-ti|den** Entzündung von Hornhaut/Kornea und Regenbogenhaut/Iris; SYN: Iridokeratitis, Keratoiritis

kor|ne|o|i|ri|tisch *adj* Korneoiritis betreffend, von ihr betroffen oder gekennzeichnet

Kor|ne|o|skle|ra *f* Kornea und Sklera

kor|ne|o|skle|ral *adj (Auge)* Hornhaut/Kornea und Lederhaut/Sklera betreffend; SYN: sklerokorneal

Kor|ne|o|skle|ri|tis *f, pl* **-ti|den** Entzündung von Hornhaut/Kornea und Lederhaut/Sklera; SYN: Sklerokeratitis

kor|ne|o|skle|ri|tisch *adj* Korneoskleritis betreffend, von ihr betroffen oder gekennzeichnet

Kor|ne|o|to|mie *f* →Keratotomie

Kör|ner|krank|heit *f* Erkrankung der Haut oder Schleimhaut mit Bildung einer granulären Oberfläche; oft gleichgesetzt mit Trachom*; SYN: Körnchenkrankheit, Granulose, Granulosis

ko|ro|nal *adj* **1.** Corona betreffend, insbesondere den Schädelkranz **2.** Zahnkrone/Corona dentis betreffend

ko|ro|nar *adj* kranzartig, kronenähnlich; die Herzkranzgefäße/Koronararterien betreffend

Ko|ro|nar|an|gi|i|tis *f, pl* **-ti|den** →Koronaritis

ko|ro|nar|an|gi|i|tisch *adj* →koronaritisch

Ko|ro|nar|an|gi|o|gra|fie *f* →Koronarangiographie

Ko|ro|nar|an|gi|o|gra|phie *f* Röntgenkontrastdarstellung der Koronargefäße; SYN: Koronarographie

Ko|ro|nar|an|gi|o|plas|tie *f* Aufweitung verengter Koronararterien mittels Ballonkatheter; SYN: Koronardilatation

Ko|ro|nar|ar|te|rie *f* die Herzmuskulatur versorgende Arterie; SYN: Herzkranzarterie, Herzkranzgefäß, Kranzarterie, Kranzgefäß, Koronarie, Arteria coronaria

Ko|ro|nar|ar|te|ri|en|ent|zün|dung *f* →Koronaritis

Ko|ro|nar|ar|te|ri|en|skle|ro|se *f* →Koronarsklerose

Ko|ro|nar|ar|te|ri|en|throm|bo|se *f* →Koronarthrombose

Ko|ro|nar|ar|te|ri|en|ver|schluss *m* zur Ausbildung eines Herzinfarktes führender, akuter Verschluss eines oder mehrerer Herzkranzgefäße

Ko|ro|nar|chi|rur|gie *f* operativer Eingriff zur Verbesserung der Herzmuskeldurchblutung, z.B. durch Anlegung von Bypässen, Koronarangioplastie*

Ko|ro|nar|di|la|ta|ti|on *f* →Koronarangioplastie

Ko|ro|nar|di|la|ta|tor *m* die Herzkranzgefäße erweiternde Substanz

Ko|ro|nar|er|kran|kung, de|ge|ne|ra|ti|ve *f* Oberbegriff für alle Formen der Koronarinsuffizienz*, die auf einer stenosierenden Einengung der Koronargefäße beruhen [Angina* pectoris, Herzinfarkt*, Linksherzinsuffizienz*]; SYN: koronare Herzkrankheit, koronare Herzerkrankung, stenosierende Koronarsklerose

Ko|ro|na|rie *nt* →Koronararterie

Ko|ro|na|ri|i|tis *f, pl* **-ti|den** →Koronaritis

ko|ro|na|ri|i|tisch *adj* →koronaritisch

Ko|ro|nar|in|farkt *m* →Myokardinfarkt

Ko|ro|nar|in|suf|fi|zi|enz *f* durch absolute oder relative Mangeldurchblutung der Koronararterien verursachte Form der koronaren Herzkrankheit; bei akuter Koronarinsuffizienz kommt es zum Angina* pectoris-Anfall; SYN: koronare Durchblutungsstörung, kardiale Durchblutungsstörung

Ko|ro|na|ri|tis *f, pl* **-ti|den** Entzündung der Herzkranzgefäße; SYN: Koronararterienentzündung, Koronariitis, Koronarangiitis

ko|ro|na|ri|tisch *adj* Koronaritis betreffend, von ihr betroffen oder gekennzeichnet; SYN: koronarangiitisch, koronariitisch

Ko|ro|na|ro|gra|fie *f* →Koronarographie

Ko|ro|na|ro|gra|phie *f* →Koronarangiographie

Ko|ro|nar|re|ser|ve *f* Differenz zwischen der, durch das Koronarblut zur Verfügung gestellten Sauerstoffmenge und dem Bedarf der Herzmuskulatur

Ko|ro|nar|skle|ro|se *f* Arteriosklerose* der Koronargefäße; häufigste Ursache der Koronarstenose; SYN: Koronararteriensklerose **stenosierende Koronarsklerose** Oberbegriff für alle Formen der Koronarinsuffizienz*, die auf einer stenosierenden Einengung der Koronargefäße beruhen [Angina* pectoris, Herzinfarkt*, Linksherzinsuffizienz*]; SYN: koronare Herzkrankheit, koronare Herzerkrankung, degenerative Koronarerkrankung

ko|ro|nar|skle|ro|tisch *adj* Koronarsklerose betreffend, von ihr betroffen oder gekennzeichnet, durch sie bedingt

Ko|ro|nar|spas|mus *m* Verkrampfung der Herzkranzarterien; löst einen Angina* pectoris-Anfall aus

Ko|ro|nar|ste|no|se *f* Einengung der Lichtung von Koronargefäßen; meist durch sklerotische Prozesse bedingt

ko|ro|nar|ste|no|tisch *adj* Koronarstenose betreffend, von ihr betroffen oder gekennzeichnet, durch sie bedingt

Ko|ro|nar|throm|bo|se *f* Thrombose* in den Koronargefäßen; SYN: Koronararterienthrombose

ko|ro|nar|throm|bo|tisch *adj* Koronarthrombose betreffend, von ihr betroffen oder gekennzeichnet, durch sie bedingt

Ko|ro|nar|ver|schluss *m* →Koronararterienverschluss

Ko|ro|sko|pie *f* Methode zur objektiven Bestimmung des Fernpunktes des Auges; SYN: Retinoskopie, Skiaskopie, Schattenprobe

K

Kör|per *m* Corpus*

Kör|per|an|ti|gen *nt* auf der Körperoberfläche von Bakterien sitzendes Antigen; SYN: O-Antigen

Kör|per|kern|tem|pe|ra|tur *f* die vom Körper konstant gehaltene Temperatur von Rumpf und Kopf; SYN: Kerntemperatur

Kör|per|kreis|lauf *m* Teil des Blutkreislaufes, der sauerstoffreiches Blut zu den Geweben führt und sauerstoffarmes Blut zum Herzen transportiert; SYN: großer Kreislauf

Kör|per|laus *f* →Kleiderlaus

Kör|per|laus|be|fall *m* Pediculosis* corporis

kör|per|lich *adj* somatisch

Kör|per|mas|se|in|dex *m* Quotient aus Körpergewicht und dem Quadrat der Körpergröße zur Bestimmung des Normalgewichts; SYN: Quetelet-Index, body mass index

Kör|per|tem|pe|ra|tur, basale *f* die morgens nach dem Aufwachen gemessene Körpertemperatur; SYN: Basaltemperatur

Kör|per|was|ser *nt* Gesamtmenge des im Körper enthaltenen Wassers

kor|pu|lent *adj* beleibt, füllig

Kor|pu|lenz *f* Beleibtheit, Körperfülle

Kor|pus *m, pl* **-po|ra** Gebärmutterkörper, Uteruskörper; SYN: Corpus uteri

Kor|pus|a|de|nom *nt* →Korpuspolyp

Kor|pus|kar|zi|nom *nt* vom Endometrium* ausgehender, vorwiegend Frauen in der Menopause betreffender Krebs, der in den letzten Jahren an Bedeutung gewonnen hat; SYN: Gebärmutterkörperkrebs, Carcinoma corporis uteri, Endometriumkarzinom

Kor|pus|kel *f* (*physik.*) Masseteilchen, Elementarteilchen

Kor|pus|kel|strah|lung *f* aus geladenen oder ungeladenen Teilchen bestehende Strahlung; SYN: Teilchenstrahlung, Partikelstrahlung, Korpuskularstrahlen

kor|pus|ku|lar *adj* Teilchen/Korpuskeln betreffend, aus Korpuskeln bestehend

Kor|pus|ku|lar|strah|len *pl* →Korpuskelstrahlung

Kor|pus|ku|lar|the|ra|pie *f* Therapie mit Korpuskelstrahlung*

Kor|pus|po|lyp *m* Schleimhautpolyp des Gebärmutterkörpers; Ursache anhaltender Blutungen; SYN: Korpusadenom

Kor|rek|tiv *nt* Heilmittel, Gegenmittel

kor|rek|tiv *adj* korrigierend, verbessernd, berichtigend

Kor|rek|tur|os|te|o|to|mie *f* Osteotomie* zur Korrektur von Fehlbildungen oder Fehlstellungen

Kor|re|la|ti|on *f* Wechselbeziehung, Wechselwirkung, Zusammenhang; Übereinstimmung

kor|re|la|tiv *adj* übereinstimmend, aufeinander abgestimmt, in Wechselbeziehung stehend, wechselseitig, einander bedingend

kor|re|lie|ren *v* (s.) entsprechen, übereinstimmen; sich aufeinander beziehen, miteinander in Wechselbeziehung stehen

Kor|res|pon|denz *f* Übereinstimmung von korrespondierenden Netzhautpunkten

kor|res|pon|die|rend *adj* einander entsprechend oder zugeordnet, funktionell zusammengehörend, in Verbindung stehend

Kor|ri|gens *nt, pl* **-en|zi|en** Arzneimitteln zugesetzter Stoff zur Geschmacksverbesserung, Geschmacksverbesserer; SYN: Corrigentium

kor|ro|die|ren *v* anfressen, zerfressen, angreifen, ätzen

Kor|ro|si|on *f* oberflächliche Gewebezerstörung durch z.B. Entzündung oder Verätzung

Korsakow-Psychose *f* durch eine Reihe von Pathomechanismen [Alkoholabusus, CO-Vergiftung] ausgelöstes Psychosyndrom mit Merkschwäche bei erhaltenem Altgedächtnis; SYN: amnestisches Syndrom, Korsakow-Syndrom

Kort-, kort- *präf.* →Kortiko-

Kor|tex *m, pl* **-ti|zes** **1.** Rinde, äußerste Schicht; SYN: Cortex **2.** Großhirnrinde, Hirnrinde; SYN: Cortex cerebri

Korti-, korti- *präf.* →Kortiko-

kor|ti|kal *adj* Rinde/Kortex betreffend

Kor|ti|ka|lis *f* dichte Knochenschicht unter dem Periost*; SYN: Substantia corticalis

Kor|ti|ka|lis|os|te|o|id *nt* schmerzhafte Knochenaufhellung im Röntgenbild und Weichteilschwellung bei Jugendlichen; SYN: Osteoidosteom, Bergstrand-Syndrom

Kor|ti|kek|to|mie *f* spezifische Entfernung oder Ausschaltung von Hirnrindenarealen; SYN: Topektomie

Kortiko-, **kortiko-** *präf.* Wortelement mit der Bedeutung "Rinde/Schale/Kortex"

korltilkolaflfelrent *adj* →kortikopetal

korltilkolbullbär *adj* Hirnrinde und Medulla oblongata und/oder Hirnstamm betreffend oder verbindend

korltilkoldilenlzelphal *adj* Hirnrinde und Zwischenhirn/Diencephalon betreffend oder verbindend

korltilkoleflfelrent *adj* →kortikofugal

korltilkolfulgal *adj* von der Rinde/dem Kortex weg(führend); SYN: kortikoefferent

Korltilkolid *nt* →Kortikosteroid

Korltilkollilbelrin *nt* im Hypothalaums gebildetes Peptid, das die Freisetzung von Corticotropin bewirkt; SYN: Corticoliberin, corticotropin releasing hormone

korltilkolmeldullär *adj* Rinde und Mark/Medulla betreffend

korltilkolmelsenlcelphal *adj* Hirnrinde und Mittelhirn/Mesencephalon betreffend oder verbindend

korltilkolpeltal *adj* zur Rinde/zum Kortex hin(führend); SYN: kortikoafferent

korltilkolponltin *adj* Hirnrinde und Brücke/Pons cerebri betreffend oder verbindend

korltilkolspilnal *adj* Hirnrinde und Rückenmark/Medulla spinalis betreffend oder verbindend

Korltilkolstelrolid *nt* Sammelbezeichnung für die, in der Nebennierenrinde gebildeten Steroidhormone; SYN: Corticosteroid, Kortikoid

korltilkolthallalmisch *adj* Hirnrinde und Thalamus betreffend oder verbindend

korltilkoltrop *adj* auf die Nebennierenrinde einwirkend; SYN: corticotrop, corticotroph, adrenocorticotrop, adrenocorticotroph, kortikotroph, adrenokortikotrop, adrenokortikotroph

korltilkoltroph *adj* →kortikotrop

Korltilkoltrolphin *nt* →Kortikotropin

Korltilkoltrolpin *nt* in der Hypophyse* gebildetes, glandotropes Polypeptidhormon, das die Synthese und Freisetzung von Glucocorticoiden in der Nebennierenrinde anregt; SYN: Kortikotrophin, Corticotrophin, Corticotrophinum, adrenocorticotropes Hormon, corticotropes Hormon, Adrenokortikotropin

korltilkolzelrelbellar *adj* Hirnrinde und Kleinhirn/Zerebellum betreffend oder verbindend

Korltilsol *nt* wichtigstes Glucocorticoid*; in der Nebennierenrinde aus Cholesterin gebildetes; SYN: Cortisol, Hydrocortison

Korltilson *nt* im Blut nicht nachweisbares Oxidationsprodukt der Cortisols; SYN: Cortison

Korltilsonlglaulkom *nt* Augendrucksteigerung bei Kortisonanwendung; SYN: Cortisonglaukom

Kolrundllunlge *f* →Korundschmelzerlunge

Kolrundlschmellzerllunlge *f* durch Einatmen von Korunddämpfen verursachte Lungenfibrose*, die nicht von einer Aluminiumlunge* zu unterscheiden ist; SYN: Korundlunge, Shaver-Syndrom

kolrymlbilform *adj* gehäuft, gruppiert

Kolrylnelbakltelrilum *nt, pl* **-rilen** →Corynebacterium

kolrylnelform *adj* keulenförmig

Kolrylza *f* s.u. Rhinitis

Koslmeltilkalaklne *f* durch Kosmetika verursachte Kontaktakne*; SYN: Akne cosmetica

Koslmeltilkum *nt, pl* **-ka** kosmetisches Mittel

Kost-, **kost-** *präf.* →Kosto-

kosltal *adj* Rippe(n)/Costa(e) betreffend, zu den Rippen gehörend

Kosltallatlmung *f* flacher Atmungstyp, bei dem nur die Brustmuskeln eingesetzt werden; SYN: Thorakalatmung, Brustatmung

Kosltallgie *f* Rippenschmerz

Kosltekltolmie *f* Rippenresektion, Rippenexzision

Kostmann-Syndrom *nt* autosomal-rezessive Granulozytopenie*

Kosto-, **kosto-** *präf.* Wortelement mit der Bedeutung "Rippe"

kosltolchondlral *adj* Rippenknorpel/Cartilago costalis betreffend; SYN: chondrokostal

Kosltolchondlriltis *f, pl* **-tilden** Rippenknorpelentzündung

kosltolchondlriltisch *adj* Kostochondritis betreffend, von ihr betroffen oder gekennzeichnet

kosltoldilalphraglmal *adj* Rippen und Zwerchfell/Diaphragma betreffend oder verbindend; SYN: kostophrenisch, phrenikokostal

Kosltoldilalphraglmallsilnus *m* Spaltraum zwischen Pleura costalis und Pleura diaphragmatica; SYN: Kostodiaphragmalspalte, Sinus phrenicocostalis, Recessus costodiaphragmaticus

Kosltoldilalphraglmallspallte *f* →Kostodiaphragmalsinus

kosltolklalvilkullär *adj* Rippen und Schlüsselbein/Klavikula betreffend oder verbindend; SYN: kostoklavikular

kosltolkolralkolid *adj* Rippen und Processus coracoideus betreffend

Kosltolmeldilasltilnallsilnus *m* Spaltraum zwischen Pleura costalis und Pleura mediastinalis; SYN: Kostomediastinalspalte, Recessus costomediastinalis

Kosltolmeldilasltilnallspallte *f* →Kostomediastinalsinus

kosltolphrelnisch *adj* →kostodiaphragmal

kosltolpleulral *adj* Rippen und Brustfell/Pleura betreffend

kosltolskalpullar *adj* Rippen und Schulterblatt/Skapula betreffend; SYN: skapulokostal

kosltolspilnal *adj* Rippe(n) und Wirbelsäule/Columna vertebralis betreffend oder verbindend; SYN: spinokostal

kos|to|ster|nal *adj* Rippen und Brustbein/Sternum betreffend oder verbindend; SYN: sternokostal
Kos|to|ster|no|plas|tik *f* Rippen-Sternum-Plastik
Kos|to|tom *nt* Rippenmesser
Kos|to|to|mie *f* Rippendurchtrennung
kos|to|trans|ver|sal *adj* zwischen Rippen und Querfortsatz liegend
Kos|to|trans|ver|sek|to|mie *f* Entfernung von Querfortsatz des Wirbels und Rippenköpfchen
kos|to|ver|te|bral *adj* Rippe(n) und Wirbel/Vertebra(e) betreffend; SYN: kostozentral, vertebrokostal
Kos|to|ver|te|bral|ge|len|ke *pl* Gelenke zwischen Rippen und Wirbeln; SYN: Rippenwirbelgelenke, Articulationes costovertebrales
kos|to|zen|tral *adj* →kostovertebral
kos|to|zer|vi|kal *adj* Rippe(n) und Hals/Zervix betreffend oder verbindend
Ko|sub|strat *nt* →Koenzym
Kot *m* aus unverdauten Nahrungsresten, Abfallprodukten des Stoffwechsels, Wasser und Mikroorganismen bestehende, meist breiige oder feste Masse; die durchschnittliche tägliche Menge beträgt ca. 200–250 Gramm; SYN: Stuhl, Fäzes, Faeces, Fäkalien
Kot|äl|chen *nt* häufiger Darmparasit in tropischen und subtropischen Ländern; Erreger der Strongyloidose*; SYN: Zwergfadenwurm, Strongyloides stercoralis, Anguillula stercoralis
Kot|angst *f* →Koprophobie
kot|ar|tig *adj* fäkulent
Kot|er|bre|chen *nt* Miserere, Kopremesis
Kot|es|sen *nt* Koprophagie*
Kot|fis|tel *f* **1.** angeborene oder nach Darmverletzung entstehende, kotführende äußere Darmfistel; SYN: Fistula stercoralis **2.** →Kunstafter
Kot|ge|schwulst *nt* →Koprom
ko|tig *adj* fäkulent
Ko|trans|mit|ter *m* in synaptischen Vesikeln neben dem Haupttransmitter enthaltener Transmitter; die funktionelle Bedeutung ist ungeklärt; SYN: Cotransmitter
Kot|spra|che *f* →Koprolalie
Kot|stein *m* →Koprolith
Ko|ty|le|do *f, pl* **-do|nen** Zottenbüschel des Chorions, Plazentalappen; SYN: Cotyledo, Kotyledone
Ko|ty|le|do|ne *f* →Kotyledo
Kox-, kox- *präf.* →Koxo-
Kox|al|gie *f* Hüftgelenkschmerz, Hüftschmerz; SYN: Coxalgia
Kox|ar|thri|tis *f, pl* **-ti|den** →Koxitis
kox|ar|thri|tisch *adj* →koxitisch
Kox|ar|thro|pa|thie *f* Hüftgelenkserkrankung
Kox|ar|thro|se *f* Arthrosis* deformans des Hüftgelenks; SYN: Coxarthrosis, Arthrosis deformans coxae, Malum coxae senile
Ko|xi|tis *f, pl* **-ti|den** Entzündung des Hüftgelenks; SYN: Hüftgelenksentzündung, Coxitis, Koxarthritis, Coxarthritis
ko|xi|tisch *adj* Hüftgelenksentzündung/Koxitis betreffend, von ihr betroffen oder gekennzeichnet; SYN: koxarthritisch
Koxo-, koxo- *präf.* Wortelement mit der Bedeutung "Hüfte/Hüftgelenk/Koxa"
ko|xo|fe|mo|ral *adj* Hüfte und Oberschenkel/Femur betreffend oder verbindend
Krabbe-Syndrom *nt* ohne Augenbeteiligung verlaufende Angiomatosis* encephalo-oculo-cutanea; SYN: Krabbe-Krankheit, okuloenzephalische Angiomatose, enzephalookuläre Angiomatose, Angiomatosis encephalo-cutanea
Kra|gen|knopf|abs|zess *m* Abszess mit zwei Abszesskammern, die durch einen Gang verbunden sind
Kral|len|hand *f* →Klauenhand
Kral|len|hohl|fuß *m* →Klauenfuß
Kral|len|na|gel *m* krallenförmig Verkrümmung der Nägel mit Vergrößerung und Verdickung; betrifft meist die Zehen; SYN: Krummnagel, Krallnagel, Onychogrypose, Onychogryposis
Kral|len|ze|he *f* meist erworbene Beugekontraktur der End- und Mittelgelenke der Zehen mit Überstreckung im Grundgelenk; SYN: Hammerzehe, Digitus malleus
Krall|na|gel *m* →Krallennagel
Krampf *m* Muskelkrampf, Krampus
Krampf|a|der *m* unregelmäßig erweiterte und geschlängelte oberflächliche Vene; SYN: Varize, Varix, Varixknoten, Krampfaderknoten
Krampf|a|der|bruch *m* hochgradige Erweiterung und Schlängelung des Plexus* pampiniformis; SYN: Cirsozele, Cirsocele, Varikozele, Hernia varicosa
Krampf|a|der|ent|zün|dung *f* Varikophlebitis
Krampf|a|der|kno|ten *m* →Krampfader
Krampf|an|fall *m* Epilepsie; epileptischer Anfall
Kram|pus *m, pl* **-pi** Muskelkrampf; SYN: Crampus
Krani-, krani- *präf.* →Kranio-
kra|ni|al *adj* den (knöchernen) Schädel betreffend; kopfwärts (liegend)
Kra|ni|ek|to|mie *f* Schädeleröffnung durch Ausschneiden eines Knochenstücks
Kranio-, kranio- *präf.* Wortelement mit der Bedeutung "Kopf/Schädel"
kra|ni|o|au|ral *adj* Schädel und Ohr/Auris betreffend
kra|ni|o|fa|zi|al *adj* Schädel und Gesicht/Facies betreffend
Kra|ni|o|ge|ne|se *f* Kopfentwicklung; SYN: Kephalogenese
kra|ni|o|kau|dal *adj* Kopf und Cauda betreffend
Kra|ni|o|ma|la|zie *f* Schädelerweichung, Schädelknochenerweichung
Kra|ni|o|me|nin|go|ze|le *f* bruchartige Vorwölbung der Hirnhaut durch einen Schädel-

defekt

Kra|ni|o|me|ter *nt* Schädelmesser

Kra|ni|o|me|trie *f* Schädelmessung

kra|ni|o|me|trisch *adj* Kraniometrie betreffend, mittels Kraniometrie

Kra|ni|o|pa|gus *m* Doppelfehlbildung mit Verwachsung im Schädelbereich; SYN: Kephalopagus, Zephalopagus

Kra|ni|o|pa|thie *f* Schädelerkrankung, Schädelknochenerkrankung

Kra|ni|o|pha|ryn|gi|om *nt* durch lokales Wachstum zu neurologischen Störungen führender benigner Hirntumor, der aus Resten des Hypophysengangs [Ductus craniopharyngeus] entsteht; SYN: Kraniopharyngeom, Erdheim-Tumor

Kra|ni|o|plas|tik *f* Schädelplastik

Kra|ni|o|rha|chi|schi|sis *f* →Kraniorrhachischisis

Kra|ni|or|rha|chi|schi|sis *f* angeborene Schädel- und Wirbelsäulenspalte; SYN: Kraniorhachischisis

kra|ni|o|sa|kral *adj* Kopf und Kreuzbein/Sakrum betreffend

Kra|ni|o|schi|sis *f* angeborene Schädelspalte, Spaltschädel; SYN: Cranium bifidum

Kra|ni|o|skle|ro|se *f* abnorme Verdickung der Schädelknochen; SYN: Leontiasis cranii

kra|ni|o|spi|nal *adj* Schädel und Wirbelsäule/Columna vertebralis betreffend

Kra|ni|o|ste|no|se *f* durch einen vorzeitigen Verschluss der Schädelnähte [Kraniosynostose*] hervorgerufene Fehlbildung des Schädels [Dyszephalie*]; SYN: Stenokephalie, Stenozephalie

Kra|ni|os|to|se *f* →Kraniosynostose

Kra|ni|o|syn|os|to|se *f* vorzeitiger, zum Teil schon angeborener Verschluss der Schädelnähte mit Entwicklung einer Schädelfehlbildung [Dyszephalie*]; SYN: Kraniostose

Kra|ni|o|ta|bes *f* elastische Schädelerweichung bei Rachitis in den ersten sechs Lebensmonaten

kra|ni|o|tho|ra|kal *adj* →kephalothorakal

Kra|ni|o|to|mie *f* Schädeleröffnung

kra|ni|o|tym|pa|nal *adj* Schädel und Paukenhöhle/Tympanum betreffend

kra|ni|o|ver|te|bral *adj* Kopf und Wirbel/Vertebra(e) betreffend

Kra|ni|o|ze|le *f* angeborener oder erworbener Vorfall von Hirngewebe durch eine Lücke im Schädel; SYN: Enzephalozele, äußerer Hirnprolaps, Hirnbruch, Hernia cerebralis

kra|ni|o|ze|re|bral *adj* Schädel und Großhirn/Zerebrum betreffend

Kra|ni|um *nt* von den Schädelknochen gebildeter knöcherner Schädel; SYN: Cranium

Krank|heit *f* durch subjektive oder objektive Symptome gekennzeichnete körperliche, geistige oder seelische Veränderung oder Störung; SYN: Erkrankung, Morbus

endemische Krankheit regional begrenzt auftretende Krankheit; SYN: Endemie

epidemische Krankheit räumlich und zeitlich begrenztes, massenhaftes Auftreten einer Krankheit; SYN: Epidemie

fünfte Krankheit meist Kinder unter 14 Jahren betreffende Viruskrankheit [Parvovirus B 19] mit Krankheitsgefühl, Fieber und gitter- oder girlandenförmigen Erythemen der Extremitätenstreckseiten; SYN: Ringelröteln, Morbus quintus, Sticker-Krankheit, Megalerythem, Erythema infectiosum, Megalerythema epidemicum/infectiosum

Galaktosidase-β-positive Krankheit autosomal-rezessiv vererbte Kombination von Mukopolysaccharidose* und Sulfatlipidose mit geistiger Retardierung, Optikusatrophie und Skelettverformung; SYN: Mukosulfatidose, Lipomukopolysaccharidose

manisch-depressive Krankheit endogene Psychose* mit abwechselnd manischen und depressiven Phasen; SYN: manisch-depressive Psychose, manisch-depressive Erkrankung

molekulare Krankheit Krankheit, die durch eine Veränderung der genetischen Information und der Bildung fehlerhafter Proteine verursacht wird; SYN: Molekularkrankheit

sechste Krankheit wahrscheinlich virusbedingte Kleinkinderkrankheit [4 Monate – 2 Jahre], die durch ein plötzlich einsetzendes hohes Fieber [40°] gekennzeichnet ist; nach drei Tagen kommt es zu Entfieberung und Auftreten eines flüchtigen hellroten Ausschlages [Exanthem*]; SYN: Dreitagefieber, Exanthema subitum, Roseola infantum, Pseudorubella

sexuell übertragene Krankheit →venerisch übertragene Krankheit

venerisch übertragene Krankheit durch Sexualkontakt übertragbare Krankheit; SYN: Geschlechtskrankheit, sexuell übertragene Krankheit

Krank|heits|furcht *f* krankhafte Angst vor (bestimmten) Krankheiten; SYN: Pathophobie; Nosophobie

Krank|heits|leh|re *f* Nosologie

Krank|heits|wahn *m* wahnhafte Überzeugung, an einer unheilbaren Erkrankung zu leiden; SYN: hypochondrischer Wahn

Kranz|ar|te|rie *f* →Koronararterie

linke Kranzarterie die linke Kammer und Teile des Kammerseptums und der rechten Kammer versorgende Koronararterie; SYN: linke Herzkranzarterie, Arteria coronaria sinistra

rechte Kranzarterie die rechte Kammer und Teile des Kammerseptums und der linken Kammer versorgende Koronararterie; SYN: rechte Herzkranzarterie, Arteria coronaria dextra

Kranz|fur|che *f* Furche an der Vorhof-Kammer-Grenze, in der die Herzkranzgefäße verlaufen; SYN: Herzkranzfurche, Sulcus coronarius

Kranz|ge|fäß *nt* →Koronararterie

Kranz|naht *f* Naht zwischen Stirn- und Scheitelbeinen; SYN: Sutura coronalis

Kranz|star *m* Katarakt* mit kranzförmiger Trübung der Linsenrinde; SYN: Cataracta coronaria

Krät|ze *f* durch die Krätzmilbe* verursachte, stark juckende Dermatose* mit Milbengängen in der Haut und Exanthem*; SYN: Skabies, Scabies; Akariasis, Acariasis

Krat|zer *pl* →Kratzwürmer

Krätz|mil|be *f* Milbenart, deren Weibchen die Krätze* verursachen; SYN: Acarus scabiei, Sarcoptes scabiei

Kratz|test *m* Intrakutantest, bei dem das Allergen in die Haut eingekratzt wird; SYN: Scratchtest, Skarifikationstest

Kratz|wür|mer *pl* zu den Nemathelminthen gehörende Darmparasiten, die beim Menschen nur selten Erkrankungen auslösen; SYN: Kratzer, Acanthocephala

Krau|ro|sis *f, pl* **-ses** zu Atrophie und Schrumpfung führende Erkrankung der Halbschleimhaut der Genitalregion; SYN: Kraurose, Craurosis

Kraurosis penis Kraurose von Vorhaut und Eichel; SYN: Craurosis penis

Kraurosis vulvae durch Atrophie der Vulvahaut und Schwund von Schamlippen und Klitoris gekennzeichnete Form des Lichen* sclerosus et atrophicus; SYN: Breisky-Krankheit, Craurosis vulvae

krau|ro|tisch *adj* Kraurosis betreffend, von ihr betroffen oder gekennzeichnet

Krause-Drüsen *pl* Schleimdrüsen der Augenbindehaut; SYN: Konjunktivaldrüsen, Glandulae conjunctivales

Krause-Wolfe-Lappen *m* Vollhautlappen; SYN: Wolfe-Krause-Lappen

Kre|a|tin *nt* in der Leber gebildeter Metabolit des Stoffwechsels, der als Kreatinphosphat* ein Energiespeicher der Muskelzelle ist; SYN: Creatin, α-Methylguanidinoessigsäure

Kre|a|tin|ä|mie *f* vermehrter Kreatingehalt des Blutes; SYN: Creatinämie

Kre|a|ti|nin *nt* harngängige Ausscheidungsform des Kreatins; SYN: Creatinin

Kre|a|ti|nin|clea|rance *f* in der Nierenfunktionsdiagnostik verwendetes Maß für die Ausscheidung von Kreatinin durch die Niere; SYN: Creatininclearance

Kre|a|tin|ki|na|se *f* intrazelluläres Enzym, das die reversible Reaktion von Kreatin und ATP zu Kreatinphosphat und ADP katalysiert; kommt in drei Isoformen vor: CK-BB [**Hirntyp**], CK-MM [**Skelettmuskeltyp**] und CK-MB [**Herzmuskeltyp**], CK-MB wird zur Diagnose und Verlaufsbeobachtung des Herzinfarktes verwendet; SYN: Creatinkinase, Kreatinphosphokinase, Creatinphosphokinase

Kre|a|tin|phos|phat *nt* energiereiche Phosphatverbindung, die im Muskel als Energiespeicher dient; SYN: Creatinphosphat, Phosphokreatin

Kre|a|tin|phos|pho|ki|na|se *f* →Kreatinkinase

Kre|a|tin|u|rie *f* vermehrte Kreatinausscheidung im Harn; SYN: Creatinurie

Kre|a|tor|rhö *f, pl* **-rhö|en** Ausscheidung unverdauter Fleischfasern im Stuhl

Krebs *m* allgemein verwendete Bezeichnung für maligne Tumoren, insbesondere das Karzinom*; SYN: Malignom

Krebs|angst *f* →Kanzerophobie

Krebs|ek|zem der Brust *nt* →Paget-Krebs

krebs|er|re|gend *adj* karzinogen

krebs|er|zeu|gend *adj* karzinogen

Krebs|früh|er|ken|nungs|un|ter|su|chun|gen *pl* Vorsorgeuntersuchungen bei Männern und Frauen zur Diagnose von typischen Krebserkrankungen in der Frühphase

Krebs-Henseleit-Zyklus *m* in den Lebermitochondrien ablaufender Zyklus, der Harnstoff aus Ammoniak und Kohlendioxid bildet; SYN: Ornithinzyklus, Harnstoffzyklus

Krebs|milch *f* milchartige Absonderung aus der Schnittfläche von Karzinomen

Krebs|re|gis|ter *f* Krankenregister zur Erfassung von Krebserkrankungen

Krebs-Zyklus *m* in den Mitochondrien der Zelle ablaufender Reaktionszyklus des Intermediärstoffwechsels; aus Kohlenhydraten, Eiweißen und Fettsäuren stammendes Acetyl-CoA wird oxidativ zur Energiegewinnung der Zelle abgebaut; SYN: Zitronensäurezyklus, Zitratzyklus, Citratzyklus, Tricarbonsäurezyklus

Krei|sel|ge|räusch *nt* Strömungsgeräusch über der Jugularvene, z.B. bei Anämie; SYN: Nonnensausen, Nonnengeräusch, Bruit de diable

Kreis|lauf *m* Blutzirkulation im Körper bzw. das kardiovaskuläre System als funktionelle Gesamtheit von Herz und Blutgefäßen; SYN: Blutkreislauf

großer Kreislauf Teil des Blutkreislaufes, der sauerstoffreiches Blut zu den Geweben führt und sauerstoffarmes Blut zum Herzen transportiert; SYN: Körperkreislauf

kleiner Kreislauf Teil des Blutkreislaufes, der sauerstoffarmes Blut vom Herzen in die Lunge transportiert und sauerstoffreiches Blut zurück zum Herzen führt; SYN: Lungenkreislauf

Kreis|lauf|kol|laps *m* durch eine vorübergehende Kreislaufinsuffizienz ausgelöster Kollaps; SYN: Herz-Kreislauf-Kollaps, kardiovaskulärer Kollaps

Kreis|lauf|still|stand *m* →Herz-Kreislauf-Stillstand

Kreis|lauf|zen|tra|li|sa|ti|on *f* Drosselung der Durchblutung der Körperperipherie bei verschiedenen Schockzuständen; SYN: Zentralisation

Krei|ßen *nt* Gebären

krei|ßen *v* gebären, in den Wehen liegen

Kreiß|saal *m* Entbindungsraum im Krankenhaus

Kre|mas|ter *m* →Musculus cremaster

Kre|mas|ter|re|flex *m* Hochheben des Hodens durch Kremasterkontraktion bei Berührung der Innenseite des Oberschenkels; SYN: Hodenreflex, Cremasterreflex

Kre|pi|ta|ti|on *f* **1.** (*Lunge*) Knistern, Knisterrasseln **2.** (*Fraktur*) Reiben, Reibegeräusch; SYN: Crepitatio, Crepitus

Kre|tin *m* an Kretinismus leidender Patient

Kre|ti|nis|mus *m* bei Mangel an Schilddrüsenhormon auftretende Entwicklungsstörung, die Skelett, Nervensystem und Gehörorgan betrifft

Kreuz|al|ler|gie *f* Allergie* gegen mehrere Antigene

Kreuz|bän|der *pl* vorderes [**Ligamentum cruciatum anterius**] und hinteres [**Ligamentum cruciatum posterius**] Kreuzband des Kniegelenkes

Kreuz|bein *nt* durch Verschmelzung der fünf Sakralwirbel entstandener Teil der Wirbelsäule und des Beckenrings; SYN: Sakrum, Sacrum, Os sacrum

Kreuz|bein|a|pla|sie *f* mangelhafte Ausbildung des Kreuzbeins; SYN: Asakrie

Kreuzbein-Darmbein-Gelenk *nt* Gelenk zwischen Kreuzbein und Darmbein; SYN: Iliosakralgelenk, Kreuz-Darmbeingelenk, Articulatio sacroiliaca

Kreuz|bein|ka|nal *m* Kreuzbeinabschnitt des Wirbelkanals; SYN: Sakralkanal, Canalis sacralis

Kreuz|bein|ner|ven *pl* Spinalnerven des Sakralmarks; SYN: sakrale Spinalnerven, Sakralnerven, Nervi sacrales

Kreuz|bein|ple|xus *m* aus den vorderen Ästen der Spinalnerven L_4-S_4 gebildeter Plexus; SYN: Sakralplexus, Plexus sacralis

Kreuz|bein|seg|men|te *pl* Sakralabschnitt des Rückenmarks; SYN: Sakralmark, Sakralsegmente, Pars sacralis medullae spinalis, Sacralia

Kreuzbein-Steißbein-Gelenk *nt* Gelenk zwischen Kreuzbein und Steißbein; SYN: Sakrokokzygealgelenk, Articulatio sacrococcygea

Kreuz|bein|wir|bel *pl* →Kreuzwirbel

Kreuz|biss *m* einseitig oder beidseitig vorkommende Bissanomalie, bei der sich obere und untere Zahnreihe in Okklusion kreuzen

Kreuz|blut *nt* vom Empfänger einer Transfusion entnommenes Blut für die Kreuzprobe*

Kreuz-Darmbeingelenk *nt* →Kreuzbein-Darmbein-Gelenk

Kreuz|im|mu|ni|tät *f* wechselseitige Immunität gegen das die Antikörperbildung auslösende Antigen [**homologes Antigen**] und andere Antigene, mit gleicher oder ähnlicher Determinante [**heterologe Antigene**]

Kreuz|in|fek|ti|on *f* gegenseitiges Anstecken zweier Patienten mit unterschiedlichen Erregern

Kreuz|pro|be *f* in vitro-Test zur Überprüfung der Verträglichkeit von Spender- und Empfängerblut vor einer Bluttransfusion; die **Majorprobe** testet die Kompatibilität von Spendererythrozyten und Empfängerserum, die **Minorprobe** die Verträglichkeit von Empfängererythrozyten und Spenderserum; SYN: Kreuztest

kreuz|re|a|gie|ren *v* eine Kreuzreaktion geben

kreuz|re|a|gie|rend *adj* eine Kreuzreaktion gebend; SYN: kreuzreaktiv

Kreuz|re|ak|ti|on *f* Reaktion von spezifischen Antikörpern oder T-Lymphozyten mit Substanzen [**kreuzreagierendes Antigen**], die dem ursprünglichen Antigen ähneln

kreuz|re|ak|tiv *adj* →kreuzreagierend

Kreuz|re|sis|tenz *f* Resistenz eines Erreger gegen ein Antibiotikum und andere, meist verwandte Antibiotika

Kreuz|test *m* →Kreuzprobe

Kreuz|to|le|ranz *f* Immuntoleranz* gegen mehrere Antigene

Kreu|zung *f* durch Kreuzung zweier genetisch unterschiedlicher Eltern erhaltener Nachkömmling; SYN: Bastard, Mischling, Hybride

Kreuz|wir|bel *pl* 5 zum Kreuzbein verschmolzene Wirbel; SYN: Kreuzbeinwirbel, Sakralwirbel, Vertebrae sacrales

Krib|lü|ren *pl* kleine Gewebslücken bei arteriosklerotischer Gehirnerweichung

kri|bri|form *adj* siebförmig, siebartig; SYN: kribrös

kri|brös *adj* →kribriform

Krie|bel|mü|cken *pl* blutsaugende Mücken, die als Krankheitsüberträger von Bedeutung sind; SYN: Simuliidae

Kriech|krank|heit *f* durch Larven hervorgerufene, stark juckende Dermatitis* mit typischen geröteten Gangstrukturen in der Haut; SYN: Hautmaulwurf, Larva migrans, Myiasis linearis migrans, creeping disease

Kriegs|me|la|no|se *f* ätiologisch ungeklärte, aus einer entzündlichen Fleckenbildung hervorgehende, grau-braune, flächenhafte Pigmentierung der Gesichtshaut; SYN: Riehl-Melanose, Riehl-Syndrom, Civatte-Krankheit, Civatte-Poikilodermie, Melanosis toxica lichenoides

Kriegs|ty|phus *m* weltweit verbreitete, durch schlechte hygienische Bedingungen geförderte Infektionskrankheit; der Erreger **Rickettsia prowazeki** wird v.a. durch die Kleiderlaus* von Mensch zu Mensch übertragen; neben hohem Fieber und einem charakteristischem fleckförmigem Hautausschlag imponiert die Erkrankung durch Bewusstseinseintrübung und neurologische Schäden; SYN: epidemisches Fleckfieber, klassisches Fleckfieber, Läusefleckfieber, Flecktyphus, Hungertyphus, Typhus exanthematicus

kri|ko|a|ry|tä|no|id *adj* Krikoidknorpel und Aryknorpel betreffend oder verbindend

Kri|ko|a|ry|tä|no|id|band *nt* elastisches Band zwischen Ringknorpelplatte und Aryknorpel; SYN: Ligamentum cricoarytenoideum

kri|ko|id *adj* **1.** ringförmig **2.** Krikoidknorpel betreffend

Kri|ko|i|dek|to|mie *f* Ringknorpelexzision

Kri|ko|id|knor|pel *m* Ringknorpel des Kehlkopfs; SYN: Cartilago cricoidea

kri|ko|pha|ryn|ge|al *adj* Ringknorpel und Rachen/Pharynx betreffend oder verbindend

kri|ko|thy|re|o|id *adj* Ringknorpel und Schilddrüse oder Schildknorpel betreffend oder verbindend; SYN: krikothyroid, krikothyroidal

K

Kri|ko|thy|re|o|to|mie *f* Spaltung von Ring- und Schildknorpel

kri|ko|thy|ro|id *adj* →krikothyreoid

kri|ko|thy|ro|i|dal *adj* →krikothyreoid

Kri|ko|thy|ro|i|do|to|mie *f* Spaltung des Ligamentum cricothyroideum medianum

Kri|ko|to|mie *f* Ringknorpelspaltung

kri|ko|tra|che|al *adj* Ringknorpel und Luftröhre/Trachea betreffend oder verbindend

Kri|ko|tra|che|o|to|mie *f* Spaltung von Ringknorpel und Trachea

Krim|fie|ber *nt* meldepflichtige, weltweit vorkommende Infektionskrankheit durch Coxiella* burnetii; die Übertragung erfolgt durch kontaminierte Staubpartikel; SYN: Schlachthausfieber, Q-Fieber, Balkangrippe, Balkanfieber

hämorrhagisches Krimfieber auf der Krim und in Zentralafrika vorkommendes, hämorrhagisches Fieber durch das Krimfieber-Virus*; SYN: Kongo-Krim-Fieber

Krimfieber-Virus *nt* ARBO-Virus; Erreger des hämorrhagischen Krimfiebers*; SYN: C-CHF-Virus

Kri|no|zy|to|se *f* aktive Sekretabgabe nach außen; SYN: ekkrine Extrusion

kri|no|zy|to|tisch *adj* Krinozytose betreffend, mittels Krinozytose

Krip|pen|tod *m* ätiologisch unklarer, plötzlicher Tod von Säuglingen; SYN: plötzlicher Kindstod, sudden infant death syndrome, Mors subita infantum

Kri|se *f* plötzlich auftretende Störung oder Verschlimmerung eines chronischen Leidens; SYN: Krisis, Crisis

aplastische Krise vorübergehende, partielle oder vollständige Abnahme der Erythrozytenbildung

gastrische Krise s.u. tabische Krise

hämoklastische Krise plötzliche Verminderung der Blutzellen im peripheren Blut

hämolytische Krise akut gesteigerte Hämolyse* bei hämolytischer Anämie*

hyperkalzämische Krise akut lebensbedrohlicher Zustand mit Somnolenz* oder Koma*; SYN: hyperparathyreoide Krise

hyperparathyreoide Krise →hyperkalzämische Krise

hypertensive Krise anfallsartiger Anstieg des systolischen und diastolischen Blutdrucks; SYN: Hochdruckkrise, hypertone Krise, Blutdruckkrise

hyperthyreote Krise →thyreotoxische Krise

hypertone Krise →hypertensive Krise

tabische Krise bei Tabes* doralis auftretende Organkrisen mit Schmerzen und Funktionsausfall; am häufigsten sind **Magenkrise** [gastrische Krise], **Larynxkrise, Pharynxkrise, Klitoriskrise, Zwerchfellkrise**

thyreotoxische Krise akute Exazerbation einer vorbestehenden Schilddrüsenüberfunktion, die durch Herzarhythmien, Tachykardie*, Hyperthermie* und zunehmender Kreislaufinsuffizienz gekennzeichnet ist; SYN: hyperthyreote Krise

kris|tal|lin *adj* kristallartig, kristallinisch, kristallen

kris|tal|lo|id *adj* kristallähnlich

Kris|tall|u|rie *f* Kristallausscheidung im Harn

Kris|tall|vi|o|lett *nt* häufig verwendeter [u.a. Gram*-Färbung] basischer Anilinfarbstoff; SYN: Methylrosaliniumchlorid

Kris|ta|punk|ti|on *f* Knochenmarkentnahme aus dem Beckenkamm; SYN: Beckenkammpunktion

Kristeller-Handgriff *m* Handgriff zur Austreibung der Frucht bei Wehenschwäche; SYN: Kristellern

Krompecher-Karzinom *nt* von den Basalzellen der Epidermis ausgehender, häufigster bösartiger Hauttumor; wächst lokal infiltrierend und destruierend ohne Metastasenbildung; SYN: Basalzellkarzinom, Basalzellenkarzinom, Basalzellepitheliom, Basaliom, Carcinoma basocellulare

Kro|ne *f* Zahnkrone; SYN: Corona dentis

Kro|nen|pul|pa *f* in der Zahnkrone liegender Teil der Zahnpulpa; SYN: Pulpa coronalis

Kropf *m* Vergrößerung der gesamten Schilddrüse oder von Teilen der Schilddrüse; SYN: Struma

Kropf|asth|ma *nt* Atemnot durch Einengung der Luftröhre durch einen Kropf

Kropf|brum|men *nt* →Kropfgeräusch

Kropf|ent|zün|dung *f* →Strumitis

Kropf|ge|räusch *nt* niederfrequentes Gefäßgeräusch über einer hyperthyreoten Struma*; SYN: Kropfbrummen

Krö|ten|haut *f* durch Vitamin-A-Mangel hervorgerufene, follikuläre Hyperkeratose mit trockener, asch-grauer Haut; SYN:

Phrynoderm, Hyperkeratosis follicularis, Hyperkeratosis follicularis metabolica, Hyperkeratose bei Avitaminose A

Kruglatlmen *nt* über großen Lungenkavernen hörbares, hohl-klingendes Atemgeräusch; SYN: Amphorenatmen, amphorisches Atmen, Amphorophonie, Höhlenatmen

Krukenberg-Tumor *m* beidseitige Eierstockmetastasen eines Primärtumors des Magen-Darm-Traktes

Krülmellnälgel *pl* krümelig zerfallende Finger- oder Zehennägel bei Psoriasis*

Krummldarm *m* letzter und längster Abschnitt des Dünndarms vor den Einmündung in den Blinddarm; SYN: Ileum, Intestinum ileum

Krummlnalgel *m* →Krallennagel

Krulor *m* Blutgerinnsel, Blutkuchen, Blutklumpen; SYN: Cruor sanguinis, Kruorgerinnsel

Krulorlgelrinnlsel *nt* →Kruor

Krupp *m* durch eine fibrinös-pseudomembranöse Entzündung der Atemwege hervorgerufene Kehlkopfenge mit Atemnot, inspiratorischem Stridor* und meist bellendem Husten [**Krupphusten**]; SYN: Croup

diphtherischer Krupp Krupp bei Diphtherie; SYN: echter Krupp

echter Krupp →diphtherischer Krupp

falscher Krupp meist durch Virusinfekte der oberen Atemwege ausgelöste Symptomatik, die an einen echten Krupp erinnert; SYN: Pseudokrupp, Pseudocroup

Krupplhuslten *m* s.u. Krupp

kruplpös *adj* mit kruppartigen Symptomen, kruppartig, kruppähnlich

krulral *adj* Schenkel/Crus betreffend; insbesondere den Unterschenkel

Kruro-, kruro- *präf.* Wortelement mit der Bedeutung "Schenkel/Unterschenkel/Crus"

Kruse-Sonne-Bakterium *nt* nicht-toxinbildender Erreger der Sommerdiarrhö*; SYN: Kruse-Sonne-Ruhrbakterium, E-Ruhrbakterium, Shigella sonnei

Krusltenlflechlte *f* durch Eitererreger [Staphylokokken, Streptokokken] hervorgerufene Hauterkrankung mit eitriger Blasen- und Pustelbildung; SYN: Eiterflechte, Grindflechte, Pustelflechte, feuchter Grind, Impetigo (contagiosa/vulgaris)

Kry-, kry- *präf.* →Kryo-

Krylallgelsie *f* Kälteschmerz

Krylanläslthelsie *f* →Kälteanästhesie

Kryläslthelsie *f* **1.** Kälteempfindung **2.** Kälteüberempfindlichkeit

Kryo-, kryo- *präf.* Wortelement mit der Bedeutung "Kälte/Frost"

Krylolanläslthelsie *f* →Kälteanästhesie

Krylolbank *f* Einrichtung zur Lagerung von eingefrorenen (Gewebe-, Blut-)Proben

Krylolchilrurlgie *f* chirurgische Eingriffe unter Verwendung von speziellen Kryosonden; SYN: Kältechirurgie

krylolchilrurlgisch *adj* Kryochirurgie betreffend

Krylolde *f* →Kryosonde

Krylolexltrakltilon *f* Linsenextraktion mit einer speziellen Kryosonde [**Kryoextraktor**]

Krylolexltrakltor *m* s.u. Kryoextraktion

krylolgen *adj* kälteerzeugend

Kryloglolbullin *nt* im Blut enthaltenes Globulin [meist Immunglobulin], das bei Abkühlung ausfällt; SYN: Kälteglobulin

Krylolglolbullinlälmie *f* Auftreten von Kryoglobulinen im Blut

Krylolhylpolphylsekltolmie *f* kryochirurgische Hypophysektomie*

Krylolkaulter *m* mit Kohlensäureschnee und Aceton gekühlte Kältesonde zur lokalen Gewebezerstörung

Krylolkolnilsaltilon *f* Konisation* mit einer Kryosonde

Krylolkonlserlvielrung *f* Konservierung von biologischem Material durch Tieffrieren; SYN: Kältekonservierung

Krylolpalllildekltolmie *f* kryochirurgische Pallidektomie*

Krylolpalthie *f* **1.** durch lokale oder allgemeine Unterkühlung hervorgerufener Kälteschaden **2.** durch Kryoglobuline, Kälteantikörper oder Kälteüberempfindlichkeit hervorgerufene Erkrankung

Krylolpelxie *f* →Kryoretinopexie

Krylolprälzilpiltat *nt* bei Kälte ausfallender Niederschlag

Krylolprälzilpiltaltilon *f* durch Kälte ausgelöste Präzipitation

Krylolprolstaltekltolmie *f* kryochirurgische Prostatektomie*

Krylolproltelin *nt* →Kälteprotein

Krylolreltilnolpelxie *f* Netzhautfixierung mittels Kryosonde; SYN: Kryopexie

Krylolskop *nt* Gerät zur Gefrierpunktsbestimmung einer Lösung

Krylolskolpie *f* Methode zur Gefrierpunktsbestimmung einer Lösung

krylolskolpisch *adj* Kryoskopie betreffend, mittels Kryoskopie

Krylolsonlde *f* meist durch flüssigen Stickstoff [-180° Celsius] gekühlte Sonde; SYN: Kältesonde, Kältestab, Kryostab, Kryode

Krylolstab *m* →Kryosonde

Krylolthallalmoltolmie *f* kryochirurgische Thalamotomie*

Krylolthelralpie *f* meist lokale, therapeutische Anwendung von Kälte; SYN: Kältetherapie

Krypt-, krypt- *präf.* →Krypto-

Kryptlanltilgelne *pl* maskierte Antigene der Erythrozytenoberfläche, die durch Neuraminidase freigelegt werden

Kryplte *f* seichte (Epithel-)Grube; SYN: Crypta

Kryplenlabslzess *m* Abszess der Lieberkühn*-Krypten des Dickdarms

Kryplenltonlsilllitis *f, pl* **-tilden** primär auf die Tonsillenkrypten beschränkte chronische Mandelentzündung; SYN: Kryptenentzündung

kryp|tisch *adj* verborgen, versteckt; okkult

Kryp|ti|tis *f, pl* **-ti|ti|den** Entzündung einer Krypte; meist gleichgesetzt mit analer Kryptitis
anale Kryptitis lokalisierte Proktitis* mit Befall der Morgagni*-Krypten; SYN: rektale Kryptitis
rektale Kryptitis →anale Kryptitis

Krypto-, krypto- *präf.* Wortelement mit der Bedeutung "verborgen/versteckt"

kryp|to|gen *adj* verborgen, versteckt, aus unbekannter Ursache entstanden; manchmal gleichgesetzt mit idiopathisch, essentiell, genuin; SYN: kryptogenetisch

kryp|to|ge|ne|tisch *adj* →kryptogen

Kryp|to|kok|ken *pl* →Cryptococcus

Kryp|to|kok|ken|me|nin|gi|tis *f, pl* **-ti|den** durch Cryptococcus*-Arten hervorgerufene Hirnhautentzündung; SYN: Cryptococcus-Meningitis

Kryp|to|kok|ko|se *f* durch Cryptococcus* neoformans hervorgerufene Mykose* der Lunge, Meningen, Leber und seltener der Haut; tritt meist bei Patienten mit geschwächter Abwehrlage [Frühgeborene, Tumoren, HIV-Infektion] auf; SYN: Kryptokokkusmykose, Cryptococcose, Cryptococcus-Mykose, Torulose, Busse-Buschke-Krankheit, europäische Blastomykose

K

Kryp|to|kok|kus *m, pl* **-ken** →Cryptococcus

Kryp|to|kok|kus|my|ko|se *f* →Kryptokokkose

Kryp|to|me|nor|rhoe *f, pl* **-rhoe|en** nicht nach außen abfließende Monatsblutung bei angeborenem oder erworbenem Verschluss von Scheide oder Zervix

kryp|to|mer *adj* Kryptomerie betreffend, durch sie bedingt

Kryp|to|me|rie *f* fehlende Ausprägung eines Gens durch Fehlen des Komplementärgens

Kryp|to|mne|sie *f* Gedächtnisstörung, bei der echte Erinnerungen als erdacht empfunden werden

Kryp|ton *nt* Edelgas; wird zur Lungenfunktionsdiagnostik verwendet

Kryp|toph|thal|mus *m* unvollständige Augenentwicklung bei Verschluss der Lidspalte; SYN: verborgenes Auge

Kryptophthalmus-Syndrom *nt* autosomal-rezessives Syndrom mit Kryptophthalmus*, Syndaktylie*, Unterentwicklung der Genitale und Nierenagenesie*; SYN: Fraser-Syndrom

kryp|tor|chid *adj* Kryptorchismus betreffend, von ihm betroffen oder gekennzeichnet

Kryp|tor|chis|mus *m* Fehlen des Hodens im Hodensack bei Bauch- oder Leistenhoden; SYN: Hodenretention, Retentio testis, Maldescensus testis

Kryp|to|spo|ri|di|o|se *f* durch **Cryptosporidium** verursachte, mild verlaufende tropische Diarrhoe*; bei Immunsuppression* oder AIDS* Entwicklung einer chronischen schwer verlaufenden Durchfallerkrankung mit Allgemeinsymptomen; SYN: Cryptosporidiosis

Kryp|to|zo|o|sper|mie *f* Verminderung der Spermienzahl unter 1 Million/ml Ejakulat

ku|bi|tal *adj* Ellenbogen(gelenk) betreffend

Ku|bo|id *nt* würfelförmiger Fußwurzelknochen; SYN: Würfelbein, Os cuboideum

ku|bo|id *adj* würfelförmig

Ku|chen|nie|re *f* klumpenförmige, angeborene Verschmelzungsniere; SYN: Klumpenniere, Klumpniere

Kufs-Hallervorden-Krankheit *f* →Kufs-Syndrom

Kufs-Syndrom *nt* erst im Erwachsenenalter beginnende Form der Gangliosidose*; SYN: Kufs-Hallervorden-Krankheit, Erwachsenenform der amaurotischen Idiotie

Kugelberg-Welander-Syndrom *nt* meist autosomal-rezessive Form der spinalen Muskelatrophie; beginnt mit Atrophie* und Lähmung der rumpfnahen Beinmuskulatur und betrifft später auch Schultergürtel-, Arm- und Handmuskulatur; SYN: Kugelberg-Welander-Krankheit, Atrophia musculorum spinalis pseudomyopathica (Kugelberg-Welander), juvenile Form der spinalen Muskelatrophie

Ku|gel|ge|lenk *nt* Gelenk mit kugelförmigen Gelenkkopf; SYN: Articulatio spheroidea

Ku|gel|kern *m* kugelförmiger Kleinhirnkern; SYN: Nucleus globosus

Ku|gel|lin|se *f* kugelförmig gewölbte Linse; angeborene Fehlbildung; SYN: Sphärophakie

Ku|gel|throm|bus *m, pl* **-ben** meist im linken Herzvorhof sitzender, frei flottierender Thrombus*

Ku|gel|zell|an|ä|mie, kon|ti|tu|ti|o|nel|le hämolytische *f* häufigste erbliche hämolytische Anämie* in Europa mit meist autosomal-dominantem Erbgang; charakteristisch sind kugelförmige Erythrozyten [Kugelzellen] im Blutbild, Hämolyse*, Milzvergrößerung und Gelbsucht; SYN: Minkowski-Chauffard-Syndrom, Minkowski-Chauffard-Gänsslen-Syndrom, hereditäre Sphärozytose, konstitutionelle Kugelzellenanämie, Kugelzellenikterus, familiärer hämolytischer Ikterus, Morbus Minkowski-Chauffard

Ku|gel|zel|len *pl* bei verschiedenen Anämien* auftretende runde Erythrozyten*; SYN: Sphärozyten

Ku|gel|zel|len|an|ä|mie, konstitutionelle *f* →Kugelzellanämie, konstitutionelle hämolytische

Ku|gel|zel|len|ik|te|rus *m* →Kugelzellanämie, konstitutionelle hämolytische

Kuh|milch|al|ler|gie *f* Allergie* gegen Kuhmilcheiweiß

Kuh|milch|an|ä|mie *f* hypochrome Anämie* durch einen Eisen- und Kupfermangel bei Säuglingen, die nur mit Kuhmilch ernährt werden

Kuh|po|cken *pl* auf den Menschen übertragbare, milde Pockenerkrankung durch das **Kuhpockenvirus** [Orthopoxvirus bovis]

Kuh|po|cken|vi|rus *nt, pl* **-ren** Erreger der Kuhpocken*; von Jenner zur Pockenimpfung verwendet; SYN: Orthopoxvirus bovis

Kul|do|skop *nt* s.u. Kuldoskopie

Kul|do|sko|pie *f* Endoskopie des Douglas*-Raums mit einem **Kuldoskop**; SYN: Douglasskopie

Kul|do|to|mie *f* operative Eröffnung des Douglas*-Raums

Kul|do|zen|te|se *f* Punktion des Douglas*-Raums

Kulenkampff-Plexusanästhesie *f* Leitungsanästhesie des Plexus* brachialis oberhalb des Schlüsselbeins

Ku|lex|mü|cke *f* Krankheitsübertrager enthaltende Mückenart, die in Europa kaum eine Rolle spielt; SYN: Culex

kul|ti|vier|bar *adj* in einer Kultur züchtbar; SYN: kulturfähig

kul|ti|viert *adj* auf einer Kultur gewachsen, gezüchtet

Kul|ti|vie|rung *f* Züchtung

Kultschitzky-Zellen *pl* u.a. Serotonin* enthaltende basalgekörnte Zellen des Magen-Darm-Traktes, die sich mit Silber anfärben; SYN: enterochromaffine/argentaffine/gelbe/enteroendokrine Zellen, EC-Zellen

Kul|tur *f* Züchtung von Mikroorganismen, Zellen oder Geweben auf oder in speziellen Nährmedien

kul|tur|fä|hig *adj* →kultivierbar

Ku|ma|rin *nt* zur Synthese von Antikoagulanzien [Kumarinderivate*] und Antibiotika verwendetes Glykosid, das in vielen Pflanzen vorkommt; SYN: Cumarin

Ku|ma|rin|de|ri|va|te *pl* vom Kumarin abgeleitete Hemmstoffe der Blutgerinnung [Antikoagulanzien]; durch ihre Strukturähnlichkeit mit Vitamin K hemmen sie die Bildung Vitamin K-abhängiger Gerinnungsfaktoren; SYN: Cumarinderivate

Kümmel-Buckel *m* s.u. Kümmell-Verneuil-Krankheit

Kümmell-Punkt *m* Druckpunkt bei Appendizitis*; ca. 2 cm rechts vom Nabel

Kümmell-Verneuil-Krankheit *f* oft erst Monate oder Jahre nach einem geringfügigen Trauma der Wirbelsäule auftretende Buckelbildung [**Kümmel-Buckel**]; SYN: Kümmell-Verneuil-Syndrom, traumatische Kyphose, Spondylopathia traumatica

Ku|mu|la|ti|on *f* Häufung, Anhäufung, Kumulation, Anreicherung

ku|mu|la|tiv *adj* sich (an-)häufend, anwachsend

ku|mu|lie|ren *v* (s.) anhäufen, aufhäufen, ansammeln

ku|mu|liert *adj* (an-, auf-)gehäuft

Kuneo-, kuneo- *präf.* Wortelement mit der Bedeutung "Keil/Keilbein"

ku|ne|o|ku|bo|id *adj* Keilbein/Os cuneiforme und Würfelbein/Os cuboideum betreffend oder verbindend

ku|ne|o|na|vi|ku|lar *adj* Keilbein/Os cuneiforme und Kahnbein/Os naviculare betreffend oder verbindend

Kun|ni|lin|gus *m* orale Stimulation der weiblichen Scham; SYN: Cunnilingus

Kunst|af|ter *m* künstlich angelegter Darmausgang; SYN: Anus praeternaturalis, Anus praeter, Kotfistel

Kunst|stoff|lin|se, in|tra|o|ku|la|re *f* aus Kunststoff hergestellte künstliche Augenlinse; SYN: intraokulare Linse, Linsenprothese

Küntscher-Marknagelung *f* Stabilisierung von Frakturen langer Röhrenknochen durch einen **Küntscher-Nagel**

Küntscher-Nagel *m* s.u. Küntscher-Marknagelung

Kup|fer *nt* weiches, rotgoldenes Metall; essentielles Spurenelement des menschlichen Körpers; SYN: Cuprum

Kup|fer|draht|ar|te|ri|en *pl* bei Fundus* hypertonicus typische, prall gefüllte und geschlängelte Netzhautarterien

Kup|fer|fin|nen *pl* bevorzugt die Haut von Stirn, Wange, Kinn und Nase befallende chronische Dermatose* unklarer Genese mit fleckiger Rötung und kleinlamellärer Schuppung; SYN: Rotfinnen, Rosazea, Rosacea, Akne rosacea

Kup|fer|star *m* durch Kupferablagerung entstandene Verfärbung der Linse; SYN: Sonnenblumenkatarakt, Chalkosis, Chalcosis lentis

Kup|fer|sul|fat *nt* als Adstringens und Ätzmittel verwendetes blaues Salz

Kup|fer|vi|tri|ol *nt* veraltet für →Kupfersulfat

Kupffer-Sternzellen *pl* Endothelzellen der Lebersinusoide, die Stoffe aus dem Blut aufnehmen; SYN: Kupffer-Zellen, von Kupffer-Zellen, von Kupffer-Sternzellen

Ku|pi|do|bo|gen *m* der geschwungene Bogen des Oberlippenrots; SYN: Amorbogen

Kup|pel|raum *m* kuppelartige Ausbuchtung an der Decke der Paukenhöhle; SYN: Attikus, Epitympanum, Recessus epitympanicus

Kup|pel|raum|ent|zün|dung *f* Entzündung des Kuppelraums [Recessus tympanicus] der Paukenhöhle; SYN: Attizitis

Kup|rä|mie *f* erhöhter Kupfergehalt des Blutes

Kup|ri|u|rie *f* Kupferausscheidung im Harn

Kup|ru|re|se *f* vermehrte Kupferausscheidung im Harn

kup|ru|re|tisch *adj* die Kupferausscheidung betreffend oder fördernd

Ku|pu|lo|li|thi|a|sis *f, pl* **-ses** pathologische Mobilität der Otolithen* des Innenohrs mit anfallsartigem Schwindel

ku|ra|bel *adj* heilbar

Ku|ra|bi|li|tät *f* Heilbarkeit

Ku|ra|re *n* →Curare

ku|ra|ri|sie|ren *v* mit Curare behandeln
Ku|ra|ri|sie|rung *f* Behandlung mit Curare
ku|ra|tiv *adj* heilend, auf Heilung ausgerichtet, heilungsfördernd
Kü|ret|ta|ge *f* Ausschabung oder Auskratzung mit einer Kürette*; SYN: Kürettement, Curettage
Kü|ret|te *f* scharfer oder stumpfer Löffel zur Auskratzung eines Hohlorgans oder einer Höhlung
Kü|ret|te|ment *nt* →Kürettage
kü|ret|tie|ren *v* (*mit einer Kürette*) ausschaben, auskratzen
Ku|ru *m* in Neuguinea vorkommende Prioneninfektion mit spongiformer Enzephalopathie*; SYN: Lachkrankheit, Schüttelkrankheit, Kuru-Kuru
Kuru-Kuru *m* →Kuru
Kur|va|tur *f* Krümmung, Wölbung; SYN: Curvatura
kurz|at|mig *adj* dyspnoisch
Kurz|at|mig|keit *f* Dyspnoe
Kurz|fing|rig|keit *f* pathologische Kurzheit von Fingern; SYN: Brachydaktylie
Kurzrok-Miller-Test *m* In-vitro-Test, bei dem geprüft wird, ob die Spermien durch das Zervixsekret gehemmt werden; SYN: Invasionstest
kurz|sich|tig *adj* myop*
Kurz|sich|tig|keit *f* Myopie*
Kurz|wel|len|di|a|ther|mie *f* Gewebeanwärmung durch hochfrequente elektromagnetische Schwingungen; SYN: Hochfrequenzdiathermie, Hochfrequenzwärmetherapie
Kurz|ze|hig|keit *f* pathologische Kurzheit von Zehen; SYN: Brachydaktylie
Kussmaul-Atmung *f* rhythmische Atmung mit tiefen Atemzügen, z.B. bei metabolischer Azidose*; SYN: große Atmung, Lufthunger, Kussmaul-Kien-Atmung
Kussmaul-Kien-Atmung *f* →Kussmaul-Atmung
Kussmaul-Koma *nt* durch einen entgleisten Diabetes* mellitus versursachtes Koma mit Hyperglykämie*, Hyperketonämie* und Kussmaul-Atmung*; SYN: diabetisches/hyperglykämisches Koma, Coma diabeticum/hyperglycaemicum
Kussmaul-Meier-Krankheit *f* systemische Entzündung kleiner und mittlerer Arterien, vermutlich allergischer Genese; SYN: Panarteriitis nodosa, Periarteriitis nodosa
ku|tan *adj* Haut/Cutis betreffend, zur Haut gehörend; SYN: dermal
Ku|ti|ku|la *f, pl* **-lä** Häutchen, hauchdünner Überzug von Epithelzellen; SYN: Cuticula
ku|ti|ku|lar *adj* Kutikula betreffend
Ku|tis *f* aus **Oberhaut** [Epidermis] und **Lederhaut** [Dermis, Corium, Korium] bestehende, äußere Schicht der Haut; oft gleichgesetzt mit Haut; SYN: Cutis, Haut
Kveim-Antigen *nt* s.u. Kveim-Hauttest
Kveim-Hauttest *m* spezifscher Test auf Sarkoidose* mit **Kveim-Antigen**; SYN: Kveim-Nickerson-Test
Kveim-Nickerson-Test *m* →Kveim-Hauttest
Kwa|shi|or|kor *m* in den Tropen und Subtropen vorkommende Gedeihstörung von Säuglingen und Kleinkindern bei Eiweißmangel
Kyasanur-Forest-Krankheit *f* durch Zecken übertragene, milde Meningoenzephalitis* durch das **Kyasanur-Waldfieber-Virus**; SYN: Kyasanur-Waldfieber
Kyasanur-Waldfieber *nt* →Kyasanur-Forest-Krankheit
Kyasanur-Waldfieber-Virus *nt* s.u. Kyasanur-Forest-Krankheit
Ky|em *nt* Leibesfrucht, von der Befruchtung bis zur Genurt
Ky|mo|graf *m* →Kymograph
Ky|mo|gra|fie *f* →Kymographie
ky|mo|gra|fisch *adj* →kymographisch
Ky|mo|gramm *nt* bei der Kymographie* erhaltene Kurve
Ky|mo|graph *m* Gerät zur Kymographie*
Ky|mo|gra|phie *f* fortlaufende Aufzeichnung von Bewegungsvorgängen [z.B. Muskelkontraktion] oder Zustandsänderungen [z.B. Blutdruck]
ky|mo|gra|phisch *adj* Kymographie betreffend, mittels Kymographie
ky|no|phob *adj* Kynophobie betreffend, durch sie gekennzeichnet
Ky|no|pho|bie *f* krankhafte Angst vor Hunden
Ky|no|re|xie *f* Heißhunger
Kyn|u|re|nin *nt* Abbauprodukt von Tryptophan
Kyn|u|ren|säu|re *f* bei Pyridoxinmangel im Harn ausgeschiedenes Abbauprodukt von Tryptophan
Ky|pho|se *f* anatomisch korrekte [Brustwirbelsäule] oder pathologische [Halswirbelsäule, Lendenwirbelsäule], rückwärts gerichtete [dorsal-konvexe] Krümmung der Wirbelsäule
anguläre Kyphose stärkste Ausprägung einer Kyphose mit spitzwinkliger Abknickung; meist als Folge einer tuberkulösen Spondylitis* [Pott-Buckel]; SYN: Spitzbuckel, knickförmige Kyphose, Gibbus
knickförmige Kyphose →anguläre Kyphose
traumatische Kyphose oft erst Monate oder Jahre nach einem geringfügigen Trauma der Wirbelsäule auftretende Buckelbildung [**Kümmel-Buckel**]; SYN: Kümmell-Verneuil-Krankheit, Kümmell-Verneuil-Syndrom, Spondylopathia traumatica
Ky|pho|se|be|cken *nt* verengtes Becken durch eine Kyphose der Lendenwirbelsäule
Ky|pho|sko|li|o|se *f* gleichzeitiges Bestehen von dorsaler [Kyphose*] und seitlicher [Skoliose*] Krümmung der Wirbelsäule; SYN: Skoliokyphose

Ky|pho|sko|li|o|se|be|cken *nt* unregelmäßig verengtes Becken; i.d.R. Folgeerscheinung einer rachitischen Kyphoskoliose*

ky|pho|sko|li|o|tisch *adj* Kyphoskoliose betreffend, von ihr betroffen oder gekennzeichnet, durch sie bedingt

ky|pho|tisch *adj* Kyphose betreffend, von ihr betroffen oder gekennzeichnet

Kyrle-Krankheit *f* seltene, gehäuft bei Diabetes* mellitus oder Niereninsuffizienz* auftretende, einzelne oder multiple hyperkeratotische Papeln der Beine; SYN: Morbus Kyrle, Hyperkeratosis follicularis et parafollicularis in cutem penetrans (Kyrle)

Kyst-, **Kyst-** *präf.* →Kysto-

Kyst|a|de|no|fi|brom *nt* Adenofibrom* mit Zystenbildung; SYN: Cystadenofibrom, Zystadenofibrom

Kyst|a|de|no|kar|zi|nom *nt* Adenokarzinom* mit Zystenbildung; häufiger Tumor des Eierstocks; SYN: Cystadenokarzinom, Zystadenokarzinom, Cystadenocarcinoma

Kyst|a|de|nom *nt* Adenom* mit zystischer Erweiterung der Drüsenlichtungen; SYN: Cystadenom, Zystadenom, Adenokystom, zystisches Adenom

Kyst|a|de|no|sar|kom *nt* Adenosarkom* mit Zystenbildung; SYN: Cystadenosarkom, Zystadenosarkom

Kys|te *f* →Kystom

Kysto-, **Kysto-** *präf.* Wortelement mit der Bedeutung "Blase/Harnblase/Zyste"

Kys|tom *nt* sackartige Geschwulst mit Kapsel und flüssigkeitsgefülltem, ein- oder mehrkammerigem Hohlraum; SYN: Zyste, Cyste, Kyste, Zystom

K-Zellen *pl* Sammelbezeichnung für Zellen mit zytotoxischer Wirkung; SYN: Killerzellen

L

Lab|fer|ment *nt* eiweißspaltendes und die Milch gerinnendes Enzym im Labmagen der Wiederkäufer und im Säuglingsmagen; SYN: Chymosin, Rennin

la|bi|al *adj* Lippe/Labium betreffend; lippenwärts, zur Lippe hin

la|bil *adj* schwankend, unsicher, unbeständig; (*chem.*) zersetzlich

Labio-, **labio-** *präf.* Wortelement mit der Bedeutung "Lippe/Labium"

la|bi|o|al|ve|o|lär *adj* Lippe(n) und Zahnfächer/Alveoli dentales betreffend

la|bi|o|den|tal *adj* Lippe(n) und Zähne betreffend

la|bi|o|glos|sal *adj* →labiolingual

la|bi|o|glos|so|la|ryn|ge|al *adj* Lippen, Zunge/Lingua und Kehlkopf/Larynx betreffend

la|bi|o|glos|so|pha|ryn|ge|al *adj* Lippen, Zunge/betreffend Lingua und Rachen/Pharynx betreffend

la|bi|o|lin|gu|al *adj* Lippe(n) und Zunge/Lingua betreffend; SYN: labioglossal

la|bi|o|men|tal *adj* (Unter-)Lippe und Kinn/Mentum betreffend

la|bi|o|na|sal *adj* Lippe(n) und Nase betreffend oder verbindend; SYN: nasolabial

La|bi|o|plas|tik *f* Lippenplastik; SYN: Cheiloplastik

la|bi|o|ve|lar *adj* Lippe(n) und Gaumen betreffend

La|bi|um *nt, pl* **-bia, -bi|en** Lippe, lippenähnliche Struktur

Labium anterius ostii uteri vordere Muttermundlippe

Labium externum cristae iliacae äußere Lippe des Darmbeinkammes

Labium inferius Unterlippe

Labium internum cristae iliacae innere Lippe des Darmbeinkammes

Labium majus pudendi große Schamlippe

Labium minus pudendi kleine Schamlippe

Labium oris Lippe

Labium posterius ostii uteri hintere Muttermundlippe

Labium superius Oberlippe

Lab|rum *nt, pl* **-ra, -ren** lippenähnliche Struktur, Lippe

Labrum acetabuli Gelenklippe am Rand der Hüftpfanne; SYN: Pfannenlippe

Labrum articulare knorpelige Lippe am Rand von Gelenkpfannen; SYN: Gelenklippe

Labrum glenoidale scapulae Gelenklippe der Schultergelenkpfanne

La|bur|num a|na|gy|ro|i|des *nt* Goldregen; s.u. Cytisin

La|by|rinth *nt* →Labyrinthus

la|by|rin|thär *adj* Labyrinth betreffend, insbesondere das Innenohrlabyrinth; SYN: labyrinthisch

La|by|rin|thek|to|mie *f* operative Entfernung des Innenohrlabyrinths; SYN: Labyrinthexzision

La|by|rinth|ent|zün|dung *f* →Labyrinthitis

La|by|rinth|ex|zi|si|on *f* →Labyrinthektomie

la|by|rin|thisch *adj* →labyrinthär

La|by|rin|thi|tis *f, pl* **-ti|den** Entzündung des Innenohrlabyrinths; meist gleichgesetzt mit Innenohrentzündung; SYN: Labyrinthentzündung; Otitis interna

la|by|rin|thi|tisch *adj* Labyrinthentzündung/Labyrinthitis betreffend, von ihr betroffen oder gekennzeichnet

La|by|rin|tho|to|mie *f* operative Eröffnung des Innenohrlabyrinths, Labyrintheröffnung

La|by|rinth|schwer|hö|rig|keit *f* Schwerhörigkeit durch eine Störung der Schallempfindung im Innenohr; SYN: Innenohrtaubheit, Innenohrschwerhörigkeit

La|by|rin|thus *m* irrgangähnliches Gebilde, Labyrinth

Labyrinthus cochlearis Schneckenlabyrinth

Labyrinthus ethmoidalis Siebbeinlabyrinth

Labyrinthus membranaceus häutiges/membranöses Labyrinth

Labyrinthus osseus knöchernes/ossäres Labyrinth

Labyrinthus vestibularis Vorhoflabyrinth

Lac *nt* Milch

Lac mulierum Muttermilch, Frauenmilch

Lac neonatorum milchähnliche Flüssigkeit der Brustdrüse Neugeborener; SYN: Hexenmilch

La|ce|ra|tio *f, pl* **-ti|o|nes** Lazeration*

La|chen, sardonisches *nt* maskenartiges Grinsen durch eine Kontraktur der mimischen Muskulatur bei Wundstarrkrampf; SYN: Risus sardonicus

Lach|gas *nt* farbloses Gas mit narkotisierender und berauschender Wirkung; SYN: Distickstoffoxid, Stickoxydul

Lach|krank|heit *f* →Kuru

Lach|mus|kel *m* →Musculus risorius

Lach|schlag *m* plötzlicher Tonusverlust der Halte- und Streckmuskulatur bei starker affektiver Belastung [Schreck, unkontrolliertes Lachen]; SYN: Kataplexie, Gelolepsie, Geloplegie, Schrecklähmung, Tonusverlustsyndrom

Lack|lip|pen *pl* leuchtend rote, glänzende Lippen, z.B. bei Leberzirrhose*

La|cri|ma *f* Träne

La Crosse-Enzephalitis *f* durch das **La Crosse-Virus** hervorgerufene Virusenzephalitis*

La Crosse-Virus *nt* s.u. La Crosse-Enzephalitis

Lact-, lact- *präf.* →Lacto-

Lac|tal|bu|min *nt* Eiweißbestandteil der Milch; SYN: Laktalbumin

β-Lac|ta|ma|se *f* penicillinspaltendes Enzym [**Penicillinase**], das den Betalaktamring aufbricht und damit Penicillin unwirksam macht; SYN: Betalactamase, β-Laktamase, Betalaktamase

β-Lactamasehemmer *pl* Substanzen, die β-Lactamase* hemmen; SYN: Betalaktamasehemmer, Betalaktamaseinhibitoren, β-Lactamaseinhibitoren

β-Lactamaseinhibitoren *pl* →β-Lactamasehemmer

Lac|ta|se *f* →Laktase

Lac|ta|se|man|gel *m* →Laktasemangel

Lac|tat *nt* →Laktat

Lac|ta|zid|ä|mie *f* →Laktazidämie

Lact|a|zi|do|se *f* →Laktatazidose

Lac|ta|zid|u|rie *f* →Laktazidurie

Lacto-, lacto- *präf.* Wortelement mit der Bedeutung "Milch"

Lac|to|ba|cil|lus *m, pl* **-li** grampositive, unbewegliche, sporenlose Stäbchenbakterien, die Glukose* zu Milchsäure vergären; SYN: Milchsäurestäbchen, Laktobazillus

Lactobacillus acidophilus in der Mundhöhle vorkommendes Bakterium; spielt evtl. eine Rolle bei der Kariesentstehung

Lactobacillus bifidus veraltet für →Bifidobacterium bifidum

Lac|to|glo|bu|lin *nt* →Laktoglobulin

Lac|to|se *f* →Laktose

Lac|to|syl|ce|ra|mi|do|se *f* Sphingolipidose* mit Speicherung von Lactosylceramid bei Mangel an neutraler β-Galaktosidase; SYN: Lactosylceramidose, neutrale β-Galaktosidase-Defekt

Lac|tu|lo|se *f* als Laxans* und zur Verminderung der Ammoniakresorption bei hepatischer Enzephalopathie* verwendetes Disaccharid*

La|cu|na *f, pl* **-nae** Hohlraum, Spalt, Spalte, Lücke; SYN: Lakune

Lacuna musculorum retroinguinalis Lücke zwischen dem seitlichen Abschnitt des Leistenbandes und dem Hüftbein; Durchtrittstelle von Musculus* iliopsoas und Nervus* femoralis

Lacunae urethrales Buchten der Harnröhrenschleimhaut mit den Mündungen der Harnröhrendrüsen; SYN: Urethrallakunen, Urethralbuchten

Lacuna vasorum retroinguinalis Lücke zwischen dem medialen Abschnitt des Leistenbandes und dem Hüftbein; Durchtrittstelle von Arteria und Vena femoralis

La|cus *m* See

Lacus lacrimalis vom inneren Lidwinkel umfasster Raum, in dem sich die Tränen sammeln; SYN: Tränensee

Laennec-Zirrhose *f* kleinknotige Leberzirrhose* auf dem Boden einer chronischen Alkoholhepatitis*; SYN: portale Leberzirrhose

Lae|vu|lan *nt* aus Fruktose*-Einheiten aufgebautes Polysaccharid*; SYN: Fruktosan, Fructosan, Levulan, Polyfruktose

Lae|vu|lo|se *f* in Früchten, Honig u.ä. vorkommender, süßester natürlicher Zucker; wichtig als Energielieferant für Spermatozoen; bei Diabetes* mellitus wird Fruktose als Süßmittel eingesetzt; SYN: Fruchtzucker, (D-)Fructose, (D)-Fruktose, Levulose, Lävulose

Lafora-Syndrom *nt* autosomal-rezessive Epilepsie* mit ausgeprägten Muskelzuckungen; SYN: Unverricht-Syndrom, Myoklonusepilepsie, myoklonische Epilepsie

La|ge|a|no|ma|li|en *pl* von der normalen Schädellage abweichende Kindslagen

La|ge|nys|tag|mus *m* bei gewissen Kopflagen auftretender Spontannystagmus; Folge von Kleinhirnschäden

La|ge|rungs|nys|tag|mus *m* bei gewissen Körperlagen auftretender Spontannystagmus*; Folge von Intoxikation [Alkohol, Barbiturate] oder zentralen Schädigungen

Lag|oph|thal|mus *m* Unfähigkeit, bei erweiterter Lidspalte das Auge zu schließen; SYN: Hasenauge

Lagrange-Operation *f* Teilentfernung von Sklera und Iris bei Glaukom*; SYN: Sklerektoiridektomie

Läh|mung *f* **1.** Ausfall der motorischen [**motorische Lähmung**] oder sensiblen [**sensible Lähmung**] Funktion eines Nervens bzw. seines Erfolgsorgans; SYN: Paralyse, Paralysis **2.** Funktionsausfall eines Körperteils oder Organsystems

familiäre periodische hyperkaliämische Lähmung autosomal-dominante Erkrankung mit anfallsweiser schlaffer Lähmung der Muskeln von Stamm und Extremitäten; SYN: Gamstorp-Syndrom, Adynamia episodica hereditaria

geburtstraumatische Lähmung →Geburtslähmung

myogene Lähmung durch eine Muskelerkrankung/-schädigung verursachte motorische Lähmung; SYN: myopathische Lähmung

myopathische Lähmung →myogene Lähmung

neurogene Lähmung durch eine Nervenschädigung verursachte Lähmung; SYN: Nervenlähmung, Neuroparalyse

periodische hypokaliämische Lähmung autosomal-rezessive Erkrankung mit periodischer Hypokaliämie* und schlaffer Lähmung; SYN: Westphal-Syndrom

periphere Lähmung durch Erkrankung/Schädigung eines peripheren Nerven verursachte Lähmung

vasomotorische Lähmung Gefäßlähmung durch Störung der nervalen Versorgung; SYN: Angioparalyse, Angioparese

Lählmungsliilelus *m* Ileus* bei Darmlähmung; SYN: adynamischer Ileus, paralytischer Ileus

Lählmungslschiellen *nt* durch Lähmung von Augenmuskel verursachtes Schielen; SYN: Strabismus paralyticus

L

Lalholrelbeulle *f* s.u. Hautleishmaniase

Laki-Lorand-Faktor *m* in Leber und Thrombozyten gebildeter Blutgerinnungsfaktor; SYN: fibrinstabilisierender Faktor, Faktor XIII

lalkrilmal *adj* Tränen oder Tränendrüse oder Tränenkanal betreffend

lalkrilmolgen *adj* die Tränensekretion fördernd

Lalkrilmoltolmie *f* Tränensackeröffnung, Tränengangseröffnung

Lakt-, lakt- *präf.* →Lakto-

Lakltagolgum *nt, pl* **-ga** den Milchfluss förderndes Mittel; SYN: Galaktagogum

Lakltallbulmin *nt* Eiweißbestandteil der Milch; SYN: Lactalbumin

β-Laktamantibiotika *pl* Antibiotika, die einen β-Laktamring im Molekül haben, z.B. Penicilline*, Cephalosporine*; SYN: Betalaktam-Antibiotika

β-Lakltalmalse *f* →β-Lactamase

Lakltalse *f* Disaccharidase* der Dünndarmschleimhaut, die Milchzucker spaltet; SYN: Lactase, β-Galaktosidase, Betagalaktosidase

Lakltalselmanlgel *m* durch einen angeborenen Defekt verursachte Laktoseintoleranz; führt zu krampfartigen Leibschmerzen, Durchfällen und Gedeihstörung der Säuglinge; SYN: kongenitale/hereditäre Laktoseintoleranz, Alaktasie

Lakltat *nt* Salz der Milchsäure; SYN: Lactat

Lakltatlalzildolse *f* metabolische Azidose* durch eine Erhöhung des Laktatspiegels im Blut bei Minderdurchblutung oder vermehrter Laktatbildung [Stoffwechselerkrankungen; Muskelarbeit]; SYN: Laktazidose, Lactazidose, Milchsäureazidose

Lakltatlalzidlulrie *f* →Laktazidurie

Lakltatldelhyldrolgelnalse *f* Enzym, das in der Glykolyse* die Reduktion von Pyruvat zu Laktat katalysiert

Lakltaltilon *f* Milchsekretion

Lakltaltilonslalmelnorlrhoe *f, pl* **-rholen** physiologische Amenorrhoe während der Stillphase

Lakltaltilonslaltrolphie des Genitals *f* anhaltender Milchfluss mit Uterusatrophie und Amenorrhoe*; SYN: Chiari-Frommel-Syndrom

Lakltaltilonslhorlmon *nt* Hypophysenvorderlappenhormon, das die Entwicklung der Brustdrüse und die Milchsekretion reguliert; SYN: Prolaktin, Prolactin, laktogenes Hormon, Milchhormon, Mammotropin

Lakltaltilonslpelrilolde *f* Periode der Milchbildung und Brustfütterung nach der Geburt; SYN: Stillzeit

Lakltaltilonslzyslte *f* durch Milchstau hervorgerufene Zyste der Brustdrüse; SYN: Milchzyste, Galaktozele

Laktlalzidlälmie *f* erhöhter Milchsäuregehalt des Blutes; SYN: Lactazidämie, Hyperlaktazidämie

Laktlalzildolse *f* →Laktatazidose

laktlalzildoltisch *adj* Laktatazidose betreffend, von ihr betroffen oder gekennzeichnet, durch sie bedingt

Laktlalzidlulrie *f* Milchsäureausscheidung im Harn; SYN: Laktatazidurie, Lactazidurie

lakltielrend *adj* Milch absondernd

lakltilfer *adj* milchführend

Lakto-, lakto- *präf.* Wortelement mit der Bedeutung "Milch"

Lakltolbalzilllus *m, pl* **-li** →Lactobacillus

Lakltolbilolse *f* →Laktose

Lakltolferlrin *nt* eisenbindendes Protein in der Milch; SYN: Laktotransferrin

Lakltolflalvin *nt* in Milch und Milchprodukten, Leber und Hülsenfrüchten vorkommendes Vitamin, das ein wichtiger Bestandteil von Enzymen ist; bei Mangel kommt es zu Haut-, Hornhaut- und Nervenentzündungen; SYN: Riboflavin, Vitamin B_2

lakltolgen *adj* Laktogenese betreffend oder fördernd, Milch bildend

Lakltolgelnelse *f* Milchbildung

Lakltolglolbullin *nt* Globulin* der Milch; SYN: Lactoglobulin

Lakltolse *f* in der Brustdrüse aus Galaktose und Glukose synthetisiertes Disaccharid*; wichtigstes Kohlenhydrat* der Muttermilch [6 g/100 ml] und der Kuhmilch [4,5 g/100 ml]; SYN: Milchzucker, Lactose, Laktobiose

Lakltolselinltollelranz *f* durch ein Fehlen oder

einen Mangel an Laktase hervorgerufene Störung der Milchzuckerverwertung; SYN: Laktosemalabsorption

hereditäre Laktoseintoleranz →kongenitale Laktoseintoleranz

kongenitale Laktoseintoleranz durch einen angeborenen Laktasemangel verursachte Laktoseintoleranz; führt zu krampfartigen Leibschmerzen, Durchfällen und Gedeihstörung der Säuglinge; SYN: Laktasemangel, hereditäre Laktoseintoleranz

Laktose-Lackmus-Agar *m/nt* Differenzierungsnährboden für Bakterien

Lak|to|se|mal|ab|sorp|ti|on *f* →Laktoseintoleranz

Lak|to|si|do|se *f* Laktosidspeicherkrankheit

Lak|tos|u|rie *f* Laktoseausscheidung im Harn

Lak|to|trans|fer|rin *nt* →Laktoferrin

lak|to|trop *adj* mit Affinität zu Milch

la|ku|nar *adj* Lakune(n) betreffend, mit Lakunen versehen, höhlenartig; SYN: lakunär

La|ku|ne *f* →Lacuna

Lalo-, lalo- *präf.* Wortelement mit der Bedeutung "Sprache/sprechen"

La|lo|pa|thie *f* Sprachstörung, Sprechstörung

la|lo|phob *adj* Sprechscheu/Lalophobie betreffend, durch sie gekennzeichnet; SYN: glossophob

La|lo|pho|bie *f* krankhafte Angst vorm Sprechen; SYN: Sprechscheu, Glossophobie

La|lo|ple|gie *f* Sprachlähmung

Lamb|da|naht *f* λ-förmige Naht zwischen dem Hinterhauptstbein und den Schläfenbeinen; SYN: Sutura lambdoidea

Lambert-Eaton-Rooke-Syndrom *nt* bei Autoimmunerkrankungen und kleinzelligem Bronchialkarzinom* vorkommende vorzeitige Ermüdbarkeit der Muskulatur; SYN: pseudomyasthenisches Syndrom

Lamblia-Infektion *f* →Lambliasis

Lam|blia in|tes|ti|na|lis *f* birnenförmiger Darmparasit; Erreger der Lambliasis*; SYN: Giardia lamblia

Lam|bli|a|sis *f, pl* **-ses** asymptomatische oder als Durchfallerkrankung imponierende Dünndarminfektion durch **Gardia lamblia/Lamblia intestinalis**; SYN: Giardia-Infektion, Lamblia-Infektion, Giardiasis

La|mel|la *f, pl* **-lae** dünnes Plättchen, dünne Membran, Lamelle

la|mel|lar *adj* →lamellär

la|mel|lär *adj* aus Lamellen aufgebaut oder bestehend, in Lamellen angeordnet, geschichtet; SYN: lamellar

La|mel|len|kno|chen *m* Knochengewebe mit lamellärer Schichtung der Interzellularsubstanz; SYN: lamellärer Knochen

La|mel|len|kör|per|chen *pl* Hautrezeptoren für Vibrationen; SYN: Vater-Pacini-Körperchen, Vater-Pacini-Lamellenkörperchen, Corpuscula lamellosa

la|mel|lös *adj* aus Lamellen bestehend

La|mi|na *f, pl* **-nae** dünne Platte, Überzug, Blättchen

Lamina arcus vertebrae Endstück des Wirbelbogens mit dem Dornfortsatz; SYN: Wirbelplatte, Wirbelbogenplatte

Lamina basalis Basalschicht der Gebärmutterhaut, die nicht abgestoßen wird; SYN: Basalis, Stratum basale endometrii

Lamina basalis choroideae innere Schicht der Aderhaut des Auges; SYN: Bruch-Membran

Lamina basilaris ductus cochlearis untere Wand des Ductus cochlearis, die das Corti*-Organ trägt; SYN: Basilarmembran

Lamina cartilaginis cricoideae Ringknorpelplatte

Lamina choroidocapillaris aus einem dichten Gefäßnetz bestehende Aderhautschicht; SYN: Choriocapillaris

Lamina compacta oberflächliche kompakte Schicht des Stratum* functionale endometrii; SYN: Kompakta, Compacta, Pars compacta, Stratum compactum endometrii

Lamina cribrosa ossis ethmoidalis schmale Knochenplatte zu beiden Seiten der Crista* galli, durch die die Riechfäden ziehen; SYN: Siebbeinplatte

Lamina elastica posterior Descemeti →Lamina limitans posterior corneae

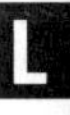

Lamina episcleralis auf der Sklera* aufliegende gefäßreiche Schicht; SYN: Episklera

Lamina externa calvariae äußeres Blatt des knöchernen Schädeldachs

Lamina functionalis oberflächliche Schicht der Gebärmutterschleimhaut, die während der Proliferationsphase* an Dicke zunimmt und in der Menstruation abgestoßen wird; in der Schwangerschaft dient sie der Einnistung des befruchteten Eies; SYN: Funktionalis, Pars functionalis, Stratum functionale endometrii

Lamina fusca sclerae bräunliche Innenschicht der Sklera*

Lamina granularis externa äußere Körnerschicht (der Großhirnrinde)

Lamina granularis interna innere Körnerschicht (der Großhirnrinde)

Lamina horizontalis ossis palatini horizontale Platte des Gaumenbeins

Lamina interna calvariae inneres Blatt des knöchernen Schädeldaches

Lamina limitans anterior corneae vordere Basalmembran der Hornhaut unter dem Hornhautepithel; SYN: Bowman-Membran, vordere Basalmembran

Lamina limitans posterior corneae Basalmembran zwischen Hornhautsubstanz und hinterem Hornhautepithel; SYN: Descemet-Membran, hintere Basalmembran, Lamina elastica posterior Descemeti

Lamina molecularis Molekularschicht der Großhirnrinde

Lamina multiformis multiforme Schicht

der Großhirnrinde
Lamina muscularis mucosae dünne Muskelschicht der Schleimhaut des Magen-Darm-Traktes
Lamina parietalis pericardii parietales Blatt des Perikards; SYN: parietales Perikard
Lamina pretrachealis fasciae cervicalis mittlere Halsfaszie; SYN: Fascia colli media
Lamina prevertebralis fasciae cervicalis tiefe Halsfaszie; SYN: Fascia colli profunda
Lamina pyramidalis ganglionaris innere Pyramidenzellschicht der Großhirnrinde
Lamina pyramidalis interna äußere Pyramidenzellschicht der Großhirnrinde
Lamina quadrigemina →Lamina tecti
Lamina spiralis ossea sich gegen den Uhrzeigersinn drehende, von der Schneckenspindel ausgehende, doppelblättrige Knochenlamelle
Lamina spongiosa schwammige Schicht der Gebärmutterschleimhaut; tiefe Schicht des Stratum* functionale endometrii; SYN: Spongiosa, Pars spongiosa, Stratum spongiosum endometrii
Lamina superficialis fasciae cervicalis oberfächliches Blatt der Halsfaszie
Lamina tecti dorsaler Abschnitt des Mittelhirns; SYN: Vierhügelplatte, Lamina quadrigemina
Lamina vasculosa Gefäßschicht der Aderhaut; SYN: Haller-Membran
Lamina visceralis pericardii viszerales Perikard; SYN: Epikard, Epicardium

la|mi|nal *adj* →laminar

la|mi|nar *adj* aus Schichten bestehend, blätterig, lamellenförmig, lamellenartig; SYN: laminal

La|mi|nar|flow *m* Technik zur Erzielung einer keimfreien und wirbelfreien Belüftung, z.B. im OP

La|mi|nek|to|mie *f* operative Entfernung eines Wirbelbogens; SYN: Wirbelbogenresektion

La|mi|no|to|mie *f* Wirbelbogendurchtrennung

Lancefield-Gruppen *f* serologische Einteilung von Streptokokken in **Lancefield-Gruppen**; SYN: Lancefield-Klassifikation

Land|kar|ten|zun|ge *f* gutartige Veränderung der Zunge mit flächenhafter Schleimhautabstoßung; SYN: Wanderplaques, Lingua geographica, Glossitis exfoliativa marginata, Glossitis areata exsudativa

Land|manns|haut *f* durch Wettereinflüsse hervorgerufene Hautalterung, die z.T. als Präkanzerose betrachtet wird; SYN: Farmerhaut, Seemannshaut

Landouzy-Sepsis *f* →Landouzy-Typhobazillose

Landouzy-Typhobazillose *f* meist tödlich verlaufende, akut generalisierte Tuberkulose* bei Abwehrschwäche des Organismus; SYN: Landouzy-Sepsis, Tuberkulosesepsis, Sepsis tuberculosa acutissima

Landry-Lähmung *f* →Landry-Paralyse

Landry-Paralyse *f* akut aufsteigende Rückenmarklähmung, die zu Lähmung der Schluck- und Atemmuskulatur führen kann; SYN: Landry-Lähmung, Landry-Typ, Paralysis spinalis ascendens acuta

Langerhans-Inseln *pl* aus verschiedenen Zellarten [**A-Zellen**, **B-Zellen**, **D-Zellen**, **PP-Zellen**] bestehende Gewebeinseln, in denen die Pankreashormone [Insulin, Glucagon, Somatostatin, pankreatisches Polypeptid] gebildet werden; SYN: Pankreasinseln, Inselorgan, endokrines Pankreas, Pars endocrina pancreatis

Langerhans-Zellen *pl* Makrophagen der Epidermis*, die Antigene aufnehmen und in regionären Lymohknoten den T-Lymphozyten präsentieren

Langerhans-Zellhistiozytose *f* durch eine Proliferation von Langerhans-Zellen gekennzeichnete Histiozytose*; Oberbegriff für eosinophiles Granulom*, Abt-Letterer-Siwe-Krankheit* und Hand-Schüller-Christian-Krankheit*; SYN: Histiozytose X, Histiocytosis X

Langer-Linien *pl* Spannungslinien der Haut, die bei der Schnittführung beachtet werden müssen; SYN: Hautspaltlinien

Lange-Syndrom *nt* angeborenes Entwicklungsstörungssyndrom mit Störung der körperlichen und geistigen Entwicklung; SYN: Cornelia de Lange-Syndrom, Brachmann-de-Lange-Syndrom, Amsterdamer Degenerationstyp

Langhans-Riesenzelle *f* →Langhans-Zelle

Langhans-Struma *f* semimalignes Schilddrüsenadenom; SYN: organoide Struma, wuchernde Struma Langhans

Langhans-Zelle *f* bei spezifischen Entzündungen [Tuberkulose, Sarkoidose] auftretende mehrkernige Riesenzelle; SYN: Langhans-Riesenzelle

Langhans-Zellschicht *f* teilungsaktive Zellschicht des Trophoblasten*; SYN: Zytotrophoblast, Zytoblast

Lang|nie|re *f* längliche Verschmelzungsniere; SYN: Ren elongatus

Längs|bruch *m* Fraktur mit längsverlaufender Bruchlinie; SYN: Längsfraktur

Längs|frak|tur *f* →Längsbruch

Längs|la|ge *f* Fruchtlage [Schädellage oder Beckenendlage], bei der die Achse des Fetus parallel mit der Gebärmutterachse läuft

Lang|zeit|be|at|mung *f* künstliche Beatmung von mehr als 48 Stunden; SYN: Dauerbeatmung

Lang|zeit|e|lek|tro|kar|di|o|gra|fie *f* →Langzeitelektrokardiographie

Lang|zeit|e|lek|tro|kar|di|o|gra|phie *f* kontinuierliche EKG-Aufzeichnung über 24–48 Stunden

Lansing-Stamm *m* s.u. Poliomyelitis-Virus

Lansing-Virus *nt* s.u. Poliomyelitis-Virus

la|nu|gi|nös *adj* von Lanugohaaren bedeckt,

lanugoartig
La|nu|go *f* Haar des Fetus in der zweiten Schwangerschaftshälfte; SYN: Lanugohaar, Wollhaar, Flaumhaar
La|nu|go|haar *nt* →Lanugo
Lan|zett|e|gel *m* selten den Menschen befallender Saugwurm, der die Gallen- und Pankreasgänge befällt; SYN: kleiner Leberegel, Dicrocoelium dendriticum/lanceolatum
Lan|zett|kok|ken *pl* →Streptococcus pneumoniae
lan|zi|nie|rend *adj* (*Schmerz*) bohrend, stechend, blitzartig
Lanz-Punkt *m* Druckpunkt im rechten Unterbauch bei Appendizitis*
Lapar-, lapar- *präf.* →Laparo-
La|pa|rek|to|mie *f* Teilentfernung der Bauchwand, Bauchwandexzision, Bauchdeckenplastik
Laparo-, laparo- *präf.* **1.** Wortelement mit der Bedeutung "Bauch/Bauchhöhle/Unterleib **2.** Wortelement mit der Bedeutung "Bauchdecke/Bauchwand"
La|pa|ro|en|te|ro|sto|mie *f* Anlegen eines künstlichen Darmausgangs [Anus* praeter] in der Bauchwand
La|pa|ro|en|te|ro|to|mie *f* Laparotomie* mit Eröffnung des Darms
La|pa|ro|gas|tro|sto|mie *f* Anlegen einer äußeren Magenfistel in der Bauchwand; SYN: Zöliogastrostomie
La|pa|ro|gas|tro|to|mie *f* Laparotomie* mit Eröffnung des Magens; SYN: Zöliogastrotomie
La|pa|ro|he|pa|to|to|mie *f* Laparotomie* mit Leberschnitt
La|pa|ro|hys|te|rek|to|mie *f* Gebärmutterentfernung durch den Bauchraum; SYN: transabdominelle Hysterektomie, Hysterectomia abdominalis, abdominale Hysterektomie
Laparohystero-oophorektomie *f* transabdominelle Entfernung von Gebärmutter und Eierstöcken; SYN: Laparohystero-ovariektomie
Laparohystero-ovariektomie *f* →Laparohystero-oophorektomie
La|pa|ro|hys|te|ro|pe|xie *f* transabdominelle Hysteropexie*
Laparohysterosalpingo-oophorektomie *f* transabdominelle Entfernung von Gebärmutter, Eileitern und Eierstöcken; SYN: Laparohysterosalpingo-ovariektomie
Laparohysterosalpingo-ovariektomie *f* →Laparohysterosalpingo-oophorektomie
La|pa|ro|hys|te|ro|to|mie *f* Gebärmuttereröffnung durch den Bauchraum; SYN: transabdominelle Hysterotomie, Zöliohysterotomie
La|pa|ro|il|le|o|to|mie *f* Laparotomie* mit Eröffnung des Ileums
La|pa|ro|ko|lo|sto|mie *f* Anlegen eines Dickdarmafters in der Bauchwand
La|pa|ro|my|o|mek|to|mie *f* transabdominelle Myomektomie*
La|pa|ro|my|o|mo|to|mie *f* transabdominelle Myomotomie*
La|pa|ro|my|o|si|tis *f, pl* **-ti|den** Entzündung der Bauchwandmuskulatur
la|pa|ro|my|o|si|tisch *adj* Laparomyositis betreffend, von ihr betroffen oder gekennzeichnet
La|pa|ror|rha|phie *f* Bauchwandnaht; SYN: Zöliorrhaphie
La|pa|ro|sal|pin|gek|to|mie *f* transabdominelle Eileiterentfernung/Salpingektomie*; SYN: Zöliosalpingektomie
Laparosalpingo-oophorektomie *f* transabdominelle Entfernung von Eileiter und Eierstock; SYN: Laparosalpingo-ovariektomie
Laparosalpingo-ovariektomie *f* →Laparosalpingo-oophorektomie
La|pa|ro|sal|pin|go|to|mie *f* Laparotomie* mit Eileitereröffnung
La|pa|ro|skop *nt* Endoskop* für die Laparoskopie*
La|pa|ro|sko|pie *f* endoskopische Untersuchung der Bauchhöhle; SYN: Bauchspiegelung
la|pa|ro|sko|pisch *adj* Laparoskopie betreffend, mittels Laparoskopie
La|pa|ro|sple|nek|to|mie *f* Laparotomie* mit Milzenternung
La|pa|ro|sple|no|to|mie *f* Laparotomie* mit Milzeröffnung
La|pa|ro|to|mie *f* (operative) Bauchhöhleneröffnung; SYN: Bauchschnitt, Zöliotomie **explorative Laparotomie** Bauchhöhleneröffnung zur Diagnostik von Erkrankungen, z.B. akutes Abdomen*, Tumorstaging; SYN: Probelaparotomie, Explorativlaparotomie
La|pa|ro|zel|le *f* →Bauchwandhernie
La|pa|ro|zys|tek|to|mie *f* transabdominelle Blasenentfernung/Zystektomie*
La|pa|ro|zys|to|to|mie *f* transabdominelle Blaseneröffnung/Zystotomie*
La|pis *m* Stein
läpp|chen|för|mig *adj* →lobulär
Lap|pen|bron|chus *m, pl* **-chi|en** aus den Stammbronchien entstehende Lappenbronchien für die drei Lappen des rechten Lungenflügels [**Bronchus lobaris superior dexter, Bronchus lobaris medius, Bronchus lobaris inferior dexter**] und die beiden linken Lungenlappen [**Bronchus lobaris superior sinister, Bronchus lobaris inferior sinister**]; SYN: Lobarbronchus, Bronchus lobaris
Lap|pen|e|le|phan|ti|a|sis *f, pl* **-ses** im Rahmen einer Neurofibromatosis* generalista auftretende, primär die Bauchdecke betreffende Schwellung der Haut; SYN: Elephantiasis neuromatosis, Wammen
Lap|pen|plas|tik *f* Deckung von Hautdefekten durch gestielte Hautlappen aus der Nachbarschaft

Lap|pen|pla|zen|ta *f* aus zwei oder mehreren Lappen aufgebaute Plazenta; SYN: Placenta multilobata

Lap|pen|pneu|mo|nie *f* →Lobärpneumonie

Lap|pen|schnitt *m* klassischer Amputationsschnitt mit Bildung eines Weichteillappens zur Stumpfdeckung

Lap|pen|zun|ge *f* netzförmige Felderung der Zunge bei tertiärer Syphilis; SYN: Lingua lobata

Lärm|schwer|hö|rig|keit *f* durch chronische Lärmeinwirkung verursachte Innenohrschwerhörigkeit

Larrey-Hernie *f* Zwerchfellhernie in der Larrey-Spalte*

Larrey-Spalte *f* Spalte zwischen Pars costalis und Pars sternalis des Zwerchfells; Bruchpforte für die Larrey-Hernie*

Lar|va *f, pl* **-vae** Larve, Mückenlarve

Larva migrans durch Larven hervorgerufene, stark juckende Dermatitis* mit typischen geröteten Gangstrukturen in der Haut; SYN: Hautmaulwurf, Myiasis linearis migrans, Kriechkrankheit, creeping disease

lar|viert *adj* (*Krankheit, Symptom*) versteckt, verkappt, maskiert

lar|vi|zid *adj* larven(ab)tötend

Laryng-, laryng- *präf.* →Laryngo-

La|ryn|gal|gie *f* Kehlkopfschmerz, Larynxschmerz

la|ryn|ge|al *adj* Kehlkopf/Larynx betreffend

La|ryn|gek|to|mie *f* Kehlkopfentfernung, Kehlkopfexstirpation, Larynxentfernung, Larynxexstirpation

la|ryn|gek|to|mie|ren *v* eine Laryngektomie durchführen, den Kehlkopf entfernen

La|ryn|gi|tis *f, pl* **-ti|den** Entzündung der Kehlkopfschleimhaut oder des Kehlkopfskeletts; SYN: Larynxentzündung, Kehlkopfentzündung

Laryngitis acuta akute katarrhalische Kehlkopfentzündung mit Heiserkeit und Hustenreiz; SYN: akute Laryngitis, akute katarrhalische Laryngitis

akute katarrhalische Laryngitis →Laryngitis acuta

akute Laryngitis →Laryngitis acuta

chronische katarrhalische Laryngitis meist schmerzfreie chronische Kehlkopfentzündung mit Heiserkeit, Globusgefühl* und Räusperzwang

kruppöse Laryngitis zu den Kruppsyndromen gehörige akute Kehlkopfaffektion mit Heiserkeit, Husten und inspiratorischem Stridor*

membranöse Laryngitis Larngitis mit Ausbildung pseudomembranöser Membranen; kann zu kruppöser Laryngitis führen

Laryngitis stridulosa zu den Kruppsyndromen gehörige akute Kehlkopfaffektion mit Heiserkeit, Husten und inspiratorischem Stridor*; oft gleichgesetzt mit Pseudokrupp*

Laryngitis subglottica acuta dramatisch verlaufende akute Entzündung und Schwellung der Kehlkopfschleimhaut; beginnt mit trockenem, bellendem Husten und zunehmendem inspiratorischem und exspiratorischem Stridor*, bis hin zu schwerster Atemnot

Laryngitis subglottica chronica chronische subglottische Laryngitis, die Wochen bis Monate andauern kann

Laryngitis tuberculosa meist im Zusammenhang mit einer Lungentuberkulose* auftretende tuberkulöse Kehlkopfentzündung; SYN: Kehlkopftuberkulose, tuberkulöse Laryngitis, Larynxtuberkulose, Laryngophthise

tuberkulöse Laryngitis →Laryngitis tuberculosa

la|ryn|gi|tisch *adj* Kehlkopfentzündung/Laryngitis betreffend, von ihr betroffen oder gekennzeichnet

Laryngo-, laryngo- *präf.* Wortelement mit der Bedeutung "Kehle/Schlund/Larynx"

La|ryn|go|cel|le *f* →Laryngozele

La|ryn|go|fis|sur *f* mediane Kehlkopfspaltung/Layrngotomie

La|ryn|go|gra|fie *f* →Laryngographie

La|ryn|go|gramm *nt* Röntgenkontrastaufnahme des Kehlkopfs

La|ryn|go|gra|phie *f* Röntgenkontrastdarstellung des Kehkopfs

La|ryn|go|lo|gie *f* Teilgebiet der Hals-Nasen-Ohrenheilkunde, das sich mit Diagnostik und Therapie von Erkrankungen des Kehlkopfes beschäftigt

La|ryn|go|ma|la|zie *f* Kehlkopferweichung

La|ryn|go|pa|ra|ly|se *f* →Laryngoplegie

La|ryn|go|pa|thie *f* Kehlkopferkrankung

la|ryn|go|pha|ryn|ge|al *adj* Kehlkopf und Rachen/Pharynx betreffend oder verbindend; SYN: pharyngolaryngeal

La|ryn|go|pha|ryn|gek|to|mie *f* kombinierte Laryngektomie* und Pharyngektomie*

La|ryn|go|pha|ryn|gi|tis *f, pl* **-ti|den** Entzündung von Kehlkopf/Larynx und Rachen/Pharynx

la|ryn|go|pha|ryn|gi|tisch *adj* Laryngopharyngitis betreffend, von ihr betroffen oder gekennzeichnet

La|ryn|go|pha|rynx *m* unterer Schlundbereich über und hinter dem Kehlkopf; SYN: Hypopharynx, Pars laryngea pharyngis

La|ryn|go|pho|nie *f* über dem Kehlkopf auskultierbare Stimme

La|ryn|go|phthi|se *f* →Laryngitis tuberculosa

La|ryn|go|ple|gie *f* Kehlkopflähmung, Larynxlähmung; SYN: Laryngoparalyse

La|ryn|go|pto|sis *f, pl* **-ses** meist altersbedingte Absenkung des Kehlkopfs; SYN: Kehlkopfsenkung

La|ryn|go|py|o|ze|le *f* mit Eiter gefüllte Laryngozele*

La|ryn|go|rhi|no|lo|gie *f* Teilgebiet der Hals-Nasen-Ohrenheilkunde, das sich mit Diagnostik und Therapie von Erkrankungen von Kehlkopf und Nase beschäftigt

La|ryn|gor|rha|gie *f* Larynxblutung, Kehlkopfblutung

La|ryn|gor|rha|phie *f* Kehlkopfnaht

La|ryn|gor|rhoe *f, pl* **-rho|en** Schleimabsonderung aus dem Kehlkopf

La|ryn|go|skop *nt* **1.** Instrument zur indirekten Untersuchung des Kehlkopfes; SYN: Kehlkopfspiegel **2.** Endoskop* zur direkten Untersuchung des Kehlkopfes

La|ryn|go|sko|pie *f* endoskopische Untersuchung des Kehlkopfes; SYN: Kehlkopfspiegelung

direkte Laryngoskopie Laryngoskopie mit einem Endoskop*

indirekte Laryngoskopie Laryngoskopie mit einem Kehlkopfspiegel

la|ryn|go|sko|pisch *adj* Laryngoskopie betreffend, mittels Laryngoskopie

La|ryn|go|spas|mus *m* Stimmritzenkrampf

La|ryn|go|ste|no|se *f* Einengung der Kehlkopflichtung durch z.B. Kehlkopfödem [häufige Intubationsfolge!] oder Tumoren der Stimmritze; SYN: Larynxverengung, Larynxstenose, Kehlkopfverengung, Kehlkopfstenose

La|ryn|go|sto|ma *nt, pl* **-ma|ta** künstlich angelegte Kehlkopföffnung nach außen; SYN: Kehlkopffistel

La|ryn|go|sto|mie *f* Anlegen einer Kehlkopffistel; SYN: Kehlkopffistelung

La|ryn|go|stro|bo|skop *nt* Stroboskop zur Untersuchung der Stimmlippen

La|ryn|go|stro|bo|sko|pie *f* stroboskopische Untersuchung der Stimmlippen

La|ryn|go|to|mie *f* Kehlkopferöffnung, Kehlkopfspaltung

la|ryn|go|tra|che|al *adj* Kehlkopf und Luftröhre/Trachea betreffend oder verbindend

La|ryn|go|tra|che|i|tis *f, pl* **-ti|den** Entzündung von Kehlkopf/Larynx und Luftröhre/Trachea

la|ryn|go|tra|che|i|tisch *adj* Laryngotracheitis betreffend, von ihr betroffen oder gekennzeichnet

La|ryn|go|tra|che|o|bron|chi|tis *f, pl* **-ti|den** Entzündung von Kehlkopf/Larynx, Luftröhre/Trachea und Bronchien

la|ryn|go|tra|che|o|bron|chi|tisch *adj* Laryngotracheobronchitis betreffend, von ihr betroffen oder gekennzeichnet

La|ryn|go|tra|che|o|bron|cho|sko|pie *f* endoskopische Untersuchung von Kehlkopf-, Luftröhre und Bronchien

La|ryn|go|tra|che|o|sko|pie *f* endoskopische Untersuchung von Kehlkopf und Luftröhre

La|ryn|go|tra|che|o|to|mie *f* Eröffnung von Kehlkopf und Luftröhre; SYN: Tracheolaryngotomie

La|ryn|go|ty|phus *m* Laryngitis* bei Typhus* abdominalis

La|ryn|go|ves|ti|bu|li|tis *f, pl* **-ti|den** Entzündung von Kehlkopf/Larynx und Vestibulum laryngis

la|ryn|go|ves|ti|bu|li|tisch *adj* Laryngovestibulitis betreffend, von ihr betroffen oder gekennzeichnet

La|ryn|go|xe|ro|se *f* pathologische Trockenheit der Kehlkopfschleimhaut; SYN: Laryngoxerosis

La|ryn|go|xe|ro|sis *f, pl* **-ses** →Laryngoxerose

La|ryn|go|ze|le *f* angeborene oder erworbene Aussackung des Ventriculus* laryngis; SYN: Luftsack, Luftgeschwulst, Laryngocele

La|ryn|go|zen|te|se *f* Kehlkopfpunktion

La|rynx *m, pl* **-ryn|ges** Kehlkopf

La|rynx|diph|the|rie *f* von Heiserkeit, Husten und Atemnot gekennzeichnete Diphtherie des Kehlkopfs; SYN: Kehlkopfdiphtherie

La|rynx|drü|sen *pl* Schleimdrüsen des Kehlkopfes; SYN: Kehlkopfdrüsen, Glandulae laryngeales

La|rynx|ent|zün|dung *f* →Laryngitis

La|rynx|frak|tur *f* Fraktur des knorpeligen Kehlkopfsgerüstes; SYN: Larynxknorpelfraktur

La|rynx|kar|zi|nom *nt* →Kehlkopfkarzinom

La|rynx|knor|pel|frak|tur *f* →Larynxfraktur

La|rynx|kri|se *f* s.u. tabische Krise

La|rynx|pa|pil|lo|ma|to|se *f* meist schon in der Kindheit beginnende Erkrankung mit Bildung multipler Larynxpapillome; fakultative Präkanzerose*; SYN: Kehlkopfpapillomatose

La|rynx|plas|tik *f* Kehlkopfplastik

La|rynx|ste|no|se *f* →Laryngostenose

La|rynx|tu|ber|ku|lo|se *f* →Laryngitis tuberculosa

La|rynx|ver|en|gung *f* →Laryngostenose

Lasègue-Zeichen *nt* Schmerzen bei Dehnung des Nervus* ischiadicus bei Bandscheibenvorfall und Ischiassyndrom

La|ser *m* Technik zur Erzeugung von monochromatischen Licht mit fast parallelen Strahlen [light amplification by stimulated emission of radiation]

Laser-Scan-Mikroskop *nt* Mikroskop, bei dem das Objekt von einem Laserstrahl abgetastet wird

Lä|si|on *f* **1.** Verletzung, Wunde, Schädigung **2.** Funktionsstörung, Funktionsausfall

periapikale Läsion auf die Wurzelspitze begrenzte Entzündung des Zahnhalteapparates/Parodontium; SYN: periapikale Ostitis, Parodontitis apicalis

prämaligne Läsionen Gewebeveränderungen die zur Entwicklung eines malignen Tumors führen können, aber nicht müssen; SYN: Präkanzerose, Präneoplasie

Las|sa|fie|ber *nt* in Westafrika vorkommendes hämorrhagisches Fieber durch das **Lassavirus**

la|tent *adj* verborgen, inapparent, unsicht-

L

bar, versteckt

La|tenz *f* Verborgenheit, latente Beschaffenheit; Symptomlosigkeit

La|tenz|pe|ri|o|de *f* →Latenzphase

La|tenz|pha|se *f* 1. Zeit zwischen Infektion mit einem Erreger und dem Auftreten der ersten Krankheitszeichen; SYN: Inkubationszeit, Latenzperiode 2. Zeit zwischen dem Einwirken einer Schädigung und der Manifestation der ausgelösten Schädigung/Erkrankung; SYN: Latenzperiode, Latenzzeit

La|tenz|zeit *f* Zeit zwischen dem Einwirken einer Schädigung und der Manifestation der ausgelösten Schädigung/Erkrankung; SYN: Latenzphase, Latenzperiode

la|te|ral *adj* an oder auf der Seite, zur Körperseite hin liegend; SYN: seitlich, seitwärts

Lateral-, **lateral-** *präf.* Wortelement mit der Bedeutung "Seite/seitlich"

La|te|ral|in|farkt *m* Myokardinfarkt* an der Grenze von Vorder- und Hinterwand; SYN: Seitenwandinfarkt, Seiteninfarkt

La|te|ral|skle|ro|se, a|myo|tro|phe *f* meist Männer zwischen 40 und 65 Jahren befallende Systemerkrankung des Rückenmarks mit Muskelatrophie, Spastik und Krämpfen; im weiteren Verlauf Atembeschwerden und Bulbärparalyse*; SYN: Charcot-Krankheit, amyotrophische Lateralsklerose, myatrophische Lateralsklerose

La|te|ral|skle|ro|se, amyotrophische *f* →Lateralsklerose, amyotrophe

La|te|ral|skle|ro|se, myatrophische *f* →Lateralsklerose, amyotrophe

Latero-, **latero-** *präf.* Wortelement mit der Bedeutung "Seite/seitlich"

la|te|ro|ab|do|mi|nal *adj* die seitliche Bauchwand betreffend

La|te|ro|pha|ryn|ge|al|raum *m* Bindegewebsraum neben dem Rachen; SYN: Spatium lateropharyngeum

La|te|ro|po|si|tio *f, pl* **-ti|o|nes** Seitwärtsverlagerung, Lateroposition

Lateropositio uteri Seitwärtsverlagerung der Gebärmutter

La|te|ro|pul|si|on *f* (unwillkürliche) Seitwärtsneigung, Seitwärtsbewegung

La|te|ro|tor|si|on *f* seitliches Verdrehen

La|te|ro|ver|si|on *f* Drehung oder Wendung zur Seite

La|tex *m* natürliche Emulsion aus Kautschuk und Pflanzenproteinen; wird als Grundmaterial für Gummiprodukte [Handschuhe, Kondome] und als Trägersubstanz in der Serologie/Immunologie verwendet

La|tex|ag|glu|ti|na|ti|ons|test *m* →Latextest

Latex-Rheumafaktor-Test *m* Latextest* zum Nachweis von Rheumafaktoren*

La|tex|test *m* immunologischer Agglutinationstest mit Latexpartikeln, die mit Antigen oder Antikörper beladen sind; SYN: Latexagglutinationstest

La|thy|ris|mus *n* Vergiftung durch Neurotoxine aus verschiedenen Erbsenarten; SYN: Kichererbsenvergiftung, Neurolythyrismus, Lathyrismus-Syndrom

Lathyrismus-Syndrom *nt* →Lathyrismus

La|ti|tu|do *f* Breite, Größe, Länge, Umfang

La|tus *f* Seite; Flanke

Lau|da|num *nt* →Opium

Lauf|mil|ben *pl* freilebende Milben, deren Larven als Ektoparasiten vorkommen; SYN: Trombiculidae

Laugier-Hernie *f* Schenkelhernie* mit Bruchpforte im Ligamentum* lacunare; SYN: Gimbernat-Hernie

Laurence-Moon-Bardet-Biedl-Syndrom *nt* →Laurence-Moon-Syndrom

Laurence-Moon-Biedl-Bardet-Syndrom *nt* →Laurence-Moon-Syndrom

Laurence-Moon-Biedl-Syndrom *nt* →Laurence-Moon-Syndrom

Laurence-Moon-Syndrom *nt* autosomal-rezessives Fehlbildungssyndrom mit Retinopathie*, Adipositas*, Innenohrschwerhörigkeit und leichter Intelligenzminderung; SYN: Laurence-Moon-Bardet-Biedl-Syndrom, Laurence-Moon-Biedl-Syndrom, Laurence-Moon-Biedl-Bardet-Syndrom, dienzephalo-retinale Degeneration

Läu|se *pl* flügellose blutsaugende Insekten; medizinisch wichtig sind die **Menschenläuse** [Pediculidae]; SYN: Anoplura

Läu|se|be|fall *m* s.u. Pediculosis

Läu|se|ek|zem *nt* s.u. Pediculosis capitis

Läu|se|fleck|fie|ber *nt* weltweit verbreitete, durch schlechte hygienische Bedingungen geförderte Infektionskrankheit; der Erreger **Rickettsia prowazeki** wird v.a. durch die Kleiderlaus* von Mensch zu Mensch übertragen; neben hohem Fieber und einem charakteristischem fleckförmigem Hautausschlag imponiert die Erkrankung durch Bewusstseinseintrübung und neurologische Schäden; SYN: epidemisches Fleckfieber, klassisches Fleckfieber, Flecktyphus, Hungertyphus, Kriegstyphus, Typhus exanthematicus

Läu|se|mit|tel *nt* Antipedikulosum

Läu|se|rück|fall|fie|ber *nt* durch Läuse übertragenes Rückfallfieber durch Borrelia* recurrentis; SYN: epidemisches (europäisches) Rückfallfieber

La|va|ge *f* Spülen, Ausspülen, Spülung, Ausspülung; SYN: Lavement

La|ve|ment *nt* →Lavage

Lävo-, **lävo-** *präf.* Wortelement mit der Bedeutung "links"

Lä|vo|gramm *nt* →Lävokardiogramm

Lä|vo|kar|di|o|gra|fie *f* →Lävokardiographie

Lä|vo|kar|di|o|gramm *nt* Röntgenkontrastaufnahme des linken Herzens oder der linken Herzkammer und des Anfangs der Aorta; SYN: Lävogramm

Lä|vo|kar|di|o|gra|phie *f* Röntgenkontrastdarstellung des linken Herzens oder der linken Herzkammer und des Anfangs der Aorta

lä|vo|ro|ta|to|risch *adj* (*chem.*) linksdrehend

Lä|vu|lo|se *f* in Früchten, Honig u.ä. vorkommender, süßester natürlicher Zucker; wichtig als Energielieferant für Spermatozoen; bei Diabetes* mellitus wird Fruktose als Süßmittel eingesetzt; SYN: Fruchtzucker, (D-)Fructose, (D)-Fruktose, Levulose, Laevulose

La|xans *nt, pl* **-xan|zi|en** Abführmittel; SYN: Laxativ, Laxativum

La|xan|zi|en|ab|u|sus *m* zu häufige Einnahme von Abführmitteln; führt u.a. zu Störungen des Elektrolythaushaltes und dadurch bedingter Verstopfung; SYN: Abführmittelabusus, Abführmittelmissbrauch, Laxanzienmissbrauch

La|xan|zi|en|miss|brauch *m* →Laxanzienabusus

La|xa|tiv *nt* →Laxans

la|xa|tiv *adj* den Darm reinigend, den Stuhlgang fördernd; SYN: abführend, entleerend, laxierend, purgativ, purgierend

La|xa|ti|vum *nt, pl* **-va** →Laxans

la|xie|rend *adj* →laxativ

La|ze|ra|ti|on *f* Zerreißen, Zerreißung; Risswunde, Kratzwunde, Platzwunde, Schnittwunde; SYN: Laceratio

la|ze|riert *adj* eingerissen, aufgerissen

LCM-Virus *nt* RNA-Virus; Erreger der lymphozytären Choriomeningitis*

LDL-Rezeptordefekt *m* Hyperlipoproteinämie* mit extrem hohen Cholesterinwerten und sehr hohem Arterioskleroserisiko; typisch sind tuberöse Xanthome*, Xanthelasmen und ein Arcus* lipoides corneae; SYN: (primäre/essentielle) Hyperlipoproteinämie Typ IIa, essentielle/familiäre Hypercholesterinämie, primäre Hyperbetalipoproteinämie, familiäre idiopathische hypercholesterinämische Xanthomatose

L-Dopa *nt* bei Parkinson*-Krankheit verwendetes Dopaminergikum; SYN: Levodopa

Le|bend|impf|stoff *m* s.u. Impfstoff

Le|bens|mit|tel|to|xin *nt* in Lebensmittel enthaltenes oder entstandenes Toxin, z.B. Botulinustoxin*; SYN: Bromatotoxin

Le|bens|mit|tel|ver|gif|tung *f* durch Verzehr von verunreinigter oder infizierter Nahrung hervorgerufene Erkrankung, durch chemische [Metalle], natürliche [Pilzvergiftung, Fischvergiftung] oder bakterielle [Salmonella*, Staphylokokken, Clostridium*] Toxine

Le|ber *f* im rechten Oberbauch liegende größte Drüse des menschlichen Körpers; die Leber ist ein Zentralorgan für den Kohlenhydrat-, Fett- und Eiweißstoffwechsel, die Entgiftung des Blutes [Bildung von Galle] und die Konstanthaltung der Homöostase des Körpers; SYN: Hepar

Leber-Optikusatrophie *f* →Leber-Syndrom

Leber-Syndrom *nt* rezessiv-geschlechtsgebundene, i.d.R. beidseitige Atrophie des Sehnervens mit Erblindung; SYN: Leber-Optikusatrophie, kongenitale Amaurose, kongenitale Amaurose Leber

Le|ber|abs|zess *m* Abszess im Lebergewebe; SYN: intrahepatischer Abszess

biliärer Leberabszess meist durch aufsteigende Darmbakterien verursachter Leberabszess bei Cholangitis* oder Cholestase*; SYN: biliogener Leberabszess, cholangitischer Leberabszess, biliärer Abszess, biliogener Abszess, cholangitischer Abszess

biliogener Leberabszess →biliärer Leberabszess

cholangitischer Leberabszess →biliärer Leberabszess

pyelophlebitischer Leberabszess Leberabszess durch Erreger aus dem Pfortadergebiet; SYN: pyelophlebitischer Abszess

Le|ber|a|möl|bi|a|sis *f, pl* **-ses** Leberentzündung durch Entamoeba* histolytica; SYN: Ämöbenhepatitis

Le|ber|a|tro|phie *f* Schwund des Leberparenchyms mit Verkleinerung der Leber

Le|ber|aus|falls|ko|ma *nt, pl* **-ma|ta** durch eine akute Überlastung der vorgeschädigten Leber ausgelöster Ausfall der Leberfunktion mit Entwicklung eines Komas; SYN: exogenes Leberkoma, exogenes hepatisches Koma

Leber|band, rundes *nt* bindegewebiger Rest der Nabelvene am freien Rand des Ligamentum* falciforme hepatis

Leber|band, sichelförmiges *nt* sichelförmige Bauchfellduplikatur von der Leber zur Bauchwand; SYN: Ligamentum falciforme hepatis

Le|ber|bett *nt* bauchfellfreie Fläche an der Unterseite des rechten Leberlappens; SYN: Gallenblasengrube, Gallenblasenbett, Fossa vesicae felleae/biliaris

Leber-Bronchus-Fistel *f* Fistel zwischen Bronchialbaum und Leber; SYN: hepatobronchiale Fistel

Le|ber|bruch *m* Eingeweidebruch mit Teilen der Leber im Bruchsack; SYN: Hepatozele

Le|ber|dämp|fung *f* Dämpfung des Klopfschalls über der Leber

Le|ber|dys|tro|phie *f* Untergang von Lebergewebe

Le|ber|e|chi|no|kok|ko|se *f* Echinokokkose* der Leber

Le|ber|e|gel *pl* in den Gallengängen der Leber parasitierende Egel

chinesischer Leberegel in Ostasien vorkommender Saugwurm; Erreger der Clonorchiasis; SYN: Clonorchis sinensis, Opisthorchis sinensis

großer Leberegel blutsaugender Parasit der Gallengänge; Erreger der Fascioliasis*; SYN: Fasciola hepatica

kleiner Leberegel selten den Menschen befallender Saugwurm, der die Gallen- und Pankreasgänge befällt; SYN: Lanzettegel, Dicrocoelium dendriticum/lanceolatum

Le|ber|e|gel|krank|heit *f* Befall und Infektion mit Fasciola* hepatica mit Entwicklung einer Gallengangsobstruktion [evtl. Ikterus*] und schmerzhafter Hepatomegalie; SYN: Fasciola-hepatica-Infektion, Fasziolìasis, Fasziolose, Fasciolosis, Fascioliasis

Le|ber|ent|zün|dung *f* →Hepatitis

Le|ber|e|pi|thel|ver|fet|tung *f* reversible fettige Degeneration von Leberzellen bei gesteigerter Fettsynthese, Fettverwertungsstörung oder Störung des Fetttransports aus der Zelle; SYN: Leberverfettung, fettige Metamorphose der Leber, fettige Degeneration der Leber

Le|ber|fi|bro|se *f* durch eine Schädigung und Nekrose von Leberparenchymzellen hervorgerufene bindegewebige Vernarbung; bei chronischen Prozessen Vorstufe der Leberzirrhose*

periportale Leberfibrose Fibrose der Periportalfelder

Le|ber|fleck *m* angeborener oder erworbener Nävuszellnävus*

L

Le|ber|hi|lum *nt* Ein- und Austrittsstelle der Lebergefäße und -nerven zwischen Lobus quadratus und Lobus caudatus; SYN: Leberhilus, Leberpforte, Porta hepatis

Le|ber|hi|lus *m* →Leberhilum

Le|ber|in|farkt *m* durch Anämie [**anämischer Leberinfarkt**], Ischämie [**ischämischer Leberinfarkt**] oder umschriebene Verfettung [**Fettinfarkt**] verursachte Infarzierung von Lebergewebe

Le|ber|in|suf|fi|zi|enz *f* Versagen der Leberfunktion, das zum Leberkoma* führen kann

Le|ber|kar|zi|nom *nt* von den Leberzellen [Leberzellkarzinom*] oder Gallengängen [Gallengangskarzinom*] ausgehender bösartiger Tumor

Le|ber|ko|ma *nt, pl* **-ma|ta** durch Störung der Leberfunktion hervorgerufenes Koma; SYN: hepatisches Koma, Coma hepaticum

endogenes Leberkoma durch Viren oder Toxine hervorgerufene Zerstörung des Leberparenchyms, die zur Einschränkung der Leberfunktion und damit zum Koma führt; SYN: Leberzerfallskoma, endogenes hepatisches Koma

exogenes Leberkoma durch eine akute Überlastung der vorgeschädigten Leber ausgelöster Ausfall der Leberfunktion mit Entwicklung eines Komas; SYN: Leberausfallskoma, exogenes hepatisches Koma

Le|ber|lo|bek|to|mie *f* operative Entfernung eines Leberlappens, Leberlappenresektion

Le|ber|me|tas|ta|sen *pl* Absiedlungen von Tumoren aus dem Magen-Darm-Trakt [über die Pfortader] oder von Brust-, Schilddrüsen- und Bronchialkrebs [über die Arteria hepatica]

Le|ber|misch|tu|mor *m* embryonaler Lebertumor, der auch Knochen und Osteoid enthält; SYN: Hepatoblastom

Le|ber|ne|kro|se *f* Untergang einzelner [**Einzelzellnekrose**] oder mehrerer [**Gruppennekrose**] Leberparenchymzellen; **disseminierte Nekrosen** sind wahllos verteilte Einzelzellnekrosen oder Gruppennekrosen; **submassive Nekrosen** erfassen größere Läppchenabschnitte, **massive Nekrosen** ganze Läppchen; bei Autoimmunerkrankungen* kommt es häufig zu Mottenfraßnekrosen*; SYN: Leberzellnekrose

akute virusbedingte Lebernekrose mit massiver Parenchymschädigung [Lebernekrose*, Leberdystrophie*] einhergehende Hepatitisform viraler Genese; SYN: fulminante Hepatitis

hypoxämische Lebernekrose durch einen akuten oder chronischen Sauerstoffmangel ausgelöster Untergang von Leberzellen

Le|ber|par|en|chym|ent|zün|dung *f* →Hepatitis

Le|ber|pfor|te *f* →Leberhilum

Le|ber|phle|bo|gra|fie *f* →Leberphlebographie

Le|ber|phle|bo|gra|phie *f* Röntgenkontrastdarstellung der Lebervenen; SYN: Hepatophlebographie

Le|ber|phos|pho|ry|la|se|in|suf|fi|zi|enz *f* relativ gutartiger, autosomal-rezessiver Mangel an Leberphosphorylase, der zur Anreicherung von normalem Glykogen in der Leber führt; dadurch kommt es zu Hepatomegalie* und Hypoglykämie*; SYN: Hers-Erkrankung, Hers-Syndrom, Hers-Glykogenose, Glykogenose Typ VI

Leber-Pleurahöhlen-Fistel *f* Fistel zwischen Pleurahöhle und Leber; SYN: hepatopleurale Fistel

Le|ber|re|sek|ti|on *f* Teilentfernung der Leber

Le|ber|rup|tur *f* Zerreißung der Leber bei stumpfer Gewalteinwirkung, v.a. Verkehrsunfällen

Le|ber|sen|kung *f* Tiefstand der Leber; meist im Rahmen einer Enteroptose*; SYN: Wanderleber, Hepar migrans, Hepar mobile, Hepatoptose

Le|ber|si|de|ro|se *f* sowohl bei primärer, als auch sekundärerer Siderose kommt es zu Eisenablagerung und langfristig zu Parenchymschädigung mit der Entwicklung einer Leberzirrhose

Le|ber|stau|ung *f* zur Ausbildung einer Stauungsleber führende Abflussstauung des Blutes

Le|ber|stein *m* intrahepatischer Gallenstein; SYN: Hepatolith

Le|ber|szin|ti|gra|fie *f* →Leberszintigraphie

Le|ber|szin|ti|gramm *nt* Szintigramm* des Lebergewebes

Le|ber|szin|ti|gra|phie *f* Szintigraphie* des Lebergewebes

Le|ber|ve|nen|ent|zün|dung *f* →Hepatophlebitis

Le|ber|ver|fet|tung *f* →Leberepithelverfettung

Le|ber|zell|a|de|nom *nt* gutartiger, scharf abgegrenzter Lebertumor aus Zellbalken und Sinusoiden

Le|ber|zell|kar|zi|nom *nt* von den Leberzellen ausgehendes Karzinom*; SYN: primäres Leberzellkarzinom, hepatozelluläres Karzinom, malignes Hepatom, Carcinoma hepatocellulare

Le|ber|zell|ne|kro|se *f* →Lebernekrose

Le|ber|zer|falls|ko|ma *nt, pl* **-ma|ta** durch Viren oder Toxine hervorgerufene Zerstörung des Leberparenchyms, die zur Einschränkung der Leberfunktion und damit zum Koma führt; SYN: endogenes Leberkoma, endogenes hepatisches Koma

Le|ber|zir|rho|se *f* Oberbegriff für alle chronischen Lebererkrankungen, die durch Entzündung, Parenchymuntergang, Regeneration und Ausbildung von Bindegewebssepten zu einer Veränderung der Leberarchitektur und damit zu einer Beeinträchtigung von Durchblutung und Leberfunktion führen; SYN: Cirrhosis hepatis; Zirrhose

atrophische Leberzirrhose Leberzirrhose mit Verkleinerung der Leber; kann sowohl bei kleinknotiger, als auch großknotiger Zirrhose auftreten

biliäre Leberzirrhose von den Gallengängen ausgehende Leberzirrhose; SYN: biliäre Zirrhose, Cirrhosis biliaris

großknotige Leberzirrhose durch unterschiedlich große [3 mm - 3 cm] Knoten gekennzeichnete Zirrhoseform, die z.B. bei chronischer Virushepatitis*, chronisch-aggressiver Hepatitis*, Intoxikationen* und Morbus Wilson* auftritt; SYN: postnekrotische Leberzirrhose, postdystrophische Leberzirrhose, ungeordnete Leberzirrhose, makronoduläre Leberzirrhose

kleinknotige Leberzirrhose Zirrhoseform mit kleinen [bis zu 5mm], gleichmäßigen Knötchen auf der Schnittfläche; tritt i.d.R. bei metabolischen Störungen, nutritiv-toxischen Schädigungen [Alkohol] und venöser Abflussbehinderung auf; SYN: mikronoduläre Leberzirrhose, organisierte Leberzirrhose, septale Leberzirrhose

kryptogene Leberzirrhose Leberzirrhose mit ungeklärter Ätiologie; ca. 10% der Fälle

makronoduläre Leberzirrhose →großknotige Leberzirrhose

metabolische Leberzirrhose durch Stoffwechselstörungen [z.B. Hämochromatose, Morbus Wilson, α_1-Antitrypsinmangel] hervorgerufene Leberzirrhose

mikronoduläre Leberzirrhose →kleinknotige Leberzirrhose

nutritive Leberzirrhose ernährungsbedingte Leberzirrhose

organisierte Leberzirrhose →kleinknotige Leberzirrhose

portale Leberzirrhose kleinknotige Leberzirrhose auf dem Boden einer chronischen Alkoholhepatitis*; SYN: Laennec-Zirrhose

postdystrophische Leberzirrhose →großknotige Leberzirrhose

postnekrotische Leberzirrhose →großknotige Leberzirrhose

primär biliäre Leberzirrhose vermutlich zu den Autoimmunerkrankungen gehörende, nicht-eitrige, destruierende Entzündung der intrahepatischen Gallengänge; 90% der Fälle betreffen Frauen im mittleren Lebensalter; fast immer [95% der Fälle] finden sich antimitochondriale Antikörper*; SYN: primär biliäre Zirrhose, Hanot-Zirrhose

sekundär biliäre Leberzirrhose durch eine chronische Gallenabflussstörung ausgelöste kleinknotige Leberzirrhose; SYN: sekundär biliäre Zirrhose

septale Leberzirrhose →kleinknotige Leberzirrhose

toxische Leberzirrhose durch Lebergifte [Alkohol, Medikamente] verursachte Zirrhose

ungeordnete Leberzirrhose →großknotige Leberzirrhose

Le|ber|zys|te *f* i.d.R. asymptomatische, angeborene oder erworbene intrahepatische Zyste

kongenitale Leberzysten angeborene Fehlbildung der Gallengänge mit Ausbildung multipler Zysten; oft zusammen mit Zystenniere*; SYN: Zystenleber

Le|ci|thin *nt* aus Cholin, Glycerin, Phosphorsäure und Fettsäuren bestehender Grundbaustein der Zellmembran; SYN: Phosphatidylcholin, Cholinphosphoglycerid, Lezithin

Le|ci|thin|ä|mie *f* →Lezithinämie

Le|ci|thi|na|sen *pl* Gruppe von Enzymen, die Phospholipide hydrolysieren; SYN: Lezithinasen, Phospholipasen

Lecithin-Cholesterin-Acyltransferase *f* in der Leber gebildetes Enzym, das die Bildung von Cholesterinestern katalysiert; SYN: Lezithin-Cholesterin-Acyltransferase

Lec|ti|ne *pl* →Lektine

Ledderhose-Syndrom I *nt* →Morbus Ledderhose

Lederer-Anämie *f* akute Form der idiopathischen autoimmunhämolytischen Anämie*; SYN: Anämie Typ Lederer-Brill

Le|der|haut *f* s.u. Kutis

Le|der|haut|ent|zün|dung *f* →Skleritis

Le|der|knar|ren *nt* auskultatorisches Reibegeräusch bei Pleuritis* sicca

Le|der|ze|cken *pl* zu den Acari* gehörende Familie blutsaugender Zecken, die ver-

L

schiedene Bakterien, Viren und Helminthen auf Tiere und Menschen übertragen können; SYN: Argasidae

Leer|auf|nah|me *f* Röntgenaufnahme ohne Kontrastmittel; SYN: Röntgenleeraufnahme, Nativaufnahme

Leer|darm *m* auf den Zwölffingerdarm folgender Dünndarmabschnitt; SYN: Jejunum, Intestinum jejunum

Leg|a|sthe|nie *f* Lese-Rechtschreib-Schwäche

Legg-Calvé-Perthes-Krankheit *f* im Kindesalter auftretende aseptische Osteonekrose* des Hüftkopfs, die häufig zur Verformung des Kopfes und damit langfristig zu Koxarthrose* führt; SYN: Perthes-Krankheit, Morbus Perthes, Perthes-Legg-Calvé-Krankheit, Legg-Calvé-Perthes-Waldenström-Krankheit, Osteochondropathia deformans coxae juvenilis, Coxa plana, Coxa plana idiopathica

Legg-Calvé-Perthes-Waldenström-Krankheit *f* →Legg-Calvé-Perthes-Krankheit

Le|gi|o|närs|krank|heit *f* durch Legionella* pneumophila hervorgerufene atypische Pneumonie*, die erstmals 1976 in Philadelphia auftrat; SYN: Legionellose, Veteranenkrankheit

Le|gi|o|nel|la *f* gramnegative, sporenlose Stäbchenbakterien, die v.a. in Kühltürmen, Klimaanlagen, Trinkwasserbehältern gefunden werden; SYN: Legionelle

Legionella pneumophila Erreger der Legionärskrankheit

Le|gi|o|nel|len|in|fek|ti|on *f* Befall und Infektion mit Legionella*-Species; SYN: Legionellose

Le|gi|o|nel|lo|se *f* **1.** Befall und Infektion mit Legionella*-Species; SYN: Legionelleninfektion **2.** durch Legionella* pneumophila hervorgerufene atypische Pneumonie*, die erstmals 1976 in Philadelphia auftrat; SYN: Legionärskrankheit, Veteranenkrankheit

Le|gu|mi|no|sen *pl* Hülsenfrüchte [Erbsen, Bohnen etc.]

Leib *m* Körper; Bauch Abdomen

Lei|bes|frucht *f* Frucht; Embryo; Fetus

Leich|dorn *m* durch chronischen Druck hervorgerufene Hornverdickung mit zentralem Zapfen; SYN: Hühnerauge, Klavus, Clavus

Lei|chen|al|ka|lo|id *nt* bei der Zersetzung von totem Gewebe entstehendes Alkaloid; SYN: Leichengift,, Ptomain

Lei|chen|er|schei|nun|gen *pl* sichtbare Veränderungen des Körpers nach dem Tod

Lei|chen|fle|cke *pl* nach dem Tod auftretende Hauteinblutungen, die anfangs noch weggedrückt werden können; SYN: Totenflecke, Livores mortis

Lei|chen|ge|rinn|sel *nt* nach dem Tod entstehendes intravasales Blutgerinnsel

Lei|chen|gift *nt* →Leichenalkaloid

Lei|chen|star|re *f* langsam fortschreitende Muskelstarre, die sich später wieder in derselben Reihenfolge löst; SYN: Totenstarre, Rigor mortis

Lei|chen|trans|plan|tat *nt* aus Leichen entnommenes Organ oder Gewebe zur Transplantation; SYN: Kadavertransplantat

Lei|chen|tu|ber|kel *nt* meist als Berufskrankheit auftretende postprimäre Tuberkulose* mit rundlichen, indolenten, verrukösen Papeln an Fingern, Händen, Ferse oder Füßen; SYN: Wilk-Krankheit, warzige Tuberkulose der Haut, Schlachtertuberkulose, Tuberculosis cutis verrucosa, Verruca necrogenica, Tuberculum anatomicum

Lei|chen|wachs *nt* aus den Körperfetten entstehendes wachsähnliches Fett in Leichen, die im Wasser oder feuchten Boden liegen; SYN: Fettwachs, Adipocire

Leicht|ket|ten *pl* leichte Ketten der Immunglobuline; SYN: L-Ketten

Leichtketten-Krankheit *f* Variante des Plasmozytoms mit ausschließlicher Bildung von Bence-Jones-Eiweiß* [Paraprotein aus Leichtketten], Bence-Jones-Proteinurie* und Nierenschädigung; SYN: Bence-Jones-Krankheit, Bence-Jones-Plasmozytom, L-Ketten-Krankheit

Leih|mut|ter *f* Frau, die ein künstlich befruchtetes Ei einer anderen Frau austrägt; SYN: Ersatzmutter, Surrogatmutter

Leim|zu|cker *m* →Glyzin

Lein|öl|säu|re *f* →Linolsäure

Leio-, leio- *präf.* Wortelement mit der Bedeutung "glatt/sanft"

Lei|o|der|ma *f* papierdünne, glatte Haut bei neurotrophischer Atrophie*; SYN: Lioderma, Glanzhaut, Atrophoderma neuroticum

Lei|o|my|om *nt* gutartiger Tumor aus glatten Muskelfasern

Lei|o|my|o|ma|to|se *f* Vorkommen multipler Leiomyome*; SYN: Leiomyomatosis

Lei|o|my|o|sar|co|ma *nt, pl* **-ma|ta** →Leiomyosarkom

Lei|o|my|o|sar|kom *nt* bösartiger Tumor aus glatten Muskelfasern; SYN: Leiomyosarcoma

Leish|ma|nia *f* parasitäre Protozoen, die bei Wirbeltieren und Menschen in den Zellen des retikulohistiozytären Systems und in Monozyten leben; Erreger von Leishmaniasen*; SYN: Leishmanie

Leishmania brasiliensis Erreger der kutanen Leishmaniase* Südamerikas

Leishmania donovani Erreger der viszeralen Leishmaniase*

Leishmania major Erreger der kutanen Leishmaniase*

Leishmania mexicana Erreger der kutanen Leishmaniase* Südamerikas

Leishmania tropica Erreger der kutanen Leishmaniase*

Leish|ma|ni|a|se *f* durch Leishmania*-Species hervorgerufene Infektionskrankheit, die die Haut, Schleimhaut oder innere Organe befallen kann; tritt in Europa nur im Mittelmeerraum auf; SYN: Leishmanieninfektion, Leishmaniasis, Leishmaniose, Leishmaniosis

kutane Leishmaniase durch Leishmania* tropica hervorgerufene lokalisierte Erkrankung der Haut; typisch ist das Fortschreiten von juckendem Hautfleck zu Papel zu weicher, verkrusteter Ulzeration, die allmählich [**Jahresbeule**] abheilt; je nach Region gibt es eine Reihe von lokalen Synonymen [**Orientbeule, Aleppobeule, Jerichbeule, Biskrabeule, Dehlibeule, Dattelbeule, Siskrabeule, Nilbeule, Lahorebeule**]; SYN: Hautleishmaniose, Leishmaniasis cutis

kutane Leishmaniase Südamerikas durch verschiedene Leishmania*-Species [Leishmania mexicana, Leishmania brasiliensis] hervorgerufene Hauterkrankung; je nach Erreger kommt es zu unterschiedlichen kutanen Läsionen mit unterschiedlicher Heilungstendenz; je nach Region gibt es lokale Synonyme [**Pian bois, Bush yaws, Forest yaws**]; SYN: südamerikanische Hautleishmaniose, amerikanische Hautleishmaniose, Chiclero-Ulkus

leproide Leishmaniase seltene, chronische Hautleishmaniose; markant sind lepraartige Hautveränderungen; SYN: Leishmaniasis cutis diffusa, Leishmaniasis tegumentaria diffusa

mukokutane Leishmaniase Südamerikas durch Leishmania* brasiliensis hervorgerufene Hautleishmaniose mit späterem Übergreifen auf die Schleimhaut von Mund, Nase, Rachen und Kehlkopf; SYN: Espundia, südamerikanische Haut-Schleimhautleishmaniase

viszerale Leishmaniase in subtropischen und tropischen Ländern sowie im Mittelmeerraum vorkommende, chronische Erkrankung der Haut und des retikuloendothelialen Systems von Leber, Milz und Knochenmark durch Leishmania* donovani; SYN: Kala-Azar, Splenomegalia tropica, Dum-Dum-Fieber

Leish|ma|ni|a|sis *f, pl* **-ses** →Leishmaniase

Leishmaniasis cutis →kutane Leishmaniase

Leishmaniasis cutis diffusa →leproide Leishmaniase

Leishmaniasis tegumentaria diffusa →leproide Leishmaniase

Leish|ma|nie *f* →Leishmania

Leish|ma|ni|en|in|fek|ti|on *f* →Leishmaniase

Leish|ma|ni|o|se *f* →Leishmaniase

Post-Kala-Azar dermale Leishmaniose Monate bis Jahre nach Abheilung einer viszeralen Leishmaniase auftretende hypopigmentierte, kleinknotige oder verruköse, leishmanien-haltige Herde; SYN: Post-Kala-Azar-Hautleishmanid, Post-Kala-Azar-Hautleishmanoid, Post-Kala-Azar-Dermatose, Post-Kala-Azar dermale Leishmanoide

Leish|ma|ni|o|sis *f, pl* **-ses** →Leishmaniase

Leish|ma|ni|zid *nt* leishmanienabtötendes Substanz

leish|ma|ni|zid *adj* leishmanienabtötend

Leish|ma|no|id *nt* leishmania-artige Erkrankung

Post-Kala-Azar dermale Leishmanoide Monate bis Jahre nach Abheilung einer viszeralen Leishmaniase* auftretende hypopigmentierte, kleinknotige oder verruköse, leishmanien-haltige Herde; SYN: Post-Kala-Azar-Hautleishmanid, Post-Kala-Azar-Hautleishmanoid, Post-Kala-Azar-Dermatose, Post-Kala-Azar dermale Leishmaniose

Leis|ten|bruch *m* angeborener oder erworbener Eingeweidebruch durch den inneren oder äußeren Leistenring; SYN: Leistenhernie, Hernia inguinalis

äußerer Leistenbruch →indirekter Leistenbruch

direkter Leistenbruch durch den inneren/medialen Leistenring austretender Leistenbruch; SYN: innerer/gerader Leistenbruch, Hernia inguinalis interna/medialis/directa

gerader Leistenbruch →direkter Leistenbruch

indirekter Leistenbruch durch den äußeren/lateralen Leistenring austretender Leistenbruch; SYN: äußerer/seitlicher/schräger Leistenbruch, Hernia inguinalis externa/indirecta/lateralis/obliqua

innerer Leistenbruch →direkter Leistenbruch

schräger Leistenbruch →indirekter Leistenbruch

seitlicher Leistenbruch →indirekter Leistenbruch

Leis|ten|her|nie *f* →Leistenbruch

Leis|ten|ho|den *m* Hodenfehllagerung, bei der ein oder beiden Hoden im Leistenkanal liegt/liegen; SYN: Inguinalhoden

Leis|ten|ka|nal *m* Spaltraum in der vorderen Bauchwand, durch den der Samenstrang verläuft; SYN: Canalis inguinalis

Leis|ten|schä|del *m* bei vorzeitigem Verschluss der Schädelnähte entstehende schmale Kopfform mit kielförmiger Verjüngung des Schädeldaches; SYN: Kahnschädel, Skaphokephalie, Skaphozephalie, Zymbozephalie

Leis|ten|si|chel *f* dünne, sehnenartige Platte an der Leistenkanalhinterwand; SYN: Falx inguinalis, Tendo conjunctivus

Leis|tung *f* (*physik.*) Arbeit pro Zeit

Lei|tungs|an|äs|the|sie *f* Schmerzausschaltung durch Leitunganästhesie eines Nerven; SYN: Leitungsblock, Nervenblock

Lei|tungs|a|pha|sie *f* Aphasie* durch Unterbrechung der assoziativen Leitungsbahnen; SYN: assoziative Aphasie

Lei|tungs|bahn *f* aus Nervenfasern mit gleicher oder ähnlicher Funktion bestehende Bündel; **motorische Leitungsbahnen** führen Impulse von Großhirn und Kleinhirn zur Muskulatur; **sensible Leitungsbahnen** leiten Impulse von Empfindungsrezeptoren aus dem Körper und der Körperoberfläche zum Gehirn; SYN: Nervenbahn, Tractus

Lei|tungs|block *m* →Leitungsanästhesie

Lei|tungs|stö|rung *f* den Herzrhythmus beeinträchtigende Störung des Erregungsleitungssystems des Herzens; SYN: Erregungsleitungsstörung

Lejeune-Syndrom *nt* durch Verlust des kurzen Armes von Chromosom 5 verursachtes Fehlbildungssyndrom mit Gesichts- und Schädelfehlbildungen und charakteristischem katzenähnlichem Schreien der Kinder; SYN: Katzenschreisyndrom, Cri-du-chat-Syndrom

L.E.-Körper *pl* →Lupus erythematodes-Körper

Lek|ti|ne *pl* in Pflanzen vorkommende Glykoproteine, die spezifisch mit Kohlenhydraten [z.B. Blutgruppensubstanzen] reagieren; SYN: Lectine

Lemming-Fieber *nt* →Tularämie

Lem|no|zyt *m* zur Neuroglia* gehörende Zelle des peripheren Nervensystems; SYN: Mantelzelle, Hüllzelle, Satellitenzelle, Amphizyt

Len|den|bruch *m* Eingeweidebruch* im Lendenbereich; SYN: Hernia lumbalis

Len|den|lor|do|se *f* die natürliche Lordose* der Lendenwirbelsäule

Len|den|mark *nt* Lendenabschnitt des Rückenmarks; SYN: Lendensegmente, Lumbalsegmente, Lumbaria, Pars lumbaris medullae spinalis

Len|den|ner|ven *pl* Spinalnerven des Lendenmarks; SYN: lumbale Spinalnerven, Nervi lumbales

Len|den|ple|xus *m* von den vorderen Ästen der Lumbalnerven L_{1-4} gebildeter Plexus, aus dem u.a. die Nervi* ilioinguinalis, genitofemoralis und femoralis hervorgehen; SYN: Lumbalplexus, Plexus lumbalis

Len|den|seg|men|te *pl* →Lendenmark

Len|den|sko|li|o|se *f* seitliche Krümmung [Skoliose*] der Lendenwirbelsäule

Len|den|wir|bel *pl* die 5 Wirbel der Lendenwirbelsäule; SYN: Lumbalwirbel, Vertebrae lumbales

Lennert-Lymphom *nt* im höheren Alter auftretendes Non-Hodgkin-Lymphom*; SYN: lymphoepithelioides Lymphom

Lens *f* Augenlinse, Linse; SYN: Lens cristallina

len|tal *adj* Linse betreffend

Len|ta|sep|sis *f* meist von einer Endocarditis* lenta ausgehende, schleichend verlaufende Sepsis*

Len|ti|co|nus *m, pl* **-ni** kegelförmige Ausbuchtung der vorderen [**Lenticonus anterior**] oder hinteren [**Lenticonus posterior**] Linsenoberfläche; SYN: Lentikonus

Len|ti|cu|la *f* kleine Linse; SYN: Lenticulus

Len|ti|cu|lus *m, pl* **-li** kleine Linse; SYN: Lenticula

len|ti|form *adj* linsenförmig

len|ti|gi|nös *adj* Lentigo betreffend, in der Art einer Lentigo

Len|ti|gi|no|se *f* disseminiertes Vorkommen linsenartiger Pigmentflecke; oft zusammen mit anderen Erkrankungen [z.B. Peutz-Jeghers-Syndrom*]; SYN: Lentiginosis

progressive kardiomyopathische Lentiginose →Lentiginosis-Syndrom

Len|ti|gi|no|sis *f, pl* **-ses** →Lentiginose

Lentiginosis-profusa-Syndrom *nt* →Lentiginosis-Syndrom

Lentiginosis-Syndrom *nt* autosomal-dominant vererbtes Syndrom mit multiplen Lentigoflecken, Erregungsleitungsstörungen, Hypertelorismus*, Pulmonalstenose*, Fehlbildungen der Genitale, Wachstumsstörungen und Taubheit; SYN: LEOPARD-Syndrom, kardiokutanes Syndrom, progressive kardiomyopathische Lentiginose, Lentiginosis-profusa-Syndrom

Len|ti|go *f, pl* **-ti|gi|nes** kleiner, rundlicher, brauner Pigmentfleck der Haut; SYN: Linsenmal, Linsenfleck, Lentigo benigna/juvenilis/simplex

Lentigo aestiva Sommersprossen; SYN: Epheliden, Ephelides

Lentigo benigna →Lentigo

Lentigo juvenilis →Lentigo

Lentigo maligna aus einem Altersfleck entstehendes, langsam wachsendes malignes Melanom*; unbehandelt Übergang in ein Lentigo-maligna Melanom; SYN: Dubreuilh-Krankheit, Dubreuilh-Erkrankung, Dubreuilh-Hutchinson-Krankheit, Dubreuilh-Hutchinson-Erkrankung, prämaligne Melanose, melanotische Präkanzerose, Melanosis circumscripta praeblastomatosa (Dubreuilh), Melanosis circumscripta praecancerosa (Dubreuilh)

Lentigo senilis durch eine Pigmentvermehrung verursachte physiologische Fleckung der Haut; SYN: Altersflecke

Lentigo simplex →Lentigo

Lentigo-maligna-Melanom *nt* malignes Melanom*, das sich aus einer Lentigo* maligna entwickelt

Len|ti|go|po|ly|po|se *f* autosomal-dominante s Syndrom mit Pigmentflecken [Lentigo*] und Dünndarmpolypen; SYN: Peutz-Jeghers-Syndrom, Polyposis intestini Peutz-Jeghers, Pigmentfleckenpolypose, Hutchinson-Weber-Peutz-Syndrom

Len|ti|ko|nus *m, pl* **-ni** →Lenticonus

len|ti|ku|lar *adj* →lentikulär

len|ti|ku|lär *adj* linsenförmig; SYN: lentikular

Len|ti|tis *f, pl* **-ti|ti|den** Entzündung der Augenlinse; SYN: Linsenentzündung, Phakitis, Phacitis

len|ti|tisch *adj* Linsenentzündung/Lentitis betreffend, von ihr betroffen oder gekennzeichnet

Len|ti|vi|ri|nae *pl* zu den Retroviren* gehörende Subfamilie mit z.T. jahrelanger Inkubationszeit

Len|to|ze|le *f* Vorfall der Linse durch einen Defekt von Hornhaut oder Sklera; SYN: Linsenvorfall, Phakozele, Hernia lentis

Lenz-Syndrom *nt* X-chromosomal-rezessives Fehlbildungssyndrom mit Mikrophthalmie*, Gesichtsfehlbildungen, Polydaktylie und Urogenitalfehlbildungen

Leon-Stamm *m* s.u. Poliomyelitis-Virus

Le|on|ti|a|sis *f, pl* **-ses** durch eine Verdickung der Schädelknochen hervorgerufenes löwenartiges Gesicht; SYN: Facies leontina, Löwengesicht

Leontiasis cranii abnorme Verdickung der Schädelknochen; SYN: Kraniosklerose

Leon-Virus *nt* s.u. Poliomyelitis-Virus

Le|o|par|den|haut *f* bräunlich-fleckige Haut bei verschiedenen Dermatosen

LEOPARD-Syndrom *nt* autosomal-dominant vererbtes Syndrom mit multiplen Lentigoflecken, Erregungsleitungsstörungen, Hypertelorismus*, Pulmonalstenose*, Fehlbildungen der Genitale, Wachstumsstörungen und Taubheit; SYN: Lentiginosis-Syndrom, kardiokutanes Syndrom, progressive kardiomyopathische Lentiginose, Lentiginosis-profusa-Syndrom

Leopold-Handgriffe *pl* vier Handgriffe zur Untersuchung der Schwangeren zur Beurteilung von Größe und Lage des Fetus

Lepido-, lepido- *präf.* Wortelement mit der Bedeutung "Schuppe"

Le|pi|do|sis *f, pl* **-ses** Schuppenbildung

Lepore-Hämoglobin *nt* anomales Hämoglobin* bei Thalassämie*

Le|pra *f* chronische Infektionskrankheit durch Mycobacterium* leprae, die durch sensible und trophische Störungen. Lähmungen und Verstümmelungen gekennzeichnet ist; SYN: Aussatz, Hansen-Krankheit, Morbus Hansen, Hansenosis

Lepra dimorpha Lepraform, die zwischen tuberkuloider und lepromatöser Lepra liegt; SYN: Borderline-Lepra, dimorphe Lepra, Borderline-Typ

dimorphe Lepra →Lepra dimorpha

Lepra indeterminata →indeterminierte Lepra

indeterminierte Lepra Frühstadium der Lepra, das spontan ausheilen kann; SYN: Lepra indeterminata

Lepra lepromatosa →lepromatöse Lepra

lepromatöse Lepra extrem ansteckende Lepraform mit massiver Hautinfiltration und schlechter Prognose; SYN: Lepra lepromatosa

Lepra tuberculoides →tuberkuloide Lepra

tuberkuloide Lepra gutartige Lepraform mit niedriger Kontagiosität und guter Prognose; SYN: Knotenlepra, Lepra tuberculoides

Le|pra|kno|ten *m* →Leprom

Le|pre|chau|nis|mus *m* angeborener Insulinrezeptordefekt mit u.a. Hyperinsulinämie, Minderwuchs, Gynäkomastie und herabgesetzter Infektionsresistenz; SYN: Leprechaunismus-Syndrom

Leprechaunismus-Syndrom *nt* →Leprechaunismus

Le|prom *nt* knotige Hautveränderung bei Lepra*; SYN: Lepraknoten

le|pro|ma|tös *adj* Leprom betreffend

Le|pro|min *nt* aus lepromatösem Gewebe gewonnene Antigensuspension; SYN: Mitsuda-Antigen

Le|pro|min|test *m* Intrakutantest mit Lepromin* zur Unterscheidung der Lepraarten; ist bei tuberkuloider Lepra positiv, bei lepromatöser Lepra negativ

le|pros *adj* →leprös

le|prös *adj* Lepra betreffend, von ihr betroffen oder gekennzeichnet; SYN: lepros

le|pro|sta|tisch *adj* das Wachstum von Leprabazillen hemmend

-lepsia *suf.* →-lepsie

-lepsie *suf.* Wortelement mit der Bedeutung "Anfall"

Lep|tin *nt* Gewebshormon des Fettgewebes

-leptisch *suf.* in Adjektiven verwendetes Wortelement mit Bezug auf "Anfall"

Lepto-, lepto- *präf.* Wortelement mit der Bedeutung "dünn/zart/weich"

lep|to|dak|tyl *adj* schmalfingrig

Lep|to|dak|ty|lie *f* Schmalfingrigkeit

lep|to|ke|phal *adj* →leptozephal

Lep|to|ke|pha|lie *f* →Leptozephalie

lep|to|me|nin|ge|al *adj* Leptomeninx betreffend

Lep|to|me|nin|gi|tis *f, pl* **-ti|den** Entzündung der weichen Hirnhäute

lep|to|me|nin|gi|tisch *adj* Leptomeningitis betreffend, von ihr betroffen oder gekennzeichnet

Lep|to|me|nin|go|pa|thie *f* Erkrankung der weichen Hirnhäute

Lep|to|me|ninx *f* weiche Hirn- u. Rückenmarkshaut

lep|to|pro|sop *adj* schmalgesichtig

Lep|to|pro|so|pie *f* Schmalgesichtigkeit

lep|to|som *adj* schmalwüchsig

Lep|to|spi|ra *f* Gattung gramnegativer, schraubenförmig gewundener Bakterien; SYN: Leptospire

Leptospira australis s.u. Zuckerplantagenleptospirose

Leptospira interrogans Bakterium mit mehr als 200 Serotypen; Leptospira interrogans serovar icterohaemorrhagiae ist

L

der Erreger der Leptospirosis* icterohaemorrhagica

Leptospira pyrogenes s.u. Zuckerplantagenleptospirose

Lep|to|spi|ren|er|kran|kung *f* →Leptospirose

Lep|to|spi|ro|se *f* Befall und Infektion mit Leptospiren; SYN: Leptospirenerkrankung, Leptospirosis

anikterische Leptospirose im Gegensatz zur Leptospirosis* icterohaemorrhagica mild verlaufende Leptospirose ohne Ikterus*; SYN: benigne Leptospirose

benigne Leptospirose →anikterische Leptospirose

Lep|to|spi|ro|sis *f, pl* **-ses** Befall und Infektion mit Leptospiren; SYN: Leptospirenerkrankung, Leptospirose

Leptospirosis bataviae akut fieberhafte Leptospirose mit oder ohne Gelbsucht; tritt hauptsächlich in Südostasien auf; SYN: Bataviafieber, Reisfeldfieber, Reisfeldleptospirose

Leptospirosis canicola primär Hunde betreffende, selten auf den Menschen übertragene Leptospirose; verläuft milder als die Leptospirosis* icterohaemorrhagica; SYN: Kanikolafieber, Canicolafieber, Stuttgarter-Hundeseuche

Leptospirosis grippotyphosa epidemisch auftretende anikterische Leptospirose; verläuft meist als hochfieberhafte grippeähnliche Erkrankung; am häufigsten ist die durch Leptospira* grippotyphosa hervorgerufene Form; SYN: Feldfieber, Erntefieber, Schlammfieber, Sumpffieber, Erbsenpflückerkrankheit

Leptospirosis icterohaemorrhagica meldepflichtige, akute Infektionskrankheit durch Leptospira interrogans-Subspecies; in der ersten Phase kommt es zu starken Kopf- und Muskelschmerzen, Konjunktivitis*, Exanthemen* und evtl. Meningismus*; in der zweiten Phase dominieren Ikterus*, Anämie*, Nephritis* und Meningitis* das klinische Bild; SYN: Morbus Weil, Leptospirosis icterohaemorrhagica

Leptospirosis pomona weltweit auftretende, akute Infektionskrankheit durch Leptospira* pomona; der Verlauf ist klinisch durch Kopf- und Muskelschmerzen, Meningismus* (evtl. sogar Meningitis*) und der Leberbeteiligung [Ikterus*] gekennzeichnet; SYN: Schweinehüterkrankheit, Bouchet-Gsell-Krankheit

Lep|to|spir|u|rie *f* Leptospirenausscheidung im Harn

Lep|to|tri|cho|se *f* Befall und Infektion mit **Leptotrichia buccalis**; SYN: Leptotrichosis

Lep|to|tri|cho|sis *f, pl* **-ses** →Leptotrichose

lep|to|ze|phal *adj* Leptozephalie betreffend, schmalköpfig, schmalschäd(e)lig

Lep|to|ze|pha|lie *f* Schmalköpfigkeit, Schmalschäd(e)ligkeit; SYN: Leptokephalie

Lep|to|zy|ten *pl* flache Erythrozyten*; SYN: Planozyten

Lep|to|zy|to|se *f* Vorkommen von Leptozyten* im Blut

Leriche-Syndrom *nt* durch einen Verschluss der Aortengabel hervorgerufene Minderdurchblutung der Beine und die damit entstehenden Symptome; SYN: Aortenbifurkationssyndrom

Léri-Layani-Weill-Syndrom *nt* →Léri-Weill-Syndrom

Léri-Weill-Syndrom *nt* autosomal-dominante Störung der Knochen- und Knorpelbildung mit mikromelem Kleinwuchs; SYN: Léri-Layani-Weill-Syndrom, Dyschondrosteosis Léri-Weill

Les|bi|a|nis|mus *m* sexuelle Beziehungen zwischen zwei oder mehreren Frauen; SYN: lesbische Liebe, Sapphismus, Tribadie, weibliche Homosexualität

Lesch-Nyhan-Syndrom *nt* X-chromosomal-rezessive Störung des Purinstoffwechsels mit Intelligenzstörung und Selbstverstümmelung; SYN: Automutilationssyndrom

Lese-Rechtschreib-Schwäche *f* Legasthenie

Le|se|un|fä|hig|keit *f* Alexie

Le|se|un|ver|mö|gen *nt* Alexie

le|tal *adj* tödlich

Le|tal|do|sis *f, pl* **-sen** tödliche Menge eines Arzneimittels oder einer Strahlendosis; SYN: tödliche Dosis, letale Dosis, Dosis letalis

Le|tal|fak|tor *m* →Letalgen

Le|tal|gen *nt* durch Mutation verändertes Gen, das zum Tod des Organismus vor dem Erreichen des fortpflanzungsfähigen Alters führt; SYN: Letalfaktor

Le|ta|li|tät *f* Tödlichkeit einer Erkrankung; Anzahl der an einer Erkrankung verstorbenen Patienten zur Gesamtzahl der Patienten

Le|thar|gie *f* Teilnahmslosigkeit, Trägheit, Stumpfheit

le|thar|gisch *adj* teilnahmslos, träge, stumpf

Letterer-Siwe-Krankheit *f* v.a. Kleinkinder betreffende generalisierte Variante der Histiozytose* mit Granulomen in Haut, Milz, Lymphknoten, Leber, Lunge und Knochen; akuter Verlauf mit hoher Sterberate [90%]; SYN: Abt-Letterer-Siwe-Krankheit, Morbus Letterer-Siwe, akute Säuglingsretikulose, maligne Säuglingsretikulose, maligne generalisierte Histiozytose

Leuc-, leuc- *präf.* →Leuco-

Leu|cin *nt* essentielle Aminosäure; SYN: Leuzin, α-Aminoisocapronsäure

Leu|cin|a|mi|no|pep|ti|da|se *f* Protease* des Eiweißstoffwechsels, die Aminosäuren von Proteinen und Peptiden abspaltet; SYN: Leucinarylamidase, Leuzinaminopeptidase, Leuzinarylamidase

Leu|cin|a|ryl|a|mi|da|se *f* →Leucinaminopeptidase

Leu|ci|no|se *f* 1. Erkrankung mit erhöhtem

Leucinspiegel im Blut und Leucinurie; SYN: Leuzinose **2.** autosomal-rezessiv vererbte Störung des Aminosäurestoffwechsels mit Erhöhung der Blut- und Urinspiegel von Leucin, Isoleucin und Valin; auffällig ist ein Uringeruch nach Ahornsirup; schon bei Säuglingen kommt es zu Trinkschwäche, Muskelhypotonie, Krämpfen, Opisthotonus* und Bewusstseinseintrübung; SYN: Ahornsirup-Krankheit, Valin-Leucin-Isoleucinurie, Verzweigtkettendecarboxylase-Mangel, Leuzinose

Leu|cin|u|rie *f* →Leuzinurie

Leuco-, leuco- *präf.* Wortelement mit der Bedeutung "weiß/glänzend"

Leu|co|der|ma *nt* →Leukoderm

Leucoderma centrifugum acquisitum Nävuszellnävus* mit hellem Hof; kommt v.a. bei Jugendlichen vor; SYN: Halo-Nävus, Sutton-Nävus, perinaevische Vitiligo, Vitiligo circumnaevalis

Leucoderma lenticulare disseminatum v.a. die Streckseiten der Arme und Unterschenkel betreffende, disseminierte weiße Hautflecken; SYN: idiopathische fleckförmige Hypomelanose, Hypomelanosis guttata idiopathica

Leucoderma psoriaticum weiße Hautflecken nach abgeheilter Psoriasis*

Leu|co|en|ce|pha|li|tis *f, pl* **-ti|den** →Leukenzephalitis

Leucoencephalitis periaxialis concentrica allmählich progrediente Enzephalitis* mit sklerosierender Entmarkung; SYN: Baló-Krankheit, konzentrische Sklerose, Encephalitis periaxialis

Leu|co|ma *nt, pl* **-ma|ta** →Leukom

Leu|co|ny|chia *f* →Leukonychie

Leu|co|pla|cia *f* →Leukoplakie

Leu|co|vo|rin *nt* →Leukovorin

Leuk-, leuk- *präf.* →Leuko-

Leuk|ä|mie *f* Sammelbegriff für maligne Erkrankungen des blutbildenden Systems, die von einer Erhöhung der weißen Blutkörperchen im peripheren Blut gekennzeichnet sind; SYN: Leukose

akute Leukämie durch das Auftreten von unreifen Vorstufen in Knochenmark und Blutausstrich charakterisierte, akut verlaufende Erkrankung; SYN: unreifzellige Leukose, unreifzellige Leukämie

akute lymphatische Leukämie häufigste Leukämie des Kindesalters, die durch Lymphoblasten im Blutbild charakterisiert wird

akute lymphoblastische Leukämie Unterform der akuten myeloischen Leukämie; SYN: Lymphoblastenleukämie

akute monozytäre Leukämie Unterform der akuten myeloischen Leukämie; SYN: Monozytenleukämie

akute myeloblastäre Leukämie Unterform der akuten myeloischen Leukämie; SYN: Myeloblastenleukämie

akute myeloische Leukämie häufigste akute Leukämie des Erwachsenenalters mit verschiedenen Unterformen; SYN: akute nicht-lymphatische Leukämie

akute myelomonozytäre Leukämie Unterform der akuten myeloischen Leukämie; SYN: myelomonozytäre Leukämie, (akute) Myelomonozytenleukämie

akute nicht-lymphatische Leukämie →akute myeloische Leukämie

akute promyelozytäre Leukämie Unterform der akuten myeloischen Leukämie; SYN: (akute) Promyelozytenleukämie, promyelozytäre Leukämie

akute undifferenzierte Leukämie Leukämie, bei der Stammzellen der Leukozytopoese im peripheren Blut auftreten; SYN: Stammzellenleukämie

aleukämische Leukämie Leukämie ohne typische Erhöhung der weißen Blutkörperchen im Blutbild

chronische Leukämien chronisch verlaufende Leukämieformen, die durch einen langsam progredienten Verlauf gekennzeichnet sind und meist erst im höheren Alter auftreten; SYN: reifzellige Leukämien

chronische granulozytäre Leukämie →chronische myeloische Leukämie

chronische lymphatische Leukämie zu den Non-Hodgkin-Lymphomen* gerechnete Leukämie, die meist zwischen dem 60. und 70. Lebensjahr auftritt; SYN: chronische lymphozytische Leukämie, chronische Lymphadenose

chronische lymphozytische Leukämie →chronische lymphatische Leukämie

chronische myeloische Leukämie myeloproliferative Erkrankung, die meist im mittleren Lebensalter beginnt; der Verlauf ist langsam progredient mit schleichendem Beginn; am Ende steht meist ein terminaler Blastenschub*; SYN: chronische granulozytäre Leukämie

granulozytäre Leukämie →myeloische Leukämie

lymphatische Leukämie durch eine Proliferation von Zellen des lymphatischen Systems gekennzeichnete akute oder chronische Leukämie; SYN: lymphozytische Leukämie

lymphozytische Leukämie →lymphatische Leukämie

myeloische Leukämie durch eine Proliferation von Zellen des myeloischen Systems gekennzeichnete akute oder chronische Leukämie; SYN: granulozytäre Leukämie

myelomonozytäre Leukämie →akute myelomonozytäre Leukämie

promyelozytäre Leukämie →akute promyelozytäre Leukämie

reifzellige Leukämien →chronische Leuk-

L

ämien

subleukämische Leukämie akute Leukämie mit nicht oder nur mäßig erhöhter Leukozytenzahl; SYN: Subleukämie

unreifzellige Leukämie →akute Leukämie

leuk|ä|misch *adj* Leukämie betreffend, von ihr betroffen oder gekennzeichnet, durch sie bedingt

Leu|kä|mo|gen *f* leukämieauslösende Substanz

leu|kä|mo|gen *adj* leukämieauslösend, leukämieverursachend

Leu|kä|mo|ge|ne|se *f* Leukämieentstehung

leu|kä|mo|id *adj* leukämieartig, leukämieähnlich

Leuk|a|phe|re|se *f* Abtrennung der weißen Blutkörperchen; SYN: Leukopherese

Leuk|en|ze|pha|li|tis *f, pl* **-ti|den** Entzündung der weißen Hirnsubstanz; SYN: Leucoencephalitis, Leukoenzephalitis

subakute sklerosierende Leukenzephalitis van Bogaert chronisch-progrediente, alle Hirnteile [Panenzephalitis*] betreffende Slow-virus-Infektion*, die mehrere (bis zu 30) Jahre nach akuter Maserninfektion auftritt; SYN: subakute sklerosierende Panenzephalitis, Einschlusskörperenzephalitis Dawson

leuk|en|ze|pha|li|tisch *adj* Leukenzephalitis betreffend, von ihr betroffen oder gekennzeichnet; SYN: leukoenzephalitisch

Leuk|en|ze|pha|lo|pa|thie *f* →Leukoenzephalopathie

Leu|kin *nt* bakterizides Protein aus Granulozyten

Leuko-, leuko- *präf.* Wortelement mit der Bedeutung "weiß/glänzend"

Leu|ko|blas|to|se *f* allgemeine Bezeichnung für ein Vermehrung der Leukozyten, insbesondere der Myeloblasten*

Leu|ko|ci|din *nt* →Leukozidin

Leu|ko|derm *m* umschriebener Pigmentverlust der Haut; SYN: Leukopathie, Leukopathia, Leukoderma, Leucoderma

Leu|ko|der|ma *nt* →Leukoderm

Leu|ko|di|a|pe|de|se *f* aktive Wanderung von Leukozyten durch die Gefäßwand; SYN: Leukopedese, Leukozytendiapedese

Leu|ko|dys|tro|phia *f* →Leukodystrophie

Leukodystrophia cerebri progressiva hereditaria autosomal-rezessiv vererbter Defekt der **Galaktosylceramidase** mit Entmarkungsarealen und Ablagerung von Zerebrosiden in Riesenzellen [**Globoidzellen**]; SYN: Galaktozerebrosidlipidose, Galaktozerebrosidose, Globoidzellen-Leukodystrophie

Leu|ko|dys|tro|phie *f* Oberbegriff für Erkrankungen, die zur Entmarkung der grauen Hirnsubstanz führen; SYN: Leukodystrophia

metachromatische Leukodystrophie autosomal-rezessiv vererbte Speicherkrankheit mit Einlagerung von Sulfatiden ins ZNS, periphere Nerven und Niere; SYN: metachromatische Leukoenzephalopathie, Sulfatidlipidose, Sulfatidose

metachromatische Leukodystrophie Typ Scholz tödlich verlaufende, autosomal-rezessiv vererbte Form der metachromatischen Leukodystrophie* mit geistiger Retardierung, progredienter spastischer Tetraparese*, Schluckstörungen und epileptiformen Anfällen; SYN: Scholz-Syndrom, Scholz-Bielschowsky-Henneberg-Sklerosetyp

Leu|ko|en|ze|pha|li|tis *f, pl* **-ti|den** →Leukenzephalitis

leu|ko|en|ze|pha|li|tisch *adj* →leukenzephalitisch

Leu|ko|en|ze|pha|lo|pa|thie *f* krankhafte Veränderung der weißen Hirnsubstanz; SYN: Leukenzephalopathie

metachromatische Leukoenzephalopathie autosomal-rezessiv vererbte Speicherkrankheit mit Einlagerung von Sulfatiden ins ZNS, periphere Nerven und Niere; SYN: metachromatische Leukodystrophie, Sulfatidlipidose, Sulfatidose

leu|ko|e|ry|thro|blas|tisch *adj* sowohl Leukoblasten als auch Erythroblasten enthaltend

Leu|ko|e|ry|thro|blas|to|se *f* bei Verdrängung und Zerstörung des Knochenmarks [z.B. Osteomyelofibrose*] auftretende Anämie mit unreifen Erythrozyten- und Leukozytenvorstufen; SYN: leukoerythroblastische Anämie, idiopathische myeloische Metaplasie, primäre myeloische Metaplasie

Leu|ko|gramm *nt* Differentialblutbild*

Leu|ko|ke|ra|to|sis *f, pl* **-ses** →Leukoplakie

Leu|ko|ki|ne|se *f* Bewegung von weißen Blutkörperchen im Blutstrom

leu|ko|ki|ne|tisch *adj* Leukokinese betreffend

Leu|ko|ly|se *f* Leukozytenauflösung; SYN: Leukozytolyse

Leu|ko|ly|sin *nt* leukozytenauflösende Substanz; SYN: Leukozytolysin

leu|ko|ly|tisch *adj* Leukolyse betreffend oder auslösend; SYN: leukozytolytisch

Leu|kom *nt* weißer Hornhautfleck; SYN: Leukoma, Leucoma, Albugo

Leu|ko|ma *nt, pl* **-ma|ta** →Leukom

leu|ko|ma|tös *adj* Leukom betreffend, an einem Leukom leidend

Leu|ko|mel|al|gie *f* anfallsweise Blässe und Kälte der Haut

Leu|ko|my|e|li|tis *f, pl* **-ti|den** Entzündung der weißen Rückenmarksubstanz

leu|ko|my|e|li|tisch *adj* Leukomyelitis betreffend, von ihr betroffen oder gekennzeichnet

Leu|ko|my|e|lo|pa|thie *f* krankhafte Veränderung der weißen Rückenmarksubstanz

Leu|ko|ny|chia *f* →Leukonychie

Leu|ko|ny|chie *f* Weißfärbung der Nägel; SYN: Leukonychia, Leuconychia

Leu|ko|pa|thie *f* →Leukoderm

Leu|ko|pe|de|se *f* →Leukodiapedese

Leu|ko|pe|nie *f* verminderter Leukozytenge-

halt des Blutes; SYN: Leukozytopenie
leu|ko|pe|nisch *adj* Leukopenie betreffend, von ihr betroffen oder gekennzeichnet, durch sie bedingt
Leu|ko|pha|go|zy|to|se *f* Leukozytenabbau durch Makrophagen* des retikuloendothelialen Systems; SYN: Leukozytophagie
Leu|ko|phe|re|se *f* →Leukapherese
Leu|ko|pla|kie *f* Verhornungsstörung der Schleimhaut mit Bildung weißer Herde; SYN: Weißschwielenkrankheit, Leukoplakia, Leucoplacia, Leukokeratosis
orale haarförmige Leukoplakie bei HIV-Infektionen auftretende Leukoplakie* durch das Epstein-Barr-Virus; SYN: Haarleukoplakie
leu|ko|pla|kisch *adj* Leukoplakie betreffend, von ihr betroffen oder gekennzeichnet, durch sie bedingt
Leu|ko|po|e|se *f* Leukozytenbildung; SYN: Leukozytopoese
leu|ko|po|e|tisch *adj* Leukopoese betreffend; SYN: leukozytopoetisch
Leu|ko|pro|te|a|sen *pl* in Leukozyten vorkommende Proteasen*
Leu|kor|rha|gie *f* starke Leukorrhoe*
Leu|kor|rhoe *f, pl* **-rho|en** weißlicher Ausfluss aus der Scheide; SYN: Weißfluss, Fluor albus
Leu|ko|se *f* heute selten gebrauchte Bezeichnung für Leukämie*
unreifzellige Leukose →akute Leukämie
leu|ko|tak|tisch *adj* Leukotaxis betreffend oder auslösend
Leu|ko|ta|xis *f* aktive Bewegung von weißen Blutkörperchen; SYN: Leukozytotaxis
Leu|ko|to|xin *nt* leukozytenschädigende Substanz; SYN: Leukozytotoxin
leu|ko|to|xisch *adj* leukozytenzerstörend, leukozytenschädigend; SYN: leukozytotoxisch
Leu|ko|tri|chia *f* →Leukotrichosis
Leu|ko|tri|cho|se *f* →Leukotrichosis
Leu|ko|tri|cho|sis *f, pl* **-ses** Weißfärbung aller Haare oder vereinzelter Haargruppen; SYN: Weißhaarigkeit, Leukotrichia, Leukotrichose
Leu|ko|tri|ene *pl* aus Arachidonsäure gebildete Mediatoren von entzündlichen und allergischen Reaktionen
Leu|ko|vo|rin *nt* von Leuconostoc citrovorum gebildete aktive Form der Folsäure*; SYN: N^{10}-Formyl-Tetrahydrofolsäure, Citrovorum-Faktor, Leucovorin
Leu|ko|zi|din *nt* die Leukozytenmembran schädigendes Exotoxin* von Staphylococcus* aureus; SYN: Leukocidin
Leu|ko|zyt *m* Oberbegriff für alle kernhaltigen Blutzellen, die kein Hämoglobin enthalten; unterteilt in Granulozyten*, Lymphozyten* und Monozyten*; SYN: weiße Blutzelle, weißes Blutkörperchen
basophiler Leukozyt mit basischen Farbstoffen anfärbbarer granulozytärer Leukozyt; SYN: basophiler Granulozyt, Basophiler
eosinophiler Leukozyt mit Eosin anfärbbarer granulozytärer Leukozyt; SYN: eosinophiler Granulozyt, Eosinophiler
granulärer Leukozyt polymorphkernige weiße Blutzelle mit abfärbbaren Granula; SYN: Granulozyt
neutrophiler Leukozyt mit neutralen Farbstoffen anfärbbarer granulozytärer Leukozyt; häufigste Granulozytenform; SYN: neutrophiler Granulozyt, Neutrophiler
leu|ko|zy|tär *adj* Leukozyten betreffend
Leu|ko|zy|ten|an|ti|ge|ne *pl* auf der Oberfläche von Leukozyten sitzende Antigene, die als Histokompatibilitätsantigen von Bedeutung sind
Leu|ko|zy|ten|an|ti|kör|per *m* gegen Leukozyten gerichtete Antikörper
Leu|ko|zy|ten|di|a|pe|de|se *f* →Leukodiapedese
Leu|ko|zy|ten|kon|zen|trat *nt* s.u. Blutkörperchenkonzentrat
Leu|ko|zy|ten|man|schet|te *f* Schicht aus Leukozyten und Thrombozyten an der Grenzschicht zwischen Plasma und Erythrozyten in Blutkonserven; SYN: buffy coat
Leu|ko|zy|to|ge|ne|se *f* Leukozytenbildung
leu|ko|zy|to|id *adj* leukozytenartig, leukozytenähnlich, leukozytenförmig
leu|ko|zy|to|klas|tisch *adj* leukozytenauflösend
Leu|ko|zy|to|ly|se *f* Leukozytenauflösung; SYN: Leukolyse
Leu|ko|zy|to|ly|sin *nt* leukozytenauflösende Substanz; SYN: Leukolysin
leu|ko|zy|to|ly|tisch *adj* Leukozytolyse betreffend oder auslösend; SYN: leukolytisch
Leu|ko|zy|to|pe|nie *f* →Leukopenie
periodische Leukozytopenie →zyklische Leukozytopenie
zyklische Leukozytopenie angeborene, in regelmäßigen Abständen auftretende, vorübergehende Verminderung der neutrophilen Leukozyten im peripheren Blut; SYN: periodische Leukozytopenie, periodische/zyklische Neutropenie
Leu|ko|zy|to|pha|gie *f* Leukozytenabbau durch Makrophagen* des retikuloendothelialen Systems; SYN: Leukophagozytose
Leu|ko|zy|to|po|e|se *f* Leukozytenbildung; SYN: Leukopoese
leu|ko|zy|to|po|e|tisch *adj* Leukozytopoese betreffend; SYN: leukopoetisch
Leu|ko|zy|to|se *f* Erhöhung der Leukozytenzahl im Blut
absolute Leukozytose Erhöhung der Leukozytenzahl auf Werte über 10.000/µl
basophile Leukozytose Vermehrung der basophilen Leukozyten im Blut; SYN: Basophilie, Basozytose
extreme Leukozytose Erhöhung der Leukozytenzahl auf Werte über 20.000/µl
pathologische Leukozytose jede nichtphysiologische Leukozytenerhöhung
physiologische Leukozytose Anstieg der Leukozytenzahl in der Neugeborenenperi-

ode oder auch postprandial

postprandiale Leukozytose physiologische Leukozytose in der postprandialen Verdauungsphase; SYN: Verdauungsleukozytose

relative Leukozytose isolierte Erhöhung nur einer Leukozytenart bei normaler Leukozytenzahl

terminale Leukozytose kurz vor dem Tod auftretende, terminale Erhöhung der Leukozyten

toxische Leukozytose Leukozytose im Rahmen einer Blutvergiftung

Leu|ko|zy|to|ta|xis *f* aktive Bewegung von weißen Blutkörperchen; SYN: Leukotaxis

Leu|ko|zy|to|to|xin *nt* leukozytenschädigende Substanz; SYN: Leukotoxin

leu|ko|zy|to|to|xisch *adj* leukozytenzerstörend, leukozytenschädigend; SYN: leukotoxisch

leu|ko|zy|to|trop *adj* mit besonderer Affinität für Leukozyten

Leu|ko|zyt|u|rie *f* Leukozytenausscheidung im Harn

Leuz-, leuz- *präf.* Wortelement mit der Bedeutung "weiß/glänzend"

Leu|zin *nt* essentielle Aminosäure; SYN: α-Aminoisocapronsäure, Leucin

Leu|zin|a|mi|no|pep|ti|da|se *f* Protease* des Eiweißstoffwechsels, die Aminosäuren von Proteinen und Peptiden abspaltet; SYN: Leucinarylamidase, Leucinaminopeptidase, Leuzinarylamidase

Leu|zin|a|ryl|a|mi|da|se *f* →Leuzinaminopeptidase

Leu|zi|no|se *f* **1.** Erkrankung mit erhöhtem Leucinspiegel im Blut und Leucinurie; SYN: Leucinose **2.** autosomal-rezessiv vererbte Störung des Aminosäurestoffwechsels mit Erhöhung der Blut- und Urinspiegel von Leucin, Isoleucin und Valin; auffällig ist ein Uringeruch nach Ahornsirup; schon bei Säuglingen kommt es zu Trinkschwäche, Krämpfen, Muskelhypotonie, Opisthotonus* und Bewusstseinseintrübung; SYN: Ahornsirup-Krankheit, Valin-Leucin-Isoleucinurie, Verzweigtkettendecarboxylase-Mangel, Leucinose

Leu|zin|u|rie *f* Leuzinausscheidung im Harn; SYN: Leucinurie

Lev|ar|te|re|nol *nt* im Nebennierenmark und dem sympathischen Nervensystem gebildeter Neurotransmitter; SYN: Noradrenalin, Norepinephrin, Arterenol

Le|va|tor *m* →Musculus levator

Levator ani →Musculus levator ani

Le|va|tor|wulst *m* durch den Musculus* levator veli palatini hervorgerufener Wulst unter der Rachenmündung der Ohrtrompete; SYN: Torus levatorius

Levo-, levo- *präf.* Wortelement mit der Bedeutung "links"

Le|vo|do|pa *nt* bei Parkinson*-Krankheit verwendetes Dopaminergikum; SYN: L-Dopa

Le|vu|lan *nt* →Laevulan

Le|vu|lo|se *f* in Früchten, Honig u.ä. vorkommender, süßester, natürlicher Zucker; wichtig als Energielieferant für Spermatozoen; bei Diabetes* mellitus wird Fruktose als Süßmittel eingesetzt; SYN: Fruchtzucker, (D-)Fructose, (D)-Fruktose, Laevulose, Lävulose

Lewandowsky-Lutz-Syndrom *nt* meist schon im Säuglings- oder Kindesalter beginnende, z.T. durch Viren [**HP-Viren**] hervorgerufene, z.T. familiär gehäuft auftretende generalisierte Warzenerkrankung mit hoher Wahrscheinlichkeit einer malignen Entartung; SYN: Lewandowsky-Lutz-Krankheit, Epidermodysplasia verruciformis, Verrucosis generalisata (Lewandowsky-Lutz)

Lewis-Blutgruppen *pl* Blutgruppensystem, dessen Antigene auch in Speichel und Blutplasma auftreten; kann zu Transfusionszwischenfällen führen; SYN: Lewis-Blutgruppensystem

Leyden-Kristalle *pl* →Charcot-Leyden-Kristalle

Leydig-Zellen *pl* →Leydig-Zwischenzellen

Leydig-Zelltumor *m* i.d.R. gutartiger Tumor der Leydig*-Zwischenzellen; führt zu u.a. Gynäkomastie*

Leydig-Zwischenzellen *pl* testosteronbildende Zellen im interstitiellen Gewebe der Hoden; SYN: Leydig-Zellen, Interstitialzellen, interstitielle Drüsen

L.e.-Zellen *pl* →Lupus erythematodes-Zellen

Le|zi|thin *nt* →Lecithin

Le|zi|thin|ä|mie *f* erhöhter Lezithingehalt des Blutes; SYN: Lecithinämie

Le|zi|thi|na|sen *pl* Gruppe von Enzymen, die Phospholipide hydrolysieren; SYN: Lecithinasen, Phospholipasen

Lezithin-Cholesterin-Acyltransferase *f* in der Leber gebildetes Enzym, das die Bildung von Cholesterinestern katalysiert; SYN: Lecithin-Cholesterin-Acyltransferase

Lezithin/Sphingomyelin-Quotient *m* Verhältnis von Lezithin zu Sphingomyelin im Fruchtwasser; Teil der pränatalen Lungenreifediagnostik; SYN: L/S-Quotient

LGL-Syndrom *nt* →Lown-Ganong-Levine-Syndrom

li|bi|di|nös *adj* Libido betreffend, durch Libido bestimmt, triebhaft

Li|bi|do *f* Geschlechtstrieb, Sexualtrieb

Libman-Sacks-Syndrom *nt* abakterielle Endocarditis* bei Lupus* erythematodes visceralis mit Befall der Atrioventrikularklappen; SYN: Endokarditis Libman-Sacks, atypische verruköse Endokarditis, Endocarditis thrombotica

Li|chen *f* unspezifische Bezeichnung für eine Reihe chronischer Hautkrankheiten mit Knötchenbildung; SYN: Flechte

Lichen albus →Lichen sclerosus et atrophicus

Lichen amyloidosus Amyloidose* der Haut mit Papeln und starkem Juckreiz

Lichen chronicus Vidal →Lichen Vidal

Lichen fibromucinoidosus →Lichen myxoedematosus

Lichen myxoedematosus ätiologisch ungeklärte, v.a. Arme, Rumpf und Oberschenkel befallende, papulöse, disseminierte Muzinose*; SYN: Mucinosis papulosa, Mucinosis lichenoides, Myxodermia papulosa, Lichen fibromucinoidosus

Lichen planus →Lichen ruber planus

Lichen ruber →Lichen ruber planus

Lichen ruber planus ätiologisch unklare, chronische Entzündung der Haut und Schleimhaut mit juckenden Papeln; je nach Auslösefaktor und Lokalisation unterscheidet man eine Reihe von spezifischen Formen; SYN: Knötchenflechte, Lichen ruber, Lichen planus

Lichen sclerosus et atrophicus erbsengroße, porzellanweiße, atrophische Flecken der Haut von Hals, Nacken, Schulter, Brust und Genitale; SYN: Weißfleckenkrankheit, White-Spot-Disease, Lichen albus

Lichen simplex chronicus (Vidal) →Lichen Vidal

Lichen urticatus subakut oder chronisch verlaufende, papulöse Dermatitis* mit heftigem Juckreiz; SYN: Urticaria papulosa chronica, Prurigo simplex subacuta, Prurigo simplex acuta et subacuta adultorum, Strophulus adultorum

Lichen variegatus chronisch progrediente entzündliche Hauterkrankung mit lichenoiden Papeln und Parakeratose; SYN: Parapsoriasis lichenoides, Parakeratosis variegata

Lichen Vidal chronische, in Schüben verlaufende, juckende Hauterkrankung mit Lichenifikation*; SYN: Lichen chronicus Vidal, Neurodermitis circumscripta

Li|che|ni|fi|ka|ti|on *f* flächenhafte Verdickung und Vergröberung der Haut; SYN: Lichenisation

Li|che|ni|sa|ti|on *f* →Lichenifikation

li|che|no|id *adj* lichenartig, flechtenähnlich

Licht *nt* sichtbarer Teil des Spektrums der elektromagnetischen Wellen

Licht|aus|schlag, po|ly|mor|pher *m* ätiologisch ungeklärte, durch Sonnenlicht hervorgerufene Lichtdermatose; die Art der Hautveränderung ist extrem variabel [ekzemartig, plaque-artig, urtikariell, erythematös] und wechselt oft von Mal zu Mal; SYN: polymorphe Lichtdermatose (Haxthausen), Lichtekzem, Sommerprurigo, Lupus erythematodes-artige Lichtdermatose, Prurigo aestivalis, Eccema solare, Dermatopathia photoelectrica

Licht|be|hand|lung *f* Behandlung mit natürlichem oder künstlichem Licht; SYN: Lichttherapie, Phototherapie, Fototherapie

Licht|der|ma|ti|tis *f, pl* **-ti|ti|den** →Lichtdermatose

Licht|der|ma|to|se *f* entzündliche Hautveränderung durch eine photoallergische Reaktion [Photokontaktallergie] oder phototoxische Wirkung [Photokontaktdermatitis*]; SYN: Photodermatose, Photodermatitis, Lichtdermatitis

Lupus-erythematodes-artige Lichtdermatose ätiologisch ungeklärte, durch Sonnenlicht hervorgerufene Lichtdermatose; die Art der Hautveränderung ist extrem variabel [ekzem-artig, plaque-artig, urtikariell, erythematös] und wechselt oft von Mal zu Mal; SYN: polymorphe Lichtdermatose (Haxthausen), polymorpher Lichtausschlag, Lichtekzem, Sommerprurigo, Lupus erythematodes-artige Lichtdermatose, Prurigo aestivalis, Eccema solare, Dermatopathia photoelectrica

polymorphe Lichtdermatose (Haxthausen) →Lupus-erythematodes-artige Lichtdermatose

protoporphyrinämische Lichtdermatose schon in der Kindheit beginnende Variante der erythrohepatischen Porphyrie*; die klinische Symptomatik hängt vom jeweiligen Subtyp [Dermatitis-, Pruritus-, Urtikaria-, Hydro-vacciniformia-Typ] ab; SYN: erythrohepatische Protoporphyrie, erythropoetische Protoporphyrie, Protoporphyria erythropoetica

Licht|ek|zem *nt* ätiologisch ungeklärte, durch Sonnenlicht hervorgerufene Lichtdermatose*; die Art der Hautveränderung ist extrem variabel [ekzem-artig, plaque-artig, urtikariell, erythematös] und wechselt oft von Mal zu Mal; SYN: polymorphe Lichtdermatose (Haxthausen), polymorpher Lichtausschlag, Sommerprurigo, Lupus erythematodes-artige Lichtdermatose, Prurigo aestivalis, Eccema solare, Dermatopathia photoelectrica

Lichtheim-Syndrom *nt* bevorzugt das Hinterstrangsystem und die Pyramidenbahn befallende Entmarkungskrankheit mit neurologischen Ausfällen, Muskelhypotonie, Ataxie, Depression und evtl. Psychose; SYN: Dana-Lichtheim-Krankheit, Dana-Syndrom, Dana-Lichtheim-Putman-Syndrom, funikuläre Spinalerkrankung, funikuläre Myelose

Licht|ko|a|gu|la|ti|on *f* Koagulation* von Netzhautteilen durch konzentrierte Lichtbündel [Laser]; SYN: Photokoagulation, Fotokoagulation

Licht|mi|kro|skop *nt* Mikroskop, das sichtbares Licht durch dünne Probeschnitte schickt und das gewonnene Bild über ein Linsensystem vergrößert

licht|mi|kro|sko|pisch *adj* Lichtmikroskop betreffend, mittels Lichtmikroskop

Licht|quant *nt* Elementarteilchen der Lichtwellen; SYN: Strahlungsquant, Quant, Photon

Licht|re|ak|ti|on *f* reflektorische Pupillenverengung bei Lichteinfall; SYN: Lichtreflex, Pupillenreflex

Licht|re|flex *m* →Lichtreaktion

Licht|scheu *f* 1. durch eine übermäßige Blendungsempfindlichkeit hervorgerufene Abneigung gegen (Sonnen-)Licht; tritt z.B. bei Masern*, Migraine* und Meningitis* auf 2. krankhafte Angst vor (Sonnen-) Licht; SYN: Photophobie; Heliophobie

licht|scheu *adj* Lichtscheu betreffend, von Lichtscheu gekennzeichnet; SYN: photophob

Licht|schrumpf|haut *f* autosomal-rezessive Störung der DNA-Reparatur mit Lichtüberempfindlichkeit; führt zur Entwicklung bösartiger Hauttumoren; SYN: Xeroderma pigmentosum

Licht|the|ra|pie *f* Behandlung mit natürlichem oder künstlichem Licht; SYN: Phototherapie, Fototherapie, Lichtbehandlung

Licht|ur|ti|ka|ria *f* akute Reaktion der Haut auf Sonnenlichteinstrahlung mit Rötung, Juckreiz und Quaddelbildung; SYN: Sonnenurtikaria, Sommerurtikaria, photoallergische Urtikaria, Urticaria solaris/photogenica

L

Lid *nt* Augenlid, Palpebra

Lid|ek|tro|pi|um *nt* Auswärtskehrung/Umstülpung des Augenlids nach außen; SYN: Augenlidektropium, Ektropium, Ektropion

Lid|ent|zün|dung *f* →Blepharitis

Lid|hal|ter *m* Gerät zur Spreizung der Lidspalte

Lid|knor|pel|ent|zün|dung *f* →Tarsitis

Lid|krampf *m* Blepharospasmus*

Lid|ö|dem *nt* Schwellung der Lidhaut, z.B. bei Allgemeinerkrankungen [Herz-, Niereninsuffizienz]

Lid|pto|se *f* Herabhängen des Oberlids; SYN: Oberlidptose, Blepharoptose, Ptose, Ptosis (palpebrae)

Lid|rand|ent|zün|dung *f* →Blepharitis marginalis

Lid|schluss|re|ak|tio|n *f* reflektorischer Lidschluss bei Berührung der Hornhaut, der Haut um das Auge oder plötzlicher Blendung; SYN: Lidschlussreflex

Lid|schluss|re|flex *m* →Lidschlussreaktion

Lid|spal|ten|fleck *m* harmlose Verdickung der Bindehaut in der Lidspalte; SYN: Pinguecula

Lid|ste|no|se *f* angeborene oder erworbene Verengung der Lidspalte; SYN: Lidverengerung, Augenlidstenose, Blepharophimose, Blepharostenose

Lid|ver|en|ge|rung *f* →Lidstenose

Lid|ver|kle|bung *f* Verwachsung/Verklebung von Lid und Bindehaut; SYN: Blepharosynechie, Blepharosymphysis, Symblepharon, Symblepharose

Lid|win|kel|ble|pha|ri|tis *f, pl* **-ti|den** →Blepharitis angularis

Lid|win|kel|ent|zün|dung *f* →Blepharitis angularis

Lid|xan|the|las|ma *nt* Xanthelasma* im Bereich der Lider; SYN: Xanthelasma palpebrarum

Lieberkühn-Drüsen *pl* tubulöse Drüsen der Dünndarm- und Dickdarmschleimhaut; SYN: Lieberkühn-Krypten, Darmdrüsen, Glandulae intestini/intestinales

Liebermann-Cole-Syndrom *nt* erbliches Fehlbildungssyndrom mit Hautatrophie, Pigmentanomalie, sowie Augen-, Zahn- und Skelettfehlbildungen; SYN: fokale dermale Hypoplasie, FDH-Syndrom, kongenitale ektodermale und mesodermale Dysplasie, Goltz-Gorlin-Syndrom, Goltz-Peterson-Gorlin-Ravits-Syndrom, Jessner-Cole-Syndrom

Lie|bes|toll|heit *f* übermäßig gesteigerter Sexualtrieb; SYN: Erotomanie, Hypererosie

Li|en *m* Milz; SYN: Splen

Lien accessorius versprengtes Milzgewebe; SYN: Nebenmilz, Splen accessorius

Lien migrans →Lien mobilis

Lien mobilis abnorm bewegliche Milz; SYN: Wandermilz, Lien migrans

Lien-, lien- *präf.* →Lieno-

li|e|nal *adj* Milz/Lien betreffend, von der Milz ausgehend; SYN: splenisch

Li|e|na|lis *f* aus der Milz kommende Vene, die sich mit der Vena mesenterica superior zur Pfortader vereinigt; SYN: Milzvene, Vena lienalis/splenica

Li|e|ni|tis *f, pl* **-ti|den** Milzentzündung; SYN: Splenitis, Lienitis

li|e|ni|tisch *adj* Milzentzündung/Lienitis betreffend, von ihr betroffen oder gekennzeichnet

Lieno-, lieno- *präf.* Wortelement mit der Bedeutung "Milz/Lien/Splen"

Li|e|no|gra|fie *f* →Lienographie

Li|e|no|gra|phie *f* Röntgenkontrastdarstellung der Milz

li|e|no|pan|kre|a|tisch *adj* Milz und Bauchspeicheldrüse/Pankreas betreffend; SYN: splenopankreatisch

li|e|no|re|nal *adj* Milz und Niere/Ren betreffend; SYN: splenorenal

Li|en|te|rie *f* Durchfall mit unverdauter Nahrung im Stuhl

li|en|te|risch *adj* Lienterie betreffend, von ihr betroffen oder gekennzeichnet

Lieutaud-Dreieck *nt* von den beiden Harnleitermündungen und dem Harnröhrenabgang gebildetes Dreieck am Boden der Harnblase; SYN: Harnblasendreieck, Blasendreieck, Trigonum vesicae

Li|ga|ment *nt* →Ligamentum

li|ga|men|tär *adj* Band/Ligament betreffend, wie ein Band, bandartig

Li|ga|ment|ent|zün|dung *f* →Syndesmitis

Li|ga|men|to|pe|xie *f* operative Verkürzung und Anheftung der Mutterbänder

Li|ga|men|tum *nt, pl* **-ta** Band; SYN: Ligament

Ligamentum acromioclaviculare Band vom Akromion zum äußeren Ende des Schlüsselbeins

Ligamenta alaria Bänder von der Seite des Dens* axis zum Foramen* magnum; SYN: Flügelbänder

Ligamentum anococcygeum Band zwischen After und Steißbeinspitze

Ligamentum anulare radii Ringband des Speichenkopfes im Ellenbogengelenk

Ligamenta anularia tracheales bindegewebige Bänder der Luftröhrenspangen

Ligamentum apicis dentis Band von der Spitze des Dens* axis zum Foramen* magnum

Ligamentum arcuatum laterale Sehnenbogen am 1. Lendenwirbel; Ursprung des lumbalen Teils des Zwerchfells; SYN: Quadratusarkade

Ligamentum arcuatum mediale den Musculus* psoas überspannender Sehnenbogen am 1. Lendenwirbel; SYN: Psoasarkade

Ligamentum arcuatum medianum von den Sehnenbögen des Zwerchfells gebildete Arkade über dem Hiatus* aorticus; SYN: Aortenarkade

Ligamentum arteriosum bindegewebiger Rest des Ductus* arteriosus

Ligamentum auriculare anterius, posterius, superius vorderes, hinteres und oberes Ohrmuschelband

Ligamentum calcaneofibulare Band von der Außenknöchelspitze zum Fersenbein

Ligamenta capsularia Bänder der Gelenkkapsel; SYN: Kapselbänder

Ligamentum cardinale Verstärkungsband des breiten Mutterbandes; SYN: Kardinalband

Ligamenta carpometacarpalia dorsalia, palmaria dorsale und palmare Verstärkungsbänder der Karpometakarpalgelenke

Ligamentum collaterale Seitenband, Kollateralband

Ligamentum collaterale fibulare äußeres Seitenband des Kniegelenkes, Außenband

Ligamentum collaterale tibiale inneres/mediales Seitenband des Kniegelenkes, Innenband

Ligamenta collateralia articulationis metacarpophalangeae Seitenbänder der Karpometakarpalgelenke

Ligamenta collateralia articulationis metatarsophalangeae Seitenbänder der Metatarsophalangealgelenke

Ligamentum coracoacromiale breites, das Schultergelenk überdachendes Band zwischen Processus coracoideus und Akromion

Ligamentum coracoclaviculare Band zwischen Processus coracoideus und Schlüsselbein

Ligamentum coracohumerale Band zwischen Processus coracoideus und Oberarmknochen

Ligamentum cricoarytenoideum elastisches Band zwischen Ringknorpelplatte und Aryknorpel; SYN: Krikoarytänoidband

Ligamentum cricopharyngeum bindegewebiges Band zwischen Ringknorpelplatte und Rachenhinterwand; SYN: Santorini-Band

Ligamentum cricothyroideum medianum Band zwischen Ringknorpelbogen und Schildknorpel; Teil des Conus* elasticus

Ligamentum cricotracheale Band vom Unterrand des Ringknorpels zur ersten Tracheaspange

Ligamentum cruciatum anterius vorderes Kreuzband des Kniegelenkes

Ligamentum cruciatum posterius hinteres Kreuzband des Kniegelenkes

Ligamentum cruciforme atlantis Kreuzband des Atlas

Ligamentum deltoideum deltaförmiges Band des Innenknöchels; SYN: Deltaband, Innenknöchelband

Ligamentum denticulatum zarte Verbindung von der Pia* mater zur Dura* mater des Rückenmarks; Aufhängvorrrichtung des Rückenmarks im Wirbelkanal

Ligamenta extracapsularia extrakapsuläre Bänder; nicht in die Gelenkkapsel einstrahlende Bänder

Ligamentum falciforme hepatis sichelförmige Bauchfellduplikatur von der Leber zur Bauchwand; SYN: sichelförmiges Leberband

Ligamenta flava elastische Bänder zwischen den Wirbelbögen; SYN: gelbe Bänder

Ligamentum gastrocolicum Teil des Omentum* majus zwischen Magen und Kolon; SYN: Magen-Kolon-Band

Ligamentum gastrolienale Teil des Omentum* majus zwischen Magen und Milzhilus; SYN: Magen-Milz-Band, Ligamentum gastrosplenicum

Ligamentum gastrophrenicum Teil des Omentum* majus zwischen großer Magenkurvatur und Zwerchfell

Ligamentum gastrosplenicum →Ligamentum gastrolienale

Ligamenta glenohumeralia Verstärkungsbänder des Schultergelenkes

Ligamenta hepatis Leberbänder

Ligamentum hepatocolicum Teil des Omentum* minus zwischen Leber und Kolon

Ligamentum hepatoduodenale Teil des Omentum* minus zwischen Leberpforte und Zwölffingerdarm

Ligamentum hepatogastricum Teil des Omentum* minus zwischen Leberpforte und kleiner Magenkurvatur

Ligamentum hepatorenale Band zwischen Leber und Niere

Ligamentum hyoepiglotticum Band zwischen Zungenbein und Kehldeckel
Ligamentum iliofemorale Y-förmiges Verstärkungsband des Hüftgelenkes zwischen Spina iliaca anterior inferior und Crista femoris; SYN: Bigelow-Band
Ligamentum incudis posterius, superius hinteres und oberes Aufhängeband des Amboss
Ligamentum inguinale Leistenband; SYN: Arcus inguinalis
Ligamenta intercarpalia dorsalia, interossea, palmaria dorsale, interossäre und palmare Verstärkungsbänder der Interkarpalgelenke
Ligamenta intercuneiformia dorsalia, interossea, plantaria dorsale, interossäre und plantare Bänder zwischen den Keilbeinen
Ligamenta interspinalia Bänder zwischen den Dornfortsätzen der Wirbelsäule
Ligamenta intertransversaria Bänder zwischen den Querfortsätzen der Wirbelsäule
Ligamenta intracapsularia intrakapsuläre Bänder, Bänder innerhalb der Gelenkkapsel
Ligamentum ischiofemorale Verstärkungsband des Hüftgelenkes vom Sitzbeinkörper zum Oberschenkelknochen
Ligamentum lacunare Teil des Leistenbandes zum Pecten ossis pubis; SYN: Gimbernat-Band
Ligamentum laterale Außenband, Lateralband, laterales Ligament
Ligamentum laterale articulationis temporomandibularis Seitenband des Kiefergelenks
Ligamentum latum uteri von der Seitenwand des Beckens zur Gebärmutter ziehende Bauchfellplatte; enthält Eileiter, Eierstock und rundes Mutterband; SYN: breites Mutterband, breites Uterusband
Ligamentum lienorenale Band zwischen Milz und Niere; SYN: Ligamentum splenorenale
Ligamentum longitudinale anterius, posterius vorderes und hinteres Längsband der Wirbelsäule
Ligamentum mallei anterius, laterale, superius vorderes, seitliches und oberes Befestigungsband des Hammers
Ligamentum mediale mediales Ligament, Innenband
Ligamenta metacarpalia dorsalia, interossea, palmaria dorsale, interossäre und palmare Verstärkungsbänder der Mittelhandgelenke
Ligamenta metatarsalia dorsalia, interossea, palmaria dorsale, interossäre und plantare Verstärkungsbänder der Mittelfußgelenke
Ligamentum nuchae Nackenband
Ligamentum ovarii proprium Band zwischen Tubenwinkel und Eierstock; SYN: Eierstockband
Ligamenta palmaria Verstärkungsbänder an der Palmarseite der Fingergrundgelenke
Ligamentum palpebrale laterale, mediale laterales und mediales Lidband
Ligamentum patellae Endsehne des Musculus* quadriceps zwischen unterem Kniescheibenrand und der Tuberositas* tibiae; SYN: Kniescheibenband
Ligamentum pectinatum bindegewebiges Balkennetz zwischen Sinus* venosus sclerae und vorderer Augenkammer; SYN: Hueck-Band, Stenon-Band, iridokorneales Balkenwerk, Reticulum trabeculare
Ligamentum pectineum Fortsetzung des Ligamentum* lacunare zum Pecten ossis pubis; SYN: Cooper-Ligament
Ligamentum phrenicocolicum Band von der linkene Kolonflexur zum Zwerchfell
Ligamentum phrenicosplenicum von Nieren und Zwerchfell kommende Bauchfellduplikatur zum Milzhilus; enthält die Arteria und Vena lienalis
Ligamenta plantaria Verstärkungsbänder an der Plantarseite der Zehengrundgelenke
Ligamentum popliteum arcuatum Verstärkungsband der hinteren Kniegelenksfläche
Ligamentum popliteum obliquum Sehnenzug von der inneren Femurepikondlye zur inneren Tibiakondyle; SYN: Winslow-Band
Ligamentum pubicum inferius, superius unteres und oberes Verstärkungsband der Beckensymphyse
Ligamentum pubofemorale seitliches Verstärkungsband des Hüftgelenks vom oberen Schambeinast zum Trochanter* minor des Oberschenkelknochens
Ligamentum puboprostaticum Band von der Beckensymphyse zur Prostata
Ligamentum pubovesicale Band von der Beckensymphyse zur Blase
Ligamentum reflexum Abspaltung des Leistenbandes zum vorderen Blatt der Rektusscheide; SYN: Colles-Band
Ligamenta sacrococcygea Kreuzbein und Steißbein verbindende Bänder
Ligamenta sacroiliaca das Iliosakralgelenk verstärkende Bänder zwischen Kreuzbein und Darmbein
Ligamentum sacrospinale Band vom Kreuzbein zur Spina ischiadica
Ligamentum sacrotuberale Band vom Kreuzbein zum Tuber ischiadicum
Ligamentum splenorenale →Ligamentum lienorenale
Ligamentum sternoclaviculare anterius, posterius vorderes und hinteres Verstärkungsband zwischen Brustbein und Schlüsselbein
Ligamenta sternocostalia Verstärkungsbänder zwischen Schlüsselbein und Rip-

penknorpel

Ligamenta sternopericardiaca Bindegewebsstränge zwischen der Hinterfläche des Brustbeins und dem Herzbeutel

Ligamentum supraspinale Band zwischen den Spitzen der Dornfortsätze der Brust-, Lenden- und Kreuzwirbelsäule

Ligamenta suspensoria mammaria Aufhängebänder/Haltebänder der Brust

Ligamentum suspensorium Stützband, Halteband, Aufhängeband

Ligamentum suspensorium ovarii Stützband des Eierstockes

Ligamentum suspensorium penis Stützband/Halteband des Penis

Ligamentum talocalcaneum interosseum, laterale, mediale, posterius interossäres, seitliches, inneres und hinteres Verstärkungsband des Talokruralgelenkes

Ligamentum talofibulare anterius, posterius vorderes und hinteres Band zwischen Außenknöchel und Talus

Ligamentum talonaviculare Band vom Taluskopf zum Kahnbein

Ligamenta tarsi dorsalia, interossea, plantaria dorsale, interossäre und plantare Verstärkungsbänder im Fußwurzelbereich

Ligamenta tarsometatarsalia dorsalia, plantaria dorsale und plantare Verstärkungsbänder der Tarsometatarsalgelenke

Ligamentum teres hepatis bindegewebiger Rest der Nabelvene am freien Rand des Ligamentum* falciforme hepatis; SYN: rundes Leberband

Ligamentum teres uteri rundes Halteband der Gebärmutter vom Tubenwinkel zu den großen Schamlippen; SYN: rundes Mutterband, rundes Uterusband

Ligamentum thyroepiglotticum Band vom Schildknorpel zum Kehldeckel

Ligamentum thyrohyoideum laterale, medianum seitliches und mittleres Band vom Schildknorpel zum Zungenbein

Ligamentum tibiofibulare anterius, posterius vorderes und hinteres Band zwischen Schienbein und Wadenbein; Teil der Syndesmosis* tibiofibularis

Ligamentum transversum perinei querverlaufende Faszienverdickung unterhalb des Ligamentum* pubicum inferius; SYN: Carcassone-Band, Waldeyer-Band

Ligamentum umbilicale mediale bindegewebiger Rest der Nabelarterie

Ligamentum umbilicale medianum bindegewebiger Rest des verödeten Urachus; SYN: Urachusstrang, Chorda urachi

Ligamentum venosum bindegewebiger Rest des verödeten Ductus* venosus

Ligamentum vesicouterinum äußerer Schenkel des Blasenpfeilers

Ligamentum vestibulare Bindegewebszug zwischen Schildknorpel und Stellknorpel; SYN: Taschenband, falsches Stimmband

Ligamentum vocale in der Stimmlippe verlaufendes Band zwischen Schildknorpel und Stellknorpel; SYN: Stimmband

Li|gan|din *nt* in der Leber gebildetes Protein, das u.a. Bilirubin, Östrogene und Arzneimittel bindet

Li|ga|se *f* Enzym, das zwei Moleküle durch Bildung einer C-C-, C-O-, C-S- oder C-N-Bindung verbindet; SYN: Synthetase

Li|ga|tur *f* Unterbindung/Abbindung eines Gefäßes oder Hohlorgans

Lightwood-Albright-Syndrom *nt* renale tubuläre Azidose* mit Nephrokalzinose*, Nephrolithiasis*, Minderwuchs und Muskeladynamie; SYN: Lightwood-Butler-Albright-Syndrom

Lightwood-Butler-Albright-Syndrom *nt* →Lightwood-Albright-Syndrom

Lignac-Fanconi-Krankheit *f* zu den lysosomalen Speicherkrankheiten* gehörende, autosomal-rezessiv vererbte Erkrankung mit Cystinspeicherung in u.a. Kornea, Konjunktiva, Knochenmark, Niere, Lymphozyten; SYN: Zystinspeicherkrankheit, Zystinose, Lignac-Syndrom, Aberhalden-Fanconi-Syndrom, Aberhalden-Fanconi-Lignac-Syndrom, Cystinose

Lignac-Syndrom *nt* →Lignac-Fanconi-Krankheit

Lig|nin *nt* hochmolekulares Alkoholpolymerisat; wichtiger Bestandteil von Holz

Li|la|krank|heit *f* durch typische lilafarbene, ödematöse Erytheme* gekennzeichnete Autoimmunkrankheit* mit Beteiligung der Haut und Muskulatur; SYN: Dermatomukomyositis, Dermatomyositis

lim|bisch *adj* Limbus oder limbisches System betreffend

Lim|bus *m, pl* **-bi** Saum, Rand, Kante

Limbus acetabuli Rand der Hüftgelenkspfanne; SYN: Pfannenrand, Azetabulumrand, Margo acetabuli

Limbus anteriorpalpebrae vordere Lidkante

Limbus corneae Hornhautrand

Limbus posterior palpebrae hintere Lidkante

Li|men *nt* Grenze, Schwelle

li|mi|ta|tiv *adj* begrenzend, einschränkend, beschränkend

Lin|co|my|cin *nt* von **Streptomyces lincolnensis** gebildetes bakteriostatisches Antibiotikum

Lin|dan *nt* äußerlich gegen Hautparasiten [Läuse] angewandtes toxisches Insektizid*; SYN: Benzolhexachlorid, Hexachlorcyclohexan

Lindau-Syndrom *nt* →Hippel-Lindau-Syndrom

Lindau-Tumor *m* von der Gefäßwand ausgehender gutartiger Tumor; SYN: Angioblastom, Hämangioblastom

Li|nea *f, pl* **-ne|ae** Linie

Linea alba weißer Sehnenstreifen in der vorderen Medianlinie vom Brustbein bis zur Schamfuge; SYN: Hunter-Linie

Linea anocutanea Übergang von Afterschleimhaut zu Haut; SYN: Anokutangrenze, Anokutanlinie

Linea aspera Knochenleiste an der Rückseite des Oberschenkleknochens

Linea axillaris anterior, media, posterior vordere, mittlere und hintere Axillarlinie

Linea epiphysialis knorpelige Schicht zwischen Epiphyse* und Diaphyse* der langen Röhrenknochen; Wachstumsschicht der Knochen, die nach Abschluss des Wachstums nur noch schwer erkennbar ist; SYN: Epiphysenlinie, Epiphysenfuge

Linea mammillaris senkrecht durch die Brustwarze verlaufende anatomische Hilfslinie; SYN: Mamillarlinie

Linea mediana anterior vordere vertikale Rumpfmittellinie, vordere Mittellinie des Rumpfes

Linea mediana posterior hintere vertikale Rumpfmittellinie, hintere Mittellinie des Rumpfes

Linea medioclavicularis senkrecht durch die Schlüsselbeinmitte verlaufende, anatomische Hilfslinie; SYN: Medioklavikularlinie

Linea nuchalis drei [**Linea nuchalis inferior, superior, suprema**] querverlaufende Knochenleisten am Hinterhauptsbein

Linea parasternalis senkrecht verlaufende, anatomische Hilfslinie zwischen Sternal- und Mamillarlinie; SYN: Parasternallinie

Linea paravertebralis über den Querfortsätzen der Wirbel verlaufende, senkrechte anatomische Hilfslinie; SYN: Paravertebrallinie

Linea scapularis durch die untere Schulterblattspitze verlaufende, senkrechte anatomische Hilfslinie; SYN: Skapularlinie

Linea sternalis am Seitenrand des Brustbeins verlaufende, senkrechte anatomische Hilfslinie; SYN: Sternallinie

Linea terminalis (pelvis) Grenzlinie zwischen großem und kleinem Becken

Lingu-, lingu- *präf.* →Linguo-

Lin|gua *f* Zunge; SYN: Glossa

Lingua bifida angeborene Längsspaltung der Zunge; SYN: Zungenspalte, Spaltzunge, Glossoschisis

Lingua geographica gutartige Veränderung der Zunge mit flächenhafter Schleimhautabstoßung; SYN: Landkartenzunge, Wanderplaques, Glossitis exfoliativa marginata, Glossitis areata exsudativa

Lingua glabra glatte Zunge bei Papillenatrophie

Lingua lobata netzförmige Felderung der Zunge bei tertiärer Syphilis; SYN: Lappenzunge

Lingua pilosa Hypertrophie* der filiformen Zungenpapillen; SYN: Haarzunge, Glossotrichie, Trichoglossie, Lingua villosa

Lingua pilosa nigra durch Nicotinsäureamidmangel, chemische Reize, Bakterien oder Pilze hervorgerufene grauschwarze Hyperkeratose der filiformen Zungenpapillen; SYN: schwarze Haarzunge, Glossophytie, Melanoglossie, Lingua villosa nigra

Lingua plicata angeborene oder erworbene tiefe Furchung der Zunge; SYN: Faltenzunge, Lingua scrotalis

Lingua scrotalis →Lingua plicata

Lingua villosa →Lingua pilosa

Lingua villosa nigra →Lingua pilosa nigra

lin|gu|al *adj* Zunge/Lingua betreffend; in Zungennähe oder in Richtung der Zunge; zungenförmig

Lin|gu|a|tu|la *f* beim Menschen selten vorkommender Parasit der Atemwege; SYN: Zungenwurm

Linguatula rhinaria Linguatula serrata; s.u. Linguatuliasis

Linguatula serrata s.u. Linguatuliasis

Lin|gu|a|tu|li|a|sis *f, pl* **-ses** durch Zungenwürmer [meist **Nasenwurm, Linguatula serrata**] verursachte Erkrankung der Mund- und Nasenhöhle; SYN: Linguatula-Infektion

Lin|gu|a|tu|li|da *pl* wurmähnliche Endoparasiten von Mensch und Wirbeltieren; SYN: Zungenwürmer, Pentastomida, Pentastomiden

Lin|gu|la *f* Zünglein, zungenförmiges Gebilde

Lin|gu|lek|to|mie *f* Resektion der Lingula* pulmonis

Linguo-, linguo- *präf.* Wortelement mit der Bedeutung "Zunge/Lingua"

lin|gu|o|den|tal *adj* Zunge und Zähne/Dentes betreffend

Lin|gu|o|pa|pil|li|tis *f, pl* **-ti|den** Entzündung der Zungen(rand)papillen

Li|ni|ment *nt* →Linimentum

Li|ni|men|tum *nt, pl* **-ta** weiche, halbflüssige Salbe; SYN: Liniment

Li|ni|tis plas|ti|ca *f* diffus-infiltrierende, alle Magenwandschichten erfassende, entzündliche Veränderung, die meist als Symptom eines szirrhös wachsende Magenkarzinoms* zu sehen ist; SYN: Magenszirrhus, entzündlicher Schrumpfmagen, Brinton-Krankheit

Links|ap|pen|di|zi|tis *f, pl* **-ti|den** **1.** Appendizitis bei Situs* inversus; SYN: links-seitige Appendizitis **2.** Divertikelentzündung; SYN: links-seitige Appendizitis

Links|herz|di|la|ta|ti|on *f* Erweiterung der linken Herzkammer als Zeichen einer Linksherzinsuffizienz*; SYN: Linksherzerweiterung, linksventrikuläre Dilatation

Links|herz|er|wei|te|rung *f* →Linksherzdilatation

Links|herz|hy|per|tro|phie *f* Hypertrophie* der linken Herzkammer; SYN: linksventrikuläre Hypertrophie

Linksherzhypoplasie-Syndrom *nt* angeborener Herzfehler mit Unterentwicklung des linken Ventrikels und meist auch der aufsteigenden Aorta; SYN: hypoplastischer linker Ventrikel

Links|herz|in|suf|fi|zi|enz *f* s.u. Herzinsuffizienz

Links|herz|ka|the|ter *m* s.u. Herzkatheterisierung

Links-Rechts-Shunt *m* Shunt, bei dem Blut aus dem arteriellen Teil des Kreislauf in den venösen Teil fließt

Links|schen|kel|block *m* Blockierung der Erregungsleitung im linken Tawara-Schenkel*

links|vent|ri|ku|lär *adj* (*Herz*) nur den linken Ventrikel/die linke Kammer betreffend

Links|ver|schie|bung *f* vermehrtes Auftreten unreifer Vorstufen der Granulozytopoese* im peripheren Blutbild

Li|no|len|säu|re *f* essentielle, dreifach ungesättigte Fettsäure

Li|nol|säu|re *f* essentielle, zweifach ungesättigte Fettsäure; SYN: Leinölsäure

Lin|se *f* **1.** (*physik.*) lichtdurchlässiger Körper mit gekrümmten Oberflächen, der Lichtstrahlen bündelt [**Sammellinse**] oder streut [**Zerstreuungslinse**] **2.** Augenlinse, Lens

bikonkave Linse Linse mit konkaver Krümmung der Vorder- und Hinterfläche; SYN: Bikonkavlinse

bikonvexe Linse Linse mit konvexer Krümmung der Vorder- und Hinterfläche; SYN: Bikonvexlinse

intraokulare Linse aus Kunststoff hergestellte künstliche Augenlinse; SYN: intraokulare Kunststofflinse, Linsenprothese

konkave Linse nach innen gewölbte Linse, die Lichtstrahlen streut; SYN: Konkavlinse, Zerstreuungslinse, Streuungslinse

konkavokonkave Linse →bikonkave Linse

konvexe Linse Linse, die Licht nach innen beugt und in einem Brennpunkt vereinigt; SYN: Konvexlinse, Sammellinse

Lin|sen|ek|to|pie *f* angeborene Verlagerung der Augenlinse; SYN: Ektopia lentis congenita

Lin|sen|ent|zün|dung *f* →Lentitis

Lin|sen|ex|trak|ti|on *f* operative Entfernung der Augenlinse, z.B. bei Katarakt

Lin|sen|fleck *m* kleiner, rundlicher, brauner Pigmentfleck der Haut; SYN: Linsenmal, Lentigo benigna/juvenilis/simplex

Lin|sen|im|plan|ta|ti|on *f* Einsetzen einer künstlichen Linse nach Linsenextraktion*

Lin|sen|kap|sel|ent|zün|dung *f* →Phakozystitis

Lin|sen|kern *m* zu den Basalganglien gehörender Kern aus zwei Teilen, Putamen und Globus pallidus; SYN: Nucleus lentiformis

Lin|sen|lu|xa|ti|on *f* Verlagerung der Augenlinse

Lin|sen|mal *nt* →Linsenfleck

Lin|sen|pro|the|se *f* aus Kunststoff hergestellte künstliche Augenlinse; SYN: intraokulare Linse, intraokulare Kunststofflinse

Lin|sen|schlot|tern *nt* abnorme Beweglichkeit der Augenlinse; SYN: Phakodenesis

Lin|sen|vor|fall *m* Vorfall der Linse durch einen Defekt von Hornhaut oder Sklera; SYN: Phakozele, Lentozele, Hernia lentis

Lio-, lio- *präf.* Wortelement mit der Bedeutung "glatt/sanft"

Li|o|der|ma *f* →Leioderma

Lip-, lip- *präf.* →Lipo-

Lip|al|gie *f* ätiologisch ungeklärte, meist Frauen in der Menopause befallende, lokalisierte, schmerzhafte Fettgewebsvermehrung; SYN: Dercum-Krankheit, Adiposalgie, Adipositas dolorosa, Lipomatosis dolorosa

Lip|ä|mie *f* vermehrter Neutralfettgehalt des Blutes; SYN: Hyperlipämie

alimentäre Lipämie durch eine erhöhte Fettaufnahme mit der Nahrung hervorgerufene, milchige Trübung des Plasma; SYN: postprandiale Lipämie

postprandiale Lipämie →alimentäre Lipämie

lip|ä|misch *adj* Lipämie betreffend, von ihr betroffen oder gekennzeichnet, durch sie bedingt; SYN: hyperlipämisch

Li|pa|ro|ze|le *f* Eingeweidebruch mit Fettgewebe im Bruchsack; SYN: Fettbruch, Liparozele, Lipozele, Adipozele

Li|pa|se *f* fettspaltendes Enzym

Li|pas|u|rie *f* Lipaseausscheidung im Harn

Lip|a|tro|phie *f* Fettgewebsschwund, Fettgewebsatrophie; SYN: Lipoatrophie, Lipoatrophia, Lipatrophia

lip|a|tro|phisch *adj* Lipatrophie betreffend, von ihr betroffen oder gekennzeichnet

Lip|a|zid|ä|mie *f* Erhöhung der freien Fettsäuren im Blut; SYN: Hyperlipazidämie

Lip|a|zid|u|rie *f* Fettsäureausscheidung im Harn

Lip|ek|to|mie *f* Fettentfernung, Fettgewebsentfernung

Li|pid|ä|mie *f* vermehrter Gesamtlipidgehalt des Blutes, Erhöhung der Serumlipide; SYN: Hyperlipidämie

Li|pi|de *pl* Sammelbezeichnung für Fette und fettähnliche Stoffe, die in Wasser unlöslich sind, sich aber gut in apolaren organischen Lösungsmitteln lösen

Lipid A in der Bakterienwand sitzendes Lipopolysaccharid*, das als Endotoxin* wirkt

Li|pid|ne|phro|se *f* →Lipoidnephrose

Li|pi|do|ly|se *f* Lipidspaltung, Lipidabbau

li|pi|do|ly|tisch *adj* Lipidolyse betreffend oder auslösend, liplidspaltend

Li|pi|do|se *f* Oberbegriff für Erkrankungen mit einer vermehrten Lipidspeicherung in Geweben; SYN: Lipidspeicherkrankheit, Lipidthesaurismose, Lipoidose, Lipoidspeicherkrankheit, Lipoidthesaurismose

zerebrale Lipidose Lipidspeicherkrankheit mit Lipideinlagerung im Gehirn; SYN:

L

zerebrale Sphingolipidose

Li|pid|pneu|mo|nie *nt* durch Inhalation öl- oder fetthaltiger Substanzen verursachte Pneumonie*; SYN: Ölaspirationspneumonie, Fettaspirationspneumonie

Li|pid|sen|ker *m* Arzneimittel mit Wirkung gegen erhöhte Blutlipidspiegel; SYN: Antilipidämikum, Antihyperlipämikum

Li|pid|spei|cher|krank|heit *f* →Lipidose

Li|pid|spei|cher|the|sau|ris|mo|se *f* →Lipidose

Li|pid|u|rie *f* →Lipurie

Lipo-, lipo- *präf.* Wortelement mit der Bedeutung "Fett"

Li|po|a|de|nom *nt* gutartiger Mischtumor aus Drüsen- und Fettgewebe; SYN: Adenolipom

Li|po|a|mid|de|hy|dro|ge|na|se *f* Flavoenzym, das Wasserstoff im Zitronensäurezyklus auf NAD überträgt; SYN: Diaphorase

Li|po|ar|thri|tis *f, pl* **-ti|den** Entzündung des (peri)artikulären Fettgewebes

li|po|ar|thri|tisch *adj* Lipoarthritis betreffend, von ihr betroffen oder gekennzeichnet

Li|po|a|tro|phie *f* →Lipatrophie

Li|po|cal|ci|no|gra|nu|lo|ma|to|se *f* familiär gehäufte Kalzinose* mit Ablagerung von Kalksalzen in Haut, Muskeln, Schleimbeuteln und Sehnenscheiden; SYN: Lipokalzinogranulomatose, Calcinosis metabolica universalis, Calcinosis interstitialis, Lipoidkalkgicht, Teutschländer-Krankheit, Teutschländer-Syndrom

Li|po|cal|ci|no|sis pro|gre|di|ens *f* →Lipokalzinogranulomatose

Li|po|chon|dro|dys|tro|phie *f* autosomal-rezessiv vererbte Speicherkrankheit durch einen Mangel an α-L-Iduronidase; typisch sind Knochenwachstumsstörungen [disproportionierter Zwergwuchs*, Lendenkyphose], Deformität des Gesichtsschädels [Wasserspeiergesicht*], Hepatosplenomegalie*, sowie Hornhauttrübungen und evtl. eine geistige Retardierung; SYN: (von) Pfaundler-Hurler-Krankheit, (von) Pfaundler-Hurler-Syndrom, Hurler-Syndrom, Hurler-Krankheit, Dysostosis multiplex, Mukopolysaccharidose I-H

Li|po|chrom *nt* fettlösliche, gelbe bis dunkelrote Farbstoffe, z.B. Lutein, Carotinoide; SYN: Lipoidpigment

Li|po|chrom|ä|mie *f* erhöhter Lipochromgehalt des Blutes; SYN: Hyperlipochromämie

Lip|ö|dem *nt* ödematöse Schwellung des subkutanen Fettgewebes, v.a. an den Beinen von Frauen mittleren Alters

Li|po|dys|tro|phia *f* →Lipodystrophie

Lipodystrophia intestinalis →intestinale Lipodystrophie

Li|po|dys|tro|phie *f* Schwund des Fettgewebes, Fettgewebsschwund; SYN: Lipodystrophia

intestinale Lipodystrophie bakterielle [**Tropheryma whippelii**] Darmerkrankung mit Fettresorptions- und Verdauungsstörung; SYN: Whipple-Krankheit, Morbus Whipple, lipophage Intestinalgranulomatose, Lipodystrophia intestinalis

Li|po|fus|zin *nt* bräunliches Pigmentgemisch, das beim Abbau von Zellbestandteilen anfällt und in der Zelle abgelagert wird; SYN: Abnutzungspigment

Li|po|fus|zi|no|se *f* vermehrte Ablagerung von Lipofuszin*

li|po|gen *adj* Lipogenese betreffend, fettbildend

Li|po|ge|ne|se *f* Fettsynthese, Fettbiosynthese

Li|po|gra|nu|lom *nt* durch Öl-/Fetttröpfchen hervorgerufenes Fremdkörpergranulom; SYN: Oleogranulom

Li|po|gra|nu|lo|ma|to|se *f* Vorkommen multipler Lipogranulome in Haut und Schleimhaut; SYN: Lipogranulomatosis

disseminierte Lipogranulomatose autosomal-rezessiv vererbte Enzymopathie* mit Zeramidablagerung in praktisch allen Körpergeweben; meist tödlicher Verlauf im Kindes- oder Jugendalter; SYN: Farber-Krankheit, familiäre Lipogranulomatose, Ceramidasemangel, Zeramidasemangel

familiäre Lipogranulomatose →disseminierte Lipogranulomatose

Li|po|gra|nu|lo|ma|to|sis *f, pl* **-ses** →Lipogranulomatose

Lipogranulomatosis subcutanea chronisch-idiopathische, herdförmige Entzündung des Unterhautfettgewebes mit bevorzugtem Befall der Unterschenkel; SYN: Rothmann-Makai-Syndrom, Spontanpannikulitis Rothmann-Makai

Li|po|häm|ar|thros *m* →Lipohämarthrose

Li|po|häm|ar|thro|se *f* blutiger Gelenkerguss mit Fetttröpfchen bei intraartikulärer Fraktur; SYN: Lipohämarthros

li|po|id *adj* fettartig, fettähnlich

Li|po|id|der|ma|to|ar|thri|tis *f, pl* **-ti|den** multizentrische Histiozytose* mit Polyarthritis* und nodulären Histiozytomen in Haut und Schleimhaut; SYN: multiple Retikulohistiozytome, multizentrische Retikulohistiozytose, Reticulohistiocytosis disseminata

Li|po|i|de *pl* fettähnliche Substanzen, z.B. Wachse, Phosphatide

Li|po|id|fle|cken *pl* s.u. Cholesteatosis

Lipoidhistiozytose vom Kerasintyp seltene, durch ein Fehlen der Glukozerebrosidase hervorgerufene Sphingolipidose* mit Einlagerung von Cerebrosiden in Zellen des retikulärhistiozytären Systems; je nach Verlaufsform kommt es zu verschiedenen klinischen Bildern mit unterschiedlicher Prognose; SYN: Gaucher-Krankheit, Gaucher-Syndrom, Morbus Gaucher, Cerebrosidose, Glukozerebrosidose, Cerebrosidlipidose, Zerebrosidlipidose, Glykosylzeramidlipidose

Li|po|id|kalk|gicht *f* familiär gehäufte Kalzinose* mit Ablagerung von Kalksalzen in

L

Haut, Muskeln, Schleimbeuteln und Sehnenscheiden; SYN: Lipokalzinogranulomatose, Lipocalcinogranulomatose, Calcinosis metabolica universalis, Calcinosis interstitialis, Teutschländer-Krankheit, Teutschländer-Syndrom

Li|po|id|kal|zi|no|se *f* →Lipokalzinogranulomatose

Li|po|id|ne|phro|se *f* durch eine Diskrepanz von histologischem Bild (nur minimale Veränderungen der Mesangiumzellen und der Basalmembran) und klinischen Symptomen (nephrotisches Syndrom*) gekennzeichnete Glomerulonephritis*; SYN: glomeruläre Minimalläsionen, glomeruläre Minimalveränderungen, Minimal-change-Glomerulonephritis, Lipidnephrose, minimal proliferierende Glomerulonephritis

li|po|id|ne|phro|tisch *adj* Lipoidnephrose betreffend, von ihr betroffen oder durch sie bedingt

Li|po|i|do|se *f* →Lipidose

Li|po|id|pig|ment *nt* fettlösliche, gelbe bis dunkelrote Farbstoffe, z.B. Lutein, Carotinoide; SYN: Lipochrom

Li|po|id|pro|te|i|no|se (Urbach-Wiethe) *f* vermutlich autosomal-rezesssive Erkrankung mit der Einlagerung von Hyalin* in Haut und Schleimhaut; charakteristisch sind Heiserkeit durch Befall der Kehlkopfschleimhaut und neurologische Symptome [Krampfanfälle, Retardierung*]; SYN: Urbach-Wiethe-Syndrom, Hyalinosis cutis et mucosae

Li|po|id|spei|cher|krank|heit *f* →Lipidose

Li|po|id|spei|cher|the|sau|ris|mo|se *f* →Lipidose

Li|po|kal|zi|no|gra|nu|lo|ma|to|se *nt* chronisch progrediente Erkrankung mit Ablagerung von Kalziumsalzen in Haut, Muskeln, Schleimbeuteln und Sehnenscheiden; SYN: Teutschländer-Syndrom, Lipoidkalzinose, Lipocalcinosis progrediens, Calcinosis metabolica universalis, Calcinosis universalis interstitialis

li|po|ka|ta|bol *adj* den Fettabbau betreffend oder fördernd; SYN: lipokatabolisch

li|po|ka|ta|bo|lisch *adj* →lipokatabol

Li|po|li|po|i|do|se *f* kombinierte Ablagerung von Lipiden und Neutralfetten

Li|po|ly|se *f* Fettspaltung, Fettabbau; SYN: Steatolyse

li|po|ly|tisch *adj* Lipolyse betreffend oder verursachend, fettspaltend; SYN: steatolytisch

Li|pom *nt* vom Fettgewebe ausgehender Tumor; SYN: Fettgeschwulst, Fetttumor, Fettgewebsgeschwulst, Fettgewebstumor, Lipoma

braunes Lipom bräunliche Fettgeschwulst des Unterhautfettgewebes; SYN: Lipoma feto-cellulare, Hibernom

li|po|ma|tös *adj* lipomähnlich, lipomartig

Li|po|ma|to|se *f* Vorkommen multipler Lipome*; SYN: Lipomatosis

benigne symmetrische Lipomatose →multiple symmetrische Lipomatose

diffuse symmetrische Lipomatose →multiple symmetrische Lipomatose

multiple symmetrische Lipomatose symmetrische, massive Fettgewebshyperplasie im Bereich des Nackens, der Schulter oder der Oberarme; ist der Hals betroffen, kommt es zum **Madelung-Fetthals**; SYN: benigne symmetrische Lipomatose, diffuse symmetrische Lipomatose, Lipomatosis symmetrica

Li|po|ma|to|sis *f, pl* **-ses** Vorkommen multipler Lipome*; SYN: Lipomatose

Lipomatosis cordis subepikardiale Fetteinlagerung; SYN: Fettherz, Adipositas cordis, Cor adiposum

Lipomatosis dolorosa ätiologisch ungeklärte, meist Frauen in der Menopause befallende, lokalisierte, schmerzhafte Fettgewebsvermehrung; SYN: Dercum-Krankheit, Lipalgie, Adiposalgie, Adipositas dolorosa

Lipomatosis symmetrica →multiple symmetrische Lipomatose

li|po|me|ta|bo|lisch *adj* Fettstoffwechsel betreffend

Li|po|me|ta|bo|lis|mus *m* Fettstoffwechsel, Fettmetabolismus

Li|po|mi|kron *nt* in der Darmschleimhaut gebildete Lipoid-Protein-Partikel als Transportform für Fette im Blut; SYN: Chylomikron, Chyluströpfchen, Chyluskorn

Li|po|mu|ko|po|ly|sac|cha|ri|do|se *f* autosomal-rezessiv vererbte Kombination von Mukopolysaccharidose* und Sulfatlipidose mit geistiger Retardierung, Optikusatrophie und Skelettverformung; SYN: Mukosulfatidose, Galaktosidase-β-positive Krankheit, Mukolipidose Typ I, Lipomucopolysaccharidose

Li|pon|säu|re *f* Kofaktor bei der Pyruvatoxidation; SYN: Thiooctansäure

Li|po|pa|thie *f* Fettstoffwechselstörung

li|po|pek|tisch *adj* Lipopexie betreffend

Li|po|pe|nie *f* Lipidmangel im Gewebe

li|po|pe|nisch *adj* Lipopenie betreffend, von Lipopenie betroffen, durch Lipopenie gekennzeichnet

Li|po|pe|xie *f* Fettspeicherung/Fetteinlagerung im Gewebe

Li|po|pha|ne|ro|se *f* Sichtbarwerden intrazellulärer Fetteinlagerungen; SYN: Fettphanerose

li|po|phil *adj* mit Affinität zu Fett; in Fett löslich

Li|po|phi|lie *f* **1.** Fettlöslichkeit **2.** Neigung zu Fettleibigkeit

Li|po|po|ly|sac|cha|rid *nt* aus Lipid A und Polysacchariden aufgebauter Bestandteil der Zellwand gramnegativer Bakterien

Li|po|pro|te|in *nt* aus einem Lipid- und einem

Eiweißanteil [**Apolipoprotein**] bestehendes Molekül; Lipoproteine, werden in der Leber und Darmwand synthetisiert; ihre Hauptaufgabe ist der Transport von Cholesterin, Lipiden und fettlöslichen Vitaminen im Blut

α-Lipoprotein →Lipoprotein mit hoher Dichte

β-Lipoprotein Fraktion der Serumlipoproteine mit geringer Dichte; SYN: Lipoprotein mit geringer Dichte, Betalipoprotein, low-density lipoprotein

Lipoprotein mit geringer Dichte →β-Lipoprotein

high-density lipoprotein →Lipoprotein mit hoher Dichte

Lipoprotein mit hoher Dichte je zur Hälfte aus Protein und Lipid bestehendes Lipoprotein, das in der Darmschleimhaut und der Leber gebildet wird; dient dem Transport von Cholesterin; SYN: high-density lipoprotein, α-Lipoprotein, Aphalipoprotein

low-density lipoprotein →β-Lipoprotein

Lipoprotein mit sehr geringer Dichte v.a. in der Leber gebildetes Lipoprotein mit hohem Triglyzeridanteil; SYN: very low-density lipoprotein, prä-β-Lipoprotein, Präbetalipoprotein

very low-density lipoprotein →Lipoprotein mit sehr geringer Dichte

Li|po|pro|te|in|ä|mie *f* →Hyperlipoproteinämie

Li|po|pro|te|in|e|lek|tro|pho|re|se *f* Elektrophorese* der Lipoproteine des Plasmas

Li|po|pro|te|in|li|pa|se *f* Enzym, das Lipoproteine mit hoher Dichte und Lipoproteine mit sehr geringer Dichte abbaut; SYN: Klärfaktor

Li|po|sar|co|ma *nt, pl* **-ma|ta** →Liposarkom

Li|po|sar|kom *nt* vom Fettgewebe ausgehender bösartiger Tumor; SYN: Liposarcoma

Li|po|suk|ti|on *f* perkutane Absaugung von Fettgewebe

li|po|trop *adj* mit besonderer Affinität zu Fett

Li|po|tro|phie *f* Vermehrung/Hypertrophie des Fettgewebes

Li|po|tro|pie *f* besondere Affinität zu Fett

Li|po|ze|le *f* →Liparozele

Li|po|zyt *m* fettspeichernde Zellen; **univakuoläre Fettzellen** des weißen Fettgewebes enthalten nur ein Fetttröpfchen, **plurivakuoläre Fettzellen** des braunen Fettgewebes mehrere Tröpfchen; SYN: Fettspeicherzelle, Fettzelle, Adipozyt

Lip|pe *f* Labium*

Lip|pen|ent|zün|dung *f* →Cheilitis

Lip|pen|kar|zi|nom *nt* vermehrt bei Pfeifenrauchern auftretendes Karzinom der Unterlippe, selten auch der Oberlippe

Lippen-Kiefer-Gaumen-Spalte *f* angeborene Hemmungsfehlbildung mit Spalte der seitlichen Oberlippe, des Oberkiefers und des harten und weichen Gaumens; SYN: Wolfsrachen, Cheilognathopalatoschisis

Lippen-Kiefer-Spalte *f* häufigste angeborene Hemmungsfehlbildung mit Spalte der seitlichen Oberlippe und des Oberkiefers; SYN: Cheilognathoschisis

Lip|pen|my|ko|se *f* Pilzerkrankung der Lippe(n)

Lip|pen|plas|tik *f* plastische Operation zur Korrektur angeborener oder erworbener Lippendefekte

Lip|pen|spal|te *f* angeborene, ein- oder beidseitige Spaltenbildung der Oberlippe; meist zusammen mit Kieferspalte [Lippen-Kiefer-Spalte*]; SYN: Hasenscharte, Cheiloschisis

Lip|pi|tu|do *f* Entzündung des Lidrandes; SYN: Triefauge, Lidrandentzündung, Blepharitis marginalis

Lip|u|rie *f* Fett-/Lipidausscheidung im Harn; SYN: Lipidurie, Adiposurie

lip|u|risch *adj* Lipurie betreffend, von ihr betroffen oder gekennzeichnet

Li|que|fak|ti|on *f* Verflüssigung

li|quid *adj* flüssig

Li|quor *m* Flüssigkeit; seröse Körperflüssigkeit

Liquor amnii Fruchtwasser

Liquor cerebrospinalis von den Plexus* choroidei gebildete wasserklare Flüssigkeit, die in den Liquorräumen von Gehirn und Rückenmark zirkuliert; SYN: Hirn-Rückenmark-Flüssigkeit

Liquor cotunnii Lymphe des Innenohrlabyrinths; SYN: Cotunnius-Flüssigkeit, Perilymphe, Perilympha

Li|quor|di|a|gnos|tik *f* Untersuchung des Liquor* cerebrospinalis zur Diagnose von Erkrankungen des Zentralnervensystems

Li|quor|fis|tel *f* meist als Unfallfolge [Schädelbasisfraktur] entstehende Verbindung der Liquorräume nach außen; führt i.d.R. zu Liquorrhoe*

Li|quor|rhoe *f, pl* **-rho|en** Abfluss von Liquor* cerebrospinalis über eine Liquorfistel*

nasale Liquorrhoe Liquorrhoe aus der Nase

Li|quor|stop *m* zur Hirndrucksteigerung führende Blockade der Liquorzirkulation

Li|quor|xan|tho|chro|mie *f* Gelbfärbung des Liquor* cerebrospinalis; SYN: Xanthochromie

Lisfranc-Gelenk *f* Gesamtheit der Tarsometatarsalgelenke

Lis|peln *nt* fehlerhafte Bildung und Aussprache der Zischlaute S, Z, X, Sch; SYN: Sigmatismus

Lissauer-Bündel *nt* Fasern zwischen der Hinterwurzel der Spinalnerven und dem Hinterhorn des Rückenmarks für Schmerz-, Tast- und Temperaturempfindung; SYN: Lissauer-Randbündel, Tractus dorsolateralis

Lis|te|ria *f* grampositive, peritrich begeißelte Stäbchenbakterien, die eine Neigung zur Kettenbildung haben

Listeria monocytogenes ubiquitär vorkommendes Stäbchenbakterium; Erreger der Listeriose*

Lis|te|ri|en|in|fek|ti|on *f* →Listeriose

Lis|te|ri|en|me|nin|gi|tis *f, pl* **-ti|den** durch Listeria* monocytogenes hervorgerufene Hirnhautentzündung

Lis|te|ri|en|me|nin|go|en|ze|pha|li|tis *f, pl* **-ti|den** durch Listeria* monocytogenes hervorgerufene Entzündung der Hirnhaut und des angrenzenden Hirngewebes

Lis|te|ri|o|se *f* selten auf den Menschen [Tierärzte, Landwirte] übertragene Anthropozoonose* durch Listeria* monocytogenes; beim Erwachsenen kommt es meist zu grippeartigen Infekten, aber auch zu Meningitis* oder Meningoenzephalitis*; bei diaplazentarer Infektion entwickelt sich eine Neugeborenenlisteriose*; SYN: Listerieninfektion

li|te|ral *adj* Buchstaben betreffend

Lith-, **lith-** *präf.* →Litho-

Li|thi|a|sis *f, pl* **-ses** Oberbegriff für Erkrankungen durch eine Stein- oder Konkrementbildung; SYN: Steinleiden, Calculosis

Li|thi|um *nt* für den Menschen essentielles Alkalimetall; wird zur Therapie manisch-depressiver Erkrankungen eingesetzt

Litho-, **litho-** *präf.* Wortelement mit der Bedeutung "Stein"

Li|tho|chol|säu|re *f* Gallensäure

Li|tho|di|a|ly|se *f* Steinauflösung

Li|tho|frak|tor *m* →Lithotriptor

li|tho|gen *adj* die Steinbildung fördernd, steinbildend

Li|tho|ge|ne|se *f* Steinbildung, Konkrementbildung

Li|tho|kla|sie *f* Steinzertrümmerung; SYN: Lithotripsie

Li|tho|klast *m* →Lithotriptor

Li|tho|ko|ni|on *nt* →Lithotriptor

Li|tho|ly|se *f* Steinauflösung

li|tho|ly|tisch *adj* steinauflösend

Li|tho|to|mie *f* operative Entfernung eines Konkrements/Steins; SYN: Steinschnitt

Li|tho|trip|sie *f* Steinzertrümmerung; SYN: Lithoklasie

Li|tho|trip|ter *m* →Lithotriptor

Li|tho|trip|tor *m* Instrument zur Steinzertrümmerung; SYN: Lithotripter, Lithokonion, Lithoklast, Lithofraktor

Li|tho|zys|to|to|mie *f* operative Blasensteinentfernung; SYN: Blasensteinschnitt

Li|thu|re|se *f* Ausscheidung von Blasengrieß mit dem Harn, Blasengrießabgang

Lith|u|rie *f* übermäßige Harnsäureausscheidung

Little-Krankheit *f* doppelseitige Form der spastischen Zerebralparese; SYN: Diplegia spastica infantilis

Littré-Abszess *m* Entzündung der Littré-Drüsen der männlichen Harnröhre; SYN: Littritis, Littréitis

Littré-Drüsen *pl* muköse Drüsen der Schleimhaut der männlichen Harnröhre; SYN: Urethraldrüsen, Glandulae urethrales urethrae masculinae

Littré-Hernie *f* Hernie* mit Einklemmung der Darmwand in der Bruchpforte; SYN: Darmwandbruch, Darmwandhernie

Lit|tre|i|tis *f, pl* **-ti|den** →Littritis

lit|tre|i|tisch *adj* →littritisch

Lit|tri|tis *f, pl* **-ti|den** Entzündung der Littré-Drüsen der männlichen Harnröhre; SYN: Littré-Abszess, Littreitis

lit|tri|tisch *adj* Littritis betreffend, von ihr betroffen oder gekennzeichnet; SYN: littreitisch

Li|ve|do re|ti|cu|la|ris *f* blaurote, netzförmige Hautzeichnung bei Abkühlung der Haut; SYN: Kältemarmorierung, Cutis marmorata

li|vid *adj* →livide

li|vi|de *adj* blassbläulich, fahl, bläulich verfärbt; SYN: livid

Li|vor *m,pl* **-vo|res** fleckige, bleiblaue Hautverfärbung

Livores mortis nach dem Tod auftretende Hauteinblutungen, die anfangs noch weggedrückt werden können; SYN: Totenflecke, Leichenflecke

L-Ketten *pl* leichte Ketten der Immunglobuline; SYN: Leichtketten

L-Ketten-Krankheit *f* →Leichtketten-Krankheit

L-Niere *f* L-förmige Verschmelzungsniere*

Lo|a lo|a *f* in Afrika vorkommender parasitärer Fadenwurm, der durch Bremsen übertragen wird; SYN: Augenwurm, Wanderfilarie, Taglarvenfilarie

Loa-loa-Filariose *f* →Loiasis

Loa-loa-Infektion *f* →Loiasis

Lo|a|o|se *f* →Loiasis

lo|bär *adj* (Organ-)Lappen/Lobus betreffend

Lo|bar|bron|chus *m, pl* **-chi|en** →Lappenbronchus

Lo|bär|pneu|mo|nie *f* auf einen Lungenlappen begrenzte Lungenentzündung; SYN: Lappenpneumonie

Lo|bek|to|mie *f* operative Entfernung eines Organlappens, Lappenresektion

Lo|bi|tis *f, pl* **-ti|den** Entzündung eines (Organ-)Lappens; SYN: Lappenentzündung

lo|bi|tisch *adj* Lappenentzündung/Lobitis betreffend, von ihr betroffen oder gekennzeichnet

Lo|bo|a lo|boi *f* s.u. Lobomykose

Lo|bo|my|ko|se *f* durch **Loboa loboi** hervorgerufene chronische Mykose* der Haut und Unterhaut mit keloid-ähnlichen Knoten; SYN: Lobo-Krankheit, Keloidblastomykose, Blastomycosis queloidana

Lobstein-Krankheit *f* autosomal-dominante Störung der Knochenbildung mit Knochenbrüchigkeit, Zahnfehlbildungen, Katarakt, blauer Sklera und Innenohrschwerhörigkeit; SYN: Lobstein-Syndrom, Lobstein-Typ der Osteogenesis imperfecta, Osteogenesis imperfecta tarda, Osteogenesis imperfecta Typ Lobstein

lo|bu|lär *adj* Läppchen/Lobulus betreffend; läppchenförmig

Lo|bu|lus *m, pl* **-li** (Organ-, Drüsen-)Läppchen

Lobulus auriculae Ohrläppchen

Lobuli epididymidis Läppchen des Nebenhodenkopfes; SYN: Coni epididymidis

Lobuli glandulae mammariae Brustdrüsenläppchen

Lobuli glandulae thyroideae Schilddrüsenläppchen

Lobuli hepatis Leberläppchen

Lobulus pancreatis Pankreasläppchen

Lobuli testis Hodenläppchen

Lobuli thymi Thymusläppchen

Lo|bus *m, pl* **-bi** (Organ-)Lappen

Lobus anterior hypophysis →Adenohypophyse

Lobus caudatus hepatis kleiner Leberlappen an der Ventralfläche der Leber; SYN: Spieghel-Leberlappen

Lobus cerebellianterior kranialer Kleinhirnlappen

Lobus cerebelliposterior kaudaler Kleinhirnlappen

Lobi cerebri Hirnlappen

Lobus flocculonodularis ältester Teil des Kleinhirns

Lobus frontalis Frontallappen, Stirnlappen

Lobus glandulae mammariae Brustdrüsenlappen

Lobus glandulae thyroideae Schilddrüsenlappen

Lobus hepatis dexter rechter Leberlappen

Lobus hepatis sinister linker Leberlappen

Lobus inferior pulmonis rechter/linker Unterlappen der Lunge

Lobus insularis Teil der Großhirnrinde, der von anderen Strukturen überlagert wird; SYN: Insel, Inselrinde, Insula

Lobus medius prostatae zwischen den beiden Seitenlappen liegender Mittellappen der Prostata

Lobus medius pulmonis dextri Mittellappen der rechten Lunge

Lobus nervosus neurohypophysis Neurallappen der Neurohypophyse; Neurohypophyse* im eigentlichen Sinn

Lobus occipitalis Okzipitallappen, Hinterhauptslappen

Lobus parietalis Parietallappen, Scheitellappen

Lobus posterior hypophysis aus Neurallappen und Infundibulum bestehender hinterer Teil der Hypophyse*, in dem Hypothalamushormone gespeichert werden; SYN: Neurohypophyse, Hypophysenhinterlappen, Neurohypophysis

Lobus pulmonis Lungenlappen

Lobus pyramidalis glandulae thoroideae Pyramidenlappen der Schilddrüse

Lobus quadratus hepatis kleiner Leberlappen zwischen Gallenblase und Leberpforte; SYN: viereckiger Leberlappen

Lobus renales Nierenlappen

Lobus superior rechter Oberlappen der Lunge

Lobus temporalis Temporallappen, Schläfenlappen

Lobus thymi Thymuslappen

Lo|chia *pl* physiologischer Ausfluss nach der Geburt bis zur Abheilung der Gebärmutter; SYN: Lochiorrhoe, Lochiorrhagie, Wochenfluss, Lochien

Lo|chi|o|met|ra *f* Lochienstauung in der Gebärmutter

Lo|chi|or|rha|gie *f* →Lochia

Lo|chi|or|rhoe *f, pl* **-rho|en** →Lochia

Lo|cus *m, pl* **-ci** Ort, Platz, Stelle

Loeffler-Priesel-Tumor *m* von den Thekazellen* des Eierstocks ausgehendes Fibrom* mit lipidhaltigen Zellen; SYN: Thekazelltumor, Thekom, Priesel-Tumor, Fibroma thecacellulare xanthomatodes

Löf|fel|hand *f* Syndaktylie* mit Verwachsung aller Finger

Löf|fel|nä|gel *pl* Nägel mit muldenförmiger Eindellung der Nagelplatte; SYN: Koilonychie, Hohlnägel

Löffler-Bazillus *m* Diphtherietoxin-bildendes, fakultativ anaerobes Stäbchenbakterium, das in vielen verschiedenen Formen vorkommt [Polymorphie]; Erreger der Diphtherie*; SYN: Diphtheriebazillus, Diphtheriebakterium, Klebs-Löffler-Bazillus, Corynebacterium diphtheriae, Bacterium diphtheriae

Löffler-Endokarditis *f* akut verlaufende Endocarditis mit vorwiegendem Befall der rechten Herzkammer; histologisch durch Eosinophilie* gekennzeichnet; SYN: Löffler-Syndrom, Endocarditis parietalis fibroplastica

Löffler-Pseudodiphtheriebazillus *m* apathogenes, leicht mit Corynebacterium* diphtheriae zu verwechselndes Stäbchenbakterium; SYN: Corynebacterium pseudodiphtheriticum

Löffler-Syndrom *nt* →Löffler-Endokarditis

Log-, log- *präf.* →Logo-

-loge *suf.* Wortelement mit der Bedeutung "Wissenschaftler/Forscher"

Lo|gen|syn|drom *nt* durch eine verletzungsbedingte Einblutung in eine Muskelloge verursachtes Syndrom mit neuromuskulären Ausfällen und Muskelnekrose; SYN: Kompartmentsyndrom

-logie *suf.* Wortelement mit der Bedeutung "Wissenschaft/Kunde/Lehre von"

-logisch *suf.* in Adjektiven verwendetes Wortelement mit der Bedeutung "forschend/lehrend"

Logo-, logo- *präf.* Wortelement mit der Bedeutung "Sprache/Rede"

Lo|go|klo|nie *f* bei Erkrankungen des extrapyramidalen Systems vorkommendes

Wiederholen von Wörtern oder Lauten

Lo|go|pä|de *m* in Logopädie* ausgebildete Fachkraft

Lo|go|pä|die *f* Lehre von Erkennung und Behandlung von Störungen von Stimme und Sprache; SYN: Stimm- und Sprachheilkunde

Lo|go|pa|thie *f* Sprachstörung

Lo|go|ple|gie *f* Sprachlähmung

Lo|gor|rhö *f, pl* **-rhö|en** bei verschiedenen Psychosen auftretender ungehemmter Redefluss; SYN: Redesucht, Polyphrasie, Zungendelirium

Löhlein-Herdnephritis *f* bei bakterieller Endokarditis* auftretende herdförmige Glomerulonephritis*

Lo|i|a|sis *f, pl* **-ses** in Afrika vorkommende Filariose* durch Loa* loa; charakteristisch sind die ödematösen Hautschwellungen durch eine Überempfindlichkeitsreaktion auf die subkutan umherwandernden Filarien; SYN: Loa-loa-Infektion, Loa-loa-Filariose, Filaria-loa-Infektion, Loaose, Calabar-Beule, Calabar-Schwellung, Kamerunschwellung

lo|kal *adj* örtlich (begrenzt)

Lo|kal|an|äs|the|sie *f* lokale Schmerzausschaltung durch eine Blockierung der Schmerzrezeptoren oder der Erregungsleitung in den Nervenfasern; SYN: Regionalanästhesie, örtliche Betäubung

Lo|kal|an|äs|the|ti|kum *nt, pl* **-ka** Substanz zur Lokalanästhesie*

Lo|ka|li|sa|ti|on *f* 1. Ortsbestimmung, örtliche Lage, Lokalisierung 2. (*Wachstum*) Beschränkung

Lo|ko|mo|ti|on *f* Bewegung, Fortbewegung(sfähigkeit), Ortsveränderung

lo|ko|mo|to|risch *adj* Bewegung/Fortbewegung betreffend, (fort-)bewegend

Longhi-Avellis-Syndrom *nt* Hemiplegia* alternans durch Schädigung der Medulla* oblongata; SYN: Avellis-Syndrom, Avellis-Longhi-Syndrom

lon|gi|tu|di|nal *adj* in Längsrichtung verlaufend, längs verlaufend

Looser-Milkman-Syndrom *nt* ätiologisch inhomogene Knochenerkrankung mit Looser*-Umbauzonen und Spontanfrakturen; SYN: Looser-Syndrom, Milkman-Syndrom, Dekalzifizierungssyndrom

Looser-Syndrom *nt* →Looser-Milkman-Syndrom

Looser-Umbauzone *f* strahlentransparente Aufhellungszonen der Röhrenknochen; oft als Pseudofrakturen bezeichnet

lo|pho|trich *adj* (*Bakterium*) mit büschelförmiger Geißel

Lor|do|se *f* anatomisch korrekte, nach vorne [ventral-konvex] gerichtete Krümmung der Hals- und Lendenwirbelsäule; oft auch im Sinne von Hyperlordose* verwendet; SYN: Lordosis

Lor|do|se|be|cken *nt* verengtes Becken bei Hyperlordose*

Lor|do|sis *f, pl* **-ses** →Lordose

Lor|do|sko|li|o|se *f* Kombination von Lordose* und Skoliose*

lr|do|sko|li|o|tisch *adj* Lordoskoliose betreffend, von ihr betroffen oder gekennzeichnet

lor|do|tisch *adj* Lordose betreffend, von ihr betroffen oder gekennzeichnet

Los|lass|schmerz *m* Blumberg*-Symptom

Lö|sung *f* homogenes, flüssiges Gemisch aus zwei oder mehreren Komponenten

Lö|sungs|mit|tel *nt* Stoff, in dem einen andere Substanz gelöst ist

Lo|tio *f, pl* **-ti|o|nes** →Lotion

Lo|ti|on *f* wässrige Suspension von Arzneimitteln zur äußeren Anwendung; SYN: Lotio

Louis-Bar-Syndrom *nt* autosomal-rezessive Erbkrankheit mit progredienten zerebellären und extrapyramidal motorischen Störungen; SYN: progressive zerebelläre Ataxie, Ataxia-Teleangiectasia, Teleangiektasie-Ataxie-Syndrom, Ataxia teleangiectatica

Low-dose-Heparin *nt* niedrig dosierte Heparingaben [2–3 x 5000 IE pro Tag] zur perioperativen Thromboseprophylaxe oder bei langfristiger Immobilisation; SYN: Low-dose-Heparinisierung, Low-dose-Heparinprophylaxe

Low-dose-Heparinisierung *f* →Low-dose-Heparin

Low-dose-Heparinprophylaxe *f* →Low-dose-Heparin

Lö|wen|ge|sicht *nt* durch eine Verdickung der Schädelknochen hervorgerufenes löwenartiges Gesicht; SYN: Leontiasis, Facies leontina

Löwenthal-Bahn *f* Bahn vom Tectum mesencephali zu den Motoneuronen des Rückenmarks; SYN: Tractus tectospinalis

Lowe-Syndrom *nt* X-chromosomal-rezessives Fehlbildungssyndrom mit Intelligenzmilderung, Katarakt und Nierenfehlbildungen; SYN: Lowe-Terrey-MacLachlan-Syndrom, okulo-zerebro-renales Syndrom

Lowe-Terrey-MacLachlan-Syndrom *nt* →Lowe-Syndrom

Lown-Ganong-Levine-Syndrom *nt* Präexzitationssyndrom* mit normalem Kammerkomplex im EKG; SYN: LGL-Syndrom

L-Rham|no|se *f* in verschiedenen Glykosiden* vorkommende Desoxyhexose*; SYN: Isodulcit, Rhamnose, 6-Desoxy-L-mannose

L/S-Quotient *m* →Lezithin/Sphingomyelin-Quotient

Lu|bri|kans *nt, pl* **-kan|zi|en** Gleitmittel

Lucey-Driscoll-Syndrom *nt* Neugeborenengelbsucht, die durch eine Hemmung der Bilirubinkonjugation durch einen Faktor im mütterlichen Blut bedingt ist; SYN: Muttermilchikterus

Ludwig-Angina *f* Phlegmone des Mundbodens; SYN: Angina Ludovici

L

Lu|es *f* →Syphilis

lu|e|tisch *adj* Syphilis betreffend, von ihr betroffen oder gekennzeichnet, durch sie bedingt; SYN: syphilitisch

Luft|em|bo|lie *f* durch Luftbläschen im arteriellen Kreislauf [**arterielle Luftembolie**] oder im venösen System [**venöse Luftembolie**] hervorgerufene Embolie*; SYN: Pneumohämie, Pneumatohämie

Luft|ge|schwulst *f* **1.** →Laryngozele **2.** →Pneumatozele

Luft|har|nen *nt* Ausscheidung von Luft im Harn, z.B. bei Blaseninfektion mit gasbildenden Bakterien; SYN: Pneumaturie

Luft|hun|ger *m* rhythmische Atmung mit tiefen Atemzügen, z.B. bei metabolischer Azidose*; SYN: große Atmung, Kussmaul-Atmung, Kussmaul-Kien-Atmung

Luft|röh|re *f* erster Abschnitt der unteren Luftwege* vom Ringknorpel bis zur Aufspaltung an der Bifurcatio* tracheae; SYN: Trachea

Luft|röh|ren|ast *m* aus der Luftröhre hervorgehende Äste, die sich immer weiter verteilen und verkleinern und in ihrer Gesamtheit den Bronchialbaum bilden; SYN: Bronchus

Luft|röh|ren|bruch *m* Ausstülpung der Luftröhrenschleimhaut durch eine angeborene Wandschwäche; SYN: Trachealhernie, Tracheozele, Trachealdivertikel

Luft|röh|ren|drü|sen *pl* seromuköse Drüsen der Luftröhrenschleimhaut; SYN: Trachealdrüsen, Glandulae tracheales

Luft|röh|ren|ent|zün|dung *f* →Tracheitis

Luft|röh|ren|fis|tel *f* von der Lüftröhre ausgehende Fistel, die in andere Organe mündet [**innere Luftröhrenfistel**] oder nach außen führt [**äußere Luftröhrenfistel**]; SYN: Tracheafistel, Trachealfistel

Luft|röh|ren|fis|tel|lung *f* Anlage einer Luftröhrenfistel; SYN: Tracheostomie

Luft|röh|ren|ga|bel|lung *f* Aufgabelung der Luftröhre in die beiden Hauptbronchien in Höhe des 4. Brustwirbels; SYN: Trachealbifurkation, Bifurcatio tracheae

Luft|röh|ren|schnitt *m* Tracheotomie

Luft|röh|ren|spie|gel|lung *f* endoskopische Untersuchung der Luftröhre; SYN: Tracheoskopie

Luft|sack *m* →Laryngozele

Luft|scheu *f* krankhafte Angst vor frischer Luft; SYN: Aerophobie

Luft|we|ge *pl* die **oberen Luftwege** umfassen Nase, Mund, Rachen und Kehlkopf; die **unteren Luftwege** Luftröhre und Bronchien; SYN: Atemwege

Luft|zys|te *f* lufthaltige Zyste; SYN: Aerozele, Aerocele

Lugol-Lösung *f* wässrige Iodkaliumlösung; als Färbemittel und zur Desinfektion verwendet

Lumb-, **lumb-** *präf.* →Lumbo-

Lum|ba|go *f* →Lumbalgie

lum|bal *adj* die Lenden betreffend

Lum|bal|an|äs|the|sie *f* Spinalanästhesie* durch Injektion im Lumbalbereich

Lum|bal|drei|eck *nt* vom Darmbeinkamm und den Musculi obliquus externus abdominis und latissimus dorsi begrenztes Dreieck; SYN: Petit-Dreieck, Trigonum lumbale

Lum|bal|gie *f* Hexenschuss, Hexenschuss; SYN: Lumbalgie, Lumbago

Lum|bal|ple|xus *m* →Lendenplexus

Lum|bal|punk|ti|on *f* Entnahme von Liquor* cerebrospinalis durch Punktion des Durasacks im Lumbalbereich

Lum|bal|seg|men|te *pl* →Lendenmark

Lum|bal|wir|bel *pl* die 5 Wirbel der Lendenwirbelsäule; SYN: Lendenwirbel, Vertebrae lumbales

Lum|ba|ria *pl* →Lendenmark

Lum|bar|ko|lo|sto|mie *f* Kolostomie* durch einen Zugang in der Lendengegend

Lum|bar|ko|lo|to|mie *f* Kolotomie* durch einen Zugang in der Lendengegend

Lumbo-, **lumbo-** *präf.* Wortelement mit der Bedeutung "Lende"

lum|bo|ab|do|mi|nal *adj* Lende und Bauch/Abdomen betreffend oder verbindend

lum|bo|dor|sal *adj* Lende(nregion) und Rückenfelder/Regiones dorsales betreffend

lum|bo|kos|tal *adj* Lendenregion oder Lendenwirbel und Rippen/Kostae betreffend

lum|bo|sa|kral *adj* Lendenregion oder Lendenwirbel und Kreuzbein/Os sacrum betreffend; SYN: sakrolumbal

Lum|bo|sa|kral|ge|lenk *nt* Gelenk zwischen letztem Lendenwirbel und Kreuzbein; SYN: Articulatio lumbosacralis

lum|bo|tho|ra|kal *adj* Lendenwirbelsäule und Brustkorb/Thorax betreffend; SYN: thorakolumbal

Lum|bus *m, pl* **-bi** Lende

Lu|men *nt* **1.** SI-Einheit des Lichtstroms **2.** Lichtung, Hohlraum

Lu|mi|nes|zenz *f* Lichtausstrahlung nach Aufnahme von Energie; SYN: Kaltlicht

Lum|pek|to|mie *f* Form der brusterhaltenden Tumorentfernung bei Brustkrebs, bei der nur der Tumor und angrenzendes Gewebe entfernt werden; SYN: Segmentresektion, Quadrantenresektion, Tylektomie

Lum|pen|sor|tie|rer|krank|heit *f* →Lungenmilzbrand

Lu|nar|mo|nat *m* in der Geburtshilfe und Gynäkologie verwendeter 28-Tage-Monat

Lu|na|tis|mus *m* Mondsüchtigkeit

Lu|na|tum *nt* Mondbein, Os* lunatum

Lu|na|tum|lu|xa|ti|on *f* traumatische Verrenkung des Os lunatum

Lu|na|tum|ma|la|zie *f* aseptische Osteonekrose* des Os lunatum; SYN: Kienböck-Krankheit, Morbus Kienböck

Lun|ge *f* aus zwei Flügeln [rechter und linker Lungenflügel] bestehendes Organ des

Brustraums, das dem Gasaustauch zwischen Körper und Umwelt dient; SYN: Pulmo

Lun|gen|a|de|no|ma|to|se *f* seltenes Adenokarzinom* der Lunge; trotz frühzeitiger hämatogener Metastasierung* ist die Prognose relativ gut; SYN: bronchiolo-alveoläres Lungenkarzinom, Alveolarzellkarzinom, Alveolarzellenkarzinom, Carcinoma alveolocellulare, Carcinoma alveolare

Lun|gen|a|di|a|spi|ro|my|ko|se *f* durch **Emmonsia**-Species hervorgerufene Pilzerkrankung der Lunge; SYN: Adiaspiromykose

Lun|gen|al|ve|o|len *pl* →Lungenbläschen

Lun|gen|a|mö|bi|a|sis *f, pl* **-ses** Lungenbefall mit **Entamoeba histolytica**

Lun|gen|anth|ra|ko|se *f* zu den Pneumokoniosen* zählende, durch langjährige Einatmung von Kohlenstaub hervorgerufene Erkrankung; die Ablagerung in den Alveolen führt zur Ausbildung eines Lungenemphysems*; SYN: Kohlenstaublunge, Kohlenstaubpneumokoniose, Anthrakose, Anthracosis pulmonum

Lun|gen|a|pla|sie *f* unvollständige Entwicklung der Lunge; SYN: Apneumie

Lun|gen|as|per|gil|lo|se *f* meist sekundärer Befall der Lunge mit Aspergillus*-Species bei Tuberkulose* oder HIV-Infektion; typisch sind radiologisch sichtbare Aspergillome*

Lun|gen|a|tel|ek|ta|se *f* verminderter oder fehlender Luftgehalt der Lungenbläschen mit Kollaps der betroffenen Lungenteile; SYN: Atelektase

Lun|gen|at|mung *f* Gesamtheit von Gastransport in die Lunge [Inspiration], Diffusion der Atemgase durch die alveoläre Membran und Abtransport der Gase [Exspiration]; SYN: äußere Atmung

Lun|gen|bil|har|zi|o|se *f* seltene, mit unspezifischen Symptomen verlaufende Infektion durch Schistosoma* mansoni; in Ausnahmefällen kommt es zu Nekrose* und Zeichen einer pulmonalen Hypertension*; SYN: Schistosomiasis pulmonalis

Lun|gen|blä|hung *f* →Lungenemphysem

Lun|gen|bläs|chen *pl* bläschenförmige Endabschnitte der Luftwege, in denen der Gasaustauch stattfindet; SYN: Lungenalveolen, Alveoli pulmonis

Lun|gen|brand *m* →Lungengangrän

Lun|gen|can|di|do|se *f* durch Candida*-Species hervorgerufener Pilzbefall der Lunge

Lun|gen|e|chi|no|kok|ko|se *f* Echinokokkose* der Lunge

Lun|gen|e|gel *m* meist paarweise im Lungengewebe parasitierende Trematode; SYN: Paragonimus ringeri/westermani

Lun|gen|e|gel|in|fek|ti|on *f* →Paragonimiasis

Lun|gen|em|bo|lie *f* Verschluss einer Lungenarterie durch einen Embolus*

Lun|gen|em|bo|lus *m* eine Lungenembolie auslösender Embolus*

Lun|gen|em|phy|sem *nt* meist erworbene [Raucher], irreversible Überblähung der Lungenalveolen mit Veränderung oder Zerstörung des Lungengewebes; SYN: Lungenblähung, Emphysema pulmonum

Lun|gen|ent|zün|dung *f* Entzündung des Lungenparenchyms; SYN: Pneumonie, Pneumonia

Lun|gen|fell *nt* das die Lunge bedeckende Blatt des Brustfells; SYN: Pleura visceralis, Pleura pulmonalis

Lun|gen|fell|ent|zün|dung *f* s.u. Pleuritis

Lun|gen|fi|bro|se *f* meist durch chronisch-entzündliche Lungenerkrankungen hervorgerufener bindegewebiger Umbau des Lungengewebes mit Entwicklung einer restriktiven Ventilationsstörung*

diffuse interstitielle Lungenfibrose Fibrose mit diffusem Befall des Interstitialgewebes; führt zu Reduktion der Lungenvolumina und restriktiver Ventilationsstörung*; SYN: Lungenzirrhose

diffuse progressive interstitielle Lungenfibrose ätiologisch ungeklärte Lungenfibrose mit Zerstörung der Alveolen und Ausbildung einer Wabenlunge*; verläuft oft fulminant mit tödlichem Ausgang innerhalb mehrerer Monate; SYN: Hamman-Rich-Syndrom

idiopathische Lungenfibrose Lungenfibrose ohne nachweisbare Ursache; SYN: fibrosierende Alveolitis

interstitielle Lungenfibrose zu Fibrosierung des interstitiellen Lungengewebes führende Lungenerkrankung; führt zur Entwicklung einer restriktiven Ventilationsstörung; SYN: chronisch interstitielle Pneumonitis

Lun|gen|fis|tel *f* **1.** irrtümliche Bezeichnung für Bronchusfistel* **2.** →arteriovenöse Lungenfistel

arteriovenöse Lungenfistel angeborene Verbindung zwischen einer oder mehreren peripheren Lungenarterien und -venen

Lun|gen|gan|grän *f* herdförmige oder diffuse Gangrän des Lungengewebes, die als Sekundärinfektion von Bronchiektasen oder einem Abszess entsteht; SYN: Lungenbrand, Gangraena pulmonum

Lun|gen|hä|mo|si|de|ro|se *f* durch die Einlagerung von Eisenkomplexen gekennzeichnete Lungenerkrankung; oft gleichgesetzt mit idiopathischer Lungenhämosiderose

idiopathische Lungenhämosiderose Lungenerkrankung mit rezidivierenden Blutungen in die Alveolarsepten und Alveolen; dadurch kommt es zu Eisenablagerung und Entwicklung einer fortschreitenden Lungenfibrose*; SYN: Ceelen-Gellerstedt-Syndrom, primäre Lungenhämosiderose, idiopathische Lungensiderose, Morbus Ceelen

primäre Lungenhämosiderose →idiopa-

L

thische Lungenhämosiderose

Lun|gen|her|nie *f* hernienartiger Vorfall von Lungengewebe durch einen Defekt in der Thoraxwand; SYN: Pneumatozele, Pneumozele

Lun|gen|hi|lus|ent|zün|dung *f* Lymphknotenentzündung im Lungenhilus; SYN: Hilitis

Lun|gen|hy|po|pla|sie *f* angeborene Kleinheit der Lunge, Unterentwicklung der Lunge

Lun|gen|in|du|ra|ti|on *f* Verhärtung des Lungengewebes

Lun|gen|in|farkt *m* Infarzierung meist peripherer Lungenabschnitte durch eine Verlegung von Pulmonalarterienästen; i.d.R. handelt es sich um einen **hämorrhagischen Lungeninfarkt** [mit Einblutung], seltener um einen **anämischen Lungeninfarkt**

Lun|gen|in|filt|rat *nt* Verdichtung von Lungengewebe durch Exsudat und Zelleinwanderung

Lun|gen|kal|zi|no|se, metastatische *f* metastatische Verkalkung des Lungengewebes bei einer länger bestehenden Hyperkalzämie*; SYN: Pneumokalzinose, Bimssteinlunge, Tuffsteinlunge

Lun|gen|ka|pa|zi|tät, totale *f* in der Lunge vorhandenes Gasvolumen nach maximaler Einatmung; SYN: Totalkapazität

Lun|gen|kar|zi|nom *nt* bösartiger Tumor der Lunge; i.e.S. das Bronchialkarzinom*; SYN: Lungenkrebs

bronchiolo-alveoläres Lungenkarzinom seltenes Adenokarzinom* der Lunge; trotz frühzeitiger hämatogener Metastasierung* ist die Prognose relativ gut; SYN: Alveolarzellkarzinom, Alveolarzellenkarzinom, Lungenadenomatose, Carcinoma alveolocellulare, Carcinoma alveolare

Lun|gen|kon|tu|si|on *f* v.a. durch Verkehrsunfälle verursachte, stumpfe Verletzung des Lungengewebes mit Einblutung; SYN: Lungenquetschung, Lungenprellung, Kontusionslunge

Lun|gen|krebs *m* →Lungenkarzinom

Lun|gen|kreis|lauf *m* Teil des Blutkreislaufes, der sauerstoffarmes Blut vom Herzen in die Lunge transportiert und sauerstoffreiches Blut zurück zum Herzen führt; SYN: kleiner Kreislauf

Lun|gen|milz|brand *m* durch Einatmen von Bacillus* anthracis hervorgerufene Lungenform des Milzbrandes; SYN: Anthraxpneumonie, Wollsortiererkrankheit, Lumpensortiererkrankheit, Hadernkrankheit

Lun|gen|my|ko|se *f* Pilzerkrankung der Lunge; SYN: Pneumomykose, Pneumonomykose

Lun|gen|öl|dem *nt* Flüssigkeitsansammlung im Lungengewebe [**interstitielles Lungenödem**] oder den Lungenbläschen [**intraalveoläres Lungenödem**]; die häufigsten Ursachen sind Linksherzinsuffizienz [**kardiales Lungenödem**], Verminderung des kolloidosmotischen Drucks und erhöhte Gefäßdurchlässigkeit

Lun|gen|per|fu|si|ons|szin|ti|gra|fie *f* →Lungenperfusionsszintigraphie

Lun|gen|per|fu|si|ons|szin|ti|gra|phie *f* s.u. Lungenszintigraphie

Lun|gen|pest *f* Pneumonie* durch Einatmung von Pesterregern oder Streuung aus Herden im Körper; SYN: Pestpneumonie

Lun|gen|phthi|se *f* →Lungenschwindsucht

Lun|gen|prel|lung *f* →Lungenkontusion

Lun|gen|pro|te|i|no|se *f* seltene, chronisch-verlaufende Lungenerkrankung durch eine übermäßige Produktion von Surfactant-Faktor*; SYN: pulmonale alveoläre Proteinose, Alveolarproteinose

Lun|gen|quet|schung *f* →Lungenkontusion

Lun|gen|rund|herd *m* runder Verdichtungsherd im Lungenröntgenbild; SYN: Rundschatten, Rundherd

Lun|gen|schwind|sucht *f* Lungentuberkulose* mit ausgeprägter Kachexie*; SYN: Lungenphthise, Phthisis pulmonum

Lun|gen|si|de|ro|se *f* benigne, rückbildungsfähige Pneumokoniose* durch Ablagerung von Eisenstaub; SYN: Eisenlunge, Eisenstaublunge, Schweißerlunge, Siderosis pulmonum

idiopathische Lungensiderose Lungenerkrankung mit rezidivierenden Blutungen in die Alveolarsepten und Alveolen; dadurch kommt es zu Eisenablagerung und Entwicklung einer fortschreitenden Lungenfibrose*; SYN: Ceelen-Gellerstedt-Syndrom, primäre Lungenhämosiderose, idiopathische Lungenhämosiderose, Morbus Ceelen

Lun|gen|si|li|ko|se *f* durch Einatmen von quarzhaltigem Staub hervorgerufene Pneumokoniose* mit chronisch progredienter Lungenfibrose*; führt im Laufe der Zeit zu obstruktiver und restriktiver Ventilationsstörung*; SYN: Quarzstaublunge, Silikose, Quarzstaublungenerkrankung, Steinstaublunge, Kieselstaublunge

Lun|gen|skle|ro|se *f* sklerosierende Verhärtung des interstitiellen Lungengewebes

emphysematöse Lungensklerose Lungensklerose mit Emphysembildung

Lun|gen|spit|zen|tu|ber|ku|lo|se *f* Befall der Lungenspitzen im Rahmen einer lokalisierten hämatogenen Streuung einer Lungentuberkulose*; SYN: Spitzentuberkulose, apikaler Reinfekt

Lun|gen|stau|ung *f* Abflussbehinderung des Blutes aus der Lunge; führt zur Entwicklung einer Stauungslunge

Lun|gen|stein *m* Steinbildung im Lungengewebe; SYN: Pulmolith, Pneumolith

Lun|gen|szin|ti|gra|fie *f* →Lungenszintigraphie

Lun|gen|szin|ti|gra|phie *f* Szintigraphie* der Lungen zur Untersuchung der Perfusion [**Lungenperfusionsszintigraphie**] oder Ventilation [**Lungenventilationsszintigraphie**]

Lun|gen|trans|plan|ta|ti|on *nt* Transplantation einer oder beider Lungenflügel

Lun|gen|tu|ber|ku|lo|se *f* durch Mycobacterium* tuberculosis hervorgerufene, akute oder chronische granulomatöse Entzündung des Lungengewebes; häufigste Form der Tuberkulose*; führt durch eine hämatogene oder lymphogene Streuung zum Befall anderer Organe
azino-noduläre Lungentuberkulose durch bronchogene Streuung entstehende, chronisch produktive Lungentuberkulose mit kleeblattförmigen grauweißen Herden und zenraler Nekrose
exsudative Lungentuberkulose oft mit Kavernenbildung einhergehende akute oder chronische verkäsende Pneumonie*
kavernöse Lungentuberkulose Lungentuberkulose mit unter Umständen ausgedehnter Hohlraumbildung
offene Lungentuberkulose infektiöse Form der Tuberkulose mit Ausscheidung von Erregern im Sputum; meist bei kavernöser Lungentuberkulose mit Anschluss an einen Ableitungsbronchus; SYN: offene Tuberkulose
produktive Lungentuberkulose von einer proliferativ-produktiven Reaktion mit Ausbildung von Tuberkulomen* oder azinös-nodulären Herden gekennzeichnete Verlaufsform

Lun|gen|ve|nen|trans|po|si|ti|on *f* angeborene Angiokardiopathie* mit Einmündung der Lungenvenen in den rechten Vorhof; SYN: Pulmonalvenentransposition

Lun|gen|ven|ti|la|ti|ons|szin|ti|gra|fie *f* →Lungenventilationsszintigraphie

Lun|gen|ven|ti|la|ti|ons|szin|ti|gra|phie *f* s.u. Lungenszintigraphie

Lun|gen|wie|der|be|le|bung *f* Wiederbelebung bei Atemstillstand; SYN: respiratorische Reanimation

Lun|gen|zir|rho|se *f* Lungenfibrose* mit diffusem Befall des Interstitialgewebes; führt zu Reduktion der Lungenvolumina und restriktiver Ventilationsstörung*; SYN: diffuse interstitielle Lungenfibrose

Lun|gen|zys|ten *pl* angeborene [Zystenlunge*] oder erworbene [Echinokokkenzyste] Zysten im Lungengewebe

Lu|nu|la *f, pl* **-lae** halbmondförmige/sichelförmige Struktur
Lunula unguis Nagelhalbmond
Lunulae valvularum semilunarium halbmondförmiger Randstreifen der Semilunarklappen
Lunulae valvularum semilunarium aortae halbmondförmiger Randstreifen der Aortenklappe
Lunulae valvularum semilunarium trunci pulmonalis halbmondförmiger Randstreifen der Pulmonalklappe

lu|nu|lar *adj* halbmondförmig; SYN: semilunar

lu|po|id *adj* in der Art eines Lupus, lupusähnlich; SYN: lupös

lu|pös *adj* →lupoid

Lu|pus *m* Kurzbezeichnung für Lupus* erythematodes und Hauttuberkulose [Lupus* vulgaris]
Lupus erythematodes Autoimmunerkrankung der Haut und innerer Organe, bei der Antikörper gegen Zellkernantigene [**antinukleäre Antikörper**] gefunden werden; die verschiedenen Lupusformen haben unterschiedliche Auslöser und Verläufe; SYN: Lupus erythematosus, Erythematodes, Schmetterlingsflechte
Lupus erythematodes chronicus →Lupus erythematodes integumentalis
Lupus erythematodes chronicus discoides häufigste Form des Lupus erythematodes integumentalis mit scheibenförmigen, scharfbegrenzten Herden, die v.a. im Gesicht vorkommen; SYN: discoid lupus erythematosus, nagende Flechte, chronischer diskoider Lupus erythematodes
chronischer diskoider Lupus erythematodes →Lupus erythematodes chronicus discoides
Lupus erythematodes integumentalis chronischer Lupus erythematodes der Haut ohne Beteiligung innerer Organe; SYN: Lupus erythematodes chronicus
Lupus erythematodes profundus Sonderform des Lupus erythematodes integumentalis mit schmerzhaft geröteten Knoten des subkutanen Fettgewebes; SYN: Lupus-Pannikulitis
systemischer Lupus erythematodes →Lupus erythematodes visceralis
Lupus erythematodes visceralis generalisierte Form des Lupus erythematodes mit Befall innerer Organe; bei der Auslösung spielen eine genetische Veranlagung und endogene [Hormone, Stress] und exogene [Medikamente, Traumen] Faktoren eine Rolle; SYN: systemischer Lupus erythematodes, Systemerythematodes
Lupus erythematosus →Lupus erythematodes
Lupus erythematosus pemphigoides Mischform von Pemphigus* foliaceus und Lupus erythematosus; SYN: Senear-Usher-Syndrom, Pemphigus erythematosus/seborrhoicus
Lupus mutilans Lupus vulgaris mit Entstellung der Patienten
Lupus pernio Form des Lupus* erythematodes mit bläulichen Knoten an den kälteexponierten Akren; SYN: Chilblain-Lupus
Lupus vulgaris v.a. das Gesicht betreffende, häufigste Form der Hauttuberkulose; SYN: Tuberculosis cutis luposa, Tuberculosis luposa cutis et mucosae

Lupus erythematodes-Körper *pl* Einschlusskörper in Lupus erythematodes-Zellen;

SYN: L.e.-Körper, L.E.-Körper

Lupus erythematodes-Zellen *pl* typische neutrophile Granulozyten mit basophilen Einschlusskörpern bei Lupus* erythematodes; SYN: L.e.-Zellen, L.E.-Zellen

Lu|pus|ne|phri|tis *f, pl* **-ti|den** Immunkomplexnephritis* bei Lupus* erythematodes visceralis; SYN: Lupusniere, Lupusnephropathie

Lu|pus|ne|phro|pa|thie *f* →Lupusnephritis

Lu|pus|nie|re *f* →Lupusnephritis

Lupus-Pannikulitis *f* →Lupus erythematodes profundus

Luschka-Foramen *nt* beidseitige, seitliche Öffnung des IV. Ventrikels; SYN: Apertura lateralis ventriculi quarti

lu|te|al *adj* Corpus* luteum betreffend

Lu|te|al|pha|se *f* zweite Phase des Menstruationszyklus; die Zeit vom Eisprung bis zur Monatsblutung; SYN: gestagene Phase, Sekretionsphase, Gelbkörperphase, Transformationsphase

Lu|te|i|ni|sie|rungs|hor|mon *nt* im Hypohysenvorderlappen gebildetes gonadotropes Hormon, das bei der Frau an Follikelreifung, Ovulation und der Gelbkörperbildung teilnimmt; SYN: luteinisierendes Hormon

Lu|te|i|nom *nt* →Luteom

Lu|te|in|zys|te *f* von Luteinzellen ausgekleidete Eierstockzyste

Lutembacher-Komplex *m* →Lutembacher-Syndrom

Lutembacher-Syndrom *nt* angeborener Vorhofseptumdefekt* mit Mitralstenose*; SYN: Lutembacher-Komplex

Lu|te|o|hor|mon *nt* →Progesteron

Lu|te|om *nt* Progesteron-bildender Eierstocktumor; SYN: Luteinom

Lutheran-Blutgruppen *pl* Blutgruppensystem, dessen Antigene eine milde Transfusionsreaktion auslösen können; SYN: Lutheran-Blutgruppensystem

Lutz-Splendore-Almeida-Krankheit *f* in Südamerika vorkommende, systemische Mykose* mit hauptsächlichem Befall der Schleimhaut von Mund und Nase, sowie der angrenzenden Gesichtshaut; SYN: südamerikanische Blastomykose, brasilianische Blastomykose, Parakokzidioidomykose, Paracoccidioidomycose, Granuloma paracoccidioides

Lux *nt* Einheit der Beleuchtungsstärke

Lu|xa|tio *f, pl* **-ti|o|nes** →Luxation

Luxatio axillaris s.u. Schultergelenkluxation

Luxatio coxae angeborene [**Luxatio coxae congenita**] oder erworbene Verrenkung des Hüftgelenks; SYN: Hüftgelenkluxation

Luxatio genus angeborene [selten] oder erworbene Verrenkung des Schienbeins im Kniegelenk; SYN: Knieluxation, Kniegelenkluxation, Luxatio tibiae

Luxatio humeri →Schultergelenkluxation

Luxatio mandibulae Unterkieferverrenkung; SYN: Kieferluxation

Luxatio subcoracoidea s.u. Schultergelenkluxation

Luxatio tibiae →Luxatio genus

Lu|xa|ti|on *f* Verrenkung, Ausrenkung; SYN: Luxatio

Lu|xa|ti|ons|frak|tur *f* Fraktur* mit Luxation* der Fragmente oder eines angrenzenden Knochens; SYN: Frakturdislokation, Verrenkungsbruch

Ly-, ly- *präf.* →Lyo-

Ly|a|se *f* Enzym, das die Spaltung eines Moleküls katalysiert

Lyell-Syndrom *nt* durch Medikamente [Barbiturate, Sulfonamide] verursachte flächenhafte Nekrolyse der Epidermis* mit subepidermaler Blasenbildung; SYN: medikamentöses Lyell-Syndrom, Syndrom der verbrühten Haut, Epidermolysis acuta toxica, Epidermolysis necroticans combustiformis

medikamentöses Lyell-Syndrom *nt* →Lyell-Syndrom

staphylogenes Lyell-Syndrom *nt* durch Bakterientoxine von Staphylococcus* aureus hervorgerufene flächenhafte Hautablösung; SYN: Ritter-Krankheit, Ritter-Dermatitis, Morbus Ritter von Rittershain, Pemphigoid der Säuglinge, Syndrom der verbrühten Haut, Dermatitis exfoliativa neonatorum, Epidermolysis toxica acuta

Lyme-Borreliose *f* →Lyme-Disease

Lyme-Disease *nt* meist durch Zecken, selten auch durch Stechmücken, übertragene Infektionskrankheit durch Borrelia* burgdorferi; i.d.R. kommt es zu unspezifischen Symptomen [Kopf-, Gliederschmerzen, Fieber, gastrointestinale Beschwerden], gefolgt von dermatologischen [Erythema* chronicum migrans], orthopädischen [Arthritis*, Arthralgie*] oder neurologischen Krankheitsbildern [Bannwarth-Syndrom*]; SYN: Lyme-Krankheit, Lyme-Borreliose, Erythema-migrans-Krankheit, Zeckenborreliose

Lyme-Krankheit *f* →Lyme-Disease

Lymph-, lymph- *präf.* Wortelement mit der Bedeutung "Lymphe"

Lym|pha *f* →Lymphe

Lymph|a|de|nek|to|mie *f* Lymphknotenentfernung, Lymphknotenexstirpation

Lymph|a|de|nie *f* Lymphknotenerkrankung; SYN: Lymphadenopathie

Lymph|a|de|ni|tis *f, pl* **-ti|den** entzündliche Lymphknotenvergrößerung; SYN: Lymphknotenentzündung, Adenitis

akute unspezifische Lymphadenitis Histiozytenvermehrung im Lymphknotensinus bei akuter oder chronischer unspezifischer Entzündung; SYN: Sinuskatarrh,

Sinushistiozytosis

dermatopathische Lymphadenitis reversible, reaktive Lymphknotenschwellung, besonders der Achsel- und Leistenlymphknoten, als Begleitsymptom bei ausgedehnten Dermatosen; SYN: dermatopathische Lymphadenopathie, dermatopathische Lymphopathie, lipomelanotische Retikulose, Pautrier-Woringer-Syndrom

Lymphadenitis mesenterialis →Lymphadenitis mesenterica

Lymphadenitis mesenterialis acuta meist durch Yersinia* pseudotuberculosis hervorgerufene, akute Entzündung der Mesenteriallymphknoten des Kindesalters; SYN: Masshoff-Lymphadenitis

Lymphadenitis mesenterica spezifische oder unspezifische Entzündung der Mesenteriallymphknoten; SYN: Mesenteriallymphadenitis, Lymphadenitis mesenterialis

Lymphadenitis nuchalis et cervicalis subakute Lymphadenitis des Halsbereichs unklarer Ätiologie; SYN: Piringer-Kuchinka-Syndrom, zervikonuchale Lymphadenitis

Lymphadenitis tuberculosa tuberkulöse Lymphknotenentzündung; SYN: Lymphknotentuberkulose, Tuberkulose-Lymphom

zervikonuchale Lymphadenitis →Lymphadenitis nuchalis et cervicalis

lymphlaldelniltisch *adj* Lymphknotenentzündung/Lymphadenitis betreffend, von ihr betroffen oder gekennzeichnet

Lymphlaldelnolgralfie *f* →Lymphadenographie

Lymphlaldelnolgramm *nt* Röntgenkontrastaufnahme von Lymphknoten

Lymphlaldelnolgralphie *f* Röntgenkontrastdarstellung von Lymphknoten

lymphlaldelnolid *adj* lymphknotenähnlich; Lymphknoten betreffend, von Lymphknoten (ab-)stammend

Lymphlaldelnom *nt* Lymphknotenvergrößerung; Lymphom

Lymphlaldelnolpalthie *f* Lymphknotenerkrankung; SYN: Lymphadenie

angioimmunoblastische Lymphadenopathie ätiologisch unklare, generalisierte Erkrankung mit Schwellung der Lymphknoten, Leber und Milz; zum Teil Ausheilung, zum Teil tödlicher Verlauf; SYN: immunoblastische Lymphadenopathie, Lymphogranulomatosis X

dermatopathische Lymphadenopathie reversible, reaktive Lymphknotenschwellung, besonders der Achsel- und Leistenlymphknoten, als Begleitsymptom bei ausgedehnten Dermatosen; SYN: dermatopathische Lymphopathie, dermatopathische Lymphadenitis, lipomelanotische Retikulose, Pautrier-Woringer-Syndrom

immunoblastische Lymphadenopathie →angioimmunoblastische Lymphadenopathie

Lymphlaldelnolpalthielsynldrom, akutes febriles *nt* ätiologisch ungeklärte, fieberhafte Erkrankung, v.a. des Kleinkindalters, mit Lymphknotenschwellung und Beteiligung multipler Organe; SYN: Kawasaki-Syndrom, Morbus Kawasaki, mukokutanes Lymphknotensyndrom

Lymphlaldelnolse *f* (chronische) Lymphknotenschwellung; SYN: Lymphadenosis

chronische Lymphadenose veraltete Bezeichnung für chronisch-lymphatische Leukämie*

Lymphlaldelnolsis *f, pl* **-ses** (chronische) Lymphknotenschwellung; SYN: Lymphadenose

Lymphadenosis benigna cutis polyätiologische [u.a. Lyme-Disease*], gutartige, tumoröse Proliferation der Haut von Gesicht [v.a. Ohrläppchen], Nacken, Achselhöhlen und Genitalbereich; SYN: multiples Sarkoid, Bäfverstedt-Syndrom, benigne Lymphoplasie der Haut, Lymphozytom, Lymphocytoma cutis

Lymphlaldelnoltolmie *f* Lymphknoteneröffnung

Lymphlaldelnolzelle *f* Lymphknotenzyste

lymphlähnllich *adj* →lymphoid

Lymphlanlgilekltalsie *f* Lymphgefäßerweiterung

lymphlanlgilekltaltisch *adj* Lymphangiektasie betreffend

Lymphlanlgilekltolmie *f* Lymphgefäßentfernung, Lymphgefäßresektion

Lymphlanlgililtis *f, pl* **-tilden** →Lymphangitis

Lymphangiitis dorsalis penis im Rahmen des Ulcus* molle auftretende Lymphgefäßentzündung des Penis; SYN: Bubonulus, Nisbet-Schanker

lymphlanlgililtisch *adj* →lymphangitisch

Lymphlanlgilolgralfie *f* →Lymphangiographie

Lymphlanlgilolgramm *nt* Röntgenkontrastaufnahme von Lymphgefäße

Lymphlanlgilolgralphie *f* Röntgenkontrastdarstellung von Lymphgefäße

Lymphlanlgilom *nt* i.d.R. angeborener, gutartiger Tumer der Lymphgefäße; SYN: Lymphangioma

Lymphlanlgilolma *nt, pl* **-malta** →Lymphangiom

Lymphangioma cavernosum subcutaneum kissenartige Schwellung von Haut und Schleimhaut; führt u.U. zu Makrocheilie* oder Makroglossie*; SYN: Lymphangioma circumscriptum profundum

Lymphangioma circumscriptum profundum →Lymphangioma cavernosum subcutaneum

Lymphangioma circumscriptum superficiale →Lymphangioma cysticum

Lymphangioma cysticum zystisches Lymphangiom mit milchig-trüber Flüssigkeit; SYN: Lymphangioma circumscriptum superficiale

lymphlanlgilolmaltös *adj* Lymphangiom betreffend

Lymphlanlgilolmylolmaltolsis *f, pl* **-ses** lymphangiomyomatosis

L

Lymphangiomyomatosis-Syndrom *nt* nur Frauen betreffende, generalisierte, myomatöse Veränderung von Lymphgefäßen und Lymphknoten

Lymph|an|gi|o|pa|thie *f* Erkrankung der Lymphgefäße

Lymph|an|gi|o|phle|bi|tis *f, pl* **-ti|den** Entzündung von Lymphgefäßen und Venen

lymph|an|gi|o|phle|bi|tisch *adj* Lymphangiophlebitis betreffend, von ihr betroffen oder gekennzeichnet

Lymph|an|gi|o|sis car|ci|no|ma|to|sa *f* Karzinomausbreitung entlang der Lymphbahnen als makroskopisch sichtbares, weißliches Netz

Lymph|an|gi|tis *f, pl* **-ti|den** Lymphgefäßentzündung; SYN: Lymphangiitis

lymph|an|gi|tisch *adj* Lymphgefäßentzündung/Lymphangitis betreffend, von ihr betroffen oder gekennzeichnet; SYN: lymphangiitisch

lymph|ar|tig *adj* →lymphoid

Lym|pha|ti|ko|sto|mie *f* Anlegen einer Lymphfistel zur Lymphdrainage

lym|pha|tisch *adj* Lymphe oder lymphatisches Organ oder Lymphsystem betreffend

Lym|pha|to|ly|se *f* Zerstörung oder Auflösung des lymphatischen Gewebes

Lymph|drü|se *f* →Lymphknoten

Lym|phe *f* in den Lymphgefäßen enthaltene wasserklare Flüssigkeit und die darin transportierten Lymphozyten; SYN: Lymphflüssigkeit, Lympha

Lymph|fis|tel *f* meist innere, lymphabsondernde Fistel eines Lymphgefäßes; SYN: Fistula lymphatica

Lymph|flüs|sig|keit *f* →Lymphe

Lymph|fol|li|kel *pl* rundliche Anhäufung von retikulärem Bindegewebe und lymphatischen Zellen in den Lymphknoten oder im Gewebe; SYN: Lymphknötchen, Folliculus lymphaticus, Nodulus lymphoideus, Lymphonodulus

Lymph|ge|fäß|ent|zün|dung *f* Lymphangitis, Lymphangiitis

Lymph|knöt|chen *pl* →Lymphfollikel

Lymph|kno|ten *m* in die Lymphbahnen eingeschaltete bohnenförmige Körper, die aus Rindensubstanz, Mark und Kapsel bestehen; Lymphknoten filtern die Lymphe und entfernen Erreger, Toxine, Zellfragmente u.ä.; SYN: Lymphdrüse, Nodus lymphoideus, Lymphonodus

Lymph|kno|ten|ent|zün|dung *f* →Lymphadenitis

Lymph|kno|ten|hy|per|pla|sie *f* Lymphknotenvergrößerung

hyalinisierende plasmazelluläre Lymphknotenhyperplasie gutartige Lymphknotenvergrößerung mit Plasmazellvermehrung; SYN: Castleman-Tumor, Castleman-Lymphozytom

Lymph|kno|ten|hy|per|tro|phie *f* Lymphknotenvergrößerung

Lymph|kno|ten|punk|ti|on *f* meist Feinnadelpunktion zur Gewinnung von Zellen und Gewebe

Lymph|kno|ten|syn|drom, mu|ko|ku|ta|nes *nt* ätiologisch ungeklärte, fieberhafte Erkrankung, v.a. des Kleinkindalters, mit Lymphknotenschwellung und Beteiligung multipler Organe; SYN: Kawasaki-Syndrom, Morbus Kawasaki, akutes febriles mukokutanes Lymphadenopathiesyndrom

Lymph|kno|ten|tu|ber|ku|lo|se *f* tuberkulöse Lymphknotenentzündung; SYN: Tuberkulose-Lymphom, Lymphadenitis tuberculosa

Lympho-, lympho- *präf.* Wortelement mit der Bedeutung "Lymphe"

Lym|pho|blast *m* Stammzelle der Lymphozyten; SYN: Lymphozytoblast

Lym|pho|blas|ten|leuk|ä|mie *f* Unterform der akuten myeloischen Leukämie*; SYN: akute lymphoblastische Leukämie

lym|pho|blas|tisch *adj* Lymphoblast(en) betreffend, aus Lymphblasten bestehend

Lym|pho|blas|tom *nt* aus Lymphoblasten bestehendes Lymphom*; lymphoblastisches Lymphom

großfollikuläres Lymphoblastom zu den Non-Hodgkin-Lymphomen* gerechnete Lymphknotenerkrankung mit Leber- und Milzschwellung, Aszites* und Schwellung im Bereich der Ohrspeicheldrüse; SYN: Brill-Symmers-Syndrom, Morbus Brill-Symmers, großfollikuläres Lymphom, zentroblastisch-zentrozytisches (malignes) Lymphom

Lym|pho|blas|to|se *f* pathologische Vermehrung der Lymphoblasten im Blut; SYN: Lymphoblastosis

Lym|pho|blas|to|sis *f, pl* **-ses** →Lymphoblastose

Lym|pho|cy|to|ma cu|tis *nt* polyätiologische [u.a. Lyme-Disease*], gutartige, tumoröse Proliferation der Haut von Gesicht [v.a. Ohrläppchen], Nacken, Achselhöhlen und Genitalbereich; SYN: multiples Sarkoid, Bäfverstedt-Syndrom, benigne Lymphoplasie der Haut, Lymphozytom, Lymphadenosis benigna cutis

Lym|pho|cy|to|sis *f, pl* **-ses** Vermehrung der Lymphozyten im Blut über den Normalbereich hinaus; SYN: Lymphozytose, Lymphozythämie

Lymph|ö|dem *nt* durch Störung des Lymphabflusses verursachtes Ödem*; SYN: Lymphoedema

chronisch kongenitales Lymphödem genetisch bedingtes Lymphödem, das v.a. die Füße und Unterschenkel, seltener auch die Hände und Unterarme betrifft; SYN: Nonne-Milroy-Meige-Syndrom, chronisch hereditäres Trophödem, Elephantiasis congenita hereditaria

Lym|pho|di|a|pe|de|se *f* aktive Wanderung von Lymphozyten durch die Gefäßwand; SYN: Lymphozytendiapedese

Lym|pho|e|de|ma *nt* →Lymphödem
Lym|pho|e|pi|the|li|om *nt* in Afrika und Asien auftretendes Karzinom des Nasenrachens durch das Epstein-Barr*-Virus; SYN: lymphoepitheliales Karzinom, Schmincke-Tumor
lym|pho|gen *adj* aus Lymphe oder lymphatischen Gefäßen stammend
Lym|pho|ge|ne|se *f* Lymphbildung
Lym|pho|gra|fie *f* →Lymphographie
Lym|pho|gramm *nt* Röntgenkontrastaufnahme von Lymphgefäßen und Lymphknoten
Lym|pho|gra|nu|lom *nt* →Lymphogranuloma
Lym|pho|gra|nu|lo|ma *nt, pl* **-ma|ta** granulomatöse Erkrankung des lymphatischen Gewebes; SYN: Lymphogranulom, Lymphogranulomatose
Lymphogranuloma inguinale durch Chlamydia* trachomatis hervorgerufene meldepflichtige Geschlechtskrankheit*; kennzeichnend ist die ausgeprägte Schwellung der Leistenlymphknoten; SYN: Lymphogranuloma venereum, Lymphopathia venerea, Morbus Durand-Nicolas-Favre, klimatischer Bubo, vierte Geschlechtskrankheit, Poradenitis inguinalis
Lymphogranuloma venereum →Lymphogranuloma inguinal
Lymphogranulomatosa benigna →benigne Lymphogranulomatose
Lym|pho|gra|nu|lo|ma|to|se *f* 1. →maligne Lymphogranulomatose 2. →Lymphogranuloma
benigne Lymphogranulomatose ätiologisch ungeklärte, familiär gehäuft auftretende Systemerkrankung mit Granulomen der Haut, innerer Organe [Milz, Leber, Lunge] und mediastinaler und peripherer Lymphknoten; SYN: Sarkoidose, Morbus Boeck, Boeck-Sarkoid, Morbus Besnier-Boeck-Schaumann, Besnier-Boeck-Schaumann-Krankheit, benignes Miliarlupoid, Lymphogranulomatosa benigna
maligne Lymphogranulomatose vom lymphatischen Gewebe ausgehende maligne Erkrankung; die Prognose hängt von der histologischen Form, dem Krankheitsstadium und dem Vorhandensein von Begleitsymptomen [z.B. Nachtschweiß] ab; SYN: Hodgkin-Lymphom, Morbus Hodgkin, Lymphogranulomatosis maligna
Lym|pho|gra|nu|lo|ma|to|sis *f, pl* **-ses** →Lymphogranulomatose
Lymphogranulomatosis benigna →benigne Lymphogranulomatose
Lymphogranulomatosis maligna →maligne Lymphogranulomatose
Lymphogranulomatosis X ätiologisch unklare, generalisierte Erkrankung mit Schwellung der Lymphknoten, Leber und Milz; zum Teil Ausheilung, zum Teil tödlicher Verlauf; SYN: angioimmunoblastische Lymphadenopathie, immunoblastische Lymphadenopathie
Lym|pho|gra|phie *f* Röntgenkontrastdarstellung von Lymphgefäßen und Lymphknoten
lym|pho|hä|ma|to|gen *adj* Lymph- und Blutgefäße betreffend
lympho-histiozytär *adj* sowohl lymphozytär als auch histiozytär
lym|pho|id *adj* lymphartig, lymphähnlich; lymphozytenähnlich; das Lymphsystem betreffend
Lym|pho|il|dek|to|mie *f* operative Entfernung von lymphatischem Gewebe
Lym|pho|id|zel|len *pl* morphologisch veränderte Lymphozyten, z.B. bei Mononukleose; SYN: atypische Lymphozyten, Virozyten
lym|pho|ka|pil|lär *adj* Lymphkapillare betreffend
Lym|pho|ki|ne *pl* von Lymphozyten und anderen immunrelevanten Zellen gebildete Zytokine*, z.B. Interferone, Interleukine
Lym|pho|ly|se *f* Lymphozytenauflösung; SYN: Lympholysis, Lymphozytolyse
lym|pho|ly|tisch *adj* Lymphozyten auflösend oder zerstörend; SYN: lymphozytolytisch
Lym|phom *nt* Lymphknotenschwellung, Lymphknotentumor; SYN: Lymphoma
B-lymphoblastisches Lymphom hoch malignes Non-Hodgkin-Lymphom*, das wahrscheinlich durch das Epstein-Barr*-Virus ausgelöst wird; SYN: Burkitt-Lymphom, epidemisches Lymphom, Burkitt-Tumor
epidemisches Lymphom →B-lymphoblastisches Lymphom
großfollikuläres Lymphom zu den Non-Hodgkin-Lymphomen* gerechnete Lymphknotenerkrankung mit Leber- und Milzschwellung, Aszites* und Schwellung im Bereich der Ohrspeicheldrüse; SYN: Brill-Symmers-Syndrom, Morbus Brill-Symmers, großfollikuläres Lymphoblastom, zentroblastisch-zentrozytisches (malignes) Lymphom
lymphoepithelioides Lymphom im höheren Alter auftretendes Non-Hodgkin-Lymphom*; SYN: Lennert-Lymphom
lymphoplasmozytisches Lymphom nieder malignes Non-Hodgkin-Lymphom* aus B-Lymphozyten; SYN: Immunozytom
malignes Lymphom bösartiger Lymphknotentumor; Non-Hodgkin-Lymphome* und maligne Lymphogranulomatose*
plasmozytisches Lymphom von einem Zellklon ausgehende monoklonale Gammopathie* und Plasmazellvermehrung im Knochenmark; SYN: Kahler-Krankheit, Huppert-Krankheit, Morbus Kahler, Plasmozytom, multiples Myelom, plasmozytisches Immunozytom
zentroblastisch-zentrozytisches Lymphom zu den Non-Hodgkin-Lymphomen* gerechnete Lymphknotenerkrankung mit Leber- und Milzschwellung, Aszites* und

Schwellung im Bereich der Ohrspeicheldrüse; SYN: Brill-Symmers-Syndrom, Morbus Brill-Symmers, großfollikuläres Lymphoblastom, großfollikuläres Lymphom, zentroblastisch-zentrozytisches malignes Lymphom
zentroblastisch-zentrozytisches malignes Lymphom →zentroblastisch-zentrozytisches Lymphom

lym|pho|ma|to|id *adj* lymphomähnlich, lymphomartig

lym|pho|ma|tös *adj* Lymphom betreffend, lymphomartig

Lym|pho|ma|to|se *f* Auftreten multipler Lymphome; SYN: Lymphomatosis

Lym|pho|no|du|lus *m, pl* **-li** →Lymphfollikel

Lym|pho|no|dus *m, pl* **-di** →Lymphknoten

Lym|pho|pa|thia *f* →Lymphopathie
Lymphopathia venerea durch Chlamydia* trachomatis hervorgerufene, meldepflichtige Geschlechtskrankheit*; kennzeichnend ist die ausgeprägte Schwellung der Leistenlymphknoten; SYN: Lymphogranuloma inguinale/venereum, Morbus Durand-Nicolas-Favre, klimatischer Bubo, vierte Geschlechtskrankheit, Poradenitis inguinalis

Lym|pho|pa|thie *f* Erkrankung des lymphatischen Systems; SYN: Lymphopathia
dermatopathische Lymphopathie reversible, reaktive Lymphknotenschwellung, besonders der Achsel- und Leistenlymphknoten, als Begleitsymptom bei ausgedehnten Dermatosen; SYN: dermatopathische Lymphadenopathie, dermatopathische Lymphadenitis, lipomelanotische Retikulose, Pautrier-Woringer-Syndrom

Lym|pho|pe|nie *f* Verminderung der Lymphozytenzahl im peripheren Blut; SYN: Lymphozytopenie

Lym|pho|phe|re|se *f* Abtrennung der Lymphozyten aus dem Blut; SYN: Lymphozytopherese, Lymphozytenpherese

Lym|pho|pla|sie *f* Anhäufung lymphoretikulärer Zellen im Gewebe
benigne Lymphoplasie der Haut polyätiologische [u.a. Lyme-Disease*], gutartige, tumoröse Proliferation der Haut von Gesicht [v.a. Ohrläppchen], Nacken, Achselhöhlen und Genitalbereich; SYN: multiples Sarkoid, Bäfverstedt-Syndrom, Lymphozytom, Lymphocytoma cutis, Lymphadenosis benigna cutis

Lym|pho|po|e|se *f* →Lymphozytopoese

lym|pho|po|e|tisch *adj* Lymphopoese betreffend; SYN: lymphozytopoetisch

Lym|pho|po|i|e|se *f* →Lymphozytopoese

lym|pho|re|ti|ku|lär *adj* Zellen und Gewebe des Lymphsystems und des retikuloendothelialen Systems betreffend

Lym|pho|re|ti|ku|lo|se, benigne infektiöse *f* →Inokulationslymphoretikulose, benigne

Lym|phor|rha|gie *f* →Lymphorrhö

Lym|phor|rhö *f, pl* **-rhö|en** Lymphausfluss aus großen Lymphgefäßen; SYN: Lymphorrhagie

Lym|pho|sar|kom *nt* bösartiger Lymphknotentumor; malignes Lymphom

Lym|pho|sta|se *f* Lymphstauung

Lym|pho|szin|ti|gra|fie *f* →Lymphoszintigraphie

Lym|pho|szin|ti|gra|phie *f* Szintigraphie* der Lymphgefäße und Lymphknoten

Lym|pho|to|xin *nt* s.u. Tumor-Nekrose-Faktor

lympho-vaskulär *adj* Lymphgefäße betreffend

Lym|pho|zel|le *f* mit Lymphe gefüllte Zyste oder ausgeweitetes Lymphgefäß

lym|pho|zy|tär *adj* Lymphozyten betreffend

Lym|pho|zy|ten *pl* aus zwei Gruppen [B-Lymphozyten* und T-Lymphozyten*] bestehende weiße Blutkörperchen, deren Hauptaufgabe die Abwehr von Erregern und Zerstörung von abnormalen Zellen ist
atypische Lymphozyten morphologisch veränderte Lymphozyten, z.B. bei Mononukleose; SYN: Lymphoidzellen, Virozyten

Lym|pho|zy|ten|di|a|pe|de|se *f* →Lymphodiapedese

Lym|pho|zy|ten|phe|re|se *f* →Lymphopherese

Lym|pho|zy|ten|sturz *m* massive Abnahme der Lymphozyten im peripheren Blut

Lym|pho|zyt|hä|mie *f* Vermehrung der Lymphozyten im Blut über den Normalbereich hinaus; SYN: Lymphozytose, Lymphocytosis

lym|pho|zyt|hä|misch *adj* Lymphozythämie betreffend, von ihr betroffen oder gekennzeichnet, durch sie bedingt

Lym|pho|zy|to|blast *m* Stammzelle der Lymphozyten; SYN: Lymphoblast

Lym|pho|zy|to|ly|se *f* →Lympholyse

lym|pho|zy|to|ly|tisch *adj* →lympholytisch

Lym|pho|zy|tom *nt* polyätiologische [u.a. Lyme-Disease*], gutartige, tumoröse Proliferation der Haut von Gesicht [v.a. Ohrläppchen], Nacken, Achselhöhlen und Genitalbereich; SYN: multiples Sarkoid, Bäfverstedt-Syndrom, benigne Lymphoplasie der Haut, Lymphocytoma cutis, Lymphadenosis benigna cutis

Lym|pho|zy|to|pe|nie *f* →Lymphopenie

Lym|pho|zy|to|phe|re|se *f* →Lymphopherese

Lym|pho|zy|to|po|e|se *f* Lymphozytenbildung; SYN: Lymphopoese, Lymphopoiese, Lymphozytopoiese

lym|pho|zy|to|po|e|tisch *adj* Lymphozytopoese betreffend; SYN: Lymphozytopoese

Lym|pho|zy|to|poi|e|se *f* →Lymphozytopoese

Lym|pho|zy|to|se *f* Vermehrung der Lymphozyten im Blut über den Normalbereich hinaus; SYN: Lymphozythämie, Lymphocytosis

lym|pho|zy|to|to|xisch *adj* Lymphozyten zerstörend

Lyo-, lyo- *präf.* Wortelement mit der Bedeutung "Lösung/Auflösung/Lyse"

Ly|o|chro|me *pl* Derivate des Isoalloxazins, z.B. Riboflavin, Laktoflavin; SYN: Flavine

Ly|o|phi|li|sa|ti|on *f* schonendes Trocknungsverfahren, bei dem Proben tiefgefroren und dann im Vakuum getrocknet werden; SYN: Gefriertrocknung, Lyophilisierung

Ly|o|phi|li|sie|rung *f* →Lyophilisation

ly|o|phob *adj* schwer dispergierbar

Lys-, lys- *präf.* →Lyso-

-lyse *suf.* Wortelement mit der Bedeutung "Auflösung"

Lys|er|gid *nt* →Lysergsäurediäthylamid

Lys|erg|säu|re *f* Grundbaustein der Mutterkornalkaloide

Lys|erg|säu|re|di|ä|thyl|a|mid *nt* den Mutterkornalkaloiden verwandtes Rauschgift; SYN: Lysergid

Ly|sin *nt* essentielle Aminosäure; SYN: 2,6-Diaminocapronsäure

Ly|sin|in|to|le|ranz *f* →Hyperlysinämie

Ly|sin|u|rie *f* Lysinausscheidung im Harn

-lysis *suf.* →-lyse

Lyso-, lyso- *präf.* Wortelement mit der Bedeutung "Lösung/Auflösung/Lyse"

ly|so|gen *adj* **1.** Lyse verursachend **2.** zur Lysogenie befähigt

Ly|so|ge|nie *f* erbliche Disposition von Bakterien, spontan Phagen zu bilden und zu lysieren

Ly|so|som *nt* im Golgi*-Apparat gebildete Zellorganelle, die Hydrolase enthält

ly|so|so|mal *adj* Lysosomen betreffend

Ly|so|typ *m* durch Lysotypie* bestimmter Bakterienstamm; SYN: Phagovar, Phagentyp

Ly|so|ty|pie *f* Typendifferenzierung von Bakterien durch die von Phagen verursachte Auflösung; SYN: Phagentypisierung

Ly|so|zym *nt* bakterizide Hydrolase*, die Murein* in Bakterienwänden spaltet; SYN: Muramidase

Ly|so|zym|u|rie *f* Lysozymausscheidung im Harn

Lys|sa *f* durch das **Lyssavirus** hervorgerufene, durch infizierten Speichel übertragene Infektionskrankheit, die vorwiegend das Nervensystem befällt; auffällig sind die extreme Wasserscheu [Hydrophobie] und die sich schnell entwickelnde Lähmung mit Tod innerhalb von 3–5 Tagen; SYN: Tollwut, Rabies

Lys|sa|vi|rus *nt, pl* **-ren** s.u. Lyssa

Lysyl-Bradykinin *nt* Gewebshormon mit blutdrucksenkender Wirkung; SYN: Kallidin

-lytisch *suf.* in Adjektiven verwendetes Wortelement mit der Bedeutung "aufösend"

M

Machado-Joseph-Syndrom *nt* autosomal-dominant vererbte Erkrankung mit Kleinhirnatrophie und neurologischen Ausfallserscheinungen; SYN: Azorenkrankheit

Macr-, macr- *präf.* →Macro-

Mac|ra|can|tho|rhyn|chus *m* Dünndarmparasit des Schweines; selten auf den Menschen übertragen; SYN: Riesenkratzer

Macro-, macro- *präf.* Wortelement mit der Bedeutung "groß/lang/hoch"

Ma|cu|la *f, pl* **-lae** Fleck, Verdickung

Macula adhaerens elektronenmikroskopisch dichte Zellverbindung; SYN: Haftplatte, Desmosom

Macula lutea gelblicher Netzhautfleck neben der Sehnervenpapille; Stelle des schärfsten Sehens; SYN: gelber Fleck, Makula

Macula sacculi Sinnesfeld im Sakkulus des Gleichgewichtsorgans

Macula utriculi Sinnesfeld im Utrikulus des Gleichgewichtsorgans

Ma|da|ro|sis *f, pl* **-ses** Verlust der Wimpern und Augenbrauen; u.a. Frühsymptom bei Lepra* lepromatosa

Madelung-Deformität *f* angeborene Bajonettform der Hand durch eine Subluxation des Handgelenks; SYN: Manus valga

Madelung-Fetthals *m* s.u. multiple symmetrische Lipomatose

Ma|den|krank|heit *f* →Myiasis

Ma|den|wurm *m* im unteren Dünndarm und Dickdarm vorkommender parasitischer Wurm; Erreger der Enterobiasis*; SYN: Enterobius/Oxyuris vermicularis

Ma|den|wurm|in|fek|ti|on *f* Befall und Erkrankung durch Enterobius* vermicularis; klinische Symptome sind Stuhldrang, Afterjucken, nervöse Störungen; selten Entwicklung einer Appendicitis* helminthica; SYN: Enterobiusinfektion, Madenwurmbefall, Enterobiasis, Enterobiose, Oxyuriasis

Ma|don|nen|fin|ger *pl* schmale, lange Finger, z.B. bei Arachnodaktylie*

Ma|dun|go|fie|ber *nt* in Südamerika vorkommendes, hämorrhagisches Fieber durch das **Madungofiebervirus**; SYN: bolivianisches hämorrhagisches Fieber

Ma|dun|go|fie|ber|vi|rus *nt, pl* **-ren** s.u. Madungofieber

Ma|du|ra|fuß *m* Maduramykose* des Fußes

Ma|du|ra|my|ko|se *f* durch verschiedene Pilzarten hervorgerufene, chronisch-granulomatöse Entzündung der Füße und anderer Körperregionen; SYN: Myzetom, Mycetoma

Ma|gen *m* Gaster, Ventriculus

Ma|gen|an|a|zi|di|tät *f* Achlorhydrie

Ma|gen|a|to|nie *f* Tonusverlust der Magenmuskulatur; SYN: Gastroatonie

Ma|gen|a|tre|sie *f* angeborener Verschluss des Mageneingangs; SYN: Atretogastrie

Ma|gen|be|zo|ar *m* sich im Magen bildende Klumpen aus Fasern und anderen unverdaulichen Substanzen; bei Verkrustung entsteht ein **Bezoarstein**; SYN: Bezoar

Magen-Darm-Anastomose *f* operative Verbindung von Magen und Darm; SYN: Gastroenteroanastomose, gastrointestinale Anastomose, Gastroenterostomie

Magen-Darm-Blutung *f* Blutung im Magen-Darm-Trakt; SYN: gastrointestinale Blutung

Magen-Darm-Entzündung *f* →Magen-Darm-Katarrh

Magen-Darm-Fistel *f* innere Magenfistel mit Mündung in den Darm; SYN: gastrointestinale Fistel

Magen-Darmgrippe *f* Magen-Darm-Beteiligung bei einer Grippe*; oft auch als Bezeichnung für Virusinfekte des Magen-Darms mit grippeähnlicher Symptomatik verwendet; SYN: Darmgrippe

Magen-Darm-Katarr *m* →Magen-Darm-Katarrh

Magen-Darm-Katarrh *m* Entzündung (der Schleimhaut) von Magen und Dünndarm; SYN: Magen-Darm-Entzündung, Gastroenteritis

Magen-Darm-Kolon-Entzündung *f* →Magen-Darm-Kolon-Katarrh

Magen-Darm-Kolon-Katarr *m* →Magen-Darm-Kolon-Katarrh

Magen-Darm-Kolon-Katarrh *m* Entzündung (der Schleimhaut) von Magen, Dünndarm und Dickdarm; SYN: Magen-Darm-Kolon-Entzündung, Gastroenterokolitis

Magen-Darm-Senkung *f* Senkung von Magen und Darm; meist im Rahmen einer allgemeinen Baucheingeweidesenkung [Enteroptose*]; SYN: Gastroenteroptose

Magen-Darm-Trakt *m* Gesamtheit des Verdauungstraktes vom Mageneingang bis zum After; SYN: Gastrointestinaltrakt

Magendie-Foramen *nt* Öffnung des IV. Ventrikels in die Cisterna* cerebellomedullaris; SYN: Apertura mediana ventriculi quarti

Ma|gen|di|ver|ti|kel *nt* meist asymptomatisches, echtes oder falsches Divertikel* der Magenwand; SYN: Gastrozele

Ma|gen|drü|sen|ent|zün|dung *f* →Gastradenitis

Magen-Duodenum-Fistel *f* innere Magenfistel mit Mündung in den Zwölffingerdarm; SYN: gastroduodenale Fistel

Ma|gen|ent|zün|dung *f* →Gastritis

Ma|gen|fis|tel *f* **1.** vom Magen ausgehende Fistel, die in ein anderes Organ mündet [**innere Magenfistel**] oder nach außen führt äußere Magenfistel]; SYN: Fistula gastrica **2.** operativ angelegte äußere Magenfistel; SYN: Gastrostoma
äußere Magenfistel 1. nach außen führende Magenfistel; SYN: gastrokutane Fistel **2.** operativ angelegte äußere Magenfistel; SYN: Gastrostoma

Ma|gen|fluss *m* Hypersekretion des Magens; SYN: Gastrorrhoe

Ma|gen|früh|kar|zi|nom *nt* Magenkarzinom, das noch auf die Schleimhaut beschränkt ist

Ma|gen|fun|dus *m* oberster Teil des Magens; SYN: Magengrund, Fundus gastricus

Ma|gen|ge|schwür *nt* v.a. Männer befallendes Geschwür der Magenschleimhaut, das durch Reflux von Darminhalt, Stress, Medikamente und Helicobacter* pylori verursacht werden kann; SYN: Magengeschwür, Ulcus ventriculi

Ma|gen|grüb|chen *pl* Grübchen in der Magenschleimhaut; Mündungsort der Magendrüsen; SYN: Foveolae gastricae

Ma|gen|grund *m* →Magenfundus

Ma|gen|her|nie *f* Eingeweidebruch mit Magenteilen im Bruchsack; SYN: Gastrozele

Magen-Ileum-Anastomose *f* Gastroileostomie

Magen-Jejunum-Anastomose *f* Gastrojejunostomie

Magen-Jejunum-Kolon-Fistel *f* Magen, Jejunum und Kolon verbindende Fistel

Ma|gen|kar|zi|nom *nt* v.a. bei älteren Patienten vorkommender bösartiger Tumor, der von der Magenschleimhaut ausgeht; SYN: Magenkrebs

Ma|gen|ka|tarr *m* →Gastritis

Ma|gen|ka|tarrh *m* →Gastritis

Magen-Kolon-Anastomose *f* Gastrokolostomie

Magen-Kolon-Band *nt* Teil des Omentum* majus zwischen Magen und Kolon; SYN: Ligamentum gastrocolicum

Magen-Kolon-Entzündung *f* Gastrokolitis*

Magen-Kolon-Fistel *f* innere Magenfistel mit Mündung in das Kolon; SYN: gastrokolische Fistel, Fistula gastrocolica

Magen-Kolon-Katarrh *f* Gastrokolitis*

Ma|gen|krebs *m* →Magenkarzinom

Ma|gen|kri|se *f* s.u. tabische Krise

Ma|gen|läh|mung *f* zu Magenatonie* und Überdehnung führende Lähmung der Magenwandmuskulatur; SYN: Gastroparese, Gastroparalyse, Gastroplegie

Magen-Milz-Band *nt* Teil des Omentum* majus zwischen Magen und Milzhilus; SYN: Ligamentum gastrolienale, Ligamentum gastrosplenicum

Ma|gen|mund *m* Kardia*

Ma|gen|per|fo|ra|ti|on *f* Durchbruch der Magenwand; meist durch ein Magengeschwür* verursacht

Ma|gen|po|ly|po|se *f* Vorkommen multipler Magenpolypen; SYN: Magenpolypose, Polyposis gastrici, Polyposis ventriculi

Ma|gen|re|sek|ti|on *f* Teilentfernung des Magens

Ma|gen|saft *m* von den Magendrüsen gebildetes Sekret, das primär aus Wasser, Salzsäure und Enzymen besteht; SYN: Magenspeichel, Sucus gastricus

Ma|gen|sar|kom *m* von der Magenwandmuskulatur ausgehender bösartiger Tumor

Ma|gen|säu|re|man|gel *m* Achlorhydrie

Ma|gen|schleim|haut|a|tro|phie *f* Schwund der Magenschleimhaut

Ma|gen|schleim|haut|ent|zün|dung *f* →Gastritis

Ma|gen|sen|kung *f* meist angeborene, seltener erworbene Senkung des Magens; i.d.R. zusammen mit einer Senkung des Darms [Gastoenteroptose*] im Rahmen einer allgemeinen Baucheingeweidesenkung [Enteroptose*]; SYN: Gastroptose

Ma|gen|spei|chel *m* →Magensaft

Ma|gen|spie|ge|lung *f* endoskopische Untersuchung des Magens; SYN: Gastroskopie

Ma|gen|stein *m* aus unverdauten Nahrungsresten [Haare, Fasern] gebildetes Konkrement im Magen; SYN: Gastrolith

Ma|gen|ste|no|se *f* meist durch eine entzündliche Schrumpfung hervorgerufene Einengung des Magenlumens; SYN: Magenverengung, Gastrostenose

Ma|gen|stumpf|kar|zi|nom *nt* Magenkarzinom*, das sich nach einer Teilentfernung am Stumpf entwickelt

Ma|gen|szir|rhus *m* diffus-infiltrierende, alle Magenwandschichten erfassende, entzündliche Veränderung, die meist als Symptom eines szirrhös wachsende Magenkarzinoms* zu sehen ist; SYN: entzündlicher Schrumpfmagen, Brinton-Krankheit, Linitis plastica

Ma|gen|tor|si|on *f* →Magenvolvulus
Ma|gen|ul|kus *nt, pl* **-ul|ze|ra** →Magengeschwür
Ma|gen|ver|dau|ung *f* erste Phase der Verdauung, bei der die Nahrung durch Pepsin u.a. Enzyme des Magens angedaut wird; SYN: peptische Verdauung
Ma|gen|ver|en|gung *f* →Magenstenose
Ma|gen|vol|vu|lus *m* Verdrehung des Magens, z.B. bei einer Hiatushernie*; SYN: Magentorsion, Volvulus ventriculi
Ma|ger|sucht *f* fast ausschließlich Mädchen im Alter von 12–21 Jahren betreffende, psychisch bedingte Essstörung mit extremer Abmagerung und Zeichen allgemeiner Körperschwäche und Fehlernährung; oft kombiniert mit periodischer Bulimie* [**Anorexia-Bulimie-Syndrom**]; SYN: Pubertätsmagersucht, Anorexia nervosa, Anorexia mentalis
Mag|nes|ä|mie *f* erhöhter Magnesiumgehalt des Blutes; SYN: Hypermagnesiämie
Mag|ne|si|um *nt* essentielles Erdalkalimetall; für viele Enzymreaktionen unentbehrlich
Magnesium sulfuricum →Magnesiumsulfat
Mag|ne|si|um|sul|fat *nt* als Abführmittel und Antikonvulsivum* verwendetes Salz; SYN: Bittersalz, Magnesium sulfuricum
Mag|ne|to|en|ze|pha|lo|graf *m* →Magnetoenzephalograph
Mag|ne|to|en|ze|pha|lo|gra|fie *f* →Magnetoenzephalographie
Mag|ne|to|en|ze|pha|lo|graph *m* Gerät zur Magnetoenzephalographie*
Mag|ne|to|en|ze|pha|lo|gra|phie *f* Aufzeichnung der biomagnetischen Felder des Gehirns
Mag|ne|to|kar|di|o|graf *m* →Magnetokardiograph
Mag|ne|to|kar|di|o|gra|fie *f* →Magnetokardiographie
Mag|ne|to|kar|di|o|graph *m* Gerät zur Magnetokardiographie*
Mag|ne|to|kar|di|o|gra|phie *f* Aufzeichnung der biomagnetischen Felder des Herzens
Mag|net|re|so|nanz *f* Absorption und Emission von Energie durch Atomkerne in einem magnetischen Feld; SYN: Kernspinresonanz
Mag|net|re|so|nanz|to|mo|gra|fie *f* →Magnetresonanztomographie
Mag|net|re|so|nanz|to|mo|gra|phie *f* auf Kernspinresonanz beruhendes, nicht-invasives, computergesteuertes, bildgebendes Verfahren mit hoher Auflösung; SYN: NMR-Tomographie, MR-Tomographie, Kernspinresonanztomographie
mag|no|zel|lu|lär *adj* aus großen Zellen bestehend; SYN: großzellig, magnozellular, makrozellulär
Mahaim-Bündel *nt* akzessorische Leitungsbahn des Erregungsleitungssystems; kann zu Präexzitation* führen; SYN: Mahaim-Fasern
Mahl|zäh|ne *pl* hintere Backenzähne, Molaren
mai|eu|si|o|phob *adj* Maieusiophobie betreffend, durch sie gekennzeichnet; SYN: tokophob
Mai|eu|si|o|pho|bie *f* krankhafte Angst vor Niederkunft und Geburt; SYN: Tokophobie
Maissiat-Band *nt* die Fascia* lata verstärkender Faserzug; SYN: Maissiat-Streifen, Tractus iliotibialis
Majocchi-Krankheit *f* chronisch verlaufende, v.a. Männer betreffende kleinfleckige Purpura* unbekannter Ätiologie; SYN: Purpura Majocchi, Purpura anularis teleangiectodes (atrophicans), Teleangiectasia follicularis anulata
major histocompatibility complex *m* Genkomplex auf dem Chromosom 6, der die Leukozytenantigene der Histokompatibilität kodiert; SYN: major Histokompatibilitätskomplex, HLA-Genkomplex
Ma|jor|pro|be *f* s.u. Kreuzprobe
Ma|jor|test *m* Majorprobe; s.u. Kreuzprobe
Makr-, makr- *präf.* →Makro-
Mak|ren|ze|pha|lie *f* →Megalenzephalie
Makro-, makro- *präf.* Wortelement mit der Bedeutung "groß/lang/hoch"
Ma|kro|an|gi|o|pa|thie *f* Erkrankung größerer Gefäße
diabetische Makroangiopathie s.u. diabetische Angiopathie
Ma|kro|blast *m* kernhaltige Erythrozytenvorstufe
Ma|kro|chei|lie *f* übermäßige Vergrößerung der Lippen; SYN: Makrochilie
Ma|kro|chi|lie *f* →Makrocheilie
Ma|kro|dak|ty|lie *f* übermäßige Größe von Fingern oder Zehen; SYN: Megalodaktylie, Daktylomegalie
Ma|kro|den|tie *f* übermäßige Größe der Zähne; SYN: Makrodontie
Ma|kro|don|tie *f* →Makrodentie
Ma|kro|en|ze|pha|lie *f* →Megalenzephalie
Ma|kro|ga|me|ten *pl* große weibliche Gameten, z.B. bei Plasmodium*
Ma|kro|ge|ni|ta|lis|mus *m* →Makrogenitosomie
Ma|kro|ge|ni|to|so|mie *f* übermäßige Größe der Genitalorgane; SYN: Makrogenitalismus
Ma|kro|glia *f* aus Astrozyten bestehende großzellige Glia*; SYN: Astroglia
Ma|kro|glo|bu|lin|ä|mie *f* Erhöhung der Makroglobuline im Blut
Makroglobulinämie Waldenström maligenes Lymphom* der B-Lymphozyten mit Bildung von monokonalem Immunglobulin; SYN: Waldenström-Krankheit, Morbus Waldenström
Ma|kro|glo|bu|li|ne *pl* Globuline mit hohem Molekulargewicht
Ma|kro|glos|sie *f* Vergrößerung der Zunge
Ma|kro|gna|thie *f* übermäßig großer Oberkiefer
Ma|kro|gra|fie *f* →Makrographie
Ma|kro|gra|phie *f* Form der Dysgraphie* mit

abnormal großen Buchstaben; SYN: Megalographie
Ma|kro|hä|mat|u|rie *f* mit bloßem Auge sichtbare Hämaturie*; SYN: makroskopische Hämaturie
ma|kro|ke|phal *adj* →makrozephal
Ma|kro|ke|pha|lie *f* →Makrozephalie
Makrolid-Antibiotikum *nt* von Streptomyces*-Species gebildetes oder synthetisch hergestelltes Antibiotikum, das einen Makrolidkern [12–18gliedriger Aminozucker] enthält
Ma|kro|lym|pho|zy|to|se *f* Vorkommen einer erhöhten Zahl großer Lymphozyten im peripheren Blut
Ma|kro|ma|nie *f* Größenwahn; SYN: expansiver Wahn, Megalomanie
Ma|kro|me|lie *f* Vergrößerung einer oder mehrerer Gliedmaßen; SYN: Großgliedrigkeit
Ma|kro|mo|le|kül *nt* Riesenmolekül aus mehr als 1000 Atomen
Ma|kro|ne|sie *f* Hyperplasie* der Langerhans*-Inseln
ma|kro|no|du|lär *adj* von großen Knoten gekennzeichnet; SYN: großknotig
Ma|kro|ny|chie *f* Vergrößerung eines oder mehrerer Finger- oder Zehennägel; SYN: Megalonychie
Ma|kro|pha|gen *pl* amöboid bewegliche, in Blut und Gewebe vorkommende, einkernige Leukozyten, die zur Phagozytose befähigt sind
Ma|kro|pla|sie *f* übermäßiges Wachstum eines Organs oder Gewebes
Ma|krop|sie *f* Sehstörung, bei der alle Objekte übergroß erscheinen; SYN: Megalopsie
Ma|kro|rhi|nie *f* übermäßige Größe der Nase
Ma|kro|ske|lie *f* übermäßige Länge der Beine
ma|kro|sko|pisch *adj* mit bloßem Auge sichtbar
Ma|kro|so|mie *f* Hochwuchs, Großwuchs
Ma|kro|sto|mie *f* angeborene Vergrößerung der Mundspalte
ma|kro|zel|lu|lär *adj* aus großen Zellen bestehend; SYN: großzellig, magnozellular, magnozellulär
ma|kro|ze|phal *adj* Makrozephalie betreffend, von ihr gekennzeichnet; SYN: großköpfig, makrokephal, megalozephal, megalokephal
Ma|kro|ze|pha|lie *f* angeborene Vergrößerung des Schädels; SYN: Großköpfigkeit, Makrokephalie, Megalozephalie, Megalokephalie
Ma|kro|zy|ten *pl* große Erythrozyten
ma|kro|zy|tisch *adj* Makrozyt(en) betreffend
Ma|kro|zy|to|se *f* vermehrtes Auftreten großer Erythrozyten (Makrozyten) im peripheren Blut
Ma|ku|la *f, pl* **-lae** →Macula lutea
Ma|ku|la|de|ge|ne|ra|ti|on *f* zu Sehstörungen oder Erblindung führende degenerative Veränderung der Makula
ma|ku|lär *adj* Makula betreffend, makulös; gefleckt, fleckig
ma|ku|lo|pa|pu|lös *adj* sowohl makulär als auch papulär
ma|ku|lös *adj* Makula betreffend, makulär; gefleckt, fleckig
ma|ku|lo|ze|re|bral *adj* Macula lutea und Gehirn/Zerebrum betreffend
Mal *nt* **1.** Krankheit, Übel **2.** →Nävus
Mal del Pinto in Süd- und Mittelamerika vorkommende, durch Treponema* carateum verursachte chronische Hauterkrankung; SYN: Carate, Pinta
Mal di Puna akutes Syndrom mit Kopfschmerzen, Übelkeit, Erbrechen, Schwindel und Atemnot; evtl. Entwicklung eines **Höhenlungenödems** und Bewusstlosigkeit [**Höhenkollaps**]; SYN: akute Bergkrankheit, d'Acosta-Syndrom, akute Höhenkrankheit
Mal-, mal- *präf.* Wortelement mit der Bedeutung "schlecht/schädlich/übel"
Ma|la *f, pl* **-lae** Wange; SYN: Bucca
Mal|ab|sorp|ti|on *f* Störung der Nahrungsresorbtion im Darm
-malacia *suf.* →-malazie
Ma|la|ria *f* v.a. in den Tropen und Subtropen vorkommende Infektionskrankheit durch den Blutparasiten Plasmodium*, der von Anophelesmücken übertragen wird; SYN: Sumpffieber, Wechselfieber
Malaria cerebralis Gehirnbeteiligung bei Malaria tropica
maligne Malaria →Malaria tropica
perniziöse Malaria →Malaria tropica
Malaria quartana durch Plasmodium* malaria verursachte benigne Malariaform, die durch ein alle 4 Tage auftretendes Fieber gekennzeichnet ist; SYN: Malariae-Malaria, Quartana
Malaria tertiana durch jeden dritten Tag auftretende Fieberanfälle gekennzeichnete Malariaform durch Plasmodium* vivax; gutartige Verlauf mit Rezidiven; SYN: Vivax-Malaria, Tertiana
Malaria tropica durch **Plasmodium falciparum** verursachte schwerste Form der Malaria; SYN: Falciparum-Malaria, perniziöse Malaria, maligne Malaria, Tropenfieber, Aestivoautumnalfieber, Ästivoautumnalfieber
Malariae-Malaria *f* →Malaria quartana
Ma|la|ri|a|er|re|ger *m* →Plasmodium
Ma|la|ri|a|mü|cke *f* weltweit verbreitete Stechmückenart, die Malaria und andere Infektionskrankheiten überträgt; SYN: Gabelmücke, Fiebermücke, Anopheles
Ma|la|ri|a|plas|mo|di|um *nt* →Plasmodium
Ma|las|se|zia fur|fur *f* Hefepilz; Erreger der Pityriasis* versicolor; SYN: Pityrosporum ovale
Ma|las|si|mi|la|ti|on *f* Oberbegriff für Malabsorption* und Maldigestion*
Ma|lat *nt* Salz der Apfelsäure; Zwischenprodukt

im Zitronensäurezyklus*

Ma|lat|de|hy|dro|ge|na|se *f* Enzym des Zitronensäurezyklus*, das die Dehydrierung von Malat zu Oxalacetat katalysiert; SYN: Malatenzym

Ma|lat|en|zym *nt* →Malatdehydrogenase

Malatesta-Syndrom *nt* Lähmung von Sehnerv und Augenmuskelnerven bei entzündlichen oder tumorösen Prozessen im Orbitaspitzenbereich; SYN: Orbitaspitzensyndrom, Apex-orbitae-Syndrom

Ma|la|yen|fi|la|rie *f* zu den Nematoden* gehörender Parasit des Menschen, der im Lymphgefäßsystem lebt und zu Elephantiasis und Brugiose führt; SYN: Wuchereria malayi, Brugia malayi

-malazie *suf.* Wortelement mit der Bedeutung "Erweichung"

Mal|des|cen|sus tes|tis *m* Fehlen des Hodens im Hodensack bei Bauch- oder Leistenhoden; SYN: Hodenretention, Kryptorchismus, Retentio testis

Mal|di|ges|ti|on *f* ungenügende/unvollständige Verdauung

Mal|for|ma|ti|on *f* Fehlbildung, Missbildung

Ma|li|as|mus *m* auf den Menschen übertragbare, chronische Erkrankung von Pferden und Eseln durch Pseudomonas* mallei; SYN: Rotz, Malleus

Malign-, malign- *präf.* Wortelement mit der Bedeutung "bösartig"

ma|li|gne *adj* bösartig

Ma|li|gni|tät *f* **1.** Bösartigkeit **2.** bösartige Geschwulst, Malignom

Ma|li|gnom *nt* allgemein verwendete Bezeichnung für maligne Tumoren, insbesondere das Karzinom*; SYN: Krebs

mal|le|ar *adj (Ohr)* Hammer/Malleus betreffend

Mal|le|o|i|do|se *f* in Asien und Australien auftretende, durch **Pseudomonas pseudomallei** hervorgerufene Infektionskrankheit von Ratten, Schweinen und Katzen, die selten auf den Menschen übertragen wird; SYN: Whitmore-Krankheit, Pseudomalleus, Pseudorotz, Melioidose, Melioidosis, Malleoidose

mal|le|o|in|ku|dal *adj (Ohr)* Hammer/Malleus und Amboss/Incus betreffend oder verbindend

mal|le|o|lar *adj* Knöchel/Malleolus oder Knöchelregion betreffend; SYN: malleolär

mal|le|o|lär *adj* →malleolar

Mal|le|o|lar|frak|tur *f* →Knöchelfraktur

Mal|le|o|lus *m, pl* **-li** Knöchel, Fußknöchel
Malleolus lateralis Außenknöchel
Malleolus medialis Innenknöchel

Mal|le|o|lus|frak|tur *f* Knöchelfraktur

Mal|le|o|to|mie *f* operative Durchtrennung des Hammers/Malleus im Rahmen der Tympanoplastik*

Mal|le|us *m, pl* **Mal|lei** **1.** mit dem Trommelfell verbundenes Gehörknöchelchen; überträgt die Trommelfellschwingungen auf den Amboss; SYN: Hammer **2.** →Maliasmus

Mallorca-Akne *f* meist Frauen betreffende Akne sonnenexponierter Hautareale; SYN: Frühjahrsakne, Sommerakne; Akne aestivalis

Mallory-Weiss-Syndrom *nt* durch Schleimhautlazerationen am Übergang von Speiseröhre und Magen [**Mallory-Weiss-Risse**] verursachte massive Blutung

Mal|nu|tri|ti|on *f* Fehlernährung, Mangelernährung, Unterernährung

Ma|lo|nyl|harn|stoff *m* nicht hypnotisch wirkender, wasserlöslicher Grundbaustein der Barbiturate; SYN: Barbitursäure, 4-Hydrouracil

Malpighi-Körperchen der Milz *pl* Lymphfollikel der Milz; SYN: Milzknötchen, Milzfollikel, weiße Pulpa, Noduli lymphoidei lienalis, Noduli lymphoidei splenici

Malpighi-Pyramiden *pl* das Nierenmark bildende pyramidenförmige Segmente, die mit der Spitze in die Nierenkelche münden; SYN: Nierenpyramiden, Pyramides renales

Malpighi-Zelle *f* keratinbildende Zelle der Haut; SYN: Keratinozyt, Hornzelle

Mal|ro|ta|ti|on *f* Störung der Darmdrehung während der Embryonalentwicklung

Mal|ta|fie|ber *f* durch mit **Brucella melitensis** infizierte Milch übertragene Infektionskrankheit mit undulierendem Fieber, Hepatosplenomegalie* und Gliederschmerzen; SYN: Bruce-Septikämie, Mittelmeerfieber

Maltafieber-Bakterium *nt* Erreger des Maltafiebers* und der Bang-Krankheit* bei Schafen und Ziegen

Mal|ta|se *f* Enzym, das Maltose* spaltet

Mal|to|se *f* aus D-Glukose-Einheiten aufgebautes Disaccharid*; Grundbaustein von Stärke* und Glykogen*; SYN: Malzzucker

Mal|tos|u|rie *f* Maltoseausscheidung im Harn

Mal|to|tri|o|se *f* beim Stärkeabbau anfallender Zucker aus drei Glukose-Einheiten

Ma|lum *nt, pl* **-la** Leiden, Gebrechen, Krankheit
Malum coxae senile Arthrosis* deformans des Hüftgelenks; SYN: Koxarthrose, Coxarthrosis, Arthrosis deformans coxae

Malz|ar|bei|ter|lun|ge *f* allergische Alveolitis* durch Aspergillussporen in Gerste

Malz|zu|cker *m* →Maltose

Mamill-, mamill- *präf.* Wortelement mit der Bedeutung "Brust/Brustwarze"

Ma|mil|la *f, pl* **-lae** Brustwarze, Mamille; SYN: Papilla mammae

ma|mil|lar *adj* Brustwarze/Mamille betreffend, mamillenförmig, warzenförmig, brustwarzenähnlich; SYN: mamillär

ma|mil|lär *adj* →mamillar

Ma|mil|lar|li|nie *f* senkrecht durch die Brustwarze verlaufende anatomische Hilfslinie; SYN: Linea mammillaris

Ma|mil|le *f* Brustwarze, Mamilla; SYN: Papilla mammaria
ma|mil|len|för|mig *adj* →mamillar
Ma|mil|len|plas|tik *f* Brustwarzenplastik
Ma|mil|li|tis *f, pl* **-ti|den** Entzündung der Brustwarze; SYN: Brustwarzenentzündung, Thelitis
ma|mil|li|tisch *adj* Brustwarzenentzündung/Mamillitis betreffend, von ihr betroffen oder gekennzeichnet
Mamm-, mamm- *präf.* →Mamma-
Mam|ma *f, pl* **Mam|mae** Brust
Mammae accessoriae →akzessorische Mammae
akzessorische Mammae Vorkommen zusätzlicher Brustdrüsen; SYN: Polymastie, Mammae accessoriae
Mamma pendulans →Mastoptose
Mamma-, mamma- *präf.* Wortelement mit der Bedeutung "Brust/Brustdrüse/Mamma"
Mam|ma|am|pu|ta|ti|on *f* klassische Brustentfernung mit Entfernung der Pektoralmuskeln und Achsellymphknoten; SYN: Halsted-Operation, radikale Mastektomie, Ablatio mammae
Mam|ma|a|pla|sie *f* angeborenes, ein- oder beidseitiges Fehlen der Brustdrüse; SYN: Amastie
Mam|ma|aug|men|ta|ti|on *f* Mammaplastik zur Brustvergrößerung
Mam|ma|dys|pla|sie *f* häufige, meist zwischen dem 35. und 50. Lebensjahr auftretende proliferative Veränderung des Brustgewebes mit Zystenbildung; wahrscheinlich durch ein Hormonungleichgewicht bedingt; es ist noch unklar ob eine direkte Beziehung zur Entwicklung eines Brustkrebses besteht; SYN: zystische/fibrös-zystische Mastopathie, Zystenmamma, Mastopathia chronica cystica
Mam|ma|ent|zün|dung *f* →Mastitis
Mam|ma|hy|per|tro|phie *f* Überentwicklung der weiblichen Brust
Mam|ma|kar|zi|nom *nt* v.a. nach dem 40. Lebensjahr auftretender bösartiger Tumor der Brustdrüse, der meist vom oberen äußeren Quadranten ausgeht; häufig ist eine familiäre Häufung zu finden; SYN: Brustdrüsenkrebs, Brustdrüsenkarzinom, Brustkarzinom, Brustkrebs, Carcinoma mammae
Mam|ma|plas|tik *f* Brustdrüsenplastik, Brustplastik
Mammo-, mammo- *präf.* →Mamma-
mam|mo|gen *adj* Mammogenese betreffend oder fördernd
Mam|mo|ge|ne|se *f* Brustdrüsenentwicklung
Mam|mo|gra|fie *f* →Mammographie
Mam|mo|gramm *nt* Röntgenaufnahme der Brust
Mam|mo|gra|phie *f* Röntgendarstellung der Brust (mit oder ohne Kontrastmittel) in drei Ebenen
Mam|mo|pla|sie *f* Brustentwicklung; SYN: Mastoplasie
mam|mo|trop *adj* auf die Brustdrüse wirkend
Mam|mo|tro|pin *nt* →Prolaktin
Man|del *f* →Tonsilla
Man|del|ent|zün|dung *f* →Tonsillitis
Man|del|kern *m* Kernkomplex vor dem Unterhorn des Seitenventrikels; Teil des limbischen Systems; SYN: Mandelkernkomplex, Mandelkörper, Nucleus amygdalae, Corpus amygdaloideum
Man|del|kern|kom|plex *m* →Mandelkern
Man|del|kör|per *m* →Mandelkern
Man|del|my|ko|se *f* Pilzerkrankung der Gaumenmandel
Man|di|bu|la *f, pl* **-lae** Unterkiefer
Man|di|bu|la|hy|po|pla|sie *f* Unterentwicklung des Unterkiefers; SYN: Mikrogenie, Opisthogenie, Brachygenie
man|di|bu|lar *adj* Unterkiefer(knochen)/Mandibula betreffend
Man|di|bu|la|ris *m* →Nervus mandibularis
Man|di|bu|lar|re|flex *m* Masseterkontraktion bei Beklopfen des Unterkiefers; SYN: Unterkieferreflex, Masseterreflex
Man|di|bu|lek|to|mie *f* Unterkieferentfernung, Unterkieferresektion
man|di|bu|lo|pha|ryn|ge|al *adj* Unterkiefer und Rachen/Pharynx betreffend
man|di|bu|lo|tem|po|ral *adj* Unterkiefer und Schläfenbein/Os temporale betreffend; SYN: temporomandibular
Man|drin *m* Einlegedraht für Sonden und Kanulen
Man|gan *nt* Schwermetall; essentielles Spurenelement
Man|ga|nis|mus *m* →Manganose
Man|ga|no|se *f* zu den entschädigungspflichtigen Berufskrankheiten gehörende (chronische) Manganvergiftung, deren Symptome an Parkinsonismus erinnern; SYN: Manganismus
Man|gan|pneu|mo|nie *f* Pneumonie* durch Einatmen manganhaltiger Stäube
Man|gel|an|ä|mie *f* Anämie* durch eine unzureichende Zufuhr eines oder mehrerer essentieller Nährstoffe; SYN: nutritive Anämie, alimentäre Anämie, ernährungsbedingte Anämie
Man|gel|ge|bo|re|nes *nt* nicht exakt definierte Bezeichnung für untergewichte oder unterentwickelte Neugeborene; SYN: Mangelgeburt, hypotrophes Neugeborenes
Man|gel|ge|burt *f* →Mangelgeborenes
Man|gel|ven|ti|la|ti|on *f* alveoläre Minderbelüftung; SYN: Minderventilation, Hypoventilation
Man|gro|ve|flie|ge *f* Chrysops dimidiata; Überträger von Loa* loa
-mania *suf.* →-manie
-manie *suf.* Wortelement mit der Bedeutung "Sucht/Wahnsinn/Besessenheit"
Ma|ni|fes|ta|ti|on *f* Offenbarwerden, Erkenn-

barwerden, z.B. einer Erkrankung
Ma|ni|pu|la|ti|on *f* Handgriff, Verfahren
Ma|ni|pu|la|ti|ons|the|ra|pie *f* →Manualtherapie
-manisch *suf.* in Adjektiven verwendetes Wortelement mit der Bedeutung "wahnsinnig/süchtig/besessen"
Män|ner|heil|kun|de *f* Andrologie*
Man|nit *nt* →Mannitol
Man|ni|tol *nt* sechswertiger Alkohol; als Süßmittel verwendet; SYN: Mannit
Man|nos|a|min *nt* Aminozucker* der Mannose*
Man|no|se *f* mit Glukose* epimere Aldohexose; findet sich in den Oligosaccharidanteilen vieler Glykoproteine und Glykolipide
Man|no|si|da|se|man|gel *m* →Mannosidosis
Mannosidasemangel-Syndrom *nt* →Mannosidosis
Man|no|si|do|sis *f, pl* **-ses** autosomal-rezessiver Mangel an Mannosidase mit Störung des Glykogenabbaus; SYN: Mannosidasemangel, Mannosidasemangel-Syndrom
Ma|no|me|ter *nt* Druckmesser
ma|no|me|trisch *adj* Manometer betreffend
Manson-Bilharziose *f* durch **Schistosoma mansoni** hervorgerufene Darmschistosomiasis mit Leber- und Milzvergrößerung, sowie Aszites; SYN: Manson-Krankheit, Schistosomiasis mansoni
Man|so|nel|la *f* Filarienart, deren Vertreter [**Mansonella ozzardi, Mansonella perstans, Mansonella streptocerca**] als Parasiten und Krankheitserreger in Erscheinung treten
Man|so|nel|li|a|sis *f, pl* **-ses** durch Mansonella*-Species verursachte Filarieninfektion mit Lymphknotenschwellung, Exanthem, Fieber und Gelenkschwellung; SYN: Mansonellainfektion, Mansonellose
Man|so|nel|lo|se *f* →Mansonelliasis
Man|so|nia *f* Stechmückengattung, die u.a. das Gelbfiebervirus überträgt
Manson-Krankheit *f* →Manson-Bilharziose
Man|tel|zel|le *f* zur Neuroglia* gehörende Zelle des peripheren Nervensystems; SYN: Hüllzelle, Satellitenzelle, Lemnozyt, Amphizyt
M-Antigen *nt* Antigen in der Schleimkapsel von Bakterien; SYN: Mukosus-Antigen
Ma|nu|al|the|ra|pie *f* Diagnostik und Therapie reversibler Funktionsstörungen des Stütz- und Bewegungsapparates; SYN: Chiropraktik, Chirotherapie, Manipulationstherapie, manuelle Medizin, Osteopathie
ma|nu|bri|o|ster|nal *adj* Manubrium und Brustbeinkörper/Corpus sterni betreffend oder verbindend
Ma|nu|bri|o|ster|nal|ge|lenk *nt* knorpelige Verbindung von Schwertgriff und Brustbeinkörper; SYN: Symphysis manubriosternalis, Synchondrosis manubriosternalis
Ma|nu|bri|um *nt* Griff
Manubrium mallei Hammergriff
Manubrium sterni Schwertgriff
ma|nu|ell *adj* mit der Hand oder den Händen
Ma|nus *m, pl* **-nus** Hand
Manus valga →Madelung-Deformität
Manus vara angeborene oder erworbene Radialfehlstellung der Hand; SYN: Klumphand
MAO-Hemmer *pl* →Monoaminoxidasehemmer
ma|ran|tisch *adj* Marasmus betreffend, abgezehrt, verfallen; SYN: marastisch
Ma|ras|mus *m* Verfall, Kräfteschwund
ma|ras|tisch *adj* →marantisch
Marburg-Fieber *nt* schweres hämorrhagisches Fieber durch das **Marburg-Virus**; SYN: Marburg-Viruskrankheit
Marburg-Virus *nt* s.u. Marburg-Fieber
Marburg-Viruskrankheit *f* →Marburg-Fieber
Marchiafava-Micheli-Anämie *f* chronisch hämolytische Anämie* mit nächtlicher Hämoglobinurie*, Gelbsucht und Milzvergrößerung; SYN: paroxysmale nächtliche Hämoglobinurie
Marfan-Syndrom *nt* autosomal-dominantes Syndrom mit skelettalen, okulären und kardiovaskulären Fehlbildungen; SYN: Arachnodaktylie-Syndrom
mar|gi|nal *adj* den Rand/Margo betreffend, am Rand liegend, einen Randbezirk betreffend; SYN: randständig, wandständig
Mar|go *m*, **-gi|nes** Rand, Saum, Kante
Margo acetabuli Rand der Hüftgelenkspfanne; SYN: Pfannenrand, Azetabulumrand, Limbus acetabuli
Margo anterior Vorderrand, Vorderkante
Margo ciliaris iridis äußerer/ziliarer Irisrand
Margo falciformis hiatus saphenus sichelförmiger Rand der Fascia lata
Margo gingivalis Zahnfleischrand
Margo incisalis dentis Schneidekante des Zahns
Margo inferior unterer Rand, Unterrand
Margo lateralis Außenrand, seitlicher Rand
Margo liber ovarii freier/konvexer Eierstockrand
Margo liber unguis vorderer/freier Nagelrand; SYN: Schnittkante, Abnutzungskante
Margo linguae seitlicher Zungenrand
Margo medialis medialer Rand, Innenrand
Margo mesovaricus ovarii Mesovarialrand/Vorderrand des Eierstocks
Margo occultus unguis Hinterrand des Nagels
Margo posterior Hinterrand, hintere Rand
Margo pupillaris iridis innerer Rand oder Pupillenrand der Iris
Margo superior oberer Rand, Oberrand
Margo uteri Gebärmutterrand
Marie-Bamberger-Syndrom *nt* durch chronische Lungenerkrankungen ausgelöste, schmerzhafte Schwellung von Gelenken [Knie, Ellenbogen, Füße, Handgelenke],

hyperplastische Periostitis der Diaphyse langer Röhrenknochen, Trommelschlegelfinger und Weichteilschwellungen; SYN: Bamberger-Marie-Syndrom, Bamberger-Pierre-Marie-Syndrom, Akropachie, hypertrophische pulmonale Osteoarthropathie

Marie-Krankheit *f* durch einen erhöhten Wachstumshormonspiegel verursachte Vergrößerung der Akren nach dem Abschluss des Wachstumsalters; SYN: Akromegalie, Marie-Syndrom

Marie-Strümpell-Krankheit *f* chronische degenerative Entzündung des Achsenskelett und der Extremitäten unklarere Genese; typisch ist die Versteifung [Ankylosierung] des Iliosakralgelenkes und der Wirbelsäule; SYN: Bechterew-Krankheit, Morbus Bechterew, Bechterew-Strümpell-Marie-Krankheit, Spondylarthritis ankylopoetica/ankylosans, Spondylitis ankylopoetica/ankylosans

Marie-Syndrom *nt* →Marie-Krankheit

Ma|ri|hu|a|na *nt* getrocknete Pflanzenteile des indischen Hanfs

Ma|ris|ken *pl* nach perianalen Thrombosen zurückbleibende Hautfalten am äußeren Anus; SYN: Analfalten

Mark *nt* Medulla*

verlängertes Mark →Medulla oblongata

mark|ähn|lich *adj* medullar

Mar|ker *m* Markersubstanz, Markierungsgen

Marker-X-Syndrom *nt* v.a. das männliche Geschlecht betreffendes Syndrom mit Gesichtsfehlbildungen, Hyperaktivität und verzögerter körperlicher und geistiger Entwicklung; SYN: Martin-Bell-Syndrom, Syndrom des fragilen X-Chromosoms, Fragiles-X-Syndrom

Mark|hirn *nt* →Medulla oblongata

Mark|höh|le *f* das Knochenmark enthaltende Hohlraum langer Knochen; SYN: Cavitas medullare

Mark|na|gel|lung *f* Stabilisierung einer Fraktur langer Röhrenknochen [Femur, Tibia, Humerus] durch einen Knochennagel

mark|nah *adj* juxtamedullär

Mark|phleg|mo|ne *f* eitrige Entzündung des Knochenmarks oder der Marksubstanz des Gehirns

Mark|scheid|e *f* aus Myelin* aufgebaute Umhüllung der Axone; SYN: Myelinscheide

Mark|schwamm|nie|re *f* angeborene Nierenfehlbildung mit kleinen Zysten der Marksubstanz; SYN: Schwammniere

Mark|sub|stanz *f* aus markhaltigen Nervenfasern aufgebaute weiße Gehirn- und Rückenmarksubstanz

Mar|mor|kno|chen|krank|heit *f* angeborene Störung der normalen Knochenbildung mit generalisierter Sklerose und Verhärtung der Knochen; SYN: Albers-Schönberg-Krankheit, Osteopetrose, Osteopetrosis

Mar|mor|wir|bel *m* Wirbel mit diffus verdichteter Struktur; SYN: Elfenbeinwirbel

Maroteaux-Lamy-Syndrom *nt* im 2.–3. Lebensjahr beginnende Mukopolysaccharidose mit Wachstumsstörung, Knochendysplasie, Hornhauttrübung und Hepatomegalie*; anfänglich normale Intelligenzentwicklung, später aber Intelligenzabbau; SYN: Morbus Maroteaux-Lamy, Mukopolysaccharidose VI

Marsch|al|bu|min|u|rie *f* →Marschsproteinurie

Marsch|frak|tur *f* Spontanfraktur von Mittelfußknochen durch Überbelastung; SYN: Deutschländer-Fraktur

Marsch|hä|mat|u|rie *f* Hämaturie nach längerer Anstrengung [z.B. Marschieren]

Marsch|hä|mo|glo|bin|u|rie *f* Hämoglobinurie* nach längerer Anstrengung [z.B. Marschieren]

Marsch|pro|te|in|u|rie *f* Form der orthostatischen Proteinurie* nach längerer Anstrengung [z.B. Marschieren]; SYN: Marschalbuminurie, Anstrengungsalbuminurie, Anstrengungsproteinurie

Marshall-Falte *f* Perikardfalte über dem linken Vorhof; SYN: Plica venae cavae sinistrae

Marshall-Vene *f* kleine Vene an der Rückwand des linken Vorhofs; SYN: Vena obliqua atrii sinistri

Martin-Bell-Syndrom *nt* v.a. das männliche Geschlecht betreffendes Syndrom mit Gesichtsfehlbildungen, Hyperaktivität und verzögerter körperlicher und geistiger Entwicklung; SYN: Marker-X-Syndrom, Syndrom des fragilen X-Chromosoms, Fragiles-X-Syndrom

Martorell-Krankheit *f* Entzündung des Truncus* brachiocephalicus am Abgang aus der Aorta; SYN: Martorell-Syndrom, Takayasu-Krankheit, Takayasu-Syndrom, Pulslos-Krankheit, Arteriitis brachiocephalica

Ma|schen|trans|plan|tat *nt* →Mesh graft

Ma|sern *pl* stark kontagiöse Infektionskrankheit mit typischem Exanthem [Masernexanthem*]; hinterlässt nach Abheilung eine lebenslange Immunität; SYN: Morbilli

Ma|sern|en|ze|pha|li|tis *f, pl* **-ti|den** **1.** meist 4–14 Tage nach Exanthemausbruch einsetzende, schwer verlaufende [i.d.R. Defektheilung; bis zu 40% Letalität*] Enzephalitis **2.** selten gebrauchte Bezeichnung für subakute sklerosierende Panenzephalitis*

Ma|sern|ex|an|them *nt* durch eine Schädigung der Kapillarwand verursachtes fleckiges Exanthem, das etwa am 4. Tag hinter den Ohren begint und sich dann langsam über das Gesicht, den Stamm und die Extremitäten ausbreitet

Ma|sern|o|ti|tis *f, pl* **-ti|ti|den** oft durch das allgemeine Krankheitsbild maskierte Innenohrentzündung, die zu Superinfektion* und Entwicklung einer eitrigen Mastoiditis* neigt; eine **Masernschwer-**

hörigkeit wird seltener beobachtet

Ma|sern|schwer|hö|rig|keit *f* s.u. Masernotitis

Ma|sern|vi|rus *nt, pl* **-ren** weltweit verbreitetes Paramyxovirus; Erreger der Masern*; SYN: Morbillivirus

Mas|ken|ge|sicht *nt* mimische Starre, z.B. bei Parkinson*-Krankheit

Mas|ken|nar|ko|se *f* Allgemeinanästhesie mit Verabreichung des Anästhetikums über eine Gesichtsmaske

mas|kiert *adj* verdeckt, verborgen, larviert

mas|ku|lin *adj* männlich; vital, robust; kräftig, stark

Mas|ku|li|nie|rung *f* Vermännlichung von Frauen; SYN: Maskulinisierung, Virilisierung

Mas|ku|li|ni|sie|rung *f* →Maskulinierung

Ma|so|chis|mus *m* Variante des Sexualverhaltens mit Lustgewinn durch Schmerzen, Demütigung oder Misshandlung; SYN: Passivismus

ma|so|chis|tisch *adj* Masochismus betreffend

Maß|a|na|ly|se *f* →Titrimetrie

Mas|sen|blu|tung *f* massive Blutung aus einem rupturierten Gefäß

Mas|se|ter|re|flex *m* Masseterkontraktion bei Beklopfen des Unterkiefers; SYN: Unterkieferreflex, Mandibularreflex

Mast-, mast- *präf.* →Masto-

Mas|ta|de|ni|tis *f, pl* **-ti|den** →Mastitis

mas|ta|de|ni|tisch *adj* →mastitisch

Mast|al|gie *f* Schmerzen in der Brust(drüse), schmerzhafte Brust(drüse); SYN: Mastodynie

Mas|ta|tro|phie *f* Brustdrüsenatrophie

Mast|darm *m* letzter Abschnitt des Dickdarms vor dem After; SYN: Enddarm, Rektum, Rectum, Intestinum rectum

Mast|darm|abs|zess *m* Abszess der Rektumwand; SYN: rektaler Abszess

Mast|darm|a|tre|sie *f* angeborener Mastdarmverschluss mit Fehlen der Verbindung zum After; SYN: Rektumatresie, Atresia recti

Mastdarm-Blasen-Fistel *f* innere Mastdarmfistel mit Mündung in die Blase; SYN: Rektovesikalfistel, Fistula rectovesicalis

Mast|darm|blu|tung *f* Blutung aus dem After; SYN: rektale Blutung, Rektumblutung

Mast|darm|bruch *m* sich in das Rektum vorwölbender Dammbruch; SYN: Rektozele, Proktozele, Hernia rectalis

Mast|darm|ent|zün|dung *f* Proktitis*, Rektitis

Mast|darm|fis|tel *f* vom Rektum ausgehende Fistel, die in andere Organen mündet [**innere Mastdarmfistel**] oder nach außen führt [**äußere Mastdarmfistel**]; SYN: Rektalfistel, Fistula rectalis

Mastdarm-Harnröhren-Fistel *f* innere Mastdarmfistel mit Mündung in die Harnröhre; SYN: Rektourethralfistel, Fistula rectourethralis

Mast|darm|kar|zi|nom *nt* Kolonkarzinom* im Rektum; SYN: Rektumkarzinom

Mast|darm|pro|laps *m* →Mastdarmvorfall

Mastdarm-Scheiden-Fistel *f* innere Mastdarmfistel mit Mündung in die Scheide; SYN: Rektovaginalfistel, Fistula rectovaginalis

Mastdarm-Scheidenvorhof-Fistel *f* innere Mastdarmfistel mit Mündung in den Scheidenvorhof; SYN: Rektovestibulärfistel, Fistula rectovestibularis

Mast|darm|spie|ge|lung *f* endoskopische Untersuchung des Mastdarms/Rektum; SYN: Proktoskopie, Rektoskopie

Mast|darm|ste|no|se *f* angeborene [Analatresie*] oder erworbene Einengung des Afters; SYN: Anusstenose, Rektumstenose, Proktostenose

Mast|darm|vor|fall *m* meist bei Frauen auftretender Vorfall der Mastdarmwand durch den After; SYN: Mastdarmprolaps, Rektumprolaps, Rektumvorfall, Prolapsus recti

Mas|tek|to|mie *f* Brustentfernung, Brustdrüsenentfernung, Mammaamputation

radikale Mastektomie klassische Brustentfernung mit Entfernung der Pektoralmuskeln und Achsellymphknoten; SYN: Halsted-Operation, Mammaamputation, Ablatio mammae

Mas|ti|go|pho|ra *pl* beim Menschen als Parasiten auftretende Einzeller, mit einer oder mehreren Geißeln; SYN: Geißeltierchen, Geißelinfusorien, Flagellaten, Flagellata, Mastigophoren

Mas|ti|go|pho|ren *pl* →Mastigophora

mas|ti|ka|to|risch *adj* Kauen oder Kauapparat

Mas|ti|tis *f, pl* **-ti|ti|den** Entzündung der Brust/Brustdrüse; SYN: Brustdrüsenentzündung, Brustentzündung, Mammaentzündung, Mastadenitis

interstitielle Mastitis Mastitis mit primärer Beschränkung auf das interstitielle Bindegewebe

Mastitis neonatorum meist 4–6 Tage nach der Geburt auftretende, physiologische Brustdrüsenschwellung; SYN: Neugeborenenmastitis

nonpuerperale Mastitis →Mastitis nonpuerperalis

Mastitis nonpuerperalis außerhalb der Stillzeit vorkommende, i.d.R. bakterielle Entzündung; SYN: nonpuerperale Mastitits

parenchymatöse Mastitis primär das Drüsengewebe betreffende Mastitisform

periduktale Mastitis primär chronische Mastitis mit periduktaler Entzündung und Fibrose*

phlegmonöse Mastitis (interstitielle) Mastitis mit diffus-eitriger Infiltration und evtl. Abszessbildung

Mastitis puerperalis meist in der 2.–4. Woche auftretende Mastitis der (stillenden) Wöchnerinnen; geht entweder von den Milchgängen [Stauungsmastitis*] oder von Vorhofrhagaden [interstitielle

Mastitis] aus; SYN: Mastitis der (stillenden) Wöchnerinnen
Mastitis der (stillenden) Wöchnerinnen →Mastitis puerperalis
mas|ti|tisch *adj* Brustdrüsenentzündung/Mastitis betreffend, von ihr betroffen oder gekennzeichnet; SYN: mastadenitisch
Masto-, masto- *präf.* Wortelement mit der Bedeutung "Brust/Brustdrüse/Mamma"
Mas|to|dy|nie *f* →Mastalgie
Mas|to|id *nt* mit der Paukenhöhle verbundener, luftgefüllte Hohlräume [Cellulae mastoideae] enthaltender Außenteil des Felsenbeins hinter der Ohrmuschel; SYN: Warzenfortsatz, Processus mastoideus
mas|to|id *adj* brust(warzen)förmig, warzenähnlich; den Warzenfortsatz/Processus mastoideus betreffend
Mas|to|i|dal|gie *f* Schmerzen über dem Warzenfortsatz/Processus mastoideus
Mas|to|i|dek|to|mie *f* operative Ausräumung des Warzenfortsatzes
radikale Mastoidektomie operative Ausräumung von Warzenfortsatz und Paukenhöhle
Mas|to|i|di|tis *f, pl* **-ti|den** Entzündung der Schleimhaut des Warzenfortsatzes/Processus mastoideus; SYN: Warzenfortsatzentzündung
akute Mastoiditis meist als **Begleitmastoiditis** bei Mittelohrentzündung entstehende, zu Destruktion der Knochensepten führende Entzündung mit akuter Symptomatik [Bezold-Abszess*, Fazialisparese*]
chronische Mastoiditis als Folge einer Mittelohrentzündung entstehende Mastoiditis mit schleichendem Verlauf und mild ausgeprägter Symptomatik
okkulte Mastoiditis klinisch stumm verlaufende chronische Mastoiditis
mas|to|i|di|tisch *adj* Warzenfortsatzentzündung/Mastoiditis betreffend, von ihr betroffen oder gekennzeichnet
Mas|to|i|do|to|mie *f* Eröffnung des Warzenfortsatzes
masto-okzipital *adj* Warzenfortsatz und Hinterhauptsbein/Os occipitale betreffend oder verbindend
mas|to|pa|ri|e|tal *adj* Warzenfortsatz und Scheitelbein/Os parietale betreffend oder verbindend
Mas|to|pa|thia *f* →Mastopathie
Mastopathia chronica cystica →fibrös-zystische Mastopathie
Mas|to|pa|thie *f* Brustdrüsenerkrankung; SYN: Mastopathia
fibrös-zystische Mastopathie häufige, meist zwischen dem 35. und 50. Lebensjahr auftretende, proliferative Veränderung des Brustgewebes mit Zystenbildung; wahrscheinlich durch ein Hormonungleichgewicht bedingt; es ist noch unklar ob eine direkte Beziehung zur Entwicklung eines Brustkrebses besteht; SYN: zystische Mastopathie, Zystenmamma, Mammadysplasie, Mastopathia chronica cystica
zystische Mastopathie →fibrös-zystische Mastopathie
Mas|to|pe|xie *f* operative Straffung und Fixierung der Brust
Mas|to|pla|sie *f* →Mammoplasie
Mas|to|pto|se *f* meist beidseitige, weibliche Hängebrust durch Hypertrophie, Fettleibigkeit oder altersbedingt; SYN: Hängebrust, Mamma pendulans
Mas|tor|rha|gie *f* Blutung aus der Brust(warze); SYN: blutende Mamma
Mas|to|sto|mie *f* Inzision der Brust zur Abszessdrainage
Mas|to|to|mie *f* Brustdrüsenschnitt
Mas|to|zy|ten *pl* →Mastzellen
Mas|to|zy|tom *nt* meist bei Kleinkindern auftretende Wucherung von Gewebemastzellen der Haut; SYN: Mastzelltumor
Mas|to|zy|to|se *f* Oberbegriff für eine übermäßige Vermehrung der Gewebsmastzellen
kutane Mastozytose →Mastozytose-Syndrom
Mastozytose-Syndrom *nt* ätiologisch ungeklärte, kutane Mastozytose mit bräunlichen Flecken und Urtikariabildung nach physikalischer Reizung; SYN: Nettleship-Krankheit, Nettleship-Syndrom, kutane Mastozytose, Urticaria pigmentosa
Mas|tur|ba|ti|on *f* Selbstbefriedigung; SYN: Onanie
Mast|zel|len *pl* im Blut [**Blutmastzellen**] und Gewebe [**Gewebemastzellen**] auftretende basophile Granulozyten*, deren Granula Heparin*, Histamin* und Mediatoren der Entzündungsreaktion enthalten; SYN: Mastozyten
Mast|zel|len|leuk|ä|mie *f* →Basophilenleukämie
Mast|zell|tu|mor *m* →Mastozytom
ma|te|ri|ell *adj* physisch, körperlich; stofflich
ma|ter|nal *adj* Mutter/Mater betreffend, mütterlich
Ma|tri|ca|ria cha|mo|mil|la/of|fi|ci|na|lis *f* echte Kamille; SYN: Chamomilla
mat|ri|kal *adj* Matrix betreffend
mat|ri|mo|ni|ell *adj* Ehe betreffend, ehelich
Mat|rix *f, pl* **-ri|ces** Nährsubstanz, Grundsubstanz; Mutterboden; Grundgewebe, Ausgangsgewebe
zytoplasmatische Matrix fast glasklares, lichtmikroskopisch homogenes Grundplasma der Zelle; SYN: Grundzytoplasma, Hyaloplasma
Matrizen-RNA *f* Einzelstrang-RNA, die bei der Proteinsynthese als Vorlage dient; SYN: Boten-RNA, Boten-RNS, Matrizen-RNS, Messenger-RNA, Messenger-RNS
Matrizen-RNS *f* →Matrizen-RNA
mat|ro|klin *adj* von der mütterlichen Linie stammend
Mat|ro|kli|nie *f* Vererbung in der mütterlichen

Linie

Ma|tu|ra|ti|on *f* Reifen, Reifung

Maul- und Klauenseuche *f* relativ selten auf den Menschen übertragene Viruskrankheit von Wiederkäuern und Schweinen; oft schwer von einer Stomatitis* aphthosa zu unterscheiden; SYN: echte Maul- und Klauenseuche, Febris aphthosa, Aphthosis epizootica, Stomatitis epidemica

Maurer-Fleckung *f* rote Tüfelung von Erythrozyten bei Befall mit Plasmodium*; SYN: Maurer-Körnelung, Maurer-Tüpfelung

Mäu|se|band|wurm *m* weltweit verbreiteter Dünndarmparasit von Nagetieren und Menschen; SYN: Rattenbandwurm, Hymenolepis diminuta

Ma|xil|la *f, pl* **-lae** Oberkiefer; Oberkieferknochen

ma|xil|lar *adj* Oberkiefer/Maxilla betreffend; SYN: maxillär

ma|xil|lär *adj* →maxillar

Ma|xil|la|ris *m* →Nervus maxillaris

Ma|xil|lek|to|mie *f* Oberkieferentfernung, Oberkieferresektion

Ma|xil|li|tis *f, pl* **-ti|den** Oberkieferentzündung

ma|xil|li|tisch *adj* Oberkieferentzündung/Maxillitis betreffend, von ihr betroffen oder gekennzeichnet

ma|xil|lo|fa|zi|al *adj* Kiefer und Gesicht(sknochen) betreffend, die untere Gesichtshälfte betreffend

ma|xil|lo|ju|gal *adj* Oberkiefer und Jochbein/Os zygomaticum betreffend oder verbindend

ma|xil|lo|la|bi|al *adj* Oberkiefer und Lippe/Labium betreffend oder verbindend

ma|xil|lo|man|di|bu|lär *adj* Oberkiefer und Unterkiefer/Mandibula betreffend oder verbindend

ma|xil|lo|pa|la|ti|nal *adj* Oberkiefer und Gaumen/Palatum betreffend oder verbindend

ma|xil|lo|pha|ryn|ge|al *adj* Oberkiefer und Rachen/Pharynx betreffend oder verbindend; SYN: pharyngomaxillar, pharyngomaxillär

Ma|xil|lo|to|mie *f* Oberkiefereröffnung

Ma|xi|mal|do|sis *f, pl* **-sen** im Deutschen Arzneibuch festgelegte Höchstmenge; SYN: Dosis maximalis

Mayer-Rokitansky-Küster-Hauser-Syndrom *nt* Hemmungsfehlbildung mit Fehlen der Scheide, Unterentwicklung der äußeren Genitale und Gebärmutterfehlbildung; SYN: MRK-Syndrom, Rokitansky-Küster-Syndrom

May-Grünwald-Färbung *f* Kontrastfärbung für Blutausstriche

Ma|ze|ra|ti|on *f* Aufweichen, Erweichen, Aufquellen

McArdle-Krankheit *f* autosomal-rezessiver isolierter Mangel an Muskelphosphorylase mit Anreicherung von normalem Glykogen in der Skelettmuskulatur; die betroffenen Patienten [meist Erwachsene] klagen über Muskelschwäche und -krämpfe, sowie rasche Erschöpfung; SYN: McArdle-Syndrom, muskuläre Glykogenose, Muskelphosphorylasemangel, Myophosphorylaseinsuffizienz, Glykogenose Typ V

McBurney-Punkt *m* Druckpunkt zwischen Darmbeinschaufel und Nabel bei Appendizitis*

McCune-Albright-Syndrom *nt* ätiologisch ungeklärtes Syndrom mit polyostotischer fibröser Dysplasie langer Röhrenknochen, Hautpigmentierung [Café-au-lait-Flecken] und endokinen Störungen; SYN: Albright-Syndrom, McCune-Syndrom, polyostotische fibröse Dysplasie

McCune-Syndrom *nt* →McCune-Albright-Syndrom

mean corpuscular hemoglobin *nt* →Färbekoeffizient

mea|tal *adj* Meatus betreffend

Meato-, meato- *präf.* Wortelement mit der Bedeutung "Gang/Kanal/Meatus"

Me|a|tor|rha|phie *f* Harnröhrennaht, Urethranaht

Me|a|to|skop *nt* Endoskop* für die Meatoskopie*

Me|a|to|sko|pie *f* endoskopische Untersuchung der Harnröhrenöffnung

Me|a|to|to|mie *f* Erweiterung der äußeren Harnröhrenmündung durch Inzision

Me|a|tus *m* Gang, Kanal, Öffnung

Meatus acusticus externus Gang von der äußeren Ohröffnung bis zum Trommelfell; SYN: äußerer Gehörgang

Meatus acusticus externus cartilagineus äußerer/knorpeliger Teil des äußeren Gehörganges

Meatus acusticus externus osseus innerer/knöcherner Teil des äußeren Gehörganges

Meatus acusticus internus im Felsenbein liegender Kanal, durch den Nervus facialis, Nervus vestibulocochlearis und Arteria und Vena labyrinthi verlaufen; SYN: innerer Gehörgang

Meatus nasi communis durch Vereinigung der drei Nasengänge entstehender gemeinsamer Nasengang

Meatus nasi inferior, medius, superior unterer, mittlerer und oberer Nasengang

Me|a|tus|ste|no|se *f* Verengung der Harnröhrenöffnung

Me|cha|no|kar|di|o|gra|fie *f* →Mechanokardiographie

Me|cha|no|kar|di|o|gramm *nt* bei der Mechanokardiographie* erhaltene graphische Darstellung

Me|cha|no|kar|di|o|gra|phie *f* Aufzeichnung mechanisch erfassbarer Herzfunktionen, z.B. Herzspitzenstoß

Me|cha|no|re|zep|to|ren *pl* Rezeptoren, die auf mechanische Reize ansprechen

M

me|cha|no|sen|si|tiv *adj* auf mechanische Reize ansprechend

Me|cha|no|sen|sor *m* auf mechanische Reize ansprechender Sensor; SYN: mechanosensitiver Rezeptor

Meckel-Divertikel *nt* Divertikel, als Rest des embryonalen Dottergang

Meckel-Ganglion *nt* parasympathisches Ganglion, das u.a. die Tränendrüse und die Drüsen der Nasen- und Gaumenschleimhaut versorgt; SYN: Ganglion pterygopalatinum

Meckel-Raum *m* an der Felsenbeinspitze liegender Raum für das Ganglion trigeminale; SYN: Cavum trigeminale

Me|co|ni|um *nt* **1.** erster, dunkelgüner Stuhl des Neugenorenen; SYN: Kindspech, Mekonium **2.** →Opium

Me|dia *f* mittlere Gefäßschicht; SYN: Tunica media

Me|di|a|ent|zün|dung *f* Arterienentzündung mit vorwiegendem Befall der Media*; SYN: Mesarteritis

me|di|al *adj* in der Mitte (liegend), mittlere, zur Medianebene hin gelegen

me|di|an *adj* die Mittellinie betreffend, in der Medianebene (liegend), auf der Mittellinie

Me|di|a|ne|kro|se *f* auf die mittlere Wandschicht (Tunica media) von Arterien begrenzte Nekrose*; SYN: Medionecrosis

Me|di|a|nus *m* →Nervus medianus

Me|di|a|nus|kom|pres|sions|syn|drom *nt* Atrophie des Daumenballens durch Druckschädigung des Nervus* medianus im Karpaltunnel*; SYN: Karpaltunnelsyndrom

Me|di|a|nus|läh|mung *f* Lähmung des Nervus* medianus

Me|di|a|skle|ro|se *f* herdförmige Verkalkung der mittleren Wandschicht (Tunica media) von Arterien; SYN: Mediaverkalkung

me|di|as|ti|nal *adj* Mittelfellraum/Mediastinum betreffend, im Mediastinum (liegend)

Me|di|as|ti|nal|em|phy|sem *nt* Emphysem* des Mediastinalraums; SYN: Emphysema mediastinale, Pneumomediastinum

Me|di|as|ti|nal|fi|bro|se *f* Fibrose* im oberen Mediastinum mit Einengung der Vena* cava superior und evtl. der Bronchien und Pulmonalgefäße

Me|di|as|ti|nal|flat|tern *nt* atemsynchrone Pendelbewegungen des Mediastinums bei offenem Pneumothorax

Me|di|as|ti|nal|raum *m* →Mediastinum

Me|di|as|ti|ni|tis *f*, *pl* **-ti|den** Entzündung des Bindegewebes des Mediastinalraums

me|di|as|ti|ni|tisch *adj* Mediastinitis betreffend, von ihr betroffen oder gekennzeichnet

Me|di|as|ti|no|gra|fie *f* →Mediastinographie

Me|di|as|ti|no|gramm *nt* Röntgenkontrastaufnahme des Mediastinums

Me|di|as|ti|no|gra|phie *f* Röntgenkontrastdarstellung des Mediastinums

Me|di|as|ti|no|pe|ri|kar|di|tis *f*, *pl* **-ti|den** Entzündung des Herzbeutels und des angrenzenden Bindegewebes des Mediastinalraums; SYN: Perikardiomediastinitis

me|di|as|ti|no|pe|ri|kar|di|tisch *adj* Mediastinoperikarditis betreffend, von ihr betroffen oder gekennzeichnet

Me|di|as|ti|no|skop *nt* starres Endoskop* für die Mediastinoskopie*

Me|di|as|ti|no|sko|pie *f* endoskopische Untersuchung des Mediastinalraums

me|di|as|ti|no|sko|pisch *adj* Mediastinoskopie betreffend, mittels Mediastinoskopie

Me|di|as|ti|no|to|mie *f* Mediastinumeröffnung

Me|di|as|ti|num *nt* zwischen den beiden Pleurahöhlen liegender Raum der Brusthöhle; SYN: Mittelfell, Mittelfellraum, Mediastinalraum, Cavum mediastinale

Mediastinum anterius vor dem Herzbeutel liegender Teil des unteren Mediastinums; SYN: vorderer Mediastinalraum, vorderes Mediastinum, Cavum mediastinale anterius

hinteres Mediastinum →Mediastinum posterius

Mediastinum inferius unterhalb der Bifurcatio* tracheae liegender Teil des Mediastinums; SYN: unterer Mediastinalraum, unteres Mediastinum, Cavum mediastinale inferius

Mediastinum medium vom Herzbeutel umschlossener Teil des unteren Mediastinums; SYN: mittlerer Mediastinalraum, mittleres Mediastinum, Cavum mediastinale medius

mittleres Mediastinum →Mediastinum medium

oberes Mediastinum →Mediastinum superius

Mediastinum posterius hinter dem Herzbeutel liegender Teil des unteren Mediastinums; SYN: hinterer Mediastinalraum, hinteres Mediastinum, Cavum mediastinale posterius

Mediastinum superius oberhalb der Bifurcatio* tracheae liegender Teil des Mediastinums; SYN: oberer Mediastinalraum, oberes Mediastinum, Cavum mediastinale superius

Mediastinum testis das Rete* testis enthaltender, aus der Tunica albuginea entspringender Bindegewebswulst der Hoden; SYN: Corpus Highmori

unteres Mediastinum →Mediastinum inferius

vorderes Mediastinum →Mediastinum anterius

Me|di|a|tor *m* von Zellen oder Geweben gebildete Substanz, die lokal oder im ganzen Körper biochemische oder physiologische Reaktionen beeinflusst; SYN: Mediatorsubstanz

Me|di|a|tor|sub|stanz *f* →Mediator

Me|di|a|ver|kal|kung *f* →Mediasklerose

Me|di|ka|ment *nt* zu Diagnostik, Therapie und Prophylaxe verwendete natürliche oder synthetische Substanz oder Mischung von Substanzen; SYN: Pharmakon, Arzneimittel

Me|di|ka|men|ten|ab|hän|gig|keit *f* Abhängigkeit von freierhältlichen oder verschreibungspflichtigen Arzneimitteln; SYN: Arzneimittelsucht, Arzneimittelabhängigkeit

me|di|ka|men|tös *adj* mit Hilfe von Medikamenten

Me|di|ka|ti|on *f* Arzneimittelanwendung, Verabreichung; Verordnung, Verschreibung

me|di|ko|chi|rur|gisch *adj* (innere) Medizin und Chirurgie betreffend; SYN: medizinisch-chirurgisch

me|di|ko|le|gal *adj* gerichtsmedizinisch, rechtsmedizinisch

Me|di|na|wurm *m* im Unterhautbindegewebe parasitierender Fadenwurm; Erreger der Dracunculosis*; SYN: Guineawurm, Drachenwurm, Dracunculus medinensis, Filaria medinensis

Me|di|na|wurm|in|fek|ti|on *f* durch Befall mit Dracunculus* medinensis hervorgerufene Erkrankung; SYN: Medinawurmbefall, Guineawurminfektion, Guineawurmbefall, Drakunkulose, Drakontiase, Dracontiasis, Dracunculosis

Me|di|o|kla|vi|ku|lar|li|nie *f* senkrecht durch die Schlüsselbeinmitte verlaufende anatomische Hilfslinie; SYN: Linea medioclavicularis

me|di|o|la|te|ral *adj* in der Mitte und auf der Seite (liegend); die Medianebene und eine Seite betreffend

Me|di|o|ne|cro|sis *f, pl* **-ses** →Medianekrose

Medionecrosis Erdheim-Gsell idiopathische Nekrose* der Aortenmedia, die zu spontaner Aortenruptur oder Aneurysma* dissecans führen kann; SYN: Erdheim-Gsell-Syndrom, Gsell-Erdheim-Syndrom

Me|di|zin *f* **1.** Heilkunst, Heilkunde, ärztliche Wissenschaft **2.** Medikament, Heilmittel, Arzneimittel

forensische Medizin Teilgebiet der Medizin, das sich mit allen Rechtsfragen befasst, die die Medizin berühren; SYN: Gerichtsmedizin, Rechtsmedizin

manuelle Medizin →Manualtherapie

prophylaktische Medizin Teilgebiet der Medizin, das sich mit der Verhütung von Krankheiten befasst; SYN: Vorsorgemedizin, Präventivmedizin

me|di|zi|nal *adj* Medizin betreffend, heilend, heilkräftig

me|di|zi|nisch *adj* Medizin betreffend, ärztlich; internistisch, nicht chirurgisch

Me|dul|la *f, pl* **-lae** Mark, markartige Substanz

Medulla glandulae suprarenalis das von der Nebennierenrinde umgebene Mark aus Ganglienzellen und Nervenfasern; bildet die Nebennierenhormone Adrenalin* und Noradrenalin*; SYN: Nebennierenmark

Medulla oblongata zwischen Rückenmark und Mittelhirn liegender unterster Teil des Gehirns; SYN: Markhirn, verlängertes Mark, Bulbus medullae spinalis, Myelencephalon

Medulla ossium Knochenmark

Medulla ossium flava nicht-blutbildendes, fetthaltiges Knochenmark; SYN: gelbes Knochenmark, Fettmark

Medulla ossium rubra rotes/blutbildendes Knochenmark

Medulla ovarii Eierstockmark, Ovarialmark

Medulla renalis Nierenmark, Marksubstanz der Niere

Medulla spinalis Rückenmark

Medulla thymi Thymusmark

me|dul|lar *adj* **1.** Mark/Medulla betreffend, markähnlich, markhaltig, markig; SYN: medullär, markähnlich, markhaltig, markig **2.** Markhirn/Medulla oblongata betreffend, zur Medulla oblongata gehörend; SYN: medullär **3.** Knochenmark/Medulla ossium betreffend; SYN: medullär

Me|dul|lek|to|mie *f* operative Entfernung des Organmarks, Markexzision

Medullo-, medullo- *präf.* Wortelement mit der Bedeutung "Mark/Knochenmark"

Me|dul|lo|blas|tom *nt* bösartiger Hirntumor der hinteren Schädelgrube aus undifferenzierten Embryonalzellen [**Medulloblasten**]

Me|dul|lo|gra|fie *f* →Medullographie

Me|dul|lo|gra|phie *f* Röntgenkontrastdarstellung der Knochenmarkshöhle; SYN: Osteomedullographie, Osteomyelographie

Me|du|sen|haupt *nt* Erweiterung und Schlängelung der Bauchdeckenvenen bei Abflussstörung im Pfortaderbereich; SYN: Cirsomphalus, Caput medusae

Mee|res|heil|kun|de *f* Thalassotherapie*

Meg-, meg- *präf.* →Mega-

Mega-, mega- *präf.* Wortelement mit der Bedeutung "groß/lang/hoch"

Me|ga|cho|le|do|chus *m* starke Erweiterung des Ductus* choledochus

Me|ga|co|lon *nt* →Megakolon

Megacolon congenitum angeborenes Megakolon, das durch einen engen Kolonabschnitt ohne Nervenversorgung verursacht wird; SYN: aganglionäres/kongenitales Megakolon, Hirschsprung-Krankheit, Morbus Hirschsprung

Me|ga|do|li|cho|co|lon *nt* →Megadolichokolon

Me|ga|do|li|cho|ko|lon *nt* Megakolon* kombiniert mit überlangem Kolon; SYN: Megadolichocolon

Me|ga|du|o|de|num *nt* übermäßige Erweiterung des Zwölffingerdarms

Me|ga|en|te|ron *nt* Darmvergrößerung; SYN: Enteromegalie

Me|ga|gas|trie *f* →Megalogastrie

Me|ga|ka|ry|o|blast *m* Vorstufe der Megakaryozyten*

Me|ga|ka|ry|o|zyt *m* Blutplättchen [Thrombozyten] bildende größte Knochenmarkzelle; SYN: Knochenmarksriesenzelle

me|ga|ka|ry|o|zy|tär *adj* Knochenmarkriesenzelle(n)/Megakaryozyt(en) betreffend

Me|ga|ka|ry|o|zy|ten|leuk|ä|mie *f* seltene Form der myeloischen Leukämie* mit klonaler Proliferation atypischer Megakaryozyten im Knochenmark; die Thrombozytenzahl ist i.d.R. erhöht; SYN: megakaryozytäre Myelose, hämorrhagische Thrombozythämie, essentielle Thrombozythämie

Me|ga|ka|ry|o|zy|to|po|e|se *f* Megakaryozytenbildung im Knochenmark; SYN: Megakaryozytopoiese

Me|ga|ka|ry|o|zy|to|po|i|e|se *f* →Megakaryozytopoese

Me|ga|ka|ry|o|zy|to|se *f* vermehrtes Auftreten von Megakaryozyten im Knochenmark

Me|ga|ko|lon *nt* angeborene oder erworbene übermäßige Erweiterung des Kolons; SYN: Megacolon

aganglionäres Megakolon angeborenes Megakolon, das durch einen engen Kolonabschnitt ohne Nervenversorgung verursacht wird; SYN: kongenitales Megakolon, Hirschsprung-Krankheit, Morbus Hirschsprung, Megacolon congenitum

kongenitales Megakolon →aganglionäres Megakolon

Megal-, megal- *präf.* →Megalo-

Me|gal|en|ze|pha|lie *f* Gehirnvergrößerung; SYN: Makroenzephalie, Makrenzephalie, Kephalonie, Enzephalomegalie

Me|gal|e|ry|them *nt* meist Kinder unter 14 Jahren betreffende Viruskrankheit [Parvovirus B 19] mit Krankheitsgefühl, Fieber und gitter- oder girlandenförmigen Erythemen der Extremitätenstreckseiten; SYN: Ringelröteln, fünfte Krankheit, Morbus quintus, Sticker-Krankheit, Erythema infectiosum, Megalerythema epidemicum/infectiosum

Me|gal|e|ry|the|ma epidemicum/infectiosum *nt* →Megalerythem

Megalo-, megalo- *präf.* Wortelement mit der Bedeutung "groß/lang/hoch"

Me|ga|lo|blast *m* große, kernhaltige abnormale Erythrozytenvorstufe

me|ga|lo|blas|tisch *adj* Megaloblasten betreffend, durch sie gekennzeichnet

Me|ga|lo|dak|ty|lie *f* →Makrodaktylie

Me|ga|lo|gas|trie *f* übermäßige Magenerweiterung; SYN: Megagastrie

Me|ga|lo|gra|fie *f* →Megalographie

Me|ga|lo|gra|phie *f* Form der Dysgraphie* mit abnormal großen Buchstaben; SYN: Makrographie

me|ga|lo|ke|phal *adj* →megalozephal

Me|ga|lo|ke|pha|lie *f* →Makrokephalie

me|ga|lo|man *adj* Megalomanie betreffend, größenwahnsinnig; SYN: megalomanisch

Me|ga|lo|ma|nie *f* Größenwahn; SYN: expansiver Wahn, Makromanie

me|ga|lo|ma|nisch *adj* →megaloman

Me|ga|lo|ny|chie *f* Vergrößerung eines oder mehrerer Finger- oder Zehennägel; SYN: Makronychie

Me|gal|op|sie *f* →Makropsie

Me|ga|lo|sper|mie *f* Vergrößerung der Spermien

Me|ga|lo|syn|dak|ty|lie *f* angeborene Vergrößerung und Verwachsung von Fingern oder Zehen

me|ga|lo|ze|phal *adj* →makrokephal

Me|ga|lo|ze|pha|lie *f* →Makrokephalie

Me|ga|lo|zyt *m* großer Erythrozyt, z.B. bei megaloblastärer Anämie

Me|ga|ö|so|pha|gus *m* übermäßige Erweiterung der Speiseröhre

Me|ga|py|e|lon *nt* angeborene Vergrößerung des Nierenbeckens

Me|ga|sig|ma *nt* übermäßig erweitertes Colon* sigmoideum; SYN: Megasigmoideum

Me|ga|sig|mo|i|de|um *nt* →Megasigma

Me|ga|u|re|ter *m* hochgradig erweiterter Harnleiter

Megaureter-Megazystis-Syndrom *nt* hochgradige Erweiterung von Harnleitern und Harnblase

Me|ga|ve|si|ca *f* hochgradige Erweiterung der Harnblase; SYN: Megazystis

Me|ga|volt|the|ra|pie *f* Strahlentherapie mit ultraharter Strahlung; SYN: Hochenergiestrahlentherapie

Me|ga|zä|kum *nt, pl* **-ka** übermäßig großes Zäkum

Me|ga|zys|tis *f* hochgradige Erweiterung der Harnblase; SYN: Megavesica

Mehl|asth|ma *nt* →Mehlstaubasthma

Mehl|nähr|scha|den *m* Eiweißmangeldystrophie bei Kindern, die in Notzeiten primär mit Mehlprodukten ernährt werden

Mehl|staub|asth|ma *nt* allergisches Asthma* bronchiale durch Allergene in Mehlstaub; SYN: Müllerasthma, Mehlasthma

mehr|ach|sig *adj* multiaxial

Mehr|fach|er|kran|kung *f* Vorkommen mehrerer Erkrankungen bei einem Patienten; SYN: Polymorbidität, Polypathie, Multimorbidität, Mehrfachleiden

Mehr|fach|lei|den *nt*→Mehrfacherkrankung

Mehr|or|gan|trans|plan|tat *nt* aus zwei oder mehreren Organen bestehendes Transplantat, z.B. Herz-Lungen-Transplantat; SYN: gemischtes Transplantat, composite graft

Meibom-Drüsen *pl* Talgdrüsen der Lidplatte, die auf der hinteren Lidkante münden; SYN: Glandulae tarsales

Mei|bo|mi|tis *f, pl* **-ti|den** Entzündung der Meibom-Drüsen; oft gleichgesetzt mit Hordeolum* externum

Mei|o|se *f* in zwei Schritten ablaufende Zellteilung, die zu einer Reduktion der Chromosomenzahl auf 23 führt; SYN: Reduktionsteilung, Meiosis, Reifeteilung, meiotische Zellteilung

mei|o|tisch *adj* Meiose betreffend, durch sie bedingt

Meissner-Körperchen *pl* →Meissner-Tastkörperchen

Meissner-Plexus *m* vegetative Plexus in der Submukosa des Magen-Darm-Traktes; SYN: Plexus submucosus

Meissner-Tastkörperchen *pl* Mechanorezeptoren in den Hautpapillen; SYN: Meissner-Körperchen, Corpuscula tactus

Me|ko|ni|um *nt* **1.** erster, dunkelgüner Stuhl des Neugenorenen; SYN: Kindspech, Meconium **2.** →Opium

Me|ko|ni|um|i|le|us *m* Darmverschluss bei Neugeborenen durch eingedicktes Mekonium

Me|ko|ni|um|pe|ri|to|ni|tis *f, pl* **-ti|den** aseptische Bauchfellentzündung, die meist im Rahmen eines Mekoniumileus* auftritt

Me|lae|na *f* s.u. Blutstuhl

Melaena neonatorum vera Blutungsneigung von Neugeborenen bei Mangel an Vitamin K-abhängigen Gerinnungsfaktoren; SYN: hämorrhagische Diathese der Neugeborenen, Morbus haemorrhagicus neonatorum

Mel|al|gie *f* Gliederschmerz(en)

Melan-, melan- *präf.* →Melano-

Me|lan|ä|mie *f* Vorkommen von Melanin im Blut

Me|lan|cho|lie *f* Depression, Gemütskrankheit; Schwermut, Trübsinn; endogene Depression*

Me|lan|i|dro|sis *f, pl* **-ses** dunkelgefärbter Schweiß

Me|la|nin *nt* braun-schwarzes Pigment von Haut, Haaren, Aderhaur etc.

Melano-, melano- *präf.* Wortelement mit der Bedeutung "schwarz/dunkel"

Me|la|no|blas|tom *nt* →malignes Melanom

Me|la|no|blas|to|se *f* durch Melanoblasten charakterisiertes Krankhcitsbild; SYN: Melanoblastosis

Me|la|no|blas|to|se|syn|drom, neu|ro|ku|ta|nes *nt* neuroektodermale Erkrankung mit multiplen angeborenen Nävuszellnävi, großen Pigmentnävi und leptomeningealer Melanose; SYN: neurokutane Melanose, Melanosis neurocutanea

Me|la|no|blas|to|sis *f, pl* **-ses** durch Melanoblasten charakterisiertes Krankheitsbild; SYN: Melanoblastose

Melanoblastosis Bloch-Sulzberger X-chromosomal dominante Dermatose mit spritzerartigen Pigmentflecken und Anomalien der Augen, der Zähne und des ZNS, sowie anderen Missbildungen [Herzfehler, Skelett]; SYN: Bloch-Sulzberger-Syndrom, Bloch-Sulzberger-Krankheit, Incontinentia pigmenti Typ Bloch-Sulzberger, Pigmentdermatose Siemens-Bloch

Me|la|no|cy|to|sis *f, pl* **-ses** durch vermehrt auftretende Melanozyten charakterisierte Erkrankung; SYN: Melanozytose

Me|la|no|der|ma|ti|tis *f, pl* **-ti|ti|den** →Melanodermitis

me|la|no|der|ma|ti|tisch *adj* →melanodermitisch

Me|la|no|der|mi|tis *f, pl* **-ti|den** mit Hyperpigmentierung* einhergehende Dermatitis*; SYN: Melanodermatitis

Melanodermitis toxica durch Schmieröl-derivate ausgelöste phototoxische Kontaktdermatitis*; SYN: Melanodermatitis toxica

me|la|no|der|mi|tisch *adj* Melanodermitis betreffend, von ihr betroffen oder gekennzeichnet; SYN: melanodermatitisch

Me|la|no|gen *nt* Vorstufe des Melanins

Me|la|no|ge|ne|se *f* Melaninbildung

Me|la|no|glos|sie *f* durch Nicotinsäureamidmangel, chemische Reize, Bakterien oder Pilze hervorgerufene, grauschwarze Hyperkeratose* der filiformen Zungenpapillen; SYN: schwarze Haarzunge, Glossophytie, Lingua pilosa/villosa nigra

me|la|no|id *adj* melaninartig

Me|la|no|kar|zi|nom *nt* →malignes Melanom

Me|la|nom *nt* von den Melanozyten ausgehender gutartiger oder bösartiger Tumor

akral-lentiginöses Melanom →akrolentiginöses malignes Melanom

akrolentiginöses malignes Melanom malignes Melanom der Handinnenflächen und Fußsohlen; SYN: akral-lentiginöses Melanom

amelanotisches Melanom malignes Melanom ohne oder mit nur eingeschränkter Pigmentierung

amelanotisches malignes Melanom →amelanotisches Melanom

benignes juveniles Melanom v.a. bei Kindern auftretender benigner Nävuszellnävus*, der histologisch an ein malignes Melanom erinnert; SYN: Spindelzellnävus, Spitz-Tumor, Allen-Spitz-Nävus, Spitz-Nävus, Nävus Spitz, Epitheloidzellnävus

knotiges malignes Melanom →noduläres Melanom

malignes Melanom aus Melanozyten entstehender bösartiger Tumor der Haut, Schleimhaut, Aderhaut und Hirnhäuten; besitzt eine sehr starke und frühe Neigung zur Bildung von Tochtergeschwülsten; SYN: Melanoblastom, Melanozytoblastom, Nävokarzinom, Melanokarzinom, Melanomalignom, malignes Nävoblastom, schwarzer Hautkrebs

noduläres Melanom aggressivste Form des malignen Melanoms; wächst von Anfang an in die Tiefe und metastasiert frühzeitig; SYN: knotiges malignes Melanom, primär knotiges Melanom, nodöses Melanomalignom

oberflächlich spreitendes Melanom →superfiziell spreitendes Melanom
pagetoides malignes Melanom →superfiziell spreitendes Melanom
primär knotiges Melanom →noduläres Melanom
superfiziell spreitendes Melanom häufigste Form des malignen Melanoms, die primär horizontal wächst und damit eine relativ gute Prognose bei Früherkenung hat; SYN: oberflächlich spreitendes Melanom, pagetoides malignes Melanom

Me|la|no|ma|lig|nom *nt* →malignes Melanom
nodöses Melanomalignom →noduläres Melanom

me|la|no|ma|tös *adj* Melanom betreffend, melanomartig

Me|la|no|ma|to|se *f* Vorkommen multipler Melanome

Me|la|no|se *f* angeborene oder erworbene, umschriebene oder diffuse Hyperpigmentierung von Haut und/oder Schleimhaut; SYN: Melanosis
neurokutane Melanose neuroektodermale Erkrankung mit multiplen angeborenen Nävuszellnävi, großen Pigmentnävi und leptomeningealer Melanose; SYN: neurokutanes Melanoblastosesyndrom, Melanosis neurocutanea
prämaligne Melanose →Melanosis circumscripta praeblastomatosa (Dubreuilh)

Me|la|no|sis *f, pl* **-ses** →Melanose
Melanosis circumscripta praeblastomatosa (Dubreuilh) aus einem Altersfleck entstehendes, langsam wachsendes malignes Melanom*; unbehandelt Übergang in ein Lentigo-maligna Melanom; SYN: prämaligne Melanose, melanotische Präkanzerose, Dubreuilh-Krankheit, Dubreuilh-Erkrankung, Dubreuilh-Hutchinson-Krankheit, Dubreuilh-Hutchinson-Erkrankung, Lentigo maligna, Melanosis circumscripta praecancerosa (Dubreuilh)
Melanosis circumscripta praecancerosa (Dubreuilh) →Melanosis circumscripta praeblastomatosa (Dubreuilh)
Melanosis coli meist durch Laxanzienabusus hervorgerufene Braunfärbung der Dickdarmschleimhaut; SYN: Zottenmelanose, Dickdarmmelanose, braunes Kolon
Melanosis naeviformis v.a. am Stamm auftretender pigmentierter behaarter epidermaler Naevus mit guter Prognose; SYN: Becker-Nävus, Becker-Melanose
Melanosis neurocutanea →neurokutane Melanose
Melanosis toxica lichenoides ätiologisch ungeklärte, aus einer entzündlichen Fleckenbildung hervorgehende, grau-braune, flächenhafte Pigmentierung der Gesichtshaut; SYN: Riehl-Melanose, Riehl-Syndrom, Civatte-Krankheit, Civatte-Poikilodermie, Kriegsmelanose

me|la|no|tisch *adj* Melanose betreffend, von ihr betroffen oder gekennzeichnet, durch sie bedingt

me|la|no|trop *adj* mit Affinität für Melanin

Me|la|no|tro|pin *nt* im Hypophysenzwischenlappen gebildetes Hormon, das die Melaninsynthese in Melanozyten steuert; SYN: melanotropes Hormon, melanozytenstimulierendes Hormon

Me|la|no|zyt *m* Melanin enthaltende Zelle der Haut, Aderhaut und Hirnhaut

me|la|no|zy|tär *adj* Melanozyt betreffend; SYN: melanozytisch

me|la|no|zy|tisch *adj* →melanozytär

Me|la|no|zy|to|blas|tom *nt* →malignes Melanom

Me|la|no|zy|to|se *f* durch vermehrt auftretende Melanozyten charakterisierte Erkrankung; SYN: Melanocytosis
deltoido-akromiale Melanozytose meist angeborener melanozytärer Nävus im Bereich der Schulter und des Oberkörpers; SYN: Nävus Ito, Ito-Nävus, Naevus fuscocoeruleus/acromiodeltoideus/deltoideoacromialis
okulodermale Melanozytose meist bei Frauen auftretender, kongenitaler melanozytärer Nävus, der selten maligne entartet; SYN: Nävus Ota, Naevus fuscocoeruleus ophthalmomaxillaris

Me|lan|u|rie *f* Ausscheidung eines schwarzgefärbten Harns

me|lan|u|risch *adj* Melanurie betreffend

Me|las|ma *nt* →Chloasma

Me|la|to|nin *nt* in der Hirnanhangsdrüse gebildetes Hormon, das eine wichtige Rolle im Tag-Nacht-Rhythmus spielt

-melia *suf.* →-melie

-melie *suf.* Wortelement mit Bezug auf "Glied/Extremität"

Me|li|o|i|do|se *f* →Malleoidose

Me|li|o|i|do|sis *f, pl* **-ses** →Malleoidose

Me|li|to|se *f* aus Glukose, Galaktose und Fruktose bestehendes pflanzliches Trisaccharid; SYN: Raffinose, Melitriose

Me|li|tri|o|se *f* →Melitose

Me|lit|u|rie *f* →Melliturie

Mel|ker|kno|ten *pl* →Melkerpocken

Mel|ker|kno|ten|vi|rus *nt, pl* **-ren** s.u. Melkerpocken

Mel|ker|po|cken *pl* blau-rote, stark juckende Knoten an den Händen, die durch das **Melkerknotenvirus** verursacht werden; Abheilung innerhalb von 4–6 Wochen; SYN: Melkerknoten, Nebenpocken, Paravakzineknoten, Paravaccinia

Melkersson-Rosenthal-Syndrom *nt* ätiologisch ungeklärte granulomatöse Entzündung mit der Trias Cheilitis* granulomatosa, Fazialisparese* und Lingua* plicata

Mel|lit|u|rie *f* Zuckerausscheidung im Harn; Ausscheidung von Nicht-Glucosen im Harn; SYN: Meliturie

Me|lo|no|plas|tik *f* Wangenplastik; SYN: Melo-

M

plastik

Me|lo|plas|tik *f* Wangenplastik; SYN: Melonoplastik

Me|lo|schi|sis *f* angeborene Wangenspalte

Mem|bran *f* →Membrana

Mem|bra|na *f, pl* **-nae** Häutchen, Membran, Membrane

Membrana atlantooccipitalis anterior, posterior vordere und hintere Membran zwischen Altlas und Hinterhauptsbein

Membrana cricovocalis Membran zwischen Ringknorpel und Stimmbändern; SYN: Conus elasticus

Membrana deciduae Schwangerschaftsendometrium; SYN: Dezidua, Decidua, Caduca, Decidua membrana

Membrana fibroelastica laryngis (fibroelastische) Kehlkopfmembran

Membrana fibrosa fibröse Außenschicht der Gelenkkapsel; SYN: Fibrosa, Stratum fibrosum

Membrana intercostalis externa, interna äußere und innere Interkostalmembran

Membrana interossea antebrachii straffe Membran zwischen den Unterarmknochen [Elle und Speiche]

Membrana interossea cruris straffe Membran zwischen den Unterschenkelknochen [Wadenbein und Schienbein]

Membrana pellucida von den Follikelzellen gebildete Umhüllung der Eizelle; SYN: Eihülle, Oolemma, Zona pellucida

Membrana quadrangularis viereckige Kehlkopfmembran

Membrana reticularis aus den Kopfplatten der Stützzellen gebildete Membran des Corti*-Organs, durch die die Härchen der Sinneszellen hindurchragen

Membrana synovialis Innenschicht der Gelenkkapsel, die die Gelenkschmiere [Synovia] produziert; SYN: Synovialis, Stratum synoviale

Membrana tectoria Membran zwischen Axis und großem Hinterhauptsloch

Membrana tectoria ductus cochlearis zellfreie Gallertmembran, die das Organum* spirale bedeckt; SYN: Corti-Membran

Membrana thyrohyoidea flächenhaftes Band vom Zungenbeim zum Schildknorpel

Membrana tympanica äußeres Ohr und Mittelohr trennende Membran; SYN: Trommelfell

Membrana tympanica secundaria Membran des Fenestra* cochleae

Membrana vestibularis dünne Haut zwischen Schneckengang und Scala* vestibuli; SYN: Reissner-Membran, Paries vestibularis ductus cochlearis

Membrana vitrea den Glaskörper umgebende glasklare Membran; SYN: Glaskörpermembran

Mem|bran|an|griffs|kom|plex *m* bei der Komplementaktivierung entstehender Enzymkomplex, der zur Auflösung der Membran von körperfremden Zellen führt; SYN: terminaler Komplex, C5b-9-Komplex

Mem|bra|nek|to|mie *f* Membranentfernung

mem|bra|no|id *adj* membranartig, membranförmig

mem|bra|no|kar|ti|la|gi|när *adj* sowohl membranös als auch knorpelig/kartilaginär, in Membran und im Knorpel entstanden

Mem|bra|no|ly|se *f* Membranauflösung

mem|bra|nös *adj* Membran betreffend, häutig, membranartig

Mem|brum *nt, pl* **-bra** Glied, Gliedmaße

Membrum virile männliches Glied, Penis

memory cells *pl* →Memory-Zellen

Memory-Zellen *pl* nach dem Erstkontakt mit einem Antigen entstehende Zellen, die beim Zweitkontakt eine Beschleunigung der Immunantwort bewirken; SYN: Gedächtniszellen, memory cells

Men-, men- *präf.* →Meno-

Me|na|chi|non *nt* Vitamin K_2; s.u. Vitamin K

Me|na|di|on *nt* Vitamin K_3; s.u. Vitamin K

Men|ar|che *f* Zeitpunkt der ersten Menstruation*

Mendel-Mantoux-Probe *f* weitverbreiteter intrakutaner Tuberkulintest*

Ménétrier-Syndrom *nt* zu Vergröberung des Faltenreliefs führende, chronische Entzündung der Magenschleimhaut unbekannter Genese; SYN: Riesenfaltengastritis, Morbus Ménétrier, Riesenfaltenmagen, Riesenfaltengastropathie, Gastropathia hypertrophica gigantea

Men|hid|ro|sis *f, pl* **-ses** vermehrte Schweißsekretion während der Menstruation

Men|i|dro|sis *f, pl* **-ses** →Menhidrosis

Ménière-Krankheit *f* Hydrops* des membranösen Labyrinths mit akuten Drehschwindel, Ohrensausen und Hörsturz; SYN: Morbus Ménière

Mening-, mening- *präf.* Wortelement mit der Bedeutung "Hirnhaut"

me|nin|ge|al *adj* Hirnhäute/Meningen betreffend

Me|nin|ge|al|a|po|ple|xie, spinale *f* Rückenmarkeinblutung, die u.U. zu Querschnittslähmung führt; SYN: Rückenmarkapoplexie, Apoplexia spinalis, Hämatorrhachis

Me|nin|ge|al|kar|zi|no|se *f* metastatischer Hirnhautbefall bei Generalisierung eines Karzinoms; SYN: Meningitis carcinomatosa

Me|nin|gen *pl* →Meninges

me|nin|ge|o|kor|ti|kal *adj* Hirnhäute und Hirnrinde/Kortex betreffend; SYN: meningokortikal

Me|nin|ge|om *nt* langsam wachsender, gutartiger Tumor der Hirn- oder Rückenmarkhaut; SYN: Meningiom

Me|nin|ge|o|sis leu|cae|mi|ca *f* leukämische Infiltration der Hirnhaut

Me|nin|ges *pl* aus zwei Schichten [Dura* mater und Leptomeninx*] bestehende, äußere Haut von Gehirn und Rückenmark; SYN: Meningen

Me|nin|gi|om *nt* →Meningeom

Me|nin|gi|o|ma|to|se *f* Vorkommen multipler Meningiome

Me|nin|gis|mus *f* durch eine Reizung der Hirnhäute entstehender Symptomenkomplex [Kopfschmerz, Nackensteife], der auch ohne eine Hirnhautentzündung auftreten kann; SYN: Pseudomeningitis, meningeales Syndrom

Me|nin|gi|tis *f, pl* **-ti|den** Entzündung der Hirn- oder Rückenmarkshäute; SYN: Hirnhautentzündung; Rückenmarkshautentzündung

aseptische Meningitis →lymphozytäre Meningitis

bakterielle Meningitis meist als eitrige Hirnhautentzündung imponierende Infektion durch u.a. Staphylo-, Strepto-, Pneumo-, Meningokokken, Listeria und Haemophilus influenzae; tritt oft als basale Meningitis oder Haubenmeningitis* auf

basale Meningitis Meningitis mit vorwiegender Ausbreitung im Bereich der Hirnbasis

Meningitis carcinomatosa metastatischer Hirnhautbefall bei Generalisierung eines Karzinoms; SYN: Meningealkarzinose

Meningitis cerebralis Hirnhautentzündung im eigentlichen Sinn; meist gleichgesetzt mit Leptomeningitis*

Meningitis cerebrospinalis kombinierte Entzündung von Hirn- und Rückenmarkshäuten

Meningitis cerebrospinalis epidemica akute eitrige Hirnhautentzündung durch Neisseria* meningitidis; vor allem die fulminant verlaufende Form [Waterhouse-Friderichsen-Syndrom*] hat eine hohe Letalität [50% bei Neugeborenen]; SYN: Meningokokkenmeningitis

eitrige Meningitis →Meningitis purulenta

eosinophile Meningitis →eosinophile Meningoenzephalitis

Meningitis leucaemica →Meningeosis leucaemica

lymphozytäre Meningitis durch verschiedene Erreger [Pilze, Protozoen, Viren, Rickettsien] verursachte, nicht-eitrige Hirnhautentzündung; SYN: aseptische Meningitis

otogene Meningitis hämatogene oder durch direkte Ausbreitung entstehende Meningitis als Folgekrankheit einer Mittelohr- oder Innenohrentzündung

Meningitis purulenta meist akut verlaufende, i.d.R. bakterielle Mengitis; die Prognose hängt vom Erreger und einer raschen Diagnose und Therapie ab

Meningitis serosa seröse Hirnhautentzündung; oft gleichgesetzt mit einer chronischen adhäsiven Entzündung der Arachnoidea*

Meningitis spinalis Entzündung der Rückenmarkshäute; meist nur als Entzündung der Arachnoidea* oder in Verbindung mit einer Hirnhautentzündung auftretend

Meningitis tuberculosa oft als Basalmeningitis* auftretende, klinisch unauffällig verlaufende tuberkulöse Entzündung der Hirnhaut und meist auch der Rückenmarkshaut; SYN: tuberkulöse Meningitis

tuberkulöse Meningitis →Meningitis tuberculosa

virale Meningitis durch eine Vielzahl von Viren [Echoviren, Mumpsvirus, Herpesviren, Adenoviren, Arboviren] hervorgerufene lymphozytäre Meningitis; SYN: Virusmeningitis

me|nin|gi|tisch *adj* Hirnhautentzündung/Meningitis betreffend, von ihr betroffen oder gekennzeichnet

Meningo-, meningo- *präf.* Wortelement mit der Bedeutung "Hirnhaut"

Me|nin|go|coc|cus *m, pl* **-coc|ci** gramnegative Diplokokken; Erreger der Meningokokkenmeningitis*; SYN: Meningokokke, Neisseria meningitidis

Me|nin|go|en|ce|pha|li|tis *f, pl* **-ti|den** Entzündung von Gehirn und Hirnhäuten; SYN: Encephalomeningitis, Meningoenzephalitis, Enzephalomeningitis

Meningoencephalitis herpetica schwere, rasch progredient verlaufende hämorrhagische Meningoenzephalitis mit schlechter Prognose; SYN: Herpesmeningoenzephalitis

Me|nin|go|en|ce|pha|lo|my|e|li|tis *f, pl* **-ti|den** kombinierte Entzündung von Gehirn, Hirnhaut und Rückenmarkshaut; SYN: Meningoenzephalomyelitis

Me|nin|go|en|ze|pha|li|tis *f, pl* **-ti|den** Entzündung von Gehirn und Hirnhäuten; SYN: Encephalomeningitis, Meningoencephalitis, Enzephalomeningitis

eosinophile Meningoenzephalitis durch eine Erhöhung der eosinophilen Leukozyten* gekennzeichnete Meningoenzephalitis bei Angiostrongyliasis*

me|nin|go|en|ze|pha|li|tisch *adj* Meningoenzephalitis betreffend, von ihr betroffen oder gekennzeichnet; SYN: enzephalomeningitisch

Me|nin|go|en|ze|pha|lo|my|e|li|tis *f, pl* **-ti|den** kombinierte Entzündung von Gehirn, Hirnhaut und Rückenmarkshaut; SYN: Meningoencephalomyelitis

me|nin|go|en|ze|pha|lo|my|e|li|tisch *adj* Meningoenzephalomyelitis betreffend, von ihr betroffen oder gekennzeichnet

Me|nin|go|en|ze|pha|lo|my|e|lo|pa|thie *f* Erkrankung von Gehirn, Hirnhäuten und Rückenmark

Me|nin|go|en|ze|pha|lo|pat|hie *f* Erkrankung von Gehirn und Hirnhäuten; SYN: Enzephalomeningopathie

Me|nin|go|en|ze|pha|lo|ze|le *f* Vorfall von Hirnhaut und Hirnsubstanz durch eine Lücke im Schädel; SYN: Enzephalomeningozele

me|nin|go|gen *adj* von den Meningen ausgehend

Me|nin|go|kokk|ä|mie *f* Auftreten von Meningokokken im Blut; SYN: Meningokokkensepsis

Me|nin|go|kok|ken *pl* gramnegative Diplokokken; Erreger der Meningokokkenmeningitis*; SYN: Meningococcus, Neisseria meningitidis

Me|nin|go|kok|ken|kon|junk|ti|vi|tis *f, pl* **-ti|den** akute eitrige Bindehautentzündung durch Neisseria* meningitidis

Me|nin|go|kok|ken|me|nin|gi|tis *f, pl* **-ti|den** akute eitrige Hirnhautentzündung durch Neisseria* meningitidis; vor allem die fulminant verlaufende Form [Waterhouse-Friderichsen-Syndrom*] hat eine hohe Letalität [50% bei Neugeborenen]; SYN: Meningitis cerebrospinalis epidemica

akute Meningokokkenmeningitis →Waterhouse-Friderichsen-Syndrom

Me|nin|go|kok|ken|sep|sis *f* →Meningokokkämie

Me|nin|go|kok|ko|se *f* Erkrankung durch Meningokokken [Neisseria meningitidis]; SYN: Meningokokkeninfektion

me|nin|go|kor|ti|kal *adj* →meningeokortikal

Me|nin|go|my|e|li|tis *f, pl* **-ti|den** Entzündung des Rückenmarks und der Rückenmarkshäute; SYN: Myelomeningitis

me|nin|go|my|e|li|tisch *adj* Meningomyelitis betreffend, von ihr betroffen oder gekennzeichnet; SYN: myelomeningitisch

Me|nin|go|my|e|lo|ra|di|ku|li|tis *f, pl* **-ti|den** Entzündung des Rückenmarks, der Rückenmarkshäute und der Spinalnervenwurzeln; SYN: Radikulomeningomyelitis

Me|nin|go|my|e|lo|ze|le *f* hernienartiger Vorfall von Rückenmarkshaut und Rückenmark durch einen Wirbelsäulendefekt; SYN: Hydromyelomeningozele, Myelomeningozele

Me|nin|go|my|e|lo|zys|to|ze|le *f* Meningomyelozele* mit zystischer Auftreibung des Rückenmarkkanals; SYN: Hydromyelozele

Me|nin|go|pa|thie *f* Hirnhauterkrankung

me|nin|go|ra|di|ku|lär *adj* Hirnhäute und Spinalnervenwurzeln betreffend

Me|nin|go|ra|di|ku|li|tis *f, pl* **-ti|den** Entzündung des Rückemmarks und der Spinalnervenwurzeln

me|nin|go|ra|di|ku|li|tisch *adj* Meningoradikulitis betreffend, von ihr betroffen oder gekennzeichnet

Me|nin|gor|rha|gie *f* Blutung aus Meningealgefäßen; SYN: Meningorrhö

Me|nin|gor|rhö *f, pl* **-rhö|en** →Meningorrhagie

Me|nin|go|se *f* **1.** nichtentzündliche Erkrankung der Meningen **2.** →Meningismus

me|nin|go|vas|ku|lär *adj* Meningealgefäße betreffend; Hirnhäute und Blutgefäße betreffend

Me|nin|go|ze|le *f* hernienartiger Vorfall der Meningen durch einen Schädel- oder Wirbelsäulendefekt

kraniale Meningozele Meningozele der Hirnhaut durch einen Schädeldefekt; SYN: Hirnhautbruch

spinale Meningozele Meningozele der Rückenmarkhaut durch einen Wirbelsäulendefekt; SYN: Rückenmarkhautbruch

me|nin|go|ze|re|bral *adj* Hirnhäute und Gehirn/Zerebrum betreffend oder verbindend; SYN: zerebromeningeal

Me|nin|go|zys|to|ze|le *f* Pseudozyste* bei Meningozele*

Me|ninx *f, pl* **-nin|ges, -nin|gen** →Meninges

Me|nis|cus *m, pl* **-ci** →Meniscus articularis

Meniscus articularis sichelförmige/halbmondförmige Gelenk(zwischen)scheibe; SYN: Meniskus, Meniscus

Meniscus lateralis Außenmeniskus des Kniegelenks

Meniscus medialis Innenmeniskus des Kniegelenks

Meniscus tactus →Merkel-Tastscheibe

Menisk-, menisk- *präf.* Wortelement mit der Bedeutung "Meniskus"

Me|nis|kek|to|mie *f* Meniskusentfernung, Meniskusexzision

Me|nis|ki|tis *f, pl* **-ti|den** Entzündung eines Meniscus* articularis; meist einen Kniegelenkmeniskus betreffend; SYN: Meniskusentzündung, Meniszitis

me|nis|ki|tisch *adj* Meniskusentzündung/Meniskitis betreffend, von ihr betroffen oder gekennzeichnet; SYN: meniszitisch

me|nis|ko|id *adj* meniskusähnlich, meniskusförmig

me|nis|ko|syn|o|vi|al *adj* Meniskus und Membrana* synovialis betreffend

Me|nis|kus *m, pl* **-ken 1.** →Meniscus articularis **2.** konkav-konvexe Linse

Me|nis|kus|ent|zün|dung *f* →Meniskitis

Me|nis|kus|riss *m* Einriss des Innenmeniskus oder Außenmeniskus des Kniegelenks

Me|nis|zi|tis *f, pl* **-ti|den** →Meniskitis

me|nis|zi|tisch *adj* →meniskitisch

Meno-, meno- *präf.* Wortelement mit der Bedeutung "Monat"

Me|no|ly|se *f* Ausschaltung der Monatsblutung durch Bestrahlung oder Medikamente [Antigonadotropine]

Me|no|me|tror|rha|gie *f* kombinierte Menorrhagie* und Metrorrhagie*; SYN: Metromenorrhagie

me|no|pau|sal *adj* Menopause betreffend, in Menopause auftretend

Me|no|pau|se *f* die letzte Regelblutung bzw. der Zeitraum um die letzte Regelblutung

Me|no|pau|sen|syn|drom *nt* Bezeichnung für

die typische Trias von Hitzewallungen, Schwindel und Schweißausbrüchen in der Menopause
Me|nor|rha|gie *f* verlängerte und verstärkte Monatsblutung
Me|nor|rhal|gie *f* schmerzhafte Regelblutung/Menorrhoe; SYN: Dysmenorrhö, Dysmenorrhoe, Dysmenorrhoea
Me|nor|rhoe *f, pl* **-rho|en** (normale) Monatsblutung
Me|no|sche|sis *f* Unterdrückung der Menstruation
Men|schen|floh *m* Pulex irritans; potentieller Überträger der Pest
Men|schen|kun|de *f* Anthropologie
Men|schen|laus *f* Übertrager von Borrelia* recurrentis, dem Erreger des Läuserückfallfiebers*; SYN: Pediculus humanus
Men|schen|scheu *f* Anthropophobie
Men|ses *pl* Monatsblutung, Periode, Regel; SYN: Menstruation
mens|tru|al *adj* Menstruation betreffend, während der Menstruation
Mens|tru|al|zy|klus *m* →Menstruationszyklus
Mens|tru|a|ti|on *f* Monatsblutung, Periode, Regel; SYN: Menses, Menstruatio
Mens|tru|a|ti|ons|zy|klus *m* wiederkehrender Zyklus vom ersten Tag einer Monatsblutung bis zum letzen Tag vor der nächsten Blutung; SYN: Genitalzyklus, Monatszyklus, Sexualzyklus, Menstrualzyklus
men|su|al *adj* Menses betreffend, monatlich
Ment-, ment- *präf.* →Mento-
men|tal *adj* **1.** (*anatom.*) Kinn/Mentum betreffend, zum Kinn gehörend **2.** Psyche betreffend, Geist oder Verstand betreffend, geistig
Mento-, mento- *präf.* Wortelement mit der Bedeutung "Kinn"
men|to|an|te|ri|or *adj (Fetus)* mit dem Kinn nach vorne liegend
men|to|la|bi|al *adj* Kinn und Lippe betreffend oder verbindend
men|to|ok|zi|pi|tal *adj* Kinn und Hinterhaupt/Okziput betreffend; SYN: okzipitomental
Men|to|plas|tik *f* Kinnplastik
men|to|pos|te|ri|or *adj (Fetus)* mit dem Kinn nach hinten liegend
Men|tum *nt* Kinn
Mer|al|gia *f* Schmerzen im Oberschenkel, Oberschenkelschmerz(en)
Meralgia paraesthetica Neuralgie* des Nervus* cutaneus femoris lateralis mit brennendem Schmerzen der Oberschenkelaußenseite; SYN: Bernhardt-Roth-Syndrom
Me|ris|tom *nt* bösartiger Tumor ohne Differenzierung der Zellen; SYN: Zytoblastom
Merkel-Tastscheibe *f* Mechanorezeptor in der Basalschicht der Epidermis; SYN: Merkel-Tastzellen, Meniscus tactus
Mer|ku|ri|a|lis|mus *f* Quecksilbervergiftung; SYN: Hydrargyrie, Hydrargyrose
Mero-, mero- *präf.* Wortelement mit der Bedeutung "Teil/teilweise"
Me|ro|kox|al|gie *f* Schmerzen in Oberschenkel und Hüfte
me|ro|krin *adj* (*Drüse*) Ausscheidung von Sekret und Teilen der Zelle
Me|ro|me|lie *f* angeborener Gliedmaßendefekt
Me|ro|ze|le *f* Eingeweidehernie mit der Lacuna* vasorum als Bruchpforte; SYN: Schenkelhernie, Schenkelbruch, Hernia femoralis/cruralis
Mer|se|bur|ger Tri|as *f* Exophthalmus*, Struma* und Tachykardie* bei Basedow*-Krankheit
Mes-, mes- *präf.* →Meso-
mes|an|gi|al *adj* Mesangium betreffend
mes|an|gi|o|ka|pil|lär *adj* Mesangium und Kapillaren betreffend; SYN: mesangiokapillär
mes|an|gi|o|pro|li|fe|ra|tiv *adj* zu einer Proliferation des Mesangiums führend
Mes|a|or|ti|tis *f, pl* **-ti|ti|den** Entzündung der Aortenmedia; Mediaentzündung der Aorta
Mesaortitis luetica im Rahmen der Spätsyphilis* auftretende Entzündung der Aorta und Aortenmedia; SYN: Aortensyphilis, Aortitis syphilitica
mes|a|or|ti|tisch *adj* Mesaortitis betreffend, von ihr betroffen oder gekennzeichnet
Mes|ar|te|ri|tis *f, pl* **-ti|den** Arterienentzündung mit vorwiegendem Befall der Media*; SYN: Mediaentzündung
mes|ar|te|ri|tisch *adj* Mediaentzündung/Mesarteritis betreffend, von ihr betroffen oder gekennzeichnet
Mes|en|ce|pha|li|tis *f, pl* **-ti|den** Entzündung des Mittelhirns/Mesencephalon; SYN: Mittelhirnentzündung, Mesencephalonentzündung, Mesenzephalitis
Mes|en|ce|pha|lon *nt, pl* **-la** zwischen Diencephalon* und Metencephalon* liegender Teil des Gehirns, der vom Aqueductus* cerebri durchzogen wird; SYN: Mittelhirn, Mesenzephalon
Mes|en|chym *nt* embryonales Bindegewebe
mes|en|chy|mal *adj* embryonales Bindegewebe/Mesenchym betreffend, aus Mesenchym entstehend
Mes|en|ter|ek|to|mie *f* Mesenteriumentfernung, Mesenteriumresektion
mes|en|te|ri|al *adj* Dünndarmgekröse/Mesenterium betreffend, zum Mesenterium gehörend; SYN: mesenterisch
Mes|en|te|ri|al|ar|te|ri|en|throm|bo|se *f* meist akuter Verschluss der Arteria mesenterica superior oder inferior mit Infarzierung und Nekrose der Darmwand [**Mesenterialinfarkt**]
Mes|en|te|ri|al|ge|fäß|throm|bo|se *f* Thrombose eines oder mehrerer Mesenterialgefäße; bei Entwicklung eines **Mesenterialgefäßverschlusses** kann es zu einem **Mesenterialinfarkt** kommen

Mes|en|te|ri|al|ge|fäß|ver|schluss *m* s.u. Mesenterialgefäßthrombose

Mes|en|te|ri|al|in|farkt *m* s.u. Mesenterialarterienthrombose

Mes|en|te|ri|al|lymph|a|de|ni|tis *f, pl* **-ti|den** spezifische oder unspezifische Entzündung der Mesenteriallymphknoten; SYN: Lymphadenitis mesenterialis, Lymphadenitis mesenterica

Mes|en|te|ri|al|lymph|kno|ten|tu|ber|ku|lo|se *f* Tuberkulose* der mesenterialen Lymphknoten bei Darmtuberkulose oder als Primärherd

Mes|en|te|ri|al|zys|te *f* flüssigkeitsgefüllter Hohlraum zwischen den Mesenterialblättern

Mes|en|te|ri|ko|gra|fie *f* →Mesenterikographie

Mes|en|te|ri|ko|gra|phie *f* selektive Angiographie* der Arteria* mesenterica superior oder inferior

Mes|en|te|ri|o|pe|xie *f* operative Mesenteriumanheftung, Mesenteriumfixation

Mes|en|te|ri|or|rha|phie *f* Mesenteriumnaht; SYN: Mesorrhaphie

mes|en|te|risch *adj* →mesenterial

Mes|en|te|ri|tis *f, pl* **-ti|den** Entzündung des Mesenteriums; SYN: Mesenteriumentzündung

mes|en|te|ri|tisch *adj* Mesenteriumentzündung/Mesenteritis betreffend, von ihr betroffen oder gekennzeichnet

Mes|en|te|ri|um *nt* Verdoppelung des Bauchfells [Peritoneum*], die Jejunum* und Ileum* an der hinteren Bauchwand befestigt; SYN: Dünndarmgekröse, Gekröse

mes|en|ze|phal *adj* Mittelhirn/Mesencephalon betreffend; SYN: mesenzephalisch

mes|en|ze|pha|lisch *adj* →mesenzephal

Mes|en|ze|pha|li|tis *f, pl* **-ti|den** Entzündung des Mittelhirns/Mesencephalon; SYN: Mittelhirnentzündung, Mesencephalonentzündung, Mesencephalitis

mes|en|ze|pha|li|tisch *adj* Mittelhirnentzündung/Mesenzephalitis betreffend, von ihr betroffen oder gekennzeichnet

Mes|en|ze|pha|lon *nt, pl* **-la** →Mesencephalon

Mes|en|ze|pha|lo|to|mie *f* Durchtrennung von Schmerzfasern im Mittelhirn

Mesh graft *nt* freies Hauttransplantat, das durch spezielle Dermatome eingeschlitzt wird und damit wie eine Maschengitter auseinandergezogen werden kann; SYN: Mesh-Transplantat, Maschentransplantat, Gittertransplantat

Mesh-Transplantat *nt* →Mesh graft

me|si|al *adj* in Richtung Zahnbogenmitte (liegend)

Meso-, meso- *präf.* Wortelement mit der Bedeutung "mittlere/in der Mitte"

Me|so|ap|pen|di|ci|tis *f, pl* **-ti|den** Entzündung der Mesoappendix; SYN: Mesoappendizitis

Me|so|ap|pen|dix *nt* Bauchfellduplikatur zur Appendix* vermiformis

Me|so|ap|pen|di|zi|tis *f, pl* **-ti|den** Entzündung der Mesoappendix; SYN: Mesoappendicitis

me|so|ap|pen|di|zi|tisch *adj* Mesoappendizitis betreffend, von ihr betroffen oder gekennzeichnet

Me|so|bi|li|ru|bin *nt* aus Bilirubin* entstehender Gallenfarbstoff

Me|so|blast *m* das mittlere Keimblatt; aus ihm entstehen u.a. Binde- und Stützgewebe und Muskeln; SYN: Mesoderm

me|so|blas|tisch *adj* Mesoblast betreffend, vom Mesoblast abstammend; SYN: mesodermal

Me|so|co|lon *nt* Verdoppelung des Bauchfells [Peritoneum*], das das Kolon an der hinteren Bauchwand befestigt; SYN: Mesokolon, Kolongekröse

Mesocolon ascendens Mesokolon des aufsteigenden Kolons

Mesocolon descendens Mesokolon des absteigenden Kolons

Mesocolon sigmoideum Mesokolon des Sigmas; SYN: Mesosigma

Mesocolon transversum Mesokolon des Querkolons

Me|so|derm *nt* das mittlere Keimblatt; aus ihm entstehen u.a. Binde- und Stützgewebe und Muskeln; SYN: Mesoblast

me|so|der|mal *adj* Mesoderm betreffend, vom Mesoderm abstammend; SYN: mesoblastisch

me|so|di|as|to|lisch *adj* in der Mitte der Diastole (auftretend)

me|so|du|o|de|nal *adj* Mesoduodenum betreffend

me|so|gas|trisch *adj* Mesogastrium betreffend

Me|so|gas|trium *nt* **1.** Mittelbauch **2.** embryonales Mesenterium* des Magens

Me|so|kar|die *f* Lageanomalie des Herzens, bei der die Spitze zum Sternum zeigt

me|so|ka|val *adj* Mesenterialgefäße und Vena cava betreffend oder verbindend

me|so|ke|phal *adj* →mesozephal

me|so|ko|lisch *adj* Mesokolon betreffend

Me|so|ko|lon *nt* →Mesocolon

Me|so|ko|lo|pe|xie *f* operative Mesokolonanheftung, Mesokolonfixation

Me|so|me|tri|um *nt* unterer Teil des breiten Mutterbandes

Me|so|nen *pl* instabile Elementarteilchen

me|so|ne|phro|gen *adj* Urniere/Mesonephros betreffend, von der Urniere abstammend

Me|so|neph|ros *nt* Urniere

me|so|pha|ryn|ge|al *adj* Mesopharynx betreffend; SYN: oropharyngeal, pharyngo-oral

Me|so|pha|rynx *m* →Mundrachenraum

me|so|phil *adj* (*biolog.*) bei gemäßigten Temperaturen wachsend

Me|so|phle|bi|tis *f, pl* **-ti|den** Venenentzündung mit vorwiegendem Befall der Media*

me|so|phle|bi|tisch *adj* Mesophlebitis betreffend, von ihr betroffen oder gekennzeichnet

Mes|or|chi|um *nt* embryonaler Teil der inne-

M

ren Hodenhülle
Me|sor|rha|phie *f* →Mesenteriorrhaphie
Me|so|sal|pinx *f* oberer Teil des breiten Mutterbandes
Me|so|sig|ma *nt* →Mesocolon sigmoideum
me|so|sys|to|lisch *adj* in der Mitte der Systole
Me|so|ten|di|ne|um *nt* Bindegewebe zwischen Vagina fibrosa und Vagina synovialis der Sehnenscheide; SYN: Mesotenon
Me|so|te|non *nt* →Mesotendineum
Me|so|thel *nt* einschichtiges Plattenepithel seröser Häute
me|so|the|li|al *adj* Mesothel betreffend
Me|so|the|li|om *nt* vom Mesothel ausgehender Tumor
Me|so|tym|pa|ni|cum *nt* →Mesotympanum
Me|so|tym|pa|num *nt* Hauptraum der Paukenhöhle; SYN: Mesotympanicum
mes|o|va|ri|al *adj* Mesovarium betreffend
Mes|o|va|ri|um *nt* hinterer Teil des breiten Mutterbandes
me|so|ze|phal *adj* mit mittellangem Kopf; SYN: mesokephal, normokephal, normozephal
Messenger-RNA *f* Einzelstrang-RNA, die bei der Proteinsynthese als Vorlage dient; SYN: Boten-RNA, Matrizen-RNA, Boten-RNS, Matrizen-RNS, Messenger-RNS
Messenger-RNS *f* →Messenger-RNA
Met-, met- *präf.* →Meta-
Meta-, meta- *präf.* Wortelement mit der Bedeutung "zwischen/nach/hinter"
me|ta|bo|lisch *adj* Stoffwechsel/Metabolismus betreffend, stoffwechselbedingt
me|ta|bo|li|sier|bar *adj* im Stoffwechsel abbaubar
Me|ta|bo|lis|mus *m* Gesamtheit aller biochemischen Reaktionen im Körper; SYN: Stoffwechsel
Me|ta|bo|lit *m* Stoffwechselprodukt, Stoffwechselzwischenprodukt
Me|ta|car|pa|lia *pl* →Metakarpalknochen
Me|ta|car|pus *m, pl* **-pi** Mittelhand
Me|ta|chro|ma|sie *f* Anfärbung mit einen anderen Farbton als dem des Farbstoffs
me|ta|chro|ma|tisch *adj* mit dem selben Farbstoff unterschiedlich färbend
me|ta|chron *adj* zu verschiedenen Zeiten auftretend
Me|ta|go|ni|mi|a|sis *f, pl* **-ses** Darminfektion durch Befall mit dem Darmegel **Metagonismus yokogawai**; wird meist durch den Verzehr roher Fische aufgenommen; SYN: Metagonimus-Befall, Metagonimose
Me|ta|go|ni|mo|se *f* →Metagonimiasis
Me|ta|go|ni|mus yo|ko|ga|wai *m* s.u. Metagonimiasis
me|ta|ik|te|risch *adj* nach einer Gelbsucht auftretend
me|ta|in|fek|ti|ös *adj* nach einer Infektion auftretend
me|ta|kar|pal *adj* Mittelhand(knochen)/Metakarpus betreffend
Me|ta|kar|pal|frak|tur *f* Fraktur eines oder mehrerer Mittelhandknochen, Mittelhandbruch
Me|ta|kar|pal|kno|chen *pl* Mittelhandknochen; SYN: Metacarpalia, Ossa metacarpi, Ossa metacarpalia
Me|ta|kar|pal|räu|me *pl* Räume zwischen den Metakarpalknochen; SYN: Spatia interossea metacarpi
me|ta|kar|po|pha|lan|ge|al *adj* Mittelhand(knochen) und Finger/Phalanges betreffend oder verbindend
Me|ta|kar|po|pha|lan|ge|al|ge|len|ke *pl* Gelenke zwischen Mittelhand und Fingern; SYN: Fingergrundgelenke, MP-Gelenke, Articulationes metacarpophalangeae
Me|ta|ki|ne|se *f* die gerichtete Bewegung der Chromosomen während der Kernteilung
Met|al|bu|min *nt* in Eierstockzysten vorhandenes Glykoproteid; SYN: Pseudomuzin, Pseudomucin
Me|tall|dampf|fie|ber *nt* durch Zinkdämpfe hervorgerufenes, vorübergehendes Fieber mit Muskelschmerzen und Abgeschlagenheit; SYN: Gießfieber, Gießerfieber, Zinkfieber
Me|tall|en|zym *nt* Enzym, das ein Metallion enthält; SYN: Metalloenzym
Me|tall|klang *m* metallischer Klang von Geräuschen über luftgefüllten Hohlräumen
Me|tall|lo|en|zym *nt* →Metallenzym
me|tall|lo|phob *adj* Metallophobie betreffend, durch sie gekennzeichnet
Me|tall|lo|pho|bie *f* krankhafte Angst vor Metallen oder Metallgegenständen
Me|ta|lu|es *f* →Metasyphilis
Me|ta|me|rie *f* Gliederung des Körpers in aufeinanderfolgende, gleichartige Abschnitte
me|ta|morph *adj* Metamorphose betreffend, von ihr betroffen oder gekennzeichnet, durch sie bedingt
me|ta|mor|phisch *adj* →metamorph
Me|ta|mor|phop|sie *f* Verzerrtsehen von Objekten
Me|ta|mor|pho|se *f* Umgestaltung/Umformung/Umwandlung von Zellen, Geweben oder Organen; oft gleichgesetzt mit Degeneration
fettige Metamorphose Metamorphose mit anfangs reversibler Einlagerung von Fetttröpfchen in die Zelle; SYN: fettige Degeneration
fettige Metamorphose der Leber reversible fettige Degeneration von Leberzellen bei gesteigerter Fettsynthese, Fettverwertungsstörung oder Störung des Fetttransports aus der Zelle; SYN: Leberepithelverfettung, Leberverfettung, fettige Degeneration der Leber
retrograde Metamorphose rückläufige Umwandlung, d.h. Degeneration von Zellen; SYN: retrogressive Metamorphose
retrogressive Metamorphose →retrogra-

de Metamorphose

visköse Metamorphose im Rahmen der Thrombusbildung auftretende irreversible Umwandlung der Thrombozyten

Me|ta|my|e|lo|zyt *m* unreife Granulozytenvorstufe; SYN: jugendlicher Granulozyt

Me|ta|pha|se *f* Phase der Kernteilung während der Mitose

me|ta|phy|sär *adj* Metaphyse betreffend, in der Metaphyse

Me|ta|phy|se *f* Zone zwischen Epi- und Diaphyse, Knochenwachstumszone; SYN: Metaphysis

Me|ta|phy|sis *f, pl* **-ses** →Metaphyse

Me|ta|phy|si|tis *f, pl* **-ti|den** Entzündung der Metaphyse; SYN: Metaphysenentzündung

me|ta|phy|si|tisch *adj* Metaphysitis betreffend, von ihr betroffen oder gekennzeichnet

Me|ta|pla|sie *f* (reversible) Gewebeumwandlung

idiopathische myeloische Metaplasie →primäre myeloische Metaplasie

primäre myeloische Metaplasie bei Verdrängung und Zerstörung des Knochenmarks [z.B. Osteomyelofibrose*] auftretende Anämie mit unreifen Erythrozyten- und Leukozytenvorstufen; SYN: leukoerythroblastische Anämie, idiopathische myeloische Metaplasie, Leukoerythroblastose

M

me|ta|plas|tisch *adj* Metaplasie betreffend, von ihr betroffen oder gekennzeichnet, durch sie bedingt

me|ta|pneu|mo|nisch *adj* im Anschluss an eine Lungenentzündung/Pneumonie (auftretend); SYN: postpneumonisch

Me|tas|ta|se *f* Absiedelung von Tumorzellen oder Erregern aus einem primären Krankheitsherd; Tochtergeschwulst; SYN: Metastasis

hämatogene Metastase über den Blutweg entstandene Metastase

lokale Metastase Metastase in der Nähe des Primärtumors

lymphogene Metastase über den Lymphweg entstandene Metastase

regionäre Metastase Metastase in den Lymphknoten in der Nähe des Tumors

Me|tas|ta|sie|rung *f* Absiedlung von Tumorzellen aus dem Ausgangstumor; SYN: Filialisierung

Me|tas|ta|sis *f* →Metastase

me|tas|ta|tisch *adj* Metastase betreffend, von ihr betroffen oder gekennzeichnet, durch sie bedingt

Me|ta|sy|phi|lis *f* veraltete Bzeichnung für das Stadium IV der Syphilis; SYN: Metalues

me|ta|tar|sal *adj* Mittelfuß(knochen)/Metatarsus betreffend

Me|ta|tar|sal|frak|tur *f* Fraktur eines oder mehrerer Mittelfußknochen, Mittelfußbruch

Me|ta|tar|sal|gie *f* Schmerzen im Mittelfuß, Mittelfußschmerz

Me|ta|tar|sa|lia *pl* →Metatarsalknochen

Me|ta|tar|sal|kno|chen *pl* Mittelfußknochen; SYN: Ossa metatarsi, Ossa metatarsalia, Metatarsalia

Me|ta|tar|sal|räu|me *pl* Räume zwischen den Metatarsalknochen; SYN: Spatia interossea metatarsi

Me|ta|tar|sek|to|mie *f* Amputation von Mittelfußknochen, Metatarsalknochenexzision

me|ta|tar|so|pha|lan|ge|al *adj* Mittelfuß(knochen) und Zehen/Phalanges betreffend oder verbindend

Me|ta|tar|so|pha|lan|ge|al|ge|len|ke *pl* Gelenke zwischen Mittelfuß und Zehen; SYN: Zehengrundgelenke, MT-Gelenke, Articulationes metatarsophalangeae

Me|ta|tar|sus *m, pl* **-si** Mittelfuß

Me|ta|zer|ka|rie *f* Zystenstadium einiger Trematoden, aus dem im Wirt Zerkarien entstehen

Me|ta|zo|en *pl* Mehrzeller, Vielzeller

me|ta|zo|isch *adj* Metazoen betreffend, vielzellig

Met|en|ce|pha|lon *nt, pl* **-la** aus Brücke und Kleinhirn bestehender Teil des Gehirn; SYN: Nachhirn, Metenzephalon

Met|en|ze|pha|lon *nt, pl* **-la** →Metencephalon

Me|te|o|ris|mus *m* übermäßige Gasansammlung im Bauchraum; SYN: Blähsucht, Trommelbauch, Tympania

-meter *suf.* Wortelement mit Bezug auf **1.** "Maß/Längenmäß" **2.** "Messgerät/Messer"

Me|tha|don *nt* synthetisches Opioid, das zur Schmerzbehandlung und zur Substitutionstherapie bei Heroinsucht verwendet wird

Met|hä|mo|glo|bin *nt* oxidierte Form von Hämoglobin* mit dreiwertigem Eisen; SYN: Hämiglobin, Ferrihämoglobin

Met|hä|mo|glo|bin|ä|mie *f* erhöhter Methämoglobingehalt des Blutes

met|hä|mo|glo|bin|ä|misch *adj* Methämoglobinämie betreffend, von ihr betroffen oder gekennzeichnet

Met|hä|mo|glo|bin|cy|a|nid|me|tho|de *f* Bestimmung der Hämoglobinkonzentration nach Umwandlung in **Methämoglobincyanid**; SYN: Cyanhämoglobinmethode, Zyanhämoglobinmethode

Met|hä|mo|glo|bin|u|rie *f* Methämoglobinausscheidung im Harn

Me|than *nt* einfachstes Alkan; wird von Bakterien im Darm gebildet; SYN: Sumpfgas, Grubengas

Me|tha|nal *nt* →Formaldehyd

Me|tha|nol *nt* einfachster Alkohol; farblose, brennbare Flüssigkeit; wesentlich giftiger als Äthanol, die tödliche Dosis liegt bei 30–50 ml; SYN: Methylalkohol

Me|thi|o|nin *nt* essentielle Aminosäure

Me|thi|o|nin|mal|ab|sorp|ti|on *nt* Malabsorption von Methionin und anderen Aminosäuren

[Valin, Leuzin, Isoleuzin]; führt zu Krämpfen und geistiger Retardation

Me|tho|tre|xat *nt* Folsäureantagonist, der als Zytostatikum* verwendet wird; SYN: Aminopterin

Me|thyl|al|ko|hol *m* →Methanol

2-Methyl-1,3-butadien *nt* Grundkörper zahlreicher natürlicher und künstlicher Polymere [Kautschuk, Vitamin A]; SYN: Isopren

Me|thy|len|blau *nt* dunkelblauer Farbstoff

me|thy|le|no|phil *adj* leicht mit Methylenblau anfärbbar

Me|thyl|gly|cin *nt* →Methylglykokoll

Me|thyl|gly|ko|koll *nt* im Muskelgewebe vorkommende Aminosäure; SYN: Sarkosin, Methylglycin

α-Me|thyl|gu|a|ni|di|no|es|sig|säu|re *f* in der Leber gebildeter Metabolit des Stoffwechsels, der als Kreatinphosphat* ein Energiespeicher der Muskelzelle ist; SYN: Kreatin, Creatin

Me|thyl|ma|lon|säu|re *f* Zwischenprodukt beim Aminosäure- und Fettsäureabbau

Me|thyl|mor|phin *nt* in Opium vorkommendes Morphinderivat mit antitussiver und analgetischer Wirkung; SYN: Kodein, Codein

Me|thyl|ro|sa|li|ni|um|chlo|rid *nt* häufig verwendeter [u.a. Gram*-Färbung] basischer Anilinfarbstoff; SYN: Kristallviolett

Me|thyl|the|o|bro|min *nt* in verschiedenen Kaffee- und Teearten enthaltene Purinbase mit zentralstimulierender Wirkung; SYN: Koffein, Thein, Coffein, 1,3,7-Trimethylxanthin

5-Methyluracil *nt* Pyrimidinbase*; Baustein der DNA; SYN: Thymin

Metop-, metop- *präf.* Wortelement mit der Bedeutung "Stirn"

Met|o|po|dy|nie *f* frontale Kopfschmerzen

Metr-, metr- *präf.* →Metro-

Met|ral|gie *f* Schmerzen in der Gebärmutter, Gebärmutterschmerz; SYN: Hysteralgie, Hysterodynie, Metrodynie

-metrie *suf.* Wortelement mit der Bedeutung "Messen/Messung"

-metrisch *suf.* Wortelement mit Bezug auf "Messung/Maß/Messgerät"

Me|tri|tis *f, pl* **-ti|den** Entzündung der Gebärmutter; meist gleichgesetzt mit Myometritis*; SYN: Gebärmutterentzündung, Uterusentzündung

Metritis dissecans durch die Abstoßung von nekrotischem Gewebe gekennzeichnete schwere Gebärmutterentzündung

eitrige Metritis meist bei Puerperalsepsis* auftretende eitrige Gebärmutterentzündung; SYN: suppurative Metritis, Pyometritis

Metritis puerperalis im Rahmen einer Puerperalsepsis* auftretende, meist eitrige Gebärmutterentzündung

septische Metritis septische Gebärmutterentzündung; SYN: Septimetritis

suppurative Metritis →eitrige Metritis

me|tri|tisch *adj* Gebärmutterentzündung/Metritis betreffend, von ihr betroffen oder gekennzeichnet

Metro-, metro- *präf.* Wortelement mit der Bedeutung "Gebärmutter/Uterus"

Me|tro|dy|nie *f* →Metralgie

Me|tro|en|do|me|tri|tis *f, pl* **-ti|den** Entzündung von Gebärmutter(wand) und Gebärmutterschleimhaut/Endometrium

me|tro|en|do|me|tri|tisch *adj* Metroendometritis betreffend, von ihr betroffen oder gekennzeichnet

Me|tro|me|nor|rha|gie *f* →Menometrorrhagie

Me|tro|ni|da|zol *nt* Antibiotikum mit Wirkung gegen Trichomonaden und Amöben

Me|tro|pa|thie *f* Gebärmuttererkrankung, Uteruserkrankung; SYN: Hysteropathie, Uteropathie

me|tro|pe|ri|to|ne|al *adj* Gebärmutter und Bauchfell/Peritoneum betreffend oder verbindend

Me|tro|pe|ri|to|ni|tis *f, pl* **-ti|den** Entzündung von Gebärmutter und angrenzendem Bauchfell/Peritoneum

me|tro|pe|ri|to|ni|tisch *adj* Metroperitonitis betreffend, von ihr betroffen oder gekennzeichnet

Me|tro|phle|bi|tis *f, pl* **-ti|den** Entzündung der Gebärmuttervenen; SYN: Phlebometritis

me|tro|phle|bi|tisch *adj* Metrophlebitis betreffend, von ihr betroffen oder gekennzeichnet

Me|tro|plas|tik *f* Gebärmutterplastik, Uterusplastik

Me|tro|pto|se *f* Absenkung der Gebärmutter, meist unter Beteiligung der Nachbarorgane [Blase, Rektum] und -strukturen [Vagina]; durch Beckenbodenschwäche bzw. Schwäche des Aufhängeapparates nach Geburten und im Alter begünstigt; häufig Übergang zu einem Gebärmuttervorfall; SYN: Gebärmuttersenkung, Hysteroptose, Descensus uteri

Me|tror|rha|gie *f* Gebärmutterblutung, Uterusblutung außerhalb der Menstruation

Me|tror|rhe|xis *f* Gebärmutterruptur, Gebärmutterriss, Uterusruptur, Uterusriss; SYN: Hysterorrhexis

Me|tror|rhoe *f, pl* **-rho|en** Ausfluss aus der Gebärmutter

Me|tro|sal|pin|gi|tis *f, pl* **-ti|den** Entzündung von Gebärmutter und Eileiter; SYN: Hysterosalpingitis

me|tro|sal|pin|gi|tisch *adj* Metrosalpingitis betreffend, von ihr betroffen oder gekennzeichnet; SYN: hysterosalpingitisch

Me|tro|sal|pin|go|gra|fie *f* →Metrosalpingographie

Me|tro|sal|pin|go|gra|phie *f* Röntgenkontrastdarstellung von Gebärmutterhöhle und Eileitern; SYN: Uterotubographie, Metrotubographie, Hysterotubographie, Uterosalpingographie, Hysterosalpingographie

Me|tro|ste|no|se *f* Verengung oder Einengung der Gebärmutterhöhle

Me|tro|sal|pin|go|gra|fie *f* →Metrosalpingographie

Me|tro|tu|bo|gra|phie *f* →Metrosalpingographie

Meulengracht-Gilbert-Krankheit *f* →Meulengracht-Krankheit

Meulengracht-Krankheit *f* hereditäre Hyperbilirubinämie*, die v.a. Männer unter 25 Jahren betrifft; SYN: intermittierende Hyperbilirubinämie Meulengracht, Meulengracht-Syndrom, Meulengracht-Gilbert-Krankheit, Meulengracht-Gilbert-Syndrom, Icterus juvenilis intermittens Meulengracht, Gilbert-Meulengracht-Syndrom

Meyenburg-Altherr-Uehlinger-Syndrom *nt* ätiologisch ungeklärte, seltene Entzündung von knorpeligen Teilen der Nase [Sattelnase*], des Ohrs [Blumenkohlohr], der oberen Luftwege und der Augen; SYN: rezidivierende Polychondritis, Polychondritis chronica atrophicans, von Meyenburg-Altherr-Uehlinger-Syndrom, systematisierte Chondromalazie, Polychondritis recidivans et atrophicans

Meynert-Bündel *nt* Faserbündel vom Nucleus habenulae zum Nucleus interpeduncularis; Teil der Riechbahn; SYN: Fasciculus retroflexus, Tractus habenulointerpeduncularis

M

MHC-Antigene *pl* →Histokompatibilitätsantigene

Mibelli-Krankheit *f* autosomal-dominant vererbte Erkrankung mit Hyperkeratose* und Porokeratose* der Haut von Extremitäten und Gesicht; SYN: Porokeratosis Mibelli, Parakeratosis Mibelli, Parakeratosis centrifuga atrophicans, Keratoatrophodermie, Hyperkeratosis figurata centrifugata atrophicans, Hyperkeratosis concentrica, Keratodermia excentrica

Michaelis-Konstante *f* Substratkonzentration, bei der die halbmaximale Reaktionsgeschwindigkeit einer enzymatischen Reaktion erreicht ist; SYN: Michaelis-Menten-Konstante

Michaelis-Menten-Konstante *f* →Michaelis-Konstante

Mi|co|na|zol *nt* Antimykotikum* mit breiten Wirkungsspektrum

Micro-, micro- *präf.* Wortelement mit der Bedeutung "klein/gering/kurz"

Mi|cro|bo|dies *pl* Zellorganellen, die Oxidasen und Katalasen enthalten; SYN: Peroxisomen

Mi|cro|coc|cus *m, pl* **-coc|ci** apathogene, gramnegative Kokken; SYN: Mikrokokke, Mikrokokkus

Mi|cro|fi|la|ria *f* →Mikrofilarie

Mi|cro|spo|ron *nt* →Microsporum

Mi|cro|spo|rum *nt* Gattung der Fungi* imperfecti, die als Erreger von Mikrosporie*, Tinea* und Trichophytie* von Bedeutung sind; SYN: Microsporon

Mic|tio *f, pl* **-ti|o|nes** Harnen, Harnlassen, Blasenentleerung, Urinieren, Miktion

Mi|grai|ne *f* →Migräne

Migraine ophthalmique heftige, meist einseitige Migräne mit visuellen Symptomen; SYN: Augenmigräne

Mi|grä|ne *f* anfallsartige Kopfschmerzattacken, die von neurologischen Symptomen, Licht- und Lärmscheu, Übelkeit und Erbrechen begleitet werden können; meist ist eine familiäre Häufung vorhanden; als Auslöser spielen u.a. psychische Belastungen, Genussmittel und Medikamente eine Rolle; SYN: Migraine

Mi|gra|ti|on *f* Wanderung; Abwandern, Fortziehen, Zug

mi|gra|to|risch *adj* Migration betreffend, wandernd

Mikr-, mikr- *präf.* →Mikro-

Mik|ren|ze|pha|lie *f* angeborene Kleinheit des Gehirns; SYN: Mikroenzephalie

Mikro-, mikro- *präf.* Wortelement mit der Bedeutung "klein/gering/kurz"

mi|kro|a|e|ro|phil *adj* (*biolog.*) bei verminderter Sauerstoffspannung wachsend

Mi|kro|a|na|ly|se *f* Analyse kleinster Probemengen

Mi|kro|a|nas|to|mo|se *f* operative Verbindung kleiner Gefäße oder Nerven

Mi|kro|an|eu|rys|ma *nt* aneurysmatische Erweiterung kleinster Gefäße

Mi|kro|an|gi|o|pa|thie *f* nicht-entzündliche Veränderung kleiner und kleinster Arterien, z.B. bei Diabetes* mellitus

diabetische Mikroangiopathie s.u. diabetische Angiopathie

thrombotische Mikroangiopathie ätiologisch unklare [evtl. Autoimmunerkrankung, Allergie] Purpura* mit multiplen Thrombosen, hämolytischer Anämie* und neurologischen Ausfallserscheinungen; SYN: thrombotisch-thrombozytopenische Purpura, Moschcowitz-Syndrom, Moschcowitz-Singer-Symmers-Syndrom, Purpura thrombotica, Purpura thrombotica thrombocytopenica, Purpura Moschcowitz

mi|kro|an|gi|o|pa|thisch *adj* Mikroangiopathie betreffend, von ihr betroffen oder gekennzeichnet, durch sie bedingt

Mi|kro|be *f* mit den bloßen Auge nicht sichtbares Lebewesen; SYN: Mikroorganismus, Mikrobion

Mi|kro|bid *nt* Hautausschlag als allergische Reaktion gegen Mikroorganismen

mi|kro|bi|ell *adj* Mikrobe(n) betreffend, durch sie verursacht; SYN: mikrobisch

Mi|kro|bi|o|lo|gie *f* Biologie der Mikroorganismen

mi|kro|bi|o|lo|gisch *adj* Mikrobiologie betreffend

Mi|kro|bi|on *nt* →Mikrobe

mi|kro|bisch *adj* →mikrobiell

Mi|kro|bi|zid *nt* mikrobizides Mittel; Antibiotikum
mi|kro|bi|zid *adj* mikrobenabtötend, entkeimend
Mi|kro|ble|pha|rie *f* angeborene Kleinheit der Augenlider; SYN: Mikroblepharon
Mi|kro|ble|pha|ron *nt* →Mikroblepharie
Mi|kro|bra|chie *f* angeborene Kleinheit eines Arms oder der Arme
Mi|kro|chei|lie *f* angeborene Kleinheit der Lippe(n); SYN: Mikrochilie
Mi|kro|chei|rie *f* angeborene Kleinheit einer Hand oder beider Hände; SYN: Mikrochirie
Mi|kro|chi|lie *f* →Mikrocheilie
Mi|kro|chi|rie *f* →Mikrocheirie
Mi|kro|chi|rur|gie *f* Chirurgie mittels Mikroskop und spezieller Instrumente
mi|kro|chi|rur|gisch *adj* Mikrochirurgie betreffend, mittels Mikrochirurgie
Mi|kro|dak|ty|lie *f* angeborene Kleinheit von Fingern oder Zehen
Mi|kro|don|tie *f* pathologische Kleinheit der Zähne
Mi|kro|dre|pa|no|zy|ten|krank|heit *f* kombinierte Heterozygotie für Hämoglobin S und Thalassämie*; imponiert klinisch als Sichelzellenanämie* mit Symptomen der Thalassämie; SYN: Sichelzellthalassämie, Sichelzellenthalassämie, HbS-Thalassämie
Mi|kro|e|le|men|te *pl* essentielle Elemente, die in kleinsten Mengen im Körper vorhanden sind; SYN: Spurenelemente
Mi|kro|em|bo|li|en *pl* Embolien kleinster Gefäße
Mi|kro|en|ze|pha|lie *f* →Mikrenzephalie
Mi|kro|fi|lar|ä|mie *f* Auftreten von Mikrofilarien im Blut; SYN: Mikrofiliariensepsis
Mi|kro|fi|la|rie *f* Larvenstadium von Filarien* in Haut und Blut; SYN: Microfilaria
Mi|kro|fi|la|ri|en|sep|sis *f* →Mikrofilarämie
Mi|kro|ga|met *m* kleinerer, männlicher Gamet von Plasmodium*; SYN: Androgamet
Mi|kro|gas|trie *f* angeborene Kleinheit des Magens
Mi|kro|ge|ne|se *f* angeborene Kleinheit eines Organs oder Körperteils
Mi|kro|ge|nie *f* Unterentwicklung des Unterkiefers; SYN: Mandibulahypoplasie, Opisthogenie, Brachygenie
Mi|kro|glia *f* kleinzellige Glia*
Mi|kro|glos|sie *f* angeborene Kleinheit der Zunge
mi|kro|gnath *adj* Mikrognathie betreffend, von ihr betroffen oder gekennzeichnet; SYN: brachygnath
Mi|kro|gna|thie *f* angeborene Kleinheit des Oberkiefers; SYN: Brachygnathie, Opisthognathie
Mi|kro|gra|fie *f* →Mikrographie
Mi|kro|gra|phie *f* Form der Dysgraphie* mit extrem kleiner Schrift
Mi|kro|gy|rie *f* abnorme Kleinheit der Großhirnwindungen
Mi|kro|hä|mat|u|rie *f* nur unter dem Mikroskop erkennbare Hämaturie*; SYN: mikroskopische Hämaturie
Mi|kro|he|pa|tie *f* abnorme Kleinheit der Leber
Mi|kro|his|to|lo|gie *f* mikroskopische Histologie*
Mi|kro|ka|lix *f* angeborene Kleinheit eines Nierenkelches
Mi|kro|kar|zi|nom *nt* nur histologisch nachweisbares Zervixkarzinom*
mi|kro|ke|phal *adj* Mikrokephalie betreffend, von ihr betroffen oder gekennzeichnet; SYN: mikrozephal
Mi|kro|ke|pha|lie *f* angeborene Kleinheit des Kopfes; SYN: Mikrozephalie
Mi|kro|kok|kus *m, pl* **-ken** →Micrococcus
Mi|kro|ko|rie *f* angeborene Kleinheit der Pupille
Mi|kro|kor|nea *f* anomale Kleinheit der Hornhaut
Mi|kro|la|ryn|go|sko|pie *f* direkte Laryngoskopie* mit einer Binokularoptik
Mi|kro|li|thi|a|sis *f, pl* **-ses** Vorkommen kleinster Kalkuli in Organen (z.B. Niere, Lunge)
Mi|kro|ma|nie *f* Kleinheitswahn
Mi|kro|mas|tie *f* ein- oder beidseitige, angeborene Kleinheit der Brust(drüse)
mi|kro|mel *adj* Mikromelie betreffend
Mi|kro|me|lie *f* angeborene Kleinheit der Gliedmaßen
Mi|kro|mye|lie *f* angeborene Kleinheit des Rückenmarks
Mi|kro|or|ga|nis|mus *m* mit den bloßen Auge nicht sichtbares Lebewesen; SYN: Mikrobion, Mikrobe
aerober Mikroorganismus Mikroorganismus, der auf Sauerstoff angewiesen ist; SYN: Aerobier, Aerobiont, Oxybiont
Mi|kro|pha|gen *pl* selten verwendete Bezeichnung für Granulozyten*
Mi|kro|pha|kie *f* angeborene Kleinheit der Augenlinse
Mi|kro|phal|lus *m* abnorme Kleinheit des Penis
Mi|kroph|thal|mie *f* →Mikrophthalmus
Mi|kroph|thal|mus *m* angeborene Kleinheit des Augapfels; SYN: Mikrophthalmie
Mi|kro|pie *f* →Mikropsie
Mi|kro|pi|no|zy|to|se *f* Pinozytose* mikroskopisch kleinster Teilchen, z.B. Makromoleküle
Mi|krop|sie *f* Sehstörung, bei der alle Objekte verkleinert erscheinen; SYN: Mikropie
Mi|kro|ra|di|o|gra|fie *f* →Mikroradiographie
Mi|kro|ra|di|o|gramm *nt* bei der Mikroradiographie* gewonnene Abbildung
Mi|kro|ra|di|o|gra|phie *f* Röntgendarstellung von sehr dünnen Objekten, z.B. Gewebeschnitten
Mi|kror|chi|die *f* abnorme Kleinheit der Hoden; SYN: Mikrorchie
Mi|kror|chie *f* abnorme Kleinheit der Hoden; SYN: Mikrorchidie
Mi|kro|rhi|nie *f* abnorme Kleinheit der Nase
Mi|kro|skop *nt* optisches Vergrößerungsgerät zur Untersuchung kleinster Objekte
binokulares Mikroskop Mikroskop mit

zwei Binokularen zum beidäugigen Sehen; SYN: Doppelmikroskop, Binokularmikroskop

Mi|kro|sko|pie *f* Untersuchung mit Hilfe eines Mikroskops

mi|kro|sko|pisch *adj* Mikroskop oder Mikroskopie betreffend, mittels Mikroskop oder Mikroskopie; winzig klein, mit bloßem Auge nicht sichtbar

mi|kro|so|mal *adj* Mikrosomen betreffend

Mi|kro|so|men *pl* bei Zellfragmentierung anfallende Bruchstücke des endoplasmatischen Retikulums

Mi|kro|so|mie *f* Kleinwuchs, Minderwuchs

Mi|kro|spek|tro|pho|to|me|trie *f* quantitative Messung von Zellen oder Zellinhalt durch eine Kombination von Mikroskopie und Photometrie; SYN: Zytophotometrie

Mi|kro|sper|mie *f* abnorme Kleinheit der Spermien

Mi|kro|spo|rie *f* Pilzinfektion der Kopfhaut durch Microsporum*-Species; SYN: Gruby-Krankheit

Mi|kro|sto|mie *f* angeborene Kleinheit der Mundspalte

Mi|kro|the|lie *f* angeborene Kleinheit der Brustwarze(n)

Mi|kro|throm|bo|se *f* Thrombose* kleinster Gefäße, z.B. Kapillaren

Mi|kro|throm|bus *m, pl* **-ben** aus Fibrin bestehender Thrombus kleinster Gefäße

Mi|kro|tie *f* angeborene Kleinheit des Ohres oder der Ohren

Mi|kro|tu|bu|li *pl* röhrenförmige Strukturen in der Zelle; Teil des Zellskeletts

Mi|kro|vil|li *pl* kleinste, fingerartige Zellausstülpungen

Mi|kro|wel|len *pl* elektromagnetische Wellen mit einer Wellenlänge zwischen 1 mm und 1 m

mi|kro|ze|phal *adj* Mikrozephalie betreffend, von ihr betroffen oder gekennzeichnet; SYN: mikrokephal

Mi|kro|ze|pha|lie *f* angeborene Kleinheit des Kopfes; SYN: Mikrokephalie

Mi|kro|zir|ku|la|ti|on *f* Blutzirkulation in den Blutkapillaren

Mi|kro|zyt *m* anomal kleiner Erythrozyt

mi|kro|zy|tär *adj* aus kleinen Zellen bestehend; Mikrozyten betreffend

Mi|kro|zy|to|se *f* gehäuftes Auftreten kleiner Erythrozyten im peripheren Blut

Mik|ti|on *f* Harnlassen, Wasserlassen, Urinieren, Blasenentleerung

imperative Miktion zwanghafter, nichtunterdrückbarer Harndrang; SYN: Dranginkontinenz, imperativer Harndrang

Mik|ti|ons|zys|to|gra|fie *f* →Miktionszystographie

Mik|ti|ons|zys|to|gra|phie *f* →Ausscheidungszystographie

Mik|ti|ons|zys|to|u|re|thro|gra|fie *f* →Miktionszystourethrographie

Mik|ti|ons|zys|to|u|re|thro|gra|phie *f* →Ausscheidungszystourethrographie

Mikulicz-Aphthen *pl* solitär auftretende, rezidivierende Aphthen* der Mundschleimhaut; SYN: habituelle Aphthen, chronisch rezidivierende Aphthen, rezidivierende benigne Aphthosis, Periadenitis mucosa necrotica recurrens

Mil|ben *pl* meist kleine [unter 1 mm] Spinnentiere, die als Hautparasiten, Krankheitsüberträger und Erreger von Allergien von Bedeutung sind; SYN: Acari

Mil|ben|der|ma|ti|tis *f, pl* **-ti|ti|den** durch Milben hervorgerufene Dermatitis*; SYN: Acarodermatitis; Skabies

Mil|ben|fleck|fie|ber *nt* von Milben übertragene, hoch fieberhafte Infektionskrankheit durch Rickettsia* tsutsugamushi; SYN: japanisches Fleckfieber, Tsutsugamushi-Fieber, Scrub-Typhus, Buschfleckfieber

Milch|al|ka|li|syn|drom *nt* durch übermäßige Alkalienzufuhr [Milch] hervorgerufene Kalkstoffwechselstörung mit Kalkablagerung in Geweben; SYN: Burnett-Syndrom

Milch|bein *nt* →Phlegmasia alba dolens

Milch|brust|gang *m* Hauptlymphstamm des Körpers, der die Lymphe der unteren Körperhälfte und der linken Seite von Kopf und Oberkörper aufnimmt; mündet in den linken Venenwinkel; SYN: Brustmilchgang, Ductus thoracicus

Milch|drü|se *f* Brustdrüse

Milch|fis|tel *f* →Milchgangsfistel

Milch|fluss *m* unwillkürlicher Milchabgang während der Stillphase; SYN: Galaktorrhö, Galaktorrhoe

Milch|gän|ge *pl* Ausführungsgänge der Brustdrüse; SYN: Ductus lactiferi

Milch|gang|ent|zün|dung *f* →Galaktophoritis

Milch|gang|kar|zi|nom *nt* von den großen Milchgängen ausgehender Brustkrebs

Milch|gangs|fis|tel *f* traumatisch oder entzündlich enstandene Fistel, die nach dem Abstillen spontan verheilt; SYN: Milchfistel

Milch|ge|biss *nt* die Zähne der ersten Zahnung; Milchzähne*

Milch|hor|mon *nt* Prolaktin*

Milch|kaf|fee|fle|cken *pl* angeborene, gelbbraune hyperpigmentierte Hautflecken, die u.U. auf eine generalisierte Erkrankung hinweisen können; SYN: Café-au-lait-Flecken

Milch|saft *m* von den Dünndarmzotten kommende milchig-trübe Darmlymphe, die via Truncus* lymphaticus und Ductus* lymphaticus in die venöse Blutbahn geleitet wird; SYN: Chylus

Milch|säu|re *f* bei der Vergärung von Milch entstehende Säure; SYN: α-Hydroxypropionsäure

Milch|säu|re|a|zi|do|se *f* metabolische Azidose* durch eine Erhöhung des Laktatspiegels im Blut bei Minderdurchblutung oder vermehrter Laktatbildung [Stoffwechselerkrankungen; Muskelarbeit]; SYN: Laktazidose, Lactazidose, Laktatazidose

Milch|säu|re|bak|te|ri|en *pl* Bakterien, die Milchzucker zu Milchäure vergären

Milch|säu|re|gä|rung *f* enzymatischer Abbau von Milchzucker zu Milchsäure

Milch|säu|re|stäb|chen *pl* grampositive, unbewegliche, sporenlose Stäbchenbakterien, die Glukose* zu Milchsäure vergären; SYN: Laktobazillus, Lactobacillus

Milch|schim|mel *m* hefeähnlicher Pilz; Erreger der Geotrichose*; SYN: Geotrichum candidum

Milch|schorf *m* an den Wangen beginnende Frühform des seborrhoischen Ekzems*, die abheilen oder in ein endogenes Ekzem* übergehen kann; SYN: frühexsudatives Ekzematoid, konstitutionelles Säuglingsekzem, Eccema infantum, Crusta lactea

Milch|zäh|ne *pl* die ab dem 6.–7. Lebensmonat durchbrechenden 20 Zähne des Milchgebisses; SYN: Dentes decidui, Dentes lactales

Milch|zu|cker *m* in der Brustdrüse aus Galaktose und Glukose synthetisiertes Disaccharid*; wichtigstes Kohlenhydrat* der Muttermilch [6 g/100 ml] und der Kuhmilch [4,5 g/100 ml]; SYN: Laktose, Lactose, Laktobiose

Milch|zys|te *f* durch Milchstau hervorgerufene Zyste der Brustdrüse; SYN: Laktationszyste, Galaktozele

mi|li|ar *adj* hirsekorngroß

Mi|li|a|ria *pl* meist juckender Hautausschlag bei starkem Schwitzen; SYN: Schweißfrieseln, Hitzepickel, Hitzeblattern, Schweißbläschen, Schwitzbläschen

Miliaria alba Schweißbläschen mit milchigem Inhalt

apokrine Miliaria zu Juckreiz und Papelbildung führender Verschluss der Ausführungsgänge apokriner Schweißdrüsen; SYN: Fox-Fordyce-Krankheit, Hidradenoma eruptivum, Apocrinitis sudoripara pruriens, Acanthosis circumporalis pruriens

Miliaria cristallina Schweißbläschen mit klarem Inhalt

Miliaria rubra Miliaria mit Schweißbläschen, die von einem roten Hof umgeben sind; SYN: Roter Hund

Mi|li|ar|kar|zi|no|se *f* durch die Bildung zahlreicher kleiner Metastasenherde gekennzeichnete Tumorstreuung

Mi|li|ar|lu|po|id, be|nig|nes *nt* ätiologisch ungeklärte, familiär gehäuft auftretende Systemerkrankung mit Granulomen der Haut, innerer Organe [Milz, Leber, Lunge] und mediastinaler und peripherer Lymphknoten; SYN: Sarkoidose, Morbus Boeck, Boeck-Sarkoid, Morbus Besnier-Boeck-Schaumann, Besnier-Boeck-Schaumann-Krankheit, benigne Lymphogranulomatose, Lymphogranulomatosa benigna

Mi|li|ar|tu|ber|kel *pl* hirsekorngroßer Tuberkel*; typisch für Miliartuberkulose*

Mi|li|ar|tu|ber|ku|lo|se *f* v.a. bei abwehrgeschwächten Patienten [AIDS, Tumoren] auftretende generalisierte Tuberkulose* mit Bildung zahlreicher **Miliartuberkel** in verschiedenen Organen; SYN: miliare Tuberkulose, Tuberculosis miliaris

akute Miliartuberkulose akut verlaufende Form der Miliattuberkulose mit schwerem Krankheitsbild und hoher Letalität

Mi|lie *f* bis stecknadelkopfgroße, weißliche, subepitheliale Zysten v.a. im Gesicht; SYN: Hautgrieß, Milium

Mi|li|um *nt, pl* **-lia, -li|en** →Milie

Milkman-Syndrom *nt* ätiologisch inhomogene Knochenerkrankung mit Looser*-Umbauzonen und Spontanfrakturen; SYN: Looser-Syndrom, Looser-Milkman-Syndrom, Dekalzifizierungssyndrom

Millard-Gubler-Syndrom *nt* bei Schädigung im Brücken- und Mittelhirnbereich auftretende Lähmung des Nervus* facialis, kombiniert mit spastischer Lähmung der Gliedmaße der anderen Körperseite; SYN: Gubler-Lähmung, Brücken-Mittelhirn-Syndrom, Hemiplegia alternans inferior

Milli-, milli- *präf.* Wortelement mit der Bedeutung "tausend"

Milz *f* tief im linken Oberbauch liegendes lymphatisches Organ, in dem gealterte Erythrozyten und Thrombozyten abgebaut werden; ist auch Bildungsort von Antikörpern und Proliferationsort von Lymphozyten; SYN: Splen, Lien

Milz|a|ge|ne|sie|syn|drom *nt* angeborenes Fehlen der Milz in Kombination mit anderen Fehlbildungen [Situs inversus, Angiopathien]; SYN: Ivemark-Syndrom, Aspleniesyndrom

Milz|bal|ken *pl* Bindegewebsgerüst der Milz; SYN: Milztrabekel, Trabeculae splenicae

Milz|brand *m* meldepflichtige Infektionskrankheit durch Bacillus* anthracis, die vom Tier auf den Menschen übertragen wird; die drei Hauptformen sind **Darmmilzbrand**, **Lungenmilzbrand** und **Hautmilzbrand**; SYN: Anthrax

Milz|brand|ba|zil|lus *m, pl* **-li** ubiquitär vorkommender Erreger des Milzbrands/Anthrax; bildet extrem haltbare Sporen; SYN: Bacillus anthracis

Milz|ent|zün|dung *f* Lienitis, Splenitis

Milz|ex|stir|pa|ti|on *f* operative Entfernung der Milz

Milz|fol|li|kel *pl* Lymphfollikel der Milz; SYN: Milzknötchen, Malpighi-Körperchen der Milz, weiße Pulpa, Noduli lymphoidei lienalis, Noduli lymphoidei splenici

Milz|kap|sel|ent|zün|dung *f* →Perisplenitis

Milz|kap|sel|hy|a|li|no|se *f* bei einer chronischen Milzstauung entstehende knorpelartige Verdickung der Milzkapsel; SYN: Kapselhyalinose

Milz|knöt|chen *pl* →Milzfollikel

Milz|rup|tur *f* häufigste Organverletzung beim stumpfen Bauchtrauma

Milz|tra|be|kel *pl* →Milzbalken

Milz|ve|ne *f* aus der Milz kommende Vene, die sich mit der Vena mesenterica superior zur Pfortader vereinigt; SYN: Lienalis, Vena lienalis/splenica

mi|me|tisch *adj* bewegend, erregend

Mi|mik *f* Mienenspiel, Gesichtsausdruck

Min|der|ven|ti|la|ti|on *f* alveoläre Minderbelüftung; SYN: Mangelventilation, Hypoventilation

Min|der|wuchs *m* Verminderung des Längenwachstums mit einer Körpergröße unterhalb der 3. Perzentile der Wachstumskurve; SYN: Zwergwuchs, Nanismus, Nanosomie, Nannismus, Nannosomie

mi|ne|ra|lisch *adj* (*chem.*) anorganisch

Mi|ne|ra|lo|cor|ti|co|i|de *pl* →Mineralokortikoide

Mi|ne|ra|lo|kor|ti|ko|i|de *pl* in der Nebennierenrinde gebildete Hormone, die Einfluss auf den Wasser- und Mineralhaushalt haben; SYN: Mineralocorticoide

Minimal-change-Glomerulonephritis *f* durch eine Diskrepanz von histologischem Bild (nur minimale Veränderungen der Mesangiumzellen und der Basalmembran) und klinischen Symptomen (nephrotisches Syndrom*) gekennzeichnete Glomerulonephritis; SYN: glomeruläre Minimalläsionen, glomeruläre Minimalveränderungen, minimal proliferierende Glomerulonephritis, Lipoidnephrose

Mi|ni|mal|do|sis *f, pl* **-ses** zur Erzielung eines Effekts notwendige Mindestdosis

Mi|ni|mal|he|pa|ti|tis *f, pl* **-ti|ti|den** Sammelbegriff für diffuse oder herdförmige entzündliche Begleitreaktionen bei Lebererkrankungen unterschiedlicher Genese [Tumor*, Fettleber*]; SYN: reaktive Hepatitis, reaktiv-unspezifische Hepatitis

Mi|ni|mal|lä|si|o|nen, glo|me|ru|läre *pl* →Minimal-change-Glomerulonephritis

Mi|ni|mal|ver|än|de|run|gen, glo|me|ru|läre *pl* →Minimal-change-Glomerulonephritis

Mi|ni|pil|le *f* Antibabypille mit niedrigem Gestagengehalt

Mi|ni|vi|rus, nack|tes *nt* nur aus Ribonukleinsäure bestehendes infektiöses Agens; SYN: Viroid

Minkowski-Chauffard-Gänsslen-Syndrom *nt* →Minkowski-Chauffard-Syndrom

Minkowski-Chauffard-Syndrom *nt* häufigste erbliche hämolytische Anämie* in Europa mit meist autosomal-dominantem Erbgang; charakteristisch sind kugelförmige Erythrozyten [Kugelzellen] im Blutbild, Hämolyse*, Milzvergrößerung und Gelbsucht; SYN: Minkowski-Chauffard-Gänsslen-Syndrom, hereditäre Sphärozytose, konstitutionelle hämolytische Kugelzellanämie, familiärer hämolytischer Ikterus, Morbus Minkowski-Chauffard

mi|nor *adj* kleiner, geringer, weniger bedeutend

Mi|nor|pro|be *f* s.u. Kreuzprobe

Mi|nor|test *m* Minorprobe; s.u. Kreuzprobe

Mi|nu|ten|vo|lu|men *nt* pro Minute ausgeworfenes Blutvolumen; SYN: Herzminutenvolumen

Mi|nu|ten|vo|lu|men|hoch|druck *m* Hypertonie* bei Steigerung des Herzminutenvolumen, z.B. bei Hyperthyreose*

Mi|o|pa|po|va|vi|rus *nt, pl* **-ren** →Polyomavirus

Mi|o|sis *f, pl* **-ses** Pupillenverengung, Pupillenengstellung

Mi|o|ti|kum *nt, pl* **-ka** pupillenverengendes Mittel

mi|o|tisch *adj* Mitose betreffend, durch sie bedingt

Mis|anth|rop *m* Menschenfeind, Menschenhasser

mis|anth|ro|pisch *adj* menschenfeindlich, menschenscheu

Misch|in|fekt *m* →Mischinfektion

Misch|in|fek|ti|on *f* Infektion mit mehr als einem Erreger; SYN: Mischinfekt

Misch|kol|la|ge|no|se *f* meist Frauen im 4. Lebensjahrzent betreffendes Syndrom mit Symptomen von systemischem Lupus* erythematodes, Dermatomyositis* und progressiver systemischer Sklerodermie*; auffällig oft werden Antikörper gegen extrahierbare nukleäre Antigene [ENA] gefunden; SYN: Sharp-Syndrom, gemischte Bindegewebserkrankung, mixed connective tissue disease

Misch|ling *m* durch Kreuzung zweier genetisch unterschiedlicher Eltern erhaltener Nachkömmling; SYN: Bastard, Kreuzung, Hybride

Misch|tu|mor *m* Tumor, der sich aus verschiedenen Geweben zusammensetzt

Mi|schungs|zy|a|no|se *f* Zyanose* durch Vermischung von venösem und arteriellem Blut bei Rechts-Links-Shunt

Mi|se|re|re *nt* Koterbrechen bei Ileus*

Mi|so|ga|mie *f* krankhafte Angst vor oder Abneigung gegen die Ehe; SYN: Gamophobie, Ehescheu

mi|so|gyn *adj* frauenfeindlich

Mi|so|gy|nie *f* Frauenhass, Frauenfeindlichkeit

Miss|bil|dung *f* angeborene Fehlbildung

Miss|bil|dungs|syn|drom *nt* durch angeborene Fehlbildungen gekennzeichnetes Syndrom; SYN: Fehlbildungssyndrom

Mitchell-Gerhardt-Syndrom *nt* ätiologisch ungeklärte, anfallsartige Hyperämie* der Akren nach Wärmeexposition; SYN: Gerhardt-Syndrom, Weir-Mitchell-Krankheit, Akromelalgie, Erythromelalgie, Erythralgie, Erythermalgie

Mi|tel|la *f* dreieckiges Armtuch

Mit|es|ser *m* mit Talg und Keratin gefüllter, erweiterter Haarfollikel; SYN: Komedo, Comedo

Mi|ti|ga|tio *f, pl* **-ti|o|nes** Linderung, Milderung, Abschwächung

mi|ti|gie|rend *adj* lindernd, mildernd, abschwächend

mi|ti|giert *adj* abgeschwächt, gemildert

Mi|ti|zid *nt* milbentötendes Mittel

mi|ti|zid *adj* milben(ab)tötend

mi|to|chond|ri|al *adj* Mitochondrien betreffend, von Mitochondrien stammend, in den Mitochondrien ablaufend

Mi|to|chond|rie *f* im Zellplasma aller Körperzellen [außer Erythrozyten] liegende Organelle, die der Hauptort des Energiestoffwechsels aller aeroben Zellen ist; SYN: Mitochondrium, Mitochondrion, Chondriosom

Mi|to|chond|ri|en|an|ti|kör|per *pl* Antikörper gegen Bestandteile der Mitochondrienmembran; SYN: antimitochondriale Antikörper, Antimitochondrienantikörper

Mi|to|chond|ri|on *nt* →Mitochondrie

Mi|to|chond|ri|um *nt, pl* **-chond|ria, -chond|ri|en** →Mitochondrie

Mi|to|gen *nt* mitogene Substanz

mi|to|gen *adj* die Mitose von Zellen anregend, Mitose induzierend

Mi|to|ge|ne|se *f* Auslösung einer Mitose

Mi|to|se *f* Zellteilung mit erbgleicher Verteilung der Chromosomen; während der Mitose kommt es zur Ausbildung einer Teilungsspindel und dem Sichtbarwerden der Chromosomen; SYN: mitotische Zellteilung, indirekte Kernteilung, Karyokinese

Mi|to|se|gift *nt* chemische Substanz, die den normalen Ablauf der Mitose stört; SYN: Antimitotikum

Mi|to|se|hem|mer *m* die Mitose hemmendes Mitosegift; therapeutisch zur Chemotherapie maligner Tumoren verwendet; SYN: Antimitotikum, Mitosehemmstoff, Chalon; Statin

Mi|to|se|hemm|stoff *m* →Mitosehemmer

Mi|to|se|in|dex *m* relativer Anteil an Zellen, die sich zum Beobachtungszeitraum in der Mitose befindet; SYN: Zellteilungsindex

Mi|to|se|pha|se *f* s.u. Zellzyklus

Mi|to|se|ra|te *f* prozentuale Zellteilung und -vermehrung eines Gewebes pro Zeiteinheit; SYN: Zellteilungsrate, Zellvermehrungsrate

Mi|to|se|spin|del *f* der während der Mitose sichtbare Spindelapparat, der die Verteilung der Chromosomenhälten organisiert; SYN: Kernspindel

mi|to|tisch *adj* Mitose betreffend, von ihr betroffen oder gekennzeichnet, durch sie bedingt

mi|tral *adj* **1.** (bischofs)mützenähnlich, mitralförmig **2.** Mitralklappe/Valvula mitralis betreffend

Mi|tral|in|suf|fi|zi|enz *f* Schlussunfähigkeit der Mitralklappe* mit Blutrückfluss in den linken Vorhof während der Systole; SYN: Mitralklappeninsuffizienz

Mi|tra|lis *f* →Mitralklappe

Mi|tral|klap|pe *f* aus zwei Segelklappen bestehendes Ventilsystem zwischen linkem Herzvorhof und linker Kammer; verhindert während der Systole den Rückstrom von Blut in den Vorhof und lässt während der Diastole Blut aus dem Vorhof in die Kammer; SYN: Mitralis, Bicuspidalis, Valva mitralis, Valvula bicuspidalis, Valva atrioventricularis sinistra

Mi|tral|klap|pen|in|suf|fi|zi|enz *f* →Mitralinsuffizienz

Mitralklappenprolaps-Syndrom *nt* ätiologisch unklare, meist Frauen betreffende, ballonartige Vorwölbung der Mitralklappensegel in den linken Vorhof; verläuft meist asymptomatisch; SYN: Barlow-Syndrom, Klick-Syndrom, Floppy-Valve-Syndrom

Mi|tral|klap|pen|ste|no|se *f* angeborene oder erworbene Einengung der Mitralklappenöffnung; die Behinderung der diastolischen Füllung der linken Herzkammer führt zu Vergrößerung von linkem Vorhof, rechtem Ventrikel und Truncus pulmonalis mit Leistungseinschränkung; SYN: Mitralstenose
angeborene Mitralklappenstenose angeborene Stenose mit Anämie, Enteroptose* und Hämorrhoiden; SYN: Duroziez-Syndrom, Duroziez-Erkrankung, angeborene Mitralstenose

Mi|tral|ste|nose *f* →Mitralklappenstenose

Mitsuda-Antigen *nt* aus lepromatösem Gewebe gewonnene Antigensuspension; SYN: Lepromin

Mit|tel|blu|tung *f* Zwischenblutung zur Zeit des Eisprungs; SYN: Ovulationsblutung

Mit|tel|fell *nt* →Mediastinum

Mit|tel|fell|raum *m* →Mediastinum

Mit|tel|fuß *m* Metatarsus

Mit|tel|fuß|bruch *m* Metatarsalfraktur

Mit|tel|ge|lenk *nt* Gelenk zwischen 1. und 2. Finger- oder Zehenglied

Mit|tel|hand *f* Metacarpus

Mit|tel|hand|bruch *m* Metakarpalfraktur

Mit|tel|hirn *nt* →Mesencephalon

Mit|tel|hirn|dach *nt* dorsaler Teil des Mittelhirns; SYN: Tectum mesencephali

Mit|tel|hirn|ent|zün|dung *f* Mesencephalitis, Mesenzephalitis

Mit|tel|hirn|hau|be *f* mittlere Schicht des Mittelhirns; SYN: Tegmentum mesencephali

Mit|tel|meer|an|ä|mie *f* autosomal-dominant vererbte Störung der Bildung von Unterketten des Hämoglobins, die zur Entwicklung einer hämolytischen Anämie* führt; SYN: Thalassämie, Thalassaemia

Mit|tel|meer|fie|ber *f* durch mit **Brucella meli-**

tensis infizierte Milch übertragene Infektionskrankheit mit undulierendem Fieber, Hepatosplenomegalie* und Gliederschmerzen; SYN: Maltafieber, Bruce-Septikämie

Mit|tel|ohr *nt* leitet den Schall vom Trommelfell weiter zum Innenohr; SYN: Auris media

Mit|tel|ohr|ei|te|rung *f* meist mit Einschmelzung und Spontanperforation des Trommelfells einhergehende eitrige Mittelohrentzündung; SYN: Otitis media purulenta

Mit|tel|ohr|ent|zün|dung *f* →Otitis media

Mit|tel|ohr|ka|tarr *m* →Mittelohrkatarrh

Mit|tel|ohr|ka|tarrh *m* →Otitis media

Mit|tel|ohr|schwer|hö|rig|keit *f* Schwerhörigkeit durch Störung der Schallübermittlung zwischen Mittelohr und Gehörgang; SYN: Schallleitungsstörung, Mittelohrtaubheit, Schallleitungsschwerhörigkeit

Mit|tel|ohr|taub|heit *f* →Mittelohrschwerhörigkeit

Mit|tel|schmerz *m* zwischen zwei Regelblutungen auftretender Schmerz, der wahrscheinlich durch den Eisprung bedingt ist; SYN: Intermenstrualschmerz

Mit|tel|strahl|u|rin *m* s.u. Dreigläserprobe

Mix|tu|ra *f, pl* **-rae** Mixtur

Mi|ya|ga|wa|nel|lo|se *f* durch Katzen übertragene, bakterielle, regionale Lymphknotenentzündung; SYN: Katzenkratzkrankheit, cat-scratch-disease, benigne Inokulationslymphoretikulose

M-Ketten-Krankheit *f* s.u. H-Krankheit

MMR-Impfung *f* Kombinationsimpfung gegen Masern*, Mumps* und Röteln*

Mne|me *f* Gedächtnis, Erinnerung

mne|misch *adj* →mnestisch

mnes|tisch *adj* Gedächtnis betreffend; SYN: mnemisch

MNSs-Blutgruppen *pl* Blutgruppensystem, das nur selten Transfusionszwischenfälle oder einen Morbus* haemolyticus neonatorum auslöst; SYN: MNSs-Blutgruppensystem

Mo|di|o|lus (coch|le|ae) *f* knöcherne Achse der Innenohrschnecke; SYN: Schneckenachse, Schneckenspindel

Moeller-Glossitis *f* →Moeller-Hunter-Glossitis

Moeller-Hunter-Glossitis *f* atrophische Glossitis* als Begleiterscheinung von Anämien oder Lebererkrankungen; SYN: Hunter-Glossitis, Moeller-Glossitis, Glossitis Möller-Hunter, Möller-Glossitis, Möller-Hunter-Glossitis, Glossitis atrophicans

Mo|gi|gra|fie *f* →Mogigraphie

Mo|gi|gra|phie *f* durch Überbelastung der Handmuskeln beim Schreiben auftretender Krampf; SYN: Schreibkrampf, Graphospasmus

Mo|gi|la|lie *f* Sprachstörung

Mol *nt* Basiseinheit der Stoffmenge

Mo|la *f* →Mole

Mola carnosa s.u. Blutmole

Mola hydatidosa Entartung der Plazentazotten mit Bildung traubengroßer heller Bläschen; kann zu einem Chorionkarzinom entarten; SYN: Blasenmole

Mola sanguinolenta s.u. Blutmole

mo|lal *adj* Molalität betreffend

Mo|la|li|tät *f* Konzentration eines Stoffes in Mol pro Kilogramm Lösungsmittel

Mo|lar *m* Mahlzahn, großer Backenzahn; SYN: Dens molaris

dritter Molar Weisheitszahn; SYN: Dens molaris tertius, Dens serotinus

mo|lar *adj* **1.** (*chem.*) Molarität betreffend **2.** Molar(en) betreffend

Mo|la|ri|tät *f* Konzentration eines Stoffes in Mol pro Liter Lösungsmittel

Mo|le *f* entartete Frucht; SYN: Mola

Mo|le|kül *nt* aus zwei oder mehreren Atomen bestehende chemische Verbindung

mo|le|ku|lar *adj* Molekül(e) betreffend, zum Molekül gehörend

Mo|le|ku|lar|di|u|re|se *f* durch osmotisch wirksame Substanzen verursachte Diurese*; SYN: osmotische Diurese

Mo|le|ku|lar|krank|heit *f* Krankheit, die durch eine Veränderung der genetischen Information und der Bildung fehlerhafter Proteine verursacht wird; SYN: molekulare Krankheit

Mo|len|ei *nt* Ei, das keine Keimanlage enthält oder sich nur für wenige Wochen weiterentwickelt; SYN: Windei, Abortivei

Moll-Drüsen *pl* apokrine Schweißdrüsen am Lidrand; SYN: Wimperndrüsen, Glandulae ciliares

Möller-Barlow-Krankheit *f* Vitamin C-Mangel bei Kindern, der zu rachitis-artigen Symptomen führt; SYN: rachitischer Säuglingsskorbut

Möller-Hunter-Glossitis *f* →Moeller-Hunter-Glossitis

Mol|lus|cum *nt* weicher Hauttumor

Molluscum contagiosum durch Viren [**Molluscum contagiosum-Virus**] verursachte gutartige Hauterkrankung mit typischen, zentral eingedellten Knötchen; SYN: Dellwarze, Epithelioma contagiosum/molluscum

Molluscum pseudocarcinomatosum →Molluscum sebaceum

Molluscum sebaceum v.a. Hände und Gesicht befallender, gutartiger Hauttumor älterer Patienten, der sich spontan zurückbildet; SYN: Keratoakanthom, selbstheilendes Stachelzellkarzinom, selbstheilender Stachelzellkrebs, Molluscum pseudocarcinomatosum

Mo|lyb|dän *nt* zur Chromgruppe gehörendes essentielles Spurenelement; Bestandteil wichtiger Enzyme

Mon-, mon- *präf.* →Mono-

Monakow-Bündel *nt* Fasern vom Nucleus* ruber zum Mittelhirn; SYN: Tractus rubrospinalis

Mon|ar|thri|tis *f, pl* **-ti|den** auf den Befall eines Gelenkes beschränkte Arthritis*; SYN: monartikuläre Gelenkentzündung, monoartikuläre Gelenkentzündung
mon|ar|thri|tisch *adj* Monarthritis betreffend, von ihr betroffen oder gekennzeichnet
mon|ar|ti|ku|lär *adj* nur ein Gelenk betreffend, auf ein Gelenk beschränkt; SYN: monoartikulär
Mon|a|the|to|se *f* auf ein Glied beschränkte Athetose*; SYN: Monoathetose
Mo|nats|zy|klus *m* →Menstruationszyklus
mon|au|ral *adj* nur ein Ohr oder das Gehör auf einer Seite betreffend; SYN: monoaural
mon|a|xi|al *adj* einachsig, uniaxial
Mönckeberg-Mediasklerose *f* vorwiegend Männer und Patienten mit Diabetes* mellitus betreffende, spangenförmige Verkalkung der Tunica* media von Extremitätenarterien mit Ausbildung sog. **Gänsegurgelarterien**; SYN: Mönckeberg-Sklerose, Mönckeberg-Mediaverkalkung
Mönckeberg-Mediaverkalkung *f* →Mönckeberg-Mediasklerose
Mönckeberg-Sklerose *f* →Mönckeberg-Mediasklerose
Mond|bein *nt* mondförmiger Handwurzelknochen; SYN: Os lunatum
Mond|ge|sicht *nt* volles, rundes Gesicht; SYN: Facies lunata
Monge-Krankheit *f* chronische Höhenkrankheit
Mon|go|len|fal|te *f* Epikanthus, Plica palpebronasalis
Mon|go|lis|mus *m* durch eine Trisomie* von Chromosom 21 verursachtes Syndrom mit variabler geistiger Behinderung und körperlichen Fehlbildungen [Minderwuchs, Brachyzephalie*, tiefsitzende Ohren, Epikanthus*]; häufigste Chromosomenaberration, die mit dem Alter der Mutter bei der Geburt korreliert; SYN: Down-Syndrom, Trisomie 21, Trisomie 21-Syndrom
Mo|ni|le|thri|chie *f* →Monilethrix
Mo|ni|le|thrix *f* angeborene Störung des Haarwachstums mit unregelmäßiger Verdickung und Verdünnung der Haare; SYN: Spindelhaare, Monilethrichie, Monilethrix-Syndrom, Aplasia pilorum intermittens
Monilethrix-Syndrom *nt* →Monilethrix
Mo|ni|lia *f* →Candida
Mo|ni|li|a|sis *f, pl* **-ses** lokalisierte oder systemische Mykose* durch Candida*-Species [meist Candida albicans]; SYN: Kandidamykose, Candidamykose, Candidose, Soor, Soormykose, Candidiasis, Moniliose
Mo|ni|li|o|se *f* →Moniliasis
Mono-, mono- *präf.* Wortelement mit der Bedeutung "einzel/allein/einfach"
mo|no|a|min|erg *adj* auf Monoamine als Transmitter ansprechend
Mo|no|a|mi|no|o|xi|da|se *f* →Monoaminoxidase
Mo|no|a|mi|no|o|xi|da|se|hemmmer *pl* →Monoaminoxidasehemmer
Mo|no|a|min|o|xi|da|se *f* Enzym, das die Oxidation von primären, sekundären und tertiären Aminen katalysiert; SYN: Monoaminooxidase, Adrenalinoxidase, Tyraminoxidase, Tyraminase
Mo|no|a|min|o|xi|da|se|hemmmer *pl* Substanzen, die die Monoaminoxidase und damit den Abbau von Noradrenalin, Dopamin und Serotonin hemmen; SYN: Monoaminooxidasehemmer, MAO-Hemmer
Mo|no|a|min|u|rie *f* Monoaminausscheidung im Harn
mo|no|ar|ti|ku|lär *adj* →monartikulär
Mo|no|a|the|to|se *f* →Monathetose
mo|no|au|ral *adj* →monaural
Mo|no|bra|chie *f* Ausbildung von nur einem Arm, angeborene Einarmigkeit
Mo|no|chlor|ä|thy|len *nt* Vinylchlorid*
mo|no|cho|ri|al *adj (Zwillinge)* nur eine Zottenhaut/ein Chorion besitzend
mo|no|chrom *adj* einfarbig; SYN: monochromatisch
Mo|no|chro|ma|sie *f* (totale) Farbenblindheit; SYN: Achromatopie, Achromatopsie
mo|no|chro|ma|tisch *adj* einfarbig; SYN: monochrom
Mon|o|cu|lus *m* einseitiger Augenverband
mo|no|dak|tyl *adj* einfingrig, einzehig
Mo|no|dak|ty|lie *f* angeborene Einfingrigkeit oder Einzehigkeit
mo|no|e|ner|ge|tisch *adj* (*Strahlung*) von einer Wellenlänge
mo|no|fak|to|ri|ell *adj* nur durch einen Faktor bedingt; SYN: unifaktoriell
mo|no|fil *adj* aus einem Faden bestehend, einfädig, nicht geflochten
mo|no|gen *adj* nur ein Gen betreffend, durch ein Gen bedingt
Mo|no|ge|ne|se *f* Entstehung von nur weiblichen oder nur männlichen Nachkommen; SYN: Monogenie
Mo|no|ge|nie *f* →Monogenese
mo|no|glan|du|lär *adj* nur eine Drüse/Glandula betreffend
mo|no|hyb|rid *adj* nur in einem Gen hybrid
Mo|no|hy|dro|xy|ben|zol *nt* aus Kohle gewonnenes Benzolderivat mit antiseptischer Wirkung; SYN: Phenol, Karbolsäure, Acidum carbolicum
Mo|no|hy|dro|xy|cho|lan|säu|re *f* Gallensäure
Mo|no|in|fek|ti|on *f* Infektion mit nur einem Erreger; SYN: Reininfektion
Mo|no|kar|bon|säu|re *f* Karbonsäure* mit einer Karboxylgruppe
Mo|no|kel|hä|ma|tom *n* einseitiges Brillenhämatom*
Mo|no|ki|ne *pl* von Monozyten gebildete Zytokine*
mo|no|klo|nal *adj* von einer Zelle oder einem Zellklon abstammend
mo|no|kon|dy|lär *adj* nur eine Kondyle betreffend

mon|o|ku|lar *adj* nur ein Auge betreffend, nur für ein Auge; SYN: einäugig, monokulär, uniokulär

mon|o|ku|lär *adj* →monokular

Mo|no|ma|nie *f* Einzelwahn, fixe Idee

mo|no|mer *adj* einzel vorliegend

Mo|no|me|re *nt* Einzelmoleküle aus denen Oligo- und Polymere* entstehen

mo|no|mo|le|ku|lar *adj* nur aus einem Molekül bestehend

mo|no|morph *adj* Monomorphie betreffend, nur in einer Form/Gestalt vorliegend, gleichgestaltet

Mo|no|mor|phie *f* Vorliegen in einer konstanten Form/Gestalt; SYN: Eingestaltigkeit, Monomorphismus

Mo|no|mor|phis|mus *m* →Monomorphie

Mon|om|pha|lus *m* Doppelmissbildung mit nur einer Nabelschnur

Mo|no|my|o|ple|gie *f* isolierte Lähmung eines Muskels

Mo|no|my|o|si|tis *f, pl* **-ti|den** auf den Befall eines Muskels beschränkte Myositis*

mo|no|my|o|si|tisch *adj* Monomyositis betreffend, von ihr betroffen oder gekennzeichnet

Mo|no|nar|ko|se *f* Allgemeinnarkose durch ein Anästhetikum*

mo|no|neu|ral *adj* nur einen Nerv betreffend

Mo|no|neur|al|gie *f* auf einen Nerven beschränkte Neuralgie*

Mo|no|neu|ri|tis *f, pl* **-ti|den** auf den Befall eines Nervens beschränkte Neuritis*

mo|no|neu|ri|tisch *adj* Mononeuritis betreffend, von ihr betroffen oder gekennzeichnet

Mo|no|neu|ro|pa|thie *f* Erkrankung eines einzelnen Nerven

Mo|no|nu|cle|o|sis *f, pl* **-ses** Erhöhung mononukleärer Leukozyten im peripheren Blut; SYN: Mononukleose
Mononucleosis infectiosa durch das Epstein-Barr-Virus* hervorgerufene, weltweit auftretende Infektionskrankheit; die Übertragung erfolgt durch Tröpfchen- oder Kontaktinfektion [kissing disease]; klinisch imponiert ein fieberhafter Verlauf mit Monozytenangina*, Lymphknotenschwellung, Leber-Milz-Vergrößerung und Leukozytose [buntes Blutbild]; SYN: infektiöse Mononukleose, Pfeiffer-Drüsenfieber, Drüsenfieber

mo|no|nu|kle|är *adj (Blutzelle)* nur einen Kern/Nukleus besitzend

Mo|no|nu|kle|o|se *f* **1.** Erhöhung mononukleärer Leukozyten im peripheren Blut; SYN: Mononucleosis **2.** →Mononucleosis infectiosa
infektiöse Mononukleose →Mononucleosis infectiosa
Paul-Bunnel-negative infektiöse Mononukleose zum Zytomegalie-Syndrom* gehörende Speicheldrüsenentzündung, die nur schwer von der klassischen infektiösen Mononukleose* abgrenzbar ist; SYN: CMV-Mononukleose, Zytomegalievirus-mononukleose

Mo|no|pa|ra|ly|se *f* →Monoplegie

Mo|no|pa|re|se *f* motorische Schwäche einer Gliedmaße

mo|no|pa|tho|phob *adj* Monopathophobie betreffend, durch sie gekennzeichnet

Mo|no|pa|tho|pho|bie *f* krankhafte Angst vor einer bestimmten organischen Krankheit

mo|no|phob *adj* Monophobie betreffend, durch sie gekennzeichnet

Mo|no|pho|bie *f* krankhafte Angst vor dem Alleinsein

Mo|no|ple|gie *f* Lähmung einer Gliedmaße; SYN: Monoparalyse

mo|no|po|dal *adj* Monopodie betreffend, von ihr betroffen oder gekennzeichnet

Mo|no|po|die *f* Missbildung mit nur einem Fuß; SYN: monopodale Symmelie

mo|no|po|lar *adj (Nervenzelle)* mit nur einem Pol versehen; SYN: einpolig, unipolar

mon|or|chid *adj* Monorchismus betreffend, mit nur einem Hoden

Mon|or|chi|die *f* →Monorchie

Mon|or|chi|dis|mus *m* →Monorchie

Mon|or|chie *f* angeborenes Fehlen eines Hodens; SYN: Monorchidie, Monorchidismus, Monorchismus

Mon|or|chis|mus *m* →Monorchie

mo|no|re|nal *adj* nur eine Niere betreffend

Mo|no|sac|cha|rid *nt* einfacher, aus nur einem Molekül bestehender Grundkörper der Kohlenhydrate; SYN: Einfachzucker, Monose

Mo|no|se *f* →Monosaccharid

Mo|no|som *nt* einzelnes Chromosom bei Monosomie

mo|no|som *adj* Monosomie betreffend, von ihr betroffen oder gekennzeichnet

Mo|no|so|mie *f* **1.** Chromosomenanomalie mit Fehlen eines Chromosoms **2.** Doppelmissbildung mit nur einem Körperstamm

mo|no|spe|zi|fisch *adj (Antikörper)* nur mit einem Antigen reagierend

mon|os|to|tisch *adj* nur einen Knochen betreffend, auf einen Knochen beschränkt

mo|no|symp|to|ma|tisch *adj* nur ein Symptom aufweisend

mo|no|sy|nap|tisch *adj* nur eine Synapse umfassend

mo|no|ton *adj* eintönig, (ermüdend) einförmig, gleichförmig

mo|no|trich *adj (biolog.)* mit nur einer Geißel

mo|no|va|lent *adj* mit nur einer Valenz; SYN: einwertig, univalent

mon|o|vu|lär *adj (Zwillinge)* aus einer Eizelle/einem Ovum entstanden; SYN: eineiig

mo|no|zel|lu|lär *adj* aus einer Zelle bestehend; SYN: einzellig, unizellulär

mo|no|zen|tral *adj* nur ein Zentrum betreffend oder besitzend; SYN: monozentrisch, unizentral, unizentrisch

mo|no|zen|trisch *adj* →monozentral

mo|no|zy|got *adj (Zwillinge)* eineiig

M

mo|no|zy|klisch *adj* mit nur einem Ring

Mo|no|zy|ten *pl* große einkernige Leukozyten des peripheren Blutes, die zu Phagozytose* und Migration befähigt sind; die Monozytengranula sind reich an Hydrolasen und Peroxidasen; SYN: mononukleäre Phagozyten

mo|no|zy|tär *adj* Monozyten oder die monozytäre Reihe betreffend

Mo|no|zy|ten|an|gi|na *f* meist als Initialphase der Mononucleosis* infectiosa auftretende Angina* mit Monozytenvermehrung

Mo|no|zy|ten|leuk|ä|mie *f* Unterform der akuten myeloischen Leukämie*; SYN: akute monozytäre Leukämie

Monozyten-Makrophagen-System *nt* Oberbegriff für alle phagozytoseaktiven Zellen, die sich von den Monozyten ableiten

mo|no|zy|to|id *adj* monozytenartig, monozytenförmig

Mo|no|zy|to|pe|nie *f* Verminderung der Monozytenzahl im peripheren Blut

Mo|no|zy|to|po|e|se *f* Monozytenbildung; SYN: Monozytopoiese

Mo|no|zy|to|po|i|e|se *f* Monozytenbildung; SYN: Monozytopoese

Mo|no|zy|to|se *f* Vermehrung der Monozyten im peripheren Blut

Monro-Foramen *nt* Öffnung zwischen III. Ventrikel und Seitenventrikel; SYN: Foramen interventriculare, Foramen Monroi

Mons pubis/veneris *m* durch subkutanes Fettgewebe gebildeter Wulst vor und oberhalb der Beckensymphyse der Frau; SYN: Schamhügel, Schamberg, Venushügel

Mons|tro|si|tas *f, pl* **-ta|tes** Missbildung, Missgeburt; SYN: Monstrum

Mons|trum *nt, pl* **-tra** →Monstrositas

Monstrum duplex durch eine Verdopplung und unvollständige Trennung von Embryonalanlagen entstandenes Individuum; SYN: Doppelfehlbildung, Duplicitas, Doppelmissbildung

Monteggia-Fraktur *f* proximale Ulnafraktur mit Luxation des Radiusköpfchens; SYN: Monteggia-Subluxationsfraktur

Monteggia-Subluxationsfraktur *f* →Monteggia-Fraktur

Mon|te|zu|mas Ra|che *f* meist durch kontaminierte Lebensmittel und Wasser übertragene Durchfallerkrankung durch verschiedenste Bakterien [Escherichia coli, Salmonellen, Shigellen], die Reisende in südliche Länder befällt; SYN: Reisediarrhö, Turista

Montgomery-Drüsen *pl* →Montgomery-Knötchen

Montgomery-Knötchen *pl* apokrine Schweißdrüsen im Warzenvorhof der Brust; SYN: Warzenvorhofdrüsen, Montgomery-Drüsen, Glandulae areolares

Moos-Fuß *m* s.u. Chromomykose

Mo|ra|xel|la *f* Gattung gramnegativer, unbeweglicher Stäbchen

Moraxella lacunata paarig auftretendes Stäbchenbakterium; Erreger der Diplobazillenkonjunktivitis*; SYN: Diplobakterium Morax-Axenfeld

mor|bid *adj* erkrankt, krankhaft, krank, pathologisch, kränklich

Mor|bi|di|tät *f* Krankheitshäufigkeit, Erkrankungsrate

Mor|bil|li *pl* stark kontagiöse Infektionskrankheit mit typischem Exanthem [Masernexanthem*]; hinterlässt nach Abheilung eine lebenslange Immunität; SYN: Masern

mor|bil|li|form *adj* masernähnlich

Mor|bil|li|vi|rus *nt, pl* **-ren** weltweit verbreitetes Paramyxovirus; Erreger der Masern*; SYN: Masernvirus

Mor|bus *m, pl* **-bi** durch subjektive oder objektive Symptome gekennzeichnete körperliche, geistige oder seelische Veränderung oder Störung; SYN: Krankheit, Erkrankung

Morbus Addison durch eine fehlende oder verminderte Hormonproduktion der Nebennierenrinde ausgelöstes Krankheitsbild mit u.a. Müdigkeit, Schwäche, Gewichtsverlust und Hyperpigmentierung der Haut; SYN: Addison-Krankheit, Bronzekrankheit, Bronzehautkrankheit, primäre chronische Nebenniereninsuffizienz, primäre chronische Nebennierenrindeninsuffizienz

Morbus Bang durch **Brucella abortus**-Arten hervorgerufene Brucellose* des Menschen mit undulierendem Fieber; SYN: Febris undulans Bang

Morbus Basedow Autoimmunerkrankung der Schilddrüse mit Hyperthyreose und evtl. Struma und Exophthalmus; SYN: Basedow-Krankheit

Morbus Bechterew chronische degenerative Entzündung des Achsenskelett und der Extremitäten unklarere Genese; typisch ist die Versteifung [Ankylosierung] des Iliosakralgelenkes und der Wirbelsäule; SYN: Bechterew-Krankheit, Bechterew-Strümpell-Marie-Krankheit, Marie-Strümpell-Krankheit, Spondylarthritis ankylopoetica/ankylosans, Spondylitis ankylopoetica/ankylosans

Morbus Besnier chronisch-rezidivierende, entzündliche Erkrankung mit trockener, stark juckender Haut; die verschiedenen Manifestationsformen [**ekzematoide Form, lichenifizierte Form, pruriginöse Form**] treten nebeneinander und/oder nacheinander auf; ätiologisch spielen erbliche Disposition, Allergien und Stressreaktionen eine Rolle; SYN: Neurodermitis disseminata, atopisches Ekzem, endogenes Ekzem, exsudatives Ekzem, neuropathisches Ekzem, konstitutionelles

Ekzem, atopische Dermatitis, neurogene Dermatose, Neurodermitis diffusa/constitutionalis/atopica, Prurigo Besnier, Besnier Prurigo

Morbus Besnier-Boeck-Schaumann →Morbus Boeck

Morbus Biermer durch Vitamin B_{12}-Mangel hervorgerufene megaloblastäre Anämie*; SYN: perniziöse Anämie, Biermer-Anämie, Addison-Anämie, Perniziosa, Perniciosa, Anaemia perniciosa, Vitamin B_{12}-Mangelanämie

Morbus Boeck ätiologisch ungeklärte, familiär gehäuft auftretende Systemerkrankung mit Granulomen der Haut, innerer Organe [Milz, Leber, Lunge] und mediastinaler und peripherer Lymphknoten; SYN: Sarkoidose, Boeck-Sarkoid, Morbus Besnier-Boeck-Schaumann, Besnier-Boeck-Schaumann-Krankheit, benignes Miliarlupoid, benigne Lymphogranulomatose, Lymphogranulomatosa benigna

Morbus Bourneville autosomal-dominant vererbte, zu den Phakomatosen* gehörende Erkrankung mit epileptischen Anfällen, psychomotorischer Retardierung*, intrakraniellen Verkalkungen, Adenoma* sebaceum und knotigen Tumoren verschiedener Organe [Herz, Niere, Retina]; SYN: Bourneville-Syndrom, Bourneville-Pringle-Syndrom, tuberöse Hirnsklerose, tuberöse Sklerose, Epiloia

Morbus Bowen intraepidermal wachsende Präkanzerose* der Haut lichtexponierter Areale [Gesicht, Hände, Nacken]; kann in ein Bowen-Karzinom* übergehen; SYN: Bowen-Krankheit, Bowen-Dermatose, Dyskeratosis maligna

Morbus Brill-Symmers zu den Non-Hodgkin-Lymphomen* gerechnete Lymphknotenerkrankung mit Leber- und Milzschwellung, Aszites* und Schwellung im Bereich der Ohrspeicheldrüse; SYN: Brill-Symmers-Syndrom, großfollikuläres Lymphoblastom, großfollikuläres Lymphom, zentroblastisch-zentrozytisches (malignes) Lymphom

Morbus Caffey ätiologisch unklare Erkrankung des Kleinkindalters; typisch sind schmerzhafte Weichteilschwellung und asymmetrische kortikale Hyperostosen von Unterkiefer, Schlüsselbeinen und Ulna; heilt i.d.R. nach Ablauf mehrerer Schübe ohne bleibende Schäden ab; SYN: Caffey-Syndrom, Caffey-Silverman-Syndrom, Caffey-de Toni-Syndrom, Caffey-Smith-Syndrom, Hyperostosis corticalis infantilis, infantile kortikale Hyperostose

Morbus Ceelen Lungenerkrankung mit rezidivierenden Blutungen in die Alveolarsepten und Alveolen; dadurch kommt es zu Eisenablagerung und Entwicklung einer fortschreitenden Lungenfibrose*; SYN: primäre Lungenhämosiderose, idiopathische Lungenhämosiderose, idiopathische Lungensiderose, Ceelen-Gellerstedt-Syndrom

Morbus Coats seltene, von angeborenen Gefäßanomalien begünstigte Netzhautschädigung mit grauweißem Exsudat; SYN: Coats-Syndrom, Retinitis haemorrhagica externa, Retinitis exsudativa (externa)

Morbus Crohn multifaktoriell bedingte (u.a. immunologisch, genetisch), alle Wandschichten betreffende granulomatöse Entzündung, die meist die unteren Ileumabschnitte (evtl. auch höhere Darmbezirke und auch das Kolon) befällt; SYN: Crohn-Krankheit, Enteritis regionalis Crohn, Enteritis regionalis, Ileitis regionalis/terminalis, Ileocolitis regionalis/terminalis

Morbus Cushing s.u. Cushing-Syndrom

Morbus Duhring-Brocq chronisch-rezidivierende Autoimmunerkrankung* mit herpetiformer Anordnung der Effloreszenzen*; SYN: Duhring-Krankheit, Dermatitis herpetiformis Duhring, Hidroa bullosa/herpetiformis/pruriginosa, Hidroa mitis et gravis

Morbus Durand-Nicolas-Favre durch Chlamydia* trachomatis hervorgerufene meldepflichtige Geschlechtskrankheit*; kennzeichnend ist die ausgeprägte Schwellung der Leistenlymphknoten; SYN: Lymphogranuloma inguinale/venereum, Lymphopathia venerea, klimatischer Bubo, vierte Geschlechtskrankheit, Poradenitis inguinalis

Morbus Fabry X-chromosomal vererbte Sphingolipidose* mit multiplen Angiokeratomen und Befall innerer Organe [Nieren, Herz-Kreislaufsystem]; der Befall der Niere führt meist zu terminaler Niereninsuffizienz; SYN: Fabry-Syndrom, hereditäre Thesaurismose Ruiter-Pompen-Weyers, Ruiter-Pompen-Weyers-Syndrom, Thesaurismosis hereditaria lipoidica, Angiokeratoma corporis diffusum (Fabry), Angiokeratoma universale

Morbus Flegel wahrscheinlich autosomal-dominant vererbte, disseminierte, hyperkeratotische Papeln der Unterschenkel und des Fußrückens; SYN: Hyperkeratosis lenticularis perstans (Flegel)

Morbus Fölling autosomal-rezessive Enzymopathie*, die unbehandelt zu geistiger Behinderung und Störung der körperlichen Entwicklung führt; SYN: Fölling-Krankheit, Phenylketonurie, Brenztraubensäureschwachsinn, Oligophrenia phenylpyruvica

Morbus Forestier meist ältere Patienten betreffende Hyperostose der (Brust-)Wirbelsäule mit ausgeprägter Spangenbildung; vermutlich durch Stoffwechselstörungen [Diabetes* mellitus, Hyperurikämie] ausgelöst; SYN: Forestier-Krankheit, Forestier-Syndrom, hyperostotische Spondylose, Spondylosis hyperostotica

Morbus Fröhlich bei Kindern auftretende plötzliche Fettsucht in Kombination mit Minderwuchs und Hypogonadismus*; SYN: Babinski-Fröhlich-Syndrom, Dystrophia adiposogenitalis, hypothalamisches Syndrom, hypothalamischer Symptomenkomplex

Morbus Gaucher seltene, durch ein Fehlen der Glukozerebrosidase hervorgerufene Sphingolipidose* mit Einlagerung von Cerebrosiden in Zellen des retikulohistiozytären Systems; je nach Verlaufsform kommt es zu verschiedenen klinischen Bildern mit unterschiedlicher Prognose; SYN: Gaucher-Erkrankung, Gaucher-Krankheit, Gaucher-Syndrom, Cerebrosidose, Glukozerobrosidose, Cerebrosidlipidose, Zerebrosidlipidose, Glykosylzeramidlipidose, Lipoidhistiozytose vom Kerasintyp

Morbus Grover ätiologisch ungeklärte, transiente Hauterkrankung mit papulovesikulösen juckenden Effloreszenzen* und Akantholyse*; SYN: Grover-Krankheit, transitorische akantholytische Dermatose, transiente akantholytische Dermatose, benigne papulöse akantholytische Dermatose

Morbus Günther autosomal-rezessive Störung der Hämsynthese mit Rotfärbung der Zähne, hämolytischer Anämie* und Splenomegalie*; SYN: Günther-Krankheit, kongenitale erythropoetische Porphyrie, Porphyria erythropoietica congenita, Porphyria congenita Günther

Morbus haemolyticus fetalis →Morbus haemolyticus neonatorum

Morbus haemolyticus neonatorum immunhämolytische Anämie* von Feten oder Neugeborenen durch mütterliche Antikörper gegen die kindlichen Erythrozyten; meist [85%] besteht eine ABO- oder Rhesusinkompatibilität; SYN: Neugeborenenerythroblastose, fetale Erythroblastose, Erythroblastosis fetalis, Morbus haemolyticus fetalis

Morbus haemorrhagicus neonatorum Blutungsneigung von Neugeborenen bei Mangel an Vitamin K-abhängigen Gerinnungsfaktoren; SYN: hämorrhagische Diathese der Neugeborenen, Melaena neonatorum vera

Morbus Hailey-Hailey chronisch verlaufende, rezidivierende Dermatose* mit typischen, nässenden Erosionen und Schuppenkrusten der großen Körperfalten; SYN: Hailey-Hailey-Krankheit, Hailey-Hailey-Syndrom, familiärer gutartiger Pemphigus, Gougerot-Hailey-Hailey-Krankheit, Pemphigus chronicus benignus familiaris (Hailey-Hailey), Pemphigus Gougerot-Hailey-Hailey, Pemphigus chronicus, Dyskeratosis bullosa, Dyskeratosis bullosa hereditaria

Morbus Hansen →Lepra

Morbus Hirschsprung angeborenes Megakolon*, das durch einen engen Kolonabschnitt ohne Nervenversorgung verursacht wird; SYN: aganglionäres/kongenitales Megakolon, Hirschsprung-Krankheit, Megacolon congenitum

Morbus Hodgkin vom lymphatischen Gewebe ausgehende maligne Erkrankung; die Prognose hängt von der histologischen Form, dem Krankheitsstadium und dem Vorhandensein von Begleitsymptomen [z.B. Nachtschweiß] ab; SYN: Hodgkin-Lymphom, Hodgkin-Krankheit, maligne Lymphogranulomatose, Lymphogranulomatosis maligna

Morbus Hunter je nach Manifestationsalter mild [späte Kindheit] oder schwer [frühe Kindheit] verlaufende Speicherkrankheit duch einen Defekt der Iduronatsulfatsulfatase; SYN: Hunter-Syndrom, Mukopolysaccharidose II

Morbus Kahler von einem Zellklon ausgehende monoklonale Gammopathie* und Plasmazellvermehrung im Knochenmark; SYN: Kahler-Krankheit, Huppert-Krankheit, Plasmozytom, multiples Myelom, plasmozytisches Immunozytom, plasmozytisches Lymphom

Morbus Kaposi früher nur sporadisch auftretendes [**klassisches/sporadisches Kaposi-Sarkom**] Sarkom*, als Komplikation einer HIV-Infektion [**epidemisches Kaposi-Sarkom**] aber von zunehmender Bedeutung; initial braunrot-livide knotige Effloreszenzen der Haut und Schleimhaut mit Tendenz zur Ulzeration; im weiteren Verlauf Befall von Lymphknoten und Organen [Leber, Herz, Lunge]; SYN: Kaposi-Sarkom, Retikuloangiomatose, Angioretikulomatose, idiopathisches multiples Pigmentsarkom Kaposi, Sarcoma idiopathicum multiplex haemorrhagicum

Morbus Kawasaki ätiologisch ungeklärte, fieberhafte Erkrankung, v.a. des Kleinkindalters, mit Lymphknotenschwellung und Beteiligung multipler Organe; SYN: Kawasaki-Syndrom, akutes febriles mukokutanes Lymphadenopathiesyndrom, mukokutanes Lymphknotensyndrom

Morbus Kienböck aseptische Osteonekrose* des Os* lunatum; SYN: Kienböck-Krankheit, Lunatummalazie

Morbus Kimura in Japan vorkommende, angiolymphoide Hyperplasie mit Eosinophilie; SYN: Kimura-Krankheit, Kimura-Syndrom, papulöse Angioplasie

Morbus Köhler I zu den aseptischen Knochennekrosen gehörende Erkrankung des Kahnbeins/Os naviculare; tritt meist einseitig [30% beidseitig] bei Jungen im Alter von 3–8 Jahren auf; SYN: aseptische/avaskuläre Kahnbeinnekrose, Köhler-Krankheit, Köhler-Müller-Weiss-Syndrom

Morbus Köhler II aseptischen Knochennekrose der Köpfchen von Zwischenfußknochen; SYN: Köhler-Freiberg-Krankheit

Morbus Kyrle seltene, gehäuft bei Diabetes* mellitus oder Niereninsuffizienz* auftretende, einzelne oder multiple hyperkeratotische Papeln der Beine; SYN: Kyrle-Krankheit, Hyperkeratosis follicularis et parafollicularis in cutem penetrans (Kyrle)

Morbus Ledderhose der palmaren Fibromatose entsprechende, manchmal auch gleichzeitig auftretende, bindegewebige Verhärtung der Palmaraponeurose mit Beugekontraktur von Zehen; SYN: Ledderhose-Syndrom I, plantare Fibromatose, Plantaraponeurosenkontraktur, Fußsohlenfaszienkontraktur, Dupuytren-Kontraktur der Plantarfaszie, Fibromatosis plantae

Morbus Letterer-Siwe bevorzugt Kleinkinder betreffende, generalisierte Variante der Histiozytose mit Granulomen in Haut, Milz, Lymphknoten, Leber, Lunge und Knochen; akuter Verlauf mit hoher Sterberate [90%]; SYN: Abt-Letterer-Siwe-Krankheit, Letterer-Siwe-Krankheit, akute Säuglingsretikulose, maligne Säuglingsretikulose, maligne generalisierte Histiozytose

Morbus Maroteaux-Lamy im 2.–3. Lebensjahr beginnende Mukopolysaccharidose mit Wachstumsstörung, Knochendysplasie, Hornhauttrübung und Hepatomegalie*; anfänglich normale Intelligenzentwicklung, später aber Intelligenzabbau; SYN: Maroteaux-Lamy-Syndrom, Mukopolysaccharidose VI

Morbus Ménétrier zu Vergröberung des Faltenreliefs führende chronische Entzündung der Magenschleimhaut unbekannter Genese; SYN: Riesenfaltengastritis, Ménétrier-Syndrom, Riesenfaltenmagen, Riesenfaltengastropathie, Gastropathia hypertrophica gigantea

Morbus Ménière Hydrops* des membranösen Labyrinths mit akuten Drehschwindel, Ohrensausen und Hörsturz; SYN: Ménière-Krankheit

Morbus Minkowski-Chauffard häufigste erbliche hämolytische Anämie* in Europa mit meist autosomal-dominantem Erbgang; charakteristisch sind kugelförmige Erythrozyten [Kugelzellen] im Blutbild, Hämolyse*, Milzvergrößerung und Gelbsucht; SYN: Minkowski-Chauffard-Syndrom, Minkowski-Chauffard-Gänsslen-Syndrom, hereditäre Sphärozytose, konstitutionelle hämolytische Kugelzellanämie, familiärer hämolytischer Ikterus

Morbus Ortner kolikartige Leibschmerzen mit Symptomen des akuten Abdomens bei Einschränkung der Darmdurchblutung durch eine Arteriosklerose der Mesenterialgefäße; SYN: Ortner-Syndrom II, Angina abdominalis, Angina intestinalis, Claudicatio intermittens abdominalis

Morbus Osler autosomal-dominante Erkrankung mit Bildung von Teleangiektasien in Haut und Schleimhaut; SYN: hereditäre Teleangiektasie, Osler-Rendu-Weber-Krankheit, Osler-Rendu-Weber-Syndrom, Rendu-Osler-Weber-Krankheit, Rendu-Osler-Weber-Syndrom, Teleangiectasia hereditaria haemorrhagica

Morbus Paget 1. ätiologisch ungeklärte, chronisch-progrediente Knochendystrophie, die meist mehrere Knochen [Becken, Schädel] befällt; führt zu Verdickung und Verkrümmung der befallenen Knochen; SYN: Paget-Krankheit, Paget-Syndrom, Knochen-Paget, Osteodystrophia deformans, Ostitis deformans **2.** seltenes, ekzemartiges Karzinom der Brustwarze und des Vorhofs; SYN: Paget-Krebs, Krebsekzem der Brust

juveniler Morbus Paget familiäre Hyperostose mit Hyperphosphatasie, sowie einer Verdickung der Diaphysen von Röhrenknochen und des Schädeldachs; wird meist im Alter von 2–3 Jahren manifest; SYN: Hyperostosis corticalis deformans juvenilis

Morbus Parkinson idiopathische Degeneration der dopaminergen Neurone in der Substantia nigra, die zur klinischen Trias von Bewegungsarmut [Maskengesicht], Ruhetremor und Rigor führt; häufigste neurologische Erkrankung des Alters; SYN: Parkinson-Krankheit, Paralysis agitans

Morbus Perthes im Kindesalter auftretende aseptische Osteonekrose* des Hüftkopfs, die häufig zur Verformung des Kopfes und damit langfristig zu Koxarthrose* führt; SYN: Perthes-Krankheit, Perthes-Legg-Calvé-Krankheit, Legg-Calvé-Perthes-Krankheit, Legg-Calvé-Perthes-Waldenström-Krankheit, Osteochondropathia deformans coxae juvenilis, Coxa plana, Coxa plana idiopathica

Morbus quintus meist Kinder unter 14 Jahren betreffende Viruskrankheit [Parvovirus B 19] mit Krankheitsgefühl, Fieber und gitter- oder girlandenförmigen Erythemen der Extremitätenstreckseiten; SYN: Ringelröteln, fünfte Krankheit, Sticker-Krankheit, Megalerythem, Erythema infectiosum, Megalerythema epidemium/infectiosum

Morbus Reiter durch die Trias Arthritis*, Urethritis* und Konjunktivitis* gekennzeichnete, reaktiv entzündliche Systemerkrankung, die wahrscheinlich durch Bakterien (Chlamydien) hervorgerufen wird; SYN: Reiter-Syndrom, Reiter-Krankheit, Fiessinger-Leroy-Reiter-Syndrom, venerische Arthritis, Okulourethrosynovitis, urethro-okulo-synoviales Syndrom

Morbus Ritter von Rittershain durch Bakterientoxine von Staphylococcus* aureus hervorgerufene flächenhafte Hautablösung; SYN: Ritter-Krankheit, Ritter-Dermatitis, Dermatitis exfoliativa neonatorum, Pemphigoid der Säuglinge, Syndrom der verbrühten Haut, staphylogenes Lyell-Syndrom, Epidermolysis toxica acuta

Morbus Roger meist von alleine abheilender, angeborener Ventrikelseptumdefekt*; SYN: Roger-Syndrom

Morbus Sanfilippo durch Enzymdefekte verursachtes Syndrom mit Hepatomegalie, Knochendysplasie, Wachstumsstörungen und rasch progredientem geistigem Verfall; SYN: Sanfilippo-Syndrom, polydystrophische Oligophrenie, Mukopolysaccharidose III

Morbus Schamberg durch eine allergische Reaktion vom Spättyp ausgelöste Entzündung mit braunroten Herden und Petechien*, primär an den Unterschenkeln und später auch am Stamm; zu den Auslösefaktoren gehören Medikamente [Karbamid*], Nahrungsmittelzusätze und Hausstaub; SYN: Schamberg-Krankheit, Schamberg-Syndrom, Capillaritis haemorrhagica maculosa, progressive Pigmentpurpura, progressive pigmentöse Dermatose, Carbamidpurpura, Karbamidpurpura, Purpura pigmentosa progressiva, Purpura Schamberg, Dermatosis pigmentaria progressiva

Morbus Schaudinn →Syphilis

Morbus Scheie erst im Erwachsenenalter auftretende Mukopolysaccharidspeicherkrankheit mit relativ leichten Symptomen [Skelettveränderungen, Herzklappenfehler, Hornhauttrübung] und normaler Intelligenz; SYN: Scheie-Krankheit, Scheie-Syndrom, Ullrich-Scheie-Krankheit, Ullrich-Scheie-Syndrom, Mukopolysaccharidose I-S

Morbus Scheuermann sich in der Adoleszenz [11.–18. Lebensjahr] manifestierende, zur Ausbildung eines Rundrückens führende Erkrankung der Wirbelsäule unklarer Ätiologie; SYN: Scheuermann-Krankheit, Adoleszentenkyphose, Osteochondrosis deformans juvenilis, Osteochondritis deformans juvenilis

Morbus Still schon im Kindesalter einsetzende Form der chronischen Polyarthritis*; SYN: Chauffard-Ramon-Still-Syndrom, juvenile Form der chronischen Polyarthritis, Still-Syndrom

Morbus Sudeck meist nach Verletzung oder Entzündung auftretende progressive Dystrophie* von Muskeln und Knochen einer Gliedmaße; SYN: Sudeck-Dystrophie, Sudeck-Syndrom

Morbus Unna ätiologisch ungeklärtes Ekzem mit unscharf begrenzten Erythemen, v.a. am behaarten Kopf, im Gesicht und auf der Brust; SYN: Unna-Krankheit, seborrhoisches Ekzem, seborrhoische/dysseborrhoische Dermatitis, Dermatitis seborrhoides

Morbus Unna-Thost autosomal-dominant vererbte Verhornungsstörung der Handteller und Fußsohlen; häufig begleitet von Hyperhidrose* und Fingernagelwucherung; SYN: Keratosis palmoplantaris diffusa circumscripta, Keratoma palmare et plantare hereditaria, Ichthyosis palmaris et plantaris (Thost)

Morbus Vaquez-Osler myeloproliferative Erkrankung mit Vermehrung der roten Blutkörperchen im peripheren Blut; SYN: Osler-Krankheit, Osler-Vaquez-Krankheit, Vaquez-Osler-Syndrom, Polycythaemia rubra vera, Polycythaemia vera, Erythrämie

Morbus Waldenström malignes Lymphom* der B-Lymphozyten mit Bildung von monokonalem Immunglobulin; SYN: Waldenström-Krankheit, Makroglobulinämie Waldenström

Morbus Weil meldepflichtige, akute Infektionskrankheit durch Leptospira* interrogans-Subspecies; in der ersten Phase kommt es zu starken Kopf- und Muskelschmerzen, Konjunktivitis*, Exanthemen* und evtl. Meningismus*; in der zweiten Phase dominieren Ikterus*, Anämie*, Nephritis* und Meningitis* das klinische Bild; SYN: Weil-Krankheit, Leptospirosis icterohaemorrhagica

Morbus Werlhof chronische oder in akuten Schüben verlaufende Purpura durch einen vorübergehenden Thrombozytenmangel; SYN: idiopathische thrombozytopenische Purpura, essentielle/idiopathische Thrombozytopenie, Werlhof-Krankheit

Morbus Whipple bakterielle [**Tropheryma whippelii**] Darmerkrankung mit Fettresorptions- und Verdauungsstörung; SYN: Whipple-Krankheit, intestinale Lipodystrophie, lipophage Intestinalgranulomatose, Lipodystrophia intestinalis

Morbus Wilson autosomal-rezessive Störung des Kupferstoffwechsels mit Ablagerung von Kupfer in den Geweben und erhöhter Ausscheidung im Harn; führt zu Leberzirrhose* und Hirnschäden; SYN: Wilson-Krankheit, Wilson-Syndrom, hepatolentikuläre/hepatozerebrale Degeneration

Morbus Winiwarter-Buerger meist bei Rauchern (Männer, 20–40 Jahre) auftretende arterielle Verschlusskrankheit mit Befall kleiner und mittelgroßer Arterien der Extremitäten mit begleitender Phlebitis* oder Thrombophlebitis*; SYN: Winiwarter-Buerger-Krankheit, Endangiitis/Endarteritis/Thrombangiitis/Thrombendangiitis obliterans

Morbus Woringer-Kolopp lokalisiertes oder disseminiertes T-Zell-Lymphom der Haut; SYN: pagetoide Retikulose, epidermotrope Retikulose

Mor|cel|le|ment *nt* Zerstückelung von Geweben

Morgagni-Adams-Stokes-Anfall *m* →Adams-Stokes-Anfall

Morgagni-Hernie *f* Zwerchfellhernie* durch das Trigonum* sternocostale

Morgagni-Krypten *pl* Krypten der Afterschleimhaut; SYN: Analkrypten, Sinus anales

Morgagni-Morel-Stewart-Syndrom *nt* →Morgagni-Syndrom

Morgagni-Papillen *pl* Längsfalten der Mastdarmschleimhaut; SYN: Analsäulen, Analpapillen, Columnae anales

Morgagni-Syndrom *nt* auf die Lamina* interna des Stirnbeins beschränkte, fast ausschließlich ältere Frauen betreffende Hyperostose; Teil der Morgagni-Trias*; SYN: Morgagni-Morel-Stewart-Syndrom, Hyperostosis frontalis interna

Morgagni-Tasche *f* →Morgagni-Ventrikel

Morgagni-Ventrikel *m* seitliche Ausbuchtung des Kehlkopfinnenraumes zwischen Taschen- und Stimmfalte; SYN: Morgagni-Tasche, Galen-Ventrikel, Galen-Tasche, Kehlkopftasche, Ventriculus laryngis

Mor|gen|tem|pe|ra|tur *f* Körpertemperatur beim Aufwachen; oft gleichgesetzt mit Basaltemperatur; SYN: Aufwachtemperatur

Mo|ria *f* Witzelsucht

mo|ri|bund *adj* sterbend, im Sterben liegend

Moro-Reflex *m* Umklammerungsreflex von Säuglingen

Morph-, morph- *präf.* →Morpho-

-morph *suf.* in Adjektiven verwendetes Wortelement mit der Bedeutung "-gestaltig, -förmig"

Mor|phaea *f* ätiologisch ungeklärte, sklerotische Verhärtung des Bindegewebes der Haut, die auf schmale Bezirke beschränkt ist; SYN: zirkumskripte/lokalisierte Sklerodermie, Sclerodermia circumscripta, Morphoea

Morphi-, morphi- *präf.* →Morpho-

-morphia *suf.* →-morphie

-morphie *suf.* Wortelement mit der Bedeutung "Form/Gestalt"

Mor|phin *nt* aus Schlafmohn [Papaver somniferum] gewonnenes Opiumalkaloid mit starker analgetischer Wirkung; SYN: Morphium, Morphineum

endogene Morphine vom Körper gebildete Peptide, die an Opiatrezeptoren angreifen und als endogene Schmerzmittel wirken; SYN: Endomorphine, Endorphine, endogene Opioide

Mor|phi|ne|um *nt* →Morphin

Mor|phi|nis|mus *m* Morphinsucht, Morphiumsucht

Mor|phi|um *nt* →Morphin

Morpho-, morpho- *präf.* Wortelement mit der Bedeutung "Form/Gestalt"

Mor|phoea *f* →Morphaea

Mor|pho|ge|ne|se *f* Gestalt- und Formentwicklung; SYN: Morphogenie

mor|pho|ge|ne|tisch *adj* Morphogenese betreffend

Mor|pho|ge|nie *f* →Morphogenese

Mor|pho|lo|gie *f* Gestaltenlehre, Formenlehre; Gestalt, Form

mor|pho|lo|gisch *adj* Form/Gestalt/Morphologie betreffend

Mor|pho|se *f* Gestaltbildung

Morquio-Brailsford-Syndrom *nt* →Morquio-Ullrich-Syndrom

Morquio-Syndrom *nt* →Morquio-Ullrich-Syndrom

Morquio-Ullrich-Syndrom *nt* im Kleinkindesalter auftretende, auf das Bindegewebe beschränkte Speicherkrankheit mit relativ leichter Symptomatik [Minderwuchs, Kielbrust, Hornhauttrübung] bei normaler Intelligenz; SYN: Morquio-Syndrom, Morquio-Brailsford-Syndrom, spondyloepiphysäre Dysplasie, Mukopolysaccharidose Typ IV

Mors *f* Tod

Mors subita infantum ätiologisch unklarer, plötzlicher Tod von Säuglingen; SYN: plötzlicher Kindstod, Krippentod, sudden infant death syndrome

Mor|sus *m, pl* **-sus** Biss, Bisswunde

Mor|ta|li|tät *f* Sterblichkeit

maternale Mortalität Anzahl der verstorbenen Mütter bezogen auf 100.000 Lebendgeburten; SYN: Müttersterblichkeit

neonatale Mortalität Sterblichkeit in der Neugeborenenperiode; SYN: neonatale Sterblichkeit, Neugeborenensterblichkeit

perinatale Mortalität Sterblichkeit in der Perinatalperiode

Mor|ta|li|täts|ra|te *f* Anzahl der Sterbefälle in einem bestimmten Zeitraum pro 1000 Personen; SYN: Sterberate, Sterbeziffer, Mortalitätsziffer

Mor|ta|li|täts|zif|fer *f* →Mortalitätsrate

Mör|tel|nie|re *f* bei Nierentuberkulose vorkommende Verkäsung und Verkalkung der Niere; SYN: Kittniere

Mo|sa|ik|war|zen *pl* durch Zusammenfließen von Warzen entstehende Warzenbeete der Fußsohle

Moschcowitz-Singer-Symmers-Syndrom *nt* →Moschcowitz-Syndrom
Moschcowitz-Syndrom *nt* ätiologisch unklare [evtl. Autoimmunerkrankung, Allergie] Purpura* mit multiplen Thrombosen, hämolytischer Anämie und neurologischen Ausfallserscheinungen; SYN: thrombotisch-thrombozytopenische Purpura, Moschcowitz-Singer-Symmers-Syndrom, thrombotische Mikroangiopathie, Purpura thrombotica, Purpura thrombotica thrombocytopenica, Purpura Moschcowitz
Mos|ki|to|fie|ber *nt* hochfieberhafte Arbovirusinfektionskrankheit; SYN: Phlebotomusfieber, Pappatacifieber, Drei-Tage-Fieber
Mos|ki|tos *pl* Mückenfamilie, deren Weibchen Blutsauger sind und damit Krankheitserreger übertragen können; wichtige Gattungen sind Anopheles*, Aedes* und Culex*; SYN: Stechmücken, Culicidae
Mo|ti|lin *nt* Dünndarmhormon, das die Magenentleerung und Darmperistaltik anregt
Mo|ti|li|tät *f* Bewegungsvermögen, Beweglichkeit
Mo|ti|li|täts|neu|ro|se *f* selten gebrauchtes Synonym für motorische Unruhe; SYN: Bewegungsneurose, Kinesioneurose
mo|ti|li|täts|neu|ro|tisch *adj* Motilitätsneurose betreffend, von ihr betroffen oder gekennzeichnet
Mo|to|rik *f* willkürliche Bewegungsvorgänge
mo|to|risch *adj* Motorik betreffend, Bewegung betreffend, bewegend
Mo|to|the|ra|pie *f* Bewegungstherapie
Mot|ten|fraß|ne|kro|se *f* Bezeichnung für die Nekroseherde bei chronisch-aggressiver Hepatitis*; SYN: Piecemeal-Nekrose
Mouches volantes *pl* Mückensehen bei Glaskörpertrübungen
Mounier-Kuhn-Syndrom *nt* angeborene Vergrößerung von Luftröhre und Bronchien; SYN: Tracheobronchomegalie
MP-Gelenke *pl* Gelenke zwischen Mittelhand und Fingern; SYN: Fingergrundgelenke, Metakarpophalangealgelenke, Articulationes metacarpophalangeae
M-Phase *f* s.u. Zellzyklus
MRK-Syndrom *nt* Hemmungsfehlbildung mit Fehlen der Scheide, Unterentwicklung der äußeren Genitale und Gebärmutterfehlbildung; SYN: Mayer-Rokitansky-Küster-Syndrom, Rokitansky-Küster-Syndrom
MR-Spektroskopie *f* Strukturanalyse von Molekülen durch spektroskopische Messung der induzierten Kernspinresonanz; SYN: Kernspinresonanzspektroskopie, Kernresonanzspektroskopie, NMR-Spektroskopie
MR-Tomografie *f* →MR-Tomographie
MR-Tomographie *f* auf Kernspinresonanz beruhendes, nicht-invasives, computergesteuertes, bildgebendes Verfahren mit hoher Auflösung; SYN: NMR-Tomographie, Magnetresonanztomographie, Kernspinresonanztomographie
MT-Gelenke *pl* Gelenke zwischen Mittelfuß und Zehen; SYN: Zehengrundgelenke, Metatarsophalangealgelenke, Articulationes metatarsophalangeae
Muc-, muc- *präf.* →Muci-
Mucha-Habermann-Syndrom *nt* akut verlaufende, wahrscheinlich infektallergische Dermatose* mit polymorphen Effloreszenzen und evtl. hämorrhagischen Bläschen; SYN: Pityriasis lichenoides et varioliformis acuta (Mucha-Habermann)
Muci-, muci- *präf.* Wortelement mit der Bedeutung "Schleim/Schleimhaut"
Mu|ci|la|gi|no|sum *nt, pl* **-sa** →Mucilago
Mu|ci|la|go *f, pl* **-la|gi|nes** schleimhaltiges Arzneimittel; SYN: Mucilaginosum
Mu|ci|no|sis *f, pl* **-ses** Oberbegriff für Erkrankungen mit Anreicherung von schleimartigen Substanzen im kutanen Bindegewebe; SYN: Muzinose, Myxodermie
Mucinosis follicularis v.a. den Kopf und die obere Körperhälfte betreffende, herdförmig auftretende follikuläre Papeln mit Rötung, Schuppung und Haarausfall; SYN: Pinkus Alopezie, Alopecia mucinosa, Mucophanerosis intrafollicularis et seboglandularis
Mucinosis lichenoides →Mucinosis papulosa
Mucinosis papulosa ätiologisch ungeklärte, v.a. Arme, Rumpf und Oberschenkel befallende, papulöse, disseminierte Muzinose; SYN: Lichen myxoedematosus, Mucinosis lichenoides, Myxodermia papulosa, Lichen fibromucinoidosus
mu|ci|pa|rus *adj* →muzinogen
Muco-, muco- *präf.* Wortelement mit der Bedeutung "Schleim/Schleimhaut"
Mu|co|id *nt* Schleimstoff in Schleimkapseln, Speichel etc.; SYN: Mukoid
Mu|co|li|pi|do|sis *f, pl* **-ses** →Mukolipidose
Mu|co|ly|ti|cum *nt* →Mukolytikum
Mucophanerosis intrafollicularis et seboglandularis v.a. den Kopf und die obere Körperhälfte betreffende, herdförmig auftretende follikuläre Papeln mit Rötung, Schuppung und Haarausfall; SYN: Pinkus Alopezie, Mucinosis follicularis, Alopecia mucinosa
Mu|co|po|ly|sac|cha|ri|do|se *f* →Mukopolysaccharidose
Mu|co|pro|te|id *nt* →Mukoprotein
Mu|co|pro|te|in *nt* →Mukoprotein
Mu|cor *m* s.u. Mucormykose
Mu|cor|my|ko|se *f* durch Pilze der Gattung **Mucor** verursachte tiefe Mykose*; betrifft meist Patienten mit Diabetes* mellitus oder eingeschränkter Abwehrfunktion [AIDS, Tumoren, Verbrennungen]; SYN: Mukormykose
Mu|co|sa *f* Schleimhaut; SYN: Mukosa, Tunica

mucosa

Mu|cus *m* Schleim; SYN: Mukus

Mü|dig|keits|syn|drom, chro|ni|sches *nt* ätiologisch ungeklärtes Syndrom, das durch anhaltende oder rezidivierende Müdigkeit, Konzentrationschwäche, Depressionen, Nachtschweiß u.ä. gekennzeichnet ist; SYN: chronic fatigue syndrome, chronisches Erschöpfungssyndrom, chronisches Ermüdungssyndrom

Muko-, muko- *präf.* Wortelement mit der Bedeutung "Schleim/Schleimhaut"

Mu|ko|e|pi|der|mo|id|tu|mor *m* von den Zellen des Ausführungsgangs ausgehender Tumor der Ohrspeicheldrüse

mu|ko|fi|brös *adj* aus Schleim/Mucus und fibrösem Bindegewebe bestehend

Mu|ko|id *nt* Schleimstoff in Schleimkapseln, Speichel etc.; SYN: Mucoid

mu|ko|id *adj* **1.** Schleim/Mukus betreffend, schleimartig, schleimähnlich; SYN: muzinös **2.** einen schleimartigen Stoff bildend

mu|ko|ku|tan *adj* Haut und Schleimhaut betreffend

Mu|ko|li|pi|do|se *f* Oberbegriff für autosomal-rezessiv vererbte Speicherkrankheiten mit Einlagerung von Oligosacchariden; SYN: Mucolipidosis

Mukolipidose I autosomal-rezessive Einlagerung neuraminsäurehaltiger Oligosaccharide mit Gesichtsveränderungen, Hepatosplenomegalie*, neurologischen Ausfallserscheinungen und ausgeprägtem Intelligenzabbau; SYN: Lipomukopolysaccharidose

Mukolipidose II schon im Kindesalter tödliche Form der Mukolipidose mit zytoplasmatischen Einschlüssen in kultivierten Fibroblasten [**I-Zellen**]; SYN: I-Zellen-Krankheit

Mukolipidose III leichtere Verlaufsform der Mukolipidose II mit Heaptomegalie, Wachstumsstörungen und Retardierung; SYN: Pseudo-Hurler-Dystrophie

Mukolipidose Typ IV autosomal-rezessiv vererbte Speicherkrankheit mit psychomotorischer Retardierung, Krampfanfällen, Dysostose* und Gargoylismus*; SYN: Lipomukopolysaccharidose, Lipomucopolysaccharidose

Mu|ko|ly|se *f* Schleimauflösung, Schleimverflüssigung

Mu|ko|ly|ti|kum *nt, pl* **-ka** schleimlösendes Mittel; SYN: Mucolyticum

mu|ko|ly|tisch *adj* schleimlösend

Mu|ko|pep|tid *nt* in der Bakterienzellwand vorkommende Substanz; SYN: Peptidoglykan

mu|ko|pe|ri|os|tal *adj* Mukoperiost betreffend; aus Mukosa und Knochenhaut/Periost bestehend

Mu|ko|po|ly|sac|cha|ri|de *pl* aus Aminozucker, Glukuronsäure und Galakturonsäure bestehende Proteoglykane, z.B. Heparin, Chondroitinsulfat; SYN: Glykosaminoglykane

Mu|ko|po|ly|sac|cha|ri|do|se *f* Oberbegriff für meist autosomal-rezessiv vererbte Speicherkrankheiten mit Einlagerung von Mukopolysacchariden in verschiedenen Organen, insbesondere im Skelett und Nervensystem; SYN: Mucopolysaccharidose, Mukopolysaccharid-Speicherkrankheit

Mukopolysaccharidose I-H autosomal-rezessiv vererbte Speicherkrankheit durch einen Mangel an α-L-Iduronidase; typisch sind Knochenwachstumsstörungen [disproportionierter Zwergwuchs*, Lendenkyphose], Deformität des Gesichtsschädels [Wasserspeiergesicht*], Hepatosplenomegalie*, sowie Hornhauttrübungen und evtl. eine geistige Retardierung; SYN: Hurler-Krankheit, Hurler-Syndrom, Lipochondrodystrophie, (von) Pfaundler-Hurler-Krankheit, (von) Pfaundler-Hurler-Syndrom, Dysostosis multiplex

Mukopolysaccharidose I-H/S nur mit leichter Einschränkung der Intelligenz verbunde Variante; SYN: Hurler-Scheie-Variante

Mukopolysaccharidose II je nach Manifestationsalter mild [späte Kindheit] oder schwer [frühe Kindheit] verlaufende Speicherkrankheit duch einen Defekt der Iduronatsulfatsulfatase; SYN: Morbus Hunter, Hunter-Syndrom

Mukopolysaccharidose III durch verschiedene Enzymdefekte verursachtes Syndrom mit Knochendysplasie, Hepatomegalie, Wachstumsstörungen und rasch progredientem geistigem Verfall; SYN: Sanfilippo-Syndrom, Morbus Sanfilippo, polydystrophische Oligophrenie

Mukopolysaccharidose I-S erst im Erwachsenenalter auftretende Mukopolysaccharidspeicherkrankheit mit relativ leichten Symptomen [Skelettveränderungen, Herzklappenfehler, Hornhauttrübung] und normaler Intelligenz; SYN: Morbus Scheie, Scheie-Krankheit, Scheie-Syndrom, Ullrich-Scheie-Krankheit, Ullrich-Scheie-Syndrom

Mukopolysaccharidose IV im Kleinkindesalter auftretende, auf das Bindegewebe beschränkte Speicherkrankheit mit relativ leichter Symptomatik [Minderwuchs, Kielbrust, Hornhauttrübung] bei normaler Intelligenz; SYN: Morquio-Syndrom, Morquio-Ullrich-Syndrom, Morquio-Brailsford-Syndrom, spondyloepiphysäre Dysplasie

Mukopolysaccharidose V →Mukopolysaccharidose I-S

Mukopolysaccharidose VI im 2.–3. Lebensjahr beginnende Mukopolysaccharidose mit Wachstumsstörung, Knochendysplasie, Hornhauttrübung und Hepatomegalie*; anfänglich normale Intelligenzentwicklung, später aber Intelligenzabbau; SYN: Maroteaux-Lamy-Syndrom, Morbus Maroteaux-Lamy

Mu|ko|po|ly|sac|cha|rid|u|rie *f* Mukopolysaccharidausscheidung im Harn

Mu|ko|pro|te|id *nt* →Mukoprotein

Mu|ko|pro|te|in *nt* in Schleimstoffen vorkommendes oligosaccharidhaltiges Protein; SYN: Mukoproteid, Mucoprotein, Mucoproteid

mu|ko|pu|ru|lent *adj* schleimig-eitrig

Mu|kor|my|ko|se *f* →Mucormykose

mu|kös *adj* **1.** Schleim/Mukus betreffend, schleimig; SYN: muzinös **2.** schleimabsondernd, schleimbildend

Mu|ko|sa *f* Auskleidung der Hohlorgane und des Magen-Darm-Traktes; SYN: Schleimhaut, Tunica mucosa

Mu|ko|sa|ent|zün|dung *f* Mukositis

mu|ko|se|rös *adj* aus Schleim/Mukus und Serum bestehend, gemischt mukös und serös; SYN: mukös-serös, seromukös

Mu|ko|si|tis *f, pl* **-ti|den** Schleimhautentzündung; SYN: Mukosaentzündung

mu|ko|si|tisch *adj* Schleimhautentzündung/Mukositis betreffend, von ihr betroffen oder gekennzeichnet

mukös-serös *adj* →mukoserös

Mu|ko|sul|fa|ti|do|se *f* autosomal-rezessiv vererbte Kombination von Mukopolysaccharidose* und Sulfatlipidose mit geistiger Retardierung, Optikusatrophie und Skelettverformung; SYN: Galaktosidase-β-positive Krankheit, Lipomukopolysaccharidose

Mukosus-Antigen *nt* Antigen in der Schleimkapsel von Bakterien; SYN: M-Antigen

Mu|ko|vis|zi|do|se *f* autosomal-rezessiv vererbtes Syndrom mit generalisierter Dysfunktion exokriner Drüsen und fortschreitender zystischer Fibrose von Lunge und Bauchspeicheldrüse; oft kommt es schon bei Säuglingen zum Mekoniumileus*; SYN: zystische Fibrose, zystische Pankreasfibrose, Fibrosis pancreatica cystica

Mu|ko|zel|le *f* schleimgefüllte Zyste; SYN: Schleimzyste

mu|ko|zi|li|är *adj (Atemwege)* Schleim/Mukus und Zilien der Epithelzellen betreffend

Mül|ler|asth|ma *nt* →Mehlstaubasthma

Müller-Muskel *m* vordere, zirkulär-verlaufende Fasern des Ziliarmuskels; SYN: Fibrae circulares musculi ciliaris

Multi-, multi- *präf.* Wortelement mit der Bedeutung "viel"

mul|ti|ar|ti|ku|lär *adj* mehrere/viele Gelenke betreffend; SYN: polyartikulär

mul|ti|a|xi|al *adj* mit mehreren Achsen; SYN: mehrachsig, vielachsig

Mul|ti|ceps *m* Bandwurmgattung; [Quesenbandwurm] ist der Erreger der Drehkrankheit der Schafe

Mul|ti|en|zym|kom|plex *m* aus mehreren Enzymen zusammengesetzter Komplex, z.B. der Fettsäuresynthetasekomplex

mul|ti|fak|to|ri|ell *adj* durch viele Faktoren bedingt, aus mehreren Faktoren bestehend

mul|ti|fo|kal *adj* mehrere Fokusse betreffend, von mehreren Fokussen ausgehend

mul|ti|form *adj* in vielen Erscheinungsformen/Gestalten vorkommend; SYN: mehrgestaltig, vielförmig, vielgestaltig, multimorph, polymorph, pleomorph

mul|ti|glan|du|lär *adj* mehrere Drüsen/Glandulae betreffend; SYN: pluriglandulär, polyglandulär

Mul|ti|gra|vi|da *f* Frau, die mehrere Schwangerschaften hinter sich hat; SYN: Plurigravida

Mul|ti|in|farkt|de|menz *f* durch rezidivierende Hirninfarkte verursachte Demenz*

mul|ti|kap|su|lär *adj* mehrere Kapseln (besitzend); SYN: multikapsular

mul|ti|lo|bär *adj* aus mehreren Lappen bestehend; SYN: mehrlappig, viellappig

mul|ti|lo|bu|lär *adj* aus mehreren Läppchen/Lobuli bestehend; SYN: mehrlappig, viellappig

mul|ti|lo|ku|lär *adj* **1.** an vielen Stellen bestehend **2.** aus vielen Kammern bestehend; SYN: vielkamm(e)rig

Mul|ti|mor|bi|di|tät *f* Vorkommen mehrerer Erkrankungen bei einem Patienten; SYN: Mehrfacherkrankung, Polymorbidität, Polypathie

mul|ti|morph *adj* →multiform

mul|ti|no|du|lär *adj* aus mehreren Knötchen/Noduli bestehend

mul|ti|nu|kle|ar *adj* mehrere Kerne/Nuclei enthaltend; SYN: multinukleär, vielkernig, mehrkernig, polynukleär

Mul|ti|pa|ra *f* Frau, die zwei oder mehr Schwangerschaften ausgetragen hat; SYN: Pluripara, Mehrgebärende

mul|ti|pel *adj* an vielen Stellen auftretend, mehrmals wiederholt auftretend; SYN: vielfach, mehrfach, vielfältig, multiple, multiplex

mul|tip|le *adj* →multipel

mul|ti|plex *adj* →multipel

mul|ti|po|lar *adj* **1.** mehr als zwei Pole besitzend, mehrpolig, vielpolig **2.** *(Nervenzelle)* mehrere Fortsätze besitzend; SYN: pluripolar

Mul|ti|punk|tur|test *m* Tuberkulintest*, bei dem das Tuberkulin mit einem speziellen Stempel in die Haut eingedrückt wird; SYN: Nadeltest, Stempeltest, Tine-Test

Mul|ti|se|mie *f* vermehrte Ejakulatmenge

mul|ti|sy|nap|tisch *adj* mehrere Synapsen umfassend; SYN: polysynaptisch

mul|ti|va|lent *adj* mit mehreren Valenzen; SYN: mehrwertig, polyvalent

M

mul|ti|zel|lu|lär *adj* aus vielen Zellen bestehend; SYN: vielzellig, polyzellulär
Mu|mi|fi|ka|ti|on *f* Gangrän* mit Eintrocknung und Schrumpfung des Gewebes; SYN: Mumifizierung, trockene Gangrän
Mu|mi|fi|zie|rung *f* →Mumifikation
Mumps *f* durch das Mumpsvirus hervorgerufene, mit typischer Schwellung der Ohrspeicheldrüse(n) einhergehende Entzündung; häufigste Ursache einseitiger frühkindlicher Schwerhörigkeit; SYN: Ziegenpeter, Parotitis epidemica
Mumps-Meningitis *f* i.d.R. leicht verlaufende Hirnhautentzündung guter Prognose
Mumps-Meningoenzephalitis *f* Entzündung von Gehirn und Hirnhaut, die in etwa 1/3 der Fälle bleibende Schäden [Epilepsie*, Schwerhörigkeit*] hinterlässt
Mumps-Orchitis *f* mit Gefahr von Hodenatrophie und Sterilität* einhergehende Hodenentzündung als Begleiterkrankung der Mumps
Mumps|vi|rus *nt, pl* **-ren** weltweit verbreitetes RNA-Virus aus der Familie Paramyxoviridae*
Münchhausen-Syndrom *nt* neurotisches Syndrom, bei dem Erkrankungen und Beschwerden vorgetäuscht werden
Mund|at|mung *f* Atmung durch den Mund bei Behinderung der physiologischen Nasenatmung
Mund|flo|ra *f* Gesamtheit der physiologisch im Mund vorhandenen Mikroorganismen
Mund|ge|ruch *m* Bezeichnung für schlechten Mundgeruch, unabhängig von der Genese; SYN: Atemgeruch, Halitose, Halitosis, Kakostomie, Foetor ex ore
Mund|ra|chen|raum *m* Rachenraum direkt hinter der Mundhöhle; SYN: Mesopharynx, Oropharynx, Pars oralis pharyngis
Mund|schleim|haut|ent|zün|dung *f* →Stomatitis
Mund|soor *m* vor allem die Zunge und Wangenschleimhaut betreffende Entzündung durch Candida* albicans; SYN: Soormykose der Mundschleimhaut, Candidose der Mundschleimhaut, Stomatitis candidamycetica
Mund|win|kel|chei|li|tis *f, pl* **-ti|den** schmerzhaftes, akutes oder chronisches Ekzem* des Mundwinkels; SYN: Faulecken, Perlèche, Mundwinkelrhagaden, Angulus infectiosus oris/candidamycetica, Cheilitis/Stomatitis angularis
Mund|win|kel|punkt *m* am Übergang von Ober- und Unterlippe liegender Punkt; SYN: Cheilion
Mund|win|kel|rha|ga|den *pl* →Mundwinkelcheilitis
Mund-zu-Mund-Beatmung *f* s.u. Atemspende
Mund-zu-Nase-Beatmung *f* s.u. Atemspende
Munro-Abszesse *pl* Granulozytenansammlungen in der Hornschicht der Haut bei Psoriasis*; SYN: Munro-Mikroabszesse

Mün|zen|klir|ren *nt* schepperndes Perkussionsgeräusch über Lungenkavernen
mu|ral *adj* die Wand eines Hohlorgans betreffend
Mu|ra|mi|da|se *f* bakterizide Hydrolase*, die Murein* in Bakterienwänden spaltet; SYN: Lysozym
Mu|re|in *nt* Polysaccharid-Protein-Komplex in der Zellwand von Bakterien; bei gramnegativen Bakterien liegt ein einschichtiges Mureinnetz vor, bei grampositiven Bakterien ein mehrschichtiges Netzwerk
mu|rin *adj* Mäuse oder Ratten betreffend
Murray-Valley-Enzephalitis *f* durch das **Murray-Valley-Enzephalitis-Virus** hervorgerufene Arbovirus-Enzephalitis* Australiens; SYN: Australian-X-Enzephalitis
Mus|ca *f, pl* **-cae** Fliege
Musca domestica Hausfliege, Stubenfliege
Mus|ca|rin *nt* in verschiedenen Pilzen [Fliegenpilz, Trichterlinge] vorkommendes Gift mit parasympathikomimetischer Wirkung; SYN: Muskarin
Mu|schel|re|sek|ti|on *f* Teilentfernung einer Nasenmuschel; SYN: Konchotomie, Turbinektomie
Mus|cu|lus *m, pl* **-li** Muskel
Musculi abdominis Bauchmuskeln, Bauchmuskulatur
Musculus abductor Abduktionsmuskel, Abduktor, Abziehmuskel, Abzieher
Musculus abductor digiti minimi manus Abduktor des Kleinfingers
Musculus abductor digiti minimi pedis Abduktor der Kleinzehe
Musculus abductor hallucis Abduktor der Großzehe
Musculus abductor pollicis brevis kurzer Abduktor des Daumen
Musculus abductor pollicis longus langer Abduktor des Daumen
Musculus adductor Adduktor, Adduktionsmuskel
Musculus adductor brevis kurzer Adduktor des Oberschenkels, kurzer Schenkelanzieher
Musculus adductor hallucis Adduktor der Großzehe
Musculus adductor longus langer Adduktor des Oberschenkels, langer Schenkelanzieher
Musculus adductor magnus großer Adduktor des Oberschenkels, großer Schenkelanzieher
Musculus adductor minimus kleinster Adduktor des Oberschenkels, kleinster Schenkelanzieher
Musculus adductor pollicis Adduktor der Daumens
Musculus anconeus Fortsetzung des mittleren Trizepskopfes; Spanner der Ellenbogenkapsel; SYN: Ankoneus
Musculus arrector pili glatter Muskel, der

bei Kontraktion das Haar aufrichtet; SYN: Haaraufrichter, Haarmuskel, Haarbalgmuskel
Musculus articularis an der Gelenkkapsel ansetzender Muskel; SYN: Gelenkmuskel, Kapselspanner
Musculus articularis cubiti Kapselspanner des Ellebogengelenks
Musculus articularis genus Kapselspanner des Kniegelenks
Musculus aryepiglotticus den Kehlkopfeingang verengender Muskel; SYN: Aryepiglottikus
Musculus arytenoideus obliquus schräger Kehlkopfmuskel, der die Stimmritze verengt
Musculus arytenoideus transversus querer Kehlkopfmuskel, der die Stimmritze verengt
Musculi auriculares Ohrmuskeln
Musculus auricularis anterior, posterior, superior vorderer, hinterer und oberer Ohrmuskel
Musculus biceps brachii zweiköpfiger Oberarmmuskel, der den Unterarm im Ellenbogengelenk beugt; SYN: Bizeps, Bizeps brachii
Musculus biceps femoris zweiköpfiger Oberschenkelmuskel; bewirkt eine Beugung im Kniegelenk und eine Streckung im Hüftgelenk; SYN: Bizeps femoris
Musculus brachialis vom Humerus zur Ulna ziehender Muskel; beugt das Ellenbogengelenk; SYN: Brachialis
Musculus brachioradialis vom Humerus zum Radius ziehender Muskel; beugt das Ellenbogengelenk und bringt den Unterarm in eine Mittelstellung; SYN: Oberarm-Speichen-Muskel, Brachioradialis
Musculus buccinator der Wangenschleimhaut aufliegender Muskel; SYN: Wangenmuskel, Trompetermuskel, Bukzinator, Buccinator
Musculus bulbospongiosus Schwellkörpermuskel der Harnröhre; SYN: Bulbospongiosus
Musculi capitis Kopfmuskeln, Kopfmuskulatur
Musculi cervicis Halsmuskeln, Halsmuskulatur; SYN: Musculi colli
Musculus chondroglossus Muskel vom Zungenbein zur Zunge; zieht die Zunge nach oben und hinten; SYN: Chondroglossus
Musculus ciliaris glatter Muskel im Ziliarkörper; regelt die Linsenwölbung über die Zonulafasern; SYN: Ziliaris, Ziliarmuskel
Musculus coccygeus Muskel von der Spina ischiadica zum Kreuz- und Steißbein; SYN: Steißbeinmuskel, Kokzygeus
Musculi colli Halsmuskeln, Halsmuskulatur
Musculus constrictor pharyngis inferior, medius, superior unterer, mittlerer und oberer Schlundschnürer; Verengung, Verkürzung und Hebung des Rachens beim Schluckakt
Musculus coracobrachialis Muskel vom Processus* coracoideus zum Humerus; hebt und adduziert den Oberarm; SYN: Korakobrachialis
Musculus corrugator supercilii Runzler der Augenbraue
Musculus cremaster Fasern der Bauchmuskeln, die mit dem Samenstrang zum Hoden ziehen; SYN: Hodenheber, Kremaster
Musculus cricoarytenoideus lateralis die Stimmritze verengender Muskel vom Ringknorpel zum Aryknorpel; SYN: Lateralis
Musculus cricoarytenoideus posterior die Stimmritze erweiternder Muskel vom Ringknorpel zum Aryknorpel; SYN: Postikus
Musculus cricothyroideus Muskel zwischen Ringkorpel und Schildknorpel; spannt die Stimmbänder; SYN: Krikothyroideus
Musculus cutaneus in die Haut einstrahlender Muskel; SYN: Hautmuskel
Musculus dartos Muskelhaut des Skrotums
Musculus deltoideus deltaförmiger Muskel auf der Außenfläche des Schultergelenks; abduziert den Arm bis zur Horizontalen; SYN: Deltamuskel, Deltoideus
Musculus depressor anguli oris mimischer Muskel, der Mundwinkel und Oberlippe herabzieht
Musculus depressor labii inferioris Abwärtszieher der Unterlippe
Musculus depressor supercilii Augenbrauensenker
Musculus detrusor vesicae Blasenwandmuskulatur; SYN: Detrusor vesicae
Musculus digastricus zweibäuchiger Muskel, der den Unterkiefer senkt und den Kehlkopf hebt; SYN: Digastrikus
Musculus dilatator pupillae Pupillenöffner
Musculi dorsi Rückenmuskeln, Rückenmuskulatur
Musculus epicranius dünner Muskel des Schädeldachse; SYN: Epikranius, Kopfhaubenmuskel
Musculus erector spinae Aufrichter der Wirbelsäule; SYN: Erektor spinae, Sakrospinalis
Musculus extensor carpi radialis brevis kurzer Strecker des Handgelenkes auf der Radialseite; SYN: kurzer radialer Handstrecker
Musculus extensor carpi radialis longus langer Strecker des Handgelenkes auf der Radialseite; SYN: langer radialer Handstrecker
Musculus extensor carpi ulnaris Streckmuskel des Handgelenkes auf der Ulnarseite; SYN: ulnarer Handstrecker

Musculus extensor digiti minimi Streckmuskel des Kleinfingers; SYN: Kleinfingerstrecker
Musculus extensor digitorum Streckmuskel der Finger; SYN: Fingerstrecker
Musculus extensor digitorum brevis kurzer Streckmuskel der Zehen; SYN: kurzer Zehenstrecker
Musculus extensor digitorum longus langer Streckmuskel der Zehen; SYN: langer Zehenstrecker
Musculus extensor hallucis brevis kurzer Streckmuskel der Großzehe; SYN: kurzer Großzehenstrecker
Musculus extensor hallucis longus langer Streckmuskel der Großzehe; SYN: langer Großzehenstrecker
Musculus extensor indicis Streckmuskel des Zeigefingers; SYN: Zeigefingerstrecker
Musculus extensor pollicis brevis kurzer Streckmuskel des Daumens; SYN: kurzer Daumenstrecker
Musculus extensor pollicis longus langer Streckmuskel des Daumens; SYN: langer Daumenstrecker
Musculi faciei Gesichtsmuskulatur, mimische Muskulatur
Musculus fibularis brevis →Musculus peroneus brevis
Musculus fibularis longus →Musculus peroneus longus
Musculus fibularis tertius →Musculus peroneus tertius
Musculus flexor Beuger, Beugemuskel; SYN: Flexor
Musculus flexor accessorius →Musculus quadratus plantae
Musculus flexor carpi radialis Beugemuskel des Handgelenks auf der Radialseite; SYN: radialer Handbeuger
Musculus flexor carpi ulnaris Beugemuskel des Handgelenks auf der Ulnarseite; SYN: ulnarer Handbeuger
Musculus flexor digiti minimi brevis manus kurzer Beugemuskel des Kleinfingers; SYN: kurzer Kleinfingerbeuger
Musculus flexor digiti minimi brevis pedis kurzer Beugemuskel der Kleinzehe; SYN: kurzer Kleinzehenbeuger
Musculus flexor digitorum brevis kurzer Beugemuskel der Zehen; SYN: kurzer Zehenbeuger
Musculus flexor digitorum longus langer Beugemuskel der Zehen; SYN: langer Zehenbeuger
Musculus flexor digitorum profundus tiefer Beugemuskel der Finger; SYN: tiefer Fingerbeuger
Musculus flexor digitorum superficialis oberflächlicher Beugemuskel der Finger; SYN: oberflächlicher Fingerbeuger
Musculus flexor hallucis brevis kurzer Beugemuskel der Großzehe; SYN: kurzer Großzehenbeuger
Musculus flexor hallucis longus langer Beugemuskel der Großzehe; SYN: langer Großzehenbeuger
Musculus flexor pollicis brevis kurzer Beugemuskel des Daumens; SYN: kurzer Daumenbeuger
Musculus flexor pollicis longus langer Beugemuskel des Daumens; SYN: langer Daumenbeuger
Musculus fusiformis spindelförmiger Muskel
Musculus gastrocnemius kräftiger Wadenmuskel, der den Fuß im Sprunggelenk beugt; SYN: Gastroknemius, Gastrocnemius, Zwillingswadenmuskel
Musculus gemellus inferior vom Sitzbein zum Oberschenkel ziehender Auswärtsdreher des Beines; SYN: unterer Zwillingsmuskel
Musculus gemellus superior vom Sitzbein zum Oberschenkel ziehender Auswärtsdreher des Beines; SYN: oberer Zwillingsmuskel
Musculus genioglossus Herausstrecker der Zunge; SYN: Genioglossus
Musculus geniohyoideus vom Zungenbein zur Zunge ziehender Muskel; zieht das Zungenbein nach oben und vorne; SYN: Geniohyoideus
Musculus gluteus maximus großer oberflächlicher Muskel, der den Oberschenkel streckt und das Becken aufrichtet; SYN: großer Gesäßmuskel
Musculus gluteus medius unter dem großen Gesäßmuskel liegend; abduziert den Oberschenkel und richtet das Becken auf; SYN: mittlerer Gesäßmuskel
Musculus gluteus minimus von der Darmbeinschaufel zum Trochanter* major ziehender Abduktor des Oberschenkels; SYN: kleiner Gesäßmuskel
Musculus gracilis Muskel an der Innenseite des Oberschenkels; adduziert den Oberschenkel und beugt im Knie- und Hüftgelenk; SYN: Grazilis
Musculus hyoglossus vom Zungenbein kommender Muskel, der die Zunge nach hinten und oben zieht; SYN: Zungenbein-Zungenmuskel, Hyoglossus
Musculus iliacus vereinigt sich mit Musculus psoas major und minor zum Musculus iliopsoas; SYN: Iliakus, Darmbeinmuskel
Musculus iliococcygeus Teil des Musculus levator ani; SYN: Iliokokzygeus
Musculus iliocostalis seitlicher Teil des Musculus erector spinae vom Darmbein zu den Rippen bzw. Querfortsätzen der Wirbel; SYN: Iliokostalis
Musculus iliopsoas aus Musculus iliacus, Musculus psoas major und Musculus psoas minor bestehender kräftiger Beugemuskel des Hüftgelenks

Musculi infrahyoidei vom Zungenbein nach unten ziehende Muskeln; SYN: infrahyoidale Muskulatur, Infrahyoidalmuskeln, Unterzungenbeinmuskeln
Musculus infraspinatus vom Schulterblatt kommender Auswärtsdreher des Oberarms; SYN: Infraspinatus
Musculi intercostales die Rippen auf der Außen- bzw. Innenfläche verbindende schräg verlaufende Muskulatur; SYN: Zwischenrippenmuskeln, Interkostalmuskeln, Interkostalmuskulatur
Musculi intercostales externi von hinten oben nach vorne unten verlaufende Muskeln, die die Rippen heben; SYN: äußere Interkostalmuskeln
Musculi intercostales interni von hinten unten nach vorne oben verlaufende Senker der Rippen, die die Ausatmung unterstützen; SYN: innere Interkostalmuskeln
Musculi intercostales intimi die Interkostalgefäße und -nerven umscheidender Teil der Interkostalmuskulatur; SYN: innerste Interkostalmuskeln
Musculi interossei zwischen den Mittelhand- und Mittelfußknochen liegende Muskeln; SYN: Zwischenknochenmuskeln, Interossärmuskeln
Musculi interossei dorsales manus dorsale Interossärmuskeln der Hand
Musculi interossei dorsales pedis dorsale Interossärmuskeln des Fußes
Musculi interossei palmares palmare Interossärmuskeln
Musculi interossei plantares plantare Interossärmuskeln
Musculi interspinales zwischen den Dornfortsätzen der Wirbel verlaufende Muskeln, die die Wirbelsäule strecken; SYN: Interspinalmuskeln
Musculi interspinales cervicis Interspinalmuskeln der Halswirbel, zervikale Interspinalmuskeln; SYN: Musculi interspinales colli
Musculi interspinales colli →Musculi interspinales cervicis
Musculi interspinales lumborum Interspinalmuskeln der Lendenwirbel, lumbale Interspinalmuskeln
Musculi interspinales thoracis Interspinalmuskeln der Brustwirbel, thorakale Interspinalmuskeln
Musculi intertransversarii zwischen Querfortsätzen der Wirbel verlaufende Muskeln; SYN: Intertransversalmuskeln
Musculi intertransversarii cervicis Intertransversalmuskeln der Halswirbel, zervikale Intertransversalmuskeln
Musculi intertransversarii lumborum Intertransversalmuskeln der Lendenwirbel, lumbale Intertransversalmuskeln
Musculi intertransversarii thoracis Intertransversalmuskeln der Brustwirbel, thorakale Intertransversalmuskeln
Musculus ischiocavernosus vom Beckenboden kommender Muskel, der beim Mann Erektion und Ejakulation unterstützt; SYN: Ischiokavernosus
Musculi laryngis Kehlkopfmuskulatur, Larynxmuskulatur
Musculus latissimus dorsi breiter Rückenmuskel, der den Oberarm anzieht, nach innen rollt und nach hinten führt
Musculus levator Heber, Hebemuskel, Levator
Musculus levator anguli oris Heber des Mundwinkels; SYN: Mundwinkelheber
Musculus levator ani muskulärer Abschluss des Beckenbodens; SYN: Levator ani
Musculi levatores costarum breves, longi kurze und lange Rippenheber
Musculus levator glandulae thyroideae Schilddrüsenheber
Musculus levator labii superioris Oberlippenheber
Musculus levator labii superioris alaeque nasi Heber der Oberlippe und des Nasenflügels
Musculus levator palpebrae superioris Oberlidheber
Musculus levator prostatae Prostataheber
Musculus levator scapulae Schulterblattheber
Musculus levator veli palatini Heber des weichen Gaumens
Musculi linguae Zungenmuskeln, Zungenmuskulatur
Musculus longissimus langer medialer Teil des Musculus erector spinae; SYN: Longissimus
Musculus longissimus capitis am Processus* mastoideus ansetzende Fasern des Musculus longissimus
Musculus longissimus cervicis an den Querfortsätzen der Halswirbel ansetzende Fasern; SYN: Musculus longissimus colli
Musculus longissimus colli →Musculus longissimus cervicis
Musculus longissimus thoracis an den Querfortsätzen der Brustwirbel ansetzende Fasern
Musculus longitudinalis inferior, superior linguae untere und obere längsverlaufende Fasern der Zungenmuskulatur
Musculus longus capitis langer tiefer Halsmuskel zum Hinterhaupt
Musculus longus cervicis langer tiefer Halsmuskel zum Atlas; SYN: Musculus longus colli
Musculus longus colli →Musculus longus cervicis
Musculi lumbricales manus Lumbrikalmuskeln der Hand
Musculi lumbricales pedis Lumbrikalmuskeln des Fußes

Musculus masseter kräftiger Muskel, der den Unterkiefer nach oben hebt und nach vorne schiebt; SYN: Kaumuskel, Masseter
Musculi masticatorii Kaumuskeln, Kaumuskulatur
Musculi membri inferioris Muskeln/Muskulatur der unteren Gliedmaße
Musculi membri superioris Muskeln/Muskulatur der oberen Gliedmaße
Musculus mentalis mimischer Muskel am Kinn; SYN: Kinnmuskel, Mentalis
Musculus multipennatus vielseitig/vielfach gefiederter Muskel
Musculus mylohyoideus Muskel vom Unterkiefer zum Zungenbein; zieht das Zungenbein nach oben und vorne; SYN: Mylohyoideus
Musculus nasalis die Nasenweichteile bewegender Muskel; SYN: Nasenmuskel, Nasalis
Musculus obliquus capitis inferior unterer schräger tiefer Nackenmuskel; dreht den Kopf zur Gegenseite
Musculus obliquus capitis superior oberer schräger tiefer Nackenmuskel; dreht den Kopf zur Gegenseite
Musculus obliquus externus abdominis äußerer schräger Bauchmuskel, dreht den Rumpf zur Gegenseite; SYN: Externus abdominis
Musculus obliquus inferior bulbi unterer schräger Augenmuskel; dreht den Augapfel nach außen und oben; SYN: Obliquus inferior
Musculus obliquus internus abdominis innerer schräger Bauchmuskel, dreht den Rumpf zur selben Seite; SYN: Internus abdominis
Musculus obliquus superior bulbi oberer schräger Augenmuskel; dreht den Augapfel nach unten und innen; SYN: Obliquus superior
Musculus obturator externus den Oberschenkel nach außen rotierender Muskel mit Ursprung am Foramen obturatorum; SYN: Obturatorius externus
Musculus obturator internus den Oberschenkel nach außen rotierender Muskel mit Ursprung an der Membrana obturatoria; SYN: Obturatorius internus
Musculus occipitofrontalis aus zwei Teilen [**Venter frontalis, Venter occipitalis**] bestehender Muskel, der die Augenbraue hebt, die Stirn runzelt und die Galea* aponeurotica fixiert; SYN: Okzipitofrontalis
Musculus omohyoideus Unterzungenbeinmuskel, der das Zungenbein senkt; SYN: Omohyoideus
Musculus opponens digiti minimi manus Hypothenarmuskel, der den Kleinfinger opponiert
Musculus opponens digiti minimi pedis inkonstanter Fußsohlenmuskel, der die Kleinzehe opponiert
Musculus opponens pollicis Handballenmuskel, der den Daumen opponiert
Musculus orbicularis ringförmiger/kreisförmiger Muskel; SYN: Ringmuskel, Orbikularis
Musculus orbicularis oculi Ringmuskel des Auges; schließt die Lidöffnung; SYN: Orbikularis okuli
Musculus orbicularis oris Ringmuskel des Mundes; schließt und spitzt die Lippen; SYN: Orbikularis oris
Musculus orbitalis glatter Muskel am Boden der Augenhöhle; SYN: Müller-Muskel, Orbitalis
Musculus palatoglossus vom weichen Gaumen zur Zungenwurzel ziehender Muskel; hebt die Zungenwurzel und senkt den weichen Gaumen; SYN: Palatoglossus
Musculus palatopharyngeus Muskel vom weichen Gaumen zur Seitenwand des Rachens; hebt den Rachen beim Schluckakt; SYN: Palatopharyngeus
Musculus palmaris brevis kurzer Spanner der Palmaraponeurose; SYN: Palmaris brevis
Musculus palmaris longus langer Spanner der Palmaraponeurose; SYN: Palmaris longus
Musculus papillaris anterior ventriculi dextri vorderer Papillarmuskel des rechten Ventrikels
Musculus papillaris anterior ventriculi sinistri vorderer Papillarmuskel des linken Ventrikels
Musculi papillares cordis kegelförmige Muskeln der rechten und linken Herzkammer, an denen die Chordae* tendinae befestigt sind; SYN: Papillarmuskeln
Musculus papillaris posterior ventriculi dextri hinterer Papillarmuskel des rechten Ventrikels
Musculus papillaris posterior ventriculi sinistri hinterer Papillarmuskel des linken Ventrikels
Musculi papillares septales ventriculi dextri septale Papillarmuskeln des rechten Ventrikels
Musculi pectinati Muskelbälkchen des rechten Vorhofes
Musculus pectineus vom Schambeinkamm zum Femur ziehender Muskel, der den Oberschenkel adduziert und beugt; SYN: Kammmuskel, Pektineus
Musculus pectoralis major großer Muskel der vorderen Brustwand, der den Oberarm anzieht, nach innen dreht und nach vorne zieht; SYN: großer Brustmuskel, Pektoralis major
Musculus pectoralis minor am Schulterblatt ansetzender Brustmuskel, der den Schultergürtel senkt; SYN: kleiner Brustmuskel, Pektoralis minor

Musculi perinei Dammmuskulatur, Dammmuskeln

Musculus peroneus brevis kurzer Wadenbeinmuskel, der den Fuß nach proniert; SYN: Musculus fibularis brevis

Musculus peroneus longus langer Wadenbeinmuskel, der den Fuß abduziert und proniert, sowie das Fußgewöble stützt; SYN: Musculus fibularis longus

Musculus peroneus tertius den Fuß abduzierender und pronierender Teil des langen Zehenstreckers; SYN: Musculus fibularis tertius

Musculus piriformis innerer Hüftmuskel, der das Bein abduziert und nach außen dreht; SYN: Piriformis

Musculus plantaris inkonstanter dünner Muskel, der den Unterschenkel und den Fuß beugt; SYN: Plantaris

Musculus popliteus kleiner Muskel, der das Kniegelenk beugt und nach innen dreht; SYN: Popliteus, Kniekehlenmuskel

Musculus procerus mimischer Muskel am Nasenrücken; SYN: Prozerus

Musculus pronator quadratus viereckiger Muskel am Unterarm, der die Hand proniert; SYN: Pronator quadratus

Musculus pronator teres runder Muskel am Unterarm, der die Hand proniert; SYN: Pronator teres

Musculus psoas major Teil des Musculus iliopsoas; SYN: Psoas major, großer Lendenmuskel

Musculus psoas minor Teil des Musculus iliopsoas; SYN: Psoas minor, kleiner Lendenmuskel

Musculus pterygoideus lateralis innerer Kaumuskel, der den Unterkiefer vorschiebt bzw. (einseitig) seitliche verschiebt

Musculus pterygoideus medialis innerer Kaumuskel, der den Unterkiefer hebt

Musculus pubococcygeus Muskel vom Schambein zum Steißbein; Teil des muskulären Beckenbodens; SYN: Pubokokzygeus

Musculus puboprostaticus Muskel vom Schambein zur Prostata; SYN: Puboprostaticus

Musculus puborectalis Muskel vom Schambein zum Rektum; Teil des muskulären Beckenbodens; SYN: Puborektalis

Musculus pubovaginalis Muskel vom Schambein zur Scheide; SYN: Pubovaginalis

Musculus pubovesicalis Muskel vom Schambein zur Blase; SYN: Pubovesicalis

Musculus pyramidalis kleiner Bauchmuskel, der die Linea* alba spannt; SYN: Pyramidenmuskel

Musculus quadratus viereckiger Muskel

Musculus quadratus femoris viereckiger Muskel des Gesäßes; adduziert und dreht den Oberschenkel nach außen; SYN: Quadratus femoris

Musculus quadratus lumborum viereckiger Lendenmuskel, der die Rippen senkt; SYN: Quadratus lumborum

Musculus quadratus plantae viereckiger Sohlenmuskel, der das Fußgewölbe stützt; SYN: Quadratus plantae

Musculus quadriceps femoris aus Musculus rectus femoris und den Musculi vastus intermedius, lateralis und medius bestehender vierköpfiger Oberschenkelmuskel, der mit dem Ligamentum* patellae am Schienbein ansetzt; streckt das Kniegelenk; SYN: Quadrizeps

Musculus rectococcygeus glatte Muskelfasern vom Steißbein zum Rektum; SYN: Rektokokzygeus, Rectococcygeus

Musculus rectourethralis glatte Muskelfasern vom Rektum zur Harnröhre des Mannes; SYN: Rektourethralis

Musculus rectouterinus glatte Muskelfasern vom Rektum zur Gebärmutter; SYN: Rektouterinus

Musculus rectovesicalis glatte Muskelfasern vom Rektum zur Blase; SYN: Rektovesikalis

Musculus rectus abdominis gerader Muskel der vorderen Bauchwand; senkt die Rippen und hebt das Becken; SYN: Rektus abdominis

Musculus rectus capitis anterior vorderer gerader Kopfmuskel, der den Kopf nach vorne beugt

Musculus rectus capitis lateralis seitlicher gerader Kopfmuskel, der den Kopf zur Seite neigt

Musculus rectus capitis posterior major, minor großer und kleiner hinterer gerader Kopfmuskel, die den Kopf neigen und drehen

Musculus rectus femoris Teil des Musculus* quadriceps femoris

Musculus rectus inferior bulbi unterer gerader Augenmuskel; senkt und adduziert den Augapfel; SYN: Rektus inferior

Musculus rectus lateralis bulbi äußerer gerader Augenmuskel; abduziert den Augapfel; SYN: Rektus lateralis

Musculus rectus medialis bulbi innerer gerader Augenmuskel; adduziert den Augapfel; SYN: Rektus medialis

Musculus rectus superior bulbi oberer gerader Augenmuskel; dreht den Augapfel nach oben; SYN: Rektus superior

Musculus rhomboideus major, minor großer und kleiner rautenförmiger Rückenmuskel, die das Schulterblatt am Rumpf fixieren und innen oben ziehen; SYN: Rhomboideus major, Rhomboideus minor

Musculus risorius Wangenmuskel, der die Mundwinkel nach außen und oben zieht; SYN: Lachmuskel, Risorius

Musculus rotator Drehmuskel, Rotator
Musculi rotatores cervicis zervikale Wirbeldreher, Drehmuskel des Halswirbelsäule; SYN: Musculi rotatores colli
Musculi rotatores colli →Musculi rotatores cervicis
Musculi rotatores lumborum lumbale Wirbeldreher, Drehmuskel des Lendenwirbelsäule
Musculi rotatores thoracis thorakale Wirbeldreher, Drehmuskel des Brustwirbelsäule
Musculus sacrococcgygeus dorsalis hinterer/dorsaler Kreuzbein-Steißbeinmuskel, hinterer/dorsaler Sakrokokzygeus
Musculus sacrococcgygeus ventralis vorderer/ventraler Kreuzbein-Steißbeinmuskel, vorderer/ventraler Sakrokokzygeus
Musculus salpingopharyngeus inkonstanter Muskel von der Ohrtrompete zur Rachenwand; Schlundheber; SYN: Salpingopharyngeus
Musculus sartorius langer Muskel vom Darmbeinkamm zur Innenseite des Kniegelenks; beugt im Knie- und Hüftgelenk; SYN: Sartorius, Schneidermuskel
Musculus scalenus anterior, posterior, minimus von den Querfortsätzen der Halswirbel zu den Rippen ziehende Atemhilfsmuskeln
Musculus semimembranosus vom Sitzbeinhöcker zur Innenseite des Schienbeins ziehender Muskel; streckt und adduziert den Oberschenkel und beugt das Kniegelenk; SYN: Semimembranosus
Musculus semispinalis capitis, cervicis, thoracis von den Querfortsätzen der Wirbel zu den Dornfortsätzen ziehende Muskeln; Teil des Musculus erector spinae
Musculus semitendinosus vom Sitzbeinhöcker zum Pes* anserinus ziehender Muskel; streckt und adduziert den Oberschenkel und beugt das Kniegelenk; SYN: Semitendinosus
Musculus serratus anterior vorderer Sägemuskel der Brustwand; fixiert das Schulterbaltt
Musculus serratus posterior inferior funktionell unbedeutender hinterer unterer Sägemuskel der Brustwand
Musculus serratus posterior superior funktionell unbedeutender hinterer oberer Sägemuskel der Brustwand
Musculus soleus kräftiger Wadenmuskel, der den Fuß im Sprunggelenk beugt; Teil des Musculus triceps surae; SYN: Soleus, Schollenmuskel
Musculus sphincter Schließmuskel; SYN: Sphinkter
Musculus sphincter ampullae hepatopancreaticae glatte Muskelzellen um die Mündung von Ductus* choledochus und Ductus* pancreaticus major auf der Vater-Papille; SYN: Sphinkter Oddii, Sphinkter ampullae, Oddi-Spinkter
Musculus sphincter ani externus äußerer Afterschließmuskel; SYN: Sphinkter ani externus
Musculus sphincter ani internus innerer Afterschließmuskel; SYN: Sphinkter m ani internus
Musculus sphincter ductus biliaris →Musculus sphincter ductus choledochi
Musculus sphincter ductus choledochi glatte Muskelzellen um die Mündung des Ductus* choledochus auf der Vater-Papille; SYN: Musculus sphincter ductus biliaris
Musculus sphincter ductus pancreatici glatte Muskelzellen um die Mündung des Ductus* pancreaticus major
Musculus sphincter pupillae Pupillenschließer; SYN: Sphinkter pupillae
Musculus sphincter pyloricus Schließmuskel des Magenausgangs; SYN: Sphinkter pylori
Musculus sphincter urethrae Harnröhrensphinkter, Urethralsphinkter; SYN: Sphinkter urethrae
Musculus spinalis benachbarte Dornfortsätze verbindende Muskelfasern; Teil des Musculus erector spinae; SYN: Spinalis, Dornfortsatzmuskel
Musculus splenius capitis von den Dornfortsätzen der Halswirbel zum Hinterhaupt und Dornfortsatz ziehender Muskel; dreht und neigt den Kopf und hebt das Gesicht
Musculus splenius cervicis/colli von den Dornfortsätzen der Brustwirbel zu den Querfortsätzen der ersten drei Halswirbel ziehender Muskel; dreht und neigt den Hals
Musculus sternocleidomastoideus Muskel von Brustbein und Schlüsselbein zum Warzenfortsatz; dreht und neigt den Kopf und zur selben Seite; SYN: Sternokleidomastoideus, Kopfnicker
Musculus sternohyoideus Unterzungenmuskel vom Zungenbein zum Brustbein; senkt das Zungenbein; SYN: Sternohyoideus
Musculus sternothyroideus Unterzungenmuskel vom Zungenbein zum Schildknorpel; zieht das Zungenbein nach unten und den Schildknorpel nach oben; SYN: Sternothyreoideus, Sternothyroideus
Musculus styloglossus vom Griffelfortsatz des Schläfenbeins entspringender Muskel, der die Zunge nach hinten oben zieht; SYN: Styloglossus
Musculus stylohyoideus vom Griffelfortsatz des Schläfenbeins entspringender Muskel, der das Zungenbein nach hinten oben zieht; SYN: Stylohyoideus
Musculus stylopharyngeus vom Griffelfortsatz des Schläfenbeins entspringender

Schlundheber; SYN: Stylopharyngeus
Musculus subclavius Muskel zwischen Schlüsselbein und 1. Rippe; SYN: Subklavius
Musculi subcostales die Rippen senkende Muskeln im hinteren unteren Brustkorb; SYN: Unterrippenmuskeln, Subkostalmuskeln
Musculi suboccipitales subokzipitale Muskeln, subokzipitale Muskulatur
Musculus subscapularis von der Unterfläche des Schulterblattes entspringender Muskel, der den Oberarm nach innen dreht und adduziert; SYN: Subskapularis
Musculus supinator den Unterarm nach außen drehender Muskel; SYN: Supinator
Musculi suprahyoidei vom Zungenbein nach oben ziehende Muskeln; SYN: obere Zungenbeinmuskeln, suprahyoidale Muskulatur, Suprahyoidalmuskeln
Musculus supraspinatus vom Schulterblatt zur Innenseite des Oberarms ziehender Muskel; adduziert und dreht den Oberarm nach innen; SYN: Supraspinatus
Musculus suspensorius duodeni glatter Muskel an der Flexura duodenojejunalis; SYN: Treitz-Muskel
Musculus tarsalis inferior Herabzieher des Unterlid; SYN: Tarsalis inferior
Musculus tarsalis superior Oberlidheber; SYN: Tarsalis superior
Musculus temporalis in der Schläfengrube entspringender kräftiger Kaumuskel, der den Unterkiefer hebt und nach hinten zieht; SYN: Schläfenmuskel, Temporalis
Musculus temporoparietalis Teil des Musculus epicranius in der Schläfen- und Scheitelregion; SYN: Temporoparietalis
Musculus tensor fasciae latae Spanner der Oberschenkelfaszie
Musculus tensor tympani Trommelfellspanner
Musculus tensor veli palatini Spanner des Gaumensegels
Musculus teres major runder Muskel vom Schulterblatt zur Innenseite des Oberarms; adduziert und dreht den Oberarm nach innen; SYN: Teres major
Musculus teres minor runder Muskel vom Schulterblatt zur Außenseite des Oberarms; adduziert und dreht den Oberarm nach außen; SYN: Teres minor
Musculi thoracis Brustmuskeln, Brustmuskulatur, Brustkorbmuskeln, Brustkorbmuskulatur
Musculus thyroarytenoideus die Stimmritze verengender Muskel vom Schildknorpel zum Aryknorpel; SYN: Thyroarytänoideus
Musculus thyroepiglotticus Muskel vom Schildknorpel zur Epiglottis; zieht den Kehldeckel nach unten; SYN: Thyroepiglottikus, Thyreoepiglottikus
Musculus thyrohyoideus Muskel vom Schildknorpel zum Zungenbein; zieht den Schildknorpel nach oben und das Zungenbein nach unten; SYN: Thyrohyoideus, Thyreohyoideus
Musculus tibialis anterior Muskel auf der Vorderseite des Schienbeins; streckt den Fuß im Sprunggelenk; SYN: Tibialis anterior
Musculus tibialis posterior Muskel auf der Rückseite des Schienbeins; beugt den Fuß im Sprunggelenk; SYN: Tibialis posterior
Musculus trachealis glatte Muskulatur der Trachealknorpel
Musculi transversospinales Spinotransversalsystem des Musculus* erector spinae
Musculus transversus abdominis querer Bauchmuskel; spannt die Bauchdecke bei der Bauchpresse; SYN: Transversus abdominis
Musculus transversus linguae querer Binnenmuskel der Zunge; SYN: Transversus linguae
Musculus transversus perinei profundus, superficialis tiefer und oberflächlicher querer Dammmuskel; Teil des muskulären Beckenbodens
Musculus trapezius Kopf und Schultergürtel verbindender Muskel; hebt und senkt das Schulterblatt und dreht den Kopf zur Gegenseite; SYN: Trapezius, Kapuzenmuskel
Musculus triceps brachii dreiköpfiger Oberarmmuskel, der den Unteram streckt; SYN: Trizeps, Trizeps brachii
Musculus triceps surae von Musculus* gastrocnemius und Musculus* soleus gebildeter dreiköpfiger Unterschenkelmuskel; SYN: Trizeps surae
Musculus unipennatus einseitig gefiederter Muskel
Musculus uvulae das Zäpfchen verkürzender Muskel; SYN: Zäpfchenmuskel
Musculus vastus intermedius, lateralis, medialis kräftige Oberschenkelmuskeln; Teil des Musculus* quadriceps femoris
Musculus verticalis linguae senkrechte Muskelfasern der Zungenmuskulatur
Musculus vocalis in der Stimmlippe liegender Muskel, der die Stimmbänder spannt und die Stimmritze verschließt; SYN: Stimmbandmuskel, Vokalis
Musculus zygomaticus major, minor mimische Muskeln vom Jochbein zum Mundwinkel bzw. der Nasolabialfalte

Mus|ka|rin *nt* →Muscarin

Mus|kel|a|pla|sie *f* angeborene Fehlbildung oder Unterentwicklung eines Muskels; SYN: Amyoplasie, Amyoplasia

Mus|kel|a|tro|phie *f* Verminderung der Muskelmasse, Muskelschwund; SYN: Amyotrophie
adult-distale Form der spinalen Muskel-

M

atrophie →spinale progressive Muskelatrophie

adult-proximale Form der spinalen Muskelatrophie →skapulohumerale Form der spinalen Muskelatrophie

infantile spinale Muskelatrophie (Werdnig-Hoffmann) bereits im ersten Lebensjahr einsetzende autosomal-rezessive Form der spinalen Muskelatrophie*, die innerhalb von 2–3 Jahren zum Tode führt; SYN: Werdnig-Hoffmann-Krankheit, Werdnig-Hoffmann-Syndrom

juvenile Form der spinalen Muskelatrophie meist autosomal-rezessive Form der spinalen Muskelatrophie; beginnt mit Atrophie und Lähmung der rumpfnahen Beinmuskulatur und betrifft später auch Schultergürtel-, Arm- und Handmuskulatur; SYN: Kugelberg-Welander-Krankheit, Kugelberg-Welander-Syndrom, Atrophia musculorum spinalis pseudomyopathica (Kugelberg-Welander)

neurogene Muskelatrophie Muskelatrophie durch Ausfall der Nervenversorgung

skapulohumerale Form der spinalen Muskelatrophie im Erwachsenenalter beginnende Form der progressiven spinalen Muskelatrophie, die vornehmlich Schultergürtel- und Oberarmmuskeln betrifft; SYN: Vulpian-Atrophie, Vulpian-Syndrom, Vulpian-Bernhard-Atrophie, Vulpian-Bernhard-Syndrom, adult-proximale Form der spinalen Muskelatrophie

spinale progressive Muskelatrophie im Erwachsenenalter [20.–40. Lebensjahr] beginnende, langsam progrediente Atrophie der Handmuskeln und später der Schultergürtelmuskulatur; SYN: Aran-Duchenne-Krankheit, Aran-Duchenne-Syndrom, Duchenne-Aran-Krankheit, Duchenne-Aran-Syndrom, adult-distale Form der spinalen Muskelatrophie

Mus|kel|bruch *m* →Myozele

Mus|kel|dys|tro|phie *f* Oberbegriff für Erbkrankheiten, die durch einen Muskelschwund gekennzeichnet sind; SYN: Myodystrophie, Myodystrophia

Becker-Kiener Typ der progressiven Muskeldystrophie langsam progrediente Form der progressiven Muskeldystrophie mit primärem Befall der Becken- und Beinmuskulatur

gutartige Beckengürtelform der progressiven Muskeldystrophie →Becker-Kiener Typ der progressiven Muskeldystrophie

progressive Muskeldystrophie Oberbegriff für Erkrankungen, die zu einem fortschreitenden Abbau von Muskeln führen; SYN: Dystrophia musculorum progressiva

Mus|kel|ei|gen|re|flex *m* Reflex, bei dem Reizort und Erfolgsorgan identisch sind; SYN: Eigenreflex, propriozeptiver Reflex, monosynaptischer Reflex

Mus|kel|end|plat|te *f* Endorgan für die Übertragung der Erregung der motorischen Nervenfasern auf die Muskelfasern; SYN: motorische Endplatte

Mus|kel|ent|zün|dung *f* →Myositis

Mus|kel|hä|mo|glo|bin *nt* →Myoglobin

Mus|kel|här|te *f* knotenartige Verhärtung der Muskulatur mit Druck- und Spontanschmerz; meist bedingt durch Fehlbelastung oder entzündliche Prozesse; SYN: Hartspann, Muskelhartspann, Myogelose

Mus|kel|hart|spann *m* →Muskelhärte

Mus|kel|her|nie *f* →Myozele

Mus|kel|hy|per|tro|phie *f* Muskelvergrößerung bei Belastung

Mus|kel|phos|pho|fruk|to|ki|na|se|in|suf|fi|zi|enz *f* autosomal-rezessiver Mangel an Phosphofruktokinase in der Skelettmuskulatur mit Ablagerung von normalem Glykogen; klinisch stehen Muskelkrämpfe und rasche Muskelerschöpfung, sowie eine Myoglobinurie* im Vordergrund; SYN: Tarui-Krankheit, Glykogenose Typ VII

Mus|kel|phos|pho|ry|la|se|man|gel *m* autosomal-rezessiver, isolierter Mangel an Muskelphosphorylase mit Anreicherung von normalem Glykogen in der Skelettmuskulatur; die betroffenen Patienten [meist Erwachsene] klagen über Muskelschwäche und -krämpfe, sowie rasche Erschöpfung; SYN: McArdle-Syndrom, McArdle-Krankheit, muskuläre Glykogenose, Myophosphorylaseinsuffizienz, Glykogenose Typ V

Mus|kel|re|la|xan|zi|en *pl* Substanzen, die eine Muskelentspannung bewirken

depolarisierende Muskelrelaxanzien Substanzen, die eine anhaltende Depolarisierung der Muskelmembran verursachen

nicht-depolarisierende Muskelrelaxanzien →stabilisierende Muskelrelaxanzien

periphere Muskelrelaxanzien Oberbegriff für die an der motorischen Endplatte wirkenden stabilisierenden und depolarisierenden Muskelrelaxanzien

stabilisierende Muskelrelaxanzien Substanzen, die Acetylcholin am Rezeptor verdrängen, aber keine Depolarisation verursachen; SYN: nicht-depolarisierende Muskelrelaxanzien

zentrale Muskelrelaxanzien Substanzen, die den Muskeltonus über eine zentrale Wirkung senken

Mus|kel|re|la|xa|ti|on *f* Muskelerschlaffung, Muskelentspannung

Mus|kel|rheu|ma|tis|mus *m* Oberbegriff für chronische, nicht-rheumatische Erkrankungen mit typischen extraartikulären Schmerzen [Muskulatur, Skelettweichteile]; SYN: Weichteilrheumatismus, Fibrositis, Fibrositis-Syndrom, Fibromyalgie, fibromyalgisches Syndrom

Mus|kel|spin|del *f* Dehnungsrezeptor der Muskeln, der für die Regulierung des Muskeltonus wichtig ist

Mus|kel|zer|falls|syn|drom *nt* durch einen massiven Zerfall von Muskelgewebe verursachte akute Niereninsuffizienz; SYN: Crush-Syndrom, Crush-Niere, Bywaters-Krankheit, Quetschungssyndrom, Verschüttungssyndrom, myorenales/tubulovaskuläres Syndrom

mus|ku|lär *adj* Muskel(n) betreffend

Mus|ku|la|tur *f* Gesamtheit der Muskeln einer Körperregion

infrahyoidale Muskulatur vom Zungenbein nach unten ziehende Muskeln; SYN: Unterzungenbeinmuskeln, Infrahyoidalmuskeln, Musculi infrahyoidei

suprahyoidale Muskulatur vom Zungenbein nach oben ziehende Muskeln; SYN: obere Zungenbeinmuskeln, Suprahyoidalmuskeln, Musculi suprahyoidei

mus|ku|lös *adj* stark, kräftig

mu|so|phob *adj* Musophobie betreffend, durch sie gekennzeichnet; SYN: myophob

Mu|so|pho|bie *f* krankhafte Angst vor Mäusen; SYN: Myophobie

mu|ta|bel *adj* mutationsfähig

Mu|ta|gen *nt* mutagenes Agens

mu|ta|gen *adj* Mutation verursachend oder auslösend

Mu|ta|ge|ne|se *f* Auslösung/Verursachung einer Mutation

Mu|ta|ge|ni|tät *f* Mutationsfähigkeit

mu|tant *adj* durch Mutation entstanden; SYN: mutiert

Mu|tan|te *f* durch Mutation entstandener Typ

Mu|ta|se *f* Enzym, das die Übertragung einer funktionellen Gruppe innerhalb eines Moleküls katalysiert

Mu|ta|tio *f, pl* **-ti|o|nes** →Stimmbruch

Mu|ta|ti|on *f* 1. Veränderung des Erbguts durch endogene oder exogene Faktoren 2. →Stimmbruch

induzierte Mutation durch ein Mutagen* ausgelöste Mutation

mu|tiert *adj* →mutant

Mu|ti|la|ti|on *f* Verstümmelung

Mu|tis|mus *m* bei verschiedenen Psychosen vorkommende Stummheit, die keine organische Ursache hat

Mu|ti|tas *f* Stummheit

Mut|ter|band, breites *nt* von der Seitenwand des Beckens zur Gebärmutter ziehende Bauchfellplatte; enthält Eileiter, Eierstock und rundes Mutterband; SYN: breites Uterusband, Ligamentum latum uteri

Mut|ter|band, rundes *nt* rundes Halteband der Gebärmutter vom Tubenwinkel zu den großen Schamlippen; SYN: rundes Uterusband, Ligamentum teres uteri

Mut|ter|korn *nt* s.u. Mutterkornpilz

Mut|ter|korn|al|ka|lo|i|de *pl* aus Mutterkorn [Secale cornutum] gewonnene Alkaloide, die sich chemisch von der Lysergsäure ableiten; SYN: Secalealkaloide, Ergotamine, Ergopeptine, Ergotalkaloide

Mut|ter|korn|pilz *m* auf Gräsern, v.a. Roggen, wachsender Pilz, dessen sporenbildende Dauerform [**Mutterkorn, Secale cornutum**] zahlreiche Alkaloide [**Mutterkornalkaloide**] enthält; SYN: Claviceps purpurea

Mut|ter|korn|ver|gif|tung *f* Vergiftung durch Mutterkornalkaloide*

Mut|ter|ku|chen *m* →Placenta

Mut|ter|mal *m* →Nävus

Mut|ter|milch *f* Frauenmilch

Mut|ter|milch|ik|te|rus *m* Neugeborenengelbsucht, die durch eine Hemmung der Bilirubinkonjugation durch einen Faktor im mütterlichen Blut bedingt ist; SYN: Lucey-Driscoll-Syndrom

Mut|ter|mund *m* äußere [Ostium uteri] und innere [Isthmus uteri] Öffnung des Zervikalkanals; der äußere Muttermund wird von den Muttermundlippen eingefasst

Müt|ter|sterb|lich|keit *f* Anzahl der verstorbenen Mütter bezogen auf 100.000 Lebendgeburten; SYN: maternale Mortalität

mu|tu|ell *adj* gegenseitig, wechselseitig

Muzi-, muzi- *präf.* Wortelement mit der Bedeutung "Schleim/Schleimhaut"

mu|zi|la|gi|nös *adj* schleimig, klebrig

Mu|zi|ne *pl* Schleimstoffe, die Haut und Schleimhaut bedecken und als Schutz- und Gleitschicht wirken

mu|zi|no|gen *adj* Schleim produzierend oder sezernierend; SYN: muciparus, schleimbildend, schleimsezernierend, schleimproduzierend

mu|zi|nös *adj* 1. Muzin betreffend; SYN: muzinartig, muzinähnlich 2. Schleim/Mukus betreffend, schleimartig, schleimähnlich, schleimig; SYN: mukoid, mukös

Mu|zi|no|se *f* →Mucinosis

Mu|zin|u|rie *f* Muzinausscheidung im Harn

My-, my- *präf.* →Myo-

My|al|gia *f* →Myalgie

Myalgia epidemica durch Coxsackieviren* verursachte schmerzhafte Muskelentzündung, v.a. der Brustmuskeln; SYN: epidemische Pleurodynie, Bornholmer Krankheit, Pleurodynia epidemica

My|al|gie *f* Muskelschmerz(en); Muskelneuralgie; SYN: Myodynie, Myalgia

My|a|sthe|nia *f* →Myasthenie

Myasthenia gravis pseudoparalytica Autoimmunkrankheit mit einer Blockierung der Acetylcholinrezeptoren an der motorischen Endplatte durch Autoantikörper; führt zu schneller Ermüdbarkeit der Muskulatur; SYN: Erb-Goldflam-Syndrom, Erb-Goldflam Krankheit, Erb-Oppenheim-Goldflam-Syndrom, Erb-Oppenheim-Goldflam-Krankheit, Hoppe-Goldflam-Syndrom

My|a|sthe|nie *f* krankhafte Muskelschwäche;

SYN: Myasthenia
my|a|sthe|nisch *adj* Myasthenie betreffend, von ihr betroffen oder gekennzeichnet
My|a|to|nie *f* verringerter oder fehlender Muskeltonus; SYN: Amyotonie
My|a|tro|phie *f* Muskelschwund, Muskelatrophie; SYN: Amyotrophie
my|a|tro|phisch *adj* Myatrophie betreffend, von ihr betroffen oder gekennzeichnet, durch sie bedingt; SYN: amyotrophisch
Myc-, **myc-** *präf.* →Myco-
My|ce|to|ma *nt, pl* **-ma|ta** →Myzetom
Myco-, **myco-** *präf.* Wortelement mit der Bedeutung "Pilz"
My|co|bac|te|ri|a|ceae *pl* Familie säurefester Bakterien, zu der u.a. Mycobacterium* gehört
My|co|bac|te|ri|um *nt* Gattung säurefester, langsam wachsender Stäbchenbakterien
Mycobacterium bovis Erreger der Rindertuberkulose und der bovinen Tuberkulose des Menschen; SYN: Mycobacterium tuberculosis varietas bovis
Mycobacterium leprae morphologisch von Mycobacterium tuberculosis nicht zu unterscheidender Erreger der Lepra*
Mycobacterium paratuberculosis zu den atypischen Mykobakterien gehörender Erreger einer chronischen Enteritis bei Rindern; SYN: Johne-Bazillus
Mycobacterium tuberculosis aerobes, extrem langsam-wachsendes Mykobakterium; Erreger der Tuberkulose* des Menschen und verschiedener Tiere [Affen, Hunde]; SYN: Tuberkelbazillus, Tuberkelbakterium, Tuberkulosebazillus, Tuberkulosebakterium, TB-Bazillus, TB-Erreger, Mycobacterium tuberculosis varietas hominis
Mycobacterium tuberculosis varietas bovis →Mycobacterium bovis
Mycobacterium tuberculosis varietas hominis →Mycobacterium tuberculosis
Mycobacterium ulcerans Erreger des Buruli-Ulkus*
My|co|plas|ma *nt* Gattung zellwandloser Bakterien, die Teil der normalen Körperflora sind; SYN: Mykoplasma
Mycoplasma hominis Erreger von Entzündungen im kleinen Becken
Mycoplasma pneumoniae weltweit verbreiteter Erreger einer atypischen Pneumonie* und von Infekten der Atemwege und der Hirnhäute; SYN: Eaton-agent
Mycoplasma-pneumoniae-Pneumonie *f* atypischen Pneumonie* durch Mycoplasma pneumoniae; SYN: Mykoplasmapneumonie
My|co|sis *f, pl* **-ses** →Mykose
Mycosis fungoides zu den T-Zell-Lymphomen gehörende chronisch-progrediente Erkrankung, die von der Haut ausgeht und meist auch darauf beschränkt bleibt; SYN: Alibert-Krankheit, Alibert-Bazin-Krankheit, klassische Mycosis fungoides, Mycosis fungoides Alibert-Bazin-Form
Myd|ri|a|sis *f, pl* **-ses** Pupillenweitstellung, Pupillenvergrößerung
Mydriasis alternans wechselseitige Weitstellung der Pupillen bei zentralnervöser Störung; SYN: alternierende Mydriasis, springende Mydriasis
alternierende Mydriasis →Mydriasis alternans
amaurotische Mydriasis Pupillenweitstellung bei Erblindung/Amaurose
Mydriasis paralytica Mydriasis bei Lähmung des Parasympathikus; SYN: paralytische Mydriasis
paralytische Mydriasis →Mydriasis paralytica
Mydriasis spastica Pupillenweitstellung durch Dauerkontraktion des Musculus dilatator pupillae (Pupillenöffner); SYN: spastische Mydriasis
spastische Mydriasis →Mydriasis spastica
spinale Mydriasis →Mydriasis spinalis
Mydriasis spinalis durch Reizung des Centrum ciliospinale hervorgerufene Pupillenweitstellung; SYN: spinale Mydriasis
springende Mydriasis →Mydriasis alternans
Myd|ri|a|ti|cum *nt* →Mydriatikum
Myd|ri|a|ti|kum *nt, pl* **-ka** pupillenerweiternde Substanz; SYN: Mydriaticum
myd|ri|a|tisch *adj* Pupillenerweiterung/Mydriasis verursachend, pupillenerweiternd
My|ek|to|mie *f* operative Muskel(teil)entfernung
Myel-, **myel-** *präf.* →Myelo-
My|e|len|ce|pha|lon *nt, pl* **-la** →Medulla oblongata
My|e|lin *nt* Lipoproteingemisch, das die Myelinscheide der Nervenfasern bildet; SYN: Nervenmark
my|e|lin|arm *adj* nur mit einer dünnen Myelinscheide, markarm, markscheidenarm
my|e|lin|frei *adj* ohne eine Myelinscheide, markfrei, markscheidenfrei, myelinlos
My|e|li|ni|sa|ti|on *f* →Myelogenese
my|e|li|ni|siert *adj* mit einer Myelinscheide, markhaltig
my|e|lin|los *adj* →myelinfrei
my|e|li|no|gen *adj* Myel(in)ogenese betreffend, myelinbildend
My|e|li|no|ge|ne|se *f* →Myelogenese
My|e|li|no|ly|se *f* Myelinauflösung
My|e|li|no|pa|thie *f* pathologische Veränderung der Myelinscheide oder der weißen Hirnsubstanz
my|e|lin|reich *adj* mit einer dicken Myelinscheide, markreich, markscheidenreich
My|e|lin|schei|de *f* aus Myelin* aufgebaute Umhüllung der Axone; SYN: Markscheide
my|e|lin|to|xisch *adj* die Myelinscheide schädigend, myelinschädigend
My|e|li|tis *f, pl* **-ti|den** 1. Rückenmarkentzündung 2. →Osteomyelitis

akute hämorrhagische Myelitis als Folge einer Rückenmarkseinblutung auftretende, meist mehrere Rückenmarksegmente betreffende Schädigung; SYN: Hämatomyelitis, Hämatomyelie

akute Myelitis akut verlaufende entzündliche Rückenmarkserkrankung; i.d.R. eine Myelitis transversa

Myelitis apoplectiformis von den Symptomen einer vollständigen Querschnittslähmung* begleitete, akut auftretende Rückenmarkschädigung; SYN: apoplektiforme Myelitis

apoplektiforme Myelitis →Myelitis apoplectiformis

Myelitis centralis um den Zentralkanal* des Rückenmarks herum lokalisierte entzündliche Schädigung; SYN: zentrale Myelitis

diffuse Myelitis →disseminierte Myelitis

disseminierte Myelitis Rückenmarkentzündung mit diffus verteilten Herden; SYN: diffuse Myelitis

Myelitis necroticans i.d.R. zu einer Querschnittslähmung* führende Rückenmarkschädigung durch (extra-/intra-)medulläre Gefäßmissbildungen; SYN: Foix-Alajouanine-Syndrom, subakute nekrotisierende Myelitis, angiodysplastische Myelomalazie, Varicosis spinalis

subakute nekrotisierende Myelitis →Myelitis necroticans

syphilitische Myelitis im Rahmen der Spätsyphilis* auftretender Rückenmarksbefall

Myelitis transversa zu einer vollständigen Querschnittslähmung* führende, akute bis subakute Rückenmarkentzündung unklarer Genese; SYN: Querschnittsmyelitis

zentrale Myelitis →Myelitis centralis

my|e|li|tisch *adj* Rückenmarkentzündung/Myelitis betreffend, von ihr betroffen oder gekennzeichnet

Myelo-, myelo- *präf.* Wortelement mit der Bedeutung "Mark/Knochenmark/Rückenmark"

My|e|lo|blast|ä|mie *f* Auftreten von Myeloblasten im peripheren Blut

My|e|lo|blas|ten *f* jüngste Vorstufe der Granulozyten

My|e|lo|blas|ten|kri|se *f* →Myeloblastenschub

My|e|lo|blas|ten|leuk|ä|mie *f* Unterform der akuten myeloischen Leukämie*; SYN: akute myeloblastäre Leukämie

My|e|lo|blas|ten|schub *f* massives Auftreten von Myeloblasten in der Endphase der chronisch myeloischen Leukämie*; SYN: Myeloblastenkrise

My|e|lo|blas|to|ma|to|se *f* Vorkommen multipler Myoblastome

My|e|lo|blas|to|se *f* Erhöhung der Myeloblasten im Blut; häufig gleichgesetzt mit Myeloblastenschub*

My|e|lo|de|le|se *f* nach Verletzungen auftretende Höhenbildung im Rückenmark

my|e|lo|de|pres|siv *adj* das Knochenmark hemmend, knochenmarkhemmend

My|e|lo|dys|pla|sie *f* Fehlbildung des Rückenmarks

My|e|lo|en|ce|pha|li|tis *f, pl* **-ti|den** →Myeloenzephalitis

My|e|lo|en|ze|pha|li|tis *f, pl* **-ti|den** Entzündung von Gehirn und Rückenmark; SYN: Enzephalomyelitis, Encephalomyelitis, Myeloencephalitis

my|e|lo|en|ze|pha|li|tisch *adj* Myeloenzephalitis betreffend, von ihr betroffen oder gekennzeichnet; SYN: enzephalomyelitisch

My|e|lo|fi|bro|se *f* zur Gruppe der myeloproliferativen Syndrome gehörende Knochenmarkserkrankung mit Fibrose und Sklerose des Knochenmarks; in der Folge kommt es zu extramedullärer Blutbildung* in Leber und Milz mit Ausbildung einer Hepatosplenomegalie*; SYN: Knochenmarkfibrose, Osteomyelofibrose, Osteomyelosklerose, Myelosklerose

my|e|lo|fu|gal *adj* vom Rückenmark wegführend

my|e|lo|gen *adj* im Knochenmark entstanden, aus dem Knochenmark stammend; SYN: osteomyelogen

My|e|lo|ge|ne|se *f* Markscheidenbildung, Markreifung; SYN: Myelinisation, Myelinogenese

My|e|lo|gra|fie *f* →Myelographie

My|e|lo|gramm *nt* **1.** Röntgenkontrastaufnahme des Wirbelkanals **2.** quantitative Auswertung der Zellen im Knochenmarkausstrich; SYN: Hämatomyelogramm, zentrales Blutbild

My|e|lo|gra|phie *f* Röntgenkontrastdarstellung des Wirbelkanals

my|e|lo|id *adj* **1.** Knochenmark/Medulla ossium betreffend, vom Knochenmark stammend; SYN: knochenmarkähnlich, markartig, myeloisch **2.** Rückenmark/Medulla spinalis betreffend

my|e|lo|isch *adj* **1.** den Myelozyt(en) ähnlich; SYN: myeloid, myelozytenähnlich **2.** Knochenmark/Medulla ossium betreffend, vom Knochenmark stammend; SYN: knochenmarkähnlich, markartig, myeloid

My|e|lom *nt* vom Knochenmark ausgehender Tumor

endotheliales Myelom vom Knochenmark ausgehender, extrem bösartiger Tumor, der v.a. bei Kindern auftritt; SYN: Ewing-Sarkom, Ewing-Knochensarkom

multiples Myelom von einem Zellklon ausgehende monoklonale Gammopathie* und Plasmazellvermehrung im Knochenmark; SYN: Kahler-Krankheit, Huppert-Krankheit, Morbus Kahler, Plasmozytom, plasmozytisches Immunozytom, plasmozytisches Lymphom

My|e|lo|ma|la|zie *f* Rückenmarkerweichung
My|e|lo|me|nin|gi|tis *f, pl* **-ti|den** Entzündung des Rückenmarks und der Rückenmarkshäute; SYN: Meningomyelitis
my|e|lo|me|nin|gi|tisch *adj* Myelomeningitis betreffend, von ihr betroffen oder gekennzeichnet; SYN: meningomyelitisch
My|e|lo|me|nin|go|ze|le *f* →Meningomyelozele
My|e|lo|mo|no|zy|ten|leuk|ä|mie *f* Unterform der akuten myeloischen Leukämie*; SYN: (akute) myelomonozytäre Leukämie
My|e|lo|pa|thie *f* Erkrankung des Rücken- oder Knochenmarks, Rückenmarkerkrankung, Knochenmarkerkrankung
my|e|lo|pa|thisch *adj* Myelopathie betreffend, von ihr betroffen oder durch sie bedingt
my|e|lo|pe|tal *adj* zum Rückenmark hinführend
My|e|lo|po|e|se *f* Entwicklung des Rückenmarks oder der im Rückenmark gebildeten Zellen
my|e|lo|po|e|tisch *adj* Myelopoese betreffend
my|e|lo|pro|li|fe|ra|tiv *adj* durch eine Proliferation des Knochenmarks gekennzeichnet
My|e|lo|ra|di|ku|li|tis *f, pl* **-ti|den** Entzündung von Rückenmark und Spinalnervenwurzeln; SYN: Radikulomyelitis
my|e|lo|ra|di|ku|li|tisch *adj* Myeloradikulitis betreffend, von ihr betroffen oder gekennzeichnet; SYN: radikulomyelitisch
My|e|lo|ra|di|ku|lo|dys|pla|sie *f* Fehlbildung von Rückenmark und Spinalnervenwurzeln
My|e|lo|ra|di|ku|lo|pa|thie *f* Erkrankung von Rückenmark und Nervenwurzeln
My|e|lo|se *f* **1.** degenerativer Rückenmarksprozess **2.** Erhöhung der Myelozyten; SYN: Myelozytose; oft gleichgesetzt mit myeloischer Leukämie*
akute erythrämische Myelose Frühform der akuten myeloischen Leukämie* mit atypischen unreifen Erythroblasten im peripheren Blut; entweder Übergang in ein Erythroleukämie* oder reine Leukämie*; SYN: Di Guglielmo-Krankheit, Di Guglielmo-Syndrom, akute Erythrämie, Erythroblastose des Erwachsenen, akute Erythromyelose
chronische Myelose myeloproliferative Erkrankung, die meist im mittleren Lebensalter beginnt; der Verlauf ist langsam progredient mit schleichendem Beginn; am Ende steht meist ein terminaler Blastenschub*; SYN: chronische myeloische Leukämie, chronische granulozytäre Leukämie
funikuläre Myelose bevorzugt das Hinterstrangsystem und die Pyramidenbahn befallende Entmarkungskrankheit mit neurologischen Ausfällen, Muskelhypotonie, Ataxie, Depression und evtl. Psychose; SYN: Dana-Lichtheim-Krankheit, Lichtheim-Syndrom, Dana-Syndrom, Dana-Lichtheim-Putman-Syndrom, funikuläre Spinalerkrankung
megakaryozytäre Myelose seltene Form der myeloischen Leukämie* mit klonaler Proliferation atypischer Megakaryozyten im Knochenmark; die Thrombozytenzahl ist i.d.R. erhöht; SYN: Megakaryozytenleukämie, megakaryozytäre Myelose, hämorrhagische Thrombozythämie, essentielle Thrombozythämie
My|e|lo|skle|ro|se *f* →Myelofibrose
My|e|lo|szin|ti|gra|fie *f* →Myeloszintigraphie
My|e|lo|szin|ti|gramm *nt* Szintigramm* der Liquorräume des Rückenmarks
My|e|lo|szin|ti|gra|phie *f* Szintigraphie* der Liquorräume des Rückenmarks
My|e|lo|to|mie *f* Rückenmarkschnitt, Rückenmarkdurchtrennung
My|e|lo|to|mo|gra|fie *f* →Myelotomographie
My|e|lo|to|mo|gra|phie *f* Tomographie* des Rückenmarks
my|e|lo|to|xisch *adj* das Knochenmark/ Medulla ossium schädigend, knochenmarkstoxisch, knochenmarkschädigend
My|e|lo|ze|le *f* hernienartiger Vorfall von Rückenmark bei einem Defekt der Wirbelsäule
My|e|lo|zys|to|me|nin|go|ze|le *f* hernienartiger Vorfall von Rückenmark und Rückenmarkhäuten bei einem Defekt der Wirbelsäule
My|e|lo|zys|to|ze|le *f* hernienartiger Vorfall von Rückenmarkhäuten bei einem Defekt der Wirbelsäule
My|e|lo|zyt *m* noch teilungsfähige Vorstufe der Granulozyten im Knochenmark
My|e|lo|zyt|ä|mie *f* Auftreten von Myelozyten im peripheren Blut; SYN: Myelozythämie
My|e|lo|zyt|hä|mie *f* →Myelozytämie
My|e|lo|zy|to|se *f* Erhöhung der Myelozytenzahl im Knochenmark; SYN: Myelose
My|i|a|sis *f, pl* **-ses** durch Fliegenmaden hervorgerufene Erkrankung der Haut oder innerer Organe; SYN: Madenkrankheit
furunkuloide Myiasis in Afrika und Südamerika vorkommende Fliegenmadenkrankheit durch **Dermatobia hominis** und andere Fliegenlarven; kennzeichnend sind furunkuloide Knoten der Subkutis; SYN: Dasselbeule, Beulenmyiasis, Dermatobiasis
Myiasis linearis migrans durch Larven hervorgerufene, stark juckende Dermatitis* mit typischen geröteten Gangstrukturen in der Haut; SYN: Hautmaulwurf, Larva migrans, Kriechkrankheit, creeping disease
My|i|tis *f, pl* **-ti|den** →Myositis
my|i|tisch *adj* →myositisch
Myk-, myk- *präf.* →Myko-
Myk|ä|mie *f* Vorkommen von Pilzen im Blut; SYN: Pilzsepsis, Fungämie, Myzetämie, Myzethämie
My|kid *nt* allergischer Hautausschlag im

M

Rahmen einer Pilzinfektion

Myko-, myko- *präf.* Wortelement mit der Bedeutung "Pilz"

My|ko|bak|te|ri|o|se *f* durch die atypischen Mykobakterien* hervorgerufene, meist tuberkuloseähnlichen Krankheiten mit i.d.R. asymptomatischem Verlauf

My|ko|bak|te|ri|um *nt, pl* **-ri|en** →Mycobacterium

My|ko|lo|gie *f* Pilzkunde

My|ko|plas|ma *nt* →Mycoplasma

My|ko|plas|ma|pneu|mo|nie *f* atypischen Pneumonie* durch Mycoplasma pneumoniae; SYN: Mycoplasma-pneumoniae-Pneumonie

My|ko|se *f* **1.** durch parasitäre Pilze hervorgerufene Infektionskrankheit; man unterscheidet Mykosen der Haut [Dermatomykosen], tiefe Mykosen und Systemmykosen **2.** aus zwei Glukose-Einheiten aufgebautes Disaccharid*, das häufig bei Pilzen und anderen Mikroorganismen vorkommt; SYN: Trehalose

dermale Mykose →subkutane Mykose

kutane Mykose oberflächliche oder tiefe Pilzerkrankung der Haut durch Dermatophyten*, Hefepilze oder Schimmelpilze; SYN: Hautpilz, Hautpilzerkrankung, Dermatomykose, Dermatomycosis

subkutane Mykose tiefere Hautschichten betreffende Pilzerkrankung; SYN: dermale Mykose, tiefe Mykose

tiefe Mykose 1. Pilzerkrankung mit hauptsächlichem Befall innerer Organe; SYN: Systemmykose, viszerale Mykose, Endomykose **2.** tiefere Hautschichten betreffende Pilzerkrankung; SYN: dermale Mykose, subkutane Mykose

viszerale Mykose Pilzerkrankung mit hauptsächlichem Befall innerer Organe; SYN: tiefe Mykose, Systemmykose, Endomykose

my|ko|tisch *adj* Mykose betreffend, von ihr betroffen oder gekennzeichnet, durch sie bedingt

My|ko|to|xi|ko|se *f* Vergiftung durch Pilzgifte/Mykotoxine*

My|ko|to|xin *nt* von Pilzen gebildetes Gift

Myo-, myo- *präf.* Wortelement mit der Bedeutung "Muskel"

My|o|blas|ten *pl* embryonale Zellen, aus denen die Muskelfasern entstehen

My|o|blas|ten|my|om *nt* gutartiger Tumor der quergestreiften Muskulatur; SYN: Myoblastom, Abrikossoff-Geschwulst, Abrikossoff-Tumor, Granularzelltumor

My|o|blas|tom *nt* →Myoblastenmyom

My|o|car|di|tis *f, pl* **-ti|den** →Myokarditis

Myocarditis rheumatica →rheumatische Myokarditis

My|o|car|di|um *nt* →Myokard

My|o|chor|di|tis *f, pl* **-ti|den** Stimmmuskelentzündung

my|o|chor|di|tisch *adj* Stimmmuskelentzündung/Myochorditis betreffend, von ihr betroffen oder gekennzeichnet

My|o|chrom *nt* →Myoglobin

My|o|dy|nie *f* →Myalgie

My|o|dys|tro|phia *f* →Myodystrophie

My|o|dys|tro|phie *f* Oberbegriff für Erbkrankheiten, die durch einen Muskelschwund gekennzeichnet sind; SYN: Myodystrophia, Muskeldystrophie

my|o|e|las|tisch *adj* aus elastischen Fasern und glatten Muskelzellen bestehend

My|o|en|do|kar|di|tis *f, pl* **-ti|den** Entzündung von Myokard und Endokard*

my|o|en|do|kar|di|tisch *adj* Myoendokarditis betreffend, von ihr betroffen oder gekennzeichnet

My|o|e|pi|thel|zel|len *nt* kontraktile Zellen von Drüsenendstücken; SYN: epitheloide Zellen, myoepitheloide Zellen

my|o|fi|bril|lär *adj* Muskelfaser/Myofibrille betreffend

My|o|fi|bril|le *f* Muskelfaser

My|o|fi|bro|se *f* Fibrose des Muskelgewebes mit bindegewebiger Durchsetzung; SYN: Myofibrosis

My|o|fi|bro|sis *f, pl* **-ses** →Myofibrose

Myofibrosis cordis →Myokardfibrose

My|o|fi|bro|si|tis *f, pl* **-ti|den** fibrosierende Muskelentzündung; oft gleichgesetzt mit Perimysitis*

my|o|fi|bro|si|tisch *adj* Myofibrositis betreffend, von ihr betroffen oder gekennzeichnet

My|o|ge|lo|se *f* knotenartige Verhärtung der Muskulatur mit Druck- und Spontanschmerz; meist bedingt durch Fehlbelastung oder entzündliche Prozesse; SYN: Hartspann, Muskelhartspann, Muskelhärte

my|o|gen *adj* vom Muskel(gewebe) ausgehend, in der Muskulatur entstehend

My|o|ge|ne|se *f* Muskelentwicklung

my|o|ge|ne|tisch *adj* Muskelentwicklung/Myogenese betreffend

My|o|glo|bin *nt* dem Hämoglobin verwandtes, sauerstoffbindendes Eiweiß des Muskelgewebes; SYN: Myohämatin, Myochrom, Muskelhämoglobin

My|o|glo|bin|u|rie *f* Myoglobinausscheidung im Harn

my|o|glo|bin|u|risch *adj* Myoglobinurie betreffend, von ihr betroffen oder gekennzeichnet

My|o|glo|bu|lin|ä|mie *f* Vorkommen von Myoglobulin im Blut

My|o|glo|bu|lin|u|rie *f* Myoglobulinausscheidung im Harn

My|o|graf *m* →Myograph

My|o|gra|fie *f* →Myographie

My|o|gramm *nt* bei der Myographie* erhaltene graphische Darstellung

My|o|graph *m* Gerät zur Myographie*

My|o|gra|phie *f* Aufzeichnung der mechanischen oder elektrischen Muskelaktivität

My|o|hä|ma|tin *nt* →Myoglobin

My|o|hy|per|pla|sia *f* Muskelhyperplasie

my|o|id *adj* einem Muskel ähnlich, muskel-

(zellen)ähnlich

My|o|kard *nt* Muskelschicht der Herzwand; ist im linken Ventrikel besonders stark ausgeprägt; SYN: Herzmuskulatur, Myocardium

My|o|kard|a|my|lo|i|do|se *f* zu Kardiomyopathie* und chronischer Herzinsuffizienz* führende, idiopathische oder hereditäre Amyloidose*; SYN: Herzmuskelamyloidose, Herzamyloidose

My|o|kard|a|tro|phie *f* Herzmuskelatrophie

My|o|kard|ent|zün|dung *f* →Myokarditis

My|o|kard|fi|bro|se *f* zu Herzinsuffizienz* führende Fibrose* und Verhärtung des Herzmuskelgewebes; SYN: Herzmuskelsklerose, Herzsklerose, Herzmuskelfibrose, Herzfibrose, Kardiosklerose, Myofibrosis cordis

My|o|kard|hy|per|tro|phie *f* Herzmuskelhypertrophie

my|o|kar|di|al *adj* Herzmuskel/Myokard betreffend

My|o|kard|in|farkt *m* durch einen akuten Sauerstoffmangel ausgelöste Nekrose eines umschriebenen Bezirks der Herzmuskulatur; je nach der Tiefe des Infarktareals unterscheidet man **transmurale** [durch die ganze Wand] und **subendokardiale** Infarkte; SYN: Herzinfarkt, Herzmuskelinfarkt

My|o|kard|in|suf|fi|zi|enz *f* →Herzinsuffizienz

My|o|kar|di|o|pa|thie *f* Oberbegriff für Erkrankungen der Herzmuskulatur, die alle zu Hypertrophie* des Myokards führen; SYN: Kardiomyopathie, Cardiomyopathie

My|o|kar|di|tis *f, pl* **-ti|den** Entzündung der Herzmuskulatur/des Herzmuskels; SYN: Herzmuskelentzündung, Myokardentzündung, Myocarditis

bakterielle Myokarditis akut verlaufende Herzmuskelentzündung, meist im Rahmen einer Septikopyämie*; relativ selten

diphtherische Myokarditis selten gewordene, infekttoxische Herzmuskelentzündung [Diphterietoxin] mit ausgedehnten, herdförmigen Nekrosen

granulomatöse Myokarditis mit der Bildung von Granulomen einhergehende Riesenzellmyokarditis*, mit der sie oft gleichgesetzt wird; SYN: granulomatöse Riesenzellmyokarditis

idiopathische Myokarditis oft tödlich verlaufende Herzmuskelentzündung des Kindesalters; SYN: Fiedler-Myokarditis, akute idiopathische Riesenzellmyokarditis

infektallergische Myokarditis durch eine Überempfindlichkeitsreaktion [Typ IV] ausgelöste Herzmuskelentzündung

infektiös-allergische Myokarditis →infektallergische Myokarditis

infekttoxische Myokarditis durch Erregertoxine hervorgerufene Herzmuskelschädigung; klassische Beispiele sind die diphtherische Myokarditis und die Scharlachmyokarditis*

interstitielle Myokarditis primär das interstitielle Bindegewebe betreffende Myokarditisform

rheumatische Myokarditis häufig im Rahmen eines rheumatischen Fiebers* [ca. 50% der Patienten] auftretende, begleitende Herzmuskelentzündung

toxische Myokarditis durch direkte Toxineinwirkung [Medikamente, Strahlung] hervorgerufene entzündliche Myokardschädigung

my|o|kar|di|tisch *adj* Herzmuskelentzündung/Myokarditis betreffend, von ihr betroffen oder gekennzeichnet

My|o|kard|ne|kro|se *f* i.d.R. lokalisierte Nekrose* des Herzmuskels; meist als ischämische Nekrose* bei einem Myokardinfarkt*; SYN: Herzmuskelnekrose, Herznekrose

My|o|kar|do|se *f* Oberbegriff für nichtentzündliche Herzmuskelerkrankungen

My|o|kard|si|de|ro|se *f* durch Eisenablagerung im Rahmen einer Siderose* hervorgerufene Erkrankung; führt zu Kardiomyopathie* und Herzinsuffizienz*; SYN: Herzmuskelsiderose

My|o|kard|szin|ti|gra|fie *f* →Myokardszintigraphie

My|o|kard|szin|ti|gra|phie *f* Szintigraphie* zur Beurteilung der Myokarddurchblutung

My|o|ki|na|se *f* Enzym, das im Muskel die Reaktion ATP + AMP →2 ADP katalysiert; SYN: Adenylatkinase, AMP-Kinase, A-Kinase

My|o|ki|ne|se *f* Muskelbewegung

my|o|klo|nisch *adj* Myoklonus betreffend

My|o|klo|nus *m, pl* **-ni** schnelles Muskelzucken

My|o|klo|nus|e|pi|lep|sie *f* autosomal-rezessive Epilepsie* mit ausgeprägten Muskelzuckungen; SYN: Lafora-Syndrom, Unverricht-Syndrom, myoklonische Epilepsie

My|o|kol|pi|tis *f, pl* **-ti|den** Entzündung der Scheidenmuskulatur

my|o|kol|pi|tisch *adj* Myokolpitis betreffend, von ihr betroffen oder gekennzeichnet

My|o|lemm *nt* Plasmalemm* der Muskelfaser; SYN: Sarkolemm

My|o|ly|se *f* Muskeldegeneration, Muskelnekrose, Muskelauflösung

My|om *nt* von Muskelgewebe ausgehender gutartiger Tumor; SYN: Myoma

My|o|ma *nt, pl* **-ma|ta** →Myoma

Myoma uteri gutartige Geschwulst der Gebärmuttermuskulatur; SYN: Uterusmyom

My|o|ma|la|zie *f* Muskelerweichung; SYN: Myomalacia

my|o|ma|tös *adj* Myom betreffend, einem Myom ähnlich

My|o|ma|to|se *f* durch multiple Myome gekennzeichnete Veränderung der Gebärmutter

My|om|ek|to|mie *f* Myomentfernung

My|om|e|nu|kle|a|ti|on *nt* Myomausschälung

My|o|me|tri|tis *f, pl* **-ti|den** Entzündung der Gebärmuttermuskulatur; oft gleichgesetzt mit Metritis*; SYN: Myometriumentzündung

my|o|me|tri|tisch *adj* Myometriumentzündung/Myometritis betreffend, von ihr betroffen oder gekennzeichnet

My|o|me|tri|um *nt* Muskelschicht der Gebärmutter, Uterusmuskulatur; SYN: Tunica muscularis uteri

My|o|me|tri|um|ent|zün|dung *f* →Myometritis

My|o|mo|to|mie *f* Inzision eines Myoms

My|o|ne|kro|se *f* Muskelnekrose

my|o|neu|ral *adj* Muskel(n) und Nerv(en) betreffend oder verbindend, von Muskeln und Nerven ausgehend; SYN: myoneuronal, neuromuskulär

my|o|neu|ro|nal *adj* →myoneural

my|op *adj* Kurzsichtigkeit/Myopie betreffend, von ihr betroffen; SYN: kurzsichtig

My|o|pa|ra|ly|se *f* Muskellähmung

My|o|pa|re|se *f* unvollständige Muskellähmung, Muskelschwäche

My|o|pa|thie *f* nicht-entzündliche Muskelerkrankung

my|o|pa|thisch *adj* Myopathie betreffend, von ihr betroffen oder gekennzeichnet

My|o|pe|ri|kar|di|tis *f, pl* **-ti|den** Entzündung von Myokard und Perikard; SYN: Perimyokarditis

my|o|pe|ri|kar|di|tisch *adj* Myoperikarditis betreffend, von ihr betroffen oder gekennzeichnet; SYN: perimyokarditisch

my|o|phob *adj* →musophob

My|o|pho|bie *f* →Musophobie

My|o|phos|pho|ry|la|se|in|suf|fi|zi|enz *f* autosomal-rezessiver, isolierter Mangel an Muskelphosphorylase mit Anreicherung von normalem Glykogen in der Skelettmuskulatur; die betroffenen Patienten [meist Erwachsene] klagen über Muskelschwäche und -krämpfe, sowie rasche Erschöpfung; SYN: McArdle-Syndrom, McArdle-Krankheit, muskuläre Glykogenose, Muskelphosphorylasemangel, Glykogenose Typ V

My|o|pie *f* Kurzsichtigkeit

My|o|plas|ma *nt* Plasma* der Muskelzelle

My|o|plas|tik *f* Muskelplastik; plastische Operation unter Verwendung von Muskelgewebe

my|o|plas|tisch *adj* Myoplastik betreffend

My|or|rha|phie *f* Muskelnaht

My|or|rhe|xis *f* Muskelriss, Muskelruptur

My|o|sal|pin|gi|tis *f, pl* **-ti|den** Entzündung der Muskelschicht des Eileiters

my|o|sal|pin|gi|tisch *adj* Myosalpingitis betreffend, von ihr betroffen oder gekennzeichnet

My|o|sar|co|ma *nt, pl* **-ma|ta** →Myosarkom

My|o|sar|kom *nt* vom Muskelgewebe ausgehender bösartiger Tumor; SYN: Myosarcoma

My|o|si|de|rin *nt* beim Myoglobinzerfall freigesetztes Eisen, das als Pigment abgelagert wird

My|o|sin *nt* stabförmiges Muskeleiweiß, das eine wichtige Rolle bei der Muskelkontraktion spielt

My|o|sin|u|rie *f* Myosinausscheidung im Harn

My|o|si|tis *f, pl* **-ti|den** Entzündung des Muskelgewebes; SYN: Muskelentzündung, Myitis

eitrige Myositis →Myositis purulenta

Myositis fibrosa chronisch interstitielle Muskelentzündung mit Fibrose und Vernarbung

generalisierte Myositis ossificans →Myositis ossificans progressiva

Myositis interstitialis auf das interstitielle Bindegewebe beschränkte Muskelentzündung

interstitielle Myositis →Myositis interstitialis

Myositis ossificans progressiva progredient verlaufende, mit Kalkeinlagerung einhergehende, chronische Myositis

parasitäre Myositis durch Protozoen* oder Metazoen* verursachte Myositis; am bekanntesten ist der Befall mit Trichinella*

Myositis purulenta eitrige Muskelentzündung unterschiedlicher Genese; SYN: Pyomyositis, suppurative Myositis

Myositis purulenta tropica in tropischen Regionen vorkommende, meist bakterielle [Staphylokokken*] Entzündung der Skelettmuskulatur; SYN: tropische Pyomyositis

suppurative Myositis →Myositis purulenta

Myositis trichinosa im Rahmen einer Trichinose* auftretender, schmerzhafter Muskelbefall

my|o|si|tisch *adj* Muskelentzündung/Myositis betreffend, von ihr betroffen oder gekennzeichnet

My|o|skle|ro|se *f* sklerotische Veränderung des Muskelgewebes, Muskelverhärtung

My|o|spas|mus *m* Muskelkrampf, Muskelspasmus

my|o|ta|tisch *adj* durch Muskeldehnung ausgelöst

My|o|ten|di|ni|tis *f, pl* **-ti|den** kombinierte Muskel- und Sehnenentzündung

my|o|ten|di|ni|tisch *adj* Myotendinitis betreffend, von ihr betroffen oder gekennzeichnet

My|o|te|no|to|mie *f* Inzision einer Muskelsehne

My|o|to|mie *f* Muskeldurchtrennung

My|o|to|nie *f* erhöhte Muskelspannung; tonischer Muskelkrampf; SYN: Myotonia

my|o|to|nisch *adj* Myotonie betreffend

my|o|trop *adj* mit besonderer Affinität zu Muskelgewebe, auf die Muskulatur einwirkend

My|o|tro|phie *f* Muskelernährung

My|o|zel|le *f* Vortreten von Muskelgewebe durch eine Faszienlücke; SYN: Muskelhernie, Muskelbruch

My|o|zyt *m* Muskelzelle

My|o|zy|to|ly|se *f* Muskelfaserauflösung
Myring-, myring- *präf.* →Myringo-
My|rin|gek|to|mie *f* Trommelfellentfernung
My|rin|gi|tis *f, pl* **-ti|den** Trommelfellentzündung; SYN: Tympanitis
my|rin|gi|tisch *adj* Trommelfellentzündung/Myringitis betreffend, von ihr betroffen oder gekennzeichnet; SYN: tympanitisch
Myringo-, myringo- *präf.* Wortelement mit der Bedeutung "Trommelfell"
My|rin|go|der|ma|ti|tis *f, pl* **-ti|ti|den** meist mit Blasenbildung einhergehende Entzündung der äußeren Trommelfellhaut
my|rin|go|der|ma|ti|tis *adj* Myringodermatitis betreffend, von ihr betroffen oder gekennzeichnet
My|rin|go|my|ko|se *f* Pilzinfektion des Trommelfells
My|rin|go|plas|tik *f* Trommelfellplastik
My|rin|go|sta|pe|di|o|pexie *f* operative Anheftung des Steigbügels/Stapes an das Trommelfell
My|rin|go|to|mie *f* Trommelfellschnitt; SYN: Parazentese
my|so|phob *adj* Mysophobie betreffend, durch sie gekennzeichnet
My|so|pho|bie *f* krankhafte Angst vor dem Kontakt mit Schmutz oder schmutzigen Gegenständen
my|tho|phob *adj* Mythophobie betreffend, durch sie gekennzeichnet
My|tho|pho|bie *f* krankhafte Angst davor (wissentlich oder unwissentlich) die Unwahrheit zu sagen
Myx-, myx- *präf.* →Myxo-
Myx|a|de|ni|tis *f, pl* **-ti|den** Schleimdrüsenentzündung
Myxadenitis labialis eitrige Form der Cheilitis* glandularis apostematosa; SYN: Baelz-Krankheit, Cheilitis glandularis purulenta superficialis
myx|a|de|ni|tisch *adj* Schleimdrüsenentzündung/Myxadenitis betreffend, von ihr betroffen oder gekennzeichnet
Myx|a|de|nom *nt* Adenom* mit schleimiger Umwandlung der Grundsubstanz
Myxo-, myxo- *präf.* Wortelement mit der Bedeutung "Schleim/Schleimhaut"
My|xo|chon|drom *nt* verschleimtes Chondrom*; SYN: Chondromyxom
Myx|ö|dem *nt* Hypothyreose*, bei der die teigige Veränderung der Hautstruktur im Vordergrund steht; SYN: Myxoedema, Myxodermia diffusa
myx|ö|de|ma|tös *adj* myxödemähnlich, myxödemartig
My|xo|der|mia *f* →Myxodermie
Myxodermia diffusa →Myxödem
Myxodermia papulosa ätiologisch ungeklärte, v.a. Arme, Rumpf und Oberschenkel befallende, papulöse, disseminierte Muzinose*; SYN: Lichen myxoedematosus, Mucinosis papulosa, Mucinosis lichenoides, Lichen fibromucinoidosus
My|xo|der|mie *f* Oberbegriff für Erkrankungen mit Anreicherung von schleimartigen Substanzen im kutanen Bindegewebe; SYN: Muzinose, Mucinosis, Myxodermia
Myx|oe|de|ma *nt* →Myxödem
My|xo|fi|brom *nt* Fibrom* aus Schleim- und Bindegewebe
My|xo|li|pom *nt* Lipom* aus Schleim- und Bindegewebe
My|xom *nt* gutartige Bindegewebsgeschwulst mit schleimiger Grundsubstanz; SYN: Myxoma
My|xo|ma *nt, pl* **-ma|ta** →Myxom
Myxoma sarcomatosum →Myxosarkom
my|xom|ar|tig *adj* →myxomatös
my|xo|ma|tös *adj* Myxom betreffend, in der Art eines Myxoms; schleimbildend, schleimig; SYN: myxomartig
My|xo|ma|to|se *f* Vorkommen multipler Myxome; SYN: Myxomatosis
My|xo|my|ce|tes *pl* →Myxomyzeten
My|xo|my|ko|ta *pl* →Myxomyzeten
My|xo|my|ze|ten *pl* Mikroorganismen, die in der vegetativen Phase als Amöben und in der reproduktiven Phase als Pilze vorliegen; SYN: Schleimpilze, Myxomycetes, Myxophyta, Myxomykota
My|xo|phy|ta *pl* →Myxomyzeten
My|xor|rhea *f* →Myxorrhoe
Myxorrhea gastrica übermäßige Schleimabsonderung des Magens
My|xor|rhoe *f, pl* **-rho|en** übermäßige Schleimabsonderung; SYN: Schleimfluss, Myxorrhea
My|xo|sar|co|ma *nt, pl* **-ma|ta** →Myxosarkom
My|xo|sar|kom *nt* bösartiger Bindegewebstumor mit Schleimproduktion; SYN: Myxosarcoma, Myxoma sarcomatosum
My|xo|vi|ren *nt* RNA-Viren mit Affinität zu den Schleimhäuten; unterteilt in Orthomyxoviridae* und Paramyxoviridae*
My|xo|vi|rus in|flu|en|za *nt* →Influenzavirus
My|xo|zyt *m* Schleimzelle, schleimbildende Zelle
My|zel *nt* Hyphengeflecht der Pilze; SYN: Pilzgeflecht, Myzelium
Myzet-, myzet- *präf.* →Myzeto-
My|zet|ä|mie *f* →Mykämie
My|ze|ten *pl* →Fungi
My|zet|hä|mie *f* →Mykämie
My|ze|tis|mus *m* Vergiftung durch giftige oder verdorbene Pilze; SYN: Pilzvergiftung
Myzeto-, myzeto- *präf.* Wortelement mit der Bedeutung "Pilz"
my|ze|to|gen *adj* durch Pilze verursacht
My|ze|tom *nt* durch verschiedene Pilzarten hervorgerufene, chronisch-granulomatöse Entzündung der Füße und anderer Körperregionen; SYN: Maduramykose, Mycetoma

M

N

Na|bel *m* Umbilicus

Na|bel|blu|tung *f* Blutung aus der Nabelschnur oder Nabelwunde bei Neugeborenen

Na|bel|bruch *m* angeborener oder erworbener Bauchwandbruch durch den Nabelring; SYN: Exomphalos, Umbilikalhernie, Nabelhernie, Exomphalozele, Hernia umbilicalis

Na|bel|ent|zün|dung *f* →Omphalitis

Na|bel|fis|tel *f* angeborene Fistel zwischen Nabel und Ileum [Kotfistel] oder Nabel und Blase [Urinfistel]; meist eine Dottergangsfistel*; SYN: Fistula umbilicalis

Na|bel|gra|nu|lom *nt* Granulationsgewebe am Nabel nach Abstoßen des Nabelschnurrestes

Na|bel|her|nie *f* →Nabelbruch

Na|bel|ring *m* Faserring um den Nabel; SYN: Anulus umbilicalis

Na|bel|schnur *m* Verbindung zwischen Plazenta und Frucht; SYN: Funiculus umbilicalis

Na|bel|schnur|bruch *m* durch eine Verschlussstörung der Bauchwand verursachter Bruch, der Darmteile und Leber in einer Hülle von Amnionepithel enthält; evtl. kombiniert mit anderen Fehlbildungen; SYN: Omphalozele, Exomphalos, Exomphalozele, Hernia funiculi umbilicalis

Na|bel|schnur|kno|ten *pl* **echte Nabelschnurknoten** können sich unter der Geburt zuziehen; **falsche Nabelschnurknoten** sind nur eine Verdickung der Nabelschnur

Na|bel|schnur|schnitt *m* Durchtrennung der Nabelschnur; SYN: Abnabelung, Omphalotomie

Na|bel|schnur|vor|fall *m* Vorfall eines Teils der Nabelschnur unter der Geburt; kann zum Komplikationen [**Nabelschnurkompression**] führen

Na|bel|ve|nen|ent|zün|dung *f* →Omphalophlebitis

Na|bel|zys|te *f* in der Umgebung des Nabels liegende Zyste; meist eine Urachuszyste*

Naboth-Eier *pl* Retentionszysten der Gebärmutterhalsdrüsen; SYN: Ovula Nabothi

Nach|be|las|tung *f* →Nachlast

Nach|ge|burt *f* die nach der Geburt des Kindes ausgestoßenen Reste von Mutterkuchen, Eihäuten und Nabelschnur

nach|ge|burt|lich *adj* postnatal

Nach|ge|burts|pe|ri|o|de *f* die ersten zwei Stunden nach der Geburt des Kindes

Nach|hirn *nt* aus Brücke und Kleinhirn bestehender Teil des Gehirn; SYN: Metenzephalon, Metencephalon

Nach|last *f* Kraftaufwand der Herzmuskulatur zur Überwindung der Widerstände in der Ausstrombahn des linken Ventrikels und des peripheren Kreislaufs; SYN: Nachbelastung, Afterload

Nach|star *m* nach einer Linsenextraktion auftretender Star durch Wachstum verbliebener Linsenzellen; SYN: Cataracta secundaria

Nacht|angst *f* **1.** →Pavor nocturnus **2.** →Nyktophobie

Nacht|blind|heit *f* →Hemeralopie

Nacht|my|o|pie *f* physiologische Kurzsichtigkeit beim Übergang zur Dunkelheit

Nacht|se|hen *nt* durch die Stäbchenzellen der Netzhaut ermöglichtes Sehen bei niedriger Lichtintensität; SYN: Dämmerungssehen, skotopes Sehen, Skotopie, Skotopsie

Nacht|sich|tig|keit *f* angeborene oder erworbene Störung des Sehen bei Tageslicht; SYN: Tagblindheit, Nykteralopie, Nyktalopie

Nach|we|hen *pl* Wehen in den ersten 2–3 Tagen nach der Geburt; durch Stillen verstärkt; SYN: Wochenbettwehen, Stillwehen

Na|del|angst *f* Belonephobie

Na|del|test *m* Tuberkulintest*, bei dem das Tuberkulin mit einem speziellen Stempel in die Haut eingedrückt wird; SYN: Stempeltest, Multipunkturtest, Tine-Test

Naegele-Becken *nt* verengtes Becken durch angeborenes Fehlen eines Kreuzbeinflügels

Naegele-Regel *f* Daumenregel zur Errechnung des wahrscheinlichen Geburtstermins

Naeg|le|ria *f* Gattung parasitischer Amöben

Nae|vo|ba|sa|li|o|ma|to|se *f* autosomal-dominantes Syndrom mit multiplen Basaliomen und Fehlbildungen von Skelettsystem [u.a. Spina bifida, Skoliose] und ZNS; SYN: Gorlin-Goltz-Syndrom, Basalzellnävus-Syndrom, nävoides Basalzellkarzinom-Syndrom, nävoides Basalzellenkarzinom-Syndrom, nävoide Basaliome, Naevobasaliome

Nae|vo|ba|sa|li|o|me *pl* →Naevobasaliomatose

Nae|vus *m, pl* **-vi** →Nävus

Naevus achromicus →Naevus depigmentosus

Naevus acromiodeltoideus →Naevus fuscocoeruleus

Naevus albus →Naevus depigmentosus

Naevus araneus v.a. im Gesicht auftretende, stecknadelkopfgroße Papel mit radiären feinen Gefäßreisern; SYN: Sternnävus, Gefäßspinne, Spider naevus, Spinnennävus

Naevus caeruleus →Naevus coeruleus

Naevus coeruleus gutartige Melanozytenansammlung im Korium; SYN: Naevus caeruleus, blauer Nävus

Naevus deltoideoacromialis →Naevus fuscocoeruleus

Naevus depigmentosus angeborener, fleckiger Pigmentmangel durch eine gestörte Melanozytenfunktion; SYN: hypomelanotischer Nävus, Naevus achromicus, Naevus albus

Naevus epithelioma-cylindromatosus familiär gehäuft auftretender benigner Tumor, v.a. der Kopfhaut [**Turbantumor**]; SYN: Zylindrom, Cylindroma, Spiegler-Tumor, Endothelioma cutis

Naevus flammeus großer tiefroter Gefäßnävus, der oft mit anderen Gefäßneubildungen oder -fehlbildungen assoziiert ist; SYN: Feuermal, Gefäßmal, Portweinfleck, Weinfleck

Naevus fuscocoeruleus meist angeborener, melanozytärer Nävus im Bereich der Schulter und des Oberkörpers; SYN: deltoido-akromiale Melanozytose, Nävus Ito, Ito-Nävus, Naevus acromiodeltoideus/ Syndrom deltoideoacromialis

Naevus fuscocoeruleus acromiodeltoideus →Nävus Ito

Naevus fuscocoeruleus deltoideoacromialis →Nävus Ito

Naevus fuscocoeruleus ophthalmomaxillaris meist bei Frauen auftretender, kongenitaler melanozytärer Nävus, der selten maligne entartet; SYN: Nävus Ota, okulodermale Melanozytose

Naevus naevocellularis gutartiger, pigmentierter Nävus aus Nävuszellen; häufig vorkommender Hauttumor mit nur geringer Tendenz zur Entartung; SYN: Nävuszellnävus, Nävuszellennävus, Nävozytennävus

Naevus pellinus →Naevus pigmentosus et pilosus

Naevus pellitus →Naevus pigmentosus et pilosus

Naevus pigmentosis pigmentierter Nävuszellnävus*; SYN: Pigmentnävus

Naevus pigmentosus et pilosus dunkel pigmentierter, stark behaarter Nävus; SYN: Tierfellnävus. Naevus pellinus, Naevus pellitus

Naevus verrucosus harter keratotischer Nävus mit dunkelbrauner, warziger Oberfläche, der schon bei der Geburt vorhanden sein kann; SYN: hyperkeratotischer Nävus, harter Nävus, harter epidermaler Nävus

Nae|vus|zell|nae|vus|syn|drom, hereditäres *nt* →Nävusdysplasie-Syndrom

Naffziger-Syndrom *nt* →Halsrippensyndrom

Na|gel *m* Unguis

hippokratische Nägel gewölbte Nägel bei chronischem Sauerstoffmangel; SYN: Uhrglasnägel, Unguis hippocraticus

Na|gel|angst *f* Aichmophobie*

Na|gel|bett|ent|zün|dung *f* Onychia*

Na|gel|dys|tro|phie *f* erworbene Entwicklungsstörung der Nägel; SYN: Onychodystrophie, Dystrophia unguium

Na|gel|my|ko|se *f* meist die Fußnägel betreffende Pilzinfektion mit Dermatophyten*; SYN: Onychomykose, Onychomycosis, Tinea unguium

Nagel-Patella-Syndrom *nt* Fehlbildungssyndrom mit Unterentwicklung oder Fehlen von Finger- und Zehennägel und der Kniescheibe; SYN: Osteoonychodysplasie, Osteoonychodysostose, Onycho-osteodysplasie

Na|gel|puls *m* s.u. Kapillarpuls

Na|ger|pest *f* →Tularämie

Nager-Reynier-Syndrom *nt* autosomal vererbtes Syndrom mit Gesichts-, Kiefer- und Ohrmuschelfehlbildungen; SYN: Nager-Syndrom, Reynier-Nager-Syndrom, Dysostosis mandibularis

Nager-Syndrom *nt* →Nager-Reynier-Syndrom

Na|ger|tu|ber|ku|lo|se *f* s.u. Pseudotuberkulose

NAG-Vibrionen *pl* nicht durch Antiserum gegen das O-1-Gruppenantigen agglutinierbare Vibrionen; nur selten Erreger choleraartiger Durchfallerkrankungen; SYN: nicht-agglutinable Vibrionen, Vibrio cholerae non-01

Nah|ein|stel|lungs|re|ak|ti|on *f* →Naheinstellungsreflex

Nah|ein|stel|lungs|re|flex *m* automatische Veränderung der Pupillengröße beim Übergang von Fernsehen zu Nahsehen; SYN: Naheinstellungsreaktion, Akkommodationsreflex

Nah|punkt *m* der dem Auge am nächsten gelegene Punkt, der bei maximaler Akkommodation noch scharf gesehen werden kann; SYN: Punctum proximum

Nähr|a|gar *m/nt* durch Agarzusatz verfestigter Nährboden für Bakterien oder Pilze
Nähr|bö|den *pl* spezielle Substrate zur Züchtung von Bakterien oder Pilzen
Nähr|bouil|lon *f* flüssiger Nährboden für Bakterien oder Pilze; SYN: Nährbrühe, Bouillon
Nähr|brü|he *f* →Nährbouillon
Nähr|scha|den *m* durch fehlerhafte Nahrungszusammensetzung verursachte Gedeihstörung von Säuglingen und Kleinkindern
Nah|rungs|mit|tel|al|ler|gie *f* allergische Reaktion durch Bestandteile der Nahrung [meist Eiweiße]
Naht *f* **1.** Knochennaht, Sutura **2.** Wiedervereinigung von Geweben nach traumatischer oder operativer Durchtrennung mit speziellem Nahtmaterial
Naht|kno|chen *pl* gelegentlich vorkommende Knochen innerhalb der Schädelnähte; SYN: Schaltknochen, Ossa suturalia
Na^+/K^+-ATPase *f* membrangebundenes Enzym, das Kaliumionen im Austausch gegen Natriumionen in die Zelle transportiert
Nan-, nan- *präf.* Wortelement mit der Bedeutung "klein/winzig"
NANB-Hepatitis *f* →Non-A-Non-B-Hepatitis
Na|nis|mus *m* →Nanosomie
Nan|nis|mus *m* →Nanosomie
Nan|no|so|mie *f* →Nanosomie
Nano-, nano- *präf.* Wortelement mit der Bedeutung **1.** "klein/winzig" **2.** "milliardstel"
na|no|mel *adj* Nanomelie betreffend, von ihr betroffen oder gekennzeichnet; SYN: mikromel
Na|no|me|lie *f* angeborene Kleinheit von Gliedmaßen; SYN: Mikromelie
Na|no|so|mie *f* Verminderung des Längenwachstums mit einer Körpergröße unterhalb der 3. Perzentile der Wachstumskurve; SYN: Minderwuchs, Zwergwuchs, Nanismus, Nannismus
Napf|ge|lenk *nt* →Nussgelenk
Napf|ku|chen|i|ris *f* Vorwölbung der Iris bei Verklebung mit der Linse und Sekundärglaukom; SYN: Iris bombans, Iris bombata
Narath-Hernie *f* Schenkelhernie* mit Bruchsack in der Lacuna* vasorum
Nar|be *f* aus Granulationsgewebe entstehendes gefäßarmes, derbes Bindegewebe; SYN: Cicatrix, Zikatrix
Nar|ben|bruch *m* Bauchwandhernie im Bereich einer Operationsnarbe; SYN: Narbenhernie
Nar|ben|her|nie *f* →Narbenbruch
Nar|ben|ke|lo|id *nt* auf Narben entstehendes Keloid*
Nar|ben|kon|trak|tur *f* durch Narbenbildung bedingte Kontraktur*
Nar|ben|nie|re *f* durch Vernarbung von Infarktgebieten entstandene Schrumpfniere*; SYN: narbige Schrumpfniere
Nar|ben|pte|ry|gi|um *nt* auf die Bindehaut übergreifende narbige Bindehautduplikatur; SYN: Pseudopterygium, Pterygium conjunctivae
Nar|ben|sko|li|o|se *f* durch Narbenzug hervorgerufene Skoliose*
Na|res *pl* Nasenlöcher
Narko-, narko- *präf.* Wortelement mit der Bedeutung "Lähmung/Erstarrung/Narkose/Betäubung"
Nar|ko|hyp|no|se *f* Sonderform der Hypnose, bei der zuerst ein Narkotikum (Schlafmittel) verabreicht wird
Nar|ko|lep|sie *f* Erkrankung mit unüberwindlichem Schlafzwang am Tage
nar|ko|lep|tisch *adj* Narkolepsie betreffend, von ihr betroffen oder gekennzeichnet
Nar|ko|se *f* durch Narkotika herbeigeführte reversible, künstliche Bewusstlosigkeit und Schmerzlosigkeit; SYN: Vollnarkose, Allgemeinnarkose, Allgemeinanästhesie
Nar|ko|se|gas *nt* gasförmiges Markosemittel
Nar|ko|ti|kum *nt, pl* **-ka** Betäubungsmittel, Narkosemittel; SYN: Anästhetikum
nar|ko|tisch *adj* **1.** Narkose betreffend, eine Narkose herbeiführend **2.** berauschend, betäubend
Nar|ziss|mus *m* Selbstliebe
nar|ziss|tisch *adj* Narzissmus betreffend
Nas-, nas- *präf.* →Naso-
na|sal *adj* Nase/Nasus betreffend
Na|se *f* Nasus
Na|sen|at|mung *f* physiologische Form der Atmung
Na|sen|a|tre|sie *f* angeborener Verschluss des Nasengangs; SYN: Atresia nasi, Atretorrhinie, Nasengangsatresie
Na|sen|gangs|a|tre|sie *f* →Nasenatresie
Na|sen|heil|kun|de *f* Teilgebiet der Hals-Nasen-Ohrenheilkunde, das sich mit den Erkrankungen der Nase befasst; SYN: Rhinologie
Na|sen|höh|le *f* Cavitas nasi
Na|sen|höh|len|spie|ge|lung *f* →Nasenspiegelung
Na|sen|hör|rohr *nt* spezielles Hörrohr zur Auskultation von Nasengeräuschen; SYN: Phonendoskop, Hörschlauch
Na|sen|ka|tarr *m* →Nasenkatarrh
Na|sen|ka|tarrh *m* →Rhinitis
Nasen-Lid-Falte *f* Hautfalte, die den inneren Lidwinkel verdeckt; SYN: Plica palpebronasalis
Na|sen|mu|schel *f* →Concha nasalis
Na|sen|mu|schel|re|sek|ti|on *f* operative Entfernung einer Nasenmuschel; SYN: Turbinektomie, Konchektomie
Na|sen|ne|ben|höh|len *pl* luftgefüllte, mit Schleimhaut ausgekleidete Hohlräume, die mit der Nase in Verbindung stehen; SYN: Nebenhöhlen, Sinus paranasales
Na|sen|ne|ben|höh|len|ent|zün|dung *f* →Sinusitis
Na|sen|ra|chen|fi|brom *nt* lokal wachsender Tumor des Nasenrachens, der meist zwischen dem 10. und 20. Lebensjahr auftritt;

SYN: juveniles Nasenrachenfibrom, Schädelbasisfibrom, Basalfibroid, Basalfibrom
Nasen-Rachen-Katarr *m* →Nasen-Rachen-Katarrh
Nasen-Rachen-Katarrh *m* →Rhinolaryngitis
Na|sen|ra|chen|raum *m* →Nasopharynx
Na|sen|ra|chen|ent|zün|dung *f* →Nasopharyngitis
Na|sen|schleim|haut|ent|zün|dung *f* →Rhinitis
Na|sen|spe|ku|lum *nt* →Nasenspiegel
Na|sen|spie|gel *m* Nasenspekulum, Rhinoskop
Na|sen|spie|ge|lung *f* direkte Untersuchung der Nasenhöhle mit einem Nasenspiegel oder Endoskop*; SYN: Nasenhöhlenspiegelung, Rhinoskopie, Rhinoscopia
Na|sen|stein *m* meist durch Fremdkörper [Erdnüsse] induzierte Steinbildung, die zu chronischer Reizung und meist einseitigem, eitrigem Ausfluss führt; SYN: Rhinolith
Na|sen|wurm *m* Linguatula serrata; s.u. Linguatuliasis
Naso-, **naso-** *präf.* Wortelement mit der Bedeutung "Nase"
na|so|an|tral *adj* Nase und Kieferhöhle/Sinus maxillaris betreffend oder verbindend
Na|so|an|tri|tis *f, pl* **-ti|den** Entzündung von Nase/Nasenhöhle und Kieferhöhle
na|so|an|tri|tisch *adj* Nasoantritis betreffend, von ihr betroffen oder gekennzeichnet
na|so|fu|gal *adj* von der Nase wegführend
na|so|la|bi|al *adj* Nase und (Ober-)Lippe betreffend oder verbindend; SYN: labionasal
Na|so|la|bi|al|fal|te *f* →Nasolabialfurche
Na|so|la|bi|al|fur|che *f* schräge Furche vom Nasenflügel zum Mundwinkel; SYN: Nasolabialfalte, Sulcus nasolabialis
na|so|la|kri|mal *adj* Nase und Tränenapparat betreffend oder verbindend
na|so|ma|xil|lär *adj* Nase und Oberkiefer/Maxilla betreffend oder verbindend
na|so|pe|tal *adj* zur Nase hinführend
na|so|pha|ryn|ge|al *adj* Nase und Rachen/Pharynx betreffend oder verbindend; Nasenrachen/Nasopharynx betreffend; SYN: epipharyngeal, rhinopharyngeal, pharyngonasal
Na|so|pha|ryn|ge|al|tu|bus *m* durch die Nase in den Rachen eingeführter Tubus zur Freihaltung der Atemwege
Na|so|pha|ryn|gi|tis *f, pl* **-ti|den** Entzündung des Nasenrachens; SYN: Nasenrachenentzündung, Epipharynxentzündung, Nasopharynxentzündung, Epipharyngitis, Rhinopharyngitis
na|so|pha|ryn|gi|tisch *adj* Nasenrachenentzündung/Nasopharyngitis betreffend, von ihr betroffen oder gekennzeichnet
Na|so|pha|ryn|go|la|ryn|go|skop *nt* flexibles Endoskop* zur Untersuchung von Nasenrachen und Kehlkopf
Na|so|pha|ryn|go|skop *nt* flexibles Endoskop* zur Untersuchung des Nasenrachens
Na|so|pha|rynx *m* Raum zwischen Nasenhöhle und Rachen; SYN: Nasenrachenraum, Rhinopharynx, Epipharynx, Pars nasalis pharyngis
Na|so|pha|rynx|ent|zün|dung *f* →Nasopharyngitis
na|so|tra|che|al *adj* Nase und Luftröhre/Trachea betreffend; *(Intubation)* durch die Nasenhöhle in die Luftröhre
Na|so|tra|che|al|tu|bus *m* durch die Nase in die Luftröhre eingeführter Tubus
Nass|kei|me *pl* Bakterien, die sich gut im feuchten Milieu vermehren
Na|sus *f, pl* **-si** Nase
nas|zie|rend *adj* entstehend, freiwerdend
na|tal *adj* Geburt betreffend
Na|ta|li|tät *f* Geburtenziffer, Geburtenhäufigkeit
Na|tes *pl* Gesäß, Hinterbacken; SYN: Clunes
na|tiv *adj* natürlich, unverändert
Na|tiv|auf|nah|me *f* Röntgenaufnahme ohne Kontrastmittel; SYN: Leeraufnahme, Röntgenleeraufnahme
Na|tiv|prä|pa|rat *nt* ungefärbtes und nichtfixiertes Gewebepräparat
Na|tri|um *nt* extrem reaktionsfähiges Alkalimetall; wichtiges Metall des Körpers
Na|tri|um|al|gi|nat *nt* Natriumsalz der Alginsäure; SYN: Algin
Na|tri|um|chlo|rid *nt* Kochsalz
Na|tri|um|hy|dro|xid *nt* stark alkalisches Ätzmittel; bildet beim Lösen in Wasser **Natronlauge**; SYN: Ätznatron
Na|tri|um|pum|pe *f* physiologische Bezeichnung für die Na^+/K^+-ATPase*
Na|tri|um|te|tra|bo|rat *nt* nur noch selten verwendetes Natriumsalz der Borsäure; SYN: Borax
Na|tri|u|re|se *f* Natriumausscheidung im Harn
na|tri|u|re|tisch *adj* Natriurese betreffend oder fördernd
Na|tri|u|rie *f* Natriumausscheidung im Harn
Na|tron|lau|ge *f* s.u. Natriumhydroxid
Na|tur|heil|kun|de *f* Lehre von der Verwendung natürlicher Heilmittel [Licht, Wasser, Wärme, Heilpflanzen] zur Vorbeugung gegen und Behandlung von Krankheiten
Nau|pa|thie *f* Seekrankheit; SYN: Naupathia
Nau|sea *f* Übelkeit, Brechreiz
na|vi|ku|lar *adj* bootförmig, kahnförmig
Na|vi|ku|la|re *nt* kahnförmiger Fußwurzelknochen; SYN: Kahnbein, Os naviculare
Na|vi|ku|lar|frak|tur *f* Fraktur des Os* navikulare
Nävo-, **nävo-** *präf.* Wortelement mit der Bedeutung "Mal/Muttermal/Nävus"
Nä|vo|blas|tom, ma|lig|nes *nt* →malignes Melanom
nä|vo|id *adj* nävusähnlich, nävusartig
Nä|vo|kar|zi|nom *nt* →malignes Melanom
Nä|vo|zy|ten|nä|vus *m, pl* **-vi** →Nävuszellnävus
nä|vo|zy|tisch *adj* aus Nävuszellen bestehend
Nä|vus *m, pl* **-vi** unscharf definierte Bezeich-

N

nung für angeborene oder später auftretende Hautveränderungen mit Überentwicklung oder [selten] Unterentwicklung eines Teiles der Haut; meist gleichgesetzt mit Nävuszellnävus*; SYN: Mal, Muttermal, Naevus

amelanotischer Nävus Nävuszellnävus* ohne Pigmenteinlagerung

blauer Nävus →Naevus coeruleus

harter Nävus →hyperkeratotischer Nävus

harter epidermaler Nävus →hyperkeratotischer Nävus

hyperkeratotischer Nävus harter keratotischer Nävus mit dunkelbrauner, warziger Oberfläche, der schon bei der Geburt vorhanden sein kann; SYN: harter Nävus, harter epidermaler Nävus, Naevus verrucosus

hypomelanotischer Nävus angeborener, fleckiger Pigmentmangel durch eine gestörte Melanozytenfunktion; SYN: Naevus achromicus, Naevus depigmentosus, Naevus albus

Nävus Ito →Naevus fuscocoeruleus

junktionaler Nävus Nävuszellnävus* im Übergangsbereich von Dermis* und Epidermis*; SYN: Grenznävus, Übergangsnävus, Abtropfungsnävus, Junktionsnävus

Nävus Ota meist bei Frauen auftretender, kongenitaler melanozytärer Nävus, der selten maligne entartet; SYN: okulodermale Melanozytose, Naevus fuscocoeruleus ophthalmomaxillaris

Nävusdysplasie-Syndrom *nt* autosomal-dominantes Auftreten dysplastischer Nävuszellnävi und maligner Melanome; SYN: BK-mole-Syndrom, BK-Naevussyndrom, hereditäres dysplastisches Naevuszellnaevussyndrom, FAMM-Syndrom

Nälvuslzellenlnälvus *m, pl* **-vi** →Nävuszellnävus

Nälvuslzelllnälvus *m, pl* **-vi** gutartiger, pigmentierter Nävus aus Nävuszellen; häufig vorkommender Hauttumor mit nur geringer Tendenz zur Entartung; SYN: Nävuszellennävus, Nävozytennävus, Naevus naevocellularis

Ne-, ne- *präf.* →Neo-

Nelarlthrolse *f* Gelenkneubildung, z.B. nach Fraktur oder Luxation

Nelbellselhen *nt* →Nephelopsie

Nelbenlbauchlspeilchelldrülse *f* →Nebenpankreas

Nelbenleilerlstock *m* entwicklungsgeschichtlich dem Nebenhoden des Mannes entsprechender kranialer Rest der Urniere; liegt unter der Tube zwischen den Blättern des Ligamentum* latum uteri; SYN: Parovarium, Rosenmüller-Organ, Epoophoron

Nelbenlholden *m* Abschnitt der ableitenden Samenwege, in dem die Spermien ausreifen; SYN: Epididymis

Nelbenlholdenlentlzünldung *f* →Epididymitis

Nelbenlholdenlgang *m* 4–5 m langer Epithelschlauch, der zusammengeknäult Kopfteil, Körper und Schwanz des Nebenhodens bildet; geht in den Samenleiter über; SYN: Ductus epididymidis

Nelbenlholdenlhyldaltilde *f* Rest des Urnierenkanälchen am Nebenhodenkopf; SYN: Appendix epididymidis

Nelbenlhöhllen *pl* →Nasennebenhöhlen

Nelbenlhöhllenlentlzünldung *f* →Sinusitis

Nelbenlmilz *f* versprengtes Milzgewebe; SYN: Splen accessorius, Lien accessorius

Nelbenlnielre *f* dem oberen Nierenpol aufsitzende endokrine Drüse, die in zwei unterschiedliche Teile [Nebennierenrinde*, Nebennierenmark*] unterteilt ist; SYN: Glandula suprarenalis

Nelbenlnielrenlentlzünldung *f* Adrenalitis

Nelbenlnielrenlhylperlplalsie *f* →Nebennierenrindenhyperplasie

primäre chronische Nebenniereninsuffizienz durch eine fehlende oder verminderte Hormonproduktion der Nebennierenrinde ausgelöstes Krankheitsbild mit u.a. Müdigkeit, Schwäche, Gewichtsverlust und Hyperpigmentierung der Haut; SYN: Addison-Krankheit, Morbus Addison, Bronzekrankheit, Bronzehautkrankheit, primäre chronische Nebennierenrindeninsuffizienz

Nelbenlnielrenlmark *nt* das von der Nebennierenrinde umgebene Mark aus Ganglienzellen und Nervenfasern; bildet die Nebennierenhormone Adrenalin* und Noradrenalin*; SYN: Medulla glandulae suprarenalis

Nelbenlnielrenlrinlde *f* äußere Schicht der Nebenniere, die die Nebennierenrindenhormone* bildet; SYN: Cortex glandulae suprarenalis

Nelbenlnielrenlrinldenlaldelnom *nt* gutartiger, endokrin aktiver Tumor der Nebennierenrinde

Nelbenlnielrenlrinldenlaltrolphie *f* Schwund der Nebennierenrinde bei Ausfall der ACTH-Bildung

Nelbenlnielrenlrinldenlhorlmolne *pl* in der Nebennierenrinde gebildete Steroidhormone [Glucocorticoide*, Mineralocorticoide*, androgene Hormone*]; SYN: NNR-Hormone

Nelbenlnielrenlrinldenlhylperlplalsie *f* meist durch eine gesteigerte ACTH-Bildung in der Hypophyse hervorgerufene Vergrößerung der Nebennierenrinde

Nelbenlnielrenlrinldenlinlsuflfilzilenz *f* verminderte Bildung von Nebennierenrindenhormen; SYN: NNR-Insuffizienz, Hypoadrenokortizismus, Hypokortikalismus, Hypokortizismus

primäre chronische Nebennierenrindeninsuffizienz durch eine fehlende oder verminderte Hormonproduktion der Neben-

N

nierenrinde ausgelöstes Krankheitsbild mit u.a. Müdigkeit, Schwäche, Gewichtsverlust und Hyperpigmentierung der Haut; SYN: Addison-Krankheit, Morbus Addison, Bronzekrankheit, Bronzehautkrankheit, primäre chronische Nebenniereninsuffizienz

Nelbenlnielrenltulberlkullolse *f* v.a. die Rinde betreffende, meist beidseitige, verkäsende Tuberkulose*

Nelbenlpanlkrelas *nt* gelegentlich vorkommendes, versprengtes Pankreasgewebe; SYN: Nebenbauchspeicheldrüse, Pancreas accessorium

Nelbenlplalzenlta *f* Plazentavariante mit getrennt von der Hauptplazenta sitzenden Kotyledonen; SYN: Placenta succenturiata

Nelbenlpolcken *pl* →Melkerpocken

Nelbenlschildldrülse *f* etwa erbsengroße, hinter der Schilddrüse liegende endokrine Drüsen [**Glandula parathyroidea inferior, superior**], die über das Parathormon* den Kalzium- und Phosphathaushalt regulieren; SYN: Epithelkörperchen, Parathyroidea, Parathyreoidea, Glandula parathyroidea

Nelbenlschildldrülsenlinlsuflfilzilenz *f* Unterfunktion der Nebenschilddrüsen; SYN: Hypoparathyroidismus, Hypoparathyreoidismus, Hypoparathyreose

Nelbenlwirlkung *f* therapeutisch nicht erwünschte Wirkung eines Arzneimittels, die zur Änderung oder Absetzen der Therapie führen kann; SYN: unerwünschte Arzneimittelwirkung

Nelbenlwirt *m* Wirt, der dem Parasiten keine optimalen Lebensbedingungen bietet

Nelbenlzelllen *pl* schleimbildende Zellen der Magenschleimhaut

Nelbulla *f* leichte Hornhauttrübung; SYN: Nubecula, Nubekula

Nelcaltor almelrilcalnus *m* v.a. in den Tropen vorkommender Dünndarmparasit, der eine Ankylostomiasis* verursachen kann; SYN: Todeswurm

neck dissection *f* Ausräumung der Halslymphknoten und Entfernung von Muskel- und Gefäßstrukturen; SYN: Halsdissektion

Neck-Odelberg-Syndrom *nt* aseptische Nekrose* der Verbindung von Schambein und Sitzbein

Necro-, **necro-** *präf.* Wortelement mit der Bedeutung "tot/gestorben/Leiche"

Nelcrolbilolsis *f, pl* **-ses** →Nekrobiose

Nelcrollylsis *f, pl* **-ses** →Nekrolyse

Nelcrolsis *f, pl* **-ses** →Nekrose

Nelgaltilvum *nt, pl* **-va** negative Eigenschaft, Negativfaktor

Negelein-Ester *m* energiereiches Zwischenprodukt der Glykolyse; SYN: 1,3-Diphosphoglycerat

Nelgielren *nt* Verneinung, Verneinen, Verleugnen

Negri-Körperchen *pl* Einschlusskörperchen in Gehirnzellen bei Tollwut

Nehb-Ableitungen *pl* Brustwandableitungen des EKGs

Neislselria *f* Gattung gramnegativer Kugelbakterien

Neisseria gonorrhoeae unbewegliche Diplokokken; Erreger der Gonorrhoe*; SYN: Gonokokkus, Gonococcus

Neisseria meningitidis gramnegative Diplokokken; Erreger der Meningokokkenmeningitis*; SYN: Meningokokke, Meningococcus

Neislselrilalcelae *pl* Familie gramnegativer Bakterien, zu der u.a. Neisseria* und Moraxella* gehören

Nekro-, **nekro-** *präf.* Wortelement mit der Bedeutung "tot/gestorben/Leiche"

Nelkrolbilolse *f* Übergangsstadium von Leben zu Zelltod; SYN: Necrobiosis

nelkrolbiloltisch *adj* Gewebstod/Nekrobiose betreffend, von ihr betroffen oder gekennzeichnet, durch sie bedingt

nelkrolgen *adj* in toter Materie lebend, aus toter Materie stammend; Nekrose hervorrufend

Nelkrollolgie *f* Lehre von den Todesursachen

Nelkrollylse *f* Gewebenekrose mit Auflösung; SYN: Necrolysis

nelkrolphag *adj* (*biolog.*) sich ausschließlich von toten Organismen ernährend; SYN: aasfressend

Nelkrolphalnelrolse *f* Auftreten sichtbarer Veränderungen bei Nekrose*

nelkrolphil *adj* mit besonderer Affinität zu nekrotischem Gewebe

Nelkrolphillie *f* Drang zu sexuellen Handlungen an Leichen

nelkrolphob *adj* Nekrophobie betreffend, durch sie gekennzeichnet

Nelkrolpholbie *f* krankhafte Angst vor toten Körpern

Nelkroplsie *f* Leicheneröffnung; SYN: Obduktion, Autopsie

Nelkrolse *f* lokaler Zell- oder Gewebstod im lebenden Organismus; SYN: Necrosis

aseptische Nekrose nicht durch Erreger hervorgerufene Nekrose; oft gleichgesetzt mit avaskulärer Nekrose

avaskuläre Nekrose Nekrose als Folge von akutem oder chronischem Sauerstoffmangel; SYN: spontane Nekrose; aseptische Nekrose

gangräne Nekrose Gewebsuntergang mit Nekrose, Autolyse und schwärzlicher Verfärbung; SYN: Gangrän, Brand, Gangraena

gangränöse Nekrose schwer von einer Gangrän* abzugrenzende Nekrose

ischämische Nekrose durch Ischämie bedingte Nekrose

kernlose Nekrose Nekrose mit Verlust des Zellkerns

purulente Nekrose eitrige Nekrose
septische Nekrose durch eine Bakterien- oder Pilzinfektion ausgelöste Nekrose
spontane Nekrose →avaskuläre Nekrose
verkäsende Nekrose Koagulationsnekrose* mit Bildung käseartiger Massen von zäher, gelblicher Konsistenz; häufig bei Tuberkulose*; SYN: verkäsende Degeneration, Verkäsung

Ne|kros|ek|to|mie *f* →Nekrotomie

Ne|kro|sper|mie *f* →Nekrozoospermie

ne|kro|tisch *adj* Nekrose betreffend, *(Gewebe)* in Nekrose übergegangen; SYN: brandig, abgestorben

ne|kro|ti|sie|rend *adj* in Nekrose übergehend, Nekrose auslösend, nekrotisch werden; SYN: absterben

Ne|kro|to|mie *f* Ausschneidung von totem Gewebe, Nekroseexzision, Nekroseentfernung; SYN: Nekrosektomie

Ne|kro|zo|o|sper|mie *f* Unbeweglichkeit aller Spermien im Ejakulat; SYN: Nekrospermie

Nelson-Test *m* Syphilistest, bei dem Syphiliserreger durch Antikörper im Testserum immobilisiert werden; SYN: Treponema-Pallidum-Immobilisationstest, TPI-Test

Ne|ma|lin|my|o|pa|thie *f* seltene, autosomal-dominant vererbte Muskelschwäche

Nemat-, nemat- *präf.* →Nemato-

Ne|ma|thel|min|thes *pl* zu den Fadenwürmern zählende Parasiten; zu ihnen gehören u.a. die Klassen Nematodes* und Acanthocephala*; SYN: Schlauchwürmer, Rundwürmer, Aschelminthes

Nemato-, nemato- *präf.* Wortelement mit der Bedeutung "Faden/Schlauch"

Ne|ma|to|da *pl* fadenförmige, runde Würmer, die sich i.d.R. durch Eier vermehren, zum Teil auch lebendgebährend; wichtige Gattungen sind u.a. Ankylostoma*, Ascaris*, Dracunculus*, Trichinella*, Onchocerca*; SYN: Nematoden, Nematodes, Fadenwürmer

Ne|ma|to|den *pl* →Nematoda

Ne|ma|to|den|in|fek|ti|on *f* →Nematosis

Ne|ma|to|des *pl* →Nematoda

Ne|ma|to|di|a|sis *f, pl* **-ses** →Nematosis

Ne|ma|to|sis *f, pl* **-ses** durch Fadenwürmer hervorgerufene Infektionskrankheit; SYN: Nematodeninfektion, Nematodiasis

Ne|ma|to|zid *nt* nematoden(ab)tötendes Mittel

ne|ma|to|zid *adj* nematoden(ab)tötend

Neo-, neo- *präf.* Wortelement mit der Bedeutung "neu/jung"

Ne|o|ce|re|bel|lum *nt* stammesgeschichtlich jüngster Teil des Kleinhirns; SYN: Neozerebellum

Ne|o|cor|tex *m* stammesgeschichtlich jüngster Teil der Großhirnrinde; SYN: Neokortex

Ne|o|ge|ne|se *f* Neubildung, Regeneration von Gewebe oder Organen

ne|o|ge|ne|tisch *adj* Neubildung/Regeneration/Neogenese betreffend; SYN: regeneratorisch

Ne|o|kor|tex *m* →Neocortex

ne|o|kor|ti|kal *adj* Neokortex betreffend

Ne|o|la|lie *f* häufiger Gebrauch von Wortneubildungen [**Neologismen**]

Ne|o|lo|gis|mus *m* Wortneubildung

ne|o|morph *adj* neugeformt

Ne|on *nt* Edelgas

ne|o|na|tal *adj* die Neugeborenenperiode betreffend, in der Neugeborenenperiode auftretend; SYN: neugeboren

Ne|o|na|tal|sterb|lich|keit *f* Sterblichkeit in der Neugeborenenperiode; SYN: Neugeborenensterblichkeit

Ne|o|na|to|lo|ge *m* Arzt für Neonatologie*

Ne|o|na|to|lo|gie *f* Teilgebiet der Kinderheilkunde, das sich mit der Physiologie und den Erkrankungen der Neugeborenen beschäftigt

Ne|o|na|to|lo|gin *f* Ärztin für Neonatologie*

Ne|o|pla|sie *f* Gewebeneubildung
multiple endokrine Neoplasie durch eine Adenombildung in verschiedenen endokrinen Düsen gekennzeichnetes Syndrom; meist autosomal-dominant vererbt; SYN: multiple endokrine Adenopathie, pluriglanduläre Adenomatose, multiple endokrine Adenomatose

Ne|o|plas|ma *nt* Neubildung; Tumor; meist gleichgesetzt mit bösartigem Tumor

ne|o|plas|tisch *adj* Neoplasie oder Neoplasma betreffend, in der Art eines Neoplasmas

Ne|o|vas|ku|la|ri|sa|ti|on *f* *(Tumor)* Gefäßneubildung

ne|o|ze|re|bel|lar *adj* →neozerebellär

ne|o|ze|re|bel|lär *adj* Neozerebellum betreffend; SYN: neozerebellar

Ne|o|ze|re|bel|lum *nt* →Neocerebellum

Ne|o|zy|to|se *f* Vorkommen unreifer Zellvorläufer im peripheren Blut

Ne|phe|lop|sie *f* durch Trübung der lichtbrechenden Medien des Auges verursachtes nebelhaftes Sehen; SYN: Nebelsehen

Nephr-, nephr- *präf.* →Nephro-

Ne|phral|gie *f* Nierenschmerz(en)

Ne|phrek|ta|sie *f* Nierendilatation, Ausweitung des Nierenhohlsystems

Ne|phrek|to|mie *f* Nierenentfernung, Nierenexstirpation

ne|phrek|to|mie|ren *v* eine Nephrektomie durchführen, die Niere(n) entfernen

Ne|phri|tis *f, pl* **-ti|den** Entzündung des Nierenparenchyms; meist gleichgesetzt mit interstitieller Nephritis; SYN: Nierenentzündung
akute interstitielle Nephritis meist durch Bakterien oder Antibiotika hervorgerufene Entzündungsreaktion des interstitiellen Nierengewebes und der Tubuli; oft kommt es auch zum Befall des Nierenbeckens [akute Pyelonephritis*]
arteriosklerotische Nephritis altersbedingte oder als Folge eines Hochdrucks entstehende Nierenentzündung mit pro-

gredienter Sklerosierung und Vernarbung
bakterielle Nephritis aufsteigende oder hämatogene, meist auf der Basis prädisponierender Faktoren [Diabetes*, Gicht*, Harnabflussstörungen] entstehende Entzündung
Nephritis caseosa im Rahmen einer Nierentuberkulose* auftretende entzündliche Veränderung mit verkäsenden Herden; SYN: verkäsende Nephritis
chronische interstitielle Nephritis symptomarme, schleichend verlaufende Entzündung, die meist zu Niereninsuffizienz* führt
chronische Nephritis zu Niereninsuffizienz* führende Entzündung variabler histologischer Ausprägung; SYN: chronische Glomerulonephritis
chronisch interstitielle destruierende Nephritis schleichend verlaufende, zu Niereninsuffizienz führende Entzündung von Niere und meist auch Nierenbecken [chronische Pyelonephritis*]
eitrige Nephritis durch die Ausbildung von Nierenabszessen gekennzeichnete, meist akute Nierenentzündung; entsteht hämatogen im Rahmen einer Septikohämie
Nephritis gravidarum mit Hypertonie* und Proteinurie* einhergehende, durch die Erweiterung der Harnleiter und Nierenkelche [Pyelonephritis* gravidarum] geförderte Entzündung; SYN: Schwangerschaftsnephritis, Schwangerschaftsnephropathie
Nephritis haemorrhagica Nierenentzündung mit Blutausscheidung im Urin
interstitielle Nephritis i.d.R. symptomarme, primär auf das interstitielle Nierengewebe beschränkte Entzündung, die auch Glomeruli [Glomerulonephritis*] oder Nierentubuli [**tubulo-interstitielle Nephritis**] beftreffen kann
Nephritis saturnina durch eine chronische Bleivergiftung hervorgerufene Nephrosklerose*, die zu Schrumpfniere* und Niereninsuffizienz* führt; SYN: Bleiniere, Bleischrumpfniere
tubulo-interstitielle Nephritis s.u. interstitielle Nephritis
verkäsende Nephritis →Nephritis caseosa

ne|phri|tisch *adj* Nierenentzündung/Nephritis betreffend, von ihr betroffen oder gekennzeichnet

ne|phri|to|gen *adj* Nephritis verursachend

Nephro-, nephro- *präf.* Wortelement mit der Bedeutung "Niere/Nephros"

ne|phro|ab|do|mi|nal *adj* Niere(n) und Bauch(wand)/Abdomen betreffend; SYN: renoabdominal

Ne|phro|an|gi|o|pa|thie *f* nicht-entzündliche Veränderung der Nierengefäße

Ne|phro|an|gi|o|skle|ro|se *f* Arteriosklerose* der Nierenarterien; oft gleichgesetzt mit Nephrosklerose*

Ne|phro|blas|tom *nt* bösartiger Tumor der Nieren, der drüsige und sarkomatöse Anteile enthält; tritt oft schon im Kindesalter auf; SYN: Wilms-Tumor, Adenomyorhabdosarkom der Niere, embryonales Adenosarkom, embryonales Adenomyosarkom

ne|phro|gen *adj* aus der Niere stammend, von den Nieren ausgehend, durch die Niere bedingt

Ne|phro|gra|fie *f* →Nephrographie

Ne|phro|gramm *nt* Röntgenkontrastaufnahme der Niere(n)

Ne|phro|gra|phie *f* Röntgenkontrastdarstellung der Niere(n)

ne|phro|id *adj* nierenförmig, nierenartig; SYN: reniform

Ne|phro|kal|zi|no|se *f* diffuse Verkalkung des Nierenparenchyms mit Entwicklung eines Nierenversagens

Ne|phro|kap|su|lek|to|mie *f* Entfernung der Nierenkapsel; SYN: Nierendekapsulation

Ne|phro|li|be|ra|ti|on *f* operative Nierenlösung; SYN: Nephrolyse

Ne|phro|lith *m* Nierenstein

Ne|phro|li|thi|a|sis *f, pl* **-ses** durch Steinbildung und -ablagerung in Nierentubuli, Nierenbecken und ableitenden Harnwege hervorgerufenes akutes [Nierenkolik] oder chronisches Krankheitsbild; SYN: Nierensteinleiden, Nierensteinkrankheit

Ne|phro|li|tho|ly|se *f* medikamentöse Auflösung von Nierensteinen

Ne|phro|li|tho|to|mie *f* operative Nierensteinentfernung

Ne|phro|lo|ge *m* Arzt für Nephrologie*

Ne|phro|lo|gie *f* Teilgebiet der Medizin, das sich mit Diagnose und Therapie von Nierenerkrankungen beschäftigt

Ne|phro|lo|gin *f* Ärztin für Nephrologie*

Ne|phro|ly|se *f* **1.** toxischer Zerfall von Nierenparenchym **2.** operative Nierenlösung; SYN: Nephroliberation

Ne|phrom *nt* Nierengeschwulst, Nierentumor

Ne|phro|ma|la|zie *f* Nierenerweichung

Ne|phro|me|ga|lie *f* Nierenvergrößerung

Ne|phron *nt* kleinste funktionelle Einheit der Niere aus Glomerulus, Bowman-Kapsel und Harnkanälchen; dient der Harnbildung und -konzentration

Ne|phro|pa|thia *f* →Nephropathie
Nephropathia epidemica hauptsächlich in Ostasien auftretende, durch das **Hantaan-Virus** verursachte, schwerverlaufende Erkrankung; SYN: akute hämorrhagische Nephrosonephritis, hämorrhagisches Fieber mit renalem Syndrom, koreanisches hämorrhagisches Fieber

Ne|phro|pa|thie *f* Nierenerkrankung, Nierenschädigung; SYN: Nephropathia, Renopathie
chronische endemische Nephropathie im

Balkan auftretende endemische, chronische Nierenentzündung unbekannter Genese; SYN: Balkannephritis, Balkannephropathie
diabetische Nephropathie im Rahmen des Diabetes* mellitus auftretende Schädigung der Glomeruli und Nierentubuli, die langfristig zu Niereninsuffizienz* führt; die außerhalb der Niere entstehenden Gefäßschäden manifestieren sich u.a. in einer Retinopathia* diabetica; SYN: diabetische Nephrosklerose, diabetische Glomerulosklerose, Kimmelstiel-Wilson-Syndrom

Nephropathie-Taubheits-Syndrom *nt* familiäre Nephropathie* mit Innenohrtaubheit und Augenfehlbildungen; SYN: Alport-Syndrom

ne|phro|pa|thisch *adj* 1. die Niere schädigend 2. Nierenerkrankung/Nephropathie betreffend

Ne|phro|pe|xie *f* Nierenfixation, Nierenanheftung

Ne|phroph|thi|sis *f* veraltet für →Nierentuberkulose

Ne|phro|pto|se *f* meist die rechte Niere betreffende Senkung bei langem Gefäßstiel oder im Rahmen einer Enteroptose*; oft gleichgesetzt mit Wanderniere*; SYN: Nierensenkung, Senkniere

Ne|phro|py|e|lo|gra|fie *f* →Nephropyelographie

Ne|phro|py|e|lo|gra|phie *f* Röntgenkontrastdarstellung von Niere und Nierenbecken

Ne|phro|py|e|lo|li|tho|to|mie *f* operative Entfernung von Nierenbeckensteinen

Ne|phro|py|o|se *f* Niereneiterung

Ne|phror|rha|gie *f* Nierenenblutung; Nierenblutung, Blutung aus der Niere

Ne|phror|rha|phie *f* Nierennaht

Ne|phro|se *f* 1. nur noch selten gebrauchte Bezeichnung für nichtentzündliche Nierenerkrankungen 2. klinische Bezeichnung für nephrotisches Syndrom*
chromoproteinurische Nephrose durch Auftreten von **Chromoproteinzylindern** charakterisierte Schockniere im Anschluss an eine massive Hämolyse* und Myolyse*; SYN: Chromoproteinniere

Ne|phro|skle|ro|se *f* Sklerose* der Arterien und Arteriolen der Niere(n); führt zu Entwicklung einer renalen Hypertonie* und Niereninsuffizienz*
diabetische Nephrosklerose im Rahmen des Diabetes* mellitus auftretende Schädigung der Glomeruli und Nierentubuli, die langfristig zu Niereninsuffizienz* führt; die außerhalb der Niere entstehenden Gefäßschäden manifestieren sich u.a. in einer Retinopathia* diabetica; SYN: Kimmelstiel-Wilson-Syndrom, diabetische Glomerulosklerose, diabetische Nephropathie
maligne Nephrosklerose zu Niereninsuffizienz führende, rasch progrediente Nephrosklerose*; SYN: Fahr-Volhard-Nephrosklerose
senile Nephrosklerose altersbedingte, langsam progrediente Sklerose der Nierengefäße; SYN: Arterionephrosklerose

Ne|phro|so|ne|phri|tis *f, pl* **-ti|den** Nierenentzündung mit Begleitsymptomen eines nephrotischen oder nephtitischen Syndroms
akute hämorrhagische Nephrosonephritis hauptsächlich in Ostasien auftretende, durch das **Hantaan-Virus** verursachte, schwerverlaufende Erkrankung; SYN: hämorrhagisches Fieber mit renalem Syndrom, koreanisches hämorrhagisches Fieber, Nephropathia epidemica

ne|phro|so|ne|phri|tisch *adj* Nephrosonephritis betreffend, von ihr betroffen oder gekennzeichnet

Ne|phro|sto|mie *f* Anlegen einer äußeren Nierenfistel; SYN: Nierenfistelung

ne|phro|tisch *adj* Nephrose betreffend, von ihr betroffen oder gekennzeichnet, durch sie bedingt

Ne|phro|to|mie *f* Inzision/Eröffnung der Niere

Ne|phro|to|mo|gra|fie *f* →Nephrotomographie

Ne|phro|to|mo|gramm *nt* Schichtaufnahme der Niere

Ne|phro|to|mo|gra|phie *f* Tomographie* der Niere

Ne|phro|to|xin *nt* Nierengift, nephrotoxische Substanz

ne|phro|to|xisch *adj* nierenschädigend, nierengiftig

Ne|phro|to|xi|zi|tät *f* Nierenschädlichkeit, Nierengiftigkeit, Nierentoxizität

ne|phro|trop *adj* mit besonderer Affinität für Nierengewebe/zur Niere, auf die Niere einwirkend; SYN: renotrop

Ne|phro|u|re|te|rek|to|mie *f* operative Entfernung von Niere und Harnleiter; SYN: Ureteronephrektomie

Ne|phro|u|re|te|ro|zys|tek|to|mie *f* operative Entfernung von Niere, Harnleiter und Blase

Nerv *m* aus parallel verlaufenden Nervenfasern und umhüllendem Bindegewebe aufgebaute Leitungsstrukturen des Nervensystems; je nach der Funktion unterscheidet man **motorische Nerven**, die Impulse zur Muskulatur leiten und **sensible** oder **sensorische Nerven**, die Reize in der Peripherie aufnehmen und zum ZNS leiten; **gemischte Nerven** enthalten motorische und sensible Fasern; SYN: Nervus

ner|val *adj* Nerv(en) oder das Nervensystem betreffend, nervös (bedingt), vom Nervensystem ausgehend; SYN: neural, nervös, nervlich

Ner|ven|bahn *f* aus Nervenfasern mit gleicher oder ähnlicher Funktion bestehendes Bündel; **motorische Leitungsbahnen** führen Impulse von Großhirn und Kleinhirn zur Muskulatur; **sensible Leitungsbahnen**

N

leiten Impulse von Empfindungsrezeptoren aus dem Körper und der Körperoberfläche zum Gehirn; SYN: Leitungsbahn, Tractus

Nerlvenlblock *m* 1. Unterbrechung der Nervenleitung; SYN: Block, Blockade, Nervenblockade 2. Schmerzausschaltung durch Leitungsanästhesie eines Nerven; SYN: Leitungsanästhesie, Leitungsblock

Nerlvenlblolckalde *f* Unterbrechung der Nervenleitung; SYN: Block, Blockade, Nervenblock

Nerlvenlentlzünldung *f* →Neuritis

Nerlvenlfalser *f* der Neurit* einer Nervenzelle in peripheren Nerven; SYN: Neurofibra
markhaltige Nervenfasern von einer Myelinscheide* umgebene Nervenfasern; SYN: markhaltige Fasern
marklose Nervenfasern nicht von einer Myelinscheide* umgebene Nervenfasern; SYN: marklose Fasern, Remak-Fasern

Nerlvenlfilz *m* →Neuropil

Nerlvenlknolten *m* Ansammlung von Nervenzellen im peripheren Nervensystem; SYN: Ganglion

Nerlvenllählmung *f* durch eine Nervenschädigung verursachte Lähmung; SYN: neurogene Lähmung, Neuroparalyse

Nerlvenlmark *nt* Lipoproteingemisch, das die Myelinscheide* der Nervenfasern bildet; SYN: Myelin

Nerlvenlschwälche *f* →Neurasthenie

Nerlvenlsyslem *nt* Gesamtheit der nervösen Strukturen; SYN: Systema nervosum
autonomes Nervensystem nicht dem Einfluss von Willen und Bewusstsein unterworfener Teil des Nervensystems; besteht aus sympathischem Nervensystem*, parasympathischem Nervensystem* und intramuralen Nervenfasern; SYN: vegetatives Nervensystem, Pars autonomica, Systema nervosum autonomicum
parasympathisches Nervensystem parasympathischer Teil des vegetativen Nervensystems; SYN: Parasympathikus, parasympathisches System, Pars parasympathica
sympathisches Nervensystem sympathischer Teil des vegetativen Nervensystems; SYN: Sympathikus, sympathisches System, Pars sympathica
vegetatives Nervensystem →autonomes Nervensystem

Nerlvenlwurlzeln *pl* die in Gehirn und Rückenmark ein- und austretenden Nervenfasern

Nerlvenlzellle *f* →Neuron

nervllich *adj* →nerval

Nerlvon *nt* Nervonsäure enthaltendes Zerebrosid*

Nerlvonlsäulre *f* einfach ungesättigte C_{24}-Fettsäure

nerlvös *adj* 1. nervös, überreizt, übererregt, nervenschwach 2. →nerval

Nerlvus *m, pl* **-vi** Nerv
Nervus abducens den Musculus* rectus lateralis versorgender Hirnnerv; SYN: Abduzens, Abducens, VI. Hirnnerv
Nervus accessorius die Musculi sternocleidomastoideus und trapezius versorgender Hirnnerv; SYN: Akzessorius, XI. Hirnnerv
Nervus acusticus veraltet für →Nervus vestibulocochlearis
Nervi alveolares superiores Oberkieferäste des Nervus* maxillaris und Nervus* infraorbitalis
Nervus alveolaris inferior Ast des Nervus* mandibularis, der Unterkieferzähne, Zahnfleisch und die Haut von Unterlippe und Kinn versorgt; SYN: Unterkiefernerv
Nervi anales inferiores untere Rektalnerven, untere Analnerven; SYN: Nervi rectales inferiores
Nervi anales superiores obere Rektalnerven, obere Analnerven
Nervi auriculares anteriores Ohrmuscheläste des Nervus* auriculotemporalis
Nervus auricularis magnus sensibler Nerv für die Ohrmuschelhaut und angrenzende Gebiete
Nervus auricularis posterior motorischer Nerv für die Ohrmuschelmuskeln
Nervus auriculotemporalis sensibler Ast des Nervus* mandibularis für Ohrspeicheldrüse, äußeres Ohr, Ohrmuschel und Schläfe; SYN: Aurikulotemporalis
Nervus autonomicus Eingeweidenerv, Viszeralnerv
Nervus axillaris gemischter Nerv der die Musculi deltoideus und teres minor innerviert und die Haut über dem Musculus deltoideus versorgt
Nervus buccalis sensibler Ast des Nervus* mandibularis für die Wangenschleimhaut
Nervi cardiaci thoracici sympathische Herzäste der Brustganglien
Nervus cardiacus cervicalis inferior sympathischer Herzast des Ganglion cervicale inferius
Nervus cardiacus cervicalis medius sympathischer Herzast des Ganglion cervicale medius
Nervus cardiacus cervicalis superior sympathischer Herzast des Ganglion cervicale superius
Nervi cavernosi clitoridis Schwellkörpernerven der Klitoris
Nervi cavernosi penis Schwellkörpernerven des Penis
Nervi cervicales Spinalnerven des Halsmarks; SYN: Halsnerven, Zervikalnerven
Nervi ciliares breves kurze Ziliarnerven
Nervi ciliares longi lange Ziliarnerven
Nervi clunium inferiores, medii, superiores sensible Nerven für die Gesäßhaut

Nervus coccygeus kokzygealer Spinalnerv; SYN: Kokzygeus
Nervus cochlearis Hörnerv; SYN: Cochlearis, Nervus cochlearis
Nervus cranialis Kopfnerv, Hirnnerv
Nervus cutaneus Hautnerv
Nervus cutaneus antebrachii lateralis seitlicher Hautnerv des Unterarms
Nervus cutaneus antebrachii medialis medialer Hautnerv des Unterarms
Nervus cutaneus antebrachii posterior hinterer Hautnerv des Unterarms
Nervus cutaneus brachii lateralis inferior seitlicher Hautnerv des (Unter-)Arms
Nervus cutaneus brachii lateralis superior seitlicher Hautnerv des (Ober-)Arms
Nervus cutaneus brachii medialis medialer Hautnerv des Oberarms
Nervus cutaneus brachii posterior hinterer Hautnerv des Oberarms
Nervus cutaneus dorsalis intermedius mittlerer Hautnerv des Fußrückens
Nervus cutaneus dorsalis lateralis lateraler Hautnerv des Fußrückens
Nervus cutaneus dorsalis medialis medialer Hautnerv des Fußrückens
Nervus cutaneus femoralis posterior hinterer Hautnerv des Oberschenkels
Nervus cutaneus femoris lateralis seitlicher Hautnerv des Oberschenkels
Nervus cutaneus surae lateralis seitlicher Hautnerv der Wade
Nervus cutaneus surae medialis medialer Hautnerv der Wade
Nervus depressor dexter rechter Aortennerv
Nervus depressor sinister linker Aortennerv
Nervi digitales dorsales nervi radialis dorsale Fingeräste des Nervus* radialis
Nervi digitales dorsales nervi ulnaris dorsale Fingeräste des Nervus* ulnaris
Nervi digitales dorsales pedis dorsale Zehennerven
Nervi digitales palmares communes nervi mediani palmare Fingeräste des Nervus* medianus
Nervi digitales palmares communes nervi ulnaris palmare Fingeräste des Nervus* ulnaris
Nervi digitales palmares proprii nervi mediani Endäste der Fingeräste des Nervus* medianus
Nervi digitales palmares proprii nervi ulnaris Endäste der palmaren Fingeräste des Nervus* ulnaris
Nervus dorsalis clitoridis Endast des Nervus* pudendus zur Klitoris
Nervus dorsalis penis Endast des Nervus* pudendus zum Penis
Nervus dorsalis scapulae motorischer Ast des Plexus* brachialis für Musculi rhomboideus major und minor
Nervi encephalici Kopfnerven, Hirnnerven; SYN: Nervi craniales
Nervus ethmoidalis anterior, posterior sensible Äste des Nervus* nasociliaris für die Schleimhaut von Nasen-, Keilbeinhöhle und Siebbeinzellen
Nervus facialis gemischter Hirnnerv, der die mimischen Gesichtsmuskeln innerviert; die sekretorischen Fasern versorgen Tränen-, Nasen-, Gaumen- und Speicheldrüsen; führt Geschmacksfasern für die vorderen 2/3 der Zunge; SYN: Fazialis, VII. Hirnnerv
Nervus femoralis gemischter Nerv aus dem Plexus* lumbalis; versorgt motorisch die Musculi psoas major, psoas minor, iliacus, pectineus, sartorius und quadriceps femoris; sendet Hautäste zur Streckseite des Oberschenkels und Medialseite des Unterschenkels; SYN: Oberschenkelnerv
Nervus fibularis communis →Nervus peroneus communis
Nervus fibularis profundus →Nervus peroneus profundus
Nervus fibularis superficialis →Nervus peroneus superficialis
Nervus frontalis sensibler Ast des Nervus* ophthalmicus für die Haut von Stirn, Oberlid und Nasenwurzel
Nervus genitofemoralis gemischter Ast des Plexus* lumbalis, der motorisch die Musculi cremaster und dartos [**Ramus genitalis**] und sensibel die Haut des Oberschenkels um den Hiatus saphenus [**Ramus femoralis**] versorgt; SYN: Genitofemoralis
Nervus glossopharyngeus gemischter Hirnnerv, der motorisch die obere Schlundmuskulatur versorgt; führt Geschmacksfasern für das hintere Zungendrittel und sensible Fasern für Paukenhöhle, Ohrtrompete und Nasenrachen; SYN: Glossopharyngeus, IX. Hirnnerv
Nervus gluteus inferior motorischer Ast des Plexus* sacralis zum Musculus gluteus maximus
Nervus gluteus superior motorischer Ast des Plexus* sacralis für die Musculi gluteus medius, gluteus minimus und tensor fasciae latae
Nervus hypogastricus Verbindungsast von Plexus* hypogastricus inferior und superior
Nervus hypoglossus motorischer Hirnnerv, der die gesamte Zungenmuskulatur innerviert; SYN: Hypoglossus, XII. Hirnnerv
Nervus iliohypogastricus gemischter Ast des Plexus* lumbalis für die Musculi obliquus externus, obliquus internus und internus abdominis sowie die Haut über der Hüfte und Symphyse; SYN: Iliohypo-

gastrikus
Nervus ilioinguinalis gemischter Ast des Plexus* lumbalis für die Musculi obliquus externus, obliquus internus und transversus abdominis sowie die Haut von Leistengegend und angrenzendem Oberschenkel; SYN: Ilioinguinalis
Nervus infraorbitalis sensibler Endast des Nervus* maxillaris; versorgt die Schleimhaut von Kieferhöhle, Zahnfleisch und Wange; SYN: Infraorbitalis
Nervus infratrochlearis sensibler Endast des Nervus* nasociliaris für die Haut des medialen Augenwinkels; SYN: Infratrochlearis
Nervi intercostales gemischte Bauchäste der thorakalen Spinalnerven, die die Interkostalmuskeln und die Haut der Rumpfwand versorgen; SYN: Zwischenrippennerven, Interkostalnerven, Rami anteriores nervorum thoracicorum
Nervus intercostobrachialis Hautast des zweiten Interkostalnerven für den inneren Oberarm
Nervus intermedius von Nervus* facialis abgehender Hirnnerv, der parasympathische und sensorische Fasern enthält; SYN: Intermedius
Nervus ischiadicus gemischter Nerv aus dem Plexus* sacralis; versorgt motorisch u.a. die Musculi gemelli, semitendinosus und semimembranosus; teilt sich in Nervus* tibialis und Nervus* peroneus communis; SYN: Ischiasnerv, Hüftnerv
Nervi labiales anteriores vordere Schamlippennerven
Nervi labiales posteriores hintere Schamlippennerven
Nervus lacrimalis sensibler Ast des Nervus* ophthalmicus für Tränendrüse und die Haut/Schleimhaut im medialen Augenwinkel
Nervus laryngeus inferior gemischter Endast des Nervus* laryngeus recurrens; innerviert alle Kehlkopfmuskeln, außer Musculus crocothyroideus, sowie die Kehlkopfschleimhaut unterhalb der Stimmritze
Nervus laryngeus recurrens gemischter Ast des Nervus* vagus; sein Endast ist der Nervus* laryngeus inferior; SYN: Rekurrens
Nervus laryngeus superior gemischter Ast des Nervus* vagus; innerviert den Musculus* crocothyroideus sowie die Kehlkopfschleimhaut oberhalb der Stimmritze
Nervus lingualis sensibler Ast des Nervus* mandibularis für die vorderen 2/3 der Zunge; SYN: Lingualis
Nervi lumbales Spinalnerven des Lendenmarks; SYN: lumbale Spinalnerven, Lendennerven
Nervus lumboinguinalis Femoralast des Nervus* genitofemoralis; SYN: Ramus femoralis nervi genitofemoralis
Nervus mandibularis aus dem Ganglion* trigeminale abgehender gemischter Trigeminusast, aus dem u.a. die Nervi lingualis, alveolaris inferior, auriculotemporalis, massetericus und buccalis abgehen; SYN: dritter Trigeminusast, Mandibularis
Nervus massetericus motorischer Ast des Nervus* mandibularis zum Musculus* masseter
Nervus maxillaris aus dem Ganglion* trigeminale abgehender sensibler Trigeminusast, aus dem u.a. die Nervi zygomaticus, infraorbitalis und alveolares superiores abgehen; SYN: zweiter Trigeminusast, Maxillaris
Nervus meatus acustici externi sensibler Ast des Nervus* auriculotemporalis für den äußeren Gehörgang
Nervus medianus gemischter Nerv aus dem Plexus* brachialis; versorgt u.a. die Musculi brachialis und pronator quadratus, die Daumenballenmuskeln (außer Musculus adductor policis) und die Haut der 3½ radialen Finger; SYN: Medianus
Nervus mentalis sensibler Endast des Nervus* alveolaris inferior für die Kinnhaut
Nervus mixtus gemischter Nerv
Nervus motorius motorischer Nerv
Nervus musculocutaneus gemischter Ast des Plexus* brachialis; versorgt u.a. die Musculi coracobrachialis, biceps brachii, brachilais und die Haut am Radialrand des Unterarms
Nervus nasociliaris sensibler Ast der Nervus* ophthalmicus; versorgt die äußere und mittlere Augenhaut, die Nasenhöhle und den Nasenrücken; SYN: Nasoziliaris
Nervus nasopalatinus sensibler Ast des Nervus* maxillaris für die Schleimhaut von Nasenseptum und Gaumen
Nervus obturatorius gemischter Ast des Plexus* lumbalis; versorgt u.a. die Adduktoren und die Haut an der Innenseite des Oberschenkels; SYN: Obturatorius
Nervus occipitalis major gemischter Ast des zweiten Zervikalnervens; vesorgt u.a. die kleinen Nackenmuskeln und die Haut des Hinterkopfes
Nervus occipitalis minor sensibler Hinterhauptsnerv aus dem Plexus* cervicalis
Nervus oculomotorius gemischter Hirnnerv mit motorischen [Musculus levator palpebrae superior, äußere Augenmuskeln außer Musculi rectus lateralis, obliquus superior] und parasympathischen [Musculi sphincter pupillae, ciliaris] Fasern; SYN: Okulomotorius, III. Hirnnerv
Nervus olfactorius aus den Riechfäden* entstehender Nerv, der zum Bulbus* olfactorius zieht; SYN: Riechnerv, Olfaktorius, I. Hirnnerv
Nervus ophthalmicus gemischter Nerv

aus dem Ganglion* trigeminale; teilt sich in die Nervi lacrimalis, frontalis und nasociliaris; SYN: Ophthalmikus, erster Trigeminusast
Nervus opticus aus den Ganglienzellen der Netzhaut entspringender Nerv, der vom Augapfel zum Chiasma* opticum zieht; SYN: Sehnerv, Optikus, II. Hirnnerv
Nervi palatini minores sensible Äste des Ganglion* pterygopalatinum für die Schleimhaut des weichen Gaumens; SYN: kleine Gaumennerven
Nervus palatinus major sensibler Ast des Ganglion* pterygopalatinum für die Schleimhaut des harten Gaumens; SYN: großer Gaumennerv
Nervi perineales gemischte Äste des Nervus* pudendus zur Dammhaut und den Musculi ischiocavernosus, bulbospongiosus, transversus perinei superficialis und sphincter ani externus; SYN: Dammnerven
Nervus peroneus communis Ast des Nervus* ischiadicus; teilt sich in Nervus* peroneus profundus und Nervus* peroneus superficialis; SYN: Nervus fibularis communis
Nervus peroneus profundus gemischter Ast des Nervus* peroneus communis; versorgt u.a. die Musculi tibialis anterior, extensor digitorum longus und extensor hallucis longus sowie die Haut zwischen der 1. und 2. Zehe; SYN: Nervus fibularis profundus
Nervus peroneus superficialis gemischter Ast des Nervus* peroneus communis; versorgt u.a. die Musculi peronei und die Haut des Fußrückens; SYN: Nervus fibularis superficialis
Nervus phrenicus gemischter Nerv aus dem Plexus* cervicalis; versorgt des Zwerchfell motorisch und sensibel den Herzbeutel und die Pleura; SYN: Phrenikus
Nervus plantaris lateralis Ast des Nervus* tibialis zum äußeren Fußrand; versorgt u.a. die Musculi adductor hallucis, flexor hallucis longus und interosseie; SYN: seitlicher Fußsohlennerv
Nervus plantaris medialis Ast des Nervus* tibialis zum medialen Fußrand; versorgt u.a. die Musculi abductor hallucis, flexor digitorum brevis und lumbricalis I und II; SYN: mittlerer Fußsohlennerv
Nervus presacralis mediale Fortsetzung des Plexus* aorticus abdominalis in das kleine Becken; SYN: Plexus hypogastricus superior
Nervus pterygoideus lateralis motorischer Ast des Nervus* mandibularis zum Musculus pterygoideus lateralis
Nervus pterygoideus medialis motorischer Ast des Nervus* mandibularis zum Musculus pterygoideus medialis
Nervus pudendus gemischter Nerv aus dem Plexus* sacralis; versorgt über die Nervi anales inferiores, perineales, dorsalis penis und dorsalis clitoridis die Haut der Gesäß-, Anal- und Genitalregion; SYN: Pudendus
Nervus radialis gemischter Nerv aus dem Plexus* brachialis; versorgt u.a. die Extensoren von Ober- und Unterarm und die Haut auf der Streckseite des Ober- und Unterarms; SYN: Radialis, Speichennerv
Nervi rectales inferiores →Nervi anales inferiores
Nervi sacrales Spinalnerven des Sakralmarks; SYN: sakrale Spinalnerven, Sakralnerven, Kreuzbeinnerven
Nervus saphenus sensibler Endast des Nervus* femoralis zur Haut der Tibialseite des Unterschenkels
Nervi scrotales anteriores sensible Äste des Nervus* ilioinguinalis zur Skrotumhaut
Nervi scrotales posteriores sensible Äste der Nervi* perineales zur Skrotumhaut
Nervus sensorius sensibler/sensorischer Nerv
Nervus spermaticus externus Genitalast des Nervus genitofemoralis; SYN: Ramus genitalis nervi genitofemoralis
Nervi spinales vom Rückenmark abgehende Nerven; SYN: Spinalnerven, Rückenmarknerven
Nervus spinosus Hirnhautast des Nervus* mandibularis
Nervi splanchnici lumbales lumbale Eingeweidenerven
Nervi splanchnici pelvici Beckeneingeweidenerven
Nervi splanchnici sacrales sakrale Eingeweidenerven
Nervus splanchnicus imus unterster Eingeweidenerv
Nervus splanchnicus major großer Eingeweidenerv
Nervus splanchnicus minor kleiner Eingeweidenerv
Nervus stapedius motorischer Ast des Nervus* facialis zu Musculus stapedius
Nervus subcostalis unterster Interkostalnerv
Nervus sublingualis sensibler Ast des Nervus* lingualis zur Unterzungendrüse und der Schleimhaut des Mundbodens; SYN: Sublingualis
Nervi subscapulares motorische Äste des Plexus* brachialis für die Musculi subscapularis und teres major
Nervi supraclaviculares supraklavikuläre Hautnerven aus dem Plexus* cervicalis
Nervus supraorbitalis sensibler Ast des Nervus* frontalis für die Stirn- und Kopfhaut; SYN: Supraorbitalis
Nervus suprascapularis motorischer Ast des Plexus* brachialis für die Musculi

N

supraspinatus und infraspinatus; SYN: Supraskapularis

Nervus supratrochlearis sensibler Ast des Nervus* frontalis für die Haut des inneren Augenwinkels; SYN: Supratrochlearis

Nervus suralis sensibler Ast des Nervus* tibialis für die Haut der seitlichen Wade; SYN: Suralis

Nervus sympathicus →Pars sympathica

Nervi thoracici Spinalnerven des Brustmarks; SYN: thorakale Spinalnerven, Brustnerven

Nervus thoracodorsalis motorischer Ast des Plexus* brachialis für die Musculi latissimus dorsi und teres major

Nervus tibialis gemischter Ast des Nervus* ischiadicus; versorgt die Beugemuskeln des Unterschenkels und die Haut über der Wade; SYN: Tibialis

Nervus transversus cervicalis sensibler Ast des Plexus* cervicalis für die seitliche Halshaut; SYN: Nervus transversus colli

Nervus transversus colli →Nervus transversus cervicalis

Nervus trigeminus gemischter Hirnnerv, der sich im Ganglion trigeminale in die Nervi ophthalmicus, maxillaris und mandibularis teilt; SYN: Drillingsnerv, Trigeminus, V. Hirnnerv

Nervus trochlearis motorischer Hirnnerv zum Musculus* obliquus superior; SYN: Trochlearis, IV. Hirnnerv

Nervus tympanicus sensibler Ast des Nervus* glossopharyngeus für die Schleimhaut von Paukenhöhle und Ohrtrompete und sensorische Fasern zur Ohrspeicheldrüse

Nervus ulnaris gemischter Ast des Plexus* brachialis; versorgt u.a. die Musculi flexor carpi ulnaris, interossei und adductor pollicis, sowie die Haut der 1½ ulnaren Finger; SYN: Ulnaris, Ellennerv

Nervi vaginales sensible Scheidenäste des Plexus* uterovaginalis

Nervus vagus gemischter Hirnnerv mit motorischen, sensiblen und parasympathischen Fasern; innerviert u.a. die Muskulatur von Gaumen, Rachen, oberer Speiseröhre und Kehlkopf; versorgt sensibel Teile des Rachens, Kehlkopf, Luftröhre, Speiseröhre, Brust- und Bauchorgane; SYN: Vagus, X. Hirnnerv

Nervi vasorum die Gefäße versorgende Nerven

Nervus vestibularis sensorischer Nerv, der die Impulse aus dem Gleichgewichtsorgan weiterleitet; SYN: Gleichgewichtsnerv, Vestibularis, Pars vestibularis nervi vestibulocochlearis

Nervus vestibulocochlearis aus dem Hörnerv [Nervus* cochlearis] und dem Gleichgewichtsnerv [Nervus* vestibularis] bestehender Hirnnerv, der die Impulse vom Sinnesepithel der Innenohrschnecke zum Gehirn leitet; SYN: Akustikus, Vestibulokochlearis, VIII. Hirnnerv, Nervus vestibulocochlearis

Nervus zygomaticus sensibler Ast des Nervus* maxillaris für die Haut der Jochbeingegend und Schläfe

Ne|si|di|o|blast *m* Inselzelle der Bauchspeicheldrüse

Ne|si|di|o|blas|tom *nt* von den Inselzellen der Bauchspeicheldrüse ausgehender gutartiger Tumor; SYN: Inselzelladenom, Nesidiom, Adenoma insulocellulare

Ne|si|di|om *nt* →Nesidioblastom

Nes|sel|aus|schlag *m* →Nesselsucht

Nes|sel|fie|ber *nt* →Nesselsucht

Nes|sel|sucht *f* akute oder chronische, durch Quaddelbildung gekennzeichnete Hauterkrankung unterschiedlicher Genese; SYN: Nesselausschlag, Nesselfieber, Urtikaria, Urticaria

Nettleship-Krankheit *f* ätiologisch ungeklärte, kutane Mastozytose* mit bräunlichen Flecken und Urtikariabildung nach physikalischer Reizung; SYN: Nettleship-Syndrom, kutane Mastozytose, Mastozytose-Syndrom

Netz *nt* Bauchfellduplikatur, in der Blut-, Lymphgefäße und Nerven verlaufen; SYN: Bauchnetz, Omentum, Epiploon

großes Netz von Magen und Querkolon herabhängendes Bauchnetz; SYN: Omentum majus

kleines Netz zwischen Magen und Leber hängende Bauchfelltasche; SYN: Omentum minus

Netz|beu|tel *m* von der restlichen Bauchhöhle abgegrenzter Raum zwischen Magen und Bauchspeicheldrüse; SYN: Bauchfelltasche, Bursa omentalis

Netz|bruch *m* Eingeweidebruch mit Bauchnetz im Bruchsack; SYN: Epiplozele

Netz|ent|zün|dung *f* Entzündung des Bauchnetzes (Omentum*); SYN: Omentitis, Epiploitis

Netz|haut *f* innerste Schicht des Augapfels; im lichtempfindlichen Teil sitzen die Sinnes- und Ganglienzellen des Sehnervs; SYN: Retina

Netz|haut|ab|lö|sung *f* durch verschiedene Ursachen hervorgerufene Trennung von Netzhaut und Pigmentepithel; SYN: Ablatio retinae, Amotio retinae

Netz|haut|an|gi|o|ma|to|se *f* zu den Phakomatosen* gehörige, wahrscheinlich dominant vererbte Systemerkrankung mit Naevus* flammeus lateralis, sowie retinaler und zerebellarer Angiomatose* SYN: von Hippel-Lindau-Syndrom, Hippel-Lindau-Syndrom, Angiomatosis retinae cystica, Angiomatosis cerebelli et retinae

Netz|haut|a|pla|sie *f* angeborenes Fehlen der Netzhaut/Retina

Netz|haut|ent|zün|dung *f* →Retinitis
netz|haut|schä|di|gend *adj* retinotoxisch
Netz|zys|te *f* zystenartige Flüssigkeitsansammlung im Bauchnetz; SYN: Omentalzyste
Neuberg-Ester *m* Zwischenprodukt des Embden-Meyerhof-Wegs*; SYN: Fruktose-6-phosphat
Neu|ge|bo|re|nen|ak|ne *f* bei Neugeborenen auftretende leichte Akneform, die spontan abheilt; SYN: Akne neonatorum
Neu|ge|bo|re|nen|a|sphy|xie *f* unmittelbar nach der Geburt einsetzende Atemdepression und Asphyxie durch Unreife der Gehirnzentren; SYN: Depressionszustand des Neugeborenen, Atemdepressionszustand des Neugeborenen, Asphyxia neonatorum
Neu|ge|bo|re|nen|e|ry|thro|blas|to|se *f* immunhämolytische Anämie* von Feten oder Neugeborenen durch mütterliche Antikörper gegen die kindlichen Erythrozyten; meist [85%] besteht eine ABO- oder Rhesusinkompatibilität; SYN: fetale Erythroblastose, Erythroblastosis fetalis, Morbus haemolyticus fetalis, Morbus haemolyticus neonatorum
Neu|ge|bo|re|nen|gelb|sucht *f* →Neugeborenenikterus
Neu|ge|bo|re|nen|glu|kos|u|rie *f* physiologische Zuckerausscheidung im Harn bei Neugeborenen
Neu|ge|bo|re|nen|ik|te|rus *m* physiologische Gelbsucht bei Neugeborenen durch Leberunreife und Anfall erhöhter Bilirubinmengen; SYN: Neugeborenengelbsucht, Icterus neonatorum
Neu|ge|bo|re|nen|lis|te|ri|o|se *f* Fetopathie* durch intrauterine, diaplazentare Infektion mit Listeria* monocytogenes; disseminierte Bildung von Granulomen in Haut, Leber, Lunge, Milz und im Darm; SYN: Granulomatosis infantiseptica
Neu|ge|bo|re|nen|mas|ti|tis *f, pl* **-ti|ti|den** meist 4–6 Tage nach der Geburt auftretende physiologische Brustdrüsenschwellung; SYN: Mastitis neonatorum
Neu|ge|bo|re|nen|pe|ri|o|de *f* Zeit von der Geburt bis zum 28. Tag
Neu|ge|bo|re|nen|sterb|lich|keit *f* Sterblichkeit in der Neugeborenenperiode; SYN: Neonatalsterblichkeit
Neu|ge|bo|re|nen|stru|ma *f* angeborene Struma bei Iodmangel während der Schwangerschaft; SYN: Struma connata, Struma neonatorum
Neu|ge|bo|re|nen|te|ta|nus *m* durch eine Infektion der Nabelwunde ausgelöster Wundstarrkrampf; SYN: Tetanus neonatorum
Neu|ge|bo|re|nes *nt* Kind von der Geburt bis zum 28. Tag
hypotrophes Neugeborenes nicht exakt definierte Bezeichnung für untergewichte oder unterentwickelte Neugeborene; SYN: Mangelgeborenes, Mangelgeburt
Neumann-Krankheit *f* Mund und Naseneingang betreffende, schmerzhafte Entzündung mit Eiterbläschen und Geschwürsbildung; SYN: Pemphigus vegetans, Erythema bullosum vegetans, Pyostomatitis vegetans
Neu|ner|re|gel *f* Faustregel zur Bestimmung der Ausdehnung bei Hautverbrennungen; Kopf, Arme, Beine [vorne und hinten], Oberkörper [vorne und hinten] und Unterkörper [vorne und hinten] haben jeweils 9% der Gesamtkörperoberfläche
Neur-, neur- *präf.* →Neuro-
neu|ral *adj* **1.** in der Nähe des Rückenmarks liegend **2.** →nerval
Neur|al|gia *f* →Neuralgie
Neuralgia geniculata schmerzhafte Gürtelrose* mit besonderer Beteiligung der Ohrmuschel, des äußeren Gehörgangs und des Innenohrs; kann zu Schwerhörigkeit oder Ertaubung führen; SYN: Genikulatumneuralgie, Ramsay Hunt-Syndrom, Zoster oticus, Herpes zoster oticus
Neuralgia mammalis v.a. jüngere Frauen, aber auch Männer betreffende Schmerzen in der Brust ohne organische Ursache; SYN: Cooper-Syndrom, Cooper-Neuralgie, Cooper-Mastodynie
Neuralgia sphenopalatina Gesichtsneuralgie durch eine Entzündung des Ganglion pterygopalatinum; SYN: Sluder-Neuralgie, Sluder-Syndrom
Neuralgia trigeminalis fast immer einseitige, heftige Schmerzattacken im Versorgungsgebiet der Äste des Nervus* trigeminus; SYN: Trigeminusneuralgie
Neur|al|gie *f* meist anfallsartige Schmerzen im Versorgungsgebiet eines Nerven; SYN: Neuralgia
neur|al|gi|form *adj* in der Art einer Neuralgie, neuralgieartig
neur|al|gisch *adj* Neuralgie betreffend, von ihr betroffen oder gekennzeichnet, durch sie bedingt
Neu|ral|pa|tho|lo|gie *f* Pathologie* des Nervensystems
Neu|ra|mi|ni|da|se *f* Hydrolase*, die Neuraminsäure-Reste abspaltet; SYN: Sialidase
Neu|ra|min|säu|re *f* Aminozucker aus Mannosamin und Pyruvat; Bestandteil von Glykoproteinen und Gangliosiden
Neu|ra|pra|xie *f* reversibler Funktionsausfall eines Nervens ohne organische Schädigung; SYN: Neuropraxie
Neur|a|sthe|nie *f* nervöses Erschöpfungssyndrom mit u.a. Kopfschmerzen, Schwitzen, Schlafstörungen, Schwindel, Durchfall oder Verstopfung; SYN: Beard-Syndrom, Nervenschwäche, nervöse Übererregbarkeit, Neurasthenia
neur|a|sthe|nisch *adj* Neurasthenie betreffend, von ihr betroffen oder gekennzeichnet

N

Neur|a|xon *nt* am **Axonhügel** des Zellleibs entspringender, bis zu 1m langer Fortsatz, der die Nervenzelle mit anderen Zellen verbindet und Impulse weiterleitet; SYN: Achsenzylinder, Axon, Neurit

Neur|ek|to|mie *f* Nerventeilentfernung, Nervenresektion

Neur|ex|hai|re|se *f* operative Teilentfernung eines peripheren Nervens durch Abdrehen mit einer Zange; SYN: Neurexhärese

Neur|ex|hä|re|se *f* →Neurexhairese

Neuri-, neuri- *präf.* →Neuro-

Neu|ri|lem|ma *nt* äußere Schicht der Axonscheide; SYN: Schwann-Scheide, Neurilemm, Neurolemm

Neu|ri|lem|mi|tis *f, pl* **-ti|den** Entzündung der Schwann-Scheide*; SYN: Neurolemmitis

neu|ri|lem|mi|tisch *adj* Neurilemmitis betreffend, von ihr betroffen oder gekennzeichnet; SYN: neurolemmitisch

Neu|ri|lem|mom *nt* →Neurinom

Neu|ri|le|mom *nt* →Neurinom

Neu|ri|nom *nt* vom Neurilemma* ausgehender, gutartiger Tumor der Nervenscheide; SYN: Neurilemom, Schwannom, Neurilemmom

Neu|rit *m* am **Axonhügel** des Zellleibs entspringender, bis zu 1m langer Fortsatz, der die Nervenzelle mit anderen Zellen verbindet und Impulse weiterleitet; SYN: Achsenzylinder, Neuraxon, Axon

N

Neu|ri|tis *f, pl* **-ti|den** Nervenentzündung

Neuritis migrans wandernde, verschiedene Nerven befallende Entzündung unbekannter Genese

Neuritis nervi optici intrabulbär [Neuritis nervi optici intrabulbaris] oder retrobulbär [Neuritis retrobulbaris] auftretende Entzündung des Sehnervens; SYN: Sehnervenentzündung, Optikusneuritis

Neuritis nervi optici intrabulbaris zu Hyperämie* und ödematöser Schwellung der Sehnervenpapille* führende Entzündung; SYN: Papillenentzündung, Papillitis, Neuropapillitis optica

Neuritis nervi optici retrobulbaris →Neuritis retrobulbaris

Neuritis optica retrobulbaris →Neuritis retrobulbaris

Neuritis periaxialis Neuritis mit hauptsächlichem Befall der Nervenscheide

periphere Neuritis Entzündung eines peripheren Nervens

posttraumatische Neuritis entzündliche Reaktion im Anschluss an eine traumatische Schädigung; SYN: traumatische Neuritis

Neuritis retrobulbaris von Gesichtsfeldausfällen [Skotom*] begleitetete, akut oder chronisch verlaufende Sehnervenerkrankung; häufigste Ursache ist multiple Sklerose*; SYN: Retrobulbärneuritis, Neuritis nervi optici retrobulbaris, Neuritis optica retrobulbaris

Neuritis saturnina sich meist als Radialisparese* manifestierende Nervenschädigung bei chronischer Bleivergiftung; SYN: Bleineuropathie, Neuritis saturnina

segmentale Neuritis auf einzelne Segmente begrenzte degenerative Nervenschädigung; SYN: segmentale Neuropathie

toxische Neuritis durch direkte Toxineinwirkung hervorgerufene Nervenschädigung

traumatische Neuritis →posttraumatische Neuritis

neu|ri|tisch *adj* Nervenentzündung/Neuritis betreffend, von ihr betroffen oder gekennzeichnet, durch sie bedingt

Neuro-, neuro- *präf.* Wortelement mit der Bedeutung "Nerv"

Neu|ro|a|na|to|mie *f* Anatomie des Nervensystems

neu|ro|a|na|to|misch *adj* Neuroanatomie betreffend

Neu|ro|an|gi|o|ma|to|sis en|ce|pha|lo|fa|cia|lis *f* ätiologisch ungeklärte, kongenitale, neurokutane Phakomatose* mit Naevus* flammeus im Trigeminusbereich, Uveahämangiom und verkalkenden Angiomen der Hirnhäute und Hirnrinde; SYN: Sturge-Weber-Krankheit, Sturge-Weber-Syndrom, Sturge-Weber-Krabbe-Syndrom, Sturge-Weber-Krabbe-Krankheit, enzephalofaziale Angiomatose, Neuroangiomatosis encephalofacialis, Angiomatosis encephalotrigeminalis, Angiomatosis encephalo-oculo-cutanea

Neu|ro|ar|thro|pa|thie *f* durch einen Ausfall der nervalen Versorgung hervorgerufene Gelenkschädigung

Neu|ro|bi|o|lo|gie *f* Biologie des Nervensystems

Neu|ro|blas|ten *pl* embryonale Vorstufen der Nervenzellen

Neu|ro|blas|tom *nt* aus Neuroblasten hervorgehender Tumor

Neu|ro|blas|to|ma re|ti|nae *nt* Neuroblastom* der Netzhaut

Neu|ro|che|mie *f* (Bio-)Chemie des Nervensystems

neu|ro|che|misch *adj* Neurochemie betreffend

Neu|ro|chi|rur|gie *f* Chirurgie im Bereich des zentralen oder peripheren Nervensystems

neu|ro|chi|rur|gisch *adj* Neurochirurgie betreffend

Neu|ro|cho|ri|o|i|di|tis *f, pl* **-ti|den** Entzündung von Sehnerv und Aderhaut/Choroidea

neu|ro|cho|ri|o|i|di|tisch *adj* Neurochorioiditis betreffend, von ihr betroffen oder gekennzeichnet

Neu|ro|cho|ri|o|re|ti|ni|tis *f, pl* **-ti|den** Entzündung von Sehnerv, Aderhaut/Choroidea und Netzhaut/Retina

neu|ro|cho|ri|o|re|ti|ni|tisch *adj* Neurochorioretinitis betreffend, von ihr betroffen oder gekennzeichnet

Neu|ro|cra|ni|um *nt* der Teil des Schädels, der das Gehirn bedeckt; SYN: Hirnschädel, Neurokranium

Neu|ro|der|ma|to|se *f* →Neurodermitis

Neu|ro|der|mi|tis *f, pl* **-ti|den** ursprunglich für degenerative Hauterkrankungen mit vermutlich nervaler Beteiligung verwendeter Begriff, der heute mit Neurodermitis disseminata gleichgesetzt wird; SYN: Neurodermatose

Neurodermitis atopica →Neurodermitis disseminata

Neurodermitis circumscripta chronische, in Schüben verlaufende, juckende Hauterkrankung mit Lichenifikation*; SYN: Vidal-Krankheit, Lichen Vidal, Lichen simplex chronicus (Vidal), Lichen chronicus Vidal

Neurodermitis constitutionalis →Neurodermitis disseminata

Neurodermitis diffusa →Neurodermitis disseminata

Neurodermitis disseminata chronisch-rezidivierende, entzündliche Erkrankung mit trockener, stark juckender Haut; die verschiedenen Manifestationsformen [**ekzematoide Form, lichenifizierte Form, pruriginöse Form**] treten nebeneinander und/oder nacheinander auf; ätiologisch spielen erbliche Disposition, Allergien und Stressreaktionen eine Rolle; SYN: atopisches Ekzem, endogenes Ekzem, exsudatives Ekzem, neuropathisches Ekzem, konstitutionelles Ekzem, atopische Dermatitis, neurogene Dermatose, Neurodermitis diffusa/constitutionalis/atopica, Morbus Besnier, Prurigo Besnier, Besnier Prurigo

neu|ro|der|mi|tisch *adj* Neurodermitis betreffend, von ihr betroffen oder gekennzeichnet

neu|ro|ek|to|der|mal *adj* Nervengewebe und Ektoderm betreffend

neu|ro|en|do|krin *adj* Nervensystem und endokrines System betreffend; neuroendokrines System betreffend; SYN: neurokrin

Neu|ro|en|do|kri|ni|um *nt* Gesamtheit, der an der Bildung und Ausschüttung von Neurohomonen beteiligten Strukturen; SYN: neuroendokrines System

Neu|ro|en|ze|pha|lo|my|e|lo|pa|thie *f* Erkrankung von Gehirn, Rückenmark und peripheren Nerven

neu|ro|e|pi|der|mal *adj* Nervengewebe und Oberhaut/Epidermis betreffend

Neu|ro|e|pi|thel *nt* zur Aufnahme von Reizen befähigtes Epithel; SYN: Sinnesepithel

neu|ro|e|pi|the|li|al *adj* Sinnesepithel/Neuroepithel betreffend, aus Neuroepithel bestehend

Neu|ro|e|pi|the|li|om *nt* vom Neuroepithel ausgehender Tumor

Neu|ro|fi|bra *f, pl* **-rae** Nervenfaser

Neurofibrae afferentes afferente (Nerven-) Fasern

Neurofibrae automaticae →Neurofibrae viscerales

Neurofibrae efferentes efferente (Nerven-) Fasern

Neurofibrae postganglionicae postganglionäre Nervenfasern

Neurofibrae preganglionicae präganglionäre Nervenfasern

Neurofibrae somaticae somatische Nervenfasern

Neurofibrae tangentiales tangentiale Nervenfasern

Neurofibrae viscerales viszerale Nervenfasern; SYN: Neurofibrae automaticae

Neurofibrae associationis verschiedene Hirnrindenbezirke einer Hemisphäre verbindende, meist zu **Assoziationsbahnen** zusammengefasste Nervenfasern; SYN: Assoziationsfasern

neu|ro|fi|bril|lär *adj* Neurofibrille(n) betreffend, aus Neurofibrillen bestehend

Neu|ro|fi|bril|len *pl* aus Neurofilamenten und **Neurotubuli** aufgebaute Teile des Zytoskeletts der Nervenzelle

Neu|ro|fi|brom *nt* vom Bindegewebe der Nerven ausgehender gutartiger Tumor

Neu|ro|fi|bro|ma|to|sis ge|ne|ra|li|sa|ta *f* autosomal-dominante, neuroektodermale Systemerkrankung mit zahlreichen schmerzhaften Neurofibromen und Pigmentflecken; Gefahr der sarkomatösen Entartung der Neurofibrome; SYN: (von) Recklinghausen-Krankheit

Neu|ro|fi|la|men|te *pl* s.u. Neurofibrillen

neu|ro|gen *adj* in Nerven(zellen) entstehend, vom Nervensystem stammend, Nerven(-gewebe) bildend, mit dem Nervensystem zusammenhängend

Neu|ro|ge|ne|se *f* Bildung des Nervengewebes

neu|ro|ge|ne|tisch *adj* Neurogenese betreffend

Neu|ro|glia *f* institielles (Stütz-)Gewebe des Zentralnervensystems, das den Raum zwischen den Nervenzellen ausfüllt; SYN: Glia

neu|ro|gli|al *adj* Neuroglia betreffend; SYN: glial, gliär

Neu|ro|gli|om *nt* von der Neuroglia* ausgehende gutartige Geschwulst; SYN: Neuroma verum

Neu|ro|gli|o|ma|to|se *f* Bezeichnung für eine diffuse Gliaproliferation mit Gliombildung; SYN: Gliomatose

Neu|ro|his|to|lo|gie *f* Histologie* des Nervensystems

neu|ro|hor|mo|nal *adj* ein Neurohormon betreffend

Neu|ro|hor|mo|ne *pl* Oberbegriff für Hypothalamus- und Hypophysenhormone, sowie Neurotransmitter

neu|ro|hy|po|phy|sär *adj* Hypophysenhinterlappen/Neurohypophyse betreffend

Neu|ro|hy|po|phy|se *f* aus Neurallappen und Infundibulum bestehender hinterer Teil der Hypophyse*, in dem Hypothalamushormone gespeichert werden; SYN: Hypophysenhinterlappen, Neurohypophysis, Lobus posterior hypophysis

Neu|ro|hy|po|phy|sek|to|mie *f* Entfernung der Neurohypophyse*

Neu|ro|hy|po|phy|sis *f, pl* **-ses** →Neurohypophyse

Neu|ro|im|mu|no|lo|gie *f* Immunologie des Nervensystems

neu|ro|im|mu|no|lo|gisch *adj* Neuroimmunologie betreffend

neu|ro|kar|di|al *adj* Nervensystem und Herz betreffend; SYN: kardioneural

Neu|ro|ke|ra|tin|ge|rüst *nt* Proteingerüst der Myelinscheide

neu|ro|kra|ni|al *adj* Hirnschädel/Neurokranium betreffend

Neu|ro|kra|ni|um *nt* →Neurocranium

neu|ro|krin *adj* →neuroendokrin

neu|ro|ku|tan *adj* Nerven und Haut/Cutis betreffend; Hautnerven betreffend

Neu|ro|la|by|rin|thi|tis *f, pl* **-ti|den** isolierte Entzündung des Nervus vestibularis mit Drehschwindel, Übelkeit, Erbrechen, Nystagmus*; SYN: akuter unilateraler Vestibularisausfall, Vestibularisneuronitis, Neuronitis vestibularis

neu|ro|la|by|rin|thi|tisch *adj* Neurolabyrinthitis betreffend, von ihr betroffen oder gekennzeichnet

Neu|ro|lemm *nt* →Neurilemma

Neu|ro|lem|mi|tis *f, pl* **-ti|den** Entzündung der Schwann-Scheide*; SYN: Neurilemmitis

neu|ro|lem|mi|tisch *adj* Neurolemmitis betreffend, von ihr betroffen oder gekennzeichnet; SYN: neurilemmitisch

Neu|ro|lept|an|al|ge|sie *f* allgemeine Analgesie* durch kombinierte Verwendung von Neuroleptika und Analgetika; SYN: Neuroleptanästhesie

neu|ro|lept|an|al|ge|tisch *adj* Neuroleptanalgesie betreffend; SYN: neuroleptanästhetisch

Neu|ro|lept|an|äs|the|sie *f* →Neuroleptanalgesie

neu|ro|lept|an|äs|the|tisch *adj* →neuroleptanalgetisch

Neu|ro|lep|ti|kum *nt, pl* **-ka** Substanz mit angstlösender, beruhigender und sedierender Wirkung; SYN: Antipsychotikum

Neu|ro|lo|ge *m* Arzt für Neurologie*

Neu|ro|lo|gie *f* Fachgebiet der Medizin, das sich mit Diagnose und Therapie von Erkrankungen des Nervensystems befasst

Neu|ro|lo|gin *f* Ärztin für Neurologie*

neu|ro|lo|gisch *adj* Neurologie betreffend

Neu|ro|lu|es *f* →Neurosyphilis

Neu|ro|lym|pho|ma|to|se *f* lymphoblastische Infiltration eines Nervens

Neu|ro|ly|se *f* **1.** operative Nervendekompression **2.** therapeutische Nervenauflösung

Neu|ro|ly|thy|ris|mus *n* Vergiftung durch Neurotoxine in verschiedenen Erbsenarten; SYN: Kichererbsenvergiftung, Lathyrismus, Lathyrismus-Syndrom

neu|ro|ly|tisch *adj* Neurolyse betreffend

Neu|rom *nt* gutartiger Tumor aus Nervenzellen und -fasern; SYN: Neuroma

Neu|ro|ma *nt, pl* **-ma|ta** →Neurom
Neuroma verum von der Neuroglia* ausgehende gutartige Geschwulst; SYN: Neurogliom

Neu|ro|ma|la|zie *f* Nervenerweichung

neu|ro|mus|ku|lär *adj* Nerven und Muskel(n) betreffend oder verbindend, von Nerven und Muskeln ausgehend; SYN: myoneural, myoneuronal

Neu|ro|my|e|li|tis *f, pl* **-ti|den** Entzündung von Nerven und Rückenmark
Neuromyelitis optica akute disseminierte Rückenmarksschädigung mit begleitender Sehnervenentzündung und Erblindung; wahrscheinlich eine Sonderform der multiplen Sklerose*; SYN: Devic-Syndrom, Devic-Krankheit

neu|ro|my|e|li|tisch *adj* Neuromyelitis betreffend, von ihr betroffen oder gekennzeichnet

neu|ro|my|o|pa|thisch *adj* Neuromyopathie betreffend

Neu|ro|my|o|si|tis *f, pl* **-ti|den** gleichzeitige Nerven- und Muskelentzündung

neu|ro|my|o|si|tisch *adj* Neuromyositis betreffend, von ihr betroffen oder gekennzeichnet

Neu|ron *nt* Nervenzelle; SYN: Neurozyt

neu|ro|nal *adj* Neuron(en) betreffend

Neu|ro|nen|ent|zün|dung *f* →Neuronitis

Neu|ro|ni|tis *f, pl* **-ti|den** **1.** Neuronenentzündung **2.** meist im Anschluss an einen Virusinfekt auftretende, aufsteigende motorische Lähmung mit guter Prognose; SYN: Guillain-Barré-Syndrom, Polyradikuloneuritis, Radikuloneuritis
Neuronitis vestibularis isolierte Entzündung des Nervus vestibularis mit Drehschwindel, Übelkeit, Erbrechen und Nystagmus*; SYN: Neurolabyrinthitis, akuter unilateraler Vestibularisausfall, Vestibularisneuronitis

neu|ro|ni|tisch *adj* Neuronenentzündung/Neuronitis betreffend, von ihr betroffen oder gekennzeichnet

neu|ro|no|trop *adj* mit besonderer Affinität zu Neuronen

Neu|ro|pa|pil|li|tis *f, pl* **-ti|den** →Neuropapillitis optica
Neuropapillitis optica zu Hyperämie* und ödematöser Schwellung der Sehnervenpapille* führende Sehnervenentzündung; SYN: Papillenentzündung, Papillitis, Neuritis nervi optici intrabulbaris

neu|ro|pa|pil|li|tisch *adj* Neuropapillitis betreffend, von ihr betroffen oder gekennzeichnet; SYN: papillitisch

Neu|ro|pa|ra|ly|se *f* durch eine Nervenschädigung verursachte Lähmung; SYN: neurogene Lähmung, Nervenlähmung

Neu|ro|pa|thie *f* nicht-entzündliche Nervenerkrankung; Nervenleiden

neu|ro|pa|thisch *adj* Neuropathie betreffend, von ihr betroffen oder gekennzeichnet, durch sie bedingt

Neu|ro|pa|tho|lo|gie *f* Pathologie* des Nervensystems

Neu|ro|phy|si|o|lo|gie *f* Physiologie* des Nervensystems

neu|ro|phy|si|o|lo|gisch *adj* Neurophysiologie betreffend

Neu|ro|pil *nt* das zwischen den Nerven- und Gliazellen liegende Gewirr von Dendriten, Axonen und Gliafortsätzen; SYN: Nervenfilz

Neu|ro|plas|ma *f* Zytoplasma der Nervenzelle

neu|ro|plas|ma|tisch *adj* Neuroplasma betreffend

Neu|ro|plas|tik *f* Nervenplastik

Neu|ro|pra|xie *f* →Neurapraxie

Neu|ro|psy|chi|a|trie *f* Neurologie und Psychiatrie, Nervenheilkunde

neu|ro|psy|chi|a|trisch *adj* Neuropsychiatrie betreffend

Neu|ro|psy|cho|lo|gie *f* Grenzgebiet von Neurologie* und Psychologie*, das sich mit dem Zusammenhang von Fühlen/Erleben und dem Nervensystem beschäftigt

Neu|ro|ra|di|o|lo|gie *f* Radiologie des Nervensystems

neu|ro|ra|di|o|lo|gisch *adj* Neuroradiologie betreffend

Neu|ro|re|ti|ni|tis *f, pl* **-ti|den** Entzündung von Sehnerv und Netzhaut/Retina

neu|ro|re|ti|ni|tisch *adj* Neuroretinitis betreffend, von ihr betroffen oder gekennzeichnet

Neu|ro|re|ti|no|pa|thie *f* Erkrankung der Sehnervenpapille und der Netzhaut

Neu|ror|rha|phie *f* Nervennaht

Neu|ro|se *f* psychisch bedingte Gesundheitsstörung als Ausdruck eines unbewussten seelischen Konflikts

depressive Neurose Neurose* mit ausgeprägt depressiver Symptomatik; SYN: neurotische Depression

hysterische Neurose primär durch Konversionssymptome [u.a. Lähmung, Schmerzen, Sprechstörungen, Schwerhörigkeit, Sehstörungen] gekennzeichnete Neurose; SYN: Konversionsreaktion, Konversionsneurose, Konversionshysterie, hysterische Reaktion

posttraumatische Neurose im Anschluss an eine plötzliche starke seelische Belastung auftretende Neurose; SYN: posttraumatische Neurose, traumatische Neurose

traumatische Neurose →posttraumatische Neurose

vegetative Neurose der Kleinkinder vermutlich durch eine Quecksilbervergiftung verursachte Schädigung des Stammhirns mit Haut- und Organsymptomen bei Kleinkindern; SYN: Feer-Krankheit, Rosakrankheit, Swift-Syndrom, Selter-Swift-Feer-Krankheit, Feer-Selter-Swift-Krankheit, Akrodynie, Acrodynia

Neu|ro|se|kret *nt* im Nervensystem gebildetes Sekret; Neurohormon

Neu|ro|se|kre|ti|on *f* Bildung und Sekretion von Neurohormonen

neu|ro|se|kre|to|risch *adj* Neurosekretion betreffend

neu|ro|sen|so|risch *adj* sensorische Nerven betreffend; sensorisch

Neu|ro|sis *f, pl* **-ses** →Neurose

Neu|ro|skle|ro|se *f* sklerotische Verhärtung von Nervengewebe; SYN: Nervensklerose

Neu|ro|sti|mu|la|ti|on *f* Hemmung der Schmerzempfindung durch elektrische Reizung von Nervenfasern; SYN: Elektrostimulationsanalgesie

Neu|ro|sy|phi|lis *f* Jahre nach der Erstinfektion beginnendes Stadium mit Befall des Zentralnervensystems, der Knochen und innerer Organe; SYN: Syphilis IV, Tertiärstadium, Neurolues

neu|ro|ten|di|nös *adj* Nerv(en) und Sehne betreffend

Neu|ro|ten|sin *nt* von den **Neurotensinzellen** [N-Zellen] der Ileum- und Jejunumschleimhaut gebildetes Gewebshormon, das die Magensäureproduktion hemmt und die Pankreassekretion anregt

Neu|ro|ten|sin|zel|len *pl* s.u. Neurotensin

neu|ro|ti|gen *adj* eine Neurose hervorrufend

neu|ro|tisch *adj* Neurose betreffend, an einer Neurose leidend, auf einer Neurose beruhend, durch sie bedingt

Neu|ro|tme|sis *f* Nervenschädigung mit kompletter Durchtrennung von Axon und Scheide

Neu|ro|to|mia *f* →Neurotomie

Neurotomia retrogasserina Durchtrennung der sensiblen Trigeminusfasern bei Trigeminusneuralgie*; SYN: Frazier-Spiller-Operation, retroganglionäre Neurotomie

Neu|ro|to|mie *f* Nervenschnitt, Nervendurchtrennung; SYN: Neurotomia

retroganglionäre Neurotomie Durchtrennung der sensiblen Trigeminusfasern bei Trigeminusneuralgie*; SYN: Frazier-Spiller-Operation, Neurotomia retrogasserina

Neu|ro|to|mo|gra|fie *f* →Neurotomographie

Neu|ro|to|mo|gra|phie *f* Tomographie* des Zentralnervensystems

Neu|ro|to|nie *f* therapeutische Nervendehnung

Neu|ro|to|xi|ko|se *f* Schädigung des Nervensystems durch Neurotoxine

Neu|ro|to|xin *f* Nervengift

neu|ro|to|xisch *adj* nervenschädigend

Neu|ro|to|xi|zi|tät *f* Nervengiftigkeit

Neu|ro|trans|mit|ter *m* im Nervensystem wirksamer Transmitter*

neu|ro|trop *adj* auf Nerven(gewebe) wirkend, mit besonderer Affinität zu Nerven(gewebe)
neu|ro|troph *adj* Neurotrophie betreffend; SYN: neurotrophisch
Neu|ro|tro|phie *f* Ernährung von Nervengewebe
neu|ro|tro|phisch *adj* →neurotroph
Neu|ro|tu|bu|li *pl* s.u. Neurofibrillen
neu|ro|vas|ku|lär *adj* Nervensystem und Gefäßsystem betreffend
neu|ro|ve|ge|ta|tiv *adj* das vegetative Nervensystem betreffend
neu|ro|vi|ru|lent *adj* Neurovirulenz betreffend, Neurovirulenz besitzend
Neu|ro|vi|ru|lenz *f* Fähigkeit eine Infektionskrankheit des Nervensystems hervorzurufen
neu|ro|vis|ze|ral *adj* Nervensystem und Eingeweide/Viszera betreffend
neu|ro|zir|ku|la|to|risch *adj* Nervensystem und Kreislauf betreffend
Neu|ro|zyt *m* Nervenzelle; SYN: Neuron
Neu|ro|zy|to|ly|se *f* Auflösung von Nervenzellen, Neuronauflösung
neu|tral *adj* weder sauer noch basisch
Neu|tral|biss *m* normaler Schlussbiss der Zahnreihen; SYN: Neutrogenie, Regelbiss, Eugnathie
Neu|tral|fet|te *pl* aus Glyzerin und Fettsäuren aufgebaute Fette
Neu|tro|ge|nie *f* →Neutralbiss
Neu|tro|nen *pl* ungeladene Elementarteilchen im Atomkern
Neu|tro|pe|nie *f* Verminderung der neutrophilen Leukozyten im peripheren Blut; SYN: Neutrozytopenie
maligne Neutropenie allergische oder toxische, hochgradige Verminderung der Granulozyten; SYN: Agranulozytose, perniziöse Neutropenie
periodische Neutropenie →zyklische Neutropenie
perniziöse Neutropenie →maligne Neutropenie
zyklische Neutropenie angeborene, in regelmäßigen Abständen auftretende, vorübergehende Verminderung der neutrophilen Leukozyten im peripheren Blut; SYN: periodische/zyklische Leukozytopenie, periodische Neutropenie
neu|tro|pe|nisch *adj* Neutropenie betreffend, von ihr betroffen oder gekennzeichnet, durch sie bedingt
neu|tro|phil *adj* mit neutralen Farbstoffen färbend
Neu|tro|phi|ler *m* mit neutralen Farbstoffen anfärbbarer granulozytärer Leukozyt; häufigste Granulozytenform; SYN: neutrophiler Granulozyt
Neu|tro|phi|lie *f* **1.** Anfärbbarkeit mit neutralen Farbstoffen **2.** Vermehrung der neutrophilen Granulozyten im peripheren Blut; SYN: Neutrozytose
Neu|tro|zy|to|pe|nie *f* →Neutropenie
Neu|tro|zy|to|se *f* Vermehrung der neutrophilen Granulozyten im peripheren Blut; SYN: Neutrophilie
New|ton *nt* Einheit der Kraft
Ni|a|cin *nt* durch die Nahrung zugeführte oder aus Tryptophan synthetisierte Substanz, die Baustein von NAD und NADP ist; SYN: Nikotinsäure, Nicotinsäure, Antipellagravitamin, Vitamin PP
Ni|a|cin|man|gel|syn|drom *nt* durch Diarrhoe, Dermatitis und Demenz [**3-D-Krankheit**] charakterisierte Vitamin B_2-Mangelkrankheit, die v.a. in Ländern auftritt, in denen Mais ein Hauptbestandteil der Nahrung ist [Italien, Spanien, Indien, China, Japan]; SYN: Pellagra, Vitamin-B_2-Mangelsyndrom
Nicht-A-Nicht-B-Hepatitis *f* →Non-A-Non-B-Hepatitis
nicht-ketotisch *adj* nicht durch eine Ketose verursacht
nicht-osmotisch *adj* nicht auf Osmose beruhend, nicht durch Osmose hervorgerufen
Ni|ckel *nt* zur Eisengruppe gehörendes Element
Ni|co|tin *nt* Alkaloid der Tabakpflanze; SYN: Nikotin
Ni|co|tin|a|mid *nt* Amid der Nicotinsäure; Baustein von NAD und NADP; SYN: Nicotinsäureamid
Nicotinamid-adenin-dinucleotid *nt* in allen Zellen vorkommendes Coenzym zahlreicher Oxidoreduktasen*, das reversibel Wasserstoff anlagern kann; liegt abwechselnd in oxidierter [Grundzustand, NAD] und reduzierter Form [NADH] vor; SYN: Diphosphopyridinnucleotid, Cohydrase I, Coenzym I, Nikotinsäureamid-adenin-dinukleotid
ni|co|tin|erg *adj* auf Nicotin(derivate) als Transmitter ansprechend; SYN: nikotinerg
Ni|co|tin|säure *f* →Niacin
Ni|co|tin|säu|re|a|mid *nt* →Nicotinamid
Nic|ta|tio *f, pl* **-ti|o|nes** Blinzeln; SYN: Niktation, Nictitatio
Nic|ti|ta|tio *f, pl* **-ti|o|nes** Blinzeln; SYN: Niktation, Nictatio
Ni|da|ti|on *f* Einnistung der Frucht; SYN: Implantation
Ni|da|ti|ons|hem|mer *pl* Mittel, die die Einnistung der Frucht verhindern [z.B. Intrauterinpessar]
Nie|der|druck|sys|tem *nt* Teil des Kreislaufs mit niedrigem Druck; enthält ca. 85% des Blutvolumens
nie|der|mo|le|ku|lar *adj* mit niedrigem Molekulargewicht
Niemann-Pick-Krankheit *f* autosomal-rezessiv vererbte Sphingolipidose* mit Einlagerung von Sphingomyelin und Cholesterin in Zellen des retikulohistozytären Systems

und des ZNS; es gibt mehr als 5 Varianten mit unterschiedlichem Schweregrad und Verlauf; SYN: Sphingomyelinose, Sphingomyelinlipidose

Niemann-Pick-Zellen *pl* typische Zellen im retikulohistozytären System bei Niemann-Pick-Krankheit

Nie|re *f* paariges, im Retroperitonealraum liegendes Organ, das eine Zentralrolle bei der Ausscheidung von Stoffwechselprodukten und bei der Konstanthaltung des Wasser- und Elektrolythaushaltes spielt; SYN: Ren

Nie|ren|abs|zess *m* Abszess im Nierengewebe; SYN: intrarenaler Abszess

Nie|ren|a|ge|ne|sie *f* angeborenes Fehlen der Nieren; SYN: Anephrie

Nie|ren|an|gi|o|gra|fie *f* →Nierenangiographie

Nie|ren|an|gi|o|gra|phie *f* Angiographie* der Nierengefäße

Nie|ren|a|no|ma|lie *f* angeborene Nierenfehlbildung

Nie|ren|a|pla|sie *f* angeborenes Fehlen einer Niere

Nie|ren|ar|te|ri|en|ste|no|se *f* vollständige oder unvollständige Einengung der Nierenarterie; führt zur Entwicklung einer renalen Hypertonie*

Nie|ren|be|cken *nt* trichterförmiges Sammelbecken des Harns im Nierenhilus; geht in die Harnleiter über; SYN: Pyelon, Pelvis renalis

Nie|ren|be|cken|ent|zün|dung *f* →Pyelitis

Nie|ren|clea|rance *f* Bezeichnung für die Plasmamenge, die pro Zeiteinheit in der Niere von einer bestimmten Substanzmenge gereinigt wird; SYN: renale Clearance

Nie|ren|de|kap|su|la|ti|on *f* →Nephrokapsulektomie

Nie|ren|di|a|be|tes *m* autosomal-rezessiv vererbte Störung der Glukoserückresorption mit konstanter Glukosurie; SYN: renale Glukosurie, Diabetes renalis

Nie|ren|dys|pla|sie *f* schwere Fehlbildung der Nieren; oft kombiniert mit anderen Fehlbildungen der ableitenden Harnwege

Nie|ren|dys|to|pie *f* →Nierenektopie

pelvine Nierendystopie angeborener Tiefstand der Niere im Becken; SYN: Ren pelvicus, Beckenniere

Nie|ren|ek|to|pie *f* angeborene Verlagerung der Niere; SYN: Nierendystopie, Ektopia renis

Nie|ren|em|bo|lie *f* embolischer Verschluss einer oder beider Nierenarterien; führt zum Niereninfarkt

Nie|ren|ent|zün|dung *f* →Nephritis

Nie|ren|fehl|bil|dun|gen *pl* angeborene Anomalien der Nierenform oder -lage

Nie|ren|fis|tel *f* operativ angelegte Fistel zur Harnableitung

Nie|ren|fis|te|lung *f* Anlegen einer äußeren Nierenfistel; SYN: Nephrostomie

Nie|ren|grieß *m* multiple, kleinste Nierenkonkremente

Nie|ren|hy|per|tro|phie *f* Vergrößerung einer Niere; meist als Anpassungshypertrophie bei Ausfall der anderen Niere

Nie|ren|hy|po|pla|sie *f* angeborene Kleinheit der Niere; SYN: Zwergniere

Nie|ren|in|farkt *m* hämorrhagischer oder anämischer Infarkt durch Nierenembolie* oder Nierenvenenthrombose*

Nie|ren|in|suf|fi|zi|enz *f* akute oder chronische Unfähigkeit der Niere zur ausreichenden Harnbildung; es kommt zum Anstieg der harnpflichtigen Substanzen im Blut und Störungen des Wasser- und Elektrolythaushaltes

Nie|ren|kap|sel|ent|zün|dung *f* Perinephritis

Nie|ren|kar|zi|nom *nt* von der Nieren ausgehender bösartiger Tumor; i.e.S. das klarzellige Nierenkarzinom

klarzelliges Nierenkarzinom durch helle Zellen charakterisierter, häufigster bösartiger Nierentumor, der Männer häufiger befällt als Frauen; SYN: hypernephroides Karzinom, maligner Grawitz-Tumor, Hypernephrom

Nie|ren|ko|lik *f* meist durch Nierensteine hervorgerufene Kolik; SYN: Colica renalis

Nie|ren|pa|pil|len *pl* Spitzen der Nierenpyramiden, die in die Nierenkelche hineinragen; SYN: Papillae renales

Nie|ren|py|ra|mi|den *pl* das Nierenmark bildende pyramidenförmige Segmente, die mit der Spitze in die Nierenkelche münden; SYN: Malpighi-Pyramiden, Pyramides renales

Nie|ren|rin|den|ne|kro|se *f* meist beidseitige, ausgedehnte Nekrose* bei Eklampsie*, Infektionen oder Intoxikation; SYN: Juhel-Renoy-Syndrom

Nie|ren|schwel|le *f* maximale Rückresorptionskapazität der Niere für eine Substanz; bei Überschreiten kommt es zur Ausscheidung im Harn

Nie|ren|sen|kung *f* →Nephroptose

Nie|ren|se|quenz|szin|ti|gra|fie *f* →Nierensequenzszintigraphie

Nie|ren|se|quenz|szin|ti|gra|phie *f* Messung von im Harn ausgeschiedenen Radioisotopen zur Diagnostik der Nierenfunktion; SYN: Radionephrographie, Radioisotopennephrographie

Nie|ren|so|no|gra|fie *f* →Nierensonographie

Nie|ren|so|no|gra|phie *f* Ultrsachalluntersuchung der Niere

Nie|ren|stein|krank|heit *f* →Nephrolithiasis

Nie|ren|stein|lei|den *nt* →Nephrolithiasis

Nie|ren|szin|ti|gra|fie *f* →Nierenszintigraphie

Nie|ren|szin|ti|gra|phie *f* Szintigraphie* des Nierenparenchyms

Nie|ren|tu|ber|ku|lo|se *f* i.d.R. hämatogene, beidseitige Tuberkulose; meist Teil einer Urogenitaltuberkulose*

Nie|ren|ve|nen|throm|bo|se *f* ein- oder beidseitiger Verschluss der Nierenvene durch einen Thrombus; bei vollständigem Verschluss kommt es zum Absterben der Niere
Ni|ko|tin *nt* →Nicotin
ni|ko|tin|erg *adj* auf Nikotin(derivate) als Transmitter ansprechend; SYN: nicotinerg
Ni|ko|tin|säu|re *f* →Niacin
Nikotinsäureamid-adenin-dinukleotid *nt* →Nicotinamid-adenin-dinucleotid
Nik|ta|ti|on *f* Blinzeln; SYN: Nictitatio, Nictatio
Ni|beu|le *f* s.u. Hautleishmaniase
Nisbet-Schanker *m* im Rahmen des Ulcus* molle auftretende Lymphgefäßentzündung des Penis; SYN: Bubonulus, Lymphangiitis dorsalis penis
Ni|schen|zel|le *f* Epitzhelzelle der Lungenalveolen, die Surfactant produziert; SYN: Alveolarzelle Typ II, Pneumozyt Typ II
Nis|sen *pl* Läuseeier
Nissl-Schollen *pl* das raue endoplasmatische Retikulum der Nervenzellen; liegt als schollenförmige, basophile Substanz in der Zelle; SYN: Nissl-Substanz, Nissl-Granula, Tigroidschollen
Nit|rat *nt* Salz der Salpetersäure
Nit|rit *nt* Salz der salpetrigen Säure
Ni|trit|u|rie *f* Nitritausscheidung im Harn
Nit|ro|ge|ni|um *nt* →Stickstoff
Ni|tros|a|mi|ne *pl* >N-NO-haltige organische, kanzerogene Substanzen
Ni|tro|ver|bin|dun|gen *pl* NO_2-haltige organische Verbindungen
NK-Lymphozyten *pl* T-Lymphozyten, die ohne vorherigen Antigenkontakt Zellen angreifen und auflösen können; SYN: NK-Zellen, natürliche Killerzellen
NK-Zellen *pl* →NK-Lymphozyten
NMR-Spektroskopie *f* Strukturanalyse von Molekülen durch spektroskopische Messung der induzierten Kernspinresonanz; SYN: MR-Spektroskopie, Kernspinresonanzspektroskopie, Kernresonanzspektroskopie
NMR-Tomografie *f* →NMR-Tomographie
NMR-Tomographie *f* auf Kernspinresonanz beruhendes, nicht-invasives, computergesteuertes, bildgebendes Verfahren mit hoher Auflösung; SYN: MR-Tomographie, Magnetresonanztomographie, Kernspinresonanztomographie
NNR-Hormone *pl* →Nebennierenrindenhormone
NNR-Insuffizienz *f* →Nebennierenrindeninsuffizienz
No|car|dia *f* Gattung grampositiver, unbeweglicher Stäbchenbakterien
no|dal *adj* Knoten/Nodus betreffend
No|di *pl* →Nodus
no|dös *adj* knötchenförmig, knotig
No|do|si|tas *f, pl* **-ta|tes** Knoten, Knötchen, knotige Struktur
Nodositas crinium Trichorrhexis* mit knötchenförmiger Auftreibung und pinselförmiger Auffaserung der Haarenden; SYN: Haarknötchenkrankheit, Trichorrhexis nodosa
no|du|lär *adj* Knoten/Knötchen aufweisend, mit Knoten/Knötchen besetzt, knötchenförmig
No|du|li *pl* →Nodulus
No|du|lus *m, pl* **-li** Knötchen, knotige Struktur
Nodulus cerebelli →Nodulus vermis
Noduli lymphoidei aggregati appendicis vermiformis Peyer-Plaques der Appendix* vermiformis
Noduli lymphoidei aggregati intestini tenuis zum Immunsystem gehörende Lymphknötchen des Dünndarms; SYN: Peyer-Plaques
Noduli lymphoidei lienalis Lymphfollikel der Milz; SYN: Milzknötchen, Milzfollikel, Malpighi-Körperchen der Milz, weiße Pulpa, Noduli lymphoidei splenici
Noduli lymphoidei solitarii vereinzelte Lymphknötchen der Schleimhaut des Magen-Darm-Traktes
Noduli lymphoidei splenici →Noduli lymphoidei lienalis
Nodulus lymphoideus rundliche Anhäufung von retikulärem Bindegewebe und lymphatischen Zellen in den Lymphknoten oder im Gewebe; SYN: Lymphfollikel, Lymphknötchen, Folliculus lymphaticus, Lymphonodulus
Nodulus rheumaticus →Rheumaknötchen
Nodulus valvularum semilunarium Arantius-Knötchen der Aortenklappe oder Pulmonalklappe
Nodulus vermis medialer Kleinhirnhöcker; SYN: Nodulus cerebelli
Noduli vocales bei Überbelastung der Stimmbänder auftretende Wucherungen; SYN: Sängerknötchen, Schreiknötchen, Stimmbandknötchen
No|dus *m, pl* **-di** Knoten, Knötchen, knotige Struktur
Nodus atrioventricularis an der Vorhofkammergrenze liegender Knoten aus spezifischen Muskelfasern, der die Erregung vom Vorhof auf die Kammer überträgt; übernimmt bei Ausfall des Sinusknoten als sekundäres Erregungsbildungszentrum die Schrittmacherfunktion; SYN: AV-Knoten, Aschoff-Tawara-Knoten, Atrioventrikularknoten
Nodus lymphaticue veraltet für →Nodus lymphoideus
Nodi lymphoidei abdominis abdominelle Lymphknoten, Bauchlymphknoten
Nodi lymphoidei anorectales pararektale/anorektale Lymphknoten; SYN: Nodi lymphoidei pararectales
Nodi lymphoidei aortici laterales laterale Aortenlymphknoten
Nodi lymphoidei appendiculares Appen-

dixlymphknoten
Nodi lymphoidei axillares Achsellymphknoten
Nodi lymphoidei brachiales Oberarmlymphknoten
Nodi lymphoidei bronchopulmonales Hiluslymphknoten; SYN: Nodi lymphoidei hilares
Nodi lymphoidei cavales laterales laterale Kavalymphknoten
Nodi lymphoidei cervicales Halslymphknoten, Zervikallymphknoten
Nodi lymphoidei cervicales anteriores vordere Halslymphknoten
Nodi lymphoidei cervicales anteriores profundi tiefe vordere Halslymphknoten
Nodi lymphoidei cervicales anteriores superficiales vordere oberflächliche Halslymphknoten
Nodi lymphoidei cervicales laterales seitliche Halslymphknoten
Nodi lymphoidei cervicales laterales profundi tiefe seitliche Halslymphknoten
Nodi lymphoidei cervicales laterales superficiales seitliche oberflächliche Halslymphknoten
Nodi lymphoidei cervicales profundi tiefe Halslymphknoten
Nodi lymphoidei cervicales superficiales oberflächliche Halslymphknoten
Nodi lymphoidei coeliaci Lymphknoten des Truncus coeliacus
Nodi lymphoidei colici dextri Lymphknoten der Arteria colica dextra
Nodi lymphoidei colici medii Lymphknoten der Arteria colica media
Nodi lymphoidei colici sinistri Lymphknoten der Arteria colica sinistra
Nodi lymphoidei cubitales kubitale Lymphknoten
Nodi lymphoidei epigastrici inferiores Lymphknoten der Arteria epigastrica inferior
Nodi lymphoidei faciales Gesichtslymphknoten
Nodi lymphoidei gastrici dextri rechte Lymphknotengruppe der kleinen Magenkurvatur
Nodi lymphoidei gastrici sinistri linke Lymphknotengruppe der kleinen Magenkurvatur
Nodi lymphoidei gastroomentales dextri rechte Lymphknotengruppe der großen Magenkurvatur
Nodi lymphoidei gastroomentales sinistri linke Lymphknotengruppe der großen Magenkurvatur
Nodi lymphoidei gluteales inferiores Lymphknoten der Arteria glutaea inferior
Nodi lymphoidei gluteales superiores Lymphknoten der Arteria glutaea superior
Nodi lymphoidei hepatici Leberlymphknoten, Leberhiluslymphknoten
Nodi lymphoidei hilares Hiluslymphknoten; SYN: Nodi lymphoidei bronchopulmonales
Nodi lymphoidei ileocolici Lymphknoten der Arteria ileocolica
Nodi lymphoidei iliaci communes Lymphknoten der Arteria iliaca communis
Nodi lymphoidei iliaci communes subaortici Lymphknoten der Aortengabel
Nodi lymphoidei iliaci externi Lymphknoten der Arteria iliaca externa
Nodi lymphoidei iliaci externi interiliaci zwischen Arteria iliaca interna und Arteria iliaca externa liegende Lymphknoten; SYN: Nodi lymphoidei interiliaci
Nodi lymphoidei iliaci interni Lymphknoten der Arteria iliaca interna
Nodi lymphoidei infraauriculares infraaurikuläre Lymphknoten
Nodi lymphoidei inguinales Leistenlymphknoten, Inguinallymphknoten
Nodi lymphoidei inguinales inferiores untere Leistenlymphknoten
Nodi lymphoidei inguinales profundi tiefe Leistenlymphknoten
Nodi lymphoidei inguinales superficiales oberflächliche Leistenlymphknoten
Nodi lymphoidei inguinales superficiales inferiores untere oberflächliche Leistenlymphknoten
Nodi lymphoidei inguinales superficiales superolaterales laterale Gruppe der oberflächlichen Leistenlymphknoten
Nodi lymphoidei inguinales superficiales superomediales mediale Gruppe der oberflächlichen Leistenlymphknoten
Nodi lymphoidei inguinales superolaterales obere seitliche Leistenlymphknoten
Nodi lymphoidei inguinales superomediales obere mediale Leistenlymphknoten
Nodi lymphoidei intercostales paravertebrale Interkostallymphknoten
Nodi lymphoidei interiliaci zwischen Arteria iliaca interna und Arteria iliaca externa liegende Lymphknoten; SYN: Nodi lymphoidei iliaci externi interiliaci
Nodi lymphoidei interpectorales Brustwandlymphknoten, Pektoralislymphknoten
Nodi lymphoidei intraglandulares in der Ohrspeicheldrüse/Parotis liegende Lymphknoten
Nodi lymphoidei jugulares anteriores vordere jugulare Lymphknoten
Nodi lymphoidei jugulares laterales laterale jugulare Lymphknoten
Nodi lymphoidei juxtaintestinales juxtaintestinale Lymphknoten
Nodi lymphoidei juxtaoesophageales pulmonales juxtaösophageale Lymphknoten
Nodi lymphoidei lienales Milzlymphknoten; SYN: Nodi lymphoidei splenici
Nodi lymphoidei lumbales dextri lumbale

Lymphknoten der Vena cava inferior
Nodi lymphoidei lumbales intermedii intermediäre Lumballymphknoten
Nodi lymphoidei lumbales sinistri lumbale Lymphknoten der Bauchaorta
Nodi lymphoidei mastoidei retroaurikuläre Lymphknoten; SYN: Nodi lymphoidei retroauriculares
Nodi lymphoidei membri inferioris Beinlymphknoten
Nodi lymphoidei membri superioris Armlymphknoten
Nodi lymphoidei mesenterici inferiores untere Mesenteriallymphknoten
Nodi lymphoidei mesenterici superiores obere Mesenteriallymphknoten
Nodi lymphoidei mesocolici mesokolische Lymphknoten
Nodi lymphoidei occipitales okzipitale Lymphknoten, Hinterhauptslymphknoten
Nodi lymphoidei pancreatici inferiores untere Pankreaslymphknoten
Nodi lymphoidei pancreatici superiores obere Pankreaslymphknoten
Nodi lymphoidei pancreaticoduodenales inferiores untere pankreatikoduodenale Lymphknoten
Nodi lymphoidei pancreaticoduodenales superiores obere pankreatikoduodenale Lymphknoten
Nodi lymphoidei paracolici parakolische Lymphknoten
Nodi lymphoidei paramammarii seitliche Brustdrüsen-/Mammalymphknoten
Nodi lymphoidei pararectales pararektale/anorektale Lymphknoten; SYN: Nodi lymphoidei anorectales
Nodi lymphoidei parasternales parasternale Lymphknoten
Nodi lymphoidei paratracheales paratracheale Lymphknoten
Nodi lymphoidei parauterini parauterine Lymphknoten
Nodi lymphoidei paravaginales paravaginale Lymphknoten
Nodi lymphoidei paravesicales paravesikale Lymphknoten
Nodi lymphoidei parotidei profundi tiefe Parotislymphknoten
Nodi lymphoidei parotidei superficiales oberflächliche Parotislymphknoten
Nodi lymphoidei pelvis Beckenlymphknoten
Nodi lymphoidei pericardiales perikardiale Lymphknoten
Nodi lymphoidei pericardiales laterales laterale perikardiale Lymphknoten
Nodi lymphoidei perivesiculares perivesikuläre Lymphknoten
Nodi lymphoidei phrenici inferiores untere Zwerchfelllymphknoten
Nodi lymphoidei phrenici superiores obere Zwerchfelllymphknoten
Nodi lymphoidei poplitei profundi tiefe Kniekehlen-/Popliteallymphknoten
Nodi lymphoidei poplitei superficiales oberflächliche Kniekehlen-/Popliteallymphknoten
Nodi lymphoidei postaortici retroaortale Lymphknoten
Nodi lymphoidei postcavales retrokavale Lymphknoten
Nodi lymphoidei postvesiculares postvesikale Lymphknoten
Nodi lymphoidei preaortici präaortale Lymphknoten
Nodi lymphoidei preauriculares präaurikuläre Lymphknoten
Nodi lymphoidei precaecales präzäkale Lymphknoten
Nodi lymphoidei precavales präkavale Lymphknoten
Nodi lymphoidei prelaryngei prälaryngeale Lymphknoten
Nodi lymphoidei prepericardiaci präperikardiale Lymphknoten
Nodi lymphoidei pretracheales prätracheale Lymphknoten
Nodi lymphoidei prevertebrales prävertebrale Lymphknoten
Nodi lymphoidei prevesicales prävesikale Lymphknoten
Nodi lymphoidei profundi membri superioris tiefe Armlymphknoten
Nodi lymphoidei pulmonales Lungenlymphknoten
Nodi lymphoidei pylorici Pyloruslymphknoten
Nodi lymphoidei rectales superiores Lymphknoten der Arteria rectalis superior
Nodi lymphoidei regionales regionale Lymphknoten
Nodi lymphoidei retrocaecales retrozäkale Lymphknoten
Nodi lymphoidei retropharyngeales retropharyngeale Lymphknoten
Nodi lymphoidei retropylorici retropylorische Lymphknoten
Nodi lymphoidei sacrales sakrale Lymphknoten
Nodi lymphoidei sigmoidei Lymphknoten der Arteria sigmoidea
Nodi lymphoidei splenici Milzlymphknoten; SYN: Nodi lymphoidei lienales
Nodi lymphoidei submandibulares submandibuläre Lymphknoten
Nodi lymphoidei submentales Kinnlymphknoten
Nodi lymphoidei subpylorici subpylorische Lymphknoten
Nodi lymphoidei subscapulares subskapuläre Lymphknoten
Nodi lymphoidei supraclaviculares supraklavikuläre Lymphknoten
Nodi lymphoidei suprapylorici suprapylorische Lymphknoten

Nodi lymphoidei thyroidei Schilddrüsenlymphknoten
Nodi lymphoidei tracheobronchiales inferiores untere tracheobronchiale Lymphknoten
Nodi lymphoidei tracheobronchiales superiores obere tracheobronchiale Lymphknoten
Nodi lymphoidei vesicales laterales laterale paravesikale Lymphknoten
Nodus lymphoideus in die Lymphbahnen eingeschaltete bohnenförmige Körper, die aus Rindensubstanz, Mark und Kapsel bestehen; Lymphknoten filtern die Lymphe und entfernen Erreger, Toxine, Zellfragmente u.ä.; SYN: Lymphknoten, Lymphdrüse, Lymphonodus
Nodus lymphoideus arcus venae azygos Lymphknoten am Azygosbogen
Nodus lymphoideus buccinatorius Wangenlymphknoten
Nodus lymphoideus cysticus Lymphknoten am Gallenblasenhals
Nodus lymphoideus fibularis Lymphknoten an der Arteria fibularis
Nodus lymphoideus foraminalis Lymphknoten am Foramen* epiploicum
Nodus lymphoideus jugulodigastricus oberster tiefer Halslymphknoten
Nodus lymphoideus lacunaris intermedius mittlerer Lymphknoten der Lacuna vasorum
Nodus lymphoideus lacunaris lateralis lateraler Lymphknoten der Lacuna vasorum
Nodus lymphoideus lacunaris medialis medialer Lymphknoten der Lacuna vasorum
Nodus lymphoideus ligamenti arteriosi Lymphknoten am Ligamentum* arteriosum
Nodus lymphoideus malaris Wangenlymphknoten
Nodus lymphoideus mandibularis Unterkieferlymphknoten
Nodus lymphoideus nasolabialis Lymphknoten der Nasolabialfalte
Nodus lymphoideus tibialis anterior Lymphknoten der Arteria tibialis anterior
Nodus lymphoideus tibialis posterior Lymphknoten der Arteria tibialis posterior
Nodus sinuatrialis primäres Erregungszentrum des Herzens im rechten Vorhof; SYN: Sinusknoten, Sinuatrialknoten, SA-Knoten, Keith-Flack-Knoten

No|kar|di|o|se *f* durch Nocardia*-Species verursachte bakterielle Infektionskrankheit; betrifft v.a. Patienten mit geschwächter Immunabwehr

Nok|tam|bu|lis|mus *m* Schlafwandeln; SYN: Somnambulismus

No|ma *nt* vor allem bei Kleinkindern in Afrika, Asien und Südamerika auftretende, gangränöse Entzündung der Mundschleimhaut; SYN: Wangenbrand, Wasserkrebs, infektiöse Gangrän des Mundes, Cancer aquaticus, Chancrum oris, Stomatitis gangraenosa

Nomo-, nomo *präf.* →Normo-

no|mo|top *adj* am regelrechten Ort

Non-, non- *präf.* Wortelement mit der Bedeutung "nicht"

Non-A-Non-B-Hepatitis *f* ältere Bezeichnung für eine, nicht durch Hepatitis-A-Virus oder Hepatitis-B-Virus hervorgerufene Virushepatitis*; heute aufgeteilt in Hepatitis* C und Hepatitis* E; SYN: NANB-Hepatitis, Nicht-A-Nicht-B-Hepatitis

Non-Hodgkin-Lymphome *pl* Gruppe maligner Lymphome mit niedriger oder hoher Malignität, die aus B-Lymphzyten [**B-Lymphome**] oder T-Lymphozyten [**T-Lymphome**] bestehen; im Unterschied zum Hodgkin-Lymphom, fehlen die typischen Hodgkin- und Hodgkin-Reed-Zellen

Nonne-Milroy-Meige-Syndrom *nt* genetisch bedingtes Lymphödem, das v.a. die Füße und Unterschenkel, seltener auch die Hände und Unterarme betrifft; SYN: chronisch hereditäres Trophödem, chronisch kongenitales Lymphödem, Elephantiasis congenita hereditaria

Non|nen|ge|räusch *nt* →Nonnensausen

Non|nen|sau|sen *nt* Strömungsgeräusch über der Jugularvene, z.B. bei Anämie; SYN: Nonnengeräusch, Kreiselgeräusch, Bruit de diable

No|no|se *f* Monosaccharid mit neun Kohlenstoffatomen; SYN: C_9-Zucker

non|self *adj* (*immunolog.*) nicht-selbst; körperfremd

Nor|ad|re|na|lin *nt* im Nebennierenmark und dem sympathischen Nervensystem gebildeter Neurotransmitter; SYN: Norepinephrin, Arterenol, Levarterenol

nor|ad|ren|erg *adj* auf Noradrenalin als Transmitter ansprechend

Nordqueensland-Zeckenfieber *nt* durch Rickettsia* australis verursachtes Zeckenbissfieber in Australien; SYN: Queenslandzeckenfieber

Nor|e|pi|ne|phrin *nt* →Noradrenalin

Norm-, norm- *präf.* →Normo-

Nor|mal|an|ti|kör|per *m* ohne nachweisbare Immunisierung vorhandener Antikörper; SYN: regulärer Antikörper, natürlicher Antikörper

norm|erg *adj* Normergie betreffend, mit normaler Reaktionslage; SYN: normergisch

Norm|er|gie *f* normale, nicht-allergische Reaktion(sbereitschaft)

norm|er|gisch *adj* →normerg

Normo-, normo- *präf.* Wortelement mit der Bedeutung "normal/durchschnittlich/regulär"

Nor|mo|blast *m* kernhaltige Erythrozytenvorstufe

N

nor|mo|blas|tisch *adj* Normoblasten betreffend
Nor|mo|blas|to|se *f* übermäßige Normoblastenbildung im Knochenmark
Nor|mo|cho|les|te|rin|ä|mie *f* normaler Cholesteringehalt/-spiegel des Blutes
nor|mo|chrom *adj* **1.** (*histolog.*) von normaler Farbe **2.** *(rote Blutzelle)* mit normalem Hämoglobingehalt
Nor|mo|glyk|ä|mie *f* normaler Blutzuckerspiegel
nor|mo|glyk|ä|misch *adj* Normoglykämie betreffend, mit normalem Blutzuckerspiegel; SYN: euglykämisch
Nor|mo|kal|ä|mie *f* normaler Kaliumgehalt des Blutes; SYN: Normokaliämie
nor|mo|kal|ä|misch *adj* Normokal(i)ämie betreffend, mit normalem Kaliumspiegel; SYN: normokaliämisch
Nor|mo|ka|li|ä|mie *f* →Normokalämie
nor|mo|ka|li|ä|misch *adj* →normokalämisch
Nor|mo|kalz|ä|mie *f* normaler Kalziumgehalt des Blutes; SYN: Normokalziämie
nor|mo|kalz|ä|misch *adj* Normokalz(i)ämie betreffend, mit normalem Kalziumspiegel; SYN: normokalziämisch
Nor|mo|kal|zi|ä|mie *f* →Normokalzämie
nor|mo|kal|zi|ä|misch *adj* →normokalzämisch
nor|mo|ke|phal *adj* →normozephal
Nor|mo|ki|no|sper|mie *f* Vorhandensein von mindestens 80% normal beweglichen Spermien im Ejakulat
Nor|mo|mor|pho|sper|mie *f* Vorhandensein von mindestens 80% normal geformten Spermien im Ejakulat
Nor|mo|phos|phat|ä|mie *f* normaler Phosphorgehalt des Blutes
Nor|mo|se|mie *f* normale Ejakulatmenge
nor|mo|sperm *adj* Normo(zoo)spermie betreffend, mit normaler Spermienzahl; SYN: normozoosperm
Nor|mo|sper|mie *f* normale Spermienzahl im Ejakulat; SYN: Normozoospermie
Nor|mo|sthen|u|rie *f* Ausscheidung eines Harns mit normaler Dichte
nor|mo|ten|siv *adj* mit normalem Blutdruck; SYN: normoton, normotonisch
nor|mo|therm *adj* mit normaler Temperatur
nor|mo|ton *adj* **1.** mit normalem Blutdruck; SYN: normotensiv, normotonisch **2.** mit Normaltonus; SYN: euton
Nor|mo|to|nie *f* normaler Blutdruck; SYN: Normotonus
nor|mo|to|nisch *adj* mit normalem Blutdruck; SYN: normotensiv, normoton
Nor|mo|to|nus *m* normaler Blutdruck; SYN: Normotonie
nor|mo|top *adj* am regelrechten Ort (liegend oder entstanden); SYN: eutop, eutopisch, orthotop
Nor|mo|u|rik|ä|mie *f* normaler Harnsäuregehalt des Blutes
Nor|mo|vol|ä|mie *f* normaler Blutvolumen
nor|mo|vol|ä|misch *adj* Normovolämie betreffend, mit normalem Gesamtblutvolumen
nor|mo|ze|phal *adj* mit mittellangem Kopf; SYN: mesokephal, mesozephal, normokephal
nor|mo|zo|o|sperm *adj* →normosperm
Nor|mo|zo|o|sper|mie *f* normale Spermienzahl im Ejakulat; SYN: Normospermie
Nor|mo|zyt *m* reifer Erythrozyt
nor|mo|zy|tär *adj* Normozyt betreffend
Norrie-Warburg-Syndrom *nt* X-chromosomal-rezessives Syndrom mit Blindheit und Schwerhörigkeit; SYN: Atrophia bulborum hereditaria
Nos-, nos- *präf.* →Noso-
Noso-, noso- *präf.* Wortelement mit der Bedeutung "Krankheit"
no|so|ko|mi|al *adj* mit Bezug zum Krankenhaus; im Krankenhaus erworben
No|so|ko|mi|al|in|fek|ti|on *f* Infektion durch Nosokomialkeime*; SYN: nosokomiale Infektion, nosokomialer Infekt
No|so|ko|mi|al|kei|me *pl* i.d.R. antibiotikaresistente Keime, die nosokomiale Infekte hervorrufen; SYN: Hospitalkeime
No|so|lo|gie *f* Krankheitslehre
no|so|lo|gisch *adj* Nosologie betreffend
no|so|phob *adj* Krankheitsfurcht/Nosophobie betreffend, durch sie gekennzeichnet
No|so|pho|bie *f* krankhafte Angst vor Krankheiten; oft gleichgesetzt mit Pathophobie*; SYN: Krankheitsfurcht
No|so|psyl|lus fas|ci|a|tus *m* weltweit verbreiteter Floh; Überträger der Pest und des murinen Fleckfiebers; SYN: Rattenfloh
No|so|to|xi|ko|se *f* durch Gifte oder eine Vergiftung ausgelöste Erkrankung
nos|to|phob *adj* Nostophobie betreffend, durch sie gekennzeichnet
Nos|to|pho|bie *f* krankhafte Angst vor dem Nachhausekommen
Not-, not- *präf.* →Noto-
no|tal *adj* Rücken/Dorsum betreffend; SYN: dorsal
Noto-, noto- *präf.* Wortelement mit der Bedeutung "Rücken"
No|to|chor|dom *nt* seltener, gallertartiger Tumor an der Schädelbasis; SYN: Chordom
Not|si|tu|a|ti|on, fetale *f* Oberbegriff für alle Gefahren, die dem Fetus während der letzten Schwangerschaftsmonate, unter der Geburt und unmittelbar nach der Geburt drohen; SYN: fetaler Gefahrenzustand, fetal distress
Not|stands|a|me|nor|rhoe *f, pl* **-rho|en** durch eine Mangelernährung verursachte Amenorrhoe*; SYN: ernährungsbedingte/nutritive Amenorrhoe
no|vo|phob *adj* Novophobie betreffend, durch sie gekennzeichnet oder bedingt
No|vo|pho|bie *f* krankhafte Angst vor allem Neuen
No|xe *f* Schadstoff, schädigendes oder krankheitserregendes Agens
No|zi|per|zep|ti|on *f* →Nozizeption
No|zi|re|zep|ti|on *f* →Nozizeption

no|zi|re|zep|tiv *adj* Schmerzreize aufnehmend; SYN: nozizeptiv
No|zi|re|zep|tor *m* Schmerzrezeptor; SYN: Nozizeptor
no|zi|sen|si|tiv *adj* schmerzempfindlich
No|zi|zep|ti|on *f* Schmerzsinn, Schmerzrezeption; SYN: Nozirezeption, Noziperzeption
no|zi|zep|tiv *adj* →nozirezeptiv
No|zi|zep|tor *m* Schmerzrezeptor; SYN: Nozirezeptor
Nu|be|cu|la *f* **1.** leichte Hornhauttrübung; SYN: Nubekula, Nebula **2.** Harntrübung
Nu|be|ku|la *f* leichte Hornhauttrübung; SYN: Nubecula, Nebula
Nu|cha *f* Nacken
nu|chal *adj* Nacken betreffend, zum Nacken gehörend
Nüch|tern|schmerz *m* s.u. Ulcus duodeni
Nüch|tern|wert *m* Blutspiegel einer Substanz nach 12stündiger Nahrungskarenz
Nuck-Divertikel *nt* fortbestehender Processus vaginalis peritonei der Frau
Nuck-Zyste *f* Flüssigkeitsansammlung im fortbestehenden Processus vaginalis peritonei der Frau; SYN: Hydrocele feminae/muliebris
Nucle-, nucle- *präf.* →Nucleo-
Nucleo-, nucleo- *präf.* Wortelement mit der Bedeutung "Kern/Zellkern/Nukleus"
Nu|cle|o|lem|ma *f* den Zellkern umgebende Membran; SYN: Kernhülle, Kernwand, Karyotheka, Kernmembran
Nu|cle|us *m, pl* **Nu|clei** **1.** Zellkern, Kern, Nukleus **2.** Kern, Kerngebiet
Nucleus ambiguus motorischer und parasympathischer Kern der Nervi glossopharyngeus, vagus und accessorius
Nucleus amygdalae Kernkomplex vor dem Unterhorn des Seitenventrikels, Teil des limbischen Systems; SYN: Mandelkern, Mandelkernkomplex, Mandelkörper, Corpus amygdaloideum
Nuclei basales zum extrapyramidalmotorischen System gehörende Endhirn- und Zwischenhirnkerne mit Bedeutung für die Motorik
Nuclei cerebelli Kleinhirnkerne
Nucleus cochlearis anterior, posterior vorderer und hinterer Endkern des Nervus* cochlearis im Boden der Rautengrube
Nucleus cuneatus keilförmiger Kern oberhalb der Pyramidenbahnkreuzung; SYN: Burdach-Kern
Nucleus dentatus größter Kleinhirnkern; SYN: Dentatum
Nucleus dorsalis nervi vagi hinterer Kern des Nervus vagus, hinterer Vaguskern
Nucleus emboliformis keilförmiger Kleinhirnkern medial des Nucleus dentatus
Nucleus fastigii Kleinhirnkern am Dach des IV. Ventrikels
Nucleus globosus kugelförmiger Kleinhirnkern; SYN: Kugelkern
Nucleus inferior nervi trigeminalis spinaler/unterer Trigeminuskern
Nucleus intermediolateralis Ursprungskern des Parasympathikus im Seitenhorn des Rückenmarks
Nucleus interstitialis Zellgruppe in der Formatio reticularis des Mittelhirns; SYN: Cajal-Kern, Cajal-Zellen
Nucleus lentiformis zu den Basalganglien gehörender Kern aus zwei Teilen, Putamen und Globus pallidus; SYN: Linsenkern
Nucleus lentis Kern der Augenlinse
Nucleus mesencephalicus nervi trigeminalis oberer Trigeminuskern, Mittelhirnkern des Nervus trigeminus
Nucleus motorius nervi trigeminalis motorischer Trigeminuskern
Nucleus nervi abducentis Abducenskern
Nucleus nervi accessorii Akzessoriuskern
Nucleus nervi facialis motorischer Fazialiskern
Nucleus nervi hypoglossi Hypoglossuskern
Nucleus nervi oculomotorii Okulomotoriuskern
Nucleus nervi phrenici Phrenikuskern
Nucleus nervi trochlearis Trochleariskern
Nucleus oculomotorius accessorius autonomer Okulomotoriuskern für die inneren Augenmuskeln; SYN: Edinger-Westphal-Kern
Nuclei originis Ursprungskern
Nuclei pontis Brückenkerne
Nucleus pulposus gallertartiger Kern der Bandscheibe*; SYN: Gallertkern
Nucleus ruber rötliches Ganglienzellzentrum des extrapyramidalen Systems im Mittelhirn; SYN: roter Kern
Nucleus salivarius inferior, superior unteres und obereres Kerngebiet der parasympathischen Fasern für die Speicheldrüsen
Nucleus spinalis nervi accessorii spinaler Akzessoriuskern
Nucleus spinalis nervi trigeminalis spinaler/unterer Trigeminuskern
Nucleus subthalamicus grauer Kern am Boden des III. Ventrikels; SYN: Luys-Kern, Luys-Körper, Corpus Luys
Nucleus supraopticus vegetatitves Kerngebiet im Hypothalamus
Nuclei terminationis Endkerne
Nuclei thalami Thalamuskerne
Nucleus thoracicus Ganglienzellgruppe in der Hintersäule des Rückenmarks; SYN: Clarke-Säule, Clarke-Stilling-Säule, Stilling-Kern, Columna thoracica
Nucleus tractus solitarius Umschaltstelle für die Geschmacksfasern in der Rautengrube
Nuclei vestibulares Vestibulariskerne, Endkerne des Nervus* vestibularis
Nucleus vestibularis inferior unterer Vestibulariskern; SYN: Roller-Kern

Nucleus vestibularis lateralis lateraler Vestibulariskern; SYN: Deiters-Kern
Nucleus vestibularis medialis medialer Vestibulariskern; SYN: Schwalbe-Kern
Nucleus vestibularis superior oberer Vestibulariskern; SYN: Bechterew-Kern

Nucleus-pulposus-Hernie *f* hernienartiger Vorfall des Bandscheibenkerns [Nucleus* pulposus]; die klinische Symptomatik hängt von Größe und Lokalisation des Prolaps ab; SYN: Nucleus-pulposus-Prolaps, Bandscheibenvorfall, Bandscheibenprolaps, Bandscheibenhernie, Hernia disci intervertebralis

Nucleus-pulposus-Prolaps *m* →Nucleus-pulposus-Hernie

nu|do|phob *adj* Nudophobie betreffend, durch sie gekennzeichnet

Nu|do|pho|bie *f* krankhafte Angst vor Nacktheit oder dem Nacktsein

Nuhn-Drüse *f* Speicheldrüse der Zungenspitze; SYN: Blandin-Drüse, Zungenspitzendrüse, Glandula lingualis anterior

Nukle-, nukle- *präf.* →Nukleo-

nu|kle|ar *adj* Atomkern betreffend, durch Kernspaltung erfolgend

nu|kle|är *adj* (Zell-)Kern/Nukleus betreffend

Nu|kle|ar|me|di|zin *f* Teilgebiet der Medizin, das sich mit der Verwendung von Radionukliden in Diagnostik und Therapie beschäftigt

Nu|kle|ar|phar|ma|ka *pl* →Radiopharmaka

Nu|kle|a|se *f* Enzym, das Nukleinsäuren spaltet

Nu|kle|in|säu|re *f* aus unverzweigten Polynukleotidketten bestehendes Molekül; je nach Art des Zuckers unterscheidet man Desoxyribonukleinsäure* [mit Desoxyribose] und Ribonukleinsäure* [mit Ribose]

Nukleo-, nukleo- *präf.* Wortelement mit der Bedeutung "Kern/Zellkern/Nukleus"

nu|kle|o|fu|gal *adj* vom Kern/Nukleus wegführend

nu|kle|o|id *adj* kernartig, kernähnlich

Nu|kle|o|kap|sid *nt* aus Kapsid* und Virusgenom bestehender Teil des Virus

Nu|kle|o|lus *m, pl* **-li** im Kern liegende Organelle, die RNA und basische Proteine enthält; SYN: Kernkörperchen

Nu|kle|o|ly|se *f* chemisch-enzymatische Auflösung [**Chymopapain, Kollagenasen**] des prolabierten Bandscheibenkerns bei Bandscheibenschäden; SYN: Chemonukleolyse

nu|kle|o|pe|tal *adj* zum Kern/Nukleus hinführend

nu|kle|o|phil *adj* mit besonderer Affinität zu Kernen/Nuklei; nukleophile Substanz betreffend

Nu|kle|o|plas|ma *nt* Protoplasma* des Zellkerns; SYN: Kernprotoplasma, Karyoplasma

nu|kle|o|plas|ma|tisch *adj* Kernplasma/Nukleoplasma betreffend; SYN: karyoplasmatisch

Nu|kle|o|pro|te|i|ne *pl* im Zellkern vorkommende Verbindungen aus Protein und Nukleinsäuren

Nu|kle|o|si|da|se *f* Hydrolase*, das Nukleoside spaltet

Nu|kle|o|si|de *pl* aus einer Base und einem Zucker bestehende Verbindung; Baustein der Nukleotide

Nu|kle|o|so|men *pl* funktionelle Untereinheiten der Chromosome

Nu|kle|o|ti|da|se *f* Hydrolase*, die Nukleotide spaltet

Nu|kle|o|ti|de *pl* Phosphorsäureester der Nukleoside; Grundbaustein der Nukleinsäuren*

Nu|kle|o|to|mie *f* operative Entfernung des Bandscheibenkerns/Nucleus* pulposus bei Bandscheibenvorfall

Nu|kle|us *m, pl* **Nu|klei** Zellkern, Kern, Nucleus

Nu|klid *nt* durch eine bestimmte Protonen- und Neutronenzahl definierte Kernart eines Atoms

Null|di|ät *f* vollständiges Fasten, bei dem nur Wasser, Elektrolyte und Vitamine eingenommen werden; SYN: Hungerkur

Nul|li|gra|vi|da *f* Frau, die noch nicht schwanger war

Nul|li|pa|ra *f* Frau, die noch kein Kind geboren hat

Null-Linien-EEG *nt* Elektroenzephalogramm ohne jede Aktivität bei Hirntod; SYN: isoelektrisches Elektroenzephalogramm

num|mu|lär *adj* münzenförmig

Nuss|ge|lenk *nt* Variante des Kugelgelenks*, bei dem die Gelenkpfanne den Kopf zu mehr als der Hälfte umfasst; trifft beim Menschen nur auf das Hüftgelenk* zu; SYN: Napfgelenk, Enarthrose, Enarthrosis spheroidea

Nu|tri|ti|on *f* Ernährung

nu|tri|tiv *adj* nahrhaft, nährend

Nykt-, nykt- *präf.* →Nykto-

Nykt|al|gie *f* nächtlicher Schmerz, nachts auftretender Schmerz

nyk|ta|lo|phob *adj* →nyktophob

Nyk|ta|lo|pho|bie *f* →Nyktophobie

Nykt|al|o|pie *f* →Nykteralopie

Nyk|ter|al|o|pie *f* angeborene oder erworbene Störung des Sehen bei Tageslicht; SYN: Tagblindheit, Nyktalopie, Nachtsichtigkeit

nykt|he|me|ral *adj* Nacht und Tag betreffend; SYN: nyktohemeral

Nykto-, nykto- *präf.* Wortelement mit der Bedeutung "Nacht"

nyk|to|he|me|ral *adj* →nykthemeral

nyk|to|phob *adj* Nachtangst/Nyktophobie betreffend, durch sie gekennzeichnet; SYN: nyktalophob, skotophob

Nyk|to|pho|bie *f* krankhafte Angst vor der Dunkelheit oder der Nacht; SYN: Nachtangst, Dunkelangst, Nyktalophobie, Skotophobie

Nykt|u|rie *f* vermehrtes nächtliches Wasserlassen

Nym|phek|to|mie *f* operative Entfernung der kleinen Schamlippen

nym|pho|man *adj* Nymphomanie betreffend, von ihr betroffen oder durch sie bedingt; SYN: nymphomanisch

Nym|pho|ma|nie *f* Mannstollheit; SYN: Andromanie, Hysteromanie

nym|pho|ma|nisch *adj* →nymphoman

Nym|pho|to|mie *f* Inzision der kleinen Schamlippen

Nys|tag|mo|graf *m* →Nystagmograph

Nys|tag|mo|gra|fie *f* →Nystagmographie

Nys|tag|mo|gramm *nt* bei der Nystagmographie* erhaltene graphische Darstellung

Nys|tag|mo|graph *m* Gerät zur Nystagmographie*

Nys|tag|mo|gra|phie *f* Registrierung der Augenbewegung bei Nystagmus

nys|tag|mo|id *adj* nystagmusähnlich, nystagmusartig

Nys|tag|mus *m* unwillkürliche, rhythmische Augenbewegungen; SYN: Augenzittern
optokinetischer Nystagmus physiologischer Nystagmus durch Fixierung sich bewegender Objekte im Sehfeld
rotatorischer Nystagmus Nystagmus bei schneller Drehung des Körpers; SYN: Drehnystagmus

nys|tag|tisch *adj* Nystagmus betreffend, von ihm betroffen oder gekennzeichnet

Nys|ta|tin *nt* von **Streptomyces noursei** gebildetes Antimykotikum

N-Zellen *pl* s.u. Neurotensin

O

O-Agglutination *f* durch Antikörper gegen O-Antigene ausgelöste Agglutination

O-Antigen *nt* auf der Körperoberfläche von Bakterien sitzendes Antigen; SYN: Körperantigen

oat-cell-Karzinom *nt* →Haferzellenkarzinom

Ob-, ob- *präf.* Wortelement mit der Bedeutung "gegen/gegenüber"

Ob|duk|ti|on *f* Leicheneröffnung; SYN: Nekropsie, Autopsie

O|ber|flä|chen|an|äs|the|sie *f* Lokalanästhesie* durch Aufbringen des Anästhetiukums auf die Haut- oder Schleimhautoberfläche

O|ber|flä|chen|do|sis *f, pl* **-sen** die aus Einfalldosis und Streustrahlendosis bestehende Teilkörperdosis der Haut; SYN: Hautdosis

O|ber|flä|chen|gas|tri|tis *f, pl* **-ti|den** chronisch superfizielle Entzündung der Magenschleimhaut, bei der häufig Helicobacter* pylori beobachtet wird

O|ber|flä|chen|kar|zi|nom *nt* Karzinom* von Haut oder Schleimhaut, das die Basalmembran noch nicht durchbrochen hat; SYN: präinvasives/intraepitheliales Karzinom, Carcinoma in situ

O|ber|haut *f* s.u. Kutis

O|ber|kie|fer *m* Maxilla

O|ber|kie|fer|ent|zün|dung *f* Maxillitis

O|ber|lid|pto|se *f* Herabhängen des Oberlids; SYN: Lidptose, Blepharoptose, Ptose, Ptosis (palpebrae)

O|ber|schen|kel *m* Femur

O|ber|schen|kel|bruch *m* →Oberschenkelfraktur

O|ber|schen|kel|frak|tur *f* Bruch des Oberschenkelknochens; je nach Lokalisation unterscheidet man **distale Oberschenkelfraktur** [im unteren Oberschenkel], **proximale** bzw. **hüftgelenksnahe Oberschenkelfraktur** [in der Nähe des Hüftgelenks] **Oberschenkelschaftfraktur** und **Schenkelhalsfraktur**; SYN: Oberschenkelbruch, Femurfraktur, Fractura femoris

O|ber|schen|kel|hals *m* Abschnitt des Oberschenkelknochens zwischen Schaft und Kopf; SYN: Schenkelhals, Collum femoris

O|ber|schen|kel|schaft|frak|tur *f* Fraktur des Oberschenkelschaftes; SYN: Femurschaftfraktur

O|be|si|tas *f* →Obesität

O|be|si|tät *f* übermäßige Vermehrung des Gesamtfettgewebes; i.d.R. durch zu hohe Kalorienzufuhr und zu geringen Energieverbrauch bedingt; krankheitsbedingte oder idiopathische Formen sind selten; SYN: Fettleibigkeit, Fettsucht, Adipositas, Obesitas

Ob|jekt|trä|ger *m* Glasplatte zur Herstellung mikroskopischer Präparate

Ob|jekt|trä|ger|kul|tur *m* Mikrokultur auf einem Objektträger

ob|li|gat *adj* unerlässlich, unbedingt, verpflichtend; SYN: obligatorisch

ob|li|ga|to|risch *adj* →obligat

Ob|li|qui|tät *f* Schrägheit, Schiefe, schräge/schiefe Lage oder Richtung

Ob|li|te|ra|ti|on *f* Verschluss, Verödung

ob|li|te|ra|tiv *adj* verschließend, obliterierend

Ob|ses|si|on *f* Besessenheit, Zwangsvorstellung, fixe Idee

ob|ses|siv *adj* zwanghaft

ob|so|let *adj* veraltet, überholt, nicht mehr gebräuchlich

Obs|ti|pa|ti|on *f* Stuhlverstopfung, Verstopfung; SYN: Konstipation

obs|ti|piert *adj* an Verstopfung leidend, verstopft

Obs|truc|tio *f, pl* **-ti|o|nes** →Obstruktion
Obstructio alvi (Stuhl-)Verstopfung; SYN: Obstipation, Konstipation

Obs|truk|ti|on *f* Blockierung, Verstopfung, Verlegung, Verschluss; SYN: Obstructio

Obs|truk|ti|ons|an|u|rie *f* Anurie* bei Verlegung der ableitenden Harnwege

Obs|truk|ti|ons|ik|te|rus *m* Ikterus* durch Verschluss der Gallenwege; SYN: Verschlussikterus

Obs|truk|ti|ons|i|le|us *m* Ileus* durch komplette Verlegung des Darmlumens; SYN: Okklusionsileus

obs|truk|tiv *adj* blockierend, versperrend, verstopfend, verschließend
Ob|tu|ra|tio *f, pl* **-ti|o|nes** Verlegung, Verstopfung; SYN: Obturation
Ob|tu|ra|tor *m* Verschlussprothese, künstliche Gaumenplatte
Ob|tu|ra|tor|her|nie *f* Hernie* durch das Foramen obturatorium; SYN: Hernia obturatoria
Oc-, oc- *präf.* Wortelement mit der Bedeutung "gegen/gegenüber"
Oc|ci|put *nt* Hinterhaupt; SYN: Okziput
Oc|clu|sio *f* Verschluss; SYN: Okklusion
Occlusio dentium Zahnreihenschluss; SYN: Okklusion
oh|lo|phob *adj* Ochlophobie betreffend, durch sie gekennzeichnet; SYN: demophob
Och|lo|pho|bie *f* krankhafte Angst vor Menschenansammlungen; SYN: Demophobie
Och|ro|no|se *f* durch Ablagerung von Homogentisinsäure entstandene, bläulich schwärzliche Verfärbung von Knorpel- und Bindegewebe; SYN: Ockerfarbenkrankheit, Ochronosis
Och|sen|au|ge *nt* ein- oder beidseitige Vergrößerung des Augpapfels durch Erhöhung des Augeninnendrucks; SYN: Glaukom der Kinder, Hydrophthalmus, Buphthalmus
Och|sen|herz *nt* extrem vergrößertes Herz; SYN: Bukardie, Cor bovinum
O|cker|far|ben|krank|heit *f* →Ochronose
Oc|to|se *f* Monosaccharid* mit acht Kohlenstoffatomen; SYN: C_8-Zucker
Ocul-, ocul- *präf.* Wortelement mit der Bedeutung "Auge/Oculus"
O|cu|lus *m* aus dem Augapfel und seinen Anhangsgebilden bestehender Teil des Sehorgans; SYN: Auge
Oddi-Sphinkter *m* glatte Muskelzellen um die Mündung von Ductus* choledochus und Ductus* pancreaticus major auf der Vater-Papille; SYN: Sphinkter Oddii, Sphinkter ampullae, Musculus sphincter ampullae hepatopancreaticae
Od|di|tis *f, pl* **-ti|den** Entzündung des Oddi-Sphinkter*
od|di|tisch *adj* Odditis betreffend, von ihr betroffen oder gekennzeichnet
Ö|dem *nt* umschriebene oder diffuse Wasseransammlung im Gewebe; SYN: Oedema
angioneurotisches Ödem vorwiegend junge Frauen betreffende, allergische Reaktion [Typ I] mit Schwellung der Haut und Schleimhaut [v.a. Kehlkopf] durch subkutane Ödembildung; das plötzlich einsetzende Glottisödem kann lebensbedrohlich sein; SYN: Quincke-Ödem, angioneurotisches Ödem, Bannister-Krankheit, idiopathisches Quincke-Ödem, sporadisches Quincke-Ödem; Urticaria gigantea, Urticaria profunda, Riesenurtikaria Milton
malignes Ödem durch Clostridium* perfringens und andere Clostridienarten verursachte, meldepflichtige schwere Wundinfektion, die durch hochgradige Toxämie und ausgedehnte Ödem- und/oder Gasbildung gekennzeichnet ist; SYN: Gasbrand, Gasgangrän, Gasödem, Gasphlegmone, Emphysema malignum, Emphysema septicum, Oedema malignum
nephrotisches Ödem im Rahmen von Nierenerkrankungen, v.a. nephrotisches Syndrom, auftretendes Ödem
ö|de|ma|to|gen *adj* ödemerzeugend, ödemverursachend
ö|de|ma|tös *adj* Ödem betreffend, von ihm gekennzeichnet
Ödipus-Komplex *m* neurotischer Komplex durch mangelnde Lösung des Sohnes von der Mutter
Odont-, odont- *präf.* →Odonto-
O|dont|al|gie *f* Zahnschmerz(en), vom Zahn ausgehender Schmerz
Odonto-, odonto- *präf.* Wortelement mit der Bedeutung "Zahn"
O|don|to|blast *m* das Dentin bildende Zahnzelle; SYN: Zahnbeinbildner, Dentinoblast
o|don|to|buk|kal *adj* Zähne und Wange/Bucca betreffend; SYN: dentobukkal
o|don|to|gen *adj* **1.** von den Zähnen ausgehend; SYN: dentogen **2.** zahnbildend; SYN: dentogen
O|don|to|ge|ne|se *f* Zahnentwicklung, Zahnbildung
o|don|to|ge|ne|tisch *adj* Zahnentwicklung/Odontogenese betreffend
O|don|to|id *nt* unverkalkte Dentinmatrix; SYN: Prädentin
o|don|to|id *adj* zahnförmig, zahnähnlich; SYN: dentoid
o|don|to|la|bi|al *adj* Zähne und Lippen/Labia betreffend; SYN: dentolabial
o|don|to|lin|gu|al *adj* Zähne und Zunge/Lingua betreffend; SYN: dentolingual
O|don|to|lo|gie *f* Zahnkunde, Zahnheilkunde, Zahnmedizin; SYN: Dentologie
o|don|to|lo|gisch *adj* Zahnheilkunde/Odontologie betreffend, zahnheilkundlich
O|don|tom *nt* Tumor des zahnbildenden Gewebes
O|don|to|pa|thie *f* Zahnerkrankung
o|don|to|phob *adj* Odontophobie betreffend, durch sie gekennzeichnet
O|don|to|pho|bie *f* krankhafte Angst vor (dem Anblick) von Zähnen oder zahnärztlicher Behandlung
O|dor *m* Geruch
Odyno-, odyno- *präf.* Wortelement mit der Bedeutung "Schmerz"
O|dy|no|pha|gie *f* schmerzhaftes Schlucken
o|dy|no|phob *adj* Odynophobie betreffend, durch sie gekennzeichnet; SYN: algophob
O|dy|no|pho|bie *f* krankhafte Angst vor Schmerzen
Oe|de|ma *nt, pl* **-ma|ta** umschriebene oder diffuse Wasseransammlung im Gewebe;

SYN: Ödem
Oedema malignum durch Clostridium* perfringens und andere Clostridienarten verursachte, meldepflichtige schwere Wundinfektion, die durch hochgradige Toxämie und ausgedehnte Ödem- und/oder Gasbildung gekennzeichnet ist; SYN: Gasbrand, Gasgangrän, Gasödem, Gasphlegmone, malignes Ödem, Emphysema malignum, Emphysema septicum

Oesophag-, oesophag- *präf.* →Oesophago-

oe|so|pha|ge|al *adj* Speiseröhre/Ösophagus betreffend

Oe|so|pha|gi|tis *f, pl* **-ti|den** →Ösophagitis

Oesophago-, oesophago- *präf.* Wortelement mit der Bedeutung "Speiseröhre/Ösophagus"

Oe|so|pha|go|sto|mi|a|sis *f, pl* **-ses** durch Knötchenwürmer [Oesophagostomum] hervorgerufene tropische Infektionskrankheit; SYN: Oesophagostomum-Infektion

Oe|so|pha|go|sto|mum *nt* selten auf den Menschen übertragener Fadenwurm von Affen

Oe|so|pha|go|to|mia *f* →Ösophagotomie

Oe|so|pha|gus *m, pl* **-gi** Speiseröhre; SYN: Ösophagus

Of-, of- *präf.* Wortelement mit der Bedeutung "gegen/gegenüber"

OFD-Syndrom *nt* X-chromosomal vererbtes Syndrom mit oralen [Lappenzunge, Gaumenspalte], fazialen [Lippenspalte, Nasenknorpelhypoplasie] und digitalen [Brachydaktylie*, Syndaktylie*] Fehlbildungen; evtl. geistige Retardierung; SYN: orodigitofaziale Dysostose, orofaziodigitales Syndrom, Papillon-Léage-Psaume-Syndrom

of|fi|zi|nal *adj* als Heilmittel anerkannt, arzneilich; SYN: offizinell

of|fi|zi|nell *adj* →offizinal

Ohara-Krankheit *f* →Tularämie

Ohm *nt* Einheit des elektrischen Widerstandes

Ohn|macht *f* plötzliche, kurze Bewusstlosigkeit

Ohr-Augen-Ebene *f* Bezugsebene für Röntgenaufnahmen und die Planung neurochirurgischer Eingriffe; SYN: Deutsche Horizontale, Frankfurter Horizontale

Oh|ren|klin|gen *nt* →Ohrensausen

Oh|ren|sau|sen *nt* durch verschiedene Ursachen [Innenohrerkrankungen, Hörsturz] verursachte Dauergeräusche im Ohr; SYN: Ohrenklingen, Ohrgeräusche, Tinnitus aurium

Oh|ren|spe|ku|lum *nt* Ohrenspiegel; SYN: Otoskop

Oh|ren|spie|gel *m* Otoskop*, Ohrenspekulum

Oh|ren|spie|ge|lung *f* Untersuchung des äußeren Gehörganges und des Trommelfells; SYN: Otoskopie

Ohr|ent|zün|dung *f* →Otitis

Ohr|fis|tel, angeborene *f* meist blind endende Fistel, die aus Resten der 1. Kiemenfurche entsteht; SYN: kongenitale präaurikuläre Fistel, Fistula auris congenita, Aurikularfistel

Ohr|fu|run|kel *m* umschriebene, sehr schmerzhafte Schwellung des knorpeligen Gehörgangs; SYN: Gehörgangsfurunkel, Otitis externa diffusa, Otitis externa furunculosa

Ohr|ge|räu|sche *pl* →Ohrensausen

Ohr|kris|tal|le *pl* →Otokonien

Ohr|mu|schel *f* Aurikel, Auricula

Ohr|my|ko|se *f* oft chronisch rezidivierende, auf den äußeren Gehörgang beschränkte Pilzinfektion; i.d.R. mit Juckreiz verbunden, aber meist schmerzlos; SYN: Otomykose, Gehörgangsmykose

Ohr|trom|pe|te *f* Verbindung zwischen Paukenhöhle und Rachen; SYN: Eustach-Kanal, Eustach-Röhre, Tuba auditiva/auditoria

Oi|di|um *nt* →Candida

oi|ko|phob *adj* Oikophobie betreffend, durch sie gekennzeichnet

Oi|ko|pho|bie *f* krankhafte Angst vor einem bestimmten Haus oder vor dem Alleinsein in einem Haus

Ok-, ok- *präf.* Wortelement mit der Bedeutung "gegen/gegenüber"

ok|klu|sal *adj* **1.** *(Zahn)* Kaufläche/Facies occlusalis betreffend **2.** →okklusiv

Ok|klu|si|on *f* **1.** Verschluss; SYN: Occlusio **2.** Zahnreihenschluss; SYN: Occlusio dentium

Ok|klu|si|ons|e|be|ne *f* Ebene, in der die Zahnreihen bei Schlussbiss aufeinander treffen; SYN: Bissebene

Ok|klu|si|ons|i|le|us *m* Ileus* durch komplette Verlegung des Darmlumens; SYN: Obstruktionsileus

ok|klu|siv *adj* Verschluss/Okklusion betreffend, einen Verschluss bildend, durch Okklusion verursacht; SYN: sperrend, hemmend, verschließend

Ok|klu|siv|pes|sar *nt* Pessar*, das über die Portio gestülpt wird; SYN: Portiokappe

Ok|klu|siv|ver|band *m* dicht abschließender Verband, z.B. am Auge

ok|kult *adj* verborgen

Öko-, öko- *präf.* Wortelement mit der Bedeutung "Lebensraum/Umwelt"

Ö|ko|lo|gie *f* Lehre von den Wechselbeziehungen von Lebewesen untereinander und mit ihrer Umwelt

ö|ko|lo|gisch *adj* Ökologie betreffend

Ok|tan|säu|re *f* in Fetten und Ölen vorkommende, gesättigte Fettsäure; SYN: Kaprylsäure, Caprylsäure

ok|ta|va|lent *adj* achtwertig

Ok|to|se *f* Monosaccharid* mit acht Kohlenstoffatomen; SYN: C_8-Zucker

Okul-, okul- *präf.* →Okulo-

O|ku|lar *nt* der dem Auge zugewandte Teil eines Linsensystems; SYN: Okularlinse

o|ku|lar *adj* →okulär

o|ku|lär *adj* Auge/Oculus betreffend, mit Hilfe der Augen, zu den Augen gehörend; SYN: okular, ophthalmisch

O|ku|lar|lin|se *f* der dem Auge zugewandte Teil

O

eines Linsensystems; SYN: Okular
Okulo-, okulo- *präf.* Wortelement mit der Bedeutung "Auge/Oculus"
o|ku|lo|au|ri|ku|lär *adj* Augen und Ohren/Aures betreffend
o|ku|lo|au|ri|ku|lo|ver|te|bral *adj* Augen, Ohren/Aures und Wirbel/Vertebrae betreffend
o|ku|lo|den|to|di|gi|tal *adj* Augen, Zähne/Dentes und Finger/Phalanges betreffend
o|ku|lo|en|ze|pha|lisch *adj* Augen und Gehirn/Enzephalon betreffend; SYN: okulozephal
o|ku|lo|fa|zi|al *adj* Augen und Gesicht/Facies betreffend
o|ku|lo|glan|du|lär *adj* Augen und Lymphknoten betreffend
O|ku|lo|gra|fie *f* →Okulographie
O|ku|lo|gra|phie *f* Registrierung der Augenbewegung, meist als Elektrookulographie
o|ku|lo|kar|di|al *adj* Augen und Herz betreffend
o|ku|lo|ku|tan *adj* Augen und Haut betreffend
o|ku|lo|mo|to|risch *adj* 1. die Augenbewegung betreffend 2. Nervus oculomotorius betreffend
O|ku|lo|mo|to|ri|us *m* gemischter Hirnnerv mit motorischen [Musculus levator palpebrae superior, äußere Augenmuskeln außer Musculi rectus lateralis, obliquus superior] und parasympathischen [Musculi sphincter pupillae, ciliaris] Fasern; SYN: III. Hirnnerv, Nervus oculomotorius
O|ku|lo|mo|to|ri|us|läh|mung *f* zu Lidptose*, Abweichung des Augapfels nach unten-außen und Doppelbildern führende Lähmung des Nervus oculomotorius [Okulomotorius*]
o|ku|lo|na|sal *adj* Augen und Nase betreffend
o|ku|lo|pha|ryn|ge|al *adj* Augen und Rachen/schleimhaut Pharynx betreffend
o|ku|lo|pu|pil|lär *adj* Pupille betreffend; SYN: pupillär, pupillar
o|ku|lo|spi|nal *adj* Augen und Rückenmark/schleimhaut Medulla spinalis betreffend
o|ku|lo|to|xisch *adj* das Auge schädigend
O|ku|lo|u|re|thro|syn|o|vi|tis *f, pl* **-ti|den** durch die Trias Arthritis*, Urethritis* und Konjunktivitis* gekennzeichnete, reaktiv entzündliche Systemerkrankung, die wahrscheinlich durch Bakterien (Chlamydien) hervorgerufen wird; SYN: Morbus Reiter, Reiter-Krankheit, Reiter-Syndrom, venerische Arthritis, Fiessinger-Leroy-Reiter-Syndrom, urethro-okulo-synoviales Syndrom
o|ku|lo|ver|te|bral *adj* Augen und Wirbel/Vertebrae betreffend
o|ku|lo|ze|phal *adj* Augen und Gehirn/Enzephalon betreffend; SYN: okuloenzephalisch
o|ku|lo|ze|re|bral *adj* Augen und Gehirn/Zerebrum betreffend
o|kulo-zerebro-renal *adj* Augen, Gehirn/Zerebrum und Nieren betreffend
ok|zi|pi|tal *adj* Hinterhaupt/Okziput betreffend, zum Hinterhaupt gehörend
Ok|zi|pi|tal|pol *m* Hinterende einer Großhirnhemisphäre; SYN: Polus occipitalis
ok|zi|pi|to|fa|zi|al *adj* Hinterhaupt und Gesicht/Facies betreffend
ok|zi|pi|to|fron|tal *adj* Hinterhaupt und Stirn betreffend; SYN: frontookzipital
ok|zi|pi|to|men|tal *adj* Hinterhaupt und Kinn/Mentum betreffend; SYN: mentookzipital
ok|zi|pi|to|pa|ri|e|tal *adj* Hinterhaupt und Scheitelbein/Os parietale betreffend oder verbindend; SYN: parieto-okzipital
ok|zi|pi|to|tem|po|ral *adj* Hinterhaupt und Schläfe betreffend; Hinterhauptsbein und das Schläfenbein/Os temporale betreffend oder verbindend
ok|zi|pi|to|tha|la|misch *adj* Hinterhauptslappen und Thalamus betreffend oder verbindend; SYN: thalamookzipital
ok|zi|pi|to|zer|vi|kal *adj* Hinterhaupt und Nacken/Zervix betreffend oder verbindend
Ok|zi|put *nt* Hinterhaupt; SYN: Occiput
Öl|ak|ne *f* durch Kontakt der Haut mit Mineralölen ausgelöste Akne*
Öl|as|pi|ra|ti|ons|pneu|mo|nie *f* durch Inhalation öl- oder fetthaltiger Substanzen verursachte Pneumonie*; SYN: Lipidpneumonie, Fettaspirationspneumonie
Ole-, ole- *präf.* →Oleo-
O|le|cra|non *nt* Ellenbogenfortsatz, Ellenbogenhöcker; SYN: Olekranon
O|le|in|säu|re *f* →Ölsäure
O|le|kra|non *nt* Ellenbogenfortsatz, Ellenbogenhöcker; SYN: Olecranon
Oleo-, oleo- *präf.* Wortelement mit der Bedeutung "Öl"
O|le|o|gra|nu|lom *nt* durch Öl-/Fetttröpfchen hervorgerufenes Fremdkörpergranulom; SYN: Lipogranulom, Oleom, Oleosklerom, Elaiom
O|le|om *nt* →Oleogranulom
O|le|o|skle|rom *nt* →Oleogranulom
O|le|um *nt* Öl
Olfakto-, olfakto- *präf.* Wortelement mit der Bedeutung "Geruch/Geruchssinn"
Ol|fak|to|me|trie *f* Riechprüfung, Riechtest
ol|fak|to|phob *adj* Olfaktophobie betreffend, durch sie gekennzeichnet; SYN: osmophob
Ol|fak|to|pho|bie *f* krankhafte Angst vor Gerüchen; SYN: Osmophobie
ol|fak|to|risch *adj* Geruchssinn/Olfaktus betreffend
Ol|fak|to|ri|us *m* aus den Riechfäden* entstehender Nerv, der zum Bulbus* olfactorius zieht; SYN: Riechnerv, Nervus olfactorius, I. Hirnnerv
Öl|fleck|phä|no|men *nt* typische Nagelveränderung bei Psoriasis*
Olig-, olig- *präf.* →Oligo-
O|li|ga|kis|u|rie *f* seltenes Harnlassen
O|li|gä|mie *f* Verminderung des Blutvolumens
O|lig|am|ni|on *nt* →Oligoamnion
Oligo-, oligo- *präf.* Wortelement mit der Be-

deutung “wenig/gering/klein”
O|li|go|am|ni|on *nt* Verminderung des Fruchtwassers; SYN: Oligamnion, Oligohydramnie
O|li|go|ar|thri|tis *f, pl* **-ti|den** Entzündung mehrerer Gelenke
o|li|go|ar|ti|ku|lär *adj* nur wenige Gelenke betreffend
O|li|go|cho|lie *f* verminderte/mangelhafte Gallensekretion; SYN: Hypocholie
O|li|go|chy|lie *f* verminderte Magensaftbildung; SYN: Hypochylie
O|li|go|dak|ty|lie *f* angeborenes Fehlen von Fingern oder Zehen
O|li|go|dend|ro|glia *f* aus Oligodendrozyten [Gliazellen mit mehreren Fortsätzen] bestehender Teil der Neuroglia*
O|li|go|dend|ro|gli|om *nt* von der Oligodendroglia* ausgehender Hirntumor
O|li|go|dip|sie *f* pathologisch verminderter Durst, Durstmangel
O|li|go|don|tie *f* anlagebedingtes Fehlen von Zähnen
O|li|go|ga|lak|tie *f* verminderte Milchproduktion
o|li|go|gen *adj* von wenigen Genen verursacht
O|li|go|hid|ro|sis *f, pl* **-ses** verminderte Schweißsekretion
O|li|go|hyd|ram|nie *f* →Oligoamnion
O|li|go|hy|per|me|nor|rhoe *f, pl* **-rho|en** zu seltene und zu starke Menstruationsblutung
O|li|go|hy|po|me|nor|rhoe *f, pl* **-rho|en** zu seltene und zu schwache Menstruationsblutung
O|li|go|me|nor|rhoe *f, pl* **-rho|en** zu seltene Menstruationsblutung
o|li|go|morph *adj* in wenigen Formen auftretend, sich selten verändernd
O|li|go|nu|kle|o|tid *nt* aus 3–10 Nukleotiden bestehende Nukleinsäure
O|li|go|pep|sie *f* mangelhafte Verdauung; SYN: Hypopepsie
O|li|go|pep|tid *nt* Peptid* aus 3–10 Aminosäuren
o|li|go|phren *adj* Oligophrenie betreffend, geistig behindert; schwachsinnig
O|li|go|phre|nia *f* →Oligophrenie
Oligophrenia phenylpyruvica autosomal-rezessive Enzymopathie*, die unbehandelt zu geistiger Behinderung und Störung der körperlichen Entwicklung führt; SYN: Fölling-Krankheit, Morbus Fölling, Brenztraubensäureschwachsinn, Phenylketonurie
O|li|go|phre|nie *f* angeborene oder erworbene Intelligenzminderung, geistige Behinderung; SYN: Oligophrenia
polydystrophische Oligophrenie durch verschiedene Enzymdefekte verursachtes Syndrom mit Knochendysplasie, Hepatomegalie, Wachstumsstörungen und rasch progredientem geistigem Verfall; SYN: Sanfilippo-Syndrom, Morbus Sanfilippo, Mukopolysaccharidose III
O|li|go|sac|cha|rid *nt* Saccharid aus 3–10 Monosacchariden
O|li|go|si|a|lie *f* verminderte Speichelsekretion
o|li|go|sperm *adj* Oligo(zoo)spermie betreffend, mit stark verminderter Spermienzahl; SYN: oligozoosperm
O|li|go|sper|mie *f* Verminderung der Spermienzahl im Ejakulat; SYN: Oligozoospermie
o|li|go|symp|to|ma|tisch *adj* mit nur wenigen Krankheitszeichen/Symptomen verlaufend
o|li|go|sy|nap|tisch *adj* über weniger als zwei Synapsen verlaufend
o|li|go|zo|o|sperm *adj* →oligosperm
O|li|go|zo|o|sper|mie *f* →Oligospermie
o|li|go|zys|tisch *adj* nur wenige Zysten enthaltend
O|li|go|zyt|hä|mie *f* Verminderung der Zellzahl im Blut
O|li|gu|rie *f* verminderte Harnbildung oder -ausscheidung
o|li|gu|risch *adj* Oligurie betreffend, von ihr betroffen oder gekennzeichnet, durch sie bedingt
O|li|va *f* olivenartige Vorwölbung der Medulla* oblongata; SYN: Olive
o|li|vi|fu|gal *adj* →olivofugal
o|li|vi|pe|tal *adj* →olivopetal
o|li|vo|fu|gal *adj (ZNS)* von der Olive wegführend oder weggerichtet; SYN: olivifugal
o|li|vo|pe|tal *adj (ZNS)* zur Olive hinführend; SYN: olivipetal
o|li|vo|pon|to|ze|re|bel|lär *adj* Olive, Brücke/Pons cerebri und Kleinhirn/Zerebellum betreffend
Ollier-Erkrankung *f* angeborene, sich meist nach dem 2. Lebensjahr manifestierende Wucherung von Knorpelzellen der Epiphysenfugen und später auch der Metaphysen; tritt oft halbseitig mit bevorzugtem Befall von Unterarmen und Unterschenkeln auf; SYN: Ollier-Syndrom, Enchondromatose, multiple kongenitale Enchondrome, Hemichondrodystrophie
Öl|pneu|mo|nie *f* durch Aspiration von Öl verursachte intertstitielle Pneumonie*
Öl|re|ten|ti|ons|zys|te *f* meist multipel auftretende Retentionszysten der Haut mit punktförmiger Follikelmündung; gleicht dem echten Atherom*; SYN: falsches Atherom, Follikelretentionszyste, Talgretentionszyste, Sebozystom, Steatom
Öl|säu|re *f* einfach ungesättigte C_{18}-Fettsäure; SYN: Elainsäure, Oleinsäure
Öl|stuhl *m* Fettstuhl*, auf dem sich Öl absetzt
Öl|zys|te *f* mit verflüssigtem Fett gefüllte Zyste in Fettgewebe oder Fetttumoren
Om-, **om-** *präf.* →Omo-
-om *suf.* Wortelement mit der Bedeutung “Geschwulst”
-oma *suf.* →-om
Om|ag|ra *nt/f* gichtbedingte Schulterschmerzen, Gicht im Schultergelenk
Om|al|gie *f* Schulterschmerz(en)
Om|ar|thri|tis *f, pl* **-ti|den** Entzündung der Schulter oder des Schultergelenks; SYN:

Schultergelenkentzündung, Schulterentzündung, Omitis

Omarthritis tuberculosa tüberkulöse Entzündung des Schultergelenks

om|ar|thri|tisch *adj* Schulterentzündung/Omarthritis betreffend, von ihr betroffen oder gekennzeichnet; SYN: omitisch

Om|ar|thro|se *f* Arthrose* des Schultergelenkes

om|bro|phob *adj* Ombrophobie betreffend, durch sie gekennzeichnet

Om|bro|pho|bie *f* krankhafte Angst vor Regen

O|me|ga|fett|säu|ren *pl* dreifach ungesättigte Fettsäuren, die in hoher Konzentration in Fischölen vorkommen

Oment-, oment- *präf.* →Omento-

o|men|tal *adj* Bauchnetz/Omentum betreffend; SYN: epiploisch

O|men|tal|zys|te *f* zystenartige Flüssigkeitsansammlung im Bauchnetz; SYN: Netzzyste

O|men|tek|to|mie *f* Bauchnetzentfernung, Omentumresektion; SYN: Epiploektomie

O|men|ti|tis *f, pl* **-ti|ti|den** Entzündung des Bauchnetzes (Omentum*); SYN: Netzentzündung, Epiploitis

o|men|ti|tisch *adj* Netzentzündung/Omentitis betreffend, von ihr betroffen oder gekennzeichnet; SYN: epiploitisch

Omento-, omento- *präf.* Wortelement mit der Bedeutung "Netz/Bauchnetz/Omentum"

O|men|to|en|te|ro|zel|le *f* Eingeweidebruch mit Bauchnetz und Darmteilen im Bruchsack

O|men|to|pe|xie *f* operative Anheftung des Bauchnetzes; SYN: Epiplopexie

O|men|to|plas|tik *f* Netzplastik, Omentumplastik

O|men|tor|rha|phie *f* Omentumnaht, Netznaht

O|men|to|to|mie *f* Bauchnetzdurchtrennung

O|men|tum *nt* Bauchfellduplikatur, in der Blut-, Lymphgefäße und Nerven verlaufen; SYN: Bauchnetz, Netz, Epiploon

Omentum majus von Magen und Querkolon herabhängendes Bauchnetz; SYN: großes Netz

Omentum minus zwischen Magen und Leber hängende Bauchfelltasche; SYN: kleines Netz

O|mi|tis *f, pl* **-ti|den** →Omarthritis

o|mi|tisch *adj* →omarthritisch

Omni-, omni- *präf.* Wortelement mit der Bedeutung "alle/ganz"

om|ni|po|tent *adj (Zelle, Gewebe)* über sämtliche Entwicklungsmöglichkeiten verfügend; SYN: totipoten

om|ni|vor *adj* (*biolog.*) sowohl pflanzliche als auch tierische, lebende und tote Nahrung aufnehmend; SYN: allesfressend, pantophag

Omo-, omo- *präf.* Wortelement mit der Bedeutung "Schulter"

Omphal-, omphal- *präf.* →Omphalo-

Om|pha|lek|to|mie *f* Nabelausschneidung, Nabelexzision

Om|pha|li|tis *f, pl* **-ti|den** vor allem in der Neugeborenenperiode auftretende Nabelentzündung; evtl. Ausgangspunkt einer Nabelsepsis; SYN: Nabelentzündung

om|pha|li|tisch *adj* Nabelentzündung/Omphalitis betreffend, von ihr betroffen oder gekennzeichnet

Omphalo-, omphalo- *präf.* Wortelement mit der Bedeutung "Nabel/Omphalos/Umbilikus"

om|pha|lo|en|te|risch *adj* Nabel und Darm betreffend oder verbindend

om|pha|lo|me|sen|te|risch *adj* Nabel und Darmgekröse/Mesenterium betreffend oder verbindend

Om|pha|lo|phle|bi|tis *f, pl* **-ti|den** meist iatrogen [Nabelschnurkatheter] verursachte Entzündung der Nabelvenen; SYN: Nabelvenenentzündung, Thrombophlebitis umbilicalis

om|pha|lo|phle|bi|tisch *adj* Nabelvenenentzündung/Omphalophlebitis betreffend, von ihr betroffen oder gekennzeichnet

Om|pha|lo|phleg|mo|ne *f* phlegmonöse Nabelentzündung

Om|pha|lo|prop|to|sis *f, pl* **-ses** Nabelschnurvorfall unter der Geburt

Om|pha|lor|rha|gie *f* Nabelblutung

Om|pha|lor|rhe|xis *f* Nabelschnurriss

Om|pha|lor|rhoe *f, pl* **-rho|en** Lymphausfluss aus dem Nabel

Om|pha|los *m* Nabel; SYN: Umbilikus, Umbilicus, Umbo

Om|pha|lo|to|mie *f* Durchtrennung der Nabelschnur; SYN: Abnabelung, Nabelschnurschnitt

Om|pha|lo|zel|le *f* durch eine Verschlussstörung der Bauchwand verursachter Bruch, der Darmteile und Leber in einer Hülle von Amnionepithel enthält; evtl. kombiniert mit anderen Fehlbildungen; SYN: Nabelschnurbruch, Exomphalos, Exomphalozele, Hernia funiculi umbilicalis

O|na|nie *f* Selbstbefriedigung; SYN: Masturbation

Oncho-, oncho- *präf.* Wortelement mit der Bedeutung "Krümmung/Haken"

On|cho|cer|ca *f* Gattung parasitischer Würmer von Säugetieren und Menschen

Onchocerca volvulus in Afrika vorkommende pathogene Filarie*, die durch Kriebelmücken übertragen wird; Erreger der Onchozerkose*; SYN: Knäuelfilarie

Onchocerca-volvulus-Infektion *f* →Onchozerkose

On|cho|cer|ci|a|sis *f, pl* **-ses** →Onchozerkose

On|cho|cer|co|se *f* →Onchozerkose

On|cho|zer|ko|se *f* durch Onchocerca* volvulus hervorgerufene Erkrankung mit Befall der Haut [Juckreiz, Dermatitis*, urtikarielle Eruptionen an Kopf und Rumpf] und der Augen [Iritis*, Keratitis*, Retinitis*]; häufigste Erblindungsursache in Zentralafrika und Mittelamerika; SYN: Onchocercose, Onchocerciasis, Flussblindheit,

Knotenfilariose, Onchocerca-volvulus-Infektion

On|cor|na|vi|ren *pl* tumorerzeugende Retroviren*

On|co|vi|ren *pl* →Oncovirinae

On|co|vi|ri|nae *pl* onkogene Viren der Familie Retroviridae; SYN: Oncoviren

On-demand-Analgesie *pl* Form der Schmerztherapie, bei der der Patient die zugeführte Schmerzmittelmenge regulieren kann; SYN: patientengesteuerte Analgesie

Oneir-, oneir- *präf.* →Oneiro-

Oneiro-, oneiro- *präf.* Wortelement mit der Bedeutung "Traum"

O|nei|ro|dy|nia *f* Alptraum

o|nei|ro|gen *adj* Träume auslösend

o|nei|ro|id *adj* traumähnlich, traumartig

O|nei|ro|lo|gie *f* (wissenschaftliche) Traumdeutung

O|ni|o|ma|nie *f* krankhafter/zwanghafter Kauftrieb

Onk-, onk- *präf.* →Onko-

Onko-, onko- *präf.* Wortelement mit der Bedeutung "Geschwulst/Schwellung/Tumor"

on|ko|fe|tal *adj* in fetalem Gewebe und Tumorgewebe auftretend; SYN: onkofötal

on|ko|fö|tal *adj* →onkofetal

on|ko|gen *adj* einen Tumor/eine Geschwulst erzeugend; SYN: geschwulsterzeugend

On|ko|ge|ne *pl* Gene, die eine Tumorbildung auslösen können

On|ko|ge|ne|se *f* Tumorbildung, Tumorentstehung

on|ko|ge|ne|tisch *adj* Tumorbildung/Onkogenese betreffend

On|ko|ge|ni|tät *f* Fähigkeit zur Tumorbildung

On|ko|lo|ge *m* Arzt für Onkologie*

On|ko|lo|gie *f* Teilgebiet der Medizin, das sich mit der Diagnose und Behandlung von Tumoren beschäftigt; SYN: Geschwulstlehre

On|ko|lo|gin *f* Ärztin für Onkologie*

on|ko|lo|gisch *adj* Onkologie betreffend

On|ko|ly|se *f* Geschwulstauflösung, Tumorauflösung, Tumorzerfall

on|ko|ly|tisch *adj* Tumorauflösung/Onkolyse betreffend oder auslösend

On|ko|se *f* **1.** Tumorerkrankung **2.** perilakunäre Knochenresorption bei physiologischem oder pathologischem Knochenumbau

on|ko|sta|tisch *adj* das Tumorwachstum hemmend

On|ko|the|ra|pie *f* Tumortherapie

on|ko|tisch *adj* **1.** Schwellung oder Geschwulst betreffend, durch eine Schwellung verursacht **2.** *(Druck)* eine Volumenzunahme betreffend

on|ko|to|xisch *adj* Tumorzellen schädigend

on|ko|trop *adj* mit besonderer Affinität zu Tumorzellen; SYN: tumoraffin

On|ko|vi|ren *pl* Viren, die einen gutartigen oder bösartigen Tumor auslösen können; SYN: Tumorviren, onkogene Viren

on|ko|zid *adj* Tumorzellen abtötend

on|ko|zy|tär *adj* aus Onkozyten bestehend

On|ko|zy|ten *pl* veränderte Epithelzellen mit kleinem Kern und eosinophilen Granula; SYN: Pyknozyten

On|ko|zy|tom *nt* →Hürthle-Tumor

o|no|ma|to|phob *adj* Onomatophobie betreffend, durch sie gekennzeichnet

O|no|ma|to|pho|bie *f* krankhafte Angst vor bestimmten Namen oder Begriffen

On|to|ge|ne|se *f* Gesamtheit der Entwicklung von der befruchteten Eizelle bis zum Tod

on|to|ge|ne|tisch *adj* Ontogenie/Ontogenese betreffend; SYN: entwicklungsgeschichtlich

On|to|ge|nie *f* →Ontogenese

Onych-, onych- *präf.* →Onycho-

O|nych|al|gie *f* Schmerzen in einem (Finger-, Zehen-)Nagel, Nagelschmerz

O|nych|a|tro|phie *f* Nagelatrophie

O|nych|au|xis *f* Verdickung der Nagelplatte; SYN: Pachyonychie, Pachyonychia, Skleronychie

O|ny|chek|to|mie *f* Nagelentfernung, Nagelexzision

O|ny|chia *f* Nagelbettentzündung; SYN: Onychie, Onychitis, Onyxitis

O|ny|chi|tis *f, pl* **-ti|den** →Onychia

Onycho-, onycho- *präf.* Wortelement mit der Bedeutung "Nagel"

O|ny|cho|cryp|to|sis *f, pl* **-ses** →Onychokryptosis

O|ny|cho|dys|tro|phie *f* erworbene Entwicklungsstörung der Nägel; SYN: Nageldystrophie, Dystrophia unguium

O|ny|cho|gry|po|se *f* krallenförmig Verkrümmung der Nägel mit Vergrößerung und Verdickung; betrifft meist die Zehen; SYN: Krummnagel, Krallennagel, Krallnagel, Onychogryposis

O|ny|cho|kla|sie *f* brüchiger Zerfall der Nägel

O|ny|cho|kryp|to|sis *f, pl* **-ses** eingewachsener Nagel; SYN: Onychocryptosis

O|ny|cho|ly|se *f* Ablösung der Nagelplatte; SYN: Onycholysis

O|ny|cho|ly|sis *f, pl* **-ses** →Onycholyse

Onycholysis totalis →Onychomadesis

O|ny|cho|ma|de|sis *f, pl* **-ses** vollständige Ablösung der Nagelplatte vom Nagelbett bei Trauma oder als Begleitsymptom [Scharlach*, Paronychie*]; SYN: Onychomadose, Onycholysis totalis

O|ny|cho|ma|do|se *f* →Onychomadesis

O|ny|cho|ma|la|zie *f* Nagelerweichung

O|ny|cho|my|co|sis *f, pl* **-ses** →Onychomykose

O|ny|cho|my|ko|se *f* meist die Fußnägel betreffende Pilzinfektion mit Dermatophyten; SYN: Onychomycosis, Tinea unguium, Nagelmykose

Onycho-osteodysplasie *f* Fehlbildungssyndrom mit Unterentwicklung oder Fehlen von Finger- und Zehennägel und der Kniescheibe; SYN: Nagel-Patella-Syndrom, Osteoonychodysplasie, Osteoonychodysostose

O|ny|cho|pa|thie *f* Oberbegriff für (nicht-entzündliche) Nagelerkrankungen; SYN: Onychose, Onychosis

o|ny|cho|pa|thisch *adj* Onychopathie betreffend, von ihr betroffen oder gekennzeichnet, durch sie bedingt

O|ny|cho|pha|gie *f* Nägelkauen

O|ny|cho|phym *nt* knollige Nagelhypertrophie

O|ny|chor|rhe|xis *f* Spaltung der Nagelplatte

O|ny|cho|schi|sis *f* schichtweises Aufsplittern der Nägel

O|ny|cho|se *f* →Onychopathie

O|ny|cho|sis *f, pl* **-ses** →Onychopathie

O|ny|cho|til|lo|ma|nie *f* Nägelreißen

O|ny|cho|to|mie *f* Nageldurchtrennung

Oo-, oo- *präf.* Wortelement mit der Bedeutung "Ei"

o|o|gam *adj* Eibefruchtung/Oogamie betreffend, durch Oogamie entstanden

O|o|ga|mie *f* Befruchtung des Eis, Eibefruchtung

O|o|ge|ne|se *f* Eireifung; SYN: Ovogenese

o|o|ge|ne|tisch *adj* Eireifung/Oogenese betreffend

O|o|ge|nie *f* →Oogenese

O|o|lem|ma *nt* von den Follikelzellen gebildete Umhüllung der Eizelle; SYN: Eihülle, Zona/Membrana pellucida

Oophor-, oophor- *präf.* →Oophoro-

O|o|pho|rek|to|mie *f* Eierstockentfernung; SYN: Ovarektomie,Ovariektomie

O|o|pho|ri|tis *f, pl* **-ti|den** Eierstockentzündung

o|o|pho|ri|tisch *adj* Eierstockentzündung/Oophoritis betreffend, von ihr betroffen oder gekennzeichnet

Oophoro-, oophoro- *präf.* Wortelement mit Bezug auf "Eierstock/Oophoron/Ovarium"

O|o|pho|ro|hys|te|rek|to|mie *f* Entfernung von Gebärmutter und Eierstöcken; SYN: Ovariohysterektomie

O|o|pho|rom *nt* Eierstockschwellung, Eierstocktumor, Ovarialtumor

O|o|pho|ron *nt* Eierstock, Ovar

O|o|pho|ro|pa|thie *f* Eierstockerkrankung; SYN: Ovariopathie

O|o|pho|ro|sal|pin|gek|to|mie *f* Entfernung von Eierstock und Eileiter; SYN: Oophorosalpingektomie

O|o|pho|ro|sal|pin|gi|tis *f, pl* **-ti|den** Entzündung von Eierstock und Eileiter; SYN: Ovariosalpingitis, Salpingo-Oophoritis

o|o|pho|ro|sal|pin|gi|tisch *adj* Oophorosalpingitis betreffend, von ihr betroffen oder gekennzeichnet; SYN: ovariosalpingitisch

O|o|pho|ro|sto|mie *f* Eröffnung und Drainage einer Eierstockzyste; SYN: Ovariostomie

O|o|pho|ro|zys|tek|to|mie *f* Ausschneidung/Exzision einer Eierstockzyste

O|o|plas|ma *nt* Plasma der Eizelle, Eiplasma; SYN: Ovoplasma

O|o|zyt *m* Eizelle; SYN: Ovozyt, Ovocytus

Op-, op- *präf.* Wortelement mit der Bedeutung "gegen/gegenüber"

o|pak *adj* undurchsichtig, nicht durchscheinend; (strahlen-, licht-)undurchlässig

O|pa|ki|fi|ka|ti|on *f* Verminderung der Durchsichtigkeit der optischen Medien des Auges

o|pa|les|zent *adj* Opaleszenz aufweisend, opaleszierend, opalisierend

O|pa|les|zenz *f* milchiges Schillern einer Lösung bei Lichtdurchfall

o|pe|ra|bel *adj* operierbar, durch eine Operation entfernbar

O|pe|ra|bi|li|tät *f* Operationsfähigkeit

o|pe|rant *adj* nicht reizgebunden

O|pe|ra|ti|on *f* chirurgischer Eingriff

o|pe|ra|tiv *adj* durch einen operativen Eingriff; chirurgisch

O|phi|a|sis *f, pl* **-ses** Sonderform der Alopecia* areata mit Beschränkung auf Nacken, Hinterhaupt, Schläfe oder Stirn

O|phi|dis|mus *m* Schlangengiftvergiftung

Oph|ry|on *nt* Mittelpunkt der Glabella*

Ophthalm-, ophthalm- *präf.* →Ophthalmo-

Oph|thal|ma|gra *nt/f* plötzlicher Augenschmerz

Oph|thal|mal|gie *f* →Ophthalmodynie

Oph|thal|mia *f* →Ophthalmie

Ophthalmia neonatorum Ophthalmoblennorrhoe* des Neugeborenen

Ophthalmia photoelectrica →Keratoconjunctivitis photoelectrica

Oph|thal|mie *f* Augenentzündung; SYN: Ophthalmitis, Ophthalmia

Oph|thal|mi|kus *m* gemischter Nerv aus dem Ganglion* trigeminale; teilt sich in die Nervi lacrimalis, frontalis und nasociliaris; SYN: erster Trigeminusast, Nervus ophthalmicus

oph|thal|misch *adj* Auge betreffend, zum Auge gehörend; SYN: okular, okulär

Oph|thal|mi|tis *f, pl* **-ti|den** →Ophthalmie

oph|thal|mi|tisch *adj* Augenentzündung/Ophthalmitis betreffend, von ihr betroffen oder gekennzeichnet

Ophthalmo-, ophthalmo- *präf.* Wortelement mit der Bedeutung "Auge/Ophthalmos"

Oph|thal|mo|blen|nor|rhoe *f, pl* **-rho|en** durch Gonokokken* hervorgerufene eitrige Bindehautentzündung; SYN: Augentripper, Conjunctivitis gonorrhoica, Gonokokkenkonjunktivitis, gonorrhoische Bindehautentzündung, Gonoblennorrhoe

Oph|thal|mo|dy|nie *f* Augenschmerz(en); SYN: Ophthalmalgie

Oph|thal|mo|lo|ge *m* Augenarzt

Oph|thal|mo|lo|gie *f* Augenheilkunde

Oph|thal|mo|lo|gin *f* Augenärztin

oph|thal|mo|lo|gisch *adj* Ophthalmologie betreffend, augenheilkundlich

Oph|thal|mo|me|ter *nt* Gerät für die Ophthalmometrie; SYN: Keratometer

Oph|thal|mo|me|trie *f* Messung des Hornhautdurchmessers und der Hornhautkrümmung; SYN: Keratometrie

oph|thal|mo|me|trisch *adj* Ophthalmometrie betreffend, mittls Ophthalmometrie

Oph|thal|mo|my|i|a|sis *f, pl* **-ses** Madenkrankheit des Auges; insbesondere der Bindehaut

Oph|thal|mo|my|i|tis *f, pl* **-ti|den** Entzündung der äußeren Augenmuskeln

oph|thal|mo|my|i|tisch *adj* Ophthalmomyitis betreffend, von ihr betroffen oder gekennzeichnet

Oph|thal|mo|my|ko|se *f* Pilzerkrankung des Auges

Oph|thal|mo|my|o|to|mie *f* Durchtrennung von Augenmuskeln, z.B. zur Schielbehandlung

Oph|thal|mo|pa|thie *f* Augenleiden, Augenerkrankung

Oph|thal|moph|thi|sis *f* Augapfelschwund; SYN: Phthisis bulbi

Oph|thal|mo|ple|gia *f* →Ophthalmoplegie

Ophthalmoplegia externa Lähmung der äußeren Augenmuskeln

Ophthalmoplegia externa et interna Lähmung der äußeren und inneren Augenmuskeln

Ophthalmoplegia interna Lähmung der inneren Augenmuskeln

Ophthalmoplegia totalis Lähmung aller Augenmuskeln, der Pupillen und der Akkommodation

Oph|thal|mo|ple|gie *f* Lähmung eines oder mehrerer Augenmuskeln; führt zum Lähmungsschielen; SYN: Augenmuskellähmung, Ophthalmoplegia

oph|thal|mo|ple|gisch *adj* Ophthalmoplegie betreffend, von ihr betroffen oder gekennzeichnet, durch sie bedingt

Oph|thal|mo|pto|se *f* ein- oder beidseitiges Hervortreten des Augapfels aus der Augenhöhle; kann durch Tumoren der Augenhöhle oder andere raumfordernde Prozesse verursacht werden; klassisch bei Basedow*-Krankheit; SYN: Exophthalmos, Exophthalmus, Exophthalmie, Protrusio bulbi, Protopsis bulbi

Oph|thal|mo|re|ak|ti|on *f* →Ophthalmotest

Oph|thal|mor|rha|gie *f* Augenblutung, Blutung aus dem Auge

Oph|thal|mor|rhe|xis *f* Augapfelzerreißung, Augapfelruptur, Bulbuszerreißung, Bulbusruptur

Oph|thal|mor|rhoe *f, pl* **-rho|en** Sickerblutung aus dem Auge

Oph|thal|mo|skop *nt* Instrument zur direkten Untersuchung des Augenhintergrundes; SYN: Augenspiegel, Funduskop

binokuläres Ophthalmoskop Ophthalmoskop zur stereoskopischen Betrachtung des Augenhintergrundes; SYN: Stereoophthalmoskop, Stereophthalmoskop

Oph|thal|mo|sko|pie *f* Betrachtung des Augenhintergrundes mit einem Augenspiegel; SYN: Augenspiegelung, Funduskopie

indirekte Ophthalmoskopie Ophthalmoskopie mit Hohlspiegel und Lupe

oph|thal|mo|sko|pisch *adj* Ophthalmoskopie betreffend, mittels Ophthalmoskopie

Oph|thal|mo|spek|tro|skop *nt* Gerät zur Ophthalmospektroskopie*

Oph|thal|mo|spek|tro|sko|pie *f* ophthalmoskopische und spektroskopische Untersuchung des Augenhintergrundes

Oph|thal|mo|test *m* Allergietest durch Einbringen des Allergens in den Bindehautsack; SYN: Konjunktivalprobe, Konjunktivaltest, Ophthalmoreaktion

Oph|thal|mo|to|mie *f* Eröffnung des Augapfels; SYN: Augapfelinzision, Bulbusinzision, Ophthalmotomie

Oph|thal|mo|to|no|me|ter *nt* Gerät zur Messung des Augeninnendrucks; SYN: Tonometer

Oph|thal|mo|to|no|me|trie *f* Augeninnendruckmessung; SYN: Tonometrie

O|pi|at *nt* →Opioid

O|pi|at|re|zep|to|ren *pl* Rezeptoren im ZNS und verschiedenen Organen, die spezifisch Opiode und Endorphine binden

-opie *suf.* →-opsie

O|pi|o|id *nt* aus Opium* gewonnenes Schmerzmittel; auch auf synthetische Schmerzmittel mit morphinartiger Wirkung angewendet; SYN: Opiumpräparat, Opiat

endogene Opioide vom Körper gebildete Peptide, die an Opiatrezeptoren angreifen und als endogene Schmerzmittel wirken; SYN: Endomorphine, Endorphine, endogene Morphine

Opisth-, opisth- *präf.* →Opistho-

Opistho-, opistho- *präf.* Wortelement mit der Bedeutung "hinten/rückwärts"

O|pis|tho|ge|nie *f* Unterentwicklung des Unterkiefers; SYN: Mikrogenie, Mandibulahypoplasie, Brachygenie

O|pis|tho|gna|thie *f* angeborene Kleinheit des Oberkiefers; SYN: Brachygnathie, Mikrognathie

O|pis|thor|chi|a|sis *f, pl* **-ses** durch Leberegel der Gattung **Opisthorchis** hervorgerufene Infektionskrankheit; SYN: Opisthorchis-Befall, Opisthorchis-Infektion, Opisthorchiose

O|pis|thor|chi|o|se *f* →Opisthorchiasis

O|pis|thor|chis *m* zu den Trematoden gehörige Gattung von Leberegeln; SYN: Clonorchis

Opisthorchis felineus v.a. in Osteuropa und Asien vorkommender Erreger der Opisthorchiasis*; SYN: Katzenleberegel

Opisthorchis sinensis in Ostasien vorkommender Saugwurm; Erreger der Clonorchiasis; SYN: chinesischer Leberegel, Clonorchis sinensis

O|pis|tho|to|nus *m* Rückwärtsbeugung des Kopfes bei gleichzeitiger Überstreckung von Rumpf und Extremitäten

O|pi|um *nt* aus dem Schlafmohn [Papaver somniferum] gewonnener Milchsaft, der zahlreiche Alkaloide enthält; SYN: Laudanum, Meconium

-opsie *suf.* Wortelement mit der Bedeutung

"Sehen"

Op|sin *nt* Protein; Bestandteil von Rhodopsin

OPSI-Syndrom *nt* durch eine Beeinträchtigung der Immunabwehr nach einer Milzentfernung auftretende akute Sepsis* durch z.B. Pneumokokken, Meningokokken, Haemophilus influenzae; SYN: Post-Splenektomiesepsis, Post-Splenektomiesepsissyndrom, overwhelming post-splenectomy sepsis syndrome, overwhelming post-splenectomy infection

Op|so|klo|nie *f* →Opsoklonus

Op|so|klo|nus *m* schnelle, unregelmäßige Augenbewegungen; SYN: Opsoklonie

Op|so|nin *nt* körpereigene Substanz, die sich an Partikel (Zellen, Mikroorganismen) anlagert und damit die Phagozytose* fördert

op|so|nisch *adj* Opsonin(e) betreffend

Op|so|ni|sie|rung *f* Ankagerung von Opsonin* an Antigene

Op|ti|kus *m* →Nervus opticus

Op|ti|kus|a|tro|phie *f* zu Erblindung führende Degeneration der Sehnervenfasern; SYN: Sehnervenatrophie, Atrophia nervi optici

Op|ti|kus|ka|nal *m* Kanal im kleinen Keilbeinflügel, durch den Nervus* opticus und Arteria ophthalmica ziehen; SYN: Sehnervenkanal, Canalis opticus

Op|ti|kus|neu|ri|tis *f, pl* **-ti|den** intrabulbär [Neuritis* nervi optici intrabulbaris] oder retrobulbär [Neuritis* retrobulbaris] auftretende Entzündung des Sehnervens; SYN: Sehnervenentzündung, Neuritis nervi optici

op|tisch *adj* das Sehen oder die Optik betreffend, mit optischen Mitteln

Op|to|me|ter *nt* Gerät zur Messung der Brechkraft der Augen; SYN: Refraktionsmesser, Dioptometer

Op|to|me|trie *f* Bestimmung der Brechkraft der Augen; SYN: Refraktionsmessung, Dioptometrie

Op|to|ty|pen *pl* Zeichen [Zahlen, Buchstaben] zur Bestimmung der Sehschärfe; SYN: Sehzeichen

O|ra *f, pl* **O|rae** Rand, Saum

o|ral *adj* **1.** Mund(höhle) betreffend, zum Mund oder zur Mundhöhle gehörend, vom Mund her **2.** durch den Mund, durch die Mundhöhle; SYN: peroral, per os

O|ral|ver|kehr *m* Geschlechtsverkehr mit Stimulation von Klitoris [Cunnilingus*] oder Penis [Fellatio*] mit dem Mund oder der Zunge

O|ran|gen|haut *f* →Orangenschalenhaut

O|ran|gen|scha|len|haut *f* v.a. Frauen betreffende Veränderung des Unterhautfettgewebes [Zellulitis*] mit typischem Erscheinungsbild; SYN: Apfelsinenschalenhaut, Apfelsinenhaut, Peau d'orange, Orangenhaut

Or|bi|cu|la|ris *m* Ringmuskel, Musculus orbicularis

Orbicularis-oculi-Reflex *m* Lidschluss bei Reizung des Musculus* orbicularis oculi

Or|bi|ku|la|ris *m* Ringmuskel, Musculus orbicularis

Or|bi|ta *f, pl* **-tae** Augenhöhle; SYN: Cavitas orbitalis

or|bi|tal *adj* Augenhöhle/Orbita betreffend

Or|bi|tal|phleg|mo|ne *f* phlegmonöse Entzündung der Augenhöhlengewebe; SYN: Orbitaphlegmone

Or|bi|ta|pe|ri|ost *nt* Periost* der Augenhöhle; SYN: Periorbita

Or|bi|ta|phleg|mo|ne *f* →Orbitalphlegmone

Or|bi|ta|spit|zen|syn|drom *nt* Lähmung von Sehnerv und Augenmuskelnerven bei entzündlichen oder tumorösen Prozessen im Orbitaspitzenbereich; SYN: Malatesta-Syndrom, Apex-orbitae-Syndrom

Or|bi|ta|tu|mor *m* gutartiger oder bösartiger Tumor in der Augenhöhle

or|bi|to|na|sal *adj* Augenhöhle und Nase oder Nasenhöhle betreffend oder verbindend

Or|bi|to|to|mia *f* →Orbitotomie

Or|bi|to|to|mie *f* operative Eröffnung der Augenhöhle/Orbita; SYN: Orbitotomia

Orchi-, orchi- *präf.* Wortelement mit der Bedeutung "Hoden/Orchis"

Or|chi|al|gie *f* Hodenschmerz(en), Hodenneuralgie

Orchid-, orchid- *präf.* →Orchido-

Or|chi|dek|to|mie *f* Hodenentfernung; SYN: Orchiektomie

Orchido-, orchido- *präf.* Wortelement mit der Bedeutung "Hoden/Orchis"

Or|chi|do|e|pi|di|dy|mek|to|mie *f* operative Entfernung von Hoden und Nebenhoden

Or|chi|do|pa|thie *f* Hodenerkrankung; SYN: Orchiopathie

Or|chi|do|pe|xie *f* →Orchiopexie

Or|chi|do|pto|se *f* Hodensenkung

Or|chi|ek|to|mie *f* →Orchiektomie

Or|chi|e|pi|di|dy|mi|tis *f, pl* **-ti|den** Entzündung von Hoden und Nebenhoden/Epididymus

or|chi|e|pi|di|dy|mi|tisch *adj* Orchiepididymitis betreffend, von ihr betroffen oder gekennzeichnet

Orchio-, orchio- *präf.* →Orchido-

Or|chi|o|blas|tom *nt* embryonales Hodenkarzinom

Or|chi|o|pa|thie *f* →Orchidopathie

Or|chi|o|pe|xie *f* Hodenfixation, Hodenfixierung; SYN: Orchidopexie

Or|chi|o|to|mie *f* Hodeninzision

Or|chis *m, pl* **-ches** Hoden, Testis

Or|chi|tis *f, pl* **-ti|den** Entzündung eines oder beider Hoden; SYN: Hodenentzündung, Didymitis

Orchitis tuberculosa selten nur auf den Hoden beschränkte, meist auch den Nebenhoden betreffende Form der Genitaltuberkulose*; SYN: Hodentuberkulose

or|chi|tisch *adj* Hodenentzündung/Orchitis

betreffend, von ihr betroffen oder gekennzeichnet; SYN: didymitisch

Ord|nungs|zahl *f* Anzahl der Protonen im Atomkern; SYN: Kernladungszahl

Orf *f* von Schafen oder Ziegen auf den Menschen [Melker] übertragene Hautkrankheit, die durch rötliche, nässende Knoten charakterisiert ist; SYN: atypische Schafpocken, Steinpocken, Ecthyma contagiosum, Stomatitis pustulosa contagiosa

Orf|vi|rus *nt, pl* **-ren** Parapoxvirus*, Erreger der Orf*

Organ-, **organ-** *präf.* →Organo-

Or|gan|do|sis *f, pl* **-sen** Strahlendosis für ein Organ

or|ga|nisch *adj* **1.** Organ(e) oder Organismus betreffend **2.** von Organen ausgehend, somatisch **3.** (*chem.*) die Chemie der Kohlenstoffverbindungen betreffend

or|ga|nis|misch *adj* Organismus betreffend, zum Organismus gehörend, wie ein Organismus (beschaffen)

Or|gan|kri|sen *pl* s.u. tabische Krise

Or|gan|neu|ro|se *f* durch einen Neurose* ausgelöste organische Erkrankung

Organo-, **organo-** *präf.* Wortelement mit Bezug auf "Organ"

or|ga|no|gen *adj* von einem Organ stammend oder ausgehend

Or|ga|no|ge|ne|se *f* Organentwicklung

or|ga|no|ge|ne|tisch *adj* Organogenese betreffend

Or|ga|no|gra|fie *f* →Organographie

Or|ga|no|gra|phie *f* allgemeine Bezeichnung für die Röntgendarstellung von Organen

or|ga|no|id *adj* organähnlich, organartig

or|ga|no|lep|tisch *adj* die Sinnesorgane stimulierend; empfänglich für Sinnesreize

Or|ga|non *nt* →Organum

Or|ga|no|pe|xie *f* operative Anheftung eines Organs

or|ga|no|trop *adj* Organotropie betreffend, mit besonderer Affinität zu bestimmten Organen

Or|ga|no|tro|pie *f* besondere Afinität einer Substanz oder eines Erreger für ein Organ; SYN: Organotropismus

Or|ga|no|tro|pis|mus *m* →Organotropie

Or|gan|to|le|ranz|do|sis *f, pl* **-ses** maximale Strahlendosis, die von fast allen Patienten ohne Früh- oder Spätschäden toleriert wird

Or|gan|to|xi|zi|tät *f* Organschädlichkeit

Or|gan|trans|plan|ta|ti|on *f* Verpflanzung eines oder mehrerer Organe von einem **Organspender** auf einen **Organempfänger**

Or|ga|num *nt* Organ; SYN: Organon

Organa genitalia Geschlechtsorgane, Genitalorgane; SYN: Genitalien, Genitale, Organa genitalia

Organa genitalia externa äußere Geschlechtsorgane

Organa genitalia feminia weibliche Geschlechtsorgane

Organa genitalia feminina externa äußere weibliche Geschlechtsorgane

Organa genitalia feminina interna innere weibliche Geschlechtsorgane

Organa genitalia interna innere Geschlechtsorgane

Organa genitalia masculina männliche Geschlechtsorgane

Organa genitalia masculina externa äußere männliche Geschlechtsorgane

Organa genitalia masculina interna innere männliche Geschlechtsorgane

Organum gustatorium/gustus Geschmacksorgan

Organum olfactorium/olfactus Riechorgan

Organa sensuum Sinnesorgane

Organum spirale auf der Lamina basalis der Innenohrschnecke sitzendes Sinnesepithel, das aus Hör- und Stützzellen besteht; SYN: Corti-Organ

Organum statoacusticus →Organum vestibulocochleare

Organa urinaria harnproduzierende und -ausscheidende Organe, uropoetisches System, Harnorgane

Organum vestibulocochleare Gehör- und Gleichgewichtsorgan

Organum visuale/visus Sehorgan

Organum vomeronasale inkonstantes Rudiment eines älteren Riechorgans; SYN: Jacobson-Organ, Vomeronasalorgan

Or|gas|mus *m* (sexueller) Höhepunkt

O|ri|ent|beu|le *f* s.u. Hautleishmaniase

O|ri|fi|ci|um *nt* Mund, Mündung, Öffnung

O|ri|go *f, pl* **-ri|gi|nes** Ursprung; Herkunft, Abstammung

Ormond-Syndrom *nt* ätiologisch ungeklärte, fortschreitende Fibrose des peritonealen Bindegewebes; führt i.d.R. zu einer externen Harnleiterstenose; SYN: idiopathische retroperitoneale Fibrose, retroperitoneale Fibrose, Retroperitonealfibrose

Or|ni|thin *nt* Aminosäure, die im Harnstoffzyklus aus Arginin entsteht

Or|ni|thin|ä|mie *f* erhöhter Ornithingehalt des Blutes

Or|ni|thin|carb|a|myl|trans|fe|ra|se *f* Enzym des Harnstofffzyklus; SYN: Ornithintranscarbamylase

Ornithincarbamyltransferase-Mangel *m* X-chromosomal-dominante Enzymopathie*, die zu Hyperammonämie* führt

Or|ni|thin|trans|carb|a|my|la|se *f* →Ornithincarbamyltransferase

Or|ni|thin|u|rie *f* vermehrte Ornithinausscheidung im Harn

Or|ni|thin|zy|klus *m* in den Lebermitochondrien ablaufender Zyklus, der Harnstoff aus Ammoniak und Kohlendioxid bildet; SYN: Harnstoffzyklus, Krebs-Henseleit-Zyklus

Or|ni|tho|do|rus *m* Gattung der Lederzecken; Überträger von Borrelien

Or|ni|tho|se *f* von Vögeln auf den Menschen übertragene Infektionskrankheit durch **Chlamydia psittaci**; i.d.R. hochfieberhafter, grippeähnlicher Verlauf mit atypischer Pneumonie; SYN: Papageienkrankheit, Psittakose

Oro-, oro- *präf.* Wortelement mit der Bedeutung "Mund/Os"

o|ro|di|gi|to|fa|zi|al *adj* Mund, Finger/Digitus und Gesicht/Fazies betreffend; SYN: orofaziodigital

o|ro|fa|zi|al *adj* Mund und Gesicht/Fazies betreffend

o|ro|fa|zi|o|di|gi|tal *adj* Mund, Gesicht/Fazies und Finger/Digitus betreffend; SYN: orodigitofazial

o|ro|lin|gu|al *adj* Mund und Zunge/Lingua betreffend

o|ro|na|sal *adj* Mund und Nase betreffend oder verbindend

o|ro|pha|ryn|ge|al *adj* Mund und Rachen/Pharynx betreffend; Oropharynx betreffend; SYN: pharyngo-oral, mesopharyngeal

O|ro|pha|ryn|ge|al|kar|zi|nom *nt* Karzinom* des Mund-Rachen-Raums; Alkohol und Nikotin wirken als Kofaktoren der Krebsentstehung

O|ro|pha|ryn|ge|al|tu|bus *m* durch den Mund in den Rachen eingeführter Tubus zur Freihaltung der Atemwege

O|ro|pha|rynx *m* Rachenraum direkt hinter der Mundhöhle; SYN: Mundrachenraum, Mesopharynx, Pars oralis pharyngis

O|rot|a|zid|u|rie *f* autosomal-rezessive Enzymopathie* mit erhöhter Orotsäurebildung und -ausscheidung im Harn; SYN: Orotazidurie-Syndrom

Orotazidurie-Syndrom *nt* →Orotazidurie

o|ro|tra|che|al *adj* Mund und Luftröhre/Trachea betreffend; (*Intubation*) durch den Mund in die Lüftröhre

O|ro|tra|che|al|tu|bus *m* durch den Mund eingeführter Luftröhrentubus

O|rot|säu|re *f* Zwischenprodukt des Pyrimidinstoffwechsels; SYN: 6-Carboxyuracil

O|ro|tu|bus *m* Tubus für die Mund-zu-Mund-Beatmung

O|ro|ya|fie|ber *nt* s.u. Bartonellose

Orth-, orth- *präf.* →Ortho-

Or|the|se *f* orthopädisches Hilfmittel, das außen auf dem Körper angebracht wird; SYN: Stützapparat

Ortho-, ortho- *präf.* Wortelement mit der Bedeutung "gerade/aufrecht/richtig/normal"

or|tho|chro|ma|tisch *adj* sich mit dem Farbton des Farbstoffs färbend; SYN: orthochromophil

Or|tho|chro|mie *f* normaler Hämoglobingehalt der Erythrozyten

or|tho|chro|mo|phil *adj* →orthochromatisch

or|tho|drom *adj* in normaler Richtung (verlaufend)

or|tho|grad *adj* aufrecht gehend oder stehend

or|tho|ke|phal *adj* →orthozephal

Or|tho|ke|ra|to|se *f* regelrechte Verhornung der Oberhaut

or|tho|ke|ra|to|tisch *adj* Orthokeratose betreffend, mit regelrechter Verhornung

Or|tho|my|xo|vi|ren *pl* →Orthomyxoviridae

Or|tho|my|xo|vi|ri|dae *pl* Familie helikaler RNA-Viren; enthält das Influenza-Virus; SYN: Orthomyxoviren

Or|tho|pä|die *f* Fachgebiet der Medizin, das sich mit Diagnostik und Therapie von Erkrankungen des Stütz- und Bewegungsapparates befasst

or|tho|pä|disch *adj* Orthopädie betreffend

Or|tho|pan|to|mo|graf *m* →Orthopantomograph

Or|tho|pan|to|mo|gra|fie *f* →Orthopantomographie

Or|tho|pan|to|mo|graph *m* bei der Orthopantomographie* erhaltene Aufnahme

Or|tho|pan|to|mo|gra|phie *f* Tomographie* der Zähne von Ober- und Unterkiefer und des Kiefergelenks; SYN: Panoramaschichtaufnahmeverfahren, Panoramaschichtverfahren

Or|tho|pho|rie *f* normales binokuläres Sehen

Or|tho|phos|phor|säu|re *f* →Phosphorsäure

Or|tho|pnoe *f, pl* **-o|en** im Liegen auftretende Luftnot, die beim Aufsetzen verschwindet

or|tho|pno|isch *adj* Orthopnoe betreffend, an Orthopnoe leidend

Or|tho|pox|vi|rus *nt, pl* **-ren** Virusgattung, zu der u.a. die Pockenviren gehören

Orthopoxvirus bovis Erreger der Kuhpocken*; von Jenner zur Pockenimpfung verwendet; SYN: Kuhpockenvirus

Or|thop|tik *f* Form der Schielbehandlung, die das binokuläre Sehen fördert

or|thop|tisch *adj* Orthoptik betreffend

Or|thos|ta|se *f* aufrechte Körperhaltung

Or|thos|ta|se|syn|drom *nt* Abfall des Blutdrucks beim Aufstehen oder beim längeren Stehen

or|thos|ta|tisch *adj* das Aufrechtstehen/die Orthostase betreffend

or|tho|sym|pa|thisch *adj* sympathisches Nervensystem/Symphatikus betreffend; SYN: sympathisch

or|tho|top *adj (Organ)* am normalen Ort, an normaler Stelle (liegend); SYN: normotop, eutop, eutopisch

or|tho|ze|phal *adj* mit normaler Kopfgröße und Konfiguration; SYN: orthokephal

Or|tho|zy|to|se *f* Vorkommen normaler Zellformen im Blut

Orth|u|rie *f* vermehrtes Harnlassen im Stehen

Ortner-Syndrom *nt* kolikartige Leibschmerzen mit Symptomen des akuten Abdomens bei Einschränkung der Darmdurchblutung durch eine Arteriosklerose der Mesenterialgefäße; SYN: Morbus Ortner, Angina abdominalis, Angina intestinalis,

Claudicatio intermittens abdominalis
Ortolani-Einrenkungsphänomen *nt* fühlbares Schnappen des Hüftkopfes bei angeborener Hüftluxation; SYN: Ortolani-Zeichen, Ortolani-Click
Ortolani-Zeichen *nt* →Ortolani-Einrenkungsphänomen
o|ry|zo|id *adj* reiskornähnlich
Os *nt, pl* **Os|sa** Knochen, Bein, Gebein
Ossa accessoria zusätzlich vorkommende Knochen; SYN: akzessorische Knochen
Os breve kurzer Knochen
Os capitatum kopfförmiger Handwurzelknochen; SYN: Kopfbein, Kapitatum
Ossa carpalia Handwurzelknochen; SYN: Karpalknochen, Carpalia, Ossa carpi
Ossa carpi →Ossa carpalia
Os centrale inkonstanter, zusätzlicher Handwurzelknochen
Os coccygis Steißbein; SYN: Coccyx
Os coxae aus drei Knochen [Darmbein, Sitzbein, Schambein] bestehender, seitlicher Beckenknochen; SYN: Hüftbein, Hüftknochen
Ossa cranii Schädelknochen; SYN: Cranialia
Os cuboideum würfelförmiger Fußwurzelknochen; SYN: Würfelbein, Kuboid, Os cuboideum
Os cuneiforme keilförmige Fußwurzelknochen; SYN: Keilbein
Os cuneiforme intermedium mittleres Keilbein
Os cuneiforme laterale äußeres Keilbein
Os cuneiforme mediale inneres Keilbein
Ossa digitorum manus Fingerknochen
Ossa digitorum pedis Zehenknochen
Os ethmoidale zwischen den beiden Augenhöhlen liegender Schädelbasisknochen; SYN: Siebbein, Ethmoid
Ossa faciei Gesichtsknochen, Knochen des Gesichtsschädels
Os femoris Oberschenkelknochen; SYN: Femur
Os frontale Stirnbein
Os hamatum hakenförmiger Handwurzelknochen; SYN: Hakenbein, Hamatum
Os hyoideum Zungenbein
Os ilium Teil des Hüftbeins; bildet den oberen Teil der Hüftpfanne; SYN: Darmbein, Ilium
Os incisivum Schneidezahnregion der Maxilla; SYN: Zwischenkieferknochen, Intermaxillarknochen, Goethe-Knochen
Os interparietale Knochenkern, der i.d.R. mit dem Hinterhauptsbein verschmilzt; SYN: Inkabein
Os irregulare komplizierter Knochen
Os ischii Teil des Os* coxae; bildet den seitlichen Teil der Hüftpfanne; SYN: Sitzbein, Ischium, Os ischii
Os lacrimale kleiner Knochen im inneren Augenwinkel; Teil der Augenhöhlenwand; SYN: Tränenbein
Os longum langer Knochen
Os lunatum mondförmiger Handwurzelknochen; SYN: Mondbein
Ossa manus Handknochen
Ossa membri inferioris Knochen der unteren Extremität
Ossa membri superioris Knochen der oberen Extremität
Ossa metacarpalia →Ossa metacarpi
Ossa metacarpi Mittelhandknochen; SYN: Metakarpalknochen, Metacarpalia, Ossa metacarpalia
Ossa metatarsalia →Ossa metatarsi
Ossa metatarsi Mittelfußknochen; SYN: Metatarsalknochen, Ossa metatarsalia, Metatarsalia
Os multangulum majus veraltet für →Os trapezium
Os multangulum minus veraltet für →Os trapezoideum
Os nasale Nasenbein
Os naviculare kahnförmiger Fußwurzelknochen; SYN: Kahnbein, Navikulare
Os occipitale größter Teil der hinteren Schädelgrube; umschließt das Foramen* magnum; SYN: Hinterhauptsbein
Os palatinum Gaumenbein
Os parietale Scheitelbein
Ossa pedis Fußknochen
Os pisiforme erbsenförmiger Handwurzelknochen; SYN: Erbsenbein
Os planum flacher Knochen
Os pneumaticum Knochen mit lufthaltigen Zellen, pneumatischer Knochen
Os pubis vorderer Teil des Hüftbeins; bildet den medialen Teil der Hüftpfanne; SYN: Schambein, Pubis
Os sacrum durch Verschmelzung der fünf Sakralwirbel entstandener Teil der Wirbelsäule und des Beckenrings; SYN: Kreuzbein, Sakrum, Sacrum
Os scaphoideum kahnförmiger Handwurzelknochen; SYN: Kahnbein
Ossa sesamoidea kleine, in die Muskelsehne eingelagerte Knochen; SYN: Sesambeine, Sesamknochen
Os sphenoidale in der Mitte der Schädelbasis liegender Knochen; SYN: Keilbein, Flügelbein, Wespenbein, Os sphenoidale
Ossa suprasternalia Knöchelchen in den Bändern der Sternoklavikulargelenke
Ossa suturalia gelegentlich vorkommende Knochen innerhalb der Schädelnähte; SYN: Schaltknochen, Nahtknochen
Ossa tarsalia →Ossa tarsi
Ossa tarsi Fußwurzelknochen; SYN: Tarsalknochen, Tarsalia, Ossa tarsalia
Os temporale Schläfenbein
Os trapezium großer unregelmäßiger Handwurzelknochen; SYN: großes Vieleckbein, Os trapezium
Os trapezoideum kleiner unregelmäßiger Handwurzelknochen; SYN: kleines Viel-

eckbein, Os trapezoideum
Os trigonum inkonstanter zusätzlicher Fußwurzelknochen
Os triquetrum dreieckiger Handwurzelknochen; SYN: Os triquetrum
Os zygomaticum Jochbein

Os *nt, pl* **O|ra** (Körper-)Öffnung, Mündung, Mund

Osgood-Krankheit *f* →Osgood-Schlatter-Syndrom

Osgood-Schlatter-Syndrom *nt* ein- oder beidseitige aseptische Nekrose der Tibiaapophyse im Wachstumsalter; SYN: Osgood-Schlatter-Krankheit, Schlatter-Osgood-Krankheit, Schlatter-Osgood-Syndrom, Osgood-Krankheit, Apophysitis tibialis adolescentium

Osler-Krankheit *f* myeloproliferative Erkrankung mit Vermehrung der roten Blutkörperchen [Erythrozyten] im peripheren Blut; SYN: Osler-Vaquez-Krankheit, Vaquez-Osler-Syndrom, Morbus Vaquez-Osler, Polycythaemia rubra vera, Polycythaemia vera, Erythrämie

Osler-Rendu-Weber-Krankheit *f* autosomal-dominante Erkrankung mit Bildung von Teleangiektasien in Haut und Schleimhaut; SYN: hereditäre Teleangiektasie, Morbus Osler, Osler-Rendu-Weber-Syndrom, Rendu-Osler-Weber-Krankheit, Rendu-Osler-Weber-Syndrom, Teleangiectasia hereditaria haemorrhagica

Osler-Rendu-Weber-Syndrom *nt* →Osler-Rendu-Weber-Krankheit

Osler-Vaquez-Krankheit *f* →Osler-Krankheit

Osm-, osm- *präf.* →Osmo-

Os|mi|hi|dro|sis *f, pl* **-ses** Ausscheidung eines übelriechenden Schweißes mit unangenehmem Körpergeruch; SYN: Stinkschweiß, Bromhidrose, Bromidrosis, Bromhidrosis, Kakhidrosis

os|mi|o|phil *adj* mit Osmiumtetroxid färbend

os|mi|o|phob *adj* nur schwer mit Osmiumsalzen anfärbbar

Os|mi|um *nt* Metall der Platingruppe; Osmiumsalze werden als Färbemittel in der Histologie verwendet

Osmo-, osmo- *präf.* Wortelement mit der Bedeutung **1.** "Geruch/Geruchssinn/Riechen" **2.** "Osmose"

Os|mo|la|li|tät *f* Menge gelöster Teilchen pro Kilogramm Wasser

Os|mo|la|ri|tät *f* Menge gelöster Teilchen pro Liter Wasser

Os|mo|lo|gie *f* Lehre vom Geruchssinn; SYN: Osphresiologie

Os|mo|me|trie *nt* Bestimmung des osmotischen Drucks

os|mo|phob *adj* →olfaktophob

Os|mo|pho|bie *f* →Olfaktophobie

Os|mo|re|gu|la|ti|on *f* Steuerung des Wasser- und Elektrolythaushaltes

os|mo|re|gu|la|to|risch *adj* Osmoregulation betreffend

Os|mo|re|zep|to|ren *pl* Rezeptoren, die auf Veränderungen des osmotischen Drucks ansprechen

Os|mo|se *f* Wanderung von Flüssigkeitsmolekülen durch eine (semipermeable) Membran, die Lösungen mit unterschiedlicher Konzentration eines Stoffes trennt, bis zum Konzentrationsausgleich

Os|mo|the|ra|pie *f* intravenöse Infusion hyperosmolarer Lösungen zur Erhöhung des osmotischen Drucks im Kreislauf

os|mo|tisch *adj* Osmose betreffend, von ihr betroffen oder gekennzeichnet, durch sie bedingt, auf ihr beruhend

Ösophag-, ösophag- *präf.* →Ösophago-

ö|so|pha|ge|al *adj* Speiseröhre/Ösophagus betreffend; SYN: ösophagisch

Ö|so|pha|ge|al|kar|di|o|gramm *nt* →Ösophaguskardiogramm

Ö|so|pha|gek|to|mie *f* Speiseröhrenentfernung, Speiseröhrenresektion, Ösophagusresektion

ö|so|pha|gisch *adj* →ösophageal

Ö|so|pha|gi|tis *f, pl* **-ti|den** Entzündung der Speiseröhrenschleimhaut; meist als chronisch peptische Ösophagitis oder durch bakterielle Superinfektion; SYN: Speiseröhrenentzündung, Ösophagusentzündung, Oesophagitis
chronisch peptische Ösophagitis durch Reflux* von Magensaft in die Speiseröhre hervorgerufene Entzündung des distalen Ösophagus; SYN: Refluxösophagitis
ulzerative Ösophagitis Refluxösophagitis mit Ulzeration der Schleimhaut
ulzerierende Ösophagitis →ulzerative Ösophagitis

ö|so|pha|gi|tisch *adj* Speiseröhrenentzündung/Ösophagitis betreffend, von ihr betroffen oder gekennzeichnet

Ösophago-, ösophago- *präf.* Wortelement mit der Bedeutung "Speiseröhre/Ösophagus"

Ö|so|pha|go|an|tro|sto|mie *f* operative Verbindung von Speisröhre und Magenantrum

ö|so|pha|go|bron|chi|al *adj* Speiseröhre und Bronchus/Bronchien betreffend oder verbindend; SYN: bronchoösophageal

Ö|so|pha|go|du|o|de|no|sto|mie *f* operative Verbindung von Speiseröhre und Zwölffingerdarm; SYN: Ösophagus-Duodenum-Anastomose, Ösophagus-Duodenum-Fistel

Ö|so|pha|go|dy|nie *f* Speiseröhrenschmerz, Ösophagusschmerz

Ö|so|pha|go|en|te|ro|sto|mie *f* operative Verbindung von Speiseröhre und Darm; SYN: Ösophagus-Darm-Anastomose, Ösophagus-Darm-Fistel

Ö|so|pha|go|fun|do|pe|xie *f* Anheftung des Magenfundus an den Endabschnitt der Speiseröhre

Ö|so|pha|go|fun|do|phre|no|pe|xie *f* Anheftung des Magenfundus an den Endabschnitt der Speiseröhre und das Zwerchfell

ö|so|pha|go|gas|tral *adj* Speiseröhre und Magen/Gaster betreffend oder verbindend; SYN: gastroösophageal

Ö|so|pha|go|gas|trek|to|mie *f* operative Entfernung von Speiseröhre und Magen

Ö|so|pha|go|gas|tro|plas|tik *f* Erweiterungsplastik der Kardia*; SYN: Kardiaplastik, Kardioplastik

Ö|so|pha|go|gas|tro|sko|pie *f* endoskopische Untersuchung von Speiseröhre und Magen

Ö|so|pha|go|gas|tro|sto|mie *f* operative Verbindung von Speiseröhre und Magen; SYN: Speiseröhren-Magen-Anastomose, Speiseröhren-Magen-Fistel

Ö|so|pha|go|gra|fie *f* →Ösophagographie

Ö|so|pha|go|gramm *nt* Röntgenkontrastaufnahme der Speiseröhre

Ö|so|pha|go|gra|phie *f* Röntgenkontrastdarstellung der Speiseröhre

Ö|so|pha|go|je|ju|no|gas|tro|sto|mie *f* operative Verbindung von Speiseröhre und Leerdarm/Jejunum; SYN: Ösophagus-Jejunum-Anastomose, Ösophagus-Jejunum-Fistel

Ö|so|pha|go|je|ju|no|plas|tik *f* Ösophagusplastik* mit Jejunuminterposition

Ö|so|pha|go|je|ju|no|sto|mie *f* operative Verbindung von Speiseröhre und Jejunum; SYN: Ösophagus-Jejunum-Anastomose, Ösophagus-Jejunum-Fistel

ö|so|pha|go|kar|di|al *adj* Speiseröhre und Magenmund/Kardia betreffend oder verbindend

Ö|so|pha|go|kar|di|o|my|o|to|mie *f* Längsdurchtrennung der Kardiamuskulatur bei Achalasie*; SYN: Kardiomyotomie, Heller-Operation, Kardiotomie

Ö|so|pha|go|ko|lo|gas|tro|sto|mie *f* operative Verbindung von Speiseröhre, Kolon und Magen

Ö|so|pha|go|ko|lo|plas|tik *f* Ösophagusplastik* mit Koloninterposition

Ö|so|pha|go|la|ryn|gek|to|mie *f* operative Entfernung von Kehlkopf und Speiseröhre

Ö|so|pha|go|my|o|to|mie *f* Längsdurchtrennung der Speiseröhrenmuskulatur

Ö|so|pha|go|ö|so|pha|go|sto|mie *f* operative Verbindung von zwei Speiseröhreabschnitten nach Entfernung des Zwischenstücks

ö|so|pha|go|pha|ryn|ge|al *adj* Speiseröhre und Rachen/Pharynx und betreffend; SYN: pharyngoösophageal

Ö|so|pha|go|pto|se *f* Speiseröhrensenkung

Ö|so|pha|go|skop *nt* Endoskop* für die Ösophagoskopie*

Ö|so|pha|go|sko|pie *f* endoskopische Untersuchung der Speiseröhre; SYN: Speiseröhrenspiegelung

Ö|so|pha|go|spas|mus *m* Speiseröhrenkrampf, Ösophaguskrampf

Ö|so|pha|go|ste|no|se *f* angeborene oder erworbene Speiseröhrenverengerung mit Schluckbeschwerden; häufig Komplikation einer Refluxösophagitis*; SYN: Ösophagusstenose

Ö|so|pha|go|sto|mie *f* Anlegen einer äußeren Speiseröhrenfistel

Ö|so|pha|go|to|mie *f* Speiseröhrenschnitt, operative Eröffnung der Speiseröhre; SYN: Oesophagotomia

ö|so|pha|go|tra|che|al *adj* Speiseröhre und Luftröhre/Trachea betreffend oder verbindend; SYN: tracheoösophageal

Ö|so|pha|go|tra|che|al|fis|tel *f* angeborene [Ösophagusatresie] oder erworbene Fistel zwischen Speiseröhre und Luftröhre; SYN: Tracheoösophagealfistel, Ösophagus-Trachea-Fistel

Ö|so|pha|go|ze|le *f* Aussackung der Speiseröhre durch einen Schleimhautdefekt; SYN: Speiseröhrenbruch

Ö|so|pha|gus *m, pl* **-gi** Speiseröhre, Oesophagus

Ö|so|pha|gus|a|cha|la|sie *f* Störung des unteren Speiseröhrensphinkters mit fehlender oder ungenügender Erschlaffung während des Schluckaktes; SYN: Achalasie, Kardiaachalasie, Kardiospasmus, Kardiakrampf

Ö|so|pha|gus|a|no|ma|lie *f* angeborene Fehlbildung der Speiseröhre

Ö|so|pha|gus|a|pla|sie *f* angeborenes Fehlen der Speiseröhre

Ö|so|pha|gus|a|tre|sie *f* angeborener Verschluss der Speiseröhre; meist liegt eine Ösophagotrachealfistel* vor

Ösophagus-Darm-Anastomose *f* →Ösophagoenterostomie

Ösophagus-Darm-Fistel *f* →Ösophagoenterostomie

Ö|so|pha|gus|di|ver|ti|kel *nt* Speiseröhrendivertikel

Ösophagus-Duodenum-Anastomose *f* →Ösophagoduodenostomie

Ösophagus-Duodenum-Fistel *f* →Ösophagoduodenostomie

Ösophagus-EKG *nt* →Ösophaguskardiogramm

Ö|so|pha|gus|ek|ta|sie *f* Speiseröhrendehnung, Speiseröhrendilatation, Speiseröhrenektasie

Ösophagus-Elektrokardiografie *f* →Ösophagus-Elektrokardiographie

Ösophagus-Elektrokardiographie *f* EKG-Ableitung durch Elektroden in der Speiseröhre

Ö|so|pha|gus|ent|zün|dung *f* →Ösophagitis

Ö|so|pha|gus|fis|tel *f* von der Speiseröhre ausgehende Fistel; meist handelt es sich um eine Ösophagotrachealfistel*

Ösophagus-Jejunum-Anastomose *f* →Ösophagojejunostomie

Ösophagus-Jejunum-Fistel *f* →Ösophagojejunostomie

Ö|so|pha|gus|kar|di|o|gramm *nt* EKG-Ableitung durch Elektroden in der Speiseröhre; SYN: Ösophagealkardiogramm, Ösophagus-EKG

Ö|so|pha|gus|kar|zi|nom *nt* Speiseröhrenkrebs;

Rauchen und Alkoholgenuss erhöhen das Krebsrisiko; SYN: Speiseröhrenkarzinom

Ö|so|pha|gus|ma|no|me|trie *f* Ösophagusdruckmessung

Ö|so|pha|gus|my|ko|se *f* Pilzbefall/-erkrankung der Speiseröhre

Ö|so|pha|gus|plas|tik *f* plastische Operation zur Wiederherstellung der Speiseröhre

Ö|so|pha|gus|spas|mus *m* Speiseröhrenkrampf, Ösophaguskrampf

Ö|so|pha|gus|ste|no|se *f* →Ösophagostenose

Ösophagus-Trachea-Fistel *f* →Ösophagotrachealfistel

Ö|so|pha|gus|ul|kus *nt, pl* **-ul|ze|ra** meist durch Medikamente verursachte Geschwürbildung der Speiseröhrenschleimhaut; SYN: Speiseröhrenulkus

Ö|so|pha|gus|va|ri|zen *pl* Erweiterung der Speiseröhrenvenen; meist Folge einer portalen Hypertension*

Ö|so|pha|gus|va|ri|zen|blu|tung *f* Komplikation von Ösophagusvarizen* mit hoher Letalität

Osphresio-, osphresio- *präf.* Wortelement mit der Bedeutung "Geruch/Geruchssinn/Riechen"

Os|phre|si|o|lo|gie *f* Lehre vom Geruchssinn; SYN: Osmologie

os|sal *adj* →ossär

os|sär *adj* Knochen/Os betreffend, aus Knochen bestehend; SYN: knöchern, ossal

Ossi-, ossi- *präf.* Wortelement mit der Bedeutung "Knochen"

Os|si|cu|lum *nt, pl* **-la** Knöchelchen

Ossicula auditus/auditoria die drei Knöchelchen des Mittelohrs [Hammer, Amboss, Steigbügel]; SYN: Gehörknöchelchen

Os|si|fi|ka|ti|on *f* 1. Knochenbildung, Knochenentwicklung; SYN: Osteogenese, Osteogenesis 2. (krankhafte) Verknöcherung

chondrale Ossifikation Ersatz von Knorpelgewebe durch Knochengewebe; SYN: Ersatzknochenbildung

desmale Ossifikation direkte Umwandlung von Bindegewebe in Knochen

enchondrale Ossifikation von der Epiphysen-Metaphysengrenze ausgehende Verknöcherung; SYN: endochondrale Ossifikation

endochondrale Ossifikation →enchondrale Ossifikation

perichondrale Ossifikation von Perichondrium ausgehende Ersatzknochenbildung

Os|si|fi|ka|ti|ons|kern *m* Ossifikationszentrum im Knorpel, von dem die Verknöcherung ausgeht; SYN: Verknöcherungskern, Knochenkern, Centrum ossificationis

os|si|fi|zie|rend *adj* verknöchernd

os|si|ku|lär *adj* Knöchelchen/Ossiculum betreffend, insbesondere die Gehörknöchelchen/Ossicula auditus

Os|si|ku|lek|to|mie *f* operative Entfernung der Gehörknöchelchen

Os|si|ku|lo|to|mie *f* operative Durchtrennung der Gehörknöchelchenkette

Ost-, ost- *präf.* →Osteo-

Oste-, oste- *präf.* →Osteo-

Os|te|al|gie *f* Knochenschmerz(en); SYN: Osteodynie

Os|te|i|tis *f, pl* **-ti|den** →Ostitis

os|te|i|tisch *adj* →ostitisch

Osteo-, osteo- *präf.* Wortelement mit der Bedeutung "Knochen"

Os|te|o|a|ku|sis *f* Schallleitung in den Schädelknochen; SYN: Knochenleitung, Osteophonie

Osteoangiohypertrophie-Syndrom *nt* angeborene Entwicklungsstörung mit örtlichem Riesenwuchs, Hämangiomen der Haut und Gefäßdysplasien; SYN: Klippel-Trénaunay-Syndrom, Klippel-Trénaunay-Weber-Syndrom, angio-osteo-hypertrophisches Syndrom, Haemangiectasia hypertrophicans

Os|te|o|ar|thri|tis *f, pl* **-ti|den** →Osteoarthrose

os|te|o|ar|thri|tisch *adj* Osteoarthritis/Osteoarthrose betreffend, von ihr betroffen oder gekennzeichnet

Os|te|o|ar|thro|pa|thia *f* →Osteoarthropathie

Osteoarthropathia psoriatica chronische Gelenkerkrankung mit Knochenbeteiligung im Rahmen einer Psoriasis; SYN: Arthritis psoriatica, Psoriasisarthritis

Os|te|o|ar|thro|pa|thie *f* Erkrankung von Knochen und Gelenk(en); SYN: Osteoarthropathia

hypertrophische pulmonale Osteoarthropathie durch chronische Lungenerkrankungen ausgelöste schmerzhafte Schwellung von Gelenken [Knie, Ellenbogen, Füße, Handgelenke], hyperplastische Periostitis der Diaphyse langer Röhrenknochen, Trommelschlegelfinger und Weichteilschwellungen; SYN: Marie-Bamberger-Syndrom, Bamberger-Marie-Syndrom, Bamberger-Pierre-Marie-Syndrom, Akropachie

idiopathische hypertrophische Osteoarthropathie unregelmäßig autosomal-dominant vererbtes Syndrom mit Hyperostosen [Periost der langen Röhrenknochen], Pachydermie* [Gesicht, Arme, Beine], Trommelschlegelfingern* und Akrozyanose*; SYN: Pachydermoperiostose, Touraine-Solente-Golé-Syndrom, familiäre Pachydermoperiostose, primäre Pachydermoperiostose, Akropachydermie mit Pachydermoperiostose, Hyperostosis generalisata mit Pachydermie

Os|te|o|ar|thro|se *f* meist bei älteren Menschen auftretende, vorwiegend die Gelenke der unteren Extremität [Hüfte, Knie] betreffende chronische Erkrankung, die zu Zerstörung der Gelenkflächen [Gelenkknorpel und -knochen] führt; SYN: degenerative Gelenkerkrankung, Gelenkarthrose, Arthrosis deformans

os|te|o|ar|ti|ku|lär *adj* Knochen und Gelenk(e)/ Articulatio(nes) betreffend

Os|te|o|blas|ten *pl* mesenchymale Zellen, die die Knochensubstanz bilden; SYN: Osteoplasten, Knochenbildner

os|te|o|blas|tisch *adj* Osteoblasten betreffend, aus Osteoblasten bestehend; SYN: knochenbildend, osteoplastisch

Os|te|o|blas|tom *nt* aus Osteoblasten* bestehender Tumor

os|te|o|chond|ral *adj* aus Knochengewebe und Knorpelgewebe bestehend; SYN: chondroossär, osteokartilaginär

Os|te|o|chond|ri|tis *f, pl* **-ti|den** kombinierte Knochen- und Knorpelentzündung

Osteochondritis deformans juvenilis sich in der Adoleszenz [11.–18. Lebensjahr] manifestierende, zur Ausbildung eines Rundrückens führende Erkrankung der Wirbelsäule unklarer Ätiologie; SYN: Morbus Scheuermann, Scheuermann-Krankheit, Adoleszentenkyphose, Osteochondrosis deformans juvenilis

Osteochondritis dissecans →Osteochondrosis dissecans

Osteochondritis syphilitica meist schon im Säuglingsalter auftretende, zu Epiphysenlösung führende Manifestation der angeborenen Syphilis*; SYN: kongenitale Knochensyphilis, Wegner-Krankheit

os|te|o|chond|ri|tisch *adj* Osteochondritis betreffend, von ihr betroffen oder gekennzeichnet

O

Os|te|o|chon|dro|dys|pla|sie *f* Oberbegriff für angeborene Störungen der Knochen- und Knorpelentwicklung

Os|te|o|chon|dro|dys|tro|phie *f* Störung der Knochen- und Knorpelbildung; SYN: Chondroosteodystrophie

Os|te|o|chon|dro|ly|se *f* aseptische Nekrose von Knochen und Knorpel

Os|te|o|chon|drom *nt* aus Knochen- und Knorpelgewebe bestehende Exostose*; SYN: knorpelige Exostose, kartilaginäre Exostose, osteo-kartilaginäre Exostose, Chondroosteom

multiple Osteochondrome autosomal-dominant vererbte Skeletterkrankung mit multiplen Exostosen* im Bereich der Metaphysen* von Röhrenknochen, Rippen, Schulterblatt und Becken; i.d.R. benigner Verlauf, bei ca. 10% der Patienten maligne Entartung; SYN: multiple kartilaginäre Exostosen, hereditäre multiple Exostosen, Exostosenkrankheit, multiple Osteochondrome, Osteochondromatosis, Ekchondrosis ossificans, Ecchondrosis ossificans

Os|te|o|chon|dro|ma|to|sis *f, pl* **-ses** →multiple Osteochondrome

Os|te|o|chon|dro|pa|thia *f* →Osteochondropathie

Osteochondropathia deformans coxae juvenilis im Kindesalter auftretende aseptische Osteonekrose* des Hüftkopfs, die häufig zur Verformung des Kopfes und damit langfristig zu Koxarthrose* führt; SYN: Perthes-Krankheit, Morbus Perthes, Perthes-Legg-Calvé-Krankheit, Legg-Calvé-Perthes-Krankheit, Legg-Calvé-Perthes-Waldenström-Krankheit, Coxa plana, Coxa plana idiopathica

Os|te|o|chon|dro|pa|thie *f* Knochen-Knorpel-Erkrankung

Os|te|o|chon|dro|se *f* zur Gruppe der aseptischen Knochennekrosen* zählende, spontan auftretende unspezifische Erkrankung der Epiphyse*; SYN: aseptische Epiphysennekrose, aseptische Epiphyseonekrose, Knorpelknochennekrose, Chondroosteonekrose, Osteochondrosis

spontane Osteochondrose vorwiegend das wachsende Skelett von Kindern und Jugendlichen betreffende Gruppe von Erkrankungen, die durch eine umschriebene ischämische Nekrose* von Knochen (und meist auch Knorpelgewebe) charakterisiert werden; SYN: aseptische Knochennekrose, spontane Knochennekrose, avaskuläre Knochennekrose, spontane Osteonekrose

Os|te|o|chon|dro|sis *f, pl* **-ses** →Osteochondrose

Osteochondrosis deformans juvenilis sich in der Adoleszenz [11.–18. Lebensjahr] manifestierende, zur Ausbildung eines Rundrückens führende Erkrankung der Wirbelsäule unklarer Ätiologie; SYN: Osteochondritis deformans juvenilis, Morbus Scheuermann, Scheuermann-Krankheit, Adoleszentenkyphose

Osteochondrosis deformans tibiae durch O-Bein-Bildung gekennzeichnete, aseptische Entzündung des Schienbeins; SYN: Blount-Krankheit

Osteochondrosis dissecans schalenförmige Ablösung von Knochen-Knorpelstückchen von der Gelenkfläche mit Bildung eines freien Gelenkkörpers; SYN: Osteochondritis dissecans

Osteochondrosis intervertebralis chronisch degenerative Erkrankung der Bandscheiben, die später auch die Wirbel beeinträchtigt

Osteochondrosis ischiopubica aseptische Nekrose* der Verbindung von Schambein und Sitzbein; SYN: (van) Neck-Odelberg-Syndrom

Os|te|o|den|si|to|me|trie *f* Bestimmung der Knochendichte

Os|te|o|des|mo|se *f* Sehnen- oder Bandverknöcherung

Os|te|o|dy|nie *f* →Ostealgie

Os|te|o|dys|tro|phia *f* →Osteodystrophie

Osteodystrophia deformans ätiologisch ungeklärte, chronisch-progrediente Knochendystrophie, die meist mehrere Knochen [Becken, Schädel] befällt; führt zu Verdickung und Verkrümmung der befallenen Knochen; SYN: Paget-Krankheit, Paget-Syndrom, Morbus Paget, Knochen-Paget, Ostitis deformans

Osteodystrophia fibrosa cystica generalisata Knochendystrophie mit Zystenbildung durch eine Störung des Calcium-Phosphat-Stoffwechsels im Rahmen eines primären Hyperparathyreoidismus*; SYN: Engel-Recklinghausen-Syndrom, Engel-von Recklinghausen-Syndrom, Recklinghausen-Krankheit, von Recklinghausen-Krankheit, Ostitis fibrosa cystica, Ostitis fibrosa cystica generalisata

Osteodystrophia fibrosa unilateralis in der Kindheit (5.–15. Jahr) beginnende systemische Skeletterkrankung, die einen oder mehrere Knochen befallen kann; kommt i.d.R. nach Abschluss des Wachstums zum Stillstand; SYN: Jaffé-Lichtenstein-Krankheit, Jaffé-Lichtenstein-Uehlinger-Syndrom, fibröse Knochendysplasie, fibröse Dysplasie, nicht-ossifizierendes juveniles Osteofibrom, halbseitige von Recklinghausen-Krankheit, Osteofibrosis deformans juvenilis

Os|te|o|dys|tro|phie *f* Störung der Knochenbildung; SYN: Knochendystrophie, Osteodystrophia

Os|te|o|ek|to|mie *f* Knochenexzision, Knochenresektion

Os|te|o|fi|brom *nt* benigner Mischtumor aus Knochen- und Knorpelgewebe; SYN: Knochenfibrom

nicht-ossifizierendes juveniles Osteofibrom in der Kindheit (5.–15. Jahr) beginnende systemische Skeletterkrankung, die einen oder mehrere Knochen befallen kann; kommt i.d.R. nach Abschluss des Wachstums zum Stillstand; SYN: Jaffé-Lichtenstein-Krankheit, Jaffé-Lichtenstein-Uehlinger-Syndrom, fibröse Knochendysplasie, fibröse Dysplasie, halbseitige von Recklinghausen-Krankheit, Osteodystrophia fibrosa unilateralis, Osteofibrosis deformans juvenilis

Os|te|o|fi|bro|ma|to|se *f* polyostotische Form der fibrösen Knochendysplasie

Os|te|o|fi|bro|sis *f, pl* **-ses** Fibrosierung des Knochengewebes; meist im Rahmen einer Knochenmarkfibrose*; SYN: Osteofibrose, Knochenfibrose

Osteofibrosis deformans juvenilis in der Kindheit (5.–15. Jahr) beginnende systemische Skeletterkrankung, die einen oder mehrere Knochen befallen kann; kommt i.d.R. nach Abschluss des Wachstums zum Stillstand; SYN: Jaffé-Lichtenstein-Krankheit, Jaffé-Lichtenstein-Uehlinger-Syndrom, fibröse Knochendysplasie, fibröse Dysplasie, nicht-ossifizierendes juveniles Osteofibrom, halbseitige von Recklinghausen-Krankheit, Osteodystrophia fibrosa unilateralis

os|te|o|gen *adj* **1.** von Knochen(gewebe) ausgehend oder stammend **2.** →osteogenetisch

Os|te|o|ge|ne|se *f* Knochenbildung, Knochenentwicklung, Knochensynthese; SYN: Osteogenesis, Ossifikation

Os|te|o|ge|ne|sis *f* →Osteogenese

Osteogenesis imperfecta genetisch uneinheitliche, angeborene Störung der Knochenbildung; SYN: Osteopsathyrosis

Osteogenesis imperfecta congenita schwerste Form der Osteogenesis imperfecta mit intrauterinen Frakturen und tödlichem Verlauf in den ersten Lebensmonaten; SYN: Vrolik-Krankheit, Vrolik-Typ der Osteogenesis imperfecta, Osteogenesis imperfecta Typ Vrolik

Lobstein-Typ der Osteogenesis imperfecta →Osteogenesis imperfecta tarda

Osteogenesis imperfecta tarda autosomal-dominante Störung der Knochenbildung mit Knochenbrüchigkeit, Zahnfehlbildungen, Katarakt, blauer Sklera und Innenohrschwerhörigkeit; SYN: Lobstein-Krankheit, Lobstein-Syndrom, Lobstein-Typ der Osteogenesis imperfecta, Osteogenesis imperfecta Typ Lobstein

Osteogenesis imperfecta Typ Lobstein →Osteogenesis imperfecta tarda

Osteogenesis imperfecta Typ Vrolik →Osteogenesis imperfecta congenita

Vrolik-Typ der Osteogenesis imperfecta →Osteogenesis imperfecta congenita

os|te|o|ge|ne|tisch *adj* Knochenbildung/Osteogenese betreffend; SYN: knochenbildend, osteogen

Os|te|o|id *nt* organische Grundsubstanz des Knochens

os|te|o|id *adj* knochenähnlich, knochenartig

Os|te|o|id|os|te|om *nt* schmerzhafte Knochenaufhellung im Röntgenbild und Weichteilschwellung bei Jugendlichen; SYN: Kortikalisosteoid, Bergstrand-Syndrom

os|te|o|kar|ti|la|gi|när *adj* →osteochondral

Os|te|o|kla|se *f* →Osteoklasie

Os|te|o|kla|sie *f* **1.** vermehrte Osteoklastentätigkeit; SYN: Osteoklase **2.** Korrektur von Knochenfehlstellungen durch Frakturierung; SYN: Osteoklase

Os|te|o|klas|ten *pl* Knochensubstanz abbauende Zellen; SYN: Knochenfresszellen

os|te|o|klas|tisch *adj* Osteoklast(en) oder Osteoklasie betreffend, Knochengewebe abbauend oder spaltend

Os|te|o|klas|tom *nt* gutartiger Riesenzelltumor des Knochens

Os|te|o|lo|gia *f* →Osteologie

Os|te|o|lo|gie *f* Knochenlehre; SYN: Osteologia

Os|te|o|ly|se *f* Knochenauflösung

os|te|o|ly|tisch *adj* Knochenauflösung/Osteolyse betreffend oder hervorrufend, Knochengewebe zerstörend; SYN: knochenauflösend

Os|te|om *nt* (benigne) Knochengeschwulst; SYN: Osteoma

os|te|om|ähn|lich *adj* osteomatoid

Os|te|o|ma|la|zie *f* Knochenerweichung; SYN: Osteomalacia

os|te|o|ma|la|zisch *adj* Knochenerweichung/Osteomalazie betreffend, durch Osteomalazie charakterisiert

os|te|om|ar|tig *adj* osteomatoid

os|te|o|ma|to|id *adj* einem Osteom ähnlich, osteomähnlich, osteomartig

Os|te|o|ma|to|se *f* Vorkommen multiples Osteome

Os|te|o|me|dul|lo|gra|fie *f* →Osteomedullographie

Os|te|o|me|dul|lo|gra|phie *f* Röntgenkontrastdarstellung der Knochenmarkshöhle; SYN: Medullographie, Osteomyelographie

Os|te|o|my|e|li|tis *f, pl* **-ti|den** Knochenmarkentzündung; SYN: Myelitis

Osteomyelitis sicca Garré i.d.R. abakterielle Entzündung der Diaphysen der langen Röhrenknochen, die zu Sklerosierung und Verkleinerung der Markhöhle führt; SYN: nicht-eitrige Osteomyelitis, sklerosierende Osteomyelitis, Garré-Osteomyelitis, Garré-Krankheit

nicht-eitrige Osteomyelitis →Osteomyelitis sicca Garré

sklerosierende Osteomyelitis →Osteomyelitis sicca Garré

os|te|o|my|e|li|tisch *adj* Knochenmarkentzündung/Osteomyelitis betreffend, von ihr betroffen oder gekennzeichnet

Os|te|o|my|e|lo|fi|bro|se *f* zur Gruppe der myeloproliferativen Syndrome gehörende Knochenmarkserkrankung mit Fibrose und Sklerose des Knochenmarks; in der Folge kommt es zu extramedullärer Blutbildung* in Leber und Milz mit Ausbildung einer Hepatosplenomegalie*; SYN: Knochenmarkfibrose, Osteomyelosklerose, Myelofibrose, Myelosklerose

os|te|o|my|e|lo|gen *adj* im Knochenmark entstanden, aus dem Knochenmark stammend; SYN: myelogen

Os|te|o|my|e|lo|gra|fie *f* →Osteomyelographie

Os|te|o|my|e|lo|gra|phie *f* →Osteomedullographie

Os|te|o|my|e|lo|skle|ro|se *f* →Osteomyelofibrose

Os|te|on *nt* aus Knochenlamellen bestehende Baueinheit des Knochens; SYN: Havers-System

Os|te|o|ne|kro|se *f* meist lokalisiertes Absterben von Knochengewebe; SYN: Knochennekrose

chemische Osteonekrose durch eine chemische Schädigung ausgelöste Knochennekrose

spontane Osteonekrose vorwiegend das wachsende Skelett von Kindern und Jugendlichen betreffende Gruppe von Erkrankungen, die durch eine umschriebene ischämische Nekrose* von Knochen (und meist auch Knorpelgewebe) charakterisiert werden; SYN: aseptische Knochennekrose, spontane Knochennekrose, avaskuläre Knochennekrose, spontane Osteochondrose

os|te|o|ne|kro|tisch *adj* Osteonekrose betreffend, von ihr betroffen oder gekennzeichnet, durch sie bedingt

Os|te|o|o|ny|cho|dys|pla|sie *f* →Onycho-osteodysplasie

Os|te|o|pa|thia *f* Knochenerkrankung; SYN: Osteopathie

Osteopathia condensans disseminata asymptomatische, angeborene Skeletterkrankung mit Bildung von Knocheninseln in der Spongiosa*; SYN: Osteopoikilose,Osteopoikilie

Osteopathia hyperostotica multiplex infantilis autosomal-dominant vererbte, generalisierte Osteosklerose* mit Myopathien; SYN: Camurati-Engelmann-Erkrankung, Camurati-Engelmann-Syndrom, Engelmann-Erkrankung, Engelmann-Syndrom

Os|te|o|pa|thie *f* **1.** Diagnostik und Therapie reversibler Funktionsstörungen des Stütz- und Bewegungsapparates; SYN: Chiropraktik, Chirotherapie, Manipulationstherapie, manuelle Medizin, Manualtherapie **2.** →Osteopathia

alimentäre Osteopathie Osteopathie bei Fehl- oder Unterernährung; SYN: Hungerosteopathie

os|te|o|pa|thisch *adj* Knochenerkrankung/Osteopathie betreffend

Os|te|o|pe|nie *f* Verminderung der Knochenmasse

os|te|o|pe|nisch *adj* Osteopenie betreffend, von ihr betroffen oder gekennzeichnet, durch sie bedingt

os|te|o|pe|ri|os|tal *adj* Knochen und äußere Knochenhaut/Periost betreffend

Os|te|o|pe|ri|os|ti|tis *f, pl* **-ti|ti|den** Entzündung von Knochengewebe und Knochenhaut/Periost

os|te|o|pe|ri|os|ti|tisch *adj* Osteoperiostitis betreffend, von ihr betroffen oder gekennzeichnet

Os|te|o|pe|tro|sis *f, pl* **-ses** angeborene Störung der normalen Knochenbildung mit generalisierter Sklerose und Verhärtung der Knochen; SYN: Marmorknochenkrankheit, Albers-Schöneberg-Krankheit

Os|te|o|pho|nie *f* →Osteoakusis

Os|te|o|phyt *m* Knochenneubildung bei Arthrose*

Os|te|o|plas|ten *pl* →Osteoblasten

Os|te|o|plas|tik *f* Knochenplastik

os|te|o|plas|tisch *adj* **1.** (*chirurg.*) Knochenplastik/Osteoplastik betreffend **2.** →osteoblastisch

Os|te|o|po|i|ki|lo|se *f* asymptomatische, angeborene Skeletterkrankung mit Bildung von Knocheninseln in der Spongiosa*; SYN: Osteopoikilie, Osteopathia condensans disseminata

os|te|o|po|i|ki|lo|tisch *adj* Osteopoikilose betreffend, von ihr betroffen oder gekennzeichnet, durch sie bedingt

Os|te|o|po|ro|ma|la|zie *f* Kombination von Osteoporose* und Osteomalazie*

Os|te|o|po|ro|se *f* systemische Skeletterkrankung mit Abbau der Knochenmasse und dadurch erhöhter Knochenbrüchigkeit; SYN: Osteoporosis

alimentäre Osteoporose bei Fehl- oder Unterernährung entstehende Osteoporose, Teilaspekt der Hungerosteopathie*; SYN: nutritive Osteoporose, Hungerosteoporose

hormonale Osteoporose meist nach der Menopause auftretende Osteoporose, die durch einen Östrogenmangel bedingt ist

idiopathische Osteoporose Osteoporose unbekante Ursache

klimakterische Osteoporose →postmenopausale Osteoporose

nutritive Osteoporose →alimentäre Osteoporose

postmenopausale Osteoporose mit erhöhtem Frakturrisiko verbundene Systemerkrankung der Knochen durch eine Verminderung des Östrogenspiegels nach der Menopause; SYN: klimakterische Osteoporose, präsenile Involutionsosteoporose

präsenile Osteoporose frühzeitig auftretende Osteoporose variabler Genese (endokrin, hormonal)

senile Osteoporose physiologische Altersosteoporose

steroidinduzierte Osteoporose endogen [Cushing*-Syndrom] oder exogen [Langzeittherapie mit Kortikosteroiden] bedingte Osteoporose* mit erhöhter Frakturneigung; SYN: Steroidosteoporose

Os|te|o|po|ro|sis *f, pl* **-ses** →Osteoporose

os|te|o|po|ro|tisch *adj* Osteoporose betreffend, von ihr betroffen oder gekennzeichnet, durch sie bedingt

Os|te|o|psa|thy|ro|sis *f, pl* **-ses** genetisch uneinheitliche angeborene Störung der Knochenbildung; SYN: Osteopsathyrose, Osteogenesis imperfecta

Os|te|o|ra|di|o|ne|kro|se *f* nach Strahlentherapie auftretende Knochennekrose; SYN: Strahlungsosteonekrose, Strahlenosteonekrose, Radioosteonekrose

Os|te|or|rha|gie *f* Knocheneinblutung

Os|te|o|sar|co|ma *nt, pl* **-ma|ta** →Osteosarkom

Os|te|o|sar|kom *nt* vom Knochengewebe ausgehender bösartiger Tumor; SYN: Knochensarkom, Osteosarcoma

Os|te|o|skle|ro|se *f* Verhärtung des Knochengewebes; SYN: Knochensklerose, Osteosclerosis

os|te|o|skle|ro|tisch *adj* Osteosklerose betreffend, von ihr betroffen oder gekennzeichnet, durch sie bedingt

Os|te|o|syn|the|se *f* operative Vereinigung von Bruchfragmenten und Stabilisierung mit extra- oder intramedullären Kraftträgern [Schrauben, Platten, Nägeln usw.]

Os|te|o|throm|bo|se *f* Thrombose* einer Knochenvene

Os|te|o|to|mie *f* Knochendurchtrennung

Os|te|o|zyt *m* die Knochensubstanz bildende Zelle; SYN: Knochenzelle

Ostio-, ostio- *präf.* Wortelement mit der Bedeutung "Mündung/Ostium"

Os|ti|o|fol|li|cu|li|tis Bockhart *f* (rezidivierende) superfizielle Staphylokokkeninfektion der Haarfollikel mit Restitutio* ad integrum; SYN: Staphyloderma follicularis, Ostiofollikulitis Bockhart, Impetigo Bockhart, Impetigo follicularis Bockhart, Folliculitis staphylogenes superficialis, Folliculitis pustulosa, Staphylodermia Bockhart

Os|ti|o|fol|li|ku|li|tis Bockhart *f* →Ostiofolliculitis Bockhart

Os|ti|tis *f, pl* **-ti|ti|den** Entzündung des Knochengewebes; SYN: Knochenentzündung, Knochengewebsentzündung, Osteitis

Ostitis condensans die Region des Iliosakralgelenks* betreffende, sklerosierende Knochenentzündung

Ostitis deformans ätiologisch ungeklärte, chronisch-progrediente Knochendystrophie, die meist mehrere Knochen [Becken, Schädel] befällt; führt zu Verdickung und Verkrümmung der befallenen Knochen; SYN: Paget Krankheit, Paget-Syndrom, Morbus Paget, Knochen-Paget, Osteodystrophia deformans

Ostitis fibrosa cystica →Ostitis fibrosa cystica generalisata

Ostitis fibrosa cystica generalisata Knochendystrophie mit Zystenbildung durch eine Störung des Calcium-Phosphat-Stoffwechsels im Rahmen eines primären Hyperparathyreoidismus*; SYN: Engel-Recklinghausen-Syndrom, Engel-von Recklinghausen-Syndrom, Recklinghausen-Krankheit, von Recklinghausen-Krankheit, Osteodystrophia fibrosa cystica generalisata, Ostitis fibrosa cystica

Ostitis multiplex cystoides i.d.R. als Begleiterkrankung bei Sarkoidose* auftretende, multiple pseudozystische Knochenveränderungen mit Weichteilschwellung; SYN: Jüngling-Krankheit, Perthes-Jüngling-Krankheit

periapikale Ostitis auf die Wurzelspitze begrenzte Entzündung des Zahnhalteapparates/Parodontium; SYN: periapikale Läsion, Parodontitis apicalis

Ostitis purulenta eitrige Knochentzündung; SYN: Knocheneiterung

Ostitis tuberculosa meist hämatogen entstehende Tuberkulose* des Knochengewebes; neben einem Übergreifen auf benachbarte Gelenke [Gelenktuberkulose*], steht die Bildung von kalten Abszessen* klinisch im Vordergrund; SYN: Knochentuberkulose

Ostitis typhosa Knochenentzündung als Folge eines Typhus* abdominalis

os|ti|tisch *adj* Knochenentzündung/Ostitis betreffend, von Ostitis betroffen; SYN: osteitisch

Os|ti|um *nt, pl* **-tia, ti|en** Mündung, Eingang, Öffnung

Ostium abdominale tubae uterinae abdominelle Eileiter-/Tubenöffnung

Ostium aortae Aortenöffnung des linken Ventrikels

Ostium appendicis vermiformis Wurmfortsatzöffnung

Ostium atrioventriculare dextrum Öffnung zwischen rechten Vorhof und Ventrikel

Ostium atrioventriculare sinistrum Öffnung zwischen linkem Vorhof und Ventrikel

Ostium cardiacum Speiseröhreneinmündung, Ösophagusmündung

Ostium pharyngeum tubae auditivae/auditoriae Rachenöffnung der Ohrtrompete

Ostium pyloricum Öffnung des Magenpförtners

Ostium trunci pulmonalis Pulmonalisöffnung des rechten Ventrikels

Ostium tympanicum tubae auditivae/auditoriae Paukenhöhlenöffnung der Ohrtrompete

Ostium ureteris Harnleitereinmündung in die Blase

Ostium urethrae externum äußere Harnröhrenöffnung

Ostium urethrae internum innere Harnröhrenöffnung, Harnröhrenanfang

Ostium uteri Muttermund

Ostium uterinum tubae uterinae Mündung des Eileiters in die Gebärmutter, Tubenmündung

Ostium vaginae Scheidenöffnung, Scheideneingang

Ostium valvae ilealis Mündung des Ileums in den Blinddarm

Ostium venae cavae inferioris Mündung der unteren Hohlvene in den rechten Vorhof

Ostium venae cavae superioris Mündung der oberen Hohlvene in den rechten Vorhof

Ostia venarum pulmonarium Mündung der beiden Lungenvenen in den linken Vorhof

Ostium-primum-Defekt *m* angeborener Herzfehler mit Defekt im Bereich des embryonalen Ostium primum

Ostium-secundum-Defekt *m* angeborener Herzfehler mit Defekt des Ostium secundum; SYN: hochsitzender Vorhofseptumdefekt

Ös|tra|di|ol *nt* im Eierstock gebildetes, stärkstes natürliches Östrogen; SYN: Estradiol

Ös|tri|ol *nt* nur schwach wirksames Zwischen- und Ausscheidungsprodukt von Östradiol* und Östron*

ös|tro|gen *adj* Östrogen(e) betreffend, östrogenartig (wirkend)

Ös|tro|gen|an|ta|go|nist *m* →Östrogenhemmer

Ös|tro|ge|ne *pl* im Eierstock und der Plazenta gebildete Hormone, die für die Ausprägung der weiblichen Geschlechtsmerkmale und den Menstruationszyklus von entscheidender Bedeutung sind; SYN: östrogene Hormone

Ös|tro|gen|hem|mer *m* Substanz, die die Wirkung von Östrogen an den Erfolgsorganen hemmt; SYN: Östrogenantagonist, Antiöstrogen

Ös|tro|gen|re|zep|to|ren *pl* Hormonrezeptoren für Östrogene

Ös|tron *nt* neben Östradiol* zweitwichtigtes, natürliches Östrogen; SYN: Estron, Follikulin, Folliculin

Oszill-, oszill- *präf.* →Oszillo-

Os|zil|la|ti|on *f* Schwingung, Schwankung

Oszillo-, oszillo- *präf.* Wortelement mit der Bedeutung "schwingen/schaukeln"

Os|zil|lo|kar|di|o|skop *nt* Gerät zur direkten Betrachtung der EKG-Kurve; SYN: Kardioskop, Elektrokardioskop

Os|zil|lo|kar|di|o|sko|pie *f* direkte Darstellung der EKG-Kurve auf einem Sichtgerät; SYN: Kardioskopie, Elektrokardioskopie

Os|zil|lop|sie *f* Zittern fixierter Objekte bei Nystagmus*, Opsoklonus* oder multipler Sklerose*; SYN: Brückner-Phänomen

Ot-, ot- *präf.* →Oto-

O|tal|gra *nt/f* →Otalgie

Ot|al|gie *f* Ohrenschmerz(en); SYN: Otagra, Otodynie, Otalgia

ot|al|gisch *adj* Otalgie betreffend

Ot|hä|ma|tom *nt* Bluterguss der Ohrmuschel

O|ti|tis *f, pl* **-ti|ti|den** meist in Otitis externa und Otitis interna unterteilte Entzündung des Ohres oder eines seiner Teile; SYN: Ohrentzündung

Otitis barotraumatica durch eine (plötzliche) Luftdruckänderung hervorgerufene Mittelohrentzündung; SYN: Fliegerotitis, Aerotitis, Aerootitis, Barotitis, Barootitis

Otitis externa meist durch Bakterien oder Viren, seltener durch Pilze hervorgerufene Entzündung des äußeren Gehörganges

Otitis externa circumscripta →Otitis externa furunculosa

Otitis externa diffusa meist sekundär entstehende, schmerzhafte Entzündung

Otitis externa furunculosa umschriebene, sehr schmerzhafte Schwellung des knor-

O

peligen Gehörgangs; SYN: Ohrfurunkel, Gehörgangsfurunkel, Otitis externa diffusa

Otitis externa maligna meist Diabetiker* betreffende, auf dem Boden einer unkomplizierten Otitis externa entstehende, nekrotisierende Entzündung durch Pseudomonas* aeruginosa; SYN: progressive nekrotisierende Otitis, progrediente Otitis

Otitis interna Innenohrentzündung; meist gleichgesetzt mit Entzündung des Innenohrlabyrinths

Otitis media Mittelohrentzündung; SYN: Mittelohrkatarrh

Otitis media acuta i.d.R. aus dem Nasopharynx aufsteigende [tubogene] akute Entzündung bakterieller [Scharlachotitis] oder viraler [Masernotitis*, Grippeotitis*] Genese; relativ häufig entwickelt sich eine (okkulte) Mastoiditis*; SYN: akute Mittelohrentzündung, akuter Mittelohrkatarrh

Otitis media, adhäsive →Otitis media chronica, adhäsive

Otitis media chronica primär chronische Entzündung der Mittelohrschleimhaut, die protrahiert, aber komplikationslos verläuft; SYN: chronische Mittelohrentzündung, chronische Schleimhauteiterung

Otitis media chronica, adhäsive zu Verklebungen und Fibrosierung führende chronische Entzündung der Mittelohrschleimhaut; SYN: Paukenfibrose, Paukenhöhlenfibrose, adhäsive Otitis media (chronica)

Otitis media, chronische seromuköse chronische Mittelohrentzündung, die zu einer Verschleimung der Paukenhöhle führt; SYN: chronische seromuköse Otitis media, chronischer Tuben-Mittelohrkatarrh, Seromukotympanum, Seromukotympanon

Otitis media, latente sich aus einer akuten Mittelohrentzündung entwickelnde latente Entzündung, vor allem bei nicht ausreichender Therapie oder geschwächter Abwehrlage

Otitis media purulenta meist mit Einschmelzung und Spontanperforation des Trommelfells einhergehende eitrige Mittelohrentzündung; SYN: Mittelohreiterung

progrediente Otitis →Otitis externa maligna

progressive nekrotisierende Otitis →Otitis externa maligna

o|ti|tisch *adj* Ohrentzündung/Otitis betreffend, von ihr betroffen oder gekennzeichnet

Oto-, oto- *präf.* Wortelement mit der Bedeutung "Ohr"

O|to|blen|nor|rhoe *f, pl* **-rho|en** schleimiger/muköser Ohrenausfluss

O|to|co|nia *pl* →Otokonien

O|to|dy|nie *f* →Otalgie

o|to|gen *adj* vom Ohr stammend oder ausgehend

O|to|ke|pha|lie *f* Schädelfehlbildung mit Fehlen des Unterkiefer und Verschiebung der Ohren zur Mitte; SYN: Otozephalie

O|to|klei|sis *f* operative Korrektur abstehender Ohren; SYN: Otoklisis

O|to|kli|sis *f* →Otokleisis

O|to|ko|ni|en *pl* kleinste Kalkkristalle des Innenohrs; Teil des Gleichgewichtssystems; SYN: Ohrkristalle, Otolithen, Statokonien, Statolithen, Statoconia, Otoconia

O|to|la|ryn|go|lo|gie *f* Teilgebiet der Hals-Nasen-Ohrenheilkunde, das sich mit Diagnose und Therapie von Erkrankungen von Ohr und Kehlkopf beschäftigt

O|to|li|quor|rhoe *f, pl* **-rho|en** Liquorrhoe* aus dem Ohr

O|to|li|then *pl* **1.** →Otokonien **2.** im äußeren Gehörgang oder in der Paukenhöhle entstehende Konkremente bei chronischer Entzündung

O|to|li|thi|a|sis *f, pl* **-ses** Vorkommen von Otolithen*

o|to|log *adj* Otologie betreffend

O|to|lo|ge *m* Ohrenarzt

O|to|lo|gie *f* Ohrenheilkunde

O|to|lo|gin *f* Ohrenärztin

O|to|mas|to|i|di|tis *f, pl* **-ti|den** gleichzeitige Entzündung von Mittelohr [Otitis* media] und Warzenfortsatz/Processus mastoideus [Mastoiditis*]

o|to|mas|to|i|di|tisch *adj* Otomastoiditis betreffend, von ihr betroffen oder gekennzeichnet

O|to|my|i|a|sis *f, pl* **-ses** Madenkrankheit des Gehörganges

O|to|my|ko|se *f* oft chronisch rezidivierende, auf den äußeren Gehörgang beschränkte Pilzinfektion; i.d.R. mit Juckreiz verbunden, meist aber schmerzlos; SYN: Ohrmykose, Gehörgangsmykose

o|to|my|ko|tisch *adj* Otomykose betreffend, von ihr betroffen oder durch sie bedingt

o|to|pa|la|to|di|gi|tal *adj* Ohren, Gaumen/Palatum und Finger/Digiti betreffend

O|to|pa|thie *f* Ohrenerkrankung, Ohrenleiden

o|to|pha|ryn|ge|al *adj* Ohr und Rachen/Pharynx betreffend oder verbindend

O|to|py|or|rhoe *f, pl* **-rho|en** eitriger Ohrenausfluss

O|to|rhi|no|la|ryn|go|lo|gie *f* Hals-Nasen-Ohrenheilkunde

O|to|rhi|no|lo|gie *f* Teilgebiet der Hals-Nasen-Ohrenheilkunde, das sich mit Diagnose und Therapie von Erkrankungen von Ohr und Nase beschäftigt

O|tor|rha|gie *f* Ohrblutung, Blutung aus dem Ohr

O|tor|rhoe *f, pl* **-rho|en** Ohrenausfluss, Ohrenfluss

O|to|skle|ro|se *f* meist Frauen betreffende, angeborene Sklerose der Labyrinthkapsel und (später) der Gehörknöchelchen; führt zu Innenohrschwerhörigkeit

o|to|skle|ro|tisch *adj* Otosklerose betreffend, von ihr betroffen oder gekennzeichnet, durch sie bedingt

O|to|skop *nt* Ohrenspiegel; auch Endoskop für die Spiegelung des Gehörgangs; SYN: Auriskop, Ohrenspekulum

O|to|sko|pie *f* Untersuchung des äußeren Gehörganges und des Trommelfells; SYN: Ohrenspiegelung

o|to|sko|pisch *adj* Otoskopie betreffend, mittels Otoskopie

o|to|to|xisch *adj* das Ohr/Gehörorgan schädigend

O|to|to|xi|zi|tät *f* Schädlichkeit für das Mittel- oder Innenohr

O|to|ze|pha|lie *f* →Otokephalie

Otto-Chrobak-Becken *nt* →Protrusionsbecken

Ouchterlony-Test *m* zweidimensionale Immunodiffusion zur Untersuchung von Antigenidentitäten

Ov-, ov- *präf.* →Ovo-

O|va|lo|zy|to|se *f* autosomal-dominant vererbte Erythrozytenanomalie mit Bildung ovaler oder elliptischer Formen; i.d.R. leichter Verlauf ohne klinische Symptome; SYN: Dresbach-Syndrom, (hereditäre) Elliptozytose, Kamelozytose, Elliptozytenanämie

O|var *nt* Eierstock; SYN: Ovarium, Oophoron

O|va|rek|to|mie *f* →Oophorektomie

Ovari-, ovari- *präf.* →Ovario-

o|va|ri|al *adj* Eierstock/Ovar betreffend, zum Eierstock gehörend; SYN: ovariell

O

O|va|ri|al|abs|zess *m* eitrige Eierstockentzündung mit Gewebeeinschmelzung

O|va|ri|al|a|ge|ne|sie *f* angeborenes Fehlen eines oder beider Eierstöcke; SYN: Agenesia ovarii

O|va|ri|al|en|do|me|tri|o|se *f* Form der Endometriosis* genitalis externa mit einseitigem (seltener beidseitigem) Eierstockbefall; evtl. Ausbildung einer Schokoladenzyste*; SYN: Eierstockendometriose, Endometriosis ovarii

O|va|ri|al|fi|brom *nt* gutartiger Bindegewebstumor des Eierstocks; SYN: Eierstockfibrom

O|va|ri|al|gie *f* Eierstockschmerz(en)

O|va|ri|al|gra|vi|di|tät *f* →Ovarialschwangerschaft

O|va|ri|al|hy|po|pla|sie *f* Unterentwicklung des Eierstocks

O|va|ri|al|in|suf|fi|zi|enz *f* Funktionsschwäche des Eierstocks ohne Ovulation [**generative Ovarialinsuffizienz**] und/oder Fehlen der Hormonbildung [**vegetative Ovarialinsuffizienz**]

O|va|ri|al|kar|zi|nom *nt* vom Eierstock ausgehender bösartiger Tumor, der vom Epithel, dem Stroma oder den Keimzellen abstammt; SYN: Eierstockkrebs

O|va|ri|al|kys|tom *nt* zystischer Eierstocktumor, der maligne entarten kann [**verkrebstes Ovarialkystom, Cystadenocarcinoma ovarii**]; SYN: Cystadenoma ovarii

O|va|ri|al|schwan|ger|schaft *f* Einnistung der Frucht im Eierstock; SYN: Eierstockschwangerschaft, Eierstockgravidität, Ovarialgravidität, Graviditas ovarica

O|va|ri|al|zys|te *f* Flüssigkeitsansammlung in einem erweiterten Follikel oder Gelbkörper; SYN: Eierstockzyste

O|va|ri|ek|to|mie *f* →Oophorektomie

o|va|ri|ell *adj* →ovarial

Ovario-, ovario- *präf.* Wortelement mit Bezug auf "Eierstock/Oophoron/Ovarium"

o|va|ri|o|ab|do|mi|nal *adj* Eierstock/Ovar und Bauchhöhle betreffend

o|va|ri|o|gen *adj* im Eierstock/Ovar entstehend, aus dem Eierstock stammend

O|va|ri|o|hys|te|rek|to|mie *f* →Oophorohysterektomie

O|va|ri|o|pa|thie *f* Eierstockerkrankung; SYN: Oophoropathie

O|va|ri|o|pe|xie *f* Eierstockfixierung

O|va|ri|or|rhe|xis *f* Eierstockruptur

O|va|ri|o|sal|pin|gek|to|mie *f* →Oophorosalpingektomie

O|va|ri|o|sal|pin|gi|tis *f, pl* **-ti|den** Entzündung von Eierstock und Eileiter; SYN: Oophorosalpingitis

o|va|ri|o|sal|pin|gi|tisch *adj* Ovariosalpingitis betreffend, von ihr betroffen oder gekennzeichnet; SYN: oophorosalpingitisch

O|va|ri|o|sto|mie *f* →Oophorostomie

O|va|ri|o|to|mie *f* Eierstockschnitt, Eierstockinzision; SYN: Ovaritomie

O|va|ri|o|ze|le *f* Eingeweidebruch mit Eierstock im Bruchsack; SYN: Hernia ovarialis

O|va|ri|o|zen|te|se *f* Eierstockpunktion

O|va|ri|to|mie *f* →Ovariotomie

O|va|ri|um *nt, pl* **O|va|ria, O|va|ri|en** Eierstock, Ovar; SYN: Oophoron

Ovi-, ovi- *präf.* →Ovo-

Ovo-, ovo- *präf.* Wortelement mit der Bedeutung "Ei"

O|vo|cy|tus *m* Eizelle; SYN: Oozyt, Ovozyt

O|vo|ge|ne|se *f* →Oogenese

o|vo|id *adj* eiförmig

O|vo|plas|ma *nt* →Ooplasma

O|vo|tes|tis *m* bei echtem Hermaphroditismus vorliegende Keimdrüse aus testikulären und ovariellen Strukturen; SYN: Testovar

O|vo|zyt *m* Eizelle; SYN: Oozyt, Ovocytus

O|vu|la Na|bo|thi *pl* Retentionszysten der Gebärmutterhalsdrüsen; SYN: Naboth-Eier

o|vu|lär *adj* Ei oder Eizelle betreffend

O|vu|la|ti|on *f* Ruptur des reifen Follikels um den 14. Tagen des Zyklus; die Eizelle wird vom Eileiter aufgefangen und in Richtung Gebärmutter transportiert; SYN: Eisprung, Follikelsprung

O|vu|la|ti|ons|blu|tung *f* Zwischenblutung zur Zeit des Eisprungs; SYN: Mittelblutung

o|vu|la|ti|ons|hem|mend *adj* den Eisprung verhindernd

O|vu|la|ti|ons|hem|mer *pl* hormonelle Empfängnisverhütungsmittel, die den Eisprung unterdrücken

O|vu|la|ti|ons|in|duk|ti|on *f* Auslösung der Ovulation durch Gabe von Hormonen

o|vu|la|to|risch *adj* Eisprung/Ovulation betreffend

O|vum *nt, pl* **-va** weibliche Keimzelle, Eizelle, Ei

Owren-Syndrom *nt* autosomal-rezessiver Mangel an Blutgerinnungsfaktor V; führt zu erhöhter Blutungsneigung; SYN: Faktor-V-Mangel, Parahämophilie (A), Hypoproakzelerinämie, Hypoproaccelerinämie

Ox-, ox- *präf.* →Oxy-

O|xa|cil|lin *nt* penicillinase-festes Penicillin

O|xal|ä|mie *f* erhöhter Oxalatgehalt des Blutes; SYN: Hyperoxalämie

O|xa|lat *nt* Salz der Oxalsäure

O|xa|lat|blut *nt* durch Zusatz von Oxalat ungerinnbar gemachtes Blut

O|xa|lat|stei|ne *pl* Harnsteine aus Kalziumoxalat

O|xal|es|sig|säu|re *f* Zwischenprodukt des Zitronensäurezyklus*, der Glukoneogenese* und des Aminosäurestoffwechsels

O|xa|lo|se *f* seltene Stoffwechselstörung mit Ablagerung von Kalziumoxalat in Knochen und Niere; führt oft zu Harnsteinbildung [**Oxalatstein**]; SYN: Oxalose-Syndrom, primäre Hyperoxalurie, Kalziumoxalatnephritis

Oxalose-Syndrom *nt* →Oxalose

O|xal|säu|re *f* Dikarbonsäure; Teil des Körperstoffwechsels; SYN: Kleesäure

O|xal|u|rie *f* erhöhte Oxalatausscheidung im Harn; SYN: Hyperoxalurie

Oxi-, oxi- *präf.* →Oxy-

O|xid *nt* Verbindung von Sauerstoff mit einem Atom oder Radikal

O|xi|da|se *f* Enzym, das Sauerstoff überträgt

O|xi|da|ti|on *f* Reaktion, bei der Sauerstoff in ein Molekül eingebaut oder Elektronen aus dem Molekül entfernt werden

Oxidation-Reduktion *f* →Oxidations-Reduktions-Reaktion

Oxidations-Reduktions-Reaktion *f* chemische Reaktion, bei der eine Substanz oxidiert und eine andere Substanz reduziert wird; SYN: Oxidation-Reduktion, Redox-Reaktion

O|xi|da|ti|ons|was|ser *nt* im Stoffwechsel bei der Oxidation von Kohlenhydraten, Fetten und Eiweißen entstehendes Wasser

o|xi|da|tiv *adj* Oxidation betreffend, mittels Oxidation, oxidierend

O|xi|do|re|duk|ta|se *f* Enzym, das eine Oxidations-Reduktions-Reaktion katalysiert; SYN: Oxidation-Reduktion, Oxidations-Reduktions-Reaktion, Redox-Reaktion

O|xi|ge|na|se *f* →Oxygenase

Oxo-, oxo- *präf.* →Oxy-

Oxy-, oxy- *präf.* Wortelement mit der Bedeutung **1.** "Sauerstoff" **2.** "sauer/scharf/spitz"

O|xy|bi|ont *m* Mikroorganismus, der auf Sauerstoff angewiesen ist; SYN: aerober Mikroorganismus, Aerobier, Aerobiont

O|xy|ce|pha|lie *f* →Oxyzephalie

O|xy|ge|na|se *f* Enzym, das Sauerstoff in eine Verbindung einführt; SYN: Oxigenase

O|xy|ge|na|ti|on *f* →Oxygenierung

hyperbare Oxygenation Sauerstofftherapie durch Einatmung von Sauerstoff in einer Überdruckkammer, z.B. bei Kohlenmonoxidvergiftung; SYN: Sauerstoffüberdrucktherapie, hyperbare Sauerstofftherapie

O|xy|ge|na|tor *m* Gerät zur Sauerstoffsättigung des Blutes; Teil der Herz-Lungen-Maschine

O|xy|ge|nie|ren *nt* →Oxygenierung

O|xy|ge|nie|rung *f* Sauerstoffsättigung von venösem Blut; SYN: Oxygenisation, Oxygenation, Oxygenieren

O|xy|ge|ni|sa|ti|on *f* →Oxygenierung

O|xy|ge|ni|um *nt* Sauerstoff*

O|xy|hä|min *nt* →Hämatin

O|xy|hä|mo|glo|bin *nt* sauerstoffhaltiges Hämoglobin*; SYN: oxygeniertes Hämoglobin

O|xy|me|trie *f* spektroskopische Messung der Sauerstoffsättigung des Blutes

o|xy|phil *adj* mit sauren Farbstoffen färbbar; SYN: azidophil

O|xy|te|tra|cy|clin *nt* von verschiedenen Streptomyces*-Species gebildetes Antibiotikum*

O|xy|to|cin *nt* Hypothalamushormon, das die Gebärmutterkontraktionen anregt und den Milchfluss fördert; SYN: Oxytozin

O|xy|to|zin *nt* →Oxytocin

O|xy|u|ri|a|sis *f, pl* **-ses** Befall und Erkrankung durch Enterobius* vermicularis; klinische Symptome sind Stuhldrang, Afterjucken, nervöse Störungen; selten Entwicklung einer Appendicitis* helminthica; SYN: Enterobiusinfektion, Madenwurminfektion, Madenwurmbefall, Enterobiasis, Enterobiose

O|xy|u|ris ver|mi|cu|la|ris *f* im unteren Dünndarm und Dickdarm vorkommender parasitischer Wurm; Erreger der Oxyuriasis*; SYN: Madenwurm, Enterobius vermicularis

o|xy|ze|phal *adj* Oxyzephalie betreffend, von ihr betroffen oder gekennzeichnet; SYN: spitzschädelig, turmschädelig, akrozephal, turrizephal, turricephal, hypsicephal, hypsizephal

O|xy|ze|pha|lie *f* anomale Schädelform mit turmartigem Wachstum; meist durch einen vorzeitigen Verschluss der Kranznaht bedingt; SYN: Spitzschädel, Turmschädel, Akrozephalie, Akrocephalie, Oxycephalie, Hypsizephalie, Hypsicephalie, Turrizephalie, Turricephalie

O|zä|na *f* chronisch-atrophische Nasenschleimhautentzündung mit Nasengeruch; SYN: Stinknase, Rhinitis atrophicans cum foetore

Ozäna-Bakterium *nt* Erreger von Atemwegsinfekten und der Stinknase [Ozäna*]; SYN: Klebsiella pneumoniae ozaenae, Klebsiella pneumoniae ozaenae

O|zon *nt* aus drei Sauerstoffatomen aufgebautes bläuliches Gas; wichtiger Bestandteil der Erdatmosphäre

o|zo|nisch *adj* ozonhaltig

P

Pacchioni-Granulationen *pl* bindegewebige Wucherungen der Arachnoidea unbekannter Funktion; SYN: Arachnoidalzotten, Granulationes arachnoideae

Pace|ma|ker *m* Gerät zur künstlichen Anregung des Herzmuskels; SYN: künstlicher Herzschrittmacher, Schrittmacher

Pachy-, pachy- *präf.* Wortelement mit der Bedeutung "dick/verdickt/hart"

Pa|chy|a|krie *f* abnormes Dickenwachstum der Finger

Pa|chy|chei|lie *f* angeborene Verdickung der Lippen; SYN: Pachychilie

Pa|chy|chi|lie *f* →Pachycheilie

Pa|chy|cho|lie *f* Eindickung der Galle

Pa|chy|dak|ty|lie *f* angeborene Verdickung von Fingern und Zehen

pa|chy|derm *adj* Pachydermie betreffend, von ihr betroffen oder gekennzeichnet

Pa|chy|der|mia *f* →Pachydermie

Pa|chy|der|mie *f* Verdickung und Verhärtung der Haut; SYN: Pachydermia

Pa|chy|der|mo|pe|ri|os|to|se *f* unregelmäßig autosomal-dominant vererbtes Syndrom mit Hyperostosen [Periost der langen Röhrenknochen], Pachydermie* [Gesicht, Arme, Beine], Trommelschlegelfingern* und Akrozyanose*; SYN: Touraine-Solente-Golé-Syndrom, familiäre Pachydermoperiostose, primäre Pachydermoperiostose, idiopathische hypertrophische Osteoarthropathie, Akropachydermie mit Pachydermoperiostose, Hyperostosis generalisata mit Pachydermie

Pa|chy|gy|rie *f* Vergrößerung der Hirnwindungen

Pa|chy|lep|to|me|nin|gi|tis *f, pl* **-ti|den** Entzündung der harten und weichen Hirn- oder Rückenmarkhäute

pa|chy|lep|to|me|nin|gi|tisch *adj* Pachyleptomeningitis betreffend, von ihr betroffen oder gekennzeichnet

Pa|chy|me|nin|gi|o|sis hae|mor|rha|gi|ca in|ter|na *f* vermutlich atraumatisches, chronisches Subduralhämatom, das relativ häufig bei Alkoholismus auftritt; SYN: Pachymeningitis haemorrhagica interna

Pa|chy|me|nin|gi|tis *f, pl* **-ti|den** Entzündung der harten Hirn- oder Rückenmarkhaut/ Dura mater; SYN: Dura-Entzündung, Dura mater-Entzündung

epidurale Pachymeningitis →Pachymeningitis externa

Pachymeningitis externa Entzündung des Endokraniums*; SYN: Endokranitis, epidurale Pachymeningitis

Pachymeningitis haemorrhagica interna vermutlich atraumatisches, chronisches Subduralhämatom, das relativ häufig bei Alkoholismus auftritt; SYN: Pachymeningiosis haemorrhagica interna

Pachymeningitis interna Entzündung der inneren Duraschichten; SYN: subdurale Pachymeningitis

subdurale Pachymeningitis →Pachymeningitis interna

pa|chy|me|nin|gi|tisch *adj* Pachymeningitis betreffend, von ihr betroffen oder gekennzeichnet

Pa|chy|me|nin|go|pa|thie *f* Erkrankung der harten Hirnhaut/Dura mater

Pa|chy|me|ninx *f* harte Hirnhaut; SYN: Dura mater cranialis, Dura mater encephali

Pa|chy|o|ny|chia *f* →Pachyonychie

Pachyonychia congenita →Pachyonychie-Syndrom

Pa|chy|o|ny|chie *f* Verdickung der Nagelplatte; SYN: Pachyonychia, Skleronychie, Onychauxis

Pachyonychie-Syndrom *nt* angeborene Fehlbildung der Finger- und Zehennägel mit Verdickung der Nägel, Hyperhidrose* und Hyperkeratosen*; SYN: Jadassohn-Lewandowsky-Syndrom, Pachyonychia congenita

Pa|chy|os|to|se *f* Kombination von Hyperostose* und Osteosklerose*

Pa|chy|pe|ri|os|ti|tis *f, pl* **-ti|ti|den** zu Verdickung der Knochenhaut führende Periostitis* langer Röhrenknochen; SYN: proliferative Periostitis

pa|chy|pe|ri|os|ti|tisch *adj* Pachyperiostitis betreffend, von ihr betroffen oder gekennzeichnet
Pa|chy|pe|ri|to|ni|tis *f, pl* **-ti|den** zu Verdickung des Bauchfells führende Peritonitis*
pa|chy|pe|ri|to|ni|tisch *adj* Pachyperitonitis betreffend, von ihr betroffen oder gekennzeichnet
pa|chy|ze|phal *adj* Pachyzephalie betreffend, von ihr betroffen oder gekennzeichnet
Pa|chy|ze|pha|lie *f* durch einen vorzeitigen Verschluss der Lambdanaht hervorgerufene kurze, dicke Kopfform
Päd-, päd- *präf.* →Pädo-
Päd|a|tro|phie *f* kindlicher Marasmus*; SYN: Säuglingsdystrophie
Päd|e|ras|tie *f* homosexuelle Neigung zu minderjährigen Jungen; SYN: Knabenliebe
päd|e|ras|tisch *adj* Päderastie betreffend
Pä|di|a|ter *m* Arzt für Kinderheilkunde; SYN: Kinderarzt
Pä|di|a|trie *f* Lehre von Diagnose und Therapie von Erkrankungen des Kindesalters; SYN: Kinderheilkunde
Pädo-, pädo- *präf.* Wortelement mit der Bedeutung "Kind"
Pä|do|lo|gie *f* Lehre von der normalen Entwicklung von Kindern
pä|do|phil *adj* Pädophilie betreffend
Pä|do|phi|lie *f* auf Kinder gerichtetes sexuelles Verlangen
pä|do|phob *adj* Pädophobie betreffend, durch sie gekennzeichnet
Pä|do|pho|bie *f* krankhafte Angst vor Kindern
Paget-Krankheit *f* ätiologisch ungeklärte, chronisch-progrediente Knochendystrophie, die meist mehrere Knochen [Becken, Schädel] befällt; führt zu Verdickung und Verkrümmung der befallenen Knochen; SYN: Paget-Syndrom, Morbus Paget, Knochen-Paget, Osteodystrophia deformans, Ostitis deformans
Paget-Krebs *m* seltenes, ekzemartiges Karzinom der Brustwarze und des Vorhofs; SYN: Krebsekzem der Brust, Morbus Paget
Paget-Syndrom *nt* →Paget-Krankheit
-pagus *suf.* Wortelement mit der Bedeutung "Doppelmissbildung/Zwillingsmissbildung"
painful bruising syndrome *nt* fast ausschließlich bei Frauen auftretendes Syndrom mit rezidivierenden schmerzhaften Hautblutungen; neben einer allergischen Genese [Autoantikörper gegen Erythrozyten] wird auch eine psychogene Auslösung [Konversionsneurose*] diskutiert; SYN: Erythrozytenautosensibilisierung, autoerythrozytäre Prupura, schmerzhafte Ekchymosen-Syndrom, Syndrom der blauen Flecken
Palä-, palä- *präf.* →Paläo-
Palade-Granula *pl* mikroskopisch kleine Zellpartikel, an denen die Biosynthese von Eiweißen abläuft; SYN: Ribosomen
Palae-, palae- *präf.* →Palaeo-
Palaeo-, palaeo- *präf.* Wortelement mit der Bedeutung "alt"
Pa|lae|o|ce|re|bel|lum *nt* →Paleocerebellum
Pa|lae|o|cor|tex *m* →Paleocortex
Pa|lae|o|pal|li|um *nt* →Paleopallium
Paläo-, paläo- *präf.* Wortelement mit der Bedeutung "alt"
Pa|lä|o|kor|tex *m* →Paleocortex
pa|lä|o|kor|ti|kal *adj* Paläokortex betreffend
Pa|lä|o|pal|li|um *nt* →Paleopallium
Pa|lä|o|ze|re|bel|lum *nt* →Paleocerebellum
Palat-, palat- *präf.* →Palato-
pa|la|tal *adj* Gaumen/Palatum oder Gaumenbein/Os palatinum betreffend
Palato-, palato- *präf.* Wortelement mit der Bedeutung "Gaumen/Palatum"
Pa|la|to|graf *m* →Palatograph
Pa|la|to|gra|fie *f* →Palatographie
Pa|la|to|gramm *nt* bei der Palatographie* erhaltene Kurve
Pa|la|to|graph *m* Gerät zur Palatographie*
Pa|la|to|gra|phie *f* Aufzeichnung der Gaumenbewegung beim Sprechen oder Schlucken
pa|la|to|lin|gu|al *adj* Gaumen und Zunge/Glossa betreffend; SYN: glossopalatinal
pa|la|to|ma|xil|lär *adj* Gaumen und Oberkiefer/Maxilla betreffend oder verbindend
Pa|la|to|my|o|graf *m* →Palatomyograph
Pa|la|to|my|o|gra|fie *f* →Palatomyographie
Pa|la|to|my|o|graph *m* Gerät zur Palatomyographie*
Pa|la|to|my|o|gra|phie *f* Aufzeichnung der Gaumenmuskelkontraktion beim Sprechen oder Schlucken
pa|la|to|na|sal *adj* Gaumen und Nase oder Nasenhöhle betreffend oder verbindend
pa|la|to|pha|ryn|ge|al *adj* Gaumen und Rachen/Pharynx betreffend oder verbindend; SYN: pharyngopalatinal
Pa|la|to|pha|ryn|gor|rha|phie *f* operativer Verschluss einer Gaumenspalte; SYN: Staphylopharyngorrhaphie, Staphylouranorrhaphie
Pa|la|to|plas|tik *f* Gaumenplastik
Pa|la|to|schi|sis *f* angeborene Gaumenspalte; SYN: Uranoschisis, Palatum fissum
Pa|la|tum *nt* Gaumen
Palatum durum harter Gaumen
Palatum fissum angeborene Gaumenspalte; SYN: Uranoschisis, Palatoschisis
Palatum molle weicher Gaumen; SYN: Palatum molle, Gaumensegel, Velum palatinum
Palatum osseum knöcherner Gaumen
Paleo-, paleo- *präf.* Wortelement mit der Bedeutung "alt"
Pa|le|o|ce|re|bel|lum *nt* stammesgeschichtlich ältester Teil des Kleinhirns; SYN: Paläozerebellum, Palaeocerebellum
Pa|le|o|cor|tex *m* stammesgeschichtlich ältester Teil der Großhirnrinde; SYN: Paläokortex, Palaeocortex

Pal|e|o|pal|li|um *nt* stammesgeschichtlich ältester Teil des Hirnmantels; SYN: Paläopallium, Palaeopallium
Pa|li|la|lie *f* ständiges Wiederholen von Wörtern oder Silben
pa|lind|ro|misch *adj* wiederauftretend, rezidivierend
Pa|lin|gra|fie *f* →Palingraphie
Pa|lin|gra|phie *f* Dysgraphie* mit Wiederholung von Buchstaben, Worten oder ganzen Sätzen
Pa|lin|mne|se *f* **1.** Wiedererinnern vergessener Ereignisse **2.** scheinbare Wiedererinnerung nie stattgefundener Ereignisse
Pa|lin|op|sie *f* Persistenz von Nachbildern
Pal|la|di|um *nt* zur Platingruppe zählendes Edelmetall
Pall|an|äs|the|sie *f* Fehlen der Vibrationsempfindung
Pall|äs|the|sie *f* Vibrationsempfindung
Pall|hyp|äs|the|sie *f* Verminderung der Vibrationsempfindung
Pal|li|a|ti|on *f* (Krankheits-, Symptom-)Milderung, Linderung
Pal|li|a|tiv *nt* →Palliativum
pal|li|a|tiv *adj* (krankheits-, symptom-)mildernd, lindernd
Pal|li|a|ti|vum *nt, pl* **-va** Mittel, das Krankheitssymptome lindert, die Krankheitsursache aber nicht beseitigt; SYN: Palliativum, Palliativ, Linderungsmittel
pal|li|dal *adj* Pallidum/Globus pallidus betreffend
Pal|li|dek|to|mie *f* operative Entfernung des Globus* pallidus; SYN: Pallidumexzision
pal|li|do|fu|gal *adj* vom Pallidum wegführend
pal|li|do|hy|po|tha|la|misch *adj* Palidum und Hypothalamus betreffend
pal|li|do|stri|är *adj* Globus pallidus und Corpus striatum betreffend; SYN: striopallidär
Pal|li|do|to|mie *f* stereotaktische Zerstörung bestimmter Areale im Globus* pallidus
Pal|li|dum|ex|zi|si|on *f* →Pallidektomie
Pal|li|um *nt* Hirnmantel
Pal|lor *m* Blässe, Bleichheit
Pal|ma *f* Handteller, Hand(innen)fläche, hohle Hand
pal|mar *adj* Handinnenfläche/Hohlhand betreffend, auf der Hohlhandseite (liegend), zur Hohlhand gehörend; SYN: volar
Pal|mar|a|po|neu|ro|se *f* Aponeurose der Handfläche; SYN: Aponeurosis palmaris
Pal|mar|e|ry|them *nt* Rötung des Handtellers; SYN: Erythema palmare
Pal|mar|fi|bro|ma|to|se *f* ätiologisch ungeklärte, häufig beidseitige, lokalisierte bindegewebige Verhärtung der Palmaraponeurose mit Beugekontraktur eines oder mehrerer Finger; SYN: palmare Fibromatose, Dupuytren-Kontraktur, Dupuytren-Erkrankung, Palmarkontraktur
Pal|mar|fle|xi|on *f* Handbeugung; SYN: Volarflexion
Pal|mar|kon|trak|tur *f* →Palmarfibromatose
Pal|mi|tin|säu|re *f* gesättigte C_{16}-Fettsäure
Pal|mo|plan|tar|ke|ra|to|se *f* Oberbegriff für angeborene oder erworbene Verhornungsstörungen der Handteller und Fußsohlen; SYN: palmoplantare Keratose, Keratodermia palmoplantaris, Keratosis palmoplantaris
pal|pa|bel *adj* durch Austastung/Palpation wahrnehmbar; SYN: palpierbar, fühlbar, tastbar
Pal|pa|ti|on *nt* Betasten, Abtasten; SYN: Palpieren
pal|pa|to|risch *adj* Austastung/Palpation betreffend, durch Palpation diagnostizierbar
Palpebr-, palpebr- *präf.* →Palpebro-
Pal|pe|bra *f, pl* **-rae** Augenlid, Lid
Palpebra inferior Unterlid
Palpebra superior Oberlid
pal|pe|bral *adj* Lid/Palpebra betreffend
Palpebro-, palpebro- *präf.* Wortelement mit der Bedeutung "Lid/Augenlid"
pal|pier|bar *adj* →palpabel
Pal|pie|ren *nt* →Palpation
pal|pie|ren *v* abtasten, betasten, befühlen
Pal|pi|ta|tio cor|dis *f* →Palpitation
Pal|pi|ta|ti|on *f* verstärkte und beschleunigte Herzaktion, die als unangenehm empfunden wird; SYN: Kardiopalmus, Palpitatio cordis, Herzklopfen
Paltauf-Steinberg-Krankheit *f* vom lymphatischen Gewebe ausgehende maligne Erkrankung; die Prognose hängt von der histologischen Form, dem Krankheitsstadium und dem Vorhandensein von Begleitsymptomen [z.B. Nachtschweiß] ab
Pan-, pan- *präf.* Wortelement mit der Bedeutung "ganz/völlig/vollständig"
Pan|ag|glu|ti|na|ti|on *f* falschpositive Agglutination* bei serologischen Tests
Pan|an|gi|i|tis *f, pl* **-ti|den** alle Wandschichten betreffende Gefäßentzündung; SYN: Panangitis
pan|an|gi|i|tisch *adj* Panangiitis betreffend, von ihr betroffen oder gekennzeichnet; SYN: panangitisch
Pan|an|gi|tis *f, pl* **-ti|den** →Panangiitis
pan|an|gi|tisch *adj* →panangiitisch
Pa|na|ri|ti|um *nt* eitrige Finger- oder Zehenentzündung
Pan|ar|te|ri|i|tis *f, pl* **-ti|den** alle Wandschichten betreffende Arterienentzündung
Panarteriitis nodosa systemische Entzündung kleiner und mittlerer Arterien, vermutlich allergischer Genese; SYN: Kussmaul-Meier-Krankheit, Periarteriitis nodosa
pan|ar|te|ri|i|tisch *adj* Panarteriitis betreffend, von ihr betroffen oder gekennzeichnet
Pan|ar|thri|tis *f, pl* **-ti|den** Gelenkentzündung mit Befall aller gelenkbildender Teile
pan|ar|thri|tisch *adj* Panarthritis betreffend, von ihr betroffen oder gekennzeichnet

Pan|car|di|tis *f, pl* **-ti|den** →Pankarditis

Pancoast-Tumor *m* Bronchialkarzinom* in der Lungenspitze; SYN: apikaler Sulkustumor

Pan|cre|as *nt* hinter dem Magen liegende Drüse mit endokrinem [Langerhans*-Inseln] und exokrinem Anteil; des exokirne Pankreas bildet Verdauungsenzyme für den Abbau von Fetten, Eiweißen, Kohlenhydraten und Nukleinsäuren, die über zwei Ausführungsgänge in den Zwölffingerdarm abgegeben werden; SYN: Pankreas, Bauchspeicheldrüse

Pancreas accessorium gelegentlich vorkommendes versprengtes Pankreasgewebe; SYN: Nebenbauchspeicheldrüse, Nebenpankreas

Pancreas annulare ringförmige Bauchspeicheldrüse, die als Fehlbildung den Zwölffingerdarm umfasst

Pan|cre|a|ti|tis *f, pl* **-ti|ti|den** →Pankreatitis

Pan|de|mie *f* Epidemie* die ganze Länder oder Kontinente betrifft

pan|de|misch *adj* Pandemie betreffend

pan|di|a|sto|lisch *adj* während der ganzen Diastole; SYN: holodiastolisch

Pándy-Reaktion *f* Nachweisreaktion für Eiweiß im Liquor* cerebrospinalis

Pan|en|ze|pha|li|tis *f, pl* **-ti|den** meist subakut verlaufende Entzündung der weißen und grauen Hirnsubstanz

einheimische Panenzephalitis früher eigenständige Erkrankung, die heute zur subakuten sklerosierenden Panenzephalitis gerechnet wird; SYN: Enzephalitis Pette-Döring, Panenzephalitis Pette-Döring

subakute sklerosierende Panenzephalitis chronisch-progrediente, alle Hirnteile betreffende Slow-virus-Infektion*, die mehrere (bis zu 30) Jahre nach akuter Maserninfektion auftritt; SYN: subakute sklerosierende Leukenzephalitis van Bogaert, Einschlusskörperenzephalitis Dawson

pan|en|ze|pha|li|tisch *adj* Panenzephalitis betreffend, von ihr betroffen oder gekennzeichnet

Paneth-Körnerzellen *pl* gekörnte Epithelzellen der Dünndarmkrypten; SYN: Paneth-Zellen, Davidoff-Zellen

Pan|hä|mo|zy|to|pe|nie *f* Verminderung aller Zellen im Blut; SYN: Panzytopenie

Pan|hy|po|go|na|dis|mus *m* Unterentwicklung der Keimdrüsen

Pan|hy|po|pi|tu|i|ta|ris|mus *m* Fehlen aller Hypophysenhormone

Pan|kar|di|tis *f, pl* **-ti|den** Entzündung aller Herzwandschichten (Endokard*, Myokard*, Perikard*); SYN: Endoperimyokarditis, Endomyoperikarditis, Pancarditis

pan|kar|di|tisch *adj* Pankarditis betreffend, von ihr betroffen oder gekennzeichnet

pan|koch|le|är *adj* die gesamte Innenohrschnecke/Kochlea betreffend

Pan|ko|lek|to|mie *f* vollständige Kolonentfernung, totale Kolektomie

Pankrea-, pankrea- *präf.* Wortelement mit der Bedeutung "Bauchspeicheldrüse/Pankreas"

Pan|kre|al|gie *f* Pankreasschmerz; SYN: Pankreatalgie

Pan|kre|as *nt* →Pancreas

endokrines Pankreas →Pankreasinseln

Pan|kre|as|a|chy|lie *f* fehlende Pankreassekretion; SYN: Achylia pancreatica

Pan|kre|as|a|de|nom *nt* gutartiger Pankreastumor

Pan|kre|as|a|pla|sie *f* angeborenes Fehlen der Bauchspeicheldrüse

Pan|kre|as|a|po|ple|xie *f* perakute Form der Pankreatitis* mit Einblutung und Zerstörung des Pankreasparenchyms; SYN: Apoplexia pancreatis

Pan|kre|as|au|to|ly|se *f* →Pankreatolyse

Pan|kre|as|e|las|ta|se *f* Elastin und andere Proteine spaltendes Enzym; SYN: Elastase, Elastinase, Pankreopeptidase E

Pan|kre|as|ent|zün|dung *f* →Pankreatitis

Pan|kre|as|fi|bro|se *f* zu Einschränkung der endokrinen und exokrinen Funktion führende chronische Induration des Pankreasgewebes; SYN: Pankreaszirrhose

zystische Pankreasfibrose autosomal-rezessiv vererbtes Syndrom mit generalisierter Dysfunktion exokriner Drüsen und fortschreitender zystischer Fibrose von Lunge und Bauchspeicheldrüse; oft kommt es schon bei Säuglingen zum Mekoniumileus*; SYN: zystische Fibrose, Mukoviszidose, Fibrosis pancreatica cystica

Pan|kre|as|fis|tel *f* **1.** meist nach Trauma oder Entzündung entstehende Fistel, die in andere Organe einmündet [**innere Pankreasfistel**] oder nach außen führt [**äußere Pankreasfistel**] **2.** operativ angelegte Fistel zur Drainage von Pankreaszysten

Pan|kre|as|gang *m* Ausführungsgang der Bauchspeicheldrüse, der zusammen mit dem Ductus* choledochus auf der Papilla* duodeni major in den Zwölffingerdarm mündet; SYN: Wirsung-Gang, Wirsung-Kanal, Ductus pancreaticus

Pan|kre|as|in|seln *pl* aus verschiedenen Zellarten [**A-Zellen, B-Zellen, D-Zellen, PP-Zellen**] bestehende Gewebeinseln, in denen die Pankreashormone [Insulin, Glucagon, Somatostatin, pankreatisches Polypeptid] gebildet werden; SYN: Langerhans-Inseln, Inselorgan, endokrines Pankreas, Pars endocrina pancreatis

Pan|kre|as|in|sel|zell|a|de|nom *nt* von den Inselzellen ausgehender gutartiger Tumor

Pan|kre|as|in|suf|fi|zi|enz *f* unzureichende exokrine oder endokrine Pankreasfunktion

Pan|kre|as|kar|zi|nom *nt* bösartiger Tumor der Bauchspeicheldrüse

Pan|kre|as|ne|kro|se *f* **1.** schwerste, meist tödlich verlaufende Form der akuten Pankreatitis* mit Parenchymzerstörung und Hämorrhagie; SYN: hämorrhagisch-nekrotisierende Pankreatitis **2.** durch Pankreasenzyme verursachte Selbstverdauung der Bauchspeicheldrüse bei akuter hämorrhagischer Pankreatitis oder auch bei posttraumatischer Pankreatitis; SYN: tryptische Pankreatitis

Pan|kre|as|pseu|do|zys|te *f* posttraumatisch oder nach akuter Entzündung entstehende Pankreaszyste ohne Epithelauskleidung

Pan|kre|as|stein *m* Kalkkonkrement im Gangsystem oder Gewebe; SYN: Pankreatolith

Pan|kre|as|stuhl *m* voluminöse, breiige Fettstühle bei Pankreasinsuffizienz

Pan|kre|as|zir|rho|se *f* →Pankreasfibrose

Pan|kre|as|zys|te *f* echte, mit Epithel ausgekleidete Zyste; kongenital bei Zystenpankreas

Pankreat-, pankreat- *präf.* →Pankreato-

Pan|kre|at|al|gie *f* →Pankrealgie

Pan|kre|a|tek|to|mie *f* operative Entfernung der Bauchspeicheldrüse, (totale) Pankreasentfernung, Pankreasresektion

Pankreatiko-, pankreatiko- *präf.* →Pankreato-

pan|kre|a|ti|ko|du|o|de|nal *adj* Bauchspeicheldrüse und Zwölffingerdarm/Duodenum betreffend oder verbindend

Pan|kre|a|ti|ko|du|o|de|nek|to|mie *f* operative Entfernung von Duodenum, Teilen des Magens und des Pankreaskopfes bei Tumoren des Duodenums oder der Bauchspeicheldrüse; SYN: Duodenopankreatektomie, Pankreatoduodenektomie

Pan|kre|a|ti|ko|du|o|de|no|sto|mie *f* operative Verbindung des Ductus* pancreaticus oder eines Pankreasstumpfes mit dem Duodenum; SYN: Pankreatoduodenostomie

Pan|kre|a|ti|ko|en|te|ro|sto|mie *f* operative Verbindung des Ductus* pancreaticus oder eines Pankreasstumpfes mit dem Dünndarm; SYN: Pankreatienterostomie

Pan|kre|a|ti|ko|gas|tro|sto|mie *f* operative Verbindung des Ductus* pancreaticus oder eines Pankreasstumpfes mit dem Magen; SYN: Pankreatikogastrostomie

Pan|kre|a|ti|ko|gra|fie *f* →Pankreatikographie

Pan|kre|a|ti|ko|gramm *nt* →Pankreatogramm

Pan|kre|a|ti|ko|gra|phie *f* →Pankreatographie

Pan|kre|a|ti|ko|je|ju|no|sto|mie *f* operative Verbindung des Ductus* pancreaticus oder eines Pankreasstumpfes mit dem Jejunum; SYN: Pankreatojejunostomie

pan|kre|a|tisch *adj* Bauchspeicheldrüse betreffend, aus dem Pancreas stammend

Pan|kre|a|ti|tis *f, pl* **-ti|ti|den** Entzündung der Bauchspeicheldrüse; SYN: Bauchspeicheldrüsenentzündung, Pankreasentzündung, Pancreatitis

akute Pankreatitis meist durch Gallenwegserkrankungen oder chronischen Alkoholismus begünstigte, akut verlaufende Entzündung der Bauchspeicheldrüse

akut-hämorrhagische Pankreatitis schwere Verlaufsform der akuten Pankreatitis mit Nekrosen und Hämorrhagie

alkoholische Pankreatitis in ihrem Pathomechanismus noch ungeklärte Pankreatitis bei langjährigem schwerem Alkoholabusus; SYN: Alkoholpankreatitis

biliäre Pankreatitis meist durch zahlreiche kleine Gallensteine begünstigte akute Pankreatitis; SYN: Gallensteinpankreatitis

chronische Pankreatitis mit oder ohne Obstruktion des Pankreasgangs verlaufende, i.d.R. progrediente Entzündung; im Spätstadium kommt es zu den klinischen Zeichen der Pankreasinsuffizienz*

hämorrhagisch-nekrotisierende Pankreatitis schwerste, meist tödlich verlaufende Form der akuten Pankreatitis mit Parenchymzerstörung und Hämorrhagie; SYN: Pankreasnekrose

posttraumatische Pankreatitis s.u. tryptische Pankreatitis

tryptische Pankreatitis durch Pankreasenzyme verursachte Selbstverdauung der Bauchspeicheldrüse bei akuter hämorrhagischer Pankreatitis oder auch bei **posttraumatischer Pankreatitis**; SYN: Pankreasnekrose

pan|kre|a|ti|tisch *adj* Bauchspeicheldrüsenentzündung/Pankreatitis betreffend, von ihr betroffen oder gekennzeichnet

Pankreato-, pankreato- *präf.* Wortelement mit der Bedeutung "Bauchspeicheldrüse/Pankreas"

Pan|kre|a|to|du|o|de|nek|to|mie *f* →Pankreatikoduodenektomie

Pan|kre|a|to|du|o|de|no|sto|mie *f* →Pankreatikoduodenostomie

Pan|kre|a|to|en|te|ro|sto|mie *f* →Pankreatikoenterostomie

Pan|kre|a|to|gas|tro|sto|mie *f* →Pankreatikogastrostomie

pan|kre|a|to|gen *adj* von der Bauchspeicheldrüse/dem Pankreas ausgehend

Pan|kre|a|to|gra|fie *f* →Pankreatographie

Pan|kre|a|to|gramm *nt* Röntgenkontrastaufnahme der Pankreasgänge; SYN: Pankreatikogramm

Pan|kre|a|to|gra|phie *f* Röntgenkontrastdarstellung der Pankreasgänge; SYN: Pankreatikographie

endoskopische retrograde Pankreatographie Pankreatographie mit endoskopischer Kontrastmittelinjektion durch die Vater-Papille

Pan|kre|a|to|je|ju|no|sto|mie *f* →Pankreatikojejunostomie

Pan|kre|a|to|lith *nt* Kalkkonkrement im Gangsystem oder Gewebe; SYN: Pankreasstein

Pan|kre|a|to|li|thek|to|mie *f* operative Entfernung von Pankreassteinen

Pan|kre|a|to|li|thi|a|sis *f, pl* **-ses** durch Pankreassteine hervorgerufene Erkrankung

Pan|kre|a|to|li|tho|to|mie *f* operative Eröffnung der Bauchspeicheldrüse und Entfernung von Pankreassteinen

Pan|kre|a|to|ly|se *f* Pankreasauflösung, Pankreasselbstverdauung; SYN: Pankreasautolyse, Pankreolyse

pan|kre|a|to|ly|tisch *adj* Pankreasauflösung/Pankreolyse betreffend, das Pankreas abbauend oder zerstörend; SYN: pankreolytisch

Pan|kre|a|to|pa|thie *f* Bauchspeicheldrüsenerkrankung, Pankreaserkrankung; SYN: Pankreopathie

Pan|kre|a|to|to|mie *f* operative Eröffnung der Bauchspeicheldrüse, Pankreasinzision

pan|kre|a|to|trop *adj* auf das Pankreas einwirkend, mit besonderer Affinität zur Bauchspeicheldrüse; SYN: pankreotrop

Pankreo-, pankreo- *präf.* Wortelement mit der Bedeutung "Bauchspeicheldrüse/Pankreas"

Pan|kre|o|li|thi|a|sis *f, pl* **-ses** Vorkommen von Pankreassteinen

Pan|kre|o|ly|se *f* →Pankreatolyse

pan|kre|o|ly|tisch *adj* →pankreatolytisch

Pan|kre|o|pa|thie *f* →Pankreatopathie

Pan|kre|o|pep|ti|da|se E *f* →Pankreaselastase

pan|kre|o|priv *adj* nach Ausfall der Bauchspeicheldrüse, ohne Pankreas

pan|kre|o|trop *adj* →pankreatotrop

Pan|kre|o|zy|min *nt* vom APUD-System der Darmschleimhaut gebildetes Hormon, das die Sekretion von Galle und Pankreasspeichel anregt und die Darmmotilität erhöht; SYN: Cholezystokinin, Cholecystokinin

pan|my|e|lo|id *adj* alle Knochenmarkselemente betreffend

Pan|my|e|lo|pa|thie *f* Erkrankung des blutbildenden Systems, die alle Zellreihen des Knochenmarks betrifft

konstitutionelle infantile Panmyelopathie vererbte Blutbildungsstörung, die alle Zellreihen des Knochenmarks betrifft; SYN: Fanconi-Anämie

Pan|my|e|lo|phthi|se *f* Knochenmarkschwund

Pan|my|e|lo|se *f* Erhöhung aller Zellformen im Knochenmark

Panner-Krankheit *f* aseptische Nekrose* des Humerusköpfchen

Pan|ni|cu|li|tis *f, pl* **-ti|den** Entzündung des Unterhautfettgewebes; SYN: Fettgewebsentzündung, Pannikulitis; Pimelitis

Panniculitis nodularis nonsuppurativa febrilis et recidivans durch die Ausbildung subkutaner Knoten gekennzeichnete, herdförmige, nicht-eitrige Entzündung des subkutanen Fettgewebes; SYN: Pfeiffer-Weber-Christian-Syndrom, Weber-Christian-Syndrom, rezidivierende fieberhafte nicht-eitrige Pannikulitis

Pan|ni|cu|lus *m* Gewebe, Lage, Schicht, Haut

Panniculus adiposus Unterhautfettgewebe

Pan|ni|ku|lek|to|mie *f* Exzision der Fettschürze

Pan|ni|ku|li|tis *f, pl* **-ti|den** Entzündung des Unterhautfettgewebes; SYN: Fettgewebsentzündung, Panniculitis; Pimelitis

rezidivierende fieberhafte nicht-eitrige Pannikulitis →Panniculitis nodularis nonsuppurativa febrilis et recidivans

pan|ni|ku|li|tisch *adj* Fettgewebsentzündung/Pannikulitis betreffend, von ihr betroffen oder gekennzeichnet

Pan|nus *m, pl* **-ni** 1. gefäßhaltiges Granulationsgewebe im Hornhautstroma 2. Synovialisproliferation bei chronischer Synovitis*

Pan|oph|thal|mie *f* →Panophthalmitis

Pan|oph|thal|mi|tis *f, pl* **-ti|den** akute, eitrige Entzündung des gesamtem Augapfels; SYN: Panophthalmie, Pantophthalmie

pan|oph|thal|mi|tisch *adj* Panophthalmitis betreffend, von ihr betroffen oder gekennzeichnet

pan|op|tisch *adj (Färbung)* alle Strukturen sichtbar machend

Pa|no|ra|ma|schicht|auf|nah|me|ver|fah|ren *nt* Tomographie* der Zähne von Ober- und Unterkiefer und des Kiefergelenks; SYN: Orthopantomographie, Panoramaschichtverfahren

Pa|no|ra|ma|schicht|ver|fah|ren *nt* →Panoramaschichtaufnahmeverfahren

Pan|os|te|i|tis *f, pl* **-ti|den** →Panostitis

pan|os|te|i|tisch *adj* →panostitisch

Pan|os|ti|tis *f, pl* **-ti|ti|den** Knochenentzündung mit Befall aller histologischen Strukturen; SYN: Panosteitis; Periosteomyelitis

pan|os|ti|tisch *adj* Panostitis betreffend, von ihr betroffen oder gekennzeichnet; SYN: panosteitisch

Pan|o|ti|tis *f, pl* **-ti|ti|den** gleichzeitige Entzündung von Mittelohr und Innenohr unter Beteiligung des Gehörgangs

pan|o|ti|tisch *adj* Panotitis betreffend, von ihr betroffen oder gekennzeichnet

pan|phob *adj* Panphobie betreffend, durch sie gekennzeichnet

Pan|pho|bie *f* krankhafte Angst vor allem; SYN: generalisierte Angst

Pan|ple|gie *f* Lähmung des gesamten Körpers

Pan|prok|to|ko|lek|to|mie *f* vollständige operative Entfernung von Kolon und Rektum

Pan|si|nu|si|tis *f, pl* **-ti|den** Entzündung aller Nasennebenhöhlen

pan|si|nu|si|tisch *adj* Pansinusitis betreffend, von ihr betroffen oder gekennzeichnet

Pan|skle|ro|se *f* alle Organteile betreffende Verhärtung

Pan|stron|gy|lus me|gis|tus *m* blutsaugende Raubwanze; Überträger der Chagas*-Krankheit; SYN: brasilianische Schreitwanze, Triatoma megista, Panstrongylus megistus

pan|sys|to|lisch *adj* während der ganzen Systole; SYN: holosystolisch

Pant-, pant- *präf.* →Panto-

Pant|al|gie *f* Schmerzen über den gesamten

Körper

Panto-, panto- *präf.* Wortelement mit der Bedeutung "ganz/völlig/vollständig"

Panltolmolgraf *m* →Pantomograph

Panltolmolgralfie *f* →Pantomographie

Panltolmolgramm *nt* bei der Pantomographie* erhaltene Aufnahme

Panltolmolgraph *m* Gerät zur Pantomographie*

Panltolmolgralphie *f* Verfahren zur Herstellung von Panoramaschichtaufnahmen

panltolphag *adj* (*biolog.*) sowohl pflanzliche als auch tierische, lebende und tote Nahrung aufnehmend; SYN: allesfressend, omnivor

Panltophlthallmie *f* →Panophthalmitis

Panltolthenlsäulre *f* zur Vitamin B-Gruppe gehörender Bestandteil von Coenzym A; SYN: Vitamin B_3

panltoltrop *adj* mit Affinität zu allen Geweben; SYN: pantrop

panltrop *adj* →pantotrop

Panlulveliltis *f, pl* **-tilden** alle Uveaschichten betreffende Entzündung

panlulvelil tisch *adj* Panuveitis betreffend, von ihr betroffen oder gekennzeichnet

Panlzerlherz *nt* konstriktive Herzbeutelentzündung mit Verkalkung des Perikards; SYN: Pericarditis calcarea

Panlzyslitiltis *f, pl* **-tiltilden** alle Schichten betreffende Blasenentzündung

panlzyslitiltisch *adj* Panzystitis betreffend, von ihr betroffen oder gekennzeichnet

Panlzyltolpelnie *f* Verminderung aller Zellarten im peripheren Blut

Palpalgeilenlkranklheit *f* →Psittakose

Papanicolaou-Abstrich *m* s.u. Papanicolaou-Test

Papanicolaou-Färbung *f* s.u. Papanicolaou-Test

Papanicolaou-Test *m* vaginaler Zellabstrich [**Papanicolaou-Abstrich**] mit nachfolgender **Papanicolaou-Färbung** und zytologischer Untersuchung; SYN: Pap-Test

Palpalver somlnilferum *nt* Schlafmohn; s.u. Opium

Palpel *f* Hautknötchen; SYN: Papula

Palpierlchrolmaltolgralfie *f* →Papierchromatographie

Palpierlchrolmaltolgralphie *f* Chromatographie* mit Papier als stationärer Phase

Palpierlellekltrolpholrelse *f* Elektrophorese* auf Filterpapier

Palpillla *f, pl* **-lae** warzenförmige Hauterhebung, Wärzchen; SYN: Papille

Papillae corii →Papillae dermis

Papilla dentis Vorstufe der Zahnpulpa während der Zahnbildung; SYN: Zahnpapille

Papillae dermis Papillen der Lederhaut, die die Papillarleisten bilden; SYN: Hautpapillen, Papillae corii

Papilla ductus parotidei Papille der Wangenschleimhaut an der Mündung des Ausführungsganges der Ohrspeicheldrüse

Papilla duodeni major Schleimhautpapille an der Mündung von Ductus choledochus und Ductus pancreaticus in den Zwölffingerdarm; SYN: Vater-Papille, Papilla Vateri, große Duodenalpapille

Papilla duodeni minor Schleimhautpapille an der Mündung des Ductus pancreaticus minor in den Zwölffingerdarm; SYN: kleine Duodenalpapille

Papillae filiformes fadenförmige Zungenpapillen

Papillae foliatae blattförmige Zungenpapillen

Papillae fungiformes pilzförmige Zungenpapillen

Papilla gingivalis →Papilla interdentalis

Papilla ilealis Papille an der Mündung des Ileums in den Blinddarm

Papilla incisiva Erhebung am vorderen Gaumenende über dem Foramen incisivum

Papilla interdentalis Zahnfleischerhebung, die den Interdentalraum ausfüllt; SYN: Interdentalpapille, Papilla gingivalis

Papilla lacrimalis kegelförmige Erhebung im medialen Augenwinkel, an deren Spitze das Tränenpünktchen liegt; SYN: Tränenpapille

Papillae lentiformes linsenförmige Zungenpapillen, kurze pilzförmige Zungenpapillen

Papillae linguales Zungenpapillen

Papilla mammaria Brustwarze; SYN: Mamille

Papilla nervi optici Erhebung an der Austrittsstelle der Sehnervenfasern aus der Netzhaut; SYN: Sehnervenpapille, Discus nervi optici, Papilla nervi optici

Papilla pili Haarpapille

Papillae renales Spitzen der Nierenpyramiden, die in die Nierenkelche hineinragen; SYN: Nierenpapillen

Papillae vallatae Wallpapillen der Zunge

Papilla Vateri →Papilla duodeni major

palpilllar *adj* Papille oder Warze betreffend; SYN: papillenförmig, warzenförmig, papilliform

Palpilllarlkörlperlschicht *f* wellenförmig mit der Epidermis* verbundene obere Schicht der Dermis*; SYN: Papillarschicht, Stratum papillare dermis

Palpilllarlleislten *pl* genetisch determiniertes Leistenmuster der Haut; SYN: Hautleisten, Tastleisten, Cristae cutis

Palpilllarlmuslkeln *pl* →Musculi papillares cordis

Palpilllarlschicht *f* →Papillarkörperschicht

Palpillle *f* →Papilla

Palpilllekltolmie *f* operative Entfernung einer Papille, Papillenexzision

Palpilllenldillaltaltilon *f* endoskopische Aufdehnung der Vater*-Papille

Palpilllenlentlzünldung *f* →Papillitis

Palpilllenlkarlzilnom *nt* Karzinom* der Papilla* Vateri

P

Pa|pil|len|ne|kro|se *f* →Papillitis necroticans

Pa|pil|len|stein *m* Harnstein im Bereich der Nierenpapillen

Pa|pil|len|ste|nose *f* Einengung der Vater*-Papille; meist sklerotisch bedingt als Folge einer Entzündung; SYN: Sphinktersklerose, Sphinkterfibrose, Sklerose des Sphincter Oddi

Pa|pil|len|zys|te, in|tra|du|o|de|na|le *f* angeborene Erweiterung des Endteils des Choledochus* mit Vorwölbung in das Duodenum*; SYN: Choledochozele

pa|pil|li|form *adj* →papillar

Pa|pil|li|tis *f, pl* **-ti|den** **1.** Papillenentzündung **2.** zu Hyperämie und ödematöser Schwellung führende Entzündung der Sehnervenpapille; SYN: Papillenentzündung, Neuritis nervi optici intrabulbaris, Neuropapillitis optica **3.** Entzündung der Nierenpapillen **4.** Entzündung der Analpapillen **5.** Entzündung der Duodenalpapille

Papillitis necroticans entzündliche Nekrose* der Nierenpapillen, u.a. bei Diabetes* mellitus, Analgetikanephropathie* und Sichelzellanämie*; SYN: Papillennekrose

Papillitis stenosans zu Papillenstenose* führende stenosierende Entzündung der Papilla* duodeni major

pa|pil|li|tisch *adj* Papillenentzündung/Papillitis betreffend, von ihr betroffen oder gekennzeichnet

Pa|pil|lom *nt* mit Epithel überkleidete, gutartige Bindegewebsgeschwulst der Haut und Schleimhaut; SYN: Papilloma

Pa|pil|lo|ma *nt, pl* **-ma|ta** →Papillom

Papilloma acuminatum v.a. durch Geschlechtsverkehr übertragene Viruserkrankung mit Ausbildung spitzer, warzenartiger Papillome im Genitalbereich; SYN: Feigwarze, Feuchtwarze, spitzes Kondylom, Condyloma acuminatum, Papilloma venereum

Papilloma venereum →Papilloma acuminatum

pa|pil|lo|ma|tös *adj* Papillom betreffend, papillomartig

Pa|pil|lo|ma|to|se *f* Vorkommen multipler Papillome von Haut und/oder Schleimhaut; SYN: Papillomatosis

Pa|pil|lo|ma|to|sis *f, pl* **-ses** →Papillomatose

Papillomatosis confluens et reticularis ätiologisch ungeklärte Erkrankung mit Hyperpigmentierung der Haut und verrukösen Keratosen; SYN: Gougerot-Carteaud-Syndrom

Pa|pil|lo|ma|vi|rus *nt, pl* **-ren** kleine DNA-Viren der Familie Papovaviridae*; enthält mehr als 70 humane Papillomaviren, die i.d.R. gutartige Tumoren der Haut und Schleimhäute verursachen; SYN: Warzenvirus

Papillon-Léage-Psaume-Syndrom *nt* X-chromosomal vererbtes Syndrom mit oralen [Lappenzunge, Gaumenspalte], digitalen [Brachydaktylie*, Syndaktylie*] und fazialen [Lippenspalte, Nasenknorpelhypoplasie] Fehlbildungen; evtl. geistige Retardierung; SYN: orodigitofaziale Dysostose, orofaziodigitales Syndrom, OFD-Syndrom

Papillon-Lefèvre-Syndrom *nt* autosomal-rezessiv vererbte, palmoplantare Verhornungsstörung mit Zahnanomalien und Entzündungen im Mundbereich; SYN: Keratosis palmoplantaris mit Paradontose/Periodontose, Keratosis palmoplantaris diffusa non circumscripta

Pa|pil|lo|re|ti|ni|tis *f, pl* **-ti|den** Entzündung von Sehnervenpapille und Netzhaut/Retina; SYN: Retinopapillitis

pa|pil|lo|re|ti|ni|tisch *adj* Papilloretinitis betreffend, von ihr betroffen oder gekennzeichnet; SYN: retinopapillitisch

Pa|pil|lo|sphink|te|ro|to|mie *f* →Papillotomie

Pa|pil|lo|to|mie *f* Spaltung einer verengten Vater*-Papille; SYN: Papillosphinterotomie, Papillotomie, Sphinkterotomie

Pa|po|va|vi|ri|dae *pl* weltweit verbreitete Familie hitzestabiler DNA-Viren; enthält Papillomavirus* unf Polyomavirus*; SYN: Papovaviren

Pap|pa|ta|ci|fie|ber *nt* hochfieberhafte Arbovirusinfektionskrankheit; SYN: Phlebotomusfieber, Moskitofieber, Drei-Tage-Fieber

Pappenheim-Färbung *f* panoptische Färbung für Blutausstriche

Pap-Test *m* →Papanicolaou-Test

Pa|pu|la *f, pl* **-lae** Hautknötchen; SYN: Papel

pa|pu|lo|id *adj* papelähnlich, papelartig

pa|pu|lo|pus|tu|lös *adj* aus Papeln und Pusteln bestehend

pa|pu|lös *adj* Papel betreffend, mit Papelbildung

Pa|pu|lo|se *f* durch multiple Papelbildung gekennzeichnete Erkrankung; SYN: Papulosis

lymphomatoide Papulose ätiologisch unklare Erkrankung mit Bildung schmerzhafter, geröteter Papeln durch eine Proliferation aktiver T-Lymphozyten in der Haut; SYN: T-Zell-Pseudolymphom

Pa|pu|lo|sis *f, pl* **-ses** →Papulose

Papulosis atrophicans maligna ätiologisch ungeklärte, durch eine Thrombosierung kleiner Arterien und Papelbildung gekennzeichnete Erkrankung mit schlechter Prognose; SYN: Köhlmeier-Degos-Syndrom, Degos-Delort-Tricot-Syndrom, tödliches kutaneointestinales Syndrom, Papulosis maligna atrophicans (Degos), Thrombangiitis cutaneaintestinalis disseminata

Papulosis maligna atrophicans (Degos) →Papulosis atrophicans maligna

Par-, par- *präf.* →Para-

Para-, para- *präf.* Wortelement mit der Bedeutung **1.** "bei/neben" **2.** "abweichend/teilweise/gegen/wider"

-para *suf.* Wortelement mit der Bedeutung "Gebärende"

Pa|ra|amy|lo|i|do|se *f* Amyloidose* mit Amyloidablagerung in mesenchymalen Organen [Lunge, Muskulatur, Haut]; SYN: Paramyloidose, primäre Amyloidose

Pa|ra|ap|pen|di|zi|tis *f, pl* **-ti|den** Entzündung der periappendizealen Gewebe; SYN: Periappendizitis; Perityphlitis

pa|ra|ap|pen|di|zi|tisch *adj* Paraappendizitis betreffend, von ihr betroffen oder gekennzeichnet; SYN: periappendizitisch

Pa|ra|bal|lis|mus *m* doppelseitiger Ballismus

Pa|ra|blep|sie *f* Sehstörung

Pa|ra|bu|lie *f* krankhafte Willensstörung durch entgegengesetzte Willensimpulse

Pa|ra|cen|te|se *f* →Parazentese

Pa|ra|coc|ci|di|o|i|des bra|si|li|en|sis *m* zu den Fungi* imperfecti gehörender Erreger der Parakokzidioidomykose*; SYN: Blastomyces brasiliensis

Pa|ra|coc|ci|di|o|i|do|my|co|sis *f* →Parakokzidioidomykose

Pa|ra|col|pi|um *nt* Bindegewebe um die Scheide

Pa|ra|cu|sis *f* →Parakusis

Pa|ra|cys|ti|um *nt* Bindegewebe um die Harnblase

Pa|ra|don|to|se *f* nur noch selten verwendete Bezeichnung für eine nichtentzündliche Atrophie des Parodontiums; SYN: Parodontose

pa|ra|du|o|de|nal *adj* neben dem Zwölffingerdarm/Duodenum (liegend), in der Nähe des Duodenums (liegend)

Pa|ra|du|o|de|nal|fal|te *f* Bauchfellfalte neben dem Duodenum; SYN: Plica paraduodenalis

Pa|ra|e|ryth|ro|blas|ten *pl* pathologische Erythroblastenform

Pa|raf|fin *nt* Gemisch aus gesättigten Kohlenwasserstoffen; je nach Zusammensetzung fest [**Paraffinum solidum**] oder flüssig [**Paraffinum liquidum**]; SYN: Paraffinum

Pa|raf|fin|krebs *nt* durch chronischen Kontakt mit Paraffin ausgelöster Hautkrebs

Pa|raf|fi|nom *nt* durch Paraffin ausgelöstes Fremdkörpergranulom

Pa|raf|fi|num *nt* →Paraffin

pa|ra|fol|li|ku|lär *adj* neben einem Follikel (liegend)

Pa|ra|funk|ti|on *f* Funktionsstörung, Fehlfunktion; SYN: Dysfunktion

Pa|ra|gan|gli|en *pl* zum sympathischen [**sympathische** oder **chromaffine Paraganglien**] oder parasympathischen [**parasympathische Paraganglien**] System gehörende Zellgruppen

Pa|ra|gan|gli|om *nt* von den Paraganglien* ausgehender Tumor

Pa|ra|geu|sie *f* gestörte/veränderte Geschmacksempfindung

Pa|ra|go|ni|mi|a|sis *f, pl* **-ses** durch Lungenegel [**Paragonimus**] hervorgerufene tropische Infektionskrankheit; SYN: Lungenegelbefall, Paragonimiasis, Paragonimose

Pa|ra|go|ni|mo|se *f* →Paragonimiasis

Pa|ra|go|ni|mus *m* bestachelte Saugwürmer; Lungenparasiten von Mensch und Tieren
Paragonimus ringeri/westermani meist paarweise im Lungengewebe parasitierende Trematode; SYN: Lungenegel

Pa|ra|gra|fie *f* →Paragraphie

Pa|ra|gram|ma|tis|mus *m* Form der Paraphasie* mit ausgeprägter Störung der Grammatik

Pa|ra|gra|nu|lom *nt* lymphozytenreiche Form des Hodgkin-Lymphoms; SYN: Hodgkin-Paragranulom

Pa|ra|gra|phie *f* Dysgraphie* mit Verwechslung von Buchstaben [**literale Paragraphie**] oder Wörtern [**verbale Paragraphie**]

Pa|ra|hä|mo|phi|lie *f* autosomal-rezessiver Mangel an Blutgerinnungsfaktor V; führt zu erhöhter Blutungsneigung; SYN: Owren-Syndrom, Faktor-V-Mangel, Parahämophilie A, Hypoproakzelerinämie, Hypoproaccelerinämie
Parahämophilie A →Parahämophilie
Parahämophilie B erblicher Mangel an Blutgerinungsfaktor VII; führt zu erhöhter Blutungsneigung ähnlich der Hämophilie*; SYN: Faktor-VII-Mangel, Hypoprokonvertinämie, Hypoproconvertinämie

pa|ra|he|pa|tisch *adj* neben der Leber (liegend), in der Nähe der Leber (liegend)

Pa|ra|hid|ro|sis *f, pl* **-ses** Sekretion eines abnormalen Schweißes, z.B. Chromhidrose*, Bromhidrose*; SYN: Paridrosis, Parahidrose

Pa|ra|in|flu|en|za|vi|ren *pl* weltweit verbreitete RNA-Viren, die grippeartige Entzündungen der Atemwege verursachen

pa|ra|kar|di|al *adj* neben dem Herzen (liegend)

Pa|ra|ke|ra|to|se *f* Verhornungsstörung der Haut mit Erhaltung von pyknotischen Zellkernen; SYN: Parakeratosis

Pa|ra|ke|ra|to|sis *f, pl* **-ses** →Parakeratose
Parakeratosis anularis →Parakeratosis Mibelli
Parakeratosis centrifuga atrophicans →Parakeratosis Mibelli
Parakeratosis Mibelli autosomal-dominant vererbte Erkrankung mit Hyperkeratose* und Porokeratose* der Haut von Extremitäten und Gesicht; SYN: Mibelli-Krankheit, Porokeratosis Mibelli, Parakeratosis centrifuga atrophicans, Keratoatrophodermie, Hyperkeratosis figurata centrifugata atrophicans, Hyperkeratosis concentrica, Keratodermia excentrica
Parakeratosis variegata chronisch progrediente, entzündliche Hauterkrankung mit lichenoiden Papeln und Parakeratose; SYN: Parapsoriasis lichenoides, Lichen variegatus

pa|ra|ke|ra|to|tisch *adj* Parakeratose betreffend, von ihr betroffen oder gekennzeichnet, durch sie bedingt

Pa|ra|ki|ne|se *f* Störung des normalen Be-

P

wegungsablaufs; SYN: Parakinesis

Pa|ra|ki|ne|sis *f* →Parakinese

pa|ra|ki|ne|tisch *adj* Parakinese betreffend

Pa|ra|kok|zi|di|o|i|do|my|ko|se *f* in Südamerika vorkommende systemische Mykose* mit hauptsächlichem Befall der Schleimhaut von Mund und Nase, sowie der angrenzenden Gesichtshaut; SYN: Lutz-Splendore-Almeida-Krankheit, brasilianische Blastomykose, südamerikanische Blastomykose, Paracoccidioidomycose, Granuloma paracoccidioides

pa|ra|ko|lisch *adj* neben dem Kolon (liegend)

Pa|ra|ko|li|tis *f, pl* **-ti|den** Entzündung der Dickdarmserosa

pa|ra|ko|li|tisch *adj* Parakolitis betreffend, von ihr betroffen oder gekennzeichnet

Pa|ra|kol|pi|tis *f, pl* **-ti|den** Entzündung des paravaginalen Bindegewebes; SYN: Paravaginitis

pa|ra|kol|pi|tisch *adj* Parakolpitis betreffend, von ihr betroffen oder gekennzeichnet

pa|ra|krin *adj (Hormon)* eine direkte/lokale Wirkung zeigend

Pa|ra|ku|sis *f* Hörstörung; SYN: Paracusis

Pa|ra|ky|e|se *f* Einnistung der Frucht außerhalb der Gebärmutter; SYN: Extrauterinschwangerschaft, Extrauteringravidität

Pa|ra|la|lie *f* **1.** Sprachstörung **2.** →Paraphasie

Pa|ra|lamb|da|zis|mus *m* Stammelfehler, bei dem "l" durch "n" ersetzt wird

pa|ra|lek|tisch *adj* Paralexie betreffend, von ihr betroffen oder gekennzeichnet

Pa|ra|leu|ko|blas|ten *pl* pathologische Leukozytenvorstufen

Pa|ra|le|xie *f* Lesestörung

Par|al|ler|gie *f* veränderte immunologische Reaktionsbereitschaft nach einer Infektionskrankheit; SYN: parallergische Reaktion

par|al|ler|gisch *adj* Parallergie betreffend, durch sie bedingt

Pa|ra|lo|gie *f* formale Denkstörung, bei der unabhängige Sachverhalte miteinander verknüpft werden

Pa|ra|lym|pho|blas|ten *pl* pathologische Lymphozytenvorstufen

Pa|ra|ly|se *f* Ausfall der motorischen [**motorische Lähmung**] oder sensiblen [**sensible Lähmung**] Funktion eines Nervens bzw. seines Erfolgsorgans; SYN: Lähmung, Paralysis

Pa|ra|ly|sis *f, pl* **-ses** →Paralyse

Paralysis agitans idiopathische Degeneration der dopaminergen Neurone in der Substantia nigra, die zur klinischen Trias von Bewegungsarmut [Maskengesicht], Ruhetremor und Rigor führt; häufigste neurologische Erkrankung des Alters; SYN: Parkinson-Krankheit, Morbus Parkinson

Paralysis spinalis ascendens acuta akut aufsteigende Rückenmarklähmung, die zu Lähmung der Schluck- und Atemmuskulatur führen kann; SYN: Landry-Lähmung, Landry-Paralyse, Landry-Typ

Pa|ra|ly|ti|ker *m* Gelähmte

pa|ra|ly|tisch *adj* Paralyse betreffend, von ihr betroffen oder gekennzeichnet, durch sie bedingt, gelähmt

pa|ra|ly|to|gen *adj* eine Paralyse verursachend oder auslösend, lähmend, paralytisch

pa|ra|me|a|tal *adj* in der Nähe eines Meatus (liegend), um einen Meatus herum (liegend)

pa|ra|me|di|an *adj* neben der Medianlinie oder Mittelebene (liegend)

Pa|ra|me|nie *f* Menstruationsstörung

pa|ra|met|ran *adj* **1.** das Parametrium betreffend, im Parametrium (liegend), ins Parametrium hinein **2.** neben der Gebärmutter/Metra (liegend)

pa|ra|me|trisch *adj* **1.** das Parametrium betreffend, im Parametrium (liegend), ins Parametrium hinein **2.** neben der Gebärmutter/Metra (liegend)

Pa|ra|me|tri|tis *f, pl* **-ti|den** Parametriumentzündung

pa|ra|me|tri|tisch *adj* Parametriumentzündung/Parametritis betreffend, von ihr betroffen oder gekennzeichnet

Pa|ra|me|tri|um *nt* verdichtetes Bindegewebe neben der Gebärmutter; SYN: Retinaculum uteri

Pa|ra|me|tro|pa|thia spas|ti|ca *f* vegetativ-nervöse Störung mit Kreuzschmerzen und spastischen Kontraktionen des hinteren Teils des Parametriums; SYN: Pelvipathia vegetativa

Pa|ra|mi|mie *f* Störung der Gebärdensprache

Pa|ra|mne|sie *f* Erinnerungsverfälschung

Par|am|phi|sto|ma|ti|dae *pl* s.u. Paramphistomiasis

Par|am|phi|sto|mi|a|sis *f, pl* **-ses** in den Tropen und Subtropen auftretende Infektionskrankheit durch Saugwürmer [**Paramphistomatidae**]

Pa|ra|my|e|lo|blas|ten *pl* pathologischer Myeloblast

Par|a|my|lo|i|do|se *f* →Paraamyloidose

Pa|ra|my|o|to|nia con|ge|ni|ta *f* →Paramyotonie

Pa|ra|my|o|to|nie *f* autosomal-dominante Erkrankung mit Muskelstarre bei Kälteexposition und nachfolgender Erschlaffung; SYN: Eulenburg-Krankheit, Eulenburg-Syndrom, Paramyotonia congenita

Pa|ra|my|xo|vi|ren *pl* →Paramyxoviridae

Pa|ra|my|xo|vi|ri|dae *pl* Familie von RNA-Viren; enthält u.a. das Mumpsvirus und das Masernvirus; SYN: Paramyxoviren

pa|ra|na|sal *adj* neben der Nase oder Nasenhöhle (liegend)

Pa|ra|ne|o|pla|sie *f* Bezeichnung für im Rahmen einer Tumorerkrankung auftretende Symptome, die weder vom Primärtumor noch den Metastasen direkt verursacht werden; SYN: paraneoplastisches Syndrom

pa|ra|ne|o|plas|tisch *adj* von einem (malignen) Tumor in Funktion und Struktur abweichend

Pa|ra|ne|phri|tis *f, pl* **-ti|den** meist hämatogene Entzündung der Nierenkapsel und umliegender Strukturen; SYN: Epinephritis

pa|ra|ne|phri|tisch *adj* Paranephritis; SYN: epinephritisch

pa|ra|neu|ral *adj* in der Nähe eines Nervs, neben einem Nerv verlaufend

Pa|ran|gi *f* chronische tropische Infektionskrankheit durch **Treponema pertenue**; im Endstadium kommt es zu schweren Schädigungen von Haut, Weichteilen und Knochen; SYN: Frambösie, Pian, Yaws, Framboesia tropica

pa|ra|no|dal *adj* neben einem Knoten/Nodus (liegend)

Pa|ra|noia *f* systematisierter Wahn, z.B. Eifersuchtswahn

pa|ra|no|id *adj* einer Paranoia ähnlich, wahnhaft

pa|ra|no|isch *adj* Paranoia betreffend, auf Paranoia beruhend, wahnhaft

Pa|ra|no|mie *f* falsches Benennen richtig erkannter Objekte

pa|ra|nor|mal *adj* über das Normale oder das Natürliche hinaus, nicht auf natürliche Weise erklärbar; SYN: übersinnlich, parapsychisch

pa|ra|nu|kle|är *adj* **1.** um einen Kern/Nukleus herum (liegend) **2.** Nebenkern/Paranukleus betreffend

pa|ra|o|ral *adj* neben dem Mund, in der Nähe des Mundes; nicht durch den Mund verabreicht

pa|ra|ö|so|pha|ge|al *adj* neben der Speiseröhre/des Ösophagus (liegend)

pa|ra|os|sal *adj* neben/auf einem Knochen (liegend)

pa|ra|o|va|ri|al *adj* **1.** neben dem Eierstock/Ovar (liegend) **2.** →parovarial

pa|ra|pan|kre|a|tisch *adj* neben der Bauchspeicheldrüse/dem Pankreas (liegend)

Pa|ra|pa|ra|ly|se *f* →Paraplegie

Pa|ra|pa|re|se *f* beidseitige Parese*

pa|ra|pa|re|tisch *adj* Paraparese betreffend, von ihr betroffen oder gekennzeichnet, durch sie bedingt

Pa|ra|pem|phi|gus *m* wahrscheinlich durch Autoantikörper verursachtes Pemphigoid* mit großen prallen Blasen; SYN: bullöses Pemphigoid, Alterspemphigus

pa|ra|pe|ri|to|ne|al *adj* außerhalb des Bauchfells/Peritoneums liegend; in der Nähe des Bauchfells

Pa|ra|per|tus|sis *f* keuchhustenartige Erkrankung durch Bordetella parapertussis

Pa|ra|pha|ge *m* Organismus, der von Abfallprodukten oder überschüssiger Nahrung eines anderen Organismus lebt, ohne diesen zu schädigen [**Kommensalismus**]; SYN: Kommensale

pa|ra|pha|ryn|ge|al *adj* neben dem Rachen/Pharynx (liegend)

Pa|ra|pha|sie *f* Form der Aphasie, bei der Wörter [**verbale Paraphasie**] oder Buchstaben [**literale Paraphasie**] verwechselt werden; SYN: Paralalie

pa|ra|phil *adj* Paraphilie betreffend

Pa|ra|phi|lie *f* sexuelle Deviation; früher als Perversion bezeichnet

Pa|ra|phi|mo|se *f* Abschnürung der Eichel durch Einklemmung der zu engen Vorhaut hinter dem Eichelkranz; SYN: Capistratio, Spanischer Kragen

Pa|ra|phra|sie *f* Sprachstörung mit Störung von Satzkonstruktion, Wortfolge und Wortwahl

Pa|ra|phre|nie *f* Bezeichnung für chronische Schizophrenieformen mit Wahnbildung

pa|ra|phre|nisch *adj* Paraphrenie betreffend, von ihr betroffen oder gekennzeichnet

Pa|ra|phre|ni|tis *f, pl* **-ti|den** Entzündung der das Zwerchfell bedeckenden Brustfell- [Pleuritis* diaphragmatica] und Bauchfellabschnitte [Peritonitis* diaphragmatica]

pa|ra|phre|ni|tisch *adj* Paraphrenitis betreffend, von ihr betroffen oder gekennzeichnet

Pa|ra|plas|ma *nt* von der Zelle gebildete Einschlusskörperchen; SYN: Alloplasma

pa|ra|plas|ma|tisch *adj* Paraplasma betreffend, im Paraplasma (liegend)

Pa|ra|ple|gie *f* vollständige, beidseitige Lähmung von Armen oder Beinen; SYN: Paraplegia, Paraparalysis, Querschnittslähmung

pa|ra|ple|gi|form *adj* in Form einer Paraplegie*

pa|ra|ple|gisch *adj* Paraplegie betreffend, von ihr betroffen oder gekennzeichnet, durch sie bedingt; SYN: querschnittsgelähmt

Pa|ra|pleu|ri|tis *f, pl* **-ti|den** auf die Thoraxwand übergreifende Pleuritis*

pa|ra|pleu|ri|tisch *adj* Parapleuritis betreffend, von ihr betroffen oder gekennzeichnet

pa|ra|pneu|mo|nisch *adj* im Verlauf einer Lungenentzündung/Pneumonie auftretend

Pa|ra|pox|vi|rus *nt, pl* **-ren** zu den Pockenviren [Poxviridae] gehörende Gattung von DNA-Viren; enthält u.a. das Orfvirus

Pa|ra|proc|ti|um *nt* Bindegewebe um den Mastdarm; SYN: Paraproktium

Pa|ra|prok|ti|tis *f, pl* **-ti|ti|den** Entzündung des pararektalen Bindegewebes/Paraproctiums; oft gleichgesetzt mit Periproktitis*

pa|ra|prok|ti|tisch *adj* Paraproktitis betreffend, von ihr betroffen oder gekennzeichnet

Pa|ra|prok|ti|um *nt* →Paraproctium

Pa|ra|pro|sta|ti|tis *f, pl* **-ti|ti|den** Entzündung des paraprostatischen Bindegewebes

pa|ra|pro|sta|ti|tisch *adj* Paraprostatitis betreffend, von ihr betroffen oder gekennzeichnet

Pa|ra|pro|te|in *nt* **1.** Eiweiß mit abweichender Struktur **2.** von einem Zellklon gebildetes monoklonales Eiweiß

Pa|ra|pro|te|in|ä|mie *f* Auftreten von Paraproteinen im Blut

P

Pa|ra|pro|te|in|u|rie *f* Ausscheidung von Paraproteinen im Harn
Pa|ra|psis *f* Störung des Tastsinns
Pa|ra|pso|ri|a|sis *f, pl* **-ses** Sammelbegriff für Hauterkrankungen, die äußerlich der Schuppenflechte (Psoriasis) ähneln
Parapsoriasis digitiformis benigne kleinherdige Form der Parapsoriasis en plaques
Parapsoriasis en plaques chronische, an eine Psoriasis erinnernde Erkrankung mit disseminierten, geröteten Herden und Schuppung; SYN: Brocq-Krankheit, chronische superfizielle Dermatitis
Parapsoriasis en plaques simples großherdig-entzündliche Form der Parapsoriasis en plaques
Parapsoriasis guttata seltene Dermatose* mit rötlich-schuppenden Herden; SYN: Pityriasis lichenoides
Parapsoriasis lichenoides chronisch progrediente, entzündliche Hauterkrankung mit lichenoiden Papeln und Parakeratose; SYN: Parakeratosis variegata, Lichen variegatus
pa|ra|psy|chisch *adj* nicht auf natürliche Weise erklärbar; SYN: übersinnlich, paranormal
Pa|ra|psy|cho|lo|gie *f* Teilgebiet der Psychologie, das sich mit (bisher) unerklärten Phänomenen und Erscheinungen beschäftigt
pa|ra|psy|cho|lo|gisch *adj* Parapsychologie betreffend
Pa|ra|rausch|brand|ba|zil|lus *m, pl* **-li** Gasbrand*-Erreger bei Tier und Mensch; SYN: Clostridium septicum
Pa|ra|re|fle|xie *f* Reflexstörung
pa|ra|rek|tal *adj* **1.** neben dem Mastdarm/Rektum (liegend) **2.** neben dem Musculus rectus abdominis (liegend)
pa|ra|re|nal *adj* neben oder in der Umgebung der Niere/Ren (liegend)
Pa|ra|rho|ta|zis|mus *m* Sprachfehler, bei dem "r" nicht richtig ausgesprochen wird
Pa|ra|rhyth|mie *f* Form der Reizbildungsstörung, bei der zwei Zentren zur selben Zeit aktiv sind
pa|ra|sa|kral *adj* neben dem Kreuzbein/Sakrum (liegend), am Kreuzbein (liegend)
Pa|ra|sal|pin|gi|tis *f, pl* **-ti|den** Entzündung des Bindegewebes um den Eileiter
pa|ra|sal|pin|gi|tisch *adj* Parasalpingitis betreffend, von ihr betroffen oder gekennzeichnet
pa|ra|sel|lär *adj* neben der Sella turcica (liegend)
pa|ra|sep|tal *adj* neben einem Septum (liegend)
Pa|ra|se|xu|a|li|tät *f* Oberbegriff für sexuell abweichendes Verhalten; oft als sexuelle Perversion bezeichnet
Pa|ra|sig|ma|tis|mus *m* Sprachfehler, bei dem "s" und "z" nicht richtig ausgesprochen werden
pa|ra|si|no|i|dal *adj* →parasinuidal
pa|ra|si|nu|i|dal *adj* neben einem Sinus (liegend); SYN: parasinoidal
Pa|ra|sit *m* **1.** Schmarotzer, ein- oder mehrzelliger Organismus, der sich auf Kosten eines anderen Organismus ernährt; pflanzliche Parasiten [**Phytoparasiten**] und tierische Parasiten [**Zooparasiten**] können dauerhaft [**stationäre Parasiten**] oder vorübergehend [**temporäre Parasiten**] in [**Endoparasit**] oder auf [**Ektoparasit**] einem Wirt leben; medizinisch wichtig ist eine Unterscheidung von krankheitsverursachenden Parasiten [**pathogene Parasiten**] und harmlosen Parasiten [**apathogene Parasiten**] **2.** asymmetrische Doppelfehlbildung, bei der der kleinere, nicht-lebensfähige Teil an dem größeren fast normalen **Autositen** hängt
Pa|ra|sit|ä|mie *f* Auftreten von Parasiten im Blut
pa|ra|si|tär *adj* Parasiten betreffend, durch sie bedingt oder ausgelöst, schmarotzend, schmarotzerhaft; SYN: parasitisch
Pa|ra|si|ten|zys|te *f* durch Parasiten [z.B. Echinococcus*] hervorgerufene Zystenbildung; SYN: parasitäre Zyste
Pa|ra|si|tie *f* →Parasitismus
pa|ra|si|tie|ren *v* schmarotzen, als Parasit leben
pa|ra|si|tisch *adj* →parasitär
Pa|ra|si|tis|mus *m* Schmarotzertum, schmarotzende Lebensweise; SYN: Parasitie
Pa|ra|si|ti|zid *nt* parasitenabtötendes Mittel
pa|ra|si|ti|zid *adj* parasitenabtötend
pa|ra|si|to|gen *adj* durch Parasiten verursacht
Pa|ra|si|to|lo|gie *f* Lehre von den pflanzlichen und tierischen Parasiten; SYN: Schmarotzerkunde
pa|ra|si|to|phob *adj* Parasitophobie betreffend, durch sie gekennzeichnet
Pa|ra|si|to|pho|bie *f* krankhafte Angst vor Parasiten oder Parasitenbefall; oft gleichgesetzt mit Dermatozoenwahn*
Pa|ra|si|to|se *f* durch Parasiten hervorgerufen Erkrankung; SYN: Parasitenerkrankung, Parasitenbefall
pa|ra|si|to|trop *adj* mit besonderer Affinität zu Parasiten
pa|ra|ska|pu|lär *adj* in der Nähe des Schulterblatts/der Skapula (liegend)
Pa|ra|som|nie *f* Schlafstörung
Pa|ra|spa|die *f* seitlicher Harnröhrenspalt
Pa|ra|spas|tik *f* spastische Lähmung beider Beine
pa|ra|ster|nal *adj* neben dem Brustbein/Sternum (liegend)
Pa|ra|ster|nal|li|nie *f* senkrecht verlaufende anatomische Hilfslinie zwischen Sternal- und Mamillarlinie; SYN: Linea parasternalis
Par|äs|the|sie *f* Fehlempfindung, subjektive Missempfindung, z.B. Hautkribbeln, Ameisenlaufen
par|äs|the|tisch *adj* Parästhesie betreffend,

von ihr betroffen oder gekennzeichnet, durch sie bedingt

Pa|ra|sym|pa|thi|ko|ly|ti|kum *nt, pl* **-ka** →Parasympatholytikum

Pa|ra|sym|pa|thi|ko|mi|me|ti|kum *nt, pl* **-ka** Arzneimittel mit aktivierender Wirkung auf das parasympathische Nervensystem; SYN: Cholinergikum, Vagomimetikum

Pa|ra|sym|pa|thi|ko|to|nie *f* erhöhte Erregbarkeit des parasympathischen Nervensystems, Überwiegen des parasympathischen Nervensystems; SYN: Vagotonie

Pa|ra|sym|pa|thi|kus *m* parasympathischer Teil des vegetativen Nervensystems; SYN: parasympathisches System, Pars parasympathica

pa|ra|sym|pa|thisch *adj* parasympathisches Nervensystem/Parasympathikus betreffend

Pa|ra|sym|pa|tho|ly|ti|kum *nt, pl* **-ka** die Wirkung von Acetylcholin hemmendes Arzneimittel; SYN: Anticholinergikum, Vagolytikum, Parasympathikolytikum

pa|ra|sym|pa|tho|ly|tisch *adj* die Wirkung von Acetylcholin hemmend; das parasympathische System hemmend; SYN: anticholinerg, vagolytisch

pa|ra|sym|pa|tho|mi|me|tisch *adj* mit aktivierender Wirkung auf das parasympathische Nervensystem; SYN: vagomimetisch

Pa|ra|sys|to|lie *f* gleichzeitiges Vorkommen von zwei Schrittmacherzentren im Herz; SYN: parasystolischer Rhythmus

pa|ra|sys|to|lisch *adj* Parasystolie betreffend

Pa|ra|ten|di|ne|um *nt* →Paratenon

Pa|ra|ten|di|ni|tis *f, pl* **-ti|den** Entzündung des Sehnengleitgewebes; SYN: Paratenonitis

pa|ra|ten|di|ni|tisch *adj* Paratendinitis betreffend, von ihr betroffen oder gekennzeichnet; SYN: paratenonitisch

Pa|ra|te|non *nt* Sehnengleitgewebe; SYN: Paratendineum

Pa|ra|te|no|ni|tis *f, pl* **-ti|den** →Paratendinitis

pa|ra|te|no|ni|tisch *adj* →paratendinitisch

Pa|rat|hor|mon *nt* in der Nebenschilddrüse [Parathyreoidea*] gebildetes Hormon, das zusammen mit Calcitonin* und Vitamin D den Kalziumspiegel des Körpers reguliert; SYN: Parathyrin

Pa|ra|thy|mie *f* Störung der Affektivität

pa|ra|thy|re|o|id *adj* →parathyroidal

pa|ra|thy|re|o|i|dal *adj* →parathyroidal

Pa|ra|thy|re|o|i|dea *f* etwa erbsengroße, hinter der Schilddrüse liegende endokrine Drüsen [**Glandula parathyroidea inferior, superior**], die über das Parathormon* den Kalzium- und Phosphathaushalt regulieren; SYN: Nebenschilddrüse, Epithelkörperchen, Parathyroidea, Glandula parathyroidea

Pa|ra|thy|re|o|i|de|a|a|de|nom *nt* Adenom* der Nebenschilddrüse*; verursacht einen Hyperparathyreoidismus*

Pa|ra|thy|re|o|i|dek|to|mie *f* Nebenschilddrüsenentfernung, Epithelkörperchenentfernung; SYN: Parathyroidektomie

Pa|ra|thy|re|o|pa|thie *f* Erkrankung der Nebenschilddrüsen/Epithelkörperchen

pa|ra|thy|re|o|priv *adj* durch ein Fehlen der Nebenschilddrüse/Epithelkörperchen bedingt

pa|ra|thy|re|o|trop *adj* auf die Nebenschilddrüse/Epithelkörperchen wirkend

Pa|ra|thy|rin *nt* →Parathormon

pa|ra|thy|ro|id *adj* →parathyroidal

pa|ra|thy|ro|i|dal *adj* neben der Schilddrüse/Glandula thyroidea (liegend); SYN: parathyroid, parathyreoid, parathyreoidal

Pa|ra|thy|ro|i|dea *f* →Parathyreoidea

Pa|ra|thy|ro|i|dek|to|mie *f* →Parathyreoidektomie

Pa|ra|top *nt* antigenbindender Teil der T-Zell-Rezeptoren

pa|ra|tra|che|al *adj* neben der Luftröhre/Trachea (liegend)

Pa|ra|tra|chom *nt* Oberbegriff für Augenbindehautentzündungen, die wie das Trachom* Einschlusskörperchen haben

Pa|ra|ty|phli|tis *f, pl* **-ti|den** Entzündung des Bindegewebes um den Blinddarm; SYN: Epityphlitis

pa|ra|ty|phli|tisch *adj* Paratyphlitis betreffend, von ihr betroffen oder gekennzeichnet

Pa|ra|ty|phus *m* durch Salmonella* paratyphi verursachte meldepflichtige Infektionskrankheit, die in ihrem Verlauf einem abgeschwächten Typhus* abdominalis entspricht

pa|ra|um|bi|li|kal *adj* um den Nabel/Umbilicus herum (liegend), neben dem Nabel; SYN: parumbilikal

pa|ra|u|re|thral *adj* neben der Harnröhre/Urethra (liegend)

Pa|ra|u|re|thri|tis *f, pl* **-ti|den** Entzündung des paraurethralen Bindegewebes

pa|ra|u|re|thri|tisch *adj* Paraurethritis betreffend, von ihr betroffen oder gekennzeichnet

pa|ra|u|te|rin *adj* neben der Gebärmutter/dem Uterus (liegend)

Pa|ra|vac|ci|nia *f* blau-rote, stark juckende Knoten an den Händen, die durch das **Paravacciniavirus** verursacht werden; Abheilung innerhalb von 4–6 Wochen; SYN: Melkerknoten, Melkerpocken, Nebenpocken, Paravakzineknoten

Pa|ra|vac|ci|ni|a|vi|rus *nt, pl* **-ren** s.u. Paravaccinia

pa|ra|va|gi|nal *adj* neben der Scheide/Vagina (liegend)

Pa|ra|va|gi|ni|tis *f, pl* **-ti|den** Entzündung des paravaginalen Bindegewebes; SYN: Parakolpitis

pa|ra|va|gi|ni|tisch *adj* Paravaginitis betreffend, von ihr betroffen oder gekennzeichnet; SYN: parakolpitisch

Pa|ra|vak|zi|ne|kno|ten *pl* →Paravaccinia

Pa|ra|vak|zi|ne|vi|rus *nt, pl* **-ren** Paravaccinia-virus; s.u. Paravaccinia
pa|ra|va|sal *adj* →paravaskulär
pa|ra|vas|ku|lär *adj* neben einem Gefäß (liegend); SYN: paravasal
pa|ra|ve|nös *adj* neben einer Vene (liegend)
pa|ra|vent|ri|ku|lär *adj* um einen Ventrikel herum (liegend); SYN: periventrikulär
pa|ra|ver|te|bral *adj* neben der Wirbelsäule oder einem Wirbel/Vertebra (liegend), in der Umgebung eines Wirbels
Pa|ra|ver|te|bral|an|äs|the|sie *f* Regionalanästhesie* durch paravertebrale Injektion eines Lokalanästhetikums; SYN: Paravertebralblock
Pa|ra|ver|te|bral|block *m* →Paravertebralanästhesie
Pa|ra|ver|te|bral|li|nie *f* über den Querfortsätzen der Wirbel verlaufende, senkrechte anatomische Hilfslinie; SYN: Linea paravertebralis
pa|ra|ve|si|kal *adj* neben der Harnblase/Vesica urinaria (liegend); SYN: parazystisch
pa|ra|zel|lu|lär *adj* neben Zellen, in den Interzellulärspalten
Pa|ra|zen|te|se *f* Trommelfellschnitt; SYN: Myringotomie
pa|ra|zen|tral *adj* neben einem Zentrum (liegend)
Pa|ra|zer|vi|kal|an|äs|the|sie *f* →Parazervikalblockade
Pa|ra|zer|vi|kal|blo|cka|de *f* kaum noch durchgeführte Lokalanästhesie im Bereich der Zervix; SYN: Parazervikalanästhesie
Pa|ra|zo|on *nt, pl* **-zoa, -zo|en** tierischer Parasit
pa|ra|zys|tisch *adj* **1.** neben einer Zyste (liegend) **2.** →paravesikal
Pa|ra|zys|ti|tis *f, pl* **-ti|ti|den** Entzündung des Bindegewebes um die Harnblase
pa|ra|zys|ti|tisch *adj* Parazystitis betreffend, von ihr betroffen oder gekennzeichnet
Pär|chen|e|gel *m* in den Tropen und Subtropen vorkommende Gattung von Saugwürmern; Erreger der Bilharziose*; SYN: Schistosoma, Bilharzia
  japanischer Pärchenegel Erreger der Schistosomiasis* japonica; SYN: Schistosoma japonicum
Pär|chen|zwil|lin|ge *pl* s.u. zweieiige Zwillinge
Par|en|chym *nt* Gesamtheit der spezifischen Zellen eines Organs
par|en|chy|ma|tös *adj* Parenchym betreffend
Par|en|chym|em|bo|lie *f* durch körpereigene Zellen verursachte Embolie
Par|en|chym|ik|te|rus *m* Ikterus* durch eine unzureichende Funktion der Leberzellen; SYN: hepatozellulärer Ikterus, hepatischer Ikterus, hepatogener Ikterus
Par|en|chym|ne|kro|se *f* Untergang des spezifischen Organgewebes
Par|en|chym|stein *m* Steinbildung im Parenchym eines Organs
par|en|te|ral *adj* unter Umgehung des Magen-Darm-Kanals
Pa|re|se *f* leichte oder unvollständige Lähmung, motorische Schwäche
pa|re|tisch *adj* Parese betreffend, von ihr betroffen oder gekennzeichnet, durch sie bedingt, (teilweise oder unvollständig) gelähmt
Par|i|dro|sis *f, pl* **-ses** →Parahidrosis
Pa|ri|es *m* Wand
  Paries anterior gastricae Vorderwand des Magens
  Paries anterior vaginae Vorderwand der Scheide
  Paries caroticus cavi tympani vordere Paukenhöhlenwand
  Paries externus ductus cochlearis äußere Wand des Ductus* cochlearis
  Paries inferior orbitae Boden der Augenhöhle
  Paries jugularis cavi tympani Boden der Paukenhöhle
  Paries labyrinthicus cavi tympani mediale Wand der Paukenhöhle
  Paries lateralis orbitae seitliche Wand der Augenhöhle
  Paries mastoideus cavi tympani Hinterwand der Paukenhöhle
  Paries medialis orbitae mediale Wand der Augenhöhle
  Paries membranaceus cavi tympani seitliche Wand der Paukenhöhle
  Paries membranaceus tracheae membranöse Trachearückwand
  Paries posterior gastricae Hinterwand des Magens
  Paries posterior vaginae Hinterwand der Scheide
  Paries superior orbitae Dach der Augenhöhle
  Paries tegmentalis cavi tympani Dach der Paukenhöhle; SYN: Tegmen tympani
  Paries tympanicus ductus cochlearis untere Wand des Ductus cochlearis
  Paries vestibularis ductus cochlearis dünne Haut zwischen Schneckengang und Scala* vestibuli; SYN: Reissner-Membran, Membrana vestibularis
pa|ri|e|tal *adj* **1.** (Organ-, Körper-)Wand/Paries betreffend; SYN: seitlich, wandständig, randständig **2.** Scheitelbein/Os parietale betreffend
Pa|ri|e|tal|zel|len *pl* salzsäurebildende Zellen der Magenschleimhaut; SYN: Belegzellen
Pa|rie|tal|zell|va|go|to|mie *f* bevorzugte Vagotomie*, die selektiv die säurebildenden Zellen des Magens denerviert
Pa|ri|e|to|gra|fie *f* →Parietographie
Pa|ri|e|to|gra|phie *f* Röntgenkontrastdarstellung einer Organwand
parieto-okzipital *adj* Scheitelbein und Hinterhauptsbein/Os occipitale betreffend oder verbindend; SYN: okzipitoparietal
pa|ri|e|to|sphe|no|i|dal *adj* Scheitelbein und

P

Keilbein/Os sphenoidale betreffend oder verbindend; SYN: sphenoparietal

pa|ri|e|to|tem|po|ral *adj* Scheitelbein und Schläfenbein/Os temporale betreffend oder verbindend; SYN: temporoparietal

Par|kin|so|nis|mus *m* →Parkinson-Syndrom

Parkinson-Krankheit *f* idiopathische Degeneration der dopaminergen Neurone in der Substantia nigra, die zur klinischen Trias von Bewegungsarmut [Maskengesicht], Ruhetremor und Rigor führt; häufigste neurologische Erkrankung des Alters; SYN: Morbus Parkinson, Paralysis agitans

Parkinson-Syndrom *nt* sekundäre Parkinson*-Krankheit, z.B. nach Hirnhautentzündung, Intoxikation, Gehirntrauma; SYN: Parkinsonismus

pa|ro|don|tal *adj* das Parodontium betreffend

Pa|ro|don|tal|abs|zess *m* Abszess* des Zahnhalteapparats

Par|o|don|ti|tis *f, pl* **-ti|ti|den** Entzündung des Zahnhalteapparates/Parodontium

Parodontitis apicalis auf die Wurzelspitze begrenzte Paodontitis; SYN: periapikale Ostitis, periapikale Läsion

Parodontitis marginalis am Zahnfleischsaum ablaufende Parodontitis

par|o|don|ti|tisch *adj* Parodontitis betreffend, von ihr betroffen oder gekennzeichnet

Par|o|don|ti|um *nt* Zahnhalteapparat, Zahnbett

Par|o|don|to|pa|thi|en *pl* Zahnbetterkrankungen

Par|o|don|to|se *f* →Paradontose

Par|om|pha|lo|ze|le *f* angeborener Vorfall von Darmschlingen bei unvollständigem Verschluss der Bauchwand; SYN: Gastroschisis, Bauchspalte

Par|o|ny|chia *f* →Paronychie

par|o|ny|chi|al *adj* Nagelfalz betreffend

Par|o|ny|chie *f* Nagelfalzentzündung, Umlauf; SYN: Paronychia

Pa|ro|o|pho|ri|tis *f, pl* **-ti|den** Entzündung des Paroophorons oder des Bindegewebes um die Eierstöcke; SYN: Parophoritis

pa|ro|o|pho|ri|tisch *adj* Paroophoritis betreffend, von ihr betroffen oder gekennzeichnet; SYN: parophoritisch

Pa|ro|o|pho|ron *nt* neben dem Eierstock liegender Rest der embryonalen Urniere; SYN: Beieierstock

Par|o|pho|ri|tis *f, pl* **-ti|den** →Paroophoritis

par|o|pho|ri|tisch *adj* →paroophoritisch

Par|o|re|xie *f* ungewöhnliche Essbegierden während der Schwangerschaft; SYN: Pikazismus, Pica-Syndrom

Par|os|mie *nt* Fehlriechen, Geruchstäuschung; SYN: Parosphresie

Par|os|phre|sie *f* →Parosmie

par|os|te|al *adj* auf/neben einem Knochen (liegend)

Par|os|ti|tis *f, pl* **-ti|ti|den** Entzündung der paraossären Weichteile

par|os|ti|tisch *adj* Parostitis betreffend, von ihr betroffen oder gekennzeichnet

Par|os|to|sis *f, pl* **-ses** ektope Knochenbildung

Par|o|ti|dek|to|mie *f* operative Entfernung der Ohrspeicheldrüse, Parotisentfernung

Par|o|tis *f, pl* **-o|ti|den** Ohrspeicheldrüse; SYN: Glandula parotidea

Par|o|tis|ent|zün|dung *f* →Parotitis

Par|o|tis|gang *m* Ausführungsgang der Ohrspeicheldrüse; SYN: Stensen-Gang, Stenon-Gang, Ductus parotideus

Par|o|ti|tis *f, pl* **-ti|ti|den** Entzündung der Ohrspeicheldrüse(n); SYN: Parotisentzündung

Parotitis epidemica durch das Mumpsvirus hervorgerufene, mit typischer Schwellung der Ohrspeicheldrüse(n) einhergehende Entzündung; häufigste Ursache einseitiger frühkindlicher Schwerhörigkeit; SYN: Mumps, Ziegenpeter

par|o|ti|tisch *adj* Parotitis betreffend, von ihr betroffen oder gekennzeichnet

par|o|va|ri|al *adj* Nebeneierstock/Parovarium betreffend; SYN: paraovarial

Par|o|va|ri|um *nt* entwicklungsgeschichtlich dem Nebenhoden des Mannes entsprechender kranialer Rest der Urniere; liegt unter der Tube zwischen den Blättern des Ligamentum* latum uteri; SYN: Nebeneierstock, Rosenmüller-Organ, Epoophoron

par|o|xys|mal *adj* in Anfällen auftretend; SYN: anfallsartig

Parrot-Kauffmann-Syndrom *nt* autosomal-dominantes Fehlbildungssyndrom mit großem Kopf, Sattelnase, Verkürzung der langen Röhrenknochen, kleinen Händen und Füßen; normale Intelligenzentwicklung; SYN: Parrot-Krankheit, Parrot-Syndrom, Achondroplasie

Parrot-Krankheit *f* →Parrot-Kauffmann-Syndrom

Parrot-Lähmung *f* Scheinlähmung von Armen oder Beinen bei angeborener Syphilis; SYN: Bednar-Parrot-Pseudoparalyse, Parrot-Pseudoparalyse

Parrot-Pseudoparalyse *f* →Parrot-Lähmung

Parrot-Syndrom *nt* →Parrot-Kauffmann-Syndrom

Pars *f* Teil, Abschnitt

Pars abdominalis aortae unterhalb des Zwerchfells liegender Teil der Aorta; teilt sich in die rechte und linke Arteria* iliaca communis auf; SYN: Bauchschlagader, Abdominalaorta, Aorta abdominalis

Pars abdominalis autonomica Bauchabschnitt des vegetativen Nervensystems; SYN: Pars abdominalis systematis autonomici

Pars abdominalis ductus thoracici Bauchabschnitt des Ductus* thoracicus

Pars abdominalis oesophageae Bauchabschnitt der Speiseröhre

Pars abdominalis systematis autonomici →Pars abdominalis autonomica

Pars abdominalis ureteri Bauchabschnitt

des Harnleiters
Pars affixa hepatis zwerchfellfreie, nackte Leberoberfläche; SYN: Area nuda facei diaphragmaticae hepatis
Pars alveolaris (mandibulae) Alveolarteil des Unterkiefers, in dem die Zähne verankert sind
Pars anterior fornicis vaginae vorderes Scheidengewölbe
Pars ascendens aortae aufsteigende Aorta; SYN: Aorta ascendens
Pars ascendens duodeni aufsteigender Duodenumabschnitt, aufsteigendes Duodenum
Pars autonomica nicht dem Einfluss von Willen und Bewusstsein unterworfener Teil des Nervensystems; besteht aus sympathischem Nervensystem*, parasympathischem Nervensystem* und intramuralen Nervenfasern; SYN: autonomes/vegetatives Nervensystem, Systema nervosum autonomicum
Pars buccopharyngea musculi constrictoris pharyngis superioris Musculus buccopharyngeus
Pars caeca retinae blinder Teil der Netzhaut
Pars cardiaca gastricae Mageneingang, Magenmund; SYN: Kardia, Cardia
Pars cartilaginea septi nasi knorpeliger Abschnitt der Nasenscheidewand
Pars cartilaginea tubae auditivae knorpeliger Tubenabschnitt, knorpeliger Abschnitt der Ohrtrompete
Pars cavernosa arteriae carotidis internae Sinus cavernosus-Abschnitt der Arteria carotis interna
Pars centralis systemae nervosi Zentralnervensystem, Gehirn und Rückenmark; SYN: Systema nervosum centrale
Pars centralis ventriculi lateralis mittlerer/zentraler Seitenhornabschnitt
Pars ceratopharyngea musculi constrictoris pharyngis medii Musculus ceratopharyngeus
Pars cerebralis arteriae carotidis internae intraduraler/zerebraler Abschnitt der Arteria carotis interna
Pars cervicalis arteriae carotidis internae Halsabschnitt der Arteria carotis interna
Pars cervicalis medullae spinalis Halsabschnitt des Rückenmarks; SYN: Halssegmente, Zervikalsegmente, Halsmark, Cervicalia
Pars cervicalis oesophageae Halsabschnitt der Speiseröhre
Pars cervicalis tracheae Halsabschnitt der Luftröhre
Pars chondropharyngea musculi constrictoris pharyngis medii Musculus chondropharyngeus
Pars ciliaris retinae Ziliarabschnitt der Netzhaut/Retina
Pars coccygea medullae spinalis Steißbeinabschnitt des Rückenmarks; SYN: Steißbeinsegmente, Kokzygealsegmente, Coccygea
Pars cochlearis nervi vestibulocochlearis Hörnerv; SYN: Cochlearis, Nervus cochlearis
Pars compacta oberflächliche kompakte Schicht des Stratum* functionale endometrii; SYN: Kompakta, Compacta, Lamina compacta, Stratum compactum endometrii
Pars convoluta Rindenlabyrinth der Niere
Pars corneoscleralis sclerae vorderer Abschnitt des Hueck*-Bands
Pars cricopharyngea musculi constrictoris pharyngis inferioris Musculus cricopharyngeus
Pars cupularis oberer Teil des Kuppelraums
Pars descendens aortae absteigende Aorta; SYN: Aorta descendens
Pars descendens duodeni absteigender Duodenumabschnitt, absteigendes Duodenum
Pars endocrina pancreatis aus verschiedenen Zellarten [**A-Zellen**, **B-Zellen**, **D-Zellen**, **PP-Zellen**] bestehende Gewebeinseln, in denen die Pankreashormone [Insulin, Glucagon, Somatostatin, pankreatisches Polypeptid] gebildet werden; SYN: Pankreasinseln, Langerhans-Inseln, Inselorgan, endokrines Pankreas
Pars exocrina pancreatis exokrines Pankreas; s.u. Pancreas
Pars fibrosa septi nasi bindegewebiger Abschnitt der Nasenscheidewand
Pars flaccida membranae tympanicae schlaffer oberer Abschnitt des Trommelfells; SYN: Flaccida, Shrapnell-Membran
Pars functionalis oberflächliche Schicht der Gebärmutterschleimhaut, die während der Proliferationsphase* an Dicke zunimmt und in der Menstruation abgestoßen wird; in der Schwangerschaft dient sie der Einnistung des befruchteten Eies; SYN: Funktionalis, Lamina functionalis, Stratum functionale endometrii
Pars glossopharyngea musculi constrictoris pharyngis superioris Musculus glossopharyngeus
Pars horizontalis duodeni unterer/horizontaler Duodenumabschnitt, unteres/horizontales Duodenum; SYN: Pars inferior duodeni
Pars inferior duodeni →Pars horizontalis duodeni
Pars infraclavicularis plexus brachialis infraklavikulärer Teil des Plexus* brachialis
Pars infundibularis adenohypophysis Teil der Adenohypophyse, der keine Hormone bildet; SYN: Trichterlappen, Pars tuberalis adenohypophysis
Pars intermedia adenohypophysis zwischen Hypophysenvorderlappen und -hinterlappen liegende Zone ohne Hormonbil-

dung; Syn: Hypophysenmittellappen

Pars intracranialis arteriae vertebralis intrakranieller Abschnitt der Arteria vertebralis

Pars intracranialis nervi optici intrakranieller Abschnitt des Nervus* opticus

Pars intralaminaris nervi optici Lamina-cribrosa-Abschnitt des Nervus* opticus

Pars intraocularis nervi optici Augapfelabschnitt des Nervus* opticus

Pars iridica retinae Irisabschnitt der Netzhaut/Retina

Pars laryngea pharyngis unterer Schlundbereich über und hinter dem Kehlkopf; Syn: Hypopharynx, Laryngopharynx

Pars lateralis fornicis vaginae Seitengewölbe der Scheide

Pars lumbalis medullae spinalis Lendenabschnitt des Rückenmarks; Syn: Lendensegmente, Lumbalsegmente, Lendenmark, Lumbaria

Pars membranacea septi interventricularis membranöser Teil des Kammerseptums

Pars membranacea septi nasi membranöser Abschnitt der Nasenscheidewand

Pars membranacea urethrae masculinae membranöser/diaphragmaler Abschnitt der (männlichen) Harnröhre

Pars muscularis septi interventricularis muskulärer Teil des Kammerseptums

Pars mylopharyngea musculi constrictoris pharyngis superioris Musculus mylopharyngeus

Pars nasalis pharyngis Raum zwischen Nasenhöhle und Rachen; Syn: Nasenrachenraum, Nasopharynx, Rhinopharynx, Epipharynx

Pars nervosa retinae Sinnesnervenschicht der Netzhaut/Retina; Syn: Stratum cerebrale

Pars optica retinae lichtempfindlicher Teil der Netzhaut/Retina

Pars oralis pharyngis Rachenraum direkt hinter der Mundhöhle; Syn: Mundrachenraum, Mesopharynx, Oropharynx

Pars orbitalis glandulae lacrimalis oberer Hauptteil der Tränendrüse; Syn: Glandula lacrimalis superior

Pars orbitalis nervi optici Orbita-Abschnitt des Nervus* opticus

Pars ossea septi nasi knöcherner Abschnitt der Nasenscheidewand

Pars ossea tubae auditivae knöcherner Tubenabschnitt, knöcherner Abschnitt der Ohrtrompete

Pars palpebralis glandulae lacrimalis Lidteil der Tränendrüse; Syn: Rosenmüller-Drüse

Pars parasympathica parasympathischer Teil des vegetativen Nervensystems; Syn: Parasympathikus, parasympathisches System, parasympathisches Nervensystem

Pars pelvica ureteris Beckenabschnitt des Harnleiters

Pars peripherica peripheres Nervensystem; Syn: Systema nervosum peripherium

Pars petrosa arteriae carotidis internae Felsenbeinabschnitt der Arteria carotis interna

Pars petrosa ossis temporalis Felsenbein, Felsenbeinpyramide; Syn: Pyramis ossis temporalis

Pars pigmentosa retinae Pigmentschicht der Netzhaut/Retina

Pars posterior fornicis vaginae hinteres Scheidengewölbe

Pars postlaminaris nervi optici postlaminärer Abschnitt des Nervus* opticus

Pars prelaminaris nervi optici prälaminärer Abschnitt des Nervus* opticus

Pars prevertebralis arteriae vertebralis prävertebraler Abschnitt der Arteria* vertebralis

Pars profunda glandulae parotideae tiefer Teil der Ohrspeicheldrüse/Parotis

Pars prostatica Prostataabschnitt der Harnröhre

Pars pterygopharyngea musculi constrictoris pharyngis superioris Musculus pterygopharyngeus

Pars radiata Außenzone des Nierenmarks

Pars sacralis medullae spinalis Sakralabschnitt des Rückenmarks; Syn: Sakralmark, Kreuzbeinsegmente, Sakralsegmente, Sacralia

Pars spinalis nervi accessorii untere/spinale Akzessoriuswurzeln; Syn: Radices spinales nervi accessorii

Pars spongiosa schwammige Schicht der Gebärmutterschleimhaut; tiefe Schicht des Stratum* functionale endometrii; Syn: Spongiosa, Lamina spongiosa, Stratum spongiosum endometrii

Pars spongiosa urethrae masculinae spongiöser Abschnitt der Harnröhre

Pars squamosa ossis temporalis Schläfenbeinschuppe

Pars superficialis glandulae parotidis oberflächlicher Teil der Ohrspeicheldrüse/Parotis

Pars superior duodeni oberer horizontaler Duodenumabschnitt

Pars superior nervi vestibularis oberer Teil des Nervus* vestibularis

Pars superior nervi vestibulocochlearis oberer vestibulärer Anteil des Nervus* vestibulocochlearis

Pars supraclavicularis plexus brachialis supraklavikulärer Teil des Plexus* brachialis

Pars sympathica sympathischer Teil des vegetativen Nervensystems; Syn: Sympathikus, sympathisches System, sympathisches Nervensystem

Pars tensa membranae tympanicae unterer straffer Teil des Trommelfells; Syn: Tensa

Pars thoracica aortae Aortenabschnitt

zwischen Aortenisthmus und Zwerchfell; SYN: Brustschlagader, Aorta thoracica
Pars thoracica autonomica Brustabschnitt des vegetativen Nervensystems
Pars thoracica ductus thoracici intrathorakaler Teil des Ductus* thoracicus
Pars thoracica medullae spinalis Brustabschnitt des Rückenmarks; SYN: Brustsegmente, Thorakalsegmente, Brustmark, Thoracica
Pars thoracica oesophageae Brustabschnitt der Speiseröhre
Pars thoracica tracheae intrathorakaler Abschnitt der Luftröhre
Pars thyroepiglottica Musculus thyroepiglotticus
Pars thyropharyngea musculi constrictoris pharyngis inferioris Musculus thyreopharyngeus
Pars transversaria arteriae vertebralis Halsabschnitt der Arteria* vertebralis
Pars tuberalis adenohypophysis Teil der Adenohypophyse, der keine Hormone bildet; SYN: Trichterlappen, Pars infundibularis adenohypophysis
Pars uterina tubariae Gebärmutterabschnitt des Eileiters
Pars uvealis sclerae vorderer Abschnitt des Hueck-Bands
Pars vestibularis nervi vestibulocochlearis sensorischer Nerv, der die Impulse aus dem Gleichgewichtsorgan weiterleitet; SYN: Gleichgewichtsnerv, Vestibularis, Nervus vestibularis

par|the|no|phob *adj* Parthenophobie betreffend, durch sie gekennzeichnet

Par|the|no|pho|bie *f* krankhafte Angst vor (kleinen) Mädchen

Par|ti|al|druck *m* Druckanteil eines Gases am Gesamtdruck des Gasgemisches

Par|ti|kel *nt* Teilchen, Körperchen
kontagiöses Partikel eine Krankheit übertragendes Partikel; SYN: Kontagion, Kontagium

Par|ti|kel|strah|lung *f* aus geladenen oder ungeladenen Teilchen bestehende Strahlung; SYN: Teilchenstrahlung, Korpuskelstrahlung

Par|to|gramm *nt* graphische Darstellung klinischer Geburtsparameter

Par|tus *m* Geburt, Entbindung
Partus praecipitatus überstürzte Geburt
Partus praematurus Frühgeburt*
Partus serotinus Spätgeburt*

Pa|ru|lis *f, pl* **-li|des, -li|den** entzündliche Schwellung im Unterkieferbereich

par|um|bi|li|kal *adj* →paraumbilikal

Par|va *f* →Vena saphena parva

Par|vi|se|mie *f* pathologisch verminderte Ejakulatmenge

Par|vo|vi|ren *pl* →Parvoviridae

Par|vo|vi|ri|dae *pl* kleinste, beim Menschen vorkommende DNA-Viren; SYN: Parvoviren

Par|vo|vi|rus *nt, pl* **-ren** Gattung der Parvoviridae*; Verursacher von Gastroenteritiden bei Kindern

Pas|cal *nt* Einheit des Drucks

Pas|si|vis|mus *m* Variante des Sexualverhaltens mit Lustgewinn durch Schmerzen, Demütigung oder Misshandlung; SYN: Masochismus

Pas|ta *f* →Paste

Pas|te *f* halbfeste Arzneimittelzubereitung aus Fett und Pulver; SYN: Pasta

Pas|teu|rel|la *f* Gattung gramnegativer, unbeweglicher Stäbchenbakterien
Pasteurella pestis →Yersinia pestis

Pas|teu|rel|lo|se *f* durch **Pasteurella**-Species hervorgerufene bakterielle Infektionskrankheit; SYN: Pasteurellainfektion

Pas|teu|ri|sie|ren *nt* →Pasteurisierung

Pas|teu|ri|sie|rung *f* Erhöhung der Haltbarkeit von Lebensmitteln durch schonendes Erhitzen; SYN: Pasteurisieren

pas|tös *adj* (*Haut*) teigig, gedunsen, aufgeschwemmt

Patau-Syndrom *nt* Trisomie* mit Fehlbildungen des Skeletts, des Auges und innerer Organe; SYN: Trisomie 13-Syndrom, D_1-Trisomiesyndrom

Patch *nt* (Gewebe-)Lappen, Läppchen

Pa|tel|la *f, pl* **-lae** in die Sehne des Musculus* quadriceps femoris eingelassener größter Sesamknochen des Körpers; SYN: Kniescheibe
Patella bipartita angeborene Zweiteilung der Kniescheibe

Pa|tel|la|frak|tur *f* Kniescheibenbruch

pa|tel|lar *adj* Kniescheibe/Patella betreffend

Pa|tel|la|re|sek|ti|on *f* →Patellektomie

Pa|tel|lar|klo|nus *m* Klonus* des Musculus* quadriceps

Pa|tel|lar|re|flex *m* →Patellarsehnenreflex

Pa|tel|lar|seh|nen|re|flex *m* Schlag auf die Patellarsehne unterhalb des Kniegelenks führt zur Streckung des Beines; SYN: Quadrizepssehnenreflex, Patellarreflex

Pa|tel|lek|to|mie *f* operative Entfernung der Kniescheibe; SYN: Patellaresektion

pa|tel|lo|fe|mo|ral *adj* Kniescheibe und Oberschenkel/Femur betreffend oder verbindend

Paterson-Brown-Syndrom *nt* →Paterson-Kelly-Syndrom

Paterson-Kelly-Syndrom *nt* durch Vitamin- und Eisenmangel hervorgerufene Speiseröhrenkrämpfe, Zungenbrennen, Schluckbeschwerden und hypochrome Anämie*; SYN: Plummer-Vinson-Syndrom, Paterson-Brown-Syndrom, Kelly-Paterson-Syndrom, sideropenische Dysphagie

Path-, path- *präf.* →Patho-

-pathia *suf.* →-pathie

-pathie *suf.* Wortelement mit der Bedeutung "Krankheit/Erkrankung"

-pathisch *suf.* in Adjektiven verwendetes

Wortelement mit der Bedeutung “erkrankt”

Patho-, patho- *präf.* Wortelement mit der Bedeutung “Krankheit”

pa|tho|gen *adj* krankheitserregend, krankheitsverursachend, krankmachend

Pa|tho|ge|ne|se *f* Krankheitsentstehung, Krankheitsentwicklung

Pa|tho|ge|ni|tät *f* Fähigkeit zur Krankheitserregung

pa|tho|gno|mo|nisch *adj* für eine Krankheit kennzeichnend, krankheitskennzeichnend; SYN: pathognostisch

pa|tho|gnos|tisch *adj* →pathognomonisch

Pa|tho|lo|ge *m* Arzt für Pathologie

Pa|tho|lo|gie *f* Krankheitslehre

Pa|tho|lo|gin *f* Ärztin für Pathologie

pa|tho|lo|gisch *adj* Pathologie betreffend; krankhaft

pa|tho|phob *adj* Krankheitsfurcht/Pathophobie betreffend, durch sie gekennzeichnet

Pa|tho|pho|bie *f* krankhafte Angst vor (bestimmten) Krankheiten; SYN: Krankheitsfurcht; Nosophobie

Pa|tho|phy|si|o|lo|gie *f* Physiologie* krankhafter Prozesse

pat|ri|li|ne|ar *adj* in der männlichen Linie vererbt; SYN: patrilineal

pat|ro|klin *adj* von der väterlichen Seite stammend

Pau|ken|drai|na|ge *f* künstliche Belüftung der Paukenhöhle durch Einsetzen eines Röhrchens in das Trommelfell; SYN: Paukenhöhlendrainage

Pau|ken|fi|bro|se *f* zu Verklebungen und Fibrosierung führende chronische Entzündung der Mittelohrschleimhaut; SYN: Paukenhöhlenfibrose, adhäsive Otitis media (chronica)

Pau|ken|höh|le *f* luftgefüllter Spaltraum zwischen Trommelfell und Innenohrlabyrinth; enthält die Gehörknöchelchen; SYN: Tympanon

Pau|ken|höh|len|drai|na|ge *f* →Paukendrainage

Pau|ken|höh|len|fi|bro|se *f* →Paukenfibrose

Pau|ken|höh|len|skle|ro|se *f* zu Verklebung und Sklerose von Trommelfell und Gehörknöchelchen führende Erkrankung mit Entwicklung einer Schwerhörigkeit; SYN: Paukensklerose, Tympanosklerose

Pau|ken|sai|te *f* Fasern des Nervus* facialis, die durch die Paukenhöhle zur Zungen ziehen; SYN: Chorda tympani

Pau|ken|skle|ro|se *f* →Paukenhöhlensklerose

Pau|ken|trep|pe *f* Gang der Innenohrschnecke unterhalb der Lamina spiralis ossea; SYN: Scala tympani

Paul-Bunnell-Reaktion *f* Nachweis heterophiler Antikörper im Serum bei Mononucleosis* infectiosa

Pautrier-Woringer-Syndrom *nt* reversible, reaktive Lymphknotenschwellung, besonders der Achsel- und Leistenlymphknoten, als Begleitsymptom bei ausgedehnten Dermatosen; SYN: dermatopathische Lymphopathie, dermatopathische Lymphadenopathie, dermatopathische Lymphadenitis, lipomelanotische Retikulose

Pav|or *m* Angst, Schreck

Pavor nocturnus bei Kleinkindern auftretende plötzliche Angst im Schlaf, die zum Aufwachen führt; SYN: Nachtangst

P-Blutgruppen *pl* Blutgruppensystem der Erythrozyten und Thrombozyten; kann Transfusionszwischenfälle und Fehlgeburten auslösen

PCO-Syndrom *nt* Syndrom mit vergrößerten Eierstöcken mit multiplen Zysten, Hypertrichose*, Fettsucht und Zyklusstörungen; SYN: Stein-Leventhal-Syndrom, Syndrom der polyzystischen Ovarien

Péan-Klemme *f* Gefäßklemme

Pearl-Index *m* Zahl der Schwangerschaften pro 100 Frauenjahre; Maß für die Zuverlässigkeit von Verhütungsmethoden

Peau d'orange *f* v.a. Frauen betreffende Veränderung des Unterhautfettgewebes [Zellulitis*] mit typischem Erscheinungsbild; SYN: Orangenschalenhaut, Apfelsinenschalenhaut, Orangenhaut, Apfelsinenhaut

Pech|war|zen *pl* zu den Präkanzerosen* gerechnete Berufskrankheit nach jahrelanger Exposition; typisch sind keratotische Papeln und warzenartige Keratosen; SYN: Teerkeratose, Teerwarzen

Pec|ten *m* Kamm, kammartiger Fortsatz

Pecten analis Zone unter der Anokutangrenze; SYN: Analkamm

Pecten ossis pubis oberer Rand des Schambeins; SYN: Schambeinkamm

Pec|tus *nt* Brust, Brustkorb

Pectus carinatum Brustkorbfehlbildung mit kielartigem Vorspringen des Brustbeins; SYN: Kielbrust, Hühnerbrust, Pectus gallinatum

Pectus excavatum durch eine Einziehung und Eindellung des Brustbeins hervorgerufene Trichterform des Brustkorbs; SYN: Trichterbrust, Pectus infundibulum/recurvatum

Pectus gallinatum →Pectus carinatum

Pectus infundibulum →Pectus excavatum

Pectus recurvatum →Pectus excavatum

Pedi-, pedi- *präf.* Wortelement mit der Bedeutung “Fuß”

Pe|di|cu|lo|sis *f, pl* **-ses** durch Läuse hervorgerufene Hauterkrankung mit Juckreiz; SYN: Läusebefall, Verlausung, Pediculosis

Pediculosis capitis die Kopfhaare betreffende Infektion durch Kopfläuse mit starkem Juckreiz und nachfolgender Ekzematisation [**Läuseekzem**] durch Aufkratzen; SYN: Kopflausbefall

Pediculosis corporis durch direkten Kontakt übertragene Infektion durch Kleiderläuse mit Rötung der Haut und stark juckenden Quaddlen; SYN: Körperlausbefall, Kleiderlausbefall, Pediculosis vestimentorum

Pediculosis pubis durch direkten Körperkontakt, aber auch Gewebe [Handtücher, Bettwäsche] übertragene Infektion mit Befall der Schambehaarung und der Genitalregion, Achselhaare und der Behaarung von Brust und Bauch; bei Kindern können auch die Wimpern und Augenbrauen befallen werden; SYN: Filzlausbefall, Phthiriase, Phthiriasis

Pediculosis vestimentorum →Pediculosis corporis

Pe|di|cu|lus *m, pl* **-li** **1.** (*anatom.*) Füßchen, Stiel, stielartige Struktur **2.** zu den echten Läusen [Anoplura] gehörende blutsaugende Läuseart

Pediculus arcus vertebrae Bogenfuß des Wirbels

Pediculus humanus Übertrager von Borrelia* recurrentis, dem Erreger des Läuserückfallfiebers*; SYN: Menschenlaus

Pediculus humanus capitis Subspecies von Pediculus humanus, die primär die Kopfhaare befällt; SYN: Kopflaus

Pediculus humanus corporis den gesamtem Körper, mit Ausnahme von Kopf und Genitalbereich, befallende Laus, die Borrelien und Rickettsien übertragen kann; SYN: Körperlaus, Kleiderlaus, Pediculus humanus humanus, Pediculus humanus vestimentorum, Pediculus vestimenti

Pediculus humanus humanus →Pediculus humanus corporis

Pediculus humanus vestimentorum →Pediculus humanus corporis

Pediculus pubis →Phthirus pubis

Pediculus vestimenti →Pediculus humanus corporis

Pe|di|gramm *nt* Fußabdruck

Pe|di|ku|li|zid *nt* läuseabtötendes Mittel

pe|di|ku|li|zid *adj* läuseabtötend

pe|di|ku|lo|phob *adj* Pedikulophobie betreffend, durch sie gekennzeichnet; SYN: phthiriophob

Pe|di|ku|lo|pho|bie *f* krankhafte Angst vor Läusen; SYN: Phthiriophobie

Pe|di|ku|lo|se *f* →Pediculosis

Pedrosos-Krankheit *f* durch Schwärzepilze [Fonsecaea- und Phialophora*-Species] hervorgerufene Mykose* der Haut und des Unterhautgewebes mit Befall von Hand, Unterschenkel und Fuß [**Moos-Fuß**]; SYN: Chromomykose, Chromoblastomykose, schwarze Blastomykose, Blastomycosis nigra, Fonsecas-Krankheit

Pe|dun|cu|lus *m, pl* **-li** Stiel, Stamm

Pedunculi cerebellares Kleinhirnstiele

Pedunculus cerebri Hirnstiele

Peit|schen|schlag|phä|no|men *nt* Verletzung der Halswirbelsäule durch plötzliche Überstreckung und nachfolgendes Nachvorneschleudern bei Auffahrunfällen; SYN: HWS-Schleudertrauma, whiplash injury, Schleudertrauma

Peit|schen|wurm *m* parasitischer Wurm in Blinddarm und Wurmfortsatz; Erreger der Trichuriasis*; SYN: Trichuris trichiura, Trichocephalus dispar

Peit|schen|wurm|be|fall *m* →Trichuriasis

Peit|schen|wurm|in|fek|ti|on *f* →Trichuriasis

pe|jo|ra|tiv *adj* verschlechternd

pekt|an|gi|nös *adj* mit den Symptomen von Angina* pectoris

Pek|te|ni|tis *f, pl* **-ti|den** Entzündung des Pecten analis

pek|te|ni|tisch *adj* Pektenitis betreffend, von ihr betroffen oder gekennzeichnet

Pek|te|no|se *f* Stenose* des Analkanals

pek|ti|ne|al *adj* **1.** kammartig, kammförmig **2.** Schambein/Os pubis betreffend

pek|to|ral *adj* Brust oder Brustkorb betreffend, zur Brust gehörend

Pek|to|ral|fre|mi|tus *m* Übertragung von Stimmlauten auf die Thoraxwand; SYN: Stimmfremitus, Fremitus pectoralis

Pek|to|ra|lis ma|jor *m* →Musculus pectoralis major

Pek|to|ra|lis mi|nor *m* →Musculus pectoralis minor

Pe|la|de *f* kreisrunder Haarausfall; SYN: Alopecia areata, Area celsi

Pel-Ebstein-Fieber *nt* wellenförmiges Fieber bei Lymphogranulomatose*

Pelger-Huët-Kernanomalie *f* autosomal-dominant vererbte Kernanomalie von Leukozyten mit Chromatinverdichtung und Hyposegmentation; SYN: Pelger-Huët-Syndrom, Pelger-Kernanomalie, Pelger-Syndrom

Pelger-Huët-Syndrom *nt* →Pelger-Huët-Kernanomalie

Pelger-Kernanomalie *f* →Pelger-Huët-Kernanomalie

Pelger-Syndrom *nt* →Pelger-Huët-Kernanomalie

Pel|la|gra *nt/f* durch Diarrhoe, Dermatitis und Demenz [**3-D-Krankheit**] charakterisierte Vitamin B_2-Mangelkrankheit, die v.a. in Ländern auftritt, in denen Mais ein Hauptbestandteil der Nahrung ist [Italien, Spanien, Indien, China, Japan]; SYN: Vitamin-B_2-Mangelsyndrom, Niacinmangelsyndrom

pel|lag|ro|id *adj* an Pellagra erinnernd, pellagraähnlich

Pel|la|gro|sis *f, pl* **-ses** Dermatitis* bei Pellagra*

Pel|lo|id *nt* (Heil-)Schlamm

Pel|ve|o|pe|ri|to|ni|tis *f, pl* **-ti|den** →Pelvioperitonitis

Pelvi-, pelvi- *präf.* →Pelvio-

pel|vi|fe|mo|ral *adj* Becken und Oberschenkel(knochen)/Femur betreffend oder verbindend

Pel|vi|gra|fie *f* →Pelvigraphie

Pel|vi|gra|phie *f* Röntgenkontrastdarstellung

P

der Beckenorgane

pel|vin *adj* Becken/Pelvis betreffend

Pelvio-, pelvio- *präf.* Wortelement mit der Bedeutung "Becken/Pelvis"

Pel|vi|o|pe|ri|to|ni|tis *f, pl* **-ti|den** Entzündung des Bauchfellüberzugs der Beckeneingeweide; SYN: Beckenbauchfellentzündung, Pelveoperitonitis

pel|vi|o|pe|ri|to|ni|tisch *adj* Pelvioperitonitis betreffend, von ihr betroffen oder gekennzeichnet

Pel|vi|o|to|mie *f* Durchtrennung von Beckenknochen; SYN: Pelvitomie

Pel|vi|pa|thia ve|ge|ta|ti|va *f* vegetativ-nervöse Störung mit Kreuzschmerzen und spastischen Kontraktionen des hinteren Teils des Parametriums

pel|vi|rek|tal *adj* Becken und Mastdarm/Rektum betreffend oder verbindend

Pel|vis *f* Becken; wird in großes Becken [**Pelvis major**] und kleines Becken [**Pelvis minor**] unterteilt

Pelvis renalis trichterförmiges Sammelbecken des Harns im Nierenhilus; geht in die Harnleiter über; SYN: Pyelon, Nierenbecken

pel|vi|sa|kral *adj* Becken und Kreuzbein/Sakrum betreffend oder verbindend

Pel|vi|skop *nt* Endoskop* für die Pelviskopie*

Pel|vi|sko|pie *f* endoskopische Untersuchung des Beckenraums

pel|vi|sko|pisch *adj* Pelviskopie betreffend, mittels Pelviskopie

Pel|vi|to|mie *f* →Pelviotomie

Pem|phi|go|id *nt* Hauterkrankung mit subepidermaler Blasenbildung

bullöses Pemphigoid wahrscheinlich durch Autoantikörper verursachtes Pemphigoid mit großen prallen Blasen; SYN: Alterspemphigus, Parapemphigus

Pemphigoid der Säuglinge durch Bakterientoxine von Staphylococcus* aureus hervorgerufene flächenhafte Hautablösung; SYN: Ritter-Krankheit, Ritter-Dermatitis, Morbus Ritter von Rittershain, Dermatitis exfoliativa neonatorum, Syndrom der verbrühten Haut, staphylogenes Lyell-Syndrom, Epidermolysis toxica acuta

Pemphigoid der Neugeborenen durch Eitererreger [v.a. Staphylokokken] verursachte Pyodermie* mit geröteten Blasen; SYN: Schälblasenausschlag, Impetigo bullosa, Pemphigus neonatorum

vernarbendes Pemphigoid chronisches, vernarbendes Pemphigoid der Haut und Schleimhaut; SYN: benignes Schleimhautpemphigoid, okulärer Pemphigus, Dermatitis pemphigoides mucocutanea chronica

pem|phi|go|id *adj* pemphigusartig

Pem|phi|gus *m* chronische Autoimmunerkrankung der Haut mit Blasenbildung; SYN: Blasensucht

Pemphigus chronicus →familiärer gutartiger Pemphigus

Pemphigus chronicus benignus familiaris (Hailey-Hailey) →familiärer gutartiger Pemphigus

Pemphigus seborrhoicus →Pemphigus erythematosus

Pemphigus erythematosus Mischform von Pemphigus foliaceus und Lupus erythematosus; SYN: Senear-Usher-Syndrom, Pemphigus seborrhoicus, Lupus erythematosus pemphigoides

familiärer gutartiger Pemphigus chronisch verlaufende, rezidivierende Dermatose* mit typischen, nässenden Erosionen und Schuppenkrusten der großen Körperfalten; SYN: Hailey-Hailey-Krankheit, Hailey-Hailey-Syndrom, Morbus Hailey-Hailey, Gougerot-Hailey-Hailey-Krankheit, Pemphigus chronicus benignus familiaris (Hailey-Hailey), Pemphigus Gougerot-Hailey-Hailey, Pemphigus chronicus, Dyskeratosis bullosa, Dyskeratosis bullosa hereditaria

Pemphigus foliaceus Vartiante des Pemphigus vulgaris mit schlaffen, leicht platzenden Blasen und blätterteigartigen Schuppenkrusten

Pemphigus Gougerot-Hailey-Hailey →familiärer gutartiger Pemphigus

Pemphigus gravidarum in der zweiten Schwangerschaftshälfte auftretende Autoimmunkrankheit mit Blasenbildung, die zu Früh- oder Totgeburt führen kann; SYN: Herpes gestationis

Pemphigus neonatorum durch Eitererreger [v.a. Staphylokokken] verursachte Pyodermie* mit geröteten Blasen; SYN: Schälblasenausschlag, Pemphigoid der Neugeborenen, Impetigo bullosa

okulärer Pemphigus chronisches, vernarbendes Pemphigoid* der Haut und Schleimhaut; SYN: vernarbendes Pemphigoid, benignes Schleimhautpemphigoid, Dermatitis pemphigoides mucocutanea chronica

Pemphigus vegetans Mund und Naseneingang betreffende, schmerzhafte Entzündung mit Eiterbläschen und Geschwürsbildung; SYN: Neumann-Krankheit, Erythema bullosum vegetans, Pyostomatitis vegetans

Pemphigus vulgaris chronische Erkrankung der Haut und Schleimhaut mit Blasenbildung; häufigste Pemphigusform, die unbehandelt tödlich verläuft; charakteristisch sind schlaffe, leicht platzende Haut- und Schleimhautblasen

Pen|del|ho|den *m* Hoden mit normaler Position im Skrotum, der bei Kremasteranspannung in den Leistenkanal hochgezogen wird; SYN: Wanderhoden, Pseudokryptorchismus

Pe|nek|to|mie *f* Penisentfernung, Penisamputation; SYN: Phallektomie, Exphallatio

Pe|ne|tranz *f* Manifestationshäufigkeit bzw. -wahrscheinlichkeit einer Krankheit oder eines Gens

Pe|ne|tra|ti|on *f* **1.** Eindringen, Durchdringen; Durchstoßen, Durchstechen **2.** Einführung des Penis **3.** (*Tumor*) Einwachsen, Durchbrechen **4.** aktives Eindringen eines Erregers in den Körper

-penia *suf.* →-penie

Pe|ni|cil|la|min *nt* zur Behandlung von Metallvergiftungen verwendeter Chelatbildner; SYN: Penizillamin, D-β,β-Dimethylcystein

Pe|ni|cil|lase *f* →Penicillinase

Pe|ni|cil|lin *nt* von Alexander Flemming entdecktes Antibiotikum von Penicillium* notatum; der Begriff wird heute für alle natürlichen oder synthetischen Antibiotika verwendet, die sich vom Penicillin ableiten; SYN: Penizillin

Penicillin G gegen grampositive Bakterien und Kokken wirksames penicillinaselabiles Penicillin; SYN: Benzylpenicillin

Penicillin V säurefestes Oralpenicillin; SYN: Phenoxymethylpenicillin

Pe|ni|cil|lin|al|ler|gie *f* Allergie vom Soforttyp oder Spättyp gegen Penicilline oder ihre Abbauprodukte

Pe|ni|cil|li|na|se *f* von Bakterien gebildetes Enzym, das den Betalaktamring spaltet und damit Penicillin unwirksam macht; SYN: Penicillase, Penizillinase, Penicillin-Beta-Lactamase

Penicillin-Beta-Lactamase *f* →Penicillinase

pe|ni|cil|lin|re|sis|tent *adj* nicht auf Penicillin ansprechend

P

Pe|ni|cil|lin|säu|re *f* von verschiedenen Penicillium*-Species gebildetes Mykotoxin, das eine karzinogene Potenz besitzt

Pe|ni|cil|li|um *nt* weitverbreite Fungi* imperfecti, die Penicilline* und Mykotoxine bilden; SYN: Pinselschimmel

-penie *suf.* Wortelement mit der Bedeutung "Armut/Mangel"

pe|nil *adj* männliches Glied/Penis betreffend; SYN: phallisch

Pe|nis *m* männliches Glied; SYN: Membrum virile, Phallus

-penisch *suf.* in Adjektiven verwendetes Wortelement mit der Bedeutung "arm an/-mangelnd"

Pe|nis|ent|zün|dung *f* Penitis, Phallitis

Pe|nis|fi|bro|ma|to|se *f* meist nach dem 40. Lebensjahr auftretende, ätiologisch ungeklärte Verhärtung und Schwielenbildung der Tunica* albuginea mit schmerzhafter Abknickung des Penis bei Erektion; SYN: Peyronie-Krankheit, Induratio penis plastica, Sclerosis fibrosa penis

Pe|nis|ko|ro|na *f* Randwulst der Eichel; SYN: Corona glandis

Pe|nis|naht *f* →Penisraphe

Pe|nis|ra|phe *f* pigmentierter Hautstreifen an der Penisunterseite; SYN: Penisnaht, Raphe penis

Pe|nis|sep|tum *nt* mediane Scheidewand der Schwellkörper; SYN: Penistrennwand, Septum penis

Pe|nis|trenn|wand *m* →Penisseptum

Pe|ni|tis *f, pl* **-ti|den** Penisentzündung; SYN: Phallitis

pe|ni|tisch *adj* Penisentzündung/Penitis betreffend, von ihr betroffen oder gekennzeichnet

Pe|ni|zil|la|min *nt* →Penicillamin

Pe|ni|zil|lin *nt* →Penicillin

Pe|ni|zil|li|na|se *f* →Penicillinase

pe|no|skro|tal *adj* Penis und Hodensack/Skrotum betreffend

pen|ta|dak|tyl *adj* fünffingrig, fünfzehig

Pen|ta|eri|thri|tyl|te|tra|ni|trat *nt* organisches Nitrat, das zur Therapie der Angina* pectoris verwendet wird

Pen|ta|lo|gie *f* Krankheitsbild mit fünf Hauptsymptomen

Pen|ta|mer *nt* Verbindung aus fünf Molekülen [Monomeren]

Pen|ta|me|thy|len|di|a|min *nt* bei bakterieller Zersetzung von Eiweißen entstehendes Leichengift; SYN: Kadaverin, Cadaverin, 1,5-Diaminopentan

Pen|tan *nt* gesättigter Kohlenwasserstoff [Alkan] mit fünf Kohlenstoffatomen

Pen|ta|pep|tid *nt* Peptid* aus fünf Aminosäuren

Pen|ta|sac|cha|rid *nt* aus fünf Monosacchariden* aufgebauter Zucker

Pen|ta|so|mie *f* Chromosomenaberration* mit fünf X-Chromosomen; SYN: Penta-X-Syndrom, 5-X-Syndrom

Pen|ta|sto|mi|a|sis *f, pl* **-ses** durch Zungenwürmer [Pentastomida] hervorgerufene Infektionskrankheit, die nur selten auf den Menschen übertragen wird; SYN: Zungenwurmbefall

Pen|ta|sto|mi|da *pl* wurmähnliche Endoparasiten von Mensch und Wirbeltieren; SYN: Zungenwürmer, Pentastomida, Linguatulida

Pen|ta|sto|mi|den *pl* →Pentastomida

pen|ta|va|lent *adj* fünfwertig

Penta-X-Syndrom *nt* →Pentasomie

Pen|tos|ä|mie *f* Vorkommen von Pentosen im Blut

Pen|to|se *f* Monosaccharid* mit fünf Kohlenstoffatomen; SYN: C_5-Zucker

Pen|to|se|phos|phat *nt* am Kohlenstoffatom 1 oder 5 mit Phosphorsäure veresterte Pentose; Zwischenprodukt des Pentosephosphatzyklus*

Pen|to|se|phos|phat|zy|klus *m* im Zytosol ablaufende, direkte Oxidation von Glukose-6-Phosphat zu Pentose-5-phosphat unter Bildung von NADPH; SYN: Phosphogluconatweg, Warburg-Dickens-Horecker-

Zyklus, Hexosemonophosphatweg

Pen|to|su|rie *f* Pentoseausscheidung im Harn

pen|to|su|risch *adj* Pentosurie betreffend, von ihr betroffen oder gekennzeichnet

Pe|o|til|lo|ma|nie *f* ständiges Berühren des eigenen Genitals ohne Masturbation; SYN: Pseudomasturbation

-pepsia *suf.* →-pepsie

-pepsie *suf.* Wortelement mit der Bedeutung "Verdauung"

Pep|sin *nt* in der Magenschleimhaut gebildetes eiweißspaltendes Enzym [Protease]

Pep|si|no|gen *nt* inaktive Vorstufe des Pepsins

Pep|sin|u|rie *f* Pepsinausscheidung im Harn

Pep|tid *nt* aus Aminosäuren aufgebautes kurzkettiges Eiweiß

atriales natriuretisches Peptid in Myozyten des linken Vorhofs und anderen Geweben gebildetes Hormon mit Einfluss auf die Wasser- und Natriumdiurese; SYN: Atriopeptid, Atriopeptin, atriales natriuretisches Hormon, atrialer natriuretischer Faktor

Pep|ti|da|se *f* Hydrolase*, die Peptide spaltet; SYN: Peptidhydrolase

pep|tid|erg *adj* auf Peptide als Transmitter ansprechend

Pep|tid|hor|mon *nt* Peptid* mit Hormonwirkung

Pep|tid|hy|dro|la|se *f* →Peptidase

Pep|ti|do|gly|kan *nt* in der Bakterienzellwand vorkommende Substanz; SYN: Mukopeptid

Pep|ti|dyl|trans|fe|ra|se *f* enzymatisch aktives Zentrum im Ribosom, an dem die Proteinsynthese abläuft

-peptisch *suf.* in Adjektiven verwendetes Wortelement mit der Bedeutung "verdauend"

Pep|to|coc|ca|ceae *pl* Familie grampositiver, anaerober Kokken; umfasst u.a. Peptococcus* und Peptostreptococcus*

Pep|to|coc|cus *m, pl* **-coc|ci** Gattung grampositiver Bakterien, die häufig in Eiter gefunden werden

pep|to|gen *adj* Pepsin oder Peptone bildend

Pep|ton *nt* durch Hydrolyse* von Proteinen gewonnene Mischung von Peptiden und Aminosäuren

Pepton-Hefeextrakt-Glukose-Medium *nt* als Transportmedium für anaerobe Bakterien verwendeter Flüssignährboden

Pep|to|strep|to|coc|cus *m, pl* **-coc|ci** grampositive Bakteriengattung, deren Vertreter bei eitrigen Wundinfektionen gefunden werden

Per-, per- *präf.* Wortelement mit der Bedeutung "durch/hindurch/völlig"

per|a|kut *adj* (*Verlauf, Reaktion*) extrem akut, hyperakut

Per|chlor|ä|thy|len *nt* halogenierter Kohlenwasserstoff; weitverbreitetes Lösungsmittel mit geringer Toxizität; SYN: Tetrachloräthylen, Tetrachlorethylen, Äthylentetrachlorid

Per|chlor|naph|tha|lin|krank|heit *f* →Perna-Akne

pe|ren|ni|al *adj* (alljährlich) wiederkehrend, unaufhörlich, ständig, immerwährend; das ganze Jahr über (andauernd)

Per|fo|rans|ve|nen *pl* Verbindungsvenen zwischen tiefen und oberflächlichen Venen der Extremitäten; SYN: Venae perforantes

Per|fo|ra|ti|on *f* Durchbruch, z.B. der Magenwand bei Magengeschwür

Per|fo|ra|ti|ons|pe|ri|to|ni|tis *f, pl* **-ti|den** Bauchfellentzündung durch Erregereinschleppung nach Bauchdecken- oder Organperforation

Per|fu|si|on *f* Blutfluss durch ein Organ oder Gewebe; SYN: Durchblutung

Per|fu|si|ons|szin|ti|gra|fie *f* →Perfusionsszintigraphie

Per|fu|si|ons|szin|ti|gra|phie *f* Szintigraphie* zur Untersuchung der Organdurchblutung

Peri-, peri- *präf.* Wortelement mit der Bedeutung "umher/um...herum/über...hinaus"

Pe|ri|a|de|ni|tis *f, pl* **-ti|den** Entzündung des Gewebes um eine Drüse

Periadenitis mucosa necrotica recurrens solitär auftretende, rezidivierende Aphthen* der Mundschleimhaut; SYN: Mikulicz-Aphthen, habituelle Aphthen, chronisch rezidivierende Aphthen, rezidivierende benigne Aphthosis

pe|ri|a|de|ni|tisch *adj* Periadenitis betreffend, von ihr betroffen oder gekennzeichnet

pe|ri|ad|ven|ti|ti|al *adj* um die Adventitia herum

pe|ri|am|pul|lär *adj* um eine Ampulle herum

pe|ri|a|nal *adj* in der Umgebung des Afters/Anus (liegend), um den After herum; SYN: zirkumanal

Pe|ri|a|nal|fis|tel *f* in der Umgebung des Anus mündende Fistel; SYN: perianale Fistel

pe|ri|a|nas|to|mo|tisch *adj* um eine Anastomose herum (liegend oder entstehend)

Pe|ri|an|gi|i|tis *f, pl* **-ti|den** →Periangitis

pe|ri|an|gi|i|tisch *adj* →periangitisch

Pe|ri|an|gi|tis *f, pl* **-ti|den** Entzündung des (Blut-, Lymph-)Gefäße umgebenden Gewebes; SYN: Periangiitis, Perivaskulitis, Perivasculitis

pe|ri|an|gi|tisch *adj* Periangitis betreffend, von ihr betroffen oder gekennzeichnet; SYN: periangiitisch, perivaskulitisch

pe|ri|a|or|tal *adj* um die Aorta herum (liegend)

Pe|ri|a|or|ti|tis *f, pl* **-ti|ti|den** Entzündung des periaortalen Gewebes

pe|ri|a|or|ti|tisch *adj* Periaortitis betreffend, von ihr betroffen oder gekennzeichnet

pe|ri|a|pi|kal *adj* in der Umgebung einer (Organ-)Spitze/eines Apex (liegend), insbesondere der Zahnwurzelspitze

pe|ri|ap|pen|di|kal *adj* um die Appendix vermiformis herum (liegend); SYN: periappendizeal

pe|ri|ap|pen|di|ze|al *adj* →periappendikal

P

Pe|ri|ap|pen|di|zi|tis *f, pl* **-ti|den** Entzündung der periappendizealen Gewebe; SYN: Paraappendizitis; Perityphlitis
pe|ri|ap|pen|di|zi|tisch *adj* Periappendizitis betreffend, von ihr betroffen oder gekennzeichnet; SYN: paraappendizitisch
pe|ri|a|quä|duk|tal *adj* um einen Aquädukt herum (liegend)
pe|ri|a|re|o|lar *adj* um den Warzenvorhof herum (liegend)
pe|ri|ar|te|ri|ell *adj* um eine Arterie herum (liegend), eine Arterie umgebend
Pe|ri|ar|te|ri|i|tis *f, pl* **-ti|den** Entzündung der Arterienadventitia und der umgebenden Gewebe
Periarteriitis nodosa systemische Entzündung kleiner und mittlerer Arterien, vermutlich allergischer Genese; SYN: Kussmaul-Meier-Krankheit, Panarteriitis nodosa
pe|ri|ar|te|ri|i|tisch *adj* Periarteriitis betreffend, von ihr betroffen oder gekennzeichnet
Pe|ri|ar|thri|tis *f, pl* **-ti|den** Entzündung des periartikulären Gewebes
Periarthritis humeroscapularis →Periarthropathia humeroscapularis
peri|ar|thri|tisch *adj* Periarthritis betreffend, von ihr betroffen oder gekennzeichnet
Pe|ri|ar|thro|pa|thia hu|me|ro|sca|pu|la|ris *f* zu Einschränkung der Bewegungsfreiheit [**frozen shoulder**] führende, entzündlich-degenerative Erkrankung des Schultergelenks unklarer Ätiologie; SYN: schmerzhafte Schultersteife, Periarthrosis humeroscapularis, Periarthritis humeroscapularis
Pe|ri|ar|thro|sis hu|me|ro|sca|pu|la|ris *f* →Periarthropathia humeroscapularis
pe|ri|ar|ti|ku|lär *adj* um ein Gelenk herum (liegend), in der Umgebung eines Gelenks; SYN: zirkumartikulär
pe|ri|a|tri|al *adj (Herz)* um den Kammervorhof/das Atrium herum (liegend); SYN: periaurikulär
pe|ri|au|ri|ku|lär *adj* **1.** um die Ohrmuschel/Auricula herum (liegend) **2.** →periatrial
pe|ri|a|xi|al *adj* um eine Achse herum (liegend)
pe|ri|a|xil|lär *adj* in der Umgebung der Achselhöhle/Axilla (liegend oder ablaufend); SYN: zirkumaxillär
pe|ri|a|zi|när *adj* um einen Azinus herum (liegend); SYN: periazinös
pe|ri|a|zi|nös *adj* →periazinär
pe|ri|bron|chi|al *adj* in der Umgebung eines Bronchus (liegend)
pe|ri|bron|chi|o|lar *adj* um die Bronchiolen herum (liegend); SYN: peribronchiolär
pe|ri|bron|chi|o|lär *adj* →peribronchiolar
Pe|ri|bron|chi|o|li|tis *f, pl* **-ti|den** Entzündung des Bindegewebes um die Bronchiolen
pe|ri|bron|chi|o|li|tisch *adj* Peribronchiolitis betreffend, von ihr betroffen oder gekennzeichnet
Pe|ri|bron|chi|tis *f, pl* **-ti|den** Entzündung des Bindegewebes um die Bronchien
pe|ri|bron|chi|tisch *adj* Peribronchitis betreffend, von ihr betroffen oder gekennzeichnet
Pe|ri|bron|chi|um *nt* das die Bronchien umgebende Gewebe
pe|ri|bul|bär *adj* um einen Bulbus herum (liegend), insbesondere den Augapfel/Bulbus oculi; SYN: zirkumbulbär
Pe|ri|car|di|tis *f, pl* **-ti|den** Herzbeutelentzündung; SYN: Perikardentzündung, Perikarditis
Pericarditis adhaesiva zu Verklebungen und Verwachsungen führende Herzbeutelentzündung; SYN: adhäsive Perikarditis, verklebende Perikarditis
Pericarditis calcarea konstriktive Herzbeutelentzündung mit Verkalkung des Perikards; SYN: Panzerherz
Pericarditis constrictiva Herzbeutelentzündung mit narbiger Konstriktion des Perikards; SYN: konstriktive Perikarditis
Pericarditis exsudativa zu Perikarderguss* führende seröse Herzbeutelentzündung; SYN: seröse Perikarditis, exsudative Perikarditis
Pericarditis externa Entzündung von Herzbeutel und aufliegendem Brustfell; SYN: Pleuroperikarditis
Pericarditis fibrinosa von Perikardreiben begleitete Pericarditis mit Fibrinausscheidung und meist Exsudatbildung; SYN: fibrinöse Perikarditis
Pericarditis haemorrhagica meist bei tuberkulöser Herzbeutelentzündung auftretender blutiger Erguss; SYN: hämorrhagische Perikarditis
Pericarditis obliterans zu Obliteration des Herzbeutels führende adhäsive Perikarditis; SYN: obliterierende Perikarditis
Pericarditis purulenta durch Bakterien [Staphylo-, Strepto-, Pneumokokken] oder seltener auch Pilze hervorgerufene, akute eitrige Herzbeutelentzündung; SYN: eitrige Perikarditis, Pyoperikarditis
Pericarditis rheumatica im Rahmen eines rheumatischen Fiebers* auftretende Mitbeteiligung des Herzbeutel; meist als Pankarditis*; SYN: rheumatische Perikarditis
Pericarditis serofibrinosa exsudative Pericarditis mit serofibrinösem Erguss; SYN: serofibrinöse Perikarditis
Pericarditis sicca von Perikardreiben begleitete akute fibrinöse Pericarditis ohne Ergussbildung; SYN: trockene Perikarditis
Pericarditis tuberculosa heute eher seltene Pericarditisform, die durch ein serös-hämorrhagisches Exsudat gekennzeichnet ist; SYN: tuberkulöse Perikarditis
Pericarditis uraemica als fibrinöse Pericarditis imponierende Mitbeteiligung des Herzbeutels im Rahmen eines akuten oder chronischen Nierenversagens mit Urämie*; SYN: urämische Perikarditis
Pe|ri|car|di|um *nt* Herzbeutel; SYN: Perikard

Pericardium fibrosum äußeres fibröses Perikard
Pericardium serosum inneres seröses Perikard
pe|ri|chol|an|gi|o|lär *adj* um Gallengänge herum (liegend)
Pe|ri|chol|an|gi|tis *f, pl* **-ti|den** Entzündung des die Gallengänge umgebenden Lebergewebes
pe|ri|chol|an|gi|tisch *adj* Pericholangitis betreffend, von ihr betroffen oder gekennzeichnet
pe|ri|cho|le|zys|tisch *adj* um die Gallenblase/Vesica fellea herum (liegend); SYN: pericholezystitisch
Pe|ri|cho|le|zys|ti|tis *f, pl* **-ti|ti|den** Entzündung der Gewebe um die Gallenblase
pe|ri|cho|le|zys|ti|tisch *adj* Pericholezystitis betreffend, von ihr betroffen oder gekennzeichnet
pe|ri|chond|ral *adj* **1.** Knorpelhaut/Perichondrium betreffend **2.** in Knorpelnähe (liegend)
Pe|ri|chond|ri|tis *f, pl* **-ti|den** Entzündung des Perichondriums; SYN: Perichondriumentzündung
pe|ri|chond|ri|tisch *adj* Perichondriumentzündung/Perichondritis betreffend, von ihr betroffen oder gekennzeichnet
Pe|ri|chond|ri|um *nt* für die Ernährung und das Wachstum von Knorpel zuständige äußere Haut; SYN: Knorpelhaut
Pe|ri|chond|ri|um|ent|zün|dung *f* Perichondritis
pe|ri|cho|ri|o|i|dal *adj (Auge)* um die Aderhaut/Chor(i)oidea herum (liegend); SYN: perichoroidal
pe|ri|cho|ro|i|dal *adj* →perichorioidal
pe|ri|con|chal *adj* um die Ohrmuschel herum (liegend)
Pe|ri|co|xi|tis *f, pl* **-ti|den** Entzündung des Bindegewebes um das Hüftgelenk; SYN: Perikoxitis
Pe|ri|cra|ni|um *nt* Periost* der Schädelaußenfläche; SYN: Perikranium
Pe|ri|de|fe|ren|ti|tis *f, pl* **-ti|ti|den** Entzündung der Gewebe um den Samenleiter
pe|ri|de|fe|ren|ti|tisch *adj* Perideferentitis betreffend, von ihr betroffen oder gekennzeichnet
Pe|ri|dek|to|mie *f* kreisförmige Bindehautexzision am Hornhautlimbus; SYN: Periektomie, Peritomie, Peritektomie
pe|ri|den|tal *adj* um einen Zahn herum (liegend)
pe|ri|der|mal *adj* das Periderm/Epitrichium betreffend
Pe|ri|di|dy|mi|tis *f, pl* **-ti|den** Entzündung der Perididymis/Tunica vaginalis testis; SYN: Perididymisentzündung, Vaginitis testis
pe|ri|di|dy|mi|tisch *adj* Perididymisentzündung/Perididymitis betreffend, von ihr betroffen oder gekennzeichnet
Pe|ri|di|ver|ti|ku|li|tis *f, pl* **-ti|den** Entzündung des Gewebes um ein Divertikel
pe|ri|di|ver|ti|ku|li|tisch *adj* Peridivertikulitis betreffend, von ihr betroffen oder gekennzeichnet
pe|ri|duk|tal *adj* um einen Gang/Ductus herum (liegend)
Pe|ri|du|o|de|ni|tis *f, pl* **-ti|den** Entzündung der Duodenalserosa
pe|ri|du|o|de|ni|tisch *adj* Periduodenitis betreffend, von ihr betroffen oder gekennzeichnet
pe|ri|du|ral *adj* in der Nähe der Dura mater, außerhalb der Dura mater (liegend); SYN: extradural
Pe|ri|du|ral|an|äs|the|sie *f* Anästhesie* durch Injektion von Anästhetikum in den Periduralraum; SYN: Epiduralanästhesie, Epidurale, Peridurale
Pe|ri|du|ra|le *f* →Periduralanästhesie
Pe|ri|du|ral|raum *m* zervikaler, thorakaler und lumbaler Teil des Epiduralraumes; SYN: Spatium peridurale
Pe|ri|ek|to|mie *f* →Peridektomie
Pe|ri|en|ce|pha|li|tis *f, pl* **-ti|den** →Perienzephalitis
pe|ri|en|te|ral *adj* →periintestinal
Pe|ri|en|te|ri|tis *f, pl* **-ti|den** Entzündung der Darmserosa; SYN: Peritonitis visceralis
pe|ri|en|te|ri|tisch *adj* Perienteritis betreffend, von ihr betroffen oder gekennzeichnet
Pe|ri|en|ze|pha|li|tis *f, pl* **-ti|den** oft mit Meningoencephalitis* gleichgesetzte Bezeichnung für eine Entzündung, der das Gehirn umgebenden Gewebe; SYN: Periencephalitis
pe|ri|en|ze|pha|li|tisch *adj* Perienzephalitis betreffend, von ihr betroffen oder gekennzeichnet
pe|ri|ep|en|dy|mal *adj* um das Ependym herum (liegend)
pe|ri|fas|zi|ku|lär *adj* um ein Faserbündel/einen Faszikel herum (liegend)
pe|ri|fo|cal *adj* in der Umgebung eines Krankheitsherdes/Fokus (liegend); SYN: perifokal
pe|ri|fo|kal *adj* →perifocal
Pe|ri|fol|li|cu|li|tis *f, pl* **-ti|den** Entzündung des perifollikulären Gewebes; SYN: Perifollikulitis
Perifolliculitis capitis abscedens et suffodiens zu Abszess- und Fistelbildung neigende Haarbalgentzündung; SYN: profunde dekalvitierende Follikulitis
pe|ri|fol|li|ku|lär *adj* um einen Follikel herum (liegend), insbesondere den Haarfollikel/Folliculus pili
Pe|ri|fol|li|ku|li|tis *f, pl* **-ti|den** Entzündung des perifollikulären Gewebes; SYN: Perifolliculitis
pe|ri|fol|li|ku|li|tisch *adj* Perifollikulitis betreffend, von ihr betroffen oder gekennzeichnet
pe|ri|gan|gli|o|när *adj* um ein Ganglion herum (liegend)
pe|ri|gas|tral *adj* um den Magen/Gaster he-

P

rum (liegend); SYN: perigastrisch, periventral

pe|ri|gas|trisch *adj* →perigastral

Pe|ri|gas|tri|tis *f, pl* **-ti|den** Entzündung der Magenserosa

pe|ri|gas|tri|tisch *adj* Perigastritis betreffend, von ihr betroffen oder gekennzeichnet

pe|ri|gem|mal *adj* in der Umgebung einer Knospe (liegend), insbesondere einer Geschmacksknospe/Gemma gustatoria; SYN: zirkumgemmal

pe|ri|glan|du|lär *adj* in der Umgebung einer Drüse/Glandula (liegend)

Pe|ri|glan|du|li|tis *f, pl* **-ti|den** Entzündung des periglandulären Gewebes

pe|ri|glan|du|li|tisch *adj* Periglandulitis betreffend, von ihr betroffen oder gekennzeichnet

pe|ri|gli|al *adj* die Neurogliazellen umgebend

pe|ri|glo|me|ru|lär *adj* um das Glomerulum herum (liegend)

Pe|ri|glot|tis *f* Zungenschleimhaut; SYN: Tunica mucosa linguae

pe|ri|glot|tisch *adj* um die Zunge herum (liegend); SYN: perilingual

pe|ri|he|pa|tisch *adj* um die Leber herum (liegend)

Pe|ri|he|pa|ti|tis *f, pl* **-ti|ti|den** Entzündung der Leberkapsel

Perihepatitis acuta gonorrhoica im Rahmen einer Gonorrhoe* auftretende, seltene Entzündung der Leberkapsel; SYN: Fitz-Hugh-Curtis-Syndrom

Perihepatitis chronica hyperplastica zu typischen Veränderungen der Leberkapsel führende Entzündung; SYN: Zuckergussleber

P

pe|ri|he|pa|ti|tisch *adj* Perihepatitis betreffend, von ihr betroffen oder gekennzeichnet

pe|ri|her|ni|al *adj* um eine Hernie herum (liegend)

pe|ri|hi|lär *adj* um einen Hilus herum (liegend)

pe|ri|in|su|lar *adj* →periinsulär

pe|ri|in|su|lär *adj* **1.** *(Pankreas)* um die Langerhans-Inseln herum (liegend); SYN: periinsular **2.** *(ZNS)* in der Umgebung der Inselrinde; SYN: periinsular

pe|ri|in|tes|ti|nal *adj* um den Darm/das Intestinum herum (liegend); SYN: perienteral, zirkumintestinal

Pe|ri|je|ju|ni|tis *f, pl* **-ti|den** Entzündung der Jejunalserosa

pe|ri|je|ju|ni|tisch *adj* Perijejunitis betreffend, von ihr betroffen oder gekennzeichnet

pe|ri|ka|na|li|ku|lär *adj* um ein Kanälchen/einen Kanalikulus herum (liegend)

pe|ri|ka|pil|lär *adj* um eine Kapillare herum (liegend)

pe|ri|kap|su|lär *adj* um eine Kapsel herum (liegend)

Pe|ri|kard *nt* Herzbeutel; SYN: Pericardium

Pe|ri|kar|dek|to|mie *f* Herzbeutelentfernung, Herzbeutelexzision, Perikardexzision

Pe|ri|kard|ent|zün|dung *f* →Perikarditis

Pe|ri|kard|er|guss *m* Flüssigkeitsansammlung im Herzbeutel; meist bei exsudativer Perikarditis*

pe|ri|kar|di|al *adj* **1.** Herzbeutel/Perikard betreffend, in der Umgebung des Herzens (liegend) **2.** in der Umgebung des Magenmundes/der Kardia (liegend)

Pe|ri|kar|di|o|ly|se *f* operative Lösung des verklebten Herzbeutels vom Herzen

Pe|ri|kar|di|o|me|di|as|ti|ni|tis *f, pl* **-ti|den** Entzündung des Herzbeutels und des angrenzenden Bindegewebes des Mediastinalraums; SYN: Mediastinoperikarditis

pe|ri|kar|di|o|pleu|ral *adj* Herzbeutel und Brustfell/Pleura betreffend oder verbindend

Pe|ri|kar|di|or|rha|phie *f* Herzbeutelnaht, Perikardnaht

Pe|ri|kar|di|o|sto|mie *f* Herzbeutelfensterung, Perikardfensterung

Pe|ri|kar|di|o|to|mie *f* Herzbeuteleröffnung, Perikarderöffnung

Pe|ri|kar|di|o|zen|te|se *f* →Perikardpunktion

Pe|ri|kar|di|tis *f, pl* **-ti|den** Herzbeutelentzündung; SYN: Perikardentzündung, Pericarditis

adhäsive Perikarditis zu Verklebungen und Verwachsungen führende Herzbeutelentzündung; SYN: verklebende Perikarditis, Pericarditis adhaesiva

akute fibrinöse Perikarditis akute Herzbeutelentzündung mit Fibrinausscheidung, die als trockene Perikarditis [ohne Erguss] oder seröse Perikarditis [mit Erguss] imponiert

bakterielle Perikarditis meist durch Staphylo-, Strepto- oder Pneumokokken hervorgerufene, i.d.R. eitrige Herzbeutelentzündung

chronisch konstriktive Perikarditis s.u. chronische Perikarditis

chronisch nichtkonstriktive Perikarditis s.u. chronische Perikarditis

chronische Perikarditis Herzbeutelentzündung, die mehr als drei Monaten andauert; verläuft entweder als **chronisch nichtkonstriktive Perikarditis** oder **chronisch konstriktive Perikarditis**

eitrige Perikarditis durch Bakterien [Staphylo-, Strepto-, Pneumokokken] oder seltener auch Pilze hervorgerufene, akute eitrige Herzbeutelentzündung; SYN: Pericarditis purulenta, Pyoperikarditis

exsudative Perikarditis zu Perikarderguss* führende seröse Herzbeutelentzündung; SYN: seröse Perikarditis, Pericarditis exsudativa

fibrinöse Perikarditis von Perikardreiben begleitete Perikarditis mit Fibrinausscheidung und meist Exsudatbildung; SYN: Pericarditis fibrinosa

hämorrhagische Perikarditis meist bei tuberkulöser Herzbeutelentzündung auftretender blutiger Erguss; SYN: Pericarditis haemorrhagica

idiopathische Perikarditis ätiologisch unklare [Viren?, Allegie?], häufigste Form [30%] der akuten Perikarditis; SYN: primäre Perikarditis, isolierte Perikarditis
isolierte Perikarditis →idiopathische Perikarditis
konstriktive Perikarditis Herzbeutelentzündung mit narbiger Konstriktion des Perikards; SYN: Pericarditis constrictiva
obliterierende Perikarditis zu Obliteration des Herzbeutels führende adhäsive Perikarditis; SYN: Pericarditis obliterans
primäre Perikarditis →idiopathische Perikarditis
rheumatische Perikarditis im Rahmen eines rheumatischen Fiebers* auftretende Mitbeteiligung des Herzbeutel; meist als Pankarditis*; SYN: Pericarditis rheumatica
serofibrinöse Perikarditis exsudative Perikarditis mit serofibrinösem Erguss; SYN: Pericarditis serofibrinosa
seröse Perikarditis mit Ergussbildung [Hydroperikard*, Perikarderguss*] einhergehende Herzbeutelentzündung; SYN: Hydroperikarditis; exsudative Perikarditis, Pericarditis exsudativa
trockene Perikarditis von Perikardreiben begleitete, akute fibrinöse Perikarditis ohne Ergussbildung; SYN: Pericarditis sicca
tuberkulöse Perikarditis heute eher seltene Perikarditisform, die durch ein seröshämorrhagisches Exsudat gekennzeichnet ist; SYN: Pericarditis tuberculosa
urämische Perikarditis als fibrinöse Perikarditis imponierende Mitbeteiligung des Herzbeutels im Rahmen eines akuten oder chronischen Nierenversagens mit Urämie; SYN: Pericarditis uraemica
verklebende Perikarditis →adhäsive Perikarditis

pe|ri|kar|di|tisch *adj* Herzbeutelentzündung/Perikarditis betreffend, von ihr betroffen oder gekennzeichnet

Pe|ri|kard|kar|zi|no|se *f* zu (hämorrhagischem) Erguss und evtl. Herzbeuteltamponade führende Karzinose* des Herzbeutels; SYN: Herzbeutelkarzinose

Pe|ri|kard|punk|ti|on *f* Herzbeutelpunktion zur Druckentlastung bei Perikarderguss* oder Perikardtamponade*; SYN: Perikardiozentese

Pe|ri|kard|tam|po|na|de *f* Auffüllung des Herzbeutels mit Blut oder Exsudat; führt zur Einschränkung der Beweglichkeit der Muskulatur; SYN: Herzbeuteltamponade

Pe|ri|ka|ry|on *nt* Zellkörper/-leib der Nervenzelle

pe|ri|ko|lisch *adj* um den Dickdarm/das Kolon herum (liegend)

Pe|ri|ko|li|tis *f, pl* **-ti|den** Entzündung der Dickdarmserosa

pe|ri|ko|li|tisch *adj* Perikolitis betreffend, von ihr betroffen oder gekennzeichnet

Pe|ri|kol|pi|tis *f, pl* **-ti|den** Entzündung der perivaginalen Gewebe; SYN: Perivaginitis

pe|ri|kol|pi|tisch *adj* Perikolpitis betreffend, von ihr betroffen oder gekennzeichnet

pe|ri|kor|ne|al *adj (Auge)* um die Hornhaut/Kornea herum (liegend); SYN: zirkumkorneal

pe|ri|ko|ro|nal *adj* um die Zahnkrone/Corona dentis herum (liegend)

Pe|ri|ko|xi|tis *f, pl* **-ti|den** Entzündung des Bindegewebes um das Hüftgelenk; SYN: Pericoxitis

pe|ri|ko|xi|tisch *adj* Perikoxitis betreffend, von ihr betroffen oder gekennzeichnet

pe|ri|kra|ni|al *adj* Perikranium betreffend

Pe|ri|kra|ni|tis *f, pl* **-ti|den** Entzündung des Pericraniums

pe|ri|kra|ni|tisch *adj* Perikranitis betreffend, von ihr betroffen oder gekennzeichnet

Pe|ri|kra|ni|um *nt* →Pericranium

Pe|ri|la|by|rin|thi|tis *f, pl* **-ti|den** Entzündung der das Innenohrlabyrinth umgebenden Gewebe

pe|ri|la|by|rin|thi|tisch *adj* Perilabyrinthitis betreffend, von ihr betroffen oder gekennzeichnet

pe|ri|la|ryn|ge|al *adj* um den Kehlkopf/Larynx herum (liegend)

Pe|ri|la|ryn|gi|tis *f, pl* **-ti|den** Entzündung der perilaryngealen Gewebe

pe|ri|la|ryn|gi|tisch *adj* Perilaryngitis betreffend, von ihr betroffen oder gekennzeichnet

pe|ri|len|tal *adj* um die (Augen-)Linse herum (liegend); SYN: perilentikulär, zirkumlental, zirkumlentikulär

pe|ri|len|ti|ku|lär *adj* →perilental

pe|ri|li|e|nal *adj* →perisplenisch

pe|ri|li|ga|men|tär *adj* um ein Band/Ligament herum (liegend)

pe|ri|lin|gu|al *adj* →periglottisch

pe|ri|lo|bar *adj* →perilobär

pe|ri|lo|bär *adj* um einen (Organ-)Lappen/Lobus herum (liegend), im Randgebiet eines Organlappens; SYN: perilobar

pe|ri|lo|bu|lar *adj* →perilobulär

pe|ri|lo|bu|lär *adj* um ein (Organ-)Läppchen/einen Lobulus herum (liegend), im Randgebiet eines Organläppchens; SYN: perilobular

Pe|ri|lo|bu|li|tis *f, pl* **-ti|den** Entzündung des perilobulären Lungengewebes

pe|ri|lo|bu|li|tisch *adj* Perilobulitis betreffend, von ihr betroffen oder gekennzeichnet

pe|ri|lu|när *adj* um das Mondbein/Os lunatum herum (liegend)

Pe|ri|lym|pha *f* Lymphe des Innenohrlabyrinths; SYN: Cotunnius-Flüssigkeit, Perilymphe, Liquor cotunnii

Pe|ri|lymph|a|de|ni|tis *f, pl* **-ti|den** Entzündung des Gewebes um einen Lymphknoten

pe|ri|lymph|a|de|ni|tisch *adj* Perilymphadenitis betreffend, von ihr betroffen oder gekennzeichnet

Pe|ri|lymph|an|gi|tis *f, pl* **-ti|den** Entzündung des Gewebes um ein Lymphgefäß
pe|ri|lymph|an|gi|tisch *adj* Perilymphangitis betreffend, von ihr betroffen oder gekennzeichnet
pe|ri|lym|pha|tisch *adj* Perilymphe betreffend; um ein Lymphgefäß oder einen Lymphknoten herum (liegend)
Pe|ri|lym|phe *f* →Perilympha
Pe|ri|mas|ti|tis *f, pl* **-ti|ti|den** Entzündung des perimammären Gewebes
pe|ri|mas|ti|tisch *adj* Perimastitis betreffend, von ihr betroffen oder gekennzeichnet
pe|ri|me|dul|lär *adj* um das Mark herum (liegend)
pe|ri|me|tral *adj* **1.** in der Umgebung der Gebärmutter/des Uterus (liegend) **2.** das Perimetrium betreffend
Pe|ri|me|trie *f* Gesichtsfeldbestimmung
pe|ri|me|trisch *adj* Perimeter/Perimetrie betreffend, den Umfang des Gsichtsfeldes betreffend
Pe|ri|me|tri|tis *f, pl* **-ti|den** Entzündung des Perimetriums; SYN: Perimetriumentzündung
pe|ri|me|tri|tisch *adj* Perimetriumentzündung/Perimetritis betreffend, von ihr betroffen oder gekennzeichnet
Pe|ri|me|tri|um *nt* das die Gebärmutter bedeckende Bauchfell; SYN: Tunica serosa uteri
Pe|ri|me|tro|sal|pin|gi|tis *f, pl* **-ti|den** Entzündung von Perimetrium und Eileiter/Salpinx
pe|ri|me|tro|sal|pin|gi|tisch *adj* Perimetrosalpingitis betreffend, von ihr betroffen oder gekennzeichnet
Pe|ri|my|o|kar|di|tis *f, pl* **-ti|den** Entzündung von Myokard* und Perikard*; SYN: Myoperikarditis
pe|ri|my|o|kar|di|tisch *adj* Perimyokarditis betreffend, von ihr betroffen oder gekennzeichnet; SYN: myoperikarditisch
Pe|ri|my|o|si|tis *f, pl* **-ti|den** Entzündung des perimuskulären Gewebes
pe|ri|my|o|si|tisch *adj* Perimyositis betreffend, von ihr betroffen oder gekennzeichnet
pe|ri|my|si|al *adj* Muskelhüllgewebe/Perimysium betreffend; um einen Muskel herum (liegend)
Pe|ri|my|si|i|tis *f, pl* **-ti|den** →Perimysitis
pe|ri|my|si|i|tisch *adj* →perimysitisch
Pe|ri|my|si|tis *f, pl* **-ti|den** Entzündung des Perimysiums; SYN: Perimysiumentzündung, Perimysiitis
pe|ri|my|si|tisch *adj* Perimysiumentzündung/Perimysitis betreffend, von ihr betroffen oder gekennzeichnet; SYN: perimysiitisch
Pe|ri|my|si|um *nt* Muskelhüllgewebe, bindegewebige Muskelhülle
Perimysium externum Muskelscheide; SYN: Epimysium
Pe|ri|my|si|um|ent|zün|dung *f* Perimysitis
pe|ri|na|sal *adj* um die Nase oder Nasenhöhle herum (liegend)
pe|ri|na|tal *adj* Perinatalperiode betreffend, um die Zeit der Geburt herum
Pe|ri|na|tal|me|di|zin *f* Teilgebiet der Medizin, das sich mit Diagnose und Therapie von Erkrankungen von Mutter und Kind während der Perinatalperiode* beschäftigt
Pe|ri|na|tal|pe|ri|o|de *f* Zeitraum vom Beginn der 29. Schwangerschaftswoche bis zum 7. Tag nach der Geburt
Pe|ri|na|to|lo|ge *m* Arzt für Perinatologie*
Pe|ri|na|to|lo|gie *f* Teilgebiet der Medizin, das sich mit der normalen und pathologischen Entwicklung während der Perinatalperiode* beschäftigt
Pe|ri|na|to|lo|gin *f* Ärztin für Perinatologie*
pe|ri|ne|al *adj* Damm/Perineum betreffend
Pe|ri|ne|al|naht *f* →Perinealraphe
Pe|ri|ne|al|ra|phe *f* pigmentierter Hautstreifen am Damm; SYN: Perinealnaht, Raphe perinei
Pe|ri|ne|o|plas|tik *f* Dammplastik
Pe|ri|ne|or|rha|phie *f* Vernähung eines Dammrisses oder eines Dammschnitts; SYN: Dammnaht
pe|ri|ne|o|sa|kral *adj* Damm und Kreuzbein/Os sacrum betreffend oder verbindend; SYN: sakroperineal
pe|ri|ne|o|skro|tal *adj* Damm und Hodensack/Skrotum betreffend oder verbindend
Pe|ri|ne|o|to|mie *f* Inzision des Damms
pe|ri|ne|o|va|gi|nal *adj* Damm und Scheide/Vagina betreffend oder verbindend; SYN: vaginoperineal
pe|ri|ne|o|va|gi|no|rek|tal *adj* Damm, Scheide/Vagina und Mastdarm/Rektum betreffend
pe|ri|ne|o|vul|var *adj* Damm und Vulva betreffend oder verbindend; SYN: perineovulvär
pe|ri|ne|o|vul|vär *adj* →perineovulvar
Pe|ri|ne|o|zel|le *f* angeborener oder erworbener Bruch von Baucheingeweide durch den Damm; SYN: Dammbruch, Hernia perinealis/ischiorectalis
pe|ri|ne|phri|al *adj* Perinephrium betreffend
Pe|ri|ne|phri|tis *f, pl* **-ti|den** Entzündung der Nierenkapsel; SYN: Nierenkapselentzündung
pe|ri|ne|phri|tisch *adj* Nierenkapselentzündung/Perinephritis betreffend, von ihr betroffen oder gekennzeichnet
Pe|ri|ne|um *nt* Körperregion zwischen Steißbein und äußeren Genitalien; wird unterteilt in **Vorderdamm** [zwischen äußerem Genitale und After] und **Hinterdamm** [zwischen After und Steißbein]; SYN: Damm
pe|ri|neu|ral *adj* **1.** um einen Nerv herum (liegend) **2.** →perineurial
pe|ri|neu|ri|al *adj* das Perineurium betreffend; SYN: perineural
Pe|ri|neu|ri|tis *f, pl* **-ti|den** Entzündung des Perineuriums; SYN: Perineumentzündung
pe|ri|neu|ri|tisch *adj* Perineumentzündung/Perineuritis betreffend, von ihr betroffen oder gekennzeichnet
Pe|ri|neu|ri|um *nt* das die einzelnen Nerven-

P

fasern umgebende Bindegewebe

pe|ri|nu|kle|är *adj* um einen Kern/Nukleus herum (liegend), insbesondere den Zellkern; SYN: zirkumnukleär

Pe|ri|o|de *f* **1.** Zyklus; Zeitspanne, Zeitraum **2.** Monatsblutung, Regelblutung, Menstruation, Menses

Pe|ri|o|den|sys|tem der Elemente *nt* von Mendelejew und Meyer unabhängig voneinander entwickelte, tabellarische Anordnung der Elemente und Unterteilung in acht Hauptgruppen

Pe|ri|o|dik *f* regelmäßige Wiederkehr, Periodizität

pe|ri|o|disch *adj* regelmäßig (wiederkehrend), phasenhaft (ablaufend); in Schüben verlaufend; SYN: zyklisch, intermittierend

Pe|ri|o|di|zi|tät *f* regelmäßige Wiederkehr, Periodik

pe|ri|o|don|tal *adj* **1.** Wurzelhaut/Periodontium betreffend **2.** →peridental

Pe|ri|o|don|ti|tis *f, pl* **-ti|ti|den** Entzündung der Zahnwurzelhaut; SYN: Wurzelhautentzündung; Parodontitis apicalis

pe|ri|o|don|ti|tisch *adj* Wurzelhautentzündung/Periodontitis betreffend, von ihr betroffen oder gekennzeichnet

Pe|ri|o|don|ti|um *nt* Periost* der Zahnwurzel; SYN: Wurzelhaut, Desmodontium

pe|ri|o|ku|lär *adj* →periokular

pe|ri|o|ku|lar *adj* um das Auge/den Oculus herum (liegend); SYN: periokulär, zirkumokulär, periophthalmisch

Pe|ri|o|ny|chi|um *nt* Nagelhaut; SYN: Cuticula, Eponychium, Perionyx

Pe|ri|o|nyx *f* →Perionychium

Pe|ri|o|o|pho|ri|tis *f, pl* **-ti|den** Entzündung der Gewebe um den Eierstock

pe|ri|o|o|pho|ri|tisch *adj* Perioophoritis betreffend, von ihr betroffen oder gekennzeichnet

Pe|ri|o|o|pho|ro|sal|pin|gi|tis *f, pl* **-ti|den** Entzündung der Gewebe um Eierstock und Eileiter; SYN: Perisalpingoovaritis

pe|ri|o|pe|ra|tiv *adj* um die Zeit einer Operation herum

pe|ri|oph|thal|misch *adj* →periokular

Pe|ri|oph|thal|mi|tis *f, pl* **-ti|den** Entzündung der periokulären Gewebe

pe|ri|oph|thal|mi|tisch *adj* Periophthalmitis betreffend, von ihr betroffen oder gekennzeichnet

pe|ri|o|ral *adj* um den Mund/Os herum (liegend), in der Umgebung der Mundöffnung; SYN: zirkumoral

Pe|ri|or|bi|ta *f* Periost* der Augenhöhle; SYN: Orbitaperiost

pe|ri|or|bi|tal *adj* **1.** um die Augenhöhle/Orbita herum (liegend); SYN: zirkumorbital **2.** Augenhöhlenperiost/Periorbita betreffend

Pe|ri|or|bi|ti|tis *f, pl* **-ti|ti|den** Entzündung der Periobita

pe|ri|or|bi|ti|tisch *adj* Periorbititis betreffend, von ihr betroffen oder gekennzeichnet

Pe|ri|or|chi|tis *f, pl* **-ti|den** Entzündung der parietalen Hodenhülle; SYN: Hodenhüllenentzündung, Hodenscheidenentzündung; Vaginalitis

pe|ri|or|chi|tisch *adj* Hodenhüllenentzündung/Periorchitis betreffend, von ihr betroffen oder gekennzeichnet

Pe|ri|or|chi|um *nt* Hodenhülle; SYN: Lamina parietalis tunicae vaginalis testis

pe|ri|ö|so|pha|ge|al *adj* um die Speiseröhre/den Ösophagus herum (liegend)

Pe|ri|ö|so|pha|gi|tis *f, pl* **-ti|den** Entzündung des Bindegewebes um die Speiseröhre

pe|ri|ö|so|pha|gi|tisch *adj* Periösophagitis betreffend, von ihr betroffen oder gekennzeichnet

Pe|ri|ost *nt* dem Knochen außen aufliegende Bindegewebshaut, die Gefäße und Nerven enthält und für Knochenernährung und -wachstum von Bedeutung ist; SYN: Knochenhaut, Beinhaut, Periosteum

pe|ri|os|tal *adj* Knochenhaut/Periost betreffend, von der Knochenhaut ausgehend

Pe|ri|ost|ent|zün|dung *f* →Periostitis

Pe|ri|os|te|o|my|e|li|tis *f, pl* **-ti|den** Entzündung von Knochenhaut und Knochenmark; oft gleichgesetzt mit Panostitis*

pe|ri|os|te|o|my|e|li|tisch *adj* Periosteomyelitis betreffend, von ihr betroffen oder gekennzeichnet

Pe|ri|os|te|o|to|mie *f* Durchtrennung der Knochenhaut

Pe|ri|os|te|um *nt* →Periost

Pe|ri|os|ti|tis *f, pl* **-ti|ti|den** Entzündung der Knochenhaut; SYN: Knochenhautentzündung, Periostentzündung

eitrige Periostitis zu subperiostalem Abszess und Osteonekrose* führende, meist hämatogene Entzündung

Periostitis gummosa syphilitische Periostitis mit Gummenbildung

orbitale Periostitis Entzündung des Augenhöhlenperiosts; Periorbititis*

Periostitis ossificans zu vermehrter Knochenbildung führende Entzündung meist hautnaher Knochen [Tibia, Schädel]

proliferative Periostitis zu Verdickung der Knochenhaut führende Knochenhautentzündung langer Röhrenknochen; SYN: Pachyperiostitis

Periostitis syphilitica syphilitische Periostitis

pe|ri|os|ti|tisch *adj* Knochenhautentzündung/Periostitis betreffend, von ihr betroffen oder gekennzeichnet

Pe|ri|os|to|pa|thie *f* Erkrankung der Knochenhaut, Periosterkrankung

Pe|ri|os|to|se *f* reaktive Periostverdickung

pe|ri|o|vu|lär *adj* um eine Eizelle/ein Ovum herum (liegend)

pe|ri|pan|kre|a|tisch *adj* um die Bauchspeicheldrüse/das Pankreas herum (liegend)

Pe|ri|pan|kre|a|ti|tis *f, pl* **-ti|ti|den** Entzündung

der Pankreasserosa
pe|ri|pan|kre|a|ti|tisch *adj* Peripankreatitis betreffend, von ihr betroffen oder gekennzeichnet
pe|ri|pa|pil|lär *adj* um eine Papille herum (liegend)
pe|ri|par|tal *adj* um die Zeit der Geburt herum (auftretend)
pe|ri|pa|tel|lär *adj* um die Kniescheibe/Patella herum (liegend)
Pe|ri|pha|ki|tis *f, pl* **-ti|den** Entzündung der Gewebe um die Linsenkapsel
pe|ri|pha|ki|tisch *adj* Periphakitis betreffend, von ihr betroffen oder gekennzeichnet
pe|ri|pha|ryn|ge|al *adj* um den Rachen/Pharynx herum (liegend)
pe|ri|pher *adj* am Rand/an der Peripherie (liegend); im äußeren (Körper-)Bereich (liegend), zur Körperoberfläche hin; Syn: peripherisch
pe|ri|phe|risch *adj* →peripher
Pe|ri|phle|bi|tis *f, pl* **-ti|den** Entzündung der Venenadventitia und umgebender Gewebe
Periphlebitis retinae ätiologisch ungeklärte, vorwiegend jüngere Männer betreffende, rezidivierende Blutungen in Netzhaut und Glaskörper; Syn: Eales-Krankheit, Eales-Erkrankung
pe|ri|phle|bi|tisch *adj* Periphlebitis betreffend, von ihr betroffen oder gekennzeichnet
Pe|ri|phre|ni|tis *f, pl* **-ti|den** Entzündung von Zwerchfellpleura und -peritoneum
pe|ri|phre|ni|tisch *adj* Periphrenitis betreffend, von ihr betroffen oder gekennzeichnet
pe|ri|pleu|ral *adj* um das Brustfell/die Pleura herum (liegend)
Pe|ri|pleu|ri|tis *f, pl* **-ti|den** Entzündung der zwischen Pleura und Thoraxwand liegenden Gewebe
pe|ri|pleu|ri|tisch *adj* Peripleuritis betreffend, von ihr betroffen oder gekennzeichnet
Pe|ri|po|ri|tis (der Säuglinge) *f* v.a. bei dystrophen Säuglingen auftretende multiple Schweißdrüsenabszesse durch Staphylococcus* aureus
pe|ri|por|tal *adj* **1.** im Bereich der Leberpforte (liegend) **2.** um die Pfortader/Vena portae hepatis herum (liegend)
Pe|ri|prok|ti|tis *f, pl* **-ti|ti|den** Entzündung der periproktischen Gewebe; oft gleichgesetzt mit Paraproktitis*
pe|ri|prok|ti|tisch *adj* Periproktitis betreffend, von ihr betroffen oder gekennzeichnet
pe|ri|pro|sta|tisch *adj* um die Vorsteherdrüse/Prostata herum (liegend)
Pe|ri|pro|sta|ti|tis *f, pl* **-ti|ti|den** Entzündung der periprostatischen Gewebe
pe|ri|pro|sta|ti|tisch *adj* Periprostatitis betreffend, von ihr betroffen oder gekennzeichnet
Pe|ri|py|le|phle|bi|tis *f, pl* **-ti|den** Entzündung der Gewebe um die Pfortader
pe|ri|py|le|phle|bi|tisch *adj* Peripylephlebitis betreffend, von ihr betroffen oder gekennzeichnet
pe|ri|py|lo|risch *adj* um den Magenpförtner/Pylorus herum (liegend)
pe|ri|ra|di|ku|lär *adj* um eine Wurzel/Radix herum (liegend)
pe|ri|rek|tal *adj* in der Umgebung des Mastdarms/Rektum (liegend)
Pe|ri|rek|tal|abs|zess *m* Abszess in unmittelbarer Nähe des Rektums; Syn: perirektaler Abszess
pe|ri|re|nal *adj* um die Niere/Ren herum (liegend); Syn: zirkumrenal
Pe|ri|sal|pin|gi|tis *f, pl* **-ti|den** Entzündung der Gewebe um die Eileiter
pe|ri|sal|pin|gi|tisch *adj* Perisalpingitis betreffend, von ihr betroffen oder gekennzeichnet
Pe|ri|sal|pin|go|o|va|ri|tis *f, pl* **-ti|den** Entzündung der Gewebe um Eierstock und Eileiter; Syn: Perioophorosalpingitis
Pe|ri|sal|pinx *f* Bauchfellüberzug der Eileiter; Syn: Tunica serosa tubae uterina
Pe|ri|sig|mo|i|di|tis *f, pl* **-ti|den** Entzündung der Gewebe um das Sigma
pe|ri|sig|mo|i|di|tisch *adj* Perisigmoiditis betreffend, von ihr betroffen oder gekennzeichnet
pe|ri|si|nös *adj* →perisinuös
pe|ri|si|nu|ös *adj* in der Umgebung eines Sinus (liegend); Syn: perisinös, perisinusoidal
Pe|ri|si|nu|si|tis *f, pl* **-ti|den** Entzündung des Gewebes um einen Sinus
pe|ri|si|nu|si|tisch *adj* Perisinusitis betreffend, von ihr betroffen oder gekennzeichnet
pe|ri|si|nu|so|i|dal *adj* →perisinuös
Pe|ri|sper|ma|ti|tis *f, pl* **-ti|ti|den** Entzündung der Gewebe um den Samenstrang
pe|ri|sper|ma|ti|tisch *adj* Perispermatitis betreffend, von ihr betroffen oder gekennzeichnet
Pe|ri|splanch|ni|tis *f, pl* **-ti|den** Entzündung der Gewebe um ein Organ
pe|ri|splanch|ni|tisch *adj* Perisplanchnitis betreffend, von ihr betroffen oder gekennzeichnet
pe|ri|sple|nisch *adj* um die Milz/Splen herum (liegend); Syn: perilienal
Pe|ri|sple|ni|tis *f, pl* **-ti|den** Entzündung der Milzkapsel; Syn: Milzkapselentzündung, Episplenitis
Perisplenitis cartilaginea zu knorpelartiger Verdickung der Kapsel führende Perisplenitis
Perisplenitis pseudocartilaginea →Perisplenitis cartilaginea
pe|ri|sple|ni|tisch *adj* Milzkapselentzündung/Perisplenitis betreffend, von ihr betroffen oder gekennzeichnet
Pe|ri|spon|dy|li|tis *f, pl* **-ti|den** Entzündung des Gewebes um einen Wirbel
pe|ri|spon|dy|li|tisch *adj* Perispondylitis betreffend, von ihr betroffen oder gekennzeichnet
Pe|ris|tal|tik *f* periodische Kontraktion der

Muskulatur eines Hohlorgans [z.B. Darm], durch die der Inhalt vorwärtsbewegt und durchmischt wird

pe|ris|tal|tisch *adj* Peristaltik betreffend, in der Art einer Peristaltik

Pe|ris|ta|phyl|li|tis *f, pl* **-ti|den** Entzündung des Gewebes um das Gaumenzäpfchen

pe|ris|ta|phyl|li|tisch *adj* Peristaphylitis betreffend, von ihr betroffen oder gekennzeichnet

Pe|ris|ta|se *f* Gesamtheit, der auf einen Genotyp einwirkenden Umwelteinflüsse; SYN: Peristasis

Pe|ris|to|le *f* allseitige Kontraktion eines Hohlorgans

pe|ris|to|lisch *adj* Peristole betreffend

pe|ris|to|mal *adj* um eine künstliche Öffnung/ein Stoma herum (liegend)

pe|ri|stru|mal *adj* um einen Kropf/Struma herum (liegend)

pe|ri|syn|o|vi|al *adj* um eine Synovialis herum (liegend)

Pe|ri|sy|rin|gi|tis *f, pl* **-ti|den** Entzündung des Gewebes um eine Schweißdrüse

pe|ri|sy|rin|gi|tisch *adj* Perisyringitis betreffend, von ihr betroffen oder gekennzeichnet

Pe|ri|tek|to|mie *f* →Peridektomie

Pe|ri|ten|di|ne|um *nt* Sehnengleitgewebe; SYN: Peritenonium

pe|ri|ten|di|nös *adj* um eine Sehne/Tendo herum (liegend)

Pe|ri|te|no|ni|um *nt* →Peritendineum

Pe|ri|the|li|om *nt* vom Perithelium* ausgehender gutartiger Tumor

Pe|ri|the|li|um *nt* Zellscheide kleiner Nerven

pe|ri|tho|ra|kal *adj* um den Brustkorb/Thorax herum (liegend)

Pe|ri|thy|re|o|i|di|tis *f, pl* **-ti|den** Entzündung der Schilddrüsenkapsel; SYN: Perithyroiditis

pe|ri|thy|re|o|i|di|tisch *adj* Perithyreoiditis betreffend, von ihr betroffen oder gekennzeichnet; SYN: perithyroiditisch

Pe|ri|thy|ro|i|di|tis *f, pl* **-ti|den** →Perithyreoiditis

pe|ri|thy|ro|i|di|tisch *adj* →perithyreoiditisch

Pe|ri|to|mie *f* →Peridektomie

Peritone-, peritone- *präf.* →Peritoneo-

pe|ri|to|ne|al *adj* Bauchfell/Peritoneum betreffend, aus Peritoneum bestehend

Pe|ri|to|ne|al|abs|zess *m* verkapselte Peritonitis* mit Abszessbildung; SYN: Bauchfellabszess

Pe|ri|to|ne|al|di|a|ly|se *f* intrakorporale Hämodialysetechnik, bei der Dialysierflüssigkeit über einen Katheter in die Bauchhöhle eingebracht und wieder abgelassen wird; die **kontinuierliche ambulante Peritonealdialyse** [CAPD] gibt den Patienten eine gewisse Unabhängigkeit vom Krankenhaus

Pe|ri|to|ne|al|kar|zi|no|se *f* bei diffuser Bauchfellmetastasierung [Magenkarzinom, Ovarialkarzinom] auftretende, reaktive Peritonitis*; SYN: Peritonitis carcinomatosa

Pe|ri|to|ne|al|la|va|ge *f* Spülung der Bauchhöhle zum Nachweis von Blutung oder Darmverletzung; auch zur Säuberung der Bauchhöhle nach einer Verletzung; SYN: Peritonealspülung

Pe|ri|to|ne|al|me|tas|ta|se *f* Tumorabsiedlung ins Bauchfell

Pe|ri|to|ne|al|spü|lung *f* →Peritoneallavage

Pe|ri|to|ne|al|tu|ber|ku|lo|se *f* meist hämatogen entstehende, chronische Peritonitis* mit Ergussbildung; SYN: Peritonitis tuberculosa

Peritoneo-, peritoneo- *präf.* Wortelement mit Bezug auf "Bauchfell/Peritoneum"

Pe|ri|to|ne|o|pa|thie *f* Erkrankung des Bauchfells, Bauchfellerkrankung

pe|ri|to|ne|o|pe|ri|kar|di|al *adj* Bauchfell und Herzbeutel/Perikard betreffend

Pe|ri|to|ne|o|pe|xie *f* operative Anheftung eines Organs [z.B. Gebärmutter] an das Bauchfell

Pe|ri|to|ne|o|plas|tik *f* operative Deckung von Darm- oder Organdefekten mit Bauchfell; SYN: Bauchfellplastik

Pe|ri|to|ne|o|skop *nt* Endoskop* für die Peritoneoskopie*

Pe|ri|to|ne|o|sko|pie *f* endoskopische Untersuchung der Peritonealhöhle ohne Luftfüllung des Bauchraums

Pe|ri|to|ne|o|to|mie *f* Dammdurchtrennung

pe|ri|to|ne|o|ve|nös *adj* Bauchfell/Peritoneum und Vene verbindend

Pe|ri|to|ne|o|zen|te|se *f* Punktion der Peritonealhöhle

Pe|ri|to|ne|um *nt* Bauchfell

Peritoneum parietale Peritoneum der Bauchwand

Peritoneum urogenitale Peritoneum der Urogenitalrogane

Peritoneum viscerale Peritoneum der Baucheingeweide

Pe|ri|to|nis|mus *f* durch eine Bauchfellreizung entstehende Symptomatik [Abwehrspannung, Bauchspannung, Brechreiz], die an eine Bauchfellentzündung erinnert; häufigste Form ist die **Pseudoperitonitis diabetica**; SYN: Scheinperitonitis, Pseudoperitonitis

Pe|ri|to|ni|tis *f, pl* **-ti|den** Entzündung des parietalen und/oder viszeralen Bauchfells; SYN: Bauchfellentzündung

adhäsive Peritonitis zu Verklebungen und Verwachsungen führende fibrinöse Peritonitis; SYN: verklebende Peritonitis

Peritonitis arenosa chronische Peritonitis mit Bildung sandkornartiger Verkalkungen

asymptomatische Peritonitis klinisch stumm verlaufende, meist chronisch spezifische Bauchfellentzündung

Peritonitis carcinomatosa bei diffuser Bauchfellmetastasierung [Magenkarzinom, Ovarialkarzinom] auftretende reaktive Peritonitis; SYN: Peritonealkarzinose

Peritonitis circumscripta örtlich umschriebene Bauchfellentzündung

Peritonitis diffusa generalisierte Bauch-

fellentzündung
eitrige Peritonitis →Peritonitis purulenta
fäkulente Peritonitis durch Kot hervorgerufene Bauchfellentzündung nach Bauchdecken- oder Organperforation [Perforationsperitonitis*]; evtl. auch iatrogen bedingt; SYN: kotige Peritonitis
fibrinöse Peritonitis durch Fibrinausscheidung gekennzeichnete Peritonitis; kann zu einer adhäsiven Peritonitis führen
gallige Peritonitis durch Gallenaustritt in die Bauchhöhle hervorgerufene Peritonitis; SYN: Gallenperitonitis, Choleperitonitis
hämorrhagische Peritonitis Bauchfellentzündung mit blutigem Erguss
kotige Peritonitis →fäkulente Peritonitis
Peritonitis productiva zu Verdickung und evtl. auch Verwachsung des Bauchfells führende Entzündung
Peritonitis purulenta i.d.R. durch Bakterien hervorgerufene akute Peritonitis mit eitrigem Erguss; SYN: Pyoperitonitis, eitrige Peritonitis
seröse Peritonitis mit Ergussbildung einhergehende Peritonitis
traumatische Peritonitis akute Peritonitis nach Keimeinschleppung durch Bauchdecken- oder Organperforation [Perforationsperitonitis*]
Peritonitis tuberculosa meist hämatogen entstehende, chronische Peritonitis mit Ergussbildung; SYN: Peritonealtuberkulose
verklebende Peritonitis →adhäsive Peritonitis
Peritonitis visceralis Entzündung des viszeralen Bauchfells; SYN: Perienteritis

pe|ri|to|ni|tisch *adj* Bauchfellentzündung/Peritonitis betreffend, von ihr betroffen oder gekennzeichnet

Pe|ri|ton|sil|lar|abs|zess *m* eitrige Peritonsillitis* mit Abszessbildung

Pe|ri|ton|sil|li|tis *f, pl* **-ti|den** Entzündung des peritonsillären Gewebes; oft mit Eiterbildung und Peritonsillarabszess*

pe|ri|ton|sil|li|tisch *adj* Peritonsillitis betreffend, von ihr betroffen oder gekennzeichnet

pe|ri|tra|che|al *adj* um die Luftröhre/Trachea herum (liegend)

pe|ri|trich *adj* (*biolog.*) völlig begeißelt

pe|ri|tro|chan|tär *adj* um einen Trochanter herum (liegend)

pe|ri|tu|bar *adj* **1.** in der Umgebung des Eileiters/der Tuba uterina (liegend) **2.** in der Umgebung der Ohrtrompete/Tuba auditiva (liegend)

pe|ri|tu|mo|ral *adj* in der Umgebung eines Tumors/einer Geschwulst (liegend)

Pe|ri|ty|phli|tis *f, pl* **-ti|den** Entzündung der Blinddarmserosa; oft gleichgesetzt mit Periappendizitis*

pe|ri|ty|phli|tisch *adj* Perityphlitis betreffend, von ihr betroffen oder gekennzeichnet

pe|ri|um|bi|li|kal *adj* um den Nabel/Umbilikus herum (liegend)

pe|ri|un|gu|al *adj* um einen Nagel/Unguis herum (liegend)

pe|ri|u|re|te|ral *adj* um einen Harnleiter/Ureter herum (liegend)

Pe|ri|u|re|te|ri|tis *f, pl* **-ti|den** Entzündung des periureteralen Bindegewebes

pe|ri|u|re|te|ri|tisch *adj* Periureteritis betreffend, von ihr betroffen oder gekennzeichnet

pe|ri|u|re|thral *adj* um die Harnröhre/Urethra herum (liegend)

Pe|ri|u|re|thri|tis *f, pl* **-ti|den** Entzündung des periurethralen Bindegewebes

pe|ri|u|re|thri|tisch *adj* Periurethritis betreffend, von ihr betroffen oder gekennzeichnet

pe|ri|u|te|rin *adj* in der Umgebung der Gebärmutter/des Uterus

pe|ri|u|vu|lär *adj* um die Uvula herum (liegend)

pe|ri|va|gi|nal *adj* um die Scheide/Vagina herum (liegend)

Pe|ri|va|gi|ni|tis *f, pl* **-ti|den** Entzündung der perivaginalen Gewebe; SYN: Perikolpitis

pe|ri|va|gi|ni|tisch *adj* Perivaginitis betreffend, von ihr betroffen oder gekennzeichnet; SYN: perikolpitisch

pe|ri|va|sal *adj* →perivaskulär

Pe|ri|vas|cu|li|tis *f, pl* **-ti|den** →Perivaskulitis

pe|ri|vas|ku|lär *adj* um ein Gefäß herum (liegend); SYN: perivasal, zirkumvaskulär

Pe|ri|vas|ku|lär|raum *m* der Raum um die Blutgefäße

Pe|ri|vas|ku|li|tis *f, pl* **-ti|den** Entzündung des (Blut-, Lymph-)Gefäße umgebenden Gewebes; SYN: Periangitis, Periangiitis, Perivasculitis

pe|ri|vas|ku|li|tisch *adj* Perivaskulitis betreffend, von ihr betroffen oder gekennzeichnet; SYN: periangiitisch

pe|ri|ve|nös *adj* um eine Vene herum (liegend), in Umgebung einer Vene

pe|ri|vent|ral *adj* →perigastral

pe|ri|vent|ri|ku|lär *adj* um einen Ventrikel herum (liegend); SYN: paraventrikulär

pe|ri|ver|te|bral *adj* um einen Wirbel/Vertebra herum (liegend)

pe|ri|ve|si|kal *adj* in der Umgebung einer Blase (liegend), insbesondere um die Harnblase/Vesica urinaria herum (liegend); SYN: perizystisch

pe|ri|ve|si|ku|lär *adj* um die Bläschendrüse/Samenblase herum (liegend)

Pe|ri|ve|si|ku|li|tis *f, pl* **-ti|den** Entzündung der die Samenblase umgebenden Gewebe

pe|ri|ve|si|ku|li|tisch *adj* Perivesikulitis betreffend, von ihr betroffen oder gekennzeichnet

pe|ri|vis|ze|ral *adj* die Eingeweide/Viszera umgebend, in der Umgebung der Eingeweide (liegend)

pe|ri|vi|tel|lin *adj* den Dotter/Vitellus umgebend

pe|ri|zä|kal *adj* um den Blinddarm/das Zäkum herum (liegend); SYN: perizökal

pe|ri|zel|lu|lär *adj* um eine Zelle herum (liegend), in Umgebung einer Zelle

pe|ri|zen|tral *adj* um ein Zentrum herum (liegend)

pe|ri|zer|vi|kal *adj* um den Gebärmutterhals/die Zervix herum (liegend)

pe|ri|zö|kal *adj* →perizäkal

pe|ri|zys|tisch *adj* **1.** um eine Zyste herum (liegend) **2.** in der Umgebung einer Blase (liegend), insbesondere um die Harnblase/Vesica urinaria herum (liegend)

Pe|ri|zys|ti|tis *f, pl* **-ti|ti|den** Entzündung der Harnblasenserosa; oft gleichgesetzt mit Parazystitis*

pe|ri|zys|ti|tisch *adj* Perizystitis betreffend, von ihr betroffen oder gekennzeichnet

Pe|ri|zy|ten *pl* kontraktile Zellen des Kapillarendothels

per|kon|dy|lär *adj* durch eine Kondyle hindurch

Per|kus|si|on *f* Beklopfen/Abklopfen der Körperobefläche; SYN: Perkutieren

per|kus|so|risch *adj* →perkutorisch

per|ku|tan *adj* durch die Haut hindurch (wirkend); SYN: transdermal, transkutan

Per|ku|tie|ren *nt* →Perkussion

per|ku|tie|ren *v* mittels Perkussion untersuchen, beklopfen, abklopfen

per|ku|to|risch *adj* mittels Perkussion; SYN: perkussorisch

Per|lèche *f* schmerzhaftes, akutes oder chronisches Ekzem* des Mundwinkels; SYN: Faulecken, Mundwinkelcheilitis, Mundwinkelrhagaden, Cheilitis angularis, Stomatitis angularis, Angulus infectiosus oris/candidamycetica

Perl|ge|schwulst *nt* **1.** chronische Epithelproliferation im Bereich des Trommelfells mit destruktivem Wachstum; SYN: Cholesteatom **2.** durch embryonal versprengte Epidermis verursachter, benigner Tumor im Kleinhirnbrückenwinkel; SYN: Cholesteatom

per|lin|gu|al *adj* durch die Zungenschleimhaut hindurch

per|ma|nent *adj* (fort-)dauernd, anhaltend, dauerhaft, (be-)ständig, bleibend

Per|ma|nenz *f* Dauerhaftigkeit, Beständigkeit

Per|man|ga|nat *nt* Salz der Permangansäure

per|me|a|bel *adj* durchlässig, durchdringbar

Per|me|a|bi|li|tät *f* Durchlässigkeit, Durchdringlichkeit

Perna-Akne *f* durch Perchlornaphthalin ausgelöste Sonderform der Chlorakne*; SYN: Perna-Krankheit, Perchlornaphthalinkrankheit

per|na|sal *adj* durch die Nase

Per|ni|ci|o|sa *f* durch Vitamin B_{12}-Mangel hervorgerufene megaloblastäre Anämie*; SYN: perniziöse Anämie, Biermer-Anämie, Addison-Anämie, Morbus Biermer, Anaemia perniciosa, Vitamin B_{12}-Mangelanämie

Per|nio *f, pl* **-ni|o|nes, -ni|o|nen** reversible Hautveränderungen bei längerer mäßiger Kälteeinwirkung; SYN: Frostbeulen, Pernionen, Perniones, Perniosis

Per|ni|o|nen *pl* →Pernio

Per|ni|o|nes *pl* →Pernio

Per|ni|o|sis *f, pl* **-ses** →Pernio

Per|ni|zi|o|sa *f* →Perniciosa

Pero-, pero- *präf.* Wortelement mit der Bedeutung "verstümmelt"

Pe|ro|bra|chi|us *m* Fetus mit fehlgebildeten Armen

Pe|ro|ce|pha|lus *m* →Perozephalus

Pe|ro|chei|rus *m* Fetus mit fehlgebildeten Händen; SYN: Perochirus

Pe|ro|chi|rus *m* →Perocheirus

Pe|ro|dak|ty|lie *f* angeborene stummelartige Verkürzung von Fingern oder Zehen; SYN: Stummelfingrigkeit

Pe|ro|ke|pha|lus *m* →Perozephalus

pe|ro|mel *adj* Peromelie betreffend, von ihr betroffen oder gekennzeichnet, stummelgliedrig

Pe|ro|me|lie *f* angeborene Gliedmaßenfehlbildung mit stummelartiger Verkürzung; SYN: Stummelgliedrigkeit

Pe|ro|me|lus *m* Fetus mit Peromelie*

pe|ro|nä|al *adj* Wadenbein/Fibula oder Peronäusnerv betreffend; SYN: peroneal, fibular

Pe|ro|nä|us|läh|mung *f* Lähmung des Nervus* peroneus profundus; SYN: Fibularislähmung

pe|ro|ne|al *adj* →peronäal

pe|ro|ne|o|ti|bi|al *adj* Wadenbein und Schienbein/Tibia betreffend oder verbindend; SYN: fibulotibial, tibiofibular

Pe|ro|pus *m* Fetus mit fehlgebildeten Beinen und Füßen

per|o|ral *adj* durch den Mund, durch die Mundhöhle; SYN: per os, oral

per os →peroral

Pe|ro|so|mus *m* Fetus mit fehlgebildetem Stamm

Per|o|xid *nt* Verbindung mit der allgemeinen Formel R_1-O-O-R_2

Per|o|xi|so|men *pl* Zellorganellen, die Oxidasen und Katalasen enthalten; SYN: Microbodies

Pe|ro|ze|pha|lus *m* Fetus mit fehlgebildetem Schädel; SYN: Perokephalus, Perocephalus

per|pen|di|ku|lar *adj* lotrechtrecht, senkrecht, vertikal; SYN: perpendikulär

per|pe|tu|ell *adj* fortwährend, immerwährend, unaufhörlich, andauernd, beständig, ständig

Per|se|ve|ra|ti|on *f* krankhaftes Hängenbleiben an Vorstellungen oder Themen

per|sis|tent *adj* anhaltend, andauernd, fortbestehend

Per|sis|tenz *f* Anhalten, Fortdauern, Fortbestehen

per|sis|tie|rend *adj* beharrlich, hartnäckig, ausdauernd

Per|sön|lich|keit *f* individuelle psychophysische Struktur

Per|sön|lich|keits|stö|rung *f* Bezeichnung für

P

besonders stark ausgeprägte Persönlichkeitszüge oder eine Veränderung der Persönlichkeit

Pers|pi|ra|tio *f, pl* **-ti|o|nes** →Perspiration

Perspiratio insensibilis unmerklicher Wasserverlust durch die Haut und Schleimhaut; SYN: extraglanduläre Wasserabgabe

Perspiratio sensibilis Wasserverlust durch Schwitzen; SYN: glanduläre Wasserabgabe

Pers|pi|ra|ti|on *f* Hautatmung, Stoffabgabe oder -austausch durch die Haut; SYN: Perspiratio

pers|pi|ra|to|risch *adj* Perspiration betreffend, mittels Perspiration

Per|suf|fla|ti|on *f* →Pertubation

Perthes-Calvé-Legg-Krankheit *f* →Perthes-Krankheit

Perthes-Jüngling-Krankheit *f* i.d.R. als Begleiterkrankung bei Sarkoidose* auftretende, multiple, pseudozystische Knochenveränderungen mit Weichteilschwellung; SYN: Jüngling-Krankheit, Ostitis multiplex cystoides

Perthes-Krankheit *f* im Kindesalter auftretende aseptische Osteonekrose* des Hüftkopfs, die häufig zur Verformung des Kopfes und damit langfristig zu Koxarthrose* führt; SYN: Morbus Perthes, Perthes-Legg-Calvé-Krankheit, Legg-Calvé-Perthes-Krankheit, Legg-Calvé-Perthes-Waldenström-Krankheit, Osteochondropathia deformans coxae juvenilis, Coxa plana, Coxa plana idiopathica

Perthes-Legg-Calvé-Krankheit *f* →Perthes-Krankheit

per|tro|chan|tär *adj* durch einen Trochanter hindurchgehend

Per|tu|ba|ti|on *f* Durchblasen der Eileiter zur Überprüfung der Durchgängigkeit bei Sterilität; SYN: Persufflation, Tubenperflation, Insufflation

Per|tus|sis *f* durch Bordetella* pertussis hervorgerufene Infektionskrankheit, deren klinisches Erscheinungsbild von andauernden Hustenanfällen geprägt ist; SYN: Keuchhusten, Stickhusten, Tussis convulsiva

per|tus|so|id *adj* keuchhustenartig, pertussisartig

Pe|ru|bal|sam *m* als Antiseptikum bei Hautwunden verwendeter Balsam

Pe|ru|war|ze *f* warzenähnliche Hauteffloreszenz bei Bartonellose*; SYN: Verruca peruana, Verruga peruana

Per|ver|si|on *f* abartiges sexuelles Verhalten

Per|vi|gi|li|um *nt* Schlaflosigkeit

per|zep|ti|bel *adj* wahrnehmbar, spürbar, fühlbar, merklich, deutlich

Per|zep|ti|bi|li|tät *f* Wahrnehmbarkeit; Wahrnehmungsvermögen, Auffassungsgabe

Per|zep|ti|on *f* (Reiz-)Wahrnehmung, Empfindung

per|zep|tiv *adj* Perzeption betreffend, auf ihr beruhend, durch sie bewirkt, wahrnehmend; SYN: perzeptorisch

per|zep|to|risch *adj* →perzeptiv

Pes *n* Fuß

Pes adductus Fußfehlstellung mit Adduktion des Vorfußes; SYN: Sichelfuß

Pes calcaneus Fußfehlstellung in Dorsalflexion; SYN: Hackenfuß

Pes calcaneus excavatus Fußfehlstellung mit Abknickung des Vorfußes und Steilstellung des Fersenbeins; SYN: Hackenhohlfuß

Pes cavus angeborene Überhöhung des Fußlängsgewölbes; SYN: Hohlfuß

Pes equinovarus (excavatus et adductus) angeborene Fußfehlstellung mit Spitfußstellung im Sprunggelenk, Adduktion des Vorfußes und Innendrehung des Rückfußes; SYN: Klumpfuß

Pes equinus angeborene oder erworbene Fußfehlstellung mit Beugung im oberen Sprunggelenk; SYN: Spitzfuß

Pes hippocampi vorderes Ende des Hippocampus; SYN: Ammonshorn, Cornu Ammonis

Pes planovalgus Knickfuß mit Abflachung des Fußquergewölbes; SYN: Knickplattfuß

Pes planus erworbene Fußdeformität mit Abflachung von Längs- und Quergewölbe; SYN: Plattfuß

Pes transversoplanus erworbene Fußdeformität mit Abflachung und Verbreiterung von Längs- und Quergewölbe; SYN: Platt-Spreizfuß

Pes transversus erworbene Fußdeformität mit Abflachung und Verbreiterung des Quergewölbes; SYN: Spreizfuß

Pes valgus angeborene Abknickung der Ferse nach außen; SYN: Knickfuß

Pe|sar *nt* ring- oder schalenförmiger Körper aus Gummi oder Metall zur symptomatischen Behandlung von Scheidenverlagerungen oder zur Konzeptionsverhütung

Pest *f* hochkontagiöse Infektionskrankheit durch Yersinia* pestis, die durch den Pestfloh* von Nagetieren auf Menschen übertragen wird; in vielen Gebieten Asiens und Amerikas endemisch vorhanden; SYN: Pestis

septikämische Pest →septische Pest

septische Pest perakute Verlaufsform der Pest bei Eindringen der Erreger in die Blutbahn; SYN: Pestsepsis, Pestseptikämie, septikämische Pest

Pest|bak|te|ri|um *nt, pl* **-ri|en** →Yersinia pestis

Pest|floh *m* Ektoparasit bei Ratten; Überträger des Pestbakteriums Yersinia* pestis; SYN: Rattenfloh, Xenopsylla cheopis, Pulex cheopsis

Pes|tis *f* →Pest

Pestis bubonica häufigste Form der Pest

bei Aufnahme des Pesterregers durch die Haut; kennzeichnend sind die abszedierende Schwellung regionaler Lymphknoten und präfinale ausgedehnte Hautblutungen; SYN: Beulenpest, Bubonenpest, Pestis fulminans/major

Pestis fulminans →Pestis bubonica

Pestis major →Pestis bubonica

Pes|ti|zid *nt* Schädingsbekämpfungsmittel

pes|ti|zid *adj* schädlingsbekämpfend, Schädlinge abtötend

Pest|me|nin|gi|tis *f, pl* **-ti|den** seltene, durch hämatogene Streuung entstehende Hirnhautentzündung bei Beulenpest* oder Pestsepsis*

Pest|pneu|mo|nie *f* Pneumonie* durch Einatmung von Pesterregern oder Streuung aus Herden im Körper; SYN: Lungenpest

Pest|sep|sis *f* perakute Verlaufsform der Pest bei Eindringen der Erreger in die Blutbahn; SYN: Pestseptikämie, septische/septikämische Pest

Pest|sep|ti|kä|mie *f* →Pestsepsis

pe|te|chi|al *adj* (*Blutung*) punktförmig, fleckförmig, petechienartig

Pe|te|chie *f* Punktblutung, punktförmige Blutung

Peters-Anomalie *f* angeborene zentrale Trübung der hinteren Hornhautschichten mit Defekt des Descemet-Membran; SYN: Peters-Syndrom, Peters-Seefelder-Syndrom

Peters-Seefelder-Syndrom *nt* →Peters-Anomalie

Peters-Syndrom *nt* →Peters-Anomalie

Pe|ti|o|lus *m, pl* **-li** Stiel

Petiolus epiglottidis Kehldeckelstiel

Petit-Dreieck *nt* vom Darmbeinkamm und den Musculi obliquus externus abdominis und latissimus dorsi begrenztes Dreieck; SYN: Lumbaldreieck, Trigonum lumbale

Petit-Hernie *f* Lendenbruch* durch das untere Lendendreieck

Petit-Kanal *m* mit Kammerwasser gefüllte Räume zwischen den Fasern der Zonula ciliaris; SYN: Spatia zonularia

Petit-mal *nt* kleiner generalisierter epileptischer Anfall; SYN: Petit-mal-Epilepsie

Petit-mal-Epilepsie *f* →Petit-mal

Pe|tri|fi|ka|ti|on *f* Versteinerung von Geweben durch Kalkablagerung

pe|tro|mas|to|id *adj* Felsenbein und Warzenfortsatz/Processus mastoideus betreffend oder verbindend

pe|tro|ok|zi|pi|tal *adj* Felsenbein und Hinterhauptsbein/Os occipitale betreffend oder verbindend

Pe|tro|si|tis *f, pl* **-ti|den** meist eitrige, otogene Entzündung des Felsenbeins/Pars petrosa des Schläfenbeins; SYN: Felsenbeinentzündung

pe|tro|si|tisch *adj* Felsenbeinentzündung/Petrositis betreffend, von ihr betroffen oder gekennzeichnet

pe|tro|sphe|no|i|dal *adj* Felsenbein und Keilbein/Os sphenoidale betreffend oder verbindend

Peutz-Jeghers-Syndrom *nt* autosomal-dominantes Syndrom mit Pigmentflecken [Lentigo*] und Dünndarmpolypen; SYN: Polyposis intestini Peutz-Jeghers, Pigmentfleckenpolypose, Lentigopolypose, Hutchinson-Weber-Peutz-Syndrom

-pexie *suf.* Wortelement mit der Bedeutung "Befestigen/Fixierung"

Peyer-Plaques *pl* zum Immunsystem gehörende Lymphknötchen des Dünndarms; SYN: Noduli lymphoidei aggregati intestini tenuis

Peyronie-Krankheit *f* meist nach dem 40. Lebensjahr auftretende, ätiologisch ungeklärte Verhärtung und Schwielenbildung der Tunica* albuginea mit schmerzhafter Abknickung des Penis bei Erektion; SYN: Penisfibromatose, Induratio penis plastica, Sclerosis fibrosa penis

Pfan|nen|dys|pla|sie *f* mangelhafte Ausbildung der Hüftgelenkspfanne; SYN: Acetabulumdysplasie, Azetabulumdysplasie

Pfan|nen|lip|pe *f* Gelenklippe am Rand der Hüftpfanne; SYN: Labrum acetabuli

Pfan|nen|rand *m* Rand der Hüftgelenkspfanne; SYN: Azetabulumrand, Limbus acetabuli, Margo acetabuli

Pfannenstiel-Querschnitt *m* querverlaufender Bauchdeckenschnitt am Oberrand des Mons* pubis; SYN: Pfannenstiel-Schnitt

Pfaundler-Hurler-Krankheit *f* autosomal-rezessiv vererbte Speicherkrankheit durch einen Mangel an α-L-Iduronidase; typisch sind Knochenwachstumsstörungen [disproportionierter Zwergwuchs*, Lendenkyphose], Deformität des Gesichtsschädels [Wasserspeiergesicht*], Hepatosplenomegalie*, sowie Hornhauttrübungen und evtl. eine geistige Retardierung; SYN: Hurler-Krankheit, Hurler-Syndrom, Lipochondrodystrophie, (von) Pfaundler-Hurler-Syndrom, Dysostosis multiplex, Mukopolysaccharidose I-H

Pfeiffer-Bazillus *m* →Pfeiffer-Influenzabazillus

Pfeiffer-Drüsenfieber *nt* durch das Epstein-Barr-Virus* hervorgerufene, weltweit auftretende Infektionskrankheit; die Übertragung erfolgt durch Tröpfchen- oder Kontaktinfektion [kissing disease]; klinisch imponiert ein fieberhafter Verlauf mit Monozytenangina*, Lymphknotenschwellung, Leber-Milz-Vergrößerung und Leukozytose [buntes Blutbild]; SYN: infektiöse Mononukleose, Mononucleosis infectiosa

Pfeiffer-Drüsenfieber-Zellen *pl* beim Pfeiffer*-Drüsenfieber im Blut auftretende mononukleäre, lymphomonozytäre Blutzellen; SYN: monozytoide Zellen, Downey-Zellen

Pfeiffer-Influenzabazillus *m* Erreger von eitriger Laryngitis*, Konjunktivitis*, Endokarditis*, Meningitis* und atypischer Pneumonie*; SYN: Pfeiffer-Bazillus, Haemophilus influenzae

Pfeiffer-Weber-Christian-Syndrom *nt* durch die Ausbildung subkutaner Knoten gekennzeichnete, herdförmige, nicht-eitrige Entzündung des subkutanen Fettgewebes; SYN: Weber-Christian-Syndrom, rezidivierende fieberhafte nicht-eitrige Pannikulitis, Panniculitis nodularis nonsuppurativa febrilis et recidivans

Pfeil|naht *f* Naht zwischen den beiden Scheitelbeinen; SYN: Scheitelnaht, Sutura sagittalis

Pfer|de|brem|se, amerikanische *f* Chrysops discalis; Überträger von Francisella* tularensis

Pfer|de|en|ze|pha|li|tis *f, pl* **-ti|den** in Nord- und Südamerika auftretende Arbovirus-Enzephalitis*, die in seltenen Fällen auf Menschen übertragen wird; SYN: Encephalomyelitis equina, Encephalitis equina
östliche Pferdeenzephalitis in Nord- und Mittelamerika auftretende, schwer verlaufende Arbovirus-Enzephalitis* durch das **Eastern equine encephalomyelitis-Virus**; SYN: Eastern equine encephalitis, Eastern equine encephalomyelitis
venezuelanische Pferdeenzephalitis in Mittel- und Südamerika auftretende, leicht verlaufende Encephalomyelitis* durch das **Venezuelan-equine-Enzephalitis-Virus**; SYN: Venezuelan-equine-Enzephalitis, Venezuelan-equine-Enzephalomyelitis
westliche Pferdeenzephalitis in den USA und Canada auftretende, leicht verlaufende Encephalomyelitis* durch das **Western-Equine-Enzephalitis-Virus**; SYN: Western equine encephalitis, Western equine encephalomyelitis

Pfer|de|schweif *m* →Cauda equina

Pflan|zen|der|ma|ti|tis *f, pl* **-ti|ti|den** durch Kontakt mit Pflanzen erworbene phototoxische Kontaktdermatitis*; SYN: Wiesengräserdermatitis, Wiesengrasdermatitis, Phyto-Photodermatitis, phytophototoxische Dermatitis, Dermatitis bullosa pratensis, Dermatitis pratensis, Photodermatitis phytogenica

Pflau|men|bauch|syn|drom *nt* Syndrom mit angeborenem Fehlen oder Unterentwicklung der Bauchwandmuskulatur; oft kombiniert mit anderen Fehlbildungen; SYN: ventrales Defektsyndrom, Bauchdeckenaplasie, kongenitaler Bauchwanddefekt, prune-belly syndrome

Pflug|schar *nt* →Pflugscharbein

Pflug|schar|bein *nt* Schädelknochen, der den größten Teil der unteren Nasenscheidewand bildet; SYN: Pflugschar, Vomer

Pfort|ader *f* durch Vereinigung von Vena lienalis und Vena mesenterica superior entstehender Venenstamm, der das Blut von Magen, Darm, Milz und Pankreas zur Leber führt; SYN: Porta, Vena portae hepatis

Pfort|ader|ent|zün|dung *f* Pylephlebitis

Pfort|ader|hoch|druck *m* Erhöhung des Pfortaderdrucks; SYN: portale Hypertonie, portale Hypertension

Pfort|ader|throm|bo|se *f* Thrombose* des Pfortadergebiets mit prähepatischem Block und portaler Hypertonie*; SYN: Pylethrombose

Pföt|chen|stel|lung *f* s.u. Karpopedalspasmen

Pfropf|ges|tose *f* Gestose*, die sich auf eine vorbestehende Erkrankung [Diabetes* mellitus, Hypertonie*] aufpropft; SYN: Aufpfropfgestose

Pfund|na|se *f* v.a. ältere Männer betreffende, allmählich zunehmende, unförmige Auftreibung der Nase durch eine Hyperplasie der Talgdrüsen; meist Teilsyndrom der Rosacea*; SYN: Kartoffelnase, Säufernase, Knollennase, Rhinophym, Rhinophyma

pH *m* Maß für die Konzentration von Wasserstoffionen in wässriger Lösung [**p**ondus **H**ydrogenii]; als negativer dekadischer Logarithmus der Wasserstoffionenkonzentration definiert; saure Lösungen haben einen niedrigen pH-Wert [<7] und eine hohe Wasserstoffionenkonzentration, basische Lösungen eine hohen pH-Wert [>7] und eine niedrige Wasserstoffionenkonzentration; SYN: pH-Wert

Phac-, phac- *präf.* Wortelement mit der Bedeutung "Linse"

Pha|ci|tis *f, pl* **-ti|den** →Phakitis

Phag-, phag- *präf.* →Phago-

-phag *suf.* in Adjektiven verwendetes Wortelement mit der Bedeutung "fressend/essend/vertilgend"

Pha|ge *m* sich auf Kosten von Bakterien vermehrendes Virus; SYN: Bakteriophage, bakterienpathogenes Virus

-phage *suf.* Wortelement mit Bezug auf "Fressorganismus/Fresser"

Pha|ge|dae|na *f* langsam fortschreitendes Geschwür

pha|ge|dä|nisch *adj* fortschreitend, sich ausbreitend

Pha|gen|typ *m* →Phagovar

Pha|gen|ty|pi|sie|rung *f* →Lysotypie

-phagia *suf.* →-phagie

-phagie *suf.* Wortelement mit der Bedeutung "Essen/Fressen/Vertilgen/Verzehren"

-phagisch *suf.* →-phag

Phago-, phago- *präf.* Wortelement mit der Bedeutung "essen/fressen"

Pha|go|ly|se *f* →Phagozytolyse

pha|go|ly|tisch *adj* →phagozytolytisch

pha|go|phob *adj* Schluckangst/Phagophobie betreffend, durch sie gekennzeichnet

Pha|go|pho|bie *f* krankhafte Angst vor dem Essen oder Schlucken; SYN: Schluckangst

Pha|go|var *m* durch Lysotypie* bestimmter Bakterienstamm; SYN: Lysotyp, Phagentyp

Pha|go|zyt *m* Zelle, die belebte oder unbelebte Partikel aufnehmen und abbauen kann; SYN: Fresszelle
mononukleäre Phagozyten große einkernige Leukozyten des peripheren Blutes, die zu Phagozytose* und Migration befähigt sind; die Granula sind reich an Hydrolasen und Peroxidasen; SYN: Monozyten

pha|go|zy|tär *adj* Phagozyt oder Phagozytose betreffend; SYN: phagozytisch

pha|go|zy|tier|bar *adj* durch Phagozytose aufnehmbar oder abbaubar

pha|go|zy|tie|ren *v* durch Phagozytose abbauen, durch/mittels Phagozytose aufnehmen

pha|go|zy|tisch *adj* →phagozytär

Pha|go|zy|to|ly|se *f* Auflösung aufgenommener Zellteile in der Zelle; SYN: Phagolyse

pha|go|zy|to|ly|tisch *adj* Phagozytolyse betreffend, durch sie bedingt; SYN: phagolytisch

Pha|go|zy|to|se *f* aktive Aufnahme von belebten oder unbelebten Strukturen in die Zelle; wichtiger Teil der unspezifischen Infektionsabwehr

Phak-, phak- *präf.* →Phako-

Phak|ek|to|mie *f* Entfernung der Augenlinse

Pha|ki|tis *f, pl* **-ti|den** Entzündung der Augenlinse; SYN: Linsenentzündung, Phacitis, Lentitis

pha|ki|tisch *adj* Linsenentzündung/Phakitis betreffend, von ihr betroffen oder gekennzeichnet; SYN: lentitisch

Phako-, phako- *präf.* Wortelement mit der Bedeutung "Linse"

Pha|ko|de|ne|sis *f* abnorme Beweglichkeit der Augenlinse; SYN: Linsenschlottern

Pha|ko|e|mul|si|fi|ka|ti|on *f* Ultraschallzertrümmerung und Absaugung der Linse

Pha|ko|e|re|sis *f* Linsenextraktion, Extraktion der Augenlinse

pha|ko|id *adj* linsenförmig

Pha|ko|ly|se *f* therapeutische Linsenauflösung

pha|ko|ly|tisch *adj* Phakolyse betreffend

Pha|ko|ma|la|zie *f* Linsenerweichung

Pha|ko|ma|to|se *f* Oberbegriff für Syndrome mit Hautveränderungen und Missbildungen verschiedener Organe [u.a. ZNS, Auge]; SYN: neurokutanes Syndrom

pha|ko|to|xisch *adj* die Augenlinse schädigend

Pha|ko|ze|le *f* Vorfall der Linse durch einen Defekt von Hornhaut oder Sklera; SYN: Linsenvorfall, Lentozele, Hernia lentis

Pha|ko|zys|tek|to|mie *f* operative Entfernung der Linsenkapsel, Linsenkapselresektion

Pha|ko|zys|ti|tis *f, pl* **-ti|ti|den** Entzündung der Linsenkapsel; SYN: Linsenkapselentzündung

pha|ko|zys|ti|tisch *adj* Linsenkapselentzündung/Phakozystitis betreffend, von ihr betroffen oder gekennzeichnet

Phalang-, phalang- *präf.* Wortelement mit der Bedeutung "Glied/Phalanx"

pha|lan|ge|al *adj* Fingerglied bzw. Zehenglied/Phalanx betreffend

Pha|lan|gek|to|mie *f* Amputation eines Finger- oder Zehenglieds

Pha|lan|gen|a|pla|sie *f* angeborenes Fehlen einzelner Finger- oder Zehenglieder

Pha|lan|gen|frak|tur *f* Fraktur* eines Finger- oder Zehenglieds

Pha|lan|gi|tis *f, pl* **-ti|den** Entzündung eines Finger- oder Zehenglieds; SYN: Phalangenentzündung

pha|lan|gi|tisch *adj* Phalangenentzündung/Phalangitis betreffend, von ihr betroffen oder gekennzeichnet

Pha|lanx *f, pl* **-lan|ges, -lan|gen** Fingerglied, Zehenglied
Phalanx distalis distales Glied, Endglied, Endphalanx, Nagelglied
Phalanx media mittleres Glied, Mittelglied, Mittelphalanx
Phalanx proximalis proximales Glied, Grundglied, Grundphalanx

Phall-, phall- *präf.* →Phallo-

Phall|ek|to|mie *f* →Penektomie

phal|lisch *adj* **1.** männliches Glied/Phallus betreffend; SYN: penil **2.** →phalloid

Phal|li|tis *f, pl* **-ti|den** Penisentzündung, Penitis

Phallo-, phallo- *präf.* Wortelement mit der Bedeutung "männliches Glied/Phallus/Penis"

Phal|lo|dy|nie *f* Schmerzen im Penis, Penisschmerz

phal|lo|id *adj* einem Phallus ähnlich, phallusähnlich, phallusartig, phallusförmig; SYN: phallisch

Phal|lo|plas|tik *f* Penisplastik

Phal|los *m* →Phallus

Phal|lo|to|mie *f* Inzision des Penis

Phal|lo|to|xi|ne *pl* im Knollenblätterpilz [Amanita phalloides] vorkommende Gifte

Phal|lus *m, pl* **-li** (erigiertes) männliches Glied; SYN: Phallos, Penis

phal|lus|ar|tig *adj* →phalloid

phal|lus|för|mig *adj* →phalloid

Phän *nt* Merkmal, das einem bestimmten Gen zugeorndet werden kann

Pha|ne|ro|se *f* Bezeichnung für das Sichtbarwerden einer primär nichtsichtbaren Substanz oder Struktur, z.B. Fettphanerose*; SYN: Phanerosis

Phäno-, phäno- *präf.* Wortelement mit der Bedeutung "erscheinen/sichtbar werden"

Phä|no|ko|pie *f* Nachahmung eines genetischen Erscheinungsbildes durch äußere Ursachen

Phä|no|men *nt* Erscheinung, Zeichen, (objektives) Symptom
Phänomen des blutigen Taus charakteristische, punktförmige Blutung nach Entfernen des letzten Häutchens bei Psoriasis*; SYN: Auspitz-Phänomen

Phä|no|me|no|lo|gie *f* Lehre von den Krankheitszeichen

Phä|no|typ *m* durch Genotyp* und Umwelteinflüsse geformtes (äußeres) Erscheinungsbild; SYN: Phänotypus

Phan|tas|ma *nt* Wahnbild, Trugbild, Hirngespinst, Sinnestäuschung

Phan|tom|emp|fin|den *nt* Projektion von Empfindungen in ein nicht mehr vorhandenes Körperteil, z.B. **Phantomschmerz** in einem amputierten Bein

Phan|tom|schmerz *m* s.u. Phantomempfinden

phä|o|chrom *adj* leicht mit Chromsalzen färbbar; SYN: chromaffin, chromaphil

Phä|o|chro|mo|blas|tom *nt* malignes Phäochromozytom*

Phä|o|chro|mo|zy|tom *nt* von den chromaffinen Zellen des sympathischen Nervensystems ausgehender Tumor, der meist Adrenalin und Noradrenalin produziert

Pharmako-, pharmako- *präf.* Wortelement mit der Bedeutung "Arzneimittel/Heilmittel"

Phar|ma|ko|dy|na|mik *f* Analyse der Wirkung von Pharmaka im Organismus

phar|ma|ko|dy|na|misch *adj* Pharmakodynamik betreffend

Phar|ma|ko|gno|sie *f* Wissenschaft von den Drogen und ihren Inhaltsstoffen; theoretische und angewandte Drogenkunde; SYN: Drogenkunde, Pharmakognosis

Phar|ma|ko|ki|ne|tik *f* Einfluss des Organismus auf Pharmaka

phar|ma|ko|ki|ne|tisch *adj* Pharmakokinetik betreffend

Phar|ma|ko|lo|gie *f* Arzneimittellehre, Arzneimittelforschung

phar|ma|ko|lo|gisch *adj* Pharmakologie betreffend

Phar|ma|ko|ma|nie *f* Arzneimittelabhängigkeit

Phar|ma|kon *nt* zu Diagnostik, Therapie und Prophylaxe verwendete natürliche oder synthetische Substanz oder Mischung von Substanzen; SYN: Medikament, Arzneimittel

phar|ma|ko|phob *adj* Pharmakophobie betreffend, durch sie gekennzeichnet

Phar|ma|ko|pho|bie *f* krankhafte Angst vor (der Einnahme von) Medikamenten

Phar|ma|ko|pöe *f* Verzeichnis der offizinellen Arzneimittel mit Vorschriften für ihre Beschaffenheit, Zubereitung, Aufbewahrung und Prüfung; SYN: Arzneibuch

Phar|ma|ko|psy|cho|se *f* durch chemische Substanzen [Alkohol, Drogen] oder Pharmaka hervorgerufene Psychose*

Phar|ma|ko|ra|di|o|an|gi|o|gra|fie *f* →Pharmakoradioangiographie

Phar|ma|ko|ra|di|o|an|gi|o|gra|phie *f* →Pharmakoradiographie

Phar|ma|ko|ra|di|o|gra|fie *f* →Pharmakoradiographie

Phar|ma|ko|ra|di|o|gra|phie *f* Röntgenkontrastdarstellung von Gefäßen bei gleichzeitiger Gabe von Pharmaka; SYN: Pharmakoradioangiographie

Phar|ma|ko|the|ra|pie *f* Behandlung mit Arzneimitteln

Phar|ma|zeu|tik *f* Lehre von der Zubereitung und Anwendung von Arzneimitteln; SYN: Arzneilehre, Arzneikunde, Pharmazeutik, Pharmazie

phar|ma|zeu|tisch *adj* Pharmazeutik betreffend, auf ihr beruhend; SYN: arzneikundlich

Phar|ma|zie *f* →Pharmazeutik

Pharyng-, pharyng- *präf.* →Pharyngo-

Pha|ryn|gal|gie *f* →Pharyngodynie

pha|ryn|ge|al *adj* Rachen/Pharynx betreffend

Pha|ryn|gek|to|mie *f* operative (Teil-)Entfernung der Rachenwand

Pha|ryn|gi|al|bö|gen *pl* während der Embryonalentwicklung auftretende Mesenchymwülste am Hals; SYN: Kiemenbögen, Schlundbögen, Viszeralbögen, Branchialbögen

Pha|ryn|gis|mus *m* Krampf der vom Nervus* glossopharyngeus versorgten Schlundmuskulatur; SYN: Schlundkrampf, Glossopharyngeuskrampf, Pharyngospamus

Pha|ryn|gi|tis *f, pl* **-ti|den** Entzündung der Rachenschleimhaut; SYN: Rachenschleimhautentzündung, Rachenkatarrh

akute Pharyngitis meist durch Viren oder Bakterien hervorgerufene, oft zusammen mit einer Angina* oder Seitenstrangangina* auftretende Entzündung; SYN: akuter Rachenkatarrh

akute febrile Pharyngitis vor allem bei (Klein-)Kindern auftretende, fieberhafte akute Pharyngitis

Pharyngitis chronica Sammelbezeichnung für chronische Entzündungen der Rachenschleimhaut unterschiedlicher Genese

Pharyngitis chronica atrophicans durch Austrocknung der Schleimhaut und zähen Schleim [**Tischlerleim**] gekennzeichnete, häufiger ältere Menschen betreffende Entzündung; SYN: Pharyngitis chronica sicca

Pharyngitis chronica granulosa →Pharyngitis chronica hyperplastica

Pharyngitis chronica hyperplastica zu Verdickung der Rachenschleimhaut führende granulierende Entzündung; SYN: granuläre Pharyngitis, Pharyngitis chronica granulosa

Pharyngitis chronica sicca →Pharyngitis chronica atrophicans

granuläre Pharyngitis →Pharyngitis chronica hyperplastica

Pharyngitis herpetica →Angina herpetica

kruppöse Pharyngitis →pseudomembranöse Pharyngitis

Pharyngitis lateralis →Seitenstrangangina

pseudomembranöse Pharyngitis durch die Ausbildung von Pseudomembranen gekennzeichnete Pharyngitis; tritt meist zusammen mit einer Angina* ulceromembranacea auf; SYN: kruppöse Pharyngitis

pha|ryn|gi|tisch *adj* Rachenschleimhautentzündung/Pharyngitis betreffend, von ihr betroffen oder gekennzeichnet

Pharyngo-, pharyngo- *präf.* Wortelement mit der Bedeutung "Rachen/Schlund/Pharynx"

Pha|ryn|go|dy|nie *f* Rachenschmerz, Pharynxschmerz

pha|ryn|go|e|pi|glot|tisch *adj* Rachen und Kehldeckel/Epiglottis betreffend oder verbindend

Pha|ryn|go|kon|junk|ti|val|fie|ber *nt* →Pharyngokonjunktivitis

Pha|ryn|go|kon|junk|ti|vi|tis *f, pl* **-ti|den** durch Adenoviren hervorgerufene Entzündung von Rachenschleimhaut und Augenbindehaut; SYN: Pharyngokonjunktivalfieber

pha|ryn|go|kon|junk|ti|vi|tisch *adj* Pharyngokonjunktivitis betreffend, von ihr betroffen oder gekennzeichnet

pha|ryn|go|la|ryn|ge|al *adj* Rachen und Kehlkopf/Larynx betreffend oder verbindend; SYN: laryngopharyngeal

Pha|ryn|go|la|ryn|gi|tis *f, pl* **-ti|den** Entzündung von Rachen- und Kehlkopfschleimhaut

pha|ryn|go|la|ryn|gi|tisch *adj* Pharyngolaryngitis betreffend, von ihr betroffen oder gekennzeichnet

pha|ryn|go|ma|xil|lär *adj* Rachen und Oberkiefer/Maxilla betreffend oder verbindend; SYN: pharyngomaxillar, maxillopharyngeal

Pha|ryn|go|my|ko|se *f* Pilzinfektion des Rachens; SYN: Rachenmykose, Pharynxmykose

pha|ryn|go|na|sal *adj* Rachen und Nase/Nasus betreffend oder verbindend; Rhinopharynx betreffend; SYN: epipharyngeal, nasopharyngeal, rhinopharyngeal

pharyngo-oral *adj* Rachen und Mund/Os betreffend oder verbindend, Oropharynx betreffend; SYN: oropharyngeal, mesopharyngeal

pha|ryn|go|ö|so|pha|ge|al *adj* Rachen und Speiseröhre/Oesophagus betreffend oder verbindend; SYN: ösophagopharyngeal

Pha|ryn|go|ö|so|pha|gi|tis *f, pl* **-ti|den** chronische Entzündung von Rachen- und Speiseröhrenschleimhaut; Teilaspekt des Plummer-Vinson-Syndroms

pha|ryn|go|ö|so|pha|gi|tisch *adj* Pharyngoösophagitis betreffend, von ihr betroffen oder gekennzeichnet

pha|ryn|go|pa|la|ti|nal *adj* Rachen und Gaumen/Palatum betreffend oder verbindend; SYN: palatopharyngeal

Pha|ryn|go|pa|thie *f* Rachenerkrankung, Pharynxerkrankung

Pha|ryn|go|plas|tik *f* Rachenplastik, Pharynxplastik

Pha|ryn|go|ple|gie *f* Schlundlähmung, Schlundmuskellähmung

Pha|ryn|go|rhi|ni|tis *f, pl* **-ti|den** Entzündung von Rachen- und Nasenschleimhaut

pha|ryn|go|rhi|ni|tisch *adj* Pharyngorhinitis betreffend, von ihr betroffen oder gekennzeichnet

Pha|ryn|go|rhi|no|sko|pie *f* direkte Untersuchung von Nasenpharynx und hinterer Nasenöffnung

Pha|ryn|gor|rha|gie *f* Rachenblutung, Pharynxblutung

Pha|ryn|gor|rhoe *f, pl* **-rho|en** Schleimabsonderung aus dem Rachen

Pha|ryn|go|sal|pin|gi|tis *f, pl* **-ti|den** Entzündung von Rachen- und Tubenschleimhaut

pha|ryn|go|sal|pin|gi|tisch *adj* Pharyngosalpingitis betreffend, von ihr betroffen oder gekennzeichnet

Pha|ryn|go|sko|pie *f* direkte Betrachtung des Rachens

Pha|ryn|go|spas|mus *m* →Pharyngismus

Pha|ryn|go|ste|no|se *f* Einengung der Rachenenge mit Schluckbeschwerden; SYN: Rachenstenose, Pharynxstenose

Pha|ryn|go|sto|mie *f* Anlegen einer künstlichen Öffnung in den Pharynx; SYN: Pharynxfistel

Pha|ryn|go|to|mie *f* Pharynxeröffnung

Pha|ryn|go|ton|sil|li|tis *f, pl* **-ti|den** Entzündung von Rachenschleimhaut und Rachenmandel

pha|ryn|go|ton|sil|li|tisch *adj* Pharyngotonsillitis betreffend, von ihr betroffen oder gekennzeichnet

pha|ryn|go|tra|che|al *adj* Rachen und Luftröhre/Trachea betreffend oder verbindend; SYN: tracheopharyngeal

Pha|rynx *m, pl* **-ryn|ges** Rachen, Schlund

Pha|rynx|fis|tel *f* →Pharyngostomie

Pha|rynx|ke|ra|to|se *f* Verhornung der Rachenschleimhaut

Pha|rynx|kri|se *f* s.u. tabische Krise

Pha|rynx|my|ko|se *f* Pilzinfektion des Rachens; SYN: Rachenmykose, Pharyngomykose

Pha|rynx|ste|no|se *f* Einengung der Rachenenge mit Schluckbeschwerden; SYN: Rachenstenose, Pharyngostenose

Pha|rynx|ton|sil|le *f* Rachenmandel; SYN: Tonsilla pharyngea/pharyngealis

Pha|se *f* **1.** Abschnitt; (Entwicklungs-)Stufe, Stadium **2.** (*physik.*) Zustandsform eines Stoffes

dispersive Phase s.u. Dispersion

gestagene Phase zweite Phase des Menstruationszyklus; die Zeit vom Eisprung bis zur Monatsblutung; SYN: Sekretionsphase, Lutealphase, Gelbkörperphase, Transformationsphase

östrogene Phase →proliferative Phase

proliferative Phase Phase des Menstrualzyklus [5.–15. Tag], während der die Gebärmutterschleimhaut unter dem Einfluss von Östrogen proliferiert; SYN: östrogene Phase, Proliferationsphase, Follikelreifungsphase

Pha|sen|kon|trast|mi|kro|skop *nt* Mikroskop für die Phasenkontrastmikroskopie*

Pha|sen|kon|trast|mi|kro|sko|pie *f* mikroskopisches Verfahren, das die Phasenunterschiede von im Objekt gebrochenem Licht und ungebrochenem Licht sichtbar macht

Phen|a|ce|tin *nt* nicht mehr zugelassene Substanz mit analgetischer und antipyretischer Wirkung

Phen|a|ce|tin|ne|phro|pa|thie *f* durch chronische Einnahme des Schmerzmittels Phenacetin hervorgerufene, interstitielle Nephritis* mit Ausbildung einer Niereninsuffizienz; SYN: Analgetikanephropathie, Analgetikaniere, Phenacetinniere

Phen|a|ce|tin|nie|re *f* →Phenacetinnephropathie

Phe|nol *nt* aus Kohle gewonnenes Benzolderivat mit antiseptischer Wirkung; SYN: Karbolsäure, Monohydroxybenzol, Acidum carbolicum

Phe|nol|ä|mie *f* Vorkommen von Phenolen im Blut

phe|no|lisch *adj* Phenol betreffend oder enthaltend

Phe|nol|o|xi|da|sen *pl* Enzyme, die Phenole oxidieren

Phe|nol|phtha|le|in *nt* als Abführmittel und Indikator verwendete Substanz

Phe|nol|u|rie *f* Phenolausscheidung im Harn; SYN: Karbolurie

Phen|o|xy|me|thyl|pe|ni|cil|lin *nt* säurefestes Oralpenicillin; SYN: Penicillin V

Phen|o|xy|pro|pyl|pe|ni|cil|lin *nt* säurestabiles Oralpenicillin; SYN: Propicillin

Phe|nyl|a|la|nin *nt* essentielle Amonsäure

Phe|nyl|a|la|nin|ä|mie *f* erhöhter Phenylalaningehalt des Blutes; SYN: Hyperphenylalaninämie

Phe|nyl|a|min *nt* einfachstes aromatisches Amin; Grundsubstanz für Farbstoffe und Medikamente; SYN: Anilin, Aminobenzol

Phe|nyl|brenz|trau|ben|säu|re *f* Abbauprodukt von Phenylalanin

Phenylbrenztraubensäure-Oligophrenie *f* →Phenylketonurie

Phe|nyl|car|bi|nol *m* zur Haut- und Händedesinfektion verwendetes Antiseptikum; SYN: Benzylalkohol, Phenylmethanol, α-Hydroxytoluol, Alcohol benzylicus

Phe|nyl|ke|ton|u|rie *f* autosomal-rezessive Enzymopathie*, die unbehandelt zu geistiger Behinderung und Störung der körperlichen Entwicklung führt; SYN: Fölling-Krankheit, Morbus Fölling, Brenztraubensäureschwachsinn, Phenylbrenztraubensäure-Oligophrenie, Oligophrenia phenylpyruvica

Phe|nyl|me|tha|nol *m* →Phenylcarbinol

Phe|ny|to|in *nt* Antiepileptikum* mit antikonvulsiver Wirkung; SYN: Diphenylhydantoin

Pher-, pher- *präf.* →Phero-

Phe|re|se *f* Entfernung von einzelnen Blutbestandteilen; SYN: Apherese

Phero-, phero- *präf.* Wortelement mit der Bedeutung "tragen"

Phe|ro|gramm *nt* bei der Elektrophorese erhaltenes Diagramm; SYN: Elektropherogramm

Phi|a|lo|pho|ra *nt* Pilzgattung, die tiefe Hautmykosen und Systemmykosen verursacht
Phialophora verrucosa Erreger der Chromomykose*

-phil *suf.* in Adjektiven verwendetes Wortelement mit der Bedeutung "zugeneigt/angezogen"

Philadelphia-Chromosom *nt* abnorm kleines Chromosom 22, das häufig bei chronisch myeloischer Leukämie gefunden wird

-philia *suf.* →-philie

-philie *suf.* Wortelement mit der Bedeutung "Vorliebe/Neigung/Zuneigung"

Phil|trum *nt* Oberlippenrinne

Phi|mo|se *f* meist erworbene [Trauma, Entzündung] Verengung der Vorhaut, die nicht über die Eichel zurückgeschoben werden kann; SYN: Capistratio

Phleb-, phleb- *präf.* →Phlebo-

Phleb|al|gie *f* Schmerzen in einer Vene oder Krampfader, Venenschnerz, Varizenschmerz; phlebogener Schmerz

Phleb|ek|ta|sie *f* Venenerweiterung; SYN: Venektasie, Phlebectasia

Phleb|ek|to|mie *f* operative Entfernung einer Vene, Venenresektion; SYN: Venektomie

Phleb|ex|ai|re|se *f* →Phlebexhairese

Phleb|ex|hai|re|se *f* Exhairese* von varikös veränderten Venen; SYN: Phlebexairese, Venenexhärese, Venenexairese Venenexhairese

Phle|bi|tis *f, pl* **-ti|den** Entzündung der Venenwand; SYN: Venenentzündung
Phlebitis nodularis bei Hypertonikern auftretende, an den Beugeseiten der Unterschenkel lokalisierte schmerzhafte Knoten; SYN: noduläre Vaskulitis, Vasculitis nodularis, Hypodermitis nodularis subacuta saltans (O'Leary)

phle|bi|tisch *adj* Venenentzündung/Phlebitis betreffend, von ihr betroffen oder gekennzeichnet

Phlebo-, phlebo- *präf.* Wortelement mit der Bedeutung "Blutader/Vene"

Phle|bo|dy|na|mo|me|trie *f* Venendruckmessung in Ruhe und unter Belastung

Phle|bo|fi|bro|se *f* bindegewebige Fibrosierung der Venenwand

phle|bo|gen *adj* aus einer Vene stammend, von einer Vene ausgehend

Phle|bo|graf *m* →Phlebograph

Phle|bo|gra|fie *f* →Phlebographie

Phle|bo|gramm *nt* Röntgenkontrastaufnahme von Venen

Phle|bo|graph *m* Gerät zur Phlebographie*

Phle|bo|gra|phie *f* Röntgenkontrastdarstellung von Venen; SYN: Venographie

Phle|bo|lith *m* durch Verkalkung eines Thrombus* entstandenes Konkrement; SYN: Venenstein

Phle|bo|li|thi|a|sis *f, pl* **-ses** asymptomatisches Vorkommen von Venensteinen

Phle|bo|lo|gie *f* Lehre von den Venen und

ihren Erkrankungen

Phle|bo|me|tri|tis *f, pl* **-ti|den** Entzündung der Uterusvenen; SYN: Metrophlebitis

phle|bo|me|tri|tisch *adj* Phlebometritis betreffend, von ihr betroffen oder gekennzeichnet

Phle|bo|phle|bo|sto|mie *f* operative Verbindung von Venen; SYN: Venen-Venen-Anastomose, Venovenostomie

Phle|bo|plas|tik *f* Venenplastik

Phle|bor|rha|phie *f* Venennaht

Phle|bor|rhe|xis *f* Venenruptur

Phle|bo|skle|ro|se *f* Verdickung und Verhärtung der Venenwand; therapeutisch nach Verödung von Varizen

Phle|bo|throm|bo|se *f* die tiefen Venen betreffende, nichtentzündliche Thrombose mit Verschluss des Lumens; SYN: Venenthrombose

Phle|bo|to|mie *f* **1.** Venenschnitt; SYN: Venae sectio **2.** Veneneröffnung; SYN: Venae sectio

Phle|bo|to|mi|nae *pl* weltweit verbreitete Mückenfamilie; in den Tropen und Subtropen Krankheitserreger; SYN: Sandfliegen, Sandmücken

Phle|bo|to|mus *m* Mückengattung, die in den Tropen das Phlebotomusfieber* überträgt

Phle|bo|to|mus|fie|ber *nt* →Pappatacifieber

Phleg|ma *nt* **1.** Schleim **2.** Trägkeit, Schwerfälligkeit

Phleg|ma|sia *f* Entzündung, Fieber; SYN: Phlegmasie

Phlegmasia alba dolens meist im Wochenbett auftretende schmerzhafte, weiße Schwellung des Oberschenkels durch eine Becken- und Oberschenkelvenenthrombose; SYN: Milchbein

Phlegmasia coerulea dolens akuter Verschluss der tiefen Beckenvenen mit starken Schmerzen und bläulich-zyanotischer Verfärbung des Oberschenkels

phleg|ma|tisch *adj* träge, schwerfällig

Phleg|mo|ne *f* sich diffus ausbreitende eitrige Entzündung der interstitiellen Bindegewebes

phleg|mo|nös *adj* Phlegmone betreffend, in der Art einer Phlegmone

Phlog-, phlog- *präf.* Wortelement mit Bezug auf "Entzündung"

Phlo|gis|ti|ka *pl* entzündungserregende Substanz

phlo|gis|tisch *adj* Entzündung betreffend, entzündlich

Phlogo-, phlogo- *präf.* →Phlog-

phlo|go|gen *adj* eine Entzündung verursachend oder hervorrufend

Phlyk|tae|na *f* →Phlyktäne

Phlyk|tä|ne *f* entzündliches Knötchen in Bindehaut [**konjunktivale Phlyktäne**] oder Hornhaut [**korneale Phlyktäne**]; SYN: Phlyktaena

-phob *suf.* in Adjektiven verwendetes Wortelement mit der Bedeutung "abgeneigt/abgestoßen"

Pho|bia *f* →Phobie

-phobia *suf.* →-phobie

Pho|bie *f* krankhafte, sich gegen besseres Wissen und Vernunft aufdrängende Angst* vor Personen, Tieren, Gegenständen, Situationen usw.; SYN: phobische Angst, krankhafte Angst, pathologische Angst, krankhafte Furcht, phobische Störung

-phobie *suf.* Wortelement mit der Bedeutung "Angst/Furcht"

pho|bisch *adj* Phobie betreffend, durch sie gekennzeichnet, in der Art einer Phobie; ängstlich

-phobisch *suf.* →-phob

pho|bo|phob *adj* Angsterwartung/Phobophobie betreffend, durch sie gekennzeichnet

Pho|bo|pho|bie *f* krankhafte Angst vor (der Entwicklung) einer Phobie; SYN: Angsterwartung

pho|ko|mel *adj* Phokomelie betreffend, von ihr betroffen oder gekennzeichnet, durch sie bedingt, robbengliedrig

Pho|ko|me|lie *f* Fehlbildung der langen Röhrenknochen mit flossenartigem Sitz der Hände an der Schulter bzw. der Füße an der Hüfte, z.B. beim Contergan-Syndrom; SYN: Robbengliedrigkeit

Phon-, phon- *präf.* →Phono-

Phon|as|the|nie *f* Stimmschwäche; SYN: Hypophonie, Hypophonesie

Pho|na|ti|on *f* Lautbildung, Stimmbildung

Pho|nem *nt* **1.** Sprachlaut, kleinste phonologische Einheit **2.** akustische Sinnestäuschung, Stimmenhören

Pho|ne|ma|tik *f* →Phonologie

Pho|ne|mik *f* →Phonologie

Phon|en|do|skop *nt* spezielles Hörrohr zur Auskultation von Nasengeräuschen; SYN: Nasenhörrohr, Hörschlauch

Pho|ne|tik *f* Lautbildungslehre, Lautlehre

Phoni-, phoni- *präf.* →Phono-

-phonia *suf.* →-phonie

Pho|ni|a|trie *f* Lehre von Physiologie und Pathologie von Stimme und Sprache; SYN: Stimm- und Sprachheilkunde

-phonie *suf.* Wortelement mit der Bedeutung "Klang/Klingen/Stimme"

pho|nisch *adj* Stimme betreffend

Phono-, phono- *präf.* Wortelement mit der Bedeutung "Schall/Laut/Ton"

Pho|no|an|gi|o|gra|fie *f* →Phonoangiographie

Pho|no|an|gi|o|gra|phie *f* Aufzeichnung von Schallphänomenen über Gefäßen

Pho|no|gra|fie *f* →Phonographie

Pho|no|gramm *nt* bei der Phonographie* erhaltene graphische Darstellung

Pho|no|gra|phie *f* Aufzeichnung von Schallphänomenen über Organen, Körperhöhlen, Gefäßen u.ä.

Pho|no|kar|di|o|graf *m* →Phonokardiograph

Pho|no|kar|di|o|gra|fie *f* →Phonokardiographie

pho|no|kar|di|o|gra|fisch *adj* →phonokardiographisch

Pho|no|kar|di|o|gramm *nt* bei der Phonokardiographie* erhaltene graphische Darstellung

Pho|no|kar|di|o|graph *m* Gerät zur Phonokardiographie*

Pho|no|kar|di|o|gra|phie *f* Aufzeichnung von Schallphänomenen über dem Herzen

pho|no|kar|di|o|gra|phisch *adj* Phonokardiographie betreffend, mittels Phonokardiographie

Pho|no|lo|gie *f* Lehre von den Lauten und Lautgruppen und ihrer Bedeutung in der Sprache; Syn: Lautlehre, Phonematik, Phonemik

Pho|no|my|o|gra|fie *f* →Phonomyographie

Pho|no|my|o|gramm *nt* bei der Phonomyographie* erhaltene graphische Darstellung

Pho|no|my|o|gra|phie *f* Aufzeichnung von Schallphänomenen über Muskeln

pho|no|phob *adj* Phonophobie betreffend, durch sie gekennzeichnet

Pho|no|pho|bie *f* krankhafte Angst vor lauten Geräuschen oder lautem Sprechen

Pho|no|skop *nt* Stethoskop* mit eingebautem Mikrophon

Pho|no|sko|pie *f* Auskultation mit einem Phonoskop*

-phor *suf.* Wortelement mit der Bedeutung **1.** "Träger" **2.** "tragend"

-phorese *suf.* Wortelement mit der Bedeutung "Tragen/Transport"

-phorisch *suf.* Wortelement mit der Bedeutung "tragend"

Phos|gen *nt* extrem giftiges Dichlorid der Kohlensäure

Phos|pha|ge|ne *pl* energiereiche Phosphatverbindungen, z.B. Phosphokreatin

Phos|phat *nt* Salz der Phosphorsäure; je nach der Anzahl der ersetzten Wasserstoffatome unterscheidet man **primäres** [1 Wasserstoffatom], **sekundäres** [2 Wasserstoffatome], und **tertiäres Phosphat** [3 Wasserstoffatome]

Phos|phat|ä|mie *f* erhöhter Phosphatgehalt des Blutes

Phos|pha|ta|se *f* Hydrolase*, die Phosphoester spaltet

alkalische Phosphatase im alkalischen Bereich [ph 8,7] wirksame Phosphatase, die in Leber, Dünndarm, Knochen und Niere vorkommt

saure Phosphatase im sauren Bereich [ph 5–6] wirksame Phosphatase, die in Erythrozyten, Thrombozyten, Knochen und Prostata vorkommt

Phos|phat|di|a|be|tes *m* X-chromosomal-dominante Störung der Phosphatresorbtion in der Niere, die zur Ausbildung einer Rachitis* führt; Syn: genuine Vitamin D-resistente Rachitis, familiäre hypophosphatämische Rachitis

Phos|pha|ti|da|sen *pl* Hydrolasen*, die Phosphatide spalten

Phos|pha|ti|de *pl* komplexe Lipide, die Phosphorsäure enthalten; Syn: Phospholipide

Phos|pha|ti|do|se *f* Speicherkrankheit mit Einlagerung von Phosphatiden/Phospholipiden in verschiedene Organe; Syn: Phosphatidspeicherkrankheit

Phos|pha|tid|säu|ren *pl* Gylzerinester, die am C_3-Atom mit Phosphorsäure verestert sind

Phos|pha|ti|dyl|cho|lin *nt* aus Cholin, Glycerin, Phosphorsäure und Fettsäuren bestehender Grundbaustein der Zellmembran; Syn: Cholinphosphoglycerid, Lecithin, Lezithin

phos|pha|tisch *adj* phosphathaltig

Phos|phat|man|gel|ra|chi|tis *f, pl* **-ti|den** durch einen angeborenen Mangel an alkalischer Phosphatase* verursachte Störung des Kalzium- und Phosphatstoffwechsels; Syn: Rathbun-Syndrom, Hypophosphatasie

Phos|phat|puf|fer *m* wässrige Lösung von primärem und sekundärem Phosphat; puffert im Bereich von pH 6–8; Syn: Phosphatpuffersystem

Phos|phat|u|rie *f* erhöhte Phosphatausscheidung im Harn; Syn: Kalkariurie

Phos|phen *nt* Lichterscheinung ohne adäquaten Reiz, z.B. bei Druck aufs Auge

Phos|phin *nt* →Phosphorwasserstoff

Phos|pho|di|es|ter *m* Verbindung, in der Phosphorsäure mit zwei Alkoholen verestert ist; Syn: Phosphorsäurediester

Phos|pho|di|es|te|ra|sen *pl* Hydrolasen*, die Phosphodiesterbindungen spalten

Phos|pho|di|hy|dro|xy|a|ce|ton *nt* Zwischenprodukt der Glukoneogenese* und der Glykolyse*; Syn: Dihydroxyacetonphosphat

Phos|pho|fruk|to|ki|na|se *f* Kinase*, die Fruktose-6-phosphat zu Fruktose-1,6-diphosphat phosphoryliert

Phos|pho|glu|co|nat|weg *m* →Pentosephosphatzyklus

Phos|pho|glu|co|se|i|so|me|ra|se *f* Isomerase*, die die reversible Konversion von Glukose-6-phosphat und Fruktose-6-Phosphat katalysiert; ein Defekt führt zu hämolytischer Anämie*; Syn: Glukosephosphatisomerase, Glukose-6-phosphatisomerase, Phosphohexoseisomerase

Phos|pho|glu|ko|mu|ta|se *f* intrazelluläres Enzym, das Glukose-1-phosphat in Glukose-6-phosphat umwandelt

Phos|pho|gly|ze|rat|ki|na|se *f* Kinase*, die einen Phosphatrest von 1,3-Diphosphoglyzerat auf ADP überträgt; **Phosphoglyzeratkinasemangel** führt zu hämolytischer Anämie*

Phos|pho|gly|ze|rid *nt* Lipid*, das Glyzerophosphorsäure enthält; Syn: Glyzerinphosphatid, Glycerophosphatid

Phos|pho|he|xo|se|i|so|me|ra|se *f* →Phosphoglucoseisomerase

Phos|pho|kre|a|tin *nt* energiereiche Phosphatverbindung, die im Muskel als Energiespeicher dient; SYN: Kreatinphosphat, Creatinphosphat

Phos|pho|li|pa|sen *pl* Gruppe von Enzymen, die Phospholipide hydrolysieren; SYN: Lezithinasen, Lecithinasen

Phos|pho|li|pi|de *pl* komplexe Lipide, die Phosphorsäure enthalten

Phos|phor *m* zur Stickstoffgruppe gehörendes Element, das in verschiedenen Formen [**weißer/gelber Phosphor, roter Phosphor, schwarzer Phosphor**] vorkommt

Phos|pho|res|zenz *f* Form der Lumineszenz*, bei der das ausgestrahlte Licht langwelliger ist, als das eingestrahlte Licht

phos|pho|res|zie|rend *adj* Phosphoreszenz betreffend oder zeigend

Phos|pho|ri|bo|i|so|me|ra|se *f* wichtiges Enzym des Pentosephosphatzyklus*; katalysiert die Konversion von Ribulose-5-phosphat und Ribose-5-phosphat; SYN: Ribosephosphatisomerase

Phos|pho|ri|bo|syl|py|ro|phos|phat|syn|the|ta|se *f* Enzym der Purin- und Pyrimidinnukleotidsynthese; erhöhte Enzymaktivität verursacht primäre Gicht*; SYN: Ribosephosphatpyrophosphokinase

Phos|phor|ne|kro|se *f* 1. durch (gelben) Phosphor hervorgerufene Hautverbrennung mit Nekrose 2. seltene Berufskrankheit durch chronische Phosphoraufnahme mit Osteomyelitis* und Periostitis*

Phos|pho|ro|ly|se *f* Spaltung einer Verbindung mit gleichzeitigem Einbau von Phosphorsäure

phos|pho|ro|ly|tisch *adj* Phosphorolyse betreffend, mittels Phosphorolyse

Phos|phor|säu|re *f* dreiwertige Säure, die ein wichtiger Baustein vieler organischer Verbindungen ist; SYN: Orthophosphorsäure

Phos|phor|säu|re|di|es|ter *m* →Phosphodiester

Phos|phor|was|ser|stoff *m* farbloses, giftiges Gas, das nach Knoblauch riecht; SYN: Phosphin

Phos|pho|ry|la|se *f* Enzym, das Glukose-1-phosphat aus Glykogen abspaltet

Phosphorylase-b-Kinase-Insuffizienz *f* mild verlaufender, X-chromosomal-rezessiver Mangel an Phosphorylase-b-Kinase in der Leber; durch die Einlagerung von normalem Glykogen in die Leber kommt es zu Hepatomegalie* und Hypoglykämie*; SYN: hepatische Glykogenose, Glykogenose Typ VIII

Phos|pho|ry|lie|rung *f* Anlagerung von Phosphorsäureresten an organische Verbindungen

Phos|phu|re|se *f* Phosphorausscheidung im Harn

Phot-, phot- *präf.* →Photo-

phot|äs|the|tisch *adj* lichtempfindlich; SYN: photoästhetisch

Photo-, photo- *präf.* Wortelement mit der Bedeutung "Licht"

Pho|to|ab|la|ti|on *f* Gewebeabtragung mittels Lichtstrahl [Laser]

Pho|to|al|ler|gie *f* Überempfindlichkeit der Haut gegen verschiedene Lichtarten, Lichtallergie

pho|to|al|ler|gisch *adj* Photoallergie betreffend, von ihr betroffen oder gekennzeichnet

pho|to|äs|the|tisch *adj* lichtempfindlich; SYN: photästhetisch

Pho|to|che|mo|the|ra|pie *f* kombinierte Photo- und Chemotherapie*

pho|to|chro|mo|gen *adj* (*Bakterien*) auf Lichtreize mit Pigmentbildung reagierend

Pho|to|der|ma|ti|tis *f, pl* **-ti|ti|den** entzündliche Hautveränderung durch eine photoallergische Reaktion [Photokontaktallergie] oder phototoxische Wirkung [Photokontaktdermatitis]; SYN: Photodermatose, Lichtdermatitis, Lichtdermatose

Photodermatitis phytogenica durch Kontakt mit Pflanzen erworbene phototoxische Kontaktdermatitis*; SYN: Wiesengräserdermatitis, Wiesengrasdermatitis, Pflanzendermatitis, Phyto-Photodermatitis, phytophototoxische Dermatitis, Dermatitis bullosa pratensis, Dermatitis pratensis

pho|to|der|ma|ti|tisch *adj* Photodermatitis betreffend, von ihr betroffen oder gekennzeichnet

Pho|to|der|ma|to|se *f* →Photodermatitis

Pho|to|dys|pho|rie *f* extreme Photophobie*

pho|to|dys|pho|risch *adj* Photodysphorie betreffend, durch sie gekennzeichnet

Pho|to|e|lek|tro|nys|tag|mo|gra|fie *f* →Photoelektronystagmographie

Pho|to|e|lek|tro|nys|tag|mo|gra|phie *f* Elektronystagmographie* mit gleichzeitiger Fotographie des Nystagmus

pho|to|gen *adj* 1. durch Licht verursacht 2. Licht ausstrahlend

Pho|to|ko|a|gu|la|ti|on *f* Koagulation* von Netzhautteilen durch konzentrierte Lichtbündel [Laser]; SYN: Lichtkoagulation, Fotokoagulation

Pho|to|kon|takt|der|ma|ti|tis *f, pl* **-ti|ti|den** durch photochemische Reaktionen ausgelöste nicht-allergische Kontaktdermatitis*; SYN: phototoxische Dermatitis, phototoxisches Ekzem

Pho|to|me|ter *m* Gerät zur Photometrie*

Pho|to|me|trie *f* Messung der Lichtdurchlässigkeit oder -absorption von Lösungen zur Konzentrationsbestimmung von Stoffen

pho|to|me|trisch *adj* Photometrie betreffend, mittels Photometrie

Pho|ton *nt* Elementarteilchen der Lichtwellen; SYN: Lichtquant, Strahlungsquant, Quant

Pho|to|pa|thie *f* durch Lichteinwirkung hervorgerufene Erkrankung

pho|to|phob *adj* Lichtscheu/Photophobie betreffend, durch sie gekennzeichnet; SYN:

lichtscheu, heliophob

Pho|to|pho|bie *f* krankhafte Angst vor (Sonnen-)Licht; SYN: Lichtscheu

Pho|top|sie *f* Wahrnehmung subjektiver Lichterscheinungen, z.B. bei Migräne

pho|to|re|zep|tiv *adj* Lichtreize aufnehmend

pho|to|sen|si|bel *adj* verstärkt auf Lichtreize ansprechend, lichtsensibel; lichtempfindlich

Pho|to|sen|si|bi|li|sie|rung *f* Herabsetzung der Lichtreizschwelle der Haut

Pho|to|sen|si|bi|li|tät *f* Lichtempfindlichkeit

Pho|to|the|ra|pie *f* Behandlung mit natürlichem oder künstlichem Licht; SYN: Lichttherapie, Fototherapie, Lichtbehandlung

pho|to|to|xisch *adj* durch schädliche Lichteinwirkung hervorgerufen

Pho|to|to|xi|zi|tät *f* schädliche Wirkung von Lichtstrahlen

Phren-, phren- *präf.* Wortelement mit der Bedeutung "Zwerchfell"

Phren|al|gie *f* Zwerchfellschmerz; SYN: Phrenikodynie

Phre|nek|to|mie *f* (Teil-)Entfernung des Zwerchfells, Zwerchfellresektion

Phre|nes *pl* Zwerchfell

Phrenik-, phrenik- *präf.* →Phreniko-

Phre|ni|kek|to|mie *f* operative Entfernung des Nervus* phrenicus, Phrenikusresektion; SYN: Phrenikusexhärese, Phrenikusexairese, Phrenikusexhaires

Phreniko-, phreniko- *präf.* Wortelement mit der Bedeutung "Zwerchfell"

Phre|ni|ko|dy|nie *f* →Phrenalgie

phre|ni|ko|gas|tral *adj* Zwerchfell und Magen/Gaster betreffend oder verbindend; SYN: gastrodiaphragmal, gastrophrenisch

phre|ni|ko|glot|tisch *adj* Zwerchfell und Glottis betreffend

phre|ni|ko|he|pa|tisch *adj* Zwerchfell und Leber/Hepar betreffend oder verbindend; SYN: hepatodiaphragmal

phre|ni|ko|kar|di|al *adj* Zwerchfell und Herz betreffend oder verbindend; SYN: phrenokardial

Phre|ni|ko|kar|die *f* belastungsunabhängig auftretende Symptomatik mit Hyperventilation*, Tachykardie*, Herzschmerzen und Engegefühl; SYN: Effort-Syndrom, Da-Costa-Syndrom, neurozirkulatorische Asthenie, Soldatenherz

phre|ni|ko|ko|lisch *adj* Zwerchfell und Kolon betreffend oder verbindend

phre|ni|ko|kos|tal *adj* Zwerchfell und Rippen/Costae betreffend oder verbindend; SYN: kostodiaphragmal, kostophrenisch

phre|ni|ko|li|e|nal *adj* Zwerchfell und Milz/Lien betreffend oder verbindend

phre|ni|ko|me|di|as|ti|nal *adj* Zwerchfell und Mittelfellraum/Mediastinum betreffend oder verbindend

Phre|ni|ko|me|di|as|ti|nal|si|nus *m* Spaltraum zwischen Pleura diaphragmatica und Pleura mediastinalis; SYN: Phrenikomediastinalspalte, Recessus phrenicomediastinalis

Phre|ni|ko|me|di|as|ti|nal|spal|te *f* →Phrenikomediastinalsinus

phre|ni|ko|ö|so|pha|ge|al *adj* Zwerchfell und Speiseröhre/Ösophagus betreffend oder verbindend

phre|ni|ko|pleu|ral *adj* Zwerchfell und Brustfell/Pleura betreffend oder verbindend

Phre|ni|ko|to|mie *f* Durchtrennung des Nervus* phrenicus, Phrenikusdurchtrennung

Phre|ni|ko|trip|sie *f* Phrenikusquetschung

Phre|ni|kus *m* gemischter Nerv aus dem Plexus* cervicalis; versorgt des Zwerchfell motorisch und sensibel den Herzbeutel und die Pleura; SYN: Nervus phrenicus

Phre|ni|kus|blo|cka|de *f* ein- oder beidseitige Ausschaltung des Nervus* phrenicus

Phre|ni|kus|ex|ai|re|se *f* →Phrenikektomie

Phre|ni|kus|ex|hai|re|se *f* →Phrenikektomie

Phre|ni|kus|ex|hä|re|se *f* →Phrenikektomie

Phre|ni|kus|läh|mung *f* Lähmung des Nervus* phrenicus; führt zu Zwerchfellhochstand oder -lähmung

Phreno-, phreno- *präf.* Wortelement mit der Bedeutung "Zwerchfell"

Phre|no|graf *m* →Phrenograph

Phre|no|graph *m* Gerät zur Aufzeichnung der Zwerchfellbewegung

phre|no|kar|di|al *adj* →phrenikokardial

Phre|no|pe|ri|kar|di|tis *f, pl* **-ti|den** zu Verklebung von Herzspitze und Zwerchfell führende Entzündung des Herzbeutels

phre|no|pe|ri|kar|di|tisch *adj* Phrenoperikarditis betreffend, von ihr betroffen oder gekennzeichnet

Phre|no|sin *nt* Zerebrosid* mit Cerebronsäure; SYN: Cerebron

Phry|no|derm *nt* durch Vitamin-A-Mangel hervorgerufene, follikuläre Hyperkeratose* mit trockener, asch-grauer Haut; SYN: Krötenhaut, Hyperkeratosis follicularis, Hyperkeratosis follicularis metabolica, Hyperkeratose bei Avitaminose A

Phthi|ri|a|sis *f, pl* **-ses** durch direkten Körperkontakt, aber auch Gewebe [Handtücher, Bettwäsche] übertragene Infektion mit Befall der Schambehaarung und der Genitalregion, Achselhaare und der Behaarung von Brust und Bauch; bei Kindern können auch die Wimpern und Augenbrauen befallen werden; SYN: Filzlausbefall, Pediculosis pubis, Phthiriase

phthi|ri|o|phob *adj* →pedikulophob

Phthi|ri|o|pho|bie *f* →Pedikulophobie

Phthi|rus pu|bis *m* v.a. die Schamhaare, aber auch Bart und u.U. Kopfhaare befallender Blutsauger, der durch direkten Kontakt [Geschlechtsverkehr] übertragen wird; SYN: Filzlaus, Schamlaus, Pediculus pubis

Phthi|sis *f* (Parenchym-)Schwund, Schrumpfung; SYN: Phthise

Phthisis bulbi Augapfelschwund; SYN: Ophthalmophthisis
Phthisis pulmonum Lungentuberkulose* mit ausgeprägter Kachexie*; SYN: Lungenschwindsucht, Lungenphthise
pH-Wert *m* →pH
Phylcolmylceltes *pl* zu den echten Pilze gehörende Pilze; u.a. Erreger von Mukormykose* und Phykomykose*; SYN: Algenpilze, niedere Pilze, Phykomyzeten
Phylkolmylkolse *f* Infektion durch früher als Algenpilze (Phycomyzeten) bezeichnete Pilzarten; SYN: Phykomyzetose
Phylkolmylzelten *pl* →Phycomycetes
Phylkolmylzeltolse *f* →Phykomykose
phyllakltisch *adj* Phylaxis betreffend, vor Infekten schützend; SYN: schützend
Phyllloichilnolne *pl* Vitamin* K
Phyllloilidesltulmor *m* langsam wachsendes Sarkom* der Brustdrüse, das extrem groß werden kann; SYN: Cystosarcoma phylloides
Phyllolgelnelse *f* Entwicklungsgeschichte vom frühesten Vorfahr bis heute; SYN: Stammesgeschichte, Phylogenie
Phyllolgelnie *f* →Phylogenese
Phylma *f* (knollenförmige) Geschwulst
Phylsallolptelrilalsis *f, pl* **-ses** in Europa seltene Wurminfektion durch Darmfadenwürmer [**Physaloptera**]; SYN: Physaloptera-Infektion
Physi-, physi- *präf.* →Physio-
Phylsilaltrie *f* Naturheilkunde
Phylsik *f* Lehre von der unbelebten Natur, ihrem Aufbau und ihrer Bewegung
phylsilkallisch *adj* Physik betreffend, mit physikalischen Methoden
phylsilkolchelmisch *adj* Chemie und Physik betreffend, physikalische Chemie betreffend; SYN: chemisch-physikalisch
Physio-, physio- *präf.* Wortelement mit der Bedeutung "natürlich/Natur"
Phylsilolgnolmie *f* individueller Gesichtsausdruck
phylsilolgnolmisch *adj* Physiognomie betreffend
Phylsilollolgie *f* Wissenschaft von den normalen Lebensvorgängen im Körper
phylsilollolgisch *adj* **1.** Physiologie betreffend **2.** normal, natürlich, nicht-pathologisch
Phylsilolthelralpie *f* Behandlung mit natürlichen physikalischen Mitteln [z.B. Wasser, Licht]; SYN: physikalische Therapie
phylsisch *adj* den Körper/die Physis betreffend; SYN: körperlich
Physo-, physo- *präf.* Wortelement mit der Bedeutung "Luft/Gas"
Phylsolhälmaltolmetlra *f* Gas- und Blutansammlung in der Gebärmutter
Phylsolhyldrolmetlra *f* Gas- und Flüssigkeitsansammlung in der Gebärmutter
Phylsolmetlra *f* Gasansammlung in der Gebärmutter; SYN: Uterustympanie, Tympania uteri
Phylsolpylolsallpinx *f* Gas- und Eiteransammlung im Eileiter
Phylsolstiglma velnelnolsum *nt* Calabarbohne; s.u. Physostigmin
Phylsolstiglmin *nt* in der Calabarbohne [**Physostigma venenosum**] vorkommendes Alkaloid; Ursache der Physostigminvergiftung; SYN: Eserin
Phylsolstiglmilnislmus *m* Physostigminvergiftung durch Verzehr von Calabarbohnen; SYN: Eserismus
Phyt-, phyt- *präf.* →Phyto-
-phyt *suf.* Wortelement mit der Bedeutung "Pflanze"
Phyltanlsäulre *f* verzweigtkettige, gesättigte Fettsäure
Phytlhämlaglglultilnilne *pl* aus Pflanzen gewonnene, lektinhaltige Substanzen, die Erythrozyten agglutinieren; SYN: Phytohämagglutinine
-phytisch *suf.* in Adjektiven verwendetes Wortelement mit der Bedeutung "pflanzlich"
Phyto-, phyto- *präf.* Wortelement mit der Bedeutung "Pflanze"
Phyltolbelzolar *m* aus unverdauten Pflanzenresten bestehender Magen- oder Darmstein
Phyltolhämlaglglultilnilne *pl* →Phythämagglutinine
Phyltolhorlmon *nt* Pflanzenhormon
phyltolid *adj* pflanzenähnlich, pflanzenartig
Phyltolmelnaldilon *nt* Vitamin K_1; s.u. Vitamin K
Phyltolnaldilon *nt* Vitamin K_1; s.u. Vitamin K
Phyltolnolse *f* durch Pflanzen, Pflanzenteile oder pflanzliche Stoffe ausgelöste Erkrankung
Phyltonlzilde *pl* antibiotisch wirksame Substanzen höherer Pflanzen
Phyltolpalralsit *m* pflanzlicher Parasit; s.u. Parasit
Phyltolpholtolderlmaltiltis *f, pl* **-tiltilden** →Photodermatitis phytogenica
Phyltolstelrilne *pl* aus höheren Pflanzen gewonnene Sterine, die z.T. in der Phytotherapie* verwendet werden; SYN: Phytosterole
Phyltolstelrolle *pl* →Phytosterine
Phyltolthelralpie *f* Lehre von der heilenden Wirkung von Pflanzen; Behandlung mit Pflanzen oder Pflanzenteilen
Phyltoltolxin *nt* Pflanzentoxin, pflanzliches Toxin
Phyltoltrilcholbelzolar *m* aus unverdauten Pflanzenresten und Haaren bestehender Magen- oder Darmstein
Pia *f* →Pia mater
Pia mater dem Gehirn und Rückenmark direkt aufliegende Bindegewebsschicht; Teil der weichen Hirnhaut*; SYN: Pia
Pia mater cranialis Pia mater des Gehirns; SYN: Pia mater encephali
Pia mater encephali →Pia mater cranialis
Pia mater spinalis Pia mater des Rücken-

mark

pi|al *adj* Pia mater betreffend

Pi|an *f* chronische tropische Infektionskrankheit durch **Treponema pertenue**; im Endstadium kommt es zu schweren Schädigungen von Haut, Weichteilen und Knochen; SYN: Frambösie, Parangi, Yaws, Framboesia tropica

Pian bois *f* s.u. südamerikanische Hautleishmaniose

Pica-Syndrom *nt* →Parorexie

Pick-Hirnatrophie *f* fortschreitende, umschriebene Atrophie des Gehirns; führt zu zunehmendem Persönlichkeitszerfall und präseniler Demenz; SYN: Pick-Atrophie, Pick-Krankheit, Pick-Syndrom

Pick-Krankheit *f* →Pick-Hirnatrophie

Pickwickier-Syndrom *nt* →Pickwick-Syndrom

Pickwick-Syndrom *nt* Kombination von Fettleibigkeit und Schlafsuchtsanfällen mit Muskelzucken und Herz-Kreislauf-Störungen; SYN: Pickwickier-Syndrom, kardiopulmonales Syndrom der Adipösen

Pick-Zirrhose *f* durch eine chronische Leberstauung hervorgerufene Veränderung der Leberoberfläche ohne zirrhotische Veränderung der Läppchen; SYN: perikarditische Pseudoleberzirrhose

Pico-, pico- *präf.* Wortelement mit der Bedeutung "sehr klein/ein Billionstel"

Pi|cor|na|vi|ren *pl* →Picornaviridae

Pi|cor|na|vi|ri|dae *pl* kleinste RNA-Viren; Erreger von Infektionen der Atemwege und des Magen-Darm-Traktes; SYN: Picornaviren

Pi|e|bal|dis|mus *m* angeborene, umschriebene pigmentlose Hautflecken; SYN: partieller/umschriebener Albinismus, Weißscheckenkrankheit, Albinismus circumscriptus, Albinismus partialis

Piecemeal-Nekrose *f* Bezeichnung für die Nekroseherde bei chronisch-aggressiver Hepatitis*; SYN: Mottenfraßnekrose

Pi|e|dra *f* Pilzinfektion des Haarschaftes mit zahlreichen Knoten; SYN: Haarknötchenkrankheit, Trichosporie

Piedra alba meist die Barthaare betreffende Pilzinfektion der Haarbälge mit Knötchenbildung; SYN: weiße Piedra, Trichomycosis nodosa, Beigel-Krankheit

Piedra nigra durch **Piedraia hortae** verursachte Haarerkrankung mit zahlreichen bräunlich-schwarzen Knoten; SYN: schwarze Haarknötchenkrankheit

schwarze Piedra →Piedra nigra

weiße Piedra →Piedra alba

Pi|e|dra|ia hor|tai *f* Askomyzet; Erreger der Piedra* nigra; SYN: Trichosporon hortai, Microsporon hortai

Pierre-Robin-Syndrom *nt* Fehlbildungssyndrom mit Mikrogenie*, Glossoptose* und Gaumenspalte; SYN: Robin-Syndrom

Pig|ment *nt* Farbe, Farbstoff, Farbkörper, farbgebende Substanz

Pig|ment|a|no|ma|lie *f* durch eine Vermehrung oder Verminderung der Pigmentierung gekennzeichnete Hauterkrankung; SYN: Chromatodermatose, Chromatodermatosis, Chromatose, Pigmentdermatose, Chromatodermatose

pig|men|tär *adj* Pigment betreffend

Pig|men|ta|tio au|ro|sa *f* meist durch therapeutische Goldapplikation hervorgerufene, irreversible Einlagerung von Goldpartikeln in die Haut und Schleimhaut, aber auch Lederhaut und Bindehaut des Auges [**Chrysosis corneae**]; SYN: Goldausschlag, Chrysoderma, Chrysiasis, Chrysosis, Auriasis

Pig|men|ta|ti|on *f* Färbung von Geweben durch Pigment; v.a. die Färbung von Haut, Haaren und Augen durch Melanin; SYN: Pigmentierung

Pig|ment|der|ma|to|se *f* durch eine Vermehrung oder Verminderung der Pigmentierung gekennzeichnete Hauterkrankung; SYN: Chromatodermatose, Chromatodermatosis, Chromatose, Chromatodermatose, Pigmentanomalie

Pigmentdermatose Siemens-Bloch X-chromosomal dominante Dermatose mit spritzerartigen Pigmentflecken und Anomalien der Augen, der Zähne und des ZNS, sowie anderen Missbildungen [Herzfehler, Skelett]; SYN: Bloch-Sulzberger-Syndrom, Bloch-Sulzberger-Krankheit, Melanoblastosis Bloch-Sulzberger, Incontinentia pigmenti Typ Bloch-Sulzberger

Pig|ment|fle|cken|po|ly|po|se *f* autosomal-dominantes Syndrom mit Pigmentflecken [Lentigo*] und Dünndarmpolypen; SYN: Peutz-Jeghers-Syndrom, Polyposis intestini Peutz-Jeghers, Lentigopolypose, Hutchinson-Weber-Peutz-Syndrom

Pig|men|tie|rung *f* →Pigmentation

Pig|ment|in|du|ra|ti|on *f* Gewebeverhärtung mit massiver Pigmenteinlagerung

Pig|men|tkalk|stein *m* Gallenstein aus Kalk und Bilirubin

Pig|ment|nä|vus *m, pl* **-vi** pigmentierter Nävuszellnävus*; SYN: Naevus pigmentosis

Pig|men|to|ly|se *f* Pigmentauflösung, Pigmentzerstörung

Pig|men|to|pha|gen *pl* mit Pigment beladene Phagozyten

Pig|ment|pur|pu|ra, pro|gres|si|ve *f* durch eine allergische Reaktion vom Spättyp ausgelöste Entzündung mit braunroten Herden und Petechien*, primär an den Unterschenkeln und später auch am Stamm; zu den Auslösefaktoren gehören Medikamente [Karbamid*], Nahrungsmittelzusätze und Hausstaub; SYN: Schamberg-Krankheit, Schamberg-Syndrom, Morbus Schamberg, Capillaritis haemorrhagica maculosa, progressive pigmentöse Dermatose, Carbamidpurpura, Karbamidpurpura, Purpura pigmentosa progressiva, Purpura Schamberg, Dermatosis pigmentaria progressiva

Pig|ment|sar|kom, idiopathisches multiples Kaposi *nt* früher nur sporadisch auftretendes [**klassisches/sporadisches Kaposi-Sarkom**] Sarkom*, als Komplikation einer HIV-Infektion [**epidemisches Kaposi-Sarkom**] aber von zunehmender Bedeutung; initial braunrot-livide knotige Effloreszenzen der Haut und Schleimhaut mit Tendenz zur Ulzeration; im weiteren Verlauf Befall von Lymphknoten und Organen [Leber, Herz, Lunge]; SYN: Kaposi-Sarkom, Morbus Kaposi, Retikuloangiomatose, Angioretikulomatose, Sarcoma idiopathicum multiplex haemorrhagicum

Pig|ment|stein *m* s.u. Gallenstein

Pig|ment|zel|len *pl* pigmentbildende Zellen

Pig|ment|zir|rho|se *f* durch Einlagerung von Hämosiderin* hervorgerufene Leberzirrhose* bei Hämochromatose*; SYN: Cirrhosis pigmentosa

Pi|ka|zis|mus *m* →Parorexie

Piko-, piko- *präf.* Wortelement mit der Bedeutung "sehr klein/ein Billionstel"

Pil-, pil- *präf.* →Pilo-

pi|lar *adj* →pilär

pi|lär *adj* das Haar/Pilus betreffend; SYN: haarig, pilar

Pi|li *pl* Haare

Pili anulati angeborene Verhornungsstörung der Haare mit abwechselnd hellen und dunklen Banden; SYN: Ringelhaare

Pili incarnati reaktive Entzündung durch Einwachsen von (Bart-)Haaren; SYN: Pili recurvati, Pseudofolliculitis barbae

Pili recurvati →Pili incarnati

Pili torti v.a. Mädchen betreffende, familiär gehäuft auftretendeVerdrehung der Haare um die Längsachse; SYN: Trichokinesis, Trichotortosis

Pil|le *f* 1. kugelförmige Arzneizubereitung; SYN: Pilula 2. Antibabypille

Pilo-, pilo- *präf.* Wortelement mit der Bedeutung "Haar/Pilus"

Pi|lo|ar|rek|ti|on *f* Aufrichten der Haare, z.B. bei Gänsehaut; SYN: Piloarrektion, Piloerektion, Pilomotorenreaktion

Pi|lo|e|rek|ti|on *f* →Piloarrektion

Pi|lo|mat|ri|kom *nt* von der Haarmatrix ausgehender verkalkender Tumor; SYN: Pilomatrixom, verkalkendes Epitheliom Malherbe, Epithelioma calcificans Malherbe

Pi|lo|mat|ri|xom *nt* →Pilomatrikom

Pi|lo|mo|to|ren|re|ak|ti|on *f* →Piloarrektion

Pi|lo|ni|dal|fis|tel *f* durch Eindringen von Haaren in die Subkutis oder als Hemmungsfehlbildung entstandene Taschenbildung über der Steißbeinspitze; SYN: Pilonidalsinus, Fistula pilonidalis, Steißbeinfistel, Steißbeinzyste, Haarnestgrübchen

Pi|lo|ni|dal|si|nus *m* →Pilonidalfistel

Pi|lo|ni|dal|zys|te *f* durch Eindringen von Haaren in die Subkutis oder als Hemmungsfehlbildung entstandene Zyste über der Steißbeinspitze

Pi|lu|la *f* kugelförmige Arzneizubereitung; SYN: Pille

Pi|lus *m, pl* **-li** s.u. Pili

Pilz|asth|ma *nt* Asthma* bronchiale durch Pilzantigene

Pil|ze *pl* die mehr als 100.000 Arten umfassenden echten Pilze, die sexuelle Sporen bilden; Erreger von Mykosen bei Tieren und Menschen; SYN: Fungi

hefeartige Pilze Pilze, die sich durch Sprossung* vermehren; SYN: Sprosspilze

niedere Pilze zu den echten Pilze gehörende Pilze; u.a. Erreger von Mukormykose* und Phykomykose*; SYN: Algenpilze, Phykomyzeten, Phykomycetes

unvollständige Pilze Pilze, die keine sexuellen Sporen, sondern nur sog. **Nebenfruchtformen** [asexuelle Sporen] bilden; die Einteilung erfolgt nach der Form der Sporen; SYN: Deuteromyzeten, Deuteromycetes, Deuteromycotina, Fungi imperfecti

Pilz|en|do|kar|di|tis *f, pl* **-ti|den** durch Pilze hervorgerufene Entzündung der Herzinnenhaut (Endokard*); SYN: Endocarditis mycotica

Pilz|fa|den *m* →Hyphe

Pilz|ge|flecht *nt* Hyphengeflecht der Pilze; SYN: Myzel, Myzelium

Pilz|grind *m* Dermatomykose* durch Trichophyton* schoenleinii; typisch sind die Bildung von schildförmigen Schuppen [Scutula*] und ein penetranter, an Mäuseurin erinnernder Geruch; evtl. Abheilung mit Favusalopezie; SYN: Erbgrind, Flechtengrind, Kopfgrind, Favus, Tinea favosa, Tinea capitis favosa, Dermatomycosis favosa

Pilz|me|nin|gi|tis *f, pl* **-ti|den** durch Pilze hervorgerufene Entzündung der Hirn- oder Rückenmarkshaut (Meninx*)

Pilz|nähr|bö|den *pl* spezielle Nährböden zur Kultivierung von Pilzen

Pilz|sep|sis *f* Vorkommen von Pilzen im Blut; SYN: Fungämie, Mykämie, Myzetämie, Myzethämie

Pilz|ver|gif|tung *f* Vergiftung durch giftige oder verdorbene Pilze; SYN: Myzetismus

Pimel-, pimel- *präf.* →Pimelo-

Pi|me|li|tis *f, pl* **-ti|den** Fettgewebsentzündung; meist gleichgesetzt mit Panniculitis*

pi|me|li|tisch *adj* Pimelitis betreffend, von ihr betroffen oder gekennzeichnet

Pimelo-, pimelo- *präf.* Wortelement mit der Bedeutung "Fett"

Pi|nea *f* →Pinealdrüse

Pi|ne|al|drü|se *f* hormonproduzierende Drüse

an der Hinterwand des III. Ventrikels; SYN: Zirbeldrüse, Pinea, Corpus pineale, Glandula pinealis, Epiphyse, Epiphysis cerebri

Pi|ne|al|ek|to|mie *f* Entfernung der Epiphyse

Pi|ne|al|om *nt* gutartiger Tumor der Epiphyse; SYN: Pinealozytom

Pi|ne|al|o|pa|thie *f* Erkrankung der Epiphyse

Pi|ne|al|o|zyt *m* →Pineozyt

Pi|ne|al|o|zy|tom *nt* →Pinealom

Pi|ne|al|zel|le *f* →Pineozyt

Pi|ne|o|blas|tom *nt* bösartiger Tumor der Epiphyse

Pi|ne|o|zyt *m* melatoninbildende Zelle der Epiphyse; SYN: Pinealozyt, Pinealzelle

Pingpong-Infektion *f* gegenseitige Reinfektion von Partnern, z.B. bei Geschlechtskrankheiten; SYN: Retroinfektion

Pin|gu|e|cu|la *m* harmlose Verdickung der Bindehaut in der Lidspalte; SYN: Lidspaltenfleck

Pink puffer *m* Lungenemphysematiker mit schwerer Dyspnoe*, aber nur leichter Hypoxämie und normalem Hämatokrit; SYN: PP-Typ

Pin|kus A|lo|pe|zie *f* v.a. den Kopf und die obere Körperhälfte betreffende, herdförmig auftretende follikuläre Papeln mit Rötung, Schuppung und Haarausfall; SYN: Mucinosis follicularis, Alopecia mucinosa, Mucophanerosis intrafollicularis et seboglandularis

Pinkus-Tumor *m* semimaligner Hauttumor; nicht-invasive Form des Basalzellkarzinoms; SYN: prämalignes Fibroepitheliom, fibroepithelialer Tumor (Pinkus), Fibroepithelioma Pinkus

P

pi|no|zy|tär *adj* Pinozyt oder Pinozytose betreffend

Pi|no|zy|to|se *f* Aufnahme von Flüssigkeit in die Zelle durch Plasmaeinstülpung and Abschnürung von Transportvakuolen

Pi|no|zy|to|se|bläs|chen *nt* Transportvakuole der Pinozytose*

pi|no|zy|to|tisch *adj* Pinozytose betreffend, auf ihr beruhend, mittels Pinozytose

Pin|sel|schim|mel *m* →Penicillium

Pin|sel|war|zen *pl* fadenförmige Verrucae* vulgares; SYN: filiforme Warzen, Verrucae filiformes

Pin|ta *f* in Süd- und Mittelamerika vorkommende, durch Treponema* carateum verursachte chronische Hauterkrankung; SYN: Carate, Mal del Pinto

pi|ri|form *adj* birnenförmig

Piringer-Kuchinka-Syndrom *nt* subakute Lymphadenitis* des Halsbereichs unklarer Ätiologie; SYN: zervikonuchale Lymphadenitis, Lymphadenitis nuchalis et cervicalis

Pi|ro|plas|mo|se *f* selten auf den Menschen übertragene Zoonose* durch verschiedene Babesia*-Species

bovine Piroplasmose in Ostafrika vorkommende, selten auf den Menschen übertragene Erkrankung; SYN: East-Coast-Fieber, bovine Theileriose

Pirquet-Reaktion *f* intrakutane Tuberkulinprobe unter Verwendung eines Impfbohrers; SYN: Pirquet-Tuberkulinprobe

pi|si|form *adj* erbsenförmig

Pi|tu|i|ta *f* wässrig-fadenziehender Schleim

pi|tu|i|tär *adj* Hirnanhangsdrüse/Hypophyse betreffend, aus der Hypophyse stammend; SYN: hypophysär

Pi|tu|i|ta|ria *f* am Boden des Zwischenhirns in der Fossa der Sella turcica liegende neuroendokrine Drüse, die histologisch und funktionell in einen vorderen [Hypophysenvorderlappen*] und hinteren Teil [Hypophysenhinterlappen*] unterteilt wird; SYN: Hirnanhangdrüse, Hypophyse, Hypophysis, Glandula pituitaria

pi|tu|i|tös *adj* Pituita/Schleim betreffend, schleimig

Pi|tu|i|zy|ten *pl* Gliazellen des Hypophysenhinterlappens

Pi|ty|ri|a|sis *f, pl* **-ses** Oberbegriff für Dermatosen* mit kleieförmiger Schuppung; SYN: Kleieflechte

Pityriasis amiantacea meist im Rahmen anderer Erkrankungen [Seborrhoe*, endogenes Ekzem*] auftretende asbestartige, weiß-schimmernde Schuppen; SYN: Asbestgrind, Tinea amiantacea (Alibert), Tinea asbestina, Keratosis follicularis amiantacea, Impetigo scapida

Pityriasis folliculorum durch Haarbalgmilben [Demodex*] hervorgerufene Entzündung der Talgdrüsenfollikel mit Erythembildung und Schuppung der Wangenhaut; SYN: Demodikose, Demodicidose, Akne rosacea demodes

Pityriasis lichenoides seltene Dermatose mit rötlich-schuppenden Herden; SYN: Parapsoriasis guttata

Pityriasis lichenoides chronica meist Kinder oder Jugendliche betreffende Variante mit kleinen, feinschuppenden Papeln

Pityriasis lichenoides et varioliformis acuta (Mucha-Habermann) akut verlaufende, wahrscheinlich infektallergische Dermatose* mit polymorphen Effloreszenzen und evtl. hämorrhagischen Bläschen; SYN: Mucha-Habermann-Syndrom

Pityriasis rosea von einen Primärfleck ausgehende, fortschreitende Erkrankung mit schuppenden Erythemen; SYN: Röschenflechte, Gibert-Krankheit, Schuppenröschen

Pityriasis rubra Hebra-Jadassohn im Rahmen innere Erkrankungen auftretende Rötung der Haut (Erythrodermie*) mit Schuppung; SYN: Wilson-Krankheit, Dermatitis exfoliativa, Pityriasis rubra Hebra

Pityriasis rubra Hebra →Pityriasis rubra Hebra-Jadassohn

Pityriasis rubra pilaris chronische Dermatose* mit follikulären Keratosen und schuppendem Erythem*; SYN: Stachelflechte, Besnier-Flechte, Besnier-Krankheit

Pityriasis simplex spröde, trockene Haut mit Juckreiz und Schuppung; konstitutionell bedingt oder durch stark entfettende Seifen verursacht

Pityriasis simplex capitis trockene Schuppung der Kopfhaut ohne Krankheitswert; SYN: Kopfschuppen, Pityriasis simplex capitis

Pityriasis versicolor häufige, oberflächliche Hautmykose durch **Malassezia furfur** mit variablem Krankheitsbild; SYN: Kleienpilzflechte, Eichstedt-Krankheit, Willan-Krankheit, Tinea versicolor

Piltylrolspolrum olvalle *nt* Hefepilz; Erreger der Pityriasis* versicolor

Plalcelbo *nt* unwirksame Substanz; wird als Vergleichssubstanz bei der klinischen Testung von Medikamenten verwendet; SYN: Plazebo

Plalcenlta *f, pl* **-tae** aus einem mütterlichen [**Pars materna/uterina**] und einem kindlichen Teil [**Pars featlis**] bestehender **Mutterkuchen**, der bis zur Geburt die Ernährung und Sauerstoffversorgung der Frucht übernimmt; SYN: Mutterkuchen, Plazenta

Placenta accreta fest mit dem Myometrium* verwachsene Plazenta bei Mangelentwicklung der Dezidua

Placenta anularis ringförmige Plazenta; SYN: Ringplazenta, Gürtelplazenta, Placenta anularis

Placenta bilobata aus zwei Lappen bestehende Plazenta; SYN: Placenta bipartita

Placenta bipartita →Placenta bilobata

Placenta fenestrata gefensterte Plazenta

Placenta incarcerata eingeklemmte Plazenta bei postpartalem Gebärmutterkrampf

Placenta membranacea flache, dünne Plazenta

Placenta multilobata aus zwei oder mehreren Lappen aufgebaute Plazenta; SYN: Lappenplazenta

Placenta praevia tiefsitzende Plazenta, die den inneren Muttermund teilweise [**Placenta praevia marginalis/partialis**] oder ganz [**Placenta praevia centralis/totalis**] bedeckt

Placenta succenturiata Plazentavariante mit getrennt von der Hauptplazenta sitzenden Kotyledonen; SYN: Nebenplazenta

Placenta trilobata dreilappige Plazenta

Plalcenltiltis *f, pl* **-tiltilden** →Plazentitis

Placido-Scheibe *f* runde Scheibe mit konzentrischen schwarzen Ringen und zentralem Loch für die Keratoskopie*; SYN: Keratoskop

Plalcobldellla oflfilcilnallis *f* in Mexiko vorkommender Blutegel; SYN: Haementeria officinalis

Plagio-, plagio- *präf.* Wortelement mit der Bedeutung "schief/schräg/quer"

Plalgilolzelphallie *f* durch einen vorzeitigen Verschluss der Kranznaht verursachte Schädelform; SYN: Schiefköpfigkeit

Plalnilgralfie *f* →Planigraphie

Plalnilgralphie *f* Anfertigung von Schichtröntgenaufnahmen; SYN: Schichtröntgen, Tomographie, Stratigraphie

planlkonlkav *adj* →planokonkav

planlkonlvex *adj* →planokonvex

plalnolkonlkav *adj (Linse)* auf einer Seite plan/eben und auf einer Seite konkav; SYN: plankonkav

plalnolkonlvex *adj (Linse)* auf einer Seite plan/eben und auf einer Seite konvex; SYN: plankonvex

Plalnolzylten *pl* flache Erythrozyten*; SYN: Leptozyten

Plantlallgie *f* Fußsohlenschmerz, Sohlenschmerz

Planlta peldis *f* Fußsohle; SYN: Regio plantaris

planltar *adj* Fußsohle betreffend

Planltarlalpolneulrolse *f* Aponeurose der Fußsohle; SYN: Aponeurosis planaris

Planltarlalpolneulrolsenlkonltrakltur *f* der palmaren Fibromatose* entsprechende, manchmal auch gleichzeitig auftretende, bindegewebige Verhärtung der Palmaraponeurose mit Beugekontraktur von Zehen; SYN: Ledderhose-Syndrom I, Morbus Ledderhose, plantare Fibromatose, Fußsohlenfaszienkontraktur, Dupuytren-Kontraktur der Plantarfaszie, Fibromatosis plantae

Planltarlflelxilon *f* Beugung in Richtung zur Fußsohle

Planltarlwarlze *f* nach innen wachsende gewöhnliche Warze [Verruca vulgaris] der Fußsohle; SYN: Sohlenwarze, Dornwarze, Fußsohlenwarze, Verruca plantaris

Plalnum *nt, pl* **-na** (ebene) Fläche, Ebene

Plaque *f* **1.** Fleck **2.** Zahnbelag

atherosklerotische Plaque beetförmige Veränderung der Gefäßwand bei Atherosklerose* mit Erweichung und Ablagerung von Lipiden; SYN: Atherom

dentale Plaque weicher Belag auf der Zahnoberfläche; SYN: Zahnbelag

Plaquelltechlnik *f* Nachweis antikörperbildender Zellen unter Verwendung von Schaferythrozyten; SYN: Hämolyseplaquetechnik, Jerne-Technik, Plaquetest

Plaqueltest *m* →Plaquetechnik

-plasia *suf.* -plasie

-plasie *suf.* Wortelement mit der Bedeutung "Bildung/Formung"

Plasm-, plasm- *präf.* →Plasmo-

Plaslma *nt* **1.** Blutplasma **2.** Zellplasma

-plasma *suf.* Wortelement mit der Bedeutung "Plasma"

Plaslmalaklzellelraltorlglolbullin *nt* thermolabi-

P

ler Blutgerinnungsfaktor; ist an der Umwandlung von Prothrombin zu Thrombin* beteiligt; SYN: Proakzelerin, Proaccelerin, Acceleratorglobulin, Akzeleratorglobulin, labiler Faktor, Faktor V

Plas|ma|aus|tausch *nt* Ersatz des durch Plasmapherese* abgetrennten Plasmas durch Fremdplasma

Plas|ma|er|satz|stof|fe *pl* kolloidale Präparate, die zur Auffüllung des Blutvolumens verwendet werden

Plas|ma|ex|pan|der *pl* Plasmaersatzstoffe*, deren kolloidosmotischer Druck höher ist, als der von Plasma; dadurch kommt es zur Flüssigkeitsverschiebung in den Blutkreislauf

Plas|ma|kon|ser|ve *f* s.u. Blutkonserve

Plas|ma|lemm *nt* jede Zelle im Körper umfassende, lichtmikroskopisch nicht sichtbare Membran, die aus Lipiden und Eiweißen aufgebaut ist; SYN: Zellmembran, Zytomembran, Zellwand

Plas|ma|phe|re|se *f* Abtrennung des Blutplasmas von den Blutzellen

Plas|ma|pro|te|in|de|fekt *m* Störung der Eiweißzusammensetzung des Plasmas durch vollständiges oder teilweises Fehlen von Eiweißen; SYN: Defektdysproteinämie, Defektpathoproteinämie, Defektproteinämie

Plas|ma|se|pa|ra|ti|on *f* Methode zur Abtrennung des Plasmas von den Blutzellen

Plas|ma|the|ra|pie *f* Therapie/Behandlung mit (Blut-)Plasma

Plas|ma|throm|bin|zeit *f* Gerinnungstest zur Kontrolle der zweiten Phase der Blutgerinnung; SYN: Thrombinzeit, Antithrombinzeit

Plas|ma|throm|bo|plas|tin|an|te|ce|dent *m* Faktor der Blutgerinnungskaskade; ein angeborener Mangel führt zu Hämophilie* C; SYN: Faktor XI, antihämophiler Faktor C, Rosenthal-Faktor

-plasmatisch *suf.* in Adjektiven verwendetes Wortelement mit der Bedeutung "Plasma"

Plas|ma|zel|le *f* aus B-Lymphozyten hervorgehende immunglobulin-bildende Zelle; SYN: Plasmozyt

Plas|ma|zel|len|leuk|ä|mie *f* seltene Leukämie* mit Proliferation von Plasmazellen im Knochenmark und im peripheren Blut

Plas|ma|zell|mas|ti|tis *f, pl* **-ti|ti|den** fibröse Mastopathie* mit Komedo-artigen Zysten; SYN: Komedomastitis

interstitielle Plasmazellpneumonie durch **Pneumocystis carinii** verursachte interstitielle Lungenentzündung, die hauptsächlich Patienten mit geschwächter Immunlage [HIV-Infektion, Frühgeborene] befällt; SYN: Pneumocystis carinii-Pneumonie, Pneumocystis-Pneumonie, Pneumocystose

plas|ma|zel|lu|lär *adj* Plasmazelle(n) betreffend, aus Plasmazellen bestehend; SYN: plasmozytisch

Plas|min *nt* Enzym des Blutplasmas, das Fibrin, Fibrinogen und andere Gerinnungsfaktoren spaltet; SYN: Fibrinolysin

Plas|mi|no|gen *nt* in der Leber gebildete inaktive Vorstufe von Plasmin*; SYN: Profibrinolysin

Plas|mi|no|gen|ak|ti|va|to|ren *nt* proteolytische Enzyme, die Plasminogen in Plasmin umwandeln

Plasmo-, plasmo- *präf.* Wortelement der Bedeutung "Plasma"

Plas|mo|di|en *pl* →Plasmodium

Plas|mo|di|um *nt, pl* **-di|en** durch Anophelesmücken übertragene Protozoengattung, die die verschiedenen Malariaarten verursacht; SYN: Malariaerreger

Plasmodium falciparum Erreger der Malaria* tropica

Plasmodium malariae Erreger der Malaria* quartana

Plasmodium ovale Erreger der Malaria* tertiana

Plasmodium vivax Erreger der Malaria* tertiana

Plas|mo|di|zid *nt* Plasmodien/Malariakeime abtötndes Mittel

plas|mo|di|zid *adj* plasmodienabtötend

Plas|mo|ga|mie *f* Plasmaverschmelzung bei der Befruchtung

Plas|mo|zyt *m* aus B-Lymphozyten hervorgehende immunglobulin-bildende Zelle; SYN: Plasmazelle

plas|mo|zy|tisch *adj* →plasmazellulär

Plas|mo|zy|tom *nt* von einem Zellklon ausgehende, monoklonale Gammopathie* und Plasmazellvermehrung im Knochenmark; SYN: Kahler-Krankheit, Huppert-Krankheit, Morbus Kahler, multiples Myelom, plasmozytisches Immunozytom, plasmozytisches Lymphom

Plas|mo|zy|tom|ne|phro|se *f* Nierenbeteiligung und -schädigung bei einem Plasmozytom; SYN: Plasmozytomniere

Plas|mo|zy|tom|nie|re *f* →Plasmozytomnephrose

Plas|mo|zy|to|se *f* Plasmazellvermehrung im Blut oder Gewebe

-plast *suf.* Wortelement mit Bezug auf "Bildner/Keimzelle"

Plas|tik *f* plastisch Operation

-plastik *suf.* Wortelement mit der Bedeutung "Bildung/Formung"

Plas|ti|zi|tät *f* (Ver-)Formbarkeit

Plat-, plat- *präf.* →Platy-

Plat|hel|min|thes *pl* Würmerstamm mit abgeplattetem, gegliedertem Körper; enthält die medizinisch bedeutsamen Parasiten Cestoda* und Trematoda*; SYN: Plattwürmer

Pla|tin *nt* Edelmetall; in der Zahnmedizin für Füllungen verwendet

Plat|o|ny|chie *f* flache Nägel

Plätt|chen *pl* von Megakaryozyten im Knochenmark gebildete, kleine kernlose scheibenförmige Blutkörperchen; Thrombozyten sind von wesentlicher Bedeutung für die Blutgerinnung; SYN: Blutplättchen, Thrombozyten

Plätt|chen|au|to|ag|glu|ti|nin *nt* Autoagglutinin gegen Blutplättchen; SYN: Autothromboagglutinin

Plätt|chen|fak|to|ren *pl* bei der Thrombozytenaggregation freigesetzte, gerinnungsaktive Substanzen; SYN: Thrombozytenfaktoren

Plättchenfaktor 4 in den Blutplättchen enthaltene Substanz, die die Wirkung von Heparin hemmt; SYN: Antiheparin

Plätt|chen|throm|bus *m, pl* **-ben** aus Thrombozyten bestehender heller Thrombus*; SYN: Thrombozytenthrombus

Plat|ten|e|pi|thel *nt* aus flachen Zellen bestehendes Epithel* der äußeren Haut und Schleimhaut; kann einschichtig oder mehrschichtig, verhornt oder unverhornt sein; SYN: Schuppenepithel, Epithelium squamosum

Plat|ten|e|pi|thel|kar|zi|nom *nt* verhornender oder unverhornender bösartiger Tumor des Plattenepithels; SYN: Stachelzellenkrebs, Carcinoma planocellulare/platycellulare

Plat|ten|e|pi|thel|me|ta|pla|sie *f* Umwandlung von z.B. Zylinderepithel in Plattenepithel bei chronischer Reizung [Entzündung, chemische Substanzen]

Plat|ten|kul|tur *f* Züchtung von Bakterien oder Pilzen auf einer Gussplatte

Plat|ten|os|te|o|syn|the|se *f* Osteosynthese* unter Verwendung von Metallplatten

Platt|fuß *m* erworbene Fußdeformität mit Abflachung von Längs- und Quergewölbe; SYN: Pes planus

Platt|köp|fig|keit *f* →Platyzephalie

Platt-Spreizfuß *m* erworbene Fußdeformität mit Abflachung und Verbreiterung von Längs- und Quergewölbe; SYN: Pes transversoplanus

Platt|wür|mer *pl* →Plathelminthes

Platy-, platy- *präf.* Wortelement mit der Bedeutung "platt/flach/breit"

Pla|ty|ba|sie *f* angeborene oder erworbene Abflachung der Schädelbasis

pla|ty|glos|sal *adj* mit breiter und platter Zunge

pla|ty|ke|phal *adj* →platyzephal

Pla|ty|ke|pha|lie *f* →Platyzephalie

Pla|ty|kne|mie *f* breites, abgeplattetes Schienbein

pla|ty|kra|ni|al *adj* →platyzephal

Pla|ty|kra|nie *f* →Platyzephalie

Pla|ty|mor|phie *f* Verkürzung der Augenlängsachse; führt zu Weitsichtigkeit

Pla|tys|ma *nt* Hautmuskel des Halses

Pla|ty|spon|dy|lie *f* angeborene oder erworbene Abflachung eines oder mehrerer Wirbel; SYN: Flachwirbel, Vertebra plana

pla|ty|ze|phal *adj* mit flachem, niedrigem Schädel; SYN: flachköpfig, platykephal, platykranial

Pla|ty|ze|pha|lie *f* durch eine vorzeitige Verknöcherung der Kranznaht entstehende platte Schädelform; SYN: Plattköpfigkeit, Breitköpfigkeit, Platykephalie, Platykranie

Platz|angst *f* krankhafte Angst vor freien Plätzen; oft gleichgesetzt mit Klaustrophobie*; SYN: Agoraphobie

Platz|bauch *m* Auseinanderklaffen der Operationswunde nach einem Baucheingriff

Plaut-Vincent-Angina *f* Fusoborreliose* durch Fusobacterium* fusiforme und Borrelia* vincenti; meist einseitige ulzeröse Mandelentzündung mit Schluckbeschwerden und evtl. Zahnfleischbefall; i.d.R. kein Fieber und nur leichtes Krankheitsgefühl; SYN: Fusospirillose, Vincent-Angina, ulceromembranöse Angina, Angina ulcerosa/ulceromembranacea, Angina Plaut-Vincent

Pla|ze|bo *m* →Placebo

Pla|zen|ta *f, pl* **-ten** →Placenta

Pla|zen|ta|ent|zün|dung *f* →Plazentitis

Pla|zen|ta|hor|mo|ne *pl* während der Schwangerschaft in der Plazenta gebildete Hormone [Östrogene, Plazentalaktogen, Choriongonadotropin]

Pla|zen|ta|in|suf|fi|zi|enz *f* Funktionsschäche der Plazenta, die zur Unterentwicklung oder zum Absterben der Frucht führt

pla|zen|tal *adj* →plazentar

Pla|zen|ta|lak|to|gen, hu|ma|nes *nt* in den Chorionzellen der Plazenta gebildetes Hormon unklarer Funktion; SYN: Chorionsomatomammotropin, humanes Chorionsomatomammotropin, Plazentalaktogen

Pla|zen|ta|lö|sung *f* physiologische Lösung der Plazenta nach der Geburt des Kindes; bleibt die Lösung aus, wird eine **manuelle Plazentalösung** durchgeführt

pla|zen|tar *adj* Mutterkuchen/Plazenta betreffend, zur Plazenta gehörend; SYN: plazental

Pla|zen|ta|re|ten|ti|on *f* verzögerte Ausstoßung der Plazenta nach der Geburt; SYN: Retentio placentae

Pla|zen|ta|schran|ke *f* natürliche Barriere zwischen mütterlichem und kindlichem Blut in der Plazenta

Pla|zen|ta|ti|on *f* Plazentabildung

Pla|zen|ti|tis *f, pl* **-ti|ti|den** zum Amnioninfektionssyndrom* gehörige Entzündung des Mutterkuchens; tritt meist im letzten Schwangerschaftsdrittel auf und führt zu Frühgeburt; SYN: Plazentaentzündung, Plazentitis

pla|zen|ti|tisch *adj* Plazentaentzündung/Plazentitis betreffend, von ihr betroffen oder gekennzeichnet

Pla|zen|to|gra|fie *f* →Plazentographie
Pla|zen|to|gramm *nt* Röntgenkontrastaufnahme der Plazenta
Pla|zen|to|gra|phie *f* Röntgenkontrastdarstellung der Plazenta
Pla|zen|to|pa|thie *f* Plazentaerkrankung
Plec|tri|di|um te|ta|ni *nt* →Clostridium tetani
-pleg *suf.* in Adjektiven verwendetes Wortelement mit der Bedeutung "gelähmt/lähmend"
-plegia *suf.* →-plegie
Ple|gie *f* (vollständige) Lähmung; SYN: Paralyse
-plegie *suf.* Wortelement mit der Bedeutung "Schlag/Lähmung"
-plegisch *suf.* →-pleg
Pleio-, pleio- *präf.* →Pleo-
plei|o|trop *adj* Pleiotropie betreffend, auf ihr beruhend; SYN: polyphän
Plei|o|tro|pie *f* Kontrolle mehrerer phänotypischer Merkmale durch ein Gen; SYN: Polyphänie
-plektisch *suf.* in Adjektiven verwendetes Wortelement mit der Bedeutung "schlagartig"
Pleo-, pleo- *präf.* Wortelement mit der Bedeutung "mehr"
ple|o|morph *adj* in vielen Erscheinungsformen/Gestalten vorkommend; SYN: multiform, mehrgestaltig, vielförmig, vielgestaltig, multimorph, polymorph
Ple|op|tik *f* Lehre von der Behandlung der Schwachsichtigkeit
Ple|o|zy|to|se *f* erhöhte Zellzahl
ple|o|zy|to|tisch *adj* Pleozytose betreffend, von ihr gekennzeichnet, mit erhöhter Zellzahl
Ple|ro|zer|ko|id *nt* zweites Larvenstadium von z.B. Diphyllobothrius [Fischbandwurm]; SYN: Vollfinne
Plesio-, plesio- *präf.* Wortelement mit der Bedeutung "nahe"
ple|si|o|morph *adj* von gleicher Form
Ples|si|me|ter *nt* Klopfblättchen zur Perkussion; SYN: Plessimeter
ples|si|me|trisch *adj* Plessimeter betreffend, mittels Plessimeter
Ple|tho|ra *f* (Blut-)Überfüllung
Ple|thys|mo|graf *m* →Plethysmograph
Ple|thys|mo|gra|fie *f* →Plethysmographie
Ple|thys|mo|gramm *nt* bei der Plethysmographie* erhaltene graphische Darstellung
Ple|thys|mo|graph *m* Gerät zur Plethysmographie*
Ple|thys|mo|gra|phie *f* Aufzeichnung der Volumenänderung eines Organs oder Körperteils
Pleur-, pleur- *präf.* →Pleuro-
Pleu|ra *f, pl* **-rae, -ren** glänzende, glatt seröse Haut, die die Brusthöhle auskleidet und die Brustorgane überzieht; SYN: Brustfell
Pleura costalis Rippenfell
Pleura diaphragmatica Zwerchfellpleura
Pleura mediastinalis Mediastinalpleura
Pleura parietale parietales Blatt der Pleura, Parietalpleura
Pleura pericardiaca Perikardpleura
Pleura pulmonalis Lungenfell, Viszeralpleura der Lunge; SYN: Pleura visceralis
Pleura visceralis →Pleura pulmonalis
Pleu|ra|buch|ten *pl* →Pleurasinus
Pleu|ra|drai|na|ge *f* Drainage der Pleurahöhle bei Luft- oder Flüssigkeitsansammlung
Pleu|ra|druck *m* der physiologisch negative Druck im Pleuraspalt; SYN: intrapleuraler Druck
Pleu|ra|em|py|em *nt* Eiteransammlung in der Pleurahöhle; SYN: Pyothorax, Thoraxempyem
Pleu|ra|er|guss *f* Flüssigkeitsansammlung in der Pleurahöhle; SYN: Pleurorrhoe
Pleu|ra|höh|le *f* Spaltraum zwischen dem parietalen und dem viszeralen Blatt der Pleura; SYN: Pleuraspalt, Pleuraraum, Cavitas pleuralis
Pleu|ra|hy|a|li|no|se *f* lokalisierte oder generalisierte Verdickung der Pleura; typisch für Pleuraasbestose
Pleu|ra|kar|zi|no|ma|to|se *f* →Pleurakarzinose
Pleu|ra|kar|zi|no|se *f* diffus metastatischer Pleurabefall bei verschiedenen Tumoren; SYN: Pleurakarzinomatose, Carcinosis pleurae
pleu|ral *adj* Brustfell/Pleura betreffend, zur Pleura gehörend
Pleur|al|gie *f* →Pleurodynie
pleur|al|gisch *adj* Pleuralgie betreffend, von ihr betroffen oder gekennzeichnet
Pleu|ra|me|so|the|li|om *nt* bösartiger Tumer der Mesothelzellen der Pleura; in der Hälfte der Fälle durch Asbest* verursacht
Pleu|ra|punk|ti|on *f* Punktion der Pleurahöhle*
Pleu|ra|raum *m* →Pleurahöhle
Pleu|ra|rei|ben *nt* Reibegeräusch der Pleura bei trockener Pleuritis oder Tumorbefall
Pleu|ra|schwar|te *f* Pleuranarbe nach Verletzung oder Entzündung; SYN: Pleuraschwiele
Pleu|ra|schwie|le *f* →Pleuraschwarte
Pleu|ra|si|nus *pl* Ausbuchtungen der Pleurahöhle*, die sich bei maximaler Einatmung öffnen; SYN: Pleurabuchten, Recessus pleurales
Pleu|ra|spalt *m* →Pleurahöhle
Pleu|ra|tu|ber|ku|lo|se *f* meist hämatogen entstandene Mitbeteiligung der Pleura bei Tuberkulose; SYN: tuberkulöse Pleuritis, Pleuritis tuberculosa
Pleu|rek|to|mie *f* Rippenfellentfernung, Rippenfellresektion, Pleuraresektion
Pleu|ri|tis *f, pl* **-ti|den** Entzündung der Pleura* parietalis oder visceralis; wird je nach Lokalisation als **Brustfellentzündung** [Pleura parietalis], **Lungenfellentzündung** [Pleura pulmonalis] oder **Rippenfellentzündung** [Pleura costalis] bezeichnet; da-

neben gibt es noch die Zwerchfellpleura oder die mediastinale Pleura betreffende Formen
adhäsive Pleuritis zu Verklebungen und Verwachsungen der Pleura führende, i.d.R. exsudative Entzündung; SYN: verklebende Pleuritis
basale Pleuritis →Pleuritis diaphragmatica
Pleuritis diaphragmatica die Zwerchfellpleura betreffende, fibrinöse oder exsudative Pleuritis; SYN: basale Pleuritis
diffuse Pleuritis großflächige, fast die gesamte Pleura betreffende Entzündung
eitrige Pleuritis →Pleuritis purulenta
Pleuritis exsudativa mit Ergussbildung einhergehende Pleuritis; klinisch auffällig ist die von der Größe des Ergusses abhängige Atemnot; SYN: exsudative Pleuritis
exsudative Pleuritis →Pleuritis exsudativa
Pleuritis fibrinosa durch die Ausscheidung von Fibrin gekennzeichnete, primär trockene Pleuritis; klinisch imponieren Schonatmung und Pleurareiben*; SYN: fibrinöse Pleuritis
fibrinöse Pleuritis →Pleuritis fibrinosa
Pleuritis fibroplastica meist nach exsudativer Pleuritis auftretende, entzündliche Verdickung und Bildung von Pleuraschwarten*
Pleuritis haemorrhagica Pleuritis mit blutigem oder blutig-serösem Exsudat; evtl. Ausbildung eines Hämothorax*; SYN: hämorrhagische Pleuritis
hämorrhagische Pleuritis →Pleuritis haemorrhagica
Pleuritis interlobaris auf einen oder mehrere Interlobärspalten begrenzte Lungenfellentzündung; SYN: Interlobärpleuritis
Pleuritis mediastinalis Entzündung der mediastinalen Pleura
metapneumonische Pleuritis im Anschluss an eine Lungenentzündung auftretende Pleuritis; SYN: postpneumonische Pleuritis
parapneumonische Pleuritis gleichzeitig mit einer Lungenentzündung auftretende oder durch eine Lungenentzündung hervorgerufene Pleuritis
postpneumonische Pleuritis →metapneumonische Pleuritis
Pleuritis purulenta zur Ausbildung eines Thoraxempyems* führende eitrige Brustfellentzündung; SYN: eitrige Pleuritis
Pleuritis saccata exsudative Pleuritis mit abgekapseltem Erguss
serofibrinöse Pleuritis Pleuritis mit serofibrinösem Erguss; führt häufig zu adhäsiver Pleuritis
Pleuritis serosa Brustfellentzündung mit serösem Erguss; evtl. Ausbildung eines Serothorax*; SYN: seröse Pleuritis
seröse Pleuritis →Pleuritis serosa
Pleuritis sicca trockene fibrinöse Pleuritis mit Schonatmung, Pleurareiben* und Lederknarren*; SYN: trockene Pleuritis
trockene Pleuritis →Pleuritis sicca
Pleuritis tuberculosa meist hämatogen entstandene Mitbeteiligung der Pleura bei Tuberkulose; SYN: tuberkulöse Pleuritis, Pleuratuberkulose
tuberkulöse Pleuritis →Pleuritis tuberculosa
verklebende Pleuritis →adhäsive Pleuritis

pleu|ri|tisch *adj* Pleuritis betreffend, von ihr betroffen oder gekennzeichnet

Pleuro-, pleuro- *präf.* Wortelement mit der Bedeutung **1.** "Pleura/Brustfell/Rippenfell" **2.** "Rippe"

Pleu|ro|bron|chi|tis *f, pl* **-ti|den** Entzündung von Pleura und Bronchien

pleu|ro|bron|chi|tisch *adj* Pleurobronchitis betreffend, von ihr betroffen oder gekennzeichnet

Pleu|ro|de|se *f* therapeutische Verklebung der beiden Pleuralblätter zur Verödung der Pleurahöhle

pleu|ro|di|a|phrag|mal *adj* Brustfell und Zwerchfell/Diaphragma betreffend oder verbindend

Pleu|ro|dy|nia e|pi|de|mi|ca *f* durch Coxsackieviren* verursachte schmerzhafte Muskelentzündung, v.a. der Brustmuskeln; SYN: epidemische Pleurodynie, Bornholmer Krankheit, Myalgia epidemica

Pleu|ro|dy|nie *f* Schmerzen im Lungenfell, Pleuraschmerz; SYN: Pleuralgie
epidemische Pleurodynie →Pleurodynia epidemica

pleu|ro|gen *adj* von der Pleura stammend

Pleu|ro|gra|fie *f* →Pleurographie

Pleu|ro|gra|phie *f* Röntgenkontrastdarstellung der Pleurahöhle

Pleu|ro|he|pa|ti|tis *f, pl* **-ti|ti|den** Leberentzündung/Hepatitis* mit Beteiligung anliegender Pleurateile

pleu|ro|he|pa|ti|tisch *adj* Pleurohepatitis betreffend, von ihr betroffen oder gekennzeichnet

Pleu|ro|ly|se *f* operative Pleuralösung, operative Lösung von Lungen-Pleura-Verwachsungen; SYN: Pneumolyse

Pleu|ro|pa|ri|e|to|pe|xie *f* operative Anheftung der Lunge an das Rippenfell

pleu|ro|pe|ri|kar|di|al *adj* Pleura und Herzbeutel/Perikard betreffend oder verbindend

Pleu|ro|pe|ri|kar|di|tis *f, pl* **-ti|den** Entzündung von Herzbeutel und aufliegendem Brustfell; SYN: Pericarditis externa

pleu|ro|pe|ri|kar|di|tisch *adj* Pleuroperikarditis betreffend, von ihr betroffen oder gekennzeichnet

pleu|ro|pe|ri|to|ne|al *adj* Pleura und Bauchfell/Peritoneum betreffend oder verbindend

Pleu|ro|pe|ri|to|ne|al|fis|tel *f* Pleurahöhle und

Bauchhöhle verbindende Fistel

Pleu|ro|pneu|mek|to|mie *f* operative Entfernung eines Lungenflügels samt Pleura

Pleu|ro|pneu|mo|nie *f* Lungenentzündung/lähmung Pneumonie mit begleitender Brustfellentzündung [**Begleitpleuritis**]; SYN: Pneumopleuritis

Pleu|ro|pneu|mo|no|ly|se *f* operative Lösung von Verklebungen von Lunge und Rippenfell

pleu|ro|pul|mo|nal *adj* Pleura und Lunge(n)/Pulmo betreffend oder verbindend

Pleu|ror|rhoe *f, pl* **-rhoe|en** →Pleuraerguss

Pleu|ro|sko|pie *f* endoskopische Untersuchung des Pleuraraums

Pleu|ro|to|mie *f* Durchtrennung der Pleura und Eröffnung der Pleurhöhle

pleu|ro|vis|ze|ral *adj* Pleura und Eingeweide/Viszera betreffend oder verbindend; SYN: viszeropleural

Plex|ek|to|mie *f* operative Entfernung eines Nervenplexus, Plexusresektion

-plexie *suf.* Wortelement mit der Bedeutung "Schlag"

ple|xi|form *adj* geflechtartig; SYN: plexusartig

Ple|xo|pa|thie *f* Plexuserkrankung

Ple|xus *m, pl* **-xus** (Nerven-, Gefäß-) Geflecht

Plexus aorticus vegetativer Plexus der Aorta

Plexus aorticus abdominalis vegetativer Plexus der Bauchaorta

Plexus aorticus thoracicus vegetativer Plexus der Brustaorta

Plexus autonomicus autonomes/vegetatives Nervengeflecht, autonomer/vegetativer Plexus

Plexus brachialis von den vorderen Ästen der Spinalnerven C_5–Th_1 gebildeter Plexus, aus dem u.a. die Nervi musculocutaneus, medianus, radialis und ulnaris hervorgehen; SYN: Armgeflecht, Armplexus

Plexus cardiacus vegetatives Herzgeflecht

Plexus cardiacus profundus hinterer größerer Abschnitt des Herzplexus

Plexus cardiacus superficialis vorderer kleinerer Abschnitt des Herzplexus

Plexus caroticus communis vegetatives Geflecht der Arteria carotis communis

Plexus caroticus externus vegetatives Geflecht der Arteria carotis externa

Plexus caroticus internus vegetatives Geflecht der Arteria carotis interna

Plexus cavernosi concharum Venenplexus der Nasenmuschel

Plexus cervicalis von den vorderen Ästen der Zervikalnerven C_{1-4} gebildeter Plexus, aus dem Hautäste für den Kopf- und Halsbereich und Muskeläste [u.a. Nervus* phrenicus] entspringen; SYN: Halsgeflecht, Halsplexus, Halsnervengeflecht

Plexus choroideus Adergeflecht der Hirnventrikel, das den Liquor* cerebrospinalis bildet

Plexus choroideus ventriculi lateralis Plexus choroideus des Seitenventrikels

Plexus choroideus ventriculi quarti Plexus choroideus des IV. Ventrikels

Plexus choroideus ventriculi tertii Plexus choroideus des III. Ventrikels

Plexus coeliacus um den Truncus* coeliacus herum liegendes größtes vegetatives Geflecht; SYN: Sonnengeflecht, Plexus solaris, Plexus coeliacus, Bauchhirn, Bauchhöhlengeflecht

Plexus deferentialis vegetatives Ductus-deferens-Geflecht

Plexus dentalis inferior Nervengeflecht im Unterkiefer mit Ästen für Zähne, Zahnfleisch und Zahnwurzelhaut

Plexus dentalis superior Nervengeflecht im Oberkiefer mit Ästen für Zähne, Zahnfleisch und Zahnwurzelhaut

Plexus entericus Oberbegriff für vegetative Plexus im Magen-Darm-Trakt; SYN: enterischer Plexus

enterischer Plexus →Plexus entericus

Plexus femoralis vegetativer Plexus der Arteria* femoralis

Plexus gastrici sympathische Magenplexus

Plexus hemorrhoidalis →Plexus venosus rectalis

Plexus hepaticus vegetativer Plexus der Arteria hepatica propria

Plexus hypogastricus inferior vegetativer Plexus im kleinen Becken, der die Beckenorgane versorgt; SYN: Beckengeflecht, Beckenplexus, Plexus pelvicus

Plexus hypogastricus superior mediale Fortsetzung des Plexus* aorticus abdominalis in das kleine Becken; SYN: Nervus presacralis

Plexus iliaci vegetative Plexus der Arteriae iliacae

Plexus intermesentericus vegetativer Plexus zwischen den Abgängen der Arteria mesenterica superior und inferior

Plexus intraparotideus Parotisplexus des Nervus facialis

Plexus lienalis vegetativer Plexus entlang der Arteria* lienalis zur Milz; SYN: Plexus splenicus

Plexus lumbalis von den vorderen Ästen der Lumbalnerven L_{1-4} gebildeter Plexus, aus dem u.a. die Nervi* ilioinguinalis, genitofemoralis und femoralis hervorgehen; SYN: Lendenplexus, Lumbalplexus

Plexus lumbosacralis Sammelbezeichnung für Plexus* lumbalis und Plexus* sacralis

Plexus mesentericus inferior vegetativer Plexus entlang der Arteria* mesenterica inferior zum Darm

Plexus mesentericus superior vegetativer Plexus entlang der Arteria* mesenterica superior zum Darm

Plexus myentericus vegetativer Plexus der

Darmwand, der die Peristaltik* reguliert; SYN: Auerbach-Plexus
Plexus nervosus Nervengeflecht, Nervenplexus
Plexus oesophagealis vegetatives Speiseröhrengeflecht, Vagusgeflecht des Ösophagus
Plexus ovaricus vegetativer Plexus der Arteria ovarica
Plexus pampiniformis Venengeflecht des Samenstranges
Plexus pancreaticus vegetativer Pankreasplexus
Plexus pelvicus →Plexus hypogastricus inferior
Plexus periarterialis vegetatives Adventitiageflecht der Arterien
Plexus pharyngeus Venengeflecht des Rachens/Pharynx
Plexus venosus prostaticus venöser Prostataplexus
Plexus pterygoideus Venengeflecht auf den Musculi pterygoidei
Plexus pulmonalis vegetatives Lungengeflecht
Plexus pulmonalis anterior vorderer Teil des Lungengeflechts
Plexus pulmonalis posterior hinterer Teil des Lungengeflechts
Plexus rectalis inferior vegetativer Nervenplexus für den unteren Mastdarm
Plexus rectalis medius vegetativer Nervenplexus für den mittleren Mastdarm
Plexus rectalis superior vegetativer Nervenplexus für den oberen Mastdarm
Plexus renalis vegetativer Nervenplexus der entlang der Arteria* renalis zur Niere zieht
Plexus sacralis aus den vorderen Ästen der Spinalnerven L_4-S_4 gebildeter Plexus; SYN: Kreuzbeinplexus, Sakralplexus
Plexus solaris →Plexus coeliacus
Plexus spinalium Spinalnervenplexus
Plexus splenicus vegetativer Plexus entlang der Arteria* lienalis zur Milz; SYN: Plexus lienalis
Plexus subclavius vegetatives Geflecht der Arteria* subclavia
Plexus submucosus vegetativer Plexus in der Submukosa des Magen-Darm-Traktes; SYN: Meissner-Plexus
Plexus subserosus vegetativer Plexus in der Serosa des Bauchfells
Plexus suprarenalis vegetativer Nebennierenplexus
Plexus testicularis vegetativer Plexus, der entlang der Arteria testicularis zum Hoden zieht
Plexus thyroideus impar Venengeflecht unter der Schilddrüse
Plexus thyroideus inferior vegetativer Plexus der Arteria thyroidea inferior
Plexus thyroideus superior vegetativer Plexus der Arteria thyroidea superior
Plexus uretericus vegetativer Harnleiterplexus
Plexus uterovaginalis vegetativer Plexus neben Gebärmutter und Scheide; SYN: Frankenhäuser-Plexus, Frankenhäuser-Geflecht
Plexus vascularis vegetativer Gefäßlexus
Plexus vasculosus Gefäßgeflecht, Gefäßplexus
Plexus venosus venöser Plexus, Venengeflecht
Plexus venosus areolaris Venenplexus der Brustwarze
Plexus venosus canalis hypoglossi Venengeflecht im Hypoglossuskanal
Plexus venosus caroticus internus Venenplexus im Karotiskanal
Plexus venosus foraminis ovalis Venengeflecht im Foramen ovale
Plexus prostaticus vegetativer Prostataplexus
Plexus venosus rectalis Venengeflecht des unteren Mastdarms; SYN: Plexus hemorrhoidalis
Plexus venosus sacralis Venengeflecht auf der vorderen Kreuzbeinfläche
Plexus venosus suboccipitalis subokzipitales Venengeflecht
Plexus venosus uterinus Venengeflecht an der Seite der Gebärmutter
Plexus venosus vaginalis Venengeflecht um die Scheide
Plexus venosus vertebralis externus anterior vorderes äußeres Venengeflecht der Wirbelsäule
Plexus venosus vertebralis externus posterior hinteres äußeres Venengeflecht der Wirbelsäule
Plexus venosus vertebralis internus anterior vorderes inneres Venengeflecht der Wirbelsäule
Plexus venosus vertebralis internus posterior hinteres inneres Venengeflecht der Wirbelsäule
Plexus venosus vesicalis Venengeflecht am Blasengrund
Plexus vertebralis vegetatives Geflecht der Arteria vertebralis
Plexus vesicalis vegetativer Harnblasenplexus
Plexus visceralis →Plexus autonomicus

Ple|xus|an|äs|the|sie *f* Lokalanästhesie* durch Injektion eines Anästhetikums in die Umgebung eines Nervenplexus

Ple|xus|läh|mung *f* Lähmung durch einen teilweisen oder vollständigen Funktionsausfall eines Nervenplexus

Ple|xus|neur|al|gie *f* Neuralgie* durch eine Plexusreizung

Ple|xus|pa|pil|lom *nt* vom Plexus* choroideus ausgehender gutartiger Tumor; SYN: Choroidpapillom, Chorioidpapillom, Chorioidepitheliom, Choroidepitheliom

Pli|ca *f, pl* **-cae** Falte

Plicae alares Falten vom Hoffa*-Fettkörper zur Kniescheibe; SYN: Flügelfalten

Plica aryepiglottica Falte von der Epiglottis zum Arykorpel; SYN: aryepiglottische Falte

Plica axillaris anterior vordere Achselfalte

Plica axillaris posterior hintere Achselfalte

Plicae caecales zäkale Peritonealfalten

Plica chordae tympani durch die Chorda* tympani hervorgerufene Schleimhautfalte der seitlichen Pukenhöhlenwand; SYN: Chordafalte

Plicae circulares in die Darmlichtung vortretende Falten der Dünndarmschleimhaut; SYN: Kerckring-Falten

Plica duodenalis inferior →Plica duodenomesocolica

Plica duodenalis superior →Plica duodenojejunalis

Plica duodenojejunalis Bauchfellfalte am Übergang von Duodenum und Jejunum; SYN: Duodenojejunalfalte, Plica duodenalis superior

Plica duodenomesocolica Bauchfellfalte, die den Recessus duodenalis inferior begrenzt; SYN: Plica duodenalis inferior

Plica fimbriata Schleimhautfalte an der Unterseite der Zunge

Plicae gastricae Magenschleimhautfalten

Plica gastropancreatica Bauchfellfalte von der Bauchspeicheldrüse zur kleinen Magenkurvatur

Plica glossoepiglottica lateralis seitliche Schleimhautfalte vom Zungengrund zur Epiglottis

Plica glossoepiglottica mediana mediane Schleimhautfalte vom Zungengrund zur Epiglottis

Plica hepatopancreatica Bauchfellfalte von der Leber zur Bauchspeicheldrüse

Plica ileocaecalis Bauchfellfalte an der Einmündung des Ileums in das Zäkum

Plica incudalis Schleimhautfalte zwischen Amboss und Paukenhöhlenwand; SYN: Ambossfalte

Plica interarytenoidea interarytänoide Schleimhautfalte

Plica interureterica interureterische Schleimhautfalte der Blase

Plicae iridis Fältelung des Irisrandes; SYN: Irisfalten

Plica lacrimalis Schleimhautfalte an der Mündung des Tränennasengangs in den unteren Nasengang; SYN: Hasner-Klappe

Plicae longitudinales duodeni Längsfalten der Duodenalschleimhaut

Plica mallearis anterior durch den Hammerstiel hervorgerufene Schleimhautfalte in der Paukenhöhle; SYN: vordere Hammerfalte

Plica mallearis posterior durch den Hammerstiel hervorgerufene Schleimhautfalte in der Paukenhöhle; SYN: hintere Hammerfalte

Plicae mucosae vesicae biliaris Schleimhautfalten der Gallenblase

Plicae palatinae transversae Querfalten der Schleimhaut des vorderen Gaumens

Plicae palmatae Schleimhautfalten im Zervikalkanal

Plica palpebronasalis Hautfalte, die den inneren Lidwinkel verdeckt; SYN: Nasen-Lid-Falte

Plica paraduodenalis Bauchfellfalte neben dem Duodenum; SYN: Paraduodenalfalte

Plica rectouterina Bauchfellfalte, die den Douglas-Raum seitlich begrenzt

Plica salpingopalatina Schleimhautfalte von der Tubenmündung zum seitlichen Gaumen; SYN: Tubenwulst

Plica salpingopharyngea Schleimhautfalte von der Tubenmündung zum Rachen

Plicae semilunares coli Kontraktionsfalten des Kolons

Plica semilunaris conjunctivae Bindehautfalte im inneren Augenwinkel

Plica semilunaris faucium bogenförmige Schleimhautfalte zwischen den Gaumenbögen

Plica spiralis glatte Muskelfasern enthaltende Schleimhautfalte des Ductus* cysticus; SYN: Heister-Klappe

Plica stapedialis Schleimhautfalte zwischen Steigbügel und Paukenhöhlenwand; SYN: Steigbügelfalte

Plica sublingualis Schleimhautwulst durch die Unterzungendrüse

Plica synovialis Synovialfalte

Plica synovialis infrapatellaris vom Hoffa*-Fettkörper ausgehende Synovialfalte des Kniegelenkes

Plicae transversae recti quere Schleimhautfalten des Rektums

Plica triangularis vom vorderen Gaumenbogen ausgehende dreieckige Schleimhautfalte

Plicae tubariae Schleimhautfalten des Eileiters; SYN: Tubenfalten

Plica umbilicalis lateralis Bauchfellfalte an der Innenseite der Bauchwand; enthält Arteria und Vena epigastrica inferior; SYN: epigastrische Falte

Plica umbilicalis medialis Bauchfellfalte an der vorderen Bauchwand zwischen Plica umbilicalis lateralis und mediana

Plica umbilicalis mediana Bauchfellfalte von der Blasenspitze zum Nabel; enthält den Urachusstrang; SYN: Urachusfalte

Plica venae cavae sinistrae Perikardfalte über dem linken Vorhof; SYN: Marshall-Falte

Plica ventricularis →Plica vestibularis

Plica vesicalis transversa quere Blasenfalte

Plica vestibularis durch das Taschenband hervorgerufene Falte oberhalb der Stimm-

falte; SYN: Taschenfalte, Plica ventricularis
Plicae villosae gastricae zottenartige Mündungen der Magendrüsen
Plica vocalis das Stimmband enthaltende Längsfalte zwischen Schildknorpel und Aryknorpel; SYN: Stimmlippe, Stimmfalte

-ploid *suf.* in Adjektiven verwendetes Wortelement mit der Bedeutung "-fach"

Plom|be *f* Zahnfüllung

PLT-Gruppe *f* →Chlamydia

Plum|bum *nt* Blei*

Plummer-Vinson-Syndrom *nt* durch Vitamin- und Eisenmangel hervorgerufene Schluckbeschwerden, Zungenbrennen, Speiseröhrenkrämpfe und hypochrome Anämie*; SYN: Paterson-Brown-Syndrom, Kelly-Paterson-Syndrom, sideropenische Dysphagie, Paterson-Kelly-Syndrom

Pluri-, pluri- *präf.* Wortelement mit der Bedeutung "mehrfach/viel"

plu|ri|glan|du|lär *adj* mehrere Drüsen/Glandulae betreffend; SYN: multiglandulär, polyglandulär

Plu|ri|gra|vi|da *f* Frau, die mehrere Schwangerschaften hinter sich hat; SYN: Multigravida

plu|ri|kau|sal *adj* zwei oder mehr Ursachen habend

plu|ri|par *adj* Mehrgebärende/Pluripara betreffend

Plu|ri|pa|ra *f* Frau, die zwei oder mehr Schwangerschaften ausgetragen hat; SYN: Multipara, Mehrgebärende

plu|ri|po|lar *adj (Nervenzelle)* mit mehreren Fortsätzen; SYN: multipolar

plu|ri|po|tent *adj (Zelle, Gewebe)* über mehrere Entwicklungsmöglichkeiten verfügend

Plu|to|ni|um *nt* künstliches, radioaktives Metall

Pneu *m* →Pneumothorax

Pneum-, pneum- *präf.* →Pneumo-

Pneu|mar|thro|gra|fie *f* →Pneumarthrographie

Pneu|mar|thro|gramm *nt* Röntgenaufnahme eines Gelenks mit Luft als Negativkontrastmittel; SYN: Pneumoarthrogramm

Pneu|mar|thro|gra|phie *f* Röntgendarstellung eines Gelenks mit Luft als Negativkontrastmittel; SYN: Pneumoarthrographie

Pneu|mar|thro|se *f* Gas- oder Luftansammlung in einem Gelenk; SYN: Pneumarthrosis

Pneu|mar|thro|sis *f, pl* **-ses** Pneumarthrose

Pneumat-, pneumat- *präf.* →Pneumato-

Pneu|ma|ti|sa|ti|on *f* Ausbildung von lufthaltigen Zellen in Knochen

pneu|ma|tisch *adj* Pneumatik betreffend; (Druck-)Luft oder Gas oder Atmung betreffend; SYN: lufthaltig

Pneumato-, pneumato- *präf.* Wortelement mit der Bedeutung **1.** "Luft/Gas" **2.** "Atem/Atmung"

Pneu|ma|to|hä|mie *f* →Luftembolie

Pneu|ma|to|kar|die *f* Vorkommen von freier Luft im Herz

Pneu|ma|to|sis *f, pl* **-ses** Gas- oder Luftansammlung in Geweben, Organen oder Körperhöhlen; SYN: Pneumatose
Pneumatosis cystoides intestini ätiologisch ungeklärte Emphysembildung der Darmwand, die i.d.R. asymptomatisch verläuft; SYN: Darmemphysem, Darmwandemphysem

Pneu|ma|to|ze|le *f* **1.** Luftansammlung im Gewebe außerhalb der Lunge; SYN: Luftgeschwulst, Pneumozele **2.** hernienartiger Vorfall von Lungengewebe durch einen Defekt in der Thoraxwand; SYN: Lungenhernie, Pneumozele

Pneu|ma|to|ze|pha|lus *m* →Pneumozephalus

Pneu|mat|u|rie *f* Ausscheidung von Luft im Harn, z.B. bei Blaseninfektion mit gasbildenden Bakterien; SYN: Luftharnen

Pneum|ek|to|mie *f* →Pneumonektomie

Pneum|en|ze|pha|lo|gra|fie *f* →Pneumenzephalographie

Pneum|en|ze|pha|lo|gramm *nt* Röntgenaufnahme der Liquorräume des Gehirns mit Luft als Negativkontrastmittel; SYN: Pneumoenzephalogramm

Pneum|en|ze|pha|lo|gra|phie *f* Röntgendarstellung der Liquorräume des Gehirns mit Luft als Negativkontrastmittel; SYN: Pneumoenzephalographie

Pneum|en|ze|pha|lo|my|e|lo|gra|fie *f* →Pneumenzephalomyelographie

Pneum|en|ze|pha|lo|my|e|lo|gramm *nt* Röntgenaufnahme der Liquorräume von Gehirn und Rückenmark mit Luft als Negativkontrastmittel; SYN: Pneumoenzephalomyelogramm

Pneum|en|ze|pha|lo|my|e|lo|gra|phie *f* Röntgendarstellung der Liquorräume von Gehirn und Rückenmark mit Luft als Negativkontrastmittel; SYN: Pneumoenzephalomyelographie

Pneumo-, pneumo- *präf.* Wortelement mit der Bedeutung **1.** "Luft/Gas" **2.** "Atem/Atmung" **3.** "Lunge" **4.** "Lungenentzündung/Pneumonie"

Pneu|mo|ar|thro|gra|fie *f* →Pneumarthrographie

Pneu|mo|ar|thro|gramm *nt* →Pneumarthrogramm

Pneu|mo|ar|thro|gra|phie *f* →Pneumarthrographie

Pneu|mo|bi|lie *f* Vorkommen von Gas in den Gallenwegen

Pneu|mo|coc|cus *m, pl* **-coc|ci** von einer Polysaccharidkapsel umgegebene, lanzettförmige Diplokokke; klassischer Erreger der Pneumonie*; SYN: Fränkel-Pneumokokkus, Pneumokokkus, Streptococcus pneumoniae, Diplococcus pneumoniae

Pneu|mo|cys|tis ca|ri|nii *f* ubiquitär vorkommender Parasit, der bei Patienten mit geschwächter Immunlage [Frühgeborene, HIV-Infektion] eine interstitielle Lungenentzündung verursacht

P

Pneumocystis carinii-Pneumonie *f* →Pneumocystis-Pneumonie

Pneumocystis-Pneumonie *f* durch **Pneumocystis carinii** verursachte interstitielle Lungenentzündung, die hauptsächlich Patienten mit geschwächter Immunlage [HIV-Infektion, Frühgeborene] befällt; SYN: Pneumocystis carinii-Pneumonie, interstitielle Plasmazellpneumonie, Pneumocystose

Pneu|mo|cys|to|se *f* →Pneumocystis-Pneumonie

Pneu|mo|en|te|ri|tis *f, pl* **-ti|den** gleichzeitige Entzündung von Lunge und Darm

pneu|mo|en|te|ri|tisch *adj* Pneumoenteritis betreffend, von ihr betroffen oder gekennzeichnet

Pneu|mo|en|ze|pha|lo|gra|fie *f* →Pneumoenzephalographie

Pneu|mo|en|ze|pha|lo|gramm *nt* →Pneumenzephalogramm

Pneu|mo|en|ze|pha|lo|gra|phie *f* →Pneumenzephalographie

Pneu|mo|en|ze|pha|lo|my|e|lo|gra|fie *f* →Pneumoenzephalomyelographie

Pneu|mo|en|ze|pha|lo|my|e|lo|gramm *nt* →Pneumenzephalomyelogramm

Pneu|mo|en|ze|pha|lo|my|e|lo|gra|phie *f* →Pneumenzephalomyelographie

pneu|mo|gas|tral *adj* Lunge(n) und Magen/Gaster betreffend; SYN: gastropulmonal

Pneu|mo|gas|tro|gra|fie *f* →Pneumogastrographie

Pneu|mo|gas|tro|gra|phie *f* Röntgendarstellung des Magens mit Luft als Negativkontrastmittel

Pneu|mo|gra|fie *f* →Pneumographie

Pneu|mo|gra|phie *f* →Pneumoradiographie

Pneu|mo|hä|mie *f* →Luftembolie

Pneu|mo|hä|mo|pe|ri|kard *nt* Luft- und Blutansammlung im Herzbeutel; SYN: Hämopneumoperikard

Pneu|mo|hä|mo|tho|rax *m* Luft- und Blutansammlung im Pleuraraum; SYN: Hämopneumothorax

Pneu|mo|hy|dro|met|ra *f* Luft- und Flüssigkeitsansammlung in der Gebärmutter

Pneu|mo|hy|dro|pe|ri|kard *nt* Luft- und Flüssigkeitsansammlung im Herzbeutel; SYN: Hydropneumoperikard

Pneu|mo|hy|dro|pe|ri|to|ne|um *nt* Luft- und Flüssigkeitsansammlung in der Bauchhöhle; SYN: Hydropneumoperitoneum

Pneu|mo|hy|dro|tho|rax *m* Luft- und Flüssigkeitsansammlung im Pleuraraum; SYN: Hydropneumothorax

Pneu|mo|kal|zi|no|se *f* metastatische Verkalkung des Lungengewebes bei einer länger bestehenden Hyperkalzämie*; SYN: Lungenkalzinose, Bimssteinlunge, Tuffsteinlunge

pneu|mo|kar|di|al *adj* Lunge(n) und Herz betreffend oder verbindend; SYN: kardiopulmonal

Pneu|mo|kok|kä|mie *f* Auftreten von Pneumokokken im Blut; SYN: Pneumokokkensepsis

Pneu|mo|kok|ken|me|nin|gi|tis *f, pl* **-ti|den** häufigste Form der akuten eitrigen Meningitis*; trotz Antibiotikatherapie beträgt die Mortalität bis zu 30%

Pneu|mo|kok|ken|sep|sis *f* →Pneumokokkämie

Pneu|mo|kok|ko|se *f* Infektionskrankheit durch Pneumokokken [Streptococcus pneumoniae]; SYN: Pneumokokkeninfektion

Pneu|mo|kok|kos|u|rie *f* Pneumokokkenausscheidung im Harn

Pneu|mo|kok|kus *m, pl* **-ken** →Pneumococcus

Pneu|mo|ko|lon *nt* Vorkommen von freier Luft im Kolon

Pneu|mo|ko|ni|o|se *f* durch chronische Inhalation von Staubpartikeln hervorgerufene, reaktive Veränderung des Lungengewebes mit oder ohne Funktionsstörung; zum Teil entschädigungspflichtige Berufskrankheiten; SYN: Staublunge, Staublungenerkrankung

Pneu|mo|lith *m* →Pulmolith

Pneu|mo|li|thi|a|sis *f, pl* **-ses** Vorkommen multipler Lungensteine

Pneu|mo|lo|gie *f* →Pneumonologie

Pneu|mo|ly|se *f* →Pleurolyse

Pneu|mo|ma|la|zie *f* Lungenerweichung; SYN: Pneumomalacia

Pneu|mo|me|di|as|ti|no|gra|fie *f* →Pneumomediastinographie

Pneu|mo|me|di|as|ti|no|gramm *nt* Röntgenaufnahme des Mediastinums mit Luft als Negativkontrastmittel

Pneu|mo|me|di|as|ti|no|gra|phie *f* Röntgendarstellung des Mediastinums mit Luft als Negativkontrastmittel

Pneu|mo|me|di|as|ti|num *nt* Emphysem* des Mediastinalraums; SYN: Mediastinalemphysem, Emphysema mediastinale

Pneu|mo|me|la|no|se *f* Dunkelfärbung des Lungengewebes durch Kohlepartikel bei Lungenanthrakose*; SYN: Pneumonomelanose

Pneu|mo|my|e|lo|gra|fie *f* →Pneumomyelographie

Pneu|mo|my|e|lo|gra|phie *f* Röntgendarstellung der Liquorräume des Rückenmarks mit Luft als Negativkontrastmittel

Pneu|mo|my|ko|se *f* meist bei immungeschwächten Patienten [AIDS; Chemotherapie] auftretende Pilzerkrankung der Lunge; SYN: Pneumonomykose

Pneu|mo|nek|to|mie *f* Entfernung eines Lungenflügels; SYN: Pneumektomie

Pneu|mo|nie *f* Entzündung des Lungenparenchyms; SYN: Lungenentzündung, Pneumonia

atypische Pneumonie nicht von Bakterien verursachte Pneumonie, abakterielle

Pneumonie; SYN: primär-atypische Pneumonie

interstitielle Pneumonie →Pneumonitis

käsige Pneumonie exsudative Phase der Lungentuberkulose mit Verkäsung des Gewebes; SYN: verkäsende Pneumonie

lobuläre Pneumonie sich nicht an anatomische Grenzen haltende, herdförmige Lungenentzündung, die meist als **endobronchiale Bronchopneumonie** oder **peribronchiale Bronchopneumonie** aus einer Bronchitis* oder Tracheobronchitis* hervorgeht; SYN: Bronchopneumonie, Herdpneumonie

primär-atypische Pneumonie →atypische Pneumonie

verkäsende Pneumonie →käsige Pneumonie

pneu|mo|nisch *adj* Lungenentzündung/Pneumonie betreffend, durch eine Pneumonie bedingt

Pneu|mo|ni|tis *f, pl* **-ti|den** auf das interstitielle Bindegewebe beschränkte Lungenentzündung; SYN: interstitielle Lungenentzündung, interstitielle Pneumonie

chronisch interstitielle Pneumonitis zu Fibrosierung des interstitiellen Lungengewebes führende Lungenerkrankung; führt zur Entwicklung einer restriktiven Ventilationsstörung*; SYN: interstitielle Lungenfibrose

pneu|mo|ni|tisch *adj* Pneumonitis betreffend, von ihr betroffen oder gekennzeichnet

Pneumono-, pneumono- *präf.* →Pneumo-

Pneu|mo|no|lo|gie *f* Teilgebiet der inneren Medizin, das sich mit Diagnose und Therapie von Erkrankungen der Lunge und Bronchien beschäftigt; SYN: Pneumologie, Pulmonologie, Pulmologie

Pneu|mo|no|me|la|no|se *f* →Pneumomelanose

Pneu|mo|no|my|ko|se *f* →Pneumomykose

Pneu|mo|no|pe|xie *f* operative Fixierung der Lunge an der Brustwand; SYN: Pneumopexie

Pneu|mo|no|se *f* allgemeine Bezeichnung für entzündliche oder nichtentzündliche Lungenerkrankungen; SYN: Pneumonosis

Pneu|mo|no|sis *f, pl* **-ses** →Pneumonose

Pneu|mo|pa|thie *f* Lungenerkrankung, Lungenleiden

Pneu|mo|pe|ri|kard *nt* Luftansammlung im Herzbeutel

pneu|mo|pe|ri|to|ne|al *adj* Lunge und Bauchfell verbindend

Pneu|mo|pe|ri|to|ne|um *nt* Luftansammlung in der Bauchhöhle

Pneu|mo|pe|ri|to|ni|tis *f, pl* **-ti|den** zu Ausbildung eines Pneumoperitoneums* führende, gasbildende Bauchfellentzündung

pneu|mo|pe|ri|to|ni|tisch *adj* Pneumoperitonitis betreffend, von ihr betroffen oder gekennzeichnet

Pneu|mo|pe|xie *f* →Pneumonopexie

Pneu|mo|pleu|ri|tis *f, pl* **-ti|den** Lungenentzündung/Pneumonie mit begleitender Brustfellentzündung [**Begleitpleuritis**]; SYN: Pleuropneumonie

pneu|mo|pleu|ri|tisch *adj* Pneumopleuritis betreffend, von ihr betroffen oder gekennzeichnet

Pneu|mo|py|e|lo|gra|fie *f* →Pneumopyelographie

Pneu|mo|py|e|lo|gra|phie *f* Röntgendarstellung des Nierenbeckens mit Luft als Negativkontrastmittel

Pneu|mo|py|o|pe|ri|kard *nt* Luft- und Eiteransammlung im Herzbeutel

Pneu|mo|py|o|tho|rax *m* Luft- und Eiteransammlung im Pleuraraum

Pneu|mo|ra|di|o|gra|fie *f* →Pneumoradiographie

Pneu|mo|ra|di|o|gra|phie *f* Röntgendarstellung mit Luft als Negativkontrastmittel; SYN: Pneumographie, Pneumoröntgengraphie

Pneu|mo|re|tro|pe|ri|to|ne|um *nt* Luftansammlung im Retroperitonealraum; SYN: Retropneumoperitoneum

Pneu|mo|ra|di|o|gra|fie *f* →Pneumoradiographie

Pneu|mo|rönt|gen|gra|phie *f* →Pneumoradiographie

Pneu|mor|rha|chis *f* Luftansammlung im Spinalkanal

Pneu|mor|rha|gie *f* Lungenblutung

Pneu|mor|rha|phie *f* Lungennaht

Pneu|mo|se|ro|tho|rax *m* Luft- und Serumansammlung im Pleuraraum

Pneu|mo|si|nus di|la|tans *m* übermäßige Erweiterung einer Nasennebenhöhle

Pneu|mo|ta|cho|graf *m* →Pneumotachograph

Pneu|mo|ta|cho|gra|fie *f* →Pneumotachographie

Pneu|mo|ta|cho|gramm *nt* bei der Pneumotachographie* erhaltene graphische Darstellung

Pneu|mo|ta|cho|graph *m* Gerät zur Pneumotachographie*

Pneu|mo|ta|cho|gra|phie *f* kontinuierliche Aufzeichnung der Atemstromgeschwindigkeit

Pneu|mo|tho|rax *m* Luftansammlung im Pleuraraum mit teilweisem oder vollständigem Lungenkollaps; beim **offenen Pneumothorax** besteht eine Verbindung zu den Luftwegen der Lunge oder nach außen; fehlt die Verbindung mit der Außenluft, liegt ein **geschlossener Pneumothorax** vor; SYN: Gasbrust, Pneu

Pneu|mo|to|mie *f* Lungenschnitt, Lungeninzision

pneu|mo|trop *adj* auf die Lunge einwirkend, mit besonderer Affinität zur Lunge

Pneu|mo|tym|pa|num *nt* freie Luft im Mittelohr

Pneu|mo|u|re|thro|sko|pie *f* Urethroskopie* nach Auffüllung mit Luft

Pneu|mo|vent|ri|kel *m* Luftansammlung in einem Hirnventrikel

Pneu|mo|vent|ri|ku|lo|gra|fie *f* →Pneumoventrikulographie

Pneu|mo|vent|ri|ku|lo|gra|phie *f* Röntgendarstellung der Hirnventrikel mit Luft als Negativkontrastmittel

Pneu|mo|ze|le *f* →Pneumatozele

Pneu|mo|zen|te|se *f* Lungenpunktion

Pneu|mo|ze|pha|lus *m* Luftansammlung im Schädel oder in den Hirnventrikeln; SYN: Pneumatozephalus

Pneu|mo|zis|ter|no|gra|fie *f* →Pneumozisternographie

Pneu|mo|zis|ter|no|gra|phie *f* Röntgendarstellung der Hirnzisternen mit Luft als Negativkontrastmittel

Pneu|mo|zys|to|gra|fie *f* →Pneumozystographie

Pneu|mo|zys|to|gra|phie *f* Röntgendarstellung der Blase mit Luft als Negativkontrastmittel

Pneu|mo|zys|to|sko|pie *f* Zystoskopie* nach Auffüllung mit Luft

Pneu|mo|zy|ten *pl* Epithelzellen der Lungenbläschen; SYN: Alveolarzellen, Alveolarepithelzellen

-pnoe *suf.* Wortelement mit der Bedeutung "Atmen/Atmung"

-pnoisch *suf.* in Adjektiven verwendetes Wortelement mit der Bedeutung "atmend"

Po|cken *pl* durch das Pockenvirus **Orthopoxvirus variola** verursachte Infektionskrankheit, die seit 1977 ausgerottet ist; SYN: Variola major, Blattern

weiße Pocken meldepflichtige Pockenkrankheit durch das **Alastrimvirus**; der Verlauf ist mild und ohne Narbenbildung; SYN: Alastrim, Variola minor

Po|cken|fleck|fie|ber *nt* pockenartige Erkrankung durch Rickettsia* akari; SYN: Rickettsienpocken

Po|cken|vi|ren *pl* →Poxviridae

Pod-, pod- *präf.* →Podo-

Po|dag|ra *nt/f* akute Gicht des Großzehengrundgelenks

po|dag|risch *adj* Podagra betreffend, durch sie bedingt, an Podagra leidend

Pod|al|gie *f* Schmerzen im Fuß, Fußschmerz(en); SYN: Pododynie

Po|dar|thri|tis *f, pl* **-ti|den** Entzündung der Fußgelenke; SYN: Fußgelenkentzündung

po|dar|thri|tisch *adj* Podarthritis betreffend, von ihr betroffen oder gekennzeichnet

Podo-, podo- *präf.* Wortelement mit der Bedeutung "Fuß"

Po|do|dy|nie *f* →Podalgie

Po|do|gramm *nt* Fußabdruck

Po|do|spas|mus *m* Fußkrampf, Fußmuskelkrampf

-poese *suf.* Wortelement mit der Bedeutung "Bildung"

-poetisch *suf.* in Adjektiven verwendetes Wortelement mit der Bedeutung "bildend"

-poiese *suf.* →-poese

Poikilo-, poikilo- *präf.* Wortelement mit der Bedeutung "bunt"

Po|i|ki|lo|der|mie *f* Dermatose* mit diffuser Atrophie, fleckiger Hypo- und Hyperpigmentierung*, Teleangiektasien* und Erythem*

Po|i|ki|los|mo|se *f* (*biolog.*) Anpassung der Osmolarität von Zellen und Geweben an die Umweltbedingungen

po|i|ki|los|mo|tisch *adj* Poikilosmose betreffend, mittels Poikilosmose

po|i|ki|lo|therm *adj* (*biolog.*) wechselwarm; SYN: allotherm, heterotherm

Po|i|ki|lo|zyt|hä|mie *f* →Poikilozytose

po|i|ki|lo|zyt|hä|misch *adj* →poikilozytotisch

Po|i|ki|lo|zy|to|se *f* Vorkommen verschieden geformter Erythrozyten [**Poikilozyten**] im peripheren Blut; SYN: Poikilozythämie

po|i|ki|lo|zy|to|tisch *adj* Poikilozytose betreffend, von ihr gekennzeichnet; SYN: poikilozythämisch

po|lar *adj* die Pole betreffend, zu den Polen gehörend

Po|la|ri|me|ter *nt* Gerät zur Polarimetrie*

Po|la|ri|me|trie *f* Messung der Drehung des Lichts durch optisch aktive Substanzen

po|la|ri|me|trisch *adj* Polarimetrie oder Polarimeter betreffend, mittels Polarimetrie oder Polarimeter

Po|la|ri|sa|ti|ons|mi|kro|skop *nt* Mikroskop* mit Polarisator zur Untersuchung von doppelbrechenden Objekten

Po|lio *f* →Poliomyelitis

Polio-, polio- *präf.* Wortelement mit Bezug auf "graue Substanz"

Po|li|o|dys|tro|phia *f* Dystrophie* der grauen Hirnsubstanz; SYN: Poliodystrophie

Poliodystrophia cerebri progressiva infantilis erbliche, im Kleinkindalter beginnende, fortschreitende diffuse Hirnatrophie; SYN: Alpers-Syndrom

Po|li|o|en|ce|pha|li|tis *f, pl* **-ti|den** Entzündung der grauen Hirnsubstanz; SYN: Polioenzephalitis

Polioencephalitis haemorrhagica superior (Wernicke) durch Niacinmangel bedingte, aber auch bei Hämodialyse* auftretende, zu Parenchymnekrosen führende Enzephalopathie* mit schlechter Prognose; SYN: Wernicke-Syndrom, Wernicke-Enzephalopathie, Encephalopathia haemorrhagica superior (Wernicke)

Po|li|o|en|ce|pha|lo|pa|thia *f* →Polioenzephalopathie

Po|li|o|en|ze|pha|li|tis *f, pl* **-ti|den** Entzündung der grauen Hirnsubstanz; SYN: Polioencephalitis

po|li|o|en|ze|pha|li|tisch *adj* Polioenzephalitis betreffend, von ihr betroffen oder gekennzeichnet

Po|li|o|en|ze|pha|lo|me|nin|go|my|e|li|tis *f, pl* **-ti|den** Entzündung der grauen Hirn- und Rückenmarksubstanz unter Mitbeteiligung der Hirn- und Rückenmarkhäute

Po|li|o|en|ze|pha|lo|my|e|li|tis *f, pl* **-ti|den** Entzündung der grauen Substanz von Hirn und Rückenmark; SYN: Poliomyeloenzephalitis

po|li|o|en|ze|pha|lo|my|e|li|tisch *adj* Polioenzephalomyelitis betreffend, von ihr betroffen oder gekennzeichnet; SYN: poliomyeloenzephalitisch

Po|li|o|en|ze|pha|lo|pa|thie *f* Erkrankung der grauen Hirnsubstanz; SYN: Polioencephalopathia

Po|li|o|my|e|li|tis *f, pl* **-ti|den** Entzündung der grauen Rückenmarksubstanz; meist gleichgesetzt mit Poliomyelitis anterior acuta; SYN: Polio

Poliomyelitis anterior acuta epidemische auftretende, durch das Poliomyelitis-Virus* hervorgerufene Entzündung mit Zerstörung der motorischen Vorderhornzellen und nachfolgender motorischer Parese; SYN: epidemische Poliomyelitis, (epidemische/spinale) Kinderlähmung, Heine-Medin-Krankheit, Poliomyelitis epidemica anterior acuta

aparalytische Poliomyelitis ohne Lähmungserscheinungen verlaufende, abortive Form der Kinderlähmung

endemische Poliomyelitis meist im Sommer/Herbst auftretende, endemische Form der Kinderlähmung

Poliomyelitis epidemica anterior acuta →Poliomyelitis anterior acuta

epidemische Poliomyelitis →Poliomyelitis anterior acuta

po|li|o|my|e|li|tisch *adj* Poliomyelitis betreffend, von ihr betroffen oder gekennzeichnet

Poliomyelitis-Virus *nt* RNA-Virus, das in drei Typen **Brunhilde** [Typ I], **Lansing** [Typ II] und **Leon** [Typ III] vorkommt; alle drei Stämme werden fäkal-oral übertragen; SYN: Polio-Virus

Po|li|o|my|e|lo|en|ze|pha|li|tis *f, pl* **-ti|den** Entzündung der grauen Substanz von Hirn und Rückenmark; SYN: Polioenzephalomyelitis

po|li|o|my|e|lo|en|ze|pha|li|tisch *adj* Poliomyeloenzephalitis betreffend, von ihr betroffen oder gekennzeichnet; SYN: polioenzephalomyelitisch

Po|li|o|my|e|lo|pa|thie *f* Erkrankung der grauen Rückenmarksubstanz

Po|li|o|sis *f, pl* **-ses** Grauhaarigkeit, Weißhaarigkeit; SYN: Canities

Polio-Virus *nt* →Poliomyelitis-Virus

Pol|la|kis|u|rie *f* häufige Blasenentleerung; SYN: Pollakiurie

Pol|la|ki|u|rie *f* →Pollakisurie

Pol|len|al|ler|gie *f* →Pollinose

Pol|len|schnup|fen *m* durch eine Pollenallergie ausgelöste Entzündung der Nasenschleimhaut, die auf die oberen Luftwege übergreifen kann; SYN: Heuschnupfen, Heufieber

Pol|lex *m, pl* **-li|ces** Daumen; SYN: Digitus primus manus

Pol|li|no|se *f* Bezeichnung für durch eine Allergie auf Blütenstaub hervorgerufene Erkrankungen; meist gleichgesetzt mit Heuschnupfen*; SYN: Pollinosis, Pollenallergie

Pol|li|zi|sa|ti|on *f* plastischer Daumenersatz

Pol|lu|ti|on *f* unwillkürlicher Samenerguss im Schlaf

Pol|star *m* Katarakt am vorderen oder hinteren Linsenpol; SYN: Cataracta polaris

Po|lus *m, pl* **-li** Pol; vorderes oder hinteres Ende

Polus anterior bulbi oculi vorderer Augenpol

Polus anterior lentis vorderer Linsenpol

Polus bulbi oculi Augenpol

Polus frontalis Vorderende einer Großhirnhemisphäre; SYN: Frontalpol

Polus occipitalis Hinterende einer Großhirnhemisphäre; SYN: Okzipitalpol

Polus posterior bulbi oculi hinterer Augenpol

Polus posterior lentis hinterer Linsenpol

Polus temporalis oberer Pol einer Großhirnhemisphäre; SYN: Schläfenpol

Poly-, poly- *präf.* Wortelement mit der Bedeutung "viel/zahlreich"

Po|ly|a|de|ni|tis *f, pl* **-ti|den** Entzündung mehrerer Drüsen

po|ly|a|de|ni|tisch *adj* Polyadenitis betreffend, von ihr betroffen oder gekennzeichnet

Po|ly|a|de|no|ma|to|se *f* Vorkommen multipler Adenome; auch gleichgesetzt mit multipler endokriner Adenopathie*; SYN: Polyadenomatosis

Po|ly|a|de|no|pa|thie *f* Erkrankung mehrerer Drüsen

Po|ly|a|de|no|se *f* mehrere (endokrine) Drüsen betreffende Erkrankung; auch gleichgesetzt mit multipler endokriner Adenopathie*; SYN: Polyadenosis

Po|ly|an|gi|i|tis *f, pl* **-ti|den** Entzündung mehrerer Blut- oder Lymphgefäße; SYN: Polyvaskulitis

po|ly|an|gi|i|tisch *adj* Polyangiitis betreffend, von ihr betroffen oder gekennzeichnet; SYN: polyvaskulitisch

Po|ly|ar|te|ri|i|tis *f, pl* **-ti|den** mehrere Arterien betreffende Entzündung

Polyarteriitis nodosa →Periarteriitis nodosa

po|ly|ar|te|ri|i|tisch *adj* Polyarteriitis betreffend, von ihr betroffen oder gekennzeichnet

Po|ly|ar|thri|tis *f, pl* **-ti|den** Entzündung mehrerer Gelenke

chronische Polyarthritis →primär chronische Polyarthritis

juvenile Form der chronischen Polyarthritis schon im Kindesalter einsetzende Form der chronischen Polyarthritis; SYN: Chauffard-Ramon-Still-Syndrom, Still-Syndrom

primär chronische Polyarthritis durch

Immunreaktionen ausgelöste Polyarthritis* mit Befall großer und kleiner Gelenke und extraartikulärer Strukturen (Sehnenscheiden, Schleimbeutel); SYN: progrediente Polyarthritis, chronische Polyarthritis, rheumatoide Arthritis

progrediente Polyarthritis →primär chronische Polyarthritis

Polyarthritis rheumatica acuta zu den Poststreptokokkenerkrankungen gehörende, akute Entzündung der großen Gelenke; charakteristisch sind u.a. Fieber, Herzbeteiligung und Weichteilschwellungen; SYN: rheumatisches Fieber, Febris rheumatica, akuter Gelenkrheumatismus

po|ly|ar|thri|tisch *adj* Polyarthritis betreffend, von ihr betroffen oder gekennzeichnet

Po|ly|ar|thro|se *f* Arthrose* mehrerer Gelenke

po|ly|ar|ti|ku|lär *adj* mehrere/viele Gelenke betreffend; SYN: multiartikulär

Po|ly|a|vit|a|mi|no|se *f* durch Mangel an mehreren Vitaminen hervorgerufene Erkrankung

Po|ly|chei|rie *f* Fehlbildung mit mehr als zwei Händen; SYN: Polychirie

Po|ly|che|mo|the|ra|pie *f* Chemotherapie* mit mehreren Substanzen

Po|ly|chi|rie *f* →Polycheirie

Po|ly|chond|ri|tis *f, pl* **-ti|den** Entzündung mehrerer Knorpel oder knorpeliger Strukturen

Polychondritis chronica atrophicans →Polychondritis recidivans et atrophicans

Polychondritis recidivans et atrophicans ätiologisch ungeklärte, seltene Entzündung von knorpeligen Teilen der Nase [Sattelnase*], des Ohrs [Blumenkohlohr], der oberen Luftwege und der Augen; SYN: rezidivierende Polychondritis, Polychondritis chronica atrophicans, von Meyenburg-Altherr-Uehlinger-Syndrom, Meyenburg-Altherr-Uehlinger-Syndrom, systematisierte Chondromalazie

rezidivierende Polychondritis →Polychondritis recidivans et atrophicans

po|ly|chond|ri|tisch *adj* Polychondritis betreffend, von ihr betroffen oder gekennzeichnet

po|ly|chrom *adj* vielfarbig, bunt, polychromatisch

Po|ly|chro|ma|sie *f* **1.** normales Farbensehen **2.** Anfärbbarkeit mit mehreren Farbstoffen; SYN: Polychromatophilie

po|ly|chro|ma|tisch *adj* →polychrom

Po|ly|chro|ma|to|phi|lie *f* Anfärbbarkeit mit mehreren Farbstoffen; SYN: Polychromasie

Po|ly|cyt|hae|mia *f* Vermehrung der roten Blutkörperchen im Blut; SYN: Polyzythämie

Polycythaemia hypertonica →Polycythaemia rubra hypertonica

Polycythaemia rubra hypertonica Polyzythämie kombiniert mit Hypertonie*; SYN: Gaisböck-Syndrom, Polycythaemia hypertonica

Polycythaemia rubra vera myeloproliferative Erkrankung mit Vermehrung der roten Blutkörperchen im peripheren Blut; SYN: Osler-Krankheit, Osler-Vaquez-Krankheit, Vaquez-Osler-Syndrom, Morbus Vaquez-Osler, Polycythaemia vera, Erythrämie

Polycythaemia vera →Polycythaemia rubra vera

po|ly|dak|tyl *adj* Polydaktylie betreffend; SYN: mehrfingrig

Po|ly|dak|ty|lie *f* angeborene Überzahl von Fingern oder Zehen; SYN: Hyperdaktylie

Po|ly|des|oxy|ri|bo|nu|kle|o|tid|syn|tha|se *f* →Polynukleotidligase

Po|ly|dip|sie *f* krankhaft gesteigerter Durst, Vieltrinken

Po|ly|dys|pla|sia *f* →Polydysplasie

Polydysplasia ectodermica Typ Cole-Rauschkolb-Toomey ausschließlich Männer betreffende, zu den Poikilodermien* gehörende Erkrankung von Nägeln [Paronychie*], Schleimhäuten [Mund, Anus, Urethra] und Haut; SYN: Zinsser-Cole-Engman-Syndrom, kongenitale Dyskeratose, Dyskeratosis congenita

Po|ly|dys|pla|sie *f* Dysplasie* mehrerer Organe oder Organsysteme; SYN: Polydysplasia

Po|ly|dys|tro|phie *f* Dystrophie* mehrerer Organe oder Strukturen; SYN: Polydystrophia

po|ly|dys|tro|phisch *adj* Polydystrophie betreffend, von ihr betroffen oder gekennzeichnet, durch sie bedingt

po|ly|e|drisch *adj* Polyeder betreffend, in der Form eines Polyeders

Po|ly|em|bry|o|nie *f* Entstehung mehrerer Embryos aus einem Ei

Po|ly|en *nt* Verbindung mit mehreren Doppelbindungen

po|ly|en|do|krin *adj* mehrere endokrine Drüsen betreffend

Po|ly|en|do|kri|no|pa|thie *f* Erkrankung mehrerer endokriner Drüsen

Po|ly|en|fett|säu|re *f* →Polyensäure

Po|ly|en|säu|re *f* mehrfach ungesättigte Fettsäure; SYN: Polyenfettsäure

Po|ly|fruk|to|se *f* aus Fruktose*-Einheiten aufgebautes Polysaccharid*; SYN: Fruktosan, Fructosan, Levulan, Laevulan

Po|ly|ga|lak|tie *f* übermäßige Milchsekretion; SYN: Hypergalaktie

po|ly|gan|gli|o|när *adj* mehrere Ganglien betreffend

Po|ly|ge|mi|nie *f* Herzrhythmusstörung mit variabler Zahl von Extrasystolen

po|ly|gen *adj* Polygenie betreffend; SYN: polygenisch

Po|ly|ge|nie *f* Beteiligung mehrerer Gene an der Ausbildung eines Phänotyps

po|ly|ge|nisch *adj* →polygen

po|ly|glan|du|lär *adj* mehrere Drüsen/Glandulae betreffend; SYN: multiglandulär, pluriglandulär

Po|ly|glo|bu|lie *f* Vermehrung der roten Blut-

körperchen im peripherem Blut; SYN: Hyperglobulie
Po|ly|graf *m* →Polygraph
Po|ly|gra|fie *f* →Polygraphie
Po|ly|gramm *nt* bei der Polygraphie* erhaltene graphische Darstellung
Po|ly|graph *m* Gerät zur Polygraphie*
Po|ly|gra|phie *f* simultane Aufzeichnung mehrerer biophysiologischer Parameter
Po|ly|gy|rie *f* Entwicklungsanomalie des Gehirns mit Ausbildung zahlreicher kleiner Hirnwindungen; SYN: Polymikrogyrie
Po|ly|he|xo|se *f* aus Hexose*-Einheiten aufgebautes Polysaccharid*
Po|ly|hid|ro|se *f* vermehrte Schweißsekretion unterschiedlicher Genese; zum Teil konstitutionell bedingt, zum Teil symptomatisch bei endokrinen oder neurologischen Störungen; SYN: übermäßiges Schwitzen, Hyperhidrose, Hyperhidrosis, Hyperidrosis, Polyhidrosis, Polyidrosis
po|ly|hid|ro|tisch *adj* Polyhidrose betreffend, von ihr betroffen oder gekennzeichnet; SYN: hyperhidrotisch
Po|ly|hyd|ram|nie *f* →Polyhydramnion
Po|ly|hyd|ram|ni|on *nt* übermäßige Fruchtwassermenge; SYN: Polyhydramnie, Hydramnion
Po|ly|hy|per|me|nor|rhoe *f, pl* **-rho|en** zu häufige und zu starke Menstruationsblutung
Po|ly|hy|po|me|nor|rhoe *f, pl* **-rho|en** zu häufige und zu schwache Menstruationsblutung
Po|ly|i|dro|sis *f, pl* **-ses** →Polyhidrose
Po|ly|ka|ry|o|zyt *m* vielkernige Riesenzelle
po|ly|klo|nal *adj* aus vielen Klonen (bestehend)
Po|ly|ko|rie *f* Vorkommen überzähliger Pupillen
po|ly|krot *adj* Polykrotie betreffend; SYN: mehrgipfelig
Po|ly|mas|tie *f* Vorkommen zusätzlicher Brustdrüsen; SYN: akzessorische Mammae, Mammae accessoriae
Po|ly|me|lie *f* Vorkommen überzähliger Gliedmaßen
Po|ly|me|nor|rhoe *f, pl* **-rho|en** zu häufige Menstruationsblutung
Po|ly|mer *nt* aus Einzelmolekülen [Monomere] zusammengesetztes Makromolekül
po|ly|mer *adj* durch Polymerisation entstanden, auf Polymerisation beruhend, die Eigenschaften eines Polymers habend
Polymerase-Kettenreaktion *f* Verfahren der Gentechnologie, bei der bereits synthetisierte DNA-Abschnitte als Matrize dienen
Po|ly|me|rie *f* Vorkommen überzähliger Organe oder Körperteile
Po|ly|me|ri|sa|ti|on *f* Bildung eines Polymers aus Monomeren
Po|ly|mi|kro|gy|rie *f* →Polygyrie
Po|ly|mor|bi|di|tät *f* Vorkommen mehrerer Erkrankungen bei einem Patienten; SYN: Mehrfacherkrankung, Polypathie, Multimorbidität
po|ly|morph *adj* in vielen Erscheinungsformen/Gestalten vorkommend; SYN: multiform, mehrgestaltig, vielförmig, vielgestaltig, multimorph, pleomorph
Po|ly|mor|phie *f* →Polymorphismus
Po|ly|mor|phis|mus *m* Vielförmigkeit, Vielgestaltigkeit von Zellen oder Chromosomen; SYN: Polymorphie
po|ly|morph|ker|nig *adj* mit vielgestaltigem Kern
po|ly|morph|zel|lig *adj* aus unterschiedlichen Zellen bestehend
Po|ly|my|al|gia rheu|ma|ti|ca *f* ätiologisch ungeklärte Muskelerkrankung, die vorwiegend ältere Patienten befällt; der Verlauf ist von nächtlichen und morgendlichen Muskelschmerzen und Muskelsteifigkeit gekennzeichnet
Po|ly|my|al|gie *f* Schmerzen in mehreren Muskeln
Po|ly|my|o|pa|thie *f* Erkrankung mehrerer Muskeln
Po|ly|my|o|si|tis *f, pl* **-ti|den** Entzündung mehrerer Muskeln oder Muskelgruppen
po|ly|my|o|si|tisch *adj* Polymyositis betreffend, von ihr betroffen oder gekennzeichnet
Po|ly|my|xi|ne *pl* Peptidantibiotika mit Wirkung gegen gramnegative Keime
Polymyxin E von **Bacillus colistinus** und **Bacillus polymyxa** gebildetes Antibiotikum mit Wirkung gegen gramnegative Bakterien; SYN: Colistin
Po|ly|neur|al|gie *f* mehrere Nerven betreffende Neuralgie*
Po|ly|neu|ri|tis *f, pl* **-ti|den** Entzündung mehrerer peripherer Nerven oder Hirnnerven
po|ly|neu|ri|tisch *adj* Polyneuritis betreffend, von ihr betroffen oder gekennzeichnet
Po|ly|neu|ro|my|o|si|tis *f, pl* **-ti|den** mehrere Nerven und Muskeln betreffende Entzündung
po|ly|neu|ro|my|o|si|tisch *adj* Polyneuromyositis betreffend, von ihr betroffen oder gekennzeichnet
Po|ly|neu|ro|ni|tis *f, pl* **-ti|den** Entzündung mehrerer Nervenzellgruppen
po|ly|neu|ro|ni|tisch *adj* Polyneuronitis betreffend, von ihr betroffen oder gekennzeichnet
Po|ly|neu|ro|pa|thie *f* Erkrankung mehrerer Nerven
Po|ly|neu|ro|ra|di|ku|li|tis *f, pl* **-ti|den** mehrere Spinalnerven und Spinalnervenwurzeln betreffende Entzündung; oft gleichsetzt mit Polyradikuloneuritis*
po|ly|nu|kle|är *adj* viele Kerne/Nuclei enthaltend; SYN: vielkernig, mehrkernig, multinukleär, multinuklear
Po|ly|nu|kle|o|tid *nt* aus Nukleotiden bestehendes Polymer; Nukleinsäure
Po|ly|nu|kle|o|tid|li|ga|se *f* Enzym, das die Bildung der Phosphodiesterbindung bei der DNA-Synthese katalysiert; SYN: DNA-Ligase, DNS-Ligase, Polydesoxyribonukleotidsynthase (ATP)

Po|ly|o|ma|vi|rus *nt, pl* **-ren** Gattung onkogener DNA-Viren, die bei Wirbeltieren und Menschen Tumoren verursachen können; SYN: Miopapovavirus

Po|ly|o|ny|chie *f* Vorkommen überzähliger Finger- oder Zehennägel

Po|ly|o|pie *f* →Polyopsie

Po|ly|op|sie *f* Mehrfachsehen; SYN: Polyopie

Po|ly|or|chi|die *f* Vorkommen überzähliger Hoden; SYN: Polyorchie

Po|ly|or|chie *f* →Polyorchidie

po|ly|os|to|tisch *adj* mehrere Knochen betreffend

Po|ly|o|tie *f* Vorkommen überzähliger Ohrmuscheln

po|ly|o|vu|lär *adj* mehr als ein Ei/Ovum enthaltend, aus mehr als einem Ei entstanden

Po|ly|o|vu|la|ti|on *f* gleichzeitige Ovulation* mehrerer Eier; kann zu Mehrlingsschwangerschaft führen

Po|lyp *m* gutartiger, gestielter Schleimhauttumor; SYN: Polypus

Po|ly|pa|pil|lo|ma tro|pi|cum *nt* →Frambösie

Po|ly|pa|thie *f* gleichzeitiges Vorkommen mehrerer Erkrankungen bei einem Patienten; SYN: Mehrfachleiden, Mehrfacherkrankung, Polymorbidität, Multimorbidität

Po|ly|pek|to|mie *f* Polypenabtragung, Polypenentfernung

po|ly|pen|för|mig *adj* polypös

Po|ly|pep|tid *nt* Peptid aus mehr als 10 Aminosäuren

Po|ly|pep|tid|ä|mie *f* erhöhter Polypeptidgehalt des Blutes; SYN: Hyperpolypeptidämie

Po|ly|pep|tid|hor|mon *nt* aus Aminosäuren aufgebautes Hormon*; SYN: Proteohormon

Po|ly|pe|ri|os|ti|tis *f, pl* **-ti|ti|den** Entzündung der Knochenhaut mehrerer Knochen

po|ly|pe|ri|os|ti|tisch *adj* Polyperiostitis betreffend, von ihr betroffen oder gekennzeichnet

Po|ly|pha|gie *f* krankhafte Gefräßigkeit

Po|ly|pha|lan|gie *f* Vorkommen überzähliger Finger- oder Zehenglieder; SYN: Vielgliedrigkeit, Hyperphalangie

po|ly|phän *adj* Polyphänie betreffend, auf ihr beruhend; SYN: pleiotrop

Po|ly|phä|nie *f* Kontrolle mehrerer phänotypischer Merkmale durch ein Gen; SYN: Pleiotropie

po|ly|phob *adj* Polyphobie betreffend, durch sie gekennzeichnet

Po|ly|pho|bie *f* krankhafte Angst vor mehreren Gegenständen, Situationen usw.

Po|ly|phra|sie *f* bei verschiedenen Psychosen auftretender ungehemmter Redefluss; SYN: Redesucht, Zungendelirium, Logorrhö

Po|ly|ple|gie *f* Lähmung mehrerer Muskeln

po|ly|plo|id *adj* Polyploidie betreffend, mehr als zwei Chromosomensätze besitzend

Po|ly|plo|i|die *f* Vorhandensein von mehr als zwei vollständigen Chromosomensätzen

Po|ly|po|die *f* Fehlbildung mit mehr als zwei Füßen

po|ly|po|id *adj* →polypös

po|ly|pös *adj* Polyp(en) betreffend, in Polypenform, polypenartig, polypenähnlich, polypenförmig; SYN: polypoid

Po|ly|po|se *f* Vorkommen multipler Polypen; SYN: Polyposis

entzündliche Polypose durch eine entzündliche Schleimhautwucherung vorgetäuschtes Vorkommen multipler Polypen; SYN: Pseudopolyposis

familiäre Polypose mit einem hohen Entartungsrisiko [70–100%] behaftete, familiäre Adenomatose* mit Ausbildung zahlreichen Dickdarmpolypen; SYN: Polyposis familiaris, Adenomatosis coli

gastrointestinale Polypose meist erbliche Polypose des Gastrointestinaltrakts mit multiplen Schleimhautpolypen; SYN: Polyposis intestinalis

Po|ly|po|sis *f, pl* **-ses** →Polypose

Polyposis familiaris →familiäre Polypose

Polyposis gastrici den Magen betreffende Polypose; SYN: Polyposis ventriculi

Polyposis intestinalis meist erbliche Polypose des Gastrointestinaltrakts mit multiplen Schleimhautpolypen; SYN: gastrointestinale Polypose

Polyposis intestini Peutz-Jeghers autosomal-dominantes Syndrom mit Pigmentflecken [Lentigo*] und Dünndarmpolypen; SYN: Polyposis intestini Peutz-Jeghers, Pigmentfleckenpolypose, Lentigopolypose, Hutchinson-Weber-Peutz-Syndrom

Polyposis ventriculi →Polyposis gastrici

Po|ly|prag|ma|sie *f* gleichzeitige Verabreichung mehrerer Arzneimittel

Po|ly|pus *m* →Polyp

Po|ly|ra|di|ku|li|tis *f, pl* **-ti|den** Entzündung mehrerer Spinalnervenwurzeln

po|ly|ra|di|ku|li|tisch *adj* Polyradikulitis betreffend, von ihr betroffen oder gekennzeichnet

Po|ly|ra|di|ku|lo|neu|ri|tis *f, pl* **-ti|den** meist im Anschluss an einen Virusinfekt auftretende, aufsteigende motorische Lähmung mit guter Prognose; SYN: Guillain-Barré-Syndrom, Radikuloneuritis, Neuronitis

Po|ly|ri|bo|som *nt* aus mehreren Ribosomen und einem Molekül Messenger-RNA bestehender aktiver Eiweißsynthesekomplex der Zelle; SYN: Polysom, Ergosom

Po|ly|r|rhoe *f, pl* **-rho|en** übermäßige Flüssigkeitsausscheidung

Po|ly|sac|cha|rid *nt* hochmolekulares Kohlenhydrat*

Po|ly|se|mie *f* erhöhte Ejakulatmenge; SYN: Polyspermie

Po|ly|se|ri|tis *f, pl* **-ti|den** →Polyserositis

po|ly|se|ri|tisch *adj* →polyserositisch

Po|ly|se|ro|si|tis *f, pl* **-ti|den** Entzündung mehrerer seröser Häute; SYN: Polyseritis

familiäre rekurrente Polyserositis zu Nierenamyloidose führende, rezidivierende Entzündung seröser Häute [Pleura*, Peritoneum*] ungeklärter Ätiologie; SYN: familiäres Mittelmeerfieber

po|ly|se|ro|si|tisch *adj* Polyserositis betreffend, von ihr betroffen oder gekennzeichnet; SYN: polyseritisch

Po|ly|si|a|lie *f* vermehrter Speichelfluss; SYN: Ptyalismus

Po|ly|si|nu|si|tis *f, pl* **-ti|den** Entzündung mehrerer Nasennebenhöhlen

po|ly|si|nu|si|tisch *adj* Polysinusitis betreffend, von ihr betroffen oder gekennzeichnet

Po|ly|skle|ra|de|ni|tis *f, pl* **-ti|den** zu Verhärtung führende Entzündung mehrerer Lymphknoten

po|ly|skle|ra|de|ni|tisch *adj* Polyskleradenitis betreffend, von ihr betroffen oder gekennzeichnet

Po|ly|skle|ro|se *f* chronisch-progrediente, in Schüben verlaufende, demyelinisierende Erkrankung unklarer Genese (Slow-virus-Infektion*, Autoimmunkrankheit*?); SYN: multiple Sklerose, Sclerosis multiplex, Encephalomyelitis disseminata

Po|ly|som *nt* →Polyribosom

po|ly|som *adj* Polysomie betreffend, von ihr betroffen oder gekennzeichnet

Po|ly|so|mie *f* Vorkommen überzähliger Chromosomen im Genom

Po|ly|sper|mie *f* **1.** Eindringen vom mehr als einem Spermium in das Ei **2.** erhöhte Ejakulatmenge; SYN: Polysemie **3.** Erhöhung der Samenzellen im Sperma; SYN: Polyzoospermie **4.** unwillkürlicher Samenausfluss; SYN: Spermatorrhoe, Samenfluss

Po|ly|sple|nie *f* angeborenes Vorkommen von zwei oder mehreren Milzen

posttraumatische Polysplenie klinisch meist asymptomatisch verlaufende Versprengung von Milzgewebe im Bauchraum und/oder Thorax; entsteht durch traumatische Milzruptur oder als Folge von chirurgischen Eingriffen; SYN: Splenose

Po|ly|sti|chi|a|sis *f, pl* **-ses** angeborene Fehlbildung der Wimpern mit mehreren Wimpernreihen

po|ly|sy|nap|tisch *adj* mehrere Synapsen umfassend; SYN: multisynaptisch

Po|ly|syn|dak|ty|lie *f* Polydaktylie* mit Verwachsung der Finger oder Zehen

Po|ly|syn|o|vi|tis *f, pl* **-ti|den** mehrere Gelenke betreffende Synovitis*

po|ly|syn|o|vi|tisch *adj* Polysynovitis betreffend, von ihr betroffen oder gekennzeichnet

Po|ly|ten|di|ni|tis *f, pl* **-ti|den** mehrere Sehnen betreffende Entzündung

po|ly|ten|di|ni|tisch *adj* Polytendinitis betreffend, von ihr betroffen oder gekennzeichnet

Po|ly|ten|di|no|bur|si|tis *f, pl* **-ti|den** →Polytenosynovitis

Po|ly|te|no|syn|o|vi|tis *f, pl* **-ti|den** mehrere Sehnen und Schleimbeutel betreffeneEntzündung; SYN: Polytendinobursitis

po|ly|te|no|syn|o|vi|tisch *adj* Polytenosynovitis betreffend, von ihr betroffen oder gekennzeichnet

Po|ly|the|lie *f* überzählige Brustwarzen; SYN: Hyperthelie

Po|ly|to|mo|gra|fie *f* →Polytomographie

po|ly|to|mo|gra|fisch *adj* →polytomographisch

Po|ly|to|mo|gramm *nt* bei der Polytomographie* erhaltene Aufnahme

Po|ly|to|mo|gra|phie *f* Tomographie* in mehreren Ebenen

po|ly|to|mo|gra|phisch *adj* Polytomographie betreffend, mittels Polytomographie

po|ly|top *adj* an mehreren Stellen vorkommend

Po|ly|to|xi|ko|ma|nie *f* gleichzeitige Abhängigkeit von mehreren Suchtmitteln

Po|ly|trau|ma *nt* Mehrfachverletzung, bei der eine Verletzung oder eine Kombination mehrere Verletzungen lebensbedrohlich ist

Po|ly|tri|chie *f* übermäßige Behaarung; SYN: Hypertrichie, Hypertrichose

Po|ly|u|rie *f* übermäßige Harnausscheidung

po|ly|u|risch *adj* Polyurie betreffend, von ihr betroffen oder gekennzeichnet, durch sie bedingt

po|ly|va|lent *adj* mit mehreren Valenzen; SYN: mehrwertig, multivalent

Po|ly|va|lenz *f* Mehrwertigkeit, Vielwertigkeit

Po|ly|vas|ku|li|tis *f, pl* **-ti|den** Entzündung mehrerer Blut- oder Lymphgefäße; SYN: Polyangiitis

po|ly|vas|ku|li|tisch *adj* Polyvaskulitis betreffend, von ihr betroffen oder gekennzeichnet; SYN: polyangiitisch

po|ly|zel|lu|lär *adj* aus vielen Zellen bestehend; SYN: vielzellig, multizellulär

po|ly|zen|trisch *adj* mehrere Zentren besitzend

Po|ly|zo|o|sper|mie *f* Erhöhung der Samenzellzahl im Sperma; SYN: Polyspermie

po|ly|zys|tisch *adj* aus mehreren Zysten bestehend

Po|ly|zyt|hä|mie *f* →Polycythaemia

Pompe-Krankheit *f* autosomal-rezessiv vererbter Mangel an lysosomaler α-1,4-Glukosidase mit Glykogeneinlagerung in Muskeln, Leber, Herz, Milz, Lunge und ZNS; klinisch gibt es drei Verlaufsformen, **frühinfantile**, **spätinfantile** und **adulte Form**, die alle tödlich verlaufen; SYN: generalisierte maligne Glykogenose, Glykogenose Typ II

Pom|pho|lyx *f* mit klaren, intraepidermalen Bläschen an Händen und Fußsohlen einhergehende Dermatose* unterschiedlicher Ätiologie [u.a. endogenes Ekzem*, Kontaktekzem*]; SYN: Dysidrose, Dyshidrosis, Dysidrosis, Dyshidrose, dyshidrotisches Ekzem, Dyshidrose-Syndrom

Pons *m* Brücke; Teil des Mittelhirn

Pontiac-Fieber *nt* durch Legionella*-Species

P

verursachte fieberhafte Erkrankung der Atemwege

pon|tin *adj* Brücke/Pons cerebri betreffend

Ponto-, ponto- *präf.* Wortelement mit der Bedeutung "Brücke/Pons"

pon|to|bul|bär *adj* →pontomedullär

pon|to|me|dul|lär *adj* Brücke und Markhirn/Medulla oblongata betreffend oder verbindend; SYN: pontobulbär

pon|to|me|sen|ze|phal *adj* Brücke und Mittelhirn/Mesenzephalon betreffend oder verbindend

pon|to|ze|re|bel|lar *adj* Brücke und Kleinhirn/Zerebellum betreffend oder verbindend; SYN: pontozerebellär

Pool|plas|ma *nt* Mischplasma von verschiedenen Spendern

Pop|les *m, pl* **Pop|li|tes** Kniekehle, Kniebeuge

pop|li|te|al *adj* Kniekehle/Fossa poplitea betreffend

Po|pu|la|ti|on *f* Bevölkerung; Bevölkerungszahl, Einwohnerzahl

Por|a|de|ni|tis *f, pl* **-ti|den** Entzündung der Leistenlymphknoten

Poradenitis inguinalis durch Chlamydia* trachomatis hervorgerufene meldepflichtige Geschlechtskrankheit*; kennzeichnend ist die ausgeprägte Schwellung der Leistenlymphknoten; SYN: Lymphogranuloma inguinale/venereum, Lymphopathia venerea, Morbus Durand-Nicolas-Favre, klimatischer Bubo, vierte Geschlechtskrankheit

por|a|de|ni|tisch *adj* Poradenitis betreffend, von ihr betroffen oder gekennzeichnet

Po|re *f* Öffnung der Schweißdrüsenausführungsgänge auf der Haut, Hautpore

Por|en|ze|pha|lie *f* angeborene oder erworbene Einschmelzung von Hirngewebe mit Höhlenbildung; u.U. Entwicklung eines **Blasenhirns**

Por|en|ze|pha|li|tis *f, pl* **-ti|den** zu Porenzephalie* führende Entzündung des Großhirns

por|en|ze|pha|li|tisch *adj* Porenzephalitis betreffend, von ihr betroffen oder gekennzeichnet

Po|ri|o|ma|nie *f* krankhafter Wandertrieb

Po|ro|ke|ra|to|se *f* klinische Bezeichnung für Erkrankungen mit zentraler Atrophie und zentrifugaler Hyperkeratose; SYN: Porokeratosis

Po|ro|ke|ra|to|sis *f, pl* **-ses** →Porokeratose

Porokeratosis Mibelli autosomal-dominant vererbte Erkrankung mit Hyperkeratose* und Porokeratose* der Haut von Extremitäten und Gesicht; SYN: Mibelli-Krankheit, Parakeratosis Mibelli, Parakeratosis centrifuga atrophicans, Keratoatrophodermie, Hyperkeratosis figurata centrifugata atrophicans, Hyperkeratosis concentrica, Keratodermia excentrica

po|ro|ke|ra|to|tisch *adj* Porokeratose betreffend, von ihr betroffen oder gekennzeichnet, durch sie bedingt

Po|rom *nt* Verhornung, Hornschwiele

follikuläres Porom gehäuft ältere Männer betreffende Keratose* mit nach innen wachsenden, gutartigen follikulären Tumoren; SYN: Akrotrichom, invertierte follikuläre Keratose, Keratosis follicularis inversa

Po|ro|se *f* **1.** entzündliche Gewebeverhärtung, Kallusbildung; SYN: Porosis **2.** Höhlen- oder Kavernenbildung; SYN: Porosis

Po|ro|sper|mo|sis cu|ta|nea *f* →Porospermosis follicularis vegetans

Po|ro|sper|mo|sis fol|li|cu|la|ris ve|ge|tans *f* durch typische Verhornungsstörungen im Bereich von Kopf, Handflächen, Fußsohlen und Nägeln gekennzeichnete, autosomal-dominant vererbte Keratose*; SYN: Darier-Krankheit, Dyskeratosis follicularis vegetans, Porospermosis cutanea, Keratosis vegetans, Dyskeratosis follicularis

Por|phin *nt* aus vier Pyrrolringen bestehender Grundkörper der Porphyrine*

Por|pho|bi|li|no|gen *nt* Zwischenstufe bei der Porphyrinsynthese

Por|pho|bi|li|no|gen|u|rie *f* Porphobilinogenausscheidung im Harn

Por|phy|ria *f* →Porphyrie

Porphyria acuta intermittens meist erst nach der Pubertät auftretende, angeborene erythrohepatische Porphyrie; SYN: akute intermittierende Porphyrie, schwedischer Typ der Porphyrie

Porphyria congenita Günther →kongenitale erythropoetische Porphyrie

Porphyria cutanea tarda angeborene oder erworbene Porphyrie, die meist erst im Alter als Lichtdermatose in Erscheinung tritt; SYN: chronische hepatische Porphyrie

Porphyria erythrohepatica →erythrohepatische Porphyrie

Porphyria erythropoietica congenita →kongenitale erythropoetische Porphyrie

Porphyria hepatica →hepatische Porphyrie

Porphyria variegata autosomal-dominante Porphyrie, bei der es zur Ausscheidung von Koproporphyrin in Stuhl und Harn kommt; SYN: gemischte hepatische Porphyrie, gemischte Porphyrie, südafrikanische genetische Porphyrie, (hereditäre) Protokoproporphyrie

Por|phy|rie *f* angeborene oder erworbene Störung der Porphyrinsynthese, die zur Anreicherung und vermehrten Ausscheidung von Porphyrinen und ihrer Vorstufen führt; SYN: Porphyria

akute intermittierende Porphyrie →Porphyria acuta intermittens

chronische hepatische Porphyrie →Porphyria cutanea tarda

erythrohepatische Porphyrie angeborene Porphyrie mit ausgeprägter Lichtdermatose und milder hämolytischer Anämie;

SYN: Porphyria erythrohepatica
gemischte Porphyrie →Porphyria variegata
gemischte hepatische Porphyrie →Porphyria variegata
hepatische Porphyrie angeborene oder erworbene Störung der Hämsynthese in der Leber; SYN: Porphyria hepatica
kongenitale erythropoetische Porphyrie autosomal-rezessive Störung der Hämsynthese mit Rotfärbung der Zähne, hämolytischer Anämie* und Splenomegalie*; SYN: Günther-Krankheit, Morbus Günther, Porphyria erythropoietica congenita, Porphyria congenita Günther
schwedischer Typ der Porphyrie →Porphyria acuta intermittens
südafrikanische genetische Porphyrie →Porphyria variegata

Por|phy|rin|ä|mie *f* Auftreten von Porphyrin im Blut

Por|phy|ri|ne *pl* vom Porphyrin abgeleitete Farbstoffe und ihrer Vorstufen

Por|phy|ri|no|pa|thie *f* Störung des Porphyrinstoffwechsels

Por|phy|rin|u|rie *f* erhöhte Porphyrinausscheidung im Harn

Por|phy|ro|blas|ten *pl* bei Porphyrie vermehrt auftretende Erythrozyten mit erhöhtem Porphyringehalt

Por|phy|rop|sin *nt* Farbstoff in den Stäbchen der Retina

Por|phy|ro|zyt *m* Erythrozyt mit erhöhtem Porphyringehalt

Por|ta *f* →Pfortader
Porta hepatis Ein- und Austrittsstelle der Lebergefäße und -nerven zwischen Lobus quadratus und Lobus caudatus; SYN: Leberhilus, Leberpforte, Leberhilum

por|tal *adj* **1.** Pforte/Porta betreffend, insbesondere die Pfortader/Vena portae **2.** Leberpforte/Porta hepatis betreffend

Por|tio *f, pl* **-ti|o|nes** Teil, Anteil
Portio vaginalis cervicis in die Scheide hineinragender Teil des Gebärmutterhalses; SYN: Portio

Por|ti|o|e|ro|si|on *f* oberflächlicher Epitheldefekt der Portio; SYN: Erosio portionis, Erosio vera, Erosio simplex

Por|ti|o|kap|pe *f* Pessar*, das über die Portio gestülpt wird; SYN: Okklusivpessar

Por|ti|o|kar|zi|nom *nt* von der Portio ausgehendes Karzinom*

Por|ti|o|ko|ni|sa|ti|on *f* konusförmige Gewebeausschneidung aus der Portio* vaginalis zur Biopsieentnahme [**Konusbiopsie**] oder Therapie; SYN: Konisation, Zervixkonisation

Por|to|gra|fie *f* →Portographie

Por|to|gramm *nt* Röntgenkontrastaufnahme der Pfortader

Por|to|gra|phie *f* Röntgenkontrastdarstellung der Pfortader

por|to|ka|val *adj* Pfortader und Hohlvene/Vena cava betreffend oder verbindend

Port|wein|fleck *m* großer tiefroter Gefäßnävus, der oft mit anderen Gefäßneubildungen oder -fehlbildungen assoziiert ist; SYN: Feuermal, Gefäßmal, Weinfleck, Naevus flammeus

Po|rus *m, pl* **-ri** kleine Öffnung, Pore
Porus acusticus externus äußere Öffnung des knöchernen Gehörgangs
Porus acusticus internus Eingang des inneren Gehörgangs
Porus gustatorius Geschmackspore
Porus sudoriferus Schweißdrüsenpore

Por|zel|lan|er|de *f* Aluminiumsilikat, das als Adsorbens verwendet wird; SYN: Argilla alba, weißer Ton, Bolus alba

Por|zel|lan|gal|len|bla|se *f* Gallenblase mit verdickter und verkalkter Wand

Posada-Mykose *f* in den USA vorkommende, akut oder chronisch verlaufende, systemische Mykose* durch Coccidioides* immitis mit Lungenbefall und hämatogener Streuung in verschiedene Organe; SYN: Wüstenfieber, Wüstenrheumatismus, Talfieber, kokzidioidales Granulom, Kokzidioidomykose, Coccidioidomycose, Granuloma coccidioides

Po|si|tio *f, pl* **-ti|o|nes** Lage, Stellung, Haltung, Position
Positio uteri Lage der Gebärmutter im kleinen Becken

Po|si|ti|vum *nt, pl* **-va** positive Eigenschaft, positiver Sachverhalt, positiver Faktor

Po|si|tron *nt* positives Elektron; SYN: Antielektron

Po|si|tron|e|mis|si|ons|to|mo|gra|fie *f* →Positronemissionstomographie

Po|si|tron|e|mis|si|ons|to|mo|gra|phie *f* der Computertomographie ähnliches Verfahren, bei dem die, von Positronenstrahlern abgegebenen Photonen registriert werden

Post-, post- *präf.* Wortelement mit der Bedeutung "nach/später/hinter"

Post|a|do|les|zenz *f* der Zeitraum unmittelbar nach der Pubertät

Post|ag|gres|si|ons|stoff|wech|sel *m* gesteigerter Stoffwechsel in der Phase nach einer starken Belastung [Verletzung, Operation]; SYN: Postaggressionssyndrom

Post|ag|gres|si|ons|syn|drom *nt* →Postaggressionsstoffwechsel

post|a|kut *adj* nach dem akuten Stadium einer Krankheit (auftretend)

post|a|li|men|tär *adj* nach dem Essen (auftretend); SYN: postprandial, postzenal, postzönal

post|an|äs|the|tisch *adj* nach einer Narkose/Anästhesie (auftretend)

post|a|po|plek|tisch *adj* nach einem apoplektischen Anfall (auftretend)

post|au|ral *adj* hinter dem Ohr (liegend)

post|au|ri|ku|lär *adj* hinter der Ohrmuschel/Concha auricularis (liegend)

post|a|xi|al *adj* hinter einer Achse (liegend)
post|bra|chi|al *adj* auf der Rückseite des Oberarms (liegend)
post|di|a|sto|lisch *adj* nach der Diastole (auftretend)
post|diph|the|risch *adj* nach einer Diphtherie auftretend, im Anschluss an eine Diphtherie
post|em|bry|o|nal *adj* nach dem Embryonalstadium (auftretend)
post|ent|zünd|lich *adj* nach einer Entzündung (auftretend)
post|en|ze|pha|li|tisch *adj* nach einer Gehirnentzündung/Enzephalitis (auftretend)
post|e|pi|lep|tisch *adj* nach einem epileptischen Anfall (auftretend); SYN: postiktal
pos|te|ri|or *adj* hinten (liegend), dorsal (liegend), hinterer; SYN: dorsal
posterior-anterior *adj* von hinten nach vorne (verlaufend); SYN: posteroanterior
posterior-inferior *adj* hinten und unten (liegend); SYN: posteroinferior
posterior-lateral *adj* hinten und außen oder seitlich (liegend); SYN: posterolateral
posterior-medial *adj* hinten und in der Mitte (liegend); SYN: posteromedial
posterior-median *adj* hinten und in der Mittellinie (liegend); SYN: posteromedian
posterior-superior *adj* hinten und oben (liegend); SYN: posterosuperior
Postero-, postero- *präf.* Wortelement mit der Bedeutung "hintere/posterior"
pos|te|ro|an|te|ri|or *adj* →posterior-anterior
pos|te|ro|in|fe|ri|or *adj* →posterior-inferior
pos|te|ro|la|te|ral *adj* →posterior-lateral
Pos|te|ro|la|te|ral|in|farkt *m* Myokardinfarkt* der Hinter- und Seitenwand
pos|te|ro|me|di|al *adj* →posterior-medial
pos|te|ro|me|di|an *adj* →posterior-median
pos|te|ro|su|pe|ri|or *adj* →posterior-superior
post|ex|tra|sys|to|lisch *adj* nach einer Extrasystole auftretend, im Anschluss an eine Extrasystole
post|gan|gli|o|när *adj* distal eines Ganglions (liegend)
Post|gas|trek|to|mie|syn|drom *nt* Oberbegriff für Sypmtomenkomplexe nach einer Magenentfernung, z.B. Dumpingsyndrom
post|glo|me|ru|lär *adj* distal eines Nierenglomerulus (auftretend oder liegend)
post|go|nor|rho|isch *adj* nach einer Gonorrhoe auftretend, im Anschluss an eine Gonorrhoe
post|hä|mor|rha|gisch *adj* nach einer Blutung (auftretend)
post|he|mi|ple|gisch *adj* nach einer Halbseitenlähmung/Hemiplegie (auftretend)
post|he|pa|tisch *adj* nach/hinter der Leber (auftretend oder liegend)
post|he|pa|ti|tisch *adj* nach einer Leberentzündung/Hepatitis (auftretend)
Pos|thi|tis *f, pl* **-ti|den** Entzündung des inneren Vorhautblatts; meist zusammen mit einer Entzündung der Eichel [Balanoposthitis*]; SYN: Vorhautentzündung
pos|thi|tisch *adj* Vorhautentzündung/Posthitis betreffend, von ihr betroffen oder gekennzeichnet
post|hum *adj* nach dem Tod erfolgend; nach dem Tod des Vaters geboren
post|hyp|no|tisch *adj* nach der Hypnose (auftretend)
post|ik|tal *adj* nach einem (epileptischen) Anfall (auftretend); SYN: postepileptisch
post|ik|te|risch *adj* nach einem Ikterus (auftretend)
Post|in|farkt|syn|drom *nt* →Postmyokardinfarktsyndrom
post|in|fek|ti|ös *adj* nach einer Infektion(skrankheit) (auftretend)
post|is|chä|misch *adj* nach einer Ischämie (auftretend)
Post-Kala-Azar-Dermatose *f* Monate bis Jahre nach Abheilung einer viszeralen Leishmaniase* auftretende hypopigmentierte, kleinknotige oder verruköse, leishmanien-haltige Herde; SYN: Post-Kala-Azar-Hautleishmanid, Post-Kala-Azar-Hautleishmanoid, Post-Kala-Azar dermale Leishmaniose, Post-Kala-Azar dermale Leishmanoide
Post-Kala-Azar-Hautleishmanid *nt* →Post-Kala-Azar-Dermatose
Post-Kala-Azar-Hautleishmanoid *nt* →Post-Kala-Azar-Dermatose
post|ko|i|tal *adj* nach dem Geschlechtsverkehr (auftretend)
post|kom|mis|su|ral *adj* hinter einer Kommissur (liegend)
post|kom|mo|ti|o|nell *adj* nach einer Gehirnerschütterung/Commotio cerebri (auftretend)
post|kon|zep|ti|o|nell *adj* nach der Befruchtung/Konzeption (auftretend)
post|ma|tur *adj (Säugling)* viel später als zum errechneten Termin geboren, übertragen
post|mei|o|tisch *adj* nach der Meiose (auftretend)
post|me|nin|gi|tisch *adj* nach einer Hirnhautentzündung/Meningitis (auftretend)
post|me|no|pau|sal *adj* nach der Menopause (auftretend)
Post|me|no|pau|se *f* die Zeit nach der Menopause*
Post|me|no|pau|sen|a|tro|phie *f* durch das Fehlen von Hormonen verursachte Atrophie der Haut und anderer Organe nach der Menopause*; SYN: postmenopausale Atrophie
post|mens|tru|al *adj* nach der Monatsblutung/Menstruation; SYN: postmenstruell
Post|mens|tru|al|pha|se *f* →Postmenstruum
post|mens|tru|ell *adj* →postmenstrual
Post|mens|tru|um *nt* die Zeit unmittelbar nach der Menstruation*; SYN: Postmenstrualphase

post|me|sen|te|ri|al *adj* hinter dem Mesenterium (liegend); SYN: retromesenterial

post|mi|to|tisch *adj* nach der Mitose (auftretend)

post|mor|tal *adj* nach dem Tode (auf- oder eintretend); SYN: post mortem

post mortem →postmortal

Post|my|o|kard|in|farkt|syn|drom *nt* Tage bis Wochen nach einem Herzinfarkt auftretender Komplex von Brustschmerzen, Fieber, Perikarditis* und Pleuritis*; SYN: Dressler-Myokarditis, Dressler-Syndrom, Postinfarktsyndrom

post|na|sal *adj* hinter der Nase (liegend)

post|na|tal *adj* nach der Geburt (eintretend); SYN: nachgeburtlich, postpartal

Post|na|tal|pe|ri|o|de *f* die Zeit nach der Geburt

post|ne|kro|tisch *adj* nach der Nekrose (auftretend)

post|ne|o|na|tal *adj* nach der Neugeborenenperiode (auftretend)

post|o|pe|ra|tiv *adj* nach einer Operation (eintretend oder auftretend)

post|par|tal *adj* nach der Geburt (eintretend oder auftretend); SYN: post partum, postpartual, postnatal

post|par|tu|al *adj* →postpartal

post partum →postpartal

Postperikardiotomie-Syndrom *nt* nach Herzoperationen auftretendes Syndrom mit Perikarditis*, Herrhythmusstörungen, Fieber u.ä.; SYN: Postperikardiotomie

post|pneu|mo|nisch *adj* nach einer Lungenentzündung/Pneumonie (auftretend); SYN: metapneumonisch

post|po|nie|rend *adj (Krankheitssymptom)* verspätet eintretend

post|pran|di|al *adj* nach der Mahlzeit/Nahrungsaufnahme; SYN: postalimentär, postzenal, postzönal

post|pu|be|ral *adj* →postpubertär

post|pu|ber|tal *adj* →postpubertär

post|pu|ber|tär *adj* nach der Pubertät (auftretend); SYN: postpuberal, postpubertal

Post|pu|ber|tät *f* der Zeitraum unmittelbar nach der Pubertät

post|py|lo|risch *adj* hinter dem Magenpförtner/Pylorus (liegend)

post|re|nal *adj* hinter der Niere (liegend); nach Passieren der Niere (auftretend)

Post|rhi|no|sko|pie *f* Nasenhöhlenspiegelung vom Nasenrachen aus; SYN: Epipharyngoskopie, Rhinoscopia posterior

Post-Splenektomiesepsis *f* durch eine Beeinträchtigung der Immunabwehr nach einer Milzentfernung auftretende akute Sepsis*, z.B. durch Pneumokokken, Meningokokken, Haemophilus influenzae; SYN: Post-Splenektomiesepsissyndrom, OPSI-Syndrom, overwhelming post-splenectomy sepsis syndrome, overwhelming post-splenectomy infection

Post-Splenektomiesepsissyndrom *nt* →Post-Splenektomiesepsis

post|sple|nisch *adj* hinter der Milz/Splen (liegend)

post|ste|no|tisch *adj* hinter einer Stenose (liegend)

Post|strep|to|kok|ken|glo|me|ru|lo|ne|phri|tis *f, pl* **-ti|den** im Anschluss an eine Streptokokkeninfektion auftretende Sekundärkrankheit durch Immunkomplexbildung; SYN: akute Glomerulonephritis, endokapilläre Glomerulonephritis, exsudative Glomerulonephritis, esxudativ-proliferative Glomerulonephritis, postinfektiöse Glomerulonephritis

post|sy|nap|tisch *adj* hinter einer Synapse (liegend)

post|throm|bo|tisch *adj* nach einer Thrombose (auftretend)

post|trans|fu|si|o|nell *adj* nach einer (Blut-)Transfusion (auftretend)

Post|trans|fu|si|ons|he|pa|ti|tis *f, pl* **-ti|ti|den** klinische Bezeichnung für eine, im Anschluss an eine Transfusion auftretende, akute Hepatitis* durch das Hepatitis-B-Virus oder Hepatitis-C-Virus; früher auch als Synonym für Hepatitis B verwendet; SYN: Transfusionshepatitis

post|trau|ma|tisch *adj* nach einem Unfall (auftretend), durch eine Verletzung hervorgerufen, als Folge eines Unfalls; SYN: traumatisch

pos|tu|ral *adj* (Körper-)Haltung oder Lage betreffend

Post|va|go|to|mie|syn|drom *nt* nach einer Vagotomie* auftretende Verdauungsstörungen

post|vak|zi|nal *adj* nach einer Impfung (auftretend), als Folge einer Impfung

post|val|vu|lär *adj* hinter einer Klappe/Valva (liegend)

post|ze|nal *adj* nach dem Essen (auftretend); SYN: postzönal, postalimentär, postprandial

post|zen|tral *adj* hinter einem Zentrum (liegend); SYN: retrozentral

post|zö|nal *adj* →postzenal

po|tent *adj* 1. Potenz besitzend, zum Geschlechtsverkehr fähig; zeugungsfähig 2. *(Arzneimittel)* wirksam, leistungsfähig, stark

Po|ten|tia *f* Potenz; Wirksamkeit, Stärke, Kraft

Potentia coeundi Fähigkeit des Mannes, den Beischlaf auszuüben, männliche Potenz, Beischlaffähigkeit

Potentia concipiendi Empfängnisfähigkeit

Potentia generandi Zeugungsfähigkeit

Po|ten|ti|al *nt* 1. *(physik.)* Maß für die Größe der Energie eines Körpers an einem Punkt 2. Reserven, (Kraft-)Vorrat; Leistungsfähigkeit; (Entwicklungs-)Möglichkeit, Potentialität

akustisch evoziertes Potential durch akustische Reize ausgelöstes Potential

evoziertes Potential durch Reizung eines

Rezeptor ausgelöste Potentialänderung, die im EEG sichtbar wird

somatisch evoziertes Potential nach Stimulation sensibler oder gemischter Nerven auftretendes Potential; SYN: somatosensorisch evoziertes Potential

somatosensorisch evoziertes Potential →somatisch evoziertes Potential

visuell evoziertes Potential nach optischer Reizung messbares, evoziertes Potential

Po|tenz *f* Stärke, Macht, Kraft; sexuelle Potenz

Po|to|ma|nie *f* Trunksucht

Pott-Lähmung *f* Querschnittslähmung durch Rückenmarkkompression bei Wirbeltuberkulose; SYN: Pott-Paraplegie

Pott-Paraplegie *f* →Pott-Lähmung

Pox|vi|ri|dae *pl* Familie der größten DNA-Viren; enthält u.a. Parapoxvirus* und Orthopoxvirus*; SYN: Pockenviren

PP-Typ *m* Lungenemphysematiker mit schwerer Dyspnoe*, aber nur leichter Hypoxämie und normalem Hämatokrit*; SYN: Pink puffer

PP-Zellen *pl* s.u. Langerhans-Inseln

Prä-, prä- *präf.* Wortelement mit der Bedeutung "vor/davor/voraus/vorzeitig"

prä|a|do|les|zent *adj* vor der späten Kindheit/ Präadoleszenz (auftretend)

Prä|a|do|les|zenz *f* späte Kindheit

Prä|al|bu|min *nt* Transportprotein für Thyroxin*, das in der Elektrophorese vor der Albuminfraktion läuft

prä|a|or|tal *adj* vor der Aorta (liegend)

Prä|ar|thro|se *f* Bezeichnung für Gelenkveränderungen, die einer Arthrose vorausgehen

prä|ar|thro|tisch *adj* Präarthrose betreffend, von ihr betroffen

prä|au|ri|ku|lär *adj* vor der Ohrmuschel/Aurikel (liegend)

prä|a|xi|al *adj* vor einer Achse (liegend)

Prä|be|ta|li|po|pro|te|in *nt* v.a. in der Leber gebildetes Lipoprotein mit hohem Triglyzeridanteil; SYN: Lipoprotein mit sehr geringer Dichte, very low-density lipoprotein, prä-β-Lipoprotein

Prä|cal|ci|fe|ro|le *pl* Vitamin D-Vorstufen

prä|chi|as|mal *adj* vor der Sehnervenkreuzung/dem Chiasma opticum (liegend); SYN: prächiasmatisch, präoptisch

prä|chi|as|ma|tisch *adj* →prächiasmal

Prä|de|lir *nt* Anfangsstadium des Alkoholdelirs

Prä|den|tin *nt* unverkalkte Dentinmatrix; SYN: Dentinoid, Odontoid

Prä|di|a|be|tes *m* das Stadium vor Ausbruch eines klinisch manifesten Diabetes* mellitus

Prä|di|a|sto|le *f* die Phase unmittelbar vor der Diastole

prä|di|a|sto|lisch *adj* vor der Diastole (auftretend)

Prä|dis|po|si|ti|on *f* Veranlagung, Neigung, Empfänglichkeit, Anfälligkeit

prä|duk|tal *adj* vor der Mündung des Ductus Botalli (liegend)

Prae-, prae- *präf.* →Prä-

Prae|co|ma *nt, pl* **-ma|ta** →Präkoma

Prä|ek|lamp|sie *f* Gestoseform mit Hypertonie, Proteinurie und Ödemen

prä|e|pi|glot|tisch *adj* vor dem Kehldeckel/der Epiglottis (liegend)

Prä|e|pi|lep|sie *f* Zustand mit Epilepsie-typischen EEG-Veränderungen, ohne Anfall in der Vorgeschichte; SYN: larvierte Epilepsie, bioelektrische Epilepsie, latente Epilepsie

prä|e|rup|tiv *adj* vor dem Ausbruch einer Krankheit

Prae|sen|ta|tio (fe|tus) *f* Fruchteinstellung, Einstellung

prä|exis|tent *adj* vorbestehend, schon vorhanden

Prä|ex|zi|ta|ti|on *f* vorzeitige Erregung von Teilen der Herzkammermuskulatur, z.B. beim Wolff-Parkinson-White-Syndrom

Prä|ex|zi|ta|ti|ons|syn|drom *nt* durch ein akzessorisches Bündel [Kent-Bündel] verursachte Präexzitation*; SYN: WPW-Syndrom, Wolff-Parkinson-White-Syndrom

prä|fi|nal *adj* vor dem Tod, dem Tod vorausgehend; SYN: prämortal, präterminal

prä|for|miert *adj* im Keim angelegt, vorgebildet

prä|fron|tal *adj* im vorderen Stirnlappenbereich (liegend)

prä|gan|gli|o|när *adj* vor einem Ganglion (liegend)

Prag|mat|a|gno|sie *f* Unfähigkeit, Gegenstände wiederzuerkennen

prä|he|pa|tisch *adj* vor der Leber/Hepar (liegend); SYN: antehepatisch

Prä|im|mu|ni|tät *f* →Prämunition

Prä|in|farkt *m* →Präinfarktsyndrom

Prä|in|farkt|syn|drom *nt* die vor einem Infarkt auftretenden Symptome; SYN: Präinfarkt

Prä|kal|li|krei|n *nt* inaktive Vorstufe von Kallikrein*; SYN: Kallikreinogen, Fletscher-Faktor

prä|kan|ze|rös *adj* **1.** Präkanzerose betreffend, zu kanzeröser Entartung neigend; SYN: präkarzinomatös, prämaligne **2.** vor einem Karzinom auftretend, einem Karzinom vorausgehend; SYN: prämaligne, präneoplastisch

Prä|kan|ze|ro|se *f* Gewebeveränderungen oder Erkrankungen die zur Entwicklung eines malignen Tumors führen können, aber nicht müssen; SYN: prämaligne Läsion, Präneoplasie

melanotische Präkanzerose aus einem Altersfleck entstehendes, langsam wachsendes malignes Melanom*; unbehandelt Übergang in ein Lentigo-maligna Melanom; SYN: prämaligne Melanose, Dubreuilh-Krankheit, Dubreuilh-Erkrankung, Dubreuilh-Hutchinson-Krankheit, Dubreuilh-Hutchinson-Erkrankung, Lentigo maligna, Melanosis circumscripta praeblastomatosa (Dubreuilh), Melanosis circumscripta praecancerosa (Dubreuilh)

prä|ka|pil|lär *adj* vor einer Kapillare (liegend); SYN: präkapillar

prä|kar|di|al *adj* vor dem Herzen (liegend); SYN: präkordial

prä|kar|ti|la|gi|när *adj* aus Vorknorpel bestehend

prä|kar|zi|no|ma|tös *adj* →präkanzerös

prä|ka|val *adj* vor der Vena* cava inferior liegend

prä|kli|mak|te|risch *adj* vor der Menopause; SYN: prämenopausal

prä|kli|nisch *adj* vor dem Ausbruch einer Krankheit oder dem Auftreten von Symptomen

Prä|kog|ni|ti|on *f* Hellsehen

Prä|ko|ma *nt, pl* **-ma|ta** drohendes Koma; SYN: Praecoma

prä|ko|ma|tös *adj* Präkoma betreffend, im Präkoma

prä|kon|zep|ti|o|nell *adj* vor der Befruchtung/Konzeption (vorhanden)

prä|kor|di|al *adj* vor dem Herzen (liegend); SYN: präkardial

Prä|kor|di|al|angst *f* Druck- und Beklemmungsgefühl in der Herzgegend

Prä|kor|di|al|schmerz *m* Schmerz in der Herzgegend

prä|kos|tal *adj* vor den Rippen/Costae (liegend)

Prä|kur|sor *m* Vorläufer(zelle), Vorstufe

prä|la|ryn|ge|al *adj* vor dem Kehlkopf/Larynx (liegend)

Prä|leuk|ä|mie *f* Begriff für Störungen der Blutbildung, die ein erhöhtes Leukämierisiko haben; SYN: präleukämisches Syndrom

prä|leuk|ä|misch *adj* Präleukämie betreffend, von Präleukämie betroffen

prä|li|mi|nar *adj* einleitend, vorausgehend

prä-β-Lipoprotein *nt* v.a. in der Leber gebildetes Lipoprotein mit hohem Triglyzeridanteil; SYN: Lipoprotein mit sehr geringer Dichte, very low-density lipoprotein, Präbetalipoprotein

prä|ma|lig|ne *adj* vor einem Malignom auftretend, einem Malignom vorausgehend; (*Geschwulst*) noch nicht bösartig/maligne; SYN: präkanzerös, präneoplastisch

prä|ma|tur *adj* nicht ausgereift, verfrüht (auftretend); SYN: vorzeitig, frühzeitig

prä|ma|xil|lär *adj* vor dem Oberkiefer/der Maxilla (liegend)

Prä|me|di|ka|ti|on *f* Medikamentengabe zur Vorbereitung des Patienten auf eine Narkose

prä|mei|o|tisch *adj* vor der Meiose

prä|me|no|pau|sal *adj* vor der Menopause; SYN: präklimakterisch

Prä|me|no|pau|se *f* Beginn der Pubertät bis zur ersten Regelblutung

prä|mens|tru|al *adj* vor der Monatsblutung/Menstruation; SYN: prämenstruell

Prä|mens|tru|al|sta|di|um *nt* →Prämenstruum

prä|mens|tru|ell *adj* →prämenstrual

Prä|mens|tru|um *nt* die Zeit unmittelbar vor der Menstruation; SYN: Prämenstrualstadium

prä|mi|to|tisch *adj* vor der Mitose

Prä|mo|lar *m* vorderer/kleiner Backenzahn; SYN: Prämolarzahn, Dens premolaris

Prä|mo|lar|zahn *m* →Prämolar

prä|mo|ni|to|risch *adj* (vor-)warnend, ankündigend

prä|mor|bid *adj* vor Krankheitsausbruch (auftretend)

prä|mor|tal *adj* vor dem Tod (eintretend), dem Tod vorausgehend; SYN: präfinal, präterminal

Prä|mu|ni|tät *f* →Prämunition

Prä|mu|ni|ti|on *f* Immunität, die nur während der Infektion vorhanden ist und nach Verschwinden des Erregers erlischt; SYN: begleitende Immunität, Prämunität, Präimmunität

Prä|nar|ko|se *f* **1.** durch die Prämedikation ausgelöste allgemeine Bewusstseinsdämpfung **2.** das Anfangsstadium einer Allgemeinnarkose

prä|nar|ko|tisch *adj* vor einer Narkose/Anästhesie, Pränarkose betreffend

prä|na|tal *adj* vor der Geburt oder während der Schwangerschaft (auftretend oder entstehend); SYN: antenatal

Prä|na|tal|di|a|gnos|tik *f* Untersuchungen zur Entdeckung genetischer Erkrankungen oder Fehlbildungen vor der Geburt

Prä|na|tal|pe|ri|o|de *f* der Zeitraum vor der Geburt

pran|di|al *adj* Essen oder Mahlzeit betreffend; während des Essens (auftretend)

Prä|ne|o|pla|sie *f* →Präkanzerose

prä|ne|o|plas|tisch *adj* vor einem Neoplasma auftretend, einem Neoplasma vorausgehend; SYN: prämaligne, präkanzerös

Prä|ö|dem *nt* vermehrte Wassereinlagerung, die aber noch nicht als Ödem imponiert

prä|o|pe|ra|tiv *adj* vor einer Operation

prä|op|tisch *adj* vor der Sehnervenkreuzung/dem Chiasma opticum (liegend); SYN: prächiasmal, prächiasmatisch

prä|o|vu|la|to|risch *adj* vor dem Eisprung/der Ovulation

prä|pa|ra|ly|tisch *adj* vor der Lähmung/Paralyse

prä|par|tal *adj* unmittelbar vor der Entbindung/Geburt (auftretend oder entstehend); SYN: vorgeburtlich, antepartal

prä|pa|tel|lar *adj* vor der Kniescheibe/Patella (liegend)

Prä|pa|tent|pe|ri|o|de *f* →Präpatenz

Prä|pa|tenz *f* Zeitraum von der Infektion mit einem Parasiten bis zum Auftreten von Geschlechtsprodukten in den Körperausscheidungen des Wirtes; SYN: Präpatentperiode

prä|pe|ri|to|ne|al *adj* zwischen dem parietalem Peritoneum und der Bauchwand (lie-

gend); vor dem Bauchfell/Peritoneum (liegend)
prä|pran|di|al *adj* vor der Mahlzeit/Nahrungsaufnahme
prä|pu|be|ral *adj* →präpubertär
prä|pu|ber|tal *adj* →präpubertär
prä|pu|ber|tär *adj* vor der Pubertät (auftretend); Syn: präpuberal, präpubertal
Prä|pu|ber|tät *f* der Zeitraum unmittelbar vor der Pubertät
prä|pu|ti|al *adj* Vorhaut/Präputium betreffend
Prä|pu|ti|al|drü|sen *pl* talgproduzierende Drüsen der Penisvorhaut; Syn: Vorhautdrüsen, Tyson-Drüsen, präputiale Drüsen, Glandulae preputiales
Prä|pu|ti|um *nt* Vorhaut; Syn: Preputium
prä|py|lo|risch *adj* vor dem Magenpförtner/Pylorus (liegend)
prä|re|nal *adj* vor der Niere/Ren (liegend)
prä|sa|kral *adj* vor dem Kreuzbein/Sakrum (liegend)
prä|se|kre|to|risch *adj* vor der Sekretion/Abgabe
prä|se|nil *adj* vor dem Greisenalter/Senium (auftretend), im Präsenium
Prä|se|ni|li|tät *f* vorzeitige Alterung
Prä|ser|va|tiv *nt* meist aus Latex bestehendes, über den Penis gestreiftes mechanisches Kontrazeptivum*; Syn: Kondom
Prä|skle|ro|se *f* Vorstadium der Arteriosklerose mit nur minimalen Veränderungen oder Symptomen
prä|skle|ro|tisch *adj* Präsklerose betreffend, vor der Sklerose (auftretend)
Prä|sta|se *f* verlangsamte Blutströmung als Vorstufe der Stase
Prä|sum|ti|on *f* Vermutung, Annahme
prä|sum|tiv *adj* wahrscheinlich, voraussichtlich, vermutlich, erwartungsgemäß
prä|sy|nap|tisch *adj* vor einer Synapse (liegend)
prä|syn|the|tisch *adj* vor der Synthese
Prä|sys|to|le *f* die Phase unmittelbar vor der Systole
prä|sys|to|lisch *adj* Präsystole betreffend, in der Präsystole; vor der Systole (auftretend)
prä|ter|mi|nal *adj* vor dem Tod, vor dem Ende; Syn: präfinal, prämortal
prä|the|ra|peu|tisch *adj* vor der Behandlung/Therapie
prä|thy|re|o|idal *adj* →präthyroidal
prä|thy|ro|i|dal *adj* vor der Schilddrüse/Glandula thyroidea oder dem Schildknorpel/Cartilago thyroidea (liegend); Syn: präthyreoidal
prä|ti|bi|al *adj* vor dem Schienbein/der Tibia (liegend)
prä|tra|che|al *adj* vor der Luftröhre/Trachea (liegend)
prä|ur|ä|misch *adj* einer Harnvergiftung/Urämie vorangehend
prä|vak|zi|nal *adj* vor einer Impfung (auftretend)
Prä|va|lenz *f* Häufigkeit einer Erkrankung in einer bestimmten Population zu einem bestimmten Zeitpunkt
Prä|ven|ti|on *f* Verhinderung/Verhütung von Erkrankungen oder Gesundheitsschäden; oft gleichgesetzt mit Prophylaxe
prä|ven|tiv *adj* verhütend, vorbeugend
Prä|ven|tiv|be|hand|lung *f* Vorbeugung einer Krankheit, vorbeugende Behandlung; Syn: Prophylaxe
Prä|ven|tiv|me|di|zin *f* Teilgebiet der Medizin, das sich mit der Verhütung von Krankheiten befasst; Syn: Vorsorgemedizin, prophylaktische Medizin
prä|ver|te|bral *adj* vor der Wirbelsäule/Columna vertebralis oder einem Wirbelkörper (liegend)
prä|ve|si|kal *adj* vor der Harnblase/Vesica urinaria (liegend)
prä|zä|kal *adj* vor dem Zäkum* (liegend)
prä|zen|tral *adj* vor dem Zentrum (liegend), insbesondere dem Sulcus centralis
Prä|zi|pi|tat *nt* Niederschlag, Kondensat
Prä|zi|pi|ta|ti|on *f* (Aus-)Fällung, Ausflockung
prä|zi|pi|tier|bar *adj* niederschlagbar, (aus-)fällbar, abscheidbar
Prä|zi|pi|tin *nt* Antikörper, der mit einem Antigen ein Präzipitat bildet
Prä|zi|pi|ti|no|gen *nt* Antigen, das mit einem Antikörper ein Präzipitat bildet
Prä|zi|si|on *f* Genauigkeit, Exaktheit
prä|zy|got *adj* vor der Befruchtung
Pre-, pre- *präf.* →Prä-
Pred|ni|son *nt* synthetisches Glukokortikoid
Pre|gnan|di|ol *nt* Stoffwechselprodukt des Progesterons
Pre|gne|no|lon *nt* Zwischenprodukt bei der Synthese aller Steroidhormone
Preisz-Nocard-Bazillus *n* selten auf den Menschen übertragenes Bakterium; befällt meist Schafe, Ziegen oder Pferde; Syn: Corynebacterium pseudotuberculosis
pre|kär *adj* unsicher, bedenklich
Pre|load *nt* durch die Dehnung während der Füllung hervorgerufene Vorbelastung des Herzmuskel vor der Kontraktion; Syn: Vorlast
Presby-, presby- *präf.* Wortelement mit der Bedeutung "alt"
Pres|by|a|ku|sis *f* physiologische Abnahme des Hörvermögens im Alter; betrifft v.a. die höheren Frequenzen; Syn: Altersschwerhörigkeit
Pres|by|a|trie *f* Altersheilkunde, Greisenheilkunde; Syn: Geriatrie
Pres|by|kar|die *f* senile Herzkrankheit; Syn: Altersherz
pres|by|op *adj* Presbyopie betreffend, von ihr betroffen oder durch sie bedingt; Syn: presbyopisch
Pres|by|o|phre|nie *f* Abnahme der geistigen Leistungsfähigkeit im Alter; Syn: senile Demenz, Altersdemenz
Pres|by|o|pie *f* durch Alterung des Linsenapparats hervorgerufene Weitsichtigkeit;

SYN: Alterssichtigkeit, Altersweitsichtigkeit

pres|by|o|pisch *adj* →presbyop

Pres|by|ö|so|pha|gus *m* senile Abnahme von Tonus und Kontraktion der Speiseröhre; SYN: Altersspeiseröhre

Presso-, presso- *präf.* Wortelement mit der Bedeutung "Druck"

pres|so|re|zep|tiv *adj* auf Druckänderung ansprechend; SYN: pressozeptiv, pressosensorisch

Pres|so|re|zep|tor *m* auf Druckänderung ansprechender Rezeptor der Gefäßwand; SYN: Pressozeptor, Pressosensor

Pres|so|sen|sor *m* →Pressorezeptor

pres|so|sen|so|risch *adj* →pressorezeptiv

pres|so|zep|tiv *adj* →pressorezeptiv

Pres|so|zep|tor *m* →Pressorezeptor

Press|we|hen *pl* Wehen während der Austreibung des Kindes

Pri|a|pis|mus *m* schmerzhafte Dauererektion des Penis ohne sexuelle Erregung

Price-Jones-Kurve *f* graphische Darstellung der Größenverteilung von Erythrozyten

Priesel-Tumor *m* von den Thekazellen* des Eierstocks ausgehendes Fibrom mit lipidhaltigen Zellen; SYN: Thekazelltumor, Thekom, Loeffler-Priesel-Tumor, Fibroma thecacellulare xanthomatodes

pri|mär *adj* **1.** zuerst vorhanden, erst, ursprünglich, anfänglich **2.** ohne erkennbare Ursache (entstanden), unabhängig von anderen Krankheiten; SYN: essentiell, idiopathisch, protopathisch

Pri|mär|af|fekt *m* erste sichtbare Manifestation einer Krankheit

syphilitischer Primäraffekt primäres Hautgeschwür bei Syphilis*; SYN: harter Schanker, Hunter-Schanker, Ulcus durum

Pri|mär|ant|wort *f* die auf einen ersten Kontakt mit einem Antigen [**Primärkontakt**] folgende Immunreaktion; SYN: Primärreaktion

Pri|mär|bron|chus *m, pl* **-chi|en** noch außerhalb der Lunge entstehender rechter [**Bronchus principalis dexter**] und linker [**Bronchus principalis sinster**] größter Bronchus; SYN: Stammbronchus, Hauptbronchus, Bronchus principalis

Pri|mär|er|kran|kung *f* Grundleiden, das von einer Sekundärerkrankung überdeckt wird

Pri|mär|fol|li|kel *pl* aus den Primordialfollikeln entstehende Eierstockfollikel, die sich zu Sekundär- und Tertiärfolikeln entwickeln

Pri|mär|harn *m* s.u. Glomerulusfiltrat

Pri|mär|hei|lung *f* direkte Wundheilung durch Verkleben der Wundränder und Ausfüllung des Defektes mit Bindegewebe; SYN: primäre Wundheilung, Heilung per primam intentionem, p.p.-Heilung

Pri|mär|kon|takt *m* s.u. Primärantwort

Pri|mär|re|ak|ti|on *f* →Primärantwort

Pri|mär|sta|di|um *f* ca. 3 Wochen nach Infektion beginnendes Stadium mit Bildung eines syphilitischen Primäraffekts an der Eintrittspforte; SYN: Syphilis I

Pri|mär|struk|tur *f* Aminosäuresequenz eines Proteins

Pri|mär|tu|ber|ku|lo|se *f* zur Ausbildung eines Primärkomplexes führende Erstinfektion mit Tuberkulosebakterien

Pri|mär|tu|mor *m* ursprünglicher Tumor, von dem Metastasen ihren Ausgang nehmen

Pri|ma|ten|lü|cke *f* physiologische Lücke zwischen oberem Schneidezahn und Eckzahn im Milchgebiss; SYN: Affenlücke

Pri|mi|gra|vi|da *f* erstmals Schwangere

pri|mi|par *adj* erstgebärend

Pri|mi|pa|ra *f* Erstgebärende

pri|mor|di|al *adj* von Anfang an, ursprünglich; im Ansatz vorhanden, im Keim angelegt

Pri|mor|di|al|fol|li|kel *pl* bereits vor der Geburt angelegte Eifollikel, aus denen die Primärfollikel entstehen

Pri|mor|di|al|kra|ni|um *nt* knorpelig vorgebildete Teile des Schädels [v.a. Schädelbasis], die später durch Knochen ersetzt werden; SYN: Knorpelschädel, Chondrokranium, Chondrocranium

Pri|mor|di|um *nt* Embryonalanlage

Pringle-Bourneville-Phakomatose *f* →Pringle-Bourneville-Syndrom

Pringle-Bourneville-Syndrom *nt* autosomal-dominantes Syndrom mit Adenoma* sebaceum, tuberöser Hirnsklerose*, Epilepsie* und geistiger Retardierung; SYN: Bourneville-Pringle-Syndrom, Pringle-Bourneville-Syndrom

Prinzmetal-Angina *f* Sonderform der Angina* pectoris, bei der kurzdauernde Krämpfe der Koronararterien auftreten; SYN: vasospastische Angina

Pri|o|nen *pl* nur aus Aminosäuren bestehende Partikel [proteinaceous infectious particles], die wahrscheinlich verschiedene Erkrankungen auslösen, die früher als Slow-virus-Erkrankungen angesehen wurden [Creutzfeld-Jakob-Erkrankung*, Rinderwahnsinn*]

Pris|ma *nt* dreikantiger, durchsichtiger Glaskörper, der das einfallende Licht in ein Spektrum zerlegt

pris|ma|tisch *adj* durch ein Prisma verursacht, prismenförmig, prismatisch

pris|mo|id *adj* prismaähnlich, prismenförmig

Pri|vat|an|ti|ge|ne *pl* Antigene, die nur bei wenigen Menschen auftreten; SYN: seltene/private Antigene

Pro-, pro- *präf.* Wortelement mit der Bedeutung **1.** "vor/vorn/vorher" **2.** "für/zugunsten"

Pro|ac|ce|le|rin *nt* →Proakzelerin

Pro|ak|zel|le|rin *nt* thermolabiler Blutgerinnungsfaktor; ist an der Umwandlung von Prothrombin zu Thrombin* beteiligt; SYN: Proaccelerin, Acceleratorglobulin, Akzeleratorglobulin, labiler Faktor, Faktor V, Plasmaakzeleratorglobulin

Pro|band *m* Versuchsperson

pro|ba|to|risch *adj* probeweise

Pro|be|ex|zi|si|on *f* operative Probenentnahme

Pro|be|la|pa|ro|to|mie *f* Bauchhöhleneröffnung zur Diagnostik von Erkrankungen, z.B. akutes Abdomen*, Tumorstaging; SYN: explorative Laparotomie, Explorativlaparotomie

Pro|be|tho|ra|ko|to|mie *f* Brustkorberöffnung zur Diagnostik von Erkrankungen; SYN: explorative Thorakotomie

Pro|ces|sus *m, pl* **-sus** Fortsatz, Vorsprung

Processus alveolaris maxillae Alveolarfortsatz des Oberkiefers

Processus anterior mallei vorderer Hammerfortsatz

Processus articularis Gelenkfortsatz

Processus articularis inferior unterer Gelenkfortsatz des Wirbelbogens

Processus articularis superior oberer Gelenkfortsatz des Wirbelbogens

Processus axillaris Achselfortsatz der Brustdrüse; SYN: Processus lateralis mammae

Processus ciliares Ziliarfortsätze des Ziliarkörpers, die das Kammerwasser absondern

Processus clinoideus anterior, medius, posterior gekrümmte Fortsätze des Keilbeins

Processus cochleariformis löffelförmiger Vorsprung der Paukenhöhlenwand

Processus condylaris mandibularis Gelenkfortsatz des Unterkiefers; SYN: Unterkieferköpfchen

Processus coracoideus nach vorne gerichteter, hakenförmiger Vorsprung des Schulterblattes über dem Schultergelenk; SYN: Rabenschnabelfortsatz

Processus coronoideus mandibulae Kronenfortsatz des Unterkiefers

Processus coronoideus ulnae Fortsatz der Elle am Ellenbogengelenk

Processus costalis Querfortsatz der Lendenwirbel

Processus frontalis maxillae Stirnfortsatz des Oberkiefers

Processus frontalis ossis zygomatici Stirnfortsatz des Jochbeins

Processus lateralis mallei seitlicher Hammerfortsatz

Processus lateralis mammae →Processus axillaris

Processus mastoideus mit der Paukenhöhle verbundener, luftgefüllte Hohlräume [Cellulae mastoideae] enthaltender Außenteil des Felsenbeins hinter der Ohrmuschel; SYN: Warzenfortsatz, Mastoid

Processus muscularis cartilaginis arytenoideae Muskelfortsatz des Aryknorpels

Processus palatinus maxillae Gaumenfortsatz des Oberkieferknochens

Processus papillaris lobi caudati hepatis Papillenvorsprung des Lobus* caudatus hepatis

Processus pterygoideus Flügelfortsatz des Keilbeins

Processus spinosus vertebrae Dornfortsatz der Wirbel

Processus styloideus ossis temporalis Griffelfortsatz des Schläfenbeins

Processus styloideus radii Griffelfortsatz des Radius

Processus styloideus ulnae Griffelfortsatz der Ulna

Processus transversus vertebrae Querfortsatz der Wirbelkörper

Processus uncinatus ossis ethmoidalis Hakenfortsatz des Siebbeins

Processus uncinatus pancreatis hakenförmiger unterer Teil des Pankreaskopfes

Processus vocalis cartilaginis arytenoideae Stimmbandfortsatz des Aryknorpels

Processus xiphoideus unteres Ende des Brustbeins; SYN: Schwertfortsatz

Processus zygomaticus maxillae Jochfortsatz des Oberkiefers

Processus zygomaticus ossis frontalis Jochfortsatz des Stirnbeins

Processus zygomaticus ossis temporalis Jochfortsatz des Schläfenbeins

Pro|con|ver|tin *nt* →Prokonvertin

Proc|tal|gia *f* →Proktalgie

Proc|ti|tis *f, pl* **-ti|ti|den** →Proktitis

Pro|drom *nt* Vorzeichen, Frühsymptom; SYN: Prodromalerscheinung

pro|dro|mal *adj* Prodrom betreffend, ankündigend, vorangehend

Pro|dro|mal|er|schei|nung *f* →Prodrom

Pro|dro|mal|sta|di|um *nt* Vorläuferstadium, in dem die ersten Frühysmptome auftreten

Pro|drug *nt* Vorstufe eines Arzneimittels, die erst im Körper in die aktive Form umgewandelt wird

Pro|en|zym *nt* Enzymvorstufe, aus der das aktive Enzym freigesetzt wird; SYN: Zymogen

Pro|e|ry|thro|blast *m* unreifste Zelle der Erythropoese*; SYN: Pronormoblast

Pro|e|ry|thro|zyt *m* →Retikulozyt

Pro|fi|bri|no|ly|sin *nt* →Plasminogen

Profichet-Krankheit *f* durch subkutane Ablagerung von Kalziumphosphatsteinen gekennzeichnete Erkrankung unbekannter Genese; SYN: Profichet-Syndrom, Kalkgicht, Hautsteine, Calcinosis circumscripta

pro|fus *adj* (*Blutung*) reichlich, stark

Pro|gas|trin *nt* inaktive Vorstufe von Gastrin

Pro|ge|ne|se *f* Entwicklung der Keimzellen und Befruchtung; SYN: Vorentwicklung

Pro|ge|nie *f* Vorstehen des Unterkiefers

Pro|ge|ni|tur *f* Nachkommen, Abkömmlinge, Kinder

Pro|ge|ria *f* →Progerie

Progeria adultorum im 3. Lebensjahrzehnt einsetzende, autosomal-rezessive Form der Progerie, die zu vorzeitiger Vergreißung und Einschränkung der Lebenserwartung führt; SYN: Werner-Syndrom

Progeria Hutchinson-Gilford →Progerie

Progeria infantilis →Progerie

Pro|ge|rie *f* autosomal-rezessive Entwicklungsstörung mit Minderwuchs, hochgradiger Vergeisung, Knochen-, Gelenk- und Zahnfehlbildungen; SYN: Hutchinson-Gilford-Syndrom, Gilford-Syndrom, Progeria Hutchinson-Gilford, Progeria infantilis, Progeria

Pro|ges|ta|gen *nt* Substanz mit progesteronartiger Wirkung; SYN: Progestogen

Pro|ges|te|ro|id *nt* progesteron-ähnliche Substanz

Pro|ges|te|ron *nt* vom Gelbkörper des Eierstocks während des Genitalzyklus und der Plazenta während der Schwangerschaft gebildetes Hormon, das u.a. die Uterusschleimhaut für die Einnistung vorbereitet und die Schwangerschaft erhält; SYN: Gelbkörperhormon, Corpus-luteum-Hormon, Luteohormon

Progesteronrezeptor-Antagonisten *pl* Substanzen, die mit Progesteron am Rezeptor konkurrieren; SYN: Antiprogesterone, Antigestagene

Pro|ges|to|gen *nt* →Progestagen

Pro|glot|ti|den *pl* Bandwurmglieder

pro|gnath *adj* Prognathie betreffend, von ihr betroffen oder gekennzeichnet

Pro|gna|thie *f* Vorstehen des Oberkiefers

Pro|gno|se *f* Vorhersage des möglichen Verlaufs und Ausgang einer Erkrankung

Pro|gnos|tik *f* Lehre von den Prognosen

Pro|gnos|ti|kon *nt* →Prognostikum

Pro|gnos|ti|kum *nt, pl* **-ka** Vorzeichen, Krankheitszeichen mit Bedeutung für die Prognose; SYN: Prognostikon

pro|gnos|tisch *adj* Prognose betreffen, vorhersagend

pro|gre|di|ent *adj* fortschreitend, zunehmend, sich weiterentwickelnd

Pro|gres|si|on *f* Fortschreiten, Weiterentwicklung

pro|gres|siv *adj* fortschreitend, zunehmend, sich weiterentwickelnd, sich verschlimmernd

Pro|hor|mon *nt* Hormonvorläufer, aus dem das Hormon freigesetzt wird; SYN: Hormonogen, Hormogen

Pro|in|su|lin *nt* einkettige Insulinvorstufe, aus der durch Abspaltung der **C-Kette** [connecting peptide], das aus zwei Ketten [**A-Kette, B-Kette**] bestehende aktive Insulin entsteht

Pro|jek|ti|on *f* **1.** Fortleitung eines Nervenimpulses in den Projektionsfasern* **2.** psychologischer Abwehrmechanismus, bei dem eigene Wünsche, Gefühle und Vorstellungen auf andere übertragen werden

Pro|jek|tions|bah|nen *pl* aus Projektionsfasern* aufgebaute Leitungsbahnen des ZNS

Pro|jek|tions|fa|ser *f* Großhirnrinde und Hirnstamm [**kurze Projektionsfaser**] oder Rückenmark [**lange Projektionsfaser**] verbindende Nervenfaser; SYN: Fibra projectionis

Pro|ka|ry|ont *m* Einzeller, ohne abgegrenzten Zellkern; SYN: Prokaryot

Pro|ka|ry|ot *m* →Prokaryont

Pro|kol|la|gen *nt* von Fibroblasten gebildete Kollagenvorstufe

Pro|kon|ver|tin *nt* in der Leber gebildeter Faktor der Blutgerinnung; Mangel führt zu Hypoprokonvertinämie*; SYN: Proconvertin, Faktor VII, Autothrombin I, Serum-Prothrombin-Conversion-Accelerator, stabiler Faktor

Prokt-, prokt- *präf.* →Prokto-

Prok|tal|gie *f* Schmerzen im unteren Mastdarm/Rektum, Enddarmdarm, Anusschmerz; SYN: Proctalgia, Proktodynie

Prok|tek|to|mie *f* Rektumamputation, Rektumresektion

Prok|ti|tis *f, pl* **-ti|ti|den** Entzündung der Mastdarmschleimhaut oder Mastdarmwand; SYN: Rektumentzündung, Mastdarmentzündung, Proctitis, Rektitis

aktinische Proktitis meist im Rahmen einer Strahlentherapie auftretende Mastdarmentzündung; SYN: Strahlenproktitis

prok|ti|tisch *adj* Mastdarmentzündung/Proktitis betreffend, von ihr betroffen oder gekennzeichnet; SYN: rektitisch

Prokto-, prokto- *präf.* Wortelement mit der Bedeutung "Mastdarm/Enddarm/Rektum"

Prok|to|dy|nie *f* →Proktalgie

Prok|to|kok|zy|go|pe|xie *f* Mastdarmanheftung an das Steißbein

Prok|to|ko|lek|to|mie *f* Resektion von Kolon und Rektum; SYN: Koloproktektomie

Prok|to|ko|li|tis *f, pl* **-ti|den** Entzündung von Mastdarm und Dickdarm/Kolon; SYN: Koloproktitis, Rektokolitis

prok|to|ko|li|tisch *adj* Proktokolitis betreffend, von ihr betroffen oder gekennzeichnet; SYN: koloproktitisch, rektokolitisch

Prok|to|ko|lo|sko|pie *f* endoskopische Untersuchung von Mastdarm und Kolon

Prok|to|lo|gie *f* Lehre von den Erkrankungen des Enddarms

Prok|to|pe|xie *f* Mastdarmanheftung

Prok|to|plas|tik *f* Mastdarmplastik, Rektumplastik

Prok|to|rek|to|sig|mo|i|do|sko|pie *f* endoskopische Untersuchung von Mastdarm, Rektum und Sigmoid

Prok|to|sig|mo|i|dek|to|mie *f* operative Entfernung von Rektum und Sigma

Prok|to|sig|mo|i|de|o|skop *nt* →Proktosigmoidoskop

Prok|to|sig|mo|i|de|o|sko|pie *f* →Proktosigmoidoskopie

Prok|to|sig|mo|i|di|tis *f, pl* **-ti|den** Entzündung von Mastdarm und Sigmoid

prok|to|sig|mo|i|di|tisch *adj* Proktosigmoiditis betreffend, von ihr betroffen oder gekennzeichnet

Prok|to|sig|mo|i|do|skop *nt* flexibles Endoskop* für die Proktosigmoidoskopie*; SYN: Proktosigmoideoskop, Rektosigmoidoskop, Rektosigmoideoskop

Prok|to|sig|mo|i|do|sko|pie *f* endoskopische Untersuchung von Mastdarm und Sigmoid; SYN: Proktosigmoideoskopie, Rektosigmoidoskopie, Rektosigmoideoskopie

Prok|to|skop *nt* starres Endoskop* für die Proktoskopie*; SYN: Rektoskop

Prok|to|sko|pie *f* endoskopische Untersuchung des Mastdarms/Rektum; SYN: Mastdarmspiegelung, Rektoskopie

Prok|to|spas|mus *m* schmerzhafter Krampf des Afterschließmuskels

Prok|to|ste|no|se *f* angeborene [Analatresie*] oder erworbene Einengung des Afters; SYN: Anusstenose, Rektumstenose, Mastdarmstenose

Prok|to|sto|mie *f* Anlegen einer äußeren Rektumfistel; SYN: Rektostomie

Prok|to|to|mie *f* Rektuminzision, Rektumschnitt; SYN: Rektotomie

Prok|to|ze|le *f* **1.** Vorfall der vorderen Mastdarmwand bei Schwäche des Septum* rectovaginale; SYN: Rektozele **2.** sich in das Rektum vorwölbender Dammbruch; SYN: Rektozele, Mastdarmbruch, Hernia rectalis

P

pro|la|biert *adj* Vorfall/Prolaps betreffend, vorgefallen

Pro|lac|tin *nt* →Prolaktin

Pro|lak|tin *nt* Hypophysenvorderlappenhormon, das die Entwicklung der Brustdrüse und die Milchsekretion reguliert; SYN: Prolactin, laktogenes Hormon, Milchhormon, Mammotropin, Laktationshormon

Pro|lak|ti|nom *nt* prolaktinsezernierendes Adenom* des Hypophysenvorderlappens*; SYN: Prolactinom

Pro|laps *m* Vorfall eines Organs oder Gewebes durch eine natürliche Körperöffnung

Pro|lap|sus *m, pl* **-sus** →Prolaps

Prolapsus ani Vorfall der Analschleimhaut [**inkompletter Analprolaps**] oder aller Wandschichten [**kompletter Analprolaps, Rektumprolaps**]; SYN: Analprolaps

Prolapsus iridis →Iridoptose

Prolapsus recti meist bei Frauen auftretender Vorfall der Mastdarmwand durch den After; SYN: Mastdarmprolaps, Mastdarmvorfall, Rektumprolaps, Rektumvorfall

Prolapsus uteri Gebärmuttervorfall durch die Scheide; SYN: Uterusprolaps

Prolapsus vaginae schwerste Form der Scheidensenkung*, bei der die Scheidenwand, in Form einer Rektozele* oder Zystozele*, vor der Vulva* sichtbar wird; oft gleichgesetzt mit Kolpozele*; SYN: Scheidenvorfall, Vaginalprolaps, Scheidenprolaps, Kolpoptose

Pro|li|da|se *f* Peptidase*, die prolinhaltige Dipeptide spaltet; SYN: Prolindipeptidase

Pro|li|fe|ra|ti|on *f* Wucherung; Gewebevermehrung

Pro|li|fe|ra|ti|ons|hy|per|ke|ra|to|se *f* s.u. Hyperkeratose

Pro|li|fe|ra|ti|ons|pha|se *f* Phase des Menstrualzyklus [5.–15. Tag], während der die Gebärmutterschleimhaut unter dem Einfluss von Östrogen proliferiert; SYN: östrogene/proliferative Phase, Follikelreifungsphase

pro|li|fe|ra|tiv *adj* proliferierend, wuchernd

Pro|lin *nt* im Körper gebildete Aminosäure, die v.a. in Kollagen und Lastin vorkommt

Pro|li|na|se *f* Peptidase*, die Dipeptide spaltet, die Prolin oder Hydroxyprolin als N-terminale Aminosäure enthält; SYN: Prolyldipeptidase

Pro|lin|di|pep|ti|da|se *f* →Prolidase

Pro|lyl|di|pep|ti|da|se *f* →Prolinase

Pro|lym|pho|zyt *m* unreife Lymphozytenvorstufe

Pro|me|ga|ka|ry|o|zyt *m* unreife Vostufe der Megakaryozyten

Pro|me|ga|lo|blast *m* unreife Vostufe der Megaloblasten

Pro|mi|nens *m* unterster Halswirbel, der einen stark vorspringenden Dornfortsatz hat; SYN: VII. Halswirbel, Vertebra prominens

Pro|mi|nen|tia *f, pl* **-ti|ae** Vorsprung, Vorwölbung, Wölbung

Prominentia canalis facialis Vorwölbung der medialen Paukenhöhlenwand durch den Fazialiskanal

Prominentia canalis semicircularis lateralis Vorwölbung der medialen Paukenhöhlenwand durch den lateralen Bogengang

Prominentia laryngea Adamsapfel

Prominentia mallearis Vorwölbung des Trommelfells durch den lateralen Fortsatz des Hammers

Prominentia styloidea Vorwölbung der unteren Paukenhöhlenwand durch den Griffelfortsatz des Schläfenbeins

Pro|mis|ku|i|tät *f* Sexualverkehr mit wechselnden Partnern

pro|mis|ku|i|tiv *adj* Promiskuität betreffend, häufig den Sexualpartner wechselnd; SYN: promiskuos, promiskuös

pro|mis|ku|ös *adj* →promiskuitiv

Pro|mo|no|zyt *m* unreife Monozytenvorstufe

Pro|mon|to|ri|um *nt* Vorsprung

Promontorium ossis sacri ins Becken vorspringender Vorsprung der Wirbelsäule am Übergang vom 5. Lendenwirbel zum

Kreuzbein

Promontorium tympani Vorwölbung der medialen Paukenhöhlenwand durch die basale Schneckenwindung

Pro|mo|tor *m* Stoff, der die Katalysatorwirkung verstärkt, ohne selbst als Katalysator zu wirken; Syn: Aktivator

Pro|my|e|lo|zyt *m* unreife Myelozytenvorstufe; größte Zelle der Granulopoese*

pro|my|e|lo|zy|tär *adj* Promyelozyt(en) betreffend

Pro|my|e|lo|zy|ten|leuk|ä|mie *f* Unterform der akuten myeloischen Leukämie*; Syn: (akute) promyelozytäre Leukämie

Pro|na|se *f* aus **Streptomyces griseus** gewonnenes Proteasengemisch

Pronatio *f, pl* **-ti|o|nes** →Pronation

Pronatio dolorosa durch eine Subluxation des Radiusköpfchens hervorgerufene, schmerzhafte Scheinlähmung; meist durch plötzliches Hochreißen von Kleinkindern bedingt; Syn: Chassaignac-Lähmung, Subluxatio radii peranularis

Pro|na|ti|on *f* Einwärtsdrehung um die Längsachse; Syn: Pronatio

pro|ne|phro|gen *adj* Vorniere/Pronephros betreffend

Pro|neph|ros *nt* embryonale Vorniere

pro|niert *adj* **1.** auf dem Bauch liegend, mit dem Gesicht nach unten liegend; (flach) hingestreckt liegend **2.** mit nach unten gedrehter Handfläche

Pro|nor|mo|blast *m* unreifste Zelle der Erythropoese*; Syn: Proerythroblast

Pro|nu|kle|us *m* haploider Vorkern von Eizelle und Spermium; Syn: Pronucleus

Pro|pa|ga|ti|on *f* **1.** (*Licht, Schall*) Fortleitung, Weiterleitung; (*Seuche*) Übertragung, Verbreitung **2.** Vermehrung, Fortpflanzung

Pro|pan *nt* gesättigter Kohlenwasserstoff [Alkan] mit drei Kohlenstoffatomen

Pro|pa|non *nt* farblose, mit Wasser mischbare Flüssigkeit; einfachstes Keton; wird im Stoffwechsel aus Acetoacetat gebildet und über den Zitratzyklus abgebaut; wird bei gestörtem Kohlenhydratstoffwechsel [u.a. Diabetes* mellitus] vermehrt in der Leber gebildet; Syn: Azeton, Dimethylketon, Aceton

Pro|pan|säu|re *f* →Propionsäure

Propan-1,2,3-triol *nt* →Glyzerin

Pro|pen|säu|re *f* ungesättigte Monokarbonsäure; Ausgangsstoff von Kunststoffen [Acrylharze]; Syn: Akrylsäure, Acrylsäure, Vinylkarbonsäure

Pro|per|din *nt* im Plasma vorkommendes Protein, das das Komplementsystem aktivieren kann

Properdin-System *nt* Aktivierung des Komplements durch angeregtes Properdin; Syn: alternativer Weg der Komplementaktivierung

Pro|pha|ge *m* die in das Bakterienchromosom integrierte Phagen-DNA

Pro|pha|se *f* erste Phase der Kernteilung, während der die Chromosomen sichtbar werden

pro|phy|lak|tisch *adj* vorbeugend

Pro|phy|la|xe *f* Vorbeugung einer Krankheit, vorbeugende Behandlung; Syn: Präventivbehandlung

Pro|pi|cil|lin *nt* säurestabiles Oralpenicillin; Syn: Phenoxypropylpenicillin

Pro|pi|on|a|zid|ä|mie *f* erhöhter Propionsäuregehalt des Blutes

Pro|pi|o|ni|bac|te|ri|um *nt* Gattung gramnegativer, unbeweglicher Stäbchenbakterien

Propionibacterium acnes häufig in Aknepusteln gefundenes Bakterium; Syn: Corynebacterium acnes

Pro|pi|on|säu|re *f* gesättigte Monokarbonsäure, die als Zwischenprodukt des Fettsäurestoffwechsels auftritt; Syn: Propansäure

Pro|pri|o|re|zep|ti|on *f* →Propriozeption

pro|pri|o|re|zep|tiv *adj* die körpereigenen Empfindungen aufnehmend, Proprio(re)zeption betreffend; Syn: propriozeptiv

Pro|pri|o|re|zep|to|ren *pl* Mechanorezeptoren, die Informationen über die aktuelle Lage des Körpers im Raum aufnehmen; Syn: Propriozeptoren

pro|pri|o|spi|nal *adj* ausschließlich das Rückenmark/die Medulla spinalis betreffend

Pro|pri|o|zep|ti|on *f* über die Propriorezeptoren* aufgenommene Eigenempfindung des Körpers; Syn: propriozeptive/propriorezeptive/kinästhetische Sensibilität, Tiefensensibilität, Propriorezeption

pro|pri|o|zep|tiv *adj* →propriorezeptiv

Pro|pri|o|zep|to|ren *pl* →Propriorezeptoren

Pro|pul|si|on *f* überschießende Vorwärtsbewegung, z.B. bei Parkinson*-Krankheit

pro|pul|siv *adj* vorantreibend, vorwärtsdrängend, vorwärtstreibend

Propulsiv-Petit-Mal *nt* Form der Petit-mal-Epilepsie* mit charakteristischem Anfallsmuster [Nachvorneschleudern von Armen und Beinen, Kopfnicken, Vorbeugen des Rumpfs]; Syn: BNS-Krämpfe, Blitz-Nick-Salaam-Krämpfe

Pros-, pros- *präf.* →Proso-

Pro|sen|ce|pha|lon *nt, pl* **-la** →Prosenzephalon

Pro|sen|ze|pha|lon *nt, pl* **-la** das aus Dienzephalon* und Telenzephalon* bestehende Vorderhin; Syn: Prosencephalon

Proso-, proso- *präf.* Wortelement mit der Bedeutung "vorn/nach vorne/vorwärts/weiter"

Prosop-, prosop- *präf.* →Prosopo-

Pros|op|a|gno|sie *f* Unfähigkeit, zur Wiedererkennung von Gesichtern

Pros|op|al|gie *f* Gesichtsneuralgie, neuralgischer Gesichtsschmerz

Pro|so|pla|sie *f* höhere Differenzierung eines Gewebes

Prosopo-, prosopo- *präf.* Wortelement mit der

P

Bedeutung "Gesicht"

Pros|opo|di|ple|gie *f* beidseitige Gesichtslähmung/Fazialislähmung

Pros|opo|ple|gie *f* angeborene oder erworbene Lähmung des Nervus* facialis und der von ihm versorgten Gesichtsmuskeln; SYN: Fazialislähmung, Fazialisparese, Gesichtslähmung, Fazioplegie

Pros|opo|schi|sis *f* angeborene Gesichtsspalte; SYN: Fissura facialis

Pros|ta|cy|clin *nt* →Prostazyklin

Pros|ta|glan|di|ne *pl* aus Arachidonsäure gebildete Gewebehormone, die u.a. als Mediatoren der Entzündungsreaktion, Neurotransmitter und bei der Schmerzempfindung von Bedeutung sind

Prostaglandin E_1 Prostaglandin mit gefäßerweiternder Wirkung; SYN: Alprostadil

Prostaglandin E_2 als Wehenmittel verwendetes Prostaglandin*; SYN: Dinoproston

Prostaglandin $F_2\alpha$ als Wehenmittel verwendetes Prostaglandin*; SYN: Dinoprost

Prostaglandin I_2 →Prostazyklin

Pro|sta|ta *f, pl* **-tae** kastaniengroßes Organ, das beim Mann den Anfangsteil der Harnröhre nach dem Austritt aus der Harnblase umgibt; bildet ein alkalisches Sekret, das die Beweglichkeit der Samenzellen stimuliert; SYN: Vorsteherdrüse

Pro|sta|ta|ade|nom *nt* →Prostatahypertrophie

Pro|sta|ta|ade|nom|ek|to|mie *f* operative Entfernung vergrößerter Prostatateile; wird heute i.d.R. als transurethrale Resektion durchgeführt

Pro|sta|ta|blind|sack *m* kurzer, blinder Schlauch zwischen den Einmündungen der Ductus* ejaculatorii; SYN: Utrikulus, Utriculus prostaticus

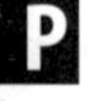

Pro|sta|ta|hy|per|pla|sie *f* →Prostatahypertrophie

Pro|sta|ta|hy|per|tro|phie *f* gutartige Vergrößerung der Prostata; führt zu Einengung der Harnröhre und Miktionsbeschwerden; SYN: benigne Prostatahypertrophie, Prostatahyperplasie, Prostataadenom, Blasenhalsadenom, Blasenhalskropf, Adenomyomatose der Prostata

Pro|sta|ta|isth|mus *m* die beiden Seitenlappen der Vorsteherdrüse verbindender Mittelteil; SYN: Isthmus prostatae

Pro|sta|ta|kar|zi|nom *nt* häufigster bösartiger Tumor des Urogenitaltraktes, der im Rahmen der Krebsvorsorge frühzeitig erkannt werden kann

Pro|sta|ta|tu|ber|ku|lo|se *f* klinisch stumm verlaufende, tuberkulöse Prostataentzündung; SYN: Prostatitis tuberculosa

Pro|sta|tek|to|mie *f* Prostataentfernung

pro|sta|tisch *adj* Vorsteherdrüse/Prostata betreffend, von der Prostata ausgehend

Pro|sta|ti|tis *f, pl* **-ti|ti|den** i.d.R. bakterielle Entzündung der Prostata; meist zusammen mit einer Entzündung der Samenblase; SYN: Prostataentzündung

Prostatitis tuberculosa klinisch stumm verlaufende, tuberkulöse Prostataentzündung; SYN: Prostatatuberkulose

pro|sta|ti|tisch *adj* Prostatitis betreffend, von ihr betroffen oder gekennzeichnet

Pro|sta|to|dy|nie *f* Prostataschmerz

Pro|sta|to|li|tho|to|mie *f* Eröffnung der Prostata und Entfernung von Prostatasteinen

Pro|sta|to|pa|thie *f* Erkrankung der Prostata

Pro|sta|tor|rhoe *f, pl* **-rho|en** Ausfluss von Prostatasekret aus der Harnröhre

Pro|sta|to|to|mie *f* Eröffnung der Prostata, Prostataschnitt

Pro|sta|to|ve|si|kul|ek|to|mie *f* Entfernung von Prostata und Bläschendrüsen

Pro|sta|to|zys|ti|tis *f, pl* **-ti|ti|den** Entzündung von Prostata und Harnblase

pro|sta|to|zys|ti|tisch *adj* Prostatozystitis betreffend, von ihr betroffen oder gekennzeichnet

Pro|sta|to|zys|to|to|mie *f* Eröffnung von Prostata und Harnröhre

Pros|ta|zy|klin *nt* in den Wänden von Arterien und Venen gebildetes Prostaglandin*, das die Aggregation der Blutplättchen hemmt; SYN: Prostacyclin, Prostaglandin I_2

Pros|tra|ti|on *f* extreme Erschöpfung, extreme Kraftlosigkeit

Prot-, prot- *präf.* →Proto-

Pro|ta|mine *pl* Gruppe stark basischer Proteine, die v.a. in Fischsperma gefunden werden

prot|a|no|mal *adj* Rotschwäche betreffend, von ihr betroffen

Prot|a|no|ma|lie *f* Farbsehschwäche für Rot; SYN: Rotschwäche

prot|an|op *adj* Rotblindheit betreffend, von ihr betroffen; SYN: rotblind

Prot|an|o|pie *f* Farbenfehlsichtigkeit für Rot; SYN: Rotblindheit, Protanopsie

Prot|an|op|sie *f* →Protanopie

Pro|te|a|se *f* eiweißspaltendes/proteolytisches Enzym; SYN: Proteinase

Pro|te|a|se|hem|mer *pl* Substanzen, die Proteasen hemmen; werden z.B. in der AIDS-Therapie verwendet; SYN: Proteaseinhibitoren

Pro|te|a|se|in|hi|bi|to|ren *pl* →Proteasehemmer

Pro|te|id *nt* zusammengesetzes Protein*, das auch Nichtproteine [Lipide, Kohlenhydrate] enthält

Pro|te|in *nt* aus mehr als 100 Aminosäuren aufgebaute Makromoleküle; nach der Struktur unterscheidet man kugelige [**globuläres Protein**] und gestreckte [**fibrilläres Protein**] Formen; Proteine, die auch andere Bausteine als Aminosäuren enthalten, werden als **zusammengesetze** oder **gemischte Proteine** bezeichnet; SYN: Eiweiß

Protein C Vitamin K-abhängiger Inhibitor der Blutgerinnung

C-reaktives Protein Akute-Phase-Protein*, das mit der C-Substanz von Pneumokokken reagiert

Protein S Vitamin K-abhängig in der Leber gebildeter Kofaktor von Protein C

Pro|te|in|ä|mie *f* erhöhter Proteingehalt des Blutes

Pro|te|i|na|se *f* eiweißspaltendes/proteolytisches Enzym; SYN: Protease

Pro|te|i|nat|puf|fer *m* →Proteinpuffersystem

Pro|te|i|nat|puf|fer|sys|tem *nt* →Proteinpuffersystem

Pro|te|in|bi|o|syn|the|se *f* Eiweißsynthese im Körper

Protein-C-Mangel *m* autosomal-dominante Enzymopathie* mit erhöhter Thromboseneigung

Pro|te|i|ne *pl* aus Aminosäuren aufgebaute Naturstoffe, die neben Lipiden und Kohlenhydraten zu den wichtigsten Bausteinen lebender Organismen gehören; SYN: Eiweiße, Eiweißkörper

Pro|te|in|ki|na|sen *pl* Enzyme, die Phosphatreste auf Proteine übertragen

Pro|te|in|man|gel|an|ä|mie *f* Anämie* bei schwerem Eiweißmangel und dadurch verursachter Störung der Hämoglobinbildung; SYN: Eiweißmangelanämie

Pro|te|in|man|gel|er|kran|kung *f* durch eine Hypoproteinämie* hervorgerufene Mangelerkrankung [z.B. Kwashiorkor*]; SYN: Hypoproteinose

Pro|te|in|me|ta|bo|lis|mus *m* Eiweißstoffwechsel

pro|te|i|no|gen *adj* von Proteinen abstammend, aus Proteinen gebildet

Pro|te|i|no|se *f* übermäßige Eiweißablagerung im Gewebe; oft gleichgesetzt mit Alveolarproteinose*

pulmonale alveoläre Proteinose seltene chronisch-verlaufende Lungenerkrankung durch eine übermäßige Produktion von Surfactant-Faktor*; SYN: Alveolarproteinose, Lungenproteinose

Pro|te|in|po|ly|sac|cha|rid *nt* Proteid* aus Eiweiß und Polysaccharid*

Pro|te|in|puf|fer *m* →Proteinpuffersystem

Pro|te|in|puf|fer|sys|tem *nt* Teil des Puffersystems zur Konstanthaltung des pH-Wertes des Blutes; SYN: Proteinpuffer, Proteinatpuffer, Proteinatpuffersystem

Protein-S-Mangel *m* autosomal-dominante Enzymopathie* mit erhöhter Thromboseneigung

Pro|te|in|stoff|wech|sel *m* Gesamtheit von Resorption, Verdauung und Synthese von Eiweißen im Körper; SYN: Eiweißstoffwechsel

Pro|te|in|syn|the|se *f* Eiweißsynthese

Pro|te|in|u|rie *f* Eiweißausscheidung im Harn; meist gleichgesetzt mit Albuminurie

akzidentelle Proteinurie nicht durch die Niere verursachte Eiweißausscheidung; meist durch eine Entzündung der ableitenden Harnwege bedingt; SYN: akzidentelle Albuminurie, falsche Albuminurie, falsche Proteinurie, extrarenale Albuminurie, extrarenale Proteinurie

diätetische Proteinurie durch die Nahrung verursachte Eiweißausscheidung; SYN: diätetische Albuminurie

echte Proteinurie durch Erkrankungen oder Veränderungen des Nierenparenchyms oder der Glomeruli verursachte Eiweißausscheidung; SYN: echte Albuminurie, renale Proteinurie, renale Albuminurie

essentielle Proteinurie Eiweißausscheidung ohne pathologische Ursache, z.B. orthostatische Proteinurie; SYN: essentielle Albuminurie

extrarenale Proteinurie →akzidentelle Proteinurie

falsche Proteinurie →akzidentelle Proteinurie

febrile Proteinurie Eiweißausscheidung bei fieberhaften Erkrankungen; SYN: Fieberalbuminurie, Fieberproteinurie, febrile Albuminurie

funktionelle Proteinurie vorübergehende, nicht-pathologische Eiweißausscheidung unterschiedlicher Genese [z.B. in der Schwangerschaft]; SYN: funktionelle Albuminurie, physiologische Proteinurie/Albuminurie, intermittierende Proteinurie/Albuminurie

intermittierende Proteinurie →funktionelle Proteinurie

kardial-bedingte Proteinurie prärenale Proteinurie bei kreislaufbedingter Nierenstauung; SYN: kardial-bedingte Albuminurie

lordotische Proteinurie →orthostatische Proteinurie

orthostatische Proteinurie funktionelle Albuminurie, die bei Jugendlichen im Stehen auftritt und im Liegen wieder verschwindet; SYN: orthostatische Albuminurie, lordotische Albuminurie/Proteinurie

palpatorische Proteinurie durch eine manuelle Untersuchung [Palpation] der Niere ausgelöste Proteinurie; SYN: palpatorische Albuminurie

paroxysmale Proteinurie vorübergehende Proteinurie; SYN: paroxysmale Albuminurie, transiente Albuminurie, transiente Proteinurie

physiologische Proteinurie →funktionelle Proteinurie

postrenale Proteinurie durch eine (physiologisch) hinter der Niere, d.h. in den ableitenden Harnwegen liegende Ursache ausgelöste Proteinurie; SYN: postrenale Albuminurie

prärenale Proteinurie durch eine (physiologisch) vor der Niere liegende Ursache ausgelöste Proteinurie; SYN: prärenale Albuminurie

renale Proteinurie →echte Proteinurie

transiente Proteinurie →paroxysmale Proteinurie

zyklische Proteinurie wiederholt auftretende Proteinurie; SYN: zyklische/intermittierende Albuminurie, intermittierende Proteinurie

pro|te|in|u|risch *adj* Proteinurie betreffend, von ihr betroffen oder gekennzeichnet; SYN: albuminurisch

Proteo-, proteo- *präf.* Wortelement mit der Bedeutung "Eiweiß/Protein"

Pro|te|o|gly|kan *nt* Proteid* aus Eiweiß und Glykosaminoglykan

Pro|te|o|hor|mon *nt* aus Aminosäuren aufgebautes Hormon; SYN: Polypeptidhormon

pro|te|o|klas|tisch *adj* eiweißspaltend

Pro|te|o|ly|se *f* Eiweißabbau, Eiweißspaltung, Proteinspaltung

pro|te|o|ly|tisch *adj* Proteolyse betreffend; SYN: eiweißspaltend, eiweißabbauend

Pro|te|o|my|ces *f* →Trichosporon

pro|te|o|pep|tisch *adj* Eiweißverdauung betreffend; SYN: eiweißverdauend

Pro|te|us *m* zur Familie Enterobacteriaceae* zählende Gattung gramnegativer, peritrich begeißelter Stäbchenbakterien

Proteus mirabilis häufigste Proteus-Species; Erreger von Harnwegs- und Mittelohrinfekten

Proteus vulgaris häufig bei Wund- und Harnwegsinfekten gefundene Species

Pro|the|se *f* aus körperfremdem Material gefertigter Ersatz für Gliedmaßen oder andere Körperteile; Gliedersatz, Kunstglied

Pro|the|tik *f* Gliederersatzkunde

zahnärztliche Prothetik Zahnersatzkunde, Zahntechnik

pro|the|tisch *adj* Prothese oder Prothetik betreffend

Pro|throm|bin *nt* in der Leber gebildeter, Vitamin K-abhängiger Blutgerinnungsfaktor; inaktive Vorstufe des Thrombins; SYN: Faktor II

Pro|throm|bin|ak|ti|va|tor *m* Lipoproteinkomplex, der im Rahmen der Gerinnungskaskade Prothrombin* in Thrombin* umwandelt; SYN: Thrombokinase, Thromboplastin

Pro|throm|bi|na|se *f* aus verschiedenen Komponenten [u.a. aktivierter Faktor V, Faktor X] bestehender Komplex, der Prothrombin [Faktor II] in Thrombin umwandelt; SYN: Gewebethromboplastin, Gewebethrombokinase, Faktor III

Pro|throm|bin|kom|plex *m* Bezeichnung für die Vitamin K-abhängig in der Leber gebildeten Gerinnungsfaktoren II, VII, IX und X

Pro|throm|bin|kon|sump|tions|test *m* Gerinnungstest, der den Prothrombinverbrauch bei Spontangerinnung misst

Pro|throm|bin|zeit *f* Gerinnungstest zur Diagnose von Störungen der Faktoren II, V, VII und X; SYN: Thromboplastinzeit, Quickwert, Quickzeit, Quick

Pro|tis|ta *pl* Einzeller; SYN: Protisten

Pro|tis|ten *pl* Einzeller; SYN: Protista

Proto-, proto- *präf.* Wortelement mit der Bedeutung "erster/wichtigster"

pro|to|di|a|sto|lisch *adj* Protodiastole betreffend, am Anfang der Diastole; SYN: frühdiastolisch

Pro|to|kol|la|gen *nt* Kollagenvorstufe

Pro|to|ko|pro|por|phy|rie, he|re|di|tä|re *f* autosomal-dominante Porphyrie, bei der es zur Ausscheidung von Koproporphyrin in Stuhl und Harn kommt; SYN: gemischte hepatische Porphyrie, gemischte Porphyrie, südafrikanische genetische Porphyrie, Porphyria variegata

Pro|to|nen *pl* positiv geladene Kernteilchen, Wasserstoffkerne

Pro|to|nen|pum|pe *f* Enzym der Belegzellen [H^+/K^+-ATPase], das Kaliumionen im Austausch gegen Wasserstoffionen in die Zelle pumpt

Pro|to|nen|pum|pen|hem|mer *pl* Substanzen, die die Salzsäurebildung im Magen durch Hemmung der H^+/K^+-ATPase herabsetzen

pro|to|pa|thisch *adj* **1.** ohne erkennbare Ursache (entstanden), unabhängig von anderen Krankheiten; SYN: idiopathisch, selbständig, essentiell, primär, genuin **2.** gestört, entdifferenziert, desintegriert

Pro|to|plas|ma *nt* Grundplasme der Zelle; besteht aus Wasser, Eiweißen, Fetten, Kohlenhydraten und Elektrolyten

pro|to|plas|ma|tisch *adj* Protoplasma betreffend oder enthaltend, aus Protoplasma bestehend

Pro|to|por|phy|ria ery|thro|po|e|ti|ca *f* schon in der Kindheit beginnende Variante der erythrohepatischen Porphyrie*; die klinische Symptomatik hängt vom jeweiligen Subtyp [Dermatitis-, Pruritus-, Urtikaria-, Hydro-vacciniformia-Typ] ab; SYN: erythrohepatische Protoporphyrie, erythropoetische Protoporphyrie, protoporphyrinämische Lichtdermatose

Pro|to|por|phy|rie, erythrohepatische/erythropoetische *f* →Protoporphyria erythropoetica

Pro|to|por|phy|rin *nt* Derivat des Porphyrins

Pro|to|por|phy|rin|u|rie *f* Protoporphyrinausscheidung im Harn

Pro|top|sis bul|bi *f* →Protrusio bulbi

Pro|to|zoa *pl* Urtierchen, tierische Einzeller; SYN: Protozoen

Pro|to|zo|en *pl* →Protozoa

pro|tra|hie|ren *v* über einen längeren Zeitraum strecken, verlängern, verzögern, aufschieben, verschleppen

pro|tra|hiert *adj* über einen längeren Zeitraum (wirkend oder anhaltend); SYN: verzögert, verlängert, aufgeschoben

Pro|tra|hie|rung *f* →Protraktion

Pro|trak|ti|on *f* Hinausschieben, Hinausziehen, Hinauszögern, Verschleppen, Verzögern, Verzögerung, Protrahierung

Pro|tru|sio *f* Vorstehen, Vortreten, Herausragen; SYN: Protrusion

Protrusio acetabuli Vorwölbung des Pfannenbodens in das kleine Becken

Protrusio bulbi ein- oder beidseitiges Hervortreten des Augapfels aus der Augenhöhle; kann durch Tumoren der Augenhöhle oder andere raumfordernde Prozesse verursacht werden; klassisch bei Basedow*-Krankheit; SYN: Exophthalmos, Exophthalmus, Exophthalmie, Ophthalmoptose, Protopsis bulbi

Pro|tru|si|on *f* Vorstehen, Vortreten, Herausragen; SYN: Protrusio

Pro|tru|si|ons|be|cken *nt* durch eine Protrusio* acetabuli verursachte Beckenanomalie; SYN: Otto-Chrobak-Becken

Pro|tu|be|ran|tia *f, pl* **-ti|ae** höckerartiger Vorsprung

Protuberantia mentalis Kinn, Kinnvorsprung

Proust-Raum *m* Bauchfelltasche zwischen Blase und Rektum; beim Mann tiefste Stelle der Peritonealhöhle; SYN: Excavatio rectovesicalis

Pro|ve|ni|enz *f* Herkunft, Ursprung

Pro|vi|den|cia *f* Gattung gramnegativer, peritrich begeißelter Stäbchenbakterien; selten Erreger von Harnwegsinfekten oder Durchfallerkrankungen

Pro|vi|rus *nt, pl* **-ren** in das Genom der Wirtszelle integrierte Virus DNA, aus der Viren entstehen können

Pro|vit|a|min *nt* unwirksame Vitaminvorstufe

Provitamin D_2 Vorstufe von Ergocalciferol*; SYN: Ergosterin

Provitamin D_3 im Körper aus Cholesterin gebildetes Provitamin, das in der Haut von UV-Strahlen in Vitamin D_3 umgewandelt wird; SYN: 7-Dehydrocholesterin

Pro|vo|ka|ti|on *f* Auslösung von Krankheitssymptomen durch kontrollierte Reize, z.B. bei der Allergietestung; SYN: Provokationstest, Provokationsprobe

Pro|vo|ka|ti|ons|pro|be *f* →Provokation

Pro|vo|ka|ti|ons|test *m* →Provokation

Prowazek-Einschlusskörperchen *pl* Einschlusskörperchen der Bindehautzellen bei Trachom*; SYN: Halberstädter-Prowazek-Körperchen, Prowazek-Körperchen, Halberstädter-Prowazek-Einschlusskörperchen

Prowazek-Körperchen *pl* →Prowazek-Einschlusskörperchen

pro|xi|mal *adj* rumpfwärts (liegend), zur Körpermitte hin (liegend)

Pro|zer|ko|id *nt* erste Finnenstufe, z.B. von Diphyllobothrium*; SYN: Vorfinne

prune-belly syndrome *nt* →Pflaumenbauchsyndrom

pru|ri|gi|nös *adj* Prurigo betreffend, von ihr betroffen oder gekennzeichnet, durch sie bedingt; juckend, mit Jucken einhergehend

Pru|ri|go *f* Oberbegriff für starkjuckende Hautkrankheiten mit Knötchen- oder Knotenbildung; SYN: Juckblattersucht

Prurigo aestivalis ätiologisch ungeklärte, durch Sonnenlicht hervorgerufene Lichtdermatose*; die Art der Hautveränderung ist extrem variabel [ekzem-artig, plaque-artig, urtikariell, erythematös] und wechselt oft von Mal zu Mal; SYN: polymorphe Lichtdermatose (Haxthausen), Lichtekzem, polymorpher Lichtausschlag, Sommerprurigo, Lupus erythematodes-artige Lichtdermatose, Eccema solare, Dermatopathia photoelectrica

Prurigo Besnier chronisch-rezidivierende, entzündliche Erkrankung mit trockener, stark juckender Haut; die verschiedenen Manifestationsformen [**ekzematoide Form, lichenifizierte Form, pruriginöse Form**] treten nebeneinander und/oder nacheinander auf; ätiologisch spielen erbliche Disposition, Allergien und Stressreaktionen eine Rolle; SYN: Neurodermitis disseminata, atopisches Ekzem, endogenes Ekzem, exsudatives Ekzem, neuropathisches Ekzem, konstitutionelles Ekzem, atopische Dermatitis, neurogene Dermatose, Neurodermitis diffusa/constitutionalis/atopica, Morbus Besnier, Besnier Prurigo

Prurigo nodularis Hyde v.a. Frauen im mittleren oder höheren Alter befallende chronische Dermatose* mit großen heftig juckenden Knoten der Extremitätenstreckseiten; SYN: nodulöse Prurigo, Hyde-Krankheit

nodulöse Prurigo →Prurigo nodularis Hyde

Prurigo simplex acuta et subacuta adultorum →Prurigo simplex subacuta

Prurigo simplex subacuta subakut oder chronisch verlaufende, papulöse Dermatitis* mit heftigem Juckreiz; SYN: Urticaria papulosa chronica, Prurigo simplex acuta et subacuta adultorum, Strophulus adultorum, Lichen urticatus

Pru|ri|tus *m* (Haut-)Jucken, Juckreiz

Pruritus ani durch verschiedene Ursachen [Ekzem, Hämorrhoiden] ausgelöster starker Juckreiz der Haut um den After; SYN: Afterjucken

Pruritus gravidarum im letzten Schwangerschaftsdrittel auftretender generalisierter Juckreiz

Prussak-Raum *m* obere Trommelfelltasche; SYN: Recessus superior

Psal|li|do|don|tie *f* normale Bissform, bei der die oberen Schneidezähne über die unteren ragen; SYN: Scherenbiss, Überbiss

Psamm-, psamm- *präf.* Wortelement mit der Bedeutung "Sand"

P

Psam|mo|kar|zi|nom *nt* Karzinom* mit feinkörniger Verkalkung

Psam|mom *nt* sandartige Verkalkung innerhalb einer Hirnhautgeschwulst; SYN: Sandgeschwulst

Psel|lis|mus *m* Stammeln, Stottern

Pseud-, pseud- *präf.* →Pseudo-

Pseud|an|ky|lo|se *f* scheinbare Gelenkversteifung durch Fibrose der Gelenkkapsel; SYN: Pseudoankylose

Pseud|ar|thro|se *f* bei fehlender Ausheilung einer Fraktur entstehendes echtes Gelenk [Nearthrose] oder bindegewebig-fibröse Knochenverbindung; SYN: Falschgelenk, Scheingelenk, Pseudogelenk, Pseudoarthrose

Pseud|äs|the|sie *f* Scheinempfindung, Empfindung ohne entsprechenden Reiz

Pseudo-, pseudo- *präf.* Wortelement mit der Bedeutung "falsch/scheinbar"

Pseu|do|a|can|tho|sis *f, pl* **-ses** →Pseudoakanthose

Pseu|do|a|chon|dro|pla|sie *f* autosomal-dominante Entwicklungsstörung von Knorpel und Knochen mit Minderwuchs; SYN: Pseudoachondroplasie-Syndrom

Pseu|do|ag|glu|ti|na|ti|on *f* Aggregation von Erythrozyten in Form geldrollenförmiger Ketten bei Änderung der Plasmaproteinzusammensetzung; SYN: Geldrollenbildung, Pseudohämagglutination

Pseu|do|a|kan|tho|se *f* an eine Akanthose* erinnernde Dermatose*; SYN: Pseudoakanthose, Pseudoacanthosis

Pseu|do|al|ler|gie *f* Unverträglichkeitsreaktion, die nicht auf einer Immunreaktion beruht; SYN: pseudoallergische Reaktion

pseu|do|al|ler|gisch *adj* scheinbar auf einer allergischen Reaktion beruhend

Pseu|do|an|ky|lo|se *f* →Pseudankylose

Pseu|do|a|or|ten|in|suf|fi|zi|enz *f* funktionelle Aortenklappeninsuffizienz*

Pseu|do|ap|pen|di|zi|tis *f, pl* **-ti|den** klinische Bezeichnung für eine pseudoappendizitische Symptomatik durch eine Entzündung und Schwellung mesenterialer Lymphknoten; SYN: Brennemann-Syndrom

pseu|do|ap|pen|di|zi|tisch *adj* Pseudoappendizitis betreffend, von ihr betroffen oder gekennzeichnet

Pseudo-Argyll Robertson-Syndrom *nt* meist einseitige Pupillotonie mit Hypo- oder Areflexie*; SYN: Adie-Syndrom, Adie-Pupillotonie, pupillotonischer Pseudotabes, Pseudo-Robertson-Syndrom, Pseudotabes pupillotonica

Pseu|do|ar|thro|se *f* →Pseudarthrose

Pseu|do|bul|bär|pa|ra|ly|se *f* Schwäche von Lippen-, Zungen-, Gaumen- und Kehlkopfmuskeln ohne Ausfall der Hirnnervenkerne

Pseu|do|cho|le|zys|ti|tis *f, pl* **-ti|ti|den** durch eine Nahrungsmittelallergie hervorgerufene Symptome einer Gallenblasenentzündung

pseu|do|cho|le|zys|ti|tisch *adj* Pseudocholezystitis betreffend, von ihr betroffen oder gekennzeichnet

Pseu|do|cho|lin|es|te|ra|se *f* in Serum, Darmschleimhaut und Pankreas vorkommendes Enzym, das außer Acetylcholin auch andere Cholinester spaltet; SYN: unspezifische/unechte Cholinesterase, β-Cholinesterase, Butyrylcholinesterase, Typ II-Cholinesterase

Pseu|do|chrom|hid|ro|se *f* durch Farbstoffe hervorgerufene Färbung des Schweißes; SYN: falsche Chromhidrose, Pseudochromidrose

Pseu|do|chrom|i|dro|se *f* →Pseudochromhidrose

pseu|do|chy|lös *adj* dem Milchsaft/Chylus ähnelnd

Pseu|do|croup *m* →Pseudokrupp

Pseu|do|de|menz *f* schwer von Simulation zu unterscheidendes Vorkommen von Vorbeireden, Vorbeihandeln und Nichtwissenwollen; wurde ursprünglich bei Häftlingen beschrieben, kann aber auch organische Ursachen haben; SYN: Ganser-Syndrom, Scheinblödsinn, Zweckpsychose

Pseu|do|diph|the|rie *f* diphtherieähnlich Erkrankung; SYN: Diphtheroid

Pseu|do|di|ver|ti|kel *nt* Divertikel, bei dem nur die Schleimhaut ausgebuchtet ist; SYN: falsches Divertikel

Pseu|do|dys|tro|phia a|di|po|so|ge|ni|ta|lis *f* →Pseudo-Fröhlich-Syndrom

Pseu|do|en|do|kri|no|pa|thie *f* durch fehlende Ansprechbarkeit des oder der Erfolgsorgane vorgetäuschte Endokrinopathie*

Pseu|do|e|ry|si|pel *nt* durch **Erysipelothrix rhusiopathiae** verursachte, meist die Finger/Hände betreffende, schmerzlose livide Entzündung; SYN: Rosenbach-Krankheit, falsche Rose, Fischrose, Fischhändlerrotlauf, Rotlauf, Schweinerotlauf, Erysipeloid, Erythema migrans

Pseu|do|fol|li|cu|li|tis bar|bae *f* reaktive Entzündung durch Einwachsen von (Bart-) Haaren; SYN: Pili incarnati, Pili recurvati

Pseu|do|frak|tur *f* feine Aufhellungslinie im Röntgenbild, die eine Fraktur vortäuscht; SYN: Scheinfraktur

Pseudo-Fröhlich-Syndrom *nt* durch eine Pubertätsfettsucht vorgetäuschtes Babinsky-Fröhlich-Syndrom*; SYN: Pseudodystrophia adiposogenitalis

Pseu|do|gelb|sucht *f* Gelbfärbung der Haut durch Farbstoffe [z.B. Karotin]; SYN: Pseudoikterus

Pseu|do|ge|lenk *n* →Pseudarthrose

Pseu|do|gicht *f* durch Ablagerung von Calciumpyrophosphatdihydrat in einem [meist Kniegelenk] oder mehreren Gelenken hervorgerufene Arthropathie*; SYN: Chondrokalzinose, Chondrokalzinose-Syndrom, CPPD-Ablagerung, Pyrophosphatarthropathie Calciumpyrophosphatdihydratablagerung, Chondrocalcinosis

Pseu|do|glo|bu|lie *f* →Pseudopolyglobulie

Pseu|do|gra|vi|di|tät *f* →Pseudokyesis

Pseu|do|gy|nä|ko|mas|tie *f* unechte Gynäkomastie* bei Fettsucht

Pseu|do|häm|ag|glu|ti|na|ti|on *f* →Pseudoagglutination

Pseu|do|hä|mat|u|rie *f* durch rote Farbstoffe vorgetäuschte Hämaturie*

Pseu|do|hä|mo|phi|lie, hereditäre *f* →Pseudohämophilie, vaskuläre

Pseu|do|hä|mo|phi|lie, vaskuläre *f* durch einen Mangel oder Defekt an von Willebrand-Faktor* hervorgerufene Blutungsneigung; SYN: Angiohämophilie, von Willebrand-Jürgens-Syndrom, hereditäre Pseudohämophilie, konstitutionelle Thrombopathie

Pseu|do|herm|a|phro|dis|mus *m* →Pseudohermaphroditismus

Pseu|do|herm|a|phro|di|tis|mus *m* Form der Intersexualität, bei der eine Differenz zwischen chromosomalem und gonadalem Geschlecht, sowie äußeren Genitalen und sekundären Geschlechtsmerkmalen vorliegt; SYN: Pseudohermaphrodismus, Scheinzwittertum, falscher Hermaphroditismus, Hermaphroditismus spurius

Pseudohermaphroditismus femininus Patientin mit chromosomal weiblichem Geschlecht und männlichen oder gemischten Geschlechtsmerkmalen; SYN: Gynandrie, Gynandrismus

Pseudohermaphroditismus masculinus chromosomal (XY) männliche Patienten mit äußeren weiblichen Geschlechtsorganen; SYN: Androgynie

Pseu|do|her|nie *f* kompletter oder teilweiser Eingeweidevorfall ohne Bruchsack; SYN: Scheinbruch, Hernia spuria

Pseudo-Hurler-Dystrophie *f* leichtere Verlaufsform der Mukolipidose* II mit Hepatomegalie, Wachstumsstörungen und Retardierung; SYN: Pseudo-Hurler-Krankheit, Mukolipidose III

Pseudo-Hurler-Krankheit *f* →Pseudo-Hurler-Dystrophie

Pseu|do|hy|dro|ne|phro|se *f* durch eine Zyste vorgetäuschte Wassersackniere; SYN: pararenale Zyste, paranephritische Zyste

Pseu|do|hy|per|pa|ra|thy|re|o|i|dis|mus *m* durch hormonbildende Karzinome hervorgerufener Hyperparathyreoidismus; SYN: paraneoplastischer Hyperparathyreoidismus

pseu|do|hy|per|troph *adj* →pseudohypertrophisch

Pseu|do|hy|per|tro|phie *f* Muskelvergrößerung durch Fettgewebs- und Bindgewebshypertrophie bei gleichzeitigen Schwund des Muskelgewebes

pseu|do|hy|per|tro|phisch *adj* Pseudohypertrophie betreffend, von ihr betroffen oder gekennzeichnet, durch sie bedingt; SYN: pseudohypertroph

Pseu|do|hy|po|pa|ra|thy|re|o|i|dis|mus *m* durch hormonbildende Tumoren verursachter Hyperparathyreoidismus*; SYN: paraneoplastischer Hyperparathyreoidismus

Pseu|do|ik|te|rus *m* Gelbfärbung der Haut durch Farbstoffe [z.B. Karotin]; SYN: Pseudogelbsucht

pseu|do|i|so|chro|ma|tisch *adj* scheinbar von derselben Farbe

Pseudo-Kaposi-Syndrom *nt* an ein Kaposi*-Sarkom erinnernde bräunlich-livide Flecken an Unterschenkel und Füßen; SYN: Akroangiodermatitis, Pseudosarcoma Kaposi

Pseu|do|ko|ma *nt, pl* **-ma|ta** komatöser Zustand bei Störungen des Elektrolythaushaltes; SYN: Elektrolytkoma

Pseu|do|krupp *m* meist durch Virusinfekte der oberen Atemwege ausgelöste Symptomatik, die an einen echten Krupp erinnert; SYN: falscher Krupp, Pseudocroup

Pseu|do|krypt|or|chis|mus *m* Hoden mit normaler Position im Skrotum, der bei Kremasteranspannung in den Leistenkanal hochgezogen wird; SYN: Wanderhoden, Pendelhoden

Pseu|do|ky|e|sis *f* eingebildete Schwangerschaft bei starkem Kinderwunsch; SYN: Scheinschwangerschaft, Pseudogravidität

Pseu|do|le|ber|zir|rho|se *f* →Pseudozirrhose

perikarditische Pseudoleberzirrhose durch eine chronische Leberstauung hervorgerufene Veränderung der Leberoberfläche ohne zirrhotische Veränderung der Läppchen; SYN: Pick-Zirrhose

Pseu|do|leuk|ä|mie *f* extreme Leukozytose* mit einer Erhöhung der Leukozytenzahl auf Werte über 20.000/µl und starker Linksverschiebung*; SYN: Hyperleukozytose, leukämoide Reaktion, leukämische Reaktion

Pseudo-Lupus-erythematodes-Syndrom *nt* durch verschiedene Arzneimittel verursachte lupus-artige Erkrankung, die nach Absetzen des Medikamentes verschwindet

Pseu|do|lym|phom *nt* gutartige Schwellung des lymphatischen Gewebes, die nach Wegfall des auslösenden Reizes wieder verschwindet

Pseu|do|lys|sa *f* →Pseudowut

Pseu|do|mal|le|us *m* →Pseudorotz

Pseu|do|man|gel|ra|chi|tis *f, pl* **-ti|den** autosomal-dominante Rachitis* mit Vitamin D-refraktärer Hypokalzämie und nur geringer Hypophosphatämie; SYN: familiäre Hypophosphatämie, Vitamin D-resistente Rachitis, Vitamin D-refraktäre Rachitis, refraktäre Rachitis

Pseu|do|mas|to|i|di|tis *f, pl* **-ti|den** meist durch

eine schwere Otitis* externa hervorgerufene Schwellung der retroaurikulären Lymphknoten

Pseu|do|mas|to|i|di|tis *adj* Pseudomastoiditis betreffend, von ihr betroffen oder gekennzeichnet

Pseu|do|mas|tur|ba|ti|on *f* →Peotillomanie

Pseu|do|me|la|no|se *f* postmortale Schwarzfärbung von Darmschleimhaut, Leber- und Milzunterfläche

Pseu|do|mem|bran *f* bei fibrinösen Entzündungen entstehener Film aus Fibrin, Blut- und Gewebezellen

pseu|do|mem|bra|nös *adj* eine Pseudomembran bildend, entzündlich-fibrinös

Pseu|do|me|nin|gi|tis *f, pl* **-ti|den** durch eine Reizung der Hirnhäute entstehender Symptomenkomplex [Kopfschmerz, Nackensteife], der eine Hirnhautentzündung vortäuschen kann; SYN: Meningismus, meningeales Syndrom

pseu|do|me|nin|gi|tisch *adj* Pseudomeningitis betreffend, von ihr betroffen oder gekennzeichnet

Pseu|do|mens|tru|a|ti|on *f* Gebärmutterblutung um die Zeit der Menstruation

Pseu|do|me|ta|pla|sie *f* histologische Anpassung

Pseu|do|mi|li|um col|lo|i|da|le *nt* gallerthaltige Knötchen im Gesicht, am Hals und der Brust; SYN: Kolloidknoten, Kolloidmilium

Pseu|do|mne|sie *f* positive Erinnerungstäuschung, bei der nicht stattgefundene Ereignisse erinnert werden

Pseu|do|mo|nas *f* Gattung gramnegativer, lophotrich begeißelter Stäbchenbakterien
Pseudomonas aeruginosa ubiquitär verbreiteter Eitererreger, der z.T. leuchtende Farbstoffe bildet; häufiger Krankenhauskeim, der Infektion der Harn- und Atemwege, Hirnhäute und von Brandwunden verursacht; SYN: Pyozyaneus, Pseudomonas pyocyanea, Bacterium pyocyaneum
Pseudomonas mallei Erreger des Maliasmus*; SYN: Bacillus mallei, Actinobacillus mallei
Pseudomonas pseudomallei Erreger der Malleoidose*; SYN: Malleomyces pseudomallei, Actinobacillus pseudomallei
Pseudomonas pyocyanea →Pseudomonas aeruginosa

Pseu|do|mu|zin *nt* in Eierstockzysten vorhandenes Glykoproteid; SYN: Pseudomucin, Metalbumin

pseu|do|mu|zi|nös *adj* Pseudomuzin betreffend

Pseu|do|my|i|a|sis *f, pl* **-ses** durch apathogene Larven vorgetäuschte Larveninfektion

Pseu|do|my|ko|se *f* an eine Pilzinfektion erinnernde Infektionskrankheit durch andere Erreger [z.B. Aktinomykose*, Nokardiose*]

Pseu|do|my|o|pie *f* durch verstärkte Akkommodation [Akkommodationskrampf, zu starke Brillengläser] vorgetäuschte Kurzsichtigkeit

Pseu|do|my|xo|ma pe|ri|to|nei *nt* Ansammlung gallertartiger Massen in der Bauchhöhle bei Ruptur von gallertartigen Kystomen von Eierstock oder Appendix; SYN: Gallertbauch, Hydrops spurius

Pseu|do|my|zel *nt* von Hefen gebildetes Scheinmyzel

pseu|do|neu|ri|tisch *adj* Pseudoneuritis betreffend, von ihr betroffen oder gekennzeichnet

Pseu|do|neu|ri|tis (op|ti|ca) *f* angeborene Anomalie der Sehnervenpapille ohne pathologischen Wert; SYN: Scheinneuritis

Pseu|do|neu|ro|se *f* durch organische Ursachen hervorgerufenes Krankheitsbild, das klinisch die Symptome einer Neurose zeigt

pseu|do|neu|ro|tisch *adj* Pseudoneurose betreffend, von ihr betroffen oder gekennzeichnet, durch sie bedingt

pseu|do|pa|pil|li|tisch *adj* Pseudopapillitis betreffend, von ihr betroffen oder gekennzeichnet

Pseu|do|pa|pil|li|tis vas|cu|la|ris *f* angeborene Anomalie der Sehnervenpapille ohne pathologischen Wert; SYN: Pseudostauungspapille

Pseu|do|pa|ra|ly|se *f* Schwäche oder Bewegungseinschränkung von Muskeln; SYN: Scheinlähmung, Pseudoparalysis, Pseudoparese

Pseu|do|pa|ra|ple|gie *f* Scheinlähmung der Beine bei Muskelschwäche

Pseu|do|pa|re|se *f* →Pseudoparalyse

Pseu|do|pe|la|de *f* erworbene vernarbende Alopezie* mit kleinen, scharf begrenzten Herden; SYN: Pseudopelade Brocq, Alopecia areata atrophicans, Alopecia atrophicans
Pseudopelade Brocq →Pseudopelade

Pseu|do|pe|ri|to|ni|tis *f, pl* **-ti|den** durch eine Bauchfellreizung entstehende Symptomatik [Abwehrspannung, Bauchspannung, Brechreiz], die an eine Bauchfellentzündung erinnert; häufigste Form ist die **Pseudoperitonitis diabetica**; SYN: Scheinperitonitis, Peritonismus

pseu|do|pe|ri|to|ni|tisch *adj* Pseudoperitonitis betreffend, von ihr betroffen oder gekennzeichnet

Pseu|do|po|di|en *pl* Scheinfüßchen der Amöben

Pseu|do|po|ly|glo|bu|lie *f* relative Polyglobulie durch Verminderung des Plasmavolumens; SYN: Pseudoglobulie

Pseu|do|po|ly|po|sis *f, pl* **-ses** durch entzündliche Schleimhautwucherung vorgetäuschtes Vorkommen multipler Polypen; SYN: entzündliche Polypose

Pseu|do|pte|ry|gi|um *nt* auf die Bindehaut übergreifende narbige Bindehautduplikatur; SYN: Narbenpterygium, Pterygium conjunctivae

Pseu|do|pto|se *f* scheinbare Lidsenkung, z.B. bei Fehlen des Augapfels

Pseu|do|pu|ber|tas prae|cox *f* vorzeitiges Auftreten der Pubertät ohne Reifung der Keimdrüsen

Pseu|do|ra|bi|es *f* →Pseudowut

Pseu|do|rheu|ma|tis|mus *m* bei langdauernder Steroidtherapie auftretende rheumaartige Symptomatik

Pseudo-Robertson-Syndrom *nt* →Pseudo-Argyll Robertson-Syndrom

Pseu|do|rotz *m* in Asien und Australien auftretende, durch **Pseudomonas pseudomallei** hervorgerufene Infektionskrankheit von Ratten, Schweinen und Katzen, die selten auf den Menschen übertragen wird; SYN: Whitmore-Krankheit, Pseudomalleus, Melioidose, Melioidosis, Malleoidose

Pseu|do|ru|bel|la *f* wahrscheinlich virusbedingte Kleinkinderkrankheit [4 Monate – 2 Jahre], die durch ein plötzlich einsetzendes hohes Fieber [40°] gekennzeichnet ist; nach drei Tagen kommt es zu Entfieberung und Auftreten eines flüchtigen hellroten Ausschlages [Exanthem*]; SYN: Dreitagefieber, sechste Krankheit, Exanthema subitum, Roseola infantum

Pseudosarcoma Kaposi an ein Kaposi*-Sarkom erinnernde bräunlich-livide Flecken an Unterschenkel und Füßen; SYN: Pseudo-Kaposi-Syndrom, Akroangiodermatitis

Pseu|do|sar|kom *nt* Bindegewebstumor der Haut mit benignem Wachstum, der histologisch an ein Sarkom erinnert

pseu|do|sar|ko|ma|tös *adj* Pseudosarkom betreffend, in der Art eines Pseudosarkoms

Pseu|do|sar|ko|ma|to|se *f* durch multiple Pseudosarkome charakterisierte Erkrankung

Pseu|do|skle|ro|der|mie *f* straffe Hautatrophie

Pseu|do|skle|ro|se *f* **1.** an multiple Sklerose erinnernde Erkrankung, ohne pathohistologisches Korrelat; SYN: Pseudosklerosierung **2.** →Westphal-Strümpell-Pseudosklerose **3.** →Creutzfeldt-Jakob-Erkrankung

Pseudosklerose Westphal-Strümpell Spätform der hepatolentikulären Degeneration* mit Manifestation im Erwachsenenalter und langsam progredientem Verlauf; SYN: Westphal-Strümpell-Pseudosklerose, Westphal-Strümpell-Syndrom

Pseu|do|skle|ro|sie|rung *f* an multiple Sklerose erinnernde Erkrankung ohne pathohistologisches Korrelat; SYN: Pseudosklerose

Pseu|dos|mie *f* osmische Halluzination, Geruchshalluzination

Pseu|do|stau|ungs|pa|pil|le *f* angeborene Anomalie der Sehnervenpapille ohne pathologischen Wert; SYN: Pseudopapillitis vascularis

Pseu|do|stra|bis|mus *m* durch eine Abweichung von optischer und anatomischer Augenachse vorgetäuschtes Schielen; SYN: Scheinschielen

Pseu|do|ta|bes *f* tabesartige Symptomatik bei neurologischen Erkrankungen

Pseudotabes pupillotonica →pupillotonische Pseudotabes

pupillotonische Pseudotabes meist einseitige Pupillotonie mit Hypo- oder Areflexie*; SYN: Adie-Syndrom, Adie-Pupillotonie, Pseudo-Robertson-Syndrom, Pseudo-Argyll Robertson-Syndrom, Pseudotabes pupillotonica

Pseu|do|tu|ber|kel *nt* an Tuberkulose erinnernde Lymphknotenveränderung

Pseu|do|tu|ber|ku|lo|se *f* selten auf den Menschen übertragene **Nagertuberkulose** durch **Yersinia pseudotuberculosis**

Pseu|do|tu|mor *m* durch eine entzündliche Schwellung vorgetäuschte Tumorbildung; SYN: Scheingeschwulst, falsche Geschwulst

pseu|do|u|ni|po|lar *adj (Neuron)* mit scheinbar nur einem Fortsatz

Pseu|do|u|ri|din *nt* Uridinabkömmling mit Uracil* in der Fünferstellung

Pseu|do|wut *f* selten auf den Menschen übertragene [Laborinfektion] Enzephalomyelitis von Haustieren durch das Pseudowutvirus **Herpesvirus suis**; SYN: Pseudolyssa, Pseudorabies, Aujeszky-Krankheit

Pseu|do|wut|vi|rus *nt, pl* **-ren** s.u. Pseudowut

Pseu|do|xan|tho|ma e|las|ti|cum *nt* generalisierte, degenerative Erkrankung des elastischen Bindegewebes mit gelblichen Papeln und Hautflecken; SYN: Darier-Grönblad-Strandberg-Syndrom, Grönblad-Strandberg-Syndrom, systematische Elastorrhexis

Pseu|do|zir|rho|se *f* an einen Zirrhose erinnernde Veränderungen der Leber bei chronischer Leberstauung; SYN: Pseudoleberzirrhose

Pseu|do|zy|a|no|se *f* bläuliche Hautverfärbung durch Pigmenteinlagerung; auch Bezeichnung für die dunkelrote Haut- und Schleimhaufärbung bei Polycythaemia* vera; SYN: falsche Zyanose

Pseu|do|zy|lin|der *m* Schleimzylinder oder zylinderartige Leukozytenanhäufung im Harn, die einen echten Harnzylinder vortäuschen; SYN: Zylindroid

Pseu|do|zys|te *f* nicht mit Epithel ausgekleidete Zyste, z.B. Erweichungszyste* oder parasitäre Zyste; SYN: falsche Zyste

pseu|do|zys|tisch *adj* Pseudozyste(n) betreffend, aus Pseudozysten bestehend

Psi|lo|sis *f, pl* **-ses 1.** Haarlosigkeit, Kahlheit, Alopezie **2.** →Psilosis linguae

Psilosis linguae bei Sprue* vorkommende glatte rote Zunge mit Aphthenbildung; SYN: tropische Aphthen

Psit|ta|ko|se *f* von Vögeln auf den Menschen übertragene Infektionskrankheit durch **Chlamydia psittaci**; i.d.R. hochfieberhafter, grippeähnlicher Verlauf mit atypischer Pneumonie; SYN: Ornithose, Papageienkrankheit

Pso|as|abs|zess *m* meist von der Wirbelsäule ausgehender Senkungsabszess auf dem Musculus psoas

Pso|as|ar|ka|de *f* den Musculus psoas überspannender Sehnenbogen am 1. Lendenwirbel; SYN: Ligamentum arcuatum mediale

Pso|as ma|jor *m* →Musculus psoas major

Pso|as mi|nor *m* →Musculus psoas minor

Pso|i|tis *f, pl* **-ti|den** Entzündung des Musculus psoas major oder minor

pso|i|tisch *adj* Psoitis betreffend, von ihr betroffen oder gekennzeichnet

Pso|ra|le|ne *pl* in verschiedenen Pflanzen vorkommende Stoffe, die UV-Licht absorbieren und z.T. phototoxisch wirken

pso|ri|a|si|form *adj* psoriasisartig, psoriasisähnlich; SYN: psoriatisch

Pso|ri|a|sis *f, pl* **-ses** häufige, chronische Hautkrankheit mit rötlicher Schuppung und möglicher entzündlicher Gelenkbeteiligung; neben einer genetischen Disposition spielen Triggerfaktoren eine Rolle bei der Auslösung; SYN: Schuppenflechte

Psoriasis anularis Psoriasis vulgaris mit runden Herden

Psoriasis discoidea Psoriasis vulgaris mit scheibenförmigen Herden

Psoriasis erythrodermica durch eine große Körperflächen umfassende Hautrötung [Erythrodermie] gekennzeichnete Form der Psoriasis vulgaris; SYN: psoriatische Erythrodermie, Erythrodermia psoriatica

Psoriasis generalisata die gesamte Haut betreffende Psoriasis vulgaris; SYN: Psoriasis universalis

Psoriasis guttata Psoriasis vulgaris mit tropfenförmigen Herden

Psoriasis gyrata Psoriasis vulgaris mit bogenförmigen, gyrierten Herden

Psoriasis inversa Psoriasis vulgaris mit Befall der Beugeseiten und der intertriginösen Räume

Psoriasis nummularis Psoriasis vulgaris mit münzenförmigen Herden

Psoriasis ostracea Psoriasis vulgaris mit aufgetürmten Schuppen

Psoriasis palmaris et plantaris Psoriasis mit Befall der Handflächen und Fußsohlen; SYN: Psoriasis palmoplantaris

Psoriasis palmoplantaris →Psoriasis palmaris et plantaris

Psoriasis pustulosa pustulöse Psoriasis vulgaris

Psoriasis pustulosa generalisata schwer verlaufende Form mit sterilen Pusteln, disseminerten Erythemen und Beeinträchtigung des Allgemeinbefindens; SYN: Psoriasis pustulosa vom Typ Zumbusch, Psoriasis pustulosa gravis Zumbusch

Psoriasis pustulosa gravis Zumbusch →Psoriasis pustulosa generalisata

Psoriasis pustulosa palmaris et plantaris →Psoriasis pustulosa Typ Königsbeck-Barber

Psoriasis pustulosa Typ Königsbeck-Barber Variante der Psoriasis palmaris et plantaris mit Pustelbildung

Psoriasis pustulosa vom Typ Zumbusch →Psoriasis pustulosa generalisata

Psoriasis rupoides →Psoriasis ostracea

Psoriasis universalis →Psoriasis generalisata

Psoriasis vulgaris häufigste Psoriasisform mit charakteristischen scharf begrenzten, erythematösen Plaques und silbrigen Schuppen; SYN: Schuppenflechte

Pso|ri|a|sis|ar|thri|tis *f, pl* **-ti|den** chronische Gelenkerkrankung mit Knochenbeteiligung im Rahmen einer Psoriasis; SYN: Arthritis psoriatica, Osteoarthropathia psoriatica

pso|ri|a|tisch *adj* Schuppenflechte/Psoriasis betreffend, von Psoriasis betroffen; SYN: psoriasiform

P/S-Quotient *m* Quotient aus mehrfach ungesättigten [polyunsaturated] und gesättigten [saturated] Fettsäuren in der Nahrung

Psych-, psych- *präf.* →Psycho-

Psy|chal|gie *f* psychogener Schmerz; meist psychogener Kopfschmerz

Psych|as|the|nie *f* durch psychische Faktoren bedingte Energielosigkeit und Antriebsschwäche

Psy|che *f* Seele; Gesamtheit der bewussten und unbewussten seelischen Vorgänge

psy|che|de|lisch *adj* das Bewusstsein erweiternd oder verändernd; durch Halluzinogene erzeugt; SYN: rauschartig, psychodelisch

Psy|chi|a|ter *m* Arzt für Psychiatrie*

Psy|chi|a|trie *f* Teilgebiet der Medizin, das sich mit der Diagnose und Behandlung von psychischen Störungen befasst; SYN: Seelenheilkunde

psy|chi|a|trisch *adj* Psychiatrie betreffend

psy|chisch *adj* Psyche betreffend; SYN: seelisch, geistig; mental, psychogen

Psycho-, psycho- *präf.* Wortelement mit der Bedeutung "Seele/Gemüt"

Psy|cho|a|na|lep|ti|kum *nt, pl* **-ka** psychoanaleptisches Mittel

psy|cho|a|na|lep|tisch *adj* die psychische Aktivität erhöhend/steigernde

Psy|cho|a|na|ly|se *f* auf der Lehre von Sigmund Freud aufbauende Methode zur Diagnose und Behandlung psychischer Störungen

psy|cho|a|na|ly|sie|ren *v* eine Psychoanalyse durchführen, psychoanalytisch untersuchen oder behandeln

Psy|cho|a|na|ly|ti|ker *m* Psychologin* auf dem Gebiet der Psychoanalyse

Psy|cho|a|na|ly|ti|ke|rin *f* Psychologe* auf dem Gebiet der Psychoanalyse*

psy|cho|a|na|ly|tisch *adj* Psychoanalyse betreffend, mittels Psychoanalyse
psy|cho|de|lisch *adj* →psychedelisch
Psy|cho|di|a|gnos|tik *f* Diagnose psychischer Störungen mit psychologischen Methoden
Psy|cho|dra|ma *nt* Gruppentherapie, bei der Probleme schauspielerisch dargestellt werden
Psy|cho|dy|na|mik *f* Gesamtheit der intrapersonellen Energie
Psy|cho|dys|lep|ti|kum *nt, pl* **-ka** Substanz, die Halluzinationen auslöst; SYN: Halluzinogen, Psychomimetikum, Psychotomimetikum
psy|cho|dys|lep|tisch *adj* seelisch enthemmend, halluzinogen
psy|cho|gen *adj* psychisch/seelisch bedingt, in der Psyche begründet; oft gleichgesetzt mit hysterisch
psy|cho|ge|ne|tisch *adj* **1.** die geistige Entwicklung oder Psychogenie betreffend **2.** psychisch/seelisch bedingt, in der Psyche begründet; oft gleichgesetzt mit hysterisch; SYN: psychogenetisch
Psy|cho|ge|ri|a|trie *f* Behandlung psychischer Probleme älterer Patienten
Psy|cho|lo|ge *m* Wissenschaftler auf dem Gebiet der Psychologie*
Psy|cho|lo|gie *f* Wissenschaft von den seelischen Vorgängen, d.h. vom Erleben und Verhalten des Menschen in bezug auf sich selbst oder die Umwelt; SYN: Seelenkunde
physiologische Psychologie Untersuchung der Verbindung von psychischen und physiologischen Prozessen; SYN: Psychophysiologie
Psy|cho|lo|gin *f* Wissenschaftlerin auf dem Gebiet der Psychologie*
psy|cho|lo|gisch *adj* Psychologie betreffend, auf ihr beruhend, mit den Methoden der Psychologie
Psy|cho|me|trie *f* objektive Messung von psychischen Funktionen und Verhaltensweisen
Psy|cho|mi|me|ti|kum *nt, pl* **-ka** →Psychodysleptikum
psy|cho|mi|me|tisch *adj* die Psyche anregend; oft gleichgesetzt mit halluzinogen
Psy|cho|mo|to|rik *f* Gesamtheit der durch psychische Vorgänge ausgelösten Bewegungen
psy|cho|mo|to|risch *adj* Psychomotorik betreffend
Psy|cho|neu|ro|se *f* durch psychogene Ursachen hervorgerufene Neurose
psy|cho|neu|ro|tisch *adj* Psychoneurose betreffend, von ihr betroffen oder gekennzeichnet, durch sie bedingt
Psy|cho|path *m* Patient mit abnormer Persönlichkeit
Psy|cho|pa|thie *f* kaum noch verwendete Bezeichnung für Persönlichkeitsstörung
Psy|cho|pa|thin *f* Patientin mit abnormer Persönlichkeit
psy|cho|pa|thisch *adj* Psychopathie betreffend, an Psychopathie leidend, seelisch-charakterlich gestört
Psy|cho|pa|tho|lo|gie *f* Lehre von den krankhaften seelischen Vorgängen und Geisteskrankheiten
Psy|cho|phar|ma|ka *pl* Arzneimittel, die auf das ZNS einwirken und damit psychische Vorgänge beeinflussen; SYN: psychotrope Substanzen
Psy|cho|phar|ma|ko|lo|gie *f* interdisziplinäre Lehre von den Wirkungen von Pharmaka auf das Erleben, Befinden und Verhalten
Psy|cho|phy|si|o|lo|gie *f* Untersuchung der Verbindung von psychischen und physiologischen Prozessen; SYN: physiologische Psychologie
psy|cho|phy|si|o|lo|gisch *adj* Psychophysiologie betreffend
psy|cho|phy|sisch *adj* Psychophysik betreffend; Geist/Psyche und Körper betreffend; SYN: seelisch-leiblich, seelisch-körperlich psychosomatisch
Psy|cho|ple|gi|kum *nt, pl* **-ka** die geistige Aktivität dämpfende Substanz
Psy|cho|se *f* allgemeine Bezeichnung für psychische Krankheiten, die durch aktuelle oder vermutete Organ- oder Gehirnerkrankungen hervorgerufen werden
affektive Psychose Psychose mit erheblicher und anhaltender Verstimmung; SYN: Affektpsychose
endogene Psychose ohne erkennbare Ursache entstehende Psychose
exogene Psychose Psychose, die durch nachweisbare körperliche Erkrankungen verursacht wird
klimakterische Psychose im 50.–60. Lebensjahr auftretende paranoide oder depressive Psychose; SYN: Rückbildungspsychose, Involutionspsychose
manisch-depressive Psychose endogene Psychose mit abwechselnd manischen und depressiven Phasen; SYN: manisch-depressive Krankheit, manisch-depressive Erkrankung
organische Psychose durch Erkrankungen des Gehirns hervorgerufene Psychose
paranoide Psychose Psychose, die durch Wahnvorstellungen gekennzeichnet ist
postoperative Psychose bis zu 15 Tage nach einer Operation auftretende symptomatische Psychose
posttraumatische Psychose durch ein Hirntrauma verursachte akute Psychose
schizoaffektive Psychose Sonderform der Schizophrenie*, bei der Anfangs affektive Störungen im Vordergrund stehen
senile Psychose nach dem 60. Lebensjahr beginnende Psychose
symbiotische Psychose schon im Kindesalter einsetzende Psychose mit ausgeprägt starker Angst
symptomatische Psychose Psychose als

Begleiterscheinung [Symptom] einer körperlichen Erkrankung

toxische Psychose durch verschiedene Giftstoffe [Arsen, Thallium, Pilzgifte], Medikamente, Alkohol oder Nikotin hervorgerufenes psychotisches Zustandsbild; SYN: Intoxikationspsychose

psy|cho|se|da|tiv *adj* mit beruhigender Wirkung auf das Zentralnervensystem

Psy|cho|se|da|ti|vum *nt, pl* **-va** Beruhigungsmittel; SYN: Tranquilizer, Ataraktikum, Sedativum

psy|cho|se|xu|ell *adj* die geistigen oder emotionalen Aspekte der Sexualität betreffend

Psy|cho|so|ma|tik *f* die Wechselwirkung von Körper und Seele/Psyche

psy|cho|so|ma|tisch *adj* Psychosomatik betreffend; Geist/Psyche und Körper/Soma betreffend, seelisch-körperliche Wechselwirkungen betreffend; SYN: seelisch-leiblich, seelisch-körperlich, psychophysisch

Psy|cho|sti|mu|lans *nt, pl* **-lan|zi|en** die geistige Aktivität anregende Substanz; SYN: Psychotonikum

Psy|cho|syn|drom *nt* unspezifische Bezeichnung für psychische Störungen auf organischer Basis

hirnorganisches Psychosyndrom durch Gehirnerkrankungen verursachte psychische Symptomatik mit Hirnleistungsschwäche und Persönlichkeitsveränderung; SYN: psychoorganisches Syndrom, organisches Psychosyndrom

organisches Psychosyndrom →hirnorganisches Psychosyndrom

psy|cho|the|ra|peu|tisch *adj* Psychotherapeutik oder Psychotherapie betreffend

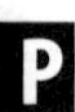

Psy|cho|the|ra|pie *f* Behandlung von psychischen oder psychosomatischen Störungen mit psychologischen Methoden

psy|cho|tisch *adj* Psychose betreffend, an einer Psychose leidend, von ihr betroffen oder gekennzeichnet, durch sie bedingt, mit den Symptomen einer Psychose

Psy|cho|to|mi|me|ti|kum *nt, pl* **-ka** →Psychodysleptikum

Psy|cho|to|ni|kum *nt, pl* **-ka** die geistige Aktivität anregende Substanz; SYN: Psychostimulans

psy|cho|to|nisch *adj* die Psyche anregend

Psychro-, psychro- *präf.* Wortelement mit der Bedeutung "Kälte/Frost"

Psy|chro|al|gie *f* schmerzhafte Kälteempfindung; SYN: Psychrohyperästhesie

Psy|chro|bak|te|ri|en *pl* kälteliebende/psychrophile Bakterien

Psy|chro|hy|per|äs|the|sie *f* schmerzhafte Kälteempfindung; SYN: Psychroalgie

psy|chro|phil *adj* kälteliebend, z.B. kälteliebender/psychrophiler Mikroorganismus

PTA-Mangel *m* durch autosomal-rezessiv vererbten Mangel an Faktor XI bedingte erbliche Blutungsneigung; SYN: Faktor XI-Mangel, PTA-Mangelsyndrom, Hämophilie C, Rosenthal-Krankheit

Ptar|mus *m* Nieskrampf

Pte|ri|din *nt* bizyklische Verbindung; Bestandteil der Pteroylglutaminsäure*

Pte|ro|yl|glu|ta|min|säu|re *f* essentieller, zum Vitamin B-Komplex gehörender Nahrungsbestandteil; Mangel führt zu neurologischen Störungen und Anämie*; SYN: Folsäure, Vitamin B_c

Pte|ry|gi|um *nt* **1.** Nagelhäutchen **2.** flughautartige Haut- oder Schleimhautfalte; SYN: Flügelfell

Pterygium colli Flügelfellbildung am Hals

Pterygium conjunctivae auf die Bindehaut übergreifende narbige Bindehautduplikatur; SYN: Narbenpterygium, Pseudopterygium

Pterygium-Syndrom *nt* Flügelfellbildung an Hals und Gelenken; SYN: Bonnevie-Ullrich-Syndrom

Pti|lo|sis *f, pl* **-ses** Verlust der Wimpern

-ptoe *suf.* →-ptyse

Pto|ma|in *nt* bei der Zersetzung von totem Gewebe entstehendes Alkaloid; SYN: Leichengift, Leichenalkaloid

Pto|se *f* **1.** (Organ-)Senkung; SYN: Ptosis **2.** Herabhängen des Oberlids; SYN: Oberlidptose, Lidptose, Blepharoptose, Ptosis palpebrae

-ptose *suf.* Wortelement mit der Bedeutung "Senkung/Vorfall"

Pto|sis *f, pl* **-ses** **1.** (Organ-)Senkung; SYN: Ptose **2.** →Ptosis palpebrae

Ptosis palpebrae Herabhängen des Oberlids; SYN: Oberlidptose, Lidptose, Ptose, Blepharoptose

-ptosis *suf.* →-ptose

pto|tisch *adj* Ptose betreffend, von Ptose betroffen, herabhängend; nach unten verlagert

-ptotisch *suf.* in Adjektiven verwendetes Wortelement mit der Bedeutung "gesenkt/herabhängend/vorfallend"

Ptyal-, ptyal- *präf.* Wortelement mit der Bedeutung "Speichel"

Pty|a|lin *nt* stärkespaltendes Enzym des Speichels; SYN: Speicheldiastase

Pty|a|lis|mus *m* (übermäßiger) Speichelfluss; SYN: Sialorrhoe, Hypersalivation

Pty|a|lo|li|thi|a|sis *f, pl* **-ses** meist asymptomatisches Vorkommen von Speichelsteinen; kann zu Ausflussstauung und schmerzhafter Drüsenschwellung führen; SYN: Sialolithiasis

-ptyse *suf.* Wortelement mit der Bedeutung "Spucken"

-ptysis *suf.* →-ptyse

Pu|bar|che *f* Beginn des Wachstums der Schamhaare in der Pubertät

Pu|be|o|plas|tik *f* Schambeinplastik; SYN: Pubioplastik

Pu|be|o|to|mie *f* →Pubiotomie

pu|be|ral *adj* →pubertär
pu|ber|tär *adj* Geschlechtsreife/Pubertät betreffend, während der Pubertät auftretend; SYN: pubertierend, puberal
Pu|ber|tas *f* →Pubertät
Pubertas praecox vorzeitige Pubertät; bei Mädchen vor dem 8. Lebensjahr, bei Jungen vor dem 10. Lebensjahr
Pubertas tarda verspätete Pubertät; bei Mädchen nach dem 14. Lebensjahr, bei Jungen nach dem 16. Lebensjahr
Pu|ber|tät *f* Entwicklungsperiode von Beginn der Ausbildung der sekundären Geschlechtsmerkmale bis zur vollen Geschlechtsreife; SYN: Pubertas
Pu|ber|täts|al|bu|min|u|rie *f* Eiweißausscheidung im Harn während der Pubertät; ohne pathologischen Wert; SYN: Adoleszentenalbuminurie, Adoleszentenproteinurie, Pubertätsproteinurie
Pu|ber|täts|fett|sucht *f* übermäßige Gewichtszunahme während der Pubertät
Pu|ber|täts|gy|nä|ko|ma|stie *f* harmlose, vorübergehende Brustschwellung bei Jungen während der Pubertät
Pu|ber|täts|kri|se *f* psychische Labilität während der Pubertät
Pu|ber|täts|ma|ger|sucht *f* fast ausschließlich Mädchen im Alter von 12–21 Jahren betreffende, psychisch bedingte Essstörung mit extremer Abmagerung und Zeichen allgemeiner Körperschwäche und Fehlernährung; oft kombiniert mit periodischer Bulimie* [**Anorexia-Bulimie-Syndrom**]; SYN: Magersucht, Anorexia nervosa, Anorexia mentalis
Pu|ber|täts|pro|te|in|u|rie *f* →Pubertätsalbuminurie
pu|ber|tie|rend *adj* →pubertär
Pu|bes *f* **1.** Scham, Schambeinregion; SYN: Hypogastrium, Regio pubica **2.** Schamhaare
pu|bes|zent *adj* in der Pubertät befindlich, heranwachsend
Pu|bi|o|plas|tik *f* Schambeinplastik; SYN: Pubeoplastik
Pu|bi|o|to|mie *f* Durchtrennung des Beckenrings, z.B. zur Geburtserleichterung; SYN: Pubeotomie, Hebetomie, Hebotomie, Beckenringosteotomie
Pu|bis *f* vorderer Teil des Hüftbeins; bildet den medialen Teil der Hüftpfanne; SYN: Schambein, Os pubis
pu|bisch *adj* Schambein/Os pubis oder Schamgegend betreffend
pu|bo|fe|mo|ral *adj* Schambein und Oberschenkel/Femur betreffend oder verbindend
pu|bo|pro|sta|tisch *adj* Schambein und Vorsteherdrüse/Prostata betreffend oder verbindend
pu|bo|rek|tal *adj* Schambein und Mastdarms/Rektums betreffend oder verbindend
pu|bo|va|gi|nal *adj* Schambein und Scheide/Vagina betreffend oder verbindend
pu|bo|ve|si|kal *adj* Schambein und Harnblase/Vesica urinaria betreffend oder verbindend
pu|den|dal *adj* Scham(gegend) betreffend, zur Scham(gegend) gehörend
Pu|den|dum femininum *nt* weibliche Scham, Vulva, äußere weibliche Geschlechtsorgane/Genitalien
Pu|den|dus|an|äs|the|sie *f* →Pudendusblock
Pu|den|dus|block *m* Leitungsanästhesie des Nervus* pudendus durch Injektion durch die Scheide oder den Damm; SYN: Pudendusanästhesie
Pu|den|dus|neur|al|gie *f* Neuralgie* des Nervus* pudendus
pu|e|ril *adj* **1.** Kind oder Kindheit betreffend, kindlich, im Kindesalter **2.** zurückgeblieben, kindisch, kindhaft
Pu|e|ri|lis|mus *m* kindliches Verhalten von Erwachsenen, z.B. bei Psychosen; SYN: Puerilität
Pu|e|ri|li|tät *f* →Puerilismus
Pu|er|pe|ra *f* Wöchnerin
pu|er|pe|ral *adj* Wochenbett/Puerperium betreffend, während des Kindbetts auftretend
Pu|er|pe|ral|fie|ber *nt* durch Eindringen von Erregern [Streptokokken, Staphylokokken, Escherichia coli] in die Gebärmutter verursachte hochfieberhafte Erkrankung mit septischen Symptomen; SYN: Wochenbettfieber, Kindbettfieber, Puerperalsepsis, Febris puerperalis
Pu|er|pe|ral|psy|cho|se *f* innerhalb von 60 Tagen nach der Entbindung auftretende endogene oder symptomatische Psychose; SYN: Wochenbettpsychose
Pu|er|pe|ral|sep|sis *f* →Puerperalfieber
Pu|er|pe|ri|um *nt* Wochenbett, Kindbett
Puf|fer *m* wässrige Lösung einer schwachen Säure und einer korrespondierenden Base [**Pufferpaar**], die als **Puffersystem** den pH-Wert der Lösung bei Zusatz von Säure oder Lauge konstant halten; SYN: Pufferlösung
Puf|fer|ba|sen *pl* Gesamtheit der im Blut vorhandenen Anionen
Puf|fer|ka|pa|zi|tät *f* Maß für das Puffervermögen einer Pufferlösung
Puf|fer|lö|sung *f* →Puffer
Puf|fer|paar *nt* s.u. Puffer
Puf|fer|sys|tem *nt* s.u. Puffer
Pu|lex *m, pl* **-li|ces** Flohgattung, die als Krankheitsüberträger von Bedeutung ist
Pulex cheopsis Ektoparasit bei Ratten; Überträger des Pestbakteriums Yersinia* pestis; SYN: Pestfloh, Rattenfloh, Xenopsylla cheopis
Pulex irritans Menschenfloh; potentieller Überträger der Pest
Pu|li|co|sis *f, pl* **-ses** →Pulikose
Pu|li|ko|se *f* Befall mit Flöhen der Gattung Pulex*; SYN: Pulicosis

P

Pul|mo *m, pl* **-mo|nes** Lunge, Lungenflügel
Pulmo dexter rechte Lunge, rechter Lungenflügel
Pulmo sinister linke Lunge, linker Lungenflügel
Pulmo-, pulmo- *präf.* Wortelement mit der Bedeutung "Lunge/Pulmo"
Pul|mo|lith *m* Steinbildung im Lungengewebe; SYN: Lungenstein, Pneumolith
Pul|mo|lo|gie *f* →Pneumonologie
pul|mo|nal *adj* Lunge/Pulmo betreffend
Pul|mo|nal|an|gi|o|gra|fie *f* →Pulmonalarteriographie
Pul|mo|nal|an|gi|o|gra|phie *f* →Pulmonalarteriographie
Pul|mo|nal|ar|te|ri|o|gra|fie *f* →Pulmonalarteriographie
Pul|mo|nal|ar|te|ri|o|gra|phie *f* Angiographie* der Pulmonalarterien; SYN: Pulmonalangiographie
Pul|mo|nal|a|tre|sie *f* angeborenes Fehlen der Pulmonalklappe
Pul|mo|nal|in|suf|fi|zi|enz *f* →Pulmonalisinsuffizienz
Pul|mo|na|lis|in|suf|fi|zi|enz *f* i.d.R. erworbene Schlussunfähigkeit der Pulmonalklappe; SYN: Pulmonalklappeninsuffizienz
Pul|mo|na|lis|klap|pe *f* →Pulmonalklappe
Pul|mo|na|lis|ste|nose *f* →Pulmonalstenose
Pul|mo|nal|klap|pe *f* aus drei Taschenklappen bestehende Herzklappe am Ausgang der linken Kammer in den Truncus* pulmonalis; SYN: Pulmonalisklappe, Valva trunci pulmonalis
Pul|mo|nal|klap|pen|in|suf|fi|zi|enz *f* →Pulmonalisinsuffizienz
Pul|mo|nal|klap|pen|ste|nose *f* →Pulmonalstenose
Pul|mo|nal|skle|ro|se *f* Arteriosklerose* der Pulmonalarterie und ihrer Äste
primäre Pulmonalsklerose ätiologisch ungeklärte Arteriosklerose der Pulmonalgefäße mit Dyspnoe*, Zyanose, Rechtsherzhypertrophie und Hepatosplenomegalie; SYN: Ayerza-Krankheit
Pul|mo|nal|ste|no|se *f* meist angeborene, häufig mit anderen Fehlbildungen [Fallot*-Tetralogie] verbundene Stenose der Pulmonalklappe, die (unbehandelt) zu Rechtsherzhypertrophie führt; SYN: Pulmonalisstenose, Pulmonalklappenstenose
infundibuläre Pulmonalstenose angeborene Verengung der Ausflussbahn des rechten Ventrikels; häufig zusammen mit Fallot-Tetralogie*; die Ausflussbehinderung führt zu Rechtsherzbelastung und Rechtsherzhypertrophie*; zur Ausbildung einer Zyanose* kommt es erst nach Dekompensation; SYN: Konusstenose, Infundibulumstenose, subvalvuläre Pulmonalstenose
subvalvuläre Pulmonalstenose →infundibuläre Pulmonalstenose
supravalvuläre Pulmonalstenose Stenose oberhalb der Pulmonalklappe
valvuläre Pulmonalstenose Stenose im Bereich der Semilunarklappen
Pul|mo|nal|ve|nen|trans|po|si|ti|on *f* angeborene Angiokardiopathie* mit Einmündung der Lungenvenen in den rechten Vorhof; SYN: Lungenvenentransposition
Pulmono-, pulmono- *präf.* Wortelement mit der Bedeutung "Lunge/Pulmo"
Pul|mo|no|lo|gie *f* →Pneumonologie
pul|mo|pe|ri|to|ne|al *adj* Lunge(n) und Bauchfell/Peritoneum betreffend oder verbindend
Pul|pa *f, pl* **-pae** (*Organ*) Mark; Parenchym
Pulpa alba →weiße Pulpa
Pulpa coronalis in der Zahnkrone liegender Teil der Zahnpulpa; SYN: Kronenpulpa
Pulpa dentis die Pulpahöhle und Zahnwurzel ausfüllendes Zahngewebe; SYN: Zahnpulpa, Pulpa, Zahnmark
Pulpa lienis →Pulpa splenica
Pulpa radicularis Wurzelabschnitt der Zahnpulpa*; SYN: Wurzelpulpa
rote Pulpa →Pulpa rubra
Pulpa rubra aus retikulärem Bindegewebe und extravasalen Erythrozyten bestehender Teil der Milzpulpa; SYN: rote Pulpa
Pulpa splenica Milzpulpa, Milzparenchym
weiße Pulpa Lymphfollikel der Milz; SYN: Milzknötchen, Milzfollikel, Malpighi-Körperchen der Milz, Noduli lymphoidei lienalis, Noduli lymphoidei splenici
Pul|pa|a|my|lo|i|do|se *f* Amyloidose* der Milzpulpa
Pul|pa|ent|zün|dung *f* →Pulpitis
Pul|pal|gie *f* Schmerzen in der Zahnpulpa
Pul|pi|tis *f, pl* **-ti|den** Entzündung der Zahnpulpa; SYN: Pulpaentzündung, Zahnmarkentzündung
pul|pi|tisch *adj* Pulpaentzündung/Pulpitis betreffend, von ihr betroffen oder gekennzeichnet
pul|pös *adj* weich, breiig, fleischig, markartig, markig
Puls *m* Pulsschlag, Druckwelle im Blutkreislauf; SYN: Pulsus
dikroter Puls Doppelgipfligkeit der peripheren Pulswelle; SYN: Dikrotie, Pulsus dicrotus
Puls|a|der *f* →Arteria
pul|sa|til *adj* (rhythmisch) schlagend oder klopfend, pochend, pulsierend
Puls|fre|quenz *f* Pulsschläge pro Minute; stimmt i.d.R. mit der Herzfrequenz überein
Pul|si|ons|di|ver|ti|kel *nt* durch einen erhöhten Innendruck und Wandschwäche verursachtes Divertikel*
Puls|kur|ve *f* Sphygmogramm
Pulslos-Krankheit *f* Entzündung des Truncus* brachiocephalicus am Abgang aus der Aorta; SYN: Martorell-Krankheit, Martorell-Syndrom, Takayasu-Krankheit, Takayasu-Syndrom, Arteriitis brachiocephalica

Puls|schrei|ber *m* Sphygmograph
Puls|schrei|bung *f* Sphygmographie
Pul|sus *m* Pulsschlag, Druckwelle im Blutkreislauf; SYN: Puls
Pulsus aequalis gleichmäßig starker Puls
Pulsus alternans abwechselnd starker und schwacher Puls
Pulsus altus hoher Puls mit großer Blutdruckamplitude
Pulsus bigeminus s.u. Bigeminus
Pulsus celer schnellender Puls
Pulsus contractus kleiner, harter Puls
Pulsus dicrotus Doppelgipfligkeit der peripheren Pulswelle; SYN: Dikrotie, dikroter Puls
Pulsus durus harter, gespannter Puls
Pulsus filiformis feiner, fadenförmiger Puls
Pulsus frequens schneller/häufiger Puls
Pulsus intermittens aussetzender Puls; Pulsdefizit
Pulsus irregularis unregelmäßiger Puls
Pulsus magnus großer Puls mit starker Pulswelle
Pulsus mollis weicher, leicht unterdrückbarer Puls
Pulsus parvus kleiner Puls
Pulsus rarus langsamer Puls
Pulsus regularis regelmäßiger Puls
Pulsus tardus schleichender Puls mit langsamem Anstieg
Pulsus vibrans Puls mit Schwirren der Arterienwand
Pul|vis *m* Pulver
Punc|tio *f, pl* **-ti|o|nes** →Punktion
Punc|tum *nt, pl* **-ta** Punkt
Punctum lacrimale grübchenförmiger Anfang des Tränenröhrchens auf der Tränenpapille; SYN: Tränenpünktchen
Punctum maximum Stelle auf der Körperoberfläche, an der ein bestimmtes Herzgeräusch oder ein Herzton am besten zu hören ist
Punctum proximum der dem Auge am nächsten gelegene Punkt, der bei maximaler Akkommodation noch scharf gesehen werden kann; SYN: Nahpunkt
Punctum remotum Punkt, auf den das Auge bei voller Erschlaffung des Akkommodationsapparates eingestellt ist; SYN: Fernpunkt
punk|tie|ren *v* eine Punktion vornehmen oder durchführen
Punk|ti|on *f* Einführen einer Kanüle in einen anatomischen oder pathologischen Hohlraum oder ein Gewebe zur Probenentnahme; SYN: Punktur, Punctio
Punkt|mu|ta|ti|on *f* Mutation eines einzigen Nukleotids
Punk|tur *f* →Punktion
Pu|pil|la *f, pl* **-lae** →Pupille
pu|pil|lär *adj* Pupille betreffend; SYN: pupillar, okulopupillär
Pu|pil|lar|re|flex *m* →Pupillenreflex
Pu|pil|le *f* kreisrunde Öffnung in der Mitte der Regenbogenhaut; SYN: Pupilla, Sehloch
Pu|pil|len|a|tre|sie *f* angeborener Pupillenverschluss; SYN: Atresia iridis/pupillae, Atretopsie
Pu|pil|len|dif|fe|renz *f* unterschiedliche Pupillenweite; SYN: Anisokorie
Pu|pil|len|di|la|ta|ti|on *f* Pupillenvergrößerung, Pupillenerweiterung
Pu|pil|len|ex|ka|va|ti|on *f* Vertiefung der Sehnervenpapille; Eintrittsstelle von Arteria und Vena centralis retinae; SYN: Excavatio disci, Excavatio pupillae
Pu|pil|len|re|ak|ti|on *f* →Pupillenreflex
Pu|pil|len|re|flex *m* Veränderung der Pupillengröße bei Veränderung der einfallenden Lichtmenge, bei Anpassung an Nah- und Fernsehen oder bei Berührung der Hornhaut; SYN: Pupillenreaktion, Pupillarreflex
Pu|pil|len|star|re *f* Ausfall des Pupillenreflexes
Pu|pil|len|zit|tern *nt* durch eine zentralnervöse Schädigung hervorgerufenes Zittern der Pupille; SYN: Irisblinzeln, Hippus (pupillae)
Pupillo-, pupillo- *präf.* Wortelement mit der Bedeutung "Pupille"
Pu|pil|lo|graf *m* →Pupillograph
Pu|pil|lo|gra|fie *f* →Pupillographie
Pu|pil|lo|graph *m* Gerät zur Pupillographie*
Pu|pil|lo|gra|phie *f* Aufzeichnung der Pupillenreaktion auf Lichtreize
Pu|pil|lo|me|ter *nt* Pupillenmesser; SYN: Koriometer
Pu|pil|lo|me|trie *f* Pupillenmessung; SYN: Koriometrie
pu|pil|lo|mo|to|risch *adj* die Pupillenbewegung betreffend
Pu|pil|lo|to|nie *f* fehlende Pupillenreaktion bei Änderung der einfallenden Lichtmenge; SYN: Adie-Pupille
Pup|pen|ge|sicht *nt* ausdrucksloses, puppenartiges Gesicht, z.B. bei Dystrophia adiposogenitalis
pure red cell aplasia *nt/f* autosomal-rezessive, hypo- oder aplastische, normochrome Anämie mit isolierter Störung der Erythropoese; SYN: Diamond-Blackfan-Syndrom, Blackfan-Diamond-Anämie, chronische kongenitale aregenerative Anämie, kongenitale hypoplastische Anämie
Pur|ga|tiv *nt* Abführmittel; SYN: Purgativum
pur|ga|tiv *adj* den Darm reinigend, den Stuhlgang fördernd; SYN: abführend, entleerend, purgierend, laxativ, laxierend
Pur|ga|ti|vum *nt, pl* **-va** Abführmittel; SYN: Purgativ
pur|gie|rend *adj* →purgativ
pu|ri|form *adj* Eiter betreffend, eiterartig, eiterähnlich, eitrig; SYN: pyoid
Pu|rin *nt* aus zwei Ringen bestehende aromatische Verbindung; Grundkörper wichtiger biochemischer Moleküle

Pu|rin|ba|sen *pl* die auf dem Puringerüst aufgebauten Basen Guanin*, Xanthin* und Hypoxanthin*

Pu|rin|des|a|mi|na|sen *pl* Desaminasen*, die spezifisch Purinbasen desaminieren

Purkinje-Fasern *pl* Endfasern des Erregungsleitungssystems des Herzens im Myokard

Pur|pu|ra *f* kleinfleckige Blutungen von Haut und Schleimhaut bei hämorrhagischer Diathese

Purpura anaphylactoides →Purpura Schoenlein-Henoch

anaphylaktoide Purpura Schoenlein-Henoch →Purpura Schoenlein-Henoch

Purpura anularis teleangiectodes →Purpura Majocchi

Purpura anularis teleangiectodes atrophicans →Purpura Majocchi

athrombopenische Purpura →Purpura Schoenlein-Henoch

autoerythrozytäre Purpura fast ausschließlich bei Frauen auftretendes Syndrom mit rezidivierenden schmerzhaften Hautblutungen; neben einer allergischen Genese [Autoantikörper gegen Erythrozyten] wird auch eine psychogene Auslösung [Konversionsneurose*] diskutiert; SYN: Erythrozytenautosensibilisierung, schmerzhafte Ekchymosen-Syndrom, Syndrom der blauen Flecken, painful bruising syndrome

Purpura cerebri petechiale Blutungen durch Schädigung der Hirnkapillaren, z.B. bei Fettembolie; SYN: Hirnpurpura

Purpura fulminans akute verlaufende Form der Purpura Schoenlein-Henoch

Purpura hyperglobulinaemica schubweise Purpura bei Paraproteinämie*; SYN: Waldenström-Krankheit

idiopathische thrombozytopenische Purpura chronische oder in akuten Schüben verlaufende Purpura durch einen vorübergehenden Thrombozytenmangel; SYN: essentielle/idiopathische Thrombozytopenie, Morbus Werlhof, Werlhof-Krankheit

Purpura Majocchi chronisch verlaufende, v.a. Männer betreffende kleinfleckige Purpura unbekannter Ätiologie; SYN: Majocchi-Krankheit, Purpura anularis teleangiectodes (atrophicans), Teleangiectasia follicularis anulata

Purpura Moschcowitz →thrombotisch-thrombozytopenische Purpura

Purpura pigmentosa progressiva durch eine allergische Reaktion vom Spättyp ausgelöste Entzündung mit braunroten Herden und Petechien*, primär an den Unterschenkeln und später auch am Stamm; zu den Auslösefaktoren gehören Medikamente [Karbamid*], Nahrungsmittelzusätze und Hausstaub; SYN: Schamberg-Krankheit, Schamberg-Syndrom, Morbus Schamberg, progressive Pigmentpurpura, progressive pigmentöse Dermatose, Carbamidpurpura, Karbamidpurpura, Capillaritis haemorrhagica maculosa, Purpura Schamberg, Dermatosis pigmentaria progressiva

Purpura rheumatica →Purpura Schoenlein-Henoch

rheumatoide Purpura →Purpura Schoenlein-Henoch

Purpura Schamberg →Purpura pigmentosa progressiva

Purpura Schoenlein-Henoch durch Arznei- und Nahrungsmittel, sowie Infektionen ausgelöste (autoimmun-)allergische Gefäßentzündung mit Purpura der Streckseiten der Extremitäten, Gelenk- und Leibschmerzen; SYN: Schoenlein-Henoch-Syndrom, anaphylaktoide Purpura Schoenlein-Henoch, rheumatoide/athrombopenische Purpura, Immunkomplexpurpura, Immunkomplexvaskulitis, Purpura anaphylactoides, Purpura rheumatica

Purpura senilis Hautblutungen im Alter, die durch die erhöhter Brüchigkeit der Kapillaren bedingt sind

Purpura thrombotica →thrombotisch-thrombozytopenische Purpura

Purpura thrombotica thrombocytopenica →thrombotisch-thrombozytopenische Purpura

thrombotisch-thrombozytopenische Purpura ätiologisch unklare [evtl. Autoimmunerkrankung, Allergie] Purpura* mit multiplen Thrombosen, hämolytischer Anämie und neurologischen Ausfallserscheinungen; SYN: Moschcowitz-Syndrom, Moschcowitz-Singer-Symmers-Syndrom, thrombotische Mikroangiopathie, Purpura thrombotica, Purpura thrombotica thrombocytopenica, Purpura Moschcowitz

pur|pu|risch *adj* Purpura betreffend, von ihr betroffen oder gekennzeichnet, durch sie bedingt

Purtscher-Netzhautschädigung *f* Schädigung der Netzhaut, die nicht durch eine direkte Gewalteinwirkung hervorgerufen wird; typisch sind Netzhaut- und Glaskörperblutungen, Gefäßspasmus und Netzhautödem; SYN: Purtscher-Syndrom, Angiopathia retinae traumatica

Purtscher-Syndrom *nt* →Purtscher-Netzhautschädigung

pu|ru|lent *adj* eiterbildend, mit Eiter gefüllt, aus Eiter bestehend, eitrig, eiternd; SYN: suppurativ

Pus *nt* Eiter

Push-back-Operation *f* Gaumenrückverlagerung

Pus|tel *f* Eiterbläschen; SYN: Pustula

Pus|tu|la *f* →Pustel

pus|tu|lös *adj* Pustel/Pustula betreffend, mit

Pustelbildung einhergehend

Pus|tu|lo|se *f* durch multiple Pustelbildung gekennzeichnete Hauterkrankung; SYN: Pustulosis

subkorneale Pustulose →Pustulosis subcornealis

Pus|tu|lo|sis *f, pl* **-ses** →Pustulose

Pustulosis acuta varicelliformis meist bei Patienten mit endogenem Ekzem* auftretende disseminierte Aussaat von Herpes-simplex-Bläschen; SYN: Kaposi-Dermatitis, Eczema herpeticatum, Eccema herpeticatum, Eccema herpetiformis, varizelliforme Eruption Kaposi, Pustulosis acuta varioliformis

Pustulosis acuta varioliformis →Pustulosis acuta varicelliformis

Pustulosis subcornealis chronisch rezidivierende Hauterkrankung mit Bildung steriler subkutaner Eiterbläschen; SYN: Snedden-Wilkinson-Syndrom, subkorneale Pustulose

Pu|ta|men *nt* äußerer Teil des Linsenkerns/Nucleus lentiformis

Put|re|fak|ti|on *f* Fäulnis, Verwesung, Zersetzung

Put|res|cin *nt* bei der Eiweißzersetzung entstehendes Leichengift; SYN: Putreszin, 1,4-Diaminobutan, Tetramethylendiamin

Put|res|zenz *f* Faulen, Fäulnis

Put|res|zin *nt* →Putrescin

put|rid *adj* faulig, übelriechend

P-Welle *f* die Vorhoferregung im EKG; SYN: P-Zacke

Py-, py- *präf.* →Pyo-

Py|ä|mie *f* Vorkommen von Eitererregern im Blut; SYN: Pyohämie

py|ä|misch *adj* Pyämie betreffend, von ihr betroffen oder gekennzeichnet, durch sie bedingt

Py|ar|thros *m* →Pyarthrose

Py|ar|thro|se *f* durch Bakterien und selten auch Pilze hervorgerufene eitrige Gelenkentzündung; SYN: Gelenkeiterung, Gelenkempyem, Pyarthros

Pyel-, pyel- *präf.* →Pyelo-

Py|el|ek|ta|sie *f* Nierenbeckenerweiterung; SYN: Pyelokaliektasie, Pyelokalikektasie

Py|e|li|tis *f, pl* **-ti|den** Entzündung des Nierenbeckens; meist mit Beteiligung des Nierenparenchyms; SYN: Nierenbeckenentzündung

py|e|li|tisch *adj* Nierenbeckenentzündung/Pyelitis betreffend, von ihr betroffen oder gekennzeichnet

Pyelo-, pyelo- *präf.* Wortelement mit der Bedeutung "Becken"

Py|e|lo|gra|fie *f* →Pyelographie

Py|e|lo|gramm *nt* Röntgenkontrastaufnahme des Nierenbeckens

Py|e|lo|gra|phie *f* Röntgenkontrastdarstellung des Nierenbeckens

antegrade Pyelographie Pyelographie mit direkter Injektion des Kontrastmittels in das Nierenbecken

anterograde Pyelographie →antegrade Pyelographie

i.v. Pyelographie →intravenöse Pyelographie

intravenöse Pyelographie Pyelographie mit intravenöser Injektion des Kontrastmittels; SYN: Ausscheidungspyelographie, i.v. Pyelographie

retrograde Pyelographie Pyelographie mit Injektion des Kontrastmittels über eine Katheter im Harnleiter

Py|e|lo|ka|li|ek|ta|sie *f* Nierenbeckenerweiterung; SYN: Pyelektasie, Pyelokalikektasie

Py|e|lo|ka|li|kek|ta|sie *f* →Pyelokaliektasie

Py|e|lo|li|tho|to|mie *f* operative Entfernung von Nierenbeckensteinen

Py|e|lon *nt* trichterförmiges Sammelbecken des Harns im Nierenhilus; geht in die Harnleiter über; SYN: Nierenbecken, Pelvis renalis

Py|e|lo|ne|o|sto|mie *f* Neueinpflanzung des Harnleiters in das Nierenbecken

Py|e|lo|ne|phri|tis *f, pl* **-ti|den** Entzündung von Nierenbecken und Nierenparenchym

akute Pyelonephritis akute bakterielle Entzündung, deren Entstehung durch eine Reihe von Faktoren [Diabetes*, Schwangerschaft*, Harnabflussstörung] gefördert wird

aszendierende Pyelonephritis meist durch eine Harnabflussstörung [auch in der Schwangerschaft] ausgelöste, aufsteigende Entzündung

chronische Pyelonephritis mit Parenchymzerstörung einhergehende, meist in Schüben verlaufende Entzündung, die zu Niereninsuffizienz* führt

Pyelonephritis gravidarum bakterielle [Escherichia* coli] Pyelonephritis, die durch Abflussstörung bzw. metabolische und hormonelle Änderungen bedingt ist; SYN: Pyelonephritis der Schwangeren, Schwangerschaftspyelonephritis

Pyelonephritis der Schwangeren →Pyelonephritis gravidarum

xanthogranulomatöse Pyelonephritis durch das Auftreten von Schaumzellen und evtl. von Riesenzellen gekennzeichnete, chronische Pyelonephritis bakterieller Genese [Proteus*]; SYN: xanthomatöse Pyelonephritis

xanthomatöse Pyelonephritis →xanthogranulomatöse Pyelonephritis

py|e|lo|ne|phri|tisch *adj* Pyelonephritis betreffend, von ihr betroffen oder gekennzeichnet

Py|e|lo|ne|phro|se *f* nicht-entzündliche Erkrankung von Niere und Nierenbecken

Py|e|lo|pa|thie *f* Nierenbeckenerkrankung

py|e|lo|phle|bi|tisch *adj* Pyelophlebitis betreffend, von ihr betroffen oder durch sie bedingt

Py|e|lo|plas|tik *f* Nierenbeckenplastk
Py|e|lo|sko|pie *f* endoskopische Untersuchung des Nierenbeckens
Py|e|lo|sto|mie *f* Anlegen einer Nierenbeckenfistel
Py|e|lo|throm|bo|se *f* Thrombose* des Pfortadergebiets mit prähepatischem Block und portaler Hypertonie; SYN: Pfortaderthrombose
Py|e|lo|to|mie *f* Eröffnung des Nierenbeckens
Py|e|lo|u|re|te|rek|ta|sie *f* Erweiterung von Nierenbecken und Harnleiter
Py|e|lo|u|re|te|ro|ly|se *f* operative Lösung von Verwachsungen um Nierenbecken und Harnleiter
Py|e|lo|u|re|te|ro|plas|tik *f* Nierenbecken-Ureter-Plastik
Py|e|lo|zys|ti|tis *f, pl* **-ti|ti|den** Entzündung von Nierenbecken und Harnblase
py|e|lo|zys|ti|tisch *adj* Pyelozystitis betreffend, von ihr betroffen oder gekennzeichnet
Pygo-, **pygo-** *präf.* Wortelement mit der Bedeutung "Gesäß/Steiß"
Py|go|di|dy|mus *m* Fetus mit Verdoppelung von Becken und Hüfte
Py|go|me|lus *m* Fetus mit überzähligem Bein im Gesäßberich
Py|go|pa|gus *m* Doppelmissbildung mit Verschmelzung am Kreuzbein
pyk|nisch *adj* untersetzt, stämmig
Pyk|no|dys|os|to|se *f* angeborenes Fehlbildungssyndrom mit Minderwuchs, generalisierter Osteosklerose*, brüchigen Nägeln und Zahnungsanomalien
Pyk|no|e|pi|lep|sie *f* Form der Petit-mal-Epilepsie* mit reinen Absencen; SYN: Pyknolepsie
Pyk|no|lep|sie *f* →Pyknoepilepsie
Pyk|no|se *f* Schrumpfung und Verdichtung des Zellkerns; SYN: Kernschrumpfung, Kernverdichtung, Kernpyknose, Karyopyknose
pyk|no|tisch *adj* Pyknose betreffend, von ihr betroffen oder gekennzeichnet; SYN: karyopyknotisch
Pyk|no|zyt *m* Zelle mit Kernverdichtung
Pyk|no|zy|ten *pl* veränderte Epithelzellen mit kleinem Kern und eosinophilen Granula; SYN: Onkozyten
Pyk|no|zy|to|se *f* Erhöhung der Pyknozyten im Blut
Pyle-, **pyle-** *präf.* Wortelement mit Bezug auf "Pfortader"
Py|le|phle|bi|tis *f, pl* **-ti|den** Entzündung der Pfortader; SYN: Pfortaderentzündung
py|le|phle|bi|tisch *adj* Pfortaderentzündung/Pylephlebitis betreffend, von ihr betroffen oder gekennzeichnet
Pyle-Syndrom *nt* autosomal-rezessive Dysplasie der Metaphysen langer Knochen; SYN: familäre metaphysäre Dysplasie
Py|le|throm|bo|phle|bi|tis *f, pl* **-ti|den** Thrombose und Entzündung der Pfortader
Py|le|throm|bo|se *f* Pfortaderthrombose
Pylor-, **pylor-** *präf.* →Pyloro-
Py|lo|rek|to|mie *f* Pylorusentfernung, Pylorusresektion
py|lo|risch *adj* Magenpförtner/Pylorus oder Pars pylorica betreffend
Py|lo|ri|tis *f, pl* **-ti|den** Entzündung des Pylorus; SYN: Pylorusentzündung
py|lo|ri|tisch *adj* Pylorusentzündung/Pyloritis betreffend, von ihr betroffen oder gekennzeichnet
Pyloro-, **pyloro-** *präf.* Wortelement mit Bezug auf "Pförtner/Magenpförtner/Pylorus"
Py|lo|ro|duo|de|ni|tis *f, pl* **-ti|den** Entzündung von Pylorus und Zwölffingerdarm/Duodenum
py|lo|ro|du|o|de|ni|tisch *adj* Pyloroduodenitis betreffend, von ihr betroffen oder gekennzeichnet
Py|lo|ro|my|o|to|mie *f* Längsspaltung der verdickten Pylorusmuskulatur bei Pylorushypertrophie*; SYN: Weber-Ramstedt-Operation, Pylorotomie, Ramstedt-Operation
Py|lo|ro|plas|tik *f* Pylorusplastik zur Erweiterung des Magenausgangs
Py|lo|ro|spas|mus *m* Magenpförtnerkrampf
Py|lo|ro|sto|mie *f* Anlegen einer Magenfistel in der Pylorusregion
Py|lo|ro|to|mie *f* →Pyloromyotomie
Py|lo|rus *m* Magenpförtner, Magenausgang
Py|lo|rus|hy|per|tro|phie *f* angeborene Magenausgangsstenose, die ca. 4–6 Wochen nach der Geburt klinisch auffällig wird; charakteristisch sind schwallartiges Erbrechen und dadurch bedingte Dehydratation und Gewichtsabnahme; SYN: Pylorusstenose der Säuglinge, kongenitale Pylorusstenose, hypertrophe Pylorusstenose
Py|lo|rus|ste|no|se *f* angeborene oder erworbene Einengung des Magenausgangs; SYN: Magenausgangsstenose, Pylorusstenose
Pylorusstenose der Säuglinge →hypertrophe Pylorusstenose
hypertrophe Pylorusstenose angeborene Magenausgangsstenose, die ca. 4–6 Wochen nach der Geburt klinisch auffällig wird; charakteristisch sind schwallartiges Erbrechen und dadurch bedingte Dehydratation und Gewichtsabnahme; SYN: Pylorushypertrophie, Pylorusstenose der Säuglinge, kongenitale Pylorusstenose
kongenitale Pylorusstenose →hypertrophe Pylorusstenose
Pyo-, **pyo-** *präf.* Wortelement mit der Bedeutung "Eiter"
Py|o|cin *nt* von Pseudomonas* aeruginosa gebildetes Bacteriocin; SYN: Pyozin
Py|o|cy|a|nin *nt* von Pseudomonas* aeruginosa gebildeter blau-grüner Farbstoff; SYN: Pyozyanin
Py|o|der|mie *f* durch Eitererreger [Staphylokokken, Streptokokken] verursachte Hautkrankheit; SYN: Eiterausschlag, Grindaus-

schlag, Pyodermitis, Pyodermia
Py|o|der|mi|tis *f, pl* **-ti|den** →Pyodermie
py|o|der|mi|tisch *adj* Pyodermitis betreffend, von ihr betroffen oder gekennzeichnet
py|o|gen *adj* eiterbildend; SYN: pyogenetisch, suppurativ, purulent
Py|o|ge|ne|se *f* Eiterbildung
py|o|ge|ne|tisch *adj* →pyogen
Py|o|hä|mie *f* →Pyämie
Py|o|hä|mo|tho|rax *m* Eiter- und Blutansammlung im Pleuraraum
Py|o|hy|dro|ne|phro|se *f* Eiter- und Wasseransammlung in der Niere und meist auch im Nierenbecken
py|o|id *adj* Eiter betreffend, eiterartig, eiterähnlich, eitrig; SYN: puriform
Py|o|kok|ken *pl* eitererregende Kokken; SYN: Eiterkokken
Py|o|kol|pos *m* Eiteransammlung in der Scheide
Py|o|kol|po|ze|le *f* eiterhaltiger Scheidentumor
Py|o|met|ra *f* Eiteransammlung in der Gebärmutter
Py|o|me|tri|tis *f, pl* **-ti|den** meist bei Puerperalsepsis* auftretende, eitrige Gebärmutterentzündung; SYN: suppurative Gebärmutterentzündung, eitrige Metritis, suppurative Metritis
py|o|me|tri|tisch *adj* Pyometritis betreffend, von ihr betroffen oder gekennzeichnet
Py|o|my|o|si|tis *f, pl* **-ti|den** eitrige Muskelentzündung unterschiedlicher Genese; SYN: Myositis purulenta, suppurative Myositis
tropische Pyomyositis in tropischen Regionen vorkommende, meist bakterielle [Staphylokokken*] Entzündung der Skelettmuskulatur; SYN: Myositis purulenta tropica
py|o|my|o|si|tisch *adj* Pyomyositis betreffend, von ihr betroffen oder gekennzeichnet
Py|o|ne|phri|tis *f, pl* **-ti|den** eitrige, abszedierende, interstitielle Nierenentzündung
py|o|ne|phri|tisch *adj* Pyonephritis betreffend, von ihr betroffen oder gekennzeichnet
Py|o|ne|phro|li|thi|a|sis *f, pl* **-ses** gleichzeitiges Vorkommen von Nierenstein und Eiter in der Niere
Py|o|ne|phro|se *f* Eiteransammlung in der Niere und meist auch im Nierenbecken
py|o|ne|phro|tisch *adj* Pyonephrose betreffend, von ihr betroffen oder gekennzeichnet, durch sie bedingt
Py|o|o|var *nt* Eiteransammlung im Eierstock; SYN: Pyovar
Py|o|pe|ri|kard *nt* Eiteransammlung im Herzbeutel
Py|o|pe|ri|kar|di|tis *f, pl* **-ti|den** meist durch Bakterien [Staphylo-, Strepto-, Pneumokokken] oder auch Pilze hervorgerufene, akute eitrige Herzbeutelentzündung; SYN: eitrige Perikarditis, Pericarditis purulenta
py|o|pe|ri|kar|di|tisch *adj* Pyoperikarditis betreffend, von ihr betroffen oder gekennzeichnet
Py|o|pe|ri|to|ne|um *nt* Eiteransammlung in der Bauchhöhle
Py|o|pe|ri|to|ni|tis *f, pl* **-ti|den** i.d.R. durch Bakterien hervorgerufene, akute Bauchfellentzündung mit eitrigem Erguss; SYN: eitrige Peritonitis, Peritonitis purulenta
py|o|pe|ri|to|ni|tisch *adj* Pyoperitonitis betreffend, von ihr betroffen oder gekennzeichnet
Py|oph|thal|mie *f* eitrige Augenentzündung
Py|o|pneu|mo|kard *nt* →Pyopneumoperikard
Py|o|pneu|mo|met|ra *f* Eiter- und Luftansammlung in der Gebärmutter
Py|o|pneu|mo|pe|ri|kard *nt* Eiter- und Luftansammlung im Herzbeutel; SYN: Pyopneumokard
Py|o|pneu|mo|pe|ri|to|ne|um *nt* Eiter- und Luftansammlung in der Bauchhöhle
Py|o|pneu|mo|pe|ri|to|ni|tis *f, pl* **-ti|den** mit Gasbildung einhergehende, eitrige Bauchfellentzündung
Py|o|pneu|mo|tho|rax *m* Luft- und Eiteransammlung im Pleuraraum
Py|o|pneu|mo|zys|te *f* luft- und eiterhaltige Zyste
Py|o|pty|se *f* Eiterspucken
Py|or|rhö *f, pl* **-rhö|en** Eiterfluss; SYN: Pyorrhoe
Py|o|sal|pin|gi|tis *f, pl* **-ti|den** eitrige Eileiterentzündung mit Ausbildung einer Pyosalpinx*; SYN: eitrige Salpingitis, Salpingitis purulenta
py|o|sal|pin|gi|tisch *adj* Pyosalpingitis betreffend, von ihr betroffen oder gekennzeichnet
Pyosalpingo-oophoritis *f* eitrige Entzündung von Eileiter und Eierstock
Py|o|sal|pinx *f* Eiteransammlung im Eileiter
Py|o|sep|sis *f* →Pyoseptikämie
Py|o|sep|tik|ä|mie *f* kombinierte Pyämie* und Septikämie*; SYN: Pyosepsis
Py|o|sis *f, pl* **-ses** Eiterung
Py|o|sper|mie *f* eitriges Sperma
Py|o|sto|ma|ti|tis *f, pl* **-ti|ti|den** eitrige Entzündung der Mundschleimhaut; SYN: eitrige Stomatitis, Stomatitis purulenta
Pyostomatitis vegetans Mund und Naseneingang betreffende, schmerzhafte Entzündung mit Eiterbläschen und Geschwürsbildung; SYN: Neumann-Krankheit, Pemphigus vegetans, Erythema bullosum vegetans
py|o|sto|ma|ti|ti|tisch *adj* Pyostomatitis betreffend, von ihr betroffen oder gekennzeichnet
Py|o|tho|rax *m* Eiteransammlung in der Pleurahöhle; SYN: Thoraxempyem, Pleuraempyem
Py|o|to|xin|ä|mie *f* kombinierte Pyämie* und Toxinämie*
Py|o|u|re|ter *m* Eiteransammlung in der Harnröhre
Py|o|var *nt* Eiteransammlung im Eierstock; SYN: Pyoovar
Py|o|ze|le *f* eitrige Hydrozele*

Py|o|ze|pha|lus *m* Eiteransammlung im Gehirn/in der Schädelhöhle

Py|o|zin *nt* →Pyocin

Py|o|zy|a|ne|us *m* →Pseudomonas aeruginosa

Py|o|zy|a|nin *nt* von Pseudomonas* aeruginosa gebildeter blau-grüner Farbstoff; SYN: Pyocyanin

Py|o|zys|te *f* eiterhaltige Zyste, Eiterzyste

Pyr-, pyr- *präf.* →Pyro-

py|ra|mi|dal *adj* pyramidenartig, pyramidenförmig; eine Pyramide betreffend

Py|ra|mi|de *f* durch die Pyramidenbahn verursachte Vorwölbung der Medulla* oblongata; SYN: Pyramis medullae oblongatae

Py|ra|mi|den|bahn *f* in den motorischen Zellen der Großhirnrinde entspringende Leitungsbahn, deren Fasern in der Pyramidenbahnkreuzung teilweise zur anderen Seite kreuzen; die Pyramidenbahn koordiniert Großhirnrinde und Kleinhirn bei der Willkürbewegung von Muskeln; SYN: Tractus corticospinalis

direkte Pyramidenbahn →Pyramidenvorderstrangbahn

gekreuzte Pyramidenbahn →Pyramidenseitenstrangbahn

seitliche Pyramidenbahn →Pyramidenseitenstrangbahn

vordere Pyramidenbahn →Pyramidenvorderstrangbahn

Py|ra|mi|den|bahn|kreu|zung *f* Kreuzung der Pyramidenbahn* in der Medulla* oblongata; SYN: Pyramidenkreuzung, Decussatio motoria, Decussatio pyramidum

Py|ra|mi|den|bahn|lä|si|on *f* →Pyramidenbahnschädigung

Py|ra|mi|den|bahn|schä|di|gung *f* Schädigung der Pyramidenbahn im Gehirn oder Rückenmark; führt zur Ausbildung eines **Pyramidenbahnsyndroms** mit erhöhtem Muskeltonus und Reflexstörungen; SYN: Pyramidenbahnläsion

Py|ra|mi|den|bahn|syn|drom *nt* s.u. Pyramidenbahnschädigung

Py|ra|mi|den|bahn|zei|chen *nt* bei Pyramidenbahnschädigung* auftretende pathologische Reflexe

Py|ra|mi|den|kreu|zung *f* →Pyramidenbahnkreuzung

Py|ra|mi|den|sei|ten|strang|bahn *f* gekreuzte Fasern der Pyramidenbahn; SYN: seitliche/gekreuzte Pyramidenbahn, Tractus corticospinalis lateralis

Py|ra|mi|den|vor|der|strang|bahn *f* ungekreuzte Fasern der Pyramidenbahn; SYN: direkte/vordere Pyramidenbahn, Tractus corticospinalis anterior

Py|ra|mi|den|zel|len *pl* pyramidenförmige Nervenzellen der Großhirnrinde

Py|ra|mi|do|to|mie *f* Pyramidenbahndurchtrennung

Py|ra|mis *f* pyramidenförmige Struktur, Pyramide

Pyramis medullae oblongatae →Pyramide

Pyramis ossis temporalis Felsenbein, Felsenbeinpyramide; SYN: Pars petrosa ossis temporalis

Pyramides renales das Nierenmark bildende pyramidenförmige Segmente, die mit der Spitze in die Nierenkelche münden; SYN: Nierenpyramiden, Malpighi-Pyramiden

Py|ra|no|se *f* Monosaccharid* mit einem aus sechs Kohlenstoffatomem bestehenden Ring

Pyret-, pyret- *präf.* →Pyreto-

Py|re|ti|cum *nt* →Pyretikum

Py|re|ti|kum *nt, pl* **-ka** fiebererzeugendes Mittel; SYN: Pyreticum

py|re|tisch *adj* fiebererzeugend, fieberverursachend; SYN: pyrogen

Pyreto-, pyreto- *präf.* Wortelement mit der Bedeutung "Fieber/Feuer/Hitze"

py|re|to|gen *adj* fieberauslösend; SYN: pyrogen

Py|re|to|ge|ne|se *f* Fieberauslösung

Py|re|xie *f* Fieber, fieberhafte Erkrankung

Py|ri|din *nt* heterozyklischer Aromat mit einem Stickstoffatom; Baustein wichtiger biochemischer Verbindungen [z.B. Nicotin]

Pyridin-4-carbonsäurehydrazid *nt* Tuberkulostatikum* mit Wirkung auf schnell wachsende Tuberkulosebakterien; SYN: Isonicotinsäurehydrazid, Isonikotinsäurehydrazid, Isoniazid

Py|ri|do|xal *nt* zur Vitamin B_6-Gruppe gehörendes Pyridoxinderivat; s.u. Vitamin B_6

Py|ri|do|xal|phos|phat *nt* zur Vitamin B_6-Gruppe gehörendes Pyridoxinderivat; s.u. Vitamin B_6

Py|ri|dox|a|min *nt* zur Vitamin B_6-Gruppe gehörendes Pyridoxinderivat; s.u. Vitamin B_6

Py|ri|do|xin *nt* Grundsubstanz der Vitamin B_6-Gruppe; s.u. Vitamin B_6

Py|ri|do|xin|säu|re *f* zur Vitamin B_6-Gruppe gehörendes Pyridoxinderivat; s.u. Vitamin B_6

Py|ri|mi|din *nt* heterozyklischer Aromat mit zwei Stickstoffatomen im Sechserring; Grundgerüst der Pyrimidinbasen

Py|ri|mi|din|ba|sen *pl* die vom Pyrimidin* abgeleiteten Basen Thymin*, Cytosin* und Uracil*

Pyro-, pyro- *präf.* Wortelement mit der Bedeutung "Feuer/Hitze"

Py|ro|gen *nt* fieberauslösende/pyrogene Substanz

py|ro|gen *adj* fiebererzeugend, fieberverursachend; SYN: pyretisch

Py|ro|glo|bu|lin *nt* anormales Immunglobulin, das bei Erhitzen des Serums ausfällt

Py|ro|ma|nie *f* zwanghafter Trieb, Brände zu legen; SYN: Brandstiftungstrieb

py|ro|phob *adj* Pyrophobie betreffend, durch sie gekennzeichnet

Py|ro|pho|bie *f* krankhafte Angst vor Feuer

Py|ro|phos|phat *nt* Salz der Pyrophosphorsäure

Py|ro|phos|phat|ar|thro|pa|thie *f* durch Ablagerung von Calciumpyrophosphatdihydrat in einem [meist Kniegelenk] oder mehreren Gelenken hervorgerufene Arthropathie*; SYN: Chondrokalzinose, Chondrokalzinose-Syndrom, Pseudogicht, CPPD-Ablagerung, Calciumpyrophosphatdihydratablagerung, Chondrocalcinosis

Py|ro|phos|pha|ta|se *f* die Pyrophosphatbindung spaltendes Enzym

Py|ro|phos|phor|säu|re *f* durch Wasserspaltung aus zwei Molekülen Phosphorsäure gebildete Diphosphorsäure

Py|ro|sis *f, pl* **-ses** brennendes Gefühl in der Speiseröhre und der Magengrube durch gastroösophagealen Reflux* von Mageninhalt; SYN: Sodbrennen

Pyr|rol *nt* heterzyklische Verbindung; Baustein vieler Farbstoffe [Hämoblobin, Bilirubin, Chlorophyll]

Pyr|ro|li|din *nt* Grundkörper von Prolin* und Hydroxyprolin*; SYN: Tetrahydropyrrol

Py|ru|vat *nt* Salz der Brenztraubensäure; Zwischenprodukt bei der Glykolyse* und der Glukoneogenese*

Py|ru|vat|carb|o|xy|la|se *f* Carboxylase*, die den Einbau von Kohlendioxid in Pyruvat bei der Glukoneogenese* katalysiert

Py|ru|vat|carb|o|xy|la|se|man|gel *m* autosomal-rezessive Enzymopathie*, die zu Krampfanfällen und ausgeprägter Azidose* führt

Py|ru|vat|de|hy|dro|ge|na|se *f* Multienzymkomplex, der die Abspaltung von Kohlendioxid aus Pyruvat katalysiert und Zitronensäurezyklus* und Glykolyse* miteinander verbindet

Py|ru|vat|de|hy|dro|ge|na|se|man|gel *m* autosomal-rezessive Enzymopathie* mit Muskelhypotonie, Optikusatrophie und geistiger Retardierung

Py|ru|vat|ki|na|se *f* Enzym der Glykolyse*, das Pyruvat aus Phosphoenolpyruvat bildet

Py|u|re|ter *m* Eiteransammlung im Harnleiter

Py|u|rie *f* Ausscheidung von eitrigem Harn; SYN: Eiterharn

P-Zacke *f* die Vorhoferregung im EKG; SYN: P-Welle

Q

Q-Fieber *nt* meldepflichtige, weltweit vorkommende Infektionskrankheit durch Coxiella* burnetii; die Übertragung erfolgt durch kontaminierte Staubpartikel; SYN: Balkangrippe, Balkanfieber, Krimfieber, Schlachthausfieber
QRS-Komplex *m* Kammerkomplex im EKG
QT-Syndrom *nt* →Jervell-Lange-Nielsen-Syndrom
Quad|del *f* →Urtica
Qua|dran|ten|an|o|pie *f* →Quadrantenanopsie
Qua|dran|ten|an|op|sie *f* quadrantenförmiger, beidseitiger Gesichtsfeldausfall; SYN: Quadrantenhemianopie, Quadrantenanopie, Quadrantenhemianopsie
Qua|dran|ten|he|mi|an|o|pie *f* →Quadrantenanopsie
Qua|dran|ten|he|mi|an|op|sie *f* →Quadrantenanopsie
Qua|dran|ten|re|sek|ti|on *f* Form der brusterhaltenden Tumorentfernung bei Brustkrebs, bei der nur der Tumor und angrenzendes Gewebe entfernt werden; SYN: Segmentresektion, Lumpektomie, Tylektomie
Qua|dra|tus|ar|ka|de *f* Sehnenbogen am 1. Lendenwirbel; Ursprung des lumbalen Teils des Zwerchfells; SYN: Ligamentum arcuatum laterale
Quadri-, quadri- *präf.* Wortelement mit der Bedeutung "vier"
Qua|dri|ple|gie *f* Lähmung von Beinen und Armen; SYN: hohe Querschnittslähmung, Tetraplegie
qua|dri|ple|gisch *adj* Quadriplegie betreffend, von ihr betroffen oder gekennzeichnet, durch sie bedingt; SYN: tetraplegisch
Qua|dri|zeps *m* →Musculus quadriceps femoris
Qua|dri|zeps|seh|nen|re|flex *m* Schlag auf die Patellarsehne unterhalb des Kniegelenks führt zur Streckung des Beines; SYN: Patellarsehnenreflex, Patellarreflex
Quant *nt* Elementarteilchen der Lichtwellen; SYN: Lichtquant, Strahlungsquant, Photon
quan|ti|fi|zier|bar *adj* quantitativ bestimmbar, mengenmäßig erfassbar, messbar
Qua|ran|tä|ne *f* befristete Isolierung von Personen, die ansteckungsverdächtig oder an einer bestimmten Infektionskrankheit erkrankt sind
Quar|tal|sau|fen *nt* periodisch auftretende Trunksucht; SYN: Dipsomanie
Quar|ta|na *f* →Malaria quartana
Quar|tär|struk|tur *f* Anordnung der Untereinheiten in einem oligomeren Protein
quar|ter|när *adj* vier Elemente oder Gruppen enthaltend
Quarz *nt* hartes, beständiges Mineral; häufigste Verbindung der Erdkruste; SYN: Siliziumdioxid
Quarz|staub|lun|ge *f* durch Einatmen von quarzhaltigem Staub hervorgerufene Pneumokoniose* mit chronisch progredienter Lungenfibrose*; führt im Laufe der Zeit zu obstruktiver und restriktiver Ventilationsstörung*; SYN: Silikose, Lungensilikose, Steinstaublunge, Kieselstaublunge, Quarzstaublungenerkrankung
Quarz|staub|lun|gen|er|kran|kung *f* →Quarzstaublunge
Queck|sil|ber *nt* silberweißes, flüssiges Element; Quecksilberdämpfe sind toxisch, feste Quecksilberverbindungen [Amalgam] aber ungiftig; SYN: Hydrargyrum
Quecksilber-I-Chlorid *nt* heute nicht mehr verwendetes Laxans* und Diuretikum*; SYN: Kalomel, Calomel, Hydrargyrum chloratum
Queck|sil|ber|le|gie|rung *f* →Amalgam
Queens|land|ze|cken|fie|ber *nt* durch Rickettsia* australis verursachtes Zeckenbissfieber in Australien; SYN: Nordqueensland-Zeckenfieber
Quel|lungs|ne|kro|se *f* Gewebsuntergang mit Schwellung
Quer|bruch *m* Fraktur* mit querverlaufender Bruchlinie; SYN: Querfraktur
Quer|frak|tur *f* →Querbruch
Quer|la|ge *f* seltene Kindslage [1% aller Schwangerschaften], bei der der Fetus quer zur Körperachse der Mutter liegt
Quer|schnitts|bla|se *f* s.u. Rückenmarksblase

quer|schnitts|ge|lähmt *adj* paraplegisch

Quer|schnitts|läh|mung *f* vollständige, beidseitige Lähmung von Armen oder Beinen; SYN: Paraplegie, Paraplegia
hohe Querschnittslähmung Lähmung von Beinen und Armen; SYN: Tetraplegie, Quadriplegie
tiefe Querschnittslähmung Lähmung der Beine

Quer|schnitts|my|e|li|tis *f, pl* **-ti|den** zu einer vollständigen Querschnittslähmung* führende, akute bis subakute Rückenmarkentzündung unklarer Genese; SYN: Myelitis transversa

Quer|schnitts|syn|drom *nt* Begriff für die neurologische Symptomatik bei kompletter Querschnittslähmung

Quervain-Krankheit *f* →De Quervain-Krankheit

Que|sen|band|wurm *m* Multiceps multiceps; s.u. Multiceps

Quetelet-Index *m* Quotient aus Körpergewicht und dem Quadrat der Körpergröße zur Bestimmung des Normalgewichts; SYN: Körpermasseindex, body mass index

Quet|schungs|syn|drom *nt* durch einen massiven Zerfall von Muskelgewebe verursachte akute Niereninsuffizienz; SYN: Crush-Syndrom, Crush-Niere, Bywaters-Krankheit, Verschüttungssyndrom, Muskelzerfallssyndrom, myorenales/tubulovaskuläres Syndrom

Queyrat-Syndrom *nt* als Präkanzerose* aufgefasste Veränderung der Mund- oder Lippenschleimhaut oder der Haut von Penis und Vulva; SYN: Erythroplasie Queyrat

Quick *m* →Quickzeit

Quick|wert *m* →Quickzeit

Quick|zeit *f* Gerinnungstest zur Diagnose von Störungen der Faktoren II, V, VII und X; SYN: Thromboplastinzeit, Quickwert, Prothrombinzeit, Quick
idiopathisches Quincke-Ödem →Quincke-Ödem
sporadisches Quincke-Ödem →Quincke-Ödem

Quincke-Kapillarpuls *m* sichtbares Pulsieren von Kapillaren [z.B. **Nagelpuls**] bei Aorteninsuffizienz*; SYN: Kapillarpuls, Quincke-Zeichen

Quincke-Ödem *nt* vorwiegend junge Frauen betreffende, allergische Reaktion [Typ I] mit Schwellung der Haut und Schleimhaut [v.a. Kehlkopf] durch subkutane Ödembildung; das plötzlich einsetzende Glottisödem kann lebensbedrohlich sein; SYN: angioneurotisches Ödem, Bannister-Krankheit, idiopathisches Quincke-Ödem, sporadisches Quincke-Ödem; Urticaria gigantea, Urticaria profunda, Riesenurtikaria Milton

Qui|no|lo|ne *pl* das Enzym Gyrase* hemmende Antibiotika mit breitem Wirkungsspektrum; SYN: Gyrasehemmer, Chinolonantibiotika

Quinquaud-Krankheit *f* seltene, bei Männern auftretende Folliculitis* der Kopfhaare, die zur Zerstörung der Haarbälge führt; SYN: Folliculitis decalvans, Folliculitis depilans

Quin|ta|na *f* →Febris quintana

Quo|ti|di|a|na *f* →Febris quotidiana

Q-Welle *f* →Q-Zacke

Q-Zacke *f* erste negative Welle/Zacke im EKG; Beginn der Kammererregung; SYN: Q-Welle

R

Ra|A-System *nt* →Renin-Angiotensin-Aldosteron-System

Ra|ben|schna|bel|fort|satz *m* nach vorne gerichteter, hakenförmiger Vorsprung des Schulterblattes über dem Schultergelenk; SYN: Processus coracoideus

Ra|bi|es *f* durch das **Rabiesvirus** hervorgerufene, durch infizierten Speichel übertragene Infektionskrankheit, die vorwiegend das Nervensystem befällt; auffällig sind die extreme Wasserscheu [Hydrophobie] und die sich schnell entwickelnde Lähmung mit Tod innerhalb von 3–5 Tagen; SYN: Tollwut, Lyssa

Ra|bi|es|vi|rus *nt, pl* **-ren** s.u. Rabies

ra|bi|form *adj* tollwutähnlich, tollwutartig

Ra|ce|mat *nt* optisch inaktives Gemisch zweier optisch aktiver Substanzen; SYN: Razemat

Ra|chen *m* Pharynx

Ra|chen|bräu|ne *f* →Rachendiphtherie

Ra|chen|diph|the|rie *f* häufigste Form der Diphtherie* mit Bildung weißlicher, festhaftender Pseudomembranen; SYN: Rachenbräune

Ra|chen|en|ge *f* Engstelle am Übergang von Mund- und Rachenhöhle zwischen den Gaumenbögen; SYN: Schlundenge, Isthmus faucium

Ra|chen|ent|zün|dung *f* →Rachenkatarrh

Ra|chen|ka|tarr *m* →Rachenkatarrh

Ra|chen|ka|tarrh *m* Entzündung der Rachenschleimhaut; SYN: Rachenschleimhautentzündung, Pharyngitis

akuter Rachenkatarrh meist durch Viren oder Bakterien hervorgerufene, oft zusammen mit einer Angina* oder Seitenstrangangina* auftretende Entzündung mit ausgeprägtem Krankheitsgefühl; SYN: akute Pharyngitis

Ra|chen|man|del *f* Tonsille am Rachendach; SYN: Tonsilla pharyngea, Tonsilla adenoidea, Tonsilla pharyngealis

Ra|chen|man|del|hy|per|pla|sie *f* im Kindesalter häufige Wucherung der Rachenmandel, die zu Atembeschwerden, krankhafter Mundatmung, Mundgeruch und Mittelohrbeschwerden führen kann; SYN: adenoide Vegetationen, Adenoide

Ra|chen|my|ko|se *f* Pilzinfektion des Rachens

Ra|chen|re|flex *m* durch Berühren der hinteren Rachenwand ausgelöster Würgereflex

Ra|chen|schleim|haut|ent|zün|dung *f* →Rachenkatarrh

Rachi-, rachi- *präf.* →Rachio-

Rachio-, rachio- *präf.* Wortelement mit der Bedeutung "Rücken/Rückgrat/Wirbelsäule"

Ra|chi|pa|gus *m* Doppelmissbildung mit gemeinsamer Wirbelsäule; SYN: Rhachipagus

Ra|chi|schi|sis *f* Spaltbildung der Wirbelsäule, die entweder die Wirbelkörper [**Rachischisis anterior**] oder die Wirbelbögen [**Rachischisis posterior**] betrifft; SYN: Rhachischisis

Ra|chi|tis *f, pl* **-ti|den** Oberbegriff für die typischen, durch eine Störung des Calcium-Phosphat-Haushaltes auftretenden Symptome bei Vitamin D-Mangel [Vitamin-D-Mangel-Rachitis*] oder Vitamin D-Resistenz [Vitamin D-resistende Rachitis]

familiäre hypophosphatämische Rachitis X-chromosomal-dominante Störung der Phosphatresorbtion in der Niere, die zur Ausbildung einer Rachitis* führt; SYN: genuine Vitamin D-resistente Rachitis, Phosphatdiabetes

genuine Vitamin D-resistente Rachitis →familiäre hypophosphatämische Rachitis

refraktäre Rachitis →Vitamin D-refraktäre Rachitis

renale Rachitis durch Störung der Reabsorption von Calcium und Phosphat in der Niere hervorgerufene Form der Vitamin-D-resistenten Rachitis; SYN: Rachitis renalis

Rachitis renalis →renale Rachitis

Vitamin D-refraktäre Rachitis autosomal-dominante Rachitis* mit Vitamin D-refraktärer Hypokalzämie und nur geringer Hypophosphatämie; SYN: familiäre Hypophosphatämie, Vitamin D-resistente Ra-

chitis, refraktäre Rachitis, Pseudomangelrachitis
Vitamin D-resistente Rachitis →Vitamin D-refraktäre Rachitis

ra|chi|tisch *adj* Rachitis betreffend, von ihr betroffen oder gekennzeichnet

ra|chi|to|gen *adj* Rachitis verursachend oder auslösend

Rad|ge|lenk *nt* sich um eine Achse drehendes Gelenk; SYN: Drehgelenk, Zapfengelenk, Articulatio trochoidea

ra|di|al *adj* **1.** Halbmesser/Radius betreffend, in Richtung des Radius **2.** Speiche/Radius betreffend, zur Radialseite hin **3.** strahlenförmig (angeordnet), strahlig; SYN: radiär

Ra|di|a|lis|läh|mung *f* periphere Lähmung des Nervus* facialis; die Symptomatik hängt von der Höhe der Läsion ab [**obere, mittlere** oder **untere Radialislähmung**]; SYN: Radialisparalyse, Radialisparese

Ra|di|a|lis|pa|ra|ly|se *f* →Radialislähmung

Ra|di|a|lis|pa|re|se *f* →Radialislähmung

Ra|di|a|lis|puls *m* proximal des Handgelenkes fühlbarer Puls der Arteria* radialis

Ra|di|a|lis|rin|ne *f* spiralförmige Rinne auf der Rückseite des Oberarmknochens für den Nervus* radialis; SYN: Sulcus nervi radialis

ra|di|är *adj* strahlenförmig (angeordnet), strahlig; SYN: radial

Ra|di|a|tio *f, pl* **-ti|o|nes** (*anatom.*) Strahlung
Radiatio acustica Hörstrahlung; Teil der Hörbahn
Radiatio optica Gratiolet-Sehstrahlung; Teil der Sehbahn

Ra|di|a|ti|on *f* **1.** (Aus-)Strahlung, (Aus-)Strahlen **2.** →Radiotherapie

Radik-, radik- *präf.* Wortelement mit der Bedeutung "Wurzel"

Ra|di|kal *nt* Atomgruppe oder Molekül mit einem oder mehreren reaktionsfähigen/ungepaarten Elektronen

ra|di|kal *adj* gründlich, umfassend, vollständig, drastisch, bis auf die Wurzel, rigoros, restlos

Ra|di|kal|o|pe|ra|ti|on *f* vollständige Entfernung eines Organs einschließlich der Nachbarstrukturen

Ra|di|ko|to|mie *f* →Radikulotomie

Radikul-, radikul- *präf.* →Radikulo-

ra|di|ku|lär *adj* Wurzel/Radix betreffend, von einer Wurzel ausgehend

Ra|di|ku|lek|to|mie *f* Resektion einer Nervenwuzel, Wurzelresektion

Ra|di|ku|li|tis *f, pl* **-ti|den** Entzündung der Spinalnervenwurzel; SYN: Wurzelneuritis, Wurzelentzündung

ra|di|ku|li|tisch *adj* Wurzelneuritis/Radikulitis betreffend, von ihr betroffen oder gekennzeichnet

Radikulo-, radikulo- *präf.* Wortelement mit der Bedeutung "Wurzel"

Ra|di|ku|lo|gan|gli|o|ni|tis *f, pl* **-ti|den** Entzündung von Spinalnervenwurzel und Ganglion

ra|di|ku|lo|gan|gli|o|ni|tisch *adj* Radikuloganglionitis betreffend, von ihr betroffen oder gekennzeichnet

Ra|di|ku|lo|gra|fie *f* →Radikulographie

Ra|di|ku|lo|gra|phie *f* Röntgenkontrastdarstellung der Spinalnervenwurzeln

Ra|di|ku|lo|me|nin|go|my|e|li|tis *f, pl* **-ti|den** Entzündung des Rückenmarks, der Rückenmarkshäute und der Spinalnervenwurzeln; SYN: Meningomyeloradikulitis

Ra|di|ku|lo|my|e|li|tis *f, pl* **-ti|den** Entzündung von Rückenmark und Spinalnervenwurzeln; SYN: Myeloradikulitis

ra|di|ku|lo|my|e|li|tisch *adj* Radikulomyelitis betreffend, von ihr betroffen oder gekennzeichnet; SYN: myeloradikulitisch

Ra|di|ku|lo|my|e|lo|pa|thie *f* Erkrankung von Rückenmark und Spinalnervenwurzel

Ra|di|ku|lo|neu|ri|tis *f, pl* **-ti|den** meist im Anschluss an einen Virusinfekt auftretende, aufsteigende motorische Lähmung mit guter Prognose; SYN: Guillain-Barré-Syndrom, Polyradikuloneuritis, Neuronitis

ra|di|ku|lo|neu|ri|tisch *adj* Radikuloneuritis betreffend, von ihr betroffen oder gekennzeichnet

Ra|di|ku|lo|neu|ro|pa|thie *f* Erkrankung von Spinalnervenwurzel und peripherem Nerv

Ra|di|ku|lo|pa|thie *f* Erkrankung der Spinalnervenwurzel

Ra|di|ku|lo|to|mie *f* Durchtrennung einer Nervenwurzel; SYN: Rhizotomie, Rhizotomia, Radikotomie

Radio-, radio- *präf.* Wortelement mit der Bedeutung **1.** "Strahl/Strahlungs" **2.** "Speiche/Radius" **3.** "Radium"

ra|di|o|ak|tiv *adj* Radioaktivität betreffend oder aufweisend

Ra|di|o|ak|ti|vi|tät *f* spontane Aussendung ionisierender Strahlung aus instabilen Atomkernen

Radio-Allergen-Sorbent-Test *m* Test zum Nachweis von allergiespezifischem Immunglobulin E

Ra|di|o|bi|o|lo|gie *f* Strahlungsbiologie, Strahlenforschung; SYN: Strahlenbiologie

Ra|di|o|der|ma|ti|tis *f, pl* **-ti|ti|den** akute oder chronische, durch Einwirkung ionisierender Strahlung hervorgerufene Dermatitis*, die mit einer erhöhten Gefahr der Karzinomentstehung belastet ist; SYN: Strahlendermatitis, Radiumdermatitis, Röntgendermatitis

ra|di|o|der|ma|ti|tisch *adj* Radiodermatitis betreffend, von ihr betroffen oder gekennzeichnet

ra|di|o|di|gi|tal *adj* Speiche/Radius und Finger/Digiti betreffend

Ra|di|o|ei|sen *nt* radioaktives Eisen [^{52}Fe oder ^{59}Fe]

Ra|di|o|e|lek|tro|kar|di|o|gra|fie *f* →Radioelektrokardiographie

R

Ra|di|o|e|lek|tro|kar|di|o|gra|phie *f* drahtlose Elektrokardiographie* mit Übermittlung der Messwerte durch einen Sender; SYN: telemetrische Elektrokardiographie, Teleelektrokardiographie, Telekardiographie

Ra|di|o|en|ze|pha|lo|gra|fie *f* →Radioenzephalographie

Ra|di|o|en|ze|pha|lo|gra|phie *f* drahtlose Elektroenzephalographie* mit Übermittlung der Messwerte durch einen Sender

Ra|di|o|gen *nt* radioaktive Substanz

ra|di|o|gen *adj* von radioaktiver Herkunft

Ra|di|o|gold *nt* s.u. Goldseeds

Ra|di|o|gra|fie *f* →Radiographie

ra|di|o|gra|fisch *adj* →radiographisch

Ra|di|o|gramm *nt* Röntgenbild

Ra|di|o|gra|phie *f* Anfertigung von Röntgenbildern, Röntgen

ra|di|o|gra|phisch *adj* Radiographie betreffend, mittels Radiographie

ra|di|o|hu|me|ral *adj* Speiche/Radius und Oberarmknochen/Humerus betreffend oder verbindend; SYN: humeroradial

Ra|di|o|im|mun|e|lek|tro|pho|re|se *f* →Radioimmunoelektrophorese

Ra|di|o|im|mu|no|as|say *m* Untersuchungsmethode, die mit Hilfe von Antikörpern und radioaktivmarkierten Antigenen kleinste Substanzmengen erfasst

Ra|di|o|im|mu|no|e|lek|tro|pho|re|se *f* Immunelektrophorese mit radioaktivmarkierten Antigenen oder Antikörpern; SYN: Radioimmunelektrophorese

Ra|di|o|im|mu|no|sor|bent|test *m* radioimmunologischer Test mit auf einer Oberfläche aufgebrachten Antikörpern, die Antigen absorbieren

Ra|di|o|iod *nt* radioaktives Iod [^{131}I]; SYN: Radiojod

Ra|di|o|iod|the|ra|pie *f* Strahlentherapie von Schilddrüsentumoren oder ihren Metastasen durch Verbreichung von radioaktivem Iod [^{131}I]; SYN: Radiojodtherapie

Ra|di|o|i|so|top *nt* radioaktives Isotop*

Ra|di|o|i|so|to|pen|ne|phro|gra|fie *f* →Radioisotopennephrographie

Ra|di|o|i|so|to|pen|ne|phro|gra|phie *f* Messung von im Harn ausgeschiedenen Radioisotopen zur Diagnostik der Nierenfunktion; SYN: Nierensequenzszintigraphie, Radionephrographie

Ra|di|o|jod *nt* →Radioiod

Ra|di|o|jod|the|ra|pie *f* →Radioiodtherapie

Ra|di|o|ka|li|um *nt* radioaktives Kalium [^{40}K]

Ra|di|o|kal|zi|um *nt* radioaktives Kalziumisotop [^{45}Ca]

Ra|di|o|kar|bon *nt* radioaktives Kohlenstoffisotop [^{14}C]; SYN: RadioKohlenstoff

Ra|di|o|kar|di|o|gra|fie *f* →Radiokardiographie

Ra|di|o|kar|di|o|gramm *nt* bei der Radiokardiographie* erhaltene Aufnahme

Ra|di|o|kar|di|o|gra|phie *f* Kardiographie* unter Verwendung von Radionukliden*

ra|di|o|kar|pal *adj* Speiche/Radius und Handwurzel/Karpus betreffend oder verbindend

Ra|di|o|kar|pal|ge|lenk *nt* Gelenk zwischen Speiche/Radius und Handwurzel/Carpus; SYN: proximales Handgelenk, Articulatio radiocarpalis

Ra|di|o|koh|len|stoff *nt* radioaktives Kohlenstoffisotop [^{14}C]; SYN: Radiokarbon

Ra|di|o|lo|ge *m* Arzt für Radiologie*

Ra|di|o|lo|gie *f* Teilgebiet der Medizin, das sich mit der diagnostischen und therapeutischen Anwendung ionisierender Strahlung beshcäftigt; SYN: Strahlenkunde, Strahlenheilkunde

Ra|di|o|lo|gin *f* Ärztin für Radiologie*

ra|di|o|lo|gisch *adj* Radiologie betreffend

Ra|di|o|me|ter *nt* Strahlungsmesser

ra|di|o|mus|ku|lär *adj* Speiche/Radius und angrenzende Muskeln betreffend

Ra|di|o|na|tri|um *nt* radioaktives Natrium [^{22}Na oder ^{24}Na]

Ra|di|o|ne|kro|se *f* durch Strahleneinwirkung verursacht Nekrose*

Ra|di|o|ne|phro|gra|fie *f* →Radioisotopennephrographie

Ra|di|o|ne|phro|gra|phie *f* →Radioisotopennephrographie

Ra|di|o|neu|ri|tis *f, pl* **-ti|den** durch Einwirkung ionisierender Strahlung hervorgerufene Nervenentzündung; SYN: Strahlenneuritis

ra|di|o|neu|ri|tisch *adj* Radioneuritis betreffend, von ihr betroffen oder gekennzeichnet

Ra|di|o|nu|klid *nt* radioaktives Nuklid*

Ra|di|o|nu|klid|an|gi|o|gra|fie *f* →Radionuklidangiographie

Ra|di|o|nu|klid|an|gi|o|gra|phie *f* Angiographie* unter Verwendung von Radionukliden*

Ra|di|o|nu|klid|ven|tri|ku|lo|gra|fie *f* →Radionuklidventrikulographie

Ra|di|o|nu|klid|ven|tri|ku|lo|gra|phie *f* Szintigraphie* der Herzventrikel mit Radionukliden

Ra|di|o|os|te|o|ne|kro|se *f* nach Strahlentherapie auftretende Knochennekrose; SYN: Strahlungsosteonekrose, Strahlenosteonekrose, Osteoradionekrose

Ra|di|o|phar|ma|ka *pl* mit einem Radionuklid markierte Arzneimittel, die zur Diagnose und Therapie eingesetzt werden; SYN: Nuklearpharmaka

ra|di|o|phob *adj* Radiophobie betreffend, durch sie gekennzeichnet

Ra|di|o|pho|bie *f* krankhafte Angst vor Strahlen oder Strahung

Ra|di|o|phos|phor *nt* radioaktives Phosphor [^{32}P]

Ra|di|o|sko|pie *f* Röntgenuntersuchung, Röntgendurchleuchtung; SYN: Röntgenoskopie

ra|di|o|sko|pisch *adj* Radioskopie betreffend, mittels Röntgenuntersuchung

Ra|di|o|stron|ti|um *nt* radioaktives Strontium [^{90}Sr]

Ra|di|o|the|ra|pie *f* Bestrahlung, Strahlentherapie, Strahlenbehandlung, Radiation

ra|di|o|ul|nar *adj* Speiche/Radius und Elle/Ulna betreffend oder verbindend; SYN: ulnoradial

Ra|di|o|ul|nar|ge|lenk *nt* Gelenk zwischen Speiche/Radius und Elle/Ulna
distales Radioulnargelenk Drehgelenk zwischen unteren Ende von Speiche/Radius und Elle/Ulna; SYN: unteres Radioulnargelenk, Articulatio radioulnaris distalis
oberes Radioulnargelenk →proximales Radioulnargelenk
proximales Radioulnargelenk Drehgelenk zwischen oberem Ende von Speiche/Radius und Elle/Ulna; Teil des Ellenbogengelenks; SYN: oberes Radioulnargelenk, Articulatio radioulnaris proximalis
unteres Radioulnargelenk →distales Radioulnargelenk

Ra|di|o|zys|ti|tis *f, pl* **-ti|ti|den** meist durch therapeutische Bestrahlung, v.a. gynäkologischer Tumoren, hervorgerufene Harnblasenentzündung; SYN: Strahlenzystitis

ra|di|o|zys|ti|tisch *adj* Radiozystitis betreffend, von ihr betroffen oder gekennzeichnet

Ra|di|um *nt* beim Uranzerfall entstehendes radioaktives Erdalkalimetall

Ra|di|um|der|ma|ti|tis *f, pl* **-ti|ti|den** →Radiodermatitis

Ra|di|um|e|ma|na|ti|on *f* →Radon

Ra|di|us *m, pl* **Ra|dii, Ra|di|en** 1. Speiche 2. Halbmesser

Ra|di|us|a|pla|sie *f* einseitiges odere beidseitiges, vollständiges oder partielles Fehlen des Radius

Ra|di|us|frak|tur *f* Speichenbruch, Speichenfraktur

Ra|di|us|hy|po|pla|sie *f* angeborene Verkürzung und Verschmälerung der Speiche

Ra|di|us|pe|ri|ost|re|flex *m* →Radiusreflex

Ra|di|us|re|flex *m* durch Schlag auf die Seitenkante des unteren Radiusendes hervorgerufene Beugung des Unterarms im Ellenbogengelenk

Ra|dix *f, pl* **-di|ces** Wurzel
Radix anterior vordere, motorische Spinalnervenwurzel; SYN: Vorderwurzel, Radix motoria nervi spinalis
Radix clinica dentis klinische Zahnwurzel
Radices craniales nervi accessorii obere Akzessoriuswurzeln
Radix dentis Zahnwurzel, Wurzel
Radix inferior ansae cervicalis untere/vordere Wurzel der Ansa* cervicalis
Radix lateralis nervi mediani laterale Medianuswurzel
Radix lateralis tractus optici lateraler Ast des Tractus* opticus
Radix linguae Zungenwurzel
Radix medialis nervi mediani mediale Medianuswurzel
Radix medialis tractus optici medialer Ast des Tractus* opticus
Radix mesenterii Mesenterialwurzel, Gekrösewurzel
Radix motoria nervi spinalis →Radix anterior
Radix motoria nervi trigemini motorische Trigeminuswurzel
Radix nasi Nasenwurzel
Radix penis Peniswurzel
Radix pili Haarwurzel
Radix posterior hintere, sensible Spinalnervenwurzel; SYN: Hinterwurzel, Radix sensoria nervi spinalis
Radix pulmonis Lungenwurzel
Radix sensoria nervi spinalis →Radix posterior
Radix sensoria nervi trigemini sensible Trigeminuswurzel
Radices spinales nervi accessorii untere/spinale Akzessoriuswurzeln; SYN: Pars spinalis nervi accessorii
Radix superior ansae cervicalis obere/hintere Wurzel der Ansa* cervicalis
Radix unguis Nagelwurzel

Ra|don *nt* beim Uranzerfall entstehendes radioaktives Edelgas; SYN: Radiumemanation

Rad|spei|chen|kern *m* kreisrunder Kern mit speichenförmig angeordnetem Chromatin; SYN: Radspeichenstruktur

Rad|spei|chen|struk|tur *f* →Radspeichenkern

Raf|fi|no|se *f* aus Glukose, Galaktose und Fruktose bestehendes pflanzliches Trisaccharid; SYN: Melitose, Melitriose

Ra|go|zyt *m* →Rhagozyt

Ra|mi|ko|to|mie *f* operative Durchtrennung oder Teilentfernung grauer Verbindungsäste [Rami communicantes grisei] des Sympathikus; SYN: Ramisektion

Ra|mi|sek|ti|on *f* →Ramikotomie

Ramsay Hunt-Syndrom *nt* 1. schmerzhafte Gürtelrose* mit besonderer Beteiligung der Ohrmuschel, des äußeren Gehörgangs und des Innenohrs; kann zu Schwerhörigkeit oder Ertaubung führen; SYN: Genikulatumneuralgie, Neuralgia geniculata, Zoster oticus, Herpes zoster oticus 2. angeborene Degeneration des Nucleus dentatus mit Myoklonien* und Asynergie*; SYN: zerebellare myoklonische Dyssynergie, Hunt-Syndrom, Dyssynergia cerebellaris myoclonica

Ramstedt-Operation *f* Längsspaltung der verdickten Pylorusmuskulatur bei Pylorushypertrophie*; SYN: Weber-Ramstedt-Operation, Pyloromyotomie, Pylorotomie

Ra|mus *m* Ast, Zweig, Abzweigung
Ramus acetabularis arteriae circumflexae femoris medialis Azetabulumast der Arteria circumflexa femoris medialis
Ramus acetabularis arteriae obturatoriae Azetabulumast der Arteria obturatoria; SYN: Hüftkopfarterie, Arteria acetabuli
Ramus acromialis arteriae subscapularis Arteria subscapularis-Ast zum Akromion

Ramus acromialis arteriae thoracoacromialis Arteria thoracoacromialis-Ast zum Akromion

Rami ad pontem arteriae basilaris Brückenäste der Arteria basilaris; SYN: Brückenarterien, Arteriae pontis

Ramus anterior arteriae obturatoriae vorderer (End-)Ast der Arteria obturatoria

Ramus anterior arteriae recurrentis ulnaris vorderer Ast der Arteria recurrens ulnaris

Ramus anterior arteriae renalis vorderer Ast der Nierenarterie

Ramus anterior arteriae thyroideae superioris vorderer (Drüsen-)Ast der Arteria thyroidea superior

Rami anteriores nervorum cervicalium vordere/ventrale Äste der Halsnerven; SYN: Rami ventrales nervorum cervicalium

Rami anteriores nervorum lumbalium vordere/ventrale Äste der Lumbalnerven; SYN: Rami ventrales nervorum lumbalium

Rami anteriores nervorum sacralium vordere/ventrale Äste der Sakralnerven; SYN: Rami ventrales nervorum sacralium

Rami anteriores nervorum thoracicorum gemischte Bauchäste der thorakalen Spinalnerven, die die Interkostalmuskeln und die Haut der Rumpfwand versorgen; SYN: Zwischenrippennerven, Interkostalnerven, Nervi intercostales

Rami anteriores nervorum thoracicum vordere/ventrale Äste der Thorakalnerven; SYN: Rami ventrales nervorum thoracicum

Ramus anterior nervi coccygei vorderer/ventraler Ast des Nervus coccygeus; SYN: Ramus ventralis nervi coccygei

Ramus anterior nervorum spinalium vorderer Ast oder Bauchast der Spinalnerven; SYN: Ramus ventralis nervorum spinalium

Ramus ascendens aufsteigender Ast

Rami atriales arteriae coronariae dextrae Vorhofäste der Arteria coronaria dextra

Rami atriales arteriae coronariae sinistrae Vorhofäste der Arteria coronaria sinistra

Rami atrioventriculares arteriae coronariae dextrae Vorhof-Kammer-Äste der Arteria coronaria dextra

Rami atrioventriculares arteriae coronariae sinistrae Vorhof-Kammer-Äste der Arteria coronaria sinistra

Ramus auricularis Ohrmuschelast

Rami bronchiales aortae thoracicae Bronchialäste der Aorta thoracica; SYN: Bronchialarterien, Arteriae bronchiales

Rami bronchiales arteriae thoracicae internae Bronchialäste der Arteria thoracica interna

Rami bronchiales nervi vagi Vagusäste zum Lungenhilus

Rami buccales nervi facialis Wangenäste des Nervus* facialis

Rami calcanei laterales nervi suralis Außenknöcheläste des Nervus suralis

Rami calcanei mediales nervi tibialis Innenknöcheläste des Nervus tibialis

Rami capsularis Kapseläste der Nierenarterie; SYN: Arteriae capsulares, Arteriae perirenales

Rami cardiaci cervicales inferiores untere Vagusäste zum Plexus cardiacus

Rami cardiaci cervicales superiores obere Vagusäste zum Plexus cardiacus

Rami cardiaci thoracici nervi vagi thorakale Herzäste des Nervus vagus

Ramus carpalis dorsalis arteriae radialis dorsaler Handwurzelast der Arteria radialis

Ramus carpalis dorsalis arteriae ulnaris dorsaler Handwurzelast der Arteria ulnaris

Ramus carpalis palmaris arteriae radialis palmarer Handwurzelast der Arteria radialis

Ramus carpalis palmaris arteriae ulnaris palmarer Handwurzelast der Arteria ulnaris

Ramus cervicalis nervi facialis Halsast des Nervus facialis; SYN: Ramus colli nervi facialis

Ramus cochlearis Kochleaast der Arteria labyrinthina

Rami coeliaci Vagusäste zum Plexus* coeliacus

Ramus colli nervi facialis Halsast des Nervus facialis; SYN: Ramus cervicalis nervi facialis

Ramus communicans Verbindungsast

Ramus communicans albus weißer Verbindungsast zwischen Rückenmark und Grenzstrang

Ramus communicans griseus grauer Verbindungsast zwischen Grenzstrang und Spinalnerven

Rami communicantes nervorum spinalium Verbindungsäste der Spinalnerven zum Grenzstrang

Ramus coni arteriosi arteriae coronariae dextrae Arteria coronaria dextra-Ast zum Conus arteriosus

Ramus coni arteriosi arteriae coronariae sinistrae Arteria coronaria sinistra-Ast zum Conus arteriosus

Ramus cutaneus Hautast

Ramus cutaneus anterior vorderer Hautast der Interkostalnerven

Ramus cutaneus anterior nervi iliohypogastrici vorderer Hautast des Nervus iliohypogastricus

Ramus cutaneus lateralis seitlicher Hautast der Interkostalnerven

Ramus cutaneus lateralis nervi iliohypogastrici seitlicher Hautast des Nervus iliohypogastricus

Rami dentales arteriae alveolaris inferio-

R

ris Zahnäste der Arteria alveolaris inferioris
Rami dentales arteriae alveolaris superioris posterioris Zahnäste der oberen hinteren Alveolararterie
Rami dentales arteriarum alveolarium superiorum anteriorum Zahnäste der oberen vorderen Alveolararterien
Rami dentales inferiores Zahnwurzeläste des Plexus dentalis inferior
Rami dentales superiores Zahnwurzeläste des Plexus dentalis superior
Ramus descendens absteigender Ast
Ramus dexter arteriae hepaticae Arteria hepatica-Ast zum rechten Leberlappen
Ramus digastricus nervi facialis Nervus facialis-Ast zum hinteren Digastrikusbauch
Rami dorsales linguae arteriae lingualis Zungenrückenarterien
Rami dorsales nervorum cervicalium hintere Äste/Rückenäste der Zervikalnerven; SYN: Rami posteriores nervorum cervicalium
Rami dorsales nervorum lumbalium hintere Äste/Rückenäste der Lendennerven; SYN: Rami posteriores nervorum lumbalium
Rami dorsales nervorum sacralium hintere Äste/Rückenäste der Sakralnerven; SYN: Rami posteriores nervorum sacralium
Rami dorsales nervorum thoracicorum hintere Äste/Rückenäste der Thorakalnerven; SYN: Rami posteriores nervorum thoracicorum
Ramus dorsalis hinterer Ast, Rückenast
Ramus dorsalis nervi coccygei hinterer Ast des Nervus coccygeus; SYN: Ramus posterior nervi coccygei
Ramus dorsalis nervi ulnaris dorsaler (Haupt-)Ast des Nervus ulnaris
Ramus dorsalis nervorum spinalium hinterer Ast oder Rückenast der Spinalnerven; SYN: Ramus posterior nervorum spinalium
Rami duodenales Duodenumäste
Rami epididymales arteriae testicularis Nebenhodenäste der Arteria testicularis
Ramus externus nervi laryngei superioris äußerer Ast des Nervus laryngeus superior
Ramus femoralis nervi genitofemoralis Femoralast des Nervus* genitofemoralis; SYN: Nervus lumboinguinalis
Ramus frontalis arteriae meningeae mediae Stirnast/vorderer Endast der Arteria meningea media
Ramus frontalis arteriae temporalis superficialis Stirnast der Arteria temporalis superficialis
Ramus frontalis nervi frontalis Stirnast des Nervus* frontalis
Rami gastricae Magenäste
Rami gastricae arteriae gastroomentalis dextrae Magenäste der Arteria gastroomentalis dextra
Rami gastricae arteriae gastroomentalis sinistrae Magenäste der Arteria gastroomentalis sinistra
Rami gastrici anteriores trunci vagalis anterioris vordere Magenäste des Nervus* vagus
Rami gastrici posteriores trunci vagalis posterioris hintere Magenäste des Nervus* vagus
Ramus genitalis nervi genitofemoralis Genitalast des Nervus genitofemoralis; SYN: Nervus spermaticus externus
Rami gingivales inferiores Zahnfleischäste des Plexus dentalis inferior
Rami gingivales nervi mentalis Zahnfleischäste des Nervus mentalis
Rami gingivales superiores Zahnfleischäste des Plexus dentalis superior
Rami glandulares arteriae facialis Arteria facialis-Äste zur Glandula* submandibularis
Rami glandulares arteriae thyroideae inferioris Arteria thyroidea inferior-Äste zu Schilddrüse und Nebenschilddrüse
Rami glandulares arteriae thyroideae superioris Drüsenäste der Arteria thyroidea superior
Rami hepatici trunci vagalis anterioris Leberäste des Nervus* vagus
Ramus ilealis arteriae ileocolicae Ileumast der Arteria ileocolica
Ramus iliacus arteriae iliolumbalis Beckenkammast der Arteria iliolumbalis
Ramus inferior arteriae gluteae superioris unterer Ast der Arteria glutea superior
Rami inferiores nervi transversi colli untere Äste des Nervus transversus colli
Ramus inferior nervi oculomotorii unterer Okulomotoriusast
Ramus inferior ossis pubis unterer Schambeinast
Rami inguinales arteriae femoralis Arteria femoralis-Äste zur Leistenregion
Rami interganglionares Verbindungsäste der Grenzstrangganglien
Ramus internus nervi laryngei superioris innerer Ast des Nervus laryngeus superior
Ramus interventricularis anterior arteriae coronariae sinistrae Ast der Arteria coronaria sinistra im Sulcus interventricularis anterior; SYN: vordere Interventrikulararterie
Ramus interventricularis posterior arteriae coronariae dextrae Ast der Arteria coronaria dextra im Sulcus interventricularis posterior; SYN: hintere Interventrikulararterie
Rami labiales anteriores arteriae femoralis Schamlippenäste der Arteria femoralis
Rami labiales inferiores nervi mentalis Unterlippenäste des Nervus mentalis

R

Rami labiales posteriores arteriae pudendae internae Schamlippenäste der Arteria pudenda interna
Rami labiales superiores nervi infraorbitalis Oberlippenäste des Nervus infraorbitalis
Rami lienales arteriae splenicae Milzäste der Milzarterie; SYN: Rami splenici arteriae splenicae
Rami linguales nervi glossopharyngei Zungenäste des Nervus glossopharyngeus
Rami linguales nervi hypoglossi Zungenäste des Nervus hypoglossus
Rami linguales nervi lingualis Zungenäste des Nervus lingualis
Ramus lingualis nervi facialis Zungenast des Nervus facialis
Rami malleolares laterales arteriae fibularis Außenknöcheläste der Arteria fibularis
Rami malleolares mediales arteriae tibialis posterioris Innenknöcheläste der Arteria tibialis posterior
Rami mammarii laterales arteriae thoracicae laterales Brust(drüsen)-Äste der Arteria thoracica lateralis
Rami mammarii mediales arteriae thoracicae internae Brust(drüsen)-Äste der Arteria thoracica interna
Ramus mandibulae aufsteigender hinterer Teil des Unterkiefers; SYN: Unterkieferast
Ramus medialis nervi supraorbitalis medialer Ast des Nervus supraorbitalis
Rami mediastinales arteriae thoracicae internae Mediastinumäste der Arteria thoracica interna
Rami mediastinales partis thoraciae aortae Mediastinumäste der Aorta thoracica
Rami meningei arteriae vertebralis Hirnhautäste der Arteria vertebralis
Ramus meningeus Hirnhautast, Meningealast
Ramus meningeus arteriae occipitalis Hirnhautast der Arteria occipitalis
Ramus meningeus nervi mandibularis Hirnhautast des Nervus mandibularis
Ramus meningeus nervi maxillaris Hirnhautast des Nervus maxillaris
Ramus meningeus nervi spinalis Spinalnervenast zur Rückenmarkshaut
Ramus meningeus nervi vagi Hirnhautast des Nervus vagus
Rami mentales nervi mentalis Kinnäste des Nervus mentalis
Ramus mentalis arteriae alveolaris inferioris Kinnschlagader; SYN: Ramus mentalis arteriae alveolaris inferioris
Rami musculares arteriae vertebralis Muskeläste der Arteria vertebralis
Rami musculares nervi accessorii Muskeläste des Nervus accessorius
Rami musculares nervi axillaris Muskeläste des Nervus axillaris
Rami musculares nervi femoralis Muskeläste des Nervus femoralis
Rami musculares nervi fibularis profundi Muskeläste des Nervus peroneus profundus; SYN: Rami musculares nervi peronei profundi
Rami musculares nervi fibularis superficialis Muskeläste des Nervus peroneus superficialis; SYN: Rami musculares nervi peronei superficialis
Rami musculares nervi iliohypogastrici Muskeläste des Nervus iliohypogastricus
Rami musculares nervi intercostalis Muskeläste der Interkostalnerven
Rami musculares nervi ischiadici Muskeläste des Nervus ischiadicus
Rami musculares nervi mediani Muskeläste des Nervus medianus
Rami musculares nervi musculocutanei Muskeläste des Nervus musculocotaneus
Rami musculares nervi obturatorii Muskeläste des Nervus obturatorius
Rami musculares nervi radialis Muskeläste des Nervus radialis
Rami musculares nervi tibialis Muskeläste des Nervus tibialis
Rami musculares nervi ulnaris Muskeläste des Nervus ulnaris
Ramus muscularis Muskelast
Rami nasales externi nervi infraorbitalis (äußere) Nasenflügeläste des Nervus infraorbitalis
Rami nasales interni nervi infraorbitalis (innere) Nasenäste des Nervus infraorbitalis
Ramus nodi atrioventricularis arteriae coronariae dextrae Ast der rechten Kranzarterie zum Nodus atrioventricularis
Ramus nodi atrioventricularis arteriae coronariae sinistrae Ast der linken Kranzarterie zum Nodus atrioventricularis
Ramus nodi sinuatrialis arteriae coronariae dextrae Ast der rechten Kranzarterie zum Sinusknoten
Ramus nodi sinuatrialis arteriae coronariae sinistrae Ast der linken Kranzarterie zum Sinusknoten
Rami occipitales arteriae occipitalis Hinterhauptsäste der Arteria occipitalis
Ramus occipitalis arteriae auricularis posterioris Hinterhauptsast der Arteria auricularis posterior
Rami oesophageales arteriae gastricae sinistrae Ösophagusäste der Arteria gastrica sinistra
Rami oesophageales arteriae thyroideae inferioris Ösophagusäste der Arteria thyroidea inferior
Rami oesophageales nervi laryngei recurrentis Ösophagusäste des Nervus laryngeus recurrens
Rami oesophageales partis thoracicae aortae Ösophagusäste der Brustaorta

Rami omentales arteriae gastroomentalis dextrae Netzbeuteläste der Arteria gastroomentalis dextra
Rami omentales arteriae gastroomentalis sinistrae Netzbeuteläste der Arteria gastroomentalis sinistra
Ramus orbitalis arteriae meningeae mediae Orbitaast der Arteria meningea media
Ramus ossis ischii Sitzbeinast
Ramus ossis pubis Schambeinast
Ramus ovaricus arteriae uterinae Eierstockast der Arteria uterina
Ramus palmaris nervi mediani Hohlhandast des Nervus medianus
Ramus palmaris nervi ulnaris Hohlhandast des Nervus ulnaris
Ramus palmaris profundus arteriae ulnaris tiefer Hohlhandast der Arteria ulnaris
Ramus palmaris superficialis arteriae radialis oberflächlicher palmarer Handwurzelast der Arteria radialis
Rami palpebrales nervi infratrochlearis Augenlidäste des Nervus infratrochlearis
Rami pancreatici arteriae lienalis Pankreasäste der Milzarterie
Ramus parietalis arteriae meningeae mediae Scheitelast der Arteria meningea media
Ramus parietalis arteriae occipitalis medialis Scheitellappenast der Arteria occipitalis medialis
Rami parotidei nervi auriculotemporalis Parotisäste des Nervus auriculotemporalis
Rami parotidei venae facialis Parotisäste zur Vena facialis
Ramus parotideus arteriae auricularis posterioris Parotisast der Arteria auricularis posterior
Ramus parotideus arteriae temporalis superficialis Parotisast der Arteria temporalis superficialis
Ramus perforans arteriae fibularis Perforansast der Arteria fibularis
Rami perforantes arteriae thoracicae internae Perforansäste der Arteria thoracica interna
Rami perforantes arteriarum metacarpalium palmarium Perforansäste der palmaren Metakarpalarterien
Rami perforantes arteriarum metatarsalium plantarium Perforansäste der plantaren Metatarsalarterien
Rami pericardiaci aortae thoracicae Herzbeuteläste der Aorta thoracica
Ramus pericardiacus nervi phrenici Herzbeutelast des Nervus phrenicus
Rami perineales nervi cutanei femoris posterioris Dammäste des Nervus cutaneus femoris posterior
Ramus petrosus arteriae meningeae mediae Felsenbeinast der Arteria meningea media
Rami pharyngeales arteriae thyroideae inferioris Pharynxäste der Arteria thyroidea inferior
Rami pharyngeales arteriae thyroideae superioris Pharynxäste der Arteria thyroidea superior
Rami pharyngeales nervi glossopharyngei Pharynxäste des Nervus glossopharyngeus; SYN: Rami pharyngei nervi glossopharyngei
Rami pharyngei nervi glossopharyngei →Rami pharyngeales nervi glossopharyngei
Ramus pharyngeus nervi vagi Pharynxast des Nervus vagus
Ramus posterior hinterer/dorsaler Ast
Rami posteriores nervorum cervicalium hintere Äste/Rückenäste der Zervikalnerven; SYN: Rami dorsales nervorum cervicalium
Rami posteriores nervorum lumbalium hintere Äste/Rückenäste der Lendennerven; SYN: Rami dorsales nervorum lumbalium
Rami posteriores nervorum sacralium hintere Äste/Rückenäste der Sakralnerven; SYN: Rami dorsales nervorum sacralium
Rami posteriores nervorum thoracicorum hintere Äste/Rückenäste der Thorakalnerven; SYN: Rami dorsales nervorum thoracicorum
Ramus posterior nervi coccygei hinterer Ast des Nervus coccygeus
Ramus posterior nervorum spinalium hinterer Ast oder Rückenast der Spinalnerven; SYN: Ramus dorsalis nervorum spinalium
Ramus profundus tiefer Ast
Ramus profundus nervi radialis tiefer Radialisast
Ramus profundus nervi ulnaris tiefer Ulnarisast
Ramus pubicus arteriae epigastricae inferioris Schambeinast der Arteria epigastrica inferior
Ramus pubicus arteriae obturatoriae Schambeinast der Arteria obturatoria
Rami pulmonales Lungenfasern des autonomen Nervensystems
Rami radiculares arteriae vertebralis Rückenäste der Arteria vertebralis
Rami renales nervi vagi Vagusäste zum Plexus renalis
Ramus renalis nervi splanchnici minoris Nierenast des Nervus splanchnicus minor
Ramus sinister arteriae hepaticae Arteria hepatica propria-Ast zum linken Leberlappen
Ramus sinus carotici nervi glossopharyngei Ast des Nervus glossopharyngeus zum Sinus caroticus; SYN: Karotissinusnerv, Hering-Blutdruckzügler
Ramus sinus cavernosi Karotis interna-

Ast zum Sinus cavernosus

Rami spinales arteriae cervicalis ascendentis Rückenmarksäste der Arteria cervicalis ascendens

Rami spinales arteriae intercostalis supremae Rückenmarksäste der Arteria intercostalis suprema

Rami spinales arteriae vertebralis Rückenäste der Arteria vertebralis

Ramus spinalis Rückenmarksast

Ramus spinalis arteriae iliolumbalis Wirbelkanalast der Arteria iliolumbalis

Ramus spinalis arteriae subcostalis Rückenmarksast der Arteria subcostalis

Ramus spinalis arteriarum intercostalium posteriorum Rückenmarksast der hinteren Interkostalarterien

Ramus spinalis arteriarum lumbalium Rückenmarksast der Lumbalarterien

Rami splenici arteriae splenicae Milzäste der Milzarterie; SYN: Rami lienales arteriae splenicae

Ramus superficialis arteriae transversae colli oberflächliche Halsarterie; SYN: Arteria cervicalis superficialis

Ramus superficialis nervi radialis oberflächlicher Radialisast

Ramus superficialis nervi ulnaris oberflächlicher Ulnarisast

Ramus superior nervi oculomotorii oberer Okulomotoriusast

Ramus superior ossis pubis oberer Schambeinast

Rami temporales nervi faciales Schläfenäste des Nervus facialis

Ramus tentorius nervi ophthalmici Tentoriumast des Nervus ophthalmicus

Rami thymici arteriae thoracicae internae Thymusäste der Arteria thoracica interna

Rami tonsillares nervi glossopharyngei Tonsillenäste des Nervus glossopharyngeus

Ramus tonsillaris arteriae facialis Gaumenmandelast der Arteria facialis

Rami tracheales arteriae thoracicae internae Luftröhrenäste der Arteria thoracica interna

Rami tracheales arteriae thyroideae inferioris Luftröhrenäste der Arteria thyroidea inferior

Rami tracheales nervi laryngei recurrentis Luftröhrenäste des Nervus laryngealis recurrens

Rami tubarii arteriae ovaricae Eileiteräste der Arteria ovarica

Ramus tubarius arteriae uterinae Eileiterast der Arteria uterina

Ramus superficialis oberflächlicher Ast

Rami ureterici arteriae ductus deferentis Harnleiteräste der Arteria ductus deferentis

Rami ureterici arteriae ovaricae Harnleiteräste der Arteria ovarica

Rami ureterici arteriae renalis Harnleiteräste der Arteria renalis

Rami ureterici arteriae testicularis Harnleiteräste der Arteria testicularis

Rami vaginales arteriae rectalis mediae Vaginaäste der Arteria rectalis media

Rami vaginales arteriae uterinae Vaginaäste der Arteria uterina

Rami ventrales nervorum cervicalium vordere/ventrale Äste der Halsnerven; SYN: Rami anteriores nervorum cervicalium

Rami ventrales nervorum lumbalium vordere/ventrale Äste der Lumbalnerven; SYN: Rami anteriores nervorum lumbalium

Rami ventrales nervorum sacralium vordere/ventrale Äste der Sakralnerven; SYN: Rami anteriores nervorum sacralium

Rami ventrales nervorum thoracicum vordere/ventrale Äste der Thorakalnerven; SYN: Rami anteriores nervorum thoracicum

Ramus ventralis vorderer/ventraler Ast

Ramus ventralis nervi coccygei vorderer/ventraler Ast des Nervus coccygeus; SYN: Ramus anterior nervi coccygei

Ramus ventralis nervorum spinalium vorderer Ast oder Bauchast der Spinalnerven; SYN: Ramus anterior nervorum spinalium

Ramus-interventricularis-anterior-Stenose *f* Stenose* des Ramus interventricularis anterior der linken Koronararterie; SYN: RIVA-Stenose

Rand|ke|ra|ti|tis *f, pl* **-ti|ti|den** ätiologisch inhomogene Keratitis* mit Ulzeration der Hornhautränder; SYN: Keratitis marginalis

Ran|do|mi|sie|ren *nt* →Randomisierung

Ran|do|mi|sie|rung *f* Zufallszuteilung von Probanden zu verschiedenen Gruppen, z.B. Behandlungsgruppe, Kontrollgruppe; SYN: Randomisieren

Ran|ken|an|eu|rys|ma *nt* rankenförmiges Aneurysma*; SYN: Aneurysma racemosum

Ran|ken|an|gi|om *nt* rankenförmiges Angiom; SYN: Angioma racemosum

R-Antigen *nt* bei Rauformen von Bakterien vorkommendes Antigen; SYN: Rauhantigen, Rauantigen

Ra|nu|la *f* zystische Geschwulst des Ausführungsganges der Unterzungendrüse

Ranvier-Schnürringe *pl* zirkuläre Einschnürungen der Markscheide der Nervenfasern

Ra|phe *f* Naht, Verwachsungsnaht; SYN: Rhaphe

Raphe palati mediane, längsverlaufende Schleimhautleiste über der Verwachsungslinie der beiden Gaumenfortsätze; SYN: Gaumenleiste

Raphe penis pigmentierter Hautstreifen an der Penisunterseite; SYN: Penisnaht, Penisraphe

Raphe perinei pigmentierter Hautstreifen am Damm; SYN: Perinealraphe, Perinealnaht

Raphe pharyngis medianer Sehnenstreifen der Rachenhinterwand

Raphe scroti pigmentierter Hautstreifen in der Mitte des Skrotums; SYN: Skrotalnaht, Skrotalraphe

Rap|tus *m* Entzückung, Verzückung, Begeisterung; Begeisterungstaumel, Ekstase

Ra|re|fac|tio *f, pl* **-ti|o|nes** →Rarefizierung

Ra|re|fi|ca|tio *f, pl* **-ti|o|nes** →Rarefizierung

Ra|re|fi|zie|rung *f* Ausdünnung, Gewebeschwund; SYN: Rarefactio, Rareficatio

Rash *nt* Vorexanthem, flüchtiger Ausschlag

Ras|pa|to|ri|um *nt* Knochenschaber

Ras|sel|ge|räu|sche *pl* über der Lunge auskultierbare Geräusche, die ihren Ursprung in den Bronchien haben; SYN: Rasseln, Rhonchi

feuchte Rasselgeräusche durch Sekretansammlung in den Bronchien verursachte Rasselgeräusche; je nach der Art unterscheidet man **großblasige, mittelblasige** und **kleinblasige Rasselgeräusche**; nach dem Klangcharakter unterteilt man in **klingende** [ohrnah, hochfrequent] oder **nicht-klingende Rasselgeräusche** [ohrfern, tieffrequent]

trockene Rasselgeräusche v.a. bei der Ausatmung hörbares Giemen, Pfeifen, Schnurren und Brummen; SYN: Rhonchi sibilantes et sonori

Ras|seln *nt* →Rasselgeräusche

Ras|ter|e|lek|tro|nen|mi|kro|skop *nt* Elektronenmikroskop*, bei dem die Probe von oben mit einem Elektronenstrahl abgetastet wird, dadurch entsteht eine große Plastizität der Bilder; SYN: Elektronenrastermikroskop

Ras|ter|ver|schie|bungs|an|gi|o|ky|mo|gra|fie *f* →Rasterverschiebungsangiokymographie

Ras|ter|ver|schie|bungs|an|gi|o|ky|mo|gra|phie *f* kymographische Darstellung der Strömungsverhältnisse in den Arterien; SYN: Angiokymographie

Rathbun-Syndrom *nt* durch einen angeborenen Mangel an alkalischer Phosphatase* verursachte Störung des Kalzium- und Phosphatstoffwechsels; SYN: Hypophosphatasie, Phosphatmangelrachitis

Rathke-Tasche *f* embryonale Hypophysenanlage im Dach der Mundbucht

Ra|ti|o|na|li|sie|rung *f* Abwehrmechanismus, bei dem eine logisch-vernünftige Erklärung für unrationale Handlungen oder Emotionen gegeben wird

Rat|ten|band|wurm *m* weltweit verbreiteter Dünndarmparasit von Nagetieren und Menschen; SYN: Mäusebandwurm, Hymenolepis diminuta

Rat|ten|biss|fie|ber I *nt* durch Nagerbisse [Ratten, Mäuse] übertragene Infektionskrankheit durch **Spirillum minus**; meist subakuter Verlauf mit Polyarthritis* und Lymphknotenschwellung; SYN: Rattenbisskrankheit, Sodoku

Rattenbissfieber II *nt* durch Rattenbisse oder verdorbene Lebensmittel übertragene Infektionskrankheit durch **Streptobacillus moniliformis**; verläuft hochfieberhaft mit Befall mehrerer Gelenke; SYN: Rattenbisskrankheit, atypisches Rattenbissfieber, Haverhill-Fieber, Bakterienrattenbissfieber, Streptobazillenrattenbissfieber, Erythema arthriticum epidemicum

Rattenbissfieber, atypisches *nt* →Rattenbissfieber II

Rat|ten|biss|krank|heit *nt* **1.** →Rattenbissfieber I **2.** →Rattenbissfieber II

Rat|ten|fleck|fie|ber *nt* durch Flöhe [Pestfloh, Katzenfloh] übertragenes Fleckfieber durch **Rickettsia typhi**; SYN: endemisches/murines Fleckfieber, Flohfleckfieber

Rat|ten|floh *m* Ektoparasit bei Ratten; Überträger des Pestbakteriums Yersinia* pestis; SYN: Pestfloh, Xenopsylla cheopis, Pulex cheopsis

Rat|ten|lun|gen|wurm *m* Erreger der Angiostrongylose*; SYN: Angiostrongylus cantonensis

Rau|an|ti|gen *nt* →R-Antigen

Raub|wan|zen *pl* →Reduviidae

Rau|form *f* →Rauhform

Rauh|an|ti|gen *nt* →R-Antigen

Rauh|form *f* Bakterienstamm, der Kolonien mit rauer Oberfläche bildet; SYN: R-Form, R-Stamm, Rauform

Raum *m* Spatium*

extrazellulärer Raum Gesamtheit der Extrazellulärflüssigkeit enthaltenden Räume des Körpers; SYN: Extrazellularraum

intrazellulärer Raum Raum innerhalb der Zelle; Gesamtheit der intrazellulären Räume; SYN: Intrazellularraum

peripharyngealer Raum Bindegewebsraum um den Rachen

perisinusoidaler Raum Raum zwischen den Leberepithelzellen und der Wand der intralobulären Kapillaren; SYN: Disse-Raum

Raum|do|sis *f, pl* **-sen** die gesamte, auf das Volumen des Zielbereiches übertragene Energiedosis* bei einer Bestrahlung; SYN: Integraldosis, Volumendosis

Raum|i|so|me|rie *f* →Stereoisomerie

Rau|pen|der|ma|ti|tis *f, pl* **-ti|ti|den** durch verschiedene Lepidopteren-Larven hervorgerufene toxische Kontaktdermatitis*; SYN: Raupenhaardermatitis

Rau|pen|haar|der|ma|ti|tis *f, pl* **-ti|ti|den** →Raupendermatitis

Rau|pen|haar|kon|junk|ti|vi|tis *f, pl* **-ti|den** durch Haare verschiedener Lepidopteren [**Brombeerspinner, Prozessionsspinner**] hervorgerufene, mit Knötchenbildung einhergehende, toxische Bindehautentzündung; SYN: Raupenkonjunktivitis, Conjunctivitis nodosa, Ophthalmia nodosa

Rau|pen|kon|junk|ti|vi|tis *f, pl* **-ti|den** →Raupenhaarkonjunktivitis

Rausch *m* durch Rauschmittel hervorgerufener Zustand mit positiver Veränderung von Erleben und Gefühlen

Rausch|mit|tel *nt* natürliche oder künstlich hergestellte Substanz, die einen Rauschzustand hervorrufen kann

Rau|ten|gru|be *f* rautenförmiger Boden des IV. Ventrikels; SYN: Fossa rhomboidea

Rau|ten|hirn *nt* →Rhombencephalon

Rau|ten|zun|ge *f* ätiologisch unklare Anomalie mit rautenförmigem, rotem Schleimhautbezirk des Zungenrückens; SYN: Glossitis mediana rhombica, Glossitis rhombica mediana

Raynaud-Krankheit *f* idiopathische, anfallsweise Gefäßkrämpfe und dadurch bedingte Durchblutungsstörungen an Händen und Füßen; SYN: echte/essentielle/primäre Raynaud-Krankheit

sekundäre Raynaud-Krankheit →Raynaud-Syndrom

Raynaud-Syndrom *nt* durch andere Erkrankungen [progressive Sklerodermie*, Kälteagglutininkrankheit, Presslufthammerkrankheit] verursachte anfallsweise Gefäßkrämpfe; SYN: sekundäre Raynaud-Krankheit

RA-Zelle *f* →Rhagozyt

Ra|ze|mat *nt* →Racemat

Re-, re- *präf.* Wortelement mit der Bedeutung "zurück/rückläufig/wieder/wiederholt"

Re|ab|sorp|ti|on *f* →Resorption

Re|a|gens *nt, pl* **-en|zi|en** Stoff, der in einer chemischem Reaktion mit einem anderen Stoff reagiert; SYN: Reagenz

Re|a|genz *nt* →Reagens

Re|a|gi|bi|li|tät *f* Reaktionsfähigkeit

Re|a|gin *nt* veraltet für IgE-Antikörper

Re|ak|ti|on *f* **1.** Rückwirkung, Gegenwirkung **2.** (*chem.*) Umsetzung zweier oder mehrerer Reaktionspartner unter Bildung neuer Endprodukte **3.** (*physiolog.*) Antwort von Zellen, Geweben und Organen auf chemische oder physikalische Reize

anamnestische Reaktion beschleunigte und vermehrte Antikörperbildung bei wiederholtem Antigenkontakt; SYN: Sekundärantwort, Booster-Effekt, Erinnerungsreaktion

anaphylaktische Reaktion Allergie* nach wiederholter Antigeninjektion; kann zur Ausbildung eines **allergischen** oder **anaphylaktischen Schocks** mit akuter Lebensgefahr führen; SYN: Anaphylaxie

anaphylaktoide Reaktion mit den Symptomen einer Anaphylaxie verlaufende Reaktion

anaplerotische Reaktion (*chem.*) Reaktion, deren Endprodukt als Ausgangs- oder Zwischenprodukt in einer anderen Reaktion verbraucht wird; SYN: Auffüllungsreaktion

depressive Reaktion durch äußere Ereignisse ausgelöste Depression, die nach Verschwinden der Ursache wieder abklingt; SYN: psychogene Depression, psychoreaktive Depression, motivierte Depression, reaktive Depression

hysterische Reaktion primär durch Konversionssymptome [Schmerzen, Lähmung, Sprechstörungen, Schwerhörigkeit, Sehstörungen] gekennzeichnete Neurose; SYN: Konversionsreaktion, Konversionsneurose, Konversionshysterie, hysterische Neurose

immunologische Reaktion Reaktion des Körpers auf ein eingedrungenes Antigen; SYN: Immunantwort, Immunreaktion

konditionierte Reaktion s.u. Konditionierung

leukämische Reaktion →leukämoide Reaktion

leukämoide Reaktion extreme Leukozytose* mit einer Erhöhung der Leukozytenzahl auf Werte über 20.000/μl und starker Linksverschiebung*; SYN: leukämische Reaktion, Pseudoleukämie, Hyperleukozytose

obsessiv-kompulsive Reaktion Neurose*, die von Zwangserscheinungen [Zwangsgedanken, Zwangshandlungen, Zwangsimpulsen] beherrscht wird; SYN: Zwangskrankheit, Zwangsneurose, Anankasmus, anankastisches Syndrom

parallergische Reaktion →Parallergie

pseudoallergische Reaktion Unverträglichkeitsreaktion, die nicht auf einer Immunreaktion beruht; SYN: Pseudoallergie

re|ak|tiv *adj* rückwirkend, gegenwirkend; empfänglich

Re|ak|ti|vie|rung *f* Wiederherstellung einer Funktion oder einer Reaktionsbereitschaft

Real-time-Technik *f* Ultraschalltechnik, bei der Vorgänge direkt am Monitor beobachtet werden können; SYN: Echt-Zeit-Verfahren, Real-time-Verfahren

Real-time-Verfahren *nt* →Real-time-Technik

Re|a|nas|to|mo|sie|rung *f* operative Wiedervereinigung getrennter Hohlorgane, Gefäße oder Nerven

Re|a|ni|ma|ti|on *f* Gesamtheit aller Maßnahmen zur Wiederherstellung einen ausreichenden Kreislauf- und Atemfunktion nach Herz-Kreislauf- und/oder Atemstillstand; SYN: Wiederbelebung, Resuszitation

kardiale Reanimation Wiederbelebung bei Herzstillstand; SYN: Herzwiederbelebung

kardiopulmonale Reanimation Wiederbelebung bei Herz-Kreislauf-Stillstand*; SYN: Herz-Lungen-Wiederbelebung, kardiorespiratorische Reanimation

kardiorespiratorische Reanimation →kardiopulmonale Reanimation

respiratorische Reanimation Wiederbelebung bei Atemstillstand; SYN: Lungenwiederbelebung

Re|bound|phä|no|men *nt* bei Kleinhirnerkrankungen auftretende, überschießende Rückbewegung nach plötzlicher Aufhebung eines entgegengerichteten Widerstandes; SYN: Holmes-Phänomen, Holmes-Stewart-Phänomen, Rückstossphänomen, Rückschlagphänomen

Re|ces|sus *m, pl* **-sus** Ausbuchtung, Höhlung, Vertiefung, Nische

Recessus anterior membranae tympanicae vordere Schleimhauttasche des Trommelfells, vordere Trommelfelltasche

Recessus cochlearis Ausbuchtung der Vorhofwand am Eingang in die Schnecke

Recessus costodiaphragmaticus Spaltraum zwischen Pleura costalis und Pleura diaphragmatica; SYN: Kostodiaphragmalsinus, Kostodiaphragmalspalte, Sinus phrenicocostalis, Recessus costodiaphragmaticus

Recessus costomediastinalis Spaltraum zwischen Pleura costalis und Pleura mediastinalis; SYN: Kostomediastinalsinus, Kostomediastinalspalte

Recessus duodenalis inferior untere Bauchfelltasche an der Flexura* duodenojejunalis

Recessus duodenalis superior obere Bauchfelltasche an der Flexura* duodenojejunalis; SYN: Treitz-Grube

Recessus ellipticus flache Vertiefung der medialen Vorhofwand für den Utriculus

Recessus epitympanicus kuppelartige Ausbuchtung an der Decke der Paukenhöhle; SYN: Kuppelraum, Attikus, Epitympanum

Recessus hepatorenalis Bauchfelltasche zwischen Leber und rechter Niere

Recessus ileocaecalis inferior Bauchfelltasche unterhalb der Ileumeinmündung in das Zäkum

Recessus ileocaecalis superior Bauchfelltasche oberhalb der Ileumeinmündung in das Zäkum

Recessus inferior bursae omentalis untere Bucht des Netzbeutels

Recessus infundibularis/infundibuli trichterförmige Ausbuchtung des Bodens des III. Ventrikels in den Hypophysenstiel

Recessus intersigmoideus Bauchfelltasche auf der linken Seiten der Mesosigmawurzel

Recessus lateralis ventriculi quarti seitliche Ausstülpung des IV. Ventrikels

Recessus lienalis Ausbuchtung des Netzbeutels zu Milzhilus; SYN: Recessus splenicus

Recessus membranae tympanicae Trommelfelltaschen

Recessus opticus Ausbuchtung des Bodens des III. Ventrikels über der Sehnervenkreuzung

Recessus paraduodenalis Bauchfelltasche hinter der Plica paraduodenalis

Recessus pharyngeus seitliche Ausbuchtung des Nasenrauchenraums hinter der Tubenmündung; SYN: Rosenmüller-Grube

Recessus phrenicomediastinalis Spaltraum zwischen Pleura diaphragmatica und Pleura mediastinalis; SYN: Phrenikomediastinalsinus, Phrenikomediastinalspalte

Recessus pinealis Ausbuchtung des III. Ventrikels in das Corpus* pineale

Recessus piriformis Schleimhautbucht zu beiden Seiten des Kehlkopfeingangs

Recessus pleurales Ausbuchtungen der Pleurahöhle*, die sich bei maximaler Einatmung öffnen; SYN: Pleurasinus, Pleurabuchten

Recessus posterior membranae tympanicae hintere Schleimhauttasche des Trommelfells, hintere Trommelfelltasche

Recessus retrocaecalis Bauchfelltasche hinter dem Blinddarm/Zäkum; SYN: Retrozäkalgrube

Recessus retroduodenalis Bauchfelltasche hinter dem Zwölffingerdarm/Duodenum

Recessus sphericus Vertiefung der Vorhofwand für den Sacculus* vestibuli

Recessus splenicus →Recessus lienalis

Recessus subhepaticus Bauchfelltasche zwischen Leber und Querkolon

Recessus subphrenicus Bauchfelltasche zwischen Zwerchfell und Leber

Recessus subpopliteus mit dem Kniegelenk kommunizierender Schleimbeutel unter dem Musculus popliteus

Recessus superior obere Trommelfelltasche; SYN: Prussak-Raum

Recessus superior bursae omentalis obere Bucht des Netzbeutels

Recessus suprapinealis Ausbuchtung des III. Ventrikels über dem Corpus* pineale

Re|chen|un|fä|hig|keit *f* Akalkulie

Rechts|herz *nt* rechte Herzkammer, rechter Ventrikel

Rechts|herz|di|la|ta|ti|on *f* Erweiterung der rechten Herzkammer als Zeichen einer Rechtsherzinsuffizienz*; SYN: rechtsventrikuläre Dilatation

Rechts|herz|er|wei|te|rung *f* →Rechtsherzdilatation

Rechts|herz|hy|per|tro|phie *f* Arbeitshypertrophie der rechten Herzkammermuskulatur bei chronischer Überbelastung; SYN: rechtsventrikuläre Hypertrophie, Rechtshypertrophie

Rechts|herz|in|suf|fi|zi|enz *f* Unfähigkeit der rechten Herzkammer das Blut in ausreichender Menge in den Lungenkreislauf zu pumpen; führt zu Rückstau des Blutes in den venösen Kreislauf; SYN: Rechtsinsuffizienz

Rechts|herz|ka|the|ter *m* s.u. Herzkatheterisierung

Rechts|hy|per|tro|phie *f* →Rechtsherzhypertrophie

Rechts|in|suf|fi|zi|enz *f* →Rechtsherzinsuffizienz

Rechts-Links-Shunt *m* Übertritt von Blut aus dem venösen System in das arterielle System, z.B. bei Ostium-secundum-Defekt

Rechts|me|di|zin *f* Teilgebiet der Medizin, das sich mit allen Rechtsfragen befasst, die die Medizin berühren; SYN: Gerichtsmedizin, forensische Medizin

Rechts|schen|kel|block *m* Verzögerung der Erregungsausbreitung im rechten Tawara*-Schenkel

Rechts|ver|schie|bung *f* Vermehrung der reifen Zellformen im Blutbild

Recklinghausen-Appelbaum-Krankheit *f* autosomal-rezessiv vererbte Eisenspeicherkrankheit*, die erst relativ spät in Erscheinung tritt [Männer nach dem 30. Jahr, Frauen nach der Menopause]; SYN: von Recklinghausen-Appelbaum-Krankheit, idiopathische Hämochromatose

Recklinghausen-Krankheit *f* **1.** autosomal-dominante, neuroektodermale Systemerkrankung mit zahlreichen schmerzhaften Neurofibromen und Pigmentflecken; Gefahr der sarkomatösen Entartung der Neurofibrome; SYN: von Recklinghausen-Krankheit, Neurofibromatosis generalisata **2.** Knochendystrophie mit Zystenbildung durch eine Störung des Calcium-Phosphat-Stoffwechsels im Rahmen eines primären Hyperparathyreoidismus*; SYN: Engel-Recklinghausen-Syndrom, Engel-von Recklinghausen-Syndrom, von Recklinghausen-Krankheit, Osteodystrophia fibrosa cystica generalisata, Ostitis fibrosa cystica, Ostitis fibrosa cystica generalisata

Recto-, **recto-** *präf.* Wortelement mit der Bedeutung "Mastdarm/Enddarm/Rektum"

Rec|tum *nt* →Rektum

Red-, **red-** *präf.* →Re-

Re|de|sucht *f* bei verschiedenen Psychosen auftretender ungehemmter Redefluss; SYN: Polyphrasie, Zungendelirium, Logorrhö

Re|dia *f* →Redie

Re|die *f* dritte Larvengeneration von Trematoden; SYN: Redia, Stablarve

Re|dox|po|ten|ti|al *nt* Maß für das Oxidations- und Reduktionsvermögen eines Redoxsystem

Re|dox|re|ak|ti|on *f* chemische Reaktion, bei der eine Substanz oxidiert und eine andere Substanz reduziert wird; SYN: Oxidation-Reduktion, Oxidations-Reduktions-Reaktion

Re|dox|sys|tem *nt* aus einem Oxidationsmittel und einem Reduktionsmittel bestehendes reversibles Reaktionssystem

Re|dres|se|ment *nt* manuelle Korrektur von Gelenk- oder Gliedmaßenfehlstellungen und Fixation durch feste Verbände

Re|duk|ta|se *f* Enzym, das eine Reduktion katalysiert

Re|duk|ti|on *f* chemische Reaktion, bei der Wasserstoff in eine Verbindung eingeführt oder Sauerstoff entzogen wird

Re|duk|tions|diät *f* Diät zur Gewichtsabnahme

Re|duk|tions|plas|tik *f* plastische Operation zur Verkleinerung eines Organs oder Körperteils

Re|duk|ti|ons|tei|lung *f* in zwei Schritten ablaufende Zellteilung, die zu einer Reduktion der Chromosomenzahl auf 23 führt; SYN: Reifeteilung, Meiosis, Meiose

Re|dup|li|ka|ti|on *f* Verdopplung, Verdoppelung, Vervielfältigung

identische Reduplikation Selbstvermehrung durch identische Verdoppelung; SYN: Autoreduplikation

re|dup|li|zie|rend *adj* verdoppelnd

Re|du|vi|i|dae *pl* in Süd- und Mittelamerika vorkommende geflügelte Wanzen, die zum Teil als blutsaugende Parasiten Krankheiten übertragen; SYN: Schreitwanzen, Raubwanzen, Reduviiden

Re|du|vi|iden *pl* →Reduviidae

re|du|zi|bel *adj* reduzierbar

Re|fer|ti|li|sie|rung *f* Wiederherstellung der Zeugungsfähigkeit bzw. Empfängnisfähigkeit

re|flek|tie|rend *adj* zurückstrahlend, zurückwerfend, (wieder)spiegelnd

re|flek|tiert *adj* (*Licht*) zurückgeworfen, gespiegelt

Re|flek|tor *m* konkaver Beleuchtungsspiegel; SYN: Reflektorspiegel

re|flek|to|risch *adj* Reflex(e) betreffend, durch einen Reflex bedingt

Re|flex *m* automatische Reaktion des Körpers auf einen Reiz

angeborener Reflex →unbedingter Reflex

bedingter Reflex durch Konditionierung* ausgelöster Reflex

erworbener Reflex →bedingter Reflex

heterozeptiver Reflex →polysynaptischer Reflex

monosynaptischer Reflex Reflex, bei dem Reizort und Erfolgsorgan identisch sind; SYN: Muskeleigenreflex, Eigenreflex, propriozeptiver Reflex

okulokardialer Reflex Druck auf den Augapfel führt zu Bradykardie, Hautblässe und Brechreiz; SYN: Aschner-Dagnigni-Bulbusreflex, Bulbusdruckreflex, Aschner-Versuch, Aschner-Dagnini-Versuch, Bulbusdruckversuch

polysynaptischer Reflex Reflex, bei dem Reizort und Erfolgsorgan nicht identisch sind; SYN: heterozeptiver Reflex, Fremdreflex

propriozeptiver Reflex →monosynaptischer Reflex

unbedingter Reflex natürlicher Reflex, der ohne vorhergehende Konditionierung* auftritt; SYN: angeborener Reflex

Re|flex|e|pi|lep|sie *f* durch sensible oder sensorische Reize ausgelöste Epilepsie*
Re|fle|xi|on *f* (*Licht, Hitze*) Zurückstrahlen, Zurückwerfen
Re|flex|krampf, saltatorischer *m* bei verschiedenen neurologischen Erkrankungen auftretende hüpfend-tanzende Bewegungen durch Muskelkrämpfe beim Auftreten; SYN: Bamberger-Krankheit
re|fle|xo|gen *adj* Reflexe auslösend, eine Reflexaktion verstärkend
Re|flex|tod *m* durch einen Reflex ausgelöster Tod, z.B. beim Schlag auf den Karotissinus
Re|flux *m* Zurückfließen, Rückfluss
duodenogastraler Reflux Rückfluss von Dünndarminhalt in den Magensaft
gastroösophagealer Reflux Rückfluss von Magensaft in die Speiseröhre
vesikorenaler Reflux Rückfluss von Harn aus der Harnblase in den Harnleiter und das Nierenbecken
vesikoureteraler Reflux Rückfluss von Harn aus der Harnblase in den Harnleiter
Re|flux|gas|tri|tis *f, pl* **-ti|den** chronisch-atrophische Entzündung der Magenschleimhaut bei Rückfluss von Duodenalsaft in den Magen
Re|flux|ö|so|pha|gi|tis *f, pl* **-ti|den** Entzündung des distalen Ösophagus durch Reflux* von Magensaft in die Speiseröhre; SYN: chronisch peptische Ösophagitis
Re|flux|plas|tik *f* plastische Operation zur Beseitigung eines Refluxes
re|frak|tär *adj* **1.** (reiz-)unempfindlich **2.** (*Krankheit*) hartnäckig; widerstandsfähig, nicht auf eine Therapie ansprechend
Re|frak|tär|pe|ri|o|de *f* →Refraktärphase
Re|frak|tär|pha|se *f* auf eine Depolarisation folgende Phase, in der ein Gewebe/Nerv nicht [**absolute Refraktärphase**] oder nur schwer [**relative Refraktärphase**] erregbar ist; SYN: Refraktärstadium, Refraktärperiode
Re|frak|tär|sta|di|um *nt* →Refraktärphase
Re|frak|ti|on *f* (Licht, Wellen) Brechung; Brechkraft des Auges
Re|frak|tions|a|no|ma|lie *f* Abweichung von der normalen Brechkraft des Auges; SYN: Refraktionsfehler, Brechungsfehler
Re|frak|tions|feh|ler *m* →Refraktionsanomalie
Re|frak|ti|ons|leh|re *f* Lehre von der Lichtbrechung; SYN: Brechungslehre, Dioptrik
Re|frak|ti|ons|mes|ser *m* Gerät zur Messung der Brechkraft der Augen; SYN: Dioptometer, Optometer
Re|frak|ti|ons|mes|sung *f* Bestimmung der Brechkraft der Augen; SYN: Dioptometrie, Optometrie
Re|frak|ti|ons|oph|thal|mo|skop *nt* Ophthalmoskop* zur Bestimmung der Augenrefraktion
re|frak|tiv *adj* Refraktion betreffend, brechend
Re|frak|to|me|ter *m* Gerät zur Bestimmung des Brechungsindex oder der Brechkraft
Re|fri|ge|ra|tio *f, pl* **-ti|o|nes** (Ab-)Kühlung
Refsum-Syndrom *nt* autosomal-rezessive Lipidstoffwechselstörung; führt zu zerebellarer Ataxie, Knochenanomalien und Schwerhörigkeit; SYN: Heredopathia atactica polyneuritiformis
Re|gel|biss *m* normaler Schlussbiss der Zahnreihen; SYN: Eugnathie, Neutrogenie, Neutralbiss
Re|gen|bo|gen|far|ben|se|hen *nt* für den akuten Glaukomanfall typisches Sehen von Farbringen um Lichtquellen; SYN: Iridopsie, Regenbogensehen
Re|gen|bo|gen|haut *f* →Iris
Re|gen|bo|gen|haut|ent|zün|dung *f* →Iritis
Re|gen|bo|gen|se|hen *nt* →Regenbogenfarbensehen
Re|ge|ne|ra|ti|on *f* Neubildung, Erneuerung
Re|ge|ne|ra|ti|ons|schicht *f* Basalschicht der Epidermis*, von der die Hautzellen nach außen wachsen; SYN: Stratum germinativum epidermidis
re|ge|ne|ra|tiv *adj* Regeneration betreffend, regenerationsfähig, sich regenerierend, sich erneuernd
Re|gio *f, pl* **-gi|o|nes** Region, Körpergegend
Regiones abdominales Bauchwandfelder, Bauchwandregionen
Regio analis Analgegend, Analregion
Regio antebrachialis Unterarmfläche, Unterarmregion
Regio antebrachialis anterior Unterarmvorderfläche, Unterarmvorderseite, vordere Unterarmfläche
Regio antebrachialis posterior Unterarmhinterfläche, Unterarmhinterseite, hintere Unterarmfläche
Regio antebrachialis radialis Radialseite des Unterarms
Regio antebrachialis ulnaris Ulnarseite des Unterarms
Regio axillaris Achselgegend, Achselregion
Regio brachialis Oberarmregion, Oberarmfläche
Regio brachialis anterior Oberarmvorderfläche, Oberarmvorderseite, vordere Oberarmregion
Regio brachialis posterior Oberarmhinterfläche, Oberarmhinterseite, hintere Oberarmregion
Regio buccalis Wangengegend, Wangenregion
Regio calcanea Ferse, Fersenregion; SYN: Calx
Regiones capitis Kopfregionen
Regio carpalis Handwurzel, Handwurzelgegend, Handwurzelregion
Regio carpalis anterior Vorder-/Beugeseite der Handwurzel
Regio carpalis posterior Rück-/Streckseite der Handwurzel
Regiones cervicales Halsregionen
Regio cervicalis anterior vorderes Hals-

R

dreieck; SYN: Trigonum cervicale anterius
Regio cervicalis lateralis hinteres Halsdreieck; SYN: Trigonum cervicale posterius
Regio cervicalis posterior Nackengegend, Nacken; SYN: Regio nuchalis
Regio clavicularis Schlüsselbeinregion
Regiones corporis Körperregionen
Regio cruralis Unterschenkel, Unterschenkelregion
Regio cruralis anterior Unterschenkelvorderseite
Regio cruralis posterior Unterschenkelrückseite
Regio cubitalis Ellenbogengegend, Ellenbogenregion
Regio cubitalis anterior vordere Ellenbogenregion
Regio cubitalis posterior hintere Ellenbogenregion
Regio deltoidea Deltoidgegend, Deltoidregion
Regiones dorsales Rückenfelder, Rückenregionen
Regio dorsalis pedis Fußrücken
Regio epigastrica Oberbauch, Oberbauchgegend; SYN: Epigastrium
Regiones faciales Gesichtsregionen
Regio femoralis Oberschenkelregion
Regio femoralis anterior Oberschenkelvorderfläche, Oberschenkelvorderseite
Regio femoralis posterior Oberschenkelrückfläche, Oberschenkelrückseite
Regio frontalis Stirngegend, Frontalregion
Regio genus anterior Knievorderseite
Regio genus posterior Knierückseite
Regio glutealis Gesäßgegend, Gesäßregion
Regio hypochondriaca unter dem Rippenbogen liegender Teil des Oberbauchs; SYN: Hypochondrium
Regio infraorbitalis Infraorbitalregion
Regio infrascapularis Unterschulterblattregion
Regio inguinalis Leiste, Leistengegend, Leistenregion; SYN: Inguen
Regio labialis inferior Unterlippenregion
Regio labialis superior Oberlippenregion
Regio lateralis dextra rechte Seiten-/Lateralregion der Bauchwand
Regio lateralis sinistra linke Seiten-/Lateralregion der Bauchwand
Regio lumbalis Lende, Lendengegend, Lendenregion
Regio mammaria Mammaregion
Regio mentalis Kinngegend, Kinnregion
Regio nasalis Nasengegend, Nasenregion
Regio nuchalis →Regio cervicalis posterior
Regio occipitalis Hinterhauptsgegend, Okzipitalregion
Regio olfactoria tunicae mucosae nasi Riechschleimhaut der Nase
Regio oralis Mundgegend, Mundregion
Regio orbitalis Orbitaregion
Regio palpebralis inferior Unterlidregion
Regio palpebralis superior Oberlidregion
Regio parietalis Parietalregion, Scheitelregion
Regio pectoralis Pektoralisgegend, Pektoralisregion
Regio perinealis Körperregion zwischen Steißbein und äußeren Genitalien; SYN: Dammregion, Dammgegend
Regio plantaris Fußsohle; SYN: Planta pedis
Regio presternalis Brustbeingegend, Brustbeinregion
Regio pubica Scham, Schambeinregion; SYN: Pubes, Hypogastrium
Regio sacralis Kreuzbeinregion, Kreuzbeingegend
Regio scapularis Schulterblattregion, Schulterblattgegend
Regio supraorbitalis Supraorbitalregion
Regio suralis Wade, Wadenregion; SYN: Sura
Regio talocruralis anterior vordere Knöchelregion
Regio talocruralis posterior hintere Knöchelregion
Regio temporalis Schläfenregion, Temporalregion
Regio umbilicalis Nabelregion, Nabelgegend
Regio urogenitalis Urogenitalgegend, Urogenitalregion
Regio vertebralis Wirbelsäulengegend, Wirbelsäulenregion, Vertebralregion
Regio zygomatica Jochbeingegend, Jochbeinregion

Re|gi|o|nal|an|äs|the|sie *f* lokale Schmerzausschaltung durch eine Blockierung der Schmerzrezeptoren oder der Erregungsleitung in den Nervenfasern; SYN: Lokalanästhesie, örtliche Betäubung

Re|gres|si|on *f* Rückbildung, Rückentwicklung, rückläufige Entwicklung
kaudale Regression Fehlbildungssyndrom mit Unterentwicklung von unterer Wirbelsäule und Becken, kombiniert mit anderen Fehlbildungen [Darm, Herz]; SYN: sakrokokzygeale Agenesie, Syndrom der kaudalen Regression, Symptom der kaudalen Regression

re|gres|siv *adj* sich zurückbildend, sich zurückentwickelnd; SYN: retrogressiv

Re|gur|gi|ta|ti|on *f* **1.** Rückströmen, Rückstau von Blut bei Klappeninsuffizienz **2.** Reflux, Rückströmen von Speisebrei aus dem Magen in die Mundhöhle

Re|ha|bi|li|tand *m* Person, die in einer Rehabilitation ist

Re|ha|bi|li|ta|ti|on *f* Maßnahmen zur Verhinderung, Linderung oder Beseitigung chronischer Leiden und zur Wiedereingliederung im Berufs- und Privatleben

Rei|be|ge|räusch *nt* durch das Reiben zweier seröser Häute verursachte Geräusch, z.B. Pleurareiben

Reichel-Syndrom *nt* Chondromatose* mit

R

multiplen gestielten Knorpelknoten; führt zu Ergussbildung und Bildung freier Gelenkkörper; SYN: Henderson-Jones-Syndrom, polytope Gelenkchondromatose

Reilfelteillung *f* in zwei Schritten ablaufende Zellteilung, die zu einer Reduktion der Chromosomenzahl auf 23 führt; SYN: Reduktionsteilung, Meiosis, Meiose

Reilfelzeilchen des Neugeborenen *pl* körperliche Entwicklungsmerkmale des Neugeborenen, die eine Bestimmung des Gestationsalter ermöglichen; beurteilt werden u.a. Körperlänge, Gewicht, Lanugohaare, Fingernägel, Nasen- und Ohrmuschelknorpel

Reil-Furchen *pl* →Beau-Reil-Querfurchen

Relimlplanltaltilon *f* Wiedereinpflanzung von Gewebe oder Organen

reinlerlbig *adj* homozygot

Relinlfarkt *m* jeder auf den ersten Myokardinfarkt* folgende Infarkt

Relinlfekt *m* erneute Infektion mit einem Erreger nach Abheilung der Erstinfektion; SYN: Reinfektion

apikaler Reinfekt im Rahmen einer lokalisierten hämatogenen Streuung einer Lungentuberkulose* auftretender Befall der Lungenspitzen; SYN: Lungenspitzentuberkulose, Spitzentuberkulose

Relinlfeklltilon *f* →Reinfekt

Reinlinlfekltilon *f* Infektion mit nur einem Erreger; SYN: Monoinfektion

Reinlkulltur *f* Kultur eines Bakterienstammes

Reilseldilarlrhö *f, pl* **-rhölen** meist durch kontaminierte Lebensmittel und Wasser übertragene Durchfallerkrankung durch verschiedenste Bakterien [Escherichia coli, Salmonellen, Shigellen], die Reisende in südliche Länder befällt; SYN: Turista, Montezumas Rache

Reilselkranklheit *f* Oberbegriff für durch Reizung des Vestibularapparats ausgelöste Erkrankungen; typisch sind Schwindel, Schweißausbrüche, Übelkeit, Erbrechen, Hypotonie und Kopfschmerzen; SYN: Bewegungskrankheit, Kinetose

Reislfeldlfielber *nt* akut fieberhafte Leptospirose* mit oder ohne Gelbsucht; tritt hauptsächlich in Südostasien auf; SYN: Bataviafieber, Reisfeldleptospirose, Leptospirosis bataviae

Reislfeldllepltolspilrolse *f* →Reisfeldfieber

Reislkörlper *pl* →Reiskörperchen

Reislkörlperlchen *pl* von den Synovialzotten gebildete Firbrinkörperchen in Gelenken und Sehnenscheiden; SYN: Reiskörper, Corpora oryzoidea

Reissner-Membran *f* dünne Haut zwischen Schneckengang und Scala* vestibuli; SYN: Membrana vestibularis, Paries vestibularis ductus cochlearis

Reislwaslserlstühlle *pl* typische Stühle bei Cholera*

Reilterlknolchen *m* →Reitknochen

Reiter-Krankheit *f* →Reiter-Syndrom

Reiter-Syndrom *nt* durch die Trias Arthritis*, Urethritis* und Konjunktivitis* gekennzeichnete, reaktiv entzündliche Systemerkrankung, die wahrscheinlich durch Bakterien (Chlamydien) hervorgerufen wird; SYN: Morbus Reiter, Reiter-Krankheit, Fiessinger-Leroy-Reiter-Syndrom, venerische Arthritis, Okulourethrosynovitis, urethro-okulo-synoviales Syndrom

Reitlholsenlanläslthelsie *f* durch Läsion der Cauda* equina oder der Rückenmarksegmente S_3–S_5 ausgelöster Sensibilitätsausfall im Anogenitalbereich und der Innenseite des Oberschenkels

Reitlknolchen *m* durch Verkalkung von Hämatomen verursachte Muskelverhärtung im Adduktorenbereich beim Reitern; SYN: Reiterknochen

Reizlbilldungslstölrunlgen *pl* Störung der normalen Reizbildung im Herzmuskelgewebe

Reizlblalse *f* unspezifische Bezeichnung für einen Reizzustand der Blase, der Symptome einer akuten Entzüngungen zeigt, ohne entsprechende histologische Veränderungen

Reizlkollon *nt* durch ein Reihe von Faktoren [postinfektös, allergisch, psychogen] hervorgerufene Stuhlregulationsstörung; klinisch auffällig sind krampfartige Leibschmerzen, Durchfälle (meist abwechselnd mit Verstopfung), Völlegefühl und Blähungen; SYN: irritables Kolon, spastisches Kolon, Kolonneurose, Colon irritabile, Colon spasticum

Reizlleiltungslstölrunlgen *f* Störungen der normalen Reizleitung im Herzmuskelgewebe

Reizlleiltungslsysltem *nt* spezifisches Gewebe der Herzmuskulatur, in dem die Erregung entsteht und auf die anderen Teile des Herzmuskels übertragen wird; SYN: Erregungsleitungssystem

Reizlmalgen *m* funktionelle Magenbeschwerden, die die Symptome eines Magengeschwürs zeigen

Reizlpelriltolniltis *f, pl* **-tilden** aseptische, durch chemisch-physikalische Schädigung hervorgerufene Bauchfellentzündung

Reizlpollylglolbullie *f* reaktive Polyglobulie*, z.B. bei Aufenthalt in großer Höhe

Reizlschwellle *f* minimale Stärke eines Reizes zur Auslösung einer Reizantwort

Reljekltilon *f* **1.** Abstoßung, Abstoßungsreaktion **2.** Ablehnung, Zurückweisung

Relkallzilfilkaltilon *f* →Rekalzifizierung

Relkallzilfilzielrung *f* Wiederherstellung des normalen Kalziumgehaltes eines Gewebes; SYN: Rekalzifikation

Relkallzilfilzielrungslzeit *f* Gerinnungstest, bei dem die Zeit bis zur Gerinnung nach Zusatz von Kalziumionen gemessen wird

Relkalnallilsaltilon *f* Wiederherstellung der

Durchgängigkeit eines Gefäßes; SYN: Rekanalisierung

Re|ka|na|li|sie|rung *f* →Rekanalisation

Re|kli|na|ti|on *f* Zurückbiegen, Rückwärtsbiegen

Re|kom|bi|na|ti|on *f* Umlagerung von Genmaterial während der Zellteilung

re|kon|sti|tu|iert *adj* wieder hergestellt

Re|kon|sti|tu|ti|on *f* Wiederherstellung, Neubildung

Re|kon|struk|ti|on *f* Wiederaufbau, Wiederherstellung; rekonstruktive Chirurgie

re|kon|struk|tiv *adj* (*Operation*) wiederaufbauend

Re|kon|va|les|zent *m* Genesende

re|kon|va|les|zent *adj* Genesung betreffend, genesend

Re|kon|va|les|zen|ten|se|rum *nt, pl* **-se|ren** während der Rekonvaleszenzphase gewonnenes Serum, das wegen des Antikörpergehaltes zur passiven Immunisierung verwendet werden kann

Re|kon|va|les|zenz *f* Genesung (von einer Krankheit/Operation usw.)

re|kru|des|zent *adj* sich wieder verschlimmernd

Re|kru|des|zenz *f* Wiederverschlimmerung

Rekt-, rekt- *präf.* →Rekto-

rek|tal *adj* Mastdarm/Rektum betreffend, zum Rektum gehörend, im Rektum befindlich, durch den Mastdarm

Rek|tal|fis|tel *f* vom Rektum ausgehende Fistel, die in andere Organen mündet [**innere Rektalfistel**] oder nach außen führt [**äußere Rektalfistel**]; SYN: Mastdarmfistel, Fistula rectalis

Rek|tal|tem|pe|ra|tur *f* die im Rektum gemessene Körpertemperatur

Rek|ti|tis *f, pl* **-ti|ti|den** Entzündung der Mastdarmschleimhaut oder Mastdarmwand; SYN: Rektumentzündung, Mastdarmentzündung, Proktitis, Proctitis

rek|ti|tisch *adj* Mastdarmentzündung/Rektitis betreffend, von ihr betroffen oder gekennzeichnet; SYN: proktitisch

Rekto-, rekto- *präf.* Wortelement mit der Bedeutung "Mastdarm/Enddarm/Rektum"

rek|to|ab|do|mi|nal *adj* Rektum und Bauch/Abdomen betreffend

rek|to|kok|zy|ge|al *adj* Rektum und Steißbein/Os coccygis betreffend oder verbindend

Rek|to|ko|li|tis *f, pl* **-ti|den** Entzündung von Mastdarm und Dickdarm/Kolon; SYN: Proktokolitis, Koloproktitis

rek|to|ko|li|tisch *adj* Rektokolitis betreffend, von ihr betroffen oder gekennzeichnet; SYN: koloproktitisch, proktokolitisch

rek|to|pe|ri|ne|al *adj* Rektum und Damm/Perineum betreffend

Rek|to|pe|xie *f* operative Fixierung des Rektums

rek|to|sig|mo|i|dal *adj* Rektum und Sigma betreffend oder verbindend, Rektosigmoid betreffend

Rek|to|sig|mo|i|dek|to|mie *f* operative Entfernung/Resektion von Sigma und Rektum

Rek|to|sig|mo|i|de|o|skop *nt* →Rektosigmoidoskop

Rek|to|sig|mo|i|de|o|sko|pie *f* →Rektosigmoidoskopie

Rek|to|sig|mo|i|do|skop *nt* flexibles Endoskop* für die Proktosigmoidoskopie*; SYN: Proktosigmoideoskop, Proktosigmoidoskop, Rektosigmoideoskop

Rek|to|sig|mo|i|do|sko|pie *f* endoskopische Untersuchung von Mastdarm und Sigmoid; SYN: Proktosigmoideoskopie, Proktosigmoidoskopie, Rektosigmoideoskopie

Rek|to|skop *nt* starres Endoskop* für die Rektoskopie*; SYN: Proktoskop

Rek|to|sko|pie *f* endoskopische Untersuchung des Mastdarms/Rektum; SYN: Mastdarmspiegelung, Proktoskopie

Rek|to|sto|mie *f* Anlegen einer äußeren Rektumfistel; SYN: Proktostomie

Rek|to|to|mie *f* Rektuminzision, Rektumschnitt

rek|to|u|re|thral *adj* Rektum und Harnröhre/Urethra betreffend

Rek|to|u|re|thral|fis|tel *f* innere Mastdarmfistel mit Mündung in die Harnröhre; SYN: Mastdarm-Harnröhren-Fistel, Fistula rectourethralis

rek|to|u|te|rin *adj* Rektum und Gebärmutter/Uterus betreffend oder verbindend; SYN: uterorektal

rek|to|va|gi|nal *adj* Rektum und Scheide/Vagina betreffend oder verbindend

Rek|to|va|gi|nal|fis|tel *f* innere Mastdarmfistel mit Mündung in die Scheide; SYN: Fistula rectovaginalis, Mastdarm-Scheiden-Fistel

rek|to|ve|si|kal *adj* Rektum und Harnblase/Vesica urinaria betreffend oder verbindend; SYN: vesikorektal

Rek|to|ve|si|kal|fis|tel *f* innere Mastdarmfistel mit Mündung in die Blase; SYN: Mastdarm-Blasen-Fistel, Fistula rectovesicalis

Rek|to|ves|ti|bu|lär|fis|tel *f* innere Mastdarmfistel mit Mündung in den Scheidenvorhof; SYN: Mastdarm-Scheidenvorhof-Fistel, Fistula rectovestibularis

rek|to|vul|var *adj* →rektovulvär

rek|to|vul|vär *adj* Rektum und Scham/Vulva betreffend oder verbindend; SYN: rektovulvar, vulvorektal

Rek|to|zel|e *f* **1.** Vorfall der vorderen Mastdarmwand bei Schwäche des Septum* rectovaginale; SYN: Proktozele **2.** sich in das Rektum vorwölbender Dammbruch; SYN: Proktozele, Mastdarmbruch, Hernia rectalis

Rek|tum *nt* letzter Abschnitt des Dickdarms vor dem After; SYN: Enddarm, Mastdarm, Rectum, Intestinum rectum

Rek|tum|a|tre|sie *f* angeborener Mastdarmverschluss mit Fehlen der Verbindung zum After; SYN: Mastdarmatresie, Atresia recti

Rek|tum|bla|se *f* künstliche Harnausleitung durch das Rektum; die Stuhlentleerung erfolgt über einen künstlichen Darmausgang

Rek|tum|blu|tung *f* Blutung aus dem After; SYN: rektale Blutung, Mastdarmblutung

Rek|tum|kar|zi|nom *nt* Kolonkarzinom* im Rektum; SYN: Mastdarmkarzinom

Rek|tum|ent|zün|dung *f* →Proktitis

Rek|tum|po|lyp *m* von der Rektumschleimhaut ausgehender Polyp; kann u.U. durch den After nach außen treten

Rek|tum|pro|laps *m* meist bei Frauen auftretender Vorfall der Mastdarmwand durch den After; SYN: Mastdarmprolaps, Mastdarmvorfall, Rektumvorfall, Prolapsus recti

Rek|tum|re|sek|ti|on *f* Teilentfernung des Rektums

Rek|tum|ste|no|se *f* angeborene [Analatresie*] oder erworbene Einengung des Afters; SYN: Mastdarmstenose, Proktostenose, Anusstenose

Rek|tum|vor|fall *m* →Rektumprolaps

Rektum-Vulva-Fistel *f* Rektum und Vulva verbindende Fistel; SYN: rektovulväre Fistel

Rek|tus|di|as|ta|se *f* Auseinanderweichen der beiden Musculi rectus abdominis, z.B. in der Schwangerschaft oder als angeborene Anomalie

Rek|tus|schei|de *f* von den Aponeurosen der Bauchmuskeln gebildete Scheide des Musculus rectus abdominis; SYN: Vagina musculi recti abdominis

Re|kur|rens *nt, pl* **-en|zi|en** →Nervus laryngeus recurrens

Re|kur|rens|fie|ber *nt* →Rückfallfieber

Re|kur|rens|pa|ra|ly|se *f* →Rekurrensparese

Re|kur|rens|pa|re|se *f* Lähmung des Nervus* laryngeus recurrens mit Stimmbandlähmung und Heiserkeit; SYN: Rekurrenslähmung, Rekurrensparalyse

re|kur|rent *adj* (regelmäßig oder ständig) wiederkehrend, sich wiederholend

Re|laps *m* Rückfall

Re|la|xans *nt, pl* **-xan|zi|en** entspannungsförderndes Mittel

re|la|xie|rend *adj* entspannend; (*Muskel*) erschlaffend

Re|la|xin *nt* im Schwangerschaftsgelbkörper gebildetes Hormon, das zur Auflockerung des Bindegewebes vor der Geburt führt

Release-inhibiting-Faktor *m* im Hypothalamus gebildetes Hormon, das die Bildung und/oder Freisetzung von Hypophysenvorderlappenhormonen hemmt; SYN: Inhibiting-Faktor, Inhibiting-Hormon

Re|lea|sing|fak|tor *m* im Hypothalamus gebildetes Hormon, das die Freisetzung eines anderen Hormons bewirkt; SYN: Releasinghormon

Re|lea|sing|hor|mon *nt* →Releasingfaktor

Re|li|a|bi|li|tät *f* Zuverlässigkeit, Verlässlichkeit

Rem *nt* [roentgen equivalent man] veraltete Einheit der Äquivalentdosis; durch Sievert* ersetzt

Remak-Fasern *pl* nicht von einer Myelinscheide* umgebene Nervenfasern; SYN: marklose Fasern, marklose Nervenfasern

Remak-Ganglien *pl* →Remak-Haufen

Remak-Haufen *pl* Ganglienzellhaufen des Nervus* vagus im Vorhofseptum; SYN: Bidder-Haufen, Bidder-Remak-Ganglien, Bidder-Ganglien, Remak-Ganglien

re|ma|nent *adj* zurückbleibend, übrig, restlich

Re|me|di|um *nt, pl* **-dia, -di|en** (Heil-)Mittel, Arzneimittel, Arznei

Re|mi|ne|ra|li|sa|ti|on *f* Wiedereinlagerung von Mineralien nach vorhergehender Demineralisierung

Re|mis|si|on *f* vorübergehende Besserung

komplette Remission vorübergehendes Verschwinden aller Symptome und Krankheitszeichen eines malignen Tumors unter Therapie; SYN: Vollremission

partielle Remission deutliche Besserung des Allgemeinbefindens ohne Normalisierung aller Parameter; SYN: Teilremission

re|mit|tie|rend *adj* (vorübergehend) nachlassend, abklingend, in Remission gehend

REM-Schlaf *m* Schlafphase mit raschen, ruckartigen Augenbewegungen; SYN: Traumschlaf, paradoxer/desynchronisierter Schlaf

Ren *m* paariges, im Retroperitonealraum liegendes Organ, das eine Zentralrolle bei der Ausscheidung von Stoffwechselprodukten und bei der Konstanthaltung des Wasser- und Elektrolythaushaltes spielt; SYN: Niere

Ren arcuatus angeborene Nierenfehlbildung mit hufeisenförmiger Verschmelzungsniere; SYN: Hufeisenniere

Ren elongatus längliche Verschmelzungsniere; SYN: Langniere

Ren informis klumpenförmige, angeborene Verschmelzungsniere; SYN: Klumpenniere, Kuchenniere

Ren migrans →Ren mobilis

Ren mobilis abnorm bewegliche Niere; SYN: Wanderniere, Ren migrans

Ren pelvicus angeborener Tiefstand der Niere im Becken; SYN: Beckenniere, pelvine Nierendystopie

Ren-, **ren-** *präf.* →Reno-

re|nal *adj* Niere/Ren betreffend, von der Niere ausgehend, durch die Nieren bedingt; SYN: nephrogen

Ren|cul|lus *m, pl* **-li** fetales Nierenläppchen

Rendu-Osler-Weber-Krankheit *f* autosomal-dominante Erkrankung mit Bildung von Teleangiektasien in Haut und Schleimhaut; SYN: hereditäre Teleangiektasie, Osler-Rendu-Weber-Krankheit, Morbus Osler, Osler-Rendu-Weber-Syndrom, Rendu-Osler-Weber-Syndrom, Teleangiectasia hereditaria haemorrhagica

re|ni|form *adj* nierenförmig, nierenartig; SYN: nephroid
Re|nin *nt* von der Niere gebildetes Gewebehormon; Teil des Renin-Angiotensin-Aldosteron-Systems
Renin-Angiotensin-Aldosteron-System *nt* Regulationssystem zur Konstanthaltung von Blutvolumen, -osmolarität, und -druck; SYN: RAA-System
Re|nin|sub|strat *nt* inaktive Muttersubstanz der Angiotensine*; SYN: Angiotensinogen
Ren|nin *nt* eiweißspaltendes und die Milch gerinnendes Enzym im Labmagen der Wiederkäufer und im Säuglingsmagen; SYN: Chymosin, Labferment
Reno-, reno- *präf.* Wortelement mit der Bedeutung "Niere/Ren"
re|no|ab|do|mi|nal *adj* Niere(n) und Bauch(wand)/Abdomen betreffend; SYN: nephroabdominal
re|no|gas|tral *adj* Niere(n) und Magen/Gaster betreffend; SYN: gastrorenal
Re|no|gra|fie *f* →Renographie
Re|no|gramm *nt* Röntgenkontrastaufnahme des Nierengewebes oder der Nierengefäße
Re|no|gra|phie *f* Röntgenkontrastdarstellung des Nierengewebes oder der Nierengefäße
re|no|in|tes|ti|nal *adj* Niere(n) und Darm/Intestinum betreffend
re|no|kar|di|al *adj* Niere(n) und Herz betreffend; SYN: kardiorenal
re|no|par|en|chy|mal *adj* das Nierenparenchym betreffend, vom Nierenparenchym ausgehend
Re|no|pa|thie *f* Nierenerkrankung, Nierenleiden; SYN: Nephropathie
re|no|priv *adj* durch einen Ausfall der Nieren bedingt
Re|no|szin|ti|gra|fie *f* →Renoszintigraphie
Re|no|szin|ti|gra|phie *f* Szintigraphie* der Niere
re|no|trop *adj* mit besonderer Affinität für Nierengewebe/zur Niere, auf die Niere einwirkend; SYN: nephrotrop
re|no|vas|ku|lär *adj* die Nierengefäße betreffend
Re|no|va|so|gra|fie *f* →Renovasographie
Re|no|va|so|gra|phie *f* Röntgenkontrastdarstellung der Nierengefäße
Ren|ten|be|geh|ren *nt* →Rentenneurose
Ren|ten|neu|ro|se *f* Begehrensneurose* mit hartnäckigem Streben nach einer Rente als Entschädigung für eine Krankheit oder eine Verletzung nach einem Unfall; SYN: Rentenneurose, Unfallneurose, Entschädigungsneurose, Rentenbegehren, Rentensucht, Rententendenz, tendenziöse Unfallreaktion
Ren|ten|sucht *f* →Rentenneurose
Ren|ten|ten|denz *f* →Rentenneurose
Re|o|vi|ri|dae *pl* hüllenlose RNA-Viren [respiratory enteric orphan viruses], die v.a. Infektionen der Atemwege und des Magen-Darm-Traktes verursachen

R

re|pe|ti|tiv *adj* (sich) wiederholend
Repetitive strain injury *nt* durch anhaltende (Über-)Belastung von Muskeln und Gelenken verursachte schmerzhafte Bewegungseinschränkung
Re|plan|ta|ti|on *f* Wiederanpflanzung abgetrennter Körperteile
Rep|li|ka|se *f* an der Replikation von Nukleinsäuren beteiligtes Enzym
Rep|li|ka|ti|on *f* identische Verdopplung von DNA- oder RNA-Strängen; SYN: Autoduplikation
rep|li|ka|tiv *adj* Replikation betreffend
Re|po|la|ri|sa|ti|on *f* Normalisierung des Potentials nach Depolarisation
re|po|ni|bel *adj* (*Fraktur*) einrenkbar, einrichtbar; SYN: reponierbar
re|po|nier|bar *adj* →reponibel
Re|po|si|ti|on *f* **1.** Wiedereinrenkung verschobener Bruchfragmente **2.** Wiedereinrenkung einer Luxation **3.** manuelle Rückverlagerung einer Hernie
Re|pres|si|on *f* **1.** Unterdrückung, Hemmung eines Enzyms oder Gens **2.** Verdrängung von Impulsen oder Gefühlen
re|pres|siv *adj* hemmend, unterdrückend
Re|pres|sor *m* Substanz, die die Ausprägung eines Genes hemmt
re|pri|mier|bar *adj* hemmenbar, unterdrückbar
re|pri|miert *adj* gehemmt, unterdrückt
Re|pri|se *f* ziehende Einatmung bei Keuchhusten
Re|pro|duk|ti|on *f* Fortpflanzung, Vermehrung
Rep|ti|la|se *f* aus Schlangengift gewonnenes Enzym, das die Blutgerinnung fördert
Rep|ti|la|se|zeit *f* Gerinnungstest, der die Zeit bis zum Gerinnungseintritt nach Zugabe von Reptilase misst
Re|sec|tio *f, pl* **-ti|o|nes** →Resektion
Re|sek|ti|on *f* operative Teilentfernung; SYN: Resectio
kolorektale Resektion Resektion von Kolon und Rektum
Re|sek|ti|ons|zys|to|skop *nt* Operationszystoskop zur transurethralen Elektroresektion; SYN: Resektoskop
Re|sek|to|skop *nt* →Resektionszystoskop
Re|ser|ve|fett *nt* vom Körper angelegte Speicher im Fettgewebe; SYN: Depotfett, Speicherfett
Re|ser|ve|luft *f* die nach normaler Atmung noch zusätzlich ein- oder ausatembare Luftmenge; SYN: Reservevolumen
Re|ser|ve|vo|lu|men *nt* **1.** das am Ende der Systole noch im Herzen vorhandene Blut; SYN: Restvolumen, Restblut **2.** die nach normaler Atmung noch zusätzlich ein- oder ausatembare Luftmenge; SYN: Reserveluft
exspiratorisches Reservevolumen Luftmenge, die nach normaler Ausatmung noch zusätzlich ausgeatmet werden kann
inspiratorisches Reservevolumen Luft-

menge, die nach normaler Einatmung noch zusätzlich eingeatmet werden kann; SYN: Komplementärluft
re|se|zier|bar *adj* durch Resektion entfernbar
re|se|zie|ren *v* wegschneiden, ausschneiden, operativ entfernen
re|si|du|al *adj* übrig, übriggeblieben, restlich
Re|si|du|al|frak|ti|on *f* Verhältnis von endsystolischem Restvolumen und enddiastolischem Füllungsvolumen des Herzens
Re|si|du|al|harn *m* nach Entleerung der Harnblase noch vorhandene Harnmenge; SYN: Restharn
Re|si|du|al|ka|pa|zi|tät, funktionelle *f* das nach normaler Ausatmung noch in der Lunge vorhanden Luftvolumen
Re|si|du|al|luft *f* →Residualvolumen
Re|si|du|al|vo|lu|men *nt* die nach maximaler Ausatmung noch in der Lunge vorhandene Luft; SYN: Residualluft
Re|si|du|al|wahn *m* nach Rückbildung einer Psychose* verbleibende Wahnidee; SYN: Restwahn
Re|si|du|um *nt, pl* **-du|a, -du|en** Rückstand, Rest, Überbleibsel
Re|si|li|enz *f* Spannkraft, Elastizität, Nachgiebigkeit
Re|si|na *f* Harz
Re|si|ne *pl* Ionenaustauscher, Ionenaustauscherharze
Re|sis|tan|ce *f* Widerstand der Atemwege gegen den Luftstrom, der bei der Atmung überwunden werden muss; SYN: Atemwegwiderstand
re|sis|tent *adj* widerstandsfähig, nicht anfällig, immun
Re|sis|tenz *f* Widerstandskraft, Widerstandsfähigkeit, Abwehr(kraft); (*Erreger*) Widerstandsfähigkeit gegen Antibiotika
Re|so|lu|ti|on *f* **1.** optisches Auflösungsvermögen **2.** (Auf-)Lösung, Rückbildung
Re|sol|vens *nt, pl* **-en|zi|en** Lösungsmittel; Lösemittel
re|so|nant *adj* Resonanz betreffend oder erzeugend, mitschwingend, widerhallend
Re|so|nanz *f* Mitschwingen, Nachhall, Widerhall
Re|so|nanz|spek|tro|sko|pie, paramagnetische *f* Spektroskopie*, die künstlich erzeugte paramagnetische Resonanz misst; SYN: ESR-Spektroskopie, Elektronenspinresonanzspektroskopie
Re|sor|ben|zi|en *pl* Substanzen mit resorptionsfördernder Wirkung
re|sor|bier|bar *adj* durch Resorption aufnehmbar
re|sor|bie|rend *adj* einsaugend, aufsaugend, aufnehmend
Re|sor|cin|phthal|le|in *nt* fluoreszierender Xanthinfarbstoff; SYN: Fluoreszein, Fluorescein
Re|sorp|ti|on *f* (Flüssigkeits-)Aufnahme, Aufsaugung; SYN: Reabsorption
Re|sorp|ti|ons|a|tel|ek|ta|se *f* hinter einem Bronchienverschluss liegende Atelektase* durch Resoption der Alveolarluft
Re|sorp|ti|ons|fie|ber *nt* Temperaturerhöhung während der postoperativen/posttraumatischen Resorption von Blutergüssen etc.
Re|sorp|ti|ons|ik|te|rus *m* durch Rückresorption ausgeschiedener Gallenfarbstoffe entstehender posthepatischer Ikterus*
re|spi|ra|bel *adj* zum Einatmen geeignet, atembar
Re|spi|ra|ti|on *f* Lungenatmung, (äußere) Atmung, Atmen
Re|spi|ra|ti|ons|trakt *m* Gesamtheit der Atemwege
Re|spi|ra|tor *m* Beatmungsgerät, Atemgerät
re|spi|ra|to|risch *adj* Atmung/Respiration betreffend, mit der Atmung verbunden; SYN: atmungsbedingt
Respiratory-distress-Syndrom des Neugeborenen *nt* durch eine Lungenunreife oder Erkrankungen der Atemwege hervorgerufener Komplex von Zyanose* und Dyspnoe*; SYN: Atemnotsyndrom des Neugeborenen
Respiratory-syncitial-Virus *nt* →RS-Virus
Rest|blut *nt* das am Ende der Systole noch im Herzen vorhandene Blut; SYN: Restvolumen, Reservevolumen
Re|ste|no|se *f* erneute Stenose einer operative aufgeweiteten Einegung
Rest|harn *m* nach Entleerung der Harnblase noch vorhandene Harnmenge; SYN: Residualharn
Re|sti|tu|tio *f, pl* **-ti|o|nes** Wiederherstellung, Restitution
Restitutio ad integrum vollständige oder komplette Wiederherstellung/Heilung/Erholung
Rest-N *m* →Reststickstoff
Re|strik|ti|on *f* **1.** Einschränkung, Beschränkung **2.** Verhinderung der Replikation bestimmter DNA-Phagen durch Restriktionsenzyme*
Re|strik|ti|ons|en|do|nu|kle|a|sen *pl* →Restriktionsenzyme
Re|strik|ti|ons|en|zy|me *pl* Enzyme, die Doppelstrang-DNA an spezifischen Stellen spalten; SYN: Restriktionsendonukleasen
re|strik|tiv *adj* einschränkend, beschränkend, begrenzend
Rest|stick|stoff *m* nach Entfernung der Proteine noch verbleibender Stickstoff des Blutplasmas; SYN: Rest-N
Rest|vo|lu|men *nt* →Restblut
Rest|wahn *m* →Residualwahn
Re|sus|zi|ta|tion *f* →Reanimation
Re|tar|da|ti|on *f* Verlangsamung, (Entwicklungs-)Hemmung, Verzögerung; SYN: Retardierung
re|tar|diert *adj* (geistig oder körperlich) zurückgeblieben, verspätet, verzögert
Re|tar|die|rung *f* →Retardation
Re|tard|prä|pa|ra|te *pl* Depotpräparate* zur

peroralen Applikation

Re|te *nt* Netz, Netzwerk

Rete acromiale Arteriennetz des Akromions

Rete arteriosum Arteriengeflecht, Arteriennetz

Rete articulare cubiti Arteriengeflecht des Ellenbogengelenks

Rete articulare genus Arteriengeflecht des Kniegelenks

Rete calcaneum Arteriennetz am Fersenbein/Kalkaneus

Rete carpale dorsale Arteriennetz des Handwurzelrückens

Rete lymphocapillare Lymphkapillarennetz, Lymphkapillarengeflecht

Rete malleolare laterale Arteriengeflecht am Außenknöchel

Rete malleolare mediale Arteriengeflecht des Innenknöchels

Rete mirabile aus kleinsten Arterien oder Kapillaren bestehendes Gefäßknäuel; SYN: Wundernetz

Rete patellare Arteriengeflecht der Kniescheibe

Rete testis Netz von Hodenkanälchen, das Ausgangspunkt eines bösartigen Tumors [**Rete-Tumor**] sein kann; SYN: Haller-Netz

Rete vasculosum articulare Gefäßgeflecht eines Gelenks

Rete venosum Venengeflecht, Venennetz

Rete venosum dorsale manus Venengeflecht des Handrückens

Rete venosum dorsale pedis Venengeflecht des Fußrückens

Rete venosum plantare Venengeflecht der Fußsohle

Re|ten|tio *f, pl* **-ti|o|nes** →Retention

Retentio alvi Stuhlverhaltung, Verstopfung

Retentio placentae →Plazentaretention

Retentio testis Fehlen des Hodens im Hodensack bei Bauch- oder Leistenhoden; SYN: Hodenretention, Kryptorchismus, Maldescensus testis

Retentio testis abdominalis Bauchhoden bei Retentio testis

Retentio testis inguinalis Leistenhoden bei Retentio testis

Retentio urinae Harnverhalt, Harnverhaltung

Re|ten|ti|on *f* Zurückhaltung, Zurückhalten, Verhaltung; SYN: Retentio

Re|ten|ti|ons|a|the|rom *nt* Retentionszyste* einer Talgdrüse durch Verlegung des Ausführungsgangs; SYN: falsches Atherom, Follikelzyste, Sebozystom

Re|ten|ti|ons|a|zi|do|se *f* metabolische Azidose* durch ungenügende Ausscheidung von Sulfat und Phosphat bei Niereninsuffizienz

Re|ten|ti|ons|hy|per|ke|ra|to|se *f* s.u. Hyperkeratose

Re|ten|ti|ons|to|xi|ko|se *f* durch die vermehrte Zurückhaltung von körpereigenen oder körperfremden Stoffen hervorgerufene Intoxikation [z.B. Urämie*]

Re|ten|ti|ons|zys|te *f* durch eine Abflussbehinderung entstandene Zyste

seröse Retentionszyste durch Flüssigkeitsansammlung entstandene Zyste; SYN: seröse Zyste, Hydrozyste

Rete-Tumor *m* s.u. Rete testis

Reticul-, reticul- *präf.* →Reticulo-

Reticulo-, reticulo- *präf.* Wortelement mit der Bedeutung "kleines Netz/Retikulum"

Re|ti|cu|lo|his|ti|o|cy|to|sis *f, pl* **-ses** →Retikulohistiozytose

Reticulohistiocytosis disseminata multizentrische Histiozytose* mit Polyarthritis* und nodulären Histiozytomen in Haut und Schleimhaut; SYN: Lipoiddermatoarthritis, multiple Retikulohistiozytome, multizentrische Retikulohistiozytose

Re|ti|cu|lum *nt, pl* **-la** kleines Netz

Reticulum trabeculare bindegewebiges Balkennetz zwischen Sinus* venosus sclerae und vorderer Augenkammer; SYN: Hueck-Band, Stenon-Band, iridokorneales Balkenwerk, Ligamentum pectinatum

Retikul-, retikul- *präf.* →Retikulo-

re|ti|ku|lär *adj* das Retikulum betreffend, zum Retikulum gehörend; netzförmig, netzartig; SYN: retikular

Retikulo-, retikulo- *präf.* Wortelement mit der Bedeutung "kleines Netz/Retikulum"

Re|ti|ku|lo|an|gi|o|ma|to|se *f* früher nur sporadisch auftretendes [**klassisches/sporadisches Kaposi-Sarkom**] Sarkom*, als Komplikation einer HIV-Infektion [**epidemisches Kaposi-Sarkom**] aber von zunehmender Bedeutung; initial braunrot-livide, knotige Effloreszenzen der Haut und Schleimhaut mit Tendenz zur Ulzeration; im weiteren Verlauf Befall von Lymphknoten und Organen [Leber, Herz, Lunge]; SYN: Kaposi-Sarkom, Morbus Kaposi, Angioretikulomatose, idiopathisches multiples Pigmentsarkom Kaposi, Sarcoma idiopathicum multiplex haemorrhagicum

re|ti|ku|lo|en|do|the|li|al *adj* retikuloendotheliales Gewebe oder System betreffend; SYN: retikulohistiozytär

Re|ti|ku|lo|en|do|the|li|om *nt* Non-Hodgkin-Lymphom, das von den Retothelzellen ausgeht; SYN: Retikulumzellensarkom, Retikulumzellsarkom, Retikulosarkom, Retothelsarkom

Re|ti|ku|lo|en|do|the|li|o|se *f* Oberbegriff für Erkrankungen des retikuloendothelialen Systems; SYN: Endotheliose

leukämische Retikuloendotheliose seltenes, langsam fortschreitendes Non-Hodgkin-Lymphom* mit Haarzellen* im Blutausstrich; SYN: Haarzellenleukämie

re|ti|ku|lo|his|ti|o|zy|tär *adj* →retikuloendothelial

Re|ti|ku|lo|his|ti|o|zy|to|me, multiple *pl* multi-

R

zentrische Histiozytose* mit Polyarthritis* und nodulären Histiozytomen in Haut und Schleimhaut; SYN: Lipoiddermatoarthritis, multizentrische Retikulohistiozytose, Reticulohistiocytosis disseminata

Re|ti|ku|lo|his|ti|o|zy|to|se *f* Vorkommen multipler Retikulohistiozytome; SYN: Reticulohistiocytosis

maligne Retikulohistiozytose systemische Histiozytenproliferation im Anschluss an einen Virusinfekt [meist Herpes-Viren] oder bei Immundefekten; durch Befall des Knochenmarks kommt es zu Panzytopenie* und einem tödlichen Verlauf in 50% der Fälle; SYN: histiozytäre medulläre Retikulose, maligne Histiozytose

multizentrische Retikulohistiozytose multizentrische Histiozytose* mit Polyarthritis* und nodulären Histiozytomen in Haut und Schleimhaut; SYN: Lipoiddermatoarthritis, multiple Retikulohistiozytome, Reticulohistiocytosis disseminata

Re|ti|ku|lo|pe|nie *f* Verminderung der Retikulozytenzahl im peripheren Blut; SYN: Retikulozytopenie

Re|ti|ku|lo|sar|kom *nt* →Retikuloendotheliom

Re|ti|ku|lo|se *f* Oberbegriff für Erkrankungen mit Wucherung der Retikulumzellen und/oder Histiozyten

epidermotrope Retikulose →pagetoide Retikulose

histiozytäre medulläre Retikulose systemische Histiozytenproliferation im Anschluss an einen Virusinfekt [meist Herpes-Viren] oder bei Immundefekten; durch Befall des Knochenmarks kommt es zu Panzytopenie* und einem tödlichen Verlauf in 50% der Fälle; SYN: maligne Histiozytose, maligne Retikulohistiozytose

lipomelanotische Retikulose reversible, reaktive Lymphknotenschwellung, besonders der Achsel- und Leistenlymphknoten, als Begleitsymptom bei ausgedehnten Dermatosen; SYN: Pautrier-Woringer-Syndrom, dermatopathische Lymphadenopathie, dermatopathische Lymphopathie, dermatopathische Lymphadenitis, lipomelanotische Retikulose

pagetoide Retikulose lokalisiertes oder disseminiertes T-Zell-Lymphom der Haut; SYN: Morbus Woringer-Kolopp, epidermotrope Retikulose

Re|ti|ku|lo|zyt *m* junger Erythrozyt, der noch anfärbare Kernreste [**Substantia reticulogranulofilamentosa**] enthält; SYN: Proerythozyt

Re|ti|ku|lo|zy|ten|kri|se *f* sprunghafte Vermehrung der Retikulozyten im peripheren Blut

Re|ti|ku|lo|zy|to|pe|nie *f* →Retikulopenie

Re|ti|ku|lo|zy|to|se *f* Erhöhung der Retikulozyten im peripheren Blut

Re|ti|ku|lum *nt, pl* **-la** retikuläres Hohlraumsystem der Zelle

agranuläres endoplasmatisches Retikulum →glattes endoplasmatisches Retikulum

glattes endoplasmatisches Retikulum im Zellplasma liegendes Membransystem, das eine Rolle bei der Steroid- und Glykogensynthese spielt; SYN: agranuläres endoplasmatisches Retikulum

granuläres endoplasmatisches Retikulum →rauhes endoplasmatisches Retikulum

raues endoplasmatisches Retikulum →rauhes endoplasmatisches Retikulum

rauhes endoplasmatisches Retikulum mit Ribosomen* besetztes Membransystem des Zellplasmas, an dem Proteine synthetisiert werden; SYN: granuläres endoplasmatisches Retikulum, raues endoplasmatisches Retikulum

sarkoplasmatisches Retikulum glattes endoplasmatisches Retikulum der Muskelzellen

Re|ti|ku|lum|zel|len *pl* sternförmige Zellen im Bindegewebe von z.B. Milz, Lymphknoten und Tonsillen

Re|ti|ku|lum|zel|len|sar|kom *nt* →Retikuloendotheliom

Re|ti|ku|lum|zell|sar|kom *nt* →Retikuloendotheliom

Retin-, retin- *präf.* →Retino-

Re|ti|na *f* innerste Schicht des Augapfels; im lichtempfindlichen Teil sitzen die Sinnes- und Ganglienzellen des Sehnervs; SYN: Netzhaut

Re|ti|na|cu|lum *nt, pl* **-la** Halteband; SYN: Retinakulum

Retinacula cutis straffe Bindegewebszüge zwischen Lederhaut und Faszien oder Periost

Retinaculum extensorum manus Strecksehnenband der Hand

Retinaculum flexorum manus Band über dem Karpaltunnel

Retinaculum musculorum extensorum inferius unteres Strecksehnenband des Fußes; SYN: Y-Band

Retinaculum musculorum extensorum superius oberes Strecksehnenband des Fußes

Retinaculum musculorum fibularium inferius →Retinaculum musculorum peroneorum inferius

Retinaculum musculorum fibularium superius →Retinaculum musculorum peroneorum superius

Retinaculum musculorum flexorum pedis Halteband der Plantarflexoren

Retinaculum musculorum peroneorum inferius unteres Halteband der Peronäussehnen; SYN: Retinaculum musculorum fibularium inferius

Retinaculum musculorum peroneorum superius oberes Halteband der Peronäussehnen; SYN: Retinaculum musculorum fibularium superius

Retinaculum patellae laterale äußeres Halteband der Kniescheibe
Retinaculum patellae mediale inneres Halteband der Kniescheibe
Retinacula unguis Bindegewebszüge der Lederhaut zur Befestigung der Nägel
Retinaculum uteri verdichtetes Bindegewebe neben der Gebärmutter; SYN: Parametrium

Re|ti|na|ku|lum *nt, pl* **-la** →Retinaculum

re|ti|nal *adj* Netzhaut/Retina betreffend

Re|ti|na|ö|dem *nt* meist traumatisch bedingtes Netzhautödem

Re|ti|ni|tis *f, pl* **-ti|den** entzündliche oder entzündlich-degenerative Erkrankung der Netzhaut; SYN: Netzhautentzündung
aktinische Retinitis Strahlenschaden der Nerzhaut; SYN: aktinische Retinopathie
Retinitis arteriosclerotica →Retinopathia arteriosclerotica
azotämische Retinitis bei Niereninsuffizienz* auftretende Netzhautschädigung
Retinitis centralis serosa ätiologisch unklare [Stress, Alkoholabusus, Nikotin], oft rezidivierende Netzhautentzündung mit guter Prognose; SYN: Chorioretinopathia centralis serosa
Retinitis circinata im Rahmen einer Retinopathia* arteriosclerotica oder Retinopathia* diabetica auftretende, girlandenförmige, weiße Degenerationsherde der Netzhaut; SYN: Retinopathia circinata
Retinitis exsudativa (externa) seltene, von angeborenen Gefäßanomalien begünstigte, Netzhautschädigung mit grauweißem Exsudat; SYN: Coats-Syndrom, Morbus Coats, Retinitis haemorrhagica externa
Retinitis haemorrhagica mit Netzhauteinblutungen einhergehende Retinitis; SYN: hämorrhagische Retinitis
Retinitis haemorrhagica externa →Retinitis exsudativa (externa)
hämorrhagische Retinitis →Retinitis haemorrhagica
Retinitis pigmentosa →Retinopathia pigmentosa
septische Retinitis hämatogene Netzhautentzündung bei Septikämie*
Retinitis serosa einfache, unkomplizierte Entzündung der oberflächlichen Netzhautschichten; SYN: seröse Retinitis
seröse Retinitis →Retinitis serosa
Retinitis syphilitica seltene, von typischen Fundusveränderungen [Pfeffer-und-Salz-Fundus] geprägte Netzhautentzündung bei Syphilis*
urämische Retinitis Netzhautschädigung bei Urämie*

re|ti|ni|tisch *adj* Netzhautentzündung/Retinitis betreffend, von ihr betroffen oder gekennzeichnet

Retino-, retino- *präf.* Wortelement mit der Bedeutung "Netzhaut/Retina"

Re|ti|no|blas|tom *nt* bösartiger Netzhauttumor, der zu Erblindung führt

Re|ti|no|cho|ri|o|i|di|tis *f, pl* **-ti|den** Entzündung von Aderhaut und Netzhaut; SYN: Chorioretinitis
Retinochorioiditis juxtapapillaris Jensen wahrscheinlich durch Toxoplasma* hervorgerufene rezidivierende nekrotisierende Entzündung mit sektorförmigem Gesichtsfeldausfall

re|ti|no|cho|ri|o|i|di|tisch *adj* Retinochorioiditis betreffend, von ihr betroffen oder gekennzeichnet; SYN: chorioretinitisch

Re|ti|no|graf *m* →Retinograph

Re|ti|no|gra|fie *f* →Retinographie

Re|ti|no|graph *m* Kamera zur Fotografie der Netzhaut/des Augenhintergrundes; SYN: Funduskamera

Re|ti|no|gra|phie *f* Fotografie der Netzhaut/des Augenhintergrundes

re|ti|no|id *adj* der Netzhaut/Retina ähnlich

Re|ti|no|i|de *pl* synthetische Vitamin A-Derivate, die zur Therapie verschiedener Dermatosen* verwendet werden

Re|ti|nol *nt* Vitamin A_1, Vitamin-A-Alkohol; s.u. Vitamin A; SYN: Vitamin A_1, Vitamin-A-Alkohol

Re|ti|no|pa|pil|li|tis *f, pl* **-ti|den** Entzündung von Netzhaut und Sehnervenpapille; SYN: Papilloretinitis

re|ti|no|pa|pil|li|tisch *adj* Retinopapillitis betreffend, von ihr betroffen oder gekennzeichnet

Re|ti|no|pa|thia *f* →Retinopathie
Retinopathia actinica Strahlenschaden der Netzhaut; SYN: aktinische Retinopathie
Retinopathia angiospastica Retinopathie bei spastischer Engstellung von Gefäßen
Retinopathia arteriosclerotica Retinopathie bei Arteriosklerose*; SYN: arteriosklerotische Retinopathie
Retinopathia diabetica Retinopathie durch eine Mikroangiopathie von Netzhautgefäßen bei Diabetes* mellitus; SYN: diabetische Retinopathie
Retinopathia hypertensiva →Retinopathia hypertonica
Retinopathia hypertonica Retinopathie bei anhaltendem Bluthochdruck; SYN: Retinopathia hypertensiva
Retinopathia pigmentosa angeborene Pigmentdegeneration der Netzhaut, die schon im Kindesalter zu Nachtblindheit führt
Retinopathia praematurorum Netzhauterkrankung von untergewichtigen Frühgeborenen, die vermutlich durch die toxische Wirkung von Sauerstoff im Brutkasten verursacht wird; in schweren Fällen kommt es zur Erblindung; SYN: retrolentale Fibroplasie, Frühgeborenenretinopathie, Terry-Syndrom
Retinopathia solaris Retinoparthie durch

direkt in das Auge einfallendes Sonnenlicht

Re|ti|no|pa|thie *f* (nicht-entzündliche) Netzhauterkrankung; SYN: Retinopathia, Retinose
aktinische Retinopathie →Retinopathia actinica
arteriosklerotische Retinopathie Retinopathie bei Arteriosklerose*; SYN: Retinopathia arteriosclerotica
diabetische Retinopathie →Retinopathia diabetica

Re|ti|no|schi|sis *f* angeborene Netzhautspalte

Re|ti|no|se *f* →Retinopathie

Re|ti|no|skop *nt* Gerät zur Retinoskopie*; SYN: Skiaskop

Re|ti|no|sko|pie *f* Methode zur objektiven Bestimmung des Fernpunktes des Auges; SYN: Koroskopie, Skiaskopie, Schattenprobe

re|ti|no|to|xisch *adj* die Netzhaut/Retina schädigend, netzhautschädlich, netzhautschädigend

Re|tin|säu|re *f* zur Therapie der Akne* verwendetes Mittel; SYN: Vitamin A_1-Säure, Tretinoin

Re|tor|ten|ba|by *nt* durch In-vitro-Fertilisation gezeugter Embryo

Re|to|thel *nt* Gesamtheit der Retikulumzellen des lymphatischen Gewebes [**Retothelzellen**]

re|to|the|li|al *adj* das Retothel betreffend

Re|to|thel|sar|kom *nt* →Retikuloendotheliom

Re|to|thel|zel|len *pl* s.u. Retothel

re|trak|til *adj* zurückziehbar, einziehbar, retraktionsfähig

Re|trak|ti|on *f* Zurückziehen, Zusammenziehen, Einziehen, Einziehung; Schrumpfung, Verkürzung

Re|trans|fu|si|on *f* intra- oder postoperative Transfusion von patienteneigenem Blut, das vor der Operation entnommen oder während der Operation gesammelt wurde

Re|trans|plan|ta|ti|on *f* Wiedereinpflanzung eines entnommenen Organs

Retro-, retro- *präf.* Wortelement mit der Bedeutung "hinten/hinter/rückwärts/zurück"

re|tro|ak|tiv *adj* umgekehrt wirkend

re|tro|au|ri|ku|lär *adj* hinter der Ohrmuschel/Aurikel (liegend)

re|tro|buk|kal *adj* hinter der Wange/Bucca (liegend)

re|tro|bul|bär *adj* hinter dem Augapfel/Bulbus oculi (liegend)

Re|tro|bul|bär|neu|ri|tis *f, pl* **-ti|den** von Gesichtsfeldausfällen [Skotom*] begleitetete, akut oder chronisch verlaufende Sehnervenerkrankung; häufigste Ursache ist multiple Sklerose*; SYN: Neuritis retrobulbaris, Neuritis nervi optici retrobulbaris, Neuritis optica retrobulbaris

re|tro|ca|val *adj* →retrokaval

re|tro|du|o|de|nal *adj* hinter dem Zwölffingerdarm/Duodenum (liegend)

re|tro|flek|tiert *adj* nach hinten abgeknickt oder gebogen, zurückgebogen; SYN: retroflex

re|tro|flex *adj* →retroflektiert

Re|tro|fle|xio *f* Rückwärtsbiegung, Rückwärtsbeugung; SYN: Retroflexion
Retroflexio uteri Retroflexion des Uterus
Retroflexio uteri gravidi fehlende Aufrichtung der Gebärmutter während der Schwangerschaft

Re|tro|fle|xi|on *f* Rückwärtsbiegung, Rückwärtsbeugung; SYN: Retroflexio

re|tro|gnath *adj* Retrognathie betreffend, von ihr betroffen oder gekennzeichnet, durch sie bedingt

Re|tro|gna|thie *f* Rückverlagerung des Oberkiefers

re|tro|grad *adj* von hinten her, örtlich/zeitlich zurückliegend, rückläufig, rückwirkend

re|tro|gres|siv *adj* in Rückbildung begriffen

re|tro|i|le|al *adj* hinter dem Ileum (liegend)

Re|tro|in|fek|ti|on *f* gegenseitige Reinfektion von Partnern, z.B. bei Geschlechtskrankheiten; SYN: Pingpong-Infektion

re|tro|in|gu|i|nal *adj* hinter dem Leistenband (liegend)

Re|tro|in|gu|i|nal|raum *m* Raum hinter dem Leistenband; SYN: Bogros-Raum

re|tro|kar|di|al *adj* hinter dem Herzen (liegend)

Re|tro|kar|di|al|raum *m* Raum zwischen Herz und Wirbelsäule; SYN: Holzknecht-Raum

re|tro|ka|val *adj* hinter der Vena* cava inferior (liegend); SYN: retrocaval

re|tro|koch|le|är *adj* hinter der Gehörgangsschnecke/Kochlea (liegend); SYN: retrokochlear

re|tro|ko|lisch *adj* hinter dem Kolon (liegend)

re|tro|kris|tal|lin *adj* →retrolental

re|tro|kur|siv *adj* rückwärts gehend oder laufend

re|tro|la|by|rin|thär *adj (Innenohr)* hinter dem Labyrinth (liegend)

re|tro|len|tal *adj* hinter der Augenlinse/Lens cristallina (liegend); SYN: retrokristallin

re|tro|len|ti|ku|lär *adj* hinter dem Linsenkern/Nucleus lentiformis (liegend)

re|tro|lin|gu|al *adj* hinter der Zunge/Lingua (liegend); den hinteren Teil der Zunge betreffend

re|tro|mal|le|o|lär *adj* hinter dem Knöchel/Malleolus (liegend)

re|tro|ma|mil|lär *adj* hinter der Brustwarze/Mamille (liegend)

re|tro|mam|mär *adj* hinter der Brust(drüse)/Mamma (liegend)

re|tro|man|di|bu|lar *adj* hinter dem Unterkiefer/der Mandibula (liegend)

re|tro|ma|xil|lär *adj* hinter dem Oberkiefer/der Maxilla (liegend)

re|tro|me|sen|te|ri|al *adj* →postmesenterial

Re|tro|mo|lar *m* überzähliger Backenzahn am Ende der Zahnreihe; SYN: Distomolar

re|tro|na|sal *adj* hinter der Nase (liegend), im

Nasenrachenraum (liegend)

re|tro|ö|so|pha|ge|al *adj* hinter der Speiseröhre/dem Ösophagus (liegend)

re|tro|pa|tel|lar *adj* hinter der Kniescheibe/Patella (liegend)

re|tro|pe|ri|to|ne|al *adj* hinter dem Bauchfell/Peritoneum (liegend), im Retroperitonealraum (liegend)

Re|tro|pe|ri|to|ne|al|fi|bro|se *f* →Ormond-Syndrom

Re|tro|pe|ri|to|ne|al|raum *m* Raum zwischen Bauchfell und Wirbelsäule; enthält u.a. die Nieren; SYN: Spatium retroperitoneale

Re|tro|pe|ri|to|ni|tis *f, pl* **-ti|den** Entzündung des Retroperitonealraums

re|tro|pe|ri|to|ni|tisch *adj* Retroperitonitis betreffend, von ihr betroffen oder gekennzeichnet

re|tro|pha|ryn|ge|al *adj* hinter dem Rachen/Pharynx (liegend)

Re|tro|pha|ryn|ge|al|abs|zess *m* Abszess zwischen Rachenhinterwand und Halswirbelsäule; SYN: retropharyngealer Abszess

Re|tro|pha|ryn|ge|al|raum *m* der Raum hinter dem Rachen; SYN: retropharyngealer Raum, Spatium retropharyngeum

Re|tro|pha|ryn|gi|tis *f, pl* **-ti|den** Entzündung im Retropharygealraum

re|tro|pha|ryn|gi|tisch *adj* Retropharyngitis betreffend, von ihr betroffen oder gekennzeichnet

re|tro|pla|zen|tar *adj* hinter dem Mutterkuchen/der Plazenta (liegend), zwischen Plazenta und Uteruswand (ablaufend)

Re|tro|pneu|mo|pe|ri|to|ne|um *nt* Luftansammlung im Retroperitonealraum; SYN: Pneumoretroperitoneum

Re|tro|po|si|tio *f, pl* **-ti|o|nes** Rückwärtsverlagerung; SYN: Retroposition
Retropositio uteri Rückwärtsverlagerung der Gebärmutter

R

Re|tro|po|si|ti|on *f* Rückwärtsverlagerung; SYN: Retropositio

re|tro|pu|bisch *adj* hinter dem Schambein/Os pubis (liegend)

Re|tro|pul|si|on *f* Nachhintenfallen beim Rückwärtsgehen, z.B. bei Parkinson*-Krankheit

Retropulsiv-Petit-mal *nt* Absence* mit Rumpfüberstreckung

re|tros|pek|tiv *adj* nach rückwärts gerichtet, zurückschauend, zurückblickend

Re|tro|spon|dy|lo|lis|the|se *f* Spondylolisthese* mit Abgleiten nach hinten

re|tro|ster|nal *adj* hinter dem Brustbein/Sternum (liegend); SYN: substernal

Re|tro|ster|nal|raum *m* Raum zwischen Brustbein und Herzbeutel im Röntgenbild

Re|tro|ster|nal|schmerz *m* v.a. bei Angina* pectoris auftretender Schmerz hinter dem Brustbein; SYN: retrosternaler Schmerz

re|tro|ton|sil|lär *adj* hinter der Gaumenmandel/Tonsilla palatina (liegend)

Re|tro|ton|sil|lar|abs|zess *m* durch eine Tonsillitis* ausgelöster Abszess im Retrotonsillargewebe; SYN: retrotonsillärer Abszess

re|tro|u|re|thral *adj* hinter der Harnröhre/Urethra (liegend)

re|tro|u|te|rin *adj* hinter der Gebärmutter/dem Uterus (liegend)

Re|tro|ver|sio *f* →Retroversion
Retroversio uteri Retroversion des Uterus

Re|tro|ver|si|on *f* Rückwärtsneigung, Rückwärtsbeugung; SYN: Retroversio

re|tro|ver|tiert *adj* nach hinten oder rückwärts geneigt, rückwärtsverlagert

Re|tro|vi|ren *pl* RNA-Viren*, bei denen die Virusreplikation mit der Rückwandlung der RNA in DNA durch das Enzym reverse Transcriptase beginnt; das HIV-Virus ist das bekannteste Retrovirus; SYN: Retroviridae

Re|tro|vi|ri|dae *pl* →Retroviren

re|tro|zä|kal *adj* hinter dem Blinddarm/Zäkum (liegend); SYN: retrozökal

Re|tro|zä|kal|gru|be *f* Bauchfelltasche hinter dem Blinddarm/Zäkum; SYN: Recessus retrocaecalis

re|tro|zen|tral *adj* hinter einem Zentrum (liegend); SYN: postzentral

re|tro|zer|vi|kal *adj* hinter dem Gebärmutterhals/der Zervix (liegend)

Re|tro|zes|si|on *f* Verschiebung der Erstinfektion auf höhere Lebensalter

re|tro|zö|kal *adj* →retrozäkal

Re|tru|si|on *f* Zurückverlagerung

Retzius-Raum *m* bindegewebiger Raum zwischen Schambein und Blase; SYN: Spatium retropubicum

Re|vak|zi|na|ti|on *f* Wiederholungsimpfung, Wiederimpfung

Re|vas|ku|la|ri|sa|ti|on *f* **1.** Kapillareinsprossung, Revaskularisierung **2.** operative Wiederherstellung der Durchblutung, Revaskularisierung

Reverdin-Läppchen *pl* →Reverdin-Transplantation

Reverdin-Lappen *pl* →Reverdin-Transplantation

Reverdin-Transplantation *f* Übertragung kleiner Hautinseln [**Reverdin-Läppchen, Reverdin-Lappen**] zur Deckung von Hautdefekten

re|ver|si|bel *adj* (*Prozess*) umkehrbar; (*Krankheit*) heilbar

Re|ver|si|on *f* Umkehrung, Umkehr; Rückmutation

Re|ver|tan|te *f* durch Rückmutation entstander Wildtyp

Reye-Syndrom *nt* idiopathische Enzephalopathie* in Kombination mit Hepatopathie*

Reynier-Nager-Syndrom *nt* autosomal vererbtes Syndrom mit Gesichts-, Kiefer- und Ohrmuschelfehlbildungen; SYN: Nager-Syndrom, Nager-Reynier-Syndrom, Dysostosis mandibularis

re|zep|tiv *adj* Rezeptor(en) oder Rezeption betreffend, aufnahmefähig, empfänglich

Re|zep|ti|vi|tät *f* Aufnahmefähigkeit, Empfänglichkeit

Re|zep|tor *m* **1.** (*physiolog.*) Struktur zur Aufnahme von mechanischen [**Mechanorezeptor**], chemischen [**Chemorezeptor**], thermischen [**Thermorezeptor**] u.a. Reizen; SYN: Sensor **2.** definierter Bindungsort für Moleküle auf Membranoberflächen; SYN: Membranrezeptor

α-Rezeptoren →alphaadrenerge Rezeptoren

β-adrenerge Rezeptoren →β-Rezeptoren

alphaadrenerge Rezeptoren auf Adrenalin und andere Catecholamine ansprechende Rezeptoren des sympathischen Nervensystems; SYN: Alpharezeptoren, α-Rezeptoren

β-Rezeptoren Rezeptoren, die auf adrenerge Transmitter im sympathischen System ansprechen; werden unterteilt in **β_1-Rezeptoren** [Herz, Niere] und **β_2-Rezeptoren** [Bronchien, Gefäße, Fettgewebe]; SYN: β-adrenerge Rezeptoren, Betarezeptoren

cholinerger Rezeptor Rezeptor für Acetylcholin* oder Substanzen mit cholinerger Wirkung; SYN: Cholinorezeptor, Cholinozeptor

mechanosensitiver Rezeptor auf mechanische Reize ansprechender Rezeptor; SYN: Mechanosensor

re|zes|siv *adj* (*genet.*) von einem dominanten Gen überdeckt

Re|zi|div *nt* Wiederauftreten einer Krankheit nach (scheinbar) völliger Ausheilung; SYN: Rückfall

re|zi|di|vie|rend *adj* wiederkehrend, wiederauftretend

R-Form *f* →Rauhform

RFSE-Virus *nt* durch Zecken übertragenes Arbovirus*, Erreger der russischen Frühsommer-Enzephalitis*; SYN: RSSE-Virus, russische Frühsommer-Enzephalitis-Virus

Rhabd-, rhabd- *präf.* →Rhabdo-

Rhabdo-, rhabdo- *präf.* Wortelement mit der Bedeutung "Stab"

Rhab|do|my|o|ly|se *f* Auflösung quergestreifter Muskelfasern

Rhab|do|my|om *nt* gutartiger Tumor der quergestreiften Muskulatur

Rhab|do|my|o|sar|kom *nt* bösartiger Tumor der quergestreiften Muskulatur; SYN: Rhabdosarkom

Rhab|do|sar|kom *nt* →Rhabdomyosarkom

Rhab|do|vi|ren *pl* →Rhabdoviridae

Rhab|do|vi|ri|dae *pl* Virusfamilie mit geschossförmiger Struktur; wichtigster Vertreter ist das Tollwutvirus; SYN: Rhabdoviren

Rhachi-, rhachi- *präf.* →Rhachio-

Rha|chi|al|gie *f* Schmerzen in der Wirbelsäule, Wirbelsäulenschmerz; SYN: Rhachioalgie, Rhachiodynie

Rhachio-, rhachio- *präf.* Wortelement mit der Bedeutung "Rücken/Rückgrat/Wirbelsäule"

Rha|chi|o|al|gie *f* →Rhachialgie

Rha|chi|o|dy|nie *f* →Rhachialgie

Rha|chi|o|to|mie *f* Osteotomie* der Wirbelsäule, z.B. zur Korrektur von Skoliose* oder Kyphose*; SYN: Kolumnotomie, Rhachitomie

Rha|chi|pa|gus *m* Doppelmissbildung mit gemeinsamer Wirbelsäule; SYN: Rachipagus

Rha|chi|sag|ra *nt/f* gichtbedingte Wirbelsäulenschmerzen

Rha|chi|schi|sis *f* Spaltbildung der Wirbelsäule, die entweder die Wirbelkörper [**Rhachischisis anterior**] oder die Wirbelbögen [**Rhachischisis posterior**] betrifft; SYN: Rachischisis

Rha|chi|to|mie *f* →Rhachiotomie

Rha|ga|den *pl* Hautschrunden, Hautfissuren

Rha|go|zyt *m* bei rheumatischen Entzündungen im Gelenkerguss gefundener hypersegmentierter Leukozyt; SYN: Ragozyt, RA-Zelle

Rham|no|se *f* in verschiedenen Glykosiden* vorkommende Desoxyhexose*; SYN: Isodulcit, 6-Desoxy-L-mannose, L-Rhamnose

Rha|phe *f* →Raphe

Rh-Blutgruppensystem *nt* →Rhesus-Blutgruppen

Rheo-, rheo- *präf.* Wortelement mit der Bedeutung "Fluss/Fließen"

Rhe|o|ba|se *f* minimale Stromstärke, die noch eine Reizantwort auslöst

Rhe|o|gra|fie *f* →Rheographie

Rhe|o|gra|phie *f* Verfahren zur Messung von Durchblutungsstörungen durch Messung des elektrischen Widerstandes

Rhe|o|lo|gie *f* Fließlehre

Rhe|os|to|se *f* rheostosis

rhe|o|tak|tisch *adj* Rheotaxis betreffend, Rheotaxis zeigend

Rhe|o|ta|xis *f* Bewegung in einem Flüssigkeitsstrom

negative Rheotaxis Bewegung mit einem Flüssigkeitsstrom

positive Rheotaxis Bewegung gegen einen Flüssigkeitsstrom

Rhesus-Blutgruppen *pl* Blutgruppensystem, das durch Antikörper gegen die Erythrozyten von Rhesusaffen entdeckt wurde; häufigste Ursache von Transfusionszwischenfällen und der Entwicklung eines Morbus* haemolyticus neonatorum; SYN: Rhesussystem, Rh-System, Rh-Blutgruppensystem

Rhesus-Blutgruppenunverträglichkeit *f* →Rhesus-Inkompatibilität

Rhesus-Erythroblastose *f* Morbus* haemolyticus neonatorum durch Rhesus-Inkompatibilität*

Rhesus-Inkompatibilität *f* Blutgruppenunverträglichkeit im Rhesussystem; v.a. die

Rhesus-Inkompatibilität zwischen einer Rh-negativen Mutter und einem Rh-positiven Feten; SYN: Rhesus-Blutgruppenunverträglichkeit, Rh-Inkompatibilität

Rhe|sus|sys|tem *nt* →Rhesus-Blutgruppen

Rheu|ma *nt* Oberbegriff für ätiologisch unterschiedliche Erkrankungen des Bewegungsapparates mit fließenden, ziehenden Schmerzen; SYN: rheumatische Erkrankung, Erkrankung des rheumatischen Formenkreises, Rheumatismus

Rheu|ma|fak|tor *m* bei rheumatischen Erkrankungen auftretender unspezifischer Autoantikörper

Rheu|ma|knöt|chen *nt* bei rheumatischem Fieber auftretendes, knötchenförmiges Granulom, v.a. im interstitiellen Herzmuskelgewebe; SYN: Aschoff-Knötchen, Aschoff-Geipel-Knötchen, rheumatisches Knötchen, rheumatisches Granulom, Nodulus rheumaticus

Rheu|ma|mit|tel *nt* gegen rheumatische Erkrankungen wirkendes Mittel; SYN: Antirheumatikum

rheu|ma|tisch *adj* Rheuma betreffend, an Rheuma leidend

Rheu|ma|tis|mus *m* →Rheuma

rheu|ma|to|gen *adj* Rheuma verursachend

rheu|ma|to|id *adj* rheumaähnlich, mit rheumaartigen Symptomen

Rheu|ma|to|lo|ge *m* Arzt für Rheumatologie*

Rheu|ma|to|lo|gie *f* Teilgebiet der inneren Medizin, das sich mit Diagnose und Therapie rheumatischer Erkrankungen befasst

Rheu|ma|to|lo|gin *f* Ärztin für Rheumatologie*

Rhe|xis *f* Zerreißen, Zerreißung, Riss

Rhin-, rhin- *präf.* →Rhino-

Rhi|nal|gie *f* →Rhinodynie

Rhin|al|ler|go|se *f* →Rhinitis allergica

Rhi|nen|ce|pha|lon *nt* dem Geruchssinn dienender Teil des Gehirns; SYN: Riechhirn, Rhinenzephalon

Rhi|nen|ze|pha|lie *f* Schädelfehlbildung mit einer rüsselartigen Nase und teilweiser oder vollständiger Fusion der Augenanlage

Rhi|nen|ze|pha|lon *nt* →Rhinencephalon

Rhi|nen|ze|pha|lus *m* Fetus mit Rhinenzephalie*; SYN: Rhinozephalus

Rhi|ni|tis *f, pl* **-ti|den** Entzündung der Nasenschleimhaut; meist gleichgesetzt mit Rhinitis acuta; SYN: Nasenschleimhautentzündung, Rhinitis; Schnupfen, Nasenkatarrh, Koryza, Coryza

Rhinitis acuta i.d.R. durch **Schnupfenviren** hervorgerufener **Virusschnupfen** oder als **Begleitschnupfen** [bei z.B. Virusgrippe] auftretender **banaler Schnupfen** mit Ausheilung innerhalb einer Woche; SYN: akuter Schnupfen, akute Rhinitis, akuter Nasenkatarrh, Koryza, Coryza

akute Rhinitis →Rhinitis acuta

Rhinitis allergica allergisch-bedingte saisonale oder saisonunabhängige Entzündung der Nasenschleimhaut; Verlauf und Prognose hängen von der Art des Allergens* ab; SYN: allergische Rhinitis, allergische Rhinopathie, Rhinopathia vasomotorica allergica

allergische Rhinitis →Rhinitis allergica

allergische saisongebundende Rhinitis meist durch Pollen [Heuschnupfen*] hervorgerufener, allergischer Nasenkatarrh

Rhinitis atrophicans chronische, zu Schleimhautatrophie führende Entzündung unbekannter Genese; SYN: atrophische Rhinitis

Rhinitis atrophicans cum foetore chronisch-atrophische Rhinitis mit Nasengeruch; SYN: Stinknase, Ozäna, Rhinitis atrophicans cum foetore

atrophische Rhinitis →Rhinitis atrophicans

bakterielle Rhinitis meist als Superinfektion* auftretende, i.d.R. eitrige Rhinitis durch z.B. Pneumokokken*

chronische Rhinitis Oberbegriff für chronische Entzündungszustände der Nasenschleimhaut; SYN: chronische Rhinopathie

chronisch-hyperplastische Rhinitis →Rhinitis hyperplastica

eitrige Rhinitis →Rhinitis purulenta

fibrinöse Rhinitis →Rhinitis pseudomembranacea

Rhinitis hyperplastica chronische, zu Hypertrophie* der Nasenschleimhaut (insbesondere der Muschelschleimhaut) führende Entzündung unterschiedlicher Genese [Staub, Tabakrauch, gewerbliche Noxen, endokrine Störungen]; SYN: chronische hyperplastische Rhinitis, chronische hyperplastische Rhinopathie, Rhinitis hypertrophicans, Rhinopathia chronica hyperplastica

Rhinitis hypertrophicans →Rhinitis hyperplastica

perenniale allergische Rhinitis →perenniale Rhinitis

perenniale Rhinitis durch unabhängig von den Jahreszeiten auftretende Allergene* [Schimmelpilze, Tierhaare, Hausstaub, Berufsallergene] hervorgerufene allergische Rhinopathie; SYN: perenniale allergische Rhinitis, pereniale allergische Rhinopathie

Rhinitis pseudomembranacea Entzündung der Nasenschleimhaut mit Bildung von Pseudomembranen, z.B. bei Nasendiphtherie; SYN: pseudomembranöse Rhinitis, fibrinöse Rhinitis, Rhinitis pseudomembranacea

pseudomembranöse Rhinitis →Rhinitis pseudomembranacea

Rhinitis purulenta bakterielle oder durch Fremdkörper in der Nase [einseitige chronisch-eitrige Rhinitis bei Kleinkindern] hervorgerufene eitrige Entzündung; SYN: eitrige Rhinitis

Rhinitis vasomotorica wie eine perenniale allergische Rhinitis verlaufender, saisonunabhängiger neurovaskulärer Schnupfen; SYN: vasomotorische Rhinitis, vasomotorische Rhinopathie, Rhinitis vasomotorica nonallergica

Rhinitis vasomotorica nonallergica →Rhinitis vasomotorica

vasomotorische Rhinitis →Rhinitis vasomotorica

rhi|ni|tisch *adj* Rhinitis betreffend, von ihr betroffen oder gekennzeichnet

Rh-Inkompatibilität *f* →Rhesus-Inkompatibilität

Rhino-, rhino- *präf.* Wortelement mit der Bedeutung "Nase"

Rhi|no|blen|nor|rhoe *f, pl* **-rho|en** Eiterabsonderung aus der Nase; eitrige Rhinitis*

Rhi|no|dy|nie *f* Schmerzen in der Nase, Nasenschmerz(en)

Rhi|no|en|do|sko|pie *f* endoskopische Untersuchung der Nasenhöhle

Rhi|no|en|to|moph|tho|ro|my|ko|se *f* in den Tropen [Zentralafrika, Indonesien] vorkommende Mykose* durch verschiedene Schimmelpilze [Conodiobolus]; i.d.R. Ausbildung nasaler oder pulmonaler Granulome; SYN: Rhinophykomykose

rhi|no|gen *adj* von der Nase ausgehend

Rhi|no|la|lia *f* näselnde Sprache, Näseln; SYN: Rhinophonie

Rhinolalia aperta offenes Näseln; SYN: Rhinophasie, Rhinophasia

Rhinolalia clausa geschlossenes Näseln; SYN: Hyporhinolalie

Rhi|no|la|ryn|gi|tis *f, pl* **-ti|den** Entzündung von Nasen- und Rachenschleimhaut; SYN: Nasen-Rachen-Katarrh

rhi|no|la|ryn|gi|tisch *adj* Rhinolaryngitis betreffend, von ihr betroffen oder gekennzeichnet

Rhi|no|la|ryn|go|lo|gie *f* Teilgebiet der Hals-Nasen-Ohrenheilkunde, das sich mit den Erkrankungen von Nase und Kehlkopf beschäftigt

Rhi|no|lith *m* meist durch Fremdkörper [Erdnüsse] induzierte Steinbildung, die zu chronischer Reizung und meist einseitigem eitrigem Ausfluss führt; SYN: Nasenstein

Rhi|no|li|thi|a|sis *f, pl* **-ses** durch Nasensteine [**Rhinolithen**] verursachte Erkrankung

Rhi|no|lo|gie *f* Teilgebiet der Hals-Nasen-Ohrenheilkunde, das sich mit den Erkrankungen der Nase befasst; SYN: Nasenheilkunde

Rhi|no|ma|no|me|trie *f* Bestimmung des Nasenwiderstandes gegen den Luftstrom; SYN: Rhinorheographie

Rhi|no|my|ko|se *f* Pilzerkrankung der Nasenschleimhaut

Rhi|no|pa|thia *f* Nasenerkrankung; SYN: Rhinopathie

Rhinopathia atrophicans Atrophie* der Nasenschleimhaut

Rhinopathia medicamentosa durch Medikamente [v.a. abschwellende Nasentropfen] verursachte Atrophie* der Nasenschleimhaut

Rhi|no|pa|thie *f* Nasenerkrankung; SYN: Rhinopathia

rhi|no|pha|ryn|ge|al *adj* Nase und Rachen/Pharynx betreffend oder verbindend; Nasenrachen/Rhinopharynx betreffend; SYN: epipharyngeal, nasopharyngeal, pharyngonasal

Rhi|no|pha|ryn|gi|tis *f, pl* **-ti|den** Entzündung des Nasenrachens/Rhinopharynx; SYN: Epipharynxentzündung, Nasopharynxentzündung, Nasopharyngitis, Epipharyngitis

Rhinopharyngitis mutilans im Verlauf der Frambösie* auftretende Zerstörung von Knochen- und Knorpelgewebe mit Mutilation von Nase und Oberlippe; SYN: Gangosa

rhi|no|pha|ryn|gi|tisch *adj* Rhinopharyngitis betreffend, von ihr betroffen oder gekennzeichnet

Rhi|no|pha|ryn|go|ze|le *f* Luftzyste des Nasenrachenraums

Rhi|no|pha|rynx *m* Raum zwischen Nasenhöhle und Rachen; SYN: Nasenrachenraum, Nasopharynx, Epipharynx, Pars nasalis pharyngis

Rhi|no|pha|sie *f* →Rhinolalia aperta

Rhi|no|pho|nie *f* →Rhinolalia

Rhi|no|phy|ko|my|ko|se *f* →Rhinoentomophthoromykose

Rhi|no|phym *nt* v.a. ältere Männer betreffende, allmählich zunehmende, unförmige Auftreibung der Nase durch eine Hyperplasie der Talgdrüsen; meist Teilsyndrom der Rosacea*; SYN: Kartoffelnase, Säufernase, Pfundnase, Knollennase, Rhinophyma

Rhi|no|plas|tik *f* plastische Nasenoperation, Nasenplastik

rhi|no|plas|tisch *adj* Rhinoplastik betreffend

Rhi|no|rhe|o|gra|fie *f* →Rhinorheographie

Rhi|no|rhe|o|gra|phie *f* →Rhinomanometrie

Rhi|nor|rha|gie *f* (starkes) Nasenbluten; SYN: Epistaxis

Rhi|nor|rhoe *f, pl* **-rho|en** Nasenausfluss, Nasenfluss

Rhi|no|sal|pin|gi|tis *f, pl* **-ti|den** Entzündung der Schleimhaut von Nase und Ohrtrompete

rhi|no|sal|pin|gi|tisch *adj* Rhinosalpingitis betreffend, von ihr betroffen oder gekennzeichnet

Rhi|no|sco|pia *f* →Rhinoskopie

Rhinoscopia anterior Untersuchung der vorderen Nasenhöhle mit einem Nasenspiegel

Rhinoscopia posterior Nasenhöhlenspiegelung vom Nasenrachen aus; SYN: Postrhinoskopie, Epipharyngoskopie

R

Rhi|no|skle|rom *nt* granulomatöse Entzündung der Nasenschleimhaut mit Bildung knotiger Verdickungen; kann auf die Schleimhaut von Rachen und Luftröhre übergreifen

Rhi|no|skop *nt* Nasenspiegel; SYN: Nasenspiegel, Nasenspekulum

Rhi|no|sko|pie *f* direkte Untersuchung der Nasenhöhle mit einem Nasenspiegel oder Endoskop*; SYN: Nasenspiegelung, Nasenhöhlenspiegelung, Rhinoscopia

rhi|no|sko|pisch *adj* Rhinoskopie betreffend, mittels Rhinoskopie

Rhi|no|spo|ri|di|o|se *f* Pilzinfektion der Schleimhaut der Atemwege durch Rhinosporidium* seeberi; SYN: Rhinosporidium-Mykose

Rhi|no|spo|ri|di|um see|be|ri *nt* humanpathogener Pilz, der nicht in der Kultur gezüchtet werden kann

Rhi|no|ste|no|se *f* Einengung oder Verlegung der Nasenwege

Rhi|no|to|mie *f* Naseninzision

Rhi|no|tra|che|i|tis *f, pl* **-ti|den** Entzündung der Schleimhaut von Nase und Luftröhre/Trachea

rhi|no|tra|che|i|tisch *adj* Rhinotracheitis betreffend, von ihr betroffen oder gekennzeichnet

Rhi|no|vi|ren *pl* Schnupfen verursachende RNA-Viren; SYN: Schnupfenviren, CC-Viren, Common-cold-Viren

Rhi|no|vi|rus *nt, pl* **-ren** zu den Picornaviren gehörende Virusfamilie; Erreger des Virusschnupfens

Rhi|no|ze|pha|lie *f* →Rhinenzephalie

Rhi|no|ze|pha|lus *m* Fetus mit Rhinenzephalie*; SYN: Rhinenzephalus

Rhi|pi|ce|pha|lus *m* Schildzeckengattung, die u.a. Boutonneusefieber und Q-Fieber überträgt

Rhiz-, rhiz- *präf.* →Rhizo-

Rhiz|ar|thro|se *f* Arthrose* des Daumengrundgelenkes

Rhizo-, rhizo- *präf.* Wortelement mit der Bedeutung "Wurzel"

rhi|zo|id *adj* wurzelähnlich

Rhi|zo|ly|se *f* indirekte Durchtrennung/Zerstörung von Spinalnervenwurzeln, z.B. durch

Rhi|zo|po|da *pl* Unterklasse der Protozoen, zu der u.a. die Amöben gehören; SYN: Wurzelfüßler, Rhizopoden

Rhi|zo|po|den *pl* →Rhizopoda

Rhi|zo|pus *m* zu den Zygomyceten gehörende Pilzgattung; Erreger von Mukormykosen*; SYN: Wurzelkopfschimmel

Rhi|zo|to|mie *f* Durchtrennung einer Nervenwurzel; SYN: Rhizotomia, Radikulotomie

Rhod-, rhod- *präf.* →Rhodo-

Rhod|ni|us *m* Raubwanzengattung

Rhodnius prolixus Raubwanze, die in Südamerika die Chagas-Krankheit* überträgt; SYN: venezolanische Schreitwanze

Rhodo-, rhodo- *präf.* Wortelement mit der Bedeutung "rosenfarben/rot"

Rho|dop|sin *nt* für das Dämmerungssehen wichtige Substanz der Netzhautstäbchen; SYN: Sehpurpur

Rhomb|en|ce|pha|lon *nt, pl* **-la** aus Hinterhirn [Metencephalon*] und Nachhirn [Myelencephalon*] bestehender Teil des Gehirns; SYN: Rautenhirn, Rhombenzephalon

Rhomb|en|ze|pha|lon *nt, pl* **-la** →Rhombencephalon

Rhon|chi *pl* →Rasselgeräusche

Rhonchi sibilantes et sonori →trockene Rasselgeräusche

Rh-System *nt* →Rhesus-Blutgruppen

Rhy|pia *f* →Rupia

Rhyth|mo|ge|ne|se *f* Rhythmusbildung, Rhythmusentstehung

Rhyth|mus *m* periodische Wiederholung eines Vorgangs

biologischer Rhythmus durch äußere [Tag-Nacht-Wechsel] oder innere Faktoren [biologische Uhr*] beeinflusste, rhythmische Schwankung verschiedener Körperfunktionen; SYN: Biorhythmus

parasystolischer Rhythmus gleichzeitiges Vorkommen von zwei Schrittmacherzentren im Herz; SYN: Parasystolie

zirkadianer Rhythmus endogen gesteuerte Schwankung des Körperstoffwechsels und der Reaktionsbereitschaft des Körpers, die etwa einem 24-Stunden-Zyklus entspricht; SYN: 24-Stunden-Rhythmus, Tagesrhythmus

Rhyth|mus|me|tho|de *f* natürliche Empfängnisverhütung durch Beschränkung des Beischlafs auf die unfruchtbaren Tage des Menstruationszyklus

Rhy|ti|dek|to|mie *f* Straffung der Gesichtshaut zur Glättung von Falten, Doppelkinn u.ä.; SYN: Face-Lifting

Ri|bit *nt* →Ribitol

Ri|bi|tol *nt* von Ribose* abgeleiteter Zuckeralkohol; Bestandteil des Riboflavins*; SYN: Ribit

Ri|bo|fla|vin *nt* in Milch und Milchprodukten, Leber und Hülsenfrüchten vorkommendes Vitamin, das ein wichtiger Bestandteil von Enzymen ist; bei Mangel kommt es zu Haut-, Hornhaut- und Nervenentzündungen; SYN: Laktoflavin, Vitamin B_2

Riboflavin-5'-phosphat *nt* aus Isoalloxazin, Ribitol und Phosphat aufgebaute prosthetische Gruppe vieler Flavinenzyme; SYN: Flavinmononukleotid

Ri|bo|fla|vin|man|gel *m* durch chronische Unterversorgung mit Riboflavin auftretende Avitaminose* mit ekzematösen Hautveränderungen und evtl. Sehstörungen; SYN: Ariboflavinose, Vitamin-B_2-Mangel, Ariboflavinosesyndrom

Ri|bo|ke|to|se *f* in der D-Form vorliegende

Ketopentose; Ketoderivat der Ribose*; SYN: Ribulose

Ri|bo|nu|cle|a|se *f* →Ribonuklease

Ri|bo|nu|cle|in|säu|re *f* →Ribonukleinsäure

Ri|bo|nu|cle|o|sid *nt* →Ribonukleosid

Ri|bo|nu|cle|o|tid *nt* →Ribonukleotid

Ri|bo|nu|kle|a|se *f* RNA-spaltendes Enzym; SYN: Ribonuclease

Ri|bo|nu|kle|in|säu|re *f* aus Ribonukleotiden aufgebautes Makromolekül, das eine zentrale Rolle bei der Eiweißsynthese einnimmt; bei RNA-Viren fungiert sie als Träger des Erbmaterials; SYN: Ribonucleinsäure

Ri|bo|nu|kle|o|pro|te|in *nt* aus Eiweiß/Protein und Ribonukleinsäure bestehendes Molekül

Ri|bo|nu|kle|o|sid *nt* Nukleosid* aus Ribose* und einer Purin- oder Pyrimidinbase; SYN: Ribonucleosid

Ri|bo|nu|kle|o|tid *nt* Nukleotid* mit Ribose* und Purin- oder Pyrimidinbase; Bausteine der Ribonukleinsäure*; SYN: Ribonucleotid

Ri|bo|se *f* in der D-Form vorliegende Aldopentose*; wichtiger Bestandteil von Ribonukleinsäure, Nukleotiden und verschiedener Enzyme

Ribose-5-phosphat *nt* wichtiges Zwischenprodukt im Pentosephosphatzyklus* und bei der Nukleotidsynthese

Ri|bo|se|phos|phat|i|so|me|ra|se *f* wichtiges Enzym des Pentosephosphatzyklus*; katalysiert die Konversion von Ribulose-5-phosphat und Ribose-5-phosphat; SYN: Phosphoriboisomerase

Ri|bo|se|phos|phat|py|ro|phos|pho|ki|na|se *f* Enzym der Purin- und Pyrimidinnukleotidsynthese; erhöhte Enzymaktivität verursacht primäre Gicht*; SYN: Phosphoribosylpyrophosphatsynthetase

ri|bo|so|mal *adj* Ribosomen betreffend

Ri|bo|so|men *pl* mikroskopisch kleine Zellpartikel, an denen die Biosynthese von Eiweißen abläuft; SYN: Palade-Granula

Ri|bos|u|rie *f* erhöhte Riboseausscheidung im Harn

Ri|bu|lo|se *f* in der D-Form vorliegende Ketopentose; Ketoderivat der Ribose*; SYN: Riboketose

Ribulose-5-phosphat *nt* im Stoffwechsel aus Glukose-6-phosphat gebildet; wird durch Ribosephosphatisomerase in Ribose-5-phosphat umgewandelt

Richner-Hanhart-Syndrom *nt* autosomal-rezessive Enzymopathie* mit Hornhautdystrophie, Keratose von Händen und Füßen und geistiger Retardierung; SYN: TAT-Mangel, Tyrosinaminotransferasemangel

Ri|ckett|sia *f* nur intrazellulär vorkommende, gramnegative Stäbchen- oder Kugelbakterien

Rickettsia akari Erreger der Rickettsienpocken*

Rickettsia australis Erreger des Queenslandzeckenfiebers*

Rickettsia conorii von Zecken übertragener Erreger des Boutonneusefiebers*

Rickettsia prowazeki Erreger des epidemischen Fleckfiebers*

Rickettsia prowazekii Erreger des epidemischen Fleckfiebers*

Rickettsia quintana durch Läuse übertragener Erreger des Fünftagefiebers*

Rickettsia rickettsii Erreger des Rocky Mountain spotted fever*

Rickettsia tsutsugamushi Erreger des Tsutsugamushi-Fiebers*

Rickettsia typhi Erreger des weltweit auftretenden endemischen Fleckfiebers*

Ri|ckett|si|a|ceae *pl* früher als große Viren bezeichnete Familie intrazellulärer Bakterien; umfasst die Gattungen Coxiella*, Rickettsia* und Rochalimaea*

Ri|ckett|si|en|en|do|kar|di|tis *f, pl* **-ti|den** relativ seltene Form der Endokarditis* durch Coxiella* burnetii

Ri|ckett|si|en|in|fek|ti|on *f* →Rickettsiose

Ri|ckett|si|en|po|cken *pl* durch Rickettsia* akari verursachte pockenartige Erkrankung; SYN: Pockenfleckfieber

Ri|ckett|si|o|se *f* durch Arthropoden übertragene Infektionskrankheit durch **Rickettsia**-Species; SYN: Rickettsieninfektion

Ri|ckett|si|o|sta|ti|kum *nt, pl* **-ka** das Rickettsienwachstum hemmendes Mittel

ri|ckett|si|o|sta|tisch *adj* das Rickettsienwachstum hemmend

ri|ckett|si|zid *adj* rickettsienabtötend

Riech|bahn *f* Fasern zwischen Bulbus* olfactorium und Trigonum* olfactorium; SYN: Tractus olfactorius

Riech|e|pi|thel *nt* →Riechschleimhaut

Riech|fä|den *pl* marklose Nervenfasern, die zusammen den Riechnerv [Nervus olfactorius] bilden; SYN: Fila olfactoria

Riech|hirn *nt* →Rhinencephalon

Riech|kol|ben *m* Anschwellung an der vorderen Hirnbasis, in die die Riechfäden einstrahlen; SYN: Bulbus olfactorius

Riech|nerv *m* aus den Riechfäden* entstehender Nerv, der zum Bulbus* olfactorius zieht; SYN: Olfaktorius, Nervus olfactorius, I. Hirnnerv

Riech|schleim|haut *f* vom **Riechepithel** gebildete Schleimhaut der Regio olfactoria der Nase, die die Geruchsrezeptoren [**Riechzellen**] enthält

Riech|zel|len *pl* →Riechschleimhaut

Riedel-Struma *f* ätiologisch unklare, meist Frauen betreffende, chronische Schilddrüsenentzündung mit Sklerosierung des Gewebes; SYN: chronische hypertrophische Thyreoiditis, eisenharte Struma Riedel, hypertrophische Thyreoiditis

Riehl-Melanose *f* ätiologisch ungeklärte, aus einer entzündlichen Fleckenbildung hervorgehende, grau-braune, flächenhafte

Pigmentierung der Gesichtshaut; SYN: Riehl-Syndrom, Kriegsmelanose, Melanosis toxica lichenoides, Civatte-Krankheit, Civatte-Poikilodermie

Rie|sen|darm|e|gel *m* v.a. in Südostasien vorkommender Erreger der Fasciolopsiasis*; SYN: großer Darmegel, Fasciolopsis buski

Rie|sen|fal|ten|gas|tri|tis *f, pl* **-ti|den** zu Vergröberung des Faltenreliefs führende, chronische Entzündung der Magenschleimhaut unbekannter Genese; SYN: Ménétrier-Syndrom, Morbus Ménétrier, Riesenfaltenmagen, Riesenfaltengastropathie, Gastropathia hypertrophica gigantea

Rie|sen|fal|ten|gas|tro|pa|thie *f* →Riesenfaltengastritis

Rie|sen|fal|ten|ma|gen *m* →Riesenfaltengastritis

Rie|sen|kind *nt* Neugeborenes mit einem Geburtsgewicht von mehr als 4500 Gramm, z.B. bei Diabetes* mellitus der Mutter

Rie|sen|krat|zer *m* Dünndarmparasit des Schweines; selten auf den Menschen übertragen; SYN: Macracanthorhynchus

Rie|sen|ma|gen|ge|schwür der alten Menschen *nt* durch arteriosklerotische Veränderungen von Magengefäßen hervorgerufenes ausgedehntes Magengeschwür, das relativ symptomlos verläuft; SYN: Altersulkus des Magens

Rie|sen|ur|ti|ka|ria Milton *f* vorwiegend junge Frauen betreffende allergische Reaktion [Typ I] mit Schwellung der Haut und Schleimhaut [v.a. Kehlkopf] durch subkutane Ödembildung; das plötzlich einsetzende Glottisödem kann lebensbedrohlich sein; SYN: Quincke-Ödem, angioneurotisches Ödem, Bannister-Krankheit, idiopathisches Quincke-Ödem, sporadisches Quincke-Ödem; Urticaria gigantea, Urticaria profunda

Rie|sen|wuchs *m* ausgeprägter Hochwuchs mit erhaltenen Proportionen der Körperteile; SYN: Gigantismus, Hypersomie

Rie|sen|zell|a|or|ti|tis *f, pl* **-ti|ti|den** Riesenzellarteriitis* der Aorta

Rie|sen|zell|ar|te|ri|i|tis *f, pl* **-ti|den** subakute granulomatöse Entzündung der Kopfschlagadern; SYN: senile Riesenzellarteriitis, Horton-Riesenzellarteriitis, Horton-Syndrom, Horton-Magath-Brown-Syndrom, Arteriitis cranialis/gigantocellularis/temporalis

Rie|sen|zel|len *pl* besonders große Zellen mit einem [**einkernige Riesenzellen**] oder mehreren [**mehrkernige Riesenzellen**] Zellkernen

Rie|sen|zell|he|pa|ti|tis *f, pl* **-ti|ti|den** durch das Zytomegalievirus* verursachte Hepatitis* mit Riesenzellbildung

neonatale Riesenzellhepatitis bei α_1-Antitrypsinmangel* vorkommende Leberschädigung mit Riesenzellformation

Rie|sen|zell|my|o|kar|di|tis *f, pl* **-ti|den** durch Riesenzellbildung gekennzeichnete Herzmuskelentzündung

akute idiopathische Riesenzellmyokarditis oft tödlich verlaufende Herzmuskelentzündung des Kindesalters; SYN: Fiedler-Myokarditis, idiopathische Myokarditis

granulomatöse Riesenzellmyokarditis Riesenzellmyokarditis mit der Bildung von Granulomen; SYN: granulomatöse Myokarditis

Rie|sen|zell|thy|re|o|i|di|tis *f, pl* **-ti|den** vermutlich durch Viren [Coxsackievirus, Mumpsvirus] verursachte Entzündung der Schilddrüse, die histopatologisch von Riesenzellgranulomen gekennzeichnet ist; SYN: de Quervain-Thyr(e)oiditis, granulomatöse Thyreoiditis/Thyroiditis, Riesenzellthyroiditis, subakute nicht-eitrige Thyreoiditis/Thyroiditis

Rie|sen|zell|thy|ro|i|di|tis *f, pl* **-ti|den** →Riesenzellthyreoiditis

Rie|sen|zell|tu|mor *m* Granulationsgeschwulst mit Riesenzellen

aneurysmatischer Riesenzelltumor in den Metaphysen langer Röhrenknochen auftretende, mehrkammerige, blutgefüllte Zyste; SYN: aneurysmatische/hämorrhagische/hämangiomatöse Knochenzyste, benignes Knochenaneurysma

Riesenzelltumor der Sehnenscheide lokalisierte knottig-zottige Synovialiswucherung, die im Endstadium einen gutartigen Riesenzelltumor der Sehnenscheide bildet; SYN: benignes Synovialom, Arthritis villonodularis pigmentosa, Tendosynovitis nodosa, pigmentierte villonoduläre Synovitis

Rieux-Hernie *f* hinter dem Zäkum liegende innere Hernie; SYN: retrozäkale Hernie

Rift-Tal-Fieber *nt* →Rift-Valley-Fieber

Rift-Valley-Fieber *nt* im südlichen Afrika vorkommende fieberhafte Arbovirose* durch das **Rift-Valley-Fieber-Virus**; SYN: Rift-Tal-Fieber

Rift-Valley-Fieber-Virus *nt* s.u. Rift-Valley-Fieber

Riga-Geschwür *nt* Aphthe am Zungenbändchen bei Keuchhusten; SYN: Fede-Riga-Geschwür, Keuchhustengeschwür

ri|gid *adj* →rigide

ri|gi|de *adj* starr, steif, unbiegsam; unbeweglich; SYN: rigid

Ri|gi|di|tät *f* →Rigor

Ri|gor *m* verstärkter Muskeltonus; SYN: Rigidität

Rigor mortis langsam fortschreitende Muskelstarre, die sich später wieder in derselben Reihenfolge löst; SYN: Leichenstarre, Totenstarre

Riley-Day-Syndrom *nt* autosomal-rezessives Syndrom mit Störung des vegetativen Nervensystems; SYN: Dysautonomie, familiäre Dysautonomie

Ri|ma *f, pl* **-mae** Ritze, Spalt, Spalte, Furche

Rima ani Gesäßspalte, Afterfurche; SYN: Crena analis, Crena ani, Crena interglutealis
Rima glottidis Spalt zwischen den Stimmbändern; SYN: Stimmritze, Rima vocalis
Rima oris Mundspalte
Rima palpebrarum Lidspalte
Rima pudendi Schamspalte
Rima vestibuli Spalt zwischen den Taschenbändern des Kehlkopfes; SYN: Vorhofspalte
Rima vocalis →Rima glottidis

Rin|de *f* Cortex, Kortex

Rin|den|blind|heit *f* Erblindung durch Zerstörung der Sehzentren in der Hirnrinde

Rin|den|e|pi|lep|sie *f* von einem bestimmten Bezirk der Hirnrinde ausgehende fokale Epilepsie*; SYN: Epilepsia corticalis

Rin|den|re|flex der Pupille *m* Engstellung der Pupille bei Konzentration auf ein Objekt in der Peripherie des Gesichtsfeldes; SYN: Haab-Reflex

Rin|den|star *m* Katarakt* der Linsenrinde; SYN: Cataracta corticalis

Rin|der|band|wurm *m* in Europa häufigster Bandwurm des Menschen, der eine Länge von bis zu 10 Metern erreichen kann; SYN: Rinderfinnenbandwurm, Taenia saginata, Taeniarhynchus saginatus

Rin|der|bru|cel|lo|se *f* auf den Menschen übertragbare, primär Rinder, Pferde und Schafe betreffende Infektionskrankheit durch **Brucella abortus**-Arten, die zu Fehlgeburten führt; SYN: Bang-Krankheit

Rin|der|fin|ne *f* Finne des Rinderbandwurms* (Taenia saginata); SYN: Cysticercus bovis

Rin|der|fin|nen|band|wurm *m* →Rinderbandwurm

Rin|der|tu|ber|kel|bak|te|ri|en *pl* →Mycobacterium bovis

Rin|der|tu|ber|ku|lo|se *f* in Europa kaum noch vorkommende Tuberkulose* durch **Mycobacterium bovis**, die auf den Menschen übertragen werden kann

Rin|der|wahn *m* bovine spongiforme Enzephalopathie; s.u. subakute spongiforme Enzephalopathie

Rin|der|wahn|sinn *m* bovine spongiforme Enzephalopathie; s.u. subakute spongiforme Enzephalopathie

Rin|gel|haa|re *pl* angeborene Verhornungsstörung der Haare mit abwechselnd hellen und dunklen Banden; SYN: Pili anulati

Rin|gel|röt|eln *pl* meist Kinder unter 14 Jahren betreffende Viruskrankheit [Parvovirus B 19] mit Krankheitsgefühl, Fieber und gitter- oder girlandenförmigen Erythemen der Extremitätenstreckseiten; SYN: fünfte Krankheit, Morbus quintus, Megalerythem, Sticker-Krankheit, Erythema infectiosum, Megalerythema epidemicum/infectiosum

Rin|gel|wür|mer *pl* Würmerstamm, zu dem u.a. die Blutegel gehören; SYN: Gliederwürmer, Anneliden, Annelida

Ringer-Glukose *f* Modifikation der Ringer-Lösung mit Glukosezsatz

Ringer-Lösung *f* physiologische Salzlösung

Ring|knor|pel *m* Cartilago cricoidea

Ring|mus|kel *m* Musculus* orbicularis

Ring|pla|zen|ta *f* ringförmige Plazenta; SYN: Gürtelplazenta, Placenta anularis

Rinne-Versuch *m* Hörpüfung mit einer Stimmgabel; Aufsetzen der Stimmgabel auf den Warzenfortsatz prüft die Knochenleitung, Halten der Stimmgabel vor die Ohrmuschel die Luftleitung

Riolan-Anastomose *f* nicht immer vorhandene Verbindung von oberer und unterer Mesenterialarterie

Rip|pe *f* Costa

Rip|pen|a|pla|sie *f* unvollständige Entwicklung einzelner oder mehrerer Rippen; SYN: Apleurie

Rip|pen|bo|gen|win|kel *m* Winkel zwischen rechtem und linkem Rippenbogen; SYN: epigastrischer Winkel, Angulus infrasternalis

Rip|pen|fell *nt* das die Rippen bedeckende Brustfell; SYN: Pleura costalis

Rip|pen|fell|ent|zün|dung *f* s.u. Pleuritis

Rip|pen|fur|che *f* Furche am unteren Innenrand der Rippen für die Rippengefäße und -nerven; SYN: Sulcus costae

Rip|pen|knor|pel|ent|zündung *f* Kostochondritis

Rip|pen|re|sek|ti|on *f* (Teil-)Entfernung einer Rippe

Rip|pen|se|ri|en|frak|tur *f* Fraktur* mehrerer Rippen; kann zu Instabilität des Thorax und Störung der Atemmechanik führen

Rip|pen|wir|bel|ge|len|ke *pl* Gelenke zwischen Rippen und Wirbeln; SYN: Kostovertebralgelenke, Articulationes costovertebrales

Ri|si|ko|fak|to|ren *pl* endogene oder exogene Faktoren, die das Risiko an einer bestimmten Krankheit zu erkranken erhöhen

Ri|si|ko|ge|burt *nt* Geburt, bei der auf Grund der Vorgeschichte oder der Schwangerschaftsverlaufes mit einem erhöhten Risiko für Mutter und/oder Kind gerechnet werden muss

Ri|si|ko|schwan|gerschaft *f* Schwangerschaft mit vorbestehenden Risikofaktoren bei der Mutter

Ri|so|ri|us *m* →Musculus risorius

Ri|sus sar|do|ni|cus *m* maskenartiges Grinsen durch eine Kontraktur der mimischen Muskulatur bei Wundstarrkrampf; SYN: sardonisches Lachen

Ritgen-Handgriff *m* geburtshilflicher Handgriff zum Dammschutz

Ritter-Dermatitis *f* →Ritter-Krankheit

Ritter-Krankheit *f* durch Bakterientoxine von Staphylococcus* aureus hervorgerufene flächenhafte Hautablösung; SYN: Dermatitis exfoliativa neonatorum, Ritter-Dermatitis, Morbus Ritter von Rittershain,

Pemphigoid der Säuglinge, Syndrom der verbrühten Haut, staphylogenes Lyell-Syndrom, Epidermolysis toxica acuta

Riva-Rocci-Apparat *m* Gerät zur unblutigen Blutdruckmessung

RIVA-Stenose *f* Stenose* des Ramus interventricularis anterior der linken Koronararterie; SYN: Ramus-interventricularis-anterior-Stenose

RNA-Polymerase *f* Enzym, das die RNA-Synthese katalysiert; SYN: RNS-Polymerase

DNA-abhängige RNA-Polymerase Enzym, das bei der Transkription die RNA-Synthese katalysiert; SYN: DNS-abhängige RNS-Polymerase, Transkriptase

RNA-Viren *pl* Viren, die Einzelstrang- oder Doppelstrang-RNA als Nukleinsäure enthalten

RNS-Polymerase *f* →RNA-Polymerase

DNS-abhängige RNS-Polymerase →DNA-abhängige RNA-Polymerase

Roblbenlgliedlriglkeit *f* Fehlbildung der langen Röhrenknochen mit flossenartigem Sitz der Hände an der Schulter bzw. der Füße an der Hüfte, z.B. beim Contergan-Syndrom; SYN: Phokomelie

Robin-Syndrom *nt* Fehlbildungssyndrom mit Mikrogenie*, Glossoptose* und Gaumenspalte; SYN: Pierre-Robin-Syndrom

Robison-Ester *m* zentrales Zwischenprodukt des Kohlehydratstoffwechsels; SYN: Glukose-6-phosphat

Rolbolrans *nt, pl* **-ranlzilen** Stärkungsmittel; SYN: Roborantium

Rolbolranltilum *nt, pl* **-ranlzilen** →Roborans

Rolchallilmaea *f* Gattung intrazellulärer Parasiten, die zur Familie der Rickettsiaceae* gehört

Rochalimaea quintana neue Bezeichnung für Rickettsia* quintana

Rocky Mountain spotted fever *nt* von Schildzecken [Dermacentor* andersoni] übertragene Infektionskrankheit durch Rickettsia* rickettsii; SYN: Felsengebirgsfleckfieber, amerikanisches Zeckenbissfieber

Roldenltia *pl* Nager, Nagetiere

Roldenltilzid *nt* Nagetiere abtötendes Mittel

roldenltilzid *adj* Nagetiere abtötend

Roederer-Kopfeinstellung *f* extreme Beugung als Anpassung der Kopfhaltung an ein allgemein verkleinertes Becken

Roemheld-Syndrom *nt* funktionelle Herzbeschwerden bei Meteorismus von Magen und Darm, Zwerchfellhochstand und Verschiebung des Herzens nach oben; SYN: gastrokardialer Symptomenkomplex

Roger-Syndrom *nt* meist von alleine abheilender, angeborener Ventrikelseptumdefekt*; SYN: Morbus Roger

Rohrlzulcker *m* aus D-Glukose und D-Fruktose bestehendes Disaccharid*; SYN: Rübenzucker, Kochzucker, Saccharose, Saccharum album

Rokitansky-Divertikel *nt* Traktionsdivertikel der Speiseröhre

Rokitansky-Küster-Syndrom *nt* Hemmungsfehlbildung mit Fehlen der Scheide, Unterentwicklung der äußeren Genitale und Gebärmutterfehlbildung; SYN: Mayer-Rokitansky-Küster-Syndrom, MRK-Syndrom

Rolando-Fissur *f* →Rolando-Furche

Rolando-Furche *f* Zentralfurche des Großhirns; SYN: Rolando-Fissur, Sulcus centralis cerebri

Roller-Kern *m* unterer Vestibulariskern; SYN: Nucleus vestibularis inferior

Rolllhülgel *m* Trochanter*

Romberg-Parry-Syndrom *nt* →Romberg-Parry-Trophoneurose

Romberg-Parry-Trophoneurose *f* ätiologisch ungeklärte, evtl. durch Trigeminusschädigung hervorgerufene Verkleinerung einer Gesichtshälfte mit Atrophie von Haut und Muskeln; SYN: Romberg-Syndrom, Romberg-Trophoneurose, Romberg-Parry-Syndrom, progressive halbseitige Gesichtsatrophie, Hemiatrophia progressiva faciei, Hemiatrophia progressiva facialis

Romberg-Phänomen *nt* starkes Schwanken beim Stehen mit geschlossenen Augen; SYN: Romberg-Zeichen

Romberg-Syndrom *nt* →Romberg-Parry-Trophoneurose

Romberg-Trophoneurose *f* →Romberg-Parry-Trophoneurose

Romberg-Zeichen *nt* →Romberg-Phänomen

Röntlgenlauflnahlme *f* mittels Durchstrahlung mit Röntgenstrahlen hergestellte Aufnahme; SYN: Röntgenbild

Röntlgenlbild *nt* →Röntgenaufnahme

Röntlgenlderlmaltiltis *f, pl* **-tiltilden** entzündliche Hautreaktion nach Belastung mit Röntgenstrahlen

Röntlgenldilalgnosltik *f* Diagnostik von Erkrankungen und Verletzungen durch Röntgenaufnahmen oder -durchleuchtung

Röntlgenldurchlleuchltung *f* direkte Beobachtung des Körpers durch Sichtbarmachung der Röntgenstrahlen auf einem Leuchtschirm

Röntlgenlelrylthem *nt* Hautrötung nach Belastung mit Röntgenstrahlen

Röntlgenlfillme *pl* Spezialfilme zur Anfertigung von Röntgenaufnahmen

Röntlgenlkarlzilnom *nt* durch Röntgenstrahlen verursachter bösartiger Tumor; SYN: Röntgenkrebs

Röntlgenlkasltraltilon *f* Kastration mittels Röntgenbestrahlung; SYN: Kastrationsbestrahlung

Röntlgenlkalter *m* →Strahlenkater

Röntlgenlkilnelmaltolgralfie *f* →Röntgenkinematographie

Röntlgenlkilnelmaltolgralphie *f* →Kineradiographie

Röntlgenlkonltrastldarlstellung *f* Anfertigung

von Röntgenbildern unter Verwendung von Röntgenkontrastmitteln*

Rönt|gen|kon|trast|mit|tel *pl* zur Verstärkung der Kontraste von Röntgenaufnahmen eingesetzte Mittel, die Röntgenstrahlen stärker [**positive Kontrastmittel**] oder schwächer [**negative Kontrastmittel**] absorbieren, als die benachbarten Gewebe; SYN: Kontrastmittel

Rönt|gen|krebs *m* →Röntgenkarzinom

Rönt|gen|ky|mo|graf *m* →Röntgenkymograph

Rönt|gen|ky|mo|gra|fie *f* →Röntgenkymographie

Rönt|gen|ky|mo|graph *m* Gerät zur Röntgenkymographie*

Rönt|gen|ky|mo|gra|phie *f* Kymographie* mit Aufnahme von Röntgenbildern

Rönt|gen|leer|auf|nah|me *f* Röntgenaufnahme ohne Kontrastmittel; SYN: Nativaufnahme, Leeraufnahme, Röntgennativaufnahme

Rönt|gen|na|tiv|auf|nah|me *f* →Röntgenleeraufnahme

Rönt|ge|no|gra|fie *f* →Röntgenographie

Rönt|ge|no|gramm *nt* Röntgenbild; SYN: Radiogramm

Rönt|ge|no|gra|phie *f* Anfertigung von Röntgenbildern, Röntgen; SYN: Radiographie

Rönt|ge|no|lo|gie *f* Lehre von den Röntgenstrahlen und ihrer diagnostischen und therapeutischen Anwendung

rönt|ge|no|lo|gisch *adj* Röntgenologie betreffend

Rönt|ge|no|sko|pie *f* →Radioskopie

rönt|ge|no|sko|pisch *adj* →radioskopisch

Rönt|gen|ste|re|o|gra|fie *f* →Röntgenstereographie

Rönt|gen|ste|re|o|gra|phie *f* dreidimensionale Röntgenaufnahmetechnik

Rönt|gen|strah|len *pl* in Röntgenröhren erzeugte, kurzwellige elektromagnetische Strahlen

Rönt|gen|strah|ler *m* Gerät zur Erzeugung von Röntgenstrahlen

Rönt|gen|the|ra|pie *f* Strahlentherapie* mit Röntgenstrahlen

Rorschach-Test *m* psychologischer Test, bei dem der Proband Klecksfiguren deutet

Ro|sa|cea *f* →Rosazea

Ro|sa|krank|heit *f* vermutlich durch eine Quecksilbervergiftung verursachte Schädigung des Stammhirns mit Haut- und Organsymptomen bei Kleinkindern; SYN: Feer-Krankheit, vegetative Neurose der Kleinkinder, Swift-Syndrom, Selter-Swift-Feer-Krankheit, Feer-Selter-Swift-Krankheit, Akrodynie, Acrodynia

Ro|sa|zea *f* bevorzugt die Haut von Stirn, Wange, Kinn und Nase befallende chronische Dermatose* unklarer Genese mit fleckiger Rötung und kleinlamellärer Schuppung; SYN: Kupferfinnen, Rotfinnen, Rosacea, Akne rosacea

Rosazea-Keratitis *f* Hornhautentzündung im Rahmen der Rosazea*; SYN: Acne-rosacea-Keratitis, Akne-rosacea-Dermatitis

Rös|chen|flech|te *f* von einen Primärfleck ausgehende fortschreitende Erkrankung mit schuppenden Erythemen; SYN: Gibert-Krankheit, Schuppenröschen, Pityriasis rosea

Ro|se *f* durch β-hämolytische Streptokokken* verursachte akute Infektion der oberen Hautschichten mit Rötung und evtl. Blasenbildung [**Erysipelas vesiculosum; Erysipelas bullosum**]; manchmal Entwicklung einer Phlegmone* [**Erysipelas phlegmonosum**] oder einer Gangrän* [**Erysipelas gangraenosum**]; SYN: Wundrose, Erysipel, Erysipelas, Streptodermia cutanea lymphatica

falsche Rose →Rosenbach-Krankheit

Rosenbach-Krankheit *f* durch **Erysipelothrix rhusiopathiae** verursachte, meist die Finger/Hände betreffende, schmerzlose livide Entzündung; SYN: falsche Rose, Fischrose, Fischhändlerrotlauf, Rotlauf, Schweinerotlauf, Erysipeloid, Pseudoerysipel, Erythema migrans

Rosenmüller-Cloquet-Drüse *f* zu den tiefen Leistenlymphknoten gehöriger kleiner Lymphknoten unter dem Leistenband in der Lacuna vasorum; SYN: Cloquet-Drüse, Rosenmüller-Drüse

Rosenmüller-Drüse *f* **1.** zu den tiefen Leistenlymphknoten gehöriger kleiner Lymphknoten unter dem Leistenband in der Lacuna vasorum; SYN: Cloquet-Drüse, Rosenmüller-Cloquet-Drüse **2.** Lidteil der Tränendrüse; SYN: Pars palpebralis glandulae lacrimalis

Rosenmüller-Grube *f* seitliche Ausbuchtung des Nasenrauchenraums hinter der Tubenmündung; SYN: Recessus pharyngeus

Rosenmüller-Organ *nt* entwicklungsgeschichtlich dem Nebenhoden des Mannes entsprechender kranialer Rest der Urniere; liegt unter der Tube zwischen den Blättern des Ligamentum* latum uteri; SYN: Nebeneierstock, Parovarium, Epoophoron

Rosenthal-Faktor *m* Faktor der Blutgerinnungskaskade; ein angeborener Mangel führt zu Rosenthal-Krankheit; SYN: Faktor XI, Plasmathromboplastinantecedent, antihämophiler Faktor C

Rosenthal-Fasern *pl* bei Spongioblastom* gefundene keulenförmig aufgetriebene Gliafasern

Rosenthal-Ferré-Ganglion *nt* im Boden des inneren Gehörgangs liegendes Ganglion des vestibulären Teils des VIII. Hirnnerven; SYN: Scarpa-Ganglion, Ganglion vestibulare

Rosenthal-Kanal *m* spiraliger Gang im Inneren der Schneckenspindel, enthält das Ganglion* spirale cochleae; SYN: Schneckenspindelkanal, Canalis ganglionaris,

Canalis spiralis modioli

Rosenthal-Krankheit *f* durch autosomal-rezessiv vererbten Mangel an Faktor XI bedingte erbliche Blutungsneigung; SYN: Faktor XI-Mangel, PTA-Mangel, PTA-Mangelsyndrom, Hämophilie C

Rosenthal-Vene *f* in die Vena magna cerebri einmündende Vene an der Basalfläche des Gehirns; SYN: Vena basalis

Ro|se|o|la *f* durch eine toxische Gefäßerweiterung entstehende, hellrote, stecknadelkopf- bis pfeniggroße, unscharf begrenze Hautflecke, die auf Glasspateldruck verschwinden; SYN: Roseole

Roseola infantum wahrscheinlich virusbedingte Kleinkinderkrankheit [4 Monate – 2 Jahre], die durch ein plötzlich einsetzendes hohes Fieber [40°] gekennzeichnet ist; nach drei Tagen kommt es zu Entfieberung und Auftreten eines flüchtigen hellroten Ausschlages [Exanthem*]; SYN: Dreitagefieber, sechste Krankheit, Exanthema subitum, Roseola infantum, Pseudorubella

Roseola syphilitica im Rahmen einer sekundären Syphilis* auftretende Roseola; SYN: makulöses Syphilid

Roseola typhosa beim Typhus* abdominalis auftretendes Exanthem, vorwiegend am Bauch lokalisiert

Ro|se|o|le *f* →Roseola

Ro|set|te *f* s.u. Rosettentest

Ro|set|ten|star *m* rosettenförmige Linsentrübung; meist nach Linsenkontusion

Ro|set|ten|test *m* immunologischer In-vitro-Test zur Bestimmung von Rezeptoren durch Bindung von vorbehandelten Erythrozyten an die Lymphozytenoberfläche und Entstehung von **Rosetten**

Rose-Waaler-Test *m* indirekter Hämagglutinationstest zum Nachweis von Rheumafaktoren*; SYN: Waaler-Rose-Test

ros|tral *adj* **1.** kopfwärts, zum Körperende oder Kopf hin (liegend) **2.** *(ZNS)* das Rostrum betreffend

Ros|trum (cor|po|ris cal|lo|si) *nt* Balkenvorderende, Balkenschnabel

Rot|angst *f* krankhafte Angst vor roter Farbe; SYN: Erythrophobie

Ro|ta|ti|on *f* (Um-)Drehung, Drehbewegung

Ro|ta|ti|ons|bruch *m* →Rotationsfraktur

Ro|ta|ti|ons|frak|tur *f* durch Drehkräfte verursachte Fraktur langer Röhrenknochen; SYN: Rotationsbruch

Ro|ta|to|ren|man|schet|te *f* durch die Schulter-Arm-Muskeln gebildete Muskelmanschette des Oberarms

Ro|ta|vi|rus *nt, pl* **-ren** weltweit verbreitete Virusgattung der Familie Reoviridae*; häufiger Erreger von Gastroenteritis* im Säuglings- und Kleinkindalter, die in Entwicklungsländern die häufigste Todesursache ist

rot|blind *adj* Rotblindheit betreffend, von ihr betroffen

Rot|blind|heit *f* Farbenfehlsichtigkeit für Rot; SYN: Protanopie, Protanopsie

Rö|teln *pl* durch das Rötelnvirus* verursachte Infektionskrankheit des Kindesalters, die durch ein masernähnliches Exanthem gekennzeichnet ist; SYN: Rubella, Rubeola, Rubeolen

Rö|teln|em|bry|o|pa|thie *f* Schädigung des Embryos durch eine intrauterine Rötelninfektion; die Art der Schädigung hängt vom Zeitpunkt der Infektion ab; SYN: Rubeolaembryopathie, Embryopathia rubeolosa

Rö|teln|pan|en|ze|pha|li|tis, progressive *f* im Anschluss an eine intrauterin oder frühkindlich erworbene Rötelninfektion auftretende Slow-Virus-Infektion* mit schlechter Prognose

Rö|teln|vi|rus *nt, pl* **-ren** weltweit verbreitetes Virus mit niedriger Kontagiosität; Erreger der Röteln*; SYN: Rubellavirus

Ro|ter Hund *m* Miliaria* mit Schweißbläschen, die von einem roten Hof umgeben sind; SYN: Miliaria rubra

Rot|fin|nen *pl* →Rosazea

Rot|grün|a|no|ma|lie *f* →Rot-Grün-Blindheit

Rot-Grün-Blindheit *f* angeborene Farbsinnesstörung, bei der Rot und Grün als Grautöne gesehen werden; SYN: Daltonismus, Rotgrünanomalie

Rot-Grün-Dichromasie *f* Farbenfehlsichtigkeit für Grün; SYN: Grünblindheit, Deuteranop(s)ie

Rothmann-Makai-Syndrom *nt* chronisch-idiopathische, herdförmige Entzündung des Unterhautfettgewebes mit bevorzugtem Befall der Unterschenkel; SYN: Lipogranulomatosis subcutanea, Spontanpannikulitis Rothmann-Makai

Rot|lauf *m* durch **Erysipelothrix rhusiopathiae** verursachte, meist die Finger/Hände betreffende, schmerzlose livide Entzündung; SYN: Rosenbach-Krankheit, falsche Rose, Fischhändlerrotlauf, Schweinerotlauf, Fischrose, Erysipeloid, Pseudoerysipel, Erythema migrans

Rotor-Syndrom *nt* autosomal-rezessive Störung des Bilirubinstoffwechsels mit chronischem Ikterus

Rot|schwä|che *f* Farbsehschwäche für Rot; SYN: Protanomalie

Rot|se|hen *nt* Form der Chromatopsie*, bei der alles rot ist; SYN: Erythropie, Erythropsie

Rotz *m* auf den Menschen übertragbare, chronische Erkrankung von Pferden und Eseln durch Pseudomonas* mallei; SYN: Malleus, Maliasmus

Rouget-Zellen *pl* Adventitiazellen der Blutkapillaren

Rous-Sarkom *nt* durch Viren [**Rous-Sarkom-Virus**] verursachtes Sarkom beim Huhn, das auf andere Hühner übertragen werden kann

Roux-Y-Anastomose *f* ypsilonförmige Anastomose von Magen und stillgelegter Jejunumschlinge; SYN: Roux-Y-Schlinge, Y-Schlinge, Y-Anastomose, Y-Roux-Schlinge, Y-Roux-Anastomose

Roux-Y-Schlinge *f* →Roux-Y-Anastomose

Rovsing-Zeichen *nt* Schmerzen im rechten Unterbauch bei Druck auf das absteigende Kolon bei Appendizitis

-rrhagia *suf.* →-rrhagie

-rrhagie *suf.* Wortelement mit der Bedeutung "Blutung"

-rrhagisch *suf.* in Adjektiven verwendetes Wortelement mit der Bedeutung "blutend"

-rrhaphia *suf.* →-rrhaphie

-rrhaphie *suf.* Wortelement mit der Bedeutung "Naht"

-rrhexis *suf.* Wortelement mit der Bedeutung "Reißen/Riß/Ruptur"

-rrhö *suf.* Wortelement mit der Bedeutung "Fließen/Fluss"

-rrhoe *suf.* →-rrhö

-rrhöe *suf.* →-rrhö

-rrhoea *suf.* →-rrhö

-rrhoisch *suf.* in Adjektiven verwendetes Wortelement mit der Bedeutung "fließend"

RSSE-Virus *nt* durch Zecken übertragenes Arbovirus*, Erreger der russischen Frühsommer-Enzephalitis*; SYN: RFSE-Virus, russische Frühsommer-Enzephalitis-Virus

R-Stamm *m* →Rauhform

RS-Virus *nt* Haupterreger von Erkältungskrankheiten im Kindesalter; SYN: Respiratory-syncitial-Virus

Ru|be|fa|ci|ens *nt, pl* **-en|zi|en** hyperämisierendes Mittel; SYN: Hyperämikum

Ru|bel|la *f* →Röteln

Ru|bel|la|vi|rus *nt, pl* **-ren** →Rötelnvirus

Rü|ben|zu|cker *m* aus D-Glukose und D-Fruktose bestehendes Disaccharid*; SYN: Rohrzucker, Kochzucker, Saccharose, Saccharum album

Ru|be|o|la *f* →Röteln

Ru|be|o|la|em|bry|o|pa|thie *f* →Rötelnembryopathie

Ru|be|o|len *pl* →Röteln

Ru|be|o|se *f* Hautrötung, Rötung; SYN: Rubeosis

Ru|be|o|sis *f, pl* **-ses** →Rubeose

Rubeosis faciei bleibende Gesichtsrötung

ru|bi|gi|nös *adj* (*Sputum*) rostfarben

Ru|bin|ik|te|rus *m* Ikterus* mit intensiver gelb-roter Hautfärbung

Ru|bor *m* Rötung; klassisches Entzündungszeichen

Rück|bil|dungs|psy|cho|se *f* im 50.–60. Lebensjahr auftretende paranoide oder depressive Psychose*; SYN: Involutionspsychose, klimakterische Psychose

Rück|biss *m* durch eine Rückverlagerung des Unterkiefers verursachte Okklusionsanomalie; SYN: Distalbiss, Distalokklusion

Rü|cken *m* Dorsum*

Rü|cken|mark *nt* Medulla spinalis

Rü|cken|mark|a|po|ple|xie *f* Rückenmarkeinblutung, die u.U. zu Querschnittslähmung führt; SYN: Apoplexia spinalis, Hämatorrhachis, spinale Meningealapoplexie

Rü|cken|mark|dar|re *f* →Tabes dorsalis

Rü|cken|mark|ent|zün|dung *f* →Myelitis

Rü|cken|mark|haut|bruch *m* Meningozele* der Rückenmarkhaut durch einen Wirbelsäulendefekt; SYN: spinale Meningozele

Rü|cken|mark|ner|ven *pl* vom Rückenmark abgehende Nerven; SYN: Spinalnerven, Nervi spinales

Rü|cken|mark|prel|lung *f* Zerstörung von Rückenmarkgewebe durch direkte oder indirekte Gewalteinwirkung; SYN: Rückenmarkquetschung, Contusio medullae spinalis, Contusio spinalis

Rü|cken|mark|quet|schung *f* →Rückenmarkprellung

Rü|cken|marks|a|pla|sie *f* angeborenes Fehlen des Rückenmarks; SYN: Amyelie

Rü|cken|marks|bla|se *f* sich unwillkürlich entleerende Blase bei Störung der willkürlichen Entleerungsfunktion, z.B. bei Querschnittslähmung [**Querschnittsblase**]; SYN: Blasenautomatie

Rü|cken|mark|schwind|sucht *f* →Tabes dorsalis

Rü|cken|marks|er|schüt|te|rung *f* vorübergehende komplette oder inkomplette Querschnittssymptomatik bei stumpfer Gewalteinwirkung auf das Rückenmark; SYN: Commotio medullae spinalis, Commotio spinalis

Rü|cken|marks|haut|ent|zün|dung *f* →Meningitis

Rü|cken|sai|te *f* axiales Stützorgan während der Embryonalentwicklung; SYN: Chorda dorsalis

Rück|fall *m* →Rezidiv

Rück|fall|fie|ber *nt* Fieber mit regelmäßigen Fieberanfällen und fieberfreien Intervallen; SYN: Febris recurrens

endemisches Rückfallfieber in Zentral- und Südafrika vorkommendes Rückfallfieber durch Borrelia* duttonii; SYN: Zeckenrückfallfieber

epidemisches Rückfallfieber durch Läuse übertragenes Rückfallfieber durch Borrelia* recurrentis; SYN: epidemisches europäisches Rückfallfieber, Läuserückfallfieber

epidemisches europäisches Rückfallfieber →epidemisches Rückfallfieber

Rück|grat *f* →Columna vertebralis

Rück|kopp|lungs|hem|mung *f* Hemmung einer biochemischen Reaktion(skette) durch das Endprodukt; SYN: Endprodukthemmung, Feedback-Hemmung

Rück|mu|ta|ti|on *f* Mutation, bei der es zur Bildung der ursprünglichen Wildform kommt

Ruck|sack|läh|mung *f* Lähmung des oberen Teils des Armplexus* durch eine chronische Druckbelastung

Rück|schlag|phä|no|men *nt* →Reboundphänomen

Rück|stoß|phä|no|men *nt* →Reboundphänomen

Ruc|ta|tio *f, pl* **-ti|o|nes** Aufstoßen, Rülpsen; SYN: Ruktation, Ruktus, Ructus, Eruktation

Ruc|tus *m* →Ructatio

ru|di|men|tär *adj* zurückgebildet, verkümmert

Ruffini-Körperchen *pl* Thermorezeptoren im subkutanen Gewebe

Ru|ga *f, pl* **-gae** Runzel, Falte

Rugae gastricae Magenfalten, Magenrunzeln

Rugae vaginales Querfalten der Scheidenschleimhaut

Rug|ek|to|mie *f* operative Entfernung einer Haut- oder Weichteilfalte

Ru|he|in|suf|fi|zi|enz *f* s.u. Herzinsuffizienz

Ru|he|mem|bran|po|ten|ti|al *nt* die im Ruhezustand bestehende Potentialdifferenz zwischen Innen- und Außenfläche einer Membran; SYN: Ruhepotential

Ruhephase, postmitotische *f* s.u. Zellzyklus

Ruhephase, prämitotische *f* s.u. Zellzyklus

Ru|he|po|ten|ti|al *nt* →Ruhemembranpotential

Ru|he|stoff|wech|sel *m* Energieumsatz des Körpers in körperlicher Ruhe; SYN: Ruheumsatz

Ru|he|tre|mor *m* Zittern im Ruhezustand, das bei Aktivität verschwindet

Ru|he|um|satz *m* →Ruhestoffwechsel

Ruhr *f* durch Bakterien [**bakterielle Ruhr**] oder Amöben [**Amöbenruhr**] verursachte Entzündung der Darmschleimhaut mit massiven Durchfällen

bakterielle Ruhr durch von **Shigella**-Species gebildete Toxine verursachte, schwere Infektionskrankheit des Dickdarms mit blutig-schleimigem Durchfall, Exsikkation und evtl. tödlichem Verlauf; SYN: Bakterienruhr, Dysenterie

Ruhr|a|mö|be *f* Erreger der Amöbenruhr*; kommt in zwei Formen vor, **Magnaform** [pathogene Gewebeform] und **Minutaform** [apathogene Darmlumenform]; SYN: Entamoeba histolytica, Entamoeba dysenteriae

Ruiter-Pompen-Weyers-Syndrom *nt* X-chromosomal vererbte Sphingolipidose* mit multiplen Angiokeratomen und Befall innerer Organe [Nieren, Herz-Kreislaufsystem]; der Befall der Niere führt meist zu terminaler Niereninsuffizienz; SYN: Fabry-Syndrom, Morbus Fabry, hereditäre Thesaurismose Ruiter-Pompen-Weyers, Thesaurismosis hereditaria lipoidica, Angiokeratoma corporis diffusum (Fabry), Angiokeratoma universale

Ruk|ta|ti|on *f* →Ructatio

Ruk|tus *m* →Ructatio

Ru|mi|na|ti|on *f* wiederholtes Hochwürgen und Kauen der Nahrung; v.a. bei psychisch vernachlässigten Kindern beobachtet

Ru|mor *m* Geräusch

Rumpel-Leede-Test *m* Erzeugung einer Blutstauung im Oberarm durch eine Blutdruckmanschette; bei Störungen der Kapillarresistenz kommt es zu petechialen Hautblutungen **Rumpel-Leede-Phänomen**

Rund|herd *m* runder Verdichtungsherd im Lungenröntgenbild; SYN: Rundschatten, Lungenrundherd

rund|köp|fig *adj* Rundköpfigkeit/Brachyzephalie betreffend, von ihr betroffen oder gekennzeichnet; SYN: kurzköpfig, breitköpfig, brachykephal, brachyzephal

Rund|köp|fig|keit *f* runde Kopfform mit Abflachung des Hinterkopfs, z.B. bei Down-Syndrom; SYN: Breitköpfigkeit, Kurzköpfigkeit, Brachyzephalie, Brachykephalie

Rund|rü|cken *m* verstärkte Kyphosierung der Brustwirbelsäule, z.B. bei Fehlhaltung, Morbus* Scheuermann

Rund|schat|ten *m* →Rundherd

Rund|wür|mer *pl* zu den Fadenwürmern zählende Parasiten; zu ihnen gehören u.a. die Klassen Nematodes* und Acanthocephala*; SYN: Schlauchwürmer, Nemathelminthes, Aschelminthes

Rund|zel|len|sar|kom *nt* extrem bösartiges Sarkom aus kleinen, runden Zellen; SYN: rundzelliges Sarkom

Ru|pia *f* dicke, borkenartige Hauteffloreszenz; SYN: Rhypia

Rup|tur *f* Bruch, Riss; Brechen, Zerplatzen, Zerreißen

Russell-Körperchen *pl* gut anfärbbare Immunglobulineinschlüsse in Plasmazellen

Ruß|zel|le *f* in den Septen der Lungenalveolen sitzende Monozyten, die Kohle- und Staubpartikel aufnehmen und Zellen phagozytieren; SYN: Alveolarmakrophag, Alveolarphagozyt, Staubzelle, Körnchenzelle

Ru|ti|lis|mus *m* Rothaarigkeit

R-Zacke *f* positive Zacke im QRS-Komplex*

S

Sä|bel|schei|den|ti|bia *f* Verbiegung des Schienbeins mit Konvexität nach vorne, z.B. bei Rachitis

Sä|bel|schei|den|tra|chea *f* durch Druck von außen [Struma] plattgedrückte Luftröhre

Sabin-Feldman-Test *m* Serofarbtest zum Nachweis von Toxoplasma* gondii

Sabin-Impfstoff *m* oraler Lebendpolioimpfstoff zur Schluckimpfung; SYN: Sabin-Vakzine

Sabin-Impfung *f* Polioschluckimpfung mit Sabin*-Impfstoff

Sabin-Vakzine *f* →Sabin-Impfstoff

SA-Block *m* Unterbrechung der Erregungsleitung vom Sinusknoten* zum Vorhof; SYN: sinuaurikulärer Block, sinuatrialer Block

Sabouraud-Agar *m/nt* →Sabouraud-Glukose-Pepton-Agar

Sabouraud-Glukose-Pepton-Agar *m/nt* als Pilznährboden verwendetes Kulturmedium; SYN: Sabouraud-Agar

Sacchar-, sacchar- *präf.* →Saccharo-

Sac|cha|ra|se *f* Enzym, das Saccharose spaltet

Sac|cha|ri|de *pl* aus Wasserstoff, Kohlenstoff und Sauerstoff zusammengesetzte organische Verbindungen mit der allgemeinen Summenformel $C_n(H_2O)_n$; je nach der Molekülgröße unterscheidet man **Monosaccharide, Oligosaccharide** und **Polysaccharide**; SYN: Kohlenhydrate, Zucker

Saccharo-, saccharo- *präf.* Wortelement mit der Bedeutung "Zucker/Saccharum"

Sac|cha|ro|gen|a|myl|a|se *f* in Pflanzen und Mikroorganismen vorkommende Amylase*, die schrittweise Maltose abspaltet; SYN: Betaamylase, β-Amylase, Exoamylase, Glykogenase

sac|cha|ro|ly|tisch *adj* zuckerspaltend

Sac|cha|ro|my|ces *m* Gattung einzelliger Pilze, zu der u.a. **Saccharomyces cerevisiae** [Backhefe, Bierhefe] und andere Hefen gehören

Sac|cha|ros|ä|mie *f* Vorkommen von Saccharose im Blut

Sac|cha|ro|se *f* aus D-Glukose und D-Fruktose bestehendes Disaccharid*; SYN: Rübenzucker, Rohrzucker, Kochzucker, Saccharum album

Saccharose-α-glucosidase *f* Hydrolase* der Darmschleimhaut, die Saccharose und Maltose spaltet; Mangel oder Inaktivität führt zu Saccharose-Isomaltose-Intoleranz; SYN: Sucrase

Sac|cha|ro|se|in|to|le|ranz *f* autosomal-rezessive Enzymopathie, bei der es zu Malabsorption von Disccharíden und Durchfällen kommt

Sac|cha|ros|u|rie *f* übermäßige Saccharoseausscheidung im Harn; SYN: Sucrosuria

Sac|cha|rum *nt* Zucker

Saccharum album →Saccharose

Saccharum lactis →Milchzucker

Sac|cu|la|tio *f, pl* **-ti|o|nes** Aussackung, Sacculation

Sacculationes coli halbkugelige Ausbuchtungen der Dickdarmwand; SYN: Dickdarmhaustren, Kolonhaustren, Haustra coli

sac|cu|lo|koch|le|ar *adj* Sacculus und Cochlea betreffend

Sac|cu|lus *m, pl* **-li** kleine Aussackung, Säckchen

Sacculi alveolares blinde Enden der Alveolargänge, von denen die Lungenbläschen ausgehen; SYN: Alveolarsäckchen, Alveolensäckchen

Sacculus laryngis kleiner, nach oben gerichteter Blindsack des Morgagni*-Ventrikels; SYN: Kehlkopfblindsack, Appendix ventriculi laryngis

Sacculus vestibuli rundes Bläschen im Innenohrvorhof; SYN: Sakkulus

Sac|cus *m, pl* **-ci** Sack, Aussackung, Beutel

Saccus conjunctivalis Bindehautsack

Saccus endolymphaticus Blindsack des Ductus* endolymphaticus

Saccus lacrimalis Tränensack

Sack|lun|ge *f* angeborene oder erworbene Hohlraumbildung in der Lunge

Sacr-, sacr- *präf.* →Sacro-

Sa|cra|lia *pl* →Sakralmark

Sacro-, **sacro-** *präf.* Wortelement mit der Bedeutung "Kreuzbein/Sacrum"

Sa|cro|co|xi|tis *f, pl* **-ti|den** →Sakrokoxitis

Sa|crum *nt* →Sakrum

Sac|to|sal|pinx *f* sackartige Auftreibung des Eileiters; SYN: Saktosalpinx
Sactosalpinx serosa Flüssigkeitsansammlung im Eileiter; SYN: Hydrosalpinx, Hydrops tubae

Sa|dis|mus *m* Sexualverhalten, bei dem die physische und psychische Demütigung des Partners im Mittelpunkt steht

sa|dis|tisch *adj* Sadismus betreffend, durch Sadismus oder sadistische Handlungen gekennzeichnet

Sa|do|ma|so|chis|mus *m* Kombination von Sadismus* und Masochismus*

sa|do|ma|so|chis|tisch *adj* Sadomasochismus betreffend

Saf|ran|le|ber *f* Gelbfärbung und Verfettung der Leber; SYN: Hepar crocatum

sa|git|tal *adj* in Pfeilrichtung; die Sagittalebene betreffend

Sak|ka|de *f* ruckartige Augenbewegung

sak|ka|diert *adj* →sakkadisch

sak|ka|disch *adj* ruckartig, stoßartig, ruckartig unterbrochen; SYN: sakkadiert

Sak|ku|lus *m, pl* **-li** rundes Bläschen im Innenohrvorhof; SYN: Sacculus vestibuli

SA-Knoten *m* →Sinusknoten

Sakr-, **sakr-** *präf.* →Sakro-

sa|kral *adj* Kreuzbein/Sakrum oder die Kreuzbeinregion betreffend

Sa|kral|an|äs|the|sie *f* Periduralanästhesie* mit Injektion des Lokalanästhetikums durch den Hiatus sacralis in den Sakralkanal; SYN: Kaudalanästhesie, Hiatusanästhesie

Sa|kral|gie *f* →Sakrodynie

Sa|kra|li|sa|ti|on *f* Verschmelzung des fünften Lendenwirbels mit dem Kreuzbein

Sa|kral|ka|nal *m* Kreuzbeinabschnitt des Wirbelkanals; SYN: Kreuzbeinkanal, Canalis sacralis

Sa|kral|mark *nt* Sakralabschnitt des Rückenmarks; SYN: Kreuzbeinsegmente, Sakralsegmente, Pars sacralis medullae spinalis, Sacralia

Sa|kral|ner|ven *pl* Spinalnerven des Sakralmarks; SYN: sakrale Spinalnerven, Kreuzbeinnerven, Nervi sacrales

Sa|kral|ple|xus *m* aus den vorderen Ästen der Spinalnerven L_4–S_4 gebildeter Plexus; SYN: Kreuzbeinplexus, Plexus sacralis

Sa|kral|seg|men|te *pl* →Sakralmark

Sa|kral|wir|bel *pl* 5 zum Kreuzbein verschmolzene Wirbel; SYN: Kreuzwirbel, Kreuzbeinwirbel, Vertebrae sacrales

Sa|krek|to|mie *f* Kreuzbeinentfernung, Kreuzbeinresektion

Sakro-, **sakro-** *präf.* Wortelement mit der Bedeutung "Kreuzbein/Sakrum"

Sa|kro|dy|nie *f* Kreuzbeinschmerz; SYN: Sakralgie

sa|kro|i|li|a|kal *adj* Kreuzbein und Darmbein/Ilium betreffend oder verbindend; SYN: iliosakral

Sa|kro|i|li|a|kal|ge|lenk *nt* Gelenk zwischen Kreuzbein und Darmbein; SYN: Kreuzbein-Darmbein-Gelenk, Iliosakralgelenk, Articulatio sacroiliaca

sa|kro|kok|zy|ge|al *adj* Kreuzbein und Steißbein/Os coccygis betreffend oder verbindend

Sa|kro|kok|zy|ge|al|ge|lenk *nt* Gelenk zwischen Kreuzbein und Steißbein; SYN: Kreuzbein-Steißbein-Gelenk, Articulatio sacrococcygea

Sa|kro|ko|xal|gie *f* Schmerzen im Iliosakralgelenk

Sa|kro|ko|xi|tis *f, pl* **-ti|den** Entzündung des Iliosakralgelenks; SYN: Sakrocoxitis

sa|kro|ko|xi|tisch *adj* Sakrokoxitis betreffend, von ihr betroffen oder gekennzeichnet

sa|kro|lum|bal *adj* Kreuzbein/Os sacrum und Lendenregion oder Lendenwirbel betreffend; SYN: lumbosakral

sa|kro|pe|ri|ne|al *adj* Kreuzbein und Damm/Perineum betreffend oder verbindend; SYN: perineosakral

sa|kro|spi|nal *adj* Kreuzbein und Wirbelsäule/Columna vertebralis betreffend oder verbindend; SYN: spinosakral

Sa|kro|to|mie *f* Kreuzbeininzision

sa|kro|tu|be|ral *adj* Kreuzbein und Tuber ischiadicum betreffend; SYN: tuberosakral

sa|kro|u|te|rin *adj* Kreuzbein und Gebärmutter/Uterus betreffend; SYN: uterosakral

sa|kro|ver|te|bral *adj* Kreuzbein und Wirbel/Vertebra betreffend oder verbindend; SYN: vertebrosakral

Sa|krum *nt* durch Verschmelzung der fünf Sakralwirbel entstandener Teil der Wirbelsäule und des Beckenrings; SYN: Kreuzbein, Sacrum, Os sacrum

Sak|to|sal|pinx *f* →Sactosalpinx

Sal *nt* Salz

Sal|ben|ge|sicht *nt* glänzende Gesichtshaut bei vermehrter Talgabsonderung

Sal|ben|stuhl *m* weicher, salbenartiger Stuhl bei Steatorrhoe*

Sa|li|cyl|a|mid *nt* Derivat der Salicylsäure*; SYN: Salizylamid, Salicylsäureamid, o-Hydroxybenzamid

Sa|li|cyl|ä|mie *f* Vorkommen von Salicylat im Blut; SYN: Salizylämie

Sa|li|cy|lis|mus *m* Salicylsäurevergiftung

Sa|li|cyl|säu|re *f* farblose Substanz mit antipyretischer, antiphlogistischer, analgetischer und keratolytischer Wirkung; SYN: Salizylsäure, o-Hydroxybenzoesäure

Sa|li|cyl|säu|re|a|mid *nt* →Salicylamid

Sa|li|di|u|re|se *f* →Salurese

sa|li|nisch *adj* salzig, salzhaltig, salzartig

Sa|li|va|ti|on *f* Speichelbildung, Speichelabsonderung

Sa|li|zy|la|mid *nt* →Salicylamid
Sa|li|zy|lä|mie *f* →Salicylämie
Sa|li|zyl|säu|re *f* →Salicylsäure
Salk-Impfung *f* Schutzimpfung gegen Poliomyelitis mit Formaldehyd-inaktivierten Polioviren [**Salk-Vakzine**]
Salk-Vakzine *f* s.u. Salk-Impfung
Sal|mi|ak *nt* Ammoniumchlorid
Sal|mi|ak|geist *m* wässrige Ammoniumhydroxidlösung
Sal|mo|nel|la *f* endotoxinbildende Gattung gramnegativer, beweglicher Stäbchenbakterien der Familie Enterobacteriaceae*; enthält mehr als 2000 Serovarianten, die nach dem **Kauffman-White-Schema** eingeteilt werden; SYN: Salmonelle, Typhus-Paratyphus-Enteritisbakterien, TPE-Bakterien
Salmonella enteritidis Erreger einer akuten Gastroenteritis; SYN: Gärtner-Bazillus
Salmonella paratyphi Erreger des Paratyphus*
Salmonella typhi durch Wasser, Lebensmittel und Schmierinfektion übertragener Erreger des Typhus* abdominalis; SYN: Typhusbazillus
Salmonella typhimurium Erreger von Salmonellenenteritis* und einer schwerverlaufenden Darminfektion von Säuglingen
Sal|mo|nel|len|en|te|ri|tis *f, pl* **-ti|den** durch verschiedene **Salmomella**-Arten verursachte akute meldepflichtige Lebensmittelvergiftung mit Schüttelfrost, Übelkeit, Erbrechen und Durchfall; SYN: enterische Salmonellose
Sal|mo|nel|len|in|fek|ti|on *f* →Salmonellose
Sal|mo|nel|lo|se *f* allgemeine Bezeichnung für durch **Salmomella**-Species hervorgerufene Infektionskrankheiten; SYN: Salmonelleninfektion
enterische Salmonellose durch verschiedene **Salmomella**-Arten verursachte akute meldepflichtige Lebensmittelvergiftung mit Schüttelfrost, Übelkeit, Erbrechen und Durchfall; SYN: Salmonellenenteritis
Salping-, salping- *präf.* →Salpingo-
Sal|ping|ek|to|mie *f* Eileiterentfernung, Eileiterresektion
Sal|pin|gi|tis *f, pl* **-ti|den** **1.** Entzündung der Eileiterschleimhaut; SYN: Eileiterentzündung, Tubenentzündung **2.** →Syringitis
chronisch interstitielle Salpingitis zu Verdickung und Hypomobilität der Eileiter führende Entzündung der Eileiterwand
eitrige Salpingitis →Salpingitis purulenta
Salpingitis follicularis herdförmig begrenzte Eileiterentzündung; SYN: follikuläre Salpingitis
follikuläre Salpingitis →Salpingitis follicularis
Salpingitis purulenta eitrige Eileiterentzündung mit Ausbildung einer Pyosalpinx*; SYN: eitrige Salpingitis, Pyosalpingitis
Salpingitis tuberculosa tuberkulöse Eileiterentzündung im Rahmen einer Genitaltuberkulose*; SYN: tuberkulöse Salpingitis
tuberkulöse Salpingitis →Salpingitis tuberculosa
sal|pin|gi|tisch *adj* Salpingitis betreffend, von ihr betroffen oder gekennzeichnet
Salpingo-, salpingo- *präf.* Wortelement mit Bezug auf **1.** "Ohrtrompete/Salpinx" **2.** "Eileiter/Salpinx"
Sal|pin|go|gra|fie *f* →Salpingographie
Sal|pin|go|gra|phie *f* Röntgenkontrastdarstellung der Eileiter
Sal|pin|go|li|thi|a|sis *f, pl* **-ses** Vorkommen verkalkter Konkremente in der Eileiterwand
Sal|pin|go|ly|se *f* operative Eileiterlösung; SYN: Salpingolysis
Sal|pin|go|ly|sis *f, pl* **-ses** →Salpingolyse
Salpingo-Oophorektomie *f* Entfernung von Eileiter und Eierstock; SYN: Salpingo-Ovariektomie, Salpingoophorektomie
Salpingo-Oophoritis *f* Entzündung von Eierstock und Eileiter; SYN: Ovariosalpingitis, Oophorosalpingitis
Salpingo-Oophorozele *f* Eingeweidebruch mit Eileiter und Eierstock im Bruchsack
Sal|pin|go|o|phor|ek|to|mie *f* →Salpingo-Oophorektomie
Salpingo-Ovariektomie *f* →Salpingo-Oophorektomie
Sal|pin|go|pe|ri|to|ni|tis *f, pl* **-ti|den** auf das angrenzende Bauchfell/Peritoneum übergreifende Eileiterentzündung
sal|pin|go|pe|ri|to|ni|tisch *adj* Salpingoperitonitis betreffend, von ihr betroffen oder gekennzeichnet
Sal|pin|go|pe|xie *f* operative Eileiterfixation
Sal|pin|go|plas|tik *f* Eileiterplastik, Tubenplastik
Sal|pin|gor|rha|gie *f* Eileiterblutung
Sal|pin|gor|rha|phie *f* Eileiternaht, Tubennaht
Sal|pin|go|sko|pie *f* **1.** endoskopische Untersuchung der Eileiter **2.** endoskopische Untersuchung der Ohrtrompete
Sal|pin|go|sto|ma|to|mie *f* operative Entfernung der Tubenfimbrien und des Tubentrichters und Bildung eines neuen Tubentrichters; SYN: Salpingostomie, Salpingostomatotomie
Sal|pin|go|sto|ma|to|to|mie *f* →Salpingostomatomie
Sal|pin|go|sto|mie *f* →Salpingostomatomie
Sal|pin|go|to|mie *f* Eileitereröffnung, Eileiterschnitt
Sal|pin|go|ze|le *f* Eingeweidebruch mit Eileiter im Bruchsack
Sal|pinx *f, pl* **-pin|ges, -pin|gen** **1.** Eierstock und Gebärmutter verbindender, schlauchförmiger Eileiter; SYN: Tube, Tuba uterina **2.** den Nasenrachen und das Mittelohr verbindende Ohrtrompete; SYN: Tube, Tuba auditiva/auditoria
sal|ta|to|risch *adj* sprunghaft, (über-)springend, hüpfend

sa|lu|ber *adj* gesund, bekömmlich, heilsam
Sa|lu|re|se *f* (erhöhte) Elektrolytausscheidung im Harn; SYN: Salidiurese
Sa|lu|re|ti|kum *nt, pl* **-ka** Diuretikum*, das die Elektrolytausscheidung im Harn fördert
sa|lu|re|tisch *adj* Salurese betreffend oder fördernd
Salz|fie|ber *nt* bei Säuglingen auftretendes Fieber bei Wasserverlust oder Salzzufuhr; SYN: Kochsalzhyperthermie, Durstfieber
Salz|man|gel|syn|drom *nt* durch Natriumchloridverlust bedingte Störung des Elektrolythaushaltes mit Hyponatriämie* und Hypochloridämie*
Salz|säu|re *f* wässrige Lösung von Chlorwasserstoff; stark ätzende Säure
salz|ver|lie|rend *adj* Bezeichnung für Mittel, die zu einer erhöhten Ausscheidung von Elektrolyten im Harn führen
Salz|ver|lust|neph|ri|tis *f, pl* **-ti|den** zu erheblichen Elektrolytverlusten führende, interstitielle Nierenschädigung als Folge einer Analgetikanephropathie* oder bei chronischer Pyelonephritis*; SYN: Thorn-Syndrom, renales Salzverlustsyndrom
Salz|ver|lust|syn|drom, renales *nt* →Salzverlustnephritis
Sa|men *m* Sperma*
Sa|men|bläs|chen *nt* zwischen Blasengrund und Rektum liegende blindendende Aussackung; bildet ein alkalisches, fruktosereiches Sekret, das über den Ductus* excretorius in den Samenleiter abgegeben wird; SYN: Bläschendrüse, Samenblase, Gonecystis, Spermatozystis, Vesicula seminalis
Sa|men|bla|se *f* →Samenbläschen
Sa|men|bla|sen|ent|zün|dung *f* →Spermatozystitis
Sa|men|bruch *m* →Spermatozele
Sa|men|fa|den *m* Spermium*
Sa|men|fluss *m* unwillkürlicher Samenausfluss; SYN: Spermatorrhoe, Polyspermie
Sa|men|hü|gel *m* durch die Mündung von rechtem und linkem Ductus* ejaculatorius in den Prostataabschnitt der Harnröhre verursachte Vorwölbung; SYN: Colliculus seminalis
Sa|men|hü|gel|ent|zün|dung *f* →Colliculitis
Sa|men|lei|ter *m* Fortsetzung des Nebenhodengangs; zieht im Samenstrang zur Prostata; SYN: Ductus deferens
Sa|men|lei|ter|am|pul|le *f* ampullärer Endabschnitt des Samenleiters; SYN: Ampulla ductus deferentis
Sa|men|lei|ter|ent|zün|dung *f* →Spermatitis
Sa|men|mut|ter|zel|le *f* →Spermatozyt
Sa|men|strang *m* aus dem Samenleiter und Blut- und Lymphgefäßen bestehender Strang, der vom oberen Hodenpol zum inneren Leistenring zieht; SYN: Funiculus spermaticus
Sam|mel|lin|se *f* Linse, die Licht nach innen beugt und in einem Brennpunkt vereinigt; SYN: konvexe Linse, Konvexlinse
Sanarelli-Shwartzman-Phänomen *nt* lokale oder generalisierte Reaktion nach wiederholter Endotoxininjektion; SYN: Sanarelli-Shwartzman-Reaktion, Shwartzman-Sanarelli-Phänomen
Sand|flie|gen *pl* →Phlebotominae
Sand|floh *m* weltweit verbreiteter Floh; Befall verursacht Tungiasis*; SYN: Tunga penetrans, Dermatophilus penetrans
Sand|floh|be|fall *m* entzündliche Hauterkrankung durch Befall mit **Tunga penetrans**; SYN: Tungiasis
Sand|ge|schwulst *f* sandartige Verkalkung innerhalb einer Hirnhautgeschwulst; SYN: Psammom
Sandhoff-Jatzekewitz-Syndrom *nt* kombinierter Hexosaminidase A und B-Mangel; klinischer Verlauf wie GM_2-Gangliosidose* Typ I; zusätzlich noch Kardiomyopathie*; SYN: GM_2-GangliosidoseTyp II, Sandhoff-Jatzekewitz-Variante, Sandhoff-Krankheit
Sandhoff-Jatzekewitz-Variante *f* →Sandhoff-Jatzekewitz-Syndrom
Sandhoff-Krankheit *f* →Sandhoff-Jatzekewitz-Syndrom
Sand|mü|cken *pl* →Phlebotominae
Sand|uhr|ma|gen *m* durch Geschwüre, Tumoren etc. verursachte ringförmige Mageneinschnürung, die im Röntgenbild als Sanduhrform imponiert
Sanfilippo-Syndrom *nt* durch Enzymdefekte verursachtes Syndrom mit Knochendysplasie, Hepatomegalie, Wachstumsstörungen und rasch progredientem geistigem Verfall; SYN: Morbus Sanfilippo, polydystrophische Oligophrenie, Mukopolysaccharidose III
Sän|ger|knöt|chen *pl* →Stimmbandknötchen
Sangui-, sangui- *präf.* Wortelement mit der Bedeutung “Blut”
san|gu|i|no|lent *adj* Blut enthaltend, mit Blut vermischt, blutig
San|gu|is *m* Blut
Santorini-Band *nt* bindegewebiges Band zwischen Ringknorpelplatte und Rachenhinterwand; SYN: Ligamentum cricopharyngeum
Santorini-Gang *m* manchmal vorhandener zusätzlicher Ausführungsgang der Bauchspeicheldrüse; mündet auf der Papilla* duodeni minor in den Zwölffingerdarm; SYN: Ductus pancreaticus accessorius
Santorini-Knorpel *m* elastische Knorpelstücke auf der Spitze der Aryknorpel; SYN: Cartilago corniculata
Sa|phe|nek|to|mie *f* operative Entfernung der Vena* saphena magna oder parva; meist als Venenstripping*
Sa|po *m* Seife
Sa|po|ni|fi|ka|ti|on *f* Verseifung von Körperfetten nach dem Tode

Sa|po|ni|ne *pl* in Pflanzen enthaltene oberflächenaktive Alkaloide
Sappey-Venen *pl* kleine Bauchwandvenen um den Nabel; SYN: Venae paraumbilicales
Sap|phis|mus *m* sexuelle Beziehungen zwischen zwei oder mehreren Frauen; SYN: lesbische Liebe, Lesbianismus, Tribadie, weibliche Homosexualität
Sapr-, sapr- *präf.* →Sapro-
Sa|prä|mie *f* Septikämie* durch Fäulnisbakterien
Sapro-, sapro- *präf.* Wortelement mit der Bedeutung "faul/verfault"
Sa|pro|bie *f* →Saprobiont
Sa|pro|bi|ont *m* Fäulnisbewohner; SYN: Saprobie
sa|pro|bisch *adj* Saprobiont(en) betreffend
sa|pro|gen *adj* fäulniserregend
Sa|pro|no|se *f* durch Umweltorganismen verursachte Erkrankung
sa|pro|phil *adj* (*biolog.*) fäulnisliebend
Sarc-, sarc- *präf.* →Sarco-
Sarco-, sarco- *präf.* Wortelement mit der Bedeutung "Fleisch"
Sar|co|cys|tis *f* zu den Kokzidien gehörende Gattung parasitischer Einzeller
Sar|co|cys|to|sis *f, pl* **-ses** durch Sporozoen* [**Sarcocystis**] hervorgerufene Infektionskrankheit; SYN: Sarcocystis-Infektion, Sarkozystose, Sarkosporidiose
Sar|co|lem|ma *nt* Plasmalemm* der Muskelfaser; SYN: Sarkolemm
Sar|co|ma *nt, pl* **-ma|ta** →Sarkom
Sarcoma idiopathicum multiplex haemorrhagicum früher nur sporadisch auftretendes [**klassisches/sporadisches Kaposi-Sarkom**] Sarkom*, als Komplikation einer HIV-Infektion [**epidemisches Kaposi-Sarkom**] aber von zunehmender Bedeutung; initial braunrot-livide knotige Effloreszenzen der Haut und Schleimhaut mit Tendenz zur Ulzeration; im weiteren Verlauf Befall von Lymphknoten und Organen [Leber, Herz, Lunge]; SYN: Kaposi-Sarkom, Morbus Kaposi, Retikuloangiomatose, Angioretikulomatose, idiopathisches multiples Pigmentsarkom Kaposi
Sar|co|ma|to|sis *f, pl* **-ses** →Sarkomatose
Sar|co|pha|ga *f* Fliegengattung, deren Larven Erreger der Myiasis* sind; SYN: Fleischfliege
Sar|cop|tes *f* Milbengattung, zu der u.a. der Krätzeerreger Sarcoptes scabiei gehört; SYN: Grabmilbe
Sarcoptes scabiei Milbenart, deren Weibchen die Krätze* verursachen; SYN: Krätzmilbe, Acarus scabiei
Sarg|de|ckel|kris|tal|le *pl* aus Tripelphosphat bestehende Kristallformen im Harn
Sark-, sark- *präf.* →Sarko-
Sarko-, sarko- *präf.* Wortelement mit der Bedeutung "Fleisch"
Sar|ko|hy|dro|ze|le *f* kombinierte Sarkozele* und Hydrozele*
Sar|koid, multiples *nt* polyätiologische [u.a. Lyme-Disease*], gutartige, tumoröse Proliferation der Haut von Gesicht [v.a. Ohrläppchen], Nacken, Achselhöhlen und Genitalbereich; SYN: Lymphozytom, benigne Lymphoplasie der Haut, Lymphocytoma cutis, Lymphadenosis benigna cutis, Bäfverstedt-Syndrom
Sar|ko|i|do|se *f* ätiologisch ungeklärte, familiär gehäuft auftretende Systemerkrankung mit Granulomen der Haut, innerer Organe [Milz, Leber, Lunge] und mediastinaler und peripherer Lymphknoten; SYN: Morbus Boeck, Boeck-Sarkoid, Morbus Besnier-Boeck-Schaumann, Besnier-Boeck-Schaumann-Krankheit, benignes Miliarlupoid, benigne Lymphogranulomatose, Lymphogranulomatosa benigna
Sar|ko|lemm *nt* Plasmalemm* der Muskelfaser; SYN: Myolemm, Sarcolemma
sar|ko|lem|mal *adj* Sarkolemm betreffend
Sar|kom *nt* von mesenchymalem Gewebe [v.a. Bindegewebe] ausgehender bösartiger Tumor; SYN: Sarcoma
rundzelliges Sarkom extrem bösartiges Sarkom aus kleinen, runden Zellen; SYN: Rundzellensarkom
spindelzelliges Sarkom aus spindelförmigen Zellen bestehendes Sarkom; SYN: Spindelzellsarkom
sar|ko|ma|tös *adj* Sarkom betreffend, in der Art eines Sarkoms
Sar|ko|ma|to|se *f* lokal ausgebreitete oder generalisierte Sarkombildung; auch Metastasierung eines Saarkoms; SYN: Sarcomatosis
Sar|ko|plas|ma *nt* Protoplasma* der Muskelzelle
sar|ko|plas|ma|tisch *adj* Sarkoplasma betreffend, im Sarkoplasma (liegend)
Sar|ko|sin *nt* im Muskelgewebe vorkommende Aminosäure; SYN: Methylglykokoll, Methylglycin
Sar|ko|sin|ä|mie *f* erhöhter Sarkosingehalt des Blutes; SYN: Hypersarkosinämie
Sar|ko|so|men *pl* Mitochondrien der Muskelfaser
Sar|ko|spo|ri|di|o|se *f* →Sarcocystosis
Sar|ko|ze|le *f* entzündliche oder neoplastische Hodenschwellung; SYN: Hernia carnosa
Sar|ko|zys|to|se *f* →Sarcocystosis
Sa|tel|li|ten *pl* **1.** Satellitenzellen* **2.** durch eine Einschnürung abgetrennte Chromosomenanhängsel
Sa|tel|li|ten|chro|mo|so|men *pl* Chromosomen mit, durch eine Einschnürung abgetrennten Anhängseln; SYN: Trabantenchromosomen
Sa|tel|li|ten|phä|no|men *nt* stärkeres Wachstum von Bakterien [Haemophilus] im Hämolysehof von Staphylococcus* aureus; SYN: Ammenphänomen, Ammenwachstum, Satellitenwachstum

Sa|tel|li|ten|vi|rus *nt, pl* **-ren** defektes Virus, das nur in Gegenwart eines Helfervirus replizieren kann

Sa|tel|li|ten|wachs|tum *nt* →Satellitenphänomen

Sa|tel|li|ten|zel|le *f* zur Neuroglia* gehörende Zelle des peripheren Nervensystems; SYN: Mantelzelle, Hüllzelle, Lemnozyt, Amphizyt

Sa|tel|li|to|se *f* nach einer Schädigung auftretende Akkumulation von Neurogliazellen um ein Neuron herum

Sat|tel|ge|lenk *nt* Gelenk mit zwei sattelförmigen Gelenkflächen; SYN: Articulatio sellaris

Sat|tel|kopf *m* Fehlentwicklung des Schädels mit Ausbildung einer Sattelform; SYN: Klinozephalie, Klinokephalie

Sat|tel|na|se *f* angeborene oder erworbene Einsenkung der Nasenwurzel

Sät|ti|gungs|do|sis *f, pl* **-sen** Summer der Einzeldosen bis zum Erreichen des Vollwirkspiegels

Sa|tur|ni|a|lis|mus *m* →Saturnismus

Sa|tur|nis|mus *m* (chronische) Bleivergiftung; SYN: Saturnialismus

Sa|ty|ri|a|sis *f, pl* **-ses** krankhaft gesteigerter Geschlechtstrieb des Mannes; entspricht der Nymphomanie* bei Frauen; SYN: Satyrismus, Satyromanie, Satyriomanie

Sa|ty|ri|o|ma|nie *f* →Satyriasis

Sa|ty|ris|mus *m* →Satyriasis

Sa|ty|ro|ma|nie *f* →Satyriasis

Sau|er|stoff *m* farb-, geruch- und geschmackloses gasförmiges Element, das in der Atmosphäre in molekularer Form [O_2] vorliegt; SYN: Oxygenium

Sau|er|stoff|aus|nut|zung *f* die aus 1 l Luft vom Körper entnommene Sauerstoffmenge [ca. 30–45 ml in Ruhe]

Sau|er|stoff|bin|dungs|kur|ve *f* →Sauerstoffdissoziationskurve

Sau|er|stoff|de|fi|zit *nt* die Differenz zwischen Sauerstoffbedarf bei Belastung und dem Sauerstoffangebot; SYN: Sauerstoffschuld

Sau|er|stoff|dis|so|zi|a|ti|ons|kur|ve *f* graphische Darstellung der Beziehung zwischen Sauerstoffpartialdruck im Blut und dem Anteil von Oxyhämoglobin am Gesamthämoglobin; SYN: Sauerstoffbindungskurve

Sau|er|stoff|ka|pa|zi|tät *f* Bindungskapazität von Hämoglobin für Sauerstoff

Sau|er|stoff|man|gel|a|tro|phie *f* durch einen chronischen Sauerstoffmangel verursachte Atrophie; SYN: zyanotische Atrophie

Sau|er|stoff|par|ti|al|druck *m* Anteil des Sauerstoffs am Gesamtdruck der Gase im Blut oder Alveolargas

Sau|er|stoff|schuld *f* →Sauerstoffdefizit

Sau|er|stoff|the|ra|pie *f* Inhalation von Sauerstoff bei akutem oder chronischen Sauerstoffmangel durch äußere oder innere Ursachen
hyperbare Sauerstofftherapie →Sauerstoffüberdrucktherapie

Sau|er|stoff|trans|fe|ra|se *f* sauerstoffübertragendes Enzym; SYN: Dioxygenase

Sau|er|stoff|ü|ber|druck|the|ra|pie *f* Sauerstofftherapie durch Einatmung von Sauerstoff in einer Überdruckkammer, z.B. bei Kohlenmonoxidvergiftung; SYN: Sauerstoffüberdrucktherapie, hyperbare Sauerstofftherapie, hyperbare Oxygenation

Säu|fer|na|se *f* v.a. ältere Männer betreffende, allmählich zunehmende, unförmige Auftreibung der Nase durch eine Hyperplasie der Talgdrüsen; meist Teilsyndrom der Rosacea*; SYN: Kartoffelnase, Pfundnase, Knollennase, Rhinophym, Rhinophyma

Saug|bi|op|sie *f* Biopsie* mit Aspiration von Flüssigkeit oder Gewebe; SYN: Aspirationsbiopsie

Saug|glo|cke *f* s.u. Vakuumextraktion

Saug|kü|ret|ta|ge *f* Gebärmutterausschabung mit Absaugung; SYN: Vakuumkürettage

Säug|ling *m* Kleinkind von der Geburt bis zur Vollendung des ersten Lebensjahres
zyanotischer Säugling Bezeichnung für Säuglinge mit Blaufärbung bei angeborenen Herzfehlern mit Rechts-Links-Shunt* oder bei Methämoglobinämie*; SYN: blue baby

Säug|lings|de|pres|si|on *f* Depressionssyndrom bei Kindern, durch die Trennung von Bezugspersonen; SYN: Anlehnungsdepression, Affektentzugssyndrom, anaklitische Depression

Säug|lings|dys|pep|sie *f* akute, von Diarrhö gekennzeichnete Ernährungsstörung von Säuglingen unterschiedlicher Genese [Infektion, Malabsorption, Nahrungsmittelallergie]; SYN: Säuglingsenteritis
infektiöse Säuglingsdyspepsie meist durch Rotaviren*, seltener auch durch Bakterien verursachte Enteritis* mit der Gefahr einer Säuglingstoxikose*; SYN: infektiöse Säuglingsenteritis

Säug|lings|dys|tro|phie *f* chronische Gedeihstörung von Säuglingen, z.B. durch Fehlernährung oder chronische Infekte; SYN: Atrepsie, Pädatrophie

Säug|lings|ek|zem, kons|ti|tu|ti|o|nel|les *nt* an den Wangen beginnende Frühform des seborrhoischen Ekzems*, die abheilen oder in ein endogenes Ekzem* übergehen kann; SYN: Milchschorf, frühexsudatives Ekzematoid, Eccema infantum, Crusta lactea

Säug|lings|en|te|ri|tis *f, pl* **-ti|den** akute, von Diarrhö gekennzeichnete Ernährungsstörung von Säuglingen unterschiedlicher Genese [Malabsorption, Nahrungsmittelallergie, Infektion]; SYN: Säuglingsdyspepsie
infektiöse Säuglingsenteritis meist durch Rotaviren*, seltener auch durch Bakterien verursachte Enteritis* mit der Gefahr einer Säuglingstoxikose*; SYN: infektiöse

Säuglingsdyspepsie

Säug|lings|glat|ze *f* durch Liegen auf dem Rücken hervorgerufener mechanischer Haarausfall; SYN: Dekubitalalopezie, Alopecia decubitalis

Säug|lings|ko|xi|tis *f, pl* **-ti|den** hämatogene oder iatrogene [Punktion] eitrige Hüftgelenksentzündung mit meist schwerer Schädigung des Gelenks

Säug|lings|re|ti|ku|lo|se, akute *f* →Säuglingsretikulose, maligne

Säug|lings|re|ti|ku|lo|se, maligne *f* bevorzugt Kleinkinder betreffende, generalisierte Variante der Histiozytose mit Granulomen in Haut, Milz, Lymphknoten, Leber, Lunge und Knochen; akuter Verlauf mit hoher Sterberate [90%]; SYN: Abt-Letterer-Siwe-Krankheit, Morbus Letterer-Siwe, Letterer-Siwe-Krankheit, maligne generalisierte Histiozytose, akute Säuglingsretikulose

Säug|lings|sko|li|o|se *f* schon bei Säuglingen sichtbare Skoliose*

Säug|lings|skor|but, rachitischer *m* Vitamin C-Mangel bei Kindern, der zu rachitis-artigen Symptomen führt; SYN: Möller-Barlow-Krankheit

Säug|lings|sterb|lich|keit *f* Sterblichkeit von Kindern im ersten Lebensjahr

Säug|lings|to|xi|ko|se *f* schwere, durch toxische Symptome gekennzeichnete Form der Dyspepsie*; SYN: Enzephaloenteritis, Encephaloenteritis acuta

Saug|re|flex *m* physiologischer Reflex bei Säuglingen, der durch Berührung der Lippen oder Mundumgebung ausgelöst wird

Saug|wür|mer *pl* mit zwei Saugnäpfen versehene Plattwürmer, die als Darm-, Leber- und Lungenegel* des Menschen von Bedeutung sind; SYN: Trematoden, Trematoda, Trematodes

Säure-Basen-Haushalt *m* Gesamtheit der Mechanismen zur Konstanthaltung eines optimalen pH-Wertes im Körper

Säu|ren *pl* Substanzen, die in wässriger Lösung Wasserstoffionen freisetzen

Säu|re|se|kre|ti|on, basale *f* die pro Stunde sezernierte Menge an Magensäure bei Ausschaltung aller Reize (Nüchternsekretion); SYN: Basalsekretion, basal acid output

Sau|ri|a|sis *f, pl* **-ses** Oberbegriff für alle Hyperkeratosen* mit schwarz-braunen, krokodilartigen Schuppen; SYN: Saurierhaut, Ichthyosis hystrix, Hyperkeratosis monstruosa

Sau|ri|er|haut *f* →Sauriasis

Sca|bi|es *f* →Skabies

Scabies crustosa →norwegische Skabies

Scabies norvegica →norwegische Skabies

Sca|la *f, pl* **-lae** Treppe, Stufe

Scala tympani Gang der Innenohrschnecke unterhalb der Lamina spiralis ossea; SYN: Paukentreppe

Scala vestibuli Gang der Innenohrschnecke oberhalb der Lamina spiralis ossea; SYN: Vorhoftreppe

Scan|ner *m* Abtastgerät, Abtaster

Scan|ning *nt* →Szintigraphie

Scaph-, scaph- *präf.* →Scapho-

Scapho-, scapho- *präf.* Wortelement mit der Bedeutung "Kahn/Wanne"

Sca|pu|la *f, pl* **-lae** Schulterblatt

Scapulae alatae flügelförmig abstehende Schulterblätter bei Muskellähmung

Sca|pus *m, pl* **-pi** Schaft, Stiel

Scapus pili Haarschaft

Scar|la|ti|na *f* →Scharlach

Scarpa-Dreieck *nt* dreiseitige Grube, die vom Leistenband und den Musculi sartorius und adductor longus begrenzt wird; SYN: Schenkeldreieck, Trigonum femorale

Scarpa-Ganglion *nt* im Boden des inneren Gehörgangs liegendes Ganglion des vestibulären Teils des VIII. Hirnnerven; SYN: Rosenthal-Ferré-Ganglion, Ganglion vestibulare

Schacher-Ganglion *nt* parasympathisches Ganglion hinter dem Augapfel; enthält Fasern für Ziliarmuskel und Pupillensphinkter; SYN: Ziliarganglion, Ganglion ciliare

Schä|del *m* Cranium

Schä|del|ba|sis *f* Basis cranii

Schä|del|ba|sis|ar|te|rie *f* Basisarterie des Hirnstamms; SYN: Arteria basilaris, Basilaris

Schä|del|ba|sis|bruch *m* auf die Schädelbasis begrenzte Fraktur; kann zur Ruptur der Hirnhäute führen; SYN: Schädelbasisfraktur

Schä|del|ba|sis|fi|brom *nt* lokal wachsender Tumor des Nasenrachens, der meist zwischen dem 10. und 20. Lebensjahr auftritt; SYN: juveniles Nasenrachenfibrom, Nasenrachenfibrom, Basalfibroid, Basalfibrom

Schä|del|ba|sis|frak|tur *f* →Schädelbasisbruch

Schä|del|bruch *m* →Schädelfraktur

Schä|del|dach|bruch *m* →Schädeldachfraktur

Schä|del|dach|frak|tur *f* Fraktur* des Schädeldaches mit oder ohne Eröffnung der Schädelhöhle [**offene** bzw. **geschlossene Schädeldachfraktur**]; SYN: Schädeldachbruch

Schä|del|frak|tur *f* Fraktur* eines oder mehrerer Schädelknochen mit oder ohne Eröffnung der Schädelhöhle [**offene** bzw. **geschlossene Schädelfraktur**]; SYN: Schädelbruch

Schä|del|hirn|trau|ma *f* offene oder gedeckte Schädelverletzung mit Schädigung von Gehirngewebe

Schä|del|im|pres|si|ons|frak|tur *f* Schädelfraktur* mit eingedrückten Bruchfragmenten

Schä|del|la|ge *f* Kindslage, bei der der Kopf führt; häufigste Geburtslage; SYN: Kopflage

Schä|del|tre|pa|na|ti|on *f* Schädeleröffnung mit einem Schädelbohrer [**Trepan**]; SYN: Trepanation

Schaf|blat|tern *pl* →Windpocken

Schaf|haut *f* →Schafshaut

Schaf|po|cken, atypische *pl* von Schafen oder Ziegen auf den Menschen [Melker] übertragene Haukrankheit, die durch rötliche, nässende Knoten charakterisiert ist; SYN: Orf, Steinpocken, Ecthyma contagiosum, Stomatitis pustulosa contagiosa

Schafs|haut *f* dünne innere Haut der Fruchtblase, deren Epithel das Fruchtwasser bildet; SYN: Amnion, innere Eihaut, Schafhaut

Schäl|bla|sen|aus|schlag *m* durch Eitererreger [v.a. Staphylokokken] verursachte Pyodermie* mit geröteten Blasen; SYN: Pemphigoid der Neugeborenen, Impetigo bullosa, Pemphigus neonatorum

Schall|lei|tungs|schwer|hö|rig|keit *f* Schwerhörigkeit durch Störung der Schallübermittlung zwischen Mittelohr und Gehörgang; SYN: Schallleitungsstörung, Mittelohrschwerhörigkeit, Mittelohrtaubheit

Schall|lei|tungs|stö|rung *f* →Schallleitungsschwerhörigkeit

Schalt|kno|chen *pl* gelegentlich vorkommende Knochen innerhalb der Schädelnähte; SYN: Nahtknochen, Ossa suturalia

Schalt|neu|ron *nt* andere Neuronen verbindende Nervenzelle; SYN: Zwischenneuron, Interneuron

Scham *f* Schamgegend, Pudendum

Scham|bein *nt* vorderer Teil des Hüftbeins; bildet den medialen Teil der Hüftpfanne; SYN: Pubis, Os pubis

Scham|bein|fu|ge *f* →Schamfuge

Scham|bein|kamm *m* oberer Rand des Schambeins; SYN: Pecten ossis pubis

Scham|bein|win|kel *m* Winkel zwischen den beiden Schambeinen; SYN: Angulus subpubicus

Scham|berg *m* →Schamhügel

Schamberg-Krankheit *f* durch eine allergische Reaktion vom Spättyp ausgelöste Entzündung mit braunroten Herden und Petechien*, primär an den Unterschenkeln und später auch am Stamm; zu den Auslösefaktoren gehören Medikamente [Karbamid*], Nahrungsmittelzusätze und Hausstaub; SYN: Schamberg-Syndrom, Morbus Schamberg, progressive Pigmentpurpura, progressive pigmentöse Dermatose, Carbamidpurpura, Karbamidpurpura, Purpura pigmentosa progressiva, Purpura Schamberg, Dermatosis pigmentaria progressiva, Capillaritis haemorrhagica maculosa

Scham|bo|gen *m* von den unteren Schambeinästen und der Symphyse gebildeter Bogen; SYN: Arcus pubicus

Scham|fu|ge *f* Knorpelverbindung der beiden Schambeine; SYN: Schambeinfuge, Symphyse, Symphysis pubica

Scham|haa|re *pl* Pubes

Scham|hü|gel *m* durch subkutanes Fettgewebe gebildeter Wulst vor und oberhalb der Beckensymphyse der Frau; SYN: Schamberg, Venushügel, Mons pubis/veneris

Scham|laus *f* v.a. die Schamhaare, aber auch Bart und u.U. Kopfhaare befallender Blutsauger, der durch direkten Kontakt [Geschlechtsverkehr] übertragen wird; SYN: Filzlaus, Phthirus pubis, Pediculus pubis

Scham|lip|pen *pl* Hautfalten, die die Schamspalte begrenzen [**große Schamlippe, Labium majus**] und den Scheidenvorhof umgeben [**kleine Schamlippe, Labium minus**]

Schan|ker *m* primäres Hautgeschwür (bei Geschlechtskrankheiten)

harter Schanker primäres Hautgeschwür bei Syphilis*; SYN: Hunter-Schanker, syphilitischer Primäraffekt, Ulcus durum

weicher Schanker v.a. in Afrika, Asien und Südamerika vorkommende meldepflichtige Geschlechtskrankheit durch Haemophilus* ducrey; SYN: Chankroid, Ulcus molle

schank|rös *adj* schankerähnlich, schankerförmig

Schar|bock *m* →Skorbut

Schardinger-Enzym *nt* Eisen und Molybdän enthaltendes Enzym, das Xanthin und Hypoxanthin zu Harnsäure oxidiert; SYN: Xanthinoxidase

Schar|lach *m* akute Infektionskrankheit durch β-hämolysierende Streptokokken der Gruppe A, die **erythrogenes Toxin** bilden; typisch ist ein hochfieberhafter Verlauf mit Enanthem [**Himbeerzunge**] und Scharlachexanthem; SYN: Scharlachfieber, Scarlatina

Schar|lach|fie|ber *nt* →Scharlach

Schar|lach|my|o|kar|di|tis *f, pl* **-ti|den** infekttoxische Myokarditis* als Spätkomplikation eines Scharlachs

Schar|lach|neph|ri|tis *f, pl* **-ti|den** infekttoxische interstitielle Nephritis* als Spätkomplikation eines Scharlachs

Schar|lach|to|xin *nt* erythrogenes Toxin; s.u. Scharlach

Schar|nier|ge|lenk *nt* Gelenk, das nur Bewegungen in einer Ebene erlaubt; SYN: Ginglymus

Schat|ten|pro|be *f* →Skiaskopie

Schau|an|fall *m* Minuten bis Stunden anhaltende Verdrehung der Augen (meist) nach oben, z.B. nach Enzephalitis*; SYN: Blickkrampf

Schaudinn-Krankheit *f* →Syphilis

Schau|fens|ter|krank|heit *f* →Claudicatio intermittens

Schau|lust *f* →Skopophilie

Schaum|zel|len *pl* Xanthomzellen; s.u. Xanthom

Scheck|haut *f* ätiologisch ungeklärter Pigmentmangel der Haut, der zur Bildung umschriebener oder generalisierter weißer Flecken führt; SYN: Weißfleckenkrankheit, Vitiligo

Schei|ben|rose *f* →Erythema exsudativum multiforme
Schei|de *f* Vagina
Schei|den|a|tre|sie *f* angeborener oder erworbener Verschluss der Scheidenlichtung; SYN: Vaginalatresie, Atresia vaginalis
Schei|den|bak|te|ri|en *pl* die physiologisch in der Scheide vorkommenden Bakterien, z.B. Döderlein-Stäbchen; SYN: Scheidenflora
Scheiden-Blasen-Fistel *f* Scheide und Blase verbindende Fistel; SYN: vaginovesikale Fistel
Schei|den|bruch *m* **1.** Scheidenprolaps mit Vortreten der Scheide vor die Vulva; SYN: Kolpozele **2.** Dammbruch in Richtung zur Scheide; SYN: Kolpozele, Hernia vaginalis
Scheiden-Damm-Fistel *f* Scheide und Damm verbindende Fistel; SYN: perineovaginale Fistel
Schei|den|damm|riss *m* Einreißen von Damm und vorderem Scheidendrittel während der Geburt
Schei|den|damm|schnitt *m* →Episiotomie
Schei|den|di|a|phrag|ma *nt* Gummikappe, die als mechanisches Verhütungsmittel den Muttermund bedeckt; SYN: Diaphragma, Diaphragmapessar
Schei|den|ent|zün|dung *f* →Kolpitis
Schei|den|fis|tel *f* von der Scheide ausgehende Fistel, die in andere Organe mündet [**innere Scheidenfistel**] oder nach außen führt [**äußere Scheidenfistel**]
Schei|den|flo|ra *f* →Scheidenbakterien
Schei|den|kar|zi|nom *nt* vom Plattenepithel der Scheide ausgehende bösartige Geschwulst; SYN: Vaginalkarzinom
Schei|den|krampf *m* meist psychogen bedingter Krampf der Scheide bei Eindringen des Penis; SYN: Vaginismus
Schei|den|my|ko|se *f* Pilzerkrankung der Scheide; SYN: Vaginalmykose, Vaginomykose, Kolpomykose
Schei|den|pro|laps *m* →Scheidenvorfall
Schei|den|re|ten|ti|ons|zys|te *f* Flüssigkeitsansammlung in der Scheide bei Verschluss des Scheideneingangs; SYN: Hydrokolpos
Schei|den|riss *m* Einriss der Scheide unter der Geburt; meist als Scheidendammriss*
Schei|den|schnitt *m* Kolpotomie; Episiotomie
Schei|den|sen|kung *f* Tiefertreten der Scheide; SYN: Descensus vaginae
Schei|den|spe|ku|lum *nt* Instrument zur Entfaltung und direkten Betrachtung der Scheide
Schei|den|spie|ge|lung *f* endoskopische Untersuchung der Scheide; SYN: Kolposkopie, Vaginoskopie
Schei|den|ver|en|ge|rung *f* Einengung der Scheidenlichtung; SYN: Kolpostenose
Schei|den|vor|fall *m* schwerste Form der Scheidensenkung*, bei der die Scheidenwand, in Form einer Rektozele* oder Zystozele*, vor der Vulva* sichtbar wird; oft gleichgesetzt mit Kolpozele*; SYN: Vaginalprolaps, Prolapsus vaginae, Scheidenprolaps, Kolpoptose
Schei|den|xe|ro|se *f* abnormale Trockenheit der Scheidenschleimhaut
Scheie-Krankheit *f* erst im Erwachsenenalter auftretende Mukopolysaccharidspeicherkrankheit mit relativ leichten Symptomen [Skelettveränderungen, Herzklappenfehler, Hornhauttrübung] und normaler Intelligenz; SYN: Morbus Scheie, Scheie-Syndrom, Ullrich-Scheie-Krankheit, Ullrich-Scheie-Syndrom, Mukopolysaccharidose I-S
Schein|blöd|sinn *m* schwer von Simulation zu unterscheidendes Vorkommen von Vorbeireden, Vorbeihandeln und Nichtwissenwollen; wurde ursprünglich bei Häftlingen beschrieben, kann aber auch organische Ursachen haben; SYN: Ganser-Syndrom, Pseudodemenz, Zweckpsychose
Schein|bruch *m* kompletter oder teilweiser Eingeweidevorfall ohne Bruchsack; SYN: Pseudohernie, Hernia spuria
Schein|frak|tur *f* feine Aufhellungslinie im Röntgenbild, die eine Fraktur vortäuscht; SYN: Pseudofraktur
Schein|ge|lenk *nt* bei fehlender Ausheilung einer Fraktur entstehendes echtes Gelenk [Nearthrose] oder bindegewebig-fibröse Knochenverbindung; SYN: Falschgelenk, Pseudogelenk, Pseudarthrose, Pseudoarthrose
Schein|ge|schwulst *f* durch eine entzündliche Schwellung vorgetäuschte Tumorbildung; SYN: falsche Geschwulst, Pseudotumor
Schein|läh|mung *f* Schwäche oder Bewegungseinschränkung von Muskeln; SYN: Pseudoparalyse, Pseudoparalysis, Pseudoparese
Schein|me|di|ka|ment *nt* Plazebo
Schein|neu|ri|tis *f, pl* **-ti|den** angeborene Anomalie der Sehnervenpapille ohne pathologischen Wert; SYN: Pseudoneuritis (optica)
Schein|pe|ri|to|ni|tis *f, pl* **-ti|den** durch eine Bauchfellreizung entstehende Symptomatik [Abwehrspannung, Bauchspannung, Brechreiz], die an eine Bauchfellentzündung erinnert; häufigste Form ist die **Pseudoperitonitis diabetica**; SYN: Peritonismus, Pseudoperitonitis
Schein|schie|len *nt* durch eine Abweichung von optischer und anatomischer Augenachse vorgetäuschtes Schielen; SYN: Pseudostrabismus
Schein|schwan|ger|schaft *f* eingebildete Schwangerschaft bei starkem Kinderwunsch; SYN: Pseudokyesis, Pseudogravidität
Schein|tod *m* komatöser Zustand mit kaum oder nicht nachweisbaren Lebenszeichen
Schein|zwit|ter|tum *nt* Form der Intersexualität, bei der eine Differenz zwischen chromosomalem und gonadalem Ge-

S

schlecht, sowie äußeren Genitalen und sekundären Geschlechtsmerkmalen vorliegt; SYN: Pseudohermaphroditismus, Pseudohermaphrodismus, falscher Hermaphroditismus, Hermaphroditismus spurius

Scheiltellbein *nt* Os parietale

Scheiltelllalge *f* Einstellungsanomalie, bei der die Scheitelgegend führt

Scheiltellnaht *f* Naht zwischen den beiden Scheitelbeinen; SYN: Pfeilnaht, Sutura sagittalis

Schellong-Test *m* Kreislauffunktionstest durch Messen von Puls und Blutdruck im Liegen und Stehen

Schenlkellblock *m* Störung der Erregungsleitung im rechten [**Rechtsschenkelblock**] oder linken [**Linksschenkelblock**] Schenkel der Tawara*-Schenkel

Schenlkellbruch *m* **1.** →Schenkelhernie **2.** →Oberschenkelfraktur

Schenlkelldreileck *nt* dreiseitige Grube, die vom Leistenband und den Musculi sartorius und adductor longus begrenzt wird; SYN: Scarpa-Dreieck, Trigonum femorale

Schenlkellhals *m* Abschnitt des Oberschenkelknochens zwischen Schaft und Kopf; SYN: Oberschenkelhals, Collum femoris

Schenlkellhalslbruch *m* →Schenkelhalsfraktur

Schenlkellhalslfrakltur *f* Femurfraktur* im Bereich der Oberschenkelhalses; je nach Lage unterscheidet man **intertrochantäre Schenkelhalsfraktur, mediale** bzw. **subkapitale Schenkelhalsfraktur** und **laterale Schenkelhalsfraktur**; SYN: Femurhalsfraktur, Schenkelhalsbruch

Schenlkellherlnie *f* Eingeweidehernie mit der Lacuna* vasorum als Bruchpforte; SYN: Schenkelbruch, Merozele, Hernia femoralis/cruralis

Schenlkellkalnal *m* Kanal zwischen Anulus femoralis und Hiatus saphenus; Bruchpforte der Schenkelhernien; SYN: Canalis femoralis

Schenlkellschall *m* gedämpfter Klopfschall bei der Perkussion*

Schelrenlbiss *m* normale Bissform, bei der die oberen Schneidezähne über die unteren ragen; SYN: Überbiss, Psalidodontie

Scheuermann-Krankheit *f* sich in der Adoleszenz [11.–18. Lebensjahr] manifestierende, zur Ausbildung eines Rundrückens führende Erkrankung der Wirbelsäule unklarer Ätiologie; SYN: Osteochondritis deformans juvenilis, Morbus Scheuermann, Adoleszentenkyphose, Osteochondrosis deformans juvenilis

Scheuthauer-Marie-Sainton-Syndrom *nt* →Scheuthauer-Marie-Syndrom

Scheuthauer-Marie-Syndrom *nt* autosomal-dominant vererbtes Syndrom mit Fehlbildung des Schlüsselbeins [Hypoplasie* oder Aplasie*] und des Schädels [vorspringender Stirnhöcker, Sattelnase, kleiner Unterkiefer], kombiniert mit sonstigen Skelettfehlbildungen [Hypoplasie* von Beckenschaufel, Sitzbein und Schambein]; SYN: kleidokraniale Dysplasie, Dysplasia cleidocranialis, Scheuthauer-Marie-Sainton-Syndrom, Dysostosis cleidocranialis

Schichtlauflnahlmelverlfahlren *f* →Schichtröntgen

Schichtlbild *nt* Tomogramm

Schichtlröntlgen *nt* Anfertigung von Schichtröntgenaufnahmen; SYN: Tomographie, Planigraphie, Stratigraphie, Schichtaufnahmeverfahren

Schichtlstar *m* Trübung der tiefen Linsenrinde; SYN: Cataracta zonularis

Schichtlszinltilgralfie *f* →Schichtszintigraphie

Schichtlszinltilgralphie *f* computergesteuerte Szintigraphie* zur Gewinnung von Schichtaufnahmen; SYN: Emissionscomputertomographie

Schick-Test *m* Intrakutantest mit **Schick-Testtoxin** zum Nachweis von Antikörpern gegen Diphtherietoxin

Schick-Testtoxin *nt* s.u. Schick-Test

Schieflhals *m* angeborene oder erworbene Schräghaltung des Kopfes mit Drehung zur Gegenseite; SYN: Torticollis, Caput obstipum

Schieflköplfiglkeit *f* durch einen vorzeitigen Verschluss der Kranznaht verursachte Schädelform; SYN: Plagiozephalie

Schiellen *nt* →Strabismus

Schiellmeslser *m* Gerät zur Bestimmung des Schielwinkels; SYN: Deviometer

Schiellolpelraltilon *f* →Strabismotomie

Schiellwinlkel *m* Winkel zwischen den Sehlinien von gesundem und schielendem Auge bei Fernblick; SYN: Deviationswinkel

Schienlbein *nt* Tibia

Schienbein-Wadenbein-Gelenk *nt* straffes Gelenk zwischen Wadenbein(köpfchen) und Schienbein; SYN: oberes Tibiofibulargelenk, Articulatio tibiofibularis

Schießlscheilbenlzelllen *pl* dünne hypochrome Erythrozyten, die im Mikroskop einer Zielscheibe ähneln; SYN: Targetzellen, Kokardenzellen

Schildldrülse *f* aus zwei Seitenlappen und einem verbindenden Isthmus bestehende endokrine Drüse, die unterhalb des Kehlkopfes auf der Luftröhre liegt; die Schilddrüsenhormone Thyroxin* und Triiodthyronin* spielen eine wichtige Rolle in der Stoffwechselregulation; SYN: Thyroidea, Thyreoidea, Glandula thyroidea

Schildldrülsenlaldelnom *nt* von der Schilddrüse ausgehender gutartiger Tumor

oxyphiles Schilddrüsenadenom von den **Hürthle-Zellen** ausgehender Schilddrüsentumor, der nur selten maligne entartet; SYN: Hürthle-Tumor, Hürthle-Struma, Hürthle-Zelladenom

Schild|drü|sen|an|ti|kör|per *m* Antikörper* gegen Schilddrüsengewebe; SYN: Antischilddrüsenantikörper
Schild|drü|sen|a|pla|sie *f* angeborenes Fehlen der Schilddrüse
Schild|drü|sen|ent|zün|dung *f* →Thyreoiditis
Schild|drü|sen|fol|li|kel *pl* Speicherfollikel der Schilddrüse; SYN: Folliculi glandulae thyroideae
Schild|drü|sen|hor|mo|ne *pl* Oberbegriff für Thyroxin*, Triiodthyronin* und Calcitonin*
Schild|drü|sen|hy|per|pla|sie *f* Vermehrung von Schilddrüsenzellen mit lokaler [Schilddrüsenadenom*] oder genereller Vergrößerung [Struma*] der Schilddrüse
Schild|drü|sen|isth|mus *m* die beiden Schilddrüsenlappen verbindende Gewebsbrücke vor der Luftröhre; SYN: Isthmus glandulae thyroideae
Schild|drü|sen|kar|zi|nom *nt* bösartiger Tumor der Schilddrüse
medulläres Schilddrüsenkarzinom von den C-Zellen ausgehender bösartiger Tumor; SYN: C-Zellen-Karzinom
Schild|drü|sen|kno|ten *m* sicht- oder tastbare knotige Veränderung der Schilddrüse, die sich im Schilddrüsenszintigramm als kalter oder heißer Knoten darstellt
heißer Schilddrüsenknoten Struktur, die im Schilddrüsenszintigramm vermehrt Radioaktivität speichert; SYN: heißer Knoten
kalter Schilddrüsenknoten Struktur, die im Schilddrüsenszintigramm keine Radioaktivität speichert; SYN: kalter Knoten
Schild|drü|sen|szin|ti|gra|fie *f* →Schilddrüsenszintigraphie
Schild|drü|sen|szin|ti|gramm *nt* bei der Schilddrüsenszintigraphie* erhaltene Aufnahme
Schild|drü|sen|szin|ti|gra|phie *f* Szintigraphie* der Schilddrüse nach Injektion von ^{123}I oder ^{99m}Tc
Schild|drü|sen|ü|ber|funk|ti|on *f* Überfunktion der Schilddrüse mit gesteigerter Bildung und Abgabe von Schilddrüsenhormonen [Triiodthyronin*, Thyroxin*] in den Blutkreislauf; klinisch auffällig sind psychomotorische Unruhe, Augensymptome [Exophthalmus*], Hyperhidose, Durchfälle, Heißhunger, Gewichtsverlust, Haarausfall und Muskelschwäche; SYN: Hyperthyreose, Hyperthyreoidismus, Hyperthyreoidie
Schild|drü|sen|un|ter|funk|ti|on *f* Unterfunktion der Schilddrüse mit verminderter Bildung und Abgabe von Schilddrüsenhormonen [Triiodthyronin*, Thyroxin*] in den Blutkreislauf, mit oder ohne Struma*; klinisch auffällig sind Apathie und Antriebslosigkeit, Hypothermie* mit Kälteempfindlichkeit, diffuses und zirkumskriptes Myxödem*, struppiges Haar, Hypotension* und Bradykardie*; bei **angeborener Hypothyreose** kommt es zur Ausbildung eines Kretinismus*; SYN: Hypothyreose, Hypothyroidismus, Hypothyreoidismus
Schilder-Krankheit *f* im Kindes- oder Jugendalter auftretende, chronisch-progrediente Enzephalitis mit Demyelinisation* und Sklerose; SYN: diffuse Zerebralsklerose Schilder, Encephalitis periaxialis diffusa
Schild|knor|pel *m* Cartilago thyroidea
Schild|ze|cken *pl* blutsaugende Zecken von Vögeln, Säugetieren und Menschen, deren Körper mit chitinhaltigen Schilden bedeckt ist; SYN: Haftzecken, Ixodidae
Schiller-Addison-Syndrom *nt* X-chromosomal-rezessive Erkrankung mit Atrophie der Nebennierenrinde und herdförmiger Entmarkung im Gehirn; SYN: Fanconi-Prader-Syndrom, Siemerling-Creutzfeld-Syndrom, Adrenoleukodystrophie
Schilling-Halbmond *m* bei Anämien vorkommender, halbmondförmiger Zellschatten; SYN: Achromoretikulozyt, Achromozyt, Halbmondkörper
Schilling-Zählkammer *f* Zählkammer für rote und weiße Blutkörperchen
Schin|ken|milz *f* Bezeichnung für eine durch Amyloidablagerung veränderte Milz
Schiötz-Tonometer *nt* Instrument zur Messung des Augeninnendrucks durch Aufsetzen auf die Hornhaut
Schip|per|krank|heit *f* Ermüdungsbruch von Dornfortsätzen der Wirbel bei chronischer Überbelastung
Schirmer-Test *m* Prüfung der Tränensekretion durch Einlegen eines Filterpapierstreifens hinter die Unterlidkante
-schi|s|is *suf.* Wortelement mit der Bedeutung "Spalte/Spaltung"
Schist-, schist- *präf.* →Schisto-
Schisto-, schisto- *präf.* Wortelement mit der Bedeutung "gespalten/Spaltung"
Schis|to|coe|lia *f* Bauchspalte
Schis|to|glos|sia *f* Zungenspalte
Schis|to|kor|mie *f* Rumpfspalte; SYN: Schistosomie
Schis|to|me|lie *f* Gliedmaßenspalte; SYN: Schistomelia
Schis|to|pros|o|pie *f* Gesichtsspalte; SYN: Schizoprosopie
Schis|to|so|ma *nt, pl* **-ma|ta** in den Tropen und Subtropen vorkommende Gattung von Saugwürmern; Erreger der Bilharziose*; SYN: Pärchenegel, Bilharzia
Schistosoma haematobium Erreger der Blasenbilharziose [Schistosomiasis* urogenitalis]; SYN: Blasenpärchenegel
Schistosoma intercalatum Erreger einer Darm- und Leberschistosomiasis in Afrika; SYN: Darmpärchenegel
Schistosoma japonicum Erreger der Schistosomiasis* japonica; SYN: japanischer Pärchenegel

S

Schistosoma mansoni Erreger der Schistosomiasis* mansoni

Schis|to|so|men|der|ma|ti|tis *f, pl* **-ti|ti|den** durch Zerkarien hervorgerufene Dermatitis* mit Juckreiz und Quaddelbildung; SYN: Schwimmbadkrätze, Badekrätze, Weiherhippel, Badedermatitis, Zerkariendermatitis

Schis|to|so|mi|a|sis *f, pl* **-ses** tropische Infektionskrankheit durch Pärchenegel [**Schistosoma**]; SYN: Bilharziose

hepatolienale Schistosomiasis chronische Form der Schistosomiasis japonica und Schistosomiasis mansoni mit Leberbeteiligung; führt zu Pfortaderfibrose und portaler Hypertension*

Schistosomiasis intestinalis →Schistosomiasis mansoni

japanische Schistosomiasis →Schistosomiasis japonica

Schistosomiasis japonica durch **Schistosoma japonicum** verursachte Bilharziose, die vorwiegend Lunge, Leber, Darm, Milz oder Gehirn befällt; SYN: japanische Schistosomiasis, japanische Bilharziose

Schistosomiasis mansoni durch **Schistosoma mansoni** hervorgerufene Darmschistosomiasis mit Leber- und Milzvergrößerung sowie Aszites; SYN: Manson-Bilharziose, Manson-Krankheit

Schistosomiasis pulmonalis seltene, mit unspezifischen Symptomen verlaufende Infektion durch Schistosoma* mansoni; in Ausnahmefällen kommt es zu Nekrose* und Zeichen einer pulmonalen Hypertension*; SYN: Lungenbilharziose

urogenitale Schistosomiasis →Schistosomiasis urogenitalis

Schistosomiasis urogenitalis durch Blasenpärchenegel hervorgerufene chronische Infektion der Blase und anderer Beckenorgane; SYN: Blasenbilharziose, Urogenitalschistosomiasis, Harnblasenbilharziose, Urogenitalbilharziose, ägyptische Hämaturie, ägyptische Bilharziose, urogenitale Schistosomiais

Schistosomiasis visceralis →viszerale Schistosomiasis

viszerale Schistosomiasis Organbefall mit **Schistosoma japonicum** oder **Schistosoma mansoni**; SYN: Schistosomiasis visceralis

Schis|to|so|mie *f* →Schistokormie

Schis|to|so|mi|zid *nt* schistosomenabtötendes Mittel, Schistosomenmittel

schis|to|so|mi|zid *adj* schistosomenabtötend

Schis|to|ster|nia *f* →Schizosternia

Schis|to|tho|rax *m* →Schizothorax

Schis|to|ze|pha|lus *m* Fetus mit angeborenem Spaltschädel; SYN: Schizozephalus

Schis|to|zys|tis *f* angeborene Blasenspalte

Schis|to|zyt *m* kugelförmiger, deformierter Erythrozyt bei mechanischer Schädigung [künstliche Herzklappen], Anämie und Hämolyse; SYN: Schizozyt

Schis|to|zy|to|se *f* Vorkommen von Schistozyten im Blut; SYN: Schizozytose

Schiz-, schiz- *präf.* →Schizo-

Schiz|en|ze|pha|lie *f* Porenzephalie* mit Spaltenbildung

Schizo-, schizo- *präf.* Wortelement mit der Bedeutung "gespalten/Spaltung"

Schi|zo|go|nie *f* (*biolog.*) Zerfallsteilung

Schi|zo|gy|rie *f* Gehirnfehlbildung mit Spaltenbildung der Gehirnwindungen

schi|zo|id *adj* schizophrenieähnlich

Schi|zo|my|ce|tes *pl* →Spaltpilze

Schi|zo|my|ze|ten *pl* →Spaltpilze

Schi|zo|o|ny|chie *f* Aufsplitterung der Nagelenden

schi|zo|phren *adj* Schizophrenie betreffend, von ihr betroffen oder gekennzeichnet, durch sie bedingt

Schi|zo|phre|nie *f* Oberbegriff für endogene Psychosen, die durch ein Nebeneinander von gesunden und veränderten Verhaltensweisen gekennzeichnet sind; SYN: Schizophrenia, Spaltungsirresein

hebephrene Schizophrenie meist schon im Jugendalter beginnende, zu hochgradiger Persönlichkeitszerstörung führende Schizophrenieform; SYN: Hebephrenie

katatone Schizophrenie psychische Erkrankung, bei der Störungen der Willkürmotorik im Vordergrund stehen; SYN: Katatonie

latente Schizophrenie nicht eindeutig definierte Schizophrenieform mit sowohl psychotischer als auch neurotischer Symptomatik; SYN: Borderline-Psychose, Borderline-Schizophrenie

pseudoneurotische Schizophrenie psychotische Erkrankung mit einer Mischung von neurotischen und psychotischen Symptome; entwickelt sich nicht zu einer Schizophrenie; SYN: Schizose

Schi|zo|pros|o|pie *f* →Schistoprosopie

Schi|zo|se *f* psychotische Erkrankung mit einer Mischung von neurotischen und psychotischen Symptome; entwickelt sich nicht zu einer Schizophrenie; SYN: pseudoneurotische Schizophrenie

Schi|zo|ster|nia *f* Brustbeinspalte; SYN: Schistosternia

Schi|zo|tho|rax *m* Brustkorbspalte; SYN: Schistothorax

Schi|zo|tri|chie *f* Aufspaltung/Aufsplitterung der Haare; SYN: Schizotrichia

Schi|zo|try|pa|num cru|zi *nt* →Trypanosoma cruzi

Schi|zo|ze|pha|lus *m* →Schistozephalus

Schi|zo|zyt *m* →Schistozyt

Schi|zo|zy|to|se *f* →Schistozytose

Schlach|ter|tu|ber|ku|lo|se *f* meist als Berufskrankheit auftretende, postprimäre Tuberkulose* mit rundlichen, indolenten, verrukösen Papeln an Fingern, Händen, Ferse oder Füßen; SYN: Wilk-Krankheit, warzige Tuberkulose der Haut, Leichentuberkel, Tuberculosis cutis verrucosa, Verruca necrogenica, Tuberculum anatomicum

Schlacht|haus|fie|ber *nt* meldepflichtige, weltweit vorkommende Infektionskrankheit durch Coxiella* burnetii; die Übertragung erfolgt durch kontaminierte Staubpartikel; SYN: Balkangrippe, Balkanfieber, Krimfieber, Q-Fieber

Schlaf, desynchronisierter *m* →Schlaf, paradoxer

Schlaf, paradoxer *m* Schlafphase mit raschen, ruckartigen Augenbewegungen; SYN: desynchronisierter Schlaf, Traumschlaf, REM-Schlaf

Schlaf|a|pnoe *f, pl* **-o|en** →Schlafapnoesyndrom

Schlaf|a|pnoe|syn|drom *nt* anfallsweises Auftreten von verlängerten Atempausen im Schlaf; SYN: Schlafapnoe

Schlä|fen|bein *nt* Os temporale

Schlä|fen|bein|os|te|o|my|e|li|tis *f, pl* **-ti|den** Entzündung der Diploë des Schläfenbeins/Os temporale als Komplikation einer Mittelohrentzündung oder einer Mastoiditis*

Schlä|fen|lap|pen|e|pi|lep|sie *f* partielle Epilepsie* mit Herd im Temporallappen; SYN: Temporallappenepilepsie

Schlä|fen|pol *m* oberer Pol einer Großhirnhemisphäre; SYN: Polus temporalis

Schlaf|e|pi|lep|sie *f* nur im Schlaf auftretende Epilepsieform; SYN: Epilepsia nocturna

Schlaff|haut *f* inhomogene Krankheitsgruppe, die durch von der Unterlage abhebbare, schlaffe, in Falten hängende Haut gekennzeichnet ist; SYN: Fallhaut, Cutis-laxa-Syndrom, generalisierte Elastolyse, Zuviel-Haut-Syndrom, Dermatochalasis, Dermatolysis, Dermatomegalie, Chalazodermie, Chalodermie

Schlaf|krank|heit *f* durch Trypanosoma*-Species verursachte Infektionskrankheit

afrikanische Schlafkrankheit durch Tsetsefliegen übertragene Infektionskrankheit durch **Trypanosoma gambiense** oder **rhodesiense**, die unbehandelt zum Tode führt; SYN: afrikanische Trypanosomiasis

westafrikanische Schlafkrankheit Trypanosomiasis* durch **Trypanosoma brucei gambiense**; verläuft langsamer als die ostafrikanische Variante; SYN: westafrikanische Trypanosomiasis

europäische Schlafkrankheit epidemische Enzephalitis* vermutlich viraler Genese, die primär zwischen 1915 und 1925 in Europa auftrat; SYN: von Economo-Krankheit, Economo-Krankheit, von Economo-Enzephalitis, Economo-Enzephalitis, Encephalitis epidemica/lethargica

ostafrikanische Schlafkrankheit durch **Trypanosoma brucei rhodesiense** verursachte Variante, die akuter verläuft als die westafrikanische Schlafkrankheit; SYN: ostafrikanische Trypanosomiasis

Schlag|a|der *f* →Arteria

Schlag|an|fall *m* durch eine akute Ischämie* oder Hirnblutung verursachte zentrale Ausfallssymptomatik; je nach Schwere und Dauer der Symptome unterscheidet man: **1. transitorische ischämische Attacke** [TIA] mit Rückbildung der Symptome innerhalb von 24 Stunden **2. prolongiertes reversibles ischämisches neurologisches Defizit** [PRIND] bzw. **reversibles ischämisches neurologisches Defizit** [RIND] mit vollständig reversibler Symptomatik, die länger als 24 Stunden anhält **3. partiell reversible ischämische neurologische Symptomatik** [PRINS], die sich langsam entwickelt und nicht oder nur teilweise reversibel ist **4. persistierender Hirninfarkt** mit bleibenden neurologischen Schäden; SYN: Gehirnschlag, apoplektischer Insult, Apoplexie, Apoplexia cerebri

Schlag|vo|lu|men *nt* das pro Herzschlag ausgestoßene Blutvolumen; SYN: Herzschlagvolumen

Schlamm|fie|ber *nt* epidemisch auftretende anikterische Leptospirose*; verläuft meist als hochfieberhafte grippeähnliche Erkrankung; am häufigsten ist die durch Leptospira* grippotyphosa hervorgerufene Form; SYN: Feldfieber, Erntefieber, Sumpffieber, Erbsenpflückerkrankheit, Leptospirosis grippotyphosa

Schlatter-Osgood-Syndrom *nt* ein- oder beidseitige aseptische Nekrose der Tibiaapophyse im Wachstumsalter; SYN: Osgood-Schlatter-Krankheit, Osgood-Schlatter-Syndrom, Schlatter-Osgood-Krankheit, Apophysitis tibialis adolescentium

Schlauch|pil|ze *pl* zu den echten Pilzen gehörende größte Klasse der Pilze; vermehrt sich sexuell [Askosporen*] und asexuell [Konidiosporen*]; SYN: Askomyzeten, Ascomycetes, Ascomycotina

Schlauch|wür|mer *pl* zu den Fadenwürmern zählende Parasiten; zu ihnen gehören u.a. die Klassen Nematodes* und Acanthocephala*; SYN: Rundwürmer, Nemathelminthes, Aschelminthes

Schlei|fen|di|u|re|ti|kum *nt, pl* **-ka** Diuretikum, das die Rückresorbtion von Wasser in den Henle-Schleifen hemmt

Schleim *m* von den Schleimdrüsen gebildetes zähflüssiges Sekret; SYN: Mucus

Schleim|beu|tel *m* Bursa synovialis

Schleim|beu|tel|ent|zün|dung *f* →Bursitis

Schleim|drü|se *f* schleimbildende Drüse; SYN: muköse Drüse, muzinöse Drüse, Glandula mucosa

Schleim|drü|sen|ent|zün|dung *f* →Myxadenitis

Schleim|fluss *m* →Myxorrhoe

Schleim|haut *f* Auskleidung der Hohlorgane

S

und des Magen-Darm-Traktes; SYN: Mukosa, Tunica mucosa

Schleim|haut|an|äs|the|sie *f* Lokalanästhesie* der Schleimhaut

Schleim|haut|kan|di|do|se *f* Pilzinfektion der Schleimhaut durch **Candida**-Arten

Schleim|haut|ei|te|rung, chronische *f* primär chronische Entzündung der Mittelohrschleimhaut, die protrahiert aber komplikationslos verläuft; SYN: chronische Mittelohrentzündung, Otitis media chronica

Schleim|haut|ent|zün|dung *f* →Mukositis

Schleim|haut|ge|schwüre, tuberkulöse *pl* v.a. Mundhöhle und Lippen, aber auch Anus und Harnröhrenöffnung betreffende schmerzhafte Schleimhautgeschwüre bei autogener Reinfektion; SYN: ulzeröse Schleimhauttuberkulose, Tuberculosis cutis orificialis, Tuberculosis miliaris ulcerosa mucosae et cutis

Schleim|haut|pem|phi|go|id, benignes *nt* chronisches, vernarbendes Pemphigoid* der Haut und Schleimhaut; SYN: vernarbendes Pemphigoid, okulärer Pemphigus, Dermatitis pemphigoides mucocutanea chronica

Schleim|haut|tu|ber|ku|lo|se, ulzeröse *f* vor allem Mundhöhle und Lippen, aber auch Anus und Harnröhrenöffnung betreffende schmerzhafte Schleimhautgeschwüre bei autogener Reinfektion; SYN: tuberkulöse Schleimhautgeschwüre, Tuberculosis cutis orificialis, Tuberculosis miliaris ulcerosa mucosae et cutis

Schleim|kar|zi|nom *nt* →Schleimkrebs

Schleim|ko|lik *f* Dickdarmkolik mit Schleimabgang

Schleim|kör|per|chen *pl* aus Epithelzellen und Leukozyten bestehende Körperchen im schleimigen Sekret bei Bronchitis*

Schleim|krebs *m* schleimproduzierendes Adenokarzinom*, meist mit Siegelringzellen; SYN: Gallertkrebs, Gallertkarzinom, Schleimkarzinom, Kolloidkrebs, Kolloidkarzinom, Carcinoma colloides/gelatinosum/mucoides/mucosum

Schleim|pil|ze *pl* →Myxomyzeten

Schleim|zys|te *f* schleimgefüllte Zyste; SYN: Mukozele

Schlemm-Kanal *m* ringförmige Vene an der Kornea-Sklera-Grenze; Abflussgefäß des Kammerwassers; SYN: Sinus venosus sclerae

Schleu|der|trau|ma *nt* Verletzung der Halswirbelsäule durch plötzliche Überstreckung und nachfolgendes Nachvorneschleudern bei Auffahrunfällen; SYN: HWS-Schleudertrauma, whiplash injury, Peitschenschlagphänomen

Schlot|ter|ge|lenk *nt* Gelenkinstabilität mit abnormer Beweglichkeit

Schluck|angst *f* krankhafte Angst vor dem Schlucken; SYN: Phagophobie

Schluck|auf *m* Singultus

Schluck|imp|fung *f* aktive Immunisierung* durch orale Aufnahme von Impfstoff

Schlund *m* Pharynx

Schlund|bö|gen *pl* während der Embryonalentwicklung auftretende Mesenchymwülste am Hals; SYN: Kiemenbögen, Pharyngialbögen, Viszeralbögen, Branchialbögen

Schlund|en|ge *f* Engstelle am Übergang von Mund- und Rachenhöhle zwischen den Gaumenbögen; SYN: Rachenenge, Isthmus faucium

Schlund|krampf *m* Krampf der vom Nervus* glossopharyngeus versorgten Schlundmuskulatur; SYN: Pharyngismus, Glossopharyngeuskrampf

Schlund|schnü|rer, unterer, mittlerer und oberer *m* Musculus* constrictor pharyngis inferior, medius, superior

Schlund|ta|schen *pl* während der Embryonalentwicklung auftretende seitliche Ausbuchtungen am Vorderdarm des Embryos; SYN: Kiemengänge, Viszeralspalten, Branchialspalten, Kiemenspalten

Schlund|ta|schen|syn|drom *nt* →Thymusaplasie

Schlupf|war|ze *f* →Hohlwarze

Schluss|biss *m* Zusammentreffen und Ineinandergreifen der Zahnreihen bei Okklusion*; SYN: Biss

Schlüs|sel|bein *nt* S-förmiger Knochen, der Schulterblatt und Brustbein verbindet; SYN: Klavikel, Klavikula, Clavicula

Schlüs|sel|bein|a|pla|sie *f* meist beidseitiges, angeborenes Fehlen des Schlüsselbeins

Schlüs|sel|bein|ge|lenk, äußeres *nt* Gelenk zwischen Acromion und Schlüsselbein; SYN: Akromioklavikulargelenk, Schultereckgelenk, Articulatio acromioclavicularis

Schlüs|sel|bein|ge|lenk, inneres *nt* Gelenk zwischen Schlüsselbein und Brustbein; SYN: Sternoklavikulargelenk, Articulatio sternoclavicularis

Schlüs|sel|bein|hy|po|pla|sie *f* angeborene Unterentwicklung des Schlüsselbeins

Schma|rot|zer *m* s.u. Parasit

Schmeiß|flie|gen *pl* metallisch glänzende große Fliegen, die als Myiasiserreger und Vektoren medizinische Bedeutung haben; SYN: Goldfliegen, Calliphoridae

Schmelz *m* emailleartige, transparente äußere Zahnschicht; härteste Substanz des menschlichen Körpers; SYN: Adamantin, Zahnschmelz, Substantia adamantina, Enamelum

Schmelz|fle|cken|krank|heit *f* durch eine langfristige erhöhte Fluorzufuhr hervorgerufene fleckige Störung der Zahnschmelzbildung; SYN: Dentalfluorose

Schmelz|hy|po|pla|sie *f* Unterentwicklung des Zahnschmelzes

Schmelz|o|ber|häut|chen *nt* auf dem Zahnschmelz liegende dünne Haut

Schmer|fluss *m* →Seborrhoe

Schmerz *m* Dolor

retrosternaler Schmerz v.a. bei Angina* pectoris auftretender Schmerz hinter dem Brustbein; SYN: Retrosternalschmerz

Schmerz|lo|sig|keit *f* Analgesie, Analgie

Schmerz|mit|tel *nt* Analgetikum

schmerz|stil|lend *adj* analgetisch

Schmerz|un|emp|find|lich|keit *f* Analgesie

Schmerz|wol|lust *f* sexuelle Lust am Zufügen oder Erleiden von Schmerzen oder Demütigungen; SYN: Algolagnie

Schmet|ter|lings|e|ry|them *nt* schmetterlingsförmige Rötung von Nase und Wangen, z.B. bei Lupus* erythematodes

Schmet|ter|lings|flech|te *f* →Lupus erythematodes

Schmet|ter|lings|wir|bel *m* angeborene Wirbelfehlbildung mit sagittaler Spaltbildung

Schmidt-Lanterman-Einkerbungen *pl* regelmäßige Einkerbungen der Markscheide peripherer Nerven; SYN: Schmidt-Lanterman-Inzisuren

Schmie|de|star *m* durch Infrarotstrahlen hervorgerufene Linsentrübung; SYN: Feuerstar, Glasbläserstar, Infrarotkatarakt, Infrarotstar, Wärmestar, Cataracta calorica

Schmier|blu|tung *f* schwache genitale Blutung

Schmier|in|fek|ti|on *f* unmittelbare Übertragung von Erregern durch direkten Kontakt

Schmincke-Tumor *m* in Afrika und Asien auftretendes Karzinom des Nasenrachens durch das Epstein-Barr*-Virus; SYN: lymphoepitheliales Karzinom, Lymphoepitheliom

Schmorl-Knorpelknötchen *pl* bei der Scheuermann*-Krankheit vorkommende Einbrüche der Wirbeldeckplatte, die knorpelig umgewandelt sind

Schmutz|gin|gi|vi|tis *f, pl* **-ti|den** unspezifische Zahnfleischentzündung mit Schwellung, Rötung und evtl. Blutungsneigung der Gingiva; SYN: unspezifische Gingivitis, Gingivitis simplex

Schnapp|at|mung *f* krampfhaftes, tiefes Nach-Luft-Schnappen

Schne|cke *f* die aus Schneckenspindel und Schneckenkanal bestehende Innenohrschnecke; Teil des Hörorgans; SYN: Gehörgangsschnecke, Kochlea, Cochlea

Schne|cken|ach|se *f* →Schneckenspindel

Schne|cken|ba|sis *f* Basis der Innenohrschnecke; SYN: Basis cochleae

Schne|cken|fens|ter *nt* durch die Membrana* tympanica secundaria verschlossene Öffnung zwischen Mittelohr und Innenohr; SYN: rundes Fenster, Fenestra cochleae

Schne|cken|loch *nt* Verbindung von Scala* tympani und vestibuli an der Schneckenspitze; SYN: Breschet-Hiatus, Helicotrema

Schne|cken|spin|del *f* knöcherne Achse der Innenohrschnecke; SYN: Schneckenachse, Modiolus (cochleae)

Schne|cken|spin|del|ka|nal *m* spiraliger Gang im Inneren der Schneckenspindel, enthält das Ganglion* spirale cochleae; SYN: Rosenthal-Kanal, Canalis ganglionaris, Canalis spiralis modioli

Schnee|blind|heit *f* Keratoconjunctivitis* photoelectrica durch vom Schnee reflektierte UV-Strahlung; SYN: Schneeophthalmie, Conjunctivitis nivalis

Schnee|oph|thal|mie *f* →Schneeblindheit

Schnei|der|mus|kel *m* →Musculus sartorius

Schnei|de|zahn *m* Dens incisivus

Schnitt|ent|bin|dung *f* operative Entbindung mit Eröffnung von Bauchraum und Gebärmutter; SYN: Kaiserschnitt, Sectio, Sectio caesarea

Schnüf|fel|sucht *f* Substanzabhängigkeit, bei der Lösungsmittel durch die Nase eingeatmet werden

Schnup|fen *m* s.u. Rhinitis

Schnup|fen|vi|ren *pl* Schnupfen verursachende RNA-Viren; SYN: Common-cold-Viren, CC-Viren, Rhinoviren

Schock *m* akutes Kreislaufversagen durch ein Missverhältmis von Durchblutung und Durchblutungsbedarf

allergischer Schock s.u. Anaphylaxie

anaphylaktischer Schock s.u. Anaphylaxie

elektrischer Schock Schock durch einen Elektrounfall

hämorrhagischer Schock durch einen massiven Blutverlust ausgelöster Schockzustand; SYN: Blutungsschock

hypoglykämischer Schock komatöser Zustand bei Hypoglykämie*; SYN: hypoglykämisches Koma, Coma hypoglycaemicum

hypovolämischer Schock durch einen massiven Flüssigkeitsverlust nach außen oder innen ausgelöster Schock; SYN: Volumenmangelschock

kardialer Schock →kardiogener Schock

kardiogener Schock durch eine akute Einschränkung der Auswurfleistung des Herzens bedingter Schock; SYN: kardialer Schock

neurogener Schock Schock durch eine Störung der neuralen Kreislaufkontrollmechanismen

osmotischer Schock Zellzerfall durch Schwellung in einem hypotonen Medium

toxischer Schock durch Bakterientoxine ausgelöster Schock

Schock|lun|ge *f* meist im Rahmen von Sepsis, Trauma oder Schock auftretendes akutes Lungenversagen mit alveolärer Hypoventilation* und Hypoxämie*; SYN: adult respiratory distress syndrome

Schock|nie|re *f* akute Niereninsuffizienz durch die Minderdurchblutung im Schock

Schock|syn|drom, toxisches *nt* durch Staphylokokkentoxine [**toxisches Schocksyndrom-Toxin-1**] verursachtes akutes Schocksyndrom, das nach Tamponanwendung auftrat; SYN: Syndrom des toxischen Schocks, Toxinschocksyndrom

Schocksyndrom-Toxin-1, toxisches *nt* s.u. Schocksyndrom, toxisches

Schoenlein-Henoch-Syndrom *nt* durch Arznei- und Nahrungsmittel, sowie Infektionen ausgelöste (autoimmun-)allergische Gefäßentzündung mit Purpura der Streckseiten der Extremitäten, Gelenk- und Leibschmerzen; SYN: (anaphylaktoide) Purpura Schoenlein-Henoch, rheumatoide/athrombopenische Purpura, Immunkomplexpurpura, Immunkomplexvaskulitis, Purpura anaphylactoides, Purpura rheumatica

Scholkollaldenlzyslte *f* Eierstockzyste mit eingedickten Blut; SYN: Teerzyste

Schollleniuslkel *m* →Musculus soleus

Scholz-Bielschowsky-Henneberg-Sklerosetyp *m* tödlich verlaufende, autosomal-rezessiv vererbte Form der metachromatischen Leukodystrophie* mit geistiger Retardierung, progredienter spastischer Tetraparese*, Schluckstörungen und epileptiformen Anfällen; SYN: Scholz-Syndrom, metachromatische Leukodystrophie Typ Scholz

Scholz-Syndrom *nt* →Scholz-Bielschowsky-Henneberg-Sklerosetyp

Schönlheitslchilrurlgie *f* operativer Eingriff zur Verbesserung der äußeren Erscheinung; SYN: kosmetische Chirurgie

Schorf *m* fest Kruste auf Haut- oder Schleimhautdefekten

Schornlsteinlfelgerlkrebs *m* früher häufiger Skrotalkrebs bei Schornsteinfegern

Schräglllage *f* Variante der Querlage*, bei der die Kopfachse die Körperachse der Mutter im spitzen Winkel schneidet

Schraulbenlosltelolsynlthelse *f* Osteosynthese* mit Verwendung von Schrauben zur Fixierung der Fragmente

Schreckllählmung *f* plötzlicher Tonusverlust der Halte- und Streckmuskulatur bei starker affektiver Belastung [Schreck, unkontrolliertes Lachen]; SYN: Kataplexie, Gelolepsie, Geloplegie, Lachschlag, Tonusverlustsyndrom

Schreiblkrampf *m* durch Überbelastung der Handmuskeln beim Schreiben auftretender Krampf; SYN: Mogigraphie, Graphospasmus

Schreib-Lese-Schwäche *f* Legasthenie

Schreiblunlfählhiglkeit *f* Agraphie

Schreilgesicht, schiefes *nt* angeborene Hypoplasie* oder Aplasie* des Musculus* depressor anguli oris; SYN: Crying-face-Syndrom

Schreilknötlchen *pl* →Stimmbandknötchen

Schreitlwanlzen *pl* →Reduviidae

brasilianische Schreitwanze blutsaugende Raubwanze; Überträger der Chagas*-Krankheit; SYN: Triatoma megista, Panstrongylus megistus

venezolanische Schreitwanze →Rhodnius prolixus

Schrittlmalcher *m* Gerät zur künstlichen Anregung des Herzmuskels; SYN: künstlicher Herzschrittmacher, Pacemaker

Schröder-Zeichen *nt* Ansteigen des Gebärmutterfundus als Plazentalösungszeichen nach der Geburt

Schrumpflblalse *f* Verkleinerung der Harnblase bei chronischer Entzündung

Schrumpflgallenlblalse *f* Verkleinerung der Gallenblase bei chronischer Entzündung

Schrumpflmalgen, entzündlicher *m* diffus-infiltrierende, alle Magenwandschichten erfassende, entzündliche Veränderung, die meist als Symptom eines szirrhös wachsende Magenkarzinoms* zu sehen ist; SYN: Magenszirrhus, Brinton-Krankheit, Linitis plastica

Schrumpflnelkrolse *f* mit Schrumpfung des Gewebes oder Organs einhergehende Nekrose*

Schrumpflnielre *f* durch eine auffällige Verkleinerung gekennzeichnetes Endstadium chronischer Nierenerkrankungen mit Zirrhose* oder Untergang des Parenchyms

arteriosklerotische Schrumpfniere durch eine Sklerose der Arterien und Arteriolen hervorgerufene häufigste Form der Schrumpfniere

narbige Schrumpfniere durch Vernarbung von Infarktgebieten entstandene Schrumpfniere; SYN: Narbenniere

Schubllaldenlphälnolmen *nt* abnorme Beweglichkeit des Schienbeins bei Riss des vorderen [**vordere Schublade**] oder hinteren [**hintere Schublade**] Kreuzbandes des Kniegelenks

Schüffner-Tüpfelung *f* feine Granulierung von Erythrozyten bei Malaria* tertiana

Schuhlform *f* typische Form des Herzens im Röntgenbild bei Erweiterung des linken Ventrikels [Aortenklappeninsuffizienz]; SYN: Aortenkonfiguration, Entenform, Aortenherz

Schüller-Christian-Hand-Krankheit *f* →Schüller-Hand-Christian-Krankheit

Schüller-Hand-Christian-Krankheit *f* im Kindesalter auftretende Retikulohistiozytose mit Speicherung von Cholesterinkristallen; SYN: Hand-Schüller-Christian-Krankheit, Schüller-Krankheit, Schüller-Christian-Hand-Krankheit

Schüller-Krankheit *f* →Schüller-Hand-Christian-Krankheit

Schulter-Arm-Syndrom *nt* Oberbegriff für chronische Schmerzzustände im Schulter-Arm-Handbereich, die meist durch Überbelastung ausgelöst werden; SYN: Schulter-Hand-Syndrom, Zervikobrachialsyndrom

Schullterlblatt *nt* Scapula

Schullterlblattlgrälte *f* Knochenkamm auf der Hinterfläche des Schulterblattes; endet als Acromion*; SYN: Spina scapulae

Schul|ter|eck|ge|lenk *nt* Gelenk zwischen Acromion und Schlüsselbein; SYN: äußeres Schlüsselbeingelenk, Akromioklavikulargelenk, Articulatio acromioclavicularis

Schul|ter|ent|zün|dung *f* →Omarthritis

Schul|ter|ge|lenk *nt* Gelenk zwischen Oberarmknochen/Humerus und Cavitas glenoidalis des Schulterblatts; SYN: Articulatio glenohumeralis, Articulatio humeri

Schul|ter|ge|lenk|ent|zün|dung *f* →Omarthritis

Schul|ter|ge|lenk|lu|xa|ti|on *f* meist nach unten [**Luxatio axillaris**] oder vorne [**Luxatio subcoracoidea**] erfolgende Luxation des Schultergelenks; SYN: Schulterverrenkung, Luxatio humeri

Schulter-Hand-Syndrom *nt* →Schulter-Arm-Syndrom

Schul|ter|hö|he *f* äußeres Ende der Spina scapulae; SYN: Acromion, Akromion

Schul|ter|la|ge *f* Form der Querlage*, bei der die Schulter führt

Schul|ter|stei|fe, schmerzhafte *f* zu Einschränkung der Bewegungsfreiheit [**frozen shoulder**] führende, entzündlich-degenerative Erkrankung des Schultergelenks unklarer Ätiologie; SYN: Periarthropathia humeroscapularis, Periarthrosis humeroscapularis, Periarthritis humeroscapularis

Schul|ter|ver|ren|kung *f* →Schultergelenkluxation

Schultze-Komma *nt* kommaförmiges Faserbündel zwischen den langen Bahnen des Hinterstrangs des Rückenmarks; SYN: Fasciculus semilunaris, Fasciculus interfascicularis

Schup|pen|e|pi|thel *nt* aus flachen Zellen bestehendes Epithel* der äußeren Haut und Schleimhaut; kann einschichtig oder mehrschichtig, verhornt oder unverhornt sein; SYN: Plattenepithel, Epithelium squamosum

Schup|pen|flech|te *f* **1.** häufige chronische Hautkrankheit mit rötlicher Schuppung und möglicher entzündlicher Gelenkbeteiligung; neben einer genetischen Disposition spielen Triggerfaktoren eine Rolle bei der Auslösung; SYN: Psoriasis **2.** häufigste Psoriasisform mit charakteristischen scharf begrenzten erythematösen Plaques und silbrigen Schuppen; SYN: Psoriasis vulgaris

Schup|pen|naht *f* Knochennaht, bei der sich die Nahtränder schuppenartig überlappen; SYN: Sutura squamosa

Schup|pen|rös|chen *nt* von einen Primärfleck ausgehende, fortschreitende Erkrankung mit schuppenden Erythemen; SYN: Röschenflechte, Gibert-Krankheit, Pityriasis rosea

Schus|ter|brust *f* erworbene Eindellung des Brustbeins/Pes excavatum bei Schustern

Schüt|tel|frost *m* unwillkürliches starkes Zittern des ganzen Körpers mit Zähneklappern und meist auch Kältegefühl und Gänsehaut

Schüt|tel|krank|heit *f* →Kuru

Schüt|tel|mix|tur *f* Lotion* mit hohem Feststoffanteil

Schutz|imp|fung *f* s.u. Impfung

schwach|sich|tig *adj* amblyop

Schwach|sich|tig|keit *f* Amblyopie

Schwach|sinn *m* nicht mehr gebräuchliche Bezeichnung für Intelligenzminderung

Schwalbe-Kern *m* medialer Vestibulariskern; SYN: Nucleus vestibularis medialis

Schwamm|nie|re *f* angeborene Nierenfehlbildung mit kleinen Zysten der Marksubstanz; SYN: Markschwammniere

Schwan|ger|schaft *f* Gravidität, Graviditas

abdominale Schwangerschaft Einnistung der Frucht in der Bauchhöhle; SYN: Bauchhöhlenschwangerschaft, Abdominalschwangerschaft, Abdominalgravidität, Graviditas abdominalis

ektopische Schwangerschaft Einnistung der Frucht außerhalb der Gebärmutter; SYN: Extrauterinschwangerschaft, Extrauteringravidität, Graviditas extrauterina, ektopische Gravidität, extrauterine Gravidität

eutopische Schwangerschaft Schwangerschaft mit Einnistung der Frucht in der Gebärmutter; SYN: intrauterine Schwangerschaft

interstitielle Schwangerschaft →intramurale Schwangerschaft

intramurale Schwangerschaft Einnistung der Frucht im intramuralen Abschnitt des Eileiters; SYN: interstitielle Schwangerschaft, Graviditas interstitialis

intrauterine Schwangerschaft →eutopische Schwangerschaft

Schwan|ger|schafts|ab|bruch *m* künstliche herbeigeführte Fehlgeburt; SYN: induzierter/artifizieller Abort, Abortus artificialis

Schwan|ger|schafts|a|me|nor|rhoe *f, pl* **-rho|en** physiologische Amenorrhoe* der Schwangeren

Schwan|ger|schafts|an|ä|mie *f* makrozytäre Anämie* durch Folsäuremangel oder Vitamin B_{12}-Mangel in der Schwangerschaft

Schwan|ger|schafts|cho|rea *f* in der Schwangerschft auftretende Chorea*; SYN: Chorea gravidarum

Schwan|ger|schafts|de|pres|si|on *f* während oder direkt nach einer Schwangerschaft auftretende Depression

Schwan|ger|schafts|der|ma|to|sen *pl* während der Schwangerschaft auftretende Dermatosen*, z.B. Chloasma*, Schwangerschaftsstreifen*

Schwan|ger|schafts|di|a|be|tes *m* während der Schwangerschaft bestehende diabetische Stoffwechsellage; SYN: Gestationsdiabetes, Graviditätsdiabetes

Schwan|ger|schafts|er|bre|chen *nt* meist früh-

S

morgens auftretendes Erbrechen in der Frühphase der Schwangerschaft; SYN: Emesis gravidarum

Schwan|ger|schafts|gelb|sucht *f* von Gelbsucht geprägte Leberschädigung während der Schwangerschaft; SYN: Icterus gravidarum, Hepatopathia gravidarum, Schwangerschaftsikterus

Schwan|ger|schafts|gin|gi|vi|tis *f, pl* **-ti|den** durch die verbesserte Durchblutung begünstigte Zahnfleischentzündung; SYN: Gingivitis gravidarum

Schwan|ger|schafts|glu|kos|ur|ie *f* durch eine Veränderung der Nierenschwelle bedingte Zuckerausscheidung im Harn

Schwan|ger|schafts|ik|te|rus *m* →Schwangerschaftsgelbsucht

Schwan|ger|schafts|neph|ri|tis *f, pl* **-ti|den** mit Hypertonie* und Proteinurie* einhergehende, durch die Erweiterung der Harnleiter und Nierenkelche [Pyelonephritis* gravidarum] geförderte Nierenentzündung; SYN: Schwangerschaftsnephropathie, Nephritis gravidarum

Schwan|ger|schafts|neph|ro|pa|thie *f* →Schwangerschaftsnephritis

Schwan|ger|schafts|pro|te|i|ne *pl* schwangerschaftsspezifische Proteine im Serum der Mutter

Schwan|ger|schafts|pro|te|in|u|rie *pl* durch eine Veränderung der Nierenschwelle bedingte Eiweißausscheidung im Harn

Schwan|ger|schafts|psy|cho|se *f* in der Schwangerschaft auftretende endogene oder symptomatische Psychose*

Schwan|ger|schafts|py|e|li|tis *f, pl* **-ti|den** selten isoliert auftretende Nierenbeckenentzündung der Schwangeren; meist als Schwangerschaftspyelonephritis*

Schwan|ger|schafts|py|e|lo|neph|ri|tis *f, pl* **-ti|den** bakterielle [Escherichia* coli] Pyelonephritis, die durch Abflussstörung bzw. metabolische und hormonelle Änderungen bedingt ist; SYN: Pyelonephritis der Schwangeren, Pyelonephritis gravidarum

S

Schwan|ger|schafts|strei|fen *pl* durch Zerreißung elastischer Fasern entstehende typische Hautveränderungen; SYN: Striae gravidarum, Striae distensae, Striae cutis atrophicae

Schwan|ger|schafts|to|xi|ko|se *f* Oberbegriff für Erkrankungen, die nur im Zusammenhang mit einer Schwangerschaft auftreten; je nach dem Zeitpunkt des Auftretens unterscheidet man Frühgestose* und Spätgestose*; oft werden Gestose und Spätgestose gleichgesetzt; SYN: Gestationstoxikose, Gestose

Schwank|schwin|del *m* Schwindel mit dem Gefühl, dass die Umgebung schwankt

Schwan|nom *nt* von der Schwann-Scheide* ausgehender gutartiger Tumor der Nervenscheide; SYN: Neurilemom, Neurilemmom, Neurinom

Schwann-Scheide *f* äußere Schicht der Axonscheide; SYN: Neurilemm, Neurolemm, Neurilemma

Schwanz|lar|ve *f* infektiöses Entwicklungsstadium [1. Larvenstadium] von Trematoden; SYN: Zerkarie, Cercaria

Schwanz|throm|bus *m, pl* **-ben** durch rasche Blutgerinnung entstehender Thrombus*, der durch Erythrozyten rotgefärbt ist; SYN: Gerinnungsthrombus, roter Thrombus

Schwarz|was|ser|fie|ber *nt* bei Malaria* tropica auftretende schwere Erkankung mit massiver Hämolyse*, Hämoglobinurie* und hohem Fieber; SYN: Febris biliosa et haemoglobinurica

Schwarz|wu|cher|haut *f* grau-braune, papillomatöse Wucherung der Haut der großen Gelenkbeugen; SYN: Acanthosis nigrans, Akanthosis nigricans

Schwe|fel *m* gelber, in elementarer Form vorkommender Grundstoff; SYN: Sulfur

Schwe|fel|di|o|xid *nt* farbloses, stechend riechendes Gas; löst sich in Wasser unter Bildung von schwefeliger Säure

Schwe|fel|säu|re *f* zweiwertige Mineralsäure; stark ätzend; SYN: Acidum sulfuricum

Schwe|fel|was|ser|stoff *m* giftiges, nach faulen Eiern riechendes Gas; wird im Darm bei der Eiweißvergärung gebildet

Schwei|ne|band|wurm *m* weltweit verbreiteter Bandwurm, der über rohes oder ungares Fleisch auf den Menschen übertragen wird; SYN: Schweinefinnenbandwurm, Taenia solium

Schwei|ne|bru|cel|lo|se *f* selten auf den Menschen übertragene Anthropozoonose* durch Brucella* suis

Schwei|ne|fin|ne *f* Finne des Schweinebandwurms* (Taenia solium); SYN: Cysticercus cellulosae

Schwei|ne|fin|nen|band|wurm *m* →Schweinebandwurm

Schwei|ne|hü|ter|krank|heit *f* weltweit auftretende, akute Infektionskrankheit durch Leptospira* pomona; der Verlauf ist klinisch durch Kopf- und Muskelschmerzen, Meningismus* (evtl. sogar Meningitis*) und der Leberbeteiligung [Ikterus*] gekennzeichnet; SYN: Bouchet-Gsell-Krankheit, Leptospirosis pomona

Schwei|ne|rot|lauf *m* durch **Erysipelothrix rhusiopathiae** verursachte, meist die Finger/Hände betreffende, schmerzlose livide Entzündung; SYN: Rosenbach-Krankheit, falsche Rose, Fischrose, Fischhändlerrotlauf, Rotlauf, Erysipeloid, Pseudoerysipel, Erythema migrans

Schweinerotlauf-Bakterium *nt* Erysipelothrix rhusiopathiae; s.u. Schweinerotlauf

Schweiß *m* von den Schweißdrüsen der Haut abgesondertes Sekret; SYN: Sudor

Schweiß|ab|son|de|rung *f* Hidrose, Hidrosis

Schweiß|bläs|chen *pl* →Schweißfrieseln

Schweiß|drü|sen *pl* Glandulae sudoriferae

Schweiß|drü|sen|abs|zess *m* meist chronisch rezidivierende, eitrige Schweißdrüsenentzündung; SYN: apokriner Achselhöhlenabszess, Hidradenitis suppurativa

Schweiß|drü|sen|a|de|nom *nt* benignes Adenom* der Schweißdrüsen; SYN: Hidradenom, Syringom, Adenoma sudoriparum

Schweiß|drü|sen|ent|zün|dung *f* →Hidradenitis

Schweiß|drü|sen|frie|seln *pl* →Schweißfrieseln

Schweiß|drü|sen|zys|te *f* bläschenförmige Auftreibung des Ausführungsganges einer Schweißdrüse; SYN: Hidrokystom, Hidrozystom

Schwei|ßer|lun|ge *f* benigne, rückbildungsfähige Pneumokoniose* durch Ablagerung von Eisenstaub; SYN: Eisenlunge, Eisenstaublunge, Lungensiderose, Siderosis pulmonum

Schweiß|frie|seln *pl* meist juckender Hautausschlag bei starkem Schwitzen; SYN: Hitzepickel, Hitzeblattern, Schweißbläschen, Schwitzbläschen, Miliaria, Schweißdrüsenfrieseln

Schweizer-Typ der Agammaglobulinämie *m* s.u. Agammaglobulinämie

Schwel|len|do|sis *f, pl* **-sen** zur Erzielung eines Effekts notwendige minimale Strahlendosis; SYN: Grenzdosis

Schwell|kör|per *pl* Oberbegriff für die schwellfähigen Gewebe von Penis und Klitoris

Schwell|kör|per|ent|zün|dung *f* →Spongiitis

Schwell|strom|be|hand|lung *f* Anregung gelähmter Muskeln mit elektrischem Strom; SYN: Elektrogymnastik

Schwer|har|nen *nt* schmerzhafte Miktion, schmerzhaftes Wasserlassen; SYN: Fehlharnen, Dysurie, Dysuria

Schwer|hö|rig|keit *f* Verminderung des Hörvermögens durch Abnahme der Schallleitung [Schallleitungsschwerhörigkeit*] oder der Schallempfindung [Schallempfindungsschwerhörigkeit*]

Schwer|ket|ten|krank|heit *f* monoklonale Paraproteinämie* mit Bildung schwerer Ketten der Immunglobuline G [**Gamma-Ketten-Krankheit, γ-Typ**], M [**M-Ketten-Krankheit, μ-Typ**], oder A [**Alpha-Ketten-Krankheit, α-Typ**]; SYN: Franklin-Syndrom, H-Krankheit

α-Schwer|ket|ten|krank|heit *f* multifaktorielle Form der Schwerkettenkrankheit mit H-Ketten vom Alphatyp im Serum; klinisch auffällig sind chronischer Durchfall, Gewichtsverlust und Malabsorption*; SYN: Alpha-Kettenkrankheit, α-Kettenkrankheit, Alpha-Schwerkettenkrankheit

Schwer|me|tal|le *pl* Bezeichnung für Metalle mit einem spezifischen Gewicht von >5

Schwer|spat|staub|lun|ge *f* durch chronisches Einatmen von Bariumsulfatstaub entstehende, gutartige nicht zu Einschränkungen der Lungenfunktion führende Staublunge*; SYN: Barytose, Bariumstaublunge, Barytstaublunge

Schwert|fort|satz *m* unteres Ende des Brustbeins; SYN: Processus xiphoideus

Schwimm|bad|kon|junk|ti|vi|tis *f, pl* **-ti|den** durch Chlamydia*-Species hervorgerufene Bindehautentzündung mit Einschlusskörperchen; SYN: Einschlusskonjunktivitis

Schwimm|bad|krät|ze *f* durch Zerkarien hervorgerufene Dermatitis* mit Juckreiz und Quaddelbildung; SYN: Badekrätze, Badedermatitis, Weiherhippel, Schistosomendermatitis, Zerkariendermatitis

Schwimm|ho|sen|nä|vus *m, pl* **-vi** mit der Gefahr einer malignen Entartung einhergehender Naevus* giganteus im Lenden- und Gesäßbereich; SYN: Badehosennävus

Schwin|del *m* subjektive Gleichgewichtsstörung; wird i.d.R. von Übelkeit, Schweißausbruch und anderen vegetativen Symptomen begleitet; SYN: Vertigo

arteriosklerotischer Schwindel durch eine arteriosklerotische Veränderung der Hirngefäße und die dadurch bedingte Minderdurchblutung hervorgerufene Schwindelneigung

Schwind|sucht *f* veraltete Bezeichnung für Lungentuberkulose* mit Auszehrung

Schwitz|bläs|chen *pl* →Schweißfrieseln

Schwitz|ur|ti|ka|ria *f* bei erhöhter Acetylcholinempfindlichkeit auftretende Urtikaria* nach körperlicher oder psychischer Belastung; SYN: Anstrengungsurtikaria, cholinergische Urtikaria

Schwur|hand *f* Fingerstellung bei Lähmung des Nervus* medianus

Scir|rhus *m* Karzinom* mit harter Konsistenz durch ein Überwiegen von Stromaanteilen; SYN: szirrhöses Karzinom, Faserkrebs, Szirrhus, Skirrhus, Carcinoma scirrhosum

Scler-, scler- *präf.* →Sclero-

Scle|ra *f, pl* **-rae** Lederhaut des Auges; hinterer Teil der äußeren Augenhaut; SYN: Sklera

Scle|re|ma *nt* an eine Sklerodermie* erinnernde Dermatose*

Sclerema adiposum neonatorum bei Säuglingen auftretende teigig-ödematöse Verhärtung der Haut; SYN: Underwood-Krankheit, Sklerem, Fettdarre, Fettsklerem (der Neugeborenen)

Scler|en|ce|pha|lia *f* Hirnsklerose; SYN: Sklerenzephalie

Scle|ri|a|sis *f, pl* **-ses** Augenlidverhärtung; SYN: Skleriasis

Scle|ri|tis *f, pl* **-ti|den** →Skleritis

Sclero-, sclero- *präf.* Wortelement mit der Bedeutung **1.** "verhärtet/hart/trocken" **2.** "Lederhaut/Sklera"

Scle|ro|der|mia *f* Autoimmunerkrankung* der Haut mit Entzündung und Verhärtung;

SYN: Skleroderm, Sklerodermie
Sclerodermia circumscripta ätiologisch ungeklärte, sklerotische Verhärtung des Bindegewebes der Haut, die auf schmale Bezirke beschränkt ist; SYN: zirkumskripte/lokalisierte Sklerodermie, Morphaea, Morphoea
Sclerodermia diffusa →Sclerodermia progressiva
Sclerodermia progressiva zu den Autoimmunerkrankungen gerechnete Kollagenose* mit Verdickung und Verhärtung von Haut und Unterhaut und meist auch Beteiligung innerer Organe (Herz, Niere, Speiseröhre, Dünndarm); SYN: systemische Sklerose, Systemsklerose, progressive Sklerodermie, diffuse Sklerodermie, systemische Sklerodermie, Sclerodermia diffusa

Sclelrolueldelma *nt* Ödem der Lederhaut/Sklera; SYN: Sklerödem

Sclelrolma *nt, pl* **-malta** →Sklerom

Sclelrolmallalcia *f* →Skleromalazie

Sclelrolnylchia *f* →Skleronychie

Sclelrolsis *f, pl* **-ses** →Sklerose
Sclerosis fibrosa penis meist nach dem 40. Lebensjahr auftretende, ätiologisch ungeklärte Verhärtung und Schwielenbildung der Tunica* albuginea mit schmerzhafter Abknickung des Penis bei Erektion; SYN: Peyronie-Krankheit, Penisfibromatose, Induratio penis plastica
Sclerosis multiplex chronisch-progrediente, in Schüben verlaufende demyelinisierende Erkrankung unklarer Genese (Autoimmunkrankheit*?, Slow-virus-Infektion*?); SYN: multiple Sklerose, Polysklerose, Encephalomyelitis disseminata

Scollelcilalsis *f, pl* **-ses** durch Motten- oder Schmetterlingslarven verursachte Erkrankung

Scolio-, scolio- *präf.* Wortelement mit der Bedeutung "gebogen/krumm"

Scollilolsis *f, pl* **-ses** →Skoliose

Scolpullalrilopisildolsis *f, pl* **-ses** Pilzerkrankung durch Fadenpilze der Gattung **Scopulariopsis**; SYN: Scopulariopsosis

Scolpullalrilopisolsis *f, pl* **-ses** →Scopulariopsidosis

Scorlbut *m* →Skorbut

Scot-, scot- *präf.* →Scoto-

Scoto-, scoto- *präf.* Wortelement mit der Bedeutung "dunkel/Dunkelheit"

Scoltolma *nt, pl* **-malta** →Skotom

Scralpie *f* kontagiöse spongiforme Enzephalopathie* von Schafen

Scratchltest *m* Intrakutantest, bei dem das Allergen in die Haut eingekratzt wird; SYN: Kratztest, Skarifikationstest

Screelningltest *m* grober Test, der symptomlose Träger einer Erkrankung oder potentielle Träger/Überträger identifiziert; SYN: Vortest, Suchtest, Siebtest

Scroltiltis *f, pl* **-tiltilden** Entzündung des Hodensacks; SYN: Hodensackentzündung, Skrotumentzündung, Skrotitis

Scroltum *nt* Hodensack; SYN: Skrotum

Scrub-Typhus *m* von Milben übertragene, hoch fieberhafte Infektionskrankheit durch Rickettsia* tsutsugamushi; SYN: japanisches Fleckfieber, Tsutsugamushi-Fieber, Milbenfleckfieber, Buschfleckfieber

Scultullum *nt, pl* **-la** bei Favus* vorkommende schildartige Effloreszenzen aus Pilzgeflecht und Hautdetritus; SYN: Favusskutulum, Skutulum, Favusschildchen

Scylballum *nt, pl* **-la** harter Kotballen; SYN: Skybalum

Seb-, seb- *präf.* →Sebo-

selbilpar *adj* Fett oder fettige Substanzen bildend

Sebo-, sebo- *präf.* Wortelement mit der Bedeutung "Talg/Sebum"

Selborlrhilalsis *f, pl* **-ses** Erkrankung mit Symptomen von Psoriasis* vulgaris und seborrhoischem Ekzem*

Selborlrhö *f, pl* **-rhölen** →Seborrhoe

Selborlrhoe *f, pl* **-rholen** vermehrte Talgabsonderung der Haut; SYN: Seborrhö, Seborrhoea, Talgfluss, Schmerfluss

Selborlrholea *f, pl* **-rholelae** →Seborrhoe

selborlrholisch *adj* Seborrhoe betreffend, von ihr betroffen oder gekennzeichnet

Selbolstalse *f* verminderte Talgproduktion

Selbolzysltom *nt* meist multipel auftretende Retentionszysten der Haut mit punktförmiger Follikelmündung; gleicht dem echten Atherom*; SYN: falsches Atherom, Follikelretentionszyste, Talgretentionszyste, Ölretentionszyste, Steatom

Selbolzysltolmaltolse *f* Vorkommen multipler Steatome; SYN: Steatomatosis

Selbum *nt, pl* **Selba** Talg, Hauttalg

Selcalle corlnultum *nt* Mutterkorn; s.u. Mutterkornpilz

Selcallelallkallolilde *pl* aus Mutterkorn [Secale cornutum] gewonnene Alkaloide, die sich chemisch von der Lysergsäure ableiten; SYN: Mutterkornalkaloide, Ergotamine, Ergopeptine, Ergotalkaloide

Sechsljahrlmolar *m* erster bleibender Molar, der ungefähr im sechsten Lebensjahr durchbricht

Selclulsio pulpillae *f* Verwachsung der Iris* mit der Linsenkapsel; führt zur Napfkucheniris*

Second-look-Operation *f* Zweitoperation nach einer Karzinomentfernung zur Kontrolle eines Rezidivs

Selcreltin *nt* im Zwölffingerdarm gebildetes Gewebshormon, das die Magensäureproduktion hemmt und die Bikarbonatbildung in der Bauchspeicheldrüse anregt; SYN: Sekretin

Selcreltum *nt, pl* **-ta** Absonderung, Sekret

Secltio *f, pl* **-tilolnes** Einschnitt, Schnitt
Sectio caesarea operative Entbindung mit

Eröffnung von Bauchraum und Gebärmutter; SYN: Schnittentbindung, Kaiserschnitt, Sectio

Seldaltiv *nt* →Sedativum

seldaltiv *adj* beruhigend, sedierend

Seldaltilvum *nt, pl* **-va** Beruhigungsmittel; SYN: Ataraktikum, Psychosedativum, Tranquilizer

Seldilment *nt* Niederschlag, Bodensatz, Satz

Seldolhepltulllolse *f* Ketose* mit sieben Kohlenstoffatomen; ihr Derivat **Sedoheptulose-7-phosphat** ist ein Zwischenprodukt des Pentosephosphatzyklus*

Seellenlblindlheit *f* Nichterkennen von optisch wahrgenommenen Objekten; SYN: optische Agnosie, visuelle Agnosie, visuelle Amnesie

Seellenlheillkunlde *f* Psychiatrie

Seellenlkunlde *f* Psychologie

Seellenltaublheit *f* Nichterkennen von gehörten Tönen oder Geräuschen; SYN: auditive Agnosie, Worttaubheit

seelisch-körperlich *adj* →seelisch-leiblich

seelisch-leiblich *adj* Seele und Körper betreffend, psychosomatisch, psychophysisch; SYN: seelisch-körperlich

Seelmannslhaut *f* durch Wettereinflüsse hervorgerufene Hautalterung, die z.T. als Präkanzerose betrachtet wird; SYN: Farmerhaut, Landmannshaut

Selgellklaplpe *f* Herzklappe zwischen rechtem/linkem Vorhof und rechter/linker Kammer; SYN: Atrioventrikularklappe, Vorhof-Kammerklappe, Valva atrioventricularis

Seglment *nt* Teil, Abschnitt; SYN: Segmentum

interanuläres Segment →internodales Segment

internodales Segment Nervenabschnitt zwischen zwei Ranvier-Schnürringen; SYN: interanuläres Segment, Internodium

seglmenltal *adj* →segmentär

seglmenltär *adj* Segment oder Segementation betreffend; SYN: segmental, segmentar

Seglmenltaltilon *f* Unterteilung oder Gliederung in Segmente

Seglmentlbronlchus *m, pl* **-chilen** aus den Lappenbronchien hervorgehende kleinere, die Lungensegment versorgende Bronchien; SYN: Bronchus segmentalis

Seglmentlkerlnilge *pl* reife Granulozyten mit segmentiertem Kern; SYN: segmentkernige Granulozyten

Seglmentlrelsekltilon *f* Form der brusterhaltenden Tumorentfernung bei Brustkrebs, bei der nur der Tumor und angrenzendes Gewebe entfernt werden; SYN: Quadrantenresektion, Lumpektomie, Tylektomie

Seglmenltum *nt, pl* **-ta** Teil, Abschnitt; SYN: Segment

Segmenta bronchopulmonalia Lungensegmente

Segmenta hepatis Lebersegmente

Sehlachlse *f* Linie durch den Mittelpunkt der Hornhaut zur Fovea* centralis der Netzhaut; SYN: optische Augenachse, Axis opticus

Sehlbahn *f* Gesamtheit der Leitungsbahnen von den Ganglienzellen der Netzhaut bis zur Sehrinde

Selhen *nt* Wahrnehmung von Objekten mit dem Gesichtssinn

binokulares Sehen beidäugiges Einfachsehen; SYN: Binokularsehen

photopisches Sehen durch Absorption von Rot, Grün und Violett erzeugtes Farbensehen durch photosensible Substanzen der Zapfenzellen der Netzhaut; SYN: Zapfensehen

skotopes Sehen durch die Stäbchenzellen der Netzhaut ermöglichtes Sehen bei niedriger Lichtintensität; SYN: Dämmerungssehen, Nachtsehen, Skotopie, Skotopsie

stereoskopisches Sehen räumliches Sehen; SYN: Stereopsis

Sehlfeld *nt* Bereich, in dem mit dem unbewegten Auge Gegenstände wahrgenommen werden können; SYN: Gesichtsfeld

Sehlgrulbe *f* zentrale Grube im gelben Fleck [Macula lutea] der Netzhaut; Stelle des schärfsten Sehens; SYN: Fovea centralis

Sehlhülgel *m* →Thalamus

Sehlloch *nt* Pupille, Pupilla

Sehlne *f* bindegewebiges Endstück der Muskeln an Ursprung und Ansatz am Knochen; SYN: Tendo

Sehlnenlentlzünldung *f* →Tendinitis

Sehlnenlphleglmolne *f* akute eitrige Sehnenscheidenentzündung mit diffuser Ausbreitung; oft gleichgesetzt mit V-Phlegmone; SYN: akute eitrige Tendovaginitis, Sehnenscheidenphlegmone, Tendosynovitis acuta purulenta

Sehlnenlscheilde *f* aus einer äußeren Schicht [Stratum fibrosum] und einer inneren Synovialhaut [Startum synoviale] bestehende Gleitröhre der Sehnen; SYN: Vagina tendinis

Sehlnenlscheildenlentlzünldung *f* →Tendovaginitis

Sehlnenlscheildenlphleglmolne *f* →Sehnenphlegmone

Sehlnerv *m* aus den Ganglienzellen der Netzhaut entspringender Nerv, der vom Augapfel zum Chiasma* opticum zieht; SYN: Optikus, II. Hirnnerv, Nervus opticus

Sehlnerlvenlaltrolphie *f* zu Erblindung führende Degeneration der Sehnervenfasern; SYN: Optikusatrophie, Atrophia nervi optici

Sehlnerlvenlentlzündung *f* →Optikusneuritis

Sehlnerlvenlkalnal *m* Kanal im kleinen Keilbeinflügel, durch den Nervus* opticus und Arteria ophthalmica ziehen; SYN: Optikuskanal, Canalis opticus

Sehlnerlvenlkreulzung *f* Überkreuzung der beiden Sehnerven; die nasalen Fasern kreuzen über zur anderen Seite, während die temporalen Fasern ungekreuzt verlaufen; SYN: Chiasma opticum

Seh|ner|ven|pa|pil|le *f* Erhebung an der Austrittsstelle der Sehnervenfasern aus der Netzhaut; SYN: Discus nervi optici, Papilla nervi optici

Seh|pur|pur *nt* für das Dämmerungssehen wichtige Substanz der Netzhautstäbchen; SYN: Rhodopsin

Seh|schär|fe *f* Fähigkeit der Netzhaut, zwei Punkte gerade noch als getrennt zu erkennen; SYN: Visus

Seh|zei|chen *pl* Zeichen [Zahlen, Buchstaben] zur Bestimmung der Sehschärfe; SYN: Optotypen

Sei|del|bast *m* s.u. Daphnismus

Sei|fen *pl* Alkalisalze von Fettsäuren

Sei|fen|a|bort *m* Abort durch Einspritzen von Seifenlösung in die Gebärmutter; kaum noch durchgeführt

Sei|fen|stuhl *m* grau-weißer, faulig riechender Stuhl mit Kalkseifen; SYN: Kalkseifenstuhl

Sei|ten|fon|ta|nel|le, hintere *f* Fontanelle* hinter dem Warzenfortsatz; SYN: Warzenfontanelle, Fonticulus posterolateralis, Fonticulus mastoideus

Sei|ten|fon|ta|nel|le, vordere *f* zwischen Stirn- und Scheitelbein liegende Fontanelle*; SYN: Keilbeinfontanelle, Fonticulus anterolateralis, Fonticulus sphenoidalis

Sei|ten|in|farkt *m* →Seitenwandinfarkt

Sei|ten|strang|an|gi|na *f* mit Schwellung, Rötung und Schluckbeschwerden einhergehende Entzündung der Seitenstränge, v.a. nach Tonsillektomie*; SYN: Pharyngitis lateralis, Angina lateralis

Sei|ten|wand|in|farkt *m* Myokardinfarkt* an der Grenze von Vorder- und Hinterwand; SYN: Lateralinfarkt, Seiteninfarkt

Seit-zu-End-Anastomose *f* operative Verbindung mit paralleler Lage der verbundenen Strukturen

S

Seit-zu-Seit-Anastomose *f* operative Verbindung mit Schaffung einer Einmündung eines Teil [z.B. einer Darmschlinge] in den anderen Teil der Anstomose

Se|kret *nt* von Drüsen gebildeter Stoff, der im Organismus eine Funktion erfüllt; SYN: Secretum

se|kre|ta|gog *adj* die Sekretion anregend, sekretorisch

Se|kre|ta|go|gum *nt, pl* **-ga** die Sekretion anregendes Mittel; SYN: Sekretogogum

Se|kre|tin *nt* →Secretin

Se|kre|ti|on *f* Absonderung aus der Zelle
äußere Sekretion →exokrine Sekretion
endokrine Sekretion Sekretion nach innen, z.B. ins Blut; SYN: innere Sekretion
exokrine Sekretion Sekretion nach außen, z.B. auf die Haut; SYN: äußere Sekretion
innere Sekretion →endokrine Sekretion

Se|kre|ti|ons|pha|se *f* zweite Phase des Menstruationszyklus; die Zeit vom Eisprung bis zur Monatsblutung; SYN: gestagene Phase, Lutealphase, Gelbkörperphase, Transformationsphase

Se|kre|to|go|gum *nt, pl* **-ga** →Sekretagogum

Se|kre|to|ly|ti|kum *nt, pl* **-ka** Substanz, die Sekret verflüssigt und damit die Ausscheidung fördert

se|kre|to|mo|to|risch *adj* die Sekretion stimulierend

se|kre|to|risch *adj* Sekret oder Sekretion betreffend, auf Sekretion beruhend

Sek|ti|on *f* **1.** Leicheneröffnung, Obduktion **2.** Schnitt, Inzision **3.** Teil; Abschnitt, Ausschnitt **4.** Schnittentbindung, Sectio caesarea

se|kun|där *adj* **1.** nachfolgend, nachträglich hinzukommend **2.** zweitrangig, zweitklassig, untergeordnet, nebensächlich, an zweiter Stelle; im zweiten Stadium

Se|kun|där|ant|wort *f* beschleunigte und vermehrte Antikörperbildung bei wiederholtem Antigenkontakt; SYN: Erinnerungsreaktion, anamnestische Reaktion, Booster-Effekt

Se|kun|där|er|kran|kung *f* →Sekundärkrankheit

Se|kun|där|fol|li|kel *m* aus dem Primärfollikel entstehender Eifollikel, der während des Menstrualzyklus zum Tertiärfollikel reift

Se|kun|där|hei|lung *f* verzögerte Wundheilung mit Granulationsgewebe und Narbenbildung; SYN: sekundäre Wundheilung, p.s.-Heilung, Heilung per secundam intentionem

Se|kun|där|in|fekt *m* →Sekundärinfektion

Se|kun|där|in|fek|ti|on *f* Infektion eines bereits infizierten Organismus mit einem zweiten Erreger; SYN: Sekundärinfekt

Se|kun|där|krank|heit *f* zu einer bestehenden Krankheit hinzukommende Erkrankung; SYN: Sekundärerkrankung, Zweiterkrankung, Zweitkrankheit

Se|kun|där|sta|di|um der Syphilis *nt* ab der 8.–12. Woche nach Infektion kommt es zu Allgemeinerscheinungen an Haut und Schleimhaut [Exanthem, nässende Papeln]; ein Befall innerer Organe oder des Nervensystems ist möglich; SYN: Syphilis II

Se|kun|den|ka|pa|zi|tät *f* Bestimmung der Luftmenge, die nach tiefer Einatmung in einer Sekunde ausgeatmet werden kann; SYN: Atemstoßtest, Tiffeneau-Test, Ein-Sekundenkapazität

Se|kun|den|tod *m* innerhalb weniger Sekunden eintretender Herztod*; SYN: akuter Herztod, Herzschlag

se|kun|di|par *adj* zweitgebärend

Selbst|ent|wick|lung *f* Spontangeburt eines Kindes aus Querlage* ohne vorherige Drehung

Selbst|hyp|no|se *f* durch Autosuggestion* erzeugte Hypnose*; SYN: Idiohypnose, Auto-

hypnose
Selbst|mord *m* Suizid
Selbst|ver|gif|tung *f* durch körpereigene Stoffwechselprodukte entstandene Vergiftung, z.B. bei verminderter Ausscheidung [Leberinsuffizienz*, Niereninsuffizienz*]; SYN: Autointoxikation, Autotoxikose, Endointoxikation
Selbst|wen|dung *f* spontane Umwandlung einer Querlage* in eine Längslage*
Se|lek|ti|ne *pl* in der Membran von Leukozyten [**L-Selektine**], Plättchen [**P-Selektine**] und im Endothel der Gefäße [**E-Selektine**] sitzende Adhäsionsmoleküle
se|lek|tiv *adj* auswählend, abgetrennt
Se|len *nt* Halbmetall; essentielles Spurenelement
Se|le|no|se *f* meist chronische Vergiftung durch Staubinhalation oder orale Aufnahme von Selen; SYN: Selenvergiftung, Selenosis
Sel|la tur|ci|ca *f* Grube auf dem Keilbeinkörper, in der die Hypophyse* liegt; SYN: Türkensattel
Selter-Swift-Feer-Krankheit *f* →Swift-Syndrom
Se|man|tik *f* Lehre von der Bedeutung von Wörtern; SYN: Bedeutungslehre, Semasiologie
Se|ma|si|o|lo|gie *f* →Semantik
Se|men *nt* Samen; Sperma
Semi-, semi- *präf.* Wortelement mit der Bedeutung "halb/teilweise"
se|mi|kar|ti|la|gi|när *adj* teilweise aus Knorpel bestehend
Se|mi|kas|tra|ti|on *f* einseitige Gonadenentfernung
se|mi|kon|ser|va|tiv *adj* auf eine DNA-Replikation bezüglich, bei der nur ein Strang neugebildet wird
se|mi|la|te|ral *adj* nur eine Körperhälfte betreffend; SYN: hemilateral, halbseitig, einseitig
se|mi|lu|nar *adj* halbmondförmig, mondsichelförmig; SYN: lunular
Se|mi|lu|nar|klap|pe *f* halbmondförmige Klappe; SYN: Taschenklappe, Valvula semilunaris
se|mi|ma|lig|ne *adj* noch gutartig, aber zur Bösartigkeit neigend
se|mi|mem|bra|nös *adj* teilweise aus Faszie oder Membran bestehend
se|mi|nal *adj* Samen/Sperma oder Samenflüssigkeit betreffend; SYN: spermatisch
se|mi|ni|fer *adj* Samen produzierend oder ableitend, samenführend
Se|mi|nom *nt* vom Keimgewebe ausgehender bösartiger Hodentumor
Seminom des Ovars niedrig maligner Keimzelltumor des Eierstocks; SYN: Dysgerminom
Se|min|u|rie *f* Spermaausscheidung im Harn; SYN: Spermaturie
Se|mi|o|lo|gie *f* Lehre von der Bedeutung einzelner Symptome; SYN: Symptomatologie, Semiotik
Se|mi|o|tik *f* →Semiologie
se|mi|per|me|a|bel *adj* halbdurchlässig
se|mi|so|lid *adj* halbfest
se|mi|so|li|de *adj* halbfest
se|mi|ten|di|nös *adj* zur Hälfte aus Sehne bestehend
se|mi|zir|ku|lär *adj* halbbogenförmig, halbkreisförmig
Send|lin|ger Beiß *m* durch Milben der Gattung Trombicula verursachte, heftig juckende Dermatose* mit Quaddelbildung; SYN: Erntekrätze, Heukrätze, Giesinger Beiß, Herbstbeiße, Herbstkrätze, Gardnerbeiß, Trombidiose, Trombidiosis, Erythema autumnale
Senear-Usher-Syndrom *nt* Mischform von Pemphigus* foliaceus und Lupus* erythematosus; SYN: Pemphigus erythematosus/seborrhoicus, Lupus erythematosus pemphigoides
Sengstaken-Blakemore-Sonde *f* Doppelballonsonde zur Notfalltherapie von blutenden Ösophagusvarizen
se|nil *adj* **1.** im Greisenalter/Senium auftretend; vergreist; SYN: altersschwach, greisenhaft **2.** Senilität betreffend, durch Senilität bedingt; SYN: altersbedingt
Se|ni|lis|mus *m* vorzeitige Alterung, Vergreisung
Se|ni|li|tas *f* **1.** →Senium **2.** →Senilität
Senilitas praecox vorzeitige Vergreißung
Se|ni|li|tät *f* Altern, Älterwerden, Vergreisung, Altersschwäche; SYN: Senilitas
Se|ni|um *nt* (Greisen-)Alter; SYN: Senilitas
Senk|fuß *m* leichter Plattfuß
Senk|nie|re *f* meist die rechte Niere betreffende Senkung bei langem Gefäßstiel oder im Rahmen einer Enteroptose*; oft gleichgesetzt mit Wanderniere*; SYN: Nierensenkung, Nephroptose
Sen|kungs|abs|zess *m* Abszess, der vom Bildungsort ausbricht und nach unten absinkt
Senk|waa|ge *f* Messgerät zur Bestimmung der Flüssigkeitsdichte durch Messung der Eintauchtiefe; SYN: Tauchwaage, Flüssigkeitswaage, Aräometer
Senk|we|hen *pl* leichte Wehen, die das Kind in den Beckeneingang einstellen
sen|si|bel *adj* Sensibilität betreffend, empfänglich, (reiz-)empfindlich
Sen|si|bi|li|sie|rung *f* Schaffung einer Empfindlichkeit für einen Reiz, ein Antigen usw.
Sen|si|bi|li|tät *f* Empfindung(svermögen), Empfindungsfähigkeit, Empfindlichkeit
kinästhetische Sensibilität über die Propriorezeptoren* aufgenommene Eigenempfindung des Körpers; SYN: propriozeptive/propriorezeptive Sensibilität, Tiefensensibilität, Propriozeption, Propriorezeption
propriorezeptive/propriozeptive Sensibilität →kinästhetische Sensibilität

sen|si|tiv *adj* (über-)empfindlich
Sen|si|ti|vi|tät *f* Empfindlichkeit; Überempfindlichkeit
sen|so|mo|to|risch *adj* sowohl sensorisch als auch motorisch; SYN: sensorisch-motorisch
sen|so|ri|ell *adj* →sensorisch
sen|so|risch *adj* Sensorium betreffend, mit den Sinnesorganen/Sinnen wahrnehmend; SYN: sensoriell
sensorisch-motorisch *adj* →sensomotorisch
Sen|so|ri|um *nt* **1.** Bewusstsein **2.** Gesamtheit der nervalen Strukturen zur Aufnahme und Verarbeitung von Sinnesreizen; SYN: sensorisches System
sen|su|al *adj* **1.** die Sinne betreffend, mit den Sinnen, sinnlich **2.** sinnlich, wollüstig
sen|su|ell *adj* **1.** die Sinne betreffend, mit den Sinnen, sinnlich **2.** sinnlich, wollüstig
se|pa|ra|bel *adj* trennbar
Se|pa|ra|bi|li|tät *f* Trennbarkeit
Sep|sis *f, pl* **Sep|sen** durch das Eindringen von Erregern in die Blutbahn [Septikämie*] verursachte Generalisierung einer Erkrankung mit meist hohem intermittierendem Fieber, Schüttelfrost, beeinträchtigtem Allgemeinbefinden, weicher Leber- und Milzschwellung und Zeichen toxischer Organschädigungen; SYN: Blutvergiftung
Sepsis tuberculosa acutissima meist tödlich verlaufende, akut generalisierte Tuberkulose bei Abwehrschwäche des Organismus; SYN: Landouzy-Sepsis, Landouzy-Typhobazillose
Sept-, sept- *präf.* →Septo-
sep|tal *adj* Scheidewand/Septum betreffend
Sep|ta|no|se *f* ringförmiges Monosaccharid* mit sieben Kohlenstoffatomen
Sep|tek|to|mie *f* operative Entfernung eines Septums, Septumexzision, Septumresektion
sep|tiert *adj* durch ein Septum abgetrennt
Sep|tik|ä|mie *f* generalisierte Erkrankung mit dem Auftreten von Krankheitserregern [Bakterien, Viren, Pilzen] oder ihren Toxinen im Blut; oft gleichgesetzt mit Sepsis*; SYN: Hämatosepsis, Septikhämie, Blutvergiftung, septikämisches Syndrom
sep|tik|ä|misch *adj* Septikämie betreffend, von ihr betroffen oder gekennzeichnet, durch sie bedingt
Sep|tik|hä|mie *f* →Septikämie
Sep|ti|ko|py|ä|mie *f* Sepsis* durch Eitererreger
sep|ti|ko|py|ä|misch *adj* Septikopyämie betreffend, von ihr betroffen oder gekennzeichnet, durch sie bedingt
Sep|ti|me|tri|tis *f, pl* **-ti|den** septische Gebärmutterentzündung; SYN: septische Metritis
sep|tisch *adj* **1.** Sepsis betreffend, von ihr betroffen oder gekennzeichnet, durch sie bedingt, eine Sepsis verursachend **2.** nicht-keimfrei; infiziert; verschmutzt
Septo-, septo- *präf.* Wortelement mit der Bedeutung "Scheidewand/Septum"
Sep|to|sto|mie *f* Septumfensterung
Sep|to|to|mie *f* Durchtrennung des Nasenseptums
Sep|tu|lum *nt, pl* **-la** kleines Septum
Septula testis Hodenscheidewände, Hodensepten
Sep|tum *nt, pl* **-ta, -ten** Trennwand, Scheidewand, Wand
Septum atrioventriculare muskelfreier Teil des Kammerseptums zwischen rechtem Vorhof und linker Kammer; SYN: Vorhofkammerseptum
Septum corporum cavernosorum bindegewebige Scheidewand des Klitorisschwellkörpers
Septum femorale bindegewebiger Verschluss des Anulus femoralis; SYN: Cloquet-Septum
Septum glandis penis bindegewebige Scheidewand der Eichel
Septa interalveolaria Trennwände zwischen benachbarten Zahnalveolen, interalveolare Trennwände
Septum interatriale Scheidewand zwischen rechtem und linkem Herzvorhof; SYN: Vorhofseptum
Septa interlobularia Läppchengrenzmembranen der Lunge
Septum intermusculare bindegewebige Scheidewand zwischen Muskelgruppen
Septa interradicularia Scheidewände zwischen den einzelnen Wurzeln eines mehrwurzeligen Zahnes
Septum interventriculare Scheidewand zwischen rechter und linker Herzkammer; SYN: Kammerseptum, Interventrikularseptum, Ventrikelseptum
Septum linguale Scheidewand, die die Zunge in der Mitte teilt; SYN: Zungenseptum
Septum lucidum →Septum pellucidum
Septum medianum posterius hinteres Rückenmarksseptum
Septum nasi Nasenscheidewand, Nasenseptum
Septum nasi osseum knöcherner Teil des Nasenseptums, knöchernes Nasenseptum
Septum orbitale Orbitaseptum
Septum pellucidum Scheidewand zwischen den Vorderhörnern der Seitenventrikel; SYN: Septum lucidum
Septum penis mediane Scheidewand der Schwellkörper; SYN: Penistrennwand, Penisseptum
Septum primum erste Vorhofscheidewand des embryonalen Herzens
Septum rectovaginale rektovaginale Scheidewand, rektovaginales Septum
Septum rectovesicale Harnblasen-Rektum-Scheidewand, rektovesikales Septum
Septum scroti Medianseptum des Skrotums; SYN: Skrotalseptum
Septum sinuum frontalium Scheidewand der Stirnhöhle

Septum sinuum sphenoidalium Trennwand der Keilbeinhöhlen
Sep|tum|de|fekt *m* Defekt des Septums zwischen den Herzvorhöfen [Vorhofseptumdefekt*] oder den Herzkammern [Ventrikelseptumdefekt*]
Sep|tum|de|vi|a|ti|on *f* Abweichen des Nasenseptums zu einer Seite; kann zu Behinderung der Nasenatmung führen
Sep|tum|per|fo|ra|ti|on *f* Perforation der Nasenscheidewand durch Verletzung, Entzündung oder Tumor
Sep|tum|plas|tik *f* Plastik des Nasenseptums
Se|quen|ti|al|prä|pa|rat *nt* Antibabypille, die in der ersten Zyklusphase nur Östrogen enthält und in der zweiten Phase Östrogen und Gestagen; SYN: Zweiphasenpräparat
Sequenz *f* Reihe, Folge, Aufeinanderfolge, Reihenfolge
Se|ques|ter *m* abgestorbener Gewebe- oder Organteil, der vom restlichen Gewebe/Organ abgetrennt/demarkiert ist, z.B. Knochensequester bei Osteomyelitis*
Se|ques|te|ro|to|mie *f* →Sequestrektomie
Se|ques|tra|ti|on *f* Sequesterbildung, Sequestrierung
Se|ques|trek|to|mie *f* operative Entfernung eines Sequesters, Sequesterentfernung; SYN: Sequesterotomie
Se|rin *nt* nicht-essentielle Aminosäure, die in praktisch allen Eiweißen vorkommt
Se|rin|en|zy|me *pl* Gruppe hydrolytischer [**Serinhydrolasen**] oder proteolytischer Enzyme [**Serinproteasen**], die Serin im aktiven Zentrum enthalten
Se|rin|hy|dro|la|sen *pl* s.u. Serinenzyme
Se|rin|pro|te|a|sen *pl* s.u. Serinenzyme
Sero-, sero- *präf.* Wortelement mit der Bedeutung "Serum"
Se|ro|di|a|gnos|tik *f* Diagnostik von Krankheiten durch Analyse des Blutserums; SYN: Serumdiagnostik
se|ro|di|a|gnos|tisch *adj* Serodiagnostik betreffend
se|ro|fi|bri|nös *adj* aus Serum und Fibrin bestehend, sowohl serös als auch fibrinös; SYN: serös-fibrinös
se|ro|fi|brös *adj* sowohl serös als auch faserig/fibrös; SYN: fibroserös, fibrös-serös
Se|ro|kon|ver|si|on *f* Übergang des Antikörperstatus von seropositiv zu seronegativ im Laufe einer Erkrankung oder Therapie
Se|ro|lo|gie *f* Lehre von den Immuneigenschaften des Serums; SYN: Serumkunde
se|ro|lo|gisch *adj* Serologie betreffend
Se|rom *nt* Serum- oder Lymphansammlung im Gewebe
se|ro|mem|bra|nös *adj* eine seröse Haut/Serosa betreffend; sowohl serös als auch membranös; SYN: serös-membranös
se|ro|mu|kös *adj* aus Serum und Schleim/Mukus bestehend, gemischt serös und mukös; SYN: mukoserös, mukös-serös
Se|ro|mu|ko|tym|pa|non *nt* seromuköse Otitis* media chronica
se|ro|ne|ga|tiv *adj* mit negativer Seroreaktion, nichtreaktiv
Se|ro|pa|pel *f* kleine Papel mit zentralem Bläschen
Se|ro|pneu|mo|tho|rax *m* Ansammlung von Flüssigkeit und Luft im Pleuraspalt
se|ro|po|si|tiv *adj* mit positiver Seroreaktion, reaktiv
se|ro|pu|ru|lent *adj* sowohl serös als auch eitrig; SYN: eitrig-serös, serös-eitrig
se|rös *adj* Serum betreffend, aus Serum bestehend; serumartige Flüssigkeit enthaltend oder produzierend oder absondernd; SYN: serumhaltig, serumartig
Se|ro|sa *f* seröse Haut; SYN: Tunica serosa
Se|ro|sa|ent|zün|dung *f* →Serositis
se|ro|san|gui|nös *adj* sowohl serös als auch blutig; SYN: blutig-serös
Se|ro|sa|zys|te *f* zystenartige Flüssigkeitsansammlung zwischen Serosablättern
serös-eitrig *adj* →seropurulent
se|ro|se|rös *adj* Bezeichnung für eine Naht, die zwei Serosaschichten miteinander verbindet
serös-fibrinös *adj* →serofibrinös
Se|ro|si|tis *f, pl* **-ti|den** Entzündung einer serösen Haut; SYN: Serosaentzündung
se|ro|si|tisch *adj* Serosaentzündung/Serositis betreffend, von ihr betroffen oder gekennzeichnet
serös-membranös *adj* →seromembranös
se|ro|syn|o|vi|al *adj* Serum und Gelenkschmiere/Synovia betreffend
Se|ro|the|ra|pie *f* passive Immunisierung durch Gabe von antikörperhaltigem Serum; SYN: Serumtherapie
Se|ro|tho|rax *m* Ansammlung von Flüssigkeit im Pleuraspalt; SYN: Hydrothorax
se|ro|ton|erg *adj* →serotoninerg
Se|ro|to|nin *nt* aus Tryptophan* entstehendes biogenes Amin, das eine Vorstufe von Melatonin* ist; Neurotransmitter; SYN: 5-Hydroxytryptamin
se|ro|to|nin|erg *adj* auf Serotonin als Transmitter ansprechend; SYN: serotonerg
Se|ro|typ *m* →Serovar
Se|ro|vak|zi|na|ti|on *f* gleichzeitige Impfung mit Impfstoff [aktive Immunisierung] und Serum [passive Immunisierung]; SYN: Simultanimpfung
Se|ro|var *m* durch Antikörper unterscheidbare Unterform eines Bakteriums; SYN: Serotyp
Se|ro|ze|le *f* abgekapselter, seröser Erguss
ser|pi|gi|nös *adj* girlandenförmig, schlangenförmig
Ser|ra|tia *f* Gattung gramnegativer, beweglicher Stäbchenbakterien; treten als Erreger von Nosokomialinfektionen auf
Sertoli-cell-only-Syndrom *nt* →Sertoli-Zell-Syndrom

Sertoli-Zellen *pl* pyramidenförmige Zellen des Hodens, die für die Ernährung der Samenzellen von Bedeutung sind; SYN: Stützzellen, Ammenzellen, Fußzellen

Sertoli-Zell-Syndrom *nt* Aspermie* durch ein angeborenes Fehlen des Keimepithels der Hodenkanälchen; SYN: del Castillo-Syndrom, Castillo-Syndrom, Sertoli-cell-only-Syndrom, Germinalaplasie, Germinalzellaplasie

Sertoli-Zelltumor *m* von den Sertoli-Zellen* des Hodens ausgehender bösartiger Tumor

Se|rum *nt, pl* **Se|ra, Se|ren** fibrinfreies und damit nicht-gerinnbares Blutplasma; SYN: Blutserum
  heterologes Serum Serum einer anderen Tierart oder ein Serum mit heterologen Antikörpern; SYN: Heteroserum
  monovalentes Serum Serum, das nur Antikörper gegen ein Antigen enthält; SYN: spezifisches Serum
  polyvalentes Serum Serum, das Antikörper gegen mehrere Antigene enthält
  spezifisches Serum →monovalentes Serum

se|rum|ar|tig *adj* →serös

Se|rum|di|a|gnos|tik *f* →Serodiagnostik

Serum-Glutamatoxalacetattransaminase *f* →Aspartataminotransferase

Serum-Glutamatpyruvattransaminase *f* →Alaninaminotransferase

se|rum|hal|tig *adj* →serös

Se|rum|he|pa|ti|tis *f, pl* **-ti|ti|den** Virushepatitis* [Erreger: Hepatitis-B-Virus*] mit langer Inkubationszeit [45–160 Tage], die meist durch direkten Kontakt mit Blut oder Serum übertragen wird; die klassische akute B-Hepatitis verläuft klinisch auffälliger als eine Hepatitis* A, führt aber i.d.R. zur Ausheilung; 5–10% der Patienten entwickeln eine chronische Hepatitis; SYN: Hepatitis B, Virushepatitis B, Transfusionshepatitis, Inokulationshepatitis

Se|rum|krank|heit *f* verzögert oder akut [**Serumschock**] auftretende Unverträglichkeitsreaktion gegen artfremdes Serum; beruht auf der Bildung von Antigen-Antikörper-Komplexen, die u.a. eine Immunkomplexvaskulitis* oder -nephritis* [Serumnephritis*] auslösen können

Se|rum|kun|de *f* →Serologie

Se|rum|nähr|bö|den *pl* Nährböden mit Serumzusatz

Se|rum|ne|phri|tis *f, pl* **-ti|den** zum Komplex der Serumkrankheit* gehörende, durch Ablagerung zirkulierender Immunkomplexe* entstehende Immunkomplexnephritis*

Se|rum|pro|phy|la|xe *f* passive Immunisierung mit spezifischem Serum zur Infektionsprophylaxe

Serum-Prothrombin-Conversion-Accelerator *m* in der Leber gebildeter Faktor der Blutgerinnung; Mangel führt zu Hypoprokonvertinämie*; SYN: Prokonvertin, Proconvertin, Faktor VII, Autothrombin I, stabiler Faktor

Se|rum|schock *m* s.u. Serumkrankheit

Se|rum|the|ra|pie *f* →Serotherapie

Se|sam|bei|ne *pl* kleine, in die Muskelsehne eingelagerte Knochen; SYN: Sesamknochen, Ossa sesamoidea

Se|sam|kno|chen *pl* →Sesambeine

ses|sil *adj* (*Polyp*) festsitzend, breit aufsitzend

Seu|che *f* historische Begriff für die Massenausbreitung einer Infektionskrankheit; heute kaum noch verwendet

Seuf|zer|at|mung *f* flache Atmung mit intermittierenden tiefen Atemzügen

Sever-Krankheit *f* Entzündung der Fersenbeinapophyse; SYN: Haglund-Syndrom, Apophysitis calcanei

Sex-, sex- *präf.* →Sexual-

Sex|chro|ma|tin *nt* bei Frauen in der Nähe der Kernmembran liegender Chromatinkörper, der vom inaktivierten X-Chromosom gebildet wird; SYN: Barr-Körper, Geschlechtschromatin, X-Chromatin

Sexo-, sexo- *präf.* →Sexual-

Se|xo|lo|ge *m* Sexualwissenschaftler

Se|xo|lo|gie *f* Sexualforschung, Sexualwissenschaft

Se|xo|lo|gin *f* Sexualwissenschaftlerin

se|xu|al *adj* →sexuell

Sexual-, sexual- *präf.* Wortelement mit der Bedeutung "Geschlecht"

Se|xu|al|hor|mo|ne *pl* Oberbegriff für alle Hormone, die an der Ausbildung der primären und sekundären Geschlechtsmerkmale beteiligt sind und Einfluss auf die Sexualfunktion haben; SYN: Geschlechtshormone

Se|xu|al|zy|klus *m* wiederkehrender Zyklus vom ersten Tag einer Monatsblutung bis zum letzen Tag vor der nächsten Blutung; SYN: Genitalzyklus, Monatszyklus, Menstrualzyklus, Menstruationszyklus

se|xu|ell *adj* die Sexualität betreffend, auf ihr beruhend; SYN: geschlechtlich, sexual

se|zer|nie|ren *v* (*Sekret*) ausscheiden, absondern

se|zie|ren *v* einen (toten) Körper zerlegen; SYN: anatomieren

S-Form *f* Bakterienstamm, der Kolonien mit glatter Oberfläche bildet; SYN: S-Stamm, Glattform

Sharpey-Fasern *pl* vom Periost in den Zahn einstrahlende kollagene Fasern

Shaver-Syndrom *nt* durch Einatmen von Korunddämpfen verursachte Lungenfibrose*, die nicht von einer Aluminiumlunge* zu unterscheiden ist; SYN: Korundlunge, Korundschmelzerlunge

Sheehan-Syndrom *nt* postpartale Hypophysenvorderlappeninsuffizienz*

Shiga-Kruse-Ruhrbakterium *nt* exotoxinbildender Serovar von Shigella* dysenteriae [Shigatoxin*]; Erreger der schwersten

Form von Bakterienruhr; SYN: Shigella dysenteriae Typ 1

Shi|ga|to|xin *nt* von Shigella* dysenteriae Typ 1 gebildetes Neurotoxin

Shi|gel|la *f* zu den Enterobacteriaceae* gehörende Gattung gramnegativer, unbeweglicher Stäbchenbakterien

Shigella ambigua →Shigella dysenteriae Typ 2

Shigella boydii aus ca. 15 Serovarianten bestehende Gruppe C der Shigellen; Erreger einer bakteriellen Ruhr

Shigella dysenteriae Gruppe A der Shigellen; enthält 10 Serovarianten, die z.T. Exotoxin bilden

Shigella dysenteriae Typ 1 exotoxinbildender Serovar [Shigatoxin*]; Erreger der schwersten Form von Bakterienruhr; SYN: Shiga-Kruse-Ruhrbakterium

Shigella dysenteriae Typ 2 exotoxinbildender Serovar, der aber nur eine milde Bakterienruhr verursacht; SYN: Shigella schmitzii/ambigua

Shigella flexneri weltweit verbreitete Gruppe B der Shigellen; die Infektionen verlaufen relativ leicht, da keine Enterotoxine gebildet werden; SYN: Flexner-Bacillus

Shigella schmitzii →Shigella dysenteriae Typ 2

Shigella sonnei nicht-toxinbildender Erreger der Sommerdiarrhö*; SYN: Kruse-Sonne-Ruhrbakterium, Kruse-Sonne-Bakterium, E Ruhrbakterium

Shi|gel|lo|se *f* durch **Shigella**-Arten verursachte bakterielle Infektionskrankheit; meist gleichgesetzt mit Bakterienruhr*; SYN: Shigellainfektion

Shrapnell-Membran *f* schlaffer oberer Abschnitt des Trommelfells; SYN: Flaccida, Pars flaccida membranae tympanicae

Shunt *m* **1.** Kurzschluss zwischen Gefäßen oder Hohlorganen **2.** operativ angelegte Verbindung zwischen Gefäßen oder Hohlorganen; SYN: Nebenschluss; Bypass

arteriovenöser Shunt operative Verbindung einer Arterie und einer Vene; SYN: arteriovenöser Bypass, arteriovenöse Fistel

biliodigestiver Shunt operative Verbindung von Gallenblase/Gallengängen und Darm; SYN: biliodigestive Anastomose/Fistel, biliodigestiver Bypass, biliointestinaler Shunt

biliointestinaler Shunt →biliodigestiver Shunt

ventrikulovenöser Shunt operative Verbindung von Seitenventrikel und Vena* jugularis interna zur Liquorableitung bei Hydrozephalus; SYN: Ventrikulovenostomie

Shunt-Zyanose *f* durch einen Rechts-Links-Shunt* hervorgerufene Zyanose*

Shwartzman-Sanarelli-Phänomen *nt* →Sanarelli-Shwartzman-Phänomen

Sial-, sial- *präf.* →Sialo-

Si|al|a|de|nek|to|mie *f* operative Entfernung einer Speicheldrüse, Speicheldrüsenexzision; SYN: Sialoadenektomie

Si|al|a|de|ni|tis *f, pl* **-ti|den** Speicheldrüsenentzündung; SYN: Sialoadenitis

si|al|a|de|ni|tisch *adj* Speicheldrüsenentzündung/Sialadenitis betreffend, von ihr betroffen oder gekennzeichnet; SYN: sialoadenitisch

Si|al|a|de|no|gra|fie *f* →Sialadenographie

Si|al|a|de|no|gra|phie *f* →Sialographie

Si|al|a|de|no|se *f* nichtentzündliche Speicheldrüsenerkrankung; auch gleichgesetzt mit Sialadenitis

Si|al|a|de|no|to|mie *f* operative Eröffnung einer Speicheldrüse; SYN: Sialoadenotomie

si|al|a|gog *adj* den Speichelfluss anregend

Si|al|a|go|gum *nt, pl* **-ga** den Speichelfluss anregendes Mittel

Si|al|an|gi|ek|ta|sie *f* →Sialoangiektasie

Si|al|an|gi|o|gra|fie *f* →Sialangiographie

Si|al|an|gi|o|gra|phie *f* Röntgenkontrastdarstellung der Ausführungsgänge der Speicheldrüsen; SYN: Sialoangiographie

Si|al|an|gi|tis *f, pl* **-ti|den** Entzündung des Ausführungsganges einer Speicheldrüse; SYN: Sialoangitis, Sialdochitis, Sialductitis, Sialodochitis, Sialoductitis

si|al|an|gi|tisch *adj* Sialangitis betreffend, von ihr betroffen oder gekennzeichnet; SYN: sialdochitisch, sialductitisch, sialoangitisch, sialodochitisch, sialoductitisch

Si|al|do|chi|tis *f, pl* **-ti|den** →Sialangitis

si|al|do|chi|tisch *adj* →sialangitisch

Si|al|duc|ti|tis *f, pl* **-ti|ti|den** →Sialangitis

si|al|duc|ti|tisch *adj* →sialangitisch

Si|al|ek|ta|sie *f* Erweiterung eines Speicheldrüsenganges

Si|al|e|me|sis *f* Speichelerbrechen

Si|al|i|da|se *f* Hydrolyse*, die Neuraminsäure-Reste abspaltet; SYN: Neuraminidase

Si|al|in|säu|ren *pl* in Glykolipiden* und Glykoproteinen* vorkommende Derivate der Neuraminsäure

Sialo-, sialo- *präf.* Wortelement mit der Bedeutung "Speichel"

Si|al|o|a|de|nek|to|mie *f* →Sialadenektomie

Si|al|o|a|de|ni|tis *f, pl* **-ti|den** →Sialadenitis

si|al|o|a|de|ni|tisch *adj* →sialadenitisch

Si|al|o|a|de|no|gra|fie *f* →Sialoadenographie

Si|al|o|a|de|no|gra|phie *f* →Sialographie

Si|al|o|a|de|no|to|mie *f* →Sialadenotomie

Si|al|o|a|e|ro|pha|gie *f* Verschlucken von Luft und Speichel

Si|al|o|an|gi|ek|ta|sie *f* Ausweitung eines Speicheldrüsenausführungsganges; SYN: Sialangiektasie

Si|al|o|an|gi|o|gra|fie *f* →Sialoangiographie

Si|al|o|an|gi|o|gra|phie *f* →Sialangiographie

Si|al|o|an|gi|tis *f, pl* **-ti|den** →Sialangitis

si|al|o|an|gi|tisch *adj* →sialangitisch

Si|al|o|do|chi|tis *f, pl* **-ti|den** →Sialangitis

S

si|a|lo|do|chi|tisch *adj* →sialangitisch
Si|a|lo|duc|ti|tis *f, pl* **-ti|ti|den** →Sialangitis
si|a|lo|duc|ti|tisch *adj* →sialangitisch
si|a|lo|gen *adj* speichelbildend
Si|a|lo|gra|fie *f* →Sialographie
Si|a|lo|gramm *nt* Röntgenkontrastaufnahme der Speicheldrüsen
Si|a|lo|gra|phie *f* Röntgenkontrastdarstellung der Speicheldrüsen; SYN: Sialadenographie, Sialoadenographie
Si|a|lo|lith *m* Konkrement in einer Speicheldrüse; SYN: Speichelstein
Si|a|lo|li|thi|a|sis *f, pl* **-ses** meist asymptomatisches Vorkommen von Speichelsteinen; kann zu Ausflussstauung und schmerzhafter Drüsenschwellung führen; SYN: Ptyalolithiasis
Si|a|lo|li|tho|to|mie *f* operative Entfernung von Speichelsteinen
Si|a|lom *nt* gutartige Speicheldrüsengeschwulst
Si|a|lo|pha|gie *f* (übermäßiges) Speichelverschlucken
Si|a|lor|rhoe *f, pl* **-rho|en** (übermäßiger) Speichelfluss; SYN: Ptyalismus, Hypersalivation
Si|a|lo|se *f* chronische Speicheldrüsenerkrankung
Si|a|lo|ste|no|se *f* Einengung oder Verschluss des Ausführungsganges einer Speicheldrüse
Si|a|lo|ze|le *f* Speicheldrüsenschwellung; Speicheldrüsentumor
Si|chel|fuß *m* Fußfehlstellung mit Adduktion des Vorfußes; SYN: Pes adductus
Si|chel|re|ti|no|pa|thie *f* →Sichelzellenretinopathie
Si|chel|zell|an|ä|mie *f* →Sichelzellenanämie
Si|chel|zell|dak|ty|li|tis *f, pl* **-ti|den** bei Sichelzellanämie* auftretende, schmerzhafte Schwellung von Händen und Füßen; SYN: Hand-Fuß-Syndrom
Si|chel|zel|len *pl* s.u. Sichelzellenanämie
Si|chel|zel|len|an|ä|mie *f* autosomal-rezessiv vererbte Hämoglobinopathie* mit schwerer hämolytischer Anämie*; das abnorm geformte **Sichelzellenhämoglobin** führt bei sinkender Sauerstoffsättigung zur sichelförmigen Verformung von Erythrozyten [**Sichelzellen**]; die meist schwarzafrikanischen und afroamerikanischen heterozygoten Träger besitzen eine erhöhte Malariaresistenz; SYN: Sichelzellanämie, Herrick-Syndrom, Drepanozytose

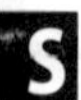

Si|chel|zel|len|hä|mo|glo|bin *nt* s.u. Sichelzellenanämie
Si|chel|zel|len|re|ti|no|pa|thie *f* Netzhautschädigung durch Störung der Mirkozirkulation bei Sichelzellenanämie*; SYN: Sichelretinopathie
Si|chel|zel|len|tha|lass|ä|mie *f* kombinierte Heterozygotie für Hämoglobin* S und Thalassämie*; imponiert klinisch als Sichelzellenanämie* mit Symptomen der Thalassämie; SYN: Sichelzellthalassämie, Mikrodrepanozytenkrankheit, HbS-Thalassämie
Sick-Sinus-Syndrom *nt* durch eine Funktionsstörung des Sinusknotens ausgelöste Herzrhythmusstörung, die abwechselnd zu Bradykardie* und Tachykardie* führt; SYN: Sinusknotensyndrom, Bradykardie-Tachykardie-Syndrom
Sidero-, sidero- *präf.* Wortelement mit der Bedeutung "Eisen"
Si|de|ro|blas|ten *pl* siderinhaltige Erythroblasten*
si|de|ro|dro|mo|phob *adj* Siderodromophobie betreffend, durch sie gekennzeichnet
Si|de|ro|dro|mo|pho|bie *f* krankhafte Angst vor Eisenbahnfahrten
Si|de|ro|fi|bro|se *f* Organfibrose mit Einlagerung von Eisen; oft verwendet als Bezeichnung für Lungensiderose [Siderosis* pulmonum]
Si|de|ro|pe|nie *f* Eisenmangel; SYN: Asiderose, Asiderosis
si|de|ro|pe|nisch *adj* Eisenmangel/Sideropenie betreffend, von ihm betroffen oder ihn bedingt
Si|de|ro|pha|gen *pl* bei herzbedingter Lungenstauung im Sputum auftretende, mit Hämosiderin beladene Alveolarmakrophagen; SYN: Herzfehlerzellen
si|de|ro|phil *adj* mit Affinität für Eisen, mit eisenhaltigen Farbstoffen färbend, eisenliebend
Si|de|ro|phi|lie *f* chronische Speicherkrankheit* mit erhöhter Eisenresorption und Hämosiderinablagerung in verschiedenen Organen [Leber, Bauchspeicheldrüse]; klinisch auffällig sind Leberzirrhose*, Diabetes* mellitus und eine blau-braunbronzefarbene Hautpigmentierung; SYN: Eisenspeicherkrankheit, Hämochromatose, Bronzediabetes
Si|de|ro|phi|lin *nt* in der Leber gebildetes Glykoprotein; Transportprotein für Eisen im Blut; SYN: Transferrin
Si|de|ro|se *f* (übermäßige) Ablagerung von Eisen in Organen oder Geweben; SYN: Siderosis
Siderose der Leber sowohl bei primärer, als auch sekundärerer Siderose kommt es zu Eisenablagerung und langfristig zu Parenchymschädigung mit der Entwicklung einer Leberzirrhose; SYN: Lebersiderose
Si|de|ro|si|li|ko|se *f* →Silikosiderose
Si|de|ro|sis *f, pl* **-ses** →Siderose
Siderosis pulmonum benigne, rückbildungsfähige Pneumokoniose* durch Ablagerung von Eisenstaub; SYN: Eisenlunge, Eisenstaublunge, Schweißerlunge, Lungensiderose
Si|de|ro|so|men *pl* eisenhaltige Granula in Siderozyten*
si|de|ro|tisch *adj* Siderose betreffend, von ihr betroffen oder gekennzeichnet, durch sie

bedingt

Si|de|ro|zyt *m* Erythrozyt* oder Retikulozyt* mit Eisengranula; SYN: Ferrozyt

Sieb|bein *nt* zwischen den beiden Augenhöhlen liegender Schädelbasisknochen; SYN: Ethmoid, Os ethmoidale

Sieb|bein|ent|zün|dung *f* →Ethmoiditis

Sieb|bein|plat|te *f* schmale Knochenplatte zu beiden Seiten der Crista* galli, durch die die Riechfäden ziehen; SYN: Lamina cribrosa ossis ethmoidalis

Sieb|bein|zel|len *pl* lufthaltige Zellen des Siebbeins; SYN: Cellula ethmoidales

Sieb|bein|zel|len|ent|zün|dung *f* →Ethmoiditis

Sieb|test *m* grober Test, der symptomlose Träger einer Erkrankung oder potentielle Träger/Überträger identifiziert; SYN: Vortest, Suchtest, Screeningtest

Sie|gel|ring|zel|len *pl* bei malignen Tumoren [**Siegelringzellkarzinom, Siegelringzelllymphom**] auftretende Zellen mit schleimreichem Plasma und randständigem Kern

Siegle-Ohrtrichter *m* pneumatischer Ohrtrichter mit Lupe und Gummiballon zur Beurteilung der Trommelfellbeweglichkeit; SYN: Siegle-Otoskop

SI-Einheiten *pl* die Maßeinheiten des internationalen Einheitensystems [Système International d'Unités]

Sie|mens *nt* Einheit des elektrischen Leitwerts; Umkehrung des elektrischen Widerstandes

Siemerling-Creutzfeld Syndrom *nt* X-chromosomal-rezessive Erkrankung mit Atrophie der Nebennierenrinde und herdförmiger Entmarkung im Gehirn; SYN: Fanconi-Prader Syndrom, Schiller-Addison-Syndrom, Adrenoleukodystrophie

Sie|vert *nt* Einheit der Äquivalentdosis*

Sig|ma *nt* S-förmiger Kolonabschnitt im linken Unterbauch; SYN: Sigmoid, Colon sigmoideum

Sig|ma|bla|se *f* →Sigma-Conduit

Sigma-Blasen-Fistel *f* innere Sigmafistel mit Mündung in die Blase; SYN: sigmoidovesikale Fistel

Sigma-Conduit *m* aus dem Sigma gebildete Ersatzblase; SYN: Sigmablase

Sig|ma|ent|zün|dung *f* →Sigmoiditis

Sigma-Rektum-Anastomose *f* operative Verbindung von Sigma und Enddarm/Rektum; SYN: Sigmoideoproktostomie, Sigmoidoproktostomie, Sigmoidorektostomie, Sigmoideorektostomie

Sig|ma|re|sek|ti|on *f* operative Entfernung des Sigmas

Sig|ma|tis|mus *m* fehlerhafte Bildung und Aussprache der Zischlaute S, Z, X, Sch; SYN: Lispeln

sig|mo|id *adj* **1.** S-förmig, sigmaförmig, sigmaähnlich **2.** Sigma/Colon sigmoideum betreffend

Sigmoid-, sigmoid- *präf.* Wortelement mit der Bedeutung "Sigma/Colon sigmoideum"

Sig|mo|i|dek|to|mie *f* Sigmaentfernung, Sigmaresektion

Sigmoideo-, sigmoideo- *präf.* →Sigmoido-

Sig|mo|i|de|o|prok|to|sto|mie *f* →Sigmoideorektostomie

Sig|mo|i|de|o|rek|to|sto|mie *f* operative Verbindung von Sigma und Enddarm/Rektum; SYN: Sigma-Rektum-Anastomose, Sigmoideoproktostomie, Sigmoidoproktostomie, Sigmoidorektostomie

Sig|mo|i|de|o|skop *nt* →Sigmoidoskop

Sig|mo|i|de|o|sko|pie *f* →Sigmoidoskopie

Sig|mo|i|de|o|sto|mie *f* →Sigmoidostomie

Sig|mo|i|de|o|to|mie *f* →Sigmoidotomie

sig|mo|i|de|o|ve|si|kal *adj* →sigmoidovesikal

Sig|mo|i|di|tis *f, pl* **-ti|den** Entzündung der Schleimhaut des Sigmas/Colon sigmoideum; SYN: Sigmaentzündung

sig|mo|i|di|tisch *adj* Sigmaentzündung/Sigmoiditis betreffend, von ihr betroffen oder gekennzeichnet

Sigmoido-, sigmoido- *präf.* Wortelement mit der Bedeutung "Sigma/Colon sigmoideum"

Sig|mo|i|do|pe|xie *f* operative Sigmaanheftung

Sig|mo|i|do|prok|to|sto|mie *f* →Sigmoideorektostomie

Sig|mo|i|do|rek|to|sto|mie *f* →Sigmoideorektostomie

Sig|mo|i|do|sig|mo|i|de|o|sto|mie *f* operative Verbindung von zwei Sigmaabschnitten; SYN: Sigmoidosigmoidostomie

Sig|mo|i|do|sig|mo|i|do|sto|mie *f* →Sigmoidosigmoideostomie

Sig|mo|i|do|skop *nt* flexibles Endoskop* für die Sigmoidoskopie*; SYN: Sigmoidoskop

Sig|mo|i|do|sko|pie *f* endoskopische Untersuchung des Sigmoids/Colon sigmoideum; SYN: Sigmoidoskopie

Sig|mo|i|do|sto|mie *f* **1.** Anlegen eines Sigmaafters; SYN: Sigmoideostomie **2.** Sigmaafter; SYN: Sigmoideostomie

Sig|mo|i|do|to|mie *f* Sigmaeröffnung; SYN: Sigmoideotomie

sig|mo|i|do|ve|si|kal *adj* Sigma und Harnblase/Vesica urinaria betreffend oder verbindend; SYN: sigmoideovesikal, vesikosigmoid

Sig|na mor|tis *pl* Todeszeichen

sig|ni|fi|kant *adj* bedeutsam, wichtig, von Bedeutung

Sig|num *nt* Zeichen, Symptom

Sil|ber *nt* weiches, weißglänzendes Edelmetall der Kupfergruppe; SYN: Argentum

Sil|ber|draht|ar|te|ri|en *pl* enggestellte, drahtfeine Netzhautarterien bei arteriosklerotischer Retinopathie*

Sil|ber|ni|tr|at *nt* Silberverbindung mit antiseptischer und kaustischer Wirkung; SYN: Höllenstein, Argentum nitricum

Si|li|ci|um *nt* Halbmetall der Kohlenstoffgruppe; SYN: Silizium

Si|li|co|sis *f, pl* **-ses** →Silikose

Si|li|ka|to|se *f* zu Lungenfibose führende

Pneumokoniose* durch Inhalation silikathaltiger Stäube; SYN: Silikoanthrakose, Anthrasilikose

Si|li|ko|anth|ra|ko|se *f* zu den Berufskrankheiten* gerechnete Pneumokoniose* durch langjähriges Einatmen kieselsäurehaltigen Kohlenstaubs; SYN: Anthrakosilikose, Anthrasilikose

Si|li|ko|ar|thri|tis *f, pl* **-ti|den** zu den Pneumokoniosen* gehörendes, meist bei Bergleuten auftretendes Syndrom von Silikose* und rheumatoider Arthritis*; SYN: Caplan-Syndrom, Caplan-Colinet-Petry-Syndrom, Silikoarthrose

Si|li|ko|ar|thro|se *f* →Silikoarthritis

Si|li|ko|se *f* durch Einatmen von quarzhaltigem Staub hervorgerufene Pneumokoniose* mit chronisch progredienter Lungenfibrose*; führt im Laufe der Zeit zu obstruktiver und restriktiver Ventilationsstörung*; SYN: Lungensilikose, Steinstaublunge, Kieselstaublunge, Silicosis, Quarzstaublunge, Quarzstaublungenerkrankung

Si|li|ko|si|de|ro|se *f* Mischpneumokoniose bei langfristiger Inhalation von quarz- und eisenhaltigem Staub; SYN: Siderosilikose

si|li|ko|tisch *adj* Silikose betreffend, von ihr betroffen oder gekennzeichnet, durch sie bedingt

Si|li|ko|tu|ber|ku|lo|se *f* gleichzeitiges Auftreten von Silikose* und Lungentuberkulose*; SYN: Tuberkulosilikose

Si|li|zi|um *nt* Halbmetall der Kohlenstoffgruppe; SYN: Silicium

Si|li|zi|um|di|o|xid *nt* hartes, beständiges Mineral; häufigste Verbindung der Erdkruste; SYN: Quarz

Simmonds-Syndrom *nt* Unterfunktion der Hormonbildung im Hypophysenvorderlappen, die alle [**Panhypopituitarismus**] oder nur einzelne Hormone betreffen kann; SYN: Hypophysenvorderlappeninsuffizienz, HVL-Insuffizienz, Hypopituitarismus, Hypophyseninsuffizienz

S

Simonart-Bänder *pl* Verwachsungsstränge zwischen Amnion und Fetus; können zu intrauteriner Amputation führen; SYN: Amnionstränge, Simonart-Bänder

Simon-Herd *m* durch hämatogene Streuung entstandener Tuberkuloseherd in der Lungenspitze; SYN: Simon-Spitzenherd

Simon-Spitzenherd *m* →Simon-Herd

sim|plex *adj* einfach; unkompliziert

Sim|plex|glau|kom *nt* primäres Glaukom* durch Abflussbehinderung im Schlemm*-Kanal ohne Einengung des Kammerwinkels*; SYN: Weitwinkelglaukom, Glaucoma simplex

Sims-Huhner-Test *m* Untersuchung von Zervixschleim nach dem Beischlaf zur Beurteilung der männlichen Zeugungsfähigkeit; SYN: Huhner-Test, postkoitaler Spermakompatibilitätstest

Si|mu|lant *m* Patient, der eine Erkrankung vortäuscht

Si|mu|la|ti|on *f* Vorspiegelung oder Vortäuschung einer Erkrankung

si|mu|lie|ren *v* eine Erkrankung vortäuschen oder vorspiegeln

Si|mu|li|i|dae *pl* blutsaugende Mücken, die als Krankheitsüberträger von Bedeutung sind; SYN: Kriebelmücken

si|mul|tan *adj* gleichzeitig

Si|mul|tan|imp|fung *f* →Serovakzination

Si|mul|tan|in|fek|ti|on *f* gleichzeitige Infektion mit zwei verschiedenen Erregern

Sin|ci|put *nt* Vorderkopf

Sindbis-Fieber *nt* nur kurzdauerndes tropisches Fieber durch das Sindbisvirus*

Sind|bis|virus *nt, pl* **-ren** durch Mücken übertragenes Arbovirus*

Single-Photon-Emissionscomputertomografie *f* →Single-Photon-Emissionscomputertomographie

Single-Photon-Emissionscomputertomographie *f* Emissionscomputertomographie* bei der Gammastrahler verwendet werden

Sin|gul|tus *m* Schluckauf

Sinistro-, sinistro- *präf.* Wortelement mit der Bedeutung "links"

Sin|ka|lin *nt* über die Nahrung aufgenommener Baustein von Acetylcholin* und Lecithin*; SYN: Cholin, Bilineurin

Sin|nes|e|pi|thel *nt* zur Aufnahme von Reizen befähigtes Epithel; SYN: Neuroepithel

Sino-, sino- *präf.* Wortelement mit der Bedeutung "Hohlraum/Höhle/Gang/Sinus"

Si|no|bron|chi|tis *f, pl* **-ti|den** →Sinubronchitis

si|no|bron|chi|tisch *adj* →sinubronchitisch

Si|no|gra|fie *f* →Sinographie

Si|no|gramm *nt* Röntgenkontrastaufnahme der Nasennebenhöhlen

Si|no|gra|phie *f* Röntgenkontrastdarstellung der Nasennebenhöhlen

Sinoskopie *f* →Sinuskopie

Sinu-, sinu- *präf.* Wortelement mit der Bedeutung "Hohlraum/Höhle/Gang/Sinus"

si|nu|a|tri|al *adj* Sinusknoten und Vorhof/Atrium betreffend oder verbindend; SYN: sinuaurikulär

Si|nu|a|tri|al|kno|ten *m* →Sinusknoten

si|nu|au|ri|ku|lär *adj* →sinuatrial

si|nu|bron|chi|al *adj* →sinupulmonal

Si|nu|bron|chi|tis *f, pl* **-ti|den** subakute oder chronische Sinusitis* mit folgender Bronchitis* oder Bronchopneumonie*; SYN: Sinobronchitis, sinubronchiales Syndrom, sinupulmonales Syndrom, Bronchosinusitis

si|nu|bron|chi|tisch *adj* Sinubronchitis betreffend, von ihr betroffen oder gekennzeichnet; SYN: sinobronchitisch

Si|nu|i|tis *f, pl* **-ti|den** →Sinusitis

si|nu|i|tisch *adj* →sinusitisch

si|nu|pul|mo|nal *adj* Nasennebenhöhlen/Sinus paranasales und Lunge(n)/Pulmo betreffend; SYN: sinubronchial

Si|nus *m, pl* **Si|nus** Höhle, Höhlung, Bucht, Tasche
Sinus anales Krypten der Afterschleimhaut; SYN: Morgagni-Krypten, Analkrypten
Sinus anteriores vordere Siebbeinzellen; SYN: Cellulae ethmoidales anteriores
Sinus aortae taschenförmige Buchten zwischen den Semilunarklappen und der Aortenwand; SYN: Aortensinus, Valsalva-Sinus
Sinus caroticus Erweiterung der Arteria carotis communis an der Karotisgabel; SYN: Karotissinus, Carotissinus
Sinus cavernosus schwammartiges Venengeflecht zu beiden Seiten der Sella turcica
Sinus coronarius Sammelgefäß für Koronarvenen an der Hinterfläche des Herzens
Sinus durae matris venöse Sinus der Dura mater encephali, die Blut aus Gehirn und Hirnhäuten zur Vena jugularis interna führen; SYN: Durasinus, Hirnsinus, Sinus venosi durales
Sinus frontalis Stirnhöhle
Sinus intercavernosi Querverbindungen der Sinus cavernosi
Sinus lactiferi Milchsäckchen der Milchgänge
Sinus lienalis Milzsinus; SYN: Sinus splenicus
Sinus maxillaris Kieferhöhle, Oberkieferhöhle
Sinus medii mittlere Siebbeinzellen; SYN: Cellulae ethmoidales mediae
Sinus obliquus pericardii Herzbeutelbucht zwischen den Lungenvenen und der unteren Hohlvene
Sinus occipitalis Hirnsinus am Hinterhaupt
Sinus paranasales Nasennebenhöhlen, Nebenhöhlen
Sinus petrosus inferior Hirnsinus am unteren Rand der Felsenbeinpyramide
Sinus petrosus superior Hirnsinus auf der oberen Kante der Felsenbeinpyramide
Sinus phrenicocostalis Spaltraum zwischen Pleura costalis und Pleura diaphragmatica; SYN: Kostodiaphragmalsinus, Kostodiaphragmalspalte, Recessus costodiaphragmaticus
Sinus posteriores hintere Siebbeinzellen; SYN: Cellulae ethmoidales posteriores
Sinus prostaticus Prostatasinus, Prostatarinne
Sinus rectus Hirnsinus zwischen Sinus sagittalis inferior und Confluens sinuum
Sinus renalis Nierensinus
Sinus sagittalis inferior Hirnsinus im freien Rand der Großhirnsichel
Sinus sagittalis superior Hirnsinus an der Basis der Großhirnsichel
Sinus sigmoideus s-förmige Fortsetzung des Sinus transversus zur Vena jugularis interna
Sinus sphenoidalis Keilbeinhöhle
Sinus sphenoparietalis Hirnsinus unter dem kleinen Keilbeinflügel
Sinus splenicus Milzsinus; SYN: Sinus lienalis
Sinus tarsi Spaltraum zwischen Sprungbein und Fersenbein; SYN: Tarsalkanal
Sinus transversus Hirnsinus im Sulcus tranversus des Hinterhauptsbeines
Sinus transversus pericardii Spaltraum des Herzbeutels zwischen Aorta und Lungenvenen
Sinus trunci pulmonalis Ausbuchtungen der Truncus pulmonalis-Wand hinter den Pulmonalklappen
Sinus tympani Sinus an der hinteren Paukenhöhlenwand
Sinus unguis Nageltasche
Sinus venarum cavarum Venensinus des rechten Vorhofs
Sinus venosi durales →Sinus durae matris
Sinus venosus venöser Sinus
Sinus venosus sclerae ringförmige Vene an der Kornea-Sklera-Grenze; Abflussgefäß des Kammerwassers; SYN: Schlemm-Kanal

Si|nus|ar|rhyth|mie *f* vom Sinusknoten* ausgehende Arrhythmie

si|nus|ar|tig *adj* sinusoid

Si|nus|bra|dy|kar|die *f* vom Sinusknoten* ausgehende Bradykardie*

Sinus-cavernosus-Fistel *f* traumatisch bedingte Fistel zwischen Sinus* cavernosus und Arteria* carotis interna

Sinus-cavernosus-Thrombose *f* Thrombose* des Sinus* cavernosus durch entzündliche Prozesse der Nasenhöhle oder Hirnhäute oder durch Weiterleitung aus der Vena angularis; SYN: Kavernosusthrombose

Si|nus|his|ti|o|zy|to|se *f* Histiozytenvermehrung im Lymphknotensinus bei akuter oder chronischer unspezifischer Entzündung; Sinuskatarrh, akute unspezifische Lymphadenitis

Si|nu|si|tis *f, pl* **-ti|den** 1. Entzündung einer oder mehrerer Nasennebenhöhle(n); SYN: Nasennebenhöhlenentzündung, Nebenhöhlenentzündung, Sinuitis 2. Entzündung eines venösen Hirnsinus; SYN: Sinuitis
allergische Sinusitis im Rahmen des Heufiebers auftretende **Begleitsinusitis** auf allergischer Basis
eitrige Sinusitis →Sinusitis purulenta
Sinusitis ethmoidalis Entzündung der Siebbeinzellen; SYN: Ethmoiditis
Sinusitis frontalis Entzündung der Stirnhöhle; SYN: Stirnhöhlenentzündung
latente Sinusitis klinisch stumm verlaufende, chronische Nebenhöhlenentzündung; SYN: okkulte Sinusitis
Sinusitis maxillaris Entzündung der Kieferhöhle; SYN: Kieferhöhlenentzündung
okkulte Sinusitis →latente Sinusitis

Sinusitis purulenta Nebenhöhlenentzündung mit Eiterbildung und Nasengeruch; SYN: eitrige Sinusitis

Sinusitis sphenoidalis Entzündung der Keilbeinhöhle; SYN: Keilbeinhöhlenentzündung, Sphenoiditis

si|nu|si|tisch *adj* Sinusitis betreffend, von ihr betroffen oder gekennzeichnet; SYN: sinuitisch

Si|nus|ka|tarr *m* →Sinuskatarrh

Si|nus|ka|tarrh *m* →Sinushistiozytose

Si|nus|klap|pe *f* Falte an der Einmündung des Sinus* coronarius in den rechten Vorhof; SYN: Thebesius-Klappe, Thebesius-Sinusklappe, Valvula sinus coronarii

Si|nus|kno|ten *m* primäres Erregungszentrum des Herzens im rechten Vorhof; SYN: Sinuatrialknoten, SA-Knoten, Keith-Flack-Knoten, Nodus sinuatrialis

Si|nus|kno|ten|syn|drom *nt* durch eine Funktionsstörung des Sinusknotens ausgelöste Herzrhythmusstörung, die abwechselnd zu Bradykardie* und Tachykardie* führt; SYN: Sick-Sinus-Syndrom, Bradykardie-Tachykardie-Syndrom

Si|nu|sko|pie *f* endoskopische Untersuchung der Nasennebenhöhlen; SYN: Sinoskopie

Si|nu|so|id *nt* weite, dünnwandige Blutkapillare, z.B. in den Leberläppchen; SYN: Sinusoidgefäß, Vas sinusoideum

si|nu|so|id *adj* Sinusoid betreffend, hohlraumähnlich, sinusartig; SYN: sinusoidal

si|nu|so|i|dal *adj* →sinusoid

Si|nu|so|id|ge|fäß *nt* →Sinusoid

Si|nu|so|to|mie *f* operative Eröffnung eines (Hirn-)Sinus

Si|nus|rhyth|mus *m* normaler, vom Sinusknoten ausgehender Herzrhythmus

Si|nus|ta|chy|kar|die *f* vom Sinusknoten ausgehende Tachykardie*

Si|nus|throm|bo|se *f* Thrombose* eines Hirnsinus; SYN: Thrombosinusitis, Hirnsinusthrombose

si|nu|vent|ri|ku|lär *adj* Sinusknoten und Herzkammer/Ventrikel betreffend oder verbindend

Si|phon|ap|te|ra *pl* kleine blutsaugende Insekten, die wichtige Krankheitsüberträger sind; SYN: Flöhe, Aphaniptera

Si|re|ne *f* →Sirenomelie

Si|re|nen|bil|dung *f* →Sirenomelie

Si|re|no|me|lie *f* Fehlbildung mit Verschmelzung der Beine; SYN: Sirenenbildung, Sirene, Sympodie

Sis|kra|beu|le *f* s.u. Hautleishmaniase

Sitio-, sitio- *präf.* Wortelement mit der Bedeutung "Nahrung"

Si|ti|o|lo|gie *f* Lehre von den Nahrungsmitteln; SYN: Sitologie

si|ti|o|phob *adj* Sitiophobia betreffend, durch sie gekennzeichnet; SYN: sitophob, cibophob

Si|ti|o|pho|bia *f* krankhafte Abneigung gegen Nahrung oder Nahrungsmittel; SYN: Sitophobie, Cibophobie

Sito-, sito- *präf.* Wortelement mit der Bedeutung "Nahrung"

Si|to|lo|gie *f* →Sitiologie

Si|to|pho|bia *f* →Sitiophobia

Si|tu|a|ti|ons|angst *f* krankhafte Angst vor bestimmten Situationen, wie z.B. Platzangst* oder Menschenscheu*

Si|tus *m* Lage

Situs inversus viscerum spiegelbildliche Umkehrung der Eingeweide; kann alle Organe [**Situs inversus totalis**] oder nur nur einen Teil [**Situs inversus partialis**] der Organe betreffen, z.B. **Situs inversus cordis** [Rechtslage des Herzens]

Sitz|bein *nt* Teil des Hüftbeins*; bildet den seitlichen Teil der Hüftpfanne; SYN: Ischium, Os ischii

Sitz|bu|ckel *m* →Sitzkyphose

Sitz|ky|pho|se *f* im Sitzen auffällige Kyphose* von Säuglingen und Kleinkindern; SYN: Sitzbuckel

Ska|bi|es *f* durch die Krätzmilbe* verursachte, stark juckende Dermatose* mit Milbengängen in der Haut und Exanthem*; SYN: Krätze, Scabies; Akariasis, Acariasis

norwegische Skabies v.a. Patienten mit geschwächter Immunabwehr [AIDS, Zytostatikatherapie] befallende, seltene Form der Skabies mit massivem Milbenbefall; SYN: Borkenkrätze, Scabies crustosa/norvegica

ska|bi|ös *adj* Krätze/Skabies betreffend, von Skabies betroffen, krätzig

Ska|le|nek|to|mie *f* Skalenusresektion

Ska|le|no|to|mie *f* Skalenusdurchtrennung

Ska|le|nus *m* Musculus* scalenus anterior, posterior, minimus

Skalp *m* behaarte Kopfhaut und die darunter liegende Kopfschwarte

Skal|pell *nt* chirurgisches Messer

Skaph-, skaph- *präf.* →Skaph-

Skapho-, skapho- *präf.* Wortelement mit der Bedeutung "Kahn/Wanne"

Ska|pho|id|frak|tur *f* Kahnbeinbruch der Hand

ska|pho|ke|phal *adj* →skaphozephal

Ska|pho|ke|pha|lie *f* →Skaphozephalie

ska|pho|ze|phal *adj* Skaphozephalie betr., von Skaphozephalie gekennzeichnet; SYN: skaphokephal

Ska|pho|ze|pha|lie *f* bei vorzeitigem Verschluss der Schädelnähte entstehende schmale Kopfform mit kielförmiger Verjüngung des Schädeldaches; SYN: Kahnschädel, Leistenschädel, Skaphokephalie, Zymbozephalie

Ska|pu|la *f, pl* **-lä** Schulterblatt; SYN: Scapula

Ska|pu|lal|gie *f* →Skapulodynie

ska|pu|lar *adj* Schulter(blatt)/Skapula betreffend

Ska|pu|lar|li|nie *f* durch die untere Schulterblattspitze verlaufende senkrechte anatomische Hilfslinie; SYN: Linea scapularis

Ska|pu|lek|to|mie *f* Schulterblattentfernung
Ska|pu|lo|dy|nie *f* Schmerzen in der Schulterblattgegend; SYN: Skapulalgie
ska|pu|lo|hu|me|ral *adj* Schulterblatt und Oberarmknochen/Humerus betreffend oder verbindend; SYN: humeroskapular
ska|pu|lo|kos|tal *adj* Schulterblatt und Rippen/Costae betreffend; SYN: kostoskapular
Ska|pu|lo|pe|xie *f* Schulterblattfixierung
ska|pu|lo|ster|nal *adj* Schulterblatt und Brustbein/Sternum betreffend; SYN: sternoskapular
Ska|ri|fi|ka|ti|on *f* Hautritzung zur Einbringung vom Impfstoffen oder Testsubstanzen
Ska|ri|fi|ka|ti|ons|test *m* Intrakutantest, bei dem das Allergen in die Haut eingekratzt wird; SYN: Scratchtest, Kratztest
skar|la|ti|ni|form *adj* dem Scharlach(exanthem) ähnlich; SYN: skarlatinös, skarlatinoid
skar|la|ti|no|id *adj* →skarlatiniform
skar|la|ti|nös *adj* →skarlatiniform
Skato-, skato- *präf.* Wortelement mit der Bedeutung "Kot"
Ska|tol *nt* bei der Eiweißvergärung im Darm aus Tryptophan entstehende Substanz, die dem Kot seinen typischen Geruch verleiht
Ska|to|lo|gie *f* Lehre von Physiologie und Pathologie des Stuhls
Skelet *nt* →Skelett
ske|le|to|gen *adj* Skeletogenese betreffend, skelettbildend
Ske|le|to|ge|ne|se *f* Skelettentwicklung, Skelettbildung
Ske|lett *nt* Knochengerüst, Gerippe; auch für das bindegewebige Stützgerüst von Organen verwendeter Begriff; SYN: Skelet
ske|let|tal *adj* das Skelett betreffend
Ske|lett|mus|kel|typ *m* s.u. Creatinkinase
Ske|lett|szin|ti|gra|fie *f* →Skelettszintigraphie
Ske|lett|szin|ti|gra|phie *f* Szintigraphie* des gesamten Knochenskeletts
Skene-Gänge *pl* Ausführungsgänge der Harnröhrendrüsen in der Umgebung der Harnröhrenmündung der Frau; SYN: Ductus paraurethrales urethrae femininae
Ske|ne|i|tis *f, pl* **-ti|den** →Skenitis
ske|ne|i|tisch *adj* →skenitisch
Ske|ni|tis *f, pl* **-ti|den** Entzündung der Skene-Gänge; SYN: Skeneitis
ske|ni|tisch *adj* Skenitis betreffend, von ihr betroffen oder gekennzeichnet; SYN: skeneitisch
Skia-, skia- *präf.* Wortelement mit der Bedeutung "Schatten"
Ski|a|skop *nt* Gerät zur Skiaskopie*; SYN: Retinoskop
Ski|a|sko|pie *f* Methode zur objektiven Bestimmung des Fernpunktes des Auges; SYN: Koroskopie, Retinoskopie, Schattenprobe
Ski|dau|men *m* Ruptur der Kollateralbänder des Daumengrundgelenkes durch Hängenbleiben des Daumens am Skistock
Skir|rhus *m* →Scirrhus
Skler-, skler- *präf.* →Sklero-
Skle|ra *f, pl* **-ren** Lederhaut des Auges; hinterer Teil der äußeren Augenhaut; SYN: Sclera
Skler|a|de|ni|tis *f, pl* **-ti|den** zu Verhärtung führende Drüsenentzündung
skler|a|de|ni|tisch *adj* Skleradenitis betreffend, von ihr betroffen oder gekennzeichnet
Skle|ra|ent|zün|dung *f* →Skleritis
skle|ral *adj* Lederhaut/Sklera betreffend
Skler|ek|ta|sie *f* Ausbuchtung der Sklera an ausgedünnten Stellen
Skler|ek|to|i|ri|dek|to|mie *f* Teilentfernung von Sklera und Iris bei Glaukom*; SYN: Lagrange-Operation
Skler|ek|to|mie *f* Teilentfernung der Sklera, z.B. bei Glaukom*
Skle|rem *nt* bei Säuglingen auftretende teigig-ödematöse Verhärtung der Haut; SYN: Underwood-Krankheit, Fettdarre, Fettsklerem (der Neugeborenen), Sclerema adiposum neonatorum
Skle|ren|ik|te|rus *m* Gelbfärbung der Sklera
Skler|en|ze|pha|lie *f* Hirnsklerose; SYN: Sclerencephalia
Skle|ri|a|sis *f, pl* **-ses** Augenlidverhärtung; SYN: Scleriasis
Skle|ri|ri|to|mie *f* Inzision von Sklera und Iris
Skle|ri|tis *f, pl* **-ti|den** Entzündung der Lederhaut des Auges; SYN: Lederhautentzündung, Skleraentzündung, Skleritis, Scleritis
  Skleritis anularis ringförmige, zum Teil auf die Hornhaut übergreifende Lederhautentzündung
  Skleritis anterior Entzündung des oberflächlichen Lederhautgewebes
  diffuse Skleritis diffuse Form der tiefen Lederhautentzündung
  nekrotisierende Skleritis nekrotisierende Form der tiefen Lederhautentzündung
  noduläre Skleritis noduläre Form der tiefen Lederhautentzündung
  Skleritis posterior Entzündung des tiefen Lederhautgewebes; zum Teil mit Beteiligung der Aderhaut
skle|ri|tisch *adj* Lederhautentzündung/Skleritis betreffend, von ihr betroffen oder gekennzeichnet
Sklero-, sklero- *präf.* Wortelement mit der Bedeutung **1.** "verhärtet/hart/trocken" **2.** "Lederhaut/Sklera"
Skle|ro|cho|ri|o|i|di|tis *f, pl* **-ti|den** Entzündung von Lederhaut und Aderhaut/Choroidea
skle|ro|cho|ri|o|i|di|tisch *adj* Sklerochorioiditis betreffend, von ihr betroffen oder gekennzeichnet
Skle|ro|dak|ty|lie *f* Akrosklerose* von Fingern oder Zehen
Skler|ö|dem *nt* Ödem der Lederhaut/Sklera; SYN: Scleroedema
Skle|ro|derm *nt* →Sklerodermie
Skle|ro|der|mie *f* Autoimmunerkrankung* der Haut mit Entzündung und Verhär-

S

tung; SYN: Skleroderm, Sclerodermia
diffuse Sklerodermie →systemische Sklerodermie
lokalisierte Sklerodermie →zirkumskripte Sklerodermie
progressive Sklerodermie →systemische Sklerodermie
systemische Sklerodermie zu den Autoimmunerkrankungen* gerechnete Kollagenose* mit Verdickung und Verhärtung von Haut und Unterhaut und meist auch Beteiligung innerer Organe (Herz, Niere, Speiseröhre, Dünndarm); SYN: systemische Sklerose, Systemsklerose, progressive Sklerodermie, diffuse Sklerodermie, Sclerodermia diffusa, Sclerodermia progressiva
zirkumskripte Sklerodermie ätiologisch ungeklärte, sklerotische Verhärtung des Bindegewebes der Haut, die auf schmale Bezirke beschränkt ist; SYN: lokalisierte Sklerodermie, Sclerodermia circumscripta, Morphaea, Morphoea

skle|ro|gen *adj* Sklerose verursachend

Skle|ro|i|ri|tis *f, pl* **-ti|den** Entzündung von Lederhaut und Regenbogenhaut/Iris; SYN: Iridoskleritis

skle|ro|i|ri|tisch *adj* Skleroiritis betreffend, von ihr betroffen oder gekennzeichnet

Skle|ro|ke|ra|ti|tis *f, pl* **-ti|ti|den** **1.** Entzündung von Lederhaut und Hornhaut/Kornea; SYN: Korneoskleritis **2.** zu Sklerosierung der Hornhaut führende Erkrankung unklarer Ätiologie; SYN: sklerosierende Keratitis

skle|ro|ke|ra|ti|tisch *adj* Sklerokeratitis betreffend, von ihr betroffen oder gekennzeichnet

Skle|ro|ke|ra|to|i|ri|tis *f, pl* **-ti|den** Entzündung von Lederhaut, Hornhaut/Kornea und Regenbogenhaut/Iris

skle|ro|kon|junk|ti|val *adj* Lederhaut/Sklera und Bindehaut/Konjunktiva betreffend

Skle|ro|kon|junk|ti|vi|tis *f, pl* **-ti|den** Entzündung von Lederhaut und Bindehaut/Konjunktiva

skle|ro|kon|junk|ti|vi|tisch *adj* Sklerokonjunktivitis betreffend, von ihr betroffen oder gekennzeichnet

Skle|ro|kor|nea *f* angeborene Gefäßbildung in der Hornhaut mit Vernarbung und Verschmelzung mit der Sklera

skle|ro|kor|ne|al *adj* Lederhaut/Sklera und Hornhaut/Kornea betreffend; SYN: korneoskleral

Skle|rom *nt* granulomatöse Entzündung der Atemwegsschleimhaut mit Bildung knotiger Verdickungen; SYN: Scleroma

Skle|ro|ma|la|zie *f* Skleraerweichung; SYN: Scleromalacia

Skle|ro|myx|ö|dem *nt* ätiologisch ungeklärte Hauterkrankung mit lichenoiden Papeln und flächenhafter Verdickung und Verhärtung der Haut durch Einlagerung mukoider Substanzen; SYN: Arndt-Gottron-Syndrom

Skle|ro|ny|chie *f* Verdickung der Nagelplatte; SYN: Pachyonychie, Pachyonychia, Scleronychia, Onychauxis

Skle|ro|ny|xis *f* Sklerapunktion

Skle|roph|thal|mie *f* sklerosierende Augenerkrankung

Skle|ro|pro|te|i|ne *pl* wasserunlösliche, fibrilläre Eiweiße, die im Körper als Stütz- und Gerüstsubstanzen dienen; SYN: Gerüsteiweiße

Skle|ro|se *f* krankhafte Verhärtung von Geweben oder Organen als Folge entzündlicher oder degenerativer Prozesse; SYN: Sclerosis
konzentrische Sklerose allmählich progrediente Enzephalitis mit sklerosierender Entmarkung; SYN: Baló-Krankheit, Encephalitis periaxialis, Leucoencephalitis periaxialis concentrica
multiple Sklerose chronisch-progrediente, in Schüben verlaufende demyelinisierende Erkrankung unklarer Genese (Autoimmunkrankheit*?, Slow-virus-Infektion*?); SYN: Polysklerose, Sclerosis multiplex, Encephalomyelitis disseminata
systemische Sklerose zu den Autoimmunerkrankungen* gerechnete Kollagenose* mit Verdickung und Verhärtung von Haut und Unterhaut und meist auch Beteiligung innerer Organe (Herz, Niere, Speiseröhre, Dünndarm); SYN: Systemsklerose, progressive Sklerodermie, diffuse Sklerodermie, systemische Sklerodermie, Sclerodermia diffusa, Sclerodermia progressiva
tuberöse Sklerose autosomal-dominant vererbte, zu den Phakomatosen* gehörende Erkrankung mit epileptischen Anfällen, psychomotorischer Retardierung*, intrakraniellen Verkalkungen, Adenoma* sebaceum und knotigen Tumoren verschiedener Organe [Herz, Niere, Retina]; SYN: Morbus Bourneville, Bourneville-Pringle-Syndrom, Bourneville-Syndrom, tuberöse Hirnsklerose, Epiloia

skle|ro|sie|rend *adj* Sklerose verursachend oder bewirkend; sich verhärtend

Skle|ro|sie|rung *f* **1.** Verhärtung, Sklerosebildung **2.** →Sklerotherapie

Skle|ro|ste|no|se *f* kombinierte Sklerose* und Stenose*

Skle|ro|sto|mie *f* Sklerafensterung

Skle|ro|the|ra|pie *f* therapeutische Auslösung einer lokalen Sklerose zum Verschluss von Gefäßen; SYN: Sklerosierung, Verödung

skle|ro|tisch *adj* Sklerose betreffend, von ihr betroffen, durch sie bedingt; verhärtet, hart

Skle|ro|to|mie *f* Durchtrennung/Eröffnung der Sklera

Sko|lex *m, pl* **-li|ces** Bandwurmkopf

Skolio-, skolio- *präf.* Wortelement mit der Bedeutung "gebogen/krumm"

Sko|li|o|ky|pho|se *f* gleichzeitiges Bestehen

S

von dorsaler [Kyphose*] und seitlicher [Skoliose*] Krümmung der Wirbelsäule; SYN: Kyphoskoliose

Sko|li|o|se *f* seitliche Verkrümmung der Wirbelsäule; SYN: Scoliosis

angeborene Skoliose durch Fehlbildungen der Wirbelsäule hervorgerufene Skoliose; SYN: kongenitale Skoliose

C-förmige Skoliose Skoliose mit Krümmumg nach einer Seite; SYN: totale Skoliose

idiopathische Skoliose Skoliose unbekannter Ursache, häufigste Form [80%] der Skoliose

infektiös-bedingte Skoliose durch eine Wirbelentzündung [meist Tuberkulose] verursachte Skoliose

kompensatorische Skoliose Skoliose durch Fehlhaltung, z.B. bei Beinlängendifferenz

kongenitale Skoliose →angeborene Skoliose

myopathische Skoliose Skoliose bei Muskeldystrophie

neuromuskuläre Skoliose Skoliose bei Muskellähmung; SYN: neuropathische Skoliose, paralytische Skoliose

neuropathische Skoliose →neuromuskuläre Skoliose

osteopathische Skoliose Skoliose durch Erkrankung der Wirbelsäule

paralytische Skoliose →neuromuskuläre Skoliose

posttraumatische Skoliose durch eine Wirbelsäulenverletzung bedingte Skoliose

rachitische Skoliose Skoliose bei Rachitis

S-förmige Skoliose Skoliose mit Krümmung und Gegenkrümmung; SYN: zusammengesetzte Skoliose

statische Skoliose durch Beinlängendifferenz oder Veränderung des Beckengürtels hervorgerufene Skoliose

thorakale Skoliose Skoliose der Brustwirbelsäule

thorakolumbale Skoliose Skoliose von Brust- und Lendenwirbelsäule

totale Skoliose →C-förmige Skoliose

zusammengesetzte Skoliose →S-förmige Skoliose

sko|li|o|tisch *adj* Skoliosebetreffend, durch Skoliose gekennzeichnet

-skop *suf.* Wortelement mit der Bedeutung "Messgerät/Instrument"

-skopie *suf.* Wortelement mit Bezug auf "Untersuchung/Erforschung"

-skopisch *suf.* Wortelement mit der Bedeutung "betrachtend/untersuchend"

Sko|po|phi|lie *f* sexuelle Lustempfindung durch heimliches oder verbotenes Beobachten, z.B. von Nackten, anderen Paaren; SYN: Skoptophilie, Schaulust, Voyeurismus, Voyeurtum

sko|po|phob *adj* Skopophobie betreffend, durch sie gekennzeichnet; SYN: skoptophob

Sko|po|pho|bie *f* krankhafte Angst vor dem Gesehenwerden; SYN: Skoptophobie

Skop|to|phi|lie *f* →Skopophilie

skop|to|phob *adj* →skopophob

Skop|to|pho|bie *f* →Skopophobie

Skor|but *m* durch einen Mangel an Vitamin C ausgelöste Erkrankung; die auffälligsten Symptome sind Müdigkeit, Blutungsneigung, Zahnfleischbluten und Zahnausfall, verzögerte Wundheilung; SYN: Scharbock, Scorbut

skor|bu|ti|gen *adj* Skorbut verursachend

skor|bu|tisch *adj* Skorbut betreffend, von Skorbut gekennzeichnet

Skot-, skot- *präf.* →Skoto-

Skoto-, skoto- *präf.* Wortelement mit der Bedeutung "dunkel/Dunkelheit"

sko|to|chro|mo|gen *adj* Bezeichnung für Mykobakterien, die auch im Dunkeln Pigment bilden

Sko|tom *nt* Ausfall [**absolutes Skotom**] oder Abschwächung [**relatives Skotom**] eines Teils des normalen Gesichtsfeldes; Skotome, die vom Patienten wahrgenommen werden heißen **positive** oder **subjektive Skotome**; Skotome, die nicht vom Patienten wahrgenommen werden heißen **negative** oder **objektive Skotome**; nach der Lage im Sehfeld unterscheidet man **zentrale** und **periphere Skotome**; SYN: Gesichtsfeldausfall

sko|to|phob *adj* Nachtangst/Skotophobie betreffend, durch sie gekennzeichnet; SYN: nyktalophob, nyktophob

Sko|to|pho|bie *f* krankhafte Angst vor der Dunkelheit oder der Nacht; SYN: Nachtangst, Dunkelangst, Nyktalophobie, Nyktophobie

Sko|to|pie *f* →Skotopsie

Sko|top|sie *f* durch die Stäbchenzellen der Netzhaut ermöglichtes Sehen bei niedriger Lichtintensität; SYN: Dämmerungssehen, Nachtsehen, skotopes Sehen, Skotopie

Skro|fu|lo|derm *nt* →Skrophuloderm

Skro|phu|lo|derm *nt* postprimäre subakute Hauttuberkulose mit Bildung subkutaner livider Knoten, die zu Ulzeration und Fistelbildung neigen; SYN: tuberkulöses Gumma, Skrofuloderm, Tuberculosis cutis colliquativa

skro|tal *adj* Hodensack/Skrotum betreffend

Skro|tal|el|e|phan|ti|a|sis *f, pl* **-ses** mit hochgradiger Schwellung von Skrotum und Penis einhergehende Elephantiasis* des Anogenitalbereiches

Skro|tal|gan|grän *f* fiebrige, nekrotische Gangrän* des Skrotums; SYN: Fournier-Gangrän, Fournier-Krankheit

Skro|tal|her|nie *f* bis in den Hodensack reichender Leistenbruch; SYN: Hodenbruch, Hernia scrotalis

Skro|tal|naht *f* →Skrotalraphe

Skro|tal|ra|phe *f* pigmentierter Hautstreifen in der Mitte des Skrotums; SYN: Skrotalnaht, Raphe scroti

Skro|tal|sep|tum *nt* Medianseptum des Skrotums; SYN: Septum scroti

Skro|tek|to|mie *f* Hodensack(teil)entfernung, Hodensackexzision, Skrotumexzision

Skro|ti|tis *f, pl* **-ti|ti|den** Entzündung des Hodensacks; SYN: Hodensackentzündung, Skrotumentzündung, Scrotitis

skro|ti|tisch *adj* Hodensackentzündung/Skrotitis betreffend, von ihr betroffen oder gekennzeichnet

Skro|tum *nt* Hodensack; SYN: Scrotum

Skro|tum|ent|zün|dung *f* →Skrotitis

Skro|tum|kar|zi|nom *nt* seltener maligner Tumor des Hodensacks

Sku|tu|lum *nt, pl* **-la** →Scutulum

Sky|ba|lum *nt, pl* **-la** →Scybalum

SLE-Virus *nt* →St. Louis-Enzephalitis-Virus

Slow-Virus *nt* Virus mit extrem langer Inkubationszeit [Monate bis Jahre], z.B. HIV-Virus

Slow-Virus-Infektion *f* durch ein Slow-Virus* verursachte Erkrankung; z.T. werden diese Infektionen durch Prionen verursacht

Sluder-Neuralgie *f* Gesichtsneuralgie durch eine Entzündung des Ganglion pterygopalatinum; SYN: Sluder-Syndrom, Neuralgia sphenopalatina

Sludge-Phänomen *nt* reversible Aggregation von Erythrozyten bei Veränderung der Fließeigenschaften des Blutes; SYN: Sludging

Sludg|ing *nt* →Sludge-Phänomen

Sly-Syndrom *nt* mit milden Symptomen [Skelettfehlbildungen, Hornhauttrübung] verlaufende Mukopolysaccharidspeicherkrankheit mit normaler Intelligenz; SYN: Mukopolysaccharidose VII

Smear *nt* (Zell-)Ausstrich; Abstrich

Smeg|ma *nt* von den Vorhautdrüsen gebildeter Talg; SYN: Vorhauttalg

Smith-Fraktur *f* Form der distalen Radiusfraktur*

Snedden-Wilkinson-Syndrom *nt* chronisch rezidivierende Hauterkrankung mit Bildung steriler subkutaner Eiterbläschen; SYN: subkorneale Pustulose, subkorneale pustulöse Dermatose, Pustulosis subcornealis

Snellen-Sehproben *pl* s.u. Snellen-Sehschärfentest

Snellen-Sehprobentafeln *pl* s.u. Snellen-Sehschärfentest

Snellen-Sehschärfentest *m* Sehschärfeprüfung unter Verwendung von Snellen-Sehprobentafeln mit spezielle Optotypen [Snellen-Sehproben]

Sod|bren|nen *nt* brennendes Gefühl in der Speiseröhre und der Magengrube durch gastroösophagealen Reflux* von Mageninhalt; SYN: Pyrosis

So|do|ku *nt* durch Nagerbisse [Ratten, Mäuse] übertragene Infektionskrankheit durch **Spirillum minus**; meist subakuter Verlauf mit Polyarthritis und Lymphknotenschwellung; SYN: Rattenbisskrankheit, Rattenbissfieber I

So|do|mie *f* sexuelle Handlungen an oder mit Tieren; SYN: Zooerastie

So|fort|pro|the|se *f* Zahnprothese, die unmittelbar nach der Zahnextraktion eingesetzt wird; SYN: Immediatprothese

Soh|len|war|ze *f* nach innen wachsende, gewöhnliche Warze [Verruca vulgaris] der Fußsohle; SYN: Dornwarze, Plantarwarze, Fußsohlenwarze, Verruca plantaris

So|la|na|ceae *pl* s.u. Solanin

So|la|nin *nt* in verschiedenen Nachtschattengewächsen [Solanaceae] vorkommendes giftiges Alkaloid

So|la|nis|mus *m* Solaninvergiftung

so|lar *adj* die Sonne betreffend, durch Sonnenstrahlen hervorgerufen

So|lar|ple|xus *m* um den Truncus* coeliacus herum liegendes größtes vegetatives Geflecht; SYN: Sonnengeflecht, Plexus solaris, Plexus coeliacus

Sol|da|ten|herz *nt* belastungsunabhängig auftretende Symptomatik mit Hyperventilation*, Tachykardie*, Herzschmerzen und Engegefühl; SYN: Effort-Syndrom, Da-Costa-Syndrom, Phrenikokardie, neurozirkulatorische Asthenie

So|le *f* natürliche, Natriumchlorid-haltige Quelle

so|li|tär *adj* allein, abgesondert, vereinzelt, einzeln

So|li|tär|stein *m* s.u. Gallenstein

So|li|tär|zys|te des Knochens *f* meist im Wachstumsalter auftretende Zyste in den Metaphysen langer Röhrenknochen; SYN: einfache/solitäre Knochenzyste

so|lu|bel *adj* löslich, (auf-)lösbar

So|lu|tio *f, pl* **-ti|o|nes** Lösung, Solution

So|lu|ti|on *f* Lösung, Solutio

Sol|vens *nt, pl* **-en|zi|en** Lösungsmittel; SYN: Dissolvens

-som *suf.* in Adjektiven verwendetes Wortelement mit der Bedeutung "-wüchsig"

So|ma *nt, pl* **-ma|ta** **1.** Körper [im Gegensatz zur Psyche] **2.** Zellkörper

Somat-, somat- *präf.* →Somato-

So|ma|tal|gie *f* Körperschmerz, körperlicher Schmerz, somatischer Schmerz

so|ma|tisch *adj* den Körper/das Soma betreffend, zum Körper gehörend; SYN: körperlich

Somato-, somato- *präf.* Wortelement mit der Bedeutung "Körper/Soma"

so|ma|to|gen *adj* vom Körper verursacht, körperlich bedingt; in der Psychiatrie als Gegensatz zu endogen definiert

So|ma|to|gramm *nt* graphische Darstellung quantitativer Messwerte [z.B. Gewicht, Körpergröße] zur Beurteilung der Entwicklung

So|ma|to|li|be|rin *nt* im Hypothalamus* gebildetes Liberin, das die Freisetzung von

Somatotropin* anregt; SYN: Somatotropin-releasing-Faktor
So|ma|to|lo|gie *f* Körperlehre
So|ma|to|me|di|ne *pl* unter dem Einfluss von Somatotropin* gebildete Proteine, die als Mediatoren von Somatotropin in den Geweben wirken
So|ma|to|me|ga|lie *f* Riesenwuchs; SYN: Gigantismus
so|ma|to|pleu|ral *adj* Somatopleura betreffend
So|ma|to|sen|so|rik *f* Reize der propriozeptiven Sensibilität* verarbeitendes System; SYN: somatosensorisches System
so|ma|to|sen|so|risch *adj* Bezeichnung für aus der Haut und tieferen Strukturen stammende Sinnesreize
So|ma|to|sta|tin *nt* im Hypothalamus* gebildetes Statin*, das die Ausschüttung von Somatotropin* hemmt; SYN: Somatotropin-release-inhibiting-Faktor, Somatotropin-inhibiting-Faktor
So|ma|to|sta|ti|nom *nt* von den D-Zellen* des Pankreas ausgehender Somatostatin*-bildender Tumor; SYN: D-Zell-Tumor, D-Zellen-Tumor
so|ma|to|trop *adj* auf Körperzellen wirkend
So|ma|to|tro|pin *nt* im Hypophysenvorderlappen* gebildetes Hormon, das die DNA- und Eiweißsynthese anregt und die Fettsynthese hemmt; SYN: somatotropes Hormon, Wachstumshormon
Somatotropin-inhibiting-Faktor *m* →Somatostatin
Somatotropin-release-inhibiting-Faktor *m* →Somatostatin
Somatotropin-releasing-Faktor *m* →Somatoliberin
so|ma|to|vis|ze|ral *adj* Körper/Soma und Eingeweide/Viszera betreffend
-somie *suf.* Wortelement mit Bezug auf "Körperbau/Beschaffenheit"
Som|mer|ak|ne *f* meist Frauen betreffende Akne sonnenexponierter Hautareale; SYN: Mallorca-Akne, Früjahrsakne; Akne aestivalis
Som|mer|cho|le|ra *f* in den Sommermonaten auftretende Cholera* nostras durch Viren oder Bakterien; SYN: Cholera aestiva, Sommerdiarrhö, Sommerdiarrhoe
Som|mer|di|ar|rhö *f, pl* **-rhö|en** →Sommercholera
Som|mer|di|ar|rhoe *f, pl* **-rho|en** →Sommercholera
Som|mer|grip|pe *f* durch verschiedene Viren hervorgerufener grippaler Infekt in den Sommermonaten
Som|mer|pru|ri|go *f* ätiologisch ungeklärte, durch Sonnenlicht hervorgerufene Lichtdermatose*; die Art der Hautveränderung ist extrem variabel [ekzem-artig, plaque-artig, urtikariell, erythematös] und wechselt oft von Mal zu Mal; SYN: polymorphe Lichtdermatose (Haxthausen), polymorpher Lichtausschlag, Lichtekzem, Lupus erythematodes-artige Lichtdermatose, Prurigo aestivalis, Eccema solare, Dermatopathia photoelectrica
Som|mer|ur|ti|ka|ria *f* →Sonnenurtikaria
Somn-, somn- *präf.* Wortelement mit der Bedeutung "Schlaf"
Som|nam|bu|lis|mus *m* Schlafwandeln; SYN: Noktambulismus
Somni-, somni- *präf.* →Somn-
Som|ni|fe|rum *nt* Schlafmittel; SYN: Hypnotikum
Som|ni|lo|quie *f* Sprechen im Schlaf
Somno-, somno- *präf.* →Somn-
Som|no|ki|ne|ma|to|graf *m* →Somnokinematograph
Som|no|ki|ne|ma|to|graph *m* Gerät zur Aufzeichnung der Bewegungen im Schlaf; SYN: Hypnokinematograph
som|no|lent *adj* schläfrig; bewusstseinseingetrübt, bewusstseinsbeeinträchtigt
Som|no|lenz *f* (krankhafte) Schläfrigkeit, Benommenheit
Son|de *f* starres oder biegsames, stab- oder röhrenförmiges Instrument aus Metall oder Plastik zur Einführung in Gefäße, Hohlorgane oder Hohlräume
son|die|ren *nt* →Sondierung
Son|die|rung *f* Einführung einer Sonde; diagnostische Austastung mit einer Sonde; SYN: Sondieren
Son|nen|al|ler|gie *f* →Sonnenurtikaria
Son|nen|blu|men|ka|ta|rakt *f* durch Kupferablagerung entstandene Verfärbung der Linse; SYN: Kupferstar, Sonnenblumenstar, Chalkosis, Chalcosis lentis
Son|nen|blu|men|star *m* →Sonnenblumenkatarakt
Son|nen|ge|flecht *nt* um den Truncus* coeliacus herum liegendes größtes vegetatives Geflecht; SYN: Plexus solaris, Plexus coeliacus, Bauchhirn, Bauchhöhlengeflecht
Son|nen|stich *f* durch übermäßige Sonnenbestrahlung des Kopfes ausgelöstes Krankheitsbild mit Erbrechen, Kopfschmerzen, und Schwindelgefühl; evtl. Übergang in einen Hitzschlag*; SYN: Heliosis
Son|nen|ur|ti|ka|ria *f* akute Reaktion der Haut auf Sonnenlichteinstrahlung mit Rötung, Juckreiz und Quaddelbildung; SYN: Sonnenallergie, Sommerurtikaria, Lichturtikaria, photoallergische Urtikaria, Urticaria solaris/photogenica
So|no|graf *m* →Sonograph
So|no|gra|fie *f* →Sonographie
so|no|gra|fisch *adj* →sonographisch
So|no|gramm *nt* bei der Sonographie* erhaltenes Bild
So|no|graph *m* Ultraschallgerät; SYN: Echograph
So|no|gra|phie *f* Ultraschalluntersuchung
so|no|gra|phisch *adj* Sonographie betreffend, mittels Sonographie

so|nor *adj* tönend, resonant, klangvoll

Soor *m* lokalisierte oder systemische Mykose* durch Candida*-Species [meist Candida albicans]; SYN: Kandidamykose, Candidamykose, Candidose, Soormykose, Candidiasis, Moniliasis, Moniliose

Soor|gra|nu|lom *nt* Granulom* bei Candidose* der Mundschleimhaut; SYN: Candidagranulom

Soor|kol|pi|tis *f, pl* **-ti|den** Scheidenmykose durch Candida* albicans

Soor|my|ko|se *f* →Soor

Soormykose der Mundschleimhaut vor allem die Zunge und Wangenschleimhaut betreffende Entzündung durch Candida* albicans; SYN: Mundsoor, Candidose der Mundschleimhaut, Stomatitis candidamycetica

Soor|ö|so|pha|gi|tis *f, pl* **-ti|den** Entzündung der Speiseröhrenschleimhaut durch Candida* albicans

Soor|pilz *m* →Candida albicans

So|por *m* schlafähnliche, schwere Bewusstseinseintrübung; SYN: Topor

Sor|bin|säu|re *f* als Konservierungsmittel verwendete ungesättigte Säure; SYN: 2,4-Hexadiensäure, Acidum sorbicum

Sor|bit *nt* als Süßstoff verwendeter sechswertiger Zuckeralkohol; SYN: Sorbitol, Glucit, Glucitol

Sor|bi|tol *nt* →Sorbit

Sor|bo|se *f* pflanzliche Aldohexose*

so|zi|a|bel *adj* gesellig, umgänglich

So|zi|a|bi|li|tät *f* soziales Verhalten, Geselligkeit, Umgänglichkeit

so|zi|al *adj* die Gesellschaft betreffend

So|zi|a|li|sa|ti|on *f* Eingliederung in die soziale Gemeinschaft bzw. in die bestehende gesellschaftliche Ordnung; SYN: Sozialisierung

So|zi|al|me|di|zin *nt* Teilgebiet der Medizin, das sich mit der Rolle der sozialen Umwelt bei der Krankheitsentstehung befasst

Sozio-, sozio- *präf.* Wortelement mit der Bedeutung "Gesellschaft/Gemeinschaft"

So|zi|o|ge|ne|se *f* Krankheitsverursachung durch soziale Bedingungen, wie z.B. Hunger oder Armut

So|zi|o|lo|gie *f* Lehre vom Zusammenleben von Menschen in einer Gemeinschaft

so|zi|o|lo|gisch *adj* Soziologie betreffend

Spalt|bla|se *f* Blasenfehlbildung mit fehlendem Verschluss der Blasenvorderwand; Teilbild einer Bauchwandspalte; SYN: Blasenekstrophie, Blasenexstrophie

Spalt|fuß *m* angeborene Spaltbildung des Fußes

Spalt|hand *m* angeborene Spaltbildung der Hand

Spalt|impf|stoff *m* Impfstoff, der aus Bestandteilen des Erregers oder Toxins besteht; SYN: Spaltvakzine

Spalt|lam|pe *f* Lampe, die ein spaltförmiges Lichtbündel emittiert

Spalt|lam|pen|mi|kro|skop *nt* Hornhautmikroskop mit Spaltlampe zur Untersuchung der vorderen Augenabschnitte

Spalt|pil|ze *pl* alte Bezeichnung für Mikroorganismen, die sich durch Spaltung vermehren; SYN: Schizomyzeten, Schizomycetes

Spalt|raum, perinukleärer *m* Flüssigkeitsraum um den Zellkern; SYN: perinukleäre Zisterne, Cisterna caryothecae, Cisterna nucleolemmae

Spal|tungs|ir|re|sein *nt* →Schizophrenie

Spalt|vak|zi|ne *f* →Spaltimpfstoff

Spalt|wir|bel *m* angeborene Spaltbildung eines oder mehrerer Wirbel; SYN: Spina bifida

Spalt|zun|ge *f* angeborene Längsspaltung der Zunge; SYN: Zungenspalte, Lingua bifida, Glossoschisis

Spa|ni|scher Kra|gen *m* Abschnürung der Eichel durch Einklemmung der zu engen Vorhaut hinter dem Eichelkranz; SYN: Paraphimose, Capistratio

spas|misch *adj* krampfartig; SYN: spasmodisch

Spasmo-, spasmo- *präf.* Wortelement mit der Bedeutung "Krampf/Verkrampfung/Spasmus"

spas|mo|disch *adj* →spasmisch

spas|mo|gen *adj* krampfauslösend, krampferzeugend

Spas|mo|lyg|mus *m* krampfartiger Schluckauf

Spas|mo|ly|se *f* Krampflösung

Spas|mo|ly|ti|kum *nt, pl* **-ka** krampflösende Substanz

spas|mo|ly|tisch *adj* krampflösend, krampfmildernd

spas|mo|phil *adj* zu Krämpfen neigend

Spas|mo|phi|lie *f* Neigung zu Krämpfen; SYN: spasmophile Diathese

Spas|mus *m* Krampf, Verkrampfung; Muskelkrampf

Spasmus facialis Krampf der Gesichtsmuskulatur, z.B. bei Tetanus; SYN: Gesichtskrampf

Spasmus glottidis Stimmritzenkrampf

Spasmus rotatorius unwillkürliche Kopfdrehung mit Krampf der Halsmuskulatur; SYN: Drehkrampf

Spas|tik *f* eingeschränkte Muskelbeweglichkeit durch eine Tonuserhöhung

spas|tisch *adj* Spastik oder Spasmen betreffend, krampfend, krampfartig

Spas|ti|zi|tät *f* verstärker Widerstand von Muskeln gegen eine passive Bewegung

Spät|a|bort *m* Abort nach der 16. Schwangerschaftswoche

Spät-Dumping *nt* nach Magenentfernung auftretendes Syndrom; 2–3 Stunden nach Nahrungsaufnahme kommt es zu einer hypoglykämischen Phase mit Schwitzen, Übelkeit und evtl. Kreislaufkollaps; SYN: reaktive Hypoglykämie, postalimentäres Spätsyndrom

Spät|dys|ki|ne|sie *f* bei Langzeittherapie mit

Neuroleptika* auftretendes extrapyramidales Syndrom mit Hyperkinesien; SYN: tardive Dyskinesie, Dyskinesia tarda

Spät|e|pi|lep|sie *f* erstmalig nach dem 30. Lebensjahr auftretende Epilepsie; SYN: Epilepsia tarda, Epilepsia tardiva

Spät|ge|burt *f* Geburt, die später als 14 Tagen nach dem errechneten Entbindungstermin erfolgt

Spät|ges|to|se *f* im letzten Schwangerschaftsdrittel auftretende Gestose* mit Ödemen (engl. edemas), Proteinurie und Hypertonie; SYN: EPH-Gestose, Spättoxikose

Spa|ti|um *nt, pl* **-tia, ti|en** Raum; Zwischenraum, Abstand, Lücke, Spalt

Spatia anguli iridocornealis Lücken zwischen den Faserbündeln des Hueck-Bandes; SYN: Fontana-Räume

Spatium epidurale Raum zwischen dem äußeren und dem inneren Blatt der Dura* mater des Rückenmarks; SYN: Epiduralraum, Epiduralspalt, Spatium extradurale

Spatium episclerale Raum zwischen Sklera und Augapfelscheide; SYN: Tenon-Raum

Spatium extradurale →Spatium epidurale

Spatium extraperitoneale Raum außerhalb der Peritonealhöhle; SYN: Extraperitonealraum

Spatium intercostale Raum zwischen zwei Rippen; SYN: Zwischenrippenraum, Interkostalraum

Spatia interglobularia nicht mineralisierte Räume in Zahndentin; SYN: Czermak-Räume, Interglobularräume

Spatia interossea metacarpi Räume zwischen den Metakarpalknochen; SYN: Metakarpalräume

Spatia interossea metatarsi Räume zwischen den Metatarsalknochen; SYN: Metatarsalräume

Spatium intervaginale nervi optici Spalt zwischen der inneren und äußeren Hülle des Sehnervens

Spatium lateropharyngeum Bindegewebsraum neben dem Rachen; SYN: Lateropharyngealraum

Spatium perichoroideum perichoroidaler Spaltraum

Spatium peridurale zervikaler, thorakaler und lumbaler Teil des Epiduralraumes; SYN: Periduralraum

Spatium perilymphaticum perilymphatischer Raum des Innenohrlabyrinths

Spatium peripharyngeum Bindegewebsraum um den Rachen; SYN: peripharyngealer Raum

Spatium retroperitoneale Raum zwischen Bauchfell und Wirbelsäule; enthält u.a. die Nieren; SYN: Retroperitonealraum

Spatium retropharyngeum der Raum hinter dem Rachen; SYN: retropharyngealer Raum, Retropharyngealraum

Spatium retropubicum bindegewebiger Raum zwischen Schambein und Blase; SYN: Retzius-Raum

Spatium subarachnoideum Spaltraum zwischen Arachnoidea* und Pia* mater in Gehirn und Rückenmark; SYN: Subarachnoidalraum, Subarachnoidalspalt

Spatium subdurale Spaltraum zwischen Dura* mater und Arachnoidea* in Gehirn und Rückenmark; SYN: Subduralraum, Subduralspalt

Spatia zonularia mit Kammerwasser gefüllte Räume zwischen den Fasern der Zonula ciliaris; SYN: Petit-Kanal

Spät|re|ak|ti|on *f* zellvermittelte Immunreaktion, die ca. 24 Stunden nach Antigenkontakt auftritt; SYN: T-zellvermittelte Überempfindlichkeitsreaktion, Spät-Typ der Überempfindlichkeitsreaktion, Typ IV der Überempfindlichkeitsreaktion, Tuberkulin-Typ

Spät|re|zi|div *nt* nach einem längeren, krankheitsfreien Intervall auftretendes Rezidiv*

Spät|sterb|lich|keit *f* Säuglingssterblichkeit* zwischen dem 8. Lebenstag und dem Ende des 1. Lebensjahres

Spät|syn|drom, postalimentäres *nt* nach Magenentfernung auftretendes Syndrom; 2–3 Stunden nach Nahrungsaufnahme kommt es zu einer hypoglykämischen Phase mit Schwitzen, Übelkeit und evtl. Kreislaufkollaps; SYN: reaktive Hypoglykämie, Spät-Dumping

Spät|sy|phi|lis *f* Monate bis Jahre nach der Erstinfektion auftretende Syphilisform mit Bildung von Gummen und Beteiligung multipler Organe; SYN: Tertiärstadium, Lues III

Spät|te|ta|nus *m* Monate bis Jahre nach einer Verletzung auftretender Wundstarrkrampf

Spät|to|xi|ko|se *f* →Spätgestose

Spe|cies *f* Art; SYN: Spezies

Speck|haut|ge|rinn|sel *nt* gelblich-weißes, aus Fibrin, Blutplättchen und Leukozyten bestehendes, Leichengerinnsel

Speck|le|ber *f* speckige Beschaffenheit der Leber bei Amyloidose*

Speck|milz *f* speckige Beschaffenheit der Milz bei Amyloidose*

Speck|nie|re *f* speckige Beschaffenheit der Niere bei Amyloidose*

Speck|stein *m* Talkum*

Spe|cu|lum *nt, pl* **-la** trichter-, rinnen- oder röhrenförmiges Instrument zur Betrachtung von Hohlräumen; SYN: Spiegel, Spekulum

Spei|che *f* Radius

Spei|chel *m* Sekret der Speicheldrüsen; je nach Art der Drüse mehr serös oder mehr schleimig; SYN: Saliva

Spei|chel|di|a|sta|se *f* stärkespaltendes Enzym des Speichels; SYN: Ptyalin

Spei|chel|drü|sen|ent|zün|dung *f* →Sialadenitis

Spei|chel|fis|tel *f* von einer Speicheldrüse

(meist Parotis) ausgehende Fistel mit Mündung in der Mundhöhle [**innere Speichelfistel**] oder auf der Gesichtshaut [**äußere Speichelfistel**]

Speilchellfluss *m* übermäßige Speichelabsonderung; SYN: Sialorrhoe, Ptyalismus, Hypersalivation

Speilchellstein *m* →Sialolith

Speilchenlbruch *m* Radiusfraktur

Speilchenlnerv *m* →Nervus radialis

Speilcherlfett *nt* vom Körper angelegte Speicher im Fettgewebe; SYN: Depotfett, Reservefett

Speilcherlkranklheit *f* Oberbegriff für die, durch Stoffwechselstörungen verursachte Einlagerung von Stoffwechselprodukten und die dadurch entstehenden Erkrankungen, wie z.B. Glykogenose*, Lipidose*, Mukopolysaccharidose*; SYN: Thesaurismose, Thesaurismosis, Thesaurose

Speilselbrei *m* der im Magen gebildete, aus vorverdauter Nahrung bestehende Brei; SYN: Chymus

Speilselröhlre *f* muskulärer Schlauch, der die Nahrung vom Rachen in den Magen transportiert; SYN: Ösophagus, Oesophagus

Speilselröhlrenlalplalsie *f* angeborenes Fehlen der Speiseröhre

Speilselröhlrenlbruch *m* Aussackung der Speiseröhre durch einen Schleimhautdefekt; SYN: Ösophagozele

Speilselröhlrenlentlzünldung *f* →Ösophagitis

Speilselröhlrenlkarlzilnom *nt* Speiseröhrenkrebs; Rauchen und Alkoholgenuss erhöhen das Krebsrisiko; SYN: Ösophaguskarzinom

Speiseröhren-Magen-Anastomose *f* operative Verbindung von Speiseröhre und Magen; SYN: Speiseröhren-Magen-Fistel, Ösophagogastrostomie

Speiseröhren-Magen-Fistel *f* operative Verbindung von Speiseröhre und Magen; SYN: Speiseröhren-Magen-Anastomose, Ösophagogastrostomie

Speilselröhlrenlmylkolse *f* Pilzerkrankung der Speiseröhre

Speilselröhlrenlspielgellung *f* endoskopische Untersuchung der Speiseröhre; SYN: Ösophagoskopie

Speilselröhlrenlstelnolse *f* Einengung oder Verschluss der Speiseröhre

Speilselröhlrenlullkus *nt, pl* **-ullzelra** meist durch Medikamente verursachte Geschwürbildung der Speiseröhrenschleimhaut; SYN: Ösophagusulkus

speklträl *adj* Spektrum betreffend

Spektro-, spektro- *präf.* Wortelement mit Bezug auf "Bandbreite/Spektrum"

Speklltrolgraf *m* →Spektrograph

Speklltrolgralfie *f* →Spektrographie

Speklltrolgramm *nt* bei der Spektrographie* erhaltenes Bild

Speklltrolgraph *m* Gerät zur Spektrographie*

Speklltrolgralphie *f* Spektroskopie* mit Fotografie des Spektrums

Speklltrolskop *nt* Gerät zur direkten Beobachtung von Spektren

Speklltrolskolpie *f* Messung von Auswertung von Spektren

speklltrolskolpisch *adj* Spektroskop betreffend, mittels Spektroskop

Speklltrum *nt* Darstellung elektromagnetischer Strahlen nach der Wellenlänge

Spelkullum *nt, pl* **-la** →Speculum

Spellelolskolpie *nt* endoskopische Untersuchung einer Lungenkaverne; SYN: Kavernoskopie

Spellelolstolmie *f* operative Eröffnung einer Lungenkaverne mit Schaffung einer äußeren Fistel; SYN: Kavernostomie

Spellelolotolmie *f* operative Eröffnung einer Lungenkaverne; SYN: Kaverneneröffnung, Kavernotomie

Sperm-, sperm- *präf.* Wortelement mit der Bedeutung "Samen/Sperma"

Sperlma *nt* bei der Ejakulation ausgestoßene Samenflüssigkeit; SYN: Semen

Sperlmalkomlpaltilbillitätsltest, postkoitaler *m* Untersuchung von Zervixschleim nach dem Beischlaf zur Beurteilung der männlichen Zeugungsfähigkeit; SYN: Sims-Huhner-Test, Huhner-Test

Spermati-, spermati- *präf.* →Spermato-

Sperlmaltilden *pl* Vorstufen der Spermien; SYN: Spermiden

sperlmaltisch *adj* Samen/Sperma betreffend; SYN: seminal

Sperlmaltiltis *f, pl* **-tiltilden** **1.** Entzündung des Samenleiters/Ductus deferens; SYN: Samenleiterentzündung, Deferentitis **2.** Entzündung des Samenstrangs/Funiculus spermaticus; SYN: Samenstrangentzündung, Funikulitis, Funiculitis, Deferentitis

sperlmaltiltisch *adj* Spermatitis betreffend, von ihr betroffen oder gekennzeichnet

Spermato-, spermato- *präf.* Wortelement mit der Bedeutung "Samen/Sperma"

sperlmaltolgen *adj* Samen/Sperma oder Spermien produzierend

Sperlmaltolgelnelse *f* Samenbildung, Samenzellbildung; SYN: Spermatozytogenese

Sperlmaltolgramm *nt* →Spermiogramm

sperlmaltolid *adj* samenähnlich, spermaähnlich

Sperlmaltollolgie *f* Lehre von Physiologie und Pathologie des Samens

Sperlmaltollylse *f* Auflösung von Samenzellen

sperlmaltollylltisch *adj* Spermatolyse betreffend, von ihr betroffen oder durch sie bedingt

Sperlmaltolpalthie *f* pathologische Veränderung des Spermas

sperlmaltolpoleltisch *adj* Spermabildung oder Spermasekretion fördernd; SYN: spermatopoietisch

Sperlmaltorlrhoe *f, pl* **-rholen** Samenausfluss

S

aus der Harnröhre ohne Ejakulation; SYN: Samenfluss, Polyspermie

Sper|ma|to|zel|le *f* mit Sperma gefüllte Retentionszyste; meist im Nebenhoden; SYN: Samenbruch, Gonozele

Sper|ma|to|zel|lek|to|mie *f* Ausschneidung einer Spermatozele, Spermatozelenexzision

Sper|ma|to|zo|on *nt, pl* **-zo|a, -zo|en** →Spermium

Sper|ma|to|zys|tek|to|mie *f* Samenblasenentfernung, Samenblasenexstirpation

Sper|ma|to|zys|tis *f* →Samenbläschen

Sper|ma|to|zys|ti|tis *f, pl* **-ti|ti|den** Entzündung der Samenblase*; SYN: Samenblasenentzündung, Spermatozystitis, Vesikulitis, Vesiculitis

sper|ma|to|zys|ti|tisch *adj* Samenblasenentzündung/Spermatozystitis betreffend, von ihr betroffen oder gekennzeichnet

Sper|ma|to|zys|to|to|mie *f* Inzision der Samenblase, Samenblasenschnitt

Sper|ma|to|zyt *m* Zwischenstufe bei der Spermatogenese*; SYN: Samenmutterzelle

sper|ma|to|zy|tisch *adj* Spermatozyt betreffend

Sper|ma|to|zy|to|ge|ne|se *f* →Spermatogenese

Sper|mat|u|rie *f* →Seminurie

Sper|mi|den *pl* Vorstufen der Spermien; SYN: Spermatiden

Sper|mie *f* →Spermium

Sper|mi|en *pl* →Spermium

Sper|mi|en|an|ti|ge|ne *pl* auf den Spermien sitzende Antigene

Sper|mi|en|an|ti|kör|per *pl* Antikörper gegen Spermienantigene*; können Ursache einer Befruchtungshemmung sein

Sper|mi|en|mo|ti|li|tät *f* Beweglichkeit der Spermien

Sper|min *nt* in der Prostata* gebildetes Polyamin, das dem Samen seinen typischen Geruch verleiht

Spermio-, spermio- *präf.* Wortelement mit der Bedeutung "Samen/Sperma"

Sper|mi|o|ge|ne|se *f* Phase der Spermatogenese mit Umwandlung von Spermatiden in Spermien; SYN: Spermiohistogenese

sper|mi|o|ge|ne|tisch *adj* Spermiogenese betreffend

Sper|mi|o|gramm *nt* Auflistung der Ergebnisse der quantitativen Spermaanalyse; SYN: Spermatogramm

Sper|mi|o|his|to|ge|ne|se *f* →Spermiogenese

Sper|mi|um *nt, pl* **-mia, -mi|en** männliche Keimzelle, Samenfaden; SYN: Spermium, Spermie, Spermatozoon

Sper|mi|zid *nt* spermienabtötendes Mittel

sper|mi|zid *adj* spermienabtötend

Spha|cel|lus *m, pl* **-li** feuchter Brand, Gangrän*; SYN: Sphakelus

Sphaer-, sphaer- *präf.* →Sphaero-

Sphaero-, sphaero- *präf.* Wortelement mit der Bedeutung "Kugel/Ball"

Spha|ke|lus *m, pl* **-li** feuchter Brand, Gangrän*; SYN: Sphacelus

Sphär-, sphär- *präf.* →Sphäro-

Sphäro-, sphäro- *präf.* Wortelement mit der Bedeutung "Kugel/Ball"

Sphä|ro|pha|kie *f* kugelförmig gewölbte Linse; angeborene Fehlbildung; SYN: Kugellinse

Sphä|ro|pro|te|i|ne *pl* globuläre Proteine*

Sphä|ro|zy|ten *pl* bei verschiedenen Anämien* auftretende runde Erythrozyten*; SYN: Kugelzellen

Sphä|ro|zy|to|se *f* Vorkommen von Sphärozyten im peripheren Blut

hereditäre Sphärozytose häufigste erbliche hämolytische Anämie* in Europa mit meist autosomal-dominantem Erbgang; charakteristisch sind kugelförmige Erythrozyten [Kugelzellen] im Blutbild, Hämolyse*, Milzvergrößerung und Gelbsucht; SYN: Minkowski-Chauffard-Syndrom, Minkowski-Chauffard-Gänsslen-Syndrom, hereditäre Sphärozytose, konstitutionelle hämolytische Kugelzellanämie, familiärer hämolytischer Ikterus, Morbus Minkowski-Chauffard

S-Phase *f* Phase des Zellzyklus, in der die DNA verdoppelt wird; SYN: Synthesephase

Spheno-, spheno- *präf.* Wortelement mit der Bedeutung "Keil/keilförmig"

sphe|no|eth|mo|i|dal *adj* Keilbein und Siebbein/Os ethmoidale betreffend oder verbindend

sphe|no|fron|tal *adj* Keilbein und Stirnbein/Os frontale betreffend oder verbindend

sphe|no|id *adj* **1.** keilförmig **2.** Keilbein/Os sphenoidale betreffend

Sphe|no|i|di|tis *f, pl* **-ti|den** Entzündung der Keilbeinhöhle; SYN: Keilbeinhöhlenentzündung, Sinusitis sphenoidalis

sphe|no|i|di|tisch *adj* Keilbeinhöhlenentzündung/Sphenoiditis betreffend, von ihr betroffen oder gekennzeichnet

Sphe|no|i|do|sto|mie *f* Eröffnung der Keilbeinhöhle durch Exzision der Vorderwand

Sphe|no|i|do|to|mie *f* Eröffnung der Keilbeinhöhle

Sphe|no|ke|pha|lie *f* keilförmige Schädelfehlbildung; SYN: Sphenozephalie

sphe|no|man|di|bu|lar *adj* Keilbein und Unterkiefer/Mandibula betreffend

sphe|no|ma|xil|lär *adj* Keilbein und Oberkiefer/Maxilla betreffend oder verbindend

sphe|no|ok|zi|pi|tal *adj* Keilbein und Hinterhauptsbein/Os occipitale betreffend

sphe|no|or|bi|tal *adj* Keilbein und Augenhöhle/Orbita betreffend oder verbindend; SYN: sphenorbital

sphe|no|pa|la|ti|nal *adj* Keilbein und Gaumenbein/Palatum betreffend oder verbindend

sphe|no|pa|ri|e|tal *adj* Keilbein und Scheitelbein/Os parietale betreffend; SYN: parietosphenoidal

sphe|no|pe|tro|sal *adj* Keilbein und Felsenbein betreffend

sphen|or|bi|tal *adj* →sphenoorbital

sphe|no|squa|mös *adj* Keilbein und Schläfenbeinschuppe betreffend; SYN: squamosphenoidal

sphe|no|tem|po|ral *adj* Keilbein und Schläfenbein/Os temporale betreffend oder verbindend

Sphe|no|ze|pha|lie *f* →Sphenokephalie

sphe|no|zy|go|ma|tisch *adj* Keilbein und Jochbein/Os zygomaticum betreffend

Sphin|go|gly|ko|li|pi|de *pl* Sphingolipide* mit einem Kohlenhydratanteil; SYN: Glykosphingolipide

Sphin|go|li|pi|de *pl* komplexe Lipide, die den ungesättigten C_{18}-Alkohol Sphingosin an Stelle von Glyzerin* enthalten

Sphin|go|li|pi|do|se *f* Oberbegriff für durch Enzymdefekte verursachte intrazelluläre Speicherkrankheiten mit Einlagerung von Sphingolipiden in verschiedenen Organen und dem ZNS; SYN: Sphingolipidspeicherkrankheit

zerebrale Sphingolipidose Lipidspeicherkrankheit mit Lipideinlagerung im Gehirn; SYN: zerebrale Lipidose

Sphin|go|li|pid|spei|cher|krank|heit *f* →Sphingolipidose

Sphin|go|mye|li|ne *pl* in den Markscheiden vorkommende Sphingolipide*

Sphin|go|mye|lin|li|pi|do|se *f* →Sphingomyelinose

Sphin|go|mye|li|no|se *f* autosomal-rezessiv vererbte Sphingolipidose* mit Einlagerung von Sphingomyelin und Cholesterin in Zellen des retikulohistozytären Systems und des ZNS; es gibt mehr als 5 Varianten mit unterschiedlichem Schweregrad und Verlauf; SYN: Niemann-Pick-Krankheit, Sphingomyelinlipidose

Sphin|go|phos|pho|li|pi|de *pl* in den Markscheiden vorkommende Sphingolipide*, die Phosphorylcholin enthalten

Sphin|go|sin *nt* s.u. Sphingolipide

Sphink|ter *m* Schließmuskel; SYN: Musculus sphincter

Sphinkter ampullae →Musculus sphincter ampullae hepatopancreaticae

Sphinkter Oddii →Musculus sphincter ampullae hepatopancreaticae

Sphinkter pupillae →Musculus sphincter pupillae

Sphinkter pylori →Musculus sphincter pyloricus

Sphinkter urethrae →Musculus sphincter urethrae

Sphink|te|ral|gie *f* Schmerzen im Afterschließmuskel/Musculus* sphincter ani

Sphink|te|rek|to|mie *f* operative (Teil-)Entfernung eines Schließmuskels/Sphinkters

Sphink|ter|ent|zün|dung *f* →Sphinkteritis

Sphink|ter|fi|bro|se *f* →Sphinktersklerose

Sphink|ter|hy|per|to|nie *f* vermehrter Spannungszustand des Blasenschließmuskels

Sphink|te|ri|tis *f, pl* **-ti|den** Entzündung eines Schließmuskels/Musculus sphincter; SYN: Sphinkterentzündung

sphink|te|ri|tisch *adj* Sphinkterentzündung/Sphinkteritis betreffend, von ihr betroffen oder gekennzeichnet

Sphink|te|ro|ly|se *f* operative Ablösung des Pupillenschließmuskels

Sphink|te|ro|skop *nt* Spekulum zur Untersuchung des Afterschließmuskels

Sphink|te|ro|sko|pie *f* endoskopische Untersuchung eines Schließmuskels/Sphinkters

Sphink|te|ro|to|mie *f* **1.** operative Durchtrennung/Spaltung eines Schließmuskels/Sphinkters **2.** Spaltung einer verengten Vater*-Papille; SYN: Papillosphinkterotomie, Papillotomie

Sphink|ter|plas|tik *f* plastische Operation zur Wiederherstellung der Funktion eines Schließmuskels

Sphink|ter|skle|ro|se *f* Einengung der Vater*-Papille; meist sklerotisch bedingt als Folge einer Entzündung; SYN: Papillenstenose, Sphinkterfibrose

Sphink|ter|to|nus *m* Spannungszustand eines Schließmuskels

Sphinx|ge|sicht *nt* typischer Gesichtsausdruck bei Muskeldystrophie; SYN: Facies myopathica

Sphygmo-, sphygmo- *präf.* Wortelement mit der Bedeutung "Puls"

Sphyg|mo|graf *m* →Sphygmograph

Sphyg|mo|gra|fie *f* →Sphygmographie

Sphyg|mo|gramm *nt* bei der Sphygmographie* erhaltene Kurve; SYN: Pulskurve

Sphyg|mo|graph *m* Gerät zur Sphygmographie*; SYN: Pulsschreiber

Sphyg|mo|gra|phie *f* Registrierung der Pulskurve; SYN: Pulsschreibung

Sphyg|mo|skop *nt* Gerät zur Aufzeichnung der Pulskurve

Sphyg|mo|sko|pie *f* Aufzeichnung und Beurteilung der Pulskurve

Spi|ca *f, pl* **-cae** Kornährenverband

Spi|der nae|vus *nt/m* →Spinnennävus

Spie|gel|bild|i|so|me|rie *f* Isomerie*, bei der die Moleküle sich wie Bild und Spiegelbild unterscheiden; SYN: Diastereomerie, Diastomerie, Diastereoisomerie

Spieghel-Hernie *f* seitliche Bauchwandhernie, Hernia ventralis lateralis; s.u. Bauchwandhernie

Spieghel-Leberlappen *m* kleiner Leberlappen an der Ventralfläche der Leber; SYN: Lobus caudatus hepatis

Spiegler-Tumor *m* familiär gehäuft auftretender benigner Tumor, v.a. der Kopfhaut [**Turbantumor**]; SYN: Zylindrom, Cylindroma, Endothelioma cutis, Naevus epithelioma-cylindromatosus

Spike *n* **1.** Spitze, Kurvenzacke **2.** Spitzen der äußeren Virushülle

Spin *m* Drehimpuls von Elementarteilchen

Spi|na *f, pl* **-nae** Dorn, Stachel, Fortsatz

S

Spina bifida angeborene Spaltbildung eines oder mehrerer Wirbel; SYN: Spaltwirbel
Spina helicis Helixhöcker
Spina iliaca anterior inferior vorderer unterer Darmbeinstachel
Spina iliaca anterior superior vorderer oberer Darmbeinstachel
Spina iliaca posterior inferior hinterer unterer Darmbeinstachel
Spina iliaca posterior superior hinterer oberer Darmbeinstachel
Spina ischiadica Sitzbeinstachel
Spina scapulae Knochenkamm auf der Hinterfläche des Schulterblattes; endet als Acromion*; SYN: Schulterblattgräte

spi|nal *adj* Wirbelsäule/Columna vertebralis betreffend; das Rückenmark/die Medulla spinalis betreffend

Spi|nal|an|äs|the|sie *f* Leitungsanästhesie* mit Injektion des Anästhetikums in den Durasack; SYN: Intraduralanästhesie
kontinuierliche Spinalanästhesie fortlaufende Spinalanästhesie über einen liegenden Katheter; SYN: Dauerspinalanästhesie

Spi|nal|er|kran|kung, funikuläre *f* bevorzugt das Hinterstrangsystem und die Pyramidenbahn befallende Entmarkungskrankheit mit neurologischen Ausfällen, Muskelhypotonie, Ataxie, Depression und evtl. Psychose; SYN: Dana-Lichtheim-Krankheit, Lichtheim-Syndrom, Dana-Syndrom, Dana-Lichtheim-Putman-Syndrom, funikuläre Myelose

Spi|nal|ka|nal *m* von den Wirbelkörpern und -bögen gebildeter Kanal, in dem das Rückenmark liegt; SYN: Wirbelkanal, Wirbelsäulenkanal, Vertebralkanal, Canalis vertebralis

Spi|nal|ner|ven *pl* vom Rückenmark abgehende Nerven; SYN: Rückenmarknerven, Nervi spinales
lumbale Spinalnerven Spinalnerven des Lendenmarks; SYN: Lendennerven, Nervi lumbales
sakrale Spinalnerven Spinalnerven des Sakralmarks; SYN: Sakralnerven, Kreuzbeinnerven, Nervi sacrales
thorakale Spinalnerven Spinalnerven des Brustmarks; SYN: Brustnerven, Nervi thoracici

Spi|nal|pa|ra|ly|se *f* Lähmung durch Ausfall von Rückenmarkabschnitten
spastische Spinalparalyse Systemerkrankung des Rückenmarks mit fortschreitender Degeneration von motorischen Neuronen; SYN: Erb-Charcot-Syndrom, Erb-Charcot-Krankheit, Diplegia spastica progressiva

Spin|del|haa|re *pl* angeborene Störung des Haarwachstums mit unregelmäßiger Verdickung und Verdünnung der Haare; SYN: Monilethrichie, Monilethrix, Monilethrix-Syndrom, Aplasia pilorum intermittens

Spin|del|zell|nä|vus *m, pl* **-vi** v.a. bei Kindern auftretender benigner Nävuszellnävus*, der histologisch an ein malignes Melanom erinnert; SYN: Spitz-Tumor, Allen-Spitz-Nävus, Spitz-Nävus, Nävus Spitz, Epitheloidzellnävus, benignes juveniles Melanom

Spin|del|zell|sar|kom *nt* aus spindelförmigen Zellen bestehendes Sarkom; SYN: spindelzelliges Sarkom

spi|ni|fu|gal *adj* vom Rückenmark wegführend; SYN: spinofugal

spi|ni|pe|tal *adj* zum Rückenmark hinführend; SYN: spinopetal

Spin|nen|fing|rig|keit *f* grazil verlängerte Finger; SYN: Dolichostenomelie, Arachnodaktylie

Spin|nen|ge|we|be|ge|rinn|sel *nt* Fibringerinnsel, das sich im Liquor* cerebrospinalis bei z.B. Hirnhauttuberkulose bildet

Spin|nen|nä|vus *m, pl* **-vi** v.a. im Gesicht auftretende, stecknadelkopfgroße Papel mit radiären feinen Gefäßreisern; SYN: Sternnävus, Gefäßspinne, Spider naevus, Naevus araneus

Spin|nen|zel|len *pl* sternenförmige Zelle der Neuroglia*; SYN: Astrozyten

Spinn|we|ben|haut *f* äußeres Blatt der weichen Hirn- und Rückenmarkhaut; SYN: Arachnoidea

Spino-, spino- *präf.* Wortelement mit der Bedeutung **1.** "Dorn/Stachel" **2.** "Rückgrat/Wirbelsäule"

spi|no|bul|bär *adj* Rückenmark und Bulbus medullae spinalis betreffend oder verbindend; SYN: bulbospinal

spi|no|fu|gal *adj* →spinifugal

spi|no|gle|no|i|dal *adj* Spina scapulae und Cavitas glenoidalis betreffend

spi|no|kos|tal *adj* Wirbelsäule und Rippe(n)/Costa(e) betreffend oder verbindend; SYN: kostospinal

spi|no|pe|tal *adj* →spinipetal

spi|no|sa|kral *adj* Wirbelsäule und Kreuzbein/Os sacrum betreffend oder verbindend; SYN: sakrospinal

spi|no|ze|re|bel|lär *adj* Rückenmark/Medulla spinalis und Kleinhirn/Zerebellum betreffend oder verbindend; SYN: spinozerebellär

spi|no|ze|re|bral *adj* Rückenmark und Gehirn/Zerebrum betreffend oder verbindend; SYN: cerebrospinal, zerebrospinal, enzephalospinal

Spin|the|ris|mus *m* Funkensehen; SYN: Spintheropie, Glaskörperglitzern, Synchisis scintillans

Spin|the|ro|pie *f* →Spintherismus

Spir-, spir- *präf.* →Spiro-

Spir|a|de|nom *nt* Schweißdrüsenadenom; SYN: Adenoma sudoriparum

Spi|ral|bruch *m* durch Drehkräfte verursachte Fraktur langer Röhrenknochen; SYN: Torsionsbruch, Torsionsfraktur, Drehbruch, Drehfraktur, Spiralfraktur

Spi|ral|frak|tur *f* →Spiralbruch
Spi|ril|len *pl* Spirillum*
Spi|ril|len|krank|heit *f* →Spirillose
Spi|ril|li|zid *nt* spirillenabtötendes Mittel
spi|ril|li|zid *adj* spirillenabtötend
Spi|ril|lo|se *f* durch **Spirillum**-Species hervorgerufene bakterielle Infektionskrankheit; SYN: Spirillenkrankheit
Spi|ril|lum *nt* Gattung gramnegativer, spiralförmiger Bakterien
Spirillum minus Erreger des Rattenbissfiebers*; SYN: Spirochaeta muris
Spiro-, spiro- *präf.* Wortelement mit der Bedeutung "Windung/Schneckenlinie/Spirale"
Spi|ro|chae|ta *f* Gattung gramnegativer, schraubenförmiger Bakterien
Spirochaeta duttoni →Borrelia duttonii
Spirochaeta muris →Spirillum minus
Spirochaeta obermeieri →Borrelia recurrentis
Spirochaeta pallida Treponema* pallidum
Spi|ro|chae|ta|ceae *pl* Familie spiralig gewundener Bakterien; enthält u.a. die Gattungen Spirochaeta*, Borrelia*, Treponema* und Leptospira*
Spi|ro|chä|ten|in|fek|ti|on *f* →Spirochätose
Spi|ro|chä|ti|zid *nt* spirochätenabtötendes Mittel
spi|ro|chä|ti|zid *adj* spirochätenabtötend
Spi|ro|chä|to|se *f* durch **Spirochaeta**-Species hervorgerufene bakterielle Infektionskrankheit; SYN: Spirochäteninfektion
Spi|ro|chät|u|rie *f* Spirochätenausscheidung im Harn
Spi|ro|er|go|me|trie *f* kombinierte Spirometrie* und Ergometrie*
Spi|ro|graf *m* →Spirograph
Spi|ro|gra|fie *f* →Spirographie
Spi|ro|gramm *nt* bei der Spirographie* erhaltene Kurve
Spi|ro|graph *m* Gerät zur fortlaufenden Aufzeichnung der Lungenvolumina und Ventilationsgrößen als Zeit-Volumen-Diagramm
Spi|ro|gra|phie *f* Aufzeichnung der Lungenvolumina und Ventilationsgrößen mit einem Spirograph
Spi|ro|me|ter *nt* Gerät zur Messung der ein- und ausgeatmeten Gasmengen
Spi|ro|met|ra *f* weltweit verbreitete Bandwurmgattung; selten auf den Menschen übertragen
Spi|ro|me|trie *f* Messung der Lungenvolumina und Ventilationsgrößen mit einem Spirometer
spi|ro|me|trisch *adj* Spirometrie oder Spirometer betreffend, mittels Spirometrie oder Spirometer
Spitz|bu|ckel *m* stärkste Ausprägung einer Kyphose* mit spitzwinkliger Abknickung; meist als Folge einer tuberkulösen Spondylitis* [Pott-Buckel]; SYN: anguläre Kyphose, knickförmige Kyphose, Gibbus
Spit|zen|stoß *m* →Herzspitzenstoß
Spit|zen|tu|ber|ku|lo|se *f* im Rahmen einer lokalisierten hämatogenen Streuung einer Lungentuberkulose* auftretender Befall der Lungenspitzen; SYN: Lungenspitzentuberkulose, apikaler Reinfekt
Spitz|fuß *m* angeborene oder erworbene Fußfehlstellung mit Beugung im oberen Sprunggelenk; SYN: Pes equinus
Spitz-Nävus *m* →Spitz-Tumor
Spitz|po|cken *pl* →Windpocken
Spitz|schä|del *m* anomale Schädelform mit turmartigem Wachstum; meist durch einen vorzeitigen Verschluss der Kranznaht bedingt; SYN: Turmschädel, Akrozephalie, Akrocephalie, Oxyzephalie, Oxycephalie, Hypsizephalie, Hypsicephalie, Turrizephalie, Turricephalie
spitz|schä|de|lig *adj* turrizephal, akrozephal
Spitz-Tumor *m* v.a. bei Kindern auftretender benigner Nävuszellnävus*, der histologisch an ein malignes Melanom erinnert; SYN: Spindelzellnävus, Allen-Spitz-Nävus, Spitz-Nävus, Nävus Spitz, Epitheloidzellnävus, benignes juveniles Melanom
Splanchn-, splanchn- *präf.* →Splanchno-
Splanch|ni|kek|to|mie *f* operative Teilentfernung des Nervus splanchnicus, Splanchnikusresektion
Splanch|ni|ko|to|mie *f* Durchtrennung des Nervus splanchnicus, Splanchnikusdurchtrennung
Splanch|ni|kus *m* Nervus splanchnicus
Splanchno-, splanchno- *präf.* Wortelement mit der Bedeutung "Eingeweide"
Splanch|no|cra|ni|um *nt* Gesichts- und Eingeweideschädel; SYN: Viszerokranium, Viscerocranium, Splanchnokranium, Cranium viscerale
Splanch|no|lo|gie *f* Lehre von den Eingeweiden
Splanch|no|me|ga|lie *f* Eingeweidevergrößerung; SYN: Viszeromegalie
Splanch|no|pa|thie *f* Eingeweideerkrankung
Splanch|no|pto|se *f* angeborene oder erworbene Senkung der Baucheingeweide; klinisch auffällig sind eine chronische Obstipation* und Rücken- oder Kreuzschmerzen beim Stehen; SYN: Darmsenkung, Eingeweidesenkung, Enteroptose
Splanch|no|skle|ro|se *f* Eingeweidesklerose
splanch|no|so|ma|tisch *adj* Eingeweide/Viszera und Körper betreffend; SYN: viszerosomatisch
splanch|no|trop *adj* mit besonderer Affinität zu den Eingeweiden/Viszera; SYN: viszerotrop
Splanch|no|ze|le *f* Verlagerung von Baucheingeweiden in eine angeborene oder erworbene Ausstülpung des Bauchfells; SYN: Eingeweidebruch
Splen *m* Milz; SYN: Lien
Splen accessorius versprengtes Milzgewebe; SYN: Nebenmilz, Lien accessorius

Splen-, splen- *präf.* →Spleno-
Splen|al|gie *f* Schmerzen in der Milz, Milzschmerzen; SYN: Splenodynie
Splen|a|tro|phie *f* Milzatrophie
Splen|ek|to|mie *f* Milzentfernung, Milzexstirpation
splen|ek|to|mie|ren *v* die Milz entfernen, eine Splenektomie durchführen
sple|ni|form *adj* milzartig, milzförmig; SYN: splenoid
sple|nisch *adj* Milz/Splen betreffend, von der Milz ausgehend; SYN: lienal
Sple|ni|tis *f, pl* **-ti|den** Milzentzündung; SYN: Lienitis
sple|ni|tisch *adj* Milzentzündung/Splenitis betreffend, von ihr betroffen oder gekennzeichnet
Spleno-, spleno- *präf.* Wortelement mit der Bedeutung "Milz/Lien/Splen"
Sple|no|dy|nie *f* →Splenalgie
sple|no|gen *adj* durch die Milz bedingt oder verursacht, von der Milz ausgehend, aus der Milz stammend, in der Milz gebildet
Sple|no|gra|fie *f* →Splenographie
Sple|no|gramm *nt* Röntgenkontrastaufnahme der Milz
Sple|no|gra|phie *f* Röntgenkontrastdarstellung der Milz
Sple|no|he|pa|to|me|ga|lie *f* Vergrößerung/Schwellung von Leber und Milz; SYN: Hepatosplenomegalie
sple|no|id *adj* milzartig, milzähnlich; SYN: spleniform
sple|no|ko|lisch *adj* Milz und Kolon betreffend oder verbindend
Sple|nom *nt* gutartiger Milztumor
sple|no|me|dul|lär *adj* Milz und Knochenmark/Medulla ossium betreffend
sple|no|me|gal *adj* Splenomegalie betreffend, von ihr betroffen oder gekennzeichnet, durch sie bedingt
Sple|no|me|ga|lia *f* →Splenomegalie
Splenomegalia tropica in subtropischen und tropischen Ländern, sowie im Mittelmeerraum vorkommende chronische Erkrankung der Haut und des retikuloendothelialen Systems von Leber, Milz und Knochenmark durch Leishmania* donovani; SYN: viszerale Leishmaniase, Kala-Azar, Dum-Dum-Fieber
Sple|no|me|ga|lie *f* Milzvergrößerung, Milzschwellung, Milztumor; SYN: Splenomegalia
siderotische Splenomegalie durch Eisenablagerung verursachte Milzvergrößerung
Sple|no|ne|phro|pto|se *f* kombinierte Milz- und Nierensenkung; meist im Rahmen einer allgemeinen Enteroptose*
sple|no|pan|kre|a|tisch *adj* Milz und Bauchspeicheldrüse/Pankreas betreffend; SYN: lienopankreatisch
Sple|no|pa|thie *f* Milzerkrankung
Sple|no|pe|xie *f* operative Milzfixation, Milzanheftung
sple|no|por|tal *adj* Milz und Pfortader/Vena portae hepatis betreffend
Sple|no|por|to|gra|fie *f* →Splenoportographie
Sple|no|por|to|gramm *nt* Röntgenkontrastaufnahme von Leber, Pfortader und Milz; SYN: Hepatolienogramm, Hepatosplenogramm
Sple|no|por|to|gra|phie *f* Röntgenkontrastdarstellung von Leber, Pfortader und Milz; SYN: Hepatolienographie, Hepatosplenographie
Sple|no|pto|se *f* Milzsenkung; meist im Rahmen einer allgemeinen Enteroptose*
sple|no|re|nal *adj* Milz und Niere/Ren betreffend; SYN: lienorenal
Sple|nor|rha|gie *f* Milzblutung
Sple|nor|rha|phie *f* Milznaht
Sple|no|se *f* klinisch meist asymptomatisch verlaufende Versprengung von Milzgewebe im Bauchraum und/oder Thorax; entsteht durch traumatische Milzruptur oder als Folge von chirurgischen Eingriffen; SYN: posttraumatische Polysplenie
Sple|no|to|mie *f* Inzision der Milz
Sple|no|ze|le *f* Eingeweidebruch mit Milz im Bruchsack
spo|do|gen *adj* durch Abfallprodukte/Zersetzungsprodukte bedingt
Spo|do|gra|fie *f* →Spodographie
Spo|do|gramm *nt* nach Veraschung der organischen Substanz sichtbare Verteilung anorganischer Bestandteile in einem Gewebeschnitt; SYN: Aschenbild
Spo|do|gra|phie *f* Anfertigung eines Spodogramms
Spondyl-, spondyl- *präf.* →Spondylo-
Spon|dyl|al|gie *f* Schmerzen in einem Wirbel oder der Wirbelsäule, Wirbelschmerz; SYN: Spondylodynie
Spon|dyl|ar|thri|tis *f, pl* **-ti|den** Entzündung der Wirbelgelenke
Spondylarthritis ankylopoetica →Spondylarthritis ankylosans
Spondylarthritis ankylosans chronisch degenerative Entzündung des Achsenskelett und der Extremitäten unklarere Genese; typisch ist die Versteifung [Ankylosierung] des Iliosakralgelenkes und der Wirbelsäule; SYN: Bechterew-Krankheit, Morbus Bechterew, Bechterew-Strümpell-Marie-Krankheit, Marie-Strümpell-Krankheit, Spondylarthritis ankylopoetica, Spondylitis ankylopoetica/ankylosans
spon|dyl|ar|thri|tisch *adj* Spondylarthritis betreffend, von ihr betroffen oder gekennzeichnet
Spon|dyl|ar|thro|pa|thie *f* Erkrankung der Wirbelgelenke
Spon|dyl|ar|thro|se *f* nichtentzündliche oder degenerative entzündliche Erkrankung der Wirbelgelenke, die zu Deformierung der Wirbelsäule führen kann
Spon|dy|li|tis *f, pl* **-ti|den** Wirbelentzündung
Spondylitis ankylopoetica →Spondylar-

thritis ankylosans

Spondylitis ankylosans →Spondylarthritis ankylosans

Spondylitis infectiosa meist hämatogene Wirbelentzündung [Staphylococcus* aureus] oder Mitbeteiligung bei spezifischen Entzündungen [Tuberkulose*, Brucellose*]

Spondylitis tuberculosa klinisch unauffällig verlaufende, häufigste Form der Knochentuberkulose*; durch die Zerstörung der Wirbel kommt es zu vielfältigen Veränderungen [Keilwirbel*, Blockwirbel*, Gibbus*] und zur Bildung kalter Abszesse* [Senkungsabszess*]; SYN: Wirbeltuberkulose, Wirbelsäulentuberkulose, Wirbelkaries

sponldyllilitisch *adj* Wirbelentzündung/Spondylitis betreffend, von ihr betroffen oder gekennzeichnet

Spondylo-, spondylo- *präf.* Wortelement mit der Bedeutung "Wirbel/Vertebra"

Sponldylloldelse *f* operative Wirbelsäulenversteifung

Sponldyllodislzilitis *f, pl* **-tilden** Entzündung des Wirbelkörpers und der Bandscheibe

Sponldyllodylnie *f* →Spondylalgie

Sponldyllollislthelse *f* Abgleiten eines Wirbelkörpers vom nächsten Wirbel nach vorne; SYN: Wirbelgleiten, Spondylolisthesis

Sponldyllollislthelsis *f* →Spondylolisthese

sponldyllollislthteltisch *adj* Spondylolisthese betreffend, von ihr betroffen oder durch sie bedingt

Sponldyllollylse *f* **1.** seitliche Wirbelbogenspalte **2.** operative Lösung von verwachsenen Wirbeln

Sponldyllomallalzie *f* Wirbelerweichung

Sponldyllolpalthia *f* →Spondylopathie

Spondylopathia deformans →Spondylose

Spondylopathia traumatica oft erst Monate oder Jahre nach einem geringfügigen Trauma der Wirbelsäule auftretende Buckelbildung [**Kümmel-Buckel**]; SYN: Kümmell-Verneuil-Krankheit, Kümmell-Verneuil-Syndrom, traumatische Kyphose

Sponldyllolpalthie *f* Wirbelerkrankung; SYN: Spondylopathia

Sponldyllolptolse *f* schwerste Form des Spondylolisthesis* mit i.d.R. völligem Abgleiten des 5. Lendenwirbels vom Kreuzbein

Sponldyllolschilsis *f* Wirbelbogenspalte

Sponldyllolse *f* durch eine Randleistenbildung charakterisierte degenerative Erkrankung der Wirbelsäule, die zu Bewegungseinschränkung oder Versteifung und ausstrahlenden Schmerzen führt; SYN: Wirbelsäulenversteifung, Spondylosis, Spondylopathia deformans, Spondylosis deformans

hyperostotische Spondylose meist ältere Patienten betreffende Hyperostose der (Brust-)Wirbelsäule mit ausgeprägter Spangenbildung; vermutlich durch Stoffwechselstörungen [Diabetes* mellitus, Hyperurikämie] ausgelöst; SYN: Forestier-Krankheit, Forestier-Syndrom, Morbus Forestier, Spondylosis hyperostotica, Hyperostosis vertebralis senilis ankylosans

Sponldyllolsis *f, pl* **-ses** →Spondylose

Spondylosis deformans →Spondylose

Spondylosis hyperostotica meist ältere Patienten betreffende Hyperostose der (Brust-)Wirbelsäule mit ausgeprägter Spangenbildung; vermutlich durch Stoffwechselstörungen [Diabetes* mellitus, Hyperurikämie] ausgelöst; SYN: Forestier-Krankheit, Forestier-Syndrom, Morbus Forestier, hyperostotische Spondylose, Hyperostosis vertebralis senilis ankylosans

Spondylosis intervertebralis hauptsächlich die Halswirbelsäule betreffende degenerative Erkrankung mit Einengung der Zwischenwirbellöcher und evtl. Radikuloneuritis*; SYN: Unkovertebralarthrose, Unkarthrose, Spondylosis uncovertebralis

Spondylosis uncovertebralis →Spondylosis intervertebralis

sponldyllotisch *adj* Spondylose betreffend, von ihr betroffen oder gekennzeichnet, durch sie bedingt

Sponldyllus *m, pl* **-li** Wirbel, Vertebra*

Spongi-, spongi- *präf.* →Spongio-

sponlgilform *adj* schwammartig, schwammförmig

Sponlgililtis *f, pl* **-tilden** Entzündung des Penisschwellkörpers; SYN: Schwellkörperentzündung, Spongitis, Spongiositis

sponlgililtisch *adj* Schwellkörperentzündung/Spongiitis betreffend, von ihr betroffen oder gekennzeichnet; SYN: spongiositisch, spongitisch

Spongio-, spongio- *präf.* Wortelement mit der Bedeutung "Schwamm/schwammig"

Sponlgilolblast *m* embryonale Zelle, aus der Gliazellen hervorgehen; SYN: Glioblast

Sponlgilolblaslten *pl* embryonale Gliazellen, aus denen sich das Ependym* entwickelt

Sponlgilolblasltom *nt* langsam wachsendes, bösartiges Gliom*

sponlgilös *adj* schwammartig, schwammförmig

Sponlgilolsa *f* **1.** schwammige Schicht der Gebärmutterschleimhaut; tiefe Schicht des Stratum* functionale endometrii; SYN: Lamina spongiosa, Pars spongiosa, Stratum spongiosum endometrii **2.** schwammartige innere Knochenschicht; SYN: Substantia spongiosa/trabecularis

Sponlgilolsiltis *f, pl* **-tilden** →Spongiitis

sponlgilolsiltisch *adj* →spongiitisch

Sponlgiltis *f, pl* **-tilden** →Spongiitis

sponlgiltisch *adj* →spongiitisch

sponltan *adj* von selbst (entstanden), von innen heraus (kommend), selbsttätig, unwillkürlich

Sponltanlalbort *f* Fehlgeburt, Abort

Sponltanlatlmung *f* normale, vom Atemzen-

S

trum gesteuerte Atmung
Spon|tan|ent|bin|dung *f* →Spontangeburt
Spon|tan|frak|tur *f* nicht durch traumatische Schädigung hervorgerufene Fraktur eines bereits krankhaft veränderten Knochens
Spon|tan|ge|burt *f* normale Geburt ohne mechanische oder medikamentöse Einleitung; SYN: Spontanentbindung
Spon|tan|mu|ta|ti|on *f* Mutation, die nicht von außen ausgelöst wird
Spon|tan|nys|tag|mus *m* in Ruhestellung auftretender Nystagmus*
Spon|tan|pan|ni|ku|li|tis Rothmann-Makai *f* chronisch-idiopathische, herdförmige Entzündung des Unterhautfettgewebes mit bevorzugtem Befall der Unterschenkel; SYN: Rothmann-Makai-Syndrom, Lipogranulomatosis subcutanea
Spon|tan|pneu *m* →Spontanpneumothorax
Spon|tan|pneu|mo|tho|rax *m* spontan, d.h. ohne Verletzung, auftretender Pneumothorax*; entweder ohne erkennbare Ursache [**idiopathischer Spontanpneumothorax**] oder als **symptomatischer Spontanpneumothorax** als Folge einer ablaufenden Erkrankung oder Vorschädigung; SYN: Spontanpneu
Spor-, spor- *präf.* →Sporo-
spo|ra|disch *adj* vereinzelt, verstreut (vorkommend), unregelmäßig
Spo|ran|gi|um *nt* ein- oder mehrzelliger Sporenbehälter von Bakterien und Pilzen; SYN: Sporenbehälter, Fruchtbehälter
Spo|ren *pl* **1.** Keimzellen/Vermehrungsformen von Pilzen **2.** beständige Dauerformen von Mikroorganismen
Spo|ren|be|häl|ter *m* Sporangium*
Spo|ren|bild|ner *pl* sporenbildende Mikroorganismen
Spo|ren|schlauch *m* zylindrische Zelle im Fruchtkörper von Schlauchpilzen, in dem die Askosporen gebildet werden; SYN: Askus
Spo|ren|stän|der *m* keulenförmige Hyphenzelle der Ständerpilze, die durch Abschnürung Ständersporen bildet; SYN: Basidie, Basidium
Spo|ren|tier|chen *pl* →Sporozoa
Spo|ri|zid *nt* sporenabtötendes Mittel
spo|ri|zid *adj* sporenzerstörend, sporenabtötend
Sporn|fur|che *f* Furche an der Innenfläche des Hinterhauptlappens; SYN: Kalkarina, Fissura calcarina, Sulcus calcarinus
Sporo-, sporo- *präf.* Wortelement mit Bezug auf "Spore"
spo|ro|gen *adj* sporenbildend
Spo|ro|ge|ne|se *f* Sporenbildung; SYN: Sporogenie
Spo|ro|ge|nie *f* →Sporogenese
Sporothrix-Mykose *f* →Sporotrichose
Spo|ro|thrix schen|ckii *f* imperfekter Fadenpilz; Erreger der Sporotrichose*
Spo|ro|tri|cho|se *f* subakute oder chronische, durch **Sporothrix schenkii** hervorgerufene Pilzinfektion, die i.d.R. auf Haut und Unterhaut beschränkt bleibt; SYN: Sporothrix-Mykose, De Beurmann-Gougerot-Krankheit
Spo|ro|zoa *pl* parasitäre Einzeller, zu denen u.a. Toxoplasma* gondii und Plasmodium* gehören; SYN: Sporentierchen, Sporozoen
Spo|ro|zo|en *pl* →Sporozoa
Sport|al|bu|min|u|rie *f* →Sportproteinurie
Sport|herz *nt* vergrößertes Herz von Leistungssportlern; SYN: Sportlerherz
Sport|ler|fuß *m* durch Dermatophyten* hervorgerufene Pilzerkrankung der Füße; häufigste Pilzerkrankung überhaupt; je nach Form findet man Erosionen und Rhagaden der Zehenzwischenräume [**intertriginöser Typ**], schuppende Hyperkeratosen der Fußränder und Ferse [**squamös-hyperkeratotischer Typ**] oder Rötung der Zehenzwischenräume zusammen mit feinlamellärer Schuppung der Fußränder [**oligosymptomatischer Typ**]; SYN: Athletenfuß, Fußpilz, Fußpilzerkrankung, Fußmykose, Tinea der Füße, Tinea pedis/pedum, Epidermophytia pedis/pedum
Sport|ler|herz *nt* →Sportherz
Sport|pro|te|in|u|rie *f* bei sportlicher Anstrengung auftretende, vorübergehende Eiweißausscheidung im Harn; SYN: Sportalbuminurie
Spo|ru|la|ti|on *f* Sporenbildung
Spot|ting *nt* Schmierblutung*
Sprach|ver|sa|gen *nt* durch eine Hirnschädigung bedingte Sprachstörung bei intaktem Gehör und Sprachapparat; SYN: Aphasie, Aphemie, Aphasia
Sprech|scheu *f* krankhafte Angst vorm Sprechen; SYN: Glossophobie, Lalophobie
Spreiz|fuß *m* erworbene Fußdeformität mit Abflachung und Verbreiterung des Quergewölbes; SYN: Pes transversus
Sprengel-Deformität *f* kongenitaler Schulterblatthochstand
Spross|ko|ni|die *f* asexuell durch Knospung aus Pilzhyphen entstehende Spore; SYN: Blastospore
Spross|pilze *pl* Pilze, die sich durch Sprossung* vermehren; SYN: hefeartige Pilze
Spros|sung *f* Vermehrung durch Abschnürung von Tochterzellen
Sprue *f* ätiologisch unklare Erkrankung mit Fettdurchfall, Anämie* und Abmagerung
einheimische Sprue Erwachsenenform der Zöliakie*
tropische Sprue in den Tropen vorkommendes, allgemeines Malabsorptionssyndrom unbekannter Genese
Sprung|bein *nt* Talus
Sprung|ge|lenk *nt* aus drei Anteilen [Articulatio talocruralis, Articulatio talocalcanea,

Articulatio talocalcaneonavicularis] bestehendes Gelenk
hintere Abteilung des unteren Sprunggelenks Gelenk zwischen den hinteren Gelenkflächen von Talus und Kalkaneus; SYN: Subtalargelenk, Articulatio subtalaris, Articulatio talocalcanea
oberes Sprunggelenk Gelenk zwischen unterem Ende von Schienbein und Wadenbein und dem Sprungbein/Talus; SYN: Talokruralgelenk, Articulatio talocruralis
vordere Abteilung des unteren Sprunggelenks Gelenk zwischen Gelenkflächen von Talus, Kalkaneus und Kahnbein; SYN: Talokalkaneonavikulargelenk, Articulatio talocalcaneonavicularis

Spul|wurm *m* im Dünndarm des Menschen parasitierender Erreger der Askariasis*; SYN: Ascaris lumbricoides

Spul|wurm|in|fek|ti|on *f* durch Befall mit dem Ascaris* lumbricoides hervorgerufene Erkrankung; SYN: Askariasis, Askariose, Askaridose, Ascariasis

Spu|ren|e|le|men|te *pl* essentielle Elemente, die in kleinsten Mengen im Körper vorhanden sind; SYN: Mikroelemente

Spu|tum *nt* Auswurf; SYN: Expektoration

Spu|tum|zy|to|lo|gie *f* zytologische Untersuchung von Sputum

Squa|ma *f, pl* **-mae** Schuppe, schuppenartiger Knochen; Hautschuppe

squa|mo|fron|tal *adj* Stirnbeinschuppe/Squama frontalis betreffend

squa|mo|mas|to|id *adj* Schläfenbeinschuppe/Squama ossis temporalis und Warzenfortsatz/Mastoid betreffend oder verbindend

squa|mo|ok|zi|pi|tal *adj* die Hinterhauptsschuppe/Squama occipitalis betreffend

squa|mo|pa|ri|e|tal *adj* Schläfenbeinschuppe/Squama ossis temporalis und Scheitelbein/Os parietalis betreffend oder verbindend

squa|mös *adj* schuppig, schuppenförmig, schuppenähnlich; mit Schuppen bedeckt

squa|mo|sphe|no|i|dal *adj* Schläfenbeinschuppe und Keilbein/Os sphenoidale betreffend; SYN: sphenosquamös

squa|mo|tem|po|ral *adj* zur Schläfenbeinschuppe/Squama ossis temporalis gehörend

Squat|ting *nt* typische Haltung von Kindern bei Fallot*-Tetralogie; SYN: Hocken, Hockerstellung

S-R-Formenwechsel *m* Übergang von Glattform* zu Rauform*

S-Stamm *m* →S-Form

Stäb|chen *pl* **1.** stäbchenförmige Bakterien, Stäbchenbakterien **2.** Stäbchenzellen der Netzhaut

sta|bil *adj* beständig, unveränderlich, konstant, gleichbleibend; dauerhaft, fest; widerstandsfähig

Sta|bi|li|sa|tor *m* zur Blutkonservierung verwendete gerinnungshemmende Substanz, die die natürlichen Eigenschaften des Blutes nicht verändert

Stab|ker|ni|ge *pl* jugendliche Granulozyten mit einem stabförmigen Kern; SYN: stabkernige Granulozyten

Stab|lar|ve *f* →Redie

stab|sich|tig *adj* astigmatisch

Stab|sich|tig|keit *f* Refraktionsanomalie des Auges, bei der das Licht nicht in einem Punkt, sondern nur als Linie fokussiert werden kann; SYN: Brennpunktlosigkeit, Astigmatismus

Sta|chel|flech|te *f* chronische Dermatose* mit follikulären Keratosen und schuppendem Erythem*; SYN: Besnier-Flechte, Besnier-Krankheit, Pityriasis rubra pilaris

Sta|chel|zel|len *pl* stachelförmige Zellen der Epidermis*

Sta|chel|zel|len|krebs *m* →Plattenepithelkarzinom

Sta|chel|zell|kar|zi|nom, selbstheilendes *nt* v.a. Hände und Gesicht befallender, gutartiger Hauttumor älterer Patienten, der sich spontan zurückbildet; SYN: Keratoakanthom, selbstheilender Stachelzellkrebs, Molluscum sebaceum/pseudocarcinomatosum

Sta|chel|zell|krebs, selbstheilender *m* →Stachelzellkarzinom, selbstheilendes

Sta|chel|zell|schicht *f* auf das Stratum* basale folgende Schicht, die typische Stachelzellen enthält; SYN: Stratum spinosum epidermidis

Sta|di|um de|cre|men|ti *nt* Stadium des Fieberabfalls

Sta|di|um in|cre|men|ti *nt* Stadium des Fieberanstiegs

Stadt|gelb|fie|ber *nt* s.u. Gelbfieber

Sta|ging *nt* Stadieneinteilung von Malignomen; wichtig für Prognose und Therapieplanung

Stag|na|ti|on *nt* Stockung, Stillstand; Stauung

Stag|na|ti|ons|an|o|xie *f* durch eine Minderdurchblutung hervorgerufene Anoxie*; SYN: ischämische Anoxie

Stag|na|ti|ons|hyp|o|xie *f* durch eine Minderdurchblutung hervorgerufene Hypoxie*; SYN: ischämische Hypoxie

Stag|na|ti|ons|throm|bo|se *f* Thrombose* bei Stagnation des Blutflusses

stag|nie|rend *adj* stockend, stillstehend

Stainton-Syndrom *nt* autosomal-dominant vererbte Strukturanomalie des Dentins mit atypischem Dentin und leicht splitterndem Schmelz; SYN: Capdepont-Zahndysplasie, Capdepont-Syndrom, Glaszähne, Dentinogenesis imperfecta hereditaria

Stamm|bron|chus *m, pl* **-chi|en** noch außerhalb der Lunge entstehender rechter [**Bronchus principalis dexter**] und linker [**Bronchus principalis sinster**] Bronchus; SYN: Primärbronchus, Hauptbronchus, Bronchus principalis

Stam|meln *nt* Unfähigkeit, Vokale und/oder Konsonanten deutlich auszusprechen; SYN: Dyslalie

Stam|mes|ge|schich|te *f* Entwicklungsgeschichte vom frühesten Vorfahr bis heute; SYN: Phylogenie, Phylogenese

Stamm|gan|gli|en *pl* zum extrapyramidalmotorischen System gehörende Endhirn- und Zwischenhirnkerne mit Bedeutung für die Motorik; SYN: Basalganglien

Stamm|hirn *nt* verlängertes Mark, Brücke und Mittelhirn umfassender Hirnabschnitt; SYN: Hirnstamm, Truncus encephali, Truncus cerebri

Stamm|zel|len *pl* pluripotente Zellen im Knochenmark, aus denen sich die Blutzellen entwickeln; SYN: Blutstammzellen

Stamm|zel|len|leuk|ä|mie *f* Leukämie, bei der Stammzellen der Leukozytopoese im peripheren Blut auftreten; SYN: akute undifferenzierte Leukämie

Stan|dard|ka|lo|rie *f* s.u. Kalorie

Stän|der|pil|ze *pl* zu den Eumycetes* gehörende Unterklasse der Pilze, die essbare und giftige Arten enthält; SYN: Basidiomyzeten, Basidiomycetes

Stän|der|spo|re *f* auf der Basidie von Ständerpilzen gebildete sexuelle Spore; SYN: Basidiospore

Stan|no|se *f* durch Inhalation von Zinnoxidhaltigem Staub hervorgerufene seltene Pneumokoniose*; SYN: Zinnoxidpneumokoniose

Stanz|bi|op|sie *f* Biopsie mit einem Stanzgerät

Sta|pe|dek|to|mie *f* operative Entfernung des Steigbügels/Stapes, Stapesresektion

Sta|pe|di|o|ly|se *f* operative Lösung des Steigbügels/Stapes

Sta|pe|di|o|te|no|to|mie *f* Durchtrennung der Sehne des Musculus stapedius

sta|pe|di|o|ves|ti|bu|lär *adj* Steigbügel/Stapes und Vestibulum auris betreffend; SYN: stapediovestibular

Sta|pes *m* letztes Knöchelchen der Gehörknöchelchenkette im Mittelohr; SYN: Steigbügel

Sta|pes|an|ky|lo|se *f* bei Otosklerose* auftretende knöcherne Fixierung des Stapes im ovalen Fenster, die zu Schallleitungsschwerhörigkeit führt

Sta|pes|plas|tik *f* Steigbügelplastik nach operativer Steigbügelentfernung mit Einpflanzen einer Stapesprothese

Sta|pes|pro|the|se *f* s.u. Stapesplastik

Staphyl-, staphyl- *präf.* →Staphylo-

Sta|phy|li|tis *f, pl* **-ti|den** Entzündung des Gaumenzäpfchens; SYN: Zäpfchenentzündung, Uvulitis, Kionitis, Cionitis

sta|phy|li|tisch *adj* Zäpfchenentzündung/Staphylitis betreffend, von ihr betroffen oder gekennzeichnet

Staphylo-, staphylo- *präf.* Wortelement mit der Bedeutung **1.** "Traube/traubenförmig" **2.** "Gaumenzäpfchen" **3.** "Staphylokokken"

Sta|phy|lo|coc|cus *m, pl* **-coc|ci** Gattung gramnegativer, unbeweglicher Kugelbakterien, die sich traubenförmig zusammenlagern; SYN: Traubenkokkus, Staphylokokkus

Staphylococcus aureus exotoxin-bildender Erreger von eitrigen Hauterkrankungen [Staphylodermie*], Wundinfektionen, Lebensmittelvergiftung und staphylogenem Lyell*-Syndrom

Staphylococcus epidermidis auf Haut und Schleimhaut lebender Stamm; opportunistischer Erreger von Wundinfektion, Endokarditis* und Septikämie*

Staphylococcus saprophyticus gelegentlich Erreger von Harnwegsinfekten

Sta|phy|lo|der|mia *f* →Staphylodermie

Staphylodermia Bockhart (rezidivierende) superfizielle Staphylokokkeninfektion der Haarfollikel mit Restitutio* ad integrum; SYN: Staphyloderma follicularis, Ostiofollikulitis/Ostiofolliculitis/Impetigo Bockhart, Impetigo follicularis Bockhart, Folliculitis staphylogenes superficialis, Folliculitis pustulosa

Staphylodermia superficialis bullosa manuum meist durch Staphylococcus* aureus verursachte eitrige Hand- oder Fingerblase; SYN: Bulla repens, Bulla rodens, Streptodermia superficialis bullosa manuum

Sta|phy|lo|der|mie *f* meist eitrige Hautentzündung [Pyodermie] durch Staphylokokken; SYN: Staphylodermia

Sta|phy|lo|kokk|ä|mie *f* Auftreten von Staphylokokken im Blut; SYN: Staphylokokkensepsis

Sta|phy|lo|kok|ken *pl* →Staphylococcus

Sta|phy|lo|kok|ken|bron|chi|tis *f, pl* **-ti|den** durch Staphylokokken hervorgerufene eitrige Bronchitis*

Sta|phy|lo|kok|ken|en|te|ri|tis *f, pl* **-ti|den** Enteritis* durch Enterotoxine verschiedener Staphylokokkenarten; meist als Lebensmittelvergiftung*

Sta|phy|lo|kok|ken|hä|mo|ly|si|ne *pl* →Staphylolysine

Sta|phy|lo|kok|ken|in|fek|ti|on *f* →Staphylokokkose

Sta|phy|lo|kok|ken|me|nin|gi|tis *f, pl* **-ti|den** meist hämatogen ausgelöste, selten iatrogene oder posttraumatische, akute eitrige Hirnhautentzündung

Sta|phy|lo|kok|ken|par|o|ti|tis *f, pl* **-ti|ti|den** häufig postoperativ auftretende, akut eitrige Speicheldrüsenentzündung mit der Gefahr der phlegmonösen Ausbreitung

Sta|phy|lo|kok|ken|sep|sis *f* →Staphylokokkämie

Sta|phy|lo|kok|ko|se *f* durch **Staphylococcus**-Species hervorgerufene bakterielle Infektionskrankheit; SYN: Staphylokokkeninfektion

S

Sta|phy|lo|kok|kus *m, pl* **-ken** →Staphylococcus
Sta|phy|lo|ly|si|ne *pl* hämolyse-verursachende Staphylotoxine*; SYN: Staphylokokkenhämolysine
Sta|phy|lom *nt* beerenartige Vorwölbung der Augenhornhaut; SYN: Beerengeschwulst, Staphyloma
Sta|phy|lo|ma *nt, pl* **-ma|ta** →Staphylom
Staphyloma anterius meist traumatisch bedingte Vorwölbung der Augenhornhaut; SYN: Hornhautstaphylom, Konophthalmus
sta|phy|lo|ma|tös *adj* Staphylom betreffend, von ihr betroffen oder gekennzeichnet, staphylomartig
Sta|phy|lo|pha|ryn|gor|rha|phie *f* operativer Verschluss einer Gaumenspalte; SYN: Palatopharyngorrhaphie, Staphylouranorrhaphie
Sta|phy|lo|plas|tik *f* Zäpfchenplastik, z.B. bei Zäpfchenspalte
Sta|phy|lo|pto|se *f* Zäpfchensenkung oder Zäpfchentiefstand, z.B. bei Lähmung des Gaumensegels; SYN: Zäpfchensenkung, Zäpfchentiefstand, Uvuloptose
Sta|phy|lor|rha|phie *f* Zäpfchennaht; SYN: Uvulorrhaphie
Sta|phy|lo|schi|sis *f* Zäpfchenspalte, Gaumenspalte im Zäpfchenbereich
Sta|phy|lo|to|mie *f* **1.** Inzision des Gaumenzäpfchens; SYN: Uvulotomie **2.** Ausschneidung eines Staphyloms
Sta|phy|lo|to|xi|ne *pl* von Staphylokokken gebildete Toxine
Sta|phy|lo|u|ra|nor|rha|phie *f* →Staphylopharyngorrhaphie
Star *m* kurz für →grauer Star
grauer Star angeborene oder erworbene Linsentrübung; SYN: Katarakt, Cataracta
grüner Star →Glaukom
kompletter Star vollständiger Star
komplizierter Star Katarakt als Folge einer anderen Augenerkrankung; SYN: Cataracta complicata
post-traumatischer Star →traumatischer Star
traumatischer Star Katarakt im Anschluss an eine Augenverletzung; SYN: post-traumatischer Star, Wundstar, Cataracta traumatica
vollständiger Star vollständig ausgeprägte Katarakt mit Verlust der Sehkraft; SYN: kompletter Star, Totalstar, Cataracta totalis
Stär|ke *f* aus Amylose* und Amylopektin* aufgebautes Polysaccharid; wichtigstes SpeicherKohlenhydrat; SYN: Amylum
tierische Stärke →Glykogen
Stär|ke|gum|mi *nt* bei Stärkehydolyse entstehende, chemisch nicht definierte Polysaccharide; SYN: Dextrin, Dextrinum
Starr|krampf *m* →Tetanus
-stase *suf.* Wortelement mit der Bedeutung "Stauung"
-stasie *suf.* →-stase
-stasis *suf.* →-stase
Sta|tin *nt* **1.** die Mitose hemmendes Gift; therapeutisch zur Chemotherapie maligner Tumoren verwendet; SYN: Mitosehemmer, Chalon **2.** Inhibiting-Hormon, z.B. Somatostatin*
-statisch *suf.* in Adjektiven verwendetes Wortelement mit der Bedeutung "gestaut"
sta|to|a|kus|tisch *adj* Gleichgewichtsssinn und Gehör betreffend; SYN: vestibulokochleär
Sta|to|co|nia *pl* →Statolithen
Sta|to|ko|ni|en *pl* →Statolithen
Sta|to|li|then *pl* kleinste Kalkkristalle des Innenohrs; Teil des Gleichgewichtssystems; SYN: Ohrkristalle, Otokonien, Otolithen, Statokonien, Statoconia, Otoconia
sta|to|mo|to|risch *adj* Gleichgewichtssinn und Bewegung/Motorik betreffend
Sta|tus *m* Zustand; Verfassung;
Status anginosus anhaltender Angina* pectoris-Anfall
Status asthmaticus anhaltende, dicht aufeinanderfolgende Asthma* bronchiale-Anfälle, die u.U. zu einem Daueranfall führen
Status epilepticus aufeinanderfolgende epileptische Anfälle, zwischen denen der Patient nicht zu Bewusstsein kommt
Status idem unveränderter Befund
Status praesens gegenwärtiger Zustand, aktueller klinischer Befund
Staub|ab|la|ge|rungs|krank|heit *f* →Staubkrankheit
Staub|der|ma|to|se *f* durch Staubexposition hervorgerufene Dermatitis* oder Dermatose*; SYN: Dermatokoniose
Staub|krank|heit *f* durch eine Staubablagerung im Gewebe hervorgerufene Erkrankung; wichtig sind v.a. die Pneumokoniosen*; SYN: Staubablagerungskrankheit, Koniose
Staub|lun|ge *f* durch chronische Inhalation von Staubpartikeln hervorgerufene reaktive Veränderung des Lungengewebes mit oder ohne Funktionsstörung; zum Teil entschädigungspflichtige Berufskrankheiten; SYN: Staublungenerkrankung, Pneumokoniose
Staub|lun|gen|er|kran|kung *f* →Staublunge
Staub-Traugott-Versuch *f* oraler Glukosetoleranztest* mit zweimaliger Glukosezufuhr im Abstand von 90 Minuten; SYN: Glukose-Doppelbelastung
Staub|zel|le *f* in den Septen der Lungenalveolen sitzende Monozyten, die Kohle- und Staubpartikel aufnehmen und Zellen phagozytieren; SYN: Alveolarmakrophag, Alveolarphagozyt, Körnchenzelle, Rußzelle
Stau|chungs|bruch *m* →Stauchungsfraktur
Stau|chungs|frak|tur *f* kompletter oder inkompletter Knochenbruch durch Stauchungskräfte; SYN: Kompressionsbruch, Kompressionsfraktur, Stauchungsbruch

Stau|ungs|a|tro|phie *f* Parenchymschwund eines Organs bei chronischer venöser Blutstauung

Stau|ungs|bron|chi|tis *f, pl* **-ti|den** durch eine Stauungslunge hervorgerufene chronische Bronchitis* mit Dyspnoe*, Husten und Herzfehlerzellen* im Sputum

Stau|ungs|der|ma|ti|tis *f, pl* **-ti|ti|den** ekzematisierte Dermatitis* bei venöser Insuffizienz; SYN: Stauungsekzem, Stauungsdermatose, Dermatitis hypostatica/statica/varicosa/haemostatica

Stau|ungs|der|ma|to|se *f* →Stauungsdermatitis

Stau|ungs|ek|zem *nt* →Stauungsdermatitis

Stau|ungs|gal|len|bla|se *f* Vergrößerung der Gallenblase bei einem Verschluss des Ductus* cysticus; SYN: Gallenblasenhydrops

Stau|ungs|gas|tri|tis *f, pl* **-ti|den** durch eine passive Hyperämie* der Magenschleimhaut bei Herzinsuffizienz* verursachte Magenbeschwerden

Stau|ungs|hy|drops *m* Hydrops* bei venöser Stauung

Stau|ungs|hy|per|ä|mie *f* Hyperämie* durch eine Abflussbehinderung im venösen Schenkel; SYN: venöse Hyperämie, passive Hyperämie

Stau|ungs|in|du|ra|ti|on *f* durch chronische Blutstauung hervorgerufene Verfestigung des Organgewebes durch Zunahme der kollagenen Fasern
Stauungsinduration der Leber durch eine Rechtsherzinsuffizienz* hervorgerufene Leberstauung mit Verbreiterung der Periportalsepten; keine Zirrhose* im pathologisch-anatomischen Sinn; SYN: Cirrhose cardiaque

Stau|ungs|le|ber *f* Leberveränderung durch eine chronische Abflussstörung

Stau|ungs|lun|ge *f* Veränderung der Lungenstruktur bei chronischer Blustauung im kleinen Kreislauf

Stau|ungs|mas|ti|tis *f, pl* **-ti|ti|den** durch eine Milchstauung hervorgerufene häufige Form der Mastitis* der (stillenden) Wöchnerinnen

Stau|ungs|milz *f* Vergrößerung und Verhärtung bei chronischer Abflussstauung

Stau|ungs|nie|re *f* blutgefüllte, dunkelrote Niere bei chronischer Herzinsuffizienz

Stau|ungs|pa|pil|le *f* ödematöse Schwellung und Vorwölbung der Sehnervenpapille bei intrakranieller Drucksteigerung

Stau|ungs|zir|rho|se *f* bei chronischer Leberstauung entstehende Verhärtung und Fibrosierung des Lebergewebes mit Ausbildung einer Leberzirrhose

steady state *nt* Fließgleichgewicht*

Steal-Effekt *m* durch Umleitung oder Ableitung von Blut hervorgerufene Symptomatik; SYN: Anzapfsyndrom, Entzugseffekt, Entzugsyndrom, Steal-Phänomen

Steal-Phänomen *nt* →Steal-Effekt

Stear-, stear- *präf.* →Stearo-

Ste|a|rin|säu|re *f* gesättigte C_{18}-Fettsäure

Stearo-, stearo- *präf.* Wortelement mit der Bedeutung "Fett"

Ste|ar|rhoe *f, pl* **-rho|en** →Steatorrhö

Steat-, steat- *präf.* →Steato-

Ste|a|ti|tis *f, pl* **-ti|ti|den** Fettgewebsentzündung; SYN: Pimelitis

ste|a|ti|tisch *adj* Fettgewebsentzündung/Steatitis betreffend, von ihr betroffen oder gekennzeichnet

Steato-, steato- *präf.* Wortelement mit der Bedeutung "Fett"

Ste|a|to|cir|rho|sis *f, pl* **-ses** sich auf dem Boden einer Fettleber* entwickelnde Leberzirrhose*; SYN: Fettzirrhose

Ste|a|to|ly|se *f* Fettspaltung, Fettabbau; SYN: Lipolyse

ste|a|to|ly|tisch *adj* Steatolyse betreffend oder verursachend, fettspaltend

Ste|a|tom *nt* meist multipel auftretende Retentionszysten der Haut mit punktförmiger Follikelmündung; gleicht dem echten Atherom*; SYN: falsches Atherom, Follikelretentionszyste, Talgretentionszyste, Ölretentionszyste, Sebozystom

Ste|a|to|ma|to|sis *f, pl* **-ses** Vorkommen multipler Steatome; SYN: Sebozystomatose

Ste|a|to|ne|kro|se *f* Fettgewebsnekrose

Ste|a|tor|rhö *f, pl* **-rhö|en** erhöhte Fettausscheidung im Stuhl bei mangelhafter Verdauung oder Aufnahme durch den Darm; SYN: Fettdurchfall, Steatorrhoe, Stearrhoe, Steatorrhoea

Ste|a|tor|rhoe *f, pl* **-rho|en** →Steatorrhö

Ste|a|tor|rho|ea *f, pl* **-rho|e|ae** →Steatorrhö

Ste|a|to|sis *f, pl* **-ses** **1.** Fettsucht, Verfettung; SYN: Adipositas **2.** degenerative Verfettung von Zellen, Geweben oder Organen; SYN: fettige Degeneration, Degeneratio adiposa; SYN: Verfettung, Adipositas, Steatosis
Steatosis hepatis übermäßiger Fettgehalt der Leberzellen bei vermehrtem Fettangebot aus der Nahrung oder Störungen des Fettabbaus; SYN: Fettleber, Hepar adiposum

Ste|a|to|ze|le *f* Vorfall von Fettgewebe oder eines Fetttumors in das Unterhautgewebe; SYN: Fettgewebsbruch, Fetthernie

Stech|ap|fel *m* s.u. Atropin

Stech|ap|fel|form *f* stechapfelförmiger Erythrozyt; SYN: Akanthozyt

Stech|ap|fel|ver|gif|tung *m* Vegiftung durch im Stechapfel* [Datura starmonium] enthaltene Alkaloide; SYN: Daturismus

Stech|mü|cken *pl* Mückenfamilie, deren Weibchen Blutsauger sind und damit Krankheitserreger übertragen können; wichtige Gattungen sind Anopheles*, Aedes* und Culex*; SYN: Moskitos, Culicidae

Steell-Geräusch *nt* frühdiatolisches Herzgeräusch bei relativer Pulmonalisinsuffizienz; SYN: Graham Steell-Geräusch

Steig|bü|gel *m* Stapes*

Steig|bü|gel|fal|te *f* Schleimhautfalte zwischen Steigbügel und Paukenhöhlenwand; SYN: Plica stapedialis

Steig|bü|gel|plat|te *f* Basis stapedis

Stein|lei|den *nt* Oberbegriff für durch eine Stein- oder Konkrementbildung hervorgerufene Erkrankungen; SYN: Lithiasis, Calculosis

Stein-Leventhal-Syndrom *nt* Syndrom mit vergrößerten Eierstöcken mit multiplen Zysten, Hypertrichose*, Fettsucht und Zyklusstörungen; SYN: PCO-Syndrom, Syndrom der polyzystischen Ovarien

Stein|mo|le *f* s.u. Blutmole

Stein|po|cken *pl* von Schafen oder Ziegen auf den Menschen [Melker] übertragene Haukrankheit, die durch rötliche, nässende Knoten charakterisiert ist; SYN: Orf, atypische Schafpocken, Ecthyma contagiosum, Stomatitis pustulosa contagiosa

Stein|schnitt *m* operative Entfernung eines Konkrements/Steins; SYN: Lithotomie

Stein|schnitt|la|ge *f* Rückenlage des Patienten, die Beine im Hüft- und Kniegelenk gebeugt und gespreizt

Stein|staub|lun|ge *f* durch Einatmen von quarzhaltigem Staub hervorgerufene Pneumokoniose* mit chronisch progredienter Lungenfibrose*; führt im Laufe der Zeit zu obstruktiver und restriktiver Ventilationsstörung*; SYN: Silikose, Lungensilikose, Quarzstaublunge, Quarzstaublungenerkrankung, Kieselstaublunge

Steiß|bein *nt* Os coccygis

Steiß|bein|fis|tel *f* durch Eindringen von Haaren in die Subkutis oder als Hemmungsfehlbildung entstandene Taschenbildung über der Steißbeinspitze; SYN: Pilonidalsinus, Pilonidalfistel, Fistula pilonidalis, Steißbeinzyste, Haarnestgrübchen

Steiß|bein|knäu|el *nt* →Steißknäuel

Steiß|bein|seg|men|te *pl* Steißbeinabschnitt des Rückenmarks; SYN: Kokzygealsegmente, Coccygea, Pars coccygea medullae spinalis

Steiß|bein|wir|bel *pl* →Steißwirbel

Steiß|bein|zys|te *f* →Steißbeinfistel

Steiß-Fuß-Lage *f* Beckenendlage*, bei der der Steiß und ein Fuß [**unvollkommene Steiß-Fuß-Lage**] oder beide Füße [**vollkommene Steiß-Fuß-Lage**] führen

Steiß|knäu|el *nt* Gefäßknäuel an der Steißbeinspitze; SYN: Steißbeinknäuel, Glomus coccygeum

Steiß|la|ge *f* Beckenendlage*, bei der der Steiß führt

Steiß|wir|bel *pl* 4–5, meist miteinander verschmolzene Wirbel des Steißbeins; SYN: Steißbeinwirbel, Vertebrae coccygeae

Stel|la|ta|ve|nen *pl* Sternvenen unter der Nierenkapsel; SYN: Venulae stellatae

Stel|la|tum|blo|cka|de *f* Anästhesie* des Ganglion* stellatum

Stel|la|tum|re|sek|ti|on *f* →Stellektomie

Stel|lek|to|mie *f* operative Entfernung des Ganglion* cervicothoracicum/stellatum; SYN: Stellatumresektion

Stell|knor|pel *m* auf der Ringknorpelplatte sitzender Knorpel, der die Spannung der Stimmbänder reguliert; SYN: Gießbeckenknorpel, Aryknorpel, Cartilago arytenoidea

Stell|re|flexe *pl* Reflexe, die Kopf und Körper in eine normale Stellung bringen

Stem|pel|test *m* Tuberkulintest*, bei dem das Tuberkulin mit einem speziellen Stempel in die Haut eingedrückt wird; SYN: Nadeltest, Multipunkturtest, Tine-Test

Steno-, steno- *präf.* Wortelement mit der Bedeutung "Enge/Verengung/eng/schmal"

Ste|no|kar|die *f* →Angina pectoris

ste|no|ke|phal *adj* →stenozephal

Ste|no|ke|pha|lie *f* →Stenozephalie

Ste|no|ko|rie *f* Verengung/Engstellung der Pupille; Miosis

Stenon-Band *nt* bindegewebiges Balkennetz zwischen Sinus* venosus sclerae und vorderer Augenkammer; SYN: Hueck-Band, iridokorneales Balkenwerk, Reticulum trabeculare, Ligamentum pectinatum

Stenon-Gang *m* Ausführungsgang der Ohrspeicheldrüse; SYN: Parotisgang, Stensen-Gang, Ductus parotideus

ste|no|pä|lisch *adj (Brille)* mit einem Loch versehen, engsichtig

Ste|no|se *f* angeborene oder erworbene Einengung von Gefäße, Hohlorganen oder Ausgängen/Mündungen; SYN: Einengung, Verengung, Enge, Stenosis

idiopathische hypertrophische subaortale Stenose durch Einengung der Ausflussbahn unterhalb der Klappe verursachte Aortenstenose*; SYN: Subaortenstenose

narbige Stenose durch Narbenbildung und/oder Narbenzug verursachte Einengung

Ste|no|se|ge|räusch *nt* **1.** Gefäßgeräusch über einem verengten Gefäßabschnitt **2.** Herzgeräusch durch Stenose einer Herzklappe **3.** hörbares Atemgeräusch bei Einengung im Kehlkopf- oder Luftröhrenbereich

ste|no|sie|rend *adj* zur Stenose führend, verengend, einengend

ste|no|siert *adj* von Stenose betroffen, verengt

Ste|no|sis *f, pl* **-ses** →Stenose

ste|no|therm *adj* (*biolog.*) nur in ganz bestimmten Temperaturbereichen lebensfähig

ste|no|tisch *adj* Stenose betreffend, durch Stenose gekennzeichnet, durch sie bedingt

Ste|no|to|mie *f* Inzision/Spaltung einer Stenose

ste|no|xen *adj* (*Parasit*) auf wenige Wirte beschränkt

ste|no|ze|phal *adj* Stenozephalie betreffend, von ihr gekennzeichnet; SYN: stenokephal

Ste|no|ze|pha|lie *f* durch einen vorzeitigen Verschluss der Schädelnähte [Kraniosynostose*] hervorgerufene Fehlbildung des

S

Schädels [Dyszephalie*]; SYN: Stenokephalie, Kraniostenose

Stensen-Gang *m* Ausführungsgang der Ohrspeicheldrüse; SYN: Parotisgang, Stenon-Gang, Ductus parotideus

Stent *m* Spiraldrahtprothese zum Offenhalten von Gefäßen oder Hohlorganen

Step|per|gang *m* typische Gangart bei Lähmung des Nervus* peroneus; das Bein wird hoch angehoben und der Fuß setzt erst mit der Spitze und dann mit der Hacke auf

Ster|be|zif|fer *f* Anzahl der Sterbefälle in einem bestimmten Zeitraum pro 1000 Personen; SYN: Sterberate, Mortalitätsrate, Mortalitätsziffer

Sterb|lich|keit *f* Mortalität

neonatale Sterblichkeit Sterblichkeit in der Neugeborenenperiode; SYN: Neugeborenensterblichkeit, neonatale Mortalität

perinatale Sterblichkeit Sterblichkeit in der Perinatalperiode*

Sterco-, sterco- *präf.* →Sterko-

Ster|cus *nt* Kot

Stereo-, stereo- *präf.* Wortelement mit der Bedeutung **1.** "räumlich/körperlich" **2.** "fest/hart/starr"

Ste|re|o|a|gno|sie *f* Verlust der Fähigkeit Formen durch Betasten zu Erkennen; SYN: taktile Agnosie, Tastlähmung, Astereognosie, Astereognosis

ste|re|o|a|gnos|tisch *adj* Tastlähmung/Stereoagnosie betreffend, von ihr betroffen oder gekennzeichnet; SYN: astereognostisch

Ste|re|o|ci|li|um *nt* →Stereozilie

Ste|re|o|gno|sie *f* Fähigkeit ein Objekt nur durch Betasten zu erkennen

ste|re|o|gnos|tisch *adj* Stereognosie betreffend

ste|re|o|i|so|mer *adj* Stereoisomerie betreffend, auf ihr beruhend

Ste|re|o|i|so|me|rie *f* Unterschied in der räumlichen Struktur von Verbindungen mit gleicher Summenformel; SYN: Raumisomerie

Ste|re|o|mi|kro|skop *nt* Mikroskop* mit zwei getrennten optischen Systemen zur Erzeugung eines stereoskopischen Bildes

Ste|re|o|oph|thal|mo|skop *nt* →Stereophthalmoskop

Ste|re|oph|thal|mo|skop *nt* Ophthalmoskop* zur stereoskopischen Betrachtung des Augenhintergrundes; SYN: binokuläres Ophthalmoskop, Stereoophthalmoskop

Ste|re|op|sis *f* räumliches Sehen; SYN: stereoskopisches Sehen

Ste|re|o|ra|di|o|gra|fie *f* →Stereoradiographie

Ste|re|o|ra|di|o|gra|phie *f* Anfertigung stereoskopischer Röntgenaufnahmen

Ste|re|o|skop *nt* Gerät zur stereoskopischen Betrachtung von Objekten; jedes Auge sieht nur eine Hälte des Bildes, daraus konstruiert des Gehirn ein räumliches Bild

Ste|re|o|sko|pie *f* Betrachtung eines Objektes mit einem Stereoskop*

ste|re|o|sko|pisch *adj* Stereoskop oder Stereoskopie betreffend; räumlich wirkend oder sehend

Ste|re|o|zi|lie *f* nicht beweglicher langer Mikrovillus, z.B. des Nebenhodengangs; SYN: Stereocilium

ste|ril *adj* **1.** keimfrei; aseptisch **2.** unfruchtbar, infertil

Ste|ri|li|sa|ti|on *f* **1.** Entkeimung **2.** Herbeiführen von Sterilität von Mann oder Frau

Ste|ri|li|sie|rung *f* →Sterilisation

Ste|ri|li|tät *f* **1.** Keimfreiheit; Asepsis **2.** Unfruchtbarkeit

Ste|ri|li|täts|o|pe|ra|ti|on *f* Operation zur Wiederherstellung der Zeugungsfähigkeit bzw. Empfängnisfähigkeit

Ste|ri|ne *pl* bei Pflanzen und Tieren vorkommende polyzyklische Verbindungen mit einer OH-Gruppe, z.B. Cholesterin*, Ergosterin; SYN: Sterole

Sterk-, sterk- *präf.* →Sterko-

Sterko-, sterko- *präf.* Wortelement mit der Bedeutung "Kot/Schmutz"

Ster|ko|bi|lin *nt* gelbbrauner Gallenfarbstoff; verleiht dem Stuhl seine typische Farbe

Ster|ko|bi|li|no|gen *nt* aus Bilirubin* entstehender Gallenfarbstoff

Ster|ko|bi|lin|u|rie *f* Ausscheidung von Sterkobilin* im Harn

ster|ko|ral *adj* Stuhl/Kot betreffend, kotig, kotartig, fäkal; kothaltig; SYN: fäkulent

Ster|ko|ral|ap|pen|di|zi|tis *f, pl* **-ti|den** durch Kotsteine hervorgerufene Appendizitis*; SYN: Fäkalappendizitis

Ster|ko|rom *nt* durch die Bauchdecke tastbare Masse aus verhärtetem Stuhl im Dickdarm; SYN: Kotgeschwulst, Fäkulom, Koprom

ster|nal *adj* das Brustbein/Sternum betreffend

Ster|nal|gie *f* Brustbeinschmerz; SYN: Sternodynie

Ster|nal|li|nie *f* am Seitenrand des Brustbeins verlaufende senkrechte anatomische Hilfslinie; SYN: Linea sternalis

Ster|nal|punk|ti|on *f* Knochenmarkentnahme aus dem Brustbein; SYN: Brustbeinpunktion

Sternberg-Reed-Riesenzellen *pl* mehrkernige Riesenzellen bei Lymphogranulomatose*; SYN: Sternberg-Riesenzellen

Stern|gan|gli|on *nt* durch Verschmelzung von unterem Halsganglion und 1. Brustganglion des Grenzstranges entstandenes Ganglion; SYN: Ganglion cervicothoracicum, Ganglion stellatum

Stern|nä|vus *m, pl* **-vi** →Spinnennävus

Sterno-, sterno- *präf.* Wortelement mit Bezug auf "Brustbein/Sternum"

ster|no|chon|dral *adj* Rippenknorpel einer (echten) Rippe betreffend; Brustbein/Sternum und Rippenknorpel betreffend

Ster|no|dy|nie *f* →Sternalgie

ster|no|hy|o|id *adj* Sternum und Zungenbein/Os hyoideum betreffend
ster|no|id *adj* sternumartig, sternumähnlich
ster|no|kla|vi|ku|lär *adj* Sternum und Schlüsselbein/Klavikel betreffend oder verbindend
Ster|no|kla|vi|ku|lar|ge|lenk *nt* Gelenk zwischen Schlüsselbein und Brustbein; SYN: inneres Schlüsselbeingelenk, Articulatio sternoclavicularis
ster|no|kos|tal *adj* Sternum und Rippen/Costae betreffend oder verbindend; SYN: kostosternal
Ster|no|kos|tal|ge|len|ke *pl* Gelenke zwischen Brustbein und Rippen; SYN: Brustbein-Rippen-Gelenke, Articulationes sternocostales
ster|no|pe|ri|kar|di|al *adj* Sternum und Herzbeutel/Perikard betreffend oder verbindend
ster|no|ska|pu|lar *adj* Sternum und Schulterblatt/Skapula betreffend; SYN: skapulosternal
ster|no|thy|re|o|id *adj* →sternothyroid
ster|no|thy|ro|id *adj* Sternum und Schilddrüse/Thyroidea oder Schildknorpel/Cartilago thyroidea betreffend; SYN: sternothyreoid
Ster|no|to|mie *f* Brustbeinspaltung, Brustbeindurchtrennung
ster|no|tra|che|al *adj* Sternum und Luftröhre/Trachea betreffend
ster|no|ver|te|bral *adj* Sternum und Wirbel/Vertebrae betreffend; SYN: vertebrosternal
Ster|num *nt* Brustbein
Ster|num|a|pla|sie *f* mangelnde Ausbildung des Brustbeins/Sternums; SYN: Asternie
Ster|nu|ta|tio *f, pl* **-ti|o|nes** Niesen
Stern|zel|le *f* sternenförmige Zelle der Neuroglia*; SYN: Astrozyt
Stero-, stero- *präf.* Wortelement mit der Bedeutung "fest/hart/starr"
Ste|ro|id|di|a|be|tes *m* bei hochdosierter Kortikosteroidtherapie auftretender Diabetes* mellitus
Ste|ro|i|de *pl* natürliche oder synthetisch hergestellte Verbindungen, die ein Grundgerüst aus drei Sechserringen und einem Fünferring enthalten
Ste|ro|id|hor|mo|ne *pl* Hormone mit Steroidstruktur, z.B. die Nebennierenrindenhormone
Ste|ro|id|ka|ta|rakt *f* Katarakt bei langfristiger lokaler oder systemischer Glukokortikoidtherapie
ste|ro|i|do|gen *adj* Steroide bildend
Ste|ro|id|os|te|o|po|ro|se *f* endogen [Cushing*-Syndrom] oder exogen [Langzeittherapie mit Kortikosteroiden] bedingte Osteoporose* mit erhöhter Frakturneigung; SYN: steroidinduzierte Osteoporose
Ste|ro|le *pl* →Sterine
Ster|tor *m* röchelnde/stertoröse Atmung
ster|to|rös *adj* röchelnd
Stetho-, stetho- *präf.* Wortelement mit der Bedeutung "Brust"
Ste|tho|graf *m* →Stethograph
Ste|tho|gra|fie *f* →Stethographie
Ste|tho|graph *m* Gerät zur Aufzeichnung der Brustkorbbewegungen
Ste|tho|gra|phie *f* Aufzeichnung der Brustkorbbewegungen
Ste|tho|my|o|si|tis *f, pl* **-ti|den** Entzündung der Brustwandmuskeln
ste|tho|my|o|si|tisch *adj* Stethomyositis betreffend, von ihr betroffen oder gekennzeichnet
Ste|tho|skop *nt* Instrument zum Abhören [Auskultation] von Funktionsgeräschen von Organen, Körperhöhlen, Gefäßen u.ä.
Ste|tho|sko|pie *f* stethoskopische Untersuchung, Auskultation mit einem Stethoskop*
ste|tho|sko|pisch *adj* Stethoskop betreffend, mittels Stethoskop
Stevens-Johnson-Fuchs-Syndrom *nt* →Stevens-Johnson-Syndrom
Stevens-Johnson-Syndrom *nt* akut auftretendes, durch verschiedene Faktoren [Arzneimittel, Infektionen] hervorgerufenes Exanthem mit scheibenförmigen rötlich-lividen Effloreszenzen und schwerer Störung des Allgemeinbefindens; SYN: Stevens-Johnson-Fuchs-Syndrom, Fiesinger-Rendu-Syndrom, Dermatostomatitis Baader, Ectodermose érosive pluriorificielle, Erythema exsudativum multiforme majus
Stewardessen-Krankheit *f* papulöse Dermatitis* der perioralen Haut; SYN: perorale Dermatitis, Rosazea-artige Dermatitis, Dermatitis perioralis
Stil|bi|um *nt* zur Stickstoffgruppe gehörendes Metall; SYN: Antimon
Sticker-Krankheit *f* meist Kinder unter 14 Jahren betreffende Viruskrankheit [Parvovirus B 19] mit Krankheitsgefühl, Fieber und gitter- oder girlandenförmigen Erythemen der Extremitätenstreckseiten; SYN: Ringelröteln, fünfte Krankheit, Morbus quintus, Megalerythem, Erythema infectiosum, Megalerythema epidemicum/infectiosum
Stick|hus|ten *m* durch Bordetella* pertussis hervorgerufene Infektionskrankheit, deren klinisches Erscheinungsbild von andauernden Hustenanfällen geprägt ist; SYN: Keuchhusten, Pertussis, Tussis convulsiva
Stickler-Syndrom *nt* autosomal-dominantes Syndrom mit schweren Augen- und Gelenkveränderungen; SYN: hereditäre progressive Arthro-Ophthalmopathie
Stick|o|xid *nt* →Stickstoffmonoxid
Stick|oxy|dul *nt* farbloses Gas mit narkotisierender und berauschender Wirkung; SYN: Lachgas, Distickstoffoxid
Stick|stoff *m* farb-, geruch- und geschmackloses, reaktionsträges Gas; bildet ca. 78% der Erdatmosphäre; SYN: Nitrogenium
Stick|stoff|mon|o|xid *nt* farbloses Gas; wird im

Gefäßendothel gebildet [endothelial **d**erived **r**elaxing **f**actor, EDRF] und führt über Aktivierung der Guanylatcyclase zur Gefäßdilatation; SYN: Stickoxid

Stiel|knol|len *pl* gutartige, chronisch-eitrige, granulomatöse Erkrankung der Mundschleimhaut und der Haut von Gesicht, Händen und Zehen; tritt meist nach traumatischer Hautschädigung auf; SYN: eruptives Angiom, proliferierendes Angiom, Botryomykose, Botryomykom, Botryomycosis, Granuloma pediculatum, Granuloma pyogenicum, Granuloma teleangiectaticum

Stiel|war|ze *f* harmlose faden- oder stielförmige Hautfibrome, v.a. am Hals, in den Achselhöhlen und unter der Brust; SYN: Akrochordon, Acrochordom, weiches Fibrom, Fibroma molle

Stig|ma *nt* (typisches) Merkmal, (Kenn-) Zeichen, Symptom

Stilb|ös|trol *nt* synthetisches Östrogen* mit karzinogener Wirkung; SYN: Diäthylstilböstrol, Diethylstilbestrol

Stilling-Kern *m* Ganglienzellgruppe in der Hintersäule des Rückenmarks; SYN: Clarke-Säule, Clarke-Stilling-Säule, Nucleus thoracicus, Columna thoracica

Still-Syndrom *nt* schon im Kindesalter einsetzende Form der chronischen Polyarthritis*; SYN: Chauffard-Ramon-Still-Syndrom, juvenile Form der chronischen Polyarthritis

Still|we|hen *pl* Wehen in den ersten 2–3 Tagen nach der Geburt; durch Stillen verstärkt; SYN: Wochenbettwehen, Nachwehen

Still|zeit *f* Periode der Milchbildung und Brustfütterung nach der Geburt; SYN: Laktationsperiode

Stimm|band *nt* in der Stimmlippe verlaufendes Band zwischen Schildknorpel und Stellknorpel; SYN: Ligamentum vocale **falsches Stimmband** Bindegewebszug zwischen Schildknorpel und Stellknorpel; SYN: Taschenband, Ligamentum vestibulare

Stimm|band|ent|zün|dung *f* →Chorditis

Stimm|band|knöt|chen *pl* bei Überbelastung der Stimmbänder auftretende Wucherungen; SYN: Sängerknötchen, Schreiknötchen, Noduli vocales

Stimm|band|mus|kel *m* →Musculus vocalis

Stimm|bruch *m* durch des Wachstum des Kehlkopfs hervorgerufene Veränderung der Stimme während der Pubertät; SYN: Stimmwechsel, Mutatio, Mutation

Stimm|fal|te *f* das Stimmband enthaltende Längsfalte zwischen Schildknorpel und Aryknorpel; SYN: Stimmlippe, Plica vocalis

Stimm|fre|mi|tus *m* Übertragung von Stimmlauten auf die Thoraxwand; SYN: Pektoralfremitus, Fremitus pectoralis

Stimm|lip|pe *f* →Stimmfalte

Stimm|mus|kel|ent|zün|dung *f* →Myochorditis

Stimm|rit|ze *f* Spalt zwischen den Stimmbändern; SYN: Rima glottidis, Rima vocalis

Stimm|wech|sel *m* →Stimmbruch

Sti|mu|lans *nt, pl* **-lan|zi|en** Anregungsmittel, Reizmittel, Aufputschmittel

Sti|mu|la|ti|on *f* Reiz, Reizung

Sti|mu|lus *m, pl* **-li** Reiz

Stink|na|se *f* chronisch-atrophische Nasenschleimhautentzündung mit Nasengeruch; SYN: Ozäna, Rhinitis atrophicans cum foetore

Stink|schweiß *m* Ausscheidung eines übelriechenden Schweißes mit unangenehmem Körpergeruch; SYN: Bromhidrose, Bromidrosis, Bromhidrosis, Kakhidrosis, Osmihidrosis

Stipp|chen|gal|len|bla|se *f* Cholesteatose* der Gallenblase mit stippchenförmigen Lipoidflecken; SYN: Gallenblasencholesteatose, Cholesteatosis vesicae, Cholesteatosis vesicularis

Stirn *f* Frons

Stirn|bein *nt* Os frontale

Stirn|fon|ta|nel|le *f* rautenförmige Fontanelle* am vorderen Ende der Pfeilnaht; SYN: vordere/große Fontanelle, Fonticulus anterior

Stirn|hö|cker *m* Höcker oberhalb des Augengrauenbogens; SYN: Tuber frontale, Eminentia frontalis

Stirn|höh|le *f* Sinus frontalis

Stirn|höh|len|ent|zün|dung *f* →Sinusitis frontalis

Stirn|la|ge *f* seltene Deflexionslage, bei der die Stirn während der Geburt führt

Stirn|naht *f* Naht zwischen den beiden Stirnbeinen; SYN: Sutura frontalis/metopica

St. Louis-Enzephalitis *f* in weiten Teilen der USA im Sommer/Herbst auftretende Arbovirus-Enzephalitis* durch das **St. Louis-Enzephalitis-Virus**

St. Louis-Enzephalitis-Virus *nt* Arbovirus*; Erreger der St. Louis-Enzephalitis*; SYN: SLE-Virus

sto|chas|tisch *adj* dem Zufall unterworfen

Stock-Vogt-Spielmeyer-Syndrom *nt* primär durch eine progrediente Visusabnahme mit Erblindung und der Entwicklung einer Demenz* gekennzeichnete Form der Zeroidlipofuszinose*; SYN: juvenile Form der amaurotischen Idiotie, juvenile Ceroidlipofuscinose, juvenile Zeroidlipofuszinose, Batten-Spielmeyer-Vogt-Syndrom

Stoff|wech|sel *m* Gesamtheit aller biochemischen Reaktionen im Körper; SYN: Metabolismus

Stoff|wech|sel|stö|rung *f* Stoffwechselanomalie; SYN: Dysmetabolismus

Stokvis-Talma-Syndrom *nt* chronische Methämoglobinämie* mit Zyanose*, Durchfall und herabgesetztem Allgemeinbefinden; SYN: autotoxische Zyanose

Sto|ma *nt, pl* **-ma|ta** **1.** Öffnung, Mund **2.** künstliche Öffnung oder künstlicher Ausgang eines Hohlorgans

Sto|ma|chi|kum *nt, pl* **-ka** Magenmittel

Sto|ma|chus *m* Magen

Sto|ma|ka|ke *f* bakterielle [Spirochaeten*], ulzerierende Entzündung der Mundschleimhaut und des Zahnfleischs; durch mangelnde Hygiene begünstigt; SYN: ulzerative Stomatitis, Stomatitis ulcerosa

Stomat-, stomat- *präf.* →Stomato-

Sto|ma|tal|gie *f* Schmerzen im Mund; SYN: Stomatodynie

Sto|ma|ti|tis *f, pl* **-ti|ti|den** Entzündung der Mundschleimhaut; SYN: Mundschleimhautentzündung

Stomatitis angularis schmerzhaftes, akutes oder chronisches Ekzem* des Mundwinkels; SYN: Faulecken, Mundwinkelcheilitis, Mundwinkelrhagaden, Angulus infectiosus oris/candidamycetica, Cheilitis angularis, Perlèche

Stomatitis aphthosa akut verlaufende Entzündung durch Herpes* simplex mit schmerzhaften, stecknadelkopfgroßen Aphthen*, die narbenlos abheilen; SYN: aphthöse Stomatitis, Gingivostomatitis herpetica, Stomatitis herpetica, Stomatitis maculo-fibrinosa

aphthöse Stomatitis →Stomatitis aphthosa

Stomatitis bismutica Stomatitis mit blauschwarzem **Wismutsaum** und Ulzerationen; SYN: Wismutstomatitis

Stomatitis candidamycetica vor allem die Zunge und Wangenschleimhaut betreffende Entzündung durch Candida* albicans; SYN: Mundsoor, Soormykose der Mundschleimhaut, Candidose der Mundschleimhaut

Stomatitis catarrhalis einfache, nur mit Rötung der Schleimhaut einhergehende, katarrhalische Entzündung; SYN: katarrhalische Stomatitis

eitrige Stomatitis →Stomatitis purulenta

Stomatitis epidemica relativ selten auf den Menschen übertragene Viruskrankheit von Wiederkäuern und Schweinen; oft schwer von einer Stomatitis aphthosa zu unterscheiden; SYN: (echte) Maul- und Klauenseuche, Febris aphthosa, Aphthosis epizootica

Stomatitis gangraenosa vor allem bei Kleinkindern in Afrika, Asien und Südamerika auftretende, gangränöse Entzündung der Mundschleimhaut; SYN: Noma, Wangenbrand, Wasserkrebs, infektiöse Gangrän des Mundes, Cancer aquaticus, Chancrum oris

Stomatitis herpetica →Stomatitis aphthosa

katarrhalische Stomatitis →Stomatitis catarrhalis

Stomatitis maculo-fibrinosa →Stomatitis aphthosa

Stomatitis mercurialis Stomatitis bei Quecksilbervergiftung

Stomatitis mycotica pilzbedingte Stomatitis; meist gleichgesetzt mit Stomatitis candidamycetica; SYN: Stomatomykose, Stomatomycosis

Stomatitis purulenta eitrige Entzündung der Mundschleimhaut; SYN: eitrige Stomatitis, Pyostomatitis

Stomatitis pustulosa contagiosa von Schafen oder Ziegen auf den Menschen [Melker] übertragene Haukrankheit, die durch rötliche, nässende Knoten charakterisiert ist; SYN: Orf, atypische Schafpocken, Steinpocken, Ecthyma contagiosum

Stomatitis saturnina Entzündung der Mundschleimhaut bei Bleivergiftung*

Stomatitis simplex leicht verlaufende, katarrhalische Stomatitis mit Rötung, Schwellung und evtl. Schleimhauterosionen

Stomatitis ulcerosa bakterielle [Spirochaeten*] ulzerierende Entzündung der Schleimhaut und des Zahnfleischs; durch mangelnde Hygiene begünstigt; SYN: ulzerative Stomatitis, Stomatitis ulcerosa, Stomakake

ulzerative Stomatitis →Stomatitis ulcerosa

sto|ma|ti|tisch *adj* Mundschleimhautentzündung/Stomatitis betreffend, von ihr betroffen oder gekennzeichnet

Stomato-, stomato- *präf.* Wortelement mit der Bedeutung "Mund/Mundhöhle"

Sto|ma|to|dy|nie *f* →Stomatalgie

Sto|ma|to|glos|si|tis *f, pl* **-ti|den** Entzündung von Mundschleimhaut und Zunge

sto|ma|to|glos|si|tisch *adj* Stomatoglossitis betreffend, von ihr betroffen oder gekennzeichnet

Sto|ma|to|lo|gie *f* Lehre von den Erkrankungen der Mundhöhle

sto|ma|to|lo|gisch *adj* Stomatologie betreffend

Sto|ma|to|mie *f* Inzision des Muttermundes, Muttermundschnitt; SYN: Stomatotomie

Sto|ma|to|my|co|sis *f, pl* **-ses** pilzbedingte Stomatitis*; meist gleichgesetzt mit Stomatitis candidamycetica; SYN: Stomatitis mycotica, Stomatomykose

Sto|ma|to|my|ko|se *f* →Stomatomycosis

Sto|ma|to|pa|thie *f* Erkrankung des Mundes oder der Mundhöhle, Munderkrankung

Sto|ma|to|plas|tik *f* Mundplastik

Sto|ma|tor|rha|gie *f* Blutung aus dem Mund

Sto|ma|to|schi|sis *f* Lippenspalte, Mundspalte, Hasenscharte

Sto|ma|to|skop *nt* Mikroskop* für die direkte Untersuchung der Mundschleimhaut

Sto|ma|to|to|mie *f* →Stomatomie

Sto|ma|to|zy|ten *pl* Erythrozyten* mit schlitz- oder mundförmiger Aufhellung im Ausstrich

Sto|ma|to|zy|to|se *f* durch das Auftreten von Stomatozyten* im Blutbild gekennzeichnete angeborene hämolytische Anämie

-stomia *suf.* →-stomie

-stomie *suf.* Wortelement mit der Bedeutung "Mund/Mündung"

Stor|chen|biss *m* angeborener Naevus* flammeus am Nacken

Stö|run|gen, dysrhaphische *pl* durch einen unvollständigen Schluss des Neuralrohrs während der Embryonalperiode hervorgerufene Störungen; SYN: Dysrhaphiesyndrome

Stoß|wel|len|li|tho|trip|sie, extrakorporale *f* Zertrümmerung von Nieren- oder Gallensteinen durch Stoßwellen

Stra|bis|mo|to|mie *f* Durchtrennung der Augenmuskelsehnen zur Schielbehandlung; SYN: Schieloperation, Strabotomie

Stra|bis|mus *m* Abweichung der Augenachsen von der Parallelstellung bei Fernsicht

Strabismus concomitans Schielen, bei dem ein Auge das andere begleitet; SYN: Begleitschielen

Strabismus convergens Einwärtsschielen; SYN: Esotropie, Strabismus internus

Strabismus convergens latens latentes Einwärtsschielen; SYN: Esophorie, Endophorie

Strabismus deorsum vergens Schielen nach unten; SYN: Hypotropie

Strabismus divergens Auswärtsschielen; SYN: Exotropie

Strabismus internus →Strabismus convergens

Strabismus paralyticus durch Lähmung von Augenmuskel verursachtes Schielen; SYN: Lähmungsschielen

Strabismus rotatorius Schielstellung des Auges mit Verrollung um die Sagittalachse; SYN: Zyklotropie

Strabismus unilateralis einseitiges/unilaterales Schielen

Strabismus verticalis Strabismus, bei dem ein Auge nach oben abwandert; SYN: Höhenschielen, Hypertropie

Stra|bo|to|mie *f* →Strabismotomie

Strah|len|an|ä|mie *f* durch eine Schädigung des Knochenmarks hervorgerufene Anämie* nach einer Strahlenbehandlung

Strah|len|ap|pa|rat *m* →Strahlenkörper

Strah|len|bi|o|lo|gie *f* Strahlungsbiologie, Strahlenforschung; SYN: Radiobiologie

Strah|len|bla|se *f* Schrumpfblase* nach Strahlenbehandlung

Strah|len|der|ma|ti|tis *f, pl* **-ti|ti|den** akute oder chronische, durch Einwirkung ionisierender Strahlung hervorgerufene Dermatitis*, die mit einer erhöhten Gefahr der Karzinomentstehung belastet ist; SYN: Radiodermatitis, Radiumdermatitis, Röntgendermatitis

Strah|len|der|ma|to|se *f* durch Strahlung ausgelöste Hautschädigung; meist gleichgesetzt mit Strahlendermatitis*

Strah|len|do|sis *f, pl* **-ses** die einem Patienten oder Objekt verabreichte Dosis an ionisierende Strahlung

kumulierte Strahlendosis Bezeichnung für die, durch wiederholte Strahlenbelastung erzielte Gesamtdosis; SYN: kumulierte Dosis

Strah|len|do|sis|mes|sung *f* quantitative Messung ionisierender Strahlung in Luft oder in bestrahlten Objekten mit Hilfe von Dosimetern; SYN: Dosimetrie

Strah|len|en|te|ri|tis *f, pl* **-ti|den** Enteritis* als Folge einer Strahlentherapie

Strah|len|ex|po|si|ti|on *f* Strahlenbelastung

Strah|len|fi|bro|se *f* Organ- oder Gewebefibrose im Anschluss an eine Bestrahlung mit ionisierender Strahlung

Strah|len|gas|tri|tis *f, pl* **-ti|den** Entzündung der Magenschleimhaut als Folge einer Strahlentherapie

Strah|len|heil|kun|de *f* Radiologie

Strah|len|ka|ta|rakt *f* Katarakt* durch Einwirkung ionisierender Strahlung; SYN: Strahlenstar

Strah|len|ka|ter *m* vorübergehende Kopfschmerzen, Übelkeit, Abgeschlagenheit und Schwindelgefühl nach Bestrahlung

Strah|len|ko|li|tis *f, pl* **-ti|den** Kolitis als Folge einer Strahlentherapie; SYN: aktinische Kolitis

Strah|len|kör|per *m* Abschnitt der mittleren Augenhaut, der den Ziliarmuskel enthält und das Kammerwasser bildet; SYN: Strahlenapparat, Ziliarkörper, Ziliarapparat, Corpus ciliare

Strah|len|kun|de *f* Radiologie

Strah|len|my|e|li|tis *f, pl* **-ti|den** meist im Rahmen einer Strahlentherapie entstehende, in schweren Fällen zu Querschnittslähmung* führende Schädigung des Rückenmarks; SYN: Strahlenmyelopathie

strah|len|my|e|li|tisch *f* →Strahlenmyelitis

Strah|len|ne|kro|se *f* Gewebes- oder Organtod nach Bestrahlung mit ionisierender Strahlung; SYN: Strahlungsnekrose

Strah|len|neu|ri|tis *f, pl* **-ti|den** durch Einwirkung ionisierender Strahlung hervorgerufene Nervenentzündung; SYN: Radioneuritis

Strah|len|os|te|o|ne|kro|se *f* nach Strahlentherapie auftretende Knochennekrose; SYN: Strahlungsosteonekrose, Radioosteonekrose, Osteoradionekrose

Strah|len|pilz *m* Erreger der Aktinomykose*; SYN: Actinomyces israelii

Strah|len|pilz|krank|heit *f* Aktinomykose*

Strah|len|pneu|mo|nie *f* →Strahlenpneumonitis

Strah|len|pneu|mo|ni|tis *f, pl* **-ti|den** nach Bestrahlung auftretende entzündliche Reaktion und Schädigung des interstitiellen Lungengewebes; SYN: Strahlenpneumonie

Strah|len|prok|ti|tis *f, pl* **-ti|ti|den** meist im Rahmen einer Strahlentherapie auftretende Mastdarmentzündung; SYN: aktinische Proktitis

Strah|len|scha|den *m* →Strahlenschädigung

Strah|len|schä|di|gung *f* Schädigung durch therapeutisch oder akzidentell aufgenommene ionisierende Strahlung; SYN: Strahlenschaden

Strah|len|star *m* →Strahlenkatarakt

Strah|len|the|ra|pie *f* Anwendung ionisierender Strahlen zur Behandlung von Erkrankungen

Strah|len|zys|ti|tis *f, pl* **-ti|ti|den** meist durch therapeutische Bestrahlung, v.a. gynäkologischer Tumoren, hervorgerufene Harnblasenentzündung; SYN: Radiozystitis

Strah|lung *f* Energieausbreitung als Welle oder Teilchen

α-Strahlung aus Alphateilchen* bestehende Korpuskularstrahlung; SYN: Alphastrahlung

β-Strahlung aus Kernteilchen bestehende Strahlung [**Korpuskularstrahlung**], die beim Betazerfall von Radionukliden abgestrahlt wird; SYN: Betastrahlung

γ-Strahlung energiereiche Strahlung, die beim radioaktiven Zerfall freigesetzt wird; SYN: Gammastrahlung

Strah|lungs|ne|kro|se *f* →Strahlennekrose

Strah|lungs|os|te|o|ne|kro|se *f* →Strahlenosteonekrose

Strah|lungs|quant *nt* Elementarteilchen der Lichtwellen; SYN: Lichtquant, Quant, Photon

amniotische Stränge Verwachsungsstränge zwischen Amnion und Fetus; können zu intrauteriner Amputation führen; SYN: Amnionstränge, Simonart-Bänder

Stran|gu|la|ti|on *f* **1.** Erdrosselung, Strangulierung **2.** (*chirurg.*) Abschnürung, Abbindung

Stran|gu|la|ti|ons|i|le|us *m* Ileus* durch Abschnürung einer Darmschlinge

Stran|gu|rie *f* schmerzhafter Harndrang; SYN: Harnzwang

Stra|ti|gra|fie *f* →Stratigraphie

Stra|ti|gra|phie *f* Anfertigung von Schichtröntgenaufnahmen; SYN: Schichtröntgen, Planigraphie, Tomographie

Stra|tum *nt, pl* **-ta** Lage, Schicht

Stratum basale endometrii Basalschicht der Gebärmutterhaut, die nicht abgestoßen wird; SYN: Basalis, Lamina basalis

Stratum basale epidermidis Wachstumsschicht der Haut; SYN: Basalzellschicht, Basalschicht

Stratum cerebrale Sinnesnervenschicht der Netzhaut/Retina; SYN: Pars nervosa retinae

Stratum circulare membranae tympani zirkuläre Trommelfellfasern

Stratum circulare tunicae muscularis coli zirkuläre Muskelschicht des Kolons

Stratum circulare tunicae muscularis gastricae zirkuläre Muskelschicht des Magens

Stratum circulare tunicae muscularis intestini tenuis zirkuläre Muskelschicht des Dünndarms

Stratum circulare tunicae muscularis recti zirkuläre Muskelschicht des Rektums

Stratum compactum endometrii oberflächliche kompakte Schicht des Stratum functionale endometrii; SYN: Kompakta, Compacta, Lamina compacta, Pars compacta

Stratum corneum epidermidis oberste Schicht der Epidermis*; SYN: Hornschicht

Stratum corneum unguis verhornter Nagelteil

Stratum cutaneum membranae tympani (Platten-)Epithel der Trommelfellaußenseite, Kutisschicht

Stratum fibrosum fibröse Außenschicht der Gelenkkapsel; SYN: Fibrosa, Membrana fibrosa

Stratum functionale endometrii oberflächliche Schicht der Gebärmutterschleimhaut, die während der Proliferationsphase* an Dicke zunimmt und in der Menstruation abgestoßen wird; in der Schwangerschaft dient sie der Einnistung des befruchteten Eies; SYN: Funktionalis, Lamina functionalis, Pars functionalis

Stratum ganglionicum retinae Ganglienzellschicht der Netzhaut/Retina

Stratum germinativum epidermidis Basalschicht der Epidermis*, von der die Hautzellen nach außen wachsen; SYN: Regenerationsschicht

Stratum germinativum unguis Wachstumsschicht des Nagels

Stratum granulosum innere Körnerschicht der Kleinhirnrinde

Stratum longitudinale tunicae muscularis coli Längsmuskelschicht des Kolons

Stratum longitudinale tunicae muscularis gastricae Längsmuskelschicht des Magens

Stratum longitudinale tunicae muscularis intestini tenuis Längsmuskelschicht des Dünndarm

Stratum longitudinale tunicae muscularis recti Längsmuskelschicht des Rektums

Stratum lucidum epidermidis helle Schicht der Epidermis*

Stratum moleculare corticis cerebelli Molekularschicht der Kleinhirnrinde; SYN: Stratum plexiforme corticis cerebelli

Stratum mucosum membranae tympanii (Platten-)Epithel der Trommelfellinnenseite

Stratum neuroepitheliale retinae Schicht der Stäbchen und Zapfen

Stratum papillare dermis wellenförmig mit der Epidermis* verbundene obere Schicht der Dermis*; SYN: Papillarschicht, Papillarkörperschicht

Stratum pigmenti corporis ciliaris Pigmentepithel des Ziliarkörpers

Stratum pigmenti iridis Pigmentepithel der Regenbogenhaut/Iris

Stratum pigmentosum retinae Pigmentepithel der Netzhaut/Retina

Stratum plexiforme corticis cerebelli

→Stratum moleculare corticis cerebelli
Stratum radiatum äußere radiäre Trommelfellfasern
Stratum reticulare dermis Geflechtschicht des Koriums
Stratum spinosum epidermidis auf das Stratum basale folgende Schicht, die typische Stachelzellen enthält; SYN: Stachelzellschicht
Stratum spongiosum endometrii schwammige Schicht der Gebärmutterschleimhaut; tiefe Schicht des Stratum functionale endometrii; SYN: Spongiosa, Lamina spongiosa, Pars spongiosa
Stratum subvasculare myometrii subvaskuläre Schicht des Myometriums
Stratum supravasculare myometrii supravaskuläre Schicht des Myometriums
Stratum synoviale Innenschicht der Gelenkkapsel, die die Gelenkschmiere [Synovia] produziert; SYN: Synovialis, Membrana synovialis
Stratum vasculare myometrii Vaskulärschicht des Myometriums

Strebllolodakltyllie *f* abnorme Beugungsfähigkeit der Finger

Strecklverlband *m* Verband, z.B. Pflasterzugverband, zur Dauerextension von Extremitäten; SYN: Extensionsverband

Streilfenlhülgel *m* →Streifenkörper

Streilfenlkörlper *m* Basalganglion neben dem Thalamus*; SYN: Corpus striatum, Streifenhügel, Striatum

Strept-, strept- *präf.* →Strepto-

Strepto-, strepto- *präf.* Wortelement mit Bezug auf "Streptokokke"

Streplto|balcillus *m, pl* **-li** Gattung gramnegativer, unbeweglicher Stäbchenbakterien; SYN: Streptobazillus
Streptobacillus moniliformis Erreger des Streptobazillenrattenbissfiebers*

Streplto|balzilllenlratltenlbisslfielber *nt* durch Rattenbisse oder verdorbene Lebensmittel übertragene Infektionskrankheit durch **Streptobacillus moniliformis**; verläuft hochfieberhaft mit Befall mehrerer Gelenke; SYN: Rattenbisskrankheit, Rattenbissfieber II, atypisches Rattenbissfieber, Haverhill-Fieber, Bakterienrattenbissfieber, Erythema arthriticum epidemicum

Streplto|balzilllus *m, pl* **-li** →Streptobacillus
Streptobazillus des weichen Schankers Erreger des Ulcus* molle; SYN: Ducrey-Streptobakterium, Haemophilus ducreyi, Coccobacillus ducreyi

Streplto|cocl|cus *m, pl* **-cocl|ci** in Paaren oder Ketten angeordnete, gamnegative, unbewegliche Kugelbakterien; SYN: Streptokokke, Streptokokkus
Streptococcus agalactiae meist Tiere, seltener auch den Menschen befallende Streptokokken, die Wundinfektionen, Meningitis [Neugeborene] und Entzündungen des Nasenrachenraums hervorrufen können; SYN: Streptococcus mastitidis, Streptokokken der Gruppe B, B-Streptokokken
Streptococcus anginosus Erreger von Atemwegsinfekten und atypischer Pneumonie
Streptococcus equisimilis betahämolytische C-Streptokokken; Erreger von Wundinfektionen und Pharyngitis*
Streptococcus erysipelatis →Streptococcus pyogenes
Streptococcus haemolyticus →Streptococcus pyogenes
Streptococcus lanceolatus →Streptococcus pneumoniae
Streptococcus mastitidis →Streptococcus agalactiae
Streptococcus pneumoniae von einer Polysaccharidkapsel umgegebene, lanzettförmige Diplokokke; klassischer Erreger der Pneumonie*; SYN: Fränkel-Pneumokokkus, Pneumokokkus, Pneumococcus, Diplococcus pneumoniae, Streptococcus lanceolatus
Streptococcus pyogenes Streptokokken, die in der Kultur Betahämolyse* zeigen; u.a. Erreger von Atemwegserkrankungen, Scharlach* und Erysipel*; wichtig sind auch die im Anschluss an die Akuterkrankungen auftretenden Folgerkrankungen wie z.B. rheumatisches Fieber*; SYN: A-Streptokokken, Streptokokken der Gruppe A, Streptococcus pyogenes/haemolyticus/erysipelatis
Streptococcus viridans Streptokokken-Gruppe, die auf Blutagar mit einer grünlichen Zone wächst; Erreger von Zahnerkrankungen [Karies] und Endokarditiden; SYN: Viridans-Streptokokken, vergrünende Streptokokken

Streplto|derlmia *f* →Streptodermie
Streptodermia cutanea lymphatica durch β-hämolytische Streptokokken* verursachte akute Infektion der oberen Hautschichten mit Rötung und evtl. Blasenbildung [**Erysipelas vesiculosum; Erysipelas bullosum**]; manchmal Entwicklung einer Phlegmone* [**Erysipelas phlegmonosum**] oder einer Gangrän* [**Erysipelas gangraenosum**]; SYN: Wundrose, Rose, Erysipel, Erysipelas
Streptodermia superficialis bullosa manuum meist durch Streptokokken* oder Staphylococcus* aureus verursachte eitrige Hand- oder Fingerblase; SYN: Bulla repens, Bulla rodens, Staphylodermia superficialis bullosa manuum

Streplto|derlmie *f* eitrige Hauterkrankung [Pyodermie] durch Streptococcus-Species

Streplto|dorlnalse *f* als Fibrinolytikum* verwendetes Streptokokkenenzym; SYN: Streptokokken-Desoxyribonuclease

S

Strep|to|ki|na|se *f* von β-hämolysierenden Streptokokken gebildetes Globulin, das im Körper zusammen mit Plasminogen einen Aktivatorkomplex der Fibrinolyse bildet

Strep|to|kokk|ä|mie *f* Auftreten von Streptokokken im Blut; SYN: Streptokokkensepsis

Strep|to|kok|ken *pl* →Streptococcus

Streptokokken der Gruppe A Streptokokken, die in der Kultur Betahämolyse* zeigen; u.a. Erreger von Atemwegserkrankungen, Scharlach* und Erysipel*; wichtig sind auch die im Anschluss an die Akuterkrankungen auftretenden Folgerkrankungen wie z.B. rheumatisches Fieber*; SYN: A-Streptokokken, Streptococcus pyogenes/haemolyticus/erysipelatis

Streptokokken der Gruppe B →Streptococcus agalactiae

Streptokokken der Gruppe C →Streptococcus equisimilis

vergrünende Streptokokken →Streptococcus viridans

Streptokokken-Desoxyribonuclease *f* →Streptodornase

Strep|to|kok|ken|e|do|kar|di|tis *f, pl* **-ti|den** häufigste Form [50%] der bakteriellen Endokarditis*; die durch Streptococcus* viridans hervorgerufene Endocarditis* lenta spielt wegen der häufigen Herzklappenschädigung eine wichtige Rolle

Strep|to|kok|ken|in|fek|ti|on *f* →Streptokokkose

Strep|to|kok|ken|me|nin|gi|tis *f, pl* **-ti|den** eitrige Hirnhautentzünung [oft als Haubenmeningitis*] mit primärer Beschränkung auf die weichen Hirnhäute

Strep|to|kok|ken|sep|sis *f* →Streptokokkämie

Strep|to|kok|ko|se *f* durch **Streptococcus**-Species hervorgerufene bakterielle Infektionskrankheit; SYN: Streptokokkeninfektion

Strep|to|kok|kus *m, pl* **-ken** →Streptococcus

Strep|to|ly|si|ne *pl* die von β-hämolysierenden Streptokokken gebildeten Hämolysine* **Streptolysin O** und **Streptolysin S**

S

Strep|to|my|ces *m* myzelbildende, grampositive Bakteriengattung der Familie Streptomycetaceae*; als Krankheitserreger unbedeutend

Streptomyces-Infektion *f* →Streptomykose

Strep|to|my|ce|ta|ceae *pl* Familie grampositiver, fadenförmiger Bakterien, die als Antibiotikabildner wichtig sind; SYN: Strahlenpilze

Strep|to|my|cin *nt* von **Streptomyces griseus** gebildetes bakterizides Antibiotikum, das u.a. gegen Mycobacterium* tuberculosis wirksam ist

Strep|to|my|ko|se *f* durch Streptomyces*-Species hervorgerufene bakterielle Infektionskrankheit; SYN: Streptomyces-Infektion

Strep|to|tri|cho|se *f* veraltete Bezeichnung für Infektionskrankheiten durch Aktinomyzeten oder **Streptothrix**-Arten; SYN: Streptotrichose

Stress|bruch *m* →Stressfraktur

Stress|frak|tur *f* Knochenbruch durch Langzeitbelastung; SYN: Stressbruch, Ermüdungsbruch, Ermüdungsfraktur

Stress|in|kon|ti|nenz *f* unwillkürlicher Harnabgang bei Erhöhung der intraabdominellen Drucks; SYN: Belastungsinkontinenz

Stress|leu|ko|zy|to|se *f* durch physische oder psychische Belastung ausgelöste Erhöhung der Leukozytenzahl

Streu|ung *f* von einem Herd [Infekt, Tumor] ausgehende Aussaat von Erregern oder Zellen

Streu|ungs|lin|se *f* nach innen gewölbte Linse, die Lichtstrahlen streut; SYN: konkave Linse, Konkavlinse, Zerstreuungslinse

Stria *f* Streifen; Linie, Furche

Striae cutis atrophicae →Striae gravidarum

Striae distensae →Striae gravidarum

Striae gravidarum durch Zerreißung elastischer Fasern entstehende typische Hautveränderungen; SYN: Schwangerschaftsstreifen, Striae distensae, Striae cutis atrophicae

Stria laminae granularis externa Tangentialfaserschicht der äußeren Körnerschicht

Stria laminae granularis interna äußerer Baillarger-Streifen

Stria laminae molecularis Tangentialfaserschicht der Molekularschicht; SYN: Stria laminae plexiformis

Stria laminae plexiformis →Stria laminae molecularis

Stria laminae pyramidalis ganglionaris innere Baillarger-Schicht; SYN: Stria laminae pyramidalis interna

Stria laminae pyramidalis interna →Stria laminae pyramidalis ganglionaris

Stria longitudinalis lateralis lateraler Längsstreifen des Balkens

Stria longitudinalis medialis medialer Längsstreifen des Balkens

Stria medullaris thalami Markstreifen des Thalamus

stri|är *adj* gestreift, streifig, streifenförmig

Stri|a|tum *nt* Basalganglion neben dem Thalamus*; SYN: Corpus striatum, Streifenkörper, Streifenhügel

Strich|ab|ra|sio *f* Biopsie von Gebärmutterschleimhaut mit einer Kürette; SYN: Strichkürettage

Strich|kul|tur *f* durch strichförmiges Ausstreichen angelegte Bakterienkultur

Strich|kü|ret|ta|ge *f* →Strichabrasio

Stric|tu|ra *f, pl* **-rae** (hochgradige) Verengung; SYN: Striktur

Strictura urethrae Harnröhrenverengung

Stri|dor *m* pfeifendes Atemgeräuch beim Einoder Ausatmen

stri|do|rös *adj* in Form eines Stridors; SYN: stridulös

stri|du|lös *adj* →stridorös

Strik|tur *f* (hochgradige) Verengung; SYN: Strictura

Strik|tu|ro|to|mie *f* Inzision/Spaltung einer Striktur

strin|gent *adj* zwingend (vorgeschrieben)

stri|o|ni|gral *adj* Corpus striatum und Substantia nigra betreffend

stri|o|pal|li|där *adj* Corpus striatum und Globus pallidus betreffend; SYN: pallidostriär

stri|o|ze|re|bel|lär *adj* Corpus striatum und Kleinhirn/Zerebellum betreffend

Strip|per *m* s.u. Stripping

Strip|ping *nt* Venenentfernung durch Herausziehen mit einem **Stripper**; SYN: Venenstripping

Stro|bo|skop *nt* Gerät zur Sichtbarmachung schneller Bewegungen

Stro|bo|sko|pie *f* Untersuchung mit einem Stroboskop*

stro|bo|skopisch *adj* Stroboskop betreffend, mittels Stroboskop

Stroke *nt* Schlaganfall*

Stro|ma *nt, pl* **-ma|ta** (Stütz-)Gerüst eines Organs

Stroma glandulae thyroideae Schilddrüsenstroma

Stroma iridis Irisgrundgerüst, Irisstroma

Stroma ovarii Eierstockstroma, Ovarialstroma

Stroma vitreum Glaskörperfaserwerk, Glaskörperstroma

Stro|ma|en|do|me|tri|o|se *f* potenziell maligne Bildung multipler Gewebsherde mit Endometrium-artiger Struktur in der Gebärmutterwand

stro|mal *adj* Stroma betreffend

Stro|ma|sar|kom *nt* vom Gebärmutterstroma ausgehender bösartiger Tumor

stro|ma|to|gen *adj* vom Stroma abstammend

Stro|ma|to|se *f* →Stromaendometriose

Strom|bahn, terminale *f* Gesamtheit der Arteriolen, Kapillaren und postkapillaren Venen, die die Mikrozirkulation der Gewebe bewirken; SYN: Endstrombahn

Stron|gy|lo|i|des ster|co|ra|lis *m* häufiger Darmparasit in tropischen und subtropischen Ländern; Erreger der Strongyloidose*; SYN: Zwergfadenwurm, Kotälchen, Anguillula stercoralis

Strongyloides-Infektion *f* →Strongyloidose

Stron|gy|lo|i|di|a|sis *f, pl* **-ses** →Strongyloidose

Stron|gy|lo|i|do|se *f* durch Fadenwürmer [**Strongyloides**] hervorgerufene Wurmkrankheit des Menschen; SYN: Strongyloides-Infektion, Strongyloidiasis, Strongyloidosis, Strongylosis

Stron|gy|lo|i|do|sis *f, pl* **-ses** →Strongyloidose

Stron|gy|lo|sis *f, pl* **-ses** →Strongyloidose

Stron|ti|um *nt* Erdalkalimetall

Stron|ti|u|re|se *f* Strontiumausscheidung im Harn

Stro|phan|thin *nt* aus Strophantus-Arten gewonnenes Herzglykosid

Stro|pho|ze|pha|lie *f* Schädelfehlbildung mit kombinierter Gesichtsfehlbildung

Stro|phu|lus (a|dul|to|rum) *m* subakut oder chronisch verlaufende, papulöse Dermatitis* mit heftigem Juckreiz; SYN: Urticaria papulosa chronica, Prurigo simplex subacuta, Prurigo simplex acuta et subacuta adultorum, Lichen urticatus

Struk|tur|a|no|ma|lie *f* abnormale Chromosomenstruktur

Struk|tur|fett *nt* Fett, das am Aufbau von Zellen und Geweben beteiligt ist, z.B. Membranlipide; SYN: Baufett

Struk|tur|pro|te|i|ne *pl* Proteine, die am Aufbau von Zellen und Geweben beteiligt sind; SYN: Gerüsteiweiße

Stru|ma *f, pl* **-mae** Vergrößerung der gesamten Schilddrüse oder von Teilen der Schilddrüse; SYN: Kropf

Struma adolescentium →Adoleszentenstruma

Struma basedowiana Bezeichnung für eine hyperthyreote Struma bei Basedow-Krankheit; SYN: Basedow-Struma, Struma basedowificata

Struma basedowificata →Struma basedowiana

blande Struma nicht-entzündliche Struma ohne Knotenbildung bei euthyreoter Stoffwechsellage

Struma colloides Struma* mit Einlagerung von Kolloid in große [**Struma colloides macrofolliculares**] oder kleine [**Struma colloides microfolliculares**] Follikel; SYN: Kolloidstruma, Gallertstruma

Struma connata angeborene Struma bei Iodmangel während der Schwangerschaft; SYN: Neugeborenenstruma, Struma neonatorum

Struma diffusa diffuse Schilddrüsenvergrößerung ohne Knotenbildung

eisenharte Struma Riedel ätiologisch unklare, meist Frauen betreffende, chronische Schilddrüsenentzündung mit Sklerosierung des Gewebes; SYN: Riedel-Struma, hypertrophische Thyreoiditis, chronische hypertrophische Thyreoiditis

Struma fibrosa derbe Schilddrüsenvergrößerung

Struma juvenilis →Adoleszentenstruma

Struma lymphomatosa Autoimmunkrankheit* der Schilddrüse mit organspezifischen Autoantikörpern*; SYN: Autoimmunthyreoiditis, Autoimmunthyroiditis, Immunthyreoiditis, Immunthyreoiditis, Hashimoto-Thyreoiditis

Struma maligna Schilddrüsenkarzinom

Struma neonatorum →Struma connata

Struma nodosa euthyreote Struma mit knotigen Hyperplasien; SYN: Knotenkropf, Knotenstruma

organoide Struma →wuchernde Struma

Langhans
Struma retrosternalis hinter dem Brustbein liegende Struma
Struma vasculosa meist bei Hyperthyreose auftretende gefäßreiche Struma
wuchernde Struma Langhans semimalignes Schilddrüsenadenom; SYN: organoide Struma, Langhans-Struma

Stru|ma|re|sek|ti|on *f* →Strumektomie

Stru|mek|to|mie *f* Kropfentfernung, Strumaentfernung; SYN: Strumaresektion

stru|mi|gen *adj* eine Kropfbildung fördernd oder verursachend

Stru|mi|tis *f, pl* **-ti|den** Entzündung einer Struma; SYN: Kropfentzündung

stru|mi|tisch *adj* Kropfentzündung/Strumitis betreffend, von ihr betroffen oder gekennzeichnet

stru|mös *adj* kropfartig, strumaartig, strumaähnlich

Strych|nin *nt* kaum noch verwendetes giftiges Alkaloid der **Brechnuss** [Strychnos nux-vomica]

Strych|nis|mus *m* Strychninvergiftung

Stuart-Prower-Faktor *m* in der Leber gebildeter Faktor der Blutgerinnung; ein Mangel führt zu erhöhter Blutungsneigung; SYN: Faktor X, Autothrombin III

Stuhl *m* aus unverdauten Nahrungsresten, Abfallprodukten des Stoffwechsels, Wasser und Mikroorganismen bestehende, meist breiige oder feste Masse; die durchschnittliche tägliche Menge beträgt ca. 200–250 Gramm; SYN: Kot, Fäzes, Faeces, Fäkalien
blutiger Stuhl sichtbare Blutbeimengung zum Stuhl; färbt das Blut den Stuhl schwarz, spricht man von **Teerstuhl** [Melaena]; **okkultes Blut** im Stuhl ist nur durch Tests nachweisbar; SYN: Blutstuhl, Hämatochezie

stuhl|ähn|lich *adj* fäkulent

Stuhl|in|kon|ti|nenz *f* Unfähigkeit, den Stuhl zurückzuhalten; SYN: Darminkontinenz, Incontinantia alvi

S

Stuhl|kon|ti|nenz *f* Fähigkeit, den Stuhl zurückzuhalten; SYN: Darmkontinenz

Stum|mel|fing|rig|keit *f* Perodaktylie

Stum|mel|glied|rig|keit *f* Peromelie

Stumm|heit *f* Mutitas, Mutismus

Stumpf|kar|zi|nom *nt* im Bereich eines Organstumpfes [Magen-, Gebärmutterstumpf] auftretendes Karzinom

Stumpf|neur|al|gie *f* neuralgische Schmerzen in einem Amputationsstumpf durch Bildung eines Neuroms [**Amputationsneurom, Stumpfneurom**]

Stumpf|neu|rom *nt* s.u. Stumpfneuralgie

24-Stunden-Rhythmus *m* endogen gesteuerte Schwankung des Körperstoffwechsels und der Reaktionsbereitschaft des Körpers, die etwa einem 24-Stunden-Zyklus entspricht; SYN: zirkadianer Rhythmus, Tagesrhythmus

Stu|por *m* bei verschiedenen psychischen Erkrankungen vorkommender Zustand mit Fehlen jeder geistigen oder körperlichen Aktivität bei erhaltenem Bewusstsein

stu|po|rös *adj* Stupor betreffend, von ihm gekennzeichnet

Sturge-Weber-Krabbe-Syndrom *nt* ätiologisch ungeklärte, kongenitale, neurokutane Phakomatose* mit Naevus* flammeus im Trigeminusbereich, Uveahämangiom und verkalkenden Angiomen der Hirnhäute und Hirnrinde; SYN: Sturge-Weber-Krankheit, Sturge-Weber-Syndrom, Sturge-Weber-Krabbe-Krankheit, enzephalofaziale Angiomatose, Neuroangiomatosis encephalofacialis, Angiomatosis encephalotrigeminalis, Angiomatosis encephalo-oculo-cutanea

Sturge-Weber-Syndrom *nt* →Sturge-Weber-Krabbe-Syndrom

Sturz|ge|burt *f* **1.** extrem schnelle Geburt, bei der das Kind mit einer Wehe ausgetrieben wird **2.** Geburt, bei der das Kind auf den Boden stürzt

Stuttgarter Hundeseuche *f* primär Hunde betreffende, selten auf den Menschen übertragene Leptospirose; verläuft milder als die Leptospirosis* icterohaemorrhagica; SYN: Kanikolafieber, Canicolafieber, Leptospirosis canicola

Stütz|ap|pa|rat *m* →Orthese

Stütz|ge|we|be *nt* aus Knorpel oder Knochen aufgebautes festes Bindegewebe

Stütz|zel|len *pl* pyramidenförmige Zellen des Hodens, die für die Ernährung der Samenzellen von Bedeutung sind; SYN: Sertoli-Zellen, Ammenzellen, Fußzellen

sty|lo|hy|o|id *adj* Processus styloideus und Zungenbein/Os hyoideum betreffend

sty|lo|id *adj* griffelförmig, griffelähnlich

Sty|lo|i|di|tis *f, pl* **-ti|den** Entzündung des Processus styloideus radii oder ulnae

sty|lo|i|di|tisch *adj* Styloiditis betreffend, von ihr betroffen oder gekennzeichnet

sty|lo|man|di|bu|lär *adj* Processus styloideus und Unterkiefer/Mandibula betreffend

sty|lo|ma|xil|lär *adj* Processus styloideus und Oberkiefer/Maxilla betreffend

Styp|sis *f* Blutstillung

Styp|ti|kum *nt, pl* **-ka** blutstillendes Mittel, das durch Zusammenziehung der Blutgefäße wirkt; SYN: Adstringens, Hämostyptikum

styp|tisch *adj* blutstillend; SYN: hämostyptisch, adstringierend

Sub-, sub- *präf.* Wortelement mit der Bedeutung "unter/unterhalb/nahe"

sub|ab|do|mi|nal *adj* unterhalb des Bauch(raums)/Abdomens (liegend)

sub|a|kro|mi|al *adj* unter dem Akromion (liegend)

sub|a|kut *adj* mäßig akut, nicht akut verlaufend

sub|a|nal *adj* unterhalb des Afters/Anus (lie-

gend)
Sub|a|or|ten|ste|no|se *f* durch Einengung der Ausflussbahn unterhalb der Klappe verursachte Aortenstenose*; SYN: idiopathische hypertrophische subaortale Stenose
sub|a|pi|kal *adj* unterhalb eines Apex (liegend)
sub|a|po|neu|ro|tisch *adj* unterhalb einer Aponeurose (liegend)
sub|a|rach|no|i|dal *adj* unter der Arachnoidea (liegend)
Sub|a|rach|no|i|dal|blu|tung *f* Einblutung in den Subarachnoidalraum*
Sub|a|rach|no|i|dal|raum *m* Spaltraum zwischen Dura* mater und Arachnoidea* in Gehirn und Rückenmark; SYN: Subarachnoidalspalt
Sub|a|rach|no|i|dal|spalt *m* →Subarachnoidalraum
Sub|a|rach|no|i|dal|zis|ter|nen *pl* liquorhaltige Erweiterungen des Subarachnoidalraums; SYN: Cisternae subarachnoideae
sub|a|re|o|lar *adj* →subareolär
sub|a|re|o|lär *adj* unter dem Warzenvorhof/der Areola mammae (liegend); SYN: subareolar
sub|au|ral *adj* unterhalb des Ohres/der Auris (liegend)
sub|au|ri|ku|lär *adj* unter der Ohrmuschel/Aurikel (liegend)
sub|a|xi|al *adj* unterhalb einer Achse (liegend)
sub|a|xil|lär *adj* unterhalb der Achselhöhle/Axilla (liegend); SYN: infraaxillär, subaxillar
sub|a|ze|ta|bu|lar *adj* →subazetabulär
sub|a|ze|ta|bu|lär *adj* unterhalb der Hüftgelenkspfanne/des Azetabulums (liegend); SYN: subazetabular
sub|a|zid *adj* schwach sauer, vermindert säurehaltig
Sub|a|zi|di|tät *f* Säuremangel des Magens; SYN: Hypoazidität, Hypazidität
sub|ba|sal *adj* unterhalb einer Basis (liegend)
sub|chon|dral *adj* unterhalb eines Knorpels (liegend); unter Knorpel (liegend); SYN: subkartilaginär
sub|chor|dal *adj* **1.** unter der Chorda dorsalis (liegend) **2.** unterhalb des Stimmbandes/Ligamentum vocale (liegend)
sub|cho|ri|al *adj* →subchorional
sub|cho|ri|o|nal *adj* unter dem Chorion (liegend); SYN: subchorial
sub|chro|nisch *adj (Krankheit)* nicht ausgeprägt chronisch verlaufend
Sub|cla|via *f* Arteria* subclavia
Subclavian-Steal-Syndrom *nt* intermittierende Mangeldurchblutung des Gehirns mit Schwindelgefühl, bei proximalem Verschluss der Arteria* subclavia; SYN: Subklavia-Anzapfsyndrom
sub|del|to|id *adj* unter dem Deltamuskel/Musculus deltoideus (liegend)
sub|den|tal *adj* unter einem Zahn (liegend); unterhalb der Dens axis (liegend)
sub|der|mal *adj* →subkutan
sub|di|a|phrag|mal *adj* unterhalb des Zwerchfells/Diaphragma (liegend); SYN: subdiaphragmatisch, subphrenisch, hypophrenisch, infradiaphragmal, infradiaphragmatisch
sub|di|a|phrag|ma|tisch *adj* →subdiaphragmal
sub|du|ral *adj* unter der Dura mater (liegend); im Subduralraum (liegend)
Sub|du|ral|raum *m* Spaltraum zwischen Dura* mater und Arachnoidea* in Gehirn und Rückenmark; SYN: Subduralspalt, Spatium subdurale
Sub|du|ral|spalt *m* →Subduralraum
sub|en|do|kar|di|al *adj* unter dem Endokard (liegend)
sub|en|do|the|li|al *adj* unter dem Endothel (liegend)
sub|e|pen|dy|mal *adj* unter dem Ependym (liegend); SYN: subependymär
sub|e|pen|dy|mär *adj* →subependymal
sub|e|pi|der|mal *adj* unter der Oberhaut/Epidermis (liegend)
sub|e|pi|glot|tisch *adj* unterhalb des Kehldeckels/der Epiglottis (liegend)
sub|e|pi|kar|di|al *adj* unter dem Epikard (liegend)
sub|e|pi|the|li|al *adj* unter dem Deckgewebe/Epithel (liegend)
Su|be|ro|sis *f, pl* **-ses** in Portugal vorkommende, exogen allergische Alveolitis* durch Inhalation von **Penicillium frequetans**; SYN: Korkstaublunge
sub|fas|zi|al *adj* unter einer Faszie (liegend)
sub|feb|ril *adj* leicht fieberhaft; (Temperatur) leicht erhöht
sub|fer|til *adj* vermindert fruchtbar
sub|gem|mal *adj* unter einer Knospe, insbesondere einer Geschmacksknospe/Gemma gustatoria (liegend)
sub|gin|gi|val *adj* unter dem Zahnfleisch/der Gingiva (liegend)
sub|gle|no|i|dal *adj* unterhalb der Cavitas glenoidalis (liegend); SYN: infraglenoidal
Sub|glos|si|tis *f, pl* **-ti|den** Entzündung der Zungenunterseite
sub|glos|si|tisch *adj* Subglossitis betreffend, von ihr betroffen oder gekennzeichnet
sub|glot|tisch *adj* unterhalb der Glottis (liegend); SYN: infraglottisch
sub|gra|nu|lär *adj* fein-granuliert, fein-körnig
sub|he|pa|tisch *adj* unterhalb der Leber (liegend)
sub|hy|o|id *adj* →subhyoidal
sub|hy|o|i|dal *adj* unterhalb des Zungenbeins/Os hyoideum (liegend); SYN: infrahyoidal, subhyoid
sub|ik|te|risch *adj* leicht gelbsüchtig, leicht ikterisch
Sub|i|le|us *m* unvollständiger oder beginnender Ileus*
sub|i|li|a|kal *adj* unterhalb des Darmbeins/Iliums (liegend); SYN: subilisch
sub|i|lisch *adj* →subiliakal

S

sub|in|ti|mal *adj* unter der Intima (liegend)
Sub|in|vo|lu|tio u|te|ri *f* unvollständige Rückbildung der Gebärmutter nach der Geburt
sub|jek|tiv *adj* nur für das Subjekt vorhanden, nichtsachlich, voreingenommen, persönlich
sub|kal|ka|ne|al *adj* unterhalb des Fersenbeins/Kalkaneus (liegend)
sub|ka|pi|tal *adj* unterhalb eines Gelenkkopfes (liegend)
sub|kap|su|lär *adj* unter einer Kapsel (liegend)
sub|kar|di|al *adj* unterhalb des Herzens oder der Herzebene (liegend); SYN: infrakardial
sub|kar|ti|la|gi|när *adj* unterhalb eines Knorpels (liegend); unter Knorpel (liegend); SYN: subchondral
Sub|kla|via *f* Arteria* subclavia
Subklavia-Anzapfsyndrom *nt* →Subclavian-Steal-Syndrom
Sub|kla|vi|a|schlin|ge *f* Nervenschlinge um die Arteria* subclavia; SYN: Ansa subclavia
sub|kla|vi|ku|lär *adj* unterhalb des Schlüsselbeins/der Klavikula (liegend); SYN: infraklavikulär
sub|kli|nisch *adj* ohne klinische Symptome (verlaufend)
sub|kon|junk|ti|val *adj* unterhalb der Bindehaut/Konjunktiva (liegend)
sub|ko|ra|ko|id *adj* unterhalb des Processus coracoideus (liegend)
sub|kor|ne|al *adj* **1.** *(Auge)* unter der Hornhaut/Kornea (liegend) **2.** *(Epidermis, Nagel)* unter dem Stratum corneum (liegend)
sub|kor|ti|kal *adj* unterhalb der Rinde/des Kortex (liegend); SYN: infrakortikal
sub|kos|tal *adj* unterhalb einer Rippe oder der Rippen (liegend); SYN: infrakostal
Sub|kos|tal|mus|keln *pl* →Musculi subcostales
sub|kra|ni|al *adj* unterhalb des Schädels/Kranium (liegend)
sub|ku|tan *adj* unter der Haut (liegend), in der Unterhaut/Subkutis (liegend); SYN: hypodermal, subdermal
Sub|ku|tis *f* aus Binde- und Fettgewebe bestehende Schicht zwischen Haut und Muskeln; SYN: Unterhaut, Tela subcutanea
sub|le|thal *adj* nicht tödlich, beinahe tödlich
Sub|leuk|ä|mie *f* akute Leukämie* mit nicht oder nur mäßig erhöhter Leukozytenzahl; SYN: subleukämische Leukämie
sub|leuk|ä|misch *adj* (*Leukämie*) mit nicht oder nur mäßig erhöhter Leukozytenzahl
Sub|li|mat *nt* Quecksilber-II-chlorid; als Desinfektionsmittel verwendet
Sub|li|ma|ti|on *f* **1.** (*chem.*) direkter Übergang vom festen in den gasförmigen Zustand **2.** (*psychiat.*) unbewusste Umwandlung sexueller Energie in kreative Energie
Sub|li|mat|ne|phro|se *f* durch chronische Sublimatvergiftung hervorgerufene Nierenschädigung mit nephrotischem Syndrom*; SYN: Sublimatniere
Sub|li|mat|nie|re *f* →Sublimatnephrose
Sub|li|mie|rung *f* →Sublimation
sub|li|mi|nal *adj* unterschwellig
sub|lin|gu|al *adj* unter der Zunge/Lingua (liegend)
Sub|lin|gual|ta|blet|te *f* Tablette, die unter die Zunge gelegt wird
Sub|lin|gu|i|tis *f, pl* **-ti|den** Entzündung der Unterzungendrüse/Glandula sublingualis
sub|lin|gu|i|tisch *adj* Sublinguitis betreffend
Sub|lu|xa|tio *f, pl* **-ti|o|nes** →Subluxation
Subluxatio radii peranularis durch eine Subluxation des Radiusköpfchens hervorgerufene schmerzhafte Scheinlähmung; meist durch plötzliches Hochreißen von Kleinkindern bedingt; SYN: Chassaignac-Lähmung, Pronatio dolorosa
Sub|lu|xa|ti|on *f* unvollständige Verrenkung/Ausrenkung; SYN: Subluxatio
sub|ma|mil|lär *adj* unterhalb der Brustwarze/Mamille (liegend); SYN: inframamillär
sub|mam|mär *adj* unterhalb der Brust(drüse)/Mamma (liegend); SYN: inframammär
sub|man|di|bu|lär *adj* unterhalb des Unterkiefers/der Mandibula (liegend); SYN: submandibular, inframandibular, inframandibulär
sub|mar|gi|nal *adj* unterhalb einer Grenze/eines Randes (liegend); SYN: inframarginal
sub|ma|xil|lär *adj* unterhalb des Oberkiefers/der Maxilla (liegend); SYN: inframaxillar, inframaxillär, submaxillar
Sub|ma|xil|la|ri|tis *f, pl* **-ti|den** Entzündung der Unterkieferspeicheldrüse/Glandula submandibularis; SYN: Submaxillitis
sub|ma|xil|la|ri|tisch *adj* Submaxillaritis betreffend, von ihr betroffen oder gekennzeichnet; SYN: submaxillitisch
Sub|ma|xil|li|tis *f, pl* **-ti|den** →Submaxillaritis
sub|ma|xil|li|tisch *adj* →submaxillaritisch
sub|me|di|al *adj* fast in der Mitte (liegend); SYN: submedian
sub|me|di|an *adj* →submedial
sub|men|tal *adj* unterhalb des Kinns/Mentum (liegend)
Sub|mer|si|on *f* Eintauchen, Untertauchen
sub|mi|kro|sko|pisch *adj* nicht mit dem (Licht-) Mikroskop sichtbar; SYN: ultravisibel, ultramikroskopisch
sub|mu|kös *adj* unter der Schleimhaut/Mukosa (liegend); die Submukosa betreffend, in der Submukosa (liegend)
Sub|mu|ko|sa *f* lockere Bindegewebsschicht unter der Schleimhaut; SYN: Tela submucosa
sub|mus|ku|lär *adj* unter einem Muskel (liegend)
sub|nar|ko|tisch *adj* leicht narkotisch
sub|na|sal *adj* unterhalb der Nase (liegend)
sub|neu|ral *adj* unterhalb eines Nervs (liegend)
sub|nor|mal *adj* unter der Norm, unterdurchschnittlich
sub|nu|kle|är *adj* unterhalb eines Kerns/Nucleus (liegend); SYN: subnuklear, infranuklear, infranukleär

sub|ok|zi|pi|tal *adj* unter dem Hinterhaupt/Okziput oder dem Hinterhauptbein/Os occipitale (liegend)
Sub|ok|zi|pi|tal|punk|ti|on *f* Punktion der Cisterna* cerebellomedularis zur Entnahme von Liquor* cerebrospinalis oder Applikation von Chemotherapeutika; SYN: Zisternenpunktion, Hirnzisternenpunktion
sub|op|ti|mal *adj* nicht optimal, unteroptimal
sub|or|bi|tal *adj* unterhalb der Augenhöhle/Orbita (liegend), auf dem Orbitaboden liegend; SYN: infraorbital
sub|pa|pil|lär *adj* unter einer Papille (liegend)
sub|pa|tel|lar *adj* unterhalb der Kniescheibe/Patella (liegend); SYN: infrapatellär, infrapatellar
sub|pek|to|ral *adj* unter(halb) der Pektoralisgegend/Regio pectoralis oder den Pektoralismuskeln
sub|pe|ri|kar|di|al *adj* unter dem Herzbeutel/Perikard (liegend)
sub|pe|ri|os|tal *adj* unter der Knochenhaut/dem Periost (liegend)
sub|pe|ri|to|ne|al *adj* unter dem Bauchfell/Peritoneum (liegend)
sub|pha|ryn|ge|al *adj* unterhalb des Rachens/Pharynx (liegend)
sub|phre|nisch *adj* →subdiaphragmal
sub|pi|al *adj* unter der Pia mater (liegend)
sub|pla|zen|tar *adj* unter dem Mutterkuchen/der Plazenta (liegend); die Decidua basalis betreffend
sub|pleu|ral *adj* unter der Pleura (liegend)
sub|pu|bisch *adj* unterhalb des Schambeins (liegend)
sub|pul|mo|nal *adj* unterhalb der Lunge(n)/Pulmo (liegend); SYN: infrapulmonal
sub|pul|pal *adj* unter der Zahnpulpa (liegend)
sub|rek|tal *adj* unterhalb des Rektums (liegend); SYN: infrarektal
sub|re|ti|nal *adj* unter der Netzhaut/Retina (liegend)
sub|se|rös *adj* unter einer serösen Haut/Serosa (liegend)
Sub|se|ro|sa *f* subseröse Bindegewebsschicht; SYN: Tela subserosa
sub|ska|pu|lär *adj* unterhalb des Schulterblattes/der Skapula (liegend); SYN: subskapular, infraskapular, infraskapulär
sub|skle|ral *adj* unter der Sklera (liegend); SYN: hyposkleral
sub|spi|nal *adj* unter einem Dornfortsatz/Processus spinosus (liegend); SYN: infraspinal
sub|sple|nisch *adj* unterhalb der Milz (liegend)
Sub|stan|tia *f, pl* **-ti|ae** Substanz, Masse

Substantia adamantina emailleartige, transparente äußere Zahnschicht; härteste Substanz des menschlichen Körpers; SYN: Zahnschmelz, Schmelz, Adamantin, Enamelum
Substantia alba aus markhaltigen Nervenfasern aufgebaute weiße Hirn- und Rückenmarkssubstanz
Substantia alba medullae spinalis weiße Rückenmarkssubstanz
Substantia compacta feste Außenzone des Knochens; SYN: Kompakta
Substantia corticalis dichte Knochenschicht unter dem Periost*; SYN: Kortikalis
Substantia eburna zwischen Zahnpulpa und Schmelz liegende Hauptmasse des Zahns; SYN: Zahnbein, Dentin, Dentinum
Substantia glandularis prostatae Drüsensubstanz der Prostata
Substantia grisea graue Gehirn- und Rückenmarkssubstanz, graue Substanz
Substantia grisea centralis zentrale graue Substanz
Substantia grisea cerebri zentrales Höhlengrau
Substantia grisea medullae spinalis graue Rückenmarkssubstanz
Substantia lentis Linsensubstanz
Substantia muscularis prostatae glatte Prostatamuskulatur
Substantia nigra grau-schwarzer Mittelhirnkern, der Dopamin produziert
Substantia ossea dentis knochenähnliche Substanz des Zahnes; SYN: Zahnzement, Zement, Cementum
Substantia propria corneae Grund-/Hauptschicht der Hornhaut
Substantia propria sclerae Hauptschicht der Sklera
Substantia reticulogranulofilamentosa s.u. Retikulozyt
Substantia spongiosa schwammartige innere Knochenschicht; SYN: Spongiosa, Substantia trabecularis
Substantia trabecularis →Substantia spongiosa
psychotrope Substanzen Arzneimittel, die auf das ZNS einwirken und damit psychische Vorgänge beeinflussen; SYN: Psychopharmaka

sub|ster|nal *adj* **1.** unterhalb des Brustbeins/Sternums (liegend); SYN: infrasternal **2.** hinter dem Brustbein/Sternum (liegend); SYN: retrosternal
Sub|sti|tu|ti|on *f* Ersatz, Austausch
Sub|strat *nt* Substanz, die von einem Enzym umgesetzt wird
sub|sy|nap|tisch *adj* unterhalb einer Synapse (liegend)
sub|syn|o|vi|al *adj* unter der Membrana* synovialis (liegend)
sub|ta|lar *adj* unterhalb des Sprungbeins/Talus (liegend)
Sub|ta|lar|ge|lenk *nt* Gelenk zwischen den hinteren Gelenkflächen von Talus und Kalkaneus; SYN: hintere Abteilung des unteren Sprunggelenks, Articulatio subtalaris, Articulatio talocalcanea
sub|tem|po|ral *adj* unter(halb) der Schläfe (liegend)
sub|ten|di|nös *adj* unter einer Sehne (liegend)

S

sub|ten|to|ri|al *adj* unterhalb des Tentorium cerebelli (liegend); SYN: infratentorial
sub|tha|la|misch *adj* unterhalb des Thalamus (liegend)
sub|ton|sil|lär *adj* unterhalb einer Mandel/ Tonsille (liegend); SYN: infratonsillär
sub|tra|che|al *adj* unter der Luftröhre/ Trachea (liegend)
Sub|trak|ti|ons|al|ka|lo|se *f* durch Wasserstoffionenverluste verursachte Alkalose*
Sub|trak|ti|ons|an|gi|o|gra|phie, digitale *f* Röntgenkontrastdarstellung von Herz und/ oder Gefäßen mit computergesteuerter Entfernung (Subtraktion) störender Strukturen aus dem Bild
Sub|trak|ti|ons|a|zi|do|se *f* durch Verlust von Bikarbonat verursachte Azidose*
sub|tro|chan|tär *adj* unter dem Trochanter (liegend)
sub|um|bi|li|kal *adj* unterhalb des Nabels/Umbilikus (liegend); SYN: infraumbilikal
sub|un|gu|al *adj* unter dem Nagel (liegend); SYN: hyponychial
sub|u|re|thral *adj* unter der Harnröhre/Urethra (liegend)
sub|va|gi|nal *adj* unter(halb) der Scheide/Vagina (liegend)
sub|val|vu|lar *adj* unterhalb einer Klappe/Valva (liegend)
Suc-, suc- *präf.* Wortelement mit der Bedeutung "unter/unterhalb/nahe"
Suc|ci|nat *nt* Salz der Bernsteinsäure; Zwischenprodukt im Zitronensäurezyklus*
Suc|ci|nat|de|hy|dro|ge|na|se *f* Enzym des Zitronensäurezyklus*, das Succinat zu Fumarat oxidiert
Suc|cus *m, pl* **-ci** Saft; Sekret; SYN: Sucus
Such|test *m* grober Test, der symptomlose Träger einer Erkrankung oder potentielle Träger/Überträger identifiziert; SYN: Vortest, Siebtest, Screeningtest
Su|cra|se *f* Hydrolase* der Darmschleimhaut, die Saccharose und Maltose spaltet; Mangel oder Inaktivität führt zu Saccharose-Isomaltose-Intoleranz; SYN: Saccharose-α-glucosidase
Su|cros|u|ria *f* übermäßige Saccharoseausscheidung im Harn; SYN: Saccharosurie
Su|cus *m, pl* **-ci** Saft; Sekret; SYN: Succus
  Sucus gastricus von den Magendrüsen gebildetes Sekret, das primär aus Wasser, Salzsäure und Enzymen besteht; SYN: Magensaft, Magenspeichel
  Sucus prancreaticus Pankreassaft, Pankreasspeichel
Su|da|mi|na *pl* Schweißbläschen
Su|dan|farb|stof|fe *pl* wasserunlösliche Azofarbstoffe, die zur Fettfärbung verwendet werden
su|da|no|phil *adj* mit Sudanfarbstoffen färbend
Su|da|no|phi|lie *f* Anfärbbarkeit mit Sudanfarbstoffen
su|da|no|phob *adj* nicht mit Sudan anfärbbar
Sudan-Zaire-Virus *nt* Ebola-Virus; s.u. Ebolaviruskrankheit
sudden infant death syndrome *nt* ätiologisch unklarer, plötzlicher Tod von Säuglingen; SYN: plötzlicher Kindstod, Krippentod, Mors subita infantum
Sudeck-Dystrophie *f* →Sudeck-Syndrom
Sudeck-Syndrom *nt* meist nach Verletzung oder Entzündung auftretende progressive Dystrophie* von Muskeln und Knochen einer Gliedmaße; SYN: Sudeck-Dystrophie, Morbus Sudeck
Su|dor *m* Schweiß
  Sudor urinosus Ausscheidung von Harnstoff und Harnsäure im Schweiß bei Urämie*; SYN: Urhidrosis, Uridrosis, urämischer Frost
Sudor-, sudor- *präf.* Wortelement mit der Bedeutung "Schweiß/Schwitzen"
su|do|ri|fer *adj* schweißtreibend
Su|do|ri|fe|rum *nt* schweißtreibendes Mittel; SYN: Diaphoretikum, Diaphoreticum
Suf-, suf- *präf.* Wortelement mit der Bedeutung "unter/unterhalb/nahe"
suf|fi|zi|ent *adj* ausreichend (funktionsfähig)
Suf|fo|ca|tio *f, pl* **-ti|o|nes** →Erstickung
Suf|fu|si|on *f* flächenhafte Blutung
Sug-, sug- *präf.* Wortelement mit der Bedeutung "unter/unterhalb/nahe"
sug|ges|ti|bel *adj* beeinflussbar
Sug|ges|ti|on *f* (seelische) Beeinflussung
Su|gil|la|ti|on *f* flächenhafte Hautblutung
Su|i|cid *f* →Suizid
su|i|ci|dal *adj* →suizidal
Su|i|zid *m* Selbstmord, Freitod; SYN: Suicid
su|i|zi|dal *adj* Selbstmord/Suizid betreffend; selbstmordgefährdet; SYN: suicidal
Su|i|zi|da|li|tät *f* Neigung zum Selbstmord
Suk-, suk- *präf.* Wortelement mit der Bedeutung "unter/unterhalb/nahe"
Su|kor|rhoe *f, pl* **-rho|en** übermäßige Sekretabsonderung
suk|ze|dan *adj* nachfolgend
suk|zes|siv *adj* (aufeinander-)folgend; fortlaufend, stufenweise
Sul|cus *m, pl* **-ci** Furche, Rinne, Sulkus
  Sulcus ampullaris Ampullenrinne des Innenohrlabyrinths
  Sulcus anterolateralis medullae oblongatae Vorderseitenfurche der Medulla* oblongata
  Sulcus anterolateralis medullae spinalis Vorderseitenfurche des Rückenmarks
  Sulci arteriosi Schädelwandfurchen für die Meningealarterien
  Sulcus basilaris Brückenfurche für die Arteria basilaris
  Sulcus bicipitalis lateralis seitliche/radiale Bizepsrinne des Oberarms; SYN: Sulcus bicipitalis radialis
  Sulcus bicipitalis medialis mediale/ulnare Bizepsrinne des Oberarms; SYN: Sulcus

bicipitalis ulnaris

Sulcus bicipitalis radialis →Sulcus bicipitalis lateralis

Sulcus bicipitalis ulnaris →Sulcus bicipitalis medialis

Sulcus calcarinus Furche an der Innenfläche des Hinterhauptlappens; SYN: Spornfurche, Kalkarina, Fissura calcarina

Sulcus carpi Hohlrandrinne der Handwurzel, die durch das Retinaculum* flexorum zum Karpalrunnel geschlossen wird

Sulcus centralis cerebri Zentralfurche des Großhirns; SYN: Rolando-Fissur

Sulci cerebri Großhirnfurchen

Sulcus circularis insulae Ringfurche der Insel

Sulcus coronarius Furche an der Vorhof-Kammer-Grenze, in der die Herzkranzgefäße verlaufen; SYN: Herzkranzfurche, Kranzfurche

Sulcus costae Furche am unteren Innenrand der Rippen für die Rippengefäße und -nerven; SYN: Rippenfurche

Sulci cutis Hautfurchen

Sulcus gingivalis Zahnfleischtasche

Sulcus glutealis Gesäßfurche, Gesäßfalte

Sulcus hypothalamicus Furche an der Medialfläche des Mittelhirns zwischen Thalamus und Hypothalamus; SYN: Hypothalamusrinne

Sulcus infraorbitalis Infraorbitalfurche des Oberkiefers

Sulcus infrapalpebralis Unterlidfurche

Sulci interlobares cerebri Interlobarfurchen des Großhirns

Sulcus intertubercularis Bizepsrinne des Humerus

Sulcus interventricularis anterior vordere Interventrikularfurche

Sulcus interventricularis posterior hintere Interventrikularfurche

Sulcus lacrimalis ossis lacrimalis Tränenfurche des Tränenbeins

Sulcus lacrimalis ossis maxillae Tränenkanalfurche der Maxilla

Sulcus lateralis cerebri tiefe Großhirnfurche zwischen Schläfen-, Stirn- und Scheitellappen; SYN: Sylvius-Furche

Sulcus limitans Seitenfurche der Rautengrube

Sulcus matricis unguis Nagelfalz

Sulcus medianus Medianfurche des IV. Ventrikels

Sulcus medianus linguae mediane Zungenlängsfurche

Sulcus medianus posterior medullae oblongatae hintere Mittelfurche der Medulla* oblongata

Sulcus medianus posterior medullae spinalis hintere Rückenmarksfurche

Sulcus mentolabialis Lippenkinnfurche

Sulcus nasolabialis schräge Furche vom Nasenflügel zum Mundwinkel; SYN: Nasolabialfurche, Nasolabialfalte

Sulcus nervi radialis spiralförmige Rinne auf der Rückseite des Oberarmknochens für den Nervus* radialis; SYN: Radialisrinne

Sulcus nervi ulnaris Rinne an der Hinterfläche des Epicondylus* medialis humeri für den Nervus* ulnaris

Sulci paracolici parakolische Bauchfellnischen

Sulcus postcentralis Hirnfurche hinter dem Gyrus* postcentralis

Sulcus posterolateralis medullae oblongatae Hinterseitenfurche der Medulla* oblongata

Sulcus posterolateralis medullae spinalis Hinterseitenfurche des Rückenmarks

Sulcus precentralis Hirnfurche vor dem Gyrus* precentralis

Sulcus prechiasmaticus Chiasma opticum-Rinne

Sulf-, sulf- *präf.* →Sulfo-

Sul|fat *nt* Salz der Schwefelsäure

Sul|fat|ä|mie *f* Vorkommen von Sulfaten im Blut

Sul|fa|ti|de *pl* v.a. in der weißen Marksubstanz vorkommende Schwefelsäureester von Zerebrosiden*

Sul|fa|tid|li|pi|do|se *f* autosomal-rezessiv vererbte Speicherkrankheit mit Einlagerung von Sulfatiden ins ZNS, periphere Nerven und Niere; SYN: metachromatische Leukodystrophie, metachromatische Leukoenzephalopathie, Sulfatidose

Sul|fa|ti|do|se *f* →Sulfatidlipidose

Sulf|hä|mo|glo|bin *nt* durch Einwirkung von Schwefelwasserstoff entstehendes Oxidationsprodukt von Hämoglobin*, das keinen Sauerstoff transportiert

Sulf|hä|mo|glo|bin|ä|mie *f* Vorkommen von Sulfhämoglobin* im Blut

Sul|fid *nt* Salz des Schwefelwasserstoffs

Sul|fit *nt* Salz der schwefligen Säure

Sulfo-, sulfo- *präf.* Wortelement mit der Bedeutung "Schwefel/Sulfur"

Sul|fon|a|mi|de *pl* Amide aromatischer Sulfonsäuren, die als Antibiotika, Antidiabetika und Diuretika eingesetzt werden

Sul|fo|ne *pl* organische Verbindungen der allgemeinen Formel R_1–SO_2–R_2

Sul|fur *m* →Schwefel

Sul|kus *m* →Sulcus

Sul|kus|tu|mor, apikaler *m* Bronchialkarzinom* in der Lungenspitze; SYN: Pancoast-Tumor

Sumpf|fie|ber *nt* →Malaria

Sumpf|gas *nt* Methan*

Sup-, sup- *präf.* Wortelement mit der Bedeutung "unter/unterhalb/nahe"

Super-, super- *präf.* Wortelement mit der Bedeutung "über/oben/darüber"

Su|per|an|ti|ge|ne *pl* Antigene, die schon in geringer Konzentration zur T-Zell-Stimulation befähigt sind

S

su|per|a|zid *adj* übermäßig sauer; SYN: hyperazid

Su|per|a|zi|di|tät *f* Übersäuerung des Magensaftes; SYN: Hyperazidität

Su|per|ci|li|um *nt*, **-ci|lia** Augenbraue

Su|per|fe|cun|da|tio *f*, *pl* **-ti|o|nes** Befruchtung von mehr als einem Ei während desselben Zyklus; SYN: Überschwängerung, Superfekundation

Su|per|fe|kun|da|ti|on *f* →Superfecundatio

Su|per|fe|ma|le *f* Patientin mit mehr als zwei X-Chromosomen; SYN: Überweibchen

Su|per|fe|ta|tio *f*, *pl* **-ti|o|nes** Befruchtung eines Eis, während schon eine Schwangerschaft besteht; SYN: Überbefruchtung, Superfetation

Su|per|fe|ta|ti|on *f* →Superfetatio

Su|per|fi|ci|es *f* Oberfläche

su|per|fi|zi|ell *adj* oberflächlich, oben oder außen (liegend), äußerlich, äußere(r, s)

Su|per|in|fek|ti|on *f* erneute Infektion mit dem selben Erreger, bevor die erste Infektion ausgeheilt ist

su|per|in|fi|ziert *adj* Superinfektion betreffend, von Superinfektion betroffen

Su|per|in|vo|lu|tio *f*, *pl* **-ti|o|nes** →Superinvolution

Su|per|in|vo|lu|ti|on *f* übermäßige Organrückbildung/Involution; SYN: Hyperinvolution, Superinvolutio

su|pe|ri|or *adj* höhere, obere, höher oder weiter oben liegend, nach oben gerichtet

Su|per|o|xid|dis|mu|ta|se *f* in Erythrozyten vorhandenes Enzym, das Superoxid-Ionen abbaut; SYN: Hyperoxiddismutase, Hämocuprein, Erythrocuprein

su|per|zi|li|är *adj* Augenbraue/Supercilium betreffend

Su|pi|na|ti|on *f* Auswärtsdrehung (um die Längsachse)

Su|pi|na|tor *m* →Musculus supinator

su|pi|niert *adj* nach außen gedreht; auf dem Rücken liegend

Sup|po|si|to|ri|um *nt* Zäpfchen

Sup|pres|si|on *f* **1.** Unterdrückung, Hemmung **2.** Unterdrückung der Ausprägung einer Mutation durch eine zweite, kompensierende Mutation

Sup|pres|sor|ge|ne *pl* Gene, die die phänotypische Ausprägung anderer Gene unterdrücken

Suppressor-Zellen *pl* T-Lymphozyten, die die Immunantwort dämpfen; SYN: T-Suppressor-Zellen

Sup|pu|ra|ti|on *f* Eiterbildung, Vereiterung, Eiterung

sup|pu|ra|tiv *adj* eiterbildend, eitrig, eiternd; SYN: purulent

Supra-, **supra-** *präf.* Wortelement mit der Bedeutung "oberhalb/über"

su|pra|a|kro|mi|al *adj* über dem Akromion (liegend)

su|pra|a|nal *adj* über dem After/Anus (liegend)

su|pra|au|ri|ku|lär *adj* über dem Ohr (liegend)

su|pra|a|xil|lär *adj* oberhalb der Achselhöhle (liegend)

su|pra|a|ze|ta|bu|lär *adj* über/oberhalb der Hüftpfanne/des Azetabulums (liegend)

su|pra|du|ral *adj* auf der Dura mater (liegend); SYN: epidural

su|pra|e|pi|kon|dy|lär *adj* oberhalb einer Epikondyle (liegend)

su|pra|gin|gi|val *adj* oberhalb des Zahnfleischs (liegend)

su|pra|glot|tisch *adj* oberhalb der Glottis (liegend)

su|pra|he|pa|tisch *adj* oberhalb der Leber (liegend)

su|pra|hy|o|i|dal *adj* oberhalb des Zungenbeins/Os hyoideum (liegend)

Su|pra|hy|o|i|dal|mus|keln *pl* vom Zungenbein nach oben ziehende Muskeln; SYN: obere Zungenbeinmuskeln, suprahyoidale Muskulatur, Musculi suprahyoidei

su|pra|in|gu|i|nal *adj* oberhalb der Leiste (liegend)

su|pra|kar|di|al *adj* oberhalb des Herzens (liegend)

su|pra|kla|vi|ku|lär *adj* oberhalb des Schlüsselbeins/der Klavikula (liegend)

su|pra|kon|dy|lär *adj* oberhalb einer Kondyle (liegend)

su|pra|kos|tal *adj* über oder auf einer Rippe (liegend)

su|pra|kra|ni|al *adj* über dem Schädel/Cranium (liegend)

su|pra|ku|bi|tal *adj* oberhalb des Ell(en)bogens (liegend)

su|pra|lum|bal *adj* über der Lende(nregion) (liegend)

su|pra|mal|le|o|lär *adj* oberhalb des (Fuß-) Knöchels (liegend)

su|pra|mam|mär *adj* oberhalb der Brustdrüse (liegend)

su|pra|man|di|bu|lär *adj* über dem Unterkiefer (liegend)

su|pra|na|sal *adj* oberhalb der Nase (liegend)

su|pra|nu|kle|är *adj* oberhalb eines Kerns/Nucleus (liegend)

su|pra|o|ku|lär *adj* oberhalb des Auges (liegend)

su|pra|op|ti|mal *adj* über dem Optimum, über das Optimum hinaus

su|pra|or|bi|tal *adj* über/oberhalb der Augenhöhle/Orbita (liegend)

Su|pra|or|bi|tal|neur|al|gie *f* Neuralgie* des Versorgungsgebietes des Nervus supraorbitalis; häufig bei Trigeminusneuralgie*

su|pra|pa|tel|lar *adj* oberhalb der Kniescheibe/Patella (liegend)

su|pra|pel|vin *adj* oberhalb des Beckens (liegend)

su|pra|pu|bisch *adj* oberhalb des Schambeins (liegend)

su|pra|re|nal *adj* oberhalb der Niere/Ren (liegend)

su|pra|sep|tal *adj* oberhalb eines Septums (liegend)

su|pra|ska|pu|lar *adj* oberhalb der Spina scapulae (liegend)

Su|pra|ska|pu|la|ris *m* →Nervus suprascapularis

su|pra|skle|ral *adj* auf der Sklera (liegend)

su|pra|spi|nal *adj* über oder oberhalb der Wirbelsäule (liegend)

su|pra|ster|nal *adj* auf oder über dem Brustbein/Sternum (liegend); SYN: episternal

su|pra|ten|to|ri|al *adj* oberhalb des Tentoriums (liegend)

su|pra|tho|ra|kal *adj* oberhalb des Brustkorbs/Thorax (liegend)

su|pra|ton|sil|lär *adj* oberhalb einer Mandel/Tonsille (liegend)

su|pra|tym|pa|nal *adj* oberhalb der Paukenhöhle/des Tympanons (liegend); SYN: supratympanisch

su|pra|tym|pa|nisch *adj* →supratympanal

su|pra|um|bi|li|kal *adj* oberhalb des Nabels (liegend)

su|pra|va|gi|nal *adj* oberhalb der Scheide/Vagina (liegend)

su|pra|val|vu|lär *adj* oberhalb einer Klappe/Valva (liegend)

su|pra|vas|ku|lär *adj* über einem Gefäß (liegend)

su|pra|vent|ri|ku|lär *adj* oberhalb eines Ventrikels (liegend)

su|pra|vi|tal *adj* überlebend, über den Tod hinaus

Su|pra|vi|tal|fär|bung *f* Anfärbung noch lebender Zellen

Sur-, sur- *präf.* Wortelement mit der Bedeutung "unter/unterhalb/nahe"

Su|ra *f, pl* **-rae** Wade, Wadenregion; SYN: Regio suralis

su|ral *adj* Wade betreffend

Su|ra|lis *m* →Nervus suralis

Sur|di|tas *f* angeborener [Rötelnembryopathie*] oder erworbener [Innenohrschaden nach Entzündung oder Trauma], einseitiger oder beidseitiger Verlust der Hörempfindung; in der täglichen Praxis nicht immer klar von Schwerhörigkeit abgegrenzt; SYN: Taubheit, Gehörlosigkeit, Kophosis

Sur|do|mu|ti|tas *f* Taubstummheit

Sur|face *nt* Oberfläche

Surface-Ag *nt* Oberflächenantigen

Sur|fac|tant *m* →Surfactant-Faktor

Surfactant-Faktor *m* in den Lungenalveolen vorhandene oberflächenaktive Substanz, die die Oberflächenspannung herabsetzt; SYN: Surfactant, Antiatelektasefaktor

Sur|ro|gat *nt* Ersatz, Ersatzstoff

Sur|ro|gat|mut|ter *f* Frau, die ein künstlich befruchtetes Ei einer anderen Frau austrägt; SYN: Ersatzmutter, Leihmutter

Sus|pen|si|on *f* **1.** Aufschwemmung feiner Teilchen in einer Flüssigkeit **2.** Aufhängen; Aufhängevorrichtung; Aufhängung

Sus|pen|so|ri|um *nt* Tragvorrichtung, Tragbeutel

sus|zep|ti|bel *adj* empfindlich; anfällig, empfänglich

Sus|zep|ti|bi|li|tät *f* Empfindlichkeit; Anfälligkeit, Empfänglichkeit, Reizbarkeit

Sutton-Nävus *m* Nävuszellnävus* mit hellem Hof; kommt v.a. bei Jugendlichen vor; SYN: Halo-Nävus, perinaevische Vitiligo, Leucoderma centrifugum acquisitum, Vitiligo circumnaevalis

Su|tu|ra *f, pl* **-rae** Naht, Verwachsungslinie von Knochen; SYN: Knochennaht

Sutura coronalis Naht zwischen Stirn- und Scheitelbeinen; SYN: Kranznaht

Suturae cranii Nähte zwischen den Schädelknochen; SYN: Schädelnähte

Sutura frontalis Naht zwischen den beiden Stirnbeinen; SYN: Stirnnaht, Sutura metopica

Sutura intermaxillaris Naht zwischen den beiden Oberkieferknochen

Sutura internasalis Naht zwischen den beiden Nasenbeinen

Sutura lambdoidea λ-förmige Naht zwischen dem Hinterhauptstbein und den Schläfenbeinen; SYN: Lambdanaht

Sutura metopica →Sutura frontalis

Sutura palatina mediana mediane Gaumennaht

Sutura palatina transversa quere Gaumennaht

Sutura plana Knochennaht mit ebenen Flächen

Sutura sagittalis Naht zwischen den beiden Scheitelbeinen; SYN: Pfeilnaht, Scheitelnaht

Sutura serrata Knochennaht mit unregelmäßigen Flächen; SYN: Zackennaht

Sutura squamosa Knochennaht, bei der sich die Nahtränder schuppenartig überlappen; SYN: Schuppennaht

Swan-Ganz-Katheter *m* doppellumiger Balloneinschwemmkatheter, der zur Messung des Pulmonalarteriendrucks und des Drucks im rechten Vorhof verwendet wird

Sweet-Syndrom *nt* durch Neutrophilie*, Fieber, schwere Allgemeinsymptome und schmerzhafte, dunkelrote, plaqueförmige Hautveränderungen gekennzeichnete Erkrankung unbekannter Genese; SYN: akute febrile neutrophile Dermatose

Swift-Syndrom *nt* vermutlich durch eine Quecksilbervergiftung verursachte Schädigung des Stammhirns mit Haut- und Organsymptomen bei Kleinkindern; SYN: Feer-Krankheit, Rosakrankheit, vegetative Neurose der Kleinkinder, Selter-Swift-Feer-Krankheit, Feer-Selter-Swift-Krankheit, Akrodynie, Acrodynia

Sy-, sy- *präf.* Wortelement mit der Bedeutung "zusammen/gleichzeitig/mit"

Sy|co|sis *f, pl* **-ses** selten verwendete Bezeichnung für eine chronische Haarfollikelentzündung; SYN: Sykose

Sydenham-Chorea *f* v.a. Mädchen betreffende Choreaform, die im Anschluss an Streptokokkenerkrankungen zusammen mit rheumatischem Fieber auftritt; SYN: Chorea minor, Chorea minor Sydenham, Chorea juvenilis/rheumatica/infectiosa/simplex

Sy|ko|se *f* →Sycosis

Syl-, syl- *präf.* Wortelement mit der Bedeutung "zusammen/gleichzeitig/mit"

Sylvius-Furche *f* tiefe Großhirnfurche zwischen Schläfen-, Stirn- und Scheitellappen; SYN: Sulcus lateralis cerebri

Sylvius-Klappe *f* Falte an der Einmündung der unteren Hohlvene in den rechten Vorhof; SYN: Eustachio-Klappe, Valvula venae cavae inferioris

Sym-, sym- *präf.* Wortelement mit der Bedeutung "zusammen/gleichzeitig/mit"

sym|bi|on|tisch *adj* →symbiotisch

Sym|bi|o|se *f* dauerhafte Zusammenleben von zwei oder mehreren Organismen zum gegenseitigen Nutzen

fusospirilläre Symbiose s.u. Fusoborreliose

sym|bi|o|tisch *adj* Symbiose betreffend, in der Art einer Symbiose; SYN: symbiontisch

Sym|ble|pha|ron *nt* Verwachsung/Verklebung von Lid und Bindehaut; SYN: Blepharosynechie, Blepharosymphysis, Symblepharose, Lidverklebung

Sym|ble|pha|ro|se *f* →Symblepharon

sym|bo|lo|phob *adj* Symbolophobie betreffend, durch sie gekennzeichnet

Sym|bo|lo|pho|bie *f* krankhafte Angst vor der symbolischen Bedeutung von Handlungen oder Ereignissen

Sym|bra|chy|dak|ty|lie *f* angeborene Verwachsung und Verkürzung von Fingern oder Zehen

Sym|me|lie *f* angeborene Verwachsung der Beine

monopodale Symmelie Missbildung mit nur einem Fuß; SYN: Monopodie

Sympath-, sympath- *präf.* →Sympathiko-

Sym|pa|thek|to|mie *f* teilweise oder vollständige Entfernung von Grenzstrangganglien; SYN: Grenzstrangresektion

sym|pa|the|tisch *adj* auf ein nichterkranktes Organ übergreifend; SYN: sympathisch, miterkrankend

Sympathiko-, sympathiko- *präf.* Wortelement mit Bezug auf "Grenzstrang/Sympathikus"

Sym|pa|thi|ko|blas|tom *nt* →Sympathoblastom

Sym|pa|thi|ko|go|ni|om *nt* →Sympathoblastom

Sym|pa|thi|ko|ly|ti|kum *nt, pl* **-ka** →Sympatholytikum

Sym|pa|thi|ko|mi|me|ti|kum *nt, pl* **-ka** →Sympathikomimetikum

Sym|pa|thi|ko|pa|thie *f* Erkrankung des sympathischen Nervensystems; SYN: Sympathopathie

Sym|pa|thi|ko|to|nie *f* erhöhte Erregbarkeit des sympathischen Nervensystems

Sym|pa|thi|kus *m* sympathischer Teil des vegetativen Nervensystems; SYN: sympathisches System, Pars sympathica

Sym|pa|thi|kus|aus|schal|tung *f* →Sympathikusblockade

Sym|pa|thi|kus|blo|cka|de *f* lokale oder totale Leitungsanästhesie* des Grenzstrangs; SYN: Sympathikusausschaltung

sym|pa|thisch *adj* **1.** sympathisches Nervensystem/Symphatikus betreffend; SYN: orthosympathisch **2.** mitfühlend, teilnehmend, gleichgestimmt **3.** auf ein nichterkranktes Organ übergreifend; SYN: sympathetisch, miterkrankend

Sympatho-, sympatho- *präf.* →Sympathiko-

Sym|pa|tho|blas|tom *nt* vom Grenzstrang oder Nebennierenmark ausgehender bösartiger Tumor des Kindesalters; SYN: Sympathikoblastom, Sympathikogoniom, Sympathogoniom

Sym|pa|tho|go|ni|om *nt* →Sympathoblastom

Sym|pa|tho|ly|ti|kum *nt, pl* **-ka** Substanzen, die durch Blockade der Adrenorezeptoren die Wirkung von Adrenalin und Noradrenalin hemmen; SYN: Sympatikolytikum, Adrenalinantagonist, Antiadrenergikum, Adrenorezeptorenblocker, Adrenolytikum

sym|pa|tho|ly|tisch *adj* die Wirkung von Adrenalin aufhebend; das sympathische System hemmend; SYN: antiadrenerg, adrenolytisch

Sym|pa|tho|mi|me|ti|kum *nt, pl* **-ka** das sympathische System anregende Substanz; SYN: Sympathikomimetikum, Adrenomimetikum, Adrenozeptoragonist, Adrenozeptorantagonist

sym|pa|tho|mi|me|tisch *adj* das sympathische System anregend, mit stimulierender Wirkung auf das sympathische System; SYN: adrenomimetisch

Sym|pa|tho|pa|thie *f* →Sympathikopathie

Sym|phy|se *f* **1.** →Symphysis **2.** →Symphysis pubica

Sym|phy|sen|spren|gung *f* →Symphysiotomie

Sym|phy|se|o|to|mie *f* →Symphysiotomie

Sym|phy|si|o|ly|se *f* operative Symphysenlösung

Sym|phy|si|or|rha|phie *f* Symphysennaht

Sym|phy|si|o|to|mie *f* Spaltung des Symphysenknorpels zur Beckenerweiterung; SYN: Symphysensprengung, Symphyseotomie

Sym|phy|sis *f, pl* **-ses** Knochenverbindung durch Faserknorpel; SYN: Knorpelfuge, Symphyse

Symphysis intervertebralis Intervertebralverbindung, besteht aus Bandscheibe und vorderem und hinterem Längsband

Symphysis mandibulae Unterkiefersymphyse

Symphysis manubriosternalis knorpelige Verbindung von Schwertgriff und Brustbeinkörper; SYN: Manubriosternalgelenk,

Synchondrosis manubriosternalis
Symphysis pubica Knorpelverbindung der beiden Schambeine; SYN: Schambeinfuge, Schamfuge, Symphyse
Sym|plas|ma *nt* vielkernige Zytoplasmamasse
Sym|po|die *f* →Sirenomelie
Sym|port *m* gleichzeitiger Transport zweier Substanzen durch die Zellmembran, wobei eine Substanz mit und die andere gegen ein Konzentrazionsgefälle transportiert wird; SYN: gekoppelter Transport, Cotransport
Symp|tom *nt* Zeichen, Krankheitszeichen
Symptom der kaudalen Regression Fehlbildungssyndrom mit Unterentwicklung von unterer Wirbelsäule und Becken, kombiniert mit anderen Fehlbildungen [Darm, Herz]; SYN: sakrokokzygeale Agenesie, Syndrom der kaudalen Regression, kaudale Regression
Symp|to|ma|tik *f* Gesamtheit der Krankheitssymptome; SYN: Symptomatologie
reversible ischämische neurologische Symptomatik s.u. Apoplexia cerebri
symp|to|ma|tisch *adj* Symptom(e) betreffend, auf Symptomen beruhend, kennzeichnend, bezeichnend
Symp|to|ma|to|lo|gie *f* **1.** Lehre von der Bedeutung einzelner Symptome; SYN: Semiologie **2.** Gesamtheit der Krankheitssymptome; SYN: Symptomatik
Symp|to|men|kom|plex *m* aus mehreren abgrenzbaren Symptomen bestehendes Beschwerdebild; Syndrom
gastrokardialer Symptomenkomplex funktionelle Herzbeschwerden bei Meteorismus von Magen und Darm, Zwerchfellhochstand und Verschiebung des Herzens nach oben; SYN: Roemheld-Syndrom
hypothalamischer Symptomenkomplex bei Kindern auftretende plötzliche Fettsucht in Kombination mit Minderwuchs und Hypogonadismus*; SYN: Babinski-Fröhlich-Syndrom, Morbus Fröhlich, Dystrophia adiposogenitalis, hypothalamisches Syndrom
postthrombotischer Symptomenkomplex meist Unterschenkel und Fuß betreffende Hauterscheinungen nach abgelaufener Phlebothrombose* mit Bildung sekundärer Varizen*, Hautverfärbung und Stauungsödem; SYN: postthrombotisches Syndrom
Syn-, syn- *präf.* Wortelement mit der Bedeutung "zusammen/gleichzeitig/mit"
Syn|a|del|phus *m* Doppelmissbildung mit einem Kopf und acht Armen und Beinen
Syn|al|gie *f* Schmerzempfindung fernab vom Krankheitsherd
Syn|ap|se *f* Kontaktstelle zur Informationsübertragung von Nervenzellen auf andere Zellen
Syn|ap|sis *f* Chromosomenpaarung
syn|ap|tisch *adj* Synapse betreffend, mittels Synapse
Syn|ar|thro|se *f* ununterbrochene, starre Verbindung zweier Knochen; Oberbegriff für Synchondrose*, Syndesmose* und Synostose*; SYN: kontinuierliche Knochenverbindung, Knochenfuge, Synarthrosis, Articulatio fibrosa, Junctura fibrosa
Syn|äs|the|sie *f* abnorme Mitempfindung, z.B. von Lichtreize bei Hörempfindung
Syn|ce|pha|lus *m* →Synkephalus
Syn|chei|lia *f* angeborene Verwachsung der Lippen; SYN: Syncheilie, Synchilia, Synchilie
Syn|chei|lie *f* →Syncheilia
Syn|chi|lia *f* →Syncheilia
Syn|chi|lie *f* →Syncheilia
Syn|chi|sis *f* Verflüssigung
Synchisis albescens nivea v.a. im höheren Alter auftretende weiße, rundliche Kristalle im Glaskörper
Synchisis corporis vitrei Glaskörperverflüssigung
Synchisis scintillans Vorkommen glitzernder Cholesterinkristalle im Glaskörper; SYN: Glaskörperglitzern
Syn|chon|drek|to|mie *f* operative Entfernung einer Synchondrose*
Syn|chon|dro|se *f* unbewegliche knorpelige Verbindung zweier Knochen; SYN: Knorpelfuge, Knorpelhaft, Synchondrosis
kraniale Synchondrosen Synchondrosen der Schädelknochen; SYN: Synchondroses cranii
Syn|chon|dro|sis *f, pl* **-ses** unbewegliche knorpelige Verbindung zweier Knochen; SYN: Knorpelfuge, Knorpelhaft, Synchondrose
Synchondroses cranii Synchondrosen der Schädelknochen
Synchondrosis intraoccipitalis vordere [**Synchondrosis intraoccipitalis anterior**] oder hintere [**Synchondrosis intraoccipitalis posterior**] Synchondrose der Hinterhauptsbeine
Synchondrosis manubriosternalis veraltet für Symphysis* manubriosternalis
Synchondrosis xiphosternalis knorpelige Verbindung von Schwertfortsatz und Brustbeinkörper
Syn|chon|dro|to|mie *f* operative Spaltung einer Synchondrose*
syn|chron *adj* gleichzeitig, gleichlaufend
Syn|chro|nis|mus *m* Gleichzeitigkeit, zeitliche Übereinstimmung
Syn|cre|tio *f, pl* **-ti|o|nes** Zusammenwachsen, Verwachsen
Syn|cy|ti|um *nt* →Synzytium
syn|dak|tyl *adj* Syndaktylie betreffend, von ihr betroffen oder gekennzeichnet, durch sie bedingt
Syn|dak|ty|lie *f* Verwachsung von Fingern oder Zehen
Syndesm-, syndesm- *präf.* →Syndesmo-
Syn|des|mek|to|mie *f* Bandexzision, Band-

resektion, Ligamentexzision, Ligamentresektion

Syn|des|mi|tis *f, pl* **-ti|den** 1. Entzündung eines Bandes oder Ligaments; SYN: Bandentzündung, Ligamententzündung 2. seltener gebrauchte Bezeichnung für Conjunctivitis*

syn|des|mi|tisch *adj* Syndesmitis betreffend, von ihr betroffen oder gekennzeichnet

Syndesmo-, syndesmo- *präf.* Wortelement mit der Bedeutung "Band/Ligament"

Syn|des|mo|pe|xie *f* Wiederanheftung eines Bandes/Ligamentes

Syn|des|mo|phy|ten *pl* Bandverknöcherungen, z.B. der Bandscheiben

Syn|des|mo|plas|tik *f* Bänderplastik

Syn|des|mor|rha|phie *f* Bandnaht, Bändernaht

Syn|des|mo|se *f* →Syndesmosis

Syn|des|mo|sis *f, pl* **-ses** bandartige Verbindung zweier Knochen durch kollagenes oder elastisches Bindegewebe; SYN: Bandhaft, Syndesmose

Syndesmosis radioulnaris Syndesmose von Speiche und Elle unterhalb des Ellenbogens

Syndesmosis tibiofibularis Bandhaft von Schienbein und Wadenbein oberhalb des Sprunggelenks; SYN: Syndesmosis tibiofibularis

Syndesmosis tympanostapedialis Verankerung der Fußplatte des Steigbügels am Vorhoffenster*

Syn|des|mo|to|mie *f* Banddurchtrennung, Bänderdurchtrennung, Ligamentdurchtrennung

Syn|drom *nt* Symptomenkomplex

Syndrom der abführenden Schlinge Funktionsbehinderung der abführenden Schlinge nach Magenresektion; führt zu postprandialem Erbrechen

amentielles Syndrom leichte Bewusstseinseinschränkung mit Zusammenhangslosigkeit des Denkens, Ratlosigkeit, Desorientierheit und Halluzinationen; SYN: Amenz, Amentia

amnestisches Syndrom durch eine Reihe von Pathomechanismen [Alkoholabusus, CO-Vergiftung] ausgelöstes Psychosyndrom mit Merkschwäche bei erhaltenem Altgedächtnis; SYN: Korsakow-Syndrom, Korsakow-Psychose

anankastisches Syndrom Neurose*, die von Zwangserscheinungen [Zwangsgedanken, Zwangshandlungen, Zwangsimpulsen] beherrscht wird; SYN: Zwangskrankheit, Zwangsneurose, Anankasmus, obsessiv-kompulsive Reaktion

angio-osteo-hypertrophisches Syndrom angeborene Entwicklungsstörung mit örtlichem Riesenwuchs, Hämangiomen der Haut und Gefäßdysplasien; SYN: Klippel-Trénaunay-Syndrom, Klippel-Trénaunay-Weber-Syndrom, Osteoangiohypertrophie-Syndrom, Haemangiectasia hypertrophicans

ballistisches Syndrom durch blitzartige Schleuderbewegungen charakterisierte extrapyramidale, hyperkinetische Bewegungsstörung; SYN: Ballismus

Syndrom der blauen Flecken fast ausschließlich bei Frauen auftretendes Syndrom mit rezidivierenden schmerzhaften Hautblutungen; neben einer allergischen Genese [Autoantikörper gegen Erythrozyten] wird auch eine psychogene Auslösung [Konversionsneurose*] diskutiert; SYN: Erythrozytenautosensibilisierung, autoerythrozytäre Purpura, schmerzhafte Ekchymosen-Syndrom, painful bruising syndrome

Syndrom der blinden Schlinge durch chronische Stauung von Darminhalt in einer nebengeschlossenen Darmschlinge entstehende Beschwerden [u.a. Völlegefühl, Durchfall, Anämie]; SYN: Blindsack-Syndrom, Blind-loop-Syndrom

Syndrom der brennenden Füße durch verschiedene Ursachen [Vitaminmangel, Lebererkrankungen, Diabetes] hervorgerufenes schmerzhaftes Brennen der Füße während der Nacht; SYN: Gopalan-Syndrom, heiße Greisenfüße, Burning-feet-Syndrom

delirantes Syndrom rückbildungsfähiges akutes Psychosyndrom mit Desorientiertheit, Verwirrtheit, (optischen) Halluzinationen, ängstlicher Erregung und motorischer Unruhe; SYN: Delirium, Delir

Syndrom der zuführenden Schlinge nach Magenresektion auftretender Beschwerdekomplex durch eine Abflussbehinderung der zuführenden Darmschlinge; SYN: Afferent-loop-Syndrom

fazio-genito-digitales Syndrom Fehlbildungssyndrom mit Kleinwuchs und Fehlbildungen im Gesichts-, Extremitäten- und Genitalbereich; SYN: Aarskog-Syndrom

fibromyalgisches Syndrom Oberbegriff für chronische, nicht-rheumatische Erkrankungen mit typischen extraartikulären Schmerzen [Muskulatur, Skelettweichteile]; SYN: Weichteilrheumatismus, Muskelrheumatismus, Fibrositis, Fibrositis-Syndrom, Fibromyalgie

Syndrom des fragilen X-Chromosoms v.a. das männliche Geschlecht betreffendes Syndrom mit Gesichtsfehlbildungen, Hyperaktivität und verzögerter körperlicher und geistiger Entwicklung; SYN: Marker-X-Syndrom, Martin-Bell-Syndrom, Fragiles-X-Syndrom

Syndrom der geschlagenen Eltern Bezeichnung für die sichtbaren Verletzungszeichen bei körperlicher Misshandlung der Eltern durch ihre Kinder; SYN: Battered-parents-Syndrom

Syndrom des geschlagenen Kindes Be-

zeichnung für die sichtbaren Verletzungszeichen bei körperlicher Kindesmisshandlung; SYN: Battered-child-Syndrom
hämolytisch-urämisches Syndrom vorwiegen im Kindesalter auftretende Mikroangiopathie* der Nierengefäße mit Niereninsuffizienz; SYN: Gasser-Syndrom
hypothalamisches Syndrom bei Kindern auftretende plötzliche Fettsucht in Kombination mit Minderwuchs und Hypogonadismus*; SYN: Babinski-Fröhlich-Syndrom, Morbus Fröhlich, hypothalamischer Symptomenkomplex
kardiokutanes Syndrom autosomal-dominant vererbtes Syndrom mit multiplen Lentigoflecken, Erregungsleitungsstörungen, Hypertelorismus*, Pulmonalstenose*, Fehlbildungen der Genitale, Wachstumsstörungen und Taubheit; SYN: Lentiginosis-Syndrom, progressive kardiomyopathische Lentiginose, Lentiginosis-profusa-Syndrom, LEOPARD-Syndrom
kardiopulmonales Syndrom der Adipösen Kombination von Fettleibigkeit und Schlafsuchtsanfällen mit Muskelzucken und Herz-Kreislauf-Störungen; SYN: Pickwick-Syndrom, Pickwickier-Syndrom
Syndrom der kaudalen Regression Fehlbildungssyndrom mit Unterentwicklung von unterer Wirbelsäule und Becken, kombiniert mit anderen Fehlbildungen [Darm, Herz]; SYN: sakrokokzygeale Agenesie, Symptom der kaudalen Regression, kaudale Regression
meningeales Syndrom durch eine Reizung der Hirnhäute entstehender Symptomenkomplex [Kopfschmerz, Nackensteife], der auch ohne eine Hirnhautentzündung auftreten kann; SYN: Pseudomeningitis, Meningismus
myorenales Syndrom →tubulovaskuläres Syndrom
nephrotisches Syndrom durch verschiedene Ursachen [entzündliche oder degenerative Nierenerkrankungen] ausgelöstes klinisches Syndrom mit Proteinurie*, Hypo- und Dysproteinämie*, Hypoalbuminämie*, Hyperlipidämie* und Hypercholesterinämie*, sowie Ödemen; kann spontan ausheilen, aber auch zu chronischer Niereninsuffizienz führen; SYN: Nephrose
neurokutanes Syndrom Oberbegriff für Syndrome mit Hautveränderungen und Missbildungen verschiedener Organe [u.a. ZNS, Auge]; SYN: Phakomatose
okulo-zerebro-renales Syndrom X-chromosomal-rezessives Fehlbildungssyndrom mit Intelligenzmilderung, Katarakt und Nierenfehlbildungen; SYN: Lowe-Syndrom, Lowe-Terrey-MacLachlan-Syndrom
orofaziodigitales Syndrom X-chromosomal vererbtes Syndrom mit oralen [Lappenzunge, Gaumenspalte], digitalen [Brachydaktylie*, Syndaktylie*] und fazialen [Lippenspalte, Nasenknorpelhypoplasie] Fehlbildungen; evtl. geistige Retardierung; SYN: orodigitofaziale Dysostose, OFD-Syndrom, Papillon-Léage-Psaume-Syndrom
paraneoplastisches Syndrom Bezeichnung für im Rahmen einer Tumorerkrankung auftretende Symptome, die weder vom Primärtumor noch den Metastasen direkt verursacht werden; SYN: Paraneoplasie
Syndrom der polyzystischen Ovarien Syndrom mit vergrößerten Eierstöcken mit multiplen Zysten, Hypertrichose*, Fettsucht und Zyklusstörungen; SYN: Stein-Leventhal-Syndrom, PCO-Syndrom
postthrombotisches Syndrom meist Unterschenkel und Fuß betreffende Hauterscheinungen nach abgelaufener Phlebothrombose* mit Bildung sekundärer Varizen*, Hautverfärbung und Stauungsödem; SYN: postthrombotisches Syndrom
präleukämisches Syndrom Begriff für Störungen der Blutbildung, die ein erhöhtes Leukämierisiko haben; SYN: Präleukämie
pseudomyasthenisches Syndrom bei Autoimmunerkrankungen und kleinzelligem Bronchialkarzinom* vorkommende vorzeitige Ermüdbarkeit der Muskulatur; SYN: Lambert-Eaton-Rooke-Syndrom
psychoorganisches Syndrom durch Gehirnerkrankungen verursachte psychische Symptomatik mit Hirnleistungsschwäche und Persönlichkeitsveränderung; SYN: organisches Psychosyndrom, hirnorganisches Psychosyndrom
septikämisches Syndrom generalisierte Erkrankung mit dem Auftreten von Krankheitserregern [Bakterien, Viren, Pilzen] oder ihren Toxinen im Blut; oft gleichgesetzt mit Sepsis*; SYN: Septikämie, Hämatosepsis, Septikhämie, Blutvergiftung
sinubronchiales Syndrom subakute oder chronische Sinusitis* mit folgender Bronchitis* oder Bronchopneumonie*; SYN: Sinobronchitis, Sinubronchitis, sinupulmonales Syndrom
sinupulmonales Syndrom →sinubronchiales Syndrom
temporomandibuläres Syndrom vom Kiefergelenk ausgehende neuralgiforme Beschwerden; SYN: Costen-Syndrom
tödliches kutaneointestinales Syndrom ätiologisch ungeklärte, durch eine Thrombosierung kleiner Arterien und Papelbildung gekennzeichnete Erkrankung mit schlechter Prognose; SYN: Köhlmeier-Degos-Syndrom, Degos-Delort-Tricot-Syndrom, Papulosis maligna atrophicans (Degos), Papulosis atrophicans maligna, Thrombangiitis cutaneaintestinalis

disseminata

Syndrom des toxischen Schocks durch Staphylokokkentoxine [**toxisches Schocksyndrom-Toxin-1**] verursachtes akutes Schocksyndrom, das nach Tamponanwendung auftrat; SYN: toxisches Schocksyndrom, Toxinschocksyndrom

tubulovaskuläres Syndrom durch einen massiven Zerfall von Muskelgewebe verursachte akute Niereninsuffizienz; SYN: Crush-Syndrom, Crush-Niere, Bywaters-Krankheit, Quetschungssyndrom, Verschüttungssyndrom, Muskelzerfallssyndrom, myorenales Syndrom

unteres Syndrom des Nucleus ruber von Okulomotoriuslähmung und Halbseitenlähmung gekennzeichnete Schädigung des Nucleus* ruber; SYN: Claude-Syndrom, unteres Ruber-Syndrom

urethro-okulo-synoviales Syndrom durch die Trias Arthritis*, Urethritis* und Konjunktivitis* gekennzeichnete, reaktiv entzündliche Systemerkrankung, die wahrscheinlich durch Bakterien (Chlamydien) hervorgerufen wird; SYN: Morbus Reiter, Reiter-Krankheit, Reiter-Syndrom, venerische Arthritis, Okulourethrosynovitis, Fiessinger-Leroy-Reiter-Syndrom

Syndrom der verbrühten Haut 1. →staphylogenes Lyell-Syndrom **2.** →medikamentöses Lyell-Syndrom

Syn|e|chie *f* Verwachsung; SYN: Synechia

Syn|e|chi|o|to|mie *f* Lösung von Synechien des Auges; SYN: Synechotomie

Syn|e|cho|to|mie *f* →Synechiotomie

Syn|en|ze|pha|lus *m* Doppelmissbildung mit einem Kopf

syn|er|ge|tisch *adj* zusammenwirkend

Sy|ner|gie *f* Zusammenwirken, Zusammenspiel

Sy|ner|gis|mus *m* gleichsinnige Wirkung zweier Substanzen; kann zu Addition oder Potenzierung der Wirkungen führen

syn|er|gis|tisch *adj* Synergismus betreffend, auf Synergismus beruhend, zusammenwirkend

Syn|ga|mie *f* Verschmelzung von Ei und Spermium; SYN: Gametenverschmelzung

syn|gen *adj* artgleich und genetisch identisch; SYN: isogen, isogenetisch, syngenetisch

syn|ge|ne|tisch *adj* →syngen

Syn|kar|zi|no|ge|ne|se *f* Zusammenwirkung mehrerer Faktoren bei der Krebsentstehung

Syn|ke|pha|lus *m* Doppelmissbildung mit einem Kopf mit einem Gesicht und vier Ohren; SYN: Syncephalus

Syn|ki|ne|se *f* Mitbewegung

syn|kli|tisch *adj* Synklitismus betreffend, achsengerecht

Syn|kli|tis|mus *m* achsengerechte Einstellung des Schädels bei der Geburt

Syn|ko|pe *f* plötzliche kurze Bewusstlosigkeit durch Sauerstoffmangel des Gehirns

syn|ko|pisch *adj* Synkope betreffend

Syn|o|phrys *f* zusammengewachsene Augenbrauen

Syn|oph|thal|mus *m* Patient mit Zyklopie*; SYN: Zyklop, Zyklozephalus

Syn|or|chi|die *f* angeborene Hodenverschmelzung

Syn|os|che|os *m* angeborene Verwachsung von Penis und Skrotum

Syn|os|to|se *f* knöcherne Vereinigung/Verbindung benachbarter Knochen; SYN: Synostosis

syn|os|to|tisch *adj* Synostose betreffend, in der Art einer Synostose

Synov-, synov- *präf.* Wortelement mit Bezug auf "Gelenkschmiere/Synovia"

Syn|ov|ek|to|mie *f* operative Entfernung der Membrana* synovialis, Synovialisentfernung, Synovialisexzision, Synovialisresektion; SYN: Synovialektomie, Gelenksynovektomie

Syn|o|via *f* von der Synovialis* gebildete Gleitflüssigkeit der Gelenke; SYN: Gelenkschmiere

syn|o|vi|al *adj* Synovia* oder Membrana* synovialis betreffend

Syn|o|vi|a|lek|to|mie *f* →Synovektomie

Syn|o|vi|a|lis *f* Innenschicht der Gelenkkapsel, die die Gelenkschmiere [Synovia] produziert; SYN: Membrana synovialis, Stratum synoviale

Syn|o|vi|a|lis|ex|zi|si|on *f* →Synovektomie

Syn|o|vi|a|lis|re|sek|ti|on *f* →Synovektomie

Syn|o|vi|a|li|tis *f, pl* **-ti|den** →Synovitis

syn|o|vi|a|li|tisch *adj* →synovitisch

Syn|o|vi|a|lom *nt* von der Synovialis* ausgehender Tumor; SYN: Synoviom

benignes Synovialom lokalisierte, knottig-zottige Synovialiswucherung, die im Endstadium einen gutartigen Riesenzelltumor* der Sehnenscheide bildet; SYN: Arthritis villonodularis pigmentosa, Riesenzelltumor der Sehnenscheide, Tendosynovitis nodosa, pigmentierte villonoduläre Synovitis

malignes Synovialom bösartiger Tumor der Synovialis*; SYN: Synovialsarkom

Syn|o|vi|al|sar|kom *nt* bösartiger Tumor der Synovialis*; SYN: malignes Synovialom

Syn|o|vi|al|zot|ten *pl* Zotten der Gelenkinnenhaut/Membrana synovialis; SYN: Villi articulares, Villi synoviales

Syn|o|vi|al|zys|te *f* mukoide Zystenbildung einer Gelenkkapsel oder des Sehnengleitgewebes; SYN: Ganglion, Überbein

Syn|o|vi|li|tis *f, pl* **-ti|den** →Synovitis

syn|o|vi|li|tisch *adj* →synovitisch

Synovio-, synovio- *präf.* Wortelement mit Bezug auf "Gelenkschmiere/Synovia"

Syn|o|vi|om *nt* →Synovialom

Syn|o|vi|or|the|se *f* Therapie der chronischen/rheumatoiden Synovitis durch Zytostika, Radioisotope u.ä.

S

Syn|o|vi|tis *f, pl* **-ti|den** Entzündung der Membrana* synovialis; SYN: Synoviitis, Synovialitis

pigmentierte villonoduläre Synovitis lokalisierte, knottig-zottige Synovialiswucherung, die im Endstadium einen gutartigen Riesenzelltumor* der Sehnenscheide bildet; SYN: benignes Synovialom, Riesenzelltumor der Sehnenscheide, Tendosynovitis nodosa, Arthritis villonodularis pigmentosa

proliferative Synovitis Synovitis mit Proliferation der Membrana* synovialis

rheumatoide Synovitis Synovitis bei rheumatoider Arthritis*

Synovitis sicca fibrinöse Synovitis ohne Ergussbildung; imponiert klinisch durch Gelenkreiben

villonoduläre Synovitis →Synovitis villosa

Synovitis villosa häufigster gutartiger Gelenktumor mit hyperplastischer Proliferation der Membrana* synovialis; SYN: villonoduläre Synovitis, villöse Synovitis

villöse Synovitis →Synovitis villosa

syn|o|vi|tisch *adj* Synovitis betreffend, von ihr betroffen oder gekennzeichnet; SYN: synovialitisch, synoviitisch

syn|tak|tisch *adj* Syntaxis betreffend, durch sie gekennzeichnet

Syn|ta|xis *f* harmonischer Bewegungsablauf, harmomische Bewegung

Syn|tha|se *f* Enzyme, das zwei Verbindungen, unter Bildung einer neuen Verbindung, miteinander verknüpft

Syn|the|se *f* Aufbau einer Struktur oder Verbindung aus Einzelteilen

Syn|the|se|pha|se *f* Phase des Zellzyklus, in der die DNA verdoppelt wird; SYN: S-Phase

Syn|the|ta|se *f* Enzym, das zwei Moleküle durch Bildung einer C-C-, C-O-, C-S- oder C-N-Bindung verbindet; SYN: Ligase

syn|the|tisch *adj* Synthese betreffend, durch Synthese; synthetisch hergestellt; künstlich, artifiziell

Syn|tho|rax *m* Doppelmissbildung mit Verwachsung am Brustkorb; SYN: Thorakopagus

syn|ton *adj* in gefühlsmäßiger Harmonie mit der Umwelt

syn|trop *adj* Syntropie betreffend; SYN: syntropisch

Syn|tro|pie *f* gehäuftes gleichzeitiges Auftreten von zwei Krankheiten

syn|tro|pisch *adj* →syntrop

Syn|u|lo|sis *f, pl* **-ses** Narbenbildung

syn|zy|ti|al *adj* Synzytium betreffend

Syn|zy|ti|o|tro|pho|blast *m* synzytiale Außenschicht der Plazentazotten

Syn|zy|ti|um *nt* durch Verschmelzung enstandener Zellverband ohne klare Zellgrenzen; SYN: Syncytium

Sy|phi|lid *nt* Haut- oder Schleimhautausschlag bei Syphilis II oder III

makulöses Syphilid im Rahmen einer sekundären Syphilis* auftretende Roseola; SYN: Roseola syphilitica

Syphilido-, syphilido- *präf.* Wortelement mit Bezug auf "Syphilis"

sy|phi|li|do|phob *adj* Syphilidophobie betreffend, durch sie gekennzeichnet; SYN: syphilophob

Sy|phi|li|do|pho|bie *f* krankhafte Angst vor (einer Ansteckung mit) Syphilis; SYN: Syphilophobie

Sy|phi|lis *f* erworbene [**Syphilis acquisita**] oder angeborene [**Syphilis connata**] Geschlechtskrankheit durch Treponema* pallidum; unbehandelt verläuft die Infektion in vier abgrenzbaren Stadien; SYN: harter Schanker, Morbus Schaudinn, Schaudinn-Krankheit, Lues (venerea)

endemische Syphilis meist schon im Kindesalter auftretende, nicht-venerische Syphilis in Südeuropa, Afrika und Asien; SYN: Bejel

Syphilis I ca. 3 Wochen nach Infektion beginnendes Stadium mit Bildung eines syphilitischen Primäraffekts an der Eintrittspforte; SYN: Primärstadium

Syphilis II ab der 8.–12. Woche nach Infektion kommt es zu Allgemeinerscheinungen an Haut und Schleimhaut [Exanthem, nässende Papeln]; ein Befall innerer Organe oder des Nervensystems ist möglich; SYN: Sekundärstadium

Syphilis III Monate bis Jahre nach der Erstinfektion auftretende Syphilisform mit Bildung von Gummen und Beteiligung multipler Organe; SYN: Spätsyphilis, Tertiärstadium

Syphilis IV Jahre nach der Erstinfektion beginnendes Stadium mit Befall des Zentralnervensystems, der Knochen und innerer Organe; SYN: Tertiärstadium, Neurosyphilis

Sy|phi|lis|spi|ro|chä|te *f* Treponema* pallidum

sy|phi|li|tisch *f* Syphilis betreffend, von ihr betroffen oder gekennzeichnet, durch sie bedingt; SYN: luetisch

Syphilo-, syphilo- *präf.* Wortelement mit Bezug auf "Syphilis"

Sy|phi|lo|id *adj* syphilisähnlich, syphilisartig

Sy|phi|lom *nt* im Tertiärstadium der Syphilis* auftretende Gumma*

sy|phi|lo|phob *adj* →syphilidophob

Sy|phi|lo|pho|bie *f* →Syphilidophobie

Syring-, Syring- *präf.* →Syringo-

Sy|rin|gek|to|mie *f* komplette operative Entfernung eines Fistelgangs; SYN: Fistulektomie

Sy|rin|gi|tis *f, pl* **-ti|den** Entzündung der Ohrtrompete/Tuba auditiva; SYN: Salpingitis

sy|rin|gi|tisch *adj* Syringitis betreffend, von ihr betroffen oder gekennzeichnet; SYN: salpingitisch

Syringo-, syringo- *präf.* Wortelement mit Bezug auf **1.** "Höhle/Hohlraum" **2.** "Fistel"

3. "Eileiter" 4. "Ohrtrompete"

Sy|rin|go|bul|bie *f* angeborene Höhlenbildung in der Medulla* oblongata

Sy|rin|go|en|ce|pha|lia *f* →Syringoenzephalie

Sy|rin|go|en|ze|pha|lie *f* Höhlenbildung im Gehirn; SYN: Syringoencephalia

Sy|rin|go|en|ze|pha|lo|my|e|lie *f* Höhlenbildung in Gehirn und Rückenmark

Sy|rin|gom *nt* benignes Adenom* der Schweißdrüsen; SYN: Schweißdrüsenadenom, Hidradenom, Adenoma sudoriparum

Sy|rin|go|my|e|lia *f* →Syringomyelie

Sy|rin|go|my|e|lie *f* angeborene Höhlenbildung im Rückenmark; SYN: Hydrosyringomyelie, Syringomyelia

Sy|rin|go|to|mie *f* operative Eröffnung einer Fistel und Umwandlung in ein Geschwür; SYN: Fistelspaltung, Fistulotomie

Sys|sar|co|sis *f, pl* **-ses** Verbindung zweier Knochen durch einen Muskel

sys|tal|tisch *adj* sich rhythmisch zusammenziehend, rhythmisch pulsierend

Sys|tem *nt* Gesamtheit von funktionell und/ oder strukturell verbundenen Organen oder Geweben; SYN: Systema

chromaffines System Gesamtheit der chromaffinen Zellen in u.a. Nebennierenmark und Paraganglien; Teil des parasympathischen Nervensystems

hypothalamisch-neurohypophysäres System Regelkreislauf, der die Bildung und Abgabe von Hypophysen- und Hypothalamushormonen kontrolliert; SYN: Hypothalamus-Hypophysen-System

hypothalamo-hypophysäres System marklose Nervenfasern, die Neurosekrete vom Hypothalamus zur Hypophyse transportieren; SYN: Tractus hypothalamohypophysialis

kolloiddisperses System Lösung, in der eine Stoff [**Kolloid**] homogen in einem anderen Stoff [**Dispersionsmittel**]gelöst ist; SYN: Kolloid

mononukleär-phagozytierendes System →retikulohistiozytäres System

neuroendokrines System Gesamtheit, der an der Bildung und Ausschüttung von Neurohomonen beteiligten Strukturen; SYN: Neuroendokrinium

parasympathisches System parasympathischer Teil des vegetativen Nervensystems; SYN: Parasympathikus, Pars parasympathica

retikuloendotheliales System →retikulohistiozytäres System

retikulohistiozytäres System aus Monozyten und Makrophagen bestehendes System, dessen Hauptaufgabe die Beseitigung von Abfall- und Fremdstoffen, einschließlich Erregern, ist; SYN: retikuloendotheliales System, mononukleär-phagozytierendes System

sensorisches System Gesamtheit der nervalen Strukturen zur Aufnahme und Verarbeitung von Sinnesreizen; SYN: Sensorium

somatosensorisches System Reize der propriozeptiven Sensibilität* verarbeitendes System; SYN: Somatosensorik

sympathisches System sympathischer Teil des vegetativen Nervensystems; SYN: Sympathikus, Pars sympathica

tuberinfundibuläres System im Hypophysenstiel [Infundibulum] verlaufende neurosekretorische Fasern aus dem Tuber* cinereum; SYN: Tractus tuberoinfundibularis

Sys|te|ma *f* →System

Systema alimentarium Verdauungsapparat, Digestitionssystem; SYN: Apparatus digestorius

Systema cardiovasculare Herz-Kreislauf-System, Kreislauf, kardiovaskuläres System

Systema conducente cordis Erregungsleitungssystem des Herzens

Systema digestorium aus Mundhöhle, Speiseröhre, Magen, Darm und Anhangsdrüsen bestehender Komplex, der die Nahrung aufnimmt und verdaut; SYN: Verdauungsapparat, Digestitionssystem

Systema lymphoideum lymphatisches System, Lymphsystem

Systema nervosum Gesamtheit der nervösen Strukturen; SYN: Nervensystem

Systema nervosum autonomicum nicht dem Einfluss von Willen und Bewusstsein unterworfener Teil des Nervensystems; besteht aus sympathischem Nervensystem*, parasympathischem Nervensystem* und intramuralen Nervenfasern; SYN: autonomes/vegetatives Nervensystem, Pars autonomica

Systema nervosum centrale Zentralnervensystem, Gehirn und Rückenmark; SYN: Pars centralis systemae nervosi

Systema nervosum periphericum peripheres Nervensystem; SYN: Pars peripherica

Systema repiratorium Luftwege, Atemwege, Respirationstrakt; SYN: Apparatus respiratorius

Systema respiratorium Atmungsorgane, Atemwege, Respirationstrakt; SYN: Apparatus respiratorius

Systema skeletale Skelettsystem

Systema urogenitale Urogenitalsystem, Urogenitaltrakt, Harn- und Geschlechtsorgane; SYN: Apparatus urogenitalis

Sys|tem|kan|di|do|se *f* durch **Candida**-Species verursachte Systemmykose*

Sys|tem|e|ry|the|ma|to|des *m* →Lupus erythematodes visceralis

sys|te|misch *adj* den Gesamtorganismus oder ein Organsystem betreffend, generalisiert

Sys|tem|my|ko|se *f* Pilzerkrankung mit hauptsächlichem Befall innerer Organe; SYN: tiefe Mykose, viszerale Mykose, Endomy-

S

kose

Sys|tem|skle|ro|se *f* zu den Autoimmunerkrankungen* gerechnete Kollagenose* mit Verdickung und Verhärtung von Haut und Unterhaut und meist auch Beteiligung innerer Organe (Herz, Niere, Speiseröhre, Dünndarm); SYN: systemische Sklerose, progressive Sklerodermie, diffuse Sklerodermie, systemische Sklerodermie, Sclerodermia diffusa, Sclerodermia progressiva

Sys|to|le *f* Phase des Herzzyklus, in der sich die Kammermuskulatur zusammenzieht und das Blut aus dem Herzen in den Körperkreislauf bzw. die Lunge gepumpt wird

sys|to|lisch *adj* Systole betreffend, während der Systole

Szinti-, **szinti-** *präf.* Wortelement mit der Bedeutung "funkeln/flackern/aufblitzen"

Szin|ti|gra|fie *f* →Szintigraphie

szin|ti|gra|fisch *adj* →szintigraphisch

Szin|ti|gramm *nt* bei der Szintigraphie* erhaltenes Bild

Szin|ti|gra|phie *f* bildgebendes Verfahren unter Verwendung von Radionukliden oder mit Radionukliden markierten Pharmaka; SYN: Scanning

szin|ti|gra|phisch *adj* Szintigraphie betreffend, mittels Szintigraphie

szir|rhös *adj* Szirrhus betreffend, derb, verhärtet

Szir|rhus *m* Karzinom* mit Überwiegen der bindegewebigen Elemente und damit Verhärtung; SYN: szirrhöses Karzinom, Faserkrebs, Skirrhus, Carcinoma scirrhosum

T

Ta|ba|ni|dae *pl* Bremsen

Ta|bar|dil|lo|fie|ber *nt* in Mittelamerika vorkommendes endemisches Fleckfieber*

Ta|bes *f* Auszehrung, Schwindsucht
Tabes dorsalis zur Neurosyphilis* gehörende Schädigung des Rückenmarks mit Degeneration der Hinterstränge; führt u.a. zu Pupillen- und Blasenstörungen [**Tabikerblase**] und schmerzhaften tabischen Krisen* innerer Organe; SYN: Rückenmarkschwindsucht, Duchenne-Syndrom, Rückenmarkdarre

ta|be|ti|form *adj* tabesartig, tabesähnlich

Ta|bi|ker|bla|se *f* s.u. Tabes dorsalis

ta|bisch *adj* Tabes (dorsalis) betreffend

Tache *f* Fleck, Mal
Taches bleues bläuliche Flecken an den Einstichen von Filzläusen

Tacho-, tacho- *präf.* Wortelement mit der Bedeutung "Geschwindigkeit"

Tachy-, tachy- *präf.* Wortelement mit der Bedeutung "schnell/rasch"

Ta|chy|ar|rhyth|mie *f* schnelle Form der absoluten Arrhythmie*

ta|chy|kard *adj* Tachykardie betreffend, von ihr betroffen oder gekennzeichnet, durch sie bedingt

Ta|chy|kar|die *f* Erhöhung der Herzfrequenz auf über 100/min in Ruhe; SYN: Herzjagen
atriale Tachykardie vom Vorhof ausgehende Tachykardie; SYN: Vorhoftachykardie
paroxysmale Tachykardie vorübergehende Tachykardie* ohne Extrasystolen; SYN: Bouveret-Syndrom
ventrikuläre Tachykardie Tachykardie* mit Erregungsursprung in den Tawara*-Schenkeln; SYN: Kammertachykardie

Ta|chy|la|lie *f* beschleunigtes/hastiges Sprechen

Ta|chy|me|ta|bo|lis|mus *m* beschleunigter Stoffwechsel/Metabolismus

Ta|chy|pha|gie *f* hastiges/überstürztes Essen

Ta|chy|phy|la|xie *f* Wirkungsabschwächung eines Medikaments bei wiederholter Gabe

Ta|chy|pnoe *f, pl* **-o|en** beschleunigte/schnelle Atmung

Tac|tus *m* Tastsinn

Tae|nia *f, pl* **-ni|ae 1.** bandartige Formation, Tänie **2.** Bandwurmgattung, die als Dünndarmparasit von Bedeutung ist
Taeniae coli aus glatter Muskulatur bestehende Längsstreifen des Kolons; SYN: Kolontänien
Taenia echinococcus 3–6 mm langer Bandwurm, der bei Hunden und anderen Caniden vorkommt; beim Menschen [Fehlzwischenwirt] Erreger der Echinokokkose*; SYN: Blasenbandwurm, Hundebandwurm, Echinococcus granulosus
Taenia libera coli Längsmuskelstreifen an der Vorderfläche des Kolons; SYN: freie Tänie
Taenia mesocolica Kolontänie am Ansatz des Mesokolons; SYN: mesokolische Tänie
Taenia omentalis Kolontänie am Ansatz des großen Netzes; SYN: omentale Tänie
Taenia saginata in Europa häufigster Bandwurm des Menschen, der eine Länge von bis zu 10 Metern erreichen kann; SYN: Rinderfinnenbandwurm, Rinderbandwurm, Taeniarhynchus saginatus
Taenia solium weltweit verbreiteter Bandwurm, der über rohes oder ungares Fleisch auf den Menschen übertragen wird; SYN: Schweinefinnenbandwurm, Schweinebandwurm

Tae|ni|a|fu|gum *nt, pl* **-ga** bandwürmerabtreibendes Mittel

Tae|ni|a|rhyn|chus sa|gi|na|tus *m* in Europa häufigster Bandwurm des Menschen, der eine Länge von bis zu 10 Metern erreichen kann; SYN: Rinderfinnenbandwurm, Rinderbandwurm, Taenia saginata

Tae|ni|a|sis *f, pl* **-ses** durch Bandwürmer der Gattung **Taenia** hervorgerufene Wurmerkrankung; SYN: Taenienbefall; Bandwurmbefall

Tae|ni|ci|dum *nt, pl* **-da** →Taenizid

Tae|ni|en|be|fall *m* →Taeniasis

Tae|ni|zid *nt* taeniaabtötendes Mittel; SYN: Bandwurmmittel, Taenicidum

tae|ni|zid *adj* Bandwümer abtötend, taeniaabtötend
ta|fe|phob *adj* →taphophob
Ta|fe|pho|bie *f* →Taphophobie
Tag|blind|heit *f* angeborene oder erworbene Störung des Sehen bei Tageslicht; SYN: Nykteralopie, Nyktalopie, Nachtsichtigkeit
Ta|ges|do|sis *f, pl* **-ses** pro Tag verabreichte Arzneimitteldosis
Ta|ges|rhyth|mus *m* endogen gesteuerte Schwankung des Körperstoffwechsels und der Reaktionsbereitschaft des Körpers, die etwa einem 24-Stunden-Zyklus entspricht; SYN: zirkadianer Rhythmus, 24-Stunden-Rhythmus
Ta|ges|seh|stoff *m* →Jodopsin
T-Ag|glu|ti|na|ti|ons|phä|no|men *nt* enzymatische Freilegung der T-Antigene* führt zu Agglutination der Erythrozyten durch im Serum vorhandene Antikörper; SYN: Hübener-Thomsen-Friedenreich-Phänomen, Thomsen-Phänomen
Tag|lar|ven|fi|la|rie *f* in Afrika vorkommender parasitärer Fadenwurm, der durch Bremsen übertragen wird; SYN: Augenwurm, Wanderfilarie, Loa loa
Tag|sich|tig|keit *f* →Hemeralopie
Takahara-Krankheit *f* angeborene Enzymopathie* durch Fehlen von Katalase in Blut und Gewebe; SYN: Akatalasämie, Akatalasie
Takayasu-Syndrom *nt* Entzündung des Truncus* brachiocephalicus am Abgang aus der Aorta; SYN: Martorell-Krankheit, Martorell-Syndrom, Takayasu-Krankheit, Pulslos-Krankheit, Arteriitis brachiocephalica
tak|til *adj* Tastsinn betreffend; SYN: haptisch
Ta|lal|gie *f* Fersenschmerz
ta|lar *adj* Sprungbein/Talus betreffend
Tal|cum *nt* →Talkum
Tal|fie|ber *f* in den USA vorkommende, akut oder chronisch verlaufende, systemische Mykose* durch Coccidioides* immitis mit Lungenbefall und hämatogener Streuung in verschiedene Organe; SYN: Wüstenfieber, Wüstenrheumatismus, Posada-Mykose, kokzidioidales Granulom, Kokzidioidomykose, Coccidioidomycose, Granuloma coccidioides
Talg|drü|sen *pl* talgbildende Drüsen der Haut und Schleimhaut; SYN: Glandulae sebaceae
ektopische Talgdrüsen vereinzelt oder multipel vorkommende Talgdrüsen, v.a. an der Mundschleimhaut; SYN: Fordyce-Drüsen, Fordyce-Zustand, freie Talgdrüsen
freie Talgdrüsen →ektopische Talgdrüsen
Talg|drü|sen|zys|te *f* →Talgretentionszyste
Talg|fluss *m* →Seborrhoe
Talg|re|ten|ti|ons|zys|te *f* meist multipel auftretende Retentionszysten der Haut mit punktförmiger Follikelmündung; gleicht dem echten Atherom*; SYN: falsches Atherom, Follikelretentionszyste, Talgzyste, Talgdrüsenzyste, Ölretentionszyste, Sebozystom, Steatom
Talg|zys|te *f* →Talgretentionszyste
Tal|ko|se *f* Pneumokoniose* durch Inhalation von Talkum-haltigem Staub; der Verlauf hängt von Verunreinigung durch Asbest- oder Quarzstaub ab; SYN: Talkumlunge, Talkumpneumokoniose, Talkumstaublunge, Talkose
Tal|kum *nt, pl* **-ka** gereinigtes und pulverisiertes Magnesiumsilikat; SYN: Speckstein, Talcum
Tal|kum|gra|nu|lom *nt* durch Talkum* verursachtes Fremdkörpergranulom
Tal|kum|lun|ge *f* →Talkose
Tal|kum|pneu|mo|ko|ni|o|se *f* →Talkose
Tal|kum|staub|lun|ge *f* →Talkose
ta|lo|fi|bu|lar *adj* Sprungbein/Talus und Wadenbein/Fibula betreffend oder verbindend
ta|lo|kal|ka|ne|al *adj* Sprungbein/Talus und Fersenbein/Kalkaneus betreffend oder verbindend
Ta|lo|kal|ka|ne|o|na|vi|ku|lar|ge|lenk *nt* Gelenk zwischen Gelenkflächen von Talus, Kalkaneus und Kahnbein; SYN: vordere Abteilung des unteren Sprunggelenks, Articulatio talocalcaneonavicularis
ta|lo|kru|ral *adj* Sprungbein/Talus und Unterschenkel(knochen) betreffend oder verbindend
Ta|lo|kru|ral|ge|lenk *nt* Gelenk zwischen unterem Ende von Schienbein und Wadenbein und dem Sprungbein/Talus; SYN: oberes Sprunggelenk, Articulatio talocruralis
ta|lo|me|ta|tar|sal *adj* Sprungbein/Talus und Mittelfuß/Metatarsus betreffend oder verbindend
ta|lo|na|vi|ku|lar *adj* Sprungbein/Talus und Kahnbein/Os naviculare betreffend oder verbindend
ta|lo|ti|bi|al *adj* Sprungbein/Talus und Schienbein/Tibia betreffend oder verbindend
Ta|lus *m, pl* **-li** oberster Fußwurzelknochen; SYN: Sprungbein
Ta|lus|frak|tur *f* Sprungbeinfraktur
Ta|lus|rol|le *f* gewölbte obere Gelenkfläche des Sprungbeins; SYN: Trochlea tali
Ta|mo|xi|fen *nt* synthetisches Antiöstrogen; wird zur Behandlung des Mammakarzinoms eingesetzt
Tam|pon *m* (Watte-)Bausch
Tam|po|na|de *f* Ausstopfung von Wunden oder Hohlräumen mit Tampons
Tangier-Krankheit *f* autosomal-rezessiv vererbtes Fehlen der Alpha$_1$-Lipoproteine; SYN: Analphalipoproteinämie
Tä|nie *f* →Taenia
freie Tänie →Taenia libera coli
mesokolische Tänie →Taenia mesocolica
omentale Tänie →Taenia omentalis
T-An|ti|gen *nt* **1.** auf Tumorzellen gefundenes Antigen; SYN: Tumorantigen **2.** durch Neuraminidase freilegbares Antigen auf

der Erythrozytenoberfläche; SYN: Thomsen-Antigen, Thomsen-Friedenreich-Antigen

ta|pho|phob *adj* Taphophobie betreffend, durch sie gekennzeichnet

Ta|pho|pho|bie *f* krankhafte Angst davor, lebendig begraben zu werden; SYN: Tafephobie

Tar|get|zel|len *pl* dünne hypochrome Erythrozyten, die im Mikroskop einer Zielscheibe ähneln; SYN: Schießscheibenzellen, Kokardenzellen

Tars-, tars- *präf.* →Tarso-

Tar|sa|de|ni|tis *f, pl* **-ti|den** selten gebrauchte Bezeichnung für eine Entzündung des Lidrandes und der Meibohm-Drüsen*

tar|sal *adj* **1.** Fußwurzel(knochen) betreffend **2.** Lidknorpel betreffend

Tars|al|gie *f* Schmerzen in der Fußwurzel

Tar|sa|lia *pl* →Tarsalknochen

Tar|sal|ka|nal *m* Spaltraum zwischen Sprungbein und Fersenbein; SYN: Sinus tarsi

Tar|sal|kno|chen *pl* Fußwurzelknochen; SYN: Tarsalia, Ossa tarsalia, Ossa tarsi

Tar|sal|tun|nel *m* Tunnel unter dem Retinaculum musculorum flexorum

Tar|sal|tun|nel|syn|drom *nt* Schädigung des Nervus tibialis posterior im Tarsaltunnel*

Tar|sek|to|mie *f* **1.** operative (Teil-)Entfernung der Fußwurzel **2.** operative Entfernung der Lidplatte, Tarsusexzision

Tar|si|tis *f, pl* **-ti|den** Entzündung des Lidknorpels; oft gleichgesetzt mit Blepharitis*; SYN: Lidknorpelentzündung, Tarsusentzündung

tar|si|tisch *adj* Lidknorpelentzündung/Tarsitis betreffend, von ihr betroffen oder gekennzeichnet

Tarso-, tarso- *präf.* Wortelement mit Bezug auf **1.** "Fußwurzel/Tarsus" **2.** "Lidknorpel/Tarsus"

Tar|so|me|ga|lie *f* angeborene Vergrößerung des Fersenbeins

tar|so|me|ta|tar|sal *adj* Fußwurzel/Tarsus und Mittelfuß/Metatarsus betreffend oder verbindend

Tar|so|me|ta|tar|sal|ge|len|ke *pl* Gelenke zwischen Fußwurzel- und Mittelfußknochen; SYN: Articulationes tarsometatarsales

tar|so|or|bi|tal *adj* Lidknorpel/Tarsus und Augenhöhle/Orbita betreffend

tar|so|pha|lan|ge|al *adj* Fußwurzel/Tarsus und Phalangen betreffend oder verbindend

Tar|so|rha|phie *f* Vernähung von Ober- und Unterlid; SYN: Blepharorhaphie, Blepharorrhaphie, Tarsorrhaphie

Tar|sor|rha|phie *f* →Tarsorhaphie

tar|so|tar|sal *adj* zwischen Fußwurzelknochen/Tarsalknochen (liegend), Tarsalknochen verbindend

tar|so|ti|bi|al *adj* Fußwurzel/Tarsus und Schienbein/Tibia betreffend oder verbindend

Tar|so|to|mie *f* Durchtrennung der Lidplatte; SYN: Blepharotomie

Tar|sus *m, pl* **-si** **1.** Lidknorpel, Lidplatte, Tarsalplatte **2.** Fußwurzel

Tar|sus|ent|zün|dung *f* →Tarsitis

Tarui-Krankheit *f* autosomal-rezessiver Mangel an Phosphofruktokinase in der Skelettmuskulatur mit Ablagerung von normalem Glykogen; klinisch stehen Muskelkrämpfe und rasche Muskelerschöpfung, sowie eine Myoglobinurie* im Vordergrund; SYN: Muskelphosphofruktokinase-insuffizienz, Glykogenose Typ VII

Ta|schen|band *nt* Bindegewebszug zwischen Schildknorpel und Stellknorpel; SYN: falsches Stimmband, Ligamentum vestibulare

Ta|schen|fal|te *f* durch das Taschenband hervorgerufene Falte oberhalb der Stimmfalte; SYN: Plica vestibularis, Plica ventricularis

Ta|schen|klap|pe *f* halbmondförmige Klappe; SYN: Semilunarklappe, Valvula semilunaris

tast|bar *adj* palpabel

Tast|blind|heit *f* →Tastlähmung

Tast|kör|per|chen *pl* Tastrezeptoren der Haut

Tast|läh|mung *f* Verlust der Fähigkeit Formen durch Betasten zu Erkennen; SYN: taktile Agnosie, Astereognosie, Stereoagnosie, Astereognosis, Tastblindheit

Tast|leis|ten *pl* genetisch determiniertes Leistenmuster der Haut; SYN: Hautleisten, Papillarleisten, Cristae cutis

TAT-Mangel *m* →Tyrosinaminotransferasemangel

Tat|zen|hand *f* pathologische Vergrößerung der Hand, z.B. bei Akromegalie*; SYN: Chiromegalie, Cheiromegalie

Tau|ben|züch|ter|lun|ge *f* exogen allergische Alveolitis* durch Inhalation von Kot- oder Federstaub von Vögeln; SYN: Geflügelzüchterlunge, Vogelzüchterlunge, Wellensittichhalterlunge

Taub|heit *f* Surditas

Taub|stumm|heit *f* Mutisurditas, Surdomutitas

Tau|cher|krank|heit *f* durch die Entwicklung von Gasblasen im Blut entstehende Krankheit bei zu schnellem Druckabfall; SYN: Druckluftkrankheit, Druckfallkrankheit, Caissonkrankheit

Tauch|kropf *m* Struma*, die bei der Einatmung (teilweise) hinter das Brustbein absinkt

Tauch|waa|ge *f* Messgerät zur Bestimmung der Flüssigkeitsdichte durch Messung der Eintauchtiefe; SYN: Senkwaage, Flüssigkeitswaage, Aräometer

Tau|rin *nt* Abbauprodukt von Cystein*; wird an Gallensäuren gekoppelt in der Galle ausgeschieden; SYN: Äthanolaminsulfonsäure, Aminoäthylsulfonsäure

Tau|ro|che|no|des|o|xy|chol|säu|re *f* Gallensäure*

Tau|ro|chol|säu|re *f* mit Taurin* konjugierte Cholsäure

Taussig-Bing-Syndrom *nt* angeborene Angiokardiopathie* mit inkompletter Transposition* der großen Gefäße
Tawara-Knoten *m* →Atrioventrikularknoten
Tawara-Schenkel *pl* rechter [**Crus dextrum**] und linker [**Crus sinistrum**] Schenkel des His*-Bündels
Ta|xis *f* durch einen Reiz ausgelöste Bewegung
Ta|xo|no|mie *f* systematische Beschreibung und Klassifizierung von Organismen
ta|xo|no|misch *adj* Taxonomie betreffend
Tay-Sachs-Erkrankung *f* Hexosaminidase-A-Mangel mit geistiger Retardierung*, Krampfanfällen, Spastik und Hepatosplenomegalie*; auffällig oft findet man einen kirschroten Fleck [**cherry-red spot**] der Makula; SYN: Tay-Sachs-Syndrom, infantile amaurotische Idiotie, GM_2-GangliosidoseTyp I
Tay-Sachs-Syndrom *nt* →Tay-Sachs-Erkrankung
TB-Bazillus *m* →Tuberkulosebakterium
TB-Erreger *m* →Tuberkulosebakterium
Tech|ne|ti|um *nt* künstlich erzeugtes Metall der Mangangruppe mit einer biologischen Halbwertzeit von 30 Tagen; radioaktive Isotope werden in der Nuklearmedizin angewendet
Tec|tum *nt, pl* **-ta** Dach
Tectum mesencephali dorsaler Teil des Mittelhirns; SYN: Mittelhirndach
Teer|ak|ne *f* durch Hautkontakt mit Teer ausgelöste Akne*; SYN: Akne picea
Teer|kar|zi|nom *nt* durch in Teer enthaltene aromatische Kohlenwasserstoffe ausgelöster Krebs von Blase, Lunge oder Haut; SYN: Teerkrebs
Teer|ke|ra|to|se *f* zu den Präkanzerosen* gerechnete Berufskrankheit nach jahrelanger Exposition; typisch sind keratotische Papeln und warzenartige Keratosen; SYN: Teerwarzen, Pechwarzen
Teer|krebs *m* →Teerkarzinom
Teer|stuhl *m* s.u. Blutstuhl
Teer|war|zen *pl* →Teerkeratose
Teer|zys|te *f* Eierstockzyste mit eingedickten Blut; SYN: Schokoladenzyste
Teg|men *nt* Decke, Dach
Tegmen tympani Dach der Paukenhöhle; SYN: Paries tegmentalis cavi tympani
Tegmen ventriculi quarti Dach des IV. Ventrikels
teg|men|tal *adj* Tegmen oder Tegmentum betreffend
Teg|men|tum *nt, pl* **-ta** Decke
Tegmentum mesencephali mittlere Schicht des Mittelhirns; SYN: Mittelhirnhaube
Tei|cho|in|säu|ren *pl* →Teichonsäuren
Tei|chon|säu|ren *pl* als Polymer Bestandteil der Zellwand von Bakterien; SYN: Teichoinsäuren
Tei|chop|sie *f* Flimmerskotom mit zackenförmigem Gesichtsfeldausfall; SYN: Teichoskopie, Zackensehen
Tei|cho|sko|pie *f* →Teichopsie
Teil|chen *nt* Elementarteilchen, Korpuskel, Partikel
α-Teilchen aus zwei Protonen und zwei Neutronen bestehende zweifach positive Teilchen; entsprechen dem Heliumkern; SYN: Alphateilchen
β-Teilchen negativ oder positiv geladene Kernteilchen, die beim Kernzerfall emittiert werden; SYN: Betateilchen
Teil|chen|strah|lung *f* aus geladenen oder ungeladenen Teilchen bestehende Strahlung; SYN: Partikelstrahlung, Korpuskelstrahlung
Teil|re|mis|si|on *f* deutliche Besserung des Allgemeinbefindens ohne Normalisierung aller Parameter; SYN: partielle Remission
tek|tal *adj* Tectum betreffend
Tel-, tel- *präf.* →Tele-
Te|la *f, pl* Gewebeschicht; Gewebe
Tela choroidea von der weichen Hirnhaut ausgehende Bindegewebsschicht, die die Plexus* choroidei bildet
Tela subcutanea aus Binde- und Fettgewebe bestehende Schicht zwischen Haut und Muskeln; SYN: Unterhaut, Subkutis
Tela submucosa lockere Bindegewebsschicht unter der Schleimhaut; SYN: Submukosa
Tela subserosa subseröse Bindegewebsschicht; SYN: Subserosa
Tel|an|gi|ec|ta|sia *f* →Teleangiektasie
Tel|an|gi|ek|ta|sie *f* →Teleangiektasie
Tele-, tele- *präf.* Wortelement mit der Bedeutung **1.** "Ende/Ziel" **2.** "fern/in der Ferne"
Tel|an|gi|ec|ta|sia *f* →Teleangiektasie
Teleangiectasia follicularis anulata chronisch verlaufende, v.a. Männer betreffende kleinfleckige Purpura* unbekannter Ätiologie; SYN: Purpura Majocchi, Majocchi-Krankheit, Purpura anularis teleangiectodes (atrophicans)
Teleangiectasia hereditaria haemorrhagica autosomal-dominante Erkrankung mit Bildung von Teleangiektasien in Haut und Schleimhaut; SYN: hereditäre Teleangiektasie, Morbus Osler, Osler-Rendu-Weber-Krankheit, Osler-Rendu-Weber-Syndrom, Rendu-Osler-Weber-Krankheit, Rendu-Osler-Weber-Syndrom
Te|le|an|gi|ek|ta|sie *f* Erweiterung und Schlängelung von Endstrombahngefäßen [Kapillaren, Venolen]; SYN: Telangiektasie, Telangiectasia, Teleangiectasia
hereditäre Teleangiektasie →Teleangiectasia hereditaria haemorrhagica
Teleangiektasie-Ataxie-Syndrom *nt* autosomal-rezessive Erbkrankheit mit progredienten zerebellären und extrapyramidal motorischen Störungen; SYN: progressive zerebelläre Ataxie, Louis-Bar-Syndrom, Ataxia-Teleangiectasia, Ataxia teleangiectatica
te|le|an|gi|ek|ta|tisch *adj* Teleangiektasie be-

T

treffend, von ihr betroffen oder gekennzeichnet, durch sie bedingt
Te|le|cu|rie|the|ra|pie *f* →Telegammatherapie
Te|le|di|a|gno|se *f* Diagnose* einer Erkrankung ohne direkten Patientenkontakt auf der Basis übermittelter Daten und Informationen; SYN: Ferndiagnose
Te|le|e|lek|tro|kar|di|o|gra|fie *f* →Teleelektrokardiographie
Te|le|e|lek|tro|kar|di|o|gra|phie *f* drahtlose Elektrokardiographie* mit Übermittlung der Messwerte durch einen Sender; SYN: telemetrische Elektrokardiographie, Telekardiographie, Radioelektrokardiographie
Te|le|gam|ma|the|ra|pie *f* Strahlentherapie mit γ-Strahlen und einem großen Abstand zwischen Strahler und Haut; SYN: Telecurietherapie
Te|le|e|lek|tro|kar|di|o|gra|fie *f* →Teleelektrokardiographie
Te|le|kar|di|o|gra|phie *f* →Teleelektrokardiographie
Te|le|me|trie *f* Fernübertragung von Messwerten
Te|len|ce|pha|lon *nt, pl* **-la** →Telenzephalon
te|len|ze|phal *adj* Telenzephalon betreffend
Te|len|ze|pha|lon *nt, pl* **-la** aus den beiden Großhirnhälten und ihren Verbindungen bestehender Teil des Gehirns; SYN: Endhirn, Telencephalon
Te|le|o|mi|to|se *f* abgeschlossene Mitose
Te|le|op|sie *f* Sehstörung, bei der Objekte weit(er) entfernt erscheinen
Te|le|pa|thie *f* Gedankenlesen
te|le|pa|thisch *adj* Telepathie betreffend, mittels Telepathie
Te|le|ra|di|o|gra|fie *f* →Teleradiographie
Te|le|ra|di|o|gra|phie *f* →Teleröntgengraphie
Te|le|rönt|gen|gra|fie *f* →Teleröntgengraphie
Te|le|rönt|gen|gra|phie *f* Fernübertragung von Röntgenbildern; SYN: Teleradiographie
Te|le|rönt|gen|the|ra|pie *f* Strahlentherapie mit großem Quelle-Haut-Abstand; SYN: Teletherapie, Telestrahlentherapie
Te|le|sthe|to|skop *nt* Stethoskop* mit eingebautem Sender zur Datenübertragung
Te|le|strah|len|the|ra|pie *f* →Teleröntgentherapie
Te|le|the|ra|pie *f* →Teleröntgentherapie
Tel|lur *nt* Halbmetallelement
tel|lu|rig *adj* tellurhaltig, tellurisch
tel|lu|risch *adj* **1.** Erde betreffend **2.** tellurhaltig, tellurig
Tel|lu|rit|plat|te *f* →Tellur-Nährboden
Tellur-Nährboden *m* Spezialnährboden zur Züchtung von Corynebacterium* diphtheriae; SYN: Telluritplatte
Telo-, telo- *präf.* Wortelement mit der Bedeutung "Ende/Ziel"
Te|lo|dend|ri|on *nt* feinste Endverzweigungen des Achsenzylinders; SYN: Endbäumchen, Telodendron
Te|lo|dend|ron *nt* →Telodendrion
te|lo|di|en|ze|phal *adj* Endhirn/Telenzephalon und Zwischenhirn/Dienzephalon betreffend
Te|lo|pha|se *f* Endphase der Mitose*
Tem|pe|ran|tia *pl* Beruhigungsmittel; SYN: Sedativa
tem|pe|rent *adj* gemäßigt, maßvoll
tem|po|ral *adj* Schläfe oder Schläfenbein betreffend
Tem|po|ral|lap|pen|e|pi|lep|sie *f* partielle Epilepsie* mit Herd im Temporallappen; SYN: Schläfenlappenepilepsie
tem|po|rär *adj* vorübergehend, vorläufig, zeitweilig
tem|po|ro|au|ri|ku|lär *adj* Schläfenregion und Ohrmuschel/Auricula betreffend; SYN: aurikulotemporal
tem|po|ro|fa|zi|al *adj* Schläfe und Gesicht betreffend oder verbindend
tem|po|ro|fron|tal *adj* Schläfe und Stirn betreffend oder verbindend
tem|po|ro|man|di|bu|lar *adj* Schläfenbein und Unterkiefer/Mandibula betreffend oder verbindend; SYN: mandibulotemporal
Tem|po|ro|man|di|bu|lar|ge|lenk *nt* Gelenk zwischen dem Unterkieferköpfchen und der Gelenkgrube des Schläfenbeins; SYN: Unterkiefergelenk, Kiefergelenk, Articulatio temporomandibularis
tem|po|ro|ma|xil|lär *adj* Schläfe und Oberkiefer/Maxilla betreffend oder verbindend
tem|po|ro|ok|zi|pi|tal *adj* Schläfe und Hinterhaupt betreffend oder verbindend
tem|po|ro|pa|ri|e|tal *adj* Schläfenbein und Scheitelbein/Os parietale betreffend oder verbindend; SYN: parietotemporal
tem|po|ro|pon|tin *adj* Schläfenlappen und Brücke/Pons betreffend oder verbindend
tem|po|ro|sphe|no|i|dal *adj* Schläfenbein/Os temporale und Keilbein/Os sphenoidale betreffend oder verbindend
Ten-, ten- *präf.* Wortelement mit der Bedeutung "Sehne/Tendo"
Ten|al|gia *f* →Tendodynie
Ten|al|gie *f* →Tendodynie
Te|na|zi|tät *f* **1.** (*psychol.*) Hartnäckigkeit, Zähigkeit, Durchhaltevermögen **2.** (*biolog.*) Widerstandsfähigkeit gegen Temperatur, Strahlen etc.
Ten|denz|neu|ro|se *f* sich im Anschluss an eine Schädigung, Verletzung oder Krankheit halbbewusst oder unbewusst entwickelndes übertriebenes Begehren nach (finanzieller) Entschädigung; SYN: Begehrungsneurose, Begehrensneurose
Ten|di|ni|tis *f, pl* **-ti|den** Sehnenentzündung; SYN: Tendonitis
ten|di|ni|tisch *adj* Sehnenentzündung/Tendinitis betreffend, von ihr betroffen oder gekennzeichnet; SYN: tendonitisch
Ten|di|no|se *f* →Tendopathie
Ten|do *m, pl* **-di|nes** Sehne
Tendo calcaneus die am Tuber* calcanei ansetzende Sehne des Musculus* triceps surae; SYN: Achillessehne

Tendo conjunctivus dünne, sehnenartige Platte an der Leistenkanalhinterwand; SYN: Leistensichel, Falx inguinalis

Tendo-, tendo- *präf.* Wortelement mit der Bedeutung "Sehne/Tendo"

Ten|do|dy|nie *f* Sehnenschmerz; SYN: Tenalgie, Tenalgia, Tenodynie

Ten|do|ly|se *f* operative Sehnenlösung; SYN: Tenolyse

ten|do|my|o|gen *adj* von der Muskelsehne ausgehend, durch sie bedingt

Ten|do|my|o|pa|thie *f* Erkrankung eines Muskels und seiner Sehne

Ten|do|ni|tis *f, pl* **-ti|den** →Tendinitis

ten|do|ni|tisch *adj* →tendinitisch

Ten|do|pa|thie *f* degenerative Sehnenerkrankung; SYN: Tendinose

Ten|do|plas|tik *f* Sehnenplastik; SYN: Tenoplastik

Ten|do|syn|o|vi|tis *f, pl* **-ti|den** Sehnenscheidenentzündung; SYN: Tenosynovitis, Tendovaginitis

Tendosynovitis acuta purulenta akute eitrige Sehnenscheidenentzündung mit diffuser Ausbreitung; oft gleichgesetzt mit V-Phlegmone; SYN: akute eitrige Tendovaginitis, Sehnenphlegmone, Sehnenscheidenphlegmone

Tendosynovitis nodosa lokalisierte, knottig-zottige Synovialiswucherung, die im Endstadium einen gutartigen Riesenzelltumor bildet; SYN: pigmentierte villonoduläre Synovitis, benignes Synovialom, Riesenzelltumor der Sehnenscheide, Tendosynovitis nodosa, Arthritis villonodularis pigmentosa

ten|do|syn|o|vi|tisch *adj* Sehnenscheidenentzündung/Tendosynovitis betreffend, von ihr betroffen oder gekennzeichnet; SYN: tendovaginitisch, tenosynovitisch, tenovaginitisch

Ten|do|va|gi|ni|tis *f, pl* **-ti|den** Sehnenscheidenentzündung; SYN: Tenosynovitis, Tendosynovitis

akute eitrige Tendovaginitis →Tendosynovitis acuta purulenta

Tendovaginitis crepitans fibrinöse Sehnenscheidenentzündung mit Reibegeräusch

Tendovaginitis purulenta eitrige Sehnenscheidenentzündung

Tendovaginitis sclerosans (de Quervain) →Tendovaginitis stenosans (de Quervain)

Tendovaginitis stenosans (de Quervain) chronisch entzündliche Reizung der gemeinsam verlaufenden Sehnen von Musculus* abductor pollicis longus und Musculus* extensor pollicis brevis; SYN: De Quervain-Krankheit, Tendovaginitis sclerosans (de Quervain)

ten|do|va|gi|ni|tisch *adj* Sehnenscheidenentzündung/Tendovaginitis betreffend, von ihr betroffen oder gekennzeichnet; SYN: tendosynovitisch, tenosynovitisch, tenovaginitisch

Te|nes|mus *m* schmerzhafter Stuhl- [**Tenesmus alvi/ani**] oder Harndrang [**Tenesmus vesicae**]

Ten|nis|el|len|bo|gen *m* Entzündung des Epicondylus* lateralis humeri; SYN: Epicondylitis humeri radialis

Ten|nis|fer|se *f* Blutergüsse über der Ferse bei wiederholter traumatischer Belastung; SYN: Basketballferse, Black heel

Teno-, teno- *präf.* Wortelement mit der Bedeutung "Sehne/Tendo"

Te|no|de|se *f* Sehnenfixierung, Sehnenanheftung

Te|no|dy|nie *f* →Tendodynie

Te|no|ly|se *f* operative Sehnenlösung; SYN: Tendolyse

Te|no|my|o|plas|tik *f* Sehnen-Muskel-Plastik

Te|no|my|o|to|mie *f* Durchtrennung einer Muskelsehne

Te|non *m* Sehne

Te|no|nek|to|mie *f* Sehnenexzision, Sehnenresektion

Te|no|ni|tis *f, pl* **-ti|den** Entzündung der Tenon*-Kapsel

te|no|ni|tisch *adj* Tenonitis betreffend, von ihr betroffen oder gekennzeichnet

Tenon-Kapsel *f* bindegewebige Augenkapsel; SYN: Vagina bulbi

Tenon-Raum *m* Raum zwischen Sklera und Augapfelscheide; SYN: Spatium episclerale

Te|no|plas|tik *f* Sehnenplastik; SYN: Tendoplastik

te|no|plas|tisch *adj* Tenoplastik betreffend, mittels Tenoplastik

Te|nor|rha|phie *f* Sehnennaht

Te|no|syn|o|vek|to|mie *f* Sehnenscheidenexzision, Sehnenscheidenresektion; SYN: Tenosynovialektomie

Te|no|syn|o|vi|al|ek|to|mie *f* →Tenosynovektomie

Te|no|syn|o|vi|tis *f, pl* **-ti|den** →Tendosynovitis

te|no|syn|o|vi|tisch *adj* →tendosynovitisch

Te|no|to|mie *f* operative Durchtrennung einer Sehne

Te|no|va|gi|ni|tis *f, pl* **-ti|den** →Tendovaginitis

te|no|va|gi|ni|tisch *adj* →tendovaginitisch

Ten|sa *f* unterer straffer Teil des Trommelfells; SYN: Pars tensa membranae tympanicae

Ten|si|on *f* Spannung; (Muskel-)Anspannung

Ten|sor *m* Spannmuskel, Musculus tensor

Ten|ta|men *nt* Versuch

Tentamen suicidii Selbstmordversuch

ten|ta|tiv *adj* versuchsweise, vorübergehend, probeweise

ten|to|ri|al *adj* Tentorium cerebelli betreffend; SYN: tentoriell

ten|to|ri|ell *adj* →tentorial

Ten|to|ri|um ce|re|bel|li *nt* zwischen Kleinhirn und Hinterhauptslappen liegende Duraplatte; SYN: Kleinhirnzelt

Ten|to|ri|um|schlitz *m* Öffnung des Kleinhirnzeltes für den Durchtritt des Hirnstamms;

SYN: Incisura tentorii

Terato-, **terato-** *präf.* Wortelement mit Bezug auf "Missbildung"

te|ra|to|gen *adj* Missbildungen verursachend oder auslösend

Te|ra|to|ge|ne|se *f* Entstehung/Entwicklung von Missbildungen

te|ra|to|ge|ne|tisch *adj* Teratogenese betreffend, von ihr betroffen oder durch sie bedingt

Te|ra|to|ge|ni|tät *f* teratogenes Potential

Te|ra|to|kar|zi|nom *nt* bösartiges Teratom*

Te|ra|to|lo|gie *f* Lehre von den Missbildungen

te|ra|to|lo|gisch *adj* Teratologie betreffend

Te|ra|tom *nt* meist gutartige, angeborene Geschwulst mit Anteilen aller Keimblätter; SYN: teratoide/teratogene Geschwulst, Teratoma, Wundergeschwulst

embryonales Teratom embryonales Gewebe enthaltendes Teratom*; SYN: Dysembryom, Teratoma embryonale

zystisches Teratom zystischer Keimzelltumor des Eierstocks, der neben Hautanhangsgebilden auch andere Strukturen enthalten kann; SYN: Dermoid, Dermoidzyste

Te|ra|to|ma *nt, pl* **-ma|ta** →Teratom

Teratoma embryonale →embryonales Teratom

te|ra|to|ma|tös *adj* in der Art eines Teratoms, teratomartig

te|ra|to|phob *adj* Teratophobie betreffend, durch sie gekennzeichnet

Te|ra|to|pho|bie *f* krankhafte Angst davor, ein missgebildetes Kind zu gebären

Te|ra|to|sper|mie *f* →Teratozoospermie

Te|ra|to|zo|o|sper|mie *f* weniger als 30% normale Spermien im Ejakulat; SYN: Teratospermie

ter|mi|nal *adj* **1.** endständig; abschließend, begrenzend **2.** unheilbar, im Endstadium, im Sterben

ter|när *adj* (*chem.*) dreifach, dreigliedrig

Terry-Syndrom *nt* Netzhauterkrankung von untergewichtigen Frühgeborenen, die vermutlich durch die toxische Wirkung von Sauerstoff im Brutkasten verursacht wird; in schweren Fällen kommt es zur Erblindung; SYN: retrolentale Fibroplasie, Retinopathia praematurorum, Frühgeborenenretinopathie

ter|ti|an *adj* jeden dritten Tag auftretend

Ter|ti|a|na *f* →Malaria tertiana

ter|ti|är *adj* dritten Grades, drittgradig, an dritter Stelle

Ter|ti|är|fol|li|kel *pl* ausgreifte Eifollikel vor der Ovulation; SYN: Graaf-Follikel, reife Follikel, Folliculi ovarici vesiculosi

Ter|ti|är|sta|di|um *nt* Jahre nach der Erstinfektion beginnendes Syphilisstadium mit Befall des Zentralnervensystems, der Knochen und innerer Organe; SYN: Syphilis IV, Neurosyphilis

Ter|ti|är|struk|tur *f* dreidimensionale Struktur von Polypeptidketten

Tes|ti|cu|lus *m, pl* **-li** →Testis

tes|ti|ku|lär *adj* Hoden/Testis betreffend, von den Hoden ausgehend

Tes|tis *m, pl* **-tes** Hoden, Testikel, Testiculus

Testis mobilis abnorm beweglicher Hoden

Tes|to|ste|ron *nt* in den Leydig-Zellen des Hodens gebildetes wichtigstes Sexualhormon des Mannes

Tes|to|ste|ron|re|sis|tenz *f* fehlende oder abgeschwächte Wirkung von Androgenen durch einen Defekt der Rezeptoren; SYN: Androgenresistenz

Test|o|var *m* →Ovotestis

Tes|tu|do *m* Schildkrötenverband

Te|ta|nie *f* neuromuskuläre Übererregbarkeit und Krampfbereitschaft der Muskulatur

te|ta|ni|form *adj* tetanieartig, tetanusartig; SYN: tetanoid

te|ta|ni|gen *adj* Tetanus oder Tetanie hervorrufend

te|ta|nisch *adj* **1.** Tetanus oder Tetanie betreffend oder auslösend **2.** Wundstarrkrampf/Tetanus betreffend

te|ta|no|id *adj* →tetaniform

Te|ta|no|ly|sin *nt* s.u. Tetanusbazillus

Te|ta|no|spas|min *nt* s.u. Tetanusbazillus

Te|ta|nus *m* **1.** tetanische Muskelkontraktion, Muskelkrampf **2.** durch das toxinbildende Bakterium **Clostridium tetani** hervorgerufene Krankheit, die durch eine Lähmung der Atemmuskulatur tödlich verlaufen kann; SYN: Wundstarrkrampf, Starrkrampf

Tetanus neonatorum durch eine Infektion der Nabelwunde ausgelöster Wundstarrkrampf; SYN: Neugeborenentetanus

Tetanus uteri Dauerkontraktion der Gebärmutter bei Geburtshindernissen oder Überdosierung von Wehenmitteln

Te|ta|nus|ba|zil|lus *m, pl* **-li** extrem widerstandsfähige [bis zu 100° feuchte Hitze] Sporen bildendes, bewegliches Stäbchen mit typischer **Trommelschlegelform**; bildet zwei Toxine, das neurotoxische **Tetanospasmin** und das hämolytische **Tetanolysin**; SYN: Tetanuserreger, Wundstarrkrampfbazillus, Wundstarrkrampferreger, Clostridium tetani, Plectridium tetani

Te|ta|nus|er|re|ger *m* →Tetanusbazillus

Tetr-, **tetr-** *präf.* →Tetra-

Tetra-, **tetra-** *präf.* Wortelement mit der Bedeutung "vier"

Te|tra|äthyl|thi|ur|a|mid|sul|fid *nt* in der Alkoholentzugstherapie verwendetes Mittel, das bei Alkoholgenuss zu schweren Unverträglichkeitserscheinungen [**Antabussyndrom** mit Übelkeit, Kopfschmerz, Erbrechen, Hypotonie] führt; SYN: Disulfiram

Te|tra|chlor|äthy|len *nt* halogenierter Kohlenwasserstoff; weitverbreitetes Lösungsmittel mit geringer Toxizität; SYN: Tetrachlorethylen, Perchloräthylen, Äthylentetra-

chlorid
Te|tra|chlor|e|thy|len *nt* →Tetrachloräthylen
Te|tra|cy|cli|ne *pl* →Tetrazykline
te|tra|dak|tyl *adj* Tetradaktylie betreffend, von ihr betroffen oder gekennzeichnet, vierfingrig, vierzehig
Te|tra|dak|ty|lie *f* angeborene Vierfingrigkeit oder Vierzehigkeit
Te|tra|de *f* →Tetralogie
Te|tra|hy|dro|fol|säu|re *f* biologisch aktive Form der Folsäure*
Te|tra|hy|dro|pyr|rol *nt* Grundkörper von Prolin* und Hydroxyprolin*; SYN: Pyrrolidin
Te|tra|iod|thy|ro|nin *nt* →Thyroxin
Te|tra|jod|thy|ro|nin *nt* →Thyroxin
Te|tra|lo|gie *f* Erkrankung mit vier Hauptsymptomen; SYN: Tetrade
Te|tra|mas|tie *f* Vorkommen von zwei überzähligen Brüsten
Te|tra|me|thy|len|di|a|min *nt* bei der Eiweißzersetzung entstehendes Leichengift; SYN: Putreszin, 1,4-Diaminobutan, Putrescin
Te|tra|pa|ra|ly|se *f* →Tetraplegie
Te|tra|pa|re|se *f* →Tetraplegie
Te|tra|ple|gie *f* Lähmung von Beinen und Armen; SYN: hohe Querschnittslähmung, Quadriplegie, Tetraparese, Tetraparalyse
te|tra|ple|gisch *adj* Tetraplegie betreffend, von ihr betroffen oder gekennzeichnet, durch sie bedingt; SYN: quadriplegisch
te|tra|plo|id *adj* Tetraploidie betreffend, von ihr betroffen oder gekennzeichnet, mit vier Chromosomensätzen
Te|tra|plo|i|die *f* Genom aus vier Chromosomensätzen
te|tra|som *adj* Tetrasomie betreffend, von ihr betroffen durch sie bedingt
Te|tra|so|mie *f* Vorkommen von zwei überzähligen Kopien eines Chromosoms
te|tra|va|lent *adj* vierwertig
Te|tra|zy|kli|ne *pl* Gruppe halbsynthetischer, bakteriostatischer Antibiotika, die sich von dem von Streptomyces*-Species gebildeten Tetracyclin ableiten; SYN: Tetracycline
Te|tro|se *f* Monosaccharid* mit vier Kohlenstoffatomen; SYN: C_4-Zucker
Teutschländer-Krankheit *f* familiär gehäufte Kalzinose* mit Ablagerung von Kalksalzen in Haut, Muskeln, Schleimbeuteln und Sehnenscheiden; SYN: Lipokalzinogranulomatose, Lipocalcinogranulomatose, Calcinosis metabolica universalis, Calcinosis interstitialis, Lipoidkalkgicht, Teutschländer-Syndrom
Thalam-, thalam- *präf.* →Thalamo-
Tha|lam|en|ce|pha|lon *nt* aus Thalamus, Epi-, Meta- und Subthalamus bestehender Teil des Zwischenhirns
tha|la|misch *adj* Thalamus betreffend
Thalamo-, thalamo- *präf.* Wortelement mit Bezug auf "Thalamus"
tha|la|mo|kor|ti|kal *adj* Thalamus und Hirnrinde/Cortex betreffend oder verbindend
tha|la|mo|ok|zi|pi|tal *adj* Thalamus und Hinterhauptslappen/Lobus occipitalis betreffend oder verbindend; SYN: okzipitothalamisch
tha|la|mo|teg|men|tal *adj* Thalamus und Tegmentum betreffend
Tha|la|mo|to|mie *f* stereotaktische Hirnoperation mit Zerstörung spezifischer Thalamusstrukturen, z.B. zur Therapie unstillbarer Schmerzen
Tha|la|mus *m* größte Kerngruppe des Zwischenhirns, die als Umschaltstation für optische und akustische Bahnen fungiert; SYN: Sehhügel
Tha|lass|ae|mia *f* →Thalassämie
Thalassaemia major Thalassämieform mit hohem Hämoglobin F-Gehalt bei Erwachsenen mit Erythroblastose*, hämolytischem Ikterus*, Leber- und Milzvergrößerung; SYN: Cooley-Anämie, homozygote β-Thalassämie
Thalassaemia minor mild verlaufende heterozygote Form der β-Thalassämie mit Überproduktion von Hb A_2; SYN: (familiäre) Erythroblastenanämie, heterozygote β-Thalassämie
Tha|lass|ä|mie *f* autosomal-dominant vererbte Störung der Bildung von Unterketten des Hämoglobins, die zur Entwicklung einer hämolytischen Anämie* führt; SYN: Mittelmeeranämie, Thalassaemia
α-Thalassämie Thalassämie mit Störung der Bildung der α-Kette
β-Thalassämie Thalassämie mit Störung der Bildung der β-Kette
heterozygote β-Thalassämie →Thalassaemia minor
homozygote β-Thalassämie →Thalassaemia major
tha|las|so|phob *adj* Thalassophobie betreffend, durch sie gekennzeichnet
Tha|las|so|pho|bie *f* krankhafte Angst vor dem Meer
Tha|las|so|the|ra|pie *f* therapeutische Anwendung von Seebädern oder Seeklima; SYN: Meeresheilkunde
Tha|li|do|mid *nt* s.u. Thalidomidembryopathie
Tha|li|do|mid|em|bry|o|pa|thie *f* durch Einnahme des Schlafmittels Thalidomid hervorgerufene Embryopathie mit Extremitätenfehlbildungen oder Ohrmuschelfehlbildungen und Fazialisparese; SYN: Contergan-Syndrom, Beckwith-Syndrom
Thal|li|um *nt* hoch toxisches Schwermetall
Thanato-, thanato- *präf.* Wortelement mit der Bedeutung "Tod"
tha|na|to|gno|mo|nisch *adj* auf den nahenden Tod hinweisend; SYN: thanatognostisch
tha|na|to|gnos|tisch *adj* →thanatognomonisch
Tha|na|to|lo|gie *f* Lehre vom Sterben und Tod
tha|na|to|phob *adj* Thanatophobie betreffend, durch sie gekennzeichnet

Tha|na|to|pho|bie *f* krankhafte Angst vor dem Tod
tha|na|to|phor *adj* tödlich, letal
Thebesius-Klappe *f* Falte an der Einmündung des Sinus* coronarius in den rechten Vorhof; SYN: Sinusklappe, Thebesius-Sinusklappe, Valvula sinus coronarii
Thebesius-Sinusklappe *f* →Thebesius-Klappe
Thebesi-Venen *pl* kleinste Herzvenen; SYN: Venae cordis minimae
The|ca *f* Hülle, Kapsel; SYN: Theka
Theca folliculi Bindegewebshülle des Sekundärfollikels
Thei|le|ri|a|in|fek|ti|on *f* →Theileriose
Thei|le|ri|a|sis *f, pl* **-ses** →Theileriose
Thei|le|ri|o|se *f* durch Theileria-Species hervorgerufene bakterielle Erkrankung, die selten auf den Menschen übertragen wird; SYN: Theileriainfektion, Theileriasis
bovine Theileriose in Ostafrika vorkommende, selten auf den Menschen übertragene Erkrankung; SYN: East-Coast-Fieber, bovine Piroplasmose
The|in *nt* in verschiedenen Kaffee- und Teearten enthaltene Purinbase mit zentralstimulierender Wirkung; SYN: Koffein, Coffein, 1,3,7-Trimethylxanthin, Methyltheobromin
The|ka *f* Hülle, Kapsel; SYN: Theca
the|kal *adj* Theka betreffend, von der Theka stammend
The|ka|zel|len *pl* Bindegewebszellen der Theca* folliculi
The|ka|zel|len|hy|per|pla|sie *f* familiär auftretende Hyperplasie* der Thekazellen* des Eierstocks; SYN: Thekomatose, Hyperthecosis ovarii, Hyperthekose
The|ka|zell|tu|mor *m* von den Thekazellen* des Eierstocks ausgehendes Fibrom mit lipidhaltigen Zellen; SYN: Thekom, Priesel-Tumor, Loeffler-Priesel-Tumor, Fibroma thecacellulare xanthomatodes
The|kom *nt* →Thekazelltumor
The|ko|ma|to|se *f* familiär auftretende Hyperplasie* der Thekazellen* des Eierstocks; SYN: Thekazellenhyperplasie, Hyperthecosis ovarii, Hyperthekose
Thel-, thel- *präf.* →Thelo-
Thel|al|gie *f* Brustwarzenschmerz
Thel|ar|che *f* Reifung der Brust während der Pubertät
The|la|zi|a|in|fek|ti|on *f* →Thelaziasis
The|la|zi|a|sis *f, pl* **-ses** durch Augenwürmer [**Thelazia**] hervorgerufene Entzündung der Tränendrüsen; SYN: Thelaziainfektion
T-Helfer-Lymphozyten *pl* →Helferzellen
T-Hel|fer|zel|len *pl* →Helferzellen
The|li|tis *f, pl* **-ti|den** Entzündung der Brustwarze; SYN: Brustwarzenentzündung, Mamillitis
the|li|tisch *adj* Brustwarzenentzündung/Thelitis betreffend, von ihr betroffen oder gekennzeichnet
Thelo-, thelo- *präf.* Wortelement mit der Bedeutung "Brust/Brustwarze"
The|lor|rha|gie *f* Blutung aus der Brustwarze
The|nar *m* Daumenballen; SYN: Eminentia thenaris
The|nar|a|tro|phie *f* Atrophie des Daumenballens/der Daumenballenmuskulatur
the|ra|peu|tisch *adj* Therapie/Behandlung betreffend, der Heilung dienend, heilend, kurativ
The|ra|pie *f* (Krankheits-)Behandlung; Heilverfahren; SYN: Therapia
physikalische Therapie Behandlung mit natürlichen physikalischen Mitteln [z.B. Wasser, Licht]; SYN: Physiotherapie
the|ra|pie|re|frak|tär *adj* nicht auf eine Therapie ansprechend
Therm-, therm- *präf.* →Thermo-
ther|mal *adj* Wärme oder Hitze betreffend, warm, heiß; SYN: thermisch
Therm|al|gie *f* brennender Schmerz
Therm|an|al|ge|sie *f* →Thermoanästhesie
Therm|an|äs|the|sie *f* →Thermoanästhesie
Therm|äs|the|sie *f* →Thermoästhesie
Ther|ma|to|lo|gie *f* Lehre von der therapeutischen Anwendung von Wärme
Ther|me *f* Thermalquelle
Therm|hyp|äs|the|sie *f* →Thermohypästhesie
ther|misch *adj* →thermal
Thermo-, thermo- *präf.* Wortelement mit der Bedeutung "Wärme/Hitze"
Ther|mo|an|al|ge|sie *f* →Thermoanästhesie
Ther|mo|an|äs|the|sie *f* Verlust der Temperaturempfindung; SYN: Thermanalgesie, Thermoanalgesie, Thermanästhesie
Ther|mo|äs|the|sie *f* Temperatursinn; SYN: Thermästhesie
ther|mo|gen *adj* durch Wärme hervorgerufen
Ther|mo|ge|ne|se *f* Wärmebildung
ther|mo|ge|ne|tisch *adj* Thermogenese betreffend, wärmebildend
Ther|mo|graf *m* →Thermograph
Ther|mo|gra|fie *f* →Thermographie
ther|mo|gra|fisch *adj* →thermographisch
Ther|mo|gramm *nt* bei der Thermographie* erhaltenes Bild; SYN: Wärmebild
Ther|mo|graph *m* Gerät zur Thermographie*
Ther|mo|gra|phie *f* Abbildung der Wärmestrahlung eines Objekte
ther|mo|gra|phisch *adj* Thermographie betreffend, mittels Thermographie
Ther|mo|hyp|äs|the|sie *f* Verminderung der Temperaturempfindung; SYN: Thermhypästhesie
ther|mo|in|sen|si|tiv *adj* nicht auf Wärme ansprechend
Ther|mo|kau|ter *m* elektrisches Brenneisen zur Durchtrennung oder Verschorfung von Gewebe; SYN: Elektrokauter, Galvanokauter
ther|mo|la|bil *adj* hitzeunbeständig, wärmeunbeständig, wärmeempfindlich
Ther|mo|la|bi|li|tät *f* Wärmeunbeständigkeit,

Hitzeunbeständigkeit

Ther|mo|mam|mo|gra|fie *f* →Thermomammographie

Ther|mo|mam|mo|gra|phie *f* Thermographie* der Brust

Ther|mo|me|ter *nt* Gerät zur Temperaturmessung

Ther|mo|me|trie *f* Temperaturmessung

ther|mo|me|trisch *adj* Thermometer betreffend, mittels Thermometer

ther|mo|phil *adj* (*biolog.*) wärmeliebend

Ther|mo|ple|gie *f* Hitzschlag

Ther|mo|prä|zi|pi|ta|ti|ons|test *m* Ringtest zum Nachweis von Milzbrandantigen; SYN: Ascoli-Reaktion, Ascoli-Test

Ther|mo|re|gu|la|ti|on *f* Wärmeregelung, Temperaturregelung

ther|mo|re|gu|la|to|risch *adj* Thermoregulation betreffend

ther|mo|re|sis|tent *adj* resistent gegen Wärme/Hitze

Ther|mo|re|sis|tenz *f* Widerstandsfähigkeit gegen Wärme/Hitze

ther|mo|re|spon|siv *adj* auf Wärme ansprechend

Ther|mo|re|zep|ti|on *f* Temperatursinn

Ther|mo|re|zep|to|ren *pl* Rezeptoren für Wärme [**Wärmerezeptoren**] oder Kälte [**Kälterezeptoren**]

Ther|mo|sen|si|bi|li|tät *f* Temperaturempfindlichkeit

ther|mo|sen|si|tiv *adj* temperaturempfindlich

Ther|mo|sen|sor *m* temperaturempfindlicher Sensor

ther|mo|sta|bil *adj* wärmebeständig, hitzebeständig

Ther|mo|sta|bi|li|tät *f* Wärmebeständigkeit, Hitzebeständigkeit

Ther|mo|sta|se *f* Aufrechterhaltung der Körpertemperatur

ther|mo|sta|tisch *adj* Thermostase betreffend

ther|mo|tak|tisch *adj* Thermotaxis betreffend, durch sie bedingt

Ther|mo|ta|xis *f* durch Temperaturreize hervorgerufene Bewegung

Ther|mo|the|ra|pie *f* Wärmebehandlung, Wärmetherapie, Wärmeanwendung

The|sau|ris|mo|se *f* Oberbegriff für die durch Stoffwechselstörungen verursachte Einlagerung von Stoffwechselprodukten und die dadurch entstehenden Erkrankungen, wie z.B. Glykogenose*, Lipidose*, Mukopolysaccharidose*; SYN: Speicherkrankheit, Thesaurismosis, Thesaurose

hereditäre Thesaurismose Ruiter-Pompen-Weyers →Thesaurismosis hereditaria lipoidica

The|sau|ris|mo|sis *f, pl* **-ses** →Thesaurismose

Thesaurismosis hereditaria lipoidica X-chromosomal vererbte Sphingolipidose* mit multiplen Angiokeratomen und Befall innerer Organe [Nieren, Herz-Kreislaufsystem]; der Befall der Niere führt meist zu terminaler Niereninsuffizienz; SYN: Fabry-Syndrom, Morbus Fabry, hereditäre Thesaurismose Ruiter-Pompen-Weyers, Ruiter-Pompen-Weyers-Syndrom, Angiokeratoma corporis diffusum (Fabry), Angiokeratoma universale

The|sau|ro|se *f* →Thesaurismose

Thi-, thi- *präf.* →Thio-

Thi|a|min *nt* zur Vitamin B-Gruppe gehörendes Pyrimidindrivat; wirkt als Coenzym bei verschiedenen Reaktionen; SYN: Vitamin B_1

Thi|a|min|man|gel *m* durch einen Mangel an Vitamin B_1 verursachte Vitaminmangelkrankheit mit Ödemen, neurologischen Störungen und Herzinsuffizienz; SYN: Beriberi, Vitamin B_1-Mangel, Vitamin B_1-Mangelkrankheit, Thiaminmangelkrankheit

Thi|a|min|man|gel|krank|heit *f* →Thiaminmangel

Thi|a|zid|di|u|re|ti|ka *pl* →Thiazide

Thi|a|zi|de *pl* Saluretika*, die durch Hemmung der Rückresorption von Na^+ und Cl^- zur Wasserausscheidung führen; SYN: Benzothiadiazine, Benzothiadiazin-Derivate, Thiaziddiuretika

Thiemann-Krankheit *f* im Wachstumsalter auftretende aseptische Osteonekrose* der Epiphysen von Fingern und Zehen

Thiersch-Lappen *m* →Thiersch-Transplantat

Thiersch-Transplantat *nt* aus Epidermis und Korium bestehender Hautlappen zur Transplantation; SYN: Thiersch-Lappen

Thigmo-, thigmo- *präf.* Wortelement mit der Bedeutung "Berührung"

Thio-, thio- *präf.* Wortelement mit der Bedeutung "Schwefel"

Thi|o|glu|co|se *f* →Thioglukose

Thi|o|glu|ko|se *f* Glukosederivat mit Schwefel anstatt Sauerstoff in der Aldehydgruppe; SYN: Thioglucose

Thi|o|nin *nt* basischer Farbstoff und Indikator

Thi|o|oc|tan|säu|re *f* Kofaktor bei der Pyruvatoxidation; SYN: Liponsäure

Thoma-Zeiss-Zählkammer *f* Zählkammer für Blutkörperchen; SYN: Abbé-Zählkammer

Thomsen-Antigen *nt* durch Neuraminidase freilegbares Antigen auf der Erythrozytenoberfläche; SYN: Thomsen-Friedenreich-Antigen, T-Antigen

Thomsen-Friedenreich-Antigen *nt* →Thomsen-Antigen

Thomsen-Phänomen *nt* enzymatische Freilegung der T-Antigene* führt zu Agglutination der Erythrozyten durch im Serum vorhandene Antikörper; SYN: Hübener-Thomsen-Friedenreich-Phänomen, T-Agglutinationsphänomen

Tho|ra|ci|ca *pl* Brustabschnitt des Rückenmarks; SYN: Brustsegmente, Thorakalsegmente, Brustmark, Pars thoracica medullae spinalis

Tho|ra|del|phus *m* →Thorakodelphus

Thorak-, thorak- *präf.* →Thorako-

tho|ra|kal *adj* Brustkorb/Thorax oder Brustraum betreffend; SYN: [s.a. pektoral]

Tho|ra|kal|at|mung *f* flacher Atmungstyp, bei dem nur die Brustmuskeln eingesetzt werden; SYN: Brustatmung, Kostalatmung

Tho|ra|kal|gie *f* →Thorakodynie

Tho|ra|kal|seg|men|te *f* Brustabschnitt des Rückenmarks; SYN: Brustsegmente, Brustmark, Thoracica, Pars thoracica medullae spinalis

Tho|ra|kal|wir|bel *pl* die 12 Wirbel der Brustwirbelsäule; SYN: Brustwirbel, Vertebrae thoracicae

Thorako-, thorako- *präf.* Wortelement mit der Bedeutung "Brust/Brustkorb/Thorax"

tho|ra|ko|ab|do|mi|nal *adj* Thorax und Bauch/Abdomen betreffend oder verbindend; SYN: abdominothorakal

tho|ra|ko|a|kro|mi|al *adj* Thorax und Akromion betreffend oder verbindend

Tho|ra|ko|del|phus *m* über dem Nabel zusammengewachsene Doppelmissbildung mit einem Kopf und Oberkörper, aber zwei Becken und vier Beinen; SYN: Thoradelphus

Tho|ra|ko|di|dy|mus *m* am Brustkorb zusammengewachsene siamesische Zwillinge

Tho|ra|ko|dy|nie *f* Schmerzen im Brustkorb

Tho|ra|ko|graf *m* →Thorakograph

Tho|ra|ko|graph *m* →Thorakopneumograph

tho|ra|ko|hu|me|ral *adj* Thorax und Humerus betreffend oder verbindend

tho|ra|ko|kra|ni|al *adj* Thorax und Kopf/Kranium betreffend; SYN: kephalothorakal, kraniothorakal

Tho|ra|ko|la|pa|ro|to|mie *f* kombinierte Thorakotomie* und Laparotomie*

tho|ra|ko|lum|bal *adj* Thorax und Lendenwirbelsäule betreffend; SYN: lumbothorakal

Tho|ra|ko|ly|se *f* operative Lösung von Brustwandverklebungen

Tho|ra|ko|me|lus *m* Fetus mit überzähliger Extremität, die am Brustkorb angewachsen ist

Tho|ra|ko|my|o|dy|nie *f* Schmerzen in den Brustmuskeln, Brustmuskelschmerzen

Tho|ra|ko|pa|gus *m* Doppelmissbildung mit Verwachsung am Brustkorb; SYN: Synthorax

Tho|ra|ko|pa|thie *f* Brustkorberkrankung

Tho|ra|ko|plas|tik *f* Brustkorbplastik, Thoraxplastik

Tho|ra|ko|pneu|mo|graf *m* →Thorakopneumograph

Tho|ra|ko|pneu|mo|graph *m* Gerät zur Aufzeichnung der Atembewegungen des Brustkorbs; SYN: Thorakograph

Tho|ra|ko|schi|sis *f* angeborene Brustkorbspalte; SYN: Fissura thoracica

Tho|ra|ko|skop *nt* starres Endoskop* für die Thorakoskopie*

Tho|ra|ko|sko|pie *f* endoskopische Untersuchung der Brusthöhle oder des Pleuraraums

Tho|ra|ko|sto|mie *f* Anlegen einer äußeren Thoraxfistel, z.B. zur Drainage von Flüssigkeit

Tho|ra|ko|to|mie *f* Brustkorberöffnung
explorative Thorakotomie Brustkorberöffnung zur Diagnostik von Erkrankungen; SYN: Probethorakotomie

Tho|ra|ko|zen|te|se *f* Pleurapunktion, Punktion der Pleurahöhle

Tho|rax *m, pl* **Tho|ra|xe, Tho|ra|ces** Brustkorb
fassförmiger Thorax typische Thoraxform bei Lungenemphysem*; SYN: Fassthorax

Tho|rax|em|py|em *nt* Eiteransammlung in der Pleurahöhle; SYN: Pyothorax, Pleuraempyem

Tho|rax|quet|schung *f* durch stumpfe Gewalteinwirkung [Verkehrsunfall] verursachte Prellung des knöchernen Thorax; kann von Rippenfrakturen und Schäden der Brustorgane begleitet sein; SYN: Brustkorbquetschung, Brustkorbprellung, Contusio thoracis

Tho|ri|um *nt* radioaktives Element

Thorn-Syndrom *nt* zu erheblichen Elektrolytverlusten führende, interstitielle Nierenschädigung als Folge einer Analgetikanephropathie* oder bei chronischer Pyelonephritis*; SYN: renales Salzverlustsyndrom, Salzverlustnephritis

Thre|o|nin *nt* essentielle Aminosäure; SYN: α-Amino-β-hydroxybuttersäure

Thre|o|se *f* natürlich vorkommende Aldose* mit vier Kohlenstoffatomen; epimer mit Erythrose

-thrix *suf.* Wortelement mit der Bedeutung "Haar"

Thromb-, thromb- *präf.* →Thrombo-

Thromb|ag|glu|ti|na|ti|on *f* Agglutination von Thrombozyten duch Thrombozytenantikörper; SYN: Thromozytenbagglutination

Thromb|an|gi|i|tis *f, pl* **-ti|den** Entzündung der Gefäßwand einer Arterie [Thrombarteriitis] oder Vene [Thrombophlebitis]; SYN: Gefäßwandentzündung, Thrombangitis, Thromboangiitis; Thrombendangiitis
Thrombangiitis cutanea-intestinalis disseminata ätiologisch ungeklärte, durch eine Thrombosierung kleiner Arterien und Papelbildung gekennzeichnete Erkrankung mit schlechter Prognose; SYN: Köhlmeier-Degos-Syndrom, Degos-Delort-Tricot-Syndrom, tödliches kutaneointestinales Syndrom, Papulosis maligna atrophicans (Degos), Papulosis atrophicans maligna
Thrombangiitis obliterans →Thrombendangiitis obliterans

thromb|an|gi|i|tisch *adj* Gefäßwandentzündung/Thrombangiitis betreffend, von ihr betroffen oder gekennzeichnet; SYN: thromboangiitisch, thrombangitisch, thrombendangiitisch

T

Thromb|an|gi|tis *f, pl* **-ti|den** →Thrombangiitis

thromb|an|gi|tisch *adj* →thrombangiitisch

Thromb|ar|te|ri|i|tis *f, pl* **-ti|den** Entzündung der Arterienwand; SYN: Thromboarteriitis

thromb|ar|te|ri|i|tisch *adj* Thrombarteriitis betreffend, von ihr betroffen oder gekennzeichnet; SYN: thromboarteriitisch

Thromb|a|sthe|nie *f* autosomal-rezessiver Defekt der Thrombozytenfunktion mit vermehrter Blutungsneigung; SYN: Glanzmann-Naegeli-Syndrom

Thromb|ek|to|mie *f* operative Thrombusentfernung

Thromb|e|las|to|graf *m* →Thrombelastograph

Thromb|e|las|to|gra|fie *f* →Thrombelastographie

Thromb|e|las|to|gramm *nt* bei der Thrombelastographie* erhaltene graphische Darstellung

Thromb|e|las|to|graph *m* Gerät zur simultanen Messung von Reaktionszeit bis zum Gerinnungseintritt, Gerinnungsbildungszeit und maximaler Elastizität des Thrombus

Thromb|e|las|to|gra|phie *f* Bestimmung und Aufzeichnung des Blutgerinnungsablaufes mit einem Thrombelastographen*

Thromb|em|bo|lek|to|mie *f* operative Embolusentfernung; SYN: Thromboembolektomie

Thromb|em|bo|lie *f* →Thromboembolie

Thromb|end|an|gi|i|tis *f, pl* **-ti|den** →Thrombangiitis

Thrombendangiitis obliterans meist bei Rauchern (Männer, 20–40 Jahre) auftretende, arterielle Verschlusskrankheit mit Befall kleiner und mittelgroßer Arterien der Extremitäten mit begleitender Phlebitis* oder Thrombophlebitis*; SYN: Winiwarter-Buerger-Krankheit, Morbus Winiwarter-Buerger, Endangiitis/Endarteriitis/Thrombangiitis obliterans

thromb|end|an|gi|i|tisch *adj* →thrombangiitisch

Thromb|end|ar|te|ri|ek|to|mie *f* operative Entfernung eines arteriellen Thrombus mit Ausschälung der Gefäßinnenwand; SYN: Thromboendarteriektomie

Thromb|en|do|kar|di|tis *f, pl* **-ti|den** selten gebrauchte Bezeichnung für eine Endokarditis* mit Thrombusbildung; SYN: Thromboendokarditis

thromb|en|do|kar|di|tisch *adj* Thrombendokarditis betreffend, von ihr betroffen oder gekennzeichnet; SYN: thromboendokarditisch

Throm|bin *nt* proteolytischer Faktor der Blutgerinnung; wird aus Prothrombin [Faktor II] gebildet; SYN: Faktor IIa

Throm|bin|in|hi|bi|to|ren *pl* Substanzen, die die Bildung oder Aktivität von Thrombin hemmen; SYN: Antithrombine

Throm|bin|zeit *f* Gerinnungstest zur Kontrolle der zweiten Phase der Blutgerinnung; SYN: Plasmathrombinzeit, Antithrombinzeit

Thrombo-, thrombo- *präf.* Wortelement mit der Bedeutung “Blutpfropf/Thrombus”

Throm|bo|an|gi|i|tis *f, pl* **-ti|den** →Thrombangiitis

throm|bo|an|gi|i|tisch *adj* →thrombangiitisch

Throm|bo|ar|te|ri|i|tis *f, pl* **-ti|den** →Thrombarteriitis

throm|bo|ar|te|ri|i|tisch *adj* →thrombarteriitisch

Throm|bo|em|bo|lek|to|mie *f* →Thrombembolektomie

Throm|bo|em|bo|lie *f* durch einen in den Kreislauf verschleppten Thrombus* ausgelöste Embolie*; SYN: Thrombembolie

Throm|bo|end|ar|te|ri|ek|to|mie *f* →Thrombendarteriektomie

Throm|bo|en|do|kar|di|tis *f, pl* **-ti|den** →Thrombendokarditis

throm|bo|en|do|kar|di|tisch *adj* →thrombendokarditisch

throm|bo|gen *adj* die Thrombusbildung fördernd

Throm|bo|ge|ne|se *f* Thrombusbildung

throm|bo|id *adj* thrombusartig

Throm|bo|ki|na|se *f* →Thromboplastin

Throm|bo|lymph|an|gi|tis *f, pl* **-ti|den** Lymphgefäßentzündung mit Bildung eines Lymphgerinnsels

throm|bo|lymph|an|gi|tisch *adj* Thrombolymphangitis betreffend, von ihr betroffen oder gekennzeichnet

Throm|bo|ly|se *f* Thrombusauflösung

Throm|bo|ly|ti|kum *nt, pl* **-ka** Substanz, die direkt oder über eine Aktivierung des körpereigenen Fibrinolysesystems intravasale Thromben auflöst; SYN: Fibrinolytikum

throm|bo|ly|tisch *adj* Thrombolyse betreffend oder fördernd, durch sie bedingt

Throm|bo|mo|du|lin *nt* Rezeptor des Gefäßendothels, der Thrombin bindet und inaktiviert

Throm|bo|pa|thie *f* Störung der Thrombozytenfunktion; SYN: Thrombozytopathie

konstitutionelle Thrombopathie durch einen Mangel oder Defekt an von Willebrand-Faktor* hervorgerufene Blutungsneigung; SYN: Angiohämophilie, von Willebrand-Jürgens-Syndrom, hereditäre/vaskuläre Pseudohämophilie

throm|bo|pa|thisch *adj* Thrombopathie betreffend, von ihr betroffen oder gekennzeichnet, durch sie bedingt; SYN: thrombozytopathisch

Throm|bo|pe|nie *f* →Thrombozytopenie

Thrombopenie-Hämangiom-Syndrom *nt* Syndrom mit Riesenhämangiomen, Thrombopenie* und Blutungsneigung; SYN: Kasabach-Merritt-Syndrom, Thrombozytopenie-Hämangiom-Syndrom, Hämangiom-Thrombopenie-Syndrom

Throm|bo|phe|re|se *f* Abtrennung der Blutplättchen/Thrombozyten aus dem Blut; SYN: Thrombozytopherese

throm|bo|phil *adj* Thrombophilie betreffend, von ihr betroffen oder gekennzeichnet, durch sie bedingt, zur Thrombose neigend

Throm|bo|phi|lie *f* →Thromboseneigung

Throm|bo|phle|bi|tis *f, pl* **-ti|den** Entzündung der Venenwand (oberflächlicher Venen) mit Verschluss des Lumens; SYN: blande nicht-eitrige Venenthrombose

Thrombophlebitis umbilicalis meist iatrogen [Nabelschnurkatheter] erzeugte Entzündung der Nabelvenen; SYN: Nabelvenenentzündung, Omphalophlebitis

throm|bo|phle|bi|tisch *adj* Thrombophlebitis betreffend, von ihr betroffen oder gekennzeichnet

Throm|bo|plas|tin *nt* Lipoproteinkomplex, der im Rahmen der Gerinnungskaskade Prothrombin* in Thrombin* umwandelt; SYN: Thrombokinase, Prothrombinaktivator

Throm|bo|plas|tin|zeit *f* Gerinnungstest zur Diagnose von Störungen der Faktoren II, V, VII und X; SYN: Quickwert, Quickzeit, Quick, Prothrombinzeit

throm|bo|plas|tisch *adj* eine Thrombusbildung auslösend oder fördernd

Throm|bo|po|e|se *f* Thrombozytenbildung; SYN: Thrombozytopoese

Throm|bo|po|e|tin *nt* Substanz, die die Thrombozytenbildung im Knochenmark anregt; SYN: Thrombopoietin, thrombozytopoesestimulierender Faktor

throm|bo|po|e|tisch *adj* Thrombopoese betreffend oder stimulierend; SYN: thrombozytopoetisch

Throm|bo|po|i|e|tin *nt* →Thrombopoetin

Throm|bo|se *f* intravitale Blutpropfbildung in Arterien oder Venen; der klinische Begriff umfasst auch die dadurch hervorgerufenen Symptome; SYN: Blutpfropfbildung, Thrombusbildung

Throm|bo|se|nei|gung *f* angeborene oder erworbene Neigung zur Thrombosebildung durch Störungen der Blutgerinnung oder Veränderungen der Blutzellen oder Gefäßwände; SYN: Thrombophilie, thrombophile Diathese

throm|bo|siert *adj* von Thrombose betroffen

Throm|bo|si|nu|si|tis *f, pl* **-ti|den** Thrombose* eines Hirnsinus; SYN: Hirnsinusthrombose, Sinusthrombose

throm|bo|si|nu|si|tisch *adj* Sinusthrombose/ Thrombosinusitis betreffend, von ihr betroffen oder gekennzeichnet

throm|bo|tisch *adj* Thrombose betreffend, von ihr betroffen oder gekennzeichnet, durch sie bedingt

thrombotisch-thrombozytopenisch *adj* sowohl durch Thrombose*, als auch Thrombozytopenie* gekennzeichnet

Throm|bo|xa|ne *pl* zu den Prostaglandinen* gehörende Substanzen, die die Thrombozytenaggregation fördern

Throm|bo|zy|ten *pl* von Megakaryozyten im Knochenmark gebildete, kleine kernlose scheibenförmige Blutkörperchen; Thrombozyten sind von wesentlicher Bedeutung für Blutgerinnung; SYN: Blutplättchen, Plättchen

throm|bo|zy|tär *adj* Thrombozyten betreffend

Throm|bo|zy|ten|ag|glu|ti|na|ti|on *f* →Thrombagglutination

Throm|bo|zy|ten|ag|gre|ga|ti|on *f* Zusammenballung der Thrombozyten im Rahmen der Blutgerinnung

Throm|bo|zy|ten|ag|gre|ga|ti|ons|hem|mer *pl* Substanzen, die die Zusammenballung von Blutplättchen verhindern oder hemmen; SYN: Aggregationshemmer

Throm|bo|zy|ten|an|ti|ge|ne *pl* auf der Thrombozytenoberfläche sitzende Antigene, gegen die Antikörper gebildet werden können

Throm|bo|zy|ten|fak|to|ren *pl* bei der Thrombozytenaggregation freigesetzte, gerinnungsaktive Substanzen; SYN: Plättchenfaktoren

Throm|bo|zy|ten|kon|zen|trat *nt* aus Frischblut gewonnenes, thrombozytenreiches Plasma

Throm|bo|zy|ten|throm|bus *m, pl* **-ben** aus Thrombozyten bestehender heller Thrombus*; SYN: Plättchenthrombus

Throm|bo|zyt|hä|mie *f* permanente Erhöhung der Thrombozytenzahl im Blut

hämorrhagische Thrombozythämie →essentielle Thrombozythämie

essentielle Thrombozythämie seltene Form der myeloischen Leukämie* mit klonaler Proliferation atypischer Megakaryozyten im Knochenmark; die Thrombozytenzahl ist i.d.R. erhöht; SYN: Megakaryozytenleukämie, megakaryozytäre Myelose, hämorrhagische Thrombozythämie

Throm|bo|zy|to|ly|se *f* Plättchenauflösung, Thrombozytenauflösung

Throm|bo|zy|to|pa|thie *f* →Thrombopathie

throm|bo|zy|to|pa|thisch *adj* →thrombopathisch

Throm|bo|zy|to|pe|nie *f* verminderte Thrombozytenzahl, Blutplättchenmangel, Plättchenmangel; SYN: Thrombopenie

essentielle Thrombozytopenie →idiopathische Thrombozytopenie

idiopathische Thrombozytopenie chronische oder in akuten Schüben verlaufende Purpura* durch einen vorübergehenden Thrombozytenmangel; SYN: idiopathische thrombozytopenische Purpura, essentielle Thrombozytopenie, Morbus Werlhof, Werlhof-Krankheit

Thrombozytopenie-Hämangiom-Syndrom *nt* →Thrombopenie-Hämangiom-Syndrom

throm|bo|zy|to|pe|nisch *adj* Thrombozytopenie betreffend, von ihr betroffen oder gekennzeichnet, durch sie bedingt; SYN: thrombopenisch

Throm|bo|zy|to|phe|re|se *f* →Thrombopherese

Throm|bo|zy|to|po|e|se *f* →Thrombopoese

throm|bo|zy|to|po|e|tisch *adj* →thrombopoetisch

Throm|bo|zy|to|se *f* temporäre Erhöhung der Thrombozytenzahl im Blut

Throm|bus *m, pl* **-ben** in einem Blutgefäß entstandenes Blutgerinnsel; SYN: Blutpfropf

gemischter Thrombus aus einem weißen Kopf und rotem Schwanz bestehender Kombinationsthrombus

grauer Thrombus →weißer Thrombus

roter Thrombus durch rasche Blutgerinnung entstehender Thrombus*, der durch Erythrozyten rotgefärbt ist; SYN: Gerinnungsthrombus, Schwanzthrombus

weißer Thrombus an der geschädigten Gefäßwand entstehender Thrombus*, der außen von einer weiß-grauen Leukozytenschicht umgeben ist; SYN: Abscheidungsthrombus, Konglutinationsthrombus, grauer Thrombus

Throm|bus|bil|dung *f* →Thrombose

Thym-, thym- *präf.* →Thymo-

Thy|mek|to|mie *f* Thymusentfernung

Thy|mi|din *nt* in DNA vorkommendes Nukleosid* von Thymin*

thy|mi|ko|lym|pha|tisch *adj* Thymus und lymphatisches System betreffend

Thy|min *nt* **1.** Pyrimidinbase*; Baustein der DNA; SYN: 5-Methyluracil **2.** →Thymopoietin

Thy|mi|tis *f, pl* **-ti|den** Thymusentzündung

thy|mi|tisch *adj* Thymusentzündung/Thymitis betreffend, von ihr betroffen oder gekennzeichnet

Thymo-, thymo- *präf.* Wortelement mit der Bedeutung **1.** "Gemüt/Seele" **2.** "Thymus/Thymusdrüse"

thy|mo|gen *adj* **1.** durch Gemütsbewegungen entstanden; SYN: gefühlsmäßig, emotional **2.** vom Thymus ausgehend

thy|mo|ki|ne|tisch *adj* den Thymus anregend

Thy|mo|lep|ti|kum *nt, pl* **-ka** stimmungshebendes/thymoleptisches Mittel

thy|mo|lep|tisch *adj* (*Mittel*) stimmungshebend, stimmungsaufhellend

Thy|mom *nt* Thymusgeschwulst, Thymustumor

Thy|mo|pa|thie *f* Thymuserkrankung

Thy|mo|po|e|tin *nt* →Thymopoietin

Thy|mo|po|i|e|tin *nt* Peptidhormon des Thymus, das die Proliferation von Thymozyten zu T-Lymphozyten anregt; SYN: Thymopoetin, Thymin

thy|mo|priv *adj* durch Thymusatrophie oder Thymusresektion bedingt

Thy|mo|sin *nt* Peptidhormon des Thymus, das die Proliferation von Thymozyten zu T-Lymphozyten anregt

thy|mo|troph *adj* den Thymus beeinflussend

Thy|mo|zy|ten *pl* lymphoide Thymuszellen, die sich zu T-Lymphozyten entwickeln

Thy|mus *m* hinter dem Brustbein liegendes Organ, das nach der Pubertät atrophiert; während der Kindheit werden im Thymus T-Lymphozyten gebildet

Thy|mus|a|ge|ne|sie *f* →Thymusaplasie

Thy|mus|a|pla|sie *f* angeborenes Fehlen oder starke Unterentwicklung des Thymus; meist kombiniert mit anderen Fehlbildungen; SYN: DiGeorge-Syndrom, Schlundtaschensyndrom, Thymusagenesie

Thy|mus|ent|zün|dung *f* Thymitis

Thy|mus|hy|per|pla|sie *f* Vergrößerung des Thymus im frühen Säuglingsalter

Thy|mus|lym|pho|zy|ten *pl* selten verwendete Bezeichnung für T-Lymphozyten*

Thyreo-, thyreo- *präf.* Wortelement mit der Bedeutung "Schilddrüse/Thyroidea"

Thy|re|o|a|pla|sia *f* Schilddrüsenaplasie

thy|re|o|a|ry|tä|no|id *adj* Schilddrüse und Aryknorpel betreffend

Thy|re|o|cal|ci|to|nin *nt* in der Schilddrüse gebildetes Proteohormon, das den Calciumspiegel des Blutes senkt; SYN: Calcitonin, Kalzitonin

Thy|re|o|chon|dro|to|mie *f* Schildknorpelspaltung; SYN: Thyreotomie

thy|re|o|e|pi|glot|tisch *adj* Schilddrüse und Kehldeckel betreffend; SYN: thyroepiglottisch

thy|re|o|gen *adj* von der Schilddrüse ausgehend, durch Schilddrüsenhormone verursacht

Thy|re|o|glo|bu|lin *nt* in der Schilddrüse gebildetes Glykoprotein, an dem die Synthese der Schilddrüsenhormone abläuft; Hauptbestandteil des Schilddrüsenkolloids

Thy|re|o|glo|bu|lin|an|ti|kör|per *m* Antikörper* gegen Thyreoglobulin; SYN: Antithyreoglobulinantikörper

thy|re|o|hy|o|id *adj* Schilddrüse oder Schildknorpel und Zungenbein betreffend; SYN: thyrohyoid

Thy|re|o|i|dea *f* →Schilddrüse

Thy|re|o|id|ek|to|mie *f* Schilddrüsenentfernung, Schilddrüsenresektion; SYN: Thyroidektomie

Thy|re|o|i|di|tis *f, pl* **-ti|den** Schilddrüsenentzündung; SYN: Thyroiditis

chronische hypertrophische Thyreoiditis ätiologisch unklare, meist Frauen betreffende, chronische Schilddrüsenentzündung mit Sklerosierung des Gewebes; SYN: eisenharte Struma Riedel, Riedel-Struma, hypertrophische Thyreoiditis

granulomatöse Thyreoiditis vermutlich durch Viren [Coxsackievirus, Mumpsvirus] verursachte Entzündung der Schilddrüse, die histopatologisch von Riesenzellgranulomen gekennzeichnet ist; SYN: de Quervain-Thyr(e)oiditis, granulomatöse Thyroiditis, Riesenzellthyroiditis, Riesenzellthyreoiditis, subakute nicht-eitrige Thyreoiditis/Thyroiditis

hypertrophische Thyreoiditis →chronische hypertrophische Thyreoiditis

subakute nicht-eitrige Thyreoiditis →granulomatöse Thyreoiditis

T

thy|re|o|i|di|tisch *adj* Schilddrüsenentzündung/Thyreoiditis betreffend, von ihr betroffen oder gekennzeichnet; SYN: thyroiditisch
thy|re|o|kar|di|al *adj* Herz und Schilddrüse betreffend
Thy|re|o|kar|di|o|pa|thie *f* durch eine unbehandelte Hyperthyreose* hervorgerufene Schädigung des Herzens
Thy|re|o|kri|ko|to|mie *f* Spaltung von Schildknorpel und Ringknorpel
thy|re|o|ly|tisch *adj* Schilddrüsengewebe zerstörend
Thy|re|o|pa|rat|hy|re|o|id|ek|to|mie *f* operative Entfernung von Schilddrüse und Nebenschilddrüsen; SYN: Thyroparathyroidektomie
thy|re|o|pa|ra|thy|re|o|priv *adj* durch ein Fehlen von Schilddrüse und Nebenschilddrüsen bedingt
Thy|re|o|pa|thie *f* Schilddrüsenerkrankung
thy|re|o|priv *adj* durch Schilddrüsenausfall oder -entfernung bedingt
Thy|re|o|pto|se *f* Schilddrüsensenkung; SYN: Thyroptose
Thy|re|o|sta|ti|ka *pl* Substanzen, die Bildung und Freisetzung der Schilddrüsenhormone hemmen
Thy|re|o|to|mie *f* →Thyreochondrotomie
Thy|re|o|to|xi|ko|se *f* Bezeichnung für eine Überfunktion der Schilddrüse unabhängig von der Ursache; oft gleichgesetzt mit Hyperthyreose*; SYN: Schilddrüsenüberfunktion; Hyperthyreose
thy|re|o|to|xisch *adj* durch eine Schilddrüsenüberfunktion bedingt
thy|re|o|trop *adj* die Schilddrüse(nfunktion) beeinflussend; SYN: thyrotrop
Thy|re|o|tro|pin *nt* im Hypophysenvorderlappen gebildetes Hormon, das die Schilddrüse stimuliert; SYN: Thyrotropin, thyreotropes Hormon
Thyro-, thyro- *präf.* Wortelement mit der Bedeutung "Schilddrüse/Thyroidea"
thy|ro|e|pi|glot|tisch *adj* →thyreoepiglottisch
Thy|ro|glos|sus|fis|tel *f* angeborene Fistel, die von den Resten des Ductus* thyroglossalis ausgeht
Thy|ro|glos|sus|zys|te *f* von den Resten des Ductus* thyroglossalis ausgehende Zyste in der Medianlinie des Halses; SYN: mediane Halszyste
thy|ro|hy|o|id *adj* →thyreohyoid
Thy|ro|i|dea *f* →Schilddrüse
Thy|ro|id|ek|to|mie *f* →Thyreoidektomie
Thy|ro|i|di|tis *f, pl* **-ti|den** →Thyreoiditis
thy|ro|i|di|tisch *adj* →thyreoiditisch
Thy|ro|pa|ra|thy|ro|id|ek|to|mie *f* →Thyreoparathyreoidektomie
Thy|ro|pto|se *f* →Thyreoptose
thy|ro|trop *adj* →thyreotrop
Thy|ro|tro|pin *nt* →Thyreotropin
Thy|ro|xin *nt* in der Schilddrüse gebildetes Hormon; weniger wirksam als Triiodthyronin; SYN: Tetrajodthyronin, Tetraiodthyronin
Thy|ro|zel|le *f* Schilddrüsentumor, Schilddrüsenvergrößerung
TIA *abk.* transitorische ischämische Attacke; s.u. Apoplexia cerebri
Ti|bia *f, pl* **Ti|bi|ae, Ti|bi|en** Schienbein
Ti|bi|a|frak|tur *f* Schienbeinbruch, Schienbeinfraktur
ti|bi|al *adj* Schienbein/Tibia betreffend
Tibio-, tibio- *präf.* Wortelement mit der Bedeutung "Schienbein/Tibia"
ti|bi|o|fe|mo|ral *adj* Schienbein/Tibia und Femur betreffend oder verbindend; SYN: femorotibial
ti|bi|o|fi|bu|lar *adj* Schienbein/Tibia und Wadenbein/Fibula betreffend oder verbindend; SYN: fibulotibial, peroneotibial
Ti|bi|o|fi|bu|lar|ge|lenk *nt* Gelenk zwischen Wadenbein und Schienbein
oberes Tibiofibulargelenk straffes Gelenk zwischen Wadenbein(köpfchen) und Schienbein; SYN: Schienbein-Wadenbein-Gelenk, Articulatio tibiofibularis
unteres Tibiofibulargelenk Bandhaft von Schienbein und Wadenbein oberhalb des Sprunggelenks; SYN: Syndesmosis tibiofibularis
ti|bi|o|kal|ka|ne|ar *adj* Tibia und Fersenbein/Kalkaneus betreffend oder verbindend; SYN: kalkaneotibial
ti|bi|o|na|vi|ku|lar *adj* Schienbein/Tibia und Kahnbein/Os naviculare betreffend oder verbindend
ti|bi|o|tar|sal *adj* Schienbein/Tibia und Fußwurzel/Tarsus betreffend oder verbindend
Tic *m* (nervöses) Zucken; Muskelzucken, Gesichtszucken; SYN: Tick
Tic convulsiv →Tic facial
Tic douloureux Schmerzattacken bei Trigeminusneuralgie*
Tic facial unwillkürliches Zucken der vom Nervus* facialis versorgten Gesichtsmuskeln; SYN: Bell-Spasmus, Fazialiskrampf, Fazialis-Tic, Gesichtszucken, mimischer Gesichtskrampf, Tic convulsiv
Tick *m* →Tic
Tie|fen|angst *f* durch große Höhenunterschiede ausgelöster Angstzustand; SYN: Höhenangst, Höhenfurcht, Höhenschwindel, Bathophobie
Tie|fen|do|sis *f, pl* **-ses** Dosis einer ionisierenden Strahlung in einer bestimmten Tiefe des bestrahlten Objekts
Tie|fen|psy|cho|lo|gie *f* Psychologie des Unbewussten; zusammenfassender Begriff für Psychoanalyse und verwandte Lehren
Tie|fen|sen|si|bi|li|tät *f* über die Propriorezeptoren* aufgenommene Eigenempfindung des Körpers; SYN: propriozeptive/propriorezeptive/kinästhetische Sensibilität, Propriozeption, Propriorezeption

T

Tiemann-Katheter *m* Blasenkatheter mit leicht geschwungener Krümmung; besonders für Männer mit Prostatahyperplasie geeignet

Tierlfelllnälvus *m, pl* **-vi** dunkel pigmentierter, stark behaarter Nävus*; SYN: Naevus pellinus, Naevus pellitus, Naevus pigmentosus et pilosus

Tierlpaslsalge *f* Verimpfung von Erregern von einem Tier zum nächsten; kann zur Veränderung der Virulenz [Attenuierung] führen

Tietze-Syndrom *nt* ätiologisch ungeklärte, schmerzhafte Anschwellung von Rippenknorpeln; SYN: Chondropathia tuberosa

Tiffeneau-Test *m* Bestimmung der Luftmenge, die nach tiefer Einatmung in einer Sekunde ausgeatmet werden kann; SYN: Ein-Sekundenkapazität, Sekundenkapazität, Atemstoßtest

Tilgerlherz *nt* Tigerung der Herzmuskels durch Fetteinlagerung

Tight junction *nt* Form der Zellverbindung, bei der die äußeren Schichten der Zellmembranen verschmelzen; SYN: Verschlusskontakt, Zonula occludens

tilgrolid *adj* gefleckt

Tilgrolidlschollllen *pl* das raue endoplasmatische Retikulum der Nervenzellen; liegt als schollenförmige, basophile Substanz in der Zelle; SYN: Nissl-Schollen, Nissl-Substanz, Nissl-Granula

Tilgrollylse *f* Auflösung der Nissl-Substanz von Nervenzellen, Chromatinauflösung; SYN: Chromatinolyse, Chromatolyse

Tilnea *f* durch Dermatophyten* verursachte oberflächliche Pilzerkrankung der Haut; SYN: Trichophytie, Trichophytia

Tinea amiantacea (Alibert) →Tinea asbestina

Tinea asbestina meist im Rahmen anderer Erkrankungen [Seborrhoe*, endogenes Ekzem*] auftretende asbestartige, weißschimmernde Schuppen; SYN: Asbestgrind, Tinea amiantacea (Alibert), Pityriasis amiantacea, Keratosis follicularis amiantacea, Impetigo scapida

Tinea barbae (tiefe) Bartflechte; SYN: Trichophytia (profunda) barbae

Tinea capitis favosa →Tinea favosa

Tinea corporis oberflächliche Trichophytie des Körpers; SYN: Trichophytia corporis, Epidermophytia corporis

Tinea faciei oberflächliche Tinea des Gesichts

Tinea favosa Dermatomykose durch Trichophyton* schoenleinii; typisch sind die Bildung von schildförmigen Schuppen [Scutula] und ein penetranter, an Mäuseurin erinnernder Geruch; evtl. Abheilung mit Favusalopezie; SYN: Erbgrind, Flechtengrind, Kopfgrind, Pilzgrind, Favus, Tinea capitis favosa, Dermatomycosis favosa

Tinea der Füße →Tinea pedis

Tinea imbricata v.a. in Afrika, Asien und Südamerika vorkommende oberflächliche Tinea mit typischen kokardenförmigen Herden; SYN: orientalische/indische/chinesische Flechte, Tinea imbricata (Tokelau), Trichophytia corporis superficialis

Tinea pedis durch Dermatophyten* hervorgerufene Pilzerkrankung der Füße; häufigste Pilzerkrankung überhaupt; je nach Form findet man Erosionen und Rhagaden der Zehenzwischenräume [**intertriginöser Typ**], schuppende Hyperkeratosen der Fußränder und Ferse [**squamös-hyperkeratotischer Typ**] oder Rötung der Zehenzwischenräume zusammen mit feinlamellärer Schuppung der Fußränder [**oligosymptomatischer Typ**]; SYN: Sportlerfuß, Fußpilz, Fußpilzerkrankung, Athletenfuß, Fußmykose, Tinea der Füße, Tinea pedum, Epidermophytia pedis/pedum

Tinea pedum →Tinea pedis

Tinea unguium meist die Fußnägel betreffende Pilzinfektion mit Dermatophyten; SYN: Onychomycosis, Onychomykose, Nagelmykose

Tinea versicolor häufige, oberflächliche Hautmykose durch **Malassezia furfur** mit variablem Krankheitsbild; SYN: Kleienpilzflechte, Eichstedt-Krankheit, Willan-Krankheit, Pityriasis versicolor

Tine-Test *m* Tuberkulintest*, bei dem das Tuberkulin mit einem speziellen Stempel in die Haut eingedrückt wird; SYN: Nadeltest, Stempeltest, Multipunkturtest

tinlgilbel *adj* (an-)färbbar

tinlgielren *v* tönen, (leicht) färben, anfärben

Tinlniltus (aulrilum) *m* durch verschiedene Ursachen [Innenohrerkrankungen, Hörsturz] verursachte Dauergeräusche im Ohr; SYN: Ohrenklingen, Ohrensausen, Ohrgeräusche

Tilter *m* **1.** Gehalt einer Maßlösung an einem Reagens **2.** letzte Verdünnungsstufe einer Antigen- oder Antikörperprobe, die gerade noch eine erkennbare Reaktion ergibt

Tiltraltilon *f* Bestimmung des Titers*

Tiltrilmeltrie *f* (*chem.*) quantitative Bestimmung der Konzentration einer gelösten Substanz; SYN: Maßanalyse

tiltrilmeltrisch *adj* Titrimetrie betreffend, mittels Titrimetrie

T-Lymlpholzylten *pl* primär im Thymus [deshalb auch als thymusabhängige Lymphozyten oder Thymuslymphozyten bezeichnet] gebildete Lymphozyten, die für die zelluläre Immunabwehr zuständig sind; SYN: T-Zellen, T-Lymphocyten

$T4^+$-Lymlpholzylten *pl* →Helferzellen

T-Mylkolplaslma *nt* veraltet für →Ureaplasma

TNF-α *nt* s.u. Tumor-Nekrose-Faktor

TNF-β *nt* s.u. Tumor-Nekrose-Faktor

T

TNM-Klas|si|fi|ka|tion *f* Stadienenteilung maligner Tumoren, nach der Ausdehnung des Primärtumors [T], dem Befall der regionären Lymphknoten [N] und dem Vorhandensein von Fernmetastasen [M]; SYN: TNM-System

TNM-Sys|tem *nt* →TNM-Klassifikation

To|bra|my|cin *nt* von **Streptomyces tenebrarius** gebildetes Aminoglykosid-Antibiotikum

Toch|ter|ge|ne|ra|ti|on *f* erste Generation von Nachkommen; SYN: F_1-Generation

Toch|ter|ge|schwulst *f* Metastase*

Toco-, toco- *präf.* →Toko-

To|co|phe|ro|le *pl* Gruppe fettlöslicher Vitamine, die im Körper als Antioxidanzien wirken; SYN: Tokopherole, Vitamin E

To|des|wurm *m* v.a. in den Tropen vorkommender Dünndarmparasit, der eine Ankylostomiasis* verursachen kann; SYN: Necator americanus

To|ga|vi|ren *pl* →Togaviridae

To|ga|vi|ri|dae *pl* RNA-Viren, die von einer Hülle [Envelope] umgeben sind; enthält viele Arboviren und das Rötelnvirus*; SYN: Togaviren

Toko-, toko- *präf.* Wortelement mit der Bedeutung "Geburt/Gebären/Wehen"

To|ko|gra|fie *f* →Tokographie

To|ko|gramm *nt* Gerät zur Tokographie*; SYN: Wehenmesser

To|ko|gra|phie *f* Aufzeichnung der Wehentätigkeit; SYN: Wehenmessung

To|ko|ly|se *f* Wehenhemmung

To|ko|ly|ti|kum *nt, pl* **-ka** wehenhemmendes Mittel

To|ko|phe|ro|le *pl* →Tocopherole

to|ko|phob *adj* Tokophobie betreffend, durch sie gekennzeichnet; SYN: maieusiophob

To|ko|pho|bie *f* krankhafte Angst vor Niederkunft und Geburt; SYN: Maieusiophobie

To|le|ranz *f* **1.** Widerstandsfähigkeit **2.** Verträglichkeit (eines Mittels, einer Therapie) **3.** Ausbleiben der Immunreaktion gegen ein bestimmtes Antigen; SYN: Immuntoleranz **4.** verminderte Ansprechbarkeit auf ein Medikament u.ä.

To|le|ranz|do|sis *f, pl* **-sen** maximal zulässige (Gesamt-)Dosis, die ohne Schädigung vertragen wird; SYN: Dosis tolerata

To|le|ranz|ent|wick|lung *f* Anpassung des Körpers an immer höhere Mengen einer Substanz; erster Schritt der Suchtentwicklung; SYN: Habituation, Gewöhnung

To|le|ro|gen *nt* (*immunolog.*) toleranzinduzierende Substanz

to|le|ro|gen *adj* (*immunolog.*) toleranzinduzierend

To|le|ro|ge|ne|se *f* (*immunolog.*) Toleranzinduktion

Toll|kir|sche *f* zu den Nachtschattengewächsen gehörende Pflanze; enthält zahlreiche Alkaloide [z.B. Atropin*]; SYN: Belladonna, Atropa belladonna

Toll|wut *f* durch das **Tollwutvirus** hervorgerufene, durch infizierten Speichel übertragene Infektionskrankheit, die vorwiegend das Nervensystem befällt; auffällig sind die extreme Wasserscheu [Hydrophobie] und die sich schnell entwickelnde Lähmung mit Tod innerhalb von 3–5 Tagen; SYN: Rabies, Lyssa

Toll|wut|vi|rus *nt, pl* **-ren** s.u. Tollwut

-tom *suf.* Wortelement mit Bezug auf "Schnitt/Schneideinstrument"

-tomia *suf.* →-tomie

-tomie *suf.* Wortelement mit der Bedeutung "Schneiden/Schnitt/Zerlegung"

Tomo-, tomo- *präf.* Wortelement mit der Bedeutung "Schnitt/Abschnitt"

To|mo|graf *m* →Tomograph

To|mo|gra|fie *f* →Tomographie

To|mo|gramm *nt* bei der Tomographie* erhaltene Aufnahme; SYN: Schichtbild

To|mo|graph *m* Gerät zur Tomographie*

To|mo|gra|phie *f* Anfertigung von Schichtröntgenaufnahmen; SYN: Schichtröntgen, Planigraphie, Stratigraphie

Ton-, ton- *präf.* →Tono-

-ton *suf.* →-tonisch

-tonia *suf.* →-tonie

-tonie *suf.* Wortelement mit der Bedeutung "Spannung/Tonus"

To|ni|kum *nt, pl* **-ka** kräftigendes Mittel, Stärkungsmittel

-tonisch *suf.* in Adjektiven verwendetes Wortelement mit Bezug auf "Spannung/Tonus"

Ton|nen|kar|zi|nom *nt* Karzinom* der Zervixhöhle, das zu tonnenförmiger Auftreibung der Zervix führt

Tono-, tono- *präf.* Wortelement mit der Bedeutung "Spannen/Spannung/Tonus"

To|no|graf *m* →Tonograph

To|no|gra|fie *f* →Tonographie

To|no|graph *m* Gerät zur Tonographie*

To|no|gra|phie *f* fortlaufende Aufzeichnung des Augendrucks bei der Tonometrie*

To|no|me|ter *nt* Gerät zur Messung des Augeninnendrucks; SYN: Ophthalmotonometer

To|no|me|trie *f* Augeninnendruckmessung; SYN: Ophthalmotonometrie

Tonsill-, tonsill- *präf.* →Tonsillo-

Ton|sil|la *f, pl* **-lae** lymphoretikukäre Gewebe des Nasenrachenraums, die zusammen den lymphatischen Rachenring bilden; SYN: Mandel, Tonsille

Tonsilla adenoidea →Tonsilla pharyngea

Tonsilla cerebelli mandelförmiger Lappen an der Unterseite der Kleinhirnhemisphären; SYN: Kleinhirnmandel, Kleinhirntonsille

Tonsilla lingualis lymphoepitheliales Gewebe am Zungengrund; SYN: Zungenmandel, Zungengrundmandel

Tonsilla palatina zwischen den Gaumenbögen liegende Tonsille; SYN: Gaumenmandel

Tonsilla pharyngea Tonsille am Rachendach; SYN: Rachenmandel, Tonsilla adenoidea, Tonsilla pharyngealis

Tonsilla pharyngealis →Tonsilla pharyngea

Tonsilla tubaria lymphatisches Gewebe an der Rachenmündung der Ohrtrompete; SYN: Tubenmandel

ton|sil|lar *adj* →tonsillär

ton|sil|lär *adj* Mandel/Tonsille betreffend, mandelförmig; SYN: tonsillar

Ton|sil|le *f* →Tonsilla

Ton|sil|lek|to|mie *f* operative Mandelentfernung, Tonsillenentfernung

Ton|sil|len|my|ko|se *f* Pilzerkrankung der Rachenmandel

Ton|sil|li|tis *f, pl* **-ti|den** Mandelentzündung; meist gleichgesetzt mit der akuten Entzündung der Gaumenmandel

Tonsillitis acuta akute, mit zum Teil schwerem Krankheitsgefühl [Fieber, Schüttelfrost, Schluckbeschwerden] einhergehende Entzündung der Gaumenmandel und des lymphoepithelialen Gewebes der Rachenenge; SYN: akute Tonsillitis, Angina tonsillaris

akute Tonsillitis →Tonsillitis acuta

Tonsillitis catarrhalis einfache, katarrhalisch verlaufende Form der Tonsillitis palatina; SYN: katarrhalische Tonsillitis, Angina catarrhalis

chronische Tonsillitis zum Teil klinisch unauffällig verlaufende, chronisch rezidivierende Tonsillitis mit Abgeschlagenheit, Appetitilosigkeit und Erkältungsneigung

katarrhalische Tonsillitis →Tonsillitis catarrhalis

Tonsillitis lacunaris akute Tonsillitis mit Belägen in den Kryptenmündungen; SYN: Kryptentonsillitis, Angina lacunaris

Tonsillitis palatina Entzündung der Gaumenmandel

ton|sil|li|tisch *adj* Mandelentzündung/Tonsillitis betreffend, von ihr betroffen oder gekennzeichnet

Tonsillo-, tonsillo- *präf.* Wortelement mit der Bedeutung "Mandel/Tonsilla"

Ton|sil|lo|a|de|no|id|ek|to|mie *f* operative Entfernung von Gaumenmandel und Adenoiden

Ton|sil|lo|pa|thie *f* Mandelerkrankung, Tonsillenerkrankung

Ton|sil|lo|to|mie *f* Inzision einer Mandel/Tonsille; (Teil-)Entfernung der Gaumenmandel

To|nus *m* Spannung, Spannungszustand, Spannkraft

basaler Tonus Grundspannung eines Gefäßes oder Hohlorgans; SYN: Basistonus

To|nus|ver|lust|syn|drom *nt* plötzlicher Tonusverlust der Halte- und Streckmuskulatur bei starker affektiver Belastung [Schreck, unkontrolliertes Lachen]; SYN: Kataplexie, Schrecklähmung, Gelolepsie, Geloplegie, Lachschlag

Top-, top- *präf.* →Topo-

To|pa|gno|sie *f* Verlust des Ortssinns; SYN: Atopognosie

Top|ek|to|mie *f* spezifische Entfernung oder Ausschaltung von Hirnrindenarealen; SYN: Kortikektomie

To|phus *m, pl* **-phi** Knoten; Gichtknoten, Tophus arthriticus

to|pisch *adj* örtlich, lokal; äußerlich (wirkend)

Topo-, topo- *präf.* Wortelement mit der Bedeutung "Ort/Stelle/Bezirk"

To|po|gra|fie *f* →Topographie

to|po|gra|fisch *adj* →topographisch

To|po|gra|phie *f* Orts-/Lagebeschreibung von Organen und Strukturen im Körper; topographische Anatomie

to|po|gra|phisch *adj* Topographie betreffend, ortsbeschreibend, lagebeschreibend

to|po|phob *adj* Topophobie betreffend, durch sie gekennzeichnet

To|po|pho|bie *f* Oberbegriff für Situationsängste mit krankhafter Angst vor bestimmten Plätzen oder Orten [Agoraphobie*, Klaustrophobie*]

To|por *m* →Sopor

Torkildsen-Operation *f* operative Verbindung von Seitenventrikel und Cisterna* magna zur Liquorableitung bei Hydrozephalus; SYN: Ventrikulozisternostomie, Torkildsen-Drainage

tor|pid *adj* träge, schlaff, ohne Aktivität, langsam, apathisch, stumpf, starr, erstarrt, betäubt

Tor|pi|di|tät *f* Trägheit, Schlaffheit, Apathie, Stumpfheit, Erstarrung, Betäubung; SYN: Torpor

Tor|por *m* →Torpidität

Torr *nt* veraltete Maßeinheit des Drucks

Tor|si|on *f* Drehung, Verdrehung

Tor|si|ons|bruch *m* durch Drehkräfte verursachte Fraktur langer Röhrenknochen; SYN: Torsionsfraktur, Drehbruch, Drehfraktur, Spiralbruch, Spiralfraktur

Tor|si|ons|dys|to|nie *f* Erbkrankheit mit wechselndem Bild von Muskelhypotonie und Muskelhypertonie mit tonisch-klonischen Zwangsbewegungen; SYN: Ziehen-Oppenheim-Syndrom, Ziehen-Oppenheim-Krankheit, Torsionsneurose, Dysbasia lordotica

Tor|si|ons|frak|tur *f* →Torsionsbruch

Tor|si|ons|neu|ro|se *f* →Torsionsdystonie

Tor|ti|col|lis *m* angeborene oder erworbene Schräghaltung des Kopfes mit Drehung zur Gegenseite; SYN: Schiefhals, Caput obstipum

Torticollis ocularis Kopfschiefhalten zum Ausgleich von Doppelbildern beim Lähmungsschielen

Torticollis spasmodicus spastischer Schiefhals; SYN: Torticollis spasticus

Torticollis spasticus →Torticollis spasmodicus

Tor|tu|o|si|tas *f, pl* **-ta|tes** Krümmung, Windung; Gewundenheit, Schlängelung
Tortuositas vasorum Schlängelung der Netzhautgefäße

To|ru|la ne|o|for|mans *f* veraltet für →Cryptococcus neoformans

To|rul|op|si|do|se *f* früher verwendeter Begriff für Pilzinfektion durch **Torulopsis**-Species, die heute der Gattung **Candida** zugeordnet sind; SYN: Torulopsosis

To|rul|op|sis *f, pl* **-ses** s.u. Torulopsidose

To|rul|op|so|sis *f, pl* **-ses** →Torulopsidose

To|ru|lo|se *f* durch Cryptococcus* neoformans hervorgerufene Mykose* der Lunge, Meningen, Leber und seltener der Haut; tritt meist bei Patienten mit geschwächter Abwehrlage [Frühgeborene, Tumoren, HIV-Infektion] auf; SYN: Kryptokokkose, Kryptokokkusmykose, Cryptococcose, Cryptococcus-Mykose, Busse-Buschke-Krankheit, europäische Blastomykose

To|rus *m* Wulst, Erhebung
Torus levatorius durch den Musculus* levator veli palatini hervorgerufener Wulst unter der Rachenmündung der Ohrtrompete; SYN: Levatorwulst
Torus palatinus beidseitiger Knochenwulst am Gaumen; SYN: Gaumenwulst
Torus tubarius durch den Tubenknorpel hervorgerufener Wulst am Hinterrand der Rachenmündung der Ohrtrompete; SYN: Tubenwulst

To|tal|en|do|pro|the|se *f* →Totalprothese

To|tal|ex|stir|pa|ti|on *f* vollständige Organentfernung

To|tal|ka|pa|zi|tät *f* in der Lunge vorhandenes Gasvolumen nach maximaler Einatmung; SYN: totale Lungenkapazität

To|tal|pro|the|se *f* Prothese zum vollständigen Ersatz aller knöchernen Strukturen eines Gelenks; SYN: Totalendoprothese

To|tal|star *m* vollständig ausgeprägte Katarakt* mit Verlust der Sehkraft; SYN: kompletter/vollständiger Star, Cataracta totalis

To|ten|fle|cke *pl* nach dem Tod auftretende Hauteinblutungen, die anfangs noch weggedrückt werden können; SYN: Leichenflecke, Livores mortis

To|ten|star|re *f* langsam fortschreitende Muskelstarre, die sich später wieder in derselben Reihenfolge löst; SYN: Leichenstarre, Rigor mortis

Tot|impf|stoff *m* s.u. Impfstoff

Toti-Operation *f* operative Anastomosierung von Tränensack und mittlerem Nasengang bei Verlegung der Tränenwege; SYN: Dakryorhinostomie, Dakryozystorhinostomie

to|ti|po|tent *adj* allmächtig; *(Zelle, Gewebe)* über sämtliche Entwicklungsmöglichkeiten verfügend; SYN: omnipotent

Tot|raum *m* Teil der Atemwege, der nicht am Gasaustausch beteiligt ist
anatomischer Totraum Volumen der zuführenden Atemwege bis zu den Alveolen
physiologischer Totraum anatomischer Totraum plus die nicht oder nur schlecht belüfteten oder durchbluteten Alveolen

Tot|raum|ven|ti|la|ti|on *f* Teil der Gesamtventilation, die auf die Belüftung des Totraums entfällt

Tot|vak|zi|ne *f* Totimpfstoff; s.u. Impfstoff

tou|chie|ren *v* **1.** berühren, angreifen, (be-)tasten **2.** mit einem Ätzstift ätzen

Touraine-Solente-Golé-Syndrom *nt* unregelmäßig autosomal-dominant vererbtes Syndrom mit Hyperostosen [Periost der langen Röhrenknochen], Pachydermie* [Gesicht, Arme, Beine], Trommelschlegelfingern* und Akrozyanose*; SYN: Pachydermoperiostose, familiäre Pachydermoperiostose, primäre Pachydermoperiostose, idiopathische hypertrophische Osteoarthropathie, Akropachydermie mit Pachydermoperiostose, Hyperostosis generalisata mit Pachydermie

Tour|ni|quet *nt* (Abschnür-)Binde

Tourniquet-Syndrom *nt* ischämische Muskelnekrose mit Schocksymptomen nach längeren Unterbrechung der Blutzufuhr zu einer Extremität

Towey-Krankheit *f* durch den Schimmelpilz **Coniosporium** verursachte exogen allergische Alveolitis* bei Holzarbeitern; SYN: Ahornrindenkankheit, Ahornrindenschälerkrankheit, Koniosporose

Tox-, tox- *präf.* →Toxi-

Tox|ä|mie *f* **1.** →Toxikämie **2.** →Toxinämie
endogene Toxämie Vorkommen von Endotoxinen im Blut; SYN: Endotoxämie

Toxi-, toxi- *präf.* Wortelement mit der Bedeutung "Gift/Giftstoff"

Toxic-, toxic- *präf.* →Toxico-

Toxico-, toxico- *präf.* Wortelement mit der Bedeutung "Gift/Giftstoff"

To|xi|co|sis *f, pl* **-ses** →Toxikose

to|xi|gen *adj* giftbildend, toxinbildend; SYN: toxogen

Toxik-, toxik- *präf.* →Toxiko-

To|xik|ä|mie *f* Schädigung der Blutzellen durch Toxine; SYN: Blutvergiftung, Toxämie

to|xik|ä|misch *adj* Toxikämie betreffend, von ihr betroffen oder gekennzeichnet

Toxiko-, toxiko- *präf.* Wortelement mit der Bedeutung "Gift/Giftstoff"

To|xi|ko|lo|gie *f* Giftkunde

to|xi|ko|lo|gisch *adj* Toxikologie betreffend

To|xi|ko|no|se *f* →Toxikose

To|xi|ko|pa|thie *f* durch eine giftige Substanz hervorgerufene Schädigung; Vergiftung

to|xi|ko|pa|thisch *adj* Toxikopathie betreffend

to|xi|ko|phob *adj* Toxikophobie betreffend, durch sie gekennzeichnet

To|xi|ko|pho|bie *f* krankhafte Angst vor Giften und Vergiftung; SYN: Toxiphobie

To|xi|ko|se *f* durch im Körper entstandene

(endogene) oder von außen zugeführte (exogene) Gifte hervorgerufenes Krankheitsbild; SYN: Toxicosis, Toxinose, Toxikonose

hyperpyretische Toxikose bei Darminfekten vorkommende Störung der Temperaturregelung mit Fieber von 41° oder höher; SYN: Hyperpyrexiesyndrom

To|xin *nt* Gift, Giftstoff

Toxin A s.u. Clostridium difficile

Toxin B s.u. Clostridium difficile

erythrogenes Toxin s.u. Scharlach

To|xin|ä|mie *f* Überschwemmung des Blutes mit Bakterientoxinen; SYN: Blutvergiftung, Toxämie

To|xin|an|ti|kör|per *m* gegen ein Toxin gerichteter Antikörper*; SYN: Anti-Toxinantikörper, Antitoxin

To|xi|no|se *f* →Toxikose

To|xin|schock|syn|drom *nt* →Syndrom des toxischen Schocks

to|xi|phob *adj* →toxikophob

To|xi|pho|bie *f* →Toxikophobie

to|xisch *adj* als Gift wirkend, Gift(e) enthaltend, giftig

To|xi|zi|tät *f* Giftigkeit, Schädlichkeit

Toxo-, toxo- *präf.* Wortelement mit der Bedeutung "Gift/Giftstoff"

To|xo|ca|ra *f* Spulwurmgattung

Toxocara canis selten auf den Menschen übertragener Erreger von Toxocariasis* und Larva* migrans; SYN: Hundespulwurm

Toxocara cati selten auf den Menschen übertragener Erreger der Toxocariasis*; SYN: Katzenspulwurm, Toxocara mystax

Toxocara mystax →Toxocara cati

To|xo|ca|ra|in|fek|ti|on *f* →Toxocariasis

To|xo|ca|ri|a|sis *f, pl* **-ses** durch **Toxocara**-Species hervorgerufene Wurmerkrankung; SYN: Toxocarainfektion, Toxokarose

to|xo|gen *adj* →toxigen

To|xo|id *nt* durch Formaldehyd entgiftetes Toxin, das aber noch als Antigen wirkt; SYN: Anatoxin, Formoltoxoid

to|xo|id *adj* giftartig, giftähnlich

To|xo|ka|ro|se *f* →Toxocariasis

to|xo|phor *adj* gifttragend, gifthaltig

Toxoplasma-Enzephalomyelitis *f* angeborene oder postnatal erworbene Toxoplasmainfektion mit Befall des Gehirn

To|xo|plas|ma gon|dii *f* weltweit verbreiteter, intrazellulärer Parasit; kann über die Plazenta von der Mutter auf den Fetus übertragen werden; Erreger der Toxoplasmose*

To|xo|plas|ma|in|fek|ti|on *f* →Toxoplasmose

To|xo|plas|min *nt* Toxoplasmaantigen, das zur Intrakutantestung auf Toxoplasmose [Frenkel-Test] verwendet wird

To|xo|plas|mo|se *f* angeborene oder erworbene, meldepflichtige Infektionskrankheit durch **Toxoplasma gondii**; SYN: Toxoplasmainfektion

konnatale Toxoplasmose durch diaplazentare Übertragung auf den Feten in der 2. Schwangerschaftshälfte ausgelöste Toxoplasmose; kann zu Früh- oder Totgeburt führen; oft erst nach Monaten auftretende Vergrößerung von Leber und Milz, Herzmuskelentzündung, Chorioretinitis* und Meningoenzephalitis*; SYN: Fetopathia toxoplasmotica

postnatale Toxoplasmose meist asymptomatisch verlaufende erworbene Toxoplasmose

Toxoplasmose-Chorioretinitis *f* angeborene oder erworbene Augentoxoplasmose mit retinochoroiditischen Solitärherden

Toxoplasmose-Enzephalitis *f* durch Toxoplasma* gondii hervorgerufene Encephalitis*; SYN: Encephalitis toxoplasmatica

to|xo|plas|mo|tisch *adj* Toxoplasmose betreffend, von ihr betroffen oder durch sie bedingt

TPE-Bak|te|ri|en *pl* →Salmonella

TPHA-Test *m* →Treponema-pallidum-Hämagglutinationstest

TPI-Test *m* Syphilistest, bei dem Syphiliserreger durch Antikörper im Testserum immobilisiert werden; SYN: Treponema-Pallidum-Immobilisationstest, Nelson-Test

Tra|ban|ten|chro|mo|so|men *pl* Chromosomen mit durch eine Einschnürung abgetrennten Anhängseln; SYN: Satellitenchromosomen

Tra|be|cu|la *f, pl* **-lae** Bälkchen, Trabekel

Trabeculae carneae cordis netzförmige Muskelbälkchen an der Innenfläche der Herzkammern; SYN: Herztrabekel

Trabeculae corporis spongiosi Trabekel des Harnröhrenschwellkörpers

Trabeculae corporum cavernosum Bindegewebstrabekel der Schwellkörper

Trabecula septomarginalis Muskelleiste vom Kammerseptum zum rechten Herzrand

Trabeculae splenicae Bindegewebsgerüst der Milz; SYN: Milzbalken, Milztrabekel

Tra|be|kel *f* →Trabecula

Tra|be|kel|bla|se *f* stark erweiterte Blase mit Hypertrophie der Blasenwandmuskulatur; SYN: Balkenblase

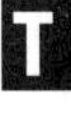

tra|be|ku|lär *adj* Trabekel betreffend oder bildend

Tra|be|ku|lek|to|mie *f* operative Teilentfernung von fehlgebildeten Trabekeln im Kammerwinkel bei verschiedenen Glaukomformen

Tra|be|ku|lo|plas|tik *f* Plastik des Kammerwinkels zur Verbesserung des Kammerwasserabflusses; SYN: Gonioplastik

Tra|be|ku|lo|to|mie *f* Durchtrennung von fehlgebildeten Trabekeln im Kammerwinkel bei verschiedenen Glaukomformen; SYN: Goniotomie, Goniotrabekulotomie

Tra|cer *m/nt* radioaktiver Marker

Trache-, trache- *präf.* →Tracheo-

Tra|chea *f, pl* **-che|ae, -che|en** Luftröhre
Tra|che|a|ent|zün|dung *f* →Tracheitis
Tra|che|a|fis|tel *f* von der Lüftröhre ausgehende Fistel, die in andere Organe mündet [**innere Tracheafistel**] oder nach außen führt [**äußere Tracheafistel**]; SYN: Trachealfistel, Luftröhrenfistel
tra|che|al *adj* Luftröhre/Trachea betreffend
Tra|cheal|bi|fur|ka|ti|on *f* Aufgabelung der Luftröhre in die beiden Hauptbronchien in Höhe des 4. Brustwirbels; SYN: Luftröhrengabelung, Bifurcatio tracheae
Tra|che|al|di|ver|ti|kel *nt* →Tracheozele
Tra|che|al|drü|sen *pl* seromuköse Drüsen der Luftröhrenschleimhaut; SYN: Luftröhrendrüsen, Glandulae tracheales
Tra|che|al|fis|tel *f* →Tracheafistel
Tra|che|al|gie *f* Luftröhrenschmerz, Trachea-schmerz; SYN: Tracheodynie
Tra|che|al|her|nie *f* →Tracheozele
Tra|che|al|ka|nül|le *f* spezielle Kanüle, die nach einer Tracheotomie* in die Luftröhre eingelegt wird
Tra|che|al|ste|no|se *f* Einengung der Luftröhre; SYN: Tracheostenose
Tra|che|al|tu|bus *m* Tubus zur Einführung in die Luftröhre; SYN: Endotrachealtubus
Tra|che|a|ne|kro|se *f* meist durch Druck [Intubation!] ausgelöste Nekrose der Luftröhrenwand
Tra|che|i|tis *f, pl* **-ti|den** Entzündung der Lüftröhrenschleimhaut; SYN: Luftröhrenentzündung, Tracheaentzündung
tra|che|i|tisch *adj* Luftröhrenentzündung/Schrecklähmung Tracheitis betreffend, von ihr betroffen oder gekennzeichnet
Trachel-, trachel- *präf.* →Trachel-
Trachelo-, trachelo- *präf.* Wortelement mit der Bedeutung "Hals/Nacken/Zervix"
Tra|chel|lo|cys|ti|tis *f, pl* **-ti|ti|den** Blasenhalsentzündung; SYN: Trachelozystitis, Zystokollitis, Cystitis colli
Tra|chel|lo|ky|pho|se *f* **1.** Kyphose* der Halswirbelsäule; SYN: Halswirbelsäulenkyphose, HWS-Kyphose **2.** Wirbeltuberkulose; SYN: Spondylitis tuberculosa
Tra|chel|lo|my|i|tis *f, pl* **-ti|den** Halsmuskelentzündung
tra|chel|lo|my|i|tisch *adj* Trachelomyitis betreffend, von ihr betroffen oder gekennzeichnet
Tra|chel|lo|pe|xie *f* operative Fixierung des Gebärmutterhalses; SYN: Zervikopexie
Tra|chel|lo|phym *nt* Halsschwellung, Halstumor
Tra|chel|lor|rha|phie *f* Zervixnaht; SYN: Zervikorrhaphie
Tra|chel|lo|schi|sis *f* kongenitale Halsspalte
Tra|chel|lo|to|mie *f* Zervixschnitt, Zervixdurchtrennung; SYN: Zervikotomie
Tra|chel|lo|zys|ti|tis *f, pl* **-ti|ti|den** Blasenhalsentzündung; SYN: Trachelocystitis, Zystokollitis, Cystitis colli
tra|chel|lo|zys|ti|tisch *adj* Blasenhalsentzündung/Trachelozystitis betreffend, von ihr betroffen oder gekennzeichnet
Tracheo-, tracheo- *präf.* Wortelement mit der Bedeutung "Luftröhre/Trachea"
tra|che|o|bron|chi|al *adj* Luftröhre und Bronchien betreffend oder verbindend; SYN: bronchotracheal
Tra|che|o|bron|chi|tis *f, pl* **-ti|den** Entzündung von Luftröhre und Bronchien
tra|che|o|bron|chi|tisch *adj* Tracheobronchitis betreffend, von ihr betroffen oder gekennzeichnet
Tra|che|o|bron|cho|me|ga|lie *f* angeborene Vergrößerung von Luftröhre und Bronchien; SYN: Mounier-Kuhn-Syndrom
Tra|che|o|bron|cho|sko|pie *f* endoskopische Untersuchung von Luftröhre und Bronchien
Tra|che|o|dy|nie *f* →Trachealgie
tra|che|o|gen *adj* aus der Luftröhre stammend
tra|che|o|la|ryn|ge|al *adj* Luftröhre und Kehlkopf/Larynx betreffend
Tra|che|o|la|ryn|go|to|mie *f* Eröffnung von Kehlkopf und Luftröhre; SYN: Laryngotracheotomie
Tra|che|o|ma|la|zie *f* Luftröhrenerweichung
tra|che|o|ö|so|pha|ge|al *adj* Luftröhre und Speiseröhre/Ösophagus betreffend oder verbindend; SYN: ösophagotracheal
Tra|che|o|ö|so|pha|ge|al|fis|tel *f* angeborene oder erworbene Fistel zwischen Speiseröhre und Luftröhre; SYN: Ösophagotrachealfistel, Ösophagus-Trachea-Fistel
Tra|che|o|pa|thie *f* Luftröhrenerkrankung, Tracheaerkrankung
tra|che|o|pha|ryn|ge|al *adj* Luftröhre und Rachen/Pharynx betreffend oder verbindend; SYN: pharyngotracheal
Tra|che|o|plas|tik *f* Luftröhrenplastik
Tra|che|or|rha|gie *f* Luftröhrenblutung, Trachealblutung
Tra|che|or|rha|phie *f* Luftröhrennaht, Tracheanaht
Tra|che|o|skop *nt* Endoskop* für die Tracheoskopie*
Tra|che|o|sko|pie *f* endoskopische Untersuchung der Luftröhre; SYN: Luftröhrenspiegelung
tra|che|o|sko|pisch *adj* Tracheoskopie betreffend, mittels Tracheoskopie
Tra|che|o|ste|no|se *f* Einengung der Luftröhre; SYN: Trachealstenose
Tra|che|o|sto|ma *nt, pl* **-ma|ta** operativ angelegte äußere Luftröhrenfistel
Tra|che|o|sto|mie *f* Anlage einer äußeren Luftröhrenfistel; SYN: Luftröhrenfistelung
tra|che|o|sto|mie|ren *v* eine Tracheostomie durchführen, ein Tracheostoma anlegen
Tra|che|o|to|mia *f* →Tracheotomie
 Tracheotomia inferior →untere Tracheotomie
 Tracheotomia media →transisthmische Tracheotomie
 Tracheotomia superior →obere Tracheotomie

Tra|che|o|to|mie *f* Luftröhrenschnitt; SYN: Tracheotomia
obere Tracheotomie Tracheotomie oberhalb des Schilddrüsenisthmus; SYN: Tracheotomia superior
transisthmische Tracheotomie Tracheotomie nach Spaltung des Schilddrüsenisthmus; SYN: Tracheotomia media
untere Tracheotomie Tracheotomie unterhalb des Schilddrüsenisthmus; SYN: Tracheotomia inferior

tra|che|o|to|mie|ren *v* eine Tracheotomie durchführen

Tra|che|o|ze|le *f* Ausstülpung der Luftröhrenschleimhaut durch eine angeborene Wandschwäche; SYN: Luftröhrenbruch, Trachealhernie, Trachealdivertikel

Tra|chom *nt* durch Chlamydia* trachomatis hervorgerufene Bindehautentzündung mit Follikelbildung und Vernarbung; SYN: Trachoma, ägyptische Körnerkrankheit, trachomatöse Einschlusskonjunktivitis, Conjunctivitis (granulosa) trachomatosa

tra|cho|ma|tös *adj* Trachom betreffend, trachomartig

Trac|tus *m, pl* **-tus** Strang, Bahn, Trakt
Tractus corticonuclearis Teil der Pyramidenbahn; ended in den motorischen Hirnnervenkernen; SYN: kortikobulbäre Bahn
Tractus corticospinalis in den motorischen Zellen der Großhirnrinde entspringende Leitungsbahn, deren Fasern in der Pyramidenbahnkreuzung teilweise zur anderen Seite kreuzen; die Pyramidenbahn koordiniert Großhirnrinde und Kleinhirn bei der Willkürbewegung von Muskeln; SYN: Pyramidenbahn
Tractus corticospinalis anterior ungekreuzte Fasern der Pyramidenbahn; SYN: direkte/vordere Pyramidenbahn, Pyramidenvorderstrangbahn
Tractus corticospinalis lateralis gekreuzte Fasern der Pyramidenbahn; SYN: Pyramidenseitenstrangbahn, seitliche/gekreuzte Pyramidenbahn
Tractus dorsolateralis Fasern zwischen der Hinterwurzel der Spinalnerven und dem Hinterhorn des Rückenmarks für Schmerz-, Tast- und Temperaturempfindung; SYN: Lissauer-Bündel, Lissauer-Randbündel
Tractus frontopontinus Fasern vom Frontalhirn zu den Brückenkernen; SYN: Arnold-Bündel
Tractus habenulointerpeduncularis Faserbündel vom Nucleus habenulae zum Nucleus interpeduncularis; Teil der Riechbahn; SYN: Meynert-Bündel, Fasciculus retroflexus
Tractus hypothalamohypophysialis marklose Nervenfasern, die Neurosekrete vom Hypothalamus zur Hypophyse transportieren; SYN: hypothalamo-hypophysäres System
Tractus iliotibialis die Fascia* lata verstärkender Faserzug; SYN: Maissiat-Streifen, Maissiat-Band
Tractus olfactorius Fasern zwischen Bulbus* olfactorium und Trigonum* olfactorium; SYN: Riechbahn
Tractus olivospinalis Teil der extrapyramidal-motorischen Bahn im Halsmark; SYN: Helweg-Dreikantenbahn
Tractus pyramidalis anterior →Tractus corticospinalis anterior
Tractus pyramidalis lateralis →Tractus corticospinalis lateralis
Tractus rubrospinalis Fasern vom Nucleus* ruber zum Mittelhirn; SYN: Monakow-Bündel
Tractus spinocerebellaris anterior vordere Kleinhirn-Seitenstrang-Bahn; SYN: Gowers-Bündel
Tractus spinocerebellaris posterior hintere Kleinhirn-Seitenstrang-Bahn; SYN: Flechsig-Bündel
Tractus tectospinalis Bahn vom Tectum mesencephali zu den Motoneuronen des Rückenmarks; SYN: Löwenthal-Bahn
Tractus tegmentalis centralis Nucleus* ruber und Olive verbindende Bahn; SYN: zentrale Haubenbahn
Tractus temporopontinus Fasern von den Schläfenwindungen zu den Brückenkernen; SYN: Türck-Bündel
Tractus tuberoinfundibularis im Hypophysenstiel [Infundibulum] verlaufende neurosekretorische Fasern aus dem Tuber* cinereum; SYN: tuberinfundibuläres System
Tractus vestibulospinalis Fasern vom Nucleus vestibularis lateralis zu den Vorderwurzelzellen des Rückenmarks; SYN: Held-Bündel

Tra|gi *pl* Haare im äußeren Gehörgang

Tra|gus *m* knorpeliger Vorsprung der Ohrmuschel vor dem äußeren Gehörgang

Trak|ti|ons|di|ver|ti|kel *nt* durch Zug von außen entstandenes Divertikel*

Trak|to|to|mie *f* operative Traktusdurchtrennung, z.B. zur Schmerztherapie

Tran|ce *f* hypnoseähnlicher Zustand mit Einengung des Bewusstseins

Trä|nen|bein *nt* kleiner Knochen im inneren Augenwinkel; Teil der Augenhöhlenwand; SYN: Os lacrimale

Trä|nen|drü|se *f* Glandula lacrimalis

Trä|nen|drü|sen|ent|zün|dung *f* →Dakryoadenitis

Trä|nen|gangs|am|pul|le *f* Ausbuchtung des Tränengangs; SYN: Ampulla canaliculi lacrimalis

Trä|nen|gangs|ste|no|se *f* zu Störung des Tränenabflusses führende Einengung des Tränengangs durch entzündliche Prozesse, Verwachsungen oder Fremdkörper; SYN: Dakryostenose

T

Tränenkanälchen *nt* leitet die Tränenflüssigkeit vom Tränenpünktchen zum Tränensack; SYN: Canaliculus lacrimalis

Tränen-Nasen-Gang *m* Abflussgang der Tränen aus dem Tränensack in den unteren Nasengang; SYN: Ductus nasolacrimalis

Tränen-Nasenkanal *m* Kanal für den Ductus* nasolacrimalis; SYN: Canalis nasolacrimalis

Tränenpapille *f* kegelförmige Erhebung im medialen Augenwinkel, an deren Spitze das Tränenpünktchen liegt; SYN: Papilla lacrimalis

Tränenpünktchen *nt* grübchenförmiger Anfang des Tränenröhrchens auf der Tränenpapille; SYN: Punctum lacrimale

Tränenröhrchenentzündung *f* 1. →Dakryokanalikulitis 2. →Dakryosolenitis

Tränensackentzündung *f* →Dakryozystitis

Tränensacksenkung *f* Dakryozystoptose

Tränensackstenose *f* meist durch eine Schrumpfung hervorgerufene Stenose des Tränensacks; SYN: Dakryozystostenose

Tränensee *m* vom inneren Lidwinkel umfasster Raum, in dem sich die Tränen sammeln; SYN: Lacus lacrimalis

Tränenträufeln *nt* übermäßiger Tränenfluss; SYN: Dakryorrhoe, Epiphora

Tränenwärzchen *nt* Schleimhauthöcker im inneren Augenwinkel; SYN: Karunkel, Caruncula lacrimalis

Tränenwege *pl* Abflusswege der Tränenflüssigkeit vom inneren Augenwinkel in die Nase

Tranquilizer *m* Beruhigungsmittel; SYN: Ataraktikum, Psychosedativum, Sedativum

Trans-, trans- *präf.* Wortelement mit der Bedeutung "hindurch/hinüber/über"

transabdominal *adj* durch die Bauchwand; SYN: transabdominell

transabdominell *adj* →transabdominal

Transaldolase *f* Enzym des Pentosephosphatzyklus*

Transaminase *f* Enzym, das die Aminogruppe von einer Substanz auf eine andere überträgt; SYN: Aminotransferase

Transaminierung *f* Übertragung einer Aminogruppe

T

transaortal *adj* durch die Aorta

transatrial *adj* durch den Vorhof

transbasal *adj* durch die Basis

Transcobalamin *nt* Transportprotein für Vitamin-B_{12} im Blut; SYN: Vitamin-B_{12}-bindendes Globulin

Transcortin *nt* Transportprotein für Cortisol im Blut; SYN: Transkortin, Cortisol-bindendes Globulin

transdermal *adj* →transkutan

Transduktion *f* Übertragung von Genen durch Phagen

transduodenal *adj* durch das Duodenum

transdural *adj* durch die Dura mater

transduzierbar *adj* durch Transduktion übertragbar

transepidermal *adj* durch die Epidermis

transethmoidal *adj* durch das Siebbein/Os ethmoidale

Transfer *m* Übertragung, Verlagerung

Transferase *f* Enzym, das die Übertragung einer Gruppe katalysiert

Transferrin *nt* in der Leber gebildetes Glykoprotein; Transportprotein für Eisen im Blut; SYN: Siderophilin

Transfer-RNA *f* niedermolekulare RNA, die als Übertragerprotein für spezifische Aminosäuren bei der Proteinsynthese fungiert; SYN: Transfer-RNS

Transfer-RNS *f* →Transfer-RNA

trans-Form *f* s.u. cis-trans Isomerie

Transformation *f* Umwandlung, Umbildung, Umgestaltung, Umformung

Transformationsphase *f* zweite Phase des Menstruationszyklus; die Zeit vom Eisprung bis zur Monatsblutung; SYN: gestagene Phase, Sekretionsphase, Lutealphase, Gelbkörperphase

Transfusion *f* Übertragung von Blut oder Blutbestandteilen von einem Spender auf einen Empfänger; SYN: Blutübertragung, Bluttransfusion

fetofetale Transfusion intrauterine Übertragung von Blut eines Zwillings auf den anderen; SYN: Zwillingstransfusionssyndrom, fetofetales Transfusionssyndrom

fetomaternale Transfusion intrauterine Übertragung von Blut des Feten auf die Mutter; SYN: fetomaternales Transfusionssyndrom

maternofetale Transfusion intrauterine Übertragung von Blut der Mutter auf den Feten; SYN: maternofetales Transfusionssyndrom

Transfusionshämolyse *f* →hämolytischer Transfusionszwischenfall

Transfusionshämosiderose *f* →Transfusionssiderose

Transfusionspepatitis *f, pl* **-titiden** Virushepatitis* [Erreger: Hepatitis-B-Virus*] mit langer Inkubationszeit [45–160 Tage], die vor allem durch direkten Kontakt mit Blut oder Serum übertragen wird; die klassische akute B-Hepatitis verläuft klinisch auffälliger als eine Hepatitis A, führt aber in den meisten Fällen zur Ausheilung; 5–10% der Patienten entwickeln eine chronische Hepatitis; SYN: Hepatitis B, Virushepatitis B, Serumhepatitis

Transfusionsimmunologie *f* Immunologie* der Bluttransfusion

Transfusionssiderose *f* Eisenüberladung durch häufige Bluttransfusionen; SYN: Transfusionshämosiderose

Transfusionsstörungen *pl* →Transfusionszwischenfälle

Transfusionssyndrom, fetofetales *nt* →fetofetale Transfusion

Transfusionssyndrom, fetomaternales *nt*

→fetomaternale Transfusion

Trans|fu|si|ons|syn|drom, maternofetales *nt* →maternofetale Transfusion

Trans|fu|si|ons|the|ra|pie *f* therapeutische Transfusion von Blut oder Blutbestandteilen; SYN: Hämatotherapie, Hämotherapie, Bluttherapie

Trans|fu|si|ons|zwi|schen|fäl|le *pl* unerwünschte Nebenwirkungen bei der Übertragung von Blut oder Blutpräparaten; SYN: Transfusionsstörungen

hämolytischer Transfusionszwischenfall durch Antikörper gegen die Spendererythrozyten ausgelöste Hämolyse; SYN: Transfusionshämolyse

trans|he|pa|tisch *adj* durch die Leber

trans|hi|a|tal *adj* durch einen Hiatus

tran|si|ent *adj* vergänglich, flüchtig, kurz(dauernd), unbeständig, vorübergehend; SYN: transitorisch

trans|i|li|a|kal *adj* durch den Beckenkamm

Trans|il|lu|mi|na|ti|on *f* Durchleuchten eines Körperteils oder Organs mit einer starken Lichtquelle; SYN: Diaphanie, Diaphanoskopie

Tran|si|ti|on *f* Punktmutation* durch Austausch von Basen in der DNA

tran|si|to|risch *adj* →transient

trans|ka|pil|lär *adj* durch eine Kapillare

Trans|ke|to|la|se *nt* Enzym des Pentosephosphatzyklus

trans|kon|dy|lär *adj* durch die Kondylen

trans|kor|ti|kal *adj* durch die Rinde

Trans|kor|tin *nt* →Transcortin

Trans|krip|ta|se *f* Enzym, das bei der Transkription die RNA-Synthese katalysiert; SYN: DNA-abhängige RNA-Polymerase, DNS-abhängige RNS-Polymerase

reverse Transkriptase Enzym, das in RNA-Viren die Transkription von RNA zu DNA katalysiert; SYN: RNS-abhängige DNS-Polymerase, RNA-abhängige DNA-Polymerase

Trans|krip|ti|on *f* RNA-Synthese an einer DNA-Matrize durch RNA-Polymerase

trans|ku|tan *adj* durch die Haut hindurch (wirkend); SYN: transdermal, perkutan

Trans|la|ti|on *f* Übersetzung des DNA-Kodes in einen RNA-Strang mit Hilfe der Transfer-RNA*

Trans|lo|ka|ti|on *f* **1.** Verlagerung eines Chromosomenteils auf ein anderes Chromosom; SYN: Chromosomentranslokation **2.** operative Verlagerung eines Sehnenansatzes

trans|lu|mi|nal *adj* durch das Gefäßlumen

trans|lu|zent *adj* (licht-)durchlässig, durchscheinend, durchig; SYN: transluzent

Trans|lu|zenz *f* Lichtdurchlässigkeit, Durchsichtigkeit

trans|lu|zid *adj* →transluzent

trans|ma|xil|lär *adj* durch den Oberkiefer/die Maxilla

trans|mem|bra|nös *adj* durch eine Membran

Trans|mi|gra|ti|on *f* Auswandern von Zellen aus den Blutgefäßen

Trans|mis|si|on *f* **1.** (Erreger-, Krankheits-) Übertragung **2.** (*Schall*) Weiterleitung, Fortpflanzung

Trans|mit|ter *m* Substanz, die im Körper als Informations- oder Signalüberträger eingesetzt wird; SYN: Überträgersubstanz

trans|mit|tie|rend *adj* übertragend

trans|mu|ral *adj* durch die Organwand

trans|na|sal *adj* durch die Nase/Nasenhöhle

trans|or|bi|tal *adj* durch die Augenhöhle/Orbita

trans|o|va|ri|al *adj* durch den Eierstock

trans|pa|pil|lär *adj* durch die Vater-Papille

trans|pa|rent *adj* (licht-)durchlässig, durchsichtig

Trans|pa|renz *f* (Licht-)Durchlässigkeit, Durchsichtigkeit

trans|pe|ri|ne|al *adj* durch den Damm

trans|pe|ri|to|ne|al *adj* durch das Bauchfell/Peritoneum

Trans|pi|ra|ti|on *f* Ausdünstung; Schwitzen

trans|plan|ta|bel *adj* transplantierbar

Trans|plan|tat *nt* transplantiertes Organ oder Gewebe

autogenes Transplantat vom eigenen Körper stammendes Transplantat; SYN: autologes Transplantat, Autotransplantat

autologes Transplantat →autogenes Transplantat

gemischtes Transplantat aus zwei oder mehreren Organen bestehendes Transplantat, z.B. Herz-Lungen-Transplantat; SYN: Mehrorgantransplantat, composite graft

Trans|plan|ta|ti|on *f* Übertragung von Zellen, Geweben oder Organen eines Spenders [Donor] auf einen Empfänger [Rezipient]; die Übertragung kann auf den gleichen [autogene Transplantation] oder auf einen anderen Organismus [heterogene Transplantation] erfolgen

allogene Transplantation →homologe Transplantation

allogenetische Transplantation →homologe Transplantation

autogene Transplantation Transplantation von körpereigenem Gewebe

autologe Transplantation →autogene Transplantation

heterogene Transplantation Übertragung von artfremdem Gewebe; SYN: heterologe/xenogene/xenogenetische Transplantation, Xenotransplantation, Heterotransplantation

heterologe Transplantation →heterogene Transplantation

homologe Transplantation Übertragung von homologem Gewebe; SYN: allogene/allogenetische Transplantation, Homotransplantation, Allotransplantation

xenogene Transplantation →heterogene

Transplantation
xenogenetische Transplantation →heterogene Transplantation

Trans|plan|ta|ti|ons|an|ti|ge|ne *pl* →Histokompatibilitätsantigene

Transplantat-Wirt-Reaktion *f* Abstoßungsreaktion, bei der das transplantierte Gewebe eine Immunreaktion gegen Wirtsgewebe zeigt; SYN: GvH-Reaktion, Graft-versus-Host-Reaktion

trans|pla|zen|tar *adj* durch die Plazenta; SYN: diaplazentar

trans|pleu|ral *adj* durch das Lungenfell/die Pleura

Trans|po|si|ti|on *f* **1.** (Gewebe-, Organ-)Verlagerung **2.** Umstellung von DNA innerhalb eines Chromosoms oder Übertragung auf ein anderes Chromosom
Transposition der großen Arterien →Transposition der großen Gefäße
Transposition der großen Gefäße in verschiedenen Formen vorkommende, angeborene Angiokardiopathie mit Ursprung der Aorta aus dem rechten Ventrikel und der Arteria pulmonalis aus dem linken Ventrikel

Trans|po|son *nt* DNA-Sequenz, die aus dem Chromosom herausgelöst und an anderer Stelle wieder eingefügt werden kann

trans|pu|bisch *adj* durch das Schambein

trans|sa|kral *adj* durch das Kreuzbein

trans|sep|tal *adj* durch ein Septum

Trans|se|xu|a|lis|mus *m* meist mit dem Wunsch nach einer Geschlechtsumwandlung verbundene Identifikation mit dem anderen Geschlecht; SYN: Transsexualität

Trans|se|xu|a|li|tät *f* →Transsexualismus

trans|se|xu|ell *adj* Transsexualismus betreffend, von ihm betroffen

trans|skro|tal *adj* durch den Hodensack/das Skrotum

trans|sphe|no|i|dal *adj* durch das Keilbein/Os sphenoidale

trans|ster|nal *adj* durch das Brustbein/Sternum

Trans|su|dat *nt* eiweißarmer, nicht-entzündlicher Erguss

trans|sy|nap|tisch *adj* über eine Synapse

trans|tho|ra|kal *adj* durch den Brustkorb/Thorax oder die Brusthöhle

trans|tra|che|al *adj* durch die Luftröhre/Trachea

trans|tym|pa|nal *adj* durch die Paukenhöhle

trans|u|re|thral *adj* durch die Harnröhre/Urethra

trans|va|gi|nal *adj* durch die Scheide/Vagina

trans|vent|ri|ku|lär *adj* durch die Kammer/den Ventrikel

trans|ver|sal *adj* quer, quer(ver)laufend, querstehend, schräg, diagonal

Trans|ver|sek|to|mie *f* operative Entfernung des Querfortsatzes eines Wirbels, Querfortsatzresektion

Trans|ver|si|on *f* Punktmutation*, bei der Pyrimidinbasen gegen Purinbasen ausgetauscht werden oder umgekehrt

Trans|ver|so|ko|lo|sto|mie *f* Anlegen einer äußeren Kolonfistel ins Querkolon

Trans|ver|so|sig|mo|i|de|o|sto|mie *f* operative Verbindung von Querkolon und Sigma

Trans|ver|so|to|mie *f* Durchtrennung des Querfortsatzes eines Wirbels

Trans|ver|sus|a|po|neu|ro|se *f* Aponeurose des Musculus* transversus abdominis

trans|ve|si|kal *adj* durch die Harnblase

trans|zel|lu|lär *adj* durch die Zelle

trans|zer|vi|kal *adj* durch die Zervix

Tra|pe|zi|us *m* →Musculus trapezius

tra|pe|zo|id *adj* trapezförmig

Traube-Doppelton *m* über den großen Gefäßen hörbarer systolischer Doppelton bei Aorteninsuffizienz*

Trau|ben|kok|kus *m, pl* **-ken** →Staphylococcus

Trau|ben|mo|le *f* →Blasenmole

Trau|ben|zu|cker *m* →Glukose

Trau|ma *nt* **1.** (körperliche) Verletzung, Wunde **2.** seelische Erschütterung, Schock

Traumat-, traumat- *präf.* →Traumato-

trau|ma|tisch *adj* Trauma betreffend, durch ein Trauma hervorgerufen, durch Gewalteinwirkung entstanden; SYN: posttraumatisch

Traumato-, traumato- *präf.* Wortelement mit der Bedeutung "Verletzung/Wunde/Trauma"

trau|ma|to|gen *adj* **1.** durch eine Verletzung/ein Trauma hervorgerufen **2.** ein Trauma verursachend

Trau|ma|to|lo|gie *f* Teilgebiet der Chirugie, das sich mit der Verhütung und Behandlung von Verletzungen beschäftigt; SYN: Unfallchirurgie

trau|ma|to|phob *adj* Traumatophobie betreffend, durch sie gekennzeichnet

Trau|ma|to|pho|bie *f* krankhafte Angst vor Unfällen oder Verletzungen

Traum|schlaf *m* Schlafphase mit raschen, ruckartigen Augenbewegungen; SYN: paradoxer/desynchronisierter Schlaf, REM-Schlaf

Treacher-Collins-Syndrom *nt* autosomal-dominant vererbtes Syndrom mit Fehlbildungen des Unterkiefers und des Gesichtsschädels; typisch sind Unter- und Oberkieferhypoplasie, Ohrmuscheldysplasie und Gehörgangsatresie mit Taubheit; SYN: Franceschetti-Syndrom, Berry-Syndrom, Franceschetti-Zwahlen-Syndrom, Dysostosis mandibulo-facialis

Tre|ha|lo|se *f* aus zwei Glukose-Einheiten aufgebautes Disaccharid*, das häufig bei Pilzen und anderen Mikroorganismen vorkommt; SYN: Mykose

Treitz-Grube *f* obere Bauchfelltasche an der Flexura* duodenojejunalis; SYN: Recessus duodenalis superior

Treitz-Hernie *f* innere Hernie durch die Plica*

duodenojejunalis; SYN: Hernia duodenojejunalis
Treitz-Muskel *m* glatter Muskel an der Flexura* duodenojejunalis; SYN: Musculus suspensorius duodeni
Tre|ma *nt* Öffnung, Loch, Foramen
Tre|ma|to|da *pl* mit zwei Saugnäpfen versehene Plattwürmer, die als Darm-, Leber- und Lungenegel* des Menschen von Bedeutung sind; SYN: Trematoden, Trematodes, Saugwürmer
Tre|ma|to|den *pl* →Trematoda
Tre|mor *m* (unwillkürliches) Zittern
Trendelenburg-Lagerung *f* Kopftieflage während einer Operation
Trendelenburg-Operation *f* **1.** transthorakale pulmonale Embolektomie* **2.** Resektion der Vena* saphena magna bei Krampfadern
Trendelenburg-Test *m* Überprüfung der Klappensuffizienz der Vena* saphena magna bei Krampfadern
Tre|pan *m* (Schädel-)Bohrer
Tre|pa|na|ti|on *f* **1.** Schädeleröffnung mit einem Schädelbohrer [**Trepan**]; SYN: Schädeltrepanation **2.** Eröffnung der Pulpahöhle eines Zahns
Tre|po|ne|ma *nt* Gattung gramnegativer, spiralförmiger Bakterien
Treponema carateum Erreger der Pinta*
Treponema pallidum durch Geschlechtsverkehr übertragener Erreger der Syphilis*; SYN: Syphilisspirochäte, Spirochaeta pallida
Treponema pertenue nicht venerisch übertragener Erreger der Frambösie*
Treponema vincentii Bakterium des Rachenraums; Miterreger der Plaut-Vincent-Angina; SYN: Borrelia vincentii
Tre|po|ne|ma|in|fek|ti|on *f* →Treponematose
Treponema-Pallidum-Hämagglutinationstest *m* spezifischer Syphilistest mit Schaferythrozyten; SYN: TPHA-Test
Treponema-Pallidum-Immobilisationstest *m* Syphilistest, bei dem Syphiliserreger durch Antikörper im Testserum immobilisiert werden; SYN: TPI-Test, Nelson-Test
Tre|po|ne|ma|to|se *f* durch **Treponema**-Species hervorgerufene Infektionskrankheit; oft gleichgesetzt mit Syphilis*; SYN: Treponemainfektion
Tre|po|ne|ma|zid *nt* treponemenabtötendes Mittel; SYN: Treponemizid
tre|po|ne|ma|zid *adj* treponemenabtötend; SYN: treponemizid
Tre|po|ne|mi|zid *nt* →Treponemazid
tre|po|ne|mi|zid *adj* →treponemazid
Tre|ti|no|in *nt* zur Therapie der Akne* verwendetes Mittel; SYN: Retinsäure, Vitamin A_1-Säure
Trevor-Erkrankung *f* meist einseitige Knochen-Knorpelwucherung eines Gelenks; SYN: Trevor-Syndrom, Dysplasia epiphysealis hemimelica
Tri-, tri- *präf.* Wortelement mit der Bedeutung "drei/dreifach"
Tri|a|cyl|gly|ze|rin *nt* aus Glyzerin und Fettsäuren bestehendes Neutralfett; SYN: Triglycerid, Triglyzerid
Tri|a|de *f* →Trilogie
tri|an|gu|lär *adj* dreieckig, dreiwink(e)lig, dreiseitig
Tri|an|gu|lum *nt* Dreieck, dreieckige Struktur oder Fläche; SYN: Trigonum
Tri|as *f* →Trilogie
Tri|a|to|ma me|gis|ta *f* blutsaugende Raubwanze; Überträger der Chagas*-Krankheit; SYN: brasilianische Schreitwanze, Panstrongylus megistus
tri|a|to|mar *adj* dreiatomig, aus drei Atomen bestehend
Tri|ba|die *f* sexuelle Beziehungen zwischen zwei oder mehreren Frauen; SYN: lesbische Liebe, Lesbianismus, Sapphismus, weibliche Homosexualität
Tri|brom|me|than *nt* dem Chloroform* ähnliche, süßlich riechende toxische Flüssigkeit; SYN: Bromoform
Tri|bus *m* (*biolog.*) Klasse; Stamm
Tri|car|bon|säu|ren *pl* Carbonsäuren* mit drei Carboxylgruppen, z.B. Zitronensäure
Tri|car|bon|säu|re|zy|klus *m* in den Mitochondrien der Zelle ablaufender Reaktionszyklus des Intermediärstoffwechsels; aus Kohlenhydraten, Eiweißen und Fettsäuren stammendes Acetyl-CoA wird oxidativ zur Energiegewinnung der Zelle abgebaut; SYN: Krebs-Zyklus, Zitronensäurezyklus, Zitratzyklus, Citratzyklus
Triceps-surae-Reflex *m* Dorsalflexion des Fußes bei Schlag auf die Achillessehne
TRIC-Grup|pe *f* →Chlamydia trachomatis
Trich-, trich- *präf.* →Tricho-
-trich *suf.* in Adjektiven verwendetes Wortelement mit der Bedeutung "-haarig"
Trich|al|gie *f* schmerzhafte Berührungsempfindlichkeit der Haare
-trichia *suf.* Wortelement mit der Bedeutung "Haar"
Tri|chi|a|sis *f, pl* **-ses** Einwärtskehrung der Wimpern; führt zu mechanischer Reizung der Kornea und evtl. rezidivierenden Infektionen
-trichie *suf.* →-trichia
Tri|chi|lem|mal|zys|te *f* meist die Kopfhaut betreffende Zyste des Haarfollikels; SYN: trichilemmale Zyste, Trichilemmzyste
Tri|chi|lemm|zys|te *f* →Trichilemmalzyste
Tri|chi|ne *f* →Trichinella spiralis
Tri|chi|nel|la spi|ra|lis *f* zu den Nematoden gehörender parasitärer Fadenwurm; Erreger der Trichinose*; SYN: Trichine
Tri|chi|nel|li|a|sis *f, pl* **-ses** →Trichinose
Tri|chi|nel|lo|se *f* →Trichinose
Tri|chi|nen|in|fek|ti|on *f* →Trichinose
tri|chi|no|phob *adj* Trichinophobie betreffend, durch sie gekennzeichnet

T

Tri|chi|no|pho|bie *f* krankhafte Angst vor einer Trichineninfektion

Tri|chi|no|se *f* meldepflichtige Infektionskrankheit durch Aufnahme von Trichinen [**Trichinella spiralis**] mit der Nahrung [ungares Fleisch]; im Hauptstadium kommt es zum Befall der Muskulatur [**Muskeltrichinose**] mit evtl. lebensbedrohlicher Symptomatik; SYN: Trichinenbefall, Trichineninfektion, Trichinose, Trichinellose, Trichinelliasis

Tri|chi|tis *f, pl* **-ti|den** Haarbalgentzündung

tri|chi|tisch *adj* Haarbalgentzündung/Trichitis betreffend, von ihr betroffen oder gekennzeichnet

Tri|chlor|al|cet|al|de|hyd|mo|no|hy|drat *nt* als Schlaf- und Beruhigungsmittel verwendetes Kristallpulver; SYN: Chloralhydrat, Chloralum hydratum

Tri|chlor|me|than *nt* Halogenwasserstoff mit narkotisierender Wirkung; heute nicht mehr verwendet; SYN: Chloroform

Tricho-, tricho- *präf.* Wortelement mit der Bedeutung "Haar"

Tri|cho|a|de|nom *nt* →Trichom

Tri|cho|bac|te|ri|o|sis axil|la|ris *f* →Trichonocardiosis

Tri|cho|be|zo|ar *m* aus verschluckten Haaren gebildeter Magen- oder Darmstein; SYN: Haarball

Tri|cho|ce|pha|lus dis|par *m* →Trichuris trichiura

Tri|cho|e|pi|the|li|om *nt* gutartiger Tumor des Haarbalgs mit Zystenbildung; SYN: Haarbalgknötchen, Trichoepithelioma

multiple Trichoepitheliome autosomal-dominantes Auftreten multipler Trichoepitheliome; SYN: Brooke-Krankheit, Trichoepithelioma papulosum multiplex, Epithelioma adenoides cysticum

Tri|cho|e|pi|the|li|o|ma *nt, pl* **-ma|ta** →Trichoepitheliom

Trichoepithelioma papulosum multiplex autosomal-dominantes Auftreten multipler Trichoepitheliome; SYN: Trichoepitheliom, multiple Trichoepitheliome, Epithelioma adenoides cysticum, Brooke-Krankheit

Tri|cho|glos|sie *f* Hypertrophie* der Papillae* filiformes; SYN: Haarzunge, Glossotrichie, Lingua pilosa/villosa

tri|cho|id *adj* haarartig, haarähnlich, haarförmig

Tri|cho|ki|ne|sis *f, pl* **-ses** →Trichotortosis

Tri|chom *nt* gutartiger Tumor der Epithelzellen des Haarfollikels; SYN: Trichoadenom

tri|cho|ma|tös *adj* Trichom betreffend, trichomartig

Tri|cho|me|ga|lie *f* außergewöhnliche lange Augenwimpern

Tri|cho|mo|na|den|in|fek|ti|on *f* →Trichomoniasis

Tri|cho|mo|na|di|zid *nt* →Trichomonazid

tri|cho|mo|na|di|zid *adj* →trichomonazid

Tri|cho|mo|nas *f* parasitäre Flagellaten* mit 4–6 Geißeln, die in der Mundhöhle [**Trichomonas buccalis, Trichomonas tenax**], dem Darm [**Trichomonas intestinalis**] und der Scheide [**Trichomonas vaginalis**] vorkommen

Trichomonas vaginalis in der Scheide vorkommender Parasit, der beim Geschlechtsverkehr auf den Mann übertragen werden kann; Erreger der Trichomoniasis*

Tri|cho|mo|nas|in|fek|ti|on *f* →Trichomoniasis

Tri|cho|mo|na|sis *f* →Trichomoniasis

Tri|cho|mo|na|zid *nt* trichomonadenabtötendes Mittel; SYN: Trichomonadizid

tri|cho|mo|na|zid *adj* trichomonadenabtötend

Tri|cho|mo|ni|a|sis *f, pl* **-ses** weltweit verbreitete Entzündung des Urogenitaltraktes von Männern und Frauen; typisch ist ein gelbgrüner Ausfluss aus der Scheide bei quälendem Juckreiz; SYN: Trichomonadeninfektion, Trichomonasinfektion, Trichomonasis

Tri|cho|my|co|sis *f, pl* **-ses** →Trichomykose

Trichomycosis axillaris →Trichonocardiosis

Trichomycosis nodosa meist die Barthaare betreffende Pilzinfektion der Haarbälge mit Knötchenbildung; SYN: weiße Piedra, Piedra alba, Beigel-Krankheit

Trichomycosis palmellina →Trichonocardiosis

Tri|cho|my|ko|se *f* Pilzerkrankung der Haare; SYN: Trichomycosis

Tri|cho|no|car|di|o|sis *f, pl* **-ses** durch mangelhafte Hygiene, Hyperhidrose* und feuchte Wärme erleichterte Besiedlung der Achselhaare mit normalen Korynebakterien der Haut; SYN: Trichonokardiose, Trichobacteriosis axillaris, Trichomycosis axillaris, Trichomycosis palmellina

Tri|cho|no|do|se *f* Verknotung der Haare ohne erkennbare Ursache; SYN: Trichonodose, Trichonodosis

Tri|cho|no|do|sis *f, pl* **-ses** →Trichonodose

Tri|cho|no|kar|di|o|se *f* →Trichonocardiosis

Tri|cho|no|sis *f, pl* **-ses** →Trichopathie

Tri|cho|pa|thie *f* Haarerkrankung; SYN: Trichonosis, Trichose, Trichosis

Tri|cho|phy|tia *f* →Trichophytie

Trichophytia barbae (tiefe) Bartflechte; SYN: Tinea barbae, Trichophytia (profunda) barbae

Trichophytia corporis oberflächliche Trichophytie des Körpers; SYN: Tinea corporis, Epidermophytia corporis

Trichophytia corporis superficialis v.a. in Afrika, Asien und Südamerika vorkommende oberflächliche Tinea* mit typischen kokardenförmigen Herden; SYN: orientalische/indische/chinesische Flechte, Tinea imbricata (Tokelau)

Trichophytia profunda barbae →Trichophytia barbae

Tri|cho|phy|tid *nt* allergische Hautrektion [Mykid*] bei Trichophytie*

Tri|cho|phy|tie *f* durch Trichophyton*-Species verursachte oberflächliche Hautpilzerkrankung, die auch Generalisieren kann; oft gleichgesetzt mit Tinea*; SYN: Trichophytia, Trichophytose

Tri|cho|phy|ton *nt* humanpathogene Pilze [Fungi* imperfecti], die Haut, Haare und Nägel befallen

Tri|cho|phy|to|se *f* →Trichophytie

Tri|cho|ptil|lo|se *f* meist von der Spitze ausgehende Längsspaltung der Haare; SYN: Haarspaltung, Trichoptilosis, Trichoschisis

Tri|cho|ptil|lo|sis *f, pl* **-ses** →Trichoptilose

Tri|chor|rhe|xis *f* Brüchigkeit der Haare

Trichorrhexis invaginata Verhornungsdefekt der Haare mit knotigen Auftreibungen; SYN: Bambus-Haare, Trichorrhexis-Syndrom

Trichorrhexis nodosa Trichorrhexis mit knötchenförmiger Auftreibung und pinselförmiger Auffaserung der Haarenden; SYN: Haarknötchenkrankheit, Nodositas crinium

Trichorrhexis-Syndrom *nt* Verhornungsdefekt der Haare mit knotigen Auftreibungen; SYN: Bambus-Haare, Trichorrhexis invaginata

Tri|cho|schi|sis *f, pl* **-ses** →Trichoptilose

Tri|cho|se *f* **1.** →Trichopathie **2.** →Trichiasis

Tri|cho|sis *f, pl* **-ses 1.** →Trichopathie **2.** →Trichiasis

Tri|cho|sko|pie *f* Haaruntersuchung

Tri|cho|spo|rie *f* Pilzinfektion des Haarschaftes mit zahlreichen Knoten; SYN: Haarknötchenkrankheit, Piedra

Tri|cho|spo|ron *nt* Gattung hefeartiger Sprosspilze; SYN: Trichosporum, Proteomyces

Trichosporon hortai Erreger der Piedra* nigra; SYN: Microsporon hortai, Piedraia hortai

Tri|cho|spo|ron|in|fek|ti|on *f* →Trichosporose

Tri|cho|spo|ro|se *f* durch Sprosspilze [**Trichosporon**] verursachte kutane oder systemische Mykose*; SYN: Trichosporoninfektion

Tri|cho|spo|rum *mt* →Trichosporon

Tri|cho|stron|gy|li|a|sis *f, pl* **-ses** →Trichostrongylose

Tri|cho|stron|gy|lo|se *f* durch **Trichostrongylus** verursachte Wurmerkrankung des Menschen; SYN: Trichostrongylusinfektion, Trichostrongyliasis

Tri|cho|stron|gy|lus *m* Nematodengattung, die häufig als Dünndarmparasit in Erscheinung tritt

Tri|cho|stron|gy|lus|in|fek|ti|on *f* →Trichostrongylose

Tri|cho|til|lo|ma|nie *f* zwanghaftes Ausrupfen der Haare; SYN: Haarrupfsucht

tri|cho|tom *adj* dreigeteilt

Tri|cho|tor|to|sis *f, pl* **-ses** v.a. Mädchen betreffende, familiär gehäuft auftretendeVerdrehung der Haare um die Längsachse; SYN: Trichokinesis, Pili torti

tri|chrom *adj* (*Farbensehen*) normalsichtig, euchrom

Tri|chro|ma|sie *f* normales Farbensehen, trichromatisches Sehen; SYN: Euchromasie

Trich|ter|be|cken *nt* spitzzulaufendes Becken bei Kleinheit des Kreuzbeins

Trich|ter|brust *f* durch eine Einziehung und Eindellung des Brustbeins hervorgerufene Trichterform des Brustkorbs; SYN: Pectus excavatum/infundibulum/recurvatum

Trich|ter|lap|pen *m* Teil der Adenohypophyse*, der keine Hormone bildet; SYN: Pars infundibularis adenohypophysis, Pars tuberalis adenohypophysis

Tri|chu|ri|a|sis *f, pl* **-ses** durch den Peitschenwurm **Trichuris trichiura** verursachte weltweit verbreitete Wurmkrankheit des Menschen; verläuft meist asymptomatisch oder als Durchfallerkrankung; SYN: Peitschenwurmbefall, Peitschenwurminfektion, Trichurisbefall, Trichurisinfektion, Trichuriose

Tri|chu|ri|o|se *f* →Trichuriasis

Tri|chu|ris|in|fek|ti|on *f* →Trichuriasis

Tri|chu|ris tri|chi|u|ra *f* parasitischer Wurm in Blinddarm und Wurmfortsatz; Erreger der Trichuriasis*; SYN: Peitschenwurm, Trichocephalus dispar

Tri|cus|pi|da|lis *f* →Trikuspidalklappe

tri|dak|tyl *adj* Tridaktylie betreffend, von ihr betroffen oder gekennzeichnet, dreifingrig, dreizehig

Tri|dak|ty|lie *f* angeborene Fehlbildung mit nur drei Fingern oder Zehen, Dreifingrigkeit, Dreizehigkeit

Trief|au|ge *nt* Entzündung des Lidrandes; SYN: Lidrandentzündung, Lippitudo, Blepharitis angularis

Tri|fo|kal|glas *nt* →Trifokallinse

Tri|fo|kal|lin|se *f* Linse mit drei verschiedenen Zonen mit verschiedenen optischen Eigenschaften; SYN: Dreistärkenlinse, Dreistärkenglas, Trifokalglas

tri|ge|mi|nal *adj* dreifach; Nervus* trigeminus betreffend

Tri|ge|mi|nie *f* Herzrhythmusstörung mit zwei Extrasystolen nach jeder normalen Systole

Tri|ge|mi|nus *m* **1.** Drilling **2.** gemischter Hirnnerv, der sich im Ganglion trigeminale in die Nervi ophthalmicus, maxillaris und mandibularis teilt; SYN: Drillingsnerv, V. Hirnnerv, Nervus trigeminus

Tri|ge|mi|nus|ast, dritter *m* →Nervus mandibularis

Tri|ge|mi|nus|ast, erster *m* →Nervus ophthalmicus

Tri|ge|mi|nus|ast, zweiter *m* →Nervus maxillaris

Tri|ge|mi|nus|neur|al|gie *f* fast immer einseitige, heftige Schmerzattacken im Versorgungsgebiet der Äste des Nervus* trigemi-

T

nus; SYN: Neuralgia trigeminalis

Tri|ge|mi|nus|pa|ra|ly|se *f* Lähmung des Nervus* trigeminus

Trig|ger *m* Auslöser

Trig|ger|punkt *m* Reizpunkt, der bei Berührung Schmerzen auslöst

Trig|ger|zo|ne *f* Gesichtsareal, das bei Druck eine Trigeminusneuralgie* auslösen kann

Tri|gly|ce|rid *nt* →Triglyzerid

Tri|gly|ze|rid *nt* aus Glyzerin und Fettsäuren bestehendes Neutralfett; SYN: Triglycerid, Triacylglyzerin

Tri|gly|ze|rid|ä|mie *f* erhöhter Triglyzeridgehalt des Blutes; SYN: Hypertriglyzeridämie, Hypertriglyceridämie

endogene Triglyzeridämie →Hyperlipoproteinämie Typ IV

kohlenhydratinduzierte Triglyzeridämie →Hyperlipoproteinämie Typ IV

Tri|go|nek|to|mie *f* Ausschneidung des Trigonum* vesicae

Tri|go|ni|tis *f, pl* **-ti|den** Entzündung des Blasendreiecks/Trigonum* vesicae

tri|go|ni|tisch *adj* Trigonitis betreffend, von ihr betroffen oder gekennzeichnet

tri|go|no|ze|phal *adj* Trigonozephalie betreffend, von ihr betroffen oder gekennzeichnet

Tri|go|no|ze|pha|lie *f* Schädelfehlbildung mit Ausbildung eines Dreieckschädels bei vorzeitiger Fusion des Stirnbeins

Tri|go|num *nt, pl* **-na** Dreieck, dreieckige Struktur oder Fläche

Trigonum caroticum muskulär begrenztes Dreieck am Hals; Teilungsort der Arteria carotis communis; SYN: Karotisdreieck

Trigonum cervicale anterius vorderes Halsdreieck; SYN: Regio cervicalis anterior

Trigonum cervicale posterius hinteres Halsdreieck; SYN: Regio cervicalis lateralis

Trigonum deltopectorale Mohrenheim-Grube; SYN: Fossa infraclavicularis

Trigonum femorale dreiseitige Grube, die vom Leistenband und den Musculi sartorius und adductor longus begrenzt wird; SYN: Schenkeldreieck, Scarpa-Dreieck

Trigonum lumbale vom Darmbeinkamm und den Musculi obliquus externus abdominis und latissimus dorsi begrenztes Dreieck; SYN: Lumbaldreieck, Petit-Dreieck

Trigonum lumbale superior dreieckige Muskellücke zwischen 12. Rippe und den Musculi obliquus internus abdominis und quadratus lumborum; SYN: Grynfeltt-Dreieck

Trigonum lumbocostale Muskellücke zwischen 12. Rippe und den Partes costalis und lumbalis des Zwerchfells; SYN: Bochdalek-Dreieck

Trigonum nervi hypoglossi kleines Dreieck über dem Ursprungskern des Nervus* hypoglossus in der Rautengrube

Trigonum olfactorium dreieckige Verbreiterung am Ende des Tractus olfactorius

Trigonum omoclaviculare oberhalb des Schlüsselbeins liegende seichte Grube; SYN: große Schlüsselbeingrube, Fossa supraclavicularis major

Trigonum submandibulare vom Musculus* digastricus und der Mandibula gebildetes Dreieck, in dem die Unterzungendrüse liegt; SYN: Unterkieferdreieck

Trigonum vesicae von den beiden Harnleitermündungen und dem Harnröhrenabgang gebildetes Dreieck am Boden der Harnblase; SYN: Harnblasendreieck, Blasendreieck, Lieutaud-Dreieck

2,6,8-Tri|hy|dro|xy|pu|rin *nt* →Harnsäure

Tri|iod|thy|ro|nin *nt* iodhaltiges Schilddrüsenhormon; biologisch aktiver als Thyroxin*; SYN: Trijodthyronin

Tri|jod|thy|ro|nin *nt* →Triiodthyronin

tri|kus|pi|dal *adj* dreizipfelig; Trikuspidalklappe betreffend

Tri|kus|pi|dal|a|tre|sie *f* angeborenes Fehlen der Trikuspidalklappe*; SYN: Trikuspidalklappenatresie

Tri|kus|pi|dal|in|suf|fi|zi|enz *f* meist erworbene Schlussunfähigkeit der Trikuspidalklappe*; führt zu systolischem Rückstrom von Blut in den rechten Vorhof, venöser Einflussstauung und Hepatomegalie*; SYN: Trikuspidalklappeninsuffizienz, Trikuspidalisinsuffizienz

Tri|kus|pi|da|lis|in|suf|fi|zi|enz *f* →Trikuspidalinsuffizienz

Tri|kus|pi|dal|klap|pe *f* aus drei Segelklappen bestehende Herzklappe zwischen rechtem Vorhof und rechter Kammer; SYN: Tricuspidalis, Valva tricuspidalis, Valva atrioventricularis dextra

Tri|kus|pi|dal|klap|pen|a|tre|sie *f* →Trikuspidalatresie

Tri|kus|pi|dal|klap|pen|in|suf|fi|zi|enz *f* →Trikuspidalinsuffizienz

Tri|kus|pi|dal|klap|pen|ste|no|se *f* angeborene oder erworbene [Entzündung] Einengung der Trikuspidalklappe mit Rückstau in die obere und untere Hohlvene; SYN: Trikuspidalstenose

Tri|kus|pi|dal|öff|nungs|ton *m* bei Trikuspidalklappenstenose* hörbarer frühdiastolischer Ton

Tri|kus|pi|dal|ste|no|se *f* →Trikuspidalklappenstenose

tri|la|mi|när *adj* dreischichtig, aus drei Schichten/Lagen bestehend

Tri|lo|gie *f* Erkrankung mit drei Hauptsymptomen; SYN: Trias, Triade

Tri|me|non *nt* drei Monate, Trimester

Tri|me|non|an|ä|mie *f* im dritten Monat nach der Geburt auftretende Anämie der Säuglinge, die ohne Behandlung wieder verschwindet; SYN: physiologische Anämie, Drei-Monats-Anämie, Trimenonreduktion

Tri|me|non|re|duk|ti|on *f* →Trimenonanämie

tri|men|su|al *adj* alle drei Monate auftretend; SYN: trimensuell

tri|men|su|ell *adj* →trimensual

tri|mer *adj* aus drei Einzelmolekülen bestehend

Tri|mes|ter *nt* drei Monate, Trimenon

1,3,7-Tri|me|thyl|xan|thin *nt* in verschiedenen Kaffee- und Teearten enthaltene Purinbase mit zentralstimulierender Wirkung; SYN: Koffein, Thein, Coffein, Methyltheobromin

Tri|oph|thal|mos *m* →Triophthalmus

Tri|oph|thal|mus *m* Fetus mit drei Augen; SYN: Triophthalmos

Tri|o|po|dy|mus *m* Fetus mit drei Gesichtern; SYN: Triprosopus

Tri|or|chi|die *f* Vorkommen eines überzähligen Hodens; SYN: Triorchidismus, Triorchismus

Tri|or|chi|dis|mus *m* →Triorchidie

Tri|or|chis|mus *m* →Triorchidie

Tri|o|se *f* Monosaccharid* mit drei Kohlenstoffatomen; SYN: C_3-Zucker

Tri|o|se|phos|phat *nt* durch Phosphorylierung* von Triosen entstehende Zwischenprodukte der Glykolyse*, Glukoneogenese* und des Pentosephosphatzyklus*

Tri|o|se|phos|phat|i|so|me|ra|se *f* wichtiges Enzym von Glykolyse* und Glukoneogenese*; katalysiert die Umwandlung von Glyzeroaldehyd-3-phosphat zu Dihydroxyacetonphosphat

Tri|pa|re|se *f* Lähmung von drei Extremitäten; SYN: Triplegie

Tripel-, tripel- *präf.* Wortelement mit der Bedeutung "drei/dreifach"

Tri|pel|ar|thro|de|se *f* operative Versteifung von drei Gelenken

Tri|pel|impf|ung *f* Dreifachimpfung, z.B. Mumps-Masern-Röteln

Tri|pep|tid *nt* aus drei Aminosäuremolekülen aufgebautes Peptid

tri|pha|lan|ge|al *adj* aus drei Gliedern/Phalangen aufgebaut, dreigliedrig

Tri|pha|lan|gie *f* Dreigliedrigkeit von Daumen oder Großzehe

Tri|ple|gie *f* Lähmung von drei Extremitäten; SYN: Triparese

tri|plo|id *adj* Triploidie betreffend, mit einem dreifachen Chromosomensatz

Tri|plo|i|die *f* Genom mit einem dreifachen Chromosomensatz

Triplo-X-Syndrom *nt* Trisomie* mit drei X-Chromosomen; klinisch meist unauffällig; SYN: Drei-X-Syndrom, XXX-Syndrom

Trip|per *m* →Gonorrhoe

Tri|pro|so|pus *m* Fetus mit drei Gesichtern; SYN: Triopodymus

Tris|mus *m* Kaumuskelkrampf, z.B. bei Tetanus; SYN: Kieferklemme

tri|som *adj* Trisomie betreffend, von ihr betroffen oder gekennzeichnet, durch sie bedingt

Tri|so|mie *f* Anomalie der Chromosomenzahl mit einem überzähligen Chromosom
Trisomie 13 →Trisomie 13-Syndrom
Trisomie 18 →Trisomie 18-Syndrom
Trisomie 21 →Trisomie 21-Syndrom

Trisomie 13-Syndrom *nt* Trisomie* mit Fehlbildungen des Skeletts, des Auges und innerer Organe; SYN: Patau-Syndrom, D_1-Trisomiesyndrom

Trisomie 18-Syndrom *nt* durch eine Trisomie* von Chromosom 18 verursachtes Fehlbildungssyndrom mit Schädel- und Knochenfehlbildungen, Skoliose und körperlicher und geistiger Unterentwicklung; SYN: Edwards-Syndrom, Trisomie 18

Trisomie 21-Syndrom *nt* durch eine Trisomie* von Chromosom 21 verursachtes Syndrom mit variabler geistiger Behinderung und körperlichen Fehlbildungen [Minderwuchs, Brachyzephalie*, tiefsitzende Ohren, Epikanthus*]; häufigste Chromosomenaberration, die mit dem Alter der Mutter bei der Geburt korreliert; SYN: Down-Syndrom, Trisomie 21, Mongolismus

Tri|sti|chi|a|sis *f, pl* **-ses** Anomalie mit drei Wimperreihen; führt zu mechanischer Irritation und Schädigung der Hornhaut

Trit-, trit- *präf.* Wortelement mit der Bedeutung "drei/dreifach"

tri|ta|no|mal *adj* Tritanomalie betreffend, von ihr betroffen

Tri|ta|no|ma|lie *f* Farbsehschwäche für Blau; SYN: Blauschwäche

trit|an|op *adj* Blaublindheit betreffend, von ihr betroffen; SYN: blaublind

Trit|an|o|pie *f* Farbenfehlsichtigkeit für Blau; SYN: Azyanoblepsie, Tritanopsie. Blaublindheit

Trit|an|op|sie *f* →Tritanopie

Tri|ti|um *nt* radioaktives Wasserstoffisotop mit einer Halbwertzeit von 12,26 Jahren

tri|va|lent *adj* dreiwertig

tri|zel|lu|lar *adj* →trizellulär

tri|zel|lu|lär *adj* aus drei Zellen bestehend; SYN: trizellular

Tri|zeps *m* dreiköpfiger Muskel
Trizeps brachii →Musculus triceps brachii
Trizeps surae →Musculus triceps surae

Tri|zeps|seh|nen|re|flex *m* Beklopfen der Bizepssehne bei gebeugtem Arm führt zur Unterarmstreckung

tri|zy|klisch *adj* (*chem.*) aus drei Ringen bestehend

tro|chan|tär *adj* Trochanter betreffend

Tro|chan|ter *m* Knochenvorsprung am oberen Oberschenkelknochen; SYN: Rollhügel
Trochanter major äußerer, größerer Trochanter; Ansatzstelle der Musculi glutei medius und minimus, piriformis, obturatorius internus und gemelli
Trochanter minor innerer, hinterer Trochanter; Ansatzstelle des Musculus iliopsoas

T

Troch|lea *f, pl* **-le|ae** Walze, Rolle
Trochlea humeri Gelenkwalze des Humerus
Trochlea tali gewölbte obere Gelenkfläche des Sprungbeins; SYN: Talusrolle

Troch|le|a|ris *m* motorischer Hirnnerv zum Musculus* obliquus superior; SYN: IV. Hirnnerv, Nervus trochlearis

Troch|le|a|ris|läh|mung *m* Lähmung des Nervus* trochlearis; führt zu Lähmungsschielen

Tro|cho|ke|pha|lie *f* durch frühzeitige Verknöcherung von Schädelfugen verursachte runde Schädelform; SYN: Trochokephalie

Tro|cho|ze|pha|lie *f* →Trochokephalie

Tro|cken|eis *nt* gefrorenes Kohlendioxid; SYN: Kohlensäureschnee

Troi|cart *m* →Trokar

Tro|kar *m* Röhre, in der eine Nadel mit Griff und dreikantiger Spitze steckt; nach Einstechen in eine Körperhöhle wird die Nadel entfernt; SYN: Troicart

Trom|bi|cu|la *f* zu den Laufmilben gehörende Milbengattung
Trombicula autumnalis Erreger der Trombidiose*; SYN: Erntemilbe

Trom|bi|cu|li|dae *pl* freilebende Milben, deren Larven als Ektoparasiten vorkommen; SYN: Laufmilben

Trom|bi|di|o|se *f* durch Milben der Gattung Trombicula* verursachte heftig juckende Dermatose* mit Quaddelbildung; SYN: Erntekrätze, Heukrätze, Sendlinger Beiß, Giesinger Beiß, Herbstbeiße, Herbstkrätze, Gardnerbeiß, Trombidiosis, Trombikulose, Erythema autumnale

Trom|bi|di|o|sis *f, pl* **-ses** →Trombidiose

Trom|bi|ku|lo|se *f* →Trombidiose

Trom|mel|bauch *m* übermäßige Gasansammlung im Bauchraum; SYN: Blähsucht, Meteorismus, Tympania

Trom|mel|fell *nt* äußeres Ohr und Mittelohr trennende Membran; SYN: Membrana tympanica

Trom|mel|fell|ent|zün|dung *f* →Myringitis

Trom|mel|fell|rup|tur *f* traumatisch bedingte Trommelfellzerreißung, z.B. als Barotrauma* oder bei Schlag aufs Ohr

Trom|mel|schle|gel|fin|ger *pl* bei verschiedenen Erkrankungen vorkommende rundliche Auftreibung der Endglieder der Finger; oft zusammen mit Uhrglasnägeln*; SYN: Kolbenfinger, Digiti hippocratici

Trom|mel|schle|gel|form *f* s.u. Tetanusbazillus

Trom|pe|ter|mus|kel *m* →Musculus buccinator

-trop *suf.* in Adjektiven verwendetes Wortelement mit der Bedeutung "zu etwas neigend"

Tro|pen|fie|ber *nt* →Malaria tropica

Tro|pen|krank|hei|ten *pl* Krankheiten, die typischerweise in den Tropen auftreten, weil die Erreger oder Überträger an die dort herrschenden Klimabedingungen angepasst sind

Tro|pen|me|di|zin *f* Teilgebiet der Medizin, das sich mit Tropenkrankheiten* beschäftigt

Tröpf|chen|in|fek|ti|on *f* Infektionsübertragung durch beim Sprechen, Husten oder Niesen abgegebene Sekrettröpfchen mit Erreger

Trop|fen|herz *nt* Tropfenform des Herzens bei Zwerchfelltiefstand; SYN: Cor pendulum

Troph-, troph- *präf.* →Tropho-

-troph *suf.* in Adjektiven verwendetes Wortelement mit der Bedeutung "ernährend"

Troph|e|ry|ma whip|pe|lii *nt* s.u. Whipple-Krankheit

-trophia *suf.* →-trophie

-trophie *suf.* Wortelement mit der Bedeutung "Nahrung/Ernährung"

Tro|phik *f* Ernährungszustand eines Gewebes

tro|phisch *adj* Nahrung/Ernährung betreffend

Tropho-, tropho- *präf.* Wortelement mit der Bedeutung "Nahrung/Ernährung"

Tro|pho|blast *m* äußere Wand des Keimbläschens [Blastozyste]

Troph|ö|dem *nt* neurotrophisch bedingtes Lymphödem*
chronisch hereditäres Trophödem genetisch bedingtes Lymphödem, das v.a. die Füße und Unterschenkel, seltener auch die Hände und Unterarme betrifft; SYN: Nonne-Milroy-Meige-Syndrom, chronisch kongenitales Lymphödem, Elephantiasis congenita hereditaria

Tro|pho|der|ma|to|neu|ro|se *f* vermutlich durch eine Quecksilbervergiftung verursachte Schädigung des Stammhirns mit Haut- und Organsymptomen bei Kleinkindern; SYN: Feer-Krankheit, Rosakrankheit, vegetative Neurose der Kleinkinder, Swift-Syndrom, Selter-Swift-Feer-Krankheit, Feer-Selter-Swift-Krankheit, Akrodynie, Acrodynia

Tro|pho|lo|gie *f* Ernährungslehre

Tro|pho|neu|ro|se *f* Sammelbegriff für trophische Störungen durch nervale Schädigung

tro|pho|neu|ro|tisch *adj* Trophoneurose betreffend, von ihr betroffen oder gekennzeichnet, durch sie bedingt

Tro|pho|pa|thie *f* Ernährungsfehler, Ernährungsmangel

tro|pho|trop *adj* die Ernährung/Trophik betreffend, auf die Ernährung gerichtet

-tropie *suf.* Wortelement mit der Bedeutung "Neigung/Wendung"

-tropisch *suf.* →-trop

Tro|pis|mus *m* gezieltes Wachstum in Richtung auf einen Reiz; SYN: tropistische Bewegung

Tro|po|nin *nt* Muskelprotein, das für die Muskelkontraktion von Bedeutung ist

Trousseau-Zeichen *nt* Pfötchenstellung* der Hand bei Tetanie*

Trü|bungs|re|ak|ti|on *f* Reaktion, die zur Ausflockung der Probe führt; SYN: Ballungsreaktion, Klärungsreaktion, Flockungsreaktion

Trüm|mer|frak|tur *f* Knochenbruch mit Bildung mehrerer Fragmente

Trüm|mer|zys|te *f* gelenknahe Knochenzyste mit Knochenresten und proliferierendem Bindegewebe; SYN: Geröllzyste, Detrituszyste

Trun|cus *m, pl* **-ci** Stamm, Rumpf; Gefäßstamm, Nervenstamm

Truncus arteriosus gemeinsamer Arterienstamm des embryonalen Herzens

Truncus brachiocephalicus aus dem Aortenbogen entspringender Arterienstamm; teilt sich in rechte Arteria* subclavia und Arteria* carotis communis

Truncus bronchomediastinalis Lymphstamm, der die Lymphe aus der rechten Lunge und dem Mediastinum zum Ductus* thoracicus führt

Truncus cerebri verlängertes Mark, Brücke und Mittelhirn umfassender Hirnabschnitt; SYN: Hirnstamm, Stammhirn, Truncus encephali

Truncus coeliacus Arterienstamm der Bauchaorta; aus ihm gehen die Arteriae splenica, hepatica communis und gastrica sinistra hervor

Truncus costocervicalis gemeinsamer Stamm der Arteriae cervicalis profunda und intercostalis suprema aus der Arteria subclavia

Truncus encephali →Truncus cerebri

Truncus fasciculi atrioventricularis Stamm des His*-Bündels

Truncus inferior plexus brachialis unterer Primärfaszikel des Plexus* brachialis

Trunci intestinales intestinale Lymphstämme, die die Lymphe der Bauchorgane zum Ductus* thoracicus führen

Truncus jugularis dexter kurzer Lymphstamm, der die Lymphe der rechten Kopf-Hals-Seite zum Ductus* lymphaticus dexter führt

Truncus jugularis sinister kurzer Lymphstamm, der die Lymphe der linken Kopf-Hals-Seite zum Ductus* thoracicus führt

Truncus lumbalis dexter, sinister Lymphstämme, die die Lymphe aus den Beinen und dem Becken führen; vereinigen sich mit den Trunci intestinales zur Cisterna* chyli

Truncus lumbosacralis Nervenstrang aus den Vorderwurzeln der Lumbalnerven L_{4-5}

Trunci lymphatici Lymphstämme, Hauptlymphgefäße

Truncus medius plexus brachialis mittlerer Primärfaszikel des Plexus* brachialis

Truncus nervi accessorii Akzessoriusstamm

Truncus nervi spinalis Spinalnervenstamm

Trunci plexus brachialis die drei Primärfaszikel des Plexus* brachialis

Truncus pulmonalis aus der rechten Herzkammer entspringender Stamm der Pulmonalarterien; teilt sich in rechte und linke Arteria pulmonalis

Truncus subclavius dexter Lymphstamm für die Lymphe aus dem rechten Arm-Schulter-Bereich; mündet in den Ductus* lymphaticus dexter

Truncus subclavius sinister Lymphstamm für die Lymphe aus dem linken Arm-Schulter-Bereich; mündet in den Venenwinkel

Truncus superior plexus brachialis oberer Primärfaszikel des Plexus brachialis

Truncus sympathicus aus den Grenzstrangganglien und ihren Verbindungsfasern bestehender Teil des Sympathikus*, zu beiden Seiten der Wirbelsäule; SYN: Grenzstrang

Truncus thyrocervicalis Arterienstamm aus der Arteria* subclavia; gibt die Arteriae thyroidea inferior, cervicalis ascendens, suprascapularis, cervicalis superficialis und dorsalis scapulae ab

Truncus vagalis anterior vorderer Vagusstamm

Truncus vagalis posterior hinterer Vagusstamm

Trunk|sucht *f* →Alkoholismus

trun|ku|lär *adj* Rumpf/Truncus betreffend

Trun|kus|bi|fur|ka|ti|on *f* Teilung des Truncus* pulmonalis in rechte und linke Arteria* pulmonalis; SYN: Bifurcatio trunci pulmonalis

Try|pa|no|ly|se *f* Trypanosomenauflösung

try|pa|no|ly|tisch *adj* trypanosomenauflösend

Try|pa|no|mi|a|sis *f, pl* **-ses** →Trypanosomiasis

Try|pa|no|so|ma *nt, pl* **-ma|ta** Gattung eingeißeliger Flagellatten; Trypanosomiasis*-Erreger

Trypanosoma brucei gambiense Erreger der westafrikanischen Trypanosomiasis

Trypanosoma brucei rhodesiense Erreger der ostafrikanischen Trypanosomiasis

Trypanosoma cruzi Erreger der amerikanischen Trypanosomiasis

Try|pa|no|so|ma|in|fek|ti|on *f* →Trypanosomiasis

Try|pa|no|so|ma|ti|dae *pl* Flagellatenfamilie mit chrakteristischem Polymorphismus; je nach Ausbildung der Geißel unterscheidet man **amastigote Form** [Leishmania*], **promastigote Form** [Leptomonas], **epimastigote Form** [Crithidiaform] und **trypomastigote Form** [Trypanosoma*]

Try|pa|no|so|men|in|fek|ti|on *f* →Trypanosomiasis

Try|pa|no|so|mi|a|sis *f, pl* **-ses** durch **Trypanosoma**-Arten hervorgerufene Tropenkrankheit; SYN: Trypanosomainfektion, Trypanosomeninfektion, Trypanomiasis

afrikanische Trypanosomiasis durch Tsetsefliegen übertragene Infektionskrankheit durch **Trypanosoma brucei gambien-**

se oder **Trypanosoma brucei rhodesiense**, die unbehandelt zum Tode führt; SYN: afrikanische Schlafkrankheit

amerikanische Trypanosomiasis durch Raubwanzen [**Triatoma**] übertragene Infektionskrankheit durch **Trypanosoma cruzi**; anfangs stehen Hautsymptome [**Chagom**] im Vordergrund, langristig kommt es aber zu Befall und Schädigung innerer Organe [Myokarditis*, Herzinsuffizienz, Achalasie*, Megakolon*]; SYN: Chagas-Krankheit

ostafrikanische Trypanosomiasis durch **Trypanosoma brucei rhodesiense** verursachte Variante, die akuter verläuft als die westafrikanische Trypanosomiasis; SYN: ostafrikanische Schlafkrankheit

westafrikanische Trypanosomiasis Trypanosomiasis durch **Trypanosoma brucei gambiense**; verläuft langsamer als die ostafrikanische Variante; SYN: westafrikanische Schlafkrankheit

Trylpalnolsolmilzid *nt* trypanosomenabtötendes Mittel; SYN: Trypanozid

trylpalnolsolmilzid *adj* trypanosomenabtötend; SYN: trypanozid

Trylpalnolzid *nt* →Trypanosomizid

trylpalnolzid *adj* →trypanosomizid

Tryplsin *nt* Verdauungsenzym, das als inaktive Vorstufe in der Bauchspeicheldrüse gebildet wird

Tryplsinlhemlmer *m* →Trypsininhibitor

Tryplsinlinlhilbiltor *m* die Wirkung von Trypsin hemmende Substanz; SYN: Trypsinhemmer, Antitrypsin

Tryplsilnolgen *nt* inaktive Vorstufe von Trypsin*

Tryptalmin *nt* aus Tryptophan* entstehendes biogenes Amin

trypltisch *adj* (tryptische) Verdauung betreffend

Tryptolphan *nt* essentielle heterozyklische Aminosäure

Tryptolphanlulrie *f* Tryptophanausscheidung im Harn

Tseltselfllelge *f* in Afrika verbreitete Fliege; Überträger der Schlafkrankheit; SYN: Zungenfliege, Glossina

T-Suppressor-Zellen *pl* T-Lymphozyten, die die Immunantwort dämpfen; SYN: Suppressor-Zellen

Tsutsugamushi-Fieber *nt* von Milben übertragene, hoch fieberhafte Infektionskrankheit durch Rickettsia* tsutsugamushi; SYN: japanisches Fleckfieber, Milbenfleckfieber, Scrub-Typhus, Buschfleckfieber

Tulba *f, pl* **-bae** Röhre, Kanal, Tube

Tuba auditiva Verbindung zwischen Paukenhöhle und Rachen; SYN: Ohrtrompete, Eustach-Kanal, Eustach-Röhre, Tuba auditoria

Tuba auditoria →Tuba auditiva

Tuba uterina Eierstock und Gebärmutter verbindender, schlauchförmiger Eileiter; SYN: Eileiter, Salpinx, Tube

tulbal *adj* Tuba (auditiva oder uterina) betreffend, in einer Tube liegend oder ablaufend; SYN: tubar, tubär

tulbar *adj* →tubal

Tulbarlalbort *m* Ausstoßung einer Tubenschwangerschaft* in die Bauchhöhle; SYN: tubarer Abort

Tulbarlgralvildiltät *f* →Tubenschwangerschaft

Tulbarlrupltur *f* durch eine Tubenschwangerschaft* verursachtes Platzen des Eileiters; SYN: Tubenruptur

Tulbarlschwanlgerlschaft *f* →Tubenschwangerschaft

Tulbe *f* **1.** →Tuba uterina **2.** →Tuba auditiva

Tulbenlamlpulle *f* Ampulle des Eileiters; SYN: Ampulla tubae uterinae

Tulbenldurchlblalsung *f* →Tubenperflation

Tulbenlenldolmeltrilolse *f* Endometriosis* genitalis interna mit Sitz im Eileiter; SYN: Endometriosis tubae

Tulbenlenlge *f* →Tubenisthmus

Tulbenlentlzünldung *f* **1.** →Salpingitis **2.** →Syringitis

Tulbenlfallten *pl* Schleimhautfalten des Eileiters; SYN: Plicae tubariae

Tulbenlinlfunldilbullum *nt* trichterförmiger Anfangsteil des Eileiters, der am Rand mit den Eileiterfransen besetzt ist; SYN: Tubentrichter, Infundibulum tubae uterinae

Tulbenlisthlmus *m* **1.** engste Stelle der Ohrtrompete am Übergang vom knorpeligen zum knöchernen Abschnitt; SYN: Tubenenge, Isthmus tubae auditivae/auditoriae **2.** enger Abschnitt des Eileiters vor dem Eintritt in die Gebärmutter; SYN: Tubenenge, Isthmus tubae uterinae

Tulbenlkaltarr *m* →Tubenkatarrh

Tulbenlkaltarrh *m* katarrhalische Entzündung der Ohrtrompete

Tulbenlmanldel *f* lymphatisches Gewebe an der Rachenmündung der Ohrtrompete; SYN: Tonsilla tubaria

Tuben-Mittelohrkatarrh, chronischer *m* chronische Mittelohrentzündung, die zu einer Verschleimung der Paukenhöhle führt; SYN: chronische seromuköse Otitis media, Seromukotympanum, Seromukotympanon

Tulbenlmulkolsa *f* Eileiterschleimhaut; SYN: Tubenschleimhaut, Endosalpinx, Tunica mucosa tubae uterinae

Tulbenlperlflaltilon *f* Durchblasen der Eileiter zur Überprüfung der Durchgängigkeit bei Sterilität; SYN: Pertubation, Persufflation, Insufflation, Tubendurchblasung

Tulbenlplasltik *f* Eileiterplastik

Tulbenlrupltur *f* →Tubarruptur

Tulbenlschleimlhaut *f* →Tubenmukosa

Tulbenlschwanlgerlschaft *f* Einnistung der Frucht im Eileiter; SYN: Eileiterschwangerschaft, Tubarschwangerschaft, Tubargravidität, Graviditas tubaria

Tulbenlstelrilisaltilon *f* Unterbindung oder

Unterbrechung der Eileiter

Tu|ben|trich|ter *m* →Tubeninfundibulum

Tu|ben|wulst *m* **1.** durch den Tubenknorpel hervorgerufener Wulst am Hinterrand der Rachenmündung der Ohrtrompete; SYN: Torus tubarius **2.** Schleimhautfalte von der Tubenmündung zum seitlichen Gaumen; SYN: Plica salpingopalatina

Tu|ber *nt* Höcker, Wulst, Vorsprung

Tuber calcanei hinterer Teil des Fersenbeins; SYN: Fersenbeinhöcker

Tuber cinereum grauer Höcker an der Unterseite des Zwischenhirns

Tuber frontale Höcker oberhalb des Augengrauenbogens; SYN: Stirnhöcker, Eminentia frontalis

Tuber ischiadicum Sitzbeinhöcker

Tu|ber|cu|lo|ma *nt, pl* **-ma|ta** →Tuberkulom

Tu|ber|cu|lo|sis *f, pl* **-ses** meldepflichtige Infektionskrankheit durch **Mycobacterium**-Arten, die durch die Bildung spezifischer Granulome gekennzeichnet ist; SYN: Tuberkulose

Tuberculosis acuta miliaris akute Miliartuberkulose*

Tuberculosis cutis Oberbegriff für die verschiedenen primären oder sekundären Tuberkuloseformen der Haut; SYN: Hauttuberkulose

Tuberculosis cutis colliquativa postprimäre subakute Hauttuberkulose mit Bildung subkutaner livider Knoten, die zu Ulzeration und Fistelbildung neigen; SYN: Skrophuloderm, tuberkulöses Gumma

Tuberculosis cutis luposa v.a. das Gesicht betreffende häufigste Form der Hauttuberkulose; SYN: Tuberculosis luposa cutis et mucosae, Lupus vulgaris

Tuberculosis cutis orificialis v.a. Mundhöhle und Lippen, aber auch Anus und Harnröhrenöffnung betreffende schmerzhafte Schleimhautgeschwüre bei autogener Reinfektion; SYN: tuberkulöse Schleimhautgeschwüre, ulzeröse Schleimhauttuberkulose, Tuberculosis cutis orificialis, Tuberculosis miliaris ulcerosa mucosae et cutis

Tuberculosis cutis papulonecrotica meist die Streckseiten von Armen und Beinen, sowie die Gesäßregion betreffende chronisch-rezidivierende Papeln, die mit Narbenbildung verheilen; SYN: papulonekrotisches Tuberkulid

Tuberculosis cutis verrucosa meist als Berufskrankheit auftretende postprimäre Tuberkulose* mit rundlichen, indolenten, verrukösen Papeln an Fingern, Händen, Ferse oder Füßen; SYN: Wilk-Krankheit, warzige Tuberkulose der Haut, Leichentuberkel, Schlachtertuberkulose, Verruca necrogenica, Tuberculum anatomicum

Tuberculosis luposa cutis et mucosae →Tuberculosis cutis luposa

Tuberculosis miliaris →miliare Tuberkulose

Tuberculosis miliaris ulcerosa mucosae et cutis →Tuberculosis cutis orificialis

Tuberculosis urogenitalis i.d.R. chronische Tuberkulose der Urogenitalorgane; befällt beim Mann meist die Prostata, bei der Frau Adnexe oder Endometrium; SYN: Urogenitaltuberkulose, Urophthise

Tu|ber|cu|lum *nt, pl* **-la 1.** Höcker, Schwellung, Knoten, Knötchen **2.** →Tuberkel

Tuberculum anatomicum meist als Berufskrankheit auftretende postprimäre Tuberkulose* mit rundlichen, indolenten, verrukösen Papeln an Fingern, Händen, Ferse oder Füßen; SYN: Wilk-Krankheit, warzige Tuberkulose der Haut, Leichentuberkel, Schlachtertuberkulose, Tuberculosis cutis verrucosa, Verruca necrogenica

Tuberculum auriculare Höcker am oberen Rand der Ohrmuschelhelix; SYN: Darwin-Höcker

Tuberculum corniculatum unteres Schleimhauthöckerchen der Plica* aryepiglottica

Tuberculum cuneiforme oberes Schleimhauthöckerchen der Plica* aryepiglottica; SYN: Wrisberg-Höckerchen, Wrisberg-Knötchen, Tuberculum cuneiforme

Tuberculum epiglotticum Schleimhauthöckerchen über dem Epiglottisstiel im Vestibulum* laryngis; SYN: Epiglottishöckerchen

Tuberculum majus, minus größerer und kleinerer Muskelansatzhöcker am Oberarm

Tuberculum pubicum Knochenhöckerchen am Ansatz des Leistenbands am oberen Schambeinrand

Tuberculum supraglenoidale Knochenhöckerchen am Ansatz des langen Trizepskopfes oberhalb der Schultergelenkspfanne

Tuberculum thyroideum inferius unterer Schildknorpelhöcker

Tuberculum thyroideum superius oberer Schildknorpelhöcker

Tu|ber|kel *m* knötchenförmiges Granulom mit Epitheloidzellen und Langhans-Riesenzellen bei Tuberkulose; evtl. mit zentraler Nekrose [Verkäsung]; SYN: Tuberkelknötchen, Tuberculum

Tu|ber|kel|bak|te|ri|um *nt, pl* **-ri|en** →Tuberkulosebakterium

Tu|ber|kel|ba|zil|lus *m, pl* **-li** →Tuberkulosebakterium

Tu|ber|kel|knöt|chen *nt* →Tuberkel

tu|ber|ku|lar *adj* Tuberkel betreffend, tuberkelähnlich

Tu|ber|ku|lid *nt* allergische Hautreaktion auf Tuberkulosebakterien

nodöses Tuberkulid meist jüngere Frauen betreffende Vaskulitis* der kleinen und mittleren Subkutangefäße mit knotigen Schwellungen; SYN: Bazin-Krankheit, Erythema induratum

papulonekrotisches Tuberkulid meist die

Streckseiten von Armen und Beinen, sowie die Gesäßregion betreffende chronisch-rezidivierende Papeln, die mit Narbenbildung verheilen; SYN: Tuberculosis cutis papulonecrotica

Tu|ber|ku|lin *nt* aus Kulturen von Tuberkulosebakterien gewonnenes Filtrat, das Stoffwechselprodukte und Zelltrümmer enthält; wirkt als Hapten* und kann damit eine zelluläre Antwort auslösen

Tu|ber|ku|lin|re|ak|ti|on *f* Reaktion von Tuberkulin mit zellgebundenen Antikörpern gegen Tuberkulosebakterien; nach ca. 24 Stunden kommt es zu einer T-zellvermittelten Überempfindlichkeitsreaktion [Tuberkulin-Typ*]

Tu|ber|ku|lin|test *m* auf der Tuberkulinreaktion* basierender Hauttest

Tuberkulin-Typ *m* zellvermittelte Immunreaktion, die ca. 24 Stunden nach Antigenkontakt auftritt; SYN: Spätreaktion, T-zellvermittelte Überempfindlichkeitsreaktion, Spät-Typ der Überempfindlichkeitsreaktion, Typ IV der Überempfindlichkeitsreaktion

Tu|ber|ku|li|tis *f, pl* **-ti|den** Tuberkelentzündung

tu|ber|ku|li|tisch *adj* Tuberkelentzündung/Tuberkulitis betreffend, von ihr betroffen oder gekennzeichnet

tu|ber|ku|lo|id *adj* 1. tuberkelähnlich, tuberkelartig 2. tuberkuloseartig, tuberkuloseähnlich

Tu|ber|ku|lom *nt* tuberkulöser Rundherd mit zentraler Verkäsung und bindegewebiger Membran; SYN: Tuberculoma

tu|ber|ku|lös *adj* Tuberkulose betreffend, von ihr betroffen oder gekennzeichnet, durch sie bedingt

Tu|ber|ku|lo|se *f* meldepflichtige Infektionskrankheit durch **Mycobacterium**-Arten, die durch die Bildung spezifischer Granulome gekennzeichnet ist; SYN: Tuberculosis
disseminierte Tuberkulose Tuberkulose mit Befall mehrere Organe; auch gleichgesetzt mit miliarer Tuberkulose
exsudative Tuberkulose exsudative Form/ Phase der Lungentuberkulose
hämatogene postprimäre Tuberkulose durch hämatogene Streuung entsehende postprimäre Tuberkulose
inaktive Tuberkulose Bezeichnung für meist abgekapselte Tuberkuloseherde, die klinisch inaktiv sind, aber selbst nach Jahren aufbrechen und zu einer späten postprimären Tuberkulose führen können; SYN: vernarbte Tuberkulose,verheilte Tuberkulose
kavernöse Tuberkulose Lungentuberkulose* mit Kavernenbildung
miliare Tuberkulose v.a. bei abwehrgeschwächten Patienten [AIDS, Tumoren] auftretende generalisierte Tuberkulose mit Bildung zahlreicher **Miliartuberkel** in verschiedenen Organen; SYN: Miliartuberkulose, Tuberculosis miliaris
offene Tuberkulose infektiöse Form der Lungentuberkulose* mit Ausscheidung von Erregern im Sputum; meist bei kavernöser Lungentuberkulose mit Anschluss an einen Ableitungsbronchus; SYN: offene Lungentuberkulose
postprimäre Tuberkulose Monate bis Jahre nach einer Primärtuberkulose einsetzende Reinfektion durch Streuung von Tuberkelbakterien aus einem Primärkomplex [**Frühform**] oder inaktiven Primärherden [**Spätform, Erwachsenenform**]
synoviale Tuberkulose Gelenktuberkulose mit Befall der Synovia
verheilte Tuberkulose →inaktive Tuberkulose
vernarbte Tuberkulose →inaktive Tuberkulose
warzige Tuberkulose der Haut meist als Berufskrankheit auftretende postprimäre Tuberkulose* mit rundlichen, indolenten, verrukösen Papeln an Fingern, Händen, Ferse oder Füßen; SYN: Wilk-Krankheit, Leichentuberkel, Schlachtertuberkulose, Tuberculosis cutis verrucosa, Verruca necrogenica, Tuberculum anatomicum

Tu|ber|ku|lo|se|bak|te|ri|um *nt, pl* **-ri|en** aerobes, extrem langsam-wachsendes Mykobakterium*; Erreger der Tuberkulose* des Menschen und verschiedener Tiere [Affen, Hunde]; SYN: Tuberkelbazillus, Tuberkelbakterium, TB-Bazillus, TB-Erreger, Tuberkulosebazillus, Mycobacterium tuberculosis, Mycobacterium tuberculosis var. hominis

Tu|ber|ku|lo|se|ba|zil|lus *m, pl* **-li** →Tuberkulosebakterium

Tuberkulose-Lymphom *nt* tuberkulöse Lymphknotenentzündung; SYN: Lymphknotentuberkulose, Lymphadenitis tuberculosa

Tu|ber|ku|lo|se|sep|sis *f, pl* **-ses** meist tödlich verlaufende, akut generalisierte Tuberkulose bei Abwehrschwäche des Organismus; SYN: Landouzy-Sepsis, Landouzy-Typhobazillose, Sepsis tuberculosa acutissima

Tu|ber|ku|lo|si|li|ko|se *f* gleichzeitiges Auftreten von Silikose* und Lungentuberkulose*; SYN: Silikotuberkulose

Tu|ber|ku|lo|sta|ti|kum *nt, pl* **-ka** das Wachstum von Tuberkelbakterien hemmendes Mittel; meist gleichgesetzt mit Antituberkulotikum

tu|ber|ku|lo|sta|tisch *adj* das Wachstum von Tuberkelbakterien hemmend; meist gleichgesetzt mit antituberkulös

tu|ber|ku|lo|zid *adj* Tuberkelbakterien-abtötend

tu|be|rös *adj* knotig, in Knotenform

tu|be|ro|sa|kral *adj* Tuber ischiadicum und Kreuzbein/Os sacrum betreffend; SYN:

sakrotuberal

Tu|be|ro|si|tas *f, pl* **-ta|tes** Vorsprung, Protuberanz

Tuberositas deltoidea Rauhigkeit am Ansatz des Musculus* deltoideus am Oberarmknochen

Tuberositas glutea Rauhigkeit am Ansatz des Musculus* gluteus maximus am Oberschenkelknochen

Tuberositas radii Rauhigkeit am Ansatz des Musculus* biceps brachii am oberen Speichenende

Tuberositas tibiae Rauhigkeit am Ansatz des Ligamentum* patellae am oberen Schienbein

Tuberositas ulnae Rauhigkeit am Ansatz des Musculus* brachialis an der Elle

Tubo-, tubo- *präf.* Wortelement mit Bezug auf **1.** "Eileiter/Tube" **2.** "Ohrtrompete/Tube"

tu|bo|ab|do|mi|nal *adj* Eileiter und Bauchhöhle/Abdomen betreffend oder verbindend; SYN: tuboabdominell

tu|bo|ab|do|mi|nell *adj* →tuboabdominal

Tu|bo|cu|ra|re *nt* →Curare

Tu|bo|o|va|ri|al|abs|zess *m* Abszess von Eierstock und Eileiter

tu|bo|pe|ri|to|ne|al *adj* Eileiter und Bauchfell/Peritoneum betreffend oder verbindend

Tu|bor|rhoe *f, pl* **-rho|en** Schleimausfluss aus der Ohrtrompete

tu|bo|tym|pa|nal *adj* Tuba auditiva und Paukenhöhle betreffend oder verbindend

tu|bo|u|te|rin *adj* Eileiter und Gebärmutter-/Uterus betreffend oder verbindend

tu|bo|va|gi|nal *adj* Eileiter und Scheide/Vagina betreffend oder verbindend

tu|bu|lär *adj* röhrenförmig, tubulös

Tu|bu|lo|ne|phro|se *f* durch verschiedene Noxen hervorgerufene Schädigung des Epithels der Nierentubuli; SYN: Tubulusnephrose

Tu|bu|lo|pa|thie *f* Schädigung der Nierentubuli

tu|bu|lös *adj* röhrenförmig, tubulär

Tu|bu|lus *m, pl* **-li** Röhrchen, Kanälchen

Tubuli dentinales von der Pulpa zur Peripherie ziehende Kanälchen; SYN: Dentinkanälchen, Canaliculi dentinales

Tubuli renales Nierenkanälchen, Nierentubuli

Tubuli renales contorti gewundene Nierentubuli, (Nieren-)Konvolut

Tubuli renales recti gerade Abschnitte der Nierentubuli

Tubuli seminiferi Hodenkanälchen

Tubuli seminiferi contorti gewundene Hodenkanälchen

Tubuli seminiferi recti gerade Hodenkanälchen

Tu|bu|lus|ne|kro|se *f* zu Nierenversagen führende meist toxische Schädigung der Nierentubuli

akute Tubulusnekrose zu akutem Nierenversagen führende toxische Schädigung

akute ischämische Tubulusnekrose akute Tubulusnekrose bei Ischämie

akute toxische Tubulusnekrose toxisch bedingte akute Tubulusnekrose

Tu|bu|lus|ne|phro|se *f* →Tubulonephrose

Tu|bus *m, pl* **Tu|ben, Tu|bus|se** **1.** Metall-, Gummi- oder Kunststoffrohr zum Einführen in die Luftröhre **2.** nicht-verstellbare, feste Blende des Röntgenapparates zur Einengung des Strahlenfeldes

Tuff|stein|lun|ge *f* metastatische Verkalkung des Lungengewebes bei einer länger bestehenden Hyperkalzämie*; SYN: Pneumokalzinose, metastatische Lungenkalzinose, Bimssteinlunge

Tu|lar|ä|mie *f* durch **Francisella tularensis** hervorgerufene Infektionskrankheit, die von Bremsen und Zecken von Nagetieren auf den Menschen übertragen wird; von den verschiedenen Formen [**glanduläre, glandulopharyngeale, kutanoglanduläre, okuloglanduläre, oropharyngeale, ulzeroglanduläre**], ist die ulzeroglanduläre Tularämie am häufigsten; SYN: Hasenpest, Nagerpest, Lemming-Fieber, Ohara-Krankheit, Francis-Krankheit

Tu|mes|zenz *f* (diffuse) Anschwellung/Schwellung

Tu|mor *m* **1.** Schwellung, Anschwellung [klassisches Entzündungszeichen] **2.** Geschwulst, Neubildung, Gewächs, Neoplasma

chromaffiner Tumor vom chromaffinen System ausgehender Tumor; SYN: Chromaffinom

dyskeratotischer Tumor meist isolierte Dyskeratose* des Kopfes oder Gesichts, seltener der Mundschleimhaut; SYN: warziges Dyskeratom, Dyskeratoma segregans, Dyskeratoma verrucosum, Dyskeratoma lymphadenoides, Dyskeratosis segregans, Dyskeratosis follicularis isolata

fibroepithelialer Tumor (Pinkus) semimaligner Hauttumor; nicht-invasive Form des Basalzellkarzinoms; SYN: Pinkus-Tumor, prämalignes Fibroepitheliom, Fibroepithelioma Pinkus

tu|mor|af|fin *adj* mit besonderer Affinität zu Tumoren; SYN: onkotrop

Tu|mor|an|ti|gen *nt* auf Tumorzellen gefundenes Antigen; SYN: T-Antigen

Tu|mor|ge|ne|se *f* Tumorentstehung, Tumorbildung

Tu|mor|im|mu|no|lo|gie *f* Immunologie* der Tumorentstehung und -ausbreitung

tu|mo|ri|zid *adj* krebszellenzerstörend, krebszellenabtötend

Tu|mor|mar|ker *pl* Stoffe, deren Auftreten oder Konzentration in Körperflüssigkeiten oder Blut Hinweise auf die Aktivität eines Tumors geben kann

Tumor-Nekrose-Faktor *m* in zwei Formen [**TNF-α** und **TNF-β, Lymphotoxin**] vorkommendes Zytokin*; Mediator der Entzündungs- und Immunreaktion; löst bei manchen Tumoren hämorrhagische Nekrosen aus; SYN: Cachectin

tu|mo|rös *adj* tumorartig

Tu|mor|vi|ren *pl* Viren, die einen gutartigen oder bösartigen Tumor auslösen können; SYN: Onkoviren, onkogene Viren

Tun|ga pe|ne|trans *f* weltweit verbreiteter Floh; Befall verursacht Tungiasis*; SYN: Sandfloh, Dermatophilus penetrans

Tun|gi|a|sis *f, pl* **-ses** entzündliche Hauterkrankung durch Befall mit **Tunga penetrans**; SYN: Sandflohbefall

Tu|ni|ca *f, pl* **-cae** Hüllschicht, Hülle, Haut, Häutchen

Tunica adventitia äußere Bindegewebsschicht von Gefäßen und Organen; SYN: Adventitia

Tunica albuginea corporis spongiosi Bindegewebshülle des Harnröhrenschwellkörpers

Tunica albuginea corporum cavernosum Bindegewebshülle der Schwellkörper

Tunica albuginea ovarii Eierstockkapsel

Tunica albuginea testis bindegewebige Hodenhülle; SYN: Albuginea

Tunica conjunctiva Bindehaut des Auges; SYN: Bindehaut, Konjunktiva, Conjunctiva

Tunica conjunctiva bulbi Bindehaut des Augapfels

Tunica conjunctiva palpebrarum Bindehaut des Augenlids

Tunica dartos Muskelhaut des Hodensacks

Tunica externa äußere Gefäßschicht; SYN: Adventitia

Tunica fibrosa faserig-bindegewebige Organhüllschicht/Organkapsel

Tunica fibrosa bulbi äußere Augenhaut

Tunica fibrosa hepatis Bindegewebskapsel der Leber

Tunica fibrosa splenica fibröse Milzkapsel

Tunica interna bulbi innere Augenhaut

Tunica intima innerste Gefäßschicht; SYN: Intima

Tunica media mittlere Gefäßschicht; SYN: Media

Tunica mucosa Auskleidung der Hohlorgane und des Magen-Darm-Traktes; SYN: Schleimhaut, Mukosa

Tunica mucosa bronchi Bronchialschleimhaut

Tunica mucosa cavitatis tympanicae Paukenhöhlenschleimhaut

Tunica mucosa coli Kolonschleimhaut

Tunica mucosa gastricae Magenschleimhaut

Tunica mucosa intestini tenuis Dünndarmschleimhaut

Tunica mucosa laryngis Kehlkopfschleimhaut

Tunica mucosa linguae Zungenschleimhaut; SYN: Periglottis

Tunica mucosa nasi Nasenschleimhaut

Tunica mucosa oesophageae Speiseröhrenschleimhaut, Ösophagusschleimhaut

Tunica mucosa oris Mundschleimhaut

Tunica mucosa pharyngea Rachenschleimhaut

Tunica mucosa recti Rektumschleimhaut

Tunica mucosa tracheae Luftröhrenschleimhaut, Trachealschleimhaut

Tunica mucosa tubae auditivae Tubenschleimhaut, Schleimhaut der Ohrtrompete

Tunica mucosa tubae uterinae Eileiterschleimhaut, Tubenschleimhaut

Tunica mucosa ureteris Harnleiterschleimhaut, Ureterschleimhaut

Tunica mucosa uteri Gebärmutterschleimhaut, Uterusschleimhaut; SYN: Endometrium

Tunica mucosa vaginae Scheidenschleimhaut, Vaginaschleimhaut

Tunica mucosa vesicae biliaris/felleae Gallenblasenschleimhaut

Tunica mucosa vesicae urinariae Blasenschleimhaut, Harnbasenschleimhaut

Tunica muscularis glattmuskuläre Wandschicht von Hohlorganen

Tunica muscularis uteri Muskelschicht der Gebärmutter, Uterusmuskulatur; SYN: Myometrium

Tunica serosa seröse Haut; SYN: Serosa

Tunica serosa tubae uterina Bauchfellüberzug der Eileiter; SYN: Perisalpinx

Tunica serosa uteri das die Gebärmutter bedeckende Bauchfell; SYN: Perimetrium

Tunica vaginalis testis seröse Hodenhülle

Tunica vasculosa bulbis aus Choroidea*, Iris* und Corpus* ciliare bestehende mittlere Schicht des Auges; SYN: mittlere Augenhaut, Uvea

Tunnel-Anämie *f* meist durch Ancylostoma* duodenale oder Necator* americanus hervorgerufene Erkrankung mit Anämie*, Magen-Darm-Symptomen und evtl. Herzinsuffizienz*; SYN: Hakenwurmbefall, Hakenwurminfektion, Wurmkrankheit der Bergarbeiter, Ankylostomatosis, Ankylostomatidose, Ankylostomiasis

Tüp|fel|nä|gel *pl* grübchenförmige, kleine Nageldefekte, z.B. bei Psoriasis; SYN: Grübchennägel

Tur|ban|tu|mor *m* s.u. Zylindrom

Tur|bi|di|me|trie *f* Trübungsmessung einer Flüssigkeit zur Konzentrationsbestimmung

Tur|bin|ek|to|mie *f* Teilentfernung einer Nasenmuschel; SYN: Nasenmuschelresektion, Muschelresektion, Konchotomie

Tur|bi|no|to|mie *f* Durchtrennung einer Nasenmuschel

Türck-Bündel *nt* Fasern von den Schläfenwindungen zu den Brückenkernen; SYN: Tractus temporopontinus

Tur|ges|zenz *f* (An-)Schwellung, Geschwulst

Tur|gor *m* Spannungs-/Quellungszustand von Zellen oder Geweben

Tu|ris|ta *f* meist durch kontaminierte Lebensmittel und Wasser übertragene Durchfallerkrankung durch verschiedenste Bakterien [Escherichia coli, Salmonellen, Shigellen], die Reisende in südliche Länder befällt; SYN: Reisediarrhö, Montezumas Rache

Tür|ken|sat|tel *m* Sella turcica

Turm|schä|del *m* →Turrizephalie

turm|schä|de|lig *adj* →turrizephal

Turner-Syndrom *nt* Chromosomenanomalie [meist 45,X0], die zu Minderwuchs und Gonadendysgenesie der äußerlich weiblichen Patienten führt; SYN: Ullrich-Turner-Syndrom, X0-Syndrom

tur|ri|ce|phal *adj* →turrizephal

Tur|ri|ce|pha|lie *f* →Turrizephalie

tur|ri|ze|phal *adj* Turrizephalie betreffend, von ihr betroffen oder gekennzeichnet; SYN: spitzschädelig, turmschädelig, akrozephal, oxyzephal, turricephal, hypsicephal, hypsizephal

Tur|ri|ze|pha|lie *f* anomale Schädelform mit turmartigem Wachstum; meist durch einen vorzeitigen Verschluss der Kranznaht* bedingt; SYN: Spitzschädel, Turmschädel, Akrozephalie, Akrocephalie, Oxyzephalie, Oxycephalie, Hypsizephalie, Hypsicephalie, Turricephalie

tus|si|gen *adj* hustenerregend; SYN: tussipar

tus|si|par *adj* →tussigen

Tus|sis *m* Husten

Tussis convulsiva durch Bordetella* pertussis hervorgerufene Infektionskrankheit, deren klinisches Erscheinungsbild von andauernden Hustenanfällen geprägt ist; SYN: Keuchhusten, Stickhusten, Pertussis

Tu|tor *m* zirkulärer (Gips-)Verband

T-Wel|le *f* letzte Welle im EKG; SYN: T-Zacke

Twort-d'Herelle-Phänomen *nt* Zerstörung von Bakterien durch Bakteriophagen; SYN: d'Herelle-Phänomen, Bakteriophagie

Tyl|ek|to|mie *f* Form der brusterhaltenden Tumorentfernung bei Brustkrebs, bei der nur der Tumor und angrenzendes Gewebe entfernt werden; SYN: Segmentresektion, Qudrantenresektion, Lumpektomie

Ty|lo|ma *nt, pl* **-ma|ta** →Tylosis

Ty|lo|sis *f, pl* **-ses** Schwielenbildung, Schwiele, Hornschwiele; SYN: Tyloma, Tylositas, Callus, Callositas

Tylosis ciliaris Lidrandverhärtung bei chronischer Entzündung

Ty|lo|si|tas *f, pl* **-ta|tes** →Tylosis

Tympan-, tympan- *präf.* →Tympano-

tym|pa|nal *adj* Trommelfell oder Paukenhöhle betreffend

Tym|pa|nek|to|mie *f* Trommelfellentfernung

Tym|pa|nia *f* übermäßige Gasansammlung im Bauchraum; SYN: Blähsucht, Trommelbauch, Meteorismus

Tympania uteri Gasansammlung in der Gebärmutter; SYN: Physometra, Uterustympanie

tym|pa|nisch *adj* (*Schall*) paukenartig; SYN: tympanitisch

tym|pa|ni|tisch *adj* →tympanisch

Tympano-, tympano- *präf.* Wortelement mit der Bedeutung "Paukenhöhle"

tym|pa|no|gen *adj* aus der Paukenhöhle stammend

Tym|pa|no|gramm *nt* bei der Tympanometrie erhaltene graphische Darstellung

tym|pa|no|mal|le|al *adj* Paukenhöhle und Hammer/Malleus

Tym|pa|no|mas|to|i|di|tis *f, pl* **-ti|den** Entzündung von Paukenhöhle und Warzenfortsatzzellen/ Cellulae mastoideae

tym|pa|no|mas|to|i|di|tisch *adj* Tympanomastoiditis betreffend, von ihr betroffen oder gekennzeichnet

Tym|pa|non *nt* Paukenhöhle*, Cavitas tympani, Tympanum

Tym|pa|no|plas|tik *f* Paukenhöhlenplastik

tym|pa|no|plas|tisch *adj* Tympanoplastik betreffend, mittels Tympanoplastik

Tym|pa|no|skle|ro|se *f* zu Verklebung und Sklerose von Trommelfell und Gehörknöchelchen führende Erkrankung mit Entwicklung einer Schwerhörigkeit; SYN: Paukensklerose, Paukenhöhlensklerose

tym|pa|no|sta|pe|di|al *adj* Paukenhöhle und Steigbügel/Stapes betreffend

Tym|pa|no|to|mie *f* Inzision des Trommelfells, Paukenhöhlenpunktion, Paukenpunktion

Tym|pa|num *nt* die Gehörknöchelchen enthaltende Paukenhöhle des Mittelohrs; SYN: Tympanon, Cavitas tympani

Tyndall-Effekt *m* Lichtstreuung durch kolloidal gelöste Teilchen

Typhl-, typhl- *präf.* →Typhlo-

Typh|lek|to|mie *f* operative Blinddarmentfernung, Blinddarmresektion, Zäkumresektion; SYN: Zäkektomie

Typh|li|tis *f, pl* **-ti|den** Entzündung des Blinddarms/Zäkums; klinisch nicht von einer Appendizitis* zu unterscheiden; SYN: Zäkumentzündung, Blinddarmentzündung

typh|li|tisch *adj* Blinddarmentzündung/ Typhlitis betreffend, von ihr betroffen oder gekennzeichnet

Typhlo-, typhlo- *präf.* Wortelement mit der Bedeutung **1.** "blind" **2.** "Blinddarm/Zäkum/Typhlon"

Typh|lo|ko|li|tis *f, pl* **-ti|den** Entzündung von Blindarm/Zäkum und Kolon

typh|lo|ko|li|tisch *adj* Typhlokolitis betreffend, von ihr betroffen oder gekennzeichnet

Typh|lo|li|thi|a|sis *f, pl* **-ses** Vorkommen von Darmsteinen im Blindarm/Zäkum; SYN: Zäkolithiasis

Typh|lo|me|ga|lie *f* Zäkumvergrößerung; SYN: Zäkomegalie

Ty|ph|lon *nt, pl* **-la** sackförmiger Anfang des Dickdarms; am unteren Ende befindet sich der Wurmfortsatz [Appendix vermiformis], der oft als Blinddarm bezeichnet wird; SYN: Blinddarm, Zäkum, Zökum, Caecum

Typh|lo|pe|xie *f* Zäkumfixation, Zäkumanheftung; SYN: Zäkopexie

Typh|lo|pto|se *f* Zäkumsenkung; meist im Rahmen einer Enteroptose*

Typh|lo|sto|mie *f* (Anlegen einer) Zäkumfistel, Zäkumfistelung; SYN: Zäkostomie

Typh|lo|to|mie *f* operative Zäkumeröffnung; SYN: Zäkotomie

Ty|pho|id *nt* typhusartige Erkrankung

Ty|phom *nt* bei Typhus* abdominalis auftretendes Granulom, v.a. in Leber, Milz und Lymphknoten; SYN: Typhusgranulom

ty|phös *adj* Typhus betreffend, typhusartig, typhusähnlich

Ty|phus *m* →Typhus abdominalis

Typhus abdominalis durch Salmonella* typhi verursachte, melde- und isolierpflichtige Infektionskrankheit; klinisch stehen Fieber, Milzschwellung, Bewusstseinseintrübung und massive Durchfälle [**Erbsenbreistühle**] im Vordergrund; SYN: Bauchtyphus, Unterleibstyphus, typhoides Fieber, Typhus, Febris typhoides

Typhus ambulatorius leichte, grippeartige Form des Typhus abdominalis; SYN: Typhus levissimus

Typhus exanthematicus weltweit verbreitete, durch schlechte hygienische Bedingungen geförderte Infektionskrankheit; der Erreger [Rickettsia* prowazeki] wird v.a. durch die Kleiderlaus* von Mensch zu Mensch übertragen; neben hohem Fieber und einem charakteristischem fleckförmigem Hautausschlag imponiert die Erkrankung durch Bewusstseinseintrübung und neurologische Schäden; SYN: epidemisches Fleckfieber, klassisches Fleckfieber, Läusefleckfieber, Flecktyphus, Hungertyphus, Kriegstyphus

Typhus levissimus →Typhus ambulatorius

Ty|phus|ba|zil|lus *m, pl* **-li** durch Wasser, Lebensmittel und Schmierinfektion übertragener Erreger des Typhus* abdominalis; SYN: Salmonella typhi

Ty|phus|gra|nu|lom *nt* →Typhom

Typhus-Paratyphus-Enteritisbakterien *pl* →Salmonella

Ty|phus|zel|len *pl* in Typhusgranulomen vorkommende typische Zellen; SYN: Rindfleischzellen

Tyr-, tyr- *präf.* →Tyro-

Ty|ra|min *nt* aus Tyrosin* entstehendes biogenes Amin; SYN: Tyrosamin

Ty|ra|mi|na|se *f* →Tyraminoxidase

Ty|ra|min|o|xi|da|se *f* Enzym, das die Oxidation von primären, sekundären und tertiären Aminen katalysiert; SYN: Monoaminooxidase, Monoaminoxidase, Adrenalinoxidase, Tyraminase

Tyro-, tyro- *präf.* Wortelement mit der Bedeutung "Käse"

ty|ro|gen *adj* aus Käse stammend, durch Käse hervorgerufen

Ty|ro|sa|min *nt* →Tyramin

Ty|ro|sin *nt* essentielle Aminosäure; Ausgangssubstanz für die Synthese von Schilddrüsenhormonen und Katecholaminen

Ty|ro|sin|ä|mie *f* erhöhter Tyrosingehalt des Blutes; SYN: Hypertyrosinämie

hepatorenale Tyrosinämie angeborene Abbaustörung des Tyrosins mit Leber und Nierensschädigung; SYN: hereditäre Tyrosinämie, Tyrosinose

hereditäre Tyrosinämie →hepatorenale Tyrosinämie

Ty|ro|sin|a|mi|no|trans|fe|ra|se|man|gel *m* autosomal-rezessive Enzymopathie* mit Hornhautdystrophie, Keratose von Händen und Füßen und geistiger Retardierung; SYN: Richner-Hanhart-Syndrom, TAT-Mangel

Ty|ro|si|na|se *f* kupferhaltiges Enzym, das Melanin* aus Tyrosin bildet

Ty|ro|si|no|se *f* angeborene Abbaustörung des Tyrosins mit Leber und Nierensschädigung; SYN: hereditäre Tyrosinämie, hepatorenale Tyrosinämie

Ty|ro|sin|u|rie *f* Tyrosinausscheidung im Harn

Ty|ro|sis *f, pl* **-ses** pathologische Bezeichnung für die Verkäsung von Gewebe, z.B. bei Tuberkulose

Ty|ro|to|xi|ko|se *f* bei Patienten mit Monoaminooxidasehemmern auftretende akute Hochdruckkrise nach Verzehr amin-reicher Käsesorten; SYN: Käsevergiftung

Tyson-Drüsen *pl* talgproduzierende Drüsen der Penisvorhaut; SYN: Vorhautdrüsen, Präputialdrüsen, präputiale Drüsen, Glandulae preputiales

T-Za|cke *f* →T-Welle

T-Zel|len *pl* →T-Lymphozyten

T4$^+$-Zel|len *pl* →Helferzellen

T-Zell-Pseudolymphom *nt* ätiologisch unklare Erkrankung mit Bildung schmerzhafter, geröteter Papeln durch eine Proliferation aktiver T-Lymphozyten in der Haut; SYN: lymphomatoide Papulose

U

Ü|ber|be|fruch|tung *f* Befruchtung eines Eis, während schon eine Schwangerschaft besteht; SYN: Superfetation, Superfetatio

Ü|ber|bein *nt* mukoide Zystenbildung einer Gelenkkapsel oder des Sehnengleitgewebes; SYN: Synovialzyste, Ganglion

Ü|ber|biss *m* normale Bissform, bei der die oberen Schneidezähne über die unteren ragen; SYN: Scherenbiss, Psalidodontie

Ü|ber|do|sis *f, pl* **-ses** über die zulässige oder empfohlene Dosis hinausgehende Arzneimittel- oder Strahlendosis

Ü|ber|druck|be|at|mung *f* Standardform der Beatmung, bei der während der Einatmung ein positiver Druck aufgebaut wird

Ü|ber|druck|kam|mer *f* Druckammer für die hyperbare Oxygenation*

Ü|ber|emp|find|lich|keit *f* Reizüberempfindlichkeit, Hypersensitivität; Allergie

Ü|ber|er|reg|bar|keit, nervöse *f* nervöses Erschöpfungssyndrom mit u.a. Kopfschmerzen, Schwitzen, Schlafstörungen, Schwindel, Durchfall oder Verstopfung; SYN: Beard-Syndrom, Nervenschwäche, Neurasthenie, Neurasthenia

Ü|ber|gangs|nä|vus *m, pl* **-vi** Nävuszellnävus* im Übergangsbereich von Dermis* und Epidermis*; SYN: Grenznävus, Abtropfungsnävus, Junktionsnävus, junktionaler Nävus

Ü|ber|gangs|wir|bel *m* erster oder letzter Wirbel einer Wirbelgruppe, der Merkmale der angrenzenden Wirbelgruppe aufweist; SYN: Assimilationswirbel

Ü|ber|imp|fung *f* Einbringen eines Erregers in einen Nährboden oder Organismus; SYN: Beimpfung, Inokulation, Impfung

Ü|ber|rei|fe|syn|drom *nt* →Übertragungssyndrom

Ü|ber|schwän|ge|rung *f* Befruchtung von mehr als einem Ei während desselben Zyklus; SYN: Superfekundation, Superfecundatio

ü|ber|tra|gen *adj* postmatur

Ü|ber|trä|ger|stoff *m* Transmitter*

Ü|ber|trä|ger|sub|stanz *f* Transmitter*

Ü|ber|tra|gung *f* 1. Überschreitung des errechneten Geburtstermins um mehr als eine Woche 2. während einer psychoanalytischen Behandlung auftretende Übertragung unbewusster Wünsche vom Patienten auf den Therapeuten; die Umkehrung wird als **Gegenübertragung** bezeichnet

Ü|ber|tra|gungs|neu|ro|se *f* während der psychoanalytischen Behandlung auftretende Neurose* durch Übertragung des Konfliktes auf den Therapeuten; SYN: Übertragung

Ü|ber|tra|gungs|syn|drom *nt* durch eine Übertragung des Säuglings hervorgerufene Störungen [reduziertes Fettpolster, Fehlen der Käseschmiere, Grünfärbung der Haut]; SYN: Ballantyne-Runge-Syndrom, Überreifesyndrom, Clifford-Syndrom, Dysmaturitätssyndrom

Ü|ber|ven|ti|la|ti|on *f* →Hyperventilation

Ü|ber|wan|de|rungs|e|lek|tro|pho|re|se *f* Elektrophorese* mit entgegengesetzter Wanderungsrichtung von Antigen und Antikörper; SYN: Gegenstromelektrophorese, Gegenstromimmunoelektrophorese

U|bi|chi|non *nt* in den Mitochondrien vorkommender Elektronenüberträger der Atmungskette; SYN: Coenzym Q

u|bi|qui|tär *adj* überall vorkommend, allgegenwärtig

UDP-Galaktose *f* an Uridindiphosphat* gebundene aktivierte Galaktose; SYN: Uridindiphosphat-D-Galaktose, aktive Galaktose

UDP-Galaktose-4-Epimerase *f* →UDP-Glukose-4-Epimerase

UDP-Glucose *f* →UDP-Glukose

UDP-Glucose-4-Epimerase *f* →UDP-Glukose-4-Epimerase

UDP-Glukose *f* an Uridindiphosphat* gebundene aktivierte Glukose; SYN: Uridindiphosphat-Glukose, aktive Glukose

UDP-Glukose-4-Epimerase *f* die sogenannte Walden-Umkehr katalysierendes Enzym; SYN: Galaktowaldenase, UDP-Glucose-4-Epimerase, UDP-Galaktose-4-Epimerase

UDP-Glukuronyltransferase *f* in der Leber vorkommendes Enzyn, das Glukuronsäure mit Bilirubin und anderen Substanzen konjugiert

Ulferlzelllen *pl* Retikulumzellen der Wand von Lymph- und Blutsinus

Uhl-Anomalie *f* angeborener Herzfehler mit Unterentwicklung der Muskulatur der rechten Kammer

Uhr, biologische *f* interner Zeitgeber, der den zirkadianen Rhythmus des Körpers synchronisiert; SYN: innere Uhr

Uhrlglaslnälgel *pl* gewölbte Nägel bei chronischem Sauerstoffmangel; SYN: hippokratische Nägel, Unguis hippocraticus

Uhrlglaslverlband *m* luftdichter Augenverband mit einer Kunststoffscheibe zum Durchschauen

Uhr, innere *f* →Uhr, biologische

Ul-, ul- *präf.* →Ulo-

Ulcer-, ulcer- *präf.* →Ulcero-

Ulcero-, ulcero- *präf.* Wortelement mit der Bedeutung "Geschwür/Ulkus"

Ullcus *nt, pl* **Ullcelra** →Ulkus

Ulcus ad pylorum →Ulcus pyloricum

Ulcus callosum chronisches Ulcus ventriculi oder Ulcus duodeni mit schwieligem Rand

Ulcus corneae bei viraler Entzündung der Hornhaut auftretendes Geschwür; SYN: Hornhautgeschwür, Hornhautulkus

Ulcus cruris Geschwür der Unterschenkel- oder Fußhaut; meist als Folge einer chronisch venösen Insuffizienz [**Ulcus cruris venosum**] oder einer arteriellen Verschlusskrankheit [**Ulcus cruris arteriosum**]; SYN: Unterschenkelgeschwür, Beingeschwür

Ulcus cruris arteriosum s.u. Ulcus cruris

Ulcus cruris venosum s.u. Ulcus cruris

Ulcus Dieulafoy auf die Schleimhaut beschränktes Magengeschwür

Ulcus duodeni häufigstes Geschwür des Magen-Darm-Traktes; meist mit Überproduktion von Magensäure und Helicobacter-pylori-Infektion des Magens; typisch sind Nüchternschmerz und Druckschmerz im Oberbauch; SYN: Zwölffingerdarmgeschwür, Duodenalulkus

Ulcus durum primäres Hautgeschwür bei Syphilis*; SYN: harter Schanker, Hunter-Schanker, syphilitischer Primäraffekt

Ulcus molle v.a. in Afrika, Asien und Südamerika vorkommende, meldepflichtige Geschlechtskrankheit durch Haemophilus* ducrey; SYN: weicher Schanker, Chankroid

Ulcus pepticum durch Magensäure und Pepsin verursachte Geschwür des Magen-Darm-Traktes

Ulcus perforans die Wand von Magen oder Dünndarm durchbrechendes Geschwür; SYN: Ulkusperforation

Ulcus pyloricum pylorusnahes Magengeschwür; SYN: Ulcus ad pylorum

Ulcus rodens flaches, langsam fortschreitendes Basaliom*; SYN: knotiges/solides/noduläres/nodulo-ulzeröses Basaliom, Basalioma exulcerans

Ulcus simplex vesicae s.u. Ulcus vesicae

Ulcus trophoneuroticum →trophoneurotisches Ulkus

Ulcus varicosum Ulcus cruris bei ausgedehnter Varikose*

Ulcus ventriculi v.a. Männer befallendes Geschwür der Magenschleimhaut; das durch Reflux von Darminhalt, Stress, Medikamente und Helicobacter* pylori verursacht werden kann; SYN: Magengeschwür, Magenulkus

Ulcus vesicae Geschwür der Blasenschleimhaut; meist als kleines Geschwür bei Frauen [**Ulcus simplex vesicae**]; SYN: Harnblasengeschwür, Blasengeschwür

Ule-, ule- *präf.* →Ulo-

Ullelgylrie *f* Hirnrindenvernarbung

Ullelrylthelma ophlrylolgelnes *nt* **1.** angeborene Verhornungsstörung mit follikulärer Hyperkeratose* und Rötung der Gesichtshaut; SYN: Keratosis pilaris rubra faciei, Keratosis pilaris faciei **2.** autosomal-dominant vererbte Verhornungsstörung der Gesichtshaut mit diffuser Hautrötung und Follikelatrophie der Augenbrauen; SYN: Keratosis pilaris faciei, Keratosis pilaris rubra atrophicans faciei

Ullkus *nt, pl* **Ullzelra** lokale Entzündung von Haut oder Schleimhaut mit in die Tiefe gehendem Substanzverlust; SYN: Geschwür, Ulcus

trophoneurotisches Ulkus durch Nervenschädigung verursachte chronische, schmerzlose, nichtentzündliche Hautgeschwüre; SYN: neurotrophische Ulzeration, Ulcus trophoneuroticum

Ullkuslkarlzilnom *nt* aus einem chronischen Geschwür hervorgehendes Karzinom*

Ullkuslkranklheit *f* **1.** chronisch rezidivierendes Ulkus von Magen oder Dünndarm; SYN: Geschwürsleiden, Geschwürskrankheit

Ullkuslperlfolraltilon *f* die Wand von Magen oder Dünndarm durchbrechendes Geschwür; SYN: Ulcus perforans

Ullrich-Scheie-Krankheit *f* erst im Erwachsenenalter auftretende Mukopolysaccharidspeicherkrankheit mit relativ leichten Symptomen [Skelettveränderungen, Herzklappenfehler, Hornhauttrübung] und normaler Intelligenz; SYN: Morbus Scheie, Scheie-Krankheit, Scheie-Syndrom, Ullrich-Scheie-Syndrom, Mukopolysaccharidose I-S

Ullrich-Turner-Syndrom *nt* Chromosomenanomalie [meist 45,X0], die zu Minderwuchs und Gonadendysgenesie der äußerlich weiblichen Patienten führt; SYN: Turner-Syndrom, X0-Syndrom

Ul|na *f, pl* **-nae** Elle

Ul|na|a|pla|sie *f* angeborenes Fehlen der Elle/Ulna

Ul|na|frak|tur *f* Ellenbruch, Ellenfraktur

Ul|na|hy|po|pla|sie *f* mangelnde Entwicklung der Elle/Ulna

ul|nar *adj* Elle/Ulna betreffend, auf der Ulnarseite liegend

Ul|na|ris|läh|mung *f* Lähmung des Nervus* ulnaris

Ul|na|ris|throm|bo|se *f* Thrombose der Arteria* ulnaris

Ulno-, ulno- *präf.* Wortelement mit der Bedeutung "Elle/Ellbogenknochen/Ulna"

ul|no|kar|pal *adj* Elle/Ulna und Handwurzel/Karpus betreffend oder verbindend; SYN: karpoulnar

ul|no|ra|di|al *adj* Elle/Ulna und Speiche/Radius betreffend oder verbindend; SYN: radioulnar

Ulo-, ulo- *präf.* Wortelement mit der Bedeutung **1.** "Narbe/vernarbte Wunde" **2.** "Zahnfleisch"

Ultra-, ultra- *präf.* Wortelement mit der Bedeutung "jenseits/darüber/äußerst"

Ul|tra|kurz|wel|len *pl* elektromagnetische Wellen mit einer Wellenlänge von 1–10 m

Ul|tra|mi|kro|skop *nt* spezielles Dunkelfeldmikroskop zur Darstellung submikroskopischer Teilchen

Ul|tra|mi|kro|sko|pie *f* Untersuchung mit einem Ultramikroskop*

ul|tra|mi|kro|sko|pisch *adj* **1.** nicht mit dem (Licht-)Mikroskop sichtbar; SYN: ultravisibel, submikroskopisch **2.** Ultramikroskop oder Ultramikroskopie betreffend

Ul|tra|rot *nt* jenseits des roten Lichts liegende elektromagnetischen Wärmestrahlung; SYN: Infrarotlicht, Ultrarotlicht, IR-Licht, UR-Licht, Infrarot

Ul|tra|rot|licht *nt* →Ultrarot

Ul|tra|schall *m* Schallwellen mit einer Frequenz von mehr als 20 kHz, d.h. jenseits der oberen Hörgrenze des Menschen; werden in Diagnose und Therapie eingesetzt

Ul|tra|schall|di|a|gnos|tik *f* bildgebende, nichtinvasive Verfahren, bei denen Ultraschall als Impuls [**Sonographie**] oder Dauerton [**Doppler-Methode**] ausgesendet wird

Ul|tra|schall|e|cho|kar|di|o|gra|fie *f* →Ultraschallechokardiographie

ul|tra|schall|e|cho|kar|di|o|gra|fisch *adj* →ultraschallechokardiographisch

Ul|tra|schall|e|cho|kar|di|o|gramm *nt* →Ultraschallkardiogramm

Ul|tra|schall|e|cho|kar|di|o|gra|phie *f* →Ultraschallkardiographie

ul|tra|schall|e|cho|kar|di|o|gra|phisch *adj* →ultraschallkardiographisch

Ul|tra|schall|pho|no|kar|di|o|gra|fie *f* →Ultraschallphonokardiographie

Ul|tra|schall|kar|di|o|gra|fie *f* →Ultraschallkardiographie

ul|tra|schall|kar|di|o|gra|fisch *adj* →ultraschallkardiographisch

Ul|tra|schall|kar|di|o|gramm *nt* bei der Ultraschallkardiographie gewonnene Aufnahme; SYN: Ultraschallechokardiogramm, Echokardiogramm

Ul|tra|schall|kar|di|o|gra|phie *f* Ultraschalluntersuchung des Herzens; SYN: Ultraschallechokardiographie, Echokardiographie

ul|tra|schall|kar|di|o|gra|phisch *adj* Ultraschallkardiographie betreffend, mittels Ultraschallkardiographie; SYN: ultraschallechokardiographisch, echokardiographisch

Ul|tra|schall|mam|mo|gra|fie *f* →Ultraschallmammographie

Ul|tra|schall|mam|mo|gra|phie *f* Ultraschalluntersuchung der Brust

Ul|tra|schall|mi|kro|skop *nt* Mikroskop* mit Ultraschallabtastung des Objektes

Ul|tra|schall|pho|no|kar|di|o|gra|fie *f* →Ultraschallphonokardiographie

Ul|tra|schall|pho|no|kar|di|o|gra|phie *f* kombinierte Ultraschall- und Phonokardiographie

Ul|tra|vi|o|lett *nt* elektromagnetische Wellen, die jenseits des sichtbaren blauen Lichts liegen; je nach Wellenlänge in **Ultraviolett A** [UV-A, 315–400 nm], **Ultraviolett B** [UV-B, 280–315 nm] und **Ultraviolett C** [UV-C, 100–280 nm] eingeteilt; SYN: Ultraviolettlicht, Ultraviolettstrahlung, UV-Licht, UV-Strahlung

Ul|tra|vi|o|lett|licht *nt* →Ultraviolett

Ul|tra|vi|o|lett|mi|kro|skop *nt* Mikroskop* mit UV-Licht; SYN: UV-Mikroskop

Ul|tra|vi|o|lett|strah|lung *f* →Ultraviolett

ul|tra|vi|si|bel *adj* nicht mit dem (Licht-)Mikroskop sichtbar; SYN: submikroskopisch, ultramikroskopisch

Ultzmann-Katheter *m* Blasenkatheter mit vielen kleinen Löchern im Katheterschnabel für Harnröhrenspülungen

Ulzer-, ulzer- *präf.* →Ulzero-

Ul|ze|ra|ti|on *f* Geschwür(sbildung); Ulkus
neurotrophische Ulzeration →trophoneurotisches Ulkus

ul|ze|ra|tiv *adj* ulzerativ; SYN: ulzerös

Ulzero-, ulzero- *präf.* Wortelement mit der Bedeutung "Geschwür/Ulkus"

ul|ze|ro|gen *adj* Geschwüre hervorrufend

Ul|ze|ro|ge|ne|se *f* Ulkusentstehung, Ulkusbildung

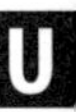

ul|ze|rös *adj* ulzerativ; SYN: ulzerativ

Um|bau|gas|tri|tis *f, pl* **-ti|den** durch eine Metaplasie* der Schleimhaut gekennzeichnete chronisch atrophische Gastritis*

Um|bi|li|cus *m* Nabel; SYN: Umbilikus, Omphalos, Umbo

um|bi|li|kal *adj* Nabel/Umbilicus betreffend, zum Nabel gehörend

Um|bi|li|kal|her|nie *f* angeborener oder erworbener Bauchwandbruch durch den Nabelring; SYN: Nabelbruch, Exomphalos, Exomphalozele, Hernia umbilicalis

Um|bi|li|kus *m* →Umbilicus
Um|bo *m, pl* **-bo|nes** →Umbilicus
Umbo membranae tympani Trommelfellnabel
Um|ge|hungs|a|na|sto|mo|se *f* operative Anastomose zur Umgehung/Ausschaltung eines Hindernisses; SYN: Umgehungsplastik, Umgehungsanastomose, Bypass; Shunt
Um|ge|hungs|plas|tik *f* →Umgehungsanastomose
Um|lauf *m* Paronychie*
Um|stel|lungs|os|te|o|to|mie *f* Osteotomie* zur Korrektur von Fehlstellungen oder Fehlbildungen
un|be|wusst *adj* nicht vom Bewusstsein bestimmt, nicht bewusst, ohne es zu wissen, unwillkürlich
Unc-, unc- *präf.* →Unco-
Un|ci|na|ri|a|sis *f, pl* **-ses** Hakenwurmerkrankung durch **Uncinaria**-Species
Unco-, unco- *präf.* Wortelement mit der Bedeutung "Haken"
Underwood-Krankheit *f* bei Säuglingen auftretende teigig-ödematöse Verhärtung der Haut; SYN: Sklerem, Fettdarre, Fettsklerem (der Neugeborenen), Sclerema adiposum neonatorum
un|dif|fe|ren|ziert *adj* gleichartig, homogen
Undine-Syndrom *nt* Störung der zentralen Atemregulation mit periodischem Atemstillstand
un|du|lie|rend *adj* wellig, wellenförmig (verlaufend), gewellt
Un|fall|chi|rur|gie *f* →Traumatologie
Un|fall|neu|ro|se *f* **1.** im Anschluss an eine plötzliche, starke seelische Belastung auftretende Neurose; SYN: posttraumatische Neurose, traumatische Neurose **2.** Begehrensneurose* mit hartnäckigem Streben nach einer Rente als Entschädigung für eine Krankheit oder eine Verletzung nach einem Unfall; SYN: Entschädigungsneurose, Rentenbegehren, Rentensucht, Rententendenz, tendenziöse Unfallreaktion
Un|fall|re|ak|ti|on, tendenziöse *f* Begehrensneurose* mit hartnäckigem Streben nach einer Rente als Entschädigung für eine Krankheit oder eine Verletzung nach einem Unfall; SYN: Unfallneurose, Entschädigungsneurose, Rentenbegehren, Rentensucht, Rententendenz

U

Un|frucht|ba|rkeit *f* Sterilität*
Un|ge|zie|fer|wahn *m* wahnhafte Vorstellung an einer parasitären Hautkrankheit zu leiden; häufig bei senilen und präsenilen Patienten und bei chronischem Alkoholismus*; SYN: Dermatozoenwahn, Epidermozoophobie, chronisch taktile Halluzinose
Un|gu|en|tum *nt, pl* **-ta** Salbe
Un|gu|is *m* Nagel
Unguis hippocraticus gewölbte Nägel bei chronischem Sauerstoffmangel; SYN: hippokratische Nägel, Uhrglasnägel
Unguis incarnatus eingewachsener Nagel
Uni-, uni- *präf.* Wortelement mit der Bedeutung "einmal/einzig"
u|ni|a|xi|al *adj* →monaxial
u|ni|di|rek|ti|o|nal *adj* nur in eine Richtung (verlaufend)
u|ni|fak|to|ri|ell *adj* nur durch einen Faktor bedingt; SYN: monofaktoriell
u|ni|fo|kal *adj* einen Fokus betreffend, von einem Herd ausgehend
u|ni|form *adj* einheitlich; gleichförmig; gleichbleibend, konstant
u|ni|ka|me|ral *adj* (*Zyste*) einkammerig; SYN: unilokulär, unilokular
u|ni|la|te|ral *adj* nur eine Seite betreffend, einseitig, halbseitig
u|ni|lo|bar *adj* aus einem Lappen bestehend
u|ni|lo|ku|lar *adj* →unikameral
u|ni|o|ku|lär *adj* nur ein Auge betreffend, nur für ein Auge; SYN: einäugig, monokular, monokulär
u|ni|po|lar *adj (Nervenzelle)* mit nur einem Pol versehen; SYN: einpolig, monopolar
U|ni|port *m* aktiver Transport einer Substanz durch eine Membran; SYN: Uniportsystem
U|ni|port|sys|tem *nt* →Uniport
u|ni|va|lent *adj* mit nur einer Valenz; SYN: einwertig, monovalent
u|ni|ver|sal *adj* global, allumfassend, gesamt
U|ni|ver|sal|emp|fän|ger *pl* Empfänger mit der Blutgruppe AB; haben keine Antikörper gegen A- oder B-Erythrozyten
U|ni|ver|sal|spen|der *pl* Spender mit der Blutgruppe 0
u|ni|ver|sell *adj* generell, allgemein, allgemeingültig
u|ni|zel|lu|lär *adj* aus einer Zelle bestehend; SYN: einzellig, monozellulär
u|ni|zen|tral *adj* nur ein Zentrum betreffend oder besitzend; SYN: monozentral, monozentrisch, unizentrisch
u|ni|zen|trisch *adj* →unizentral
Unk-, unk- *präf.* →Unko-
Unk|ar|thro|se *f* →Unkovertebralarthrose
Unko-, unko- *präf.* Wortelement mit der Bedeutung "Haken"
Un|ko|ver|te|bral|ar|thro|se *f* hauptsächlich die Halswirbelsäule betreffende degenerative Erkrankung mit Einengung der Zwischenwirbellöcher und evtl. Radikuloneuritis*; SYN: Unkarthrose, Spondylosis uncovertebralis, Spondylosis intervertebralis
Unk|ti|on *f* Einreibung, (Ein-)Salbung
Unna-Krankheit *f* ätiologisch ungeklärtes Ekzem mit unscharf begrenzten Erythemen, v.a. am behaarten Kopf, im Gesicht und auf der Brust; SYN: seborrhoisches Ekzem, seborrhoische/dysseborrhoische Dermatitis, Morbus Unna, Dermatitis seborrhoides
un|phy|si|o|lo|gisch *adj* nicht physiologisch; pathologisch
un|po|lar *adj* nicht polar

Un|ru|he, motorische *f* Bezeichnung für die oft übermäßigen Spontanbewegungen bei psychischen Erkrankungen
un|spe|zi|fisch *adj* nicht charakteristisch, nicht kennzeichnend, nicht spezifisch
Un|ter|arm *m* Antebrachium
Un|ter|arm|frak|tur *f* Fraktur eines oder beider Unterarmknochen; SYN: Vorderarmfraktur
Un|ter|arm|schaft|frak|tur *f* Fraktur beider Unterarmknochen
Un|ter|haut *f* aus Binde- und Fettgewebe bestehende Schicht zwischen Haut und Muskeln; SYN: Subkutis, Tela subcutanea
Un|ter|kie|fer *m* Mandibula
Un|ter|kie|fer|ast *m* aufsteigender hinterer Teil des Unterkiefers; SYN: Ramus mandibulae
Un|ter|kie|fer|drei|eck *nt* vom Musculus* digastricus und der Mandibula gebildetes Dreieck, in dem die Unterzungendrüse liegt; SYN: Trigonum submandibulare
Un|ter|kie|fer|ge|lenk *nt* Gelenk zwischen dem Unterkieferköpfchen und der Gelenkgrube des Schläfenbeins; SYN: Kiefergelenk, Temporomandibulargelenk, Articulatio temporomandibularis
Un|ter|kie|fer|ka|nal *m* Kanal im Unterkiefer für Arteria, Vena und Nervus alveolaris inferior; SYN: Canalis mandibulae
Un|ter|kie|fer|köpf|chen *nt* Gelenkfortsatz des Unterkiefers; SYN: Processus condylaris mandibularis
Un|ter|kie|fer|nerv *m* Ast des Nervus* mandibularis, der Unterkieferzähne, Zahnfleisch und die Haut von Unterlippe und Kinn versorgt; SYN: Nervus alveolaris inferior
Un|ter|kie|fer|re|flex *m* Masseterkontraktion bei Beklopfen des Unterkiefers; SYN: Masseterreflex, Mandibularreflex
Un|ter|kie|fer|win|kel *m* Winkel zwischen Corpus und Arcus mandibulae; SYN: Angulus mandibulae
Un|ter|leibs|ty|phus *m* durch Salmonella* typhi verursachte, melde- und isolierpflichtige Infektionskrankheit; klinisch stehen Fieber, Milzschwellung, Bewusstseinseintrübung und massive Durchfälle [**Erbsenbreistühle**] im Vordergrund; SYN: Bauchtyphus, typhoides Fieber, Typhus (abdominalis), Febris typhoides
Un|ter|rip|pen|mus|keln *pl* →Musculi subcostales
Un|ter|schen|kel|ge|schwür *nt* →Ulcus cruris
Un|ter|zun|gen|bein|mus|keln *m* vom Zungenbein nach unten ziehende Muskeln; SYN: infrahyoidale Muskulatur, Infrahyoidalmuskeln, Musculi infrahyoidei
Un|ter|zun|gen|drü|se *f* Unterzungenspeicheldrüse, Glandula sublingualis
Unverricht-Syndrom *nt* autosomal-rezessive Epilepsie* mit ausgeprägten Muskelzuckungen; SYN: Lafora-Syndrom, Myoklonusepilepsie, myoklonische Epilepsie
un|will|kür|lich *adj* unbewusst, ohne Absicht, nicht absichtlich, wie von selbst
Up|take *nt* Aufnahme von Substanzen in den Körper/in ein Gewebe oder eine Zelle
Ur-, ur- *präf.* Wortelement mit der Bedeutung "Harn/Urin"
U|ra|chus *m* embryonaler Harngang von der Blase zum Nabel
U|ra|chus|fal|te *f* Bauchfellfalte von der Blasenspitze zum Nabel; enthält den Urachusstrang; SYN: Plica umbilicalis mediana
U|ra|chus|fis|tel *f* von nicht-verödeten Resten des Urachus* ausgehende Fistel, die meist auf dem Nabel mündet
U|ra|chus|strang *m* bindegewebiger Rest des verödeten Urachus; SYN: Chorda urachi, Ligamentum umbilicale medianum
U|ra|chus|zys|te *f* flüssigkeitsgefüllte Zyste bei unvollständiger Verödung des Urachus*
U|ra|cil *nt* in RNA vorkommende Pyrimidinbase
U|rä|mie *f* bei akuter oder chronischer Niereninsuffizienz auftretende Erhöhung des Harnstoffspiegels im Blut; führt zu Appetitlosigkeit, Erbrechen, Anämie, Verwirrtheit, Unruhe, Krampfneigung und evtl. Bewusstlosigkeit; SYN: Harnvergiftung
u|rä|mi|gen *adj* eine Urämie* auslösend
u|rä|misch *adj* Urämie betreffend, von ihr betroffen oder gekennzeichnet, durch sie bedingt
U|ran *nt* radioaktives Element, das in mehreren Isotopen vorkommt
U|ra|nis|mus *m* sexuelle Beziehungen zwischen zwei oder mehreren Männern; SYN: männliche Homosexualität
U|ra|ni|tis *f, pl* **-ti|den** Gaumenentzündung
u|ra|ni|tisch *adj* Gaumenentzündung/Uranitis betreffend, von ihr betroffen oder gekennzeichnet
Urano-, urano- *präf.* Wortelement mit der Bedeutung "Gaumen"
U|ra|no|plas|tik *f* Gaumenplastik
U|ra|nor|rha|phie *f* Gaumennaht
U|ra|no|schi|sis *f* Gaumenspalte; SYN: Palatoschisis, Palatum fissum
U|ra|no|sta|phy|lo|plas|tik *f* Gaumen-Zäpfchen-Plastik
U|ra|no|sta|phy|lo|schi|sis *f* Gaumen-Zäpfchen-Spalte

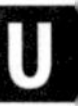

U|rat *nt* Salz der Harnsäure
U|rat|ä|mie *f* Vorkommen von Uraten im Blut
u|ra|tisch *adj* Urat betreffend
U|rat|ne|phro|pa|thie *f* Nierenerkrankung und -schädigung bei chronischer Gicht; SYN: Gichtnephropathie, Gichtniere, Uratniere
U|rat|nie|re *f* →Uratnephropathie
U|ra|to|ly|se *f* Uratauflösung
u|ra|to|ly|tisch *adj* uratauflösend
U|ra|to|se *f* Ablagerung von Uratkristallen im Gewebe
U|rat|o|xi|da|se *f* Enzym, das Harnsäure in

Allantoin umwandelt; SYN: Urikase, Uricase

U|rat|u|rie *f* erhöhte Uratausscheidung im Harn

Urbach-Wiethe-Syndrom *nt* vermutlich autosomal-rezesssive Erkrankung mit der Einlagerung von Hyalin* in Haut und Schleimhaut; charakteristisch sind Heiserkeit durch Befall der Kehlkopfschleimhaut und neurologische Symptome [Krampfanfälle, Retardierung*]; SYN: Lipoidproteinose (Urbach-Wiethe), Hyalinosis cutis et mucosae

Ur|darm|öff|nung *f* →Urmund

U|rea *nt* im Harn ausgeschiedenes stickstoffhaltiges Endprodukt des Eiweißstoffwechsels; SYN: Harnstoff, Karbamid, Carbamid

U|re|a|plas|ma *nt* harnstoffspaltende Bakteriengattung, die früher als **T-Mykoplasma** bezeichnet wurde

Ureaplasma urealyticum Erreger einer nicht gonorrhoischen Urethritis* und anderer Harnwegsinfekte

U|re|a|se *f* Enzym, das Harnstoff in Ammoniak und Kohlendioxid spaltet

Ur|el|ko|sis *f, pl* **-ses** Harnwegsgeschwür

Ureo-, ureo- *präf.* Wortelement mit der Bedeutung "Harnstoff/Urea"

U|re|o|ly|se *f* Harnstoffspaltung

u|re|o|ly|tisch *adj* Ureolyse betreffend, harnstoffspaltend

U|re|se *f* Harnen, Wasserlassen

U|re|ter *m* Kanal vom Nierenbecken zur Blase; SYN: Harnleiter

Ureter-, ureter- *präf.* →Uretero-

U|re|ter|al|gie *f* Harnleiterschmerz, Harnleiterneuralgie

U|re|ter|ek|ta|sie *f* Harnleitererweiterung

U|re|ter|ek|to|mie *f* operative Entfernung eines oder beider Harnleiter, Harnleiterresektion

U|re|ter|fis|tel *f* **1.** vom Harnleiter ausgehende Fistel, die in andere Organe mündet [**innere Harnfistel**] oder nach außen führt [**äußere Harnfistel**]; SYN: Harnfistel, Fistula ureterica **2.** operativ angelegte äußere Harnleiterfistel; SYN: Harnfistel, Ureterostoma

äußere Ureterfistel **1.** auf der Haut mündende Harnleiterfistel; SYN: ureterokutane Fistel, Fistula ureterocutanea **2.** operativ angelegte äußere Harnleiterfistel; SYN: Harnfistel, Ureterostoma

U|re|ter|im|plan|ta|ti|on *f* Einpflanzung der Harnleiter in Blase, Haut oder Darm

u|re|te|risch *adj* Harnleiter/Ureter betreffend

U|re|te|ri|tis *f, pl* **-ti|den** Harnleiterentzündung

Ureteritis cystica durch die Bildung submuköser Zysten gekennzeichnete Harnleiterentzündung; SYN: zystische Ureteritis

Ureteritis follicularis Ureteritis mit hirseartig gekörnter Schleimhaut durch Anschwellung von Lymphfollikeln; SYN: follikuläre Ureteritis

follikuläre Ureteritis →Ureteritis follicularis

zystische Ureteritis →Ureteritis cystica

u|re|te|ri|tisch *adj* Harnleiterentzündung/Ureteritis betreffend, von ihr betroffen oder gekennzeichnet

U|re|ter|ka|the|ter *m* Harnleiterkatheter

Uretero-, uretero- *präf.* Wortelement mit der Bedeutung "Harnleiter/Ureter"

u|re|te|ro|du|o|de|nal *adj* Harnleiter/Ureter und Zwölffingerdarm/Duodenum betreffend oder verbindend

U|re|te|ro|en|te|ro|a|na|sto|mo|se *f* →Ureteroenterostomie

U|re|te|ro|en|te|ro|sto|mie *f* operative Verbindung von Harnleiter und Dünndarm; SYN: Harnleiter-Dünndarm-Anastomose, Ureteroenteroanastomose

U|re|te|ro|gra|fie *f* →Ureterographie

U|re|te|ro|gramm *nt* Röntgenkontrastaufnahme der Harnleiter

U|re|te|ro|gra|phie *f* Röntgenkontrastdarstellung der Harnleiter

U|re|te|ro|hy|dro|ne|phro|se *f* auch die Harnleiter mit einbeziehende Wassersackniere*

U|re|te|ro|i|le|o|ne|o|zys|to|sto|mie *f* Anastomosierung des Harnleiters mit der Blase unter Zwischenschaltung einer isolierten Ileumschlinge

U|re|te|ro|i|le|o|sto|mie *f* operative Verbindung von Harnleiter und Ileum; SYN: Harnleiter-Ileum-Anastomose

u|re|te|ro|in|tes|ti|nal *adj* Harnleiter/Ureter und Darm/Intestinum betreffend oder verbindend

u|re|te|ro|kol|isch *adj* Harnleiter/Ureter und Kolon betreffend oder verbindend

U|re|te|ro|ko|lo|sto|mie *f* operative Verbindung von Harnleiter und Dickdarm/Kolon; SYN: Harnleiter-Kolon-Anastomose

u|re|te|ro|ku|tan *adj* Harnleiter/Ureter und Haut betreffend oder verbindend

U|re|te|ro|ku|ta|ne|o|sto|mie *f* operative Verlagerung der Harnleitermündung in die Haut; SYN: Harnleiter-Haut-Fistel

U|re|te|ro|li|thi|a|sis *f, pl* **-ses** Vorkommen von Harnleitersteinen

U|re|te|ro|li|tho|to|mie *f* operative Entfernung von Harnleitersteinen

U|re|te|ro|ly|se *f* operative Harnleiterlösung

U|re|te|ro|me|a|to|to|mie *f* Inzision/Schlitzung des Harnleitermündung in die Blase

U|re|te|ro|ne|o|py|e|lo|sto|mie *f* operative Anastomosierung von Nierenbecken und Blase; SYN: Ureteropyeloneostomie, Ureteropyelostomie

U|re|te|ro|ne|o|zys|to|sto|mie *f* Neueinpflanzung des Harnleiters oder der Harnleiter in die Blase; SYN: Ureterozystoneostomie, Ureterozystostomie

U|re|te|ro|ne|phrek|to|mie *f* operative Entfernung von Niere und Harnleiter; SYN: Nephroureterektomie

U

U|re|te|ro|pa|thie *f* Harnleitererkrankung, Uretererkrankung
u|re|te|ro|pel|vin *adj* Harnleiter/Ureter und Nierenbecken betreffend oder verbindend
U|re|te|ro|plas|tik *f* Harnleiterplastik, Ureterplastik
U|re|te|ro|prok|to|sto|mie *f* operative Verbindung von Harnleiter und Rektum zur Harnableitung; SYN: Ureterorektostomie, Ureterorektoneostomie
U|re|te|ro|py|e|li|tis *f, pl* **-ti|den** Entzündung von Harnleiter und Nierenbecken; SYN: Ureteropyelonephritis
u|re|te|ro|py|e|li|tisch *adj* Ureteropyelitis betreffend, von ihr betroffen oder gekennzeichnet; SYN: ureteropyelonephritisch
U|re|te|ro|py|e|lo|gra|fie *f* →Ureteropyelographie
U|re|te|ro|py|e|lo|gra|phie *f* Röntgenkontrastdarstellung von Nierenbecken und Harnleiter
U|re|te|ro|py|e|lo|ne|o|sto|mie *f* →Ureteroneopyelostomie
U|re|te|ro|py|e|lo|ne|phri|tis *f, pl* **-ti|den** →Ureteropyelitis
u|re|te|ro|py|e|lo|ne|phri|tisch *adj* →ureteropyelitisch
U|re|te|ro|py|e|lo|ne|phro|sto|mie *f* operative Verbindung von Harnleiter und Nierenbecken
U|re|te|ro|py|e|lo|sto|mie *f* →Ureteroneopyelostomie
u|re|te|ro|rek|tal *adj* Harnleiter/Ureter und Enddarm/Rektum betreffend oder verbindend
U|re|te|ro|rek|to|ne|o|sto|mie *f* →Ureteroproktostomie
U|re|te|ro|rek|to|sto|mie *f* →Ureteroproktostomie
U|re|te|ror|rha|gie *f* Harnleiterblutung
U|re|te|ror|rha|phie *f* Harnleiternaht
U|re|te|ro|sig|mo|i|de|o|sto|mie *f* →Ureterosigmoidostomie
U|re|te|ro|sig|mo|i|do|sto|mie *f* operative Verbindung von Harnleiter und Sigma zur Harnableitung; SYN: Harnleiter-Sigma-Fistel, Ureterosigmoideostomie
U|re|te|ro|ste|no|se *f* angeborene [Harnleiterklappe, Ureterozele*] oder erworbene [Entzündung, Tumor, retroperitoneale Fibrose*] Einengung des Harnleiterlumens; SYN: Harnleiterstenose, Harnleiterverengung
U|re|te|ro|sto|ma *nt, pl* **-ma|ta** operativ angelegte äußere Harnleiterfistel; SYN: Harnfistel, Ureterfistel
U|re|te|ro|sto|mie *f* Anlegen einer äußeren Harnleiterfistel zur Harnableitung; SYN: Harnleiterfistelung
U|re|te|ro|to|mie *f* operative Harnleiter-/Uretereröffnung
U|re|te|ro|tri|go|no|en|te|ro|sto|mie *f* Einpflanzung von Harnleiter(n) und Blasendreieck in die Darmwand
U|re|te|ro|tri|go|no|sig|mo|i|de|o|sto|mie *f* Einpflanzung von Harnleiter(n) und Blasendreieck in die Sigmawand; SYN: Ureterotrigonosigmoidostomie
U|re|te|ro|tri|go|no|sig|mo|i|do|sto|mie *f* →Ureterotrigonosigmoideostomie
u|re|te|ro|u|re|te|ral *adj* zwei Harnleiterabschnitte verbindend
U|re|te|ro|u|re|te|ro|sto|mie *f* operative Verbindung von zwei Harnleiterabschnitten oder den beiden Harnleitern
u|re|te|ro|u|te|rin *adj* Harnleiter/Ureter und Gebärmutter/Uterus betreffend oder verbindend
u|re|te|ro|va|gi|nal *adj* Harnleiter/Ureter und Scheide/Vagina betreffend oder verbindend
u|re|te|ro|ve|si|kal *adj* Harnleiter/Ureter und Harnblase betreffend oder verbindend
U|re|te|ro|ve|si|ko|plas|tik *f* Harnleiter-Blasen-Plastik
U|re|te|ro|ve|si|ko|sto|mie *f* Wiedereinpflanzung der Harnleiter in die Blasenwand
U|re|te|ro|ze|le *f* ballonartige Auftreibung der Harnleitermündung in die Harnblase; SYN: Ureterzyste
u|re|te|ro|zer|vi|kal *adj* Harnleiter/Ureter und Gebärmutterhals/Cervix uteri betreffend oder verbindend
U|re|te|ro|zys|to|ne|o|sto|mie *f* →Ureteroneozystostomie
U|re|te|ro|zys|to|skop *nt* endoskopische Untersuchung von Blase und Harnleiter
U|re|te|ro|zys|to|sto|mie *f* →Ureteroneozystostomie
U|re|ter|stein *m* Harnleiterstein
U|re|ter|ste|no|se *f* Harnleiterverengung, Harnleiterstenose
U|re|ter|zys|te *f* →Ureterozele
Urethr-, urethr- *präf.* →Urethro-
U|re|thra *f, pl* **-rae** Harnröhre
Urethra feminina Harnröhre der Frau
Urethra masculina Harnröhre des Mannes
U|re|thra|a|tre|sie *f* angeborener Verschluss der Harnröhre; SYN: Harnröhrenatresie, Atresia urethrae, Atreturethrie
u|re|thral *adj* Harnröhre/Urethra betreffend
U|re|thral|buch|ten *pl* →Urethrallakunen
U|re|thral|drü|sen *pl* muköse Drüsen der Schleimhaut der männlichen Harnröhre; SYN: Littré-Drüsen, Glandulae urethrales urethrae masculinae

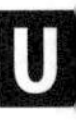

U|re|thral|fie|ber *nt* akutes Fieber bei Keimverschleppung beim Katheterisieren oder Eingriffen an der Harnröhre; SYN: Katheterfieber, Harnfieber, Febris urethralis
U|re|thral|gie *f* Harnröhrenschmerz; SYN: Urethrodynie
U|re|thral|la|ku|nen *pl* Buchten der Harnröhrenschleimhaut mit den Mündungen der Harnröhrendrüsen; SYN: Urethralbuchten, Lacunae urethrales
U|re|thral|po|lyp *m* Harnröhrenpolyp
U|re|thra|ste|no|se *f* angeborene [Harnröh-

renklappe] oder häufiger erworbene [Entzündung, Tumor, Prostatahypertrophie, Verletzung (Katheterismus!)] Einengung des Harnröhrenlumens; SYN: Harnröhrenverengung, Harnröhrenstenose

U|re|thri|tis *f, pl* **-ti|den** Entzündung der Harnröhrenschleimhaut; SYN: Harnröhrenentzündung

Urethritis anterior Entzündung des vorderen Harnröhrenabschnitts

Urethritis gonorrhoica i.d.R. Primärform der Gonorrhoe* mit Brennen beim Wasserlassen und gelb-grünem, eitrigem Ausfluss; SYN: gonorrhoische Urethritis

gonorrhoische Urethritis →Urethritis gonorrhoica

nicht-gonorrhoische Urethritis Oberbegriff für alle nicht durch Neisseria* gonorrhoeae verursachten Harnröhrenentzündungen, unabhängig von der Ätiologie [bakteriell, pilzbedingt, traumatisch, allergisch]; SYN: unspezifische Urethritis, Urethritis simplex, Urethritis nongonorrhoica

Urethritis nongonorrhoica →nicht-gonorrhoische Urethritis

Urethritis posterior Entzündung des hinteren Harnröhrenabschnitts

postgonorrhoische Urethritis nach abgeheilter Gonorrhoe* persistierende, meist durch Chlamydia* hervorgerufene Harnröhrenentzündung

Urethritis simplex →nicht-gonorrhoische Urethritis

unspezifische Urethritis →nicht-gonorrhoische Urethritis

u|re|thri|tisch *adj* Harnröhrenentzündung/Urethritis betreffend, von ihr betroffen oder gekennzeichnet

Urethro-, urethro- *präf.* Wortelement mit der Bedeutung "Harnröhre/Urethra"

U|re|thro|blen|nor|rhoe *f, pl* **-rhoen** Schleimausfluss aus der Harnröhre

u|re|thro|bul|bär *adj* Harnröhre und Bulbus penis betreffend; SYN: bulbourethral

U|re|thro|dy|nie *f* →Urethralgie

U|re|thro|gra|fie *f* →Urethrographie

U|re|thro|gra|phie *f* Röntgenkontrastdarstellung der Harnröhre

u|re|thro|pe|ri|ne|al *adj* Harnröhre/Urethra und Damm/Perineum betreffend oder verbindend

u|re|thro|pe|ri|ne|o|skro|tal *adj* Harnröhre/Urethra, Damm/Perineum und Hodensack/Skrotum betreffend oder verbindend

U|re|thro|plas|tik *f* Harnröhrenplastik, Urethraplastik

u|re|thro|pro|sta|tisch *adj* Harnröhre/Urethra und Vorsteherdrüse/Prostata betreffend oder verbindend

u|re|thro|rek|tal *adj* Harnröhre/Urethra und Enddarm/Rektum betreffend oder verbindend

U|re|thror|rha|gie *f* Harnröhrenblutung

U|re|thror|rha|phie *f* Harnröhrennaht

U|re|thror|rhoe *f, pl* **-rhoen** Harnröhrenausfluss

U|re|thro|skop *nt* Endoskop* für die Urethroskopie*

U|re|thro|sko|pie *f* endoskopische Untersuchung der Harnröhre; SYN: Harnröhrenspiegelung

u|re|thro|sko|pisch *adj* Urethroskopie betreffend, mittels Urethroskopie

u|re|thro|skro|tal *adj* Harnröhre/Urethra und Hodensack/Skrotum betreffend oder verbindend

U|re|thro|sto|mie *f* Anlegen einer äußeren Harnröhrenfistel zum Damm; SYN: Harnröhren-Damm-Fistel

U|re|thro|to|mia *f* →Urethrotomie

Urethrotomia interna →endourethrale Urethrotomie

U|re|thro|to|mie *f* Harnröhreneröffnung, Harnröhrenschnitt; SYN: Urethrotomia

endourethrale Urethrotomie Spaltung der Harnröhre von der Lichtung aus; SYN: Urethrotomia interna

u|re|thro|va|gi|nal *adj* Harnröhre/Urethra und Scheide/Vagina betreffend oder verbindend

u|re|thro|ve|si|kal *adj* Harnröhre/Urethra und Harnblase betreffend

U|re|thro|ze|le *f* **1.** Harnröhrendivertikel **2.** Harnröhrenprolaps

U|re|thro|zys|ti|tis *f, pl* **-ti|ti|den** Entzündung von Harnröhre und Harnblase

u|re|thro|zys|ti|tisch *adj* Urethrozystitis betreffend, von ihr betroffen oder gekennzeichnet

U|re|thro|zys|to|gra|fie *f* →Urethrozystographie

u|re|thro|zys|to|gra|fisch *adj* →urethrozystographisch

U|re|thro|zys|to|gramm *nt* Röntgenkontrastaufnahme von Harnblase und Harnröhre; SYN: Zystourethrogramm

U|re|thro|zys|to|gra|phie *f* Röntgenkontrastdarstellung von Harnblase und Harnröhre; SYN: Zystourethrographie

u|re|thro|zys|to|gra|phisch *adj* Urethrozystographie betreffend, mittels Urethrozystographie; SYN: zystourethrographisch

U|re|thro|zys|to|skop *nt* Endoskop* für die Harnröhren- und Harnblasenspiegelung; SYN: Zystourethroskop

U|re|thro|zys|to|sko|pie *f* kombinierte Harnröhren- und Harnblasenspiegelung; SYN: Zystourethroskopie

u|re|thro|zys|to|sko|pisch *adj* Urethrozystoskopie betreffend, mittels Urethrozystoskopie; SYN: zystourethroskopisch

Ur|hid|ro|sis *f, pl* **-ses** Ausscheidung von Harnstoff und Harnsäure im Schweiß bei Urämie*; SYN: Uridrosis, Sudor urinosus, urämischer Frost

Uric-, uric- *präf.* →Urico-

U|ri|ca|se *f* Enzym, das Harnsäure in Allantoin umwandelt; SYN: Urikase, Uratoxidase

Urico-, urico- *präf.* Wortelement mit Bezug auf

"Harnsäure"

U|ri|din *nt* Nukleosid* aus Uracil* und Ribose

U|ri|din|di|phos|phat *nt* von Uridin* abgeleitetes Diphosphat, das ein wichtiger Aktivator von Monosacchariden im Stoffwechsel ist; SYN: Uridin-5'-diphosphat

Uridin-5'-diphosphat *nt* →Uridindiphosphat

Uridindiphosphat-D-Galaktose *f* an Uridindiphosphat gebundene aktivierte Galaktose; SYN: UDP-Galaktose, aktive Galaktose

Uridindiphosphat-Glukose *f* an Uridindiphosphat gebundene aktivierte Glukose*; SYN: aktive Glukose, UDP-Glukose

U|ri|din|mo|no|phos|phat *nt* Phosphorsäureester des Uridins; SYN: Uridylsäure

U|ri|din|tri|phos|phat *nt* von Uridin* abgeleitetes energiereiches Phosphat; SYN: Uridin-5'-triphosphat

Uridin-5'-triphosphat *nt* →Uridintriphosphat

U|ri|dro|sis *f, pl* **-ses** →Urhidrosis

U|ri|dyl|säu|re *f* →Uridinmonophosphat

-urie *suf.* Wortelement mit der Bedeutung "Harnen/(Ausscheidung mit dem) Harn"

Urik-, urik- *präf.* →Uriko-

U|ri|ka|se *f* Enzym, das Harnsäure in Allantoin umwandelt; SYN: Uratoxidase, Uricase

Uriko-, uriko- *präf.* Wortelement mit Bezug auf "Harnsäure"

U|ri|ko|cho|lie *f* Vorkommen von Harnsäure im Blut

U|ri|ko|ly|se *f* Harnsäurespaltung, Uratspaltung

u|ri|ko|ly|tisch *adj* Urikolyse betreffend oder fördernd

U|ri|ko|po|e|se *f* Harnsäurebildung; SYN: Urikopoiese

U|ri|ko|po|i|e|se *f* Harnsäurebildung; SYN: Urikopoese

U|ri|kos|u|rie *f* Harnsäureausscheidung; vermehrte Harnsäureausscheidung

U|ri|ko|su|ri|kum *nt, pl* **-ka** die Harnsäureausscheidung förderndes Mittel

u|ri|kos|u|risch *adj* die Harnsäureausscheidung betreffend, die Harnsäureausscheidung fördernd

U|rin *m* in der Niere gebildete Flüssigkeit zur Ausscheidung harnpflichtiger Stoffwechselprodukte; SYN: Harn, Urina

U|ri|na *f* →Urin

U|ri|nal *nt* Urinflasche, Harnglas

u|ri|ni|fer *adj* Harn transportierend oder ableitend, harnführend

u|ri|no|gen *adj* aus dem Harn stammend, vom Harn ausgehend

u|ri|no|phil *adj* (*biolog.*) mit besonderer Affinität zu Harn

u|ri|nös *adj* Urin betreffend, harnartig

-urisch *suf.* in Adjektiven verwendetes Wortelement mit der Bedeutung "(mit dem Harn) ausscheidend"

UR-Licht *nt* →Ultrarot

Ur|mund *m* äußere Öffnung des Urdarms; SYN: Urdarmöffnung, Blastoporus

Uro-, uro- *präf.* Wortelement mit der Bedeutung "Harn/Urin"

U|ro|bi|lin *nt* Abbauprodukt von Bilirubin*

U|ro|bi|lin|ä|mie *f* Vorkommen von Urobilin im Blut

U|ro|bi|li|no|gen *nt* von Bakterien im Darm gebildetes farbloses Abbauprodukt von Bilirubin*

U|ro|bi|li|no|gen|ä|mie *f* Vorkommen von Urobilinogen im Blut

U|ro|bi|li|no|gen|u|rie *f* Urobilinogenausscheidung im Harn

u|ro|bi|li|no|id *adj* urobilinartig

U|ro|bi|lin|u|rie *f* vermehrte Urobilinausscheidung im Harn

U|ro|chro|me *pl* stickstoff-haltige Harnfarbstoffe

U|ro|dy|nie *f* schmerzhaftes Wasserlassen, Schmerzen beim Wasserlassen

U|ro|flow|me|trie *f* Messung des Harnflusses

u|ro|gen *adj* harnbildend, urinbildend

u|ro|ge|ni|tal *adj* Harn- und Geschlechtsorgane betreffend

U|ro|ge|ni|tal|bil|har|zi|o|se *f* →Urogenitalschistosomiasis

U|ro|ge|ni|tal|schis|to|so|mi|a|sis *f, pl* **-ses** durch Blasenpärchenegel hervorgerufene chronische Infektion der Blase und anderer Beckenorgane; SYN: Blasenbilharziose, ägyptische Hämaturie, ägyptische Bilharziose, Schistosomiasis urogenitalis

U|ro|ge|ni|tal|tu|ber|ku|lo|se *f* i.d.R. chronische Tuberkulose* der Urogenitalorgane; befällt beim Mann meist die Prostata, bei der Frau Adnexe oder Endometrium; SYN: Tuberculosis urogenitalis, Urophthise

U|ro|gra|fie *f* →Urographie

U|ro|gramm *nt* Röntgenkontrastaufnahme der ableitenden Harnwege

U|ro|gra|phie *f* Röntgenkontrastdarstellung der ableitenden Harnwege

antegrade Urographie Urographie mit direkter Injektion des Kontrastmittels in das Nierenbecken

retrograde Urographie Urographie mit Injektion des Kontrastmittels über einen Harnleiterkatheter

U|ro|hä|ma|to|ne|phro|se *f* Blut- und Urinansammlung im Nierenbecken

U|ro|ki|na|se *f* in der Niere gebildetes Enzym, das Plasminogen* in Plasmin* umwandelt

U|ro|lith *m* Harnstein, Harnkonkrement

U|ro|li|thi|a|sis *f, pl* **-ses** durch multiple Harnsteine ausgelöstes klinisches Krankheitsbild; SYN: Harnsteinleiden

U|ro|li|tho|ly|se *f* medikamentöse Auflösung von Harnsteinen

U|ro|lo|ge *m* Arzt für Urologie*

U|ro|lo|gie *f* Teilgebiet der Medizin, das sich mit Diagnose und Therapie von Erkrankungen der Harnwege und der mänlichen Geschlechtsorgane befasst

U|ro|lo|gin *f* Ärztin für Urologie*

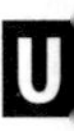

u|ro|lo|gisch *adj* Urologie betreffend

U|ro|me|ter *m* Spindelaräometer zur Bestimmung des spezifischen Gewichts von Harn; SYN: Harnwaage

U|ro|ne|phro|se *f* angeborene [selten] oder erworbene, sackartige Ausweitung des Nierenhohlsystems und evtl. der Harnleiter [Hydroureteronephrose*]; SYN: Harnstauungsniere, Wassersackniere, Hydronephrose

u|ro|ne|phro|tisch *adj* Uronephrose betreffend, von ihr betroffen oder gekennzeichnet; SYN: hydronephrotisch

U|ron|säu|ren *pl* durch Oxidation der primären Alkoholgruppe von Aldosen* entstehende Aldehydkarbonsäuren

U|ro|pa|thie *f* Harnwegserkrankung

U|ro|pe|nie *f* verminderte Harnbildung oder Harnausscheidung

u|ro|phob *adj* Urophobie betreffend, durch sie gekennzeichnet

U|ro|pho|bie *f* krankhafte Angst vor dem Wasserlassen

U|ro|phthi|se *f* →Urogenitaltuberkulose

U|ro|po|e|se *f* Harnbereitung, Harnproduktion, Harnbildung

u|ro|po|e|tisch *adj* Harnbildung/Uropoese betreffend, harnbildend

U|ro|py|o|ne|phro|se *f* eitrige Uronephrose*

u|ro|py|o|ne|phro|tisch *adj* Uropyonephrose betreffend, von ihr betroffen oder gekennzeichnet; SYN: hydropyonephrotisch

u|ro|rek|tal *adj* Harnwege und Rektum betreffend oder verbindend

U|ro|ro|se|in *nt* bei verschiedenen Erkrankungen [Typhus, Nephritis] im Harn auftretendes Indolderivat, das nach Zusatz von konzentrierter Salzsäure eine kräftig rote Farbe annimmt

Ur|os|che|o|ze|le *f* →Urozele

U|ro|sep|sis *f* von den Harnwegen ausgehende Sepsis*; SYN: Harnsepsis

u|ro|sep|tisch *adj* Urosepsis betreffend, von ihr betroffen oder gekennzeichnet, durch sie bedingt

U|ro|sko|pie *f* diagnostische Harnuntersuchung

u|ro|sko|pisch *adj* Uroskopie betreffend

U|ro|thel *nt* Epithel der ableitenden Harnwege

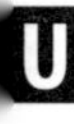

U|ro|tu|ber|ku|lo|se *f* Tuberkulose* des Urogenitaltraktes

U|ro|ze|le *f* Hodensackschwellung durch Harninfiltration; SYN: Uroscheozele

Ur|so|de|o|xy|chol|säu|re *f* Gallensäure, die die Gallensekretion anregt

Ur|sprungs|a|po|neu|ro|se *f* Aponeurose* am Muskelursprung

Ur|ti|ca *f, pl* **-cae** durch ein Ödem bedingte weiße [**Urtica alba**] oder rote [**Urtica rubra**] juckende Hautverdickung; SYN: Quaddel, Urtika

Ur|ti|ca|ria *f* →Urtikaria

Urticaria cimicina s.u. Cimicosis

Urticaria e calore durch Hitzeinwirkung hervorgerufene physikalische Urtikaria; SYN: Wärmeurtikaria

Urticaria e frigore durch Kälteeinwirkung hervorgerufene physikalische Urtikaria; SYN: Kälteurtikaria

Urticaria factitia durch mechanische Reizung der Haut ausgelöste Urtikaria; SYN: urtikarieller Dermographismus

Urticaria gigantea vorwiegend junge Frauen betreffende allergische Reaktion [Typ I] mit Schwellung der Haut und Schleimhaut [v.a. Kehlkopf] durch subkutane Ödembildung; das plötzlich einsetzende Glottisödem kann lebensbedrohlich sein; SYN: Quincke-Ödem, angioneurotisches Ödem, Bannister-Krankheit, idiopathisches Quincke-Ödem, sporadisches Quincke-Ödem, Urticaria profunda, Riesenurtikaria Milton

Urticaria mechanica durch Druck ausgelöste Urtikaria*; SYN: Druckurtikaria

Urticaria papulosa chronica subakut oder chronisch verlaufende, papulöse Dermatitis* mit heftigem Juckreiz; SYN: Prurigo simplex subacuta, Prurigo simplex acuta et subacuta adultorum, Strophulus adultorum, Lichen urticatus

Urticaria photogenica →Urticaria solaris

Urticaria pigmentosa ätiologisch ungeklärte, kutane Mastozytose mit bräunlichen Flecken und Urtikariabildung nach physikalischer Reizung; SYN: Nettleship-Syndrom, Nettleship-Krankheit, kutane Mastozytose, Mastozytose-Syndrom

Urticaria profunda →Urticaria gigantea

Urticaria solaris akute Reaktion der Haut auf Sonnenlichteinstrahlung mit Rötung, Juckreiz und Quaddelbildung; SYN: Sonnenurtikaria, Sommerurtikaria, Lichturtikaria, photoallergische Urtikaria, Urticaria photogenica

Ur|tier|chen *pl* Protozoa*

Ur|ti|ka *f, pl* **-kä** →Urtica

Ur|ti|ka|ria *f* akute oder chronische, durch Quaddelbildung gekennzeichnete Hauterkrankung unterschiedlicher Genese; SYN: Nesselausschlag, Nesselfieber, Nesselsucht, Urticaria

cholinergische Urtikaria bei erhöhter Acetylcholinempfindlichkeit auftretende Urtikaria nach körperlicher oder psychischer Belastung; SYN: Anstrengungsurtikaria, Schwitzurtikaria

photoallergische Urtikaria akute Reaktion der Haut auf Sonnenlichteinstrahlung mit Rötung, Juckreiz und Quaddelbildung; SYN: Sonnenurtikaria, Sommerurtikaria, Lichturtikaria, Urticaria solaris/photogenica

ur|ti|ka|ri|ell *adj* Urtikaria betreffend, von ihr betroffen oder gekennzeichnet

Ur|zeu|gung *f* (*biolog.*) Entstehung von Leben aus toter Materie; SYN: Abiogenese

U|sur *f* durch mechanische Belastung verursachter Knochen- oder Knorpelschwund
Uter-, uter- *präf.* →Utero-
u|te|rin *adj* Gebärmutter/Uterus betreffend
Utero-, utero- *präf.* Wortelement mit der Bedeutung "Gebärmutter/Uterus"
u|te|ro|ab|do|mi|nal *adj* Gebärmutter/Uterus und Bauchhöhle/Abdomen betreffend oder verbindend; SYN: uteroabdominell
u|te|ro|ab|do|mi|nell *adj* →uteroabdominal
u|te|ro|gen *adj* in der Gebärmutter gebildet, aus der Gebärmutter stammend
U|te|ro|gra|fie *f* →Uterographie
U|te|ro|gra|phie *f* Röntgenkontrastdarstellung der Gebärmutterhöhle; SYN: Hysterographie
U|te|ro|pa|thie *f* Gebärmuttererkrankung, Uteruserkrankung; SYN: Hysteropathie, Metropathie
u|te|ro|pe|ri|to|ne|al *adj* Gebärmutter und Bauchfell/Peritoneum betreffend oder verbindend
U|te|ro|pe|xie *f* Gebärmutterfixierung, Gebärmutteranheftung; SYN: Hysteropexie
u|te|ro|pla|zen|tar *adj* Gebärmutter/Uterus und Mutterkuchen/Plazenta betreffend oder verbindend; SYN: uteroplazentär
u|te|ro|pla|zen|tär *adj* →uteroplazentar
u|te|ro|rek|tal *adj* Gebärmutter und Enddarm/Rektum betreffend oder verbindend; SYN: rektouterin
u|te|ro|sa|kral *adj* Gebärmutter und Kreuzbein/Os sacrum betreffend oder verbindend; SYN: sakrouterin
U|te|ro|tu|bo|gra|fie *f* →Uterotubographie
U|te|ro|sal|pin|go|gra|phie *f* Röntgenkontrastdarstellung von Gebärmutterhöhle und Eileitern; SYN: Uterotubographie, Metrotubographie, Hysterotubographie, Metrosalpingographie, Hysterosalpingographie
u|te|ro|trop *adj* mit besonderer Affinität zur Gebärmutter
u|te|ro|tu|bal *adj* Gebärmutter/Uterus und Eileiter/Tuba betreffend
U|te|ro|tu|bo|gra|fie *f* →Uterotubographie
U|te|ro|tu|bo|gra|phie *f* →Uterosalpingographie
u|te|ro|va|gi|nal *adj* Gebärmutter/Uterus und Scheide/Vagina betreffend oder verbindend
u|te|ro|ve|si|kal *adj* Gebärmutter/Uterus und Harnblase betreffend oder verbindend
U|te|ro|ve|si|kal|fis|tel *f* Fistel zwischen Gebärmutter/Uterus und Harnblase
u|te|ro|zer|vi|kal *adj* Gebärmutter/Uterus und Gebärmutterhals/Cervix uteri betreffend oder verbindend
U|te|rus *m, pl* **-ri** Gebärmutter; SYN: Metra
U|te|rus|a|pla|sie *f* unvollständige Gebärmutterentwicklung; SYN: Gebärmutteraplasie
U|te|rus|a|po|ple|xie *f* schwere Form der vorzeitigen Plazentalösung mit Blutung in die Uteruswand und u.U. Schockentwicklung; SYN: Couvelaire-Uterus, Couvelaire-Syndrom, uteroplazentare Apoplexie, Apoplexia uteroplacentaris
U|te|rus|a|tre|sie *f* angeborener Verschluss der Gebärmutterhöhle; SYN: Gebärmutteratresie, Atresia uteri, Atretometrie
U|te|rus|a|tro|phie *f* Rückbildung der Gebärmutter im Alter oder während der Stillphase
U|te|rus|band, breites *nt* von der Seitenwand des Beckens zur Gebärmutter ziehende Bauchfellplatte; enthält Eileiter, Eierstock und rundes Mutterband; SYN: breites Mutterband, Ligamentum latum uteri
U|te|rus|band, rundes *nt* rundes Halteband der Gebärmutter vom Tubenwinkel zu den großen Schamlippen; SYN: rundes Mutterband, Ligamentum teres uteri
U|te|rus|ent|zün|dung *f* →Metritis
U|te|rus|fun|dus *m* oberster Teil der Gebärmutter; SYN: Gebärmutterfundus, Fundus uteri
U|te|rus|hy|po|pla|sie *f* angeborene Kleinheit der Gebärmutter; SYN: Gebärmutterhypoplasie
U|te|rus|in|vo|lu|ti|on, postpartale *f* Rückbildung der Gebärmutter nach der Geburt; SYN: Involutio uteri
U|te|rus|isth|mus *m* zwischen Gebärmutterhals und -körper liegender enger Abschnitt; SYN: Gebärmutteristhmus, Isthmus uteri
U|te|rus|kar|zi|nom *nt* von der Gebärmutter ausgehender bösartiger Tumor; je nach der Lage unterscheidet man Zervixkarzinom* und Korpuskarzinom*; SYN: Gebärmutterkrebs
U|te|rus|my|om *nt* gutartige Geschwulst der Gebärmuttermuskulatur; SYN: Myoma uteri
U|te|rus|po|lyp *m* gutartige Wucherung der Korpus- oder Zervixschleimhaut; häufig Ursache von Gebärmutterblutungen
U|te|rus|pro|laps *m* Gebärmuttervorfall durch die Scheide; SYN: Uterusvorfall, Prolapsus uteri
U|te|rus|sar|kom *nt* von der Gebärmuttermuskulatur ausgehender bösartiger Tumor
U|te|rus|tym|pa|nie *f* Gasansammlung in der Gebärmutter; SYN: Physometra, Tympania uteri
U|te|rus|vor|fall *m* →Uterusprolaps
U|tri|cu|li|tis *f, pl* **-ti|den** →Utrikulitis
U|tri|cu|lus *m, pl* **-li** kleiner/kurzer Schlauch
Utriculus prostaticus kurzer, blinder Schlauch zwischen den Einmündungen der Ductus* ejaculatorii; SYN: Prostatablindsack, Utrikulus, Utriculus prostaticus
Utriculus vestibularis schlauchförmiges Bläschen im Labyrinthvorhof, aus dem die drei Bogengänge abgehen; SYN: Vorhofbläschen, Utrikulus
U|tri|ku|li|tis *f, pl* **-ti|den** Entzündung des Utriculus* prostaticus; SYN: Utriculitis
u|tri|ku|li|tisch *adj* Utrikulitis betreffend, von ihr betroffen oder gekennzeichnet
U|tri|ku|lus *m, pl* **-li 1.** →Utriculus prostaticus

U

2. →Utriculus vestibularis

U|vea *f, pl* **-ve|ae** aus Choroidea*, Iris* und Corpus* ciliare bestehende mittlere Schicht des Auges; SYN: mittlere Augenhaut, Tunica vasculosa bulbis

U|ve|a|ent|zün|dung *f* →Uveitis

u|ve|al *adj* Uvea betreffend

U|ve|al|sta|phyl|lom *nt* Staphylom* der gesamten Uvea*; SYN: Uveastaphylom

U|ve|a|sta|phyl|lom *nt* →Uvealstaphylom

U|ve|i|tis *f, pl* **-ti|den** Entzündung der mittleren Augenhaut/Uvea; SYN: Uveaentzündung
Uveitis anterior vordere Uveitis; entspricht der Entzündung von Regenbogenhaut/Iris und Ziliarkörper
intermediäre Uveitis die Pars planaris des Ziliarkörpers betreffende, meist beidseitige Entzündung bei Jugendlichen [**jugendliche Uveitis**]
jugendliche Uveitis s.u. intermediäre Uveitis
phakoantigene Uveitis durch Linsenantigene hervorgerufene allergische Uveitis nach extrakapsulärerer Kataraktextraktion; SYN: phakogene Uveitis
phakogene Uveitis →phakoantigene Uveitis
Uveitis posterior hintere Uveitis; entspricht der Entzündung von Aderhaut/Choroidea und Netzhaut/Retina

u|ve|i|tisch *adj* Uveaentzündung/Uveitis betreffend, von ihr betroffen oder gekennzeichnet

U|ve|i|tis|ka|ta|rakt *f* komplizierter Star* als Komplikation einer vorderen Uveitis*

UV-empfindlich *adj* empfindlich/sensibel gegen UV-Strahlen

U|ve|o|par|o|ti|tis *f, pl* **-ti|ti|den** von Iridozyklitis* und chronischer Parotitis* gekennzeichnete Sonderform der Sarkoidose*; SYN: Heerfordt-Syndrom, Febris uveoparotidea

u|ve|o|par|o|ti|tisch *adj* Uveoparotitis betreffend, von ihr betroffen oder gekennzeichnet

U|ve|o|skle|ri|tis *f, pl* **-ti|den** Entzündung von Uvea und Lederhaut/Sklera

u|ve|o|skle|ri|tisch *adj* Uveoskleritis betreffend, von ihr betroffen oder gekennzeichnet

UV-Licht *nt* →Ultraviolett

UV-Mikroskop *nt* →Ultraviolettmikroskop

UV-resistent *adj* widerstandsfähig gegen UV-Strahlen

UV-Strahlung *f* →Ultraviolett

Uvul-, **uvula-** *präf.* →Uvulo-

U|vu|la *f* Zäpfchen, zapfenförmige Struktur
Uvula bifida Zäpfchenspalte, Uvulaspalte
Uvula palatina Gaumenzäpfchen, Zäpfchen
Uvula vermis Kleinhirnzäpfchen
Uvula vesicae Blasenzäpfchen

u|vu|lär *adj* Zäpfchen/Uvula betreffend, zum Zäpfchen/zur Uvula gehörend

U|vu|lek|to|mie *f* operative Zäpfchenentfernung, Uvularesektion

U|vu|li|tis *f, pl* **-ti|den** Entzündung des Gaumenzäpfchens; SYN: Zäpfchenentzündung, Staphylitis, Kionitis, Cionitis

u|vu|li|tisch *adj* Zäpfchenentzündung/Uvulitis betreffend, von ihr betroffen oder gekennzeichnet; SYN: staphylitisch

Uvulo-, **uvulo-** *präf.* Wortelement mit der Bedeutung **1.** "Traube/traubenförmig" **2.** "Zäpfchen/Gaumenzäpfchen/Uvula"

U|vu|lo|pto|se *f* Zäpfchensenkung oder Zäpfchentiefstand, z.B. bei Lähmung des Gaumensegels; SYN: Zäpfchensenkung, Zäpfchentiefstand, Staphyloptose

U|vu|lor|rha|phie *f* Zäpfchennaht; SYN: Staphylorrhaphie

U|vu|lo|tom *nt* Zäpfchenmesser

U|vu|lo|to|mie *f* Inzision des Gaumenzäpfchens; SYN: Staphylotomie

V

Vac|ci|ni|a|vi|rus *nt, pl* **-ren** früher zur Pockenschutzimpfung verwendetes Virus*; SYN: Vakzinevirus

vac|ci|no|id *adj* vacciniaähnlich, vacciniaartig

Va|ga|bun|den|haut *f* schmutzig-braune Haut mit Ekzematisation und Impetiginisation bei mangelnder Hygiene; SYN: Vagantenhaut, Cutis vagantium

va|gal *adj* Vagusnerv/Nervus vagus betreffend

Va|gan|ten|haut *f* →Vagabundenhaut

Vag|ek|to|mie *f* operative Teilentfernung des Nervus* vagus, Vagusresektion

Vagin-, vagin- *präf.* →Vagino-

Va|gi|na *f, pl* **-nae, -nen 1.** Scheide, Hülle, Umscheidung **2.** (weibliche) Scheide; SYN: Kolpos

Vagina bulbi bindegewebige Augenkapsel; SYN: Tenon-Kapsel

Vagina carotica bindegewebige Scheide um die Halsgefäße; SYN: Karotisscheide

Vagina externa nervi optici äußere Durahülle des Nervus* opticus

Vagina fibrosa fibröse Sehnenscheide

Vagina interna nervi optici innere Meningealscheide des Nervus* opticus

Vagina musculi recti abdominis von den Aponeurosen der Bauchmuskeln gebildete Scheide des Musculus rectus abdominis; SYN: Rektusscheide

Vagina synovialis inneres Blatt der Sehnenscheide

Vagina tendinis Sehnenscheide

va|gi|nal *adj* Scheide/Vagina betreffend

Va|gi|nal|ab|strich *m* Scheidenabstrich; SYN: Vaginalsmear

Va|gi|nal|a|tre|sie *f* angeborener oder erworbener Verschluss der Scheidenlichtung; SYN: Scheidenatresie, Atresia vaginalis

Va|gi|na|li|tis *f, pl* **-ti|den** Entzündung der Perididymis/Tunica vaginalis testis; oft gleichgesetzt mit Periorchitis*; SYN: Perididymisentzündung, Perididymitis; Hodenhüllenentzündung, Hodenscheidenentzündung

va|gi|na|li|tisch *adj* Vaginalitis betreffend, von ihr betroffen oder gekennzeichnet

Va|gi|nal|kan|di|do|se *f* Kandidose* der Vaginaschleimhaut

Va|gi|nal|kar|zi|nom *nt* vom Plattenepithel der Scheide ausgehende bösartige Geschwulst; SYN: Scheidenkarzinom

Va|gi|nal|my|ko|se *f* Pilzerkrankung der Scheide; SYN: Kolpomykose, Scheidenmykose, Vaginomykose

Va|gi|nal|plas|tik *f* Scheidenplastik; SYN: Kolpoplastik, Vaginoplastik

Va|gi|nal|pro|laps *m* schwerste Form der Scheidensenkung*, bei der die Scheidenwand, in Form einer Rektozele* oder Zystozele*, vor der Vulva* sichtbar wird; oft gleichgesetzt mit Kolpozele*; SYN: Scheidenvorfall, Prolapsus vaginae, Scheidenprolaps, Kolpoptose

Va|gi|nal|smear *nt* Scheidenabstrich; SYN: Vaginalabstrich

Va|gi|nal|spü|lung *f* Scheidenspülung

Va|gi|nal|zy|to|lo|gie *f* Beurteilung von Epithelabstrichen der Scheidenschleimhaut; SYN: Kolpozytologie

Va|gi|nis|mus *m* meist psychogen bedingter Krampf der Scheide bei Eindringen des Penis; SYN: Scheidenkrampf

Va|gi|ni|tis *f, pl* **-ti|den** Entzündung der Scheide/Vagina; SYN: Scheidenentzündung, Kolpitis, Colpitis

Vaginitis testis →Vaginalitis

va|gi|ni|tisch *adj* Scheidenentzündung/Vaginitis betreffend, von ihr betroffen oder gekennzeichnet; SYN: kolpitisch

Vagino-, vagino- *präf.* Wortelement mit der Bedeutung "Scheide/Vagina"

va|gi|no|ab|do|mi|nal *adj* Scheide/Vagina und Bauchhöhle/Abdomen betreffend oder verbindend

Va|gi|no|dy|nie *f* Scheidenschmerz; SYN: Kolpalgie

Va|gi|no|gra|fie *f* →Vaginographie

Va|gi|no|gramm *nt* Röntgenkontrastaufnahme der Scheide

Va|gi|no|gra|phie *f* Röntgenkontrastdarstellung der Scheide

va|gi|no|ku|tan *adj* Scheide/Vagina und Haut betreffend oder verbindend

va|gi|no|la|bi|al *adj* Scheide/Vagina und Schamlippen betreffend

Va|gi|no|my|ko|se *f* →Vaginalmykose

Va|gi|no|pa|thie *f* Scheidenerkrankung, Vaginalerkrankung; SYN: Kolpopathie

va|gi|no|pe|ri|ne|al *adj* Scheide und Damm/Perineum betreffend oder verbindend; SYN: perineovaginal

Va|gi|no|pe|ri|ne|o|plas|tik *f* Scheidendammplastik; SYN: Kolpoperineoplastik

Va|gi|no|pe|ri|ne|or|rha|phie *f* Scheidendammnaht; SYN: Kolpoperineorrhaphie

va|gi|no|pe|ri|to|ne|al *adj* Scheide/Vagina und Bauchfell/Peritoneum betreffend

Va|gi|no|pe|xie *f* Scheidenanheftung; SYN: Kolpopexie

Va|gi|no|plas|tik *f* Scheidenplastik; SYN: Vaginalplastik, Kolpoplastik

Va|gi|no|se *f* Scheidenerkrankung, Vaginaerkrankung

bakterielle Vaginose Besiedlung der Scheide mit **Gardnerella vaginalis** und anderen Bakterien [Staphylokokken, Streptokokken, Escherichia coli] die zu grauweißem Ausfluss mit fischähnlichem Geruch führt; SYN: Aminkolpitis

Va|gi|no|skop *nt* 1. Scheidenspekulum 2. Kolposkop*

Va|gi|no|sko|pie *f* 1. Scheidenuntersuchung 2. endoskopische Untersuchung der Scheide; SYN: Scheidenspiegelung, Kolposkopie

Va|gi|no|to|mie *f* Scheidenschnitt, Vaginalschnitt; SYN: Kolpotomie

va|gi|no|ve|si|kal *adj* Scheide/Vagina und Harnblase betreffend oder verbindend

va|gi|no|zer|vi|kal *adj* Scheide/Vagina und Gebärmutterhals/Cervix uteri betreffend oder verbindend

Va|gi|tus u|te|ri|nus *m* Schrei des Fetus in der Gebärmutter

Vago-, vago- *präf.* Wortelement mit Bezug auf "Vagus/Nervus vagus"

Va|go|gramm *nt* Aufzeichnung der Aktivität des Nervus* vagus; SYN: Elektrovagogramm

Va|go|ly|se *f* Neurolyse* des Nervus* vagus

Va|go|ly|ti|kum *nt, pl* **-ka** die Wirkung von Acetylcholin hemmendes Arzneimittel; SYN: Anticholinergikum, Parasympathikolytikum, Parasympatholytikum

va|go|ly|tisch *adj* die Wirkung von Acetylcholin hemmend; das parasympathische System hemmend; SYN: parasympatholytisch, anticholinerg

Va|go|mi|me|ti|kum *nt, pl* **-ka** Arzneimittel mit aktivierender Wirkung auf das parasympathische Nervensystem; SYN: Cholinergikum, Parasympathomimetikum

va|go|mi|me|tisch *adj* mit aktivierender Wirkung auf das parasympathische Nervensystem; SYN: parasympathomimetisch

Va|go|to|mie *f* Durchtrennung des Nervus* vagus, Vagusdurchtrennung, Vagusschnitt

selektive proximale Vagotomie bevorzugte Vagotomieform, die selektiv die säurebildenden Zellen des Magens denerviert; SYN: Parietalzellvagotomie, superselektive Vagotomie

selektiv gastrale Vagotomie selektive Durchtrennung der Magenäste des Nervus vagus in Kombination mit einer Pyloroplastik*

superselektive Vagotomie →selektive proximale Vagotomie

trunkuläre Vagotomie nur noch selten durchgeführte Durchtrennung des vorderen und hinteren Vagusstamms im Bereich der unteren Speiseröhre

va|go|ton *adj* Vagotonie betreffend, von ihr betroffen oder gekennzeichnet, durch sie bedingt

Va|go|to|nie *f* erhöhte Erregbarkeit des parasympathischen Nervensystems, Überwiegen des parasympathischen Nervensystems; SYN: Parasympathikotonie

va|go|trop *adj* auf den Nervus* vagus einwirkend

Va|gus *m* gemischter Hirnnerv mit motorischen, sensiblen und parasympathischen Fasern; innerviert u.a. die Muskulatur von Gaumen, Rachen, oberer Speiseröhre und Kehlkopf; versorgt sensibel Teile des Rachens, Kehlkopf, Luftröhre, Speiseröhre, Brust- und Bauchorgane; SYN: X. Hirnnerv, Nervus vagus

va|ku|o|lär *adj* vakuolenartig; vakuolenhaltig

Va|ku|o|le *f* flüssigkeitsgefüllter Hohlraum im Plasma oder Zellkern

autophagische Vakuole intrazelluläre Vakuole in der Autophagie* abläuft; SYN: Autophagosom

Va|ku|um *nt* luftleerer Raum

Va|ku|um|ex|trak|ti|on *f* Entbindung mit Hilfe einer **Saugglocke**

Va|ku|um|ex|trak|tor *m* Saugglocke

Va|ku|um|kü|ret|ta|ge *f* Gebärmutterausschabung mit Absaugung; SYN: Saugkürettage

Vak|zin *nt* →Vakzine

vak|zi|nal *adj* Impfung/Vakzination oder Impfstoff/Vakzine betreffend

Vak|zi|na|ti|on *f* Impfung*, Schutzimpfung

Vak|zi|na|ti|ons|en|ze|pha|li|tis *f, pl* **-ti|den** nach einer Impfung (Masern, Röteln) auftretende, akute oder subakute Enzephalitis*, die auf einer Immunreaktion beruht; SYN: Impfenzephalitis, Impfenzephalomyelitis, Impfenzephalopathie, Encephalomyelitis postvaccinalis

Vak|zi|ne *f* aus abgetöteten [**Totimpfstoff**] oder lebenden [**Lebendimpfstoff**] Krankheitserregern, Teilen oder Stoffwechselprodukten von Krankheitserregern hergestellter Stoff zur aktiven Immunisierung gegen einen Erreger; SYN: Impfstoff, Vakzin

Vak|zi|ne|vi|rus *nt, pl* **-ren** →Vacciniavirus
vak|zi|no|phob *adj* Vakzinophobie betreffend, durch sie gekennzeichnet
Vak|zi|no|pho|bie *f* krankhafte Angst vor einer Impfung
Va|lenz *f* Wertigkeit
Val|gi|sie|rung *f* in eine (verstärkte) Valgusstellung* bringen
val|gus *adj* krumm, nach innen gewölbt
Val|gus|stel|lung *f* X-Stellung, z.B. der Beine
Va|li|di|tät *f* Gültigkeit von Messergebnissen oder Beobachtungen
Va|lin *nt* essentielle Aminosäure; SYN: α-Aminoisovaleriansäure
Va|lin|ä|mie *f* erhöhter Valingehalt des Blutes; SYN: Hypervalinämie
Valin-Leucin-Isoleucinurie *f* autosomal-rezessiv vererbte Störung des Aminosäurestoffwechsels mit Erhöhung der Blut- und Urinspiegel von Leucin, Isoleucin und Valin; auffällig ist ein Uringeruch nach Ahornsirup; schon bei Säuglingen kommt es zu Trinkschwäche, Muskelhypotonie, Krämpfen, Opisthotonus* und Bewusstseinseintrübung; SYN: Ahornsirup-Krankheit, Verzweigtkettendecarboxylase-Mangel, Leuzinose, Leucinose
Val|le|cu|la *f* kleine Ritze, Spalte, Furche
  Vallecula cerebelli mediane Kleinhirnfurche
  Vallecula epiglottica Einsenkung der Schleimhaut zwischen Zungengrund und Epiglottis
Valleix-Punkte *pl* Druckpunkte im Verlauf des Nervus* ischiadicus
Val|lum un|gu|is *m* Nagelwall
Val|pro|in|säu|re *f* Antiepileptikum*; SYN: Dipropylessigsäure
Valsalva-Sinus *pl* taschenförmige Buchten zwischen den Semilunarklappen und der Aortenwand; SYN: Aortensinus, Sinus aortae
Valsalva-Versuch *m* **1.** Pressen bei geschlossener Stimmritze führt zu Drucksteigerung im Brustkorb und zur Veränderung von Blutdruck und Puls; SYN: Valsalva-Pressdruckversuch **2.** Pressen bei geschlossenem Mund und geschlossener Nase führt zur Belüftung des Mittelohrs
Val|va *f, pl* **-vae** Klappe
  Valva aortae aus drei Taschenklappen bestehende Klappe am Ausgang der linken Herzkammer in die Aorta; SYN: Aortenklappe
  Valva atrioventricularis Herzklappe zwischen rechtem/linkem Vorhof und rechter/linker Kammer; SYN: Atrioventrikularklappe, Segelklappe, Vorhof-Kammerklappe
  Valva atrioventricularis dextra →Valva tricuspidalis
  Valva bicuspidalis →Valva mitralis
  Valvae cordis Herzklappen
  Valva ilealis →Valva ileocaecalis
  Valva ileocaecalis Klappe an der Einmündung des Ileums in das Zäkum; SYN: Bauhin-Klappe, Ileozäkalklape, Ileozökalklappe, Valva ileocaecalis/ilealis
  Valva mitralis →Valva atrioventricularis sinistra
  Valva tricuspidalis aus drei Segelklappen bestehende Herzklappe zwischen rechtem Vorhof und rechter Kammer; SYN: Trikuspidalklappe, Tricuspidalis, Valva tricuspidalis, Valva atrioventricularis dextra
  Valva atrioventricularis sinistra aus zwei Segelklappen bestehendes Ventilsystem zwischen linkem Herzvorhof und linker Kammer; verhindert während der Systole den Rückstrom von Blut in den Vorhof und lässt während der Diastole Blut aus dem Vorhof in die Kammer; SYN: Mitralklappe, Mitralis, Bicuspidalis, Valva mitralis, Valva bicuspidalis
  Valva trunci pulmonalis aus drei Taschenklappen bestehende Herzklappe am Ausgang der linken Kammer in den Truncus* pulmonalis; SYN: Pulmonalklappe, Pulmonalisklappe, Valva trunci pulmonalis
Val|vo|plas|tik *f* →Valvuloplastik
Val|vo|to|mie *f* Herzklappenspaltung, Klappenspaltung; SYN: Valvulotomie
Val|vu|la *f, pl* **-lae** kleine Klappe
  Valvulae anales sichelförmige Schleimhautfalten am unteren Ende der Analsäulen
  Valvula lymphatica Lymphgefäßklappe, Lymphklappe
  Valvula semilunaris halbmondförmige Klappe; SYN: Taschenklappe, Semilunarklappe
  Valvula semilunaris anterior vordere Taschenklappe der Pulmonalklappe
  Valvula semilunaris dextra rechte Taschenklappe der Aortenklappe oder Pulmonalklappe
  Valvula semilunaris posterior hintere Taschenklappe der Aortenklappe
  Valvula semilunaris sinistra linke Taschenklappe der Aortenklappe oder Pulmonalklappe
  Valvula sinus coronarii Falte an der Einmündung des Sinus* coronarius in den rechten Vorhof; SYN: Sinusklappe, Thebesius-Klappe, Thebesius-Sinusklappe
  Valvula venae cavae inferioris Falte an der Einmündung der unteren Hohlvene in den rechten Vorhof; SYN: Eustachio-Klappe, Sylvius-Klappe, Valvula venae cavae inferioris
  Valvula venosa Venenklappe
val|vu|lär *adj* Klappe(n) betreffend, mit Klappen versehen, klappenförmig
Val|vu|li|tis *f, pl* **-ti|den 1.** Klappenentzündung **2.** Herzklappenentzündung; SYN: Klappenentzündung; Endocarditis valvularis
val|vu|li|tisch *adj* Klappenentzündung/Valvulitis betreffend, von ihr betroffen oder gekennzeichnet

Val|vu|lo|plas|tik *f* Herzklappenplastik, Klappenplastik; SYN: Valvoplastik

Val|vu|lo|to|mie *f* → Valvotomie

Va|na|din *nt* → Vanadium

Va|na|dis|mus *m* chronische Vanadiumvergiftung

Va|na|di|um *nt* giftiges Schwermetall; SYN: Vanadin

van Bogaert-Bertrand-Syndrom *nt* autosomal-rezessive Degeneration des ZNS, die bereits bei Säuglingen einsetzt; SYN: Canavan-Syndrom, Canavan-van Bogaert-Bertrand-Syndrom, frühinfantile spongiöse Dystrophie

van Buchem-Syndrom *nt* familiäre, meist nach der Pubertät auftretende Hyperostose* mit Vergrößerung von zunächst Kinn und Schlüsselbein; später progrediente Generalisierung [Wirbelsäule, Becken, Schädel]; SYN: Hyperostosis corticalis generalisata

Van|co|my|cin *nt* von **Streptomyces orientalis** gebildetes bakterizides Antibiotikum*

van Creveld-von Gierke-Krankheit *f* durch einen autosomal-rezessiven Defekt der Glukose-6-phosphatase kommt es zur Ablagerung normalen Glykogens in Leber und Niere [Hepatorenomegalie]; klinisch auffällig sind schwere Hypoglykämie*, Hyperlipämie* und Minderwuchs*; SYN: Gierke-Krankheit, von Gierke-Krankheit, hepatorenale Glykogenose, Glykogenose Typ I

Va|nil|lin|man|del|säu|re *f* im Harn ausgeschiedenes Abbauprodukt der Katecholamine

van Neck-Odelberg-Syndrom *nt* aseptische Nekrose* der Verbindung von Schambein und Sitzbein; SYN: Neck-Odelberg-Syndrom

Vanzetti-Zeichen *nt* gebeugte Haltung [Skoliose*] bei Ischiassyndrom

Va|por *m* Dampf, Dunst, Nebel

Va|po|ri|zer *m* Zerstäuber; Verdampfer, Verdampfungsgerät

Vaquez-Osler-Syndrom *nt* myeloproliferative Erkrankung mit Vermehrung der roten Blutkörperchen [Erythrozyten] im peripheren Blut; SYN: Osler-Krankheit, Osler-Vaquez-Krankheit, Morbus Vaquez-Osler, Polycythaemia rubra vera, Polycythaemia vera, Erythrämie

Va|ri|a|bi|li|tät *f* Veränderlichkeit; Unbeständigkeit, Wechselhaftigkeit, Variationsfähigkeit

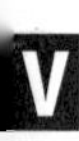

Va|ri|a|ble *f* variable Größe, Veränderliche

Va|ri|an|te *f* Abart, Spielart, Spielform

Va|ri|anz *f* Streuungsmaß einer Verteilung

Va|ri|a|ti|on *f* Veränderung, Abwandlung, Wechsel, Abweichung

Va|ri|cel|la *f* → Windpocken

Varicella-Zoster-Immunglobulin *nt* zur passiven Immunisierung gegen das Varicella-Zoster-Virus* verwendetes Immunglobulin

Varicella-Zoster-Virus *nt* DNA-Virus; Erreger der Windpocken* [Varicella] und der Gürtelrose* [Zoster]; SYN: Herpes-zoster-Virus, Zoster-Virus, Herpesvirus varicellae

va|ri|cel|li|form *adj* Windpocken-ähnlich, an Windpocken erinnernd

Varico-, **varico-** *präf.* Wortelement mit Bezug auf "Krampfader/Varize/Varix"

Va|ri|co|sis *f, pl* **-ses** → Varikose

Varicosis spinalis i.d.R. zu einer Querschnittslähmung* führende Rückenmarkschädigung durch (extra-/intra-)medulläre Gefäßmissbildungen; SYN: Foix-Alajouanine-Syndrom, subakute nekrotisierende Myelitis, angiodysplastische Myelomalazie, Myelitis necroticans

Va|ri|e|tas *f, pl* **-ta|tes** Varietät, Typ; Stamm, Rasse, Variante, Spielart

Va|ri|kek|to|mie *f* Varizenentfernung

Variko-, **variko-** *präf.* Wortelement mit Bezug auf "Krampfader/Varize/Varix"

Va|ri|ko|gra|fie *f* → Varikographie

Va|ri|ko|gra|phie *f* Röntgenkontrastdarstellung von Krampfadern/Varizen

Va|ri|ko|phle|bi|tis *f, pl* **-ti|den** Entzündung einer (oberflächlichen) Krampfader*; SYN: Krampfaderentzündung, Varizenentzündung

va|ri|ko|phle|bi|tisch *adj* Krampfaderentzündung/Varikophlebitis betreffend, von ihr betroffen oder gekennzeichnet

va|ri|kös *adj* Varize oder Varikose betreffend, varizenähnlich

Va|ri|ko|se *f* ausgedehnte Krampfaderbildung; SYN: Varicosis

Va|ri|ko|si|tät *f* → Varize

Va|ri|ko|to|mie *f* Inzision einer Krampfader, Krampfaderschnitt

Va|ri|ko|ze|le *f* hochgradige Erweiterung und Schlängelung des Plexus* pampiniformis; SYN: Krampfaderbruch, Cirsozele, Cirsocele, Hernia varicosa

Va|ri|o|la *f* durch das Pockenvirus **Orthopoxvirus variola** verursachte Infektionskrankheit, die seit 1977 ausgerottet ist; SYN: Pocken, Blattern

Variola major schwere Hauptform der Pocken

Variola minor meldepflichtige Pockenkrankheit durch das **Alastrimvirus**; der Verlauf ist mild und ohne Narbenbildung; SYN: weiße Pocken, Alastrim

Va|ri|o|la|vi|rus *nt, pl* **-ren** Pockenvirus, Orthopoxvirus variola

va|ri|o|li|form *adj* pockenähnlich, pockenartig

Va|ri|sie|rung *f* in eine Varusstellung* bringen

Va|rix *f, pl* **-ri|ces** → Varize

Va|rix|kno|ten *m* → Varize

Va|ri|ze *f* unregelmäßig erweiterte und geschlängelte oberflächliche Vene; SYN: Varix, Varixknoten, Krampfader, Krampfaderknoten, Varikosität

Va|ri|zel|len *pl* → Windpocken

Varizellen-Enzephalitis *f* seltene Virusenzephalitis*, meist unter Mitbeteiligung der

Hirnhäute [**Varizellen-Meningoenzephalitis**]
Varizellen-Meningoenzephalitis *f* →Varizellen-Enzephalitis
Va|ri|zen|ent|zün|dung *f* →Varikophlebitis
Va|ri|zen|ver|ö|dung *f* Krampfaderverödung durch Injektion eines Verödungsmittels
Va|rus|stel|lung *f* O-Stellung, z.B. O-Beine
Vas *nt* Gefäß; Blutgefäß
Vas afferens zuführendes Gefäß
Vas capillare kleinste Blutgefäße, die zwischen arteriellem und venösem Schenkel des Kreislaufs liegen; SYN: Haargefäß, Blutkapillare, Kapillare
Vas collaterale Kollateralgefäß
Vas efferens abführendes Gefäß
Vas lymphaticum Lymphgefäß
Vas lymphaticum profundum tiefes Lymphgefäß
Vas lymphaticum superficiale oberflächliches Lymphgefäß
Vas lymphocapillare Lymphkapillare
Vasa sanguinea Blutgefäße
Vasa sanguinea retinae Blutgefäße der Netzhaut/Retina
Vas sinusoideum weite, dünnwandige Blutkapillare, z.B. in den Leberläppchen; SYN: Sinusoidgefäß, Sinusoid
Vasa vasorum die Blutgefäßwand versorgende kleinste Blutgefäße
Vas-, **vas-** *präf.* →Vaso-
Vas|al|gie *f* Gefäßschmerz; SYN: Vasodynie
Vas|cu|li|tis *f, pl* **-ti|den** Entzündung der Gefäßwand; SYN: Gefäßwandentzündung, Gefäßentzündung, Angiitis, Vaskulitis
Vasculitis allergica zu den Immunkomplexkrankheiten* zählende Gefäßentzündung, die durch Medikamente, bakterielle und virale Infekte ausgelöst wird oder idiopathisch auftritt; SYN: Immunkomplexvaskulitis, leukozytoklastische Vaskulitis, hyperergische Vaskulitis, Vasculitis hyperergica cutis, Arteriitis allergica cutis
Vasculitis hyperergica cutis →Vasculitis allergica
Vasculitis nodularis bei Hypertonikern auftretende, an den Beugeseiten der Unterschenkel lokalisierte, schmerzhafte Knoten; SYN: noduläre Vaskulitis, Phlebitis nodularis, Hypodermitis nodularis subacuta saltans (O'Leary)
Va|sek|to|mie *f* (Teil-)Entfernung oder Unterbrechung des Samenleiters; SYN: Deferentektomie, Vasoresektion
Va|se|li|ne *f* aus Petroleum gewonnenes Fett, das v.a. als Salbengrundlage verwendet wird; SYN: Vaselinum
Va|se|li|no|derm *nt* Dunkelfärbung und Verhärtung der Haut bei langfristiger Vaselineapplikation
Va|se|li|num *nt* →Vaseline
va|si|form *adj* gefäßförmig, gefäßartig
Vaskul-, **vaskul-** *präf.* →Vaskulo-
vas|ku|lär *adj* Gefäß(e) betreffend; SYN: vaskular
Vas|ku|la|ri|sa|ti|on *f* Gefäßversorgung, Gefäßbildung
Vas|ku|li|tis *f, pl* **-ti|den** Entzündung der Gefäßwand; SYN: Gefäßwandentzündung, Gefäßentzündung, Angiitis, Vasculitis
hyperergische Vaskulitis →Vasculitis allergica
leukozytoklastische Vaskulitis →Vasculitis allergica
noduläre Vaskulitis →Vasculitis nodularis
vas|ku|li|tisch *adj* Gefäßentzündung/Vaskulitis betreffend, von ihr betroffen oder gekennzeichnet; SYN: angiitisch
Vaskulo-, **vaskulo-** *präf.* Wortelement mit der Bedeutung "kleines Gefäß"
Vas|ku|lo|ge|ne|se *f* Entwicklung des Gefäßsystems
Vas|ku|lo|pa|thie *f* Gefäßerkrankung
vas|ku|lo|to|xisch *adj* Blutgefäße schädigend
Vaso-, **vaso-** *präf.* Wortelement mit der Bedeutung "Gefäß/Blutgefäß"
va|so|ak|tiv *adj* den Gefäßtonus beeinflussend
Va|so|de|pres|si|on *f* Reduktion des Gefäßwiderstandes
va|so|de|pres|siv *adj* den Gefäßwiderstand senkend; SYN: vasodepressorisch
va|so|de|pres|so|risch *adj* →vasodepressiv
Va|so|di|la|tans *nt, pl* **-tan|zi|en** gefäßerweiternde Substanz; SYN: Vasodilatator
Va|so|di|la|ta|ti|on *f* Gefäßerweiterung
Va|so|di|la|ta|tor *m* →Vasodilatans
va|so|di|la|ta|to|risch *adj* Vasodilatation betreffend oder hervorrufend, gefäßerweiternd
Va|so|dy|nie *f* →Vasalgie
Va|so|e|pi|di|dy|mo|sto|mie *f* operative Verbindung von Samenleiter und Nebenhoden
va|so|gen *adj* von einem Gefäß ausgehend
Va|so|gra|fie *f* →Vasographie
Va|so|gra|phie *f* **1.** Röntgenkontrastdarstellung von Gefäßen; SYN: Angiographie **2.** →Vasovesikulographie
Va|so|kon|strik|ti|on *f* Engstellung von Blutgefäßen
Va|so|kon|strik|tor *m* vasokonstriktorische Substanz; SYN: Vasokonstringens
va|so|kon|strik|to|risch *adj* Vasokonstriktion bewirkend, Gefäße engstellend
Va|so|kon|strin|gens *nt, pl* **-en|zi|en** →Vasokonstriktor
Va|so|li|ga|tur *f* **1.** Unterbindung eines Gefäßes **2.** Unterbindung des Samenleiters
Va|so|mo|to|ren *pl* vasomotorischer Nerven
Va|so|mo|to|rik *f* Kontrolle von Weitstellung/Dilatation und Engstellung/Konstriktion von Gefäßen
va|so|mo|to|risch *adj* Vasomotorik betreffend
Va|so|neu|ro|pa|thie *f* durch einen Ausfall der nervalen Versorgung verursachte Gefäßerkrankung
Va|so|neu|ro|se *f* selten gebrauchte Bezeich-

nung für Störungen der vegetativen Gefäßregulation; SYN: Gefäßneurose, Angioneurose

va|so|neu|ro|tisch *adj* Vasoneurose betreffend, durch sie bedingt

Va|so|or|chi|do|sto|mie *f* operative Verbindung von Samenleiter und Hoden

Va|so|pa|ra|ly|se *f* Gefäßlähmung durch Störung der nervalen Versorgung; SYN: vasomotorische Lähmung, Vasoparese

Va|so|pa|re|se *f* →Vasoparalyse

Va|so|pa|thie *f* Gefäßerkrankung

Va|so|pres|sin *nt* im Hypothalamus* gebildetes Hormon, das die Rückresorbtion von Wasser in der Niere reguliert; SYN: antidiuretisches Hormon, Adiuretin

va|so|pres|so|risch *adj* den Gefäßtonus oder Gefäßdruck steigernd

Va|so|punk|tur *f* Punktion des Samenleiters

Va|so|re|la|xa|ti|on *f* Abnahme der Gefäßspannung

Va|so|re|sek|ti|on *f* →Vasektomie

Va|sor|rha|phie *f* Naht des Samenleiters

Va|so|spas|mus *m* spastische Engstellung eines Gefäßes; SYN: Gefäßspasmus, Angiospasmus

va|so|spas|tisch *adj* Vasospasmus betreffend oder auslösend; SYN: angiospastisch

Va|so|sto|mie *f* →Vasovasostomie

Va|so|to|mie *f* Samenleitereröffnung, Samenleiterdurchtrennung, Samenleiterschnitt

va|so|to|nisch *adj* den Gefäßtonus erhöhend

Va|so|to|nus *m* Gefäßtonus; SYN: Angiotonus

va|so|tro|phisch *adj* gefäßernährend; SYN: angiotrophisch

Va|so|va|so|sto|mie *f* operative Anastomosierung von zwei Abschnitten des Samenleiters; meist zur Refertilisation nach Vasektomie*; SYN: Vasostomie

Va|so|ve|si|ku|lek|to|mie *f* operative Entfernung von Samenleiter und Samenbläschen

Va|so|ve|si|ku|li|tis *f, pl* **-ti|den** Entzündung von Samenleiter und Samenbläschen

va|so|ve|si|ku|li|tisch *adj* Vasovesikulitis betreffend, von ihr betroffen oder gekennzeichnet

Va|so|ve|si|ku|lo|gra|fie *f* →Vasovesikulographie

Va|so|ve|si|ku|lo|gra|phie *f* Röntgenkontrastdarstellung der ableitenden Samenwege; SYN: Vasographie

Vater-Ampulle *f* Endstück des Ductus* choledochus; SYN: Ampulla hepatopancreatica

Vater-Pacini- Körperchen *pl* Hautrezeptoren für Vibrationen; SYN: Vater-Pacini-Lamellenkörperchen, Corpuscula lamellosa, Lamellenkörperchen

Vater-Papille *f* Schleimhautpapille an der Mündung von Ductus* choledochus und Ductus* pancreaticus in den Zwölffingerdarm; SYN: Papilla duodeni major, Papilla Vateri, große Duodenalpapille

VEE-Virus *nt* →Venezuelan-Equine-Enzephalitis-Virus

Ve|ga|nis|mus *m* streng vegetarische Lebensweise

ve|ge|ta|bil *adj* Pflanzen betreffend, von Pflanzen stammen, pflanzlich; SYN: vegetabilisch

ve|ge|ta|bi|lisch *adj* →vegetabil

Ve|ge|ta|ri|a|nis|mus *m* →Vegetarismus

Ve|ge|ta|ri|er *m* Vertreter des Vegetarismus*

ve|ge|ta|risch *adj* Vegetarismus betreffend

Ve|ge|ta|ris|mus *m* vegetarische Lebensweise, d.h. Ernährung durch vegetabile Lebensmittel; SYN: Vegetarianismus

Ve|ge|ta|ti|on *f* Wucherung, Gewächs

adenoide Vegetationen im Kindesalter häufige Wucherung der Rachenmandel, die zu Atembeschwerden, krankhafter Mundatmung, Mundgeruch und Mittelohrbeschwerden führen kann; SYN: Adenoide, Rachenmandelhyperplasie

ve|ge|ta|tiv *adj* **1.** Pflanzenwachstum/Vegetation betreffend **2.** (*Fortpflanzung*) ungeschlechtlich **3.** (*physiolog.*) unwillkürlich, autonom

Ve|ge|ta|ti|vum *nt, pl* **-va** vegetatives Nervensystem*

Veil|lo|nel|la *f* gramnegative, unbewegliche Diplokokken; werden häufig in der Mundhöhle gefunden; selten Erreger von Infektionen von Mundhöhle und Atemwegen

Veit-Smellie-Handgriff *m* Handgriff zur Entwicklung des Kopfes bei Beckenendlage

Veits|tanz *m* autosomal-dominante Form der Chorea*, die meist im 4. Lebensjahrzehnt einsetzt; neben choreatischen Symptomen imponiert der progressive geistige Verfall; SYN: Erbchorea, Chorea Huntington, Chorea chronica progressiva hereditaria, Chorea major

Vek|ti|on *f* (Krankheits-)Übertragung

Vek|tor *m* **1.** (*physik.*) gerichtete Größe **2.** (Über-)Träger; Carrier

Vek|tor|kar|di|o|graf *m* →Vektorkardiograph

Vek|tor|kar|di|o|gra|fie *f* →Vektorkardiographie

Vek|tor|kar|di|o|gramm *nt* bei der Vektorkardiographie* erhaltene graphische Darstellung

Vek|tor|kar|di|o|graph *m* Gerät zur Vektorkardiographie*

Vek|tor|kar|di|o|gra|phie *f* kontinuierliche Darstellung des Integralvektors der Herzaktionsströme in drei Ebenen

Ve|la|men|tum *nt* Hülle, Umhüllung

ve|lo|pha|ryn|ge|al *adj* weichen Gaumen und Pharynx betreffend

Ve|lum *nt, pl* **-la** Segel, segelähnliche Struktur

Velum fissum Gaumensegelspalte; SYN: Velumspalte

Velum medullare inferius, superius unteres und oberes Marksegel des Kleinhirns

Velum palatinum weicher Gaumen; SYN: Palatum molle, Gaumensegel

Ve|lum|spal|te *f* Gaumensegelspalte; SYN: Velum fissum

Ven-, ven- *präf.* →Veno-

Ve|na *f, pl* **-nae** Gefäß, das Blut zum Herzen führt; alle Venen, außer den Lungenvenen, enthalten sauerstoffarmes Blut; SYN: Vene
Vena angularis Anfang der Gesichtsvene im Augenwinkel; SYN: Augenwinkelvene
Venae anteriores cerebri Begleitvenen der Arteria cerebri anterior
Vena appendicularis Vene von der Appendix* vermiformis; SYN: Appendixvene
Venae arcuatae renis Bogenvenen der Niere
Venae articulares Venen des Kiefergelenkes
Venae atriales cordis dextrae, sinstrae Venenäste der rechten/linken Vorhofwand; SYN: Vorhofvenen
Venae atrioventriculares Venen an der Vorhof-Kammer-Grenze; SYN: Atrioventrikularvenen
Venae auriculares anteriores vordere Ohrvenen
Vena auricularis posterior hintere Ohrvene
Vena axillaris aus den Oberarmvenen entstehende kräftige Vene; SYN: Achselvene
Vena azygos große Vene, die auf der rechten Seite der Wirbelkörper zur oberen Hohlvene zieht; SYN: Azygos
Vena basalis in die Vena* magna cerebri einmündende Vene an der Basalfläche des Gehirns; SYN: Rosenthal-Vene
Vena basalis communis gemeinsame Vene der basalen Lungensegmente
Vena basalis inferior untere Basalvene
Vena basalis superior obere Basalvene
Vena basilica Hautvene auf der Ulnarseite des Unterarms; SYN: Basilika
Venae basivertebrales Wirbelkörpervenen
Venae brachiales Oberarmvenen
Vena brachiocephalica gemeinsamer Venenstamm der Vena jugularis interna und Vena subclavia
Venae bronchiales Bronchialvenen
Venae cardiacae minimae kleinste Herzvenen; SYN: Thebesi-Venen
Vena cardiaca magna große Herzvene; SYN: Vena cordis magna
Vena cardiaca media mittlere Herzvene; SYN: Vena cordis media
Vena cardiaca parva kleine Herzvene; SYN: Vena cordis parva
Vena cava inferior das Blut der unteren Extremitäten und der Organe der Bauch- und Beckenhöhle sammelnde Vene; mündet in den rechten Herzvorhof; SYN: untere Hohlvene
Vena cava superior unpaare kurze Sammelvene des Blutes der oberen Körperhälfte; mündet in den rechten Herzvorhof; SYN: obere Hohlvene
Venae cavernosae Schwellkörpervenen des Penis
Venae centrales hepatis Zentralvenen der Leber
Vena centralis glandulae suprarenalis Zentralvene der Nebenniere
Vena centralis retinae Zentralvene der Netzhaut
Vena cephalica Hautvene auf der Radialseite des Unterarms
Venae cerebelli Kleinhirnvenen
Venae cerebri Großhirnvenen
Vena cervicalis profunda tiefe Halsvene, Begleitvene der Arteria cervicalis profunda
Venae choroideae oculi hintere Ziliarvenen; SYN: Venae vorticosae
Venae ciliares anteriores vordere Ziliarvenen
Vena colica dextra rechte Kolonvene
Vena colica media mittlere Kolonvene
Vena colica sinistra linke Kolonvene
Venae columnae vertebralis Wirbelsäulenvenen
Vena comitans Begleitvene
Venae conjunctivales Bindehautvenen
Venae cordis Herzvenen, Venen des Herzens
Venae cordis anteriores vordere Herzvenen
Vena cordis magna große Herzvene; SYN: Vena cardiaca magna
Vena cordis media mittlere Herzvene; SYN: Vena cardiaca media
Vena cordis parva kleine Herzvene; SYN: Vena cardiaca parva
Vena coronaria dextra rechte Kranzvene des Magens
Vena coronaria sinistra linke Kranzvene des Magens
Vena cutanea Hautvene
Vena cystica Gallenblasenvene
Venae digitales dorsales pedis Venen des Zehenrückens
Venae digitales palmares palmare Fingervenen
Venae digitales plantares Venen der Zehenbeugeseite
Venae diploicae Diploëvenen; SYN: Breschet-Venen
Venae dorsales linguae Zungenrückenvenen
Venae dorsales superficiales clitoridis oberflächliche hintere Klitorisvenen
Venae dorsales superficiales penis oberflächliche Penisrückenvenen
Vena dorsalis profunda clitoridis tiefe hintere Klitorisvene
Vena dorsalis profunda penis Penisrückenvene
Venae duodenales Duodenumvenen
Vena emissaria innere und äußere Schädelvenen verbindende Vene; SYN: Emissarium
Venae epigastricae superiores obere Bauchwandvenen
Vena epigastrica inferior untere Bauchwandvene
Vena epigastrica superficialis oberflächliche Bauchwandvene
Venae episclerales Venen an der Oberfläche der Sklera; SYN: Episkleralvenen
Venae ethmoidales Siebbeinvenen, Eth-

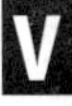

moidalvenen
Vena facialis Gesichtsvene
Vena femoralis Oberschenkelvene
Venae fibulares Wadenbeinvenen
Venae frontales Stirnlappenvenen, Frontallappenvenen
Vena gastrica dextra rechte Magenkranzvene
Venae gastricae breves kurze Magenvenen
Vena gastrica sinistra linke Magenkranzvene
Vena gastroepiploica dextra →Vena gastroomentalis dextra
Vena gastroepiploica sinistra →Vena gastroomentalis sinistra
Vena gastroomentalis dextra Begleitvene der Arteria gastroomentalis dextra; SYN: Vena gastroepiploica dextra
Vena gastroomentalis sinistra Begleitvene der Arteria gastroomentalis sinistra; SYN: Vena gastroepiploica sinistra
Venae geniculares Knievenen, Kniegelenksvenen
Venae gluteae inferiores Begleitvenen der Arteria glutaea inferior
Venae gluteae superiores Begleitvenen der Arteria glutaea superior
Vena hemiazygos parallel zur Vena azygos verlaufende Vene, in die sie auch mündet; SYN: Hemiazygos
Venae hepaticae Leberbinnenvenen, Lebervenen
Venae hepaticae dextrae Venen aus dem rechten Leberlappen
Venae hepaticae intermediae Venen aus dem Lobus caudatus
Venae hepaticae sinistrae Venen aus dem linken Leberlappen
Vena hypogastrica →Vena iliaca interna
Venae ileales Ileumvenen
Vena ileocolica Ileozäkalvene
Vena iliaca communis gemeinsame Hüftvene
Vena iliaca externa äußere Hüftvene
Vena iliaca interna innere Hüftvene; SYN: Vena hypogastrica
Vena iliolumbalis Begleitvene der Arteria iliolumbalis
Venae inferiores cerebelli Venen an der Unterseite des Kleinhins
Venae inferiores cerebri Hirnbasisvenen
Vena inferior vermis untere Kleinhirnwurmvene
Venae insulares Inselvenen, Anfangsäste der Vena cerebri media profunda
Venae intercostales Zwischenrippenvenen, Interkostalvenen
Venae intercostales anteriores vordere Interkostalvenen
Venae intercostales posteriores hintere Interkostalvenen
Vena intercostalis suprema oberste Interkostalvene

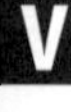

Venae interlobares renis Zwischenlappenvenen/Interlobarvenen der Niere
Venae interlobulares hepatis Interlobularvenen der Leber
Venae interlobulares renis Interlobularvenen der Niere
Venae internae cerebri innere Hirnvenen
Vena intervertebralis Intervertebralvene
Venae jejunales Jejunumvenen
Vena jugularis Drosselvene, Jugularvene, Jugularis
Vena jugularis anterior sammelt das Blut von Kinn und Hals; mündet in die Vena jugularis externa oder Vena subclavia; SYN: vordere Drosselvene, Jugularis anterior
Vena jugularis externa sammelt das Blut von Hinterkopf, Hals und Schultergegend; mündet in die Vena subclavia oder Vena jugularis interna; SYN: äußere Drosselvene, Jugularis externa
Vena jugularis interna das Blut von Gehirn, Zunge, Rachen und Kehlkopf sammelnde Vene; bildet zusammen mit der Vena subclavia die Vena brachiocephalica; SYN: innere Drosselvene, Jugularis interna
Venae labiales anteriores vordere Schamlippenvenen
Venae labiales inferiores Unterlippenvenen
Venae labiales posteriores hintere Schamlippenvenen
Vena labialis superior Oberlippenvene
Venae labyrinthi Labyrinthvenen
Vena lacrimalis Tränendrüsenvene
Vena laryngea inferior untere Kehlkopfvene
Vena laryngea superior obere Kehlkopfvene, Begleitvene der Arteria laryngea superior
Vena lienalis aus der Milz kommende Vene, die sich mit der Vena mesenterica superior zur Pfortader vereinigt; SYN: Milzvene, Lienalis, Venasplenica
Vena lingualis Zungenvene
Venae lumbales Lumbalvenen, Lendenvenen
Vena magna cerebri in den Sinus* rectus mündende größte Hirnvene; SYN: Galen-Vene
Venae maxillares Oberkiefervenen
Vena mediana antebrachii mittlere Hautvene des Unterarms
Vena mediana cubiti Verbindung zwischen Vena basilica und Vena cephalica in der Ellenbeuge
Vena media profunda cerebri Begleitvene der Arteria cerebri media
Venae mediastinales Mediastinumvenen
Venae medullae oblongatae Medulla oblongata-Venen
Venae medullae spinalis Rückenmarksvenen
Venae membri inferioris Venen der unteren Extremität
Venae membri superioris Venen der obe-

ren Extremität
Venae meningeae Hirnhautvenen, Duravenen
Venae meningeae mediae mittlere Duravenen
Venae mesencephalicae Mittelhirnvenen, Hirnstammvenen; SYN: Venae trunci encephalici
Vena mesenterica inferior untere Mesenterialvene; mündet in die Vena lienalis
Vena mesenterica superior obere Mesenterialvene; vereinigt sich mit der Vena lienalis zur Pfortader
Venae metacarpales dorsales dorsale Mittelhandvenen
Venae metacarpales palmares palmare Mittelhandvenen
Venae metatarsales dorsales dorsale Mittelfußvenen
Venae metatarsales plantares plantare Mittelfußvenen
Venae nasales externae äußere Nasenvenen
Vena obliqua atrii sinistri kleine Vene an der Rückwand des linken Vorhofs; SYN: Marshall-Vene
Venae occipitales Venen des Hinterhauptlappens
Vena occipitalis Hinterhauptsvene
Venae oesophageales Speiseröhrenvenen, Ösophagusvenen
Vena ophthalmica inferior untere Augenhöhlenvene
Vena ophthalmica superior obere Augenhöhlenvene
Vena ovarica dextra rechte Eierstockvene; mündet in die untere Hohlvene
Vena ovarica sinistra linke Eierstockvene; mündet in die linke Nierenvene
Vena palatina externa Gaumenvene
Venae palpebrales inferiores Unterlidvenen
Venae palpebrales superiores Oberlidvenen
Venae pancreaticae Bauchspeicheldrüsenvenen, Pankreasvenen
Venae paraumbilicales kleine Bauchwandvenen um den Nabel; SYN: Sappey-Venen
Venae parietales Scheitellappenvenen
Venae parotideae Parotisvenen, Venen der Ohrspeicheldrüse
Venae perforantes Verbindungsvenen zwischen tiefen und oberflächlichen Venen der Extremitäten; SYN: Perforansvenen
Venae pericardiacae Perikardvenen
Venae pericardicophrenicae Begleitvenen der Arteria pericardicophrenica
Vena petrosa Felsenbeinvene
Venae pharyngeae Rachenvenen, Pharynxvenen
Venae phrenicae inferiores untere Zwerchfellvenen
Venae phrenicae superiores obere Zwerchfellvenen
Venae pontis Brückenvenen
Vena poplitea aus den Venae tibiales anteriores und posteriores entstehende Vene, die in die Vena femoralis übergeht; SYN: Kniekehlenvene
Vena portae hepatis durch Vereinigung von Vena lienalis und Vena mesenterica superior entstehender Venenstamm, der das Blut von Magen, Darm, Milz und Pankreas zur Leber führt; SYN: Pfortader, Porta
Vena precentralis cerebelli Präzentralvene
Venae prefrontales Stirnpolvenen
Vena prepylorica Pylorusvene
Vena profunda tiefe Vene
Venae profundae cerebri tiefe Hirnvenen
Venae profundae clitoridis tiefe Klitorisvenen
Venae profundae membri inferioris tiefe Venen der unteren Extremität
Venae profundae membri superioris tiefe Venen der oberen Extremität
Venae profundae penis tiefe Penisvenen
Vena profunda faciei tiefe Gesichtsvene
Vena profunda femoris tiefe Oberschenkelvene
Vena profunda linguae tiefe Zungenvene
Venae pudendae externae äußere Schamvenen
Vena pudenda interna innere Scham(bein)vene
Venae pulmonales Lungenvenen
Venae pulmonales dextrae rechte Lungenvenen
Venae pulmonales sinistrae linke Lungenvenen
Vena pulmonalis dextra inferior untere rechte Lungenvene
Vena pulmonalis dextra superior obere rechte Lungenvene
Vena pulmonalis sinistra inferior untere linke Lungenvene
Vena pulmonalis sinistra superior obere linke Lungenvene
Venae radiales Begleitvenen der Arteria radialis
Venae rectales inferiores untere Rektumvenen
Venae rectales mediae mittlere Rektumvenen
Vena rectalis superior obere Rektumvene
Venae renales Nierenvenen
Vena renalis Nierenvene
Vena saphena accessoria Vene auf der Innenseite des Oberschenkels; mündet in die Vena saphena magna
Vena saphena magna an der Innenseite von Fuß, Unter- und Oberschenkel verlaufende Vene, die im Hiatus saphenus in die Vena femoralis mündet; SYN: Magna
Vena saphena parva vom äußeren Fußrand in die Kniekehle ziehende Vene; SYN: Parva
Venae sclerales Skleravenen
Venae scrotales anteriores vordere Skro-

talvenen
Venae scrotales posteriores hintere Skrotalvenen
Venae sigmoideae Sigmavenen
Venae spinales anteriores vordere Rückenmarksvenen
Venae spinales posteriores hintere Rückenmarksvenen
Vena splenica →Vena lienalis
Vena subclavia Fortsetzung der Vena axillaris; vereinigt sich mit der Vena jugularis interna zur Vena brachiocephalica
Venae subcutaneae abdominis subkutane Bauchdeckenvenen
Vena sublingualis Unterzungenvene
Vena submentalis Unterkinnvene
Venae superficiales cerebri oberflächliche Hirnvenen
Venae superficiales membri inferioris oberflächliche Venen der unteren Extremität
Venae superficiales membri superioris oberflächliche Venen der oberen Extremität
Vena superficialis oberflächliche Vene
Venae superiores cerebri obere Hirnmantelvenen
Vena supraorbitalis Supraorbitalvene
Vena suprarenalis Nebennierenvene
Venae temporales profundae tiefe Schläfenvenen
Venae temporales superficiales oberflächliche Schläfenvenen
Vena temporalis media mittlere Schläfenvene
Vena testicularis Hodenvene
Venae thoracicae internae innere Brust(wand)venen
Vena thoracica lateralis Begleitvene der Arteria thoracica lateralis
Vena thoracoacromialis Begleitvene der Arteria thoracoacromialis
Venae thoracoepigastricae seitliche Rumpfwandvenen
Venae thymicae Thymusvenen
Venae thyroideae inferiores untere Schilddrüsenvenen
Venae thyroideae mediae mittlere Schilddrüsenvenen
Vena thyroidea superior obere Schilddrüsenvene
Venae tibiales anteriores vordere Schienbeinvenen
Venae tibiales posteriores hintere Schienbeinvenen
Venae tracheales Luftröhrenvenen, Tracheavenen
Venae transversae cervicis Begleitvenen der Arteria transversa colli; SYN: Venae transversae colli
Venae transversae colli →Venae transversae cervicis
Vena transversa faciei quere Gesichtsvene, Begleitvene der Arteria transversa faciei
Venae trunci encephalici →Venae mesencephalicae
Venae tympanicae Paukenhöhlenvenen
Venae ulnares Begleitvenen der Arteria ulnaris
Venae uterinae Gebärmuttervenen, Uterusvenen
Venae ventriculares Venenäste aus der Ventrikelwand, Ventrikelvenen
Vena vertebralis Begleitvene der Arteria vertebralis
Venae vesicales Blasenvenen, Harnblasenvenen
Venae vestibulares Bogengangsvenen
Venae vorticosae hintere Ziliarvenen; SYN: Venae choroideae oculi
Venae sectio 1. Venenschnitt; SYN: Phlebotomie **2.** Veneneröffnung; SYN: Phlebotomie

Ve|ne *f* →Vena

Ven|ek|ta|sie *f* Venenerweiterung; SYN: Phlebektasie, Phlebectasia

Ven|ek|to|mie *f* operative Entfernung einer Vene, Venenresektion; SYN: Phlebektomie

Ve|nen|by|pass *m* Bypass* unter Verwendung eines Stückes einer Vene

Ve|nen|druck *m* Druck im venösen Schenkel des Kreislaufs
zentraler Venendruck Druck im rechten Vorhof oder der oberen Hohlvene; SYN: zentralvenöser Druck

Ve|nen|ent|zün|dung *f* →Phlebitis

Ve|nen|ex|ai|re|se *f* →Venenexhairese

Ve|nen|ex|hai|re|se *f* Exhairese* von varikös veränderten Venen; SYN: Phlebexhairese, Phlebexairese, Venenexhärese, Venenexairese

Ve|nen|ex|hä|re|se *f* →Venenexhairese

Ve|nen|ka|the|ter *m* Katheter zur Einführung in eine Vene
zentraler Venenkatheter meist über Arm- oder Jugularvenen eingeführter Katheter, der in der oberen oder unteren Hohlvene plaziert wird; SYN: Kavakatheter, Cavakatheter

ve|ne|nös *adj* giftig

Ve|nen|stein *m* durch Verkalkung eines Thrombus* entstandenes Konkrement; SYN: Phlebolith

Ve|nen|strip|per *m* s.u. Venenstripping

Ve|nen|strip|ping *nt* Venenentfernung durch Herausziehen mit einem **Venenstripper**; SYN: Stripping

Ve|nen|throm|bo|se *f* die tiefen Venen betreffende nichtentzündliche Thrombose mit Verschluss des Lumens; SYN: Phlebothrombose
blande nicht-eitrige Venenthrombose Entzündung der Venenwand (oberflächlicher Venen) mit Verschluss des Lumens; SYN: Thrombophlebitis
tiefe Venenthrombose meist die großen Bein- und Beckenvenen betreffende Thrombose durch eine Verlangsamung

des Blutkreislaufs oder eine erhöhte Gerinnungsbereitschaft des Blutes

Ve|ne|num *nt, pl* **-na** Gift

Venen-Venen-Anastomose *f* →Venovenostomie

Ve|nen|ver|ö|dung *f* durch Injektion einer endothelschädigenden Substanz verursachte Sklerosierung der Venenwand, die zum Verschluss [Verödung] der Lichtung führt

Ve|nen|win|kel *m* Winkel zwischen Vena jugularis interna und Vena subclavia; auf der linken Seite Mündungsort des Ductus* thoracicus; SYN: Angulus venosus

ve|ne|risch *adj* durch Geschlechtsverkehr übertragen, Geschlechtskrankheiten betreffend

Ve|ne|ro|lo|ge *m* Arzt für Venerologie

Ve|ne|ro|lo|gie *f* Lehre von den Geschlechtskrankheiten

Ve|ne|ro|lo|gin *f* Ärztin für Venerologie

Venezuelan-equine-Enzephalitis *f* →Venezuelan-equine-Enzephalomyelitis

Venezuelan-equine-Enzephalomyelitis *f* in Mittel- und Südamerika auftretende, durch das Venezuelan-equine-Enzephalitis-Virus hervorgerufene leicht verlaufende Encephalomyelitis*; SYN: venezuelanische Pferdeenzephalitis, Venezuelan-equine-Enzephalitis

Venezuelan-Equine-Enzephalitis-Virus *nt* durch Moskitos übertragener Erreger der Venezuelan-equine-Enzephalomyelitis*; SYN: VEE-Virus

Veno-, veno- *präf.* Wortelement mit der Bedeutung "Blutader/Vene"

ve|no|a|tri|al *adj* Vena* cava und rechten Vorhof betreffend

Ve|no|gra|fie *f* →Venographie

Ve|no|gra|phie *f* →Phlebographie

Ve|no|le *f* →Venula

Ve|no|pe|ri|to|ne|o|sto|mie *f* operative Verbindung von Vena saphena und Peritonealhöhle zur Aszitesdrainage

ve|nös *adj* Venen oder venöses System betreffend

ve|no|ve|nös *adj* zwei Venen verbindend

Ve|no|ve|no|sto|mie *f* operative Verbindung von Venen; SYN: Venen-Venen-Anastomose, Phlebophlebostomie

Ven|ter *m* Bauch; Muskelbauch

Venter anterior musculi digastrici vorderer Digastrikusbauch, vorderer Bauch des Musculus* digastricus

Venter posterior musculi digastrici hinterer Digastrikusbauch, hinterer Bauch des Musculus* digastricus

Ven|ti|la|ti|on *f* Lungenbelüftung

spezifische Ventilation →Ventilationsäquivalent

Ven|ti|la|ti|ons|ä|qui|va|lent *nt* Verhältnis von Atemminutenvolumen zu Sauerstoffaufnahme; ist z.B. bei körperlicher Arbeit erhöht; SYN: spezifische Ventilation, Atemäquivalent

Ven|ti|la|ti|ons|stö|rung *f* Störung der Lungenbelüftung

obstruktive Ventilationsstörung Behinderung der Ventilation durch eine Erhöhung des Atemwegswiderstandes, z.B. durch Einengung der Atemwege

restriktive Ventilationsstörung Ventilationsstörung bei Einschränkung der Dehnfähigkeit der Lunge

Ven|til|pneu|mo|tho|rax *m* Pneumothorax, der nur bei der Einatmung Anschluss an die Außenluft hat

Ven|til|ste|no|se, respiratorische *f* meist bei Exspiration in Erscheinung tretende Einengung des Tracheobronchiallumens mit Behinderung des Luftstroms

ven|tral *adj* Bauch oder Vorderseite betreffend, bauchwärts (liegend oder gerichtet)

Ventri-, ventri- *präf.* Wortelement mit der Bedeutung "Bauch"

Ven|tri|cu|lus *m, pl* **-li** 1. Kammer, Ventrikel 2. Magen, Gaster

Ventriculus cerebri mit Liquor* cerebrospinalis gefüllter physiologischer Hohlraum des Gehirns; SYN: Hirnventrikel, Hirnkammer, Ventrikel

Ventriculus cordis Herzkammer, Kammer, Ventrikel

Ventriculus cordis dexter vorne liegende Herzkammer, die sauerstoffarmes Blut aus dem Körperkreislauf über die Pulmonalarterien in den Lungenkreislauf pumpt; SYN: rechte Herzkammer, rechter Ventrikel, Ventriculus dexter

Ventriculus cordis sinister hinten liegende, muskelstarke Herzkammer, die sauerstoffreiches Blut in den Körperkreislauf pumpt; SYN: linke Herzkammer, linker Ventrikel, Ventriculus sinister

Ventriculus dexter →Ventriculus cordis dexter

Ventriculus laryngis seitliche Ausbuchtung des Kehlkopfinnenraumes zwischen Taschen- und Stimmfalte; SYN: Morgagni-Ventrikel, Morgagni-Tasche, Galen-Ventrikel, Galen-Tasche, Kehlkopftasche

Ventriculus lateralis Seitenventrikel

Ventriculus quartus IV. Ventrikel

Ventriculus sinister →Ventriculus cordis sinister

Ventriculus tertius III. Ventrikel

Ven|tri|kel *m* Kammer; Herzkammer; Hirnventrikel

hypoplastischer linker Ventrikel angeborener Herzfehler mit Unterentwicklung des linken Ventrikels und meist auch der aufsteigenden Aorta; SYN: Linksherzhypoplasie-Syndrom

linker Ventrikel hinten liegende, muskelstarke Herzkammer, die sauerstoffreiches Blut in den Körperkreislauf pumpt; SYN: linke Herzkammer, Ventriculus cordis sinister, Ventriculus sinister

rechter Ventrikel vorne liegende Herzkammer, die sauerstoffarmes Blut aus dem Körperkreislauf über die Pulmonalarterien in den Lungenkreislauf pumpt; SYN: rechte Herzkammer, Ventriculus cordis dexter, Ventriculus dexter

Ventlrilkellblultung *f* Einblutung in einen Hirnventrikel

Ventlrilkelldrailnalge *f* Ableitung von Hirnflüssigkeit, z.B. bei Hydrozephalus*

Ventlrilkelldruck *m* Druck in einer Herzkammer

Ventlrilkellgallopp *m* Galopprhythmus mit kräftigem 3. Herzton am Anfang der Diastole*; SYN: protodiastolischer Galopp, diastolischer Galopp, 3. Herztongalopp, Dritter-Ton-Galopp

Ventlrilkellhylperltrolphie *f* Hypertrophie* einer Herzkammer

Ventlrilkellpunkltilon *f* Punktion eines Hirnventrikels, meist eines Seitenventrikels

Ventlrilkellsepltum *nt* Scheidewand zwischen rechter und linker Herzkammer; SYN: Kammerseptum, Interventrikularseptum, Septum interventriculare

Ventlrilkellsepltumldelfekt *m* angeborener oder erworbener Defekt der Kammerscheidewand; SYN: Kammerseptumdefekt

Ventrikel-Vorhof-Shunt *m* →Ventrikuloaurikulostomie

Ventrikul-, ventrikul- *präf.* →Ventrikulo-

ventlrilkullär *adj* Kammer/Ventrikel betreffend; SYN: ventrikular

Ventlrilkullilitis *f, pl* **-tilden** Entzündung eines Hirnventrikels; SYN: Ventrikelentzündung

ventlrilkullilitisch *adj* Ventrikelentzündung/Ventrikulitis betreffend, von ihr betroffen oder gekennzeichnet

Ventrikulo-, ventrikulo- *präf.* Wortelement mit der Bedeutung **1.** "Bauch/Magen/Ventrikel" **2.** "Kammer/Ventrikel"

ventlrilkullolaltrilal *adj* Kammer/Ventrikel und Vorhof/Atrium betreffend; SYN: atrioventrikular, ventrikuloaurikulär

ventlrilkullolaulrilkullär *adj* →ventrikuloatrial

Ventlrilkullolaulrilkullolstolmie *f* operative Verbindung von Hirnventrikel und Herzvorhof zur Liquorableitung bei Hydrozephalus*; SYN: Ventrikel-Vorhof-Shunt

Ventlrilkullolgralfie *f* →Ventrikulographie

Ventlrilkullolgramm *nt* bei der Ventrikulographie* erhaltene Aufnahme

Ventlrilkullolgralphie *f* **1.** Röntgenkdarstellung der Herzkammern mit Kontrastmittel oder Radionukliden **2.** kaum noch durchgeführte Röntgenkontrastdarstellung der Hirnventrikel

Ventlrilkullolmylooltolmie *f* Inzision der Herzkammermuskulatur

Ventlrilkullolskop *nt* flexibles Endoskop* für die Ventrikuloskopie*

Ventlrilkullolskolpie *f* endoskopische Untersuchung der Hirnventrikel

Ventlrilkullolstolmie *f* operative Eröffnung eines Hirnventrikels

Ventlrilkullooltolmie *f* Inzision eines Hirnventrikels oder einer Herzkammer

Ventlrilkullolvelnolstolmie *f* operative Verbindung von Seitenventrikel und Vena* jugularis interna zur Liquorableitung bei Hydrozephalus*; SYN: ventrikulovenöser Shunt

Ventlrilkullolzislterlnolstolmie *f* operative Verbindung von Seitenventrikel und Cisterna* magna zur Liquorableitung bei Hydrozephalus*; SYN: Torkildsen-Operation

Ventro-, ventro- *präf.* Wortelement mit der Bedeutung "Bauch"

Velnulla *f, pl* **-lae** kleine Vene; SYN: Venole, Venule

Venula macularis inferior untere Makulavene

Venula macularis superior obere Makulavene

Venula medialis retinae mediale Netzhautvene; SYN: Venula retinae medialis

Venula nasalis retinae inferior untere mediale/nasale Netzhautvene

Venula nasalis retinae superior obere mediale/nasale Netzhautvene

Venulae rectae gestreckte Venen der Marksubstanz der Niere

Venula retinae medialis →Venula medialis retinae

Venulae stellatae Sternvenen unter der Nierenkapsel; SYN: Stellatavenen

Venula temporalis retinae inferior untere temporale Netzhautvene

Venula temporalis retinae superior obere temporale Netzhautvene

Velnulle *f* →Venula

Velnuslhülgel *m* durch subkutanes Fettgewebe gebildeter Wulst vor und oberhalb der Beckensymphyse der Frau; SYN: Schamhügel, Schamberg, Mons pubis/veneris

Verlatlmungslpylellolgralfie *f* →Veratmungspyelographie

Verlatlmungslpylellolgralphie *f* Pyelographie* mit Doppelbelichtung in Inspiration und Exspiration zur Beurteilung der Beweglichkeit der Nieren

Verlätlzung *f* Gewebezerstörung durch ätzende Substanzen

verlbal *adj* mit Worten, wörtlich; mündlich

Verlballhallulzilnolse *f* Halluzinose bei der Worte oder Sätze halluziniert werden; SYN: akustische Halluzinose

Verlbilgelraltilon *f* ständiges Wiederholen von Sätzen, Wörtern oder Lauten

Verlbinldung *f* aus zwei oder mehreren Elementen bestehendes Molekül

Verlblultung *f* Tod durch massiven Blutverlust nach innen oder außen

Verlbrauchslkolalgullolpalthie *f* erhöhte Blutungsneigung durch einen erhöhten Verbrauch an Gerinnungsfaktoren und Thrombozyten; SYN: disseminierte intravasale

Koagulation, disseminierte intravasale Gerinnung

Ver|bren|nung *f* **1.** (*chem.*) unter Abgabe von Energie verlaufende Vereinigung von Stoffen mit Sauerstoff; Oxidation* **2.** (*patholog.*) Gewebeschädigung durch externe oder interne Hitzeeinwirkung; Verlauf und Prognose hängen vom Grad der Verbrennung und der Größe der verbrannten Körperoberfläche ab; SYN: Brandwunde, Combustio

Verbrennung 1. Grades thermische Schädigung der Epidermis* mit Rötung und Schwellung durch das reaktive Ödem; heilt ohne Narbenbildung ab

Verbrennung Grad 2a Abheben der Epidermis* und Blasenbildung; narbenlose Abheilung

Verbrennung Grad 2b partielle Epithelzerstörung, die mit oder ohne Narbenbildung abheilt

Verbrennung 3. Grades totale Zerstörung der Haut samt Anhangsgebilden; kann auch tiefere, unter der Haut liegende Strukturen betreffen; narbige Abheilung mit möglicher Keloidbildung und Kontrakturen

Ver|brü|hung *f* Verbrennung* durch eine heiße Flüssigkeit oder durch heißen Dampf

Ver|dau|ung *f* Gesamtheit von mechanischer und enzymatischer Zerkleinerung der Nahrung im Magen-Darmtrakt und der Resorption durch die Darmschleimhaut; SYN: Digestion

peptische Verdauung erste Phase der Verdauung, bei der die Nahrung durch Pepsin u.a. Enzyme des Magens angedaut wird; SYN: Magenverdauung

Ver|dau|ungs|ap|pa|rat *m* aus Mundhöhle, Speiseröhre, Magen, Darm und Anhangsdrüsen bestehender Komplex, der die Nahrung aufnimmt und verdaut; SYN: Digestitionssystem, Systema digestorium

Ver|dau|ungs|leu|ko|zy|to|se *f* physiologische Leukozytose* in der postprandialen Verdauungsphase; SYN: postprandiale Leukozytose

Ver|din|ik|te|rus *m* grünlicher Ikterus* durch Umwandlung des Bilirubins* in grünes Biliverdin*

Ver|do|glo|bin *nt* →Verdohämoglobin

Ver|do|hä|mo|glo|bin *nt* im ersten Schritt des Hämoglobinabbaus entstehendes grünes Pigment; SYN: Choleglobin, Verdoglobin

Ver|dopp|lungs|do|sis *f, pl* **-ses** Strahlendosis, die zu einer Verdopplung der natürlich vorhandenen Mutationsrate führt

Ver|drän|gung *f* Abwehrmechanismus, der unerwünschte Erinnerungen oder Triebe an der Bewusstwerdung hindert

Ver|dün|nungs|a|nä|mie *f* durch Vermehrung des Plasmas bzw. der Blutflüssigkeit verursachte Anämie*

Ver|dün|nungs|hy|po|na|trä|mie *f* durch Vermehrung des Plasmas bzw. der Blutflüssigkeit verursachte Hyponaträmie*; SYN: Verdünnungshyponatriämie

Ver|dün|nungs|hy|po|na|tri|ä|mie *f* →Verdünnungshyponaträmie

Ver|dün|nungs|ko|a|gu|lo|pa|thie *f* erhöhte Blutungsneigung durch eine Vermehrung des Flüssigkeitsgehaltes des Blutes

Ver|ei|sung *f* →Kälteanästhesie

Ver|er|bung *f* Übertragung von Merkmalen oder Eigenschaften auf die Nachkommen

Ver|er|bungs|leh|re *f* Lehre von der Vererbung; SYN: Genetik

Ver|es|te|rung *f* Esterbildung aus Alkohol/Phenol und Säure unter Wasserabspaltung

Ver|fol|gungs|wahn *m* krankhafte Überzeugung verfolgt zu werden; häufigste Wahnform

Ver|füg|bar|keit, biologische *f* Geschwindigkeit und Ausmaß, mit der der therapeutisch wirksame Anteil eines Medikamentes freigesetzt, resorbiert und am Wirkort zur Verfügung gestellt wird; SYN: Bioverfügbarkeit

Ver|gäl|len *nt* durch schlecht schmeckende oder riechende Zusätze ungenießbar machen; SYN: Denaturieren

ver|gällt *adj* durch Zusätze ungenießbar gemacht; SYN: denaturiert

Ver|gif|tung *f* Erkrankung durch Einnahme [**exogene Intoxikation**] oder Bildung [**Autointoxikation**] einer giftigen Substanz im Körper; SYN: Intoxikation

Ver|gleichs|mi|kro|skop *nt* Mikroskop* zum gleichzeitigen Betrachten zweier Objekte

Ver|hal|tens|the|ra|pie *f* psychotherapeutische Behandlung von auffälligem oder unerwünschtem Verhalten

Ve|ri|fi|ka|ti|on *f* (Nach-, Über-)Prüfung

Ver|kal|kung *f* **1.** Kalkeinlagerung in die Knochengrundsubstanz **2.** Kalkeinlagerung in Gewebe

metastatische Verkalkung durch Störung des Kalzium und/oder Phosphatstoffwechsels hervorgerufene Ablagerung von Kalziumsalzen in die Haut; SYN: metastatische Kalzinose, Calcinosis metastatica

Ver|kä|sung *f* Koagulationsnekrose* mit Bildung käseartiger Massen von zäher, gelblicher Konsistenz; häufig bei Tuberkulose*; SYN: verkäsende Degeneration, verkäsende Nekrose

Ver|knö|che|rung *f* Ossifikation*

Ver|koh|lung *f* Zerstörung des Gewebes bei Verbrennung 4. Grades

Ver|lau|sung *f* s.u. Pediculosis

Ver|leug|nung *f* Abwehrmechanismus, bei dem unerwünschte äußere Reize vom Bewusstsein ausgeschlossen werden

Ver|lust|hy|po|nat|rä|mie *f* durch vermehrte Natriumausscheidung verursachte Hyponaträmie*; SYN: Verlusthyponatriämie

Ver|lust|hy|po|na|tri|ä|mie *f* →Verlusthyponatriämie

Vermi-, vermi- *präf.* Wortelement mit der Bedeutung "Wurm"

Ver|mi|ci|dum *nt, pl* **-da** →Vermizid

ver|mi|form *adj* wurmartig, wurmähnlich, wurmförmig

ver|mi|fug *adj* wurmabtreibend

Ver|mi|fu|gum *nt, pl* **-ga** wurmabtreibendes Mittel

Ver|mis *m* Wurm

Vermis cerebelli mittlerer Teil des Kleinhirns; SYN: Kleinhirnwurm

Ver|mi|zid *nt* wurmabtötendes Mittel; SYN: Vermicidum

ver|mi|zid *adj* wurmabtötend, Würmer abtötend

Verner-Morrison-Syndrom *nt* durch einen endokrinaktiven Tumor der Bauchspeicheldrüse verursachtes Syndrom mit wässrigen Durchfällen, Hypokaliämie* und Achlorhydrie*; SYN: pankreatische Cholera, WDHA-Syndrom

Ver|nix ca|seo|sa *f* aus Epidermiszellen und Talgdrüsensekret bestehende Schmiere auf der Haut von Säuglingen, die das Herausgleiten bei der Geburt erleichtert; SYN: Käseschmiere, Fruchtschmiere

Ver|öl|dung *f* therapeutische Auslösung einer lokalen Sklerose zum Verschluss von Gefäßen; SYN: Sklerosierung, Sklerotherapie

Ver|ren|kung *f* Luxation*

Ver|ren|kungs|bruch *m* Fraktur* mit Luxation* der Fragmente oder eines angrenzenden Knochens; SYN: Luxationsfraktur, Frakturdislokation

Ver|ru|ca *f, pl* **-cae** (virusbedingte) Warze

Verrucae filiformes fadenförmige Verrucae vulgares; SYN: Pinselwarzen, filiforme Warzen

Verruca necrogenica meist als Berufskrankheit auftretende postprimäre Tuberkulose* mit rundlichen, indolenten, verrukösen Papeln an Fingern, Händen, Ferse oder Füßen; SYN: Wilk-Krankheit, warzige Tuberkulose der Haut, Leichentuberkel, Schlachtertuberkulose, Tuberculosis cutis verrucosa, Tuberculum anatomicum

Verruca peruana warzenähnliche Hauteffloreszenz bei Bartonellose*; SYN: Peruwarze, Verruga peruana

Verrucae planae juveniles bei Kindern und Jugendlichen vorkommende Warzen, die selbst nach Jahren noch narbenlos abheilen

Verruca plantaris nach innen wachsende gewöhnliche Warze [Verruca vulgaris] der Fußsohle; SYN: Sohlenwarze, Dornwarze, Plantarwarze, Fußsohlenwarze

Verruca sebborrhoica →Verruca senilis

Verruca sebborrhoica senilis →Verruca senilis

Verruca senilis im höheren Alter gehäuft auftretender gutartiger, verruköser Tumor mit schmutzig-grauer zerklüfteter Oberfläche; SYN: (seborrhoische) Alterswarze, seborrhoische Warze, seborrhoische Keratose, Verruca sebborrhoica, Verruca sebborrhoica senilis

Verrucae vulgares durch Papillomviren verursachte, infektiöse Warzen, die v.a. die Hände befallen; SYN: vulgäre Warzen, gewöhnliche Warzen

Ver|ru|co|sis *f, pl* **-ses** Vorkommen multipler Warzen

Verrucosis generalisata (Lewandowsky-Lutz) meist schon im Säuglings- oder Kindesalter beginnende, z.T. durch Viren [**HP-Viren**] hervorgerufene, z.T. familiär gehäuft auftretende generalisierte Warzenerkrankung mit hoher Wahrscheinlichkeit einer malignen Entartung; SYN: Lewandowsky-Lutz-Krankheit, Lewandowsky-Lutz-Syndrom, Epidermodysplasia verruciformis

Ver|ru|ga p|eru|a|na *f* warzenähnliche Hauteffloreszenz bei Bartonellose*; SYN: Peruwarze, Verruca peruana

ver|ru|kös *adj* Verruca betreffend, warzenartig, warzig

Ver|schluss|ik|te|rus *m* Ikterus* durch Verschluss der Gallenwege; SYN: Obstruktionsikterus

Ver|schluss|kon|takt *m* Form der Zellverbindung, bei der die äußeren Schichten der Zellmembranen verschmelzen; SYN: Tight junction, Zonula occludens

Ver|schmel|zungs|nie|re *f* angeborene Verschmelzung der beiden Nieren; SYN: Fusionsniere

Ver|schüt|tungs|syn|drom *nt* durch einen massiven Zerfall von Muskelgewebe verursachte akute Niereninsuffizienz; SYN: Crush-Syndrom, Crush-Niere, Bywaters-Krankheit, Quetschungssyndrom, Muskelzerfallssyndrom, myorenales/tubulovaskuläres Syndrom

Ver|si|on *f* **1.** Drehung, Wendung **2.** Gebärmutterneigung nach vorne [Anteversio] oder hinten [Retroversio]; SYN: Versio uteri **3.** Selbstwendung, Drehung der Frucht; SYN: Versio spontanea

Ver|stau|chung *f* Gelenkverstauchung; SYN: Distorsion, Distorsio

Ver|stop|fung *f* Obstipation*

Ver|stop|fungs|durch|fall *m* Entleerung von festem und dünnflüssigem Stuhl; SYN: uneigentlicher Durchfall, Diarrhoea stercoralis, Diarrhoea paradoxa

Ver|te|bra *f, pl* **-rae** Wirbel

Vertebrae cervicales die 7 Wirbel der Halswirbelsäule; SYN: Halswirbel

Vertebrae coccygeae 4–5, meist miteinander verschmolzene Wirbel des Steißbeins; SYN: Steißwirbel, Steißbeinwirbel

Vertebrae lumbales die 5 Wirbel der Lendenwirbelsäule; SYN: Lendenwirbel, Lumbalwirbel

Vertebra plana angeborene oder erworbene Abflachung eines oder mehrerer Wirbel; SYN: Flachwirbel, Platyspondylie

Vertebra plana osteonecrotica Plattwirbelbildung bei aseptischer Knochennekrose; SYN: Calvé-Syndrom, Calvé-Wirbel, Calvé-Krankheit

Vertebra prominens unterster Halswirbel, der einen stark vorspringenden Dornfortsatz hat; SYN: VII. Halswirbel, Prominens

Vertebrae sacrales 5 zum Kreuzbein verschmolzene Wirbel; SYN: Kreuzwirbel, Kreuzbeinwirbel, Sakralwirbel

Vertebrae spuriae die unbeweglichen Wirbel des Kreuz- und Steißbeines

Vertebrae thoracicae die 12 Wirbel der Brustwirbelsäule; SYN: Thorakalwirbel, Brustwirbel

Vertebra vera die beweglichen Wirbel der Hals-, Brust- und Lendenwirbelsäule

Vertebra-, vertebra- *präf.* →Vertebro-

ver|te|bral *adj* Wirbel(säule) betreffend

Ver|te|bra|lis|an|gi|o|gra|fie *f* →Vertebralisangiographie

Ver|te|bra|lis|an|gi|o|gra|phie *f* Röntgenkontrastdarstellung der Arteria* vertebralis

Ver|te|bral|ka|nal *m* von den Wirbelkörpern und -bögen gebildeter Kanal, in dem das Rückenmark liegt; SYN: Wirbelkanal, Wirbelsäulenkanal, Spinalkanal, Canalis vertebralis

Vertebro-, vertebro- *präf.* Wortelement mit der Bedeutung "Wirbel/Vertebra"

ver|te|bro|chon|dral *adj* Wirbel und Rippenknorpel betreffend

ver|te|bro|il|li|a|kal *adj* Wirbel und Darmbein/Os ilium betreffend

ver|te|bro|kos|tal *adj* Wirbel und Rippe(n)/Costa(e) betreffend oder verbindend; SYN: kostovertebral, kostozentral

ver|te|bro|sa|kral *adj* Wirbel und Kreuzbein/Os sacrum betreffend oder verbindend; SYN: sakrovertebral

ver|te|bro|ster|nal *adj* Wirbel und Brustbein/Sternum betreffend oder verbindend; SYN: sternovertebral

Ver|tex *m, pl* **-ti|ces** Scheitel

ver|ti|gi|nös *adj* schwind(e)lig

Ver|ti|go *f* subjektive Gleichgewichtsstörung; wird i.d.R. von Übelkeit, Schweißausbruch und anderen vegetativen Symptomen begleitet; SYN: Schwindel

Vertigo auralis Vertigo durch eine Erkrankung des Mittelohrs

Vertigo ocularis durch eine Augenmuskellähmung* hervorgerufenes Schwindelgefühl; SYN: Augenschwindel, Gesichtsschwindel

Vertigo rotatoria Schwindelgefühl, bei dem sich alles zu drehen scheint; SYN: Drehschwindel

ver|ti|kal *adj* senkrecht

Ver|weil|ka|the|ter *m* über längere Zeit belassener Blasen- oder Nierenkatheter bei Harnabflussstörung; SYN: Dauerkatheter

Verzweigtkettendecarboxylase-Mangel *m* autosomal-rezessiv vererbte Störung des Aminosäurestoffwechsels mit Erhöhung der Blut- und Urinspiegel von Leucin, Isoleucin und Valin; auffällig ist ein Uringeruch nach Ahornsirup; schon bei Säuglingen kommt es zu Trinkschwäche, Muskelhypotonie, Krämpfen, Opisthotonus* und Bewusstseinseintrübung; SYN: Ahornsirup-Krankheit, Valin-Leucin-Isoleucinurie, Leuzinose, Leucinose

Ver|zwei|gungs|block *m* Herzblock durch eine Störung der Erregungsleitung in den Ästen der Tawara*-Schenkel; SYN: Arborisationsblock, Astblock

Ve|si|ca *f, pl* **-cae** Blase

Vesica biliaris an der Leberunterfläche liegende birnenförmige Struktur, die die in der Leber gebildete Gallenflüssigkeit speichert und bei Bedarf in den Darm abgibt; SYN: Gallenblase, Galle, Vesica fellea

Vesica fellea →Vesica biliaris

Vesica urinaria muskulöses Hohlorgan; sammelt den aus den Nieren kommenden Harn; SYN: Blase, Harnblase

Ve|si|cu|la *f, pl* **-lae** kleine Blase, Bläschen; SYN: Vesikel

Vesicula cutanea kleines Hautbläschen

Vesicula seminalis zwischen Blasengrund und Rektum liegende blindendende Aussackung; bildet ein alkalisches, fruktosereiches Sekret, das über den Ductus excretorius in den Samenleiter abgegeben wird; SYN: Bläschendrüse, Samenblase, Samenbläschen, Gonecystis, Spermatozystis

Ve|si|cu|li|tis *f, pl* **-ti|den** →Vesikulitis

Vesik-, vesik- *präf.* →Vesiko-

ve|si|kal *adj* Blase/Vesica betreffend, die Harnblase betreffend

Ve|si|kel *f* kleine Blase, Bläschen; SYN: Vesicula

Vesiko-, vesiko- *präf.* Wortelement mit der Bedeutung **1.** "Blase" **2.** "Blase/Harnblase"

ve|si|ko|ab|do|mi|nal *adj* Harnblase und Bauch/Abdomen betreffend oder verbindend; SYN: abdominovesikal

ve|si|ko|in|tes|ti|nal *adj* Harnblase und Darm/Intestinum betreffend oder verbindend

ve|si|ko|ko|lisch *adj* Harnblase und Kolon betreffend oder verbindend

ve|si|ko|ku|tan *adj* Harnblase und Haut betreffend oder verbindend

ve|si|ko|pe|ri|ne|al *adj* Harnblase und Damm/Perineum betreffend oder verbindend

ve|si|ko|pro|sta|tisch *adj* Harnblase und Vorsteherdrüse/Prostata betreffend oder verbindend

ve|si|ko|pu|bisch *adj* Harnblase und Scham(gegend)/Pubes betreffend oder verbindend

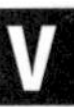

ve|si|ko|rek|tal *adj* Harnblase und Enddarm/Rektum betreffend oder verbindend; SYN: rektovesikal
Ve|si|ko|rek|tal|fis|tel *f* innere Blasenfistel mit Mündung in das Rektum; SYN: Harnblasen-Rektum-Fistel, Blasen-Rektum-Fistel, vesikorektale Fistel, Fistula vesicorectalis
Ve|si|ko|rek|to|sto|mie *f* operative Verbindung von Blase und Enddarm/Rektum; SYN: Blasen-Enddarm-Fistel, Blasen-Rektum-Fistel, Zystorektostomie
ve|si|ko|re|nal *adj* Harnblase und Niere/Ren betreffend oder verbindend
ve|si|ko|sig|mo|id *adj* Harnblase und Sigmoid/Colon sigmoideum betreffend oder verbindend; SYN: sigmoidovesikal, sigmoideovesikal
Ve|si|ko|sig|mo|i|de|o|sto|mie *f* operative Verbindung von Blase und Sigmoid zur Harnableitung; SYN: Harnblasen-Sigma-Fistel, Blasen-Sigma-Fistel, Vesikosigmoidostomie
Ve|si|ko|sig|mo|i|do|sto|mie *f* →Vesikosigmoideostomie
ve|si|ko|spi|nal *adj* Harnblase und Wirbelsäule oder Rückenmark betreffend
Ve|si|ko|sto|mie *f* operativ angelegte äußere Blasenfistel, Blasenfistelung; SYN: Zystostomie, künstliche Blasenfistel
ve|si|ko|um|bi|li|kal *adj* Harnblase und Nabel betreffend oder verbindend
ve|si|ko|u|re|te|risch *adj* Harnblase und Harnleiter/Ureter betreffend oder verbindend
ve|si|ko|u|re|thral *adj* Harnblase und Harnröhre/Urethra betreffend oder verbindend
ve|si|ko|u|te|rin *adj* Harnblase und Gebärmutter/Uterus betreffend oder verbindend
ve|si|ko|u|te|ro|va|gi|nal *adj* Harnblase, Gebärmutter/Uterus und Scheide/Vagina betreffend oder verbindend
ve|si|ko|va|gi|nal *adj* Harnblase und Scheide/Vagina betreffend oder verbindend
Ve|si|ko|va|gi|nal|fis|tel *f* innere Blasenfistel mit Mündung in der Scheide; SYN: Harnblasen-Scheiden-Fistel, Blasen-Scheiden-Fistel, vesikovaginale Fistel, Fistula vesicovaginalis
ve|si|ko|va|gi|no|rek|tal *adj* Harnblase, Scheide/Vagina und Enddarm/Rektum betreffend oder verbindend
ve|si|ko|zer|vi|kal *adj* Harnblase und Gebärmutterhal/Cervix uteri betreffend oder verbindend
ve|si|ku|lär *adj* (Haut-)Bläschen/Vesicula betreffend, aus Bläschen bestehend, blasig, bläschenförmig, bläschenartig
Ve|si|ku|lär|at|men *nt* normales Atemgeräusch, das durch die Ausdehnung der Lungenalveolen entsteht; SYN: Bläschenatmen, vesikuläres Atemgeräusch, vesikuläres Atmen
Ve|si|ku|lar|trans|port *m* aktiver transzellulärer Transport von Substanzen durch Verpacken in Transportvesikel auf der Aufnahmeseite und Entleerung der Vesikel auf der Abgabeseite; SYN: Zytopempsis
Ve|si|ku|lek|to|mie *f* operative Entfernung der Samenblase, Samenblasenresektion
Ve|si|ku|li|tis *f, pl* **-ti|den** Entzündung der Samenblase; SYN: Samenblasenentzündung, Spermatozystitis, Vesiculitis
ve|si|ku|li|tisch *adj* Samenblasenentzündung/Vesikulitis betreffend, von ihr betroffen oder gekennzeichnet
Vesikulo-, vesikulo- *präf.* Wortelement mit der Bedeutung "Bläschen/Vesicula"
Ve|si|ku|lo|gra|fie *f* →Vesikulographie
Ve|si|ku|lo|gramm *nt* Röntgenkontrastaufnahme des Samenbläschens
Ve|si|ku|lo|gra|phie *f* Röntgenkontrastdarstellung des Samenbläschens
Ve|si|ku|lo|to|mie *f* Inzision der Samenblase
Ves|ti|bu|lar|ap|pa|rat *m* Gleichgewichtsorgan im Innenohr
Ves|ti|bu|la|ris|aus|fall, akuter unilateraler *m* →Vestibularisneuronitis
Ves|ti|bu|la|ris|neu|ro|ni|tis *f, pl* **-ti|den** isolierte Entzündung des Nervus* vestibularis mit Drehschwindel, Übelkeit, Erbrechen und Nystagmus*; SYN: Neurolabyrinthitis, akuter unilateraler Vestibularisausfall, Neuronitis vestibularis
Vestibulo-, vestibulo- *präf.* Wortelement mit der Bedeutung "Vorhof/Vestibulum"
ves|ti|bu|lo|koch|le|är *adj* **1.** Gleichgewichtssinn und Gehör betreffend; SYN: statoakustisch **2.** *(Ohr)* Vestibulum auris und Gehörgangsschnecke/Kochlea betreffend
Ves|ti|bu|lo|koch|le|a|ris *m* →Nervus vestibulocochlearis
Ves|ti|bu|lo|to|mie *f* operative Eröffnung des Innenohrvorhofs
ves|ti|bu|lo|u|re|thral *adj* Scheidenvorhof/Vestibulum vaginae und Harnröhre/Urethra betreffend oder verbindend
Ves|ti|bu|lum *nt, pl* **-la** Vorhof, Eingang
Vestibulum auris Innenohrvorhof
Vestibulum bursae omentalis Vorhof des Netzbeutels
Vestibulum laryngis Kehlkopfvorhof, oberer Kehlkopfinnenraum
Vestibulum nasi Nasenvorhof, Naseneingang
Vestibulum oris Mundvorhof
Vestibulum vaginae Scheidenvorhof
Ve|te|ra|nen|krank|heit *f* durch Legionella* pneumophila hervorgerufene atypische Pneumonie*, die erstmals 1976 in Philadelphia auftrat; SYN: Legionärskrankheit, Legionellose
ve|te|ri|när *adj* Tiermedizin betreffend; SYN: veterinärmedizinisch
Ve|te|ri|när|me|di|zin *f* Tiermedizin, Tierheilkunde
ve|te|ri|när|me|di|zi|nisch *adj* →veterinär
Vi|bex *m, pl* **-bi|ces** streifenförmiger Bluter-

guss, Striemen, Strieme

Vi|brio *m* Gattung gramnegativer, beweglicher Stäbchenbakterien

Vibrio cholerae in mehr als 70 Serovarianten auftretender Erreger der klassischen Cholera*; wird in die Biovare **Vibrio cholerae Biovar El-Tor** und **Vibrio cholerae Biovar cholerae** unterteilt; beide Biovare können jeweils als **Ogawavariante, Inabavariante** und **Hikojimavariante** auftreten; SYN: Komma-Bazillus, Vibrio comma

Vibrio cholerae 0:1 nicht durch Antiserum gegen das O-1-Gruppenantigen agglutinierbares Vibrio

Vibrio cholerae Biovar cholerae s.u. Vibrio cholerae

Vibrio cholerae Biovar El-Tor s.u. Vibrio cholerae

Vibrio cholerae Biovar proteus Erreger einer Cholera* nostras

Vibrio cholerae non-01 nicht durch Antiserum gegen das O-1-Gruppenantigen agglutinierbare Vibrionen; nur selten Erreger choleraartiger Durchfallerkrankungen; SYN: nicht-agglutinable Vibrionen, NAG-Vibrionen

Vibrio comma →Vibrio cholerae

Vibrio El-Tor s.u. Vibrio cholerae

Vibrio fetus →Campylobacter fetus

Vibrio jejuni →Campylobacter jejuni

Vibrio metschnikovii veraltet für→Vibrio cholerae Biovar proteus

nicht-agglutinable Vibrionen →Vibrio cholerae non-01

vi|bri|o|zid *adj* vibrionenabtötend, vibrioabtötend

Vi|bris|sae *pl* Nasenhaare

Vidal-Krankheit *f* chronische, in Schüben verlaufende, juckende Hauterkrankung mit Lichenifikation*; SYN: Lichen Vidal, Lichen simplex chronicus (Vidal), Lichen chronicus Vidal, Neurodermitis circumscripta

Vid|a|ra|bin *nt* gegen Herpesviren und Varicella-Zoster-Virus wirksames topisches Virostatikum*; SYN: Adenin-Arabinosid, Ara-A

viel|ach|sig *adj* multiaxial

Viel|eck|bein, großes *nt* großer unregelmäßiger Handwurzelknochen; SYN: Os trapezium

Viel|eck|bein, kleines *nt* kleiner unregelmäßiger Handwurzelknochen; SYN: Os trapezoideum

Viel|glied|rig|keit *f* Vorkommen überzähliger Finger- oder Zehenglieder; SYN: Polyphalangie, Hyperphalangie

viel|ker|nig *adj* multinuklear

viel|zel|lig *adj* multizellulär

Vier|hü|gel|plat|te *f* dorsaler Abschnitt des Mittelhirns; SYN: Lamina quadrigemina, Lamina tecti

Vier|ta|ge|fie|ber *nt* jeden vierten Tag auftretendes Fieber bei Malaria* quartana; SYN: Febris quartana

vi|gi|lant *adj* aufmerksam, wachsam

Vi|gi|lanz *f* Aufmerksamkeit, Reaktionsbereitschaft; SYN: Vigilität

Vi|gi|li|tät *f* →Vigilanz

vi|ka|ri|ie|rend *adj* stellvertretend, ersatzweise

vil|lös *adj* mit Zotten/Villi besetzt, zottig, zottenförmig

Vil|lo|si|tis *f, pl* **-ti|den** Entzündung der Plazentazotten; SYN: Zottenentzündung

vil|lo|si|tisch *adj* Villositis betreffend, von ihr betroffen oder gekennzeichnet

Vil|lus *m, pl* **-li** Zotte

Villi articulares →Villi synoviales

Villi intestinales fingerförmige Ausstülpungen der Dünndarmschleimhaut, die die Nahrung resorbieren; SYN: Darmzotten

Villi synoviales Zotten der Gelenkinnenhaut/Membrana synovialis; SYN: Synovialzotten, Villi articulares

Vin|blas|tin *nt* zu den Vinca-Alkaloiden* gehörendes Zytostatikum*; SYN: Vincaleukoblastin

Vinca-Alkaloide *pl* in **Vinca rosea** [Madagaskar Immergrün] und anderen Vinca- und Cantharanthus-Species vorkommende Alkaloide, die z.T. in der Medizin als Zytostatika* eingesetzt werden

Vin|ca|leu|ko|blas|tin *nt* →Vinblastin

Vinca-rosea-Alkaloide *pl* s.u. Vinca-Alkaloide

Vincent-Angina *f* Fusoborreliose* durch Fusobacterium* fusiforme und Borrelia* vincenti; meist einseitige ulzeröse Mandelentzündung mit Schluckbeschwerden und evtl. Zahnfleischbefall; i.d.R. kein Fieber und nur leichtes Krankheitsgefühl; SYN: Fusospirillose, Plaut-Vincent-Angina, ulzeromembranöse Angina, Angina ulcerosa/ulceromembranacea, Angina Plaut-Vincent

Vin|cris|tin *nt* zu den Vinca-Alkaloiden* gehörendes Zytostatikum*

Vin|cu|lum *nt, pl* **-la** Band, Fessel

Vin|de|sin *nt* zu den Vinca-Alkaloiden* gehörendes Zytostatikum*

Vi|nyl|chlo|rid *nt* kanzerogenes Gas; Ausgangsstoff für Polyvinylchlorid [PVC]; SYN: Monochloräthylen

Vi|nyl|kar|bon|säure *f* ungesättigte Monokarbonsäure; Ausgangsstoff von Kunststoffen [Acrylharze]; SYN: Akrylsäure, Acrylsäure, Propensäure

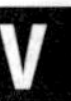

Vi|pom *nt* gutartiger Tumor der Bauchspeicheldrüse, der vasoaktive intestinale Peptide bildet; SYN: VIPom, VIP-produzierendes Inselzelladenom, D1-Tumor

Vir-, vir- *präf.* →Viro-

vi|ral *adj* Virus/Viren betreffend, durch Viren verursacht

Vi|rä|mie *f* Vorkommen von Viren im Blut

Virchow-Drüse *f* tastbare Lymphknotenmetastase über dem linken Schlüsselbein bei bösartigen Tumoren im Bauchraum; SYN: Klavikulardrüse, Virchow-Knötchen, Virchow-Knoten

Virchow-Knötchen *nt* →Virchow-Drüse

Virchow-Knoten *m* →Virchow-Drüse

Vilren *pl* →Virus

Virlgilnilität *f* Unschuld; Jungfräulichkeit, Jungfernschaft

Virlgo *f* Jungfrau

Viridans-Endokarditis *f* durch Streptococcus* viridans hervorgerufene subakute Endokardentzündung [Endocarditis* lenta]

Viridans-Streptokokken *pl* Streptococcus* viridans

vilril *adj* männlich, maskulin

Vilrillilsielrung *f* Vermännlichung von Frauen; SYN: Maskulinisierung, Maskulinierung

Vilrilon *nt* reifes, infektiöses Virus; SYN: Viruspartikel

Viro-, viro- *präf.* Wortelement mit Bezug auf "Virus"

vilrolgen *adj* durch Viren verursacht, von Viren abstammend

Vilrolid *nt* nur aus Ribonukleinsäure bestehendes infektiöses Agens; SYN: nacktes Minivirus

Vilrollolgie *f* Lehre von den Viren und den Viruskrankheiten

vilrollolgisch *adj* Virologie betreffend

Vilrolpelxis *nt* Aufnahme des Virus in die Wirtszelle

Vilrolse *f* Viruserkrankung

Vilrolstaltilkum *nt, pl* **-ka** virostatisches Mittel; SYN: Virustatikum

vilrolstaltisch *adj* das Viruswachstum hemmend; SYN: virustatisch

Vilrolzylten *pl* morphologisch veränderte Lymphozyten, z.B. bei Mononukleose; SYN: atypische Lymphozyten, Lymphoidzellen

virltulal *adj* scheinbar; SYN: virtuell

virltulell *adj* scheinbar; SYN: virtual

Vilrulkolprie *f* Virusausscheidung im Stuhl

vilrullent *adj* Virulenz betreffend, infektionsfähig

Vilrullenz *f* Infektionskraft eines Erregers

Virlulrie *f* Virusausscheidung im Harn

Vilrus *n, pl* **Vilren** kleinste Mikroorganismen ohne eigenen Zellstoffwechsel, die sich nur in lebenden Zellen vermehren können; nach der Art der Nukleinsäure unterscheidet man **DNA-Viren** und **RNA-Viren**

bakterienpathogenes Virus sich auf Kosten von Bakterien vermehrendes Virus; SYN: Bakteriophage, Phage

Lymphadenopathie-assoziiertes Virus veraltet für →HIV-Virus

onkogene Viren Viren, die einen gutartigen oder bösartigen Tumor auslösen können; SYN: Onkoviren, Tumorviren

Vilruslenlzelphallitis *f, pl* **-tilden** durch eine Reihe von Viren [Arboviren*, Coxsackievirus*, Grippeviren*, Mumpsvirus, Herpes-simplex-Virus*] hervorgerufene Entzündung des Gehirns, meist unter Beteiligung der Hirnhäute [**Virusenzephalomyelitis**]

Vilruslenlzelphallolmylellitis *f, pl* **-tilden** klinisch kaum von einer Virusenzephalitis* zu unterscheidende Entzündung von Gehirn und Hirnhäuten, die durch die gleichen Viren hervorgerufen wird

Vilruslgriplpe *f* akute Allgemeinerkrankung durch Grippeviren; kann endemisch, epidemisch oder pandemisch auftreten; SYN: Influenza, Grippe

Vilruslhelpaltiltis *f, pl* **-tiltilden** durch Viren hervorgerufene akute oder chronische Entzündung des Leberparenchyms

Virushepatitis A durch das Hepatitis-A-Virus* hervorgerufene akute Hepatitis* [Inkubationszeit 15–45 Tage], die oft anikterisch verläuft und meist innerhalb von 4–8 Wochen ausheilt; SYN: Hepatitis A, epidemische Hepatitis, Hepatitis epidemica

akute Virushepatitis akut verlaufende virale Leberentzündung, die durch Ikterus*, gastrointestinale Symptome und einen Anstieg der Serumtransaminasen gekennzeichnet ist

Virushepatitis B Hepatitis* [Erreger: Hepatitis-B-Virus*] mit langer Inkubationszeit [45–160 Tage], die vor allem durch direkten Kontakt mit Blut oder Serum übertragen wird; die klassische akute B-Hepatitis verläuft klinisch auffälliger als eine Hepatitis A, führt aber in den meisten Fällen zur Ausheilung; 5–10% der Patienten entwickeln eine chronische Hepatitis; SYN: Hepatitis B, Serumhepatitis, Transfusionshepatitis, Inokulationshepatitis

Virushepatitis C parenteral übertragene, häufigste Form der Posttransfusionshepatitis* [Erreger: Hepatitis-C-Virus*]; etwa die Hälfte der Patienten entwickelt eine mild verlaufende chronische Hepatitis; SYN: Hepatitis C

chronische Virushepatitis Sammelbezeichnung für chronisch verlaufende [mindestens 6 Monate] Virushepatitiden

Virushepatitis D durch das Hepatitis-D-Virus* hervorgerufene Virushepatitis; SYN: Deltahepatitis, Hepatitis D

Virushepatitis E früher zur Non-A-Non-B-Hepatitis* gerechnete, durch das Hepatitis-E-Virus hervorgerufene, epidemische Hepatitisform; SYN: Hepatitis E

Vilruslinlfekltilon *f* durch Viren verursachte Infektionskrankheit

Vilruslinlterlfelrenz *f* gegenseitige Vermehrungshemmung von Viren; SYN: Interferenz

Vilruslmelninlgiltis *f, pl* **-tilden** durch eine Vielzahl von Viren [Echoviren, Mumpsvirus, Herpesviren, Adenoviren, Arboviren] hervorgerufene lymphozytäre Meningitis*; SYN: virale Meningitis

Vilruslmylolkarldiltis *f, pl* **-tilden** klinisch häufigste Form der Herzmuskelentzündung durch eine Reihe kardiotroper Viren [Echovirus, Coxsackievirus, Mumpsvirus]

Vi|rus|par|ti|kel *nt* →Virion

Vi|rus|pneu|mo|nie *f* durch Viren verursachte atypische Pneumonie*

Vi|rus|schnup|fen *m* s.u. Rhinitis

Vi|ru|sta|ti|kum *nt, pl* **-ka** virostatisches Mittel; SYN: Virostatikum

vi|ru|sta|tisch *adj* das Viruswachstum hemmend; SYN: virostatisch

Vi|ru|zid *nt* virenabtötendes Mittel

vi|ru|zid *adj* virenabtötend, vireninaktivierend

Vis *f* Kraft; Energie

Vis|ce|ra *pl* Eingeweide, innere Organe der Körperhöhlen; SYN: Viszera

Vis|ce|ro|cra|ni|um *nt* Gesichts- und Eingeweideschädel; SYN: Viszerokranium, Splanchnokranium, Splanchnocranium, Cranium viscerale

Vis|cus *nt, pl* **Vis|ce|ra** →Viscera

vis|kös *adj* zäh, zähflüssig, zähfließend; SYN: viskos

Vis|ko|si|me|ter *nt* Gerät zur Viskosimetrie

Vis|ko|si|me|trie *f* Viskositätsmessung

vis|ko|si|me|trisch *adj* Viskosimetrie betreffend, mittels Viskosimetrie

Vis|ko|si|tät *f* Zähigkeit einer Flüssigkeit; SYN: innere Reibung

vi|su|ell *adj* das Sehen betreffend, mit den Augen; optisch

Vi|sus *m* Fähigkeit der Netzhaut, zwei Punkte gerade noch als getrennt zu erkennen; SYN: Sehschärfe

Viszer-, viszer- *präf.* →Viszero-

Vis|ze|ra *pl* →Viscera

vis|ze|ral *adj* Eingeweide/Viscera betreffend

Vis|ze|ral|bö|gen *pl* während der Embryonalentwicklung auftretende Mesenchymwülste am Hals; SYN: Kiemenbögen, Schlundbögen, Pharyngialbögen, Branchialbögen

Vis|ze|ral|gie *f* Eingeweideschmerz; SYN: Viszeralneuralgie

Vis|ze|ral|neur|al|gie *f* →Viszeralgie

Vis|ze|ral|spal|ten *pl* während der Embryonalentwicklung auftretende seitliche Ausbuchtungen am Vorderdarm des Embryos; SYN: Kiemengänge, Schlundtaschen, Branchialspalten, Kiemenspalten

Viszero-, viszero- *präf.* Wortelement mit der Bedeutung "Eingeweide"

vis|ze|ro|gen *adj* von den Eingeweiden abstammend

vis|ze|ro|kar|di|al *adj* Eingeweide/Viscera und Herz betreffend

Vis|ze|ro|kra|ni|um *nt* →Viscerocranium

Vis|ze|ro|me|ga|lie *f* Eingeweidevergrößerung; SYN: Splanchnomegalie

vis|ze|ro|pa|ri|e|tal *adj* Eingeweide/Viscera und Bauchwand betreffend

vis|ze|ro|pe|ri|to|ne|al *adj* Eingeweide/Viscera und Bauchfell/Peritoneum betreffend

vis|ze|ro|pleu|ral *adj* Eingeweide und Brustfell/Pleura betreffend; SYN: pleuroviszeral

Vis|ze|ro|pto|se *f* angeborene oder erworbene Senkung der Baucheingeweide; klinisch auffällig sind eine chronische Obstipation* und Rücken- oder Kreuzschmerzen beim Stehen; SYN: Eingeweidesenkung, Splanchnoptose, Enteroptose

vis|ze|ro|sen|so|risch *adj* die Eingeweidesensibilität betreffend

vis|ze|ro|so|ma|tisch *adj* Eingeweide/Viszera und Körper betreffend; SYN: splanchnosomatisch

vis|ze|ro|trop *adj* mit besonderer Affinität zu den Eingeweiden/Viszera; SYN: splanchnotrop

Vi|ta *f* Leben

vi|tal *adj* **1.** (lebens-)wichtig (to für); wesentlich, grundlegend **2.** voller Leben, lebendig; kraftvoll, leistungsfähig; lebensbejahend

Vi|tal|fär|bung *f* Färbung lebender Zellen oder Gewebe

Vi|ta|li|tät *f* Lebenskraft

Vi|tal|ka|pa|zi|tät *f* das nach maximaler Ausatmung maximal einatembare Luftvolumen; Fassungvermögen der Lunge

Vit|a|min *nt* essentielle organische Verbindungen, deren Fehlen eine Mangelerscheinung [Hypovitaminose*, Avitaminose*] auslöst; Vitamine können nicht vom Körper gebildet werden [Ausnahme: Vitamin K] und müssen mit der Nahrung aufgenommen werden; Vitamine werden in **wasserlösliche Vitamine** [B, C] und **fettlösliche Vitamine** [A, D, E, F, K] unterteilt

Vitamin A Bezeichnung für Retinol [Vitamin A_1] und 3-Dehydroretinol [Vitamin A_2], die eine wichtige Funktion beim Sehvorgang und bei der Stabilisierung von Zellmembranen haben

Vitamin A_1 s.u. Vitamin A

Vitamin A_2 s.u. Vitamin A

antirachitisches Vitamin →Vitamin D

Vitamin B_1 Pyrimidindrivat; wirkt als Coenzym bei verschiedenen Reaktionen; SYN: Thiamin, Aneurin

Vitamin B_2 in Milch und Milchprodukten, Leber und Hülsenfrüchten vorkommendes Vitamin, das ein wichtiger Bestandteil von Enzymen ist; bei Mangel kommt es zu Haut-, Hornhaut- und Nervenentzündungen; SYN: Riboflavin, Laktoflavin

Vitamin B_3 zur Vitamin B-Gruppe gehörender Bestandteil von Coenzym A; SYN: Pantothensäure

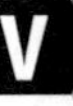

Vitamin B_6 aus Pyridoxin und seinen Derivaten bestehende Vitamingruppe, die als Coenzyme von Bedeutung sind; bei Mangel kommt es u.a. zu Pigmentstörungen, Hautveränderungen und Anämie

Vitamin B_{12} Cobalt-haltiges, in der Leber gespeichertes wasserlösliches Vitamin; ein Mangel führt langfristig zur Entwicklung einer perniziösen Anämie*; SYN: Kobalamin, Cobalamin

Vitamin B_{12b} Hydroxyderivat von Cobalamin [Vitamin B_{12}]; SYN: Hydroxocobalamin, Aquocobalamin

Vitamin B_c essentieller, zum Vitamin B-Komplex gehörender Nahrungsbestandteil; Mangel führt zu neurologischen Störungen und Anämie*; SYN: Pteroylglutaminsäure, Folsäure

Vitamin C wasserlösliches, leicht oxidierbares Vitamin, das in vielen Früchten und Gemüsen vorkommt; Vitamin C-Mangel betrifft v.a. Knochen, Knorpel und Zähne; SYN: Askorbinsäure, Ascorbinsäure, Antiskorbutvitamin

Vitamin D Oberbegriff für eine Gruppe fettlöslicher Vitamine, die für die Regulation des Calciumspiegels bedeutend sind; SYN: Calciferol, antirachitisches Vitamin

Vitamin D_2 durch UV-Lichteinwirkung aus 7-Dehydrocholesterin in der Haut entstehendes aktives Vitamin D; SYN: Ergocalciferol

Vitamin D_3 mit der Nahrung [Butter, Milch, Eier, Fischöle] aufgenommenes Vitamin D; SYN: Cholecalciferol, Cholekalziferol, Colecalciferol

Vitamin D_4 zur Vitamin D-Gruppe gehörende Verbindung; SYN: Dihydrocalciferol

Vitamin E Gruppe fettlöslicher Vitamine, die im Körper als Antioxidanzien wirken; SYN: Tokopherole, Tocopherole

Vitamin F Fettsäuren mit zwei oder mehr Doppelbindungen, die nicht im Körper synthetisiert werden können, z.B. Linolsäure, Linolensäure; SYN: essentielle Fettsäuren

Vitamin H durch Darmbakterien gebildetes Vitamin, das als Coenzym von Bedeutung ist; kann durch Avidin* irreversibel gebunden und damit der Resorption entzogen werden; SYN: Biotin

Vitamin K Gruppe fettlöslicher Vitamine, die für die Synthese von Gerinnungsfaktoren in der Leber von Bedeutung sind

Vitamin K_1 s.u. Vitamin K; SYN: Phytomenadion, Phytonadion

Vitamin K_2 Menachinon; s.u. Vitamin K

Vitamin K_3 Menadion; s.u. Vitamin K

Vitamin PP durch die Nahrung zugeführte oder aus Tryptophan synthetisierte Substanz, die Baustein von NAD und NADP ist; SYN: Nikotinsäure, Nicotinsäure, Niacin, Antipellagravitamin

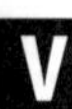

Vitamin-A-Alkohol *m* s.u. Vitamin A

Vitamin-A-Hypervitaminose *f* s.u. Hypervitaminose

Vit|a|min|an|ta|go|nist *m* die Wirkung eines Vitamins aufhebende Substanz; meist strukturanaloge Verbindung ohne Vitaminwirkung; SYN: Antivitamin

Vitamin A_1-Säure *f* zur Therapie der Akne* verwendetes Mittel; SYN: Retinsäure, Tretinoin

Vitamin B_1-Mangel *m* durch einen Mangel an Vitamin B_1 verursachte Vitaminmangelkrankheit mit Ödemen, neurologischen Störungen und Herzinsuffizienz; SYN: Beriberi, Vitamin B_1-Mangelkrankheit, Thiaminmangel, Thiaminmangelkrankheit

Vitamin B_1-Mangelkrankheit *f* →Vitamin B_1-Mangel

Vitamin-B_2-Mangel *f* durch chronische Unterversorgung mit Riboflavin auftretende Avitaminose* mit ekzematösen Hautveränderungen und evtl. Sehstörungen; SYN: Riboflavinmangel, Ariboflavinose, Ariboflavinosesyndrom

Vitamin-B_2-Mangelsyndrom *nt* durch Diarrhoe, Dermatitis und Demenz [**3-D-Krankheit**] charakterisierte Vitamin B_2-Mangelkrankheit, die v.a. in Ländern auftritt, in denen Mais ein Hauptbestandteil der Nahrung ist [Italien, Spanien, Indien, China, Japan]; SYN: Pellagra, Niacinmangelsyndrom

Vitamin B_6-Mangelanämie *f* normochrome oder hypochrome Anämie bei Mangel an Vitamin B_6

Vitamin B_{12}-Mangelanämie *f* durch Vitamin B_{12}-Mangel hervorgerufene megaloblastäre Anämie*; SYN: perniziöse Anämie, Biermer-Anämie, Addison-Anämie, Morbus Biermer, Perniziosa, Perniciosa, Anaemia perniciosa

Vitamin-D-Hypervitaminose *f* s.u. Hypervitaminose

Vitamin-D-Mangel-Rachitis *f* von markanten Skelettveränderungen [Kraniotabes*, rachitischer Rosenkranz*] und Muskelhypotonie [**Froschbauch**] begleitete, meist bei Kleinkindern auftretende Hypovitaminose*; SYN: Englische Krankheit, Glisson-Krankheit

Vit|a|min|man|gel *m* **1.** unzureichende Zufuhr eines oder mehrerer Vitamine **2.** →Vitaminmangelkrankheit

Vit|a|min|man|gel|krank|heit *f* durch einen absoluten Vitaminmangel hervorgerufene Erkrankung; SYN: Vitaminmangel

vit|a|mi|no|gen *adj* durch ein Vitamin hervorgerufen, durch Vitamine verursacht

vi|tel|lin *adj* Eidotter betreffend

Vi|tel|lus *m, pl* **-li** Nährsubstanz der Eizelle für den Embryo; SYN: Eidotter, Eigelb, Dotter

vi|ti|li|gi|nös *adj* Vitiligo betreffend, von ihr betroffen oder gekennzeichnet, in der Art einer Vitiligo

Vi|ti|li|go *f* ätiologisch ungeklärter Pigmentmangel der Haut, der zur Bildung umschriebener oder generalisierter weißer Flecken führt; SYN: Weißfleckenkrankheit, Scheckhaut

Vitiligo circumnaevalis →perinaevische Vitiligo

perinaevische Vitiligo Nävuszellnävus*

mit hellem Hof; kommt v.a. bei Jugendlichen vor; SYN: Halo-Nävus, Sutton-Nävus, Leucoderma centrifugum acquisitum, Vitiligo circumnaevalis

Viltilum *nt, pl* **-tia** 1. Fehler 2. →Vitium cordis

Vitium cordis Oberbegriff für angeborene oder erworbene Fehlbildungen des Herzens oder der Herzklappen; SYN: Herzvitium, Herzfehler

Vitre-, vitre- *präf.* →Vitreo-

Vitlrekltolmie *f* operative Entfernung des Glaskörpers, Glaskörperresektion

Vitreo-, vitreo- *präf.* Wortelement mit der Bedeutung "Glas/gläsern"

Viltrelolkaplsullilitis *f, pl* **-tilden** Entzündung der Glaskörperkapsel

viltrelolkaplsullilitisch *adj* Vitreokapsulitis betreffend, von ihr betroffen oder gekennzeichnet

viltrelolreltilnal *adj* Glaskörper und Netzhaut/Retina betreffend

Viltrelolreltilnolpalthie *f* Erkrankung von Glaskörper und Netzhaut/Retina

Vivax-Malaria *f* →Malaria tertiana

Vilvilsekltilon *f* Sektion von lebenden Tieren

vilvilsekltolrisch *adj* Vivisektion betreffend

Volgellmillbe *f* Dermanyssus gallinae; s.u. Dermanyssidae

Volgellmillbenlkrätlze *f* durch blutsaugende Milben [Dermanyssus* avium, Dermanyssus* gallinae] hervorgerufene, flüchtige Urtikaria mit heftigem Juckreiz; SYN: Gamasidiosis

Volgellzüchlterllunlge *f* exogen allergische Alveolitis* durch Inhalation von Kot- oder Federstaub von Vögeln; SYN: Geflügelzüchterlunge, Taubenzüchterlunge, Wellensittichhalterlunge

Vogt-Waardenburg-Syndrom *nt* Fehlbildungssyndrom mit Beteiligung von Schädel, Gesicht, Skelett und inneren Organen; SYN: Waardenburg-Syndrom, Dyszephalosyndaktylie

Vohwinkel-Syndrom *nt* vermutlich autosomal-dominant vererbte, polysymptomatische Erkrankung mit Hyperkeratose* der Handfläche und Fußsohle, Kontrakturen* und ringförmigen Schnürfurchen der Finger; SYN: Pseudoainhum-artige Dermatose, Keratoma hereditarium mutilans, Keratosis palmoplantaris mutilans

Vojta-Methode *f* neurophysiologische Methode der Krankengymnastik, die v.a. bei infantiler Zerebralparese angewandt wird

volkal *adj* Stimme betreffend, stimmlich; Vokale betreffend

Volla malnus *f* Handteller, Hohlhand

vollar *adj* Handinnenfläche/Hohlhand betreffend, auf der Hohlhandseite (liegend), zur Hohlhand gehörend; SYN: palmar

Vollarlflelxilon *f* Handbeugung; SYN: Palmarflexion

vollaltil *adj* (leicht) flüchtig, verdunstend, verdampfend, ätherisch

Volkmann-Cheilitis *f* Lippenentzündung mit Ausbildung hyperplastischer Schleimdrüsen; SYN: Volkmann-Krankheit, Cheilitis glandularis apostematosa

Volkmann-Kanälchen *pl* →Volkmann-Kanäle

Volkmann-Kanäle *pl* Gefäßkanälchen im Knochen; SYN: Volkmann-Kanälchen

Volkmann-Kontraktur *f* ischämische Muskelatrophie und -kontraktur, z.B. durch zu enge Verbände; SYN: Volkmann ischämische Kontraktur, Volkmann-Lähmung

Volkmann-Krankheit *f* →Volkmann-Cheilitis

Volkmann-Lähmung *f* →Volkmann-Kontraktur

Volllanltilgen *nt* Antigen, das zur Immunisierung führen kann; SYN: komplettes Antigen

Volllblutlkonlserlve *f* s.u. Blutkonserve

Volllfinlne *f* zweites Larvenstadium von z.B. Diphyllobothrius [Fischbandwurm]; SYN: Plerozerkoid

Volllnarlkolse *f* durch Narkotika herbeigeführte reversible, künstliche Bewusstlosigkeit und Schmerzlosigkeit; SYN: Allgemeinnarkose, Allgemeinanästhesie, Narkose

Volllrelmislsilon *f* vorübergehendes Verschwinden aller Symptome und Krankheitszeichen eines malignen Tumors unter Therapie; SYN: komplette Remission

Volt *nt* Maßeinheit der elektrischen Spannung

Vollulmen *nt* (Raum-)Inhalt, Gesamtmenge

Vollulmenldolsis *f, pl* **-sen** die gesamte, auf das Volumen des Zielbereiches übertragene Energiedosis* bei einer Bestrahlung; SYN: Raumdosis, Integraldosis

Vollulmenlkonlstanz *f* von Körper angestrebte Konstanz des Blutvolumens; SYN: Isovolämie

Vollulmenlmanlgellschock *m* durch einen massiven Flüssigkeitsverlust nach außen oder innen ausgelöster Schock; SYN: hypovolämischer Schock

Vollvullus *m, pl* **-li** Stiel-/Achsendrehung eines Organs

Volvulus intestini meist Säuglinge betreffende Verdrehung und Verschlingung von Dünndarmteilen; kann zur Ausbildung eines Ileus* führen; SYN: Darmverschlingung

Volvulus ventriculi Verdrehung des Magens, z.B. bei einer Hiatushernie*; SYN: Magenvolvulus, Magentorsion

Volmer *m* Schädelknochen, der den größten Teil der unteren Nasenscheidewand bildet; SYN: Pflugscharbein, Pflugschar

Volmelrolnalsallorlgan *nt* inkonstantes Rudiment eines älteren Riechorgans; SYN: Jacobson-Organ, Organum vomeronasale

Volmiltilvum *nt, pl* **-va** Brechmittel; SYN: Emetikum

Volmiltus *m* vom Brechzentrum gesteuerte rückläufige Entleerung des Magens; SYN: Emesis, Erbrechen

Vomitus biliosus Galleerbrechen; SYN: Cholemesis

Vomitus cruentus Erbrechen von hellem oder dunkelbraunem [**Kaffeesatzerbrechen**] Blut; SYN: Bluterbrechen, Hämatemesis

Vomitus gravidarum →Emesis gravidarum

von Ebner-Drüsen *pl* seröse Drüsen der Papillae vallate der Zunge; SYN: Ebner-Drüsen, von Ebner-Spüldrüsen, Ebner-Drüsen, Ebner-Spüldrüsen

von Ebner-Halbmond *m* halbmondförmiges Endstück der gemischten Mundspeicheldrüsen; SYN: Ebner-Halbmond, Giannuzzi-Halbmond, Heidenhain-Halbmond, seröser Halbmond

von Ebner-Spüldrüsen *pl* →Ebner-Drüsen

von Economo-Enzephalitis *f* epidemische Enzephalitis* vermutlich viraler Genese, die primär zwischen 1915 und 1925 in Europa auftrat; SYN: Economo-Krankheit, Economo-Enzephalitis, europäische Schlafkrankheit, Encephalitis epidemica/lethargica

von Economo-Krankheit *f* →von Economo-Enzephalitis

von Euler-Liljestrand-Reflex *m* Druckanstieg in der Arteria* pulmonalis bei einem Abfall des alveolären Sauerstoffpartialdruckes; SYN: Euler-Liljestrand-Reflex

von Gierke-Krankheit *f* durch einen autosomal-rezessiven Defekt der Glukose-6-phosphatase kommt es zur Ablagerung normalen Glykogens in Leber und Niere [Hepatorenomegalie]; klinisch auffällig sind schwere Hypoglykämie*, Hyperlipämie* und Minderwuchs*; SYN: Gierke-Krankheit, van Creveld-von Gierke-Krankheit, hepatorenale Glykogenose, Glykogenose Typ I

von Hippel-Lindau-Syndrom *nt* zu den Phakomatosen* gehörige, wahrscheinlich dominant vererbte Systemerkrankung mit Naevus* flammeus lateralis, sowie retinaler und zerebellarer Angiomatose; SYN: Netzhautangiomatose, Hippel-Lindau-Syndrom, Angiomatosis retinae cystica, Angiomatosis cerebelli et retinae

von Kupffer-Sternzellen *pl* Endothelzellen der Lebersinusoide, die Stoffe aus dem Blut aufnehmen; SYN: Kupffer-Zellen, von Kupffer-Zellen, Kupffer-Sternzellen

von Kupffer-Zellen *pl* →von Kupffer-Sternzellen

von Meyenburg-Altherr-Uehlinger-Syndrom *nt* ätiologisch ungeklärte, seltene Entzündung von knorpeligen Teilen der Nase [Sattelnase*], des Ohrs [Blumenkohlohr], der oberen Luftwege und der Augen; SYN: rezidivierende Polychondritis, Polychondritis chronica atrophicans, Meyenburg-Altherr-Uehlinger-Syndrom, systematisierte Chondromalazie, Polychondritis recidivans et atrophicans

von Pfaundler-Hurler-Krankheit *f* autosomal-rezessiv vererbte Speicherkrankheit durch einen Mangel an α-L-Iduronidase; typisch sind Knochenwachstumsstörungen [disproportionierter Zwergwuchs*, Lendenkyphose], Deformität des Gesichtsschädels [Wasserspeiergesicht*], Hepatosplenomegalie*, sowie Hornhauttrübungen und evtl. eine geistige Retardierung; SYN: Hurler-Krankheit, Hurler-Syndrom, Lipochondrodystrophie, Pfaundler-Hurler-Krankheit, (von) Pfaundler-Hurler-Syndrom, Dysostosis multiplex, Mukopolysaccharidose I-H

von Recklinghausen-Appelbaum-Krankheit *f* autosomal-rezessiv vererbte Eisenspeicherkrankheit, die erst relativ spät in Erscheinung tritt [Männer nach dem 30. Jahr, Frauen nach der Menopause]; SYN: Recklinghausen-Appelbaum-Krankheit, idiopathische Hämochromatose

von Recklinghausen-Krankheit *f* **1.** autosomal-dominante, neuroektodermale Systemerkrankung mit zahlreichen schmerzhaften Neurofibromen und Pigmentflecken; Gefahr der sarkomatösen Entartung der Neurofibrome; SYN: von Recklinghausen-Krankheit, Neurofibromatosis generalisata **2.** Knochendystrophie mit Zystenbildung durch eine Störung des Calcium-Phosphat-Stoffwechsels im Rahmen eines primären Hyperparathyreoidismus*; SYN: Engel-Recklinghausen-Syndrom, Engel-von Recklinghausen-Syndrom, von Recklinghausen-Krankheit, Osteodystrophia fibrosa cystica generalisata, Ostitis fibrosa cystica, Ostitis fibrosa cystica generalisata

halbseitige von Recklinghausen-Krankheit in der Kindheit (5.–15. Jahr) beginnende systemische Skeletterkrankung, die einen oder mehrere Knochen befallen kann; kommt i.d.R. nach Abschluss des Wachstums zum Stillstand; SYN: Jaffé-Lichtenstein-Krankheit, Jaffé-Lichtenstein-Uehlinger-Syndrom, fibröse Knochendysplasie, fibröse Dysplasie, nicht-ossifizierendes juveniles Osteofibrom, Osteodystrophia fibrosa unilateralis, Osteofibrosis deformans juvenilis

von Willebrand-Faktor *m* Untereinheit von Faktor* VIII der Blutgerinnung; Mangel führt zu von Willebrand-Jürgens-Syndrom*; SYN: Willebrand-Faktor, Faktor VIII assoziiertes-Antigen

von Willebrand-Jürgens-Syndrom *nt* durch einen Mangel oder Defekt an von Willebrand-Faktor* hervorgerufene Blutungsneigung; SYN: Angiohämophilie, konstitutionelle Thrombopathie, hereditäre/vaskuläre Pseudohämophilie, Willebrand-Jürgens-Syndrom

Vor|bei|re|den *nt* →Heterolalie

Vor|be|strah|lung *f* Bestrahlung eines Tumor zur Verkleinerung vor einer Operation; SYN: präoperative Bestrahlung
Vor|der|arm *m* Unterarm, Antebrachium
Vor|der|arm|frak|tur *f* Fraktur eines oder beider Unterarmknochen; SYN: Unterarmfraktur
Vor|der|damm *m* s.u. Damm
Vor|der|haupt|la|ge *f* Deflexionslage, bei der die Stirnfontanelle führt
Vor|der|hirn *nt* Prosenzephalon
Vor|der|wand|in|farkt *m* die Herzvorderwand betreffender Myokardinfarkt*
Vor|der|wand|spit|zen|in|farkt *m* Herzvorderwand und Herzspitze betreffender Myokardinfarkt*
Vor|der|wur|zel *f* vordere, motorische Spinalnervenwurzel; SYN: Radix anterior
Vor|ent|wick|lung *f* Progenese*
Vor|ex|an|them *nt* flüchtiger Ausschlag; SYN: Rash
Vor|fin|ne *f* erste Finnenstufe, z.B. von Diphyllobothrium*; SYN: Prozerkoid
vor|ge|burt|lich *adj* →präpartal
Vor|harn *m* s.u. Glomerulusfiltrat
Vor|haut *m* Präputium
Vor|haut|a|pla|sie *f* angeborenes Fehlen der Vorhaut
Vor|haut|drü|sen *pl* talgproduzierende Drüsen der Penisvorhaut; SYN: Präputialdrüsen, Tyson-Drüsen, präputiale Drüsen, Glandulae preputiales
Vor|haut|ent|zün|dung *f* →Posthitis
Vor|haut|talg *m* von den Vorhautdrüsen gebildeter Talg; SYN: Smegma
Vor|hof *m* Atrium*; Vestibulum*
Vor|hof|bläs|chen *nt* schlauchförmiges Bläschen im Labyrinthvorhof, aus dem die drei Bogengänge abgehen; SYN: Utrikulus, Utriculus vestibularis
Vor|hof|di|la|ta|ti|on *f* Vergrößerung des Herzvorhofes; SYN: Atriomegalie
Vor|hof|ex|tra|sys|to|le *f* von einem Reizbildungszentrum im Vorhof ausgehende Extrasystole*; SYN: atriale Extrasystole
Vor|hof|fens|ter *nt* durch die Steigbügelplatte verschlossene Öffnung zwischen Mittelohr und Innenohr; Ort der Schwingungsübertragung auf die Innenohrschnecke; SYN: ovales Fenster, Fenestra vestibuli
Vor|hof|flat|tern *nt* Herzrhythmusstörung, bei der der Vorhof mit einer Frequenz von 220–350 Schlägen pro Minute schlägt
Vor|hof|flim|mern *nt* Herzrhythmusstörung, bei der die Vorhöfe ungeordnet flimmern
Vor|hof|ga|lopp *m* Galopprhythmus mit dumpfem Vorhofton [4. Herzton]; SYN: Atrialgalopp, Aurikulargalopp, präsystolischer Galopp
Vor|hof|kam|mer|klap|pe *f* Herzklappe zwischen rechtem/linkem Vorhof und rechter/linker Kammer; SYN: Atrioventrikularklappe, Segelklappe, Valva atrioventricularis
Vor|hof|kam|mer|sep|tum *nt* muskelfreier Teil des Kammerseptums zwischen rechtem Vorhof und linker Kammer; SYN: Septum atrioventriculare
Vor|hof|schei|de|wand|de|fekt *m* →Vorhofseptumdefekt
Vor|hof|sep|tum *nt* Scheidewand zwischen rechtem und linkem Herzvorhof; SYN: Septum interatriale
Vor|hof|sep|tum|de|fekt *m* angeborener Herzfehler mit Lückenbildung in der Scheidewand zwischen den beiden Vorhöfen; SYN: Atriumseptumdefekt, Vorhofscheidewanddefekt
hochsitzender Vorhofseptumdefekt angeborener Herzfehler mit Defekt des Ostium secundum; SYN: Ostium-secundum-Defekt
Vor|hof|sep|tum|plas|tik *f* plastische Operation zum Verschluss eines Vorhofseptumdefekts
Vor|hof|spal|te *f* Spalt zwischen den Taschenbändern des Kehlkopfes; SYN: Rima vestibuli
Vor|hof|ta|chy|kar|die *f* vom Vorhof ausgehende Tachykardie*; SYN: atriale Tachykardie
Vor|hof|throm|bus *m, pl* **-ben** Blutgerinnsel im linken Vorhof; kann zu Hirninfarkt oder arterieller Embolie* führen
Vor|hof|trep|pe *f* Gang der Innenohrschnecke oberhalb der Lamina spiralis ossea; SYN: Scala vestibuli
Vor|hof|ve|nen *pl* Venenäste der rechten/linken Vorhofwand; SYN: Venae atriales cordis dextrae, dextrae
Vor|last *f* →Preload
Vor|milch *f* schon während der Schwangerschaft gebildete Milch, die nach der Geburt durch reife Muttermilch ersetzt wird; SYN: Kolostrum, Colostrum
Vor|sor|ge|me|di|zin *f* Teilgebiet der Medizin, das sich mit der Verhütung von Krankheiten befasst; SYN: Präventivmedizin, prophylaktische Medizin
Vor|ste|her|drü|se *f* →Prostata
Vor|test *m* grober Test, der symptomlose Träger einer Erkrankung oder potentielle Träger/Überträger identifiziert; SYN: Suchtest, Siebtest, Screeningtest
Vor|tex *m, pl* **-ti|ces** Wirbel
Vortex cordis wirbelförmige Anordnung der Herzmuskelfasern über der Herzspitze; SYN: Herzwirbel

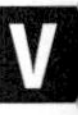

Vor|was|ser *nt* Fruchtwasser, das vor dem Kopf liegt und beim Blasensprung abfließt
Vor|we|hen *pl* meist schmerzlose Wehen am Ende der Schwangerschaft, die den Muttermund nicht eröffnen
Vox *f* Stimme
Vo|yeu|ris|mus *m* sexuelle Lustempfindung durch heimliches oder verbotenes Beobachten, z.B. von Nackten, anderen Paaren; SYN: Skoptophilie, Skopophilie, Schaulust, Voyeurtum

Vo|yeur|tum *nt* →Voyeurismus

Vrolik-Krankheit *f* schwerste Form der Osteogenesis* imperfecta mit intrauterinen Frakturen und tödlichem Verlauf in den ersten Lebensmonaten; SYN: Vrolik-Typ der Osteogenesis imperfecta, Osteogenesis imperfecta congenita, Osteogenesis imperfecta Typ Vrolik

vul|ne|ra|bel *adj* verwundbar, verletzbar, verletzlich, anfällig

Vul|ne|ra|bi|li|tät *f* Verwundbarkeit, Verletzbarkeit

Vul|nus *m, pl* **Vul|ne|a** Wunde

Vulpian-Atrophie *f* im Erwachsenenalter beginnende Form der progressiven spinalen Muskelatrophie, die vornehmlich Schultergürtel- und Oberarmmuskeln befällt; SYN: Vulpian-Syndrom, Vulpian-Bernhard-Atrophie, Vulpian-Bernhard-Syndrom, adult-proximale/skapulohumerale Form der spinalen Muskelatrophie

Vulpian-Bernhard-Atrophie *f* →Vulpian-Atrophie

Vulv-, vulv- *präf.* →Vulvo-

Vul|va *f, pl* **-vae** (weibliche) Scham, Schamgegend, äußere (weibliche) Geschlechtsorgane/Genitalien

Vul|va|ent|zün|dung *f* →Vulvitis

Vul|va|kar|zi|nom *nt* meist nach der Menopause* auftretendes Plattenepithelkarzinom im Bereich der Vulva*; betrifft meist die großen Schamlippen

Vulva-Rektum-Fistel *f* Vulva und Rektum verbindende Fistel; SYN: vulvorektale Fistel

Vul|vek|to|mie *f* operative Entfernung der Vulva*

Vul|vi|tis *f, pl* **-ti|den** Entzündung der weiblichen Scham/Vulva; SYN: Vulvaentzündung

Vulvitis chronica plasmacellularis →Vulvitis circumscripta chronica plasmacellularis (Zoon)

Vulvitis circumscripta chronica plasmacellularis (Zoon) chronisch entzündliche Vulvaentzündung mit braun-roten Läsionen; SYN: Vulvitis chronica plasmacellularis

Vulvitis diabetica →Vulvovaginitis diabetica

diabetische Vulvitis →Vulvovaginitis diabetica

leukoplakische Vulvitis meist solitäre Leukoplakie* im Vulvabereich

vul|vi|tisch *adj* Vulvaentzündung/Vulvitis betreffend, von ihr betroffen oder gekennzeichnet

Vulvo-, vulvo- *präf.* Wortelement mit der Bedeutung "Scham/Schamgegend/Vulva"

vul|vo|kru|ral *adj* Scham/Vulva und Oberschenkel betreffend

Vul|vo|pa|thie *f* Vulvaerkrankung

vul|vo|rek|tal *adj* Scham(gegend)/Vulva und Enddarm/Rektum betreffend oder verbindend; SYN: rektovulvär

vul|vo|u|te|rin *adj* Scham/Vulva und Gebärmutter/Uterus betreffend

vul|vo|va|gi|nal *adj* Scham/Vulva und Scheide/Vagina betreffend

Vul|vo|va|gi|ni|tis *f, pl* **-ti|den** akute oder chronische Entzündung von Vulva und Scheide/Vagina

Vulvovaginitis candidamycetica durch Hefen der Candida*-Gruppe hervorgerufene Entzündung; gehäuft bei Kleinkindern, in der Schwangerschaft und bei Diabetikerinnen

Vulvovaginitis diabetica meist durch Pilze [Candida*] oder Bakterien hervorgerufene chronische Entzündung bei Diabetikerinnen; SYN: diabetische Vulvitis, diabetische Vulvovaginitis, Vulvitis diabetica

diabetische Vulvovaginitis →Vulvovaginitis diabetica

Vulvovaginitis gonorrhoica meist bei älteren Frauen, in der Schwangerschaft und bei Kindern auftretende Entzündung durch Gonokokken*

Vulvovaginitis herpetica Herpesinfektion von Schamlippen und Scheide

vul|vo|va|gi|ni|tisch *adj* Vulvovaginitis betreffend, von ihr betroffen oder gekennzeichnet

W

Waaler-Rose-Test *m* indirekter Hämagglutinationstest zum Nachweis von Rheumafaktoren*; SYN: Rose-Waaler-Test

Waardenburg-Syndrom *nt* Fehlbildungssyndrom mit Beteiligung von Schädel, Gesicht, Skelett und inneren Organen; SYN: Vogt-Waardenburg-Syndrom, Dyszephalosyndaktylie

Walbenllunlge *f* angeborene oder erworbene kleinzystische Veränderung des Lungengewebes; SYN: Zystenlunge

Wachlse *pl* an Bienenwachs erinnernde Lipide, die aus Estern langkettiger Fettsäuren mit höheren Alkoholen bestehen; SYN: Cera

Wachsltumslfakltor *m* **1.** körpereigene Substanz, die das Wachstum von Zellen, Geweben und Organen stimuliert, z.B. Wachstumshormon **2.** Substanz, die das Wachstum von Mikroorganismen in der Kultur fördert oder ermöglicht

epidermaler Wachstumsfaktor Faktor, der zu einer Proliferation von epithelialen und epidermalen Zellen führt; SYN: epidermal growth factor, Epidermiswachstumsfaktor

Wachsltumslhorlmon *nt* im Hypophysenvorderlappen gebildetes Hormon, das die DNA- und Eiweißsynthese anregt und die Fettsynthese hemmt; SYN: Somatotropin, somatotropes Hormon

Wachsltumslschmerlzen *pl* v.a. in der Pubertät auftretende ziehende Schmerzen, die mit dem Wachstum der Stütz- und Bindegewebe in Zusammenhang gebracht werden

Wachslzyllinlder *pl* gelblich-wächserne Harnzylinder

Walckellgellenk *nt* von straffen Bändern zusammengehaltenes Gelenk mit nur geringer Beweglichkeit [z.B. Iliosakralgelenk*]; SYN: Amphiarthrose, straffes Gelenk

Waldenlbein *nt* Fibula

Wahn *m* objektiv falsche Überzeugung, die gegen alle vernünftigen Einwände aufrechterhalten wird; SYN: Wahngedanke, Wahnidee

expansiver Wahn Größenwahn; SYN: Makromanie, Megalomanie

hypochondrischer Wahn wahnhafte Überzeugung an einer unheilbaren Erkrankung zu leiden; SYN: Krankheitswahn

persekutorischer Wahn Verfolgungswahn*

Wahnlgeldanlke *m* → Wahn

Wahnlildee *f* → Wahn

Waldenström-Krankheit *f* **1.** malignes Lymphom* der B-Lymphozyten mit Bildung von monokonalem Immunglobulin; SYN: Morbus Waldenström, Makroglobulinämie Waldenström **2.** schubweise Purpura* bei Paraproteinämie*; SYN: Purpura hyperglobulinaemica

Waldeyer-Band *nt* querverlaufende Faszienverdickung unterhalb des Ligamentum* pubicum inferius; SYN: Carcassone-Band, Ligamentum transversum perinei

Waller-Degeneration *f* absteigende Degeneration nach Durchtrennung einer Nervenfaser; SYN: sekundäre/orthograde Degeneration

Walllunlgen *pl* in den Wechseljahren auftretende Hitzewallungen

Wallrat *m* heute durch synthetischen Walrat ersetzte, aus der Kopfhöhle des Pottwals gewonnene Salbengrundlage; SYN: Cetaceum

Wamlmen *pl* im Rahmen einer Neurofibromatosis* generalista auftretende, primär die Bauchdecke betreffende Schwellung der Haut; SYN: Lappenelephantiasis, Elephantiasis neuromatosis

Wanlderlfillalrie *f* in Afrika vorkommender parasitärer Fadenwurm, der durch Bremsen übertragen wird; SYN: Augenwurm, Taglarvenfilarie, Loa loa

Wanlderlherz *nt* Herztiefstand meist in Verbindung mit einer Enteroptose*; SYN: Herzsenkung, Kardioptose

Wanlderlholden *m* Hoden mit normaler Position im Skrotum, der bei Kremasteranspannung in den Leistenkanal hochgezogen wird; SYN: Pendelhoden, Pseudokryptorchismus

Wanlderllaplpenlplasltik *f* Form der Hauttransplantation, bei der das Transplantat an einer Körperstelle zwischeneingepflanzt wird, bevor es zum Zielort transplantiert wird

Wanlderlleber *f* Tiefstand der Leber; meist im Rahmen einer Enteroptose*; SYN: Lebersenkung, Hepar migrans, Hepar mobile, Hepatoptose

Wanldermilz *f* abnorm bewegliche Milz; SYN: Lien migrans/mobilis

Wanldernielre *f* abnorm bewegliche Niere; SYN: Ren mobilis, Ren migrans

Wanlderphlykltälne *f* Keratitis* mit Bildung eines zur Hornhautmitte wandernden Infiltrats, das Gefäße bandförmig mit sich zieht [Gefäßbändchen]; SYN: Keratitis fascicularis

Wanlderplaques *pl* gutartige Veränderung der Zunge mit flächenhafter Schleimhautabstoßung; SYN: Landkartenzunge, Lingua geographica, Glossitis exfoliativa marginata, Glossitis areata exsudativa

Wanlderröte *f* nach Zeckenbiss entstehendes, sich langsam ausbreitendes Erythem; SYN: Erythema chronicum migrans

Wanlge *f* Bucca

Wanlgenlbrand *m* vor allem bei Kleinkindern in Afrika, Asien und Südamerika auftretende, gangränöse Entzündung der Mundschleimhaut; SYN: Noma, Wasserkrebs, infektiöse Gangrän des Mundes, Cancer aquaticus, Chancrum oris, Stomatitis gangraenosa

Wanlgenlfettlpfropf *m* Fettkörper in der Wange von Säuglingen, der das Einfallen der Wangen beim Saugen verhindert; SYN: Bichat-Fettpfropf, Bichat-Wangenfettpfropf, Corpus adiposum buccae

Wanlgenlspallte *f* Meloschisis

Wanlzen *pl* mit stechenden und saugenden Mundwerkzeugen ausgestattete Insekten, die als Parasiten und Krankheitsübertragen wichtig sind; SYN: Heteroptera

Warburg-Atmungsferment *nt* →Cytochrom a_3

Warburg-Dickens-Horecker-Zyklus *m* im Zytosol ablaufende, direkte Oxidation von Glukose-6-Phosphat zu Pentose-5-phosphat unter Bildung von NADPH; SYN: Pentosephosphatzyklus, Phosphogluconatweg, Hexosemonophosphatweg

Warlfalrin *nt* synthetisches Kumarinderivat, das als Antikoagulans* eingesetzt wird

Warfarin-Embryopathie *f* Schädigung des Embryos bei Warfarin*-Therapie während der Schwangerschaft; SYN: Cumarin-Embryopathie

Wärlmelaglglultilnaltilon *f* Hämagglutination* durch Wärmeantikörper*; SYN: Wärmehämagglutination

Wärlmelanltilkörlper *pl* Antikörper mit einem Wirkungsoptimum bei mehr als 10° Celsius

Wärlmelbild *nt* bei der Thermographie* erhaltenes Bild; SYN: Thermogramm

Wärlmelhämlaglglultilnaltilon *f* →Wärmeagglutination

Wärlmelhauslhalt *m* →Wärmeregulation

Wärlmelrelgullaltilon *f* Konstanthaltung der Körpertemperatur; SYN: Wärmehaushalt

Wärlmelstar *m* durch Infrarotstrahlen hervorgerufene Linsentrübung; SYN: Feuerstar, Glasbläserstar, Infrarotkatarakt, Infrarotstar, Schmiedestar, Cataracta calorica

Wärlmelurltilkalria *f* durch Hitzeinwirkung hervorgerufene physikalische Urtikaria*

Wartenberg-Syndrom *nt* meist bei älteren Frauen auftretende nächtliche Akroparästhesie* unbekannter Genese; SYN: idiopathische Akroparästhesie, Brachialgia statica paraesthetica

Warthin-Albrecht-Arzt-Tumor *m* →Warthin-Tumor

Warthin-Tumor *m* gutartiger Mischtumor der Ohrspeicheldrüse aus drüsigem und lymphatischem Gewebe; SYN: Warthin-Albrecht-Arzt-Tumor, Cystadenoma lymphomatosum, Cystadenolymphoma papilliferum, Adenolymphom

Warlze *f* Verruca*

filiforme Warzen fadenförmige Verrucae* vulgares; SYN: Pinselwarzen, Verrucae filiformes

gewöhnliche Warzen →Verrucae vulgares

seborrhoische Warze im höheren Alter gehäuft auftretender gutartiger, verruköser Tumor mit schmutzig-grauer zerklüfteter Oberfläche; SYN: (seborrhoische) Alterswarze, seborrhoische Keratose, Verruca sebborrhoica, Verruca senilis, Verruca sebborrhoica senilis

vulgäre Warzen →Verrucae vulgares

Warlzenlfonltalnellle *f* Fontanelle* hinter dem Warzenfortsatz; SYN: hintere Seitenfontanelle, Fonticulus posterolateralis, Fonticulus mastoideus

Warlzenlfortlsatz *m* mit der Paukenhöhle verbundener, luftgefüllte Hohlräume [Cellulae mastoideae] enthaltender Außenteil des Felsenbeins hinter der Ohrmuschel; SYN: Mastoid, Processus mastoideus

Warlzenlfortlsatzlentlzündung *f* →Mastoiditis

Warlzenlfortlsatzlhöhlle *f* größter Hohlraum des Warzenfortsatzes; SYN: Antrum mastoideum

Warlzenlfortlsatzlzellen *pl* lufthaltige Zellen des Warzenfortsatzes; SYN: Cellulae mastoideae

Warlzenlvilrus *nt, pl* **-ren** →Papillomavirus

Warlzenlvorlhoflrülsen *pl* apokrine Schweißdrüsen im Warzenvorhof der Brust; SYN: Montgomery-Knötchen, Glandulae areolares

Warlzenlvorlhoflentlzündung *f* →Areolitis

Waslserlablgalbe, extraglanduläre *f* unmerklicher Wasserverlust durch die Haut und

W

Schleimhaut; SYN: Perspiratio insensibilis

Was|ser|ab|ga|be, glanduläre *f* Wasserverlust durch Schwitzen; SYN: Perspiratio sensibilis

Was|ser|bruch *m* **1.** Wasser-/Exsudatansammlung in einer serösen Höhle; SYN: Hydrozele, Hydrocele **2.** Wasserbruch des Hodens mit Flüssigkeitsansammlung in der Tunica vaginalis; SYN: Hydrozele, Hydrocele testis

Was|ser|di|u|re|se *f* vermehrte Wasserausscheidung bei übermäßiger Wasseraufnahme oder Hypoosmolarität des Blutes

Was|ser|ge|schwulst *f* →Hygrom

Was|ser|harn|ruhr *f* →Diabetes insipidus

Was|ser|haut *f* Amnion*

Was|ser|heil|kun|de *f* therapeutische Anwendung von Wasser; SYN: Hydrotherapie, Hydriatrie

Was|ser|kopf *m* →Hydrocephalus

Was|ser|krebs *m* vor allem bei Kleinkindern in Afrika, Asien und Südamerika auftretende, gangränöse Entzündung der Mundschleimhaut; SYN: Noma, Wangenbrand, infektiöse Gangrän des Mundes, Cancer aquaticus, Chancrum oris, Stomatitis gangraenosa

Wassermann-Reaktion *f* unspezifische Komplementbindungsreaktion zum Nachweis bestimmter Reagine im Serum bei Syphilis; SYN: Wassermann-Test, Komplementbindungsreaktion nach Wassermann

Was|ser|po|cken *pl* →Windpocken

Was|ser|sack|nie|re *f* angeborene [selten] oder erworbene, sackartige Ausweitung des Nierenhohlsystems und evtl. der Harnleiter [Hydroureteronephrose*]; SYN: Harnstauungsniere, Hydronephrose, Uronephrose

Was|ser|scheu *f* krankhafte Abneigung gegen Wasser; charakteristisches Zeichen bei Tollwut*; SYN: Hydrophobie

was|ser|scheu *adj* mit einer krankhaften Abneigung gegen Wasser; SYN: hydrophob

Was|ser|schier|ling *m* Cicuta virosa; s.u. Cicutin

Was|ser|spei|er|ge|sicht *nt* typische Gesichtsveränderung, z.B. beim Pfaundler-Hurler-Syndrom; SYN: Gargoylismus

Was|ser|stoff *m* einfachstes chemisches Element; SYN: Hydrogenium

schwerer Wasserstoff natürlich vorkommendes Wasserstoffisotop, das ein Deuteron* anstatt eines Protons im Kern hat; SYN: Deuterium, Deutohydrogen

Was|ser|stoff|i|o|nen|kon|zen|tra|ti|on *f* Konzentration von Wasserstoffionen in wässriger Lösung

Was|ser|stoff|per|o|xid *nt* starkes Oxidationsmittel; SYN: Wasserstoffsuperoxid

Was|ser|stoff|su|per|o|xid *nt* →Wasserstoffperoxid

Was|ser|sucht *f* →Hydrops

Waterhouse-Friderichsen-Syndrom *nt* perakute Sepsis* bei Meningokokkenbefall mit Kreislaufschock und Ausfall der Nebennierenrinde; SYN: Friderichsen-Waterhouse-Syndrom

Waterstone-Anastomose *f* operative Verbindung von Aorta und Arteria pulmonalis bei angeborenen zyanotischen Herzfehlern

Wat|schel|gang *m* typischer Gang bei Lähmung des großen Gesäßmuskels; SYN: Entengang

Watson-Schwartz-Test *m* Nachweis von Porphobilinogen im Harn

Watt *nt* Einheit der Leistung

WDHA-Syndrom *nt* durch einen endokrinaktiven Tumor der Bauchspeicheldrüse verursachtes Syndrom mit wässrigen Durchfällen, Hypokaliämie* und Achlorhydrie*; SYN: Verner-Morrison-Syndrom, pankreatische Cholera

WDHH-Syndrom *nt* WDHA-Syndrom* mit Hypochlorhydrie*

Weber-Christian-Syndrom *nt* durch die Ausbildung subkutaner Knoten gekennzeichnete, herdförmige, nicht-eitrige Entzündung des subkutanen Fettgewebes; SYN: Pfeiffer-Weber-Christian-Syndrom, rezidivierende fieberhafte nicht-eitrige Pannikulitis, Panniculitis nodularis nonsuppurativa febrilis et recidivans

Weber-Ramstedt-Operation *f* Längsspaltung der verdickten Pylorusmuskulatur bei Pylorushypertrophie*; SYN: Pyloromyotomie, Pylorotomie, Ramstedt-Operation

Wech|sel|druck|be|at|mung *f* Druckbeatmung, bei der die Einatmung durch einen Überdruck und die Ausatmung durch einen Sog erleichtert wird; SYN: positive-negative Druckbeatmung

Wech|sel|fie|ber *nt* →Malaria

Wech|sel|ge|biss *nt* das Übergangsgebiss zwischen Milchgebiss und Dauergebiss

Wech|sel|jah|re *pl* Klimakterium

Wechseljahre der Frau Übergangsphase von der vollen Geschlechtsreife zum Senium, die von Hitzewallungen, unregelmäßiger Menstruation, Stimmungsschwankungen, Schlafstörungen, Kreislaufbeschwerden u.ä. gekennzeichnet ist; SYN: Klimakterium, Klimax, Climacter, Climacterium, Climax

Wechseljahre des Mannes durch das Absinken der Androgenbildung hervorgerufener Symptomenkomplex, der dem Klimakterium der Frau ähnelt; SYN: Climacterium virile, Klimakterium virile

Wech|sel|tier|chen *pl* →Amöben

Wech|sel|zahl *f* Zahl der umgesetzten Mole Substrat pro Mol Enzym; Maß für die Enzymaktivität

Weck|a|mine *pl* Bezeichnung für Substanzen [Aphetamine], die den Antrieb steigern und die Psyche anregen

Weeks-Bazillus *m* →Koch-Weeks-Bazillus

WEE-Virus *nt* →Western-Equine-Enzephalitis-Virus

Wegener-Granulomatose *f* ätiologisch ungeklärte, systemische Erkrankung mit Nekrose* der Blutgefäße und Bildung von Granulomen in Nasen-, Mund- und Rachenraum; SYN: Wegener-Klinger-Granulomatose, maligne granulomatöse Angiitis, rhinogene Granulomatose

Wegener-Klinger-Granulomatose *f* →Wegener-Granulomatose

Wegner-Krankheit *f* meist schon im Säuglingsalter auftretende, zu Epiphysenlösung führende Manifestation der angeborenen Syphilis*; SYN: kongenitale Knochensyphilis, Osteochondritis syphilitica

We|hen *pl* Kontraktionen der Gebärmutter während Schwangerschaft und Geburt; SYN: Labores uteri

We|hen|hem|mung *f* Tokolyse

We|hen|mes|ser *m* Tokogramm

We|hen|mes|sung *f* Tokographie

We|hen|schwä|che *f* zu kurze, zu seltene oder zu schwache Wehen

Weich|tei|le *pl* Bezeichnung für die nichtknöchernen Gewebe und Organe

Weich|teil|rheu|ma|tis|mus *m* Oberbegriff für chronische, nicht-rheumatische Erkrankungen mit typischen extraartikulären Schmerzen [Muskulatur, Skelettweichteile]; SYN: Muskelrheumatismus, Fibrositis, Fibrositis-Syndrom, Fibromyalgie, fibromyalgisches Syndrom

Wei|her|hip|pel *m* durch Zerkarien hervorgerufene Dermatitis* mit Juckreiz und Quaddelbildung; SYN: Schwimmbadkrätze, Badekrätze, Badedermatitis, Schistosomendermatitis, Zerkariendermatitis

Weil-Felix-Reaktion *f* serologischer Test zur Diagnose von Rickettsieninfektionen [Fleckfieber]; SYN: Weil-Felix-Test

Weil-Krankheit *f* meldepflichtige, akute Infektionskrankheit durch Leptospira* interrogans-Subspecies; in der ersten Phase kommt es zu starken Kopf- und Muskelschmerzen, Konjunktivitis*, Exanthemen* und evtl. Meningismus*; in der zweiten Phase dominieren Ikterus*, Anämie*, Nephritis* und Meningitis* das klinische Bild; SYN: Morbus Weil, Leptospirosis icterohaemorrhagica

Weil-Leptospire *f* Serovar von Leptospira* interrogans; Erreger der Weil-Krankheit*; SYN: Weil-Spirochaete, Leptospira interrogans serovar icterohaemorrhagiae

Weil-Spirochaete *f* →Weil-Leptospire

Wein|fleck *m* großer tiefroter Gefäßnävus, der oft mit anderen Gefäßneubildungen oder -fehlbildungen assoziiert ist; SYN: Feuermal, Gefäßmal, Portweinfleck, Naevus flammeus

Wein|geist *m* →Äthanol

Weir-Mitchell-Krankheit *f* ätiologisch ungeklärte, anfallsartige Hyperämie* der Akren nach Wärmeexposition; SYN: Gerhardt-Syndrom, Mitchell-Gerhardt-Syndrom, Akromelalgie, Erythromelalgie, Erythralgie, Erythermalgie

Weis|heits|zahn *m* dritter Molar, Dens molaris tertius, Dens serotinus

Weiß|fle|cken|krank|heit *f* **1.** ätiologisch ungeklärter Pigmentmangel der Haut, der zur Bildung umschriebener oder generalisierter weißer Flecken führt; SYN: Scheckhaut, Vitiligo **2.** erbsengroße, porzellanweiße, atrophische Flecken der Haut von Hals, Nacken, Schulter, Brust und Genitale; SYN: White-Spot-Disease, Lichen sclerosus et atrophicus, Lichen albus

Weiß|fluss *m* →Leukorrhoe

Weiß|haa|rig|keit *f* Leukotrichosis, Leukotrichia

Weiß|kör|per *m* weißliche Bindegewebsnarbe im Eierstock als Rest eines Gelbkörpers; SYN: Corpus albicans

Weiß|sche|cken|krank|heit *f* angeborene, umschriebene pigmentlose Hautflecken; SYN: partieller/umschriebener Albinismus, Piebaldismus, Albinismus circumscriptus, Albinismus partialis

Weiß|schwie|len *pl* s.u. Weißschwielenkrankheit

Weiß|schwie|len|krank|heit *f* Verhornungsstörung der Schleimhaut mit Bildung weißer Herde [Weißschwielen]; SYN: Leukoplakie, Leukoplakia, Leucoplacia

Weiß|sucht *f* angeborener Pigmentmangel von Augen, Haut und Haaren; SYN: Albinismus

Weit|sich|tig|keit *f* Hyperopie

Weit|win|kel|glau|kom *nt* primäres Glaukom* durch Abflussbehinderung im Schlemm*-Kanal ohne Einengung des Kammerwinkels*; SYN: Simplexglaukom, Glaucoma simplex

Welch-Fränkel-Bazillus *m* unbewegliches Stäbchen, das thermoresistente Sporen bildet; häufigster Gasbrand*-Erreger; SYN: Welch-Fränkel-Gasbrandbazillus, Clostridium perfringens

Welch-Fränkel-Gasbrandbazillus *m* →Welch-Fränkel-Bazillus

Wel|len *pl* periodische Ausbreitungsform von Energie

α-Wellen normale Wellenform im Elektroenzephalogramm; SYN: Alphawellen

β-Wellen im Elektroenzephalogramm auftretende relativ schnelle Wellen (14–30/Sek.); SYN: beta-Wellen

Wel|len|sit|tich|hal|ter|lun|ge *f* exogen allergische Alveolitis* durch Inhalation von Kot- oder Federstaub von Vögeln; SYN: Geflügelzüchterlunge, Taubenzüchterlunge, Vogelzüchterlunge

Wenckebach-Periodik *f* AV-Block* mit regelmäßigem Ausfall einer Überleitung

Wen|dung *f* künstliche Änderung der Lage des Fetus in der Gebärmutter zur Geburtserleichterung; SYN: Versio

Werdnig-Hoffmann-Krankheit *f* bereits im ersten Lebensjahr einsetzende, autosomal-rezessive Form der spinalen Muskelatrophie*, die innerhalb von 2–3 Jahren zum Tode führt; SYN: Werdnig-Hoffmann-Syndrom, infantile spinale Muskelatrophie (Werdnig-Hoffmann)

Werlhof-Krankheit *f* chronische oder in akuten Schüben verlaufende Purpura durch einen vorübergehenden Thrombozytenmangel; SYN: idiopathische thrombozytopenische Purpura, essentielle/idiopathische Thrombozytopenie, Morbus Werlhof

Wer|mut *m* →Artemisia absinthium

Werner-His-Krankheit *f* →Wolhyn-Fieber

Werner-Syndrom *nt* im 3. Lebensjahrzehnt einsetzende, autosomal-rezessive Form der Progerie*, die zu vorzeitiger Vergreißung und Einschränkung der Lebenserwartung führt; SYN: Progeria adultorum

Wernicke-Aphasie *f* Aphasie* durch Ausfall des Sprachverständnisses; SYN: sensorische Aphasie

Wernicke-Enzephalopathie *f* durch Niacinmangel bedingte, aber auch bei Hämodialyse* auftretende, zu Parenchymnekrosen führende Enzephalopathie* mit schlechter Prognose; SYN: Wernicke-Syndrom, Encephalopathia haemorrhagica superior (Wernicke), Polioencephalitis haemorrhagica superior (Wernicke)

Wernicke-Mann-Prädilektionstyp *m* →Wernicke-Prädilektionsparese

Wernicke-Prädilektionsparese *f* Halbseitenlähmung mit Beugestellung des Arms und Streckstellung von Bein und Fuß; führt zum typischen Gangbild mit Kreisbewegung [Zirkumduktion] des betroffenen Beins; SYN: Hemiplegie Typ Wernicke-Mann, Wernicke-Mann-Prädilektionstyp

Wernicke-Syndrom *nt* →Wernicke-Enzephalopathie

Wernicke-Zentrum *nt* sensorisches Sprachzentrum im Schläfenlappen

Wert, kalorischer *m* der bei der Oxidation von 1 Gramm eines Nahrungsmittels im Körper freigesetzte Energiebetrag; SYN: Kalorienwert, Brennwert, Energiewert

Wes|pen|bein *nt* →Keilbein

Westergren-Methode *f* Bestimmung der Blutkörperchensenkung* mit Westergren-Röhrchen

Western-Equine-Enzephalitis *f* →Western-Equine-Enzephalomyelitis

Western-Equine-Enzephalitis-Virus *nt* durch Moskitos übertragener Erreger der Western-Equine-Enzephalomyelitis*; SYN: WEE-Virus

Western-Equine-Enzephalomyelitis *f* in den USA und Canada auftretende, durch das **Western-Equine-Enzephalitis-Virus** hervorgerufene, leicht verlaufende Enzephalomyelitis*; SYN: westliche Pferdeenzephalitis, Western-Equine-Enzephalitis

West-Nile-Enzephalitis *f* durch Fliegen [Culex*] übertragene Arbovirose* durch das **West-Nile-Fieber-Virus**; der klinische Verlauf gleicht dem des Dengue-Fiebers*; SYN: West-Nile-Fieber

Westphal-Strümpell-Pseudosklerose *f* Spätform der hepatolentikulären Degeneration* mit Manifestation im Erwachsenenalter und langsam progredientem Verlauf; SYN: Westphal-Strümpell-Syndrom, Pseudosklerose Westphal-Strümpell

Westphal-Syndrom *nt* autosomal-rezessive Erkrankung mit periodischer Hypokaliämie* und schlaffer Lähmung; SYN: periodische hypokaliämische Lähmung

Weyers-Syndrom *nt* autosomal-dominant vererbtes Syndrom mit Fehlbildungen der Akren [Polydaktylie*, Synostose* der Mittelhandknochen] und des Unterkiefers [Unterkieferspalte, Diastema*]; SYN: Dysostosis acrofacialis

Wharton-Gang *m* Ausführungsgang der Unterkieferdrüse; SYN: Ductus submandibularis

Wharton-Sulze *f* gallertartiges Bindegewebe der Nabelschnur

whiplash injury *nt* Verletzung der Halswirbelsäule durch plötzliche Überstreckung und nachfolgendes Nachvorneschleudern bei Auffahrunfällen; SYN: HWS-Schleudertrauma, Schleudertrauma, Whiplash-Syndrom, Peitschenschlagphänomen

Whiplash-Syndrom *nt* →whiplash injury

Whipple-Krankheit *f* bakterielle [**Tropheryma whippelii**] Darmerkrankung mit Fettresorptions- und Verdauungsstörung; SYN: Morbus Whipple, intestinale Lipodystrophie, lipophage Intestinalgranulomatose, Lipodystrophia intestinalis

whistling face *nt* s.u. Freeman-Sheldon-Syndrom

White-Spot-Disease *nt* →Weißfleckenkrankheit

Whitmore-Krankheit *f* in Asien und Australien auftretende, durch **Pseudomonas pseudomallei** hervorgerufene Infektionskrankheit von Ratten, Schweinen und Katzen, die selten auf den Menschen übertragen wird; SYN: Pseudomalleus, Pseudorotz, Melioidose, Melioidosis

Widal-Abrami-Anämie *f* →Widal-Anämie

Widal-Abrami-Ikterus *m* →Widal-Anämie

Widal-Anämie *f* immunhämolytische Anämie* durch Wärmeantikörper; SYN: Widal-Ikterus, Widal-Abrami-Anämie, Widal-Abrami-Ikterus

Widal-Ikterus *m* →Widal-Anämie

Widal-Reaktion *f* Agglutination von Bakterien mit Antiseren; SYN: Gruber-Widal-Reaktion, Gruber-Widal-Test, Widal-Test

Wilder|stands|hoch|druck *m* arterielle Hypertonie* durch eine Erhöhung des peripheren Widerstands; SYN: Widerstandshyper-

tonie

Wi|der|stands|hy|per|to|nie *f* →Widerstandshochdruck

Wiedemann-Beckwith-Syndrom *nt* familiäres Fehlbildungssyndrom mit charakteristischen Gesichtsdysmorphien [Makroglossie, Exophthalmus] und Riesenwuchs; SYN: EMG-Syndrom, Exomphalos-Makroglossie-Gigantismus-Syndrom, Beckwith-Wiedemann-Syndrom

Wie|der|be|le|bung *f* →Reanimation

Wie|der|be|le|bungs|zeit *f* Zeitspanne, innerhalb der die Wiederbelebung zu einer vollständigen Erholung führt

Wie|sen|gras|der|ma|ti|tis *f, pl* **-ti|ti|den** durch Kontakt mit Pflanzen erworbene, phototoxische Kontaktdermatitis*; SYN: Wiesengräserdermatitis, Phyto-Photodermatitis, phytophototoxische Dermatitis, Dermatitis bullosa pratensis, Dermatitis pratensis, Photodermatitis phytogenica, Pflanzendermatitis

Wie|sen|grä|ser|der|ma|ti|tis *f, pl* **-ti|ti|den** →Wiesengrasdermatitis

Wild|typ *m* natürlich vorkommende Ausprägung eines Gens

Wilk-Krankheit *f* meist als Berufskrankheit auftretende postprimäre Tuberkulose* mit rundlichen, indolenten, verrukösen Papeln an Fingern, Händen, Ferse oder Füßen; SYN: warzige Tuberkulose der Haut, Leichentuberkel, Schlachtertuberkulose, Tuberculosis cutis verrucosa, Verruca necrogenica, Tuberculum anatomicum

Willan-Krankheit *f* häufige, oberflächliche Hautmykose durch **Malassezia furfur** mit variablem Krankheitsbild; SYN: Kleienpilzflechte, Eichstedt-Krankheit, Pityriasis versicolor, Tinea versicolor

Willebrand-Faktor *m* Untereinheit von Faktor* VIII der Blutgerinnung; Mangel führt zu Willebrand-Jürgens-Syndrom*; SYN: von Willebrand-Faktor, Faktor VIII assoziertes-Antigen

Willebrand-Jürgens-Syndrom *nt* durch einen Mangel oder Defekt an Willebrand-Faktor* hervorgerufene Blutungsneigung; SYN: von Willebrand-Jürgens-Syndrom, Angiohämophilie, hereditäre/vaskuläre Pseudohämophilie, konstitutionelle Thrombopathie

Willis-Anastomosenkranz *m* an der Gehirnbasis liegende Anastomose* von Arteria basilaris und Arteria carotis interna; SYN: Circulus arteriosus cerebri

Wilms-Tumor *m* bösartiger Tumor der Nieren, der drüsige und sarkomatöse Anteile enthält; tritt oft schon im Kindesalter auf; SYN: embryonales Adenosarkom, embryonales Adenomyosarkom, Nephroblastom, Adenomyorhabdosarkom der Niere

Wilson-Ableitungen *pl* EKG-Ableitungen von der Brustwand

Wilson-Block *m* häufigste Form des Rechtsschenkelblocks

Wilson-Krankheit *f* **1.** im Rahmen innere Erkrankungen auftretende Rötung der Haut (Erythrodermie*) mit Schuppung; SYN: Dermatitis exfoliativa, Pityriasis rubra Hebra, Pityriasis rubra Hebra-Jadassohn **2.** →Wilson-Syndrom

Wilson-Mikity-Syndrom *nt* v.a. bei Frühgeborenen auftretendes Syndrom mit Verdickung der Alveolarsepten, Emphysembildung und Atelektasen; SYN: bronchopulmonale Dysplasie

Wilson-Syndrom *nt* autosomal-rezessive Störung des Kupferstoffwechsels mit Ablagerung von Kupfer in den Geweben und erhöhter Ausscheidung im Harn; führt zu Leberzirrhose* und Hirnschäden; SYN: Wilson-Krankheit, Morbus Wilson, Wilson-Syndrom, hepatolentikuläre/hepatozerebrale Degeneration

Wim|per|lar|ve *f* bewimpertes erstes Larvenstadium verschiedener Bandwürmer; SYN: Flimmerlarve, Korazidium, Coracidium

Wim|pern *pl* Cilia, Zilien

Wim|pern|drü|sen *pl* apokrine Schweißdrüsen am Lidrand; SYN: Moll-Drüsen, Glandulae ciliares

Wim|per|tier|chen *pl* teilweise oder vollständig bewimperte Einzeller, die in Süß- und Salzwasser vorkommen; zum Teil Parasiten oder Krankheitserreger des Menschen [z.B. Balantidium* coli]; SYN: Ziliaten, Ciliata, Ciliophora

Wind|ei *nt* Ei, das keine Keimanlage enthält oder sich nur für wenige Wochen weiterentwickelt; SYN: Molenei, Abortivei

Win|del|der|ma|ti|tis *f, pl* **-ti|ti|den** flächenhafte irritative Hautentzündung im Windelbereich; SYN: Dermatitis pseudosyphilitica papulosa, Dermatitis ammoniacalis, Dermatitis glutaealis infantum, Erythema papulosum posterosivum, Erythema glutaeale

Wind|po|cken *pl* durch das Varicella-Zoster-Virus hervorgerufene Infektionskrankheit, die durch einen stark juckenden Ausschlag mit Papeln und Bläschen charakterisiert ist; SYN: Wasserpocken, Schafblattern, Spitzpocken, Varizellen, Varicella

Winiwarter-Buerger-Krankheit *f* meist bei Rauchern (Männer, 20–40 Jahre) auftretende arterielle Verschlusskrankheit mit Befall kleiner und mittelgroßer Arterien der Extremitäten mit begleitender Phlebitis* oder Thrombophlebitis*; SYN: Morbus Winiwarter-Buerger, Endangiitis/Endarteritis/Thrombangiitis/Thrombendangiitis obliterans

Win|kel *m* Angulus*

epigastrischer Winkel Winkel zwischen rechtem und linkem Rippenbogen; SYN:

Angulus infrasternalis, Rippenbogenwinkel

Win|kel|block|glau|kom, akutes *nt* anfallsartige starke Erhöhung des Augeninnendrucks durch Verlegung des Kammerwinkels; SYN: akutes Engwinkelglaukom, Glaucoma acutum congestivum, Glaukomanfall, Winkelblockung

Win|kel|blo|ckung *f* →Winkelblockglaukom, akutes

Winkler-Krankheit *f* schmerzhafte Ohrknötchen am freien Ohrmuschelrand; SYN: Chondrodermatitis nodularis circumscripta helicis

Winslow-Band *nt* Sehnenzug von der inneren Femurepikondlye zur inneren Tibiakondyle; SYN: Ligamentum popliteum obliquum

Winslow-Foramen *nt* Eingang in die Bursa* omentalis; SYN: Winslow-Loch, Foramen epiploicum, Foramen omentale

Wir|bel *m* Vertebra*

Wir|bel|bo|gen|plat|te *f* →Wirbelplatte

Wir|bel|bo|gen|re|sek|ti|on *f* operative Entfernung eines Wirbelbogens; SYN: Laminektomie

Wir|bel|ent|zün|dung *f* →Spondylitis

Wir|bel|glei|ten *nt* →Spondylolisthese

Wir|bel|ka|nal *m* von den Wirbelkörpern und -bögen gebildeter Kanal, in dem das Rückenmark liegt; SYN: Wirbelsäulenkanal, Spinalkanal, Vertebralkanal, Canalis vertebralis

Wir|bel|ka|ri|es *f* →Wirbeltuberkulose

Wir|bel|loch *nt* von Wirbelkörper und Wirbelbogen begrenztes Loch für das Rückenmark und seine Häute; SYN: Foramen vertebrale

Wir|bel|plat|te *f* Endstück des Wirbelbogens mit dem Dornfortsatz; SYN: Wirbelbogenplatte, Lamina arcus vertebrae

Wir|bel|säu|le *f* →Columna vertebralis

Wir|bel|säu|len|ka|nal *m* →Wirbelkanal

Wir|bel|säu|len|tu|ber|ku|lo|se *f* →Wirbeltuberkulose

Wir|bel|tu|ber|ku|lo|se *f* klinisch unauffällig verlaufende, häufigste Form der Knochentuberkulose*; durch die Zerstörung der Wirbel kommt es zu vielfältigen Veränderungen [Keilwirbel*, Blockwirbel*, Gibbus*] und zur Bildung kalter Abszesse* [Senkungsabszess*]; SYN: Spondylitis tuberculosa, Wirbelsäulentuberkulose, Wirbelkaries

Wirk|do|sis *f, pl* **-sen** Bezeichnung für die effektive wirksame Arzneimittelmenge; SYN: Effektivdosis, Dosis efficax, Dosis effectiva

Wirk|leit|wert *m* elektrische Leitfähigkeit; SYN: Konduktanz

Wirsung-Gang *m* Ausführungsgang der Bauchspeicheldrüse, der zusammen mit dem Ductus* choledochus auf der Papilla* duodeni major in den Zwölffingerdarm mündet; SYN: Wirsung-Kanal, Pankreasgang, Ductus pancreaticus

Wirt-anti-Transplantat-Reaktion *f* Abstoßungsreaktion, bei der das Immunsystem des Empfängers gegen das transplantierte Organ oder Gewebe reagiert; SYN: Host-versus-Graft-Reaktion

wirts|spe|zi|fisch *adj* (*Parasit*) nur einen Wirt befallend

Wirts|wech|sel *m* für die Entwicklung mehrwirtiger Parasiten typischer Wechsel von Zwischenwirt und Endwirt

Wiskott-Aldrich-Syndrom *nt* X-chromosomal-rezessives Immundefektsyndrom; SYN: Aldrich-Syndrom

Wis|mut *nt* zur Stickstoffgruppe gehörendes giftiges Halbmetall; SYN: Bismutum

Wis|mut|saum *m* s.u. Wismutstomatitis

Wis|mut|sto|ma|ti|tis *f, pl* **-ti|ti|den** Stomatitis* mit blau-schwarzem **Wismutsaum** und Ulzerationen; SYN: Stomatitis bismutica

Wis|mut|ver|gif|tung *f* durch chronische Wismutaufnahme hervorgerufene Intoxikation, die meist das Zahnfleisch [Wismutstomatitis*] oder die Nieren [**Wismutnephropathie**] betrifft; SYN: Bismutismus, Bismutose

Witzel-Fistel *f* operativ angelegte Magenfistel zwischen Magenwand und Bauchdecke; SYN: Witzel-Gastrostomie

Witzel-Gastrostomie *f* →Witzel-Fistel

Wo|chen|bett *nt* Puerperium

Wo|chen|bett|de|pres|si|on *f* depressives Zustandsbild bei Wochenbettpsychose*; SYN: postpartale Depression

Wo|chen|bett|fie|ber *nt* durch Eindringen von Erregern [Streptokokken, Staphylokokken, Escherichia coli] in die Gebärmutter verursachte hochfieberhafte Erkrankung mit septischen Symptomen; SYN: Kindbettfieber, Puerperalfieber, Puerperalsepsis, Febris puerperalis

Wo|chen|bett|psy|cho|se *f* innerhalb von 60 Tagen nach der Entbindung auftretende endogene oder symptomatische Psychose; SYN: Puerperalpsychose

Wo|chen|bett|we|hen *pl* Wehen in den ersten 2–3 Tagen nach der Geburt; durch Stillen verstärkt; SYN: Stillwehen, Nachwehen

Wo|chen|fluss *m* →Lochia

Wohl|fahr|tia *pl* Schmeißfliegen

Wolf *m* rote, meist juckende Hautveränderung der Körperfalten; SYN: Wundsein, Hautwolf, Intertrigo, Dermatitis intertriginosa

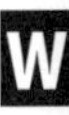

Wolfe-Krause-Lappen *m* Vollhautlappen; SYN: Krause-Wolfe-Lappen

Wolff-Parkinson-White-Syndrom *nt* durch ein akzessorisches Bündel [Kent-Bündel] verursachte Präexzitation*; SYN: WPW-Syndrom, Präexzitationssyndrom

Wolf|ram *nt* Metall der Chromgruppe

Wolfs|ra|chen *m* angeborene Hemmungsfehlbildung mit Spalte der seitlichen Oberlippe, des Oberkiefers und des harten und weichen Gaumens; SYN: Lippen-Kiefer-Gaumen-Spalte, Cheilognathopalatoschisis

Wolhyn-Fieber *nt* heute seltenes Fieber durch **Rickettsia quintana**; SYN: Fünftagefieber, Werner-His-Krankheit, Wolhynienfieber, Febris quintana

Wollhylnilenlfielber *nt* →Wolhyn-Fieber

Wolllhaar *nt* →Lanugo

Wolllsorltielrerlkranklheit *f* →Lungenmilzbrand

Wortlneulbilldung *nt* Neologismus

Wortltaublheit *f* Nichterkennen von gehörten Tönen oder Geräuschen; SYN: auditive Agnosie, Seelentaubheit

Wortlverlgeslsenlheit *f* Wortfindungsstörung mit normalem Sprachverständnis und intakter Spontansprache; SYN: amnestische Aphasie

WPW-Syndrom *nt* →Wolff-Parkinson-White-Syndrom

Wrisberg-Ganglien *pl* Ganglien des Herzgeflechtes [Plexus cardiacus]; SYN: Ganglia cardiaca

Wrisberg-Höckerchen *nt* oberes Schleimhauthöckerchen der Plica* aryepiglottica; SYN: Wrisberg-Knötchen, Tuberculum cuneiforme

Wrisberg-Knorpel *m* neben der Cartilago* corniculata liegende elastische Knorpel; SYN: Cartilago cuneiformis

Wrisberg-Knötchen *nt* →Wrisberg-Höckerchen

Wulchelrelria banlcroflti *f* durch Mücken übertragener parasitärer Fadenwurm; Erreger einer Filariose*; SYN: Bancroft-Filarie

Wulchelrelria mallayi *f* zu den Nematoden* gehörender Parasit des Menschen, der im Lymphgefäßsystem lebt und zu Elephantiasis* und Brugiose* führt; SYN: Malayenfilarie, Brugia malayi

Wuchereria bancrofti-Filariose *f* zu den Filariosen* gehörende Erkrankung durch Wuchereria bancrofti; SYN: Bancroftose, Wuchereriasis bancrofti, Filariasis bancrofti

Wuchereria-Infektion *f* →Wuchereriasis

Wulchelrelrilalsis *f, pl* **-ses** durch **Wuchereria**-Species hervorgerufene bakterielle Infektionskrankheit; SYN: Wuchereria-Infektion, Wuchereriose, Wuchereriasis

Wuchereriasis bancrofti zu den Filariosen* gehörende Erkrankung durch Wuchereria* bancrofti; SYN: Bancroftose, Wuchereria bancrofti-Filariose, Filariasis bancrofti

Wulchelrelrilolse *f* →Wuchereriasis

Wulstlnarlbe *f* →Keloid

Wunlderlgelschwulst *f* meist gutartige, angeborene Geschwulst mit Anteilen aller Keimblätter; SYN: teratoide/teratogene Geschwulst, Teratoma, Teratom

Wunlderlnetz *nt* aus kleinsten Arterien oder Kapillaren bestehendes Gefäßknäuel; SYN: Rete mirabile

Wundlexlzilsilon *f* Wundausschneidung zur Auffrischung der Wundränder

Wundlfielber *nt* bei Infektion von Verletzungen auftretendes Fieber; SYN: zentrales Fieber, Febris traumatica

Wundlfrakltur *f* Knochenbruch mit Weichteilverletzung und evtl. offener Verbindung zur Körperoberfläche [offene Fraktur]

Wundlheillung, primäre *f* direkte Wundheilung durch Verkleben der Wundränder und Ausfüllung des Defektes mit Bindegewebe; SYN: Primärheilung, Heilung per primam intentionem, p.p.-Heilung

Wundlheillung, sekundäre *f* verzögerte Wundheilung mit Granulationsgewebe und Narbenbildung; SYN: Sekundärheilung, p.s.-Heilung, Heilung per secundam intentionem

Wundllielgen *nt* (meist superinfizierte) Nekrose- und Geschwürbildung bei längerer Bettlägrigkeit durch chronische Druckeinwirkung und die dadurch bedingte lokale Minderdurchblutung; SYN: Dekubitalulkus, Dekubitalgeschwür, Dekubitus, Decubitus

Wundlrolse *f* durch β-hämolytische Streptokokken* verursachte akute Infektion der oberen Hautschichten mit Rötung und evtl. Blasenbildung [**Erysipelas vesiculosum; Erysipelas bullosum**]; manchmal Entwicklung einer Phlegmone* [**Erysipelas phlegmonosum**] oder einer Gangrän* [**Erysipelas gangraenosum**]; SYN: Rose, Erysipel, Erysipelas, Streptodermia cutanea lymphatica

Wundlsein *nt* rote, meist juckende Hautveränderung der Körperfalten; SYN: Hautwolf, Wolf, Intertrigo, Dermatitis intertriginosa

Wundlstar *m* Katarakt im Anschluss an eine Augenverletzung; SYN: post-traumatischer Star, traumatischer Star, Cataracta traumatica

Wundlstarrlkrampf *m* durch das toxinbildende Bakterium **Clostridium tetani** hervorgerufene Krankheit, die durch eine Lähmung der Atemmuskulatur tödlich verlaufen kann; SYN: Tetanus

Wundlstarrlkrampflbalzilllus *m, pl* **-li** extrem widerstandsfähige [bis zu 100° feuchte Hitze] Sporen bildendes, bewegliches Stäbchen mit typischer **Trommelschlegelform**; bildet zwei Toxine, das neurotoxische **Tetanospasmin** und das hämolytische **Tetanolysin**; SYN: Tetanusbazillus, Tetanuserreger, Wundstarrkrampferreger, Clostridium tetani, Plectridium tetani

Würlfellbein *nt* würfelförmiger Fußwurzelknochen; SYN: Kuboid, Os cuboideum

Wurmlbelfall *m* →Wurminfektion

Wurmlerlkranlkung *f* →Wurminfektion

Wurmlfortlsatz *m* Appendix* vermiformis

Wurm|fort|satz|ent|zün|dung *f* Entzündung des Wurmfortsatzes/Appendix* vermiformis; SYN: Blinddarmentzündung, Appendizitis, Appendicitis

Wurm|in|fek|ti|on *f* Oberbegriff für alle durch Befall und Infektion mit parasitierenden Würmern [Nematoden*, Zestoden*, Trematoden*] hervorgerufene Erkrankungen; SYN: Wurmerkrankung, Wurmbefall, Wurmkrankheit, Helminthiasis, Helminthose

Wurm|krank|heit *f* →Wurminfektion

Wurmkrankheit der Bergarbeiter meist durch Ancylostoma* duodenale oder Necator* americanus hervorgerufene Erkrankung mit Anämie*, Magen-Darm-Symptomen und evtl. Herzinsuffizienz*; SYN: Hakenwurmbefall, Hakenwurminfektion, Tunnel-Anämie, Ankylostomatosis, Ankylostomatidose, Ankylostomiasis

Wurm|mit|tel *nt* Anthelmintikum

Wurst|ver|gif|tung *f* Lebensmittelvergiftung durch in Fleisch- oder Wurstwaren enthaltene Botulinustoxine; SYN: Allantiasis

Wur|zel *f* Radix*

Wur|zel|füß|ler *pl* →Rhizopoda

Wur|zel|haut *f* Periost* der Zahnwurzel; SYN: Desmodontium, Periodontium

Wur|zel|haut|ent|zün|dung *f* Entzündung der Zahnwurzelhaut; SYN: Periodontitis; Parodontitis apicalis

Wur|zel|ka|nal *m* Wurzelkanal des Zahns; SYN: Zahnwurzelkanal, Canalis radicis dentis

Wur|zel|kom|pres|sions|syn|drom *nt* durch mechanischen Druck [Bandscheibenprolaps] ausgelöste Wurzelreizung oder -schädigung

Wur|zel|kopf|schim|mel *m* →Rhizopus

Wur|zel|neu|ri|tis *f, pl* **-ti|den** →Radikulitis

Wur|zel|pul|pa *f* Wurzelabschnitt der Zahnpulpa*; SYN: Pulpa radicularis

Wur|zel|spit|zen|re|sek|ti|on *f* Entfernung/Resektion der Zahnwurzelspitze; SYN: Apikoektomie, Apikotomie

Wüs|ten|fie|ber *nt* in den USA vorkommende, akut oder chronisch verlaufende, systemische Mykose* durch Coccidioides* immitis mit Lungenbefall und hämatogener Streuung in verschiedene Organe; SYN: Wüstenrheumatismus, Talfieber, Posada-Mykose, kokzidioidales Granulom, Kokzidioidomykose, Coccidioidomycose, Granuloma coccidioides

Wüs|ten|rheu|ma|tis|mus *m* →Wüstenfieber

Wut|knöt|chen *pl* bei Tollwut vorkommende lymphozytäre Knötchen in Gehirn und Rückenmark; SYN: Babès-Knötchen

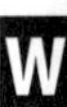

X

Xanth-, xanth- *präf.* →Xantho-
Xan|the|las|ma *nt* durch Cholesterineinlagerung in Speicherzellen der Haut entstehende weiß-gelbe, flache Plaques
Xanthelasma palpebrarum Xanthelasma* im Bereich der Lider; SYN: Lidxanthelasma
Xan|thin *nt* Abbauprodukt der Purinbasen Guanin und Adenin; SYN: 2,6-Dihydroxypurin
Xan|thin|o|xi|da|se *f* Eisen und Molybdän enthaltendes Enzym, das Xanthin und Hypoxanthin zu Harnsäure oxidiert; SYN: Schardinger-Enzym
Xan|thin|stein *m* xanthinhaltiger Harnstein
Xan|thin|u|rie *f* Xanthinausscheidung im Harn
xan|thin|u|risch *adj* Xanthinurie betreffend, von ihr betroffen oder gekennzeichnet
Xantho-, xantho- *präf.* Wortelement mit der Bedeutung "gelb/gelblich"
xan|tho|chrom *adj* gelb
Xan|tho|chro|mie *f* Gelbfärbung des Liquor* cerebrospinalis; SYN: Liquorxanthochromie
Xan|tho|der|mie *f* durch eine Erhöhung der Carotine* hervorgerufene Gelbfärbung der Haut; relativ häufig bei Säuglingen durch Karotten verursacht; SYN: Karotinikterus, Karotingelbsucht, Carotinosis, Carotingelbsucht, Carotinikterus, Karotinodermie, Carotinodermia, Carotinodermie, Aurantiasis cutis
Xan|thom *nt* gutartiger Hauttumor, der typische gelbe Lipidspeicherzellen [Xanthomzellen] enthält
xan|tho|ma|tös *adj* Xanthom betreffend
Xan|tho|ma|to|se *f* durch Bildung multipler Xanthome gekennzeichnete Erkrankung
familiäre idiopathische hypercholesterinämische Xanthomatose Hyperlipoproteinämie* mit extrem hohen Cholesterinwerten und sehr hohem Arterioskleroserisiko; typisch sind tuberöse Xanthome, Xanthelasmen und ein Arcus* lipoides corneae; SYN: (primäre/essentielle) Hyperlipoproteinämie Typ IIa, essentielle/familiäre Hypercholesterinämie, primäre Hyperbetalipoproteinämie, LDL-Rezeptordefekt
Xan|thom|zel|len *pl* s.u. Xanthom
Xan|tho|pie *f* →Xanthopsie
Xan|thop|sie *f* Chromatopsie* mit Gelbfärbung aller Gegenstände; SYN: Gelbsehen, Xanthopie
Xan|tho|se *f* Gelbfärbung von Geweben oder Organen; meist gleichgesetzt mit Xanthochromie*; SYN: Xanthosis
Xan|tho|sis *f, pl* **-ses** →Xanthose
X-Bein *nt* Genu valgum
X-Chromatin *nt* bei Frauen in der Nähe der Kernmembran liegender Chromatinkörper, der vom inaktivierten X-Chromosom gebildet wird; SYN: Barr-Körper, Sexchromatin, Geschlechtschromatin
X-Chromosom *nt* Geschlechtschromosom; Frauen haben zwei X-Chromosomen, Männer ein X- und ein Y-Chromosom
X-chromosomal *adj* an das X-Chromosm gebunden, mit dem X-Chromosom vererbt; SYN: X-gebunden
Xen-, xen- *präf.* →Xeno-
Xeno-, xeno- *präf.* Wortelement mit der Bedeutung "fremd"
Xe|no|an|ti|kör|per *m* Antikörper gegen ein artfremdes Antigen*; SYN: Heteroantikörper, heterogener/xenogener Antikörper
xe|no|gen *adj* **1.** durch einen Fremdkörper hervorgerufen, von außen stammend; exogen **2.** →xenogenetisch
xe|no|ge|ne|tisch *adj* von verschiedener Herkunft, von einer anderen Art (stammend); SYN: heterogenetisch, heterogen, xenogen
Xe|non *nt* farb- und geruchloses Edelgas
xe|no|phob *adj* Xenophobie betreffend, durch sie gekennzeichnet
Xe|no|pho|bie *f* krankhafte Angst vor Fremden oder allem Fremdartigen
Xe|no|plas|tik *f* plastische Operation mit Übertragung von artfremdem Gewebe; SYN: heterogene/heterologe/xenogene/xenogenetische Transplantation, Xenotrans-

plantation, Heterotransplantation, Heteroplastik

Xe|no|psyl|la che|o|pis *f* Ektoparasit bei Ratten; Überträger des Pestbakteriums Yersinia* pestis; SYN: Pestfloh, Rattenfloh, Pulex cheopsis

Xe|no|trans|plan|ta|ti|on *f* →Xenoplastik

Xer-, xer- *präf.* →Xero-

Xero-, xero- *präf.* Wortelement mit der Bedeutung "trocken"

Xe|ro|chei|lie *f* Trockenheit der Lippen; SYN: Xerochilie

Xe|ro|chi|lie *f* →Xerocheilie

Xe|ro|der|ma *nt* →Xerodermie

Xeroderma pigmentosum autosomal-rezessive Störung der DNA-Reparatur mit Lichtüberempfindlichkeit; führt zur Entwicklung bösartiger Hauttumoren; SYN: Lichtschrumpfhaut

Xe|ro|der|mie *f* trockene Haut; SYN: Xerodermia, Xeroderma

Xe|ro|gra|fie *f* →Xerographie

Xe|ro|gra|phie *f* →Xeroradiographie

Xe|ro|mam|mo|gra|fie *f* →Xeromammographie

Xe|ro|mam|mo|gra|phie *f* Xeroradiographie der Brust/Mamma

Xer|oph|thal|mie *f* Austrocknung von Horn- und Bindehaut [Xerosis conjunctivae] bei Vitamin A-Mangel oder Störung der Tränensekretion

Xe|ro|ra|di|o|gra|fie *f* →Xeroradiographie

Xe|ro|ra|di|o|gra|phie *f* Verfahren zur Erzeugung von Röntgenbildern unter Verwendung von mit einem Halbleiter [Selen] beschichteten Metallplatten; SYN: Xerographie

Xe|ro|se *f* pathologische Trockenheit der Haut oder Schleimhaut; SYN: Xerosis

Xe|ro|sis *f, pl* **-ses 1.** pathologische Trockenheit der Haut oder Schleimhaut; SYN: Xerose **2.** durch extrem trockene Haut hervorgerufenes Ekzem* bei älteren Menschen [meist durch Sebostase*], bei übermäßiger Reinigung und Entfettung der Haut [**angewaschenes Ekzem**] oder durch Wettereinflüsse; SYN: Exsikkationsdermatitis, Exsikkationsekzem, asteatotisches Ekzem, xerotisches Ekzem, Exsikkationsekzematid, Austrocknungsekzem, Asteatosis cutis

Xerosis conjunctivae s.u. Xerophthalmie

Xe|ro|sto|mie *f* fehlende Speichelsekretion; SYN: Asialie, Aptyalismus

xe|ro|tisch *adj* Xerose betreffend, von ihr betroffen oder gekennzeichnet, durch sie bedingt

X-gebunden *adj* X-chromosomal

X-Großzehe *f* X-förmige Abknickung der Großzehe im Grundgelenk; durch zu enges Schuhwerk gefördert; SYN: Ballengroßzehe, Hallux valgus

Xi|phal|gie *f* Schmerzen im Schwertfortsatz des Brustbeins; SYN: Xiphoidalgie

Xi|pho|i|dal|gie *f* →Xiphalgie

Xi|pho|i|di|tis *f, pl* **-ti|den** Entzündung des Schwertfortsatzes/Processus xiphoideus

xi|pho|kos|tal *adj* Schwertfortsatz/Processus xiphoideus und Rippen betreffend oder verbindend

xi|pho|ster|nal *adj* Schwertfortsatz/Processus xiphoideus und Corpus sterni betreffend

X0-Syndrom *nt* Chromosomenanomalie [meist 45,X0], die zu Minderwuchs und Gonadendysgenesie der äußerlich weiblichen Patienten führt; SYN: Ullrich-Turner-Syndrom, Turner-Syndrom

X-Strahlen *pl* von Röntgen verwendete Bezeichnung für Röntgenstrahlen

5-X-Syndrom *nt* Chromosomenaberration* mit fünf X-Chromosomen; SYN: Pentasomie, Penta-X-Syndrom

XX-Mann *m* äußerlich männliches Individuum mit weiblichem Chromosomensatz [46,XX]

XXX-Syndrom *nt* Trisomie* mit drei X-Chromosomen; klinisch meist unauffällig; SYN: Drei-X-Syndrom, Triplo-X-Syndrom

Xyl-, xyl- *präf.* →Xylo-

Xy|lit *nt* als Zuckerersatz bei Diabetes verwendetes Pentosederivat; SYN: Xylitol

Xy|li|tol *nt* →Xylit

Xylo-, xylo- *präf.* Wortelement mit der Bedeutung "Holz"

D-Xylose *f* in Pflanzen vorkommende Aldopentose*; SYN: Holzzucker

D-Xyloseabsorptionstest *m* klinischer Test zur Beurteilung der Kohlenhydratabsorptionsfähigkeit des Dünndarms; SYN: D-Xylosetoleranztest

D-Xylosetoleranztest *m* →D-Xyloseabsorptionstest

Xy|los|u|rie *f* Xyloseausscheidung im Harn

Xy|lu|lo|se *f* Ketopentose* mit Bedeutung für die pflanzliche Photosynthese; tritt manchmal bei Pentosurie* im Harn auf

Xy|lu|lo|su|rie *f* Xyluloseausscheidung im Harn

XYY-Syndrom *nt* Chromosomenaberration mit doppeltem Y-Chromosom; führt zu Hochwuchs, Hypogonadismus, Verhaltensstörungen und Intelligenzminderung

Y

Y-Anastomose *f* → Y-Roux-Schlinge

Yangste-Fieber *nt* akute Schistosomiasis* durch Schistosoma* japonicum; SYN: Katayama-Krankheit, Katayama-Fieber, Katayama-Syndrom

Yaws *f* chronische tropische Infektionskrankheit durch **Treponema pertenue**; im Endstadium kommt es zu schweren Schädigungen von Haut, Weichteilen und Knochen; SYN: Frambösie, Pian, Parangi, Framboesia tropica

Y-Band *nt* unteres Strecksehnenband des Fußes; SYN: Retinaculum musculorum extensorum inferius

Y-Chromatin *nt* im Ruhekern nachweisbares Chromatin des Y-Chromosoms

Y-Chromosom *nt* nur beim männlichen Geschlecht vorhandenes Geschlechtschromosom

Yer|si|nia *f* Gattung gramnegativer, sporenloser Stäbchenbakterien

Yersinia enterocolitica Erreger akuter, fieberhafter Darmentzündungen

Yersinia pestis in mehreren Biovaren [antigua, medivalis, orientalis] vorkommender Erreger der Pest*; SYN: Pestbakterium, Pasteurella pestis

Yersinia pseudotuberculosis Erreger der Nagertuberkulose, selten auch der Pseudotuberkulose* des Menschen

Yersinia-Arthritis *f* im Anschluss an eine Yersinia-Infektion des Darms auftretende reaktive Gelenkentzündung

Yersinia-Infektion *f* → Yersiniose

Yer|si|ni|o|se *f* durch **Yersinia**-Species hervorgerufene bakterielle Infektionskrankheit; SYN: Yersinia-Infektion

Young-Helmholtz-Dreifarbentheorie *f* Theorie des Farbensehens, die annimmt, dass die Netzhaut Rezeptoren für drei Farben [Rot, Grün und Blau] hat und dass Mischfarben durch Reizung von zwei oder drei Rezeptoren gesehen werden; SYN: Dreifarbentheorie, Young-Helmholtz-Theorie

Y-Roux-Anastomose *f* → Y-Roux-Schlinge

Y-Roux-Schlinge *f* ypsilonförmige Anastomose von Magen und stillgelegter Jejunumschlinge; SYN: Roux-Y-Schlinge, Roux-Y-Anastomose, Y-Schlinge, Y-Anastomose, Y-Roux-Anastomose

Y-Schlinge *f* → Y-Roux-Schlinge

Z

Za|cken|naht *f* Knochennaht mit unregelmäßigen Flächen; SYN: Sutura serrata
Za|cken|se|hen *nt* →Teichopsie
Zä|hig|keit *f* Viskosität
Zähl|zwang *m* im Rahmen einer Zwangsneurose* auftretendes zwanghaftes Zählen oder Rechnen; SYN: Arithmomanie
Zahn *m* Dens
bleibende Zähne die 32 Zähne des bleibenden Gebisses; SYN: zweite Zähne, Dentes permanentes
zweite Zähne →bleibende Zähne
Zahn|bein *nt* zwischen Zahnpulpa und Schmelz liegende Hauptmasse des Zahns; SYN: Dentin, Dentinum, Substantia eburna
Zahn|bein|bild|ner *m* das Dentin bildende Zahnzelle; SYN: Dentinoblast, Odontoblast
Zahn|be|lag *m* weicher Belag auf der Zahnoberfläche; SYN: dentale Plaque
Zahn|bett *nt* Parodontium
Zahn|durch|bruch *m* Zahnen, Dentition, Dentitio
Zah|nen *nt* Zahndurchbruch, Dentition, Dentitio
Zahn|er|satz|kun|de *f* Zahntechnik, zahnärztliche Prothetik
Zahn|fäu|le *f* →Zahnkaries
Zahn|fie|ber *nt* Temperaturerhöhung als Begleiterscheinung des Zahndurchbruchs der Milchzähne
Zahn|fleisch *nt* Gingiva*
Zahn|fleisch|ab|tra|gung *f* Gingivektomie
Zahn|fleisch|ent|zün|dung *f* →Gingivitis
Zahn|fleisch|hy|per|pla|sie *f* generalisierte oder umschriebene Verdickung des Zahnfleischs; SYN: Gingivahyperplasie, Gingiva hyperplastica
Zahn|fleisch|hy|per|tro|phie *f* generalisierte oder umschriebene Zahnfleischwucherung
Zahn|hals *m* Zahnabschnitt zwischen Krone und Wurzel; SYN: Cervix dentis
Zahn|ka|ri|es *f* Demineralisierung der Zahnhartsubstanz durch von Bakterien gebildete organische Säuren; SYN: Karies, Zahnfäule, Caries dentium
Zahn|mark *nt* →Zahnpulpa
Zahn|mark|ent|zün|dung *f* →Pulpitis
Zahn|pa|pil|le *f* Vorstufe der Zahnpulpa während der Zahnbildung; SYN: Papilla dentis
Zahn|pul|pa *f* die Pulpahöhle und Zahnwurzel ausfüllendes Zahngewebe; SYN: Pulpa, Zahnmark, Pulpa dentis
Zahn|re|plan|ta|ti|on *f* Wiedereinpflanzung eines Zahns
Zahn|schmelz *m* emailleartige, transparente äußere Zahnschicht; härteste Substanz des menschlichen Körpers; SYN: Schmelz, Adamantin, Substantia adamantina, Enamelum
Zahn|schmelz|bild|ner *m* den Zahnschmelz bildende Zelle; SYN: Adamantoblast, Ameloblast, Ganoblast
Zahn|stein *m* harte Ablagerung [Kalksalze] auf der Zahnoberfläche; SYN: Calculus dentalis/dentis
Zahn|wur|zel|ka|nal *m* Wurzelkanal des Zahns; SYN: Wurzelkanal, Canalis radicis dentis
Zahn|ze|ment *nt* knochenähnliche Substanz des Zahnes; SYN: Zement, Cementum, Substantia ossea dentis
Zahorsky-Syndrom *nt* durch **Coxsackievirus** A verursachte fieberhafte Entzündung des Rachens mit Bläschenbildung; SYN: Herpangina, Angina herpetica
zä|kal *adj* Zäkum, zum Zäkum gehörend; SYN: zökal
Zäk|ek|to|mie *f* operative Blinddarmentfernung, Blinddarmresektion, Zäkumresektion; SYN: Typhlektomie
Zäko-, zäko- *präf.* Wortelement mit der Bedeutung **1.** "blind" **2.** "Blinddarm/Zäkum/Typhlon"
Zä|ko|i|le|o|sto|mie *f* operative Verbindung von Ileum und Zäkum; SYN: Ileum-Zäkum-Fistel, Ileozäkostomie
zä|ko|ko|lisch *adj* Zäkum und Kolon betreffend
Zä|ko|ko|lo|pe|xie *f* operative Anheftung von Zäkum und aufsteigendem Kolon an die innere Bauchwand
Zä|ko|ko|lo|sto|mie *f* operative Verbindung von Kolon und Zäkum; SYN: Zäkum-Ko-

lon-Fistel, Kolozäkostomie

Zä|ko|li|thi|a|sis *f, pl* **-ses** Vorkommen von Darmsteinen im Blindarm/Zäkum; SYN: Typhlolithiasis

Zä|ko|me|ga|lie *f* Zäkumvergrößerung; SYN: Typhlomegalie

Zä|ko|pe|xie *f* Zäkumfixation, Zäkumanheftung; SYN: Typhlopexie

Zä|ko|rek|to|sto|mie *f* operative Verbindung von Zäkum und Rektum; SYN: Zäkum-Rektum-Fistel

Zä|kor|rha|phie *f* Zäkumnaht

Zä|ko|sig|mo|i|do|sto|mie *f* operative Verbindung von Zäkum und Sigma; SYN: Zäkum-Sigma-Fistel

Zä|ko|sto|mie *f* (Anlegen einer) Zäkumfistel, Zäkumfistelung; SYN: Typhlostomie

Zä|ko|to|mie *f* operative Zäkumeröffnung; SYN: Typhlotomie

Zä|ko|ze|le *f* Eingeweidebruch mit Blinddarm/Zäkum im Bruchsack

Zä|kum *nt* sackförmiger Anfang des Dickdarms; am unteren Ende befindet sich der Wurmfortsatz [Appendix vermiformis], der oft als Blinddarm bezeichnet wird; SYN: Blinddarm, Zökum, Caecum, Typhlon

Zä|kum|ent|zün|dung *f* →Typhlitis

Zä|kum|fis|tel *f* →Zäkostomie

Zä|kum|fis|te|lung *f* →Zäkostomie

Zäkum-Ileum-Fistel *f* →Zäkoileostomie

Zäkum-Kolon-Fistel *f* →Zäkokolostomie

Zäkum-Rektum-Fistel *f* →Zäkorektostomie

Zäkum-Sigma-Fistel *f* →Zäkosigmoidostomie

Zal|ci|ta|bin *nt* zur Behandlung von HIV-Infektionen verwendeter Hemmer der reversen Transkriptase; SYN: Dideoxycytidin

Zan|gen|ent|bin|dung *f* Entbindung mit Hilfe einer Geburtszange; SYN: Zangengeburt, Zangenextraktion

Zan|gen|ex|trak|ti|on *f* →Zangenentbindung

Zan|gen|ge|burt *f* →Zangenentbindung

Zäpf|chen|sen|kung *f* Uvuloptose, Staphyloptose

Zäpf|chen|tief|stand *m* Uvuloptose, Staphyloptose

Zap|fen *pl* →Zapfenzellen

Zap|fen|a|dap|ta|tion *f* Anpassung der Zapfenzellen an unterschiedliche Helligkeitsgrade

Zap|fen|blind|heit *f* durch Ausfall der Zapfenzellen der Netzhaut verursachte Farbenblindheit; SYN: Zapfenfarbenblindheit

Zap|fen|far|ben|blind|heit *f* →Zapfenfarbenblindheit

Zap|fen|ge|lenk *nt* sich um eine Achse drehendes Gelenk; SYN: Drehgelenk, Radgelenk, Articulatio trochoidea

Zap|fen|se|hen *nt* durch Absorption von Rot, Grün und Violett erzeugtes Farbensehen durch photosensible Substanzen der Zapfenzellen der Netzhaut; SYN: photopisches Sehen

Zap|fen|zel|len *pl* für das scharfe Helligkeitssehen und das Farbensehen zuständige zapfenförmige Zellen der Netzhaut; SYN: Zapfen

Zä|ru|lo|plas|min *nt* kupferbindendes und -transportierendes Eiweiß, das als Oxidase wirkt; SYN: Zöruloplasmin, Coeruloplasmin, Caeruloplasmin, Ferroxidase I

Ze|bo|ze|pha|lie *f* Entwicklungsanomalie mit affenähnlichem Schädel; SYN: Affenkopf, Kebozephalie, Cebozephalie

Ze|cken *pl* blutsaugende Spinnentiere, die als Parasiten und Krankheitsüberträger wichtig sind; unterteilt in Schildzecken* [Ixodidae] und Lederzecken* [Argasidae]; SYN: Ixodides

Ze|cken|biss|fie|ber *nt* von Zecken übertragene Infektionskrankheit durch Rickettsia*-Species; SYN: Zeckenfleckfieber

amerikanisches Zeckenbissfieber von Schildzecken [Dermacentor* andersoni] übertragene Infektionskrankheit durch Rickettsia* rickettsii; SYN: Felsengebirgsfleckfieber, Rocky Mountain spotted fever

Ze|cken|bor|re|li|o|se *f* meist durch Zecken, selten auch durch Stechmücken übertragene Infektionskrankheit durch Borrelia* burgdorferi; i.d.R. kommt es zu unspezifischen Symptomen [Kopf-, Gliederschmerzen, Fieber, gastrointestinale Beschwerden], gefolgt von dermatologischen [Erythema* chronicum migrans], orthopädischen [Arthritis*, Arthralgie*] oder neurologischen Krankheitsbildern [Bannwarth-Syndrom*]; SYN: Lyme-Krankheit, Lyme-Borreliose, Lyme-Disease, Erythema-migrans-Krankheit

Ze|cken|en|ze|pha|li|tis *f, pl* **-ti|den** durch Zecken übertragene Arbovirus-Enzephalitis*

russische Zeckenenzephalitis durch Zecken übertragene Virusenzephalitis [**RSSE-Virus, RFSE-Virus**] mit endemischen Herden in Mittel- und Osteuropa; SYN: russische Frühjahr-Sommer-Enzephalitis, russische Frühsommer-Enzephalitis

zentraleuropäische Zeckenenzephalitis durch das **FSME-Virus** verursachte Arbovirus-Enzephalitis Mitteleuropas, die meist unter Mitbeteiligung der Hirnhaut verläuft; SYN: Frühsommer-Enzephalitis, Frühsommer-Meningoenzephalitis, Central European encephalitis

Ze|cken|fleck|fie|ber *nt* →Zeckenbissfieber

Ze|cken|rück|fall|fie|ber *nt* in Zentral- und Südafrika vorkommendes Rückfallfieber durch Borrelia* duttonii; SYN: endemisches Rückfallfieber

Ze|hen|ent|zün|dung *f* Dactylitis, Daktylitis

Ze|hen|grund|ge|len|ke *pl* Gelenke zwischen Mittelfuß und Zehen; SYN: Metatarsophalangealgelenke, MT-Gelenke, Articulationes metatarsophalangeae

Ze|hen|ver|krüm|mung *f* Daktylogrypose

Zei|ge|fin|ger *m* Index

Zeis-Drüsen *pl* Talgdrüsen der Wimpern

-zele *suf.* Wortelement mit der Bedeutung **1.** "Bruch/Hernie" **2.** "Geschwulst"

Zelllatlmung *f* Gasaustausch der Zellen mit der Umgebung und Oxidation von Brennstoffen zur Energiegewinnung; SYN: innere Atmung, Gewebeatmung

Zellldilalgnoslitik *f* →Zytodiagnostik

Zellle *f* kleinste, selbständig lebensfähige Einheit von Pflanzen oder Tieren; alle Zellen enthalten einen Kern, Zellplasma, Zellorganellen [Mitochondrien, Golgi-Apparat etc.] und eine Zellmembran; SYN: Cellula

α-Zellen 1. das Hormon Glukagon bildende Zellen der Langerhans-Inseln der Bauchspeicheldrüse; SYN: A-Zellen, Alphazellen **2.** azidophile Zellen des Hypophysenvorderlappens, in denen STH gebildet wird; SYN: azidophile Zellen, Alphazellen

argentaffine Zellen →enterochromaffine Zellen

β-Zellen 1. insulinbildende Zellen der Langerhans*-Inseln der Bauchspeicheldrüse; SYN: Betazellen, B-Zellen **2.** in der Adenohypophyse* vorkommende Zellen, die TSH bilden; SYN: basophile Zellen, Betazellen

enterochromaffine Zellen u.a. Serotonin* enthaltende basalgekörnte Zellen des Magen-Darm-Traktes, die sich mit Silber anfärben; SYN: argentaffine/gelbe/enteroendokrine Zellen, Kultschitzky-Zellen, EC-Zellen

enteroendokrine Zellen →enterochromaffine Zellen

epitheloide Zellen epithelartige Zellen; SYN: Epitheloidzellen

gelbe Zellen →enterochromaffine Zellen

immunkompetente Zelle Zelle, die eine spezifische Funktion im Immunsystem wahrnimmt; SYN: Immunozyt, Immunzelle

monozytoide Zellen beim Pfeiffer*-Drüsenfieber im Blut auftretende mononukleäre, lymphomonozytäre Blutzellen; SYN: Downey-Zellen, Pfeiffer-Drüsenfieber-Zellen

myoepitheloide Zellen kontraktile Zellen von Drüsenendstücken; SYN: epitheloide Zellen, Myoepithelzellen

parafollikuläre Zellen Calcitonin-produzierende Zellen der Schilddrüse; SYN: C-Zellen

δ-Zelle Somatostatin*-bildende Zelle der Langerhans*-Inseln der Bauchspeicheldrüse; SYN: D-Zelle, Delta-Zelle

Zelllgelneltik *f* →Zytogenetik

Zelllkern *m* von einer Doppelmembran [Karyolemm] umgebener Kern der Zelle, in dem die DNA bzw. die Chromosomen gespeichert sind; SYN: Nukleus, Karyon

Zellllylse *f* Zellauflösung

Zelllmemlbran *f* jede Zelle im Körper umfassende, lichtmikroskopisch nicht sichtbare Membran, die aus Lipiden und Eiweißen aufgebaut ist; SYN: Zytomembran, Zellwand, Plasmalemm

Zelllmilgraltilon *f* Zellwanderung

Zellllolbilolse *f* aus zwei Glukosemolekülen bestehendes Disaccharid*; SYN: Zellose, Cellose, Cellubiose

Zellllolse *f* →Zellobiose

Zelllpalthollolgie *f* →Zytopathologie

Zelllphylsilollolgie *f* Physiologie* der Zelle

Zelllplaslma *nt* das von der Zellmembran umschlossene Plasma der Zelle; SYN: Zytoplasma

Zelllskellett *nt* →Zytoskelett

Zellltteillung *f* Bildung von zwei Tochterzellen aus einer Mutterzelle

amitotische Zellteilung ohne Ausbildung einer Teilungsspindel verlaufende Zellteilung; SYN: direkte Zellteilung

direkte Zellteilung →amitotische Zellteilung

meiotische Zellteilung in zwei Schritten ablaufende Zellteilung, die zu einer Reduktion der Chromosomenzahl auf 23 führt; SYN: Meiose, Reduktionsteilung, Meiosis, Reifeteilung

mitotische Zellteilung Zellteilung mit erbgleicher Verteilung der Chromosomen; während der Mitose kommt es zur Ausbildung einer Teilungsspindel und dem Sichtbarwerden der Chromosomen; SYN: Mitose, indirekte Kernteilung, Karyokinese

Zellltteillungslinldex *m* relativer Anteil an Zellen, die sich zum Beobachtungszeitraum in der Mitose* befindet; SYN: Mitoseindex

Zellltteillungslralte *f* prozentuale Zellteilung und -vermehrung eines Gewebes pro Zeiteinheit; SYN: Zellvermehrungsrate, Mitoserate

zelllullär *adj* Zelle(n) betreffend, aus Zellen bestehend, zellig; SYN: zellular

Zelllullalsen *pl* Enzyme, die Zellulose* zu Zellobiose* abbauen

Zelllullilits *f, pl* **-tilden 1.** Entzündung des Unterhautbindegewebes; SYN: Cellulitis **2.** konstitutionell bedingte, nicht-entzündliche Veränderung des subkutanen Fettgewebes im Oberschenkel- und Gesäßbereich bei Frauen; SYN: Cellulitis, Cellulite, Dermopanniculosis deformans

zelllullilitisch *adj* Zellulitis betreffend, von ihr betroffen oder gekennzeichnet

Zelllullolse *f* aus Zellobiose*-Einheiten aufgebautes Polysaccharid*; wird zur Zellstoffherstellung verwendet; SYN: Cellulose

Zelllullolseldilniltrat *nt* s.u. Collodium

Zelllverlmehlrungslralte *f* →Zellteilungsrate

Zelllwand *f* →Zellmembran

Zelllzylklus *m* Lebenszyklus einer Zelle; besteht aus einer ersten Ruhephase [**postmitotische Ruhephase, G_1-Phase**], einer Synthesephase [**S-Phase**] in der die DNA verdoppelt wird, der zweiten Ruhephase [**prämitotische Ruhephase, G_2-Phase**] und der Teilungsphase [**M-Phase, Mitosephase**]

Ze|ment *nt* knochenähnliche Substanz des Zahnes; SYN: Zahnzement, Cementum, Substantia ossea dentis

Ze|ment|hy|per|pla|sie *f* →Zementhypertrophie

Ze|ment|hy|per|tro|phie *f* diffuse oder umschriebene Verdickung des Zahnwurzelzements; SYN: Hypercementose, Zementhyperplasie, Hyperzementose

Ze|men|to|ge|ne|se *f* Zahnzementbildung, Zementbildung

Zenker-Divertikel *nt* Pulsionsdivertikel am Übergang von Rachen/Pharynx Speiseröhre/Ösophagus; SYN: pharyngoösophageales Divertikel

Zent-, **Zent-** *präf.* →Zenti-

Zenti-, **zenti-** *präf.* Wortelement mit der Bedeutung "hundertster Teil/Hundert"

Zentr-, **zentr-** *präf.* →Zentro-

Zen|tral|ar|te|ri|en|em|bo|lie *f* akuter Verschluss der Arteria* centralis retinae mit irreversibler Erblindung

Zen|tral|ar|te|ri|en|throm|bo|se *f* schlagartiger Verschluss der Arteria* centralis retinae des Auges mit irreversibler Erblindung; SYN: Apoplexia retinae

Zen|tral|fur|che *f* Sulcus centralis

Zen|tra|li|sa|ti|on *f* Drosselung der Durchblutung der Körperperipherie bei verschiedenen Schockzuständen; SYN: Kreislaufzentralisation

Zen|tral|ka|nal *m* Canalis centralis

Zen|tral|ner|ven|sys|tem *nt* Gehirn und Rückenmark; SYN: Systema nervosum centrale, Pars centralis systemae nervosi

Zen|tral|sko|tom *nt* zentrales Skotom*

Zen|tral|star *m* Katarakt* des Linsenkerns; SYN: Kernstar, Cataracta nuclearis, Cataracta nuclearis

Zentri-, **zentri-** *präf.* →Zentro-

zen|tri|fu|gal *adj* **1.** vom Zentrum wegstrebend, vom Zentrum wegleitend oder weggerichtet **2.** vom ZNS wegführend, ableitend, efferent

Zen|tri|fu|ge *f* Trennschleuder

zen|tri|pe|tal *adj* **1.** zum Zentrum hinstrebend **2.** zum ZNS hinführend, afferent

zen|trisch *adj* zum Zentrum gehörend, im Zentrum/Mittelpunkt befindlich, zentral

Zentro-, **zentro-** *präf.* Wortelement mit der Bedeutung "Mittelpunkt/Zentrum"

Zen|tro|blast *m* unreife Vorstufe der B-Lymphozyten in den Keimzentren der Lymphknoten; SYN: Germinoblast

Zen|tro|blas|tom *nt* zentroblastisches Lymphom; Non-Hodgkin-Lymphom*

Zen|tro|mer *nt* Einschnürung des Chromosoms; Ansatzstelle der Spindelfasern; SYN: Kinetochor

Zen|tro|zyt *m* B-Lymphozyt in den Keimzentren der Lymphknoten; SYN: Germinozyt

Zephal-, **zephal-** *präf.* →Zephalo-

Ze|phal|gie *f* Kopfschmerz(en), Kopfweh

Zephalo-, **zephalo-** *präf.* Wortelement mit der Bedeutung "Kopf/Schädel"

Ze|pha|lo|dak|ty|lie *f* Fehlbildung von Kopf und Fingern oder Zehen

Ze|pha|lo|pa|gus *m* Doppelfehlbildung mit Verwachsung im Schädelbereich; SYN: Kephalopagus, Kraniopagus

Ze|pha|lo|ze|le *f* angeborene oder erworbene Schädellücke mit Vorfall von Hirnhäuten; SYN: Kephalozele

Ze|pha|lo|zen|te|se *f* Hirnpunktion

Ze|ra|mid *nt* einfachstes Sphingolipid; Vorstufe von Sphingomyelinen, Gangliosiden und Zerebrosiden; SYN: Ceramid

Ze|ra|mi|da|se|man|gel *m* autosomal-rezessiv vererbte Enzymopathie* mit Zeramidablagerung in praktisch allen Körpergeweben; meist tödlicher Verlauf im Kindes- oder Jugendalter; SYN: Farber-Krankheit, disseminierte Lipogranulomatose, familiäre Lipogranulomatose, Ceramidasemangel

Ze|re|a|li|en *pl* Getreidepflanzen, Kornfrucht

Zerebell-, **zerebell-** *präf.* →Zerebello-

ze|re|bel|lar *adj* Kleinhirn/Cerebellum betreffend, zum Kleinhirn gehörend, aus dem Kleinhirn stammend; SYN: cerebellar, zerebellär

Ze|re|bel|li|tis *f, pl* **-ti|den** Kleinhirnentzündung; SYN: Cerebellitis

ze|re|bel|li|tisch *adj* Kleinhirnentzündung/Zerebellitis betreffend, von ihr betroffen oder gekennzeichnet

Zerebello-, **zerebello-** *präf.* Wortelement mit der Bedeutung "Kleinhirn/Zerebellum"

ze|re|bel|lo|fu|gal *adj* vom Kleinhirn wegführend

zerebello-olivär *adj* Kleinhirn und Olive betreffend oder verbindend

ze|re|bel|lo|pe|tal *adj* zum Kleinhirn hinführend

ze|re|bel|lo|pon|tin *adj* Kleinhirn und Brücke/Pons betreffend oder verbindend

ze|re|bel|lo|spi|nal *adj* Kleinhirn/Cerebellum und Rückenmark/Medulla spinalis betreffend oder verbindend

Ze|re|bel|lum *nt, pl* **-la** in der hinteren Schädelgrube liegender Hirnteil, der aus den beiden Kleinhirnhemisphären und dem Kleinhirnwurm besteht; fungiert als Zentrum für die Willkürmotorik, für Bewegungsautomatie und -koordination, Gleichgewicht und Tiefensensibilität; SYN: Kleinhirn, Cerebellum

Zerebr-, **zerebr-** *präf.* →Zerebro-

ze|re|bral *adj* Großhirn/Cerebrum betreffend, zum Großhirn gehörend, aus dem Großhirn stammend; SYN: cerebral

Ze|re|bral|an|gi|o|gra|fie *f* →Zerebralangiographie

Ze|re|bral|an|gi|o|gra|phie *f* Angiographie* der Hirngefäße; SYN: Zerebralarteriographie

Ze|re|bral|ar|te|ri|en|skle|ro|se *f* vorwiegend die Hirnarterien betreffende Arteriosklerose*; führt zu Schwindel, (geistiger) Leistungsminderung und evtl. Demenz*; mit einem erhöhten Risiko eines Schlaganfalls* verbunden; SYN: zerebrale Arteriensklerose, zerebrale Gefäßsklerose, zerebrale Gefäßwandsklerose

Ze|re|bral|ar|te|ri|o|gra|fie *f* →Zerebralarteriographie

Ze|re|bral|ar|te|ri|o|gra|phie *f* →Zerebralangiographie

Ze|re|bral|skle|ro|se *f* Sklerose* der Hirngefäße, v.a. der Arterien [Zerebralarteriensklerose*]; SYN: Hirnsklerose

diffuse Zerebralsklerose Schilder im Kindes- oder Jugendalter auftretende, chronisch-progrediente Enzephalitis mit Demyelinisation* und Sklerose; SYN: Schilder-Krankheit, Encephalitis periaxialis diffusa

Ze|re|bri|tis *f, pl* **-ti|den** Großhirnentzündung; SYN: Cerebritis

ze|re|bri|tisch *adj* Großhirnentzündung/Zerebritis betreffend, von ihr betroffen oder gekennzeichnet

Zerebro-, zerebro- *präf.* Wortelement mit der Bedeutung "Hirn/Gehirn/Großhirn/Zerebrum"

ze|re|bro|id *adj* an Hirnsubstanz erinnernd, hirnsubstanzähnlich

ze|re|bro|kar|di|al *adj* Großhirn/Cerebrum und Herz betreffend

ze|re|bro|me|nin|ge|al *adj* Hirnhäute und Gehirn/Zerebrum betreffend oder verbindend; SYN: meningozerebral

Ze|re|bro|pa|thie *f* nicht-entzündliche Gehirnerkrankung; SYN: Enzephalopathie, Encephalopathia, Cerebropathia

ze|re|bro|pon|tin *adj* Großhirn/Cerebrum und Brücke/Pons betreffend oder verbindend

Ze|re|bro|se *f* in Gangliosiden*, Cerebrosiden*, Glykolipiden*, Mukopolysacchariden* u.a. vorkommende Aldohexose*; Stereoisomer der D-Glukose; SYN: Cerebrose, D-Galaktose, Galactose, Galaktose

Ze|re|bro|sid *nt* zu den Glykosphingolipiden gehörendes komplexes Lipid*, das v.a. im Myelin* enthalten ist; SYN: Cerebrosid

Ze|re|bro|sid|li|pi|do|se *f* seltene, durch ein Fehlen der Glukozerebrosidase hervorgerufene Sphingolipidose* mit Einlagerung von Cerebrosiden in Zellen des retikulohistiozytären Systems; je nach Verlaufsform kommt es zu verschiedenen klinischen Bildern mit unterschiedlicher Prognose; SYN: Gaucher-Krankheit, Gaucher-Erkrankung, Gaucher-Syndrom, Morbus Gaucher, Cerebrosidose, Glukozerebrosidose, Cerebrosidlipidose, Glykosylzeramidlipidose, Lipoidhistiozytose vom Kerasintyp

Ze|re|bro|si|do|se *f* **1.** durch eine Cerebrosidspeicherung hervorgerufene Sphingolipidose*; SYN: Zerebrosidspeicherkrankheit, Cerebrosidose **2.** →Zerebrosidlipidose

ze|re|bro|spi|nal *adj* Gehirn und Rückenmark/Medulla spinalis betreffend oder verbindend; SYN: cerebrospinal, spinozerebral, enzephalospinal

Ze|re|bro|to|mie *f* Hirnschnitt

ze|re|bro|vas|ku|lär *adj* Hirngefäße betreffend

ze|re|bro|ze|re|bel|lar *adj* →zerebrozerebellär

ze|re|bro|ze|re|bel|lär *adj* Großhirn/Cerebrum und Kleinhirn/Cerebellum betreffend oder verbindend; SYN: zerebrozerebellar

Ze|re|brum *nt, pl* **-bra** der aus den Großhirnhemisphären, Fornix* cerebri und Kommissuren bestehende Teil des Gehirns; meist gleichgesetzt mit Gehirn/Encephalon oder Endhirn/Telencephalon; SYN: Großhirn, Cerebrum

α-Zerfall *m* radioaktiver Zerfall, bei dem Alphateilchen frei werden; SYN: Alphazerfall

β-Zerfall *m* radioaktiver Zerfall mit Emission von Betateilchen aus dem Kern; SYN: Beta-Zerfall

Zer|ka|rie *f* infektiöses Entwicklungsstadium [1. Larvenstadium] von Trematoden; SYN: Schwanzlarve, Cercaria

Zer|ka|ri|en|der|ma|ti|tis *f, pl* **-ti|ti|den** durch Zerkarien hervorgerufene Dermatitis* mit Juckreiz und Quaddelbildung; SYN: Schwimmbadkrätze, Badekrätze, Weiherhippel, Badedermatitis, Schistosomendermatitis

zer|ka|ri|zid *adj* zerkarienabtötend

Zer|kla|ge *f* Kreisnaht, Umschlingung [z.B. des Muttermundes]; SYN: Cerclage

Ze|ro|id *nt* braune, wachsähnliche Substanz in Körpergeweben; SYN: Ceroid

Ze|ro|id|li|po|fus|zi|no|se *f* zu den Lipidspeicherkrankheiten* zählende Erkrankung mit Einlagerung von Zeroid-Lipofuszin-Granula innerhalb und außerhalb des Zentralnervensystems; SYN: Ceroidlipofuscinose, neuronale Ceroidlipofuscinose, neuronale Zeroidlipofuszinose

juvenile Zeroidlipofuszinose primär durch eine progrediente Visusabnahme mit Erblindung und der Entwicklung einer Demenz* gekennzeichnete Form; SYN: juvenile Form der amaurotischen Idiotie, juvenile Ceroidlipofuscinose, Batten-Spielmeyer-Vogt-Syndrom, Stock-Vogt-Spielmeyer-Syndrom

neuronale Zeroidlipofuszinose →Zeroidlipofuszinose

Zer|rung *f* Distorsion

Zer|streu|ungs|lin|se *f* nach innen gewölbte Linse, die Lichtstrahlen streut; SYN: konkave Linse, Konkavlinse, Streuungslinse

Ze|ru|men *nt* Ohrenschmalz; SYN: Cerumen

Ze|ru|mi|nal|pfropf *m* Ohrenschmalzpfropf im

äußeren Gehörgang; SYN: Cerumen obturans

Ze|ru|mi|no|ly|se *f* Auflösung von eingedicktem Ohrenschmalz/Zerumen

ze|ru|mi|no|ly|tisch *adj* ohrenschmalzauflösend, zerumenauflösend

zer|vi|kal *adj* 1. Hals/Cervix betreffend 2. Gebärmutterhals/Cervix uteri betreffend

Zer|vi|kal|gan|gli|en *pl* Ganglien des Halsgrenzstrangs

Zer|vi|kal|ka|nal *m* Kanal durch den Gebärmutterhals; SYN: Gebärmutterhalskanal, Canalis cervicis uteri

Zer|vi|kal|ner|ven *pl* Spinalnerven des Halsmarks; SYN: Halsnerven, Nervi cervicales

Zer|vi|kal|seg|men|te *pl* Halsabschnitt des Rückenmarks; SYN: Halssegmente, Halsmark, Cervicalia, Pars cervicalis medullae spinalis

Zerviko-, zerviko- *präf.* Wortelement mit der Bedeutung "Nacken/Hals/Zervix"

zer|vi|ko|a|xil|lär *adj* Hals/Cervix und Axilla betreffend

zer|vi|ko|bra|chi|al *adj* Hals/Cervix und Arm/Brachium betreffend

Zer|vi|ko|bra|chi|al|gie *f* Schmerzen im Hals-Schulter-Arm-Bereich, zervikobrachiale Neuralgie

Zer|vi|ko|bra|chi|al|syn|drom *nt* Schulter-Arm-Syndrom*

zer|vi|ko|dor|sal *adj* Hals/Cervix und Rücken/Dorsum betreffend

Zer|vi|ko|dy|nie *f* Nackenschmerzen

zer|vi|ko|fa|zi|al *adj* Hals/Cervix und Gesicht betreffend

Zer|vi|ko|kol|pi|tis *f, pl* **-ti|den** Entzündung von Zervix und Scheide/Vagina; SYN: Zervikovaginitis

zer|vi|ko|kol|pi|tisch *adj* Zervikokolpitis betreffend, von ihr betroffen; SYN: zervikovaginitisch

zerviko-okzipital *adj* Hals/Cervix und Hinterhaupt/Occiput betreffend

Zer|vi|ko|pe|xie *f* operative Fixierung des Gebärmutterhalses; SYN: Trachelopexie

Zer|vi|kor|rha|phie *f* Zervixnaht; SYN: Trachelorrhaphie

zer|vi|ko|ska|pu|lar *adj* Hals/Cervix und Schulterblatt/Scapula betreffend

Zer|vi|ko|to|mie *f* Zervixschnitt, Zervixdurchtrennung; SYN: Trachelotomie

zer|vi|ko|va|gi|nal *adj* Gebärmutterhals/Cervix uteri und Scheide/Vagina betreffend oder verbindend

Zer|vi|ko|va|gi|ni|tis *f, pl* **-ti|den** →Zervikokolpitis

zer|vi|ko|va|gi|ni|tisch *adj* →zervikokolpitisch

zer|vi|ko|ve|si|kal *adj* Gebärmutterhals/Cervix uteri und Harnblase betreffend oder verbindend

Zer|vix *f, pl* **-vi|ces** 1. Hals, halsförmige Struktur; SYN: Cervix, Kollum, Collum 2. Gebärmutterhals, Uterushals; SYN: Cervix uteri, Collum, Kollum

Zer|vix|drü|sen *pl* den glasklaren Zervixschleim bildende Drüsen des Gebärmutterhalses; SYN: Glandulae cervicales

Zer|vix|ent|zün|dung *f* →Zervizitis

Zer|vix|höh|len|kar|zi|nom *nt* im Zervikalkanal sitzendes Zervixkarzinom*; der Muttermund ist klinisch unauffällig

Zer|vix|in|suf|fi|zi|enz *f* frühzeitige Eröffnung des Muttermundes mit Gefahr des Blasensprungs und der Frühgeburt

Zer|vix|kar|zi|nom *nt* früher häufigstes Karzinom des Genitalbereichs, heute ebenso häufig wie das Korpuskarzinom*; Vorsorgeuntersuchungen [Abstrich, Kolposkopie] können einen Großteil der Tumoren schon in der Frühphase [epitheliale Dysplasie, Carcinoma in situ] entdecken; SYN: Gebärmutterhalskrebs, Gebärmutterhalskarzinom, Kollumkarzinom, Carcinoma cervicis uteri

Zer|vix|ko|ni|sa|ti|on *f* konusförmige Gewebeausschneidung aus der Portio* vaginalis zur Biopsieentnahme [**Konusbiopsie**] oder Therapie; SYN: Portiokonisation, Konisation

Zer|vix|plas|tik *f* plastische Operation des Gebärmutterhalses; SYN: Hysterotracheloplastik

Zer|vix|po|lyp *m* Polyp der Zervixshleimhaut; häufige Ursache von Zusatzblutungen

Zer|vix|riss *m* Riss der Zervix unter der Geburt

Zer|vix|schleim *m* von den sekretorischen Zervixzellen abgesondertes Sekret, dessen Konsistenz sich im Laufe des Menstrualzyklus verändert; SYN: Zervixsekret

Zer|vix|schleim|me|tho|de *f* unzuverlässige natürliche Empfängnisverhütung durch Bestimmung der fruchtbaren Tage

Zer|vix|se|kret *nt* →Zervixschleim

Zer|vi|zi|tis *f, pl* **-ti|den** Entzündung (der Schleimhaut) der Cervix* uteri; SYN: Zervixentzündung, Cervicitis, Endometritis cervicis uteri

zer|vi|zi|tisch *adj* Zervixentzündung/Zervizitis betreffend, von ihr betroffen oder gekennzeichnet

Zes|to|den *pl* aus dem Kopfteil [**Scolex**] und einer aus einzelnen Gliedern [**Proglottiden**] bestehenden Körperkette [**Strobila**] aufgebaute, bis zu 15 m lange, ubiqitär verbreitete Parasiten von Tier und Mensch; Bandwürmer haben keinen Darm, sondern nehmen Nahrung mittels Osmose* auf; medizinisch wichtige Gattungen sind u.a. Taenia*, Echinococcus*, Diphyllobothrium*; SYN: Bandwürmer, Cestoda, Cestodes

Zes|to|zid *nt* Bandwurmmittel; SYN: Cestocid

zes|to|zid *adj* gegen Bandwürmer wirkend, zestoden(ab)tötend; SYN: cestocid

Zeu|gungs|un|fä|hig|keit *f* Impotentia* generandi

-zid *suf.* Wortelement mit der Bedeutung

"(ab)tötend"

Zi|do|vu|din *nt* vom Thymidin* abgeleitete antivirale Substanz; in der Therapie von HIV-Infektionen verwendet; SYN: Azidothymidin

Zie|gen|milch|a|nä|mie *f* megaloblastäre Anämie* von Säuglingen durch Folsäure- und Vitamin B_{12}-Mangel bei alleiniger Ernährung mit Ziegenmilch

Zie|gen|pe|ter *m* durch das Mumpsvirus hervorgerufene, mit typischer Schwellung der Ohrspeicheldrüse(n) einhergehende Entzündung; häufigste Ursache einseitiger frühkindlicher Schwerhörigkeit; SYN: Mumps, Parotitis epidemica

Ziehen-Oppenheim-Syndrom *nt* Erbkrankheit mit wechselndem Bild von Muskelhypotonie und Muskelhypertonie mit tonisch-klonischen Zwangsbewegungen; SYN: Ziehen-Oppenheim-Krankheit, Torsionsneurose, Torsionsdystonie, Dysbasia lordotica

Ziehl-Neelsen-Färbung *f* Spezialfärbung für alkohol- und säurefeste Bakterien

Zieve-Syndrom *nt* ätiologisch ungeklärte Trias von Alkoholhepatitis*, hämolytischer Anämie* und Hypertriglyzeridämie*

zi|ka|tri|zi|ell *adj* Narbe betreffend, narbig, vernarbend

zi|li|ar *adj* Wimpernhaare/Zilien oder Ziliarkörper betreffend; SYN: ciliar

Zi|li|ar|ap|pa|rat *m* →Ziliarkörper

Zi|li|ar|gan|gli|on *nt* parasympathisches Ganglion hinter dem Augapfel; enthält Fasern für Ziliarmuskel und Pupillensphinkter; SYN: Schacher-Ganglion, Ganglion ciliare

Zi|li|a|ris *m* →Musculus ciliaris

Zi|li|ar|kör|per *m* Abschnitt der mittleren Augenhaut, der den Ziliarmuskel enthält und das Kammerwasser bildet; SYN: Strahlenkörper, Strahlenapparat, Ziliarapparat, Corpus ciliare

Zi|li|ar|kör|per|ent|zün|dung *f* →Zyklitis

Zi|li|ar|mus|kel *m* →Musculus ciliaris

Zi|li|a|ro|to|mie *f* Ziliarkörperdurchtrennung

Zi|li|a|ten *pl* teilweise oder vollständig bewimperte Einzeller, die in Süß- und Salzwasser vorkommen; zum Teil Parasiten oder Krankheitserreger des Menschen [z.B. Balantidium* coli]; SYN: Wimpertierchen, Ciliata, Ciliophora

Zi|li|ek|to|mie *f* operative (Teil-)Entfernung des Ziliarkörpers; SYN: Zyklektomie **2.** Lidrandresektion

Zi|li|en *pl* kleinste, haarähnliche Zellfortsätze, die aktiv bewegt werden; SYN: Flimmerhaare, Kinozilien

Zi|li|en|abs|zess *m* Abszess der Liddrüsen; SYN: Gerstenkorn, Hordeolum

Zilio-, zilio- *präf.* Wortelement mit der Bedeutung "Wimper/Zilie/Cilium"

zi|li|o|re|ti|nal *adj* Ziliarkörper/Corpius ciliare und Netzhaut/Retina betreffend

zi|li|o|skle|ral *adj* Ziliarkörper/Corpius ciliare und Lederhaut/Sklera betreffend

zi|li|o|spi|nal *adj* Ziliarkörper/Corpius ciliare und Rückenmark betreffend

Zi|li|o|to|mie *f* Ziliarnervendurchtrennung

Zi|ne|ol *nt* als Sekretolytikum* verwendetes ätherisches Öl; Hauptbestandteil des Eukalyptusöls und anderer ätherischer Öle; SYN: Eukalyptol, Eucalyptol, Cineol

Zin|gu|lek|to|mie *f* operative Teilentfernung des Gyrus cinguli

Zin|gu|lo|to|mie *f* operative Durchtrennung des Gyrus cinguli

Zink *nt* essentielles Spurenelement

Zink|fie|ber *nt* durch Zinkdämpfe hervorgerufenes, vorübergehendes Fieber mit Muskelschmerzen und Abgeschlagenheit; SYN: Metalldampffieber, Gießfieber, Gießerfieber

Zinn *nt* silberweißes Metall der Kohlenstoffgruppe; SYN: Stannum

Zinn-Gefäßkranz *m* Arterienkranz an der Eintrittstelle des Sehnervs in die Sklera; SYN: Haller-Gefäßkranz, Circulus vasculosus nervi optici

Zinn|o|xid|pneu|mo|ko|ni|o|se *f* durch Inhalation von Zinnoxid-haltigem Staub hervorgerufene seltene Pneumokoniose*; SYN: Stannose

Zinn-Sehnenring *m* bindegewebiger Ring am Augenhöhlenausgang des Canalis* opticus; SYN: Anulus tendineus communis

Zinn-Strahlenzone *f* →Zinn-Zone

Zinn-Zone *f* Aufhängeapparat der Augenlinse; SYN: Zinn-Strahlenzone, Zonula ciliaris

Zinsser-Cole-Engman-Syndrom *nt* ausschließlich Männer betreffende, zu den Poikilodermien* gehörende Erkrankung von Nägeln [Paronychie*], Schleimhäuten [Mund, Anus, Urethra] und Haut; SYN: kongenitale Dyskeratose, Dyskeratosis congenita, Polydysplasia ectodermica Typ Cole-Rauschkolb-Toomey

Zir|bel|drü|se *f* hormonproduzierende Drüse an der Hinterwand des III. Ventrikels; SYN: Pinealdrüse, Pinea, Corpus pineale, Glandula pinealis, Epiphyse, Epiphysis cerebri

zir|ka|di|an *adj* über den ganzen Tag (verteilt), ungefähr 24 Stunden dauernd oder umfassend, tagesrhythmisch; SYN: circadian

zir|ku|lar *adj* →zirkulär

zir|ku|lär *adj* rund, ringförmig, kreisförmig; SYN: zirkular

zir|ku|la|to|risch *adj* (Blut-)Kreislauf betreffend

Zirkum-, zirkum- *präf.* Wortelement mit der Bedeutung "um...herum"

zir|kum|a|nal *adj* in der Umgebung des Afters/Anus (liegend), um den After herum (liegend); SYN: perianal

zir|kum|ar|ti|ku|lär *adj* um ein Gelenk herum (liegend), in der Umgebung eines Gelenks; SYN: periartikulär

zir|kum|a|xil|lär *adj* in der Umgebung der Achselhöhle/Axilla (liegend); SYN: periaxillär

zir|kum|bul|bär *adj* um einen Bulbus herum (liegend), insbesondere den Augapfel/Bulbus oculi; SYN: peribulbär

zir|kum|gem|mal *adj* in der Umgebung einer Knospe, insbesondere einer Geschmacksknospe/Gemma gustatoria; SYN: perigemmal

zir|kum|in|tes|ti|nal *adj* um den Darm/das Intestinum herum (liegend); SYN: perienteral, periintestinal

zir|kum|kor|ne|al *adj (Auge)* um die Hornhaut/Kornea herum (liegend); SYN: perikorneal

zir|kum|len|tal *adj* um die Linse/Lens cristallina herum (liegend); SYN: perilental, perilentikulär, zirkumlentikulär

zir|kum|len|ti|ku|lär *adj* →zirkumlental

zir|kum|nu|kle|är *adj* um einen Kern/Nukleus herum (liegend), insbesondere den Zellkern; SYN: perinukleär

zir|kum|o|ku|lär *adj* um das Auge/den Oculus herum (liegend); SYN: periokular, periokulär, periophthalmisch

zir|kum|o|ral *adj* um den Mund/Os herum (liegend), in der Umgebung der Mundöffnung; SYN: perioral

zir|kum|or|bi|tal *adj* um die Augenhöhle/Orbita herum (liegend); SYN: periorbital

zir|kum|re|nal *adj* um die Niere/Ren herum (liegend); SYN: perirenal

zir|kum|skript *adj* auf einen Bereich beschränkt, umschrieben, begrenzt

zir|kum|vas|ku|lär *adj* um ein Gefäß herum (liegend); SYN: perivasal, perivaskulär

zir|kum|vent|ri|ku|lär *adj* um einen Ventrikel herum (liegend)

Zir|kum|zi|si|on *f* operative Kürzung der Vorhaut; SYN: Beschneidung

zir|rho|gen *adj* die Zirrhoseentstehung fördernd oder auslösend

zir|rhös *adj* Zirrhose betreffend, von ihr betroffen oder gekennzeichnet, durch sie bedingt

Zir|rho|se *f* chronisch-entzündliche, evtl. von Nekrose* begleitete Organerkrankung mit fortschreitender Verhärtung und Schrumpfung des Gewebes; SYN: Cirrhosis

biliäre Zirrhose von den Gallengängen ausgehende Leberzirrhose*; SYN: biliäre Leberzirrhose, Cirrhosis biliaris

kryptogene Zirrhose Zirrhose unbekannter Ursache

primär biliäre Zirrhose vermutlich zu den Autoimmunerkrankungen gehörende, nicht-eitrige, destruierende Entzündung der intrahepatischen Gallengänge; 90% der Fälle betreffen Frauen im mittleren Lebensalter; fast immer [95% der Fälle] finden sich antimitochondriale Antikörper*; SYN: Hanot-Zirrhose, primär biliäre Leberzirrhose

sekundär biliäre Zirrhose durch eine chronische Gallenabflussstörung ausgelöste kleinknotige Leberzirrhose*; SYN: sekundär biliäre Leberzirrhose

zir|rho|tisch *adj* →zirrhös

Zis|ter|ne *f* Flüssigkeitsreservoir, Cisterna

perinukleäre Zisterne Flüssigkeitsraum um den Zellkern; SYN: perinukleärer Spaltraum, Cisterna caryothecae, Cisterna nucleolemmae

Zis|ter|nen|punk|ti|on *f* Punktion der Cisterna* cerebellomedularis zur Entnahme von Liquor* cerebrospinalis oder Applikation von Chemotherapeutika; SYN: Subokzipitalpunktion, Hirnzisternenpunktion

Zis|ter|no|gra|fie *f* →Zisternographie

zis|ter|no|gra|fisch *adj* →zisternographisch

Zis|ter|no|gra|phie *f* Kontrastmitteldarstellung der Hirnzisternen

zis|ter|no|gra|phisch *adj* Zisternographie betreffend, mittels Zisternographie

Zitr-, zitr- *präf.* →Zitro-

Zi|trat *nt* Salz der Zitronensäure; SYN: Citrat

Zi|trat|al|do|la|se *f* →Zitratlyase

Zi|trat|blut *nt* durch Zitratzusatz ungerinnbar gemachtes Blut; SYN: Citratblut

Zi|trat|ly|a|se *f* die Spaltung von Zitrat in Oxalacetat und Acetyl-CoA katalysierendes Enzym; wichtig für die Fettsäuresynthese; SYN: Zitrataldolase, Citrataldolase, Citratlyase

Zi|trat|plas|ma *nt* durch Zitratzusatz ungerinnbar gemachtes Plasma; SYN: Citratplasma

Zitrat-Pyruvat-Zyklus *m* Mechanismus zum transmembranösen Transport von Acetyl-Resten und Elektronen während der Fettsäuresynthese; SYN: Citrat-Pyruvat-Zyklus

Zi|trat|syn|tha|se *f* katalysiert die Bildung von Zitrat im Zitronensäurezyklus*; SYN: Citratsynthase

Zi|trat|zy|klus *m* →Zitronensäurezyklus

Zitro-, Zitro- *präf.* Wortelement mit der Bedeutung "Zitrone"

Zi|tro|nen|säu|re *f* Tricarbonsäure, wichtiges Zwischenprodukt des Intermediärstoffwechsels; SYN: Citronensäure, Acidum citricum

Zi|tro|nen|säu|re|zy|klus *m* in den Mitochondrien der Zelle ablaufender Reaktionszyklus des Intermediärstoffwechsels; aus Kohlenhydraten, Eiweißen und Fettsäuren stammendes Acetyl-CoA wird oxidativ zur Energiegewinnung der Zelle abgebaut; SYN: Krebs-Zyklus, Zitratzyklus, Citratzyklus, Tricarbonsäurezyklus

Zi|trul|lin *nt* tierische und pflanzliche [**Wassermelone, Citrullus vulgaris**] Aminosäure, die im Harnstoffzyklus anfällt; SYN: Citrullin

zö|kal *adj* →zäkal

Zöko-, zöko- *präf.* Wortelement mit der Bedeutung **1.** "blind" **2.** "Blinddarm/Zäkum/Typhlon"

Zö|kum *nt* →Zäkum

Zö|li|a|kie *f* angeborene Unverträglichkeit von Gliadin*, die schon im Kleinkindalter zu Verdauungsinsuffizienz und Gedeihstörung führt; macht die lebenslange Einhaltung einer glutenfreien Diät nötig; SYN: Herter-Heubner-Syndrom, Heubner-Herter-Krankheit, Gee-Herter-Heubner-Syndrom, Heubner-Herter-Krankheit, glutenbedingte Enteropathie

Zö|li|a|ko|gra|fie *f* →Zöliakographie

Zö|li|a|ko|gra|phie *f* selektive Angiographie* des Truncus* coeliacus und seiner Äste

Zölio-, zölio- *präf.* Wortelement mit der Bedeutung "Bauch/Bauchhöhle/Unterleib"

Zö|li|o|gas|tro|sto|mie *f* Anlegen einer äußeren Magenfistel in der Bauchwand; SYN: Laparogastrostomie

Zö|li|o|gas|tro|to|mie *f* Laparotomie* mit Eröffnung des Magens; SYN: Laparogastrotomie

Zö|li|o|hys|te|ro|to|mie *f* Gebärmuttereröffnung durch den Bauchraum; SYN: Laparohysterotomie, transabdominelle Hysterotomie

Zö|li|or|rha|phie *f* Bauchwandnaht; SYN: Laparorrhaphie

Zö|li|o|sal|pin|gek|to|mie *f* transabdominelle Eileiterentfernung/Salpingektomie*; SYN: Laparosalpingektomie

Zö|li|o|sal|pin|go|to|mie *f* transabdominelle Eileitereröffnung/Salpingotomie; SYN: Laparosalpingotomie

Zö|li|o|skop *nt* Endoskop* für die Zölioskopie*

Zö|li|o|sko|pie *f* endoskopische Untersuchung einer Körperhöhle

Zö|li|o|to|mie *f* (operative) Bauchhöhleneröffnung; SYN: Bauchschnitt, Laparotomie

Zö|li|o|zen|te|se *f* Punktion der Bauchhöhle, Bauchpunktion, Bauchhöhlenpunktion; SYN: Abdominozentese

Zollinger-Ellison-Syndrom *nt* gastrin-bildender Tumor der Inselzellen der Bauchspeicheldrüse

Zö|lom *nt* primäre Leibeshöhle des Embryos; SYN: Zölomhöhle, Coeloma, Coelom

Zö|lom|höh|le *f* →Zölom

Zo|na *f, pl* **-nae** Zone, Region

Zona hemorrhoidalis unterster Abschnitt des Mastdarms; SYN: Hämorrhoidalzone, Hämorrhoidalring

Zona pellucida von den Follikelzellen gebildete Umhüllung der Eizelle; SYN: Eihülle, Oolemma, Membrana pellucida

Zon|äs|the|sie *f* Gürtelgefühl

zön|äs|the|tisch *adj* Zonästhesie betreffend

Zone des Antigenüberschusses *f* s.u. Äquivalenzzone

Zone des Antikörperüberschusses *f* s.u. Äquivalenzzone

Zo|nu|la *f, pl* **-lae** kleiner Gürtel oder Bezirk, kleine Zone

Zonula adhaerens Form der Zellverbindung, bei der das Plasma entlang der Membran verdichtet ist; SYN: Haftzone, Desmosom

Zonula ciliaris Aufhängeapparat der Augenlinse; SYN: Zinn-Zone, Zinn-Strahlenzone

Zonula occludens Form der Zellverbindung, bei der die äußeren Schichten der Zellmembranen verschmelzen; SYN: Verschlusskontakt, Tight junction

Zo|nu|lar|fa|sern *pl* Aufhängefasern der Linse; SYN: Fibrae zonulares

Zo|nu|li|tis *f, pl* **-ti|den** Entzündung der Strahlenzone/Zonula ciliaris der Augenlinse

zo|nu|li|tisch *adj* Zonulitis betreffend, von ihr betroffen oder gekennzeichnet

Zo|nu|lo|ly|se *f* enzymatische Auflösung/Andauung der Zonula-ciliaris-Fasern

Zo|nu|lo|to|mie *f* operative Durchtrennung von Fasern der Zonula* ciliaris

Zoo-, zoo- *präf.* Wortelement mit der Bedeutung "Tier/Lebewesen"

Zo|o|anth|ro|po|no|se *f* von Menschen auf Tiere übertragene Erkrankung

Zo|o|e|ras|tie *f* sexuelle Handlungen an oder mit Tieren; SYN: Sodomie

Zo|o|lo|gie *f* Tierkunde

Zo|o|ma|nie *f* krankhafte Tierliebe

Zoon-Balanitis *f* umschriebene, chronischverlaufende Entzündung von Eichel und Vorhaut; SYN: Balanoposthitis chronica circumscripta benigna plasmacellularis, Balanoposthitis circumscripta benigna plasmacellularis, Balanitis chronica circumscripta benigna plasmacellularis, Balanitis chronica circumscripta benigna plasmacellularis Zoon, Balanitis plasmacellularis

Zo|o|no|se *f* bei Tieren und Menschen vorkommende, i.d.R. von Tieren auf Menschen übertragene Erkrankung

Zo|o|pa|ra|sit *m* tierischer Parasit; s.u. Parasit

zo|o|phil *adj* Zoophilie betreffend, von ihr betroffen oder gekennzeichnet

Zo|o|phi|lie *f* krankhaft übertriebene Tierliebe **2.** geschlechtliche Zuneigung zu Tieren; SYN: Zoophilia erotica

zo|o|phob *adj* Zoophobie betreffend, durch sie gekennzeichnet

Zo|o|pho|bie *f* krankhafte Angst vor bestimmten Tieren

Zo|o|to|xi|ne *pl* von Tieren gebildete Gifte

Zö|ru|lo|plas|min *nt* kupferbindendes und kupfertransportierendes Eiweiß, das als Oxidase wirkt; SYN: Zäruloplasmin, Coeruloplasmin, Caeruloplasmin, Ferroxidase I

Zos|ter *m* akute, schmerzhafte Erkrankung durch ein Rezidiv einer vorausgegangenen Infektion [Windpocken*] mit dem Varicella-Zoster-Virus*; meist gürtelförmige Ausbreitung im Versorgungsgebiet eines Spinalnervens; SYN: Gürtelrose, Zona, Herpes zoster

Zoster generalisatus bei Immunschwäche

auftretende Generalisation mit Ausbreitung auf den ganzen Körper
Zoster haemorrhagicus Zoster mit bluthaltigen Bläschen
Zoster ophthalmicus Zoster des Nervus* ophthalmicus mit halbseitigen Kopfschmerzen, Lidödem und evtl. Hornhautbeteiligung [Herpeskeratitis*, Herpeskeratokonjunktivitis*]; SYN: Herpes zoster ophthalmicus
Zoster oticus schmerzhafte Gürtelrose* mit besonderer Beteiligung der Ohrmuschel, des äußeren Gehörgangs und des Innenohrs; kann zu Schwerhörigkeit oder Ertaubung führen; SYN: Genikulatumneuralgie, Ramsay Hunt-Syndrom, Neuralgia geniculata, Herpes zoster oticus
Zoster symptomaticus Zoster bei Schwächung der Immunabwehr durch HIV-Infektion, Karzinom, Strahlentherapie, etc.

zos|ter|ar|tig *adj* in der Art eines Herper zoster, zosterähnlich

Zoster-Enzephalitis *f* Enzephalitis* als Komplikation eines Zosters*

Zoster-Enzephalomyelitis *f* Enzephalomyelitis* im Rahmen eines Zosters*

Zos|ter|im|mun|glo|bu|lin *nt* v.a. bei Kindern zur passiven Immunisierung eingesetztes Immunglobulin gegen das Varicella-Zoster-Virus*

Zoster-Meningitis *f* auf die Hirnhaut beschränkte Entzündung als Komplikation eines Zosters*

Zoster-Virus *nt* →Varicella-Zoster-Virus

Zot|ten *pl* fingerförmige Ausstülpungen zur Vergrößerung der Oberfläche des Darm oder der Plazenta

Zot|ten|haut *f* mittlere Eihaut; SYN: Chorion

Zot|ten|herz *nt* bei Fibrinablagerung im Herzbeutel [Pericarditis* fibrinosa] entstehende raue Herzoberfläche; SYN: Cor villosum

Zot|ten|krebs, fetaler *m* aus einer Blasenmole* hervorgehender maligner Tumor des Chorionepithels; SYN: Chorioblastom, (malignes) Chorionepitheliom, (malignes) Chorioepitheliom, Chorionkarzinom

Zot|ten|me|la|no|se *f* meist durch Laxantienabusus hervorgerufene Braunfärbung der Dickdarmschleimhaut; SYN: Dickdarmmelanose, braunes Kolon, Melanosis coli

Zucker *pl* aus Wasserstoff, Kohlenstoff und Sauerstoff zusammengesetzte organische Verbindungen mit der allgemeinen Summenformel $C_n(H_2O)_n$; je nach der Molekülgröße unterscheidet man **Monosaccharide, Oligosaccharide** und **Polysaccharide**; SYN: Saccharide, Kohlenhydrate

Zu|cker|guss|le|ber *f* zu typischen Veränderungen der Leberkapsel führende Entzündung; SYN: Perihepatitis chronica hyperplastica

Zu|cker|harn|ruhr *f* →Diabetes mellitus

Zuckerkandl-Organ *nt* sympathisches Paraganglion am Abgang der Arteria mesenterica inferior; SYN: Paraganglion aorticum abdominale

zu|cker|krank *adj* →diabetisch

Zu|cker|krank|heit *f* →Diabetes mellitus

Zu|cker|plan|ta|gen|lep|to|spi|ro|se *f* primär in Australien auftretende mild verlaufende Leptospirose* durch **Leptospira pyrogenes** oder **Leptospira australis**; SYN: Zuckerrohrfieber, cane-field fever

Zu|cker|rohr|fie|ber *nt* →Zuckerplantagenleptospirose

Zu|cker|rohr|lun|ge *f* Bezeichnung für eine durch **Thermoactinomyces saccharii** hervorgerufene exogen allergische Alveolitis* bei Zuckerrohrarbeitern; SYN: Bagassosis

Zu|cker|star *m* Katarakt* bei Diabetes* mellitus; SYN: Cataracta diabetica

Zun|ge *f* Glossa, Lingua

Zun|gen|am|pu|ta|ti|on *f* Glossektomie

Zun|gen|bänd|chen *nt* Frenulum linguae

Zun|gen|bein *nt* Os hyoideum

Zun|gen|bren|nen *nt* Parästhesie* der Zungenschleimhaut mit Brennen, Jucken und Schmerzreiz ohne erkennbare Schädigung; Teilaspekt der Glossodynie*; SYN: Glossopyrie, Glossopyrosis

Zun|gen|de|li|ri|um *nt* bei verschiedenen Psychosen auftretender ungehemmter Redefluss; SYN: Redesucht, Polyphrasie, Logorrhö

Zun|gen|ent|zün|dung *f* →Glossitis

Zun|gen|flie|ge *f* in Afrika verbreitete Fliege; Überträger der Schlafkrankheit; SYN: Tsetsefliege, Glossina

Zun|gen|grund|man|del *f* →Zungenmandel

Zun|gen|man|del *f* lymphoepitheliales Gewebe am Zungengrund; SYN: Zungengrundmandel, Tonsilla lingualis

Zun|gen|schleim|haut|ent|zün|dung *f* →Glossitis

Zun|gen|sep|tum *nt* Scheidewand, die die Zunge in der Mitte teilt; SYN: Septum linguale

Zun|gen|spal|te *f* angeborene Längsspaltung der Zunge; SYN: Spaltzunge, Lingua bifida, Glossoschisis

Zun|gen|spit|zen|drü|se *f* Speicheldrüse der Zungenspitze; SYN: Blandin-Drüse, Glandula lingualis anterior

Zun|gen|wurm *m* beim Menschen selten vorkommender Parasit der Atemwege; SYN: Linguatula

Zun|gen|wür|mer *pl* wurmähnliche Endoparasiten von Mensch und Wirbeltieren; SYN: Pentastomida, Linguatulida, Pentastomiden

Zu|satz|blu|tung *f* Blutung außerhalb der Monatsblutung

Zuviel-Haut-Syndrom *nt* inhomogene Krankheitsgruppe, die durch von der Unterlage abhebbare, schlaffe, in Falten hängende Haut gekennzeichnet ist; SYN: Fallhaut, Schlaffhaut, Cutis-laxa-Syndrom, generalisierte Elastolyse, Dermatochalasis, Dermatolysis, Dermatomegalie, Chalazodermie, Chalodermie

Zwangs|krank|heit *f* →Zwangsneurose

Zwangs|neu|ro|se *f* Neurose*, die von Zwangserscheinungen [**Zwangsgedanken, Zwangshandlungen, Zwangsimpulsen**] beherrscht wird; SYN: Zwangskrankheit, Anankasmus, anankastisches Syndrom, obsessiv-kompulsive Reaktion

zwangs|neu|ro|tisch *adj* Zwangsneurose betreffend, von ihr betroffen oder gekennzeichnet

Zweck|psy|cho|se *f* schwer von Simulation zu unterscheidendes Vorkommen von Vorbeireden, Vorbeihandeln und Nichtwissenwollen; wurde ursprünglich bei Häftlingen beschrieben, kann aber auch organische Ursachen haben; SYN: Ganser-Syndrom, Pseudodemenz, Scheinblödsinn

zwei|ei|ig *adj* (*Zwillinge*) dizygot

Zwei|fach|zu|cker *m* aus zwei Einfachzuckern bestehendes Molekül; SYN: Disaccharid

Zwei|far|ben|se|hen *nt* Farbenfehlsichtigkeit mit Ausfall einer Farbe; SYN: Dichromasie, Bichromasie, Dichromatopsie

Zwei|flüg|ler *pl* Ordnung der Insekten, zu der u.a. Fliegen und Mücken gehören; SYN: Diptera

Zwei|pha|sen|prä|pa|rat *nt* Antibabypille, die in der ersten Zyklusphase nur Östrogen enthält und in der zweiten Phase Östrogen und Gestagen; SYN: Sequentialpräparat

zwei|po|lig *adj* bipolar

Zwei|stär|ken|glä|ser *pl* Brillengläser mit zwei verschiedenen Brennweiten; i.d.R. oben für Fernsehen, unten für Nahsehen; SYN: Bifokallinsen, Bifokalgläser

Zweit|er|kran|kung *f* zu einer bestehenden Krankheit hinzukommende Erkrankung; SYN: Sekundärerkrankung, Zweitkrankheit, Sekundärkrankheit

Zweit|krank|heit *f* →Zweiterkrankung

Zwerch|fell *nt* Diaphragma*

Zwerch|fell|at|mung *f* Atmung, bei der sich das Zwerchfell bei der Einatmung anspannt und bei der Ausatmung entspannt und nach oben gedrückt wird; SYN: basale Atmung, Bauchatmung

Zwerch|fell|her|nie *f* Hernie durch eine (anatomische) Lücke im Zwerchfell; SYN: Hernia diaphragmatica

Zwerch|fell|hoch|stand *m* Hochstand einer Zwerchfellhälfte bei halbseitiger Zwerchfelllähmung*

Zwerch|fell|kri|se *f* s.u. tabische Krise

Zwerch|fell|läh|mung *f* durch einen Ausfall des Nervus* phrenikus hervorgerufene vollständige oder partielle Lähmung; SYN: Zwerchfellparalyse

Zwerch|fell|pa|ra|ly|se *f* →Zwerchfelllähmung

Zwerch|fell|rup|tur *f* Riss des Zwerchfells bei stumpfem Throaxtrauma; führt zum Vorfall von Baucheingweiden in die Brusthöhle

Zwerch|fell|tief|stand *m* ein- oder beidseitiges Tiefertreten des Zwerchfells, z.B. bei Pneumothorax*

Zwerg|band|wurm *m* Dünndarmparasit von Nagetieren und Menschen; SYN: Hymenolepis nana

Zwerg|band|wurm|in|fek|ti|on *f* Befall und Infektion mit Hymenolepsis* nana; führt v.a. bei Kindern zu Leibschmerzen, Durchfall und Pruritus* ani; SYN: Hymenolepiasis, Hymenolepidose

Zwerg|darm|e|gel *m* in Afrika und Asien vorkommender Dünndarmparasit; SYN: kleiner Darmegel, Heterophyes heterophyes

Zwerg|fa|den|wurm *m* häufiger Darmparasit in tropischen und subtropischen Ländern; Erreger der Strongyloidose*; SYN: Kotälchen, Strongyloides stercoralis, Anguillula stercoralis

Zwerg|flech|te Bae|ren|sprung *f* durch **Corynebacterium minutissimum** verursachte intertriginöse, braunrote Plaques mit feiner Schuppung; SYN: Baerensprung-Krankheit, Erythrasma, Erythrasma intertriginosum

Zwerg|nie|re *f* angeborene Kleinheit der Niere; SYN: Nierenhypoplasie

Zwerg|wuchs *m* Verminderung des Längenwachstums mit einer Körpergröße unterhalb der 3. Perzentile der Wachstumskurve; SYN: Minderwuchs, Nanismus, Nanosomie, Nannismus, Nannosomie
greisenhafter Zwergwuchs →Progerie

Zwie|bel|schal|len|pe|ri|os|ti|tis *f, pl* **-ti|ti|den** durch eine Reihe von Faktoren [meist Tumoren] ausgelöstete, entzündliche Knochenveränderung, die radiologisch eine **Zwiebelschalenstruktur** darstellt

Zwie|bel|scha|llen|struk|tur *f* s.u. Zwiebelschalenperiostitis

Zwil|lin|ge *pl* zwei gleichzeitig ausgetragene und kurz nacheinander geborene Feten [ca. 1:85 Geburten]; SYN: Gemini, Gemelli
binovuläre Zwillinge →zweieiige Zwillinge
dissimiläre Zwillinge →zweieiige Zwillinge
dizygote Zwillinge →zweieiige Zwillinge
eineiige Zwillinge aus einer befruchteten Eizelle entstandene Zwillinge, die sich genotypisch und phänotypisch extrem ähnlich sind; SYN: erbgleiche/identische/monozygote/monovuläre Zwillinge
erbgleiche Zwillinge →eineiige Zwillinge
erbungleiche Zwillinge →zweieiige Zwillinge
heteroovuläre Zwillinge →zweieiige Zwillinge
identische Zwillinge →eineiige Zwillinge
monovuläre Zwillinge →eineiige Zwillinge
monozygote Zwillinge →eineiige Zwillinge
zweieiige Zwillinge durch unabhängig Befruchtung von zwei Eizellen entstandene Zwillinge, die gleich- oder verschiedenge-

schlechtlich [**Pärchenzwillinge**] sind; SYN: binovuläre/dissimiläre/dizygote/erbungleiche/heteroovuläre Zwillinge

Zwil|lings|trans|fu|sions|syn|drom *nt* intrauterine Übertragung von Blut eines Zwillings auf den anderen; SYN: fetofetale Transfusion, fetofetales Transfusionssyndrom

Zwil|lings|zel|len *pl* durch Kreuzung von genetisch unterschiedlichen Zellen erhaltene Zellen; SYN: Doppelzellen, Hybridzellen

Zwi|schen|fer|ment *nt* Oxidoreduktase*, die im Pentosephosphatzyklus* die Umwandlung von Glukose-6-phosphat in 6-Phosphoglukonolacton katalysiert; SYN: Glukose-6-phosphatdehydrogenase

Zwi|schen|ge|schlecht|lich|keit *f* Störung der Geschlechtsdifferenzierung mit Vorkommen von Geschlechtsmerkmalen beider Geschlechter; SYN: Intersexualität

Zwi|schen|hirn *nt* zwischen Endhirn und Mittelhirn liegender Abschnitt, umfasst u.a. Hypothalamus* und III. Ventrikel; SYN: Dienzephalon, Diencephalon

Zwi|schen|kie|fer|kno|chen *m* Schneidezahnregion der Maxilla; SYN: Intermaxillarknochen, Goethe-Knochen, Os incisivum

Zwi|schen|kno|chen|mus|keln *pl* →Musculi interossei

Zwi|schen|neu|ron *nt* andere Neuronen verbindende Nervenzelle; SYN: Schaltneuron, Interneuron

Zwi|schen|rip|pen|mus|keln *pl* →Musculi intercostales

Zwi|schen|rip|pen|ner|ven *pl* →Nervi intercostales

Zwi|schen|rip|pen|raum *m* Raum zwischen zwei Rippen; SYN: Interkostalraum, Spatium intercostale

Zwi|schen|wir|bel|loch *nt* Öffnung zwischen zwei übereinander liegenden Wirbeln; Austrittsstelle der Spinalnerven aus dem Spinalkanal; SYN: Foramen intervertebrale

Zwi|schen|wir|bel|schei|be *f* aus einem gallertartigen Kern [Nucleus pulposus] und einem Faserknorpelring [Anulus fibrosus] aufgebaute Scheibe zwischen den Wirbelkörpern; SYN: Bandscheibe, Intervertebralscheibe, Discus intervertebralis

Zwi|schen|wirt *m* Parasitenwirt, in dem ein Teil der Entwicklungsstadien des Parasiten ablaufen; SYN: Intermediärwirt

Zwi|schen|zell|sub|stanz *f* aus geformten [Fasern] und ungeformten [Proteinen, Sacchariden] Elementen bestehende Substanz zwischen den Zellen des Binde- und Stützgewebes; SYN: Interzellularsubstanz, Grundsubstanz, Kittsubstanz

Zwit|ter *m* an Hermaphroditismus* leidender Patient; SYN: Hermaphrodit

Zwit|ter|tum *nt* →Hermaphroditismus

Zwitt|rig|keit *f* →Hermaphroditismus

Zwölf|fin|ger|darm *m* etwa 30 cm langer, hufeisenförmiger Dünndarmabschnitt zwischen Magenausgang und Jejunum; die Ausführungsgänge von Galle und Bauchspeicheldrüse münden ins Duodenum; SYN: Duodenum, Intestinum duodenum

Zwölf|fin|ger|darm|ge|schwür *nt* häufigstes Geschwür des Magen-Darm-Traktes; meist mit Überproduktion von Magensäure und Helicobacter-pylori-Infektion des Magens; typisch sind Nüchternschmerz und Druckschmerz im Oberbauch; SYN: Duodenalulkus, Ulcus duodeni

Zyan-, **zyan-** *präf.* →Zyano-

Zy|an|hä|mo|glo|bin|me|tho|de *f* Bestimmung der Hämoglobinkonzentration nach Umwandlung in **Zyanmethämoglobin**; SYN: Cyanhämoglobinmethode, Methämoglobincyanidmethode

Zy|an|hi|dro|se *f* Blaufärbung des Schweißes; SYN: Cyanhidrosis

zy|an|hi|dro|tisch *adj* Zyanhidrose betreffend, von ihr betroffen oder gekennzeichnet

Zy|a|nid *nt* Salz der Blausäure; SYN: Cyanid

Zy|a|nid|ver|gif|tung *f* durch rosiges Aussehen, Bittermandelgeruch des Atems und Atemnot gekennzeichnete Vergiftung; evtl. Erstickung durch Hemmung der intrazellulären Atemenzyme; SYN: Cyanidvergiftung, Blausäurevergiftung

Zy|an|ka|li *nt* →Zyankalium

Zy|an|ka|li|um *nt* Kaliumsalz der Blausäure; SYN: Cyankalium, Kaliumzyanid, Zyankali

Zy|an|met|hä|mo|glo|bin *nt* s.u. Zyanhämoglobinmethode

Zyano-, **zyano-** *präf.* Wortelement mit der Bedeutung "blau/schwarzblau/blau gefärbt"

Zy|a|no|co|bal|a|min *nt* eine Cyano-Gruppe enthaltende Form des Cobalamins* [Vitamin B_{12}]; SYN: Cyanocobalamin

Zy|an|o|pie *f* →Zyanopsie

Zy|an|op|sie *f* erworbene Störung des Farbensehens mit Blautönung aller Farben; SYN: Blausehen, Zyanopie

Zy|a|no|se *f* durch eine Abnahme der Sauerstoffsättigung des Blutes hervorgerufene bläulich-livide Verfärbung von Haut und Schleimhaut; SYN: Blausucht, Cyanosis

autotoxische Zyanose chronische Methämoglobinämie* mit Zyanose, Durchfall und herabgesetztem Allgemeinbefinden; SYN: Stokvis-Talma-Syndrom

falsche Zyanose bläuliche Hautverfärbung durch Pigmenteinlagerung; auch Bezeichnung für die dunkelrote Haut- und Schleimhautfärbung bei Polycythaemia* vera; SYN: Pseudozyanose

periphere Zyanose Zyanose mit großer arteriovenöser O_2-Differenz bei erhöhter peripherer Ausschöpfung des Sauerstoffs und/oder verlangsamter Zirkulation

pulmonale Zyanose Zyanose durch Behinderung/Verminderung des alveolären Gasaustauchs in der Lunge bei Lungenerkrankung oder Hypoventilation*

zentrale Zyanose Zyanose durch eine verminderte Sauerstoffsättigung des Blutes durch kardiale Ursachen [Rechts-Links-Shunt*, Herzinsuffizienz] oder als pulmonale Zyanose

zy|a|no|tisch *adj* Zyanose betreffend, von ihr betroffen oder gekennzeichnet, durch sie bedingt

Zy|an|u|rie *f* Blaufärbung des Urins

Zy|an|was|ser|stoff|säu|re *f* extrem giftige, wässrige Lösung von Cyanwasserstoff; SYN: Cyanwasserstoffsäure, Blausäure

Zyg-, zyg- *präf.* →Zygo-

Zygo-, zygo- *präf.* Wortelement mit der Bedeutung "Joch"

Zygoma *nt* Jochbogen, Arcus zygomaticus

zy|go|ma|ti|ko|fa|zi|al *adj* Jochbein/Os zygomaticum und Gesicht betreffend

zy|go|ma|ti|ko|fron|tal *adj* Jochbein/Os zygomaticum und Stirnbein/Os frontale betreffend

zy|go|ma|ti|ko|ma|xil|lär *adj* Jochbein/Os zygomaticum und Oberkiefer/Maxilla betreffend

zy|go|ma|ti|ko|or|bi|tal *adj* Jochbein/Os zygomaticum und Augenhöhle/Orbita betreffend

zy|go|ma|ti|ko|sphe|no|i|dal *adj* Jochbein/Os zygomaticum und Keilbein/Os sphenoidale betreffend

zy|go|ma|ti|ko|tem|po|ral *adj* Jochbein/Os zygomaticum und Schläfenbein/Os temporale betreffend

zy|go|ma|tisch *adj* Jochbogen/Arcus zygomaticus betreffend, zum Jochbogen gehörend

Zy|go|ma|ti|tis *f, pl* **-ti|ti|den** →Zygomatizitis

Zy|go|ma|ti|zi|tis *f, pl* **-ti|den** Entzündung des Jochbogens; SYN: Zygomatitis

Zy|go|my|ce|ta|les *pl* →Zygomycetes

Zy|go|my|ce|tes *pl* Unterklasse der Phycomycetes*; enthält u.a. Mucor* und Rhizopus*; SYN: Zygomyzeten, Zygomycetales, Jochpilze

Zy|go|my|ko|se *f* durch Jochpilze [**Zygomycetes**] hervorgerufene Mykose*; SYN: Zygomyzeteninfektion

Zy|go|my|ze|ten *pl* →Zygomycetes

Zy|go|my|ze|ten|in|fek|ti|on *f* →Zygomykose

Zy|go|se *f* (*biolog.*) sexuelle Vereinigung zweier Einzeller; SYN: Zygosis

Zy|go|sis *f, pl* **-ses** →Zygose

Zy|go|te *f* befruchtete Eizelle

zy|go|tisch *adj* Zygote betreffend

Zykl-, zykl- *präf.* →Zyklo-

Zy|kla|mat *nt* als Ersatz für Kohlenhydrate verwendeter kalorienfreier Süßstoff; SYN: Cyclamat

Zy|klek|to|mie *f* operative (Teil-)Entfernung des Ziliarkörpers

Zy|klen|ze|pha|lie *f* angeborene Verschmelzung der beiden Großhirnhälften; SYN: Zykloenzephalie

zy|klisch *adj* **1.** Kreislauf/Zyklus betreffend, regelmäßig (wiederkehrend); SYN: periodisch **2.** ringförmige Verbindung betreffend, ringförmig

Zy|kli|sie|rung *f* (*chem.*) Ringschluss, Ringbildung

Zy|kli|tis *f, pl* **-ti|den** Entzündung des Ziliarkörpers; SYN: Ziliarkörperentzündung, Cyclitis

heterochrome Zyklitis embryonale Entwicklungsstörung mit Farbunterschieden der Hornhaut [Heterochromie*] und Entzündungszeichen des Ziliarkörpers [Zyklitis]; SYN: Heterochromiezyklitis Fuchs

zy|kli|tisch *adj* Ziliarkörperentzündung/Zyklitis betreffend, von ihr betroffen oder gekennzeichnet

Zyklo-, zyklo- *präf.* Wortelement mit der Bedeutung "Ring/Kreis/Zyklus"

Zyklo-AMP *nt* aus Adenosintriphosphat* gebildete Ringverbindung, die als extra- und intrazelluläre Botensubstanz von Bedeutung für den Stoffwechsel ist; SYN: zyklisches Adenosin-3',5'-Phosphat, Cyclo-AMP, zyklisches Adenosinmonophosphat

Zy|klo|cho|ri|o|i|di|tis *f, pl* **-ti|den** Entzündung von Ziliarkörper und Aderhaut/Choroidea

zy|klo|cho|ri|o|i|di|tisch *adj* Zyklochorioiditis betreffend, von ihr betroffen oder gekennzeichnet

Zy|klo|di|a|ly|se *f* operative Ablösung des Ziliarkörpers und Ableitung des Kammerwassers in den Suprachoroidalraum

Zy|klo|duk|ti|on *f* Einwärts- oder Auswärtsrollen des Auges um die Sagittalachse

Zy|klo|en|ze|pha|lie *f* →Zyklenzephalie

Zyklo-GMP *nt* als Neurotransmitter und Mediator der Histaminfreisetzung vorkommende Ringform von Guanosinmonophosphat; SYN: zyklisches Guanosinmonophosphat, zyklisches Guanosin-3',5'-Phosphat, Cyclo-GMP

zy|klo|id *adj* abwechselnd manisch und depressiv

Zy|klo|ke|ra|ti|tis *f, pl* **-ti|ti|den** Entzündung von Ziliarkörper und Hornhaut/Kornea

zy|klo|ke|ra|ti|tisch *adj* Zyklokeratitis betreffend, von ihr betroffen oder gekennzeichnet

Zy|klo|o|xi|ge|na|se *f* Schlüsselenzym der Prostaglandin- und Prostazyklinsynthese; wird von Acetylsalicylsäure gehemmt; SYN: Cyclooxigenase

Zy|klop *m* Patient mit Zyklopie*; SYN: Zyklozephalus, Synophthalmus

Zy|klo|pie *f* Fehlbildungssyndrom mit nur einem, meist über der Nasenwurzel liegendem Auge; SYN: Zyklozephalie

Zy|klo|ple|gie *f* Lähmung des Ziliarmuskels; SYN: Akkommodationslähmung

zy|klo|ple|gisch *adj* Zykloplegie betreffend oder verursachend

Zy|klo|sis *f, pl* **-ses** Plasmazirkulation in der Zelle

Zy|klo|spas|mus *m* Akkommodationskrampf
zy|klo|thym *adj* Zyklothymie betreffend, mit Symptomen der Zyklothymie
Zy|klo|thy|mie *f* durch eine Schwankung der Stimmung von heiter zu traurig charakterisierte Persönlichkeitsstruktur, die oft bei Pyknikern gefunden wird; SYN: zyklothymes Temperament, zyklothyme Persönlichkeit
Zy|klo|to|mie *f* Ziliarmuskeldurchtrennung
Zy|klo|tro|pie *f* Schielstellung des Auges mit Verrollung um die Sagittalachse; SYN: Strabismus rotatorius
Zy|klo|ze|pha|lie *f* →Zyklopie
Zy|klo|ze|pha|lus *m* Patient mit Zyklopie*; SYN: Zyklop, Synophthalmus
Zyklus, anovulatorischer *m* Menstruationszyklus ohne Eisprung
Zyklus, biologischer *m* der sich wiederholende Ablauf von Vorgängen im Körper; SYN: Biozyklus
Zy|klus|stö|run|gen *pl* Störungen des Menstruationszyklus
Zy|lin|der *pl* im Harn vorkommende Tubulusabgüsse aus Eiweiß, Zellaggregaten u.ä.; SYN: Harnzylinder
Zy|lin|der|e|pi|thel *nt* aus hohen, zylindrischen Zellen bestehendes Epithel*
Zy|lin|der|glas *nt* zylindrisches Brillenglas zur Korrektur eines Astigmatismus*
zy|lind|risch *adj* walzenförmig, zylinderförmig
Zy|lind|ro|id *nt* Schleimzylinder oder zylinderartige Leukozytenanhäufung im Harn, die einen echten Harnzylinder vortäuscht; SYN: Pseudozylinder
zy|lind|ro|id *adj* zylinderähnlich, zylinderartig, zylinderförmig
Zy|lind|rom *nt* familiär gehäuft auftretender benigner Tumor, v.a. der Kopfhaut [**Turbantumor**]; SYN: Cylindroma, Spiegler-Tumor, Endothelioma cutis, Naevus epithelioma-cylindromatosus
Zy|lind|ru|rie *f* Ausscheidung von Harnzylindern
Zym-, zym- *präf.* →Zymo-
zym|bo|ze|phal *adj* Zymbozephalie betreffend, von ihr betroffen oder gekennzeichnet; SYN: skaphozephal, skaphokephal
Zym|bo|ze|pha|lie *f* bei vorzeitigem Verschluss der Schädelnähte entstehende schmale Kopfform mit kielförmiger Verjüngung des Schädeldaches; SYN: Kahnschädel, Leistenschädel, Skaphokephalie, Skaphozephalie
Zymo-, zymo- *präf.* Wortelement mit der Bedeutung "Enzym"
Zy|mo|gen *nt* Enzymvorstufe, aus der das aktive Enzym freigesetzt wird; SYN: Proenzym
zy|mo|gen *adj* Gärung betreffend oder auslösend
Zy|mo|gramm *nt* Enzymprofil einer Gewebeprobe
zy|mo|id *adj* enzymartig
Zyst-, zyst- *präf.* Wortelement mit der Bedeutung "Blase/Harnblase/Zyste"
Zyst|a|de|no|fi|brom *nt* Adenofibrom* mit Zystenbildung; SYN: Cystadenofibrom, Kystadenofibrom
Zyst|a|de|no|kar|zi|nom *nt* Adenokarzinom* mit Zystenbildung; häufiger Tumor des Eierstocks; SYN: Cystadenokarzinom, Kystadenokarzinom, Cystadenocarcinoma
Zyst|a|de|nom *nt* Adenom* mit zystischer Erweiterung der Drüsenlichtungen; SYN: Cystadenom, Kystadenom, Adenokystom, zystisches Adenom
Zyst|a|de|no|sar|kom *nt* Adenosarkom* mit Zystenbildung; SYN: Cystadenosarkom, Kystadenosarkom
Zyst|al|gie *f* Blasenschmerz, Blasenneuralgie, Harnblasenschmerz, Harnblasenneuralgie
Zys|ta|thi|o|nin *nt* Zwischenprodukt beim Abbau von Homocystein; SYN: Cystathionin
Zys|ta|thi|o|nin|u|rie *f* erhöhte Cystathioninausscheidung im Harn; SYN: Cystathioninurie
Zyst|a|tro|phie *f* Atrophie* der Blasenmuskulatur bei chronischer Überdehnung; SYN: Harnblasenatrophie, Blasenatrophie
Zyst|du|o|de|no|sto|mie *f* →Zystoduodenostomie
Zys|te *f* **1.** sackartige Geschwulst mit Kapsel und flüssigkeitsgefülltem, ein- oder mehrkammerigem Hohlraum; SYN: Cyste, Kyste, Kystom **2.** durch Gewebeerweichung oder -einschmelzung entstandener Hohlraum **3.** von verschiedenen Parasiten [Echinokokken, Amöben] im Körper gebildete zystenähnliche Struktur; SYN: parasitäre Zyste
branchiogene Zyste bei teilweisem oder vollständigem Verschluss einer lateralen Halsfistel* entstehende Stauungszyste; SYN: laterale Halszyste, Kiemengangszyste
dermale Zyste →kutane Zyste
echte Zyste mit Epithel ausgekleidete Zyste
enterogene Zyste angeborene Zyste als Rest des Dottergangs/Ductus omphaloentericus; SYN: Dottergangszyste, Enterozyste, Enterozystom, Enterokystom
ependymale Zyste vom Ependym der Hirnventrikel gebildete Zyste; SYN: Ependymzyste
falsche Zyste nicht mit Epithel ausgekleidete Zyste, z.B. Erweichungszyste* oder parasitäre Zyste
hämorrhagische Zyste blutgefüllte Zyste
intraepitheliale Zyste im Epithel liegende Einschlusszyste
kutane Zyste echte, mit ektodermalen Anteilen ausgekleidete Zysten, die u.a. von der Epidermis, den Talgdrüsen oder den Schweißdrüsen ausgehen; SYN: dermale Zyste, Hautzyste
paranephritische Zyste →pararenale Zyste
pararenale Zyste durch eine Zyste vor-

getäuschte Wassersackniere; SYN: Pseudohydronephrose

parasitäre Zyste durch Parasiten [z.B. Echinococcus*] hervorgerufene Zystenbildung; SYN: Parasitenzyste

radikuläre Zyste Zyste in der Umgebung der Zahnwurzel

seröse Zyste durch Flüssigkeitsansammlung entstandene Zyste; SYN: seröse Retentionszyste, Hydrozyste

trichilemmale Zyste meist die Kopfhaut betreffende Zyste des Haarfollikels; SYN: Trichilemmzyste, Trichilemmalzyste

Zys|te|in *nt* schwefelhaltige Aminosäure; SYN: Cystein

Zyst|ek|ta|sie *f* Blasenerweiterung, Blasendilatation, Harnblasenerweiterung

Zyst|ek|to|mie *f* **1.** operative Entfernung der Harnblase, Blasenentfernung **2.** operative Entfernung oder Ausschneidung einer Zyste, Zystenausschneidung, Zystenentfernung

Zys|ten|aus|schnei|dung *f* Zystektomie

Zys|ten|ent|fer|nung *f* Zystektomie

Zys|ten|le|ber *f* angeborene Fehlbildung der Gallengänge mit Ausbildung multipler Zysten; oft zusammen mit Zystenniere*; SYN: kongenitale Leberzysten

Zys|ten|lun|ge *f* angeborene oder erworbene kleinzystische Veränderung des Lungengewebes; SYN: Wabenlunge

Zys|ten|mam|ma *f* häufige, meist zwischen dem 35. und 50. Lebensjahr auftretende proliferative Veränderung des Brustgewebes mit Zystenbildung; wahrscheinlich durch ein Hormonungleichgewicht bedingt; es ist noch unklar ob eine direkte Beziehung zur Entwicklung eines Brustkrebses besteht; SYN: zystische/fibrös-zystische Mastopathie, Mammadysplasie, Mastopathia chronica cystica

Zys|ten|nie|re *f* familiär gehäuft vorkommende, meist doppelseitige Zystenbildung mit Verdrängung und Zerstörung des Nierenparenchyms; evtl. Kombination mit Zystenbildung in anderen Organen [Leber, Pankreas]; SYN: Zystonephrose

Zyst|gas|tro|sto|mie *f* →Zystogastrostomie

Zysti-, zysti- *präf.* →Zysto-

Zys|ti|ko|lith|ek|to|mie *f* Zystikussteinentfernung

Zys|ti|ko|li|tho|trip|sie *f* Zertrümmerung eines Zystikussteins

Zys|ti|kor|rha|phie *f* Zystikusnaht

Zys|ti|ko|to|mie *f* Zystikuseröffnung

Zys|ti|kus *m* Ausführungsgang der Gallenblase; vereinigt sich mit dem Ductus* hepaticus zum Ductus* choledochus; SYN: Gallenblasengang, Cysticus, Ductus cysticus

Zys|ti|kus|kar|zi|nom *nt* Karzinom* des Ductus* cysticus

Zys|ti|kus|stein *m* Gallenstein* im Ductus* cysticus

Zys|tin *nt* aus zwei Molekülen Zystein* entstandene schwefelhaltige Aminosäure, deren Disulfidbrücken die Tertiärstruktur von Eiweißen stabilisieren; SYN: Cystin, Dicystein

Zys|tin|ä|mie *f* Vorkommen von Zystin im Blut; SYN: Cystinämie

Zys|ti|no|se *f* zu den lysosomalen Speicherkrankheiten* gehörende, autosomal-rezessiv vererbte Erkrankung mit Zystinspeicherung in u.a. Kornea, Konjunktiva, Knochenmark, Niere, Lymphozyten; SYN: Zystinspeicherkrankheit, Lignac-Syndrom, Lignac-Fanconi-Krankheit, Abderhalden-Fanconi-Syndrom, Aberhalden-Fanconi-Lignac-Syndrom, Cystinose

Zys|tin|spei|cher|krank|heit *f* →Zystinose

Zys|tin|u|rie *f* Zystinausscheidung im Harn; SYN: Cystinurie

zys|tin|u|risch *adj* Zystinurie betreffend

zys|tisch *adj* Zyste betreffend, zystenartig, blasenartig

Zys|ti|tis *f, pl* **-ti|ti|den** Entzündung der Harnblase; SYN: Harnblasenentzündung, Blasenentzündung, Cystitis

akute katarrhalische Zystitis akuter Blasenkatarrh*

chronisch interstitielle Zystitis chronisch interstitielle Blasenentzündung mit Infiltration der Blasenwand; SYN: Cystitis intermuralis, Cystitis interstitialis

fibrinöse Zystitis Blasenentzündung mit membranähnlichen Fibrinauflagerungen; SYN: Cystitis fibrinosa

gangränöse Zystitis gangränöse Blasenentzündung mit Ablösung nekrotischer Schleimhautbezirke; SYN: Cystitis gangraenosa

interstitielle Zystitis vorwiegend Frauem im mittleren Alter betreffende chronisch unspezifische Blasenentzündung unklarer Genese; SYN: Hunner-Zystitis

mechanische Zystitis durch mechanische Reizung [Blasenkatheter] verursachte Blasenentzündung

nekrotisierende Zystitis Zystitis mit Nekrose der Blasenwand; SYN: Cystitis necroticans

zystische Zystitis chronische Blasenentzündung mit Zystenbildung der Schleimhaut; SYN: Cystitis cystica

zys|ti|tisch *adj* Blasenentzündung/Zystitis betreffend, von ihr betroffen oder gekennzeichnet

Zys|ti|tom *nt* Instrument zur Eröffnung der Linsenkapsel; SYN: Kapselfliete

Zys|ti|to|mie *f* Eröffnung der Linsenkapsel, Kapselinzision

Zys|ti|zer|ko|se *f* durch Finnen* des Schweinebandwurms* und evtl. auch des Rinderbandwurms* hervorgerufene Erkrankung mit Befall verschiedener Organe; SYN: Finnenkrankheit, Cysticercose

Zys|ti|zer|kus *m* Bandwurmfinne (Blase mit Kopfteil/Scolex und Halszone), aus der im Endwirt der Bandwurm entsteht; SYN: Blasenwurm, Cysticercus

Zysto-, zysto- *präf.* Wortelement mit der Bedeutung "Blase/Harnblase/Zyste"

Zys|to|du|o|de|no|sto|mie *f* Zystendrainage ins Duodenum; SYN: Zystduodenostomie

Zys|to|dy|nie *f* Harnblasenschmerz, Blasenschmerz

zys|to|en|te|risch *adj* Harnblase und Darm betreffend oder verbindend

Zys|to|en|te|ro|sto|mie *f* Zystendrainage in den Darm

Zys|to|en|te|ro|ze|le *f* Hernie* mit Darm und Blasenwand im Bruchsack

Zys|to|e|pi|plo|ze|le *f* Hernie* mit Darmnetz und Blasenwand im Bruchsack

Zys|to|e|pi|the|li|om *nt* Epitheliom* mit Zystenbildung; SYN: Cystoepithelioma

Zys|to|fi|brom *nt* Fibrom* mit Zystenbildung; SYN: Cystofibroma

Zys|to|gas|tro|sto|mie *f* Zystendrainage in den Magen; SYN: Zystgastrostomie

Zys|to|gra|fie *f* →Zystographie

zys|to|gra|fisch *adj* →zystographisch

Zys|to|gramm *nt* Röntgenkontrastbild der Harnblase

Zys|to|gra|phie *f* Röntgenkontrastdarstellung der Harnblase; SYN: Zystoradiographie

zys|to|gra|phisch *adj* Zystographie betreffend, mittels Zystographie

zys|to|id *adj* zystenähnlich, zystenartig

Zys|to|je|ju|no|sto|mie *f* Zystendrainage ins Jejunum

Zys|to|kar|zi|nom *nt* Karzinom* mit Zystenbildung; SYN: Cystocarcinoma

Zys|to|kol|li|tis *f, pl* **-ti|den** Blasenhalsentzündung; SYN: Cystitis colli, Trachelozystitis, Trachelocystitis

zys|to|kol|li|tisch *adj* Blasenhalsentzündung/Zystokollitis betreffend, von ihr betroffen oder gekennzeichnet

Zys|to|ko|lo|sto|mie *f* operative Verbindung von Blase und Kolon; SYN: Blasen-Kolon-Fistel

Zys|to|lith *m* Harnstein* in der Blase; kann in der Blase entstehen [**primärer Blasenstein**] oder aus den oberen Harnwegen stammen [**sekundärer Blasenstein**]; SYN: Blasenstein, Calculus vesicae

Zys|to|lith|ek|to|mie *f* Blasensteinschnitt, Blasensteinoperation, Blasensteinentfernung

Zys|to|li|thi|a|sis *f, pl* **-ses** Blasensteinleiden

Zys|tom *nt* →Kystom

Zys|to|ma|no|me|ter *nt* Gerät zur Messung des Blasendrucks; SYN: Zystometer

Zys|to|ma|no|me|trie *f* Messung des Blaseninnendrucks und des Miktionsdrucks beim Urinieren; SYN: Zystometrie

Zys|to|me|ter *nt* →Zystomanometer

Zys|to|me|trie *f* →Zystomanometrie

Zys|to|me|tro|gra|fie *f* →Zystometrographie

Zys|to|me|tro|gramm *nt* bei der Zystomanometrie* erhaltene graphische Darstellung

Zys|to|me|tro|gra|phie *f* Aufzeichnung der Messergebnisse der Zystomanometrie*

Zys|to|ne|phro|se *f* →Zystenniere

Zys|to|pe|xie *f* Blasenanheftung, Harnblasenanheftung

Zys|to|plas|tik *f* Harnblasenplastik, Blasenplastik

Zys|to|ple|gie *f* vollständige oder teilweise Lähmung der Blasenwandmuskulatur; SYN: Harnblasenlähmung, Blasenlähmung

Zys|to|py|e|li|tis *f, pl* **-ti|den** Entzündung von Harnblase und Nierenbecken; SYN: Pyelozystitis

zys|to|py|e|li|tisch *adj* Zystopyelitis betreffend, von ihr betroffen oder gekennzeichnet

Zys|to|py|e|lo|gra|fie *f* →Zystopyelographie

Zys|to|py|e|lo|gra|phie *f* Röntgenkontrastdarstellung von Harnblase und Nierenbecken

Zys|to|py|e|lo|ne|phri|tis *f, pl* **-ti|den** Entzündung von Harnblase und Nierenbecken mit Beteiligung des interstitiellen Nierenparenchyms

zys|to|py|e|lo|ne|phri|tisch *adj* Zystopyelonephritis betreffend, von ihr betroffen oder gekennzeichnet

Zys|to|ra|di|o|gra|fie *f* →Zystoradiographie

Zys|to|ra|di|o|gra|phie *f* →Zystographie

Zys|to|rek|to|sto|mie *f* operative Verbindung von Blase und Enddarm/Rektum; SYN: Blasen-Enddarm-Fistel, Blasen-Rektum-Fistel, Vesikorektostomie

Zys|tor|rha|gie *f* Blutung aus der Harnblase, Blasenblutung

Zys|tor|rha|phie *f* Harnblasennaht, Blasennaht

Zys|to|schi|sis *f* Entwicklungsstörung der Blase mit Spaltbildung; SYN: Blasenspalte

Zys|to|skop *nt* Endoskop* für die Zystoskopie*; SYN: Blasenspiegel

Zys|to|sko|pie *f* endoskopische Untersuchung der Harnblase; SYN: Harnblasenspiegelung, Blasenspiegelung

zys|to|sko|pisch *adj* Zystoskopie betreffend, mittels Zystoskopie

Zys|to|spas|mus *m* Blasenkrampf, Harnblasenkrampf

Zys|to|sto|ma *nt, pl* **-ma|ta** künstliche Blasenfistel

Zys|to|sto|mie *f* operativ angelegte äußere Blasenfistel, Blasenfistelung; SYN: Vesikostomie, künstliche Blasenfistel

Zys|to|tom *nt* Blasenmesser

Zys|to|to|mie *f* **1.** Harnblasenschnitt, Blasenschnitt **2.** Zysteneröffnung
suprapubische Zystotomie suprapubischer Blasenschnitt; SYN: Epizystotomie
transvaginale Zystotomie Scheiden-Blasen-Schnitt; SYN: Kolpozystotomie

Zys|to|to|no|me|trie *f* Blasendruckmessung

Zys|to|u|re|te|ri|tis *f, pl* **-ti|den** Entzündung von Harnblase und Harnleiter

zys|to|u|re|te|ri|tisch *adj* Zystoureteritis betreffend, von ihr betroffen oder gekennzeichnet

Zys|to|u|re|te|ro|gra|fie *f* →Zystoureterographie

zys|to|u|re|te|ro|gra|fisch *adj* →zystoureterographisch

Zys|to|u|re|te|ro|gramm *nt* Röntgenkontrastaufnahme von Harnleiter und Harnblase

Zys|to|u|re|te|ro|gra|phie *f* Röntgenkontrastdarstellung von Harnleiter und Harnblase

zys|to|u|re|te|ro|gra|phisch *adj* Zystoureterographie betreffend, mittels Zystoureterographie

Zys|to|u|re|te|ro|py|e|li|tis *f, pl* **-ti|den** Entzündung von Harnblase, Harnleiter und Nierenbecken

zys|to|u|re|te|ro|py|e|li|tisch *adj* Zystoureteropyelitis betreffend, von ihr betroffen oder gekennzeichnet

Zys|to|u|re|te|ro|py|e|lo|ne|phri|tis *f, pl* **-ti|den** Zystoureteropyelitis* mit Beteiligung des interstitiellen Nierengewebes

zys|to|u|re|te|ro|py|e|lo|ne|phri|tisch *adj* Zystoureteropyelonephritis betreffend, von ihr betroffen oder gekennzeichnet

Zys|to|u|re|thri|tis *f, pl* **-ti|den** Entzündung von Harnblase und Harnröhre

zys|to|u|re|thri|tisch *adj* Zystourethritis betreffend, von ihr betroffen oder gekennzeichnet

Zys|to|u|re|thro|gra|fie *f* →Zystourethrographie

zys|to|u|re|thro|gra|fisch *adj* →zystourethrographisch

Zys|to|u|re|thro|gramm *nt* Röntgenkontrastaufnahme von Harnblase und Harnröhre; SYN: Urethrozystogramm

Zys|to|u|re|thro|gra|phie *f* Röntgenkontrastdarstellung von Harnblase und Harnröhre; SYN: Urethrozystographie

zys|to|u|re|thro|gra|phisch *adj* Zystourethrographie betreffend, mittels Zystourethrographie; SYN: urethrozystographisch

Zys|to|u|re|thro|skop *nt* Endoskop* für die Harnröhren- und Harnblasenspiegelung; SYN: Urethrozystoskop

Zys|to|u|re|thro|sko|pie *f* kombinierte Harnröhren- und Harnblasenspiegelung; SYN: Urethrozystoskopie

zys|to|u|re|thro|sko|pisch *adj* Zystourethroskopie betreffend, mittels Zystourethroskopie; SYN: urethrozystoskopisch

Zys|to|u|re|thro|zel|le *f* Vorfall von Blase und Harnröhre in die Scheide

Zys|to|zel|le *f* **1.** Vorfall der Harnblasenwand durch eine Bruchpforte: SYN: Blasenhernie, Blasenbruch, Blasenvorfall, Cystocele **2.** Vorfall der Harnblase in die Scheide bei Scheidensenkung; SYN: Blasenvorfall, Cystocele

Zyt-, zyt- *präf.* →Zyto-

-zyt *suf.* Wortelement mit der Bedeutung "Zelle"

Zy|ti|din *nt* Ribonukleosid* aus Cytosin* und Ribose*; bildet mit Phosphorsäure Nukleotide [**Zytidinmonophosphat, Zytidindiphosphat, Zytidintriphosphat**], die für Biosynthese von Phosphatiden* von Bedeutung sind; SYN: Cytidin

Zy|ti|din|di|phos|phat *nt* s.u. Zytidin

Zytidin-5'-diphosphat *nt* Zytidindiphosphat; s.u. Zytidin

Zy|ti|din|mo|no|phos|phat *nt* s.u. Zytidin

Zy|ti|din|tri|phos|phat *nt* s.u. Zytidin

Zytidin-5'-triphosphat *nt* Zytidintriphosphat; s.u. Zytidin

-zytisch *suf.* in Adjektiven verwendetes Wortelement mit Bezug auf "Zelle"

Zy|ti|sin *nt* giftiges Alkaloid im **Goldregen** [Laburnum anagyroides]; Vergiftungsursache bei Kindern; SYN: Cytisin

Zy|ti|sis|mus *m* Vergiftung durch Goldregen, Zytisinvergiftung

Zyto-, zyto- *präf.* Wortelement mit der Bedeutung "Zelle"

Zy|to|bi|o|lo|gie *f* Zellbiologie

Zy|to|blast *m* **1.** Zellkern **2.** →Zytotrophoblast

Zy|to|blas|tom *nt* bösartiger Tumor ohne Differenzierung der Zellen; SYN: Meristom

Zy|to|chro|me *pl* zu den Hämoproteinen gehörende Oxidoreduktasen, die eine zentrale Rolle in der Atmungskette* spielen; SYN: Cytochrome

Zy|to|di|a|gnos|tik *f* mikroskopische Untersuchung von Zellen im Ausstrich zur Beurteilung krankhafter Veränderungen; SYN: Zelldiagnostik, zytologische Diagnostik **exfoliative Zytodiagnostik** Entnahme und Untersuchung oberflächlicher Zellen; SYN: Exfoliativzytologie

zy|to|di|a|gnos|tisch *nt* Zytodiagnostik betreffend, mittels Zytodiagnostik

zy|to|fo|to|me|trisch *adj* →zytophotometrisch

zy|to|gen *adj* **1.** Zytogenese betreffend, zellbildend **2.** →zytogenetisch

Zy|to|ge|ne|se *f* Zellbildung, Zellentwicklung

Zy|to|ge|ne|tik *f* sich mit der Veränderung von Erbmaterial und der Auswirkung auf die Zelle befassender Zweig der Genetik; SYN: Zellgenetik

zy|to|ge|ne|tisch *adj* Zytogenetik betreffend, mittels Zytogenetik; SYN: zytogen

Zy|to|his|to|lo|gie *f* Untersuchung von Zellen mit histologischen Methoden; SYN: zytohistologische Diagnostik

zy|to|his|to|lo|gisch *adj* Zytohistologie betreffend

Zy|to|hor|mon *nt* Zellhormon

Zy|to|ki|ne *pl* von Zellen gebildete Substanzen, die als Mediatoren die Aktivität anderer Zellen beeinflussen

Zy|to|ki|ne|se *f* Zellteilung, Zellleibteilung nach Abschluss der Kernteilung

Zy|to|kla|sis *f* Zellfragmentierung

zy|to|klas|tisch *adj* Zytoklasis betreffend, von ihr betroffen oder durch sie bedingt

Zy|to|lo|gie *f* Zellenlehre, Zellenforschung

zy|to|lo|gisch *adj* Zytologie betreffend

Z

Zy|to|ly|se *f* Zellauflösung, Zellzerfall
Zy|to|ly|sin *nt* Antikörper, der über eine Aktivierung des Komplementsystems zur Auflösung der Zelle führt; SYN: zytolytischer Antikörper, zytotoxischer Antikörper
zy|to|ly|tisch *adj* Zytolyse betreffend, von ihr betroffen oder durch sie bedingt, Zytolyse auslösend
Zy|to|me|ga|lie *f* durch das Zytomegalievirus hervorgerufene Infektionskrankheit, die bei Patienten mit normaler Immunabwehr klinisch kaum in Erscheinung tritt; die **pränatale** oder **konnatale Zytomegalie** ist die häufigste Infektion in der Vorgeburtsperiode; je nach Schweregrad kann es zu bleibenden Schäden [geistige Retardierung] kommen; SYN: Zytomegalie-Syndrom, Zytomegalievirusinfektion, zytomegale Einschlusskörperkrankheit
Zytomegalie-Syndrom *nt* →Zytomegalie
Zy|to|me|ga|lie|vi|rus *nt, pl* **-ren** weltweit verbreitetes DNA-Virus, das durch Tröpfchen- und Schmierinfektion, aber auch diaplazentar übertragen wird; Erreger der Zytomegalie*; SYN: Cytomegalievirus
Zy|to|me|ga|lie|vi|rus|he|pa|ti|tis *f, pl* **-ti|ti|den** meist leicht verlaufende Entzündung des Leberparenchyms im Rahmen einer Zytomegalie*
Zy|to|me|ga|lie|vi|rus|in|fek|ti|on *f* →Zytomegalie
Zy|to|me|ga|lie|vi|rus|mo|no|nu|kle|o|se *f* zur Zytomegalie* gehörende Speicheldrüsenentzündung, die nur schwer von der klassischen infektiösen Mononukleose* abgrenzbar ist; SYN: Paul-Bunnel-negative infektiöse Mononukleose, CMV-Mononukleose
Zy|to|mem|bran *f* →Zellmembran
Zy|to|me|trie *f* Zellmessung
Zy|to|my|ko|se, retikuloendotheliale *f* Befall und Infektion mit Histoplasma* capsulatum; nach Einatmung von sporenhaltigem Staub kommt es primär zu einer Infektion der Atemwege und der Lunge, die klinisch kaum von Tuberkulose zu unterscheiden ist; später evtl. lymphogene Aussaat und Entwicklung einer Systemmykose*; SYN: Darling-Krankheit, Histoplasmose
Zy|to|ne|kro|se *f* Zelltod, Zelluntergang, Zellnekrose
zy|to|ne|kro|tisch *adj* Zytonekrose betreffend, von ihr betroffen oder durch sie bedingt
zy|to|pa|thisch *adj* zellschädigend; SYN: zytopathogen
zy|to|pa|tho|gen *adj* →zytopathisch
Zy|to|pa|tho|lo|gie *f* Pathologie der Zelle; SYN: Zellpathologie
zy|to|pa|tho|lo|gisch *adj* Zytopathologie betreffend
Zy|to|pemp|sis *f* aktiver transzellulärer Transport von Substanzen durch Verpacken in Transportvesikel auf der Aufnahmeseite und Entleerung der Vesikel auf der Abgabeseite; SYN: Vesikulartransport
Zy|to|pe|nie *f* Verminderung einer Zellart im Blut
zy|to|phag *adj* zellfressend
Zy|to|pha|gie *f* Phagozytose* ganzer Zellen
zy|to|phil *adj* mit besonderer Affinität zu Zellen, z.B. zytophiler Antikörper
Zy|to|pho|to|me|ter *nt* Spezialphotometer für die Zytophotometrie*
Zy|to|pho|to|me|trie *f* quantitative Messung von Zellen oder Zellinhalt durch eine Kombination von Mikroskopie und Photometrie; SYN: Mikrospektrophotometrie
zy|to|pho|to|me|trisch *adj* Zytophotometrie betreffend, mittels Zytophotometrie
Zy|to|phy|sik *f* Physik der Zelle, Zellphysik
Zy|to|phy|si|o|lo|gie *f* Physiologie der Zelle, Zellphysiologie
Zy|to|pig|ment *nt* Zellpigment
Zy|to|plas|ma *nt* das von der Zellmembran umschlossene Plasma der Zelle; SYN: Zellplasma
zy|to|plas|ma|tisch *adj* Zytoplasma betreffend, aus Zytoplasma bestehend, im Zytoplasma ablaufend
Zy|to|po|e|se *f* Zellbildung
zy|to|po|e|tisch *adj* Zytopoese betreffend, zellenbildend
Zy|to|py|ge *nt (biolog.)* Zellafter
Zy|tor|rhe|xis *f* Zellzerfall
Zy|to|sin *nt* Pyrimidinbase*, Baustein der Nukleinsäuren; SYN: Cytosin
Zy|to|sin|a|ra|bi|no|sid *nt* zu den Antimetaboliten gehörendes Zytostatikum*; SYN: Cytarabin, Cytosinarabinosid
Zy|to|skel|ett *nt* intrazelluläre Eiweißstrukturen, die die Zellform aufrechterhalten; SYN: Zellskelett, Cytoskeleton
Zy|to|sol *nt* flüssiger Teil der Zytoplasma*
Zy|to|so|ma *nt, pl* **-ma|ta** Zellkörper
Zy|to|sta|ti|ka *pl* das Zellwachstum hemmende Substanzen, die besonders starke Wirkung auf schnellwachsene Zellen [Tumorzellen, Zellen des blutbildenden Systems und des Immunsystems, Schleimhautzellen, Haar] haben; auf Grund des Wirkungsmechanismus werden Antimetaboliten, Alkylanzien, zytostatische Antibiotika und Mitosehemmer unterschieden
zy|to|sta|tisch *adj* das Zellwachstum hemmend
Zy|to|stom *nt* (*biolog.*) Zellmund
zy|to|tak|tisch *adj* Zytotaxis betreffend
Zy|to|ta|xis *f* durch einen Stimulus hervorgerufene Zellbewegung
Zy|to|to|xin *nt* Zellgift
zy|to|to|xisch *adj* zellschädigend, zellvergiftend
Zy|to|to|xi|zi|tät *f* Schädlichkeit/Giftigkeit für Zellen
zy|to|trop *adj* auf Zellen gerichtet
Zy|to|tro|pho|blast *m* teilungsaktive Zellschicht des Trophoblasten*; SYN: Langhans-Zellschicht, Zytoblast
Zy|to|tro|pis|mus *m* besondere Affinität zu

lebenden Zellen
zy|to|zid *adj* zellenzerstörend, zellenabtötend

Zyt|u|rie *f* Zellausscheidung im Harn

Anhang

Inhaltsverzeichnis

Normalwerte klinisch wichtiger Laborparameter

Normalwerte sind methoden- und laborabhängig, d.h., die Referenzbereiche für Parameter können je nach verwendeter Labormethode verschieden sein. Die hier aufgeführten Werte beziehen sich auf Standardmethoden, die in den meisten Labors verwendet werden.

Blut/Plasma/Serum

ALAT [Alaninaminotransferase]		→GPT	
Albumin	Serum		35–55 g/l
alkalische Phosphatase [AP]	Serum	Jugendliche Erwachsene	110–700 U/l 65–220 U/l
Ammoniak	Plasma		45–65 µmol/l
Antithrombin III	Plasma		85–125%
α_1-Antitrypsin	Serum		1,9–3,5 g/l
ASAT [Aspartataminotransferase]		→GOT	
Basenexzess [BE]	Blut		-3–+3 mmol/l
Basenüberschuss		→Basenexzess	
Bicarbonat		→Standardbicarbonat	
Bilirubin	Serum	gesamt direkt	3,4–17 µmol/l 0,9–5,1 µmol/l
Blutungszeit	Blut		2–9 min
Blutzucker	Plasma kapillar	nüchtern nüchtern	3,1–6,4 mmol/l 3,3–5,6 mmol/l
Calcium	Serum	gesamt ionisiert	2,1–2,8 mmol/l 1,2–1,3 mmol/l
Chlorid	Serum		98–112 mmol/l
Cholesterin	Serum	< 20 Jahre 20–30 Jahre 30–40 Jahre > 40 Jahre	< 4,7 mmol/l < 5,4 mmol/l < 6,0 mmol/l < 6,5 mmol/l
Cholinesterase [CHE]	Serum		2.300–8.500 U/l
CK [Creatinkinase]	Serum	Frauen Männer	10–70 U/l 10–80 U/l
Coeruloplasmin	Serum		0,20–0,45 g/l
CRP [C-reaktives Protein]	Serum		< 10 mg/l
Eisen	Serum	Frauen Männer	11–25 µmol/l 12–30 µmol/l
Eisenbindungskapazität [EKB]	Serum		45–73 µmol/l
Eiweiß, gesamt	Serum		6–8,5 g/dl 60–85 g/l
Erythrozyten	Blut	Frauen Männer	$4{,}2$–$5{,}4 \times 10^{12}$/l $4{,}5$–$6{,}2 \times 10^{12}$/l
Ferritin	Serum		20–300 nmol/l
Fibrinogen	Plasma		1,8–4,5 g/l
Gesamtcholesterin		→Cholesterin	
Gesamteiweiß	Serum		6–8,5 g/dl 60–85 g/l

GLDH [Glutamatdehydrogenase]	Serum		< 5 U/l
α_1-Globuline	Serum		1–4 g/l
α_2-Globuline	Serum		5–9 g/l
β-Globuline	Serum		6–11 g/l
γ-Globuline	Serum		8–15 g/l
GOT [Glutamatoxalacetattransaminase]	Serum	Frauen	3–15 U/l
		Männer	3–18 U/l
GPT [Glutamatpyruvattransaminase]	Serum	Frauen	3–17 U/l
		Männer	3–22 U/l
Hämatokrit [Hkt]	Blut	Frauen	0,37–0,47
		Männer	0,45–0,52
Hämoglobin [Hb]	Blut	Frauen	7,5–10,2 mmol/l
		Männer	8,7–11,2 mmol/l
Haptoglobin	Serum		0,5–2,2 g/l
Harnsäure	Serum		155–400 µmol/l
Harnstoff	Serum		2–8 mmol/l
HBDH [α-Hydroxybutyratdehydrogenase]	Serum		55–140 U/l
HbE		→MCH	
HDL-Cholesterin	Serum		< 1 mmol/l
HGH [human growth hormone]		→STH	
Immunglobulin A	Serum		0,7–4 g/l
Immunglobulin G	Serum		7–16 g/l
Immunglobulin M	Serum		0,4–2,4 g/l
Insulin	Serum	nüchtern	60–175 pmol/l
Kalium	Serum		3,5–5,0 mmol/l
Kreatinin	Serum		40–100 µmol/l
Kupfer	Serum		12–24 µmol/l
LAP [Leucinaminopeptidase]	Serum		11–35 U/l
LDH [Lactatdehydrogenase]	Serum		40–240 U/l
LDL-Cholesterin	Serum		< 3,5 mmol/l
Leukozyten	Blut		$4–11 \times 10^9$/l
Lipase	Serum		< 190 U/l
Lymphozyten	Blut		1.000–4.800/µl
Magnesium	Serum		0,7–1,1 mmol/l
MCH [mittleres korpuskuläres Hämoglobin]	Blut		1,7–2 mmol/l
MCHC [mittlere Hämoglobinkonzentration der Erythrozyten]	Blut		20–22 mmol/l
MCV [mittleres Erythrozytenvolumen]	Blut		80–98 µm^3
Natrium	Serum		135–145 mmol/l
O_2-Sättigung	Blut		95–98%
Osmolalität	Serum		275–300 mOsm/l
pCO_2	Blut		4,7–5,9 kPa
pH	Blut		7,35–7,45
Phosphat	Serum		0,8–1,5 mmol/l
pO_2	Blut		9,3–13,3 kPa
PTT [partielle Thromboplastinzeit]	Plasma		< 40 s
Quick		→TPZ	
Standardbicarbonat	Blut		22–26 mmol/l
STH [somatotropes Hormon]	Serum		< 5 µg/l
Thrombozyten	Blut		150.000–450.000/µl
Thyroxin [T_4]	Serum	gesamt [TT_4]	65–155 nmol/l
		freies [FT_4]	10–30 pmol/l
TPZ [Tromboplastinzeit]	Plasma		> 70%

Transferrin	Serum		2–3,6 g/l
Triglyceride	Serum		< 2 mmol/l
Triiodthyronin [T_3]	Serum		1,1–2,9 nmol/l
TSH	Serum		0,4–4 mU/l
TZ [Thrombinzeit]	Plasma		17–21 s
Wachstumshormon		→STH	

Urin

Albumin		< 40 mg/24 h
Calcium		< 6 mmol/24 h
Chlorid		110–260 mmol/24 h
Erythrozyten		< 5/µl
Harnsäure		0,6–6,0 mmol/24 h
Harnstoff		330–580 mmol/24 h
Kreatinin	Frauen	7–13 mmol/24 h
	Männer	13–22 mmol/24 h
Natrium		120–220 mmol/24 h
Osmolalität		750–1.400 mOsm/l
pH		4,8–7,4
spezifisches Gewicht		1.002–1.040 g/l

Liquor

Eiweiß	0,2–0,5 g/l
Glucose	2,2–3, 9 mmol/l
Lactat	1–2 mmol/l
pH	7,31–7,34
Zellen	3/µl

Abkürzungen, Akronyme, Symbole und Zeichen

A 1. Adenin 2. Adenosin 3. Adrenalin 4. Aktivität 5. Akzeptor 6. Alanin 7. Albumin 8. Ampere 9. Androsteron 10. Angiotensin 11. Argon 12. Arteria 13. Massenzahl
a spezifischer Extinktionskoeffizient
Å Angström
α Bunsen-Löslichkeitskoeffizient
A1 1. Aortenton
A2 2. Aortenton
AA 1. Alloantigene 2. Anionenaustauscher 3. aplastische Anämie 4. Ara-C, Adriamycin
Aa Arteriae
AÄ Atemäquivalent
ÄA Äthylalkohol
AAC Antibiotika-assoziierte Colitis
AADP Aminopyridin-adenin-dinukleotidphosphat
AAE akute allergische Enzephalitis
AAF Antiatelektasefaktor
AAG Aortoarteriographie
AAK 1. Anti-Antikörper 2. Antigen-Antikörper-Komplex 3. Atemluft-Alkoholkonzentration 4. Autoantikörper
AAP 1. Alaninaminopeptidase 2. alkoholbedingte akute Pankreatitis 3. 4-Aminoantipyrin
ÄApprO Ärztliche Approbationsordnung
AAR Antigen-Antikörper-Reaktion
AAS 1. Alkylarylsulfonat 2. allgemeines Anpassungssyndrom 3. Atomabsorptionsspektrometrie
AAT 1. Alpha-1-Antitrypsin 2. Aspartataminotransferase
AA-tRNA Aminoacyl-Transport-Ribonukleinsäure
AAV 1. Adeno-assoziierte Viren 2. AIDS-assoziierte Viren
AB Atembeutel
AB0 ABNull-System
ABC Adriamycin, BCNU, Cyclophosphamid
ABCD Adriamycin, Bleomycin, CCNU, Dacarbazin
ABCM Adriamycin, Bleomycin, Cyclophosphamid, Mitomycin-C
ABD Adriamycin, Bleomycin, DTIC
Abd. Abdomen
abd. abdominal
ABDV Adriamycin, Bleomycin, DTIC, Vinblastin
ABE akute bakterielle Endokarditis
ABF androgenbindende Fraktion
ABG arterielle Blutgase
ABK Albuminbindungskapazität
ABP 1. Adriamycin, Bleomycin, Prednison 2. akute biliäre Pankreatitis 3. androgenbindendes Protein
ABPA allergische bronchopulmonale Aspergillose
ABR Abortus-Bang-Ringprobe
ABS adaptatives Biosignal
abs. absolutus
ABV 1. Actinomycin-D, Bleomycin, Vincristin 2. Adriamycin, Bleomycin, Vinblastin
ABVD Adriamycin, Bleomycin, Vinblastin, Dacarbazin
ABVE Adriamycin, Bleomycin, Vincristin, Etoposid
ABZ antikörperbildende Zellen
AC 1. Adenylatcyclase 2. Adriamycin, Carmustin 3. Adriamycin, CCNU 4. Adriamycin, Cisplatin 4. Adriamycin, Cyclophosphamid 5. Azetylcholin
Ac Actinium
AC Adenylatcyclase
ACAT Acyl-CoA-Cholesterin-Acyltransferase
ACC 1. Accelerin-Convertin 2. Acidocillin
AcCh Azetylcholin
AcCoA Azetylcoenzym A
ACE 1. Adriamycin, Cyclophosphamid, Etoposid 2. Angiotensin-Converting-Enzym
ACED anhidrotische kongenitale ektodermale Dysplasie
ACh 1. Acetylcholin 2. aktive chronische Hepatitis
AChE Acetylcholinesterase
AChR Acetylcholinrezeptor
AChR-AK Acetylcholinrezeptor-Antikörper
ACID Adriamycin, Cyclophosphamid, Imidazol, Dactinomycin
ACIF Antikomplement-Immunfluoreszenz
ACM Adriamycin, Cyclophosphamid, Methotrexat
ACN akute konditionierte Nekrose
AcNeu N-Acetylneuraminsäure
ACOAP Adriamycin, Cyclophosphamid, Vincristin (*engl.* oncovin), Cytosin-arabinosid, Prednison
ACOP Adriamycin, Cyclophosphamid, Vincristin (*engl.* oncovin), Prednison
ACOPP Adriamycin, Cyclophosphamid, Vincristin (*engl.* oncovin), Prednison, Procarbazin
ACP Acyl-Carrier-Protein
ACPP Adrenocorticopolypeptid
7-ACS 7-Amino-cephalosporansäure
ACTA automatische computergestützte transversale Axialtomographie
ACTH adrenocorticotropes Hormon

ACTN Adrenocorticotropin
ACTP adrenocorticotropes Polypeptid
ACV Aciclovir
AD 1. adenoide Degeneration 2. Alkoholdehydrogenase 3. Antidepressiva 4. Antigendeterminante 5. Ara-C, Daunorubicin 6. autosomale Dominante
ADA Adenosindesaminase
ADBC Adriamycin, DTIC, Bleomycin, CCNU
ADC AIDS-Demenz-Komplex
ADE 1. akute disseminierte Enzephalitis 2. Ara-C, Daunorubicin, Etoposid
Ade Adenin
ADGP Albumin-Dextrose-Gelatine-Phosphat
ADH 1. Alkoholdehydrogenase 2. antidiuretisches Hormon
ADI artifizielle donogene Insemination
ADIC Adriamycin, DTIC
ad lib. ad libitum
ADM Adriamycin
ADN autonome diabetische Nephropathie
ADNase Antidesoxyribonuklease
AdOAP Adriamycin, Vincristin (*engl.* oncovin), Ara-C, Prednison
AdOP Adriamycin, Vincristin (*engl.* oncovin), Prednison
ADP 1. Adenosindiphosphat 2. Adenosin-5'-diphosphat 3. antidiuretisches Prinzip
ADPG Adenosin-5-diphosphat-Glukose
ADPR Adenosindiphosphat-Ribose
ADS Anti-Donor-Serum
ADS antidiuretische Substanz
ad sat. ad saturationem
ADT 1. Adenosintriphosphat 2. Agardiffusionstest
ÄDTA Äthylendiamintetraazetat
ADTE Äthylendiamintetraessigsäure
ad us. ad usum
ad us. ext. ad usum externum
ad us. int. ad usum internum
ad us propr. ad usum proprium
ad vitr. ad vitrum
ADX Azetyldigoxin
AE 1. Agar-Elektrophorese 2. Aktivierungsenergie 3. Antigeneinheit 4. Antitoxineinheit 5. akute Erythrämie 6. Arbeitseinheit 7. Arzneimittelexanthem 8. azetonämisches Erbrechen
A.E. Antitoxineinheit
AeDTE Äthylendiamintetraessigsäure
AEE Apoerythrein-Einheit
AEI atrialer Ejektionsindex
AEL akute erythroblastische Leukämie
AEP akustisch evoziertes Potential
AER 1. abnorme Erlebnisreaktion 2. akustisch evozierte Reaktion 3. Albumin-Exkretionsrate 4. Aldosteron-Exkretionsrate
AERP atriale Erregungsrepolarisierungsphase
AEV aviäres Erythroblastose-Virus
AF 1. Akanthose-Faktor 2. albuminfrei 3. Aldehydfuchsin 4. Angiogenese-Faktor
AFAE akute fieberhafte Atemwegserkrankung
AFI 1. amaurotische familiäre Idiotie 2. atrialer Füllungsindex
AFL Antifibrinolysin
AFM Adriamycin, 5-Fluorouracil, Methotrexat
AFP alpha$_1$-Fetoprotein
AFR 1. Antifibrinolysin-Reaktion 2. askorbinfreies Radikal
AFS Atomfluoreszenzspektroskopie
AFT 1. Antifibrinolysintest 2. Antigen-Fixationstest
AG 1. Albumin-Globulin-Quotient 2. Allergen 3. Angiographie 4. Antigen 5. Antiglobulin
Ag 1. Allergen 2. Antigen 3. Argentum
AGD Agar-Geldiffusion
AGEPC Acetylglyceryletherphosphorylcholin
AGF Antigammaglobulin-Faktor
AGG 1. Agammaglobulinämie 2. Antigammaglobulin
AgHT Agglutinationshemmungstest
AGKT 1. AGK-Test 2. Antiglobulin-Konsumptionstest
AGN akute Glomenulonephritis
AGP 1. alkalische Granulozytenphosphatase 2. Alpha-Glyzerinphosphat 3. α_1-Glykoprotein
AGPD Alpha-Glyzerinphosphatdehydrogenase
AGS adrenogenitales Syndrom
AGT Antiglobulintest
AGTH adrenoglomerulotropes Hormon
AGTT abnormer Glukosetoleranz-Test
AGU Aspartylglukosaminurie
AGW Atemgrenzwert
AH Antihistamin
Ah hypermetroper Astigmatismus
AHA autohämolytische Anämie
AH-AK Antihämagglutinin-Antikörper
AHB Anschlussheilbehandlung
AHC antihämophiler Faktor C
AHD Antihyaluronidase
AHE 1. akute hypertensive Enzephalopathie 2. Antihyaluronidase-Einheit
AHF Antihämophiliefaktor
AHG 1. ambulante Herzgruppe 2. antihämophiles Globulin 3. Antihumanglobulin
AHGS 1. akute herpetische gingivale Stomatitis 2. Antihumanglobulin-Serum
AHLG Antihuman-Lymphozyten-Globulin
AHLS Antihuman-Lymphozyten-Serum
AHP 1. akute hämorrhagische Pankreatitis 2. antihämophiles Plasma
AHR 1. Agglutinationshemmungsreaktion 2. Antihyaluronidase-Reaktion
AHT 1. Antihyaluronidase-Test 2. Antihyaluronidase-Titer
AHTG Antihuman-Thymozyten-Globulin
AHTP Antihuman-Thymozyten-Plasma
AI 1. Adhäsionsindex 2. Anaphylatoxininaktivator 3. atherogener Index
A.I. artifizielle Insemination
AIB Amino-isobuttersäure
AIC/D automatischer implantierbarer Car-

dioverter/Defibrillator
AICF Autoimmun-Komplement-Fixation
AID Adriamycin, Ifosfamid, Dacarbazin
AIDS acquired immunodeficiency syndrome
AIG Anti-Immunoglobulin
AIHA autoimmun-hämolytische Anämie
AIL angioimmunoblastische Lymphadenopathie
AILD angioimmunoblastische Lymphadenopathie mit Dysproteinämie
AIM L-Asparaginase, Ifosfamid, Methotrexat
AIP 1. akute interstitielle Pneumonie 2. automatisierte Immunpräzipitation
AIR Aminoimidazolribonukleotid
AIS adrenerges Inhibitionssystem
AIT 1. Agglutinationsimmobilisationstest 2. akute Intensivtherapie 3. analytischer Intelligenztest
AIVR akzelerierter idioventrikulärer Rhythmus
AJR akzelerierter junktionaler Rhythmus
AK 1. Absorptionskoeffizient 2. Adenylatkinase 3. Antikoagulanzien 4. Azetatkinase
Ak Antikörper
AKE allergisches Kontaktekzem
AKEZ allgemeiner Kräfte- und Ernährungszustand
AKG 1. Alpha-Ketoglutarat 2. Angiokardiographie 3. Aortokoronarographie
AKKG Apex-Karotis-Kardiogramm
AKMT autologe Knochenmarkstransplantation
AL akute Leukämie
Al Aluminium
ALA 1. δ-Aminolävulinsäure 2. antilymphozytäre Antikörper
Ala Alanin
ALAD δ-Aminolävulinat-dehydrase
ALAS δ-Aminolävulinat-synthetase
ALAT Alaninaminotransferase
Alb. Albumin
ALD Aldolase
ALDH Aldehyddehydrogenase
ALD-L Leber-Aldolase
ALD-M Muskel-Aldolase
ALFT Aluminium-Formol-Toxoid
ALG Antilymphozytenglobulin
Alk. 1. Alkalose 2. Alkohol
alk. alkalisch
ALL akute lymphatische Leukämie
ALM akrolentiginöses Melanom
ALOMAD Adriamycin, Leukeran, Vincristin (*engl.* oncovin), Methotrexat, Actinomycin-D, Dacarbazin
ALP alkalische Leukozytenphosphatase
ALS 1. δ-Aminolävulinsäure 2. amyotrophe Lateralsklerose 3. Antilymphozytenserum
ALSE Abt-Letterer-Siwe-Erkrankung
ALT Alaninaminotransferase
ALTB akute Laryngotracheobronchitis
Alu Aluminium
ALV 1. akutes Leberversagen 2. aviäres Leukose-Vinus
alv. alveolär
AM 1. Amperemeter 2. Amplitudenmodulation 3. anovulatorischer Menstruationszyklus 4. Astigmatismus myopicus
AMA antimitochondriale Antikörper
AMD Alpha-Methyldopa
AME Atommasseneinheit
AMH Anti-Müller-Hormon
AMI akuter Myokardinfarkt
AMK anteriores Mitralklappensegel
AML 1. akute myeloblastische Leukämie 2. akute myeloische Leukämie
AMLS Anti-Maus-Lymphozytenserum
AMM amelanotisches malignes Melanom
AMML akute myelomonozytäre Leukämie
AMOL 1. akute monozytäre Leukämie 2. akute Monozytenleukämie
AMP 1. Adenosinmonophosphat 2. Amphetamin 3. Arzneimittelprüfung
3',5' AMP zyklisches Adenosin-3',5'-phosphat
Amp. 1. Ampere 2. Ampullen
AMPD Adenosinmonophosphatdesamidase
AMS 1. Antikörpermangelsyndrom 2. Antimakrophagenserum
AMT α-Methyltyrosin
AMV Atemminutenvolumen
ANA antinukleäre Antikörper
ANCA antineutrophile zytoplasmatische Antikörper
ANF 1. antinukleärer Faktor 2. atrialer natriuretischer Faktor
ANG Alles-oder-Nichts-Gesetz
ANI akute Niereninsuffizienz
ANLL 1. akute nicht-lymphatische Leukämie 2. akute nicht-lymphoblastische Leukämie
AnÖZ Anodenöffnungszuckung
ANP atriales natriuretisches Peptid
ANR akuter Nonresponder
ANS 1. Atemnotsyndrom 2. autonomes Nervensystem
AnSZ Anodenschließungszuckung
Anti-HAV Antikörper gegen Hepatitis A virus
ANUG akute nekrotisierende ulzerierende Gingivitis
ANUP akute nekrotisierende ulzerierende Parodontitis
ANUS akute nekrotisierende ulzerierende Stomatitis
Anw Anwendungen
AO 1. Antioxidanzien 2. Arbeitsgemeinschaft für Osteosynthese
ÄO Äthylenoxid
AOÄ Approbationsordnung für Ärzte
AOCH Arachnitis optico-chiasmatica
AOE Augenohrebene
AOK Allgemeine Ortskrankenkasse
AOP atriales Overdrive-Pacing
AOPA Ara-C, Vincristin (*engl.* oncovin), Prednison, Asparaginase
AOPE Adriamycin, Vincristin (*engl.* oncovin), Prednison, Etoposid
ÄÖS Äthinylöstradiolsulfat
AÖZ Anodenöffnungszuckung

AP 1. alkalische Phosphatase 2. Anstaltspackung 3. 2-Aminopurin 4. artifizieller Pneumothorax
a.p. 1. ante partum 2. anteroposterior
a-p 1. anterior-posterior 2. anteroposterior
A & P Auskultation und Perkussion
A-5-P Adenosin-5'-phosphat
APA 1. akute parenterale Alimentation 2. Aldosteron-produzierendes Adenom
6-APA 6-Aminopenicillansäure
APC 1. Adenoide, Pharyngitis, Conjunctivitis 2. antiphlogistisches Corticosteroid
APCV Adenoidal-Pharyngeal-Conjunctival-Viren
APD 1. Aktionspotentialdauer 2. aortopulmonaler Defekt 3. Atemperiodendauer
APE Adriamycin, Cisplatin (*engl.* platinol), Etoposid
APF 1. antiperinukleärer Faktor 2. Antiperniziosa-Faktor
APh alkalische Phosphatase
APK Apexkardiogramm
APL akute Promyelozytenleukämie
APLD automatisierte perkutane lumbale Diskektomie
APO Adriamycin, Cisplatin (*engl.* platinol), Vincristin (*engl.* oncovin)
APP 1. Akute-Phase-Protein 2. Aneurinpyrophosphat 3. Arginin-angereichertes Polypeptid
AppO Ä Approbationsordnung für Ärzte
APRT Adeninphosphoribosyltransferase
APS 1. Adenosin-5'-phosphosulfat 2. Angina-pectoris-Syndrom 3. Arbeitspulssumme
6-APS 6-Aminopenicillansäure
APT 1. Alkohol-Probetrunk 2. aluminiumpräzipitiertes Toxoid
APUD amine precursor uptake and decarboxylation
APV aufgeschobene Primärversorgung
Aq. Aqua
AR 1. Absorptionsrate 2. akzelerierte Reaktion 3. Aortenrezeptor
Ar Argon
ARA antiribosomale Antikörper
Ara-A Adenin-Arabinosid
ARAS aufsteigendes retikuläres aktivierendes System
ARC AIDS-related-Complex
ARE akute respiratorische Erkrankung
ARES anti-retikuloendotheliales Serum
ARF akutes rheumatisches Fieber
ARG Aortorenographie
Arg Arginin
ArgP Argininphosphat
ARI atriales Refraktärintervall
ARID AIDS-related Immundysfunktion
ARL Atemruhelage
ARP absolute Refraktärphase
ARQ Aortenregurgitationsquotient
ARS aktivierendes retikuläres System
ARSB Arylsulfatase B
ARV AIDS-assoziierte Retroviren
ARV 1. Aortenregurgitationsvolumen 2. Arbeiterrentenversicherung
ARVD arrhythmogene rechtsventrikuläre Dysplasie
ARZ Achillessehnen-Reflexzeit
AS 1. Aminoessigsäure 2. Aminosäure 3. anaphylaktischer Schock 4. ankylosierende Spondylitis 5. Antiserum 6. Askorbinsäure 7. Atemstoß
As Arsen
ASA 1. Adams-Stokes-Anfall 2. Antispermien-Antikörper 3. Arylsulfatase A
AS & AI Aortenstenose & Aorteninsuffizienz
ASAL Argininosuccinatlyase
ASAT Aspartataminotransferase
ASD Atriumseptumdefekt
ASE Antistreptolysin-Einheit
ASH asymmetrische Septumhypertrophie
ASI 1. aktiv-spezifische Immuntherapie 2. anteroseptaler Infarkt
ASK Antistreptokinase
ASKE Antistreptokinase-Einheit
ASL 1. Antistreptolysin 2. Argininosuccinatlyase
ASLO Antistreptolysin O
Asn Asparagin
ASO 1. Antistreptolysin O 2. Arteriosclerosis obliterans
ASÖD Analsphinkter-Öffnungsdruck
ASP Asparaginase
Asp Asparaginsäure
ASPA Aluminium-Silikat-Poly-Akrylsäure
ASPAT Aspartataminotransferase
Asp-NH$_2$ Asparagin
ASR 1. Achillessehnenreflex 2. Aldosteron-Sekretionsrate 3. Antistreptolysin-Reaktion
ASRZ Achillessehnen-Reflexzeit
ASS 1. Acetylsalicylsäure 2. Adams-Stokes-Syndrom 3. Atemstromstärke
AST 1. Antistreptolysin-Test 2. Antistreptolysin-Titer 3. Aspartataminotransferase 4. atriale Stimulation
ASt Antistaphylolysin
AStE Antistaphylolysin-Einheit
ASTI Antispastizitätsindex
AStL Antistaphylolysin
ASTO Antistreptolysin O
AStR Antistaphylolysin-Reaktion
AStT 1. Antistaphylolysin-Test 2. Antistaphylolysin-Titer
ASV assistierte spontane Ventilation
ASZ 1. Anodenschließungszuckung 2. Anspannungszeit
AT 1. abdominale Toxoplasmose 2. adjuvante Therapie 3. Alttuberkulin 4. Amitriptylin 5. Anaphylatoxin 6. Angiotensin 7. Antithrombin 8. Antitrypsin 9. Aortenton 10. Austauschtransfusion
At Astatin
at technische Atmosphare
AT III Antithrombin III
A & T Adenotomie und Tonsillektomie
AT.-E. Antithrombineinheit

AT 10 antitetanische Substanz 10
ATA 1. alimentäre toxische Aleukie 2. Antithrombozyten-Antikörper
ATERP atriale effektive Refraktärphase
ATG Antithymozytenglobulin
ATH abdominale totale Hysterektomie
ATK Alttuberkulin Koch
atm Atmosphäre
ATMA antithyreoidale mikrosomale Antikörper
ATMI akuter transmuraler Myokardinfarkt
ATN akute tubuläre Nekrose
ATNR asymmetrisch-tonischer Nackenreflex
ATP 1. Adenosintriphosphat 2. Adenosin-5'-triphosphat
ATPase Adenosintriphosphatase
ATS 1. Anti-Tetanus-Serum 2. Antithrombozyten-Serum 3. Antithymozyten-Serum 4. Atropinsulfat
ATT 1. Ammoniak-Toleranztest 2. Antitoxin-Titer
atü Atmosphären-Überdruck
ATV Alkoholtrinkversuch
ATZ Antithrombinzeit
ATZI Austreibungszeit-Index
Au Aurum
Au-Ag Australiaantigen
AUG Ausscheidungsurographie
AUL akute undifferenzierte Leukämie
Au-SH-Ag Australia-Senumhepatitis-Antigen
AV 1. Adriamycin, Vincristin 2. Angestelltenversicherung 3. autophagozytäre Vakuolen
av atrioventrikular
AVA 1. arrhythmogene ventrikuläre Aktivität 2. arteriovenöses Angiom
avD arteriovenöse Differenz
avD-O_2 arteriovenöse Sauerstoff-Differenz
AVDP Asparaginase, Vincristin, Daunorubicin, Prednison
AVG Aortovenographie
AVI atrioventrikuläres Intervall
AVJA atrioventrikulär-junktionale Arrhythmie
AVJT atrioventrikulär-junktionale Tachykardie
AVK 1. Antivitamin K 2. arterielle Verschlusskrankheit 3. Atrioventrikularknoten
AVL arterielles Verschlussleiden
AVM 1. Adriamycin, Vinblastin, Methotrexat 2. Adriamycin, Vincristin, Mitomycin-C
AVNR Atrioventrikular-Knoten-Reentry
AVNRT Atrioventrikular-Knoten-Reentry-Tachykardie
AVNT Atrioventrikular-Knoten-Tachykardie
AVP 1. Actinomycin-D, Vincristin, Procarbazin 2. antivirales Protein 3. Aortoventrikuloplastik 4. Arginin-Vasopressin 5. Arterienvolumenpuls
AVR 1. akzelerierter ventrikulärer Rhythmus 2. AV-Knotenrhythmus
AVRT atrioventrikuläre Reentry-Tachykardie
AVSD atrioventrikulärer Septumdefekt
AVT Arginin-Vasotonin
AZ Anspannungszeit
Az. Aziditätsgrad
AZK Alveolarzellkarzinom
AZQ Atemzeitquotient
AZR Aschheim-Zondek-Reaktion
AZT 1. Aschheim-Zondek-Test 2. Azidothymidin
AZV Atemzeitvolumen
B 1. Bacillus 2. Base 3. Bel 4. Benzoat 5. Bor
b 1. bar 2. Barn
β^+ Positron
BA 1. Bakterienagglutination 2. basale Aktivität 3. Basenabweichung 4. biologisches Alter 5. Blutagar
Ba Barium
BAA Bauchaortenaneurysma
BAC BCNU, Ara-C, Cyclophosphamid
Bac. Bacillus
BACO Bleomycin, Adriamycin, CCNU, Vincristin (*engl.* oncovin)
BACOD Bleomycin, Adriamycin, Cyclophosphamid, Vincristin (*engl.* oncovin), Dexamethason
BACON Bleomycin, Adriamycin, CCNU, Vincristin (*engl.* oncovin), N-Lost
BACOP Bleomycin, Adriamycin, Cyclophosphamid, Oncovin, Prednison
BACT 1. BCNU, Ara-C, Cyclophosphamid, 6-Thioguanin 2. Bleomycin, Adriamycin, Cyclophosphamid, Tamoxifen
Bact. Bacterium
BAFöG Bundesausbildungsförderungsgesetz
B-Ag Bakterienantigen
BAH biatriale Hypertrophie
BAI 1. Basilararterien-Insuffizienz 2. basophiler Altersindex
BAK Blutalkoholkonzentration
BÄK Bundesärztekammer
BAL bronchoalveoläre Lavage
BAMON Bleomycin, Adriamycin, Methotrexat, Vincristin (*engl.* oncovin), N-Lost
BÄO Bundesärzteordnung
BAP 1. Bleomycin, Adriamycin, Prednison 2. Blutagarplatte
BAPN β-Aminopropionitril
BAR Bakterien-Agglutinationsreaktion
BAS Ballon-Atrioseptostomie
BAT biologische Arbeitsstoff-Toleranz
BAU Bundesanstalt für Arbeitsschutz und Unfallforschung
BAV Bundesaufsichtsamt für das Versicherungswesen
BAVIP Bleomycin, Adriamycin, Vinblastin, Imidazolcarboxamid, Prednison
BB 1. Beckenboden 2. Blutbank 3. Blutbild
BBC Brombenzylcyanid
BBI Brust-Bauch-Index
BBR Berliner-Blau-Reaktion
BC 1. Biotincarboxylase 2. Bronchialkarzinom
BCAVe Bleomycin, CCNU, Adriamycin, Vinblastin
BCCP Biotin-Carboxyl-Carrier-Protein
BCD 1. Bikarbonat-Dialyse 2. Bleomycin, Cyclophosphamid, Dactinomycin
BCDT BCNU, Cisplatin, Dacarbazin, Tamoxifen

BCE 1. Basalzellenepitheliom 2. Butyrylcholinesterase
BCF Basophilen-chemotaktischer Faktor
BCG Bacillus Calmette-Guérin
BCGF B cell growth factors
BChE Butyrylcholinesterase
B-CHOP Bleomycin, Cyclophosphamid, Hydroxydaunorubicin, Vincristin (*engl.* oncovin), Prednison
BCMF Bleomycin, Cyclophosphamid, Methotrexat, 5-Fluorouracil
BCNU 1,3-Bis-(2-chloräthyl)-1-nitroso-urea
BCOP BCNU, Cyclophosphamid, Vincristin (*engl.* oncovin), Prednison
BCP BCNU, Cyclophosphamid, Prednison
BCVP BCNU, Cyclophosphamid, Vinblastin, Prednison
BCVPP BCNU, Cyclophosphamid, Vinblastin, Procarbazin, Prednison
BD Basendefizit
BDG Bilirubindiglukuronid
B-DOPA Bleomycin, Dacarbazin, Vincristin (*engl.* oncovin), Prednison, Adriamycin
BDP 1. Beclomethasondipropionat 2. Brodimoprim
BDR Bauchdeckenreflex
BDU Bromdesoxyuridin
BDV Ballondilatationsvalvuloplastie
BE Basenexzess
Be Beryllium
BEAC BCNU, Etoposid, Ara-C, Cyclophosphamid
BEAM BCNU, Etoposid, Ara-C, Melphalan
BEH benigne essentielle Hypertonie
BEI Butanol-extrahierbares Iod
BEJ Butanol-extrahierbares Jod
BEL Beckenendlage
BEMP Bleomycin, Eldisine, Mitomycin, Cisplatin (*engl.* platinol)
BEP 1. basisches enzephalitogenes Protein 2. Bleomycin, Etoposid, Cisplatin (*engl.* platinol)
BERA brain stem evoked response audiometry
BF blastogenetischer Faktor
BfA Bundesversicherungsanstalt für Angestellte
BFP biologisch falsch-positiv
BFT Bewegungsfunktionstest
BFU burst forming unit
BG 1. Berufsgenossenschaft 2. Bindegewebe 3. Blutglukose 4. Blutgruppe
BGA Blutgasanalyse
BGB Bürgerliches Gesetzbuch
BGBl Bundesgesetzblatt
BGF Blutgerinnungsfaktor
BGG bovines Gammaglobulin
BGH Bundesgerichtshof
BGT Bilirubinglukuronyl-transferase
BGZ Blutgerinnungszeit
BHA 1. benigne Hilus-Adenopathie 2. Blasenhalsadenom 3. Butylhydroxyanisol
BHC Benzolhexachlorid
BHD BCNU, Hydroxyurea, Dacarbazin
BHDV BCNU, Hydroxyurea, Dacarbazin, Vincristin
BHF bolivianisches hämorrhagisches Fieber
BHI biosynthetisches Humaninsulin
BHL benignes Hiluslymphom
BHR Bauchhautreflex
BHS Blut-Hirn-Schranke
BHT Butylhydroxytoluol
BHWZ biologische Halbwertzeit
Bi Bismutum
BIA Bioimmunoassay
b.i.d. bis in die
bidest. bidestillatus
BIH benigne intrakranielle Hypertension
BIL Bilirubin
BIP 1. bakterielles intravenöses Protein 2. biparietaler Kopfdurchmesser 3. Bleomycin, Ifosfamid, Cisplatin 4. bronchiolitische interstitielle Pneumonie
BIR basale Inzidenzrate
BIV bovines Immunmangel-Virus
BJP 1. Bence-Jones-Proteine 2. Bence-Jones-Proteinurie
Bk Berkelium
BKE Brechkrafteinheit
BKG Ballistokardiogramm
BKK 1. Betriebskrankenkasse 2. Blutketonkörper
BKN Blastokinin
BKS 1. Blutkörperchensenkung 2. Blutkörperchensenkungsgeschwindigkeit
BKT Blutkonzentrationstest
Bkt. Bakterium
BKVO Berufskrankheitenverordnung
BL 1. basales Labyrinth 2. Borderline-Lepra 3. Burkitt-Lymphom
Bleo Bleomycin
BLEO-COMF Bleomycin, Cyclophosphamid, Vincristin (*engl.* oncovin), Methotrexat, 5-Fluorouracil
BLEO-MOPP Bleomycin, N-Lost (*engl.* mechlorethamine), Vincristin (*engl.* oncovin), Procarbazin, Prednison
BLG β-Laktoglobulin
BLM Bleomycin
BLS Blut-Liquor-Schranke
BM 1. Basalmembran 2. Beckenmitte
BMG Bilirubin-monoglukuronid
BMI body mass index
BMN Betamethason
B-MOPP Bleomycin, N-Lost (*engl.* mechlorethamine), Vincristin (*engl.* oncovin), Procarbazin, Prednison
BMP BCNU, Methotrexat, Procarbazin
BMR basal metabolic rate
BMV Biofeedback-motivierte Ventilationstherapie
BMVVO Betäubungsmittel-Verschreibungs-Verordnung
BMZ Basalmembranzone
BNS 1. Basalzellnävus-Syndrom 2. Blutnervenschranke

BO-Ä Berufsordnung für Arzte
BOAP Bleomycin, Vincristin (*engl.* oncovin), Adriamycin, Prednison
Bol Bolus
BOLD Bleomycin, Vincristin (*engl.* oncovin), Lomustin, Dacarbazin
BOMA bilaterale Otitis media acuta
BOP **1.** BCNU, Vincristin (*engl.* oncovin), Prednison **2.** Bleomycin, Vincristin (*engl.* oncovin), Cisplatin (*engl.* platinol)
BOPAM Bleomycin, Vincristin (*engl.* oncovin), Prednison, Adriamycin, N-Lost (*engl.* mechlorethamine), Methotrexat
BOPP BCNU, Vincristin (*engl.* oncovin), Procarbazin, Prednison
BP **1.** basisches Protein **2.** Benzapyren **3.** Biopotential **4.** Blasenpunktion **5.** Blutplasma **6.** bullöses Pemphigoid
3,4-BP 3,4-Benzpyren
BPB Bromphenolblau
BPD Biparietaldurchmesser
BPF Bradykinin-potenzierender Faktor
BPG Benzathin-Penicillin G
BPH **1.** benigne Prostatahypertrophie **2.** Benzpyren-hydroxylase
BPO Benzylperoxid
BPR Brachialperiost-Reflex
BPS **1.** basale Pepsinsekretion **2.** Belastungspulssumme
BPTH bovines Parathyroid-Hormon
BPTI basischer Pankreadrypsin-Inhibitor
BPV **1.** Benzathin-Penicillin V **2.** bovine Papillomviren
Bq Becquerel
BR Blinkreflex
Br Brom
BRB **1.** Betarezeptorenblockade **2.** Betarezeptorenblocker
BRDU 5-Bromdesoxyuridin
BRIC benigne rezidivierende intrahepatische Cholestase
BRR **1.** Barorezoptor-Reflex **2.** Brachioradial-Reflex
BRVDU E-5-(2-Bromovinyl)-2'-desoxyuridin
BS **1.** bakterielle Suspension **2.** Beta-Sympatholytikum **3.** Blutserum **4.** Boeck-Sarkoidose **5.** Bronchialsekret **6.** bronchitisches Syndrom
BSA Björk-Shiley-Aortenklappenprothese
BSE bovine spongiforme Enzephalopathie
BSER brain stem electric responses
BSeuchG Bundesseuchengesetz
BSG **1.** Blutkörperchensenkung **2.** Blutkörperchensenkungsgeschwindigkeit **3.** Bundesseuchengesetz **4.** Bundessozialgericht
BSL benigne symmetrische Lipomatose
BSO Bernsteinsäure-oxidase
BSP Bromsulphthalein
BSR **1.** Bizepssehnenreflex **2.** Blutsenkungsreaktion
BST blutserologischer Test
BT Blasentumor
BTB Bromthymolblau
BTD Brust-Thermodetektor
BTDS Benzoylthiamin-disulfid
BTG β-Thromboglobulin
BTI Bronchialtrakt-Infektion
BTK Basaltemperaturkurve
BtMG Betäubungsmittelgesetz
BtMVV Betäubungsmittel-Verschreibungsverordnung
BT-PABA N-Benzoyl-L-tyrosyl-p-aminobenzoesäure
BTS Brenztraubensäure
B.T.U. British thermal unit
BU 5-Bromuracil
BuChE Butyrylcholinesterase
BUDU 5-Bromdesoxyuridin
Bugo Bundesgebührenordnung
BUN Blutharnstoffstickstoff
BV **1.** Bildverstärker **2.** Blutvolumen
BVAP BCNU, Vincristin, Adriamycin, Prednison
BVCPP BCNU, Vinblastin, Cyclophosphamid, Procarbazin, Prednison
BVD BCNU, Vincristin, Dacarbazin
BVDU Bromovinyldesoxyuridin
BVG Bundesversorgungsgesetz
BVH **1.** biventrikuläre Hypertrophie **2.** B-Virus-Hepatitis
BVK B-Vitamin-Komplex
BVL bilaterale Vasoligatur
BVPP BCNU, Vincristin, Procarbazin, Prednison
BW Brustwirbel
BWK Brustwirbelkörper
BWS Brustwirbelsäule
BZ **1.** Belegzellen **2.** Blutungszeit **3.** Blutzucker
BZGW Blutzucker-Grenzwert
BZSK Blutzuckerselbstkontrolle
BZTP Blutzuckertagesprofil
C **1.** Carboneum **2.** Celsius **3.** Chloramphenicol **3.** Clearance **4.** Clostridium **5.** Compliance **6.** Coulomb **7.** Curie **8.** Cystein **9.** Cystin **10.** Cytidin **11.** Cytosin **12.** Komplement **13.** Konzentration **14.** Zervikalsegment
c Zenti-
CA **1.** Carbenicillin **2.** Carboanhydrase **3.** Carcinoma **4.** Catecholamine **5.** Cyclophosphamid, Adriamycin **6.** Cytarabin
Ca **1.** Calcium **2.** Candida albicans **3.** Carboanhydrase **4.** Carcinoma **4.** Kalzium
CAAT computerassistierte axiale Tomographie
CABOP Cyclophosphamid, Adriamycin, Bleomycin, Vincristin (*engl.* oncovin), Prednison
CaBP kalziumbindendes Protein
$CaCO_2$ arterieller Kohlendioxidgehalt
CAD **1.** Cyclophosphamid, Adriamycin, Dacarbazin **2.** Cytosin-arabinosid, Daunorubicin
CAE Cyclophosphamid, Adriamycin, Etoposid
CaEDTA Calcium-ethylendiamintetraessigsäure

CAF Cyclophosphamid, Adriamycin, 5-Fluorouracil
CAFP Cyclophosphamid, Adriamycin, 5-Fluorouracil, Prednison
CAFTH Cyclophosphamid, Adriamycin, 5-Fluorouracil, Tamoxifen, Hydroxydaunorubicin
CAFVP Cyclophosphamid, Adriamycin, 5-Fluorouracil, Vincristin, Prednison
CAFVP Cyclophosphamid, Adriamycin, 5-Fluorouracil, Vincristin, Prednison
CAG chronische atrophische Gastritis
CAH 1. Carboanhydrase 2. chronisch-aggressive Hepatitis 3. chronisch-aktive Hepatitis
Cal 1. große Kalorie 2. Kilokalorie
cal 1. Kalorie 2. kleine Kalorie
C_{alb} Albumin-Clearance
CALF Cyclophosphamid, Adriamycin, Leucovorin, 5-Fluorouracil
CALF-E Cyclophosphamid, Adriamycin, Leucovorin, 5-Fluorouracil, Ethinylestradiol
CALLA common ALL-Antigen
CAM 1. Chlorambucil 2. Chloramphenicol 3. Chorioallantoismembran 4. Cyclophosphamid, Adriamycin, Methotrexat 5. Cyclophosphamid, Cytarabin (Alexan), Methotrexat
CAMB Cyclophosphamid, Adriamycin, Methotrexat, Bleomycin
CAMELEON Cytosin-arabinosid, Methotrexat, Leucovorin, Vincristin (*engl.* oncovin)
CAMEO Cyclophosphamid, Adriamycin, Methotrexat, Etoposid, Vincristin (*engl.* oncovin)
CAMF 1. Cyclophosphamid, Adriamycin, Methotrexat, 5-Fluorouracil 2. Cyclophosphamid, Adriamycin, Methotrexat, Folinsäure
CAMLO Cytosin-arabinosid, Methotrexat, Leucovorin, Vincristin (*engl.* oncovin)
CAMP Cyclophosphamid, Adriamycin, Methotrexat, Procarbazin
cAMP Cyclo-AMP
cand. med. Kandidat/in der Medizin
cand. med. dent. Kandidat/in der Zahmedizin
CAO 1. chronische Atemwegsobstruktion 2. Cyclophosphamid, Adriamycin, Vincristin (*engl.* oncovin)
CaO Calciumoxid
$Ca(OH)_2$ Calciumhydroxid
CAOS Cosmogen (Actinomycin D), Adriamycin (Doxorubicin), Oncovin (Vincristin), Sendox
CAP 1. Carbamylphosphat 2. Catabolit-Gen-Aktivatorprotein 3. Chloramphenicol 4. Cyclophosphamid, Adriamycin, Cisplatin (*engl.* platinol) 5. Cystinaminopeptidase
CAP-BOP Cyclophosphamid, Adriamycin, Procarbazin, Bleomycin, Vincristin (*engl.* oncovin), Prednison
CAP-I Cyclophosphamid, Adriamycin, Prednison
CAP-II Cyclophosphamid, Adriamycin, Cisplatin (*engl.* platinol)
CAPPr Cyclophosphamid, Adriamycin, Cisplatin (*engl.* platinol), Prednison
CAPS Carbamylphosphatsynthetase (Ammoniak)
CARBOPEC Carboplatin, Etoposid, Cyclophosphamid
CARNA computerassistierte Radionuklid-Angiographie
$CaSO_4$ Calciumsulfat
CAT 1. Cholinazetyltransferase 2. Coli-Antikörpertiter 3. computerassistierte Tomographie 4. Computertomographie 5. Cytosin-arabinosid, Adriamycin, 6-Thioguanin
CATT computerisierte axiale Transmissionstomographie
CAV 1. chronische arterielle Verschlusskrankheit 2. Cyclophosphamid, Adriamycin, Vinblastin 3. Cyclophosphamid, Zytarabin (Alexan), Vincristin
CAVe CCNU, Adriamycin, Vinblastin
CAVP Cyclophosphamid, Adriamycin, VM-26, Prednison
CAVP-16 Cyclophosphamid, Adriamycin, VP-16
CAVP-I Cyclophosphamid, Adriamycin, Vincristin, Prednison
CAVPM Cyclophosphamid, Adriamycin, VP-16, Prednison, Methotrexat
CBA chronische Bronchitis und Asthma
CBC Carbenicillin
CBF calciumbindendes Fragment
CBG 1. Cortisol-bindendes Globulin 2. corticosteroidbindendes Globulin
C3b-INA C3b-Inaktivator
CBP chronische bakterielle Pankreatitis
CBPPA Cyclophosphamid, Bleomycin, Procarbazin, Prednison, Adriamycin
CBV Cyclophosphamid, BCNU, VP-16
CBVD CCNU, Bleomycin, Vinblastin, Dexamethason
CC 1. Carboplatin, Cyclophosphamid2. Cholecalcifenol
CCA 1. Cephalin-Cholesterin-Antigen 2. Chondrocalcinosis articularis
CCAVV CCNU, Cyclophosphamid, Adriamycin, Vincristin, VP-16
CCE Ceratoconjunctivitis epidemica
CCF Cephalin-Cholesterin-Flockungsreaktion
CCFA Cycloserin-Cefoxitin-Fruktose-Agar
CCFE Cyclophosphamid, Adriamycin, Vincristin, Etoposid
CCK Cholezystokinin
CCK-PZ Cholezystokinin-Pankreozymin
CCM 1. congestive Cardiomyopathie 2. Cyclophosphamid, CCNU, Methotrexat
ccm Kubikzentimeter
CCMA CCNU, Cyclophosphamid, Methotrexat, Adriamycin
CCNU 1-(2-Chloräthyl)-3-zyklohexyl-1-nitrosourea
CCNU-OP CCNU, Vincristin (*engl.* oncovin), Prednison
CCOB CCNU, Cyclophosphamid, Vincristin

(*engl.* oncovin), Bleomycin
CCP chronisch-kalzifizierende Pankreatitis
CCR Karzinom-Chrom-Reaktion
CCT kraniale Computertomographie
CCV CCNU, Cyclophosphamid, Vincristin
CCVB CCNU, Cyclophosphamid, Vincristin, Bleomycin
CCVPP CCNU, Cyclophosphamid, Velbe, Procarbazin, Prednison
CCVV Cyclophosphamid, CCNU, VP-16, Vincristin
CCVVP Cyclophosphamid, CCNU, VP-16, Vincristin, Cisplatin (*engl.* platinol)
CD 1. Coli-Dyspespie 2. Cytarabin, Daunorubicin
Cd Cadmium
cd Candela
CDA kongenitale dyserythropoetische Anämie
CDB zerebrale Durchblutung
CDC Carboplatin, Doxorubicin, Cyclophosphamid
CDD chemisch definierte Diät
CDDP cis-Diamin-dichlor-platin-2
CDE Cyclophosphamid, Doxorubicin, Etoposid
CDLE chronisch-diskoider Lupus erythematodes
cd/m² Candela pro Quadratmeter
cDNA komplementäre DNA
CDP 1. Citrat, Dextrose, Phosphatpuffer 2. Cytidindiphosphat 3. Cytidin-5'-diphosphat
CDPC Cytidindiphosphatcholin
CDSA konventionelle digitale Subtraktionsangiographie
CDT chemisch desinfizierende Trockenreinigung
CDW Collum-Diaphysen-Winkel
CE 1. California-Enzephalitis 2. chemische Energie 3. Cholesterinester 4. Cisplatin, Etoposid 5. zytopathischer Effekt
Ce Cer
CEA 1. carcinoembryonales Antigen 2. chronische exogen-allergische Alveolitis
CEB Carboplatin, Etoposid, Bleomycin
CECA Cisplatin, Etoposid, Cyclophosphamid, Adriamycin
CED Cefaloridin
CEEG computeranalysiertes Elektroenzephalogramm
CEF Cyclophosphamid, Epirubicin, 5-Fluorouracil
C_{eff} effektive Compliance
CEM Cytosin-arabinosid, Etoposid, Methotrexat
CEMAP kortikal evoziertes motorisches Aktionspotential
CEP 1. CCNU, Etoposid, Prednimustin 2. Cyclophosphamid, Etoposid, Cisplatin (*engl.* platinol) 3. kongenitale erythropoetische Porphyrie
CEPT Cyclophosphamid, Fluorouracil, Prednison, Tamoxifen
CER Caries, Extractio, Restauratio
CER Cefaloridin
CET Cefalotin
CEV 1. California-Enzephalitis-Virus 2. Cyclophosphamid, Etoposid, Vincristin
CF 1. Cefalotin 2. Cisplatin, 5-Fluorouracil 3. chemotaktischer Faktor 5. Christmas-Faktor 6. Citrovorum-Faktor 7. Colicin-Faktor 8. zytotoxischer Faktor
Cf Californium
CFA komplettes Freund-Adjuvans
CFC kapillarer Filtrationskoeffizient
CFKW Chlorfluorkohlenwasserstoff
CFL 1. Cisplatin, 5-Fluorouracil, Leucovorin 2. Clearingfaktor-Lipase
CFM 1. Chlorfluormethan 2. Cyclophosphamid, 5-Fluorouracil, Mitoxantron
CFP Cyclophosphamid, 5-Fluorouracil, Prednison
CFPT Cyclophosphamid, 5-Fluorouracil, Prednison, Tamoxifen
CFR kapilläre Faser-Reaktion
CFSE Kristallfeldstabilisienungsenergie
CFT Cardiolipin-Flockungstest
CFU colony forming unit
CFU-C colony forming unit in culture
CG Choriongonadotropin
CGL 1. chronische granulozytäre Leukämie 2. Corpus geniculatum laterale
CGM Corpus geniculatum mediale
cGMP Cyclo-GMP
CGN chronische Glomenulonephritis
CGT Choriongonadotropin
C_6H_6 Benzol
Ch Cholin
CHA 1. Candida-Hämagglutination 2. Chlorambucil 3. kongenitale hypoplastische Anämie 4. Zyklohexylamin
CHAD Cyclophosphamid, Hexamethylmelamin, Adriamycin, DDP
CHAMOCA Cyclophosphamid, Hydroxyurea, Actinomycin-D, Methotrexat, Vincristin (*engl.* oncovin), Folinsäure, Adriamycin
CHAP Cyclophosphamid, Hexamethylmelamin, Adriamycin, Cisplatin (*engl.* platinol)
ChAT Cholinazetyltransferase
CHB kompletter Herzblock
$ChCl_3$ Chloroform
CHD Cyclophosphamid, Hexamethylmelamin, DDP
CHE 1. Cholesterinesterase 2. Cholesterinesterhydrolase 3. Cholinesterase
ChEH Cholinesterasehemmer
ChEI Cholinesteraseinhibitor
ChES cholinerges exzitatorisches System
CHF 1. chemotaktischer Faktor 2. Cyclophosphamid, Hexamethylmelamin, 5-Fluorouracil
CHI chemotherapeutischer Index
Chl. 1. Chloramphenicol 2. Chloroform
CHL-VPP Chlorambucil, Vinblastin, Procarbazin, Prednison
CH_2O freie Wasser-Clearance

CHOB Cyclophosphamid, Hydroxydaunorubicin, Vincristin (*engl.* oncovin), Bleomycin
CHOD Cyclophosphamid, Hydroxydaunorubicin, Vincristin (*engl.* oncovin), Dexamethason
CHOP Cyclophosphamid, Hydroxydaunorubicin, Vincristin (*engl.* oncovin), Prednison
CHOP-BLEO Cyclophosphamid, Hydroxydaunorubicin, Vincristin (*engl.* oncovin), Prednison, Bleomycin
CHOPE Cyclophosphamid, Hydroxydaunorubicin, Vincristin (*engl.* oncovin), Prednison, Etoposid
CHP 1. Chemoprävention 2. chronische hepatische Porphyrie
CHR 1. Cercarien-Hüllen-Reaktion 2. Chromobacterium
Chr 1. Chromobacterium 2. Chromosom
CHT Chemotherapie
CI chemotherapeutischer Index
Ci Curie
CID Claudicatio-intermittens-Distanz
CIF Candida-Immunfluoreszenz
CIN cervicale intraepitheliale Neoplasie
Cin Inulinclearance
C1-INH C1-Inaktivator
CIP chronische intestinale Pseudoobstruktion
CIS Carcinoma in situ
CISCA Cisplatin, Cyclophosphamid, Adriamycin
CIT charakterologischer Intelligenztest
CIVPP Chlorambucil, Vinblastin, Procarbazin, Prednison
CJE Creutzfeldt-Jakob-Erkrankung
CK Creatinkinase
CK-BB Creatinkinase vom Gehirntyp
CK-MB Creatinkinase vom musclebrain-Typ
CK-MM Creatinkinase vom Muskeltyp
CKW Chlorkohlenwasserstoff
CL 1. Chemilumineszenz 2. Cholesterin-Lezithin 3. chronische Leukämie 4. chronische Lymphadenose
Cl Chlor
C_L Compliance der Lunge
cl Zentiliter
CLIS Carcinoma lobulare in situ
CLL chronische lymphatische Leukämie
CLT Cefalotin
CM 1. Cardiomyopathie 2. causa mortis
Cm Curium
cm Zentimeter
CMA Candida-Mikroagglutination
CMC Cyclophosphamid, Methotrexat, CCNU
CMC-VAP Cyclophosphamid, Methotrexat, CCNU, Vincristin, Adriamycin, Procarbazin
CMF 1. Chondromyxofibrom 2. Cyclophosphamid, Methotrexat, 5-Fluorouracil
CMF-AV Cyclophosphamid, Methotrexat, 5-Fluorouracil, Adriamycin, Vincristin
CMF-AVP Cyclophosphamid, Methotrexat, 5-Fluorouracil, Adriamycin, Vincristin, Prednison
CMF-FLU Cyclophosphamid, Methotrexat, 5-Fluorouracil, Fluoxymesteron
CMFH Cyclophosphamid, Methotrexat, 5-Fluorouracil, Hydroxyurea
CMFP Cyclophosphamid, Methotrexat, 5-Fluorouracil, Prednison
CMFpT Cyclophosphamid, Methotrexat, 5-Fluorouracil, low-dose-Prednison, Tamoxifen
CMFPTH Cyclophosphamid, Methotrexat, 5-Fluorouracil, Prednison, Tamoxifen, Hydroxydaunorubicin
CMFP-VA Cyclophosphamid, Methotrexat, 5-Fluorouracil, Prednison, Vincristin, Adriamycin
CMFT 1. Candiolipin-Mikroflockungstest 2. Cyclophosphamid, Methotrexat, 5-Fluorouracil, Tamoxifen
CMF-TAM Cyclophosphamid, Methotrexat, 5-Fluorouracil, Tamoxifen
CM-5-FU Cyclophosphamid, Methotrexat, 5-Fluorouracil
CMFV Cyclophosphamid, Methotrexat, 5-Fluorouracil, Vincristin
CMFVAT Cyclophosphamid, Methotrexat, 5-Fluorouracil, Vincristin, Adriamycin, Testosteron
CMFVP Cyclophosphamid, Methotrexat, 5-Fluorouracil, Vincristin, Prednison
CML chronische myeloische Leukämie
CMML chronische myelomonozytäre Leukämie
C-MOPP Cyclophosphamid, N-Lost (*engl.* mechlorethamine), Vincristin (*engl.* oncovin), Procarbazin, Prednison
CMP 1. CCNU, Methotrexat, Procarbazin 2. Cytidinmonophosphat
CMPF Cyclophosphamid, Methotrexat, Prednison, 5-Fluorouracil
CMPS chronisches myeloproliferatives Syndrom
cmps Zentimeter pro Sekunde
CMPU 3-Chlormercuri-2-methoxypropylureid
CMT Cardiolipin-Mikroflockungstest
CMV 1. Cisplatin, Methotrexat, Vinblastin 2. Cytomegalievirus 3. zerebrales Minutenvolumen
CN 1. Chlorazetophenon 2. Cyanogen
CNDC chronische nichtpurulente destruktive Cholangitis
CNE chronische nervöse Erschöpfung
CNI chronische Niereninsuffizienz
CNN kongenitaler Nävuszellnävus
CNO chronische nichtinfektiöse Orchitis
CNR chronischer Nonresponder
CNSD chronische nichtspezifische Duodenitis
CNSHA kongenitale nichtsphärozytäre hämolytische Anämie
CO 1. Chininoxidase 2. Kohlenmonoxid
Co Cobalt
C^o Celsius
CO_2 Kohlendioxid
CoA Coenzym A
COAP Cyclophosphamid, Vincristin (*engl.*

oncovin), Ara-C, Prednison
COAP-BLEO Cyclophosphamid, Vincristin (*engl.* oncovin), Ara-C, Prednison, Bleomycin
CoA-SH Coenzym A
COB Cisplatin, Vincristin (*engl.* oncovin), Bleomycin
COBMAM Cyclophosphamid, Vincristin (*engl.* oncovin), Bleomycin, Methotrexat, Adriamycin, MeCCNU
COBP chronisch-obstruktive Bronchopneumopathie
CoC Coenzym C
COE chronisch-obstruktive Emphysembronchitis
CoE Coenzym E
COEB chronisch-obstruktive Emphysembronchitis
CoF 1. Cobra-Faktor 2. Coenzym F
COF/COM Cyclophosphamid, Vincristin (*engl.* oncovin), 5-Fluorouracil plus Cyclophosphamid, Vincristin (*engl.* oncovin), MeCCNU
CO-Hb Carboxyhämoglobin
Co I 1. Codehydrase I 2. Coenzym I
Co II 1. Codehydrase II 2. Coenzym II
COL chronisch-obstruktive Lungenkrankheit
CoL Coenzym L
COM 1. Cyclophosphamid, Vincristin (*engl.* oncovin), MeCCNU 2. Cyclophosphamid, Vincristin (*engl.* oncovin), Methotrexat
COM-A Cyclophosphamid, Vincristin (*engl.* oncovin), Methotrexat, Adriamycin, Ara-C
COMB 1. Cyclophosphamid, Oncovin, Methyl-CCNU, Bleomycin 2. Cyclophosphamid, Vincristin (*engl.* oncovin), Methotrexat, Bleomycin
COMBAP Cyclophosphamid, Vincristin (*engl.* oncovin), Methotrexat, Bleomycin, Adriamycin, Prednison
COMe Cyclophosphamid, Vincristin (*engl.* oncovin), Methotrexat
COMF Cyclophosphamid, Vincristin (*engl.* oncovin), Methotrexat, 5-Fluorouracil
COMLA Cyclophosphamid, Vincristin (*engl.* oncovin), Methotrexat, Leucovorin, Ara-C
COMP 1. CCNU, Vincristin (*engl.* oncovin), Methotrexat, Procarbazin 2. Cyclophosphamid, Vincristin (*engl.* oncovin), Methotrexat, Prednison
COMT Catecholamin-O-methyltransferase
ConA Concanavalin A
COP Cyclophosphamid, Vincristin (*engl.* oncovin), Prednison
COPA Cyclophosphamid, Vincristin (*engl.* oncovin), Prednison, Adriamycin
COPAC CCNU, Vincristin (*engl.* oncovin), Prednison, Adriamycin, Cyclophosphamid
COP-B Cyclophosphamid, Vincristin (*engl.* oncovin), Prednison, Bleomycin
COP-BLEO Cyclophosphamid, Vincristin (*engl.* oncovin), Prednison, Bleomycin
COPE Cyclophosphamid, Vincristin (*engl.* oncovin), Cisplatin (*engl.* platinol), Etoposid
COPP 1. CCNU, Vincristin (*engl.* oncovin), Procarbazin, Prednison 2. Cyclophosphamid, Vincristin (*engl.* oncovin), Procarbazin, Prednison
CoQ Coenzym Q
C_{osmol} osmolare Clearance
CP 1. Caeruloplasmin 2. chromosomales Protein 3. Creatinphosphat 4. Clearance-Phase
cP Centipoise
C&P Zystoskopie und Pyelographie
CPA 1. Carboxypeptidase A 2. Chlorphenylalanin
CPAF Chlorpropamid-induzierter Alkohol-Flush
CPAH p-Aminohippursäure-Clearance
CPB 1. Carboxypeptidase B 2. Cyclophosphamid, Cisplatin (*engl.* platinol), BCNU 3. kompetitive Proteinbindung
CPBA kompetitiver Proteinbindungs-Assay
CPC 1. Cor pulmonale chronicum 2. Cyclophosphamid, Cisplatin (*engl.* platinol), Carboplatin
CPE zytopathischer Effekt
CPEO chronisch-progressive externe Ophthalmoplegie
CPH 1. chronisch-persistierende Hepatitis 2. chronische paroxysmale Hemikranie
CPK 1. Carotispulskurve 2. Creatinphosphokinase
CPLM Cystein-Pepton-Leber-Methylenblau
c.p.m. counts per minute
CPM Cyclophosphamid
CPOB Cyclophosphamid, Prednison, Vincristin (*engl.* oncovin), Bleomycin
CPP chronisch-progressive Polyarthritis
CPPD Calciumpyrophosphatdihydrat
CPQ Cholesterin-Phosphatid-Quotient
CPR kardiopulmonale Reserve
CPS Carbamylphosphat-synthetase
c.p.s. counts per second
CPT Cholinphosphotransferase
CR komplette Remission
Cr 1. Chrom 2. Creatinin
CRA 1. chronische rheumatoide Arthritis 2. zerebrale Radioisotopen-Angiographie
CRF Corticotropin-relasing-Faktor
CRH Corticotropin-relasing-Hormon
CRI chronische respiratorische Insuffizienz
CRP 1. chronische rheumatoide Polyarthritis 2. C-reaktives Protein 3. Cyclo-AMP-Rezeptorprotein
CRPA CRP-Antiserum
CRR Cholera-Rotreaktion
CrR Cremasterreflex
CRS Chinese restaurant syndrome
CRVT chronisch-rezidivierende ventrikuläre Tachykardie
CS Corticosteroid
Cs Caesium
CSB chemischer Sauerstoffbedarf
CSD chronische spezifische Duodenitis

CSDH chronisches subdurales Hämatom
CSE Cholesterin-Synthese-Enzym
CSF Colony-stimulating-Faktor
CSI Cholesterin-Sättigungsindex
CSM Computer-Sonometrie
CSOM chronische suppurative Otitis media
CSS Carotissinussyndrom
CSV zerebraler Sauerstoffverbrauch
CT 1. Carboxyltransferase 2. Chemotherapie 3. Computertomographie 4. Coombs-Test 5. Cytarabin, 6-Thioguanin
CTA Chymotrypsin-Aktivität
CTAB Cetyltrimethylammoniumbromid
CTC Chlortetracyclin
CTCb Cyclophosphamid, Thiotepa, Carboplatin
CTF chemotaktischer Faktor
CTG Cardiotokogramm
CTI kardiothorakaler Index
CTL 1. Clotrimazol 2. zytolytische T-Lymphozyten
CTM Computertomographie
CTP 1. Cytidintriphosphat 2. Cytidin-5'-triphosphat
CTS computerisierter topographischer Scanner
CTT computerisierte transaxiale Tomographie
CTX Cyclophosphamid
CU Colitis ulcerosa
Cu Cuprum
CURS chronisches unspezifisches Respirationssyndrom
CUSLK chronische unspezifische Lungenkrankheit
$CuSO_4$ Kupfersulfat
CUTest Campylobacter-Urease-Test
CV Cisplatin, VP-16
CVA Cyclophosphamid, Vincristin, Adriamycin
CVA-BMP Cyclophosphamid, Vincristin, Adriamycin, BCNU, Methotrexat, Procarbazin
CVAD Cyclophosphamid, Vincristin, Adriamycin, Dexamethason
CVB CCNU, Vinblastin, Bleomycin
CVD Cisplatin, Vinblastin, Dacarbazin
CVI chronisch-venöse Insuffizienz
CVM Cyclophosphamid, Vincristin, Methotrexat
CVO Conjugata vera obstetrica
CVP Cyclophosphamid, Vincristin, Prednison
CVP-BLEO Cyclophosphamid, Vincristin, Prednison, Bleomycin
CVPP 1. CCNU, Vinblastin, Prednison, Procarbazin 2. Cyclophosphamid, Vinblastin, Procarbazin, Prednison
CVPP-CCNU Cyclophosphamid, Vinblastin, Procarbazin, Prednison, CCNU
CyA Cyclosporin A
CyADIC Cyclophosphamid, Adriamycin, DTIC
CYC Cyclophosphamid
Cyd Cytidin
CyHOP Cyclophosphamid, Hydroxydaunorubicin, Vincristin (*engl.* oncovin), Prednison
Cys Cystein
Cys-S Cystin
Cys-SH Cystein
CYTABOM Cytarabin, Bleomycin, Vincristin (*engl.* oncovin), N-Lost (*engl.* mechlorethamine)
CyVADACT Cyclophosphamid, Vincristin, Adriamycin, Dactinomycin
CyVADIC Cyclophosphamid, Vincristin, Adriamycin, DTIC
CyVMAD Cyclophosphamid, Vincristin, Methotrexat, Adriamycin, DTIC
CZ Cefazotin
D 1. Dalton 2. Deuterium 3. Dichte 4. Diffusionskoeffizient 5. Dopamin 6. Dorsalsegment 7. Dosis
d Deci-
δ Standardabweichung
d½ 1. Halbwertdicke 2. Halbwertschichtdicke
D_2O 1. Deuteriumoxid 2. schweres Wasser
DA 1. degenerative Arthritis 2. Desoxyadenosin 3. Dopamin
dA Desoxyadenosin
DAA 1. Deutscher Akademischer Austauschdienst 2. Ductus arteriosus apertus
DAB 1. Deutsches Arzneibuch 2. p-Dimethylaminoazobenzol
DABD durchschnittlicher arterieller Blutdruck
DADDS Diacetyldiaminodiphenylsulfon
dADP Desoxyadenosindiphosphat
DAG 1. Deutsche Anatomische Gesellschaft 2. Diazylglyzerin
DAL Delta-Aminolävulinsäure
DALD Delta-Aminolävulinsäure-Dehydrase
DALS Delta-Aminolävulinsäure-Synthetase
DAM 1. Diacetylmorphin 2. Diäthylaminomethyl 3. Diazetylmonoxim
dAMP Desoxyadenosinmonophosphat
DANS 5-Dimethylamino-1-naphthalinsulfonsäure
DAP Diabetes-assoziiertes Peptid
DAS depressorisch aktive Substanz
DAT 1. Daunorubicin, Ara-C, 6-Thioguanin 2. Differential-Agglutinationstest
dATP Desoxyadenosintriphosphat
DATVP Daunorubicin, Ara-C, 6-Thioguanin, Vincristin, Prednison
DAUN Daunorubicin
dB Dezibel
DBA Ductus Botalli apertus
DBH Dopamin-β-hydroxylase
DBI Diazepam-Bindungsinhibitor
DBMA Dibenzylmethylamin
DBS Differentialblutsenkung
DBV 1. Dacarbazin, BCNU, Vincristin 2. Doppelblindversuch
DC 1. Daunorubicin, Cytarabin 2. Decarboxylase 3. Doxycyclin 4. Dünnschichtchromatographie
dC Desoxycytidin
D.C. Dosis curativa
$D.C._{50}$ mittlere Dosis curativa
DCA 1. Desoxycholatzitrat-Agar 2. Desoxycorticosteronacetat
dCDP Desoxycytidindiphosphat

DCM dilatative Cardiomyopathie
DCMP Daunorubicin, Cytarabin, 6-Mercaptopurin, Prednison
dCMP Desoxycytidinmonophosphat
DCP Dicalziumphosphat
DCPA Dichlorphenamid
DCPIP 2,6-Dichlorphenolindophenol
DCPM Di-(4-chlorphenoxy)-methan
DCT 1. Daunorubicin, Cytarabin, 6-Thioguanin 2. direkter Coombs-Test
DCTMA Desoxycorticosteron-trimethylacetat
dCTP Desoxycytidintriphosphat
DCTPA Desoxycorticosteron-triphenylacetat
D_{cur} Dosis curativa
DCV Dacarbazin, CCNU, Vincristin
DD 1. Designer Drugs 2. Diastolendauer 3. diastolischer Durchmesser 4. Differentialdiagnose 5. Doppeldiffusion
DDD Diät-Digitalis-Diuretika
DDIA Doppeldeterminanten-Immunoassay
DDMP Diamino-dichlorphenyl-methylpyrimidin
dDNA denaturierte Desoxyribonukleinsäure
dDNS denaturierte Desoxyribonukleinsäure
DDP Dichlor-diamin-platinum
DDS 1. Dialyse-Disequilibrium-Syndrom 2. Diaminodiphenylsulfon 3. direktionale Doppler-Sonographie
DDSO Diamino-diphenyl-sulfoxid
DDT Dichlordiphenyltrichloräthan
DE 1. Diastase-Einheit 2. Dosis effectiva 3. Dosis efficax
DEA Diethanolamin
DEAE Diethylaminoethanol
DEAEC Diethylaminoethylzellulose
DEAED Diethylaminoethyldextran
DEB Diethylbutandiol
DEC Diethylcarbamazin
DECAL Dexamethason, Etoposid, Cisplatin, Ara-C, L-Asparaginase
DEG Diethylenglykol
DEHD durchschnittliche Erhaltungsdosis
DEM Diethylmaleat
DEMA Dichlorethylmethylamin
DENA Diethylnitrosamin
DEP Diethylpropandiol
DEPA Diethylenphosphoramid
DES Diethylstilbestrol
DET Diethyltryptamin
Dex Dexamethason
DF 1. dialysierbare Fraktion 2. Dunkelfeld
DFA Fruktose-1,6-diphosphat-aldolase
DFDT Difluor-diphenyl-trichlorethan
DFG Deutsche Forschungsgemeinschaft
DFP Diisopropylfluorphosphat
5-DFUR 5'-Desoxy-5-fluoruridin
dG Desoxyguanosin
dg Dezigramm
DG 1. Diacylglycerin 2. Diglyzerid
dGDP Desoxyguanosindiphosphat
dGMP Desoxyguanosinmonophosphat
Dgn. 1. Diagnose 2. Diagnostik
DGR duodenogastrischer Reflux
DGS 1. DiGeorge-Syndrom 2. Di Guglielmo-Syndrom
dGTP Desoxyguanosintriphosphat
DGZ Dichtegradienten-Zentrifugierung
DH Dehydrogenase
dH Deutscher Härtegrad
DHA Dehydroaskorbinsäure
DHAP Dihydroxyazetonphosphat
DHC Dihydroheptachlor
DHCC 1,25-Dihydroxycholecalciferol
DHE Dihydroergotamin
DHEA Dehydroepiandrosteron
DHEAS Dehydroepiandrosteronsulfat
DHF Dihydroxyfumarinsäure
DHFR Dihydrofolatreduktase
DHP Dihydropteridin
DHPG Dihydroxypropoxymethylguanin
DHPR Dihydropteridinreduktase
DHS dynamische Hüftschraube
DHT 1. Dihydrotachysterol 2. Dihydrotestosteron 3. Dihydrothymin 4. Dihydroxypropyltheophyllin 5. Dihydroxytryptamin
DHU Dihydrouridin
DI 1. Dosis infectiosa 2. Dyspnoe-Index
DIC disseminierte intravasale Koagulation
DIF 1. differenzierungsinduzierender Faktor 2. direkte Immunfluoreszenz
DIFP Diisopropylfluorphosphat
DIG disseminierte intravasale Gerinnung
dil. dilutus
DIM Dosis infectiosa media
DIMDI Deutsches Institut für Medizinische Dokumentation und Information
DIMP Desoxyinosinmonophosphat
DIP desquamative interstitielle Pneumonie
DIPA Diisopropylaminodichlorazetat
1,3-DIPG 1,3-Diphosphoglycerat
2,3-DIPG 2,3-Diphosphoglycerat
DISC duktales in-situ-carcinoma
dITP Desoxyinosintriphosphat
DIVA digitale intravenöse Angiographie
DIVSA digitale intravenöse Subtraktionsangiographie
DKA diabetische Ketazidose
DKBE Doppelkontrast-Bariumeinlauf
DL 1. Differentiallimen 2. Differenzlimen 3. Diffusionskapazität der Lungen 4. Dosis letalis
dl Deziliter
DL-Ak Donath-Landsteiner-Antikörper
DLC dynamische Lungen-Compliance
DLE 1. dialysierbarer Leukozytenextrakt 2. Discoid-Lupus erythematosus 3. disseminierter Lupus erythematodes
DLm Dosis letalis minima
DLR 1. digitale Lumineszenzradiographie 2. Donath-Landsteiner-Reaktion
DM 1. Dexamethason 2. Diabetes mellitus 3. Dopamin 4. Membrandiffusionskapazität
D.m. Diabetes mellitus
dm Dezimeter
dm^2 Quadratdezimeter
DMA Dimethylamin

DMAC Dimethylacetamid
DMAE Dimethylaminoethanol
DMBA 1. 7,12-Dimethylbenzanthrazen 2. p-Dimethylaminobenzaldehyd
DMBC Dimethylbenzylchlorid
DMC Dactinomycin, Methotrexat, Cyclophosphamid
DMF Dimethylformamid
DMG Dimethylglyoxin
DMI Demethylimipramin
DMNA Dimethylnitrosamin
DMO Dimethyloxazolidin
DMP 1. Dimethylphthalat 2. Dimethylpolysiloxan
DMPA 3,4-Dimethoxyphenyläthylamin
DMPE 3,4-Dimethoxyphenylessigsäure
DMPS Dimerkaptopropansulfonat
DMS Dexamethason
DMSO Dimethylsulfoxid
DMST Dimethylaminostilben
DMT Dimethyltryptamin
DMTC Demethyltetracyclin
DNA Desoxyribonukleinsäure
DNase Desoxyribonuklease
DNB Dinitrobenzol
DNBP 2,4-Dinitro-6-butylphenol
DNCB 2,4-Dinitrochlorbenzol
DNCG Dinatriumcromoglykat
DNCM dilatative nichtobstruktive Cardiomyopathie
DNFB 2,4-Dinitrofluorbenzol
DNK Dinitrokresol
DNM Dosis necroticans minima
DNN Dinitronaphthol
DNOK 4,6-Dinitro-o-kresol
DNP 1. 2,4-Dinitrophenol 2. Desoxypentosenukleoprotein 3. Desoxyribonukleoproteid 4. Dinitrophenol
DNPH 2,4-Dinitrophenyl-hydrazin
DNPM Dinitrophenylmorphin
DNR Daunorubicin
DNS Desoxyribonukleinsäure
D_2O Deuteriumoxid
DOAP Daunorubicin, Vincristin (*engl.* oncovin), Ara-C, Prednison
DOC 1. 11-Desoxycorticosteron 2. Desoxycorton
DOCA Desoxycorticosteronacetat
DOCM dilatative obstruktive Cardiomyopathie
DOG 2-Desoxy-D-glukose
DOGP 2-Desoxy-D-glukose-6-phosphat
DOM 2,5-Dimethoxy-4-methylamphetamin
DOP Dioktylphthalat
Dopa 3,4-Dihydroxyphenylalanin
Dopamin Dihydroxyphenyläthylamin
DOPS Dihydroxyphenylserin
DOS Dioktylsebacat
Dos. 1. Dosierung 2. Dosis
DOX 1. Doxephrin 2. Doxorubicin
DOZ Dioktylazelat
DP 1. Diphosgen 2. Diphosphat 3. Dorsalpuls 4. Dünndarmpassage
DPA 1. D-Penicillamin 2. Dual-Photon-Absorptiometrie
DPAR Diphenylamin-Reaktion
DPAR direkte passive Arthusreaktion
DPD Diphenamid
DPG 2,3-Diphosphoglyzerat
DPGM Diphosphoglyzeromutase
DPHR Dihydropteridinreduktase
DPIA Dimethoxyphenyl-isopropylamin
DPIP Dichlorphenol-indophenol
DPM Dipyramidol
DPN Diphosphopyridinnucleotid
DPOx Diphenoloxidase
DPPD Diphenyl-p-phenylendiamin
DPPH Diphenyl-pikrylhydrazyl
DPPK Dephosphophosphorylasekinase
DPR Diaminopropionsäure
DPT 1. Diphenylthioharnstoff 2. Diphosphothiamin 3. Diphtherie-Pertussis-Tetanus
dpt Dioptrie
DR Dihydrofolsäure-reduktase
dR Desoxyribose
DRB Daunorubicin
dRDP Desoxyribonucleosiddiphosphat
DRG dynamische Radiographie
DR I Dammriss I. Grades
DR II Dammriss II. Grades
DR III Dammriss III. Grades
DRK Deutsches Rotes Kreuz
DRM Dosis reagens minima
Dr. med. doctor medicinae
Dr. med. dent. doctor medicinae dentariae
dRMP Desoxyribonucleosidmonophosphat
DRP Desoxyribophosphat
dRTP Desoxyribonucleosidtriphosphat
DS 1. dioptrische Stärke 2. Dumpingsyndrom
ds doppelsträngig
DSA digitale Subtraktionsangiographie
DSAIA intraarterielle digitale Subtraktionsangiographie
dsDNA Doppelstrang-DNA
dsDNS Doppelstrang-DNS
DSI Dermatitis seborrhoides infantum
DSM Dihydrostreptomycin
DSMR digital-subtrahierte Magnetresonanz
DSP digitale Subtraktionsphlebographie
DSR diastolisch synchronisierte Retroperfusion
dsRNA Doppelstrang-RNA
dsRNS Doppelstrang-RNS
DSS Dextrose-Stärke-Saccharose
DST 1. Dexamethason-Suppressionstest 2. diagnostischer Sensitivitätstest
DSV digitale Subtraktionsventrikulographie
DT 1. Dauertetanie 2. Desoxyribosylthymin 3. Diphtherie, Tetanus
dT Desoxythymidin
DTA Differential-Thermoanalyse
dTDP Desoxythymidindiphosphat
DTF Dreitagefieber
DTG Differential-Thermogravimetrie
dThd Desoxythymidin
DTIC (Dimethyltriazeno)-Imidazolcarboxamid
DTIC-ACTD DTIC, Actinomycin D

dTMP Desoxythymidinmonophosphat
DTP Diphtherie-Tetanus-Pertussis
DTT Diphtherie-Tetanus-Toxoid
dTTP Desoxythymidintriphosphat
dU Desoxyuridin
DUB dysfunktionelle Uterusblutung
DUDP Desoxyuridindiphosphat
DUMP Desoxyuridinmonophosphat
DUNHL diffuses undifferenziertes Non-Hodgkin-Lymphom
DUS Doppler-Ultraschall-Strömungsmesser
DUTP Desoxyuridintriphosphat
DV Dilutionsvolumen
d.v. 1. dorsoventral 2. dorso-volar
DVB DDP, Vindesin, Bleomycin
DVE D-Vitamin-Einheit
DVK Dichteverteilungskurve
DVP Daunorubicin, Vincristin, Prednison
DVPA Daunorubicin, Vincristin, Prednison, Asparaginase
DVPL-ASP Daunorubicin, Vincristin, Prednison, L-Asparaginase
DVSA digitale Video-Subtraktionsangiographie
DVSP digitale Video-Subtraktionsphlebographie
DVV diastolisches Ventrikelvolumen
DWS Dermatozoen-Wahnsyndrom
dX Desoxyxanthosin
DXM Dexamethason
Dy Dysprosium
DZ 1. Depressionszustand 2. Durchleuchtungszeit
DZI diastolisches Zeitintervall
E 1. Echinococcus 2. Einheit 3. Elastance 4. Elektron 5. Emmetropie 6. Energie 7. Entamoeba 8. Enzym 9. Epinephrin 10. Erythem 11. Erythrozyt 12. Escherichia 13. Ester 14. Extinktion 15. Extinktionskoeffizient 16. molarer Extinktionskoeffizient
e elektrische Elementarladung
ε 1. Emissionskoeffizient 2. Extinktionskoeffizient
E_h Redoxpotential
e^+ Positron
e^- Elektron
EA 1. Early-Antigen 2. Eigenanamnese 3. Entwicklungsalter 4. Erythrozyten-Antikörper
EACA Epsilon-Aminocapronsäure
EACD ekzematöse allergische Kontaktdermatitis
EACS Epsilon-Aminocapronsäure
EAE 1. experimentelle allergische Enzephalitis 2. experimentelle allergische Enzephalomyelitis
EAEC enteroadhärente Escherichia coli
EAEM experimentelle allergische Enzephalomyelitis
EAG Elektroatriogramm
EAHF Ekzem-Asthma-Heufieber-Komplex
EAI 1. Erythrozyten-Aggregationsindex 2. Erythrozyten-Antikörper- Inhibitionstest
EAK Epsilon-Aminokapronsäure
EAN experimentelle allergische Neuritis
EAO experimentelle allergische Orchitis
EAP 1. β-Ethanolaminophosphorsäure 2. Epiallopregnanolon 3. Etoposid, Adriamycin, Cisplatin (*engl.* platinol) 4. evoziertes Aktionspotential
EAR Entartungsreaktion
EAS 1. Erholungsamplitudensumme 2. Erregungsausbreitungsstörung
EAST Enzym-Allergo-Sorbent-Test
EAT Enzym-Antikörper-Technik
EB 1. endoplasmatisches Bläschen 2. Erythroblast
EBAK Epstein-Barr-Antikörper
EBAP Eldisine, BCNU, Adriamycin, Prednison
EBB endobronchiale Biopsie
EBC Ethylbenzylchlorid
EBF Erythroblastosis fetalis
EBK Eisenbindungskapazität
EBNA Epstein-Barr nukleäres Antigen
EBV Epstein-Barr-Virus
EC 1. Eclampsia convulsiva 2. enterochromaffin 3. Enteritis-Coli 4. Escherichia coli
ECA eosinophile chemotaktische Aktivität
ECbG Elektrozerebellogramm
ECF 1. Eosinophilen-chemotaktischer Faktor 2. Extrazellularflüssigkeit
ECF-A Eosinophilen-chemotaktischer Faktor der Anaphylaxie
ECFV extrazelluläres Flüssigkeitsvolumen
ECHO Etoposid, Cyclophosphamid, Hydroxydaunorubicin, Vincristin (*engl.* oncovin)
ECI echoventrikulographischer Kontraktionsindex
ECMO extrakorporale Membranoxygenation
ECochG Elektrokochleogramm
ECoG Elektrokortikogramm
ECP Estradiolcyclopentylpropionat
ECR 1. Erythrozyten-Komplementrezeptor 2. Extrazellularraum
ECT Emissions-Computer-Tomographie
ECW extrazelluläres Wasser
ED 1. Effektivdosis 2. Einzeldosis 3. emetische Dosis
ED_{50} mittlere effektive Dosis
EDA 1. elektrodermale Aktivität 2. enddiastolische Aktivität
EDAP Etoposid, Dexamethason, Ara-C, Cisplatin (*engl.* platinol)
EDD enddiastolischer Durchmesser
EDG 1. Elektrodermatogramm 2. Elektrodurogramm
EDL enddiastolische Länge
ED_{max} maximale Einzeldosis, Einzelmaximaldosis
EDPAP enddiastolischer Pulmonalarteriendruck
EDR elektrodermale Reaktion
EDSL enddiastolische Segmentlänge
EDTA Ethylendiamintetraessigsäure
EDV 1. elektronische Datenverarbeitung 2.

enddiastolisches Ventrikelvolumen
EDVD enddiastolischer Ventrikeldruck
EDVI enddiastolischer Volumenindex
EDWS enddiastolische Wandspannung
EE 1. Embryo-Extrakt 2. Empfänger-Erythrozyt 3. endogenes Ekzem 4. Enzymeinheit
EEE 1. Eastern equine encephalitis 2. Eastern equine encephalomyelitis
EEG Elektroenzephalogramm
EES Ethylethansulfat
EET Erythrozyten-Eisen-Turnover
EETR Erythrozyten-Eisen-Turnover-Rate
EF 1. Elongationsfaktor 2. enzephalitogener Faktor 3. essentielle Fruktosurie 4. Exkretionsfraktion 5. exophthalmogener Faktor 6. Extrinsicfaktor
EFM elektronisches Fetalmonitoring
EFP Etoposid, 5-Fluorouracil, Cisplatin
EFR effektive Filtrationsrate
EFS essentielle Fettsäuren
EG Echinococcus granulosus
EGA Elephantiasis genito-anorectalis
EGB Endothel-Glia-Barriere
EGEG Elektrogastroenterogramm
EGJ eiweißgebundenes Jod
EGT Euglobulin-Test
EH Eosin-Hämatoxylin
E_h Redoxpotential
EHC enterohepatische Clearance
EHD Einzelhöchstdosis
EHEC enterohämorrhagische Escherichia coli
EHF epidemisches hämorrhagisches Fieber
EHL essentielle Hyperlipidämie
EHT Elektro-Haut-Test
EHTC Elektrohydrothermokoagulation
EHWZ Eliminationshalbwertszeit
EI 1. Eclampsia imminens 2. Exkretionsindex
EIA Enzymimmunoassay
EIAB extra-intrakranieller Arterienbypass
EID Elektroimmunodiffusion
EIEC enteroinvasive Escherichia coli
EIF Erythropoese-Inhibitionsfaktor
EIM erregbarkeitsinduzierendes Material
EIN exzitatorisches Interneuron
EIP endexspiratorisches Plateau
EIT Erythrozyten-Inkorporierungstest
EITB enzymgebundener immunoelektrischer Transfer-Blot
EJC epitheloide juxtaglomenuläre Zellen
EK 1. Eikultur 2. Endokarditis 3. Ersatzkasse 4. Erythrozytenkonzentrat
EKG Elektrokardiogramm
EKK epidemische Keratokonjunktivitis
EKKG Elektro-Karto-Kardiographie
EKP ereigniskorreliertes Potential
EKT 1. Elektrokardiotachograph 2. Elektrokrampftherapie
EKV Elektrokardioversion
EKY Elektrokymogramm
EKyG Elektrokymogramm
EL Erythroleukämie
ELB Ein-Lungen-Beatmung
ELDOR Elektron-Elektron-Doppelresonanz
ELF Etoposid, Leucovorin, 5-Fluorouracil
ELISA Enzyme-linked-immunosorbent-Assay
ELP Elektrophorese
ELR Epidermis/Lymphozyten-Reaktion
ELZ Euglobulinlysezeit
EM 1. Elektronenmikroskop 2. elektrophoretische Mobilität 3. Enterovirus-Meningitis
EMA Exophthalmus-Myxödem-Akropachie-Syndrom
EMA-CO Etoposid, Methotrexat-Leucovorin, Actinomycin D, Cyclophosphamid, Vincristin (*engl.* oncovin)
EMB 1. Endomyokardbiopsie 2. Eosin-Methylenblau 3. Ethambutol
EMC Encephalomyocarditis
EMCU Exkretions-Miktions-Zystourethrographie
EMD Einzelmaximaldosis
emE elektromagnetische Einheit
EMF elektromagnetisches Feld
EMG Elektromyographie
EMHT Erythrozyten-Migrationshemmtest
EMI 1. elektromagnetische Interferenz 2. elektromechanisches Intervall
EMIT 1. Enzyme-Multiplied-Immunoassay-Technique 2. Erythrozyten-Migrationsinhibitionstest
EMK 1. elektromotorische Kraft 2. Erythema-migrans-Krankheit
EMKB endomyokardiale Katheterbiopsie
EML elektromagnetische Latenz
EMMV erweitertes mandatorisches Minutenvolumen
EMP 1. elektromagnetischer Puls 2. enzophalitogenes Myelinprotein
EMS 1. elektromechanische Systole 2. Ethylmethansulfonat
EMT Elektrophorese-Mobilitätstest
EMV 1. endomyokardialeVentrikulotomie 2. erweiterte mandatorische Ventilation
ENA extrahierbare nukleäre Antigene
ENF Einzelnephronfiltrat
ENG Elektronystagmographie
ENK Enkephalin
ENL Erythema nodosum leprosum
ENM Elektronystagmometer
ENO Enolase
ENoG 1. Elektroneurographie 2. Elektroneuronographie
ENOL Enolase
EOA epidurale Opiat-Anästhesie
EOG Elektroolfaktogramm
EOP endogenes Opioidpeptid
EP 1. Elektrophorese 2. endogenes Pyrogen 3. Erythropoetin 4. Etoposid, Cisplatin (*engl.* platinol) 5. evoziertes Potential
EPA Exophthalmus-produzierende Aktivität
EPEC enteropathogene Escherichia coli
EPF 1. Exophthalmus-produzierender Faktor 2. exspiratorischer Peakflow
EPG Elektropupillographie
EPH essentielle pulmonale Hämosiderose
EPL essentielle Phospholipide

EPO Erythropoetin
EPOCH Etoposid, Prednison, Vincristin (*engl.* oncovin), Cyclophosphamid, Hydroxydaunorubicin
EPS 1. Elementarpsychologie 2. Exophthalmus-produzierende Substanz 3. extrazelluläre polymere Substanzen
EPSP 1. erregendes postsynaptisches Potential 2. exzitatorisches postsynaptisches Potential
EPT endoskopische Papillotomie
Epv Encephalitis postvaccinalis
EQ 1. Eiweißquotient 2. Energiequotient 3. Entwicklungsquotient 4. Erholungsquotient 5. Erregbarkeitsquotient
Eq Äquivalent
Eq. Val Grammäquivalent
ER 1. Ejektionsrate 2. Elektronenradiographie 3. endoplasmatisches Retikulum 4. Enteritis regionalis 5. epigastrische Region 6. evozierte Reaktion
E.r. Enteritis regionalis
ERA Elektroreizaudiometrie
ERBF effektiver renaler Blutfluss
ERC 1. endoskopische retrograde Cholangiographie 2. Enteritis regionalis Crohn 3. erythropoetische reaktionsfähige Zelle 4. exspiratorische Reservekapazität
ERCP endoskopische retrograde Cholangiopankreatikographie
ERCS endoskopische retrograde Cholangioskopie
ERF 1. Erythropoese-regulierender Faktor 2. exzitatorisches rezeptives Feld
ERP 1. effektive Refraktärphase 2. endoskopische retrograde Pankreatographie
ERP-AV effektive Refraktärphase des AV-Knotens
ERPC endoskopische retrograde Pankreatikocholangiographie
ERPF effektiver renaler Plasmaflow
ERS Erregungsrückbildungsstörung
ERV endogenes Retrovirus
ERV exspiratorisches Reservevolumen
Es 1. Einsteinium 2. elektrische Stimulation 3. Empfängerserum 4. endoskopische Sphinkterotomie 5. Enzymsubstrat 6. Extrasystole
ESA 1. Elektrostimulationsanästhesie 2. End-zu-Seit-Anastomose
ESD endsystolischer Durchmesser
ESF Erythropoese-stimulierender Faktor
ESG Erythrozytensenkungsgeschwindigkeit
ESK Einsekundenkapazität
ESL endsystolische Länge
ESMA Elektronenstrahl-Mikroanalyse
ESP extrasensorische Perzeption
ESR 1. Elektronenspinresonanz 2. Erythrozytensenkungsreaktion
ESS endsystolische Spannung
EST endoskopische Sphinktertomie
ESV endsystolisches Ventrikelvolumen
ESVI endsystolischer Volumenindex
ESWL extrakorporale Stoßwellenlithotripsie
ESWS endsystolische Wandspannung
ET 1. Einnahmetag 2. Embryotransfer 3. errechneter Termin
ETA Ethionamid
ETEC enterotoxigene Escherichia coli
ETF elektronentransportierendes Flavoprotein
ETH Ethionamid
ETHA Ethionamid
ETK Erythrozyten-Transketolase
ETP Elektronen-Transportpartikel
ETT Epinephrin-Toleranztest
EU 1. Energieumsatz 2. Erstuntersuchung 3. Europium 4. Extrauteringravidität
EUG Extrauteringravidität
EUS endoskopischer Ultraschall
EUT endoskopische Ultraschall-Tomographie
EV Erythrozytenvolumen
eV Elektronenvolt
EVA Etoposid, Vinblastin, Adriamycin
EVE Ethylvinylether
EVG Elektroventrikulogramm
EVI Erythrozyten-Veränderungsindex
EVP Endoxan, Vincristin, Prednisolon
EW 1. Eiweiß 2. Erwartungswert
EZ 1. Epidermiszellen 2. Esterzahl 3. extrazellulär 2. Extrazellularraum
EZB Extrazellulärbilanz
EZF Extrazellularflüssigkeit
EZK Einzellkultur
EZR Extrazellularraum
EZW extrazelluläres Wasser
F 1. Fahrenheit 2. Farad 3. Fett 4. Fluor 5. freie Energie 6. French
F_1 F_1-Generation
F_2 F_2-Generation
F I Faktor I
F II Faktor II
F III Faktor III
F IV Faktor IV
F V Faktor V
F VI Faktor VI
F VII Faktor VII
F VIII Faktor VIII
F IX Faktor IX
F X Faktor X
F XI Faktor XI
F XII Faktor XII
F XIII Faktor XIII
F-1,6-P Fnuktose-1,6-diphosphat
F-1-P Fruktose-1-phosphat
F-2,6-P Fruktose-2,6-diphosphat
F-6-P Fruktose-6-phosphat
FA 1. Familienanamnese 2. fetale Antigene 3. filtrierbares Agens 4. Fluoreszenz-Antikörper 5. Formaldehyd 6. Freund-Adjuvans
FAB funktionelle abdominale Beschwerden
$F(ab')_2$ $F(ab')_2$-Fragment
FAC 5-Fluorouracil, Adriamycin, Cyclophosphamid
FAC-BCG 5-Fluorouracil, Adriamycin, Cyclophosphamid, Bacille Calmette-Guerin
FAC-LEV 5-Fluorouracil, Adriamycin, Cyclo-

phosphamid, Levamisol
FAC-M 5-Fluorouracil, Adriamycin, Cyclophosphamid, Methotrexat
FACP 5-Fluorouracil, Adriamycin, Cyclophosphamid, Cisplatin (*engl.* platinol)
FACVP 5-Fluorouracil, Adriamycin, Cyclophosphamid, VP-16
FAD Flavinadenindinukleotid
FADH2 (reduziertes) Flavinadenindinukleotid
FAD-PP FAD-Pyrophosphorylase
FAF 1. Fibroblasten-aktivierender Faktor 2. frontales Augenfeld
F-AK Forssman-Antikörper
FALS familiäre amyotrophische Lateralsklerose
FAM 5-Fluorouracil, Adriamycin, Mitomycin-C
FAM-CF 5-Fluorouracil, Adriamycin, Mitomycin, Citrovorum-Faktor
FAME 5-Fluorouracil, Adriamycin, MeCCNU
FAMMe 5-Fluorouracil, Adriamycin, Mitomycin-C, MeCCNU
FAMTX 5-Fluorouracil, Adriamycin, Methotrexat
FAP 1. 5-Fluorouracil, Adriamycin, Cisplatin (*engl.* platinol) 2. familiäre Amyloidose-Polyneuropathie
FAR Fluoreszenz-Antikörper-Reaktion
FAS fetales Alkoholsyndrom
FAST Fluoreszenz-Allergo-Sorbent-Test
FAT fluoreszenzmikroskopischer Antikörpertest
FB Faktor B
FBA 1. Fetalblutanalyse 2. Finger-Boden-Abstand
FBP Folat-bindendes Protein
5-FC 1. Fluorocytosin 2. frontaler Cortex 3. funktionelle Clearance
Fc Fc-Fragment
FCAP 5-Fluorouracil, Cyclophosphamid, Adriamycin, Cisplatin (*engl.* platinol)
FCE 5-Fluorouracil, Cisplatin, Etoposid
FCKW Fluorchlorkohlenwasserstoffe
FCL 5-Fluorouracil, Leucovorin
FCP 5-Fluorouracil, Cyclophosphamid, Prednison
FDC 5-Fluorouracil, Doxorubicin, Cisplatin
FDNB 1-Fluor-2,4-dinitrobenzol
FDP 1. Fibrindegradationsprodukte 2. Fibrinogendegradationsprodukte 3. Fruktose-1,6-diphosphat
FDUMP Fluordesoxyuridin-monophosphat
FDV 1. forcierte Diffusionsventilation 2. frühdiastolisches Volumen
FE 1. fetale Erythroblastose 2. Fettembolie 3. fraktionierte Exkretion
Fe 1. Eisen 2. Ferrum
FEC 5-Fluorouracil, Epirubicin, Cyclophosphamid
FED 5-Fluorouracil, Etoposid, DDP
FEEG fetales Elektroenzephalogramm
FEF forcierter exspiratorischer Flow
^{59}Fe-GRRT ^{59}Fe-Ganzkörper-Resorptions-Retentionstest
FEH fixierte essentielle Hypertonie
FEK fraktionierte Exkretion von Kalium
F-EKG Funktions-EKG
fEKG fetales EKG
FeLV feline leukemia virus
FENa fraktionierte Exkretion von Natrium
FEP freies Erythrozytenporphyrin
$FEPO_4$ fraktionierte Phosphatexkretion
FES 1. forciertes Exspiratorionsspirogramm 2. funktionelle Elektrostimulation
FeSV feline sarcoma virus
FET Fäzes-Exkretionstest
FEV forciertes Exspirationsvolumen
FEV_1 forciertes Exspirationsvolumen in 1 Sekunde
FF 1. Filtrationsfraktion 2. Fixierflüssigkeit 3. Fleckfieber 4. Forel-Feld 5. Füllungsfraktion
FFA Fokus-Film-Abstand
FFD Fokus-Film-Distanz
FFF Fünffingerfurche
FFKS fettfreie Körpersubstanz
FFP Fresh-frozen-Plasma
FFR Frequency-Following-Responses
FFS freie Fettsäure
FFV Finger-Finger-Versuch
FH Fetalherz
FH_2 Dihydrofolsäure
FH_4 Tetrahydrofolsäure
FHA 1. filamentöses Hämagglutinin 2. Fokus-Haut-Abstand
FHBL familiäre Hypo-β-Lipoproteinämie
FHD Fokus-Haut-Distanz
FHE Frankfurter Horizontalebene
FHF fetale Herzfrequenz
FHT fetale Herztöne
FI Färbeindex
FIA 1. Festphasenimmunoassay 2. Fluoreszenzimmunoassay
FIA-ABS Fluoreszenz-Immunabsorptionstest
FIC Fluoreszeinisocyanat
FID Flammenionisationsdetektor
FIF Formaldehyd-induzierte Fluoreszenz
FIG Formiminoglyzin
FIGLU Formiminoglutaminsäure
FIGS Formiminoglutaminsäure
FIH fettinduzierte Hyperglykämie
FIS forciertes Inspirationsspirogramm
FITC Fluoreszeinisothiocyanat
FIV_1 forciertes Inspirationsvolumen in 1 Sekunde
FIVC forcierte inspiratorische Vitalkapazität
FK 1. Fieberkrämpfe 2. Fremdkörper
FKW Fluorkohlenwasserstoffe
FLA Film-Leuchtschirm-Abstand
FLAC 5-Fluorouracil, Leucovorin, Adriamycin, Cyclophosphamid
FLAP 5-Fluorouracil, Leucovorin, Adriamycin, Cisplatin (*engl.* platinol)
fld. fluidus
FLI fulminante Leberinsuffizienz
FLSB frequenzabhängiger Linksschenkelblock
FM 1. Fettmasse 2. Fibrinmonomer 3. Flavin-

mononukleotid
Fm Fermium
FMH fettmobilisierendes Hormon
FMK Fibrin-Monomer-Komplex
FMN Flavinmononukleotid
FMNH$_2$ (reduziertes) Flavinmononukleotid
FMP 1. Flumethasonpivalat 2. Fruktosemonophosphat
FMS 1. fettmobilisierende Substanz 2. fibromuskuläre Stenose
FMV 5-Fluorouracil, MeCCNU, Vincristin
FN Fibronektin
F-N Finger-Nase-Test
FNH fokale noduläre Hyperplasie
FNP Feinnadelpunktion
FNV Finger-Nasen-Versuch
FO 5-Fuororotsäure
F° Fahrenheit
FOA Fokus-Oberflächen-Abstand
FOAM 5-Fluorouracil, Vincristin (*engl.* oncovin), Adriamycin, Mitomycin-C
FOB fiberoptische Bronchoskopie
FOC fiberoptischer Katheter
FOD 1. Fokus-Oberflächen-Distanz 2. Fokus-Objekt-Distanz
FOM 5-Fluorouracil, Vincristin (*engl.* oncovin), Mitomycin-C
FP 1. Flammpunkt 2. Flavinphosphat 3. Flavoproteine 4. Fließpunkt 5. Fontanellenpunktion 6. Fußpuls
Fp Schmelzpunkt
FPA Fibrinopeptid A
FPB Fibrinopeptid B
FPC febrile Pharyngokonjunktivitis
FPE First-pass-Effekt
FPH$_2$ (reduziertes) Flavinphosphat
FPIA Fluoreszenz-Polarisations-Immunoassay
FPK Fruktose-6-phosphat-kinase
FPP familiäre periodisch auftretende Paralyse
FPP Fibrin-PAMBA-Plattentest
FPQ Farbstoff-Protein-Quotient
FPRNA First-pass-Radionuklid-Angiokardiographie
FQ 1. Fibrinolysequotient 2. Flächenquotient
FR Feedback-Regulator
Fr Francium
FRACON Framycetin, Colistin, Nystatin
FRC funktionelle Residualkapazität
FRF FSH-Releasing-Faktor
FRH Follikelhormon-Releasing-Hormon
FRP funktionelle Refraktärphase
FRP-AVN funktionelle Refraktärphase des AV-Knotens
FRP-HPS funktionelle Refraktärphase des His-Purkinje-Systems
FRP-RA funktionelle Refraktärphase des rechten Atriums
FRP-V funktionelle Refraktärphase des Ventrikels
FRS Ferredoxin-reduzierende Substanz
Fru Fruktose
FRV funktionelles Residualvolumen
FS Fettsäure
FSA fetales Sulfoglykoprotein-Antigen
FSE Frühsommer-Enzephalitis
FSF fibrinstabilisierender Faktor
FSG funktionelles Szintigramm
FSGS fokale segmentale Glomerulosklerose
FSH follikelstimulierendes Hormon
FSH-RF FSH-Releasing-Faktor
FSH-RH FSH-Releasing-Hormon
FSME 1. Fettsäuremethylester 2. Frühjahrs-Sommer-Meningoenzephalitis 3. Frühsommer-Meningoenzephalitis 4. Fumarsäure-monoethylester
FSP 1. Fibrinogenspaltprodukte 2. Fibrinspaltprodukte
FSS fibröse Subaortenstenose
FSTK Fettsäurethiokinasen
FT Fluoreszenz-Antiglobulin-Test
FT$_3$ freies L-Trijodthyronin
FT$_4$ freies Thyroxin
FTA Fluoreszenz-Treponemen-Antikörper
FTA-Abs Fluoreszenz-Treponemen-Antikörper-Absorptionstest
FTE freies Thyroxin-Äquivalent
FTI freier Thyroxin-Index
6-FTP 6-Fluortryptophan
FTT Fluoreszenz-Talkum-Test
FTT Fruktose-Toleranztest
5-FU 1. 5-Fluorouracil 2. fäkales Urobilinogen
FUB 1. funktionelle Unterbauchbeschwerden 2. funktionelle Uterusblutung
FUC Fucose
FUDR 5-Fluorodesoxyuridin
5-FU/LV 5-Fluorouracil, Leucovorin
FUM 5-Fluorouracil, Methotrexat
FUR 5-Fluoruridin
FURAM 5-Fluorouracil, Adriamycin, Mitomycin-C
FUU Fieber unbekannter Ursache
FUVAC 5-Fluorouracil, Vinblastin, Adriamycin, Cyclophosphamid
FVF Flimmerverschmelzungsfrequenz
FVK forcierte Vitalkapazität
FW Füllungswelle
FZV Fettzellvolumen
G 1. Gastrin 2. Gauß 3. Generation 4. Gentamicin 5. Globulin 6. Glukose 7. Glycin 8. Gray 9. Guanin 10. Guanosin 11. Körpergewicht
g 1. Gewicht 2. Gramm
G-1-P Glukose-1-phosphat
G-1,6-P Glukose-1,6-diphosphat
G-6-P Glukose-6-phosphat
G-6-Pase Glukose-6-phosphatase
G-6-PD Glukose-6-phosphat-dehydrogenase
G-6-PDH Glukose-6-phosphat-dehydrogenase
GA 1. Gallium 2. Gesamtaktivität 3. Glukoamylase 4. Glyzerinaldehyd 5. Golgi-Apparat
GABA Gammaaminobuttersäure
GABA-T Gamma-Aminobutyrat-α-Ketoglutarat-Transaminase
GABS Gammaaminobuttersäure
GAG Glykosaminglykan

GAGPS Glykosaminglykan-polysulfat
GalN Galaktosamin
GalNAc N-Acetylgalaktosamin
GalTT Galaktosetoleranztest
Gal Galaktose
Gal-1-P Galaktose-1-phosphat
Gal-1-PUT Galaktose-1-phosphat-uridyltransferase
GALT gut-associated lymphoid tissue
GAP Glyzerinaldehyd-3-phosphat
GAPD Glyzerinaldehyd-3-phosphat-dehydrogenase
GAPDH Glyzerinaldehyd-3-phosphat-dehydrogenase
GAR Glyzinamid-ribonukleotid
GAS 1. generalisierte Arteriosklerose 2. Gruppe-A-Streptokokken
GAT Glukose-Arginin-Test
GAU größter anzunehmender Unfall
GAV Gliedmaßenarterienverschluss
GB 1. Gallenblase 2. Gesamtbilirubin 3. Glukosebelastung 4. Guillain-Barré-Syndrom
GBG 1. glycinreiches Beta-Globulin 2. glycinreiches β-Glykoprotein
GBH γ-Benzolhexachlorid
GBM glomeruläre Basalmembran
GBS 1. Gruppe-B-Streptokokken 2. Guanidinbernsteinsäure 3. Guillain-Barré-Syndrom
GBT 1. Glukosebelastungstest 2. Glutamat-Brenztraubensäure-Transaminase
GBV Gesamtblutvolumen
GC 1. Gaschromatographie 2. Glukocorticosteroid 3. Guanin-Cytosin 4. Guanylatcyclase
gC granulomatöse Colitis
gcal Gramm-Kalorie
GD Gesamtdosis
Gd Gadolinium
GDC Glykodesoxycholsäure
GDCA Glykodesoxycholsäure
GDH 1. Glukosedehydrogenase 2. Glutamatdehydrogenase 3. Glyzerin-3-phosphatdehydrogenase
GDP 1. Guanosindiphosphat 2. Guanosin-5'-diphosphat
GDPA Glyzyldehydrophenylalanin
GDU Gastroduodenalulkus
GE 1. Gastroenterostomie 2. Gegenstromelektrophorese 3. Gesamteiweiß 4. Gifteinheit 5. gonadotroper Epithelfaktor
Ge Germanium
GEG Gamma-Enzophalogramm
GEK Galaktose-Elimininationskapazität
GER granuläres endoplasmatisches Retikulum
GeV Gigaelektronenvolt
GF Glasfaktor
GFP Gamma-Fetoprotein
GFR glomeruläre Filtrationsrate
GFSE Gesamtfettsäureester
GGG glycinreiches Gamma-Glykoprotein
GGT 1. Gamma-Glutamyltranspeptidase 2. gestörte Glukosetoleranz
GGTP Gamma-Glutamyltranspeptidase
GHD Gesamtherddosis
GH-IF growth hormone inhibiting factor
GHL generalisierte hyperplastische Lymphadenopathie
GHR galvanischer Hautreflex
GH-RH growth hormone releasing hormone
GH-RIH growth hormone release inhibiting hormone
GHWS Gewebehalbwertsschicht
GHWT Gewebehalbwertstiefe
GHz Gigahertz
GI 1. gastrointestinal 2. Gingiva-Index 3. Globin-Insulin 4. gonadotroper Interstitiumfaktor 5. Granuloma inguinale
GIF Gonadotropin-Inhibitionsfaktor
GII gastrointestinale Infektion
GIP gastrisches inhibitorisches Polypeptid
GIS Gastrointestinalsystem
GIT Glukoseinfusionstest
GITT Glukose-Insulin-Toleranztest
GK 1. Geschlechtskrankheit 2. Gewebekultur 3. Glukokinase 4. Glyzerinkinase
GKB Ganzkörperbestrahlung
GKF Gesamtkörperfett
GKID Gewebekultur-Infektionsdosis
GKV 1. Gesamtkörpervolumen 2. Gesetzliche Krankenversicherung
GKW Gesamtkörperwasser
GL Grundleiden
Gl. Glandula
Glc Glukose
Glc-6-P Glukose-6-phosphat
GLCF Gärungs-Lactobacillus-casei-Faktor
Glc-N Glukosamin
GLD globoide Leukodystrophie
GLDH Glutamatdehydrogenase
GLI Glukagon-like-Immunreaktivität
Gll. Glandulae
Gln Glutamin
GLP 1. generalisierte Lymphadenopathie 2. Glykolipoproteine
Glu 1. Glutamat 2. Glutaminsäure
Gly 1. Glycin 2. Glykogen 3. Glykokoll
GlyR Glyoxylat-reduktase
GM 1. Gentamicin 2. Grand-mal
GMA Glykolmethakrylat
GM-CSF Granulozyten-Makrophagen-koloniestimulierender Faktor
GMP 1. Guanosinmonophosphat 2. Guanosin-5'-monophosphat
3',5'-GMP zyklisches Guanosin-3',5'-Phosphat
GMS Glyzerinmonostearat
GMV Gramm-Molekularvolumen
GMW Gramm-Molekulargewicht
GMZ glatte Muskelzellen
GN 1. Glomerulonephritis 2. gramnegativ
G/N Glukose/Stickstoff-Quotient
Gn-RF Gonadotropin-releasing-Faktor
Gn-RH Gonadotropin-releasing-Hormon
GO Gonorrhoe
GOÄ Gebührenordnung für Arzte
GOD 1. Gesamtoberflächendosis 2. Glukose-

oxidase 3. Gonadendosis
GOD/POD Glukoseoxidase-Peroxidase
GOQ Glukoseoxidationsquotient
GOT Glutamat-Oxalazetat-Transaminase
GP 1. Glykoprotein 2. Glyzerin-1-phosphat
GPA Glykophorin A
GPC 1. Gel-Permeations-Chromatographie 2. Glyzerophosphorylcholin
GPD 1. Glutathionperoxidase 2. Glyzerinaldehyd-phosphatdehydrogenase
α-GPD Alpha-Glyzerinphosphatdehydrogenase
GPE Glyzerophosphorylethanolamin
GPI Glukosephosphatisomerase
GPM Glyzeratphosphatmutase
GPO Glyzerin-1-phosphatoxidase
GPP generalisierte pustulöse Psoriasis
GPRT Guanosin-phosphoribosyl-transferase
GPT Glutamatpyruvattransaminase
GPV Gesamtplasmavolumen
GPW gesamter peripherer Widerstand
GR Glutathionreduktase
grav. gravide
GRD 1. β-Glucuronidase 2. Glutathionreduktase
GRF 1. Gonadotropin-releasing-Faktor 2. Growth-Hormon-Releasing-Faktor
GRH 1. Gonadotropin-releasing-Hormon 2. Growth-Hormon-Releasing-Hormon
GS Glomenulosklerose
GSD 1. genetisch signifikante Dosis 2. Glutaminsäuredekarboxylase
GSDH Glutaminsäuredehydrogenase
GSE Gluten-sensitive Enteropathie
GSH reduziertes Glutathion
GSP 1. gastrosekretagoges Pankreaspeptid 2. Gesamtwert der sauren Phosphatase
GSSG oxidiertes Glutathion
GT 1. Galaktosämie-Test 2. genetische Therapie 3. gereinigtes Tuberkulin
γ-GT 1. γ-Glutamyltransferase 2. γ-Glutamyltranspeptidase
GTF Glukosetoleranz-Faktor
GTH 1. Glutathion 2. gonadotropes Hormon
GTN 1. Glomerulotubulonephritis 2. Glyzeryltrinitrat
GTP 1. Guanosintriphosphat 2. Guanosin-5'-triphosphat
GTPH Guanosintriphosphat-zyklohydrolase
GTS Glukose-Transportsystem
GTT Glukosetoleranztest
GU 1. Glukuronidase 2. Gonokokken-Urethritis 3. Grundumsatz
GUDC Glykoursodesoxycholsäure
GUV Gesetzliche Unfallversicherung
GV Gesamtvolumen
GvHR Graft-versus-Host-Reaktion
GVHS Graft-versus-host-Syndrom
GVR Gesamtkörper-Verlustrate
GWH Grenzwerthypertonie
Gy Gray
GZ Gerinnungszeit
H 1. Helium 2. Heparin 3. Heroin 4. Histamin 5. Histidin 6. Hormon 7. human 8. Hydrogenium 9. Wasserstoff
h 1. Hekto- 2. hora 3. Stunde
H^+ Wasserstoffion
H^- molare Wasserstoffionenkonzentration
H_0 Nullhypothese
H_1 Alternativhypothese
^2H Deuterium
^3H Tritium
η absolute Viskosität
H_2CO_3 Kohlensäure
H_2O Wasser
H_2O_2 Wasserstoffperoxid, Wasserstoffsuperoxid
H_2S Schwefelwasserstoff
H_2SO_4 Schwefelsäure
HA 1. Hämadsorption 2. Hämagglutination 3. Hämagglutinin 4. hämolytische Anämie 5. Hämophilie A 6. Hepatitis A
Ha Hahnium
HAD 1. Hämadsorption 2. Hexamethylmelamin, Adriamycin, DDP
HAE hereditäres Angioödem
HAH Hämagglutinationshemmung
HAM 1. Hexamethylmelamin, Adriamycin, Melphalan 2. Hexamethylmelamin, Adriamycin, Methotrexat
HAMP Hexamethylmelamin, Adriamycin, Methotrexat, Cisplatin (*engl.* platinol)
HÄS Hydroxyäthylstärke
HAV Hepatitis-A-Virus
HAWIE Hamburg-Wechsler-Intelligenztest für Erwachsene
HAWIK Hamburg-Wechsler-Intelligenztest für Kinder
HB 1. Brinell-Härte 2. Hepatitis B
Hb Hämoglobin
HbA Hämoglobin A
HbA_{1c} Hämoglobin A_{1c}
HbA_2 Hämoglobin A_2
HBB 2-α-Hydroxybenzyl-Benzimidazol
HbC Hämoglobin C
HB_cAg Hepatitis B core-Antigen
HbCN Methämoglobinzyanid
HbD Hämoglobin D
HBDH α-Hydroxybutyratdehydrogenase
HBDNAP Hepatitis-B-DNA-polymerase
HbE 1. Hämoglobin E 2. His-Bündelelektrogramm
Hb_E Färbekoeffizient
HB_eAg Hepatitis B e-Antigen
HbF Hämoglobin F
HbH Hämoglobin H
HbI Hämoglobin I
HBIG Hepatitis-B-Immunglobulin
HBLV humanes B-lymphotropes-Virus
HbM 1. Hämoglobin M 2. Methämoglobin
HbO_2 Oxyhämoglobin
HbS Hämoglobin S
HB_SAg Hepatitis B surface-Antigen
HBV Hepatitis-B-Virus
H-B-Vax Hepatitis-B-Impfstoff
HC 1. Hepatitis C 2. Histokompatibilität 3.

Hydrocortison
h_c konvektive Wärmeübergangszahl
HCAO Hexamethylmelamin, Cyclophosphamid, Adriamycin, Vincristin (*engl.* oncovin)
H-CAP Hexamethylmelamin, Cyclophosphamid, Adriamycin, Cisplatin (*engl.* platinol)
HCB Hexachlorbenzol
25-HCC 25-Hydroxycholecalciferol
HCCH Hexachlorcyclohexan
HCG humanes Choriongonadotropin
HCH Hexachlorcyclohexan
HCl 1. Chlorwasserstoff 2. Salzsäure
HCM hypertrophische Cardiomyopathie
HCN Cyanwasserstoff
HCT Hämatokrit
HCV 1. Hepatitis-C-Virus 2. humanes Coronavirus
HCX Histiocytosis X
HD 1. Hämodialyse 2. Herddosis
HDAg Hepatitis-Deltaantigen
HDC Hydrocortison
HDCC human diploid cell culture
HDCV human diploid cell vaccine
HDL high-density-Lipoprotein
HDO schweres Wasser
HDV Hepatitis-Delta-Virus
HE Hämatoxylin-Eosin
He 1. Helium 2. Heparin
h_e Wärmeabgangszahl für Evaporation
HECV humanes enterisches Coronavirus
HED 1. Hauteinheitdosis 2. Hauterythemdosis
HEDP Hydroxyethyldiphosphat
HES Hydroxyethylstärke
HET Hydroxyeicosatetraensäure
HF 1. Fluorwasserstoff 2. Hageman-Faktor 3. Hämofiltration 4. hämorrhagisches Fieber 5. Heufieber
Hf Hafnium
HFRS hämorrhagisches Fieber mit renalem Syndrom
HG Hypoglykämie
Hg Hydrargyrum
hg Hektogramm
HGG humanes Gammaglobulin
HGPRT Hypoxanthin-Guanin-phosphoribosyltransferase
HHA Heterohämagglutinin
HHL Hypophysenhinterlappen
HHT 1. Hämagglutinationshemmtest 2. Hydroxyheptadecatriensäure
HI Herzindex
5-HIE 5-Hydroxyindolessigsäure
5-HIES 5-Hydroxyindolessigsäure
HIS Hyperimmunserum
His Histidin
HIV human immunodeficiency virus
HK 1. Hämatokrit 2. Hexokinase 3. Knoop-Härte
Hkt Hämatokrit
HL 1. Haarzellenleukämie 2. Harnleiter 3. Hodgkin-Lymphom
hl Hektoliter
HLA HL-Antigen
HLK Halslymphknoten
HM Mohs-Härte
hm Hektometer
5-HMC 5-Hydroxymethylcytosin
HMG 1. humanes Menopausengonadotropin 2. Hydroxy-3-methylglutarsäure
HMG-CoA β-Hydroxy-β-methylglutaryl-CoA
HML Hypophysenmittellappen
HMP Hexosemonophosphat
HMV Herzminutenvolumen
HMWK 1. HMW-Kininogen 2. hochmolekulares Kininogen
HNCM hypertrophische nichtobstruktive Cardiomyopathie
HNO Hals-Nasen-Ohrenheilkunde
hnRNA heterogene Kern-RNA
hnRNS heterogene Kern-RNS
Ho Holmium
HOAP-BLEO Hydroxydaunorubicin, Vincristin (*engl.* oncovin), Ara-C, Prednison, Bleomycin
HOCM hypertrophische obstruktive Cardiomyopathie
17-HOCS 17-Hydroxycorticosteroid
HOD Hautoberflächendosis
HOP 1. Hydroxydaunorubicin, Vincristin (*engl.* oncovin), Prednison 2. Hydroxyprolin
5-HOT 5-Hydroxytryptamin
HP 1. Hämatoporphyrin 2. Heparin 3. Hydroxyprolin
HPETE Hydroperoxyeicosatetraensäure
HPL humanes Plazentalaktogen
HPRT Hypoxanthin-phosphoribosyltransferase
HPT Hyperparathyreoidismus
HPV humanes Papillomavirus
h_r Wärmeübergangszahl für Strahlung
HS 1. Herpes simplex 2. homologes Serum
HSE Herpes-simplex-Enzephalitis
HSG Hysterosalpingographie
HSV Herpes-simplex-Virus
HSV-I Herpes-simplex-Virus Typ I
HSV-II Herpes-simplex-Virus Typ II
HT Hypothalamus
5-HT 5-Hydroxytryptamin
HTF humoraler Thymusfaktor
HTLV humanes T-Zell-Leukämie-Virus
HTLV III humanes T-Zell-Leukämie-Virus III
5-HTP 5-Hydroxytryptophan
HUS hämolytisch-urämisches Syndrom
HV 1. Heilverfahren 2. Hepatitisvirus 3. Vickers-Härte
HvGR Host-versus-Graft-Reaktion
HVH Herpesvirus hominis
HVL Hypophysenvorderlappen
HWD 1. Halbwertdicke 2. Halbwertschichtdicke
HWI Harnwegsinfektion
HWK Halswirbelkörper
HWS 1. Halbwertschichtdicke 2. Halswirbelsäule
HWZ Halbwertzeit
HX Hypoxanthin

Hx Hämopexin
Hyl Hydroxylysin
Hyp Hydroxyprolin
Hz Hertz
HZL Hypophysenzwischenlappen
HZV Herzzeitvolumen
I 1. Indikator 2. Induktion 3. Inhibition 4. Inhibitor 5. Inosin 6. Iod 7. Isoleucin 8. Isotop
IA Immunadhärenz
IC 1. Idarubicin, Cytarabin 2. Immunkomplex 3. intrazellulär
i.c. intrakutan
ICD Isocitratdehydrogenase
ICE Ifosfamid, Carboplatin, Etoposid
ICF Intrazellularflüssigkeit
ICR 1. Intercostalraum 2. Intrakutanreaktion
ICSH interstitial cell stimulating hormone
ICT indirekter Coombs-Test
ICW intrazelluläres Wasser
ID 1. Ifosfamid, Doxorubicin 2. Immundefekt 3. Immundiffusion 4. Infektionsdosis 5. Initialdosis 6. Ionendosis
ID_{50} mittlere Infektionsdosis
IDH Isocitratdehydrogenase
IDL intermediate-density lipoprotein
IDT Intradermaltest
IDU Idoxuridin
IDUR Idoxuridin
IE 1. Immunelektrophorese 2. infektiöse Einheit 3. internationale Einheit
I.E. 1. infektiöse Einheit 2. internationale Einheit
IEF isoelektrische Fokussierung
IEP 1. Immunelektrophorese 2. isoelektrischer Punkt
IES Indolessigsäure
IF 1. Immunfluoreszenz 2. Inhibitingfaktor 3. Initialfaktor 4. Initiationsfaktor 5. Interferon 6. interstitielle Flüssigkeit 7. Intrinsic-Faktor
IFAR indirekte Fluoreszenz-Antikörper-Reaktion
IFN Interferon
IFN-α α-Interferon
IFN-β β-Interferon
IFN-γ γ-Interferon
IFT Immunfluoreszenztest
Ig Immunglobulin
IgA Immunglobulin A
IgD Immunglobulin D
IgE Immunglobulin E
IGF insulin-like growth factors
IgG Immunglobulin G
IgM Immunglobulin M
IH Inhibitinghormon
IHA indirekte Hämagglutination
IHSS idiopathische hypertrophische subaortale Stenose
IK 1. Immunkomplex 2. Immunkonglutinin 3. Inspirationskapazität
IKK Innungskrankenkasse
IKN Immunkomplexnephritis
IKT Intrakutantest
IKZ Inkubationszeit
IL 1. indeterminierte Lepra 2. Interleukin
IL-1 Interleukin-1
IL-2 Interleukin-2
IL-3 Interleukin-3
Ileu Isoleucin
i.m. intramuskulär
IMAC Ifosfamid, Mesna, Adriamycin, Cisplatin
IMP Inosinmonophosphat
IMV intermittent mandatory ventilation
IMVP-16 Ifosfamid, Methotrexat, VP-16
In Indium
Ind. Indikation
INF Interferon
Inf. 1. Infektion 2. Infusion
INH Isonicotinsäurehydrazid
I.N.N. International Nonproprietary Names
Ino Inosin
Io Ionium
IOC intraoperative Cholangiographie
IOL intraokulare Linse
IP isoelektrischer Punkt
IP_3 Inosittriphosphat
IPA Isopropylalkohol
IPTG Isopropylthiogalaktosid
IQ 1. Infektionsquelle 2. Intelligenzquotient
IR 1. Immunreaktivität 2. Infrarot
Ir Iridium
IRF inhibitorisches rezeptives Feld
IRV inspiratorisches Reservevolumen
IS 1. Immunserum 2. Immunsuppression 3. Insertionssequenz
ISC in-situ-carcinoma
ISDN Isosorbiddinitrat
ISG Iliosakralgelenk
ISN Inosin
IT 1. Immunotoxin 2. Immuntherapie 3. Immuntoleranz
ITF Interferon
ITN Intratrachealnarkose
ITP 1. idiopathische thrombozytopenische Purpura 2. Inosintriphosphat
I.U. international unit
IUP Intrauterinpessar
IUT intrauterine Transfusion
i.v. intravenös
IVF In-vitro-Fertilisation
IVGTT intravenöser Glukosetoleranztest
IVH Invaginationshöhle
IVI intravenöse Infusion
IVRA intravenöse Regionalanästhesie
IZ Intrazellularraum
IZF Intrazellularflüssigkeit
IZR Intrazellularraum
IZW intrazelluläres Wasser
J 1. Ionendosis 2. Jod 3. Joule
JBE japanische B-Enzephalitis
JODA juvenile-onset diabetes of adult
K 1. Dissoziationskonstante 2. Kalium 3. Kathode 4. Kelvin
k Kilo
K' apparente Dissoziationskonstante

KA 1. Kälteagglutinin 2. Ketoazidose 3. Kontaktallergie
KaÖZ Kathodenöffnungszuckung
KaSZ Kathodenschließungszuckung
kat Katal
Kbp Kilobasenpaare
KBR Komplementbindungsreaktion
Kcal 1. große Kalorie 2. Kilokalorie
kCi Kilocurie
KCl Kaliumchlorid
KCN Kaliumcyanid
KDO 2-Keto-3-desoxyoctansäure
KE 1. katalytische Einheit 2. kinetische Energie 3. Kontaktekzem
keV Kiloelektronenvolt
k_F Filtrationskoeffizient
KG 1. Körpergewicht 2. Kryoglobulin
kg Kilogramm
α-KG Alpha-Ketoglutarat
KGW Körpergewicht
KH Kohlenhydrat
KHE koronare Herzerkrankung
KHK koronare Herzkrankheit
kHz Kilohertz
KI 1. Karnofsky-Index 2. künstliche Intelligenz
KKS Kallikrein-Kinin-System
kl Kiloliter
Kl.P. Klinikpackung
KM 1. Kernmembran 2. Knochenmark 3. Kontrastmittel
K_m Michaelis-Konstante
KO Körperoberfläche
KOD kolloidosmotischer Druck
KOF Körperoberfläche
KOH Kaliumhydroxid
KÖZ Kathodenöffnungszuckung
KPR kardiopulmonale Reanimation
Kr Krypton
KRK kolorektales Karzinom
KS 1. Kaposi-Sarkom 2. kardiogener Schock
17-KS 17-Ketosteroid
K_S Substratkonstante
KSD Kammerseptumdefekt
KSZ Kathodenschließungszuckung
KV Kassenärztliche Vereinigung
kV Kilovolt
kVA Kilovoltampere
KW Kohlenwasserstoff
kW Kilowatt
kWh Kilowattstunde
KWT Kurzwellentherapie
KZ 1. Kernzahl 2. Konzentrationszeit 3. körperlicher Zustand 4. Kräftezustand
KZBV Kassenzahnärztliche Bundesvereinigung
KZV Kassenzahnärztliche Vereinigung
L 1. Leucin 2. Löslichkeitsprodukt 3. Lues
l Liter
LA Lupusantikoagulans
La Lanthan
LÄK Landesärztekammer
LAM L-Asparaginase, Methotrexat
LAP Leucinaminopeptidase
Lap. 1. Laparoskopie 2. Laparotomie
LAPOCA L-Asparaginase, Prednison, Vincristin (*engl.* oncovin), Cytarabin, Adriamycin
LAS Lymphadenopathiesyndrom
Laser Light Amplification by Stimulated Emission of Radiation
LATS long-acting thyroid stimulator
LAV 1. Lymphadenopathie-assoziiertes Virus 2. Lymphadenopathie-Virus
LBC Lymphadenosis benigna cutis
LBL 1. Lymphoblastenleukämie 2. lymphoblastisches Lymphom
LCAT Lecithin-Cholesterin-Acyltransferase
LCM lymphozytäre Choriomeningitis
LD 1. Laktatdehydrogenase 2. Letaldosis 3. letale Dosis
LD_{50} mittlere letale Dosis
LDH 1. Laktatdehydrogenase 2. LD-Heparin
LDL low-density lipoprotein
LE 1. Lungenembolie 2. Lupus erythematodes
LEC Lupus erythematodes chronicus
Leu Leucin
LEV Lupus erythematodes visceralis
LF Laktoferrin
LG 1. Lymphangiogramm 2. Lymphogramm 3. Lymphogranulomatose 4. Lymphographie
LGH laktogenes Hormon
LGV Lymphogranuloma venereum
LH luteinisierendes Hormon
LH-RF Luteinizing-hormone-releasing-Faktor
LH-RH Luteinizing-hormone-releasing-Hormon
Li Lithium
LIF Leukozytenmigration-inhibierender Faktor
Lig. Ligamentum
Ligg. Ligamenta
Liq. Liquidum
Lk Lymphknoten
LKS Lymphknotenschwellung
LL 1. lepromatöse Lepra 2. lymphatische Leukämie
LLF Laki-Lorand-Faktor
LM Lichtmikroskop
lm Lumen
LMF Leukeran, Methotrexat, 5-Fluorouracil
LMM Lentigo-maligna-Melanom
LOMAC Leucovorin, Vincristin (*engl.* oncovin), Methotrexat, Adriamycin, Cyclophosphamid
LP 1. Latenzperiode 2. Lipoprotein 3. Lymphopoese 4. Lymphozytopoese
LPC Lysophosphatidylcholin
LPCh Lysophosphatidylcholin
LPh Leukozytenphosphatase
LPI Leistungspulsindex
LPL Lipoproteinlipase
LPS Lipopolysaccharid
LP-X Lipoprotein X
Lr Lawrencium
LS 1. Laparoskopie 2. Lymphosarkom
LSB Linksschenkelblock
LSD Lysergsäurediäthylamid

LSG Landessozialgericht
LSH lymphozytenstimulierendes Hormon
LSK Leukosarkomatose
LT 1. Leukotrien 2. Lymphotoxin
LTF Lymphozytentransformationsfaktor
LTH luteotropes Hormon
Lu Lutetium
LV Lebendvakzine
LVA Landesversicherungsanstalt
LVVP Leukeran, Vinblastin, Vincristin, Prednison
LWK Lendenwirbelkörper
LWS Lendenwirbelsäule
lx Lux
lxs Luxsekunde
Ly Lysin
LYDMA lymphocyte-determined membrane antigen
Lys Lysin
LZM Lysozym
M 1. maligne 2. Masse 3. Massenzahl 4. Metabolit 5. Methionin 6. Mitose 7. Mixtur 8. Mol 9. molar 10. Molarität 11. Morphin 12. Myosin
m 1. Masse 2. Meter 3. Milli- 4. molal 5. molar
m- meta-
mA Milliampere
μA Mikroampere
MAA Makroalbuminaggregat
MABOP N-Lost (*engl.* mustargen), Adriamycin, Bleomycin, Vincristin (*engl.* oncovin), Prednison
MAC 1. Membranangriffskomplex 2. Methotrexat, Actinomycin D, Cyclophosphamid 3. Methotrexat, Adriamycin, Cyclophosphamid 4. Mitomycin-C, Adriamycin, Cyclophosphamid
MACC Methotrexat, Adriamycin, Cyclophosphamid, CCNU
MACHO Methotrexat, Asparaginase, Cyclophosphamid, Hydroxydaunorubicin, Vincristin (*engl.* oncovin)
MACOP-B Methotrexat, Adriamycin, Cyclophosphamid, Vincristin (*engl.* oncovin), Prednison, Bleomycin
MAD MeCCNU, Adriamycin
MADDOC N-Lost (*engl.* mechlorethamine), Adriamycin, Dacarbazin, DDP, Vincristin (*engl.* oncovin), Cyclophosphamid
MAF Makrophagenaktivierungsfaktor
MAID Mesna, Adriamycin, Interleukin-3, Dacarbazin
MAK 1. maximale Arbeitsplatzkonzentration 2. mikrosomaler Antikörper
MAN Mannose
MAO 1. maximal acid output 2. Monoaminooxidase 3. Monoaminoxidase
MAOH 1. MAO-Hemmer 2. Monoaminooxidase-Hemmer
MAP Melphalan, Adriamycin, Prednison
mÄq Milliäquivalent
mAs Milliampersekunde
Maser microwave amplification by stimulated emission of radiation
MB 1. Methylenblau 2. Myeloblast
Mb 1. Melanoblast 2. Myoglobin
mb Millibar
M-BACOD Methotrexat, Bleomycin, Adriamycin, Cyclophosphamid, Vincristin (*engl.* oncovin), Dexamethason
mbar Millibar
MBC Methotrexat, Bleomycin, Cisplatin
MBD Methotrexat, Bleomycin, DDP
MBK minimale bakterizide Konzentration
MBL Myeloblastenleukämie
MbO_2 Oxymyoglobin
MBq Megabecquerel
MC 1. Mineralokortikoid 2. Mitomycin 3. Mitoxantron, Cytarabin
mC Millicoulomb
μC Mikrocoulomb
MCBP Melphalan, Cyclophosphamid, BCNU, Prednison
MCF Makrophagen-chemotaktischer Faktor
MCH mean corpuscular hemoglobin
MCHC mean corpuscular hemoglobin concentration
MCi Megacurie
mCi Millicurie
μCi Mikrocurie
MCIF macrophage cytotoxicity-inducing factor
MCLS mukokutanes Lymphknotensyndrom
MCP Melphalan, Cyclophosphamid, Prednison
MCV 1. mean corpuscular volume 2. Methotrexat, Cisplatin, Vinblastin
MD Maximaldosis
Md Mendelevium
MDB Magen-Darm-Blutung
MDF Myocardial-Depressant-Faktor
MDH Malatdehydrogenase
MDP Magen-Darm-Passage
ME 1. Mache-Einheit 2. Masseneinheit 3. Meningoenzephalitis
Me Menton
MEA 1. Monoethanolamin 2. multiple endokrine Adenopathie
MEB Methylenblau
MeCP MeCCNU, Cyclophosphamid, Prednison
MECY Methotrexat, Cyclophosphamid
MED mittlere Einzeldosis
MeFA MeCCNU, 5-Fluorouracil, Adriamycin
MEG Magnetoenzephalographie
MEN multiple endokrine Neoplasie
meq Milliäquivalent
MESGN mesangioproliferative Glomerulonephritis
Met Methionin
Met-Hb Methämoglobin
MEV mittleres Erythrozytenvolumen
Me V Megaelektronenvolt
MF 1. Methotrexat, 5-Fluorouracil 2. Mitomycin, 5-Fluorouracil 3. Myelofibrose
μF Mikrofarad
MG Molekulargewicht
Mg Magnesium
mg Milligramm

µg Mikrogramm
mg% Milligrammprozent
mgl Milligramm pro Liter
MGN membranöse Glomerulonephritis
$Mg(OH_2)$ Magnesiumhydroxyd
$MgSO_4$ Magnesiumsulfat
MH 1. Monoaminooxidase-Hemmer 2. Morbus Hodgkin
MHC major Histokompatibilitätskomplex
MHK minimale Hemmkonzentration
MHN Morbus haemolyticus neonatorum
MHz Megahertz
MIF 1. Melanotropin-inhibiting-Faktor 2. Migrationsinhibitionsfaktor
MIFA Mitomycin, Fluorouracil, Adriamycin
MIT Monoiodtyrosin
MK Mammakarzinom
MKG Mechanokardiographie
MKP Myokardiopathie
MKS Maul- und Klauenseuche
ML myeloische Leukämie
ml Milliliter
µl Mikroliter
MLC mixed lymphocyte culture
MLD minimale Letaldosis
MLV Mäuse-Leukämie-Virus
MM 1. malignes Melanom 2. Methotrexat, Mercaptopurin 3. Mumps-Meningitis 4. myeloische Metaplasie
mM 1. Millimol 2. millimolar
µM mikromolar
mm Millimeter
mm^2 Quadratmillimeter
mm^3 Kubikmillimeter
µm Mikrometer
MMA Methakrylsäure-Methyl-Akrylat
MMC Methotrexat, Mercaptopurin, Cyclophosphamid
MME Millimol-Einheit
MML myelomonozytäre Leukämie
mmol Millimol
MMoL myelomonozytäre Leukämie
MMOPP Methotrexat, N-Lost (*engl.* mechlorethamine), Vincristin (*engl.* oncovin), Procarbazin, Prednison
MMS Methylmalonsäure
MMTV Mäuse-Mamma-Tumorvirus
MN 1. mononukleär 2. Mononukleose 3. multinodulär
Mn Mangan
Mo Molybdän
MOAD Methotrexat, Vincristin (*engl.* oncovin), L-Asparaginase, Dexamethason
MOB N-Lost (*engl.* mustargen), Vincristin (*engl.* oncovin), Bleomycin
MOBB-ABVD N-Lost (*engl.* mechlorethamine), Vincristin (*engl.* oncovin), Procarbazin, Prednison, Adriamycin, Bleomycin, Vinblastin, Dacarbazin
MOBB-BLEO N-Lost (*engl.* mechlorethamine), Vincristin (*engl.* oncovin), Procarbazin, Prednison, Bleomycin
MOB-III Mitomycin-C, Vincristin (*engl.* oncovin), Bleomycin, Cisplatin
MOCA Methotrexat, Vincristin (*engl.* oncovin), Cyclophosphamid, Adriamycin
MODY maturity-onset diabetes of youth
MOF 1. MeCCNU, Vincristin (*engl.* oncovin), 5-Fluorouracil 2. Methotrexat, Vincristin (*engl.* oncovin), 5-Fluorouracil
Mol. Molekül
mol 1. Mol 2. molar
Mol.Gew. Molekulargewicht
MOMP N-Lost (*engl.* mechlorethamine), Vincristin (*engl.* oncovin), Methotrexat, Prednison
Momp major outer membrane protein
Mono Mononukleose
MOP 1. N-Lost (*engl.* mechlorethamine), Vincristin (*engl.* oncovin), Prednison 2. N-Lost (*engl.* mechlorethamine), Vincristin (*engl.* oncovin), Procarbazin
MOP-BAP N-Lost (*engl.* mechlorethamine), Vincristin (*engl.* oncovin), Procarbazin, Bleomycin, Adriamycin, Prednison
MOPP 1. N-Lost (*engl.* mechlorethamine), Vincristin (*engl.* oncovin), Procarbazin, Prednison 2. Methotrexat, Vincristin (*engl.* oncovin), Procarbazin, Prednison
MOPP-ABV N-Lost (*engl.* mechlorethamine), Vincristin (*engl.* oncovin), Procarbazin, Prednison, Adriamycin, Bleomycin, Vinblastin
MOPr N-Lost (*engl.* mechlorethamine), Vincristin (*engl.* oncovin), Procarbazin
mOsm Milliosmol
MP 1. Melphalan, Prednison 2. Mukopeptid 3. Mukopolysaccharid 4. Myelopathie
6-MP 6-Mercaptopurin
M-PFL Methotrexat, Cisplatin (*engl.* platinol), 5-Fluorouracil, Leucovorin
MPGN membranoproliferative Glomerulonephritis
MPO Myeloperoxidase
MPS 1. mononukleäres Phagozytensystem 2. Mukopolysaccharid 3. Mukopolysaccharidose 4. myeloproliferatives Syndrom
MPS I-H Mukopolysaccharidose I-H
MPS I-H/S Mukopolysaccharidose I-H/S
MPS II Mukopolysaccharidose II
MPS III Mukopolysaccharidose III
MPS I-S Mukopolysaccharidose I-S
MPS IV Mukopolysaccharidose IV
MPS VI Mukopolysaccharidose VI
MPS VII Mukopolysaccharidose VII
MPS VIII Mukopolysaccharidose VIII
mrad Millirad
mrem Millirem
MRF 1. Melanotropin-releasing-Faktor 2. MSH-releasing-Faktor
mRNA 1. Matrizen-RNA 2. Messenger-RNA
mRNS 1. Matrizen-RNS 2. Messenger-RNS
MRT MR-Tomographie
MS multiple Sklerose
ms Millisekunde
µs Mikrosekunde

m/s Meter pro Sekunde
msec Millisekunde
MSF macrophage slowing factor
MSG Myeloszintigraphie
MSH melanozytenstimulierendes Hormon
MSH-RF MSH-releasing-Faktor
MSIF macrophage spreading inhibitory factor
MSK Mediastinoskopie
MSV Mäuse-Sarkom-Virus
MT Mycobacterium tuberculosis
MTA Methenamin
MTD mittlere Tagesdosis
mtDNA Mitochondrien-DNA
mtDNS Mitochondrien-DNS
MTT malignes trophoblastisches Teratom
MTU Methylthiouracil
MTX Methotrexat
MTX+MP Methotrexat, Mercaptopurin
MV 1. Megavolt 2. Mitoxantron, VP-16
mV Millivolt
µV Mikrovolt
MVAC Methotrexat, Vinblastin, Adriamycin, Cisplatin
mVal Milliäquivalent
MVE Murray-Valley-Enzephalitis
MVF Mitoxantron, Vincristin, 5-Fluorouracil
MVP Mitomycin-C, Vinblastin, Cisplatin (*engl.* platinol)
MVPP N-Lost (*engl.* mechlorethamine), Vinblastin, Procarbazin, Prednison
MVT Mitoxantron, VP-16, Thiotepa
MVVPP N-Lost (*engl.* mechlorethamine), Vincristin, Vinblastin, Procarbazin, Prednison
MW 1. Makroglobulinämie Waldenström 2. Megawatt
µW Mikrowatt
MWG Massenwirkungsgesetz
MZ Massenzahl
MZK maximal zulässige Konzentration
MZU Miktionszystourethrographie
N 1. Nachbehandlung 2. Nausea 3. Negativ 4. negativ 5. Neuraminidase 6. Neutron 7. Neutronenzahl 8. Newton 9. Nitrogenium 10. Noradrenalin 11. Norm 12. normal 13. Normallösung 14. Stickstoff
n 1. Nano- 2. Neutron 3. Norm 4. normal 5. Normallösung
ν kinematische Viskosität
NA 1. Neuraminidase 2. neutralisierender Antikörper 3. Noradrenalin
Na Natrium
NAA Neutronenaktivierungsanalyse
NAC N-Lost, Adriamycin, CCNU
NaCl Natriumchlorid
NAD Nicotinamid-adenin-dinucleotid
NADH reduziertes Nicotinamidadenindinucleotid
NADP Nicotinamidadenindinucleotidphosphat
NADP⁺ oxidiertes Nicotinamidadenindinucleotidphosphat
NADPH reduziertes Nicotinamidadenindinucleotidphosphat
NaF Natriumfluorid
NANA N-Acetylneuraminsäure
NANB Non-A-Non-B-Hepatitis
NANBH Non-A-Non-B-Hepatitis
NaOH Natriumhydroxid
NB 1. Nachblutung 2. Neuroblastom 3. Nitrobenzol
Nb Niob
NBT Nitroblau-Tetrazolium
nc Nanocurie
NCF Neutrophilen-chemotaktischer Faktor
nCi Nanocurie
NCV Non-Cholera-Vibrionen
ND Normaldosis
Nd Neodym
NDP 1. Nucleosiddiphosphat 2. Nucleosid-5'-diphosphat
Ne Neon
NEM Nahrungseinheit-Milch
NF Neutralfett
NFS nichtveresterte Fettsäure
NG Nitroglyzerin
ng Nanogramm
NGL Nitroglyzerin
NGU nicht-gonorrhoische Urethritis
NH_3 Ammoniak
NH_4 Ammonium
NHK Naturheilkunde
NHL Non-Hodgkin-Lymphom
NH_4OH Salmiakgiest
Ni Nickel
NIDD non-insulin-dependent diabetes
NIDDM non-insulin-dependent diabetes mellitus
NK natürliche Killerzellen
nkat Nanokatal
nl Nanoliter
NM 1. noduläres Melanom 2. Nuklearmedizin
nm Nanometer
NMD niedermolekulares Dextran
NMH niedermolekulares Heparin
NMN Nicotinamid-mononucleotid
NMP 1. Nucleosidmonophosphat 2. Nucleosid-5'-monophosphat
NN Nebenniere
NNM Nebennierenmark
NNR Nebennierenrinde
NO Stickoxid
No Nobelium
NP Nukleoprotein
Np Neptunium
NPDL nodular poorly-differentiated lymphocytic lymphoma
NPL Neoplasma
NPN nicht-proteingebundener Stickstoff
nRNA Kern-RNA
NS 1. nephrotisches Syndrom 2. Nierenszintigraphie
ns Nanosekunde
NSAIM nicht-steroidale antiinflammatorischwirkende Medikamente
NSAR nicht-steroidale Antirheumatika

NSD Nebenschilddrüse
nsec Nanosekunde
NT Neutralisationstest
NTG Nitroglyzerin
NTP 1. Nucleosidtriphosphat 2. Nucleosid-5'-triphosphat
NW Nebenwirkung
NWDL nodular well-differentiated lymphocytic lymphoma
NZN 1. Nävuszellennävus 2. Nävuszellnävus
O 1. Oberfläche 2. Oberflächenanästhesie 3. Opium 4. Ordnungszahl 5. Osmose 6. Oxygenium 7. Sauerstoff
O_2 molekularer Sauerstoff
O_3 Ozon
o- ortho-
OAE Ohr-Augen-Ebene
OAF Osteoklasten-aktivierender Faktor
O-Ag O-Antigen
OAP Vincristin (*engl.* oncovin), Ara-C, Prednison
OAP-BLEO Vincristin (*engl.* oncovin), Ara-C, Prednison, Bleomycin
OAS oberflächenaktive Substanz
o.B. ohne Befund, ohne pathologischen Befund
OCG orales Cholezystogramm
OCM obliterative Cardiomyopathie
OCT Ornithincarbamyltransferase
OD Oberflächendosis
ODC Orotidylsäuredecarboxylase
O.F.D. orofaziodigitales Syndrom
oGTT oraler Glukosetoleranztest
O_2-Hb Oxyhämoglobin
17-OH-CS 17-Hydroxycorticosteroid
OHF Omsk hämorrhagisches Fieber
OKN optokinetischer Nystagmus
OM Osteomyelitis
OMAD Vincristin (*engl.* oncovin), Methotrexat, Adriamycin, Dactinomycin
OMF Osteomyelofibrose
OMP Orotidinmonophosphat
Omp outer membrane protein
OMS Osteomyelosklerose
OP 1. Operation 2. Operationssaal 3. Originalpackung
O_2P Sauerstoffpuls
OPAL Vincristin (*engl.* oncovin), Prednison, L-Asparaginase
O.P.D. otopalatodigitales Syndrom
OPP Vincristin (*engl.* oncovin), Procarbazin, Prednison
OPPA Vincristin (*engl.* oncovin), Procarbazin, Prednison, Adriamycin
OPRT Orotsäurephosphoribosyltransferase
OPSI overwhelming post-splenectomy infection
OPSS overwhelming post-splenectomy sepsis syndrome
OPT Orthopantomogramm
ORN Osteoradionekrose
OS 1. Orotsäure 2. Osteosarkom
Os Osmium
osm Osmol
OT 1. Organtoleranzdosis 2. orotracheal
OTC 1. Ornithintranscarbamylase 2. Oxytetracyclin
OTD Organtoleranzdosis
OV Ovalbumin
OXC Oxacillin
Oxy-Hb Oxyhämoglobin
OZ Ordnungszahl
P 1. P-Blutgruppe 2. Perkussion 3. Permeabilität 4. Phenolphthalein 5. Phosphor 6. Plättchenfaktor 7. Poise 8. Pol 9. Prolaktin 10. Protein 11. Puls 12. Wahrscheinlichkeit
p 1. Piko- 2. Protein 2. Proton
P_1 Elterngeneration
p^+ Proton
p- Para-
PA 1. Periduralanästhesie 2. Plättchenaggregation 3. perniziöse Anämie 4. Polyamid 5. posterior-anterior 6. posteroanterior 7. Primäraffekt 8. Pseudomonas aeruginosa 9. Präalbumin
p.a. 1. posterior-anterior 2. posteroanterior
Pa 1. Pascal 2. Protactinium
PÄ Polyäthylen
PAA Poliomyelitis anterior acuta
PAB Paraaminobenzoesäure
PABA Paraaminobenzoesäure
PAC 1. Cisplatin (*engl.* platinol), Adriamycin, Cyclophosphamid 2. Pivampicillin
PACE Cisplatin (*engl.* platinol), Adriamycin, Cyclophosphamid, Etoposid
PAD primäre afferente Depolarisation
PAF Plättchen-aktivierender Faktor
PAH Paraaminohippursäure
PAM primäre Amöbenmeningoenzephalitis
PAMBA Paraaminomethylbenzoësäure
PAP pulmonale alveoläre Proteinose
Pap Papanicolaou-Färbung
PAS Paraaminosalizylsäure
Pat. Patient
PATCO Prednison, Ara-C, Thioguanin, Cyclophosphamid, Vincristin (*engl.* oncovin)
PAWP pulmonary artery wedge pressure
Pb Plumbum
PBE plaque-bildende Einheit
PBG Porphobilinogen
PBI 1. Papillen-Blutungs-Index 2. proteingebundenes Iod
PBP penicillinbindendes Protein
PBV Cisplatin (*engl.* platinol), Bleomycin, Vinblastin
PBZ primär biliäre Zirrhose
PC 1. Papierchromatographie 2. Penicillin 3. Phosphatidylcholin 4. Phosphocholin 5. Phosphokreatin 6. Plasmozyt 7. Propicillin 8. Pyruvatcarboxylase
P.c. Pneumocystis carinii
PCA passive cutane Anaphylaxie
PCB polychloriertes Biphenyl
PCC Phäochromozytom
PCECV purified chick embryo cell vaccine
PCG Penicillin G

PCH Phäochromozytom
PCh Phosphatidylcholin
pCi Pikocurie
PCN Penicillin
pCO_2 1. CO_2-Partialdruck 2. Kohlendioxidpartialdruck
PCP primär chronische Polyarthritis
PCV 1. Penicillin V 2. Procarbazin, CCNU, Vincristin
PCZ Procarbazin
Pd Palladium
p.d. 1. pro die 2. pro dosi
PDA Periduralanästhesie
PDE Phosphodiesterase
PDH Pyruvatdehydrogenase
PDLL poorly-differentiated lymphocytic lymphoma
PDS Prednison
PE 1. potentielle Energie 2. Probeexzision
PEB Cisplatin (*engl.* platinol), Etoposid, Bleomycin
PEC 1. Cisplatin (*engl.* platinol), Etoposid, Cyclophosphamid 2. pyrogenes Exotoxin C
PEEP positive end-expiratory pressure
PEM Protein-Energie-Mangelsyndrom
PENG Photoelektronystagmographie
PEP 1. Phosphoenolpyruvat 2. Polyestradiolphosphat
PET Positronemissionstomographie
PF Plättchenfaktor
PF_1 Plättchenfaktor 1
PF_2 Plättchenfaktor 2
PF_3 Plättchenfaktor 3
PF_4 Plättchenfaktor 4
PFK 6-Phosphofruktokinase
PFL Cisplatin (*engl.* platinol), 5-Fluorouracil, Leucovorin
PFM Cisplatin (*engl.* platinol), 5-Fluorouracil, Methotrexat
PG 1. Peptidoglykan 2. Phlebographie 3. Progesteron 4. Prostaglandin 5. Proteoglykan
pg Pikogramm
6-PGD 6-Phosphogluconatdehydrogenase
PGD_2 Prostaglandin D_2
PGE_1 Prostaglandin E_1
PGE_2 Prostaglandin E_2
$PGF_2\alpha$ Prostaglandin $F_2\alpha$
PGH_2 Prostaglandin H_2
PGI Phosphoglucoseisomerase
PGI_2 Prostaglandin I_2
PGK Phosphoglyceratkinase
PGL progressive generalisierte Lymphadenopathie
PGluM Phosphoglucomutase
PGM 1. Phosphoglucomutase 2. Phosphoglyceromutase
PGU postgonorrhoische Urethritis
PGX Prostazyklin
PH passive Hämagglutination
Ph_1 Philadelphia-Chromosom
PH_3 Phosphorwasserstoff
PHA 1. passive Hämagglutination 2. Phenylalanin 3. Phytohämagglutinin
Phe Phenylalanin
PhHA Phytohämagglutinin
PHI Phosphohexoseisomerase
pHPT primärer Hyperparathyreoidismus
PHS 1. Periarthritis humeroscapularis 2. Periarthropathia humeroscapularis
p.i. 1. post infusionem 2. post injectionem
PIA Cisplatin (*engl.* platinol), Ifosfamid, Adriamycin
PIF Prolaktin-inhibiting-Faktor
PIH Prolaktin-inhibiting-Hormon
PIP_2 Phosphatidylinosindiphosphat
PITC Phenylisothiocyanat
PK Pyruvatkinase
pkat Pikokatal
PKG Phonokardiographie
PKR 1. Phosphokreatin 2. Prausnitz-Küstner-Reaktion
PKU Phenylketonurie
pl Pikoliter
PL Probelaparotomie
PLD Phospholipase D
PLP Pyridoxalphosphat
$PLP-A_2$ Phospholipase A_2
PLT Primed-lymphocyte-Typing
PM 1. Panmyelopathie 2. Petit-mal 3. Poliomyelitis
Pm Promethium
p.m. 1. post mortem 2. pro mille
Pm Pterygomaxillare
PMB Cisplatin (*engl.* platinol), Methotrexat, Bleomycin
PMD progressive Muskeldystrophie
PMFAC Prednison, Methotrexat, 5-Fluorouracil, Adriamycin, Cyclophosphamid
PMI Postmyokardinfarktsyndrom
PML progressive multifokale Leukoenzephalopathie
PMMA Polymethylmethakrylat
PMS prämenstruelles Syndrom
P-MVAC Cisplatin (*engl.* platinol), Methotrexat, Vinblastin, Adriamycin, Carboplatin
PN Pyelonephritis
PNC Penicillin
PNG polymorphkerniger neutrophiler Granulozyt
PNH paroxysmale nächtliche Hämoglobinurie
PNMT Phenyläthanolamin-N-methyltransferase
PNPB positive-negative pressure breathing
PNPV positive-negative pressure ventilation
PNS peripheres Nervensystem
pO_2 1. O_2-Partialdruck 2. Sauerstoffpartialdruck
POA pankreatisches onkofetales Antigen
POC Procarbazin, Vincristin (*engl.* oncovin), CCNU
POCA Prednison, Vincristin (*engl.* oncovin), Cytarabin, Adriamycin
POCC Procarbazin, Vincristin (*engl.* oncovin), Cyclophosphamid, CCNU
POD Peroxidase
polyA Polyadenylat

POMC Proopiomelanocortin
POMP Prednison, Vincristin (*engl.* oncovin), Methotrexat, Puri-Nethol
p.op. post operationem
pos 1. Positiv 2. positiv
PP 1. pankreatisches Polypeptid 2. Polypeptid 3. Polypropylen 4. progressive Paralyse 5. Pyrophosphat
PPA Pittsburgh pneumonia agent
PPase Pyrophosphatase
ppm parts per million
PPNG Penicillinase-produzierende Neisseria gonorrhoeae
PPS Postperfusionssyndrom
PR 1. partielle Remission 2. Phenolrot
Pr 1. Praseodym 2. Prolaktin 3. Propan
PRA 1. Phosphoribosylamin 2. Plasmareninaktivität
prdptr Prismendioptrie
PRF Prolaktin-releasing-Faktor
PRH Prolaktin-releasing-Hormon
PRL Prolaktin
Pro Prolin
ProMACE Prednison, Methotrexat, Adriamycin, Cyclophosphamid, Etoposid
PRP progressive Rötelnpanenzephalitis
PRPP Phosphoribosylpyrophosphat
PS 1. pathologisches Staging 2. Phosphatidylserin 3. Polysaccharid
PSL Prednisolon
PSP Phenolsulfophthalein
PSR Patellarsehnenreflex
PT 1. Pertussistoxin 2. Präzipitationstest 3. Primärtumor 4. Pulmonalton
Pt Platin
PTA perkutane transluminale Angioplastie
PTA Plasmathromboplastinantecedent
PTB Prothrombin
PTC 1. perkutane transhepatische Cholangiographie 2. Phenylthiocarbamid
PTFE Polytetrafluoräthylen
PTH Parathormon
PTJC perkutane transjugulare Cholangiographie
PTS 1. Phosphotransferasesystem 2. postthrombotisches Syndrom
PTT partielle Thromboplastinzeit
PTZ 1. partielle Thromboplastinzeit 2. Plasmathrombinzeit 3. Prothrombinzeit
Pu Plutonium
PUVA Psoralene, Ultraviolett A
PV 1. Plasmavolumen 2. Porphyria variegata
p.v. post vaccinationem
PVA 1. Polyvinylalkohol 2. Polyvinylacetat 3. Prednison, Vincristin, Asparaginase
PVB Cisplatin (*engl.* platinol), Vinblastin, Bleomycin
PVC Polyvinylchlorid
PVDA Prednison, Vincristin, Daunorubicin, Asparaginase
PVNS pigmentierte villonoduläre Synovitis
PVP 1. Cisplatin (*engl.* platinol), VP-16 2. Polyvinylpyrrolidon
PW peripherer Widerstand
PWG Pulswellengeschwindigkeit
PX Pyridoxin
PyK Pyruvatkinase
PYP Pyrophosphat
Pyr Pyridin
PyrP Pyridoxaminphosphat
PZ Pankreozymin
Q 1. Elektrizitätmenge 2. Quarantäne 3. Quotient 4. Wärmemenge
q.h. quaque hora
q.i.d. quater in die
QS Quecksilbersäule
QSR Quadrizepssehnenreflex
QT Intervall im EKG
R 1. Gaskonstante 2. Radikal 3. Reiz 4. Resistenzfaktor 5. respiratorischer Quotient 6. Ribose 7. Rickettsia 8. Röntgen
r 1. razemisch 2. rekombinant
RA 1. radioaktiv 2. Ragozyt 3. Rhagozyt 4. rheumatoide Arthritis
Ra Radium
RAAS Renin-Angiotensin-Aldosteron-System
Rad radiation absorbed dose
RAS Renin-Angiotensin-System
RAST Radio-Allergen-Sorbent-Test
RAV Rous-assoziiertes Virus
Rb Rubidium
RBA rezidivierende benigne Aphthen
RBF renaler Blutfluss
RBW relative biologische Wirksamkeit
RCM restriktive Cardiomyopathie
RDS Respiratory-distress-Syndrom des Neugeborenen
Re Rhenium
Rec. Recipe
RECG Radioelektrokardiographie
Redox Reduktion/Oxidation
REG 1. Radioenzephalogramm 2. Rheoenzephalographie
REM 1. rapid eye movements 2. Rasterelektronenmikroskop
rem Roentgen equivalent man
R-ER raues endoplasmatisches Retikulum
RES. retikuloendotheliales System
Rez. Rezept
RF 1. Releasingfaktor 2. Replikationsform 3. Resistenzfaktor 4. rezeptives Feld 5. Rheumafaktoren 6. Riboflavin 7. Risikofaktor
RG Rasselgeräusche
RH 1. reaktive Hyperämie 2. Releasinghormon
Rh 1. Rhesusfaktor 2. Rhodium
RhA rheumatoide Arthritis
RHS retikulohistiozytäres System
RIA Radioimmunoassay
Rib Ribose
RID Radioimmunodiffusion
RIG Rabiesimmunglobulin
RISA Radioiod-Serumalbumin
RIST Radioimmunosorbenttest
RIT Radioiodtest
RIVA Ramus interventricularis anterior (arteriae coronariae sinistrae)

RKG Radiokardiographie
RKM Röntgenkontrastmittel
RKZ Rekalzifizierungszeit
RL Reizlimen
RM 1. radikale Mastektomie 2. Rückenmark
RMSF Rocky Mountain spotted fever
RN Reststickstoff
Rn Radon
RNA Ribonukleinsäure
RNase Ribonuklease
RNP Ribonukleoprotein
RNS Ribonukleinsäure
Rö. Röntgen
RöV Röntgen-Verordnung
R-5-P Ribose-5-phosphat
Rp. Recipe
RPF renaler Plasmafluss
RPR Radiusperiostreflex
RQ respiratorischer Quotient
rRNA 1. ribosomale Ribonukleinsäure 2. Ribosomen-RNA
RS Reststickstoff
RSB Rechtsschenkelblock
RSV Rous-Sarkom-Virus
RT 1. Radiotherapie 2. Reduktionsteilung 3. reverse Transkriptase
rT_3 reverses Triiodthyronin
RTA Reintonaudiometrie
RTF Resistenztransferfaktor
RU Reihenuntersuchung
Ru Ruthenium
RV 1. Reservevolumen 2. Residualvolumen 3. Restvolumen
RVG Renovasographie
RVO Reichsversicherungsordnung
RZ Rekalzifizierungszeit
RZT Riesenzelltumor
S 1. Sättigungsgrad 2. Schwefel 3. Siemens 4. Standardabweichung 5. Substrat 6. Sulfur 7. Syndrom 8. Synthese
s 1. Sedimentationskoeffizient 2. Sekunde
SA 1. Salizylamid 2. Sarcoma 3. Sarkom 4. Serumalbumin 5. spezifische Aktivität
Sa Sarcoma
SAB Subarachnoidalblutung
SASP Salazosulfapyridin
SB Standardbikarbonat
Sb Stibium
SBH Säure-Basen-Haushalt
SBI Sulkus-Blutungs-Index
SC Säulenchromatographie
Sc Scandium
s.c. subkutan
SCT Staphylokokken-Clumping-Test
SD 1. Schilddrüse 2. Streptodornase
SDA serologisch definierte Antigene
SDH Schilddrüsenhormon
Sdp. Siedepunkt
Se Selen
sec Sekunde
SEF Staphylokokkenenterotoxin F
SEP somatisch evoziertes Potential
Ser Serin
S-ER glattes endoplasmatisches Retikulum
SEV Sekundärelektronenvervielfacher
SG 1. Sonogramm 2. spezifisches Gewicht
SGOT Serum-Glutamat-Oxalazetat-Transaminase
SGPT Serum-Glutamat-Pyruvat-Transaminase
SH 1. Serumhepatitis 2. somatotropes Hormon
SHBG Sexualhormon-bindendes Globulin
SHD Sorbitdehydrogenase
SH-IF Somatotropin-inhibiting-Faktor
sHPT sekundärer Hyperparathyreoidismus
SI 1. Sättigungsindex 2. Système International d'Unités
Si Silicium
SIADH Syndrom der inadäquaten ADH-Sekretion
SIDES symptomatic idiopathic diffuse esophageal spasm
SIDS sudden infant death syndrome
SIMV synchronized intermittent mandatory ventilation
SK 1. Serumkallikrein 2. Streptokinase
SL Streptolysin
SLE 1. St. Louis-Enzephalitis 2. systemischer Lupus erythematodes
SLO Streptolysin O
SLS Streptolysin S
SM 1. Somatomedin 2. Spektrometrie 3. Stereomikroskop 4. Streptomycin
Sm Samarium
SMA sequentieller Multikanalautoanalyzer
Sn Stannum
SOD Superoxiddismutase
SP 1. saure Phosphatase 2. Sphingomyelin
Sp. Siedepunkt
SPCA Serum-Prothrombin-Conversion-Accelerator
SpE Spurenelement
Spec. Spezies
SPF Spektrophotofluorometer
SPG Splenoportographie
Spir. Spiritus
SpS Spenderserum
SPT Sekretin-Pankreozymin-Test
SPV selektive proximale Vagotomie
sq. sufficiens quantitas
SR 1. sarkoplasmatisches Retikulum 2. Senkungsreaktion
Sr Strontium
SRF Somatotropin-releasing-Faktor
SRH Somatotropin-releasing-Hormon
SR-IF Somatotropin-release-inhibiting-Faktor
SRS-A slow-reacting substance of anaphylaxis
SS 1. Salizylsäure 2. Sézary-Syndrom
ssDNA Einzelstrang-DNA
SSL Scheitel-Steiß-Länge
SSM superfiziell spreitendes Melanom
SSP 1. Salazosulfapyridin 2. Shwartzman-Sanarelli-Phänomen
SSPE subakute sklerosierende Panenzephalitis
ssRNA Einzelstrang-RNA
SSS Sick-Sinus-Syndrom
SSVO Strahlenschutzverordnung

ST Standardtemperatur
STBG Sterkobilinogen
StE Sterilisiereinheit
STH somatotropes Hormon
STP Sternalpunktion
stud. med. Studierende(r) der Medizin
stud. med. dent. Studierende(r) der Zahnmedizin
Supp. Suppositorien
Susp. Suspension
SV 1. Schlagvolumen 2. Satellitenvirus 3. Simian-Virus
Sv Sievert
SVI Slow-Virus-Infektion
T 1. absolute Temperatur 2. telozentrisches Chromosom 3. Testosteron 4. Tetracyclin 5. Threonin 6. Thymidin 7. Thymin 8. Toxizität 9. Translokation 10. Transplantation 11. Tritium
t Temperatur
T½, t½ 1. Halbwertszeit 2. Halbwertzeit
2,4,5-T Trichlorphenoxyessigsäure
T_3 Triiodthyronin
T_4 1. Tetraiodthyronin 2. Thyroxin
TA Transaldolase
Ta Tantal
TAA tumorassoziiertes Antigen
TAD 6-Thioguanin, Ara-C, Daunorubicin
TAL Triamcinolon
TAP Thiamphenicol
TAT 1. thematischer Apperzeptionstest 2. Tyrosinaminotransferase
TB 1. tracheobronchial 2. Tuberkelbazillus
Tb 1. Terbium 2. Tuberkulose
TbB Tuberkelbazillus
Tbc Tuberkulose
TBG Thyroxin-bindendes-Globulin
Tbk Tuberkulose
TBPA thyroxinbindendes Präalbumin
TBV totales Blutvolumen
TC 1. Taurocholsäure 2. Tetracyclin 3. 6-Thioguanin, Cytarabin 4. Thyreocalcitonin 5. Transcobalamin
Tc Technetium
TCC Truncus costocervicalis
TCE Trichloressigsäure
TCL Triamcinolon
TCM Trichlormethan
TCP Tricalciumphosphat
TCR T-Zell-Rezeptor
TCT Thyreocalcitonin
TD 1. Tagesdosis 2. Tiefendosis 3. toxische Dosis
TdT terminale Desoxynukleotidyltransferase
TE 1. Tetanus 2. Tonsillektomie 3. Tuberkulineinheit
Te 1. Tellur 2. Tetanus
TEA 1. Tetraethylammonium 2. Thrombendarteriektomie 3. Triethanolamin
TEAC Tetraethylammoniumchlorid
TEBG Testosteron-bindendes Globulin
TEC Thiotepa, Etoposid, Carboplatin
TEG 1. Thrombelastogramm 2. Thrombelastographie
TEM Triethylenmelamin
TEMP Tamoxifen, Etoposid, Mitoxantron, Cisplatin (*engl.* platinol)
TENS transkutane elektrische Nervenstimulation
TEP Totalendoprothese
TEPP Tetraethylpyrophosphat
TF 1. Thymusfaktor 2. Transferfaktor
Tf Transferrin
TG Thyreoglobulin
TGA Transposition der großen Arterien
TGT Thromboplastingenerationstest
TH Tetrahydrokortisol
Th 1. Therapie 2. Thorium
THAM Tromethanol
THC Tetrahydrocannabinol
THD Tageshöchstdosis
Thd Thymidin
ThE Thromboembolie
THF 1. Tetrahydrofolat 2. Tetrahydrofolsäure
THFS Tetrahydrofolsäure
THO tritiummarkiertes Wasser
tHPT tertiärer Hyperparathyreoidismus
Thr Threonin
THTH thyreotropes Hormon
ThTT Thymoltrübungstest
Thx Thyroxin
Thy Thymin
TI therapeutischer Index
Ti Titan
TIA 1. transitorische ischämische Attacke 2. turbidimetrischer Immunoassay
t.i.d. ter in die
TIL tumorinfiltrierende Lymphozyten
TIT 1. Treponema-Pallidum-Immobilisationstest 2. Triiodthyronin
TK 1. Tetrachlorkohlenstoff 2. Thymidinkinase 3. Totalkapazität 4. Transketolase
TKP terminale Kontaktposition
TL tuberkuloide Lepra
Tl Thallium
Tm 1. Thulium 2. Transportmaximum
TMA Trimethylamin
TMAO Trimethylaminoxid
TMD Tagesmaximaldosis
T-MOP 6-Thioguanin, Methotrexat, Vincristin (*engl.* oncovin), Prednison
TMP 1. Thymidinmonophosphat 2. Trimethoprim
TMV Tabakmosaikvirus
Tn Thoron
TNF Tumor-Nekrose-Faktor
TNI total nodal irradiation
TNT Trinitrotoluol
TOA Tuberkulin-Original-Alt
TOAP 6-Thioguanin, Vincristin (*engl.* oncovin), Cytosin-arabinosid
TP 1. Thrombopoetin 2. Treponema pallidum 3. Triosephosphat 4. Triphosphat
TPA Triethylenphosphoramid
TPCH 6-Thioguanin, Procarbazin, CCNU, Hydroxyurea

TPCK N-Tosyl-L-phenylalanylchlormethylketon
TPDCV 6-Thioguanin, Procarbazin, DBC, CCNU, Vincristin
TPHA Treponema-pallidum-Hämagglutinationstest
TPI Treponema pallidum-Immobilisierungs-Test
TPN Triphosphopyridinnucleotid
TPP Thiaminpyrophosphat
TPW totaler peripherer Widerstand
TPZ Thromboplastinzeit
TR Teilremission
TRF Thyreotropin-releasing-Faktor, Thyrotropin-releasing-Faktor
TRH Thyreotropin-releasing-Hormon, Thyrotropin-releasing-Hormon
Tri Trichloräthylen
Tris TRIS-Puffer
TRIT Trijodthyronin
TRK technische Richt-Konzentration
tRNA Transfer-RNA
tRNS Transfer-RNS
Trp Tryptophan
Try Tryptophan
Ts T-Suppressorzelle
TSA tumorspezifisches Antigen
TSH Thyroidea-stimulierendes Hormon
TSI Thyroidea-stimulierendes Immunglobulin
TSR Trizepssehnenreflex
TSS toxisches Schocksyndrom
TSTA tumorspezifisches Transplantationsantigen
TT 1. Thrombinzeit 2. Thrombotest 3. Toleranztest
TTA transtracheale Aspiration
TTC 1. Tetracyclin 2. Triphenyltetrazoliumchlorid 3. Truncus thyrocervicalis
TTGA Tellurit-Taurocholat-Gelatineagar
TTH thyreotropes Hormon
TTP thrombotisch-thrombozytopenische Purpura
TTT Thymoltrübungstest
TTX Tetrodotoxin
TU Todesursache
TVT tiefe Venenthrombose
TX Thromboxan
Tyr Tyrosin
TZ Thrombinzeit
U 1. Unit 2. Untersuchung 3. Uracil 4. Uran 5. Urea 6. Uridin 7. Urtikaria
Ub Urobilin
Ubg Urobilinogen
Ubn Urobilin
UCS Urocansäure
UD 1. Ulcus duodeni 2. Uridindiphosphat 3. Uridin-5'-diphosphat
UDP 1. Uridindiphosphat 2. Uridin-5'-diphosphat
UDPG Uridindiphosphat-D-Glukose
UFS unveresterte Fettsäure
UGT Urogenitaltrakt
UK Urokinase
UKG Ultraschallkardiographie
ÜLR Überlebensrate
U/min Umdrehungen pro Minute
UMP Uridinmonophosphat
Ungt. Unguentum
uÖS unterer Ösophagussphinkter
UpM Umdrehungen pro Minute
UR 1. Ultrarot 2. ultrarot 3. unbedingter Reflex
Ur Urin
US Ultraschall
UTP 1. Uridintriphosphat 2. Uridin-5'-triphosphat
UV 1. Ulcus ventriculi 2. Ultraviolett 3. ultraviolett
UZ Ultrazentrifuge
V 1. Vanadium 2. Vibrio 3. Virulenz 4. Visus 5. Volt
VA 1. Varianzanalyse 2. Vincristin, Adriamycin 3. Voltampere
VAAP Vincristin, Asparaginase, Adriamycin, Prednison
VAB Vinblastin, Actinomycin D, Bleomycin
VABCD Vinblastin, Adriamycin, Bleomycin, CCNU, DTIC
VAB-I Vinblastin, Actinomycin D, Bleomycin
VAB-II Vinblastin, Actinomycin D, Bleomycin, Cisplatin
VAB-III Vinblastin, Actinomycin D, Bleomycin, Cisplatin, Chlorambucil, Cyclophosphamid
VAB-V Vinblastin, Actinomycin D, Bleomycin, Cisplatin, Cyclophosphamid
VAB-VI Cyclophosphamid, Dactinomycin, Vinblastin, Bleomycin, Cisplatin
VAC 1. Vincristin, Actinomycin D, Cyclophosphamid 2. Vincristin, Adriamycin, Cyclophosphamid
VACA Vincristin, Actinomycin D, Cyclophosphamid, Adriamycin
VACAD Vincristin, Adriamycin, Cyclophosphamid, Actinomycin D, Dacarbazin
VAD Vincristin, Adriamycin, Dexamethason
VAD/V Vincristin, Adriamycin, Dexamethason, Verapamil
VAFAC Vincristin, Amethopterin, 5-Fluorouracil, Adriamycin, Cyclophosphamid
VAI Vincristin, Actinomycin D, Ifosfamid
VAIE Vincristin, Adriamycin, Ifosfamid, Etoposid
Val 1. Grammäquivalent 2. Valin
VAM VP-16, Adriamycin, Methotrexat
VAMP Vincristin, Amethopterin, 6-Mercaptopurin, Prednison
VAP 1. Vincristin, Adriamycin, Procarbazin 2. Vincristin, Asparaginase, Prednison
VAP-II Vinblastin, Actinomycin D, Cisplatin (*engl.* platinol)
var. Varietas
VAT 1. Vinblastin, Adriamycin, Thiotepa 2. Vincristin, Ara-A, 6-Thioguanin
VATD Vincristin, Ara-C, 6-Thioguanin, Daunorubicin

VATH Vinblastin, Adriamycin, Thiotepa, Hydroxydaunorubicin
VAV VP-16, Adriamycin, Vincristin
VB 1. Vinblastin 2. Vinblastin, Bleomycin
VBA Vincristin, BCNU, Adriamycin
VBAP Vincristin, BCNU, Adriamycin, Prednison
VBC Vinblastin, Bleomycin, Cisplatin
VBD Vinblastin, Bleomycin, DDP
VBL Vinblastin
VBM Vincristin, Bleomycin, Methotrexat
VBMCP Vincristin, BCNU, Melphalan, Cyclophosphamid, Prednison
VBMF Vincristin, Bleomycin, Methotrexat, 5-Fluorouracil
VBP Vinblastin, Bleomycin, Cisplatin (*engl.* platinol)
VC 1. Variationskoeffizient 2. Vinylchlorid 3. Vitalkapazität 4. VP-16, Carboplatin
VCA virales Capsid-Antigen
VCAP Vincristin, Cyclophosphamid, Adriamycin, Prednison
VCAP-III VP-16, Cyclophosphamid, Adriamycin, Cisplatin (*engl.* platinol)
VCF Vincristin, Cyclophosphamid, 5-Fluorouracil
VCMP Vincristin, Cyclophosphamid, Melphalan, Prednison
VCP Vincristin, Cyclophosphamid, Prednison
VCP-1 VP-16, Cyclophosphamid, Cisplatin (*engl.* platinol)
VCR Vincristin
VD Verdachtsdiagnose
VDP 1. Vinblastin, Dacarbazin, Cisplatin (*engl.* platinol) 2. Vincristin, Daunorubicin, Prednison
VEE 1. Venezuelan-equine-Encephalitis 2. Venezuelan-equine-Encephalomyelitis
VEP visuell evoziertes Potential
VH Virushepatitis
VIC Vinblastin, Ifosfamid, CCNU
VIE Vincristin, Ifosfamid, Etoposid
VIN Vincamin
Vio Viomycin
VIP 1. vasoaktives intestinales Peptid 2. vasoaktives intestinales Polypeptid
VIP-B VP-16, Ifosfamid, Cisplatin (*engl.* platinol), Bleomycin
Vit. Vitamin
VK 1. Verbrauchskoagulopathie 2. Verteilungskoeffizient 3. Vitalkapazität
VKG 1. Vektorkardiogramm 2. Vektorkardiographie
VKP Verbrauchskoagulopathie
VLB Vincaleukoblastin
VLDL very low-density lipoprotein
VLP Vincristin, L-Asparaginase, Prednison
VM 1. Viomycin 2. Voltmeter
VMA Vanillinmandelsäure
VMAD Vincristin, Methotrexat, Adriamycin, Actinomycin D
VMC VP-16, Methotrexat, Citrovorum-Faktor
VMCP Vincristin, Melphalan, Cyclophosphamid, Prednison
VMK-68 Vita-Metall-Keramik
VMR vasomotorische Rhinitis
VMS Vanillinmandelsäure
VO_2 Sauerstoffverbrauch
VOCAP VP-16, Vincristin (*engl.* oncovin), Cyclophosphamid, Adriamycin, Cisplatin (*engl.* platinol)
Vol.-% Volumenprozent
VOR vestibulookulärer Reflex
VP 1. Versuchsperson 2. Vincristin, Prednison
VP-16-P VP-16, Cisplatin (*engl.* platinol)
VPB Vinblastin, Cisplatin (*engl.* platinol), Bleomycin
VPBCPr Vincristin, Prednison, Vinblastin, Chlorambucil, Procarbazin
VPCA Vincristin, Prednison, Cyclophosphamid, Ara-C
VPCMF Vincristin, Prednison, Cyclophosphamid, Methotrexat, 5-Fluorouracil
VPR Voges-Proskauer-Reaktion
VPVCP Vincristin, Prednison, Vinblastin, Chlorambucil, Procarbazin
VR Vollremission
VSD Ventrikelseptumdefekt
v/v Volumenprozent
vWF von Willebrand-Faktor
vWJS von Willebrand-Jürgens-Syndrom
VZIG Varicella-Zoster-Immunglobulin
VZV Varicella-Zoster-Virus
W 1. Wasser 2. Watt 3. Wolfram
Ω Ohm
WAK Wärmeausdehnungskoeffizient
WaR Wassermann-Reaktion
WAS Wiskott-Aldrich-Syndrom
WBE Weißbroteinheit
WBO Weiterbildungsordnung
WBZ weiße Blutzellen
WD Wirkdosis
WD_{50} mittlere wirksame Dosis
WDLL well-differentiated lymphocytic lymphoma
WEE 1. Western-Equine-Enzephalitis 2. Western-Equine-Enzephalomyelitis
WFR Weil-Felix-Reaktion
WFS Waterhouse-Friderichsen-Syndrom
WG Wirkungsgrad
WGO Weltgesundheitsorganisation
WH Wachstumshormon
Wh Wattstunde
WHO World Health Organization
WPO Wasserstoffperoxid
WR 1. Wassermann-Reaktion 2. Widal-Reaktion
WRT Waaler-Rose-Test
Ws Wattsekunde
X 1. Xanthin 2. Xanthosin
Xe Xenon
XMP Xanthosinmonophosphat
XO Xanthinoxidase
XR Xeroradiographie

Y Yttrium
Yb Ytterbium
Z 1. Impedanz 2. Ordnungszahl
Z_E Erythrozytenzahl
ZG Zymogengranula
ZK 1. Zahnärztekammer 2. Zellkern
Zn Zink
ZNS Zentralnervensystem
Zr Zirkonium
ZS Zentralstrahl
ZSZ Zitronensäurezyklus
ZVD zentraler Venendruck, zentralvenöser Druck
ZZ Zellzahl

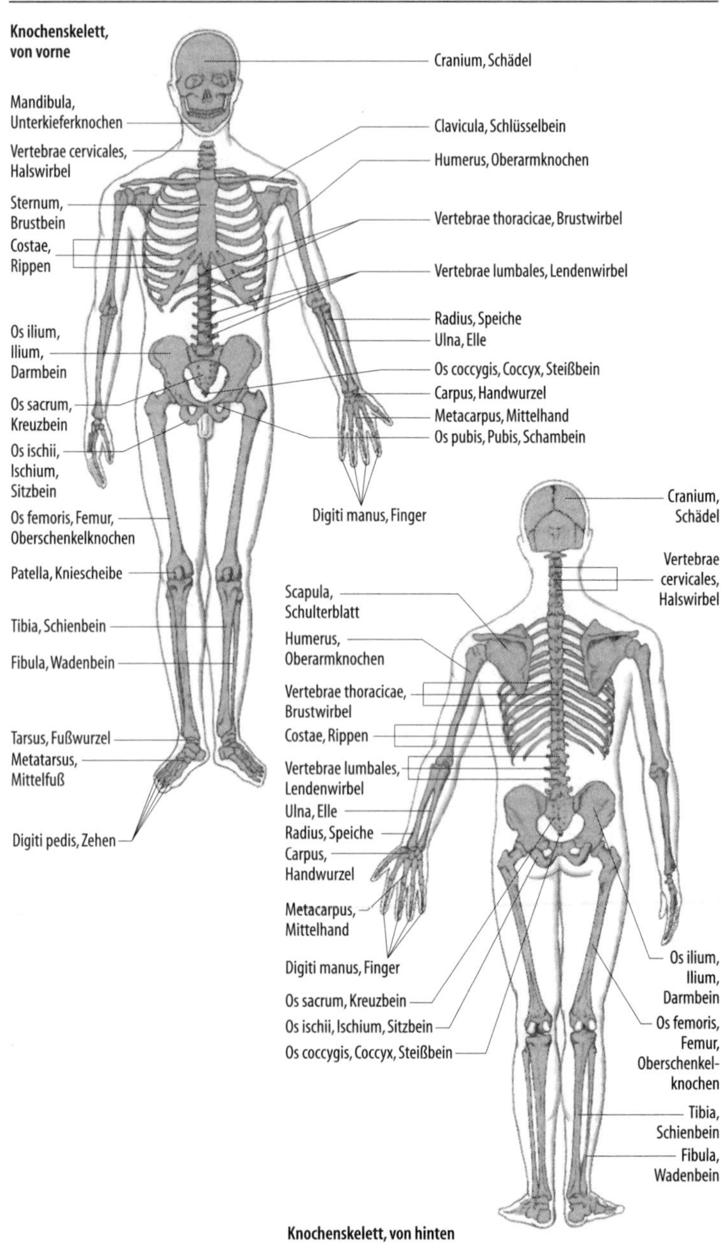

Knochenskelett, von hinten

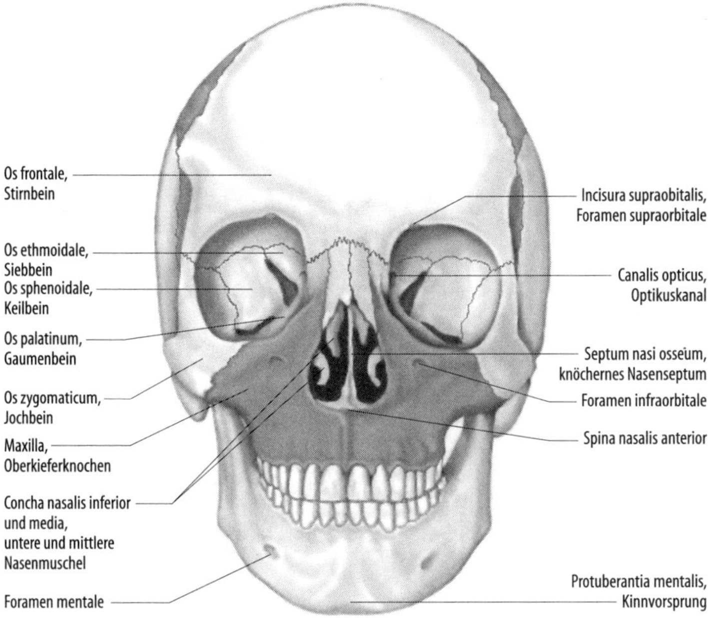

Os frontale,
Stirnbein
Os ethmoidale,
Siebbein
Os sphenoidale,
Keilbein
Os palatinum,
Gaumenbein
Os zygomaticum,
Jochbein
Maxilla,
Oberkieferknochen
Concha nasalis inferior
und media,
untere und mittlere
Nasenmuschel
Foramen mentale
Incisura supraobitalis,
Foramen supraorbitale
Canalis opticus,
Optikuskanal
Septum nasi osseum,
knöchernes Nasenseptum
Foramen infraorbitale
Spina nasalis anterior
Protuberantia mentalis,
Kinnvorsprung

Schädel, von vorne

Os frontale,
Stirnbein
Ala major,
großer Keilbeinflügel
Os ethmoidale,
Siebbein
Os nasale, Nasenbein
Os larcimale,
Tränenbein
Os zygomaticum,
Jochbein
Maxilla,
Oberkieferknochen
Mandibula,
Unterkieferknochen
Foramen mentale
Sutura coronalis,Kranznaht
Os parietale,Scheitelbein
Os temporale,
Schläfenbein
Sutura squamosa,
Schuppennaht
Sutura lambdoidea,
Lambdanaht
Os occipitale,
Hinterhauptsbein
Meatus acusticus externus,
äußerer Gehörgang
Processus mastoideus,
Warzenfortsatz
Arcus zygomaticus, Jochbein
Incisura mandibulae

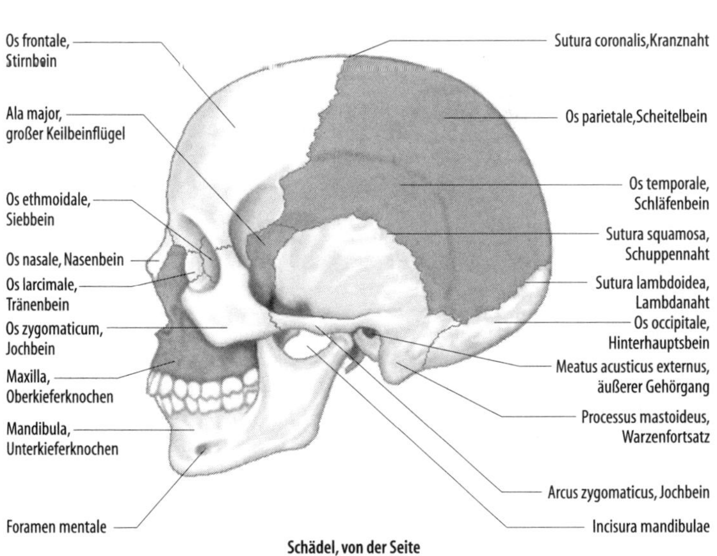

Schädel, von der Seite

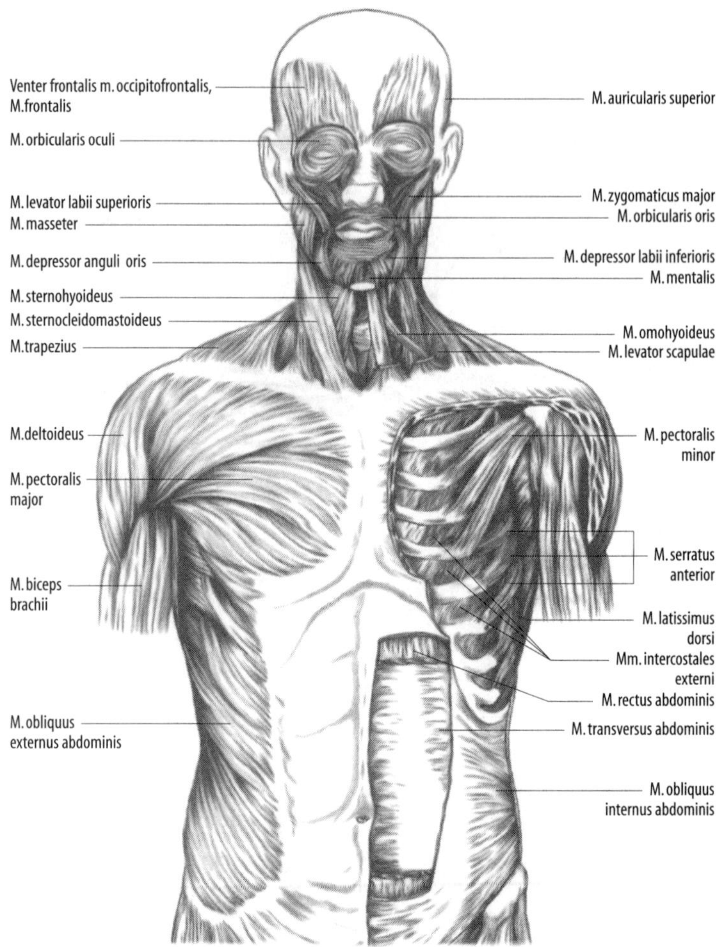
Venter frontalis m. occipitofrontalis,
M.frontalis
M. orbicularis oculi
M. levator labii superioris
M. masseter
M. depressor anguli oris
M. sternohyoideus
M. sternocleidomastoideus
M.trapezius
M.deltoideus
M. pectoralis
major
M. biceps
brachii
M. obliquus
externus abdominis
M. auricularis superior
M. zygomaticus major
M. orbicularis oris
M. depressor labii inferioris
M. mentalis
M. omohyoideus
M. levator scapulae
M. pectoralis
minor
M. serratus
anterior
M. latissimus
dorsi
Mm. intercostales
externi
M. rectus abdominis
M. transversus abdominis
M. obliquus
internus abdominis

Muskeln von Kopf, Hals und Rumpf, von vorne

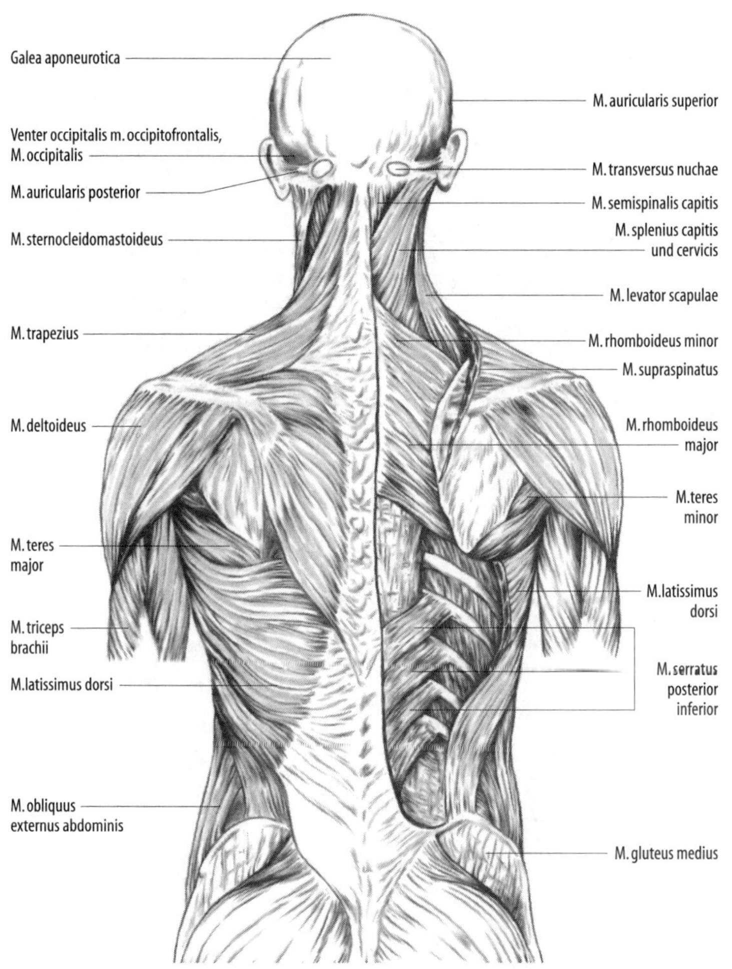

Muskeln von Kopf, Hals und Rumpf, von hinten

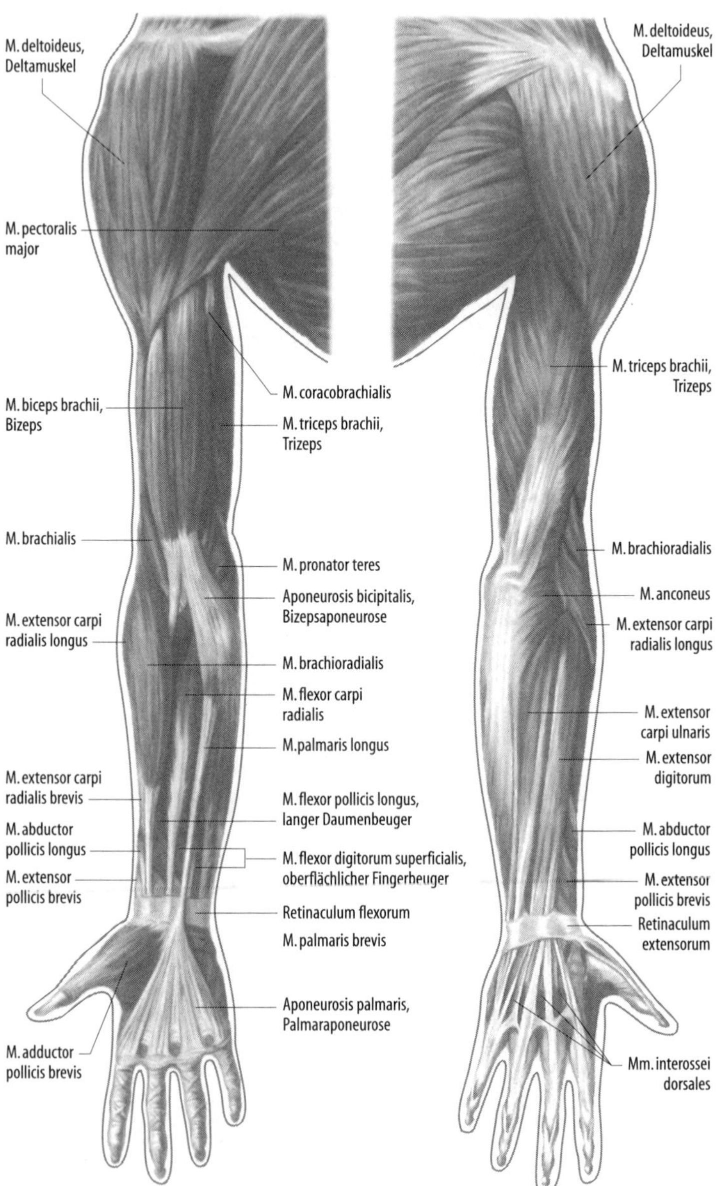
M. deltoideus,
Deltamuskel
M. pectoralis
major
M. biceps brachii,
Bizeps
M. coracobrachialis
M. triceps brachii,
Trizeps
M. brachialis
M. pronator teres
Aponeurosis bicipitalis,
Bizepsaponeurose
M. extensor carpi
radialis longus
M. brachioradialis
M. flexor carpi
radialis
M.palmaris longus
M. extensor carpi
radialis brevis
M. flexor pollicis longus,
langer Daumenbeuger
M. abductor
pollicis longus
M. flexor digitorum superficialis,
oberflächlicher Fingerbeuger
M. extensor
pollicis brevis
Retinaculum flexorum
M. palmaris brevis
Aponeurosis palmaris,
Palmaraponeurose
M. adductor
pollicis brevis
M. deltoideus,
Deltamuskel
M. triceps brachii,
Trizeps
M. brachioradialis
M. anconeus
M. extensor carpi
radialis longus
M. extensor
carpi ulnaris
M. extensor
digitorum
M. abductor
pollicis longus
M. extensor
pollicis brevis
Retinaculum
extensorum
Mm. interossei
dorsales

oberflächliche Muskeln von Schulter und Arm, von vorne und hinten

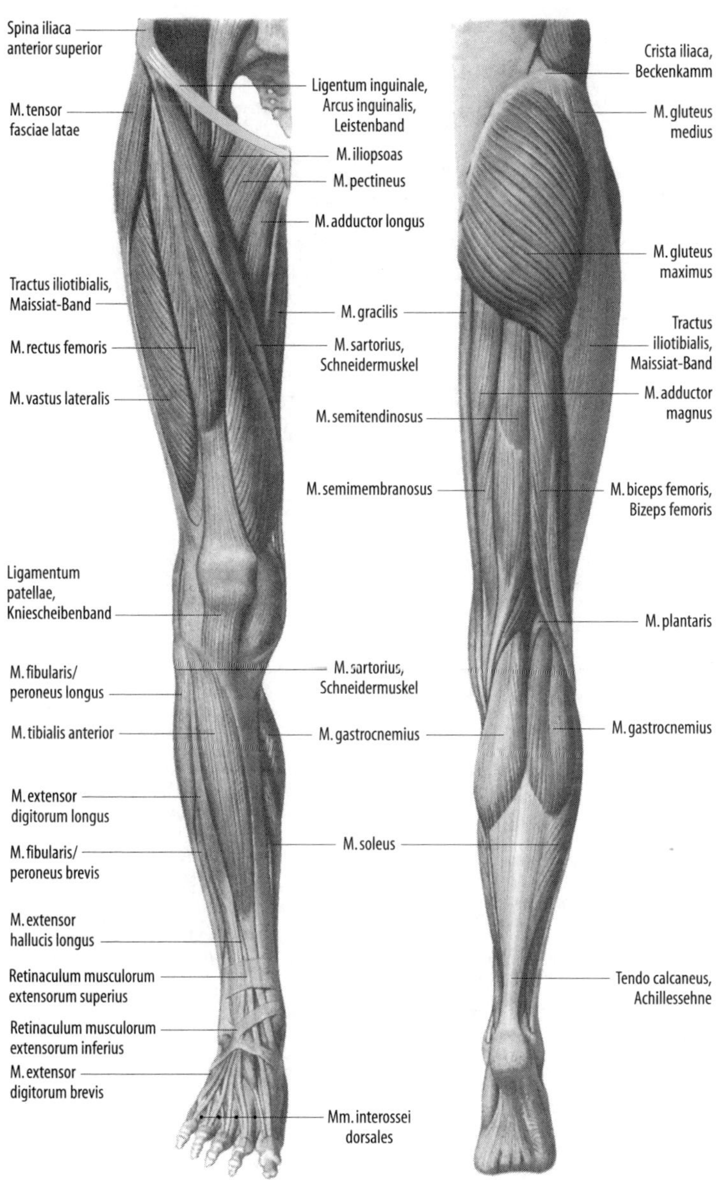
Spina iliaca anterior superior
M. tensor fasciae latae
Tractus iliotibialis, Maissiat-Band
M. rectus femoris
M. vastus lateralis
Ligamentum patellae, Kniescheibenband
M. fibularis/ peroneus longus
M. tibialis anterior
M. extensor digitorum longus
M. fibularis/ peroneus brevis
M. extensor hallucis longus
Retinaculum musculorum extensorum superius
Retinaculum musculorum extensorum inferius
M. extensor digitorum brevis
Ligentum inguinale, Arcus inguinalis, Leistenband
M. iliopsoas
M. pectineus
M. adductor longus
M. gracilis
M. sartorius, Schneidermuskel
M. semitendinosus
M. semimembranosus
M. sartorius, Schneidermuskel
M. gastrocnemius
M. soleus
Mm. interossei dorsales
Crista iliaca, Beckenkamm
M. gluteus medius
M. gluteus maximus
Tractus iliotibialis, Maissiat-Band
M. adductor magnus
M. biceps femoris, Bizeps femoris
M. plantaris
M. gastrocnemius
Tendo calcaneus, Achillessehne

oberflächliche Muskeln des Beines, von vorne und von hinten

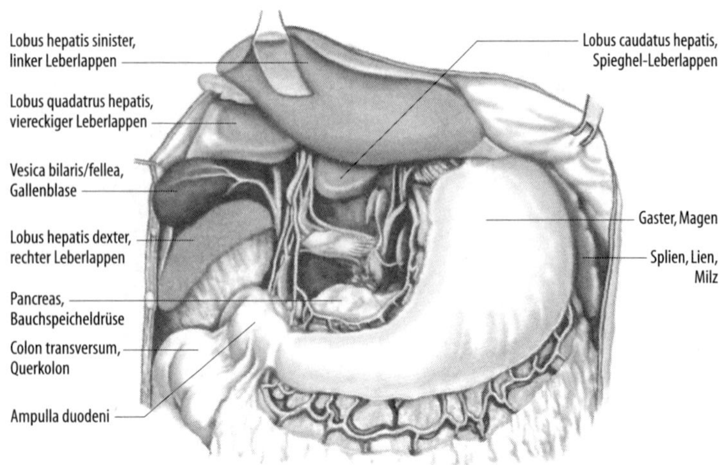
Lobus hepatis sinister,
linker Leberlappen
Lobus quadatrus hepatis,
viereckiger Leberlappen
Vesica bilaris/fellea,
Gallenblase
Lobus hepatis dexter,
rechter Leberlappen
Pancreas,
Bauchspeicheldrüse
Colon transversum,
Querkolon
Ampulla duodeni
Lobus caudatus hepatis,
Spieghel-Leberlappen
Gaster, Magen
Splien, Lien,
Milz

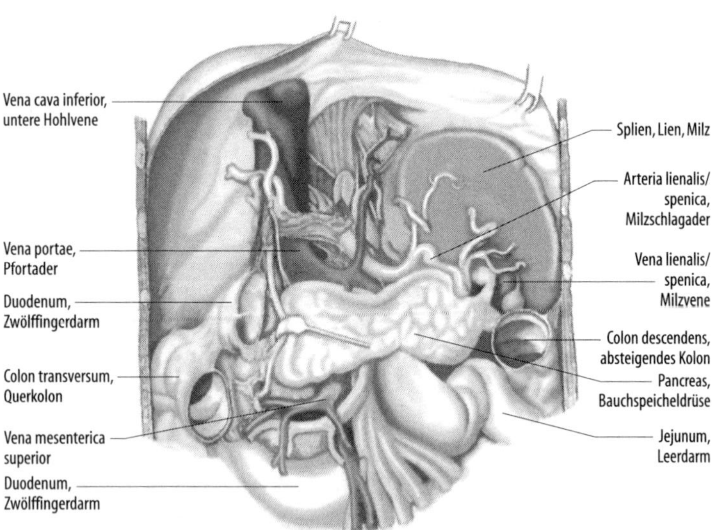
Vena cava inferior,
untere Hohlvene
Vena portae,
Pfortader
Duodenum,
Zwölffingerdarm
Colon transversum,
Querkolon
Vena mesenterica
superior
Duodenum,
Zwölffingerdarm
Splien, Lien, Milz
Arteria lienalis/
spenica,
Milzschlagader
Vena lienalis/
spenica,
Milzvene
Colon descendens,
absteigendes Kolon
Pancreas,
Bauchspeicheldrüse
Jejunum,
Leerdarm

Oberbauchorgane

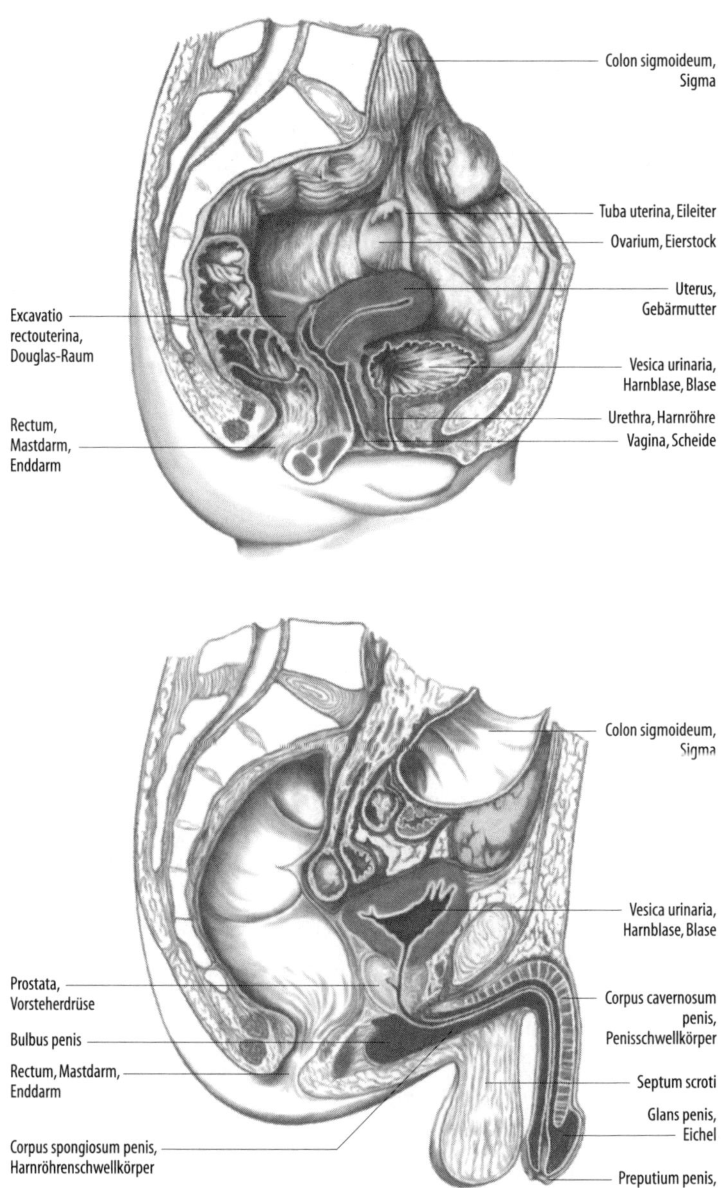
Colon sigmoideum, Sigma
Tuba uterina, Eileiter
Ovarium, Eierstock
Uterus, Gebärmutter
Excavatio rectouterina, Douglas-Raum
Vesica urinaria, Harnblase, Blase
Urethra, Harnröhre
Vagina, Scheide
Rectum, Mastdarm, Enddarm
Colon sigmoideum, Sigma
Vesica urinaria, Harnblase, Blase
Prostata, Vorsteherdrüse
Corpus cavernosum penis, Penisschwellkörper
Bulbus penis
Rectum, Mastdarm, Enddarm
Septum scroti
Glans penis, Eichel
Corpus spongiosum penis, Harnröhrenschwellkörper
Preputium penis, Vorhaut

weibliches und männliches Becken im Medianschnitt